默克家庭医学手册

第 3 版

The Merck Manual Home Health Handbook

主 编

Robert S. Porter , MD

Justin L. Kaplan , MD

Barbara P. Homeier , MD

主 译

胡大一

副主译

皮 林　任龙喜

人民卫生出版社

The Merck Manual Home Health Handbook, 3rd Home Edition, Robert S. Porter et al
Copyright © 2012, Merck Sharp & Dohme Corp., a subsidiary of Merck & Co., Inc.
Whitehouse Station, N. J, USA, All Rights Reserved.
Published originally in English under the title The Merck Manual Home Health Handbook.
Copyright © 2009 by Merck & Co., Inc. (now known as Merck Sharp & Dohme Corp., a
subsidiary of Merck & Co., Inc. Whitehouse Station, N. J, USA.)

图书在版编目（CIP）数据

默克家庭医学手册/（美）波特（Porter，R. S.）主
编；胡大一译. —3 版. —北京：人民卫生出版社，2014
　　ISBN 978-7-117-18163-1

　　Ⅰ.①默… 　Ⅱ.①波… ②胡… 　Ⅲ.①家庭医学-手册
Ⅳ.①R4-62

　　中国版本图书馆 CIP 数据核字（2013）第 229468 号

人卫社官网　**www. pmph. com**	出版物查询，在线购书	
人卫医学网　**www. ipmph. com**	医学考试辅导，医学数据库服务，医学教育资源，大众健康资讯	

版权所有，侵权必究！

图字：01-2013-6099

默克家庭医学手册
第 3 版

主　　译：胡大一
出版发行：人民卫生出版社（中继线 010-59780011）
地　　址：北京市朝阳区潘家园南里 19 号
邮　　编：100021
E－mail：pmph @ pmph. com
购书热线：010-59787592　010-59787584　010-65264830
印　　刷：人卫印务（北京）有限公司
经　　销：新华书店
开　　本：787×1092　1/16　　印张：99　　插页：4
字　　数：3574 千字
版　　次：1999 年 11 月第 1 版　　2014 年 3 月第 3 版
　　　　　2023 年 11 月第 3 版第 11 次印刷（总第 30 次印刷）
标准书号：ISBN 978-7-117-18163-1/R·18164
定　　价：360.00 元

打击盗版举报电话：010-59787491　E-mail：WQ @ pmph. com
（凡属印装质量问题请与本社市场营销中心联系退换）

默克家庭医学手册

第 3 版

主 译
胡大一
北京大学人民医院

副主译
皮 林 任龙喜
北京市垂杨柳医院

译 者
（按姓氏笔画排序）

北京市垂杨柳医院

马红梅 王洁颖 尹 健 石 磊 邢泽军
任 杰 刘 领 刘建东 杨立军 杨永久
肖 飞 吴飞华 吴中俭 吴冯胜 沈 鹏
姜红岩 贾子昌 徐世莹 徐执扬 郭 函
梁 鹏 梁喜斌 彭振丽 韩正峰 程少为
楚德国 穆乃旗

同济大学附属同济医院

于 泓 王 飞 刘瑞麟 李云霞 何育生
初 磊 陈 斐 陈玉辉 欧阳一芹
封 亮 胡 笑 郭 红 韩薇薇

同济大学附属第十人民医院

王永刚 车文良 李宪凯 夏 青 候 磊
徐大春 戴 前

北京同仁医院

李 超 杨 毅 周金琼 候晓霞 郭丽珠

煤炭总医院

仝其广 薛 军

北京安贞医院

杨士伟 张俊蒙

北京天坛医院

马 力 陈 威

第二军医大学附属长征医院

王文昭

上海德济医院

刘晓利

同济大学附属东方医院

邢 燕

上海交通大学附属第六人民医院

汪 纯

南京医科大学	**上海交通大学附属第九人民医院**
梁　昌	徐　睿
北京市朝阳区劲松社区卫生服务中心	**吉林大学中日联谊医院**
闫军生	王姣琦
上海市第一人民医院	**北京和睦家医院**
王　勇	耿　伟
北京积水潭医院	**北京大学人民医院**
苏瑞娟	傅媛媛
航天中心医院	**北京和睦家康复医院**
韩雅蕾	金钟一
北京市医药集中采购服务中心	**中日友好医院**
闫　妍	李丽娟
首都医科大学宣武医院	
刘　琛	

<h1 style="text-align:center">审　校</h1>

（按姓氏笔画排序）

北京市垂杨柳医院	**首都医科大学宣武医院**
任文林　李　莉　李建瑞　谷现恩　曾　文	李　静
同济大学附属同济医院	**北京同仁医院**
聂志余　靳令经	徐　亮
北京和睦家医院	**美国纽约州立大学附属医院**
常　玲　崔玉涛	吴一远
洛阳市中心医院	
张守彦	

编写委员会

Richard K. Albert, MD
Professor, Department of Medicine, University of Colorado Health Sciences Center; Chief of Medicine, Denver Health Medical Center

Marjorie A. Bowman, MD, MPA
Professor and Founding Chair of Family Medicine and Community Health, University of Pennsylvania School of Medicine

Glenn D. Braunstein, MD
Professor of Medicine, David Geffen School of Medicine at University of California, Los Angeles; Chairman, Department of Medicine, Cedars-Sinai Medical Center

Sidney Cohen, MD
Professor of Medicine and Director, Research Programs, Thomas Jefferson University

Linda Emanuel, PhD
Professor of Medicine, Northwestern University, Feinberg School of Medicine, Buehler Center on Aging

Jan Fawcett, MD
Professor of Psychiatry, University of New Mexico School of Medicine

Eugene P. Frenkel, MD
Professor of Internal Medicine and Radiology, Patsy R. and Raymond D. Nasher Distinguished Chair in Cancer Research, Elaine Dewey Sammons Distinguished Chair in Cancer Research in honor of Eugene P. Frenkel, MD; A. Kenneth Pye Professorship in Cancer Research, Harold C. Simmons Comprehensive Cancer Center, The University of Texas Southwestern Medical Center at Dallas

Susan L. Hendrix, DO
Clinical Professor, Department of Obstetrics and Gynecology, Michigan State University School of Osteopathic Medicine and Detroit Medical Center/Hutzel Women's Hospital

Michael Jacewicz, MD
Professor of Neurology, University of Tennessee Health Science Center and Veterans Administration Medical Center, Memphis

Brian F. Mandell, MD, PhD
Professor and Vice Chairman of Medicine, Department of Rheumatic and Immunologic Diseases, Cleveland Clinic Lerner College of Medicine at Case Western Reserve University

Gerald L. Mandell, MD
Professor of Medicine (Emeritus), Owen R. Cheatham Professor of the Sciences (Emeritus), and Chief of Infectious Diseases (Emeritus), University of Virginia Health Center

Judith S. Palfrey, MD
T. Berry Brazelton Professor of Pediatrics, Harvard Medical School; General Pediatrics Division, Children's Hospital, Boston

Albert A. Rundio, Jr., PhD
Associate Professor of Nursing, The Richard Stockton College of New Jersey; Nurse Practitioner, Lighthouse at Mays Landing

David A. Spain, MD
Professor of Surgery and Chief of Trauma/Surgical Critical Care, Stanford University

Paul H. Tanser, MD
Professor of Medicine (Emeritus), McMaster University, Hamilton, Ontario; Cardiology Consultant, North Shore and Waitakere Hospitals, Auckland

5

顾　　问

Noel A. Armenakas, MD
Clinical Associate Professor, Department of
Urology, Weill Cornell Medical School; Lenox
Hill Hospital and New York Presbyterian
Hospital

Robert B. Cohen, DMD
Clinical Assistant Professor and Practice
Coordinator, Tufts University School of Dental
Medicine

Ralph E. Cutler, MD *(Deceased)*
Professor of Medicine (Emeritus), Loma Linda
University School of Medicine; Consultant in
Nephrology, Loma Linda VA Medical Center

Sidney N. Klaus, MD
Professor of Medicine, Department of
Dermatology, Dartmouth Medical School

Melvin I. Roat, MD
Clinical Associate Professor, Department of
Ophthalmology, Thomas Jefferson University;
Cornea Service, Wills Eye Institute

James R. Roberts, MD
Professor and Vice Chairman, Department of
Emergency Medicine, Drexel University College of
Medicine; Chair, Department of Emergency
Medicine and Director, Division of Toxicology,
Mercy Catholic Medical Center

Robert J. Ruben, MD
Distinguished University Professor, Department of
Otolaryngology–Head and Neck Surgery, Albert
Einstein College of Medicine and Montefiore
Medical Center

Stewart Shankel, MD
Clinical Professor of Medicine and Director of
Clinical Medicine, University of California at
Riverside

Eva M. Vivian, PharmD
Clinical Associate Professor, University of
Wisconsin School of Pharmacy

审　　校

Deborah M. Consolini, MD
Arthur Coverdale, MD
Ara DerMarderosian, PhD
Denis J. Dollard, MD
Margery Gass, MD
George M. Grames, MD
Norton J. Greenberger, MD
Donald Hanson, DMD

Randall Hughes, MD
Karen Birckelbaw Kopacek, RPh
Diane Kraft, MS, RD, LDN
Anil K. Lalwani, MD
Douglas Lanska, MD, MS, MSPH
James I. McMillan, MD
James Wayne Warnica, MD

前　言

人们现在越来越关注自身的健康保健。很多人就诊时还会随身携带从互联网上下载打印的最新的科学研究结果,人们会在一定深度和程度上评价不同的治疗方案——如肿瘤是否需要进行手术、放疗或药物治疗,而这种做法在他们父辈那一代是闻所未闻的。那时的人们只是遵循医生的建议,很少问问题,也很少从外界获得关于他们疾病的知识。

尽管早先的年代是一个更充满信任的时代,但人们很少收集关于他们疾病信息的重要原因之一是当时没有什么很容易获得并可以理解的信息。一些人会通过《默克诊疗手册》寻求帮助。尽管这是一本医疗保健专业书籍,但它直白的文风以及尽量减少使用深奥的医学术语使得《默克诊疗手册》很容易被理解,因此对一些大众很有用。

为了让《默克诊疗手册》的内容对大众更有帮助,在 1997 年,我们把这本书的内容从专业语言改造成了大众语言,形成了《默克家庭医学手册》。目前的这本书已出版第 3 版。

然而,我们不是唯一对大众需求做出回应的人。19 世纪 90 年代末期,书店有数以百计关于医疗保健的书籍。随之而来的是互联网,有医生、患者、保健人员、医院、专业社团、患者救助群体相关的数以千计的网站,而且几乎每个人都有关于医疗保健的一个观点、想法或产品。

现在,世界各地的任何一个人都有办法获得一定深度和一定范围的医学知识,而在上一代人以前,大多数医生都很难做到这一点。目前的问题似乎是信息太多而不是太少。我们要获得什么知识? 我们从哪里寻找这些知识? 当然,这一答案因人而异。不同的人需要不同种类和数量的信息。如果人们身患某种疾病很久,他们通常想获得关于疾病的很专业的知识,因为他们已经了解基础知识。相反,刚刚得知自己身患疾病的患者通常想先获得疾病的一般知识。

面对众多不同的信息需求,《默克家庭医学手册》旨在作为踏上深入理解道路的入门书籍。对于许多人,这本书能提供他们需要的全部信息。而对于其他人,这本书是帮助他们理解来自其他书籍和网站的更复杂信息的基础。但对于所有的人而言,这本书都有助于改进他们和医疗保健人员的交流,该书运用清楚、明白的语言取代医学术语对医疗问题进行详尽的说明,并提出一些问题和关键点引起关注,使患者可以随后和他们的医生进行深入讨论。我们希望这本书能帮助人们收获更健康的未来。

主编
Robert S. Porter, MD

读 者 提 示

　　作者、校对者、编者和出版商已经努力确保书中信息准确和遵从发行年代一致认可的标准。但不断进行的研究和临床实践中涌现的知识导致信息的变化，权威专家、不同机构之间合理的观点上的差异，以及准备这样一本内容广泛的书籍过程中可能存在的人工错误，都需要读者在阅读本书后做决定时进行判断，并进行相关咨询和与其他来源的信息进行比较。尤其建议读者对从本书获得的信息同医生、药师、护士或其他医疗保健人员进行讨论。

读 者 指 导

《默克家庭医学手册》分为不同的章节,了解它的结构有助于读者阅读全书和找到重要信息。还可以通过目录或索引迅速找到感兴趣的标题。

章

第一章"基础知识",涵盖了许多对健康保健很重要的一般性的标题,如最大程度的健康保健、疾病和残疾的预防、锻炼与健身、康复、临终与死亡。

书中大多数是一章包括一种器官或系统的疾病,如眼睛、皮肤或心脏和血管。少数章包括一种疾病如激素类疾病或感染性疾病。四个独立的章包括针对男性、女性、儿童和老年人的健康问题。

创伤和中毒一章包括急救、烧伤、骨折、运动损伤、中毒、咬伤和蚊虫叮咬以及其他节。最后一章"特殊问题"对临床试验、医疗决策选择、影像检查、院内护理、手术、辅助和替代药物、草药、旅行和健康以及其他问题进行了概述。

节

大多数节开始时有一个简明的引言以说明和本节所有内容相关的背景信息。有些节只介绍了一种疾病,而有些节是介绍一组相关的疾病。无论上面哪种介绍,对一种疾病的讨论常常都从定义开始。如果题目很长,那么定义后都是总结性的小标题。随后的信息都在标题下罗列出来,如病因、症状、诊断、预防、治疗和预后。文中的粗体字提示题目的重要性。为了便于阅读,文中经常使用一些标题。

在介绍一种器官或器官系统疾病的一章中,第一节讲述该器官的正常结构和功能。例如,了解心脏如何工作或心脏的解剖将有助于理解相关的心脏疾病。许多章中还有描述症状和相关医学检查的一节。

衰老相关的信息

许多章节中都突出了衰老以强调特殊的衰老相关的信息。此外,还有一章为老年健康相关问题,其中的内容包括老年健康保险、长期护理、如何处理衰老相关的变化、驾驶、摔倒等。

交叉参考

整本书中都有交叉参考识别题目的其他重要信息或相关讨论。有些交叉参考让读者阅读图表或工具栏。

图、工具栏和表

众多的图、工具栏和表有助于解释文中的语言或提供额外相关的信息。读者也可以参考 8 页全彩色的结构绘图来区分整本书的不同构成以及了解不同部分彼此的关系。

药物信息

关于药物的一节提供了有关药物的详细信息。全书散在的许多关于药物的表格都有 Rx 的标志。这些表格介绍了一组或一类药物的额外信息。

个体化的药物总是和它们的种类而不是商标或商品名相关。

因为根据个体病情不同,药物剂量千差万别,所以书中没有提供用药剂量。例如,药量受到年龄、性别、体重、身高、同时存在不止一种疾病以及使用其他药物的影响。因此,健康保健人员用药要根据患者采用个体化的原则。

诊断检查

诊断检查贯穿整本书。通常,在一节首次提到一个检查时会对该检查进行介绍。关于常用的影像检查那一节,对 CT、MRI、放射核素扫描以及其他影像检查进行了详细的介绍。附录列出了许多常用的诊断检查方法,并介绍了它们应用的目的。

你知道吗

"你知道吗"这一小方框形式的问答提出了和某一特定标题相关的有趣信息点。在全书中有数以千计的这种方式的内容说明。

目　　录

第 1 章

基 础 知 识

第 1 节

人 体

　　人体是由各种不同单个细胞构成的复杂而又有高度组织的结构。这些不同的细胞为了维持生命组合在一起工作,完成必需的特定功能。人体生物学包括对其结构的研究(即解剖学)和对其功能的研究(即生理学)。其

中生理学在本书的每一章的第一节中有更详细论述。

　　解剖学按不同的水平,研究小到最细微的亚细胞结构,大到最宏观的器官及它们之间的关系。大体解剖学是在尸体被剖开检查(解剖)时用肉眼观察研究身体器

官。细胞解剖学研究细胞和它们的组成,只能使用特殊技术和设备如显微镜等来观察。分子解剖学(通常称为分子生物学)是从生物化学水平上对细胞的最小组成进行研究。

解剖学和生理学在受孕和出生之间发生了显著变化。解剖和生理变化的速度在出生后变慢,但儿童时期仍是生长发育显著的时期。一些解剖学变化在成年后仍然出现,但机体细胞和器官的生理变化是在年龄增长中造成我们所经历的一切最重要的变化。

细　　胞

细胞通常被认为是生物体的最小单位,细胞又是由很多更小的部分组成,其中每一部分都有自己的功能。

人体细胞大小不同,但都十分微小。即使最大的受精卵,都小到不能被肉眼所见。

人体细胞由一层膜将细胞内容物包裹起来。但这层膜不是简单的袋囊。它上面有区分于其他细胞的受体。这些受体对体内物质和用于体内的药物起反应,选择性允许一些物质或药物进出细胞。这些受体的反应经常改变或控制细胞的功能。例如,当胰岛素与细胞膜上的受体结合,用以维持适当的血糖水平和让葡萄糖进入细胞。

包裹在细胞膜内的是两个主要部分,细胞质和细胞核。细胞质含有消耗和转化能量并行使细胞功能的结构。细胞核含有细胞的遗传物质和控制细胞分裂和复制的结构。每个细胞里都有线粒体。线粒体是提供细胞能量的微小结构。

细胞内部结构

虽然细胞有不同种类,大多数细胞却有着相同的成分。一个细胞由一个细胞核和细胞质组成,细胞膜包裹在最外面,并控制着物质出入。细胞核中有细胞的遗传物质染色体和产生核糖体的核仁。细胞质由流体物质和细胞器组成,后者可以被认为是细胞的器官。内质网在细胞内进行物质运输。核糖体产生蛋白质,蛋白质由高尔基体进行包装,然后可以离开细胞。线粒体为细胞的活动产生能量。溶酶体中含有能裂解进入细胞颗粒的酶。中心粒参与细胞分裂。

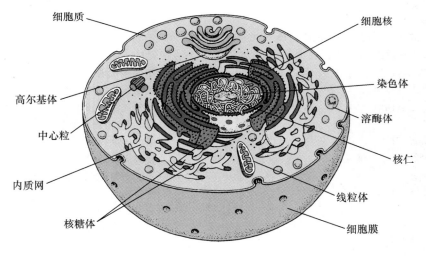

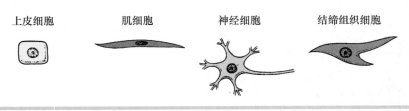

不同细胞类型

上皮细胞　　肌细胞　　神经细胞　　结缔组织细胞

人体由许多不同种类的细胞构成,每一种都有自己的结构和功能。一些细胞,如白细胞,可自由移动且独立于其他细胞。另一些细胞,如肌细胞,彼此间紧密附着。还有些细胞,如皮肤细胞能快速分裂和增殖;而在一般情况下神经细胞完全不分裂或增殖。有的细胞,尤其是腺体细胞的基本功能是产生一些复杂物质,比如激素或酶。例如,乳腺里有些细胞产生乳汁,胰腺里有些细胞产生胰岛素,肺泡内壁上有些上皮细胞分泌黏液,口腔中有些细胞产生唾液。其他一些细胞的基本功能与产生物质无关。例如,肌细胞收缩,产生运动,神经细胞产生和传导电冲动,维持神经中枢系统(脑和脊髓)和身体其他部位之间的联系。

组织和器官

相关细胞构成组织,一种组织里的细胞不相同,但它们共同作用来完成某些特定功能。取下一个组织样本在显微镜下进行活体组织检查,即使医师只对其中某种特定细胞感兴趣,仍可见很多不同的细胞。

结缔组织十分强韧,它利用纤维将身体结构联结起来并为其提供支持。结缔组织几乎分布在每一个器官中,并组成皮肤、肌腱和肌肉的大部分。结缔组织的形状和它所包含的细胞种类根据它在机体内的位置而不同。

机体的功能由器官实施。每一个器官都有着不同的结构,例如心脏、肺、肝脏、眼睛和胃,它们都行使各自特定的功能。一个器官由多种组织构成,也就是由多种细胞构成。例如心脏含有借收缩来泵出血液的肌肉组织和形成瓣膜的结缔组织,以及维持心跳节律的特殊细胞。眼球包含用于开合虹膜的肌细胞、组成晶状体和角膜的透明细胞、分泌眼中液体的细胞、感光细胞和将视觉冲动传导到脑的神经细胞。即使是像胆囊这样一目了然的简单器官也包含不同种类的细胞,如构成防护胆汁刺激的细胞、收缩挤出胆汁的肌细胞和构成容纳胆汁的胆囊纤维外壁细胞。

器 官 系 统

尽管每一器官都有特定功能,但器官也作为一个整体发挥作用,被称为器官系统。器官系统是医学研究、疾病分类、治疗方案的单元。本书基本上也是按照器官系统的概念分章写成。

心血管系统是器官系统的一个例子,它包括心脏和血管。心血管系统负责泵送和维持血液循环。消化系统(或胃肠道系统),从口腔到肛门,负责消化、吸收食物和排出废物。这个系统不仅包括运送和吸收食物的胃、小肠和大肠,还包括如胰腺、肝脏、胆囊等分泌消化酶、排出毒素和储存消化必要物质的相关器官。骨骼肌系统包括骨、肌肉、韧带、肌腱和关节,它们支持和运动身体。

当然,器官系统并不单独行使功能。例如,一顿饱餐之后,消化系统需更多血液来行使其功能。所以,它向心血管系统和神经系统求援。消化系统的血管扩张,送来更多的血液。神经冲动被传到脑,告诉它增加工作。消化系统甚至通过神经冲动和释放化学物质入血来直接刺激心脏。心脏随之泵送更多血液;脑会使机体感觉到不再饥饿、更多饱感,不想剧烈运动。

器官与器官间的交流至关重要。交流帮助机体根据全身需求来调节每个器官的功能。身体休息时心脏必须感知,从而它才能放慢跳动速率,而当器官需更多血液时它又可加快心跳速度。身体液体含量过多时,肾脏必须感知,从而可以产生更多尿液,而当身体脱水时它们又可以保住水分。

通过交流,机体得以保持它自身的平衡,这叫做动态平衡。维持动态平衡,使各器官行使的功能不多也不少,同时更好配合其他器官发挥作用。

维持动态平衡的信息交流可通过神经系统或化学物质的刺激完成。神经系统的一部分—自主神经系统大体上控制规范身体功能的复杂交流网络。这一部分神经系统不受人的意识支配,没有明显的运作迹象。用于这种交流的化学物质叫做递质。由一个器官产生并通过血液传递到其他器官的递质叫激素。在神经系统之中传递信息的递质叫做神经递质。

最有名的递质之一是肾上腺素。当一个人突然承受重大压力或被惊吓时,脑立即会对肾上腺发出一个信息,后者迅速释放肾上腺素。很快,这种化学物质使整个身体处于警戒状态,这时称为应急状态。心脏比通常跳动更快更有力,眼睛睁大使更多光线进入,呼吸加快,消化系统活动减慢以使更多血液进入肌肉,这种效应迅速而强烈。

其他化学交流不像这么立竿见影,但同样有效。例如,当身体处于脱水状态、需要更多水分时,通过心血管系统的血液流通量减少。血流量的减少被颈动脉上的感受器感知,它们产生反应,向脑底部的垂体传送神经冲动,然后垂体就分泌抗利尿激素。这种激素通知肾脏浓缩尿液和保住更多水分。同时,脑感受到渴觉,刺激人喝水。

人体也有一组器官—内分泌系统—它的基本功能是产生激素来调节其他器官功能。比如说甲状腺产生控制机体代谢率(身体化学功能进行的速度)的甲状腺激素;胰腺分泌控制糖代谢的胰岛素;而肾上腺分泌刺激多个器官准备使身体承受压力的肾上腺素。

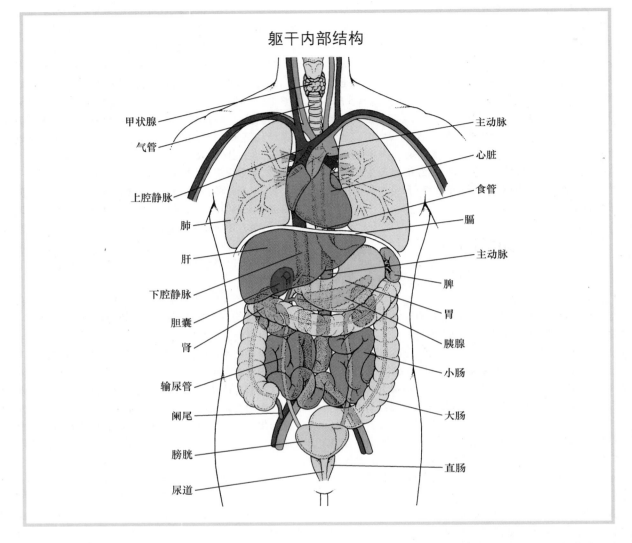

躯干内部结构

甲状腺 — — 主动脉
气管 — — 心脏
上腔静脉 — — 食管
肺 — — 膈
肝 — — 主动脉
下腔静脉 — — 脾
胆囊 — — 胃
肾 — — 胰腺
输尿管 — — 小肠
阑尾 — — 大肠
膀胱 — — 直肠
尿道 —

内 外 屏 障

定义体内和体外通常不太容易,可能显得很奇怪,这是因为人体有很多表面。皮肤实际上是一个器官系统,很明显是在体外。它组成一道阻止许多有害物质进入人体的屏障。消化系统是一条长管,它从口腔开始,蜿蜒穿过身体,并在肛门出口。那么在食物穿过这根管子时它是在体内还是体外呢? 实际上,营养物质和水在被吸收进入血液之前都不算真正在体内。

空气穿过鼻腔和喉进入肺部,然后进入肺内四通八达,伸展分支的气道(即支气管)。到底是在这条通路的哪一点上开始从体外变为体内的呢? 肺中氧气进入血液前都无法为机体所利用。而要进入血液,氧气必须穿过肺内壁上一层薄薄的细胞。这层细胞充当一层屏障,阻挡可导致肺结核之类疾病的病毒和细菌,后者可能会和

空气一起被带入肺部。除非这些生物穿透细胞或进入血液,它们通常不会导致疾病。因为肺有很多保护机制,比如抵抗感染的抗体和将碎屑扫出气道的纤毛,大多数借空气传播的传染性生物不会造成疾病。

机体表面不仅将体外和体内分隔开,还能将不同物质保持在适当位置,使它们适当发挥功用。例如,内脏并不是漂浮在血池中;在正常情况下血液是被限制在血管里的。如血液从血管漏出,进入身体其他部分(即出血),它将不仅不能把营养物质和氧气送到,反而会造成严重伤害。例如漏进脑部很少的血液就会破坏脑组织,因为颅骨内没有可伸展的空间。另一方面,同样量血液漏入腹腔就不会破坏组织,因为腹腔中有伸展空间。

唾液在口腔中很重要,但进入肺部很可能造成伤害,因为唾液会把病菌带入肺部,使肺形成脓肿。胃产生的盐酸在胃里极少造成伤害,但它回流就可能灼伤食管。如果穿过胃壁泄漏出来,也能损伤其他器官。如果粪便

主要器官系统

系统	系统里的器官	系统	系统里的器官
心血管系统	心脏		食管
	血管（动脉、静脉和毛细血管）		胃
呼吸系统	鼻		小肠
	口		大肠
	咽		直肠
	喉		肛门
	气管		肝
	支气管		胆囊
	肺		胰腺
神经系统	脑		阑尾
	脊髓	内分泌系统	甲状腺
	神经纤维（将肌肉与器官的脉冲传到脑和将脑的信息传到肌肉与器官）		甲状旁腺
			肾上腺
皮肤	皮肤（包括皮肤表面以及下面的结缔组织，后者包括脂肪、腺体和血管）		垂体
			胰腺（产生胰岛素的部分）
肌肉与骨骼系统	肌肉		胃（产生胃泌素的细胞）
	肌腱与韧带		松果体
	骨骼		卵巢
	关节		睾丸
血液系统	血细胞和血小板	泌尿系统	肾脏
	血浆（血液的液体部分）		输尿管
	骨髓（产生血细胞的地方）		膀胱
	脾		尿道
女性生殖系统	阴道	男性生殖系统	阴茎
	宫颈		前列腺
	子宫		精囊
	输卵管		输精管
	卵巢		睾丸
消化系统	口		

（从肛门排出的未消化的食物）穿过肠壁漏入腹腔可能造成致命性的感染。

精神身体的交互作用

　　精神和身体的交互作用以十分有效的方式影响着人的健康。消化系统受到意识（脑）强有力的控制；紧张、抑郁和恐惧明显影响这一系统的功能。社会和心理压力可能引发或加重很大一部分疾病，如糖尿病、高血压，甚至可能是多发性硬化。但对于患同样疾病的不同的人，精神因素的影响也不同。

　　根据自己的直觉或个人经历，大多数人相信精神压力甚至可加重或改变疾病病程。至于这些紧张性刺激如

何能做到这样还不清楚。很明显，情绪可影响相当一部分身体功能，如心率、血压、排汗、睡眠状况、胃酸分泌和肠的蠕动，但其他关系就没有那么明显。例如，脑和免疫系统互相作用的途径和机理才刚刚开始被认识到。值得注意的是脑可以改变白细胞的行为，从而改变免疫反应，而白细胞在血管和淋巴管中穿行，并不附着于神经上。研究表明脑确实与白细胞之间有信息交流，比如说，抑郁情绪可能抑制免疫系统，抑郁状态的人容易被诸如引发普通感冒一类疾病的病毒感染。

　　即使没有身体上的疾病，压力也可能造成身体表现出症状，这是因为身体对精神压力作出的生理性反应。例如，压力可能造成焦虑，而焦虑接着触发自主神经系统和诸如肾上腺素一类的激素来加快心率和升高血压和增

加排汗量。压力也可造成肌肉紧张,造成颈部、背部、头部和其他部位的疼痛。

精神和身体的交互作用是一条双向通道。不仅心理因素对很多身体疾病的发病和恶化都有增进作用,身体上的疾病也可影响一个人的思想和情绪。患有威胁生命的、复发性或慢性病的人普遍感到抑郁。这种抑郁情绪可能导致身体上疾病的严重化,加重这个人的痛苦。

解剖学与疾病

人体是经精良设计出来的。大多数器官都有大量额外的容量或储备:即使在受损时它们也能充分行使功能。例如,2/3 的肝脏损坏后也不会有严重后果发生,而一个人只有一侧肺或肾也常常能生存。但其他一些器官很难容忍一丝损坏而不出现功能失调。如一次卒中损坏一小部分脑组织,患者可能就无法说话、活动肢体或保持平衡。一次心肌梗死损伤了产生或传导冲动的心肌组织时,心率可能会严重减低,甚至导致患者死亡。

疾病经常影响机体解剖结构,而解剖结构变化也可能造成疾病。如果一处组织的供血受阻,这处组织就会死亡(梗死),如心脏病发作(心肌梗死),或卒中(脑梗死)。异常心脏瓣膜可能造成心脏功能失常。皮肤外伤可能损坏它的屏障功能,造成感染。异常生长,如癌瘤能够直接毁掉正常组织或产生最终毁掉它的压力。

由于疾病与身体解剖结构之间的联系,观察身体内部结构的方法成为诊断和治疗疾病的主要依据。这方面的第一个突破是 X 线,它使医师不用外科手术就能看见身体内部,观察内部结构。另一个主要进展是计算机断层技术(CT),它将 X 线和计算机联系起来。CT 扫描能提供身体内部的详细二维图像。

产生体内构造图像的其他方法包括利用声波的超声波扫描、利用磁场中原子运动的磁共振成像(MRI),以及利用注入体内的放射性化学物质的放射性成像。相对于外科手术及有创性操作而言,这些检查都是观察体内结构的无创方法。

第 2 节

遗　　传

一个人的遗传学是关于机体如何被组成的完整说明。机体的遗传物质包括由 DNA(脱氧核糖核酸)组成的基因。基因包含在染色体中,而染色体主要存在于细胞核中。

染色体和基因

■ 一个基因是一个 DNA 片段,由构成一种蛋白质所必需的编码组成。

■ 一条染色体包含数百至数千个基因。

■ 每个人体细胞含有 23 对常染色体,总共 46 条染色体。

■ 性状是任何基因决定的特征,通常不止由一个基因决定。

■ 一些性状由遗传或突变导致的异常基因引起。

蛋白质是体内最重要的物质,它不但构成肌肉、结缔组织、皮肤和其他结构,也是合成酶所必需的物质。酶是体内控制和完成几乎所有化学过程和反应的复杂蛋白质。机体产生数以千计不同种类的酶。因此,机体的全部结构和功能由机体合成的不同种类和数量的蛋白质调控。蛋白质合成受染色体上的基因调控。

基因型是一个个体独特的基因或基因物质的整合。因此,基因型是个体如何合成蛋白质、如何发挥作用的完整说明。

表型是机体实际的结构和功能。表型和基因型有所不同是因为不是所有的基因型都能被表达。一个基因是否表达、如何表达不仅受基因型影响,也受到环境(包括疾病和饮食)和其他饮食影响。

基因

DNA:基因由脱氧核糖核酸(DNA)组成。DNA 包含合成蛋白的密码子。基因的大小不同,同它们编码的蛋白质大小有关。每个 DNA 分子都是一个像盘旋楼梯一样的双螺旋结构。楼梯的每一级台阶由四种称为碱基(核苷酸)的分子配对组成。每一级中,腺嘌呤(A)与胸腺嘧啶(T)配对,或者鸟嘌呤(G)与胞嘧啶(C)配对。

DNA 的结构

DNA(脱氧核糖核酸)是细胞的遗传物质,存于每一个细胞核和线粒体的染色体中。

除某些细胞(如精子和卵细胞、血液红细胞)外,大部分细胞的细胞核含有 23 对染色体,每条染色体含有许多基因,一个基因就是提供构成一种蛋白质编码的 DNA 片段。

DNA 分子是一条长长的、盘绕着的像一条旋梯一样的双螺旋结构。在其上,由糖(脱氧核糖)和磷酸分子支持形成两条链。两链由四种叫碱基的分子连接,它们组成楼梯的梯级。在梯级上,腺嘌呤和胸腺嘧啶配对,而鸟嘌呤和胞嘧啶配对。每一对碱基都被氢键联结在一起。这样,一个基因由一个碱基对的序列组成,每一个序列中三个碱基对编码一种氨基酸(氨基酸是建造蛋白质的砖块)或其他信息。

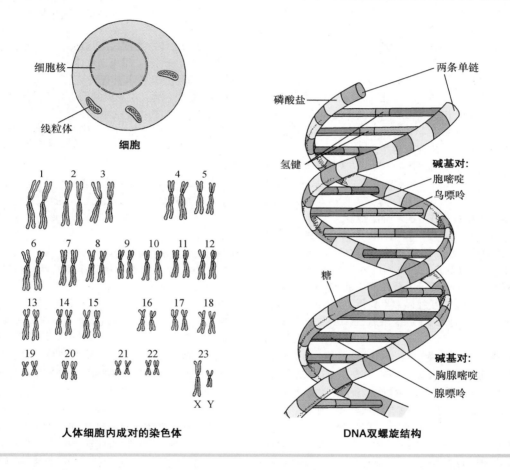

细胞

人体细胞内成对的染色体

DNA双螺旋结构

合成蛋白质:蛋白质由一长链氨基酸彼此相连而成。有 20 种不同的氨基酸可以利用,一些来自饮食,一些由体内的酶生成。当一连串氨基酸连接在一起时,它自身能折叠成复杂的三维结构。折叠的形状决定它在体内的功能。因为折叠由氨基酸的精确排序决定,所以不同排序产生的蛋白质不同。一些蛋白质(如血红蛋白)含有几条不同的折叠链。合成蛋白质的指令编码在 DNA 内。

编码:信息通过碱基(A、T、G、C)排列的顺序编码在 DNA 内。每三个碱基一组进行编码。添加一个氨基酸到 DNA 链时,DNA 中三个碱基的特定顺序编码特定的指令。例如,GCT 编码丙氨酸,GTT 编码缬氨酸。因此,蛋白质的氨基酸顺序由其 DNA 分子基因上的每三个一组的碱基顺序决定。将编码的基因信息转化成蛋白质的过程包括转录和翻译。

转录和翻译:转录是 DNA 内编码的信息被转录成核糖核酸(RNA)的过程。RNA 是一条类似 DNA 单链的核酸链,只是尿嘧啶 uracil(U)代替了胸腺嘧啶(T)。因此,RNA 包含类似 DNA 的三个碱基一组的编码信息。

当转录被启动时,DNA 双螺旋链部分打开,一条作为模板形成互补的 RNA 链,这条 RNA 互补链被称为信使 RNA(mRNA)。mRNA 与 DNA 分离,离开细胞核并进入细胞质,在细胞质中与核糖体结合,核糖体是细胞内的蛋白质制造工厂。

mRNA 指导核糖体合成特定蛋白质的氨基酸序列。在细胞质里自由浮动的氨基酸被更小的 RNA—转运RNA(tRNA)带到核糖体。每一分子的转运 RNA 携带一个氨基酸来构成合成中的蛋白质链的一部分,蛋白质链在邻近分子的作用下被折叠成精确的形状(分子伴侣)。

基因表达的调控:一个人的机体内有许多种细胞,如心肌细胞、肝细胞和肌肉细胞。这些细胞外观不同,功能也不同,产生各不相同的化学物质。但每个细胞都从一个成熟分化而来,因此含有相同的 DNA。细胞外观和功能各不相同是因为不同的基因在不同细胞表达(在同一细胞不同时期表达)所致。一个基因应该何时被表达的信息也编码在 DNA 中。基因表达取决于组织的类型、个体的年龄、存在特定的化学信号和大量的其他因素的影响,而其中许多因素仍不完全清楚。

基因互相调控的机制非常复杂。转录开始和结束处基因都有标识。DNA 内部和附近有许多化学底物(如组织蛋白)抑制或允许转录。被称为反义 RNA 的一条链的RNA 可和 mRNA 的互补链配对抑制翻译。

复制:细胞通过分裂而繁殖。因为每个新细胞需要一套完整的 DNA 分子,因此原始细胞中的 DNA 分子必须在细胞分裂时复制自己。复制的方式类似转录,只是完整的双链 DNA 分子打开变成两条单链,然后每条单链上的核苷酸和附近的互补碱基(A 和 T,G 和 C)结合。当这一过程完成时,两个一样的双链 DNA 分子就产生了。

突变:为了防止复制出错,细胞有"校对"功能帮助确保碱基正确配对。错误拷贝时,DNA 也有修复机制。但因为涉及无数的碱基对以及蛋白质合成复杂,错误也会发生。许多原因(包括接触射线或药物)都可导致错误发生,有时也没有明确的原因。DNA 微小的变异在大多数人非常常见,许多变异并不影响随后发生的基因拷贝。错误在随后的基因拷贝中复制称为突变。突变影响生殖细胞时会传递到后代。不影响生殖细胞的突变会随着携带者的死亡而消失。

突变可累及 DNA 的小片断或大片断,突变根据其大小和位置不同,可没有明显作用,或改变蛋白的氨基酸序列或减少蛋白产生的数量。蛋白的氨基酸序列改变,其功能也会不同或丧失。蛋白功能减弱或丧失常常有害甚至致命。例如,苯丙酮尿症是一个突变导致苯丙氨酸羟化酶不足或丧失所致。这种缺陷导致从饮食中吸收的苯丙氨酸在体内堆积,最终引起严重的智能低下。在极少数病例,突变会导致对细胞有益的变化。

你知道吗……
不是所有的基因异常都是有害的-引起镰状细胞病的基因有预防疟疾的作用。
一个人平均携带 6~8 个异常基因。

自然选择是指在特定环境下损害生命的突变很少遗传到后代(因此在人群中很少普遍存在),而改善生存的突变会变得越来越普遍。因此有益的突变,尽管起初很少见,最终也会变得很普遍。在杂交的群体中,突变和自然选择中伴随着时间发生的微小变化总体成为进化。

染色体

一条染色体由非常长的长链 DNA 组成,含有许多基因(数百至数千条)。每条染色体上的基因按特定顺序排列,每个基因在染色体上有特定位置(称为它的定位)。除了 DNA,染色体还有影响基因功能的其他化学成分。

配对:除了某些特殊细胞(例如精子和卵子细胞或红细胞),每个人类细胞的细胞核含有 23 对染色体,共计46 条染色体。通常,这 23 对染色体中,一半来自父亲,一半来自母亲。

有 22 对非性别染色体即常染色体,还有 1 对性染色体。相互配对的常染色体在大小、形状、定位和基因数量方面相同。性染色体有 X 和 Y 两种,它们截然不同。成对的常染色体上有相互对应的基因,因此某种意义上而言,染色体是基因的备份。

性染色体:性染色体决定个体的性别是男性还是女性。男性有一条 X 染色体和一条 Y 染色体,,X 染色体来自母亲,Y 染色体来自父亲。女性有两条 X 染色体,一条来自父亲,一条来自母亲。性染色体发挥和常染色体不同的作用。

Y 染色体除携带决定性别为男性的基因外,其他基因相对较少。X 染色体的基因要比 Y 染色体多,其中许多基因的作用不只决定性别,而且在 Y 染色体上没有相对应的基因。男性因为只有一条 X 染色体,所以 X 染色体上面的额外基因没有配对基因,而且几乎全部被表达。X 染色体上的基因被称为性别相关基因或 X 相关基因。

通常,两条常染色体上相互配对的基因能够被完全表达。但在女性,其中一条 X 染色体上的大多数基因会通过 X 失活过程逐渐消失(卵巢内的卵子除外)。X 失活发生在胎儿阶段早期。部分细胞是从父亲获得的 X 染色体失活,其他细胞是从母亲获得的染色体失活。因此,一个细胞会有从母亲获得的一条基因,另一个细胞会有从父亲获得的基因。因为 X 失活现象,一条 X 染色体缺失通常导致相对轻微的异常(如 Turner 综合征)。因此,丢失一条 X 染色体的严重性不如丢失一条常染色体。

当一个女性拥有不只两条 X 染色体时,多余的染色体容易失活。因此,有一条或更多的 X 染色体导致的发育异常远不如有一条或更多的常染色体严重。例如,有三条 X 染色体(三 X 综合征)的女性常常身体和智力正常。

线粒体染色体:线粒体是细胞内用于合成分子提供能量的微小结构。与细胞内其他结构不同,每个线粒体有它特殊的染色体,这一染色体含有编码部分而不是全部组成线粒体的蛋白的 DNA。线粒体 DNA 通常只从母亲获得,因为通常当卵子受精时,只有来自卵子的线粒体参与胚胎发育。发育的胚胎中常常没有来自精子的线粒体。

染色体异常:有几类不同的染色体异常。一个个体可能有一条异常的染色体或在一条或更多的染色体上有异常区域。这些异常大多数在出生前就能诊断。

大多数常染色体异常通常导致严重的临床情况。例如,有一条多余的常染色体在胎儿会致命,或者导致如 Down 综合征的疾病,Down 综合征是患者有三条 21 号染色体所致。丢失一条常染色体对胎儿也是致命的。

染色体上大部分区域异常通常是因为部分片断完全缺失或被错误的放在另一条染色体上。例如,慢性粒细胞白血病有时是因为部分 9 号染色体移位到 22 号染色体所致。这一异常可能是遗传所致,也可能同新发生的突变有关。

性状

性状是指任何由基因决定的特性。许多性状由不只一条基因的功能决定。例如,一个人的身高由影响发育、食欲、肌肉和活动量的基因共同决定。但也有一些性状由单个基因的功能决定。

一些性状如眼球颜色或血型的变异被认为是正常的。其他变异如白化病、马凡综合征和亨廷顿病,损害机体的结构和功能,被认为是病态。但不是所有这样的基因异常都是有害,例如,镰状细胞基因引起镰状细胞性贫血,但同时对疟疾有保护作用。

遗传性疾病

遗传性疾病是由异常基因引起的对机体有害的性状。异常基因可从遗传获得,也可是自发的突发导致。人类平均携带 6～8 个异常基因。但大多数时候,另一条染色体上的对应基因正常,能防止出现有害结果。人群中,个体拥有两个同样异常的基因从而导致疾病的机会很小,但在近亲生育的儿童,这种几率很高。父母都来自同一个孤立的人群如门诺教派,生育的孩子出现这种情况的几率也很高。

单基因遗传病

单个基因异常引起的后果可是显性,也可是隐性。显性性状只要存在一个基因就可以表达,而隐性性状,需要存在一对基因才能表达。只有一个引起隐性性状的基因个体(并不发病)称为携带者。同时存在的性状,两种基因表达程度一样。其典型例子是血型。如果一个人有一条基因编码血型 A,另一条基因编码血型 B,这两种血型都会表达,即血型 AB。

基因如何影响个体:外显率和表现度

同一基因对不同个体的影响不同。这种差异同外显率和表现度有关。

外显率是指基因是否表达,即多少有这一基因的个体出现和该基因相关的性状。如果每个有该基因的个体都出现性状,即为完全外显(100%)。如果部分有该基因的个体出现性状,则为不完全外显。例如,50% 外显率是指一半有该基因的个体出现性状。

表现度是指性状影响个体(或在个体表达)的程度。一个性状可以非常明显、几乎不被察觉或介于二者之间。包括遗传结构、接触有害物质、其他环境影响和年龄在内的许多因素都会影响表现度。

外显率和表现度不尽相同。有某一基因的个体可有性状,也可没有性状,而有性状的个体,性状表达程度也不同。

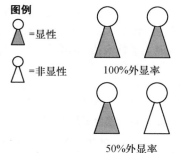

图例
△ =显性
○ =非显性

100%外显率

50%外显率

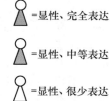

图例
=显性、完全表达
=显性、中等表达
=显性、很少表达
=非显性、不表达

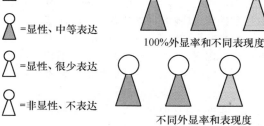

100%外显率和不同表现度

不同外显率和表现度

一个基因是否是 X 染色体相关也决定其是否表达。在男性,几乎所有位于 X 染色体的基因,不管是显性还是隐性,都会因为没有配对基因的抑制而得以全部表达。

外显率和表现度:外显率是指一个性状在有该性状基因的个体表达的几率,可完全外显,也可不完全外显。不完全外显的基因通常不表达,即使产生这一性状的基因是显性基因,或虽为隐性基因,但两条染色体都存在。如果一半拥有该基因的个体都表现这种性状,该基因的外显率是 50%。表现度是指性状在多大程度上影响个体,是严重影响,轻微影响,还是不影响。

遗传规律

许多遗传性疾病,尤其是那些由多基因控制的性状或那些极容易受环境影响的性状,常没有明显的遗传规律。但一些单基因病表现明显的遗传规律,尤其当外显率高、表现度严重时。这种情况下的遗传规律可根据性状是显性还是隐性以及基因是 X 染色体还是线粒体染色体相关而被识别。

非性连锁遗传

显性基因:以下规律适用于由常染色体(非性连锁)显性基因决定的性状:

- 父母中一方有异常性状,而另一方没有时,他们的孩子遗传到这种性状的几率为 50%。
- 一个自身无异常性状的人通常不携带这种基因,不会将它传递给自己的子女。
- 男性和女性受影响的可能性相同。
- 有该性状的人至少父母一方有此性状,除非它是由一次新的突变引起。

隐性基因:以下规律适用于由常染色体(非性连锁)隐性基因决定的性状:

- 每一个有此性状的人,其父母双方都可能携带有这种基因,即使父母任何一方都没有这种性状(因为必须要有一对异常基因,才能表达,出现性状)。
- 同显性遗传疾病相比,单个突变不容易引起疾病(因为隐性遗传疾病的表达需要两条基因都异常)。
- 当父母中一方具有该性状,而另一方携带有一个这种异常隐性基因但没有该性状时,他们的孩子中有一半可能有这种性状,其他的将成为有异常隐性基因的携带者。如果父母中没有性状的一方,没有携带这种异常隐性基因,他们的孩子全都不会出现该性状,但都会遗传到一个可能会传给后代的异常隐性基因。
- 一个人和他的父母都没有这种性状,但他的兄弟姐妹有这种性状,他成为异常基因携带者的几率是 66%。
- 男性和女性受累的几率相同。

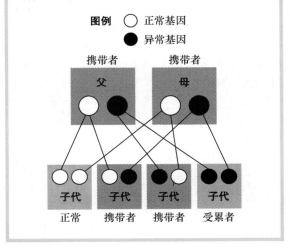

非性连锁隐性遗传

某些疾病为非性连锁隐性遗传。一个人必须从父母处各继承一个异常基因,才可能患病。如果父母双方都是携带一个异常基因和一个正常基因,那么双方都不会患病,但都有 50% 的机会将异常基因传给他们的孩子。因此,每个孩子都有 25% 的几率继承两个异常基因(从而发病),有 25% 的几率继承两个正常基因,50% 的几率继承一个正常基因和一个异常基因(从而成为像其父母一样的致病基因携带者)。因此,在所有的孩子中,不发生疾病(正常个体或携带者)的几率是 75%。

图例 ○ 正常基因 ● 异常基因

携带者父 携带者母

子代 正常 子代 携带者 子代 携带者 子代 受累者

性连锁遗传

显性基因:以下规律适用于由 X 连锁显性基因决定的性状:

- 受累的男性将异常遗传给他们所有的女儿,却不传给儿子(这些男性的儿子是接受他们的不携带异常基因的 Y 染色体)。
- 受累女性,如果只带有一个异常基因,可将这种异常传递给她们一半的孩子,男孩女孩受累的几率相同。
- 许多 X 连锁显性遗传疾病在受累的男性是致死的。而在女性,即使基因显性表达,也因为有另一条正常的 X 染色体而在某种程度上抑制了这一显性基因,减少疾病的严重程度。
- 患这类疾病的女性数量多于男性,当这种疾病对男性是致死的时,这种性别的差异更显著。

严重的 X 连锁显性遗传病很少见。这类疾病的例子有,家族性佝偻病和遗传性肾炎(阿博特综合征)。遗传性佝偻病的女性患者的骨骼症状比该病的男性患者少。患遗传性肾炎的女性常常没有症状,肾功能也少有异常,但男性患者却常常在成年早期发生肾衰竭。

隐性基因:以下规律适用于由 X 连锁隐性基因决定的性状:

- 受累者几乎都是男性。
- 受累男性的女儿都会成为携带者。
- 受累男性绝不会将该性状传给儿子。
- 携带该基因的女性没有该性状(除非她们的两条 X 染色体上都有异常基因或另一条正常 X 染色体上的基因失活),但会将异常基因传给她们的一半儿子,并导致发病。她们的女儿都和母亲一样,没有该性状,但一半是携带者。

常见 X 连锁隐性基因性状的例子是红绿色盲,它影响大约 10% 的男性,但在女性很罕见。男性受累者中,

该基因来自一个色觉正常但携带有色盲基因的母亲。它从不来自只提供 Y 染色体的父亲。色盲父亲的女儿们极少有色盲,但总携带一个色盲基因。一个 X 连锁隐性基因引起的严重疾病的例子是血友病。

遗传性疾病举例

基因	显性	隐性
常染色体(非 X 连锁)	马方综合征 亨廷顿舞蹈病	囊性纤维化
X 连锁	家族性佝偻病 遗传性肾炎	红绿色盲 血友病

X 连锁隐性基因的遗传

如果一个基因是 X 连锁的,它只出现在 X 染色体上。由 X 连锁的隐性基因引起的疾病通常只在男性中发病,因为男性只有一条 X 染色体,没有配对基因影响异常基因的效应。女性有两条 X 染色体,所以她们通常在另一条 X 染色体上有相应的正常基因。正常基因是显性的,可防止女性发病(除非这条正常基因失活或丢失)。

如果父方 X 染色体上有一个异常隐性基因(因此患病)而母亲有两个正常基因,他们所有的女儿都得到一个异常基因和一个正常基因,使她们成为携带者。他们的儿子因为只接受父亲的 Y 染色体而不会得到异常基因。

如果母方是携带者而父方有正常基因,所有儿子有 50% 的几率从母方得到异常基因(从而患病)。所有女儿都有 50% 的几率得到一个异常基因和一个正常基因(成为携带者)或 50% 的几率得到两个正常基因。

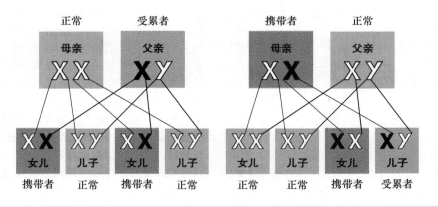

线粒体基因异常

线粒体染色体基因异常可引起几种少见疾病。其中一个例子是雷柏视觉神经病,其典型发作是造成青少年时期视觉改变,通常是破坏性视觉丧失。另一例子是以

2 型糖尿病和耳聋为症状的综合征。

因为父亲通常不传递线粒体 DNA 给孩子,由异常线粒体基因造成的疾病几乎都由母亲遗传。但不是所有的线粒体疾病都由线粒体基因异常所致(一些由细胞核内

影响线粒体的基因所致）。因此父亲的 DNA 对一些线粒体疾病也有作用。

与细胞核中的 DNA 不同，线粒体上的 DNA 在身体不同细胞之间有所差异。甚至在同一个细胞的不同线粒体之间也可能有差异。因此在一个体细胞内有异常线粒体基因病不一定意味着它会造成另一个细胞内的疾病。即使两人表现为患有相同线粒体基因疾病，疾病在两人身上的具体表现也可能大不一样。这使得对于患有已知或疑为线粒体基因异常疾病者的遗传性检查和遗传咨询的价值变得有限。

基 因 技 术

基因技术迅速发展。聚合酶链反应（polymerase chain reaction，PCR）这项实验室技术能产生大量基因拷贝，便于基因研究。一段特定的 DNA，如一段基因，可在实验室被扩增。从一个 DNA 分子开始到翻倍复制 30 次（只花几小时）会产生大约 10 亿份拷贝。

> **你知道吗……**
> 在未来，获得关于一个人基因型的详细信息会变得非常容易。

基因探针可用以定位一个基因特定片段或一个特定染色体上的特定基因。探针会找出正常或突变的 DNA 片段。一段 DNA 片段被克隆或复制后加入一个放射性原子或荧光物质后变成有标记的探针。探针会找出和它吻合的 DNA。然后具有放射性的探针可被精密照相技术检出。利用基因探针，许多疾病可在出生前后诊断出来。在将来，基因探针可能被用来测试人们是否患有一些主要的遗传疾病。

微芯片是用来识别 DNA 突变、RNA 碎片或蛋白质的强有力的新工具。一个 chip 使用一个样本就可以检测 30 000 个不同 DNA 变化。

遗传学的应用

当 2003 年人类基因组计划成功鉴定和定位人类染色体上的所有基因时，人类遗传学应用的潜力极大增加。遗传技术可用来研究个体的基因以了解有更多特殊疾病的信息。例如，有些既往根据症状诊断的疾病可根据它们的基因异常分类。

遗传试验可用来诊断某些疾病（例如血色沉着病和类似 Down 综合征和 Turner 综合征的染色体异常）。遗传学研究也增加了预测一个人疾病风险的能力。例如，BRCA 基因某处异常的女性，易于出现乳腺和卵巢肿瘤。

这些预测有助于对个体进行更多的疾病预防和筛查。评价人类遗传特征、增加对人类遗传认识的相关技术的进步改善了出生前遗传疾病的诊断。遗传筛查可用于评价父母将遗传疾病传给子女的风险。筛查也可用于检测胎儿异常。

对人类遗传学越来越多的了解使得可以根据人类精确的基因组成预测其对某种治疗的反应。例如，特定基因能预测一个人可能需多大剂量的华法林。这种预测非常重要，因为过多应用华法林会导致严重出血，而剂量不足会导致疗效降低，同样也有风险。基因分析能预测当一个人应用伊立替康这种抗癌药物时，是否不能耐受或只有轻微副作用。不能耐受副作用的患者可选择另一种药物。

> **你知道吗……**
> 遗传学能帮助预测一个人可能会发生哪种疾病以及对某种治疗会有怎样的反应。

基 因 治 疗

尽管基因治疗被定义为改变基因功能的任何治疗，但通常是指将正常基因插入缺少这一正常基因的某种遗传疾病患者的细胞（基因插入治疗）。正常的基因可由他人捐献的正常 DNA 用 PCR 技术人工制造。目前，这种基因插入治疗在预防或治疗单基因缺陷如囊胞性纤维症方面最有效。

很多方法可把正常 DNA 转入异常细胞。一个方法是利用病毒，因为某些病毒能将他们的基因插入人类 DNA。正常 DNA 被整合进病毒中，然后病毒感染异常细胞，从而将 DNA 传入那些细胞的细胞核。使用病毒插入的一个顾虑是对病毒的潜在反应类似感染。另一顾虑是新的正常 DNA 经过一段时间后可能不能进入新的细胞，导致再次出现遗传疾病。而且，病毒会导致机体产生抗体，引起类似移植排斥的反应。

另一种基因插入的方法是利用脂质体，带着 DNA 的脂质体小囊被异常细胞吸收，将它们的 DNA 转入细胞核。有时因为脂质体不能被患者细胞吸收、新的基因没有像预期那样发挥作用或新基因丢失，而导致这种方法失败。第三种方法叫质粒 DNA 注射，将质粒（一个有 DNA 构成的特殊的环状物）DNA 注入肌肉。

和基因质粒完全不同的一个途径是反义技术的应用，在此项技术中并不改变异常基因，异常基因只是被简单关掉。使用反义技术，药物可与 DNA 的特定部位结合，使受累基因不发挥功能。反义技术目前正尝试用于癌症治疗,但也只处于试验阶段。这一技术似乎比基因插入治疗更有效、更安全。

　　另一种基因治疗方法是通过改变控制基因表达的细胞内的化学反应来增加或减弱某些基因的功能。例如,改变甲基化作用的化学反应能改变基因的功能,导致某种蛋白的数量增加或减少,或产生不同种类的其他蛋白。

这一方法正用于试验治疗某些癌症。

　　基因治疗在外科手术移植领域也在实验性研究阶段,通过改变移植器官的基因,使其和受体的基因更匹配,器官接受者就会减少出现排斥几率。从而,器官接受者就不再需要使用带有严重不良作用的免疫抑制药物。但这种治疗方法通常不能成功。

克　隆

　　一个纯系是从单个细胞或个体衍生出的一群遗传上一致的细胞或机体。克隆(纯系的产生)在农业上已经司空见惯多年了。只需单纯地取一小片母株的组织,并从中培育出一株新植株,一株植物就能被繁殖(克隆);而新植株就是母株的精确遗传拷贝(克隆体)。这样的繁殖方式也适合像扁形虫这样的简单动物:把扁形虫一切为二,随后尾部的一截会长出头,而头部的一截会长出尾。但这样简单的技术对羊或是人这样较高级动物就不适用了。

　　在如今著名的"多利"实验中,从一只羊身上来的细胞(供体细胞)的遗传物质,放入遗传物质已经被移出的另一只羊的未受精卵细胞(受体细胞)中。于是来自供体细胞的遗传物质转入未受精的卵中,后者就拥有了一整套基因(仿佛它们是由精子正常受精一般)。接着这些卵开始发育成晶胚。发育中的晶胚接着被转入一只母羊的身体(代理母亲),并在那里自然发育。其中有一个存活了下来,诞生下的小羊就是"多利"。如同预期的一样,多利是原来供体细胞的羊的一个精

确拷贝(克隆体),而不是提供卵的那只羊的拷贝。

　　对克隆的研究仍在继续,目前还没有对人类的克隆尝试过,原因部分在于技术困难,部分在于伦理问题。研究发现,克隆高级动物(同样适用于人类)同正常发育的后代相比,更容易出现严重的基因缺陷。政府认为克隆人类不合法。但克隆不只是用来制造一个完整的生物体,理论上它也可能用来制造单独器官。所以,也许有一天,人能接受实验室中用它自己的基因制造的人造移植器官。

　　用于克隆的细胞是能产生某种特定的组织、某个特定器官,还是一个完整生物体,取决于细胞的能力,也就是细胞发育成某种组织的能力。例如,某些细胞(干细胞)能产生许多组织类型,甚至最终产生一个完整生物体。它们还没有分化成特定类型的组织。其他细胞已经分化,只能发育成特定的组织类型。干细胞因为有发育成某些组织从而替代有病或损坏组织的能力而备受关注。因为干细胞没有高度分化,它们有替代许多种不同组织的能力。

伦 理 问 题

　　伴随基因诊断和治疗而来的是许多关于它们如何被应用的质疑。越来越多的担心是怕一个人的基因信息会被不恰当应用。例如,有易于发生某种疾病的基因的个体可能会在雇佣或医疗保险中被拒绝。

　　普遍认同产前筛查导致严重疾病的异常基因。但同样担心会有选择的筛查某些基因,如外表或智力的相关基因。

　　克隆人类面对很大质疑。通过克隆来制造一个人在技术上仍然不可行。动物研究表明这种方法比自然方法更容易导致严重缺陷,这些缺陷可能致命或引起严重健康问题。普遍认为通过克隆制造人违反伦理和法律。

第 3 节

医 疗 保 健

　　人们只能依赖他们的家庭医生和护士来进行健康保健的时期已经过去。当前为了最大程度的进行健康保健,人们必须积极参与这一过程。积极参与意味着下面

许多方面:

■ 了解医疗保健知识(包括怎样支付费用)。

■ 按时去看医疗保健医师。

- 与医疗保健医师有效沟通。
- 接受恰当预防保健。
- 对疾病的体征或身体变化密切注意（如痣斑颜色变化或在乳房、睾丸发现肿块）。
- 有个人健康信息记录。

对于有某种疾病的患者，积极参与也意味着监测健康状况。例如，高血压的患者定期测量血压，糖尿病患者定期监测血糖水平。

良好的交流—与健康保健相关人员坦诚、毫不隐瞒的交流自己的健康信息非常重要，这有助于更好获得健康。健康保健人员通过良好交流能更好了解一个人存在的健康问题，这个人也能更好知道这些问题怎样处理。这种交流也能在健康保健人员和这个人之间建立信任，从而使得个体对治疗依从性更好。

从哪里开始

初级保健医师应成为医疗保健系统的切入点，但有时也可能是护士或内科医生的助手。拥有一名初级保健医师有很多好处，带来更好的保健。有初级保健医生的人很少会不恰当的去急诊室，也很少被不认识的医生接诊。当人们不认识就诊医生时，医生没有有助于诊断和治疗疾病的病史信息。医生会重复检查或做不必要的检查。

人们与初级保健医生建立稳定的关系时，交流会更容易，也更容易做出医疗决策。人们更倾向于信任他们认识的医生，而且当出现医疗问题时，更不容易焦虑。初级保健医生通常与他们的患者建立长期关系，熟悉患者的愿望、他们能够接受信息的最佳方式、他们如何应付逆境、他们按处方买药的能力和他们依靠的家庭成员等。

初级保健医生会向人们解释需要哪种保健，为什么需要，以及多久进行一次健康咨询。如需要，他们会向人们建议就诊相关专家，并和其他医疗保健人员协调。一些健康保健计划要求人们在就诊专家前向他们的初级保健医生咨询。

确定初级保健医生前，人们可向朋友或亲戚寻求建议。或者给医疗学校打电话，咨询相关部门，如儿科内科或家庭医疗。老龄人群可能希望找到擅长治疗其年龄段疾病的医生（老年科医生）作为其初级保健医生。许多健康保险计划对医生和其他保健人员的选择有限制。这时，人们应当了解计划内容并得到可选的保健人员名单。有时人们不能见到他们选择的医生，因为这些机构不再接受新患者。

关于医生可信度的信息，人们可以给美国医疗专家委员会打电话或在机构的网站或书中查询，这些在许多公共医疗图书馆都可获得。

选定一名初级保健医生后，人们应考虑在医生那里什么对于自己最重要（例如友好、详细解释病情、耐心，或反应机敏）。有些人希望医生花更多时间与其接触，即便这可能使得预约的时间很晚。还有些人，即使医生和他们接触的时间有限，也希望医生能准时赴约。人们应当寻找他们相处融洽并信任的医生。

这位医生是合适人选吗？

有助于选择医生的问题：

- 他参与我的健康保险计划吗？
- 他日常办公时间是几点？
- 获得一般见面需等多久，急诊见面要多久？
- 他通过电话或邮件回复吗（办公时间还是离开办公室后）？如回复需多久？
- 如住院，还是他负责吗，或换其他医生负责？他在哪些医院任职？
- 他有资质认证吗？
- 他办公室进出容易吗？
- 他守时吗？
- 非办公时间（夜间或周末）或他不在时，谁负责他的患者？当其他人负责时，是否知道有办法获得患者的健康信息？
- 还有哪些人通常参与这位医生的患者的保健？
- 检查结果（正常的和异常的）怎样沟通，谁（医生还是患者）主动提出沟通？

询问这位医生的患者的几个有用问题：

- 他愿意花时间倾听患者的顾虑吗？
- 他会详细解释疾病诊断吗？
- 你相信他的观点吗？
- 用药前，他会权衡药物的利弊吗？
- 用药前，他会考虑其他可选药物吗？

何 时 就 诊

常规就诊：通常，每个人都应该按规定去看他们的医师、牙医和眼科医护人员进行预防性就诊。女性应常规去看她们的初级保健医师或妇科医师进行妇科检查。初级保健医师应当提供一张时间表，说明需要哪一种诊疗、多长时间就诊一次。通常，幼儿和老人需要预防性就诊最多，但推荐的就诊频率应依个人的健康情况而定。例如，有糖尿病或心脏疾病（或有相关危险因素）的患者需相对频繁的检查。

出现问题而就诊:不在规定的预防性就诊时间,人们出现症状或其他医疗问题时,人们会不确定是否需要就诊医生。许多症状和问题可在家里处理。例如,大多数的普通感冒不需医师诊治。大多数小切割伤和擦伤,可先用温和的肥皂和水清洗、再涂抹抗生素软膏和保护性包扎。

某些疾病的患者应迅速就诊医生而不是等新的症状出现再就诊。例如,慢性肺部疾病患者(如哮喘或慢性阻塞性肺病)出现呼吸困难或免疫功能低下的患者出现发热,都应迅速就诊医生。糖尿病、人类免疫缺陷病毒(HIV)感染、使用化疗药物或其他情况都可导致免疫功能低下。

当不确定是否需要看医生或其他医疗保健人员时,人们可给他们的初级保健医师打电话寻求指导。可以通过电子邮件与一些医生联系询问非紧急问题,也有些医生更喜欢打电话的方式。因为同一病因的症状千差万别,不同病因的症状也可相同,所以医生不能对何时看医生和何时不必要看医生给出指导,但有些问题很显然需给初级保健医师打电话。

急诊就诊室:一般说来,真正紧急情况可拨打紧急就诊电话或呼叫救护车到最近医院就诊。但有时判断何种情况为紧急情况很困难,因为症状不尽相同。预先尽可能多的了解危及生命(如心肌梗死和卒中)的疾病的症状非常有用,通常也需良好的判断力。如果情况很可能危及生命,就应去急诊室就诊。下面的例子很显然要急诊室就诊:
- 心肌梗死的体征
- 卒中体征
- 呼吸困难
- 大出血
- 开放性烧伤、皮肤水疱;吸入引起或面积较大或累及手、脸、脚、生殖器
- 严重创伤(如汽车交通事故导致)
- 中毒引起的症状
- 严重过敏反应
- 休克
- 任何部位突然出现的剧烈疼痛
- 大呕血或大咯血(而不是痰中带一些血丝)
- 原有严重的慢性疾病如哮喘或糖尿病突然病情恶化

周末或夜间,当没有初级保健医师时,因为不严重的问题到急诊室就诊不合适,一些保险公司要求先给初级保健医师打电话,才能对急诊室就诊费用赔偿,除非是危及生命的症状。人们在急诊室就诊前应了解保险公司的相关要求。

尽可能有效地进行初级保健就诊

就诊前进行准备有助于在与医生或其他初级保健人员沟通的有限时间内尽可能多的获得有用信息,也有助于更有效交流。想问的问题或想提供的信息都应在就诊前记录在纸上。

首次就诊:第一次就诊初级保健医师时,人们应当询问任何同选择医生相关的问题、没有问过的问题或需要再次询问的问题。此外,下面其他几个问题也有用:
- 夜间或周末出现的紧急情况怎么处理?
- 怎样获得检查结果(例如,如有人负责回答这些结果,那么给哪里打电话或发邮件)?
- 为什么我要预先授权委托?我要怎样准备这样一份声明?

如果人们已经预先有一份授权委托,应给医生一个副本。还应将所有正在服用的药物,包括其他非处方药、草药和维生素带去看医生。

第一次就诊时,医生会询问诸如既往史、现病史、家族史、治疗、检查和生活习惯这些方面的问题。即使医生没有进行这些询问,人们也应确保医生有关于他们这些方面的信息:
- 任何个人、宗教、种族方面可能会影响健康保健决定的信息。
- 既往住院、使用家庭保健设施或从其他专家或医疗保健医师那里获得的保健情况,以及这些健康保健相关的名称、地址和电话。
- 已经进行的任何诊断性检查和治疗的信息。
- 运动习惯、睡眠习惯、饮食(包括喝咖啡)、性生活和烟草及非处方药物(包括酒精、非处方用药和草药)使用情况。
- 提供这些信息有助于提高预防保健质量、确保预防保健人员做出的任何改动能顺利进行。例如,人们应当向预防保健医师提供既往他们曾经接触的预防保健人员和机构的联系方式,这样,相关的预防保健人员间沟通更容易,也有助于初级保健医师能获得既往医疗记录的信息进行备份。

非首次就诊:每次就诊时,患者都应准备一个清单,以确保医生知道和其健康相关的所有事情,这其中包括:
- 任何健康相关的问题。
- 任何症状或医疗问题,包括精神方面的问题。
- 任何服药期间出现的副作用。
- 其他保健人员推荐的任何诊断性检查或新治疗措施。
- 任何时候未能按处方服药及其原因(例如服药时胃部

不适或不能支付昂贵药品费用)。

■ 个人信息变更,包括生活中的重大事情(如退休、婚姻状况变化、家人去世或搬家)。

相关内容应记录在案。在匆忙的就诊时间内,人们很容易遗忘自己想说的话。列表也要有重点,最重要的事情列在最前面。症状应尽可能准确描述,不要主观夸大或缩小。

就诊前自己总结这些列表或与有这种疾病或进行过诊断性检查或治疗的患者交谈都有助于就诊时询问更准确、有用的问题。

需要医生或办公室工作人员完成的表格(如保险、学校或入职表格)都要在就诊时携带,同时应携带有效保险卡、要求必带的东西和支付治疗的费用。

应在预约时间前 10 ~ 15 分钟到达医师办公室,尤其在初次就诊时,以便办公室工作人员核实保险材料和明确所有要求填的表是否都已填写。

就诊者应当仔细地聆听医师的提问,并且应尽量诚实和完整地回答,即时涉及一些敏感的问题(如性行为)也应如此。如果考虑治疗或有创检查,人们应考虑以下问题:

■ 治疗的有效性如何,诊断性检查的准确性是多少?

■ 检查结果会影响治疗吗?

■ 可能有哪些副作用?

■ 有其他治疗方案吗?

■ 治疗目标是什么?

■ 治疗反应如何监测?

■ 治疗或检查有不确定的问题吗?

就诊者应要求解释任何不懂的东西,并且索要说明书或相关印刷品—假如有的话。帮助正确理解医嘱的方法是让医师写出医嘱,然后请患者把这些医嘱读给医师听。这就给了医师纠正患者误解的机会。就诊期间做记录非常有用。如患者不能使用书写材料,就可能需以其他途径保存资料记录,例如录下医嘱或让一个家庭成员或朋友读医嘱,这样的建议也适用于到药房取药。

就诊结束离开前,患者应查看就诊前所列出的症状和问题清单,并询问医师哪些是没有解决的事情。如没有解决的问题较多,就可能需预约下次就诊解决,或介绍患者到另一个医疗保健专业人员,比如说一个护士、药剂师或营养学家,去寻求进一步的信息和帮助。

就诊后,就诊者应预约推荐的下次就诊时间。要按处方配药,药剂师给的用药说明都要阅读。最后,就诊者可考虑记一本关于他治疗过程中重要事情的日记,比如说,一个患有持续性头痛的人可记录下头痛什么时候发作、持续时间和彼此关系,以及它对用药的反应等。

一些需要给医生打电话的原因 *

出现的问题	打电话的原因
感冒或流感	呕吐或液体摄入困难 吞咽疼痛 超过 2 ~ 3 周的咳嗽 耳痛 症状持续超过 7 天
腹泻	黑便或血便 儿童超过 6 ~ 8 次的水样便 脱水症状(如口唇和腋窝发干、意识模糊和尿量减少),尤其发生在儿童和老人
消化问题	感觉食物堵塞在喉部 出现烧心或烧心有所改变,尤其发生在运动中 频繁烧心、反酸或反胃 持续或严重腹痛 持续恶心
全身症状	日常活动受限的症状 不明原因的体重下降 头晕或近似于晕倒的感觉 持续疲劳 出汗,尤其是大量出汗或冷汗
头痛	严重头痛,数秒钟内疼痛程度达到顶峰 记忆丧失或意识模糊 视物模糊或双影 吐字不清 失衡或头晕 抽搐 上肢、下肢或面部麻木感 恶心
心脏问题	心悸 胸痛
下肢问题	小腿疼痛,走路时明显 踝部或腿部肿胀
月经问题	16 岁时仍无月经 突然停经 月经出血时间较既往延长或月经量明显增多 使用卫生棉条时突然出现的不适感 严重腹痛
皮疹	体温≥38℃ 皮疹出现疼痛、肿胀或变软
鼻窦炎	眼睛或周围肿胀或发红 视力异常
恶心	中重度腹痛 脱水症状,尤其发生在儿童或老人 绿色、黑色或血性呕吐物

* 表中所列只是一小部分需要给医生打电话的原因

寻求第二种治疗方案

尽管培训过程相似，但医生们关于如何诊断或治疗某种疾病可能有不同观点。即使在最好的医生，也可出现这种分歧。当获益和风险的证据很不清楚时，这种分歧更常见。例如，在无症状男性，是否需要以及何时化验前列腺特异抗原（PSA）来检查前列腺癌有不同意见。观点不同也基于一个医生对化验或治疗的熟悉程度以及医生使用最新检查和治疗方法的意愿。

因为以上原因，就诊不同医生获得不同治疗建议有助于给人们提供更多的信息选择诊治方案。如果其他医生给的意见与第一个医生相同，就可让患者更确信治疗方案、减少焦虑。如意见不同，就要权衡不同意见，选择更优方案。当然，也可寻求第三个医生的建议，尤其在前两个意见截然不同时。

如何寻求第二名医生的建议？

- 人们应当与保险公司确认，就诊第二名医生的费用报销，通常可以，还应询问并遵守就诊相关要求。
- 人们可以请他们的医生推荐另一位医生或专家，大多数医生愿意倾听另一位医生的观点。但第二名医生不应与第一名医生有密切关系，因为这时他们可能会有相同观点。如果人们觉得求证自己医生的建议不合适，可询问另一位他们信任的医生，此外，大学的教学医院、专业医疗机构或保险公司也能提供一些医生作选择。
- 就诊前应把自己的医疗记录送给第二位就诊医生，以便医生有时间阅读医疗记录，避免不必要的重复化验。根据 HIPAA 要求，人们需给初诊医生提供书面同意书，以便共享医疗记录。
- 人们应写下关于疾病的疑问和顾虑，并带着这些与第二位医生沟通。
- 人们应与医生见面沟通，而不是打电话或通过网络。想得出有价值的结论，医生要详细阅读医疗记录，并进行相关体格检查。

保存医疗记录

人们不能获得他们在医生办公室保存的全部医疗记录，但通常患者可有自己的医疗记录，医生或医院也有他们的相关记录。法院可要求提供医疗记录的复印件或梗概，但只限定于某些特殊的法律情况下，而大多数人不会遇到这种情况。当人们需他们的医疗记录时，医生办公室的工作人员会给他们复印件，或将全部或部分记录总结后交给其他医疗保健人员。人们没有权利因为私人用途要求复印全部医疗记录。通常，人们只需医疗信息中最有用的部分，而不是包含对其无用信息的全部医疗记录。

人们应对最重要信息做个人医疗记录，并确保需要的信息都在记录中，而不是靠记忆。传统上为孩子进行的免疫接种记录应终身保存。服用的药物应记在一张纸上和医疗记录一起保存，而且应复印一张随身携带，以备紧急情况之用。相关信息还应随着服药的变化不断更新。实验室检查结果也应复印后保存在医疗记录中以备参考。人们还应将他们症状的日记保存在医疗记录中。计算机软件和互联网程序都可用来记录更多医疗信息，也可用文件夹保存。

保存自己医疗记录的复印件有助于人们参与他们的医疗保健。例如，有助于患者更好向医疗保健人员解释自己出现的问题。

个人医疗记录中都包括什么？

- 严重或慢性疾病情况
- 目前用药
- 其他治疗
- 药物过敏反应
- 包括手术（时间、部位、术者和诊断）在内的住院记录
- 实验室和其他检查结果
- 家族疾病史
- 免疫接种，包括时间
- 任何医生的就诊记录（时间、原因、检查结果、诊断和医生建议）
- 付费问题

保护患者隐私的法律和伦理条例保护患者和医生间沟通隐私的保密性。这些法律也保护由医生或医院保存的医疗记录的内容。1996 年的健康保险流通与责任法案（HIPAA）就是这样的法律。在候诊室，人们要求填写了解 HIPAA 和他们权利的知晓书，知晓书也表明，患者的医疗信息可被使用和共享。HIPAA 允许在一些特定情况下共享医疗信息，例如：

- 为了更的对患者治疗（当涉及不同医疗保健人员和机构时尤其重要）。
- 因为医疗保健对医生、其他医疗保健人员和医院支付费用。

因此,医疗信息会被医疗保健机构和保险公司共享,保险公司可能要求医疗记录作为支付的凭证。共享这些医疗信息也需患者同意,通常在医疗保健服务开始前就会征求患者意见。患者的医疗信息不会与患者的雇主或商业伙伴共享,除非有患者的书面同意书。

健康保健机构越来越多使用电子设备记录和储存医疗信息,使不同医疗保健人员共享同一个人的信息更容易,也更准确。

研究自身疾病

当一个病症的初步诊断出来后,患者通常会在医师办公室得到一份概括这个病症要点的资料。就诊者也可能从报纸、杂志、电视或广播节目了解一些关于这类情况的常识。

对于想要知道更多有关情况的就诊者,还有很多资料来源。可以咨询医师、护士或其他医疗保健人员了解疾病或让其推荐可靠的资料来源。有很多书籍提供关于疾病的有用知识。一些当地大学或医院图书馆也有可用资源。网络上也有很多相关信息。但要判断这些信息来源的可靠性并不总是那么容易。

通常,政府医疗来源的信息有权威性,并可靠。在网上,美国国立卫生研究所(NIH)、保健研究和质量代理(AHRQ)和疾病控制与预防中心(CDC)对公众开放,提供有用和准确的信息,并提供其他有用且可信的网址。另外,很多针对特定疾病,面向患者的网站(如美国"国家多发性硬化症社区")都为患有某种特定疾病的人提供信息。但为了卖某些产品或提供某些服务的网站就可能给出有偏见或不可靠的信息。

病患支持小组既提供心理支持,也提供重要信息。一个重病患者可通过当地报纸、电话薄、医院、医师办公室、其他医疗保健专业人员办公室和网络找到这样的组织。许多城市都有这样的支持小组,有时是针对特定的疾病。例如,几个城市都有的吉尔达俱乐部,为身患肿瘤的患者提供支持。面对同一环境或疾病的人们,如何一天天度过身患慢性病的日子,相互间都有很多实际而又有用的建议。比如说哪里去找专门设备、什么设备效果最好,以及彼此之间如何互相交流或照料有病的人。附设的网上聊天室可以让患相同疾病的人们彼此交流,了解更多关于他们的情况和信息。

了解医疗健康保险

医疗保健,尤其是住院、使用高级技术或复杂的治疗方法都非常昂贵,大多数人无法自己支付。2004 年美国健康保健总的花费大约是 1.9 万亿美元,为每个人提供高质量(而不是最好的)医疗服务的花费更高。因此,医疗花费通常由患者、雇佣公司和保险公司(包括公立和私立的保险公司)以及政府共同分担。

许多全职工作的人从雇主那里以员工福利的方式获得医疗保险。许多雇主要求员工拿出部分薪水来支付一部分医疗保险。这使得雇主根据员工支付的多少提供不同福利的医疗保险。医保涵盖内容越多的保险需要员工支付得也越多,有时每年需要几千美元。其他人群自己购买医疗保险。但自己购买的医疗保险可能非常昂贵或根本行不通,尤其是那些已经有某种疾病或相关危险因素的人。而且,有时这种保险并不包括某些疾病。如果人们因为收入有限、残疾或年龄超过 65 岁而可以获得政府帮助,医疗花费可由医疗保险和医疗辅助计划支付。

不管医保花费来源如何,大多数人不得不自己支付部分费用。有三种典型的自费花费:
■ 扣除款额:在医疗保险支付前的部分早期花费由患者支付。只在指定时间(通常以年为单位)或应用某些特定治疗时才支付扣除的款额。
■ 共同支付:每项医疗措施患者都要支付部分费用,可是固定数目,也可是总花费的固定比例。
■ 超过医疗保险部分的花费:医疗保险对他们支付的项目有限定。如果医生开具的费用超出规定,患者就要自己负担多出的花费。有时这种限定是根据既往医疗保险的规定以及某项治疗的合理性。有时保险的限定很窄(意味患者要支付额外的花费)。但人们经常是在保险规定外的医疗保健医师提供服务时需支付额外费用,因为保险计划内的医疗保健者达成一致不会超出保险规定的范围。因此,人们通常可通过就诊保险规定内的医疗保健医师而避免额外花费。

有时健康保健中上述三种额外花费都不包括。例如,一个人接受 X 线检查花费 275 美元,他的保险扣除款是 50 美元,20% 费用为共同支付,而这一检查的保险报销界限是 200 美元。所以患者自己要支付下列费用:
■ 扣除款 50 美元。
■ 共同支付部分为 30 美元,即保险报销部分减去扣除款部分的 20%。
■ 75 美元,即实际花费减去保险实际报销部分。
患者自己负担的总花费是 155 美元。

一般说来,大多数人都有某种医疗保险。但医疗保健花费增长速度远超过通货膨胀速度,而且预测增长速度会更快,其部分原因是人群老龄化、先进的检查和治疗手段越来越多。因此,许多雇主取消或减少对员工或退休人员的医疗保险花费,个人医疗保险变得更加昂贵、难以满足需要。越来越多的人不能从雇主那里获得医疗保险,无法支付个人医疗保险,也不在政府补偿范围。2004 年,大约 16% 的美国人没有医疗保险。毫无疑问,没有医疗保险的人同有保险的人相比,医疗花费更多,因为医疗保险可为他们的成员争取更低的自付比例。

控制医疗花费

因为医疗保健非常昂贵,所有医疗保健相关者(保险公司、保健医师、保健机构、雇主和接受医疗保健者)都在寻求减少或控制医疗花费的办法。控制花费的办法之一就是竞争。例如,雇主鼓励不同保险公司竞争,比较不同医疗保险公司花费来选择提供合适服务而花费最少的保险计划。同样,有多种选择的人们也可选择花费最低的保险计划。人们还可以通过积极参与到自身健康保健计划中来减少花费。他们可学习如何维护健康、预防疾病以及患病后如何处理。

包括公立和私立在内的医疗保险公司对医疗花费有很大影响。他们的策略包括减少他们支付的费用和减少医疗保健的比例。

减少保险公司的花费:医疗保险公司试图通过以下几种办法减少他们的花费:

- 限制特定医疗项目支付额度。当然,医疗保险公司也需医疗保健人员同意这种较低的支付。
- 对支付费用的医疗项目有所限制。例如,保险公司只支付住院最初几天的费用。
- 对某类疾病的患者只支付固定额度。例如肺炎患者,不管采用何种检查和治疗,支付的费用相同。这种方法称为诊断相关人群,通常被医院采纳。
- 同医疗保健医师和医院协同减低赔偿比率。

这些策略从经济角度促使医疗保健医师和医院减少他们的花费,更有效和迅速处理患者。

减少医疗保健的比例:保险公司可采用下面几种办法:

- 促进健康来减少医疗需求。例如,鼓励人们健康饮食和运动来促进健康,提供教育资料教会人们采取预防措施,如定期去见初级保健医师和接种流感疫苗。保险公司可建立疾病管理项目帮助慢性疾病患者(如糖尿病、哮喘或高血压)管理疾病和预防并发症,从而避免更高花费。
- 缩小报销范围。例如,限制报销范围。对已有某种疾病的患者拒绝报销或给予有限报销额度,如果花费在一年内或累计后超过报销额度则不予支付。
- 限定获得检查和治疗的途径。例如,患者在看专家前要经过转诊,在进行某些检查和治疗前要医生批准才能报销费用。
- 增加患者自己负担的费用。为雇员提供医疗保险的保险公司或雇主可增加扣款和共同负担的比例。将某些治疗(如心理治疗)的支付减少或取消。这种方法会减少医疗服务的数量,因为人们不得不支付额外的花费,从而选择性的使用医疗服务。

但鼓励人们减少医疗就诊和更有选择性的使用医疗服务有一些弊端:

- 人们不会得到需要维持健康或预防疾病的医疗服务,健康状况最终会恶化,导致医疗系统更高花费。
- 因为人们不容易比较医疗质量,做出正确医疗保健选择变得困难。同样,人们不容易对可比较的医疗服务费用进行评价,无法比较相关花费。
- 通常,人们不能决定自己需要那种医疗服务,而医生可以。

医疗保健医师如何付费

一般通过两种不同方式为医疗保健医师和机构付费:按服务收费或按个体收费。

许多付费方式同时选用上面两种办法。每种办法都有其优缺点,哪种办法更占优势尚无定论。

按服务收费:每次住院、每次见医疗保健医师、每项检查和每种治疗方法都单独收费。如同修车和咨询律师或会计师,服务费是人们花钱购买更多服务的一种方法。这种收费促使医疗保健人员和机构努力工作,为人们提供他们想要的服务并保证服务质量。但对治疗方法的种类和数量没有限制。因此怀疑是否会对病情在临界状态的患者进行更多检查和操作,即使对这种做法的益处不确定,医疗保健医师也会进行许多额外医疗行为。因为有许多种医疗保险的人为额外医疗支付很少或不需支付,他们愿意接受额外医疗服务。因此花费很高并很难限制。

许多按服务收费的保险条款对他们支付的服务数量有限制。有时是根据既往习惯和服务合理的收费情况而确定,要求医疗人员和机构不要给患者超出规定的服务。这种情况被称为固定比例。如果一定要进行某种服务,那么人们要自己付费。

什么是灵活付费?

雇主要为他们的员工提供灵活付费方式以帮助他们减少医疗保险花费。这要求人们在税前要拿出部分薪水为不被保计划包含的部分付费,如共同付费,扣除款和非处方用药。这部分花费要在政府收入和社会保险税扣除前拿出,使人们负担的税费更少。雇主要对员工拿出的薪水多少进行限制。

人们必须评估未来一年内他们需要进行医疗保健的可能性,并设定放在灵活付费中的资金数目。在每年年底前要把这些钱花光,这些钱不能累计到下一年医疗保健。

为报销花费,人们要向保险的会计人员提供其接受服务和药品的详细说明。

按个体收费:医疗保健医师和机构对某类疾病的人群提供医疗服务时收取固定费用,而不管提供医疗服务的数量和花费。跟按服务收费不同,按个体收费可以用财政激励机制减少使患者获益很少甚至无益的医疗服务,也为预防保健提供经济动力。因此,这种收费可能会减少需要保健者的花费,也可能减少整个社会总的花费,但实际情况相差甚远。例如,如果获得许可就诊专家和高级医疗中心很难,一些人会感到失望,不能获得对其有益的医疗保健。如果医疗保健人员不能因为接诊或吸引更多患者而受到鼓励,服务的种类和质量会受影响,例如,医疗保健人员没有动力延长自己的工作时间或提供随时接诊的服务,医院没有动力提供更快捷的诊断检查、更美味的食物或更新的就诊策略。

鼓励机制:在一些医疗保险中,无论是按服务收费还是按个体收费,医疗保健人员和机构的付费部分取决于他们提供服务的好坏,即所谓按绩效付费。根据医疗保健人员或机构的表现决定付费增加还是减少。医疗保险公司采用几种办法评价他们的表现,例如:

- 评价患者的健康状况,例如用血糖水平的变化评价糖尿病控制情况,用血压水平变化评价高血压控制情况,或需要和接受流感疫苗的人数。
- 提供服务的效率,如肺炎患者住院时间的长短。

了解有控制的医疗保健

有控制的医疗保健有许多种解释。常常认为它就是按个体保健(对某类特定人群,不管提供何种医疗服务,付费都一样),但这个概念并不准确。任何系统管理医疗保健的计划都可成为有控制的医疗保健。这种方式用来提供更好、更一致的医疗服务,同时控制医疗花费。

有控制的医疗保健组织通过为医疗保健人员和机构提供医疗指南来改善医疗服务,医疗指南反映了当前最好的医疗实践。医疗保健人员和机构被监督是否能很好执行指南。

有控制的医疗保健组织通过下面几种方式控制医疗花费:

- 推广其推荐的预防措施并为此支付费用。
- 评价医疗保健人员提供服务的好坏,并据此付费(按绩效付费)。
- 和医疗保健人员推广节约医疗花费的计划(例如,协调付费比例)。
- 对某类疾病患者固定支付金额,从而为医生和医院提供减低花费、更迅速有效治疗患者的经济动力。
- 采用扣款方式。

人们应当选择最能满足自己需要的可控制医疗保健组织。

有控制的医疗保健组织包括健康维护组织(HMOs)、优选服务组织(PPOs)和服务点(POS)。健康维护组织要比优选服务组织或服务点的产品更多。不同产品可按不同方式组合。例如,一个健康维护组织计划可有服务点和按绩效付费两种特点。

健康维护组织:健康维护组织比其他有控制的医疗保健组织要便宜,但限制条款更多。接受这种付费方式的人可获得一个医疗保健人员、医院和药店的列表。人们必须从列表中选择一名初级保健医师或其他医疗保健人员,并选择列表中的药店和医院。在见专家或其他医疗保健人员前,人们必须先见他们的初级保健医师,然后由初级保健医师写下就诊其他医疗保健人员的建议,有时还要写下在其他医疗机构进行诊断或筛查检查的意见。如果没有初级保健医师的这些建议,专家或检验机构通常拒绝接诊该患者,除非患者自己负担全部费用。每个人要为初级保健医师正确的建议负责,但急诊例外。如果人们认为他们的症状是紧急情况并需在最近的急诊就诊,而健康维护组织认可这种就诊(有时是在就诊后),健康维护组织常负担部分或全部的花费。有时症状是否紧急不能确定,一些保险就不认可人们急诊就诊,除非患者事先通过电话获得初级保健医师同意。因此,人们要确保他们事先知晓急诊就诊的前提条件。

健康维护组织的保险费很低。共同支付的比例很低或没有。一些健康维护组织(也包括其他计划,尤其是医疗保险)通过减少就诊医疗保健人员次数控制低花费。因此医疗保健人员试图在每小时内接诊更多患者。

优选服务组织:优选服务组织的限制要比健康维护组织少。患者可选择自己的医疗保健人员,他们不需初级医疗保健医师,也不需初级保健医师的建议书。优选服务组织有一组医疗保健人员为优选服务组织的患者以优惠的费用提供医疗服务。人们可找这组医疗保健人员以外的医师就诊,但其花费要远远高于就诊组内的医疗保健人员,因为人们要负担组外就诊花费和优选服务组织允许花费的差额。

服务点:人们可选择自己的初级保健医师,只要医生同意加入到服务点中即可。当需要就诊其他医疗保健人员时,如果人们就诊初级保健医师建议的组内或组外医师,花费最低。如果人们不通过初级保健医师而自己直接就诊组内医师,花费就会较高,如果不通过初级保健医师而直接就诊组外医师,花费最高。但保险仍会补偿其中部分花费。

计划的差异:不同计划包含的医疗保健形式不尽相同。例如,对某种治疗如心理健康或内科治疗会有所限定。一年内或一生中累计内科治疗或心理健康的次数有限定,共同负担或扣除的费用要高于其他治疗。有控制的医疗保健通常并不包括辅助生活或长期家庭护理。有控制的医疗保健组织提供其包括的检查、治疗和其他资源的列表,人们可和他们的医师就涵盖的医疗形式交谈。大多数明确的诊断性检查和治疗都包括在内。如果人们想做额外的检查或治疗,就要自己付费。

补偿措施各不相同。例如,在一些计划中,人们在接受医疗服务以及向医疗保健办公室提交所需表格后就可报销。但其他一些计划,医疗保健办公室直接由医疗保健组织报销。

计划的不同有时让人困惑,给人们和医疗保健人员带来许多问题(最常见的是交流问题)。某些检查和治疗是否包含在计划内是人们和初级保健医师经常讨论的话题,因为没有医生能记住所有不同计划的相关条例。因此,有医疗保险的人要把条例总结成方便易懂的内容,并确保出现急症时知道如何处理。

优点:有控制的医疗保健除了花费低外,还有其他优点:

- 预防:一些有控制的医疗保健强调预防。例如,提醒人们需要特殊的筛查检查,如乳腺 X 光摄影检查乳腺癌。医疗保健人员会告知每年接种流感疫苗的益处,其中也包括接种的具体流程,人们从而知道怎样接种疫苗。医疗保健人员会收到目前关于检查和治疗的指南要求。
- 个体化健康保健指南:一些有控制的医疗保健组织试图发现特殊需求、需要多种医疗保健或可能出现某种疾病的个体。想做到这一点,这些机构要定期让他们的成员填写评估表,也可从每次就诊、保险声明和药房获得信息。这些信息用来确立和推广为特殊患者提供特殊健康服务的指南。例如,服用多种药物的患者会收到关于同时服用多种药物潜在风险的说明,并被建议将他们所有的处方药和非处方药带给初级保健医师。医师会检查这些药物确保患者有必要服用且没有有害的药物相互作用。有时医生会取消不必要的用药或有相似作用的药品,使用药简单化,或建议患者按处方服用药物。
- 健康保健的协同作用:一个人的就诊记录、保险声明和药店记录会保存在中央数据库中,这些信息可被不同地点的医疗机构共享。从而,许多医疗保健人员可获得一个人完整的医疗信息,避免重复、多余或有害的治疗、检查和用药。

- 老年人保健:一些控制医疗保健计划专为老年人设定。一些保险将合适地点的所有相关医疗保健人员整合到一起(如医院、康复机构或长期护理机构)。有控制的医疗保健组织也鼓励家庭医疗服务。老年人可避免长期住在医院或护理机构。许多保险包括政府协调下的称为 D 部分医疗保险,为患者提供用药获益。一些控制医疗保健组织提供的预防保健提醒和指南以及医疗协助对老年人尤其有用。保险公司也向医疗保健人员提供对老年人有用的、不必要或可能有害的检查和治疗的指南。

药费

处方药的花费可通过保险(政府、雇主或个人的)支付。但许多保险并不包括药费。

不同保险对药费的报销也不相同,但大多数有下面几项共同之处:

- 通常不报销非处方药。
- 一些保险只报销某些药品。其药物列表被称为处方集。保险会排除比其他相似药品贵很多的药品,以及没有作用或作用很小的药品。不同保险报销的药品种类也不同。
- 通常,人们每次购买处方药都要和保险公司共同支付。
- 如果有普通药品可选,那么知名药品的个人负担比例会更高。
- 非医疗原因(如用来治疗脱发或轻微化妆品问题的药品)开的药品通常不能报销。

可接受医疗保健的人也可参加 D 部分医疗保险。D 部分医疗保险是政府提供的药费支付保险,由私人处方保险提供。想要获得 D 部分医疗保险提供的福利,人们必须有私人保险公司提供的处方计划,例如他们的有控制的医疗保险组织。

第 4 节

预　　防

传统医学实践的重点是通过诊断和治疗已经出现症状和并发症的疾病来改善健康。相对的,预防医学强调在发病之初即开始预防;同时它还强调在出现症状和并发症之前诊断疾病,而这时痊愈的可能性更大。如能做到这些,预防医学可增进整体健康并减少医疗支出。

预防医学总体目标是降低个人发病、致残或早亡的几率。预防医学不是"一刀切",针对每个人都有特定目标。而这些特定目标有赖于个人的风险情况,也就是说,某人患某种疾病的风险是基于如下因素:年龄、性别、基因背景、生活方式,以及自身体格和社会环境。能增加发病风险的因素称为危险因素。

健康危险因素

类 别	危 险 因 素
饮食	不均衡、不正确的饮食
遗传背景	家族中易发某种疾病：如心脏病、结肠癌、乳腺癌、宫颈癌、糖尿病、精神病和物质滥用
心理健康	环境压力如： ■ 一份新工作 ■ 工作中的困难 ■ 亲人去逝 ■ 睡眠不充足 ■ 结婚或离婚
体力活动	静息生活方式（锻炼不足）
自然环境	不能保证安全的环境，包括： ■ 对所有人：未实施枪械管制；不带头盔和系安全带，在家中未装烟雾探测器和灭火器；没有定期清扫加热系统和火炉。 ■ 对儿童：不使用安全坐位、不带头盔、不穿阻燃睡衣，未装窗户和椅子装护栏；未能及时检查并除去家中含铅油漆涂料；未能安全存放药品和有毒物质。 ■ 对老人：预防跌倒不力
种族和性别	白人男性：心肌梗死风险高；黑人男性：高血压发病风险高
社会环境	社区暴力 家庭暴力 高危性行为（多性伴侣，未用避孕套） 与他人难以相处
物质应用	吸烟、雪茄或烟斗 咀嚼烟草 应用非法药物 滥用酒精或非处方药
预防接种	未接受推荐的预防接种
体重	肥胖（超过标准体重 20% 或以上）
工作环境	潜在毒物（如石棉或电离辐射）、机械、电动工具、农具，以及其他可能危险器具

　　一些危险因素不受人为控制，如年龄、性别和家族史。其他的因素，如个人生活方式、自然环境和社会环境可被改善，而可能降低发病风险。另外，通过合理医疗护理可降低风险。大部分对婴儿、儿童以及青少年的医疗护理的目的是认识和预防疾病。如通过体检发现疾病征兆；多数疫苗在儿童时期接种；健康医师建议家长如何预防儿童和青少年出现事故和伤害。

　　预防医学包括四个主要组成部分。一是选择健康生活方式，它包括系好安全带，吃健康饮食，足够运动，涂防晒霜以及戒烟等习惯。二是免疫接种，旨在预防流感、肺炎链球菌肺炎和儿童感染等感染性疾病。三是参加疾病筛查，旨在早期发现高血压和癌症等疾病。四是服用合理药物，旨在防止高危人群疾病的发展和恶化（预防性药物治疗，也叫化学性药物预防）。如降脂药防止动脉粥样硬化，阿司匹林防止心肌梗死和卒中，他莫昔芬防止乳腺癌和降压药降压和防止卒中。

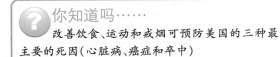
？你知道吗……
　　改善饮食、运动和戒烟可预防美国的三种最主要的死因（心脏病、癌症和卒中）

健康生活方式

　　生活方式和疾病间有明确的关系。改善特定生活方式有助于预防特定疾病。同时，改善某些生活方式能增强体质，提高生活质量和降低多种疾病发病风险。如三种美国的最主要致死性疾病（心脏病、癌症和卒中）多发于生活方式不良人群，特别是那些高热量、高饱和脂肪、高反式脂肪酸和高胆固醇（这种饮食可增加血中高胆固醇水平风险）饮食，不规律运动和吸烟的人群。通过与医生和其他健康医师有益交流，人们可选择并确定好的生活习惯。而确定并能坚持健康生活方式仅取决于个人。对于多数人,健康饮食和足够运动是一件困难的事。然而,这是一件令人兴奋,有回报和可负担得起的事。下面详述一些健康生活方式。

健康饮食习惯有益于人们预防和控制诸如高血压,心脏病,糖尿病,骨质疏松症和癌症。提倡包含足够蔬菜,水果,全麦谷类和面包的饮食,部分是因为这样的饮食富含纤维素。同时提倡饮食中减少有害脂肪,代之以吃鱼,吃去皮的禽肉,瘦肉和低脂奶制品。热量的摄入应限制在维持理想体重范围内。建议限盐,摄入足够的钙以及维生素 D。

体力活动和运动能预防肥胖、高血压、心脏病、卒中、糖尿病、某些癌症,便秘、摔倒和其他健康问题。最佳方案是:每周的多数天中能做到每天进行 60 分钟或更长的中度运动。即使是少量运动也要强于不活动。例如,一次活动仅 10 分钟仍可能受益,如能做较强运动量或全天反复运动受益更明显。走路是一种简单而有效的运动方式,为大家喜爱。特定运动方式也可针对特定疾病。例如,屈伸运动可提高灵活性,有助于预防摔倒。有氧运动可降低心肌梗死和心绞痛发病风险。

戒烟对于健康的生活方式来说很重要。医生应鼓励戒烟并提供成功戒烟方法的建议,包括应用尼古丁替代品、安非他酮、伐尼克兰(有助于减少烟瘾的药物)和其他方法的信息和建议。

安全性行为也很重要。安全性行为的关键是避免高危性伴侣及坚持一夫一妻制。多个性伴侣的人在性行为时正确应用乳胶安全套可大大减少性病的传播风险。对乳胶过敏的人群可使用其他类型安全套。

限制酒精使用很重要。尽管饮用少量酒,特别是红酒,可能有益健康,但大量饮酒(如每天 1～2 次,女性的次数可能更少)常有害健康。每次饮啤酒约 12 盎司*,白酒约 5 盎司,或烈性酒如威士忌 1.5 盎司。

预防损伤对维持健康生活起关键作用。例如,人们可通过采取一定预防措施减少损伤风险。

充足睡眠也是健康生活的重要组成部分,尤其会影响情绪和精神状态。睡眠不足是损伤的危险因子。

疫苗接种

疫苗曾获巨大成功。由于得到有效且安全的疫苗以及它们的广泛应用,一些危险甚至是致命的感染性疾病如白喉、百日咳、破伤风、腮腺炎、麻疹、风疹和脊髓灰质炎的感染人数较最高峰降低超过 99%。每花 1 美元的疫苗接种可节省 14 美元的健康医疗支出。

疫苗有许多副作用。急性副作用据不同疫苗而异,而常见副作用一般较轻微,如水肿、酸痛、注射点过敏反应、偶有发热或寒战。也可能发生更严重的副反应,如自身免疫反应(如格林-巴利综合征,可致一过性乏力或瘫痪)。但如能正确予以疫苗接种,严重

副反应非常罕见。系统和广泛研究表明,疫苗与其他严重副反应如自闭症并无关系。发展中国家有关疫苗可导致诸如 AIDS 和不孕副作用的报道只是"都市传闻",并无事实依据。如果污染的注射器被反复使用,虽可导致感染传播,这种感染并非疫苗所致。因担心副反应而不接受疫苗接种的人,将其健康置于感染性疾病的高危境地。

你知道吗……
疫苗接种可使人受益,除非已经接种过该疫苗

儿童、青少年、老人及免疫缺陷者一般对可预防疫苗的感染易感。同时,他们最可能在感染后留下严重后遗症。如哮喘或百日咳可在任何年龄段发病,因症状很轻微,在其他健康人群,可能被误诊为感冒。虽然对易感人群接种疫苗非常重要,但其他人群的接种也很重要。这样既可在疫苗接种后的人群预防疾病,也可在社区减少感染人群的数量,他们可能将疾病进一步传染给更易感人群。因此,在社区免疫接种尽可能多的人可减少死亡和严重并发症。这种效应叫群体免疫。

筛查

筛查是对某种疾病高危但又无任何症状的人群进行检查。通过筛查可早期干预,有时可防止成为致死性疾病。例如,发现宫颈和结肠的异常并在其恶化前治疗。筛查项目可大大减少一些疾病相关的死亡。例如,一度是美国最常见的致死性癌症的宫颈癌,自 1995 年,其致死人数下降 75%。筛查还可发现不能根治的疾病,而在其产生严重后果前治疗(例如高血压病)。

你知道吗……
避免针对症状出现前的诊断性检查(筛查检验)可能有益。

人们可能认为任何能诊断严重疾病的检查都应当去做。但这并不正确。尽管筛查非常有益,但它也可能造成不良后果。一些筛查检验有可能导致危害的风险(例如结肠镜可能造成结肠穿孔或撕裂)。假如这样的检查在众多健康人群中进行,对部分人群造成并发症,这种不利可能超过少数诊断出疾病的受益。同样,因检验有一定的假阳性,一些人可能承受不必要(昂贵而可能痛苦,甚或有害)的检查以及后续治疗。还有,有时检查发现的异常无法治疗或不必治疗。例如,老年男性的前列腺

---

* 1 盎司约等于 28.3495 克

癌生长缓慢,可能在他们因其他原因死亡前不影响健康。这种情况下,治疗本身可能比疾病更有害。不建议全身CT检查,因为其危害(如导致放射相关疾病,如癌症)超过受益(如挽救生命)。另外,当人们被告知患有严重疾病时,他们常变得焦虑,这可影响健康。基于这些,仅建议如下情况进行筛查:

- 确实有某些疾病风险
- 筛查的查验精准
- 某疾病在症状出现前被诊断可进行更有效治疗
- 合理筛查的卫生保健效价更高

　　一些筛查(如针对宫颈癌和结肠癌的检查)应当建议所有的老年人或所有女性进行。

安全101

采取常规安全措施有助于预防受伤。执行一些简单预防措施,能有效减少不同情况的受伤风险。列举如下:

一般安全
- 学习急救
- 准备或购买急救装置
- 学习心肺复苏和其他开通气道的方法,如Heimlich法
- 骑自行车或摩托车时佩戴头盔及据不同运动而异的特定防护装置,如针对滑板或滑雪的护腕。
- 安全放置枪械
- 不要单独游泳
- 如需反复腕部运动(如打字),采用不易增加腕管综合征风险的姿势。
- 规律并安全运动
- 戒酒或少量饮酒

家庭安全
儿童跌落
- 地下室门上安装保险锁
- 有小孩时关或锁上窗户
- 把锐利边缘的家具换掉或盖好
- 不用婴儿扶车
- 安装窗户护栏,尤其二楼以上
- 在楼梯顶端和底部安装楼梯门

中毒
- 绝不要混合清洁剂
- 保持烤箱和抽水马桶洗涤剂,杀虫剂,酒精和防冻液密封严实,并置于儿童不能接触的地方。
- 如儿童生活或常去的房间,药物要用原装瓶存放,并用儿童保护药瓶。
- 丢弃过期或无效药物要小心(千万不要倒入马桶)——如可能,某些药店回收这些医疗垃圾。

火
- 家里每个房间天花板上安装运行的烟雾探测器,包括地下室和每间卧室
- 每月检测电池状态,并且每6个月更换新电池。
- 设计逃生路线并进行演习
- 厨房内或附近放置灭火器
- 请专业人员检查电路

- 不让蜡烛单独燃烧
- 不要在床上吸烟

一氧化碳中毒
- 确保室内燃烧源(如锅炉、热水器、材炉或炭炉、煤油加热器)处要充分通风
- 定期清除烟道和烟囱,检查有无漏气
- 家里应用一氧化碳探测器

放射
- 检查室内放射水平
- 充分通风,特别是地下室

铅中毒
- 向当地健康部门咨询如何检查家庭饮用水中的铅水平
- 发现家中患者的疾病是否由铅所导致(特别是旧宅中);如有任何疑问,检查漆中铅含量
- 如儿科医生建议,应检测孩子的铅水平

其他
- 最高水温应设置在130℉(54.44℃)或更低

食品安全
- 注意包装的有效期
- 易腐食品可储存在冰箱
- 不要购买包装破损的罐装食品或任何包装开口或盖子膨胀的食品
- 冰箱温度设置在40℉(4.44℃)和冷冻0℉(-17.78℃)
- 2天内不食用的鲜肉(包括鱼和禽肉)应冷冻
- 不让生肉中的液体滴到其他食物上
- 做饭前后要洗手
- 食物要烹熟
- 生肉和熟肉不应使用同一厨具和盘子
- 操作台面,切肉板和炊具用后要用肥皂水洗净

乘车安全
- 不超速,做好安全防护
- 确保每位乘客系好安全带
- 将儿童放在车座位上或据其身高和体重恰当调整安全带
- 车开动时,不许将婴儿和儿童放在膝盖上
- 开车前不许饮酒或服用药物

三 级 预 防

三级预防分别是初级预防、二级预防和三级预防

初级预防:是真正意义上的疾病预防,包括免疫接种,改善生活方式,有时某些药物性预防也属于初级预防。

二级预防:发现疾病并在出现症状和之前早期治疗,减少严重并发症发生。二级预防包括:筛查,如乳腺 X 透视发现乳腺癌;双能 X 线吸收技术(DEXA)筛查骨质疏松;追踪性病患者的性伴侣,给予治疗,减少疾病传播。

三级预防:是对已经存在的慢性疾病的预防,阻止并发症或危害加重。例如:对于糖尿病患者的三级预防应强调严格控制血糖,仔细的皮肤护理,频繁足部检查,以及经常锻炼,防止心血管疾病发生。对有卒中史的患者,三级预防是服用阿司匹林,防止再次卒中发生。三级预防可能还涉及提供支持和恢复措施以防止病情恶化和优化生活质量,如损伤、心肌梗死或卒中的康复。它也包括糖尿病人群中的预防并发症,如防止长期卧床患者褥疮的发生。

预防性药物治疗

预防性药物治疗(亦称化学性预防)是应用药物预防疾病。推荐这种治疗,一定是针对高危人群的疾病预防,同时所推荐药物的副反应最小。预防性药物治疗益处明确,例如在特定人群(如艾滋病)中预防感染,在偏头痛患者中预防头痛和其他特定疾病。尽管预防性药物治疗只是针对特定疾病,但由于有些疾病很常见,这种治疗对很多人很有用。例如在冠心病和卒中高危人群,阿司匹林常规推荐使用。新生儿常规接受滴眼药,防止眼睛淋球菌感染。乳腺癌高危女性可从预防性药物治疗中受益(如服用他莫昔芬)

孕妇的预防

产前护理的重点在于认识和防止出现使妊娠复杂化的问题。如孕妇应筛查高血压病、糖尿病、生殖道传染病、Rho(D)血排斥反应(可导致新生儿溶血)、泌尿系细菌、基因变异(可致出生缺陷或胎儿染色体异常)、孕妇毒血症、胎盘和胎儿异常(超声)。孕前(如可能)和孕中补充叶酸预防出生缺陷。一般孕期应给予孕妇补铁,预防贫血。应建议她们在孕前和孕期戒烟酒和兴奋药物。

老年人的预防

老年人的预防目标应据个人的健康状况、功能水平和危险因素而定。如一位健康,无严重疾病能自理的老人,重点应是预防疾病发生。一位有轻度慢性病且仍能自理的老人,重点应是延缓功能下降以及避免意外,而非新发疾病。而一位虚弱伴严重慢性病,生活几乎不能自理的老人,重点是防止可能导致病情加重或死亡和并发症。

生活方式:运动(包括有氧运动)仍很重要。举重可通过增加肌肉和增加骨密度防止肌肉乏力、年龄相关的肌萎缩和骨质疏松。有氧运动可增加耐力并可能轻度降低心血管疾病风险。老年人中,跳舞和踢毽子是深受喜欢的运动方式,可带来额外受益,如增强平衡和预防跌伤等。

> **❓ 你知道吗……**
>
> 对于特定老人,预防跌倒,限制骑车(必要时)了解药物治疗的不良反应可大大提高生活质量。

戒烟,即便对老年人也有益。它有助于提高任一年龄段的耐力,减少特定疾病发病(如心绞痛和间歇跛行),同时可降低一些疾病(如心肌梗死)风险

酒精,在老年人中代谢不同。饮酒的老年人应意识到每天 1 次饮酒可能增加他们跌倒和其他疾病风险。

药物和疫苗:理解药物治疗对老年人尤其重要,他们对药物的副作用更敏感。增加易感性的原因包括,与年龄相关的药物代谢差异和服用多种药物(可能导致药物相互反应)。初诊医师和药师应提供所有处方药和非处

关注老年人

预防年轻人损伤的措施在老年人中同样重要。还有特殊的措施。如在视力、机体弹性或整体机能较差的老人不宜骑车。当服用镇静药以及夜间视力差时不宜骑车。

老年人中,跌倒是影响健康的首要原因。采取如下方法防止跌倒可降低健康风险:

- 清除家里杂物
- 把乱放的地毯、地毯的毛边以及未放置好的电话和地面上的电线拿开或安全的整理好
- 保证光线明亮
- 增加扶手或抓柄,并尽可能在地楼梯浴室增加粗糙/非光滑的表面(如防滑条或防滑浴垫)
- 在卫生间的浴盆和淋浴附近安装扶手
- 避免使用光滑的沐浴液
- 检查药物,停用不必要药物同时降低药物剂量,减少副反应
- 维持或改善平衡力,降低跌倒风险(如通过锻炼、跳舞或踢毽子)

方药的相关信息。清楚所取药物的商品名和学名、每种药的作用、有效期,以及服药时要避免什么活动、饮食、饮料和其他药物等,有助于老年人防止意外。老年患者应把所取药物(处方和非处方)拿给他们的医生以便确认是否正确。

针对流感、肺炎球菌性肺炎(一种细菌性肺炎)以及百日咳和破伤风联合的疫苗对于老年人很重要,这些感染可增加肺炎和破伤风感染风险。

成人筛查方案选择*†

疾病	检查	对象	频率
腹主动脉瘤	腹部超声	65~75 岁男性,吸烟或有吸烟史	一次
酗酒	问卷	成人	一次。当情况变化(如有新的压力或生活方式改变)则定期
弱视和斜视	视力检测和眼睛检查	5 岁以下儿童	一次
乳腺和卵巢癌	遗传咨询以及行 BRCA 基因突变检测,阳性表明乳腺癌和卵巢癌风险增加	有较强乳腺癌或卵巢癌家族史的女性	一次
乳腺癌	乳腺 X 线透视和乳腺体检	40 岁以上女性	每 1 至 2 年/次
宫颈癌	巴氏涂片或宫颈分泌物细胞学检查	有性生活,子宫未切除的女性	每 1 至 3 年一次多数 65 岁以上女性不需巴氏涂片检查
衣原体感染	培养或 DNA 检查	女性:有性生活,25 岁以下或存在高危因素(如多个性伴侣或性病)	一次。当情况变化(如新的性伴侣或怀孕)则定期
结肠直肠癌	结肠镜检查或其他检查(如虚拟结肠镜检查或 CT 扫描)	50 岁以上成人	每 5 至 10 年一次
牙科疾病	牙科医师检查	所有人	18 岁以下每 3~12 个月一次 18 岁以上每 3~24 个月一次
抑郁	问卷	成人	一次。当在紧张环境中(如离异、工作和生活方式改变,或亲人去世)则定期
糖尿病	血糖水平	肥胖或高血压或高血脂的成人	至少一次
青光眼	眼部检查和眼压检查	40 岁以上成人	40~64 岁:2~4 年一次 大于 65 岁:1~2 年一次
淋病	培养或 DNA 检查	孕妇和有性生活年轻女性	一次。当情况变化(如新的性伴侣或怀孕后)则定期
失聪	听力检查	65 岁以上成人	每年一次
新生儿溶血	Rho(D)相容性筛查	孕妇	第一次孕检,大多数 Rho(D)阴性女性,在孕 24~28 周时复查
乙肝	血病毒检查	孕妇	第一次孕检
高血压	血压测定	成人	每次体检或每年一次
高血脂和高胆固醇血症	血检测血脂(包括胆固醇)	35 岁以上男性和 45 岁以上女性	5 年一次;血脂异常时更频繁
HIV 感染,包括 AIDS	血病毒检查	HIV 感染高危的青少年和成人以及孕妇	一次。如新出现的高危情况(多个性伴侣或注射毒品以及男性的同性恋)还要检查

续表

疾　病	检　查	对　象	频　率
骨质疏松症	双能 X 线吸收仪（DEXA）扫描测定骨密度	有骨质疏松性骨折的 60 岁以上女性以及所有 65 岁以上女性	至少一次
成人和儿童超重；儿童发育异常	测量身高和体重	所有人	体重：每次体检或每年 身高：儿童和青少年，每次体检
屈光异常（视力差）	视力检查（筛查时不必需验光师和眼科医生）	所有人	0～6 月龄一次 3 岁时一次 6～17 岁，每 2 年一次 18～40 岁，每 2～3 年一次 41～60 岁，每 2 年一次 61 岁以上每年一次
梅毒	血液检查	有高危因素的成人（如多个性伴侣或既往有性病），所有孕妇以及有其他性传染病患者	一次。当情况改变（如新的性伴侣或怀孕）则定期
使用尼古丁	问卷	青春期和成人	每次体检

* 基于美国大部分权威专家的建议。但在这些建议中确有差异。

† 在家中即可进行的筛查项目包括：测体重，每年检测一次皮肤特点和出血伤口的变化，当位于后背或耳后不易观察时，可能需配偶帮忙

选择预防主要健康疾病的策略*

健康问题	推 荐 措 施
心脏病	饮食和药物（如必须）控制血脂和胆固醇水平 饮食、锻炼、减轻压力和药物（如必须）控制血压 采用高纤维、低脂肪、胆固醇和热量的平衡饮食 戒烟 充分的规律锻炼 有冠心病高危因素的多数成人，服用阿司匹林
癌症	戒烟（肺癌） 采用高纤维、低脂肪、胆固醇和热量的平衡饮食（乳腺癌、结肠癌） 避免过多暴露于日光，应用效果好的防晒霜（皮肤癌） 应用推荐的化学性预防药如他莫昔芬（乳腺癌高危并选择应用的女性） 接受推荐的筛查性检查
卒中	戒烟 饮食、锻炼、减轻压力和药物（如必须）控制血压 饮食和药物（如必须）控制胆固醇水平 戒除服用可卡因
慢性阻塞性肺病	戒烟 避免暴露于有毒物（特别是工业区）
糖尿病	规律锻炼 平衡饮食 控制体重

续表

健康问题	推 荐 措 施
骨质疏松症	服用足够的钙和维生素 D 负重锻炼(如步行、慢跑、网球、跳舞),每天至少30 分钟 服用医生开的增强骨质的药物
肺炎	接受肺炎疫苗接种,对高危人群,5 年后重复一次,包括65 岁以上老人
流感	每年接受流感疫苗接种(特别对于婴儿、老人和有心脏病,肺病或免疫系统疾病的人)
牙齿脱落	规律刷牙和使用牙线 避免经常食用甜食 定期看牙医 补充氟化物(饮用水缺氟的 6 个月以上的学龄前儿童)
性传染病	节制性行为或限制性伴侣数 使用避孕套,进行安全的性行为
肝病	适量饮酒 接种甲肝和乙肝疫苗(所有儿童和高危成人)

* 除这些措施外,人们还应进行推荐的筛查性检查

第 5 节

运动与健身

运动是一种身体活动,用来改善、维持身体健康或者延缓健康流失。体力是指身体保持充沛活力和适应性,完成活动且不易疲劳的能力。健美的个体有充足的精力完成各项活动。体力同时也反映个体承受压力以及在困境中应对问题的能力水平。经常进行运动有助于人们预防疾病、维持健康、延长寿命同时提高生活质量。运动形式多种多样,运动强度及效果各不相同。在众多的运动方法中,每个人都能找到适合自己的一种。

运动的好处

经常进行运动可让心脏和肺脏变得更强壮。对于循环系统,运动可使心脏每搏输出量增加,提高机体携带、运输氧的能力;而对于呼吸系统,运动可使最大吸氧量增加。运动同时能降低血压,一定程度降低总胆固醇和低密度脂蛋白胆固醇(坏胆固醇),升高高密度脂蛋白胆固醇(好胆固醇)。这些运动的好处都能够降低心肌梗死、卒中、冠心病的风险,同时可能降低直肠癌和糖尿病的风险。

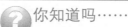

你知道吗……

大多数年老体弱的人会从锻炼中获益,至少不比年轻人获益少。

运动让肌肉变得更强壮,使人们能完成以前无法完成的活动,或让活动完成得更为轻松。肌肉力量和关节活动度,对每一项身体活动都十分重要。而运动就可有效改善上述两方面内容。

运动可拉伸肌肉,活动关节,从而增强身体柔韧性,预防损伤。负荷运动,比如快步走和力量训练,可使骨骼变得更强韧,预防骨质疏松;同时也可减轻骨关节炎患者的痛苦,改善功能。但需说明的是,对该部分人群应尽量减少跳跃、奔跑等活动,避免加重关节的损伤。

运动还可增加大脑的内啡肽水平,降低机体不适感,增加欣快感。因此,有人将之应用于改善个体的精神状态,甚至治疗抑郁症。另外,运动锻炼还有助于增进个体的整体健康,塑造良好体型,提高个体的自尊和自信。

除上述好处外,运动锻炼对于老年人能起到改善身

体功能的作用,预防摔倒骨折,从而更好地独立生活。即便对于在养老院或者护理院生活的老人,运动锻炼也大有作用,可增进食欲,预防便秘,改善睡眠治疗。

停止运动锻炼数月后,这些由运动带来的好处也会逐渐消失。心肌和肌肉力量下降,高密度脂蛋白胆固醇水平降低,同时血压和体脂水平增加。即便对于职业运动员,停止运动一段时间后也不能再获得由运动带来的收益。但对于重新开始运动锻炼的个体,体力恢复将比没有锻炼经历的个体快。

开始锻炼计划

在进行竞技类体育活动或运动锻炼之前,人们有必要先咨询医生。医生会详细询问个体的病史、家族史以及现有症状。而后,医生将对咨询者查体,包括使用听诊器听心音。这项检查可筛查出少数潜在患有心脏病的青年人。在剧烈运动过程中,这些心脏疾病可导致严重心律失常,甚至猝死。通过查体还能发现一些需限制运动的情况。比如超重的个体,无论是爆发力为主的运动(网球或篮球)还是持续的活动(慢跑),都可能对肌肉骨骼造成损伤。

年龄大于 40 岁的人群,开始锻炼前要向医生说明可能存在的心脏问题或关节问题,同时详细描述有无胸痛、气短、下肢疼痛、心悸(自己能感觉到心跳)、心律不齐、关节疼痛或水肿,以及进行较长时间的活动时是否受限(如虚弱、气短、虚汗或下肢疼痛等)。对于某些药物,如能够降低心率的 β 受体阻滞剂以及某些可能导致困倦从而引发运动过程中跌倒的镇静药物。

运动性心脏综合征

运动性心脏综合征是一种在有规律进行剧烈有氧运动的人(例如,状态非常好的运动员)身上发生的正常改变。

在有运动性心脏综合征的人身上,心脏比较大,而且心壁比非运动员要厚。血液流经的心腔变得较大。这样心脏的增大和心脏壁的增厚使得在不增加心率情况下心脏每搏动一次能泵出更多的血液。流过心脏的大量血液导致脉搏较慢、较强(可以在手腕处或身体其他地方感觉到),甚至有时会出现心脏杂音。这些杂音,其实是血液流过心脏瓣膜时发出的特殊声音,在运动员身上是很正常的,一点不危险。有运动性心脏综合征人的心跳在静息时可能不规律,但开始运动后就会变得规律。而血压实际上与正常人相同。

变大的心脏可以从胸部 X 线片上看见。很多改变都可以从心电图上检测出。这些改变在非运动员身上会被认为是异常的,但在有运动性心脏综合征的运动员身上是完全正常的。

当一个运动员停止训练,他的运动性心脏综合征会渐渐消失——也就是说,他的心脏大小和心律趋于恢复到非运动员的状态。

运动性心脏综合征从任何方面都不会影响健康。运动员中极少的猝死,通常应归咎于未被检测出的潜在的心脏病,而不是运动性心脏综合征所造成的危险。

对于儿童,一些情况可能使运动变得格外危险。比如对于存在心脏炎症(心肌炎)的儿童,运动引发急性心功能不全从而导致猝死。而在发热的儿童中,运动可能对机体造成严重损伤,甚至可能引发心脏疾病。而在脱水(如腹泻和呕吐)情况下,锻炼同样十分危险,运动过程中大量出汗,可能进一步加重脱水。

成人的健康情况在运动前也应评估。一些人在运动开始的前六周,出现心绞痛和心肌梗死。

基于上述情况,人们在开始运动锻炼前应充分评估健康情况,做好预防措施。比如

- 对于糖尿病和囊胞性纤维症患者,运动前后及时补水,预防脱水
- 有脑震荡病史的个体,应避免对抗性运动
- 有癫痫病史的个体,应避免游泳、举重、射击、射箭等运动,防止对自己及他人造成伤害
- 伴有脾脏增大的个体(如传染性单核细胞增多症患者),应避免对抗类运动,防止冲撞或摔倒而造成脾脏破裂

医生可通过运动处方对锻炼活动的种类、强度、持续时间和频率进行说明。在特殊情况下,运动要在治疗师以及其他专业人员的监督指导下进行。

开始锻炼计划时,应选择强度较低的运动项目,保证安全性。从低强度运动开始,可更好了解自己的身体情况,从而防止以后进行高强度锻炼时发生损伤和肌肉拉伤。低强度运动应持续到臀部或腿部感觉到酸痛或沉重感时为止。如果疼痛仅持续几分钟,运动就应告一段落。随着体力不断增加,个体运动时间越来越长并不会再感到肌肉疼痛。需说明,有些不适是肌肉增大、变强壮的过程中必然出现的。再过一段时间,个体可增加运动强度,达到锻炼目标。

 你知道吗……

伸展运动最好是在做其他锻炼之前做。

持续高强度的重量训练与有氧运动相比,至少是对心脏是有益的。

体育活动前的筛查：

大多数学校以及运动机构要求学员或运动员先进行医学检查，保证其能安全参加体育项目。和前面所述内容相似，医生会对个体询问一些问题来了解一般健康情况，并做常规查体。青少年以及年轻成年个体常被问及非法药物以及兴奋剂使用情况。对于女性运动员，医生还需了解月经情况，同时了解是否患有女运动员三联征（饮食异常、闭经及其他月经异常、骨密度降低），这些情况在从事高强度体育训练以及过度减肥的女性个体中经常出现。

运动类型

各项锻炼运动最大的区别就在于其究竟属于有氧运动（低强度、持续状态）还是力量训练（即无氧运动）。大多数的锻炼都同时包括有氧运动和无氧运动两部分。

有氧运动：有氧运动指那些在锻炼过程中会使肌肉、心肺器官消耗更多氧气的活动。跑步、骑自行车、游泳、滑冰以及使用有氧运动设备（如跑步机、踏板以及椭圆训练仪等）都属于有氧运动范畴。有氧运动可消耗大量卡路里，改善心脏功能，并一定程度降低个体心血管事件死亡风险。然而，相对于无氧运动，有氧运动在力量训练以及肌肉强度训练方面效果并不理想。负重过度的有氧训练会导致关节及周围组织的损伤，所以对于经常进行有氧运动的个体需仔细做好关节保护。

有氧运动有助于改善心脏功能。进行有氧运动时，氧气消耗量会有所上升，心率也会在可接受范围较平时增加15%～40%。最大心率可通过以下方法评估：

- 心率较静息状态时每分钟增加20次
- 在正常温度下的环境下，锻炼过程中个体发生一定程度呼吸加快并伴出汗
- 到达"靶心率"目标

靶心率的概念仅是参考指标。对于超重或者体质较差的个体，较少的运动量就可达到靶心率目标。而对于运动员来说，要想达到靶心率则需更大运动量。另外，对于运动员来说即便一定程度上超出了靶心率，其运动锻炼也是安全的，因为"靶心率"这个概念是根据一般个体的情况定义的。而对于服用可能减慢心率药物（如 beta 受体阻滞剂）的患者，锻炼前应向医生咨询，了解自己锻炼的适宜心率。

估计目标心率

人们通常是通过计算最大心率来估计目标心率的（目标心率估计是用来评估最大氧利用率的）：用 220 减去年龄，然后系以最大心率的 60% 到 85%（或 0.6 和 0.85）。例如，对于一个 40 岁的人，最大的心率是 180 次/分，那么目标心率为 108 至 153（180 的 60% 到 85%）。

通常的最大目标心率

年龄	最大心率	目标心率
20	200	120 到 170
30	190	114 到 162
40	180	108 到 153
50	170	102 到 145
60	160	96 到 136
70	150	90 到 128

一般推荐每周做 2～3 次有效强度的有氧运动，每次 30 分钟左右为宜。刚开始时先做 5 分钟热身活动（逐渐增加强度达到峰值），最后做 5 分钟的放松运动（逐渐降低强度）。需说明的是，30 分钟是个大约的时间概念。在使用室内脚踏车锻炼时，每周仅需 2～3 次，每次 10～15 分钟的锻炼即可达到运动目的。在进行室内脚踏车锻炼时，中等强度的锻炼和高等强度的运动可等价替换。比如，进行 90 秒的中等强度锻炼（达到最大心率的 60%～80%）效果等同于 20～30 秒的人体可耐受的高强度冲刺训练（达到最大心率的 85%～95%）。需注意，冲刺训练可能损伤关节，只能有限度进行；而本身存在关节痛或关节疾病的人，需避免类似活动。需采取和使用必要措施和设备以避免损伤。有时，有氧锻炼可在力量训练的间歇进行。

不同的有氧活动锻炼不同肌群。比如，跑步类活动主要塑造小腿肌群；提踵运动锻炼踝关节；骑自行车主要通过活动四头肌和髋部训练大腿肌肉；划船和游泳作用于上身和背部。这些活动可每天都交替进行以避免损伤。

力量训练：力量训练（又被称为阻力训练或无氧锻炼）是指强迫肌肉收缩以对抗阻力。可凭空或借助器械锻炼。根据锻炼机理，力量训练在保护心血管健康方面似乎并没有有氧运动那么有效。力量训练主要侧重于锻炼肌肉的力量，塑造肌肉，增加耐力及柔韧性，并在一定程度上有助于心肺功能。从长效看，肌肉成分增加能使个体看起来更苗条，同时还意味着机体功能良好，从而保证在晚年可更好独立生活。

个体力量训练针对不同肌肉和肌群。通常情况下，大的肌群首先得到锻炼，而后才是小肌群。在最大耐受强度下，锻炼可使人获得最大收益，但应注意的是过犹不及。传统意义上，锻炼是以"组"为单位进行的。每组活动包括 8～12 次连续的重复动作。连续的含义为"不间断的活动，关节不能僵持或停止运动"。锻炼负荷要根据个人情况制定，锻炼者能在负荷状态下缓慢而有控制的完成 8～12 次连续动作。完整、稳定完成一组动作，作

用相当于完成三组动作的 75% ~ 85%。

张力时间是另一种确定肌肉推荐工作量（肌肉所要承受的重量及做功）的方法。张力时间指举起重物及放下的整个过程。目的是中等强度及增强力量的运动张力时间应该比目的是增加肌肉耐力而非力量的运动（如损伤康复运动）张力时间要短。它是一个较好的估测的肌肉力量增长的指标。为了持续增长力量，在达到推荐的张力时间后，应将重量升高到锻炼者所能维持及挑战的同等紧张时间的最大重量。推荐的紧张时间是上半身 40 至 60 秒，由于下半身耐力较强，所以紧张时间为 60 至 90 秒。如果目标是肌肉耐力，那么紧张时间通常为 90 至 120 秒。力量型运动员如举重运动员喜欢更短的张力时间，约 10 至 30 秒，因为同一时间的重荷会刺激较高的力量增长，但参与锻炼的肌肉数量和肌肉耐力提高却不佳。

> **你知道吗……**
>
> 我们可以通过一周内做几次 10 到 15 分钟的有氧运动来获得最大的益处。
>
> 保持张力的时间（一个动作持续多长时间）可能是衡量力量训练时应该用多少重量最好的方式。

运动频率是至关重要的因素。足量的运动频率如果超过每隔一天一次的频率，更易引起肌肉的损伤。在充分锻炼后，肌纤维会出现出血及微观的撕裂，这也可能是为什么运动后肌肉会疼痛的原因。这种疼痛（也称报警反应）刺激着肌肉自身修复，能更加适应高功能状态。锻炼者应有运动后 48 小时的时间使肌肉恢复。在经过非常有力的锻炼后，肌群可能需要几天的时间进行彻底的痊愈。因此，在力量训练中，通常最好使各个肌群交替训练。较为理想的安排是，如：一天做上半身的运动，而第二天做下半身的运动，每块肌肉的锻炼一周不超过两次。更高强度的训练频率应更少些，一周不要超过一次。

损伤康复并不是以大肌肉的发展为目标。较轻重量但增高重复次数的运动可增强力量及耐力、提供有氧运动及增大血流面积，可加速康复。这种方式较那种需要高强度激烈的肌肉运动方式更易于被人们接受。一旦信心和功能在受伤者中逐渐增高，训练的强度及工作负荷也应提高，以取得更高的效果。

在循环训练中，腿部、臀部、背部及胸部的大肌肉跟随肩部、上肢、腹部和颈部的较小肌群一起运动。腿部的肌肉训练需要更多的能量，更易疲劳，训练者通常喜欢最后进行。仅仅 15 至 20 分钟的循环运动较同等时间的慢跑及使用有氧运动机会给心血管系统带来更多的获益。通常运动强度越大，心率相应增快。

安全技术非常重要。突然开始和停止重量负荷的增加和减少可引起肌肉的损伤。控制呼吸可预防由于过度换气和憋气所产生的头晕（在极端的状态下可出现晕厥），尤其是在举起重量时呼气、放下重物时吸气。如果运动是缓慢的，如在 5 秒钟或更长时间内放下重物，人们需要多次的呼吸而不是一次，但是仍需要调整呼吸以使最后一次呼吸在举重及放松之间保持正常。在阻力训练中血压会升高，尤其是在下肢大的肌群做功及双手用力紧握时，如压腿训练。但是，在运动之后血压迅速恢复正常。当呼吸技术应用正确时，无论多么用力，血压的上升水平变得较小。大部分进行举重活动的人都受益于最初的运动管理，包括怎样设置重量及水平、怎样维持正确的身体姿势、在运动中怎样呼吸。专业的训练者使人们所做的运动最为有效，可以帮助识别及改正不适当的运动方法。

伸展运动和柔韧性：通过伸展运动可改善肌肉和肌腱的僵硬程度，提高机体柔韧性。柔韧性在个体体育运动时极为重要。尽管伸展运动本身并不增强肌肉力量，但可增加肌肉收缩时覆盖的面积，从而提高运动效率，同时降低受伤风险。伸展运动可让个体跳得更高、抬举更重物体，跑得更快，投掷得更远。

柔韧性训练是指缓慢、持久的肌肉伸展训练，避免伤害、碰撞或意外损伤导致的疼痛。（伸展运动中，出现轻微的局限于关节疼痛很正常，这种疼痛多为可耐受的不适）。这类运动可在正式体育训练前后作为热身或放松运动，也可作为独立运动锻炼（如瑜伽和普拉提）。锻炼前适当进行的运动，可有助于做好精神上的准备。但尚无证据表明伸展运动能降低运动损伤的风险。一般的热身运动（比如低强度活动、原地跑步、健美操等能提高核心温度的运动）似乎比伸展运动更有效保证锻炼的安全性。由于组织在变温热后更易延展，所以建议锻炼后进行伸展运动。

负荷及改变

一般来说，如增加运动强度，就要相应降低运动持续时间或运动频率，反之亦然。对于进行力量训练的个体，随体力增强，抬举的重量也随之增加，同时运动持续时间和运动频率保持不变。如果运动量过低将使运动收益减小；而如果运动量过高，又会增加运动损伤的风险。所以，人们需不断变换锻炼肌肉力量的方式。如果身体一旦适应力量训练的形式，无论是在肌肉还是心血管方面的收益就会降低。因此，对于进行无氧训练的个体，应该定期更换锻炼形式；而对于从事有氧运动的人，就应尽可能交替进行多种形式的运动。

安全进行锻炼

在没有安全指导下进行锻炼往往会导致运动损伤。

训练后应休息 48 小时，让肌肉得到休息和恢复。同时交替各种器械和运动训练，防止肌肉过度锻炼而导致劳损。需另外说明，运动过程中突然发生比平时更为严重的疼痛，应立即停止锻炼。因为这种疼痛意味着乳酸因运动强度过重而过度释放。

运动结束后会发生两种肌肉不适。常见的一种是延迟出现的肌肉酸痛，通常在剧烈运动数小时后出现，48 小时内达到峰值，72 小时消失。下次活动时，这种疼痛会较为明显减轻。另外一种不常见的疼痛是因损伤而导致的疼痛。这种疼痛在受伤同时即可感受到，72 小时内也不会自行消失，而且如果伤者持续锻炼，疼痛会越来越严重。

热身活动：正如"热身"字面含义一样，"热"的肌肉较"冷"的肌肉更柔软而不易撕裂，收缩也更自如。从较低强度运动开始锻炼（如跑步前先走一段路，或从提举较轻器械开始做），可增加肌肉血供而提高肌肉温度，预防损伤。而不能提高肌肉温度的运动就起不到这样的预防效果。热身活动还可帮助人们做好从事剧烈运动的精神准备，增加自信心和运动意愿，更高质量完成锻炼。

放松活动：运动结束时所进行的逐渐降低强度的活动，或称为放松活动，可有效预防眩晕。当腿部肌肉放松时，大量的血液存贮于下肢静脉。而如果希望让这些血液回流至心脏则需腿部肌肉收缩。运动突然中止时，大量的血液存贮于腿部，而供给大脑的血液量明显减少，由此导致眩晕。除了增加回心血量的功能外，放松活动还能一定程度上加快血运速度，加快运动过程中产生的乳酸等物质的代谢清除。而这些物质的蓄积有可能导致肌肉劳损。

补水

适当补水非常重要，尤其在气温较高或剧烈运动时尤为重要。人在运动前就要充分补水；而在运动过程中和运动后也需规律补水。活动过程中，每 15～20 分钟就应当补水一次，每次喝半杯到 1 杯水（约 120～240 毫升），同时，饮水量还取决于温度和运动剧烈程度。喝水不能以是否口渴来决定。有时，已处于脱水状态的人也不会出现口渴感觉。另一种评价补液量的指标是用运动前体重减去运动后体重。每减轻 1 磅体重就应补充 2 杯水（即每减少 1 公斤体重则应补水 1 升）。

> **？你知道吗……**
> 在运动过程中，人们应该每 15 到 20 分钟喝 1/2 到 1 杯水（120 至 240 毫升），即使他们不感觉渴。

需说明的是，补水同时也应避免过度补水。体液补充过多会导致血液内盐分浓度过低（或者称低钠血症），

导致恶心，甚至抽搐。过度补水和低钠血症通常出现于长时间剧烈户外运动的个体，如长跑或时间较长的团队竞技项目。

通常情况下，如果丢失体液量不太大，淡水即可起到补充体液的作用。而对于从事长时间高强度体育训练的人，或者在高温、高湿度条件下锻炼的个体，就需用含有电解质的运动饮料补充体液。需说明，如运动饮料中糖的浓度过高（浓度大于 8%），则需将运动饮料与淡水按 1：1 比例进行混合，否则液体不易吸收。

选择合适的运动

运动方法多种多样，每种运动都有自己的优缺点。有人喜欢在家或健身房锻炼；而另一些人喜欢在户外运动。有人有规律的运动计划，而有的人喜欢将锻炼和日常生活相结合，比如用步行代替开车，或将车停在离目的地较远的地方；不坐电梯改爬楼梯等。选择合适运动方式，是指找到一种既安全，可持续，能带来乐趣（最起码能忍受）的运动项目，又能达到健身目的。锻炼还需设定不同程度和目标，否则运动的收益甚微。

走路：走路是广泛适用于大多数人的一种运动，不受年龄限制。很多老年人通过有计划的走路活动来达到强身健体的效果。走路对于关节的损伤较小。行走过程中，总有一只脚落地，这就使得下肢负担不会过大。不过，相对于跑步来说，走路在消耗卡路里以及增强心脏功能方面并不是很有优势。慢走对于一个人来说并不能达到理想的健身目的。为了加快走路速度，人们可在加快步伐同时放大步子。而走路时左右摇摆髋部也可使腿迈得更远，增大步长。摇摆髋部可让脚趾先沾地，而如果迈步方向不正的话，有可能不能迈到最大距离。因此，在走路过程中一定要向正前方迈步。快速摆臂也有助于加快步伐。摆臂过程中，应弯曲肘部，从而缩短前后摆臂时间。有严重关节损伤的个体，采用走路健身比较困难。即便是高强度走路活动，对上半身也没什么锻炼效果；而除了一般条件非常差的人，走路对下半身的锻炼效果也并不理想。

游泳运动：游泳可使全身得到锻炼，包括腿、手臂和背部等部位，同时不会扭伤关节和肌肉。游泳经常被推荐给肌肉和关节有问题的人。用适合自己的节奏和姿势游泳，当可以持续游 30 分钟时，他们的耐力就已逐渐增长起来。然而，对于以减肥为目的锻炼的人，游泳并非最好选择。水外运动可更有效，是因为空气将身体隔离，当运动时间长于 18 小时时，体温和代谢可明显升高。这个过程可像运动中一样，运动过后增加卡路里消耗。与之相反，水可为身体导热，体温不会提高，游泳过后的代谢将不会持续。同时，水将肌肉支撑起来，限制肌肉运动，不利于锻炼肌肉。游泳不是承重运动，无助于预防骨质疏松。

？ 你知道吗……
水外运动比游泳更能有效地减肥和增强肌肉锻炼。

骑自行车：骑自行车对提高心血管柔韧性很好，可加强大腿部肌肉。运动时脚画着圆润的圈，不会使肌肉震动。骑自行车可享受不同环境和地势带来的变化和挑战。然而，骑自行车相比于走路等运动，会给膝关节更大剪切力，对于膝关节有问题的人并不合适。有些人不能在骑车时保持平衡，有些人会在车座顶着臀部时会感觉十分不舒服。同时，户外骑自行车还会有交通危险。

对于室内的固定自行车，应该设定好踏板上的力度，使速度接近每分钟 60 圈。随着锻炼进行，力度可逐渐增加，速度也可加至每分钟 90 圈。一个可平卧的固定车既

锻炼中燃烧的卡路里

运　　动	平均每小时消耗掉的卡路里 *	
	57kg／人	80kg／人
有氧运动	283	396
骑自行车	453	635
越野滑雪	453	635
下坡滑雪	340	476
高尔夫球		
驾车	198	277
自带球杆	311	436
徒步旅行	340	476
滑冰	396	555
滚轴溜冰	283	396
跑步		
5min／km	708	992
7.5min／km	453	635
垒球	283	396
游泳	453	635
摇摆舞	226	317
跆拳道	283	396
网球（单打）	453	635
步行	198	277
举重	170	238
瑜伽	226	317

* 卡路里消耗计算以中等强度计。

安全又舒服。甚至，它可有一个适合中风患者的有轮廓的椅子。同时，假如一条腿瘫痪了，脚趾框夹可将两条腿合在一起，使运动者用一条腿骑车。对于老年人来说，大腿肌肉力量减弱，可卧的固定自行车是非常好的选择。如果大腿肌肉减弱，由蹲位站起，从椅子上直接站起，上楼梯不扶栏杆等动作将会很艰难。

有氧舞蹈：这种运动方式十分流行，在很多场合可以进行，可使全身得到锻炼。跳舞时轻度到中度的负重可增加肌肉挑战和全面要求，可有更好效果。人们可在专业人员指导下在自己的地点进行这种锻炼。生动的音乐和熟悉的旋律可使跳舞更有趣。制定合理计划并且和朋友一起参加可很好提高积极性。当然，在家里用一个放像机也可进行有氧舞蹈。低强度的有氧舞蹈可避免跳动和撞击，但会增加对膝关节和髋关节的张力。然而，就减肥而言，有氧舞蹈的强度和效果是紧密相关的。因此，这种强度不会显著增加肌肉力量。

上下踏步有氧运动：这项运动是在一个随着伴奏音乐设定的节律中上下一个台阶，主要会加强大腿前后的肌肉（股四头肌及其肌腱）。锻炼中感觉肌肉疼痛时，应马上停下，做一些其他事情，几天后再来做这项运动。高强度的上下踏步运动会损伤关节，尤其对于膝和髋关节。

水上有氧运动：这项运动可避免摔倒在坚硬地面上，同时对身体有支撑力，十分适合肌力减弱的老年人。对有关节炎症和损伤的人进行康复时也很常用。它可包括很多种肌肉的运动，也可只是在从腰至肩深度的水里简单地走。此项运动在水外进行，有助于减肥。

越野滑雪：主要锻炼上肢和腿部肌肉。很多人使用装备来激励这项运动，但也有一些人认为动作很难掌握，对髋关节和腿部的压力也很大（即便使用腿部支具能起到一定作用）。相比其他运动，这些设备要求更好的协调性，因此在选购时应该提前体验一下。这项户外运动十分有趣，但增加寒冷的挑战和平衡的训练。

划船运动：划船增加腿部大肌肉和上肢及背部肌肉的强度。很多人用器械代替划船，即便户外运动可增加划桨的协调强度及在船上的乐趣。然而，如果船上没有划桨位置，腿部肌肉将得不到加强。背部有问题的人最好经医生允许后进行这项运动。

强度训练：强度训练主要为了加强肌肉强度，增加肌肉量。这项运动已经讨论。

瑜伽：瑜伽不是运动。它主要通过牵拉肌肉来放松精神和身体。很多人喜欢它。然而，瑜伽没有提高心功能、增加耐力、训练肌肉或者增强肌肉强度的作用。

第 6 节

康 复 治 疗

康复治疗是丧失正常功能人群所需的服务,通常是由外伤、卒中、感染、肿瘤、外科手术或进展性疾病(如关节炎)造成的损害。肺部康复治疗,常用于有慢性阻塞性肺部疾病患者。因长期卧床(如因心肌梗死或外科手术),身体变得十分虚弱的人,也需康复治疗。物理治疗、职业疗法、对疼痛和炎症的治疗以及代偿特定功能丧失的训练都是康复治疗的重点。治疗常需连续几周一部分接着一部分的训练。

所有年龄的人都可能有康复治疗需求,但治疗种类、程度和目标经常不同。慢性功能障碍的人,通常是老年人,有着不同的治疗目的,同发生暂时损伤的年轻人(如骨折或创伤)相比,老年人可能要求强度较低的治疗或长期治疗。例如,一个有严重心力衰竭又合并卒中的老年人的治疗目的是尽可能恢复自理生活能力—进食、穿衣、洗澡、在床和椅子之间移动、上厕所和控制排便。而一个经历心肌梗死或发生过车祸的年轻人,治疗目的则通常是恢复能完全自由活动功能。但是,只是年龄并不能成为改变治疗目的或康复治疗强度的理由,疾病本身和限制的条件也许更重要。

> **? 你知道吗……**
> 严重的疾病、损伤或外科手术后,患者如果想尽可能完全恢复,就必须遵从康复计划的建议。
> 康复治疗可在医生的诊所进行,也可在家里或康复中心进行。

开始正规的康复治疗计划前,医师应当先给物理治疗师(康复医学委员会认证的医师)、职业或物理治疗专家,或者康复中心做治疗安排(类似于处方)。治疗安排指定治疗目标、对疾病或损伤的处方以及开始治疗的时间,还包括所需疗法,如步行训练(帮助走路)或日常生活训练。

地点:康复治疗地点根据就诊者需要而定。大多数损伤后恢复的患者可作为治疗专家的门诊患者接受治疗。严重病残患者可能需在医院或康复中心住院治疗。这时需要康复治疗组。除医师和质量专家外,治疗组还包括护士、心理学家、社会工作者、语言病理学家(评价语言和发音)、听力学家(评价听力)、其他健康护理人员和家庭成员。严重功能丧失会导致诸如抑郁、冷漠和经济问题等其他问题,治疗组的

策略是最好的。

需照料较少的人,比如可自己从床挪到椅子上,或从椅子到厕所的人,一般可在办公室或家里接受康复治疗,但在这种情况下,家庭成员或朋友必须自愿参与康复治疗过程。在家庭成员帮助下,在家里康复治疗是理想的,但它可能对所有相关的人都是肉体和精神上的双重考验。有时,上门出诊的医师或职业治疗专家可帮助家庭护理。

许多家庭护理的康复计划并不繁琐,对于不能耐受治疗的人群,如身体虚弱的人或老年人更适用。

目标:康复治疗组或治疗学家针对每个人的问题建立特定的短期目标。例如,手部损伤的患者手部活动和力量受限。短期治疗目标是通过一定量手提物品增加活动能力,长期治疗目标是能再次弹奏钢琴。短期目标设定是迅速可达到的目标。长期目标设定是帮助人们了解他们可从康复中获得的益处以及在几个月的时间里他们可在哪些方面获益。鼓励人们达到每个短期目标,治疗组密切监测进展。如果人们不愿意或不能(经济或其他原因)继续康复治疗,或康复进展比预期过慢或过快,都要调整治疗目标。

不管病残的严重性或康复治疗组的能力怎样,康复治疗措施的最终结果还得看患者个人的动机。在有的例子中,患者可能因为吸引家庭或朋友的注意而延长恢复时间。

疼痛与炎症的治疗

治疗专家治疗疼痛和炎症。这种治疗能有助于活动灵活,使人们更全身心参加康复。治疗疼痛和发炎所用技术包括热疗法、冷疗法、电刺激、牵引术、按摩和针灸疗法。虽然对于剧烈疼痛冷疗法似乎更有效,但治疗专家到底用热疗法还是冷疗法通常由患者决定。

热疗法:加热能够增加血流量和结缔组织活性,暂时缓解关节僵硬、疼痛和肌肉痉挛。热度也能帮助减少炎症和组织中液体的聚集(水肿)。热疗法被用于炎症(包括各种关节炎)、肌肉痉挛和诸如扭伤和拉伤所致损伤。

热疗法可深可浅。热包裹、红外线加热、石蜡(加热的蜡)浴,以及水疗法(波动的温水)可提供浅层治疗。而由电流在组织里产生热量(电疗法)或利用高频声波(超声疗法)可提供深层加热。

热疗法的种类

种类	具体描述	评　价	用　途
浅表组织热疗			
红外线加热	用烤灯加热	需看护避免损伤 不适于有严重心脏、肝脏、肾脏疾病、外周血管疾病或皮肤感觉能力下降的人群	关节痛 各种类型关节炎 后背痛 纤维肌痛 肌肉痉挛 肌炎 神经痛 扭伤 拉伤
热敷	棉布包裹硅酸盐凝胶，通常在微波炉中加热	同红外线加热相同	腱鞘炎 鞭打伤
石蜡浴	浸泡在或涂满融化的石蜡	常用于小关节如手、膝盖或肘关节 不用于开放性损伤	
水疗法	在大的工业式的漩涡中浸泡在温水中	通过促进血液流动和帮助清除创伤而促进伤口预合 放松肌肉，缓解疼痛 有助于活动范围锻炼	
深部组织热疗			
短波电疗法	振荡的高频电磁场产生热量	不适于肿瘤、出血性疾病、周围血管疾病、皮肤感觉减退、有不可拆卸的假肢或置入金属设备（如起搏器）的人群	肾结石、盆腔炎或鼻窦炎（急性或慢性）引起的疼痛
微波电疗法	微波产生热量	操作简单，比短波电疗法更舒适 深部组织（如肌肉）受热的同时皮肤没有过分受热 局限性和短波电疗法相同	
超声疗法	高频声波穿透到深部组织，使组织振动产生热量，并把血液（携带氧和营养）带到深部组织	不适用于血供减少的组织（缺血），麻木或活动性感染部位，愈合的骨骼或某些特殊身体部位（如眼睛、大脑、脊髓、耳朵、心脏或移植器官）	骨骼损伤 黏液囊炎 复杂的疼痛综合征 挛缩 骨关节炎 肌腱炎

　　冷疗法（冷冻疗法）：冷敷可帮助缓解肌肉痉挛、急性腰背疼痛和急性发炎。低温可用冰袋、冷包或蒸发冷却的液体（如氯乙烷）制造。治疗专家限定冷疗时间和程度，以避免组织受损和体温过低。冷疗不用于血供减少的组织（如外周动脉疾病导致的动脉狭窄）。

　　电刺激：如果肌肉没有适当的神经冲动（因为外周神经损伤、脊髓损伤或卒中），肌肉会迅速消瘦（萎缩）。电极放在皮肤上产生电刺激，可使肌肉收缩，提供运动有助于防止肌肉萎缩和痉挛。

　　使用低电流，即经皮电刺激（TENS）的方法不会产生肌肉收缩，对于有慢性背痛、风湿性关节炎、脚踝扭伤、带

状疱疹或局限性区域疼痛的人，可能有帮助。TENS 是手操作电池供能的设备产生电流，通过放在皮肤上的电极发挥作用，产生麻刺感而不是疼痛。

　　TENS 仪器一天可用数次、持续 20 分钟到几个小时，根据疼痛严重情况而定。可教会在家里使用 TENS 仪器。大多数人都能较好接受这个疗法，但它的效果有较大变数。TENS 会导致心律异常（心律失常）。有严重心脏疾病或安置起搏器的人群不宜使用。TENS 不可放在眼睛及其附近位置。

　　牵引术：颈部牵引可用于医药、康复中心或家庭以治疗因为颈部椎关节强硬、椎间盘突出症、鞭打伤或斜颈导

致的慢性颈部疼痛。坐位同平卧位相比，牵引更有效。牵引常和其他物理治疗(如运动和人工牵拉)联合应用。尽管通过消费者总会也可获得颈部牵引装置，治疗专家会选择设备类型并确定使用的牵引力度。人们不可自行单独使用这种设备，需要有家庭成员帮助减轻牵引重量，减少损伤风险。

按摩：按摩可以缓解疼痛、减轻肿胀，并帮助松弛收缩的组织。只有认证的按摩治疗师可进行按摩来治疗损伤。按摩不应用于治疗感染或血栓性静脉炎。

按摩的用途	
截肢	后背痛
关节炎	多发性硬化
挫伤	神经炎
黏液囊炎	截瘫
卒中	关节周炎
纤维肌炎	四肢瘫痪
骨折	扭伤
偏瘫	拉伤
关节损伤	组织僵硬(挛缩)

针灸：用细针通过皮肤插进特定的身体位点，通常距离疼痛处很远。针被快速而间歇地捻动数分钟，或通过针施加低电流。针灸促进大脑产生内啡肽(主要在大脑产生的物质)，可阻断疼痛感觉并减轻炎症。针灸有时和其他治疗措施合用来治疗慢性疼痛或帮助卒中后康复。针灸应由合格的针灸师完成，并使用无菌的针。

物 理 治 疗

物理治疗包括锻炼和控制身体的训练。能改善关节和肌肉功能，帮助人们更好站立、平衡、行走和爬楼梯。相关技术包括关节活动范围锻炼、肌肉强化锻炼、协调锻炼、平衡锻炼、步行锻炼、全身调整锻炼、移动训练以及倾斜桌的使用。

关节活动锻炼：关节活动范围一般在卒中或长期卧床后可能受限。关节活动范围受限可造成疼痛、降低人的身体功能和增加皮肤损伤(皮肤破损)和褥疮的风险。关节活动常随年龄增加而减低，通常这种减低并不妨碍健康老人照顾自己。

开始治疗前，物理治疗专家会使用叫角度计的仪器评价关节活动范围，测量关节运动的最大角度，还会确定运动受限是因肌肉紧张造成还是韧带和肌腱紧张造成。如果原因是肌肉紧张，关节可伸展更多。如果原因是韧带和肌腱紧张，要试着轻缓的伸展，有时在治疗前需要手术。组织损伤时，伸展常更有效，而且痛苦较小。因此，治疗专家可先使用热疗法。

增加肩部的活动范围

治疗专家用一只手固定患者的肩部，同时用另一只手尽可能高地抬起患者的手肘。经过多次操作，随着关节活动范围的增加，手肘渐渐地抬得更高。

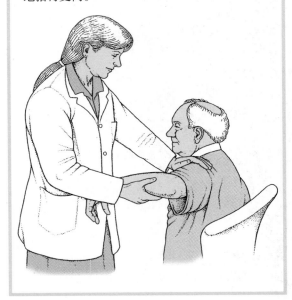

有三种关节活动锻炼方法：

- **主动锻炼**：用于没有帮助下可锻炼肌肉和关节的人群，需要自己移动肢体。
- **辅助下的主动锻炼**：用于在少量帮助下可活动肌肉的人群或移动关节时感觉疼痛的人群。他们能自己移动肢体，但治疗专家通过手把手或其他设备帮助他们完成锻炼。
- **被动锻炼**：用于不能主动参与锻炼的人群。患者不需消耗力量，治疗专家移动他们的肢体。

尽管有些不适不可避免，但辅助下的主动锻炼和被动关节活动锻炼仍要轻柔进行以避免损伤。

为了增加活动范围，治疗专家必须移动受累的关节超过患者不痛的范围，但这种移动不应导致后遗的疼痛(一旦移动停止后仍持续存在疼痛)。持续中等强度的伸展要比瞬间用力伸展更有效。持续伸展时，可通过适当重量用吊绳进行每天每次 20 分钟的锻炼。

肌肉强化锻炼：很多种运动都能使肌肉变得更强健，所有的运动都涉及耐力的日渐增强。当一条肌肉很薄弱时，只是重力就足够它对抗。无论是用弹性带还是举重物训练，当肌肉强度增加时，耐力也会逐渐增加，肌肉的量和强度都增加，耐力也就变得更好。

协调锻炼和平衡锻炼:这些任务导向性锻炼是为协调和平衡能力有问题的人们准备的,这些问题通常是卒中或脑损伤的结果。协调锻炼旨在帮助人们完成特定的任务。这个锻炼包括重复做某个设计好的、不止一处关节和肌肉活动的动作,如捡起物品或触摸身体某一部分。平衡锻炼最初是使用平行杆,治疗师站在患者右侧。患者以摆动的姿势在左腿和右腿间移动身体。一旦这种锻炼安全可行,可向前和向后移动身体。当熟练掌握这些锻炼时,患者可不需要平行杆完成。

步行锻炼:这些锻炼的目的是增进一个人独立行走或在辅助下行走的能力。在开始步行锻炼之前,人们必须能在站立时保持平衡。为了改善平衡,人们通常抓住平行杆左右或前后移动身体。为确保安全,治疗专家站在他们的旁边或前面。有的人需要增加关节的摆动范围或强健肌肉,有的人需要支架这样的矫正装置。

> ？**你知道吗……**
> 对于行走困难的患者,学会安全而独立地从床上移动到椅子上、从椅子上移动到厕所对于能留在家中非常重要。

当准备进行步行锻炼时,可从扶着平行杆开始,然后进步到诸如助行器、拐杖或扶杖之类的机械帮助下行走。有的人必须穿戴辅助带,治疗学家用它来防止患者摔倒。

当患者可在水平地面上安全行走时,在路边行走或爬楼梯的训练就可以开始。指导接受上楼梯训练的患者先迈上没受伤的那条腿,而要下楼梯,患者先迈下受伤的那条腿。这个要点可由这个短语来记忆:"好的上,坏的下"。帮助患者行走的家庭成员和护理者应学会如何正确帮助他们。

全身调整锻炼:是一种运动范围锻炼、肌肉强化锻炼及步行锻炼相结合的锻炼,用于长期卧床或瘫痪患者的康复。全身调整锻炼帮助增进心肺功能(心脏、肺和血管向工作的肌肉运输氧的能力)以及维持灵活性和肌肉力量。

移动训练:对于许多患者(尤其髋骨骨折、截肢或卒中),移动训练是康复的重要目标。能够安全而独立地从床上移动到椅子上、从椅子上移动到厕所或从椅子上站起来对于能留在家中非常重要。没有帮助而不能移动的患者常需要 24 小时监护辅助。护理者可通过特殊设备(如行走带安全带)帮助他们移动。

移动训练中使用的设备取决于下列因素:
- 是否能单腿或双腿承受体重;

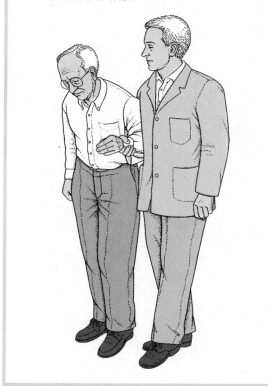

帮助患者行走

如果患者行走时需要帮助,家庭成员或照料者可把自己的前臂放在患者前臂下,并轻轻抓住患者前臂,把自己的上臂和患者的上臂紧紧交叉在一起。这时,如果患者要摔倒,家庭成员或照料者的肩膀就会提供支撑力量。如需要,患者也可系安全带,周围的人从后面抓紧安全带来帮助患者站稳。

- 是否能很好的平衡;
- 瘫痪侧身体。

有时辅助装置有用。例如,从坐位很难站立的患者可通过升降椅获得帮助。

倾斜桌:如果人们需卧床休息数周,或有脊髓损伤,当他们站立时就会感到头晕(体位性低血压)。可用倾斜桌帮助这些人。倾斜桌有助于使血管根据体位的变化逐渐收缩和舒张。患者面朝上躺在一张有衬垫、踏脚板的桌子上,用安全带固定。根据患者耐受程度,桌子渐渐倾斜,直到患者差不多处于直立状态。这种缓慢变化使血管逐渐恢复收缩能力。这样的姿势保持多久根据患者的耐受力而定,但不应超过45mim。倾斜桌疗法每天施行一次或两次,它的效果要看患者病残程度。

职 业 疗 法

职业疗法的目的在于提高患者的基本自理、做有效益工作和业余活动的能力。即使是简单的项目都要求很多能力的协调：充分的感觉和运动能力；产生和实施计划的能力，以及完成项目，且在完成前一直坚持的能力。

影响完成简单动作的能力

需要的能力	能力的类型	可能影响能力的损害
感觉和行动	感觉运动功能	感觉和感知受损 活动范围受限 肌力减弱 耐力下降 平衡能力受损 灵活性和协调能力丧失
制定和执行计划	认知功能	关注力下降 注意力分散 理解力受损 优柔寡断 记忆障碍 解决问题能力下降
想要完成任务并想坚持到任务结束	心理因素	冷漠 抑郁 焦虑 猜想自己没有能力 挫败感 缺乏耐心 应对能力下降

- 这些能力可在很多方面受损。
- 职业治疗学家可通过直接观察、特殊测试（如平衡试验）和与其他健康保健人员、家庭成员或护理者交流而了解损伤情况。治疗专家通过观察患者在自然环境中完成一个项目来确定他的需要。当然也需要确定社会环境和物质环境。例如，家庭成员的态度或不恰当的照明可影响患者完成项目的能力，或电线阻塞道路造成行走障碍。

> **？ 你知道吗……**
> 职业治疗专家强调帮助患者完成因为疾病或损伤导致很难完成的特定日常行为。
> 许多特殊设备如扶杖、手杖或长的可手拿的工具都可帮助患者完成他们的行为。

患者和治疗专家商量来决定和排序干涉目标和选出有意义的治疗项目。例如，使用器具进食困难的患者，治疗包括培养良好活动技巧的动作，如板上钉钉。记忆游戏会改善识别和回忆能力。

辅助器械帮助患者使用力量代偿病残功能。例如，上肢瘫痪的患者可学习新的方法穿衣、系鞋带和扣子。当病残功能有所好转时，锻炼会随之难度提高。

辅助设备：职业治疗专家推荐有助于使患者更独立的设备（辅助设备）。例如，关节炎的患者应用夹板防止位置异常（畸形）时关节僵硬或使用设备支持损伤的关节、韧带、肌腱、肌肉和骨骼（矫形器）。治疗专家会帮助更适合这样的设备。或者对于上肢截肢的患者，治疗专家会推荐含有连接装置的人工上臂（假肢）。许多职业治疗专家建议采用合适的轮椅来训练上肢截肢的患者使用假肢或其他设备帮助他们从事日常活动。

帮助患者的辅助设备

问题	辅助设备
平衡受损、腿部力量减弱或头晕	手杖、助步车、轮椅 淋浴椅 侧面有平衡杆，后面是浴缸或盥洗室
手部握紧的力量减弱	在餐具或鞋拔上安装扶手
触及目标或移动受限	从地面或架子上拿起物体的抓帧器
手部问题	有扶手或有弹簧或有电子控制的工具
因为后背问题或腿部力量减弱导致站立困难	可升高的坐便器 可升高的椅子 椅子腿可延长从而使坐位升高
截瘫（包括四肢瘫痪）以及其他严重影响机体功能的疾病	精细的计算机辅助设备
视力受损	电话的数字显示增大
听力受损	灯光闪烁代替铃声的电话
记忆力受损	可自动拨叫的电话 药物管理和提醒器 记录和把一些信息（提醒器、指令和列表）放在适当时间的口袋设备

特 殊 疾 病

对于很多问题——例如，心脏病、卒中和其他脑损伤、脊椎损伤、臀部骨折、截肢手术，以及失聪、失去语言能力或视力——特殊的康复治疗是可用的。有时其他类型的骨折也需康复治疗。

心脏疾病

心脏康复治疗可能对有些刚经历心肌梗死、突然发作或恶化的心力衰竭或心脏外科手术的患者有益。治疗目的是在心脏功能异常的限制下维持或恢复自理能力，至少是日常生活能力。

卧床时间超过2、3天可能造成功能下降，甚至产生抑郁。因此，心脏康复治疗要在心肌梗死的突发症状治疗刚刚稳定时尽早开始，如果必须，通常在患者仍在住院期间就开始。

康复治疗措施常常从轻微活动开始，比如移动到一把椅子处坐下。当这些活动可轻松完成时，第二天或第三天，加更多的温和活动，比如开始穿衣、洗漱和短距离步行。如患者增加活动量时有疲劳感和不舒服感，告诉患者立即停止活动并且休息，直到症状消失。接着医师重新评估患者对继续康复治疗是否已做好准备。

疲乏消除后，活动量和强度再缓慢增强，6周后全面正常活动可恢复。大多数人会从门诊患者心脏康复治疗计划中得益，这种治疗计划通常有12周，患者在其间接受指导和监控。心脏康复治疗措施包括帮助对付心肌梗死或心脏外科手术带来的心理影响，告知生活方式改变的必要性以及如何改变，因而危险因素就减少了。戒烟、减轻体重、控制血压、通过膳食和用药减少血脂含量，以及每天做有氧运动，这些都能帮助减慢冠状动脉疾病发展进程和减少再一次心肌梗死的危险。危险因素的减少可帮助减慢心脏衰竭进程。

脑损伤

如果卒中或头部创伤损伤但没有完全损坏脑组织，脑组织就可能逐渐恢复功能，恢复需6个月至几年的时间，但康复能加速恢复，并有助于功能更完全恢复。损坏的脑组织不能恢复功能，但有时其他脑组织能学会代偿损坏区域的功能。康复能帮助这种代偿功能。自然痊愈的程度和速度无法准确预测，因此康复治疗要在患者病情稳定之后立即开始。早期康复还有助于预防诸如肌肉挛缩、肌力下降和抑郁等并发症。

> **？你知道吗……**
> 许多严重疾病，如心脏病或骨盆骨折，康复治疗要在最初的治疗开始后尽快开始。
> 截肢的患者可选择有微处理器或超能部件的假肢，以提供更准确的控制假肢活动能力。

对患者的详细检查，包括心理测验，可帮助康复治疗组判断损害种类和严重程度。接着康复治疗组评估哪些功能丧失可能得益于康复治疗，并且根据患者的需要制定计划。康复治疗成功与否要看患者的总体情况、活动范围、肌肉强度、肠和膀胱功能、脑部损伤前功能状况、社会环境、学习能力、动机、模仿能力以及参与康复治疗计划的能力。

如果脑损伤导致肢体力量减弱或瘫痪，治疗师移动受累肢体或鼓励患者移动它们。移动患肢能帮助预防或缓解挛缩并维持关节活动范围。通常，也定期锻炼没有发病的肢体以维持肌肉的张力和力量。也鼓励患者进行其他活动，比如床上移动、转身、改变姿势以及坐起。恢复下床和安全、独立地移到椅子或轮椅的能力，对于一个人的身体和精神健康很重要。另一些人则需协调锻炼。有时治疗专家训练没病的肢体（即限制诱导运动疗法），例如，上肢部分瘫痪的患者每日重复吃饭、洗衣、理发、写字、开门这些日常活动时，可在没有发病的上肢佩戴假手或悬带。从而帮助大脑使用瘫痪的肢体。

一些脑部损伤导致的问题需特殊治疗。例如，行走（步行锻炼）、改善协调和平衡能力、减少痉挛（持续收缩肌肉）或代偿视力或语言问题。例如，步行锻炼计划用于步行有困难的人，这个计划包括如何预防摔倒。职业治疗有助于改善协调能力。热疗法或冷疗法可暂时减少肌肉痉挛，并让肌肉伸展。一只眼睛失明的人接受特殊训练，避免撞到门框或其他障碍物，例如通过头转向病变一侧进行锻炼。

感知能力损伤也可能伴随卒中和其他脑损伤发生，尤其是脑震荡。感知能力损伤可能包括定向力、注意力和集中力、知觉、理解力、学习能力、思想构成、问题解决能力和记忆方面的问题。损伤不同，问题也不同。感知能力康复治疗是很漫长的过程，需对每个人的情况量体裁衣，并且一对一治疗。目标是反复训练大脑教会如何解决出现的问题。例如，像系鞋带这样的问题被分解成简单的步骤练习。视觉、听觉和触觉的暗示，如言语提示、手势和颜色标识，有助于患者学习和记忆如何完成任务。

脊柱损伤

脊髓损伤的恢复状况根据损坏部位和程度而定。损伤的部位越高，身体功能损害越严重。胸或以下的脊髓受损通常造成腿部无力或瘫痪（截瘫）。颈部损伤通常造成四肢无力或瘫痪（四肢瘫痪）。如颈部损伤的位置非常高，呼吸肌可能瘫痪，需呼吸机帮助呼吸。损伤平面以下的感觉功能也会受损，膀胱和肠道控制功能常常丧失。

四肢麻痹或下半身麻痹患者的护理有两个最重要的方面：

- **防止褥疮**：为防止褥疮，患者应被经常移动或翻身，并使用特殊的床和床褥材料。当患者被安放在轮椅中时，会使用含水、空气或羽毛的特殊垫子来减少容易形成褥疮部位的压力。
- **维持关节的活动性**：为了维持关节活动和预防痉挛发生，患者或护理者必须经常在关节活动范围内移动关节。可以使用热处理、按摩以及一些药物治疗。

截瘫患者可独立生活。活动范围锻炼以及手臂和手的强化锻炼使患者可使用轮椅，以及从床移到轮椅、从轮椅移到厕所或移到车座上。截瘫患者可在日常生活的活动中表现得很独立，甚至被雇用。有的截瘫患者还可在辅助设施帮助下开车。

四肢瘫痪的患者可使用机动轮椅进行独立行动，但患者需人工或机械抬进轮椅。有的四肢瘫痪患者可轻微移动他们的手或手指，这样他们就可用一个掌中开关控制机动轮椅。对于手和手臂完全无法移动的四肢瘫痪患者，装载机动轮椅上的特殊装置可让患者用嘴唇的运动、甚至用呼吸来控制它，但这需要特殊训练。通常四肢瘫痪患者需全天 24 小时照顾。

髋部骨折

髋部骨折术后的康复治疗应尽早开始，通常在手术同一天。治疗的最初目的是防止肌肉丧失活动能力和萎缩，以及预防褥疮，保持患者骨折前的健康水平。最终目的是使患者能像骨折前一样行走。

尽可能早，有时在术后数小时，就鼓励患者坐在椅子上，减少褥疮和血栓危险，也使日后站起来容易些。告诫患者每天锻炼来强健躯干和手肌肉，有时可指导作强化双腿上大肌肉锻炼。通常在手术当天，鼓励患者用未受伤的腿站起来，这时一般需他人帮助，或要扶着椅子或床栏杆。做这些锻炼时，指导患者用受伤脚趾触及地面。术后第二天鼓励用受伤腿负全重，但根据骨折和手术类型的具体情况而定。

步行锻炼可在患者受伤的腿能够耐受负全重，而无不适，且能保持足够平衡之后 4～8 天开始。爬楼梯锻炼在步行恢复后很快开始。另外，要指导患者使用扶杖和其他辅助器械，以及如何减少摔倒的风险。

上肢和下肢截肢术

手术前，术者、义肢矫形师和物理治疗师会讨论截肢患者的治疗计划和目标。义肢矫形师是安装、调试人工肢体（假肢）的专家，对如何使用假肢提供指导。康复锻炼要在截肢前就开始进行。

假肢由坚硬框架内的窝口、不同部件和表面材质构成。假肢的连接处使得假肢能附着在身体上。其不同部件包括末端器件（如人工手、足、手指或足趾）和人工关节。

上肢截肢手术：大多数上肢截肢手术由事故引起。只有很少一部分是为了治疗某种疾病（如切除恶性肿瘤）而切除部分或全部上肢。上肢截肢术的位置可在手肘下切除、在手肘上切除或在肩部切除，也可以是手或一个或几个手指切除。

截肢术后，患者通常会装上义手（假肢）。假肢包含手指、一个钩子或假手、腕关节连接装置，对于肘关节以上的截肢，还包括肘关节。钩子或假手的活动可由肩部肌肉的活动控制。尽管大多数人宁可选择手的外观，但钩子或许更有用。控制手肘以上假肢比手肘以下假肢要复杂得多。最近，电动假肢和微型计算机控制（使用患者肌肉产生的能量）的假肢已开发出来，从而使患者可更好控制假肢活动。目前还有超能力的器件，使患者可更好发挥假肢功能。截肢手术的康复治疗包括整体调节锻炼、肩部和肘部的伸展和手臂肌肉的强化。耐力训练也是必要的。规定的特殊锻炼计划根据患者是否双臂截肢，以及截肢是在手肘上部还是下部决定。患者学习如何利用假肢、协调设备或其他部位身体（如嘴或脚）来完成日常活动。

下肢截肢手术：下肢截肢的原因通常是意外事故（交通意外或争斗）或手术医治某种病症（动脉硬化或糖尿病造成的供血不足）。下肢可能在膝以下、膝以上或髋部被截肢，或者足或一个或几个足趾被截肢。

截肢术后，患者通常会装上义腿（假肢）。义腿由足趾和足组成，膝以上截肢时，还包括膝关节。电动假肢和微型计算机控制以及超能力器件配置的新型假肢使患者更精确控制假肢活动。

下肢截肢后的康复治疗包括整体调节、髋部和膝部伸展以及手脚肌肉强化锻炼。鼓励患者尽早开始借助平衡杆的站立和平衡锻炼。还需耐力锻炼。规定的特别训练根据是否双腿截肢和截肢是在膝以上还是膝以下决定。

截肢的肢体、髋关节或膝关节很容易发生挛缩，常因长期坐在椅子或轮椅上，或在床上时身体姿势不当造成。挛缩限制活动的范围。如果挛缩严重，假肢可能无法很好吻合，甚至可能丧失使用假肢的能力。治疗专家或护士必须教授预防挛缩的方法。

治疗专家帮助人们学习如何调节残肢，残肢会有一个收缩的自然过程，这个过程必须在安装假肢前完成。使用弹性收缩器或 24 小时戴绷带可使残肢变细和预防液体在组织里聚集。截肢后应及早装上临时义肢行走也可帮助残肢收缩。装临时假肢的患者可开始在平行杠间步行锻炼，然后发展成拿拐杖或扶杖走路，直到装上永久性假肢。有时患者使用有永久性部件的假肢，但却是临时的窝口和框架，因为有些部分是相同的，患者可更快的适应新部件。

如果在残肢停止收缩之前就做好了假肢，为了舒适和步态适当，可能需调整假肢。制作永久性假肢的时间通常会推迟好几个星期，让残肢有时间完全收缩。

患者使用假肢时，要教会患者使用假肢的基本知识：如何安装假肢、如何卸下假肢、如何用假肢行走和如何保护假肢及断端的皮肤。

训练要持续进行，最好由一个专家组来完成。物理治疗专家设定一套锻炼计划来改善肢体的力量、平衡能力、灵活性和心血管能力。治疗专家教会患者如何用假肢行走。从辅助行走开始,进展到助行器辅助或使用扶杖。几周内,许多患者可不用拐杖行走。治疗专家教会他们如何爬楼梯、上山和下山以及在不平坦的路面行走。年轻患者还要学会跑步和参加体育活动。膝关节以上截肢的患者、老年患者和虚弱或活动能力差的患者,假肢使用的进展缓慢并有限。

膝以上截肢者需要的假肢比膝以下截肢者的假肢重得多,而且控制假肢的膝部连接装置也更加精巧。膝以下截肢者,步行需要的力量比以前要多 10% ~ 40%,而膝以上截肢者则要多达 60% ~ 100%。

疼痛:在上肢或下肢截肢后,人们常常感觉截除肢体部位的疼痛(幻肢疼痛)。这种疼痛真实,但定位错误。

如果截肢前疼痛严重或持续时间很长,幻肢疼痛就更容易出现。患者疼痛常在截肢后早期严重,随时间延长逐渐减弱。许多患者没有带假肢时(如夜间),幻肢疼痛更常见。如果手术时采用脊髓麻醉或全麻,这种疼痛的几率会减低。

一些患者有幻肢的感觉,并不疼痛但似乎截除的肢体还在。当患者有这种感觉时,患者可能站起来,然后又摔回去。这种事故常在晚上患者醒来去上厕所时发生。幻肢的感觉比幻肢疼痛更常见。

残肢也可能有疼痛的感觉。按摩残肢有时能缓解这种疼痛。这种疼痛可能因为感染或皮肤断端损伤所致,这时患者需到医院就诊。

手杖的合适高度

对于正在从腿部受伤或手术中恢复的人来说,使用的扶杖高度正确与否是很重要的。太长或太短的扶杖可能造成腰背疼痛、姿势不正和走路不稳。扶杖应当拿在患腿的一侧。

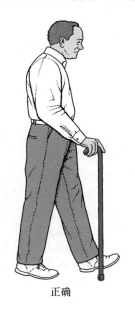

正确

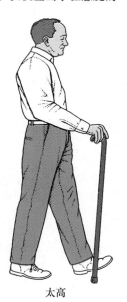

太高

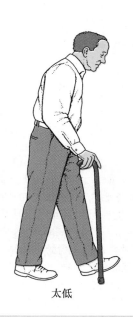

太低

语言障碍

失语症:失语症是对语言的理解或表达能力的缺损或丧失,通常由卒中或其他类型脑损伤影响大脑语言中枢引起。

失语症患者的治疗目的是建立最有效的交流方式。对于有轻微障碍的人,语言治疗学家重点强调思维和认知,而非言词。指着一件东西或图片,用手势、点头以及依靠面部表情对于交流通常已足够。对于障碍较严重者,兴奋刺激疗法(词语对患者重复多次)和程序兴奋刺激法(读出词语的同时展示可看见或可触摸的东西)可帮助患者恢复语言能力。失语症患者可使用字母表或图片进行交流。

照料失语症患者的人需十分耐心和能够包容患者的挫败。必须认识到患者不是痴呆,不应使用对婴儿的口气对他们说话,这很侮辱人。相反,照料者们应正常说话,如必要,可同时使用手势或指着那个东西说话。

构音障碍:构音障碍指由于神经系统损伤造成肌肉控制的问题,因而无法恰当地把词汇串联起来。

康复治疗的目标要根据构音障碍的病因。如果构音障碍的原因是卒中、头部外伤或脑外科手术,康复治疗目标就是恢复并保持语言能力。对构音障碍较轻的病例,重复读词语或句子就可充分让患者重新学会发出特定声音所需的面部肌肉和舌头动作。如果构音障碍很严重，患者需学会使用单词表或图片或电子设备进行交流。

如果构音不良是由神经系统渐变的问题造成，比如说肌萎缩性侧索硬化（Lou Gehrig 病）或多发性硬化症，治疗目标就是尽可能延长维持语言能力。患者通过锻炼加强对于口、舌和唇的控制，并用更慢的语速和更短的表达长度。对呼吸肌控制能力变弱可能迫使患者在一个句子的中间停下来换气。呼吸锻炼会有所帮助，有时通过手控辅助设备呼吸有助于清除气道中的黏液。

语言性运动不能症：语言性运动不能症患者是由于说话需要的肌肉运动的发起、协调或先后顺序调整出现异常，因而不能产生作为语言基本单位的声音。语言性运动不能症常常由卒中、头部外伤时的脑损伤引起。一种治疗方法是治疗学家让患者一遍又一遍地练习发基本音。另一方法是治疗专家教患者使用简单语调说一些常见短语。每一个短语都有它自己的旋律和节奏，用什么样的节奏由说话者的情绪决定。例如，如果说话者情绪不高，"早安！你好吗？"可用平平声调。但是，同样的话在很愉快的情绪之下说，就几乎带有音乐的调子。对语言性运动不能症患者的治疗，医师鼓励患者重复用简单得不能再简单的语调和节奏说话。随着患者的进步，语调和节奏的提示渐渐弱化。

失明

失明患者的康复治疗取决于患者是先天性失明还是年纪较大才失明。在出生时或很小的时候就失明的孩子通常接受过特殊教育，并且调整得很好。但在年纪较大才失明的人必须学习新的方法来处理日常生活如进食。通常教给盲人用时钟法进食。晚餐盘子好像一个时钟，肉通常放在 8 点钟的位置，蔬菜放在 4 点钟的位置，饮料在 1 点钟的位置。

盲人也要学会使用扶杖，家庭成员和其他照料者必须学会如何和盲人一起走路。要告知家庭成员不要在没有告诉盲人的情况下改变家具摆放位置。使用导盲犬和学习布莱文盲文要在更久后进行。在这中间的过渡时期，有声书籍能帮助盲人阅读。

第 7 节

临终和死亡

一个世纪以前，大多数外伤或严重传染病的患者在得病后不久就会死亡。大多数人都只能向医师寻求减轻痛苦的方法。今天，死亡甚至可以被看作可定期延长的事件，而非生命的一个固有部分。然而，死亡是生命的一个固有部分，同时谈论疾病的可能结局，包括临终和死亡，是医疗保健的重要部分。

医师和患者在涉及这样的讨论时，使用的语言和他们的安慰程度不同。涉及到信息量和做出他们想要的决定时，他们的安慰程度亦不同。临终的人和他们心爱的人应努力去理解他们的处境以及可能的过程，去选择已知有益的治疗和家族支持，应当理解不想和医师谈论死亡和临终的患者，很多重要的决定可能在没有他们参与的情况下做出。

死 亡 时 程

疾病预后是一个可预测的可能时程和结果，或是疾病恢复的可能状态。人们常认为医师知道一个人还能活多久，但却对他们隐瞒这个信息。但实际上，没有人能知道一名患者什么时候会死亡。建议家族成员不要强求一个确切的预测或完全信赖一个医师给出的预测。这样貌似准备的预测常常是错误的，因为针对某种疾病能生存多久的变化非常之大。有时十分虚弱的人也可能较好地活上几个月甚至几年。而另外的人可能很快就死亡。患者常希望在死亡前有一特定的人在场，这样就可以在适当时候为他安排后事。有时候预测一个人可能什么时候因疾病而死是必要的。通常只能在医生确认生存期在 6 个月之内的情况下才能给予临终关怀。

与其询问医师"我还有多长时间？"或"我会在 6 个月内死亡吗？"，不如问患同样疾病的人通常的生存期范围——最短和最长生存时间。医师可以提供的另一种预测是，患者的病情严重，如果他在 1 年内死去亦不意外。基于此，生命是如此脆弱，同时病情恶化的可能以及死亡的可能都会让患者安排生活尽可能舒服。

有时，医生讲述病情极可能康复而不提及严重病情并即将死亡的现状，以给患者希望。病危的患者及其家属最终会明白这"希望"是误导和轻视。事实上，患者和家属有权力知道所有的信息以及最现实的可能预后。结果，他们可能不得不清楚的表达出他们的优先选择，而不是为了过度的乐观考量。

不同疾病的症状进展亦不同。对于死于癌症的患者,能量代谢、功能和身体舒适常仅在死亡前一到两个月时才逐渐变差。接着可见患者衰竭,随后垂死状态就显而易见。而其他疾病,如老年痴呆症、肝衰竭和肾衰竭,从发病之始就出现机能不断恶化。严重的心脏病和慢性阻塞性肺病可致病情不断加重,同时伴偶然的病情恶化。这些偶发事件一般会改善,但患者常常会死于恢复至稳定的几天里。

与临终患者的交流

很多人觉得很难与一个临终患者敞开讨论死亡,他们误认为临终者不想讨论自己的病情,或担心这样会伤害患者。家庭成员应当继续与临终患者交流,并让他参与做出决定。以下建议可能有助于在与临终患者交谈时使之感到舒服一些。

- 倾听患者说话。可以问"你怎么想?"而不是用"不要那样说"的话终止交流。
- 谈论临终希望谈他临终较长一段时间内家人的生活,再回到离死亡很近的事。这样更加容易讨论到马上就要处理的事,比如说患者想怎样安排葬礼,以及如何帮助所爱的人。
- 和临终的人一起回忆,这是尊重那个生命的一种方式。
- 和临终者说话,即使他已经不能说话了。其他交流方法,比如说握着患者的手,为他按摩,或只是和他在一起,都可以让他感觉好些。

临终前的选择

患者和家属可能觉得他们已被致命的疾病和医治事务所淹没,仿佛他们失去了处理一切事务的能力。有时,人们更喜欢这种无法控制的感觉,因为这样可让他们从必要要承担的责任中得到舒缓。而另外一些人喜欢决定他们关注的方方面面,有时甚至于他们葬礼和安葬的细节。

在患有致死性疾病的生命终结时,医生和患者之间关于如何选择的坦诚和敞开的交流有助于保证较好生活质量。医师给出结束生命方式的可能优势和不足的建议,包括对生活质量的影响。患者说出他们想要做的和不想做的。患者有机会陈述他们喜欢的治疗方式,对治疗方案的要求,表达他们的关心:想在什么地方去世以及当临终时想要什么,同时决定他们死亡时是否捐献器官。

许多患严重或终末疾病的患者可与给予他们规律治疗的医师建立长期持久、相互信赖的关系。然而,也有一些例外,如某些医师可能反对使用致死性镇静剂或大剂量阿片样药物镇痛。这两种方式可能都可使患者更舒服的去世,但也有加速死亡的可能。假如一个患者选择这种治疗方式,但他的主管医生不同意,患者可能向其他医生寻求这种处理。有时,如果临终患者指定医生在临终关怀小组的协助下,可能提供这种临终关怀处理。

 你知道吗……

医生一般不能准确预测一名患者将生存多长时间。

医生提供的大量合理的预测结果更有价值——不必诧异的最好和最差结果

选择医疗保险系统:保健实施系统是由医师、医院、护理院和家庭健康保健机构组成的服务机构。医护系统可能在他们的收费、保险赔付、患者的扣除额和自付比例有所差异。向医生、护士、其他患者和家属、社会工作者以及个案管理员进行咨询可能有助于您找到最好的临床团队和他们的网络,就是这些组成了医护系统。

- 在不同的医疗网络中什么样的治疗更有效?
- 在提供有关可能治疗方案优点的信息时,一般经验是什么?
- 如何同那些已经接受治疗的患者和家属进行交流?
- 什么样的试验性治疗更有效?
- 医护团队常规关心临终患者和家属吗?
- 他们在确实保证患者舒服和尊严,以及满足患者和家属选择的医护方案方面自信吗?

选择死后器官捐献:临终的患者可能希望在死后捐献器官。这一决定最好在去世前,家属在场时做出。

选择医生

当选择一名医生(或整个护理团队)时,患有致命性疾病或高龄的人应问如下有关临终医护的问题:

- 这名医生是否会对临终患者对症处理(姑息治疗)以及给予很强的阿片样镇痛药?
- 这名医生有照料临终者的实际经验吗?
- 医生会在医院、疗养院或家里照料临终者一直到去世吗?
- 对于临终医护,医生是否足够灵活以适应患者不同的治疗选择?
- 医师熟悉保证质量的家庭健康、物理治疗和职业疗法吗? 付费方式? 如何帮助患者和家属在需要时得到更进一步的服务?

当医师缺乏信心,同患者及其家属缺乏长期关系,以及缺乏应有的积极态度时,可寻求其他医生帮助。

一般而言,死于慢性疾病的患者可能捐献角膜、皮肤和骨骼。突发死亡的人可能捐献更多器管,如肾脏、肝脏、心脏和肺。作为器官的捐献者,一般只需签一份标准的器官捐献卡,同时让医生和家属知晓即可。

有些妨碍人们成为器官捐献者的一般担忧可以消除:器官捐献一般不影响葬礼时身体的体形和容貌,同时家属不需任何花费。还有就是患者的器官在生前不会被取走。医生应当清楚即便是患者死在家中或护理院如何作器官捐献准备。

选择治疗项目

质量与质量的比较:通常,摆在面前的两种选择,一是在维持舒适的情况下加快死亡,二是接受更积极的治疗试图活得久一些,但可能增加不适和依赖性。如患有严重肺病者通过使用机械辅助通气(帮助人呼吸的机器),可能使生命延长一些。然而大多数患者发现应用呼吸机非常不舒服,同时常常需深度镇静。

然而临终者和家属可能会认为只要存在任何延长生命的可能性,他们就必须尝试这样的治疗,即使治愈的希望并不现实。这常常把患者最后的几天牺牲在不良反应的痛苦之中,而无法舒服地过完余生。很多病例表明,当一个人已经临近死亡,医护的重点应当转移到提供舒适的服务来确保临终患者不会痛苦。作为一个临终者,做出这样的决定时,哲理、价值观和宗教信仰的问题就会参与进来。

人们应当在面对生命终结的危象时,商量怎样做好临终关怀。

这样早做决定很有必要,因为,以后的疾病常常妨碍患者表达他们的愿望。家属一般不愿意拒绝延长生命但对患者没有明确益处的治疗。这一过程被称为事先医疗计划,同时它可产生具有法律效力的强制性事先指令。无论何时,只要可能就应将事先指令付诸于书面并附法律声明。然而,当患者不能做出这种决定时,患者、家属和医师之间有关最佳实现医疗计划的谈话也可在日后指导医疗决定。

管饲:尽管部分患者可能受益,通过管饲供给食物和水(人工营养和水分供给)通常并不能让临终者感觉舒适或生存足够长。如不情愿采用这些措施,可通过代理性活遗嘱预先或当可能被应用管饲时拒绝。

复苏:复苏是试图将已死亡的人挽救回来的行为,包括诸如胸部按压、辅助呼吸、药物以及对心脏停跳患者进行电除颤。这是医院里唯一自动提供的治疗,除非事前有特别要求【即"拒绝复苏"(DNR)声明】。无论是正式的事先声明或是患者(如果患者不能作决定时为代理人)与医生之间的协商,均可通过事前护理声明拒绝复苏。一旦决定,医生应在患者病历中记录。

应当了解的服务

- **家庭护理** 是患者在家里由专业护理人员给予的医疗监护,护理者可帮助管理服药、评估患者的状况,以及洗浴和其他个人服务。
- **晚期患者关怀院** 是在生命即将终结时的护理,它强调缓解症状和对临终者及家属提供心理上和社会上的支持。可能安排在患者家中,晚期患者护理所或医院。获得晚期患者关怀护理的时间通常在临终前 6 个月以内。
- **疗养院** 这种护理是在有护士和相关支持工作者,经批准的住处护理。
- **缓解护理** 是在家里、疗养院或晚期患者护理所中进行的暂时性护理,让家庭成员或其他看护者可出行、休息或处理其他问题。它可能持续几天或几周,要看保健实施系统和基金的状况。
- **志愿者组织** 对患者和家属提供各种财务和支援服务。这样的组织通常集中在关怀某种特定疾病的患者。

由于复苏至多能将人们恢复至心脏停跳以前的状态,而濒临死亡的人受益有限,因为心跳停止只是他们的临终事件。这些人几乎不可能对复苏有反应。少数有简单反应的人的意识大多也不能完全恢复。

拒绝尝试复苏决定,对大多数等待死亡的人都是能理解的,这一决定也不需家属很慎重权衡。

一些临终者和家属可能希望在家——一个温情,更有支持力的环境——而非在医院度过人生最后时光。对于在家的患者,一般要给所有的护理人员提醒,一旦出现死亡征兆时不必呼叫救护车。对于住院患者,医护人员可帮助家人准备患者回家所需的使其舒适的安排,例如药物和一张医用床。如优选或不可避免住院,尤其重要的是让患者决定有关不愿接受的治疗手段的声明。

临 终 关 怀

- 临终关怀项目强调对患者和家属进行缓解症状、安慰治疗和情感支持。
- 临终关怀项目并不强调诊断性检查和延长生命。

临终关怀旨在尽可能减轻临终者和家属痛苦的理念和护理项目。在美国,临终关怀是真正广泛有用的综合项目,帮助在家中的危重患者。临终关怀项目拒绝大多数的诊断性检查和延长生命的治疗,而倡导缓解症状。他们也教会临终者及其家属有关正确护理和舒适护理的知识。

临终关怀常涉及不同专业,如医生、护士、社会工作者和护理员(家庭健康助手),药剂师、营养师和治疗师也包括在内。

临终关怀项目人员护理针对在家中、疗养院或其他护理机构的人。

尽管临终关怀项目人员一般不对住院和康复中心患者进行护理,但很多医院确定有对症处理的护理项目(姑息治疗服务)。

临终关怀项目在他们已提供的服务以及他们支持和使用的治疗方案和器械方面各不相同。临终关怀护理是否对特定个人和家庭进行服务完全取决于他们的需要、愿望、费用以及当地项目的技术和能力。

临终关怀护理可提供最必要的治疗和相关医师。护士日常监督整个护理计划,包括服药、氧疗、注射器和其他特殊装备。社会工作者、牧师和志愿者帮助解决人际、精神和经济问题。治丧顾问在丧葬过程中提供支持和意见。临终关怀护理计划可帮助家属做好面对失去亲人和应付死亡情形的准备,包括他们的作用和如何获取帮助。

大多数不够临终关怀标准的人也寻求一些日常活动的帮助(如穿衣、洗澡和做饭),而另一些人则完全信赖这些。家属和朋友常常做这些护理,同时,临终关怀院方和家族可从家族健康助手得到帮助。

大部分临终关怀机构费用是由医疗保险或保险金支付,但一般只有当患者被医生确诊为致死性疾病且生存期不足 6 个月时才能得到支付。

医生可能不愿考虑临终关怀机构,因为在临终关怀医院规定能力之外的治疗条件更有发展。然而,很多治疗条件是在临终关怀范围内,同时人可在任何时候离开临终关怀医院去接受治疗并再入院。因此,这种偏见是不公平的。

疾病临终表现

很多疾病临终时都有相似症状,包括疼痛、呼吸短促、消化问题、失禁、皮肤破溃和乏力。抑郁、焦虑、迷惑、意识和活动能力丧失。

疼痛

大多数人都惧怕临终时的疼痛。但疼痛通常可控,这样会让临终者保持清醒以及对外界的知觉和舒适。但强化的疼痛的治疗可能使一些患者镇静或意识模糊。

医生主要依据患者的疼痛程度和病因选择止痛药,医生可通过观察并同患者交流而作出判断。阿司匹林、对乙酰氨基酚和非甾类消炎药(NSAID)是缓解轻度疼痛的有效药物。然而多数患者需更强的镇痛药如阿片样物质控制中到重度疼痛。口服的阿片样物质,如羟可酮、氢吗啡酮、吗啡、美沙酮可有效缓解疼痛达数小时,而更强的阿片样物质可由皮肤贴片、注射或持续静脉滴注的方式给予。肌肉注射给药可致疼痛同时吸收不佳。

适当的药物治应及早给予,这比一直撑下去直到疼痛无法忍受时要好。用药没有常规剂量。有人需小剂量,而另一些人需要的剂量则大得多。如果小剂量阿片类药物无效,医生一般应增加剂量。药物信赖可能是规律阿片类药物应用所致,但除需要突然停药和有不适症状外,对于临终患者并无大碍。一个人濒临死亡时,药物成瘾这一概念并不适用。

阿片类药物可能导致诸如恶心、镇静、意识模糊、便秘或呼吸浅慢(呼吸抑制)等副作用。除了便秘外,大多数副作用一般在用药一段时间或换成另一种阿片类药物后可缓解。对于有严重或持续的副反应或疼痛不能完全缓解的患者,疼痛专家的治疗可获益。

使用阿片类药物基础上加用其他药物常可增加舒适感并减少阿片类药物用量和副反应。皮质类固醇(如波尼松和多塞平)或加巴喷丁有助于缓解由神经、脊髓或大脑异常引起的疼痛。某些抗抑郁药如多塞平,夜间给药还有助患者睡眠。苯二氮䓬类(如劳拉西泮)对于焦虑加重疼痛的患者有效。

针对位于一点的重度疼痛,由麻醉师(专门处理疼痛以及手术支持的人员)在局部把麻药注射到神经中或周围(神经阻断)可能缓解疼痛同时副反应少。

对有些人,疼痛缓解技术(如导引影像、催眠、针灸、松弛法和生物反馈)有益。同时心理咨询对缓解压力和焦虑可能非常有益。

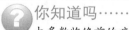
你知道吗……

大多数临终前的痛苦症状可被缓解,至少可获很大程度缓解。

气短

虽然临终的人对气短和拼命呼吸(呼吸困难)特别恐惧,但一般是可被缓解的。通常有各种缓解呼吸困难的方法——例如减少体液潴留、改变患者体位、充足给氧。阿片类药物(如吗啡)可帮助有轻微持续性呼吸困难的患者(即使他们没有痛苦的感觉)呼吸变得更容易。睡觉时服用阿片类药物可通过防止患者呼吸困难而经常醒来,使睡眠变得舒适。苯二氮䓬类(如劳拉西泮)一般有助于缓解由焦虑所致的呼吸困难。其他有效方法包括开窗或用风扇采凉风和保持环境安静。

这些疗法无效时,大多数临终关怀医院的医生都会同意给这些痛苦的患者(即便是患者可能失去意识)使用阿片类药物,缓解呼吸困难。想避免呼吸困难的临终患者应当明白医生可完全控制症状,但这样处理的手段可能造成意识丧失,甚至加快死亡来临。

消化道问题

消化问题,包括口干、恶心便秘、肠梗阻和厌食在病情很严重的人群中很常见。其中有的问题由疾病造成。其他的，比如便秘，可能是药物的不良反应。

口干：可用湿口拭子、冰片或硬糖来缓解。很多种商品都可能用来润湿干裂的嘴唇。为了预防牙齿问题，应经常刷牙或使用口腔海绵来清牙齿、牙床、颊内侧和舌头。

恶心和呕吐：可能由药物、肠梗阻、胃病、电解质紊乱、颅内压增高（发生在特定的脑瘤）或既往疾病导致。明确病因的便秘和呕吐一般应予以处理。医生可更换药物或给予止吐（制吐）药。

肠梗阻可导致恶心和呕吐。癌症是造成临终患者肠梗阻的最常见病因。由肠梗阻所致的恶心呕吐经止吐药和某些皮质激素处理后可好转。然而，症状缓解仅是暂时的。可能有必要进行手术缓解梗阻。然而，根据患者的一般状况，可能生命预期和梗阻原因，药物性肠麻痹和胃液分泌减少，有时通过从鼻腔伸入胃内的管子（鼻胃管）持续抽吸胃分泌物效果可能更好。阿片类药物对缓解疼痛有帮助。

便秘：相当不舒服同时在临终患者又很常见。限制食物液体和膳食纤维的摄入、缺乏身体活动，以及一些药物使肠运动缓慢。腹部疼挛可能发生。便秘（尤其当便秘由阿片类药物造成时）可能需服用粪便软化剂、轻泻药或使用灌肠剂。即便在疾病晚期，缓解便秘也有益。

吞咽困难：可见于一些临终患者，尤其在卒中后、老年性痴呆，或由食管癌的阻塞引起。有时患者在进食时保持某种姿势，或选择易于吞咽的食物可恢复吞咽能力。如果这个问题无法完全解决，就必须决定是否需要管饲。

厌食：最终会发生在大多数临终患者。很多导致厌食水摄入的原因可被缓解，如胃炎、便秘、牙痛、口腔真菌感染、疼痛和恶心。一些人口服皮质醇激素（地塞米松或泼尼松）、甲地孕酮或屈大麻酚可改善食欲。不宜强迫临终患者进食，但有时他们可能会想吃一点自己最喜欢的家常小菜。

对于还能生存超过数小时或数天的患者，通过静脉或鼻胃管给予人工营养或水，同时也要定期观察患者是否舒服，神志是否清晰或精力是否改善。如没有改善，很多人不再选择继续。临终者和家属与医生之间应有明确协议，什么时候应该做什么，如果无效，什么时候停止人工营养和补水。

在生命的最后几天，厌食症状很常见，尽管患者缺少饮食和饮水可能让家属感到担心，但不会导致新的疾病或身体不适。随着心肾功能衰竭，额外的液体摄入使体液在肺中蓄积，可能会导致呼吸困难。减少食物和液体的摄入，胸腔渗出变少，进而引流减少，同时因减少肿瘤周组织水肿而使癌症患者疼痛减轻。脱水治疗有助于身体释放大量机体天然镇痛物质（内啡肽）。因此，临终者不宜被强制吃喝，尤其对那些需留置静脉导管或鼻胃管或住院的患者。

失禁

很多临终者都会失去控制肠道和膀胱的能力（失禁），其原因既可归咎于疾病也可能只是一般的虚弱。一次性成人尿布和加强卫生一般可解决这一问题。失禁患者应尽可能保持干燥，一般应常换床单和尿布。只有当换床单时疼痛或当临终者或家属强烈要求时才应用导尿管（插入膀胱中的小管子）。

褥疮

临终者容易患褥疮（也叫压力性溃疡），褥疮会造成不适，还可能导致感染。病重、活动很少、不能离床、失禁、营养不良或大多数时间都坐着的人患褥疮危险最大。经常坐着对皮肤的压力或在床单上移动时的摩擦都可能造成皮肤损伤或撕伤皮肤。要尽一切努力保护皮肤，皮肤发红或破损应迅速报告医生。每2小时改变一次姿势能减少褥疮发生的危险。特制床垫可持续充气床可能有益。

疲乏

大多数重症患者都会有疲乏感。临终患者可集中只做该做的事，节省精力。通常走很长的路去看医生或坚持一项已不再有用的锻炼都没有必要，这样做反而浪费了必须要做件的精力。有时，兴奋剂可能有帮助。

抑郁与焦虑

想到生命即将终结，伤心是正常反应，但伤心不是抑郁。处于抑郁状态的人可能对正在进行的事缺乏兴趣，只看到生活的阴暗面，或觉得没有情绪。提供心理上的支持和他们表达自己的关注的事和感情是常见的好方式。娴熟的社会工作者、医生、护士或牧师有助于缓解这些关注。临终者和他的家属应当和医生谈论这样的感觉，这样抑郁就可被诊断和治疗。结合药物和心理咨询的治疗，通常都很有效，即便在生命的最后几周，也增进余下时间的生活质量。

焦虑远重于正常的忧虑：焦虑是过度的担忧和恐惧的感觉，以至于影响了日常生活。感到信息不畅和压力可能造成焦虑，可通过向护理人员要求更多信息和帮助来缓解。平常在压力大时就感到焦虑的人，临终时可能出现焦虑。对一些人可能有帮助的方法——包括安慰、药物以及改善引起焦虑动因等——可能会在临终时对他有帮助。被焦虑缠身的临终患者除了应当从咨询者获得帮助外，还可能需要抗焦虑药物。

意识障碍和意识丧失

病情严重的患者很容易出现意识障碍。可能由一次用药，一个小感染，甚至生活中一个小的改变而突然诱发。安慰和恢复原有的方式，有可能缓解这种障碍，但医生应当评估可能被治疗的病因。意识障碍的患者可能需要小剂量镇静剂，并需要有人经常护理。

有意识障碍的临终患者，常常不会感觉到死亡来临。

有时,临近死亡时,一个有意识障碍的人,可能会出现让人吃惊的清醒。这状况对家属而言很有意义,但可能误解为病情有了起色。家属应当为这些状况做准备,却不应对此抱有希望。

一半临终的人在他们最后几天的大多数时间都可能已没有意识。但如果家属相信失去意识的临终者仍然可以听得到他们的说话,那他们可以跟患者做最后的告别。在无意识情况下离开是一个平静的死亡方式,尤其当患者和家人都很平静,而且所有计划都已完成的时候。

丧失活动能力

随着致命性疾病的进展,患者的活动能力逐渐丧失,可能渐渐变得无法料理一座房子或一间房,准备食物,处理财务问题,步行或照料自己。大多数临终者在他们最后几周常需他人照顾。预见到这样的情况,可能就需要选择靠近家属和合适轮椅活动的住宅。职业或物理治疗,以及家族保健服务可能帮助那些因活动受限进一步加重而留在家中的临终患者。

财 务 问 题

医疗保险对于临终者所需的某些服务,比如在护理院中长期的护理费用或在家里的家庭健康助手的花费是不支付的。临终关怀计划提供的是通常所理解的服务之外的服务。但临终关怀计划基本上都是在家里对晚期患者提供服务。并不是所有的人都有资格接受临终关怀计划服务,同时医生一般也不愿意给想成为临终关怀计划对象的患者开具能存活 6 个月的证明。

家属应当研究一个病重的家人临近死亡的花费。有关保险的范围和规定的信息可通过努力和勤奋工作获得。同时咨询医生和护理团队常常涉及当地的老龄问题区域机构(访问全国老龄问题区域机构协会 www.n4a.org)或咨询临终关怀医院或健康计划机构的社会工作人员,这是不错的开端。

> **?你知道吗……**
> 一项大规模研究显示,大约三分之一的家庭因照顾临终亲人而花掉他们几乎所有积蓄。

患者临终时的大多数护理通常都由家属免费提供,但他们也应了解专业关怀工作人员可帮什么忙,这样负担就能调整得可承受。家属应直接和医师谈论费用,在费用上要坚持合理的关注,事前对治疗计划适当限制,或为其做好经费准备。

安排临终者的不动产是明智的。尽管当死亡迫近时讨论财产和财务问题很困难,但通常这是应该的。这样做可完成需要临终者签字或安排的事情,从而减轻家庭的负担。老人护理方面的律师可能在处理财务和法律问题方面会提供帮助。

法律和伦理关系

■ 事前申明是向家属和医护从业人员声明有关个人治疗的决定,以防需要他们做出这些决定时而无能力做出。

■ 俄亥俄州通过的"尊严死亡法案"允许该州患者使用由医生开具的致死性药物终结自己的生命,这些药物是患者自愿自己服用的。

事前申明:人们可写下有关自己在临终前接受或不接受的治疗方式的书面声明,即事前申明。事前申明是一种法律协议,让一个人在未来他失去资格或能力作出选择的情况下,能表达他对保持尊严和治疗选择的意愿。例如,如果患者本人希望,事前申明可禁止复苏(试图让心脏停跳时的患者苏醒的操作)和管饲。事前申明可是一份生前遗嘱,它表达患者对医疗的选择;或可是一份律师持久授权,其中患者指定另一个人来作出医疗关怀的决定;或者两者都有。大多数情况下,危重护理期间,由患者、家属和医生之间做出的非正式决定也有益于按照患者意愿实行治疗。

自杀:尽管很少有患者真正自杀,很多临终至少会考虑自杀—所以自杀救援的公开辩论在增加。但和医师谈论可能有助于发现问题根源,同时可纠正促使自杀想法的问题。医生可更加有效控制疼痛、抑郁和其他疑难症状。其他医护成员,如神职人员,可让患者和家属对生命抱有希望,帮助他们寻找生命的意义。然而,仍有一些选择自然摆脱无法忍受的环境,或希望自己能控制什么时候、如何死去。人们可很容易掌握自己的死亡,只要他们拒绝可能延长生命的治疗,比如使用鼻饲管和呼吸机。但作这样的决定不会被认可。

1997 年尊严死亡法案在美国俄亥俄州通过,接着类似的措施在其他州开始考虑。这条法律使俄州的医师们可用药帮助想要死亡的终末期患者(特定法律用语)。这条法律包含很多种防止滥用法律的方法。

■ 强制等待时期
■ 心理咨询
■ 第二种医疗选择

接　　受

■ 临终者通过修复与家人之间的关系,会拥有更深沉的宁静感。

■ 一般经历五个情绪阶段:否认、愤怒、交涉、抑郁和接受

为死亡做准备通常意味着结束一生的工作,把家人

朋友的事情安排好;宁静等待不可避免的事情来临。精神和宗教的问题对于很多临终者及家属都很重要。在有的晚期患者护理所和医院,圣职人员是关怀人员中的一分子,如果患者及家属与牧师或其他精神导师没有联系,专业关怀人员可帮助他们找到适当的精神援助。

濒临死亡的结局引发出关于天性和生命意义的问题,以及为什么会疼痛和死亡。这些带有根本性的问题不存在简单答案。重病的人和他的亲属可通过自己的智慧、宗教、顾问、朋友和调查研究来寻找答案。他们可以通过交谈来度过这段时间。对绝望最重要的缓解剂是对别人怀有深深珍爱之情。医学诊断和治疗关注冲不掉很多重要事件,更洗不去人与人间关系的珍重。

悲痛是发生在预期效死之前的正常过程。按照伊丽莎白·库伯·罗斯的死亡和临终状态领域的先驱理念,典型的临终者会经历五个情绪阶段,通常按以下顺序排列:否认、愤怒、交涉、抑郁、最后接受。一个人在否认阶段时,行动、谈话或思考都可能不像是正在濒临死亡。否认的情绪是因对失去控制、与所爱的人分离、不确定的未来以及病痛造成。与医师或其他参与关怀人员的交谈,可帮助临终者明白他还保持着控制,而且他的疼痛和其他症状也会被控制。愤怒可能表达为一个不公平的感觉:"为什么是我?",交涉可能是标志着与死亡的周旋,也就是争取更多时间。当患者意识到交涉或其他策略都不会起作用后,抑郁就可能产生。接受阶段,有时被形容成是面对不可抵抗事实的阶段,可能在与家人、朋友和关怀人员交谈后到来。

准备死亡是一个痛苦过程,伴随很多情绪的起伏。但是,对大多数人,这是个新的理解和成长过程。通过处理过去的伤痛和修复与人之间的关系,一个临终者及其家属会拥有更深沉的宁静感。

濒 临 死 亡

从某种意义上,对于所有能接受死亡的临终者来说,决定不进行心肺复苏(CRP,一种恢复心脏和肺脏功能的紧急操作)是正确的。临终者、家属以及医疗小组也应决定并记录其他有关治疗的重要决定(如临终者是否应入院或使用呼吸机)。通常,完成这些决定需特殊的工作(如在家中服药,准备处理出现的症状)。

假如一个人希望能在家中逝世,家属应预先明确谁去呼救(如医生或护理院护士)以及知道谁不需呼救(如救护车)。他们也应在法律咨询和准备丧葬服务方面得到帮助。如果合适,患者或家属应同护理组讨论死亡前或死亡当时进行器官和组织捐赠。这些讨论一般要合法。宗教活动可能影响死后身体的护理。特殊要求应当同护理组,还有临终者或家属进行协商。

喉中分泌物或因喉部肌肉松弛可能引起呼吸啰音,有时被称为死亡哮吼。改变患者的体位或药物减少分泌物可将啰音减至最小。这样的治疗措施主要是为了减轻家人或护理人员的难受,因为这时临终者可能已完全没有感觉。这样的呼吸可能持续好几小时。

死亡时,一些肌肉可能发生收缩,胸腔可像在呼吸一样隆起。呼吸停止后几分钟后心跳才会停止,然后可能会发生一阵短暂的抽搐。除非临终者患有危险的传染性疾病,家庭成员可以放心地接触、爱抚和拥抱临终者的身体,即使是已经死亡后的一段时间,看看死者已经亡故的身体对与死者亲近的人也有帮助。这样做可以消除这些人对患者是否已真正死亡的无端怀疑。

人在生命最后时刻可能对家属、朋友和护理人员产生持续的影响。只要可能,临终者应被放置在一个祥和、安静和舒服的地方。如果临终者需要,家属、朋友和神职人员应在场。

死 亡

死亡必须由授权人(比如医生或护士)发布,而且死亡原因和详细情况必须经过鉴定。完成这些要求的程序在一个国家的不同地区很不相同。如果一个人计划在家里死亡,家属就应知道可能还有多少时间? 患者有什么要求? 应该作什么准备等方面的问题。如果患者是在临终关怀医院接受临终关怀,护士会逐渐向他解释一切。如果必须要警察或政府工作人员到场,应当再次告知他们患者选择在家里死亡。选择在临终关怀医院和在家里死亡的人,通常都无需通知政府工作人员,这样就减少很多可能给家属带来的麻烦。如果没有临终关怀医院或家庭服务机构代理,家属应联系医学检验人员或家庭葬礼指导者,咨询应当做哪些准备。死亡证书对于保险金认领、通过财政账号认证、转让死者名下的私有财产,以及安置不动产都是必要的。家人应有足够的复印件。

家属可能很难要求或同意解剖。尽管它无法帮助死者,但通过解剖可以了解更多关于疾病的发生过程,对家属和其他患有相同疾病的人都可能有帮助。解剖后,尸体可由殡仪馆或家属准备下葬或火化。解剖时留下的切口可用衣服遮盖。

预先安排,甚至预付费的丧葬服务对家属非常有帮助,因为可了解临终的人对死后遗体处理有什么选择,包括安葬、火化和捐献遗体供研究。很多家庭有某种仪式来珍藏所爱人的记忆。有的选择在亲人死去后进行一次小的纪念活动,或在几个星期甚至几个月后再举行一场大的纪念活动。

亲爱的人死后,活下来的人会受到一定影响,影响的程度取决同死者的关系、死者的年龄、死亡的经历,以及还可依靠情感和经济情况。家属应当认为他们已经做了自己应该做的一切。死者逝去几个星期后跟医生谈一谈可帮助回答一些遗留问题。死后一段时间亲人的孤独、迷惑,以及不现实感都可随时间流逝渐渐平复,但失去的感觉却存留下来。体验过亲人死亡的人们,不会"忘却"死亡,就像死亡带给他们的感觉那样,但他们仍会继续自己的生活。

第 8 节

法律和伦理

患者做决定时最好能多了解一下这方面的法律。如人们有权决定他们的健康决策。但是,健康状况不佳可使这些权利得不到保障。确保他们的此类权利需要更多的思考和筹划。突发或慢性疾病可导致虚弱和意识模糊,使人脆弱,失去控制。处理个人事务、了解心愿、并确保这些心愿受到尊重,即便对于身心受损的人们来说是不可能实现的。然而,任何年龄的成年人都可采取措施避免他们的生活失去控制,这样的步骤对老年人来说更显重要。

对与健康相关的个人事务,计划的关键是制定高级健康指导,包括制定生前遗嘱和指定健康计划的长久代理人。至于财政和财产,重要的法律手段是授权长久的代理人,可取消的委托(或活着的信任),和遗嘱。这些法律工具直接有助于家庭、朋友、健康执行者,如此法律可为健康医疗提供保障,并确保个人事务、财产管理和分配按照主人的意愿得到处理。

美国的法律系统按联邦、州及地方三级运作。一般来说,联邦法律规定财产转移时如何加税,无论原主人是活着还是已经死亡。联邦法律也控制医疗保险,为大多数 65 岁或以上的人提供医疗保健支付的项目。通常,美国州立法决定在人们失去生活能力时,如何安排他们的保健。美国州立法也决定谁有资格在医疗补助制度下受益,医疗补助制度为有些穷人和残障人提供医疗护理。另外,如果一个人死后没有留下遗嘱,美国州立法就负责监管他的财产分配。由于州与州之间的立法不一样,所以,寻求律师的意见很重要,尤其在关于财产问题上。关于健康关怀问题,人们可以自己采取很多措施,也可以向自己的医生或社会工作者寻求帮助。准备一个生前遗嘱或长期代理人协议授权,但有个律师会更好一些,尤其当当事人的意愿比较复杂或家庭成员不太同意其意愿的时候。复杂的财政公文最好由律师来书写。

决定医疗策略的能力

法律承认的成年人——美国大多数州是 18 岁以上的人——有权管理他们自己的事务、进行交易已及作出健康关怀决定。部分年龄低于成年(通常为 18 岁)的未成年人不在此列。这部分人通常包括已经结婚的、服兵役的及已经获得法院特别判决的未成年人。

法定无资格:法定资格及权利一直保持到死亡,除非法庭判定一个人不能再以自己的最大利益为上处理个人事务(即无资格能力的状态)。医疗关怀执行者,即使他们认为此人已丧失做出决定的能力,也不能不顾此人表达的愿望,除非法庭宣布一个人已经无能力。今天,州立法更喜欢"无能力"一词而非"无资格能力",并定义此词为特殊任务,因为任何任务都需要不同的能力去完成。如一个人可以被宣布没有能力去处理财政事务,却仍有法定的资格去决定医疗方案或决定去哪里居住。法定资格常导致保护者或管理人员为他们做必要的决定。

健康关怀相关的法律条款

资格:处理自身事务的权力(在美国大多数州都在 18 岁授予)。

无资格能力:有法庭公告的由于受伤或病残而无法处理自身事务的状况。

无能力无法适当的作出决定或执行他们的状况,由医师或其他医疗保健专业人员确定。

事前声明:以生前遗嘱或持久律师授权形式存在的处理健康关怀问题的文件。

生前遗嘱:一份证明文件,有时可以叫做一份对医生的指示,表达一个人在未来他也无法表达自己的决定时,要求的医疗措施意见。

医疗保健的长期代理人授权:一份允许其他人根据他的利益代表他作出医疗决定的授权。这个人也叫代理人。

临床无能力:是指当一个人无法完成下面的事情时,由资深医师或其他医疗保健执行者为他们决定医疗方案。

■ 了解他或她的医疗状况,及作出的治疗带来的重要获益或风险及其面临的选择。

■ 制定或传达正确的治疗决策。

一个处于昏迷状态的人无法作出决定,而有严重的语言问题的人能做决定却无法交流。轻度痴呆的人或许可以足够清晰地思考并理解同医师的谈话,作出他们健康关怀方面的决定。同时,临床无能力不一定是永久性的。中毒、谵妄、昏迷、重度抑郁、躁狂或其他疾病的人可能缺乏作出健康关怀的决定的能力,但将来或可重新恢复这种能力。作出决定的能力对医生提供帮助是很重要的。例如,一个摔断腿的病人能够作出决定但却无法实施它。提供必要的帮助以实现其决定成为健康关怀重要的目标。

对于痴呆病人,在医生提供医疗帮助前,可能需要评估其认知能力、记忆力及判断能力。同样,在律师或会计进行交易前,临床评估一个人进行主要的法律和商业交易的能力是很必要的。如医生发现一个人无能力作出医疗决定,他们将会请患者指定的人或其朋友或亲属站在患者的立场上参与决定。这种为无能力的人作出的医疗保健决定的程序很少在法庭上提起诉讼。然而,如果当事人或其他团体反对个别的医疗决定或对其临床能力的判定,法庭就会介入。医生不会违背当事人的意愿除非法庭宣布该人已丧失法定资格能力。

知 情 同 意

在进行任何有创的检查或医学治疗时,医生都须征得患者同意,确保患者是知情的,自愿的且能承受的。此过程即为知情同意。当需作出医疗决定时,患者有权知道风险、获益及可能的选择,并有选择的自由。如患者没有能力理解这些情况或作出决定时,医生会请其授权的健康决定委托人作出决定。如果没有委托人,需要其他授权的代理人来作出决定。

自主。“每一个法定成年人都有权决定对他自己的身体做什么”,这是知情同意的法律和伦理条款的基础。知情同意的过程应当建立在患者和医生讨论的基础上。患者问有关他的状况和治疗的问题,而医生提供事实和见解,同时也有对患者的支持和忠告。医生应以患者理解的方式提供信息并真正的告知风险与获益。法律要求医生采用合理的方法与不讲英语或有其他交流障碍的患者交流。当患者了解以下情况时,可认为知情同意达到了:

■ 患者当前的医疗状况,包括如继续治疗,可能的过程。
■ 潜在的有帮助的治疗,包括潜在风险和获益的描述和解释。
■ 通常,执行者的专业观点作为最好的治疗选择。
■ 与每一种情况相关的不确定性。

通常,患者会签署一份总结了讨论内容的文件作为主要的治疗决定。

知情拒绝:与知情同意相伴的是知情拒绝权。患者有法定权利和临床能力拒绝任何医疗关怀。他们可以拒绝看起来其他任何人都会接受的或明显会救命的医学关怀。例如,一位患有心脏病的病人有权决定离开医院,即使这会导致死亡。即使其他人认为这样的决定是错的或没有道理的,当事人拒绝治疗的决定也不能成为他丧失决定能力的证据。许多案例中,患者因为害怕、误解或缺乏信任而拒绝治疗。但拒绝也可以是沮丧、精神错乱或其他医疗状况的结果。面对拒绝治疗的病人时,医生应更深入的研究、讨论。不过,一个人对治疗的拒绝不会被认为是在尝试自杀,医生顺从患者的意愿也不会被认为是在援助自杀。随之而来的死亡也被认为是疾病自身发展的结果。有时,患者拒绝治疗可危及他人。如患有某种传染病—如肺结核的病人拒绝治疗,令其他人陷入被传染的危险境地。还有的人,如未成年的孩子或不能独立的成年人,如拒绝治疗,就会令其他人的健康受损。这种情况下,医生常与律师、法官和专家共同讨论其伦理道德上的处理方式。

隐私与医疗保障简明责任法案

健康关怀医师有义务为患者的医疗信息保密。即便是对善意的家属,也不能向其泄露患者的健康信息。所有人都享有隐私权,除非得到许可,或者病人确实不能表达自己的选择(如病人严重的意识不清或昏迷的时候)。有一项名为医疗保障简明责任法案的法律应用于很多医疗关怀的执行,并制定了详细的关于隐私、权限及信息的披露等规定。例如,该法案明确了下述内容:

■ 患者通常能够看到并得到他们医疗记录的复印件,如发现错误,有权要求更正。
■ 健康关怀医生应该定期告知患者有关其医疗隐私信息的操作等。
■ 健康关怀医生可以分享病人的医疗信息,但仅限于他们内部并且只提供医疗帮助必须的部分。
■ 个人医疗信息不可因商业目的而被透露。
■ 健康关怀医生应该提前预防以确保他们的交流是保密的。
■ 患者可就隐私保护投诉健康关怀医生。

同时,医疗保障简明责任法案规定不可造成与患者家属或朋友的正常交流产生障碍。这些规定允许医生或其他健康关怀执行者分享与配偶、家庭成员、朋友或其他患者指定的人直接相关的信息。如果患者有能力做出健康决定,医生可以与其家属或其他患者允许或不反对其在场的人讨论这些内容。甚至当患者因急诊或丧失能力而不在场或无法询问患者同意与否时,如果医生认为这样做会令患者最大程度的受益,医生可以与患者家属或朋友分享患者的医疗信息，以作出专业的判断。

法律常要求健康关怀医生提供某些信息，因为这些信息可能会为他人带来威胁，例如，某些感染性疾病，如HIV、梅毒、肺结核等，必须向州政府或当地公共卫生部门报告。某些状况可严重损害一个人的驾驶能力，如痴呆或近期发作，必须报告给机动车部门。

事前申明

健康医疗事前申明是指提前（当一个人还有这个能力时）提出关于一个人在无法再有效交流的时候，对将要实施的医疗护理措施的选择。事前申明有两种基本形式：生前遗嘱和医疗长期代理人授权。

- 生前遗嘱指一个人对自己医疗的提前说明或选择。
- 医疗长期代理人授权指一个人（即代理人）为丧失能力的患者（委托人）作出医疗决定。

通常，患者直接告诉医生他们的意愿。但当他不能有效的交流时，需有其他的程序作出决定，这就是事前申明的作用。如果没有事前申明，其他人或许会作出有违患者意愿的事情。许多州授权不在场代理人做决定，多为血缘关系较近的人。但州立法不适用时，尽管他们的法定授权比较模糊，医生和医院也常向有血缘的亲人寻求帮助。极少数会转向法庭，法庭一般会委派一名家庭成员作为监护人或管理员，但也可指派一位朋友或陌生人来监督医疗。医疗长期代理人（或者在某些案例中，一份生前遗嘱）会使事情得以解决而无需法庭的介入，并能确保事情会按照患者的医疗意愿处理。

财产管理：因病而丧失能力的人在其他非医疗事务的处理中也会有困难。他们需要付账单、管理财产、照顾资产及处理商业事务。提前计划并指定合法的授权代理人就可最大限度的降低管理中断和损失。有三种机制可允许一个人提前安排财产和生意由他人照管：代理授权、可撤销的信托及共同租赁。这些安排最好在律师的帮助下作出。

生前遗嘱

生前遗嘱表达一个人对医疗护理的选择（之所以叫生前遗嘱是因为它在此人活着的时候有效）。在美国有的州，此法律文件被叫做给医生的指示。生前遗嘱只有当患者失去对医疗选择的决定能力时才有效，且患者处于法律规定的特定状态，如生命的终末期或永久无意识等。有些州还承认其他终末状况（如早老性痴呆晚期）或任何生前遗嘱指明的状态。

很多人相信，相对于依赖医疗器械维持生存或没有希望恢复有一定质量的生活，很多人认为死亡反而显得更为可取。其他人则强烈认为极端大胆的方法和技术应当用来尽可能地延长生命，不管医疗干预的程度或这样做之后的生活质量。生前遗嘱使得一个人能够表达在这两种选择中的选择（或者是患者认为可接受的任何一种中间方法）。

当然，生前遗嘱必须符合州的法律。很多州要求生前遗嘱用一个标准方式书写，有的州可能较为随便，只要文件被适当地签字和公证就好，允许使用任何语言。

文字示范：通常，会用些专业术语如心肺复苏（CPR），机械通气、人工营养和进水等。也可用整体描述、特别针对具体情况，或两者兼顾。如要选择接受侵入性的疗法，文件可以这样声明："我希望我的生命可以不顾及我的状况、康复的可能、治疗的负担或治疗过程的费用而尽可能的延长。"被记录在案，然而，患者的选择有某些限制，如健康关怀医生不能提供医学上不适当的或明确没有价值的治疗。

为避免延长生命的大胆尝试，文件可以这样声明："我不想让我的生命延长，而且如果我再也无法认出朋友和所爱的人，如果没有希望恢复独立生活的话，我就不想接受生命维持治疗（包括人工喂给食物和水）。"这样的患者也可陈述为当疾病严重损害了生活质量或临终疾病的某个阶段已经来到时，拒绝侵入性治疗。然而，许多生前遗嘱要求总是采取使人舒适的措施。

要表达折中的选择，文件可以这样声明："我希望我的生命被延长，也希望接受生命支持治疗，除非我处于昏迷状态或我的医生相信我处于基本不可逆转的植物人状态，我不想在我的医生基本确定我处于不可逆的状态之后给予或继续生命维持治疗（包括人工喂给食物和水分）。"

限制：生前遗嘱有很多限制。如他们一般陈述的仅仅是很窄范围的生命结尾的决定；他们不能提前预知所有将来可能面临的严重医学情况；而且写好的文件可能并不适用于到时的状况。然而，一份生前遗嘱可为医生和代理人在面对严重疾病时提供基本的指导。

医疗长期代理人授权

关于做出决定的医疗长期律师授权是一个人（委托人）指明另一个人（代理人，或现职律师）作出、且只能作出医疗方面的决定。一个长期授权即使在委托人变得无能力时也保持法律上有效。就像生前遗嘱，在不同的州有不同的叫法。

医疗长期代理人授权与生前遗嘱不同，它侧重于决策过程而不是具体的决定。没有生前遗嘱可以预测到所有可能的情况。因此，医疗长期代理人授权可涵盖更广泛的医疗决定。一旦生效，代理人此时此地即可履行职责，查看病历，建议治疗，讨论护理及对医疗的疑问，决定患者想如何，及如何对患者更好。医疗长期代理人授权可能包括一份生前遗嘱——对医疗关怀选择的一个描述——或只有依从代理人的指导才能实施，而不是依据固有的条款。

❓ 你知道吗……

虽然都是可取的,但医疗长期代理人授权比生前医嘱对患者来说通常是更好的,因为它有更多的灵活性并能适应不断变化的医疗环境。

选择代理人应当谨慎。一个很想避免侵入性的治疗的人不能找一个不能实现这些意愿的人作为代理人,如主张用尽一切方法来延长生命的人作为代理人。同样,处于巨大精神压力之下的配偶可能无法实施患者的选择,尤其当时这些选择包括限制或终止医疗的时候。最好选择那些善于选择又不会受到生存意愿限制的人,比如可信的助手,顾问或多年的朋友。与指名当代理人的人讨论未来可能的医护选择是很重要的,因为代理人应当以委托人的选择为指导。另外,委托人应当确保代理人愿意担当这个角色。

健康关怀的长期代理人授权应当指明一个备选者或接任者,以防万一第一位指定人无法或者不愿意担当此任。两个或更多的人可能被指明来一起(共同)或单独(各自)司职。但是,这样的安排可能导致矛盾,所以应当适当的避免使用,除非有特殊情况保证其用途。

每个州的法律都有对有效的健康关怀代理人授权的描述,应当谨慎遵守。很多州要求有两名证人,另有一些州可以选择公证。一个有能力的人可以在任何时候撤销长期代理人授权。如果情况变了,此人可以指定新的代理人,进行一项新的长期代理人授权。

对年轻人来说长期代理人授权和老年人一样重要。尤其对想让其他人(如伴侣、朋友或其他法律上的无关者)而非亲属来做决定的人来说。这是除外法庭(一个复杂的程序)唯一的手段赋予一个人法定权力去做出医疗关怀的决定以及确保对医疗信息的获得与知情。

理想的情况是,一个人应当将他的生前遗嘱和健康关怀代理人授权文件的副本交给为他提供治疗的每一个医生,并在入院时交给医院。这些副本也应当放置在其永久病历记录中。应该交一份健康关怀长期代理人授权文件副本给被指明为代理人的人,还应与重要文件放在一起。

有的事前申明太过繁琐或复杂常会造成混乱。当既有生前遗嘱又有长期代理人授权文件时,就应当指明二者冲突时,应采用哪一个。一般来说,如果委托的是一个可信的人,那么长期代理人授权就更可取。

❓ 你知道吗……

对成年人来讲,健康护理长期代理人授权是很重要的,尤其是有这些情况的已成年的年轻人:想让其他人(如伴侣、朋友或其他法律上的无关者)而非亲属来做决定。

代理人决定

如果一个人已无能力,而事前又没有声明,就必须有其他的个人或团体对决定提出意见。这样的人称之为代理决定者。如果有健康关怀长期代理人授权文件,该文件指定授权的代理人可以作出授权范围内的医疗决定。如果有法定监护人,就由其做决定,监护人就是法定代理人。

如果没有指定代理人,按一般惯例及大多数州的法律,医疗执行者可以认为患者亲属即为默认的代理人,可以作出医疗决定。提供此类选择的州,传统法令上一般有这样的代理人优先选择顺序:首先是患者的配偶(或有法可依的家庭伴侣)、成年子女、父母、兄弟姐妹,或者其他亲戚。越来越多的州承认好朋友为默认代理人。如果有几个人有同样的授权权利时(如多个成年子女),一致的意见是最好的,但有些州的法律允许健康护理执行者依据主要的决定,或要求选出一个人做出决定。医生更倾向于接受了解患者病情且从患者根本利益出发的人的判断。没有亲属也没有朋友的病人在医院也远不会接受法庭指定的代理人。如果实在不知该由谁来做决定时,医生会求助于医院伦理委员会或律师。

孩子也需要有医疗决定者。因为很多非急诊医疗决定会影响孩子和未成年人,没有父母或监护人的允许时,医疗关怀不会被执行。只要法庭认为他们的决定忽视或有损于孩子,父母或监护人的决定可以被拒绝。在一些州,孩子可以自行决定某些医学治疗(如性传播疾病,生育控制药物及堕胎)而无需父母的同意。

有关生命维持治疗的医学名词

心肺复苏(CPR):复苏病人心脏或肺脏功能障碍的措施。

规定性行为:让受过心肺复苏训练的专业医务人员对心肺功能障碍的病人实施心肺复苏。

非规定性行为:在心肺功能障碍时,病人的医生发出的不进行心肺复苏的指令。

不可逆疾病:病人无法恢复的衰弱状态(昏迷或永久性植物人)。

临终疾病:没有希望治愈的临终状态。

生命维持治疗:任何一种推迟临终疾病患者死亡的治疗。

对症治疗:尽可能的让临终病人保持舒适的方法。

所有代理人,不论患者指定的、默认的还是有法庭授权的,都有责任遵照成年患者的意愿并确保符合患者的

最大利益,考虑到患者的价值。医疗关怀执行者需确保这些意愿有尊严的实施。然而,医疗关怀人员不提供不适当的医学治疗,如有悖于一般医学治疗标准的治疗。如果某项治疗有悖于执行医师的治疗理念,但该治疗仍为符合通常的治疗标准,那么,应转给代理人选择的其他医师或机构进行治疗。

不施行复苏术的要求

不施行复苏术(DNR)的要求由病人的医生放进他的医疗记录中,告诉医疗工作人员不要行心肺复苏术(CPR)这个要求对防止生命终结时不必要的、患者也不希望的侵入性治疗尤其有用。

医生与患者谈论心肺功能停止的可能性,描述 CPR 的步骤,并询问患者对治疗的选择。如果病人没有能力对是否做心肺复苏作出决定,代理人会以他以前表达出的选择意愿作出决定,如果患者选择不明确,就以患者最大利益为上作出决定。

不要施行复苏术要求不意味着"不治疗",相反,它只是意味着不实施心肺复苏,其他治疗(如抗生素治疗、输血、透析、使用呼吸机等)仍然会在需要的时候提供给患者。会一直进行使患者免于疼痛、确保舒适的治疗(对症治疗)。

许多州提供院外有效的、特殊不要施行复苏术治疗,患者可在社区接受该治疗。也叫做院外不要施行复苏术程序,舒适疗法、非心肺复苏疗法或其他名词等。一般来讲,需要有医师和患者(或代理人)的签字,然后,他们会给患者提供一个特殊的、快速的确认形式或腕带、项链,使得紧急医疗人员可以识别并进行治疗。对于那些处于终末疾病的病人,这些治疗显得尤其重要,他们在社区只想过的舒服一点,当心跳呼吸停止时,不求复苏。生前遗嘱和长期健康关怀代理人授权在紧急抢救时不适用。

医 疗 事 故

如果认为健康关怀人员对他们造成了伤害,当事人可以对其提出起诉。各种取证和法律程序会启动。然而,为确保成功,医疗事故的诉讼需要下列全部证据:
- 所获保健低于类似医疗保健结构在类似情况下提供的普通标准。
- 医疗保健执行者与受伤的人间存在专业关系。
- 当事人因偏离标准的治疗受到了伤害。

考虑到医疗官司会给治疗医师带来压力,所以,这不利于确保患者的最大利益。如,医师会进行很多检查或治疗,而它们并不是医疗所必须的,仅仅是为了避免漏掉可能性很小的疾病,以确保他们免于官司。幸而,大多数医生深知免于医疗官司的最佳途径,是提供良好的医疗服务,建立亲密的、相互信任、协作性的关系。

第 2 章

药　物

第 9 节

药　物　概　述

美国法律将药物定义为任何用以诊断、治愈、缓解、治疗或预防疾病，或影响机体结构、功能的物质（食品和医疗器械除外）（口服避孕药是药物影响机体功能而非治疗疾病的例子）。在法律意义上，药物的完整定义很重要，但在日常应用中则显得太过复杂。简单可行的药物的定义是任何影响机体及其生命过程的物质。

对于某些人来说，"药物"这个词特指那种可以产生欣快感的物质——毒品。有史以来，药物滥用，即在无医疗需求的情况下过量和长期使用影响意识的药物，总是与药物的正当使用共存。一些有潜在滥用风险的药物具有合法的医疗用途，而另一些则没有。

处方药和非处方药：法律将药物分为处方药和非处方药两类。处方药是指在医生监督下可安全使用的药物，须

凭由政府批准的执业专科医师（如内科医生、牙科医生、足科医生、从业护士、助理医师或兽医）开具的处方获得药品。非处方药是指不在医生监督下仍可安全使用的药物（如阿司匹林），可在柜台销售。美国食品药品管理局（FDA）是决定药物为处方药或非处方药的政府机构。

膳食补充剂（草药和营养药）可用来补充饮食中的不足，这些产品有维生素、氨基酸、矿物质、草药和其他源于植物的产品（植物药）。因为膳食补充剂上市前不需要美国 FDA 批准，故它们并非必须满足 FDA 对药物有效性和安全性的要求。尽管这些产品并非药品，但是它们在体内和药物的作用相似，如果不正确使用或超量使用也可导致健康问题。因为这些产品未满足 FDA 的标准，它们不能用于治疗特定的疾病。

药品名称：药品名称的知识有助于理解药品说明书。每种药物至少有 3 个名称：化学名，通用名（非专利名或药典名）、商品名（专利名或商标名）。

化学名表述药物的原子或分子结构。药物的化学名通常很复杂，且使用不便。故药典给药物赋予通用名。某一类药物的通用名通常有相同的结尾。如治疗机体功能紊乱、高血压的 β 受体阻滞药的名称均以"lol（洛尔）"结尾。

商品名由制药企业或营销商选择。专利药物通常以商品名出售。专利期过后通常以通用名（如布洛芬）或原来的商品名（如雅维）出售。

药物分类：了解药物分类同样非常重要。通常按药物的治疗作用分类，即按药物被用来治疗何种疾病分类。例如，用于治疗高血压的药物称为抗高血压药，用于治疗呕吐的药物称为止吐药（emesis 是呕吐的术语）。每一个治疗学分类下，药物又被细分。一些分类是基于药物在体内的作用机制。如，抗高血压药按不同作用机制又分为以下几类：利尿药、钙通道阻滞剂、β 受体阻滞药和血管紧张素转化酶（ACE）抑制药等。

药物设计与研发

目前使用的许多药物都是通过动物或人体实验发现的，但也有许多药物是专门针对某一明确的病症而设计。当明确疾病引起的异常生化和细胞学改变后，人们就可设计一些化合物用于预防和纠正异常改变（通过作用于机体特定位点）。如果一个新的化合物有应用前景，人们就会对其结构进行多次改造以优化其对靶位点的作用（选择性），维持与靶位点的结合能力（亲和力），提高作用的强度（能力）、有效性和安全性。此外，还需考虑该化合物是否可通过肠壁吸收，在机体组织和体液内是否稳定等其他因素。这些因素包括机体对药物的作用（药物代谢动力学）和药物对机体的作用（药物效应动力学）。

理想药物应具有对靶位点的高度选择性，而对机体其他系统作用较小或没有作用，即副作用很小或没有。同时应该是强效药物，低剂量便可发挥作用，即使在难治性疾病中也应如此。药物应口服有效（方便使用），可以很好被消化道吸收，在机体组织或体液中相对稳定，理想状态是一天给药一次。

药物在研发过程中便确定了其使用标准或平均剂量。但每个人对药物的反应不同。许多因素，包括年龄、体重、遗传学构成、合并疾病情况均可影响药物疗效。医生在给患者处方药物时应考虑以上因素。

安　慰　剂

安慰剂是外观与药物相似但不含活性药物成分的物质。

安慰剂的外观与真正的药物非常相似，但是由无活性成分（如淀粉或蔗糖）组成。安慰剂现仅用于研究。

尽管安慰剂不含活性成分，但是一些患者使用后感觉病情好转，也有一些患者使用后出现副作用，这种现象称为安慰剂效应。发生的原因有两个，一是巧合，许多疾病和症状从出现到消失均不需药物参与，所以使用安慰剂的患者会碰巧出现病情好转或恶化的情况。一旦发生，研究者可能会误认为这些变化由安慰剂引起。二是预期（有时也称为暗示）。患者会预期药物能够使病情好转。安慰剂效应主要影响症状而非疾病本身。例如，安慰剂不可能促进骨骼愈合，但可减轻疼痛。一些人对安慰剂很敏感。对于药师、医师、护士和医院持肯定态度的患者，比那些持否定态度的患者对安慰剂更敏感。

由于每种药物都具有与本身药效无关的安慰剂效应，故在新药的研发过程中，研究者会首先对比药物与安慰剂的相对疗效。药物真正的作用必须排除安慰剂效应。通常，参与研究的受试者一半使用药物，另一半使用外观相同的安慰剂。理想情况下，受试者和研究者都不知道患者使用的到底是药物还是安慰剂（即双盲）。

研究完成后，将使用药物和使用安慰剂的受试者所发生的变化进行对比。药物与安慰剂比较必须有显著性差异，方可证明它的有效性。在一些研究中，50% 使用安慰剂的受试者症状得到改善（安慰剂效应），这使得评价药物本身的有效性变得艰难。

安慰剂：我期望

在拉丁文中，"安慰剂"意为"我期望"。1785 年，安慰剂一词首次在医学词典中出现，意为普通的方法或者药物。在该书出版两版之后，安慰剂成为一种"名义上的药物"，即无活性、无害的药物。现在，研究者已经熟知安慰剂的复杂作用，包括其益处和弊端。

有效性和安全性

新药研发的主要目的是保证药物的安全性和有效性。因为所有药物在起效同时也会对身体造成伤害，安全性是相对的。常用有效剂量和引起严重的甚至是威胁生命的不良反应的剂量之间的范围称为安全范围。安全范围宽的药物对患者是有利的。但如果患者病情危重，或没有更好选择，医生将会选用安全范围窄的药物。如果常用有效剂量即为该药的中毒剂量，除非患者病情危重且没有更安全的选择，医生将不会选用此种药物。

最有用的药物首先应有效，其次在最大限度上应是安全的。例如青霉素，除部分患者对其过敏，即使大剂量使用，青霉素仍无害。另一方面，曾用作安眠药的巴比妥类药物,可影响呼吸,降低血压,大剂量服用甚至会导致死亡。而新一代安眠药如替马西泮和唑吡坦,相比于巴比妥类药物有更宽的安全范围。

很难设计出同时有较宽安全范围、有效且不良反应少的药物。因此,也要使用一些安全范围小的药物。例如抗凝血药华法林可导致出血,但当必须使用华法林时,其风险可接受。服用华法林的患者需密切监测药物疗效。

另一个例子是氯氮平。在其他药物无效时,氯氮平可改善精神分裂症。但氯氮平有严重不良反应,如使对抗感染的白细胞生成减少。因此患者在服用氯氮平期间必须经常检查血象。

为确保治疗方案尽可能安全有效,患者应告知医生其疾病史、正在使用的药物(包括非处方药)和膳食补充剂(包括草药)以及所有其他相关健康信息。另外,医师、护士或药师应向患者解释治疗目标、药物不良反应类型和其他可能出现的问题,使患者最大程度参与到治疗方案中。

从实验室到药店

早期研发:确认或设计出可能对疾病有治疗作用的药物后,药物就进入了实验动物研究阶段(即早期研发阶段),以了解药物作用机制、疗效和毒性反应(包括对生育能力和后代可能产生的影响)。很多药物会在这个阶段因毒性过大或疗效不显著而被停止研究。

如果早期研发显示药物的应用前景良好,企业便向 FDA 提交新药研究申请,如果获批,药物则可在人体进行试验(即临床研究阶段)。

临床研究:仅在受试者充分知情同意情况下开展,分为以下几个阶段。

Ⅰ期评估药物在人体内的安全性和毒性。少数健康、年轻受试者使用不同剂量药物,了解药物中毒剂量。

Ⅱ期评估药物对目标疾病的疗效和合适剂量。少数患有目标疾病的受试者入选并使用不同剂量的药物,了解药物疗效。这是因为药物在动物体内有效并不意味着其在人体内也有效。

Ⅲ期扩大患有目标疾病的受试者人数再进行试验。入选的受试者要尽量与真实世界中的用药人群一致,以进一步研究药物的有效性和新的不良反应。Ⅲ期多进行新药与已有药物、安慰剂或两者都有的对比研究。

另外,为了解药物有效性,人体研究更关注不良反应的类型、发生率和危险因素(例如年龄、性别、合并疾病、合并用药)。

批准:如果研究表明药物有效安全,企业可向 FDA 提交新药申请(包括动物实验和人体试验的数据、预期药物生产流程、处方信息和产品说明书),FDA 将对所有信息进行评估,并决定该药物的安全性与有效性是否达到上市要求。一旦 FDA 批准,药物便可上市。整个过程大概要十年时间。平均说来,在实验室研究的 4000 种药物中只有大约 5 种能进行人体试验,而这 5 个种只有 1 种获批上市。

上市后:新药批准上市后,生产厂家必须监测药物使用情况,并及时向 FDA 报告任何新的不良反应。同时应鼓励医师和药师参与药物不良反应监测,这十分必要。因为药物上市前,即使是最全面的试验也仅能发现较常见不良反应(每 1000 例中发生 1 例)。每 10 000 例中发生 1 例重要不良反应只能在用于大量人群后,即上市后才可能发现。如有新证据表明药物可能引起严重不良反应,FDA 将该药物撤市。例如减肥药芬氟拉明因其可致严重心脏病而撤市。

阶段	试 验 组	目 的	时间长度
早期研发			
	实验室研究(如细胞培养和动物实验)	明确药物理化性质,评估其在活体组织中的安全性和有效性	2 ~ 6.5 年
临床研究			
Ⅰ期	20 ~ 80 名健康受试者	明确不同给药剂量药物的安全性和血药浓度水平	1.5 年
Ⅱ期	100 名患有目标疾病或可能出现目标疾病的患者	明确药物有效性和剂量范围,发现不良反应	2 年
Ⅲ期	300 ~ 30 000 患有目标疾病的患者	确定最有效的给药方案,更多了解药物有效性以及在 Ⅰ 期、Ⅱ 期研究中未观察到的不良反应,对比药物和已有药物、安慰剂或两者的相对疗效	3.5 年
FDA 评估			
	政府评估早期研发和临床研究阶段的所有信息	决定药物的安全性和有效性是否已得到足够证据支持	0.5 ~ 1 年
上市后药物警戒(有时也称为Ⅳ期)			
	所有服药人群,特别是特殊人群,如孕妇、儿童和老年人	发现在 Ⅰ 期、Ⅱ 期、Ⅲ 期的研究中未出现的问题,如长期用药可能出现的问题和罕见的问题	一直进行

发挥药物治疗的最大效应

患者可以通过以下途径使自己的治疗方案尽可能安全有效：

- 告知医师、护士或者药师：
  - 感觉哪里不舒服
  - 近几周服用过哪些药物(处方药和非处方药)和膳食补充剂(包括草药)
  - 是否有药物、食物或其他物质的过敏史及异常反应
  - 是否有特殊的饮食习惯或食物禁忌
  - 是否怀孕、计划怀孕或者正在哺乳
- 明确药物的商品名和通用名
- 不论处方药还是非处方药，服药前应仔细阅读包装上的药品说明书
- 明确药物的适应证，了解药物是否已起效，以及药物可能出现的不良反应
- 明确药物使用疗程

- 服药期间应遵医嘱禁止饮酒
- 除非医嘱要求，否则不要咀嚼、掰开、研碎胶囊或片剂
- 不要使用家用汤匙量取液体药物
- 明确漏服药物时应如何处理
- 使用简单的工具如图表或药盒来记住正确的用药时间
- 正确贮存药品(阴凉处、干燥处、避光、放在儿童和宠物接触不到的地方)
- 弃用过期药品
- 不要误用他人的药品
- 采取推荐的疾病预防措施并参与推荐的健康计划
- 随身携带用药清单
- 坚持随访
- 如有问题应及时就医

第 10 节

给药途径与药物代谢动力学

给药途径是指不同的给药方法(途径)。药物代谢动力学阐述机体如何处置药物，包括吸收、分布、代谢和排泄过程，以及这个过程需要的时间。

药物治疗要求药物到达能发挥其药效的靶点——组织中的特殊位点。通常，药物在远离靶点处进入体内(给药)，药物进入血液(吸收)，然后转运至相应靶点(分布)。一些药物须发生化学结构改变(代谢)后才能发挥药效，另一些则相反，在发挥药效后被代谢，此外，还有一些药物根本不代谢。最后，药物及其代谢产物排出体外(消除)。

有许多因素，包括患者的遗传学构成可影响这些过程。衰老所引起的变化也会影响机体对药物的作用。

给 药 途 径

药物通过不同给药途径进入机体，包括经口(口服)、经血管(静脉注射)、经肌肉(肌肉注射)、经脊髓腔(鞘内注射)、经皮下(皮下注射)、经舌下(舌下含服)、经直肠(直肠给药)、经阴道(阴道给药)、经眼(眼部给药)、经鼻吸入鼻黏膜(鼻腔给药)、经口腔吸入肺部(吸入给药)，涂抹于皮肤(皮肤给药)等发挥局部或全身作用，或通过贴剂贴于皮肤(透皮给药)发挥全身作用。每种给药途径都有其不同的目的、优点和缺点。

口服：口服给药最方便、最安全和最经济，因此是最常用的给药方式。由于药物要经过消化道，使其应用有局限性。口服药物从口腔和胃就开始被吸收，但绝大部分药物的吸收是在小肠。药物通过小肠壁进入肝脏，再经血流转运至作用靶位。多数药物在小肠壁和肝脏会发生化学结构改变(代谢)，从而降低血液中的药物量。因此静脉给药只需较小剂量就可达到相同作用。

口服给药时，消化道内的食物和其他药物可影响药物的吸收速度和程度。因此，有些药物应空腹服用，有些应与食物同时服用，有些不能与其他药物同服，还有些药物则根本不能口服。

某些药物口服会刺激消化道。例如阿司匹林和大多数非甾体抗炎药会损伤胃和小肠黏膜，引发或加重溃疡。另一些药物通过消化道吸收较少或不规律，还有些药物可被胃酸和消化酶破坏。

其他给药途径仅在不能口服给药时才被应用。例如患者不能进食时；要求药物快速、精确或大剂量给药时；

药物经消化道吸收较少或吸收不规律时。

注射途径：注射给药（非胃肠给药）包括皮下、肌肉、静脉和鞘内给药。药物可制成在注射部位吸收时间较长的制剂，吸收时间可以数小时、数天，甚至更长。与那些吸收较快的制剂相比，这些制剂可减少给药次数。

皮下注射时需要将注射针头刺入皮下脂肪组织。药物注射后进入小血管（毛细血管），经血流转运或通

过淋巴循环转运至血液。蛋白类药物体积较大，例如胰岛素，常通过淋巴循环转运至血液，这类药物如果由毛细血管运输速度会非常慢。皮下给药用于多种蛋白类药物，因为此类药物口服后很容易在消化道中被降解。

某些药物（如孕酮、计划生育用药）可通过皮下植入塑料胶囊给药（经皮给药）。这种给药途径很少应用。

经皮肤给药

药物经皮肤给药——通过针头（皮下、肌肉或静脉途径）、通过贴剂（透皮）或通过植入剂。

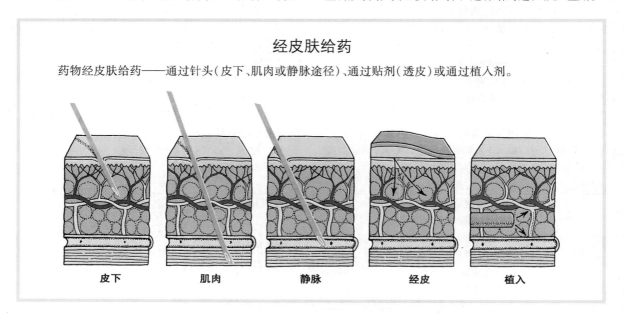

| 皮下 | 肌肉 | 静脉 | 经皮 | 植入 |

药物容量较大时，肌肉注射给药优于皮下给药。因为肌肉位于皮肤和脂肪组织的下层，注射时需要较长的针头。肌内注射的部位通常在上肢、大腿和臀部。药物吸收入血的速度与肌肉的血流情况有关。血流量越少，药物吸收所需时间越长。

静脉注射给药时针头直接插入静脉血管。药液也可单次给药或者连续静脉输注给药。输液时药液在重力作用下（通过可降解塑料袋）或者通过输液泵进入插在前臂的导液管，然后入血。静脉给药是精确快速给药的最好方法，是一种易于调控，且能发挥全身作用的给药方式。静脉给药适用于刺激性药物，而这类药物如皮下或肌肉注射会引起疼痛和组织损伤。但是静脉给药在操作上比肌肉注射和皮下注射更困难，因为将针头或导管插入静脉较困难，特别是对于肥胖患者。

静脉给药时，药物瞬时进入血液，起效速度比其他给药途径都迅速。因此，医务人员应密切监测静脉注射后的患者情况，以了解药物是否发挥作用或是引起不良反应。同时，静脉给药后药物疗效维持时间较短，有些药物需连续输注以维持疗效。

鞘内给药时，针头插入脊柱下部的两块椎骨间，进入脊髓周围的空隙。然后药液被注射入椎管。通常要用少量局部麻醉药麻醉注射部位。当脑部、脊髓、脑膜需要快

速给药或局部给药时一般采用这种给药途径，例如治疗这些部位的感染。麻醉药和镇痛药（例如吗啡）有时也采用此种方式给药。

舌下给药：少数药物可置于舌下（舌下给药）直接被舌下的毛细血管吸收。舌下给药是硝酸甘油最佳给药方式，硝酸甘油用于缓解心绞痛（由于心肌缺血造成的胸部疼痛）——药物可立即吸收入血，从而避免消化道和肝脏的首过效应。但大多数药物不能采用此种给药方式，因其吸收不规律，也不完全。

直肠给药：许多能口服的药物也可制成栓剂经直肠给药。药物与蜡状基质混合，塞入直肠后，基质熔融、液化。因为直肠的肠壁很薄且血供丰富，药物吸收很快。栓剂常用于因恶心而不能吞咽，或者术后要求禁食的患者。对直肠有刺激性的药物则可通过注射给药。

阴道给药：一些药物可以制成溶液剂、片剂、乳膏、凝胶剂或是栓剂经女性阴道给药。药物经阴道黏膜被缓慢吸收。这种给药方式通常用于绝经期妇女的雌激素补充，以预防绝经妇女的阴道萎缩。

眼部给药：治疗眼部疾病（如青光眼、结膜炎和其他损伤）的药物与非活性基质混合，可制成溶液剂、凝胶和软膏，应用于眼部。滴眼液虽使用方便，但容易流失导致药物不能被很好吸收。凝胶和软膏能使药物更长时间接

触眼部。固体植入剂可小剂量持续释放药物,但很难放置到眼部的正确位置并保持。眼部给药常发挥局部疗效。例如人工泪液用于缓解眼睛干涩。其他药物(如治疗青光眼的药物乙酰唑胺、倍他洛尔,扩瞳药如去氧肾上腺素、托吡卡胺)经角膜和结膜吸收后发挥局部疗效。但有些药物会随后吸收入血,对身体其他部位产生副作用。

鼻腔给药:给药时,药物在空气中变成细小的雾滴(雾化),然后被吸入,并通过鼻腔内的鼻黏膜吸收。药物被鼻腔吸入后很快进入血液,此种方式药物起效迅速。但一些药物可刺激鼻腔。鼻腔给药适用于尼古丁(用于戒烟)、降钙素(用于治疗骨质疏松)、舒马普坦(用于治疗偏头痛)、糖皮质激素(用于过敏等变态反应)药物。

吸入给药:药物须雾化成比鼻腔给药更小的微粒才可经气管进入肺部。进入肺部的深度取决于微粒的大小,微粒越小进入的深度越深,这可增加药物的吸收量。药物到达肺部后会被吸收入血。

只有少数药物采用这种给药方式,因为吸入给药须经严密监护,以确保患者在特定时间内吸入正确剂量的药物,常适用于在肺内起效的药物,例如装在定量容器中的雾化平喘药和气态麻醉药。

皮肤给药:皮肤给药常发挥局部疗效,用来治疗浅表皮肤疾病,例如牛皮癣、湿疹、皮肤感染(病毒、细菌、真菌)、瘙痒和皮肤干燥等,是由药物与非活性物质混合而成。根据非活性基质稠度不同,可分为软膏、乳膏、洗剂、溶液剂、散剂和凝胶。

经皮给药:有些药物通过皮肤贴剂发挥全身作用。药物与化学物质(如乙醇)混合可提高皮肤的渗透性,不注射即可透过皮肤进入血液,使药物能够缓慢、持久释放,时间可达数小时、数天甚至更长。因此血药浓度可保持相对恒定,特别适用于在体内迅速消除的药物,因为这类药物如采用其他方式必须频繁给药。但贴剂对皮肤会有刺激性。只有每日给药剂量相对较小的药物才能制成贴剂。这类药物包括:硝酸甘油(治疗胸痛)、东莨菪碱(治疗运动病)、尼古丁(用于戒烟)、可乐定(治疗高血压)和芬太尼(缓解疼痛)等。

药物的吸收

药物吸收是指药物进入血液循环的过程。

药物的吸收过程会影响生物利用度——药物到达作用靶点的速度和程度。影响吸收的因素(也是影响生物利用度的因素)包括药品的设计和生产、药物的理化性质和用药者的生理特点。影响口服给药吸收的生理因素包括胃排空时间、胃 pH 值、药物通过消化道的时间。

药品有固定的剂量和剂型——片剂、胶囊剂、栓剂、透皮贴剂和溶液剂,由药物(活性成分)和辅料(非活性成分)组成。例如,片剂由药物与稀释剂、稳定剂、崩解剂和润滑剂组成。这些混合物制成颗粒后压片成型。辅料的种类和数量以及压片的强度会影响片剂崩解和药物吸收的速度。生产商需要调整这些影响因素来使片剂吸收达到最佳。

如果片剂释药过快,血药浓度可快速升高,易引起药物过量反应。如果片剂释药过慢,大部分药物还没有被吸收就以原形随粪便排出,会造成血药浓度过低。生产商通过调整方案保证药物以合适的速度释放。

胶囊是将药物和辅料填充在明胶壳内。外壳遇湿后膨胀溶蚀,之后可释放内容物。药物颗粒的大小和辅料的性质可影响药物释放和吸收的速度。液体内容物比固体颗粒内容物释放得快。

含有相同主药(活性成分)的药品会因其所含非活性辅料的差异,导致吸收程度不同。因此即使剂量相同,不同产品的疗效也可能不同。生物等效性不仅指药品包含相同活性成分,还包括在相同的时间点的血药浓度变化情况相同。生物等效性可以保证治疗的等效性(即不同产品有相同治疗效果),具有生物等效性的药品可相互交换使用。

如果口服药物会损伤胃黏膜或在胃酸环境中会分解,可将药物包衣或放入胶囊中,以防止它在到达小肠之前溶出。这些保护性的衣膜称为肠衣,对小肠有选择性,只有在小肠的弱碱性环境或在消化酶的作用下才会溶解。但是肠衣并不总如预期的那样溶解,片剂或胶囊可能会完好无损地经粪便排出,特别是老年人。

一些药物有特殊制剂工艺,可缓慢释放活性药物或在一定时间内反复小剂量释药,一般为 12 小时或者更长。这样的制剂称为缓释、控释、持续释放或延时释放。

食物、其他药物和消化系统疾病会影响药物的吸收和生物利用度。例如高纤维性食物会阻碍药物吸收。缓泻药和腹泻可加快药物通过消化道,减少药物吸收。外科手术切除部分消化道(例如胃和结肠)也会影响药物吸收。

贮藏地点和贮藏期限均能够影响药物的生物利用度。贮藏方法不当或贮藏时间过长会造成药物变质而无效,甚至产生毒副作用。某些药物须冷藏、置于阴凉处、干燥处或暗处保存。必须遵守贮藏要求并注意有效期。

药物的分布

药物分布是指药物在血管和不同组织中的转运(例如脂肪、肌肉和脑)以及药物在组织中的相对分布比例。

药物吸收入血后,很快随血液循环运至全身。循环一次的平均时间为一分钟,再次循环时,药物从血液进入组织中。

多数药物吸收后并不是均衡分布至全身。溶解在水中的药物(水溶性药物),例如抗高血压药阿替洛尔主要分布于血液和细胞周围的体液(细胞间液)。溶解在脂质中的药物(脂溶性药物),例如麻醉剂氟烷,主要分布在脂肪组织中。而有些药物只集中在机体的某一部位(例如碘主要集中在甲状腺中),因为这些组织对药物有特殊的吸附力和保留药物的能力(亲和力)。

药物分布到不同组织的速度取决于药物跨膜转运的能力。例如麻醉剂硫喷妥钠是一种脂溶性很高的药物,可迅速进入脑组织,但是水溶性药物青霉素则几乎不进入脑组织。一般来说,脂溶性药物比水溶性药物跨膜转运的速度更快。转运机制帮助一些药物进入或排出组织。

一些药物从血液清除缓慢,因为它们在血液循环过程中与血浆蛋白紧密结合。另外一些药物则能很快从血液进入其他组织,这是因为它们与血浆蛋白结合不紧密。实际上,几乎所有的药物分子都要与血浆蛋白结合。结合型药物是无活性的。当游离型药物分布到组织中,以及血药浓度降低时,血浆蛋白就会逐渐释放与之相结合的药物。因此,血液中结合型药物相当于药物的储备库。

一些药物可在某些特定的组织中蓄积,同样可以作为药物的储备库。这些组织缓慢释放药物入血,避免血药浓度快速降低,从而延长作用时间。例如蓄积在脂肪组织中的药物,从组织中清除的速度缓慢,以至于在患者停药后数天内仍有药物残留在体内。

药物在不同人体内的分布情况不同。例如,肥胖患者可储存大量的脂溶性药物,但体型偏瘦的患者储存的脂溶性药物就很少。老年人,即使体型偏瘦也可储存大量脂溶性药物,因为其脂肪组织的比例相对增加。

药物的代谢

药物代谢是指机体对药物进行化学结构改变的过程。

在体内,一些药物化学结构可发生改变(代谢)。代谢产物可以是无活性的,或者疗效和毒性与原药相似或不同。前体药物以无活性形式给药后,代谢为活性产物,而产生预期疗效。代谢产物还可能被进一步代谢,最终的代谢产物将排出体外。

大多数药物须经肝脏代谢。在肝脏内,酶类可将前体药物转化成活性代谢物或将活性药物转化成无活性物质。细胞色素 P450(CYP450)酶是肝脏代谢药物的主要机制。CYP450 酶可调控药物的代谢率。但这种酶的代谢能力有限,所以当血药浓度过高时,其代谢能力将会达到饱和。

代谢酶系统在婴儿刚出生时并未完全成熟,所以新生儿对某些药物的代谢不完全。随着逐渐衰老,酶的活性会相应降低,所以老年人与新生儿一样,也不能像年轻人一样正常代谢药物。因此,新生儿和老年人须给予更小的单位体重剂量。

药物的排泄

药物排泄是指药物从体内清除的过程。

所有的药物最终都会被排除体外,一些是在化学结构改变(代谢)后,一些是以原型从体内清除。大多数药物,尤其是水溶性药物及其代谢产物,大部分经肾脏从尿液中排出。一些药物可经胆汁(由肝脏分泌,储存在胆囊中的黄绿色液体)排泄。

从尿液排泄:药物的性质等因素会影响肾脏排泄药物的能力。若要大量经尿液排泄,药物及其代谢产物须是水溶性的,且在血液中与蛋白的结合不能过于紧密。饮食、药物和肾脏疾病均可影响尿液的酸度,从而影响肾脏对药物的排泄率。在治疗某些药物中毒时,口服抗酸剂(例如碳酸氢钠)或酸性物质(例如氯化胺)可以改变尿液的酸度,加快药物的排泄。

肾脏排泄药物的能力也取决于尿量、肾血流量以及肾功能。某些疾病(特别是高血压、糖尿病,继发性肾脏感染)、使用高浓度的有毒化学质、与衰老相关的变化均可影响肾功能。随着年龄增长,肾功能逐渐减退,85 岁老年人的肾脏排泄药物能力仅仅是 35 岁年轻人的一半。

主要经肾脏排泄的药物在肾功能减退的人群中,即使应用"常规"剂量也可能剂量过高并引发副作用。医生应根据患者肾功能减退的程度调整给药剂量。有多种方法可评估患者肾功能减退的程度。有时医生仅凭患者年龄评估其肾功能,但通过血或尿肌酐(体内废物)的水平评估患者肾功能会更加精确。由此计算出机体清除肌酐的能力(肌酐清除率)更能反映肾脏功能。

从胆汁排泄:一些药物经肝脏以原型从胆汁排泄,然后随胆汁进入消化道,最终随粪便排出或重吸收后再次进入血液循环。另一些药物在肝脏中转化成代谢产物后从胆汁排泄。代谢产物可从粪便排泄或者重新转化为药物重吸收入血后进入再循环。

如患者的肝功能异常,医师应调整主要经肝脏代谢药物的使用剂量。但没有像评价肾功能那样简易的方法来定量评价肝脏对药物代谢的功能。

其他排泄形式:一些药物可以通过唾液、汗液、乳汁甚至呼气排泄。但通过这些途径排泄的药物量很少。因为乳汁可影响母乳喂养的婴儿,故乳汁排泄具有临床意义。呼气排泄是吸入型麻醉剂的重要排泄途径。

第 11 节

药物效应动力学

药物效应动力学是指药物对机体的作用。

药物效应动力学描述药物的治疗作用(如缓解疼痛或降低血压)及不良反应,也描述药物作用部位和作用机制。药物疗效有许多影响因素,例如年龄、遗传构成和合并疾病。

作用部位的选择性

大多数药物经口服、注射、吸入或经皮给药吸收后,进入全身血液循环系统。一些药物直接作用于靶器官,如滴眼剂直接到达眼部。药物到达作用靶点后,会对细胞或组织产生药效。一些药物选择性相对较差,会对许多组织或器官产生影响,例如阿托品,临床常用于解除消化道平滑肌痉挛,同样会松弛眼部和呼吸道平滑肌。有些药物选择性较好,例如非甾体抗炎药阿司匹林和布洛芬,可直接作用于炎症部位。有些药物具有高度选择性,仅作用于单一系统或器官,例如治疗心力衰竭的药物地高辛,主要作用于心脏,提高心脏泵血功能;安眠药主要作用于脑部某些神经细胞。

药物如何识别它们的作用部位,关键在于它们如何与细胞和其他物质,如酶发生反应。

细胞上的受体

细胞表面有不同类型受体。受体是有特异三维结构的分子,它可与某些物质特异性结合,就如同一把钥匙只能开一把锁。受体能与细胞外的物质(内源性物质)如神经递质和激素作用,影响细胞活动。这些影响可刺激或抑制细胞内生理过程。药物就是模仿这些内源性物质作用于受体的方式,发挥药效的。例如,内啡肽是由人体产生的一种内源性物质,当与内啡肽受体结合后可控制疼痛,吗啡或其他镇痛药物,同样可与内啡肽受体结合发挥止痛作用。一些药物只能和一种受体结合,而另一些药物如同万能钥匙,能与体内多种不同受体结合。所谓药物的选择性就是指药物与受体结合的选择性。

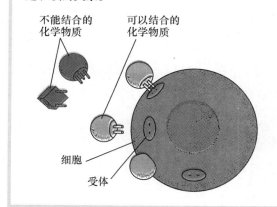

特异性结合

细胞表面上的受体有着三维结构,可与特定物质,如药物、激素、神经递质相结合,这些物质须具备与受体完全适合的三维结构,就像钥匙和锁的关系。

不能结合的化学物质

可以结合的化学物质

细胞

受体

体内靶点:细胞受体

体内某些内源性物质,如神经递质和激素,选择作用于细胞表面的特定受体。与相应受体结合后,可激活受体,继而产生或抑制一定的细胞生物效应。药物也可选择性与受体相结合。

一些药物是激动剂,可模拟内源性物质激活受体,发挥作用。另一些药物是拮抗剂,可阻断内源性物质对受体的作用。每一类受体都有许多不同亚型,药物可作用于不同受体亚型。

受体类型	内源性激动剂	作用结果	与受体结合的药物
肾上腺素能神经受体			
α_1	肾上腺素和去甲肾上腺素	拮抗反应:收缩皮肤、消化道、泌尿道内血管;分解肝糖原(释放能量);减少胃肠蠕动;收缩泌尿生殖器官平滑肌	激动剂:甲氧明、去氧肾上腺素 拮抗剂:多沙唑嗪、哌唑嗪、坦索罗辛、特拉唑嗪

续表

受体类型	内源性激动剂	作 用 结 果	与受体结合的药物
α_2	肾上腺素和去甲肾上腺素	减少胰岛素分泌,抑制血小板聚集,收缩皮肤和小肠血管,减少神经释放去甲肾上腺素	激动剂:可乐定 拮抗剂:育亨宾
β_1	肾上腺素和去甲肾上腺素	加快心率,增加心肌收缩力,增加肾素(控制血压的激素)分泌	激动剂:多巴酚丁胺、异丙肾上腺素 拮抗剂:β 受体阻滞剂(用于治疗高血压和心脏病),如阿替洛尔、美托洛尔
β_2	肾上腺素和去甲肾上腺素	松弛血管、气道、消化道和泌尿道平滑肌;分解肌糖原(释放葡萄糖供能)	激动剂:沙丁胺醇、异他林、特布他林 拮抗剂:普萘洛尔
胆碱能神经受体			
毒蕈碱类	乙酰胆碱	减慢心率,减弱心肌收缩力;收缩气道;舒张全身血管;增加胃、小肠、膀胱动力,增加唾液腺、泪腺和汗腺分泌	激动剂:乌拉胆碱、卡巴胆碱 拮抗剂:阿托品、异丙托溴铵、东莨菪碱
烟碱类	乙酰胆碱	收缩骨骼肌	激动剂:不常用 拮抗剂:阿曲库铵、泮库溴铵、筒箭毒碱
组胺受体			
H_1	组胺	过敏反应产物;收缩气管、消化道平滑肌;舒张小血管;(嗜睡、镇静)	激动剂:不常用 拮抗剂:西替利嗪、氯苯那敏、氯马斯汀、苯海拉明、非索非那定、氯雷他定
H_2	组胺	刺激胃酸分泌	激动剂:不常用 拮抗剂:西咪替丁、法莫替丁、尼扎替丁、雷尼替丁
5-羟色胺能受体	5-羟色胺	收缩脑血管;促进消化道动力;收缩血管;对睡眠、记忆、感觉、体温调节、情绪、食欲、激素分泌的影响	部分激动剂:丁螺酮 激动剂 *:舒马普坦、佐米曲普坦 拮抗剂:美西麦角、昂丹司琼
多巴胺能受体	多巴胺	促进运动、情绪、思维、学习、获得鼓励;增加肾血流,促进尿液排出	激动剂:普拉克索、罗匹尼罗 拮抗剂:奥氮平、利培酮

* 抗抑郁药中的 5-羟色胺能再摄取抑制剂(SSRIs)可提高 5-羟色胺作用,但不是激动剂(不作用于 5-羟色胺受体)。

激动剂和拮抗剂:根据药物对受体作用的不同,可将药物分为激动剂和拮抗剂。激动剂可激活或刺激受体,使细胞生理功能增强或减弱。拮抗剂阻断内源性激动剂(通常为神经递质)与受体结合的过程,从而阻断或减弱细胞对内源性激动剂的反应。

激动剂与拮抗剂可同时应用治疗哮喘。例如沙丁胺醇可与异丙托溴铵合用,沙丁胺醇是肾上腺素能神经受体激动剂,通过松弛支气管平滑肌舒张气道(支气管扩张)。异丙托溴铵是胆碱能受体拮抗剂,阻断神经递质乙酰胆碱与胆碱能受体的结合,阻断乙酰胆碱的作用。乙酰胆碱可收缩支气管平滑肌细胞,收缩气道(支气管收缩)。两种药物通过不同机制都起到舒张气道(帮助患者轻松呼吸)的作用。

β 受体阻滞剂是一类广泛使用的拮抗剂,比如普萘洛尔。此类药物主要用于治疗高血压、心绞痛(心肌供血不足引起的胸痛)、某些心律失常和预防偏头痛,可阻断或降低肾上腺素和去甲肾上腺素对心脏的刺激作用,肾上腺素和去甲肾上腺素是在紧张时释放出的内源性激动剂。当体内局部 β 受体激动剂浓度过高时,拮抗剂如 β 受体阻滞剂最有效。这与交通管理类似,路障在下午 5 点拦住的车辆要多于凌晨 3 点,同样剂量的 β 受体阻滞剂对正常心脏功能影响较小,而对于紧张时激素大量释放时的影响较大,因而能更好保护心脏不会受过度刺激。

酶

某些药物作用于酶而不是受体,酶是一类调节化学反应速率的物质。根据药物对酶的作用,将药物分为两类:抑制剂与激活剂(诱导剂)。例如,降脂药洛伐他汀可抑制 HMG-CoA 还原酶,该酶对体内胆固醇产生起决定性作用。抗菌药物利福平的副作用是会产生酶诱导效应,影响药物代谢,如口服避孕药。如果妇女同时服用避孕药和利福平,则避孕药很快被代谢(分解为无活性产物)消除,导致避孕药无效。

药物作用

药物只影响现有生理功能的速度,不会改变这些生理功能的基本属性或创造新的功能。例如药物可加快或减慢生化反应,引起肌肉收缩、肾细胞调节体内水钠潴留或排泄、腺体分泌(如黏液、胃酸或胰岛素)和神经信号传导。

药物不能修复机体已发生的结构和功能损伤,这是目前药物治疗组织损伤和退行性疾病的主要局限性,这类疾病包括心力衰竭、关节炎、肌营养不良、多发性硬化症和老年痴呆等。虽然如此,一些药物仍有助于机体自身修复。例如抗菌药物通过抗感染,可使机体修复由感染引起的损伤。

一些激素类药物可用于内源性激素分泌不足的替代治疗,如胰岛素、甲状腺激素、雌激素或可的松。

可逆性

药物与受体或酶之间的许多作用是可逆的:药物作用一段时间后,可脱离受体或酶,受体或酶即恢复其正常功能。有时药物作用不可逆,药物作用会一直持续,直至机体生成新的酶。例如用于治疗胃食管反流和溃疡的药物奥美拉唑,不可逆地抑制参与胃酸分泌的酶。

亲和力与内在活性

药物与细胞表面受体结合的数量和程度(亲和力)可影响药物作用,一旦药物与相应受体结合,就根据其自身能力(内在活性)发挥药效。药物的作用随亲和力与内在活性的不同而变化。

能激活受体的药物(激动剂)须同时具有较强亲和力和内在活性,即激动剂须有效和受体结合,且药物-受体复合物能够在靶部位产生药效。与之相反,能阻断受体的药物(拮抗剂)同样须有效和受体结合,但抑制剂本身几乎没有甚至不具备内在活性。即抑制剂通过阻断激动剂与受体的结合而发挥作用。

效价与效能

药效可以从作用强度(效价)和有效性(效能)两个方面评价。

效价是指药物产生相同止痛或降压效果所需剂量(通常用毫克表示)。例如 5mg 药物 A 止痛的效果相当于 10mg 药物 B,那么 A 药的效价就是 B 药的两倍。

效能是指药物所能产生的最大治疗效应。例如同样是利尿药,呋塞米从尿液排出的钠和水要多于氢氯噻嗪,因此相较于氢氯噻嗪,呋塞米有更高效能。然而高效价和高效能并不一定意味着药物更优。医生在判断一个药物对患者的相对优劣时,会考虑多方面的因素,例如不良反应、潜在毒性、药效持续时间(决定用药次数)、药费等问题。

第 12 节

影响药物作用的因素

不同的人对药物的反应不同。影响药物作用的因素很多,包括遗传因素、年龄、体型、其他药物和膳食补充剂(如草药)、饮食(包括饮料)、病理状态(如肝肾疾病)、药物储存(药物是否储存时间过长或放在错误的环境中)、耐药性和抗药性等。例如,为达到相同药效,身材魁梧的人与矮小的人相比往往要使用更多的药量。而患者用药依从性也会影响药效。这些因素将影响机体对药物的吸收、分解(代谢)、清除或药物对机体的作用。

由于影响药物作用的因素很复杂,医生在选择药物和剂量时必须考虑到个体差异。若患者同时服用其他药物或者患有其他疾病,则可能存在药物-药物、药物-疾病相互作用,这也会使药物及其剂量的选择更加复杂。

每种药物都有常规或平均剂量,但这并非万能剂量,它可能适合大部分人,但不能保证个体化用药的准确性。然而,有些药物在不同人体内疗效相同,因而无需调整剂量。

年龄的作用：婴儿和老年人对药物的反应均不相同，他们的肝肾功能较弱，故经肝代谢或经肾排泄的药物会在体内蓄积，可能引起用药问题。

相比于儿童和年轻人，老年人患有更多疾病，因而服用更多种类的药物。服用的药物种数越多，越有可能出现药物-药物、药物-疾病相互作用。随着年龄增长，患者用药的依从性也会有所下降，例如不能在特定时间服药和避免同服某些食物。

遗 传 因 素

个体间遗传因素的差异会导致药效学和药动学的差异。研究遗传因素对药物反应影响的学科称为遗传药理学。

由于遗传基因不同，一些人体内药物代谢较慢，导致药物蓄积进而发生中毒反应。而药物代谢较快的个体，在给予常用剂量的药物后则无法达到有效血药浓度。

多数药物会在肝微粒体 N-乙酰转移酶的催化下乙酰化灭活。个体间的乙酰化速度不同，可分为快乙酰化者与慢乙酰化者。在美国，慢乙酰化者约占 50%。一些药物，如经该酶代谢的异烟肼（抗结核药），与快乙酰化者相比，慢乙酰化者的血药浓度会更高，药效持续时间更长。

拟胆碱酯酶是一种可使某些药物，如琥珀胆碱（外科手术使用的暂时性肌松药）失活的酶。每 1500 人中约有 1 人是拟胆碱酯酶的慢代谢者。如果手术后琥珀胆碱不能被快速灭活，肌肉松弛状态将延长，患者术后将不能恢复正常自主呼吸，从而延长呼吸机使用时间。

约 10% 的黑人男性和少数黑人女性缺乏葡萄糖-6-磷酸脱氢酶（G6PD），G6PD 可保护红细胞免受某些化学毒物的破坏。例如一些药物（如氯喹和伯氨喹，治疗疟疾的药物）用于缺乏 G6PD 的患者，可破坏红细胞，导致溶血性贫血。

大约 1/20 000 的个体由于遗传缺陷而致肌肉对麻醉药（如氟烷、异氟烷、七氟烷等）过度敏感。当该类患者同时使用麻醉药和肌松药（如琥珀胆碱）时，机体会出现高热、肌僵直、心率加快、血压下降等症状，被称为恶性高热，可能危及生命。

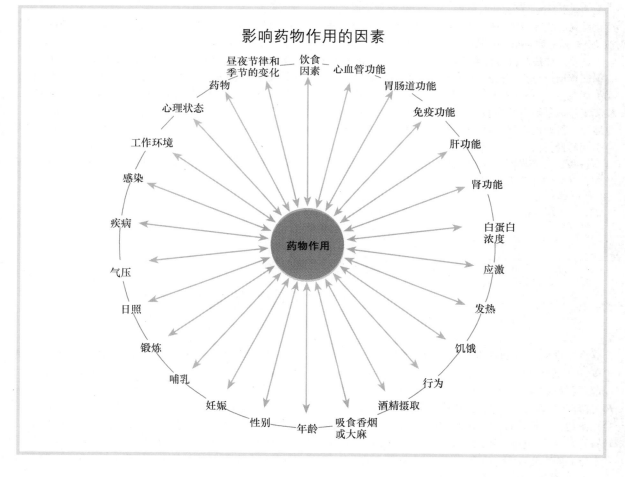

影响药物作用的因素

药物相互作用

药物对人体的作用可能与预期有所不同，因为药物会与以下因素产生相互作用：

1. 合并用药（药物-药物相互作用）；
2. 食品、饮料、补充剂（药物-营养剂相互作用）；
3. 合并疾病（药物-疾病相互作用）。

药物相互作用的影响通常是非预期的，甚至有害。相互作用可能增强或减弱一种药或多种药的作用，引起不良反应或治疗失败。

药物-药物相互作用

药物-药物相互作用不仅涉及处方药，还包括非处方药。药物-药物相互作用的类型包括重复用药、相反（拮抗）作用、改变机体对药物的处置过程。

重复用药：同时服用两种作用相同的药物时，药物副作用便会增加。重复用药可能由于患者无意间同时服用了两种含相同活性成分的药物（通常至少有一种药物是非处方药），例如患者同时服用感冒药和催眠药，这两种药物中均含有苯海拉明；或者同时服用了感冒药和镇痛药，其中都包含对乙酰氨基酚成分。这种重复用药多出现在复方制剂或使用商品名销售（看上去名称不同，但实际含有相同成分）的药品中。因此明确药物成分非常重要，应仔细查看每种新药以避免重复用药。例如许多强效镇痛的处方成分中通常包含一种阿片类药物和对乙酰氨基酚，不清楚药品成分的患者使用此药同时还可能加用非处方药对乙酰氨基酚进一步缓解疼痛，会导致中毒风险。

重复用药问题也可出现在作用相似的两种药物中。当患者到多位医生处就医、在多个药店取药或两者都有时，容易发生重复用药。医生因并不知晓其他医生为患者所开的药物，可能无意中又开了相似的药物。例如，当两位医生同时开具催眠药或一位医生开具催眠药，另一位医师开具另一种药，如抗焦虑药，可能导致过度镇静和眩晕。患者应告知医生其正在使用的所有药物，或者在一个药房中取药，以降低重复用药的风险。患者应随身携带最新的用药清单并在就医时告知医生。同时，患者不应在未经医生或药师同意的情况下服用之前的处方药，因为之前的药物可能与现用药物作用重复或引发其他相互作用。

相反（拮抗）作用：两种作用相反的药物会相互影响，从而降低两药的疗效。例如非甾体抗炎药（NSAIDs）中用于缓解疼痛的布洛芬，可引起水钠潴留。利尿药，例如氢氯噻嗪和呋塞米可除去体内多余的水和盐。如患者同时服用这两种药物，NSAID 可降低利尿药疗效。某些治疗高血压和心脏病的 β 受体阻滞剂（如普萘洛尔）可拮抗治疗哮喘的 β 肾上腺素受体激动剂（如沙丁胺醇）的作用。这两类药物均作用于相同的细胞受体——β_2受体——但一种阻滞该受体，另一种激动该受体。

改变机体对药物的处置过程：药物可以改变机体对其他药物的吸收、分布、代谢和排泄过程。

抑酸药，如 H_2 受体阻断剂和质子泵抑制剂，可升高胃内 pH 值，减少某些药物，如抗真菌药酮康唑的吸收。

肝脏中的某些酶可使多数药物分解失活（代谢）。一些药物可影响（激活或失活）肝脏酶系，从而加快或者减慢其他药物的代谢。例如，巴比妥类药物，如苯巴比妥可提高肝药酶活性，加快抗凝药华法林灭活，同时服用可降低后者药效。相反，药物如红霉素和环丙沙星可降低酶的活性，升高华法林血药浓度，引发出血。服华法林的患者同时服用影响肝药酶的药物时，医生应密切监测患者，调整华法林剂量。停用合用药物后应重新调整华法林剂量。此外，还有许多药物也可影响肝药酶活性。

香烟中的化学物质也可提高某些肝药酶的活性。因此吸烟会降低一些药物的药效，包括丙氧酚（镇痛药）与茶碱（扩张气管药物）。

有些药物会影响其他药物的肾清除率。例如大剂量维生素 C 可升高尿液酸度，改变某些药物的肾清除率和药物活性，例如降低阿司匹林类酸性药物的清除率，而增加伪麻黄碱等碱性药物的清除率。

考虑到如此多的药物相互作用，医生和药师在处方和发药时，每增加一种药物均应查阅参考书和合理用药软件。许多药房的电脑系统可自动审核用药医嘱和处方，确定是否存在药物相互作用。

如何降低药物-药物相互作用的风险

- 服用新药（包括非处方药和膳食补充剂，如草药）前应咨询医生和药师
- 随时携带正在服用药物的清单，定期咨询医生或药师
- 将所有疾病列表，定期咨询医生
- 选择能提供较为全面的服务（包括检查可能的药物相互作用）并为患者保存完整用药记录的药房，所有的处方均在同一家药房调配
- 了解处方上所有药物的适应证和药理作用
- 了解药物可能产生的副作用
- 了解服药方式、时间以及是否能与其他药物同时服用
- 告知药师正在使用的非处方药、处方药及出现的不良反应
- 遵医嘱用药
- 告知医生或药师用药后出现的任何与药物作用相关的症状
- 如果就诊于多个医生，应告知医生使用过的所有药物

药物-营养剂相互作用

营养剂包括食物、饮料（包括酒精）和膳食补充剂。使用这些物质可改变药物疗效。

食物：和食物一样，药物口服后需经胃和小肠吸收。因此消化道中的食物可减少药物吸收，通常餐前 1 小时或餐后 2 小时用药可避免此类相互作用。

膳食补充剂：膳食补充剂包括草药，除了烟草外，都是些含有维生素、矿物质、草药、氨基酸的日常饮食补充

剂。这些产品通常按照食品管理，而不是按照药物管理，故未对其全面检测，但却会与处方药或非处方药之间发生相互作用。患者应告知医生和药师其正在服用的膳食补充剂，以避免此类相互作用。

酒精：尽管很少有人认为酒精是一种营养剂，但其确可影响机体生理过程并与药物发生相互作用。例如同时服用酒精和抗生素甲硝唑会引起面红、头痛、心悸、恶心和呕吐。医生或药师可帮您解答有关酒精-药物的相互作用问题。

一些药物-食物相互作用

受影响的药物	相互作用的食物	相 互 作 用
双膦酸盐类（例如阿仑膦酸、伊班膦酸、利塞膦酸）	所有食物	食物，甚至橘子汁、咖啡、矿泉水都可显著降低药物吸收和药效。阿仑膦酸和利塞膦酸应在早餐、饮料和其他药物服用前 30 分钟用白水送服，伊班膦酸应在餐前 1 小时服用
抗凝药	富含维生素 K 的食物（如西兰花、球芽甘蓝、菠菜、羽衣甘蓝）	这些食物可降低抗凝药（如华法林）的药效，增加血栓风险。应限制这些食物摄入，且每日摄入量保持恒定
某些苯二氮䓬类药物（如三唑仑）钙通道阻滞剂（如非洛地平、硝苯地平、尼索地平）环孢素雌激素和口服避孕药某些他汀类药物（如阿托伐他汀、洛伐他汀和辛伐他汀）	葡萄柚汁	葡萄柚汁可抑制药物代谢酶，因而增强某些药物的作用（所列药物并非全部，在此不多列举）
地高辛	燕麦	燕麦和其他谷物中的纤维，大量食用可影响地高辛吸收
MAO 抑制剂（如苯乙肼、反苯环丙胺）	富含酪胺的食物，包括多种奶酪（如美国奶酪、切达干酪、蓝奶酪、布里干酪、马苏里拉奶酪、帕尔马干酪）、酸奶、酸奶油、腌肉（如腊肠和萨拉米香肠）、肝脏、鱼干、鱼子酱、鳄梨、香蕉、酵母提取物、葡萄干、泡菜、酱油、蚕豆、红酒、某些啤酒、含咖啡因食品	服用 MAO 抑制剂药物（常用于治疗抑郁）的患者同时食用这些食物可引发严重头痛和潜在致命的血压升高（高血压危象）风险，应避免同用这些食物
四环素	钙或含钙食物，如牛奶和其他奶制品	这些食物可减少四环素吸收，应在餐前 1 小时或餐后 2 小时服用药物

MAO：单胺氧化酶

药物-疾病相互作用

有时药物可治疗一种疾病，但也会加重另一种疾病。例如用于治疗心脏病和高血压的 β 受体阻滞剂可加重哮喘，还会使糖尿病患者无法识别其严重低血糖。一些用于治疗感冒的药物可加重青光眼。患者应在医师处方新药前告知医生其所有疾病情况。糖尿病、高或低血压、溃疡、青光眼、前列腺肥大、尿失禁和失眠等疾病非常重

要，因为患这些疾病的患者更易出现药物-疾病相互作用。

药物-疾病相互作用可能在任何年龄段出现，但常见于患有多种疾病的老年人。

耐药性和抗药性

耐药性是指反复用药后，机体逐渐适应药物，从而对

药物的敏感性下降或消失。**抗药性**是指病原微生物或肿瘤细胞对通常有效的药物产生的抵抗能力。

耐药性: 反复用药时患者可能出现耐药性。例如长期使用吗啡或酒精时,为达到相同疗效需不断增加剂量。通常,由于药物代谢速度加快(常因参与代谢的肝药酶活性增加),药物结合位点(细胞受体)和结合强度(效价)下降而导致耐药性。

耐药性与依赖性和成瘾性不同。依赖性是指身体或精神上,均强烈渴望用药。身体依赖患者一旦停药可出现戒断症状。成瘾性是指自我强迫性使用药物。

抗药性: 微生物(细菌或病毒)不能被常用的有效抗生素和抗病毒药杀灭或抑制,即产生抗药性(实践中,更大剂量方可产生疗效)。同样,肿瘤细胞可对化疗药物产生抗药性。

不论是否接触药物,生长的细胞均可发生突变而产生抗药性。多数突变使细胞结构或生化过程发生有害变化。但有些突变可改变影响药效的细胞部分,降低药效(由于抗药性的原因)。因为突变很罕见,正常情况下各组仅有少量细胞突变。但如果药物杀灭所有或多数正常细胞,则存活的细胞可能是抗药的。如果快速停药或用药方法不适宜,机体自身免疫系统不能杀死抗药细胞,导致抗药细胞复制并将抗药性传递给后代细胞。

预防和治疗

为预防抗药性,医生应仅在必要时使用抗生素(病毒感染,如感冒时不应使用),并且服用一个完整疗程。治疗某些严重感染(例如 HIV),医生同时应给予两种或两种以上药物,因为细胞同时对两种药物产生抗药的可能性小。但一种药物短疗程治疗后换用另一种药物可能导致多药耐药出现——结核治疗中,这是特别严重的问题。

一旦耐受性和抗药性出现,医生应增加给药剂量或换用另一种药物。

药物不良反应

19 世纪早期,德国科学家 Paul Ehrlich 将理想药物称为"魔弹(magic bullet)",理想药物应既能准确作用于病变部位,又不损害正常组织。虽然许多新药的选择性较老药更强,但仍然不能精确命中靶部位。

大多数药物会产生数种药理作用,但通常只有一种是我们治疗疾病所需要的——即治疗作用。不论其他作用本身是否有害,都被认为是多余的。例如某些抗组胺类药物(antihistamines)既有抗过敏作用,又有嗜睡作用。当抗组胺药被用于辅助睡眠的非处方药(over-the-counter,OTC)时,嗜睡是其治疗作用。但白天服用抗组胺药用于控制过敏症状时,嗜睡则是烦人的、多余的作用。

包括医务工作者在内的许多人将非治疗性的作用称为副作用或药物不良事件。然而,对于那些不必要的、令人不快的、有害或具有潜在危害的药物作用来说,药物不良反应的说法更为恰当。

药物不良反应十分常见,其中大部分反应相对较轻,停药或调整剂量后即可消失。一些反应会随着身体对药物的适应而逐渐消退;还有一些较为严重且持续时间较长。在美国,有 3% ~7% 的人因药物不良反应住院。住院患者中发生药物不良反应的比例为 10% ~20%,其中约有 10% ~20% 为严重的药物不良反应。

消化系统紊乱,如食欲不振、恶心、腹胀、便秘、腹泻等,是较常见的药物不良反应表现,这是因为多数药物为口服给药,且经消化道吸收。事实上,几乎所有器官系统都会受到不良反应的影响。老年人的大脑最常受累,引发嗜睡和意识障碍。

药物不良反应的类型

多数药物不良反应为 I 型反应或过量反应(overdose reactions),表现为药物治疗作用的增强。例如服用降压药的患者可能由于血压降低过多而感到头昏眼花;使用胰岛素或口服降糖药的患者可能因为血糖降低过多而出现虚弱、多汗、恶心和心悸等症状。这类药物不良反应通常可预知,但往往不能避免。药物剂量过高、患者对药物高度敏感,或其他药物减慢该药代谢而使血药浓度升高时,常引发此类药物不良反应。I 型反应通常不严重,但较为普遍。

另一些药物不良反应为 II 型反应或特异质反应(idiosyncratic reaction),发生机制目前尚未清楚。这类药物不良反应包括皮疹、黄疸、贫血、白细胞计数减少、肾损害、视觉或听觉神经损伤等,大多不可预知,损害严重,但仅在少数人出现。这些人可能由于药物在机体代谢或反应方式的基因差异,导致其对药物过敏或高度敏感。

此外,还有一些药物不良反应与药物治疗作用无关,但其发生机制明确,通常可以预知。例如长期服用阿司匹林或其他非甾体抗炎药(non-steroidal anti-inflammatory drugs,NSAIDs)的患者易出现胃刺激和出血症状。其原因在于这些药物减少了前列腺素(prostaglandins)的产生,而前列腺素可以保护胃肠道抵御胃酸的侵蚀。

药物不良反应的严重性

目前,没有通用的标准来衡量药物不良反应的严重性。其评估常带有很强的主观性。反应可分为轻度、中度、重度或致命三个等级。

轻度不良反应包括消化功能紊乱、头痛、乏力、肌肉酸痛、不适(患病或不舒服的感觉)及睡眠改变。尽管这些反应轻微,但会令患者非常烦恼,导致用药依从性降低,从而无法达到治疗目的。

中度不良反应通常是那些症状轻微,但令患者有明显不适、痛苦或难以忍受的反应。其他的中度不良反应还包括皮疹(特别是遍布全身的、顽固性皮疹)、视觉障碍(尤其是佩戴视力矫正眼镜的人)、肌肉震颤、排尿困难(老年人常见的药物反应),任何可察觉的情绪或心理功能改变,血液组分的某些变化(如白细胞计数或血糖等物质的暂时、可逆性降低)。

出现轻度或中度药物不良反应并不一定必须停药,尤其是在没有有效替代药物时。医师应重新评估给药剂量和给药频次(每日用药次数)以及给药时间(如饭前或饭后,早晨或睡前)。也可用其他药物控制药物不良反应(如应用粪便软化剂来缓解便秘)。

重度不良反应包括那些威胁生命的(如肝衰竭、心律失常或某些类型的过敏反应)、可致人体永久或显著伤残的、需住院治疗或可致出生缺陷的不良反应。重度不良反应比较少见。一旦出现,通常应立即停药,并及时进行相应治疗。然而,有时医师不得不继续使用这些高风险药物(如肿瘤患者使用的化疗药物或器官移植患者使用的免疫抑制剂)。总之,医师应尽一切办法减少严重药物不良反应的发生。

一些严重的药物不良反应

药物不良反应	药物类型	相关药物
消化性溃疡或胃出血	口服或注射皮质激素(Corticosteroids)(不包括用于皮肤的乳膏或洗剂)	氢化可的松 泼尼松
	非甾体抗炎药	阿司匹林 布洛芬 酮洛芬 萘普生
	抗凝药	肝素 华法林
贫血(由红细胞生成减少或破坏增加导致)	某些抗生素	氯霉素
	一些非甾体抗炎药	保泰松(美国已停止使用)
	抗疟药和抗结核药(葡萄糖-6-磷酸脱氢酶(G6PD enzyme)缺乏症者使用)	氯喹 伯氨喹 异烟肼
白细胞生成减少,感染风险增加	某些抗精神病药	氯氮平
	化疗药	环磷酰胺 巯嘌呤 甲氨蝶呤 长春碱
	一些甲状腺疾病用药	丙硫氧嘧啶
肝损害	一些止痛药	对乙酰氨基酚(过量使用)
	一些抗结核药	异烟肼
	铁补充剂(过量使用)	

续表

药物不良反应	药物类型	相关药物
肾损害	非甾体抗炎药(重复大量使用)	布洛芬 酮洛芬 萘普生
意识障碍及嗜睡	氨基糖苷类抗生素	庆大霉素 卡那霉素
	一些化疗药	顺铂
	镇静剂,包括多种抗组胺类药	苯海拉明
	抗抑郁药(尤其用于老年人)	阿米替林 丙咪嗪

风险与获益

药物具有两重性,既有治疗作用又有不良作用。医师用药过程中,必须权衡利弊,考虑药物疗效的同时也要审视其潜在的风险。当疗效大于风险时,才可使用药物。此外,医师也必须考虑停药带来的后果。潜在的疗效与风险无法用精确数字确定。

评估药物疗效和风险时,医师会考虑疾病严重程度,及其对患者生活质量的影响。对于病情相对较轻的疾病(如咳嗽、感冒、肌肉劳损或偶尔的头痛等),轻微药物不良反应可以接受。OTC 药物治疗上述疾病通常有效、患者可耐受,而且根据说明书用药,其安全范围(药物常用有效剂量与中毒剂量之间的范围)宽。相反,对于严重或威胁生命的疾病(如急性心肌梗死、卒中、癌症或器官移植排斥[organ transplant rejection]等),使用一些有严重不良反应风险的药物通常也可接受。

危 险 因 素

许多因素会增加药物不良反应的发生。如同时使用多种药物,儿童或老年人用药、妊娠及哺乳期用药。遗传因素使一些人对某些药物的毒性作用更敏感。某些疾病能改变药物吸收、代谢、消除等体内过程及躯体对药物的反应,这些都增加了药物不良反应发生的危险。身心的相互作用(mind-body interactions),如心态、自我信念和对医务人员的信心如何影响药物不良反应还有待研究。

使用多种药物

无论处方药还是非处方药,同时使用多种药物都会增加药物不良反应发生的风险。随着所用药物数量增加,发生不良反应的机会和严重程度也会相应增加。从专业角度讲,酒精也是药物,具有同样风险。如果医师或药师能够定期审查患者服用的全部药品并进行适当调整,就可减少药物不良反应发生的危险。

你知道吗……

在美国,有 3% ~ 7% 的人因药物不良反应住院。

年龄因素

婴幼儿由于代谢药物的功能尚未发育健全,所以发生药物不良反应的风险很高。例如新生儿因不能代谢和消除氯霉素(chloramphenicol),可能引发严重、致命反应——灰婴综合征(gray baby syndrome);婴幼儿在牙齿发育阶段(0 ~ 8 岁)使用另一种抗生素——四环素(tetracycline),可能使牙釉质永久性变色。18 岁以下儿童在流感或出水痘时服用阿司匹林(aspirin),可能会导致雷耶综合征(Reye syndrome)。

老年人易发生药物不良反应的原因有多种:他们通常有多种健康问题而同时使用数种处方药和OTC。且随年龄增长,肝脏对药物的代谢能力以及肾脏对药物的清除能力均降低,从而增加药物对肾脏的损害及其他不良反应发生的风险。此外,在老年人中营养不良与脱水很常见,使这些与年龄相关的问题变得更加严重。

老年人对许多药物的作用更为敏感。例如老年人更易发生头晕(light-headedness)、食欲不振、意识障碍或共济失调,从而引发跌倒或骨折。引起这些不良反应的药物涉及多数抗组胺药、催眠药、抗焦虑药(antianxiety)、抗高血压药和抗抑郁药(antidepressants)。

妊娠和哺乳

许多药物,如抗高血压药中的血管紧张素转换酶(angiotensin-converting enzyme,ACE)抑制剂和血管紧张素Ⅱ受体阻滞剂(angiotensin Ⅱ receptor blockers,ARB)对胎儿的正常发育及健康会构成危害。孕妇在妊娠期间应尽可能不使用任何药物,特别是前三个月。然而,有些药物,如 ACEI 和 ARB,对妊娠后三个月的危害最大。怀孕期间,任何处方药、OTC 及保健食品(包括中草药)都应在医师的监督下使用。社会性药物(social drugs)(酒精与尼古丁)和违禁药品(可卡因和阿片类药物,如海洛因)也会对妊娠及胎儿构成风险。

中、西药物均可经母乳被婴儿摄入。有些药物哺乳期妇女应禁止使用,其他药物可在医师指导下使用。尽管通常某些药物哺乳期妇女使用后不会对婴儿造成危害,但哺乳期妇女在用药前仍应先咨询医务人员。"社会性药物"和违禁药品对哺乳中的婴儿是有害的。

药 物 过 敏

人们有时会把药物不良反应(adverse drug reactions,ADR)误称为过敏(allergies)。例如有人在服用阿司匹林后出现胃部不适(一种常见不良反应),通常会说自己对阿司匹林"过敏"。然而,这并不是真正的过敏反应。真正的过敏反应是指药物激活了人体的免疫系统。服用阿司匹林导致胃部不适是由于阿司匹林干扰了胃部对胃酸的天然防御屏障。

药物过敏(超敏)反应较少见。与其他药物不良反应相比,过敏反应的发生率和严重程度通常与用药剂量无关。若某人对某种药物过敏,即使用很小剂量也可引发过敏反应。过敏反应严重程度可从轻微的略感不适到极为严重的损害、甚至会威胁生命。例如皮疹,瘙痒,发热,呼吸道阻塞和哮喘,组织水肿(如喉头及声门)进而抑制呼吸;血压下降,甚至降至危险水平。

由于药物过敏反应会在人们对某种药物有过一次或多次安全接触史(无论是外用、口服或注射给药)后发生,因此无法预测。然而,适当的药物皮肤试验有时可帮助预测过敏反应发生。轻微过敏反应可使用抗组胺药物治疗,严重或威胁生命的过敏反应则需要注射肾上腺素

(epinephrine)或皮质激素(corticosteroid),如氢化可的松(hydrocortisone)。

医师开具处方前,通常会询问患者是否有药物过敏史。那些已发生过严重过敏反应的人应该佩戴记有药物过敏史的医学警示项链或腕带。这些信息(例如青霉素过敏)可在紧急情况下提醒医师及相关医务人员注意。

过 量 毒 性

过量毒性(overdose toxicity)是指意外的过量用药(由于医师、药师或患者的疏忽),或有意的过量用药(谋杀或自杀)而导致严重的、往往有害甚至有时致命的毒性反应。

当两种药物的药效相当时,医师往往会选用过量毒性发生风险较低的药物。例如需使用镇静剂、抗焦虑药或安眠药时,医师通常选用苯二氮䓬类(benzodiazepines)药物,如地西泮(diazepam)和替马西泮(temazepam),而不是戊巴比妥(pentobarbital)等巴比妥类(barbiturates)药物。苯二氮䓬类药物并不比巴比妥类药物更加有效,但其安全范围更宽,在意外或故意过量使用时,很少造成严重毒性反应。安全因素也是新型抗抑郁药出现的原因,如氟西汀(fluoxetine)和帕罗西汀(paroxetine),已广泛替代了疗效相同的老药,如丙咪嗪(imipramine)和阿米替林(amitriptyline)。

儿童更易发生用药过量毒性反应。色彩鲜亮的药片和胶囊,多为成人剂量,常会引起孩子们注意。在美国,联邦规程要求所有口服处方药都应使用儿童不易开启的容器包装,除非有人证明此包装产生不便。

美国许多大城市都建立了毒物控制中心,提供有关化学药品和药物中毒信息。许多电话簿上都列出了当地这些中心的电话号码。应该将这些号码抄录并贴在电话机旁,或设置成电话自动拨号。

第 14 节

药物治疗的依从性

依从性(Adherence)是指患者遵从医嘱用药的程度。

患者的依从性在药物治疗中非常重要。但仅一半人会按照医嘱要求用药。在人们给出的众多不能坚持用药的理由中,遗忘是最常见的原因。关键的问题是:为什么

人们会忘记用药?往往是心理抵触机制在起作用。生病往往会引发人们的担忧,而不得不用药则会不断提示疾病的存在。另一原因或是源于治疗所带来的一系列问题,如可能的副作用,会使人们产生顾虑而在很大程度上导致了对用药方案的抵触。

不依从药物治疗的原因

- 忘记服药
- 不理解或误解用药医嘱
- 发生副作用（治疗的风险高于疾病本身）
- 难以忍受药物的口感或气味
- 用药限制所带来的不便（如避免日晒、酒精、奶制品）
- 不得不频繁用药或遵循复杂医嘱
- 否认患病（拒绝疾病的诊断或重要性）
- 认为药物无用或非必需
- 错误认为疾病已完全治愈（例如认为烧退了感染就痊愈了）
- 害怕对药物产生依赖性
- 担心治疗花费
- 对疾病好转漠不关心（无动于衷）
- 遇到用药障碍（例如难以吞咽片剂或胶囊，打不开药瓶，买不到药物）
- 对医务人员不信任

不依从的后果

显然，如果人们不坚持用药，症状可能就不会减轻，疾病也不会被治愈。此外，用药不依从还会带来其他严重的或费用的问题。据估计，每年约有 125 000 人由于用药不依从而死于心血管疾病（例如心肌梗死和卒中）。另外，如果按医嘱用药，就可避免 23% 的患者入住老年疗养院，10% 的患者入院治疗，以及许多的医师随访，诊断检查和不必要的治疗。

不依从治疗除增加医疗费用外，还降低生活质量。例如漏用青光眼药物可导致视神经损害和失明，漏用心脏病药物可导致心律不齐和心脏停搏，漏用抗高血压药物可导致卒中（stroke）。不足量使用抗生素能引起感染复发，并导致耐药菌（drug-resistant bacteria）出现。

儿童的依从性

儿童与成人相比，用药依从性更差。一个儿童感染链球菌（streptococcal），医嘱开具 10 日疗程青霉素治疗研究中，56% 的患儿在第三天停止用药，71% 第六天停药，82% 第九天停药。对于患有慢性疾病如 1 型糖尿病（type 1 diabetes）或哮喘儿童，由于治疗方案复杂且疗程长，很难做到依从。让患儿服用口感不佳的药物会导致他们不愿服用药物，眼药水、面罩或注射给药都会导致用药依从性降低。

老年人的依从性

虽然年龄不会影响老年人的依从性，但却常常受到其他几个常见因素的影响，如身体或精神的损害，使用更多的药物，以及药物-药物相互作用和不良反应。同时服用几种药物时，很难记住何时服用哪种药，而且药物之间的不良相互作用（adverse drug-drug interactions）也会增加，尤其是同时服用 OTC 药物时。医师可能会简化用药方案，使用一种同时能达到两种疗效的药物，或减少服药次数，从而提高依从性，减少发生药物相互作用的风险。

由于老年人常常比年轻人对药物更加敏感，他们更可能会经历药物不良反应，而需减少药物的使用剂量。

提高依从性的方法

如果人们与医师或药师关系良好，便会有更好的依从性。这种关系涉及双向沟通。

沟通可以从信息交流开始。通过提问，人们了解到疾病的严重性，明智的权衡治疗方案带来的利弊，确保他们正确了解自身情况。通过讨论关心的问题，人们能够知道否认自身的疾病或误解他们的治疗方案会导致他们忘记按指导用药，出现非预期结果。医师或药师通过清楚的解释怎样用药、为什么必须用药和治疗预期等，鼓励患者提高依从性，当人们知道药物可以带来什么利弊，他们和医务人员就能更好判断药物疗效到底如何，是否有潜在严重问题。书面指导可帮助患者避免因为回忆不起医师或药师的交代而导致的错误。

良好沟通非常重要，尤其是当人们有一个以上的保健医师时，因为这样才能确保医师知道其他医师所开的全部药物，从而提出综合治疗方案。这样的方案可帮助人们减少不良反应和药物相互作用，从而简化用药方案。

如果人们亲自参与治疗方案的制定，会提高他们的依从性。通过参与，患者承担了治疗方案实施的责任，更愿意遵照执行。承招责任包括帮助监护治疗的疗效和不良反应，至少与一名医务人员（如保健医师、助理医师、药师、护士）讨论关心的问题。患者应该告诉医师治疗中出现的不良反应，而不是自行调整药物剂量或停药。当患者有恰当的不依从用药的理由并告知时，医师或其他医务人员通常应做出适当调整。患者最好建立一份实时更新的全部用药的清单，并在就医时出示。

当人们认识到医务人员关心他们的治疗方案是否被遵照执行时，患者可能会提高依从性。如果相关医师给予人们相应解释，患者更容易对治疗感到满意，而且更加能够接受医师；他们越接受医师，用药的依从性就越好。

从一名药师那里取药也能够对治疗有一定帮助，因为药师用电脑记录了人们正在服用的所有药物，能够监测重复给药和药物相互作用的情况。患者在开取处方药前，应该告知药师他们正在服用的 OTC 药物或膳食补充剂（如草药）。而且，患者可向药师询问关于药物的适应证，正确服用方法，以及药物相互作用等信息。

对于患有特殊疾病的人，常需服务性团体。这种团体能够强化服从治疗方案的重要性，并在问题处理上提供建议。服务性团体的名称和电话号码能从当地医院或社区委员会获得。

记忆辅助器能提醒人们服药。例如提示卡可放在家中各个不同的角落,或者将服药与每天要做的事联系起来,比如刷牙。带定时提醒功能的手表可用来提示何时服药。医务人员或患者可在日历上标记服药时间和剂量;服药后,患者可在日历相应地方打钩。

药师可以提供帮助患者按时用药的容器。将一个月的日剂量药物放在标有日期的泡罩包装里,这样可通过空泡罩掌握患者用药情况。当药物被分别放在各自容器中时,可加盖或贴相同颜色标签,以便帮助人们将药物与说明书相对应。也可使用多格药盒或托盘(包含周一至周日的七个格子和【或】每天不同时间的格子)。患者或看护人按时检查这些格子,如在每周开始的时候。通过查看盒子,就可判断患者是否服了药。

目前也有带计算机辅助功能盖子的容器。这些盖子在应该服药时会发出提示音或闪烁,还可记录每天容器打开次数和离上次打开容器多长时间等。另一种替代方法是使用叫醒或提示服务(需要电信公司的客户服务支持)。

第 15 节

原研药与仿制药

一种药物通常有若干名称。药物被首次发现时,一般使用化学名(chemical name)以描绘其原子和分子结构;但化学名对一般人来说过于复杂和繁琐,为便于交流,研发人员间通常使用其化学名称的缩写或某个代号(如 RU 486)。

药 品 名 称

化 学 名	通用名	商品名
N-(4-羟基苯基)乙酰胺	对乙酰氨基酚	泰诺
1-甲基-5-苯基-7-氯-1,3-二氢-2H-1,4-苯并二氮杂䓬-2-酮	地西泮	安定
1-(4-氟苯基)-4-[4-(4-氯苯基)-4-羟基-1-哌啶基]-1-丁酮	氟哌啶醇	好度
(6R,7R)-3-甲基-7-[(R)-2-氨基-2-苯乙酰氨基]-8-氧代-5-硫杂-1-氮杂双环[4.2.0]辛-2-烯-2-甲酸一水合物	头孢氨苄	头孢力新
S-(R*,R*)]-a-[1-(甲氨基)乙基]苯甲醇盐酸盐	伪麻黄碱	速达菲
N'-甲基-N''-[2[[(5-甲基-1H-咪唑-4-基)甲基]硫代]-乙基]-N-氰基胍	西咪替丁	泰胃美

当药品得到美国食品和药品监督管理局(the Food and Drug Administration,FDA,它是负责保证美国上市药品的安全和有效性的政府机构)的认可和批准后,就会获得一个通用名(generic name,通常是官方的)和一个商品名(trade name,专有名或商标名)。商品名表明某个公司对这个药的专有权。例如苯妥英(phenytoin)是一个通用名,而狄兰汀(Dilantin)则是该药的商品名。

在美国,由专门的官方机构——美国采用名委员会(the United States Adopted Names Council,USAN)确定药品的通用名,而由药品的生产企业命名其商品名。通用名和商品名必须是独一无二的,以免开具处方和配药时与其他药品引起混淆。为避免药品名称的混淆,FDA 须对每一个申请的商品名审核。

官方机构、医师、研究人员等在撰写关于新化合物的文章时,通常使用药物的通用名,因为仅涉及药物性质,而不涉及某个公司的某个药物品牌或是特定的产品。但医师在处方上却往往使用商品名,因为这样便于记忆,并且医师通常是从商品名了解新药物。

药物的通用名往往比商品名复杂且难于记忆。多数通用名是药物化学名、结构式或分子式的缩写。而商品名往往与药物的作用有关,相对于通用名它们更便于记忆。所以在医师开具处方及消费者寻购药品时都使用商品名。此外,商品名通常会描绘药物的特性,如美托洛尔(lopressor)的作用是减低血压(lower blood pressure);抗抑郁药普罗替林(vivactil)会使患者精神上变得愉快(vivacious);瑞易宁(glucotrol)则可降低血糖(glucose)水平;美他沙酮(skelaxin)是用于松弛骨骼肌(relax skeletal muscles)。有时,商品名就是简化的药物通用名,如米诺环素的通用名为 minocycline,商品名为 Minocin。

"非专利的(generic)"这个词用于食品或家庭用品

时,常常意味着这个产品廉价、有时是某个品牌产品的低质低效的仿制品。然而,对于大多数的"仿制药"(generic drug,非专利药)来说,它们往往具有和品牌药物同样的疗效和质量,且价格更低。

专利保护

在美国,当一个公司发明一种新药(new drug)后,可以申请专利保护,专利保护内容包括药物本身、药物的制作工艺、药物的使用方法,甚至是药物传递和释放入血的方式。因此,公司通常会拥有某个药物的数项专利。药物的专利保护期通常为 20 年,也可申请延长专利有效期。通常,一个药物从被发现(即获得专利)到被批准用于人类需要 10 年时间,研发公司则只剩下一半的专利年限时间独占该药物市场。对于治疗艾滋病、癌症及其他严重危及生命,且尚无有效治疗方法的疾病的药物,FDA 通常会加快审批过程。

当药物专利到期后,其他公司一旦得到 FDA 批准,就可制造并销售此药的仿制品(generic version of the drug)。由于仿制药厂家无需回收药物研发成本,且可省去很多市场推广费用,因此仿制药基本上都比原研的专利药物便宜许多。这些仿制药在销售时可使用药物的通用名或新的商品名(品牌仿制药,a branded generic drug),但不能使用原研专利持有者的商品名。

并非所有专利到期的药物(off-patent drugs)都有仿制品。有的是因为该药物难于被仿制;有的是因为当前的试验不足以证明仿制药具有与原研的专利药具有同样的药效;有的则是因为这种药物的市场太小,即使做了仿制药,也无太大市场利润。

非处方仿制药

一些仿制的非处方(OTC)药通常以较低成本,由连锁药店或集团以自有品牌出售。这些药物与仿制处方药一样,会以同样方式被评估,并必须满足相同质量要求。

药师可以向消费者建议那些与原研药物具有相同疗效的仿制非处方药。然而,消费者会因药物的外观、口感、用药的前后一致性或其他特点而对某个药物有特别偏好。

仿制药的生物等效性
与可替代药

当某个公司开发一种仿制的商品名(专利)药品时,须由药物专家提供一整套处方设计方案,而不仅是简单的复制药物的化学结构或从化工厂购买活性成分。尽管同为 250mg 的同一通用名的化学品被认为是等同的,但不同工艺制成的药物在体内发挥的疗效却可能存在差异。这是因为每一个应用于产品的独特处方均会影响药物吸收入血的速度和程度。非活性成分如包衣、稳定剂、填充剂、黏合剂、矫味剂、稀释剂等是将化合物变成可供使用药物形式所必须的。这些成分可增加片剂的体积以便于使用,防止片剂在储存过程中裂解,利于片剂在胃肠中溶出或改善药物口感和颜色。非活性成分通常是不会对人体产生影响的无害物质,然而在少数人,某些非活性成分会引起罕见且非常严重的过敏反应,因而有些人会更青睐于某个品牌的药物。例如在很多药物中作为防腐剂使用的亚硫酸氢盐(如焦亚硫酸钠,sodium metabisulfite),会导致一些人发生过敏性哮喘反应。因此含有亚硫酸氢盐的药物都会在显著位置进行标注。

生物等效性(bioequivalence):药品厂家必须进行相关研究以确定仿制药品与原研专利药具有生物等效性——即仿制药在释放其活性成分(active ingredient,主药)入血的速度与程度几乎和原研专利药相同。由于仿制药的活性成分已在原研专利药的试验中被证实安全有效,所以生物等效性研究仅需证明仿制药随时间推移具有与原研药物相同的血药浓度即可。因此所需健康志愿者的数量相对较少(24~36 个)。

虽然人们通常关心口服剂型,如片剂、胶囊剂和液体制剂,但仿制处方药或仿制药的其他剂型,如注射剂、贴剂、吸入剂等,也同样必须满足生物等效性标准。不同剂型的生物等效性标准由 FDA 设定。

当一种药物以新的形式上市销售前,制造商必须先证明其与原研药物具有生物等效性。新形式包括新剂型或强度,以及任何其他改良形式,与新仿制药的生物等效性要求相似。有时,最初测试的原药品形式会因为一些商业目的而被改变。如片剂可能需要提高其硬度,增加或改变调味剂或着色剂或改变药物的非活性成分(辅料)以使消费者更易接受。

评估与批准程序:FDA 负责对每一个仿制药物进行评估。如果研究证明该仿制药与原专利药物完全生物等效,即可获 FDA 批准。FDA 还需确保新仿制药含有适量活性(药物)成分,并且完全按照联邦标准(药品生产质量管理规范,Good Manufacturing Practices,GMP)生产制造。同时,按照法律要求,仿制药必须在大小、颜色、形状上与对应的原研药物有所区别。

可替代性与替代药:从理论上讲,任何具有生物等效的仿制药与原研专利药之间可互换。当药物失去专利保护,仿制药可能是唯一可获得形式。为降低药费,很多医生通常会开仿制药。即使医生开具原研专利药处方,只要处方上医生没有注明"不可替换"字样,药剂师也可替换成仿制药。此外,医疗保险机构为节省资金,也会要求尽可能处方和使用仿制药。有些保险计划可让消费者使用更昂贵的原研专利药物,但消费者支付的保险成本也会不同。在美国有些州的医保项目中,消费者没有发言权,如果医生开具仿制药,药剂师必须调配发放仿制药物。然而,在其他大多数州,即使医生和药剂师建议使用仿制药,消费者仍可坚持选用专利药物。

不适合仿制药替代的情况

药 物 类 别	实 例	注 解
1938 年联邦食品药品和化妆品法案（the 1938 Federal Food, Drug, and Cosmetic Act）颁布前上市的药物	尽管通过 FDA 努力，一些品牌的甲状腺激素替代产品仍不具生物等效性	1938 年以前的药物免予仿制药审查要求，目前仅少数药物仍在处方中使用。由于没有比较生物等效性标准，同一通用名的药物之间不可相互替换。通用名药物进行不同品牌间替换时应谨慎
中毒剂量与有效剂量之间相差不大（安全范围窄）的药物	抗惊厥药，如苯妥英、卡马西平、以及丙戊酸；地高辛（用于心力衰竭及快速心律失常）；抗凝血药华法林	药物安全范围相对较窄，剂量小无效，剂量大又会引起不良反应
抗高血压药	利血平及利血平复合泊利噻嗪	仿制药和原研专利药不具生物等效性
口服平喘药	茶碱、二羟丙茶碱、及一些品牌的氨茶碱	同一药物的不同产品间生物不等效。如某个产品有效，除非有必要，否则不应用其他产品替换
皮质类固醇的乳膏、软膏和洗剂	阿氯米松、安西奈德、倍他米松、氯可托龙、地奈德、去羟米松、地塞米松、二氟拉松、氟轻松、氟氢缩松、氟替卡松、哈西奈德、氢化可的松、莫米松、曲安西龙	这些药物的人体皮肤反应测试已达标准化，而且很多被 FDA 评估为具有生物等效性。但皮肤的反应存在差异，如果使用的基质（乳膏、软膏和凝胶）不同，产生的药效也不同。由于皮肤反应差异难以预测，如果某种产品有效，最好不要轻易替换为其他产品
皮质类固醇的片剂	地塞米松、曲安西龙等	大部分仿制药与原研专利药不具有生物等效性，两者间不能轻易替换使用
激素类	酯化雌激素（用于妇女绝经后雌激素替代疗法），某些品牌的甲羟孕酮，以及大多数仿制的甲睾酮	不同品牌的酯化雌激素生物不等效。激素类药物通常给药剂量较小，所以同一药物的不同品牌间药效差异可能较大
抗糖尿病药物	格列本脲（用于 2 型糖尿病）	格列本脲的一个产品——Diabeta，无法用其他同类药物替代，其他格列本脲产品间则可相互替代
控制痛风药物	秋水仙碱	仿制药相互间不具有生物等效性
抗精神病药	氯丙嗪片	仿制药与原研药间不具有生物等效性
抗抑郁药	少数品牌的阿米替林和一种阿米替林与奋乃静的复方药	并不是所有品种间都可相互替换使用。对于 FDA 是否认可某种仿制品与原研药间具有生物等效性，可向药师咨询
钾	多数长效钾替代药的片剂	通常认为长效钾的胶囊剂（不包括片剂）具有生物等效性，并可相互替换
其他药物	氟甲睾酮、某些品牌的异丙嗪片剂和栓剂、氯霉素胶囊、氯氮平	仿制药间可能不具有生物等效性。虽然每种药都有效，但它们之间并不能相互替换使用

FDA＝美国食品药品管理局

　　有时仿制药作为替代品并不合适。例如一些可用的仿制药与原研专利药相比并不具有生物等效性，这样的仿制药虽仍可使用，但却不可作为专利药的替代品。因为多数情况下，血液中药量上很小的差异便可导致药物疗效上非常大的差别。其次，虽然有生物等效的仿制产品，但仿制药往往也不能取代原研专利药物，如抗凝血药华法林和抗惊厥药苯妥英。最后，如果患者对仿制药中的某种非活性成分（辅料）过敏，也不能随意用仿制药替代专利药。基于上述原因，如果医生处方中指定某种原研专利药物，而消费者希望使用等效仿制药，那么消费者

或药师应向医生咨询。

　　必须精确定量给药的药物是不太可能和其他药物替换使用的，因为它的有效剂量和中毒量或无效剂量间（安全范围）差别很小。用于治疗心力衰竭的地高辛就是这样一个例子，由于仿制药与原研专利药两者并不是完全生物等效，用它的仿制品来替代原来的地高辛专利药品可能会带来问题。但有些仿制的地高辛已通过美国 FDA 的生物等效性认证。对于仿制药是否可替代与其对应的原研专利药，可向药师和医师咨询。

　　FDA 每年都会定期更新一本有关可替代药物的指

南手册。该手册名为《已获批通过疗效等效性评估的药物》(也被称为"橙皮书",因为它的封面是明快的橙色)。人们可通过打印或在线阅读方式获得该书,但主要供医师和药师使用。

仿制药的替代有时也会给消费者带来其他麻烦。医师可能在开处方并与消费者讨论时使用的都是某个原研药物的商品名。如果药师将其替代为某个等效仿制药,而且标签上没有列出相关的原研药信息(商品名),那么消费者可能就不知道医师所开药物和药师配发的药物之间有什么联系。为避免发生这种混淆,药师应在进行仿制药替代时,在标签上注明所替代的原研药的商品名称。

仿制生物制品

传统药物被称为小分子制剂,其活性成分通常是一种单一独立的化学实体。生物制品则较复杂,它可以来自病毒、血液和机体组织、抗体、毒素和抗毒素、疫苗以及用于治疗疾病的相关产品。到目前为止,由于生物制品复杂的组分和生产要求,开发仿制品仍十分困难。有些药品企业曾尝试通过证明自己的仿制生物制品与原研药具有生物等效性来获得美国食品药品监督管理局(FDA)批准,如人类生长激素,但 FDA 要求仿制的生物制品必须按申请新药标准审查,而不是按一般生物等效性审查。随着科技发展,未来几年内可能会允许仿制生物制品的生产。仿制生物制品对于制造商、药店和消费者的好处是,一旦药品被列入医院或保险计划目录,他们可以相互替换,相互竞争。不同于一般的等效仿制药,生物仿制药的意义绝不仅在于多几个品牌的相似产品,如促红细胞生成素(这种激素可增加红细胞计数)。

非 处 方 药

非处方(over-the-counter,OTC)药是指不需处方便可购买的药品。

非处方药可帮助我们缓解许多令人烦恼的症状,对疾病进行简单治疗,免去看医生的麻烦和费用。但安全使用非处方药需要一些相关知识、常识以及责任心。

除人们普遍了解的 OTC 药物,如阿司匹林、对乙酰氨基酚外,FDA 还批准了许多其他常用的 OTC 产品。一些牙膏、漱口水,某些类型的眼药水、去疣药、含有抗生素的急救霜和软膏,甚至去屑洗发水都被归为 OTC 药品。

一些 OTC 药物最初是处方药,经过多年处方使用后,那些具有良好安全性的药物,可被美国 FDA 批准为 OTC 药在柜台销售。镇痛药布洛芬和抗消化不良药法莫替丁就是这样的例子。通常,OTC 药的每一个药片或胶囊里的活性成分含量都比处方药低。制造商和 FDA 会设法兼顾药物安全性和有效性,来确定 OTC 药的合理剂量。

并非所有的 OTC 药耐受性都比处方药好。例如镇静催眠类非处方药苯海拉明的有效性和安全性均差于同类的许多处方药,特别是当老年患者使用时。

历史背景

过去,几乎所有的药物都可不凭处方直接购买。美国的联邦食品药品监督管理局(FDA)成立之前,几乎所有东西都可以装瓶当作疗效可靠的药物销售。某些非处方药里含有乙醇(alcohol)、可卡因(cocaine)、大麻(marijuana)和阿片(opium)等成分,但没有相关说明告知消费者。1938 年制定的食品、药品和化妆品(FD&C)法案(the Food,Drug,and Cosmetic Act)授予 FDA 制定与发布规程的部分权力,但至于哪些药只能经处方销售而哪些药不需要处方就可购买,这一法案并没有给出明确指导。

1951 年,FD&C 法案的一个修正案尝试对处方药与非处方药间的区别进行明确划分,并对药物安全性问题进行规范。处方药被定义为有成瘾性的、有毒的或在没有医师监督的情况下使用不安全的化合物。除此之外的药物则不需要处方就可以在柜台自行购买。

正如 1962 年的 FD&C 法案所著,非处方药需要同时具备有效性与安全性。但是药效与安全性的测定在当时比较困难。对于某个人有效的药物对其他人并不一定适用,而且任何药物都有可能导致副作用(也称为不良反应、不良事件、或药物不良反应)。而在当时并没有任何组织对收集 OTC 药的副作用负责。因此,FDA 和药物制造商实际上无法了解每种药物的副作用有多么普遍与严重。

安全因素

当 FDA 决定是否将某个处方药改为为非处方药时,安全性是其关注的一个主要因素。

大多数的 OTC 药——不同于保健品、膳食补充剂

（包括草药）以及补充疗法（complementary therapies）——已经被科学、广泛研究过。然而，所有的药物都是双刃剑，既有有利一面也有有害一面，如果人们选择接受药物治疗，则必须承担药物治疗所带来的某种程度的风险。

药物安全性取决于是否合理用药。对于非处方药来说，用药是否合理主要在于患者对自身病情的审视，这就为错误用药留下了隐患。举例来说，绝大多数头痛并不危险，但在极少数情况下，头痛可能是脑部肿瘤或脑出血的早期表现。同样，与严重胃灼热相似的症状有可能是急性心脏病即将发作的信号。归根结底，人们还是需要根据常识来判断一个症状或疾病什么时候是轻微的，而什么时候又需要引起重视并立即就医。

选用 OTC 药物指南

- 尽可能确保自我诊断的准确性。不要把疾病都想象成小问题。
- 按药物中活性成分的作用选药，而不是根据药名"听起来像治疗这种疾病"的感觉选药。
- 药物组分越少越好。作用越多组分也越多，接受不必要的药物治疗会导致更高用药风险和费用。
- 仔细阅读药品说明书从而掌握正确剂量和注意事项，包括什么情况不能用药。
- 有疑问时，应咨询药师或医师什么药品最适合病情。
- 请药师察看所选药物与正在使用的药物间是否会产生相互作用。
- 咨询药师以了解药物不良反应。
- 服用剂量不要超过推荐剂量。
- 用药时间不能超过药品说明书上建议的最长疗程。一旦症状加重应停止用药。
- 所有的药品都要放在儿童不能触及的地方，包括 OTC 药。

人们在购买 OTC 药时应该仔细阅读并严格遵循药品说明书。由于同一药物的不同剂型——比如速释（immediate-release）与控释（controlled-release）或缓释（slow-release）制剂——可能具有相同的商品名，因此每次购买药品时应仔细核对标签，并注意药物的剂量和用法，由于药物在体内释放速度不同，即使使用相同剂量也会存在风险。同样，不同配方药物可能使用相同商品名，但活性成分会有差异，所以检查药物标签上的成分也十分重要。举例来说，泰诺这种药就有很多不同成分的产品配方。有些 Maalox 产品（一种抗酸药）含有氢氧化铝和氢氧化镁成分，而另外一些则是含碳酸钙成分。所以在选择药品时应该仔细阅读说明书，然后根据自身情况决定哪种药物最适合。FDA 要求 OTC 药物标签能帮助人们了解一个药物的优势与风险，以及如何正确使用该药物。人们如果对 OTC 产品有疑问，可向药师咨询。

通常 OTC 药物说明书不会列出全部可能发生的不良反应，其结果就是大多数人会认为这些药物副作用很少。举例来说，某个止痛药的包装上提醒人们用于止痛时连续使用不能超过 10 天。然而，长期使用该药可能会引发严重不良反应（比如危及生命的消化道出血）的信息却并没有在药盒、药瓶或说明书上被提及。这样，有慢性疼痛或是炎症的患者就有可能长时间服用该药而未意识到这样可能会造成严重后果。

划分非处方药的标准

安全性
- 药物经过长期临床使用，是否对其不良反应有完全认识？
- 药物可能造成什么样的有害反应（包括误用或滥用引起）？
- 药物是否具有成瘾性？

诊断与治疗的简易程度
- 普通人能否通过自我诊断来选择药物？
- 普通人在没有医师和其他医务人员帮助的情况下能否正确使用药物治疗疾病？

药品说明书
- 使用说明是否详细、充分？
- 是否写明安全用药的注意事项？
- 普通人是否都能读懂药品说明？

非处方药使用的注意事项

特定人群，例如年幼和年老者、体质差的人以及孕妇和哺乳妇女对药物（包括 OTC 药）的耐受性差，这些人用药时需特别注意。

为避免药物间的不良相互作用，在同时服用处方药与非处方药之前应咨询药师或医师。慢性疾病患者同样需要咨询药师或医师。非处方药并不适用于严重疾病，反而会延误病情。皮疹或失眠等非预期的药物反应发生时，应立即停药并就医。

儿童

儿童的机体代谢和对药物的反应与成年人不同。在发现某种药物对儿童会产生危害之前，此药可能已在成年患者中广泛使用多年。例如，阿司匹林被大众广泛使用多年以后科学家们才发现，如果患有水痘和流行性感冒的儿童使用了阿司匹林将会增加他们发生雷耶综合征的危险。医师和家长常常惊讶地发现，许多即使标明有儿童推荐剂量的 OTC 药物，其实却并未对儿童进行过充分的测试。镇咳药与感冒药的有效性尚未得到完全证实，特别是对于儿童，因此给予儿童此类药物可能造成不必要的有害反应和花费。

给予儿童适合的药物剂量比较难。尽管儿童用药剂量常常按年龄段(例如 2～6 岁或 6～12 岁的儿童)划分,但年龄并不是最佳衡量标准。由于儿童的生长差异很大,因此专家建议以体重作为 OTC 药物剂量的推算标准。

如果药品说明书上没有给出儿童服用剂量,父母们不能胡乱猜测使用。如有疑问,父母应及时咨询药师或医师,以免因过量用药或是错误用药产生危害。

许多儿童用药常常采用液体剂型。纵使药品的说明书上给出了明确的使用剂量,儿童仍有可能服用错误剂量,因为父母都是拿普通汤匙量药,而在厨房使用的汤匙中只有量匙能准确量取液体制剂。事实上圆筒状的量匙更适合量取儿童剂量,而口服给药器则更适于精确地量取并滴到婴儿口中。使用前一定要确保取走给药器尖端的塞子,否则有可能因意外推入儿童气管造成窒息。有时,儿童用药的产品包装内配备药物量取装置会更好一些,这样,便可准确量取儿童药物剂量。

有些儿童用药往往不止一个剂型,所以在给儿童使用某种新药前父母一定要仔细阅读药品标签。

老年人

年龄增长会影响机体代谢药物的速度和方式,老年人往往可能患有多种疾病,需要同时服用多种药物。因此和年轻人相比,他们更易发生药物不良反应或药物相互作用。越来越多的处方药说明书上都会明确指出老年人是否需要不同的剂量,但在 OTC 药物的说明书中却很少见。

许多 OTC 药物对于老年人都具有潜在危险性。当药物长期以最大剂量使用时这种风险将会增加。例如,患有关节炎的老年人可能需长期使用镇痛药或抗炎药,而这样就有可能导致严重的后果,比如消化性溃疡出血。而这种溃疡对老年人来说有可能造成生命危险,并且常常在没有先兆的情况下发生。

阅读药品说明书

非处方药的说明书要明确药物的适应证和用药风险以及正确的用法。说明书的标题应为"药品说明"。首先列出药物所含的有效成分,接着是适应证、警告、用药指导、药品其他信息及其非活性成分。

有效成分:药物自身即活性有效成分。复方药则含有多种药物有效成分。药物通用名应和剂量一起标明在每个药片、胶囊或是其他剂量单位上。相同通用名的药物则可采用各种不同商品名(品牌)销售。

适应证:列出药品治疗的主要疾病与症状。

警告:列出何时不能用药;何时需咨询医师或药师(再次就医的间隔时间);什么因素会影响药品预期效果,它们通常包括以下 4 部分。

■ "如有以下情况请在用药前咨询医师"列出用药后危险性增加的各种情况。这部分主要涉及疾病对药物的影响。

■ "如果你正在服用以下药物,那么在服用本药之前咨询医师或是药师"列出对本药物安全性与有效性有影响的药物。这部分主要涉及药物相互作用。

■ "当使用这些产品时"列出了使用本药品时发生的常见不良反应,食物对药物的有效性与安全性可能产生的影响(药物-食品相互作用),其他特殊注意事项(例如不要在服药期间驾驶车辆)。

■ 最后一部分列出了专门针对于孕妇、哺乳妇女以及儿童的警告,包括过量用药的处理。

用药指导:针对不同年龄段所给出的服用剂量与给药间隔,因为在各种因素中,病人的年龄与体重决定着他们对药物的反应。

其他信息:一些特殊说明,例如如何贮藏药物以保证药物稳定性。

非活性成分:除主药外,药品(患者购买的片剂、胶囊剂等药物制剂)中还有为便于给药而添加的辅料,如赋形剂、矫味剂或着色剂。活性成分相同的药品可能在非活性成分的方面存在差异。通常非活性成分是对人体无害的,但其中某些会导致少数人产生过敏反应,因此这部分人应该使用不含这些致敏成分的药物。

抗组织胺类药物(如苯海拉明)同样会给老年人带来危险。许多夜间使用的镇痛药、镇咳药、感冒药、抗过敏药以及安眠药都含抗组胺成分。抗组胺药会使老年人的某些疾病病情加重,例如闭角型青光眼以及前列腺增生。抗组胺药还能引起头晕或站立不稳,导致跌倒和骨折。此外,老年人服用抗组胺药后——特别是在大剂量或合用其他药物时——有时还会产生视物模糊、轻微头痛、口干、排尿困难、便秘、意识不清等不良反应。

老年人对于抗酸药所潜在的药物不良作用可能比常人更加敏感。他们服用含铝的抗酸药更易发生便秘,服用含镁的抗酸药则更易腹泻和脱水。

就诊时,老年人应将正在服用的 OTC 药物都告知医师,包括维生素、矿物质和中草药。这有助于医师评估整个用药方案,并确定患者的某些症状是否由于使用某种 OTC 药物导致。

了解抗组胺类药物

很多 OTC 药物〔例如抗感冒药、抗过敏药、抗晕动病药以及安眠药）都含有抗组胺类药物成分。大部分抗组胺药都会降低人的机敏性，同时还有很多其他不良反应，有某些病症的患者使用此类药可能非常危险。因而了解哪些药中含有抗组胺药成分十分必要。OTC 药物中抗组胺药成分通常列在药品包装说明书的活性成分一栏，会引起上述不良反应的抗组胺药物有：

- 溴苯那敏（brompheniramine）
- 氯苯那敏（扑尔敏，chlorpheniramine）
- 右溴苯那敏（dexbrompheniramine）
- 苯海拉明（diphenhydramine）
- 多西拉敏（doxylamine）
- 苯茚胺（phenindamine）
- 非尼拉敏（pheniramine）
- 美吡拉敏（pyrilamine）
- 曲普利啶（triprolidine）

孕妇和哺乳期妇女

有些药物可通过胎盘或进入乳汁，从而影响和危害到婴幼儿。因此孕妇和哺乳期妇女如需使用 OTC 药物或中草药，应先咨询医生或药师。若可以，也要再次核对 OTC 药品说明书，确保没有警告孕妇和哺乳期妇女禁用的提示。

对于孕妇和哺乳期妇女，某些药物尤其应引起注意，包括抗组胺类药（通常镇咳药、抗感冒药、抗过敏药、抗晕动病药、安眠药都含该成分）以及非甾体抗炎药（NSAIDs）。除非有医师指导，孕妇在妊娠期最后 3 个月不能服用非甾体抗炎药，否则会对胎儿产生影响并可能造成分娩并发症。

患有慢性疾病的人群

不合理使用 OTC 药物会使许多慢性疾病（chronic disorders）加重。OTC 药物主要为了方便相对健康人群的临时使用，有慢性或严重疾病的患者，以及准备将 OTC 药物作为每日常规用药的人群，在购买非处方药前应先咨询医务人员。这两种情况下，药物的使用已超出日常自我护理的范围，因此患者必须询问专家意见。

慢性疾病与 OTC 药物

疾病	OTC 药物	注 意 事 项
酗酒	抗感冒药	戒酒期间要注意避免服用含有酒精的感冒药，有些感冒药酒精含量高达 25%
糖尿病	血管收缩药	糖尿病患者在使用血管收缩药前需要咨询医师，这些药会加重糖尿病，还有严重副作用。
	止咳糖浆	糖尿病患者要避免服用含糖止咳糖浆
前列腺肥大	抗组胺药 血管收缩药	前列腺肥大患者在使用抗组胺药和血管收缩药前需要咨询医师或药师，这些药会引起严重副作用。
青光眼	抗组胺药	服用抗组胺药可能加重某种类型青光眼
心脏病	抗酸药 抗感冒药	心脏病患者需咨询医师或药师，以正确挑选一种不会与当前用药产生相互作用的抗酸药或感冒药
	血管收缩药	心脏病患者使用血管收缩药前需咨询医师或药师，这些药会引起严重副作用
高血压病	抗酸药	高血压患者在选用抗酸药前需咨询医师或药师
	血管收缩药	高血压患者使用血管收缩药前需咨询医师或药师，这些药会引起严重的副作用
甲状腺机能亢进	血管收缩药	甲状腺机能亢进患者使用血管收缩药前需咨询医师或药师，这些药会引起严重的副作用
肾病	抗酸药	肾病患者选用抗酸药前需咨询医师或药师

OTC 药物=非处方药物

药物间的相互作用

大部分患者在咨询医师和药师时都疏于提及自己所使用的 OTC 药物。那些偶尔使用的药物——例如用于治疗感冒、便秘或是阵发性头痛的药物——提得就更少了。医务人员在开方以及调剂药方时也可能想不到询问患者 OTC 药物和草药使用情况。事实上，许多 OTC 药物和草药都会与药物发生不良相互作用。

有些药物相互作用是很危险的,会进而影响药物的有效性或导致药物不良反应。例如同时服用阿司匹林和抗凝血剂华法林会增加异常出血风险;使用含铝或含镁的抗酸药会影响地高辛吸收。即使服用多种维生素和矿物质也同样会影响某些处方药发挥作用,像含有钙、镁、铁的制品就会使抗感染药物四环素失效。

然而,OTC 药物间的相互作用并没有得到系统性研究。即使已有相关不良反应或死亡报道,仍然不时有严重不良反应发生。甚至将药物相互作用的警示语印刷到 OTC 药物标签上后,仍有大多数人不会注意到。例如许多含有伪麻黄碱的感冒药说明上都明确警告禁止同时使用单胺氧化酶抑制剂(MAOI,用于治疗抑郁),即使是 MAOI 停用后的两周之内都不行。但大多数患者根本不知道他们正服用的抗抑郁药就是一种单胺氧化酶抑制剂(例如苯乙肼和反苯环丙胺),所以这个警示也起不了什么作用。

最好的避免药物相互作用的办法是咨询医师或药师的意见。要注意的是,应将所有正在服用的药物都告诉医师,无论是处方药还是非处方药。

重复用药

另一个潜在的用药问题就是交叉用药(drug overlap)。用于治疗不同疾病的 OTC 药物可能含有相同药物活性成分。除非人们仔细阅读他们使用的每个药品的说明书,否则很容易发生用药过量。举例来讲,某个患者可能同时服用安眠药和感冒药,两者都含苯海拉明,这就可能服用双倍安全剂量。许多药物都含对乙酰氨基酚,同时服用两种含有该成分药物的患者——一种药用于治疗头痛,另外一种用于治疗过敏反应或是鼻窦疾病(sinus problem)——就可能超过药物推荐剂量。

消化系统疾病

第 17 节

消化系统生物学

消化系统从口腔延续到肛门,负责摄入食物、将食物分解成为营养素(这一过程称为消化),吸收营养素进入血液,以及将食物的未消化部分排出体外。消化道包括口腔、咽、食管、胃、小肠、大肠、直肠和肛门,还包括一些位于消化道外的器官:胰腺、肝脏和胆囊。

消化系统有时被称为胃肠道系统,但无论哪个称谓都无法完全涵盖这个系统的功能和组成。消化系统器官也有一些和消化无关的因子和激素,帮助转移血液中有毒物质和化学类药物。

腹腔是消化器官所在部位。腹腔前有腹壁(由皮肤、脂肪、肌肉和结缔组织组成),后有脊柱,上有膈肌,下有盆腔脏器。腹腔内层是腹膜,覆盖于腹腔脏器表面。

专家们已发现消化系统和大脑神经有密切联系。例如,精神因素强烈地影响着肠道的收缩、消化酶的分泌以及消化系统的其他功能。精神压力增加甚至会使人对感染的抵抗力下降,从而导致多种消化系统疾病。反之,消化系统也影响大脑功能。例如,长期或反复的疾病比如肠易激综合征、溃疡性结肠炎以及其他疼痛性疾病均会影响情绪、行为和日常活动。这种双向联系称为脑-肠轴。

咽喉与食管

咽喉部位于口腔后下。当食物和液体离开口腔,即通过咽喉。吞咽随即开始并自动持续。吞咽时,一小块肌肉(会厌)关闭,以防止食物经气道(气管)进入肺脏,口腔顶的后部分(软腭)升高以防止食物进入鼻腔。

食管——为一内覆有黏膜层的薄壁肌性管道,连接咽部和胃。食物和液体在食管中的推进不只靠重力,还依赖肌肉有节律收缩和松弛,称为蠕动。食管的两头都是环形肌肉(上和下食管括约肌),可开放和关闭。正常情况下,食管括约肌可防止胃内容物反流进入食管和咽喉。

胃

胃是一个大的蚕豆形肌性空腔脏器,包括三部分:贲门、胃体和胃窦。食物和液体通过食管下括约肌进入胃内。

胃的上部是储存食物的区域,在此,贲门和胃体松弛,容纳进入胃内的食物。然后胃窦(胃下部分)有节律地收缩。将食物与酸和酶(胃液)混合,并研磨成更易消化的小块。胃表面的细胞分泌三种重要物质:黏液、盐酸和胃蛋白酶(一种能分解蛋白质的酶)前体。黏液覆盖于胃表面,保护其免受盐酸和酶的损伤。任何原因造成此黏液层的破坏,如幽门螺杆菌感染和阿司匹林都能造成损伤,导致胃溃疡发生。

盐酸提供了胃蛋白酶分解蛋白所需的高酸环境。胃内高酸还能灭杀大多数细菌而成为抵御感染的屏障。胃的神经冲动、胃泌素(胃释放的一种激素)和组胺(胃释放的一种活性物质)都能刺激胃酸的分泌。胃蛋白酶是唯一能消化胶原的酶,胶原是一种蛋白,并且是肉类的重要成分。

仅有少数几种物质,如酒精和阿司匹林能从胃直接吸收入血,且仅能少量吸收。

小 肠

胃运送食物到小肠的第一段,即十二指肠。经幽门括约肌进入十二指肠的食物量受小肠消化能力的调节。

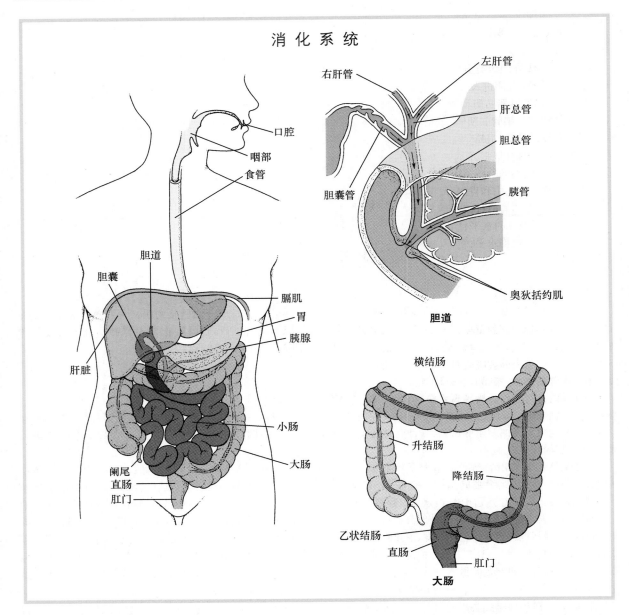

消 化 系 统

若食物已充满,则十二指肠会发出信号使胃停止排空。

十二指肠接受来自胰腺的胰酶和来自肝脏和胆囊的胆汁。这些消化液通过奥狄括约肌的开口进入十二指肠,它们在促进食物的消化和吸收中起着重要作用。肠道通过蠕动搅拌食物,使其与肠分泌液混合,也有助于食物的消化和吸收。

十二指肠最开始的 10cm 左右表面光滑,其余部分则有皱褶、小突起(绒毛)和更小的突起(微绒毛)。这些绒毛和微绒毛显著增加十二指肠表面面积,更有利于营养物质吸收。

十二指肠以下的其余小肠由空肠和回肠组成,这部分小肠可吸收大部分脂肪和其他营养物质。搅拌运动有利于吸收。同样,肠表面的褶皱、绒毛和微绒毛所形成的巨大表面积大大增强了吸收功能。小肠壁血供丰富,他们运载肠道吸收的营养物质经门静脉到达肝脏。小肠壁分泌黏液以润滑肠道内容物,分泌水分以溶解食物。小肠还释放少量酶,消化蛋白、糖和脂肪。

肠内容物的稠度随其在小肠中的运行而逐渐改变。在十二指肠,食物被胰酶和胆汁稀释,降低胃酸度。当肠内容物经过低位小肠时,由于水、黏液、胆汁和胰酶的加入而变得稀薄。最后,小肠吸收了几乎全部的营养物质和水,仅留下约 1L 的液性肠内容物进入大肠。

胰　腺

　　胰腺有两种基本组织类型:分泌消化酶的胰腺腺泡和分泌激素的胰岛。消化酶进入十二指肠,而激素进入血液。

　　消化酶(淀粉酶、脂肪酶和胰蛋白酶)由胰腺腺泡产生,经各种小管流入胰管。胰管在奥狄括约肌处汇入胆总管,在此处同胆汁一同流入十二指肠。这些酶以无活性形式分泌,只有到达肠腔才被激活。淀粉酶消化碳水化合物;脂肪酶消化脂肪;胰蛋白酶消化蛋白质。胰腺还分泌大量的碳酸氢盐,中和胃酸,保护十二指肠。

　　胰腺分泌的激素有三种:胰岛素,可将糖转入细胞内而降低血中糖(血糖)的水平;胰高血糖素,可刺激肝脏释放肝糖原而升高血糖水平;生长抑素,抑制上述两种激素释放。

肝　脏

　　肝脏是有多种功能的重要器官,仅部分功能和消化有关。

　　食物中的营养成分被吸收进入小肠壁,而小肠壁有大量微小血管(毛细血管)供血。这些毛细血管汇入小静脉、大静脉,最后经门静脉进入肝脏。在肝脏内,门静脉分成许多细小的血管,流入的血液即在此进行处理。

　　肝脏对血液的处理有两种形式:清除从肠道吸收来的各种细菌和其他异物;进一步将肠道吸收来的营养物质分解成为身体可利用的形式。肝脏高效进行这种必须的处理过程,使富含营养物质的血液流入体循环。

　　肝脏生成的胆固醇约占全身一半,其余来自食物。约80%由肝脏产生的胆固醇用于制造胆汁。肝脏分泌的胆汁储存于胆囊供消化时用。

胆囊和胆道

　　胆汁经肝管流出肝脏,二者合并为肝总管,肝总管和来自胆囊的胆囊管汇合成胆总管,胰管就是在胆总管通过奥狄括约肌进入十二指肠处汇合到胆总管的。

　　未进餐时,胆汁存储在胆囊内,仅少量流入肠道。当食物进入十二指肠时,触发一系列激素和神经信号,引起胆囊收缩,胆汁被排入十二指肠与食物混合。

　　胆汁有两个重要功能:帮助脂肪吸收和消化;使体内一些废物排出体外,特别是红细胞衰老破坏所产生的血红蛋白和过多的胆固醇。特别是胆汁具有以下功能:
- 胆盐增加胆固醇、脂肪和脂溶性维生素溶解性,有助于它们的吸收。
- 胆盐刺激大肠分泌水,有助于肠内容物的运行。
- 红细胞破坏后的代谢废物胆红素(胆汁中主要的色素)被排入胆汁中,使粪便呈棕绿色。
- 药物和其他废物在胆汁中排出,随后被排出体外。
- 在胆汁吸收功能中起重要作用的各种蛋白质也被分泌入胆汁。

　　胆盐在末端小肠被重吸收,再被肝脏摄取,重新进入胆汁,这种胆汁的循环称为肠肝循环。体内所有的胆盐一天大约循环 10~12 次,每次经过肠道时,少量胆盐会进入结肠,并被细菌分解成各种成分。部分被再吸收,其余随粪便排出体外。

大　肠

　　大肠由盲肠、升结肠(右侧)、横结肠、降结肠(左侧)和乙状结肠组成,后者连接直肠。盲肠位于升结肠的起始部,是小肠和大肠的连接点。突出于盲肠的阑尾是一较小的、手指状小管,它的功能尚不清楚。大肠分泌黏液,主要负责吸收粪便中的水分。

　　肠内容物到达大肠时呈液体状,但到达直肠时常形成固体状的粪便。定植在大肠的许多细菌能进一步消化一些肠内容物,产生气体。大肠中的细菌还能产生一些重要物质,例如在凝血过程中有重要作用的维生素 K。这些细菌对正常的肠道功能是必需的,一些疾病和抗生素能破坏大肠中各种细菌之间的平衡,导致黏液和水的分泌增加,而引起腹泻。

肛门和直肠

　　直肠是紧接乙状结肠下面的管腔,止于肛门。通常,由于粪便存储于位置较高降结肠内,故直肠腔是空的。当降结肠装满后,粪便就会排入直肠,引起便意(排便)。成人和年长儿童可以忍住便意,直到他们到达厕所。婴幼儿则缺少这种肌肉的控制。

　　肛门是消化道远端的开口,粪便由此排出体外。肛门部分由肠道延续而成,部分由皮肤组成。肛门内衬部分表皮。肛门的环形肌(肛门括约肌)使肛门保持关闭,直至排便。

年龄的影响

　　由于消化系统具有强大储备功能,老龄化对功能的影响相对其他器官较小。但老龄化仍是某些消化系统疾病的诱因。一般而言,老年人更容易患憩室病,也更容易在服用某些药物后出现消化道不良反应(如便秘)。

　　食管:随着年龄增长,食管收缩的力量和食管上括约肌的张力下降,但食物的运动并没有受到影响。然而,许多老年人确实患有食管收缩障碍的疾病。

　　胃:随着年龄的增长,胃黏膜的抵抗力下降,直接导致消化性溃疡的危险性增加,尤其服用阿司匹林和其他非甾体类抗炎药者。同样,胃容量下降(由于弹性下降),胃排空率也下降,但这些变化一般不引起明显症状。年龄对胃分泌酸和胃蛋白酶的功能几乎没有影响,但导致胃酸分泌减少的一些疾病,如萎缩性胃炎就更常见。

小肠:年龄对小肠结构的影响很小,对肠内容物的运动和大多数营养物质的吸收都没什么影响。但乳糖酶水平下降,导致很多老人对乳制品不耐受(乳糖不耐受)。老年人比较容易出现肠道某种细菌增生过度并导致疼痛、腹胀以及体重下降。细菌增生过度可能导致某些营养成分吸收下降(如叶酸、铁和钙)。

胰腺、肝和胆囊:随着年龄增长,胰腺总重量下降,部分组织被瘢痕替代(纤维化)。但这些变化并不降低胰腺分泌消化酶和碳酸氢钠的能力。肝脏和胆囊会随着年龄的变化出现一些大体结构和显微镜下的改变。

大肠和直肠:大肠并不因年龄发生太大变化,直肠会出现一些扩张。便秘比较常见,这一方面由于肠内容物经过大肠时有所减慢,更主要还是直肠收缩排便功能下降。

第 18 节

消化系统疾病的症状和诊断

累及消化(胃肠)系统的疾病称为消化系疾病。有些疾病同时累及消化系统多个部位,有些疾病只侵犯一个部位或一个器官。

临 床 表 现

有些临床症状,比如腹泻、便秘、消化道出血、反流和吞咽困难,通常提示有消化系统疾病的可能。更多见的是一些非特异性症状,例如腹痛、腹胀、厌食、恶心等,既可见于消化系统疾病,也可见于其他系统疾病。

消化不良是一个模糊的概念,对不同的人来说其表现大相径庭。它包括很多消化系统的问题,如消化不良、恶心、呕吐、反流以及咽喉部的肿块感(癔球感)。

肠功能不仅在人和人之间有很大的不同,而且同一个人在不同时间也变化很大。很多人感觉他们在早上更容易排便。早餐后 30～60 分钟这种便意最强烈。肠功能受饮食、精神压力、药物、疾病甚至社会和文化的影响。在多数西方国家,正常的排便频率可以在每周两到三次到每天两到三次这个范围内变化。排便的频率、性状、以及体积变化或者大便中出现血、黏液、脓或者多余的脂肪物质(油或脂)都提示疾病存在。

腹痛

腹痛很普遍且经常较轻微。然而,迅速出现的严重腹痛,往往提示严重问题。这种疼痛可能是需外科手术的唯一表现并且是急诊手术。腹痛症状在青少年、老年人,以及感染艾滋病毒或者服用免疫抑制剂的人中需要引起特别的注意。年龄大的成年人腹痛症状较年轻人轻,并且进展更为缓慢。腹痛同样会影响儿童,包括新生儿和婴儿,虽然他们不能把他们的痛苦用言语表达出来。

新生儿、婴幼儿以及幼龄儿童腹痛

疼痛原因	描　述	注　释
胎粪性腹膜炎	出生前肠道产生的墨绿色物质即胎粪,由于肠穿孔和胎粪的渗漏导致腹膜的炎症和一些感染	婴儿在子宫或刚刚出生不久发生
幽门狭窄	胃出口狭窄、阻塞	喂食婴儿后出现剧烈呕吐 常出生后或 4 个月时出现
食管网	上 1/3 食管内膜长出的横跨食管内腔的薄膜	难以吞咽固体
肠扭转	肠道发生扭转	引起肠梗阻以及会切断肠道血供 常见的症状有呕吐、腹泻、断断续续而猛烈的绞痛

续表

疼痛原因	描　述	注　释
肛门闭锁	肛门开口处的狭窄或阻塞	通常新生儿出生时即可被发现,并通常需要急诊手术治疗
肠套叠	一段肠襻套入另一段肠襻中	会引起肠梗阻以及肠的血供,会出现突然剧烈的腹痛,呕吐,血便以及发热 通常发生在 6 个月至 2 岁的儿童
肠梗阻	堵塞可完全停止或严重损伤肠内容物的蠕动	通常在新生儿及婴幼儿因出生时损伤、胎粪或肠扭转引起 症状因梗阻类型不同而有所变化,可能包括腹部绞痛、腹胀、拒食、呕吐、严重便秘、腹泻以及发热

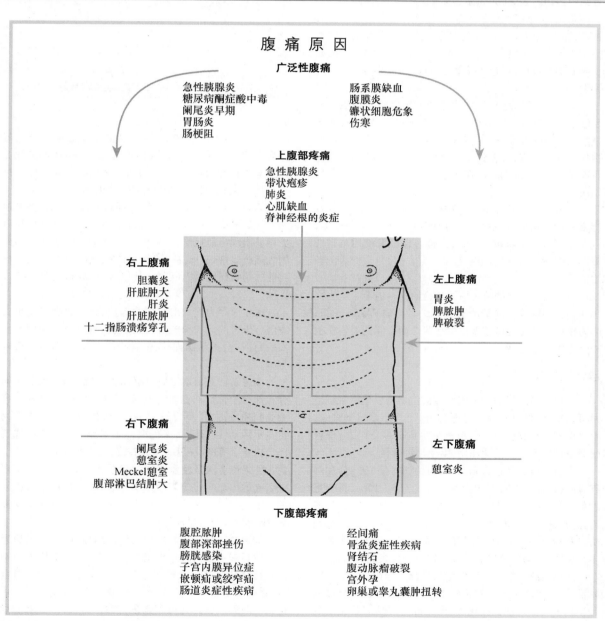

腹 痛 原 因

广泛性腹痛

急性胰腺炎　　　　　肠系膜缺血
糖尿病酮症酸中毒　　腹膜炎
阑尾炎早期　　　　　镰状细胞危象
胃肠炎　　　　　　　伤寒
肠梗阻

上腹部疼痛
急性胰腺炎
带状疱疹
肺炎
心肌缺血
脊神经根的炎症

右上腹痛
胆囊炎
肝脏肿大
肝炎
肝脏脓肿
十二指肠溃疡穿孔

左上腹痛
胃炎
脾脓肿
脾破裂

右下腹痛
阑尾炎
憩室炎
Meckel 憩室
腹部淋巴结肿大

左下腹痛
憩室炎

下腹部疼痛

腹腔脓肿　　　　　　经间痛
腹部深部挫伤　　　　骨盆炎症性疾病
膀胱感染　　　　　　肾结石
子宫内膜异位症　　　腹动脉瘤破裂
嵌顿疝或绞窄疝　　　宫外孕
肠道炎症性疾病　　　卵巢或睾丸囊肿扭转

病因

　　腹痛可由以下任一病变引起,包括感染、炎症、溃疡形成、脏器穿孔或破裂、梗阻造成的肌肉收缩不协调或者收缩障碍,以及脏器缺血。

　　对于会迅速危及生命的病例,需马上做出诊断和外科手术,包括腹腔动脉瘤破裂、胃肠道穿孔、肠缺血(肠系膜缺血)以及宫外孕。还有一些严重的急症包括肠梗阻、阑尾炎和急性胰腺炎。腹膜炎的疼痛是由腹腔内壁(腹膜)的感染所致,它源于各种疾病导致的腹腔脏器炎症以及感染(比如阑尾炎和憩室炎)造成的腹膜炎症,或者肠内容物渗入腹腔(如溃疡穿孔)。

　　有时,位于腹腔外的疾病也会导致腹痛。比如心肌梗死、肺炎、睾丸扭转。其他导致腹痛的问题包括糖尿病酮症酸中毒、卟啉病、镰状细胞病以及咬伤和中毒(比如黑寡妇蜘蛛咬伤、重金属或甲醇中毒、蝎子螫等)。

评估

　　有时,疼痛的性质和部位可帮助医生确定病因。阵发性疼痛往往提示脏器梗阻,可见于胆结石、肾结石或肠梗阻。而消化性溃疡引起的多为烧灼感。憩室炎的疼痛多局限于左下腹,而腹膜炎多为全腹痛。胰腺炎时,坐位及前倾位可减轻疼痛,而在床上翻滚等剧烈活动后可加剧腹痛。

　　通常,医生必须做一些检查来鉴别由患者症状以及体格检查提示的几种病因。腹腔 CT 有助于鉴别很多,但并非全部的腹痛病因。血、尿检查也经常使用。当怀疑妇科疾病时,超声会很有帮助。

治疗

　　应对引起疼痛的特定原因进行治疗。但至今医生们仍认为在明确诊断前给严重腹痛患者止痛药物不明智,因为镇痛药物可能掩盖严重的症状。而止痛药经常在检查进行中给予患者。

消化道出血

　　从口腔到肛门的任一消化道部位均可发生出血。出血可表现为呕吐物带血(呕血)。活动性出血且量大时,呕出血液呈鲜红色,反之,出血量少或已停止时,由于胃酸对血液的不完全消化作用,呕血呈咖啡色。

　　出血也可以通过直肠,表现为柏油样便(黑便)和鲜红血便(便血),而如果出血量每天少于 5~10ml,将会是近乎正常的大便。当出血来自食管、胃或十二指肠时,多为黑便,这是因为血液停留在胃肠的数小时内,受胃酸、酶以及肠道内正常菌群作用的结果。当出血来自大肠时多为血便,上消化道出血速度较快时亦可表现为血便。

　　严重而急性的失血可伴随出现脉率增快、血压下降、尿量减少,患者可出现肢端冰冷,严重失血会因大脑血液灌注减少而出现意识模糊、定向力障碍、嗜睡,甚至出现严重低血压休克。慢性失血时,可出现一些贫血的症状

和体征(比如虚弱、乏力、苍白、胸痛和眩晕)。

出 血 原 因

部位	原　　因
上消化道	十二指肠溃疡 糜烂性食管、胃、十二指肠 食管静脉曲张 胃溃疡
下消化道	血管畸形 肛裂 结肠癌 结肠息肉 憩室病 肠道疾病 内痔 由于射线或血供不良引起的大肠炎症

病因

　　引起出血的原因有很多,包括消化性溃疡、肠道动静脉吻合异常(动静脉畸形)、食管静脉扩张(食管静脉曲张)、某些特定药物的刺激(阿司匹林或其他非甾体类抗炎药物)、炎症性肠病,结肠憩室病和肿瘤。

　　无论出血原因是什么,慢性肝病患者、有遗传性凝血功能障碍疾病的患者以及正在服用某些特定药物的患者更容易出现出血症状,且症状更严重。易引起出血的药物包括抗凝剂(比如阿司匹林和华法林)和影响血小板功能的药物(比如阿司匹林、其他 NSAIDs 和氯吡格雷)。

评估

　　医生应尽力找到出血准确部位、出血速度以及出血原因。患者的症状和体格检查(包括直肠指检和便隐血实验)往往会提示出血原因和部位,以提示进一步检查方案。

　　如患者已经出现呕血或呕深色的混合物(提示可能存在部分消化后的血液),医生应将一根细塑料管从患者鼻腔插入胃中(鼻胃管)并吸出胃内容物。血性容物常提示活动性出血,而深色混合物则提示出血减慢或者已经停止。有时,尽管患者正在出血,但却没有出血的征象。如果患者大量便血但却没有呕吐的症状(排除由痔疮引起的出血),也应当使用鼻胃管,因为出血也可能来源于上消化道。鼻胃管应一直留置到管中的液体变清亮,确定所有的出血都停止为止。

　　如果插入鼻胃管后发现活动性出血征象,或者患者症状明显提示出血始于上消化道,医生通常进行胃镜检查。胃镜是通过一个称作内窥镜的软管在直视下对食管、胃以及小肠的第一段(十二指肠)进行检查。胃镜可使医生看到出血点并可直接进行治疗。同样,如果症状提示出血起始于下消化道,或者胃镜没有发现出血点,可

以行结肠镜检查。

某些罕见情况,内窥镜(胃镜和肠镜)无法发现出血的来源,对于这种患者,如果出血严重,医生有时需进行血管造影术或注入放射性核素标记的血红细胞发现出血部位。通过一种特殊的扫描相机扫描出放射性核素,这样就能显示出出血的大概部位。如果出血慢,医生可选择给患者服用液态钡后 X 线透视检查。还有一种胶囊内窥镜,主要应用于小肠疾病的检查,但在结肠和胃的检查中作用不太大。因为这些器官太大而无法得到其内膜的清楚图片。

医生还应进行血液检查,血细胞计数可帮助判断失血量,血小板计数降低则是出血的危险因素。其他血液测试包括凝血时间(PT)、部分凝血活酶时间(PTT),还有肝功能,可以帮助发现凝血异常的问题。

治疗

急性、严重的出血患者需静脉输液治疗,有时需要输血从而稳定生命体征。凝血功能障碍的患者可能需输入血小板或新鲜冷冻血浆或注射维生素 K。

大多数胃肠道出血可自发停止,如果无法自行停止,医生通常可在内窥镜检查中通过电凝设备、激光或者注射特定药物止血。出血性息肉可使用圈套器或其他设备切除。如果这些方法仍然无法止血,则患者需外科手术治疗。

胸背痛

胸部中段或后上背部疼痛多由食管、心脏或大动脉疾病造成。症状可能会比较相似。胃食管反流(GERD)是由于胃酸反流入食管产生,可有胸骨后烧灼感和紧缩感,这些和心源性胸痛相似。食管痉挛或其他食管肌运动障碍造成的挤压感也和心脏病症状类似。

一些症状更倾向于食管疾病。胃灼热感是由于 GERD 诱发的一种烧灼感,多位于胸部,有时升至颈部以及咽喉,通常在进食后或躺下时出现。在美国,烧灼感是最普遍的消化系统症状之一。仅仅发生于吞咽时的不适也提示食管疾病。劳累时出现的胸部不适并且在休息后消失,常提示心脏疾病。然而,由于这些症状常会有重叠,并且心脏病通常会非常危险,医生经常会在进行食管疾病检查前行胸部 X 线、心电图以及心脏负荷试验。

一般在明确病因后给予相应的治疗,然而,对有非常典型症状的胃食管反流患者可给予抑酸疗法。

便秘

便秘是指患者排便次数减少,或者排便困难。

便秘有急性和慢性。急性便秘往往出现得很明显且突然。慢性便秘常缓慢出现,有时持续数月或数年。

便秘患者常常或总是有难以排出的硬结大便,直肠无法感知其是否完全排空。排便次数也很少。很多人认为如果一天不排便,就是便秘。然而,不是每个人每天都会有排便的。并且排便减少并不一定表明就是存在便秘,除非和以前的排便习惯相比,近期发生了显著的变化。如果大便的颜色和性状没有太显著的变化,人们通常不会患便秘。便秘有很多症状(如腹部不适、恶心、疲劳和食欲缺乏),也可能实际上是源于其他疾病(如肠易激综合征和抑郁症)的一个症状。因此人们不能期望每天进行排便就可以使所有的症状得到缓解。

便秘的原因

原　因	示例或注释
急性便秘	
急性肠梗阻	肠扭转、疝、肠粘连、粪便嵌塞
麻痹性肠梗阻(肠壁正常收缩暂时停止)	腹膜炎、头或脊柱外伤、长期卧床
药物	抗副交感神经作用的药物(如抗组胺剂、一些抗抑郁药、镇静药、抗帕金森氏病药、解痉药),金属离子(铁、铝、钙、钡、铋),阿片类药物以及全身麻醉
慢性便秘	
结肠癌	常见,且随肿瘤生长便秘会加重
代谢性疾病	糖尿病,甲状腺功能减退症,高钙血症,卟啉症(一种酶缺陷导致的一系列疾病)
中枢神经系统疾病	帕金森病,多发性硬化症,中风,脊柱损伤或脊柱疾病
周围神经系统疾病	先天性巨结肠症,神经纤维瘤,自主神经病变
系统性疾病	系统性硬化症,淀粉样变性病,皮肌炎,身体虚弱以及强直性肌营养不良症
功能型疾病	结肠无力症,肠激惹综合征
饮食	低纤维饮食或长期滥用缓泻药

并发症:用力排便可导致肛门周围静脉压力增加并导致痔疮形成。用力也导致血压升高,尽管是暂时的,但却可引起其极端的升高。

便秘是憩室病发生的主要危险因素之一。由于要排出小而硬的粪便,大肠中的压力升高,从而导致肠壁的破坏。大肠壁的损坏可导致气球样囊袋形成或者外荷包样囊袋(憩室)形成,它们可造成阻塞或发炎。

粪便嵌塞,指粪便在末段结肠和直肠变的干硬并阻塞肠腔,阻碍其他粪便通过,常在便秘的患者中出现。这种情况在老年人群、孕妇以及结肠无力的患者中更常见,粪便嵌塞会导致腹部绞痛、直肠疼痛以及强烈却无法排出粪便的便意。有时,水样黏液或者液态粪便会从阻塞处渗出,从而产生腹泻假象。粪便嵌塞可导致或使便秘进一步加重。

对于正常排便规律的过分关注导致人们滥用缓泻药、栓剂以及灌肠疗法。实际上,过度使用这些治疗会抑制肠道收缩蠕动并进一步加重便秘。

病因

某些疾病和药物使大肠蠕动减缓而诱发便秘。便秘有时也可因脱水和低纤维膳食所致。疼痛及抑郁等精神性疾病也可在某种程度引起便秘,但实际上,患者便秘的原因并不清楚。

粪便传输减缓:当粪便在大肠中传输减慢时,通常就会出现便秘。正常情况下,水分在经过大肠时被吸收,粪便移动减缓使大肠从粪便中吸收更多水分,使粪便变得干燥、硬结并且难以通过大肠而造成便秘。

氢氧化铝(在抗酸治疗中广泛使用)、水杨酸铋、铁盐、一些抗胆碱药物(如很多抗组胺药和一些抗抑郁药)、某些降血压药物、阿片类药物以及很多镇静剂等也会减缓大便的转运。由于体育运动可以促进肠道蠕动,因此缺少运动也可导致慢传输型便秘。正因如此,长期因疾病而卧床的病人通常会有便秘的症状。

甲状腺功能低下(甲状腺功能减退症)、高血钙和帕金森病等也会使粪便转运减缓。糖尿病患者也常发生部分消化系统运动减缓的情况。其他情况,包括大肠血供减少以及神经、脊髓损伤,也会减缓肠蠕动导致便秘。

肠蠕动极度减缓,称为结肠无力,大肠不会对排便刺激(比如进食、充满内容物的胃和大肠及粪便进入直肠)做出反应。大肠收缩功能减退或直肠对粪便的敏感度下降会导致严重慢性便秘。老年人、及其虚弱的人以及长期卧床不起的患者更易患结肠无力,但偶尔也见于健康年轻女性(健康男性非常少见)。结肠无力有时也发生在习惯性推迟排便、长期服用缓泻药以及长期灌肠者。

脱水和低纤维饮食:脱水引起便秘是因身体为了保持血液中的水分,常常需从粪便中吸收更多水分。饮食中纤维(食物中难以消化的部分)减少可导致便秘,是因为纤维可保持粪便中的水分不被吸收并且增加它的体积,以使粪便更易排出。

梗阻:便秘有时可因大肠的梗阻所致。恶性肿瘤,特别是大肠末段肿瘤,如肿块阻断粪便移动,很可能诱发梗阻。既往进行过腹部外科手术的患者也可能发生梗阻,尤其是小肠手术后,这是因为纤维组织会形成环带结构(粘连),会导致粪便运动受阻。

排便困难:排便困难是指由于无法控制盆腔和肛门肌肉造成的难以排出粪便。正常排便过程需放松骨盆底肌肉(这些肌肉支撑膀胱、子宫以及直肠)以及保持肛门闭合的环状肌,不然即使非常用力,也无法排便。患有排便困难的患者会有排便的感觉但却无法排便,尽管粪便并不坚硬至难以排出。

引起排便困难的情况包括骨盆底痉挛(一种肌肉协调紊乱)、肛门痉挛(排便时括约肌无法松弛)、直肠前突(直肠疝突入阴道)、肠疝(小肠和腹壁内层突入于子宫和直肠之间或者膀胱和直肠之间)、直肠溃疡和直肠脱垂(直肠黏膜经肛门脱出)。

年龄:便秘在老年人中更普遍,与年龄相关的大肠功能的改变,伴随着药物使用的增加、低纤维饮食以及减少的体育锻炼都会使粪便在大肠中的传输减缓。在某些疾病的病程中,粪便传输减慢很常见。随年龄增加,直肠容积增加,同样增加粪便在直肠中的存储量,更易形成硬结粪便在直肠中的嵌顿。

疼痛以及心理因素:慢性疼痛以及心理因素,尤其是压力,是急慢性便秘的常见原因。大脑内某些物质水平的改变,如 5-羟色胺,可以影响肠道。

评估

当患者第一次患便秘时,医生应首先寻找简单的原因,比如饮食改变、体育运动的改变,近期是否服用已知可引起便秘的药物。然后,医生可采取血液系统测试来检查是否存在甲状腺功能低下(甲状腺功能减退症)以及高钙血症,这些都会导致便秘。如果诱因是肿瘤问题,则要进行结肠镜检查。

预防

规律的锻炼、高纤维饮食、多饮水以及偶尔使用缓泻药是预防和治疗便秘的最好方法。当患者服用可能导致便秘的药物时,可增加摄入膳食纤维以及水分的同时使用缓泻药以预防便秘。蔬菜、水果、麦麸含有丰富的纤维。很多人发现每天食用撒有 2~3 汤勺未精炼的谷物麦麸的高纤维谷物或水果会很舒服。为达到更好的效果,纤维需和足量的水分一同摄入。

治疗

如相关疾病引起便秘,必须治疗。排便困难很难用缓泻药治疗,放松锻炼以及生物反馈疗法对某些骨盆肌紊乱的患者很有效。肠疝以及大的脱肛常需外科治疗。

糞便嵌顿无法通过改变饮食或简单服用缓泻药解决,通常需医生或护士戴手套后用手指移除,移除后通常要给予灌肠剂。

过度治疗,尤其是长期使用刺激性缓泻药、刺激性栓剂及灌肠剂,都会导致腹泻、脱水、痉挛和缓泻药依赖。

缓泻药:很多人利用缓泻药改善便秘。有些缓泻药长期使用是安全的,其他的则最好偶尔使用。有些对预防便秘有效,其他的则用于治疗。

容积性泻剂,比如麦麸及车前子(存在于很多蔬菜纤维中),可增加粪便量,亦可刺激肠道自然收缩,使粪便更软而更易通过。容积性泻剂作用起效轻而缓,并且是促进正常肠蠕动最安全的方法。这种制剂一般小量起用,逐渐增加直至恢复正常。并且使用时应当饮用足够水分。这种类型的制剂可能会引发一些问题,比如肠道产气增多(胀气)。

粪便软化剂,比如多库酯钠,可帮助粪便保留更多水分。实际上,这种缓泻药类似于清洁剂,可减少粪便的表面张力,使水分更易渗透粪便而使粪便软化。此外,由于

药物作用略微增加了大便的容积,也可刺激大肠自然收缩使其更易排出。然而有些人会感觉软化的粪便令人感觉不太舒服。粪便软化剂非常适用于不能用力排便的患者,如痔疮患者或近期手术患者。

渗透性泻药会使大量水分进入大肠,使粪便软化松弛。多余液体可使大肠内壁伸展,刺激其收缩。这些缓泻药含有难以吸收的盐和糖的成分,在肾病或者心脏衰竭的患者中,可引起液体潴留,尤其是在大剂量或者频繁使用时。渗透性泻药中包含可被部分吸收入血的镁和磷酸盐的成分,对肾功能衰竭患者有害。口服磷酸盐泻药所致肾功能衰竭虽然极其罕见,但偶有发生。这种缓泻药往往三小时内有效。其也可用于消化系统 X 线检查以及结肠镜检查前的清肠。

刺激性缓泻药含有刺激性物质,例如番泻叶和鼠李(用其树皮制成的缓泻剂),这些物质刺激大肠内壁,引起收缩并使粪便蠕动。刺激性缓泻药通过口服,通常在 6~8 小时内可使半固体的粪便排出,但这种缓泻药经常引起痉挛。同栓剂一样,这种刺激性缓泻药通常在 15~60 分钟内见效。长期使用刺激性缓泻药可导致色素沉着引起大肠黏膜的异常改变(称为结肠黑变病)。同时,刺激性缓泻药有成瘾性,而导致排便系统倦怠,从而进一步导致大肠逐渐依赖于这个药物。所以,刺激性缓泻药

℞ 预防或治疗便秘的药物

药　物	不　良　反　应	评　　价
膨胀剂		
麸皮 聚卡波非 甲基纤维素 车前子	胀气,腹胀	膨胀剂通常用于防止或控制慢性便秘
大便软化剂		
多库酯	恶心(特别是用糖浆/液配方)	大便软化剂可用于治疗便秘并预防便秘
渗透剂		
乳果糖 镁盐(镁,柠檬酸镁) 聚乙二醇 磷酸钠 山梨糖醇	痉挛,腹胀(乳糖,山梨糖醇)	渗透剂是治疗便秘的效果比预防更好
刺激性泻药		
比沙可啶 鼠李 蓖麻油 鲁比前列酮 塞纳	腹部疼痛(痛);长期使用会损伤大肠	刺激性泻药不能用于肠梗阻。鲁比前列酮可用于慢性便秘

通常只建议短时间使用。在需要服用某些会引起便秘的药物(比如阿片类药物)的患者中,可以给予此类缓泻药用于预防便秘。一种新的刺激性缓泻药,鲁比前列酮,可以使大肠分泌更多的液体,而使粪便更易通过肠道。不同于其他刺激性缓泻药,鲁比前列酮长期使用是安全的。

灌肠剂:灌肠剂可以在直肠和低位大肠中机械清洗粪便。小剂量挤压瓶装灌肠剂可以在药店直接买到,同时还会有一个可重复使用的挤压球。然而,通常小剂量灌肠剂是不够的,尤其对直肠容量随年龄增加的老年人。大容量的灌肠剂是袋装的。

清水是可用作灌肠剂的最佳液体,水温最好在室温至稍暖之间,不冷也不热。大约 150～300 毫升可以直接灌入直肠。(注意:过分用力很危险。)水分会随即散开,冲洗粪便。

市售的灌肠剂通过含有小剂量的盐,通常是磷酸盐。磷酸盐也可以加入自做的灌肠剂中,这相对于白开水来说更先进些。

肥皂水灌肠剂可以增加刺激性缓泻药的效果,且有时在使用白开水灌肠剂失败后有效,然而它可能引起肠道痉挛。

一些其他物质,包括矿物油,也可以加入到水制灌肠剂中,然而,效果并没有太大改善。

很大剂量的灌肠,称作结肠灌洗,在临床中很少使用,一般用于非常严重的便秘(顽固性便秘)。一些医生认为使用结肠灌洗作为一种替代来清洗大肠是有益的。茶、咖啡以及一些其他物质经常加入至结肠灌肠剂中,但是这并没有保健价值,并且可能存在风险。

腹泻

腹泻是指排便量、大便水分以及排便频率增加。

仅排便频率增加并非腹泻的定义。有些人正常每天排便 3～5 次。食用大量蔬菜者一天可产生 1 磅的大便,但这种大便成形很好且没有过多水分。当肠道无法从粪便中吸收足够水分,使大便松弛而无法成形时,就会发生腹泻。腹泻经常伴随排气、痉挛及紧迫排便。如果腹泻是由于有机物或者毒物引起,会伴随恶心和呕吐。

腹泻会导致钠、钾、镁、氯化物及碳酸氢钠从血液中丢失。如果大量水和电解质丢失,患者会感到虚弱、眩晕(昏厥)、心跳节律不正常(心律失常)以及出现其他严重不适,在年幼、年长、虚弱以及严重腹泻患者中,这种风险更高。腹泻是发展中国家婴幼儿死亡的一个主要原因,在美国,也是导致很多患者住院的原因。

病因

正常情况,粪便含有 60%～90% 的水分,腹泻主要在水的成分超过 90% 时发生。如果粪便在消化道中运行过快,或者如果粪便的某些成分妨碍大肠吸收水分,或者水分从大肠中分泌到粪便中,粪便就会含有过多水分。有很多诱因,包括药物和化学物质,细菌、病毒或者寄生虫感染,一些食物,精神压力,肿瘤,还有一些慢性功能紊乱如肠激惹综合征、炎症性肠病以及吸收不良综合征。

粪便转运加速是腹泻最常见原因之一。粪便只有在大肠中保存固定量的时间才有正常的浓度。粪便太快通过肠道就会为水样。很多病症和治疗会减少粪便在大肠滞留的时间,比如甲亢、卓-艾氏综合征(继发于肿瘤所致的胃酸分泌过多)、胃大部切除术、小肠或大肠部分切除术、外科肠道旁路手术以及一些药物(如含镁的抗酸剂、缓泻药、前列腺素、羟色胺以及咖啡因)。很多食物尤其是酸性食物,增加粪便的传输速度。很多人对特殊食物不耐受从而在食用后出现腹泻。精神压力和焦虑也一直是常见原因。

当一些物质无法被大肠吸收时会发生**渗透性腹泻**,这些物质会使过量的水分残留在粪便中,导致腹泻。一些食物(如某些水果和豌豆)以及乙糖醇、山梨聚糖、甘露醇(在保健食品、糖果以及口香糖中用作糖类物质)都可引起渗透性腹泻。正常情况下,乳糖分解酶在小肠将乳糖分解为葡萄糖和半乳糖,便于吸收入血液。缺乏这种酶的人喝牛奶或食用奶酪时,乳糖无法被消化,在肠道内堆积,引发渗透性腹泻—称乳糖不耐受。渗透性腹泻的严重程度取决于食用渗透性物质的量,当人们停止食用或饮用这些物质时,腹泻就停止。消化道中的血液也是一种渗透性物质并造成黑便以及柏油样便。渗透性腹泻的另一种是肠道正常菌群的过度增殖或者消失,抗生素通过杀伤肠道正常菌群而引起渗透性腹泻。

当小肠或大肠分泌盐(尤其是氯化钠)和水到粪便中时,会发生**分泌性腹泻**,一些毒物(如由于感染霍乱或一些病毒时产生的毒物)也会引起这样的分泌。某些细菌(如弯曲菌属)和寄生虫(如隐孢子虫)感染也会刺激分泌。霍乱时,腹泻量会很大,可达到每小时一升。其他导致水和盐分泌的物质包括一些致泻物质,如蓖麻油和胆汁酸(可能在部分小肠切除术后增加)。一些肿瘤,如类癌、胃泌素瘤、血管活性肠肽瘤,也会导致分泌性腹泻,某些息肉也可以。

当大肠内壁感染、溃疡、充血时会出现**炎症性腹泻**,肠壁会释放蛋白质、血液、黏液以及其他液体,而增加粪便的体积和液体的含量。这种腹泻可由多种疾病造成,包括溃疡性结肠炎、克罗恩病、肠结核以及肿瘤,如淋巴瘤和腺癌。当病变累及直肠时,患者常有里急后重感,并且排便频率增加,这是因为发炎的直肠对粪便引起的扩张更敏感。

引起腹泻的食物和药物

食物和药物	引起腹泻的成分
苹果汁、梨汁、无糖口香糖、薄荷	己糖醇、山梨醇、甘露醇
苹果汁、梨汁、葡萄、蜂蜜、枣椰树、坚果、无花果、饮料（尤其是水果味的）	果糖
蔗糖	蔗糖
牛奶、冰淇淋、奶酪、冻奶酪、乳酪、巧克力	乳果糖
含镁的制酸剂	镁
咖啡、茶、可乐、一些非处方药的止痛药	咖啡因
不含脂肪的薯片、不含脂肪的冰淇淋	蔗糖聚酯

R℞　治疗腹泻的药物

药物	不良反应	评价
吸附剂		
碱式水杨酸铋 白陶土 果胶	不易耐受	吸附剂不如肠肌松药更有效
肠平滑肌松弛剂		
可待因 地芬诺酯 洛哌丁胺 * 复方樟脑酊（鸦片酊）	大肠梗阻	如果怀疑是感染引起的腹泻，应慎用

* 有些含洛哌丁胺的制剂是非处方药

评估

评估强调腹泻是急性（突然发生且仅存在短时间）还是慢性（持续的）。

对于持续 72 小时以上的急性腹泻（或者很快出现便血、虚弱、发烧及严重腹痛），医生应谨慎考虑。如果依据医生的判断，患者并未出现脱水或病情不是非常重，并且腹泻也不严重且持续时间短于 1 周，一般不需过多检查。否则可能需抽血检查电解质、白细胞计数、便隐血实验以及检查感染菌（如弯曲菌，耶尔森氏菌；或者寄生虫，如阿米巴，贾第鞭毛虫，隐孢子虫等）。有些感染的原因可在显微镜下直接看到，有些则需生物学培养或者特殊酶实验。如患者近期服用抗生素，医生应检查粪便中的梭状芽孢杆菌毒素。一般不需结肠镜检查。

对于慢性腹泻，检查方法类似。此外，可能还需检查粪便中的脂肪（提示吸收不良），需乙状结肠镜、结肠镜

检查直肠和结肠的内壁，有时还需镜下取肠壁组织活检。有些情况，粪便量经过 24 小时才可被确定。患者是否自行秘密的使用缓泻药也可通过粪便标本进行识别。

治疗

腹泻是一症状，要针对病因治疗。对于大多数人，在身体自愈前，仅去除病因，就可制止腹泻。病毒感染通常在 24 ~ 48 小时内自愈。对于脱水患者，需输液维持水、糖和盐的平衡。只要患者没有剧烈的呕吐，就可经口给予液体。重症或存在严重的电解质紊乱患者需静脉输液，甚至住院。

很多处方药以及非处方药都可有效治疗腹泻。非处方药包括吸附剂，可吸附导致腹泻的化学物、毒物以及感染物质。有时吸附剂也会帮助大便成形。铋剂对很多腹泻患者也有效，其常见的副作用是会使大便变黑。其他可使用的药物包括洛哌丁胺、可待因以及地芬诺酯等。

用于治疗腹泻的处方药包括阿片类药物以及其他可使肠肌肉松弛的药物。用于慢性便秘的容积性药物，如车前子以及甲基纤维素，有时对慢性腹泻也有效。

吞咽困难

吞咽困难是指食物从咽到胃的推进过程中受阻从而引起的主观感觉。

病因

吞咽困难的原因可以来自于物理性阻塞，也可源于食管的神经或肌肉的病变。有时，吞咽困难也可因精神因素所引发。

机械性梗阻可由于食管癌、食管内形成环状或网状组织以及慢性酸反流、吞入腐蚀性溶液所导致。有时食管会被增大的甲状腺、胸主动脉瘤或胸部肿瘤（如肺癌）压迫。

食管肌肉运动功能障碍包括贲门失弛缓（食管肌肉收缩的节律大幅减少和下括约肌无法正常松弛）和食管痉挛。系统性硬化症也会导致肌肉运动障碍。

评估及治疗

吞咽液体和固体均出现困难时常提示食管肌肉运动功能障碍。进行性吞咽困难——初始时固体食物吞咽困难，接着液体食物也存在咽下困难，常提示逐渐加重的物理梗阻，比如肿瘤，医生可在患者吞下钡剂后行 X 线检查，也可使用胃镜检查。

需要针对病因进行治疗。为缓解症状，应建议患者摄入小块食物，并充分咀嚼。

消化不良

消化不良是中腹部的不适或疼痛感。

消化不良的感觉可能被描述为不消化、胀气、饱腹感或烧灼感。其他症状包括食欲缺乏、反胃、便秘、腹泻、嗳气以及肠鸣。对于部分患者，进食会使症状加重，也有部

分人进食后症状有所减轻。

病因

消化不良有很多病因,包括胃、十二指肠溃疡以及胃癌。胃炎有时也会导致消化不良。幽门螺杆菌感染也会通过引起胃十二指肠炎症以及溃疡而导致消化不良。如果胆囊结石由胆囊进入到胆管中,有时也会引起消化不良。药物,尤其是阿司匹林以及其他非甾体类抗炎药,也会引发症状。但有些人即使没有发现明显异常的情况,也会出现消化不良的表现(这种情况称为功能性消化不良),这可能与胃的敏感性增加或者其收缩蠕动加快有关。

焦虑可诱发或加重消化不良,可能因为焦虑可增加人对不适感的感知力,会导致本来很微小的不适感进一步诱发极度的焦虑。有时焦虑可加重胃的敏感性以及使其过度收缩,从而使患者产生叹气、喘气和吞气的症状,而导致吞气症。

评估与治疗

长期的食欲低下、恶心、呕吐、体重下降、贫血、大便带血以及吞咽困难或吞咽疼痛常提示存在有更严重的病因。对于有这些症状且年龄大于 45 岁的患者,最好做胃镜检查。对于年轻且除了消化不良无其他症状的患者可给予一疗程抑酸药物治疗。如果治疗无效,应行内窥镜检查。

大便失禁

大便失禁是指失去对排便的控制。

病因

大便失禁可在阵发性腹泻以及直肠嵌塞时短暂出现,持续的大便失禁见于肛门或者脊髓损伤、直肠脱垂、痴呆、糖尿病性神经损伤、肛门肿瘤以及出生时骨盆损伤的患者。

评估

医生应检查患者任何结构上或者神经系统方面的异常,包括检查肛门和直肠,检查肛门感觉的范围,通常需要行乙状结肠镜。有时还需其他检查,包括肛门括约肌超声、磁共振,还有骨盆神经、肌肉功能检查。

治疗

解除大便失禁的第一步是建立规律的排便模式并产生成形的大便。饮食改变,如摄入少量纤维,常会有所帮助。如无效,使用药物(如洛哌丁胺)减缓肠道的蠕动可能有效。

通过肛门括约肌收缩与松弛锻炼来增加其协调和力量。通过一种称为生物反馈的技术,患者可重复锻炼其肛门括约肌并可增加直肠对于粪便的敏感性。约 70% 的患者受益于生物反馈。

如果大便失禁持续存在,可能需外科治疗,例如当肛门损伤或者肛门在解剖学上有缺陷。最后一种方法是行结肠造瘘,(在大肠及腹壁之间造口),肛门被缝合,粪便直接排入可更换的连接到腹壁的塑料袋中。

气体相关症候群

气体正常存在于消化系统,且可能通过口(嗳气)和肛门排出。

气体相关并发症主要有三种:过度嗳气、胀气以及肛门过度排气。

嗳气通常发生在刚刚进食之后或有精神压力存在时。一些人嗳气之前会感觉胸部或胃内有紧缩感,气体排出后好转。

正常情况下,人每天会经肛门排气约 10 次,但有些人更频繁。气体经肛门可或不伴有气味。偶尔,当人们试图想用力排气时,同时会伴有少量的大便排出。

病因

过多气体可聚集在胃或消化道更远的地方。

吞咽空气或引用碳酸饮料后会出现嗳气,吞咽少量的空气很正常,有些人在吃饭和吸烟时无意识咽下大量空气(吞气症),尤其在他们焦虑时。当存在胃食管反流、不合适的假牙、咀嚼口香糖时会分泌过量唾液,使吞咽空气增加。大多数吞咽的空气可通过打嗝排出,很少量的气体通过胃进入其他部分消化系统。进入肠道的大多数气体被肠壁吸收入血液,少量通过肛门排出。

肛门排气是由于肠道内的细菌将食物分解产生的氢气、甲烷以及二氧化碳,尤其是在食用豌豆、卷心菜后。几乎所有的食用大量蛋白以及水果的人都会有不同程度的胃肠胀气。缺乏分解某种特定糖类的酶的人群,也会在食用这种糖类后产生大量气体。其他消化不良症状,如热带口炎性腹泻或胰腺功能不全也会产生大量的气体。

有消化功能障碍,如胃排空障碍(胃轻瘫)或肠易激综合征的患者会有胀气感觉。有时,胀气可能是心脏病唯一的症状。然而,除饮用充气饮料以及吞入过多多余空气的人,多数胀气的患者的消化道中没有多余气体。一些肠易激综合征的患者,对正常量气体也会特别的敏感。

评估和治疗

医生通常不对嗳气的患者行特殊的检查,存在胀气的患者如果症状提示吸收不良,需要接受特定的检查。

胀气以及嗳气的症状很难消除,如果嗳气是主要问题,减少吞咽空气量可能有效,但做到这一点很困难,因为患者通常很难意识到自己吞咽空气的动作。停止咀嚼口香糖,或在放松氛围中慢慢吃饭,可能有效。停止饮用碳酸饮料对部分人有效。

肛门过量排气的患者需改变饮食习惯:停止食用难以消化的食物。为了发现到底是哪种食物引起的问题,可能需停止食用一种或多种食物。可先避免食用一些含有难以消化的碳水化合物的食物（如豌豆和卷心菜），牛奶和乳酪制品，之后是新鲜水果，然后是蔬菜和其他食物。

存在于一些抗酸剂中的二甲基硅油，有时也会提供一些微小帮助，有时其他药物（包括其他类型的抗酸剂、胃复安以及胆碱）也会有所帮助。芳香油（如薄荷油）会有效果，尤其是对因胀气产生痉挛的患者。食用纤维可以缓解一部分人的症状，但另一部分患者的症状可能会加重。在很多非处方药中含有的成分叶绿素和活性炭片剂不会减轻胀气，但可减少胀气产生的恶臭。

球状感

球状感（又称癔球症）是一种咽部有球块或团块的主观感觉。

球状感可被形象地描述为在感到悲伤、焦虑、愤怒、得意或者欣喜等激动的情绪时咽喉部出现的哽噎感。食物在咽喉部并不受阻，而且患者也可顺利的咽下液体，进食或饮水实际上可以减轻症状。

它可由食管本身的肌肉活动性及敏感性异常、胃酸及胃酶反流至食管（胃食管反流）引起。焦虑或其他情绪以及呼吸急促伴有的频繁吞咽或咽部干燥，可引起咽部球状感。

如无其他症状（如疼痛、体重减少或者大便带血），患者可正常吞咽时，通常不需检查。

厌食

厌食（食欲减退）指缺乏饥饿感，患者无进食欲望。相比之下，患有饮食紊乱的患者，如神经性厌食症及暴食症的患者，则是由于过分关心体重，即使感觉很饥饿却限制进食；或者进食后即行呕吐。

暂时出现的厌食几乎可能伴随所有的急性疾病。慢性厌食则常伴随一些严重的相关疾病如癌症、AIDS、慢性肺病、严重的心、肾、肝衰竭。大脑调控进食的区域发生病变也可出现厌食症。厌食在濒死的患者中很普遍。一些药物如地高辛、氟非那嗪、奎尼丁及肼苯哒嗪均可引起厌食。

大多数情况下，患者是在已知的相关疾病基础上出现厌食。无法解释的厌食对医生来说，是一个健康出问题的信号。对患者全面评估以及完整的体格检查常会帮助发现病因并指导医生进一步进行哪些检查。

在可能范围内治疗相关病因。也可逐步采取一些增加患者食欲的方法，包括提供患者最喜爱的食物、可供选择的饮食菜单，并且如果患者愿意，可在餐前 30 分钟提供少量酒精饮料。有时，医生可能需使用药物，如赛庚啶、低剂量的皮质类固醇、甲地孕酮以及屈大麻酚，可帮助刺激食欲。

恶心和呕吐

恶心是包括头晕、腹部不适、厌食及急欲呕吐的一种不舒服感觉。呕吐是因胃的强烈收缩而将胃内容物向上从食管、口腔排出的过程。呕吐时胃内容物排空后，恶心感常会明显减轻，至少暂时如此。呕吐不同于反流，反流是胃内容物在无胃强烈收缩以及恶心情况下排出。

呕吐物的性状多种多样，一般是才摄入的食物。呕吐物有时是大块食物。呕吐物含血时，通常呈鲜红色（呕血），含胆汁时，多为绿色。

即使寻常的呕吐也是剧烈的。典型的呕吐过程中，患者会弯腰且发出明显的声响。剧烈呕吐可将食物喷射到数十厘米远的地方（称喷射样呕吐）。呕吐时食管内压力显著增高，剧烈呕吐甚至可造成食管内膜撕裂或破裂。昏迷患者可出现误吸，吸入的酸性呕吐物会对肺产生严重刺激。频繁呕吐可引起脱水以及电解质紊乱，尤其在新生儿和婴幼儿中很常见。

病因

恶心和呕吐是由大脑呕吐中枢受刺激引起的。任何消化道的功能异常都可能出现恶心和呕吐，尤其是胃肠炎以及肠梗阻。肠道梗阻时，由于食物及胃肠液不能通过梗阻处而反流入胃，出现呕吐。脑部疾病包括感染（如脑膜炎、脑炎）、脑肿瘤以及偏头痛也会刺激呕吐中枢。

内耳的平衡器官（前庭蜗）也和呕吐中枢有关，所以有些人在乘车、船及飞机时出现恶心。孕妇，尤其是在怀孕早期可在晨起时感到恶心。许多药物如吗啡等阿片类镇痛药及化疗药也可引起恶心。

呕吐也见于精神性疾病（称功能性或精神性呕吐）。这种呕吐可是自我诱发的，比如食欲过盛的患者通过呕吐达到减重目的；呕吐也可不是故意的诱发的，比如为了逃避上学时的呕吐就是对不良心理应激的一种条件反射。

评估

成年人和大龄儿童如仅有偶发的呕吐（伴或不伴腹泻），并且没有其他症状，不需要特殊干预。幼龄儿童、老年人以及呕吐超过 1 天或伴随其他症状（通常为腹痛、头痛、虚弱等）的患者则需评估。如果患者症状和体格检查未显示脱水及严重的相关疾病，则无需进一步检查。育龄期女性需进行早孕试验。其他情况则需血液检查，分析是否存在脱水以及电解质紊乱。如怀疑肠梗阻，需 X 线检查。

治疗

具体情况具体治疗。如没有严重的相关疾病，且患者无脱水症状，可在末次呕吐后给予少量清流食，如患者可耐受，可逐渐增加液体量；若依然可以耐受，可逐渐恢复正常饮食。如患者脱水并可口服液体,应建议患者口服补液。严重脱水以及无法口服补液的患者则需静脉输液。

对于成年人以及青少年,医生可使用抗恶心药物(如胃复安或丙氯拉嗪)。对由于化疗诱发的呕吐则需使用更强效的药物(如昂丹司琼和格拉)。

反流

反流指在没有恶心或腹肌强烈收缩情况下,食物自食管或胃溢出。

正常情况下,位于食管和胃之间的环形肌肉(食管下括约肌)可防止反流。酸性或苦味的反流物多提示存在胃酸反流。无异味的含黏液或未消化食物的液体反流通常提示食管狭窄或梗阻。食管梗阻的原因可是反流物的酸性侵蚀、摄入腐蚀性的物质、食管恶性肿瘤以及支配食管及其括约肌的神经功能紊乱。

无明显器质性原因的反流称为反刍,反刍指少量食物不随意从胃反流至口腔(最常发生于餐后15~30分钟),多经重新咀嚼后再吞咽下去,无疼痛及吞咽困难。反刍多见于婴儿。亦常见于有情绪障碍的成人,尤其在紧张时。

诊　　断

通常,病史和体格检查是消化性疾病诊断的基础。为了明确诊断、判断疾病范围及严重程度以及制定治疗方案,医师可选择适当的检查。

病史和体格检查

病史的收集应采取交谈方式。鼓励患者自发陈述症状。医师通过有针对性的提问可获得进一步信息。例如,在询问腹痛的患者时,可从"那是什么样的疼痛?"开始。接下来可问"吃东西能减轻疼痛吗?"或"弯腰时疼痛会加重吗?"。

体格检查时医师应留意患者的体重和一般情况,这些都可能成为消化道疾病的线索。虽然进行的是全面体格检查,但重点在腹部、肛门和直肠。

首先,必须从不同角度观察腹部,注意是否有因消化道特定部位的增生或肿大而出现的腹部膨隆。将听诊器置于腹壁上进行腹部听诊时,要注意辨别有无异常肠鸣以及任何异常的声音。触诊时要感受腹肌的张力以及注意有无异常包块或脏器肿大。若轻压腹部即出现腹痛,撤除压力时腹痛反而加重(反跳痛)通常提示炎症存在,有时是腹膜的炎症(腹膜炎)。

可用指套行肛门和直肠检查,取少许大便标本就可化验隐血。对女性患者,盆腔检查有助于鉴别究竟是消化道还是妇科的问题。

心理评估

由于消化系统和大脑之间关系密切,在考虑消化系统疾病时常需要心理学评估。在这种情况下,医师不能主观认定该消化系统问题是凭空捏造的。这多是受焦虑、抑郁或其他精神问题影响的结果,大概50%的消化系统疾患由此引发。

诊断方法

在采集病史、体格检查及必要的心理评估的基础上,可进一步选用合适的检查以协助于诊断。消化系统疾病常用的诊断方法有:内镜(医师借助一根能弯曲的管子查看消化道内部结构,同时采集活检标本)、X线、超声等检查以及微量放射性物质、胶囊内镜和化学检测。以上方法有助于医师对疾病定位、诊断,甚至治疗。其中有些检查要求排空大便,有些要求禁食8~12小时,有些则完全不需任何准备即可进行。

尽管这些诊断方法相当准确,但价格昂贵,同时极少数患者可能因此出现消化道出血或损伤等并发症。

内镜检查

内镜检查指医师借助一根易弯曲的管子(内镜)对消化道内部结构检查。内镜若通过口腔进入消化道,可分别用于检查食管(食管镜)、胃(胃镜)以及部分小肠(上消化道内镜)。若由肛门进入,则用于检查直肠(肛门镜);末段结肠、直肠和肛门(乙状结肠镜);全结肠、直肠和肛门(结肠镜)。以上检查方法中,除肛门镜和乙状结肠镜外,检查前均需静脉给药以减轻患者不适。

内镜的直径为0.6~1.3cm,长度为30.5~152.4cm。其选用取决于待检查的部位。它弯曲自如,并配有光源和小镜头。医师借助它能清晰观察消化道腔内面,辨认局部激惹、溃疡、炎症和新生物。

许多内镜都配有取活检的小钳子。所取的活检标本可为明确病变性质是炎症、感染还是肿瘤提供重要依据。由于消化道壁的内膜没有痛觉神经分布(不包括下段肛管),因此内镜下取活检往往是无痛的。

内镜也可用于治疗。医师能通过其内的小孔道送入各式各样的器械进行操作。内镜顶端的电极可用于烧灼异常组织、切除小的新生物以及封闭血管止血。而内镜顶端的针头可用于对曲张的食管静脉进行注射而起到止血作用。内镜末端的激光设备可用于烧灼异常组织。

在经口的内镜检查前,患者常须禁食几个小时。因为胃内的食物会影响观察的效果,并且在检查过程中可能出现呕吐。而直肠、结肠检查前,患者需服用缓泻药,有时甚至需通过灌肠排空肠道内粪便,检查前数小时同样不能进食,因为摄入的食物可能会呕出来,并且会影响缓泻药和灌肠的效果。

通过内镜检查消化道

内镜是一根弯曲自如的管子,可用于消化道各个部位的检查。它的管腔内有若干条孔道。不同的孔道有不同的用途,比如,可用于为检查部位提供光源、对检查部位进行照相(内镜的顶端安装有照相机)、通过孔道注入或吸出液体或气体、送入活检和外科手术需要的器械。经口送入的内镜可以检查食管、胃及部分小肠。经肛门送入的内镜可以检查直肠和全结肠。对不同部位进行检查时,选用的器械在插入管的长度及尺寸上也有所不同。

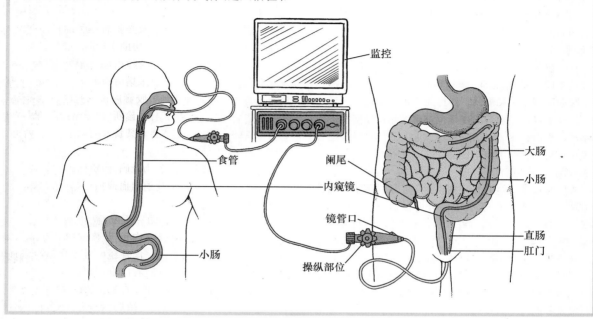

内镜检查的并发症较少见。尽管内镜检查可能造成损伤、穿孔,实际上常见的并发症多是消化道内膜损伤和少量出血。

胶囊镜检查

胶囊镜检查是使患者吞下电池供能的胶囊进行对胃肠道检查的技术。胶囊通常含有一个或两个小照相机、光源以及一个传送装置。胶囊获得的成千上万的肠内壁的图片经传送装置发送到接收器。这种技术对发现小肠内表面问题有明显优越性,而其他的内窥镜都比较难以探及。

腹腔镜检查

腹腔镜检查指借助内镜对腹腔检查的方法,通常在全麻下进行。相关区域皮肤消毒后,在肚脐处做一小切口,内镜经此进入腹腔。借此医师可寻找腹腔内肿瘤或其他病变,检查腹腔内任何脏器、取活检,甚至行修复性手术。腹腔镜检查的并发症包括出血、感染及消化道穿孔。

X 线检查

X 线检查是消化道疾病的常用检查方法之一。常规腹部平片检查前不需特殊准备。这类 X 平片多用查看消化道梗阻和麻痹或腹腔内气体的异常积聚。普通 X 线检查也能用于辨认肝、肾、脾肿大。

钡餐检查往往能提供更多信息。在患者吞入混入钡剂的食物或液体钡剂后进行 X 线摄片。X 线片上,钡剂是白色的,并能显示食管、胃、小肠等消化道大致轮廓。钡剂的异常浓聚可见于溃疡、肿瘤、梗阻、糜烂、肿胀及食管静脉曲张。

在固定的时间间隔进行 X 线摄片可观察钡剂通过情况,也可连续 X 线摄片,这种方法称为 X 线透视检查,可用于连续、动态观察钡剂在消化道的通过情况。借助此项检查,医师可了解食管和胃的功能,确定其收缩是否正常以及有无消化道梗阻。之后还可将检查过程拍成胶片。

钡剂也可通过灌肠对下端结肠进行显影,可发现息肉、肿瘤或其他结构异常。检查过程中可有轻到中度不适。

钡剂无论是经口还是灌肠摄入,最终都经粪便排出,并使含钡剂的大便呈白陶土色。钡剂可致便秘,必须确保检查后钡剂能及时排出,可使用一些温和泻药来加速钡剂排出。

超声扫描

超声检查是利用声波使体内脏器成像。检查者利用置于腹壁的小探头进行,通过移动探头,声波被投向腹腔内各个器官。超声检查可以显示诸如肝脏和胰腺等脏器的大小和形状,也可显示器官内异常区域,如脓包或肿瘤,还可探知腹腔内液体的存在。超声检查并不适用于消化道内膜检查。超声内镜,是将超声探头置于内镜顶端,借此对消化道管腔内检查。

超声检查无痛、无创。而超声内镜的并发症与内镜检查相同。

CT 和 MRI

计算机断层扫描(CT)以及磁共振成像(MRI)可使医师从不同平面(横截面)观察腹腔。CT 和 MRI 可很好检查腹腔脏器大小和形状。并可用于鉴别新生物的性质是恶性还是良性。血管的变化也都可检测。还能发现诸如阑尾(阑尾炎)和憩室(憩室炎)炎症。有时这些检查被用于放射和外科手术中。

腹腔穿刺

腹腔穿刺是通过针头穿刺到达腹腔后进行抽液的检查方法。正常情况下,腹腔内仅有少量积液。一些病理情况会导致腹腔内积液增多,如肝病、心力衰竭、胃肠破裂、肿瘤及脾破裂。腹腔穿刺可协助医师诊断(如取得腹水标本进行检查)及治疗(如放腹水)疾病。

穿刺前必须查体,必要时可借助 B 超确定腹腔内是否有大量积液。接下来,对穿刺部位的皮肤(多在脐下)进行消毒和麻醉。再用连接有空针的针头依次经腹壁的皮肤、肌肉进入腹腔的积液区。可抽取少量腹水送检,或放出几升的腹水以减轻腹胀。腹腔穿刺的并发症有消化道穿孔及出血。

隐血检查

轻如消化道损伤,重至消化道肿瘤都可引起消化道出血。出血量少时肉眼无法识别,大便颜色也不会发生变化,只能用化学的方法方能检测出。对这种少量出血的检测能够为溃疡、肿瘤及其他疾病的早期诊断提供线索。

直肠指检时取少许大便标本,置于浸有化学试剂(愈创木脂)的滤纸上,添加另一种试剂,如果标本带血则会变色。或者,患者可将装有这种试纸的试剂盒带回家。分别取三次大便,用试纸对其进行检查,并将它寄给医师。如果有出血则需进一步检查。

消化道置管

消化道置管是将一根可弯曲的细管(鼻胃管)经鼻或口腔插至胃或小肠的检查方法。它可用于诊断及治疗。部分患者可能出现恶心及呕吐,因此置管前需用局麻药喷洒鼻腔或者咽后壁。置管时根据不同目的可选用不同规格的管道。

鼻胃管(经鼻置入的胃管)可用于获取胃液标本。选择经鼻而不经口置入的原因在于经鼻置入更容易将管子导入食管。同时经鼻插管的刺激性小,不易引起咳嗽。借助鼻胃管,可了解有无胃出血,进行胃酸及胃酶分析等。中毒时,胃液标本可用于辨别毒物种类。必要时可以留置胃管,以便取得数小时内的胃液标本。

鼻胃管还可用于治疗,例如可直接抽除毒物或经鼻胃管注入活性炭中和毒物,不能吞咽的患者还可经鼻胃管给予流质饮食。

鼻胃管可用于连续抽出胃内容物。其末端可连接吸引器,抽出胃内液体和气体。在消化道梗阻及功能不良时有助于减压。腹部手术后也常使用鼻胃管,直至胃肠道功能恢复。

进行 24 小时 pH 测试时,鼻胃管需经鼻置入食管,并留置 24 小时,以探知由胃反流入食管的酸,这个测试有助于医师了解反流频率及严重程度。

置入鼻肠管时需将一根更长的管子经鼻、胃置入小肠。它可用于获取小肠内容物标本、持续抽取液体或供给食物。

测压

测压是将表面带有压力计的管子置入食管测压的方法。该装置(测压计)有助于显示食管推送食物时产生的收缩是否正常。也可将类似的测压计置于肛门,以检查肛门括约肌是否收缩正常,反映排便的功能。

第 19 节

食 管 疾 病

食管是从咽部至胃的中空管道。食管壁推动食物至胃不是靠重力,而是靠肌肉有节律的收缩,称作蠕动。

在咽和食管交界处有一束肌肉称为食管上括约肌。

在食管和胃交界处稍上方部位有另一束肌肉称为食管下括约肌。在未进食时,这些括约肌处于收缩状态,以防食物和胃酸从胃反流至口腔。吞咽时,这些括约肌舒张,使食物经食管进入胃内。

食管收缩和舒张括约肌的力量随年龄减弱。这种情况常被称为老年性食管病。它使老年人更易发生胃酸反流（胃食管反流病），尤其饭后平躺时。

食管疾病的两个最常见症状是吞咽困难和胸痛或背痛。吞咽困难和胸痛或背痛可见于任何一种食管疾病，最严重的是食管癌。

本章讨论的食管疾病与动力相关、感染相关、损伤相关或梗阻相关的疾病。另一种食管疾病被叫做食管静脉曲张，表现为食管下段的静脉曲张并易出血。

食管动力障碍

食物由口入胃的运动需要口咽正常而和谐运动、食管蠕动波和括约肌的松弛。上述任一环节出现问题均会引起吞咽困难、反流、呕吐（非恶心及腹部肌肉强力收缩导致的食物由食管及胃呕出）或食物误吸（吸气时食物被吸进气道）。

贲门失弛缓症

贲门失弛缓症（贲门痉挛、食管不蠕动、巨食管）是食管节律性收缩显著下降、食管下括约肌不能正常松弛以及食管下括约肌静息时压力增高的疾病。

贲门失弛缓症是由于支配食管节律性收缩的神经功能障碍所致，引起这种功能障碍的原因尚不清楚，但怀疑是病毒造成的。某些肿瘤可通过直接压迫食管下括约肌或者侵袭支配食管的神经造成贲门失弛缓症。查加斯病会导致神经细胞串状或片状损坏，也可能导致贲门失弛缓症。

临床表现

贲门失弛缓症可发生于任何年龄，但通常在 20 ~ 60 岁之间不知不觉中发病，数月或数年内逐渐加重。由于食管下括约肌过紧从而使其上方的食管腔显著扩大，可引起许多症状。固体和液体的吞咽困难是其主要症状。其他症状包括胸痛、膨大食管段的潴留物反流及夜间咳嗽。胸痛虽不常见，但可在吞咽时或无明显诱因时发生。约 1/3 患者睡觉时有未消化食物反流，若这些食物被吸入肺内，可引起咳嗽、肺脓肿、气道感染、支气管扩张症或吸入性肺炎。未消化的食物通常潴留于食管内。有时也会出现轻到中度体重下降。当出现明显体重减轻时，尤其是老年人出现发展迅速的贲门失弛缓症状，应当怀疑食管与胃交界处肿瘤可能。

诊断

食管钡餐可显示食管蠕动缺失。食管通常只有中度增宽，但偶尔可见显著增宽，但在食管下括约肌处可见狭窄。

医生可在食管内置入一根细管从而测量食管蠕动时其内的压力（食管测压）。通常医生会使用食管镜〔通过一种易弯曲的可视管道〕来检查食管，还可行活检（取少量组织用于显微镜检）以明确这些症状不是由食管下段癌引起的。

食管与胃交界处肿瘤引起的贲门失弛缓症可由胸腹部 CT 或超声内镜（在内镜顶端放置的微小的超声探头）来进行诊断。

治疗

治疗难以恢复食管的蠕动。治疗的主要目的是使降低食管下括约肌压力以减轻症状。硝酸盐类（如硝酸甘油，饭前舌下含服）或钙通道阻滞剂（如硝苯地平）可以延缓其扩张以帮助松弛括约肌。

扩张术选用机械扩张括约肌，如球囊扩张。效果满意的几率约 70%，但可能需反复扩张治疗。少于 2% 的贲门失弛缓症患者在行扩张时出现食管破裂。食管破裂可导致其周围组织的炎症（纵隔炎），且少数患者如不及时治疗可致命。如发生食管破裂，需紧急手术缝合破裂食管。

一种替代机械扩张的方法是在食管下括约肌局部注射肉毒毒素，其疗效与球囊扩张术相当。此方法有效率 70% ~ 80%，但效果仅持续 6 个月到 1 年。

如球囊扩张或肉毒素治疗都无效，通常可行手术切开食管下括约肌肌纤维（肌切开术）。手术可用腹腔镜或胸腔镜。约 85% 的患者能取得良好手术效果。手术同时应采取预防胃酸反流（胃食管反流病）的措施（胃底折叠术），但仍有 15% 的患者术后出现一过性胃酸反流。

食管憩室

食管憩室是食管向外的异常突起，极少引起吞咽困难以及反刍（无恶心反胃以及腹部肌肉强烈收缩导致的食物从食管或胃中呕出）。

食管憩室有几种类型，各类型病因不同，但可能都与吞咽和食管肌肉的舒张不协调有关。大多数憩室形成与食管动力障碍有关，如食管痉挛以及贲门失弛缓症。

森克尔憩室：咽部憩室或称为森克尔憩室的病因可能是嘴吞咽食物与环咽肌舒张不协调。憩室中会充满食物，当患者弯腰或者躺下时可能反流出来，也可能在患者睡眠时被吸入肺中，导致吸入性肺炎。极少情况下，憩室可长大引起吞咽困难或者颈部肿块。

中段食管憩室：中段食管憩室或称作牵引性憩室是由于食管外胸部（纵隔）的炎症病灶牵引导致，也可能由食管动力障碍造成。牵引性憩室很少引起临床症状，但是其潜在的相关疾病会导致不适。

隔上憩室:隔上憩室通常出现在隔上并通常伴发食管动力障碍(如贲门失弛缓或食管痉挛),隔上憩室很少引起临床症状,但其潜在的相关疾病可能会引发不适。

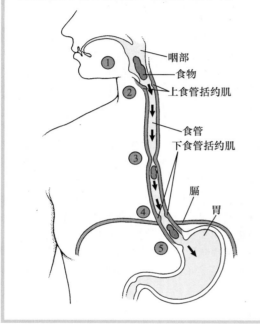

食管是如何工作的

吞咽时,食物从口腔到达喉,又叫咽部(1)。上食管括约肌开放(2)食物进入食管,食管肌肉的收缩称为蠕动,推动食物向下运动(3),然后食物通过下食管括约肌(4)并进入胃(5)。

咽部
食物
上食管括约肌
食管
下食管括约肌
膈
胃

聚焦老龄化

随着年龄增加,几种变化会影响人吞咽的能力。唾液分泌轻微减少,使食物不能较好地软化,在吞咽时会比较干。下巴和咽喉部的肌肉会轻微削弱,使咀嚼和吞咽的效果下降。所以,老年人更容易出现咀嚼和吞咽困难的情况。例如,他们更容易掉牙或使用假牙。

随着年龄增长,食管收缩以运送食物的能力减弱。通常这种变化很轻微,几乎不会影响到食物从食管到胃的转运。但是,如果老年人尝试在躺着时吃饭或吃饭后立即躺下时,食物可能无法顺利地运送至胃。如果发生反流,老化的食管将以较慢的速度将反流的胃酸运送回胃。一些老年人患有食管裂孔疝,这可能会导致反流。

诊断和治疗

所有食管憩室可由X线钡餐诊断。

通常不需治疗。如症状严重,可手术切除。与动力障碍相关的憩室需治疗相关病。例如,森克尔憩室是由于环咽肌功能失常所致,在切除其的同时可以行环咽肌切开术。对于食管痉挛以及贲门失弛缓症,需要治疗紧缩的括约肌。

食管痉挛

食管痉挛(又名痉挛性假性憩室,症状性弥漫性食管痉挛)是神经功能障碍引起的食管推进性运动(蠕动)紊乱的一种疾病。

这种疾病是由于食管正常推进性收缩被非推进性收缩或过多的肌肉收缩替代造成。30%患这种疾病的患者食管下括约肌开放和关闭功能异常。病因目前未明,可能与神经缺陷有关。

临床症状

典型食管肌肉痉挛表现为胸骨后疼痛,并与液体(尤其是冷饮或热饮)或固体食物的吞咽困难同时存在。疼痛也可发生在夜间,并致使患者痛醒。食管痉挛也可产生剧痛而不伴吞咽困难。这种疼痛常被描述为胸骨后压榨性疼痛,可由活动或用力诱发,难以与心绞痛(由心脏疾病引起的胸痛)鉴别。许多年后,此病可发展为贲门失弛缓症,即食管规律性收缩显著下降引起的疾病。有些患者会出现贲门失弛缓症和广泛食管痉挛相结合的症状,这种症状称作大力贲门失弛缓症,其既有食物潴留症状,可进一步引发吸入性肺炎,也有由广泛食管痉挛引起胸痛的症状。

诊断

钡剂X线检查可显示食物未能正常沿食管而下,且伴有食管壁收缩不协调以致不能推动钡剂。食管测压(置管于食管内用于测定收缩的压力)能提供食管痉挛最敏感和最详尽的分析。

治疗

通常,该病治疗困难。硝酸甘油、长效硝酸盐、抗胆碱能药如双环胺或钙通道阻滞剂(如硝苯地平)可通过舒张食管肌缓解症状。有时,食管肌肉内注射肉毒毒素会有所帮助。其他药物,如硝酸甘油,长效硝酸酯类,或抗胆碱能药物(如双环维林)疗效欠佳。有时需用强效止痛药。许多患者可用食管内气囊扩张或探条扩张食管(逐渐加大探条直径)治疗。少数患者如果所有其他方法都无效,需外科手术,沿整段食管纵向切开该肌肉层。

咽喉部动力障碍

咽喉部动力障碍性疾病可引起食物从咽喉部进入食管时发生问题。这些问题常见于喉部肌肉或神经疾患的患者。最常见病因见于中风。皮肌炎、硬皮病、重症肌无力、肌营养不良、脊髓灰质炎、假延髓性瘫痪、帕金森病、肌萎缩后硬化症(Lou Gehrig 病)都会影响喉部的肌肉和神经。吩噻嗪(抗精神病药)也会引起吞咽困难,因为其会损伤喉肌正常功能。有喉部动力障碍的患者常会有食物从鼻孔反流或将食物吸入气管引起咳嗽。

喉肌不协调运动时,食管上括约肌(环咽肌)始终保持关闭或不协调开放。括约肌功能异常会使食物反复的进入气管和肺,引起肺部重复感染并最终导致慢性肺疾病。外科医师可切断括约肌而使其永远处于松弛状态。如不治疗,通过环咽肌的收缩,食管壁向外和向后推出,会形成憩室和囊。

感　染

食管感染多发生在患者的免疫系统受损时,常见病因主要是白色假丝酵母、单纯疱疹病毒以及巨细胞病毒感染。

食管有几种抵御感染的防御机制,包括唾液、食管正常的蠕动以及来自免疫系统的免疫细胞。AIDS、器官移植、酗酒、糖尿病、营养不良、癌症以及动力障碍属于感染的高危患者。白色假丝酵母感染常见于以上各种患者。单纯疱疹病毒感染以及巨细胞感染多见于患有 AIDS、器官移植以及服用免疫抑制剂的患者。

吞咽疼痛感是典型症状,有些人也会感吞咽困难。

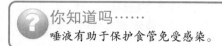

> **你知道吗……**
> 唾液有助于保护食管免受感染。

有时,医师可从霉菌性食管炎患者的口腔中看到感染的征象,而感染单纯疱疹病毒及巨细胞病毒的患者口中则一般无异常发现。诊断食管感染,通常医师需行内窥镜检查。

霉菌性食管炎的患者可以服用抗真菌药物,如氟康唑,可口服,如有吞咽困难,可静脉给药。

感染单纯疱疹病毒及巨细胞病毒患者需通过静脉给予抗病毒药,如阿昔洛韦和更昔洛韦。

损　伤

食管平时不易受到损伤,但下列因素会使其损伤:胃酸反流(胃食管反流)、摄入腐蚀性或酸性化学物质、一些刺激性药物、锐器或者巨大的压力。剧烈呕吐可产生巨大压力。

损伤可引起许多突发症状:疼痛,常表现为胸骨后锐痛和出血(可呕出或从大便排出)。这种疼痛,尤其是当食管破裂时,会引起昏厥,且会使血和食物进入纵隔(此区域前有胸骨,后用脊柱,入口为胸腔上口,下界为隔)引起纵隔炎。

> **你知道吗……**
> 剧烈的呕吐可以撕裂食管。

糜烂性食管炎

糜烂性食管炎是食管内壁发生炎症和溃疡。

最常见的原因是慢性酸反流。腐蚀性物质如洗洁精会损伤食管,患者无意或因自杀有意服用均会致食管损伤。一些药物(如阿司匹林或其他 NSAIDs、二磷酸盐、多西环素)、某些高价铁或口服钾制剂,如在食管内短暂停留,均可引起疼痛性糜烂。

食管镜可诊断糜烂性食管炎。如果是药片引起的腐蚀,药片通常可被大量水冲洗掉,疼痛可在数小时内缓解。偶尔可因腐蚀性物质或药物长期存在,导致食管狭窄。

食管撕裂

食管撕裂(马-文氏综合征)是指撕裂未穿透食管壁。

在剧烈呕吐、干呕、或呕逆所引发的下段食管和胃的上部分的撕裂称为马-文氏综合征。撕裂会破坏血管,引起出血。最初,这种疾病多发生在酗酒的人群中,但实际上它可以出现在有任何剧烈呕吐的患者中。

其首发症状是呕吐物带血。该综合征占上消化道出血原因的 5%。

食管镜以及血管造影术可以帮助诊断。常规 X 线检查无法发现撕裂。

大多数出血可自行停止,但有时需要医师利用食管镜性电凝治疗术或者注入药物止血。也可在动脉造影检查时,注射血管加压素或肾上腺素以减少血流从而控制出血。出血量大的患者需要输血。很少需要外科手术治疗。

食管破裂

食管破裂是穿透食管壁的撕裂伤。

食管破裂多在内窥镜检查或其他设备由口入食管时出现。破裂也可能发生在呕吐、干呕或吞咽大量食物时。这种破裂称为布尔哈夫综合征。

食管破裂也会导致食管外胸腔内组织严重感染(纵隔炎)。而且会使液体进入覆盖在肺表面的胸膜腔内,引起胸腔积液。患者也会有胸痛、腹痛以及休克症状。

由于使用钡剂刺激性太大,医师可让患者吞入另一种不同的造影剂,通过 X 线或者食管镜检查确定诊断。紧接着行外科修复食管以及引流食管周围液体。外科修复前,需输液以及给予广谱抗生素治疗休克。即使治疗及时,巨大的食管破裂的死亡率依然很高。

梗　阻

食管可以形成狭窄或者完全阻塞。食管狭窄或完全阻塞很少由遗传所致(如先天性食管环)。大多数患者是由于食管外伤或肿瘤生长所致。食物和异物同样可阻塞食管。反复的、长时间的胃酸反流(胃食管反流症)所致的损伤可逐渐引起食管梗阻。损伤还可由吞服药物粉剂或咽下腐蚀性物质所致。食管受外压时同样可致狭窄。引起外压的原因有很多,如左房扩大、主动脉瘤、动脉畸形(食管受压性咽下困难)、异常的甲状腺、脊椎骨质增生或者癌肿(最常见的是肺癌)。另外引起狭窄的严重因素是非癌性(良性)和癌性(恶性)的食管肿瘤。

因为上述情况均会使得食管直径缩小,患者常感觉吞咽固体食物困难,尤其是肉类和面包。晚期会进展成液体吞咽困难。

钡餐常可发现病因以及定位狭窄或梗阻部位。治疗和预后与病因有关。

食管受压性咽下困难(Lusoria 吞咽困难)

食管受压性咽下困难是由于食管被先天存在的非正常结构的血管压迫导致的吞咽困难。

食管受压咽下困难是先天性疾病。但这种疾病症状也许直到儿童时期或者更晚时才被发现,因为这时,这种非正常结构的血管会发生退变。吞钡实验可看到压迫,但准确诊断需血管造影。大多数患者无需治疗,但有时需外科手术修复。

食管蹼

食管蹼(又称普-文氏综合征,缺铁性吞咽困难)是从上 1/3 食管内表面(黏膜)长出的横跨食管内腔的薄膜。

尽管少见,食管蹼最常见于未经治疗的缺铁性贫血的患者。贫血是如何导致食管蹼的发生的原因现仍不明。发生于上段的食管蹼常使固体食物吞咽困难。吞服钡餐进行动态 X 线摄影是诊断该病最好的方法。

一旦铁缺乏得到了治疗,这些食管蹼通常会消失。如果依然存在,医生可以通过食管扩张或者运用内镜使其破裂进行治疗。

下食管环

下食管环(也称作 Schatzki 环或 B 环)使食管下段狭窄,而且通常多在出生时就存在。

通常,下段食管的直径是 3.5～5cm。可因环状瘢痕组织紧缩而狭窄至 1.25cm 或更小,从而引起吞咽固体食物困难。症状可始于任何年龄,但通常在 25 岁后。这种吞咽困难间断出现,而且会因进食肉类和干面包加重。通常,钡餐可发现问题。

咀嚼食物时多喝点水通常可避免发生上述症状。医师可通过胃镜进入食管确定狭窄部位,用一扩张器(又叫探条)来扩张食管。少数患者需外科切开收缩环。

第 20 节

消化性疾病

消化性疾病包括胃炎、消化性溃疡以及胃食管反流病,这些均有食管、胃、十二指肠黏膜的损伤,通常由下列因素引起:胃酸(尤其是盐酸)、消化酶(尤其是胃蛋白酶)、幽门螺杆菌感染以及某些药物,如非甾体类抗炎药(NSAIDs)。

胃　炎

胃炎是胃黏膜的炎症。
■ 炎症可由很多因素引起,包括感染、损伤、某些药物以及免疫系统疾病。

■ 其症状包括腹痛或腹部不适,有时也会出现恶心与呕吐。
■ 医师大多可由症状做出诊断,但有时也需胃镜检查。
■ 治疗是使用药物减少胃酸。

通常情况下,胃黏膜可以抵御刺激,而且能够耐受强酸。然而,若发生胃炎时,胃黏膜会受刺激并且出现炎症。
病因
胃炎可由很多因素引起,包括感染、损伤、某些药物以及免疫系统疾病。

胃炎可由细菌、病毒或真菌感染所致,全球胃炎最常见的原因是幽门螺杆菌感染。病毒性和真菌性胃炎见于患有长期疾病以及免疫系统受损的患者,如艾滋病、肿瘤或服用免疫抑制剂的患者。

糜烂性胃炎包括胃黏膜炎症和破损,可由下列刺激引起:药物(尤其是阿司匹林和其他非甾体类抗炎药)、克罗恩病、细菌或病毒感染以及吞下腐蚀性物质。某些人,甚至每日小剂量的阿司匹林也会引起胃黏膜损伤。糜烂性胃炎会急性起病,但更多见的是慢性发作,常见于比较健康的人群。

急性应激性胃炎,事实上是一种形式的糜烂性胃炎,一般由突发疾病或损伤引起。这种损伤不一定在胃,如广泛的皮肤烧伤以及引起大出血的各种外伤都是典型原因。严重疾病引起胃炎的确切机制现在仍不清楚,但可能是因为胃血流减少或胃黏膜层防护和自我更新的机制受损所致。

如果放射部位位于左侧胸部下方或上腹部(在此部位放射线可刺激胃黏膜),可引起放射性胃炎。

残胃炎发生于部分胃切除术后的患者。炎症常发生于吻合口部位。残胃炎被认为是由于手术破坏了胃壁的血供或使胃壁暴露于过量胆汁的环境中所致(胆汁是由肝脏分泌的黄绿色消化液)。

萎缩性胃炎是胃黏膜变薄,并且失去许多泌酸和分泌酶的细胞。当机体中出现攻击胃黏膜的自身抗体时,可以导致其发生,这种情况称为自身免疫性化生萎缩性胃炎。慢性萎缩性胃炎也见于存在幽门螺旋杆菌慢性感染的患者。它同样容易发生在胃部分切除的病人中。

嗜酸细胞性胃炎源于对蛔虫的过敏反应。在某些患者中,其病因尚不清楚。在这类胃炎中,嗜酸性粒细胞(白细胞的一种)会聚集于胃壁。

梅尼特里埃病(Menetrier 病)病因不明,其胃壁变厚、皱襞变大、腺体肥大,伴有充满液体的小囊肿。该病可能由于免疫反应异常引起,也与幽门螺杆菌感染相关。

在淋巴细胞性胃炎中,淋巴细胞(白细胞的一种)聚集于胃壁和其他器官,这种聚集也见于麦胶性肠病(一种吸收不良障碍)。但原因常常不明。

临床表现与并发症

胃炎通常无症状。如有症状,依据其病因不同也会有不同的症状,可能出现疼痛、不适(消化不良)、恶心或呕吐,即我们常说的不消化。胃炎可致溃疡,此时症状会加重。

恶心和间断呕吐常见于糜烂性胃炎、放射性胃炎、梅尼特里埃病以及淋巴细胞性胃炎。消化不良症更多见于糜烂性胃炎、放射性胃炎、残胃炎以及萎缩性胃炎。很轻的疼痛或不适见于急性应激性胃炎。

溃疡可在许多类型胃炎的基础上发展,尤其是急性应激性胃炎、糜烂性胃炎和放射性胃炎。溃疡可引起出血,引起患者呕血或解黑便。急性应激性胃炎常由于疾

病或外伤后几天内出现的溃疡出血,而这种出血在糜烂性胃炎或放射性胃炎中进展很慢。持续出血可致贫血;包括乏力、虚弱和头晕。如果溃疡穿透胃壁,胃内容物可能进入腹腔,引起腹膜炎(通常是腹膜腔内层感染)和突发剧痛。

胃炎的一些并发症进展缓慢。由于胃炎引起的胃流出道瘢痕和狭窄,尤其是放射性胃炎和嗜酸性粒细胞胃炎,可致严重恶心和频繁呕吐。在梅尼特里埃病中,胃炎使蛋白质丢失可引起体液聚集和组织肿胀(水肿)。大约 10% 的梅尼特里埃病患者数年后可发展成胃癌。残胃炎和萎缩性胃炎可出现贫血症状,如乏力和虚弱。是由于内因子(一种结合维生素 B_{12} 并促进 B_{12} 吸收和在红细胞中利用的蛋白)产生减少。小部分萎缩性胃炎可进展为肠化生,称为癌前病变。更少的一部分患者的肠化生会导致胃癌。

诊断

当患者有上腹不适、疼痛或恶心时,医师常会考虑为胃炎,通常无须做检查。然而,如果医师不能明确诊断,或经治疗症状无缓解,有必要行胃镜(一种易弯曲的可视管道),必要时还可取活检〔取一小块组织用于显微镜检〕。

治疗

无论胃炎病因是什么,服用中和或抑制胃酸的药均可缓解症状。轻症患者,服用抗酸药(中和那些已经产生并在胃中的胃酸)已足够。然而,抗酸药一天需服用几次,而且还常导致腹泻或便秘。抑制胃酸分泌的药物包括 H_2 受体阻滞剂和质子泵抑制剂。H_2 受体阻滞剂对症状的缓解比抗酸药更有效且更方便。需强化治疗时,可使用质子泵抑制剂。有细菌感染时还需加用抗生素。医师还可使用硫酸铝保护胃壁。胃炎导致急性溃疡穿孔时,通常需紧急手术。

糜烂性胃炎患者需避免服用刺激胃黏膜(如 NSAIDs)的药物。一些医师会用质子泵抑制剂或米索前列醇保护胃黏膜。与旧的 NASIDs 药相比,昔布类药物(COX-2 抑制剂如塞来昔布)对胃的刺激较小,但有研究表面长期使用增加心肌梗死及中风风险。使用昔布类药物时应提高警惕。

当患者的基础疾病、外伤或出血控制后,大多数急性应激性胃炎会完全恢复。但重症监护病房的患者有时会发生大出血,而且常为致命性。对重症、严重外伤或重度烧伤患者应采取措施预防急性应激性胃炎。对大手术后和多数重症监护病房的患者常规给予抑酸药物,预防急性应激性胃炎。这些药物也被用于治疗各种溃疡。对急性应激性胃炎引起大出血者,需采用各种治疗措施。但因为这种出血常常致命,很难改善预后。输血可能使出血更严重。内镜检查时可暂时电凝止血,但如原发疾病存在,出血会再发,如出血持续不止,可作全胃切除术以

当胃被感染时

幽门螺杆菌的感染是全球胃炎最常见的病因,同时也是胃溃疡最常见的病因。

幽门螺杆菌在胃壁的保护性黏膜层内生长,在那里它们很少暴露于胃的高酸环境中。事实上所有感染幽门螺杆菌的患者都有胃炎,它可累及全胃或仅胃窦。感染有时可致糜烂性胃炎。幽门螺杆菌通过破坏正常的抗胃酸机制和产生毒素而致溃疡。一小部分患者可发展成其他疾病如胃癌,这与长期的幽门螺杆菌感染相关。

大多数幽门螺杆菌感染的胃炎患者无症状,但那些有症状的患者会有典型胃炎的症状,如消化不良、疼痛、上腹不适。幽门螺杆菌感染所致溃疡的症状与其他溃疡的症状相似,包括上腹痛。

幽门螺杆菌可由呼气试验或检测大便标本测出。

这些试验仅针对于幽门螺杆菌感染活动期的患者。还可测血中幽门螺杆菌抗体的水平。然而,抗体水平在幽门螺杆菌感染消除后许多年仍可测出。

幽门螺杆菌感染必须抗生素治疗,最常用的治疗方案中包括抑酸的质子泵抑制剂和两种抗生素,如阿莫西林 amoxicillin 和克拉霉素 clarithromycin,2 次/天,7～14 天,铋剂 bismuth subsalicylate、四环素 tetracycline 和甲硝唑 metronidazole 与质子泵抑制剂联用是另一可供选择的临床方案,但需要每日 4 次口服 4 种药物,疗程 7～14 天。未用抗生素治疗的患者一年复发率为 60%～80%,而抗生素治疗的患者复发率低于 20%。另外,抗幽门螺杆菌的治疗可以使先前治疗耐药的溃疡愈合。

挽救生命。

残胃炎或萎缩性胃炎无法愈合,合并萎缩性胃炎的患者需肌肉注射维生素 B_{12},这些患者的贫血是维生素 B_{12} 吸收减少所致。

在嗜酸细胞性胃炎,若出现胃流出道梗阻,可使用糖皮质激素或手术治疗。对于梅尼特里埃病,可行部分或全切胃术,药物治疗无效。

消化性溃疡

消化性溃疡是胃或十二指肠的黏膜层被胃酸和消化液所侵蚀而形成的圆形或椭圆形溃烂病灶。

- 消化性溃疡的病因是幽门螺杆菌感染和服用某些可使胃十二指肠黏膜弱化的药物。
- 由溃疡产生的不适感多为间断性。
- 诊断基于胃痛症状及胃镜检查结果。
- 抗酸及其他药物可用于减少胃酸,抗生素可用于清除幽门螺杆菌。

溃疡穿透胃或十二指肠黏膜层。胃炎也可发展为溃疡。

各种溃疡的名称来源于它们的解剖部位或发生环境。十二指肠溃疡是消化性溃疡最常见类型,发生于十二指肠的最前段,即紧连胃的小肠前几厘米的肠段。胃溃疡相对少见,通常发生在胃小弯。胃部分切除术后,在残胃与小肠连接处易发生吻合口溃疡。在严重疾病、烧伤或外伤等应激基础上发生的急性应激性胃炎可导致应激性溃疡,多发生在胃或十二指肠。

病因

当胃或十二指肠黏膜层的正常防御和修复机制受到削弱,它们就更容易被胃酸所侵蚀从而形成溃疡。

到目前为止,消化性溃疡最常见的两个病因是幽门螺杆菌感染和服用某些药物。

应用正规治疗幽门螺杆菌的方法之前,大约 90% 的十二指肠溃疡患者以及 70% 的胃溃疡患者都存在这种细菌的感染,近来感染率有所下降,约 50%～70%。

许多药物,尤其是阿司匹林及其他非甾体类抗炎药(NASIDs)和类固醇激素会刺激胃壁,并引起溃疡。然而,大多数服用 NSAIDs 或类固醇激素的患者不会发展成消化性溃疡。无论怎样,一些专家建议有溃疡高风险的患者应使用昔布类新型 NSAID 药物(COX-2 抑制剂),不再使用老的 NSAID 药,因为其对胃壁刺激性较小;然而,若长期使用会增加心肌梗死及中风风险,应用时应提高警惕。由于存在这些并发症,对于有消化性溃疡高风险的患者,很多医师现在多选用标准 NSAID 加上强效抑酸剂(如质子泵抑制剂)。

吸烟患者比不吸烟患者更易发生消化性溃疡,且愈合更慢。尽管精神压力可使胃酸分泌增多,但却与消化性溃疡的发生之间尚未发现有明确关联。

有种罕见的导致消化性溃疡的原因是一种类型的癌症——卓艾氏综合征,它可以引起胃酸过多产生。癌性溃疡的症状同良性溃疡很相似。然而用常规治疗良性溃疡的药物治疗癌性溃疡却无效。

临床表现

典型溃疡易愈合也易复发;疼痛可持续数天或数星期,然后减轻或消失。溃疡部位和患者年龄不同,症状也会不同。例如,小儿或老年人可能不会有典型症状或根本无症状。在这些患者中,只有出现并发症时才发现溃疡。

大约一半的十二指肠溃疡有典型症状:疼痛、胃灼热、隐痛不适、胃空虚和饥饿感。疼痛为持续性，轻度至中度，通常位于胸骨下。许多十二指肠溃疡患者，清晨起床时通常没有疼痛，但在上午十点钟以前会出现疼痛。饮牛奶、进餐或用抗酸药物（中和胃酸）可缓解疼痛，但常在 2～3 小时后又发生。患者常在夜间痛醒。疼痛一天可发作一次或多次，持续一周至数周，然后可不治而自行消失。但疼痛常在随后的两年内复发，偶尔也在几年后复发。患者对发作方式和时间都有经验，自己知道什么时候复发（通常在春秋季和患者情绪紧张时）。

胃溃疡、吻合口溃疡以及应激性溃疡的症状不同于十二指肠溃疡，常无规律。进食可暂时减轻疼痛，之后又会引起疼痛加重。胃溃疡有时会引起幽门处组织水肿，而使食物难以从胃中排出。这种梗阻可能在进食后引起腹胀、恶心和呕吐。

消化道溃疡的并发症，如出血及穿孔，可伴随有低血压症状，如头晕和昏厥。

诊断

当患者出现特征性胃痛时，应考虑溃疡病可能。有时医师仅通过诊断性治疗来观察症状是否缓解来判断溃疡是否正在愈合。

经过几周治疗后患者症状仍无缓解时，有必要行检查以明确诊断；或者若大于 45 岁的患者首次出现不适并合并诸如体重减轻等症状时。因为胃癌可引起相似症状。当溃疡较严重，治疗无效，特别是有多个溃疡存在或溃疡发生在不常见的部位，医生应该怀疑是否有引起胃酸分泌过多的其他疾病的存在。

为帮助诊断和明确病因，医师可行胃镜（用一易弯曲的可视管道来操作的检查手段）或钡餐（吞钡后 X 线显示吞咽时消化道的轮廓）检查。

胃镜通常为医师的首选，胃镜对于发现十二指肠和胃后壁的溃疡比钡餐可靠；如果患者曾行胃部手术，胃镜也更可靠些。然而，即便是高水平的胃镜操作人员也可能也会遗漏小的胃溃疡和十二指肠溃疡。胃镜时可取活检（取一小部分组织用于显微镜检）以明确溃疡是否为癌性和帮助辨别幽门螺杆菌是否存在。内镜还可用于治疗活动性出血以及减少溃疡复发出血的概率。

胃和十二指肠的 X 线钡餐（也叫吞钡试验或连续上腹胃肠显影）可帮助明确溃疡大小及严重程度，是因为它可以向下通过十二指肠，并可以通过皱襞隐藏的部分，而有时这些在胃镜下不能完全看清楚。

消化道溃疡的并发症

大多数溃疡可以愈合而无并发症。然而，部分消化道溃疡可能会发展成具有潜在致命性的并发症，如穿透、穿孔、出血和梗阻。

穿透性溃疡

溃疡可穿过胃或十二指肠（小肠的第一部分）的肌层，并累及邻近的器官，如肝或胰腺，引起剧烈的持续性刺痛，并使疼痛不在上述典型部位，如十二指肠穿透至胰腺常有后背痛，体位改变可加重疼痛。如果药物不能使溃疡愈合，需行手术。

溃疡穿孔

位于十二指肠前壁（偶于胃前壁）的溃疡可穿透前壁进入腹膜腔，引起突发的、剧烈的持续性腹痛，可迅速遍及全腹。患者可能会有一侧或双侧的肩痛，深呼吸时加重。改变体位也会加重疼痛，所以患者尽量躺着不动。触诊腹部，有触痛，深压后再突然放手时疼痛会加重（医师称为反跳痛）。在老年人、服用皮质类固醇或重症患者，症状可不明显。发热提示有腹腔感染。如不及时治疗，可发生休克。紧急情况需行紧急手术或静脉使用抗生素。

出血

出血是溃疡的一种常见并发症，即使在无痛时如果发现正在出血的溃疡，可用内镜进行烧灼（也就是高温破坏病灶）止血。医师还可用内镜注射某种物质引起出血性溃疡产生血栓。如果未发现出血源且出血量又不大，可采用抗溃疡药物治疗，如 H_2 受体拮抗剂或质子泵抑制剂。病人要禁食和静脉输液，使胃肠道休息。如果上述措施都无效，可行外科手术。

梗阻

溃疡周围炎性组织肿胀或反复发作引起的瘢痕能使胃的出口或十二指肠变狭窄。这种病人反复呕吐，常吐出大量数小时前所进的食物。梗阻常见的症状还有：进食后异常饱胀、胀气和缺乏食欲。经常呕吐引起体重下降、脱水和电解质失衡。在大多数病人，溃疡治愈后梗阻即可缓解，但严重的梗阻需要内镜或外科手术治疗。

癌症

因幽门螺杆菌感染导致的溃疡患者中，其余生患胃癌的风险提高 3～6 倍。其他原因所致的胃溃疡则不会提高患胃癌的风险。

卓-艾综合征，一种泌酸的癌

卓-艾综合征引起胃产生过多的酸。在这种综合征中，一种癌性(恶性)肿瘤产生胃泌素，肿瘤通常位于十二指肠、胰腺、胆管。胃泌素是一种激素，可刺激胃产生大量的胃酸。卓-艾综合征的患者几乎总是发现有许多溃疡，而且治疗后仍反复复发。

典型患者在其血中有高水平的胃泌素。检查应包括对促胰液素的检测。在卓-艾综合征的患者中，当静脉注射促胰液素后血液中的胃泌素水平陡增。另外，检查可发现胃酸分泌增加。许多检查可被用来定位肿瘤，包括计算机 X 线断层扫描、超声内镜和放射性核素扫描。

质子泵抑制剂可帮助控制过多的胃酸产生。外科手术切除肿瘤可达到治愈。即便是不能治愈，可行减瘤手术，以减少胃酸的产生及预防局部并发症(如肠梗阻)。放疗和化疗无效。

治疗

因为幽门螺杆菌感染是溃疡的主要病因，常需用抗生素，有时还需加用水杨酸铋剂。无论什么病因，直接中和胃酸或减少胃酸分泌的药物均可提高溃疡愈合率。大多数患者的治疗需持续 4～8 周。虽然清淡饮食在溃疡病治疗上有一定作用，目前无足够证据证明它能加速溃疡愈合或阻止复发。尽管如此，患者仍应避免摄入可能加重疼痛和腹胀的食物。停用可能损伤胃的各种刺激物(如非甾体类抗炎药、酒精饮料和尼古丁)。

制酸药：制酸药物对溃疡愈合不是非常有效，但可通过中和胃酸、增高胃内 pH 值减轻溃疡症状。其用量和患者产酸量的不同均会使抗酸药效果不同。几乎所有的抗酸药不需医师处方就可买到。剂型有片剂和水剂。然而，抗酸药会和很多其他不同的处方药发生相互作用，所以药剂师应在患者服用抗酸药前考虑药物之间的相互作用。

碳酸氢钠(小苏打)以及碳酸钙，是最强效的抗酸药，它们可偶尔服用以短期缓解症状。然而，因为可被吸收入血，长期使用会致血液碱性化(碱中毒)而引起恶心、头痛和乏力。这些抗酸药通常不要大剂量的使用数天。这些药也含有很多盐，充血性心力衰竭以及高血压患者服用时应低盐饮食。

℞ 治疗消化性疾病的药物

类型	药物	选择性不良作用	注释
抗酸药	氢氧化铝 碳酸钙 氢氧化镁 碳酸氢钠	恶心、头痛、乏力、食欲下降、便秘(氢氧化铝)或腹泻(氢氧化镁)	通常用来减轻症状，不能治愈
H₂ 受体阻滞剂	西米替丁 法莫替丁 尼沙替丁 雷尼替丁	皮疹、发热、肌肉痛、可引起乳房长大和男性勃起功能障碍、可影响某些药物的终末代谢(西米替丁)，意识障碍(西米替丁、雷尼替丁)	一天一次，晚上或睡前服用，晨服可减少药效
质子泵抑制剂	兰索拉唑 lansoprazole 奥美拉唑 omeprazole 泮托拉唑 pantoprazole 雷贝拉唑 rabeprazole 埃索拉唑 esomeprazole	腹泻、便秘、头痛	通常可耐受。最有效的减少产酸的药物
抗生素	阿莫西林 克拉霉素 甲硝唑 四环素	腹泻(阿莫西林、克拉霉素、四环素)、恶心、食欲改变	治疗幽门螺旋杆菌引起的消化性溃疡有效
其他药物	碱性水杨酸铋 米索前列醇 硫糖铝	腹泻(碱性水杨酸铋、硫糖铝)、舌和大便变黑(碱性水杨酸铋)、自发性流产(米索前列醇)、便秘(碱性水杨酸铋)可减少其他药物的疗效(硫糖铝)	碱性水杨酸铋与抗生素合用治愈幽门螺旋杆菌的感染

氢氧化铝，是相对安全常用的抗酸剂。铝与消化道的磷酸盐结合可引起乏力和食欲缺乏。这些不良作用在饮酒和有肾脏疾患的患者(包括透析患者)中表现更明显。氢氧化铝还可引起便秘。

氢氧化镁比氢氧化铝抗酸更有效。这种抗酸药作用很快且能有效抗酸。如果每日少量服用，一般说来对大便影响不大；超过每日 4 次则可引起腹泻。因为小量镁会吸收入血，所以有肾脏疾患的患者应小剂量服用。许多抗酸药同时含氢氧化镁和氢氧化铝。

任何有心脏病、高血压或肾功能障碍的患者在选择抗酸药之前都应征询医生意见。

抑酸药物：质子泵抑制剂是减少胃酸生成最强的药物，与 H_2 受体拮抗剂相比其能在更短的时间内获得更高溃疡愈合率。也可用于治疗胃酸分泌过多的疾病，如卓-艾氏综合征。

H_2 受体拮抗剂，如西咪替丁、法莫替丁、尼沙替丁通过减少胃酸的分泌减轻症状并提供溃疡愈合率。这种高效药物一般一天服用 1 ~ 2 次，且通常不引起严重副作用。但西米替丁较易引起副反应，尤其对老年人，服药后可引起意识障碍。另外，西咪替丁可影响某些药物的代谢，如治疗哮喘的茶碱、防止血栓形成的华法林和治疗抽搐的苯妥英钠。

其他药物：硫糖铝可在溃疡底部形成一层保护膜以促进愈合，对消化性溃疡很有用且是抗酸药的合理替代药，每日服用 2 ~ 4 次，不会吸收入血，因此它的不良作用很少。然而，该药可引起便秘，还可降低某些其他药物的疗效。

米索前列醇可用于预防由非甾体类抗炎药引起的胃和十二指肠的溃疡。它通过减少产酸和使胃壁对胃酸有更好的抵抗力起作用。老年人、服用类固醇激素的患者和有溃疡病史的患者需要服用 NASAID 类药物时，需要同时服用米索前列醇。然而，超过 30% 的患者服用它后引起腹泻和其他消化道症状。并且，它可引起孕妇自发流产。作为其可供替换的药物是质子泵抑制剂，在服用阿司匹林、非甾体类抗炎药或类固醇激素的患者中同样可以有效减少溃疡形成且不良作用较少。

手术：因为药物可有效愈合溃疡，胃镜也可有效止血，现在溃疡需手术治疗的很少。手术主要是处理消化性溃疡的并发症，如穿孔、复发或药物治疗失败的梗阻、多次严重的溃疡合并出血、可疑癌变的胃溃疡或者严重且频繁复发的胃十二指肠溃疡。有多种不同式式处理上述问题。然而，溃疡术后可能复发，且每种式式都会引起自己特有的问题，如体重下降、消化不良和贫血。

胃食管反流病

在胃食管反流(胃食管反流病)中，胃酸和胃酶从胃反流至食管引起食管炎症和疼痛。

- 当食管下括约肌功能异常时会致胃酸、胃酶反流。
- 最典型的症状是胃灼热(胸骨后烧灼感)。
- 诊断主要基于临床表现。
- 治疗需要避免摄入诱发食物(如酒精及脂肪类食物)以及服用抑酸药物。

胃黏膜可保护胃免受胃酸的影响。因为食管缺乏类似保护层，所以胃酸、胃酶反流至食管常引起症状，有时引起食管损伤。

食管下括约肌是一环形肌肉，通常可阻止胃内容物反流至食管。当食管下括约肌功能异常时会致胃酸、胃酶反流。当患者取站位或坐位时，重力可帮助患者阻止胃内容物反流至食管。这就是为什么当患者取平卧位时反流会加重的原因。当胃内容物体积较大且胃内容物酸水平较高时，食管下括约肌会较易发生功能异常。促使反流发生的因素有体重增加、脂肪类食物、巧克力、咖啡因以及碳酸饮料、酒精、吸烟以及某些药物。妨碍食管下括约肌功能的药物包抗副交感神经的药物(如很多抗组胺剂和一些抗抑郁药)、钙通道阻滞剂、黄体激素以及硝酸盐。酒精和咖啡也会刺激酸分泌。胃排空延迟(如由于糖尿病或服用阿片类药物)也会加重反流。

临床表现及并发症

胃灼热(位于胸骨后的疼痛)是胃食管反流最明显的症状，有时疼痛甚至延伸至颈、喉和脸。胃灼热可能合并反流(胃内容物可返至口)。

食管炎症可引起出血，通常量小，但也可大量出血，表现为呕血或从消化道排黑色柏油样大便(黑便)或鲜血便(如果出血量足够大)。

食管溃疡是食管壁上的开放性溃疡，可因反复反流所致，通常引起胸骨后或剑突下疼痛，部位类似胃灼热。

反流所致食管狭窄可导致吞咽固体食物时出现进行性吞咽困难。气道狭窄可引起气促和喘息。胃食管反流的其他症状包括胸痛、咽喉酸痛、声嘶、过多唾液分泌(反酸)、咽部梗阻感(癔球感)和鼻窦的炎症(鼻窦炎)。

长期反复的反流对食管下段的刺激，食管黏膜层的细胞会发生改变(导致 Barrett 食管)。这种改变的发生甚至可无症状。这些异常的细胞属癌前病变，一些患者可以进展为癌。

诊断

无须详细检查，只要症状支持诊断即可开始治疗。特殊检查通常只用于诊断不明或对控制症状的治疗失败的患者。食管镜(一种灵活的可视管道)、X 线、食管下括约肌测压及食管 pH 测定有时也可帮助明确诊断和检查有无并发症。

如果患者有食管炎或 Barrett 食管，行内镜可明确诊断。内镜也有助于排除食管癌。吞钡后，取头低足高位显示钡剂由胃反流至食管，并摄 X 线片。医师可按压腹部以增加反流的几率。吞钡后行 X 线片还可显示溃疡或食管狭窄。

食管下括约肌测压可显示括约肌张力,且可鉴别括约肌功能是否异常。检查结果可帮助医师决定行手术治疗是否合适。

一些医师认为检测胃食管反流最好的方法是食管的 pH 值测定。在这个检查中,一个细而灵活且尖端附有传感电极的管道由鼻插入下段食管,另一端系于被检者身上。24 小时记录食管的酸水平,除可明确反流发生程度,还可了解症状和反流的关系,且对那些有症状但又无明显反流的患者尤其有帮助。对所有胃食管反流且考虑手术治疗的患者行食管 pH 值测定是必需的。一种新的设备(用一个小的可以传输信号的 pH 电极)可用于那些不能耐受鼻胃管的患者。

预防及治疗

许多措施可减轻胃食管反流。入睡时,头高于床面 15cm(约 6 英寸)可防止夜间睡眠时酸反流入食管。应避免食用某些致病的食物和药物,以及吸烟。医生可使用使食管下括约肌紧闭得更好的药物(如胆碱能药物及胃复安)。也应该避免咖啡、酒精、含酸的饮料(如橘子汁、可乐、含醋的沙拉酱)和其他可强烈刺激胃产酸或引起胃排空延迟的食物。

许多治疗胃炎和消化性溃疡的药物也可预防和治疗胃食管反流。如睡前服用制酸药,常很有帮助。抗酸药通常可减轻因大量胃酸反流入食管形成的食管溃疡引起的疼痛。然而,质子泵抑制剂(最有效的抑酸药)通常对胃食管反流最有效,因为即便是很少量的酸也会引起典型症状。减少产酸达到愈合需服药 4～12 周。溃疡愈合慢,易复发。当溃疡变为慢性且病变严重,溃疡愈合后会形成食管狭窄。

食管狭窄可用药物治疗及反复行扩张术。扩张可用球囊或直径逐渐增大的扩张器。如扩张成功,狭窄不会严重影响患者进食。

症状减轻后,Barrett 食管并不会消失。所以,患有 Barrett 食管的患者应被告之每 2～3 年行胃镜一次,明确是否癌变。

手术适宜于药物治疗无效、症状减轻但食管炎持续存在的患者,也适宜于不愿多年服药的患者。也可选择微创手术——腹腔镜。然而,20%～30% 行此治疗的患者会有些副反应,最常见的是吞咽困难、腹胀、进食后腹部不适。

第 21 节

胃 肠 炎

胃肠炎指胃、小肠以及大肠内膜炎症。通常有微生物感染所致,也可由于摄入化学毒物以及药物。
- 炎症可由感染所致,也可能由摄入化学毒物或药物引起。
- 通常的临床表现有腹泻、恶心、呕吐以及腹痛
- 诊断基于一些实验室检查;与感染患者、污染的食物和水的接触史以及抗生素应用史。

- 预防感染最有效方法是便后或接触排泄物后洗手。
- 抗生素应用于特定的细菌感染。

胃肠炎通常包括轻到重度腹泻,并有食欲减退、恶心、呕吐、腹部绞痛和腹部不适。尽管胃肠炎对健康成年人不是很严重,仅表现为不适和不便;但对于病重、年幼或年老患者,却可引起致命性腹泻和电解质失衡。在全世界范围,大约每年有 300 万～600 万的儿童死于感染性胃肠炎。

引起肠胃炎的微生物

微生物	常见的来源	症 状	抗生素的使用
空肠弯曲菌	食用被污染的肉(尤其是未煮熟的家禽) 饮用受污染的水 或未经高温消毒的牛奶	常见出血,有时腹泻持续 1 天到一个星期或更长时间	在疾病的早期阶段给予抗生素可缩短症状持续时间(如阿奇霉素、环丙沙星)
沙门氏菌属	吃了被污染的食品 接触爬行动物(如蜥蜴、蛇、龟)	高烧,疲劳,腹部绞痛,恶心,呕吐,腹泻,可能伴或不伴出血,症状通常持续 3 到 7 天	通常不用抗生素

续表

微生物	常见的来源	症　　状	抗生素的使用
志贺氏菌属	人与人接触,尤其在每日护理中心	轻～重度不等。轻型患者,水样稀便。重型患者,高热,严重的腹绞痛,排便疼痛且大便含血和黏液。未经治疗症状通常持续一周	抗生素可缩短和减少传给其他人的几率(环丙沙星、三甲氧苄二氨嘧啶与磺胺甲基异唑)
肠出血性大肠杆菌 O157:H7	吃未煮熟的牛肉或饮用未经消毒的牛奶或果汁 在污染的游泳池里游泳 人与人接触 接触被感染的动物,然后把手指放在嘴里	突然腹痛,水样腹泻通常 24 小时内转为血性,溶血性尿毒综合征	不给予抗生素
梭状芽孢杆菌	通常见于服用抗生素所致的细菌过度繁殖	腹泻	停用抗生素,有些患者需用甲硝唑
溶组织内阿米巴	进食或饮用受污染的水或食物	血性腹泻,腹痛,体重减轻 1～3 周,可引起感染的肝和其他器官的感染	A 抗寄生虫的药物(如甲硝唑、双碘喹啉或巴龙霉素)
产肠毒素大肠杆菌(旅行者腹泻)	进食或饮用受污染的水或食物	频繁的腹泻通常持续 3～5 天	抗生素(如环丙沙星或左氧氟沙星)可能有助于缩短病程。阿奇霉素是给儿童的
霍乱弧菌	进食或饮用受污染的水或食物	无腹痛,水样腹泻和呕吐会导致巨大的流体损失和休克	抗生素(如环丙沙星、多西环素)
其他类型的弧菌	贝壳类	水泻,经常伴有轻微的恶心或呕吐	抗生素(如环丙沙星、强力霉素或磺胺)
金黄色葡萄球菌蜡状芽孢杆菌梭菌产气荚膜梭菌	吃了被产生毒素细菌污染的食物	严重的恶心、呕吐,腹泻症状在吃完受污染的食物 12 小时内开始,在 36 小时内缓解	不用抗生素
轮状病毒	多为季节性发病	频繁的腹泻呕吐和发烧超过 39℃ 左右,症状开始于感染后 1～3 天 可能会持续 5～7 天	不用抗生素和抗病毒药物 婴儿可以接种疫苗
诺如病毒	多为季节性发病	90% 的人有频繁的腹泻呕吐 约有 30% 的人有胃痉挛、头痛、疼痛,发烧超过约 39℃ 成年人通常有腹泻 症状开始于感染后 1～2 天 通常持续 2～7 天	不用抗生素和抗病毒药物
星状病毒	多为季节性发病	轻度水样泻,呕吐和发烧症状,开始于感染后 3～4 天 通常持续 2～7 天 类似于轮状病毒	不用抗生素和抗病毒药物
肠腺病毒	多为季节性发病	频繁的腹泻持续 1～2 周 腹泻后 1～2 天后开始轻度 50% 的人会出现发烧 感染开始 3～10 天之后会出现症状,症状通常会持续 10 天或更长时间	不用抗生素和抗病毒药物
贾第鞭毛虫	饮用被污染的河流水,尤其是在日托中心的人与人接触	腹泻,恶心,食欲不振,脂肪泻、腹胀、胀气、疲劳和体重减轻可能持续更长时间(数天到数周)	用抗寄生虫药药物(如甲硝唑或硝唑尼特)
隐孢子虫	饮用被污染的水人际间接触传播,艾滋病患者尤其易感	水样腹泻、腹部绞痛、恶心、疲劳和呕吐通常持续约 2 周	有时用抗寄生虫药药物(如硝唑尼)

病因

　　感染引起的胃肠炎可为人传人。尤其是当腹泻患者便后未洗手时。如果人在接触含有感染的粪便物品(如玩具和尿布)之后接触嘴,也会感染。一个人,有时是大量人群,可因吃了被有菌粪便污染的食物和水而被感染(在大量人群中引起疾病的爆发就叫流行)。如果食物未完全煮熟或行巴氏消毒灭菌,它们很容易被细菌污染而引起胃肠炎。被污染的水有时在不经意间被饮用,比如在游泳池中游泳时,游泳池中的水被动物或者人的粪便所污染。有时胃肠炎是通过与携带有感染性微生物的动物接触而获得。

> **？你知道吗……**
> 全世界,每年约 300 万 ~ 600 万儿童死于感染引起的胃肠炎。

　　细菌、病毒以及寄生虫都可引起感染性胃肠炎。化学性毒物及药物也会引起。

　　病毒：在美国,病毒是胃肠炎最常见病因。一些病毒会感染小肠内膜细胞而导致水样泻、呕吐以及发热。主要为以下四种病毒：轮状病毒、杯状病毒(主要是诺如病毒),而星状病毒及肠道腺病毒较前两者少。

　　轮状病毒是幼龄儿童中致严重脱水性腹泻最常见的病因。主要影响 3 ~ 15 龄的儿童,且其传染性非常高。主要感染途径是粪口感染,一些成人密切接触患儿后也会感染,但病情一般较轻。在冬季,轮状病毒是引起腹泻最常见原因,婴幼儿可因病情严重需到医院治疗。在美国,每年都有一波的轮状病毒感染起至 11 月的西南部,止于东北部的此年 3 月。

　　诺如病毒主要感染大龄儿童及成人,无季节差异,大多数人在摄入污染的水或食物后感染,且由于其传染性很高,很容易造成人与人之间的传播。

　　星状病毒可感染各年龄段人群,但通常感染婴儿及幼龄儿童。感染多在冬天发生,途径为粪口传播。

　　肠道腺病毒主要感染 2 岁以下儿童。一年中各季节均可发病,夏季常见。感染途径为粪口传播。

　　其他病毒如巨细胞病毒和肠病毒会在免疫系统受损的人群中导致胃肠炎。

　　细菌性胃肠炎较病毒性少。

　　某些细菌(如大肠杆菌、弯曲杆菌、志贺杆菌和沙门菌的某些菌株)侵入肠内壁,破坏肠壁细胞形成许多小溃疡,导致含有蛋白质、电解质和水的大量液体渗出。腹泻物含红白细胞,有时会有可见的出血。

　　在美国,沙门菌属和弯曲菌属是引起细菌性腹泻的主要细菌,感染通常来自于未烹饪的家禽,也可来自未经高温消毒的牛奶。弯曲菌属通常由腹泻的猫、狗传播。

　　沙门菌属的感染通常来自未经烹饪的蛋以及接触爬行动物如龟和蜥蜴。

　　志贺菌属是美国细菌性腹泻的第三大原因,通常是人与人直接传播,有时发生食源性的流行性传播。

　　其他几种病毒如大肠埃希菌也会引起腹泻。在美国,内出血型大肠埃希菌是最严重的亚型,并会引起出血性结肠炎,有时甚至引起溶血性尿毒症综合征。O157：H7 型大肠埃希菌是美国最常见的亚型。未煮熟的牛肉、未经巴氏消毒的牛奶以及橘汁以及受污染的水都是可能的传染源。日间护理中心的人与人之间的传播很常见。另一种称为内毒素型大肠埃希菌的亚型会产生两种毒素而造成水样泻。这种亚型是旅行者腹泻的最常见病因。第三种亚型也会造成水样泻,其曾是院内腹泻爆发的病因,但现已很少见。第四种亚型会引起出血性或不出血性腹泻,主要在发展中国家常见,美国罕见。

　　其他几种细菌(如金黄色葡萄球菌、蜡样芽胞杆菌以及产气荚膜梭菌)可在被污染的食物中产生一种毒素。这种毒素可在非细菌感染的情况下引起胃肠炎。这些毒素通常引起严重恶心呕吐以及腹泻。症状一般在感染 12 小时内出现并在 36 小时内缓解。

　　还有其他几种细菌会致胃肠炎,但在美国比较少见。小肠结肠炎耶尔森氏菌会引起胃炎或者貌似阑尾炎的症状。患者可由摄入未经烹饪的猪肉、未经高温消毒的牛奶或污染的水感染。几种弧菌属(如副溶血性弧菌)可由食用未烹饪的海产品后感染而导致水样泻。在发展中国家,霍乱弧菌产生的毒素,引起的主要症状就是水样泻,有时会引起严重脱水性腹泻。李斯特菌属会引起食源性腹泻。游泳时或喝入污染的淡水或海水可能感染气单胞菌。食用生贝类或去发展中国家的热带地区旅行可感染邻单胞志贺菌从而引发腹泻。

　　寄生虫：一些肠道寄生虫,尤其是肠贾第鞭毛虫,黏附或侵袭肠壁而引起恶心、呕吐、腹泻和全身症状,称为贾第鞭毛虫病。该病在寒冷地区很常见,但也可见于美国各区乃至全世界。如果此病变为持续性(慢性),它可妨碍身体吸收营养,称为吸收不良综合征。其可经人与人直接传播,也可经饮用被污染的水。

　　另一种肠道寄生虫叫隐孢子虫,可导致水样泻,有时可合并有腹部痉挛,恶心及呕吐。其在健康人群中表现轻微;但免疫力低下的患者可表现很重,甚至致命。隐孢子虫最常见的感染方式是饮用被污染的水。

　　其他可引起类似隐孢子虫感染症状的寄生虫包括环孢子虫、贝利孢子球虫以及一些微孢子虫。阿米巴原虫会引起阿米巴病,感染大肠、肝脏以及其他器官。在发展中国家,阿米巴病是血性腹泻的常见病因,美国也偶尔出现。

　　化学性胃肠炎：胃肠炎可源于进食化学毒物,这些毒物通常由植物产生,如毒蘑菇或者某种外来海产品,这类炎症与感染无关。在摄入被化学元素如砷、铅、汞或镉污染的水或食物后,可发生由化学毒物引起的胃肠炎,进食大量酸性食物,如柑桔类水果和西红柿,也可在部分人中引起化学性胃肠炎。

药物性胃肠炎

恶心、呕吐和腹泻是许多药物的常见副反应。常见的包括以含镁为主的抗酸药、抗生素、化疗药物、秋水仙碱(治疗痛风)、地高辛(通常用于治疗心力衰竭或某些不规则心律不齐)和轻泻剂。滥用轻泻剂可致乏力、呕吐、腹泻、电解质流失和其他异常。

判断是否因药物所致胃肠炎是困难的。轻型患者,医师可嘱其停服药,等以后再服用。如果当患者停服药后症状可缓解,且再次服用后症状又继续,说明药物可能是引起胃肠炎症状的原因。严重药物性胃肠炎的患者,医师会嘱患者永远不要服用该药。

临床症状

症状的类型和严重程度与微生物或摄入毒素的类型和量有关。人的抵抗力不同症状也不同。症状常突发(有时呈急性)伴有食欲下降、恶心或呕吐,以及肠鸣和腹部绞痛。腹泻是最常见症状,可合并肉眼可见的血和黏液便。因气体聚集会引起肠管的扩张性疼痛,还可出现发热,全身虚弱、肌肉痛和极度疲乏。

严重呕吐和腹泻可致明显脱水,症状表现为乏力、尿少、口干及婴儿出现哭时无泪。过量呕吐或腹泻可致血钾水平很低(低钾血症)。低血压及心率增快也常出现。尤其是如果患者丢失很多液体,而补充的液体含有很少的盐分或甚至不含盐分(如水和茶)时,可使血中钠的水平降低(低钠血症)。水和电解质失衡相当危险,尤其是对于年幼者、老年人和合并有慢性疾病的患者。重症病例会发生休克和肾衰竭。

诊断

胃肠炎通常仅凭症状就可诊断,但病因常不清楚。有时其他家庭成员或同事近期出现过类似的症状。其他的时候,胃肠炎可由于进食未煮熟、变质、被污染的食物(如生的海产品或蛋黄酱在冰箱内放得太久)而引起。近期外出旅游,尤其是去某些特定国家旅游,或者近期服用过抗生素,这些都可为病因诊断提供线索。

如果症状严重或持续时间超过 48 小时,大便可送实验室查白细胞、细菌、病毒或寄生虫。

如果症状持续超过数天,可行结肠镜(一灵活的可视管道)检查大肠以明确患者是否患有类似于溃疡性结肠炎这样的疾病。

预防

现在一种口服的轮状病毒疫苗对多数轮状病毒株有效且安全。这种疫苗推荐在 2、4、6 月的婴儿中接种。

对于婴儿来说,一个简单有效的预防方法就是母乳喂养。护理人员应该在换尿布后洗手,且换尿布的地方应该用加用漂白剂(1/4 杯漂白粉加入 1 加仑水)清洗。在日间护理中心,腹泻的儿童应当隔离。感染大肠埃希菌引起血性腹泻或感染志贺菌属的儿童应该有连续两次的正常大便后才能被送回护理中心。

因为大多数感染性胃肠炎是通过人与人接触传播,尤其是通过直接或间接接触被感染的大便,所以便后用肥皂和水仔细洗手是最有效的预防方法。为了避免食物引起的感染,在接触食物之前,应充分洗手,肉和蛋应完全煮熟,用于切肉的刀以及菜板应在切其他食物前清洗,剩余的食物应该迅速冷藏。只有经过巴氏消毒的奶制品和苹果汁才可以饮用。旅行时应尽量避免接触污染的食物及饮料。

治疗

通常胃肠炎唯一所需治疗是饮用足够的水。即便正在呕吐的患者,在能耐受情况下,也应尽量少量多次饮水。如果由于长时间的呕吐或腹泻,患者出现严重脱水,需静脉补充水和电解质。儿童更易迅速脱水,应静脉输入比例适当的糖盐水。市场上能购得的任何水电解质溶液均可获较好治疗效果。碳酸饮料、茶、运动饮料、含咖啡因的饮料和果汁不太适合饮用。还在哺乳期的婴儿,可继续哺乳。成年人,可给予药物治疗,可注射用药也可用栓剂控制严重呕吐。但这些药通常不用于青少年。

症状有所改善后,逐渐增加清淡食物,如烹调过的燕麦片、香蕉、米饭、苹果泥、烤面包。如果饮食调整后 24～48 小时腹泻仍未减少,也无提示有更严重细菌感染的便中带血,可给予药物(如地芬诺酯)控制腹泻,或让患者使用非处方药,如洛哌丁胺或次水杨酸铋剂等。再次强调,这些药物通常不用于小儿。

抗生素本身能引起腹泻,还使细菌产生耐药性,故很少应用,甚至在已知胃肠炎是由某种细菌引起时仍可不用。但当病原菌是某些特定细菌,如:空肠弯曲菌、志贺菌、霍乱弧菌,或是旅行者腹泻的患者,则要应用抗生素。

寄生虫感染的患者可用抗寄生虫药,如甲硝唑和尼特硝唑。

一些细菌正常存在于身体中且促进有益菌生长。益生菌,如乳酸菌,它们正常存在于口腔、消化道以及阴道,一般比较安全且可减轻症状,可以酸奶形式给予患者。

出血性结肠炎

出血性结肠炎是由特定的埃希大肠杆菌菌株引起的胃肠炎,细菌产生毒素而引起血性腹泻和其他严重并发症。

出血性结肠炎可见于任何年龄段,但最常见的是小儿和老年人。在北美,最常见导致出血性结肠炎的大肠杆菌菌株是 O157∶H7。这种细菌可以天然的存在于牛的肠道里。此病的爆发可由进食未煮熟牛肉或饮用未高温消毒的牛奶或果汁或被污染的水。此病可通过人与人之间接触传播,尤其是通过婴儿尿布。

大肠杆菌的毒素可损坏大肠壁,如被吸收入血,还影响其他器官,如肾脏。

临床症状

突发剧烈腹部绞痛伴水样腹泻,典型病例在24小时内转为血性大便。腹泻通常持续 1~8 天,通常会有发热或轻度发热,很少超过 38.9℃。

约 2%~7% 的出血性结肠炎患者会出现严重的并发症,即溶血性尿毒症综合征。症状包括由红细胞破坏引起的溶血性贫血(表现为疲乏、乏力和轻微头晕)、血小板减少和急性肾衰竭。一些溶血性尿毒症综合征的患者也可出现神经或大脑损害的并发症,如惊厥或者中风。这种典型并发症出现在起病后第二周,且出现在体温升高之前。溶血性尿毒症综合征常发生在年龄小于 5 岁的儿童和老年人。出血性结肠炎即便无溶血性尿毒症综合征,其也可引起老年人死亡。

诊断

当患者主诉有血便时,医师通常会怀疑出血性结肠炎。为明确诊断,可行大便检查大肠杆菌菌株。如医师怀疑其他疾病引起的血性腹泻,可行其他检查,如结肠镜。

治疗

治疗最重要的是饮用足够液体。有时大量液体丢失需静脉补液。不予以抗生素治疗是因为它们会增加出现溶血性尿毒症综合征的风险。有并发症的患者可能需住院给予重症监护,并且可能需肾脏透析。

葡萄球菌食物中毒

葡萄球菌食物中毒是因为进食被某种葡萄球菌毒素污染的食物所致,通常出现呕吐和腹泻。

葡萄球菌在食物中生长,在那里它们可产生毒素。因此,葡萄球菌食物中毒并非因为摄入细菌,而是由于摄入已存在于食物中的毒素。典型被污染食物包括蛋糕、糕饼、牛奶、加工过的肉和鱼。室温下,当食物操作者的皮肤感染,从而污染食物,会导致此病的爆发。

临床表现与诊断

通常在进食污染食物后 2~8 小时突然起病,出现严重恶心和呕吐,还可出现其他症状,如腹绞痛、腹泻,有时伴头痛和发热。严重的体液和电解质丢失引起患者虚弱和非常低的血压(休克)。症状一般持续少于 12 小时,之后通常能完全恢复。偶尔,葡萄球菌性食物中毒可以致命,尤其是对于婴幼儿、老年人和长期患慢性病而身体虚弱者。

根据症状医生通常会做出胃肠炎的诊断。当进食相同食物的其他人同时发病,出现相似症状,而发病原因可追溯到某一污染食物时,需要怀疑此病的可能性。若要确定诊断,须用实验室方法鉴定可疑食物有无葡萄球菌,但通常不行此项检查。

预防与治疗

烹饪时小心操作可预防葡萄球菌食物中毒。任何有皮肤感染的人不应为别人准备食物,应等其伤口愈合后才能够进行。

治疗通常仅包括饮用足量液体,注射或肛门栓剂给药以控制严重的恶心和呕吐。有时若出现太多液体丢失需静脉补液。

产气荚膜梭状杆菌食物中毒

产气荚膜梭状杆菌食物中毒是由于进食被产气荚膜梭状杆菌污染的食物,细菌定植在小肠,释放毒素并引起腹泻。

一些菌株引起的病情仅轻到中度,可自愈;某些菌株可破坏小肠壁,引起严重的胃肠炎甚至死亡。被污染的肉通常可引起产气荚膜梭状杆菌食物中毒的爆发。一些菌株在食物烹饪过程中不能完全被破坏;有些菌株可以被杀灭。

临床症状

胃肠炎症状会在食入被污染食物后 6~24 小时后出现。最常见症状是水样腹泻以及腹部绞痛。尽管通常很轻,但它可引起腹部疼痛、腹部胀气,有时甚至出现严重的腹泻、脱水和血压急剧下降(休克)。症状一般持续 24 小时。

诊断和治疗

当地该病爆发时,医师应考虑该诊断。明确诊断还需在被污染的食物或感染者的大便中检出产气荚膜梭状杆菌。

为预防感染,剩余的肉应快速冷藏且再次食用时需彻底加热。患者需补液且多休息。一般不使用抗生素。

旅行者腹泻

旅行者腹泻表现为腹泻、恶心和呕吐,且通常发生在水源净化差的地区。

- 旅行者腹泻可由细菌、寄生虫以及病毒引起。
- 引起这种疾病的物质多来自水或食物,尤其是水供不卫生的发展中国家。
- 会有各种程度的恶心呕吐、腹部绞痛以及腹泻。
- 有效预防措施包括仅饮用瓶装充气饮料、避免食用未烹饪的菜、不用冰块以及用瓶装饮用水刷牙。
- 治疗包括饮用足够液体,有时需服用止泻药及抗生素。

旅行者腹泻患者以前很少接触这种细菌或寄生虫，使他们对它无免疫力。此病大多见于发展中国家，那里的水源治理不够得当。引起旅行者腹泻最可能的病原微生物是能产生某种特定毒素的埃希大肠杆菌和一些病毒，如诺瓦克病毒，其在远洋船上已成为普遍问题。

不饮用当地水的旅行者也可能因刷牙时随意冲洗牙刷、饮用瓶装水时，加入当地水做成的冰块或用当地水随意洗过的食物而感染。

临床症状以诊断

患者可出现恶心、呕吐、肠鸣音增强、腹部绞痛和腹泻等症状，程度可轻可重。诺瓦克病毒感染患者常常出现呕吐、头痛和肌肉疼痛。大多数患者病情轻微，无须治疗，3~5 天内可自愈，也几乎不需进一步检查。

预防

旅行者应去卫生条件好的餐馆就餐，不要在沿街摊点进食和喝饮料。烹饪过且端上来热的食物通常是卫生的。应避免食用生蔬菜所做的沙拉，且所有的水果应削皮食用。旅行者应只饮用瓶装碳酸饮料或由冷开水制作的饮料。饮料中所加冰块也应是冷开水制成。自助餐以及快餐会增加感染风险。

预防性抗生素仅用于极易出现旅行者腹泻者，如免疫系统受损的患者。最常用抗生素是环丙沙星。

治疗

当出现症状时，治疗应包括饮用大量液体和使用缓解胃肌肉痉挛的药物（洛哌丁胺）。这种药物禁用于发热，血便以及小于 2 岁的儿童中。另外，通常推荐使用抗生素（对于成人，可以使用如环丙沙星，氧氟沙星，阿奇霉素，利福昔明；对于儿童，可以使用阿奇霉素）。如果患者出现发热或大便中有血应立即到医院就诊。

化学性食物中毒

化学性食物中毒是由于进食了含有毒物的植物或动物所致。

- 中毒多发生于进食毒蘑菇、有毒植物或被污染的鱼及贝类。
- 最常见的症状是腹泻、恶心和呕吐，有时出现癫痫和瘫痪。
- 诊断基于临床表现以及对摄入食物的检验。
- 避免食用野生的，或者不熟悉的蘑菇、植物、及被污染的鱼可以减少中毒风险。
- 洗胃是最好治疗方式，而一些物质是致命的。

蘑菇中毒

许多种蘑菇都有毒，相同蘑菇在不同季节，或经不同方法烹调，其毒性可能不同。即使是经验很丰富的人，在野外鉴别毒性蘑菇以及非毒性蘑菇也很难。民间经验并不可靠。

所有毒蘑菇都会引起呕吐和腹痛。其他症状根据蘑菇类型变化很大。一般来说，延迟引发症状的蘑菇（通常大于 6 小时）比早期引发症状的蘑菇（通常 2 小时内）毒性大。

蘑菇引起早期消化道症状包括呕吐和腹泻，腹泻经常带血，一些人会有头疼或身体痛。症状一般 24 小时消失。

致幻蘑菇的早期症状会影响大脑和脊髓，因其含有致幻裸盖菇碱。最常见的是裸盖菇蕈，但是其他蘑菇也会含有裸盖菇碱。症状多在进食 15~30 分钟后出现，包括欣快、想象力增加以及幻觉。常伴随心跳加速以及血压升高，有些儿童会发热。但这些症状未经治疗都会消失，严重情况很少出现，一般无需特殊治疗。如患者非常激动，医师需给予镇静剂。

中毒是由许多种类的丝盖伞属和杯伞属菌种所致，危险物质是蕈毒碱。患者可在进食后几分钟至 2 小时开始出现症状，包括流泪、流涎、瞳孔缩小、出汗、呕吐、胃绞痛、腹泻、嗜睡、昏睡、昏迷，偶尔出现抽搐。症状通常较轻微，且在 12 小时内恢复。医生会给予重症患者静脉阿托品治疗，几乎所有患者都可在 24 小时内康复。未经治疗患者，可由于严重中毒在数小时内死亡。

中国餐馆综合征

人们说的中国餐馆综合征不是一种化学食物中毒。它是个体对味精的一种高敏感性反应。味精是中国烹调中常用的调味剂。在易感人群中，味精会引起面部紧绷感、胸痛和全身烧灼感。许多患者同时会感觉焦虑。引起这些症状所需要味精的量，在不同的人相差很大。

导致延迟出现消化道症状的蘑菇包括鹅膏蕈以及其同属的蘑菇（伞形毒菌、鹿花菌属以及丝膜菌属）。鹅膏蕈会导致 95% 的中毒者死亡。6 至 24 小时内出现呕吐以及腹泻症状。有时血糖会降至很低而危及生命。症状几天后会缓解，但是患者会发展为肝功能衰竭，有时会有肾功能衰竭。肝功能衰竭会引发黄疸，肾功能衰竭会导致少尿或无尿。有时症状会自己消失，但是大约半数的患者会在 5 到 8 天内死亡，如对肝功能衰竭的患者行肝移植，则可能存活。

鹿花菌属也会引起延迟的呕吐和腹泻以及低血糖，其他问题包括脑毒性（如癫痫发作）以及几天之后的肝功能、肾功能衰竭。

大多数丝膜菌属起源于欧洲，其消化道症状多数持续 3 天，感染 3~20 天后会出现侧腹疼痛和排尿减少的肾功能衰竭症状。肾衰竭症状多可自发缓解。

中度有毒植物

植　物	临床表现	治　疗
芦荟及类似植物	胃肠炎、肾炎以及皮肤过敏	支持治疗* 如果植物被吞咽,或出现脸红,可用肥皂水或水清洗过敏的皮肤
杜鹃花	胆碱能症状[+]	支持治疗* 以及阿托品
仙人掌及类似植物	感染及异常肿块形成(肉芽肿)	拔除植物刺
贝母及类似植物	叶子里的草酸钙导致口腔过敏	支持治疗* 冲洗或使用溶解剂解除过敏
辣椒及类似植物	口腔或黏膜过敏	支持治疗*
秋水仙碱(秋番红花草甸藏红花)	延迟出现的胃肠炎以及其他多器官功能障碍	支持治疗*
颠茄	抗胆碱能症状[#],体温升高,癫痫发作与幻觉	支持治疗* 对于非常高的体温及癫痫发作,可使用毒扁豆碱
万年青	叶子中的草酸钙对口腔损伤	支持治疗* 牛奶或冰激凌可解除刺激
蚕豆	G6PD 酶缺乏(其可生成红细胞),胃肠炎,发热,头痛以及溶血性贫血	支持治疗* 对严重的贫血和中毒,可考虑换血疗法
绿土豆和土豆芽	胃肠炎,幻觉以及谵妄	支持治疗*
冬青浆果	胃肠炎	支持治疗*
曼陀罗	抗胆碱能症状[#],体温升高,癫痫以及幻觉	支持治疗* 对于非常高的体温及癫痫发作,可使用毒扁豆碱
铃兰	高血钾以及心律失常	支持治疗* 以及洋地黄抗体
槲寄生	胃肠炎	支持治疗*
荨麻	皮肤刺痛及烧灼感	支持治疗*
茄科,普通或木本类	胃肠炎,幻觉及谵妄	支持治疗*
茄科,致命类	抗胆碱能症状[#],体温升高,癫痫以及幻觉	支持治疗* 对于非常高的体温及癫痫发作,可使用毒扁豆碱
蔓绿绒及类似植物	叶子中的草酸钙对口腔损伤	支持治疗* 牛奶或冰激凌可解除刺激
一品红	口腔、鼻腔、阴道、尿道黏膜轻度刺激	不必要治疗
毒藤	皮肤炎症	
商陆抗	口腔、鼻腔、阴道、尿道、胃肠道黏膜轻度刺激	支持治疗*
柑子	叶子中的草酸钙对口腔损伤	支持治疗* 牛奶或冰激凌可解除刺激
红豆杉	胃肠炎 癫痫发作、心律失常和昏迷少见	支持治疗*

* 支持治疗包括静脉输液,维持身体机能(如降体温),维持的血压药物以及呼吸机。

+ 胆碱能症状包括心率下降,心输出量下降,呼吸困难,脸红,腹部绞痛,腹泻,眼泪、唾液及尿量增加,出汗增加以及肌痉挛。

抗胆碱能症状包括意识模糊,视物模糊,便秘,口干,头晕,排尿困难、排尿不连续以及尿失禁。

G6PD = 葡萄糖 6 磷酸脱氢酶

植物和灌木中毒

一部分普遍种植的植物是有毒的,高毒性和具有潜在致命风险的植物包括蓖麻子、相思豆、毒铁杉、水铁杉、夹竹桃以及毛地黄(含洋地黄苷)。植物中毒几乎没有特异性解毒剂。

蓖麻子内含有蓖麻,是浓度很高的毒物。蓖麻被用于暗杀,蓖麻子种子的壳很硬,所以必须被咀嚼才能释放毒性。吞咽相思豆后会引起死亡。即使仅吞下一粒,也会使儿童死亡。蓖麻子以及相思豆的毒性常在过一段时间后引起严重的呕吐及腹泻(常为血性),然后患者会出现神志不清以及发生癫痫,有可能导致昏迷甚至死亡。医师可尽力将患者胃或肠道中的毒豆子在其被吸收之前将其从消化道中冲洗出来。

毒铁杉中毒可在15分钟内出现症状,患者开始感觉口干,后出现心跳加速、震颤、出汗、癫痫发作以及肌无力。水铁杉会引起呕吐、腹泻、癫痫发作、谵妄以及昏迷。

夹竹桃、毛地黄以及与其相似但是毒性更小的铃兰,会引起呕吐和腹泻,精神混乱、心律失常以及高血钾。这些植物含有类似心脏药物地高辛的物质。医师可使用治疗洋地黄中毒的药物治疗该类植物中毒。

其他植物引起的毒性作用都较小。

海产品中毒

海产品中毒胃肠炎可由进食多骨鱼或贝壳类引起。常见多骨鱼毒素有三种:鱼肉毒、河豚毒和鲭亚目鱼毒。

鱼肉毒中毒:在佛罗里达、西印度群岛和太平洋热带珊瑚礁超过400种鱼都会引起这种中毒,其毒素由某些腰鞭毛虫产生,微生物被鱼吃后聚集在鱼肉中,体形大而老的鱼比体形小而嫩的鱼肉含有更多毒素。鱼味道并不因含有毒素而变化。一般烹调处理不能破坏这些毒素。起始症状——腹部绞痛、恶心、呕吐和腹泻等症状在进食后2~8小时发作,可持续6~17小时。随后的症状可是瘙痒、针刺样感觉、头痛、肌肉痛和时冷时热以及面部疼痛。几个月后,这些不正常感觉可发展致残。医师有时试图使用静滴甘露醇治疗,但到底有无益处尚不清楚。

河豚中毒:河豚中毒的症状与鱼肉中毒相似,这种毒素最常见来自于生活在日本周围海域的河豚。中毒引起的呼吸肌瘫痪可致死亡。

鲭亚目鱼毒:食用诸如鲭鱼、金枪鱼、蓝色海豚鱼腐烂后的鱼肉组织会引起这种中毒,这类组织含高浓度的组胺,食用后,立即引起面部潮红,几分钟后可出现恶心、呕吐、胃痛和荨麻疹。症状常会误诊为海鲜过敏。通常症状持续不超过24小时,且鱼肉尝起来辣或苦。

不同于其他鱼肉中毒,这种中毒可通过合理存储鱼肉预防,可使用抗组胺剂如苯海拉明以及雷尼替丁。

贝类中毒:多发生于六月到十月的太平洋及新英格兰海岸边。贝壳类如蚝、蚌、牡蛎和扇贝类会吃进有毒的腰鞭毛虫。腰鞭毛虫在此季节在大海中大量繁殖,致使海水映红,称为红潮。它们产生的毒素侵害神经(称为神经毒素)。这种会导致瘫痪的毒素甚至在充分烹调后也不能被破坏。进食后5~30分钟会出现第一个症状,为口唇周围针刺样感觉。随后出现恶心、呕吐和痉挛,随后是发生肌肉无力。这种肌无力偶尔会发展为四肢瘫痪。若出现呼吸肌无力,严重时可导致死亡。幸存者通常可完全康复。

污染中毒

污染中毒可由于食用有砷、铅和有机杀虫剂污染而未洗净的水果和蔬菜,含铅陶器盛装的酸性液体或贮存于用镉绘线的容器内的食物所致。

治疗

对于大多数化学食物中毒的治疗来说,补充液体和电解质就是很有效的。患者症状一出现,就应饮用大量液体。若患者不能耐受口服液体,应去急诊,接受静脉输液。

如若可能,应尽快除去胃内有毒物质。对大多数患者,呕吐可完成此过程。如果需要留样做检查,保留呕吐之初的一小部分呕吐物。如果患者不能完全呕出,且症状很重,医师可用一小管由口或鼻插入胃中,通过它使胃排空。清泻药有利于患者肠道中的毒素加速排出。

当毒素已知时,有时应给予针对性治疗。

第 22 节

食管裂孔疝、胃石和异物

胃是一个大的,形如蚕豆的器官,接受和容纳所摄入的食物和液体,通常位于膈以下的腹腔内,部分食物在胃中消化,然后进入小肠。而胃可上移穿过膈肌或被未消化的食物阻塞。

食管裂孔疝

食管裂孔疝是指部分胃从膈肌的食管裂孔处突入

胸腔。

■ 病因不明,但年龄、肥胖还有吸烟是常见致病因素。

■ 一些患者无症状或者仅有轻微的不适,如反流、不消化等,然而某些患者会有明显症状如胸痛、腹胀、嗳气以及吞咽困难。

■ 诊断可基于钡餐。

■ 治疗目的在于减轻症状,有时通过使用药物,极少需手术治疗。

腹腔内任何结构经膈肌(间隔腹腔和胸腔的一层肌肉)突出称作膈疝。正常时,膈肌有使食管通过的裂孔,通过这个裂孔出现的膈疝称为食管裂孔疝。食管裂孔疝病因不明,但多发生于 50 岁以上、肥胖以及吸烟人群。其他类型膈疝可能由先天缺陷或外伤造成。

主要有两种食管裂孔疝。在滑动性食管裂孔疝,食管和胃的连接部位以及部分胃腔都可从膈肌以下穿入膈肌以上。在美国,超过 40% 的人有滑动性食管裂孔疝,因发病率随年龄增长,所以 60 岁以上人群发病率升至 60%。

在食管旁食管裂孔疝中,食管和胃的连接处在其正常膈肌以下部位,而部分胃却穿过膈肌位于食管旁。

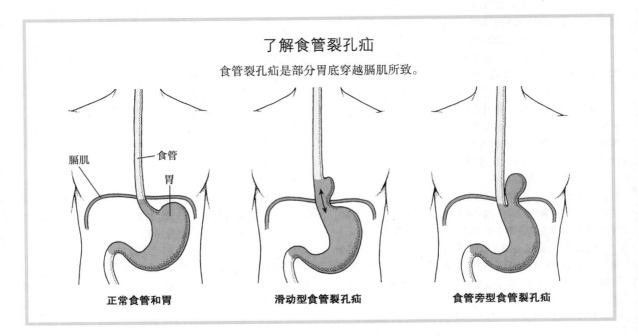

了解食管裂孔疝

食管裂孔疝是部分胃底穿越膈肌所致。

膈肌　食管　胃

正常食管和胃　　　滑动型食管裂孔疝　　　食管旁型食管裂孔疝

临床症状

大多数滑动性食管裂孔疝很小,而且大多没有症状。即使有症状也很轻微。症状多半与胃食管反流有关,及消化不良,尤其见于习惯于饭后即平卧的人。前倾、使劲以及提重物使症状加重,怀孕也会加重症状。食管旁食管裂孔疝可能会出现嵌顿以及血供中断。这种绞窄性食管裂孔疝很严重,也很疼痛,需急诊手术。症状包括胸痛、腹胀、嗳气及吞咽困难。

两种类型的食管裂孔疝都会出现少量或大量的消化道出血,但极少见。

诊断与治疗

X 线摄影能清楚显示食管裂孔疝,检查过程中有时需配合按压上腹部。通常,患者会在 X 线检查前服用液体状钡剂,其会勾勒出消化道的形状,使病变更容易被看到。

大多数滑动性食管裂孔疝不需治疗,但如有反流症状,睡觉时抬高床头通常有所帮助。其他有利于改善反流的措施包括少食多餐、减肥、戒烟、饭后适量运动、饭后不要躺下以及不要穿紧身衣服。避免饮用含酸的饮料(如橘汁和可乐)、酒精、咖啡以及某些特定食物(如洋葱、巧克力、辛辣以及酸性食物)。制酸剂及抑制胃酸分泌的药物通常可以减轻症状。

食管旁食管裂孔疝可行手术预防嵌顿绞窄,可经胸腔或腹腔镜完成手术,也可行开腹手术。

胃石和异物

胃石是由未消化或部分消化的食物在胃或消化道其他部位聚集而成。异物是指被吞入的可在消化道嵌顿或引起穿孔的物体。

■ 大量未消化物质可卡在消化道各个部位。

■ 大多数胃石及异物不引起症状。

■ 诊断应基于 X 线,有时需应用消化内镜。

■ 多数胃石和异物一般无需治疗即可排出,但有些需手动打碎或经外科手术取出。

胃是坚硬的部分消化的或者未消化的食块或其他物体潴留的常见部位。这一方面是由于胃的曲线形状,另一方面是其狭窄的出口(幽门括约肌),胃内容物必须经这个出口才能进入第一段小肠(十二指肠)。直径大于2cm(3/4英寸)的胃石或者异物一般不能通过幽门离开胃腔。

胃石部分由摄入的毛发、水果或蔬菜里的纤维日积月累而成,多在胃腔,有时也在消化道其他部位形成。这些毛团或食团不能通过消化道狭窄处,因而导致阻塞。

有时儿童甚至成人会吞下异物,尤其是醉酒的成人。如果这些无法消化的物质较小,可经消化道由粪便排出。而大的或尖锐的物体会卡在食管、胃或消化道其他部位(几率较小)。异物有时是故意吞入,比如走私犯为了通过海关而吞下装有违禁药物的胶囊,导致异物潴留在胃内。

食物或其他物质在任何人体内均可能发生聚集,但多半发生在特定环境下。有消化道手术史,特别是胃或小肠部分切除的患者,特别容易发生胃石和异物的嵌顿。糖尿病患者胃排空障碍,也容易出现食物聚集。

临床表现及诊断

大多数胃石和异物没有症状。吞入小而钝的物体会感觉食管有异物感。即使物体已排入胃内,这种感觉仍会持续一段时间。小而尖锐的物体会卡在食管引起疼痛,但仍能正常吞咽。当食管被完全阻塞,任何东西包括唾液都不能吞咽就会出现不停流涎和吐唾液。患者可能想呕吐,但仅是干呕。若尖锐的物体导致食管穿孔,后果将会是非常严重的。

有时胃石或异物会导致消化道出血。如果部分或完全阻塞胃腔、小肠或大肠,可引起痉挛、胀气、食欲下降、呕吐,有时会有发热。如果尖锐的物体刺穿胃壁或小肠,粪便溢出至肠管周围腹腔,会引起严重腹痛、发热、晕厥,甚至休克。这种穿孔属于急症,因其可引起腹膜炎。如果吞入的是毒品填装的气球,其可能破裂导致药物过量。

一般嵌顿的物体在X线下可显示。胃镜可明确嵌顿物体的性质,并排除肿瘤因素。偶尔需进行CT和B型超声明确诊断。

治疗

大多数胃石和异物不需治疗。甚至小的硬币也可能自行排出。医师可指导患者检查粪便以判断异物是否排出。还可建议患者进食流质,加快异物排出。为帮助溶石,有时医生会开一个疗程的纤维素酶或者蛋白质酶,它们可以溶解于液体中,口服即可。有时医生会使用活检钳、激光或其他设备碎石而使胃石更容易被排出。

当怀疑有钝性异物卡在食管时,可静脉使用胰高血糖素松弛食管,令异物从消化道排出。其他药物如甲氧氯普胺可通过加强胃肠肌肉收缩促进异物排出消化道。

医生可在内镜下使用活检钳或者网篮取出卡在食管中的异物。

锐器可能刺穿食管,引起严重后果,必须将其移除,可采取内镜或手术的方式。电池可能引起内部灼伤,也须取出。若怀疑异物可能是装有毒品的气囊时,在取出的过程中需要注意防止其破裂而导致药物过量。

第 23 节

胰　腺　炎

胰腺炎是胰腺的炎症。

胰腺为叶形腺体,约13cm(5英寸)长,被胃下缘和十二指肠(小肠第一段)所包绕。胰腺有三个主要功能:分泌含有消化酶的胰液进入十二指肠;分泌胰岛素和高血糖素两种激素进入血液,调节血糖水平;分泌大量碳酸氢钠(小苏打的化学成分)进入十二指肠,中和胃酸。

胆石症、酒精、药物、一些病毒感染以及消化酶都可以导致胰腺炎症。胰腺炎通常进展很快,数日内缓解,但是可持续几个月(急性胰腺炎)。而有些胰腺炎可持续存在并逐渐破坏胰腺功能(慢性胰腺炎)。

急性胰腺炎

急性胰腺炎是胰腺的急性炎症,病情可以很轻微,也可以威胁生命,但通常能够缓解。

■ 胆石症以及酗酒是引起急性胰腺炎的两个主要原因。

■ 严重的腹痛是主要症状。

■ 血液检查以及影像学检查(如X线和CT)可帮助医生明确诊断。

■ 无论轻、重度急性胰腺炎,均需住院治疗。

由胆结石(胆道疾病)和酗酒所引发的急性胰腺炎

占住院中急性胰腺炎的 80%。由胆石症所诱发的急性胰腺炎中,女性是男性的 1.5 倍。正常情况下,胰腺分泌胰液经胰管进入十二指肠。胰液中含有消化酶和抑制因子,后者使前者处于无活性状态。在胰液进入十二指肠途中,胰酶被激活。胰管若发生堵塞(如胆结石嵌顿于奥狄氏括约肌处)则使胰液排出受阻。通常,这种堵塞是暂时的,仅引起较轻损伤,很快就会恢复;但是,如果这种阻塞持续下去,可远远超过抑制因子的作用而激活胰腺内聚集的酶,此激活的酶开始消化胰腺自身的细胞,引起严重炎症。

每天摄入乙醇量超过 56 克(如半瓶红酒、四瓶啤酒、3 两白酒),连续数年,可以造成胰腺内小管阻塞,最终引起急性胰腺炎。饮酒或暴饮暴食可加重急性胰腺炎病情。一些其他原因也可引起急性胰腺炎。

许多药物可以对胰腺造成刺激。停药后炎症通常会缓解。病毒感染也可引起胰腺炎,但多是一过性。

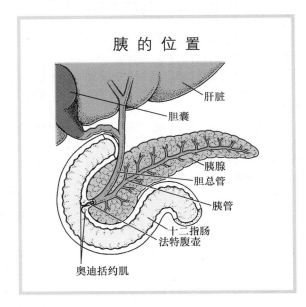

胰 的 位 置

肝脏
胆囊
胰腺
胆总管
胰管
十二指肠
法特腹壶
奥迪括约肌

临床症状

几乎每一个急性胰腺炎患者都会出现上腹部,即胸骨下剧烈疼痛,约 50% 的患者会放射到背部。仅极少数情况下,腹痛可首发于下腹部。胆源性胰腺炎的疼痛常发作突然,并在数分钟内达到高峰。若胰腺炎是由于酒精所诱发的,疼痛常在数天内出现并进展,呈钻心痛,持续而剧烈,可持续数天。

咳嗽、剧烈活动和深呼吸可能使疼痛加剧;坐位和向前屈曲可减轻疼痛。绝大多数患者会出现恶心和呕吐,有时达到干呕的程度。即使大剂量镇痛药注射,疼痛也不能完全缓解。

有些胰腺炎患者,尤其是酗酒引起者,可能除中度腹痛外无其他症状;而有些却患者感到很痛苦,呈急性病容,大汗,脉细速(每分钟 100～140 次),呼吸浅而急促。呼吸加快可能由于肺部炎症、局部肺组织塌陷、肺不张及胸腔内液体积聚(胸膜腔积液)所致。以上病变可降低肺组织向血液循环运送氧的能力。

疾病早期,体温可正常,但几小时后体温升高到 37.7～38.3 摄氏度。血压可高可低,但患者在站立体位时,常有血压下降,并出现头晕。病情加重时,患者对其周围事物的注意力越来越淡漠,有的几乎意识丧失。偶尔,患者的巩膜变为黄色(黄疸)。

急性胰腺炎的病因
▨ 胆石症
▨ 酗酒
▨ 药物,如速尿和硫唑嘌呤
▨ 高血脂时雌激素的使用
▨ 甲状旁腺功能亢进和高钙血症
▨ 流行性腮腺炎
▨ 高脂血症,尤其是血中甘油三酯增高
▨ 手术或内镜检查对胰腺的损伤
▨ 胰腺癌
▨ 胰腺供血减少,如严重低血压
▨ 遗传性胰腺炎
▨ 肾移植

并发症:胰腺损伤使激活的酶及毒素,如细胞因子渗出,进入血液循环,从而引起低血压和腹腔外器官的损伤,如肺和肾脏。具有分泌胰岛素等激素功能的部分胰腺,在胰腺炎时基本不会受损。约 1/5 的胰腺炎患者会出现上腹部膨隆,其原因在于胃肠运动受阻,使其内容物滞留(肠梗阻)。

重症急性胰腺炎中部分胰腺组织坏死,血液及胰液可能渗透到腹腔中导致血容量减少,血压急剧下降,甚至出现休克。重症急性胰腺炎可以危及生命。

发炎的胰腺再发生感染是很危险的,特别是在发病 1 周后。若医生发现患者在其他症状开始缓解后,全身情况恶化、发热和白细胞计数升高,则怀疑患者发生了感染。血培养和扫描可做出诊断。用一细针经皮穿刺可抽取胰腺感染物标本用于检查。感染需用抗生素和外科手术清除感染及坏死组织。

有时,胰腺内可形成没有包膜的富含胰酶、液体和组织碎片的积聚物(假性囊肿),它扩张得像气球。如果假性囊肿长大并引起疼痛或其他症状,则需立即行引流治疗。如假性囊肿迅速长大、感染、出血或破裂会导致死亡。根据假性囊肿部位,可采用外科手术、经皮肤针刺引流或内镜(即一根弯曲自如的管子,可自口腔送入胃肠)的方法引流减压,引流需持续几周。

诊断

　　特征性腹痛常使医师考虑急性胰腺炎可能,特别是当患者有胆结石病史或酗酒史。体格检查时,医师常能发现患者腹肌紧张。腹部听诊发现肠鸣音减弱。

　　单独一项血液检查不能诊断急性胰腺炎,但有些特定的检查能联合证实本病。胰腺产生两种酶,即胰淀粉酶和脂肪酶,它们的血液浓度常在起病第 1 天开始升高,第 3～7 天恢复正常。但有时,因以前发生急性胰腺炎时已使大量胰腺组织破坏,而余下很少细胞能产生这些酶,血液中酶水平不会升高。白细胞计数通常升高。

　　腹部 X 线检查可显示扩张的肠襻,偶尔发现一个或多个胆结石。胸部 X 线检查可发现局部肺组织塌陷和胸腔内液体积聚。超声波检查可发现胆囊内的结石,有时可观察到位于胆总管内的结石,有时可能探查到肿大的胰腺。

　　计算机断层扫描对探查胰腺大小变化特别有用,重症患者以及有并发症,如血压特别低的患者应作该检查。检查显像非常清楚,能帮助医师准确诊断。

预后

　　在重症胰腺炎中,CT 检查有助于判断其预后。如CT 检查结果显示胰腺仅有轻度肿大,则预后良好;若显示胰腺大面积坏死,预后则欠佳。

　　轻症急性胰腺炎死亡率大概 5% 或更低。但如炎症造成严重损害同时合并出血,或炎症不局限于胰腺,死亡率可高达 10%～50%。急性胰腺炎患者最初几日内的死亡常由于心脏、肺、肾脏功能衰竭。一周后的死亡多因胰腺感染或胰腺假性囊肿出血或破裂。

治疗

　　轻型胰腺炎,通常需要短期住院治疗,需要给予镇痛药减轻疼痛以禁食,让胰腺得以休息。病情稳定后 2～3天可恢复正常饮食。

　　中到重症胰腺炎需住院治疗。进食和饮水会刺激胰腺产生更多酶,所以中到重症胰腺炎患者都必须禁食、水。静脉应用药物可缓解腹痛和恶心等症状,也可给予静脉输液。通常,重症急性胰腺炎患者会住进重症监护病房,严密监视其生命体征(脉搏、血压和呼吸频率),还需连续记录尿量;需要反复抽血检查各种指标,包括红细胞比容、血糖、电解质、白细胞计数和淀粉酶、脂肪酶水平变化等。需要置入鼻胃管抽吸胃液和气体,尤其对持续恶心、呕吐及有肠梗阻的患者更有必要。患者可经鼻饲管摄入营养物,或通过静脉输液,或可两种同时进行。

　　对低血压或休克的患者须通过静脉给液以维持血容量,并且密切监测心脏功能。有些患者需要吸氧,严重者甚至需呼吸机治疗。

　　如果急性胰腺炎由胆石症引起,治疗取决于其严重程度。如果为轻型,胆囊切除可推迟到症状缓解后。如胆结石引起重症胰腺炎,则须做逆行性胰胆管造影内镜治疗(ERCP)。尽管超过 80% 的胆源性胰腺炎中,嵌顿的胆石可自行排出,但 ERCP 取胆石手术仍可用于入院24 小时后病情仍未缓解以及患有胆管炎的患者。

慢性胰腺炎

　　慢性胰腺炎是胰腺的长期持续性炎症,它可导致胰腺结构及功能不可逆破坏。

■ 腹痛可是持续性也可是间断性。

■ 诊断基于患者临床表现,血液检查也有所帮助。

■ 治疗包括使胰腺休息以及使用药物减轻疼痛。

　　在美国,多数慢性胰腺炎的病因不是很明确(特发性)或者是酗酒。其他不常见的原因包括先天性结构变异、甲状旁腺功能亢进、胰管良性狭窄或由胆囊结石、胰腺癌引起的胰管梗阻。极少数情况下,重症急性胰腺炎使胰管狭窄导致慢性胰腺炎。在热带国家(如印度、印度尼西亚和尼日利亚)儿童和青年人的慢性胰腺炎多数原因不明。

临床表现

　　慢性胰腺炎的症状可能和急性胰腺炎症状类似,通常分两类:一类是程度不同的中腹部持续性疼痛。在这类患者中可有一些慢性胰腺炎的并发症,如炎性包块、囊肿和胰腺癌。另一类是胰腺炎间断发作,症状类似轻到中度急性胰腺炎,有时疼痛较严重并持续数小时或几天。不管哪一类情况,随着分泌消化酶的胰腺细胞逐渐被破坏,最终不再发生疼痛。

　　由于消化酶减少和食物消化吸收不充分(即胰腺功能不全),患者会排出量多、味酸的粪便。粪便色浅、油腻,甚至含有脂肪小滴。有时粪便中还可以见到未被消化的肌纤维。吸收不良也导致体重减轻。最后,由于分泌胰岛素的胰岛细胞逐渐破坏而发生糖尿病。

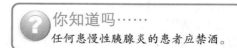
你知道吗……
任何患慢性胰腺炎的患者应禁酒。

诊断

　　根据患者的症状或急性胰腺炎反复复发的病史以及酗酒史,可疑诊为慢性胰腺炎。血液检查对慢性胰腺炎的诊断不如对急性胰腺炎有用,但也可显示淀粉酶和脂肪酶水平升高。血液检查还可能出现血糖水平升高。

　　CT 可用于观察慢性胰腺炎胰腺组织的异常。如情况允许,如今医师常使用一种特殊的 MRI 称作 MRCP 代替 CT。MRCP 比 CT 更能更清楚观察胆管以及胰管。

慢性胰腺炎患者患胰腺癌的风险增加。如症状加重，特别是出现胰管狭窄时，应检查有否存在恶性癌肿。磁共振、计算机断层扫描以及内镜检查可协助医师诊断。

治疗

慢性胰腺炎如果反复发作并且急性加重，治疗同急性胰腺炎。即使酒精不是病因，所有慢性胰腺炎患者均应禁酒。禁食和静脉输液可使胰腺和肠道休息，缓解疼痛。但有时仍需使用麻醉止痛剂缓解疼痛。若这些措施常常无法减轻疼痛，则需增加一定量阿片类药物，但其可增加患者药物成瘾的风险。慢性胰腺炎的药物治疗一般不令人满意。

以后，每天进食 4~5 次低脂低蛋白高碳水化合物饮食有助于减少疼痛发作和程度。如疼痛持续存在，应寻找有无并发症，如胰头的炎性肿块或假性囊肿（即富含胰酶、胰液和组织碎片的聚集物，形似囊肿，但没有囊肿的包膜），前者可能需手术，后者如长大引起疼痛，则须行引流治疗。

如患者有持续性疼痛，又没有发现并发症，通常可注射利多卡因和皮质激素封闭胰腺神经传导，缓解疼痛。

如这种治疗无效，或胰管扩张以及胰头出现炎性肿块，建议行外科手术。例如，对胰管有扩张的患者，经手术在胰管和小肠间做一个旁路能使 70% ~80% 的患者疼痛缓解。对胰管无扩张者，可行胰腺部分切除术。切除部分胰腺可使分泌胰岛素的细胞减少，此后可能发展为糖尿病。医师需要对停止饮用酒精以及任何可能发展为糖尿病的患者准备外科治疗。消化酶分泌不足的患者，可以通过口服胰酶片或胶囊帮助食物吸收，减少粪便内脂肪，但很少能完全解决问题。必要时，可加用制酸剂、H_2 受体阻滞剂或质子泵抑制剂（可减少或抑制胃酸分泌的药物）。通常，这些治疗后，患者体重会增加、大便次数减少、粪便中脂肪滴消失，总体感觉也会好些。若这些治疗无效，患者可尝试减少脂肪的摄入，还应注意补充脂溶性维生素（维生素 A、D、E 以及 K）。

口服降血糖药对于由慢性胰腺炎引起的糖尿病的治疗几乎无效。可用胰岛素治疗糖尿病，但它也存在一些问题，因为患者同样缺乏胰高血糖素，它是一种可以平衡胰岛素作用的激素。血液中过多的胰岛素会导致低血糖，甚至低血糖昏迷。

第 24 节

吸收不良综合征

吸收不良综合征是因食物中的营养物质不能被小肠正常吸收入血而引起的疾病。

- 一些特定的疾病、感染以及外科手术会导致消化不良。
- 消化不良会引起腹泻、体重减轻、量多且恶臭的大便。
- 诊断基于典型临床表现以及粪便标本的脂肪检查，有时需取小肠内膜组织标本检查。
- 治疗方案取决于病因

正常情况下，食物消化后，营养物质主要在小肠被吸收入血。如果某种疾病影响食物消化或直接影响营养物质吸收，即可发生消化不良。

使食物在胃内不能与胃酸和各种消化酶充分混合的疾病会影响食物消化。如曾做过胃部分切除术的患者会发生这种混合不充分的情况。在一些疾病，机体产生的消化酶数量不足或种类不够，而这些酶是食物分解和消化所必需。最常见原因有胰腺疾病时胰酶分泌不足，或小肠的乳糖酶缺乏。胆汁减少、胃酸过多或小肠细菌增生过度均可能影响消化。

损害小肠肠道黏膜的疾病可影响营养物质吸收。正常肠道黏膜有大量皱褶，称为绒毛的小突起和更小的称为微绒毛的突起。这些突起形成巨大吸收面。很明显，如果外科手术切除一段肠道（短肠综合征），会减少吸收面积。感染（细菌、病毒或寄生虫）、药物（如新霉素）、酒精、乳糜泻和克罗恩病都可损害肠道黏膜。任何阻止营养物质经肠壁吸收入血的疾病，如淋巴瘤（淋巴系统的癌症）造成的淋巴管梗阻或肠道供血不足，都会减少营养物质吸收。

临床表现

未消化的食物快速排空以及由于消化吸收不良造成的营养缺乏构成消化吸收不良综合征的症状。

如果脂肪吸收不良，粪便可变成浅色、软而量多、有异味，这种粪便称为脂肪泻。这种粪便可粘附在抽水马桶壁上或浮在水面，难以被水冲掉。糖吸收不良会出现暴发性腹泻、腹胀和胃肠胀气。

消化吸收不良能引起所有营养物质缺乏或分别引起蛋白质、脂肪、糖、维生素或矿物质缺乏。患者常有体重减轻，症状随其特定的原发病损害不同而不同。如蛋白质缺乏会导致全身任何部位水肿，皮肤干燥和脱发。

营养物质缺乏的症状

营养物质	症　状
钙	骨痛和畸形;骨折危险性增加(由于骨变细或有骨质疏松);肌肉痉挛;牙齿脱色和痛性牙齿萎缩的发生率增加
叶酸	乏力和虚弱(由于贫血)
铁	乏力和虚弱(由于贫血)
镁	肌肉痉挛
烟酸	腹泻;皮肤病变;意识障碍(糙皮病),舌痛
蛋白质	组织肿胀(水肿),多见于大腿;皮肤干燥;脱发
维生素 A	夜盲症
维生素 B_1	针刺感,多见于双脚;心功能衰竭
维生素 B_2	舌痛;嘴角溃烂
维生素 B_{12}	乏力和虚弱(由于贫血);针刺感;意识障碍
维生素 C	虚弱;牙龈出血
维生素 D	骨变细;骨痛
维生素 K	容易出现出血和皮下瘀斑

诊断

当出现慢性腹泻、营养物质缺乏及体重下降,而进食又基本正常时,就要考虑消化吸收不良综合征的可能。老年人的消化吸收不良综合征症状不明显,不易发现。

实验室检查有助于确定诊断。收集 2~3 天的粪便标本,直接测定其中脂肪的含量是诊断脂肪吸收不良最可靠方法。而且几乎所有吸收不良的疾病均有脂肪吸收不良。每天粪便中脂肪含量超过 7 克就可确诊消化吸收不良综合征。也有一些其他的方法可以检测出粪便中的脂肪,而且不需要收集 3 天的粪便量。其他实验室检查能检测出特定物质的消化吸收不良,如乳果糖或维生素 B_{12} 的消化吸收不良。

分别用肉眼和显微镜观察粪便标本,粪便中有未消化食物片段提示食物通过肠道过快。如患者有黄疸,粪便中脂肪增多,提示胆汁产生或分泌减少。如果在显微镜下发现寄生虫或虫卵,提示消化吸收不良是由寄生虫感染所致。

有时需活检来检查小肠黏膜有无异常,经口内镜插入小肠可获取标本。

当怀疑吸收不良是由于胰腺分泌消化酶不足,需作胰腺功能试验。这类试验有些既复杂,又费时,还有创伤性。有一项试验是经口插入细管子到小肠,收集含有胰腺分泌物的小肠液供分析。另一试验是让患者吞服需要胰酶消化的食物,然后从尿液中检测其消化产物。

乳糖不耐受症

乳糖不耐受症是由于乳糖酶缺乏,不能消化乳制品中所含乳糖而出现腹泻和痉挛性腹痛的病症。

- 乳糖不耐受症是由于乳糖酶缺乏。
- 儿童的症状为进食奶制品后腹泻且体重不增加而成人表现为腹胀、腹部绞痛、腹泻、恶心、腹鸣以及迫切排便感。
- 诊断基于患者承认症状出现于食用乳制品之后。
- 治疗包括服用乳糖酶或避免食用乳糖,特别是乳制品。

牛奶和其他奶制品中所含主要的一种糖就是乳糖,小肠内皮细胞可产生分解乳糖的乳糖酶。正常情况下,乳糖酶将乳糖分解成葡萄糖和半乳糖,这些单糖可以通过肠壁吸收入血。当乳糖酶缺乏时,乳糖不能被消化和吸收。小肠中高浓度的乳糖可导致大量液体积聚到小肠,引起腹泻。然后,这些未被消化的糖被大肠内的细菌发酵产生酸性粪便和引起胃肠胀气。

婴儿体内乳糖酶水平很高,帮助他们消化奶。但在很多民族(80% 的黑人及西班牙人,以及 100% 亚洲人)中,乳糖酶的水平在断奶后下降。乳糖酶水平下降意味着这些民族的年长儿童及成人无法消化大量乳糖。而80%~85% 的欧洲西北部白人种族一生都可产生乳糖酶,因此他们能够消化牛奶和奶制品。由于美国的民族构成的原因,大约 3000 万~5000 万人患有乳糖不耐受症。有趣的是,这种"不耐受"对于全球 75% 的人口都是正常的。

其他糖类也可出现不耐受,但相对较少见。如缺乏蔗糖酶使蔗糖不能吸收入血;缺乏麦芽糖酶和异麦芽糖酶使麦芽糖不能吸收入血。

临床表现

有乳糖不耐受症者通常不能耐受牛奶和其他含有乳糖的奶制品。一些人能较早发现自己的这一问题,有意或无意避免奶制品。

乳糖不耐受的儿童把牛奶作为食品的一部分时,会出现腹泻和体重不增加。成人则表现为进食含乳糖的食品后,出现腹胀、腹痛、腹泻、胃肠胀气、恶心、肠鸣音活跃,以及进食乳糖后 30 分钟至 2 小时即便意强烈。严重腹泻使得食物过快地从肠道排出体外,使营养物质不能正常吸收。不过乳糖不耐受症的症状一般轻微。相反,乳糜泻、热带性口炎和肠道感染所导致的消化吸收不良症状就严重得多。

诊断和治疗

一个人进食奶制品后即出现症状,应怀疑乳糖不耐受可能。3~4 周内限制乳制品摄入,若症状缓解即可确诊。很少需其他特殊检查。

乳糖不耐受症可通过避免进食含有乳糖的食品,主要是限制各种奶制品。现在有乳糖酶液剂和片剂出售(不需处方),可加入牛奶中使用。超市里可见到含乳糖少的牛奶和其他奶制品。为防止身体缺钙,禁食奶制品的人应服用补钙剂。

乳 糜 泻

乳糜泻(又称非热带口炎性腹泻、麦胶蛋白性肠病、口炎性腹泻)是遗传性疾病,对小麦、大麦、燕麦中的麦胶(谷)蛋白过敏而不能耐受,引起小肠特征性改变,导致消化吸收不良综合征。

- 当人摄取这种麦胶蛋白时,肠内壁会出现炎症。
- 成人症状包括腹泻、营养不良以及体重下降。儿童症状包括腹胀,量多且有恶臭的粪便。
- 诊断基于典型的临床症状以及从小肠中获得的组织标本。
- 如进行无麦胶蛋白饮食,大多数人症状好转。

在爱尔兰西南部,乳糜泻发病率约 1/150,欧洲约 1/300,美国约 1/250,而在非洲、日本以及中国,该病非常罕见。这是一种遗传性疾病。约 10% 的患者的近亲也患有此病。此病是于患者对存在于小麦、黑麦、大麦和燕麦中的谷蛋白产生特异抗体所致。这种抗体会破坏小肠黏膜,使正常小肠绒毛的刷状表面层变得平坦。而平坦、光滑的表面会减弱对营养的消化吸收。在避免进食含麦胶蛋白的食物后,会逐渐恢复正常的刷状表面,肠道消化吸收功能也恢复正常。

临床表现

乳糜泻可发生在儿童期,也有直到成年才出现症状的。症状严重程度与小肠受累范围有关。

成人乳糜泻的典型症状是腹泻、消化吸收不良以及体重减轻。也有一些患者没有任何消化道症状。大约 10% 的乳糜泻患者出现又痛又痒伴水疱的皮疹(称为疱疹性皮炎)。

幼儿第一次进食含有谷蛋白的食物前,不会出现任何症状。有些儿童可能仅有轻微胃部不适,而另一些人会出现腹痛、腹胀,排出浅色、非正常臭味和大量粪便(脂肪泻)。

乳糜泻的消化吸收不良引起的营养缺乏还有更多症状,尤其多见于儿童。有些儿童出现生长发育异常,如身体矮小。缺铁时会出现贫血,会导致疲惫和虚弱。低蛋白血症会引起水分的潴留和组织肿胀(水肿)。维生素 B_{12} 的吸收不良可导致神经病变,引起双上下肢针刺样感觉。钙吸收减少会导致骨生长异常以及骨和关节的疼痛,增加骨折的风险。缺钙还可引起牙齿脱色和易于罹患龋齿。患乳糜泻的女孩由于缺乏某些激素,如雌激素水平低,可能会没有月经。

诊断

当发现某人有上述症状,就要怀疑乳糜泻可能。患者进食谷蛋白后,检测特异性抗体水平,是有效的方法。如活检显示小肠表层变得平滑,即刷状表面层消失,而在停止进食含谷蛋白的食品后又恢复,可确定诊断。

治疗与预后

尽管多数人在停止食用谷蛋白后症状好转很快,但仍有一小部分患有长期乳糜泻的患者发展为肠道淋巴瘤。严格控制无麦胶蛋白饮食是否可以减少患并发症如肠道恶性肿瘤以及淋巴瘤的风险并不确定。

乳糜泻的患者必须避免进食所有含有麦胶蛋白的食品,因为即使进食少量麦胶蛋白也会引起症状。这种治疗通常反应很快。一旦避免谷蛋白,小肠的刷状缘以及其吸收功能可恢复正常。由于麦胶蛋白存在于多种食品之中,此病患者应有一张详细的应避免摄入的食品名称清单,并接受营养师指导。例如,在商店出售的汤、酱汁、香肠、冰淇淋和热狗等都可能含有麦胶蛋白。

一些患者在停用含有麦胶蛋白的食品后症状仍持续。这时就要考虑诊断是否正确或该病已进入难治性阶段。如果为难治性乳糜泻,使用皮质类固醇(如泼尼松)治疗会有帮助。极少数病例对麦胶蛋白剔除和药物治疗均无效,应给予静脉营养。有时患儿在初次诊断时病情严重,进食不含麦胶蛋白的食品前,需给予一段时间静脉营养。

热带口炎性腹泻

热带口炎性腹泻是病因未明,累及热带和亚热带居民的疾病,该病患者的小肠黏膜异常,导致消化吸收功能障碍和许多营养物质缺乏。

- 该病病因不明,可能是感染导致。
- 典型症状包括贫血,浅色大便,慢性腹泻以及体重下降。
- 诊断基于居住在或最近曾到过本病流行区的人出现该病典型症状。
- 四环系抗菌素治疗本病。

热带口炎性腹泻主要发生在加勒比海地区、南印度地区和东南亚地区。当地人和旅游者均可患病,但儿童少见。虽然确切病因尚不清楚,资料表明可能与感染有关。

临床表现及诊断

热带口炎性腹泻的典型表现是大便颜色变浅、慢性腹泻和体重下降。由于某些营养物质吸收不良会出现其他症状,维生素 B_2 缺乏会导致舌头疼痛;铁、维生素 B_{12} 或叶酸缺乏常导致贫血而出现乏力和虚弱。

对居住在或最近曾到过本病流行区并出现贫血和消化吸收不良的患者,应考虑热带口炎性腹泻的可能。小肠钡餐 X 线检查异常可有可无。小肠活检(通过内镜取标本行显微镜下检查)能显示某些特征性异常改变,但无特异性。大便检查可排除寄生虫或细菌感染。

治疗

若怀疑为热带口炎性腹泻,可使用抗生素治疗。四环素可使用数月。可补充营养成分,尤其是叶酸和维生素 B_{12}。治疗后患者通常可痊愈。

惠 普 病

惠普病(肠源性脂肪代谢障碍)是一种罕见细菌感染性疾病,该病导致小肠黏膜破坏并可能累及其他脏器。
- 该病由细菌感染引起。
- 典型症状包括腹泻、发炎、关节痛、发热以及皮肤色素沉着。
- 诊断基于不同的活检检查。
- 如不治疗,疾病可能加重并可能致命。
- 抗生素可治疗该病,但可能复发。

惠普病主要在 30 ~ 60 岁男性白人发病。是由类放线菌感染所引起的疾病。这种感染通常累及小肠,还可能影响其他器官,如心脏、肺、脑、关节和眼。

临床表现

惠普病的症状包括腹泻、关节痛、发热、皮肤变黑。严重消化吸收不良会引起体重下降和贫血所带来的虚弱及乏力。其他常见症状有腹痛、咳嗽以及因胸膜炎引起的呼吸性胸痛。在胸膜之间的间隙内可有液体聚集(称为胸腔积液)。可能有淋巴结增大。可出现心脏杂音。意识模糊、记忆力丧失或不自主眼球运动,提示感染累及大脑。如不及时治疗,病情会加重,导致死亡。

诊断与治疗

经内窥镜进行小肠或肿大淋巴结活检发现该菌存在,即可诊断惠普病。

惠普病可由抗生素治愈。通常,开始时经静脉给予头孢曲松,后口服甲氧苄啶或新诺明至少 12 个月可治愈惠普病。虽治疗后症状可迅速改善,但是,此病可复发。

肠道淋巴管扩张症

肠道淋巴管扩张症(特发性低蛋白血症)指分布于小肠内壁的淋巴管扩张、阻塞所致的疾病。
- 病因是不正常淋巴管形成。
- 主要症状是腹泻。
- 诊断基于活检病理结果。
- 一旦治疗该病特异性病因,需用低脂、高蛋白饮食以及服用补充剂控制症状。

消化道内淋巴管用于转运小肠吸收的消化后的脂肪。淋巴管可是先天性扩张,也可能是后天性的(较

少),如胰腺的炎症(胰腺炎)或心包变僵硬〔缩窄性心包炎〕所致。淋巴液从肠壁肿胀的淋巴管内渗漏,使脂肪和蛋白质不能吸收入血。

临床表现与诊断

肠道淋巴管扩张症患者会出现腹泻,还会出现恶心、呕吐、脂肪便和腹痛。如身体其他部位淋巴管受阻,会出现大量体液潴留(水肿)。

患者血浆白蛋白水平降低,血中蛋白减少又会加重组织水肿。血液中淋巴细胞数减少,胆固醇水平可正常或降低。

小肠活检发现淋巴管扩张可确定诊断。在大便中检测 α1-抗胰蛋白酶的量可衡量肠道丢失蛋白的严重程度。

治疗

如果肠道淋巴管扩张症由特定疾病所致,应治疗基础疾病。一些患者通过进食低脂高蛋白饮食和补充钙剂,维生素和特定的甘油三酯改善症状。甘油三酯可直接吸收入血,而不经淋巴管。

短肠综合征

短肠综合征是常发生于外科切除部分小肠后出现的以腹泻、营养物质吸收不良为临床表现的疾病。
- 这种疾病多发生于大部分小肠切除术后。
- 主要症状是腹泻。
- 外科术后,由静脉给予患者食物和液体。
- 一些人须一生静脉营养。
- 洛哌丁胺和考来烯胺可用于减轻腹泻。

移除大段小肠的普遍原因是克罗恩病、为大段肠壁供血的动脉栓塞(肠系膜梗死)、放射性肠炎、肿瘤、肠扭转以及先天性缺陷。

食物的大多数消化和吸收都在小肠,切除小肠的后果取决于切除的多少以及部位。如果是中段小肠(空肠)被切除,有时末端小肠(回肠)会相应的适应,吸收更多营养物质。如超过 1 米的回肠被切除,剩余的小肠通常无法适应。适应前,或无法适应时,小肠难以吸收很多营养物质,包括脂肪、蛋白质和维生素。小肠也无法吸收由肝脏分泌的帮助消化的胆汁酸。

吸收不良综合征会引起腹泻,典型的术后立刻出现。之后,发展为营养不良以及维生素缺乏。

治疗

外科术后,如腹泻非常严重,医师需给予静脉输液以补充丢失液体,通常还需静脉营养,这种营养称为全胃肠外营养,其含有所有必需的营养物质,包括蛋白质、脂肪、碳水化合物、维生素以及矿物质。如患者开始恢复且排便量减少,应慢慢给予经口流质饮食。

小肠大约 4 ~ 7 米长,大段小肠切除以至于剩余小肠

不足 1 米,或是过量液体持续丢失的患者一生都需要行全胃肠外营养治疗。其他患者最终均会逐渐耐受进口饮食。建议饮食中脂肪和蛋白质多于碳水化合物。少食多餐比多食少餐好。

饭后腹泻的患者需饭前 1 小时服用止泻药如洛哌丁胺。考来烯胺可餐时服用减轻因胆汁酸吸收不良造成的腹泻。多数患者需补充维生素、钙和镁。有些患者需每月注射维生素 B_{12}。

对无法适应切除后的小肠以及无法适应全胃肠外营养的患者可采取小肠移植。

细菌过度生长综合征

细菌过度生长综合征指由于肠内容物移动过慢导致肠内正常菌群过度生长引起的腹泻以及营养吸收不良。

- 一些原因或疾病会使肠内容物的移动减缓甚至停止。
- 一些患者无症状,其他患者可能有体重减轻、营养不良以及腹泻。
- 诊断基于外科特定手术后出现的临床症状。

- 抗生素可杀灭过度增长的细菌。

正常稳定的肠内容物移动对保持小肠内细菌平衡有重要作用,某一部位肠内容物移动过缓会导致细菌过量增殖。这种情况包括胃、肠部分手术后。糖尿病、系统性硬化病、淀粉样病变也会减缓蠕动,引起细菌过度生长。

过量的细菌会消耗营养物质,如维生素 B_{12} 以及碳水化合物,导致能量摄入减少和维生素 B_{12} 缺乏。细菌也会分解由肝脏分泌帮助消化的胆盐,而使脂肪难以被吸收,从而造成腹泻以及营养不良。

一些患者几乎没有症状或仅有体重下降。一些患者则可有严重营养缺乏,腹泻,或者两者均有。

诊断和治疗

特定的外科术后患者出现典型临床症状可使医师做出诊断。有时可使用鼻导管从小肠中取流质标本。一些医师使用碳 14 呼吸实验,这个实验是使患者饮入含特殊可排泄放射性标记物碳 14,其可以置于木糖中。如木糖被过度细菌分解,碳 14 可从呼气中检出。

很多患者在口服抗生素 10 ~ 14 天后好转。医师可补充营养剂,纠正营养物质缺乏。

第 25 节

炎症性肠病

炎症性肠病是一组慢性肠道炎症,常引起患者反复发作腹痛和腹泻。

炎症性肠病有两种:克罗恩病和溃疡性结肠炎。二者有许多类似处,有时难以鉴别。但两者也有不同之处。比如克罗恩病可累及消化道的任何部位,而溃疡性结肠炎几乎仅累及结肠。炎症性肠病的原因尚不明确,但可能包括对肠道细菌过分活跃的免疫反应以及遗传易患性。近年来认识到的炎症性肠病还包括胶原性结肠炎、淋巴细胞性肠炎和转流性结肠炎。

炎症性肠病的确诊需排除肠道其他炎症性疾病。如细菌或病毒感染。应行一系列检查。乙状结肠镜检时收集大便标本供培养,可明确有无细菌或其他微生物感染(如旅行者腹泻)或者继发于抗生素使用之后的难辨梭状芽孢杆菌的感染。还需检查直肠有无性传播疾病,如淋病、疱疹病毒感染或衣原体感染。需使用乙状结肠镜取直肠组织做病理学检查,排除肠道肿瘤和其他可能导致血性腹泻的原因。还需排除缺血性肠病(多见于 50 岁以上老年患者)以及妇科疾病、乳糜泻和短肠综合征。

克 罗 恩 病

克罗恩病(又称局限性肠炎、肉芽肿性回肠结肠炎)是肠壁的慢性炎症,可发生在消化道任何部位。

- 尽管其准确原因不明,免疫系统功能失调可导致克罗恩病。
- 典型症状包括慢性腹泻(有时为血性)、痉挛性腹痛、发热、食欲下降以及体重下降。
- 诊断基于大肠内窥镜(结肠镜)检查以及钡餐。
- 克罗恩病无法治愈。
- 治疗目的在于缓解症状及减少炎症,但一些患者需手术。

克罗恩病的病因不清。有研究认为可能是免疫系统功能失调,导致肠道对环境、食物或感染抗原过度反应有关。某些人可能对这种免疫功能失调具有遗传易患性。吸烟可能导致克罗恩病恶化和周期性发作。

过去几十年中,克罗恩病在全球发生率都有所上升。男性与女性患病大致相等。从人种上看,犹太人最多见,并有家族倾向性。多数患者在 35 岁以前发病,高峰发病年龄是 15 ~ 25 岁。

克罗恩病最常见病变部位是末段小肠(回肠)和大肠,但它也可发生在从口腔至肛门整个消化道的任何部位,甚至发生在肛门周围的皮肤。克罗恩病仅累及小肠(35%),仅累及大肠(20%),或同时累及下段小肠和大肠(45%)。该病可能跳跃性累及多节肠段,病变肠段之间的肠道保持正常。在活动性克罗恩病的病变部位,肠壁全层均可受累。

临床表现

克罗恩病最常见的早期症状是慢性腹泻(有时是血性)、痉挛性腹痛、发热、食欲下降和体重减轻。症状可能持续数天或数周,也可能自行缓解。首次发作后即完全缓解并再不复发的情况很罕见。多数患者常是终身患病,间以不规则的间隔间断发作。发作时病情可轻可重、可长可短。严重发作可能导致强烈腹痛、脱水和消化道出血。目前仍未弄清楚为什么克罗恩病病情会时好时坏、什么原因使其发作或哪些因素与病情严重程度有关。每次发作的病变一般仍在原来的病变部位,手术切除后病变部位后,病变可扩散到其他部位。

在儿童中,胃肠道症状如腹痛、腹泻可能不是主要症状,甚至不出现这些症状。其主要症状可能是生长发育缓慢、关节炎、发热或因贫血导致的虚弱和乏力。

并发症:常见并发症包括导致肠梗阻的瘢痕形成、深溃疡穿透肠壁所致的脓肿以及形成肠道间或者肠道与其他器官之间的异常通道(瘘管)。瘘管可连接肠道的两个不同部位,也可穿通肠腔和膀胱或肠腔与皮肤表面,尤其是肛门周围皮肤。尽管小肠间的瘘管很常见,但很少出现肠穿孔。

病变广泛累及大肠时,常出现便血,且多年后,患者患大肠癌危险增加。约 1/3 克罗恩病患者有肛门周围病变,尤其是肛瘘和肛裂。克罗恩病还可致身体其他部位的并发症,如胆石症、营养吸收不良、尿道感染、肾结石和淀粉样变性(多脏器有淀粉样物质沉积)。

当克罗恩病的胃肠道症状发作时,可同时出现关节炎、巩膜炎、复发性口腔炎性口疮(阿佛他溃疡)、双上肢和下肢炎性皮肤结节(结节性红斑)以及含有脓液的皮肤溃烂〔坏疽性脓皮病〕。在克罗恩病尚未引起胃肠道症状时,患者仍可出现脊柱炎、盆腔关节炎(骶髂关节炎)、眼球内炎症(葡萄膜炎)和胆管炎(原发性硬化性胆管炎)。

诊断

当患者出现反复发作的痉挛性腹痛和腹泻,尤其是如果患者还有克罗恩病家族史或肛周病变病史,应考虑克罗恩病的可能。其他诊断该病的线索还有关节、双眼和皮肤炎症。查体可能扪及下腹包块或膨隆,多见于右侧腹部。

虽然没有实验室检查能专门确诊克罗恩病,血液检查可显示患者有贫血、白细胞异常增加、白蛋白降低和其他炎症指标,如 C 反应蛋白(CRP)升高。

体格检查和血液检查完成后,首先应安排结肠镜检查并取活检(取组织标本行显微镜下检查)。

克罗恩病局限于小肠时,结肠镜不能发现病变,除非结肠镜穿过结肠到达末段小肠病变处。采用钡餐检查几乎可百分之百查出克罗恩病病变。X 线钡灌肠检查能显示克罗恩病大肠病变特征性改变。计算机体层摄影〔CT〕对鉴别克罗恩病和溃疡性结肠炎有帮助,而且是判断有无肠壁以外病变〔如脓肿或瘘管〕的最好方法。另一种检查小肠病变的方法是无线胶囊内窥镜。

预后及治疗

克罗恩病本身并不影响患者寿命,而一些患者会因长期患克罗恩病导致消化道恶性肿瘤死亡。

现尚无治愈方法,但许多治疗手段有助减轻炎症和缓解症状。

止泻药:这类药可缓解患者腹泻和痉挛。其中包括抗胆碱能药物(阻断部分神经系统的正常作用),如地芬诺酯(diphenoxylate),洛哌丁胺(loperamide),脱臭鸦片酊(deodorized opium tincture)或可待因(codeine),这些药物都可口服,进食前服用效果更好。使用甲基树脂(methylcellulose)或车前草制剂(psyllium)有助于使大便成形而预防肛门受刺激。

抗炎药:柳氮磺胺吡啶(sulfasalazine)及其相关药物,如美沙拉嗪(mesalamine)、奥沙拉秦(olsalazine)以及巴柳氮(balsalazide)可减轻炎症。这类药物可控制症状、减轻炎症,尤其对大肠炎症有效。美沙拉嗪还可预防复发。但这些药物对严重发作者疗效较差。

口服皮质类固醇(如泼尼松),可有效减轻发热和腹泻,缓解腹痛和压痛,增进食欲和改善身体一般状况。但长期使用皮质类固醇无例外会引起较严重不良作用。

通常,应用大剂量缓解急性或重度炎症和症状后应减量,尽早停用。新型皮质类固醇布地奈德比泼尼松不良作用小,但效果稍差,常在停药后 6 ~ 9 个月内出现病情复发。

如病情严重,患者应住院并静脉使用皮质类固醇。刚开始,患者应禁食,通过静脉补液、纠正脱水。有严重消化道出血的患者应输血;慢性贫血患者可口服或静脉补铁。

免疫调节药:某些药物,如硫唑嘌呤(azathioprine)和 6-巯基嘌呤(mercaptopurine),能调整患者免疫系统反应,用于其他药物无效患者,或作为维持缓解的长期用药。这些药物能显著改善患者全身情况,减少皮质类固醇需要量,常能治愈瘘管。但这些药物常需用药 1 ~ 3 个月以上才产生疗效,而且有潜在严重不良作用。因此,用药期间医生须严密监视有无过敏、胰腺炎和白细胞减少等发生。基因检测，用来检测可以代谢硫唑嘌呤和 6-巯基嘌呤的一种酶的变异；和一种血液检查，直接检测其代谢物水平；都可以帮助医生判断药物的有效性和安全性。

甲氨蝶呤（methotrexate）：每周静脉或口服一次甲氨蝶呤对于激素、硫唑嘌呤和巯嘌呤无效，或不能耐受的患者可能有效。

大剂量环孢素可帮助愈合瘘管，但长期使用不安全。

℞ 治疗肠道炎症的药物

药　物	不 良 反 应	评　价
氨基水杨酸类		
柳氮磺胺吡啶	常见：恶心、头痛、头晕、疲劳、发热、皮疹和可逆性男性不孕 罕见：肝炎，胰腺炎，或肺炎和溶血性贫血	腹痛、眩晕和乏力与剂量有关；肝炎和胰腺炎与剂量无关
巴柳氮	常见的：发热和皮疹	最见副作用可见柳氮磺胺吡啶副作用
美沙拉嗪	不常见：胰腺炎，心包炎和肺炎	
奥沙拉嗪	对于奥沙拉嗪：水样泻	与其他氨基水杨酸类相似，但次数少得多
糖皮质激素类		
泼尼松	糖尿病、高血压、白内障、骨质疏松、皮肤变薄、精神障碍，急性精神病、情绪波动、感染、痤疮，过多的体毛（多毛症），月经不规则，胃炎，胃溃疡等疾病	糖尿病和高血压更有可能发生在有其他危险因素的人
布地奈德	糖尿病、高血压、白内障、骨质疏松	副作用与其他糖皮质激素类药物相似，但要弱
免疫调节剂		
硫唑嘌呤 巯嘌呤	厌食、恶心、呕吐、感染、癌症、过敏反应、胰腺炎、白细胞减少、骨髓抑制、肝功能障碍	副作用，通常是剂量依赖性，包括骨髓抑制和肝脏功能障碍 需要定期进行血液监测
环孢素	高血压、恶心、呕吐、腹泻、肾衰竭、震颤、感染、癫痫、神经病变、和诱发淋巴瘤（淋巴系统癌症）	副作用更可能与长期使用有关
甲氨蝶呤	恶心、呕吐、腹部不适、头痛、皮疹、酸痛、疲劳、肝硬化，白细胞减少，和感染	肝毒性可能是剂量依赖性。不能用于孕妇，因为它会引起孕妇流产和婴儿出生缺陷
英夫利昔单抗	输液反应、感染、癌症、腹部疼痛、肝功能障碍，和白血胞减少	输液反应是潜在的副作用，发生在输液时（如发烧、寒战、荨麻疹，血压下降，或呼吸困难）。 人们应该在治疗前接受结核病的检测
阿达木单抗	注射部位疼痛或瘙痒、头痛、感染、癌症和过敏反应	副作用类似于英夫利昔单抗除阿达木单抗不会引起输液反应 过敏反应包括皮疹、荨麻疹、瘙痒

英夫利昔单抗（infliximab）作为单克隆抗体，是另一种免疫调节剂。英夫利昔单抗可用于其他药物无效的中重度克罗恩病，及治疗合并出现瘘管的患者。一般静脉使用。但由于每次注射后药物作用维持时间很短，在注射用药期间还需进行其他治疗。其他治疗包括硫唑嘌呤，6-巯基嘌呤或氨甲蝶呤。由于英夫利昔单抗是新药，远期疗效及可能出现的所有不良作用情况还不清楚，但其可使现有未被控制的细菌感染加重，也可能使肺结核复发，也可能增加某些肿瘤风险。一些患者在输液期会有发热或皮疹。

阿达木单抗（adalimumab）是类似英夫利昔单抗的药物，主要恢复免疫系统功能，可能对不能耐受或对英夫利昔单抗没有反应的患者有所帮助。

广谱抗生素：广谱抗生素往往对多种细菌感染都是有效的。甲硝唑是最常用来治疗肛门周围脓肿和瘘管的药物，对克罗恩病的非感染性症状（如腹泻和腹痛）也有效。但长期使用甲硝唑可能造成神经损害，引起双上下肢针刺样感。通常停药后，这种不良作用会消失，但又常使克罗恩病复发。其他抗生素如环丙沙星和左氧氟沙星，可代替甲硝唑或与甲硝唑联合使用。利福昔明，一种非吸收性抗生素,有时也被用来治疗活跃期的克罗恩病。

饮食疗法:配方饮食是将每一种营养成分准确测量后配制成要素饮食,可短期内改善肠梗阻或瘘管的病情,也有助于儿童患者更好生长发育,特别是可以在夜间用鼻饲管注入。手术前或手术后可试用这种饮食,或将这种饮食作为手术治疗的辅助治疗手段。偶尔,需用全胃肠外营养,即从静脉输入高浓度营养物质,纠正克罗恩病造成的吸收不良。

手术治疗:发生肠梗阻或脓肿、瘘管不愈的患者可能需手术治疗。手术切除病变肠段可缓解症状,但不能治愈本病。炎症大多在肠段连接处复发,虽然术后使用多种药物可减少这种几率。约一半患者需第二次手术。最后,外科手术仅限于某些特殊并发症者,或药物治疗失败者。但大多数经手术治疗的患者还是认为生存质量优于术前。

溃疡性结肠炎

溃疡性结肠炎是大肠炎症和溃疡形成的慢性疾病,常出现血性腹泻、腹痛和发热。长期患病者会增加患结肠癌风险。

- 疾病准确病因不明。
- 发作时典型症状是腹部绞痛、强烈便意以及腹泻(常为血性)。
- 诊断基于乙状结肠镜以及结肠镜。
- 长期患有溃疡性结肠炎的患者可能发展为结肠癌。
- 治疗目的在于控制炎症,减轻症状以及补充丢失的液体和营养。

溃疡性结肠炎可发生于任何年龄,一般以 15～30 岁起病最常见。少数患者在 50～70 岁间初次发病。

溃疡性结肠炎通常不会累及肠壁全层,且极少累及小肠。其最初多在直肠或乙状结肠发病,最后扩散到部分或全部大肠。

限于直肠的溃疡性直肠炎很常见,是溃疡性结肠炎比较良性的一种。而也有部分患者,开始时就会有大部分结肠发生病变。

溃疡性结肠炎病因未明,但遗传因素和肠道的免疫反应过强是可能的发病因素。吸烟对克罗恩病有害,但它可以减低溃疡性结肠炎发病的风险。但鉴于吸烟对健康会造成其他很多问题,不建议将吸烟作为降低溃疡性结肠炎发病率的方法。

临床表现

溃疡性结肠炎症状是发作性的。发病可能很重很突然,出现剧烈腹泻、高热、腹痛和腹膜炎(腹腔壁层的炎症)。如此发病,病情重笃。但更多见的起病方式是逐渐发病,出现频繁便意、轻度下腹疼痛和粪便中出现肉眼可见的血和黏液。一次发作可能持续数天或数周,并可随时复发。

当病变只局限在直肠和乙状结肠时;粪便可能正常或变干变硬,但在排便时,或排便间期可有来自直肠含有大量红细胞、白细胞的黏液排出。一般症状(如发热)可有可无。

如病变进一步扩展到其他大肠,大便变稀,每天排便次数可达 10～20 次。患者常有严重腹部绞痛和伴有频繁便意的直肠痉挛性疼痛。症状在夜晚不减轻。粪便可为水样,含脓液、血液和黏液,甚至全部是血和脓液。可有发热、食欲下降和体重下降。

并发症:出血是最常见并发症,常引起缺铁性贫血。大约 10% 的溃疡性结肠炎患者初次发病迅猛而严重,出现大量出血、肠穿孔或广泛感染。

中毒性结肠炎是非常严重的并发症。病变损害肠壁全层。这种损害可引起麻痹性肠梗阻(肠壁停止收缩,肠内容物不随肠道向下运行的疾病状态)。此时,出现明显腹胀。中毒性结肠炎恶化时,肠道失去张力,数日甚至数小时内,肠道开始扩张。腹部 X 线检查显示麻痹的病变肠段内气体充盈。

中毒性巨结肠　当大肠显著扩张时,称为中毒性巨结肠。患者病情危重,可伴有高热、腹部疼痛、压痛和白细胞计数升高。如果发生肠破裂,死亡率显著增加。但是,如果在肠破裂发生前进行及时的治疗,病死率低于 2%。

结肠癌　溃疡性结肠炎患者晚期每年结肠癌发生率 $1/200～1/100$。当全大肠受累,不管病情活跃程度如何,病程超过 8 年,病变累及整个大肠的患者,结肠癌危险性都非常高,即使是没有活动性炎症。病程超过 8 年的患者应 1～2 年作一次结肠镜检查。结肠镜检查时,对大肠各段取活检以发现是否存在癌症的征兆(不典型增生)。若能及时发现早癌或者癌前病变,及时切除病变肠段,绝大多数患者可存活。

其他并发症　与克罗恩病相同,溃疡性结肠炎也可伴随身体其他部位疾病。当溃疡性结肠炎引起肠道症状时,患者也可同时出现关节炎、巩膜炎、结节性斑和坏疽性脓皮病。当溃疡性结肠炎没有肠道症状时,患者仍可出现强直性脊柱炎、骶髂关节炎和眼球内炎症(葡萄膜炎),其与肠道疾病完全无关。很少患者会形成静脉血栓。

虽然溃疡性结肠炎患者常有轻度肝功能异常,但仅仅约 1%～3% 的患者会出现轻到重度肝脏疾病症状。严重的肝病包括肝脏的炎症(慢性活动性肝炎);胆管的炎症(原发性硬化性胆管炎),它使胆管变狭窄、最终闭锁,有功能的肝组织被纤维组织所替代(肝硬化)。胆管炎可在溃疡性结肠炎肠道症状出现之前许多年前发生,使患胆管癌的危险增高,同时促使罹患结肠癌的危险增高。

诊断

患者的症状和粪便检查有助于诊断。乙状结肠镜检查可确定诊断，并使医师能直接观察病变炎症的严重程度。即使在没有症状时，结肠镜检查也常显示异常，取活检标本行显微镜检查可显示慢性炎症。血液检查虽不能确诊疾病，但显示患者贫血、白细胞增高、白蛋白缺乏以及血沉（ESR）升高，它主要提示炎症是否呈活动性。

腹部 X 线检查可显示疾病严重程度和范围。在疾病处于活跃期一般不行钡灌肠和结肠镜检查；有时，会采用全结肠镜检查，明确病变范围。

预后及治疗

溃疡性结肠炎是慢性疾病，常呈现反复发作和缓解的特点。约 10% 患者在初次急性发病时出现严重并发症。另有大约 10% 的溃疡性结肠炎患者在初次发作后可以获得痊愈。但其中一部分患者实际上是没有明确诊断的肠道感染，而不是真正的溃疡性结肠炎，结肠活检有助于鉴别诊断。

溃疡性直肠炎的患者预后最好。很少出现严重并发症。但大约 10%～30% 患者最终病变会发展到结肠而成为溃疡性结肠炎。

治疗目的是控制炎症，消除症状，补充丢失的体液和营养。

饮食控制：补充铁剂可弥补粪便中不断丢失的血液，治疗贫血。患者应避免食用生冷瓜果蔬菜，减少对发炎大肠黏膜的物理损伤。不含牛奶制品的饮料可能减轻症状，值得一试。但若无效，无需继续。

止泻药：抗胆碱能药物或小剂量洛哌丁胺和地芬诺酯用于相对较轻腹泻。对更严重腹泻，可能需大剂量地芬诺酯、脱臭阿片酊、洛哌丁胺或可待因。对病情危重而又在使用这些抗腹泻药物的患者，须严密监视，以免中毒性巨结肠发生。

抗炎药：柳氮磺胺吡啶、奥沙拉嗪、美沙拉嗪以及巴柳氮常用于减轻溃疡性结肠炎的炎症，预防症状复发。这些药物通常口服，但美沙拉嗪还可行灌肠和肛门栓剂给药。无论口服还是直肠给药，这类药物对轻到中度活动性炎症效果较好，可用于维持治疗，甚至可减少长期患结肠癌风险。

中重度未卧床的溃疡性结肠炎患者常口服皮质类固醇（如泼尼松）。大剂量泼尼松常可获非常好疗效。炎症控制后，常给予柳氮磺胺吡啶、奥沙拉嗪、美沙拉嗪以及巴柳氮巩固疗效，泼尼松逐渐减量至停用。长期使用皮质类固醇几乎都会产生副作用。新的皮质类固醇（布得奈德）副作用比泼尼松小，但效果可能差一些。轻度或中度溃疡性结肠炎病变若局限在左半结肠、降结肠和直肠时，可用灌肠或栓剂给予皮质类固醇或美沙拉嗪。

如病情严重，需住院治疗，经静脉输注皮质类固醇和补液。大量便血的患者需输血。

免疫调节药物：对那些需长期使用皮质类固醇治疗的患者，可改用硫唑嘌呤和 6-巯基嘌呤维持缓解治疗。这类药物可抑制 T 细胞功能，它是免疫系统的重要组成部分。这类药物起效缓慢，1～4 个月后才可见效果。由于潜在严重副作用，需密切监测使用。

环胞霉素用于那些病情严重而对皮质类固醇无效的患者。大部分患者对环胞霉素有反应，但仍有部分患者最终需手术治疗。

英夫利昔单抗是从单克隆抗体中分离的免疫调节剂，经静脉给药，对一些溃疡性结肠炎患者有效。这种药适用于对皮质类固醇无反应或皮质类固醇依赖的患者，或者尽管使用其他免疫调节剂，仍出现症状的患者。

手术治疗：约 30% 患广泛溃疡性结肠炎的患者需手术治疗。有时出现严重急性危及生命的并发症，如大量出血、穿孔、中毒性巨结肠或血栓，需急诊手术。对于病情长期持续活跃，生活不能自理或须长期依赖大剂量皮质类固醇的患者，需手术治疗。

对诊断大肠癌或确定有不典型增生者，可择期外科手术。因大肠肠腔狭窄或儿童生长发育迟缓者也可做手术。

大肠全切除可永久性治愈溃疡性结肠炎，但需付出的代价是以后终身伴有永久性回肠造瘘〔将小肠最下端连接在腹壁的开口上，从此处排便〕和使用回肠造瘘袋接粪便。而有些办法可弥补这一不足，最常见的是回肠-肛门吻合术，即在大肠和大部分直肠切除后，将小肠末端扩大成囊，再连接于余下的直肠，正好位于肛门的上方，如此可从肛门排便。但可能出现一些并发症，如残余部位的炎症。

溃疡性直肠炎患者很少需手术，生存期也正常。但也有一些患者意外出现对药物治疗特别耐药，而需手术。

中毒性巨结肠是危重急症需手术治疗。一旦发现或怀疑将要发生中毒性巨结肠时，应立即停用一切抗腹泻药物并禁食；经鼻插管至胃或小肠，间断抽吸胃液、肠液、胃肠内容物和气体；所有液体、营养素和药物都从静脉输入。严密监视患者有无腹膜炎或肠穿孔征象。如时间和患者病情允许，有时可给予环孢素或英夫利昔单抗。如果这些措施未能改善病情，需紧急手术：切除全部或大部分大肠。

胶原性结肠炎和淋巴与细胞性结肠炎

胶原性结肠炎和淋巴细胞性结肠炎是由于某些特定白细胞浸润大肠壁而出现水样腹泻的慢性疾病。

这类慢性疾病可能影响整个大肠，包括乙状结肠和直肠，但通常呈灶性分布。肠道内层可因结缔组织（胶原）或淋巴细胞（一种白细胞）聚集而增厚。

病因不清，可能与免疫系统对一些不明刺激因素过度反应有关。许多胶原性结肠炎或淋巴细胞性结肠炎患者经常服用非甾体类抗炎药,但并不认为这是该病的病因。与克罗恩病和溃疡性结肠炎不同,这两种病并不增加患结肠癌危险。

胶原性结肠炎多见于中老年女性。淋巴细胞性结肠炎可见于年轻人,男女患病率相等。

临床表现与诊断

胶原性结肠炎和淋巴细胞性结肠炎最常见症状是非血性的水样腹泻,同时还常伴痉挛性腹痛、恶心、腹胀及消瘦。短期禁食常可减轻腹泻次数和量。腹泻和其他症状常有波动,间歇加重或缓解,或完全治愈。

当患者出现持续水样泻,检查又不能发现其他问题,医师应考虑胶原性结肠炎或淋巴细胞性结肠炎的可能。结肠镜下取多处组织活检行显微镜下检查可确诊。

治疗

止泻药物,如具有抗胆碱能左右的药物(如很多抗组胺剂或一些抗抑郁剂)或小剂量的洛哌丁胺或地芬诺酯等止泻药对该病有效。水杨酸类(如水杨酸铋)以及柳氮磺胺吡啶或美沙拉嗪等抗炎药有时也有效。布地奈德(新的很少有副作用的皮质类固醇)可能对病情会有帮助。另外,考来烯胺,结合胆汁酸的药物,或抗生素,也会有效。皮质类固醇(如泼尼松)也有很好作用,但由于其可能引起严重不良反应,其仅用于对其他药物没有反应的患者。

转流性肠炎

转流性肠炎指在手术改道后旷置肠段发生的慢性炎症。

有些人曾做过回肠造瘘术(小肠的最远端开口于腹壁)或结肠造瘘术(大肠开口于腹壁)。这两种手术方法是治疗肿瘤、溃疡性结肠炎、憩室炎或肠道外伤可能用的。当医师考虑到改道仅是暂时的,他会留下整个大肠或部分大肠在原位而将粪便分流出去。

回肠造瘘或结肠造瘘术后留下全部大肠或部分大肠的患者,约 1/3 的人会在术后 1 年内出现转流性结肠炎的症状,包括直肠排泄黏液、直肠出血以及疼痛。大多数人因症状轻微不需治疗。通过手术重新连接分开的两段肠段,恢复正常粪便通路,有助于炎症和症状的消失。

第 26 节

难辨梭菌相关性结肠炎

难辨梭菌相关性结肠炎(又称抗生素相关性结肠炎以及伪膜性结肠炎)系由于抗生素使用后肠道内少见细菌过度生长导致腹泻的结肠炎症。

- 结肠炎通常因服用抗生素引起。
- 典型症状由稍微稀便至血性腹泻、腹痛、发热而程度不一。
- 医师对有难辨梭菌相关性结肠炎症状的患者进行粪便以及大肠检查。
- 多数患有轻度难辨梭菌相关性结肠炎的患者在停用抗生素后症状好转,但一些严重感染的患者需使用其他抗生素。

很多抗生素会改变肠道内菌群种类和数量的平衡,导致某一致病细菌过度繁殖并代替其他细菌。最常见的是难辨梭状芽胞杆菌,其分泌的两种毒素可破坏肠壁的保护层。

几乎所有抗生素均能引起难辨梭状芽胞杆菌感染,最常见的是克林霉素,青霉素(如氨苄西林,阿莫西林)以及头孢菌素(特别是头孢氨苄)。其他可引起本病的抗生素包括红霉素、磺胺类(如新诺明)、氯霉素、四环素以及喹诺酮类(如氟哌酸)。某些肿瘤的化疗药物也可能引起感染。

难辨梭状芽胞杆菌感染最常见于口服抗生素以后,但也常发生于肌肉注射或静脉使用抗生素后。发病率随年龄增长而上升。其他危险因素包括患有严重的基础疾病、长期住院、住在疗养院以及进行过胃肠道手术。减少胃酸的药物或情况(尤其是使用质子泵抑制剂)也会使患者易感。

有时感染细菌源来自患者自己肠道。难辨梭菌正常存在于 15% ～70% 的新生儿以及相当大比例的成人中。这些人群,称为携带者,其携带细菌但不表现出任何病症。有时,携带者可传染给有危险因素的人群。另外,在土壤、水以及家庭宠物中也普遍发现这种细菌。细致洗手可预防人与人间的传播。

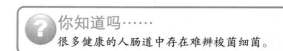

？ 你知道吗……
很多健康的人肠道中存在难辨梭菌细菌。

如果无近期服用抗生素史,很少发生难辨梭菌感染导致的结肠炎。身体应激事件,如手术(特别是胃肠道手术），可能改变肠道内菌群种类和数量平衡或干扰肠内固有抵御机制而造成难辨梭菌感染，而导致结肠炎。

临床表现

症状常在抗生素治疗5~10天后开始出现，也有可能在治疗第一天就出现症状。但1/3患者可在治疗结束后1~10天才出现症状。甚至有人2个月后才出现症状。

根据细菌所致炎症程度不同，临床表现可相差很大，从仅有轻度稀便，到出现血性腹泻、腹痛、发热。最严重病例可出现危及生命的脱水、低血压、中毒性巨结肠和结肠穿孔。

诊断

2个月以内服用过抗生素以及入院72小时以内发生腹泻的患者应怀疑难辨梭菌相关性结肠炎。一旦大便中检测出难辨梭状芽胞杆菌毒素，即可确诊难辨梭菌相关性结肠炎。轻症患者毒素检出率约20%，而重症患者毒素检出率达90%以上。有时需检测2~3份大便标本才可得阳性结果。

通过乙状结肠镜检查受累远端结肠，有助于诊断难辨梭菌相关性结肠炎。如病变部位较高，则需使用全结肠镜检查。但通常不需内镜检查。

治疗

如患难辨梭菌相关性结肠炎的患者在抗生素治疗过程中出现明显腹泻，应立即停用抗生素，除非该抗生素使用绝对必要。应避免使用减少蠕动药（如地芬诺酯），它可延毒素与结肠黏膜接触时间，延长病程。无并发症的难辨梭菌相关性结肠炎，通常在停用抗生素后10~12天内自行缓解，不需其他特殊治疗。如轻度症状持续存在，口服阴离子交换树酯考来烯胺，机制可能是与难辨梭状芽胞杆菌毒素结合。

对绝大多数症状明显的难辨梭菌相关性结肠炎病例，甲硝唑抗难辨梭菌芽胞杆菌的作用有效。万古霉素可保留用于最严重或耐药的病例。临床上多达20%患者可能复发，需再次治疗。如腹泻反复复发，需延长抗生素治疗，并合用乳酸杆菌制剂或经直肠灌注类杆菌以恢复肠道正常菌群或静滴丙种球蛋白，但这些方法并不常规使用。医生们正在研究抗生素利福昔明是否可提高治疗难辨梭菌相关性结肠炎的疗效以及接种难辨梭菌疫苗是否在治疗中或对有危险因素的人群的预防有效。

偶尔，极重症患者需住院治疗，以便静脉输液，补充电解质（包括钠，钾，钙，镁）和输血治疗。有时需做暂时的回肠造瘘〔直接将回肠末端开口于腹部使大便排出，避免大便进入结肠和直肠〕或行结肠切除术，作为挽救生命的措施。

第 27 节

憩 室 病

憩室病是由一些小球状的囊（憩室）从胃肠道的肌层所突出，以此为特征的疾病。

最常见的憩室发生部位在结肠，胃和小肠的憩室较少见。Meckel憩室是最常见的小肠憩室。约2%~3%的患者出生时即发现。有憩室的存在称为憩室病——倾向于在人中年时出现。有炎症时称为憩室炎。

憩 室 病

憩室病指多个憩室形成的病理状况，多见于结肠。

■ 肠道肌层痉挛被认为与憩室形成有关。

■ 憩室病一般不引起症状，但有时会出血，引起血便或直肠出血。

■ 可经结肠镜或钡餐确诊。

■ 可给予高纤维饮食或大便膨化剂，而有时出血需结肠镜或外科手术。

憩室可发生在结肠任何部位，但多见于乙状结肠，该处是结肠末段，直接与直肠连接。憩室大小可从2mm到2.5cm不等。40岁以前很少见，但40岁后发病率明显增加。超过90岁几乎人人都有很多憩室。2.5~15cm（1~6英寸）的巨大憩室很少见，并可能是单发的。一个人可能仅仅会有一个巨大憩室。

病因

一般认为憩室发生与肠道肌层痉挛有关。肠道痉挛原因不清楚，可能与低纤维饮食有关。由此引起肠腔压力增高可能使肠壁从肠道肌层最薄弱点（通常是动脉穿过肠壁的区域）向外突出。在患憩室病的患者中，经常可发现乙状结肠肌层增厚。巨大憩室的病因不清楚。

什么是憩室病

　　憩室病是指大肠出现许多囊状的憩室,尤其多见于大肠的最后一段(乙状结肠)。大多数憩室的直径从 2.5mm 到超过 2.5cm 不等。有些憩室会发展到巨大——直径超过 15cm(6 英寸),原因不清。

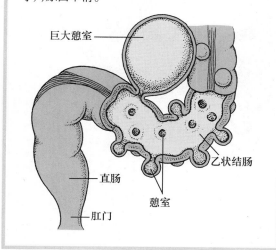

　　巨大憩室

　　直肠

　　憩室

　　肛门

　　乙状结肠

临床表现

　　憩室本身并不危险。事实上大多数有憩室的人并无症状,但有时可引起无法解释的痉挛性疼痛、腹泻或其他肠道运动障碍,以及便血。憩室的狭窄开口可能出血,血液流入肠腔并排除体外,有时量很大。出血有时可能是因为粪便嵌塞入憩室内,损伤血管(通常是位于憩室附近的动脉)。嵌塞在憩室里的粪便不仅可导致出血,还可引发感染,导致憩室炎。

诊断

　　有无法解释的痉挛性腹痛、腹泻或其他肠道运动障碍以及直肠出血等症状时,应怀疑憩室病。可通过钡剂灌肠造影或结肠镜检查诊断。如患者腹痛严重,应选择CT 检查,避免出现肠穿孔等并发症。

　　如有便血,结肠镜是最好的可明确出血部位的检查方法。有时需血管造影或核素扫描明确出血部位。

治疗

　　憩室病的治疗原则是尽可能消除肠道痉挛。最好办法是进食高纤维食物以及多饮水。高纤维食物包括蔬菜、水果以及谷类以及多饮水。结肠内容物增加可减少痉挛,并进一步降低肠壁压力。若单用高纤维饮食达不到理想效果,某些食物添加剂,如欧车前或甲基纤维素可能有所帮助。

　　没有并发症的憩室病,即没有憩室炎、感染或其他并发症的简单憩室病,不主张手术。大多数出血可自行停止,如无法自行止血,医师可选用结肠镜在出血部位行药物注射,使出血停止。如反复出血或出血部位不明,可能需手术切除部分肠段。但这种治疗方法不常用。

　　巨大憩室容易感染和穿孔,常常需手术治疗。

憩　室　炎

　　憩室炎是指一个或多个憩室发炎。

- 憩室炎多累及结肠。
- 疼痛、压痛(多位于左下腹部),发热是典型症状。
- 通常先由 CT 确诊,随后可行结肠镜。
- 症状轻微的患者仅需休息、流质饮食以及口服抗生素,症状严重的需住院静脉输入抗生素,甚至有时需手术。

　　憩室炎发生于有憩室存在的患者,最常累及的部位是乙状结肠。该病常见于 40 岁以上患者。憩室炎在老年人中最为严重,特别是那些服用泼尼松或其他免疫抑制剂的患者,感染危险性大大增加。在须手术治疗的憩室炎患者中,50 岁以下患者男女比例为 3∶1,70 岁以上患者男女比例为 1∶3。

临床表现及诊断

　　典型憩室性疾病临床表现是疼痛、左下腹部的局限性压痛和发热。与憩室病不同,憩室炎一般不引起消化道出血。在已知憩室病存在的情况下,几乎可根据症状诊断憩室炎。但肠道其他疾病以及腹部和盆腔脏器的病变也可出现与憩室炎相似的症状,包括急性阑尾炎,结肠癌或卵巢癌、脓肿及子宫平滑肌瘤等。

　　CT 或 B 型超声可鉴别憩室炎与阑尾炎或脓肿。

　　感染控制后才可行肠镜(即将可弯曲的管子放入肠道进行检查)或钡灌肠 X 线检查。这些检查既可明确诊断也有助于判断疾病严重程度。肠镜或钡灌肠通常需在治疗后数周安排,因为这些有创伤的检查可能导致病变肠道受损,甚至穿孔。极少需剖腹探查明确诊断。

　　并发症:肠壁炎症可导致结肠与其他脏器之间形成瘘管(即异常通道)。当结肠憩室接触到其他脏器(如膀胱)并破裂后,常形成瘘管。随着肠道有菌的内容物缓慢侵蚀周围脏器,导致炎症产生,最终形成瘘管。最常见的瘘管是乙状结肠膀胱瘘,易发于男性或曾作子宫切除术的妇女(子宫切除后结肠和膀胱之间没有了间隔)。一旦结肠和膀胱之间形成瘘管,包含正常菌群的肠道内容物就会进入膀胱,引起尿路感染。偶尔结肠还可能与小肠、子宫、阴道、腹壁,甚至大腿和胸腔形成瘘管。

　　憩室的并发症还包括邻近脏器的炎症(如子宫、膀胱或消化道其他部位)、憩室壁的破裂、脓肿形成、腹膜炎以及出血。反复发生的憩室炎可导致肠梗阻,因为瘢痕和增厚的肌层致使结肠腔狭窄,成形的大便无法通过。

憩室病的并发症

患憩室病时,憩室可能会出现出血。如果憩室破裂,肠道内容物,包括细菌和血液会流入腹腔,常引起感染。大肠和其他脏器之间会形成一条异常的管道(瘘管),这通常是当接触到其他脏器的憩室破裂时出现。

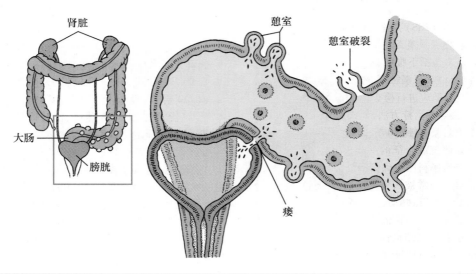

憩室炎选择手术的原因

病　情	原　因
2~3 次严重的憩室炎发作(或 50 岁以下的患者发生一次严重发作)	有发生严重并发症的高风险
因瘢痕引起乙状结肠狭窄	有发生严重并发症的高风险
腹部持续痛性包块	可能有癌肿
X 线显示乙状结肠有可疑改变	可能有癌肿
排尿疼痛	可能提示大肠与膀胱之间有瘘管形成
服用糖皮质激素的患者突然出现腹痛	可能有大肠穿孔

治疗

对轻症患者,治疗包括休息、流质饮食和口服抗生素。症状常很快缓解,几天后,患者即逐渐过渡到软的低纤维饮食和每日服用欧车前籽制剂。1 个月后恢复高纤维饮食。

对出现严重症状,如腹痛、体温 38.3 摄氏度以上、对口服抗生素效果差,以及伴有其他严重感染或并发症的患者,应住院治疗。住院期间予以静脉输液、持续卧床休息、禁食等治疗,直到症状缓解。约 20% 憩室炎的患者因症状不能改善而需手术。

大多数患者如果出血部位明确,可只切除受累肠段。如果出血部位不能明确,就应切除较大部分的肠段,即称作结肠次全切除术。

出现肠穿孔需急诊手术。肠穿孔通常导致腹腔感染。外科医师一般采取切除穿孔肠段并建立一个结肠与皮肤之间的开口,这个开口称为造瘘口。约 10~12 周(有时更长)以后,进行第二次手术将结肠断端吻合,封闭瘘口。

有些憩室炎患者可不选择手术。如果脓肿已局限,可先在 CT 引导下通过皮肤穿刺引流,而不是手术切开。

瘘管的治疗包括切除瘘管起始的肠段,吻合结肠断端,修补其他受累部位〔如膀胱或小肠〕。

肠易激综合征

肠易激综合征（IBS）是全消化道的动力异常性疾病，常导致腹痛、便秘或腹泻。

■ 症状多样，但多包括下腹痛、胀气、便秘或腹泻。

■ 很多物质以及情绪因素触发 IBS。

■ 诊断基于症状，但应进行检查排除其他疾病。

■ 规律饮食是最好的治疗方法，药物通常可减轻症状。

肠激惹综合征影响到 10% ~ 15% 的普通人群。一些研究表明患肠激惹综合征的女性更倾向于咨询医生。肠激惹综合征是胃肠科医生确诊的最常见疾病。

肠激惹综合征通常被认为是功能障碍性疾病，它损害身体正常活动，如肠道蠕动、肠道神经的敏感性或大脑控制这些功能的途径。尽管正常功能受损，却在内镜、X 线或血液检查中看不到结构性的异常。因此，肠激惹综合征的确诊就只能通过特异性症状，或者必要时，很有限的几项检查结果。

病因

肠易激综合征病因不明。很多患肠易激综合征的患者，肠道对刺激特别敏感。患者可能对正常人无不适感的肠内气体、肠道收缩感到不适。尽管肠激惹综合征患者粪便运动异常看上去和不正常的肠道收缩有关，而并非所有肠易激综合征患者都会有肠道收缩异常，而且尽管有些有肠道收缩异常，却并不与症状表现相一致。

情绪因素（如紧张、焦虑、失望以及恐惧）、饮食、药物、激素或小的刺激都会诱发或加重肠激惹综合征症状发作。对有些人，高能或高脂饮食可能成为诱因。对另一些人，小麦、奶制品、咖啡、茶或柑橘类水果可能加剧症状。但是这些食物均含多种成分，因此难以确定其特异性诱因。有人发现进食过快或禁食过久后进餐均可引起肠易激综合征发作。而其关系却不符。并非每次诱因刺激后都有症状，而且症状出现常没有明显诱因。这些诱因如何致肠激惹综合征发生仍不清楚。

临床表现

肠激惹综合征常出现于 10 岁以及 20 岁左右的人，引起不规律出现的阵发性症状，之后的年龄段相对少见，但数量也不少。病情常在人醒来时突然出现，但肠激惹综合征不会使人因不适而醒来。

临床表现包括与排便相关的或排便后减轻的腹痛，大便频率或成分的改变（便秘或腹泻），腹胀、黏液便，或排便不尽感。疼痛可能是一阵阵的持续性钝痛或绞痛，通常位于下腹部。患者还可有腹胀、胀气、恶心、头痛、乏力、抑郁、焦虑或注意力不集中等表现。总的来说，疼痛的

特点和部位、诱因以及排便模式随时间变化比较一致。而症状可大幅加重或减轻，且随时间变化较大。

诊断

大多数肠易激综合征患者看上去一般健康状况尚好。通常体格检查除发现大肠处有压痛外，没有显示其他异常。一般要进行些检查，如血液检查、粪便检查和乙状结肠镜检查，以鉴别肠易激综合征和克罗恩病、溃疡性结肠炎、胶原性和淋巴细胞性结肠炎，以及其他能引起腹痛和排便习惯性改变的疾病。虽粪便可能是稀水样，但粪便检查结果通常正常。乙状结肠镜检查可引起患者腹部痉挛和腹痛，但除此之外，检查结果是正常的。有时，还需对有肠激惹综合征不常见症状（如发热、血便、体重下降以及呕吐）的患者作其他检查，如腹部超声波、肠道 X 线检查或结肠镜检查。

其他消化道疾病（如阑尾炎、胆囊疾病、溃疡以及肿瘤）可诱发肠激惹综合征，尤其 40 岁以后的人。如此，如果患者症状有明显改变或出现肠激惹综合征的少见症状，需进一步检查。

治疗

肠易激综合征的治疗方法因人而异。有引起本病明确的食物因素，或心理紧张、情绪障碍者，如可能，应避免和清除这些因素。对大多数患者，尤其是主要表现为便秘者，规律体育运动有助于胃肠道功能恢复和保持正常。

总的来说，普通饮食即是最好的。有许多人确实感觉少吃多餐比暴饮暴食好〔比如一天进食 5 ~ 6 次比进食 3 次要好〕。有腹胀和胃肠胀气者应避免食用豆类、卷心菜以及其他难以消化的食物。应避免大量摄入加有山梨醇这类人工增甜剂的食物、药物和口香糖。只能小量进食果糖（水果、浆果和一些植物中的常见成分）。低脂饮食对改善患者症状有一定作用，尤其是对于胃排空过快或者过慢的患者。同时患有肠易激综合征和乳糖酶缺乏症者应避免进食奶制品，即使一些乳糖酶缺乏症患者可能每天能耐受小量牛奶。

有些肠易激综合征患者，尤其是主要症状是便秘者，可通过进食较多纤维素来改善症状。每天进食一茶匙未精制麦麸和大量水和其他汤或饮料，或用两杯水冲服车前草胶浆剂。但饮食中纤维素的增加可能加重某些症状，如腹胀和胃肠胀气。通常这种胀气可通过服用纤维合成剂缓解（如甲基纤维素）。一些泻药也会有效，且比较安全，包括含有山梨糖醇、乳果糖、聚乙二醇的泻药以及含比沙可啶以及甘油的刺激性泻药。鲁比前列酮是一

种新型泻药,也会减轻便秘。

平滑肌松弛剂如盐酸双环胺(dicyclomine)可减缓腹痛,但常引起抗胆碱症状的副作用,如口干、视物模糊以及排尿困难。

缓泻药如芬诺酯、洛哌丁胺可减轻腹泻症状,阿洛司琼可降低羟色胺(体内一种化学传导因子)的作用而减轻腹泻。挥发性油类(如薄荷油)常用来缓解胀气和腹痛。抗抑郁药、行为矫正疗法(如认知行为疗法)、心理治疗以及催眠疗法可能对控制肠激惹综合征的症状有效。低剂量或稍微高剂量长期应用抗抑郁药理论上讲是安全的。抗抑郁药可能无法减轻疼痛或其他症状,但可改善睡眠以及沮丧或焦虑情绪。

第 29 节

肛门直肠疾病

肛门是消化道末端开口,粪便由此排出体外。直肠是位于肛门之上的一段大肠,粪便排出前即储存于此。

肛门部分由身体表层结构包括皮肤组成,部分由肠黏膜组成。直肠内面由光滑橘红含黏液腺的组织组成,与其他肠段黏膜极相似。直肠表面对疼痛不大敏感,而肛门及其周围皮肤的神经对疼痛非常敏感。

肛门和直肠的静脉血流入门静脉到达肝脏,再汇入体循环。直肠淋巴管汇入下腹部淋巴结,而肛门淋巴管汇入腹股沟区的淋巴结。

肛门的肌肉环(肛门括约肌)使肛门能保持关闭状态。它是由自主神经系统下意识控制,但其下部分能被主观控制放松或收紧。

为诊断肛门和直肠疾病,需观察肛门周围皮肤有无异常。医师戴上指套,插入直肠进行检查。对于女性,常同时进行妇科检查。

然后,通过一长约 7.6cm～25.4cm(3～10 英寸)的硬直管镜(肛门镜或直肠镜)观察肛门和直肠。用较长但可弯曲的乙状结肠镜,可观察到距肛门多达 60cm 的大肠情况。肛门镜或乙状结肠镜检查时,患者通常有些不舒服,但并不感疼痛。如果肛门或其周围因病变出现疼痛,检查前可使用局部麻醉,必要时甚至全身麻醉。有时作乙状结肠镜检查前要清洁灌肠。乙状结肠镜检查时,可取活组织标本和涂片供显微镜检查,以及标本培养。也可行钡剂灌肠 X 线造影。

肛 裂

肛裂是肛门内表面层的撕裂或溃疡。

肛裂通常由于干硬粪块损伤所致。偶尔也可能因肛交所致。肛裂引起肛门括约肌痉挛,而痉挛又影响肛裂愈合。

排便时或排便后,肛裂会引起疼痛和出血,疼痛可持续几分钟至几小时,逐渐减轻,直到下一次排便。检查肛门即可诊断肛裂。

治疗

软便剂或车前子或多纤维饮食可减少因过硬的大便造成的再次损伤。使用氧化锌软膏或润滑性栓剂(如甘油)可提高治愈率,因其可润滑下段直肠并软化大便。每次排便后用热水坐浴 10～15 分钟能减轻不适,增加肛门局部供血而促进愈合。

减少括约肌痉挛并促进肛裂愈合的一些试验性方法已用于临床,包括注射肉毒素以及肛裂局部应用硝酸甘油和钙通道阻滞剂等。

若这些治疗方法无效,通常需外科手术治疗。可通过扩张肛门或切除肛门内括约肌,缓解括约肌痉挛。

肛 门 瘙 痒

肛门周围皮肤瘙痒原因有多种。

排便之后,肛门周围应当使用被温水浸湿的脱脂棉或软的、普通厕纸或面纸清洁干净。滑石粉或太白粉可减轻潮湿。可使用皮质类固醇激素药膏、抗真菌药膏如咪康唑或者舒缓栓剂。可停止食用可能引起瘙痒的食物以观察症状是否改善。服装应宽松,被褥应轻便。如症状无改善或医师怀疑肿瘤,应取皮肤标本活检。

肛门直肠脓肿

肛门直肠脓肿是由于细菌侵犯黏液分泌腺从而引起肛门和直肠周围间隙的脓液聚集。
- 细菌感染肛门或直肠的腺体而导致脓肿。
- 感染产生脓液,引起疼痛与肿胀。
- 诊断基于检查结果,如需要,需影像学检查。
- 最好治疗方式是切除和引流脓肿。

引起肛门瘙痒的原因

类　别	示　例
肛门疾病	Bowen 病
	隐窝炎、肛门瘘、肛门汗腺佩吉特氏病
细菌感染 *	
真菌感染	酵母菌感染（念珠菌）
寄生虫感染	蛲虫
	疥疮
皮肤疾病	特应性皮炎
	银屑病
其他疾病	糖尿病
	肝脏疾病
其他因素	
焦虑	因瘙痒导致的焦虑（焦虑—瘙痒—焦虑循环）
药物	抗生素
卫生相关问题	出汗过多
	过分细致的清洗
	紧身内衣
	清洗过少
皮肤刺激	麻醉准备
	药膏
	肥皂

* 肛周细菌感染同时因皮肤刮伤导致细菌进入身体

脓肿可深达直肠,也可接近肛门口。细菌侵犯肛门或直肠分泌黏液的腺体,并在那里繁殖,脓肿可形成。虽然肛周区域富含细菌,但因为肛门括约肌的屏障作用以及该处丰富的血流,并不常发生感染,炎症通常是由于多种细菌联合感染所致。肛周脓肿可导致周围实性组织继发损伤及大便失禁。克罗恩病患者尤其有患脓肿的风险。有时,脓肿是憩室病或骨盆炎症疾病的并发症。

临床表现与诊断

脓肿位于皮下较浅位置时,表现为局部红肿,触痛,患者常感明显疼痛。位于直肠周围较高位置的脓肿,局部症状较少,但可引起发热和下腹部疼痛。医生通过视诊即可发现在肛门周围皮肤上的脓肿。若在外面的皮肤上未能发现红肿,可用戴指套的手指插入直肠进行检查。在直肠触及有压痛的肿块,往往提示脓肿。如医师怀疑是深部脓肿,MRI、CT 以及超声可确定脓肿范围及部位。

治疗

除对发热、患有糖尿病或伴有身体其他部位感染的患者外,抗生素疗效有限。若脓肿位于皮下,采用局麻下切开脓肿引流治疗。深部脓肿患者需住院,在全身麻醉

下切开引流。脓液引流后,尽管得到正确的治疗,仍有约 2/3 患者可能形成通向皮肤的异常通道,称为肛门直肠瘘。

肛门直肠瘘

肛门直肠瘘(肛瘘)是从肛门或直肠向肛周皮肤,偶尔向另外的器官,如阴道形成的异常瘘管。

- 肛门直肠瘘在肛门直肠脓肿、克罗恩病以及结核的患者中较普遍。
- 肛门直肠瘘可引起疼痛并产生脓液。
- 诊断基于检查结果以及其他可视技术。
- 治疗包括外科手术,以及新近的一些非手术性的治疗方式。

大多数肛门直肠瘘起源于肛门或直肠壁上较深的腺体,有些则是因为肛门直肠脓肿引流后所致。其原因常难以确定。克罗恩病或结核病患者易患肛瘘。肛瘘也发生于有憩室、癌肿或肛门直肠损伤的患者。婴儿发生的肛瘘通常是出生缺陷所致,男婴多于女婴。连通直肠和阴道的瘘管可由放疗、癌肿、克罗恩病或妇女分娩时损伤所引起。

临床表现与诊断

合并感染的肛瘘可引起疼痛或分泌脓液。检查时可发现一个或多个瘘管的开口,或在皮肤黏膜表层下面触到瘘管。插入探针检查可确定瘘管深度和方向。通过肛门镜,用探针检查可了解瘘管内口位置。用乙状结肠镜检查可确定此瘘管是否由癌肿、克罗恩病或其他疾病所致。

治疗

以前,唯一治疗方法是手术(瘘管切开术),将肛门括约肌部分切除。如果肛门括约肌切除过多,患者可能发生难以控制排便的症状。更新的外科方法是使用先进的皮瓣(皮瓣可在瘘开口处伸展)。安装生物插头或纤维蛋白胶可替代外科手术。

如患者有腹泻或克罗恩病,术后会出现伤口不易愈合,因此通常不做手术。治疗克罗恩病的药物可帮助瘘管闭合。

直肠内异物

咽下的异物包括牙签、鸡骨和鱼刺可停留在肛门直肠交界处。灌肠器接头,手术海绵、器械,体温表以及性交时所用的刺激物,也可通过肛门无意中嵌顿于直肠。

排便过程中突然出现剧烈疼痛,应怀疑有异物刺进肛门或直肠壁,异物通常留在肛门直肠交界处。其他症状取决于异物的大小和形态,在该处停留的时间及有无感染或穿孔。

直肠指检可触摸到异物。必要时可以做腹部检查，乙状结肠镜以及 X 线检查，以明确肠壁有无穿孔。
治疗

如异物可被触及，可于肛周皮下和黏膜下注射局麻药，然后用直肠牵开器扩张肛门，抓住异物并取出。肠壁的正常运动（蠕动）通常能将高处的异物推下，使之能被取出。

少数情况下，异物无法触及或无法通过肛门取出，则需行剖腹探查手术。需要作局麻或全麻，以便将异物轻柔推向肛门或切开直肠取出异物。异物取出后应进行乙状结肠镜检查直肠是否穿孔或有其他的损伤。

痔

痔是位于直肠和肛门壁的曲张静脉。

- 压力增加导致静脉曲张。
- 肛门内或外的肿块，可引起疼痛或出血。
- 诊断基于肛门镜、乙状结肠镜或结肠镜的肛门直肠检查。
- 多数痔可自行消退，但是粪便软化剂以及坐浴可减轻症状。
- 一些痔需使用橡皮筋结扎或外科方法治疗。

直肠或肛门的静脉曲张形成痔。直肠和肛门交界线以上的称为内痔，交界线以下的称为外痔。无论内外痔均可即位于肛门内，也可能膨出肛门外。外痔可发炎，或形成血凝块（血栓）。内痔可能出血。
病因

肛门直肠部位的静脉压力增加可导致痔疮形成。这种压力可能来自怀孕、经常举重或长期用力排便。便秘使排便更加费力。在少数病人中，由于门静脉高压，有时也会导致痔的生成。
临床表现与诊断

外痔会在肛门处形成肿物。如果血栓形成（外痔血栓），肿物会非常疼痛及肿大。内痔通常不会出现明显肿物，但内痔可引起出血，典型发生于排便后，大便带血或便纸有血迹，甚至染红便桶内的水。但通常痔的出血量很少，很少引起严重出血或贫血。

痔可分泌黏液，也可产生便不尽感。肛门区域发痒不是痔的症状，但因为疼痛部位难以保持清洁，所以也可发痒。

医师通过观察肛门和直肠就可诊断肿胀和疼痛的痔疮。肛门镜和乙状结肠镜能帮助明确患者是否有肿瘤之类更严重的疾病。直肠出血的患者往往需乙状结肠镜或结肠镜检查。

痔疮的套扎

有些内痔可在门诊通过橡胶圈套扎手术使之脱落，这种方法称作橡胶圈套扎法。这种装置（圈套器）由钳子以及一端绕有 7.5cm（1/4 英尺）长的橡胶圈的圆筒所组成。圈套器通过肛镜（一种短而硬的管子）插入肛门，用钳子夹住痔疮。圆筒向前滑向钳子和痔疮，将橡胶圈推出圆筒并套在痔疮的根部。橡胶圈阻断了痔疮的血供，使之萎缩并在数天之内无痛脱落。

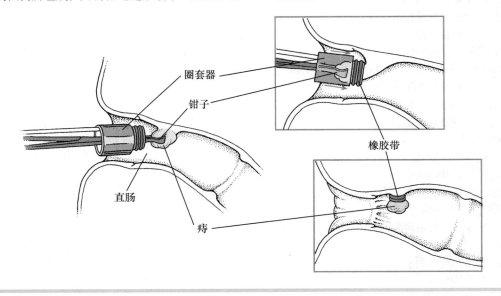

圈套器

钳子

直肠

痔

橡胶带

治疗

通常,没有症状的痔不需治疗。服用软便剂或容积性缓泻药(如欧车前)可减轻排便费力。用热水肛门坐浴可缓解症状。坐浴可用装满热水的容器或马桶进行。

通过注射能产生瘢痕组织而阻塞静脉的药物可治疗痔出血,这种治疗方法叫做注射硬化治疗。

大的内痔和对注射硬化治疗无效的痔疮可采用橡皮筋结扎治疗,使痔无痛缩小脱落,可间隔 2 周或更长时间结扎一次。还可应用激光、红外线(红外线光凝术)或电流(电凝术)破坏痔疮,达到治疗目的。

若这些方法都失败,则可外科手术切除。手术切除可导致剧烈疼痛、尿潴留以及便秘。目前新的、痛苦较少的方法有多普勒引导的痔动脉结扎,通过结扎痔动脉减少痔疮的血供。另一种技术称作痔上黏膜吻合器环切术,使用吻合器切除脱出的痔,但它的优越性及适应证并未确定。

如果痔疮出现血凝块而引起疼痛,可使用非甾体类消炎药、坐浴、局麻软膏或局部压迫治疗。经这些方法短时间治疗后,疼痛和肿胀会逐渐减轻,但血凝块需 4 ~ 6 周才会消失。若疼痛剧烈,也可在局部麻醉后切开痔静脉,有时可迅速缓解疼痛。

提肌综合征

提肌综合征是由肛门附近肌肉(肛提肌)抽搐导致的直肠偶发性疼痛。

提肌综合征以直肠痛及尾椎痛变化为主。肌肉痉挛引起的疼痛通常与排便无关。疼痛通常持续少于 20 分钟。直肠内疼痛可短而剧烈,也可是直肠上段的隐痛。疼痛可自发产生,也可在坐着时出现,并可使人从睡眠中痛醒。这种疼痛会在排气或排便后减轻。严重患者疼痛会持续几个小时且频繁发作。患者可能经历各种不成功的直肠手术,以减轻这些症状。

诊断

医师可采取体格检查排除其他导致直肠疼痛的情况(如血栓痔、瘘以及脓肿)。无论提肌松弛或紧张,体格检查结果往往正常。普遍来说,疼痛多由下背部以及前列腺疾病引起。

治疗

医师要向患者解释这种情况是良性的。其可经排气或排便、经坐浴或经服用轻度止痛药(如阿司匹林)缓解。症状更强烈时,可采取电刺激疗法(将探测器伸入肛门的高电压治疗),这种电刺激可帮助缓解提肌痉挛。

藏　毛　病

藏毛病是由于骶尾部的毛发损伤皮肤引起感染所致。

感染部位脓性分泌物聚集形成藏毛脓肿;慢性伤口引流形成藏毛窦道。

藏毛病常发生在年轻的多毛的白种男性,也可发生于女性。窦道可引起疼痛和肿胀。感染部位或其周围发现小凹,可鉴别藏毛病与其他感染性疾病。

藏毛脓肿常需切开引流。藏毛窦道也需手术切除。

直　肠　炎

直肠炎是直肠内表面(直肠黏膜)的炎症。

■ 炎症原因很多,从感染至放疗。

■ 根据病因,直肠炎可无痛,也可非常痛。

■ 通过检查直肠内表面(黏膜),可确诊。

■ 由感染引起的直肠炎可用抗生素治疗。

由于多种原因存在,直肠炎越来越常见。克罗恩病和溃疡性结肠炎可引起直肠炎。性传播疾病(如淋病、梅毒、衣原体感染、单纯性疱疹病毒或巨细胞病毒感染),尤其在男同性恋者中易导致直肠炎。

免疫缺陷的患者患直肠炎的几率也很高,尤其是单纯性疱疹和巨细胞病毒的感染。直肠炎可由特殊细菌如沙门菌引起,或因抗生素使用破坏肠道正常菌群,使其他细菌在肠道繁殖所致。通常为了治疗直肠癌或者前列腺癌,使用在直肠或其附近的放射治疗,其也是导致直肠炎的原因。

临床表现与诊断

直肠炎的典型表现是无痛性出血或直肠排泌黏液。若直肠炎由淋病、单纯性疱疹或巨细胞病毒所致,肛门和直肠可有剧烈疼痛。

通过直肠镜或乙状结肠镜检查直肠,行分泌物拭子检查或者钳取直肠黏膜组织标本活检可做出诊断。实验室检查能确定引起直肠炎的细菌、真菌或病毒。通过结肠镜还可检查肠道的其余部分。

治疗

对特异性致病菌感染者,最好治疗方法是应用抗生素。若直肠炎是因用抗生素而破坏正常肠道菌群所致,则选用甲硝唑或万古霉素,可消灭这些有害致病菌。

对放射治疗所致或病因不明者,可选用抗炎药,如氢化可的松(一种皮质类固醇激素)和美沙拉嗪治疗,两者均可作为灌肠或栓剂用药。一些皮质类固醇还可被制成泡沫剂随导管插入直肠内使用。直肠用药同时口服美沙拉嗪以及其他抗炎药,如柳氮磺胺吡啶和奥沙拉嗪,可增强效果。如上述治疗方法未能减轻炎症,可尝试直接局部应用福尔马林或口服皮质类固醇。激光或氩气刀电凝也可采用。

直 肠 脱 垂

直肠脱垂是直肠经肛门脱出。
- 直肠脱垂多在用力时(如排便)发生。
- 诊断基于各种检查和可视技术及影像学检查。
- 婴幼儿直肠脱垂多无需外科治疗,可痊愈。
- 成人直肠脱垂多需外科治疗。

直肠脱垂导致直肠由里往外翻出,从肛门口可看到暗红色、呈指状突出的直肠黏膜。可以出现直肠出血,而且经常发生尿失禁。偶尔直肠可突入阴道(脱肛)。

直肠黏膜暂时性小的脱垂,常发生在其他方面正常的婴儿,多半是由于排便用力所致,一般不严重。但在成年人中黏膜脱垂为持久性,且可能进一步恶化,导致更多直肠脱出。完全的直肠脱出称为直肠脱垂,患者多数是年过 60 岁的妇女。

应在用力排便后进行检查以明确脱垂程度。戴上手套检查肛门括约肌,常可发现肛门括约肌张力减弱。乙状结肠镜检查和 X 线钡剂灌肠检查可能发现导致直肠脱垂的基础病变。

治疗

对于婴儿和儿童,软化大便的药物可缓解用力排便的压力。排便间歇期内将臀部紧紧绑扎,常可促使脱垂自然消退。

成人常需手术治疗。手术切除可治愈直肠脱垂。其中一种手术方法是将整段直肠提高,后拉,并使其固定于骶骨上。另一种方法是将部分直肠切除,其余部分缝在骶骨上。对年老或全身状况差的患者,可进行直肠局部手术而避免开腹手术。其中一种方法就是插入一个钢丝圈或合成塑料圈套住括约肌环(Thiersch 法),切除部分直肠或多余直肠黏膜。

第 30 节

消化道肿瘤

从食管到肛门的整个消化道,以及肝脏、胆囊和胰腺,都可能出现各种非正常增生(肿瘤),有些是非癌性(良性),有些是癌性(恶性)。

食管良性肿瘤

食管的良性肿瘤很少见,通常会引发不适的症状,但是没有危险。

最常见的食管良性肿瘤是平滑肌瘤,最常见于 30 ~ 60 岁人群。大多数平滑肌瘤较小,不需治疗。小部分平滑肌瘤很大,会引起食管部分阻塞,导致吞咽困难、疼痛及不适。止痛药可暂时缓解症状,但需手术切除才能根治。

其他良性肿瘤包括结缔组织来源的(纤维血管性息肉)和与神经相关的〔神经鞘瘤〕肿瘤,很罕见。

食 管 癌

- 食管癌主要来源于食管被覆上皮细胞。
- 吸烟、嗜酒,某些感染、疾病,以及其他癌症是导致食管癌的主要危险因素。
- 典型症状包括吞咽困难、体重下降和疼痛。
- 内窥镜检查可诊断。
- 如非早期发现,多数食管癌致命。
- 治疗依靠手术以及化疗,其他治疗可减轻症状。

最常见食管癌是鳞癌和腺癌,来源于食管被覆上皮细胞,可发生于食管任何部位。可表现为食管狭窄、肿块或异常的平坦病变(斑块)及食管和气管的异常连接(瘘管)。较少见食管癌类型包括平滑肌肉瘤(食管平滑肌恶性肿瘤)以及转移癌(由身体其他部位恶性肿瘤转移来的癌症)。

美国,每年约有 15 500 的人患食管癌。男性鳞癌和腺癌发病率普遍高于女性。鳞癌好发于黑人,腺癌在白人较常见。1970 年后,美国人,尤其是白种男性的食管下端的腺癌发病率逐渐上升。

危险因素

吸烟和饮酒是两个导致食管癌最重要因素,它们对鳞癌的影响要远胜于腺癌。下述三类人群患食管癌的几率很高:①感染某种人类乳头瘤病毒的患者;②患有头颈部肿瘤的患者;③为治疗其他邻近部位的肿瘤而对食管进行放射治疗的患者。

长期食管功能紊乱,比如贲门失弛缓症、食管蹼,或曾吞食腐蚀性物质而导致食管狭窄的患者,患食管癌的几率较高。胃酸反复反流对食管的长期刺激(胃食管反流症)可引起叫做"Barrett 食管"的癌前病变。尽管在许多发达国家由 Barrett 食管演变为食管癌的患者相对较少,但 Barrett 食管发病率在逐渐升高,远超过其他食管肿瘤。

临床表现

早期食管癌易被忽视。它的首发症状就是吞咽固体食物时感到困难,随着肿瘤进一步发展,将导致食管狭窄。几周后,患者自觉吞咽软食和液体开始变得困难。即便患者仍然进食良好,体重减轻仍很常见。患者可能会有胸痛,可放射到背部。

肿瘤处于进展期时,通常侵犯不同神经及其他组织、器官。肿瘤可压迫支配声带的神经而致声嘶,压迫周围神经可产生 Horner 综合征、脊柱疼痛和呃逆。肿瘤常转移至肺可致气促,转移至肝脏致发热和腹胀,转移至骨可引起疼痛,转移至脑可引起头痛、意识模糊和癫痫发作,转移至肠道可引起呕吐、便血及缺铁性贫血,转移至肾脏常无症状。

在晚期,肿瘤可完全堵塞食管。由于不可能吞咽以致分泌物在口腔中堆积,使患者很痛苦。

诊断

如怀疑食管癌,胃镜是最好诊断工具,可经口直视食管并取少量组织(活检)及脱落细胞(细胞学刷片)供显微镜检查。钡餐(患者吞钡后 X 线显影)也能显示梗阻,但不能取组织标本。CT、B 超以及超声内镜可进一步评价肿瘤范围。

预后及治疗

食管癌通常不易诊断,除非已出现转移,死亡率很高。5 年存活率小于 5%。许多人在出现首发症状后一年之内死亡。几乎所有食管癌都是致命性的,医师的主要目标就是控制症状,尤其是疼痛和吞咽困难,这些症状使患者及家属很恐惧。

手术切除肿瘤可长时间缓解症状,但很少治愈,因为手术时肿瘤已转移。单用化疗或联合放疗可减轻症状及延长几个月生存。有时术前放、化疗联合可提高手术治愈率。其他减轻症状的治疗方法有用探条扩张食管狭窄处;安置支架使食管通畅;用肠管替代并旷置食管肿瘤;激光治疗,即用具有高能光束的激光破坏堵塞食管的癌组织。

一项最新的缓解症状技术是光刀治疗。治疗前 48 小时需静脉予以光敏感染料(对比剂)。肿瘤细胞摄取染料的能力远超过周围正常食管组织对其的摄取。当染料被经由内镜送入食管的激光所发出的光激活时,它可破坏肿瘤组织,可扩开食管。对身体状况差而不能耐受手术的患者,光刀治疗能比放疗或者化疗更快地破坏导致梗阻的癌组织。

充足营养可使各种治疗更可行和易耐受。如患者可吞咽,可饮用浓缩液状营养品。如不能吞咽,临时鼻饲或静脉营养可能必要。

因为有可能死亡,食管癌患者应做好所有必要的计划。患者应坦诚与医师讲明其对医疗服务的愿望及对临终关怀服务的要求。

胃良性肿瘤

胃良性肿瘤不大可能引起症状或成为临床问题,常未能被诊断及治疗。但偶可引起出血,通过内镜或手术可切除。

胃息肉,一种少见的向胃腔内生长的良性增生物,可能发生癌变〔它们被称作癌前病变〕。息肉常通过胃镜切除。经胃镜电凝、热疗以及高能激光束直接作用于息肉(激光疗法)。

胃　　癌

- 大多数胃癌的原因可能是幽门螺杆菌感染。
- 隐约的腹部不适、体重下降以及乏力是胃癌的典型症状。
- 最好的诊断方法是内窥镜。
- 生存率较低,癌症很可能早期转移。
- 手术可消除肿瘤或减轻症状。

大约 95% 的胃癌是腺癌,来源于胃壁的腺细胞。

美国每年大约有 21 000 人患胃腺癌。在最常见的肿瘤死亡病因中排第七位。它在特定人群中更常见:50 岁以上老年人、穷人、黑人、西班牙人、美印第安人以及北方居民。不知何故,胃癌在美国发病越来越少,在日本、中国、智利和冰岛很常见,在这些国家,筛查计划是早期发现的重要手段。

病因及危险因素

胃腺癌常始发于胃壁炎性部位,但现在许多专家相信幽门螺杆菌感染是多数胃癌的病因。

胃息肉可能演变为癌(恶性的),应予切除。如息肉中含腺体细胞、直径超过 2cm(3/4 英寸)或多发息肉,均可能癌变。

某些饮食因素曾被认为在胃癌发生中起一定作用,包括摄入高盐、高碳水化合物、大量摄入作为食品防腐而使用的硝酸盐(常用于烟熏制品)、而水果及绿叶蔬菜摄入不足。但至今未完全证明。

临床表现

胃癌早期症状不明显,易被忽视。早期症状与消化性溃疡病相似,伴烧灼感的腹痛,治疗后胃溃疡症状未缓解预示胃癌的可能性。患者可能会注意到进食少量食物即感饱胀感(早饱感)。

进食困难,维生素和矿物质吸收不良,会引起患者体重下降和虚弱乏力。即使没有其他症状,逐渐小量失血也会引起贫血,表现为疲乏、虚弱及头晕,也可因维生素 B_{12} 吸收障碍(红细胞形成所需的维生素)或因胃酸缺乏而铁吸收障碍(红细胞形成所需的矿物质)所致。少数情况下可出现呕吐大量鲜血(呕血)或黑色柏油样大便(黑便)。胃癌进展至一定程度,医师能在患者腹部触到肿块。

即使早期,小的胃癌也可能扩散(转移)至远处。胃癌扩散可引起肝脏肿大、黄疸(皮肤及巩膜黄染)、腹水(腹部膨隆,液体聚集)及皮肤癌性结节,还可扩散至骨骼,使其脆性增加而致骨折。

少见的胃恶性肿瘤

淋巴瘤是淋巴系统的肿瘤。淋巴瘤可累及胃,幽门螺杆菌被认为在一些胃淋巴瘤致病中起到一定的作用。手术常常是最初的治疗。放、化疗治疗淋巴瘤效果优于腺癌。长期生存甚至治愈成为可能。

平滑肌肉瘤(又名间质细胞肿瘤或梭形细胞肿瘤)是胃平滑肌的肿瘤。最好的治疗就是手术。如果发现平滑肌肉瘤时已转移至身体其他部位,化疗可稍稍延长其生存期。一种较新的药,伊马替尼(imatinib),被认为可有效治疗已失去手术机会的平滑肌肉瘤患者。

诊断

胃镜(可弯曲可视管道直视消化道的检查手段)是最好诊断手段,医师可直视胃,检测幽门螺杆菌及取组织标本供显微镜检(活检)。因钡餐很难发现小的早期肿瘤,不能活检,现已很少采用。若发现肿瘤,常需进一步检测胸腹部 CT 检测肿瘤是否转移至其他器官。如 CT 未发现转移灶,需行超声内窥镜(因其顶端的超声探头,可更清楚显示消化道内壁)检查肿瘤深度以及是否累及周围淋巴结。

预后和治疗

少于 15% 的胃癌患者生存期超过 5 年。肿瘤在很早就可能已转移至其他部位。如肿瘤局限于胃,手术切除可尽量达到治愈。肿瘤转移前切除整个肿瘤是治愈的唯一希望。手术方式为切除大部分胃或全胃,并清扫周围淋巴结。如果肿瘤侵及胃壁不太深,手术预后较好。在美国,手术效果常不尽人意,因为许多患者在明确诊断时病变已广泛转移。在日本,胃癌很常见,大规模公共健康筛查可帮助发现早期患者,所以治愈就更有可能。某些情况下,术后行放、化疗有所帮助。

如胃癌发生转移,手术尽管不能达到治愈,有时也缓解症状。例如,如在胃远端消化道发生梗阻,改变胃和小肠间连接的分流术可解决梗阻问题,至少暂时减轻梗阻引起的疼痛和呕吐。放疗和化疗同样可减轻症状,但疗效有限。

小肠良性肿瘤

大多数小肠肿瘤为良性,包括脂肪细胞肿瘤(脂肪瘤)、神经细胞肿瘤(神经纤维瘤)、结缔组织细胞肿瘤(纤维瘤)和肌细胞肿瘤(平滑肌瘤)。

多数小肠良性肿瘤无症状。体积稍大的肿瘤可引起便血、不全性或完全性肠梗阻,或因肿瘤使某一段肠管套入邻近一段肠管发生肠绞窄(称为肠套叠)。

小的良性肿瘤可通过内镜电凝(电切术)、热疗(热消融)或直接用高能光束(激光治疗)破坏其生长。对于大一点的肿瘤,手术还是必要的。

小 肠 癌

- 常见症状是血便,但有时肿瘤会致肠道梗阻,引起腹部绞痛或呕吐。
- 诊断基于各种肠道可视技术,如内窥镜及钡餐。
- 治疗的最好方法是手术。

小肠恶性肿瘤很少见,在美国每年发病少于 6000 例。腺癌是小肠癌中最常见类型。腺癌由小肠壁的腺细胞发展而来。患小肠克罗恩病的患者更易患小肠癌。

少见小肠肿瘤

小肠壁腺细胞可发生良性肿瘤,常常分泌激素,从而导致腹泻和皮肤泛红。化疗及其他类型的药物有时可控制由良性肿瘤所致的症状。

淋巴瘤(淋巴系统的肿瘤)可发生于小肠的中间肠段(空肠)或者低位肠段(回肠)。淋巴瘤可使得部分肠管变得僵硬或者延长。这种肿瘤在腹腔疾病的患者当中更常见。化疗和放疗可帮助控制症状,而且有时可延长生存时间。

平滑肌肉瘤发生于小肠壁的肌肉。手术切除后行化疗可稍延长患者的生存时间。

临床表现与诊断

腺癌可引起肠出血,表现是便血及梗阻,若上述症状轮流出现可导致痉挛性腹痛、腹部膨隆和呕吐。

医师可使用内镜(易弯曲的可视管道)由口伸入至十二指肠和空肠(小肠近端),对肿瘤定位及行组织活检(取一小块组织标本用于显微镜检)。医师通过肠镜(过去被用于观察低位消化道的内镜)由肛门进入、经过全结肠至回肠,有时可发现回肠肿瘤。钡剂 X 线检查可以显示全部小肠,可以用来显示肿瘤的大概轮廓。一种无线摄像胶囊摄像头也可用于观察小肠肿瘤。小肠出血时可选择小肠动脉造影(行 X 线片前于动脉内注入不透光染料)。同样,放射性锝也可被注入动脉内;当它漏入小肠时,X 线片上可显影,同时帮助定位肿瘤出血部位,手术可明确止血。有时外科探查术也有必要用于鉴别小肠肿瘤。

治疗

　　对于所有类型肿瘤的最好治疗是手术切除。术后化疗和放疗不延长生存时间。

结直肠息肉

- 一些息肉由遗传因素造成。
- 最常见症状是直肠出血。
- 结肠镜可用于诊断。
- 手术切除息肉是最好治疗方法。

　　息肉是长于结肠或直肠壁上、凸向结肠或直肠肠腔的组织,可是癌性或良性。息肉大小的变化不容忽视;息肉体积越大,越有可能是癌性或是癌前病变。可带蒂也可无蒂;无蒂息肉比有蒂息肉更有可能癌变。腺瘤状息肉是由肠壁内的原始腺细胞组成,很可能癌变,换言之,它们是癌前病变。锯齿状腺瘤是一种在腺瘤中具有很强侵袭性的类型。

　　遗传因素:一些息肉是遗传因素造成,如家族性腺瘤性息肉病以及黑斑息肉综合征。

　　家族性多发性息肉病患者童年或青少年时在全结肠和直肠就可发现 100 个或更多癌前病变性息肉。在几乎所有未治疗的患者中,40 岁之前患者通常都会发展成为结肠癌或直肠癌。家族性多发性息肉患者常并发其他并发症(以前称为加德纳氏综合征),通常是各种类型的非恶性肿瘤。这些良性肿瘤可发生在全身任何部位(例如皮肤、头颅或下颌)。

　　在黑斑息肉综合征中,胃、小肠和大肠会出现许多小息肉。在患者脸上、嘴里、手上和脚上会出现众多蓝黑色斑点,除了口中,这些点通常在青春期时褪色。黑斑息肉综合征患者的其他器官恶性肿瘤如胰腺癌、小肠癌、结肠癌、乳腺癌、肺癌、卵巢癌和子宫癌的危险增加。

? 你知道吗……

有种遗传疾病可使患者结肠中出现数百个息肉。如不治疗,几乎所有患者都会在 40 岁前发展为癌症。

临床表现与诊断

　　大多数息肉不引起症状。最常见症状是直肠出血,大息肉还可引起痉挛、腹痛或肠梗阻。有手指状突起的大息肉〔绒毛状腺瘤〕可分泌水和盐,导致严重的水样腹泻,导致血钾水平偏低(低钾血症)。罕见情况下,有长蒂的息肉从肛门脱出。

　　直肠息肉可在医师直肠指检时发现,但通常是在乙状结肠镜检查(用于检查大肠远端的可视管道)时发现。如果乙状结肠镜检查发现息肉,应进一步做结肠镜检查,更全面更可靠检查整个结肠,因为通常不止一个息肉存在,它们有可能会癌变。结肠镜检时医师可在任何怀疑出现癌变部位取活检(取少量组织标本供显微镜检查)。

治疗

　　因为有癌变可能,医师通常会建议切除大肠和直肠的所有息肉。结肠镜检时可通过电切设备或通电圈套器切除息肉。如息肉无蒂或通过结肠镜不能切除,需腹部手术切除。

　　如被切除的息肉病检提示癌变,是否需治疗取决于肿瘤是否已转移。如危险性低,则不需进一步治疗。如危险性高,尤其肿瘤已侵犯息肉蒂时,需手术切除受侵肠段,然后将剩下的肠段端端吻合。

　　息肉切除 1 年后,应用结肠镜检查复查全结肠及直肠,然后由医师决定时间间隔,定期复查。如因大肠狭窄不能作结肠镜检查,应作钡灌肠 X 线检查。

　　对于家族性多发性息肉病的患者,大肠和直肠全切术消除了癌变危险。也可只作大肠切除术,而把直肠与小肠相连接,这种术式有时可以使直肠息肉逐渐消失,许多专家都推荐这种手术方法。以后每 3 ~ 6 个月用乙状结肠观察直肠残余部分,如有新息肉,随时切除。但如新息肉出现太快,仍需直肠切除术,将小肠开口于腹壁。这种将小肠开口于腹壁的外科手术称为回肠造瘘术。身体内的废物最终通过造瘘口排入一次性口袋中。

　　一些非甾体类抗炎药被研究用于逆转家族性多发性息肉病患者息肉生长能力,但这种效果是暂时的,停药后息肉重新生长。

结 直 肠 癌

- 家族史和一些饮食因素增加结直肠癌患病风险。
- 典型症状包括便血、疲乏以及虚弱。
- 对于年龄大于 50 岁的人群,筛查很重要。
- 结肠镜常用于诊断。
- 若能早期发现肿瘤,常能治愈。
- 可手术切除肿瘤。

　　几乎所有的大肠、直肠癌(结直肠癌)都是腺癌,它们发生于大肠(结肠)和直肠的黏膜。结直肠癌通常开始表现为大肠和直肠黏膜上或者息肉上纽扣大小的隆起。肿瘤继续生长,开始侵犯结直肠壁。附近淋巴结同时也被侵犯。来自结肠和大部分直肠壁的血液最后被运送至肝脏,结直肠癌在邻近淋巴结转移后通常很快转移至肝脏。

结肠造口术

在结肠造口术中,大肠(结肠)被切断。剩余的大肠将通过已有的开口连于皮肤表面。它将被缝合至皮肤上。粪便则通过开口进入装粪便的口袋。

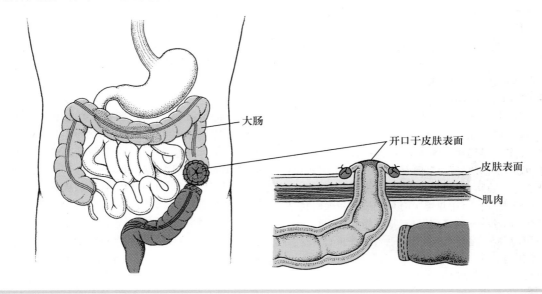

大肠

开口于皮肤表面
皮肤表面
肌肉

在西方国家,大肠和直肠癌是最常见的癌症之一,也是导致癌症死亡的第二位原因。结直肠癌发生率在 40 岁开始增加,60～75 岁达高峰。在美国,每年约153 000人患结直肠癌,每年因结直肠癌死亡约 52 000 人。结肠癌在女性患者较常见;直肠癌在男性患者常见。大约 5% 的结肠癌或直肠癌患者在结肠和直肠有两个或更多病灶,并非简单从一个病灶转移至另一个所致。

危险因素

有结肠癌家族史者患结肠癌的几率更高。有多发性息肉病家族史的患者同样患结直肠癌的危险性增高。

同样,患溃疡性结肠炎和克罗恩病患者发生癌变的风险增高。这种风险与患者的患病年龄和病程有关。

喜食高脂低纤维的人患此病几率很高。长时间处于污染的空气和水中,尤其是工业致癌物质(致癌物),也可能是一个原因。

家族型非息肉病性结直肠癌(HNPCC):HNPCC 来自遗传基因突变,其中 70%～80% 的患者会患有癌症。通常 50 岁之前 HNPCC 就会发展为结直肠癌。他们患其他肿瘤的风险也增加,尤其是子宫内膜癌、胃癌、小肠癌和卵巢癌。

临床表现

结直肠癌生长缓慢,在很长一段时间无症状。症状取决于癌肿类型、部位及侵及扩散程度。

由大便隐血(肉眼看不见)所致的疲乏和虚弱可是患者仅有症状。左半(降)结肠的肠腔直径较小,而且粪便是半固体状,左半(降)结肠肿瘤可能在早期就可能引起肠梗阻。癌肿在此段结肠常呈环状生长,引起便秘和腹泻交替。患者可因痉挛性腹痛或严重腹痛和便秘就诊。由于右半(升)结肠肠腔直径较大,且肠内容物为液态,直到癌肿晚期才出现肠梗阻症状。癌肿被发现时,肿瘤已大到医师可经腹壁扪及。

大多数结肠癌患者的出血通常缓慢。患者粪便可呈条形或血混于粪便中,但通常看不见血,需大便隐血试验检出。直肠癌最常见首发症状是排便时便血。任何时候的直肠出血,即使知道患者有痔疮或憩室,医师都要考虑癌肿的可能。直肠癌患者还可出现排便时疼痛和排便不尽的感觉。除非直肠癌扩散到直肠外组织,直肠癌本身一般不引起疼痛。

诊断

筛查:早期诊断有赖于早期筛查。大便可行隐血试验。为保证化验结果准确,患者在留取粪便标本前应进食 3 天高纤维不含牛羊肉的食品。换言之,医师可在直肠指检时检查大便,医师戴上手套后伸进患者直肠。如果发现有血,需进一步检查。

乙状结肠镜(用于检查大肠低位部分的可视管道)是筛查诊断的另一步骤。有高危因素的患者需结肠镜检,需检查整个大肠。可疑癌变新生物,可通过结肠镜上的手术仪器切除,有些须常规手术切除。

结肠癌分期

　　0 期:肿瘤局限于有息肉的大肠(结肠)的黏膜层内。这阶段的肿瘤患者有超过 95% 的人生存期至少是 5 年。

　　1 期:肿瘤扩散至大肠的黏膜层和肌肉层之间。(黏膜层和肌肉层之间富有血管、神经和淋巴结。)这阶段的肿瘤患者有超过 90% 的人生存期是 5 年以上。

　　2 期:肿瘤侵犯至肌肉层和浆膜层之间。这阶段的肿瘤患者大约有 55%～85% 的人生存期在 5 年以上。

　　3 期:肿瘤扩散已透过浆膜层并转移至附近的淋巴结。这一期的患者大约只有 20%～50% 的人生存期在 5 年以上。

　　4 期(无图):肿瘤转移至其他脏器,如肝脏、肺、卵巢或者腹腔内。这一期只有少于 1% 的患者生存期大于 5 年。

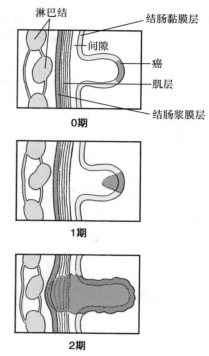

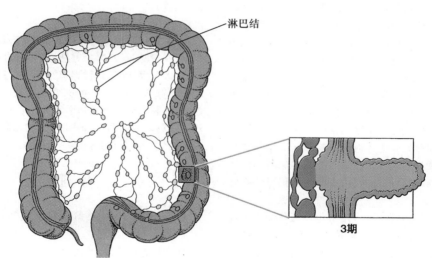

　　CT 结肠造影可通过一个特殊 CT 装置形成结肠三维图像。这种技术需患者服下造影剂,通过直肠将结肠充气,是通过观察模拟常规结肠镜的高清三维图像。虚拟结肠镜适用于无法或不愿忍受常规结肠镜检查的患者,但是它的敏感度较低,而且高度依赖设备。虚拟结肠镜不需镇静剂,但仍需排空粪便,且充气可能会有不适。另外,不同于常规结肠镜,这种技术无法进行活检。

　　胶囊内窥镜前景较好,但目前还有很多技术问题,限制它的使用。

　　诊断测试:便中带血的患者(也包括乙状结肠镜发现异常的患者)需行结肠镜检查。发现其他病变时,需在结肠镜检查时切除。

　　一旦确诊肿瘤,医师需行腹部 CT、胸片和常规实验室检查,寻找是否有转移、是否有贫血和评估患者整体条件。

血液学检查不用于结肠癌诊断,但可帮助医师监测术后疗效。如患者术前癌胚抗原(CEA)水平很高而术后水平很低,以后一旦发现水平又增高提示肿瘤复发。其他两种肿瘤标志物,CA199 和 CA125 作用同 CEA,在结肠癌患者它们的水平有时会增高。

治疗与预后

结肠癌转移前,若及早切除最有可能治愈。即使没有发现转移灶,癌肿若已侵及很深或穿透肠壁常提示肿瘤已转移。手术是结肠癌的主要治疗手段,肿瘤仅限于肠道内壁时,治愈率大约 90%,肿瘤穿透肠道内壁时,治愈率约 70%,肿瘤有腹部淋巴结转移时,治愈率 30% ~ 50%。

在大多数结肠癌患者,手术切除癌肿肠段及邻近淋巴结,再吻合剩余肠段。当结肠癌患者的癌肿穿透大肠壁,转移至邻近的一些淋巴结,手术切除可见的癌肿,术后化疗可延长生存期,但效果有限。

直肠癌的手术类型取决于癌肿距肛门的距离和癌肿浸入肠壁的深度。直肠与肛门全切术会给患者留下永久的结肠造瘘,即经手术方法在大肠和腹壁之间造口,大肠内容物将通过腹壁开口排入盛粪便的袋子。如有可能,可仅切除部分直肠,留下部分直肠和完整肛门,并将此段直肠连接于大肠断端。

当直肠癌已穿透直肠壁并转移至附近一组数目有限的淋巴结群,手术切除所有肉眼可见直肠癌后行化疗可延长生存。同样,手术切除可见的直肠癌后放疗有助于控制其残余肿瘤生长,延迟肿瘤复发,延长生存。

当肿瘤转移至远离结肠或直肠淋巴结、至腹腔或其他脏器,肿瘤就不可能单单通过手术治愈。一般生存时间 7 个月。对于结直肠癌已有远处转移的患者,术后予以 5-氟尿嘧啶化疗(有时加用其他药物)作为患者治疗的一部分,但化疗对延长生存时间影响很小。医师常与患者、患者家属及其他医务工作者讨论的是患者的临终关怀事宜。即使肿瘤已广泛转移,有时手术仍可解除肠梗阻和减轻症状。

当肿瘤仅转移至肝脏,可直接将化疗药物注入供应肝脏的动脉中。手术将一小泵埋植于患者皮下,或体外携带一小泵,使患者在接受动脉注射化疗时可走动。这种治疗比普通化疗好处多,但还需进一步研究。如肿瘤已转移至肝脏以外,这种方法无效。

对于那些因为身体状况太差而不能耐受手术的患者,治疗可采用"干燥疗法",包括使肿瘤干燥和使肿瘤缩小。干燥疗法可使用带有电荷的探针伸入肿瘤表面(烧灼设备)或用带电的氩气设备(氩等离子凝固剂)使肿瘤表面干燥;两种设备都可通过结肠镜。干燥疗法可减轻症状并通过削减肿块来延长患者生存,但很少可治愈肿瘤。

肛 门 癌

- 肛门癌的危险因素包括某些性传播疾病。
- 典型症状包括便血、疼痛和时而出现的肛门瘙痒。
- 确诊需肛门指检和活检。
- 治疗包括手术或化疗加放疗或放疗加手术。

肛门癌由紧靠肛周的皮肤细胞发展而来,或由肛门与直肠(肛管)之间的移行带细胞发展而来。不同于直肠和大肠癌的是,直肠大肠肿瘤类型几乎都是腺癌,而肛门癌几乎都是鳞癌。

在美国,每年大约 4000 人患肛门癌。女性肛门癌发生率几乎是男性的两倍。肛门癌病因不清,但肛交使患病风险升高。感染特殊类型、由性传播的人类乳头瘤病毒(HPV16 型)和性病性淋巴肉芽肿已被证实可能是病因之一。

临床表现与诊断

肛门癌患者常出现大便时出血、疼痛和有时感肛周瘙痒。有 25% 的肛门癌患者无症状,只在常规检查时被发现。

诊断肛门癌,医师首先需检查肛周皮肤有何异常。医师戴手套探察肛门和低位直肠,检查任何与周围不同的异常部分,同时可从异常区域取少量组织用于显微镜检(活检)。

治疗

放、化疗联合可能取代其他治疗,有时也联合手术。手术是一种满意的治疗方法,虽然在术中医生需要非常小心,以免损伤肛门括约肌功能。肛门括约肌可保持肛门紧闭直到患者需排便时,它的损伤意味着大便失禁。放、化疗联合或放疗联合手术治愈了许多肛门癌的患者,70% 或更多患者生存超过 5 年。初治后随访期间行活检显示复发患者有必要行进一步手术。

胰 腺 癌

- 吸烟、慢性胰腺炎和长期糖尿病是胰腺癌的危险因素。
- 典型症状包括疼痛、体重下降、黄疸和呕吐。
- CT 是最准确的检查手段。
- 胰腺癌常常致命。
- 手术可能治愈未转移的患者。

大约 95% 胰腺癌是腺癌,通常来源于胰管内侧的腺细胞。大多数腺癌发生在靠近小肠的前端(十二指肠)的胰头。

胰腺癌在美国有逐渐增加的趋势,每年约 37 000 人患病。胰腺癌通常 50 岁以前不发病,诊断的平均年龄 55 岁。男性发病率为女性的两倍。胰腺癌在吸烟者的发病率是非吸烟者的 2~3 倍。酒精以及咖啡因并不像是危险因素。慢性胰腺炎患者及长期糖尿病患者的癌变几率也很高。

少见的胰腺恶性肿瘤

胰腺的囊腺癌是胰腺癌的一种少见类型,由液性的、良性的囊腺瘤发展而来,常引起上腹疼痛,而且可长得很大以至于医师可透过腹壁扪及。诊断常靠计算机 X 线断层扫描(CT)和超声扫描胰腺。仅 20% 的这类患者在行手术时已发生了转移。所以,囊腺癌的预后比胰癌好。如果肿瘤未发生转移且整个胰腺已手术切除,患者有 65% 的机会生存在 5 年以上。

胰管内肿瘤是最新发现的一种类型,以主胰管扩张、产生大量黏液和偶感疼痛为临床表现。30% 是恶性的,但现仍不清楚管内肿瘤是如何发生和发展的。因为一般的检查无法区别这种肿瘤到底是恶性还是良性,所以对怀疑有胰管内肿瘤的患者,手术是最佳的诊断及治疗措施。

临床表现

胰头肿瘤可影响胆汁(肝脏产生的消化液)排泄入小肠。由胆道梗阻引起的黄疸(皮肤和巩膜的黄染)是典型首发症状。黄疸引起的并发症是全身瘙痒,主要由于胆盐晶体沉积于皮下所致。呕吐是由于肿瘤位于胰头阻止胃内容物进入小肠(胃流出道梗阻)或小肠本身梗阻。

并发症

胰体或胰尾的腺癌(胰腺的中间部分和远离十二指肠部分)常无症状,直到肿瘤长至很大。90% 的患者在诊断明确时已转移至胰腺以外。胰腺癌通常转移至附近淋巴结、肝脏或肺。典型首发症状是疼痛和体重减轻。诊断时,90% 的患者有上腹疼痛,通常是剧烈疼痛并放射至背部,而且明显体重减轻。

胰体或胰尾的腺癌可引起脾(产生、监控、储存和破坏血细胞的器官)静脉梗阻,导致脾脏增大〔巨脾〕。梗阻还可引起食管〔食管静脉曲张〕和胃底周围的静脉肿胀和扭曲(曲张)。可能会导致严重的大出血,尤其是食管曲张静脉破裂时。

诊断

早期诊断胰体或胰尾肿瘤很困难,症状出现晚,而且体检和影像均正常。怀疑胰腺腺癌时,最准确的诊断检查是计算机 X 线断层摄影术(CT)。其他常用检查有超声、内镜下逆行性胰胆管造影(ERCP)和磁共振(MRI)。

为明确诊断,医师需在超声或者 CT 引导下用穿刺针经皮穿刺取胰腺少量组织作显微镜检(活检)。但穿刺常常失败,而且引起肿瘤细胞经穿刺部位扩散。同样方法可用于肝穿活检,明确是否肿瘤转移至胰腺。如以

上检查均正常,但医师仍考虑胰腺癌,可手术探查。

治疗与预后

胰腺癌被发现前通常已发生远处转移,预后很差。明确诊断后只有少于 2% 的患者生存期超过 5 年。唯一可治愈的希望就是手术,仅有 10%~20% 的未转移患者可以实行手术治疗。手术是仅切除胰腺或一起切除胰腺和十二指肠。术后仅 15%~20% 患者生存 5 年。化疗和放疗不可延长生存或从根本上提高生存率。

轻度疼痛可用阿司匹林或对乙酰氨基酚来减轻。但大多数时候,需用强效止痛药,如口服可待因或吗啡。对于 70%~80% 的剧痛患者,注射药物至神经阻止疼痛传导可减轻患者疼痛。胰腺消化酶的缺乏可口服胰酶制剂治疗。如糖尿病发展,胰岛素治疗很有必要。

胆道流出道梗阻可在肝脏和胆囊排出胆汁的管道放置支架来减轻。在许多患者,肿瘤最终会阻塞支架以上或者之下的所有流出道。另一种姑息疗法是通过手术在梗阻旁另建通道分流。例如,小肠梗阻后,直接将胃与梗阻段以下小肠连接另建通道分流。

大多数胰腺癌患者最终死亡,医师常与患者、患者家属及其他医务工作者讨论临终关怀事宜。

胰腺内分泌肿瘤

胰腺内分泌肿瘤由分泌激素的胰腺细胞发展而成。这些肿瘤本身可或不可分泌激素,且可能恶性,也可能良性。尽管有的肿瘤不分泌激素(无功能型肿瘤)且非恶性,但它们会阻断胆道或小肠或流血入胃肠道。功能型肿瘤会分泌大量特定激素,引起各种症状。

胰岛素瘤

胰岛素瘤是胰腺肿瘤当中一种特殊类型,它可分泌胰岛素(降低血糖的激素)。

仅 10% 胰岛素瘤是恶性的。

临床表现

症状由低血糖引起,常发生在未进食几小时后(常在清晨空腹整夜禁食后)。症状包括面色苍白、虚弱、发抖和感觉心跳加快(心悸)、大汗、精神紧张和明显饥饿感。其他症状包括头痛、意识模糊、视力异常、重心不稳和性格改变。低血糖甚至可导致意识丧失、惊厥和昏迷。

诊断与治疗

胰岛素瘤诊断很困难,医师可在患者有症状时进行血液检查。检查包括血糖水平和胰岛素水平。非常低的血糖和非常高的胰岛素水平常提示胰岛素瘤。由于很多患者只是偶尔出现症状,因此常需患者住院,在严密监视下,空腹至少 24 小时有时甚至空腹达 72 小时后,才出现低血糖症状,此时抽取血液检查血糖浓度和血胰岛素水平,检测胰岛素瘤是否存在。

如血液检查提示胰岛素瘤,须准确将肿瘤定位,可用影像学检查,如超声内镜(内窥镜顶端放置超声探头,更清楚观察消化道内壁)或 PET 可定位肿瘤。但有时仍需手术探查才能定位肿瘤。

胰岛素瘤的初治是手术切除,治愈率大约 90%。当胰岛素瘤不能被完全切除且症状持续存在时,氯甲苯噻嗪和奥曲肽可帮助控制血糖不至于降至太低。药物化疗,如链脲菌素和 5-氟尿嘧啶,可有助于控制肿瘤。

胃泌素瘤

胃泌素瘤常是一种常见于胰腺或十二指肠(小肠的开始部分)肿瘤,它产生过多的胃泌素,刺激胃分泌胃酸和酶,引起消化性溃疡。

该病大多数患者都有几个胃泌素肿瘤分散在胰腺内或胰腺旁,约一半肿瘤为恶性。有时,胃泌素瘤是遗传性疾病多发性内分泌瘤的一部分,该肿瘤起源于多种内分泌腺细胞,如胰腺分泌胰岛素的细胞。

临床表现与诊断

胃泌素瘤分泌过多胃泌素,引起的症状称为卓-艾综合征。症状为胃、十二指肠和肠道其他部位的顽固性消化性溃疡所致。而 25% 的卓-艾综合征患者在明确诊断时并没有发现溃疡。还可发生胃肠道穿孔、出血和梗阻,有时致命。一半以上胃泌素瘤患者的症状轻重类似其他原因引起的消化性溃疡。25%~40% 患者的首发症状是腹泻。

当患者频繁发作消化性溃疡,且存在多发性溃疡,并对常规溃疡治疗无效时,应怀疑胃泌素瘤。血液学检查发现胃泌素异常增高是最可靠的诊断性指标。

一旦血液检查诊断为胃泌素瘤,医师需要几种影像学技术定位肿瘤。可用于胃泌素瘤影像学检查有 CT、超声内镜、PET 和动脉造影术,因为肿瘤通常都比较小,可能难以发现。

治疗

大剂量质子泵抑制剂可有效降低胃酸水平和暂时缓解症状。约 20% 没有多发性内分泌腺瘤的患者,能通过手术切除胃泌素瘤治愈。如这些治疗均无效,全胃切除很有必要。这种手术没有切除肿瘤,只是在切除产生胃酸的胃后,胃泌素不再刺激胃分泌酸而产生溃疡。如胃切除后,每日口服补充足铁剂、钙剂和每月注射维生素 B_{12} 很有必要,因为促进这些营养物质吸收的胃酸已不存在。

如恶性肿瘤已扩散至身体其他部位,化疗有助于减少肿瘤细胞数量和减低胃泌素水平。但这种治疗不可能治愈肿瘤,因为这种肿瘤最终是致死性的。

血管活性肠肽瘤

血管活性肠肽瘤是产生血管活性肠多肽(可导致严重水样泻的物质)的非常少见的胰腺肿瘤。

约 50%~70% 的这种肿瘤是恶性的,约 6% 血管活性肠多肽瘤患者出现于多发性内分泌肿瘤。

临床表现

主要症状是经久不愈的大量水样腹泻,患者一天可产生 1000~3000 毫升大便,会引起脱水。50% 的患者腹泻是持续的,且在间歇期,腹泻严重程度随时间有所变化。

腹泻会使患者丢失大量身体正常的盐,使患者出现低血钾和酸中毒。这些变化会引起昏睡、肌无力、恶心、呕吐以及痉挛性腹痛。有些人会出现脸红。

诊断与治疗

通过患者症状和血中升高的血管活性肠多肽可做出诊断。血中血管活性肠多肽升高的患者可使用超声内镜或 PET 确定血管活性肠肽瘤的位置。

早期需补充液体和电解质。必须补充碳酸氢钠弥补在大便中的丢失,防止酸中毒。尽管补液,因为水和电解质持续丢失而导致脱水,医师会发现难以持续性的去补充水和电解质。

药物奥曲肽通常可控制腹泻,但有时需大剂量。手术切除肿瘤病灶可使约 50% 患者治愈。手术可暂时缓解已转移的肿瘤患者,化疗无效。

高血糖素瘤

高血糖素瘤是胰腺的一种肿瘤,可产生高血糖素,升高血糖,并引起特征性皮疹。

约 80% 的这类肿瘤是癌性的,但生长缓慢,许多患者在诊断后可存活 15 年或更久,发病平均年龄为 50 岁,80% 为女性。

临床表现与诊断

高血糖引起糖尿病症状。患者常有体重下降。90% 的患者最突出的临床表现是脱落红褐色皮疹〔坏死性移行性红斑〕和显现平滑光亮的橘红色舌质改变。口角也有皲裂。皮疹可引起剥脱,开始出现于腹股沟区,然后移至两侧臀部、双上肢前臂和双下肢。

血中很高的高血糖素水平即可诊断本病,进一步通过腹部 CT 与超声内镜可定位肿瘤。如果 CT 无法发现肿瘤,可使用 MRI 或 PET。

治疗

理想治疗是切除肿瘤,消除所有症状。但如肿瘤不能切除或者肿瘤已扩散,化疗可降低高血糖素水平,减轻症状。但化疗不能提高生存率。

奥曲肽也能降低高血糖素水平,消除红斑,恢复食欲和增加体重,但可能升高血糖。可用含锌软膏治疗皮肤红斑,有时还需静脉输入氨基酸和脂肪酸治疗皮肤红斑。

第 31 节

胃肠道急症

一些胃肠道疾病是致命的,多数情况需紧急手术。

这些胃肠道急症通常伴有剧烈腹痛。如患者表现为腹痛,医师必须决定是行急诊手术明确病因,同时治疗腹痛,还是等检查结果出来后再决定是否手术。腹部急诊手术指征有肠梗阻、脏器破裂(如胆囊、阑尾、肠道)或者脓肿(积满脓液的液性包裹)。

消化道出血,通常没有典型的疼痛,但却是致命的。医生会使用消化内镜去寻找并治疗出血来源。

腹腔脓肿

脓肿是脓液形成的包裹,通常由细菌感染所致。

- 多数患者会持续腹痛和发热。
- CT 以及其他影像学检查可鉴别脓肿和其他疾病。
- 治疗包括引流脓液和服用抗生素。

腹腔脓肿可形成于膈下、腹腔、盆腔内或后腹膜后。脓肿还可形成于腹部器官内或器官(如肾脏、脾、胰腺、肝脏或者前列腺)周围。

病因和临床表现

通常,腹腔脓肿由外伤、感染、肠穿孔或其他腹部器官感染转移所致。有时,腹部外伤或腹部手术后会形成脓肿。特异症状取决于脓肿所在部位,但多数患者会有腹部持续疼痛或不适,感到萎靡不振,并常伴有发热。其他症状包括食欲缺乏和体重下降。

膈下脓肿可由于脓液(如来自穿孔阑尾)受腹腔脏器压力向上移动形成,也可因膈随呼吸不停移动产生的抽吸而形成。症状包括咳嗽、呼吸时疼痛和一侧的肩痛——这种疼痛发生是由于支配肩和膈的神经是同一神经,而大脑无法正确判断疼痛来源。

腹腔中的脓肿可因阑尾穿孔、肠穿孔、炎症性肠病、憩室病或腹部外伤所致。腹痛常局限于脓肿所在部位。

盆腔脓肿病因可与形成于腹腔脓肿的原因相同或来源于妇科感染。症状可包括腹痛、肠激惹后的腹泻和膀胱受刺激后的尿频、尿急。

腹膜后脓肿位于腹膜后,被膜衬于腹腔内和脏器上。病因与腹腔内脓肿相同,包括阑尾炎和胰腺炎。疼痛常位于较低的后背部,患者在活动髋部和大腿时疼痛加重。

典型胰腺脓肿形成于急性胰腺炎后。症状有发热、腹痛、恶心和呕吐,这些症状常出现在患者胰腺炎恢复后一周内或一周后。

肝脏脓肿可由细菌或阿米巴(单细胞寄生虫)引起。

肝脏的细菌可来自感染的胆囊、穿透性或钝器伤、腹腔内感染(附近的脓肿)、随血流而至的其他部位感染。来自小肠感染的阿米巴原虫通过淋巴管道入肝脏。肝脏肿症状包括食欲减退、恶心和发热。患者可有腹痛或无腹痛。

脾脓肿的来源包括:随血流而至的其他部位感染、脾脏损伤、附近脓肿播散(如膈下脓肿)。疼痛常位于左侧腹、后背或左肩。

诊断

医师容易误诊脓肿,因为其初始症状较轻微,多被误诊为其他不那么严重的疾病。当怀疑脓肿时,医师通常行 CT 或超声或 MRI 检查。这些检查可用于脓肿和其他疾病的鉴别(如肿瘤或囊肿)以及明确脓肿大小和部位。因为脓肿和肿瘤常引起类似症状,而且二者在影像学上也很相似,为明确诊断有时需获得脓液标本或手术切除脓肿用于显微镜检查。

治疗

几乎所有腹腔脓肿的脓液均需引流,手术或经皮穿刺均可。医师常需在超声或 CT 定位下穿刺。引流同时常需合并使用抗生素,防治感染扩散,而且以利于完全消灭感染灶。实验室分析出的细菌可帮助医师有效选择抗生素。未行引流仅靠抗生素治愈脓肿的情况很少见。如经皮穿刺无法安全引流,则需手术治疗。

维持良好而充足的营养供应非常重要。患者可使用胃肠管或者由静脉接受营养治疗。

腹壁疝

腹壁疝是肠道通过腹壁开口或薄弱处的突出。

- 腹壁疝会出现明显膨隆,但几乎无不适。
- 通过体格检查或超声可做出诊断。
- 手术可修复疝。

腹壁疝非常常见,尤其在男性。美国每年有约 700 000 万疝手术患者。疝通常因出现部位命名。

多数部位的腹壁厚且强硬,故疝多出现在腹腔先前有开口后关闭的薄弱部位。提重物或用力会使疝更加明显,但不是引起疝的原因。

腹股沟疝:腹股沟疝出现于腹股沟三角区或阴囊内,男性常见。有两种类型,直疝及斜疝,取决于疝出现的部位。

脐疝:脐疝出现在肚脐附近,很多新生儿有小脐疝,因为脐带血管并未完全闭合。成人出现脐疝多由于肥胖、怀孕或大量腹水。

股疝：腹股沟韧带下方大腿之间可能出现疝，股动静脉由此从腹腔进入大腿。这种疝更常见于女性。

切口疝：有时腹壁手术切口处会形成疝。这种疝可在术后多年出现。

嵌顿和绞窄：有时，疝中的一段肠道会被卡住，称为嵌顿。很少见的情况是疝口很紧，以至肠道血供中断，称为绞窄。绞窄发生时，嵌入肠段会在 6 小时内坏疽，坏疽会导致肠道坏死，坏死的肠道通常会发生穿孔，导致腹膜炎、休克，如不及时治疗，会危及生命。

临床表现

多数患者在疝发生部位发现膨隆。有时疝仅会在提重物、咳嗽或用力时出现。通常患者没有或几乎没有不适，且膨隆可被医生或患者推回入腹腔。嵌顿性疝症状无异，但其疝囊无法推回。绞窄性疝会出现持续、逐渐增强的疼痛，典型的还伴随恶心、呕吐，疼痛常无法减轻，且触痛明显。

诊断

诊断基于检查结果。腹股沟肿块有时看起来像疝，而可能是肿大淋巴结或隐睾。阴囊肿大可能是精索静脉曲张或精液囊肿所致。有时需超声做出诊断。

治疗

婴幼儿脐疝很少发生绞窄，一般不用治疗，多数在数年后自行消失。大脐疝可在 2 岁后修复。

其他几种疝更可能发生绞窄，诊断确立时，医生通常手术修复。如是嵌顿性或绞窄疝，需急诊手术。其他情况可在患者合适情况下择期手术。

用胶带或绷带固定疝对患者可能比其他方法舒适，但这种方法不降低绞窄风险，也不能使疝口闭合，因此不推荐。只有脐疝可不经治疗自行消失。

急性肠系膜缺血

急性肠系膜缺血时流入部分肠道的血流突然阻断，导致坏死和穿孔。
- 突然发生的剧烈腹痛。
- 可行血管造影检查。
- 需急诊手术。

急性肠系膜缺血有几种原因。可能由血栓或来自心脏或主动脉的动脉粥样硬化斑块（动脉中由胆固醇或其他脂肪物质形成）形成小肠动脉栓塞引起。血栓可能在小肠动脉或静脉中自发形成，阻塞血流。有时血流并未被完全阻断，仅由于心脏低输出量（心力衰竭或休克）或某些药物（如可卡因）导致的血流量低。一般而言，年龄大于 50 的患者会承担非常大的风险。

血流阻断大于 10 ~ 12 小时会导致受累肠道坏死，使肠道细菌入侵身体系统。肠道坏死可致休克、器官衰竭

或死亡。

临床表现

起初，患者会有剧烈腹痛，通常发生突然，但仅仅有轻度压痛。这种疼痛与触痛明显不成比例对医生来说是重要线索。随病情发展，肠道开始坏死，腹部出现压痛。

诊断与治疗

如医生可早期做出诊断，患者通常恢复较好。如直到部分被影响肠道坏死才做出诊断，70% ~ 90% 患者死亡。如患者症状明显，且腹壁紧张，医师需立即手术。手术时，阻断的血管有时需被切除或绕过，但有时受影响的肠段必须被切除。如症状提示急性缺血但腹壁不紧张，医生可选择进行动脉造影，使用小导管通过腹股沟动脉进入肠道动脉，注入可显示血流的造影剂。如看到血流阻断，有时可通过注射某些药物使其打开。如果失败，需手术治疗。治疗后，很多患者需服用抗血栓药物。如果所有小肠出现坏死或被切除的患者很难生存。

阑 尾 炎

阑尾炎是阑尾的炎症。
- 阑尾内部的阻塞诱发阑尾感染和损伤。
- 腹痛、恶心和发热很常见。
- 可行剖腹检查或影像学检查如 CT、超声。
- 治疗包括手术切除阑尾和抗生素控制感染。

阑尾是小而呈手指状的管状突起，位于靠近连接小肠和大肠部位。阑尾有一些免疫功能，但不是一个重要器官。

在美国，除嵌顿性疝外，阑尾炎是引起急性腹痛并需手术的最常见疾病。大于 5% 的人会发生阑尾炎。阑尾炎最常见发病年龄 10 ~ 20 岁，而任何年龄均会发病。

阑尾炎病因尚未完全清楚。在多数病例，可能是阑尾腔内的阻塞诱发阑尾发炎和感染。阻塞物可能是一块小而硬的粪便，异物或蛔虫（很少见）。如未得治疗，阑尾炎继续发展下去，阑尾会穿孔，使含有大量细菌的肠内容物进入腹腔，引起腹膜炎，发生致死性的腹腔内感染。阑尾穿孔也可引起腹腔内脓肿形成。在女性患者，卵巢和输卵管可发生感染，引起输卵管阻塞，造成不孕。阑尾穿孔还可使细菌入血，发生致死性疾病，称败血症。

临床表现

不到一半的阑尾炎患者有典型症状：疼痛可先突然出现在上腹或脐周，后出现恶心和呕吐。几小时后，不再恶心，疼痛转移至右下腹。医师触诊该部位时，出现压痛，手放开后，腹痛会突然加剧〔反跳痛〕。患者还常出现 37.7 ~ 38.3℃ 的发热。

腹痛可不仅限于右下腹部，而更广泛，尤其在婴儿和儿童更常见。在老年人和妊娠妇女，腹痛往往较轻，压痛也不明显。

如果阑尾穿孔,腹痛和发热会变得非常严重。感染加重可致患者休克。

诊断

医师结合患者症状和体征可考虑阑尾炎。症状典型且高度怀疑阑尾炎的应立即剖腹检查。如诊断无法明确,医师可行 CT 或超声等影像学检查。血液检查会显示白细胞计数中度升高。这是机体对感染的反应。

 你知道吗……

在美国,超过 5% 的人最终会发生阑尾炎。

治疗

外科手术是主要治疗手段。大约 15% 的阑尾炎术中,发现阑尾并无异常。而为明确患者腹痛原因而延误手术时机相当危险,因阑尾在症状开始后 24 小时内就可能发生穿孔。如发现阑尾发炎,需手术切除并静脉给予抗生素。即使阑尾炎不是腹痛原因,通常也要切除阑尾。

阑尾炎只要早期手术,病死率很低。通常术后 1 ~ 3 天患者即可出院,病情恢复迅速而完全。但如不做手术或不用抗生素,50% 以上患者会死亡。

阑尾穿孔者的预后较差。几十年前,阑尾穿孔常引起患者死亡。手术和抗生素的联合使该病死亡率降至几乎为零,但可能需反复多次手术和较长期恢复过程。

麻痹性肠梗阻

肠梗阻(麻痹性肠梗阻、动力性肠梗阻)是由于肠道的正常收缩运动暂时停止而引起的肠梗阻。

- 腹部手术和妨碍肠道蠕动的药物是见病因。
- 会出现腹胀、呕吐、便秘、绞痛和食欲减退。
- 通过 X 线可诊断。
- 患者需禁食及插鼻胃管。

与机械性肠梗阻相同的是,麻痹性肠梗阻也使肠内容物在肠道中停止运动。但与机械性肠梗阻不同的是,麻痹性肠梗阻罕有引起肠穿孔者。

麻痹性肠梗阻常发生于腹部手术后的 24 ~ 72 小时,尤其是在术中进行了某些肠道的操作。药物(特别是阿片类镇静药以及抗胆碱药物)也是常见的病因。其他原因有感染、腹腔血管内凝块形成,阻断肠道供血;动脉粥样硬化或动静脉损伤使肠道供血减少。肠道外疾病,如肾衰竭或甲状腺功能减低症,血电解质异常(如低钾血症或高钙血症)也可引起麻痹性肠梗阻。

临床表现与诊断

麻痹性肠梗阻的症状有腹胀、呕吐、严重便秘、食欲下降和腹部绞痛。

用听诊器检查腹部时,肠鸣音很少,甚至根本听不到肠鸣音。腹部 X 线检查显示肠袢膨大。少数情况下,可作结肠镜检查评价病情。

治疗

必须除去麻痹性肠梗阻引起的肠腔内积液和积气。经鼻插管至胃或小肠,抽吸以减低胃肠内压力和减轻腹胀。在患者肠道功能未恢复正常之前,禁饮禁食。静脉应给予补液和电解质(如钠、钾、氯)补充。有时,如病变主要在大肠,可从肛门插管至大肠进行减压。

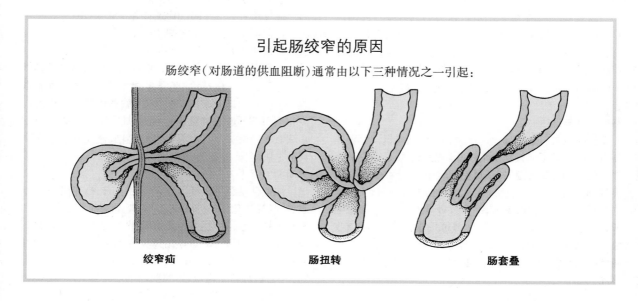

引起肠绞窄的原因

肠绞窄(对肠道的供血阻断)通常由以下三种情况之一引起:

絞窄疝　　　　肠扭转　　　　肠套叠

肠 梗 阻

肠梗阻是肠道完全梗阻或严重影响肠内容物通过的疾病。

■ 成人最常见原因是先前的腹部手术、疝和肿瘤造成的瘢痕组织。

■ 常见症状包括疼痛、胀气、发热和食欲减退。

■ 体格检查和X线检查可诊断。

■ 常需手术解除梗阻。

梗阻可发生于肠道任何部位,小肠到大肠,可完全梗阻也可部分梗阻。当肠腔内充满食物、液体、消化液和气体时,部分肠腔会扩张,肠壁会变得肿胀和发炎。如未及时处理,肠道可穿孔,并将肠内容物漏至腹腔,引起腹腔感染(腹膜炎)。

病因

在新生儿和婴儿,肠梗阻常见原因是出生缺陷,肠内容物中有坚硬粪块(胎粪),或肠道自身扭转(肠扭转),肠襻套入另一肠襻中(肠套叠)。

在成人,最常见病因是既往手术留下的瘢痕组织、部分肠道通过腹部的异常开口(疝)以及肿瘤。可能的特异性原因取决于受累的肠襻。

胰腺癌、十二指肠溃疡愈合后形成的瘢痕、既往的手术、克罗恩氏病、或者粘连等都可能引起十二指肠梗阻。极少情况下,胆结石、未消化食物团块或一大群蛔虫也可造成肠梗阻。

在大肠,癌肿、憩室炎以及大块粪便(粪便嵌塞)是肠梗阻的常见原因。粘连和肠扭转是大肠梗阻较少见原因。

肠绞窄:如梗阻阻断肠道供血称为肠绞窄。大约近25%的小肠梗阻病例发生肠绞窄。通常,肠绞窄的原因有:部分小肠在腹部异常开口处嵌顿(绞窄性疝)、肠襻扭转、肠襻套入另一肠襻中(肠套叠)。肠绞窄发生仅6小时即可导致肠壁坏死,常引起肠穿孔,以致引起腹膜炎;如不及时治疗,患者可因此死亡。

临床表现与诊断

肠梗阻常引起腹部绞痛伴腹胀和食欲减退。大肠肠梗阻比小肠肠梗阻较晚发生呕吐。完全性肠梗阻会引起严重便秘,而部分性肠梗阻可引起腹泻。发生肠绞窄时,疼痛剧烈而持续。发热常见,尤其当肠壁穿孔时。

医师检查患者腹部时,注意发现有无压痛、腹部膨隆或腹部包块。用听诊器听诊腹部可发现,由正常肠道收缩产生的肠鸣音变得很响,声调高,或肠鸣音消失。除非肠穿孔引起腹膜炎,医师触诊腹部时,患者一般不会感到疼痛。

X线检查可显示肠襻扩张,提示梗阻部位。X线检查还可显示肠周或膈下游离气体。正常情况下,在上述部位不会发现气体,若出现提示肠穿孔。

治疗

任何怀疑肠梗阻的患者都需住院治疗。通常,将一细长管子经鼻插入胃或小肠,抽出聚集在梗阻部位以上的胃内容物。经静脉输液补充因呕吐或腹泻丢失的水和电解质(钠、钾、氯)。

有时,未经治疗,肠梗阻也会自行消失而恢复正常,尤其是瘢痕或肠粘连引起的肠梗阻。经肛门插入内镜或钡剂灌肠,能使肠道扩张,用于治疗几种疾病,如大肠下段的肠扭转。但大多数情况下,对肠梗阻要尽快手术。肠梗阻病因决定是否需手术解除梗阻而不需切除部分肠段。及时并且可能再次复发,但有时切除粘连部分,可以释放被套入的肠段,尽管它可能会发生再次粘连。一些患者需行结肠造瘘术。

缺血性结肠炎

缺血性结肠炎是源于大肠的血供阻断所致的损伤。

■ 常见症状是腹痛与血便。

■ 结肠镜可诊断。

■ 多数患者在静脉输液和禁食后好转,但一些患者需手术。

缺血性结肠炎可由供给大肠的动脉血流受阻所致。通常医生难以发现血流减少的原因,但是这种情况常见于患有心脏及血管疾病、做过大动脉手术以及血凝增加的患者。缺血性结肠炎常发病于60岁后。

血流阻断会损伤大肠壁的黏膜层。这种损伤可引起大肠内壁溃疡,导致出血。

临床表现与诊断

通常患者会有腹痛。疼痛常位于左侧,但可发生于腹部任何部位。患者常解稀便或伴有黑的血凝块。有时会解鲜血便。低热(常低于37.7℃)很常见。

医师根据患者疼痛与出血的症状会怀疑缺血性结肠炎,尤其是大于60岁者。对于缺血性结肠炎和急性肠系膜缺血的鉴别诊断非常重要,因为后者的部分肠道的血供完全而不可逆的被阻塞,因此更加危险。结肠镜可用于缺血性结肠炎与其他炎症性的鉴别,例如肠道感染和炎症性肠病。

诊断和治疗

缺血性结肠炎患者需住院治疗。首先,患者应禁食水,使肠道休息,同时静脉补足液体、电解质和营养物质。常给予抗生素预防感染。几日后,即可停用抗生素,并开始进食。大约所有缺血性结肠炎患者可在1~2周内好转和恢复。但当受阻肠段的血供很严重或长时间血流阻断,应手术切除受阻肠段。极少情况下,患者会明显好转,但是随后会在受累部位形成瘢痕,从而造成部位的梗阻,需要手术修复治疗。

穿　孔

任何空腔脏器都可能穿孔,使胃肠内容物释放,如不立即手术,会导致休克,甚至死亡。

■ 症状包括突然出现剧烈胸腹痛或腹部触痛。

■ X 线检查或 CT 可用于诊断。

■ 需急诊手术。

穿孔会使食物、消化液或肠内容物流入腹腔(如食管穿孔,这些物质可能流入胸部)。这些物质很有刺激性,且含有细菌,会引起严重炎症和感染,如不治疗会致命。

引起消化道穿孔的原因

穿孔部位	原　因	评　价
在消化道任何地方	创伤 异物	
食道	剧烈呕吐	称为布尔哈夫综合征
	医疗过程造成的损害 吞咽强腐蚀性物质	通常是由食管镜、球囊扩张器,或探条(薄圆筒仪器)损伤的 典型的物质是电池酸或碱液
胃和小肠(十二指肠)	消化性溃疡 吞咽强腐蚀性物质	大约有三分之一的患者没有以前溃疡的症状 通常会影响胃而不是小肠
肠道	绞窄性肠梗阻 可能是急性阑尾炎、麦克尔憩室炎 肠梗阻	高风险:人们接受强的松或其他免疫抑制剂(可能症状不明显)

病因

病因取决于穿孔部位,但创伤会影响消化道任一部位。吞食的异物可能很容易被排出,但偶尔会卡住,导致穿孔。

临床表现

食管、胃和十二指肠穿孔会引起突发严重腹痛,可能放射到肩部。患者会有重症病容,心率加快,出汗,肌卫与板状腹。小肠及大肠穿孔时,可能出现在患者患有其他导致疼痛的疾病同期,有时会被隔离,症状常不够典型,常被误诊。

任何类型的穿孔患者都会有恶心、呕吐和厌食。

诊断与治疗

医师通常采用胸、腹部平片检查,显示从消化道泄漏出的气体,是穿孔的确诊方法。有时,需行 CT 检查确诊。

如诊断为穿孔,需急诊手术。术前,患者需静脉输液和抗生素。同样,需插入鼻胃管引流出胃液,以免胃液从穿孔处流出。

第 4 章

肝 胆 疾 病

第 32 节

肝脏和胆囊生物学

肝脏和胆囊位于腹腔右上方，它们由胆道相连接。胆道进入小肠的第一段(十二指肠)。虽然肝脏和胆囊都参与完成某些相同功能，但两者是完全不同的器官。

肝　脏

肝脏呈楔形，是人体最大，从某种意义来说也是最复杂的器官。它作为人体的化工厂，要完成很多重要的功能，从调节体内化学物质的水平到产生出血时使血液凝固的物质(凝血因子)。

肝脏的功能

肝脏制造了体内约一半的胆固醇，其余的来自食物。由肝脏产生的胆固醇，大部分用来制造胆汁——一种浅黄绿色、黏稠液体，它能帮助消化。胆汁也可以制造某些激素，包括雌激素，睾酮和肾上腺素，它们是各种细胞膜的重要成分。肝脏也能制造其他物质，特别是蛋白质，机体利用蛋白质才能执行各种功能。例如凝血因子是止血所需的蛋白质。白蛋白是一种维持血液渗透压需要的蛋白质。

糖以糖原形式储存在肝脏内，然后被分解，当需要时又以葡萄糖形式释放入血,例如,在一个人进入睡眠几个小时后,没有吃东西,血糖水平太低时,葡萄糖就会释放入血。

肝脏一个主要功能是分解由肠道吸收或体内其他部分产生的有害或有毒的物质,加工成无害的副产物排入胆汁或血液。排入胆汁的产物进入肠道,然后以粪便的形式排出体外。排入血液的产物由肾脏过滤,以尿液的形式排出体外。此外肝脏也可以使一些药物发生化学(代谢)改变,使它们失活或者使它们更容易排出体外。

肝脏的供血

肝脏直接从肠道接收供血,也接受心脏和其他器官的供血。来自肠道供给肝脏的血液中几乎包含了肠道所吸收的一切物质包括营养,药物和一些有害物质。这部分血流经肠壁的毛细血管汇入肝的门静脉。当血液流经肝内呈网状的细小血管时,营养物质被吸收,有害物质得到处理。

肝动脉将心脏的供血流入肝脏,这种血液为肝脏组织加工胆固醇和处理其他物质提供氧气,随后来自肠道和心脏的血液在肝组织内混合,通过肝静脉回流到心脏。

胆囊和胆道

胆囊是一个小的,梨形的肌性储存囊,储存胆汁。胆汁是一种黄绿色黏稠的液体,它是由胆盐,电解质(不溶性带电微粒,如钠和碳酸氢盐)胆色素,胆固醇和其他脂类(脂质)组成。胆汁有两个主要的功能:助消化和排除身体产生的废弃物(红细胞色素和过量的胆固醇)。胆盐有助于胆固醇、脂肪和脂溶性维生素从肠道的吸收从而参与消化过程。胆红素是胆汁中的主要色素,来自于血红蛋白(血液中可携带氧的蛋白),被转化为胆红素并作为废弃的产物排入胆汁。衰老或者是被损害的红细胞被破坏时可以释放出血红蛋白。

肝脏和胆囊的结构图

肝细胞产生胆汁,胆汁流入胆小管,并汇合成左右肝管,左右肝管汇合成肝总管。肝总管与胆囊管汇合成胆总管。胆总管与胰管相汇合后进入小肠的奥迪括约肌。

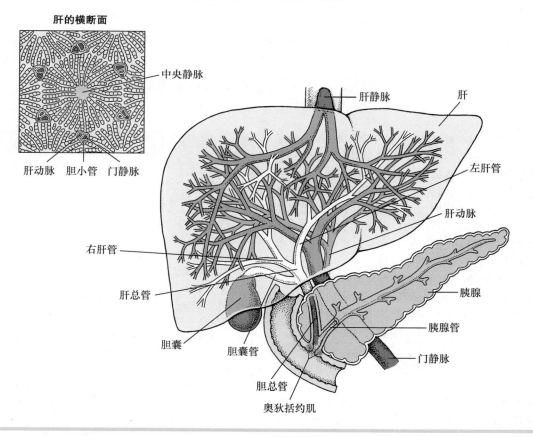

胆汁经左右肝管流出肝脏，左右肝管汇合成肝总管，之后与一根与胆囊相连接的胆囊管汇合成胆总管，胆总管经过奥迪氏括约肌（一环形肌）汇入小肠，这个入口位于胃下方的几英寸处。

两餐间分泌的胆汁中，大约有一半会经胆总管直接进入小肠。剩下的胆汁由胆囊管流入胆囊储存起来。在胆囊内的胆汁中，高达 90% 的水分被吸收入血，剩下的胆汁被大大地浓缩了。当食物进入小肠时，一系列激素和神经信号触发胆囊收缩，奥迪括约肌松弛、开放，随后由胆囊流出的胆汁进入小肠同食物相混合，执行消化功能。

胆汁进入小肠并往下运行，大约 90% 的胆盐通过下段小肠的肠壁被重吸收入血，然后肝脏从血液中提取出这些胆盐并再将它们分泌到胆汁，胆盐在体内每日进行这种循环约 10～12 次。每一次都有少量胆盐没有被吸收而到达大肠，在那里它们被细菌分解。有些胆盐在大肠被重吸收。剩下的部分经粪便排出。

虽然胆囊有它的功能，但它并不是必不可少的。如果胆囊被摘除（如胆囊炎患者），胆汁可直接从肝脏流入小肠。

胆囊结石（胆管结石）大部分是在胆囊或胆管形成的。胆结石通常没有症状，然而胆囊结石可阻碍胆汁从胆囊中流出，引起疼痛（胆绞痛）或者炎症。胆囊结石也可能从胆囊移动到胆管，在那里可阻碍胆汁正常地流入小肠，从而导致黄疸（一种皮肤和眼白发黄的改变）。肿瘤和其他少见的病因也可使胆汁流动受阻。

年龄的影响

随着年龄的增长，肝脏可发生一些结构和显微镜下的组织学改变。举例说，肝的颜色从浅褐色变成深褐色；肝的大小和血流量减少。然而，肝功能检查结果一般仍能保持正常。

随着年龄的增长，肝对很多物质的分解代谢能力也随之减弱。相比年轻人而言，一些药物在老年人体内不能很快地失活，因此，对于年轻人来说不会有副作用的药物剂量有可能对老年人产生和药物剂量相关的副作用。因此，老年人用药剂量需要相应减少。而且肝的抗应激能力也随着年龄的增长而减少。因此，老年人比年轻人更容易受到有毒物质的伤害。老年人受损肝细胞的修复也比年轻人慢。

随着年龄的增长，胆汁的产生和流动也变得缓慢，因此，胆石也就更容易形成了。

第 33 节

肝脏和胆囊及胆道疾病的诊断性检查

各种诊断性检查可以帮助医师分析肝脏、胆囊、胆道（胆道连接着肝脏和胆囊，起着运送胆汁的作用）的疾病。其中最重要的检查是一组肝功能检查。然而这个称呼容易引起某些误导，因为多数这些检查并不是检测肝的代谢或者胆汁分泌功能，而是检查肝是否有炎症或损害。这些血液检查代表一种非侵入性的方式来筛查一些肝脏疾病（例如，肝炎）的存在，并衡量肝脏疾病的严重程度和进展情况，以及对治疗的反应。

根据所怀疑的问题，医生可进行特定的影像学检查，例如超声扫描、计算机断层摄影（CT），或者借助核磁共振成像（MRI）或 X 线进行胆道造影；也可以取肝组织标本在显微镜下进行检查，这个检查称为肝活检。

影像学检查

超声扫描 利用声波提供肝脏，胆囊和胆道的影像。这种检查对发现结构性异常如肿瘤，比弥漫性异常如肝硬化（严重肝纤维化）或脂肪肝（肝内沉积过多的脂肪）

肝功能检查

肝功能检查是用血液标本测定酶和肝脏所产生的其他物质的水平。这些物质包括：

- 丙氨酸转移酶
- 白蛋白
- 碱性磷酸酶
- 甲胎蛋白
- 天门冬氨酸转移酶
- γ-谷氨酰转移酶
- 乳酸脱氢酶
- 5'-核苷酸酶

这些物质的水平反应了肝脏执行其正常蛋白制造和胆汁分泌的功能情况。这些物质升高的水平可以反映肝脏炎症的存在和程度。

另一种肝功能检测是凝血酶原时间（PT）的测定，它被用来计算国际标准化比值（INR）。PT 和 INR 都可以用来衡量血液凝固所需时间。

方面的观察更具优越性。它是提供胆囊和胆道影像最廉价最安全的方法。

利用超声扫描技术，医生可以迅速发现胆囊中的结石。腹部超声检查能很容易鉴别黄疸（皮肤和眼白变黄）是由胆道梗阻引起的或是由肝细胞功能异常引起的；如果超声显示胆管扩张（增宽），原因就是胆道梗阻。超声可以作为引导工具为肝活检穿刺取组织标本使用。有一种类型的超声仪称为血管多普勒超声仪，可显示肝血管内血流流动情况。多普勒血管超声仪可以检测到肝动静脉的堵塞情况，特别是门静脉，它是把经肠的血液带入肝的静脉。多普勒还可以估测门静脉的压力（特别是门脉高压）。超声内镜检查是利用一个安装在内镜前端的微型超声探头，它可以从口腔进入胃然后进入十二指肠，从而近距离的观察肝和周围的器官。

放射性检查　将含有放射性追踪剂的药物注入体内，可由一定器官摄取，用 γ 射线照相机检测放射性活性，而后经计算机成像。肝扫描是利用肝细胞摄取放射性物质的一种放射性核素成像。胆道闪烁计数（肝胆闪烁计数）是另一种放射性核素成像，放射性物质被肝脏排出，经胆道进入胆囊，最后流入十二指肠。该技术可以检测中断的胆囊管（连接胆囊到胆总管的管道）。胆囊管的中断意味着胆囊的急性炎症（胆囊炎）。

计算机体层摄影（CT）能提供优质的肝图像。它特别适用于检查肿瘤，同时也用于检查肝脏局部液体积聚（脓肿）以及肝弥漫性病变，如脂肪肝（肝脏中存在多余的脂肪）。

磁共振成像（MRI）能检测弥漫性肝脏病变，如肝炎、血色病和威尔森氏病，这些病变均匀的波及肝脏的整个区域。磁共振成像可以显示血流，提供有关肝血管异常的信息。核磁技术提供胆管及附近结构的影像，称为磁共振胰胆管成像（MRCP）。这种影像可减少对有侵害性的检查需要。这种检查技术与把造影剂直接注射到胆道和胰管的有创性造影术（ERCP）相比较而言，效果一样好。与 CT 相比，MRI 避免了 X 线的暴露，但其费用比CT 更昂贵，检查时间也相对更长。

内镜逆行性胰胆管造影（ERCP）是经口插入内镜（一种可弯曲的内视管），通过口腔、食管和胃进入十二指肠；用一个细管通过内镜插入胆道，然后将造影剂注入胆道，经 X 线可显示胆道和胰管的图像。ERCP 仅偶尔用于观察胆管的结构，因为对于诊断性检查时，MRCP 通常是首选，因为它的效果同 ERCP 一样好，而且更加安全。然而，不同于其他的诊断性检查的是，ERCP 可以让医生进行活体组织检查和特定的治疗。例如一个在胆管中的石头可以被取出来，或者在胆管癌所导致的梗阻处置入支架，建立新的通道。进行ERCP 这个操作，并发症（如胰腺炎或者出血）发生的概率为 1%。如果在 ERCP 的过程中进行治疗，以上并发

症的发生几率更高。

了解内镜逆行胰胆管造影术

在内镜逆行胰胆管造影（ERCP）时，造影剂通过内窥镜（一种柔软的可视导管）进入人体，内窥镜经口插入后，通过胃进入十二指肠（小肠的第一段）。造影剂进入胆道，在刚刚通过 Oddi 括约肌的时候，再回流到胆道和胰管。手术器械也可以用内窥镜，让医生取出一块胆管的石头或插入导管（支架）绕过胆管疤痕或肿瘤的阻塞。

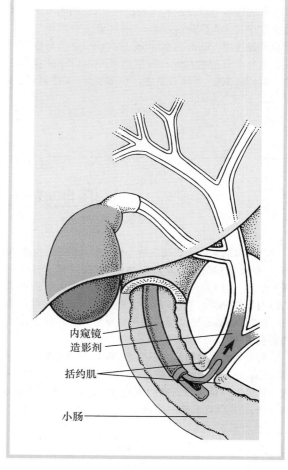

内窥镜
造影剂
括约肌
小肠

经皮肝穿刺胆道造影：将一根细长针经皮进入肝脏，然后将造影剂注入胆道，穿刺时需要超声引导。X 线可以很清楚的观察胆道，特别是存在梗阻的胆管。像ERCP 一样，经皮肝穿刺胆道造影也多用于治疗或者取活检，而不是简单的获取胆道的影像图片。由于经皮肝穿刺所引发的并发症，诸如出血和内部组织的损害，与ERCP 相比，它不是一种理想的选择，除非是在特殊情况下。

术中胆道造影　在胆囊手术中,将造影剂直接注入胆管分支,在 X 线下可清楚显示胆道的影像。这种检查仅仅是在其他微创性检查不能够提供足够信息的情况下偶尔应用。术中胆道造影是一种难度比较大的操作,尤其是在进行腹腔镜(利用一根柔软的可视的内镜和外科手术器械,通过腹部的微小切口进行的外科手术)操作的时候。

单纯的腹部 X 线检查通常不能发现肝脏、胆囊和胆管的异常。

肝 活 检

肝的标本可通过手术探查获得,但常用的方法是用针经皮穿刺进入肝获得标本。在做"经皮肝活检"之前,受检者先接受皮肤的局部麻醉,超声定位并引导穿刺针在肝脏异常部位的活检。肝活检是一个门诊的操作手术。取到组织后,受检者需在门诊留观 3 ~ 4 小时,因为

可能出现小的并发症,肝撕裂伤。如果有肝撕裂伤,可能引起腹腔出血,若存在严重的出血,可能引发失血性休克。由于出血可延迟到穿刺后 15 天内发生,应告知受检者在这段时间内住在离医院 1 小时内的车程范围内。这类并发症虽然不经常发生,但仍然可能会引起严重问题;肝活检引起的死亡率为 1/10 000。肝活检后常有右上腹轻微疼痛,有时疼痛会扩展至右肩,通常用止痛药即可缓解。

经静脉肝活检是将导管经颈静脉插入,通过心脏置入肝静脉,导管针经静脉壁刺入肝脏以获得肝组织。此法较经皮穿刺肝活检引起的损伤小些。它特别适用于有严重并发症,可能有出血倾向的肝病患者。

肝活检可以发现别的检查不能观察到的一些病变。它现在已经广泛应用于诊断脂肪肝,慢性肝脏炎症(慢性肝炎),肝代谢性疾病,如威尔森氏病(铜过量沉积)和血色病(铁超负荷),肝移植并发症和肝转移癌。

第 34 节

肝脏疾病的临床表现

肝脏疾病的临床表现多种多样。特征的表现包括黄疸(一种皮肤和眼白变黄),胆汁淤积(胆汁减少或者停滞),肝肿大,门静脉高压(把血流由肠道带入肝的血管的压力异常升高),腹水(腹腔内液体的积聚),肝性脑病(由于毒性物质在脑系统里堆积而导致大脑功能下降),和肝衰竭。

有时肝脏疾病的症状不明显,例如,这些症状可以包括:疲倦、感觉不适、食欲减退、体重轻微下降等。但是这些症状也可以是其他疾病的表现,因此肝脏疾病很容易被忽视,特别是在它的早期阶段。

黄 疸

黄疸是由于血液中胆红素水平异常增高,引起皮肤和巩膜黄染的表现。
- 肝脏损伤或者胆管阻塞可以引起黄疸
- 皮肤和巩膜出现黄色,皮肤可能瘙痒,尿色加深
- 实验室检查和影像学检查可以帮助明确病因
- 当病因解除后,黄疸会消失,但是外科手术或内镜有时是需要的。

衰老或受损的红细胞在血液循环中不断的被脾脏所吞噬和消亡。在这个过程中,红细胞运送氧的主要成分血红蛋白被分解成黄绿色的色素,称为胆红素。随后胆红素随血液被运送到肝脏,并作为胆汁(肝脏所生产的一种消化液)的组分释放进入小肠。如果胆红素不能足够快地排入胆汁,它就会在血液中积聚,过多的胆红素沉积在皮肤,导致皮肤黄染称为黄疸。

原因

血液中胆红素水平升高既可由肝脏的问题引起,也可由肝脏以外的问题引起,如肝脏的炎症或者纤维化,这些疾病能妨碍肝脏将胆红素排入胆汁。另一方面,也可能是将胆汁从肝脏输送到小肠的胆管受阻,如胆结石或肿瘤。更为少见的情况是,由于红细胞大量被破坏,产生过量的胆红素,大大超过了肝的处理能力。这种情况最常见于新生儿黄疸。

在吉尔伯特综合征患者,胆红素水平稍有升高,但通常不足以引起黄疸。这种疾病通常与遗传有关,常常在年轻人做常规筛查时发现,它没有其他症状也不会引起不良后果。

吃大量含胡萝卜素多的食物(胡萝卜、南瓜和某些甜瓜)的人可出现皮肤呈浅黄色,但眼睛不会变黄,这不是黄疸。也和肝脏疾病无关。

肝脏疾病的主要特征

特征	描述
黄疸	皮肤和巩膜黄染
肝肿大	肝脏增大
腹水	腹腔内液体的集聚
肝性脑病	由于血液中有毒物质集聚引起脑功能下降,从而导致的意识障碍
胃肠道出血	食道和胃的静脉曲张破裂导致的大量出血
门静脉高压	从肠道收集血液运送至肝脏的大静脉(门静脉分支)
皮肤症状	面部和胸部的蜘蛛痣 肝掌 绯红面容 瘙痒
血液异常	红细胞数量减少(贫血) 白细胞数量减少(白细胞减少症) 血小板数量减少(血小板减少症) 出血倾向(凝血障碍)
激素异常	高胰岛素水平,但低反应性,导致高血糖 女性停经,不育 男性性功能障碍及男性女性化
心血管	心率增加　心搏出量增加 低血压
一般症状	疲劳 乏力 体重减轻 食欲下降 恶心 发热 腹痛

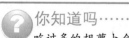 你知道吗……

吃过多的胡萝卜会使皮肤变黄但不会引起黄疸。

症状

黄疸时,皮肤和巩膜变黄。由于过量的胆红素通过肾脏排出,通常尿色加深。其他症状,如瘙痒和出现大便颜色变浅,取决于黄疸的原因。例如:肝脏的急性炎症(急性肝炎)可引起食欲下降、恶心、呕吐和发热。胆管梗阻可引起腹痛和发热。

诊断和治疗

医生可以通过实验室检查和影像学检查判断黄疸的原因,如果是肝脏本身的病变如:急性病毒性肝炎,黄疸通常随肝病病情的改善而逐渐消失。若为胆道梗阻,则需要尽快采用外科手术或内镜手术(使用柔软的可视的内镜及外科器械进行的手术)解除胆道梗阻。

胆 汁 淤 积

胆汁淤积是胆汁流出受阻或减少

- 肝脏,胆管或者胰腺的疾病可导致胆汁淤积
- 皮肤和巩膜发黄,皮肤瘙痒,尿色加深,粪便颜色变浅,气味恶臭
- 需要进行实验室检查和影像检查以明确病因
- 根据病因进行治疗,但是药物可以帮助缓解瘙痒

胆汁是由肝脏产生的消化液,胆汁淤积是因肝细胞与十二指肠之间任何一点受阻(即胆汁流出受阻),胆红素进入血液循环并积聚所引起的。

原因

胆汁淤积的原因分为两类:一类是由肝内原因引起的;另一类是肝外原因引起的。

肝内原因:急性肝炎,酒精性肝病,合并有胆管炎症或者狭窄的原发性胆汁性肝硬化,乙肝肝炎或者丙型肝炎后肝硬化(同样合并有胆管的炎症或者疤痕),药物性因素,妊娠期间激素对于胆汁的作用(有一种情况称为妊娠淤胆)以及肝转移癌。

肝外原因:胆道结石,胆管狭窄,胆管癌,胰腺癌和胰腺炎。

症状

黄疸,尿色加深,粪便颜色变浅和全身瘙痒是胆汁淤积的典型症状。过多的胆红素沉积在皮肤引起黄疸,肾排出过量的胆红素引起尿色加深,滞留在皮肤内的胆汁产物可引起瘙痒,并有继发性抓痕和皮肤损伤。由于胆汁进入肠道的通路发生阻塞,粪便呈灰白色。粪便也会含有过多的脂肪(这一情况称为脂肪泻),这是胆汁不能进入肠道从而帮助消化食物中的脂肪。脂肪便会产生难闻的气味。肠道内缺乏胆汁意味着钙和维生素 D 不能被很好的吸收。如果胆汁淤积持续下去,这类营养素缺乏可引起骨质丢失。同时,维生素 K,这类凝血所需要的物质,由于在肠道中的吸收障碍,会引起出血的倾向。

长时间的胆汁淤积会导致肤色暗沉和皮肤黄色脂肪沉积;根据胆汁淤积的病因不同,可能还合并有其他症状如腹痛,食欲减退,呕吐或发热。

诊断

根据症状和体格检查的结果,医师可以尝试判断病因是由肝内或是肝外因素引起。

最近服用过可引起胆汁淤积的药物,也被视为肝内原因。皮肤上可见的小蜘蛛痣、脾肿大、腹水都是慢性肝脏疾病的信号。

提示着来自于肝外原因的症状是某些特殊类型的腹痛(如右上腹间断性腹痛,有时也合并有右肩痛)或者胆

囊肿大(体格检查中可以触及,或者某些影像学检查可以检测到)。

某些发现并不能提示究竟是肝内或是肝外的病变。包括过量饮酒,食欲减退、恶心和呕吐。

典型的胆汁淤积,血液中的两种酶,碱性磷酸酶和γ-谷氨酰胺转移酶在血液中的含量升高非常明显。血液检测胆红素水平只能表示胆汁淤积的严重程度,不能表明它的病因。如果血液检查异常,一般要进行超声扫描。除此之外,CT 检查或者核磁共振检查可以选择。如果病因是肝内因素,可进行肝脏活检来确诊。如果病因提示是胆道梗阻,常需要更加精细的影像学检查明确病因。通常 ERCP 和 MRCP 都是可选择的。MRCP 通过磁共振成像,而 ERCP 通过注射造影剂然后行 X 线成像。

治疗

胆道梗阻通常可用外科手术或内镜技术来进行治疗(利用一根可弯曲,前端可视的内镜以及附带的外科器械)。肝内梗阻根据不同病因采用不同的治疗方法。如果是药物引起的,需要立即停药。如果是急性肝炎引起,随肝炎病情好转,胆汁淤积和黄疸通常会消失。需嘱咐患者应避免或停用任何对肝有害的物质,例如酒精和某些药物。

口服考来烯胺可以治疗瘙痒。该药可与小肠内某些胆汁产物结合,使其不能再吸收以刺激皮肤。在没有严重肝损害的情况下,使用维生素 K 可以改善凝血状况。若胆汁淤积持续存在,可补充钙和维生素 D,但其对预防骨质丢失并无太大成效。

门 脉 高 压

门脉高压是门静脉及其分支(从肠道收集血液运送至肝脏的大静脉)的压力异常增高。

- 在西方国家,肝硬化是门静脉高压最常见的病因
- 门静脉高压可以引起腹部增大,腹部不适,意识障碍及内出血
- 医生需要根据症状,体格检查结果,有时需要借助超声明确诊断
- 药物可以减轻门静脉压力,但是如果发生内出血,需要立即急救处理

门静脉收集整个小肠、脾脏、胰腺和胆囊的血流。进入肝脏后,门静脉分成左右两条分支,进而再分成遍及肝脏的细小血管,血流离开肝脏时,汇合成肝静脉回流到全身血液循环。

有两种因素可使门静脉血管的压力增高:

- 流经门静脉血管的血流量增加
- 血流经过肝脏的阻力增加

在西方国家,最常见引起门静脉高压的原因是肝硬化所导致的流经肝脏的血流阻力增加,大部分肝硬化都是由酗酒引起的。

门静脉高压导致新生静脉血管的生成(称为侧支血管),它们使门静脉血管直接连接到体循环,这样就使部分血流绕过肝脏。由于旁路的形成,某些原本应该经肝脏代谢去除的有毒物质得以进入体循环。侧支血管出现在某些特定部位,最主要的部位是在食管下段及胃的上段,在那儿血管增粗、扭曲形成食管静脉曲张或者胃底静脉曲张。这些充盈的血管很脆,容易出血,有时造成严重后果,偶尔甚至会致命。另一些血管可出现在脐周围和直肠。

门静脉高压常导致脾脏增大,因为门静脉高压干扰脾脏的血流进入门静脉。门静脉高压会造成富含蛋白的液体(腹水)从肝脏和肠道漏出到腹腔里,称之为腹水。

临床表现和诊断

门静脉高压本身不会引起症状,但是它引发的后果可引起症状。如果有大量腹水的集聚,患者腹部增大,有时表现为腹部明显胀大,到达一定程度时,会引起严重的腹部膨出及腹壁紧绷。这种腹胀是无痛的。肿大的脾脏,会引起左上腹部隐痛不适。食管和胃底曲张静脉血管出血几率增加,有时会导致大出血。而较少见的是直肠静脉曲张出血。

当那些应该由肝脏代谢去除的物质进入体循环并到达大脑后,它们会引起精神错乱或者昏睡(肝性脑病)。在腹壁的皮肤或者直肠上可以见到曲张的侧支血管。由于大多数有门脉高压的病人同时合并有严重的肝功能损害,他们可能会有肝衰竭的症状,如出血倾向。

医生通常可以通过症状和体格检查来识别肝性脑病。通过腹部的初诊,可触及肿大的脾脏;通过观察增大的腹部及腹腔内移动性浊音的叩诊,医生可以判断腹腔积液的存在。腹部超声也可用于检测门静脉及附近血管的血流,以及检测腹腔积液。超声或者 CT 可以用来寻找和检查侧支循环的建立。在极少数情况下,我们也可以通过颈部的小切口插入导管,通过血管,进入肝脏或者脾脏,在门静脉内直接测量其压力(门静脉测压)。

治疗

为减少食管静脉曲张出血的风险,医生通常会尝试降低门静脉压力。方法之一是让患者服用普萘洛尔或者纳多诺尔。

食管静脉曲张出血是医学急症。静脉应用垂体后叶加压素或奥曲肽可以收缩出血静脉,同时给予输血以补充失血量。通常需要行内镜检查,明确出血来自曲张静脉。在内镜下,可用橡皮圈套扎的方式或者在静脉内注射化学药品的方式从而阻断出血的静脉。

出血如果仍继续或反复发作,可采用外科手术的方式在门静脉系统和体循环之间建立一个旁路(分流术)。因体循环压力较低,分流术能降低门静脉的压力。

门静脉分流术有多种类型。有一种称为经颈静脉

肝内门静脉分流术(TIPS),在 X 线引导下用针经过肝脏建立一个通道,直接将门静脉同一条肝静脉相连接。分流术通常止血效果好,但可能引起某些危险,如肝性脑病。TIPS 手术虽然比其他门脉分流手术危险性小,但由于分流通道容易出现狭窄,因此某些患者需要定期重复手术。

腹　水

　　腹水是富含蛋白质的液体在腹腔内的集聚。
- 许多疾病可引起腹水,但是肝硬化是最常见的原因。
- 如果有大量的液体聚集,腹部会明显增大,有时患者会出现纳差和呼吸困难的症状。
- 腹水分析检验可以帮助明确病因
- 通常卧床休息,低盐饮食和利尿剂可以帮助消除过多的腹水

　　腹水常常是长期(慢性)缓慢发生,而不是短期(急性)很快的出现。常见于肝硬化,特别是酒精依赖或病毒性肝炎所导致的肝硬化。它也可以由其他肝脏疾病所引发,如不合并肝硬化的重度酒精性肝炎,慢性肝炎和肝静脉阻塞(布加氏综合征)。非肝脏疾病也可引起腹水,如癌症,心力衰竭、肾衰竭、胰腺炎和结核性腹膜炎。

　　在肝脏疾病的患者中,腹水是从肝脏和小肠表面漏出,这往往是由多种因素联合作用所致。包括门静脉高压,血管保水功能和肾脏保水功能下降,以及调节体液的多种激素和化学物质发生变化等。

临床表现与诊断

　　少量腹水通常不引起症状,但大量腹水可引起腹部膨胀(腹胀)和不适。由于腹部膨胀引起胃部受压可以导致食欲减退,挤压肺部可导致呼吸困难。医师叩诊时,腹部呈浊音。腹腔内有大量液体时,腹壁紧绷,肚脐扁平甚至翻出。某些腹水病人有踝关节水肿。但是,如果腹水量不超过 1000ml 时,医生往往很难发现腹水的存在。

　　如果不能明确腹水的存在或者对其原因不能确定,医师可采用超声扫描。此外,用针经腹壁抽取少量腹水标本,这个操作称为诊断性腹水穿刺,送实验室分析可有助于明确病因。

治疗

　　腹水的基础治疗是卧床休息和限盐饮食,通常结合使用利尿剂,使肾脏将更多的水通过尿液排出体外。如腹水导致呼吸或进食困难,可用针进行腹腔穿刺,抽出腹水,这个操作称为治疗性腹水穿刺。除非患者同时使用利尿剂和严格控制盐分摄入,否则腹水很容易复发。由于大量的白蛋白(血浆中的主要蛋白)从血液中进入腹水而丢失,因此需静脉输注白蛋白给予补充。

　　偶尔,可发生一种无明显原因的感染,称为自发性细菌性腹膜炎,特别是在酒精性肝硬化病人中。如不治疗,这种感染可致命。存活率取决于及早严格应用抗生素治疗。

肝　性　脑　病

　　肝性脑病(也称门体性脑病,肝昏迷)是指在正常情况下应由肝脏代谢去除的有毒物质在血液中积累,进入大脑所引起脑功能障碍的一种疾病。
- 在长期患有肝病的患者中,肝性脑病可被大量饮酒,药物,或其他应激性因素所诱发
- 患者出现精神错乱,定向不能,嗜睡,性格行为及情绪的改变
- 医师可基于体格检查,脑电图和血液检查来确诊
- 消除诱因及减少蛋白质摄入可帮助缓解症状

　　小肠吸收入血的物质流经肝脏时,毒素通常会被清除。许多这类毒素是蛋白质正常的分解产物。在肝性脑病时,由于肝功能受损,毒素不能被排除,而且由于肝病所引起的门静脉高压的原因,门静脉和体循环之间侧枝血管的建立,使某些毒物绕过肝脏从而直接进入体循环。降低门静脉高压的外科手术(门静脉分流术)也同样有上述同样的作用。无论什么原因,结果是一样:毒素能到达大脑并影响其功能,而究竟哪些物质对大脑有毒尚不知道。而血中蛋白质的分解产物,如氨水平过高,似乎起着主要的作用。

　　慢性肝病患者,肝性脑病通常会被一些事件所诱发,如急性感染或大量饮酒,它们可以加重肝脏损害;它也可因进食过多蛋白质而被触发,因为这些会增加血中蛋白质分解产物的水平。消化道出血,如食管曲张静脉出血,也可以导致血液中蛋白分解产物的集聚,它可以直接影响脑功能。脱水,电解质紊乱及某些药物——特别是某些镇静药,止痛药和利尿药——也可诱发脑病。消除这类诱因,脑病就可得到缓解。

临床表现和诊断

　　肝性脑病的症状是肝功能减退,特别是警觉性降低及意识障碍。早期表现为逻辑思维,性格和行为的细小改变。病人的情绪起伏不定,判断力下降。正常的睡眠习惯被打乱。病人呼出的气体含有发霉的甜味。随着疾病的进展,当患者伸展手臂时,双手不能保持固定,出现扑翼样震颤。同时,病人通常会出现嗜睡和意识模糊,行动和语言缓慢,常有定向力障碍。肝性脑病患者也会出现焦虑不安和兴奋,但不常见。癫痫发作偶见。最终患者会出现意识丧失,进入昏迷状态。

　　脑电图(EEG)可帮助诊断早期肝性脑病。即使在较轻的病例,EEG 也可显示出异常的脑电波。血液检测通常显示血氨水平升高,但测定其水平对于诊断肝性脑病来说,并不总是一个非常可靠的方法。

在老年患者中,肝性脑病的早期诊断难度更大,因为它的起始症状,(如睡眠习惯紊乱和轻度意识模糊)都可能被归因于老年痴呆或错误的被认为是谵妄。

治疗

医师应寻找并尝试去清除任何可以引起肝性脑病的诱因,例如,感染或药物。同时也要减少肠道中可被吸收的有毒物质,通常要对饮食做特殊的限制,如低蛋白或者无蛋白饮食,口服或静脉输注糖类作为热量的主要来源。随后医师可以增加植物蛋白的摄入而非动物蛋白,在不加重脑病的情况下提供足量的蛋白质。含较高纤维的蔬菜可加快食物通过肠道并改变肠内的酸度,因此可以氨的吸收。口服合成糖(乳果糖)会有以下几个相似的益处:改变肠道酸度,有轻泻剂的作用,加快食物通过肠道。也可给予清洁灌肠剂应用。对于乳果糖不耐受的患者,可给予口服抗生素。

经过治疗,肝性脑病常可好转,事实上,完全恢复也是可能的,尤其是当它由一种可逆性的病因所诱发时。但是慢性肝病的患者,今后较容易发作肝性脑病。在高达80%由急性肝炎引起的严重昏迷的患者中,即使积极的加强治疗,其病死率也极高。

肝 衰 竭

肝衰竭是指肝脏功能严重恶化。

- 肝衰竭可由肝脏疾病或者肝损害所引起。
- 常见的症状包括黄疸,乏力及食欲减退。
- 严重的症状包括腹水形成,皮肤易出现青紫及出血倾向。
- 诊断通常依靠症状,体格检查及血液检查
- 治疗通常包含控制蛋白的摄入,限盐饮食,彻底戒酒及病因治疗

肝衰竭可起源于任何类型的肝病,包括病毒性肝炎,肝硬化和酒精及药物所引起的肝损害,如对乙酰氨基酚。在肝衰竭出现前,大部分肝组织已经受到损害。肝衰竭可在数天或数周内迅速进展(急性肝衰竭),也可在数月或数年内逐渐发展(慢性肝衰竭)。

临床表现与诊断

由于肝功能异常,下列许多情况都可能出现:

- 肝脏不能再充分加工处理胆红素(衰老红细胞释放的产物),从而导致黄疸。
- 肝脏不能再合成足够的可以帮助凝血的蛋白质,从而导致皮肤易出现青紫及出血倾向(凝血障碍)。
- 门静脉高压也经常发生。可致腹腔积液(腹水)、肝性脑病的发生,或者两者同时出现。

肝功能衰竭的患者通常具有黄疸、腹水,肝性脑病及全身状况恶化。其他常见症状包括疲劳,乏力,恶心和食欲减退。急性肝衰竭时,患者可在几天之内由健康状态转变为濒临死亡。慢性肝衰竭患者,健康状况逐渐恶化,直到出现严重的事件,如静脉曲张出血。患者更容易出现皮肤瘀斑或出血。在其他人身上轻微的出血(如很小的一个伤口或者鼻出血),在患者身上会出血不止,而且医生也很难止血。

医师诊断肝衰竭可以根据症状和体格检查。血液检查用来评估肝功能,通常其会显示严重受损。

预后和治疗

治疗通常取决于病因及特殊的症状。无论是急性或是慢性的肝衰竭,其治疗原则是相同的。患者通常需要限制饮食。仔细控制蛋白质摄入:蛋白质摄入太多会引起脑功能障碍,太少会引起体重下降;钠的摄入要保持低水平,有助于减少腹水,彻底戒酒,因为它可加重肝损害。

若肝衰竭未得以治疗或肝脏疾病继续进展,最终,肝衰竭可导致死亡。即使是在治疗后,肝衰竭也可能是不可逆的。一些病人死于肾功能衰竭(肝肾综合征),是因为肝功能衰竭最终可导致肾功能衰竭。如能及时进行肝移植,可以恢复肝功能,有时可以让患者一直健康的存活下去,就如同他们曾经没有患过肝脏疾病。但只有少数肝功能衰竭患者适宜做肝移植。

第 35 节

脂肪肝、肝硬化及相关疾病

绝大多数肝脏疾病,包括脂肪肝、肝硬化、原发性胆汁性肝硬化、原发性硬化性胆管炎都是源于肝损害。如果损害是急性的(突发)和有限的,肝脏可以通过肝细胞再生修复。如果患者可以存活足够长时间从而让肝细胞得以再生,患者受损肝细胞能得到修复,从而得以痊愈。但是,反复的损害,特别是肝脏的结构的损害会导致肝脏纤维化和再生障碍,最终发展成为肝硬化。

长期接触以下因素,可导致肝脏损害:

- 酒精(最常见的原因)
- 环境中的有毒物质及其对食物造成了污染
- 某些药物,例如阿司匹林(婴儿服用),皮质类固醇,他莫昔芬和四环素
- 某些草药(例如:布什茶,其含有吡咯生物碱)
- 代谢问题
- 某些病毒感染
- 自身免疫性炎症,由于免疫系统功能异常,从而导致机体攻击自身组织(自体免疫反应)有时,损害的确切原因不清楚。

脂 肪 肝

脂肪肝(肝细胞脂肪变性)是肝细胞内特定脂质(甘油三酯)的异常积聚。

- 脂肪肝患者可有乏力或者轻度腹部不适的症状,除此以外,没有任何症状
- 肝脏活检能确定诊断并提供有价值的信息
- 治疗包含消除脂肪肝的病因,例如饮酒

在美国和其他西方国家,脂肪肝最常见的原因是酗酒、毒物、某些药物和遗传性代谢异常,如肥胖、胰岛素抵抗和高甘油三酯血症。这种代谢异常的组合被称为代谢综合征。这些因素通过使机体合成更多的脂肪或者降低其对脂肪的代谢速度从而导致脂肪在肝细胞内积聚。总之,脂肪在肝细胞内积聚并储存下来。单纯的摄入高脂肪的饮食并不会导致脂肪肝。小泡性脂肪变性,是一种罕见的脂肪肝类型,在某些遗传易感性的女性的妊娠期可能发生。

脂肪肝可伴或不伴有炎症。炎症可以发展为纤维化,肝纤维化常会进展为肝硬化。由于非酒精性因素所导致的脂肪肝(伴或不伴有肝纤维化)被称为非酒精性脂肪性肝炎。这种疾病多见于有代谢综合征的人群。

草药和肝脏

一些草药(用于医疗目的的植物组分)含有可对肝脏造成损害的物质。这些物质同样在被污染的食物中也含有。肝脏是被损害的主要的靶器官,因为它需要代谢处理一切经口摄入的物质。

草药含有吡咯生物碱,它可以对肝脏造成损害。上百种草药中都含有吡咯生物碱,这些草药都包括琉璃苣、紫草和一些中草药,如紫草,款冬花,牵利广和佩兰。一些含有吡咯生物碱的草药被用来制成茶。有时牛奶、蜂蜜及谷物可能会受到吡咯生物碱的污染,然后在不被觉察中被食用。

小剂量长期摄入或大剂量快速的摄入吡咯生物碱可引起肝功能逐步损害。它们会引起肝静脉阻塞,从而阻断肝脏的血供。

患者会有腹痛和呕吐症状,可出现腹腔积液及下肢水肿,最终会导致肝纤维化(或肝硬化),肝衰竭,甚至造成死亡。

其他可致肝功能损害的草药,包括:苍术,山茶花,白屈菜,石蚕,金步花,卡瓦胡椒,麻黄,槲寄生,薄荷油和小柴胡汤。

脂肪肝的常见原因

酗酒
代谢异常
- 超重
- 胰岛素抵抗(糖尿病时可出现)
- 高甘油三酯血症
药物
- 阿司匹林
- 皮质类固醇
- 他莫昔芬片
- 四环素
妊娠
毒素
病毒

临床表现与诊断

脂肪肝通常没有症状。有一些人会感觉疲倦或者轻微的腹部不适。医生在体格检查中可发现肝脏增大,如果医生怀疑脂肪肝,会询问饮酒史,这个信息是非常重要的,持续和过量的饮酒会导致严重的肝功能损害。

肝功能血液检查的异常,例如炎症是非常重要的,因为这种类型的肝炎可能导致肝硬化。其他的血液检查可以帮助除外导致肝功能异常的其他原因。超声,CT 和核磁共振检查可以检查肝脏中是否有多余的脂肪,但是不能发现是否有炎症或者纤维化的存在。

 你知道吗……
代谢综合征导致脂肪在肝内堆积。

肝活检对于确诊是必要的。在行肝活检时,医师将一根中空的长针经皮穿刺入肝内获取一小块肝组织,在

显微镜下观察。肝活检可以帮助确定是否有脂肪肝的存在,它是来源于酒精或是其他特定因素,以及肝损伤的严重程度。

预后与治疗

肝内脂肪过多本身并不是一个严重的问题。例如,如果酗酒是其病因,通常停止饮酒 6 周后,多余的脂肪就会消失。但是如果不能明确并移除病因,脂肪肝就会导致严重的后果。例如,如果继续过量饮酒或未停服导致脂肪肝的药物,反复的肝脏损害将最终导致肝硬化,小泡性脂肪变性的预后很差。

治疗重点就是减少或者消除引起脂肪肝的原因。患者应停用相关药物,控制体重,控制糖尿病,降低血脂水平及戒酒。

肝 硬 化

肝硬化是一种不可逆性的,大量正常的肝组织被无功能的瘢痕组织所替代的疾病。它的发生基于肝脏的损害,和肝脏再生功能的失效。

- 酗酒和肝炎是肝硬化最常见的原因
- 症状包括食欲减退,体重减轻,乏力,恶心和疲倦
- 可能出现许多严重的并发症,从而导致其他的问题
- 诊断基于症状,体格检查,血液检查和一些影像学检查或者活检
- 戒酒是最重要的

反复的或者持续的肝脏损害,会导致肝硬化。在美国,肝硬化最常见的原因是酗酒——长期、连续的过量饮酒。病毒性肝炎也是一个常见原因:发达国家中的慢性丙型肝炎,及在很多亚洲和非洲国家中的慢性乙肝慢性肝炎。脂肪肝(非酒精性脂肪性肝炎)和其他代谢性问题,例如铁超负荷(血色病),也可以引起肝硬化。

在 45 至 65 岁人群中,肝硬化是继心脏病和癌症之后第三位最常见的死亡原因。瘢痕组织在整个肝脏中形成环带,破坏肝脏的内部结构,损害肝脏的自我再生功能。肝脏将无法再进行如下功能:

- 分解体内产生的废物
- 制造足够的胆汁,从而帮助机体脂肪的吸收(胆汁分泌障碍)
- 排除毒物
- 代谢药物
- 合成凝血因子和白蛋白

这些瘢痕会阻碍血液流经门静脉,其结果就是引起门静脉压力升高(门静脉高压)。除此之外,瘢痕组织也可阻碍胆汁由肝脏流出。

临床表现

许多轻度肝硬化患者没有症状,多年来似乎看上去都是健康的。大约有 1/3 的人从未有过症状,而一部分

患者可出现乏力、恶心、疲倦、食欲下降和体重减轻。手指的前端可增大,称为杵状指。如果存在慢性胆道梗阻,患者可出现黄疸、全身瘙痒和皮肤黄色小结节,特别是在眼睑周围。由于受损的肝脏不能生成足量的胆盐,导致脂肪和脂溶性维生素(A,D,E 和 K)吸收障碍。因此,患者可感觉虚弱乏力,油状便,大便恶臭(脂肪泻)及食欲下降。营养不良和体重下降是源于脂肪,维生素吸收障碍及食欲减退。

肝硬化的患者也可出现由于严重肝衰竭或者酒精依赖所导致的其他症状:

- 肌肉萎缩
- 肝掌
- 手肌腱萎缩,导致手指蜷曲(称"腱膜挛缩症")
- 皮肤蜘蛛痣
- 双颊唾液腺增大
- 外脑和脊髓的神经(外周神经)功能失调
- 由于雌激素在肝内灭活减少,导致男性乳房增大(男性乳房发育),睾丸萎缩和腋毛减少
- 脾脏肿大
- 腹腔液体积聚(腹水)
- 肝脏通常缩小,少数会增大

并发症:进展期的肝硬化可以导致另外的问题。门静脉高压可引起静脉扩张、迂曲,从而导致食管下段,胃底及直肠的静脉曲张,若食管、胃底静脉曲张破裂出血,可导致患者大量呕血。门静脉高压加之肝功能损害,也可导致腹水、肾功能衰竭及脑功能障碍(肝性脑病)。

由于胆汁排泌的受阻,从而致维生素 D 吸收障碍,骨质疏松可出现。由于维生素 K 吸收障碍,患者容易有出血倾向。肿大的脾脏,会限制血细胞及血小板,阻止它们进入血液循环。血液中的血小板(血凝中的重要物质)若减少,会导致这种出血倾向进一步恶化。消化道出血会引发贫血。

肝癌(肝细胞癌)也是是肝硬化的并发症,特别是肝硬化由慢性乙型或丙型肝炎感染及酗酒所导致时。

 你知道吗……

肝硬化可以导致皮肤和巩膜黄染,同时使指尖增大。

诊断

肝硬化的诊断通常根据症状和体格检查,及是否合并有危险因素的(如酗酒)作用。体格检查时,医师可扪及一个小而坚硬的肝脏,偶尔也可触及肝脏及肿大的脾脏表面上的小的突起(结节)。

肝功能检查往往显示是正常的,这是因为这些检查敏感度较低以及肝脏具有巨大的储备能力。即使肝脏的

活性低于正常的 85% 时，它仍然能完成其基本的功能。全血细胞计数（CBC）可以用来检查是否存在贫血及其他血液异常。其他血液检查可以用来检测肝炎或者其他可能的病因。超声或 CT 扫描可以肝脏是否缩小或形态存在异常，提示肝硬化的存在。肝脏放射性核素扫描显示肝脏的功能区和瘢痕组织区。如果诊断依然不能明确，肝活检可帮助明确诊断。

肝硬化一经确诊，肝癌的筛查试验需要每 6 个月或 1 年进行一次。这些检查包含血液甲胎蛋白（AFP，正常情况下，由幼稚肝细胞及胎儿所分泌的蛋白质）的水平测定。在肝细胞癌发生时，甲胎蛋白的水平会升高。

酒精对肝脏的损害

酒精性肝脏疾病是由长期、过量的酒精摄入所引起的肝脏损害。一般来说，摄入的酒精量（数量和频率）决定肝脏损害的风险和程度。女性比男性更容易受到肝损害。在有几年饮酒史的人群中，女性每天饮用 20ml 的酒精（190ml 葡萄酒，390ml 啤酒或 60ml 威士忌），男性每天饮用 60ml 酒精（570ml 葡萄酒、1200ml 啤酒或 180ml 威士忌），就有可能引起肝损害。但引起肝损害的酒精量是因人而异的。嗜酒的人通常在 30 岁时首次出现症状，到 40 岁左右可能出现严重问题。

酒精可引起三种类型的肝损害：

■ **脂肪积聚（脂肪肝或脂肪性肝炎）**：患者通常没有症状，一些患者肝脏增大，偶尔有触痛。

■ **炎症（酒精性肝炎）**：患者可能有发热、黄疸、疲乏、营养不良，并合并肝脏肿大，肝脏触痛，皮肤出现蜘蛛血管痣。

■ **肝硬化**：患者的一些症状或所有症状可能与酒精性肝炎相同。有些患者会出现并发症，但不是全部。

如果酒精性肝病的患者继续饮酒，肝损害会加重，通常可危及生命。如果患者停止饮酒，一些受损的肝组织可修复，患者生存时间会延长。

唯一有效的治疗就是戒酒，这样做是非常困难的。加入一个正式的康复项目，如嗜酒者互诫协会（AA），是有帮助的。

治疗与预后

肝硬化通常是会进展的。停止饮酒，可以暂停进一步的肝纤维化，但是不能逆转已经发生的肝损害。继续饮酒，即使是小量饮酒，也可导致疾病进展及严重的并发症。一旦出现严重的并发症，如呕血、腹水，或者肝性脑病，后果将是严峻的。

肝硬化尚不能治愈。肝脏永远不可能完全恢复正常。最好的情况是，肝硬化停留在其早期阶段而不再受到任何进一步损害。治疗包括消除病因（如酒精），治疗并发症。患者需要告诉医生他们目前正在服用的所有药物，包含处方药、非处方药及膳食补充剂，因为受损的肝脏无法将其代谢。患者如果需要服用经肝代谢的药物，给予的剂量一定要小，避免加重肝损害。晚期肝硬化的患者需要限制蛋白和钠的摄入，同时需要补充维生素。

肝移植可挽救晚期肝硬化患者的生命。肝移植的患者如果继续酗酒，或引起肝硬化的病因未能消除，移植的肝脏最终也会发展为肝硬化。并且通常都不能再作肝移植。因此，酗酒的患者需戒酒 6 个月以上方可以进行肝移植。

原发性胆汁性肝硬化

原发性胆汁性肝硬化是因肝内胆管炎症，所致不断进展的胆管瘢痕，胆管阻塞，最后形成肝硬化。最终可导致肝衰竭。

■ 自身免疫反应是原发性胆汁性肝硬化的可能原因

■ 瘙痒，乏力，口眼干燥及黄疸是常见症状

■ 血液检查测定特异性抗体是诊断性很高的检查

■ 治疗主要专注于减轻症状，减缓肝脏损害和治疗并发症

原发性胆汁性肝硬化最常见于 35～60 岁女性，也可发生在任何年龄的患者中。它有家族聚集性。病因尚不清楚，但很可能与自身免疫反应有关（患者的免疫系统攻击自身组织）。95% 的患者体内抗线粒体（细胞内一种微细的结构，它可以产生能量）抗体是阳性。这种疾病经常发生于患有自身免疫疾病的人群，例如：类风湿性关节炎，硬皮病，干燥综合征或自身免疫性甲状腺炎。原发性胆汁性肝硬化仅作用于肝内小胆管及附近肝细胞；另一种炎症性胆管疾病：原发性硬化性胆管炎，则会影响所有肝内外的胆管。

原发性胆汁性肝硬化起源于胆管的炎症。炎症阻碍胆汁从肝脏流出；这样，有毒的胆汁产物就会存留在肝细胞内或溢入血液。随着炎症从胆管向肝脏其他部分扩散，网格状的瘢痕组织逐步扩展到整个肝脏。

临床表现

原发性胆汁性肝硬化通常起病非常缓慢。许多患者最初没有任何症状。

首发症状常常包括瘙痒，乏力，口眼干燥及黄疸。

其他症状往往要几个月或几年后才出现，一些病人会出现指端增大（杵状指），骨质疏松，神经损害及肾功能异常。患者会感觉上腹部不适。黄色的脂质在皮肤（黄瘤）或眼睑处（黄斑瘤）沉积。

最终,任何肝硬化的症状及并发症都可以出现。如果胆汁不能到达小肠,脂肪吸收受阻,包括脂溶性维生素(A、D、E 和 K)。脂质吸收不良会导致骨质疏松,皮肤易青紫和出血倾向,油状便及气味恶臭(脂肪泻)。肝脏和脾脏会出现肿大,但是随着纤维化的进展,肝脏会缩小。

诊断

中年妇女出现典型症状,如乏力,皮肤瘙痒等,医生就应该怀疑此病。但是,许多患者在这些症状出现之前,就可以察觉此病的存在,因为在常规的血液检查中,肝功能往往已经出现了异常。

在体格检查中,医师可以触及增大的、质地坚硬的肝脏(约 50% 的病人中),约 25% 的患者可触及脾脏增大。

超声或者磁共振胰胆管成像(MRCP)可以用来检查肝外胆管的异常或者梗阻情况。排除了肝外梗阻,确认是肝脏本身的问题,才能够支持原发性胆汁性肝硬化的诊断。血液抗线粒体抗体的检测,对诊断具有高度准确性。肝活检可帮助明确诊断和确定疾病的程度。

预后

原发性胆汁性肝硬化的病程发展有很大差异,是因为它的进展通常都非常缓慢。症状常在 2 年后才发生,有的患者则需在 10—15 年后才会出现症状。一些患者则可能在 3—5 年内病情严重恶化。一旦症状出现,平均预计存活时间大约为 10 年。当瘙痒消失,黄色瘤缩小,黄疸加重,说明病程进展。

治疗

此病无法治愈。治疗主要专注于减轻症状,延缓肝脏的损伤及治疗并发症。考来烯胺或其他治疗方法(如熊去氧胆酸结合紫外线,利福平或盐酸纳曲酮)可缓解瘙痒。熊去氧胆酸可减轻肝损害,延长生命,延缓肝移植的需要。

须完全禁酒,停用对肝有损害的药物。

补充钙剂和维生素 D 是必要的,它们可以预防骨质疏松或者减缓其进展。负重锻炼,双膦酸盐类药物或雷洛昔芬,也可以帮助预防和延缓骨质疏松。补充维生素 A,D,E 和 K,可以纠正维生素缺乏。维生素 A,D 及 E 可以口服,维生素 K 可以肌肉注射。

对于晚期的患者,肝移植是最好的治疗方法。

原发性硬化性胆管炎

原发性硬化性胆管炎是由于肝内外胆管的炎症,逐渐进展,形成瘢痕增生和胆管的狭窄,最终,导致胆管的阻塞和消失。肝硬化,肝衰竭,有时胆管癌可发生。

- 症状是逐渐开始的不断加重的乏力,瘙痒和随后出现的黄疸
- 一种影像学检查可确诊
- 治疗主要是减轻症状,肝移植可以延长生命

在原发性硬化性胆管炎中,瘢痕不断加重,最终导致肝硬化。瘢痕组织可以使胆管狭窄及完全堵塞。因此,可以帮助机体吸收脂肪的胆盐就不能正常分泌。此疾病与原发性胆汁性肝硬化相类似,所不同的是,它会同时影响肝内及肝外的胆管。其病因尚不清楚。但可能与自身免疫有关。

原发性硬化性胆管炎最常见于年轻男性,通常发病年龄介于 30 岁至 60 岁之间。它好发于炎症性肠病的患者,尤其是溃疡性结肠炎。胆道的感染或者损伤,对于某些特定发病人群可能是一个触发因素。在内镜操作中,也有可能发生胆道损伤,如胆管内支架的置入。

临床表现

症状通常表现为逐渐加重的疲乏、瘙痒。黄疸会晚些出现。

当进行某些操作所导致胆管损伤时,有时会发生炎症或者反复的胆道感染(细菌性胆管炎)。细菌性胆管炎可导致上腹部疼痛,黄疸和发热。

因为胆盐不能正常分泌,患者不能吸收足够的脂肪和脂性维生素(A,D,E,K),这种情况很容易导致骨质疏松,容易致皮肤青紫和出血倾向,大便油腻及恶臭(脂肪泻)。胆囊结石和胆管结石容易发生,肝脾可能增大。

这些情况继续发展下去就会进展为肝硬化,晚期肝硬化会导致以下情况:

- 门静脉高压
- 腹腔积液
- 肝衰竭,它可以是致命的

某些患者可以一直没有症状,直到病程已到晚期或者肝硬化已存在。无症状期可长达 10 年。

原发性硬化性胆管炎患者中,约 10% ~ 15% 可发生胆管癌。

诊断

当在常规体检时或因无关的原因而进行的检查中,肝功能检查出现异常,需要怀疑此病。随后进行超声检查是否存在肝外胆管的梗阻。下列检查可帮助明确诊断:

- MRCP(磁共振胰胆管成像):核磁检查可以获得胆管和胰管的成像。它可以确诊原发性硬化性胆管炎,同时可以排除其他因素所导致的胆管梗阻。
- 超声内镜检查:用一根柔软的、可视的软管从口腔进入胃和上段小肠。通过内镜前端的微型超声探头,可以获取图像。
- 逆行性胰胆管造影(ERCP):通过内镜,在胆管内注入造影剂后,使用 X 线摄影。相比 ERCP 而言,MRCP 更多的被选用,是因为 ERCP 有创,同事需要胆管内造影。但是 ERCP 还可应用于治疗。

一旦原发性硬化性胆管炎被确诊,患者必须每年接受评估,监测疾病的进展。

治疗与预后

通常原发性硬化性胆管炎是逐渐加重的。肝衰竭一般大约发生在确诊后 12 年内。

熊去氧胆酸可帮助减轻瘙痒。抗生素用来治疗反复发作的细菌性胆管炎。ERCP 手术可扩张阻塞的胆管,有时可以通过置入胆管支架短暂的维持胆道的畅通。

如果发生胆管癌,外科手术一般不太可能完全切除肿瘤组织,可以通过内镜置入胆管支架,解除肿瘤部位的胆道梗阻。

肝　　炎

肝炎是肝脏的炎症。

肝炎通常由病毒引起,特别是下列五种肝炎病毒之一:甲、乙、丙、丁、戊型肝炎病毒。其他常见的引发肝炎的原因如过量饮酒,或某些药物的应用,如异烟肼(抗结核药)。较少见的原因是其他病毒的感染,如传染性单核细胞增多症、单纯疱疹病毒、巨细胞病毒感染。其他一些感染或疾病可以导致肝脏局部的炎症,但是极少引起症状。

肝炎分为急性肝炎(短期)和慢性肝炎(持续 6 个月以上者)。它可以在世界范围流行。

急性病毒性肝炎

急性病毒性肝炎是指由五种肝炎病毒之一所引起的肝脏炎症;大多数患者起病突然,仅持续数周。
- 症状范围:从无症状到极其严重的症状
- 患者有食欲减退,恶心,呕吐,发热,右上腹痛和黄疸的表现
- 医生可通过体格检查和血液检查来分析病情
- 疫苗接种可以预防甲肝,乙肝和戊肝
- 通常不需要特殊治疗

急性肝炎可由很多不同类型的病毒所引起,甲型肝炎最常见,其次是乙型肝炎。

临床表现

急性病毒性肝炎引起的症状差异很大,可以从微流感样症状到致命的肝衰竭。有时会没有症状。症状的严重程度和恢复速度有相当大的差异,取决于病毒的类型及患者对感染的反应。甲肝与丙肝常常只引发轻微的症状,甚至完全没有症状,或其症状常常被忽视。而乙肝和戊肝很可能引起严重症状。乙肝和丁肝的双重感染引起的症状可能更严重。

症状常常是突发的,包含食欲减退、恶心、呕吐、常有发热和右上腹疼痛(肝脏所在的位置)。对吸烟的患者来说,厌烟是一个典型症状。偶尔,特别是在乙肝患者中,可以出现关节痛和瘙痒的皮肤荨麻疹。

典型的情况是:几天后,尿色会变深并出现黄疸。这两种症状出现是由于胆红素在血液中积聚所致。胆红素是胆汁中的主要色素,这种黄色的消化液是由肝脏所生成的。这时大多数症状一般会消失,即使黄疸仍在加重,患者也会感觉有所好转。黄疸通常会在 1～2 周内到达高峰,然后在 2～4 周内逐渐消退。胆汁淤积的症状:如,陶土色大便和全身瘙痒也可以出现,尤其是在甲肝的患者中。

极少数情况下,尤其是乙型肝炎,症状可能特别严重(爆发性),可能出现肝衰竭,甚至危及生命,特别是在成年患者中。

> **? 你知道吗……**
> 疫苗接种可以预防大多数病毒性肝炎或者降低其严重性。
> 几个简单的,常识性的预防措施,也可帮助预防肝炎。

诊断

医生通常会根据患者的症状从而怀疑为急性病毒性肝炎。在体格检查时,医师发现肝区有触痛,约一半的急性病毒性肝炎患者肝脏有所增大,并行血液肝功能检查。它可以表明肝脏是否有炎症,并有助于医生区分炎症是由酒精还是病毒引起。血液检查还可以确定是哪一种病毒引发肝炎。这些检查可以检测到病毒的一些成分,或者是机体为抵御病毒所产生的特异性抗体。少数情况下,若诊断不明确,可行肝活检:用细针取出一小块肝组织用于检查。

预防

肌肉注射疫苗,对预防甲肝、乙肝和戊肝是有效的。

肝 炎 病 毒

病毒	传播方式	症状与预后	预 防
甲型肝炎	甲肝主要是"粪-口"途径传播。通常是由于恶劣的卫生条件引起的。如感染者不洗手便加工食物;甲肝也能在护理中心传播,护理人员及儿童能接触到尿布上污染的粪便;当生食或食用未烹熟的被病毒污染过的贝类,容易导致感染。它的流行,通常与被粪便污染的水源密切相关,特别是在发展中国家	大多数甲肝感染者没有症状,或症状被忽略。但是,在急性甲型肝炎中,可出现典型症状。除极少数爆发甲肝外,绝大多数急性感染可完全恢复。该病毒不会引起病毒携带状态及慢性肝炎	在加工食物时保持良好的卫生习惯,避免水源受到污染是非常重要的。建议所有的孩子都接种甲肝疫苗。对于成人,以下高危人群也建议接种疫苗:①到甲肝流行地区旅行的旅游者;②部队人员;③护理中心工作人员;④环卫工人;⑤在实验室或医院工作,需要接触甲肝病毒的人;⑥患有慢性肝病或血液病的人;⑦男性同性恋;⑧使用违禁药物的人。对甲肝暴露的人应立即注射免疫球蛋白保护,这种措施可预防或者减低感染的严重程度。并可同时给予疫苗接种
乙型肝炎	乙型肝炎不如甲型肝炎容易传播。常见的传播方式是反复使用针头——共用针头来注射药物或者用来纹身及进行疫苗接种。通过血液传播是可能的,但是目前在美国很少见,因为血液都是经过筛查的。 乙肝也通过接触唾液、眼泪、母乳、尿液阴道分泌物、精液传播。传播通常发生在性伙伴间,异性恋或男同性恋皆可。在封闭环境下的人群(监狱和精神发育迟缓护理机构)被传播的风险升高,因他们更容易接触到彼此的体液。乙肝感染的孕妇在生产时可将病毒传染给孩子。 乙肝可由健康的病毒携带者传播。昆虫叮咬是否能传播乙肝病毒尚不清楚。很多乙肝感染病例并不知道其原因	一般而言,乙肝比甲肝更严重,偶尔可致命,特别是老年患者。病情可以很轻微,也可以非常严重。当乙肝患者同时合并感染丁肝时,症状会更严重。关节痛和皮肤瘙痒性荨麻疹更常见于乙肝患者。 乙肝成人感染者中有 5% ~ 7% 可发展为慢性。在儿童中,这个比例更高。年龄越小,转化成慢性的几率越大。 在远东和非洲部分地区,乙肝病毒是很多慢性肝炎、肝硬化和肝癌的病因	避免高危行为,如共用注射器和性乱交,也就避免不必要的输血。 乙肝疫苗对大多数人起保护作用,但对于正在接受透析的,患有肝硬化的,免疫系统受损的患者却不能提供有效的保护。这些人群需要加强剂量的疫苗接种。 在美国,不满 18 岁的年轻人都推荐进行乙肝疫苗的接种,这对可能有病毒暴露的人群更加重要。世界范围所有人群都接种乙肝疫苗是最理想的状态,但价格昂贵。 有乙肝病毒暴露史的人,包括感染乙肝的母亲所生的婴儿,需要接受注射乙肝免疫球蛋白及同时进行乙肝疫苗接种。这种联合措施对于慢性乙肝的预防率大于 80%
丙型肝炎	丙肝在人群中的传播途径最常见于共用针头注射药品。文身及身体打孔也可传播病毒。 输血途径传播是可能的,但是目前已经少见。性传播及母婴垂直传播途径少见。 大约有五分之一的酒精性肝病的患者常常伴有丙肝,其原因不明。一小部分健康人可携带丙肝病毒	丙肝常常不可预料。在发病初期通常较轻,常无症状。但是,在数年或数月中,肝功能可能出现反复波动。 至少75%的丙肝会变成慢性。慢性丙肝通常症状较轻微。但是,约20% ~ 30%的患者可发展为肝硬化,一旦发生肝硬化,肝癌的风险会增加	应避免共用针头注射药物,进行纹身和在身体打孔,也应避免不必要的输血。 现没有适用疫苗,标准的免疫球蛋白没有作用
丁型肝炎	丁型肝炎多发生在共用注射器使用非法药品的人群中	仅与乙肝病毒合并感染,常使乙肝感染更为严重	对于乙肝的防护措施(如避免高危行为,接受乙肝免疫接种及注射乙肝免疫球蛋白)对丁肝也有保护作用
戊型肝炎	戊型肝炎主要经"粪-口"传播。它偶尔引起流行发病。它与粪便污染的水源关系密切。大面积的流行出现仅发生在墨西哥,秘鲁及部分亚洲和非洲国家,美国和西欧没有发生过	戊肝可引起严重的症状,尤其对于孕妇。戊肝不会变成慢性,也不会出现病毒携带者	目前已有新型疫苗。标准免疫球蛋白无效

#标准免疫球蛋白是一种从正常免疫功能的人体血浆中所提取的含有抗体的制剂。它可以用来治疗多种疾病。

所有的孩子和有可能接触到病毒的成人都推荐甲肝疫苗接种。所有人都建议行乙肝疫苗接种。戊型肝炎疫苗，是一种新型的疫苗，在病毒流行区域推荐使用。与大多数疫苗一样，这类疫苗的保护作用需要几周的时间才能达到完全的效力，因为人的免疫系统需要逐渐产生抵御病毒的抗体。

没有接种疫苗的人，如果接触了甲肝病毒，可以注射一种称为免疫球蛋白的抗体，可立即获得保护，它可以预防感染或者降低严重程度。但是，这种保护能力是各不相同的，而且是暂时性的。

如果没有接种过乙肝病毒的人接触了乙肝病毒，他们可以注射乙肝免疫球蛋白，同时接受乙肝病毒接种。乙肝免疫球蛋白包含对抗乙肝病毒的抗体，它们可以帮助机体抵御感染。这种措施可以预防或者减轻症状，即使它没有能预防感染。一些人还需要一个加强剂量的疫苗接种。

目前尚没有预防丙肝、丁肝的疫苗。然而，接种乙肝疫苗，也可降低了丁肝病毒感染的风险。

其他预防肝炎病毒感染的措施还有：

■ 饭前洗手
■ 杜绝共用针头注射药物
■ 不共用牙刷，剃刀，或其他有可能有血液残留的物品
■ 性交时采用保护措施，如使用安全套
■ 减少性伴侣

捐献的血液一般不可能受到污染，是因为它们都经过了筛查。然而，医生会帮助减少感染肝炎的机会，所以只有在极其必要的情况下，医生才会建议输血。手术前数周，患者可抽取自身的血液备用，这样就可以避免术中输注他人的血液。

治疗与预后

大多数患者不需要特殊的治疗，但对少见的重症急性肝炎患者应住院治疗。最初几天过后，食欲通常可恢复，患者不再需要卧床休息。不必严格限制饮食和活动，也不需要补充维生素。大多数患者在黄疸消失后即可恢复工作，即使肝功能尚未完全恢复正常。

肝炎患者应避免饮酒，直到他们完全恢复健康。医师应中止或减少某些在体内可积聚从而可引起毒性作用的药物（如华法林和茶碱），因为患病的肝脏已无力代谢它们。患者告知医生他们正在服用的所有药物（包括处方和非处方药及中草药），以便必要时调整用药剂量。

急性病毒性肝炎患者通常在4～8周内康复，即使在未经治疗的情况下。但是，丙肝感染者和小部分乙肝感染者可转为慢性的病毒携带者。在病毒携带的状态下，患者可以没有症状，但感染仍然存在，也可将病毒传染给其他人。病毒携带者可发展成慢性肝炎，即使临床表现不明显。慢性病毒携带者最终可能发展为肝硬化或肝癌。与正常人相比，乙肝携带者更容易发展成为肝癌。

慢 性 肝 炎

慢性肝炎是持续6个月以上的肝脏的炎症。

■ 乙肝、丙肝和药物是最常见的原因
■ 许多人没有症状，直到肝脏严重纤维化
■ 慢性肝炎可发展为肝硬化，可引发脾脏增大，腹腔积液和脑功能障碍
■ 肝活检可以确定诊断
■ 药物，如抗病毒药或皮质类固醇药物可以使用；对于晚期患者，肝移植是必要的

慢性肝炎尽管远比急性肝炎少见，但可持续长达数年甚至数十年。大多数患者，病情十分轻微，并不引起明显的肝脏损害。但在一些患者中，持续的炎症会缓慢的损害肝脏，最终导致肝硬化、肝衰竭，甚至肝癌。

病因

慢性肝炎通常是由一种病毒引起的。丙型肝炎病毒是60%～70%慢性肝炎的病因；至少75%以上的急性丙型肝炎都会转为慢性。大约5%～7%的乙肝患者，有时合并丁肝的双重感染，会转化为慢性。甲肝和戊肝病毒不会引起慢性肝炎。

药物如甲基多巴、异烟肼、呋喃妥因和对乙酰氨基酚可引起慢性肝炎，特别是被长期服用时。威尔森氏病（肝豆状核变性），是一种罕见的遗传病，可引起铜在肝内异常沉积，在儿童和年轻人中引起慢性肝炎。其他原因包括酒精性肝炎，非酒精性脂肪肝及α1-抗胰蛋白酶缺乏症（一种遗传疾病）。

你知道吗……

有时慢性肝炎要发展到肝硬化才会被确诊。

为什么某一特殊病毒或药物在某些人中可引起慢性肝炎，而对另一些人却不会；为什么引起的疾病严重程度差别如此之大，原因尚不清楚。有些慢性肝炎患者中，这些慢性的炎症类似于身体攻击自身组织而发生的（自体免疫反应），但这种内在联系尚未得到证实，这种类型的炎症称为自身免疫性肝炎，在妇女中的发病率高于男性。

临床表现与诊断

大约2/3的患者直到肝硬化才出现症状，而剩下的1/3的患者是急性肝炎发作后，症状持续或者反复（通常几周后）。

症状主要包括轻微的不适感，如食欲下降和疲倦。有时患者还会出现低热和上腹不适。黄疸少见。慢性肝病及肝纤维化的并发症最终可出现。它们包括脾大、皮肤蜘蛛痣，肝脏和腹腔积液。肝功能异常会导致脑功能受损（肝性脑病），特别是丙肝所致的肝硬化容易并发。

自身免疫性肝炎可导致其他表现,几乎可以涉及身体的任何系统,特别是在年轻的妇女中。这些症状包括痤疮、停经、关节痛、肺纤维化、甲状腺炎、肾炎和贫血。

许多慢性肝炎患者患病多年,病程并未进展。而在另外一些患者中,病情会逐渐加重。这在某种程度上取决于是何种病毒感染。

- 大约 15% ~ 25% 的丙肝患者,数年后可能进展成肝硬化。出现肝硬化后,并发肝癌的风险会升高。
- 乙肝患者病情可能会恶化,有时病情加重很迅速,而且增加了肝癌的风险
- 70% 的乙肝和丁肝的双重感染患者进展为肝硬化
- 大多数自身免疫性肝炎患者可得到有效的治疗,但是仍有一些会发展为肝硬化,可伴有或不伴有肝衰竭
- 药物所导致的慢性肝炎,在药物停用后可完全恢复正常

诊断

患者出现典型症状后,肝功能检查显示异常,或者当其之前患有丙肝时,医生可怀疑慢性丙肝的可能。血液检查可帮助确定诊断,判断病因,明确病情的严重程度及肝损害。但肝活检仍然是明确诊断所必不可少的。肝活检可以帮助医生明确炎症的严重程度及是否合并有纤维化存在,或者肝硬化是否有进展。活检也可揭示肝炎的病因。偶尔,需要多次活检。

乙肝患者需要每年进行超声检查和血液检查测定甲胎蛋白水平从而对肝癌进行筛查。甲胎蛋白——一种通常由幼稚肝细胞所产生的蛋白质——一般在肝癌的患者体内会升高。丙肝患者的筛查相类似,只不过通常在发生肝硬化后再进行评估。

治疗

如果是药物引起,须停药。如果是其他原因,需要分别对待。

乙肝和丙肝:活动性慢性乙肝和丙肝患者,常给予抗病毒药物治疗。对于乙肝患者来说,最常用的是恩替卡韦,阿德福韦和拉米夫定。这些药物通常口服给药。替

比夫定是一种新药,目前其药物信息较少。皮下注射 α_1-干扰素或聚乙二醇干扰素也可应用。一旦药物治疗停止,肝炎容易复发,甚至病情会加重,因此,抗病毒用药需要终身服用。

对于丙肝患者,聚二醇干扰素联合利巴韦林的治疗对于大部分患者是最有效的治疗。这种联合治疗可以阻止炎症。药物治疗半年到一年,45% ~ 75% 的患者病情能好转。

抗病毒药物治疗慢性肝炎通常会导致副作用。相比较而言,拉米夫定的副作用较小。具有下列情况的患者不能服用这些药物:

- 慢性乙肝所致的晚期肝硬化
- 移植的器官
- 全血细胞减少,如贫血
- 药物滥用

如果家庭成员或者密切接触的人中患有慢性乙肝,接触者需要进行疫苗接种,同时给予乙肝免疫球蛋白注射。对于慢性丙肝来说,这种措施尚无必要。

自身免疫性肝炎:自身免疫性肝炎常使用皮质类固醇(强的松),有时也联合使用硫唑嘌呤,这类药物可抑制免疫系统。它们可抑制炎症,缓解症状并提高长期存活率。然而,肝脏的纤维化可能逐渐加重,如若停药又会导致炎症的复发,因此,大多数患者必须长期服药。

治疗并发症:不管什么病因或类型的慢性肝炎,并发症都需要治疗。例如,治疗腹水需要减少盐分的摄入,卧床休息及药物治疗。如果出现脑功能恶化,减少蛋白摄入是有帮助的。

肝移植:对严重肝衰竭的患者可考虑肝移植。但在慢性乙肝或者丙肝的患者,病毒会继续感染移植肝。乙肝患者,在数月或数年内,病毒可能会严重损害移植肝,但是服用拉米夫定治疗会改善预后。对丙肝患者,移植肝几乎都发生病毒感染复发,但病情通常较轻,患者可存活多年。

第 37 节

肝脏的血管性疾病

肝脏从两条大血管接受氧气和营养物质。门静脉提供 2/3 的血供,这些血液中包含许多来自肠道的氧气和营养物质,它们被运送到肝脏进行处理。肝动脉提供余下 1/3 的血供,这些富含氧气的血液来自心脏,给肝脏提

供约 50% 的氧气供应。接受两支血管的血供可帮助保护肝脏:如果其中的一支受到损伤,肝脏依然可以继续工作,因为它可以从另一支血管中获得氧气和营养物质供应。

你知道吗……
不同于身体的其他部分,肝脏是机体中唯一的可以从静脉中获得最多氧气的器官。

血液经肝静脉流出肝脏,它是由肝动脉和门静脉血混合而成。肝静脉汇入人体内最大的静脉——下腔静脉,它将来自腹部和下肢的血液运送至右心。

肝血管性疾病通常由供血不足而引起。
- 如果肝脏的血供不充足,会导致缺血发生
- 如果出肝的血液不通畅,血液就会淤积在肝脏,导致充血。

例如心功能衰竭患者就是由于泵功能衰竭导致肝脏充血,它同样可以导致缺血。在有凝血功能障碍的患者中,血液流经梗阻的门静脉或肝静脉时,血流会变缓慢或被阻塞。

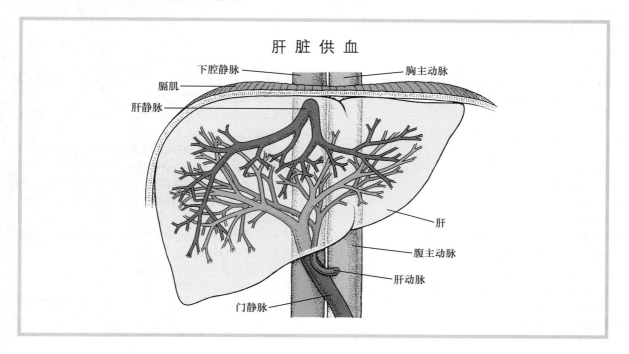

肝 脏 供 血

缺血性肝炎

缺血性肝炎由于缺血缺氧导致的整个肝脏的损害。
- 心脏或呼吸衰竭会减少对肝脏的血液及氧气供应。
- 病人会感恶心或者呕吐,肝脏会有增大和触痛

在缺血性肝炎中,由于肝脏不能接收到足够的血液和氧气供应,肝细胞会受损或者死亡。

缺血性肝病与其他类型的肝病不同。通常,"肝炎"意味着肝脏的炎症,它可能有许多的原因,最常见的是病毒(如甲肝或乙肝)。但是,在缺血性肝炎中,肝脏是没有发炎的,肝细胞会出现坏死。把它定义为肝炎是因为与病毒性和其他类型的肝炎类似,肝酶——也被称作转氨酶,会从受损的肝细胞漏出从而进入血液。

病因

缺血性肝炎的发生是因为肝脏对于血液和氧气的需要不能得到满足。最常见的原因是全身血流量的减少。原因包括以下内容:
- 心脏衰竭

- 呼吸衰竭
- 休克
- 大量失血
- 严重脱水

重症感染可以影响到全身或者身体大部分,如脓毒血症,它可以增加肝脏对于氧气的需要量,从而导致缺血性肝炎。

由于肝脏接受来自于肝动脉和门静脉的血供,其中一支血管出现狭窄或者阻塞通常不会引起缺血性肝炎。当两支血供都减少或梗阻时,病变可发生。最常见的导致血管阻塞的原因是血凝块(血栓)。肝动脉血栓有许多原因,如以下:
- 血管损伤(如肝移植手术过程中可发生)
- 肝动脉动脉瘤
- 动脉炎(血管炎或脉管炎)
- 使用可卡因(可导致动脉痉挛)
- 肿瘤,某些医学操作,或者心脏感染(心内膜炎)等,它们可导致栓子形成——物质团块,如一片脂肪或者动脉壁上的血栓,它们可脱落,并随血流运行,最终停留

在血管中。

一些疾病可使血液更容易凝结(凝血功能异常),从而导致动脉或静脉的阻塞。这些疾病可以是遗传的,也可是后天获得性的。

症状和诊断

症状包括恶心和呕吐。肝脏可以增大和触痛。

当肝脏的生化检查及凝血功能异常时,医生应怀疑此病的可能,尤其是当患者存在导致此病的状态时。超声检查,磁共振血管造影,动脉内注射造影剂后行 X 线检查,可以发现肝动脉阻塞。

治疗

医生主要致力于治疗减少血流的原因。如果可以恢复血流量,那么缺血性肝炎通常可以解决。肝衰竭可发生在已患有严重的肝硬化的患者。

缺血性胆管病

缺血性胆管病是由于供血不足导致的一个或多个胆管的损伤。

胆管(包括肝管及胆总管)不像肝脏,它仅有一个主要的血管供血,就是肝动脉。因此肝动脉血流受阻时,胆道就不能得到足够的氧供给。结果是胆管表面的细胞受损或死亡——这种疾病称为缺血性胆管病。血流受阻的原因如下:

- 肝移植手术或者腹腔镜胆囊切除术中的损伤
- 放疗损伤
- 凝血机制紊乱使血液更容易凝结
- 在止血手术中使用栓塞剂注入血管导致血栓形成

缺血性胆管病常常发生在肝移植术后的患者人群中。

临床表现和诊断

受损的胆管会变窄,以至于会引起胆汁流速减慢甚至停滞,造成胆红素滞留,皮肤和巩膜黄染(黄疸)及尿色加深。由于胆汁不能流入小肠,大便颜色变白。瘙痒症状很常见,常起始于手脚,然后波及到全身,尤其在夜间加重。胆道感染也可能发生,引起腹痛,寒战和发热。

诊断主要基于症状及异常的血液检查结果,特别是在具有缺血性胆管病发生条件的患者中(如肝移植术后的病人)。

超声检查可以帮助医生观察胆道,但它往往并不能确诊。进一步确诊需要磁共振胰胆管成像(MRCP)或者是内镜下逆行性胰胆管造影(ERCP)。ERCP 是指用一根可视的软管从口进入小肠,在胆管系统中注入造影剂。

治疗

除了能够观察胆道的狭窄,内镜下逆行胰胆管造影(ERCP)也可用于治疗。带气囊装置的导丝可以通过内镜进入胆管,医生可以使用气囊扩张狭窄部位,并可以在胆管内置入支架从而保持胆管的开放。

有部分肝移植术后的患者需要二次移植。

布加氏综合征

布加氏综合征是栓子形成,使肝静脉流出道完全或者部分阻塞,导致血流由肝至下腔静脉流出受阻而引起的疾病。

- 一些人没有症状,一些人可出现乏力,腹痛,恶心和黄疸
- 可出现腹腔积液,脾脏增大,有时会出现食管大出血
- 超声多普勒可以发现变窄和阻塞的血管
- 药物可以用来溶解或者缩小血栓,或可以在静脉间建立旁路从而使血流绕过肝脏

布加氏综合征通常发生于当肝静脉栓子形成导致狭窄或梗阻时。

由于出肝的血流受阻,血液就会在肝内集聚,引起肝脏增大。脾脏也可增大。肝静脉血流阻塞会引起门静脉压力增高,称为门静脉高压,它会引起食管静脉曲张。门脉高压,加之肿大受损的肝脏会导致腹水形成,肾功能异常会引起盐和水的潴留。

血栓可能会扩大,进而导致下腔静脉的阻塞。可出现明显的腹壁静脉曲张。

最终会出现严重的肝纤维化(肝硬化)。

原因

通常,引起血液高凝状态从而至血栓形成的原因可见以下情况:

- 红细胞增多
- 镰状细胞病
- 炎症性肠病
- 结缔组织病
- 损伤

有时布加氏综合征起病突然,而且病情相当严重,尤其是在妊娠期间。在怀孕期间,血液较正常情况更容易凝固。在一些妇女中,凝血障碍性疾病首先在孕期变得明显。其他原因包含肝静脉附近的疾病,如寄生虫感染,肝脏,肾脏肿瘤,会压迫或侵犯至肝静脉。在亚洲和南非,下腔静脉被膜性结构所阻断较为常见,原因目前尚不清楚。

临床表现与诊断

症状表现不一,取决于是突发起病还是缓慢发病。

通常症状是在数周或者数月中逐渐表现出来的。常见的症状是疲乏。肝脏因肿胀而有触痛,患者会感腹痛。

液体积聚在下肢引起水肿,或积聚在腹腔引起腹水。食管静脉曲张若破裂会引起出血,有时会出现大出血,患者表现为呕血,这种情况是医学急症。

若肝硬化进展,会诱发肝衰竭和肝性脑病,从而导致意识障碍甚至昏迷。

有时起病突然,如妊娠期肝静脉血栓形成。患者会感疲倦,肝脏肿大合并触痛,有上腹部疼痛,皮肤巩膜黄染,短期即可发生肝衰竭。

诊断

以下情况出现时,医生应怀疑布加氏综合征的可能:

■ 肝肿大,腹水,肝衰竭,或无法明确病因的肝硬化

■ 肝功能检查异常,同时合并凝血功能异常,存在高凝倾向时

若肝功能检查是异常的,需结合影像检查,如多普勒超声。如果结果并不确定,需进一步行磁共振血管造影和 CT 检查。

如果有手术计划,静脉造影是必要的。这个过程如下:就是在 X 线下,在腹股沟处行静脉穿刺,在静脉中注入造影剂,从而行静脉造影。

肝活检可以帮助确诊,同时明确肝硬化是否发生。

预后

如果静脉完全闭塞,若不治疗,绝大多数患者 3 年内会死于肝衰竭;如果静脉闭塞是非完全性的,生存期会长些,但也各不相同。

治疗

治疗取决于病情的进展快慢和严重程度。

当起病突然,且病因确定是血栓,溶栓药物是有帮助的。需要长期使用抗凝药物来预防血栓形成,增大或复发。

若由膜状物导致静脉狭窄或阻塞,需要进行血管成形术以拓宽静脉。这个操作也被称为"经皮腔内血管成形术",是将一个带气囊的导管在腹股沟处经皮肤穿刺入血管,到达阻塞的静脉,然后充盈气囊,扩张狭窄静脉,然后置入支架保持静脉开放。

另一种方法是建立另一条血管通路,绕过肝脏。这个操作被称为"经颈静脉肝内门体分流术",可以降低门静脉压力。操作如下:使用局麻麻醉颈部局部皮肤,使用穿刺针刺入颈静脉,导管穿过下腔静脉到达肝静脉,从而在两条静脉间形成分流。通常选择肝静脉的一条分支和下腔静脉,使血液可以绕过肝脏。然后,在血管分流处置入支架,保持其通畅。这个分流术可以使血流绕过肝脏,来自门静脉的血流直接流入肝静脉,经下腔静脉回心脏。但是,这种分流术会增加肝性脑病的风险;而且,分流血管偶尔也可发生闭塞,尤其是当患者存在高凝倾向时。

肝移植可以挽救生命,尤其是对于严重肝衰竭的患者。

下列由疾病导致的问题同样需要治疗:

■ 食管静脉曲张出血:多种方法可用于止血。通常使用内镜下橡皮圈套扎曲张出血的静脉。

■ 腹水:低盐饮食和利尿剂可以帮助预防大量腹水出现。

绝大多数人需要永久服用抗凝药,从而预防新的血栓形成。

肝静脉闭塞性疾病

静脉阻塞性疾病是指肝内小静脉的阻塞。

■ 腹水,脾脏增大,可出现严重的食管出血。

■ 皮肤巩膜黄染,腹部增大。

■ 医生可根据症状及多普勒超声作出诊断。

■ 如果可能,纠正或者消除病因,症状就会得到改善。

肝静脉闭塞性疾病类似于布加氏综合征,不同的是血流是在肝内被阻断。因此,阻塞并不会影响到大的肝静脉和下腔静脉。

肝静脉闭塞性疾病可发生于任何年龄,特别是营养不良的人群中。

由于出肝的血液受阻,血液滞留于肝内,导致充血,从而也减少了入肝的血流量,由于供血不足,肝细胞受到损伤。充血使肝脏充盈,增大,也可以引起门静脉压力增高。门脉高压可引起食管静脉曲张。肝脏充血及门脉高压可引起腹水及脾肿大。

这种阻塞会使入肝血流减少,使肝脏受损,最终导致严重的肝纤维化(肝硬化)。

 你知道吗……

一些植物茶可以引起肝静脉闭塞性疾病。

病因

常见的病因如下:

■ 摄入吡咯生物碱,它可存在于猪屎豆和千里光类植物(在牙买加用于制造植物茶)和其他草药中,如紫草。

■ 使用一些对肝脏有毒性的药物,包括环磷酰胺和硫唑嘌呤(免疫抑制剂)

■ 放疗(在骨髓或造血干细胞移植手术前用来抑制免疫系统)

■ 骨髓或造血肝细胞移植术后的反应

在"移植物抗宿主病"中,移植物组织中的白细胞会攻击宿主组织。这种反应可能在移植术后 3 周发生。

临床表现

可突然起病。肝脏增大并有触痛,若腹水形成,腹部会增大。也可出现皮肤巩膜黄染。

食管静脉曲张可能发生破裂和出血,有时甚至是大出血,引发患者呕血及休克。血液进入消化道,导致大便颜色变黑,成柏油样(黑便)。若出血严重会引起休克。少数患者进展为肝衰竭,可合并肝性脑病,导致意识障碍和昏迷。

有些患者随着时间发展会进展为肝硬化,通常在数月内,这取决于病因及是否反复接触有毒物质。

诊断

医生根据症状和肝功能异常的血液检查从而怀疑此病的可能,尤其是当患者摄入过某些物质或者存在某些致病条件(如骨髓移植术后)。血液检查可以用来评估肝功能和凝血功能。

多普勒超声检查常可确定诊断。偶尔,侵入性检查也是必要的。肝活检或肝静脉及门静脉的血管压力测定通常不必要。这种操作是通过在颈静脉中插入导管,进入肝静脉测定其压力,操作的同时可行肝活检。

预后

预后取决于损害的程度以及致病条件是否造成病情复发或者继续。例如患者继续饮用植物茶。

总体来说,约有 1/4 的患者三个月内死于肝功能衰竭或其他器官衰竭。若病因是骨髓移植术后的移植物抗宿主反应,静脉闭塞常常会在几周内自行缓解。增加抗排斥药物的剂量也可帮助解决移植物抗宿主反应;如果病因是由于摄入了某些物质,需要立即停用,防止进一步的肝脏损害。

治疗

对静脉阻塞尚无特殊的治疗方法。须尽可能的消除病因。

熊去氧胆酸可帮助预防骨髓移植术或造血干细胞移植术后出现的肝静脉阻塞。

由此病所导致的问题同样也需要治疗。例如,低盐饮食及利尿剂的应用可以治疗腹水。

"经颈静脉门体分流术"的疗效尚不明确。

重症患者需要进行肝移植。

门静脉血栓形成

门静脉阻塞源于门静脉血栓或者门静脉狭窄。

■ 大部分患者没有症状。也可出现腹水,脾脏肿大和食管的大出血

■ 超声多普勒通常可以明确诊断

■ 如果可能,需要治疗病因,应用药物溶解血栓或者防止其增大

因为门静脉狭窄或阻塞,门静脉压力升高,从而导致脾脏增大,也可使食管,胃底静脉出现曲张,它们可能会发生大出血。腹水并不常见。但是当门静脉阻塞伴有肝脏充血损伤时,或者当治疗食管,胃底静脉曲张大出血从而进行大量静脉内输液时,腹水可出现。门静脉血栓也可出现在肝硬化患者中,致使他们的病情进一步恶化。

病因

大约 25% 的成年肝硬化患者并发门静脉血栓,通常由于血液流动缓慢;它也可由任何可导致血液高凝状态的原因所引起。不同年龄情况有所不同:

■ 新生儿:脐带感染

■ 幼儿:阑尾炎

■ 成人:红细胞增多症,某些器官的肿瘤(肝脏,胰腺,肾脏或肾上腺)外科手术和妊娠

常常好几种情况共同作用而导致阻塞。大约三分之一的患者病因不明。

临床表现

大部分人没有任何症状。在一些患者中,症状逐渐出现,主要来自于门静脉高压。若食管或胃底静脉曲张形成,可能会出现破裂及出血,有时会出现大出血,患者表现为呕血。血液进入消化道,形成柏油便。另一种门静脉高压所致的血管并发症是胃小静脉和毛细血管的异常(门脉高压性胃病),它也可以导致消化道出血。

诊断

当患者合并有以下情况时,医生应怀疑门静脉血栓:

■ 食道或胃底静脉曲张出血

■ 脾脏肿大

■ 高危因素存在(例如:儿童发生脐带感染或急性阑尾炎)

肝功能血液检查通常是正常的。

多普勒超声检查常常可以明确诊断。它可以显示门静脉血流减少或者缺失。某些患者需要核磁共振(MRI)或 CT 进一步确诊。

若有建立旁路血管手术计划,血管造影是必要的。血管造影就是在 X 线下,向门静脉中注入造影剂,从而观察血管。

治疗

如果是血栓突然导致静脉栓塞,溶栓药物(组织纤溶酶原激活剂)有时可以应用,这种治疗也叫"溶栓术",其疗效并不明确。

如果疾病起病缓慢,抗凝药物如肝素,有时会长期使用从而预防血栓复发或增大。抗凝药不能溶解已经形成的血凝块。

新生儿和儿童,病因通常是脐带感染或急性阑尾炎,需要治疗原发病。

由门静脉高压所引发的问题同样需要治疗。食管静脉曲张出血可用几种方法进行治疗。

■ 通常可在内镜下对曲张出血静脉行橡皮圈套扎治疗。

■ 抗高血压药物,如 β-受体阻滞剂或硝酸酯类药物,可以降低门静脉压力,从而预防食管曲张静脉出血。(β-受体阻滞剂同样适用于门脉高压性胃病)。

■ 奥曲肽,可以减少入肝血流,而且可以降低腹腔血管的压力,可以静脉使用来帮助止血。

偶尔,当三种方法均无效时,可以考虑建立旁路血管,使血流绕过肝脏,目的是可以分流一部分门静脉血流至下腔静脉。门静脉阻塞时,分流手术的难度很大,而且,分流血管也有可能出现阻塞。

肝移植手术对于部分病人是必要的。

充血性肝肿大

充血性肝肿大就是当心功能衰竭时所致血液淤积于肝脏。

严重的心力衰竭可引起从心脏至下腔静脉的静脉回流受阻。这种充血可升高下腔静脉及分支静脉的压力，包括肝静脉。如果这种压力高到一定程度，肝脏会充血并出现功能异常。

大部分患者中，充血的肝脏仅引起轻度的腹部不适。肝脏增大，有触痛。某些病例中，可出现皮肤巩膜黄染和腹腔积液；脾脏可以肿大。如果是慢性的严重充血，会出现肝损害甚至严重肝纤维化（肝硬化）。

在心功能衰竭的患者中，如果合并典型症状及异常的肝功能检查结果，医生应怀疑此疾病的可能。

治疗应着力于控制心力衰竭，这种治疗亦可帮助恢复肝功能。

第 38 节

肝 脏 肿 瘤

肝脏肿瘤可以是非癌性（良性）的或者是癌性（恶性）的。癌性肝脏肿瘤又分为原发性的（起源于肝脏）或转移性的（由身体其他部位转移的）。大多数肝癌是转移性的。肿瘤经常转移至肝脏是因为身体其他部位出现的癌细胞通常要进入并游走于血液循环中，而肝脏需要过滤大量的血液。

肝脏的良性肿瘤相对常见，而且通常不引起症状。大多数病例是在患者因其他原因作影像学检查如超声、CT 或 MRI 时发现。但是，极少数的某些良性肿瘤可引起肝脏增大或腹腔内出血。即使良性肿瘤存在，肝脏的功能也可以正常的运转，因此肝功能检查结果一般是正常的。

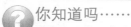

你知道吗……

大部分肝癌是来自于身体的其他部分。

大部分良性肝脏肿瘤都是偶然被发现的，当患者因其他原因行影像学检查时候，例如超声检查。

肝脏上有时可形成囊肿，大部分不会引发任何症状或健康问题。它们常常偶然被影像学检查所发现。偶尔能见到患者出生时肝脏上就有多发的囊肿，这种疾病叫"多囊肝"；通常，多发的囊肿也可发生于肾脏上，这被称为"多囊肾病"。肝脏虽然增大，但是通常可以运转正常。

肝 血 管 瘤

肝血管瘤是一种由异常的血管团所组成的肝脏的良性肿瘤。

在美国，估计有 1%～5% 的成年人患有无症状的较小的肝血管瘤。这类肿瘤通常是患者因其他原因行超声或者 CT 检查时被发现。它并不需要治疗。

肝血管瘤极少引起症状。在婴儿中，肝血管瘤通常可以自行消失。然而，肝血管瘤偶尔会很巨大，从而引起症状，如广泛的血栓形成和心力衰竭。这种肿瘤需要治疗，治疗包括药物，血管栓塞和手术。

肝细胞腺瘤

肝细胞腺瘤是一种不常见的非癌性肝脏肿瘤，它可能会被误诊为肝癌，极少数可发生破裂出血或者癌变。

肝细胞腺瘤主要发生在育龄妇女，特别是使用口服避孕药的妇女中。

这类肿瘤通常不引起症状，因此，大多数都未被发现。大的腺瘤会引起右上腹疼痛。少数的肝细胞腺瘤会突然出现破裂出血并流入腹腔，需要急诊手术。极少数的肿瘤会发生癌变。

当影像学检查如超声或 CT 发现异常的时候，应当怀疑此诊断。有时需进行肝活检来确诊。

由口服避孕药所引起的肝细胞腺瘤，停药后往往会消失。如果肝细胞腺瘤非常巨大或者位置接近肝脏表面，则建议手术治疗，因为此种情况有出血和癌变的风险。

肝脏肉芽肿

肝脏肉芽肿是在某些特定疾病存在的情况下，肝脏中形成异常的小细胞团块。

肉芽肿通常不会引发症状，但是导致其出现的疾病可以引发症状。肉芽肿有很多病因。最常见的是药物,感染和某些可以影响全身的疾病,如结核,血吸虫病和结节病。肉芽肿也可见于原发性胆汁性肝硬化。

肉芽肿是机体的免疫细胞聚集在一起,抵御肝脏中的刺激物或外来侵入物质的一种免疫反应。炎症可伴随出现,如果形成广泛的炎症,肝功能会出现异常。极少数会发生纤维化和门静脉高压。

症状

肝肉芽肿本身常不会引发症状。肝脏可能会轻微增大,出现轻度黄疸(皮肤巩膜黄染)。其他症状,则来自于导致肉芽肿出现的原发疾病。由结节病所导致的肝肉芽肿可自行消失或持续存在多年却不引发明显的临床症状。

特发性肉芽肿性肝炎是一种少见的,病因尚不明确的疾病。它会引起肉芽肿、发热、肌肉痛和乏力。这些症状在多年中会间断出现。

诊断

医生需要详细询问患者的服药史,以及是否患有其他可能引起肉芽肿的疾病。医生也需行肝功能检查及影像学检查,如超声、CT 和 MRI。但是这些结果无法进行确诊。肝活检可以明确诊断。其他检查,如培养,可以用来确定病因。

治疗

需要对潜在疾病进行治疗。停药或者治疗诱发肉芽肿的感染,通常会使肉芽肿消失。有时可用皮质类固醇来治疗结节病,但是否它能防止疾病的进展尚不确定。

原发性肝癌

原发性肝癌是起源于肝脏的癌症。最常见的是肝细胞癌。肝癌通常首先引起很模糊的症状(例如体重减轻、食欲减退和乏力),因此使其诊断常常延后,预后通常很差。

肝细胞癌

肝细胞瘤(肝细胞癌)是一种起源于肝细胞的癌症。
- 乙肝,丙肝或者饮酒过度都是肝细胞癌的诱因
- 患者会有腹痛、体重减轻和自感右上腹有块状感。
- 医生的诊断需要依据血液检查和影像学检查。
- 除非早期诊断,否则预后极差

肝细胞癌是原发性肝癌中最常见的一种类型。它常发生于患有严重肝纤维化(肝硬化)的患者。

在非洲和东亚的特定地区,肝细胞癌甚至比转移性肝癌更为常见,它们是一个常见的死因。在这些地区,许多人患有乙型肝炎的慢性感染,这种病毒在体内的慢性存在使肝细胞癌的发生风险增加了 100 倍以上。乙肝可导致肝硬化,也可诱发肝细胞癌,但是无论发生肝硬化与否,无论感染是急性或是慢性,它都可以导致肝细胞癌的发生。

由慢性丙肝所致的肝硬化同样可以升高肝细胞癌的风险。

肝细胞癌的发生有时也与接触某些特定致癌物有关。在亚热带地区肝细胞癌常见,这里食物常常被称为"黄曲霉毒素"的致癌物所污染,这种物质是由特定类型的真菌所产生。

在北美、欧洲和其他地区,肝细胞癌较为少见,大多数肝细胞癌患者是患有长期肝硬化的酗酒者。其他类型的肝硬化也可导致肝细胞癌,但原发性胆汁性肝硬化较其他类型肝硬化的风险稍低。

症状

通常肝细胞癌的首发症状是腹痛、体重减轻和右上腹可扪及肿块,或者长期肝硬化的患者病情意外加重。可出现发热。偶尔,首发症状表现为突发腹痛和休克,它是由肿瘤破裂或出血引起的。

肝癌偶尔会引起某些代谢问题,例如肝癌会导致低血糖,高血钙和高脂血症。

诊断

肝细胞癌的早期诊断很困难,因为初期症状并不能提供很多诊断线索。如果医生触到肿大的肝脏,或者影像学检查提示右上腹部有包块,医生应怀疑肝细胞癌的可能,特别是在长期肝硬化患者中。

如果疑诊肝细胞癌,需要做以下检查:
- 血液甲胎蛋白的检测:这种蛋白质正常情况下是由胚胎产生,到 1 岁时其水平下降。大约一半的肝癌患者的甲胎蛋白是升高的。
- 体检:医生在行右上腹触诊时,可触及肿大的肝脏或者包块。可把听诊器置于肝区,可听到由肝细胞癌所产生的声音,如偶尔可闻及冲击声(肝血管杂音,由血液在肿瘤内血管流动,冲击血管壁引起)和沙沙声(摩擦音,是由于肿瘤摩擦肝脏表面和周围结构所引起)。
- 影像学检查:腹部超声、CT 或磁共振成像(MRI)有时可发现尚未引起症状的肝细胞癌。如果诊断不能明确,可以行"肝动脉造影"(在 X 线下,将造影剂注入肝动脉后)。这个检查在术前尤为重要,因为它可显示肝血管的精确位置。

如果诊断依然不能确诊,肝活检可明确诊断。肝活检过程中所诱发出血或其他损伤等并发症出现的概率一般很低。

分期:如果已确诊了肝细胞癌,医生要确定其大小,以及它是否会转移到临近的组织或身体的其他部分。一些影像学检查可以提供相应的信息。医生也可用一根很细的可视的内镜(腹腔镜),由腹部的小切口插入腹部,从而直接观察肝脏极其邻近的器官。

肝癌的分期是从 I 期(单个肿瘤,并未扩散)至 IV 期(已转移到身体其他部位)。分期可帮助医生决定治疗和评估预后。

筛查:在一些乙肝常见的地区,超声检查可以用来给

乙肝人群行肝癌的筛查。筛查包含每 6 到 12 个月，行甲胎蛋白（AFP）水平测定和腹部超声检查。

治疗与预后

在美国，大多数肝细胞癌患者存活时间都不会超过几年，因为在发现时就已经处于晚期了。筛查和早期诊断可以提高预后。在一些东亚国家，会进行常规的筛查。如果肿瘤较小且没有转移，可进行肝移植，患者可存活较长的时间。

预防

接种乙肝疫苗可最终减少肝细胞癌的发生率，尤其是在乙肝流行的地区。防止肝硬化的出现也是有帮助的，如治疗丙肝和酗酒。

治疗

只有进行肝移植或行手术外科切除肿瘤才可以有治愈的希望。但是，手术切除肿瘤后，它常会复发。而且，切除肝硬化患者的肝脏肿瘤往往已不太可能，因为他们的肝脏已严重受损。

如果已经不可能进行肝移植或外科手术，或者需要等肝移植，治疗通常用于延缓肿瘤生长或减轻症状。例如可以将粒子放入肿瘤的血管中，从而阻断肿瘤的血供，这个手术称为"选择性肝动脉栓塞术"。其结果可使肝癌缩小。冷冻治疗或者射频消融治疗也可直接摧毁癌细胞，但是这种方法不能消除所有的癌细胞。

静脉或肝动脉内注射化疗药物，可以把高浓度的药物直接输送到肝内的癌细胞。但化疗药物只能暂时减缓肿瘤的生长。

放疗通常无效。

其他原发性肝癌

其他原发性肝癌很少见。确诊通常需要进行肝活检。大部分患者预后极差。如果肿瘤没有扩散，有可能被切除；但是如果已扩散，患者通常只能存活数年。

胆管细胞癌是一种起源于肝内外胆管内壁的生长相对缓慢的癌症。在中国，肝吸虫（一种寄生虫）感染可能与胆管细胞癌发生有关。原发性硬化性胆管炎的患者会有继发胆管细胞癌的风险。该病的症状常常不明显，但它也可出现全身状况的突然恶化、右上腹肿块、黄疸、体重减轻和腹部不适。

纤维板层癌是很罕见的肝癌类型，发病人群一般为年轻人。它并非由肝硬化、乙肝、丙肝所诱发，目前其危险因素尚不清楚。此肿瘤的预后通常比其他类型的肝癌好，当肿瘤被切除后，患者通常可存活数年。

肝母细胞瘤是婴儿中一种相对常见的癌症，男婴发病率是女婴的两倍。偶发于幼儿，肿瘤可分泌促性腺激素，导致患儿性早熟，病因不明。诊断基于甲胎蛋白水平升高及影像学检查。

血管肉瘤是一种原发于肝血管的罕见癌症。在工厂接触氯乙烯，聚氯乙烯（PVC）或砷，可诱发血管肉瘤。但大多数患者无法找到明确病因。

诊断与治疗

当医生在婴儿的右上腹扪及巨大包块，且婴儿的全身状况不好时，通常要怀疑为肝母细胞瘤。

肝内胆管细胞癌、肝母细胞瘤和血管肉瘤需要肝活检明确诊断。

肝外胆管细胞癌通常需要通过专门的 X 线技术——"内镜下逆行性胰胆管造影"（ERCP）或"经皮肝穿刺胆道造影"或手术探查来进行诊断。三分之二的这类患者在被发现时，癌症已经扩散至附近的淋巴结。

通常这类癌症已无太多治疗效果，大多数患者在发现后的几个月内死亡。但若癌症发现的较早，可手术切除肿瘤，有获得长期生存的希望。

转移性肝癌

转移性肝癌是由身体其他部位扩散至肝脏的癌症。

- 体重减轻和食欲减退可能是首发症状
- 医生的诊断基于血液检查和活检
- 化疗和放疗可以缓解症状但不能治愈

转移性肝癌最常见来自于肺、乳腺、结肠、胰腺或胃的癌症。白血病（白细胞的癌症）和淋巴瘤（淋巴系统的癌症），也可累及肝脏，特别是霍奇金淋巴瘤。癌细胞可以转移到肝脏是因为肝脏需要滤过机体的大部分血液，癌细胞会进入并运行在血流中。有时转移性肝癌先于原发性癌被发现。

临床表现

首发症状不典型，它包含消瘦和食欲下降，有时伴有发热。通常肝脏增大、变硬、有触痛，肝脏表面可感凹凸不平。偶发脾脏增大，特别是当癌原发于胰腺时。起初不会出现黄疸或仅表现为轻微的黄疸，除非肿瘤阻塞了胆管。随后，腹部会因腹腔积液而肿大（腹水）。

死亡前数周，黄疸逐渐加重；随着肝功能的损害，无法代谢体内的毒素，使之在脑内不断聚集，从而导致意识模糊和昏睡，称为肝性脑病。

你知道吗……

有时，转移性肝癌先于原发性癌而被发现。

诊断

疾病早期要作出诊断常常比较困难。肝功能检查中多项会出现异常，但是它不能确定诊断。腹部超声、CT 或 MRI 检查可显示肿瘤，但这些检查都不能发现较小的肿块或不能鉴别它们是癌症，是肝硬化，或是其他的异常。

当影像学检查依然不能确诊，或者需要更多的信息从而帮助治疗时,需要进行肝活检。为了提高肝活检的准确性,医生常常会在超声或 CT 的引导下穿刺。医生也选择腹腔镜更好地确定诊断及获得肿瘤组织标本。

治疗

治疗取决于肿瘤的扩散范围及原发灶。有以下一些选择:

- 化学药物:这些药物可以用来暂时的缩小肿瘤,延长生命,但是不能治愈癌症。化学治疗药物可注射入肝的主要动脉(肝动脉),将高浓度药物直接作用于肝内癌细胞。

- 放疗:有时这种方法可以减轻严重的疼痛,但它几乎没有其他益处。

- 外科手术:如果在肝内只发现一个或少数几个癌肿,它们可被手术切除,特别是肿瘤来自肠道时。但是,并不是所有的专家都认为这种做法值得。

如果癌症已经广泛的转移,医生通常能做的也仅仅是缓解症状。在他们变得无法做出决定之前,患者可以事先准备好他们想要的特殊关怀的类型。

第 39 节

胆囊和胆管疾病

胆汁是由肝脏所产生的一种黄绿色、黏稠的液体。胆汁可以帮助胆固醇,脂肪和脂溶性维生素更容易被小肠所吸收;胆汁还可以帮助清除特定废物(主要是胆红素和多余的胆固醇)。

胆道包含把胆汁从肝脏运送到胆囊的小胆管,也包括将胆汁运输到小肠的较大的胆管。胆囊是一个体积较小的,梨形的囊性器官,它位于肝的下方。它可以贮存胆汁。当需要胆汁时,通常是当人们进食时,胆囊收缩挤压胆汁使其经胆管流入小肠。

下列原因可以导致胆道阻塞:

- 胆结石排除胆囊进入胆道
- 胆囊手术中损伤胆道
- 胰腺的病变可导致胆道狭窄
- 胆管或胰腺的肿瘤
- 寄生虫感染(亚洲)

如果胆管梗阻,胆囊也会合并炎症。

胆 结 石

胆石症是胆囊内的固态物质(主要是胆固醇结晶)的沉积。

- 肝脏分泌过多的胆固醇,它们从胆汁中析出从而沉淀于胆囊中
- 胆结石有时可引起上腹部疼痛,并持续数小时
- 超声检查对于胆囊结石的诊断非常准确
- 如果胆囊结石引起反复的疼痛或者引发了其他的问题,那么应该切除胆囊

大部分胆囊和胆道的问题都源于胆囊结石。结石更容易发生在女性和某些特定人群,例如美洲印第安人。

以下是胆结石形成的危险因素:

- 女性
- 老年人
- 肥胖
- 典型的西方饮食
- 胆结石家族史

在美国,大约有 20% 的 65 岁以上的人都患有胆石症。

当胆石位于胆囊内,称为"胆石病";当结石进入胆管内时,称为"胆总管结石病"。这些石头有时可导致胆管的阻塞。

大部分胆囊结石不引起症状。但是如果症状或者其他问题出现,必须要进行治疗。在美国。每年有 50 万以上的人作胆囊切除手术。

在西方国家,大多数胆石的主要成分是胆固醇,它是一种脂质,可溶于胆汁,但不溶于水。但肝脏分泌了过多的胆固醇时,在胆汁中它处于过饱和状态,多余的胆固醇就析出成为固体颗粒(胆固醇结晶)。这些微小的晶体逐渐在胆囊中积聚起来;有些胆石由钙盐和胆红素构成,称为胆色素胆石,它在胆囊中是黑色的,在胆管中可呈棕色。

这些石头可位于胆囊中或者进入胆管。石头可导致胆囊管、胆总管或者十二指肠乳头部位(胆总管和胰管汇合处)梗阻。大多数进入胆管的胆固醇结石都是来自于胆囊。任何胆管的狭窄都可以诱发梗阻或者使胆汁的流速减缓。胆管狭窄可依次引起感染、炎症,从而形成胆管中的棕色结石。

有时胆固醇的微小颗粒,钙盐,胆红素和其他物质相聚集,但不形成石头,我们称之为胆泥。当胆汁在胆囊中

什么是结石?

胆结石通常主要由胆汁中结晶化的胆固醇构成。胆结石通常在胆囊内形成,可阻塞在胆囊管、胆总管或胰腺管内。

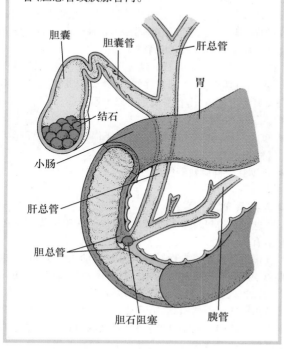

停留时间过长时,可形成胆泥,如在孕期出现的胆泥;若胆泥自行分解,通常可消失,如当结束妊娠时。然而,胆泥也可发展为胆囊结石,从而进入胆管,导致其阻塞。

> ❓ **你知道吗……**
> 高脂食物与其他食物相比,并不会更多的引发由于胆囊结石所致的疼痛。

临床表现

大约80%胆石症患者可多年不出现任何症状,特别是当结石一直位于胆囊内时。

胆囊结石也可引发疼痛。疼痛通常发生在结石由胆囊进入胆囊管,胆总管或者十二指肠壶腹,并且导致胆管阻塞时。然后胆囊出现肿大,引起的疼痛成为胆绞痛。疼痛可出现在上腹部,常常位于右侧肋缘下,有时很难精确定位,尤其是糖尿病患者或者老年人中。疼痛的程度在15分钟到1小时内逐渐加重,然后保持稳定达12小时。这种疼痛通常非常剧烈,直到送患者去急诊科去寻求缓解。在30~90分钟后,疼痛可逐渐缓解,依然会残留一些隐痛。患者一般会有恶心、呕吐的症状。

吃的过饱可能诱发胆绞痛,但仅吃高脂肪的食物并不会诱发其发生。胆囊结石不会产生打嗝或腹胀。恶心只在胆绞痛发生时才会出现。

尽管大多数胆绞痛可以自行解决,但是仍有20%~40%的患者每年会出现疼痛的复发,或者出现其他的并发症。在没有发病时,患者通常感觉良好。

如果梗阻长期存在,胆囊会出现炎症(急性胆囊炎),当胆囊出现炎症,细菌会繁殖,感染也会加重。这种炎症通常会引起发热。

胆总管或者乏特氏壶腹的梗阻相比胆囊管的阻塞更加严重。胆道梗阻可使胆管扩张,也会引起发热,寒战和黄疸。这些症状的合并出现也暗示了一种严重感染的发生,称为"急性胆管炎"。细菌可在血流中播散,从而导致机体其他部位的严重感染。它也会诱发肝脓肿的发生。

结石导致乏特氏壶腹梗阻,同样也可引起胰管的阻塞,导致胰腺的急性炎症和疼痛。

胆囊结石诱发的胆囊炎症可侵蚀胆囊壁,有时会导致穿孔。穿孔会使胆囊的内容物漏出到整个腹腔,引发严重的炎症(腹膜炎)。巨大的胆囊结石进入小肠后可导致肠梗阻,称为"胆石性肠梗阻"。虽然罕见,但这种并发症更容易出现在老年人中。

诊断

若患者出现典型上腹痛的症状,医生应怀疑胆结石的可能。有时患者因其他原因行腹部超声检查时,会发现胆结石的存在。

腹部超声是最基本的检查,它诊断胆囊结石的准确率约为95%。对于胆管结石来说,它的准确性略低,但它可以观察到由于梗阻所导致的胆管的扩张。其他诊断方法是必要的。它们包括胆道和胰腺的磁共振检查(MRI)和CT,及内镜下逆行性胰胆管造影(ERCP)。

血液检查通常是正常的,除非结石梗阻在胆管。继而肝功能检查出现异常,表明胆汁滞留在肝脏(胆汁淤积),肝脏转氨酶和胆红素水平通常会升高。

> ❓ **你知道吗……**
> 胆结石不会引起嗳气和腹胀。大约80%的胆石症患者不引起症状或者其他的问题。

治疗

不引起症状的胆石症不需要治疗。如果胆石症引发疼痛,需要改变饮食结构(例如,行低脂饮食),往往会有所帮助。

胆囊结石　若胆囊内结石引起剧烈、反复发作性疼痛,医师可建议手术切除胆囊(胆囊切除术)。胆囊切除会防止胆绞痛的发生,同时并不会引起消化不良。术后不需要专门的饮食限制。胆囊切除术中,医师需探查胆总管是否也合并有结石。

大约90%的胆囊切除术可以用腹腔镜完成。该方法是经腹壁的小切口,通过插入腹腔镜和外科手术器械,切除胆囊。腹腔镜胆囊切除术减少了术后的不适感,缩短了住院时间,提供更好的美容效果,减少了恢复时间。

另一种切除胆囊的方式是开腹手术,它需要在腹部切开一个大的切口。

胆囊结石也可经某些药物所溶解,如,胆汁酸(熊去氧胆酸)。这种药物,每日服用,可在6个月内可将微小的胆石溶解;较大的结石需服药长达1~2年的时间。很多结石并不会溶解。药物溶石只有在胆固醇型结石以及胆囊管不存在梗阻时才会有效。即使结石都成功地被溶解了,但是仍有半数的患者在5年内会复发。因此,这种治疗方法存在应用的限制性,医生仅仅会在一些具有严重手术风险的患者中推荐使用。

胆管结石 胆管结石可以通过 ERCP 手术取出。ERCP 手术就是通过一根弯曲的可视的内镜,经口插入,向下经食管、胃进入小肠,经内镜孔道插入胆管,进入奥迪氏括约肌,向上进入胆总管。然后在 X 线下通过导管将显影剂注入胆管,探查异常所在。

大部分结石可经 ERCP 手术取出,采用一种器械经内镜可将奥迪氏括约肌切开,称为"内镜下十二指肠括约肌切开术"。如果结石不能自行溢出至小肠,在行括约肌切口术后,可插入带有网篮的导管,将它们套住并从胆管中取出。括约肌被切开后,可使胆总管末端的开口增大,以便让将来所形成的结石更容易进入小肠。这项技术无法取出胆囊中的结石。

ERCP 结合"内镜下十二指肠括约肌切开术",成功率可达90%。它远比开腹手术安全。低于1%的患者因此而死亡,大约1%~2%的患者会出现并发症。近期并发症包括出血、胰腺炎、胆管穿孔和感染;远期并发症,约2%~6%的患者,会出现因胆管炎所致的狭窄,胆管狭窄会诱发结石的形成,进一步导致胆管的阻塞。

大多数行 ERCP 和内镜下十二指肠约肌切开术的患者需要后期行胆囊切除术,通常可行腹腔镜胆囊切除术。如果继续保留胆囊,就会继续存在急性胆囊疾病的风险,而且胆囊中的结石会再次进入胆管,从而导致反复的胆管梗阻。

胆 囊 炎

胆囊炎是胆囊的炎症,通常是由结石阻塞胆囊管引起的。

- 胆囊炎通常源于结石阻断了胆汁的流动
- 典型的症状表现为腹痛,持续6小时以上,合并发热和呕吐

- 腹部超声检查可以观察到胆囊炎症
- 通常可使用腹腔镜切除胆囊

胆囊结石是胆囊炎最常见的原因,它发生于当结石阻塞胆囊管时。

胆囊炎分型为急性胆囊炎和慢性胆囊炎

急性胆囊炎呈急性发作,导致剧烈的、持续的上腹疼痛。急性胆囊炎患者中至少有95%的人患有胆结石。这种炎症起初几乎都没有感染,但随后出现感染。炎症会导致胆囊充盈增大和壁增厚。

个别情况,没有胆石的情况下也可发生急性胆囊炎(非结石性胆囊炎)。非结石性胆囊炎较其他类型的胆囊炎更为严重,它出容易发生于以下情况:

- 大型手术
- 重大疾病:例如严重创伤、重度烧伤、全身的广泛感染(败血症)
- 长期接受静脉营养的患者
- 长期禁食
- 免疫系统缺陷

这种病也可发生在儿童中,可能跟病毒感染或其他感染有关。

慢性胆囊炎 慢性胆囊炎是胆囊的长期炎症,它也常源于胆囊结石。其特征为反复发作的疼痛(胆绞痛)。在慢性胆囊炎中,胆囊由于急性炎症反复发作而受损害,通常由胆囊结石所引起,胆囊会出现壁增厚,瘢痕形成和缩小。胆囊内一般都含有泥沙状淤积物或结石,它们常堵塞胆囊出口或胆囊管,或者直接滞留在胆囊管中。

临床表现

胆囊炎发作,无论是急性还是慢性,均起始于疼痛。胆囊炎的疼痛类似于胆石症引发的疼痛,但是程度更剧烈,持续时间更长,经常大于6小时甚至12小时。在15到60分钟后,疼痛到达顶点,然后保持不变。它通常出现于右上腹部,常表现为剧痛,当医师按压右上腹时,患者会感锐痛,深呼吸时疼痛加重,疼痛会放射至右肩胛下方或者背部。恶心及呕吐症状常见。

数几小时内,右侧腹壁肌肉会出现肌紧张。约有1/3的患者出现发热,提问会逐渐上升至38℃以上,同时伴有寒战。慢性胆囊炎患者很少出现发热。

在老年患者中,胆囊炎的症状具有非特异性,例如仅仅是食欲减退,感觉乏力或虚弱,或是恶心。发热很少出现。

一般情况下,胆囊炎的症状要2至3天后才开始缓解,完全消失要1周左右时间。如急性症状持续,则预示有严重并发症出现。高热、寒战、白细胞计数明显升高和肠鸣音消失意味着胆囊附近腹腔脓肿形成或者胆囊穿孔。脓肿源于坏疽,当组织坏死时会出现。

若出现黄疸,尿色加深,粪便颜色变浅,提示胆总管通常存在结石梗阻,它会导致胆汁淤滞在肝脏中(胆汁

淤积）。若结式嵌顿在乏特氏壶腹部（它距离胰管开口很近），还可诱发急性胰腺炎。

典型的"无胆石性胆囊炎"会导致突发的、剧烈的腹痛，而患者既往没有任何症状，并没有胆囊疾病的病史。这种炎症常非常严重，可导致胆囊坏死或穿孔。如果患者还伴有其他严重疾病（如因其他原因正在"重症监护室"治疗），无胆石性胆囊炎可能在最初时常常被忽略。唯一的症状可能表现为腹部增大，触痛或不明原因的发热。若不进行治疗，其死亡率可达65%。

诊断

医生的诊断主要基于症状和影像学结果。腹部超声是最好的观察胆囊结石的方法，同时它还可以观察胆囊周围是否存在积液，胆囊壁是否增厚，这些都是急性胆囊炎的典型症状。通常当超声探头在右上腹移动时，患者会诉疼痛。

胆管闪烁显像是另一种影像学检查，它用于当急性胆囊炎难以确诊时。在该检查中，静脉内注入有放射活性的物质（放射性核素），伽马相机可以检测到释放出的放射性，计算机可以产生图像。因此放射性核素从肝脏到胆管的运动轨迹可被追踪到，并可以拍摄肝脏，胆管，胆囊及小肠上部的影像。如果放射性核素不能充满胆囊，就意味着胆囊管很可能被胆石堵塞。

肝功能检查通常是正常的，除非有胆道梗阻发生。其他血液检查可以检测到并发症的存在，例如在急性胰腺炎时，会出现血淀粉酶或脂肪酶升高。白细胞计数增高暗示炎症，脓肿，坏疽或者是胆囊穿孔的发生。

治疗

急性或慢性胆囊炎患者需要住院治疗。他们须禁食，水，或静脉输注液体和电解质。在出现肠麻痹时，医生会给患者插入鼻胃管，这样可以吸出胃内容物，使胃保持排空状态，减少液体在肠道积聚。通常给予静脉抗生素和镇痛药物治疗。

急性胆囊炎已确诊，而且手术的风险较小，常在起病后24～48小时内手术切除胆囊。如有必要，胆囊切除术也可延期6周，待症状完全消失后再进行；手术延期对于患有较严重疾病（如心，肺或肾的疾病），存有较大手术风险的患者是必要的。如高度怀疑脓肿、坏疽或胆囊穿孔发生的可能性，须行急诊手术。

对于慢性胆囊炎来说，胆囊切除术通常在急性发作消退后进行。

无结石性胆囊炎必须立即手术切除病变的胆囊。

外科切除胆囊通常用腹腔镜来进行。在腹壁上做几个小切口后，使用腹腔镜及其他外科器械从切口处进入腹腔，切除胆囊。

术后疼痛　少数患者在行胆囊切除后，会出现新的或者反复发作的类似胆囊炎发作时的疼痛，其原因尚不清楚，可能与奥迪括约肌（在胆管开口处控制胆汁及胰液从胆管流入小肠的肌肉）的功能失调有关，当奥迪括约肌痉挛时，胆管内压力升高，从而使胆汁及胰液的流动受阻。若术后仍有小结石残留在胆管中，也会引起疼痛。更常见的原因是疼痛源于其他的问题，如肠易激综合征或消化性溃疡。

内镜下逆行性胰胆管造影（ERCP）可以用来判断术后疼痛的原因是否来自于胆管压力的增高。在这个手术中，经口进镜，向下到达小肠，可以通过内镜插入测压的装置，如果压力升高，可行十二指肠奥迪括约肌切开术，该手术可减轻由于奥迪括约肌功能异常所导致的术后疼痛。

胆管和胆囊的肿瘤

■ 胆囊和胆管肿瘤罕见
■ 超声检查通常可发现胆囊或胆管的肿瘤
■ 这些癌症常常是致命的，但是可以对症治疗

胆管癌可起源于胆管的任何部分，尤其是肝外胆管。它可能是原发性硬化性胆管炎的并发症。

胆囊癌很罕见，几乎所有胆囊癌的患者都患有胆囊结石。很多患者在出现胆囊癌之后只能存活数月。

息肉是良性的胆囊肿瘤，它可以发生在胆囊内。它也很少引起症状，通常不需要治疗。在超声检查中，可见于5%的患者。

有时候癌组织能阻塞胆道，但是大部分胆道阻塞还是有结石引起的。癌细胞仍可以从身体某处转移至临近组织或附近淋巴结，引起梗阻，即使这种情况很罕见。

症状

早期临床表现包含以下症状：

■ 渐进性黄疸
■ 腹部不适
■ 食欲减退
■ 体重减轻
■ 瘙痒

症状会逐步加重，腹痛可能加重和持续。它通常是由胆道阻塞引起。患者会感疲倦和不适，有时他们也可在腹部触及肿块。

临床表现与论断

当胆道的梗阻无法找到其他原因，医生应怀疑胆管癌的可能，特别是在原发性硬化性胆管炎的患者中。超声检查是检测肿瘤的第一步检查，磁共振胰胆管成像（MRCP）或者CT也可选用。

发现肿瘤后，医生通常在超声或CT的引导下，经皮插入一细针获取肿瘤组织标本进行活检。内镜下逆行性胰胆管造影（ERCP）也可用于获取肿瘤的影像学图像或者组织标本。

若怀疑胆囊癌，可行CT进一步检查，它比超声能提

供更多信息。

治疗

大多数的胆管癌和胆囊癌都是致命的,但是治疗可以帮助控制症状。

可在梗阻的部位置入支架,这个手术可以缓解疼痛和减轻瘙痒。ERCP 手术可进行此项治疗。

外科手术切除肿瘤也可以考虑,但肿瘤通常不能被完全切除。放疗和化疗仍须斟酌。若肿瘤已经全身广泛转移,化疗可减轻部分症状,但是不能显著的提高存活率。

在因胆囊结石而行胆囊切除术中所发现的非常早期的胆囊癌常常可以通过切除胆囊而治愈。

第 5 章

肾脏和尿路疾病

肾脏和尿路生物学

正常情况下,一个人有两个肾脏。其余尿路包括两条输尿管(连接每一侧肾脏和膀胱的管道)、膀胱以及尿道(与膀胱相连,与体外相通)。每侧肾脏连续不断地产生尿液,尿液以较低的压力通过输尿管流入膀胱。然后从膀胱经由尿道,男性通过阴茎,女性通过外阴排出体外。通常,尿液不含细菌及其他感染性微生物。

肾   脏

肾脏的形状类似蚕豆,长约12cm。位于腹膜后脊柱

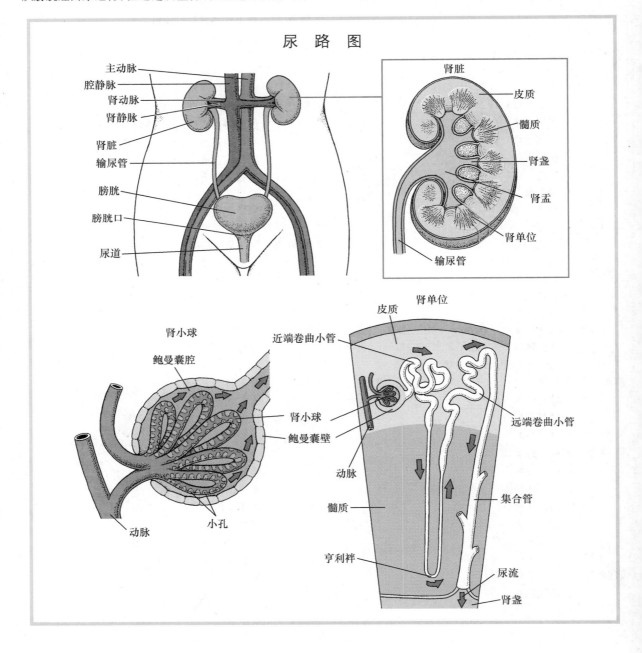

尿 路 图

的两侧,腹膜后还有消化器官。每侧肾脏都接受发自主动脉的肾动脉供血。肾动脉的血逐渐流入次级动脉,最小的为小动脉。血液经小动脉流入肾小球,形成微血管丛,称为毛细血管球。血液同样经小动脉流出肾小球,进入小静脉。若干小静脉汇合为一个大的肾静脉,血液经由它流出肾脏。

肾单位是滤过血液和产生尿液的微观单位。每个肾脏包含大约 100 万个肾单位。每个肾单位包含一个肾小球,后者被壁薄、碗状结构(鲍曼囊)所包绕。每个肾单位还包括从鲍曼囊腔引流液体(可称为尿液)的细小管道,即肾小管。肾单位的第三部分是集合管,尿液从肾小管流入集合管。每个肾小管有三个相互延续的部分:近曲小管、亨利祥和远曲小管。

肾脏由外层的皮质和内层的髓质组成。所有的肾小球都位于皮质,而肾小管则分布于皮质和髓质。尿液从成千上万个肾单位的集合管引流入一个杯状结构,称为肾盏。每个肾脏包含若干个肾盏,它们将尿液引流入一个中心腔称为肾盂。尿液从肾盂流入输尿管。

肾脏功能

正常情况下,两个肾脏的所有功能完全可以由一个健康肾脏完成。有些人天生只有一个肾脏,另有些人选择捐献一个肾脏。一侧肾脏还可能由于疾病或外伤而严重毁损。

肾脏的基本功能是保持机体中水和矿物质(包括电解质)的适当平衡。其他功能还包括滤过和排泄机体对食物、药物及有害物质(毒素)的代谢废物;调节血压;分泌一些激素。

水和电介质平衡:人体需要规律摄取水以维持生命。食物的代谢过程也可以产生一定量的水。如果机体摄入的水与排出的水不匹配,水平衡被打破,人会生病,甚至死亡。体内水过多会稀释电解质,而水过少又会使其浓缩。机体的电解质必须维持在一定的浓度范围。肾脏调节着并有助于维持水和电解质的恰当平衡。

血液以较高的压力进入肾小球。血液中的液体成分大多经肾小球的小孔滤过,留下血细胞和绝大部分大分子物质,如蛋白质。清亮的滤过液流经鲍曼囊,进入与鲍曼囊腔连接的近曲小管。在健康成人,每天约有 180L 液体滤出到肾小管。其中绝大部分水和电解质被肾脏重吸收;只有 1.5% ~2% 生成尿液被排泄。为了实现这种重吸收,肾单位的不同部位可以主动分泌和重吸收不同电解质,后者会携带一定量的水。其他肾单位对于水的渗透性不同,允许较多或较少的水回到血液循环。这一过程比较复杂。

在肾小管的第一部分(近曲小管),大部分钠、水、葡萄糖和其他滤过的物质被重吸收,重新进入血液。在肾小管的第二部分(亨利祥),钠、钾和氯被泵出;剩下的液体被稀释。稀释的液体通过肾小管的第三部分(远曲小管),其中钠进一步被泵出,作为交换,钾和酸被泵入。

来自若干肾单位的小管液进入集合管。在集合管中,液体可以继续被稀释,或者水分也可以被重吸收入血,使得液体浓缩。水的重吸收受抗利尿激素(垂体产生)和其他激素的调节。这些激素有助于调节肾脏功能、控制尿液成分,从而保持机体的水、电解质平衡。

滤过和排泄:在机体代谢食物时,产生一定的废物,需要被清除到体外。蛋白质代谢的废物主要以尿素氮的形式排泄。尿素氮可以自由通过肾小球进入小管液,而且它不被重吸收,因此可以直接进入尿液。

机体不需要的其他物质,包括代谢产物如酸、毒素及药物,被肾小管细胞主动分泌到尿液中(尿液因此而有其特殊的气味)。

血压调节:肾脏的另一个功能是通过排泄过量的钠来调节人体血压。如果排泄的钠过少,血压就会上升。肾脏也通过产生一种叫肾素的酶来调节血压。当血压低于正常水平时,肾脏会分泌肾素进入血液,肾素激活肾素-血管紧张素-醛固酮系统,从而使血压升高。肾衰竭的患者调节血压的能力降低,容易发生高血压。

分泌激素:通过分泌激素,肾脏还调节其他重要功能,比如红细胞的产生及骨骼的生长和维持。

肾脏产生的激素叫促红细胞生成素,可以刺激骨髓生成红细胞。随后,骨髓产生的红细胞被释放入血。

健康骨骼的生长和维持是一个复杂的过程,有赖于包括肾脏在内的多个器官系统。肾脏有助于调节钙和磷等矿物质的水平,后者对骨骼的健康至关重要。肾脏对钙磷水平的调节是通过将由皮肤产生、也存在于多种食物的无活性的维生素 D 转化为有活性的维生素 D(骨化三醇)来实现的。而骨化三醇可以刺激小肠对钙磷的吸收增加。

输 尿 管

输尿管是一条长约 40cm 的肌性管道,它的上端与肾脏相连,下端连接膀胱。

肾脏形成的尿液沿着输尿管流入膀胱,但这并不是被动的。输尿管以较低的压力形成收缩波推动尿液向前流动。在膀胱壁上,每一侧输尿管均有开口,当膀胱收缩时,可以关闭防止尿液反流入输尿管。

膀 胱

膀胱是一个可扩张的、肌性囊状器官。尿液从输尿管流入,积聚于此。

随着尿液的增加,膀胱逐渐适应性变大。当膀胱充盈时,神经信号送入大脑传递排尿需求。当人排尿时,位于膀胱出口(膀胱与尿道连接处)的尿道括约肌开放允许尿液排出。同时,膀胱自动收缩,产生压力推动尿液流入尿道。主动收缩腹壁肌肉可以提供额外的压力。当膀胱收缩时,膀胱壁上的输尿管末端保持紧闭,防止尿液回流入输尿管及肾脏。

尿　道

尿道是一条将尿液由膀胱引流到体外的管道。在男性,尿道长约20cm,止于阴茎末端。在女性,尿道长约14cm,止于外阴。

年 龄 因 素

随着年龄的增长,肾脏的重量会缓慢而平稳的下降。在30~40岁以后,约2/3的人(即便没有肾脏疾病)其肾脏滤过血液的效率会逐渐下降。然而,在其余1/3的老年人中,滤过率不会下降,提示还有年龄以外的因素影响着肾脏功能。

随着人们逐渐变老,为肾脏供血的动脉逐渐变窄,肾脏因此而变小。同样,入球小动脉管壁增厚,导致肾小球的功能降低。与此相伴随,肾单位浓缩或稀释尿液以及排酸的能力也降低。尽管发生了年龄相关的变化,肾功能依然可以满足机体的需求。年龄相关的变化本身并不会引发疾病,但是这些变化的确降低了肾功能储备。换句话说,需要两侧肾脏尽全力工作才能维持正常的肾功能。此时,即便是一侧或双侧肾脏微小的损伤也会导致肾功能的减退。

随着年龄的增长,输尿管的变化不大,但是膀胱和尿道却会有一些变化。膀胱能够储存尿液的最大量会降低。在接到排尿需求的第一信号后,人体延迟排尿的能力也会下降。尿液流出膀胱而流入尿道的速度降低。一生中,膀胱壁肌肉的不定时收缩不受任何排尿需求或适宜的排尿时机的影响。在年轻人,这些收缩绝大多数受脊髓和大脑控制,但是随着年龄的增长,不能被阻滞的不定时的收缩信号逐渐增多。排尿结束后,膀胱内残留的尿量(残余尿)增加。在女性,尿道变短,壁变薄。尿道的这些改变使尿道括约肌紧闭的能力降低。女性尿道的变化可能归因于绝经以后体内雌激素水平的降低。

在男性,前列腺随着年龄而增大,可以逐渐阻塞尿流。

第 41 节

肾脏和尿路疾病的症状与诊断

肾脏和尿路疾病可累及一侧或两侧肾脏、一侧或两侧输尿管、膀胱或尿道。

症　状

一些尿路疾病在病情进展到一定程度之前很少引起症状,如肾功能衰竭、不引起尿路梗阻的肿瘤和结石以及轻度感染。有时,症状非常不具有特异性,临床医生很难将其与肾脏联系起来。例如,常见的不适感、食欲减退、恶心或全身瘙痒可以是慢性肾功能衰竭的唯一症状。在老年人,神智混乱可能是感染或肾衰竭的首发症状。更多提示肾脏或泌尿系统疾病的症状包括侧腹部疼痛、下肢水肿以及排尿障碍。

排尿烧灼感或疼痛

排尿烧灼感或疼痛(排尿困难)可出现于尿道口或较少见的膀胱区(在盆腔,耻骨上的下腹部)。有时,如果一个女性有阴道刺激症状(例如,由于阴道或阴道口周围区域的炎症或感染,称为外阴阴道炎),也会出现排尿烧灼感。

原因

排尿困难很常见,尤其在成年女性,常由尿路感染引起,如膀胱炎和尿道炎。然而,排尿困难可发生于任何年龄的男性和女性,也可以由许多非感染性疾病引起。

评估

医生有时可以根据症状最严重的部位得到病因线索。例如,如果症状在耻骨上区域最严重,提示膀胱感染(膀胱炎)。频繁发生膀胱炎的女性可以通过典型的症状而确定又一次发作。如果症状在尿道口最严重,则提示尿道炎。在男性,如果阴茎有分泌物,则提示发生了尿道炎。如果烧灼感主要在阴道,伴随分泌物增多,则提示阴道炎。

检查可以发现引起排尿困难的原因。例如,发现阴道或阴茎分泌物。阴道或外阴炎症或萎缩可证实外阴阴道炎。前列腺增大提示良性的前列腺肥大。附睾或睾丸压痛提示附睾-睾丸炎，前列腺压痛则提示前列腺炎。

医生并不总是认为需要进行检查。有些医生对于有膀胱炎症状的女性直接进行治疗。其他医生通常对所有人或诊断不清的人进行检查。最常用的检查是尿液分析。尿培养常用于识别感染并决定敏感抗生素的选择。对于女性，可以送镜检阴道分泌物。有尿道分泌物的男性和女性应进行淋病和衣原体检查。

排尿困难的常见原因

类　型	举　例
具有传染性的原因*	宫颈炎 膀胱炎（在女性中更常见） 睾丸炎 前列腺炎 尿道炎 外阴阴道炎
感染的原因	炎症性结缔组织病（白塞氏综合征的反应性关节炎） 间质性膀胱炎（非感染性膀胱炎症） 外阴前庭炎（增加外阴疼痛敏感性）
物理性的原因	对膀胱颈梗阻的膀胱导尿（例如，良性前列腺增生）或尿道原因（例如狭窄）
其他原因	萎缩性阴道炎、尿道炎的肿瘤

*常见的细菌感染包括非性传播的细菌（主要是大肠杆菌）和性传播的生物体（如引起淋病，衣原体感染，以及滴虫病）

治疗

应针对病因治疗。如果是感染性疾病，治疗 1～2 天症状即可减轻。如果排尿困难严重，在治疗的前 2 天服用非那吡啶可以缓解症状。该药可以使尿色变成桔红色。

侧腹疼痛

肾脏疾病引起的疼痛通常位于侧腹部或背部。偶然，疼痛会向中腹部放散。通常，当疾病引起肾脏快速胀大时，会牵拉肾脏外包膜（肾囊）而引起疼痛。严重的肾脏疼痛常伴随恶心和呕吐。

病因

当肾结石进入输尿管时会引起剧烈疼痛。结石会引起输尿管收缩，患者出现侧腹部或下腰部严重的痉挛痛（肾脏或输尿管结石），常放散到腹股沟，或在男性，放散到睾丸。典型疼痛呈阵发性。一阵持续 20～60 分钟，可自行停止。如果输尿管松弛或结石进入膀胱，则疼痛消失后不再出现。

肾脏感染（肾盂肾炎）可以引起肾组织水肿，牵拉肾囊，引起持续酸痛。肾肿瘤不常引起疼痛，直到瘤体非常巨大。

其他引起侧腹部疼痛的疾病包括肾脏或小肠血流急性中断、破裂或偶然未破裂的腹主动脉瘤、脊柱或脊神经疾病、肌肉骨骼损伤以及腹膜后肿瘤。

评估和治疗

除了典型症状，医生需要检查患者，通常进行尿液分析检查红细胞或白细胞增多，后者提示感染，必要时可行尿培养。绞痛极其严重的患者如果尿液中有红细胞，则提示肾结石。如果患者有轻度、稳定的疼痛，一侧肾区有叩击痛，并有发热以及尿白细胞增多，多提示肾脏感染。如果疑诊肾结石，医生通常进行肾脏 CT 平扫，以明确结石的大小和位置以及是否引起明显的尿路梗阻。如果医生不确定疼痛的原因，可以进行增强 CT 或其他影像学检查。

应针对潜在疾病进行治疗。轻度疼痛可以服用乙酰氨基酚或非甾体类抗炎药（NSAIDs）。肾结石的疼痛非常严重，可以静脉使用阿片类药物。

肿胀

肿胀是由于液体在组织中积聚造成（水肿）。肿胀可能导致体重增加。通常在踝部和双足最明显，也可能出现在腹部、腰背部、手和脸。如果肿胀非常严重，液体可积聚在肺部，引起呼吸困难。

原因

如果肾脏不能从体内排出过多的水和钠，机体就会肿胀。由于肾脏疾病（肾病综合征）引起大量血浆蛋白（尤其是白蛋白）经尿液排出也可以导致肿胀。当血浆白蛋白水平下降到一定水平时，液体会从循环中漏出至组织间隙而引起肿胀。

其他疾病也可以引起肿胀。心脏泵血功能减低引发心力衰竭时，会刺激肾脏潴钠潴水，并积聚在组织间隙。严重肝脏疾病也可以刺激肾脏潴钠潴水；血浆蛋白水平降低可以加重肿胀。蛋白减少引起液体漏出到组织间隙。如果单侧肢体肿胀，病因可能是该侧肢体疾患（如静脉血栓或损伤）而非肾脏、心脏或肝脏异常。

评估和治疗

医生通常通过按压患者胫前皮肤来评估水肿的存在及其程度。如果指压后皮肤凹陷，提示水潴留。患者的症状和医生的体格检查提示病因在肾脏、肝脏或心脏，但医生也需要进行尿液分析和肝肾功能化验。如果疑诊心力衰竭，可以进行 X 线胸片和超声心动图。想要诊断肾病综合征，医生可以通过计算一份尿液标本的总蛋白比肌酐来评估尿蛋白的丢失情况。

如果可能的话，应治疗引起肿胀的潜在疾病。如果肾功能正常，利尿剂可以消除肿胀。如果肾脏功能异常，已经出现肺水肿，则需要进行透析治疗。

排尿增多

绝大多数人每天排尿 4～6 次,大多在日间。正常情况下,成人每天大约排尿 700ml～2L。婴儿每天排尿约 230ml。排尿增多可见于一个人产尿液增多或产尿正常但感觉需要更多次排尿(尿频)时。

病因

容量增加: 饮入太多液体(烦渴)、服用利尿剂或有利尿作用的物质,如酒精或咖啡因,或血糖过高(糖尿病患者)时会出现多尿。尿崩症由于大脑产生的抗利尿激素(也称血管加压素)异常而引发多尿,但较少见。抗利尿激素帮助肾脏重吸收水分。如果抗利尿激素生成过少(称为中枢性尿崩症)或如果肾脏对其不敏感(肾性尿崩症)时,患者出现排尿过多。

频率增加: 频繁排尿但不伴随一日总排尿量的增加见于膀胱受激惹或受压时。尿路感染(UTI)是膀胱刺激的最常见原因。少见原因包括膀胱结石或肿瘤。肿瘤或其他占位(甚至是怀孕妇女的子宫)压迫膀胱外壁可以引起排尿频率增加,因为膀胱受压而容量减小。由于部分梗阻而不能使膀胱充盈也可以引起尿频,男性常由前列腺肥大引起。

评估和治疗

医生需要询问利尿剂的使用。疼痛或烧灼感常提示感染。医生可以用润滑后戴手套的手指为男性进行前列腺肛诊。如果前列腺增大,可以进行血液化验(前列腺特异性抗原,或 PSA)及前列腺 B 超。医生常需要化验血糖(提示糖尿病)和细菌,或尿白细胞(提示感染)。如果病因不明,可以查血和尿的电解质水平,有时可以进行肾脏、输尿管或膀胱的影像学检查(如 CT、B 超或磁共振成像[MRI])。

治疗主要针对潜在病因。

夜间排尿

夜间需要排尿(夜尿)更常见于老年人。它可以引起睡眠问题、跌倒,尤其当老人快速走向洗手间或洗手间光照不佳时。

原因

夜尿症可发生在许多肾脏疾病的早期,也常见于心力衰竭、肝衰竭、控制很差的糖尿病或尿崩症患者。当肾脏浓缩尿液的功能减退时,人就会出现夜尿。当流入并通过尿道的尿流受到梗阻造成尿液反流入膀胱时,会出现夜间频繁排尿但每次尿量很少。前列腺肥大是老年男性最常见的梗阻原因。然而,有时候,引起夜尿增多的原因仅仅是因为睡前喝了大量的水,尤其是酒或含有咖啡因的饮料(例如咖啡或茶)。

尿床(遗尿)在幼儿是正常的。在 5 岁或 6 岁以后,遗尿则提示下尿路的肌肉和神经成熟延迟,绝大多数无需治疗。如果遗尿持续存在,应考虑其他一些因素,例如 UTI、膀胱神经控制欠佳或心理原因。

评估和治疗

从患者的症状和检查结果很容易明确夜尿的原因。在男性,医生应检查其前列腺。是否需要进一步检查取决于疑诊的病因如何。

治疗应针对潜在的疾患。所有患者,均应减少夜间及睡前水、酒精以及含咖啡因饮料的摄入,这有助于减少夜尿。

排尿等待、排尿费力和尿液滴沥

排尿前等待、排尿时费力、尿流细弱以及排尿结束时尿液滴沥是尿路梗阻的常见症状。在男性,最常见的原因是前列腺肥大压迫尿道,少见原因有尿道狭窄。如果男孩出现类似症状多提示先天性尿道狭窄或尿道外口狭窄。女性也可能有这种尿道外口的异常狭窄。

医生可以将戴手套并润滑的手指插入男性患者的直肠来检查前列腺。如果前列腺肥大,应化验血 PSA 水平,有时需进行前列腺 B 超。如果怀疑尿道狭窄,应进行膀胱镜检查。

可以用药物或外科手术治疗前列腺肥大。治疗男性尿道狭窄,可将导管经阴茎插入膀胱进行尿道扩张。必要时可以置入尿道支架以确保尿道通常。手术可以重建尿道或完成其他外科治疗。

尿急

急迫的排尿需求,是一种近乎持续疼痛坠胀感(里急后重),可由膀胱激惹引起。如果不能马上排尿,则会出现尿失禁。尿急可以由膀胱感染引起。咖啡因和酒精可引起尿急但其本身引起的尿急并不严重。间质性膀胱炎是尿急的少见原因。

医生通常可以从患者症状、体格检查及尿液分析的结果来确定尿急的原因。如果怀疑感染,应进行尿培养。有时,尤其是当怀疑间质性膀胱炎时,应进行膀胱镜及膀胱活检。

治疗主要针对潜在病因。

尿失禁

尿液无法控制的排出(尿失禁)有多个原因(见第 47 节)。

血尿

血尿可以使尿液呈红色或褐色,取决于尿液中的血含量、血在尿液中存在的时间以及尿液酸化的程度。如果尿液中的血含量很少不足以使尿色变红,化验或显微镜检可以明确。

病因

血尿可以由膀胱、尿道、输尿管或肾脏的炎症、结石、肿瘤、外伤或其他疾病引起。无痛性血尿患者约一半是因为肾脏某种特殊的血管(肾小球)病变所致。有时,镰刀形红细胞贫血或相关疾病也可以引起无痛性血尿。有疼痛的血尿病因常常是肾脏、膀胱或前列腺感染或结石或血块通过一侧输尿管或尿道。

评估和治疗

患者症状、医生查体及尿液分析或尿培养(怀疑感染时)的结果通常有助于确诊。时常也需要完成膀胱镜、影像学检查(如 CT、超声或 MRI)或其他检查。如果怀疑肿瘤,可以查尿液的瘤细胞。无镰刀形红细胞贫血病史的非洲人种可以进行相关的血液检查。

治疗主要针对潜在病因。

尿液中气体

尿液中的气体非常少见,通常提示尿路和含气的肠道之间存在异常连接(瘘管)。瘘管可以是憩室炎、其他类型肠炎、脓肿或癌症的并发症。膀胱和阴道之间的瘘管也可能引起气体进入尿液。极少数情况下,尿液中的某些细菌可以产生气体。

患病女性应进行盆腔检查。膀胱镜、乙状结肠镜或影像学检查,如 CT、MRI 或超声有助于确诊瘘管。

瘘管通常需要外科修补。

尿色的变化

正常情况下,稀释后的尿液近乎无色。浓缩的尿液为深黄色。尿液呈现黄色以外的其他颜色均为异常。

食物色素可以使尿液变为红色,药物也可使尿液呈现多种颜色:褐色、黑色、蓝色、绿色、橙色或红色。褐色尿可能含有降解的血红蛋白(红细胞中携带氧的蛋白)。当肾脏、输尿管或膀胱出血时,降解的血红蛋白可以漏出至尿液;或某些疾病导致红细胞破坏(溶血性贫血)时,降解的血红蛋白也可以被分泌入尿液。严重肌肉损伤所产生的肌红蛋白被排泄到尿液时,尿液会呈褐色。血卟啉症产生的色素可以使尿液变为红色,而黑色素瘤产生的色素可以使尿液呈黑色。混浊尿提示尿路感染导致尿液中存在过量的白细胞,或存在尿酸盐或磷酸盐的结晶,或存在阴道分泌物。

医生常常能够通过尿液的显微镜检或化学检查来明确尿色异常的原因。除非需要治疗潜在的疾病,否则无需治疗。

尿液气味的变化

尿液的气味可以不同,通常并不提示疾病,除非患者有某种相当少见的代谢疾病。

诊　　断

如果患者的症状提示肾脏疾病,医生在进行体格检查时,应尝试触摸肾脏。正常的肾脏在儿童或成人通常不能被触及,新生婴儿除外。肾脏肿大或肾脏肿瘤可被扪到。通常,胀大的膀胱可以被扪到。医生可以对男性进行直肠检查以明确前列腺有无异常或肥大,尽管前列腺的大小并不总是与尿道梗阻的程度相关。对女性患者进行盆腔检查可以明确尿道症状是否由阴道炎或生殖器官疾病所引起。

还需要进行其他检查来诊断肾脏或尿路疾病。

获取清洁尿标本
1. 采用消毒纱布清洁男性阴茎头或女性外阴。
2. 前几滴尿液用来冲洗尿道,弃去不用。
3. 继续排尿,将标本收集在无菌尿杯中。通常在尿流终止前收集尿液(中段尿)。

尿液分析

尿液分析是对尿液的检测和分析。尿液标本通常采用清洁或无菌方法。例如,将导管经尿道插入膀胱即导尿可以获得未被污染的尿液标本。

尿液分析可以用来检测并测定尿液中多种物质的水平,包括蛋白、葡萄糖(糖)、酮体、血液和其他物质。该检测使用了一种薄塑料片(试纸),其上浸满的化学品能与尿液中各种物质发生反应而快速变色。有时,这些检测结果需要经过更复杂、更准确的实验室分析来证实。尿液的显微镜检能够发现红细胞、白细胞、晶体和管型(尿液中的细胞、蛋白质或二者同时在肾小管沉淀析出并受肾小管挤压而形成,并进入尿液)。

蛋白质　尿液中的蛋白(蛋白尿)通常能用试纸检测出来。蛋白质在尿液中持续或间断出现取决于基础病因。蛋白尿通常是肾脏疾病的一个标志,但在剧烈运动,如马拉松后出现的蛋白尿则属正常。

葡萄糖　试纸以准确检测尿中的葡萄糖(糖尿)。糖尿最常见的原因是糖尿病,但是如果尿糖阴性并不意味着没有糖尿病或糖尿病控制得很好。

酮体　尿液中的酮体(酮尿)也能用试纸检出。机体分解脂肪时形成酮体。饥饿、未控制的糖尿病以及偶然大量饮酒都能使尿液中出现酮体。

血液　尿液中的血(血尿)能够被试纸检测到,显微镜检和其他检测方法可进一步证实。如果尿液中含有足够多的血,则可被肉眼所见,此时尿液呈红色或褐色。

亚硝酸盐　尿液中的亚硝酸盐(亚硝酸盐尿)也可由试纸检出。亚硝酸盐水平升高提示尿路感染。

白细胞酯酶　试纸同样可以检测出尿液中的白细胞酯酶(某些白细胞中存在的一种酶)。它是一个炎症标志物,最常见于尿路感染。

酸度　尿液的酸度能被干化学分析检出。某些食物、化学失衡和代谢性疾病可以使尿液的酸度发生改变。

浓度　尿液浓度(也称为尿比重)的变化很大,取决于患者是否脱水、饮入水量及其他因素。有时,尿比重是诊断肾功能异常的重要指标。在可以导致肾衰竭的某种疾病早期,肾脏丧失了浓缩尿液的能力。一项试验中,受试者在 12～14 小时内不饮水或其他液体。另一试验中,给受试人注射抗利尿激素(也称为血管加压素)。随后测定尿比重。正常情况下,上述两项测试均都应该出现尿液高度浓缩。但是,在某些肾脏疾病(比如肾性尿崩症),尿液无法被浓缩,尽管其他肾脏功能都正常。

沉渣　通过显微镜检测尿液中的沉渣能够为肾脏或尿路疾病提供信息。正常情况下,尿液中含有少量从尿路内壁脱落的细胞及其他碎屑。一旦患有肾脏和尿路疾病,尿液经离心及沉淀后,可以有更多的细胞。

尿培养

尿液标本中的细菌在实验室中生长,即尿培养,可用于诊断尿路感染。尿培养不属于常规尿液分析。必须通过清洁或无菌方法获得尿液标本,如经尿道将导管插入膀胱的导尿术。

肾功能测定

通过对血液或尿液标本的分析可以评估肾脏功能。肌酐,是一种代谢产物,当肾脏的滤过率明显降低时其血浓度可以升高。肌酐清除率更为准确,可通过一个公式进行估算,该公式需包含血肌酐水平及患者年龄、体重和性别等指标。定时准确的尿液收集结合血肌酐测定可以更精确的测得肌酐清除率。血尿素氮(BUN)水平也可以反映肾功能情况,尽管受许多因素的影响。

影像学检查

X 线平片　腹部 X 线片通常无助于尿路疾病的评估。

超声检查　超声检查通常是首选的影像学检查,因为即便肾功能已经受损也可以安全进行。这种技术无创、无痛,无需造影剂。超声扫描可提供有关肾功能的间接信息,可以很好的估测肾脏大小和位置,而且易于发现梗阻,有助于诊断结构异常。超声检查在诊断肾脏肿瘤方面不如计算机体层成像(CT)准确。医生也用超声来确定肾活检的最佳位置。

超声可发现尿路结石,但 5mm 以下的结石有可能被遗漏。当医生怀疑来自膀胱的尿流受到梗阻时,超声检查可用于测量尽力排尿后膀胱内的残余尿量。超声对于膀胱肿瘤的诊断也不如 CT 更可靠。

计算机体层成像(CT)　CT 可用于评价肾脏肿块。进行螺旋 CT 检查时,人体在 CT 扫描仪中持续移动,可以获得某些结构的特殊影像,而且能更快完成扫描。不使用造影剂的螺旋 CT 有助于发现肾脏结石以及需要被尽早识别的外伤后肾脏及其周围组织出血。造影剂常用于 CT 检查。静脉造影剂可以提供更多关于肾脏动脉和静脉、某些肾脏肿瘤以及多囊肾的额外细节。造影剂可能引起过敏反应或肾损害,后者极少见。

磁共振成像(MRI)　MRI 能够提供肾脏、血管和肾脏周围结构的三维影像。MRI 有助于鉴别肿瘤和囊肿。当采用顺磁性对比剂来增强影像时,MRI 可以识别肾血管疾病。需要评估肾血管情况并且有造影剂过敏风险的人可以用 MRI 取代 CT。

静脉内尿路造影　静脉内尿路造影(IVU,也称为静脉内肾盂造影或 IVP)是采用静脉注射造影剂来提供肾脏、输尿管和膀胱的影像。通常,先进行超声、CT 或 MRI 检查。但 IVU 可以更好地探测微小的尿道异常和一些肾脏疾病。IVU 常用于血尿患者,即便是镜下血尿。IVU 也可用于医生怀疑尿道或其他尿路恶性肿瘤的患者。造影剂可能引起过敏反应或肾损害,后者极少见。

膀胱输尿管造影术　在膀胱输尿管造影术中,所用的造影剂与 IVU 相似,通过内镜直接注射或将导管经尿道插入膀胱。当排尿中或排尿后立即摄取膀胱和输尿管的 X 线片,称为排泄性膀胱输尿管造影术,尤其适用于评估反复发作的尿路感染。膀胱输尿管造影术可引起感染。造影剂可能引起过敏反应或极为少见的肾损害。

放射性核素扫描　肾脏的放射性核素扫描是一种依靠专门的 γ 照相机探测注入体内的放射活性物质所释放的少量放射性的显影技术。评估肾脏血流的肾图是其中一种。放射性核素扫描有助于评价其他肾脏疾病。

血管造影术　血管造影术需要将造影剂注入动脉。由于它需要将导管插入肾动脉并高压注射造影剂,肾血管造影术的风险高于其他肾脏影像学检查。因此血管造影术仅适用于一些特殊情况(如在球囊血管成形术前以及血管成形术后拟置入支架时)以开放一侧肾动脉或在肾脏外科手术之前更好的评估肾动脉情况。血管造影术的并发症包括损伤注射动脉和邻近器官、出血以及造影剂过敏等。

膀胱镜检查

医生通过一个可弯曲的、可视管道(膀胱镜,内镜的一种)可以诊断一些膀胱和尿道疾病。膀胱镜的直径与铅笔相仿,长约 30～150cm,但只有 15～30cm 的内镜插入尿道和膀胱。绝大多数带有一个光源和一个小型照相机,使得医生可以看到膀胱和尿道的内壁。许多膀胱镜的顶端带有一个小型剪切装置,医生可以利用它来进行膀胱内壁的活检。膀胱镜可在被检查者清醒时进行,痛苦较小。医生通常在操作前将麻醉凝胶插入尿道。可能的并发症包括血尿及罕见的膀胱穿孔。

组织和细胞取样

肾脏活检:肾脏活检(取出肾脏的一小部分组织并在显微镜下检查)主要可帮助医生诊断影响肾脏特殊血管(肾小球)和肾小管的疾病以及引起急性肾衰竭的少见原因。活检也常用于观察移植肾有无排异征象。

进行肾活检时,受检人俯卧,局部麻醉背部肾脏上方的皮肤和肌肉。利用超声或 CT 确定肾小球的位置,并避开大血管。活检针经皮插入肾脏。

对于未控制的高血压、出血性疾病、未治疗的尿路感染或孤立肾(除外移植肾)患者不宜进行肾活检。并发症包括肾周出血造成血尿以及肾脏内形成小的动静脉瘘(肾脏极小动脉和静脉间的异常连接)。

尿细胞学:尿细胞学(尿液的显微镜检查以寻找癌细胞)有时有助于诊断肾脏和尿路肿瘤。对于高危患者——如吸烟、石油化工工人以及无痛性血尿者——尿细胞学有助于筛查癌症。对于切除过膀胱或肾脏肿瘤的患者,尿细胞学可用于随访评估。但该检查有一定局限性,有时没有肿瘤的患者可能出现假阳性结果,而在肿瘤患者呈假阴性结果,尤其是新发肿瘤或生长缓慢的肿瘤。

第 42 节

肾 衰 竭

肾衰竭是指肾脏功能减退不能充分滤过血液中的代谢废物。

肾衰竭的病因很多。有的会导致肾脏功能的迅速恶化(急性肾衰竭),有的会导致肾脏功能的逐渐下降(慢性肾衰竭,也称为慢性肾脏疾病)。除了不能充分滤过血液中的代谢废物(如肌酐和尿素氮)以外,肾脏控制体内水分的量和分布(体液平衡)以及血液中的电解质(钠、钾、钙、磷)水平的能力也下降。

当慢性肾衰竭发生时,血压常常升高。肾脏产生红细胞生成素的能力降低,导致红细胞数量的减少(即贫血)。在儿童,肾衰竭会影响骨骼生长。不论儿童还是成人,肾衰竭都会导致骨质疏松和成骨异常。

尽管肾衰竭会发生在各个年龄阶段的人,但是急、慢性肾衰竭在老年人更常见。许多肾衰竭的病因经过治疗,可以使肾功能恢复。血液透析可以将致死性的肾衰竭转变为一种慢性疾病。

急性肾衰竭

急性肾衰竭是肾脏清除血液中代谢废物的能力迅速(数天到数周)下降。

- 病因包括引起肾脏血流减少的疾病、损害肾脏本身的疾病或导致尿路梗阻的疾病。
- 症状包括水肿、恶心、疲乏、瘙痒、呼吸困难以及引起肾衰竭的原发疾病的症状。
- 严重并发症包括心力衰竭和高血钾。
- 血、尿化验结合影像学检查可以明确诊断。

- 治疗包括纠正引起肾衰竭的病因,有些患者需要透析。

急性肾衰竭可以由肾脏供血减少、肾实质疾病或任何导致尿路梗阻的疾病引起。许多急性肾衰竭患者,找不出确切病因。只有当双侧肾脏都受累时,才会发生肾衰竭。

急性肾衰竭的主要病因	
原 因	**相 关 情 况**
肾脏供血减少	失血
	体液大量丢失
	物理损伤导致血管阻塞
	心脏泵血能力减退(心力衰竭)
	极度低血压(休克)
	肝衰竭(肝肾综合征)
肾损伤	长时间肾脏供血减少,导致肾损伤
	毒素作用(如药物、影像学检查中使用的造影剂以及毒素)
	过敏反应(如某些抗生素)
	影响滤过单位(肾单位)的肾脏疾病(如急性肾小球肾炎、破坏肾脏的肿瘤或溶血-尿毒综合征中出现的血管损伤、系统性红斑狼疮、动脉粥样栓塞性肾疾病、Goodpasture's 综合征、韦格纳肉芽肿或结节性多动脉炎)
尿路阻塞	前列腺肥大
	肿瘤压迫尿道
	结石
	肾内梗阻(例如,草酸盐或尿酸盐结石)

症状

症状取决于肾衰竭的严重程度、进展速度及其病因。

在一部分人,急性肾衰竭的首发症状是水潴留,表现为足、踝肿胀或面部和双手浮肿。一些患者尿液呈可乐样颜色,多提示肾脏疾病。尿量(大多数健康成人介于750ml 到 2L 之间)常减少到每天不足 500ml 或停止排尿。极少的尿量称为少尿,没有尿液生成称为无尿。但是也有一些急性肾衰竭患者的尿量正常。

当急性肾衰竭持续存在时,代谢废物在体内积聚,人会出现疲劳、注意力下降、食欲减退、恶心和全身瘙痒(瘙痒症)。患者还可以出现心跳加快(心动过速)和头晕。

如果急性肾衰竭的原因是梗阻,这时,反流回肾脏的尿液会导致排尿系统扩张(称为肾积水)。尿路梗阻时常引起下位肋骨下的持续性钝痛,也可能引起痉挛痛——从轻度到极度痛苦——常常沿躯体两侧(侧腹)。一些肾积水患者会出现血尿。如果梗阻位于膀胱以下,膀胱会胀大。如果膀胱迅速扩大,患者会感到骨盆耻骨上方区域剧烈疼痛。如果膀胱缓慢扩大,疼痛会比较轻,但是下腹部可能由于明显扩大的膀胱而胀满。

如果急性肾衰竭在住院期间发生,常与近期的损伤、外科手术、药物或感染性疾病有关。导致急性肾衰竭的原发疾病的症状可能很突出。高热、危及生命的低血压(休克)以及心力衰竭或肝衰竭的症状如果出现得早于肾衰竭的症状,则会更加明显和急迫。

某些引起急性肾衰竭的原因也可能累及身体的其他部位。如 Goodpasture 综合征或韦格纳肉芽肿病,可以损伤肾脏血管,也可能破坏肺血管,导致患者咯血。皮疹是某些引起急性肾衰竭的病因的典型表现,如结节性多动脉炎、系统性红斑狼疮和一些毒性药物。

诊断

检测血液中的肌酐和尿素氮水平是确诊肾衰竭所必需的。肌酐进行性升高提示急性肾衰竭。肌酐水平也是提示肾衰竭的程度或严重性的最好指标。肌酐水平越高,肾衰竭越严重。当肾衰竭持续存在时,还有其他血液检验项目评估代谢失衡,如血液酸度增加,即酸中毒(引起低碳酸血症)、血钾升高(高钾血症)、血钠降低(低钠血症)以及磷酸水平升高(高磷酸血症)。

体格检查结果有助于医生识别急性肾衰竭的病因。例如,肾脏扩大或触痛提示梗阻引起的肾积水。尿液分析,如尿常规和测定某些电解质可以提示引起肾衰竭的原因是由于肾脏血流不足、肾损害还是尿路梗阻。

通过发现肾积水或胀大的膀胱,肾脏超声或 CT 有助于明确病因。影像学检查还可以提示肾脏大小。当怀疑肾血管阻塞时,可以进行肾血管(动脉和静脉)造影。但肾血管造影只有当其他方法不能提供充分的诊断信息时进行,因为检查时需要使用含碘造影剂,后者有可能增加肾损害。磁共振成像(MRI)也可以提供相似信息。但是,传统 MRI 使用放射性钆,极少情况下,钆有引起机体瘢痕组织形成的风险(肾源性纤维化皮肤病)。因此,目前 MRI 已很少被应用。如果上述这些检查都不能明确肾衰竭的原因,肾活检即为明确诊断及评估预后所必需。

预后

急性肾衰竭及其直接并发症,如水潴留、酸中毒、高钾血症和高尿素氮血症等往往能够治愈。总体生存率约60%。如果患者同时合并严重器官衰竭,则生存率不足50%。若是由于失血、呕吐或腹泻等体液丢失引起肾血流减少而导致的急性肾衰竭,当上述病理情况被逆转后,患者的生存率可高达 90%。

治疗

应尽早治疗一切引起急性肾衰竭的可治疗病因。例如,如果发生梗阻时,应采用插管(至膀胱)、内镜或外科手段来解除梗阻。

肾脏常常可以自愈,尤其是肾衰竭发生不足 5 天、且不合并感染等并发症时。这时,应采取措施避免病程进展,例如:

- 限制使用一些药物
- 限制饮食中的液体、钠和钾
- 维持良好营养状态
- 如果血钾或血磷酸水平过高,给予一定药物
- 透析

医生严格控制所有经过肾脏排泄的物质的摄入,包括多种药物。除非肾血流过少,也应限制液体入量以保持出入量平衡。应每日测量体重,以便评估体内水过多还是过少。

健康的饮食适用于可以进食的患者。可以给予中等量蛋白质,0.8~1.0g/kg 体重。

有时经口或直肠给予聚苯乙烯磺酸钠用于治疗高血钾。钙盐(碳酸钙或醋酸钙)或司维拉姆可经口给药来预防或治疗高磷血症。

你知道吗……
必须双侧肾脏受累才会出现肾衰竭。

由于梗阻造成的急性肾衰竭患者在恢复期不用限制液体入量。因为这时,肾脏尚不能正常重吸收钠和水,在梗阻解除后的一段时间内会生成大量尿液。因此患者也需要补充液体和电解质(如钠、钾和镁)。

急性肾衰竭如果持续较长时间,必须帮助机体清除废物和过多的水。透析,通常是血液透析,可以清除废物。如果预测肾功能将延迟恢复,则应在确诊后尽早开始透析。透析可能是暂时的,直到肾脏恢复其功能,通常需要数天到数周。如果肾损害太严重而不能恢复,这时

急性肾衰竭就转变为慢性。

慢性肾衰竭

慢性肾衰竭(也称为慢性肾脏疾病)是肾脏清除血液中代谢废物的能力逐渐下降(数月到半年)。

- 主要病因包括糖尿病和高血压。
- 患者出现酸中毒、贫血、神经损害、骨质疏松及动脉粥样硬化进展等。
- 症状包括夜尿增多、疲乏、恶心、瘙痒、肌肉痉挛痛、感觉减退、意识模糊、呼吸困难以及皮肤黄染。
- 化验血和尿可以确诊。
- 治疗包括限制食物中的水、钠和钾,药物控制糖尿病、高血压、贫血和电解质失衡。必要时进行透析治疗。

许多疾病可以造成肾脏不可逆的损害。急性肾衰竭患者的肾功能经过治疗一旦无法恢复,将进展为慢性肾衰竭。因此,任何能引起急性肾衰竭的原因都可以引起慢性肾衰竭。但是,糖尿病是引起慢性肾衰竭最常见的原因,高血压居第二位。这两种疾病都直接损伤肾脏小血管。慢性肾衰竭的其他病因包括尿路梗阻、肾脏疾病(如多囊肾和肾小球肾炎)以及自身免疫性疾病(如系统性红斑狼疮),这时自身抗体损伤肾小球和肾小管导致发病。

当肾衰竭发展到轻中度阶段时,肾脏不能重吸收尿液中的水分进而浓缩尿液。晚期,肾脏无法排出机体代谢产生的酸,引起酸中毒。红细胞生成减少导致贫血。血液中代谢废物堆积会破坏大脑、躯干和四肢的神经细胞。肾脏产生激素的能力降低造成血压升高。另外,衰竭的肾脏不能排出过多的钠和水。水钠潴留可诱发心力衰竭。可出现心包炎。血甘油三酯水平通常升高,与高血压一起,增加动脉粥样硬化的危险。

如果慢性肾衰竭长期持续存在,可以通过一些伴随情况而影响骨组织的形成和维持(肾性骨病)。这些伴随情况包括血液中高甲状旁腺激素、低骨化三醇(维生素 D 的活性形式)、钙重吸收减少以及血磷升高。肾性骨病可导致骨痛并增加骨折的危险。

症状

症状通常缓慢出现。轻中度肾衰竭患者症状轻微,如只有夜尿次数增多。夜尿增多是由于肾脏不能重吸收水分减少尿液生成的量并使之浓缩,这一过程常在夜间进行。

随着肾衰竭的进展,血液中代谢废物逐渐堆积,患者可感到疲劳、全身虚弱和反应迟钝。一些人出现食欲下降和气短。贫血是疲劳和全身虚弱的原因之一。代谢废物的增多会引起恶心、呕吐、口腔异味,这可以导致营养不良和体重减轻。慢性肾衰竭患者容易出现淤斑或在割伤或其他损伤后出血时间延长。慢性肾衰竭也降低了机体对感染的抵抗力。

代谢废物的进一步积聚会损伤肌肉和神经,从而导致肌肉抽搐、肌无力、肌痉挛和肌痛。患者四肢末端会出现针刺样疼痛,某些部位还可能出现感觉丧失。脑病是一种大脑功能不良的状态,可导致意识模糊、昏睡和抽搐。

心力衰竭发生时,患者出现气短。心包炎可引起胸痛和低血压。晚期肾衰竭患者常常发生胃肠道溃疡和出血。皮肤可变成黄褐色,偶尔由于血液中尿素浓度太高以致形成结晶随汗排出,在皮肤表面形成一层白色粉末。一些慢性肾衰竭患者会出现全身瘙痒。他们的呼吸气味难闻。

诊断

血液和尿液检查是必须的,可以证实肾衰竭的存在,并有助于鉴别是急性还是慢性肾衰竭。

在慢性肾衰竭,血液中在正常情况下由肾脏滤过的尿素、肌酐和代谢废物的水平升高。尤其是血液变为酸性。血钾水平正常或仅轻度增加,但当肾衰竭达到终末阶段或患者摄入大量钾或服用抑制肾脏排钾的药物时,血钾会异常升高,带来巨大危害。患者通常存在一定程度的贫血。血液中钙和骨化三醇水平减低,而血磷和甲状旁腺激素水平升高。尿液分析可发现许多异常,包括蛋白尿和异常的细胞。

超声检查常用于除外梗阻,并可以评估肾脏大小。小而有瘢痕的肾脏常提示慢性肾衰竭。当肾衰竭发展到终末期时,明确病因变得更加困难。肾活检可能是最准确的方法,但如果超声提示肾脏变小并有瘢痕,则不推荐肾活检。

预后

无论治疗与否,绝大多数患者的慢性肾衰竭都会进展。肾功能下降的速度有赖于引起肾衰竭的基础疾病以及针对该疾病的治疗。例如,如果糖尿病和高血压未得到很好控制,则肾衰竭迅速进展。如果不治疗,肾衰竭是致命的。严重肾衰竭(有时称为终末期肾衰竭)患者如果不治疗,通常仅能存活几个月,如果进行透析则能生存很多年。然而,即便进行透析治疗,大多数终末期肾衰竭患者 5 ~ 10 年后死亡。多死于心脏或血管疾病或感染。

治疗

引起或加重肾衰竭的疾病以及由肾衰竭引起但反过来会影响健康生存的情况均应得到适宜治疗。例如,使用抗生素治疗细菌感染,解除或减轻尿路梗阻。

还应采取措施预防促使肾功能恶化的情况及肾衰竭的并发症。这些措施包括:

- 控制血糖、血压、血胆固醇及甘油三酯。
- 限制饮食蛋白、盐、钾、磷酸盐及液体量。
- 使用药物控制血钾、血磷,降低甘油三酯、胆固醇,降低甲状旁腺激素水平,并治疗心力衰竭或贫血。

■ 最终，透析治疗。

控制糖尿病患者的血糖及高血压可以延缓肾功能的恶化。血管紧张素转换酶（ACE）抑制剂和血管紧张素Ⅱ受体拮抗剂可以降低一些慢性肾衰竭患者肾功能恶化的速度。但是重度肾衰竭患者不宜服用这些药物。

精细的饮食安排有助于控制一些潜在问题。有时，增加碳水化合物并减少蛋白摄入可以纠正轻度酸中毒。但是，中重度酸中毒则需要碳酸氢钠治疗。严格限制每日蛋白质摄入量可以延缓肾功能的下降。患者需要给予足量的碳水化合物来弥补蛋白质摄入的减少。限制膳食脂肪可以在一定程度上降低甘油三酯和胆固醇水平。他汀类、依折麦布，少数情况下氯贝特或吉非贝齐等药物可用于降低甘油三酯和/或胆固醇水平。

限盐（钠）通常有益，尤其当发生心力衰竭以后。利尿剂可以缓解心力衰竭症状，即便肾功能减退。重度肾衰竭患者可以进行透析清除体内过多的水分。

在慢性肾衰竭期间，需要限制液体入量以预防血钠浓度过低。应避免富钾食物，如盐替代物。也应避免大量进食其他含钾量相对较多的食物，如枣和无花果以及其他水果。血钾升高增加心脏节律异常及心脏停跳的风险。如果血钾过高，可以用聚苯乙烯磺酸钠清除或紧急透析。

血磷升高将导致钙、磷沉积在包括血管在内的组织中。限制摄入高磷食物，如奶制品、肝脏、豆类、坚果和大多软饮料，会降低血磷浓度。经口服可以结合磷的药物，如碳酸钙、醋酸钙和司维拉姆也可以降低血磷水平。应避免枸橼酸钙，因为它存在于许多钙替代物及食品添加剂（有时称为 E333）中。口服维生素 D 及类似药物可以降低甲状旁腺激素水平。

肾衰竭引起的贫血对红细胞生成素或达贝汀（darbepoietin）反应良好。当严重贫血引发症状或对红细胞生成素及达贝汀无反应时，才建议输血。医生也应积极寻找并治疗引起贫血的其他原因，尤其是饮食中铁、叶酸（叶酸盐）和维生素 B_{12} 缺乏。大多接受红细胞生成素或达贝汀的患者需要常规静脉输注铁剂以防止铁缺乏，后者会影响人体对药物治疗的反应。老年患者的贫血常需要更积极的治疗，因为他们更容易合并心脏疾病，贫血会使其加重。输注新鲜冰冻血浆或去氨加压素或雌激素类药物能暂时控制慢性肾衰竭患者的出血倾向。在创伤后或在外科手术前或拔牙前都需要这样的治疗。

医生应避免处方经过肾脏排泄的药物，或降低剂量使用。还有很多药物不宜应用，如 ACE 抑制剂、血管紧张素Ⅱ受体拮抗剂、螺内酯和氨苯蝶啶等，重度肾衰竭患者应停服这些药物，因为它们有导致高钾血症的作用。应用降压药物控制血压，以防止心脏和肾脏功能的进一步恶化。

当针对慢性肾衰竭的这些治疗不再有效时，仅有的选择就是长期透析（见下文）或肾移植。临终关怀也很重要。

第 43 节

透　析

透析是当肾脏无法正常工作时，代替肾脏从机体内清除代谢废物和过多水分的人工过程。

人们需要透析的原因很多，以肾衰竭最为常见。当肾衰竭患者尿量减少并出现其他一些情况时，医生建议透析治疗。对于急性肾衰竭，当血液化验提示患者的肾功能有一定恢复时，可以停止透析。对于慢性肾衰竭，透析可作为长期治疗或肾移植术前的临时过渡。短期或紧急透析可用于清除体内的药物或毒素。

作出开始长期透析的决定并非易事，因为这意味着生活方式的巨大改变，包括从此依赖机器来维持生命。但是，对大多数人而言，一套成功的透析方案将会使生活质量大为改观。透析可使大多数患者食欲增强，血压维持正常，避免了神经损害、严重贫血及其他严重并发症的出现。

肾衰竭患者透析治疗的原因

当肾衰竭引起如下情况时，医生决定建议患者进行透析：

■ 脑功能异常（尿毒症脑病）
■ 某种严重症状，如食欲减退或导致体重减轻的呕吐
■ 心包炎
■ 酸中毒导致其他治疗无效
■ 心力衰竭
■ 体内水负荷过重
■ 其他治疗无效的肺水肿
■ 严重高钾血症
■ 高钙血症
■ 肾功能重度减退

透析常常需要一个团队的努力。医生完成透析处方、处置并发症并监测疗效。护士监测患者的一般情况和精神情况，并教育患者透析相关知识以及保持良好的健康状态需要遵循的原则。社会工作者负责安排转运患者及其家庭协助。营养师则应给患者制定一套合理的饮食方案并监测他们对饮食改变的反应。

透析的方式

透析有两种方式：血液透析和腹膜透析。

血液透析 血液透析时，血液被从体内引出并泵入透析器（人工肾）。透析器滤过血液中的代谢废物，将净化后的血液回输到体内。可以调节回输液体的总量。血液透析需要建立血液通路。医生可以通过插入大静脉，常常是颈静脉的导管建立临时透析通路。外科手术可以建立动静脉之间的通路（动静脉瘘），供长期透析使用。以连接前臂桡动脉和头静脉的动静脉瘘最常用。建立瘘以后，头静脉扩张、血流增加，使其适合反复穿刺进行透析。当瘘无法建立时，可通过外科手术移植人工合成的血管来建立动静脉瘘。这时，可以反复穿刺人工合成的血管进行血液透析。

肝素是抗凝药物，透析时可用于预防透析器中的血液凝固。在透析器中，多孔的人工膜将血液和透析液分隔开来。血液中的水、废物及电解质通过透析膜滤过进入透析液。血细胞和大分子蛋白无法通过孔径小的透析膜而不会被滤过清除。最后，净化后的血液回输到患者体内。

透析器有不同的大小和效度。透析治疗的时间通常为每次 3~4h。大多数慢性肾衰竭患者每周透析3次。

血液透析可能的并发症

并发症	常见原因
发热	血中的细菌或致热源 透析液温度过高
致命性过敏反应	对透析器或管路中的物质过敏
低血压	脱水过多或两次透析间的净脱水过多
心律异常	血钾和血中其他物质水平异常 低血压
空气栓塞	空气进入透析器
肠、脑、眼或腹腔出血	使用肝素预防机器中的血栓形成
感染	细菌通过透析导管或静脉穿刺针入血

腹膜透析 腹膜是覆盖在腹腔壁内侧及腹腔脏器表面的一层膜，在腹膜透析中发挥着过滤器的作用。这层膜表面积巨大、血管网丰富。血液中的物质很容易通过腹膜进入腹腔。透析液通过经腹壁插入腹膜腔内的导管注入。透析液必须在腹部内停留足够长的时间以便代谢废物从血液中缓慢进入透析液。最后将透析液引出、弃去，换用新鲜透析液。

透析液可以在柔软的硅胶管或多孔的聚氨基甲酸乙酯导管中平缓流动，其成分不易被破坏。导管在患者床边临时置入或经手术置入固定位置。有一种永久性导管末端可以开口于皮肤，当不使用时，此导管可被盖上。

腹膜透析技术有多种形式。

人工间歇式腹膜透析是最简单的一种。将装有透析液的袋子加热至体温后，在 10min 内注入腹腔。透析液在体内保留 60~90min，然后在 10~20min 内排出。重复这一过程。整个治疗持续 12~24h。

自动循环间歇式腹膜透析是另一种腹膜透析技术，需要使用循环器自动更换透析液。这可减少对护理的需要。

在持续性非卧床腹膜透析中，透析液在腹腔内保留的时间更长。典型的是透析液每天被引流和补充 4 或 5 次。通常日间更换 3 次透析液，透析液停留时间达 4h 或更长。而夜间透析液停留时间为 8~12h。

持续循环器辅助腹膜透析采用自动循环器来完成夜间睡眠时的透析液置换，而白天则为人工置换而不用循环器。这一技术把日间透析液置换的次数降到最低，避免夜间人工搬动笨重的设备。

腹膜透析可能的并发症

并发症	常见原因
出血	导管置入时造成内脏器官穿孔 去除导管 壁层腹膜或插管局部（当导管未封闭腹壁时）腹膜激惹和炎症
感染	透析时未采用无菌技术
血白蛋白减低	透析时清除蛋白过多以及饮食蛋白不足
血糖升高	使用高糖透析液（透析时用以脱水和降钠）
腹壁疝或腹股沟疝	大量液体进入腹腔造成腹腔压力升高，使得正常情况下阻止脏器及其他结构过度移动的屏障变弱
便秘	膳食纤维不足或使用钙盐治疗高磷血症，可导致肠壁松弛，可能干扰透析液流入和流出腹腔

透析方式的选择：在为患者选择最适宜的透析方式时，应考虑多种因素，包括生活方式。血液透析需要在透

析中心进行,而腹膜透析可以在家中进行,更方便。

新近有腹部外伤或手术或腹壁有缺损的患者无法进行腹膜透析,推荐进行血液透析。血压时而升高或正常、时而又偏低的患者对腹膜透析耐受性良好。

特殊注意事项

饮食:进行透析的患者需要特殊饮食。腹膜透析者食欲通常较差,在透析中蛋白质丢失较多。应相对高蛋白饮食,约每天每磅理想体重 0.5g。(美国肾脏疾病患者协会有一个食物指南。)盐,包括通常盐所含的钠和钾均应该限制摄入。

对于血液透析患者,应该更加严格限制每日摄入的钠和钾。也应限制减少高磷食物。那些每日尿量极少或有持续性低钠血症或血钠浓度降低的患者应限制每日液体的摄入量。每天测量体重对于监测体重增长至关重要。在血液透析治疗间期,体重额外增加提示液体负荷过重。通常,过多的液体摄入是摄钠过多的结果,因为后者会使患者感到口渴。

血液透析或腹膜透析造成的营养物质的丢失需要补充多种维生素。

合并用药:红细胞生成素或达贝汀可以刺激红细胞的生成。铁剂有助于机体产生新的红细胞。磷酸盐结合剂,最常用的如碳酸钙或醋酸钙,可用于去除饮食中多余的磷。

正常情况下,机体的骨组织处于成骨和破骨的动态平衡,以确保骨骼的强度和密度。肾脏分泌激素可以调节骨组织的生成。在肾衰竭患者,肾脏不能够调节激素的生成,因此甲状旁腺激素大量分泌,使骨密度降低,促发肾性骨病。维生素 D 的活性形式(骨化三醇)或类似物可以控制高甲状旁腺激素水平。

心理社会因素:进行透析的患者可能丧失生活各方面的能力。独立性丧失可能使患者陷入窘境。生活方式的不良变化常使患者难以应对。许多透析患者变得抑郁

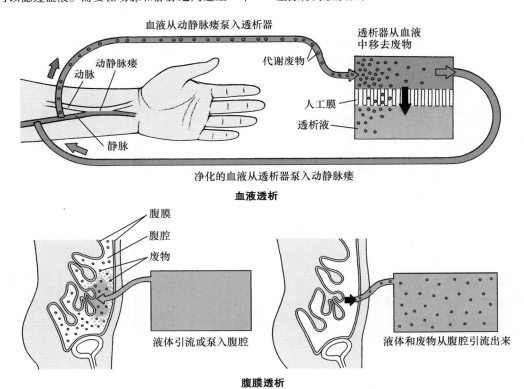

血液透析和腹膜透析对比

当肾功能衰竭时,代谢废物和多余的水可以通过血液透析或腹膜透析从体内清除。

血液透析中,血液被引入透析器(称为人工肾),它可以滤过血液。需要在动脉和静脉之间建立一个通路(动静脉瘘)来引出并回输血液。

腹膜透析时,腹膜被用作过滤器。腹膜是一层覆盖在腹壁及腹腔脏器表面的膜,两层腹膜之间的空隙称为腹膜腔。

血液从动静脉瘘泵入透析器

动静脉瘘

动脉

静脉

代谢废物

透析器从血液中移去废物

人工膜

透析液

净化的血液从透析器泵入动静脉瘘

血液透析

腹膜

腹腔

废物

液体引流或泵入腹腔

液体和废物从腹腔引流出来

腹膜透析

和焦虑。心理和社会咨询及指导对于透析患者本人及其家庭均有帮助。许多透析中心提供这种心理社会支持。鼓励患者追寻以前的兴趣点有助于其面对独立能力的丧失。需要为进行血液透析的患者安排规律的转运流程。透析对患者的工作、学习或业余活动都有影响。

长期透析的患者有一半以上≥60 岁。老年患者比青年患者能更好的适应长期透析、接受独立性的丧失。然而进行透析的老人将更加依赖他们已成年的子女,不能继续独自生活。老年人更容易因治疗而感到疲劳。由于常需改变家庭角色和责任以适应透析规律,因此会产生精神紧张,并感觉内疚和不适。

关于儿童:生长发育受阻的儿童会感到孤独及与其他同龄儿的差异。青年人和青少年需要应对身份认同、独立性和体形等问题,他们会发现透析使这些问题更加复杂化。饮食对于进行透析的儿童非常重要,因为他们必须摄入足够的营养物质以维持生长。

第 44 节

肾脏滤过疾病

每一侧肾脏包含约 1 百万个滤过单位(肾小球)。肾小球由许多在显微镜下可以看到的带孔的微细血管簇(毛细血管)组成。这些毛细血管可以从血流中滤过液体进入到一套微型管系统中,后者使其中的液体成为尿液。正常情况下,这一滤过系统允许液体和小分子物质(但绝大多数没有蛋白或血细胞)漏入到小管中。基于对肾脏不同部位的影响,肾脏疾病分为三类:

- 肾小球肾炎(或肾炎综合征)是肾小球的炎症,造成血细胞和蛋白质从肾小球毛细血管漏出至尿液中。
- 肾病综合征中,肾小球毛细血管的损伤造成蛋白尿。
- 小管间质性肾炎是肾小管和小管周围组织(肾间质)的炎症。

肾小球肾炎通常由异常的免疫反应引起。这一反应可以有两种表现形式:①抗体(机体合成的用以攻击特异性分子,即抗原的蛋白质)直接攻击肾脏细胞或肾脏细胞捕获的分子,引发炎症;②抗原与抗体在肾脏外结合,形成抗原抗体(或免疫)复合物,随血流到达肾脏,沉积在肾小球引发炎症。

如果受损伤的肾小球达到一定数量,肾功能即下降。这时,尿液生成减少,血液中代谢废物堆积。当损伤加重时,炎症细胞和损伤的肾小球细胞堆积,压迫肾小球毛细血管从而影响其滤过功能。病情进一步加重,会削弱肾功能,导致尿液生成减少。有些病例,小血管中可以形成微血栓,进一步使肾功能恶化。少数情况下,肾小球肾炎由于遗传引起。另有些患者,肾小球肾炎由血管的炎症(血管炎)引起。

肾病综合征引起大量蛋白质漏至尿液中。这可以由肾小球的炎症性损伤或非炎症性疾病引起。炎症引起的肾病综合征患者,尿液中可出现红细胞。这时肾病综合征就有了与肾小球肾炎相似的临床特征。非炎症性肾病综合征,尿液中没有红细胞。某些形式的肾病综合征可以非常严重。肾小球瘢痕化以后,临床上就出现了肾功能衰竭。在肾病综合征的轻症患者,肾功能下降并不明显。

小管间质性肾炎常由于对某种药物过敏或中毒引起。肾脏组织中出现白细胞或瘢痕组织。肾脏的感染(肾盂肾炎)也可以引起小管间质性肾炎。当炎症破坏肾小管及其周围组织时,肾脏功能会受到影响,如浓缩尿液、清除(排泄)废物或平衡钠及其他电解质(如钾)的排泄。如果损害严重并累及双侧肾脏,将导致肾衰竭。

肾小球肾炎

肾小球肾炎(肾炎综合征)是一种肾小球疾病。特征性表现是组织肿胀(水肿)、高血压和尿中出现红细胞。

- 肾小球肾炎可以由多种疾病引起,如感染、遗传基因异常或自身免疫紊乱。
- 患者可以出现水肿、头痛、视物不清及抽搐。
- 诊断依靠血液和尿液检查,有时需要借助影像学手段和/或肾活检。
- 患者需要限制盐和蛋白质摄入、服用利尿剂或抗生素直到肾功能改善。

肾小球肾炎可以在短时间内发病(急性肾小球肾炎)或缓慢发生、进展(慢性肾小球肾炎)。在急性肾小球肾炎患者中,有 1% 的儿童和 10% 的成人会进展为急进性肾小球肾炎,这时绝大多数肾小球被破坏,导致肾衰竭。

病因

肾小球肾炎可以由原发的只累及肾脏的疾病,或继发的、同时累及身体其他部位的很多疾病所引起。

急性肾小球肾炎:急性肾小球肾炎最常作为咽喉或皮肤链球菌感染的并发症出现。急性肾小球肾炎可以出现在 2~10 岁儿童链球菌感染后(链球菌感染后肾小球肾炎)的恢复期。其他细菌感染(如葡萄球菌、肺炎球菌)、病毒感染(如水痘病毒)以及寄生虫感染(如疟疾)均可以引起急性肾小球肾炎。上述任何感染引起的急性肾小球肾炎称为感染后肾小球肾炎。急性肾小球肾炎的非感染性病因包括膜增生性肾小球肾炎、IgA 肾病、薄基底膜疾病、过敏性紫癜、系统性红斑狼疮,冷球蛋白血症、Goodpasture's 综合征和维格纳肉芽肿。急性肾小球肾炎进展为急进性肾小球肾炎多是由于异常的免疫反应所导致。

慢性肾小球肾炎:慢性肾小球肾炎的病因通常与急性肾小球肾炎相似,如 IgA 肾病或膜增生性肾小球肾炎。急性肾小球肾炎未治愈的病例便进展为慢性。少数情况下,慢性肾小球肾炎由遗传性肾炎(遗传基因异常)引起。许多慢性肾小球肾炎患者的病因不明。

症状

约一半的急性肾小球肾炎患者没有症状。有症状者,最早出现的是液体潴留引起的组织肿胀(水肿)、尿量减少以及尿色发深。水肿首先出现在面部和眼睑,随后在下肢明显。肾功能受损会引起血压升高。而高血压和脑水肿反过来可引起头痛、视物不清以及更严重的脑功能障碍(如抽搐或昏迷)。在老年人,恶心、全身不适等非特异性症状较常见。

肾小球肾炎继发性原因

感染
- 细菌感染(链球菌、葡萄球菌或肺炎球菌)
- 真菌感染
- 寄生虫感染(疟疾)
- 病毒感染(甲型肝炎、乙型肝炎、HIV)

血管炎
- 变应性肉芽肿性血管炎
- 显微镜下多血管炎
- 韦格纳肉芽肿

免疫疾病
- 肺出血-肾炎综合征
- 血清病
- 系统性红斑狼疮

遗传性疾病
- 遗传性肾炎
- 指甲-髌骨综合征

药物
- 金
- 帛米酸
- 青霉胺
- 丙硫氧嘧啶

急进性肾小球肾炎患者早期最常出现虚弱、疲乏和发热。食欲下降、恶心、呕吐、腹痛和关节痛也很常见。约 50% 的人在肾衰竭发生前一个月出现流感样症状。尿量减少导致水肿。高血压并不常见,即便出现也不严重。

慢性肾小球肾炎通常仅引起轻微或极轻微的症状,在大多数患者长期不被察觉。可以出现水肿。高血压较常见。当进展为肾衰竭时,会出现瘙痒、疲乏、食欲降低、恶心、呕吐、呼吸困难等症状。

诊断

当实验室检查提示肾功能异常或血尿,或当患者出现疾病相关的症状,尤其是之前有明确链球菌咽喉炎或其他感染史,医生会探究他们患急性肾小球肾炎的可能性。实验室检查显示,尿液中有数量不定的蛋白和血细胞,常伴随肾功能不全,表现为血尿素氮和肌酐(代谢废物)浓度升高。

急进性肾小球肾炎患者的尿液显微镜检查几乎总能发现管型(红细胞或白细胞团)。血液检查会发现贫血及异常升高的白细胞。当怀疑肾小球肾炎时,常需肾活检来确诊,还有助于明确病因、评估肾损害的程度及可逆性。肾活检在超声或 CT 引导下进行,穿刺针刺入一侧肾脏并取出一小块肾组织。尽管肾活检有创伤、偶然会有并发症出现,但大多时候是安全的。

其他检查有时对明确病因有益。例如,咽喉分泌物培养可以提供链球菌感染的证据。血液中的抗链球菌抗体水平可能高于正常或在数周内迅速升高。链球菌之外的其他病原菌感染引发的急性肾小球肾炎常常更容易诊断,因为症状常常出现在感染仍十分明显时。血培养及血液分析有助于明确其他病原体感染。

慢性肾小球肾炎进展缓慢,医生不好准确判断其发病时间。患者如果感觉良好、肾功能正常、又没有任何症状,只有当体检时尿液化验提示蛋白和血细胞的存在才能被发现。医生通常建议肾脏影像学检查,如超声、CT 或磁共振成像(MRI)。肾活检是鉴别慢性肾小球肾炎和其他肾脏疾病最可靠的手段。但是活检很少用于晚期病例。因为晚期患者的肾脏缩小、瘢痕化,活检很难取得病因相关的特异性信息。

预后

急性链球菌感染后肾小球肾炎在大多数病例均可以完全恢复,尤其是儿童。约 0.1% 的儿童及 25% 的成人患者会进展为慢性肾衰竭。

急进性肾小球肾炎患者的预后取决于肾小球损伤的程度以及潜在病因(如感染)能否被治愈。经早期(数周到几个月)治疗,约 75% 的患者肾功能代偿,无需透析。然而,由于早期症状轻微而模糊,许多急进性肾小球肾炎患者并没有关注潜在疾病或寻求治疗,直到肾衰竭出现。如果治疗开始较晚,患者更容易发生慢性肾衰竭。预后还取决于病因、患者年龄及患者伴随的其他疾病。当病因不明或患者年龄较大时，预后更差。

那些没有完全从急性肾小球肾炎恢复的儿童和成人可以发生其他类型的肾脏疾病，如无症状性蛋白尿和血尿综合征或肾病综合征。其他急性肾小球肾炎患者，尤其是老年患者，常进展为慢性肾小球肾炎。

引起肾小球肾炎的原发肾小球疾病

疾　病	描　述	预　后
纤维性肾小球肾炎	罕见。异常蛋白质沉积在肾小球周围。可引起肾病综合征	预后差。一半患者 4 年内出现终末期肾衰竭。糖皮质激素及免疫抑制剂疗效不确切
原发急进性肾小球肾炎	这组疾病引起肾小球的显微结构破坏，并且进展迅速。有时由感染或其他可被治疗的疾病引起	预后差。未经治疗者在 6 个月内约 80% 会进展为终末期肾衰竭。60 岁以下者或原发疾病对于治疗反应较好者，预后较好
IgA 肾病	免疫复合物沉积在肾脏引起的最常见的肾小球肾炎	通常进展缓慢。约 20% ~ 40% 的患者在 5 ~ 25 年出现终末期肾衰竭。在儿童进展尤为缓慢
薄基底膜疾病（良性家族性血尿）	这一遗传疾病由基底膜变薄引起	预后良好。大多患者不进展为终末期肾衰竭
膜增生性肾小球肾炎	不常见，主要发生在 8 ~ 30 岁患者。病因有时不明，或由免疫复合物引起	如果由免疫复合物引起，可出现部分缓解。预后不如病因不明的患者好。未治疗的患者约半数在 10 ~ 15 年内进展为终末期肾衰竭，其他绝大多数患者肾功能稳定或有所改善

治疗

大多数急性肾小球肾炎没有特异性治疗。在肾功能恢复之前，患者需要低蛋白低钠饮食。利尿剂有助于肾脏排出多余的钠和水。需要用药物治疗高血压。

当怀疑急性肾小球肾炎的病因是细菌感染时，抗生素通常无效，因为肾炎发生在感染后 1 ~ 6 周（平均 2 周），这时感染往往已经痊愈了。但如果诊断急性肾小球肾炎时细菌感染仍然存在，则应开始抗生素治疗。如果基础病因是疟疾，抗疟疾药物可能有效。

对于急进性肾小球肾炎，应立刻应用药物抑制免疫系统功能。大剂量糖皮质激素常常静脉使用一周，之后口服一段时间。环磷酰胺是一种免疫抑制剂，也可使用。有时可用血浆置换疗法以清除血液中的抗体。治疗越早，肾衰竭发生率越低，就越不需要透析。对于慢性肾衰竭患者可以考虑肾移植，但是急进性肾小球肾炎在移植肾还可以发生。

血管紧张素转换酶（ACE）抑制剂与血管紧张素Ⅱ受体拮抗剂（ARBs）单用或联合应用常能延缓慢性肾小球肾炎的进展。药物控制血压并减少钠摄入被认为有益。限制饮食蛋白也可以降低肾功能恶化速度。终末期肾衰竭可以进行透析或一侧肾移植。

无症状性蛋白尿和血尿综合征

无症状性蛋白尿和血尿综合征由肾小球疾病引起。特征为血液中持续或间断丢失少量蛋白质和血。

当进行尿常规检查时，无症状者的尿液中有时可以出现少量蛋白质（蛋白尿）或血（血尿）。尿液中出现红细胞管型或异常变形红细胞提示血尿来自肾小球。如果患者最近发生过未确诊的肾炎，则尿中可出现管型和蛋白。如果很可能是这个原因，医生需要在随后的数周或数月随访患者以确保尿检恢复正常。

如果管型尿和蛋白尿持续存在，常见病因如下。①IgA 肾病，一种由于免疫复合物沉积在肾脏引起的肾炎，病情可以极轻、不进展，也可恶化进展至肾衰竭。②遗传性肾炎（Alport 综合征），一种进展性疾病，可以导致肾衰竭。③薄基底膜疾病（良性家族性血尿），是肾小球基底膜变薄引起的遗传性疾病，病情轻、不进展，预后良好。肾活检常常可以确诊。由于肾活检发现一种可治性疾病的概率较低，因此很少进行。

医生通常建议无症状性蛋白尿和血尿患者每年进行 1 ~ 2 次体格检查和尿液检测。如果蛋白尿或血尿明显增加，或出现提示某一疾病的症状时，应进行其他检查。绝大多数无症状蛋白尿和血尿综合征患者的病情稳定，并且无限期持续。

遗传性肾炎（Alport 综合征）

遗传性肾炎（Alport 综合征）是一种基因异常疾病，患者可出现肾功能不全、血尿，有时还会合并耳聋和眼睛异常。

遗传性肾炎通常由于 X 染色体基因缺陷引起，但也见于常染色体异常。该基因携带者的病情严重程度还受其他因素的影响。两条 X 染色体中有一条携带该缺陷基因的女性通常没有症状，即便她们的肾脏工作效力并不如常人。大多数这样的女性有血尿。带有该缺陷基因的男性患者症状明显,因为他们没有第二条 X 染色体来弥补这一缺陷,常在 20 ~ 30 岁出现肾衰竭。一条常染色体上携带该缺陷基因的患者除血尿之外大多没有其他症状,尿液镜检可以发现数量不等的蛋白、白细胞及管型。2 条常染色体带有缺陷基因的患者肾功能缓慢恶化,通常出现肾衰竭。

遗传性肾炎可以累及其他器官。听力问题,常听不到高频声音,很常见。也可以出现白内障,但不如耳聋常见。角膜、晶体或视网膜疾病有时可以致盲。其他情况有血小板减少症以及多发性神经病。

出现肾衰竭的患者需要透析或一侧肾移植。建议想要怀孕生孩子的人进行基因检测。

指甲-髌骨综合征

指甲-髌骨综合征(也称为骨甲营养不良症)是一种罕见的遗传性疾病,可导致肾脏、骨骼、关节及指甲异常。

引起指甲-髌骨综合征的基因为显性遗传。通常,患者有一侧或双侧髌骨缺失、桡骨在肘部脱位以及骨盆形状异常。他们没有指甲或指甲发育很差,带有坑或嵴。约30% ~ 40%的患者出现血尿或蛋白尿,医生会进一步行肾功能检查。肾脏受累者在 50 ~ 60 岁时约有 30% 出现肾衰竭。骨骼 X 线以及肾活检可以确诊。

对这一综合征缺乏有效治疗。控制血压可能延缓肾功能恶化的进程。出现肾衰竭的患者需要透析或肾移植。建议想要怀孕生孩子的人进行基因检测。

肾病综合征

肾病综合征是一种以大量蛋白尿为特征的肾小球疾病,伴随水肿、低蛋白血症和高脂血症。
- 损害肾脏的药物和疾病都可以引起肾病综合征。
- 患者感觉疲劳,出现水肿,有时伴肌肉消瘦。
- 诊断基于血、尿化验,有时需借助肾脏影像学和/或肾活检。
- 患有可能导致肾病综合征的疾病者,需要服用 ACE 抑制剂或 ARBs,以减轻肾损害。
- ACE 抑制剂和 ARBs 可用于治疗这种疾病。

肾病综合征可以缓慢或突然起病。可发生于各个年龄。好发于 18 个月到 4 岁的儿童,男孩多于女孩。在老人,性别差异不大。

尿液中蛋白质的丢失(蛋白尿)伴有血液中重要蛋白质水平减低,如白蛋白,血液中脂肪水平(脂质)升高、易栓倾向及感染倾向。血液中白蛋白水平降低将导致水肿以及钠潴留。

病因

肾病综合征可由原发的肾脏疾病引起,也可以由影响身体其他部位的疾病引起,以糖尿病、系统性红斑狼疮

肾病综合征的继发病因
疾病
■ 淀粉样变性
■ 癌症(淋巴瘤、白血病或一些实质脏器肿瘤)
■ 糖尿病*
■ 先兆子痫(也称为妊娠毒血症)
■ 某些肾小球肾炎(包括急进性肾小球肾炎)
■ 系统性红斑狼疮
■ 血管炎性疾病(过敏性紫癜、韦格纳肉芽肿或显微镜下多血管炎)
■ 病毒感染(乙型肝炎病毒*、丙型肝炎病毒*或 HIV*)
药物
■ 金
■ 非甾体抗炎药(NSAIDs)*
■ 青霉胺
■ 静脉注入海洛因
过敏
■ 昆虫叮咬
■ 花粉
■ 毒橡树以及槲叶毒葛
* 表示最常见病因

及某些病毒感染最常见。肾病综合征可能由肾小球肾炎引起。一些有肾毒性的药物也可引起肾病综合征,尤其是非甾体类抗炎药(NSAIDs)。某些物质过敏也可能致病,包括对昆虫叮咬和毒葛的变态反应。另有一些类型的肾病综合征具有遗传倾向。

症状

早期症状包括食欲下降、全身不适、眼睑浮肿和水钠潴留引起的水肿、腹痛、肌肉萎缩和泡沫尿。大量腹水可引起腹胀。大量胸腔积液可致气短。其他症状包括膝关节肿胀,在男性可出现阴囊肿胀。引起组织肿胀的液体受到重力作用,向下垂部位移动。在夜间,液体积聚在身体的上半部分,如眼睑。在白天,当患者坐位或站立时,液体积聚在身体的下半部分,如踝部。水肿可能掩盖同时发生的进行性肌肉萎缩。

在儿童,血压通常较低;当患儿站立时,血压会进一步降低(体位性低血压)。少数病例可出现休克。成年患者的血压可以偏低、正常或升高。尿液生成减少,如果从血管漏出至组织间隙的水抵消了补充至血液中的水并伴有肾血流减少时,就会发生肾衰竭。少数情况下,会突然发生少尿型肾衰竭。

尿液中营养物质丢失会造成营养不良。影响儿童的生长发育。钙从骨质流失。头发和指甲变脆,部分头发

脱落。甲床会出现不明原因的水平白线。

腹膜可能受累感染。容易发生机会性感染（由正常无害的细菌所引起的感染）。感染高发是由于正常防御感染的抗体从尿液中丢失或者机体产生的抗体不足。患者出现易栓倾向，尤其好发于主肾静脉。少数情况下，会出现凝血功能下降，从而导致大出血。合并糖尿病和系统性红斑狼疮的肾病综合征患者常有高血压，并引起心、脑并发症。

诊断

医生根据症状、体格检查和实验室检查结果来诊断肾病综合征。老年患者，肾病综合征最常被误诊为心力衰竭，因为二者都出现水肿，而心力衰竭在老年患者多发。24 h 尿蛋白测定有助于评估蛋白丢失的程度，但是许多患者无法完成这种长时间的尿液收集。作为代替，可以测定随机尿液标本中蛋白质和肌酐的比值。血液检查和其他尿液检查可以发现肾病综合征的其他特征。血液中的白蛋白水平较低，是因为尿液中丢失过度，并且生成减少。尿液中常发现颗粒管型，可能由蛋白和脂肪组成。尿钠减少而尿钾增多。

血脂水平升高，有时会超过正常上限的 10 倍。尿中脂质含量也升高。可以出现贫血。血液凝固蛋白水平可以升高或降低。

医生应探寻包括药物在内的可能引起肾病综合征的原因。尿液和血液分析可提示潜在疾病。常需完成肾脏影像学检查，如超声、CT 或 MRI。如果患者有体重减轻或是老年人，应进行癌症筛查。肾脏活检特别有助于明确病因并评估肾损害的程度。

预后

肾病综合征的预后根据其病因、患者年龄、肾损伤的类型和程度而不同。如果肾病综合征由可治疗的情况（如感染、癌症或药物）引起，则症状可能完全消失。约有一半的儿童病例属于这种情况，成人则少见。如果糖皮质激素治疗有效，疾病进展有可能终止，少数情况下，疾病可能部分甚至完全恢复。由 HIV 感染引起的肾病综合征，常呈进行性加重，肾衰竭在 3 或 4 个月后出现。

新生儿肾病综合征极少能活过一年，尽管极少数病例可以借助透析或肾移植而幸存。

系统性红斑狼疮或糖尿病引起的肾病综合征，药物治疗常可以稳定或减少蛋白尿。但是对药物治疗无反应的病例，常在数年内进展为肾衰竭。

感染、过敏或静脉使用海洛因致病的肾病综合征患者，其预后不同，取决于基础疾病治疗的时机和有效程度。

预防和治疗

单独或联合使用 ACE 抑制剂，如依那普利、喹那普利或赖诺普利，和 ARB，如坎地沙坦、氯沙坦或缬沙坦，是预防和治疗肾病综合征的主要手段。当系统性红斑狼疮或糖尿病患者出现轻、中度蛋白尿时，应尽早使用 ACE 抑制剂或 ARB，因为它们可以阻止蛋白尿的增加以及肾功能的恶化。

明确的肾病综合征患者使用 ACEI 或 ARB 以后，症状可以得到改善，尿蛋白常减少，血脂水平可能降低。但是这两种药物可以使中、重度肾衰竭患者的血钾升高，而高钾血症有引起致命性心律失常的危险。

肾病综合征的一般治疗包括蛋白质和钾含量正常而饱和脂肪酸、胆固醇和钠含量较低的膳食。有些医生建议限制饮食蛋白质含量。

如果有腹腔积液，由于胃的容积减少，患者常需要少量多餐。利尿剂可以降压，也可以减轻液体潴留和组织肿胀，但有可能增加血栓形成的危险。抗凝剂可以预防血栓形成。感染可能危及生命，必须及早治疗。

只要有可能，应针对病因给予特异性治疗。如果肾病综合征由感染引起，针对性抗感染治疗可以治愈该病。如果肾病综合征由某种可治愈的疾病引发，同样，治疗原发疾病可以使病情减轻。如果海洛因吸食者在疾病早期戒断，所患肾病综合征有可能痊愈。如果是其他药物致病，停用这些药物可能使病情缓解。对毒葛或昆虫叮咬敏感或过敏的人应避免这些刺激。如果找不到可逆性病因，可使用糖皮质激素及其他免疫抑制剂，如环孢霉素。但是，糖皮质激素副作用较大，尤其在儿童，可引起生长发育迟滞并抑制性成熟。

引起肾病综合征的原发肾小球疾病

肾小球疾病	描　　述	预　　后
微小病变疾病	这种轻微的肾小球疾病在儿童更常见，可累及成人	预后良好。90% 的儿童及相当比例的成人对治疗有反应。在 30%～50% 的成人，疾病会复发。治疗 1 或 2 年后，80% 的患者得到永久治愈。
局灶节段性肾小球硬化症	该疾病损害肾小球。好发于青少年，也可见于年轻或中年人。	因治疗效果欠佳而预后较差。大多成人和儿童，确诊后 5～20 年会进展为终末期肾衰竭。
膜性肾小球肾病	肾小球疾病的严重类型，好发于成人。白人多发。	30%～40% 患者的蛋白尿可自发消失。15 年后约有 40% 的人进展为终末期肾衰竭。

肾小球疾病	描 述	预 后
先天性和婴儿型肾病综合征	罕见,但遗传。先天性肾病综合征(Finish 型)以及弥漫性系膜硬化是两种主要病因。与局灶节段性肾小球硬化非常相似。在 Finish 型,出生即有症状。在婴儿变种,病情在儿童时期进展。	糖皮质激素治疗无效。由于血浆白蛋白水平极低,通常考虑双侧肾切除。支持治疗包括透析,需要维持到患儿发育到适合进行肾移植的年龄。
膜增生性肾小球肾炎	不常见,主要在 8~30 岁发病。病因有时不明,或主要由于免疫复合物沉积在肾脏而致病。	如果由免疫复合物致病,可以部分缓解。结果不如病因不明者好。未治疗的病例约有一半在 10~15 年进展至终末期肾衰竭,其他患者肾功能可以稳定或有所改善。
系膜增生性肾小球肾炎	不明原因的肾病综合征患者约有 3%~5% 由此引起。所有年龄段均可发病。有时被认为是膜性增生性肾小球肾炎的一个亚型,但是微小病变病的严重类型。	糖皮质激素对约 50% 的患者有效。10%~30% 的患者进展为肾衰竭。环孢霉素可能对复发病例有效。

小管间质性肾炎

小管间质性肾炎是肾小管及其周围组织(间质组织)的炎症。

■ 病因包括损害肾脏的疾病、药物及毒素。

■ 患者有尿痛、腰或侧腹疼痛、发热或皮疹。

■ 血和尿化验可以发现肾损害。

■ 停止暴露于有毒药物和毒素并治疗基础疾病可以改善肾功能。

小管间质性肾炎可以为急性或慢性,常导致肾衰竭。可由多种疾病、药物、毒素或放射线损伤肾脏而引起。肾小管损伤可引起血液中电解质浓度发生变化或肾脏浓缩尿液的能力减低。肾小管由两部分组成,近端小管和远端小管。当近端小管受损时,血液对钠、钾、二氧化碳、尿酸和磷酸盐的重吸收减少,导致血液中这些物质水平降低。远端小管受损常伴随着尿液浓缩性的降低,导致每日尿量增加(多尿)。

病因

引起急性肾小管间质性肾炎最常见的原因是对药物的过敏反应。如青霉素、磺胺等抗生素、利尿剂和非甾体类抗炎药(NSAIDs)——包括阿司匹林——均可能触发变态反应。从暴露于引起变态反应的过敏原到发生急性小管间质性肾炎的时间约 5 天到 5 周不等。

药物也可通过非过敏机制引起小管间质性肾炎。例如,NSAIDs 可以缓慢损害肾脏,约 18 个月可引起慢性肾小管间质性肾炎。

肾脏感染(肾盂肾炎)也可以引起急性或慢性小管间质性肾炎。不易导致肾衰竭,除非炎症引起尿道阻塞或肾盂肾炎累及双侧肾脏。

小管间质性肾炎的继发病因

疾病

■ 肾盂肾炎

■ 结节病

■ 镰刀红细胞贫血

■ 干燥综合征

■ 系统性红斑狼疮

药物

■ 锂

■ 非甾体抗炎药(NSAIDs)

■ 化疗药物

■ 移植后抗排异药物(如环孢霉素和他克莫司)

毒素

■ 马兜铃酸

■ 镉

■ 铅

症状与诊断

一些患者症状轻微或没有症状。当出现症状时,非常多变,可以突然或逐渐出现。

当小管间质性肾炎突然发生时,尿量可以正常或减少。有些患者出现肾盂肾炎的症状:发热、尿痛、脓尿和腰部或胁腹部疼痛。如果病因是过敏反应,症状还包括发热和皮疹。

当小管间质性肾炎逐渐起病时,首先出现肾衰竭的症状,如瘙痒、疲乏、食欲下降、恶心、呕吐和呼吸困难。在疾病早期,血压可以正常或仅轻度升高。尿量可以增多或正常。

实验室检查常可以提示肾衰竭,如血液中废物水平升高,或其他特征性异常(如代谢性酸中毒、低钾血症、低尿酸血症或低磷酸盐血症)。肾活检是确诊小管间质性肾炎的金标准,但通常很少进行,除非病因不明或考虑使用糖皮质激素治疗时。

当小管间质性肾炎突然发生时,尿液可能接近正常,仅有少量蛋白或白细胞,但有时病情又很严重。尿中可出现大量白细胞,包括嗜酸性粒细胞。嗜酸性粒细胞几乎不在尿液中出现,一旦出现,提示患者发生了过敏反应所引起的急性小管间质性肾炎。这时,血液中的嗜酸性粒细胞也会增多。

当病因是过敏反应时,由于过敏反应会引发炎症,肾脏通常变大。X线或超声可发现变大的肾脏。

预后和治疗

当停止使用有害药物或针对基础疾病的治疗有效时,肾功能常会有所改善,尽管肾脏可能出现瘢痕。当过敏反应是原发病因时,糖皮质激素会促进肾功能的恢复。如果肾功能恶化,并发生肾衰竭,常需要透析治疗。发生不可逆肾损伤的病例,肾功能不全可变为慢性。

当炎症逐渐发生时,对肾脏不同部位的损伤速度不同。不同时期,患者可出现不同肾脏部位受损的特征性表现。然而,肾损害通常会进展到大多数或全部肾组织均受累并且不可逆。不可逆的肾损害,不论原因如何,均导致肾衰竭而需要透析或肾移植。

肾血管疾病

肾脏的血液供应对维持正常的肾功能非常重要。任何阻断或减少肾血流的情况都能引起肾脏损伤或肾功能不全,如果长期存在则导致血压升高。当为肾脏供血的动脉被完全阻塞时,接受该动脉血液供应的一部分或整个肾脏就会坏死(肾梗死)。肾梗死可导致肾衰竭。

肾血管疾病的病因很多,包括肾动脉或静脉阻塞、血管炎症(血管炎)以及肾脏或血管的外伤及其他情况。例如系统性硬化(硬皮病)和镰刀形细胞贫血可累及肾脏,有时导致慢性肾衰竭。累及肾脏的系统性硬化也可以引起恶性高血压。

肾动脉阻塞

- 右侧和/或左侧肾动脉及其分支都可以逐渐狭窄或突然、完全阻塞。
- 肾动脉阻塞可引起肾衰竭或高血压。
- 影像学检查可显示狭窄或阻塞的动脉。
- 可以清除阻塞物或扩张狭窄的动脉,改善病情。

肾动脉有两条,一条为右肾供血,另一条为左肾供血。这些动脉进一步分为很多小动脉。

一侧或双侧肾动脉逐渐阻塞可引起高血压或使原先得到控制的高血压变得难以控制。尽管服用多种降压药物,血压仍无法控制。在服用 ACE 抑制剂、ARB 或肾素抑制剂降压治疗的患者,肾功能会迅速恶化。如及时停药,肾功能可以恢复。

病因

肾动脉及其较大或中等分支的阻塞并不常见。多数情况下,阻塞由来源于身体其他部位的栓子流入肾动脉所致。在典型病例,栓子常来源于心脏内的大块血栓或主动脉内脂肪沉积(粥样斑块)的碎块。

另外,肾动脉内原位的血栓形成也可以造成肾动脉阻塞,肾动脉受损的部位常易形成血栓。突发损伤可以由医疗操作引起,如外科手术、血管造影或血管成形术。肾动脉的动脉粥样硬化、动脉炎或动脉瘤的逐渐损伤也会促发局部血栓形成。

主动脉或肾动脉内膜撕裂可引起肾动脉血流的突然中断。撕裂还可以导致动脉破裂。由于脂质沉积(动脉粥样硬化)或纤维物质形成(纤维肌性发育不良)而引起动脉管壁增厚、弹性降低的疾病,使得受累动脉易于撕裂。即便没有血栓,这些疾病也可以导致肾动脉的显著狭窄和部分阻塞。这种不伴有血栓的狭窄或阻塞称为肾动脉狭窄。

症状

肾动脉的部分阻塞通常不会引发任何症状。如果是突然的完全闭塞,患者可出现下腰部持续疼痛,偶尔也出现下腹痛。完全阻塞可引起发热、恶心、呕吐和背痛。阻塞引起的出血可以使尿色变红或呈暗褐色,但较少见。当双侧肾动脉完全阻塞——或仅有一侧肾脏的患者一侧肾动脉完全阻塞——可出现突然无尿和急性肾衰竭。

如果阻塞由肾动脉的栓子造成,患者还可能出现身体其他部位的栓塞,如小肠、大脑以及手指和足趾的皮肤。这些栓子可以造成相应部位的疼痛、小溃疡或坏疽或小卒中。

诊断

医生可以根据患者的症状而疑诊肾动脉阻塞。实验室检查,如全血细胞计数和尿液分析(尿液显微镜检),可提供进一步的线索。

由于缺乏症状或能特异性地提示肾动脉阻塞的实验室检查,所以需要肾脏影像学检查协助诊断。CT 血管造影、磁共振(MR)血管造影、多普勒超声以及同位素灌注显像显示受累肾脏的血流减少或缺失。这些手段都各有

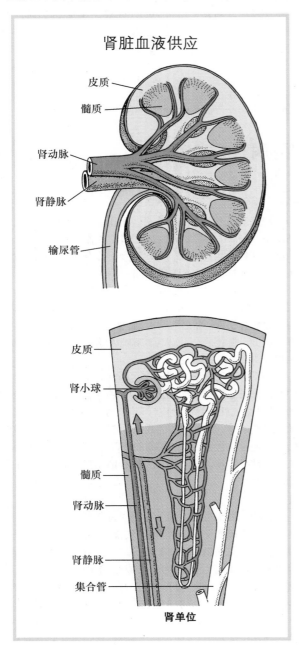

肾脏血液供应

- 皮质
- 髓质
- 肾动脉
- 肾静脉
- 输尿管

- 皮质
- 肾小球
- 髓质
- 肾动脉
- 肾静脉
- 集合管

肾单位

其优缺点。如 CT 血管造影和 MR 血管造影都很准确,但 CT 血管造影需要注射造影剂,后者增加肾功能减退患者肾损害的风险。MR 血管造影也需要静脉注射造影剂钆,钆会增加肾功能减退患者发生肾源性系统性纤维化的风险。肾源性系统性纤维化可引起全身瘢痕组织形成,不易被逆转或治愈。

动脉造影是明确诊断的一个最准确的手段。进行动脉造影时,需要将导管插入动脉,后者有时会损伤肾动脉。另外,CT 血管造影需要使用不透射线的造影剂,而后者增加肾损伤的风险。只有当医生考虑通过外科手术或血管成形术来解除阻塞时才建议进行动脉造影。医生可以通过复查超声、放射性核素显像或血液化验来监测肾功能的恢复情况。

预后

尽管治疗后肾功能可以得到改善,但通常不能完全恢复。如果动脉由于来自身体其他部位(如心脏)的栓子而堵塞,预后比较差。栓子也可能随着血流达到身体其他部位(如大脑或小肠),引起相应部位的栓塞。

治疗

治疗目的是防止血流进一步恶化并恢复被阻断的血流。在血栓致病者,常规治疗是抗凝;这些药物首先给予静脉制剂,随后长期口服。抗凝药可以阻止原发血栓继续增大以及新血栓的形成。溶解栓子的药物(纤溶剂或溶栓剂)可能比抗凝剂更有效。但是,只有当动脉没有完全阻塞或栓子能够被快速溶解时,纤溶剂才能改善肾功能。完全阻塞 30~60 分钟后,就会造成肾脏永久性损伤。即便如此,发病 3 小时内使用纤溶剂可能有益。

可以进行外科手术开通被栓子阻塞的动脉,但这种治疗出现并发症和致死的风险均较高,并且与单用抗凝剂或溶栓剂相比,不能更有效的改善肾功能。药物治疗通常总是优先于外科手术。然而,外伤引起的肾动脉阻塞必须外科手术修复。

> **纤维肌性发育不良:肾动脉阻塞的一个病因**
>
> 纤维肌性发育不良好发于 15~50 岁的女性。病因不明。发病后,纤维物质使肾动脉变窄(肾动脉狭窄),通常为多个部位。
>
> 成人的肾动脉狭窄约 10% 是由于纤维肌性发育不良。患者常发生高血压。
>
> 最常用的治疗是血管成形术。治疗后,有些病例不会复发,通常血压会降至正常或得到改善。少数情况下,本病可引起肾衰竭。

为缓解一侧肾动脉由于动脉粥样硬化或纤维肌性发育不良所造成的阻塞,医生可以用一个带球囊的导管从

腹股沟处穿刺股动脉到达肾动脉。然后使球囊充气,强行打开阻塞血管。这一过程称为经皮经腔血管成形术。操作中,医生可以在动脉置入一个短的空心管(支架)来预防阻塞复发。如果血管成形术未成功,则需要外科手术解除阻塞或在阻塞部位进行旁路手术。

动脉粥样栓塞性肾脏疾病

动脉粥样栓塞性疾病是指大量动脉粥样硬化的栓子从位于肾动脉以上的动脉脱落栓塞到肾动脉的最小分支,引起肾衰竭。

■ 动脉粥样栓塞通常是外科手术的并发症或在已发生动脉粥样硬化的主动脉上进行操作而造成。

■ 可以出现肾衰竭、足趾变蓝或双足及下肢皮肤网状青斑。

■ 肾活检可以确诊。

动脉粥样硬化斑块附着于硬化的主动脉管壁,其微小碎片脱落并随血液流动,形成栓子(动脉粥样栓子)。一些栓子达到肾动脉最小的分支,部分阻塞肾脏血液供应。通常,这一过程同时影响双侧肾脏,且程度相当。

当主动脉管壁动脉粥样硬化严重时,脂质碎片可自发脱落。当进行外科手术或血管成形术或某种与主动脉有关的显像操作(如动脉造影)时,附着于主动脉管壁上的脂质也可以脱落,造成栓塞并发症。动脉粥样栓塞性肾疾病更常见于老年患者。

症状

动脉粥样栓塞性肾脏疾病通常引起急性或缓慢进展的肾衰竭。如果栓塞由涉及主动脉的外科手术或显像操作造成,肾衰竭往往突然发生,常出现尿量减少。

随着肾衰竭时间的延长及程度的加重,可出现各种症状,初期是疲劳、恶心、食欲下降、瘙痒和注意力不集中。继而为肾衰竭引起的肌肉、脑和神经、心脏、消化道和皮肤等异常。

动脉粥样栓塞也可以引起其他器官出现症状。如果栓塞发生在上肢或下肢,可出现蓝趾或皮肤网状青斑,甚至坏疽。栓塞发生在眼睛则可引起突然失明。

诊断

应进行影像学检查以除外肾动脉闭塞的可能性,后者有时也可引起相似症状。肾活检是确诊动脉粥样栓塞性肾脏疾病的最佳方法。肾组织标本显微镜检显示小动脉内的脂肪栓子是特征性的诊断依据。检查皮肤或肌肉标本也有助于明确诊断。

治疗与预后

过去,动脉粥样栓塞性肾脏疾病的患者多在数周或数月死亡。近年来治疗手段发展很快。大多患者至少存活1年。约一半患者可存活4年或更长。

治疗即是给患者尽可能好的支持。例如,治疗升高

的血压。肾衰竭发生时需要透析,但有时,肾功能最终可以恢复。

肾皮质坏死

肾皮质坏死是供应肾脏外层(肾皮质)的小动脉阻塞引起肾皮质坏死,可导致急性肾衰竭。

■ 病因通常是一种引起低血压的严重、灾难性疾病。

■ 症状包括褐色尿、尿量减少、发热、侧腹疼痛。

■ 有时需要影像学检查或肾活检来确诊。

肾皮质坏死可发生在任何年龄。约10%的病例发生在婴儿和儿童。半数以上患有肾皮质坏死的新生儿在分娩时伴发胎盘早剥。第二常见的原因是细菌感染(败血症)。在儿童,肾皮质坏死后可继发于严重感染、脱水、休克或溶血尿毒综合征。

在成人,败血症引起的肾皮质坏死约占全部病例的1/3。其他病因包括移植肾排异、烧伤、胰腺炎、外伤、蛇咬伤、使用某些药物及某些化学物质中毒。

女性患者的肾皮质坏死约半数发生在妊娠并发症之后,如胎盘早剥或异位胎盘、子宫出血、产后感染、羊水栓塞、胎死宫内和先兆子痫。

症状

由于有血,尿色可变为红色或深褐色。常出现沿腰部两侧的疼痛。发热较常见。常伴随血压改变,如轻度高血压或低血压。尿流变慢或停止。

诊断

由于肾皮质坏死与其他类型的急性肾衰竭表现相似,医生较难做出诊断。有易感疾病的患者出现肾皮质坏死的症状时,医生应疑诊本病。影像学检查如CT血管造影可以确诊。肾活检可以提供最准确的诊断信息,但是活检意味着获取肾组织,如果诊断已经非常明确,就无需肾活检。因此,并非每位患者都需要进行肾活检。

血液检查可以发现循环中的红细胞形态异常。尿量减少,但还是能检测出蛋白质、大量白细胞和红细胞以及肾脏细胞及其他坏死物质。

预后与治疗

近年来,治疗发展很快,预后得到了改善。约80%的患者可以存活1年或更长,尽管大多数患者需要终身透析或肾移植。

恶性高血压性肾硬化症

在恶性高血压性肾硬化症中,严重高血压(恶性高血压)会损伤肾脏小动脉,造成肾衰竭迅速进展。

■ 严重高血压可迅速导致器官损害,包括肾脏。

■ 可以出现头痛、不安、视物不清、意识模糊、恶心以及困倦。

■ 诊断常依据症状及血和尿常规化验的结果。

■ 快速降压,可能需要透析。

恶性高血压性肾硬化症发生在约 0.5% 的高血压患者中,黑人比白人常见。最常见于 40~50 岁的男性以及 30 岁左右的妇女。

高血压可引起器官损害,通常数月或数年才会出现。在恶性高血压,器官损害在数小时或数天出现。由于高血压迅速造成损害,所以被称为恶性,但在这里,恶性一词与癌症无关。恶性高血压最常因高血压控制较差导致。也可由其他疾病引起,如肾小球肾炎、慢性肾衰竭、肾动脉狭窄、肾血管的炎症(肾血管炎),偶见于激素异常,如嗜铬细胞瘤、原发性醛固酮增多症或库欣综合征。

症状

最初的症状是由于严重高血压对大脑、眼和心脏的损害造成。脑和眼组织水肿引起的症状包括烦躁、视物不清、头痛、恶心、呕吐、困倦和意识模糊。如果脑水肿严重或颅内有出血可造成抽搐和昏迷。心力衰竭会引起呼吸困难。肾损害最终出现相关症状,如疲乏、衰弱和瘙痒。

诊断

恶性高血压性肾硬化症好发于有恶性高血压及肾衰竭症状或实验室证据提示肾衰竭的患者。眼底镜检查可以看见出血部位、液体积聚和视神经水肿。还可以发现心脏扩大和心肌劳损或心力衰竭。这些眼睛或心脏的表现均提示恶性高血压。

血液检测提示血肌酐和尿素氮升高,提示肾衰竭。尿检可发现从肾脏漏出的蛋白以及血细胞。由于红细胞生成减少、破坏增多而出现贫血。弥散性血管内凝血也很常见。血液中由肾脏生成的调节血压的物质(肾素和醛固酮)水平极度升高。

预后

本病如果不治疗,约 40%~80% 的人可在 1 年内死亡。如果接受最好的治疗,包括通过饮食和药物积极的控制血压、治疗肾衰竭,平均生存期可达 12 年。肾衰竭不严重的患者,治疗可使其显著改善。

治疗

治疗包括药物积极降压。生活方式的改变(如饮食和锻炼)也有助于降压,但如果不用药不足以控制血压。必须治疗肾衰竭。偶然情况下,患者肾功能得到显著改善,从而可以停止透析。

肾静脉血栓形成

肾静脉血栓形成是指将血液运出肾脏的肾静脉被血栓阻塞。

■ 血栓可损伤肾脏或血栓碎片随血流引起远端栓塞(这

时血栓成为栓子)。

■ 只有当血栓突然形成时症状才比较明显。

■ CT 血管造影或磁共振血管造影可以确诊。

■ 治疗包括抗凝,有时需要应用溶栓(纤维蛋白溶解)药。

在成人,肾静脉血栓形成好发于引起肾病综合征的各种肾脏疾病。肾癌或造成肾静脉或其流入的下腔静脉受压的疾病(如肿瘤)也可致病。其他可能的原因有凝血功能异常(高凝状态)、血管炎、镰刀形红细胞贫血或糖尿病肾病、口服避孕药、外伤、滥用可卡因或罕见的血栓性静脉炎性偏头痛——一种全身不同部位的静脉先后形成血栓的疾病。

症状

肾静脉血栓形成常见于成人。通常是缓慢起病,没有任何症状。当血栓碎片从肾静脉随血液回流至肺时,造成肺栓塞,这时患者突然出现胸痛,随呼吸加重,伴气短。有些患者会出现少尿。

在成人,其发生和进展常很缓慢,没有任何症状,使疾病难以察觉。偶尔,血栓碎片脱落,从肾静脉运送到肺(肺动脉栓塞)。导致随呼吸困难加重的突发胸痛,同时出现气促,为医生诊断提供线索。在某些患者,可能出现尿量减少。

大多数儿童和少数成人表现为突然起病,且进展迅速。疼痛常常是首发症状,典型者出现下位肋骨后方及臀部疼痛。患者可以出现发热、尿量减少和血尿。

诊断

血液检测可提示肾衰竭。

CT 血管造影和磁共振(MR)血管造影可用来确定诊断。二者准确性极高,而且不需要往动脉或静脉中插入导管,因此常作为首选。超声准确性略低,但安全性高。如果肾静脉阻塞突然发生,超声可显示肾脏扩大。超声多普勒会发现肾静脉中无血流。下腔静脉或肾静脉 X 线需要往动脉或静脉中注入造影剂(静脉造影),是准确性最高的检查,但可能导致血栓破裂及远端血栓栓塞的并发症。

预后

预后取决于血栓形成的原因、并发症及肾脏损害的程度。本病极少致死,死亡病例多有致命的基础疾病或并发症,如肺栓塞。对肾功能的影响取决于单侧还是双侧肾脏受累、血流是否恢复以及栓塞前的肾脏功能情况。

治疗

最主要的治疗为抗凝,它能通过阻止进一步的血栓形成并降低肺栓塞风险而改善肾功能,血栓溶解(纤溶)是一种新型的治疗,应用越来越广泛。很少需要外科手术清除肾静脉内的血凝块。除非发生了高血压等并发症,否则均不需要摘除肾脏。

肾小管和肾囊性疾病

　　肾脏的基本功能是滤过和清洁血液。它们还保持机体中水、可溶性盐（电解质，如钠、钾和钙）以及营养物质的平衡。当血液流入带小孔的毛细血管簇（肾小球）时，即被肾脏滤过，这意味着血液净化功能的开始。这一过程将大量水分、电解质及其他物质清除进入肾小管。肾小管内层的细胞将机体必需的水分、电解质和营养物质（如葡萄糖和氨基酸）重吸收入血。这些细胞可将血液中的废物和药物清除进入小管液而形成尿液。它们还可以分泌激素维持红细胞生成（促红细胞生成素）、血压和电解质平衡。

　　影响肾小管细胞功能的疾病称为肾小管疾病。一些囊性疾病由于充满液体的囊取代或压迫正常肾小管而影响肾小管细胞的功能。许多肾小管和肾囊性疾病是遗传性的。其中，有些在出生时可被发现，而另一些直到很多年以后才被发现。

肾小管酸中毒

　　肾小管酸中毒是肾小管清除血液中酸的能力下降而导致的一种疾病。
■ 某些药物或肾脏疾病可以损害肾小管从血液中清除酸的能力。
■ 肾小管酸中毒发病时间较长时，可引起肌无力和反射减弱等典型症状。
■ 血液化验可用于检测血液酸度增高。
■ 在有些患者，每天喝小苏打水可以中和过多的酸。

　　正常情况下，食物分解产生的酸在血液中循环。肾脏清除血液中的酸并将其排泄入尿。这一功能主要通过肾小管完成。在肾小管酸中毒时，肾脏排泄酸的能力部分受损，导致血液中酸堆积（代谢性酸中毒）。电解质平衡也受到影响。肾小管酸中毒可能导致如下后果：
■ 血钾浓度降低或升高；
■ 肾脏钙质沉积，可引起肾结石；
■ 脱水；
■ 痛性骨软化和骨弯曲（骨质软化或佝偻病）。

　　肾小管酸中毒可以是一种永久性、遗传性疾病。糖尿病、镰形红细胞贫血症或自身免疫性疾病（如系统性红斑狼疮）等患者可间断出现肾小管酸中毒。它也可以是一过性的，见于尿路梗阻或应用某些药物如乙酰唑胺和两性霉素B、ACE抑制剂、ARBs以及保钾利尿剂等。

　　肾小管酸中毒有四型，依据引起酸中毒的特殊的肾脏异常来区分。四型均不常见，但以第3型最为罕见。

肾小管酸中毒

类型	原　因	潜在疾病	所致症状和代谢异常
1	可以是遗传性或由自身免疫性疾病或某些药物所诱发。病因通常不明，尤其在女性	尿液排酸障碍	血液酸度升高 轻度脱水 低血钾，引起肌无力和瘫痪 骨质变脆 骨痛 钙质沉积，导致肾结石 肾衰竭
2	常由遗传性疾病或范科尼综合征、遗传性果糖不耐受、Wilson疾病或眼脑肾综合征（Lowe综合征） 可由重金属中毒或某些药物致病	无法从尿液中重吸收碳酸氢盐，因此碳酸氢盐排出过多	血液酸度增高 轻度脱水 低血钾
4	非遗传性 由糖尿病、自身免疫性疾病、镰刀形红细胞贫血或尿路梗阻引起 某些药物，包括保钾利尿剂、ACE抑制剂和ARBs可加重病情	对于醛固酮无反应或反应减弱，醛固酮是一种调节肾脏排泄钾和钠的激素	血液酸度增高和高血钾极少引起症状，除非血钾异常升高（可导致心律不齐以及肌肉瘫痪）

注：3型是1型和2型的混合，极为罕见

症状与诊断

　　许多患者并无症状。大多患者在长期发病后出现症状,其症状取决于肾小管酸中毒的类型。1 型和 2 型肾小管酸中毒可引起低钾血症,患者可出现神经系统症状,包括肌无力、反射减弱,甚至瘫痪。典型的 4 型肾小管酸中毒会引起高钾血症,但血钾升高的程度不足以发现症状。如果血钾水平过高,可能出现心律不齐和肌肉瘫痪。1 型肾小管酸中毒患者可出现肾结石,引起肾脏细胞损伤,有时导致慢性肾衰竭。

　　如果患者出现某些特异性症状(如肌无力和反射减弱)或化验检查提示高酸、低碳酸氢根及低钾血症时,医生应考虑 1 型或 2 型肾小管酸中毒的诊断。而化验发现高钾、高酸和低碳酸氢盐血症时,应考虑 4 型肾小管酸中毒。一些特殊检查有助于明确肾小管酸中毒的类型。

治疗

　　治疗取决于类型。1 型和 2 型需每日口服碳酸氢钠(食用苏打)以中和食物代谢产生的酸。这种疗法可以改善症状、预防肾衰竭和肾性骨病或防止临床状况的恶化。也可以使用其他特殊溶液,如氯化钾溶液。4 型患者酸中毒较轻,一般不需要碳酸氢钠治疗。高钾血症者需限制钾摄入、避免脱水、换用替代药物或调整药物剂量,并严密监测血钾水平。

肾 性 糖 尿

　　肾性糖尿(葡萄糖尿)是血液中葡萄糖浓度正常或偏低、尿中却含有葡萄糖的一种疾病。

　　正常情况下,只有当血中葡萄糖水平过高时,人体才会通过尿液排泄葡萄糖。大多数健康人,肾脏滤过的葡萄糖又被完全重吸收入血。在肾性糖尿患者,即使血糖水平正常或降低,尿中还是有葡萄糖排出。这是由于肾小管细胞功能缺陷、葡萄糖重吸收减少所致。肾性糖尿可能是一种遗传性疾病。

　　肾性糖尿无症状,也不会产生严重后果。如果血中葡萄糖水平正常,而尿常规检查发现葡萄糖,医生即可作出诊断。一小部分人,肾性糖尿可能是糖尿病的早期征象。一般无需治疗。

肾性尿崩症

　　肾性尿崩症是肾脏对抗利尿激素无反应、不能浓缩尿液而产生大量稀释液的一种疾病。
- 肾性尿崩症通常是遗传性的,也可由影响肾脏的药物或疾病引起。
- 症状包括极度烦渴、大量尿液。
- 诊断基于血液和尿液化验。

- 大量饮水、限盐,有时需要服药以减少尿量。

　　肾性尿崩症和人们所熟知的糖尿病均可导致尿量过多。除此之外,这两种疾病完全不同。

　　尿崩症有两种类型。肾性尿崩症是由于肾脏对抗利尿激素(血管加压素)无反应,所以以持续生成大量稀释的尿液。另一种更常见的类型(中枢性尿崩症)是垂体不能分泌抗利尿激素所致。

你知道吗……

　　除患者都生成大量尿液外,肾性尿崩症和糖尿病截然不同。

病因

　　正常情况下,肾脏根据机体需求调节尿液浓度。肾脏的这种调节作用是血液中抗利尿激素作用的结果。抗利尿激素由腺垂体分泌,使肾脏保水并浓缩尿液。肾性尿崩症时,肾脏对抗利尿激素的作用无反应。

　　肾性尿崩症可能具有遗传性。引发疾病的基因为 X 染色体隐性遗传,所以通常仅男性发病。携带这种基因的女性可将疾病遗传给儿子。一些患者由于使用了阻断抗利尿激素发挥作用的药物而出现肾性尿崩症,如锂。高血钙或低血钾也可部分阻断抗利尿激素的作用。肾性尿崩症也可由其他肾脏疾病引发,如多囊肾、镰刀形红细胞贫血、海绵肾、严重感染(肾盂肾炎)、肾淀粉样变性、干燥综合征或骨髓瘤。

症状与诊断

　　肾性尿崩症的症状表现为极度口渴(烦渴)和排出大量稀释尿(多尿)。遗传性肾性尿崩症患者在出生后不久即可发病。由于婴儿不能表达口渴,而出现极度脱水。患儿可以有高热,伴随呕吐和惊厥。

　　若遗传性肾性尿崩症得不到及时诊断和治疗,可导致脑损伤,患儿遗留永久性大脑发育迟滞。频繁发作的脱水也可阻碍身体发育。但若患儿得到治疗,则可正常发育。

　　实验室检查提示高钠血症和极度稀释的尿液。医生可借助于禁水试验以明确诊断。

预后和治疗

　　在出现严重脱水之前明确诊断的患者预后良好。非遗传病例,纠正潜在疾病通常有助于肾脏功能恢复正常。

　　为防止脱水,只要肾性尿崩症患者感觉口渴,就应饮用足量的水。婴儿、幼儿和病情危重的老年患者必须经常喂水。患者足量饮水就不会发生脱水,但若数小时不饮水即可导致严重脱水。低盐饮食可能有益。非甾体类抗炎药(NSAIDs)和噻嗪类利尿剂有时用于治疗此病。它们通过不同机制来增加肾脏对钠和水的重吸收,从而减少尿量。

胱氨酸尿

胱氨酸尿是一种罕见疾病,由于胱氨酸排入尿液中,常在尿路形成胱氨酸结石。

胱氨酸尿由肾小管的遗传性缺陷所致。引起胱氨酸尿的遗传基因为隐性,因此患者必须具有分别来自双亲的两个致病基因才会发病。携带这种基因但未患病的个体具有一个正常和一个异常基因。这些基因携带者尿中可排出显著多于正常人的胱氨酸,但不足以形成胱氨酸结石。

患者的膀胱、肾盂或输尿管中均可形成胱氨酸结石。少数病例会出现肾衰竭。

症状和诊断

通常在 10~30 岁开始出现症状。首发症状以结石嵌顿输尿管,诱发输尿管痉挛所引起的剧痛最为常见。结石所在的部位可滋生细菌,引发严重感染。

复发性肾结石患者应进行胱氨酸尿的相关检查。尿液显微镜检可见胱氨酸结晶,并且尿液中胱氨酸水平升高。

治疗

治疗包括保持尿中胱氨酸水平较低、防止胱氨酸结石形成。为此,必须饮足量的水,以维持每日尿量至少 4L。然而,由于患者夜间不饮水,生成尿液减少,因此夜间更易形成结石。睡前饮水可降低这种风险。由于胱氨酸在碱性尿中比在酸性尿中更易溶解,因此也可以服用枸橼酸钾或碳酸氢钠来碱化尿液。增加水摄入量和碱化尿液均可能引起腹胀,一些患者无法耐受。

如果经上述治疗仍继续形成结石,可试用青霉胺、硫普罗宁或卡托普利。这些药物可以与胱氨酸发生反应促使其溶解。卡托普利的疗效略差,但极少发生严重的不良作用。尽管这些治疗通常有效,但结石继续形成的危险仍然相当高。

范科尼综合征

范科尼综合征是一种罕见的肾小管功能障碍性疾病,导致尿中排出过多的葡萄糖、碳酸氢盐、磷酸盐、尿酸、钾、钠和某些氨基酸。

范科尼综合征可以是遗传性的,也可以由暴露于重金属或其他化学制剂、维生素 D 缺乏、肾移植、多发性骨髓瘤或淀粉样变性引起。它通常伴发于另一种遗传性疾病,如胱氨酸尿。

症状与诊断

遗传性范科尼综合征常在婴儿期出现症状,如多尿、无力和骨痛。

出现症状以及血液检查显示血液酸度升高,提示医生应考虑范科尼综合征。如果尿液检查发现葡萄糖、碳酸氢盐、磷酸盐、尿酸、钾和钠浓度升高,可以确诊。多数情况下,骨或肾组织的损害在明确诊断以前就已经出现。

治疗

范科尼综合征不能治愈,但适当的治疗可以控制病情。有效的治疗可以阻止骨和肾组织的进一步损伤,在一些病例,可以完全纠正。口服碳酸氢钠溶液可纠正酸中毒。低钾血症需口服补钾制剂。骨病患者需口服磷酸盐和维生素 D 补充剂。若发生了肾衰竭,则应进行肾移植以挽救生命。

低血磷性佝偻病

低血磷性佝偻病(既往称为维生素 D 抵抗性佝偻病)是一种血磷浓度降低所引起的痛性骨质软化和易于弯曲的疾病。

这种疾病非常罕见,几乎均为 X 染色体显性遗传。基因缺陷引起肾脏异常,使得大量磷酸盐排入尿中,导致血中磷酸盐浓度降低。因骨的生长和强化需要磷酸盐,因此低磷酸盐血症将导致骨缺陷。女性低血磷性佝偻病患者发生骨病的程度轻于男性。极少数情况下,本疾病继发于某些肿瘤,如骨巨细胞瘤、肉瘤、前列腺癌及乳腺癌。低血磷性佝偻病与维生素 D 缺乏引起的佝偻病不同。

症状与诊断

低血磷性佝偻病通常在婴儿时期发病。症状可能很轻,而不易被察觉;也可能很严重而引起双腿及其他骨骼变形、骨痛以及身材矮小。肌肉与骨骼附着处的骨赘可限制相应关节的活动。婴儿囟门过早闭合,可导致惊厥。实验室检查发现血钙正常,而血磷降低。

治疗

治疗的目标是升高血磷浓度,促进正常骨质形成。可以口服磷酸盐,同时合用活性维生素 D-骨化三醇。单独口服维生素 D 无效。必须密切调整磷酸盐和骨化三醇的用量,因为治疗不当会导致血钙升高,钙盐沉积在肾脏组织或肾结石内,进一步加重肾脏及其他组织损害。一些成年患者,癌症引发的低血磷性佝偻病可在癌肿清除后得到明显改善。

哈特纳普病

哈特纳普病(hartnup 病)是一种罕见的遗传性疾病,由于色氨酸和其他氨基酸在小肠吸收减少并且在肾脏重吸收也减少,从而引起皮疹和大脑异常。

哈特纳普病患者分别从双亲各自遗传一个异常基因。缺陷基因控制某些氨基酸在小肠的吸收及其在肾脏的重吸收。导致该疾病患者体内某种氨基酸不能在小肠正常吸收，也不能在肾小管正常重吸收。尿液中排泄出大量的氨基酸，如色氨酸。造成人体内相应氨基酸不足，从而影响蛋白质的合成。当血液中色氨酸水平过低时，机体不能合成足量的复合型维生素 B——烟酰胺，尤其当机体处于应激状态而需要更多的维生素时。

症状

哈特纳普病是一种氨基酸在小肠和肾脏中转运异常的疾病；如果肾脏和小肠的功能正常，则该病主要累及大脑和皮肤。症状可能出现在婴儿或儿童早期，但有时也见于成年人早期。阳光、发热、药物或情绪或身体应激都可诱发症状的出现。发病前，患者几乎都有一段时期的营养不良。随年龄增大，疾病发作频率逐渐降低。大多数症状呈现散发，且由烟酰胺缺乏引起。皮疹发生在暴露于日光下的皮肤。大脑发育迟滞、身材矮小、头痛、步态不稳以及虚脱或晕厥较常见。心理问题（如焦虑、快速情感变化、妄想和幻觉）也可以发生。

诊断与治疗

尿标本实验室检查可发现尿中氨基酸及其降解产物异常增多。

保持良好的营养、饮食中补充烟酰胺或烟酸（一种与烟酰胺非常相似的复合维生素 B）可防止哈特纳普病患者发病。充足的饮食蛋白可补偿由于小肠吸收不良和尿中氨基酸丢失过多引起的氨基酸缺乏。

巴特综合征

巴特综合征是一种肾脏排泄过多电解质（钾、钠和氯），从而导致血电解质紊乱的一种疾病。

巴特综合征通常是隐性基因遗传性疾病。因此，患者必须分别从双亲各遗传一个隐性致病基因。受累个体的肾脏排泄过多的钠、氯和钾。钠和氯丢失导致尿液生成过多，引起轻度脱水，最终使机体产生更多的肾素和醛固酮。醛固酮生成增多会使肾脏排泄钾和酸增加，导致低钾血症和代谢性碱中毒。

症状与诊断

巴特综合征的患儿生长缓慢并出现营养不良。他们可以有肌无力和极度口渴、尿量显著增多、智力发育迟滞。钠和氯的丢失会导致慢性轻度脱水。可以出现异常的低血压。

幼儿的诊断依赖于体格检查以及血和尿中特征性的电解质异常。血液中某些激素（肾素、醛固酮）水平升高，可进一步证实本病。但是，某些进食障碍性疾病的患儿也会出现相似的检查结果，如神经性贪食症、自发性呕吐和滥用利尿剂。

治疗

口服补钾制剂和减少尿液排钾的药物，如螺内酯、氨苯蝶啶、阿米洛利、ACE 抑制剂或 NSAIDs（如吲哚美辛），可以防止巴特综合征患者出现不良后果。饮用足量的水对于补偿过多的液体丢失也是必要的。

利德尔综合征

利德尔综合征是一种罕见的遗传性疾病，患者肾脏排泄钾，但是潴留过多的钠和水，导致高血压。

利德尔综合征的致病基因是显性基因，意味着患者的子女有 50% 的可能会遗传这种缺陷基因而发病。本病患者未必都出现症状。如果出现，如高血压等症状往往发生在儿童期。有些患者会出现低血钾。

增加钠排泄和减少钾排泄的药物治疗有效，如氨苯蝶啶或阿米洛利。它们可以有效降压。预后良好。

多 囊 肾

多囊肾是一种遗传性疾病，双侧肾脏内形成了很多充满液体的囊。双肾变大，但有功能的肾组织减少。

■ 多囊肾由遗传基因缺陷引起。

■ 有些患者症状轻微，以至于不知道患病。但是其他患者可以有腰痛、血尿以及肾结石引起的痉挛性疼痛。

■ 诊断基于肾功能的实验室检查和肾脏超声或 CT 扫描。

■ 肾结石和感染需要治疗，但一多半患者最终需要透析或肾移植。

引起多囊肾的基因缺陷有多个。有些为显性遗传，一种罕见类型为隐性遗传。也就是说，患者必须遗传一个亲代的显性基因或分别来自双亲的两个隐性基因。显性基因遗传的患者直到成年才出现症状。隐性基因遗传的患者在儿童时期就出现严重症状。

基因缺陷导致肾脏内广泛形成囊肿。囊肿随着年龄而逐渐增大，并伴随血流量减少和肾内瘢痕形成。可形成肾结石。最终可发展为肾衰竭。基因缺陷也可引起身体其他部位形成囊肿，比如肝脏和胰腺。

症状

隐性遗传的多囊肾较罕见，在儿童时期即可发病，囊肿可以极度增大，引起腹部凸出。病情严重的新生儿，由于胎儿肾衰竭导致肺发育不良，可在出生后不久死亡。肝脏也可以受累，患儿可以在 5～10 岁发生门脉高压。最终出现肝衰竭和肾衰竭。

显性遗传的多囊肾较为常见，囊肿的数量和大小进展缓慢。典型者在青年或中年时期出现症状。有时症状很轻，患者直到死亡都不知道自己患病。常见症状包括腹部或胁腹部不适或疼痛、血尿、尿频和肾结石引起剧烈痉挛性疼痛（肾绞痛）。另一些患者，由于有功能的肾组织减少，可出现乏力、恶心及其他缓慢发展的肾衰竭有关的症状。反复尿路感染可使肾衰竭恶化。至少半数多囊肾患者,在确诊时伴有高血压。

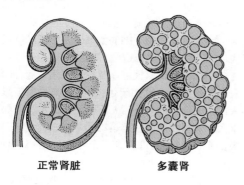

多囊肾

多囊肾患者的双侧肾脏形成许多充满液体的囊。囊肿逐渐扩大,破坏一部分或大部分正常的肾组织。

正常肾脏　　　　多囊肾

并发症

约 1/3 显性多囊肾患者合并肝囊肿,但这些囊肿并不影响肝脏功能。约 10% 的患者有颅内血管扩张(动脉瘤)。通常情况下,扩张的血管膨胀时会引起头痛。动脉瘤多会破裂出血,引发卒中。

诊断、预后与治疗

根据家族史和肾功能的实验室检查,医生应考虑本病。超声和 CT 可呈现肾囊肿和肝囊肿的特征性表现。

有效治疗尿路感染和高血压可延缓肾衰竭进程。然而,半数以上的患者会发生肾衰竭。如不进行透析或肾移植,肾衰竭可以致命。

基因检测有助于多囊肾患者了解其子女遗传本病的概率。

髓质囊性疾病

髓质囊性疾病是一组疾病,双肾内部出现被液体充盈的囊肿,最终导致肾衰竭。

髓质囊性疾病是一组遗传性疾病,影响肾髓质中显微镜下小管的形成,后者负责尿液浓缩及钠的重吸收。受损的肾小管受炎症侵害并瘢痕化,最终引起肾衰竭。

肾消耗病:是一种常染色体隐性遗传疾病,患者从双亲各遗传一个缺陷基因。通常从儿童时期或成年早期发病,并在成年早期出现肾衰竭。

髓质囊性肾病:为常染色体显性遗传疾病,只需从父母一方遗传一个缺陷基因。常于成年发病。偶然,患者可以没有肾病家族史。这些患者可能由于新的基因突变(无明显诱因的基因变异)或缺陷基因存在于单亲或双亲却未被识别而发病。

症状与诊断

患者的肾脏不能浓缩尿液并潴钠,因而产生大量尿液,患者极度烦渴。

肾消耗病患者通常在 ≥1 岁时出现症状,并出现发育迟滞。患者可以合并眼睛和肝脏异常以及智力迟钝。在儿童后期,肾衰竭可引起贫血、恶心和虚弱。

髓质囊性肾病患者在青春期或成年早期出现症状。过度口渴及尿量异常不如肾消耗病严重。肾衰竭常在 34~65 岁之间出现。有些患者会出现痛风。

本病的家族史是为诊断提供重要线索。实验室检查提示肾功能较差及低钠血症。CT 是探查囊肿最好的影像学检查。未来,基因检测可能是最准确的确诊手段。

治疗

当肾衰竭发生时,需要进行透析或肾移植。尤其是肾消耗病患者,患者必须每日摄入大量的液体和盐(钠),以补偿大量稀释尿液中丢失的钠和水。

髓质海绵肾

髓质海绵肾是一种少见疾病,患者被尿液充盈的肾小管发生扩张。

髓质海绵肾通常是在胚胎发育期出现的非基因异常性疾病。极少数情况下,本病由遗传引起。髓质海绵肾患者大多没有任何症状,但患者易于发生结石性肾绞痛、血尿和肾脏感染。半数以上患者会发生肾脏钙质沉积。钙沉积可形成肾结石。

出现上述症状的患者,医生应考虑本病。X 线检查可发现肾脏钙质沉积。CT 常可确诊。超声扫描有助于但无法探测到肾脏深部的微小囊肿。

大多数患者无需治疗。如果合并了感染或有钙质沉积并反复形成结石,则需要治疗。治疗钙结石可以大量饮水(>2L/日)、低钠、正常钙、正常至低蛋白饮食。有时建议服用噻嗪类利尿剂或阿米洛利。如出现尿路梗阻,则需外科手术治疗。合并感染时,需使用抗生素。

尿 失 禁

尿失禁是尿液不受控制的流出。

- 尿失禁的病因有膀胱感染、某些药物、大脑和脊髓疾病、膀胱的传入和传出神经疾病、下尿道疾病如前列腺肥大以及影响精神或运动功能的疾病。
- 症状与尿失禁的类型有关,包括突发无法控制的尿急或持续尿液漏出。
- 医生询问尿液漏出的方式,可以要求患者记录每次失禁发作,并做一些基础检查以明确病因、确定治疗方案。
- 一些普通方法可能有益,包括定时排尿、规律饮水、训练骨盆肌肉。
- 其他治疗包括多种药物以及外科措施。

尿失禁发生在 1/3 的老年人,年轻人发生率较低,但并不少见。在大多数年龄段,尿失禁在女性的患病率高于男性。

尿失禁在不同年龄组表现不同。年轻患者常常突然发生,几乎或完全不用治疗即可迅速缓解。而且,年轻患者可以控制大多数排尿时的尿液漏出。老年患者发病更频繁、病情更严重。不经治疗很难迅速恢复。

尽管尿失禁很常见、可治性强,也极易治愈,但患者时常未能得到很好的诊断或治疗。患者通常不就诊,因为他们害怕、感觉难堪或误以为这是衰老的正常表现。尿失禁患者常感到孤独或沮丧。此外,由于护理任务加重,尿失禁常常成为老年人寄居的理由。疗养院中 50%以上的人有尿失禁。

尿失禁可引起很多并发症。例如,没有得到适当控制的尿失禁会引起膀胱和肾脏感染。尤其在老年患者,尿失禁可以增加皮疹、褥疮(因为尿液可以刺激皮肤)和跌倒(因为尿失禁患者在冲向厕所时可能跌倒)的风险。

控制排尿

肾脏持续产生尿液,经两侧输尿管流到膀胱,并在此贮存。膀胱的最下端(膀胱颈)由肌肉(尿道括约肌)环绕,此肌肉持续收缩以确保将尿液排出体外的通道(尿道)关闭,这样尿可一直贮存在膀胱中直至膀胱被充满。

膀胱充盈后,信号沿神经从膀胱传至脊髓。再进一步传递至大脑,这时人产生尿意。能正常控制排尿的人可以有意识的、自主决定是立即排尿还是暂缓。当决定排尿时,尿道括约肌松弛,允许尿液流经尿道排出体外,膀胱壁肌肉收缩推动尿液排出。腹壁和盆底肌收缩可以增加对膀胱的压力。

类型与原因

根据尿失禁是暂时性或由长期疾病所致,可将其分为一过性尿失禁和持续性尿失禁。

膀胱感染是引起一过性尿失禁最常见的原因。其他导致尿失禁的可逆性因素包括引起意识模糊(如肺炎等严重感染)或活动受损(腿或髋部骨折)的疾病。其他病因包括过度饮酒或含咖啡因的饮料以及刺激膀胱或尿道的疾病,如萎缩性阴道炎或严重便秘。

持续性尿失禁可由大脑以及脊髓疾病引起,如卒中、阿尔兹海默病以及多发性硬化;也可由糖尿病等影响膀胱传入或传出神经的疾病、下尿路疾病如前列腺肥大以及永久性大脑功能或机体运动功能受损而引起。

根据症状,尿失禁可分为五个基本类型:急迫性、张力性、溢出性、功能性和混合性。

急迫性尿失禁:急迫性尿失禁是一种突发而强烈的排尿欲望,继而无法控制尿液的排出。患者常常来不及去厕所继而出现失禁。影响患者行动能力的疾病或外伤使患者在有尿意后难以迅速赶到厕所。利尿剂可以加重病情。

急迫性尿失禁是老年持续性尿失禁最常见的类型,病因不明。大多数患者的膀胱肌肉过度活跃(在膀胱充满之前不自主收缩)。部分急迫性尿失禁是由于抑制排尿的大脑额叶功能异常所致。这种大脑病变可以破坏神经系统抑制膀胱的能力,可并伴有脑功能紊乱,尤其是卒中和痴呆。慢性膀胱过度收缩——膀胱活动过度——在老年人很常见,导致患者不论白天还是夜间都频繁、突然出现强烈的排尿欲望。在绝经后妇女,雌激素缺乏导致萎缩性阴道炎(阴道组织变薄),可导致尿道激惹并出现尿急和尿失禁。

聚焦老龄化

衰老会带来一些机体变化,影响患者控制排尿的能力。随着年龄的增加,膀胱所能容纳的最大尿量(膀胱容量)降低。同时,当尿意出现后,延迟排尿的能力降低。排尿后膀胱内剩余的尿量(残余尿)也随着年龄而增加。

女性的尿道较短,绝经后由于体内雌激素水平下降,其内壁变薄。这些变化降低了尿道括约肌紧密收缩的能力。

在男性,随着年龄增大,尿液流出膀胱、经过尿道的速度降低,尤其当合并前列腺肥大时。

所有这些年龄相关的变化增加了患者在衰老的同时出现尿失禁的可能性。

可引起或加重尿失禁的药物

药物类型	举例	作用
酒精	啤酒、烈性酒、葡萄酒	增加尿液生成
α 拮抗剂	含有伪麻黄碱,可缓解鼻黏膜充血	收缩尿道括约肌,可引起尿潴留及溢出性尿失禁
α 阻滞剂	多沙唑嗪、哌唑嗪及特拉唑嗪	松弛膀胱流出道及尿道。引起女性张力性尿失禁
ACE 抑制剂	贝那普利和卡托普利	可引起咳嗽,加重张力性尿失禁
咖啡因	咖啡、茶、可乐和巧克力	增加尿液生成
胆碱酯酶抑制剂	多奈哌齐	增加膀胱收缩力,可引起急迫性尿失禁
利尿剂	布美他尼、呋塞米、茶碱和噻嗪类	增加尿液生成
抗胆碱酯能药物 *	抗组胺药、苯托品、有些抗抑郁药(如阿米替林、去郁敏和去甲替林)以及一些抗精神病药(如氟哌啶醇、利培酮、甲硫哒嗪和氨枫噻吨)	干扰膀胱收缩,有时引起尿潴留和溢出性尿失禁。可加重便秘、加重急迫性或溢出性尿失禁
女性激素治疗(口服)	雌孕激素联合治疗,用于治疗热潮红及其他绝经期综合征	口服雌孕激素治疗,一些女性可出现新发尿失禁或原有尿失禁的加重 当局部应用雌激素时,一些女性可出现不严重的尿失禁症状
鸦片类	可待因、吗啡和氧可酮	抑制膀胱收缩,有时引起尿潴留和溢出性尿失禁。可加重便秘、因而加重急迫性或溢出性尿失禁
镇静催眠药	地西泮(安定)、右旋佐匹克隆、氟胺安定、氯羟去甲安定等	可引起行动迟缓、使患者排尿需求减少

*具有抗胆碱酯能作用的药物可以起意识模糊、记忆力减退、视物模糊、便秘、口干和尿潴留

张力性尿失禁:张力性尿失禁是指当咳嗽、用力、打喷嚏、举重物或做任何突然增加腹压的动作时不能控制的尿液流出。这是年轻人和中年女性最常见的一种尿失禁。它由尿道括约肌无力引起,后者因生产、盆腔手术、尿道或子宫位置异常所致。绝经后女性由于雌激素水平降低导致尿流通过尿道的阻力降低。如果前列腺手术损伤尿道上段或膀胱颈部,男性患者也可于术后出现张力性尿失禁。无论男女,肥胖者都可以因体重过大压迫膀胱而导致或加重张力性尿失禁。

一些严重的张力性尿失禁患者几乎持续有尿液流出(称为完全性尿失禁)。在成人,这种情况通常发生在尿道括约肌关闭不充分时。

溢出性尿失禁:溢出性尿失禁是少量尿液不自主的从排空不良的膀胱流出。通常因阻塞或由于神经损伤或膀胱肌肉无力引起的膀胱收缩乏力所致。当尿流阻断或膀胱肌肉无法收缩时,膀胱变得过度充盈而扩大。膀胱内压力增高,直到少量尿液流出。

你知道吗……

人们患有尿失禁却不治疗是因为他们错误的认为这是衰老的正常现象。

在男性,前列腺肥大可以阻断膀胱在尿道的开口。前列腺手术或局部放疗也可引起膀胱颈或尿道狭窄(尿道缩窄),但较为少见。无论男女,便秘也可引起溢出性尿失禁,因为当粪便充满直肠时可能正好压迫膀胱颈和尿道。一些影响大脑或脊髓或干扰神经信息传递的药物——如抗胆碱能药物(苯托品、大多抗组胺药、一些抗抑郁药以及抗精神病药)和阿片类药物——都可使膀胱收缩力减弱,导致溢出性尿失禁。神经损伤引起的膀胱瘫痪(神经源性膀胱)也可以导致溢出性尿失禁。糖尿病也可引起神经源性膀胱以及溢出性尿失禁。

功能性尿失禁:功能性尿失禁是指由于无法(或有时为不愿意)去厕所而导致的尿液流出。最常见的原因为不能活动,如卒中或严重关节炎,以及影响心智功能的疾病,如阿尔兹海默病引起的痴呆。极少数情况下,患者可能由于严重抑郁或其他情感障碍,使他们不去上厕所。这有时称为精神性尿失禁。

混合型尿失禁:混合型尿失禁包含了一种以上的尿失禁。混合型尿失禁最常发生在老年妇女,她们常同时发生急迫性和张力性尿失禁。

诊断

理论上讲,医生应询问尿失禁相关的情况。否则应由患者提出话题。医生应询问关于病史的特异性问题。

还应询问尿失禁对于患者生活质量和功能状态的影响以及病程信息。尿失禁患者需记录至少 3 天的排尿模式（一种"膀胱日记"）。该记录可帮助医生判断尿失禁的原因。有用的信息可能包括如下内容：

■ 尿失禁相关的症状有什么？例如，排尿或尿失禁前，是否有突然而强烈的尿意？如果有，从有尿意到开始排尿的时间一般有多久？

■ 在大笑、咳嗽、打喷嚏或弯腰时发生尿失禁吗？

■ 当尿失禁发生时，内裤通常是潮湿还是浸透了？这有助于评估漏出的尿量。

■ 排尿和服药或饮酒或含咖啡因的饮料之间有关联吗？患者进食、饮水、服药以及睡眠的时间有助于评估排尿是否与任一活动有关。

■ 一天之内排尿或尿失禁的次数有多少？夜间呢？如果患者夜间排尿频繁但是尿量少于清醒时，原因可能是他们的睡眠受到了干扰。也就是说，人们排尿是因为他们醒着，而非他们因为想排尿而清醒。

体格检查可提供有价值的信息。直肠检查能证实患者是否有严重的便秘，并明确支配膀胱的神经是否受损，在男性还可以明确前列腺是否肥大。女性盆腔检查有助于明确引起或促发尿失禁的原因，如尿道壁萎缩、膀胱脱垂（膀胱膨出），以及支配膀胱的神经是否受损。检查还可以明确是否有心智功能或活动能力问题促发了尿失禁。

张力性尿失禁有时可以通过简单地观察患者咳嗽或用力时尿液的流出情况来诊断。超声或导尿（在膀胱内插入导管）可用来测量排尿后膀胱剩余的尿量（残余尿）。大量残余尿提示梗阻或神经或膀胱肌肉疾病，后者可引起溢出性尿失禁。尿液分析可用来除外感染。

医生时常通过化验尿液来寻找尿路感染的证据，并通过化验血液寻找肾功能减退的证据。他们也可以通过超声或残余尿量测定来评估膀胱的排空能力。对一些患者，需要进行排尿时的特殊检测（尿动力学评价），膀胱镜可能有用。尿动力学评价可以测量静息时和充盈后的膀胱内压力。将导管经尿道插入膀胱，当水流过导管时，记录膀胱内的压力。正常情况下，只有当膀胱相对较满时，压力才会升高。有些患者由于膀胱突然痉挛而压力骤升或在膀胱完全充盈之前，压力急剧上升。压力变化的模式有助于医生明确尿失禁的类型并确立最佳的治疗方案。也可测定尿流速率，这有助于明确尿流是否受阻以及膀胱肌的收缩是否足够有力而排出尿液。另外，也可以评价尿道括约肌的功能（帮助尿液潴留在膀胱）。尿道括约肌无力可引起或促发尿失禁。膀胱镜可以直视膀胱（与结肠镜相似），以便识别引起尿失禁的疾病及相关症状。

治疗

治疗取决于尿失禁的类型和原因。大多数尿失禁患者可治愈或使病情明显好转。

患者应该接受有关膀胱功能、药物作用和液体摄入以及排尿和排便习惯的教育。预防便秘非常重要，因为充满粪便的肠管会激惹膀胱。通常仅需要采取简单的措施来改变患者的行为，如有意规律排尿——每 2 ~ 3h 一次（有时称为计划性排尿）——以保持膀胱相对排空。避免刺激膀胱的液体，如含咖啡因的饮料。人们应大量饮水，对大多数人，每日 6 ~ 8 杯（约 250ml／杯），以避免尿液过度浓缩而刺激膀胱。停用影响膀胱功能的药物。对于服用利尿剂的患者，应调整服药时间，以便药物起效时患者可以方便去厕所。

特别设计的尿失禁护垫和内裤能保护皮肤并使患者保持干燥、舒适而乐于社交活动。这些措施无伤大雅并且易于实行。

包括盆腔肌肉（Kegel）练习在内的膀胱训练技术用处很大，尤其对急迫性或张力性尿失禁。一天内反复收缩肌肉可使其强劲，并学会在发生尿失禁的情况下（如咳嗽）如何正确使用肌肉。护士或物理治疗师可帮助患者进行这些训练。无法掌控肌肉收缩的患者，可以利用生物反馈疗法。生物反馈时，将电极临时放置在肛门外括约肌附近。电极传递促使肌肉收缩的信号，使患者更好的识别这种信号并收缩相应的肌肉。

药物对于某些类型的尿失禁可能有益。有些能引起尿失禁的药物，如 α 肾上腺能拮抗剂、α 肾上腺能阻滞剂以及抗胆碱能药物，也可以用来治疗尿失禁。医生根据尿失禁的类型以及最突出的症状来选择药物。例如：

■ α 肾上腺能拮抗剂可收缩尿道括约肌，有助于改善尿道括约肌松弛引起的张力性尿失禁。

■ α 肾上腺能阻滞剂可以松弛尿道括约肌，进而缓解前列腺肥大患者的尿道症状。

■ 抗胆碱能药物可抑制膀胱收缩，遂通过减弱尿意而改善急迫性尿失禁。

急迫性尿失禁：急迫性尿失禁发作常可通过出现强烈尿意前规律的定时排尿而得到改善。骨盆肌训练，可以训练膀胱肌肉并有助于控制不自主排尿，有一定治疗作用。膀胱松弛剂，如抗胆碱能药物，是治疗急迫性尿失禁最常用的一类药物。其中最常用的两个药物是奥昔布宁和托特罗定。奥昔布宁皮肤贴剂每周用 2 次，药物可直接膀胱内给药。抗胆碱能新药有索利那新、达非那新和曲司氯铵。另外，肉毒杆菌毒素是一种肌肉松弛剂，可直接膀胱内给药，抑制过度活跃的膀胱肌肉。尽管这些疗法过新而尚未常规用于临床，但有研究结果显示其疗效可维持 6 ~ 9 个月。所有这些药物都有助于降低膀胱激惹、减弱尿意，但也都有副作用，如口干、便秘、胃食管反流,甚至尿潴留。

张力性尿失禁:对于张力性尿失禁的患者,频繁排尿避免膀胱充盈以及盆腔肌肉(Kegel)训练常常很有效。女性张力性尿失禁患者,由于雌激素缺乏导致阴道或尿道壁变薄,局部使用雌激素软膏或插入雌激素橡胶圈或将雌激素药片放入阴道可能有用。需整体评估治疗的风险和获益。上述疗法的副作用要比口服雌激素的副作用小很多。其他促使括约肌收紧的药物也可能有效,如伪麻黄碱和度洛西汀。尿失禁护垫可用来吸收腹压增加时频繁流出的少量尿液。

张力性尿失禁的严重病例如果对其他疗法反应差,则可由手术纠正。通过采取一些措施,医生可以增强或收紧尿道周围组织。尿道周围注射容积形成剂,如胶原,对一些患者有效。如果括约肌关闭不充分,可置换人造括约肌。

溢出性尿失禁:前列腺肥大或其他部位梗阻造成的溢出性尿失禁通常需要手术治疗。前列腺部分或全部切除的方法有多种。服用度那雄胺或非那雄胺数月可缩小前列腺体积或阻止其增大,从而避免或延迟手术。松弛前列腺的药物,如阿呋唑嗪、多沙唑嗪、哌唑嗪、特拉唑嗪和坦索罗辛,可更好地排空膀胱。

若是由于膀胱肌收缩无力引起的溢出性尿失禁,药物治疗通常无效。用手轻轻按压下腹部膀胱上区可能有效,尤其对于能排尿但膀胱难以完全排空者。有些患者需要膀胱插管引流尿液并预防并发症,如反复感染及肾损害。导管可长期留置或一天内数次插入和拔出(间歇性导尿)。

功能性尿失禁:治疗功能性尿失禁包括规律上厕所。例如,他人可以提醒尿失禁患者定时排尿,通常3~4h一次,使患者在发生尿失禁以前排空膀胱(即时定期排空)。如果患者不便如厕,则应使用床旁便器或便携式便器。如果抑郁是致病因素,应给予治疗。使用保护服装和护垫也有一定作用;但应避免患者对其不适当的依赖。

℞ 治疗尿失禁的药物

举 例	副 作 用	评 价
抗胆碱能药物		
达非那新 莨菪碱 奥昔布宁 索利那新 托特罗定 曲司氯铵	口干、便秘、青光眼加重、意识模糊、记忆力障碍、烧心加重和尿潴留	可缓解急迫性尿失禁患者的尿急症状 整体效果相当,但有些患者可能对某一个药物反应更好 老年与年轻患者均有效 奥昔布宁副作用更大,尤其是口干
女性 5-羟色氨-去甲肾上腺素再摄取抑制剂(一种抗抑郁药)		
度洛西汀	恶心	用于治疗膀胱出口肌无力引起的张力性尿失禁 在美国尚未普遍应用
女性 α 肾上腺能拮抗剂		
伪麻黄碱	失眠、焦虑、心跳、高血压以及男性尿潴留	用于治疗膀胱出口肌无力引起的张力性尿失禁 不推荐用于心律失常、高血压、青光眼或糖尿病患者
男性 α 肾上腺能阻滞剂		
阿呋唑嗪 多沙唑嗪 哌唑嗪 坦索罗辛 特拉唑嗪	低血压(尤其是体位性低血压)、疲乏、虚弱和头晕	用于缓解男性急迫性或溢出性尿失禁患者的膀胱梗阻 需数天至数周起效 可以增加尿流速度 如果与降压药同时服用,可引起血压过低 阿呋唑嗪和坦索罗辛对血压的影响小于其他几种药物
男性 5-α 还原酶抑制剂		
度那雄胺 非那雄胺	降低性欲,引起勃起功能障碍	用于治疗因肥大前列腺阻塞膀胱流出的男性急迫性或溢出性尿失禁患者 可使男性延迟或避免前列腺手术 数月起效

儿童尿失禁

- 尿失禁的形式有助于医生判断可能的病因。
- 患儿的病史及体格检查、实验室检测以及影像学检查结果可帮助医生明确病因。
- 治疗包括行为改变、饮食改变,有时需要用药。

儿童尿失禁与成人尿失禁的病因及治疗不同。尿失禁可发生于夜间(尿床,也称为夜间遗尿)。夜间遗尿最常见于男孩,9 岁以后就不再发生这种尿失禁。日间发生的尿失禁有时称为日间遗尿。这更常见于女孩,病因很多。

病因

尿失禁的形式有助于医生判断可能的病因。如果患儿日间总是尿床,医生应考虑出生缺陷,一种解剖学异常或存在某种引起尿失禁的行为。脊柱裂可引起膀胱神经损伤而导致尿失禁,但这种疾病通常显而易见。一些婴儿存在出生缺陷,影响膀胱或尿道的完整发育,可出现持续尿失禁。另一种出生缺陷是输尿管末端开口在膀胱外,而导致尿失禁。有些患儿的膀胱过度活跃,易于痉挛或无法排空。

一些行为可导致日间尿失禁,尤其是女孩。包括排尿次数过少以及排尿姿势不正确,后者可引起尿液漏入阴道,当站立体位时再滴下。一些女孩大笑时会发生膀胱痉挛,导致"笑引起的尿失禁"。

如果患儿在尿失禁好转一段时间之后再次出现,医生应考虑间歇性致病因素。包括便秘、饮食、情绪应激、感染以及性虐。细菌性尿路感染和病毒感染引起的膀胱激惹(病毒性膀胱炎),是常见的感染原因。为防止漏尿,许多尿失禁患儿交叉双腿或采用其他姿势,这可增加尿道感染的机会。性活跃的成人可由于某些性传播疾病而出现排尿异常。咖啡因和酸性果汁,如橙汁和番茄汁,可引起膀胱激惹而导致尿液漏出。糖尿病或尿崩症患儿可以出现尿失禁,因为这两种疾病可引起机体生成大量尿液。

诊断

医生有时可根据患儿的症状和检查结果而明确病因。要明确感染,需进行尿常规化验,有时需行尿培养。医生可以进行血和尿检查分析其中的糖和电解质水平,来确诊糖尿病和尿崩症。如果疑诊出生缺陷,应进行肾脏和膀胱的超声检查,必要时进行脊柱的 X 线检查。有时可能需要进行一种特殊的 X 线检查——排空的膀胱尿道造影。这项检查中,造影剂通过导管注入膀胱,可显示尿道的解剖结构以及尿流方向。

治疗

尿失禁的治疗基于病因。感染致病者常需使用抗生素。针对病因采取预防和治疗便秘、间隔 2~3h 排尿、对于过度活跃度的膀胱采用生物反馈技术以及改变其他行为等措施可能有效。应减少可能激惹膀胱的饮食。如果行为疗法无效,对于由膀胱痉挛致病者,可使用一些药物(如奥昔布宁)。出生缺陷或存在解剖异常的患儿需要外科手术、药物或间断导尿治疗。

第 48 节

尿 路 梗 阻

尿路——从产生尿液的肾脏到尿液排出体外的尿道——任何部位的梗阻均可增加尿路内的压力、使尿流变缓。尿路梗阻可以突然发生,或在数天、数周或甚至数月内缓慢发展。梗阻可以完全或部分阻塞尿路。

尿路梗阻可使肾脏扩大进而损伤肾脏。若梗阻迅速解除,肾脏通常可以恢复,但还是会出现永久性损伤。严重损伤会造成肾功能不全(肾衰竭)。梗阻也可导致结石形成和尿路感染。当尿流受阻时,进入尿路的细菌无法排出,可引起感染。

肾 盂 积 水

肾盂积水是肾脏因尿液排出受阻产生后向压力而扩大所致。

- 肾结石是尿路梗阻的常见原因之一。
- 当肾盂积水快速出现时,患者可以出现剧烈疼痛,大多位于侧腹部(肋骨和臀部之间)。
- 当肾盂积水缓慢出现时,患者可以没有症状或仅感觉侧腹部钝性隐痛。
- 最初医生可使用膀胱插管(或超声)来探查肾盂积水,继而通过超声或其他影像学技术来明确梗阻部位。
- 根据梗阻的病因进行治疗。

正常情况下,尿液以极低的压力流出肾脏。如果尿液流动受阻,尿液从梗阻部位开始向后积聚,最终到达肾小管和中央集合区域(肾盂),造成肾脏扩张并压迫肾内结构。梗阻导致肾内压力升高,最终可损害肾脏,导致其功能丧失。当尿液流出受阻时,尿路感染相当常见、结石更易于形成。如果双侧肾脏梗阻,会导致肾衰竭。

肾盂积水:扩张的肾脏

肾盂积水时,由于尿液流出受阻而回流至肾小管和中央集合区域(肾盂),造成肾脏扩大。

肾盂和输尿管的长期扩张还可以抑制正常情况下推动尿液从肾脏沿着输尿管流至膀胱的节律性肌肉收缩(蠕动)。瘢痕组织可能取代输尿管壁的正常肌肉组织,导致永久性损害。

病因

肾盂积水通常是由于肾盂输尿管连接处梗阻所致。引起这种梗阻的原因如下:

- 结构异常——例如出生缺陷,输尿管进入肾盂的位置过高或输尿管肌肉发育不良(先天性输尿管肾盂连接处梗阻)
- 由于肾脏位置下移(肾下垂)引起的肾盂输尿管连接处扭结
- 肾盂结石或血栓栓塞
- 纤维索带、异位动脉或静脉或肿瘤压迫输尿管

肾盂积水也可由肾盂输尿管连接处以下部位的梗阻或尿液自膀胱反流所致。可能的原因如下:

- 输尿管结石
- 输尿管血栓
- 输尿管内或其周围肿瘤
- 先天畸形、创伤、感染、放射治疗或手术所引起的输尿管狭窄
- 输尿管或膀胱的肌肉或神经病变

- 手术、放射治疗或药物(尤其是二甲麦角新碱)引起的输尿管内或周围纤维组织形成
- 输尿管下段凸入膀胱(输尿管疝)
- 膀胱、子宫颈、子宫、前列腺或其他盆腔器官的恶性肿瘤
- 前列腺肥大(通常称为良性前列腺增生)或充满粪便的直肠压迫阻止尿液从膀胱流入尿道
- 先天畸形或脊髓或神经损伤造成的膀胱异常收缩

双侧肾盂积水可见于怀孕期间,由扩大的子宫压迫输尿管所致。怀孕时激素水平的变化也通过减弱正常情况下推动尿液流入输尿管的肌肉收缩力而加重病情。这种情况称为孕期肾盂积水,通常随着妊娠的结束而缓解,尽管肾盂和输尿管仍存在一定程度的后向性扩张。

症状

症状取决于梗阻的原因、部位及发病时间。当梗阻发生迅速(急性肾盂积水)时,常引起肾绞痛——受累侧腹部剧烈的、间歇性疼痛。单侧梗阻并不出现尿量减少。当双侧输尿管完全阻塞或尿道受累时,尿量会减少或消失。尿道或膀胱出口的梗阻可引起膀胱疼痛、压力升高以及尿潴留。

缓慢发生的肾盂积水(慢性肾盂积水)患者,通常没有症状或出现受累侧腹部钝痛不适。有时,肾结石可暂时阻塞输尿管引起肾盂积水,导致间歇性疼痛。

肾盂积水可引发一定的肠道症状,如恶心、呕吐和腹痛。这些症状也可见于因肾盂输尿管连接处先天狭窄而造成肾盂积水的儿童(肾盂输尿管连接处梗阻)。

尿路感染患者可出现脓尿、发热、膀胱或肾区不适。

诊断

早期诊断非常重要,因为大部分梗阻可以解除,延迟治疗会造成不可逆的肾脏损伤。患者的症状和体格检查结果可以提示肾盂积水。有时可在侧腹部触及扩大的肾脏,尤其当婴儿、儿童或较瘦成人的肾脏极度扩大时。有时,可以在下腹部耻骨上区域触及胀大的膀胱。

需进行检查来做出诊断。对于有肾绞痛、肾盂受压而扩大的患者,膀胱插管常作为首选。如果导管从膀胱引流了大量尿液,则可能是膀胱出口或尿道梗阻。许多医生在导尿前会用超声明确膀胱是否充满了尿液。

如果是否存在梗阻或其部位不明,可进行不同的影像学检查来明确是否发生了肾盂积水或其他部位的梗阻。例如,超声检查在大多数患者(尤其是儿童和妊娠妇女)中非常有效,因为它相当准确而且患者可免于放射线。也可以进行 CT 扫描。它快速、准确性高,尤其在识别结石方面。其他影像学检查,如静脉尿路造影,也可用于发现梗阻部位,尤其当超声或 CT 无法明确时。

有时,可用内镜(一种僵硬的或可弯曲的窥镜)尽可能近距离的观察梗阻部位。内镜也可以用于尿路检查。

可以进行血和尿液分析。血液化验通常正常,但可

能发现血尿素氮(BUN)、肌酐升高,当梗阻发生于双侧时,二者均升高。尿液分析结果(尿液分析)也多无异常,当结石或癌肿引起梗阻或梗阻伴发感染时,尿中可出现白细胞和红细胞。

预后

除非双侧尿路梗阻且持续至少数周,否则不易引起永久性肾损害。慢性肾盂积水的预后不明。

治疗

治疗通常针对引起梗阻的病因。例如,如果梗阻由肥大或癌变的前列腺引起,治疗包括药物,如前列腺癌的激素治疗,以及外科手术或尿道扩张术。其他治疗,如碎石术或内镜下手术,可用于结石引起的尿路梗阻。如果引起梗阻的病因无法尽快解除,尤其是当合并感染、肾衰竭或剧烈疼痛时,可进行尿路引流术。在急性肾盂积水时,可通过经皮肾脏插管(肾造瘘)或用塑料软管连接肾脏和膀胱(输尿管支架)引流梗阻部位以上尿路积聚的尿液。肾造瘘或输尿管支架术的并发症有导管位移、感染和不适。

慢性肾盂积水通常无需紧急处置。肾盂积水的并发症,如尿路感染和肾衰竭,一旦出现,应及时治疗。

尿 路 结 石

尿路结石是尿路任何部位形成的坚硬团块,可引起疼痛、出血、尿流梗阻或感染。

■ 微小结石不引起症状,大一些的结石可引起侧腹部剧烈疼痛。

■ 影像学检查和尿液分析通常用来确诊尿路结石。

■ 有时,改变饮食可防止结石形成。

■ 无法自行排出的结石可通过碎石术或内镜手段清除。

根据结石形成的部位,尿路结石可分为肾结石、输尿管结石或膀胱结石。结石形成的过程被称为尿石病或肾石病。

每年,美国约有 0.1% 的成人因尿路结石而住院。结石更常见于中老年人和男性。结石可小到肉眼看不见、大到直径 ≥2.5cm。最大的结石即所谓的鹿角形结石,可充满整个肾盂和肾盏。

当细菌存在于梗阻部位以上的尿路中时,容易引发感染。结石长时间阻塞尿路,尿液就会反流到肾脏内的小管,使局部压力升高,造成肾脏扩大(肾盂积水),最终导致肾损伤。

原因

结石的形成是由于尿液中能形成结石的盐类过度饱和而析出或尿液中缺乏抑制结石形成的物质。枸橼酸盐可抑制结石形成,因为正常情况下,它可以与参与结石形成的钙相结合。约 80% 的结石由钙组成,其余 20% 由尿酸、胱氨酸和磷酸镁铵结石等物质组成。结石常见于患

某些疾病(如,甲状旁腺功能亢进和短肠综合征)以及饮食中蛋白质或维生素 C 含量过高或没有摄入足够水分或钙的人群。有结石形成家族史的人更容易形成钙结石,而且通常患有尿路结石。磷酸镁铵结石——是镁、铵和磷酸盐的混合物——也称为感染性结石,其仅在感染性尿液中形成。

症状

结石,尤其是微小结石,可无任何症状。膀胱结石可引起下腹疼痛。造成输尿管、肾盂或其他任何肾脏引流区域梗阻的结石都可引起背痛或肾绞痛。肾绞痛的特点为剧烈的、间歇性疼痛,通常位于侧腹部,常沿腹部放射至会阴和大腿内侧。疼痛像波浪一样阵阵袭来,逐渐增强达到顶峰,随后消退,周期为 20 ～ 60min。疼痛可放散到腹股沟或睾丸或外阴。

其他症状包括恶心、呕吐、不安、出汗以及血尿。患者可以有尿频、尿急,特别是当结石向下进入输尿管时。有时还出现寒战、发热和腹胀。

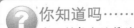

你知道吗……

应限制复发性肾结石患者进行 CT 扫描的次数,以避免过量的放射线暴露。

诊断

肾绞痛常提示尿路结石。当患者有不明原因的腰背部和腹股沟压痛或会阴区疼痛时也应怀疑尿路结石。少数时候,如果症状和体格检查已经明确提示结石,则无需再进行其他检查,尤其是既往有尿路结石病史的患者。然而,如果大多患者的疼痛症状及检查结果也提示其他病因,这时需要进一步检查。不使用造影剂的螺旋 CT 是确诊的最佳方法。CT 可明确结石的位置及其阻塞尿路的程度。CT 还可以发现许多引起类似结石疼痛的其他疾病。CT 的缺点是患者需暴露于射线。但如果 CT 确诊了一种严重疾病,如主动脉夹层或阑尾炎,这种风险就微不足道了。超声有时可以取代 CT,无放射线之忧。但是与 CT 相比,超声更容易漏诊小结石(尤其是输尿管结石)、尿路梗阻的部位及其他引发症状的严重疾病。

通常要进行尿液分析。无论是否出现症状,尿液分析均可提示血尿或脓尿。

对于确诊了尿路结石的患者,医生应进一步明确结石的类型。患者应回收自行排出的结石,这可以通过滤过全部尿液而实现。根据结石的类型,需要进行尿液检测和血化学物质及激素水平的测定。

预防

根据已有结石的成分,应采取不同措施来预防形成新的结石。

大量饮水——8～10 杯（300ml/杯）/天——推荐用于预防所有类型的结石，尽管疗效并不确切。许多钙结石患者有高钙尿，尿液中含有大量钙。对他们而言，低钠高钾饮食可能有益。钙可以正常摄入——1000～1500mg/天。限制膳食蛋白有助于减少结石形成。噻嗪类利尿剂，如氯噻酮或吲达帕胺，可降低尿液中钙浓度，有助于减少患者的新发结石。枸橼酸钾可以升高尿液中的枸橼酸浓度，从而抑制钙结石的形成。

摄入富含草酸的食物如大黄、菠菜、可可、坚果、胡椒和茶或某些小肠疾病可引起尿液中草酸浓度过高，进而促进钙结石形成。枸橼酸钙、消胆胺和低草酸、低脂饮食可以降低一些患者尿液中的草酸浓度。有时，维生素 B_6 可降低机体生成草酸的量。

极少数病例，钙结石由甲状旁腺功能亢进、结节病、维生素 D 中毒、肾小管酸中毒或癌症引起，应治疗这些基础疾病。

尿酸结石患者，应鼓励少吃红肉，因为红肉可增加尿尿酸水平。如果饮食改变无效，可给予别嘌醇以减少尿酸生成。所有尿酸结石患者均应服用枸橼酸钾以碱化尿液，因为尿液酸度增加时易形成尿酸结石。大量饮水仍然至关重要。

胱氨酸结石患者，需要大量饮水并服用 α-硫普罗宁或青霉胺。

反复发生磷酸镁铵结石的患者需要持续使用抗生素以预防尿路感染。醋羟胺酸治疗可能有效。

治疗

不引起症状、梗阻或感染的小结石通常无需治疗。大量饮水或静脉输入大量液体可以促使结石排出，但否有益尚不清楚。有助于结石排出的药物包括 α-肾上腺能阻滞剂（如坦索罗辛）和钙拮抗剂（如地尔硫䓬、尼福地平和维拉帕米）。一旦结石排出，无需其他紧急处理。非甾体类抗炎药或阿片类药物可用来缓解肾绞痛。

通常情况下，肾盂或输尿管上段直径 ≤1.0cm 的结石可用体外震波碎石技术治疗，结石碎片随尿液排出。有时，可经皮肤通过内镜抓取钳移除结石，或用碎石器的探针将结石打成碎片，后者随尿液排出。

输尿管下段的小结石可用输尿管镜插入尿道，通过膀胱移除。有时，输尿管镜也可以和一个装置联合使用将结石打成小碎片，用输尿管镜将其移除或从尿液排出（体内碎石术）。最常用的装置是激光。这时称为钬激光碎石术。

碱化尿液（如口服枸橼酸钾 4～6 个月）有时可以逐渐溶解尿酸结石，但对其他类型的结石无效。如果引起梗阻的结石过大则需外科手术去除。

磷酸镁铵结石通常需要内镜去除。抗生素对结石尚未去除的尿路感染无效。

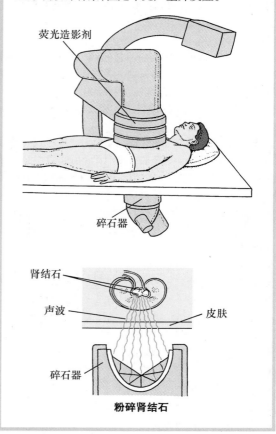

声 波 去 石

肾结石有时可被碎石器产生的声波震碎，称为体外震波碎石术。当通过超声或造影明确结石位置后，碎石器放置于背部，声波对准结石将其震碎。这时患者大量饮水以将结石碎片冲出肾脏，随尿液排出。有时碎石术后可以出现血尿或腹部青紫，但是罕见严重并发症。

荧光造影剂

碎石器

肾结石

声波

皮肤

碎石器

粉碎肾结石

第 49 节

尿 路 感 染

健康人膀胱中的尿是无菌的——没有细菌或其他感染微生物存在。尿道负责将膀胱内的尿液输送到体外，其中没有细菌或细菌含量极低不至于引起感染。但是，尿路的任何部位都可受到感染。尿路任何部位的感染都称为尿路感染（UTI）。

根据感染发生的部位，UTIs 通常分为上尿路感染和下尿路感染。下尿路感染是尿道（尿道炎）或膀胱（膀胱炎）的感染。有些医生将前列腺感染（前列腺炎）也归为下尿路感染。上尿路感染是指肾脏（肾盂肾炎）的感染。在成对的器官（如肾脏），感染可累及单侧或双侧器官。儿童和成人均可发生 UTIs。

病因

引起感染的病原微生物通常经两个途径侵入尿路。最常见的途径为经下尿路末端——男性尿道在阴茎的开口或女性尿道在外阴的开口。感染延尿道向上扩散至膀胱，有时会累及一侧或双侧肾脏。另一可能的途径是经血液直接感染肾脏。

UTIs 绝大多数由细菌引起，但病毒、真菌或寄生虫也可引起尿路感染。85% 以上的 UTIs 由来自肠道或阴道的细菌引起。然而，一般情况下，进入尿路的细菌在膀胱排空时被尿液冲刷出体外。

尿路细菌感染的促发因素

逆行感染
- 尿路任何部位梗阻（如结石）
- 膀胱功能异常导致不能正常排空，如神经性疾病
- 输尿管和膀胱之间的反流，机制如同瓣膜关闭不全，允许尿液和细菌从膀胱逆流至输尿管，甚至到达肾脏（更常见于 UTI 患儿）
- 医源性插入导尿管或器械
- 性交
- 使用带有杀精剂的阴道隔膜
- 阴道和膀胱或肠道和膀胱之间存在瘘管
- 男性患者的前列腺炎

血源性感染
- 败血症
- 心脏瓣膜感染（感染性心内膜炎）

细菌：下尿路细菌感染——膀胱和尿道——十分常见，尤其是年轻、性活跃的女性。以大肠杆菌最常见。肾结石较利于变形杆菌的生长。20～50 岁的人中，UTIs 在女性的发病率约为男性的 50 倍。男性的尿道较长，细菌难以逆行较长距离而引起感染。在 50 岁以上的人，UTIs 在男性和女性均较常见，性别差异不大。

病毒：单纯疱疹病毒 2（HSV-2）可引起尿道感染，患者出现尿痛和膀胱排空困难。

真菌：某些真菌或酵母菌可引起尿路感染。这种感染常称为酵母菌感染（酵母菌也可引起阴道炎）。假丝酵母菌是最常引起尿路感染的真菌。好发于免疫功能低下或留置尿管的患者。其他真菌也可引起感染，但较罕见，包括芽生菌病（芽生菌）或球霉菌症（球孢子菌属）。真菌和细菌可同时感染肾脏。

寄生虫：包括蠕虫在内的一些寄生虫可引起尿路感染。滴虫病，由寄生虫感染引起，是一种性传播疾病，女性阴道产生大量黄绿色泡沫样白带。偶然可引起膀胱或尿道感染。滴虫病也可感染男性尿道，但通常没有症状，尽管它可引起前列腺炎。

吸血虫病，由一种称为吸虫的蠕虫感染所致，可累及肾脏、输尿管和膀胱。它是非洲、南美洲和亚洲严重肾衰竭患者的最常见原因。持续性膀胱血吸虫病可引起血尿或输尿管阻塞，最终可导致膀胱癌。

丝虫病是一种线虫感染，可阻塞淋巴管，使淋巴液进入尿液（乳糜尿）。本病可引起组织极度肿胀（象皮肿），在男性可波及阴囊。

尿 道 炎

尿道炎是尿道的炎症。
- 细菌，包括传播性疾病的在内，是尿道炎最常见的原因。
- 症状包括尿痛、尿频，有时会有尿道分泌物。
- 抗生素常用于治疗本病。

病因

尿道炎可由细菌、真菌或病毒（如，单纯疱疹病毒）引起。在大多数女性，致病菌包括那些正常存在于肠道下部的细菌。这些细菌从肛门达到尿道。男性很少发生尿道炎，因为男性的尿道开口远离肛门，肛门细菌不易到达尿道。膀胱炎最常见于患有尿道炎的妇女，但患有尿道炎的男性则极少合并膀胱炎。

性传播微生物——如引起淋病的淋球菌——可在性交时，从感染一方传播至对方尿道。衣原体和单纯疱疹病毒也常通过性传播并可引起尿道炎。男性尿道炎，淋

球菌十分常见。淋球菌可感染女性尿道,但阴道、宫颈、子宫、卵巢和输卵管等更易于被感染。滴虫属也可以引起男性尿道炎。尿道炎也可以由通常引起其他尿路感染的细菌引起,如大肠杆菌。

症状

在男性和女性,尿道炎均可引起尿痛、尿频和尿急。有些人可以没有症状。在男性,尿道炎如果由淋球菌或衣原体引起,通常尿道口会有分泌物。淋球菌感染时,分泌物通常为黄绿色,如果合并其他微生物感染,则为透明。女性患者的分泌物则不多。

引起尿痛的其他疾病包括膀胱感染和阴道炎。阴道炎患者出现尿痛是由于酸性尿液刺激受感染的外阴及阴道黏膜。

并发症

若不治疗或治疗不充分,尿道感染最终可导致尿道狭窄。尿道狭窄增加了发生膀胱或肾脏感染的风险。未经治疗的淋病有时可导致尿道周围脓液积聚(脓肿)。脓肿可使尿道壁向外膨出(尿道憩室),也可招致感染。如果脓肿穿破皮肤、阴道或直肠,尿液可从新形成的异常管道流出(尿道瘘)。

诊断

单凭症状和体格检查,医生时常可以诊断尿道炎。可通过将一软拭子插入尿道末端来提取分泌物标本,并送检,可以明确所感染的微生物。

预防与治疗

避孕套可以预防性传播性疾病导致的尿道炎。

治疗取决于感染的原因。然而,明确病原微生物需要数天时间。因此,医生通常首先针对最常见的病因处方抗生素。对于性活跃的男性,治疗常包括注射头孢曲松针对淋球菌,联合口服阿奇霉素或强力霉素针对衣原体。如果化验检查除外淋球菌或衣原体感染,则可使用甲氧苄氨嘧啶/磺胺甲恶唑或氟喹诺酮类抗生素(如环丙沙星)。患有膀胱炎的女性需要治疗。单纯疱疹病毒感染者需选用抗病毒药物,如阿昔洛韦。

膀　胱　炎

膀胱炎是膀胱的感染。

■ 通常膀胱炎由细菌感染引起。

■ 最常见的症状是尿频和尿痛或烧灼感。

■ 医生常根据症状作出诊断,但常需要化验尿标本来明确。

■ 需要使用针对感染以及改善症状的药物。

病因

女性:膀胱炎在女性很常见,特别是育龄期妇女。一些女性反复发生膀胱炎。女性如此易感的原因很多——尿道短、尿道临近阴道和肛门,后者常有细菌存在。性交

也可能引起膀胱炎,因为性交动作可促使细菌到达尿道,并上行至膀胱。妊娠妇女特别容易患膀胱炎,因为妊娠本身可以影响膀胱的排空。

间质性膀胱炎:膀胱炎症,而不是感染

间质性膀胱炎是膀胱的疼痛性炎症,但缺乏感染证据。通常为慢性,病因不明。尿液中查不出感染源。典型者见于中年女性。男性极少见。

症状有极度的尿频和尿痛。显微镜检可发现尿液中含有脓和血。随着时间的延长,炎症可导致膀胱挛缩。膀胱镜检查可以探查到小而表浅的出血和溃疡。

已尝试一些治疗手段,但是疗效都不满意。止痛药、抗过敏药物或抗抑郁药物有时有效。戊聚糖是一种口服药,可以减轻一些患者的疼痛。二甲亚砜直接膀胱内给药可能有效。在极端病例,当患者症状难忍而治疗无效时,可行外科手术切除膀胱。这些病例可以用一段肠管进行膀胱重建。

使用阴道隔膜会增加膀胱炎的发生率,可能是因为隔膜上的杀精剂抑制了阴道的正常菌群,使引起膀胱炎的细菌在阴道大量繁殖。

绝经后女性由于雌激素生成减少造成阴道和尿道周围的外阴组织变薄(萎缩性阴道炎和萎缩性尿道炎),使得妇女易于反复发生膀胱炎。另外,子宫或膀胱脱垂不利于膀胱排空而容易引发膀胱炎。这种情况更常见于多次生育的妇女。

反复膀胱炎还见于膀胱和阴道之间存在异常通路(膀胱阴道瘘)的患者,但罕见。

男性:膀胱炎在男性较少见,一般以累及前列腺的尿道感染起始,然后波及膀胱。男性复发性膀胱炎最常见的原因为前列腺顽固的细菌感染。虽然抗生素能迅速消灭膀胱尿液中的细菌,但大多数抗生素不能进入前列腺并杀灭其中的细菌。因此通常抗生素需使用数周。如果提前停药,前列腺中的细菌又可重新感染膀胱。

两性:如果膀胱或尿道中存在结石或肥大的前列腺(男性)或尿道缩窄,尿流可部分受阻,造成尿路中的细菌不易被尿液冲刷出体外。排空后的膀胱中残留的细菌可以迅速繁殖。膀胱中的细菌越多,越容易感染。长期站立或尿流反复受阻的患者容易发生膀胱憩室。憩室形成的口袋会存留尿液,进一步增加了感染的风险。

导尿管或器械插入尿路可使细菌进入膀胱而引发膀胱炎。男性和女性都可能出现膀胱和肠管间的异常连接(膀胱肠瘘),允许粪便从肠道进入膀胱,导致膀胱感染。

有时,膀胱可在没有感染存在的情况下发炎(间质性膀胱炎)。

症状

　　膀胱炎通常引起尿频、尿急以及排尿时烧灼感或尿痛。这些症状通常数小时或 1d 出现。尿急可能引起无法控制的尿液排出（尿失禁），尤其在老年人。极少出现发热。疼痛常位于耻骨上区域及背部下方。还可以出现夜间尿频（夜尿）。尿液常常混浊，约 30% 的患者有肉眼血尿。当感染来源于膀胱和肠道或阴道之间的瘘管时，尿中可出现空气（气尿）。

　　膀胱炎的症状不经治疗可自行消失。有时膀胱炎并不引起症状，特别是老年人，仅在由于其他原因进行尿液检查时才被发现。神经损伤导致膀胱功能不良（神经源性膀胱）或永久性留置导尿管的患者，膀胱炎可以无症状，直到一侧肾脏感染或不明原因发热时。

诊断

　　医生常常根据典型症状作出膀胱炎的诊断。需要收集未被阴道或阴茎头上的细菌污染的中段尿（清洁）标本。有时可将试纸条浸入尿液中进行两项快速、简单的试验，以检测正常尿液中不存在的物质。试纸条可以检测出细菌释放的硝酸盐，也可以发现白细胞酯酶（某些白细胞中含有的酶），提示机体在试图清除尿液中的细菌。在成年女性，这是唯一必须的化验。

　　另外，可在显微镜下检查尿标本中是否含有红细胞或白细胞或其他物质。可进行细菌计数，也可进行尿培养以明确细菌的数量和种类。若存在感染，则某种细菌常常大量存在。

> **？你知道吗……**
> 目前尚不清楚从前向后擦屁股或避免紧身、不透气的内衣是否有助于预防女性的膀胱感染。
> 而蔓越莓汁的确有助于预防感染。

　　在男性，一份中段尿标本足够清洁以便进行尿培养。但是在女性，尿标本更容易受阴道或外阴细菌的污染。当尿液中仅含有少量细菌，或同时含有多种不同的细菌时，尿液可能在收集过程中遭到污染。为确保尿液标本不受污染，常常需导尿直接获取膀胱尿液标本。

　　针对不同的膀胱炎个体查找其病因至关重要。儿童、任何年龄的男性和反复发病的女性（每年≥3 次），尤其是伴随尿路梗阻、上尿路感染或变形杆菌感染症状的患者，都应该明确病因。在这些患者中，很可能发现某种需要特殊治疗的病因，而不是只给予抗感染药物（如，巨大肾结石）。医生可进行 X 线检查，通过静脉注射造影剂，观察其经肾脏排泄入尿液的过程（静脉尿路造影，IVU）。这种 X 线检查可提供肾脏、输尿管和膀胱的影像信息。超声或 CT 可替代 IVU。排泄性膀胱造影是一种检查膀胱中的尿液反流至输尿管的好方法，特别适用于

儿童，还可以发现尿道狭窄。逆行性尿道造影直接在尿道注入造影剂，有助于发现男性和女性患者的尿道狭窄、憩室或异常通路（瘘管）。膀胱炎治疗无效时，用膀胱镜直接检查膀胱，可能有助于明确病因。

预防

　　频繁发生膀胱感染的患者应连续服用低剂量抗生素。每日服用、每周 3 次或性交后立即服用均可。反复膀胱感染以及萎缩性阴道炎或尿道炎的绝经后妇女可以外阴局部应用雌激素膏剂或阴道内使用雌激素栓剂。

　　大量饮水可能有助于预防膀胱炎。尿液可将大量细菌冲刷出膀胱。残存细菌则可被机体正常的防御功能所清除。人们普遍认为，从前向后擦屁股、性交后立即排尿以及避免紧身、不透气的内衣可以预防膀胱感染。但缺乏足够的证据。

预防女性膀胱感染
对于一年发生 3 次或以上膀胱感染的女性，下列措施可能有益： ■ 喝蔓越莓汁（果汁 300ml 或浓缩物 50ml/d）或口服蔓越莓片，因为蔓越莓果汁中含有一种可抑制细菌附着于膀胱的物质，并可以使尿液酸化（不利于细菌生长）。 ■ 增加饮水量 ■ 增加排尿次数 ■ 性交后短时间内排尿 ■ 避免使用杀精剂（为计划生育而使用带有杀精剂的阴道隔膜） ■ 持续服用低剂量抗生素。可以每天一次、每周 3 次或性交后立即服用。 ■ 患有萎缩性阴道炎或尿道炎的绝经后妇女，可外阴局部使用雌激素膏剂或使用阴道内雌激素栓剂

治疗

　　通常使用抗生素治疗膀胱炎。在处方抗生素之前，医生需明确患者是否有加重病情的情况，如糖尿病或免疫功能减低（可降低机体应对感染的能力），或使得膀胱炎难以消除的情况，如结构异常。如果存在上述情况，则需要加强抗感染力度并延长用药时间，尤其当患者停用抗生素后感染立即复发时。

　　在女性，如果感染不会导致任何并发症，口服抗生素 3 天即有效，但有些医生宁愿单次用药。对于较顽固的感染，通常需使用抗生素 7～10d。对于男性患者，膀胱炎通常由前列腺炎引起，因此抗生素常需应用数周。

　　有多种药物可以缓解症状，尤其是尿频、尿急和尿痛。有些抗胆碱能药物（如奥昔布宁和托特罗定），可缓解膀胱痉挛引起的尿急。有前列腺肥大的患者应慎用此

类药物,因为可能导致尿潴留。其他药物,如非那吡啶,可以缓解组织炎症而减轻疼痛。

尿路的物理性梗阻或易于引发感染的解剖学异常,如子宫和膀胱脱垂,需要手术治疗。用导管引流阻塞区域的尿液有助于控制感染。通常手术前给予抗生素,可以降低感染向全身扩散的危险。

肾 盂 肾 炎

肾盂肾炎是单侧或双侧肾脏的细菌性感染。

- 感染可以从尿路上行扩散至肾脏,肾脏也可由血液中的细菌而感染。
- 症状有寒战、发热、背痛、恶心以及呕吐。
- 诊断依靠尿液和血的化验。
- 需使用抗生素治疗感染。

病因

肾盂肾炎在女性更常见。大肠杆菌正常存在于大肠内,非住院或住在护理中心的肾盂肾炎患者约 90% 由大肠杆菌引起。感染通常从外阴开始,上行经尿道到达膀胱、输尿管和肾脏。在尿路正常的人,通过尿流冲刷微生物至体外并关闭输尿管在膀胱的开口而防止感染经输尿管进入肾脏。然而,任何尿流的物理性阻塞,如解剖异常、肾结石或前列腺肥大或尿从膀胱向输尿管的反流,均增加了肾盂肾炎的发生风险。妊娠妇女易于发生肾盂肾炎。增大的子宫压迫输尿管,可造成正常情况下应该向下流动的尿液部分梗阻。妊娠也可造成输尿管扩张并减弱推动尿液向下流入膀胱的输尿管肌肉的收缩力而增加了尿液沿输尿管反流的风险。

感染也可从身体其他部位经血流到达肾脏。例如,皮肤葡萄球菌感染可经血流播散至肾脏。

糖尿病或免疫功能低下使患者发生肾盂肾炎的风险增加、程度加重。肾盂肾炎通常由细菌引起,结核杆菌、真菌和病毒也可致病,但少见。

一些患者病情迁延(慢性肾盂肾炎)。其中绝大多数存在明确的潜在疾病,如尿路梗阻、巨大肾结石或更为常见的尿液从膀胱向输尿管的反流(最常见于少儿)。慢性肾盂肾炎可引起细菌释放入血,有时导致对侧肾脏或机体其他部位的感染。慢性肾盂肾炎极少会导致严重肾损害。

一些患者可出现黄色肉芽肿性肾盂肾炎,这是慢性肾盂肾炎的少见类型,通常由肾结石引起。常出现严重的肾脏瘢痕化(引起永久性肾损害)以及肾脓肿(引起发热和剧痛)。

症状

肾盂肾炎常常突然起病,表现为寒战、发热、一侧腰部疼痛、恶心和呕吐。

约 1/3 的肾盂肾炎患者也同时出现膀胱炎症状,包括尿频、尿痛。单侧或双侧肾脏扩大、疼痛,受累一侧背部有小范围的压痛区域。有时可出现腹肌紧张。感染或肾结石通过输尿管时的刺激可引起输尿管痉挛。这时,患者可出现发作性剧烈疼痛(肾绞痛)。在儿童,肾脏感染的症状通常轻微,难以识别。在老年人,肾盂肾炎可以不出现任何提示性症状。相反,老年患者可出现谵妄或血行感染(败血症)。

慢性肾盂肾炎可以有隐痛,可以出现或根本不出现发热。

诊断

如果患者出现肾盂肾炎的典型症状,则应进行两项常规实验室检查以明确肾脏是否受到感染:尿标本的显微镜检查和尿细菌培养,后者可以明确细菌种类。血液检查可以发现白细胞升高或血液中的细菌。

有典型而剧烈的肾绞痛、抗生素治疗 48h 无效、抗生素疗程结束后症状再次出现、肾盂肾炎迁延不愈或反复发生的患者以及男性(极少发生肾盂肾炎)患者,均应行进一步检查。超声或螺旋 CT 可以发现肾结石、结构异常或引起尿路梗阻的其他原因。

预后

大多患者可以完全康复。如果患者需要住院治疗、感染源对于常用抗生素不敏感或存在免疫功能低下(如癌症、糖尿病或 AIDS)或肾结石,则可能延迟康复并易于出现并发症。

预防和治疗

一旦疑诊肾盂肾炎,应进行实验室检查并开始抗生素治疗。药物及其剂量的选择应根据实验室检查结果(包括培养结果)、病情严重程度、是否为院内感染、细菌是否对抗生素不敏感等情况加以调整。

门诊患者如果符合如下情况,口服抗生素往往奏效:

- 没有恶心或呕吐
- 没有脱水征象
- 没有削弱免疫功能的其他疾病,如癌症、糖尿病或 AIDS
- 没有严重感染的征象,如低血压或意识模糊
- 口服止痛药有效

否则,患者常需住院治疗。如果需住院使用抗生素,则可以静脉注射 1~2 天后,改为口服。

肾盂肾炎的抗感染治疗需持续 14 天,以避免感染复发。如果肾盂肾炎由前列腺炎引起,则较难根治,需延长抗生素疗程至 6 周。在抗生素治疗结束后应立即留取尿液标本化验来确保感染得到彻底控制。

如果检查结果提示存在易感因素,如梗阻、结构异常或结石,则可能需要外科手术。黄色肉芽肿性肾盂肾炎患者易于反复感染而常需手术切除受累肾脏。拟行肾移植的慢性肾盂肾炎患者需先行手术切除患侧肾脏。感染一旦扩散至移植肾非常危险,因为移植后患者需使用免

疫抑制剂来预防移植排异反应,但同时也削弱了机体应对感染的能力。

频繁发生肾盂肾炎或停用抗生素后感染复发的患者,推荐每日服用小剂量抗生素进行预防性治疗。这种疗法的最佳疗程尚不清楚,通常为一年。如果感染复发,预防性治疗则应无限期延长。如果育龄期妇女服用抗生素,则应避孕或咨询医生选择妊娠期可以安全使用的抗生素。

无症状性菌尿症

无症状性菌尿症指尿中含有超过正常量的细菌,但患者没有症状。

无症状性菌尿症通常无需治疗,因为很难根除细菌,并发症也极为罕见。抗生素可导致菌群失调,有时会造成细菌大量繁殖而更加难以处置。

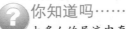

你知道吗……
大多人的尿液中存在多量细菌,由于没有症状而无需治疗。

如果患者存在使尿路感染变得极得危险的情况则属例外,如妊娠、肾移植、服用免疫制剂或存在免疫系统功能低下的疾病(如 AIDS、某些癌症或血白细胞计数降低)。妊娠可以合并严重膀胱炎,后者上行感染肾脏引起肾盂肾炎,最终导致早产。同样,肾移植术后的尿路感染可以永久性损伤一侧或双侧肾脏。尿路感染可引起因药物或疾病而造成免疫功能低下的患者发生潜在致命性血行感染的风险。有时,恶性肿瘤术后化疗也可抑制免疫系统功能。肾结石患者的无症状性菌尿症有时也需要治疗,因为一些肾结石无法彻底治愈,容易引发反复尿路感染。

第 50 节

尿 路 损 伤

造成肾脏及其他尿路损伤的原因很多,包括钝器伤(最常见于机动车相撞、摔伤或运动损伤)、贯通伤(最常见于枪伤或刺伤)或手术。尿路损伤也常与其他器官外伤同时存在,特别是腹部器官。在男性,可合并阴茎和睾丸损伤。

由于肾脏的功能是持续从血液中滤出代谢废物,并通过尿路排出体外,肾脏或尿路的损伤都可能导致这些功能无法完成(肾衰竭)。损伤的其他并发症包括出血、尿液从尿路漏至周围组织以及感染。及时诊断和治疗可以防止尿路永久性损伤,甚至死亡。

膀 胱 损 伤

膀胱损伤常发生在骨盆外伤时,如高速行驶的机动车辆碰撞或摔伤。枪伤引起的贯通伤也可伤及膀胱。此外,骨盆或下腹部手术(如子宫切除术、剖腹产或结肠切除术)也可无意中损伤膀胱。

如果膀胱损伤没有及时治疗,可能出现并发症,如尿频和尿急、尿失禁以及感染。

症状与诊断

膀胱损伤最常见的症状是血尿、排尿困难和骨盆及下腹部疼痛。如果膀胱的最下端(此处有帮助控制排尿的肌肉)受损伤,患者可以出现尿频或尿失禁。

膀胱造影是确定诊断的最好方法。将造影剂注入膀胱,在 CT 或 X 线下寻找漏尿部位。外科手术过程中的膀胱损伤常在损伤当时被发现,无需影像学检查。

治疗

微小膀胱损伤,不论是挫伤或撕裂伤,经尿道插管引流尿液 5 ~ 10 天,可以自行愈合。对于范围较大的损伤或任何引起尿液漏入腹腔的损伤常需手术以明确损伤程度并进行修补。术后需要两根导管以便更好地引流尿液。一根经尿道插入(经尿道导管),另一根经下腹部直接插入膀胱(耻骨上导管)。7 ~ 10 天后,膀胱充分愈合,可拔除这两根导管。如果出现并发症,则必须治疗。

如果外科手术过程中发现膀胱损伤,应立即治疗。

肾 脏 损 伤

肾脏是尿路中最容易受损伤的器官。机动车碰撞、摔倒或运动外伤引起的钝器伤是肾脏损伤的常见原因。枪伤或刺伤可引起贯通性肾脏损伤。一些诊断性检查,如肾活检或多种治疗方法,如治疗肾结石的体外震波碎石术,也可引起肾脏损伤,但较少见。大多数肾脏钝器伤很轻微。但也有一些严重情况。如果严重的肾脏钝器伤或贯通伤未经治疗,可出现并发症,如肾衰竭、高血压、延迟出血以及感染。

症状与诊断

　　钝性肾脏损伤的症状有上腹或侧腹部疼痛、侧腹部瘀斑、血尿、安全带引起的肾脏附近的皮外伤或下位肋骨骨折引起的疼痛。严重肾损伤可导致大出血,患者出现低血压(休克)和贫血。

　　外伤史、患者症状和体格检查结果有助于医生发现肾脏损伤。尿液化验可提示是否有血尿。躯干外伤患者一旦出现血尿则提示肾脏受累。可以出现肉眼血尿或镜下血尿。贯通伤的部位(位于上腹或中腹部、背部或侧腹部)也可以帮助医生明确肾脏是否受累。

　　症状较轻、仅有镜下血尿的成年患者肾脏可能只是轻微挫伤,能够自愈。通常无需进一步检查。对于儿童以及医生怀疑损伤严重的成人,可行增强 CT。有时,需要其他影像学检查来确诊。

治疗

　　轻微肾脏损伤通常只需要严格控制液体入量和卧床休息,即可自愈。严重的损伤则需逐步控制失血并预防休克。可以静脉输液或输血以维持正常血压并保持尿量。只有极其严重的损伤,如肾脏与其附属的血管撕脱,需要外科修补。罕见情况下,需要切除受损肾脏。

　　如果能够及时诊断并治疗,大多数患者的肾损伤可以康复,即便是严重肾损伤。肾衰竭,一旦发生,需要终身治疗。其他需要治疗的肾脏损伤并发症包括高血压、延迟出血和感染。

轻微到严重肾脏损伤

　　肾脏损伤的严重程度不同。如果损伤轻微,肾脏可能只是挫伤。如果损伤非常严重,肾脏则可能被撕裂。这时,血和尿可以漏出至周围组织。肾脏与其附属血管撕脱可造成大出血,导致休克或死亡。大多数肾脏损伤可引起血尿。

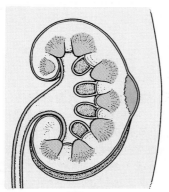 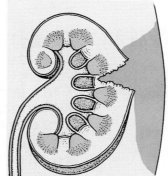 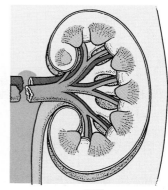

挫伤　　　　　　　　　　撕裂　　　　　　　　　　撕脱

输尿管损伤

　　输尿管损伤多发生在盆腔或腹部手术时,如子宫切除术、结肠切除术或腹主动脉瘤修补术或输尿管镜检查时。其他原因包括枪伤或刺伤等贯通伤。冲撞躯体引起的输尿管损伤比较少见。使躯干过度后弯可造成输尿管上端与肾脏分离,但极为罕见。

　　如果输尿管损伤未经治疗,可导致瘘管、缩窄或持续漏尿以及感染等并发症。

症状与诊断

　　患者可主诉腹部或侧腹部疼痛,或发现尿液从伤口漏出。持续漏尿引发的感染会出现发热。可出现血尿。

　　由于输尿管损伤并不是上述主诉最常见的原因,因此不易被快速识别。当患者最近有手术史或腹部贯通伤史并出现上述症状时,医生应怀疑损伤的存在。这时,需要进行影像学检查。首先可进行增强 CT 或静脉尿路造影。逆行性尿路造影也可以选择。有时需要手术才能明确损伤。

治疗

　　微小输尿管损伤可通过经膀胱或经皮肾造口术置入支架来治疗。这时,尿液被分流出输尿管,2～6 周以后,损伤即可愈合。如果支架无法治愈输尿管损伤,则需要进行手术。损伤严重者,需手术重建输尿管。

　　治疗有助于防止并发症的出现。一旦出现并发症,必须进行治疗。

尿道损伤

大多数尿道损伤发生于男性。常见原因包括骨盆骨折和骑跨伤。尿道手术或有器械通过尿道（如膀胱插管或膀胱镜）时也可不小心损伤尿道。有时，损伤可来自枪伤。极少数情况下，患者自己将异物插入尿道也可引起尿道损伤。

尿道损伤可以只表现为挫伤。也可以表现为内层撕裂，导致尿液漏入阴茎、阴囊、腹壁或会阴（肛门与阴唇或阴囊之间）组织。

并发症包括感染、出血、永久性狭窄（缩窄）、勃起功能障碍以及尿失禁。

症状与诊断

最常见的症状包括男性阴茎末端或女性尿道口出血、血尿、排尿困难和尿痛。两腿之间或阴茎可见挫伤。

发生并发症时会出现其他症状。例如，如果尿液漏至周围组织，可引发感染。另外，损伤可引起损伤局部或附近的尿道缩窄。男性可能出现勃起功能障碍，由支配阴茎的神经和血管损伤所致。

通常，逆行性尿路造影术可以诊断尿道损伤。检查时，将造影剂直接从尿道末端注入，随后拍 X 线片。该检查应在尿道插管前完成。

治疗

对于没有造成漏尿的尿道挫伤，医生可经尿道插入导管至膀胱以引流尿液，保留数天，尿道损伤即可愈合。如果尿道有撕裂，则须经下腹部皮肤直接插管进入膀胱以分流尿液。当所有其他损伤都已愈合或已超过 8～12 周（这时炎症已被消除）时，才能进行外科手术修补尿道。

治疗有助于防止尿道损伤的并发症。不能预防的并发症，则需治疗。

第 51 节

肾脏和尿路癌症

大多数肾和尿路肿瘤的发生率没有性别差异，可累及任何年龄。其中多为恶性。

肾 癌

■ 肾癌可引起血尿、侧腹痛或发热。
■ 癌肿常在因其他原因进行影像学检查时被偶然发现。
■ 通过 CT 或 MRI 来确诊。
■ 如果癌肿没有扩散，肾切除即意味着治愈。

肾癌占成人癌症的 2%～3%，男性发病率比女性高出 50%。吸烟者发生肾癌的可能性约为非吸烟患者的 2 倍。其他危险因素包括暴露于化学毒物和肥胖。患者年龄通常为 50～70 岁。

肾脏的实体肿瘤大多为恶性，充满液体的肿瘤（囊肿）为良性。几乎所有肾癌都是肾细胞癌。另一种肾癌，Wilm's 肿瘤，好发于儿童。

症状

血尿是最常见的初始症状。可以是镜下血尿，也可以是肉眼血尿。第二常见的症状是侧腹部疼痛、发热和体重下降。偶尔，医生触及患者腹部增大或肿块时才首次发现肾癌。

体内高浓度的红细胞生成素（由患病肾脏或肿瘤本身产生）刺激骨髓造血，生成大量红细胞，导致红细胞计数异常增高（红细胞增多症）。红细胞增多可以没有症状，或出现头痛、疲劳、头晕及视力减退。反之，肾癌也可由于长期血尿而导致红细胞计数下降（贫血）。贫血可引起易疲劳或头晕。一些患者会出现血钙水平升高（高钙血症），后者导致虚弱、疲劳、反应迟钝以及便秘。

诊断

目前，多数肾癌被用来评估其他疾病——如高血压——的影像学检查如 CT 或超声而无意中发现。如果症状提示肾癌，可行 CT 或 MRI 确诊。也可进行超声或静脉尿路造影，但 CT 具有确诊价值。如果确诊了肾癌，其他影像学检查（如胸片、骨扫描或头 CT 和/或胸部 CT）有助于明确肿瘤是否转移以及转移部位。然而，有些新近转移的肿瘤不易被发现。

预后

影响预后的因素很多，肾癌患者的 5 年生存率为 85%，甚至更高。如果癌症已转移至肾静脉或腔静脉但尚未到达远隔部位，5 年生存率为 35%～60%。如果癌肿已向远处转移，则 5 年生存率不超过 10%。对于一些病例，目标是缓解疼痛，提高患者的舒适度。和所有终末期疾病一样，需要提前应对临终问题。

治疗

当癌肿未发生肾外转移时,手术切除患病肾脏可提供一定治愈机会。或者,医生也可以仅切除肿瘤及其周围的正常组织,保留其余肾脏组织。

如果肿瘤已浸润至邻近组织,如肾静脉或下腔静脉,但尚未向远处扩散,手术仍有一定的治愈可能。但是,肾癌易于早期转移,特别是肺转移,有时转移甚至发生在症状出现之前。由于远隔转移的肾癌不容易被早期诊断,有时只有当医生切除了所有肾脏癌肿之后才能被发现。

提高机体免疫系统功能的治疗可以使肿瘤缩小并延长部分患者的存活期。用白介素-2(IL-2)治疗肾癌即是如此。正在研究 IL-2、干扰素联合不同其他药物(如生物制剂、甚至基于清除肾脏癌症的细胞所研发的疫苗)的疗效。这些治疗可能对转移癌有益,但作用通常很小。对于转移癌患者,新近研发的药物有舒尼替尼、索拉非尼和替西罗莫司。这些药物改变影响肿瘤的分子途径,因此被称为靶向治疗。极少数(不足1%)患者,摘除患肾可使体内其他部位的肿瘤缩小。但是当癌肿已经扩散时,由于摘除患肾后其他部位肿瘤缩小的概率很低,因而这并非切除癌肿肾脏的充足理由,除非切除肾脏只是整个治疗计划的一部分,还应包括其他系统治疗。

肾盂和输尿管癌

- 癌症可引起血尿或侧腹部痉挛痛。
- CT 可以确诊。
- 治疗是切除患病的肾脏和输尿管。

癌症可发生于肾脏中央集合区域的表层细胞(肾盂——称为肾盂移行细胞癌)以及将尿液从肾脏输运到膀胱的细长管道(输尿管)。肾盂和输尿管癌没有肾脏其他部位或膀胱癌的发生率高。在美国,患病率不超过6000人/年。

症状

血尿通常是首发症状。若尿流受阻(如血栓阻塞输尿管)则可出现侧腹部或下腹部痉挛性疼痛。

诊断

CT 可以发现癌肿,并有助于医生鉴别其他非恶性(良性)肾脏和输尿管疾病,如结石或血栓。尿液显微镜检查可发现癌细胞。输尿管镜可用于发现,甚至偶尔可用于治疗小肿瘤。

预后

如果癌肿尚未扩散并可经手术彻底切除,则患者可能完全治愈。如果癌肿已经扩散到肾盂或输尿管或更远部位,则无法治愈。

治疗

如果肿瘤未出现肾盂和输尿管以外区域的扩散,常用治疗是手术切除整个肾脏和输尿管(肾输尿管切除

术)以及一小部分膀胱。然而,一些情况下——如患者肾功能欠佳或为孤立肾——肾脏常常被保留,因为一旦肾切除,患者将需终生透析。一些肾盂和输尿管的癌肿可采用激光破坏癌细胞或手术单纯切除癌肿而保留肾脏、没有癌肿的输尿管和膀胱。如果癌肿已扩散,需要进行化疗。

术后应无限期的定期进行膀胱镜检查,因为这种类型的癌症容易发生膀胱癌。

膀 胱 癌

- 血尿是膀胱癌最常见的临床表现。
- 经尿道进行膀胱镜检查可以确诊。
- 许多癌症可以经膀胱镜下切除(对浅表癌肿)或切除膀胱(对深部癌肿)而得到治疗。

据估计,美国每年新诊断的膀胱癌患者有 67 000例。膀胱癌患者中,男性约为女性的 3 倍。吸烟是最强的独立危险因素,并且是至少半数新发病例的发病原因之一。某些工业用化学物质可以在尿液中积聚而致癌,尽管暴露于这些化学物质的人越来越少。血吸虫感染或膀胱结石的慢性刺激也使人们易于发生膀胱癌,尽管这种刺激仅引起一小部分人发病。

绝大多数膀胱癌是移行细胞癌,这通常也是引起肾盂和输尿管癌的类型。

症状

膀胱癌最常出现的症状是血尿。随后的症状包括排尿疼痛和烧灼感以及尿急和尿频。膀胱癌的症状可以与膀胱感染相似,这两种疾病可以同时出现。贫血可引起疲乏和/或苍白。

诊断

当发现血尿时,应首先考虑膀胱癌。尿液的常规显微镜检查可以发现红细胞,有时也可出现肉眼血尿。若膀胱炎的症状经抗感染治疗不消失,应怀疑膀胱癌。尿液的特殊显微镜检查(如细胞学)可以发现癌细胞。有时,在由于其他原因进行 CT 或超声检查时发现了膀胱癌。

大多数膀胱癌可经膀胱镜确诊。进行检查时,将一根细软的可视导管经尿道插入膀胱。患者是清醒的,尿道局部进行适当麻醉,以减轻痛苦。

预后

如果癌肿仅限于膀胱内壁(浅表肿瘤),生长及分化缓慢,确诊后 5 年的死亡率低于 5%。如果肿瘤浸润到膀胱肌层,5 年死亡率将显著升高(40%~55%)。当癌肿浸润到膀胱壁以外组织(如淋巴结或其他腹腔或盆腔脏器),则预后更差。

治疗

仅局限于膀胱内壁的肿瘤可经膀胱镜根治。然而,

随后膀胱内通常会出现新肿瘤。医生可以通过反复膀胱内给予抗癌药或卡介苗(BCG,一种激发机体免疫系统的药物)来预防复发,直到癌肿被彻底清除。

膀胱镜不能完全切除已侵入膀胱壁的癌肿。通常需手术切除部分或全部膀胱(膀胱切除术)。有时可进行单纯放疗或与化疗联合使用以治愈癌肿。

如果需要进行膀胱全切,医生则应设计出引流尿液的方法。常用的方法是将尿液通过回肠袢通路改道至腹壁上的开口,随后流入体外的尿袋中。

一些分流尿液的替代方法日渐兴起,适合于大多数人。可以分为两类:原位肠代膀胱和节制性尿流改道术。两种方法都需要用肠管重建一个贮存尿液的场所(人造膀胱)。

原位肠代膀胱手术中,将尿道与人造膀胱相吻合。患者需学会通过松弛盆底肌肉和增加腹压来排空人造膀胱,以使尿液通过尿道排出,这与自然排尿过程非常相似。大多数患者白天可保持干燥,但夜间可能有尿液漏出。

节制性尿流改道术中,将人造膀胱与腹壁上的开口相吻合。无需尿袋,因为患者每天定时将导管插入人造膀胱使其排空。

当癌肿扩散到膀胱以外的淋巴结或其他器官时,需要进行化疗。几种不同药物的联合可以有效治疗这类癌症,尤其当转移仅限于淋巴结时。对于化疗敏感的患者可进一步行膀胱切除术或放疗。但仅有一小部分人可以治愈。无法治愈的患者,应努力减轻其疼痛并做好临终问题的处理。

尿 道 癌

尿道癌十分罕见,最常发生在 50 岁以后。男女均可发病。人类乳头瘤病毒的某些类型被认为可能是一些尿道癌患者的病因。其他病因尚不明确。

首发症状是血尿,可呈镜下血尿或肉眼血尿。尿流受阻可引起排尿困难或尿流缓慢和变细。女性尿道外口处质脆而易出血的新生物可能为恶性。必须进行活检以明确诊断。

放射治疗、手术切除或二者联合已被用于尿道癌的治疗,结果各不相同。输尿管癌的预后取决于癌肿的部位和范围。

第 52 节

心脏与血管生物学

心血管系统,也称之为循环系统,由心脏与血管组成。循环中的血液运输氧气与营养物质到机体组织,并把组织中的废物运输出去。

心 脏

心脏是一个中空的肌性器官,它位于胸腔的中部。在心脏的上部左右各有一个腔(心房),心房收集静脉血并把血液泵入下位腔(心室),后者再把血液泵出。

为保证血液单向流动,每个心室都有一个"入口"瓣膜及一个"出口"瓣膜。在左心室,入口瓣膜是二尖瓣,出口瓣膜是主动脉瓣;在右心室,入口瓣膜是三尖瓣,出口瓣膜是肺动脉瓣。每个瓣膜包括瓣尖和瓣叶,它们类似于单向阀门开关。二尖瓣有两个瓣叶,其他的瓣膜(三尖瓣、主动脉瓣,肺动脉瓣)有三个瓣叶。二尖瓣和三尖瓣瓣膜较大,还具有连接结构——乳头肌和腱索——它们有牵拉作用,防止心室收缩时瓣膜凸向心房。当乳头肌受到损伤时,瓣膜可以脱垂到心房产生反流。如果瓣膜开口狭窄,通过瓣膜的血流就要减少。同一个瓣膜可能同时发生狭窄或反流。

心脏跳动时心脏产生泵血,二尖瓣与三尖瓣关闭时产生第一心音,主动脉瓣和肺动脉瓣关闭产生第二心音。每次心跳由舒张期与收缩期两部分组成。在舒张期,心室舒张充盈,接着心房收缩,泵入更多的血到心室。在收缩期,心室收缩泵血,随后心房舒张开始充盈。

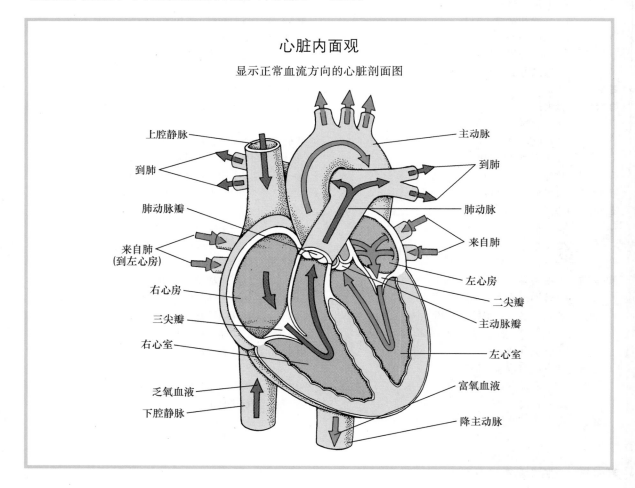

心脏内面观
显示正常血流方向的心脏剖面图

上腔静脉
到肺
肺动脉瓣
来自肺(到左心房)
右心房
三尖瓣
右心室
乏氧血液
下腔静脉

主动脉
到肺
肺动脉
来自肺
左心房
二尖瓣
主动脉瓣
左心室
富氧血液
降主动脉

心脏功能

心脏的功能是泵血。右侧心脏将血泵入肺脏,在肺脏中血液氧合同时排出二氧化碳。左侧心脏则泵血到身体的其他组织,同时将营养物质与氧气带到组织中,并带走二氧化碳等废物至肺和肾脏排出体外。

血液循环途径:首先,来自于全身的低氧而富含二氧化碳的血液通过两条最大的静脉(上、下腔静脉)回流到右心房,右心室舒张时,右心房的血液通过三尖瓣流入右心室,右心室充盈。右心室接近充盈时,右心房收缩促使额外的血液进入右心室,随后右心室收缩。然后,右心室通过肺动脉瓣将血液泵入肺动脉进入肺脏。在肺脏内,

血液流过肺泡周围的毛细血管床,并与肺泡内的气体进行气体交换,吸收氧气和释放二氧化碳,后者通过呼气排出。

随后,这些富氧血液通过肺静脉流入左心房。接着左室舒张,左心房血液通过二尖瓣进入左心室,当左室接近充盈时,左房收缩促使额外的血液进入左心室,(老年人由于左室的顺应性下降导致左房收缩前不能充分充盈,使得左房的收缩显得尤其重要)然后左心室收缩通过主动脉瓣把血泵入主动脉,并运输氧气到除肺脏外的各个器官组织。

我们将右心-肺-左心房循环称为肺循环,将左心-全身大部分组织-右房间的循环称之为体循环。

心 脏 供 血

像肌体的其他组织一样,心肌必须接受富氧血供并且排出代谢废物。主动脉在离开心脏后发出左右冠脉分支向心肌提供富氧血液。右冠发出缘支和位于心脏后方的后间隔动脉。左冠状动脉分

为旋支和前降支动脉。冠状静脉从心肌收集含有代谢废物的血液并将其排入位于心脏后方称为冠状窦的大静脉中,冠状静脉再将这部分血液排入右心房。

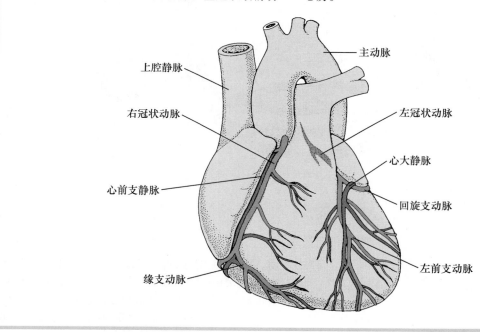

心脏的供血

与其他器官一样,心脏也需要持续的动脉血供应。冠状动脉和静脉循环为心肌提供氧气,同时静脉血回流至右房。左右冠状动脉从主动脉根部发出,提供富有氧气的血液到心肌。这两条动脉发出分支如回旋支为心肌提供血液。心脏静脉血管收集心肌的血液,最后汇入心脏背面浅表的冠状静脉窦,最后回流至右房。由于心肌

收缩时产生强大的挤压力,故心肌血液灌注主要发生在舒张期。

心脏的调节

心肌纤维的收缩是有顺序的,受到严格调控。有节律的电脉冲以精确的方式和一定的速度在心脏传导。窦房结是心脏电冲动的起搏点,它是右心房壁上能产生微弱电流的一小片心肌组织。

窦房结发放电脉冲的频率(控制心率)取决于两个相互拮抗的系统:增加频率的交感神经系统以及降低频率的副交感神经系统。交感神经系统交织成网状的交感神经丛,通过肾上腺以及神经末梢分泌肾上腺素和去甲肾上腺素发挥作用。副交感神经系统只是通过单一的神经-迷走神经-释放神经递质乙酰胆碱发挥作用。

血管:循环血液

血液从心脏出发,进入动脉系统中的心脏,动脉分出越来越小的血管,最终成为小动脉。小动脉通过更小的血管毛细血管与静脉相连。通过毛细血管薄壁,氧气和营养物质从血液进入组织,废物从组织进入血液。血液再经毛细血管,小静脉,然后进入静脉回到心脏。

因为动脉系统的血压高,他们必须调整其直径以维持血压和控制血流量,所以动脉和小动脉的管壁有较厚的肌肉层。静脉和小静脉的壁很薄,比动脉和小动脉的肌肉壁薄的多,很大程度上是因为在静脉和小静脉的压力非常低。静脉可以扩张以适应增加的血容量。

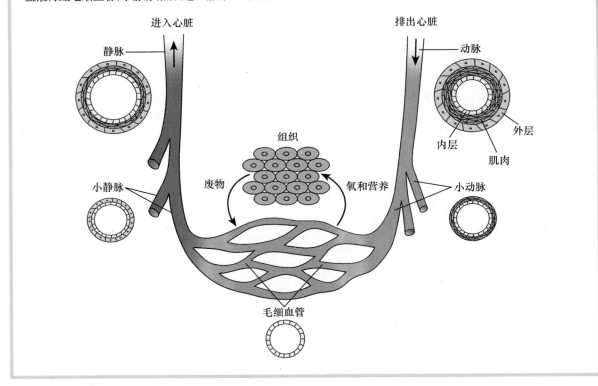

血   管

血管由动脉、小动脉、毛细血管、小静脉以及静脉几个部分组成。人体的血液都在血管中运输。动脉往往富有韧性和弹性,运输血液离开心脏,并承受最高的血压,当心脏舒张时富有弹性的动脉被动收缩有助于维持血压。

动脉逐渐分支成越来越小的血管,最终成为微动脉。动脉和微动脉都有平滑肌层,可以通过调节血管直径来增加或减少供血器官的血流量。毛细血管为连接动脉和静脉的桥梁,它非常细小且管壁很薄,有利于血液与组织中氧气以及养分的交换。血液流出毛细血管进入小静脉,进而通过大静脉回到心脏。与动脉相比,静脉管壁非常薄,主要由于静脉的压力非常低。但在血液潴留时静脉可显著扩张。特别是下肢静脉有静脉瓣能够防止血液反流。当静脉瓣受损时,血液反流导致静脉延长、扭曲。浅表静脉的延长扭曲称为静脉曲张。

血管破裂,撕裂或被切割可导致血液外流,称为出血。血液流到体外称为外出血。血液进入周围空腔器官或直接进入组织中称为内出血。

年 龄 因 素

随着年龄的增加,心脏也会轻微增大,室壁增厚,心腔轻微扩大。心脏的这些改变是由于单个心肌细胞体积增大所致。

老年人在休息时除了心率较慢外其他心脏功能与年轻人没有任何差别，而在活动时心脏输出量的增加明显不如青年人。

老年人的动脉与小动脉管壁变厚，管腔稍增大，管壁中的弹性物质消失，这些改变使血管僵硬、弹性消失，在心脏循环中血管壁不能及时的舒张，导致心脏收缩时血压较正常情况下升高。故收缩压增高而舒张压正常在老年人中很常见，我们称之为单纯收缩期高血压。

我们可以通过有规律的锻炼来降低年龄因素对心脏的不利影响，运动有助于维持心血管系统和骨骼系统与年龄的相容性，对老年人来说，锻炼开始的越早越有益。

第 53 节

心血管疾病临床表现与诊断

累及心脏与血管的疾病称为心血管疾病，可分为心脏病和周围血管疾病。心脏病是指心脏及心肌供血血管存在异常。周围血管疾病是指上肢、下肢及躯干（除心脏外）供血血管的异常。脑部供血血管的异常我们称之为脑血管疾病，如中风。

症　状

通过某单一的症状不能准确无误的判断心脏病的具体类型，但是单一的症状皆有其特定的意义，多个症状的结合可以提高诊断的准确性。医师通过询问病史和查体来获取症状和体征，通常我们的诊断程序是为了明确诊断，但有时即使严重心脏病到晚期才表现出相应的体征，平时的健康体检或因为其他原因就诊往往不能发现潜在的心脏疾病，故有的时候医师不得不安排一些检查去明确没有明显症状和体征的心脏病。

心脏病的症状包括各种性质的疼痛、气促、乏力，心悸（患者本人对自己过快、过慢或不规则心跳的感知）头昏，晕厥及腿、踝、足的水肿，但是这些都不一定预示着有心脏疾病，比如呼吸系统和消化系统疾病都可以导致胸痛。

周围血管疾病的症状主要取决于受累血管的部位，主要的症状有疼痛、肌肉绞痛、肌肉疲劳、头昏，水肿，气促、麻木及受累部位的皮肤颜色改变。

胸痛

心脏病、肺部疾病、食管疾病或躯体大血管疾病常常导致胸痛，这种疼痛似乎可以发生在上腹部至下颌部之间的任何部位，包括肩部和手臂。这种不适可能被描述为压迫感，烧灼感，酸痛，或有时候尖锐痛。

病因

胸痛有许多病因。即刻致命的病因包括心肌梗死、主动脉壁夹层撕裂（主动脉夹层）、食管破裂、肺栓塞、和张力性气胸等。第二危险的病因为心脏血液供应不足（心肌缺血）、心包炎、肺炎、胰腺炎和特殊的肿瘤。常见但低危的病因有反流性食管炎、消化性溃疡，肋软骨的炎症或胸膜炎、胸部肌肉牵张痛以及胆囊疾病。在一些患者，二尖瓣（左心房与左心室之间的瓣膜）在左室收缩时凸向左房，这种疾病叫做二尖瓣脱垂，它有时会产生针刺样疼痛。

评估

对医生来说，有时候症状提示一种疾病。例如：体力活动时发生胸部紧缩感或压榨感，休息数分钟可缓解提示心绞痛。这是由于心脏血液供应不足所致。当患者平卧时或深呼吸时加重，坐起时或前倾位时减轻，并且与体力活动无关，这种锐痛提示心包炎。深呼吸时疼痛加重也可能是胸膜炎的表现。位于颈后，双侧肩胛骨之间或腹部突发尖锐的、剧烈的疼痛可能是由于主动脉夹层。

致命或非致命疾病所致的胸痛，症状常有重叠且变化很大。总之，如果一个患者出现胸痛常常需要客观检查。如果怀疑为致命性胸痛，需要住院或在急症室进行评估和客观检查。基本检查包括体格检查，年龄、整体健康状况、其他症状和相关危险因素的评估。但更多时候需要进行心电图（ECG）、胸片、测手指的氧饱和度（脉搏血氧饱和度测定）的检查。如果医生怀疑为心肌梗死，应该多次复查心肌酶和肌钙蛋白水平的血液检查。这些血清酶水平升高提示心肌损伤。如果怀疑心绞痛，可以行运动试验检查。

四肢疼痛

当组织不能获得足够的血液时和氧气时就可能发生疼痛（这种状态叫做缺血）。血液为组织提供氧气，将组织中积聚的废物带走。如果由于大动脉中形成血栓导致血流中断，就会突然发生严重而持久的疼痛，受到影响的上肢或下肢就会发生苍白或变冷。

如果由于动脉粥样硬化的发生导致血流部分中断

（常常发生在下肢），患者在活动时感到下肢腓肠肌紧缩和乏力。这种疼痛叫做间歇性跛行，特点是休息后疼痛很快缓解，相似活动的时再次出现疼痛。

四肢疼痛也可能是由于肌肉拉伤、脊髓神经损伤或皮肤、肌肉感染等引起。如果医生怀疑血管疾病所致的疼痛，应该在疼痛区域进行血管超声评估。

气促

气促（呼吸困难）是呼吸困难的感觉。

病因

任何影响身体氧气供给和需求之间的正常的细微的平衡的疾病都会导致气短。气促是肺部疾病最常见的症状，包括感染、哮喘和过敏。气促也发生在呼吸肌疾病、与呼吸相关的神经系统疾病或运送氧气到组织中的红细胞太少（贫血）。

气促是心脏病常见的症状，主要发生在心衰和冠心病。

在心衰中，气促是由于液体渗出到肺泡间质的结果，称为肺淤血或肺水肿，类似于溺水。在心力衰竭的早期，气促仅出现在体力活动时。随着心力衰竭的加重，轻微体力活动时也发生气促，最终静息状态下都出现气促。静息时气促常见于卧位时，此时液体渗入整个肺脏。这种症状常常发生在夜间，所以叫做夜间阵发性呼吸困难。当患者坐起后或双腿下垂后，重力可以使液体聚集到双肺底部，进而症状可缓解。因此有夜间阵发性呼吸困难的患者常常采取高枕卧位的睡姿。

气促可见于冠心病患者，通常由体力活动诱发，但病情严重的患者也可在轻微活动或休息时出现。

评估

一些临床症状可提示气促的病因。坐位及下垂下肢可缓解的夜间呼吸困难提示心力衰竭的可能性大。在体力活动时发生并伴随胸痛症状的气促提示冠状动脉性疾病。若伴有咳嗽及发热则提示肺部的炎症。气促由某种事物（如吸烟、动物的毛发）或暴露于某种环境中所诱发，通常提示支气管哮喘或过敏性疾病。

如果气促的原因并不明确，则通常需要进行一些检测。根据患者个人不同的临床症状、体格检查而选择不同的检测方法。最常用的是胸部 X 光片及通过指尖感应器测定血氧水平。成人（尤其是合并有心脏病危险因素者）通常需要检测心电图。

乏力

心力衰竭时，心脏泵血能力下降，导致运动时肌肉的血液灌注不足，不能满足肌肉需要，此时，患者常常感到疲乏与倦怠。但这些症状常难以捉摸，不易引起患者的重视。他们经常逐渐减少活动量来适应这种不适，或将其归咎于衰老的表现。

体力活动受限

心脏病可以导致患者的活动能力下降，我们可以通过患者活动耐力受限程度来评价心脏疾病的严重性。医师通常使用纽约心脏协会（NYHA）制定的心功能分级标准来评价患者的心功能状态。轻微患者（Ⅰ级），一般体力活动不受限；稍重患者（Ⅱ级），一般体力活动受限；较重患者（Ⅲ级），轻微体力活动即受限；严重患者（Ⅳ级），休息时仍有症状，任何体力活动都会使其加重。但是这种分级并不是万无一失的，有些病情严重的患者可减少体力活动来代偿心功能的受损，而不表现出任何症状。

心悸

心悸是感觉到心脏的活动，可能有重击、拍击、快速或漏跳的感觉。

病因

通常，人们对自己的心跳没有感觉，但有时正常的心跳变强时会使人感觉到。一部分人在左侧卧位时可以感觉到心跳。在某些情况下，如剧烈活动或情绪激动后，正常人会察觉到自己强有力、快速或者不整齐的心跳。

心悸可由心律失常引起。心律失常的类型范围很广，从无害的到威胁生命的。最常见的是房性期前收缩（PACs）及室性期前收缩（PVCs），通常是无害的。这些心律失常及阵发性室上性心动过速常发生于没有心脏病史的人群中。

另外一些心律失常，如心房颤动、心房扑动、室性心动过速通常发生在合并心脏疾病的人群中，如冠心病、心脏瓣膜病或影响心脏电传导系统的疾病。

咖啡因、酒精和一些药物（如苯丙胺、可卡因、肾上腺素、麻黄素和茶碱）可引起心悸，甲状腺功能亢进症、贫血、低氧血症及低钾血症也可引起心悸。

评估

明确心悸症状是否异常，首先要了解以下情况：是否突然发生还是逐渐出现、有无诱因、具体心率、是否有心律不齐及其严重程度。偶然出现的心跳间歇考虑为房性早搏或室性早搏；持续的心跳不规整提示心房纤颤；突发突止的心动过速提示室上性心动过速或室性心动过速；心悸与其他症状如气促、胸痛、乏力和倦怠眩晕等同时出现时常提示有心律失常或严重疾病存在。

医师可以通过听诊器或行心电图检查进一步明确。但是在非发作期进行心电图检查并不能明确诊断。如果症状典型但间歇发作，可行连续心电图记录。其他的检测手段包括超声心动图及某些血液检查。

头晕和晕厥

头晕是将要晕倒的感觉；晕厥是突发的意识丧失及自行恢复。

病因

　　头晕及晕厥的病因类似。只有在大脑功能受影响时才会出现意识丧失,这种影响通常是因为脑部血流减少所致。脑部血流减少可由心脏疾病引致,最常见的是不论何种原因影响了血液回流至心脏,从而引起心脏泵出血液减少。由于随着年龄的增长脑血流逐渐减少,因此老年人对此更为敏感。脑部疾病很少引起晕厥,除非疾病影响到了血管。癫痫,一种脑部疾病,可引起意识丧失,但并不是我们所说的这种晕厥。

　　在心脏疾病中,当心率异常、心律失常(过快或过慢)或血流受阻时可引起的心输出量减少,这时脑部血流也随之减少。血流受阻的原因有心脏瓣膜缺陷(最常见的为主动脉瓣)、肺部血栓、心脏的血栓,罕见的有心脏肿瘤,如心房黏液瘤。

　　很多因素干扰血液回流至心脏。咳嗽或在排便过程中用力时可增高胸内压,减少回心血量。长久站立的健康士兵因腿部肌肉活动减少影响血液回流至心脏,可能会出现头晕、晕厥(可称为阅兵场晕厥)。强烈的情绪波动(尤其是看到血腥及可怕的景象)或疼痛可兴奋迷走神经,使血管扩张,减少回心血量,有时可导致头晕和晕厥(称为血管迷走性晕厥)。一些脑、脊髓疾病和药物(特别是治疗血压药物)也可以舒张血管引起晕厥。

　　迅速的站立也因血液过多蓄积于腿部肌肉,引起短暂的血压骤降,可导致头晕和晕厥。通常,机体可以很快调整血压变化,若调节能力不良,则会出现体位性低血压,老年人较为常见。

　　人们往往在站立时容易出现头昏或晕厥,躺下时脑部血流量增加,症状可缓解。

评估

　　医师必须要区分晕厥的原因是危险的还是相对无害的。如果晕厥前伴有重要的警示症状,如头昏、恶心、打哈欠、视物不清、出汗,或者发生在痛苦或不愉快的处境中,考虑血管迷走性晕厥的可能性大,并不存在很大危险。在这样的情况下,医师进行体格检查,若结果正常,通常不需要进一步检查。晕厥若发生在青少年则提示可能存在严重的心脏疾病。

　　如果晕厥并不伴有任何警示症状(特别是在体育活动中)、伴有气促和胸痛、或因晕厥出现受伤、心脏及神经系统检查异常时则需要进行进一步的检查。通常行心电图检查,其他有助于诊断的检查技术包括超声心动图、倾斜试验、电生理检查等。

水肿、麻木与皮肤颜色改变

　　水肿就是液体在组织中的蓄积。当血液潴积于下肢静脉时,静脉压力升高,使液体渗入到组织中。当心力衰竭时,由于心脏不能把从身体各部分回流的血液充分泵出,静脉就会发生血液潴留。同样,当静脉发生栓塞时(如深静脉血栓),血液回流不畅,也会出现血液的潴留。

　　下肢、踝部及足部出现水肿可能提示存在心力衰竭或者静脉疾病,如深静脉血栓。但是,同样的情况也常常发生在一种姿势坐或立太久时,与年龄相关的下肢静脉改变也可导致上述部位的水肿。下肢水肿也常见于妊娠妇女。肝脏与肾脏疾病也可导致水肿。

　　若局部血供受限,累及的部位可出现麻木感。

　　若供血不足,或伴贫血,或静脉回流不畅,可导致局部皮肤苍白或发绀。

诊　　断

　　借助病史和查体,医师通常可确定受检者是否存在心脏及血管疾病。诊断试验用来证实诊断、确定疾病的严重程度和预后以及有助于拟定治疗计划。

病史与体格检查

　　医师首先要询问是否存在可能提示心脏病的症状,如胸痛、气促、心悸、下肢水肿等。此外还要了解是否有其他症状,如发热、虚弱、乏力、纳差等不适,这些症状也可能与心脏病有关。疼痛、麻木、腿部肌肉绞痛提示周围动脉疾病,可能累及上肢、下肢或者躯干的动脉(除外给心脏供血的血管)。

　　下一步要了解受检者既往的感染、接触化学品、使用药物、酒精及烟草等情况,家庭及工作环境,娱乐活动等。也要询问家庭成员中是否有心脏病或其他疾病患者,以及受检者是否患有影响心血管系统的其他疾病。

　　在体格检查中,要注意体重、全身情况及有无面色苍白、多汗和嗜睡等情况,这些对心脏病的诊断也有一定意义。患者的情绪和自身对健康的感觉也可能与心脏病有关,值得注意。

　　观察皮肤的颜色有重要意义。苍白或发绀提示可能存在贫血或血流灌注不足。这些体征显示皮肤由于肺部疾病、心力衰竭或各种循环疾病而未能得到足够的血氧供应。

　　通过对颈动脉、腋动脉、肘部动脉、腕部动脉、腹部动脉、腹股沟动脉、腘动脉、踝动脉及足背动脉等血管的触诊,可评估血流量是否足够以及两侧是否对称。另外,还需测量血压和体温。这些异常都有助于心血管疾病的诊断。

　　医师检查颈部的颈静脉时,受检者采取卧位,上半身抬高与地面呈 45 度角。颈静脉直接与心脏右心房相连,是进入右心的血流压力和容积的观察指标。

　　医师需要按压踝部、小腿、下背部的皮肤,检查有无皮下组织水肿情况。

　　使用眼底镜可以检查视网膜(位于眼球后部内面的感光膜)的血管和神经。视网膜是医师可直观观察动静脉的唯一部位。高血压、糖尿病、动脉粥样硬化及心脏瓣膜细菌感染的患者常出现眼底异常。

观察胸部,确定其呼吸频率和呼吸运动是否正常,用手指叩击胸壁(叩诊)以判定肺脏内是由空气还是液体充盈;叩诊也有助于确定是否存在心包积液及胸膜腔积液。通过使用听诊器,医师可以确定气道是否通畅以及有无因心力衰竭而出现的胸腔积液。

将手置于受检者胸部,医师可感受到哪里是心尖搏动最强点从而判断心脏的大小,也可判断每次心跳的力度。当存在血管或心腔间的血流异常、紊乱引起震颤时,也可通过手指尖或手掌感觉到。

使用听诊器听诊心脏,医师可听到由于心脏瓣膜开、闭产生的不同声音。瓣膜或心脏结构异常引起的血液湍流可产生特征性的声音(杂音)。典型的湍流发生在当血液流过狭窄或有漏隙的瓣膜时。但不是所有的心脏病都会产生杂音,也不是所有杂音都提示心脏病的存在。如,妊娠妇女通常因为正常增多的血流量而产生心脏杂音。在婴儿和小孩,由于血流速度较快且心脏结构较小,常常出现无害的杂音。老年人由于血管壁、瓣膜和其他组织的逐渐硬化,可产生血液湍流,但并不存在严重的心脏疾病。另外,瓣膜开放异常时,也可闻及喀喇音及开瓣音。由于额外心音而产生的奔马律多见于心力衰竭患者。

将听诊器置于动脉和静脉表面,有时亦可闻及杂音,这些杂音来源于血管的狭窄、增高的血流流速或动静脉血管间的异常通道(动静脉瘘)。

腹部的查体可以判断肝脏是否增大,肝脏肿大可提示回心的主要静脉的淤血。腹腔积液导致的腹部膨隆提示可能合并心力衰竭。轻压腹部可以检查动脉搏动情况并判断腹主动脉的宽度。

心电图:各波群的意义

心电图(ECG)反映了每次心脏搏动期间通过心脏的电流。心电图可分成几个部分,每一部分用一字母表示。

每次心搏以一来源于心脏起搏点(窦房结)的脉冲开始。脉冲首先激动心脏的上部腔室(心房)。心房的电活动用P波表示。

随后脉冲向下激动心脏下部腔室(心室)。QRS波群表示心室的电活动。

T波表示除极恢复波,即电流沿相反的方向在心室内扩布产生的波形。

在心电图上可看到各种各样的异常。如既往的心肌梗死、心律失常、心脏供血供氧不足(缺血性心脏病)、心肌肥厚。

心电图显示的某种异常可提示心脏壁的薄弱区域的膨出,多来源于心肌梗死。若合并心律失常,心电图可以提示异常心律的发出点。这些信息可以有助于医师判断病因。

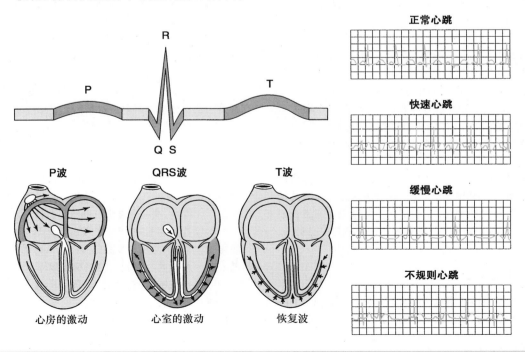

诊断方法

很多检查可以帮助获得快速、准确的诊断。这些技术包括：心电图、负荷试验、电生理检查、倾斜试验、放射学（X 线）、超声心动图、磁共振成像（MRI）、正电子发射体层摄影（PET）、心导管术、中心静脉导管、血管造影、计算机体层摄影（CT）。透视检查很少使用。另外还会经常检查的项目有血糖、胆固醇及其他项目的血液学检查。

大多数心脏检查手段危险性很小，但随着检查技术复杂程度和患者心脏病的严重程度的增加，其危险性也相应增加。

心电图

心电图（ECG）是一种快速、简便、无痛的检查技术。它能将心脏产生的电冲动放大并将其记录在条形记录纸上。通过对心电图的分析，医生可以了解心脏起搏点（触发每一次心脏搏动的地方）、心电传导通路、心率及心律等情况。

大多数怀疑有心脏病的患者都应进行心电图检查。对于无明显心脏疾病的中年人及老年人体检时也应常规进行心电图检查，可以保存下来与出现心脏病后的心电图进行对比。

行心电图检查时，将电极置于受检者的上肢、下肢及胸部，通过这些电极可以测得每次心搏期间心脏产生的电流强度及方向。电极通过导线与仪器相连，记录下通过每一电极的电流轨迹。每一个电流轨迹显示不同方向的心电活动。记录下的电流轨迹即为心电图。心电图无痛、无风险、耗时约 3 分钟。

运动负荷试验

运动试验可有助于检测冠状动脉疾病。冠心病患者中冠状动脉部分或者完全阻塞，如果冠状动脉仅部分狭窄，休息时心肌可以得到足够的血供，而运动时则会发生心肌缺血，因此可行运动试验来识别是否合并冠状动脉狭窄。由于运动试验是专门针对心脏功能的检测，因此可有助于区分是心源性还是其他疾病（如肺部疾病、贫血）所致的运动能力下降。

运动试验包括两个组成部分，使用药物或运动使心脏跳动加速，检测患者心电图上心脏缺血的迹象，同时监测提示冠心病的症状，如低血压、气短、胸痛。

运动试验时，患者进行踏车或者在跑步机上行走，不能行走的患者可进行四肢联动运动。运动的步速及力量是逐渐增高的。患者在此期间进行连续的血压及心电图监测。通常，受检者要使心率达到根据年龄和性别校正后的最大值的 80% ~90%，若患者出现胸痛、气促、极度不适或者心电图、血压出现明显异常时应提前终止试验。本试验耗时约三十分钟，风险较小，出现心脏事件或死亡的比例是 1/5000。

不能活动的患者可以进行药物负荷试验，通过药物双嘧达莫、多巴酚丁胺或腺苷模仿运动对血流的作用。

在运动试验中，多使用心电图作为监测心肌缺血的手段，有时选用更为精确但较昂贵的技术来进行监测，如超声心动图、放射性核素显像。

没有任何试验是完美的，有时没有冠心病的患者进行运动试验时会出现异常（假阳性），而有明确冠心病的患者却表现正常（假阴性）。没有任何症状的患者，尤其是年轻人，即使出现了负荷试验阳性，他们罹患冠心病的可能性也相当低。在这些病例里，把阳性结果当成阴性似乎更合理。这些假阳性结果会引起不必要的焦虑和医疗费用的增加。因此，大部分专家不建议在无症状人群中（如制定运动计划或健康保险前）常规开展负荷试验。

连续动态心电图

异常心律和心肌缺血的发生可能只是短暂的或不可预料的，为了记录这些异常的现象，可以使用连续动态心电图。这种心电图可以在不影响患者的日常活动的情况下连续记录 24 小时的心电活动。

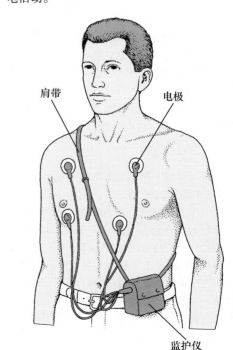

HOLTER 监测：连续心电图记录

这一小监测仪连在可佩在肩上的带子上。通过贴在胸壁上的电极，它可持续记录心脏的电活动。

肩带　　电极

监护仪

检查中,患者佩戴一个带有肩带的、电池供电的小型装置(动态心电图监测仪)。这种监测仪可以通过附于胸壁的电极感知和记录心脏电活动,同时要求被检查者对监测过程中的症状及出现时间进行文字记录。检查结束后,数据传输到计算机进行分析心率及心律失常,寻找心肌灌注不足的心电改变,结合被检查者记录的症状进行综合分析。

如有必要,当症状发生时,可通过电话线将患者心电图传送到医院的计算机或医生办公室进行立即分析。

当受检者需要长于 24 小时的监测时可选用事件监测仪。它类似于动态心电监测仪,不同的是它需要患者在出现症状时自己开启。如果症状极少出现不能被 24 小时监测发现,事件监测仪可置于皮肤下,可长达一年,一块小磁石可激活这个监测仪。

连续动态血压监测

如果高血压的诊断不明确(如在诊室所测的血压变化大),可以借助 24 小时血压监测协助诊断。这是一种便携式的电池供电装置,附于臀部,与绑在上臂处的袖带相连,可连续记录 24 小时或 48 小时的血压。通过它不仅可以明确是否存在高血压,而且还可了解其严重程度。

心电生理检查

心电生理检查通常用来评价心律失常及传导异常。检查需要在医院内进行。医生进行局部局麻后,通过小切口(常在腹股沟)插入尖端带有电极的导管至静脉(有时是动脉),在透视(一种连续的 X 线)指引下,经过大血管进入心腔,可用来记录心内电图并确定电传导的精确位置。

很多情况下,介入医师会在手术中有意诱发心律失常以寻找能有效终止心律失常的药物,并判断手术去除心脏内的异常传导通道是否能终止心律失常。如情况需要,手术医师也会对心脏进行电击以恢复其正常心律(电复律)。尽管电生理检查是一种有创检查并且需要麻醉,它仍是很安全的,死亡风险为 1/5000。电生理检查一般耗时一到两个小时。

倾斜试验

倾斜试验通常用于那些无器质性心脏病(如主动脉瓣狭窄)的不明原因的晕厥患者。试验中,受检者斜躺在角度可调的床上,调整至与水平面成 60 度至 80 度角,持续 15 ~ 20 分钟,并连续记录血压和心率。若血压不降,静脉注射异丙肾上腺素(一种刺激心脏药物)直至每分钟心率增高 20 次以上,并依次重复。倾斜试验也会产生很多假阳性结果。本试验耗时 30 ~ 60 分钟,很安全。

放射学检查

所有怀疑有心脏病的患者都要进行胸部正、侧位 X 线检查,以了解心脏的形状和大小及肺、胸大血管的轮廓。心脏形态或大小以及其他异常,如心脏组织中的钙沉积等很容易被发现。X 线胸片也可显示肺脏情况,尤其是肺部血管是否异常、是否有肺内或肺周组织液体的积聚。

X 线可发现多由心衰或心脏瓣膜病引起的心脏扩大。缩窄性心包炎患者,由于瘢痕心包的限制,即使在心力衰竭发生时,X 线下的心脏形态也可能是正常的。

肺内血管的状况较心脏的外观常常更能提供有利的诊断信息。例如,肺动脉(运输血液从心脏至双肺)扩张和肺内动脉的狭窄提示肺动脉高压,它可引致右心室肥厚。其他部位的血管血流受阻时也可通过 X 线检查发现。

计算机体层摄影

螺旋计算机体层摄影(CT)用于检测心脏、心包、大血管、肺及胸腔架构的异常。一种在 X 线下可见的物质注射于血管中用来显影,病人被要求在扫描过程中屏气以避免图像的模糊。

较新的电子束 CT(以前称为超速 CT 或电影 CT),主要用于检测冠状动脉的钙沉着,这是一种早期的冠状动脉疾病。这种扫描技术未被广泛应用。

计算机体层血管成像(CTA)是一种可以得到机体内大血管(除外冠状动脉)三维图像的 CT,并有类似常规的血管造影的效果。CTA 可用来检测内脏供血动脉的狭窄、动脉瘤、主动脉夹层,也可检测到从血管内膜脱落而栓塞于肺动脉分支的血栓(肺栓塞)。

与常规血管造影不同的是,CTA 是一种无创检查,而且造影剂是通过静脉注入,这与常规造影从动脉注射造影剂不同。CTA 一般仅需 1 ~ 2 分钟。

X 线透视

透视是一种动态、连续的 X 线照射,可在荧光显示屏上显示心脏和肺脏的活动情况。然而,因其相对较高的 X 线照射剂量,目前已被超声心动图及其他检查代替。但是,荧光透视目前用于心导管检查和心电生理检查。

超声心动图及其他超声检查

超声波检查是通过发射高频超声波(而非 X 线)并记录下内部组织结构产生的反射波,产生动态图像。超声心动图因其无创、无害、价格相对便宜以及能够提供清晰的图像的优点,在临床心脏病的诊断中得到广泛应用,同时也用于血管疾病的诊断。

超声心动图可以用来检测心脏壁的运动情况、测量心脏每搏泵血量,可检测心脏结构,如心脏瓣膜缺陷、先天性异常及高血压、心力衰竭所引起的心室壁肥厚、心腔的扩大等。超声心动图还可检测心包积液(液体积聚于心包脏层与壁层之间)、限制性心包炎(瘢痕组织取代正常心包)。

超声检测的主要类型包括:M 型、二维超声心动图、多普勒(Doppler)及彩色多普勒。M 型超声心动图是最简单的一种检查方法,它只向需检查的心脏部分发送单束超声波。二维超声心动图的应用最为广泛,它能通过计算机产生一个真实的二维图像。多个二维图像的叠加可以得到心脏三维结构。

多普勒超声心动图可以显示血流的速度与方向,发现因血管狭窄或阻塞导致的血液湍流。彩色多普勒超声心动图可用不同的颜色来显示不同速度的血流束。多普勒超声心动图及彩色多普勒超声心动图被广泛用于心脏、上肢、下肢及躯干血管疾病的诊断。由于超声心动图可以显示心腔及心脏血管内血流的方向及速度,医师可方便地对检查部位进行结构与功能的评价。例如:通过超声心电图可以了解瓣膜的开启与关闭是否正常,有无反流及反流量、血流是否正常等等。动、静脉及心腔间的异常也可通过超声心动图来检测。

超声波是通过一个手提式的探头(换能器)发出的。进行检查时,先要在正对心脏的胸壁上涂上凝胶,并在该范围内移动探头。探头与显示器相连,并可通过录影带、电脑磁盘或纸张存储图像。通过变化探头的位置和角度,检查者可以从不同的角度来观察心脏及与心脏相连的大血管,从而使结果更准确。超声心动图检查无痛,耗时约 20～30 分钟。

为了得到更清晰的图像或需对主动脉及心脏后部结构(尤其是左房和左室)进行了解,可将超声探头通过咽喉部放入食管,进行经食管超声心动图检查。经食管超声心动图检查时探头正好在心脏后方,它还可用于不便进行常规超声心动图检查的患者,如肥胖、肺部疾病或其他技术问题者。

磁共振成像

磁共振成像(MRI)是使用高强度的磁场和无线电波来产生清晰的心脏和胸腔图像,这种复杂、昂贵的技术可用于复杂先天性心脏疾病的诊断。

MRI 存在一些缺点。较 CT 而言,MRI 成像费时较长;且由于心脏处于运动中,MRI 所获取的图像较模糊。但是,新型的 MRI 扫描可选择心脏运动不同时期成像(称为心电图门控技术 MRI),可获得较传统 MRI 更为清晰的图像。

磁共振血管成像(MRA)是一种主要用于血管而非器官的 MRI。MRA 可以产生与常规的血管造影相类似的图像,但与血管造影相比,它是无创的。MRA 用于检测主动脉瘤及肾动脉、冠状动脉、上肢血管、下肢血管的狭窄。

放射核素显像

在该项检查中,要从静脉推入少量放射活性标记物(示踪剂),故受检者会接受一定量的射线,但射线比大多数的 X 线检查要少得多。示踪剂可释放 γ 射线,可被伽马照相机检测到,计算机会根据收到的信息自动分析并构建图像显示组织摄取示踪剂的多少。

放射性核素显像对于诊断原因不明的胸痛尤显有用。在冠心病患者,通过该项检查可以了解冠脉狭窄对心脏血供及功能的影响。临床上也用此项检查来评价搭桥术或类似手术后心肌血供恢复情况和心肌梗死患者的预后。

示踪剂的选择取决于受检者合并的不同疾病,例如为了评价心肌的血流灌注情况,需要在运动负荷试验中取图,多常选用 ^{99} 锝或 ^{201} 铊,这时心肌细胞摄取示踪剂的量主要取决于局部的血流量。在峰值运动时,心肌缺血区域将显示为放射性稀疏或缺失区(与周围血供正常的心肌区域比较)。对不能运动的患者,静脉注射某些药物(如双嘧达莫、多巴酚丁胺和腺苷)可达到与运动相同的效果,因这些药物可以使血液从缺血区向正常区域分流,加重缺血。

受检者休息数小时后,要进行第二次扫描,以便与运动时的图像相对比。通过这种对比医生可以了解是否存在与冠状动脉狭窄有关的可逆性缺血或瘢痕性不可逆缺血区域,后者与既往发生的心肌梗死有关。

如果近期发生过心肌梗死,要应用 ^{99} 锝,而不是 ^{201} 铊。前者在心肌梗死发生 12～24h 后就能获得阳性信息,且可持续约 1 周左右。^{99} 锝主要聚集在缺血心肌,^{201} 铊则主要聚集在正常血供的区域。然而,由于 ^{99} 锝也积蓄于骨骼组织,故肋骨可在不同程度上影响心脏显像的清晰度。

一种特殊类型的放射性核素显像称为单光子发射体层摄影(SPECT),可通过计算机产生一系列的横切图像,亦可进行三维重建。SPECT 与传统的放射核素显像相比,可显示更详尽的有关功能、血流及异常的信息。

正电子发射体层摄影

在正电子发射体层摄影(PET)时,从静脉注射一种放射性物质所标记的心肌营养素(氧气或糖)。数分钟后,这些物质到达心脏。PET 用来检测心肌组织的血液灌注情况及如何代谢这些营养物质。例如,注入标记的糖,医师就可以区分哪些部分的心肌灌注较差,这是因为灌注差的心肌耗糖量增加。

使用正电子发射体层摄影产生的图像较其他核医学检查更为清晰。但是,这种检查费用较高,除作为研究工具或在其他简单、价廉的检查不能获得明确诊断时采用,一般在临床上未广泛使用。

心导管术与冠状动脉造影

使用心导管及冠状动脉造影技术是诊断冠心病的最准确的方法。结合心导管和冠状动脉造影可对心脏各腔室内的压力进行测量,并可显影冠脉内腔图像。医师可通过它们来决定是否进行血管成形术或冠状动脉搭桥术。心导管还可用于其他心脏疾病的诊断,用来了解心脏疾病的严重性或寻找病情加重的原因。

每年都有超过 100 万台的心导管手术及血管造影,它们相对很安全,并发症很少。手术中出现卒中、心肌梗死及死亡等严重并发症的风险是 1/1000，出现死亡的风险更是小于 0.01%，而且死亡病例中多是那些本身有较重的心脏或其他疾病的高危患者。随着年龄的增加，并发症的风险也随之增加。

心导管：心导管术多用于非冠心病类心脏病的诊断与治疗，它可测量心脏的每分钟搏出量，发现先天性心脏病和肿瘤（如黏液瘤）。

进行心导管手术时，首先在穿刺点或切口处进行局部麻醉，然后通过穿刺点或小切口插入一根细导管（一种管状可弯曲的手术装置）至动脉或静脉，然后经大血管输送该导管至心脏。该检查需要在医院中进行，耗时约 40~60 分钟。

在导管的末端常装有各种用途的设备，通过这些装置可测量心脏各腔室及与心脏相连的血管的压力，显影血管腔内壁，在心脏不同部位采取血样，还可进行心脏心肌活检。

当导管内注射能在 X 线下显影的造影剂时，这个过程称为血管造影。若通过导管扩张狭窄的瓣膜，则称为瓣膜成形术。扩张狭窄或阻塞的血管，称为血管成形术。

手术后穿刺或行切口的血管必须持续稳定压迫 10~20 分钟，以防止出血及血肿形成。但是仍有一些切口部位出现出血、形成瘀斑，持续数周后可自行消散。

插入心脏的导管可能诱发心律失常，因此手术中必须进行心电监测。医师可通过改变导管的位置纠正心律失常；若无效，可再次移动导管的位置。心导管导致心脏壁破裂或穿孔的情况较为罕见，但需要立即手术修补。

心导管术可分为右心导管术和左心导管术。

右心导管术主要用于对右心房、右心室及三尖瓣进行检查。乏氧的静脉血汇入右心房通过右心室泵入肺脏，在肺脏中血液释放二氧化碳进行氧合。右心导管通常通过上肢或腹股沟进入静脉。肺动脉导管术也是右心导管术的一个部分，它通过右房和右室把末端带球囊的导管置入肺动脉。

左心导管术主要用于左心房、左心室、二尖瓣及主动脉瓣的检查。左心房接受来自肺脏的富含氧的血液，左心室将血液泵到全身。左心导管较右心导管常用，如，可用于冠心病患者病情的判断及疑诊冠心病患者的确诊，它常与冠状动脉造影同时进行，以获取冠状动脉的相关信息。

左心导管通常经上肢或腹股沟进入动脉。较少情况下，导管先经腹股沟进入静脉至右心，再穿刺房间隔进入左心。

冠状动脉造影：冠状动脉造影可提供为心脏供血的冠状动脉的情况，它与左室造影的步骤类似，故多与左心导管一并进行。局部麻醉后，医师将导管通过上肢或腹股沟的切口处插入动脉，送导管向心脏，进入冠状动脉。插入导管过程中，医师在透视的引导下观察导管的位置。

导管尖端到位后，通过导管注射不透 X 线的造影剂进入冠状动脉，血管的轮廓就可以在荧屏上显现，也可保存于磁带或磁盘。记录下来的动态的图像称为血管造影电影，它可提供更详细、清晰的运动中的心脏与血管图像。

冠状动脉造影手术很少出现不适，约需要 30~50 分钟，除病情很重的病人以外，一般可以在门诊进行。

当造影剂到达心腔及主动脉并向全身扩布的时候，被检查者会感到一过性的全身发热，可伴有心率增加、血压下降的现象。少数人也会出现心率减慢甚至停跳，这时医师会要求被检查者剧烈咳嗽来缓解，一般不会有严重的后果。其他较轻的并发症如恶心、呕吐、咳嗽，严重者会出现休克、惊厥、肾损害及心脏停跳，但很罕见。造影剂过敏的表现不一，轻则皮疹，重则出现危及生命的过敏性休克。手术操作者会对出现的各种并发症进行及时的处理。

冠状动脉造影的手术风险在老年人稍高，但总的来说仍很低。当考虑行血管成形术或冠状动脉搭桥术前必须行该项检查。

心室造影也是一种血管造影，它是在 X 线下通过导管把造影剂注入左室或右室。通过该项检查，医师可以观察到左右心室的运动并评价它们的泵血功能，进而计算出心脏的射血分数。评估心脏的泵血功能有助于了解心脏受损的程度。

肺动脉导管术

肺动脉插管检查是对病情严重的患者尤其是需要静脉补液者进行心脏功能整体评价的良好手段。主要适用于那些有严重心肺疾患（如心力衰竭、心肌梗死、心律失常及肺栓塞等并伴有并发症）者、心脏手术后、休克及严重烧伤者。

肺动脉导管检查也可以用来检测右心腔内压，估测左心腔内压及心输出量，还可用来测量心脏发出血管的血流阻力及血液流量，尤其在肺栓塞和心脏压塞时可提供很有价值的信息。

导管顶端带有气囊，通常通过穿刺上肢或颈部静脉置入，经过上腔静脉或下腔静脉（回流心脏的主要血管）及右心房和右心室后，将此导管放入肺动脉处。可以通过 X 线胸片或透视来检查导管尖端是否到位。

充气导管尖端球囊可暂时阻断肺动脉血流测量肺内毛细血管压（肺毛细血管楔压），通过肺毛细血管楔压可以间接地估测左房压，也可通过导管取肺内血样测量氧及二氧化碳的水平。

肺动脉导管检查有可能发生并发症，但较为少见。包括气胸（肺外的两层胸膜间形成气袋）、心律失常、感染、肺动脉损伤或栓塞及其他血管损伤。

中心静脉导管

在中心静脉导管置入术中，导管插入颈部、胸部或腹股沟的大静脉内。它常常用于当外围静脉导管不能建立通路时的静脉输液和给药。中心静脉导管也用于监测中心静脉压（上腔静脉压力）。在中心静脉充盈的情况下中心静脉压可代表右房压，用来评价患者是否脱水或心脏功能是否正常。但目前已经很大程度上被肺动脉导管取代。

周围血管造影

外周动脉造影与冠状动脉造影类似，只不过目标血管是上肢、下肢或躯干的血管。血管造影用于检测动脉的狭窄或阻塞、动脉的膨出（动脉瘤）、动静脉之间异常的通道（动静脉瘘），也用于评价是否需要进行血管成形术及冠状动脉搭桥术。

主动脉造影可发现主动脉异常（如动脉瘤、夹层），还可检测到主动脉向左心室的血液反流（主动脉反流）。

数字减影血管造影通常在行选择性血管造影之前进行，以检测血管是否存在狭窄或阻塞，但是它不足以用于帮助医师评价是否需要进行手术治疗。冠状动脉一般不需要行数字减影血管造影，其原因是冠状动脉造影通过造影剂就可以得到足够清晰的图像。

数字减影血管造影时，造影剂注入前后的图像经过计算机的处理，可以去除血管之外的其他组织（如骨）的影响，使血管图像更清晰。另外，数字减影血管造影较标准血管造影更安全。

第 54 节

高　血　压

高血压是指动脉血管内压力异常增高。
- 引起高血压的原因通常难以确定，部分高血压是潜在的肾脏疾病及内分泌系统疾病的表现。
- 肥胖、静态生活方式、应激、吸烟、过量饮酒及高盐饮食均可促进有高血压遗传倾向的人群血压增高。
- 高血压在大部人中没有临床症状。
- 诊断高血压需要医生经过两次或多次测量血压。
- 建议人们减重、戒烟、低盐低脂饮食。
- 使用抗高血压药物。

"高压"（hypertension）对很多人来讲是指压力大、负担重。医学上是指各种原因的高血压。高血压可以在很长时间内不表现出任何症状，直到出现重要脏器的损害，故被称为"隐形的杀手"。血压得不到有效的控制时可增加脑卒中、动脉瘤、心力衰竭、心肌梗死及肾损害的风险。

在美国，有超过 6500 万的高血压患者。其中，32%的成年黑人患有高血压，在白人及墨西哥裔美国人中均为 23%。在华裔及日本裔的人群中高血压的发生频率也较高。黑人高血压病情更重，预后更差。高血压在老年人中更常见，在大于 75 岁的老年人中 3/4 女性及 2/3 的男性有高血压，而在 20 ~ 74 岁的人群中仅有 1/4。55 岁的正常血压人群中 90% 有发展成为高血压的风险。肥胖者罹患高血压的比例是非肥胖者的两倍。

在美国，大约仅有 70% 的高血压患者得到诊断，这些人中约 84% 接受了治疗，其中仅约 58% 的高血压患者得到充分的血压控制。

测量血压需要记录两个指标，较高的数值（收缩压）表示当心脏收缩时，动脉内压力的最高值；另一个较低数值（舒张压）表示心脏开始收缩前动脉血管内压力的最低值。血压值应按收缩压/舒张压的格式记录，如 120/80mmHg，称"120 到 80 毫米汞柱"。

高血压的诊断标准：静息时平均收缩压大于等于 140mmHg，或平均舒张压大于等于 90mmHg，或两者均增高。血压越高，各种并发症的风险会随之增高。在大部分青年人高血压中，收缩压及舒张压常常均升高；但在老年人的高血压中通常是收缩压增高（≥140mmHg），舒张压正常或降低（<90mmHg），称为单纯收缩期高血压。

血压高达 180/120mmHg 以上但无明显靶器官损害者称为高血压亚急症。

高血压危象是高血压的一种严重类型。血压高达 180/120mmHg 以上，有一个及多个靶器官的损害，通常伴有多种症状。恶性高血压是一种特殊类型的高血压危象，在高血压患者中的发病率为 1/200，而且在黑人中较白人多出数倍，男性多于女性，社会经济状况差者比社会经济状况好者多。恶性高血压可出现眼底损害、肾损害等，如果未治疗，多在 3 ~ 6 个月内死亡。

聚焦老龄化

年龄是原发性高血压的一个因素。随着年龄的增长，大动脉逐渐变得僵硬，小动脉部分狭窄。一些专家认为这种血管的僵硬及小动脉的狭窄可以部分解释血压随着年龄的增长而增高。

血压的生理调节

机体调整血压的途径有多种:调整心脏泵血量、改变血管直径、血容量的调节等。机体会通过更快更有力的泵血来升高血压,小动脉的收缩也可使相同的血量通过动脉血管时产生更高的血压,静脉的收缩可使更多的血液进入动脉亦可导致血压升高,输液可通过增加血容量升高血压。反之亦然。

这些机制是受自主神经系统(不受意识控制而调节机体内过程的神经系统)中交感神经和肾脏控制的。交感神经通过几种方式在攻击-逃避反应(机体对已知威胁的生理反应)中短时升高血压。交感神经刺激肾上腺释放肾上腺素和去甲肾上腺素,这些激素刺激心脏使得心跳加速且搏动更为有力,并使大多数小动脉收缩而一些小动脉扩张。扩张的小动脉位于血供需要增加的部位,如骨骼肌(受意识控制的肌肉)。交感神经也刺激肾脏减少水和钠的排泄而增加血容量。由于细胞内钠增多可以引起机体对交感神经的刺激过度敏感,因此,机体不断调节钠在细胞内外的移动以避免细胞内钠超载。

血压的调节:肾素-血管紧张素-醛固酮系统

肾素-血管紧张素-醛固酮系统是一系列旨在调控血压的机体反应。

当血压下降时(对于收缩压而言,小于或等于100mmHg),肾脏分泌肾素入血。

肾素将血管紧张素原(血循环中大分子蛋白质)裂解为多个片段,其中的一个片段就是血管紧张素Ⅰ。

相对无活性的血管紧张素Ⅰ在血管紧张素转化酶(ACE)的作用下裂解为多个片段,其中一个片段为活性极强的血管紧张素Ⅱ。

血管紧张素Ⅱ可以引起小动脉肌层的收缩而使血压增高,同时,它也可以激发肾上腺释放醛固酮及脑垂体分泌抗利尿激素。

醛固酮可引起肾脏储钠排钾,钠潴留可引起水的吸收,从而血容量增多,血压升高。

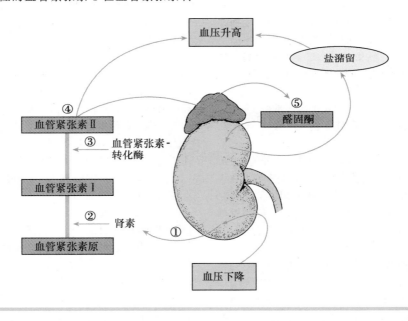

肾脏对血压的变化可作出直接的反应。如果血压增高,肾脏会增加对水和钠的排泄使得血容量减少而使血压恢复到正常水平。相反,如果血压下降,肾脏对水和钠的排泄减少而使血容量增加,血压恢复到正常水平。肾脏可分泌肾素,最终生成血管紧张素Ⅱ引起血压升高。血管紧张素Ⅱ可通过收缩动脉、调节自主神经系统中的交感神经部分、引起醛固酮及后叶加压素的释放而促进血压增高。肾脏在正常情况下可产生使肾脏内小动脉舒张的物质,可以平衡那些引起动脉收缩的激素的作用。

在正常情况下,当机体状态发生变化(如活动增加或情绪激动)而造成血压一过性升高时,机体其中一个代偿机制就会被激活以对抗这些变化而将血压维持在正常水平。如:心脏泵血量的增加(倾向于升高血压)可以造成血管的扩张和肾脏水钠排泄的增加(倾向于降低血压)。

血压的波动

在一个人的一生中,血压存在着生理性的变化。在正常情况下,婴儿和儿童的血压较成人低。在工业化国家,如美国,几乎每个人的血压都随年龄的增长而增高。收缩压的增高可持续到至少 80 岁,而舒张压的升高可持续到 55~60 岁,之后血压则处于持平状态或者是下降。然而,在一些发展中国家,不存在收缩压和舒张压随年龄增加而增长的现象,高血压发生也很低,这可能是由于较低的钠盐摄入水平及更大运动量的缘故。

运动可暂时影响血压,当活动时人的血压会升高,休息时血压会降低。血压水平在一天中的不同时间也有波动:血压在清晨时最高而夜间睡眠时最低。这种波动是生理性的。

病因

原发性高血压:缺乏已知病因的高血压称为原发性或特发性高血压。85%~90% 的高血压患者属于原发性高血压。心脏和血管的几种改变可能共同造成了血压的增高。比如,心脏每分钟泵血量(心输出量)可能增加,或由于血管的收缩而使血流的阻力增加。血容量也可能增加。这些变化的原因还不完全清楚,可能是某种先天性的异常影响了对血压调控有作用的小动脉的收缩性。另外引起血压升高的原因可能是细胞内过量钠盐的积累和减少了动脉舒张物质的生成。

继发性高血压:有明确病因的高血压称为继发性高血压。5%~15% 的高血压患者属于继发性高血压。很多人是因肾脏疾病引起的高血压。许多肾脏疾病可引起高血压,这与肾脏在控制血压方面的重要作用有关系。比如说,肾脏的炎症或其他疾病可以损害其从机体清除钠和水的能力,引起血容量的增加而使血压升高。引起高血压的肾脏疾病还包括由动脉粥样硬化、损伤或其他疾病引起的肾动脉狭窄。

在一小部分人群中,继发性高血压是由其他病因引起的;如内分泌疾病或者是服用某些药物,比如计划生育用药(口服避孕药)。造成高血压的内分泌疾病包括库欣综合征(糖皮质激素水平增高)、甲状腺功能亢进症、醛固酮增多症(醛固酮分泌增多,通常是由肾上腺的肿瘤引起)。另外,相对少见的疾病是嗜铬细胞瘤(能够产生肾上腺素和去甲肾上腺素的肾上腺肿瘤)。严重的甲状腺功能亢进症也可引起收缩期高血压。

动脉硬化影响了机体对血压的控制,增加了患高血压病的危险。动脉硬化使得动脉壁僵硬,阻碍了有利于血压回落的血管扩张。

影响因素:肥胖、运动过少、精神压力、吸烟和过量饮酒或饮食中过量的盐在有高血压遗传易感性的人群中对

继发性高血压的病因

肾脏疾病
    肾动脉狭窄
    肾盂肾炎
    肾小球肾炎
    肾肿瘤
    多囊肾疾病(多为先天性)
    肾损伤
    影响肾脏的放射治疗

内分泌疾病
    甲状腺功能亢进症
    醛固酮增多症
    库欣综合征
    嗜铬细胞瘤
    肢端肥大症

其他疾病
    主动脉缩窄
    动脉硬化
    先兆子痫
    急性间歇性卟啉病
    急性铅中毒

药物
    非甾体类抗炎药
    口服避孕药
    糖皮质激素类药物
    环孢素
    红细胞生成素
    可卡因
    酒精成瘾
    甘草(过量)

高血压的发生有重要作用。精神压力可以引起血压一过性增高,而当压力消除后,血压通常会恢复至正常水平。其中的一个例子是“白大衣高血压”,即平时血压正常的人在医院的诊室中发生血压的增高而被诊断为高血压。目前认为在易感人群中,这些短暂的血压增高可最终导致血压在没有应激的情绪下持续增高。但这一理论还未被证实。

临床表现

对于绝大多数人而言,高血压是没有症状的。虽然一系列症状与其相伴随,但却不一定与高血压有关,如头痛、鼻出血、眩晕、面部潮红和乏力。高血压的患者可能出现这些症状,但在血压正常的人,这些症状也频繁出现。

未经治疗的严重或持续的高血压会由于其对脑、眼、心脏和肾脏产生损害而产生相应的症状,包括头痛、乏

力、恶心、呕吐、气短和烦躁。在恶性高血压患者,严重的血压增高可引起视网膜的出血及水肿,出现视物不清。少数情况下,严重的高血压会引起脑水肿而造成恶心、呕吐、进行性头痛、困倦、意识错乱、癫痫发作、嗜睡甚至昏迷,这种情况称为高血压脑病。恶性高血压及高血压脑病需要紧急处理。

如果高血压是嗜铬细胞瘤引起,其症状包括严重头痛、焦虑、心悸、大量出汗、震颤和面色苍白。这些症状是由于嗜铬细胞瘤分泌大量肾上腺素和去甲肾上腺素的结果。

你知道吗……
某些症状,如头痛、鼻出血、眩晕、面部潮红、乏力,可以因为血压增高而引起,但在没有高血压的人中也经常发生。

并发症:长期的高血压可损害心脏及血管。

当动脉压力增高超过 140/90mmHg,由于心脏泵血做功增加而出现心脏增大及心室壁肥厚。肥厚的室壁比正常心室壁僵硬,这样,心腔不能正常的扩张,影响心室血液的充盈而进一步影响了心脏的做功。这些变化可引起心律不齐和心力衰竭。

高血压可引起血管壁的增厚,也可引起动脉硬化。当这些情况发生时,人们会存在卒中、心脏事件及肾功能衰竭的风险。

诊断

血压的测量应在受试者静坐或平卧 5 分钟后进行。而且应在受试者站立几分钟后再次测量,特别是受试者为老年人或糖尿病患者。140/90mmHg 或更高的读数应考虑血压增高,但对于高血压的诊断不能基于单次高的血压读数。有时,甚至数次高的血压读数也不足以诊断高血压,因为读数可能差别很大。如果一位受试者血压读数较高,应在不同的两天在相同的状态下测量两次以明确高血压是否持续存在。

如果上述检测仍不能确诊高血压,可以使用 24 小时动态血压监测。它是一种便携式电池供能装置,佩在腰间,与一缚在上臂的袖带相连。这个监测仪可以 24 小时或 48 小时连续地自动记录受试者血压数据。这些监测数据不但能够说明是否存在高血压,而且还能提示其严重程度。

伴有动脉壁极度僵硬的受试者(大多数情况下为老年人),血压测量值可能比实际值要高,这种现象称为"假性高血压"。如果当上臂部的动脉血管僵硬到不能被袖带充分压迫,血压就不能被准确地测量。

高血压一经诊断,就应当评价其对重要器官,特别是血管、心脏、脑和肾脏的影响。医生也应寻找高血压的病因。为寻找高血压的病因,需要进行相关检查,相关检查的数量与种类因人而异。一般而言,适合于所有患者的常规检查包括既往病史、体格检查、心电图、血液(包括血细胞水平、钠钾水平、肾功能等)和尿液检测。

体格检查包括检查腹部双肾区的压痛及使用听诊器检查腹部双侧是否有肾动脉的血管杂音(此杂音由血液流经狭窄血管时产生)。

使用眼底镜进行双侧视网膜的检测。视网膜是医师唯一能直接观察到高血压对小动脉发生影响的部位。视网膜小动脉的病变可能与身体其他部位如肾脏的小动脉和其他血管的病变相似。通过了解视网膜的病变程度,医生可以对高血压的严重程度进行分级。

高血压可以造成心脏出现第四心音,这是高血压引发的心脏最早变化之一。通过听诊器可以对第四心音进行检查。这种心音是由于左心房将血液泵入扩大且室壁变僵硬的左心室,其做功增加而造成的。而左心室则将血液泵出,并输送至全身各个脏器和组织。

心电图(ECG)可检测出心脏的变化,特别是心肌的肥厚或心脏的扩大。如果心脏扩大在心电图表现上是可疑的,可以进行超声心动图的检测。

高血压对肾脏的损害可以通过尿液及血液检查进行评价。尿液检查可发现肾脏损害的早期证据。尿液中出现血细胞和白蛋白(几乎只存在于血液中)可以显示出这种损害。只要肾脏功能损害未超过双肾总功能的 70% ~ 80%,通常不会出现症状(嗜睡、食欲减退和乏力)。

病因诊断:高血压越高,患者越年轻,就应该更详尽地寻找其病因,尽管发现病因机会可能不到 10%。更详尽的检查包括肾脏及肾动脉的 X 线检查、超声检查和放射性核素显像检查。另外,还包括对血液及尿液中特定激素如肾上腺素、醛固酮和糖皮质激素的检测。

高血压的病因可以从异常的体格检查及症状中找到线索。比如,肾动脉的杂音可能提示肾动脉狭窄。多种症状合并出现可能提示体内异常的肾上腺素和去甲肾上腺素水平。嗜铬细胞瘤的存在可以通过从尿液中找到肾上腺素和去甲肾上腺素的分解产物而得到证实。其他的高血压病因可以通过一些特定的常规检查而得到。比如,测量血液中血钾水平有助于发现醛固酮增多症。

治疗

原发性高血压不能被治愈,但可以很好的控制以预防并发症的发生。由于高血压病本身没有症状,医生会避免使用对患者产生不良作用或影响患者生活方式的治疗,在使用药物治疗之前,总是先尝试使用其他的非药物治疗方式。但是,在血压大于等于 160/100mmHg 的患者及血压超过 120/80mmHg 但合并糖尿病、肾脏疾病、有内脏损伤证据或有冠心病危险因素的人群中,药物治疗同其他治疗一样应作为初始治疗。

血压的测量

几种仪器可以快速而无痛地测量血压。通常使用的是血压测量仪。它由一个柔软的橡胶囊套、与之相连的橡胶球囊(使囊套充气)及显示囊套气压读数的刻度表组成。刻度表可以是由表盘或是充有汞的玻璃柱组成。血压是由毫米汞柱(mmHg)的形式表示,这是由于首个测量血压的仪器是使用水银柱的。

当使用血压测量仪测量血压时,受试者一只上臂裸露(卷起衣袖),屈曲且松弛地放于桌面上,这样,手臂就与心脏处于同一水平。袖带缠绕于手臂上。应使用与手臂尺寸相称的袖带,因为如果袖带太小,血压读数就会偏高;而袖带过大,读数就会偏低。

检查者将听诊器置于袖带下部的动脉上方,通过挤压球囊使袖带充气致使袖带下方的动脉压缩以达到暂时中断血液。通常这个压力应超过受试者平时的收缩压(心脏收缩时产生的压力)30mmHg以上。之后将袖带缓慢放气。当检测者听到首次搏动所指示的压力作为收缩压。袖带持续缓慢放气,当血流的声音消失的同时所显示的压力作为舒张压(心脏舒张时的压力)。

一些仪器能自动地测量血压而无需使用听诊器和橡胶球囊。这些仪器可以测量上臂、手指和腕部的血压。对于年龄超过50岁的人,测量上臂的血压是最准确的。在某些时候,需要对血压进行准确的测量,比如在重症监护室的患者。在这种情况下,可以使用一根置于动脉内的导管对血压进行直接的测量。

对于高血压患者,可以使用家用血压仪进行血压监测。

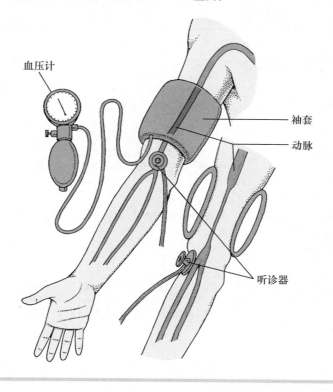

- 血压计
- 袖套
- 动脉
- 听诊器

肥胖的患者被建议减肥。减少4.5kg的体重就可以达到降压的效果。对于那些伴有肥胖或是糖尿病或是高胆固醇血症的患者,饮食方式的调整对于减少发生心脏和血管疾病的危险性有重要作用。当然,吸烟者应当戒烟。

限酒和限钠(同时保持对钙、镁和钾的足量摄入)可能会起到替代药物治疗的效果。每天男性饮酒不超过2次(每天饮酒总量不超过约1升啤酒,或约240毫升红酒,或约60毫升白酒或其他烈性酒),女性不超过1次。日常钠盐摄入量每日不超过6克。

适度的有氧运动有利于高血压的治疗。原发性高血压患者只要血压控制理想,就不用限制其体力活动。规律的锻炼有助于降压、减轻体重和改善心脏功能及健康状态。

医师一般推荐高血压患者在家中监测血压。在家中进行自我血压监测有助于鼓励患者遵循医师的治疗建议。

成年人血压分级

血压按其严重性进行分级,这是因为高血压的治疗也部分地以其严重性为依据。

当患者的收缩压和舒张压归为不同的分级,就以两者中较高的分级对患者进行归类。比如,150/88mmHg 应划为 1 级高血压,而 150/105mmHg 则归为 2 级高血压。

最理想的血压(低于 115/75mmHg)可以减少心血管疾病的发生和卒中的危险性。

分 类	收缩压 (mmHg)	舒张压 (mmHg)	随 访 建 议
正常血压	<120	<80	2 年内复查血压
高血压前期	120 ~ 139	80 ~ 89	1 年内复查血压并建议调整生活方式
1 级高血压	140 ~ 159	90 ~ 99	在 2 个月内明确高血压的诊断并建议调整生活方式
2 级高血压	≥160	≥100	在一个月内进行评估并给予一定治疗。对于较高血压患者(如,大于 180/110mmHg),根据患者的情况,立即或在 1 周内给予评估和治疗。

℞ 抗高血压药物

类 型	举 例	不 良 作 用
利尿剂		
袢利尿剂	丁脲胺 利尿酸 呋塞米 托拉塞米	降低血钾和血镁浓度,短时增高血糖和血胆固醇浓度,增高血尿酸水平,男性性功能紊乱,消化功能紊乱
保钾利尿剂	阿米洛利 依普利酮 螺内酯 氨苯蝶啶	都可引起高血钾及消化功能紊乱 螺内酯可以出现男性乳腺发育及女性月经紊乱
噻嗪类利尿剂或类噻嗪类利尿剂	氯噻嗪 氯噻酮 氢氯噻嗪 吲达帕胺 美托拉宗	降低血钾和血镁浓度,增加血钙和血尿酸浓度,男性性功能紊乱,消化功能紊乱
肾上腺能阻断剂		
α-阻断剂	多沙唑嗪 哌唑嗪 特拉唑嗪	首剂可出现头晕或晕厥,心悸,眩晕,体位性低血压和水肿
β-阻断剂	醋丁酰心安 阿替洛尔 贝他洛尔 比索洛尔 美托洛尔 纳洛尔 喷布洛尔 吲哚洛尔 普萘洛尔 噻吗洛尔	引发气道痉挛,心动过缓,心力衰竭,胰岛素治疗时可掩盖低血糖征象,外周循环障碍,失眠,乏力,气短,精神抑郁,雷诺现象,多梦,幻觉和性功能障碍 一些 β-阻断剂还可增高甘油三酯水平

Ŗχ 抗高血压药物(续)

类 型	举 例	不 良 作 用
α-β 阻断剂	卡维地洛 拉贝洛尔	体位性低血压和气道痉挛
具外周活性的肾上 腺素能阻断剂	胍那决尔 胍乙啶 利血平	胍那决尔和胍乙啶可以引起腹泻、性功能障碍、体位性低血压和水肿 利血平可引起抑郁、鼻黏膜充血、嗜睡和消化道溃疡出血
中枢性 α 激动剂		
	可乐定 胍那苄 氯压定 甲基多巴	嗜睡,口干,乏力,心动过缓,撤药后血压反弹(甲基多巴除外),性功能障碍 甲基多巴可引起精神压抑,体位性低血压,肝功能不全,自身免疫疾病
血管紧张素转化酶(ACE)抑制剂		
	贝那普利 卡托普利 依那普利 福辛普利 赖诺普利 莫西普利 培哚普利 喹那普利 雷米普利 群多普利	咳嗽(出现几率为 20%),低血压,高血钾,血管性水肿(出现于面部、唇部、气管处的过敏性水肿,可影响呼吸)及胎儿的严重致畸
血管紧张素 II 阻断剂(ARBs)		
	坎地沙坦 依普沙坦 伊贝沙坦 氯沙坦 奥美沙坦 替米沙坦 缬沙坦	眩晕,增高血钾水平,血管性水肿(罕见),严重致畸胎作用
钙通道阻断剂		
二氢吡啶类	氨氯地平 非洛地平 伊拉地平 尼卡地平 硝苯地平(仅缓释剂) 尼索地平	眩晕,踝部水肿,面部潮红,头痛,烧心感,牙龈肿大,心动过速
非二氢吡啶类	地尔硫草(缓释剂) 维拉帕米	头痛,眩晕,面部潮红,水潴留,心脏电传导障碍(包括传导阻滞),心动过缓,心力衰竭,牙龈肿大 维拉帕米可引起便秘
血管舒张剂		
	肼屈嗪 米诺地尔	头痛,心动过速,水潴留

药物治疗:治疗高血压的药物称为抗高血压药物。由于抗高血压药物种类繁多,绝大多数患者的高血压症状都能得到控制,但治疗应讲究个体化用药。当患者与医师有良好的沟通并且在治疗方案上有好的配合时,治疗是最有效的。

降压治疗目标是将血压降至 140/90mmHg 以下。对于合并糖尿病及肾脏疾病的患者,目标血压是 130/80mmHg 以下。一些专家认为,合并冠心病或心绞痛的患者也应将血压降至 130/80mmHg 以下。应避免舒张压低于 65mmHg,尤其在老年人及合并冠心病或心绞痛的患者。

不同种类的降压药物的降压机制不同,因此可以制定不同的降压策略。对于部分患者,医师使用阶梯式治疗方案:开始时使用一类药物进行降压,然后根据病情加用其他类型的降压药物。而对于另一部分患者则使用序贯式治疗方式:首先选用一种药物进行降压治疗,如果无效,则停用此类药物而选择另一类药物。血压达到及超过 160/100mmHg 的患者,初始治疗即可选择两药联用控制血压。在选择降压药物时,医师应考虑如下因素:患者的年龄、性别及种族;高血压的严重程度;合并的其他疾病,如糖尿病、高胆固醇血症;可能的不良作用(每种药物差别很大);药费及对某些不良作用的检测费。

大多数患者(超过 74%)需要使用两种或两种以上的降压药物联用以达到降压目标。

绝大多数患者都能顺利耐受降压药物的治疗。但是,任何一种降压药物都能引起不良作用。一旦不良作用出现,患者应告知医师,以便调整药物剂量或是改用其他药物。通常,为了控制血压,降压药物的使用是没有期限的。

噻嗪类利尿剂:通常是治疗高血压的首选药物。利尿剂可以扩张血管并促进肾脏排水排钠,减少体内的液体容量而达到降压的目的。由于噻嗪类利尿剂促进钾从尿中排出,故在使用此类药物时,有时需要加用补钾药物或合用无排钾功能或是有保钾功能的利尿剂。通常,保钾利尿剂并不单独使用,因为其单独使用的降压效果差于噻嗪类利尿剂。但是,保钾利尿剂螺内酯有时也单独使用。利尿剂对于黑人、老年人、肥胖患者及伴心功能不全或肾功能不全的患者特别适用。

肾上腺素能阻断剂:包括 α 阻断剂、β 阻断剂、α-β 阻断剂及具有外周活性的肾上腺能阻断剂。这些药物作用于交感神经(通过升高血压来迅速对应激做出反应的神经系统)。最常用的肾上腺素能阻断剂是 β 阻断剂,它对于白人、年轻人和有心脏病发作史的患者、心率偏快的患者、心绞痛患者(由于心肌供血不足而发生胸痛)及偏头痛患者特别适用。对于老年人来讲,该类药物不良作用的风险增高。α 阻断剂由于不降低死亡的风险,目前不再用作主要的治疗药物。具有外周活性的肾上腺能阻断剂通常仅用于需要控制血压的第三种或第四种药物。

中枢性 α 激动剂:其降压机制一定程度上与肾上腺素能阻断剂类似。通过刺激脑干的某些受体,这些激动剂可以抑制交感神经的活性。这类药物当前已很少使用。

血管紧张素转化酶抑制剂(ACE):其降压作用部分是通过扩张小动脉实现的。血管紧张素转化酶抑制剂通过抑制使小动脉收缩的血管紧张素 II 的生成(抑制血管紧张素转化酶,阻断血管紧张素 I 转化为血管紧张素 II)而达到扩张小动脉的目的。这类药物对于合并冠心病的患者、心功能不全患者、白人、年轻人、由于慢性肾脏疾病或糖尿病而出现尿蛋白阳性患者及由于使用其他类型降压药物而出现性功能障碍的患者非常适用。

血管紧张素 II 受体阻断剂(ARBs):其降压机制与血管紧张素转化酶抑制剂的作用方式相类似。此类药物可以直接阻断血管紧张素 II 的作用,以达到对小动脉的扩张。因为其作用机制更直接,所以不良作用更少。

钙通道阻断剂:通过完全不同的机制扩张小动脉。这类药物对于黑人、老年人、心绞痛患者、伴某些类型心动过速的患者及偏头痛患者特别适用。钙通道阻断剂有长效及短效之分,短效药物不用于治疗高血压。既往的报道显示使用短效钙通道阻断剂的患者因心脏病发作而发生死亡的危险性增高,而对于长效钙通道阻断剂则没有这样的报道。

血管舒张剂:通过另外的机制扩张血管。此类药物几乎从不单独使用,而只是当其他类型药物降压效果不佳时作为联合用药而使用。

阿司匹林:并不是降压药物,但是一些医师推荐在高血压患者应每日服用小剂量阿司匹林来防治心脑血管血栓形成。

继发性高血压的治疗

对于引起高血压的病因应尽可能地给予治疗。治疗肾脏疾病有时能使血压恢复正常或至少能使血压下降,这样,药物的降压治疗更为有效。肾动脉狭窄可以通过带球囊的导管进行扩张治疗(血管成形术)或是采用旁路手术解决肾动脉的狭窄。通常这些手术可以治愈高血压。引起高血压的肿瘤,如嗜铬细胞瘤通常是采用外科手术去除。

高血压亚急症和高血压急症的治疗

高血压亚急症可给予口服可乐定治疗。钙通道阻断剂硝苯地平的舌下含服也可使用,但安全性较差。

对于高血压急症,如恶性高血压和高血压脑病,必须尽快降压。高血压急症应在医院的监护病房进行治疗。能够迅速降压的药物,如非诺多泮、硝普钠、尼卡地平、拉贝洛尔,应静脉给予。

预后

　　未经治疗的高血压病在早期阶段会增加发生心脏病(如心功能不全、心脏病发作、猝死)、肾功能不全及卒中的风险。高血压是卒中最重要的危险因素,它也是引发

心脏病发作的三大可调整危险因素之一(其他两者分别为吸烟和高胆固醇血症)。

　　降压治疗可极大的减低发生卒中和心力衰竭的风险。如不给予降压治疗,恶性高血压患者 1 年的生存率不超过 5% 。

低 血 压

　　低血压指由于血压降低引起的一系列症状,如头晕和晕厥等。许多药物和疾病可以导致机体血压不能维持出现器官功能障碍。当血压过低时,大脑可出现功能障碍从而出现晕厥。

　　正常情况下,机体能够通过动脉收缩来维持血压。如果血压过高,可能会损坏血管,甚至使血管破裂,导致出血或其他并发症。如果血压太低,没有足够的血液达到身体各器官。其结果是,细胞无法接收足够的氧和营养物质,细胞代谢废物不能充分除去。血压非常低而导致休克时,可危及生命。健康的人血压偏低,但仍处于正常范围(休息时测量)往往较高血压的人,存活的时间更长。

　　机体有多种代偿机制来维制血压。包括改变静脉和小动脉(动脉)直径、心脏泵血量(心输出量)和在血管中循环的血容量。当机体正常活动时,如运动和睡眠时,这些代偿机制可使增高或降低的血压回归正常。

　　静脉增宽(扩张)和变窄(收缩),可改变它们容纳的血容量。当静脉收缩,容纳血液的能力降低,使更多的血液返回到心脏并从心脏泵入动脉,其结果是血压升高。相反,当静脉扩张,他们容纳血液的能力增加,让更少的血液回流到心脏,其结果是血压降低。

　　动脉也可以通过扩张和收缩来维持血压。动脉收缩的幅度越大,使通过动脉的血流阻力越大,导致血压越高。小动脉收缩可升高血压,是因为需要更大的压力迫使血液通过狭窄的动脉管腔。相反,小动脉扩张可减少血流阻力,从而降低血压。

　　只要动脉的外周血阻力保持恒定时,心脏每分钟泵出的血液越多(即心输出量越大),血压会越高。机体可通过使心脏每次的收缩力减弱或增强,来改变心脏每搏射血量。

　　只要动脉的外周血阻力保持恒定时,血管中的血容量越多,血压越高。为增加或减少血容量,肾脏可通过产生尿液来改变血容量。

　　血压的代偿机制是通过专门的细胞作为传感器(压力感受器受体)来激活的。这些受体传感器位于动脉内,不断监测血压。那些位于颈部和胸部大动脉的传感器特别重要。当传感器检测到血压的变化,它们能触发一个代偿机制,来维持稳定的血压。这些传感器和大脑传递神经信号到几个重要的器官,来调控血压的代偿机制:

- 心脏接受信号后改变心率和心搏力度(从而改变心脏的泵血量)。此改变为第一个变化,能够快速纠正低血压状态。
- 小动脉接受信号后收缩或扩张(从而改变了血管阻力)。
- 静脉接受信号收缩或扩张(从而改变了其容纳血液的能力)。
- 肾脏接受信号后改变液体排出量(从而改变血管中的血容量)。这个改变需要很长的时间才能得到结果,因而是最慢的调控血压的机制。

　　例如,当一个人出血不止时,血容量和血压下降。在这种情况下,传感器激活代偿机制,以防止血压降低过多:心率增加,增加心脏的泵血量;静脉收缩,减少其容纳血液的能力;及小动脉收缩,增加外周血管阻力。如果出血停止,机体其余部位的液体会转移至血液系统增加血容量来维持血压。肾脏降低其产生的尿液量。从而,它们帮助机体保留尽可能多的流体返回到血管系统。最终,骨髓和脾脏产生新的血细胞,血容量完全恢复。

　　然而,这些代偿机制有局限性。例如,如果一个人很快失去了很多血,这些机制代偿速度不够快,可能出现血压下降,器官可能出现功能障碍(休克)。

病因

　　各种疾病和药物可导致这些代偿机制出现故障,可能会导致低血压。例如,心脏疾病可导致心输出量减少,比如心脏病发作(心肌梗死),心脏瓣膜疾病,心率异常加快(心动过速),心率异常缓慢(心动过缓),或其他心

脏节律异常（心律失常）。这些疾病损害心脏的泵血能力。细菌感染过程中由细菌产生的毒素可导致小动脉扩张。脱水，出血，或肾脏疾病均可使血容量减少。有些肾脏疾病损害肾脏，使返回血管的液体减少，导致尿液中的大量的液体的丢失。（相反，肾衰竭时，肾脏不能从血液中滤过液体，可能导致水分过多，导致血压高。）神经系统疾病（如自主神经功能障碍）可使控制代偿机制的传感器与器官之间信号传导的神经损伤。此外，随着人们年龄的增长，代偿机制应对血压改变的反应逐渐缓慢。

某些导致低血压的病因

代偿机制改变	病　　因
心输出量减低	异常的心脏节律
	心肌损伤或功能障碍（例如心脏病发作或病毒感染）心脏瓣膜疾病、肺栓塞
血管扩张	酒精
	一些过敏性反应
	某些抗抑郁药，如阿米替林
	降压药扩张血管（如钙通道阻滞剂，血管紧张素转换酶抑制剂，血管紧张素Ⅱ受体拮抗剂，硝酸酯类）
	细菌感染、发热
	神经损伤（如糖尿病，淀粉样变性或脊髓损伤）
血容量减少	腹泻
	利尿剂（如速尿和氢氯噻嗪）
	失血过多，出汗过多
	过度排尿（未经治疗的糖尿病或 Addison 病患者的常见症状）
血液回流心脏受阻	怀孕期间，当妇女以某些位置平躺时，子宫压迫下腔静脉（主要回收双腿静脉的血液）
	使劲大便时或排尿或提升重物时，腹压增加
调控血压的大脑中枢功能抑制	酒精
	抗抑郁药
	降压药如甲基多巴、可乐定
	巴比妥类药物
自主神经系统受损	淀粉样变性病
	糖尿病
	多系统萎缩（Shy-Drager 综合征），帕金森病

症状

当血压过低，第一个发生故障的器官通常是大脑。首先是因为它位于身体的顶部，血流量必须克服重力才能到达大脑。因此血压低时，特别是当人们站立，大多数人可能感到头晕或眩晕，有人甚至会晕厥。如果晕厥倒在地板上，会使大脑与心脏在同一水平。其结果是，血液可以流入到大脑无需克服重力，使大脑血液流量增加，有助于保护其免受损伤。但是，如果血压过低，脑损伤仍可发生。

低血压偶尔会导致气短或胸痛，因为心肌的血液供应不足（心绞痛）。当血压变得很低，所有的器官开始出现功能障碍，这种情况称为休克。导致低血压的疾病，可能会产生许多其他的症状，但这可能不是由于低血压本身。例如，感染可能会导致发热。

有些低血压症状发生于机体的代偿机制设法增加血压的过程中。例如，当小动脉收缩，流到皮肤、脚和手的血液减小，这些区域可能会皮温下降和发绀。当心脏代偿时跳动更迅速，更有力，人可能会觉得心悸（感觉到心跳）。

晕　　厥

昏厥（晕厥）是一种突然的，短暂的意识丧失。

- 如果大脑功能受到干扰时发生晕厥。
- 眩晕和头晕常见，根据导致晕厥的原因不同，其他的症状亦可出现。
- 医生可以应用直立倾斜试验和心脏功能的测试，以确定晕厥的原因。
- 通常情况下，平卧可使病人意识恢复正常，但相关性疾病可能需要处理。

晕厥是一种症状，通常是大脑短暂的供血不足，导致大脑血氧和其他营养物质供应不足所致。当人体代偿机制不能迅速代偿血压下降时，流向大脑的血液将减少。

病因

除非有普遍的脑功能紊乱，否则一个人不可能出现意识丧失。这种紊乱通常导致大脑的血流量减少。心脏疾病可以减少血液流向大脑，更常见的疾病是干扰正常的血液返回到心脏，这必然降低血液流向大脑（及身体的其余部分）。在极少数情况下，大脑基底部的血管疾病可减少大脑的血流量。虽然癫痫发作——一种大脑功能紊乱，可引起意识丧失，但并非晕厥。在医生没有仔细检查时可能无法区分晕厥和癫痫发作。

心脏泵功能障碍：如果心脏不能泵出足够的血液来维持正常的血压，晕厥可能会发生。例如，心脏节律异常或心脏瓣膜疾病，可能会损害心脏的泵血能力。这种疾病的人休息的时候可能会觉得正常。然而，他们活动锻炼时会感到头晕或出现晕厥，因为锻炼时，心脏不能泵出足够的血液来满足身体对氧的需求增加。这种类型的晕厥被称为劳力性晕厥。这些疾病在活动后可能出现晕厥。在运动过程中，心率的增加不能够使心脏泵出足够的血液来维持血压，或仅仅勉强维持。当运动停止时，心率（和心输出量）开始减少。然而，在运动过程中肌肉血管扩张，以将更多的血液输入和输出肌肉，并且血管维持扩张状态（肌肉的小动脉保持扩张，以帮助肌肉组织获得氧气和营养物质，静脉保持扩张，以排出在运动过程中产生的代谢废物）。心脏泵功能的减低，再加上扩张小动脉和静脉，导致血压下降，最终产生晕厥。

一种称为肥厚型心肌病的心脏病也可以导致晕厥，尤其往往在运动过程中发生。严重狭窄的主动脉瓣亦可产生晕厥。这些疾病可能会发生在年轻人以及老年人，特别是有高血压的人。如果不及时治疗，可能会导致死亡。

低血容量：血容量过低也可能会出现晕厥。低血容量最显著的原因是出血。另一个原因是脱水，这可能是由于腹泻，出汗过多，液体摄入量不足，或排尿过多（这是未经控制的糖尿病或 Addison 疾病常见的症状）。在老年人中，使用利尿剂是脱水常见的原因，尤其是在温暖的天气里，或在疾病时，摄入足够的液体可能有困难。（利尿剂有助于通过尿液形成来增加肾脏排出盐和水分，从而减少机体的液体容量。）

刺激迷走神经：刺激迷走神经（颈部，胸部，和小肠迷走神经）时，可能会出现晕厥。在迷走神经兴奋时，会降低心率，还会导致恶心，发冷，皮肤湿冷。这种类型的晕厥，被称为血管迷走性晕厥（血管反应性）。疼痛、恐惧、其他痛苦的经历（例如，由于看到血）、呕吐、大量排便、排尿均会刺激迷走神经。排尿期间或之后立即晕厥称为排尿性晕厥。在极少数情况下，因大力吞咽而导致的晕厥，亦可能由于迷走神经刺激所致。

回心血量减少：用力可导致晕厥，这是由于用力时回流到心脏的血液量减少所致。通常情况下类似的用力比如咳嗽可导致晕厥（咳嗽性晕厥）。排尿或排便后晕厥（排尿性晕厥），部分原因是由于紧张（除了刺激迷走神经外）。老年男性因为增大的前列腺特别容易影响排尿，必须用力排空膀胱。举重时晕厥（举重运动员的晕厥）是因为运动时呼吸不充分的情况下试图上举或推重物所导致。

血压问题：当一个人坐起或站起来太快出现晕厥，被称为直立（体位）性晕厥。这在老年人中尤为常见，是由体位性低血压导致的。体位性低血压发生时，重力使血液集中在腿部静脉，代偿机制中特别是血管收缩、增加心率等，不能充分的恢复血压水平。一个相关的晕厥形式称为"阅兵场晕厥"，发生在炎热的天气长时间站立时。如果腿部肌肉不活动，血液就不能够被泵回心脏。其结果是，腿部静脉的血液淤积，从而血压下降。

在老年人，进餐后血压下降过多（餐后低血压），可能会导致晕厥。

其他问题：呼吸急促（过度通气，或过度呼吸）可能会导致晕厥，这可能是由于焦虑造成的。这种类型的晕厥，被称为"过度换气晕厥"。过度通气使大量的二氧化碳从体内排出。二氧化碳的水平下降会导致大脑血管收缩，人可能会感到头昏或晕厥。

在极少数情况下，晕厥是由轻度中风造成的，轻度中风时，流向大脑的某一部分的血液（基底部）突然减少。中风性晕厥在中老年人非常常见。许多其他疾病，如红细胞减少（贫血），肺部疾病，血糖水平下降（低血糖症），和糖尿病均可导致晕厥，特别是在代偿机制受损时。

某些药物可能引起晕厥。其中包括许多用于治疗高血压，心绞痛，心力衰竭的药物。这些药物的剂量必须仔细调整，防止血压下降太多。

症状

眩晕或头晕可能在晕厥之前出现，尤其是当人站立时。当人跌倒后，血压升高，往往是因为晕厥的病因已纠正，其他原因是人平卧时血液流向大脑，而无需抵抗重力。然而，起床速度太快，可能会使人再次晕厥。

当异常的心脏节律（心律失常）导致晕厥时，晕厥往往是突然开始，突然结束，有时晕厥发生前会感到心悸（意识到心跳）。

当一个人突然坐起或站立时可能会出现血管迷走性晕厥。晕厥前往往出现恶心，全身无力，打哈欠，视物模糊和出汗，皮肤可能会变得湿冷，面色苍白，脉搏变得非常缓慢，直至晕厥。

有预警症状并且逐渐发生和逐渐缓解的晕厥，往往提示血液成分改变，如血液中的血糖下降（低血糖症）或二氧化碳水平的下降（低碳酸血症）。低碳酸血症往往是先在指尖和嘴唇周围出现针扎感。

诊断

医生应尽力明确晕厥的原因,因为其中某些病因很严重。心脏疾病,如心脏节律异常或主动脉瓣狭窄,可能是致命的。如果是其他病因则不那么严重。

有时症状的特点向医生提示晕厥的病因。家属对晕厥发作的描述可能会有所帮助。值得关注的晕厥是发作时没有出现任何预警症状(特别是在劳累时),伴随呼吸困难或胸痛,或源于外伤,或在心脏或神经系统检查过程中发现异常。医生还需要知道其他病史和服药情况。

如果晕厥发生在情绪紧张的情况下,或在晕厥之前出现血管迷走性晕厥的症状(如恶心,出汗,皮肤湿冷,苍白),晕厥通常不严重,不必采取过度的诊断和治疗措施。

医生通常会行心电图(ECG)检查,它记录心脏的电活动,可以检测到潜在的心脏疾病。持续心电监护也可能需要,以确定晕厥的病因,此过程中,人佩戴的是小型电池供电设备(Holter 监测器),它记录了 24 小时或以上的心脏电活动,患者可以从事正常的日常活动。如果不规则的心脏节律与晕厥同时发作,两者可能有关但不一定就是病因。

其他措施,如超声心动图,它利用超声波产生的心脏图像,可以检测心脏是否有结构或功能异常。血液测试可能会提示是否有低血糖症或贫血。

癫痫发作造成的意识丧失必须同晕厥相鉴别,因为其病因和治疗方法是不同的。为了区分两者,医生可能会使用脑电图(EEG),记录大脑的电活动。此外,癫痫发作后,意识的恢复要慢得多,因此而导致的嗜睡通常会持续至少 10 分钟。

为了确认一个可疑的病因,医生可能会尝试在安全的状况下模拟可能诱发晕厥发作的情景。例如让病人进行深快呼吸,同时心电监测其心率;轻轻按摩颈动脉窦(颈内动脉的一部分,血压监测的传感器所在部位)。此处按压会暂时增加颈动脉窦内的血压,使机体误判为全身血压增高,颈动脉窦然后将信号发送到大脑来降低血压,这样可能会诱发头晕或晕厥。

通常倾斜试验用来确定晕厥的病因。将测试者固定在一个监测台上,将监测台从平卧到直立倾斜,直至该测试者几乎站立。整个过程持续约 45 分钟。在测试过程中连续监测血压和心率。如果血压不降低,则给予异丙肾上腺素(一种刺激心脏药物),并重复上述试验。使用这种药物会使试验更敏感。

治疗

通常情况下,平躺可使意识恢复。提高双腿可以加快意识恢复,因为可增加血液流向心脏和大脑。如果病人坐起太快或柱拐杖站起或改变为一个不正确的体位,则可能再次发生晕厥。因此,病人应该保持平躺,直到完全恢复。

若心率太慢,可手术植入心脏起搏器(一个电子设备能刺激心脏搏动)来纠正,若心率过快,可以通过使用药物,尤其是 β-受体阻滞剂(如阿替洛尔或美托洛尔)来减慢心率。如果有心律失常,可植入除颤器可帮助恢复正常的心律。其他原因引起的晕厥如低血糖和贫血是可以治疗的。如果血容量非常少,可给予静脉补液。心脏瓣膜疾病可考虑手术治疗。

聚焦老龄化

影响心脏的多种疾病均可导致低血压,在老年人中,心脏疾病更常见,故老年人更易患低血压。

心脏疾病使心脏泵血量减少,心肌功能减弱,从而导致低血压发生。感染、心脏瓣膜病、药物均可损伤心脏,影响心脏泵血功能。心包炎使液体包绕在心脏的周围,影响心脏的充盈和限制心脏的泵功能。

异常的心动过缓或心动过速均可导致低血压,若心率非常慢(心动过缓),心脏则不能泵出足够的血液流向机体。若心率过快,比如出现心房纤颤,心室在每个心搏周期时间内无法充盈足够的血液,就不可能泵出足够的血液到机体。

某些用来治疗心脏疾病的药物如钙离子拮抗剂和血管转化酶抑制剂、利尿剂及帕金森病用药均可降低血压。

在服用治疗高血压药物的老年人中,体位性低血压很常见。老年人也更容易出现低血压,如排尿时意识丧失(排尿性晕厥),进食后低血压(餐后低血压)等。人体有很多的机制以帮助防止血压过低,但这些代偿机制在老年人中明显减弱。

体位性低血压

体位性低血压是指当人站立时出现血压过度下降,导致大脑血流量减少,并出现头晕或晕厥。

- 当一个人坐起来或突然站立时,眩晕或头晕是最常见的症状。
- 测量人的坐位与站位血压,可能会发现体位性低血压。
- 当病因不能治愈时,要教导患者慢慢站起来,并多喝水。体位性低血压在老年人中尤为常见。

体位性低血压不是一种特殊的疾病,而是人体无法代偿血压的快速变化。当一个人突然站立,重力使大约一品脱的血液淤积在腿部的静脉和下半身。其结果就是返回到心脏和由心脏泵出的血液减少,出现血压下降。通常情况下,机体对血压下降迅速反应:心脏跳动更快,更有力,以增加心输出量,小动脉收缩以增加血流阻力。如果这些代偿机制出现障碍或代偿过于缓慢(这两种变化常常发生在老年人),则可能发生体位性低血压。

病因

任何干扰调控血压的代偿机制的情况均可导致体位性低血压。这些情况包括许多疾病和药物,以及正常的与年龄有关的变化。

当人站立时,在某些情况下影响心脏功能,使其不能增加足够的心输出量会导致体位性低血压的产生。这个问题可由心脏疾病,如心脏节律异常和心脏瓣膜疾病引起。此外,老龄化,亦会使人站立时机体不能增加足够的心率来影响心输出量。

在某些情况下会因为血容量减少出现体位性低血压。如用来治疗高血压的利尿剂,可通过利尿将液体排出体外,从而降低血容量。给予利尿剂,特别是强效、高剂量的利尿剂,是体位性低血压的常见原因。血容量减少的其他原因包括出血和因严重呕吐,腹泻,出汗过多,或排尿过多(这是未经处理的糖尿病或 Addison 病的常见症状)出现过多液体流失。在老年人中,疾病过程中脱水是一种常见的导致低血容量从而产生体位性低血压原因。患病的人若没有辅助则可能无法获得足够的液体。此外,在患病过程中,腿部肌肉不经常使用,因此,血液潴留在腿部静脉池而不是被泵回心脏。因为静脉池形成,返回心脏的血容量减少,从而降低血压。

在某些情况下扩张小动脉和静脉会导致体位性低血压。扩张小动脉(血管扩张剂)的药物可引起体位性低血压。他们包括硝酸酯类,钙离子通道阻滞剂,血管紧张素转换酶(ACE)抑制剂,血管紧张素 II 受体拮抗剂,α 受体阻滞剂,酒精和抗抑郁药。

某些疾病,如糖尿病,淀粉样变性,和脊髓损伤可能会损坏调节血管直径的神经。此外,体温升高时会出现静脉扩张,例如,温暖的天气,温暖的房间,或穿过多的衣服,发热也有这样的效果。疲劳,运动(导致血管扩张),或进食过多的膳食消化时(需要增加血液流向肠道内),可导致体位性低血压。

症状和诊断

大多患体位性低血压的患者,当他们从床上突然起来或坐很长一段时间后站立时会出现衰弱无力,头晕,眩晕,意识模糊,或视物模糊。若患者劳累、运动、饮酒或进餐过饱时症状更糟。大脑的血流量严重减少时,可能会导致人晕倒,甚至出现抽搐。

这些症状表明存在体位性低血压。如果当人站立时血压明显下降,当平卧时血压恢复到正常,即可以确认诊断。这时医生应寻找体位性低血压的原因,因为治疗和预后取决于病因。

治疗

即使不能明确体位性低血压的病因,采取某些措施往往可以减少或消除症状。例如,易感人群不应该迅速坐起或站起来,或长时间保持站立。他们应慢慢地坐起或站起来。穿着合身的及腰的弹力袜可以帮助减少静脉血液在腿部潴留。如果因为长期卧床产生体位性低血压,每天逐渐增加坐起来的时间,可能有所帮助。

一些措施可以帮助维持血容量。体位性低血压的人应该多喝水,而饮用酒精含量很少或完全不含酒精的饮料。告诉那些没有心力衰竭或高血压的患者多食用富含盐的食物或进食盐片,但对这样的病人,医生必须要对其进行观察,因为某些人,特别是老年人,高盐饮食可导致心力衰竭。对于有严重症状的患者,服用有保钠生物活性的激素,如氟氢可的松,可以增加血容量。然而,使用这种激素会增加心脏衰竭的风险,特别是对老年人和有心脏疾病的人。使用氟氢可的松可造成钾丢失,因此补充钾元素是必要的。米多君可考虑与氟氢可的松同时服用,有助于防止血压下降。米多君收缩小动脉,从而降低了储存血液的能力,并增加血流阻力。

如果这些措施无效,其他的药物(如吲哚洛尔和可乐定),可通过不同的方式发挥作用,可能有助于缓解体位性低血压患者的症状。然而,对某些老年人而言,这些药物的副作用带来的风险可能会限制其应用。

餐后低血压

餐后低血压是指进餐后血液下降过低。

▓ 可能会出现头晕,头昏,跌倒。

▓ 医生测量进餐前后血压来,诊断餐后高血压。

▓ 少量多餐、低碳水化合物饮食可能有帮助。

多达三分之一的老年人有餐后低血压发生,但几乎从来没有在年轻人发生。因为餐后低血压更容易发生在有高血压或相关疾病损害了控制自主神经系统的大脑中枢(调节身体内部机能)的患者。这种疾病的典型例子是帕金森氏病,多系统萎缩综合征(Shy-Drager 综合征),和糖尿病。

肠道消化食物需要大量的血液。餐后当血液流向肠道,需要心率的增加和身体的他部位的血管收缩,以维持血压。然而,在一些老年人,这样的机制代偿可能是不够的。血液正常流向肠道,但是心率不能够充分增加,血管不能够充分收缩,其结果就是血压下降。

餐后低血压可引起头晕,轻度头部不适,晕厥和跌倒。如果年纪大的人进食后出现这些症状,医生测量其三餐前后血压,明确诊断是否为餐后低血压。

有餐后低血压症状的患者不应该在餐前服用降压药,应在餐后平卧。服用较小剂量的降血压药物和减少进食量,低碳水化合物饮食可能有助于减少这种疾病的发生。对于某些人来说,饭后散步有助于改善血液流动,但血压下降时就必须停止散步。

　　在餐前服用某些药物可能对餐后低血压有所帮助。比如，非甾体抗炎药（NSAID）有潴盐作用，从而增加血容量。咖啡因会导致血管收缩。咖啡因应只早餐前服用，这样，睡眠是不会受到影响的，也有助于保持对咖啡因作用的敏感性。对于有严重症状而对其他治疗措施无效的住院病人，注射药物奥曲肽会有助于减少肠道内的血液流量。

第 56 节

休　克

　　休克是指血压值很低以至于威胁生命的状态。

■ 休克有多种原因：低血容量（低血容量性休克）、心脏泵功能不全（心源性休克）、血管过度地扩张（血管源性休克）。

■ 当休克的病因是低血容量或泵功能不全时，患者可表现为昏睡、嗜睡或意识模糊、皮肤湿冷、肤色发蓝或苍白。

■ 当休克是由于血管过度扩张引起时，症状有所不同，皮肤温暖、潮红，脉搏强而有力，而不是脉无力。

■ 当患者处于休克状态时，应予保暖、抬高下肢，并静脉补液，吸氧，有时还需要应用药物维持血压。

　　在美国，急诊科对休克病例的报告每年超过 1 000 000 例。当一个人的血压降得非常低时就会进入休克状态。当血压过度降低，机体的细胞就不能获得足够的血供，也就不能得到足够的氧供。这样就造成了细胞损害，包括脑、肾脏、肝脏和心脏在内的脏器就会停止正常的功能。如果不能立即恢复血液灌注，这些器官可能发生不可逆的损害或坏死。若损害或死亡的细胞数量过大，则器官会发生衰竭，甚至导致患者死亡。处于休克状态的患者需要立即急症处理。除此之外，另外一种不同性质的休克则是由情绪应激引起。

病因

　　休克有多种原因：低血容量（低血容量性休克）、心脏泵功能不全（心源性休克）、血管过度地扩张（血管源性休克）。

　　低血容量性休克：低血容量造成心脏每搏回心血量减少，因此每搏的心输出量也下降。血容量下降的原因可以是严重出血、体液的过度丧失或是不太常见的液体摄入不足。快速失血可以是因为体表的出血，如车祸，也可以是体内的出血，如胃溃疡或肠道溃疡、血管破裂或异位妊娠（宫外孕）的破裂。严重烧伤，胰腺炎，肠穿孔，严重腹泻，肾脏疾病或过度使用祥利尿剂（增加尿液的生成）而引起体液而非血液的过度丢失。活动不便（如严重的关节疾病）或智力障碍（如 Alzheirmer 病）的患者尽管感到饥渴但可能无法获得足够的饮水而造成液体摄入不足。

　　心源性休克：心脏泵功能不全也能造成心脏每搏输出量的减少。心脏病发作或肺栓塞均可引起心脏泵功能不全，其他原因包括瓣膜功能不全、室间隔穿孔、心律失常或心包填塞。

　　血管源性休克：血管的过度扩张增加了血管容量，使血流阻力下降导致血压下降，引起所灌注细胞血供减少。

　　血管极度扩张可由严重的过敏反应（过敏反应）、严重的细菌感染（由感染导致的休克称为感染性休克）、药物过量或中毒或脊髓损伤或脑损伤引起。不同原因导致血管扩张的机制各不相同，例如脊髓损伤导致休克是因为维持血管张力的神经受损，而感染性休克是由于细菌释放的毒素可直接引起血管扩张。

> **你知道吗……**
> 休克时血压非常低，往往不能被袖带式血压计测量出。休克对突然发生的应激事件通常没有反应。

临床表现与诊断

　　低血容量或心脏泵功能不全导致休克的临床表现是相似的。前驱症状为昏睡、嗜睡或意识模糊、皮肤湿冷、肤色发蓝或苍白。按压皮肤时，肤色恢复较慢，皮肤下蓝色血管清晰可见，休克若非过缓性心律失常所致，则脉搏细速。通常情况下人不会完全没有感觉，一般会感到头晕，呼吸变快，但在临终时呼吸和脉搏可同时减慢，血压逐渐下降至难以测量，最终导致死亡。

　　当休克是由于血管过度扩张引起，症状有所不同。尤其在早期，皮肤是温暖而潮红的，脉搏强而有力，而不是微弱无力。但是之后，血管过皮扩张也可以引起皮肤湿冷且出现嗜睡。

　　在休克的早期，特别是感染性休克，患者缺乏症状或要仔细观察才能发现。在老年人，唯一的症状可能是意识不清。之后出现血压降低，尿量减少（肾灌注减少），代谢产物在血液中蓄积。

预后与治疗

如不及时治疗，休克可导致死亡。而给予治疗，其预后与原发病因、伴随疾病、治疗前休克持续时间及治疗的类型相关。无论治疗与否，严重的心脏病发作引起的休克或是感染性休克，特别是老年患者，其死亡率相当高。

接触休克现场的第一个人应采取一系列措施，包括呼救、争取更多的援助。处于休克状态的人应该被保持卧位并保暖，腿部上抬 30～60cm 以促进血液回流心脏。有出血者应立即止血。要检查患者的呼吸，将患者头部偏向一侧，以避免呕吐物误吸。禁止口服任何药物，不要经口喂食任何东西。

当急救人员赶到后，可以提供面罩给氧或机械辅助通气。以最快的速度迅速补液、升压治疗。如果有出血，应立即输血治疗，若来不及进行交叉配血，可先输注 RH 阴性的 O 型血液。如果需要给予药物，则通过静脉给予。一般不使用阿片类药物及镇静剂，因为可能会引起血压下降。

对于血管过度扩张引起的休克患者可以给予收缩血管的药物，例如过敏性休克应给予肾上腺素，而其他原因的可给予小剂量的多巴胺。还要针对血管扩张的病因进行治疗，例如对于细菌感染要给予抗感染治疗。

如果出血、液体丢失的原因持续存在，或因心脏病发作以及其他原因引起的血容量不足或低灌注，未得到及时治疗，则休克的状态无法纠正。收缩血管的药物虽然能增加大脑和心脏的血液供应，但只能短期应用，因为他们会减少身体其他组织的供血。

心脏泵衰竭引起的休克，应尽量改善心脏功能。积极纠正异常的心率和心律，必要时进行扩容治疗。阿托品可增加心率，同时可应用其他药物增加心肌收缩力。

如果休克是由于心脏病发作引起，而且休克在紧急治疗后仍持续存在，可置入主动脉内球囊反搏泵临时纠正休克。在这种治疗后，可能需要进行急诊经皮冠状动脉腔内成形术（PTCA）或冠状动脉旁路移植术。通过开放阻塞的冠状动脉（给心肌供血的血管），急诊 PTCA 可以改善心脏的泵功能而逆转休克。若未进行急诊 PTCA 术或冠状动脉旁路移植术，则要尽早给予溶栓的药物，除非患者有应用溶栓药物的禁忌证，如溃疡出血或近期发生的脑卒中。

如果休克是由于心脏瓣膜功能不全或室间隔破裂引起，则需要进行外科手术。

如果是由于心包填塞引起休克，可进行心包穿刺排出心包腔内的液体。

心 力 衰 竭

心力衰竭是心脏泵功能不全的一种疾病，它会导致血流减慢，静脉和肺淤血以及其他导致心功能下降的表现。

■ 多种心脏疾病都可导致心力衰竭。

■ 起初，许多人都不会表现明显症状，随着病情进展，几天到几个月之后，就会表现呼吸困难以及虚弱。

■ 医生常常会通过以上症状来诊断心力衰竭，但是程序上，往往会用超声心动图来评价心功能。

■ 医生常常会集中精力治疗引起心力衰竭的病因，改变生活方式，以及通过药物治疗和手术或其他干预方式治疗心力衰竭。

心力衰竭能发生于任何年龄，即使儿童也不例外，尤其是那些先天性心脏病患者，但是，心力衰竭仍然在老年人中更常见，因为老年人更有可能因为心肌受损和年龄相关性心脏改变，而导致心脏泵血功能下降。心力衰竭发生率大约为 1%，这可能因为人们的寿命更长，还有可能在某些国家，一些引起心脏疾病的危险因素（例如，吸烟、高血压、高脂饮食）正在影响更多的人。

心力衰竭并不是意味着心脏活动停止，而是指心脏不能保持它的正常做功能力，不能泵出足够的血液维持组织灌注。显然，它的定义被简单化了。其实心力衰竭非常复杂，并不能被简单的定义，它包括许多复杂的原因、表象、形式和结果等。心脏功能是泵血。"泵"有两个方面：一是移动液体进入另一地方（心脏将血泵入动脉）；二是将液体从某处抽出（心脏将血液从静脉抽出，如同一水泵将水从地下室抽出一样。）当心脏泵血功能不足时心力衰竭就发生了。作为这一结果，心脏经动脉系统输出的血流减少，同时从组织经静脉回心的血流受阻，并导致静脉和组织充血。这就是为什么心力衰竭称之为充血性心力衰竭。

通过肺进入左心的血液积聚时引起肺淤血，降低肺功能，并引起呼吸困难。通过从身体外周进入右心的血液积聚引起身体其他部位淤血和液体淤滞（即水肿），比如下肢水肿、肝脏肿大。心力衰竭通常涉及左心和右心，但是它们受累的程度可能不一致，在此种情况下，心力衰竭通常被描述成右心衰竭或左心衰竭。

心力衰竭时，心脏不能泵出足够的血液以适应身体对氧和营养物质的需要。因此，肢体肌肉可能会很快疲劳，肾功能亦可能出现异常。正常的动脉血压能确保肾脏从血流中将液体和废物滤过到尿中去，在心泵功能不足时，导致血压下降和肾功不全，肾脏不能从血液中滤掉

多余的水分，因此，血液中的水分增加，衰竭的心脏工作量又增多了，形成恶性循环，最终心力衰竭越来越严重。

心力衰竭的类型：心力衰竭有两种表现形式：收缩功能不全（它是最常见的类型）和舒张功能不全。一些患有心衰的患者通常既有收缩功能不全也有舒张功能不全。

在收缩功能不全时，心脏收缩乏力，不能将回心血量相应的泵出，因此，许多血液留滞在心室，进一步淤滞在肺部、静脉或两者皆有。

心力衰竭　泵出和充盈障碍

正常情况下，心脏舒张，血液充盈（在舒张期），然后收缩泵出血液（收缩期）。心脏最主要的泵血部位是心室。

由收缩功能障碍产生的心力衰竭通常是由于心脏不能正常收缩而致。它可接受血液的充盈，但是由于心肌衰弱或瓣膜功能异常，它不能将心腔内的血液充分泵出。结果，泵到肌体和肺部的血量减少，并且，心室常常扩大。由舒张功能不全导致的心力

衰竭是在由于心肌壁僵硬和增厚情况下心脏不能正常充盈所致。结果，血液淤滞在左房和肺血管内导致淤血。虽然心脏可以泵出正常比例的充盈血液（但是泵出血液的总量可能会减少）。

心腔内总是含有血液，但每次心跳进出心脏的血液量可能不同。进出心腔的血量差异由箭头的粗细表示。

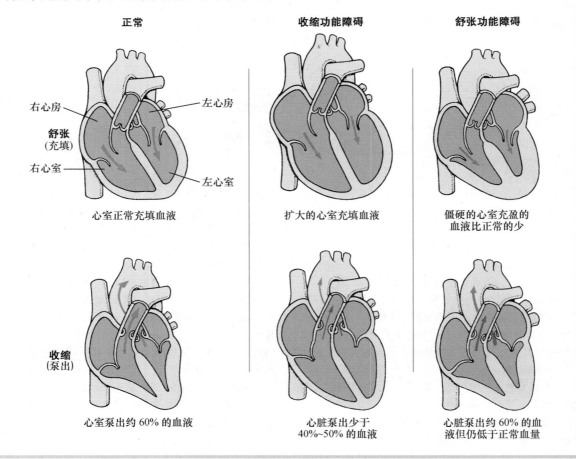

正常	收缩功能障碍	舒张功能障碍

舒张（充填） 右心房　左心房　右心室　左心室

心室正常充填血液　　扩大的心室充填血液　　僵硬的心室充盈的血液比正常的少

收缩（泵出）

心室泵出约60%的血液　　心脏泵出少于40%~50%的血液　　心脏泵出约60%的血液但仍低于正常血量

在舒张功能不全时,心脏僵硬,不能在收缩后正常地舒张,即使心脏能从心室泵出正常比例的血量,但是,舒张功能受损的心脏不能从静脉系统获得足够的血量充盈心室。最终与收缩功能不全相似,回心血液淤滞在肺或静脉系统中。常常两种形式的心力衰竭同时发生。

病因

任何直接和间接影响心脏的疾病均可导致心力衰竭。一些疾病迅速地引起心力衰竭,而另一些则需要多年时间。某些疾病引起收缩功能下降,削弱心脏泵出血液的能力,另外一些疾病则可引起舒张功能障碍,削弱了心脏充盈血液的能力。还有一些疾病,如高血压和心瓣膜病,则可引起两种类型的功能障碍。

收缩功能不全:引起收缩功能不全的疾病可能会损坏整个心脏或心脏的某一区域。因此,心脏便不能正常的收缩。许多情况下,是多种病因结合导致的心力衰竭。

冠状动脉疾病就是一个常见的导致收缩功能障碍的原因。因为心肌细胞收缩需要氧,而冠状动脉病变时流到心肌细胞的富含氧的血流减少了,因此它就能损害大面积的心肌细胞,冠状动脉供血减少能引起心肌梗死,损害相应区域的心肌细胞,使这个区域的心肌不能正常收缩。

心肌炎是由细菌、病毒或其他感染所引起的,它能损害全部或部分的心肌,因此可以削弱心泵功能。有些用于治疗癌症的药物和毒素(如酒精),也会损害心肌。一些药品,如非甾体抗炎药,可能会引起机体液体潴留,从而增加心脏的负荷,并且导致心力衰竭。

心瓣膜病是指狭窄的瓣膜阻碍了血流通过心脏,或瓣膜反流,可以引起心力衰竭。瓣膜狭窄和反流能明显加重心脏负荷,长此以往,心脏会增生肥大,泵血功能下降。心脏内部的心室之间的再循环增加了心脏的工作量,可能引起心力衰竭。

影响心脏的传导系统的疾病,改变了心脏的节律(特别是心跳快或不规则)亦能引起心力衰竭。当心脏跳动不正常时,泵血便不充分了。

一些肺部疾患,如肺高压,或许改变或损害肺血管床,因此,心脏不得不更加努力工作以泵血入肺动脉。肺高压可导致肺源性心脏病,在这种疾病中,泵血入肺的右心室扩大,最终导致右心衰竭。

数个小血栓或一个大血栓突然完全地阻塞了肺动脉,也会使得泵血入肺动脉变得异常困难。大的血栓能立即引起生命危险。由于将血液泵入阻塞的肺动脉需要做更多的功,引起右室肥大、右心室壁增厚,最终导致右心衰竭。

间接影响心泵功能的疾病还包括贫血、甲状腺功能亢进、甲状腺功能减退、肾功能衰竭。红细胞包含有血红蛋白,它能从肺摄取氧,然后输送到身体组织,贫血时,降低了血液运载氧的能力,因此为了向组织提供相同量的氧,心脏必须做更多的工作。甲状腺功能亢进时,心脏过度受到刺激而跳得太快,以至于在每一个心动周期中它不能正常地排空心室,而甲状腺功能减退时,甲状腺激素水平降低了,结果,所有的肌肉,包括心肌都变得衰弱了,因为肌肉的正常收缩有赖于甲状腺激素;肾衰竭时会增加心脏负担,因为肾脏不能从血液中滤过多余的水分,心脏不得不负荷更多的血液,最终心脏不能长期维持这种状况,于是心力衰竭便发生了。

> **? 你知道吗……**
>
> 心力衰竭并不意味着心脏停止跳动了。它是指心脏不能胜任它的工作。
>
> 心力衰竭通常是一种慢性疾病,生活方式的改变可以使症状得到改善,心功能得到好转。

舒张功能不全:高血压控制不佳是舒张功能不全最常见的原因。高血压加重心脏负荷是因为必须较正常情况下更加有力的收缩才能将血泵入主动脉以对抗升高了的血压。最终,心室壁增厚而变得僵硬。僵直的心脏不能快速充盈或充盈不全,每次收缩时较正常情况下只能泵出更少的血液。糖尿病会引起一些改变而让心室壁变得僵硬。

随着年龄的增大,心室壁也会逐渐变得僵硬。高血压伴糖尿病是老年人中最常见的,年龄相关性心室壁僵硬在合并两者的基础上,更容易使老年人发生舒张性心力衰竭。

心力衰竭亦可能由那些引起心壁僵硬的其他疾病引起,例如浸润性疾病和感染性疾病。在淀粉样变性中,淀粉样物质,一种在正常人体中并不出现的蛋白渗透到身体各个组织器官,当它进入心室壁时,心室壁会变得僵硬,却终导致心力衰竭。在热带国家,寄生虫进入心肌后会导致心力衰竭。即使年轻人也不例外,某些心瓣膜疾病,如主动脉狭窄时,会阻碍血液流出心脏。这一结果会导致心脏负荷增加而变厚,而舒张功能不全开始出现,最后收缩功能不全亦发生了。在心包炎发生时,心包膜会变得僵硬,阻止正常的心脏充盈和泵血。

代偿机制

对于心力衰竭,机体可有数种机制来代偿。机体的应激包括应对心力衰竭的第一反应是释放肾上腺素和去甲肾上腺素。例如,在心脏病发作导致心脏受损时,这些激素会立即释放出来。肾上腺素和去甲肾上腺素可使心脏跳得更快和更加有力,这使得心输出量增加,可以部分和临时地代偿心脏受损的泵血功能。

聚焦老龄化

老龄化本身并不导致心脏衰竭。但是，老年人更可能拥有心脏衰竭最常见的原因，例如长期高血压和心脏病发作（冠状动脉疾病引起）。

这些疾病可以从两个途径导致心脏衰竭。它们可以引起心脏的充盈受限或射血减少。老年人中，充盈受限（称为舒张性心力衰竭）和射血减少（称为收缩性心力衰竭）都很常见。

充盈问题通常发生在心室壁变得僵硬。导致心室血液不能正常充盈，射血减少。随着人们年龄的增长，心脏肌肉会变得越来越僵硬，使心脏充盈受损更易发生。高血压会导致心肌肥厚僵硬从而影响心脏的充盈。

充盈减少原因不只是心脏肌肉僵硬。心房颤动（一种老年人常见的心律失常），心房跳动加快且不规则也可能是原因之一。因为心房不能把足够的血液射进入心室。老年人如果突发房颤可能会导致心脏衰竭。

泵衰竭通常是发生在心脏肌肉受损时。受损的心脏泵血减少，造成心脏内部压力增加，心脏的心室扩大。对中老年人来说心脏受损最常见的原因是心脏病发作（由于冠状动脉堵塞）。心脏瓣膜疾病也能引起泵衰竭。

主动脉瓣狭窄（一种心脏瓣膜疾病），是左心室和主动脉之间的开口（主动脉瓣）狭窄。导致心脏的泵血困难。主动脉瓣狭窄是中老年人心脏衰竭的常见原因。

如果肺疾病如肺气肿或疤痕（肺纤维化）已经存在很长一段时间，肺动脉压就会升高。导致血液很难从右心室泵入肺。

对那些无器质性心脏病的人来说，可通过释放这类激素而临时增加心输出量而获得益处。而对于有慢性心力衰竭患者，这种反应会导致已经受损的心脏承担更多的负荷，长此以往，过度的负荷会导致心功能进一步恶化。

心力衰竭另一个主要代偿机制是机体通过肾脏降低对盐和水分的排出。保留盐分和水分而不是将其排泄到尿中，可以保持血容量而有助于维持血压。然而，高血容量可以牵张心肌细胞，加大心腔的容积，特别是泵血心腔的心室容积。受到拉伸的心肌细胞越多，心脏收缩的力量越大。起初，这种机制会改善心功能，但超过一个临界点，牵张不再起作用，反而会削弱心脏的收缩功能（如同一根橡皮筋被过度拉伸一样），最终心力衰竭恶化。

另一个重要的代偿机制是增加室壁厚度。如同肱二头肌在数月的负重训练后变得强健一样，当心肌需加大工作量时，心壁会增厚。起初，增厚的心壁会收缩得更有力，但增厚的心壁逐渐变得僵直，引起舒张功能减退，最终收缩功能亦衰退，导致收缩功能障碍。

临床表现

心力衰竭的表现开始可以很突然，特别是当病因是心脏病发作时。然而对大多数人而言，第一次出现心脏问题时，没有什么症状，数天至数月或数年后逐渐出现症状。最普遍的症状是呼吸短促和疲乏，但是，对老年人而言，往往会引起一些模糊的症状，譬如嗜睡、精神错乱和定向障碍等。心力衰竭可以稳定一段时期，但常常会缓慢而隐伏地进展。

右心衰竭和左心衰竭会出现不同的症状。尽管左右心力衰竭可以同时出现，但一侧的心力衰竭通常会是主要的。最终，左心衰竭会引发右心衰竭。右心衰竭的主要症状是液体潴留和足踝、腿、肝脏、腹部水肿。什么地方出现液体潴留取决于额外的液体潴留量和重力的影响。如果一个人处于站立位，液体会在下肢潴留，当处于卧位，液体通常会在背部潴留。如果液体量是足够多，就会潴留在腹腔。液体潴留在肝和胃部会引起恶心、纳差，最终导致营养吸收不良而出现消瘦与肌肉萎缩。这种情况称之为心源性恶病质。

左心衰竭时液体潴留在肺部，引起气短。起初，气短只发生在活动时，心力衰竭加重后，轻微活动甚至休息时均出现气短。因为重力导致更多液体进入肺部，所以严重左心衰竭病人平卧时出现气短，出现端坐呼吸，这种病人经常睡梦中惊醒，发生喘息，称之为夜间阵发性呼吸困难。坐位时一些血液引流至肺底部，呼吸困难可以好转。当进行体力活动时，左心衰竭的人会感到疲乏和虚弱，因为他们的肌肉得不到足够的血液供应。

急性肺水肿时，大量血液突然聚集在肺部，引起严重的呼吸困难，呼吸急促，皮肤发绀，烦躁不安，甚至窒息。一些人出现严重的呼吸道痉挛和喘息，称之为心源性哮喘。虽然与哮喘相似，但发生机理不同。急性肺水肿是一种危及生命的急症。

心力衰竭严重时，可能会出现陈-施氏呼吸。在这种呼吸模式中，会出现快速而深大的呼吸，然后变浅，然后停止数秒钟。出现陈-施氏呼吸，是因为流经大脑的血流减少，导致控制呼吸中枢的相应大脑区域没有获得足够的氧所致。

当心脏不能将心腔内的血液充分泵出时，心脏内的血液因为血流缓慢而形成血栓。血栓可能发生破裂，变成栓子，随血流散布到全身，部分或完全阻塞动脉，当栓子阻塞了大脑动脉，便发生卒中。对于严重心力衰竭的患者脑力下降是普遍现象，尤其是老人，需要仔细的评估和治疗。

诊断

医师通常在症状的基础上推测有否心力衰竭,诊断来自体格检查的结果,包括细弱而快速的脉搏、降低的血压、异常的心音、肺水肿(听诊)、扩大的心脏、怒张的颈静脉、肿大的肝脏、腹部或下肢肿胀,胸部 X 线能显示扩大的心脏及肺水肿。

医生经常用仪器评价心功能,心电图通常用来判断有无心律不齐、心壁增厚和是否有梗死发作。超声心动图通过声波来产生心脏的影像,是评价心功能包括心输出量及心瓣膜功能的最佳方法之一。

■ 它能显示心壁是否增厚和舒张功能是否正常。

■ 瓣膜功能是否正常。

■ 心脏收缩是否正常

■ 是否有局域性室壁收缩异常。

超声心动图通过让医师测量室壁厚度及射血分数从而用于判断心力衰竭是否由于收缩或舒张功能障碍所引起。射血分数(EF)是评估心功能时的常用指标,即每次心动周期中,心室射出血量占心室容积的百分比,正常左室大约为 60%。如果 EF 下降了,有可能是收缩功能不全,有心衰症状而 EF 正常或升高,则有可能是舒张功能不全。

其他检查,如核素显像、磁共振、CT 或心导管术,可以用来判断心力衰竭的原因,很少的情况下,当医师怀疑弥漫性疾病(如淀粉样变性时)或细菌性、病毒性或其他感染所致的心肌炎时,心肌组织活检也是必要的。

预防

预防心力衰竭包括在导致心力衰竭之前,预防引起心力衰竭发生的因素。包括:膜瓣异常,心腔之间的联系异常,冠状动脉堵塞,高血压,感染,甲状腺功能异常,贫血,以及酒精中毒等。

治疗

治疗心力衰竭有很多种方法,可以通过治疗引起心力衰竭的病因,改变生活方式,药物治疗等。

常规方法:尽管对大多数人而言,心力衰竭是一个慢性疾病,但是仍然可采取措施来提高运动耐量,改善生活质量,以及延长寿命。通过影响患者以及他的家庭成员,让他们学习关于心力衰竭的知识,因为更多的照顾都来源于家庭。尤其是,他们应该知道怎样去辨别心力衰竭发生的前驱症状,并且意识到面对这一情况应该采取的行动(譬如,加大利尿剂的剂量或者联系医生)。

定期随诊及接受医师或接受经过心力衰竭培训的专业执业人员的检查是治疗的关键。因为心力衰竭会突然恶化。例如,护士会定期通过电话询问心力衰竭患者的体重及症状的变化。她们能决定这名病员是否需要就诊。

人们也可以去专业的心力衰竭治疗诊所。在这些诊所里有治疗心力衰竭的专业医生、经过专业培训的护士

以及其他卫生保健从业者。例如,药剂师,营养学家,照顾心力衰竭的患者的社会服务义工。这些诊所可以通过确保患者接受最有效的治疗来减少病症,减少住院开支并提高生活质量。这些治疗只是补充而不是替代初级保健医生提供的治疗。

对于患有心力衰竭的患者,在服用新药即使是非处方药之前,都需看医生并进行检查。许多药物(包括用于治疗关节炎的药物)都可以引起水钠潴留,一些其他药物还可能引起心功能减退。忘记服用必要的药品是症状加重的一个常见原因,患者应该有一种方法可以提醒他们按时服药。

治疗病因:如果病因是二尖瓣狭窄或反流性瓣膜病时,通过外科手术可以纠正。冠状动脉的阻塞则可以通过药物、手术或血运重建术来纠正。抗高血压药可控制高血压,抗生素则可消除感染,治疗胃溃疡或使用铁剂则可纠正贫血。药物、外科手术或放射性治疗能控制甲状腺功能亢进,甲状腺激素则可用于治疗甲状腺功能减退。

改变生活方式:通过改变生活方式,可以减轻心力衰竭的症状,改善功能状态。

心力衰竭患者应保持适宜的体力活动,尽管他们运动不能进行得太剧烈。轻度心力衰竭患者应在医师指导下进行体育锻炼。而严重心力衰竭患者则需要受到专门训练的助手监视下在心血管康复器械上进行锻炼。

有心力衰竭和肥胖的患者,活动时心脏负荷更大,会加重心力衰竭,这类人必须采纳一种控制体重的饮食。

抽烟会损害血管,增加心梗的风险。酗酒也直接对心脏产生毒害。因此,抽烟和饮酒能使心力衰竭恶化,必须戒掉。

锻炼、减轻体重、戒烟如同控制糖尿病,降低胆固醇一样,都可以减少冠脉疾病的风险。

饮食中过多的盐能引起水钠潴留,可以抵消增加液体排出的药物(如利尿剂)和减轻水钠潴留药物的作用。因此,食用过多的盐会加重症状。几乎所有的心力衰竭患者均应限制食盐和较咸食物的摄入。包装食物中盐的含量可以从标签中得知。严重心力衰竭的患者通常也被详细的告诉如何控制盐分的摄入。控制盐类摄入时病员通常不必限制水分的摄入,除非他们水潴留也很严重。但过量饮水也不提倡。

一个简单可靠的检查身体是否有水潴留的方法就是每天测体重。医师经常要求心力衰竭患者每天尽可能准确地测量体重,一般选在清晨病员起床及小便后,进早餐前,在每天同一时刻,用同一个秤,穿同样的衣服,每天记录。这样就能很早发现心力衰竭发展的趋势。每天体重增加超过 1kg 是液体潴留的早期警告信号,持续迅速的体重增加(如每天 1kg),说明心力衰竭在恶化。

许多限盐的患者仍然有水肿,坐位时,应将肿胀的腿抬高放在凳子上,这种体位有利于身体重吸收和排出多

余的水分。有些人需要穿着长长的弹力袜以防止下肢水肿。如果出现肺部淤血,高枕卧位有助于睡眠。

治疗心力衰竭的药物:很多药物可以治疗心力衰竭。包括利尿剂、血管紧张素转换酶抑制剂、血管紧张素Ⅱ受体拮抗剂、β受体阻滞剂、地高辛以及其他药物。

当限盐后仍不能减轻水肿,医师们通常会开一些利尿剂。这些药物通过增加尿量,减少血容量而有助于肾排出盐及水分。这些利尿剂通常是袢利尿剂,如速尿和利尿酸。这些利尿剂通常长期口服,但在紧急情况下,静脉注射也非常有效。袢利尿剂通常适用于严重心力衰竭,而噻嗪类利尿剂因作用温和,被用于轻症的心力衰竭。因为袢利尿剂及噻嗪类利尿剂或能引起钾从尿中排出,因此,补钾或同时使用不引起排钾的利尿剂或导致血钾水平上升的利尿剂。

℞ 部分用于治疗心力衰竭的药物

药　物*	注　释†
血管紧张素转换酶(ACE)抑制剂	
卡托普利	血管紧张素转换酶抑制剂扩张动脉,从而减少心脏做功。
依那普利	应用它们也直接对心脏有益。
赖诺普利	它们是治疗心力衰竭的主要药物。
培哚普利	它们减轻了心力衰竭患者的症状,减少了住院率,延长了患者的生命。
雷米普利	
群多普利	
血管紧张素Ⅱ受体阻滞剂	
坎地沙坦	血管紧张素Ⅱ受体拮抗剂具有ACE抑制剂相同的治疗效果而且可耐受性更好。
氯沙坦	它们可以和ACE抑制剂联合使用或单独使用于不能耐受ACE抑制剂的患者。
缬沙坦	
β-受体阻滞	
比索洛尔	β-受体阻滞剂减慢心率,阻滞心脏的过度兴奋。
卡维地洛	它们可能适合于大多数心脏衰竭的患者。
美托洛尔	这些药物通常与ACE抑制剂联合使用并可能有额外的益处。
	它们可能会暂时使症状恶化,但有长期的改善心功能的效果。
其他血管扩张剂	
硝酸甘油	血管扩张剂会引起血管扩张。
肼苯哒嗪	这些血管扩张剂通常用于那些不能服用血管紧张素转换酶抑制剂或血管紧张素Ⅱ受体阻滞剂的患者。
二硝酸异山梨酯	硝酸甘油对既患有心力衰竭又患有心绞痛的病人特别有用,也适用于急性心力衰竭患者。
	肼苯哒嗪和硝酸酯类药物的组合已被证明是有效的,特别是对于黑人。
强心苷	
地高辛	强心苷增加每次心跳的力量,减慢房颤患者的心率。
醛固酮受体阻断剂	
依普利酮	这些药物阻断醛固酮的作用。醛固酮促进了盐和液体潴留,可能对心脏有直接的不利影响。
螺内酯	它们是保钾利尿剂并且可以提高患者生存率。
	依普利酮比螺内酯引起男性乳房触痛和肿大的可能性更小。
袢利尿剂	
布美他尼	这些利尿剂可帮助肾脏排除盐和水,从而减少血容量。
利尿酸	
呋塞米	
托拉塞米	

部分用于治疗心力衰竭的药物(续)

药　　物*	注　　释†
保钾利尿剂	
阿米洛利 氨苯蝶啶	因为这些利尿剂可以防止钾的丢失,可以与噻嗪类利尿剂或袢利尿剂同时应用,以防钾的丢失。 螺内酯是一种保钾利尿剂,也是醛固酮受体拮抗剂。它在治疗严重的心脏衰竭是特别有用的。
噻嗪类和噻嗪类利尿药	
氯噻酮 氢氯噻嗪 吲达帕胺 美托拉宗	这些利尿剂的作用相似,但比那些袢利尿剂温和。这两类利尿剂联合应用是特别有效的。
抗凝剂	
肝素 华法林	抗凝血药可以防止心腔内血栓形成。 肝素作用时间很短,因为它是注射用药。
阿片类药物	
吗啡	吗啡是缓解紧急情况下焦虑状态的,如急性肺水肿。
正性肌力药物(药物会使肌肉收缩更有力)	
多巴酚丁胺 多巴胺 米力农	对那些有严重症状的人,这些药物静脉注射可以刺激心脏收缩和帮助保持血液循环。 他们只能短暂应用,因为长期使用会缩短患者寿命。 地高辛(强心苷)具有一定的正性肌力作用,一般只给低剂量口服。

＊ 这些药物经过很好的研究用来预防或治疗心力衰竭
† 血管紧张素转换酶抑制剂、血管紧张素Ⅱ受体阻滞剂、利尿剂和β受体阻滞剂的副作用已经在前面的降压药物表中列出

　　严重心力衰竭患者因其收缩功能障碍,应给予保钾利尿剂——螺内酯,它能延长心力衰竭患者的寿命,利尿剂可能加重尿失禁,因此,利尿剂应定期服用,以免发生尿失禁时找不到卫生间。

　　心力衰竭治疗中最重要的一类药物称为血管紧张素转换酶抑制剂(ACEI)。这类药物不仅能改善症状,降低住院率,而且能延长寿命。ACEI 可以减少血中血管紧张素Ⅱ和醛固酮(通常引起血压升高)的水平。同时,ACEI能扩张动静脉和促进肾排出多余水分从而减轻心脏的负荷。这类药亦直接有利于心脏及血管壁。

　　血管紧张素Ⅱ受体阻滞剂(ARB)与 ACEI 有类似的作用。ARB 常与 ACEI 合用或单独用于不能耐受 ACEI 所致的咳嗽和其他不良作用时。

　　其他一些药物,如扩血管药,虽然应用不如 ACEI 或 ARB 普遍,但仍然有效。对不适于或不能服 ACEI 或 ARB 的病员来说,仍然可以从扩血管药物中获得益处,这类药包括肼屈嗪、异山梨醇酯和硝酸甘油贴片或喷雾剂。

　　β受体阻滞剂用于心力衰竭治疗中,现在常与 ACEI 合用于治疗心力衰竭。因为这类药能减缓心率,降低心脏的收缩力,开始可能会加重症状,但通过阻滞去甲肾上腺素(它引起心跳加快和更有力)的作用,可以产生远期的心功改善以增加生存率。起始阶段β受体阻滞剂可能减弱心脏收缩力,因此,当心力衰竭用其他药物稳定下来后,才能加用β受体阻滞剂。舒张功能障碍导致的心衰患者,β受体阻滞剂常常减慢心率和松弛僵直以及变厚的心肌,因此,心脏可以获得更多的心室充盈。

　　地高辛,最古老的治疗心力衰竭的药物之一,可以增加心肌收缩力,减慢心率。地高辛可以减轻收缩功能不全患者的症状,特别是存在心房纤颤时,但它不延长寿命。

　　抗凝剂,如华法林,可以防止心腔血栓形成。心脏节律异常时,可给予抗心律失常药,或推荐使用植入式除颤器。

　　心脏移植对于某些无其他重大疾病而患有严重的正在恶化的心力衰竭,但不适于药物治疗的人来说是一个选择。在专业的治疗中心,一些帮助泵血的机械装置已用于治疗患严重心力衰竭的患者,这类患者药物治疗效果不佳。其他的器械以及新的治疗方法仍然在研究中。

　　急性心力衰竭的治疗:心力衰竭迅速发展或恶化时要求到医院进行紧急治疗。如果发生急性肺水肿,应通

过面罩给氧,静脉给予利尿剂和硝酸甘油,舌下含化硝酸甘油也能很快起效,迅速改善心功能。吗啡能减轻急性肺水肿时所伴发的烦躁不安,它同时能减缓呼吸频率,减慢心率,扩张血管,从而减少心脏做功。如果这些措施仍然不能改善呼吸,病员呼吸道会安置一根通气管,以便进行人工呼吸机辅助呼吸。

对那些有严重症状或对治疗无反应的病人来说,类似于肾上腺素和去甲肾上腺素的药物(如多巴胺和多巴酚丁胺)或促进心肌收缩的药物(如米力农和氨力农),可以短期使用以刺激心脏收缩,但这些药物不能用于长期治疗。

生命终点:尽管许多心力衰竭病员能存活许多年,但超过70%的病员在10年内死于心力衰竭。生命预期依赖于心力衰竭的严重程度、心力衰竭的病因能否纠正以及使用何种治疗措施。大约一半的轻症心力衰竭患者能生存超过10年。而大约一半的严重心力衰竭患者能生存超过2年。对于慢性心力衰竭患者,生活质量会恶化,因而进一步治疗的可能性不大,特别是对于不能心脏移植的老年患者来说更不切实际。相对于延长生命而言,保持舒适感或许更加重要,病员及家属都应参与这个决策。还有更多的事要做以向病员提供临终关怀、减轻痛苦以及保持病员的尊严。

在症状恶化之前心力衰竭就可以引起猝死,所以在条件允许时,心力衰竭患者应提前决定在他们不能作出决定的情况下他们希望接受的治疗措施。同时制定或更改遗嘱也显得非常重要。

心 肌 病

心肌病是指心肌细胞的结构和功能的渐进性损害病变。

心肌病可由多种病因引起,有时也无明确病因。其主要类型包括扩张型、肥厚型、限制型,有时它们之间相互交叉重叠。心肌病常常引起许多心衰的症状,有些心肌病会引起胸痛、昏厥或突发死亡。

扩张型心肌病

扩张型心肌病是一组以心室腔扩大,但又不能泵出身体所需血量而导致心力衰竭的心肌疾病。
- 冠脉疾病、病毒感染以及激素失调都是引起扩张型心肌病的普遍原因。
- 呼吸困难和疲乏常常是首要表现症状。
- ECG和心脏超声心动图常用来诊断扩张型心肌病。
- 医生常常用药物来治疗引起心肌病的诱因。

扩张型心肌病可发生于任何年龄,但主要集中在20~60岁之间,只有10%的扩张型心肌病发生于65岁以上人群。男性发病率是女性的3倍,黑人是白人的3倍。人群中每年发病率在5/10万~8/10万。

病因

在美国,引起扩张型心肌病最常见的原因是弥漫性的冠状动脉疾病,这种病变引起心肌供血不足,导致心肌细胞永久性的损害和坏死,最终出现心脏收缩乏力。死亡的心肌细胞被纤维组织取代。成活的心肌细胞延伸及肥大以代偿丧失的心泵功能。心肌细胞被拉长得越明显,其收缩越有力,但仅维持在一临界点上,超过这一代偿临界点,伴随着心力衰竭的心肌病便发生了。

扩张型心肌病也可能由病毒感染所致的急性心肌炎引起,这称之为病毒性心肌病。在北美,柯萨奇B病毒感染是病毒性心肌病最主要的病因。这种病毒会感染并损害心肌细胞。与冠心病相似,受损的心肌会被牵张以代偿,最终导致扩张型心肌病及心力衰竭。偶尔,细菌感染也会引起扩张型心肌病。

引起扩张型心肌病的其他病因还有慢性内分泌疾病,如长期未控制的糖尿病、病态肥胖、持续心率过快和甲状腺疾病。另外一些病因包括使用药物,如酒精、可卡因、抗抑郁药、某些化疗药。少见的病因包括妊娠和结缔组织病如类风湿性关节炎。当不能鉴别是某种特定的病因时,这种疾病被称为原发性扩张型心肌病。

临床表现

通常扩张型心肌病最初表现是活动或劳累时出现气短,它是由受损的心脏泵血功能下降(也称心衰)引起的。而感染导致的心肌病初始症状则表现为突然发烧和流感样症状。无论何种病因所致的扩张型心肌病,如果病情严重,心率均会加快,血压常会下降,下肢、腹部、肺部会出现水肿。由于心脏扩大,发生心瓣膜相对关闭不全,二尖瓣和三尖瓣区出现反流性杂音,医师借助听诊器可以听见。受损和被拉伸的心肌会致心律不齐,从而导致心悸和死亡。心律不齐会同瓣膜反流共同影响心脏活动,干扰心脏泵功能。

扩大的心脏会增加心脏附壁血栓的风险,血栓会碎裂成细小的栓子随血液运行到全身各处,发生梗死。如果大脑的血供被阻断,便出现卒中。

诊断

诊断有赖于症状及体格检查的结果。ECG 可以检测心脏不正常的电活动,但出现异常并不能为诊断提供充分的证据。心脏超声心动图借助超声波来构建心脏的影像,是最有用的手段,通过它我们可以了解心脏大小及活动情况。MRI 由于可以提供心脏的细微图像,可以明确诊断。

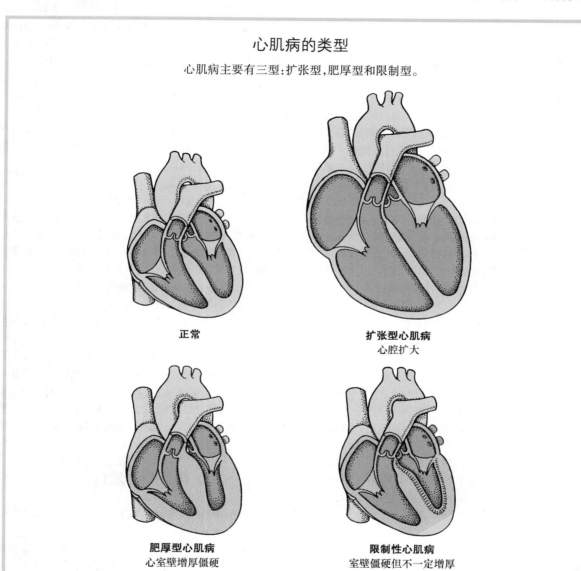

心肌病的类型

心肌病主要有三型:扩张型,肥厚型和限制型。

正常

扩张型心肌病
心腔扩大

肥厚型心肌病
心室壁增厚僵硬

限制性心肌病
室壁僵硬但不一定增厚

如果诊断可疑,侵入性的心导管术能提供另外的信息,有助于明确诊断。插入心脏内的导管能测量心腔的压力,以及冠脉疾病的程度,同时医生可以钳取一些组织样本进行活检。活检有时能鉴别出引起扩张型心肌病的某些疾病的特征性镜下改变(如病毒感染),从而明确诊断。但通常活检的结果特异性差而无助于诊断。

预后

大约70%的病员在出现症状后5年内死亡,由于心壁变得很薄及心功能丧失,预后很差。心律不齐亦表明预后差。大体上,男性生存率是女性的一半,黑人的生存率是白人的一半,大约50%的死亡是突然发生的,可能与心律不齐有关。

治疗

如有可能,医生会治疗以下诱因:

常用的治疗措施包括减压,限制食用盐量,以及有充足的时间休息,这些都有助于减轻心脏的负担,特别当患有急性和严重的心肌病时。

药物,比如血管紧张素转换酶抑制剂,血管紧张素Ⅱ受体拮抗剂,β受体阻滞剂,螺内酯或依普利酮,以及低剂量的地高辛,均可以提高心脏的泵血功能,并延长寿命,减少持续的症状。由于存在液体潴留,利尿剂常常用于减少肺部的过多的血流以及降低肺淤血的症状,但不能延长寿命。

抗心律失常的药物可以用于治疗心律不齐,大部分药物都是小剂量的处方药。剂量可以小剂量的增加,因为如果剂量过大,药物会加重心律不齐或抑制泵血功能。一些心脏电传导异常的患者可以借助起搏器治疗。对于持续心功能弱及有增加死亡风险的患者,医生会考虑用植入性复律除颤器加以治疗。

无论什么原因引起的扩张型心肌病,抗凝药如华法林,通常用于防止心脏附壁血栓形成。除非引起扩张型心肌病的某种特定的病因得到治疗,否则扩张型心肌病导致的心衰就会致命。由于预后较差,扩张型心肌病常常是心脏移植的普遍原因,心脏移植成功可以治疗这样的疾病,但是手术也有并发症和自身局限性。

肥厚型心肌病

肥厚型心肌病是指心室壁增厚、僵硬而心脏工作负荷并未增加的一组疾病。

- 大部分肥厚性心肌病都是遗传性的
- 患者常常会经历胸痛,晕厥,呼吸困难以及心悸
- 医生常常会通过体检来诊断,但是他们往往会通过超声心电图来确诊
- 常常会服用减低心收缩力的药物

通常男女患病几率相同,但在老年人群中女性更常见,这主要是因为女性寿命更长一些。老年人中的发病率大约为4%。

病因

肥厚型心肌病可以是家族性,也可以是获得性的。家族性肥厚型心肌病由遗传基因引起,获得性肥厚型心肌病可能由某些疾病引起,如肢端肥大症(通常由垂体肿瘤分泌过度的生长激素所致)和嗜铬细胞瘤。而嗜神经纤维瘤亦可引起肥厚型心肌病。

临床表现

症状包括晕厥、胸痛、呼吸困难,以及心律不齐所致的心悸,晕厥通常发生在活动时。

血液聚集在肺部产生气促,这是因为肥厚僵硬的心肌限制了心室充盈导致血液聚集在肺血管床中。由于

心室壁增厚,二尖瓣不能正常关闭,造成少量血液反流,导致肥厚型心肌病病人感染性心内膜炎的风险异常增加。

在某些病员中,肥厚的肌肉阻碍了血液流出心脏,这种情况称之为肥厚型梗阻性心肌病。

诊断

在体检后,医师会作出一个初步的肥厚型心肌病的诊断。心脏听诊是有特征性的,心脏超声是最好的诊断方法,ECC和胸部 X 线会有所帮助。侵入性的心导管术可以测量心室压力,但是在有手术指征时才考虑。

预后

每年大约4%的肥厚型心肌病死亡。死亡通常是突然的,多由心律失常所致,由慢性心力衰竭引起死亡少见。有遗传病的人结婚时应进行遗传咨询。患有这种遗传疾病的家人希望进行基因检测。肥厚型心肌病会增加年轻运动员的死亡风险。

治疗

如果可能,医生会治疗以下病因。

治疗肥厚型心肌病主要是减少心脏的血液充盈阻力,单独或合用β受体阻滞剂与钙通道阻滞剂是主要的方法。二者都能降低心肌收缩力,心室充盈更佳,血液流出心脏更容易了。同样,β受体阻滞剂与维拉帕米都可降低心率,以至于心脏有足够的时间充盈血液。有时候,减少心收缩力的药物达舒平也会被用到。

对于有可能增加突发死亡的患者,医生会建议用植入性复律除颤器治疗。

当药物治疗无效时,通过外科手术切除一部分肥厚的心肌,可改善心脏射血。但手术只能改善症状,不能降低死亡风险。酒精消融术(部分心肌的控制性毁损)常常会用于肥厚性梗阻型心肌病,以减轻患者症状。虽然导管术是将导管插入心脏的一种侵入性手术,但是它的风险低于外科手术。

限制性心肌病

限制性心肌病是指心室壁变得僵硬,但不一定增厚,在舒张期心室充盈受限的一组疾病。

- 当心肌被逐渐浸润或由瘢痕组织替代,或者异常物质堆积在心肌时,就会出现限制性心肌病
- 呼吸急促,血流淤积组织,心律不齐,心悸都是常见症状
- 常常根据体检,ECG,心脏超生心电图,心导管术进行诊断
- 虽然医生有时候可以治疗这些病因,但是治疗并不是常常有效的。

限制性心肌病是一种少见的疾病,和肥厚型心肌病有许多共同特点,病因通常不明。

限制性心肌病有两种类型,一种类型是心肌被瘢痕组织取代,瘢痕是由于癌症放疗时损伤引起的。另一种类型表现为异样物质沉积和渗透到心肌中。例如,在血色素沉着病中,身体含铁量过高,铁沉积在心肌中。淀粉样变性时,正常身体中并不出现的一种蛋白—淀粉样物质沉积在心肌中,该病在老年人中更易发生。其他一些例子包括肿瘤和肉状瘤病时出现的肉芽肿性组织,这种组织常在患肉状瘤病的患者身上出现。先天性的限制性心肌病往往在婴儿期就出现,这种婴儿患有心内膜纤维弹性组织增生。在这种少见的疾病中,厚厚的纤维组织层往往在左心室。

临床表现

限制性心肌病引起的心力衰竭表现为气促和水肿,胸痛和昏厥较肥厚型心肌病少见,但心律不齐和心悸更多见。通常休息时很少出现症状,因为在限制性心肌病中,静息时心脏能供应给身体足够的血液和氧气,即使僵硬的心脏限制了心室充盈。活动时心脏不能泵出更多的血和氧以适应身体的需要,便出现相应的症状。

诊断

诊断有赖于体格检查、ECG 和心脏超声的结果。

EGC 能发现心脏电活动的异常,但不具有特异性。心脏超声显示心房扩大,但心脏收缩功能通常正常。MRI 能发现由于异常物质沉积而导致的心肌结构异常,例如淀粉样物质和铁。尽管通常不必做心导管检查,但心导管检查了解心腔的压力和取样进行活检,活检可以让医师知道沉积的物质是什么。

治疗与预后

大约 70% 的限制性心肌病患者在出现症状后的 5 年内死亡。治疗对大多数患者并无明显益处。例如,通常用于治疗心力衰竭的利尿剂能降低心脏的容量负荷,但却不能治疗本病,甚至反而有害。心力衰竭治疗的常用药——ACE 抑制剂,因为它降低血压的作用强大,导致机体外周循环血量不足,故对治疗本病无益。同样,地高辛对治疗限制性心肌病不仅无益,反而有害。

某些情况下,可以治疗导致限制性心肌病的原发疾病,从而保护心脏疾病不继续恶化甚至可部分逆转。例如机体内的铁负荷超量时可以通过定期血液滤过而解决。结节病患者可以通过服用皮质类固醇而使肉芽肿组织逐渐消失。然而,许多限制性心肌病还没有特异性治疗。

第 59 节

心 律 失 常

异常的心脏节律(心律失常)是指不规则的、过快、过慢或经心脏的异常电传导途径所引起的心脏跳动。

心脏是一个包含四个腔的肌肉器官。它能够极其稳定有效地工作,持续人的一生。每个心腔的心肌壁按照一定的顺序收缩,在每次心搏耗费尽可能少的能量情况下泵出机体所需的血液。

心肌纤维的收缩受心脏电活动控制,而这种精确控制的电活动沿着独特的心肌传导途径,以一定的速度下传。引起每次心搏的电流自心脏正常起搏点窦房结(位于右心房的顶部)发出,起搏点释放电流的频率决定了心脏跳动的心率。心脏受神经冲动和局部血流中激素浓度的影响。心律受自主神经系统的调控。自主神经系统由交感和副交感神经组成。交感神经由一个神经网络构成,称为交感神经丛,它发出的冲动可以增加心率,副交感神经是单神经束,又称迷走神经,它发出的神经冲动能够减慢心率。

心率同样也被交感神经分支释放入血流的荷尔蒙所影响,如肾上腺素或去甲肾上腺素,它们都可以增加心率。而由甲状腺所释放入血流的甲状腺素同样也能增加心率。

成年人处于静息状态下的正常心率通常为每分钟 60~100 次。然而,缓慢的心率在青年人群,特别是经常锻炼的人群中更常见。个体的心率在运动和如疼痛、愤怒等刺激的情况下会发生正常的波动。当心率过快(心动过速)或过慢(心动过缓),或不规则或心电冲动沿异常通路下传时统称为心律失常。

正常电传导通道

由心脏起搏点发出的电流首先通过右心房,随即传入左心房,引起心房的心肌纤维收缩,血流被泵入低位的心腔(心室)。然后电流传至位于靠近心室的低位心房壁之间的房室结。房室结是心房和心室之间唯一的电讯息连接通路,而心房和心室间的其他连接部分被组织隔开不能传导电冲动。房室结能够延迟电冲动的传导,这样心房就能够充分收缩,心室也可以在受到电刺激收缩之前得到充分的血流充盈。

电冲动通过房室结后下传到希氏束,一部分纤维分支为左束支进入左心室,另一部分分支为右束支进入右心室。心电冲动最后规则地向心脏表面扩散,而心室肌则发生规律的收缩,将血液射出心脏。

病因

最常见的引起心律失常的原因是心脏疾病,特别是冠心病、心脏瓣膜疾病及心力衰竭。许多药物,包括处方药和非处方药,都可能导致心律失常。有些心律失常是由出生即存在的先天性解剖结构异常导致的。电信号传导系统会随年龄增大逐渐改变,使心律失常的发生率增加。甲状腺的功能过度活跃(甲状腺功能亢进)导致高水平的甲状腺激素浓度,可能引起快速性心律失常的发生。

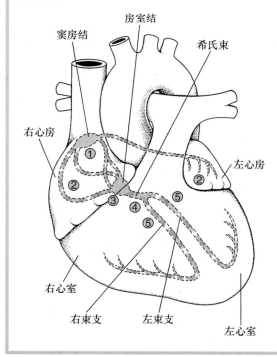

心脏的电传导通路

窦房结(1)发出的电冲动通过右心房和左心房(2),引起心房收缩。当电冲动到达房室结(3)时被轻度延迟,随后下传到希氏束(4)。希氏束分支出进入右室的右束支(5)和进入左室的左束支(5)。电冲动随后扩散入心室,引起心室收缩。

房室结
窦房结
希氏束
右心房
左心房
①
②
③
④
⑤
⑤
右心室
右束支
左束支
左心室

相反,甲状腺的功能水平降低(甲状腺功能减退)产生的甲状腺素不足,可引起缓慢性心律失常。有时,某些心律失常是找不到明确的原因的。

快速性心律失常可能由锻炼、情绪紧张、摄入过量的酒精、吸烟或在感冒和发热时滥用刺激性药物等因素所引发。缓慢性的心律失常则可能被疼痛、饥饿、疲劳、消化系统疾病(如腹泻、呕吐等)或者吞咽等因素过度刺激迷走神经所诱发(在极少的情况下,刺激过强可能引起心脏骤停)。在绝大多数情况下,上述因素所引发的心律失常倾向于自行恢复。

临床表现

部分有心律失常的人都能够感觉到。然而,人们对心跳的感觉(称为心悸)差异很大。有些人能感受到正常的心跳,而大多数人只有在左侧卧位时才能感受到自身的心跳。

心律失常的后果可能完全无害,也可能危及生命。心律失常的危险程度和它所引起的症状的严重程度并无绝对联系。某些威胁生命的心律失常的症状并不明显,而另一些症状严重的心律失常可能并无严重后果。通常,潜在的心脏疾病的性质和严重程度比心律失常本身更加重要。

当心律失常影响到心脏的泵血功能时,会引起乏力、活动耐力降低、气短、头晕以及昏倒(晕厥)等症状。晕厥的症状在心脏泵血过少,不能维持正常的血压时出现,如果持续存在,就可能导致死亡。心律失常也可能使原有潜在的心脏疾病加重,出现胸痛、呼吸困难等症状。引起症状的心律失常需要被密切地关注。

> **你知道吗……**
> 一些危及生命的心律失常可能无症状,而一些无关紧要的心律失常可能会使患者有严重的症状。

诊断

通常,病人对症状的描述可以帮助医师作出初步的诊断并判断心律失常的严重程度。最重要的考虑包括心悸是快速性还是缓慢性的,是规则还是不规则的,是短暂的还是持续的,以及是否伴随有自觉症状。医师还要了解心悸是在静息时或仅仅在紧张时或过度活动时发生,其发生和消失是突发的还是逐渐变化的。然而,准确的诊断常常需要通过检测心律失常的确切性质和原因才能得到。

心电图(ECG)是诊断心律失常及其原因的主要手段,它提供了每一心动周期心脏电活动的图像。通常心电图只能记录很短时间的心律。因为心律失常通常都是间歇发生的,可以用一种便携式的心电图监测仪——动态心电图监测仪(Holter)持续记录心律,或当发生心律失常时感知并记录异常的心电图,这种仪部通常能记录24h的信息,可以记录下被测者在日常活动中偶发的短暂心律失常。在监测的 24h 期间,被测者要记录下自身所有的活动和与心律失常相应的自觉症状。有可疑的威胁生命的心律失常的病人通常要住院观测。要对他们的心律做连续记录并在床旁或护士站的显示屏上进行持续的监护,这样,任何问题都能够及时发现。

其他的判断方法包括运动试验(在运动时监测心电图和血压)和心内电生理检查。在心内电生理检测时,需要将末端有微电极的导管通过静脉导入心脏。电极用来刺激心脏,心脏对刺激的反应将被记录下来,因而心律失常的类型和首选的治疗方法能够决定。

预后

大多数心律失常既不会引起明显的症状,也不会影响心脏的泵血功能,因此这些心律失常通常没有或仅有较少的风险,尽管患者感知到它时会产生明显的焦虑。

然而,有些本身危害不大的心律失常可以引起恶性心律失常的发生。任何影响心脏的泵血功能而使外周循环血流不足的心律失常都是很严重的。其严重程度与其产生部位是在心脏的正常起搏点、心房或心室部分相关。一般来说,起源于心室的心律失常远比起源于心房的危险,而起源于正常起搏点的心律失常的危险性则比前两者都低。然而也有不少例外。

治疗

对那些心律失常无明显危害但自身极为焦虑的病人,再次确诊其心律失常有无严重威胁对治疗是极为必要的。有时在医师调整药物或剂量后心律失常的发生能明显减少甚至消失。避免摄入含酒精和咖啡因的食物和饮料、避免吸烟或过度的活动也会有明显的帮助。

维持心跳:人工心脏起搏器

人工心脏起搏器是替代心脏正常起搏点(窦房结)工作的电子设备,也即是说起搏器产生的电脉冲引起心脏跳动。起搏器由电池、脉冲发生部和连接起搏器和心脏的导线构成。起搏器通过手术植入人体。使用药物局麻手术区域,然后将导线从位于锁骨下的静脉导入心脏。局部切开分离组织后,将大小如银质美元的脉冲发生器植入锁骨下的皮肤下,连接导线,缝合切口。通常这一过程需要 30 ~ 60min。手术后病人很快即可回家休息或只要在医院待很少几天即可。起搏器的电池一般能持续工作

10 ~ 15 年。然而,仍应该定期检测。更换电池是一个很快的过程。

心脏起搏器分很多类型。有一些完全接管对心率的控制,其发放的脉冲可能和心脏自身的起搏信号重叠。另一些被称为按需起搏器,它可允许心脏自身起搏信号对心率的控制,但当自身起搏信号脱失或频率异常时,起搏器便接管对心脏的起搏。另有一种称为可编程起搏器,也具有上述功能。某些起搏器可根据人体的活动自动调整起搏频率,当运动时增加起搏频率,休息时减慢起搏频率。

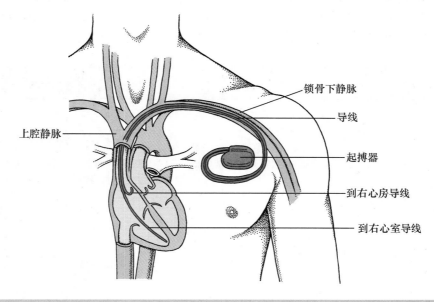

上腔静脉

锁骨下静脉
导线
起搏器
到右心房导线
到右心室导线

药物:抗心律失常药物对控制快速性心律失常所引发的难以忍受的症状或降低风险较为有用。没有哪种药物能治疗所有的心律失常并对所有人有效。有时要试用多种药物,直到治疗效果满意为止。有时抗心律失常药物可能加重甚至导致心律失常,这种效应被称为抗心律失常药导致心律失常作用。抗心律失常药物还可能产生其他的不良作用。

人工起搏器:人工起搏器是代替心脏自身起搏点工作的电子仪器。它通常运用外科方法植入左或右锁骨下皮下。起搏器通过从静脉延伸至心脏的导线与心脏联系。

由于有新的低能耗电路和电池设计,这些起搏器目前一般能工作 10~15 年。新的电路设计几乎完全排除了手机、汽车发动、雷达、微波、机场安全监测系统的影响。然而,某些仪器仍能干扰起搏器工作。例如用于磁共振成像(MRI)和透热疗法(将热能透入肌肉组织的物理治疗)的仪器就会干扰起搏器工作。

起搏器最常用于缓慢型心律失常患者的治疗。当心率低于设定的临界点时,起搏器便开始发放电脉冲。较少的情况下,起搏器也被用于治疗快速型心律失常,通过发放一连串快速电脉冲来减慢心率。

恢复正常节律:有时对心脏施以电击可以中止快速的心律失常,让心脏恢复到正常的节律。因这种目的而施行的电击,被称为心脏复律、除颤或电复律。电复律可用于治疗房性或室性的心律失常。用于施行电击的仪器(除颤仪)可被医师、护士、急救医士或消防队员所操作。

另外,一种仅半个纸牌大小的植入式除颤器可通过手术植入人体,如同起搏器一样可以通过血管植入人体内,因而无需开胸手术。植入式除颤器能够自动感知快速型心律失常,随后发放一连串快速电脉冲将心律转复为正常心律。这种仪器用于可能发生猝死的心律失常患者。

有一种新型的被称为自动体外除颤器(AED)的装置,使用者只要简单的培训就能熟练使用。AED 可用在需要急救的心律失常患者身上。AED 能自动监测到心律失常状态,评判实施电击是否可行,并能自动对适合的患者施以电击。这种仪器被配置在许多公共场所,如机场,运动场,酒店,商业街道等。

破坏异常组织:某些类型的心律失常可通过外科手术或其他侵入性方法治疗。由心脏电传导系统某个特定的异常区域所引发的心律失常可以通过破坏或切除相应区域而得到控制。通常,这些异常区域可通过射频消融(通过插入心脏的电极导管发出特殊频率的能量)破坏掉。90%~95%的患者可以通过这种治疗获得成功,而且手术时间只需要 2~4 小时,病人只要住院 1~2 天。较少情况下也可通过外科手术将异常区域破坏或切除。

房性期前收缩

房性期前收缩(房性早搏、房性异位搏动)是指由心房的异位起搏点在正常起搏信号到达之前发放的电脉冲所引发的心脏搏动。

房性期前收缩可在大多数健康人群中出现,极少引起明显的症状。在有肺部疾患的人群中房性期前收缩很常见,老年者比青年人出现房性期前收缩的几率明显增加。这种心律失常可被饮用咖啡、茶或酒精诱发,也可被用于治疗感冒、花粉热及哮喘的药物所诱发。

℞ **抗心律失常的一些药物**

药　　名	副　作　用	评　　价
钠离子通道阻断剂		
双异丙吡胺	心律失常(可能是致命性的,尤其是在有基础心脏病的患者)	这些药物减慢心脏的电传导,用于治疗室性早搏,室性心动过速,室颤,房颤和心房扑动
氟卡尼		
利多卡因	消化系统不适	
美西律	眩晕	
莫雷西嗪	头昏	
苯妥英钠	颤震	
普鲁卡因胺	尿潴留	
普罗帕酮	青光眼病人眼压升高	
奎尼丁	口干症	
妥卡尼		

℞　抗心律失常的一些药物（续）

药　名	副　作　用	评　价
β 受体阻滞剂		
阿替洛尔 比索洛尔 美托洛尔 纳多洛尔 普奈洛尔	异常缓慢的心率（心动过缓）； 心力衰竭； 气道痉挛（支气管痉挛）； 可能掩盖低血糖 影响躯干及四肢的血液循环 失眠，气短，抑郁，雷诺综合征，疲乏，性功能障碍， 部分 β 受体阻滞剂可引起血甘油三酯水平升高	这些药物用于室性早搏,室性心动过速,室颤,阵发性室上性心动过速,可用于减慢房颤和房扑时的心室率,哮喘者禁用
钾离子通道阻滞剂		
胺碘酮 溴苄胺 伊布利特 索他洛尔	心律失常和低血压 对胺碘酮,肺部瘢痕化（肺纤维化） 索他洛尔（也是 beta 受体阻滞剂）有与其他 β 受体阻滞剂同样的副作用	这些药物被用于治疗室性期前收缩、室性心动过速、心室颤动、心房纤颤和心房扑动。因为胺碘酮能导致中毒,所以长期治疗只用于严重或者非常难处理的心律失常。溴苄胺只用于危及生命的室性心动过速的短期治疗
钙离子通道阻滞剂		
地尔硫草 维拉帕米	便秘 腹泻 低血压 下肢水肿	只有某种钙离于通道阻滞剂,比如地尔硫草和维拉帕米是有治疗意义的,它们被用于减慢心房纤颤或心房扑动的心室率以及治疗阵发性室上性心动过速。地尔硫草和维拉帕米能减慢心脏电信号在房室结的传导速度,Wolff-. Parkinson-White 综合征（预激综合征）患者不能应用地尔硫草和维拉帕米
地高辛		
	恶心 呕吐 严重心律失常 如果剂量足够高,出现黄视症（视物出现黄绿色）	地高辛能减慢心脏电信号在房室结的传导速度。用于减慢心房纤颤或心房扑动的心室率以及治疗阵发性室上性心动过速。可用于婴儿和小于 10 岁儿童的预激综合征,但老年的预激综合征患者不应使用
嘌呤核苷		
腺苷	气道痉挛（支气管痉挛） 潮红（极短暂）	腺苷减慢心脏电信号在房室结的传导速度,用于终止阵发性室上性心动过速的发作。哮喘患者不宜应用此药

房性期前收缩可能在体检时被发现,并为心电图（ECG）所证实。在极少情况下房性期前收缩频繁发作,引起难以耐受的心悸,此时有必要进行治疗。抗心律失常药物通常有效。

心房纤颤和心房扑动

心房纤颤和心房扑动是心房内异位起搏点快速发放电脉冲所引起的心房极快地收缩,并有部分冲动下传到心室,引起心室较正常状态快速而低效地收缩的一种心

律失常。

心房纤颤和心房扑动在老年人群中更为常见。

心房纤颤和心房扑动可能是阵发性的,也可能是持续性的。在心房纤颤和心房扑动发生时,电脉冲所引起的心房极快收缩引起心房壁颤动,以至于血液不能有效的泵入心室。心房纤颤时心房和心室都在不规则跳动。在发生心房扑动时,心房的节律是规则的,而心室的节律则可规则、可不规则。无论心室节律规则与否,心室搏动的频率都比心房缓慢,因为房室结不能传导如此之快的电冲动,从而只有部分冲动能下传到心室。尽管比心房

的频率慢,但这时心室的搏动频率较正常时依然过快而不能得到充分的充盈。因此这时心脏泵血效率很差,血压可能下降,甚至可能发生心力衰竭。

心房纤颤或心房扑动时,心房在每个心动周期并不能把血液全部排空入心室,时间较长后心房内的一些血液可能淤积,甚至形成血凝块。这些血凝块可能在自发的或通过相应的治疗使心律转复后的短时间内碎裂。这些碎片可能进入左心室,随血流前行(变成栓子),栓塞在相应大小的小动脉处。如果血凝块堵塞了脑内的动脉,就会发生卒中。极少情况下,卒中是心房纤颤或心房扑动的首发症状。

病因:在没有心脏疾病的情况下,心房纤颤或心房扑动也可能出现。但更多的情况是这两种心律失常继发于风湿热、高血压、冠心病、嗜酒、过度活跃的甲状腺(甲状腺功能亢进症)或心脏的先天性缺陷等。风湿性心脏病(风湿热可引起心脏瓣膜病变),高血压可导致心房扩大,使心房纤颤和心房扑动的发生更常见。

> **❓ 你知道吗……**
> 因为房颤时血液滞留于心房,可能形成血凝块,所以心房颤动是中风的强烈的危险因子。

临床表现与诊断

心房纤颤和心房扑动的症状和心室率的快慢密切相关。心室率轻度增加频率少于每分120次不会产生明显的症状。心室率明显增加时会产生心悸或胸部不适。

心房纤颤病人的脉搏通常极不规则且频率较快,而心房扑动患者的脉搏则表现为规则而快速,心脏泵血功能减低可能引起虚弱、头晕及气短等症状。某些人,尤其是年老者,可出现心力衰及胸痛。极少的情况下,有严重心脏疾病的患者发生心房纤颤或心房扑动时可出现休克(极低的血压)。

患者的主观症状能够提示心房纤颤或心房扑动的诊断,心电图可以确诊。

治疗

心房纤颤和心房扑动的治疗可以分为控制心室率或转复为正常心律并治疗原发病。进行上述治疗的同时应给予防止血凝块和血栓形成(抗凝血剂或阿司匹林)的药物。

控制心室率:通常,治疗心房纤颤和心房扑动的第一步是控制过快的心室率,使心脏的泵血更为有效。常用的首选药物是地高辛,它能减慢电冲动向心室的传导。然而,仅用地高辛通常效果有限,仍需要加用其他药物。可以用如β受体阻滞剂如普萘洛尔、阿替洛尔或钙通道阻滞剂如维拉帕米或地尔硫草等。

恢复正常节律:心房纤颤和心房扑动可能自行转复为正常节律。然而这些心律失常仍必须积极地转复为正常心律。一些药物(常用的如胺碘酮、普罗帕酮或索他洛尔等)可能有效。不过电复律或除颤(对心脏施行电击)仍是最有效的方法。这些心律失常持续时间越长,转为正常心律的可能性越小(特别是超过6个月以上时),心房会逐渐变大,潜在的心脏疾病也会越严重。成功转为正常心律后,再次复发的可能性依然很高,即使服用使其转复为正常心律的同一药物来防止复发也依然如此。

破坏房室结:极少情况下,其他治疗都无效时,可以用射频消融(通过插入心脏的导管电极发放特殊频率的能量)破坏房室结。这种方法完全阻断冲动从心房向心室的传导,可以减慢心房纤颤或心房扑动的心室率。在这种情况下,需要安装永久心脏起搏器来起搏心室。对心房扑动的病人,可利用射频消融打断折返环,从而永久地维持正常心律。这种方法在90%的病人中可获成功。另外一种消融措施破坏静脉附近的心房组织(肺静脉隔离)并保留房室结,但肺静脉消融术成功率较低(60% ~ 80%),并且有明显的并发症发生的风险(1% ~ 5%)。相应的,这项措施比较适宜于在一些年轻并且对于药物有抵抗的房颤病人身上实施,这些病人不能通常没有其他的心脏疾病。

预防血栓:当心房纤颤或心房扑动转复为正常心律时,凝块随血流流动导致卒中的危险性增加。大多数有一或多个易形成血栓的危险因素的心房纤颤或心房扑动的患者要用抗凝血剂防止血凝块的形成,因为他们有发生卒中的风险。(易发生血栓的危险因素有年龄过大、高血压、糖尿病、左心房增大和部分器质性的心脏病,尤其是二尖瓣病变)。除非要紧急复律,医师在将心房纤颤或心房扑动转复为正常心律之前要服用4周的抗凝剂。然而有时存在某些特殊原因而不能使用抗凝剂,如血压未能控制的高血压患者或出血性疾病患者不能使用抗凝血药。抗凝治疗可能引起出血,导致失血性休克,或其他出血并发症,如手术后的大出血,因此,医师要权衡每个病人可能的治疗效益和风险。

甚至在房颤或者房扑转复为窦性心律后,医生通常也要继续抗凝治疗,常需持续病人的余生,之所以这样做,是因为心律失常有可能在病人不知情的情况下发生,此时即有血栓形成的风险。

阵发性室上性心动过速

阵发性室上性心动过速是由心室之外的其他心肌组织发放电冲动所引起的规则且快速心动(每分钟160 ~ 200次)、突发和突止的心律失常。

阵发性室上性心动过速在成年人群更为常见,病人主观症状明显,而危险性相对较低。这种心律失常可在剧烈活动时出现。阵发性室上性心动过速可能被快速重复激动心脏的期前收缩所诱发。这种快速重复的刺激可能由几种异常的传导通路所导致，在房室结可能存在两条电传导通路（导致房室结内折返性心动过速）。也可能在心房和心室之间存在额外的异常电通道（导致房室折返性心动过速）。一种少见的情况是心房产生快速重复冲动或发生心房内折返（引起真正的阵发性房性心动过速）。

这种快速心率多是突发突止，持续时间从几分钟到几小时不等。几乎都伴有心悸的不适症状。其他常见症状有虚弱、头晕、呼吸急促和胸痛。通常心脏并无其他异常。

治疗

阵发性室上性心动过速的发作通常能被几种刺激迷走神经的手法中止或减慢心率。这些手法一般由医师或在其指导下施行，不过常常反复发作的患者也可学习这些方法：像便秘、用力排便时那样屏气，按摩颈部位于下颌下角下方的部位（刺激颈动脉上被称为颈动脉窦的敏感区），将面部没入冷水中。在这类心律失常刚发作的短时间内施行上述方法通常有效。

如果上述手法无效，或心律失常产生了严重的症状，或发生持续时间超过 20 分钟以上，患者应该立即就诊治疗。医师利用静脉内注射如维拉帕米等药物常能中止心动过速的发作。偶有药物无效者，可施行电复律。

预防心律失常发生比中止其发作更为困难，但几乎所有的抗心律失常药都有一定的作用。常用的药物有 β 受体阻滞剂、地高辛、地尔硫䓬、维拉帕米、普罗帕酮及氟卡尼等。目前越来越多地使用射频消融（通过插入心脏的导管电极发放特殊频率的能量）破坏产生室上性心动过速的区域来治疗。

预激综合征

预激综合征（Wolff-Parkinson-White 综合征）是由在心房和心室之间存在的先天的额外异常电通道所引起的。

预激综合征是心房心室间存在异常附加电通道的几种病症（称为房室折返性心动过速）中最常见的一种。

这种附加径路使快速性心律失常的发生几率大增。预激综合征在出生时即存在，但由它所引起的心律失常通常在少年或青年时期才出现。然而心律失常也可能在 1 岁之内或 60 岁之后出现。

临床表现与诊断

预激综合征是阵发性室上性心动过速的常见原因。偶尔预激综合征患者发生心房纤颤会产生极快的威胁生命的心室率。

当婴儿发生由预激综合征所引起心律失常时，他们的呼吸会变得短促或昏睡，进食差，或出现可见的快速胸部震动。心力衰竭也可能出现。

当有预激综合征的患者在其 20 岁之内首次出现心律失常时其典型表现是运动中突然发生的阵发性室上性心动过速。发作可能持续几秒钟到数小时。然而过快的心率会使患者感觉极不舒服，甚至昏厥。

当预激综合征引发的阵发性室上性心动过速出现在老年阶段，其症状可能较多，出现如头晕、气短及胸痛等症状。

预激综合征患者发生心房纤颤是很危险的。通过房室结的正常通路过快的电冲动通常不能传入心室，而通过附加径路则能将极快速的电冲动传导入心室。从而产生威胁生命的极快速的心室率。主要危害不仅在于过快的心室率使心室的收缩效率很低，还在于可能诱发出致命的心室颤动，除非立即就诊，积极有效地治疗。

因为预激综合征改变了电脉冲激动心脏的方式，所以可以用能记录心脏电活动的心电图（ECG）来分析和诊断。

治疗

预激综合征引发的室上性心动过速的发作通常能被刺激迷走神经的手法中的一种所中止或减慢心率。在心律失常刚发作的短时间内施行上述方法通常有效。

如果上述手法无效，通常需静脉内注射如维拉帕米、腺苷等药物来终止发作，随后可继续给予抗心律失常药物防止快速心率的再次发作。

小于 10 岁的婴幼儿发生由预激综合征引起的室上性心动过速时可以给予地高辛治疗。但成人不应使用地高辛治疗，因为它能加快旁道的传导，在心房纤颤时可能引发致命的心室颤动。因此使用地高辛治疗的婴幼儿应在青春期前停药。

使用射频消融（通过插入心脏的导管电极发放特殊频率的能量）破坏旁边的传导通路的成功率在 95% 左右，操作的死亡率低于 1/1000。射频消融对青年者的益处尤其巨大，可以避免终身使用抗心律失常药物的沉重负担。

室性期前收缩

室期前收缩（室性异位搏动、室性早搏）是在正常搏动之前出现的由心室异位起搏点引起的心室收缩。

室性期前收缩在人群中很常见，尤其是老年人。它可被物理或精神刺激、摄入咖啡因（食物或饮料中）、酒精或服用治疗感冒、花粉热等含有拟麻黄碱的药物所诱发。其他如冠心病（特别是在心梗期间或之后的短时间内）及能导致心室增大的疾病（如心力衰竭和心脏瓣膜病变）也可引起室性期前收缩。

临床表现与诊断

单个室性期前收缩对心脏泵血功能的影响很小，不会引起明显的症状,除非发作极为频繁。主要的症状是感觉到心脏一次极有力的搏动或脱漏一次搏动。无器质性心脏疾病的人发生室性期前收缩并无危险。然而若是有器质性心脏病的患者频繁发生室性期前收缩,则可能引发如室性心动过速、心室颤动等可危及生命引起猝死的心律失常。

可用心电图(ECG)诊断室性期前收缩。

治疗

对无器质性心脏疾病的人只需缓解精神压力,避免咖啡因、花粉热等可刺激心脏的非处方药(OTC)即可,无需服用抗心律失常药物。药物治疗仅在症状严重不能耐受或期前收缩提示可能发生如室性心动过速、心室颤动等可危及生命的心律失常时才使用。例如,原有器质性心脏病或期前收缩频繁发生。β受体阻滞剂可作为首选药物,因为这类药物相对较安全。然而因为一些人有精神不振的不良作用而不愿服用这类药。

那些频繁发作室性期前收缩的患者因为服用β受体阻滞剂或接受血管成形术或冠脉搭桥来治疗冠状动脉疾病而使其发生由室性心动过速或心室颤动所致的猝死的风险降低。抗心律失常药物能够减少室性期前收缩的发生,但同时也可能增加发生致命性心律失常的可能。所以,医师要严格小心地评判病人发生严重心律失常的风险,只能给合适的患者服用抗心律失常药。

室性心动过速

室性心动过速是由心室的异位起搏点引发的心率超过每分钟120次的一种心律失常。室性心动过速被认为是由连续的室性期前收缩发展而来。有时,仅少数几个这样的期前收缩连续出现,随后即恢复为正常心律。室性心动过速持续时间超过30s称为持续性室性心动过速。持续性的室性心动过速常发生于心脏有器质性变化,心室受损的患者。最常见于发生心力衰竭后的数周到数月,在老年患者中更为常见。然而也有少数无器质性心脏病的青年人也可发生室性心动过速。

临床表现与诊断

发作室性心动过速时患者常会出现心悸。持续性的室性心动过速常使心室的充盈泵血效率降低,严重时可能出现血压下降,心力衰竭而威胁患者的生命。室性心动过速的威胁还在于它可能恶化并转为室颤——心脏骤停的一种形式。偶尔有患者发生室性心动过速,甚至心率超过每分钟200次时也无明显症状,但其危险性并不会因此而降低。

心电图(ECG)可用来诊断室性心动过速,并帮助判断是否需要治疗。动态心电图监测仪可以记录超过24h的心脏电节律。

治疗

伴有自觉症状或超过30秒即使没有明显症状的室性心动过速均需要治疗。持续性的室性心动过速要紧急治疗。如果发作时血压下降到比较低的水平,立即施行心脏电复律。可静脉给予抗心律失常药中止或减慢室性心动过速时的心室率。最常用的药物有利多卡因、普鲁卡因胺和胺碘酮。

一些操作可用来毁坏持续性室性心动过速的病变区域,这些操作包括射频消融(通过插入心脏的导管微电极释放特殊频率的能量)和开胸手术等。

如果其他方法无效时,可植入自动除颤器(一种能够监视心律失常并在发作时施以电击从而使心律转复为正常心律的电子仪器)。这一过程类似植入人工心脏起搏器。

心室颤动

心主颤动是由许多混乱的电冲动引发的一种致命性的、不规则的一系列极快速的、无效的心室收缩。它由许多杂乱的电脉冲所引起。在心室颤动时,心室仅仅发生颤动但并不能协调地收缩,血液不能被泵出心脏。因此心室颤动是心脏骤停的一种。除非即刻有效地治疗,否则是致命的。

心室颤动发生的最常见的原因是由于冠脉病变而使心肌得不到足够的血流灌注,如冠心病发作时。其他原因包括休克(血压很低),如冠脉疾病或其他病变引起的休克,电击,溺水,血中钾浓度过低(低钾血症),以及服用口服影响心脏电活动的药物(如钠离子或者钾离子通道阻滞剂)。

临床表现与诊断

心室颤动发生数秒钟即可引起意识丧失。如果不治疗,持续5分钟以上即可因缺氧而使脑组织发生不可逆的损伤,随即很快死亡。

当患者出现突然跌倒、皮肤苍白、随孔散大、没有心脏跳动、不能扪及脉搏或不能测出血压等症状都提示心室颤动的诊断。通过心电图(ECG)监测到的心室颤动是心脏停止的原因。

治疗

心室颤动需要紧急治疗。心肺复苏(CPR)必须尽可能快地(数分钟内)施行。并随之施行心脏电复律,在除颤仪可用时立即进行除颤(通过胸壁施行电击)。随后给予抗心律失常药物维持正常心律。在心脏病发作后数小时内发生的心室颤动,且未出现休克及心力衰竭的患者电复律后95%的人能恢复正常心律,预后较好。休克和心力衰竭提示心室损伤严重。如果发生休克和心力衰竭,则电复律只有30%的成功率,70%的复苏成功的患者最终死于不能维持正常的心搏功能。

发生心室颤动后成功心肺复苏并存活下来的人以后再次发生心室颤动的几率很高。如果心室颤动是由可逆性疾病所导致的,则要治疗其原发疾病,或者给予抗心律失常药物维持正常的心律,或通过手术植入除颤器,当发生心室颤动时,通过电击来转复心律。

起搏点功能异常

心脏的正常起搏点(窦房结)功能异常时可能引起持续性的心跳缓慢(窦性心动过速)或完全的起搏点电活动停止(窦性静止)。当窦房结的电活动完全停止时,心脏的其他区域通常会接管窦房结的起搏功能。这样的区域被称为逸搏点,可位于心房下部、房室结、传导系统甚至心室。

各种类型的起搏点功能异常均在老年人群中更为常见。某些药物以及甲状腺功能低下(甲状腺功能减退)都可引起起搏点功能异常。但更多的情况下,起搏点功能异常的原因并不明确,这时称之为病态窦房结综合征(病窦综合征)。

病窦综合征的一种重要的类型是慢-快综合征,表现为缓慢性心律失常时期(心动过缓)和快速性心律失常时期(心动过速)交替出现,比如心房纤颤和心房扑动。

临床表现与诊断

许多种类的起搏点功能异常并不引起明显的症状。持续性的心动过缓常导致虚弱和疲乏,在心率过于缓慢时可能出现昏厥。心动过速时患者感觉心悸。当心动过速发作中止,而起搏点不能及时恢复正常心率时患者会出现意识丧失。

脉搏过于缓慢,或患者的活动无变化而脉搏却发生明显的改变,或在活动时脉率不能随之增加都说明起搏点功能失常。医务人员常可根据症状和心电图(ECG)的表现明确诊断起搏点功能异常,特别是有动态心电图监测仪记录 24 小时的心电图资料时。

治疗

有症状的患者要安置永久心脏起搏器来提高过慢的心率,如果同时伴有快速性心律失常,还可用药物来防止它发生(如 β 受体阻制剂或钙通道阻滞剂)。

心脏传导阻滞

心脏传导阻滞是指心脏电讯号传导通过房室结、希氏束及左右束支(全部位于心房和心室之间)时被延迟。

传导阻滞被分为三度,一度传导阻滞时向心室传导的电讯号被轻度延迟;二度传导阻滞时下传电讯号间断性地阻断,三度(完全性)传导阻滞时电讯号向心室的传导被完全阻断。大部分传导阻滞在老年人群中更为多见。

一度传导阻滞时,每个起搏讯号都能从心房传导至心室,但每个讯号在通过房室结时都被延迟了数分之一秒。一度传导阻滞在训练良好的运动员、青少年以及高迷走神经活性的人群中较常见。然而,这一病症也见于风湿热、结节病等损害心脏的疾病或其他器质性心脏病。

它也能被药物,尤其是那些能减慢房室结电传导的药物(如 β 受体阻滞剂、地尔硫草、维拉帕米及胺碘酮等)所诱发。一度传导阻滞无自觉症状,但通过心电图(ECG)可检测到传导延迟而确立诊断。

发生二度传导阻滞时,只有部分起搏讯号传导至心室。心搏可能较慢、不规则或兼而有之。部分二度传导阻滞可进展为三度传导阻滞。发生三度传导阻滞时无电冲动传导至心室,心室的频率和节律被房室结、希氏束或心室自身所控制。这些下位起搏点发放冲动的频率较正常起搏点(窦房结)缓慢、不规则且稳定性差。因此心室的搏动非常缓慢——低于每分钟 50 次甚至有时会慢至每分钟 30 次。三度传导阻滞影响心脏的泵血功能,是非常严重的心律失常。疲劳、眩晕及头昏等症状较常见。当心室率高于每分钟 40 次时自觉症状相对较轻。

治疗

一度传导阻滞,即便是由心脏病变所引起的通常无需治疗。部分二度传导阻滞患者需要安装人工起搏器。几乎所有的三度传导阻滞患者都要安装人工起搏器。在永久心脏起搏器前可以安置临时心脏起搏器。大部分患者需要安置心脏起搏器以保证今后的生存,尽管可能在去除病因后恢复正常,例如,发生心力衰竭恢复正常后。

束支传导阻滞

束支传导阻滞是指起搏电流通过左或右束支时被部分或完全阻滞。

希氏束是能将电冲动从房室结往下传导的一组纤维束。希氏束分支为两条束支,左束支将电讯号传导入左心室,右束支将冲动传导入右心室。传导可能在左或右束支被阻滞。

束支阻滞通常无明显症状。右束支断可能在健康人群出现,其危险性较低。然而,它也可能提示明显的心脏损害,譬如右束支阻滞出现在发生心力衰竭之后。

左束支阻滞相对较严重,在老年人群中,它常提示高血压或动脉粥样硬化等心脏病变。束支传导阻滞可被心电图(ECG)检测出来,每种束支传导阻滞都会产生特殊的心电图形。束支传导阻滞通常不需要治疗,但对那些可能发生完全性传导阻滞的高风险患者(如二度传导阻滞者),仍要安置人工心脏起搏器以使机体在完全性传导阻滞发生时能维持心跳。

第 60 节

心脏瓣膜病

心脏瓣膜控制着心脏四个腔的血流——2 个位于上方的、小的、圆形的腔（心房）和 2 个下方的、稍大、圆锥形的腔（心室）。每个腔有一个控制单向血流流入的瓣膜和一个控制单向血流流出的瓣膜。右心室，控制血流流入的瓣膜是三尖瓣，背向右心房开放；控制血流流出的瓣膜是肺动脉瓣，开向肺动脉。左心室，控制血流流入的瓣膜是二尖瓣，背向左心房开放；控制血流流出的瓣膜是主动脉瓣，开向主动脉。每个瓣膜由片状组织构成。

反流或狭窄造成瓣膜功能异常。其中任何一个问题都能影响心脏泵血。有时一个瓣膜同时存在着上述两个问题。病态瓣膜可以产生异常的心脏杂音，医生可以通过听诊器听到这种杂音。同时，病态瓣膜可由超声检查确诊。轻微反流不易由听诊发现，但超声可以确诊。医生把这种现象视为正常的。病态瓣膜可以修复或置换。修复可以通过外科干预，也可经心脏导管治疗，尤其是瓣膜狭窄时。狭窄瓣膜可由球囊扩张，球囊导管经静脉到达心脏。到达瓣膜后，球囊扩张，分开狭窄的瓣膜叶。这个过程不需全身麻醉，而且恢复较快。

有两种瓣膜用于置换：机械瓣膜和生物瓣膜。机械瓣可维持很多年，但需要终生服用抗凝药以防瓣膜形成血栓。生物瓣在术后 10~12 年就会退化，需再次置换，但只需服用抗凝药几个月。病态瓣膜和置换后的瓣膜都有可能发生感染，人们需要在特定情况下预防性应用抗生素，如牙科操作前，以防止感染性心内膜炎的发生。

随年龄改变：随着年龄的增长，二尖瓣和主动脉瓣增厚。主动脉变得僵硬，这使血压升高和对二尖瓣的压力增加。这时候心脏需要更多的氧气以有效泵血。这些随着年龄出现的改变将导致原有心脏疾病的老年人出现相应症状和并发症。

二尖瓣反流

二尖瓣反流（二尖瓣关闭不全）：即左心室收缩时血流通过二尖瓣反向流动。

- 除了部分地区没有有效的抗生素来控制链球菌的感染外，心肌梗死是二尖瓣反流最常见的原因。
- 反流严重时，可有气短表现。
- 轻度反流不需要治疗，但更严重的反流需要血管紧张素转换酶抑制剂或外科瓣膜置换术。

随着左室泵血进入主动脉，反流血流增加了左心房的血容量和压力。左心房增加的压力同时增加了肺静脉压力，并导致左房扩大以容纳多余的血液。极度扩大的心房经常发生房颤，降低心脏泵血效率。因此，血液不能正常地流出，而易形成血栓。如果血栓脱落，泵出心脏可能会堵塞动脉，从而引起中风或其他损害。

严重的反流可以导致心衰，左房压增高导致肺淤血，减少心室向脏器的正常供血。左室逐渐扩张和减弱，进一步加重心衰。

反流

病因

风湿热——儿童时期发病，有时继发于未治愈的链球菌性咽炎或猩红热——是二尖瓣反流最常见的病因。但是目前，在北美、澳洲、西欧以及其他一些地区风湿热已很少见，因为抗生素已普遍应用于链球菌等感染。在这些地区，只有那些年轻时未能使用抗生素或从未广泛应用抗生素的其他地区移民来的老年人二尖瓣反流的首要原因仍然是风湿热。在这样的地区，风湿热仍是二尖瓣狭窄和反流常见的原因，有时在初次感染后 10 余年发病。复发的风湿热更加剧二尖瓣损害的恶化。

症状

轻度二尖瓣反流可能没有任何症状。反流严重或伴有房颤时，可能会出现心悸（心跳节律改变的感觉）和无法解释的气短。心衰患者在运动或休息时可有咳嗽、气短，及下肢水肿。

诊断

二尖瓣反流通常可听诊闻及杂音诊断。这种杂音是左心室收缩血流反流时的特征性声音。医生常规查体时如果听到特征性杂音即可做出诊断。

胸片和心电图显示左心室增大。如果二尖瓣反流严重，胸片提示肺淤血。超声心动图通过超声波产生心脏结构和血流的图像，提供了大量信息。这个过程能显示心房、心室的大小以及血流反流量，因此，可以确定反流的严重程度。

治疗

轻度反流不需特殊处理；但是患者需定期评估，并且在牙科等医疗操作前服用抗生素。严重的反流需应用 ACEI 类药物如依那普利或赖诺普利，合并使用或不用地高辛。有时需外科干预。

了解瓣膜狭窄和反流

瓣膜功能异常由反流或瓣膜狭窄造成,可以累及任何一个心脏瓣膜。下面显示的是反流和狭窄对二尖瓣的影响。

正常瓣膜机理

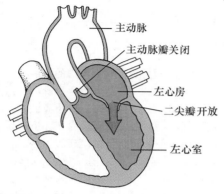

正常情况下,在左室收缩完成后(舒张期开始),主动脉瓣关闭,二尖瓣开放,然后血流从左房流入左室,然后左房收缩,射入更多的血液入左室。

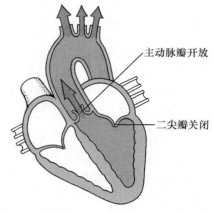

在左室开始收缩后(收缩期),二尖瓣关闭,主动脉瓣开放,血流射入主动脉。

二尖瓣狭窄

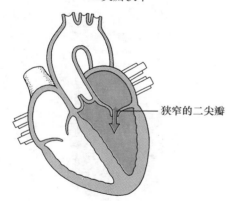

在二尖瓣狭窄情况下,二尖瓣开口变窄,舒张期二尖瓣从左房到左室的血流减少。

二尖瓣反流

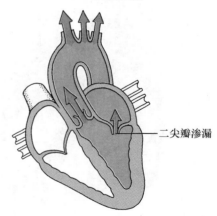

在二尖瓣反流的情况下,在左室收缩的时候二尖瓣漏,血流返回左房。

外科手术必须在左心不可逆的衰竭之前进行。因此,需定期行超声心动检查以评估左心增大的速度。外科干预包括瓣膜修补和瓣膜置换。修补术能够消除反流或改善症状使之可以耐受,并阻止心脏损害。条件允许时,瓣膜修补较置换更应该选择,因为修补后的瓣膜比机械瓣或生物瓣具有更好的功能,患者无需终生服用抗凝药。瓣膜置换也能消除反流。

损伤的瓣膜极易发生严重细菌感染(感染性心内膜炎)。瓣膜损伤或人工瓣膜的患者在外科手术、牙科操作前要服用抗生素以防瓣膜感染,尽管这种风险很小。如果同时合并有房颤,应该给予抗凝治疗防止血栓形成。

二尖瓣脱垂

二尖瓣脱垂:即左心室收缩时二尖瓣向心房膨出,有时会引起少量反流。

■ 二尖瓣脱垂常见于结缔组织病。

■ 大多数患者没有症状,但有些人有胸痛、脉速、心动过速、周期性偏头痛、疲劳和眩晕。

■ 医生可以通过听诊特征性咯喇音初步诊断,但需超声心动图帮助确诊。

■ 大多数患者不需治疗。

大约 2%～5% 的人患有二尖瓣脱垂。原因是黏液瘤变性后使瓣膜组织冗长,黏液瘤变性是一种能够引起瓣膜组织损害的遗传性结缔组织病。仅在严重反流、瓣膜感染和黏液瘤破裂时会引起严重的心脏问题。

心脏瓣膜置换

受损瓣膜可用由塑料和金属做成的机械瓣置换,也可用心脏瓣膜组织构成的假体瓣膜,多取自猪,这种瓣膜被置于人工的瓣环内。机械瓣有很多种,最常用的是圣犹达瓣膜。

瓣膜的选择取决于很多因素,包括瓣膜的特性。机械瓣可维持很多年,但需要终生服用抗凝药以防瓣膜血栓形成。而生物瓣膜很少需要服用抗凝药物。因此患者能否应用抗凝药是一个重要因素。例如,孕期女性不适合服用抗凝药,因为抗凝药可以透过胎盘,影响胎儿。此外,年龄、活动耐力、心脏情况以及是哪种瓣膜受损都是需要考虑的因素。

心脏瓣膜置换术,需要进行全身麻醉。当心脏处于手术状态时,需要有体外心肺循环机器帮助泵血。受损瓣膜移除,人工瓣膜被缝在相应部位。切口关闭,心肺循环仪间断泵血,心脏开始恢复工作。手术需要 2～5 小时。对一些患者来说,瓣膜置换可以应用损伤较小的方式(不必切开胸骨),这种方式在某些医疗中心可以进行。住院时间依个人而异。完全康复大概要 6～8 周。

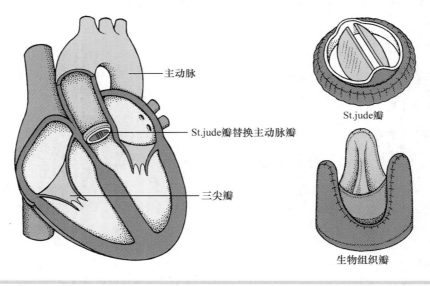

主动脉

St.jude瓣替换主动脉瓣

三尖瓣

St.jude瓣

生物组织瓣

症状和诊断

大多数二尖瓣脱垂患者没有症状。有症状的患者,很难单纯用疾病的机制解释,这些症状包括胸痛、脉速、心动过速、周期性偏头痛、疲劳和眩晕。部分患者可出现直立性低血压。医生通过听诊闻及特征性咯喇音诊断。二尖瓣反流通常在听诊时闻及左室收缩期杂音而诊断。超声心动图使医生能够观察到脱垂情况,并判断反流严重程度。

治疗

多数二尖瓣脱垂患者不需治疗。如果心跳过速,可用 β 受体阻滞剂减慢心率,从而减轻心悸等症状。

二尖瓣狭窄

二尖瓣狭窄:即二尖瓣开放狭窄,从而增加血流进入左室的阻力。

■ 二尖瓣狭窄通常源于风湿热,但婴儿可先天发病。

■ 严重二尖瓣狭窄才会产生症状。

■ 临床通过听诊闻及特征性杂音诊断。

■ 治疗包括应用利尿剂、β 受体阻滞剂和钙离子拮抗剂。

二尖瓣狭窄时,通过开放的狭窄瓣膜的血流减少。因此,左房血容量和压力增加,左房增大。增大后的左房不规律地快速跳动(房颤)。二尖瓣狭窄严重时可导致肺血管压力增加、心衰、肺淤血及血氧降低。孕期女性合并有二尖瓣狭窄会加速心力衰竭。

病因

二尖瓣狭窄几乎都是由风湿热导致,儿童时期发病,有些是继发于未治愈的链球菌咽炎或猩红热。但是目前,在北美、澳洲、西欧以及其他一些地区风湿热已很少见,因为抗生素已普遍应用于链球菌等感染性疾病。在这些地区,风湿热常发生于那些年轻时未应用抗生素,或从一些未应用抗生素地区移民来的老年人。在这些地区,风湿热很普遍,成人、青年甚至儿童都可能发生二尖瓣狭窄。典型的风湿热引起的二尖瓣狭窄,瓣膜常部分融合。

先天性二尖瓣狭窄极为罕见。除非进行外科手术,否则发病的婴儿很少能存活超过 2 岁。

三种非二尖瓣狭窄疾病可以产生同样的结果。包括左房黏液瘤、三心房和肺静脉疾病。

症状和诊断

轻度二尖瓣狭窄通常不引起症状。严重时可伴有房颤或心力衰竭。伴有房颤患者可能有心动过速。心力衰竭患者易感到疲惫和气短。起初,只有体力活动时才感到气短,后来,休息时即可发生气短。部分患者高枕卧位或坐起后可缓解。伴有低血氧和肺血管压力增高的患者颊部可有潮红(二尖瓣面容)。高压力导致肺静脉或肺毛细血管破裂时,患者可出现咯血。肺部出血通常较轻微,但咯血发生后,医生要立即评估患者情况,因为此时意味着二尖瓣狭窄严重或有其他严重病变。

听诊闻及特征性杂音,这是血流从狭窄的瓣膜进入左室所引起的。正常瓣膜开放时是无声的,但病变瓣膜开放时经常引起开瓣音。诊断依赖心电图、胸片和超声心动图显示左房增大,超声心动图借助超声波产生狭窄瓣膜和血流流过的图像。

预防和治疗

应用抗生素有效治疗链球菌性咽炎后,不易发生风湿性二尖瓣狭窄。

治疗包括应用利尿剂、β 受体阻滞剂和 CCB。利尿剂,通过促进尿液形成减少循环血流,从而降低肺血管压力。β 受体阻滞剂、地高辛、CCB 有助于控制心室率。房颤患者需要服用抗凝药以预防血栓形成。

如果药物治疗不能有效改善症状,就需要行二尖瓣修补或置换术。有时可通过球囊扩张成形术打开狭窄的瓣膜。球囊导管经静脉到达心脏。到达瓣膜后,球囊扩张,分开狭窄的瓣膜叶。外科手术可以选择性地分离融合瓣叶。但瓣膜损害严重时,则需要进行人工瓣膜置换术。

二尖瓣狭窄患者在外科手术、牙科操作前要服用抗生素以防瓣膜感染(感染性心内膜炎)。

主动脉瓣反流

主动脉瓣反流(主动脉瓣关闭不全):左室舒张期血流通过主动脉瓣反流到左室。

- 风湿热和梅毒是最常见病因。
- 主动脉瓣反流一般不引起症状,除非发生心力衰竭。
- 医生通过体格检查拟诊,而依靠超声心动图确诊。
- 受损瓣膜必须行外科置换术。

左室舒张期,来自左房的血流充盈左室,同时血流通过主动脉瓣反流,从而增加左室血容量和压力。因此,心脏做功增加。心室肌代偿性地肥厚、心室腔扩大。最终,心脏不能满足机体供血需求,而致心力衰竭和肺淤血。

病因

在北美、澳洲和西欧,风湿热和梅毒曾是主动脉瓣反流最常见的病因,但由于抗生素的广泛应用,现在这两种疾病已少见。在抗生素未广泛应用的地区,风湿热和梅毒性的主动脉瓣反流仍很常见。除此之外,最常见的原因是黏液瘤所致瓣膜纤维化使瓣膜软化造成严重的主动脉瓣反流(一种遗传性结缔组织病,能够引起瓣膜变软);不明原因的瓣膜变性;主动脉瘤;主动脉解剖异常。严重高血压及主动脉瓣先天缺陷(二叶瓣膜替代三叶瓣膜)是轻度主动脉瓣反流的常见原因。大约有 2% 的男孩和 1% 的女孩有这种先天缺陷。其他原因包括瓣膜细菌感染和损伤。

症状和诊断

轻度主动脉瓣反流无症状,只有听诊时能够闻及特征性左室舒张期杂音。严重反流伴心力衰竭时可有症状。心力衰竭时会出现运动后气短、夜间阵发性呼吸困难。坐位使肺上部血液回流、排出,恢复正常呼吸。大约有 5% 的主动脉瓣反流患者有胸痛,因为存在心肌供血不足(心绞痛),尤其在夜间为重。

此时的脉搏称水冲脉,时而强劲,时而消失,因为血流经过主动脉瓣反流而致血压急剧下降。

医生不能仅通过体格检查(例如水冲脉和特征性心脏杂音)以及 X 线所显示的心影增大而确诊。心电图可以显示左心室增大。超声心动图显示病变瓣膜并帮助医生确定反流的严重程度以及是否需要行心脏瓣膜置换术。老年患者常在外科手术前行冠状动脉造影,因为大约有 20% 的患者同时有冠状动脉疾病。

治疗

除轻度主动脉瓣反流外,最终都需行外科手术。药物治疗对减慢心力衰竭进展并不十分有效,也不能避免瓣膜置换的需要,但手术前要先用各种药物在控制症状。在左室发生不可逆的损伤和发展到严重心衰之前,应该行人工瓣膜置换术。通常,要定期做超声心动图以了解左室增大的速度,从而合理安排手术时间。

即使是轻度的主动脉瓣反流的患者,在外科手术、牙科操作前,都需要给予抗生素以减少病变瓣膜的感染风险。

主动脉瓣狭窄

主动脉瓣狭窄:主动脉瓣狭窄即主动脉瓣膜开放狭窄而导致血流从左室流入主动脉受阻。

- 70 岁以下老年人最常见原因为先天性瓣膜异常。70 岁以上患者则是主动脉瓣硬化。
- 患者有胸痛、气短或昏厥。
- 医生通过听诊闻及特征性心脏杂音、异常脉搏及超声心动图结果而确诊。
- 患者定期检查,可以有效监测身体状况,有症状的患者可行瓣膜置换。

主动脉瓣狭窄时,由于左室做功增强以增加通过狭窄瓣膜的血流,左室壁常常代偿性增厚。增厚的心室肌需要更多的血液供应,但有时(尤其运动时)不能满足心肌供血而发生胸痛、晕厥甚至猝死。心肌也逐渐减弱,导致心衰。病变瓣膜极少发生细菌感染。

病因

在北美、澳洲和西欧,主动脉瓣狭窄是老年人的主要疾病之一,病因为瓣膜瘢痕化和钙化。这通常发生在 60 岁以后,而到 70 岁或 80 岁才出现症状。主动脉瓣狭窄也可能源于儿童时期的风湿热,这时,主动脉瓣狭窄常伴有二尖瓣狭窄、反流。

年轻患者,最常见的病因是先天缺陷,例如三叶瓣为二叶瓣替代,或者瓣膜呈异常的漏斗状。主动脉瓣狭窄在幼年并不是严重的问题,而随着年龄增长而逐渐加重。瓣膜始终维持同样的开放大小,但心脏在增长并逐渐增大以泵出更多的血液。多年后,随着钙盐沉积,瓣膜变得硬化和狭窄。

症状和诊断

运动后胸痛(心绞痛),可于休息几分钟后缓解。伴有心力衰竭患者运动后有疲惫感和气短。

严重主动脉瓣狭窄的患者在运动时可能出现晕厥,因为血压会突然下降。晕厥前常没有任何预兆如眩晕或轻度头痛或在清醒后没有任何症状。

医生通过听诊闻及特征性心脏杂音、异常脉搏及心电图显示室壁增厚而确诊。对于有心绞痛、气短或晕厥的患者,超声心动图是最好的评估主动脉瓣狭窄程度(测量瓣膜开放的大小)和左室功能的检查。

聚焦老龄化

有时主动脉瓣钙化,瓣膜增厚,但增厚并不影响血流通过,这种异常称作主动脉瓣硬化。大约 1/4 的 65 岁以上老年人有这种异常。

主动脉瓣硬化并不引起症状。可能会引起柔和的心脏杂音,听诊时能够闻及。主动脉瓣硬化不会使患者出现异常,但增加了心动过速和死亡的危险。因此,对于主动脉瓣硬化的患者,认识并去除或控制冠状动脉疾病的危险因素是非常重要的。包括吸烟、高血压、胆固醇及甘油三酯异常和糖尿病。

治疗

无症状的主动脉瓣狭窄患者定期看医生,并避免超负荷运动。需要定期超声心动图监测心脏和瓣膜功能。

对于运动时出现气短、心绞痛或晕厥的患者,最好在左室发生不可逆的损害前行主动脉瓣置换术。定期行超声心动图可以帮助医生确定手术时间。对各个年龄的成人患者,手术置换都是最好的治疗方式,且预后很好。

手术前的心力衰竭用利尿剂治疗。心绞痛的治疗较困难,因为通常用于冠心病治疗的硝酸甘油,能够引起严重的低血压并加重主动脉瓣狭窄患者的心绞痛。

人工瓣膜置换后,在外科手术、牙科操作前,都需给予抗生素以减少病变瓣膜的感染风险。

对于有严重主动脉瓣狭窄的儿童,因为可能随时死亡,所以在出现症状前即需手术治疗。除了瓣膜置换术外,安全、有效的手术包括瓣膜修补和球囊扩张成形术。球囊导管经静脉到达心脏。到达瓣膜后,球囊扩张,分开狭窄的瓣膜叶。然而随着儿童生长至成年,则必须置换瓣膜。在成人,球囊扩张成形术后通常再发狭窄;因此,这种操作仅用于虚弱的不能耐受手术的老年人。

三尖瓣反流

三尖瓣反流(三尖瓣关闭不全):即右室收缩期血流通过三尖瓣反流。

- 三尖瓣反流常继发于引起右室增大的疾病。
- 症状不明确,如虚弱和易疲惫。
- 体格检查不能确诊,常通过超声心动图确诊。
- 这种潜在病变需要治疗。

右心室泵血入肺时部分血液反流入右心房,这增加了右心房容量并导致机体供血不足。结果是,右心房增大,右心房和大静脉压力增加。肝可能因此而肿大。增大的右心房可能引起房颤,最终导致心力衰竭。

病因

三尖瓣反流常继发于右心室增大和右心室流出道阻

力增加时。

增加的阻力可能源于长期存在的严重的肺部病变，例如肺水肿或肺动脉高压，也可源于左房、左室的病变或肺动脉瓣狭窄，后者比较罕见。右室代偿性增大而牵拉三尖瓣瓣膜，导致反流。

其他原因包括：罕见的心脏瓣膜感染（感染性心内膜炎多数由于静脉注射非法毒品所致）、使用氟苯丙胺（已停止使用）、先天性三尖瓣缺陷、外伤及黏液瘤变性（一种遗传病，瓣膜逐渐软化）。

症状和诊断

三尖瓣反流常引起不明确的症状，如虚弱和易疲惫。这是因为心脏泵血量减少。常见的其他症状有：颈血管搏动——由于右心房压力增加所致；右上腹不适——由于肝脏增大所致。心力衰竭导致液体潴留，主要在腿部。

诊断有赖于患者病史、体格检查和心电图、胸片结果。听诊能够闻及特征性的心脏杂音，但这种杂音在反流加重时反而减弱。超声心动图能够显示病变瓣膜及反流量，从而评估反流的严重程度。

治疗

轻度三尖瓣反流通常不需要治疗，但需要治疗基础病变，如肺水肿、肺动脉高压、肺动脉瓣狭窄或左室、左房病变。房颤和心衰的也必须治疗，除非有其他瓣膜同时需要手术，否则三尖瓣反流很少行手术治疗。

三尖瓣狭窄

三尖瓣狭窄：即三尖瓣开放狭窄，从而增加了血液从右房进入右室的阻力。

三尖瓣狭窄若干年后，因为流经狭窄的三尖瓣的血流部分受阻，右心房血容量增加，右房就会增大。继而增加回流静脉的压力（除肺静脉外）。然后，因为流入血量减少，右室则缩小。三尖瓣反流极少发生。

几乎所有病例都源于风湿热，这种疾病在北美、澳洲、西欧已经罕见。还有极少见于右房肿瘤，一种结缔组织病或者更少见于先天缺陷。

症状常轻微。包括心悸、颈部颤动、皮肤冷及易疲惫。静脉压力增加导致肝脏增大后，会出现腹部不适。

听诊能够闻及特征性的心脏杂音。胸片显示右房增大。超声心动图可以提供狭窄瓣膜开放的图像，并显示血流通过情况，从而评估瓣膜狭窄程度。心电图的变化提示右房压力增大。

三尖瓣狭窄极少需要手术治疗。

肺动脉瓣狭窄

肺动脉瓣狭窄：即肺动脉瓣膜开放狭窄，导致血流进入肺动脉阻力增加。常为先天性而影响儿童。

肺动脉瓣狭窄极少见于成年人，常为先天缺陷。狭窄严重时，在儿童期即可诊断，因为可引起响亮的心脏杂音。严重的狭窄有时可在儿童期引起心力衰竭，但常在成年后产生症状。包括胸痛、气短及晕厥。

年幼的儿童常需手术治疗。成年患者和年龄较大的儿童可行球囊扩张成形术。球囊导管经静脉到达心脏，到达瓣膜后扩张球囊使狭窄的瓣膜叶分开。

第 61 节

感染性心内膜炎

感染性心内膜炎：即心内膜和瓣膜的感染性疾病。

细菌通过血流侵及受损瓣膜而发生感染性心内膜炎。

- 急性感染性心内膜炎常以高热、心动过速、疲劳及短期内严重的瓣膜损害为主急性起病。
- 亚急性感染性心内膜炎引起疲劳、低热、中等程度的心跳加速、体重减低、出汗及贫血。
- 超声心动图用于检测受损瓣膜。
- 有瓣膜损害或人工瓣膜的患者，需要在牙科或外科操作前使用抗生素，以预防心内膜炎的发生。

治疗常静脉给予大量抗生素，但有时需手术修补受损瓣膜。

在各年龄，感染性心内膜炎男性发病率为女性 2 倍，但老年男性则是老年女性的 8 倍。这种疾病更常见于老年人：1/4 以上的患者为 60 岁以上老年人。

感染性心内膜炎特指心内膜的感染，但常累及心脏瓣膜、心肌和先天缺陷组织（包括心脏各腔室连接和血管的异常）。感染性心内膜炎有两种形式，一种是急性感染性心内膜炎，突然起病并在短期内危及生命。另一种，即亚急性感染性心内膜炎或亚急性细菌性心内膜炎，在几周或几个月内缓慢起病。

细菌（或少见的真菌）可进入血流。这些微生物能够附着于心脏瓣膜并感染心内膜。异常的、受损的或人工瓣膜较正常瓣膜更易被感染。引起亚急性细菌性心内膜炎的病原菌常常感染异常的、受损的或人工的瓣膜。然而，正常瓣膜常为那些有侵袭性的细菌感染，尤其是多重感染存在时。

对于儿童和年轻的成人，出生缺陷是危险因素，尤其是能够引起反流的缺陷。老年人的危险因素之一是瓣膜的退化和二尖瓣或主动脉瓣钙化。儿童时期风湿热所致的心脏损害也是危险因素之一。在一些抗生素广泛应用的地区，风湿热已是不太常见的因素。只有那些儿童时期未用过抗生素的人易受感染（如移民者）。

感染性心内膜炎的内部图

这个立体图像显示的是心脏瓣膜上的附着物（沉积的细菌和血栓）。

赘生物
右心房
肺动脉瓣
三尖瓣
右心室

左心房
主动脉瓣
二尖瓣
左心室

注射非法毒品的人群极易患心内膜炎，因为他们更易通过污染针头、注射器或毒品溶液将细菌带入血液。有人工瓣膜的患者也有高风险。在瓣膜手术后的第一年是风险最大的时期，此后，风险降低，但仍高于正常人。人工主动脉瓣感染风险高于二尖瓣，而机械瓣高于动物性瓣膜，原因尚不明。

病因

尽管在血液中通常不能发现细菌，但皮肤、口唇或牙龈的损伤都会导致少量细菌进入血液（甚至是普通的动作如咀嚼、刷牙引起的损伤）。牙龈炎、小面积皮肤及其他部位的感染都能使细菌进入血液。

某些外科、牙科、内科手术也能使细菌进入血液。在心脏开放性手术或心脏瓣膜置换术中，细菌极少进入心脏。心脏瓣膜正常的人，通常不会受损，体内白细胞和免疫系统能够迅速消灭细菌。然而，受损瓣膜会拦截细菌，而使细菌附着于心内膜并沉积。败血症，一种严重的血液感染，使大量细菌进入。当细菌数量足够多时，就会发生心内膜炎，甚至在正常瓣膜。

毒品注射或长期使用静脉输液导致的感染性心内膜炎最常发生于三尖瓣。其他的心内膜炎，大多是二尖瓣或主动脉瓣受累。

症状

急性细菌性心内膜炎常以突发的高热（38.9～40℃）、心率增快、疲劳和迅速而广泛的心脏瓣膜受损为最初表现。

亚急性细菌性心内膜炎可能会有疲乏、低热（37.2～38.3℃）、中度的心率增快、体重减低、出汗及贫血的表现。

这些症状在心内膜炎所致的动脉阻塞或瓣膜损伤之前的数月即可出现，并使医生确诊。

瓣膜上沉积的细菌和血栓脱落，随血流到达机体其他部位，并附着于动脉壁，阻塞动脉。有时栓塞能够引起严重后果。脑动脉栓塞可引起卒中，心脏动脉栓塞可致心脏骤停。栓塞物也可在栓塞部位引发感染。感染的内膜或栓塞部位可发生脓肿。

心脏瓣膜可以发生穿孔，进而在几日内发生严重反流。一些患者发生休克、肾脏和其他器官功能障碍（感染性休克）。动脉感染可使动脉壁变薄，导致膨出或破裂。发生在脑或心脏的动脉破裂是致死性的。

其他急性或亚急性细菌性心内膜炎的症状有寒战、关节痛、苍白、皮下痛性结节和意识障碍。类似于雀斑的小红斑点可出现在皮肤和巩膜。指甲下可有片状出血。这些斑点和血痕由瓣膜上脱落的小栓塞物引起。大的栓塞物可引起胃痛、血尿、四肢疼痛或麻木及心脏骤停或卒中。可出现心脏杂音或者之前的杂音发生变化。脾可肿大。

人工瓣膜可发生急性或亚急性感染。与正常瓣膜相比，人工瓣膜感染更易累及心肌并使瓣膜松弛。心脏电传导系统可受累，并使心率减慢，而致突然的意识丧失或死亡。

诊断

由于许多症状不明确而没有特异性，医生很难诊断。通常，怀疑有急性或亚急性感染性心内膜炎的患者，需立即住院诊治。

发热而没有明确的感染源，尤其是有典型症状的、有瓣膜病变或人工瓣膜的、近期有过外科、牙科、内科操作的或注射非法毒品的人，常被怀疑为患有心内膜炎。

哪些操作需要预防性应用抗生素?*

外 科 操 作	牙 科 操 作	内 科 操 作
心瓣膜置换	拔牙	导管或静脉输液的使用(提供液体、营养或药物)
开放性心脏手术	牙周操作如牙龈手术、刮牙术、根面平整术、探查术	支气管镜
扁桃体或腺样体摘除术	镶牙	膀胱镜
肺部手术	义齿植入	食管扩张
小肠或胆道手术	麻醉下修复	尿道扩张
前列腺手术	牙根手术	内镜下逆行胰胆管造影术(ERCP)
	牙龈矫正带的置换	食管静脉曲张硬化治疗
	系带麻醉注射	
	预期出血的清除	

* 作为操作过程前的预防措施,抗生素的应用可以减少感染性心内膜炎的危险。

医生通过超声心动图和血培养以确诊。通常每天需要在不同时间采取 3 次以上的血液样本。血培养能够鉴别特定的病原菌并应用最有效的抗生素治疗。对于那些有心脏异常的人,医生常在给予抗生素前做血培养。

超声心动图应用超声波显示心瓣膜附着物和心脏的损害。最常用的是经胸壁超声。如果不能获取足够信息,那么将行经食管超声。经食管超声更加精确并能检测到更小的细菌附着,但具有侵袭性,费用更高。

有时血培养不能培养出细菌。需要用特殊技术培养某些特殊细菌,而已经应用抗生素的患者虽未治愈,由于降低了细菌数量而可能检测不出。另一种可能的情况是患者有心脏肿瘤而非心内膜炎,二者有着非常相似的症状。

预后

未经治疗的心内膜炎常是致命性的。治疗后的死亡风险有赖于患者的年龄、感染的持续时间、人工瓣膜的状态以及病原菌的种类等因素。但是,大多数经过抗生素治疗的患者,都能获救。

预防

心瓣膜病、人工瓣膜或先天心脏缺陷的患者,需进行的预防措施是在外科、牙科、内科等操作前应用抗生素。其次,外科医生、牙医或其他保健医生需要知道患者是否有心脏瓣膜病变。尽管这些操作引起心内膜炎的风险并不高,而预防性应用抗生素并不总是有效,但鉴于感染性心内膜炎严重的后果,大多数医生认为在操作前予抗生素是合理预防的措施。

治疗

通常是应用大剂量静脉抗生素 2～8 周。抗生素常在住院后开始应用,但直至回家后仍需家庭护士的帮助继续应用。

单独使用抗生素有时难以治愈感染,尤其是有人工瓣膜时。原因是能够引起人工瓣膜感染的病原菌常是耐药的。因为在瓣膜置换术前已给予了抗生素,能够逃脱此治疗而仍引起感染的病原即为耐药菌。另一原因是对人工瓣膜或移植物质感染的治疗常难于人体组织的治疗。

抗生素无效、瓣膜反流严重或有先天的房缺、室缺时,需行心脏外科手术以修复或置换损伤瓣膜、清除感染附着物或引流脓肿。

非感染性心内膜炎

另一种形式的心内膜炎是非感染性的。它是在受损瓣膜形成血栓时发生。瓣膜损伤可以是先天、风湿热或自身免疫异常(抗体袭击自身心脏瓣膜)所致。极少由心脏导管插入引起。高风险患者有以下几种:

- 系统性红斑狼疮
- 抗磷脂抗体综合征
- 肺癌、胃癌、胰腺癌
- 肺结核
- 肺炎
- 败血症
- 尿毒症
- 烧伤

非感染性心内膜炎和感染性心内膜炎一样,都能引起瓣膜反流或开放异常。血栓脱落并导致中风和心梗的风险很高。

非感染性和感染性心内膜炎的鉴别较为困难,但由于的治疗不同,二者的鉴别又极为重要。非感染性心内膜炎的超声心动图可显示瓣膜附着物。但血培养阴性。可应用抗凝剂以防血栓形成,但效果并未证实。预后常不乐观,这更多的是因为基础病变而非心脏问题。

第 62 节

心 包 疾 病

心脏周围病变可累及心包,心包是包裹心脏周围的双层弹性的囊性结构。

心包维持心脏位置,防止心脏过度充血,并能防止胸部感染累及心脏。然而,心包并不是必不可少的,如果将心包移除,心脏功能几乎不受影响。

正常情况下,心包内有足量液体润滑两层。两层之间只有很小的空间。然而,一些疾病能够使额外的液体积聚于心包内,使其扩张。

极少数情况下,心包先天缺失或缺陷,如有薄弱点或有缺损。这些缺陷很危险,因为心脏或大血管可以借此膨出而嵌顿。几分钟即可死亡。因此,常行外科手术修补这些缺陷,如果手术不可行,就要去除整个心包。其他心包疾病可能由感染、外伤和癌转移所致。

急性心包炎

急性心包炎:即心包炎症,发病迅速,常伴疼痛,可引起体液和血液成分(如纤维素、红细胞和白细胞)进入心包腔内。

- 感染或其他情况可刺激心包组织发生炎症。
- 发热、胸痛这些类似心梗的症状,是常见的心包炎表现。
- 诊断有赖于症状和听诊闻及心脏搏动时的摩擦音。
- 患者常需住院以用药减轻疼痛、控制感染。

急性心包炎常发生于感染或其他情况刺激心包后。病原常是病毒,也可是细菌、寄生虫(包括原虫)或真菌。

在一些内地城市医院,艾滋病是心包积液最常见病因。艾滋病患者多重感染(包括结核)都可导致心包炎。在美国结核性心包炎仅占急性心包炎的5%,而在印度和非洲一些地区,则占了大多数。

其他刺激心包引起急性心包炎的情况包括心梗、心脏手术、系统性红斑狼疮、类风湿、肾衰、创伤、肿瘤(如贫血、艾滋病、卡西波肉瘤)、风湿热、甲减、放射治疗及主动脉瘤渗漏。心梗后,前两天急性心包炎的发生率为10%~15%,10天到两个月后为1%~3%。药物副作用也可引起急性心包炎,包括抗凝药(如华法林和肝素)、青霉素、普鲁卡因酰胺(抗心律失常药)、苯巴比妥(抗癫痫药)、苯基丁氮酮(非甾体类抗炎药)。

症状

急性心包炎常引起发热和胸痛,典型放射至左肩和左臂。疼痛类似于心梗,但在平卧、吞咽、咳嗽、深呼吸时可加重。心包腔内积液增加了心脏压力,影响泵血。压力过高时,可发生致死性的心包填塞。

结核性心包炎有时没有明显肺部症状,具有危害性。可引起发热、心衰症状,如虚弱、乏力、呼吸困难。也可发生心包填塞。

病毒性心包炎常有疼痛,但持续时间短。

心梗后前两天发生的心包炎常不易被发觉,因为患者主要关注于心梗症状。10天到2个月后发生的心包炎常伴发心肌梗死后综合征,包括发热、心包积液、胸膜炎,胸腔积液及关节痛。

诊断

医生可以基于患者对症状的描述以及将听诊器置于胸壁听到的声音来诊断急性心包炎。心包炎可以产生心包摩擦音就像皮鞋咯吱咯吱的声音或干叶子的刮擦音。在心梗后数小时至数天医生听到上述声音可以诊断心包炎。

胸部X线检查和超声心动图(使用超声波显示心脏影像的过程)是有用的,因为它们通常可以检测到心包腔的大量积液。超声心动图常提示病因,如肿瘤。可以做心电图,心电图可以提示心包炎,但单纯从心电图上区分心包炎还是心肌梗死是困难的。血液检查可以发现一些心包炎的病因,如白血病、艾滋病、其他感染、风湿热和肾衰时血中尿素水平的增加。

治疗和预后

无论哪种病因,医生都建议心包炎的患者住院,以给他们药物消炎和止痛(例如:阿司匹林、布洛芬或其他非甾体类消炎药),观察并发症,尤其是心脏压塞。强烈的疼痛需要阿片类药物(如:吗啡)或皮质类固醇药物(如:强的松)。强的松并不直接缓解疼痛,但通过减少炎症反应起作用。可引起心包炎的药物能停则停。

心包炎的进一步治疗多种多样,这取决于心包炎的病因。例如:肾功能不全的患者增加透析的频率就可以进一步改善心包炎的情况。肿瘤患者常对化疗或放疗有效,但通常采取外科切除心包。细菌性心包炎时,持续的抗生素治疗和心包腔的外科脓液引流将有效。

心包积液可以通过经皮球囊导管引流,并且扩张球囊,在心包膜上形成一个小洞(窗)。这一过程称作经皮球囊切开术,常用于癌性渗出或再发心包积液。另一个方法是在胸骨下方切个小口,去除一小块心包膜,将管子插入心包腔。这一过程被称作作剑突下心包切除术,常

心包炎最严重并发症:心包填塞

心包填塞是由心包腔内体液和血液积聚造成。心包腔内积液增加了心脏压力,影响泵血。因此,吸气时,血压可急剧下降至异常水平并使脉搏变弱。呼气时,血压升高,脉搏变强。这种随着呼吸大幅度改变的血压和脉搏称作奇脉。随后,心脏压迫进一步加强,血压持续降低,可能致死。

大量液体积聚的常见原因有肿瘤、心脏损伤和心脏手术。病毒性和细菌性心包感染及肾衰是其他常见原因。

超声心动图用来明确诊断。这种技术可检测到特征性改变,如心脏压迫情况和心内血流随呼吸的改变。

心脏填塞常是内科急症。医生经胸壁用细针或导管迅速清除心包内液体,减轻心包压力。

时间允许时,可在超声心动图引导下治疗。外科治疗可用经皮球囊导管引流(经皮球囊导管心包切除术),或经胸壁插入导管(剑突下局限性心包切除术)。心包炎病因未知时,可将心包液体或心包组织送检,显微镜下观察。这种有助于鉴别病因。

减压以后,病人通常是继续住院观察以免心脏压塞复发。病人通常监测24小时。住院时间的长度

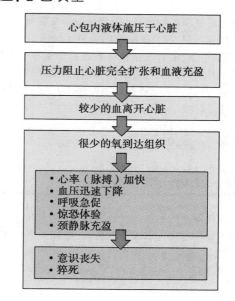

取决于填塞的原因。如果引流适当,病人等到没有引流物流出,拔管后即可出院。

如果心脏压塞再发,同样的方法可以再次使用。其他治疗方法包括注射溶液入心包腔通过瘢痕形成来闭塞心包腔(硬化疗法)和切除心包(心包切除术)。

用于细菌感染性心包炎。这两种操作都需要局部麻醉,可以床旁操作、持续引流,并且是有效的。

如果病毒性、外伤性或不明原因的心包炎复发,阿司匹林、布洛芬和皮质类固醇可以帮助缓解。有些患者使用秋水仙碱有效,如果药物治疗无效,那么通常采取外科切除心包。心梗后数小时或数天内产生的急性心包炎的症状可以被治疗心肌梗死的药物,包括阿司匹林和更强的药物如吗啡所缓解。

心包炎的预后取决于病因。病毒性心包炎或当病因并不能确定时,通常1~3周后能够康复。有并发症的和复发性的心包炎恢复缓慢。癌症侵袭到心包膜的患者很少存活超过12~18个月。

慢性心包炎

慢性心包炎:慢性心包炎是逐步开始的炎症过程,持续时间长,导致心包腔内液体积聚,心包膜增厚。

■ 症状包括气短、咳嗽和乏力。

■ 超声心动图用来确诊。

■ 如果病因清楚,要对因治疗,限盐,使用利尿剂缓解

症状。

■ 有时需要外科手术去除心包膜。

主要有两种慢性心包炎,慢性渗出性心包炎,液体缓慢的积聚在心包腔,在两层心包膜之间。

慢性缩窄性心包炎,是罕见疾病,常由于整个心包纤维组织形成所致。纤维组织多年以来逐渐收缩,压迫心脏。因此,并不像在其他心脏病中一样出现心脏扩大。由于受压的心脏充盈需要更高的压力,所以静脉回流压升高。液体聚集在静脉,然后漏出,并聚集在身体其他部位,如皮下。

病因

通常慢性渗出性心包炎的病因不明,但可能是癌症、肿瘤或甲状腺功能减低。

通常慢性缩窄性心包炎的病因也不明,但可知的常见原因是病毒感染和乳腺或淋巴瘤的放射治疗所致。慢性缩窄性心包炎也可以由那些导致急性心包炎的病因(如:风湿性关节炎、系统性红斑狼疮、陈旧病疫、心脏外科手术或细菌感染)所致。以前,在美国,结核是最常见的慢性缩窄性心包炎的病因,但目前,结核性病因只占2%的病例。在非洲和印度,结核仍然是所有心包炎最常见的

原因。

症状

症状包括气短、咳嗽和乏力。咳嗽是因为肺静脉压力升高促进液体进入肺泡腔。乏力是因为心脏泵血受到异常的心包膜限制，使心脏泵出的血液不能满足身体的需要。其他常见的症状包括液体在腹部的聚积（腹水）和腿部的聚积（水肿）。有时液体聚积在两层胸膜之间，胸膜包裹着肺（这种情况称作胸膜腔渗出）。但是，慢性心包炎不造成疼痛。

> **？你知道吗……**
> 没有心包，人同样可以存活。
> 但是心包切除术是有风险的。

如果液体聚积的缓慢，慢性渗出性心包炎几乎没有症状。原因是心包膜可以逐步的伸展，所以不会产生心脏压塞。但是，如果，液体积聚是快速的，就会产生心脏压迫和心脏压塞。

诊断

症状为慢性心包炎患者的诊断提供重要的线索，尤其是在没有其他心功能不全的病因（如：高血压、冠心病、瓣膜病）时。

常行超声心动图来确定诊断。这可以检测到心包腔内液体的量和心脏周围纤维组织的形成。它可以确诊心脏压塞的存在。胸部X线可以检测到心包膜钙盐的沉积。大约一半的缩窄性心包炎的患者可以见到心包钙化。

诊断可以由两种方式之一来确定。心脏导管可以被用来测量心腔和主动脉的压力。这种测量方法帮助鉴别心包炎和与其相似的疾病。另一种方法是用MRI或CT测量心包膜的厚度。正常情况下，心包膜不到3mm寸厚，但心包炎时可达16mm或更厚。

行活检来帮助判断心包炎的病因，如结核性的。在外科探查术中切除小块心包膜并于显微镜下观察。另一种方法是，样本可以由心包镜下切除（光纤管被用来看心包和获得组织样本），心包镜经胸壁小切口送入胸部。

治疗

只要知道病因的慢性渗出性心包炎就要对因治疗。如果心功能正常，医生就采取等待和观察的措施。如果疾病有症状或者怀疑感染，应该进行外科引流术。

慢性缩窄性心包炎患者，卧床休息、限钠饮食和使用利尿剂（帮助排出液体的药物）能够帮助缓解症状。但是，唯一的治愈方法是外科心包切除术。外科手术可以治愈85%的患者。然而，因为手术的死亡风险是5%～15%，所以除非疾病本质上的影响日常生活，否则患者不选择外科手术。在疾病的早期（典型症状出现前）和晚期（休息时都有症状产生）都不宜进行外科手术。

第63节

心　脏　肿　瘤

肿瘤是任何类型的异常生长，无论是癌性的（恶性的）或非癌性的（良性的）。肿瘤起源于心脏叫做心脏原发性肿瘤。他们可以在心脏的任何组织发生并且可以是癌性的或非癌性的。原发性心脏肿瘤是罕见的，在人群中的发生率小于1/2000。成年人中，大约一半的非癌性心脏原发肿瘤是黏液瘤。黏液瘤通常生长在左心房。他们可能来源于心脏壁的内层的胚胎细胞。

在婴儿和儿童，最常见的非癌性的心脏原发性肿瘤是横纹肌瘤。横纹肌瘤，典型的成群发生，通常在心脏壁内生长并且直接从心肌细胞发展来。横纹肌瘤通常在婴儿期或儿童期发生发展，常常是罕见疾病结节性硬化症的一部分。次见于婴儿期和儿童期发生的非癌性肿瘤是纤维瘤，典型的是单个出现的肿物，常常长在心脏瓣膜上，并且来源于心脏纤维组织细胞。

还存在一些其他类型的心脏原发肿瘤，但都十分罕见。有些是癌性的，有些是良性的。

继发性肿瘤指的是起源于身体其他部位的肿瘤（通常是肺、乳腺、血液、或皮肤）并扩散（转移）到心脏的肿瘤。这些通常是癌性的。尽管继发性肿瘤是原发性肿瘤的30～40倍，但它们仍然是不常见的。大约10%的肺癌或乳腺癌（两种最常见的）和75%的恶性黑色素瘤会转移到心脏。

原发和继发的肿瘤均可在环绕心脏的囊腔中发生（心包）。肿瘤在心包可能会压迫（压紧）心脏，恰好可防止它填满整个心包。但可以发生胸痛和心力衰竭。

症状

心脏肿瘤可以没有症状，或有很轻微的症状或威及生命的心脏功能障碍，与其他心脏病症状类似，但进展突然。例如,肿瘤可以造成心脏衰竭,异常心脏节律(心律失常),或由于血液流入心包造成血压降低。因为血液流经瓣膜异常,约半数的肿瘤(例如黏液瘤或纤维瘤)长在瓣膜附近或瓣膜上的患者可闻及心脏杂音。非癌性肿瘤如果影响到心脏功能,那么它也可像癌性肿瘤一样可以致死。

心脏肿瘤,尤其是黏液瘤,可能脱落,脱落的碎片并随血流流动形成栓子。栓子会堵在小动脉,并且阻断血流。同样,在肿瘤表面形成的血凝块(例如黏液瘤)也可以脱落并堵塞动脉。栓塞所致的症状取决于动脉的位置和它所供血的组织或器官。

> ❓ **你知道吗……**
> 非致癌性肿瘤如果影响到心脏功能,也可以是致死的。

诊断

原发心脏肿瘤很难诊断,因为他们相对的少见并且症状类似其他的心脏病。当患者出现新发的心脏杂音、心律失常、不能解释的心衰症状或不明原因的发热(这可能是由黏液瘤引起的)时,医生应该疑诊原发心脏肿瘤。当患者已有其他部位肿瘤并且新发心脏功能障碍时,应疑诊继发性心脏肿瘤。

一旦怀疑心脏肿瘤,可以进行心脏超声来确定诊断。在这个过程中,探头发出的超声波穿过胸壁,显示心脏结构的影像。如果还需要从另一个角度观察,探头可以被通过咽喉放置到食道,记录心脏后方的信号。这一过程叫做经食道超声心动图。计算机体层摄影术 CT 或磁共振成像 MRI 可以提供额外的信息。冠脉造影时,可以在 X 线下见到心脏肿瘤的轮廓,但这个操作很少需要。

如果肿瘤被探查到在心脏的右侧,可以在内镜下取出小块组织检查(活组织检查)。在心脏导管术中,用导管取下样本。导管是通过腿部的静脉插入,并到达心脏。这一过程帮助医生鉴别肿瘤的类型并且选择适当的治疗。很少进行左侧心脏肿瘤的活检,因为风险大于获益。

治疗

单发的、小的、非癌性的心脏肿瘤可以外科手术摘除,通常可以治愈。如果一个大的非癌性的心脏原发肿瘤显著地减少通过心脏的血流,摘除未长在心脏壁内的部分肿瘤可以改善心脏功能。然而,如果心脏壁大部分被侵犯了,那么外科手术是不可行的。

在约一半的有非癌性的横纹肌瘤的新生儿中,肿瘤未经治疗可自行退化。在另一半患儿中,肿瘤不再长大,也无需治疗。在新生儿和儿童,纤维瘤如果没有累及心

室间的心壁(室间隔),则可以被成功地切除。如果肿瘤影响到这个心壁,通常也会影响到心脏的电传导系统,所以不能外科手术切除。患这种肿瘤的患儿通常早期夭折于心律失常。如果纤维瘤过大,并阻塞血流、长入周围组织,则需要心脏移植。

原发的癌性肿瘤不能外科切除并且常常是致死的,有时选择化疗或放疗。心包的非癌性肿瘤可以被切除,但是癌性肿瘤不能被切除,因为它们通常已扩散到身体的其他部位。如果肿瘤分泌的液体影响了心脏的活动,那么可以用由针送入到心脏和心包之间的空间(心包腔)的导管抽出。有时药物被注入心包腔以帮助减慢肿瘤的生长。

黏 液 瘤

黏液瘤是一种非癌性的原发心脏肿瘤,通常在形状上是不规则的,在稠度上像果冻样的。

- 患者可以感觉到气短或乏力,或发热、体重减轻。
- 医生通过超声心动图确定诊断。
- 需要外科手术摘除黏液瘤。

原发性心脏肿瘤的一半是黏液瘤。3/4 的黏液瘤生长在左房,这个心腔接受来自肺部的富氧血。有些类型的黏液瘤有家族倾向。这些遗传性的黏液瘤通常发生在 20 来岁的年轻人。非遗传性的黏液瘤通常发生在女性,尤其是 40~60 岁之间。这些黏液瘤比遗传相关的黏液瘤更多发生在左房。所有的黏液瘤都是在女性更常见。

左房中的黏液瘤常常生长于一个蒂,并像一个绳球似的随血流自由的漂浮。当它们漂浮时,它们可以进出附近的二尖瓣(从左房开放到左室)口。这种漂浮运动造成黏液瘤反复插入和拔出瓣膜口,以致血流间断的停顿和进行。

临床表现

站立位时,左房黏液瘤的患者会感到气短或头晕。站立时,在重力作用下,黏液瘤被推入开放的二尖瓣口,阻塞血流通过心脏,造成短暂的心力衰竭。躺下通常使黏液瘤从二尖瓣口移走,从而缓解症状。

黏液瘤或在黏液瘤表面的血凝块的碎片可以脱落(形成栓子),经过血流到其他器官,并阻塞那里的动脉。出现的症状取决于栓塞的血管部位。例如,脑动脉的栓塞可以引起卒中;肺动脉的栓塞可以引起疼痛和咯血。

黏液瘤的其他症状包括发热、体重减轻、雷诺综合征(当暴露于冷环境中时,手指和脚趾变凉和疼痛)、红细胞计数减低(贫血)白细胞计数升高和血小板计数减低。

诊断和治疗

黏液瘤的疑诊基于症状。医生可以使用听诊器听到黏液瘤阻塞出入心脏的血流产生的声音(心脏杂音)。

黏液瘤怎样阻塞心脏血流？

左房中的黏液瘤常常生长于一个蒂，并像一个绳球似的随血流自由的漂浮。当它们漂浮时，它们可以出入附近的二尖瓣口，这个瓣膜从左房开至左室。这种漂浮运动造成黏液瘤反复插入和拔出瓣膜，以致血流间断的停顿和开始。

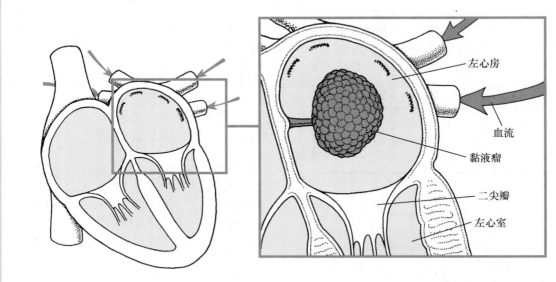

左心房

血流

黏液瘤

二尖瓣

左心室

血液检查可以提示炎症、贫血和血小板减少。但这些检查中没有一个可以确定诊断。确定诊断依赖于超声心动图检查。有时需要其他方法，包括血管造影、CT、核磁共振和病理活检。

外科切除术通常可以治愈黏液瘤患者。术后，超声心动图定期随访约5年，以确认黏液瘤没有再发。

癌 性 肿 瘤

■ 患者可能感到气短或头晕，或者发热、体重减低、心力衰竭或心律失常。
■ 医生使用心脏超声来确诊心脏肿瘤。
■ 外科，有时用化疗或放疗治疗癌性肿瘤。

癌性原发心脏肿瘤十分罕见，约占原发心脏肿瘤的1/4。最常见的是血管组织发展来的肉瘤。继发性心脏肿瘤更常见，但到底有多常见很难测定。

症状

癌性心脏肿瘤的症状本质上与非癌性心脏肿瘤一样并且随肿瘤的生长而变化。然而，癌性肿瘤的症状比非癌性肿瘤恶化更快，因为癌性肿瘤生长更快。其他症状，包括突然发生的心力衰竭、心律失常、血性心包填塞（影响心脏的功能和导致心脏压塞）。癌性原发心脏肿瘤可以扩散（转移）到脊柱、附近组织或器官，例如肺和脑。

继发性心脏肿瘤的症状常常包括原发肿瘤的症状和转移灶的症状。癌症，例如肺癌或乳腺癌，可以通过直接侵犯扩散到心脏，常常进入心包；由于癌症导致的血和液体的聚集，心脏可能受压。癌症可以通过血流或淋巴系统扩散到心肌和心腔；这些癌症还可能产生心衰症状。

诊断和治疗

诊断癌性心脏肿瘤的方法与诊断非癌性心脏肿瘤的方法相同。继发性心脏肿瘤患者，检查主要是寻找原发肿瘤，除非部位已知。如果肿瘤位于心包内，导致液体积聚在心脏周围，必须抽出液体。不同的肿瘤，常常需要其他不同的治疗方法。但外科手术是常常需要的。

因为癌性心脏肿瘤（既包括原发的，也包括继发的）常常是不可治愈的，治疗的作用是减少症状。选择放射治疗、化学治疗或两者都使用，取决于肿瘤的类型。

动脉粥样硬化

动脉粥样硬化时脂质斑块(动脉粥样斑块或动脉粥样硬化的斑块)沉积在中动脉和大动脉壁中,导致血流减少或血流阻塞。

- 动脉粥样硬化斑块是由于动脉壁的反复损伤造成的。
- 多重因素造成损伤,包括高血压,吸烟,糖尿病和高胆固醇血症。
- 当血流不能满足组织需氧时的第一个症状时常常是疼痛或痉挛。
- 为阻止动脉粥样硬化,患者需要戒烟、改善饮食习惯、规律运动、控制血压和糖尿病。
- 动脉粥样硬化有并发症,例如心肌梗死或卒中。

动脉粥样硬化是怎么形成的

动脉壁有许多层组成。内层或最内层(内皮)常常是光滑的和完整的。动脉粥样硬化开始于内皮受损或患病时。然后,特异的血细胞,被称做单核细胞和 T 细胞被激活,并且移出血液循环,穿过内皮到动脉壁内。在内皮下,他们转化为泡沫细胞,泡沫细胞收集脂肪物质,主要是胆固醇。

同时,平滑肌细胞从动脉中层移动到内皮下并聚集在那。连接和弹性物质也聚集在那,如细胞碎片,胆固醇晶体和钙盐。这种聚集负载脂肪的细胞,平滑肌细胞,和其他物质共同形成的沉淀物叫做动脉粥样或动脉粥样硬化斑块。随着他们的增长,有些斑块使动脉壁增厚并凸入管腔。这些斑块可以使动脉狭窄或堵塞,使血流减少或停止。其他斑块不会严重阻塞动脉,但能破裂,从而触发凝血反应,使动脉突然阻塞。

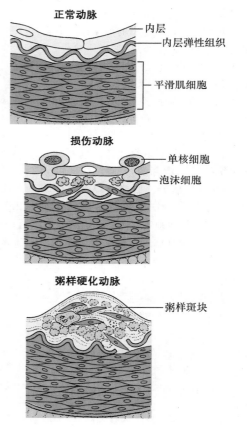

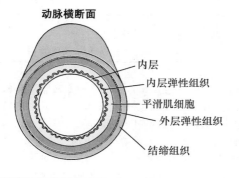

动脉横断面
- 内层
- 内层弹性组织
- 平滑肌细胞
- 外层弹性组织
- 结缔组织

在美国和多数发达国家,动脉粥样硬化是导致疾病和死亡的主要原因。据估算,仅美国 2005 年就有约 1600 万冠状动脉粥样硬化性心脏病患者和 580 万卒中患者。2005 年,心脑血管疾病(主要是冠状动脉和脑血管动脉粥样硬化)导致将近 87 万患者死亡——是肿瘤致死的 2 倍,是外伤致死的 9 倍。同年,估计 120 万美国人将要有一次新发的心肌梗死或再发心肌梗死。尽管医学发展显著,但冠状动脉疾病(动脉粥样硬化影响了动脉对心脏的供血)所导致的心肌梗死和卒中(由于动脉粥样硬化而影响动脉对脑的供血)导致的死亡比其他原因导致死亡的总和还多。

动脉粥样硬化可以影响心、脑、肾、其他重要器官及腿的中动脉和大动脉。最重要的，也是最常见的动脉硬化类型，是指动脉壁变厚、弹性减少。

病因

动脉粥样硬化的发生发展是复杂的，但主要是各种机制对动脉壁产生反复的微小的损伤。这包括来自湍流的物理应力（例如动脉分支处产生的，尤其是高血压患者）和免疫系统的炎症应激、感染或血流中的化学异常（例如：高胆固醇血症或糖尿病）。感染可能是由于细菌（肺炎衣原体或幽门螺杆菌）或病毒（巨细胞病毒或其他）造成。

动脉粥样硬化开始于动脉壁受损并产生化学信号导致特定的白细胞（单核细胞和 T 细胞）粘附到动脉壁上。这些细胞迁移到动脉壁内，转变为泡沫细胞（这种细胞内富含胆固醇和其他脂肪物质）并且触发动脉壁内平滑肌细胞的增生。当这些富脂的泡沫细胞聚集、沉积在动脉壁内层，斑块就形成了，并覆盖纤维帽。随着时间进展，钙盐在斑块上沉积。斑块在中动脉和大动脉各处均可形成，最常见于动脉分叉处形成。

斑块可以凸入动脉空隙的部位（动脉腔），逐步造成动脉狭窄。当粥样硬化使动脉狭窄时，接受这条动脉供血的组织可能得不到足够的血液和氧。斑块也可以凸入动脉壁，此时并不阻塞血流。这两种斑块都可能裂开（斑块破裂），内部的物质暴露于血流中，这些物质可以触发血栓形成。血栓可以突然阻塞通过动脉的全部血流，这是心肌梗死或卒中的主要原因。有时，脱落的血栓通过血流，到身体其他部位阻塞动脉。同样的，斑块的碎片也可以脱落并随血流到其他部位阻塞血管。

什么是动脉硬化？

动脉硬化意思是动脉的硬化，是对动脉管壁增厚和失去弹性的许多疾病的总称。共有 3 种类型：动脉粥样硬化，小动脉硬化，动脉中层钙化。

动脉粥样硬化是最常见的类型，意思是粥样斑（脂质的沉着）和硬化。主要影响中动脉和大动脉。

小动脉硬化意思是小动脉的硬化，主要影响小动脉壁的内层和中层。动脉壁增厚导致小动脉狭窄。结果相应器官供血不足。肾脏常受累。该病主要发生在高血压和糖尿病患者，这两种疾病都施压于小动脉壁，最终导致增厚。

动脉中层硬化主要影响小到中动脉。钙在动脉壁沉积导致动脉变硬但不狭窄。这个本质上无害的疾病通常影响 50 岁以上的人。

危险因素

动脉粥样硬化的危险因素包括吸烟、高胆固醇血症、高血压、糖尿病、肥胖、缺乏锻炼和饮食问题。饮食的因素包括每日水果和蔬菜的摄入量少和不规律的饮酒（滴酒不沾或酗酒）。上述危险因素常常是可以干预。无法干预的危险因素包括早发动脉粥样硬化的家族史（近亲属在年轻时就发生了动脉粥样硬化）、老龄和男性。尽管女性冠心病患者比男性容易死亡，但患病风险男性高于女性。

吸烟：最重要的可干预的危险因素是吸烟。各种形式的烟草（嗅烟和咀嚼烟草）摄入都是危险因素。吸烟者发生冠心病的风险与每日吸烟量直接相关。相对于不吸烟者，每日吸烟 20 支的男性患者，心梗风险增加 3 倍，女性增加 6 倍。在已有心脏病风险的高危人群，吸烟尤其危险。

吸烟减低高密度脂蛋白胆固醇 HDL 的水平（"好"的胆固醇），增加低密度脂蛋白胆固醇 LDL（"坏"的胆固醇）。吸烟增加血中一氧化碳的浓度，使动脉壁内皮受损伤的风险增加。吸烟使因动脉粥样硬化而狭窄的动脉收缩，进一步减少了到组织的血流量。此外，吸烟增加凝血倾向（通过使血小板黏附），以至于增加周围动脉疾病（受动脉粥样硬化影响的给脑和心脏供血以外的血管）的风险、冠状动脉疾病、卒中和外科搭桥后动脉桥血管的阻塞。

无论吸烟史有多久，戒烟患者的风险都是未戒烟者的一半。戒烟也减少冠脉搭桥或心梗患者的死亡风险和周围动脉疾病患者发病和死亡的风险。戒烟的获益在戒烟即刻开始显现并且随时间增加而加大。

二手烟（吸入别人抽的烟）同样增加风险。所以同样应该避免。

 你知道吗……
吸烟是动脉粥样硬化的重要风险因子。

胆固醇水平：升高的低密度脂蛋白胆固醇（LDL）是另一个重要的可以干预的危险因素。高饱和脂肪餐使易感人群的低密度脂蛋白胆固醇增加。胆固醇水平也随人们的年龄而增加并且正常情况下男性高于女性，尽管女性绝经后胆固醇水平增加。一些遗传疾病导致高胆固醇血症或其他高脂血症。有遗传性脂代谢紊乱的患者可以有非常高的胆固醇水平并且（如果未治疗）死于早发冠状动脉疾病。

使用他汀类药物降低低密度脂蛋白胆固醇水平可以显著的降低患者心梗、卒中和死亡的风险。

不是所有类型的胆固醇都增加动脉粥样硬化的风险。高水平的高密度脂蛋白胆固醇 HDL（好的）减少动脉粥样硬化的风险。低水平的 HDL 则增加风险。

理想的总胆固醇水平(包括 LDL 和 HDL 和甘油三酯)是 140～200mg/dl(3.6～5.2mmol/l)。当总胆固醇接近 300mg/dl(7.8mmol/l),心梗的风险增加超过两倍。当低密度脂蛋白胆固醇低于 130mg/dl(3.4mmol/l)、高密度脂蛋白胆固醇高于 40mg/dl(1mmol/l)时,心梗风险减低。在高危人群,例如那些已有糖尿病或已经有动脉粥样硬化性心脏病、心肌梗死、晕厥或外科旁路移植术的患者,低密度脂蛋白胆固醇 LDL 应该低于 70mg/dl(1.8mmol/l)。然而,高密度脂蛋白胆固醇在总胆固醇中的比例比总胆固醇水平和低密度脂蛋白胆固醇水平与患冠心病的危险更相关。高密度脂蛋白胆固醇应该占总胆固醇的 25% 以上。高甘油三酯血症往往伴有低的高密度胆固醇水平。然而,也有证据显示单纯的高甘油三酯血症同样增加动脉粥样硬化的风险。

高血压:未控制的高舒张压或收缩压是心肌梗死和卒中的危险因素,这是由于动脉粥样硬化造成的。当血压水平高于 110/75mmHg 时,心血管疾病的风险开始增加。降低高血压可以明确的减少患病风险。医生通常希望将血压控制在 140/90mmHg 以下,且在糖尿病或肾病的患者常常要低于 130/80mmHg。

糖尿病:1 型糖尿病的患者易发生小动脉疾病,例如在眼睛、神经和肾,导致视力下降、神经损害和肾功能衰竭。部分 1 型糖尿病患者和多数 2 型糖尿病的患者易发生大动脉粥样硬化。这类人群易于早发动脉粥样硬化并且比没有糖尿病的患者病变更广泛。糖尿病患者发生动脉粥样硬化的风险与非糖尿病患者相比增高了 2～6 倍,尤其是女性。患糖尿病的女性(与无糖尿病的不同)在绝经前就有动脉粥样硬化的风险。糖尿病患者的死亡风险同心梗患者,医生常常帮助这些患者严格控制其他危险因素(例如:高胆固醇水平和高血压)。

肥胖:肥胖,尤其是腹型(躯干)肥胖,增加冠状动脉疾病(如:心脏供血的动脉粥样硬化)的风险。腹型肥胖也增加其他动脉粥样硬化危险因素的风险:高血压、2 型糖尿病、高胆固醇血症。减体重能降低所有这些疾病的风险。

锻炼身体:缺乏锻炼增加冠心病的患病风险,多数证据表明规律的、适度的运动减少冠心病风险并减少死亡率。运动也帮助修正其他动脉粥样硬化的危险因素—通过降低血压和胆固醇水平、帮助减体重和减少胰岛素抵抗。

饮食:大量的证据显示规律的进食蔬菜和水果可以减少冠状动脉疾病的风险。这种获益是否源于蔬菜和水果包含的物质(植物素)尚不清楚,或者是否因为人们摄入大量水果和蔬菜时也减少了饱和脂肪的摄入并且更多的摄入了纤维素和维生素。而被称做类黄酮的植物素(存在于红和紫葡萄、红酒、红茶和黑啤中)显示对冠心病有特殊的保护作用。高频率的红酒饮用情况可以帮助解释为什么法国人冠状动脉疾病的发生率相对较低,尽管他们比美国人吸烟多且摄入更多的脂肪。但是,没有研究证实食用富类黄酮食物或使用类黄酮制剂可以阻止动脉粥样硬化。增加蔬菜中纤维素的摄入量可以减少总胆固醇的摄入和减低血糖和胰岛素水平。但是,过量的纤维素干扰矿物质和维生素的吸收。通常,富含类黄酮和维生素的食物也富含纤维素。

脂肪是食物的基本组成部分。"少食脂肪对健康饮食很重要"的概念仅部分真实,因为这与脂肪的类型有关系。主要的脂肪类型为:
- 饱和脂肪和反式脂肪
- 不饱和的脂肪(多不饱和脂肪和单不饱和脂肪)

脂肪在室温下可能是软的(或液态)或坚固的。软的脂肪,例如油和一些人造奶油含有较高多不饱和脂肪和单不饱和脂肪。硬的脂肪,如黄油和起酥油,含有较高的饱和脂肪和反式脂肪。饱和脂肪和反式脂肪更容易引起动脉粥样硬化。因此,只要可能,人们应该限制饱和脂肪和反式脂肪的摄入量,可以用单或多不饱和脂肪来代替。饱和脂肪和反式脂肪存在于红肉、很多快餐食品、垃圾食品、全脂乳制品(例如:奶酪、黄油和奶油)和硬的人造奶油中。单不饱和脂肪存在于菜籽油和橄榄油中、没有反式脂肪的软人造奶油、坚果和橄榄中。多不饱和脂肪存在于坚果、种子、油和蛋黄酱中。两种类型的多不饱和脂肪(ω-3 和 ω-6 脂肪酸)是健康饮食的基本组成部分。ω-3 存在于多脂鱼中,例如:鲑鱼、ω-3 蛋、芥花油和核桃中。ω-6 脂肪存在于坚果、种子、红花、向日葵和棉花油中。

酒精摄入:适量饮酒的人群似乎比过量饮酒和滴酒不沾的人群患冠状动脉疾病风险低。酒精增加高密度脂蛋白胆固醇(HDL)的水平,并且减少血栓和炎症风险,帮助身体避免细胞活性的副作用。然而,超量的酒精摄入(男性每周饮酒多于 14 次,女性多于 9 次)可以导致严重的健康问题并增加死亡风险。

血中同型半胱氨酸水平升高(高同型半胱氨酸血症):血中同型半胱氨酸(一种氨基酸)非常高的患者(常常是由于遗传性疾病)冠状动脉疾病的风险增加,且常常是在年轻时发生。高水平的同型半胱氨酸可以直接损伤动脉内皮,更易使斑块形成。高同型半胱氨酸水平可以促进血栓的形成。但是,用药物使患者的同型半胱氨酸水平降低似乎并不能减少死亡风险。

症状

症状取决于受累及的动脉的位置和狭窄是否严重或动脉是否突然被阻塞。

狭窄时,动脉粥样硬化通常没有症状,直到动脉内部的狭窄超过 70% 。当血流不能满足组织对氧的需求时,狭窄的动脉第一个症状可能是疼或绞痛。例如:锻炼时,患者感觉胸痛是因为心脏供氧不足。当走路时,患者可能感到腿部绞痛(间歇性跛行),因为供给腿部肌肉的氧不足。如果给一侧或两侧肾脏供血的动脉狭窄,那么将导致肾衰竭或高血压危象。

如果给心脏供血的动脉(冠状动脉)阻塞,则产生心肌梗死。阻塞发生在给大脑供血的动脉则导致卒中。阻塞在腿部动脉则导致脚趾、足或腿的坏疽。

诊断

有症状的患者,可根据症状对提示的阻塞动脉进行检测以确定部位和程度。不同的受累器官选择不同的检测方法。如果患者一个器官有动脉粥样硬化,通常其他器官也已同样受累。因此,当医生发现有一条动脉粥样硬化的动脉阻塞时,例如:腿部动脉。他们常常检测其他动脉是否阻塞,例如:冠状动脉。医生对动脉粥样硬化阻塞的患者评价其具有的危险因素。例如,检测空腹的血糖、胆固醇和甘油三酯水平。医生常常把这些检查作为成人常规每年体检的部分内容进行。

一些医生推荐在无症状的人群检测动脉粥样硬化,以作为预防的部分策略。这些检查包括心脏的电子束计算机体层扫描成像(CT)或磁共振成像(MRI)和颈部动脉超声(颈动脉)。电子束计算机体层扫描成像(CT)或磁共振成像(MRI)可以检测到冠状动脉的硬斑块(钙化)。颈动脉超声可以检测到动脉壁增厚,这提示动脉粥样硬化。但是,很多医生认为这些检查不会改变他们基于患者其他危险因素(更容易识别的)而给予的医嘱。

预防和治疗

为了预防动脉粥样硬化,患者需要戒烟、降低低密度脂蛋白胆固醇 LDL 水平、降低血压、减体重、锻炼。糖尿病患者需要严格控制他们的血糖。动脉粥样硬化高危人群也可以从服用相应的药物中获益。这些有益的药物包括:他汀(即使胆固醇水平正常或轻度的升高)、阿司匹林或其他抗血小板的药物。

当动脉粥样硬化严重到出现并发症时,并发症本身必须受到治疗。并发症包括心绞痛、心肌梗死、心律失常、心力衰竭、肾功能衰竭、卒中、腿部绞痛(间歇性跛行)和坏疽。

第 65 节

冠状动脉疾病

冠状动脉疾病是指为心肌供血的冠状动脉部分或全部受阻所致的疾病。

心肌不断的需要富氧血液。冠状动脉,从与心脏连接的主动脉冠状窦处发出,运送这种血液。冠状动脉疾病可以阻塞血流,导致胸痛(心绞痛)或心脏事件(即心肌梗死/MI)。

冠状动脉疾病曾被广泛的认为是男性的疾病。男性患病平均早于女性 10 年。因为直到绝经,女性都被高水平的雌激素保护着而不易患此病。然而,绝经后的女性冠心病变得很常见。因为女性的寿命更长,所以在 75 岁及以上的患者中,女性患病率反而更高。

在发达国家,冠状动脉疾病在男性和女性中都是死亡的主要原因。冠状动脉疾病,尤其是冠状动脉粥样硬化("动脉硬化的学名,"包括脂质沉积在冠状动脉壁且进展为冠状动脉狭窄,甚至冠状动脉闭塞),在 20 岁及以上人群的发病率是 5% ~ 9%(取决于性别和种族)。死亡率随着年龄增长,且男性高于女性,尤其是在 35 ~ 55 岁年龄组。55 岁之后,男性死亡率下降,女性死亡率仍然继续增高。在 70 ~ 75 岁之后,女性死亡率超过同龄男性。

冠状动脉疾病影响所有种族的人群,但是在黑种人和东南亚人群中发病率尤其高。60 岁前的男性黑种人的冠状动脉疾病死亡率高于白种人,而女性在 75 岁之前亦如此。

病因

冠状动脉疾病几乎都是由于胆固醇和其他脂质沉积(叫动脉粥样斑块或动脉粥样硬化性斑块)在冠状动脉管壁形成。这个过程叫做动脉粥样硬化,这可以影响各个部位的动脉,而不仅仅是心脏的动脉。

然而,冠状动脉疾病偶尔由痉挛导致,这可以自发产生或者由药物导致,例如可卡因或尼古丁。还有极少的是由于先天缺陷所致或严重感染(如川崎病)、系统性红斑狼疮(狼疮)、冠状动脉炎症(冠状动脉炎)或从心腔脱落的血凝块堵塞冠脉,或者物理损伤(从外伤到放射性治疗)所致。

随着进展,斑块将凸入动脉,使管腔狭窄且部分阻塞血流。随时间推移,钙在粥样斑块沉积。随着粥样斑块越来越阻塞冠状动脉,心肌富氧血的供给越来越不足。在用力状态下,心肌需要更多的血液供应,这时血液供应相对更不充足。任何原因的心肌血液供应的不充足都叫做心肌缺血。如果心脏没有获得充足的血液,心脏就不能正常的收缩或者泵血。

斑块(甚至是一个不太影响血流的斑块)可以突然破裂。斑块的破裂通常触发血凝块(血栓)形成。血栓使冠状动脉进一步狭窄甚至完全堵塞,导致急性心肌缺血。这种急性缺血被称为急性冠脉综合征。包括不稳定心绞痛和心肌梗死,这取决于阻塞的位置和程度。在心肌梗死中,堵塞的冠状动脉所供血范围的心肌坏死。

有时急性冠脉综合征是由于冠状动脉痉挛或其他冠状动脉疾病所致。

危险因素

不可逆转的冠心病危险因素包括:

- 老年
- 男性
- 早发冠心病家族史(指近亲属在 50 ~ 55 岁之前患冠心病)

可以逆转的冠心病危险因素包括:

- 高的低密度脂蛋白胆固醇
- 高血脂蛋白 a
- 低的高密度脂蛋白胆固醇
- 糖尿病
- 吸烟
- 高血压
- 肥胖
- 缺乏体育锻炼
- 饮食因素

吸烟者患心脏病或发生心肌梗死的风险增加两倍余。吸食二手烟同样会增加上述风险。

饮食的危险包括低纤维、维生素 C 和 E、植物营养素(存在于水果和蔬菜中,被认为有益健康)。对于有些人,较低鱼油(ω-3 多不饱和脂肪酸)的饮食会增加冠心病风险。

每日饮酒 1 ~ 2 次可以轻度的减少冠状动脉疾病(同时轻度的增加中风风险)。然而,每日饮酒超过 2 次,增加冠心病风险。大量饮酒,则更大程度增加冠心病风险。

有些代谢紊乱,如甲状腺功能减低症、高同型半胱氨酸血症和高水平的载脂蛋白 B 都是危险因素。

病原感染是否是冠心病的危险因素尚未确定。可疑的病原包括肺炎支原体(可以导致肺炎)、幽门螺旋杆菌(可以导致胃溃疡)和病毒(未证实的)。证明感染与早发冠心病相关的一个例子是:牙齿不健康的患者,尤其是牙周疾病(牙龈感染)更容易发生心肌梗死。但是,炎症,无论是否由感染所致,都对急性冠脉综合征的发生起作用。如果粥样斑块发炎,它就变软、容易破裂并且形成血凝块。

预防

改变危险因素有助于预防冠心病。部分危险因素是相关的,所以改善其中一个,同时就改善了其他的。

吸烟:戒烟是最重要的。相对于未戒烟者,戒烟者发展成冠心病的危险下降了一半,无论戒烟前患者吸烟多久。戒烟也降低冠状动脉旁路移植术后或心肌梗死后的死亡率。避免吸食二手烟同样重要。

饮食:限制每日摄入的脂肪量不超过总热量的 25% ~ 35% 是有益健康的。然而,一些专家认为脂肪应限制不超过 10% 才能减少患冠心病的风险。低脂饮食同时有助于降低总胆固醇和低密度脂蛋白胆固醇(坏的,冠心病危险因素之一)水平。摄入脂肪的类型和量一样重要。因此,推荐规律的使用如鲑鱼(含有高 ω-3 脂肪,好的脂肪)样的多脂鱼并且严格的避免更多有害反式脂肪摄入。

每天至少吃五份水果或蔬菜可以减少冠状动脉疾病的风险。这些食物包含很多植物营养素。植物营养素是否减低冠心病风险尚不清楚,因为进食足量蔬菜、水果多者进食脂肪量相对较少,食用纤维、维生素 C 和 E 较多。一种被称作类黄酮(存在于红葡萄、紫葡萄、红酒、红茶中)的植物营养素显现出心血管保护作用。

高纤维饮食是被推荐的。有两种纤维:可溶解性纤维(在液体中溶解)存在于燕麦麸、燕麦、豆子、豌豆、米糠、大麦、柑桔、草莓、苹果酱中。它有助于降低胆固醇水平。它能降低或稳定血糖和降低胰岛素抵抗。因此,可溶性纤维有助于糖尿病者减少冠心病危险。不可溶性的纤维(不溶解在液体中)存在于多数的谷类、谷类产品、水果和蔬菜中,如:苹果皮、白菜、甜菜、胡萝卜、抱子甘蓝、芜菁甘蓝、花椰菜。这有助于消化。然而,进食过量纤维素将影响必需维生素和微量元素的吸收。

每日推荐的饮食应该包括必需维生素和矿物质。补充维生素添加剂不能替代健康饮食。维生素添加剂在减少冠心病危险中的作用是有争论的。服用维生素 E 或 C 添加剂似乎并不能预防冠心病。服用叶酸或维生素 B_6 和 B_{12} 可以降低高半胱氨酸水平,但是,研究并没有显示服用这些添加剂可以减少冠心病的危险。

限制单糖的碳水化合物和增加谷物整体量可以帮助减少冠心病风险,因为这可以减少肥胖的风险和糖尿病的可能性,这些都是冠心病的危险因素。

总之,人们应该保持健康的体重和进食多种多样的食物。地中海民族的饮食(包括大量的水果、蔬菜和坚果、橄榄油)可以减少冠心病危险。

缺乏运动:体育锻炼充分的人不易患冠心病和高血压。锻炼帮助提升活动耐力(有氧运动,例如:散步、骑车和慢跑)或肌肉力量(阻力训练)而有助于预防冠心病。每天步行 30 分钟就可以获益。那些体型肥胖的人或长期未锻炼的人应该在他们开始锻炼计划前咨询医生。

脂肪的类型

脂肪有三类：饱和脂肪、单不饱和脂肪、多不饱和脂肪。

是否"饱和"，由单分子脂肪中氢原子的数量决定。饱和脂肪中含有尽可能多的氢原子。在常温下他们通常是固态的。饱和脂肪存在于肉、奶制品、人造植物氢化油中。食品越是固态，它包含的饱和脂肪就越多。高饱和脂肪饮食促进冠心病的发生。

不饱和脂肪（单不饱和、多不饱和）不含有那么多的氢原子。单不饱和脂肪可以包括一个双键。它在室温下通常是液态，但是在冰箱中开始固态化，橄榄油和菜籽油就是例子。多不饱和脂肪酸能和多个氢原子结合。它们在常温下容易腐败，如：玉米油。其他多不饱和脂肪酸包括ω-3脂肪，存在于深海多脂鱼中（例如：鲭、鲑、和金枪鱼），ω-6脂肪，存在于蔬菜油中。

在氢化作用的过程中，氢原子被人工加入到多不饱和脂肪，以使这些油可以被用于制作不易变质的食品和固态脂肪产品，例如：人造黄油。反式脂肪酸也由此产生。（"反式"指的是氢原子加入脂肪分子）。反式脂肪酸尤常见于烘焙和油炸食品中，例如：小饼干、薄脆饼干、甜甜圈、炸薯条和其他类似食品。

反式脂肪增加低密度脂蛋白胆固醇（LDL-坏的）水平，减少高密度脂蛋白胆固醇水平，从而增加冠心病的风险。避免食用含反式脂肪的食品是明智的。现在，反式脂肪含量要求被列在食品包装上。并且，如果氢化脂肪或部分氢化脂肪是成分表中第一个脂肪，那么说明这个食品中含有反式脂肪。有些餐馆同样提供哪道菜含有反式脂肪的信息。在美国的一些城市已禁止在餐馆食物中使用反式脂肪，并且越来越多的城市追随这一趋势。很多制造商正在改变他们的产品类型以去除反式脂肪。人造奶油或油越软或越液化，说明包含的反式脂肪越少。例如：管状人造黄油中脂肪比固体人造黄油中少。

一些人造黄油产品包括植物甾醇或甾烷醇，可以降低总胆固醇和低密度脂蛋白胆固醇水平。植物甾醇或甾烷醇的效果是因为他们在消化道吸收不良并且相互作用，影响胆固醇的吸收。这些人造黄油产品作为健康饮食的一部分，已经被证实是有益心脏健康的。这些产品用不饱和脂肪制造成，比黄油包含的饱和脂肪少，且不包含反式脂肪。然而，这些很昂贵。

理想的脂肪化合物类型尚不清楚。但是，含有大量单不饱和脂肪和ω-3脂肪且低反式脂肪的食品可能比较理想。

肥胖：改善饮食和制定体育锻炼计划可以有助于控制肥胖。减少酒精摄入同样有效，因为酒精是高热量物质。当减少4.5～9kg体重时，冠心病风险就可以降低。

高胆固醇水平：总胆固醇和低密度脂蛋白胆固醇（坏的）可以通过锻炼、戒烟和减少食物中脂肪的摄入而降低。降脂药物可以被用来降低血液中总胆固醇和低密度脂蛋白胆固醇水平。在伴有其他危险因素的人群中（如：吸烟、高血压、肥胖和缺乏体育锻炼），降低血脂水平的获益更大。

增加高密度脂蛋白（好的）胆固醇水平同样有助于减少冠心病风险。同样，生活方式改变可以降低升高的总胆固醇和低密度脂蛋白胆固醇水平，有助于增加高密度脂蛋白胆固醇水平，与用药同效。例如：超重的人，减重同样有效。

高血压：降低血压可以减少冠心病风险。治疗高血压的开始是生活方式的改变：低钠饮食是健康的，如果需要，应该减肥和加强体育锻炼。药物治疗同样是必要的。

糖尿病：控制良好的糖尿病减少糖尿病并发症的风险，但是这种控制对于减少冠心病的效果尚不十分清楚。糖尿病控制的良好状态同样减少冠心病的并发症。

治疗

医生尝试为冠心病患者做三件事。首先他们试图减少心脏负荷，其次改善冠脉血流，最后减缓或逆转动脉粥样硬化斑块发展。心脏负荷的减少可以通过控制血压或使用β受体阻滞剂、钙通道阻滞剂，使心脏远离泵血困难。冠状动脉血流可以通过经皮冠状动脉介入治疗（PCI）或冠状动脉旁路移植术（CABG）改善。冠状动脉血凝块有时可以被药物溶解。改善饮食、锻炼和服用有效的药物可以帮助逆转动脉粥样硬化斑块。

经皮冠状动脉介入治疗

PCI（也称作经皮冠状动脉腔内成形术，PTCA），医生在股动脉穿刺，然后一根长的导管通过穿刺针被送入动脉，向上通过主动脉进入狭窄的冠状动脉。一个末梢带有球囊的导管通过指引导管被送到狭窄的冠状动脉。导管被定位以使球囊在狭窄处。接着，球囊被扩张并持续几秒。扩张的球囊挤压动脉狭窄的斑块，从而使管腔变宽。球囊扩张和抽吸可以被重复几次。80%～90%的患者狭窄的动脉可以被扩张至无残余狭窄。

为保持冠状动脉无狭窄，医生通常植入一个金属材质的管状物（支架）在冠状动脉。目前，药物支架占75%，支架上的药物缓慢释放以阻止冠状动脉再次阻塞。这通常是裸支架一个常见的问题。尽管药物涂层支架对于防止支架内再狭窄十分有效，但使用药物涂层支架患者出现支架内血栓形成的风险还是略高于裸支架者。为了减少支架内血栓，医生要求植入药物涂层支架的患者术后使用抗血小板药物至少一年。如果动脉再次堵塞，无论是血栓还是其他原因,再次 PCI 是需要的。

　　总的来说,PCI 优于 CABG 术,因为前者创伤更少。然而,冠状动脉受累的面积可能由于病变的位置、长度、钙化程度或其他条件而不适合 PCI。因此,医生需考虑上述因素以决定患者是否适合 PCI 治疗。

　　其他技术:医生尝试其他技术消除斑块。这包括使用小刀、钻、激光以切割、削除、挤压或溶解去消除厚的、纤维化的和钙化的斑块。上述部分技术的效果目前仍有待评估。到目前为止,远期效果是令人失望的。

冠状动脉旁路移植术

　　冠状动脉旁路移植术(CABG)也叫旁路外科手术或冠状动脉旁路外科手术。在这个过程中,医生取身体其他部位的动脉或静脉来连接主动脉(主要的动脉,接受心脏泵出的血液并传递到身体其他部位)和冠状动脉堵塞部位的远段血管。血流因此改变流经路线,越过狭窄或堵塞的区域。静脉通常取自腿部。动脉通常取自胸骨下方或前臂。移植的动脉很少再狭窄,它们中超过 90% 的血管在移植后 10 年仍然工作正常。但移植的静脉大部分会由于斑块形成而变窄。5 年后三分之一或更多静脉被完全阻塞。

　　手术持续 2～4 小时,这取决于要移植的血管数量。需要搭桥的数量(例如:三支或四支)是由搭桥前需要搭桥的动脉数量(列如:3 或 4)决定。患者被给予全身麻醉。然后,在胸部正中从颈部到胃的顶部进行切口,将胸骨切开。这种类型的外科手术被称作直视下心脏外科手术。通常,手术时心脏是停跳的,保持心脏不动以便手术容易进行。心肺体外循环机用来将氧输入血液和泵血以使血液循环。当只有一根或两根血管需要移植时,心脏可以保持不停跳。住院时间一般是 5～7 天,如果不使用体外循环,住院时间将更少。

　　外科手术的风险包括卒中和心脏事件。对于心脏大小和功能正常、没有发生过心肌梗死、没有其他危险因素的患者,外科手术期间的心脏事件风险小于 5%,卒中风险为 3%～5%,死亡风险小于 1%。心功能降低(左室功能减低)的患者,术前心肌梗死已经造成心肌损害或伴有其他心血管问题的患者手术并发症风险略高。但是,如果上述患者术后存活,他们远期生存率可以改善。

什么是经皮冠状动脉介入治疗 PCI

　　医生从大动脉(通常是股动脉)放入一个球囊导管并且沿腹主动脉、主动脉送至有狭窄或堵塞的冠状动脉。然后,医生扩张球囊,使球囊向管壁外侧挤压粥样斑块并且使动脉管腔通畅。通常,一个位于导管末梢的折叠的管状金属丝网(支架)包绕在瘪的球囊上通过导管置入。当导管到达粥样斑块时,扩张球囊,释放支架。然后撤出尖端带球囊的导管,支架被留在斑块处以保持血管通畅。

　　患者在手术过程中通常是清醒状态,但医生可以给予药物帮助患者放松。患者在手术过程中被密切监测,因为球囊扩张会短暂的阻塞受累动脉的血流。这种阻塞可以使有的患者产生胸痛和改变心脏电活动(被心电图监测的)。低于 1%～2% 的患者死于 PCI 过程,3%～5% 的患者有非致死性心脏事件。低于 3% 的患者在 PCI 术后需要急诊冠状动脉旁路移植术。

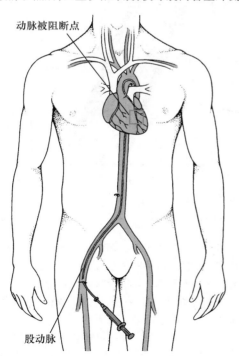

动脉被阻断点

股动脉

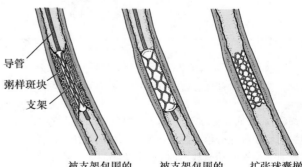

导管
粥样斑块
支架

被支架包围的　　　被支架包围的　　　扩张球囊撤
未充气扩张球囊　　充气扩张球囊　　出后的支架

其他技术;通过新技术,胸部切开可以很大程度的减小,实现微创的冠状动脉旁路移植术。这是一种机器人参与的新技术。坐在计算机操控台前,外科大夫使用一个铅笔大小的机器臂操作手术。机械臂控制特殊的外科器械,可以做各种复杂的动作,模拟外科医生手的操作。手术一共 3 个约 2.5cm 的切口—两个机械臂各使用一个切口,另一个切口用于放摄像头连接在摄像仪器上。这样,外科医生就不需要切开患者的胸骨了。这种手术的时间以及患者住院时间比以往开胸手术缩短。

心 绞 痛

心绞痛,是短暂的胸痛,是当心肌没有获得足够的氧产生的一种压迫感。

■ 心绞痛的患者感到胸骨下不适或压迫感。

■ 典型心绞痛发生在患者用力时且在休息时缓解。

■ 医生通过症状和心电图诊断心绞痛。

■ 治疗包括硝酸酯药物、β 受体阻滞剂、钙离子通道拮抗剂和经皮冠状动脉介入治疗或冠状动脉旁路移植术。

冠状动脉旁路移植术

冠状动脉旁路移植术包括连接动脉或部分静脉到冠状动脉,以使血流可以通过一条转换的途径从主动脉灌注到心肌。这就是狭窄或闭塞处的旁路移植。相对于静脉,由于远期狭窄率小,动脉效果更佳。在冠状动脉旁路移植术的一种术式中,两条内乳动脉中的一条被切断,并被连接在冠状动脉堵塞

处的远端。这根动脉的另一端被结扎。如果没有动脉可用,或有多于一处的阻塞,可以选择静脉,通常取大隐静脉(从腹股沟静脉到踝静脉)。移植血管的一端连接主动脉,另一端连接冠状动脉堵塞处的远端。有时静脉旁路移植用于乳内动脉旁路移植不能完全解决阻塞时。

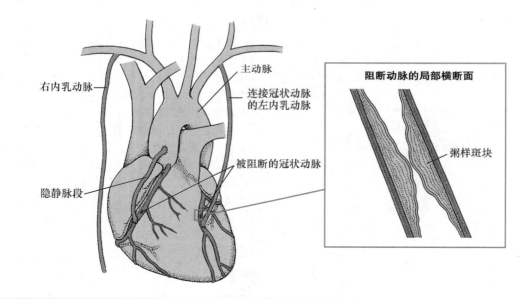

在美国,近 650 万人有心绞痛,且每年有大约 35 万新发患者。在老龄女性患者心绞痛的发生率高于男性。
病因
通常,心绞痛发生在心脏所承担的负荷和所需的氧气超过冠状动脉充分给心脏供血所能承担的负荷和所需的氧气时。当冠状动脉狭窄时,冠状动脉的血流就受到限制。狭窄通常是由于脂肪沉积在冠状动脉管壁(动脉粥样硬化),但也可能是由于冠状动脉痉挛。任何组织的供血不足都称作缺血。

当心绞痛是由于动脉粥样硬化产生时,通常首先在体育锻炼或情绪激动时发生,因为这时心脏做功增加并且需要更多的氧气。如果冠状动脉狭窄严重(通常是大于 70%),心绞痛甚至可以在休息时发生,这时是心脏需要做功最小的时候。

重度贫血增加心绞痛的可能性。贫血时红细胞(包含血红蛋白—携氧分子)的数量或细胞内血红蛋白的量低于正常,导致供给到心肌的氧减少。

常见原因:X 综合征是心绞痛的一种形式,产生原因

既不是血管痉挛，也不是冠状动脉大血管堵塞。至少在某些人，可能是多支冠脉小血管短暂狭窄所致。短暂狭窄的原因尚不清楚，但可能与心脏的化学平衡或小动脉的功能异常有关。这种综合征有时被称作心脏 X 综合征以区别于另一种也被称作 X 综合征的疾病。（代谢综合征或胰岛素抵抗）。

以下是常见的其他原因所致的心绞痛：

- 严重的高血压
- 主动脉瓣狭窄
- 主动脉瓣反流
- 心室肥厚（肥厚性心肌病），尤其是游离壁（肥厚梗阻型心肌病）

上述情况增加心脏负荷且增加心肌需氧量。当心肌需氧量增加超过供给量时，则导致心绞痛。主动脉瓣异常导致冠状动脉血流灌注减少，因为冠状动脉开口就位于主动脉瓣的上方。

分类

夜间心绞痛：指心绞痛发生在夜间，睡眠中。

稳定心绞痛：指胸痛或不适在活动或应激状态下产生。症状的发作是由相同的条件或相等的活动量、应激状态引起的。

卧位心绞痛：指心绞痛在患者卧床时（无论白天还是夜间）产生并且没有其他可知的诱因。卧位心绞痛是由于重力原因下身体血流再分配所致。这种再分配使心脏负荷加重。

变异性心绞痛：是由于心脏表面一根大的冠状动脉痉挛所致。它之所以被称作变异，是因为它的特点是疼痛发生于休息状态下。而不是运动中，心绞痛发作时心电图可以记录下特殊的变化。

不稳定心绞痛：指心绞痛症状的发作模式改变。因为心绞痛特点在同一个的患者通常保持不变，任何改变（如胸痛加重，发作频繁，轻于以往活动量出现胸痛或休息时胸痛）都是加重的表现。这种改变通常反映斑块破裂或血栓形成而导致冠状动脉突然狭窄，心肌梗死的风险增加。不稳定心绞痛是急性冠脉综合征的一种。

> **？你知道吗……**
> 女性对心绞痛不适的感觉不同于男性，前者更多的体会到一种烧灼感或背部、肩膀、手臂、下颌的压迫感。

症状

绝大多数患者，感觉心绞痛是一种胸部压迫感或胸骨后疼痛。患者经常描述他们的心绞痛为一种不适感或沉重感而不是疼痛。这种不适感同样可以产生在肩膀或双臂的内侧、后背部、咽喉、下颌或牙齿。

症状在女性患者常常不同。女性更容易有烧灼感或后背、肩膀、手臂或下颌的压迫感。

典型心绞痛由劳力诱发，持续几分钟，休息后即可缓解。部分患者达到一定活动量即有症状发作。另一些患者症状发作是不可预测的。通常，在进食后，运动会使心绞痛恶化。在寒冷的天气心绞痛也会恶化。迎风走或从温暖房间进入到寒冷的房间也会诱发心绞痛。情绪激动同样可以诱发或加重心绞痛。有时休息状态下经历强烈的情感刺激或睡眠中经历噩梦都可以诱发心绞痛。

无症状心肌缺血：不是所有心肌缺血的患者都会感到心绞痛。有缺血但没有心绞痛被称作无症状心肌缺血。医生们不清楚为什么有时候心肌缺血但没有心绞痛发生，并且争论它的重要性。然而，多数专家认为无症状心肌缺血和有心绞痛症状的心肌缺血同样严重。

> **聚焦老龄化**
>
> 老年患者心绞痛症状常不典型，因此容易误诊。例如，疼痛很少位于胸骨后。疼痛可能位于后背和肩膀，可能被误认为是关节炎。胃部不适、胃胀痛、腹胀气，尤其在进食后（因为需要额外的血液帮助消化），可能被误认为是消化不良或胃溃疡。有的患者打嗝后症状似乎能够缓解。同样，因为有的老人意识错乱或痴呆而不能告诉别人他们胸痛。

诊断

医生诊断心绞痛很大程度上依赖于患者对自己症状的描述。在心绞痛时，甚至在广泛冠状动脉疾病的患者，查体和心电图也很少发现异常。

心肌梗死时，心率轻度加快，血压升高，医生用听诊器可以听到心跳的改变。心电图可以检测到心脏电活动的变化。

症状典型时，医生很容易做出诊断。疼痛的类型、位置及与活动、饮食、天气的关系和其他因素都有助于医生诊断。冠心病危险因素的存在同样有助于诊断。如果一个人在运动时感到胸痛，医生会给他舌下含服硝酸甘油以作测试，因为如果疼痛是心绞痛所致，用药后 3 分钟内症状会缓解。

下列过程有助于评估心肌缺血和判定是否存在冠心病及它的严重程度。

运动试验时患者在跑步台上行走或骑动感单车，同时监控心电图。这个测试可以帮助医生判断患者是否需要冠脉造影或冠状动脉旁路移植术。如果患者不能运动，就注射一种增加心脏负荷的药物（这一过程被称作是药物负荷试验）后监测心电图。

心肌核素时将少量的有放射活性的物质注射进静

脉。心机核素可以鉴别心肌缺血的部位及范围并且显示到达心肌的血流量。这一过程通常结合负荷试验进行。

超声心动图：用超声波产生心脏的影像（超声心动图）。这个过程可以显示心脏的大小、心肌的运动、血流通过瓣膜的情况和瓣膜的功能。超声心动图可以在休息和活动时检查。当心肌缺血时，左心室泵活动异常。

冠状动脉造影术：在给予对比剂后对冠状动脉照射 X 线。不能确定诊断时，冠状动脉造影是最准确的诊断方法。冠脉造影也常被用于评价患者是适合 CABG 术还是 PCI 术。冠脉造影也可以用来检测是否存在冠脉痉挛。如果造影时没有冠脉痉挛发生，则可以使用药物诱发。

有些患者有典型的心绞痛症状并且运动试验阳性，但冠脉造影不能诊断冠状动脉疾病。这些患者中部分是 X 综合征，但是，大多数人的症状与心脏无关。

连续心电图监测：用 HOLTER 监测可以检测到症状相关的异常心电图、静息心肌缺血或变异心绞痛（典型的发作是在静息状态下）。

电子束计算机断层摄影扫描 CT：可以检测冠状动脉钙化沉积量。钙化的量（钙化积分）与患者有心绞痛或心肌梗死的比例大致相同。但是，因为钙盐沉积也可以在那些冠状动脉狭窄不严重的患者中存在，所以，用钙化积分预测患者是否需要 PCI 或 CABG 并不可靠。CT 并不被推荐用于所有人，部分原因是这个检查需要人们暴露在一定的射线量下。但是，这种检查常常用来评估那些死亡或心肌梗死相对高危的患者。有危险因素的患者包括：伴有糖尿病、高血压或同时有糖尿病和高血压或高胆固醇血症、运动试验阳性或结果尚不清楚的患者。

多排 CT：是使用多个小探头高速 CT 扫描的新技术，它可以精确的诊断冠状动脉狭窄。这种技术是非侵袭性的，并且对有症状的患者（尤其是那些不能做负荷试验的或做负荷试验后仍不能确诊的患者）除外冠脉狭窄诊断时高度精确。它也被用来检测是否存在支架内再狭窄和冠状动脉旁路移植血管是否阻塞。可以显示心脏和冠状动脉的解剖结构，评估斑块是否钙化。但是，这一技术不能应用于怀孕或不能屏气 15 ~ 20 秒 3 ~ 4 次的患者。如果心跳快，检测效果不佳，对于心跳每分钟 65 次以上的患者，需要给予降心率药物。那些不能耐受这种药物的患者或者心率不能达标的患者无法进行检测。患者同样需要暴露在一定量的射线下。

心脏核磁：在评价心脏和连接心脏的大动脉（主动脉和肺动脉）时有价值。这一技术避免了暴露于射线中的问题。有冠心病的患者，核磁被用来评价冠状动脉的狭窄程度，测量冠状动脉血流，测量心肌供氧是否良好。核磁也被用来评价负荷状态下心室壁运动的异常和心肌梗死造成的心肌损伤是否恢复（检测心肌活性）。

预后

心绞痛患者预后差的重要因素包括高龄、严重冠脉病变、糖尿病、其他危险因素（尤其是吸烟）、严重的疼痛，此外，很重要的一项是心脏泵血能力（心室功能）的减低。例如：冠状动脉受累的支数越多，阻塞的范围越大，预后就越差。稳定心绞痛和正常泵血功能的患者预后好得出乎意料。射血分数减少严重的影响预后。X 综合征患者的预后与正常人没有差异。

对于没有其他危险因素的心绞痛患者，年死亡率是 1.4%。在伴有其他危险因素，如高血压、心电图异常或既往心肌梗死，尤其是糖尿病的患者死亡率更高。

治疗

治疗开始于控制危险因素，以尝试减慢或逆转冠状动脉疾病进程。应该尽早控制危险因素（例如：高血压和高胆固醇血症）。戒烟是十分困难的。低脂的、低单糖的多样化的饮食和体育锻炼（对于多数人）是被推荐的。如果有必要，应该减肥。

心绞痛的治疗，部分取决于症状的稳定性和严重性。如果症状稳定或轻至中度的不稳定，最有效的治疗是危险因素治疗和二级预防药物的使用。如果危险因素的控制和药物治疗不能使症状很大程度的减轻时，则需要血运重建（再血管化）。当症状迅速恶化，通常需要立即住院，这时诊断为急性冠脉综合征。

药物治疗

药物治疗稳定性心绞痛可以减少心肌缺血，使症状最小化。五类有效的药物是：β 受体阻滞剂、硝酸酯类（包括硝酸甘油和长效硝酸酯药物）、钙离子拮抗剂、血管紧张素转换酶抑制剂和抗血小板药物。

β 受体阻滞剂：阻断心脏和其他器官的肾上腺素和去甲肾上腺素的作用。这些激素刺激心脏跳得更快和更有力，使大部分小动脉收缩（使血压升高）。所以，β 受体阻滞剂可以减少静息时心率和血压，并限制活动时心率和血压的升高，从而减少心脏需氧量。β 受体阻滞剂减少心肌梗死和猝死风险，改善冠心病患者的长期预后。

硝酸甘油：是一个非常短效的硝酸盐，它可以舒张血管。服用硝酸甘油通常可以在 1 ~ 3 分钟内减轻胸痛的发作，药效持续可以达 30 分钟。硝酸甘油通常作为片剂含服于舌下（舌下给药），亦可作为喷雾剂通过口腔给药。慢性稳定心绞痛的患者应该随身携带硝酸甘油片剂或喷雾剂。在达到已知的引起心绞痛的劳力水平前使用硝酸甘油可能会有效。

长效硝酸盐（例如硝酸异山梨醇酯）每日需口服 1 ~ 4 次。硝酸盐皮肤贴剂（硝酸盐经数小时由皮肤逐渐吸收）同样有效。规律服用长效硝酸盐使其快速缓解心绞痛的作用降低。多数专家推荐每日 8 ~ 12 小时的服药空白期，通常是在晚上，除非有夜间心绞痛发作。这种方法帮助保持药物长期有效。与 β 受体阻滞剂不同，硝酸盐并不降低心肌梗死和猝死风险，但他们很大程度的减少冠心病患者的症状。

钙离子拮抗剂:阻止血管变窄(收缩)和对抗冠脉痉挛。这些药物对变异心绞痛有效。所有钙离子拮抗剂都能降压。其中部分(例如:维拉帕米和地尔硫䓬)也可以降低心率。适用于许多患者,尤其是那些不能服用 β 受体阻滞剂的患者或硝酸盐不能完全缓解症状的患者。

ACE-I,例如:雷米普利,通常给予已确诊冠心病的患者,包括心绞痛。这些药物并不治疗心绞痛本身,但他们可以减少心肌梗死和冠病死亡率。

抗血小板药物(例如:阿司匹林,噻氯匹定和氯吡格雷)可以使血小板不易粘附在血管壁上并凝集成块。当血管受损伤时,血液循环中的血小板促进血栓的形成。然而,当血小板聚集在动脉粥样硬化斑块的血管壁时,形成的凝血块可以使动脉狭窄或阻塞,从而导致心肌梗死。阿司匹林对血小板的作用是不可逆的,因此,可以减少冠心病死亡的风险。医生推荐冠心病患者每日服用阿司匹林和氯吡格雷以减少心肌梗死的风险。噻氯匹定与氯吡格雷的作用相似,但前者有更多的潜在副作用,被用于对氯吡格雷过敏或不能耐受的患者。除非有禁忌(例如:出血的患者)所有心绞痛患者应该服用抗血小板药。

再血管化

包括经皮冠状动脉介入治疗(也叫血管成形术)和冠状动脉旁路移植术(CABG)。这些侵袭性的技术不能阻止原发病的进程,但它们可以解决当前问题。患者仍然需要控制危险因素。

尽管 PCI 不是适合所有情况,但由于微创,PCI 通常比 CABG 更受欢迎。在单支或双支血管病变且阻塞部位不是很长时,PCI 通常更受欢迎。此外,新的技术的出现及经验的累积使医生可以为越来越多的患者进行 PCI 治疗。

CABG 对冠心病心绞痛患者非常有效。这可以增加患者劳动耐力,减轻症状,减少必须药物的种类或剂量。CABG 使药物不能缓解的严重心绞痛且心功能正常、无心肌梗死病史、无影响手术的其他问题(例如:慢性阻塞性肺病)的患者受益。这类患者非急诊的 CABG 术死亡率≤1%,手术期间心脏事件(例如:心肌梗死)<5%。约85%的患者在术后可以完全或非常大程度的缓解症状。

急性冠脉综合征

急性冠脉综合征是由于突发的冠状动脉阻塞所致。这种阻塞导致的不稳定心绞痛或心肌梗死(心肌梗死)取决于阻塞的位置和范围。

■ 急性冠脉综合征的患者通常曾感觉胸部压迫感或胸痛、气短和乏力。

■ 如果患者认为自己发生了急性冠脉综合征,应该立即呼叫急救中心并且嚼服阿司匹林。

■ 医生进行心电图和血液中心肌损伤标记物检查以判断患者是否为急性冠脉综合征。

■ 治疗方法取决于综合征的类型,但通常包括尝试增加受累心肌的血流。

在美国,每年超过 150 万患者发生心肌梗死。约40～50 万患者死亡,其中一半是在到达医院以前。几乎所有患者都有冠心病史,其中三分之二是男性。

病因

急性冠脉综合征发生在冠状动脉突发阻塞时,血流很大程度的减少或中断。任何组织的供血不足都被称为缺血。如果供血大幅度减低或中断超过几分钟,心肌组织将坏死。心肌梗死(也被称为心梗/MI)是由于心肌缺血所致的心肌组织坏死。

血栓是最常见的冠状动脉阻塞的原因。通常,动脉已有粥样硬化斑块造成局部的狭窄,动脉斑块可能破裂或撕裂,并释放物质使血小板粘附,促进血栓形成。大约三分之二的患者,血栓可以自溶,一般在一日内或一日左右。然而,此时,一些心肌损伤已经发生了。

罕见的心梗是由于心脏内血栓形成并脱落在冠状动脉内所致。另一种罕见的原因是冠状动脉痉挛至血流阻塞。痉挛可能是由于药物引起的,例如可卡因。有些病因尚不清。

分类:医生依据心电图和血液中心肌损伤标记物(血清标记物)将急性冠脉综合征分类。分类很重要,因为治疗是依此而定。急性冠脉综合征包括不稳定心绞痛和两种心肌梗死。

不稳定心绞痛

心绞痛的症状发生了改变,包括胸痛程度加重或时间延长及新发的剧烈心绞痛。不稳定心绞痛患者的心电图或血液学指标无心梗的特征。

非 ST 段抬高型心肌梗死是一种心梗,心电图没有典型的改变(ST 段抬高),医生通过血液检测做出诊断。

ST 段抬高型心肌梗死是另一种心梗,医生通过血液检测及典型的心电图诊断。

症状

急性冠脉综合征的症状是相似的,如果仅凭症状,很难鉴别急性冠脉综合征的种类。不稳定心绞痛症状与心绞痛症状相同,都表现为间断的压迫感或者胸骨后疼痛。然而,不稳定心绞痛患者症状发生了改变。患者心绞痛发作频率增加或胸痛程度加重或休息时症状即可发作或在更少的体力活动时发病。大约三分之二的患者心梗前曾经历不稳定心绞痛、气短或者几日至几周的乏力。上述胸痛症状的改变可能最终发生心肌梗死。

通常,最典型的心梗症状是胸部正中疼痛,并放射至后背、下颌或左臂。疼痛可能产生在这些部位中的一个或多个部位,而根本不是在胸部。心梗的疼痛与心绞痛相似,但通常更严重,持续时间更长,而且不能通过休息或使用硝酸甘油缓解。少见的疼痛表现为腹痛,发生在这个部位可能被误诊为消化不良,尤其是打嗝可以间断的或暂时的缓解症状时。女性症状通常多变、不易识别,原因尚不明确。

大约三分之一的心梗患者没有胸痛。其中女性、非白种人、75 岁以上的老年人、心衰、糖尿病和有卒中史的患者居多。

其他症状包括头晕或晕厥,突发大汗、恶心、气短和心跳明显(心悸)。

心梗期间,患者烦躁不安、大汗、焦虑和抑郁。唇、手或脚变得轻微的紫绀。

 你知道吗……
大约三分一的心梗患者没有胸痛。

老年患者可以有不典型症状。许多老年人最明显的症状是气短。症状也可能与胃功能紊乱或卒中相似。有的老年患者可能出现定向力障碍。但是,和年轻患者一样,大约三分之二的老年患者有胸痛。老年患者,尤其是女性,通常比年轻的患者要花更长的时间承认她们患病或去寻找医生帮助。

尽管有各种可能的症状,但多达五分之一的心梗患者仅有轻微症状或根本没有症状。这种无症状心梗仅在行常规心电图检测之后才被识别。

在心梗后的前几小时,通过听诊器可以听到心脏杂音和其他异常心音。

并发症

急性冠脉综合征的并发症取决于梗塞的范围、梗塞时间和哪个部位冠状动脉阻塞。如果阻塞血管供血的心肌范围大,心脏将不能有效的搏动。如果阻塞切断心脏传导系统的血供,心脏节律将受影响。

泵血问题:心梗时,部分心肌坏死。最终疤痕组织替代坏死的组织而不能收缩。当心脏不收缩时瘢痕组织有时甚至扩张或膨出,使心脏泵血进一步减少。如果坏死心肌足够多,心脏泵血功能将减低,使心脏给躯体的供血和供氧不足。发生心衰、低血压或两者均产生。如果超过一半的心肌组织损伤或坏死,心肌普遍不能做功,则出现严重的心功能不全,甚至可能死亡。

药物,如:β 受体阻滞剂和血管紧张素转换酶抑制剂可以通过减少心脏负荷和压力以减少受损范围的扩展。因此,这些药物能帮助心脏更好的保持正常的形状和功能。

受损的心脏可能扩大,以部分的代偿减少的泵血功能(更大的心脏搏动更有力)。扩大的心脏容易出现心律失常。

℞ 心绞痛的药物治疗表

举 例	不 良 作 用	说 明
抗凝剂		
阿加曲班 比伐卢定 依诺肝素 磺达肝素 肝素 华法令	出血,尤其是与有类似作用药物(如阿司匹林和其他非甾体抗炎药)合用	这些药物防止血液凝固。用于治疗不稳定性心绞痛或心肌梗死
抗血小板药		
阿司匹林 噻氯匹啶 氯吡格雷	出血,特别是与有类似作用药物共同使用时(如抗凝药) 阿司匹林可以刺激胃 噻氯匹啶有引起白细胞减少的可能,氯吡格雷亦可,但很少	这些药物防止血小板的聚集及血栓的形成。同样可以减少心肌梗死的风险。用于治疗不稳定性心绞痛或心肌梗死。怀疑心肌梗死时即应立即使用阿司匹林。对阿司匹林过敏者可换用噻氯匹啶或氯吡格雷
GP Ⅱb/Ⅲa 受体拮抗剂(抗血小饭药物)		
阿昔单抗 替罗非班 依替巴肽	出血,特别是与有类似作用药物共同使用时(如抗凝药或溶栓药) 血小板数目减少	这些药物防止血小板的聚集及血栓的形成。用于治疗不稳定性心绞痛及心肌梗死行经皮冠状动脉腔内成形术(PTCA)后

℞　心绞痛的药物治疗表（续）

举　例	不良作用	说　明
β 阻滞剂		
醋丁洛尔 阿替洛尔 倍他洛尔 比索洛尔 卡替洛尔 美托洛尔 纳多洛尔 喷布洛尔 普萘洛尔 噻吗洛尔	气道痉挛（支气管痉挛） 心率减慢（心动过缓） 心力衰竭 四肢冰冷 失眠 乏力 气短 抑郁 雷诺综合征 多梦 幻觉 性功能障碍 有一些 β 阻滞剂可以提高甘油三酯的水平	这些药物降低心脏负荷,以及心肌梗死,猝死的风险。用于治疗稳定性及不稳定性心绞痛,X 综合征及心肌梗死
钙离子拮抗剂氨氯地平		
地尔硫 非洛地平 伊拉地平 尼卡地平 硝苯地平（缓释剂） 尼索地平 维拉帕米	眩晕 踝关节肿胀 面红 头痛 烧心 牙龈肿胀 心律不齐 维拉帕米可引起便秘 短效钙离子拮抗剂对于不稳定性心绞痛病人或最近发生过心肌梗死的病人,可以增加心肌梗死所导致的死亡的风险,而长效制剂则无	这些药物可以防止血管狭窄,及抵抗动脉痉挛。地尔硫草和维拉帕米可以减慢心率。钙离子拮抗剂可以用于治疗稳定性心绞痛
硝酸盐制剂		
单硝酸异山梨醇 二硝酸异山梨酯 硝酸甘油	面红 头痛 暂时性心动过速	这些药物减轻心绞痛,阻止心绞痛的发生,降低心肌梗死及猝死的风险（然而在降低上述风险上的作用比 β 阻滞剂小）。常被用于治疗稳定性及不稳定性心绞痛或 X 综合征。每日常间隔 8～12h 用药才能长期维持药物的作用
阿片类		
吗啡	体位性低血压 便秘 恶心 呕吐 意识错乱（老年人尤甚）	用于缓解心肌梗死病人的紧张情绪和缓解疼痛,与其他用药不冲突
溶栓药		
复合纤溶酶链激酶（阿尼普酶） 重组组织型纤溶酶原激活剂（阿替普酶） 瑞替普酶 链激酶 替奈普酶	损伤后出血 罕见颅内出血	这些药物可以溶解血栓,并用于治疗心肌梗死

心绞痛的药物治疗表（续）

举 例	不 良 作 用	说 明
血管紧张素转换酶（ACE）抑制剂		
贝那普利 卡托普利 依那普利 福辛普利 赖诺普利 莫西普利 培哚普利 喹那普利 雷米普利 群多普利	咳嗽，通常干咳和金属样皮疹，罕见的严重的过敏反应（血管性水肿） 当人们已经有肾脏疾病或一侧肾动脉狭窄可能导致肾功能衰竭	这些药物降低血压和治疗心力衰竭，预防高血压或糖尿病的肾损害。对已患心脏病的患者仍然可以获益。对于有高血压，心力衰竭，或之前有心脏病的病人服用ACE抑制剂比不服用能增加寿命
血管紧张素Ⅱ受体阻滞剂		
坎地沙坦 厄贝沙坦 氯沙坦 替米沙坦 缬沙坦	与ACE抑制剂相似，但咳嗽的副作用更少	这些药物与ACE抑制剂具有同等药效。对于严重高血压或心力衰竭的病人，可以联合使用的ACE抑制剂
他汀类药物*		
阿托伐他汀 氟伐他汀 洛伐他汀 普伐他汀 辛伐他汀 瑞舒伐他汀	有时候，会出现肌肉酸痛和疼痛，但很少出现严重的肌肉疼痛（肌炎）。在极少数情况下，会出现肝功能损害，但不比未服用这类药物的人更常见	这些药物降低胆固醇水平，并有助于愈合受损的动脉，减少初发和复发心脏病或中风的机会

节律问题：90%以上的心梗患者出现异常的心脏节律（心律失常）。这是因为心梗损伤部分心脏传导系统而产生。有时心律触发机制出现问题，使心跳很慢。其他问题可以使心脏跳动加快或不规律。有时心跳的信号不能从心脏的一部分传导到另一部分，心跳会变慢或停下。

此外，心肌严重缺血但未坏死的范围可能变得非常敏感。这可以导致心律问题，例如室性心动过速或心室颤动。这些节律问题很大程度的影响心脏泵血能力和使心脏停跳（心脏骤停）。导致意识丧失或死亡。这些节律问题在心肌不均匀缺血的患者（例如：低钾血症）更为常见。

其他问题：心包炎（心脏包膜的炎症）可以在心梗后第一日或第二日发生或心梗后的10日到2个月内发生。患者很少注意到心包炎早期的症状，因为他们的心梗症状更明显。但是，有时在心梗后2~3天，听诊器能够听到心包炎产生的心包摩擦音。晚期的心包炎通常被叫做德雷斯勒（心肌梗死后）综合征。这个综合征包括发热、心包积液（额外的液体在两层心包膜之间）、胸膜炎（肺表面的胸膜的炎症）、胸腔积液（在两层胸膜之间额外的液体）和关节痛。

其他心梗后并发症包括心脏破裂、室壁膨胀（室壁瘤）、血栓形成和低血压。心梗后常见焦虑和抑郁状态。而抑郁可能是更显著和持久的。

诊断

每个年龄大于35岁的男性或大于40岁的女性主诉胸痛时，医生都应该考虑急性冠脉综合征的可能。但一些其他情况可以产生相似的疼痛：肺炎、血栓存在于肺动脉（肺动脉栓塞）、心包炎、肋骨骨折、食道痉挛、消化不良、损伤或用力后心脏压痛。

心电图和某些血液检查可以在几个小时内帮助确诊。

当医生怀疑急性冠脉综合征时心电图是最先选择的和最重要的诊断方法。它提供每个心跳时电流的图形表

心肌梗死的并发症

心肌梗死的患者可能存在以下并发症:

- 心脏肌肉破裂(心肌破裂)
- 心室壁的膨出(室壁瘤)
- 血栓形成
- 心力衰竭
- 低血压
- 异常的心律,特别是起源于心室(室性心律失常)
- 休克
- 心包炎

心脏破裂

很罕见的情况下,心肌会在心脏泵功能的压力下断裂,这是由于受损的心肌容易断裂。心脏破裂通常发生在急性心肌梗死后 1 至 10 天,并且更常见于女性。在心肌梗死发作时或发作后,隔离两个心室的心室壁(间隔),心室外部的心室游离壁,和负责打开和关闭二尖瓣的腱索肌肉特别容易断裂。

室间隔的破裂会使很多血液直接进入肺动脉,导致液体潴留(肺水肿)。破裂的室间隔有时可以通过手术来修复。

心室游离壁破裂一般会导致患者快速死亡。医生很少有时间来得及手术,而且手术很少成功。

如果二尖瓣腱索断裂,瓣膜不能正常工作的结果是突然而严重的心力衰竭。医生有时可以通过手术修复。

室壁瘤

心室壁上受损的肌肉可能会形成一个薄的凸起(瘤)。医生可能会根据心电图(ECG)结果的异常怀疑室壁瘤,如果超声心动图有圆顶状凸起就可以确诊了。这些室壁瘤可引起心律失常发作并减弱心脏的泵功能。由于室壁瘤内血液流动更慢,可能在心脏的腔室面形成血栓。如果心衰或心律失常进一步发展,可考虑手术切除室壁瘤。

血栓

20% 的急性心肌梗死患者心脏坏死的心肌表面会形成血栓。在这些患者中大约 10% 会出现血栓部分脱落,脱落的血栓会通过血液流向全身较小的血管。可能会阻止血液供应到大脑的一部分(引起中风)或其他器官。超声心动图可以检测出心脏的血栓形成或确定患者是否容易形成血栓。例如,左心室的部分心肌不能随着心室的收缩而收缩。对于这些存在血栓和那些有血栓风险的患者,医生通常使用抗凝药如肝素和华法林。至少需要在医院静脉注射肝素 2 天。然后,口服华法林 3 至 6 个月。如果急性心肌梗死面积大或心脏收缩能力没有很好的恢复,华法林需要继续口服。阿司匹林也需要无限期地应用。

现。它常常可以即刻显示患者正在遭受的心肌梗死。心电图检测到的异常情况帮助医生制定不同的治疗方案。异常的心电图同时也显示心脏哪个部位受到了损伤。如果患者心梗前就有心脏疾病,它的心电图已有改变,那么医生更难发现最近的心脏损伤。这类患者应该在随身的钱夹中携带既往心电图的复印件,这样,当他们出现急性冠脉综合征时医生就可以将目前的心电图和既往的对比。如果超过几小时后多份心电图完全正常,医生将认为心梗的诊断依据不足。

血液中某些物质(称作心肌损伤标志物)的检测也帮助医生诊断急性冠脉综合征。这些物质正常情况下可以在心肌中发现,但只有在心肌受损或坏死时才释放入血中。最常用的心肌标志蛋白是肌钙蛋白 I 和 T 以及肌酸激酶同工酶 CKMB。在心梗 6 小时内开始升高并持续升高 36 ~ 48 小时。患者入院时常检测心脏标记物的水平,并且在随后的 24 小时内每间隔 6 ~ 8 小时复查一次。

当心电图和血清标记物测量不能提供足够的信息时,可进行心脏超声或心肌核素显像检查。心脏超声可以显示左室壁活动部分的减低。这一发现提示心脏损伤是源于心肌梗死的。

德雷斯勒综合征(心梗后 10 天到 2 个月出现的心包炎)的诊断基于症状和它们发生的时间。

其他检查:其他的检查可以在住院期间或刚出院后进行。这些检查被用来检测患者是否需要额外的治疗或可能有更多的心脏问题。例如,有的患者不得不进行 HOLTER 检测,因为这能记录患者 24 小时的心脏电活动。这一过程帮助医生检测患者是否有异常心律(心律失常)或无症状的供血不足发作(无症状心肌缺血)。在出院前或刚出院后做运动试验可以帮助评价心梗后患者的恢复状况和是否有持续的缺血存在。如果这些过程中检测到了异常心律或缺血,则可能推荐药物治疗。如果缺血持续存在,医生可能推荐冠脉造影以评价做经皮冠状动脉介入治疗或旁路移植改善心脏供血的可能性。

预后

许多不稳定心绞痛的患者在三个月内发展为心肌梗死。

多数心梗急性期后存活的患者能够完全康复,但约 10% 的患者在一年内死亡。多数的死亡发生在前 3 ~ 4 个月,尤其是反复心绞痛、室性的异常心律(室性心律失常)和心衰的患者。心梗后心脏扩大的患者比心脏正常大小的患者预后差。高龄患者在心梗后更易发生死亡和并发症,例如:心衰。体型小的患者比体型大的患者预后差。这一发现可以帮助解释为什么心梗后女性的预后总体来说比男性差。心梗的女性患者年龄更大和伴发更多的严重疾病。同时,她们往往比男性在心梗后更长时间才到医院就诊。

预防

心梗后推荐每日服用儿童剂量的阿司匹林、半成人剂量的阿司匹林或足量成人剂量的阿司匹林。因为阿司匹林阻止血小板形成血栓,减少死亡和继发心梗风险的 15% ~30% 。没有患心梗或卒中的患者,如果超过 50 岁和伴有两个及以上危险因素应该每日服用小剂量阿司匹林以预防心梗和卒中。对阿司匹林过敏的患者应该服用氯吡格雷或噻氯匹定替代。

通常,医生会处方 β 受体阻滞剂(例如:美托洛尔、普萘洛尔、噻吗洛尔),因为这些药物可以降低约 25% 的死亡风险。越严重的心梗,服用 β 受体阻滞剂获益越大。然而,有些患者不能耐受它的副作用(如哮喘、疲惫和肢冷),并不是所有患者都能获益。

服用降脂药物和调整饮食可以减少心梗后死亡风险。高危但还未心梗或卒中的患者(尤其是肥胖伴有糖尿病的患者)可能从降脂药物中获益。

血管紧张素转换酶抑制剂(例如:卡托普利、依那普利、赖诺普利和雷米普利)通常在心梗后给药。它们帮助减少心梗后死亡和心衰风险,尤其是那些大面积心梗或有心衰的患者。

患者应该改变他们的生活方式。他们应该进食低脂饮食,增加运动量。高血压、糖尿病的患者应该控制血压、血糖。吸烟者应该戒烟。

治疗

急性冠脉综合征是临床急症。半数死亡的患者症状开始后 3 ~ 4 个小时发生心梗。治疗越早生存率越好。午夜中有症状的患者往往暗示急性冠脉综合征的可能,应该急诊留观。经过训练的急救人员迅速将患者转运至急诊室可挽救患者的生命。尝试联系患者的私人医生、亲属、朋友或邻居是有浪费时间而有风险的。

心梗的患者通常收入冠心病监护病房。密切监测心律、血压、血氧含量以评估心脏损伤情况。冠心病监护病房的护士都经过专业的训练,可以照顾有心脏问题的患者并且能处理紧急心脏情况。

如果在最初的几日没有并发症产生,多数患者可以在几天内安全的出院。如果有并发症出现,例如心律失常或心脏泵功能不足,住院时间将延长。

药物治疗:患者如果考虑自己可能是心肌梗死,就应该在呼叫急救中心后即刻嚼服阿司匹林。如果在家中没有服用阿司匹林或者急救人员没有给予,应该在到达医院后立即给予,这可以减少冠脉内血栓的大小并增加存活率。阿司匹林过敏的患者可以用氯吡格雷

或噻氯匹定代替,有些患者既给予阿司匹林又给予氯吡格雷。

由于减少心脏负荷可以帮助限制组织损伤,所以常使用 β 受体阻滞剂减慢心率,以减轻心脏工作负荷并且减小组织损伤的区域。

大多数患者同时被给予抗凝药物(例如:肝素)帮助预防附壁血栓形成。

通常,通过鼻导管或面罩给予氧气,提供更多的氧气给心脏,帮助维持心脏损伤最小化。

由于大部分心梗的患者都经历了严重的不适感和焦虑状态,所以经常使用到吗啡。这个药物可以使人平静下来并且减少心脏负荷。多数患者会被给予硝酸甘油,这一药物通过减少心脏负荷和尽可能的扩张动脉来缓解疼痛。通常,首先是通过舌下含服给药,其次是静脉内给药。

血管紧张素转化酶抑制剂可以延缓心脏扩大和增加生存率。因此,这些药物通常在心梗后最初几天内就给予,并且长期给药。

开通血管:阻塞血管开通的时间和方法取决于急性冠脉综合征的类型和患者到达医院的时间。ST 段抬高心梗的患者,迅速开通阻塞的冠状动脉可以挽救心脏组织和改善存活率。医生努力尝试在患者到达医院 90 分钟内解除阻塞。因为越早解除阻塞,预后越好,解除阻塞的方法不像时间那么重要。如果可能在 90 分钟内完成经皮冠状动脉介入治疗(例如血管成形术或支架植入术),那么,这是 ST 段抬高型心梗开通阻塞血管的最好办法。如果这一过程在这个时间内不能完成,医生应该选择静脉溶栓药物(溶栓药物或溶纤维蛋白药)。溶栓药物包括链激酶、替奈普酶(TNK-tPA)、重组组织纤溶酶原激活物(阿替普酶)和瑞替普酶。溶栓药物的给予,越早越好,到达医院 3 小时内给药更好,并且部分患者在长达 12 小时内给药仍然获益。在有的地区,溶栓药物在到达医院前由经过培训的医疗辅助人员给予。多数给予溶栓药物的患者在出院前仍然需要 PCI 治疗。

由于溶栓药可以导致出血,对于消化道出血、严重高血压、近期卒中史或者心梗前一个月有外科手术史的患者通常不能使用。没有上述情况的老年患者可以安全的使用溶栓药物。

非 ST 段抬高心梗或不稳定心绞痛的患者通常不能从即刻 PCI 手术或溶栓药物中获益。然而,医生通常在患者入院最初的一天或两天做 PCI 治疗。如果患者症状恶化或出现并发症,医生可能更早的做 PCI 治疗。

部分急性冠脉综合征患者做冠状动脉旁路移植术(CABG)代替 PCI 或溶栓治疗。例如:不能溶栓的患者(例如:因为他们有出血或有近期卒中或近期大型的外科手术)可以行 CABG 术治疗。伴有严重的动脉疾病而

不能进行 PCI 的患者可以行 CABG 术(例如,两支或三支动脉严重的堵塞,或心功能不全,尤其是伴有糖尿病的患者)。

常规治疗措施:因为体力负荷,情绪应激和兴奋状态刺激心脏使其做功的更加费力。心梗患者应该在安静的房间卧床休息几日。探访者通常仅限于家人及亲密的朋友。如果节目不刺激患者的情绪,那么看电视是被允许的。

吸烟,冠心病的主要危险因素,在院内是被禁止的。并且,急性冠脉综合征是强制戒烟的一个原因。

大便软化剂和缓泻药可以被用于防治便秘,这样患者就不会过度用力。如果患者不能排尿或者如果医生和护士需要记录精准的尿量,那么需要留置导尿管。

轻度的抗焦虑药物(例如:苯二氮䓬类,如劳拉西泮)可以因为患者严重的紧张(这可以刺激心脏)而给药。通常在急性冠脉综合征之后,使用这类药物治疗轻度的抑郁症状和不愿意承认自己已患病的状态,医生鼓励患者和医护人员、社工及自己的家庭成员、朋友谈他们的感受。有的患者需要使用抗抑郁药物。

出院:住院 3~4 天后,没有心梗并发症并且已成功 PCI 治疗的患者通常可以出院。其他患者可能需要更长的住院时间。

硝酸甘油、阿司匹林、有时还包括氯吡格雷、β 受体阻滞剂、血管紧张素转化酶抑制剂和降脂药物(通常是他汀)需要给药。

通常给德雷斯勒综合征患者阿司匹林。治疗中德雷斯勒征也能复发。如果德雷斯勒综合征严重,皮质类固醇或除阿司匹林外的非甾体类的抗炎药(布洛芬)可能需要短期使用。

康复:心脏康复是冠心病恢复的重要部分,应该开始于医院。卧床超过两三天可导致身体状况恶化,有时出现抑郁和无助感。除了合并并发症以外,心梗患者通常可坐在椅子上,进行被动运动练习。使用座椅式马桶,并且在第一日就可以阅读。鼓励患者在第二日和第三日步行至浴室和进行不增加心脏负荷的活动,并且此后每一天都可以增加活动量。如果一切顺利,患者将在六周内恢复他们的正常活动。参加与年龄和心脏状况相适合的规律的体育活动是有益的。

第 66 节

外周动脉疾病

外周动脉疾病可导致躯干、上肢和下肢的动脉血流减少。

医师常常用外周动脉疾病这个概念来描述动脉粥样硬化引起的下肢动脉血流不畅。但这个疾病也可累及其他动脉,也可由其他原因引起。其中影响大脑动脉供血的疾病被独立的认为是脑血管疾病。

外周动脉疾病可分为闭塞性和功能性。闭塞性外周动脉疾病是由于结构性改变导致动脉狭窄或闭塞。而功能性外周动脉疾病通常由于突然短暂的动脉狭窄(痉挛),或更罕见的动脉的扩张。

闭塞性外周动脉疾病

■ 闭塞性外周动脉疾病常源于动脉粥样硬化。
■ 症状取决于闭塞动脉的部位和闭塞的严重程度。
■ 为明确诊断,医师需测量患处血流。
■ 常用药物、血管成形术或外科手术来解除阻塞、减轻症状。

闭塞性外周动脉疾病常见于老年人,因其多由动脉粥样硬化引起,所以随着年龄增加更为常见。70 岁以上的老年人有 15~20% 患有闭塞性外周动脉疾病。长期吸烟者和 1、2 型糖尿病患者更易发生。

闭塞性外周动脉疾病好发于男性及以下人群

■ 有动脉粥样硬化、高血压、高胆固醇血症或高同型半胱氨酸血症的家族史
■ 肥胖
■ 缺乏体力活动

上述每种因素不仅可促进闭塞性外周动脉粥样硬化的发展并可使其恶化。

闭塞性外周动脉疾病可以由动脉的逐渐狭窄或突然阻塞引起。当动脉狭窄时,由它供血的部分肢体就得不到足够的血流,这称为缺血。缺血可逐渐发生,也可突然出现。当动脉突然完全闭塞,所供血的组织就会发生坏死。

动脉的逐渐狭窄往往由动脉粥样硬化引起,是胆固醇和其他脂肪组织(粥样斑或粥样硬化斑块)沉积于血管壁的病变。粥样斑块使动脉管腔逐渐狭窄,血流减少。钙也可沉积于粥样斑块使血管硬化。

较少见的原因有动脉壁内肌肉的异常生长(纤维肌性发育不良)、炎症(脉管炎)或血管外组织的压迫,如肿瘤或充满液体的囊腔(囊肿)。

在已经狭窄的动脉内如果形成血栓就可造成血管的突然完全闭塞。这种情况也可发生在某个部位如心脏或主动脉的栓子发生脱落,随血流嵌顿在下游的动脉。一些疾病可增加血栓形成的危险性,如心房纤颤,其他心脏疾病,凝血功能紊乱以及血管的炎症(脉管炎),后者可能由自身免疫系统疾病引起。

有时动脉的突然闭塞是由于脂肪组织从粥样斑块溢出阻塞动脉引起。主动脉夹层也是原因之一,主动脉内层撕裂,血流经破裂口进入中膜。随着夹层逐渐增大,就会阻塞与主动脉连接的一支或多支血管。

闭塞性外周动脉疾病也可由胸腔出口综合征引起,表现为颈部和上肢之间通路的血管和神经受压。

闭塞性外周动脉疾病可累及身体不同部位的动脉。常见于下肢动脉,包括股动脉、腘动脉、胫动脉和腓动脉。累及肩部和上肢动脉较少见。主动脉经过腹部的部分(腹主动脉)或其分支也可累及,如给下肢供血的两个主要分支(髂总动脉)。肾动脉是由动脉粥样硬化引起动脉逐渐闭塞的常见部位,但一支肾动脉突然完全闭塞相对少见。供应肠道的动脉(肠系膜上动脉)和肝、脾动脉很少累及。

临床表现

症状因累及的动脉、阻塞的程度,是缓慢狭窄还是突然阻塞而有所不同。通常管腔闭塞 70% 左右才可能出现症状。动脉缓慢狭窄,即使动脉最终完全闭塞,其症状也没有突然闭塞的严重。这时缓慢狭窄使邻近血管扩张或新生血管(侧枝血管)形成成为可能,因此受累组织仍有血液供给。而血管突然闭塞,没有时间形成侧枝血管,因此症状通常较严重。

上、下肢动脉:上肢或下肢动脉突然、完全闭塞,可使患者感到剧烈疼痛,患肢变冷、麻木、颜色苍白或带蓝色(发绀)。闭塞部位以下动脉搏动消失。肢体血流突然急剧的减少是临床急症,血流的中断可导致肢体感觉消失或麻痹。

间歇性跛行是外周动脉疾病最常见的症状,由下肢动脉逐渐狭窄引起。患者感下肢肌肉疼痛、痉挛和乏力,而不是关节。间歇性跛行通常发生在体力活动时,休息可立即缓解,患者走路时感肌肉疼痛,快步走或爬坡时症状出现更早,程度更重,通常休息 1 ~ 5 分钟(不必坐下)疼痛缓解,患者又可行走相同距离直到再次诱发疼痛。疼痛的部位最常见是小腿,但也可在大腿、股部或臀部,与动脉狭窄的部位有关。足部疼痛较少见。

随着下肢动脉进一步狭窄,患者无痛行走的距离也逐渐变短。最终症状加重,即使在休息甚至平卧时也感疼痛。疼痛往往从小腿或足前开始,是一种严重的持续

性疼痛;抬高患肢疼痛加重;疼痛常会影响睡眠。为减轻疼痛,患者休息时常将脚垂于床边或采取坐位、下肢下垂的姿势。

上肢动脉大的阻塞较少见,表现为反复活动上肢时感肌肉乏力,痉挛或疼痛。

当血供仅仅轻度或中度减少,上、下肢看起来跟正常无异。当足部供血严重减少,脚会发凉,足部或下肢皮肤干燥,有鳞屑,发亮或有裂纹。趾甲和体毛不能正常生长。随着动脉狭窄加重,可发生溃疡,不易愈合,尤其易在受伤后出现。典型的溃疡出现在脚趾、脚后跟,偶见于小腿。容易合并感染并迅速扩散。严重闭塞性外周动脉疾病患者的皮肤创面可能会迁延数周或数月才能愈合,甚至不能愈合。下肢可以萎缩,严重的闭塞可导致坏疽。

病情稳定的患者,跛行也可突然加重。比如以前走10 个街区才感小腿疼痛,突然出现走 1 个街区就感疼痛。这种变化可能提示下肢动脉有新的血栓形成,应尽快就诊于专科医院。

主动脉末段和髂总动脉:主动脉末段分支为髂总动脉处如发生突然闭塞,双侧大腿会感突然疼痛、苍白、变冷,可有麻木感,脉搏消失。

主动脉末段或双侧髂总动脉的逐渐闭塞可累及臀部及双侧大腿,引起间歇性跛行。下肢往往看上去正常,但也可有冷感或变得苍白。这一系列症状有时称作末端主动脉血栓形成综合征(Leriche 综合征),这种综合征多见男性,常造成勃起功能障碍。

肾动脉:单侧肾动脉突然完全闭塞,表现为该侧突然疼痛,并伴有血尿,是临床急症。

单侧或双侧肾动脉逐渐、中度狭窄可不引起症状或影响肾功能。一侧或双侧肾动脉完全闭塞较少见,会发展为肾衰竭或高血压(肾血管性高血压)。高血压患者中不到 5% 有肾血管高血压。

肠系膜上动脉:肠系膜上动脉的突然、完全闭塞是临床急症。早期表现为呕吐、有便意。由于大部分肠道由肠系膜上动脉供血,所以如病情加重可有严重的腹痛。医师触诊腹部时有广泛、不确切的压痛。腹部可轻微膨隆。听诊时早期肠鸣音减少,随后可完全消失。早期粪便带少量血液,但很快就会出现血便。如出现肠坏死,则血压下降,出现休克。

肠系膜上动脉逐渐狭窄的典型症状为餐后 30 ~ 60分钟出现腹痛,这是由于消化过程中肠道需要更多的血供。腹痛发作通常较稳定,程度重,多位于脐周围。疼痛使患者害怕进食、体重下降。由于肠道血供减少,营养成分吸收很差,这也是体重下降的原因之一。

肝、脾动脉:肝动脉和脾动脉分别向肝、脾供血,如发生闭塞,后果也没有肠道主要动脉发生闭塞那么严重,不过仍可能会损伤部分肝脏、脾脏。

诊断

闭塞性外周动脉疾病的诊断基于症状和体格检查的结果。也可以通过直接检测血压或血流来诊断。

医护人员要检查双侧脉搏，包括腋窝、肘部、腕部、腹股沟、脚踝和膝盖后面的动脉搏动。闭塞动脉远端脉搏可减弱或消失。如医师怀疑一侧下肢动脉闭塞，则检查相应部位以下的动脉搏动。（对于摸不到搏动的动脉如肾动脉，可采用血流成像的方法。）血流经过狭窄的动脉形成湍流，用听诊器可听到产生的杂音。还应检查四肢皮肤，注意肤色和皮温，轻压皮肤后松手，观察肤色恢复的速度，这对于评估循环血流是否充足很有帮助。

外周动脉疾病的大多数诊断手段是非侵入性的，在诊所或医院门诊就可进行。最常见的是用标准血压计和特殊的电子听诊器测双侧上、下肢血压。如踝部血压比上肢血压低于一定值，说明下肢供血不足，可诊断有闭塞性外周动脉疾病。如疑有上肢动脉闭塞，应测双侧上肢收缩压，如一侧总是比另一侧高，则提示血压较低的一侧有动脉狭窄，可诊断闭塞性外周动脉疾病。

多普勒超声可直接测量血流，确诊闭塞性外周动脉疾病。这种检查方法能够准确的检测血管狭窄或闭塞。彩色多普勒的不同颜色可显示不同的血流速度。由于有些症状只在运动时诱发，因此需要在运动负荷试验的同时用多普勒超声检测血流。除此之外，X 线和其他非侵入性操作（如评估血流或测量血氧含量）也可考虑。

血管造影是一种侵入性操作，通常仅在决定行外科手术或血管成形术时才采用，目的在于术前给医师呈现受累血管的清晰影像。用血管造影来决定是否做外科手术或血管成形术较少见。血管造影过程中，要经动脉注射不透光的造影剂，在 X 线下观察可见动脉的轮廓。血管造影可准确显示血管的直径，并在检测某些血管闭塞时比多普勒超声准确。在一些医学中心，还采用螺旋 CT（CT 血管成像）或磁共振成像技术（MRA），这两种方法的侵入性相对较小。

对于有动脉粥样硬化的患者应明确是否存在危险因素，常检查血胆固醇水平、血糖，偶尔检测同型半胱氨酸水平。血压要测量一次以上以确定是否升高。

血液检查还有助于明确动脉狭窄或闭塞的其他原因，如自身免疫性疾病导致的血管炎。检查包括血沉（ESR）和 C 反应蛋白，后者只在炎症时产生。对于上肢动脉闭塞，应尽量明确病因是否为动脉粥样硬化、胸廓出口综合征或动脉炎。

应排除椎管狭窄，在活动时也可有疼痛感。不过这种疼痛不同于间歇性跛行，休息后不能缓解。

当供应小肠的血供阻断时

肠系膜上动脉向小肠的大部分供血。当这支动脉阻断时，小肠组织开始坏死。

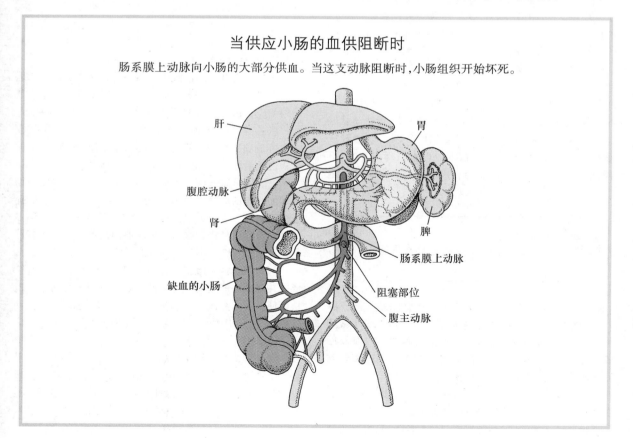

预防

预防闭塞性外周动脉疾病的最好办法是改善或消除动脉粥样硬化的危险因素。预防措施包括以下方法：

- 戒烟
- 控制糖尿病
- 控制高血压、高胆固醇水平和高同型半胱氨酸水平
- 减轻体重
- 有规律的参加体育活动

有效的控制糖尿病有助于延缓或阻止闭塞性外周动脉疾病的发展，并减少其他并发症的风险。

治疗

治疗的目的如下：

- 防止疾病进展
- 减少由于广泛的动脉粥样硬化导致心脏病发作、卒中和死亡的危险
- 防止截肢
- 通过缓解症状（如间歇性跛行）改善生活质量

治疗措施包括药物治疗，如缓解跛行的药物和溶栓药物（溶栓或纤溶药物）、血管成形术、外科手术和其他方法如运动和足部护理。治疗方案的选择需根据症状的严重性、闭塞的位置和严重程度、与治疗有关的危险因素（特别对于外科手术）及患者的整体健康情况而定。除了采用特定的治疗措施外，还需改善导致动脉粥样硬化的危险因素以改善患者预后。血管成形术和外科手术仅仅是解决紧急情况的机械方法，并不能治疗潜在疾病。

血管成形术：常在血管造影后立即进行，不仅可以缓解症状，还可推迟或避免外科手术。有时也会与外科手术联用。血管成形术就是将尖端带有球囊的导管放入动脉的狭窄部位，然后扩张球囊解除血管狭窄，为使动脉保持通畅，可在动脉内植入永久性金属网（支架）。血管成形术通常是门诊治疗措施。血管成形术虽疼痛小，但患者必须静躺在硬板上，可能会有些不舒服。术中只使用少量的镇静剂，不需要全身麻醉。

你知道吗……
血管成形术可用于特定类型的外周动脉疾病

血管成形术的结果不一，取决于血管闭塞的部位和外周动脉疾病的严重程度。术后患者需口服抗血小板药物（如阿司匹林或氯吡格雷）以防止肢体动脉内血栓形成，预防心肌梗死和卒中。同时定期做多普勒超声监测动脉血流，来检测动脉是否再狭窄。

血管成形术在如下情况不易成功：动脉多处狭窄、病变太长、动脉广泛且严重硬化。术后如出现以下情况则需进行外科手术治疗：动脉狭窄部位血栓形成、血栓脱落

阻塞下游动脉、血液渗入动脉内层使管壁膨胀、阻塞血流（动脉夹层）或发生严重出血。

除球囊外，激光、机械切割、超声导管和旋转打磨也常用于血管成形术，但没有一种方法是更有效的。

手术：当使用溶栓药物无效或有禁忌时，需行外科手术取栓（血栓动脉内膜切除术）。外科手术也可用于去除粥样斑块（动脉内膜切除术）或其他梗阻。旁路移植手术也可作为替代治疗，使用由合成材料做成的人造血管或取身体其他部位一段静脉，连接闭塞动脉的上、下端，这样血流就绕过闭塞的血管。另外一种方法就是切除狭窄或闭塞的血管，用移植物代替。通常医师会在术前评估患者的心功能和心脏血流以决定手术的相对安全性，因许多外周动脉疾病患者同时合并冠状动脉疾病。

上、下肢动脉：如果发生突然、完全闭塞，应尽快行外科手术防止不可逆的肢体功能丧失或截肢。

对于大多数间歇性跛行的患者，运动或药物治疗可以缓解疼痛。运动是最有效的治疗措施，适用于那些能够积极的遵循制定的每日运动计划的患者。运动如何缓解跛行还不十分清楚，但运动可以改善肌肉功能。没有证据表明运动可增加血流或促进侧枝血管的生成。如果可能，跛行患者应每天最少运动30分钟，每周最少三次。对大多数患者这样可以延长无痛行走的距离。步行时感到不适并不危险，感到不适时就停下来休息，缓解后继续行走，总的运动时间（不包括休息时间）应至少30分钟，以改善步行距离。

由一位有经验的治疗师监督其康复计划的实施，运动的效果往往是最好的。医师建议跛行患者在开始康复计划前应行运动负荷试验，以确保心肌供血是充足的。

患者应尽量避免受凉，否则会使血管变得狭窄（收缩），并避免使用缩血管药物如麻黄碱或伪麻黄碱，上述药物也是治疗鼻窦充血和感冒的药物成分。

己酮可可碱或西洛他唑可用于治疗跛行。这些药物可增加肌肉的血流和氧供，但必须服用2~3个月才能确定是否有效。但目前己酮可可碱的使用受到质疑，许多专家不再建议使用己酮可可碱。而西洛他唑可使无痛行走距离增加50%~100%，但不能用于心力衰竭者。

阿司匹林或氯吡格雷是常用药物，有助于防止血栓形成并降低心肌梗死或卒中的危险。它们可修饰血小板从而使其不易粘附于血管壁上。在正常情况下，当血管受损时，循环中的血小板将在局部聚集并形成血栓以防止出血。

当其他治疗方法不能缓解跛行时，可考虑外科手术去除闭塞动脉或行旁路移植手术。如下肢血供严重减少，即当跛行顽固性发作或休息时也可发生时；当创口不易愈合时；或形成坏疽时，为避免截肢，往往需外科手术治疗。

如果足部溃疡不能愈合，患者需绝对卧床休息，并用绷带包扎脚后跟或穿泡沫橡胶靴以防止足部发生褥疮。床头升高 15～20cm（约 6～8 英寸），下肢下垂至心脏水平以下，靠重力作用促进血液流动。如溃疡感染，患者应遵医嘱口服抗生素，并需住院治疗。

罕见情况下，需要截肢去除感染组织、缓解顽固疼痛或防止坏疽进一步加重。截肢时应尽可能的保留肢体，如患者计划安装假肢，保留膝关节非常重要。另外术后康复治疗也很重要。

主动脉末端和髂总动脉：如发生突然、完全闭塞，应立即进行外科手术。

肾动脉：肾动脉发生突然、完全闭塞后，如立即行血管成形术或外科手术，可以恢复肾血流和肾功能。

对于肾动脉逐渐的、中度闭塞，只要血压得到控制和血液检查提示肾功能正常，无需特殊治疗。如出现肾血管性高血压，可使用抗高血压药物，通常至少需要 3 种药物控制。ACEI 很有效，但使用期间需监测肾功能。如肾血管性高血压持续存在，甚至加重，或肾功能恶化，应施行血管成形术或旁路移植手术恢复肾脏供血。

足 部 护 理

对外周动脉疾病累及下肢动脉的患者，进行足部护理是非常重要的，以下是一些自我保健及预防措施，可能会有所帮助：

- 每天检查足部有无裂痕、溃疡、鸡眼或老茧。
- 每天用温热水和中性肥皂洗脚，并轻柔地彻底擦干。
- 用润滑油如羊毛脂，适用于干性皮肤。
- 用非药物性粉剂保持足部干燥。
- 修剪趾甲要整齐，但不要太短（足科医师可能会修剪趾甲，应告知其患有外周动脉疾病）。
- 请足医治疗鸡眼或老茧。
- 不要使用粘性的或粗糙的化学药品去除鸡眼或老茧。
- 每天换袜子，经常换鞋。
- 穿松软的羊毛袜使足部保暖。
- 不要穿紧身的吊带袜或紧口弹力长袜。
- 鞋要合足，使足趾不受挤压。
- 不穿拖鞋或赤足行走。
- 如有足畸形需要特制鞋，应询问足科医师。
- 不使用热水袋或加热垫保暖。
- 不要把脚浸泡在热水或化学溶液中。

肠系膜上动脉：肠系膜上动脉发生突然、完全闭塞，只有立即实施手术恢复血供才能挽救生命。为节约时间，患者往往没做诊断性检查就直接被推去手术。在手术过程中，医师可能会移除闭塞动脉或行分流术，有时

腿部的旁路手术

当动脉狭窄或阻塞时实施旁路手术。在这个过程中，血液改道绕过受累动脉——例如，绕过大腿的股动脉或膝部的腘动脉。将由合成材料制成的管状移植物或取自其他部位的静脉连接到阻塞动脉的近端和远端。

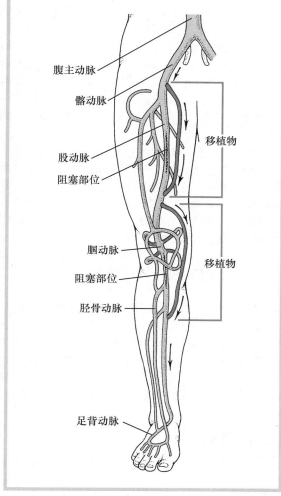

良好的足部护理非常重要，有助于防止创面或足部溃疡感染、疼痛或发生坏疽，也可减少截肢的危险。足部溃疡需要细致护理，以控制感染，保护皮肤不受进一步损伤，使患者能继续走路。

足部溃疡必须保证清洁：应每日用中性肥皂或抗生素溶液清洗，穿清洁、干燥的袜子。下肢应下垂至心脏水平之下以促进血液循环。糖尿病患者应尽可能的控制血糖。通常任何足部循环差或有糖尿病的患者，如果出现足部溃疡 7 天以上仍未愈合，应及时就诊。医师常会给予抗生素软膏局部涂抹。

也会移除受累肠段。如果是血管造影术明确的诊断,则有时医师会在血管造影术过程中通过动脉内直接注射溶栓或扩张动脉的药物以开通血管。这样可能会避免手术。患者存活与否,能否保住肠道,取决于血供恢复的速度。

如果是逐渐狭窄,硝酸甘油可能会缓解腹痛,但仍需要血管成形术或外科手术扩张动脉。多普勒超声和血管造影可显示动脉狭窄程度,有助于医师决定如何手术。

肝动脉、脾动脉:需手术开通肝、脾动脉闭塞处。

血栓闭塞性脉管炎

血栓闭塞性脉管炎(伯格病)是由四肢中、小动脉炎性病变引起的闭塞性脉管病。

■ 血栓闭塞性脉管炎常见于吸烟者
■ 症状为肢端缺血引起:发凉、麻木、刺痛或灼痛感
■ 常用超声检测患肢血流减少
■ 戒烟是最重要的治疗方法
■ 患者可能需要药物治疗

血栓闭塞性脉管炎是一种罕见病,往往与吸烟有关,多见于 20～40 岁的男性。血栓闭塞性脉管炎曾一度被认为是以一种男性疾病,但现在吸烟女性的发病率逐渐增加。目前,约5%的患者是女性,这可能与越来越多的女性吸烟有关。

吸烟与血栓闭塞性脉管炎之间的联系尚不清楚,具体病因尚未可知。一种观点认为吸烟激发炎症,导致血管收缩。然而吸烟者中只有少数患血栓闭塞性脉管炎,可能是因为这些人比其他人更敏感,原因还不清楚。不过,继续吸烟会加重疾病,往往需要截肢。相反,如戒烟,则很少截肢。

临床表现

上肢或下肢逐渐出现血供减少的症状,患肢发凉、麻木、刺痛或灼痛感,从指尖或脚趾开始,渐渐向近端发展到上肢或下肢。下肢较上肢更容易累及。在医师看到提示缺血的皮肤改变或坏疽之前,伯格病患者往往只有感觉异常。常有雷诺综合征和运动时肌肉不适(间歇性跛行)。如下肢受累,可出现小腿肌肉或足部疼挛,如上肢受累,则表现在手或前臂疼挛。

随着疾病进展,疼挛加重并持续时间延长。至疾病晚期,可有皮肤溃疡、坏疽或两者都出现,往往累及一个或多个手指(或脚趾)。由于血流明显减少,脚或手发凉,肤色可变青。

少部分患者也出现静脉炎症(迁移性静脉炎),通常累及表浅静脉。

诊断

血栓闭塞性脉管炎的诊断要基于患者症状和体格检查。大多数患者有一支或多支足或腕部动脉的搏动减弱

或消失。将患肢抬高至高于心脏平面时,受累的手、脚、手指、脚趾颜色变白,而低于心脏平面时,受累肢体变红。

超声检查可发现病变手、手指、脚、脚趾血流减少。血管造影可显示血管狭窄特殊形态,有助于疾病的诊断。有时需对受累动脉进行活检(取部分组织在显微镜下观察)或咨询专家明确诊断。

治疗

血栓闭塞性脉管炎患者应立即戒烟,否则症状将不断加重,导致截肢。患者应避免受凉或使用某些药物,包括缩血管药物(如麻黄碱、伪麻黄碱,是治疗鼻窦充血和感冒的药物成分)和促进血栓形成的药物(如雌激素)。对受累肢体要格外小心,避免任何损伤,包括烫伤、冻伤或足部小手术(如修剪胼胝等)。鸡眼和胼胝治疗要在足医指导下进行。鞋要合足,足趾不受挤压,防止脚受伤。

对已戒烟但仍有动脉闭塞的患者,医师有时会给予药物,如伊洛前列素,可能会避免截肢。其他药物如己酮可可碱和钙离子拮抗剂可能会有助于开通血管但可能不是特别有效。另外,也可手术切断病变附近神经(交感神经切除术),防止血管收缩,但这些操作很少开展,因其只能短时改善血流。

功能性外周动脉疾病

功能性外周动脉疾病较闭塞性外周动脉疾病少见。正常情况下,四肢动脉随着周围环境如温度的变化而收缩或舒张,当正常调节血管舒缩的机制过度增强,就会出现功能性外周动脉疾病。受累动脉强烈、频繁收缩。这种变化可以是血管遗传性缺陷,也可以是由于调节血管收缩、舒张的神经(交感神经系统)功能紊乱、或损伤、药物造成的。

雷诺氏综合征

雷诺氏综合征是小动脉遇冷后过度收缩的现象,常见于指、趾。

■ 小动脉收缩导致指(或趾)变白或蓝、麻木和刺痛感
■ 医师常可根据患者的症状做出诊断
■ 保持温暖,避免吸烟,有时服药可能有所帮助

当原因不明时称为原发性雷诺氏综合征。当原因已知时称为继发性雷诺氏综合征。原发性较继发性常见。60%～90%的原发性雷诺氏综合征发生于 15～40 岁的女性。

任何可刺激交感神经的因素如情绪激动、寒冷均可导致动脉痉挛,诱发原发性雷诺氏综合征。

继发性雷诺氏综合征可能的病因包括:硬皮病、类风湿性关节炎、动脉粥样硬化、冷球蛋白血症、甲状腺

功能低下、创伤或对某些药物的反应，如 β 受体阻滞剂、可乐定和抗偏头痛药物麦角胺、二甲麦角新碱。这些药物可收缩血管，加重雷诺氏综合征。一些雷诺氏综合征患者也会合并动脉容易收缩的其他疾病如偏头痛、变异型心绞痛、肺动脉高压。雷诺氏综合征与这些疾病的联系提示，动脉痉挛的原因可能与这些疾病相同。

临床表现与诊断

寒冷刺激常可迅速诱发指、趾小动脉痉挛。痉挛持续数分钟或数小时。指、趾变苍白或发青，常为间歇性发作，可有一个或一个以上的指、趾受累或一个指、趾的局部受累，常无疼痛感，但有麻木、针刺或烧灼感。当发作结束后，受累区域皮肤比通常更红或发青，加温后手、脚的颜色和感觉恢复。但当有雷诺氏综合征反复发作并延长（特别是伴有硬皮病者）时，指、趾的皮肤将会发生永久性改变，皮肤变得光滑、发亮、绷紧。指、趾尖上，可出现小的、痛性溃疡。

诊断通常并不困难。如果怀疑动脉闭塞，在寒冷刺激前、后行彩色超声多普勒检查，也可以做一些血液检查寻找导致雷诺氏综合征的原因。

治疗

避免头部、身体和四肢受凉可控制轻度雷诺氏综合征。对于情绪激动时发作的患者，可口服缓和的镇静剂和进行生物反馈疗法缓解情绪。应戒烟，因尼古丁可使血管收缩。

原发性雷诺氏综合征常用钙通道拮抗剂治疗，如硝苯地平、氨氯地平、地尔硫草或维拉帕米。哌唑嗪也可能有效。

当症状持续进展劳动力丧失或其他治疗无效时，可暂时阻断或切断某束交感神经（交感神经切除术）以缓解症状。虽然效果很好，但只能维持 1～2 年。原发性雷诺氏综合征患者施行该手术疗效常优于继发性雷诺氏综合征患者。对于继发性雷诺氏综合征患者应针对病因治疗。

手足发绀

手足发绀是指皮肤小血管痉挛引起的双手，偶见双足皮肤持续、无痛性发绀，多由寒冷诱发。

本病多见于妇女，指（趾）和手、脚皮肤持续发凉、颜色青紫；可伴有多汗、肿胀。发绀在寒冷环境中加重，温暖环境中减轻。不伴有疼痛及皮肤的损伤。

根据症状局限于手或脚，并持续存在，而脉搏正常可作出诊断，常不需要治疗。可使用血管扩张药（如钙离子拮抗剂），但常没有效果。所需要的就是消除患者疑虑，解释皮肤发绀不是一种严重的疾病。

红斑性肢痛病

红斑性肢痛病是一种罕见的综合征，是皮肤的微动脉周期性扩张，产生烧灼样疼痛，皮温升高，脚皮肤发红，较少见于手。

红斑性肢痛病病因不明。往往于 20 岁或以上开始发病，由于遗传因素于出生时或幼儿开始发病的很罕见。可能与使用某些药物有关如硝苯地平（降压药）或溴麦角环肽（用于治疗帕金森综合征），但不多见。该病也见于某些血液疾病（骨髓增生障碍）、高血压、静脉功能不全、糖尿病、系统性红斑狼疮、类风湿性关节炎、硬化性苔藓，痛风，脊髓疾病，或多发性硬化症患者。一般红斑性肢痛病发展 2～3 年后才得以诊断。

症状包括脚或手烧灼性疼痛，感觉发烫，皮肤发红。环境温度超过 29℃ 容易诱发。症状可很轻微，并持续数年，也可不断进展，丧失活动能力。

根据症状和皮温升高即可诊断。通常还要做辅助检查，如血细胞计数等寻找可能的病因。

治疗包括休息，抬高患肢，冰袋敷于患肢或浸泡在冷水中。这些措施有时可以缓解症状，预防复发。如没有找到潜在病因，可使用阿司匹林或加巴喷丁可能会缓解症状。对在出生或幼年时发病的患者，阿司匹林无效。如找到病因的，应针对病因治疗。

第 67 节

动脉瘤和主动脉夹层

主动脉直径约 2.5cm（1 英寸），是人体内最大的动脉，接纳左心室射出的富氧血液，并将血液分配到除肺以外的全身各处，而肺接纳右心室射出的血液。主动脉一离开心脏，就分出一些动脉向头部和上肢供血。然后主动脉弓向下，从左心室至髋骨上端的下腹部（骨盆处），行程中，向一条大河一样，分发出很多小的分支，在髋骨上端主动脉分为两支髂动脉，向下肢供血。

主动脉的病变包括主动脉壁局部薄弱而膨出（动脉瘤）和动脉壁分离（主动脉夹层）。这些病变均可立即致死,但病变的形成过程常需数年。动脉瘤也可见于其他动脉。

动 脉 瘤

动脉瘤是动脉壁局部膨出,常见于主动脉。

动脉膨出常见于动脉壁薄弱处,动脉内血流压力迫使动脉壁局部向外膨出,如不治疗,动脉瘤可破裂,造成内出血。后果取决于破裂的大小。大的破裂可快速致命,小的破裂（有时称为"漏洞"）可产生症状,使患者有时间寻求救治

尽管动脉瘤可发生在主动脉的任何部位,但约 3/4 的主动脉瘤发生在主动脉的腹段（腹主动脉）,其他的发生在主动脉胸段（胸主动脉）。动脉瘤也可出现在膝后的动脉（腘动脉）、大腿的主要动脉（股动脉）、向头部供血的动脉（颈动脉）、向大脑供血的动脉（颅动脉）和向心肌供血的动脉（冠状动脉）。在老年人,动脉瘤最多见于动脉分支处（如腹主动脉分支为髂动脉处）或压力较大处（如腘动脉）。动脉瘤呈球形（囊状）或管样（纺锤形）膨大,以纺锤形多见。

主动脉瘤主要由动脉粥样硬化引起,动脉粥样硬化使动脉壁变弱以致不能承受其内的压力。其他原因有损伤、主动脉炎症（主动脉炎）、遗传性结缔组织疾病如 Marfan 综合征以及一些感染性疾病如梅毒。在 Marfan 综合征患者,主动脉瘤多发于主动脉从心脏出来的第一部分（升主动脉）。老年人中,动脉瘤大多与动脉粥样硬化有关。高血压和吸烟会增加动脉瘤发生的风险,而高血压在老年人中很常见。

动脉瘤内血流淤滞,常常形成血栓。血栓沿着整个动脉瘤壁延伸,就可能脱落形成栓子,并顺血流造成动脉阻塞。腘动脉瘤比其他地方的更容易产生栓子。有时钙会逐渐沉积在动脉瘤壁上。

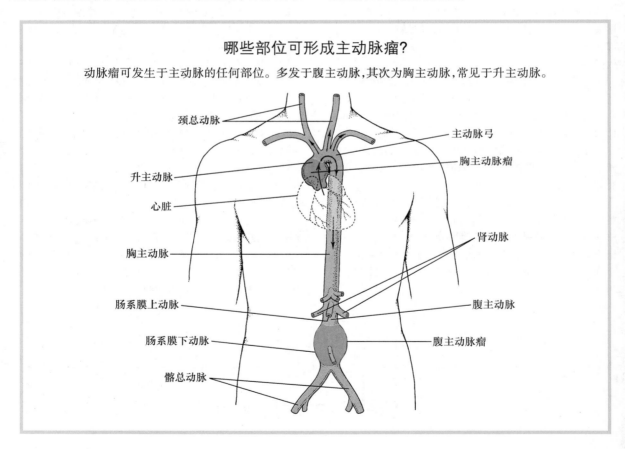

哪些部位可形成主动脉瘤?

动脉瘤可发生于主动脉的任何部位。多发于腹主动脉,其次为胸主动脉,常见于升主动脉。

颈总动脉 — 主动脉弓

升主动脉 — 胸主动脉瘤

心脏 —

胸主动脉 — 肾动脉

肠系膜上动脉 — 腹主动脉

肠系膜下动脉 — 腹主动脉瘤

髂总动脉

腹主动脉瘤

腹主动脉瘤出现在主动脉腹段（腹主动脉）的动脉瘤。

- 动脉瘤可引起腹部搏动感,破裂时引起深部、剧烈疼痛。
- 医师常通过体检或因其他目的作影像学检查时发现

动脉瘤。

■ 应给予药物降压，如动脉瘤较大或长大，应实施开腹手术或血管内支架植入术。

腹主动脉瘤可见于任何年龄，但最常见于50~80岁男性。腹主动脉瘤有家族聚集倾向，高血压患者，尤其同时吸烟者易患腹主动脉瘤。约20%的患者最终出现动脉瘤破裂。

临床表现

患者多无症状，但常有腹部动脉搏动感，可有疼痛，典型的疼痛是背部位置较深、穿透性的疼痛。如动脉瘤出现破裂则疼痛加重，并呈持续性。

动脉瘤破裂时，首要症状常是下腹和背部剧烈疼痛，动脉瘤上方腹部有压痛。如造成严重内出血，患者将很快出现休克。腹主动脉瘤破裂常常是致命的。

你知道吗……

小的动脉瘤很少破裂。

患者可带瘤生存，但是一旦动脉瘤增长至一定大小时就会建议治疗。

诊断

疼痛是有意义的线索，但此时病情已是晚期。许多患者并没有自觉症状，而是常规体检或做影像学检查（比如X线或超声）时偶然发现的。查体时在腹部正中线可感到一搏动性包块。听诊往往可听到呼呼的声音（杂音），这是血流经过动脉瘤形成湍流产生的。但体形肥胖，动脉瘤较大者不易通过查体发现。迅速增大的动脉瘤提示将要破裂，患者感疼痛，腹部触诊时有压痛。

腹部X线偶可发现瘤壁有钙化的动脉瘤，但提示其他信息很少。诊断动脉瘤和确定大小还要做其他更有价值的检查。通常超声可清楚显示动脉瘤的大小。一旦发现，就要每隔几个月复查一次超声，观察动脉瘤是否增大，以及增大的速度。腹部CT，尤其是静脉注射造影剂后，可更准确地显示动脉瘤的大小和形状，但患者需暴露于辐射。同样磁共振成像（MRI）在诊断上也很准确，但可能不如超声或CT更便捷。

治疗

小于5cm的动脉瘤很少破裂，仅需服用降压药降低血压或戒烟。影像学检查可估计动脉瘤增大速度并确定手术时机。早期可2~3个月检查一次，后期间隔时间不定，根据动脉瘤增大的速度而定。

动脉瘤超过5~5.5cm就可能破裂，除非手术患者有很大风险，医师通常都建议手术治疗，包括用合成的人造血管修补动脉瘤。有两种方式可供选择，传统的方法，首先要全身麻醉，然后从胸骨下到脐下做一切口，将移植物缝在主动脉内，动脉瘤壁围绕在移植物周围，最后缝合切口。这个手术需要3~6小时，住院5~8天。一种最新的创伤小的手术方式叫支架植入术。只需要局部麻醉，使腰以下感觉消失；在腹股沟处做一小的切口，将一根细长的导引钢丝伸进主动脉，到达动脉瘤处；带有支架移植物的导管在导引钢丝的指引下到达动脉瘤处；最后打开支架，形成一个稳定的管道。全程需要2~5小时，住院时间2~5天。手术中植入移植物的死亡风险约2%~5%。

腹主动脉瘤破裂或有破裂先兆的，应急诊手术或血管内支架植入，破裂动脉瘤在急诊手术中的死亡风险约50%，而血管内支架植入的死亡风险相对较低约20%~30%。如动脉瘤破裂，可能由于血流中断造成肾脏损害，或失血性休克。如术后出现肾衰竭，则存活的几率很小。腹主动脉破裂如不及时治疗，几乎都是致死性的。

胸主动脉瘤

胸主动脉瘤是发生在主动脉胸段（胸主动脉）的动脉瘤。

■ 胸主动脉瘤可不引起症状，或导致疼痛、咳嗽或喘息。

■ 如动脉瘤破裂，患者感剧烈疼痛，始于上背，然后蔓延至下背和腹部。

■ 常被偶然发现，需行X线、CT或其他影像学检查以明确动脉瘤的大小和确切位置。

■ 在动脉瘤破裂前，应尽可能的手术修复。

胸主动脉瘤较以前发现增多，是因为诊断其他疾病时更多的使用胸部CT的缘故。胸主动脉瘤的常见类型是胸主动脉壁层退化（中膜囊性坏死），靠近心脏的一端主动脉膨胀，造成主动脉瓣功能障碍，瓣膜关闭时血流回流入心脏（主动脉瓣反流）。这种类型的患者中约有50%患Marfan综合征，另外一半虽然许多患者患高血压，但仍原因不明。梅毒也可以造成靠近心脏的胸主动脉瘤，但较少见。远离心脏的胸主动脉瘤可能源于胸部钝器伤。

临床表现

胸主动脉瘤可能变得很大而不引起症状。症状出现是由于膨大的主动脉对周围组织压迫所致，并依赖于动脉瘤的所在位置。典型的症状包括疼痛（通常在上背部）、咳嗽和喘息。胸主动脉瘤压迫或侵蚀气管或周围气道，患者可出现咯血。压迫食管则引起吞咽困难。压迫声带引起声音嘶哑。压迫胸部某些神经，患者可出现一组霍纳氏综合征，该综合征包括瞳孔缩小、眼睑下垂和单侧颜面出汗等症状。胸部异常搏动感可能是胸主动脉瘤的表现。胸部X线片显示气管移位。

胸主动脉瘤破裂时，上背部出现剧烈疼痛。如破裂进一步发展，疼痛可以向下背部和腹部放射。合并心肌梗死时可出现胸部和上肢的疼痛。患者可以迅速发生休克并由于大量内出血死亡。

诊断

依据症状或因其他疾病进行体检时发现,可以诊断胸主动脉瘤。由于其他原因进行 X 线胸片检查也有可能发现胸主动脉瘤。计算机体层摄影(CT)、磁共振成像(MRI)和经食管超声心动图可用来确定胸主动脉瘤的确切位置。如需要手术治疗,在决定手术方式前需进行主动脉造影或 CT 血管成像(在注射可显示动脉瘤的造影剂后行 X 线或 CT 扫描)。磁共振血管成像也可作为替代方法。

治疗

最好在胸主动脉瘤破裂前进行治疗,如胸主动脉瘤宽或长≥5cm,通常行开胸手术或使用人造血管的血管内支架移植修补手术。术前应口服 β 受体阻滞剂、钙通道拮抗剂或其他降压药以降低心率和血压,从而降低破裂的风险。传统开胸手术需住院 5 ~ 8 天,支架植入术(经腹股沟小切口将可折叠的支架植入主动脉)需住院 2 ~ 5 天。因为 Marfan 综合征患者的胸主动脉瘤更易破裂,因此即使其胸主动脉瘤较小,医师也推荐行手术治疗。

胸主动脉瘤修补术死亡的危险性达约 5% ~ 15%,而对胸主动脉瘤已破裂的术中死亡危险则高达 50%。如不进行治疗,胸主动脉瘤破裂常是致死性的。

其他动脉瘤

除了主动脉,动脉瘤也可出现在腘动脉、股动脉、冠状动脉,而颈动脉较少见。老年人较年轻人更容易出现这些部位的动脉瘤。

这些动脉瘤多起因于先天性或动脉粥样硬化,其他如穿刺伤、枪伤、动脉壁细菌或真菌感染。感染往往起源于身体其他部位,多为心脏瓣膜。

大多数腘动脉瘤和股动脉瘤并无症状,但在动脉瘤内可形成血栓,血栓脱落可阻塞小腿或脚部动脉。颈动脉瘤形成的栓子可阻断大脑供血,造成卒中。这些部位的动脉瘤很少破裂。

查体时累及动脉处可触及搏动性包块。超声或 CT 可确诊。腘动脉瘤如直径超过 2.5cm 常行手术或血管内支架移植修补术,而股动脉和颈动脉瘤一旦确诊,就应手术治疗。

大脑动脉也可出现动脉瘤。如发生破裂可脑组织内出血(颅内出血),导致卒中。由于脑动脉瘤靠近大脑并通常很小,所以诊断和治疗与其他动脉瘤有所不同。脑动脉瘤是非常危险的,强调早期治疗,常需要外科手术修补。

主动脉夹层

主动脉夹层(夹层动脉瘤、夹层血肿)是主动脉壁的

内层撕裂,常常是致死性的。

- 大多数主动脉夹层由高血压导致动脉壁退化。
- 患者表现为突然、剧烈的疼痛,多位于胸前,也见于肩胛骨之间的背部。
- 常行 X 线或 CT 来明确诊断
- 常需服用药物降低血压,且应行手术或植入支架修复撕裂处。

当主动脉内层发生撕裂,血流涌入撕裂口分离血管壁中层和仍旧完整的外层,结果在主动脉壁内形成一个新的假腔。男性患主动脉夹层的几率比女性高三倍,且多发于黑人(特别是非裔美国人),亚洲人中较少见。约 3/4 的患者处于 40 ~ 70 岁。

大多数主动脉夹层瘤是由于动脉壁的退化,最常见的动脉壁撕裂与高血压相关。超过 2/3 的主动脉夹层患者患有高血压。动脉夹层的也可由遗传性结缔组织疾病引起,尤其是 Marfan 综合征和 Ehlers-Danlos 综合征;也有可能与先天性心血管发育异常有关如主动脉缩窄、动脉导管未闭以及主动脉瓣的缺陷。其他的原因包括动脉粥样硬化和损伤(如车祸或坠落使胸部受到猛烈冲击)。较少见的是动脉导管置入的时候(行血管造影或主动脉造影操作时),也会出现动脉夹层。

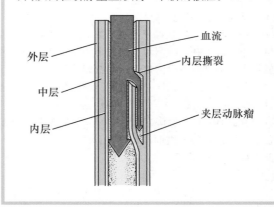

理解主动脉夹层

主动脉夹层是由于主动脉壁的内膜撕裂,血液经撕裂口涌入,将动脉壁的中膜和外膜分开,从而在动脉壁上形成一个新的假腔。

外层　中层　内层　血流　内层撕裂　夹层动脉瘤

临床表现

患有主动脉夹层的每个患者都会感觉到疼痛,典型疼痛是一种突然发作的,呈撕裂样或裂开样的剧烈疼痛感,常位于胸前,也可以出现在两肩之间的背部。这种疼痛沿着夹层撕裂的路径行走。

随着疾病的进展,在主动脉的一个或多个动脉分支处会出现血流中断,相应临床后果的轻重与阻塞的动脉

相关,例如卒中(供应脑部血流的血管阻塞的时候)、心肌梗死(供应心肌的冠状动脉阻塞的时候)、急腹症(供血给肠道的肠系膜动脉阻塞时)、下腹部疼痛(供应肾血流的肾动脉阻塞时)以及神经系统损伤导致的刺痛或者肢体活动障碍(脊髓动脉阻塞时)。

血液可能从夹层漏出聚集在胸部。当血流从靠近心脏的夹层漏出时,血流可能进入心脏外两层包膜之间的心包腔内,阻止心脏正常充盈导致心脏骤停,从而危及生命。

聚焦老龄化

大约一半的主动脉夹层患者发生于60岁以上,多发于老年患者。

在老年患者,主动脉夹层多由于高血压引起。高血压可导致主动脉壁退行性变。年龄本身也可导致相似的退行性变。尽管先天性缺陷和结缔组织病也可导致主动脉夹层,但常发生于年轻患者。

诊断

虽然主动脉夹层的症状有时与其他疾病的症状相似,但是医师通常可以根据典型的症状明确诊断。大约2/3的患者手和腿部的脉搏减弱和消失。有些朝着心脏方向撕裂的夹层,用听诊器可闻及杂音。

主动脉夹层的检查首先采用胸部 X 线,在 90% 有症状的患者中可以显示出增宽的主动脉,然而缺乏特异性。行动脉造影 CT 检查可以快速的、有效的检测出主动脉夹层,因此常用于急症。普通超声心动图或经食管超声心动图也可以可靠的检测出即使很小的主动脉夹层。

治疗与预后

患有主动脉夹层的患者需要重症监护,严密监测生命体征(脉搏、血压、呼吸频率)。在主动脉夹层开始的几个小时内患者就可能死亡。因此,尽可能快的用药物干预,通常静脉给予硝普钠和 β 受体阻滞剂,以减慢心率、降低血压到最低水平,能够维持心、脑、肾等重要器官的血供。降低心率和血压可以限制夹层的进一步进展。

药物治疗开始后,医师必须尽快的决定是否向患者推荐手术治疗或者继续药物治疗。

只要夹层并发症不会带来太大的手术风险,医师通常会向患者推荐手术治疗累及靠近心脏的开始几英寸的主动脉夹层。如果夹层远离心脏,医师通常采用药物治疗而非手术治疗。一旦动脉夹层导致血液漏出、阻断下肢或腹部重要器官的血供、或症状恶化、或发生于 Marfan 综合征患者的话,手术就很有必要了。在专科医学中心,手术治疗靠近心脏的主动脉夹层有大约 15% 的死亡风险,对于那些病变远离心脏的患者来说,手术风险更大(因并发症的风险很高)。

外科医师在手术过程中,尽可能最大限度的切除形成夹层的动脉,缝闭主动脉壁上的中层和外层之间的腔隙,再用人造移植物重塑主动脉。如果主动脉瓣破裂,外科医师修复瓣膜或者换瓣。切除或者修复主动脉夹层通常需 3～6 小时,术后住院需 7～10 天。在某些患者,在腹股沟处血管处置入导管,通过导管置入新型的血管内支架移植物。这个过程需 2～4 小时,住院通常需 1～3 天。

所有主动脉夹层的患者,包括接受外科手术治疗的患者,必须终生药物治疗降低血压,从而减轻主动脉的压力。药物治疗包括 β 受体阻滞剂、或钙通道拮抗剂,另加一种抗高血压药物如 ACEI。如患者合并动脉粥样硬化,应改善饮食并服用降低胆固醇药物。

医师应该严密监测后期并发症。最重要的就是要防止动脉夹层的再次发生、防止薄弱的主动脉发展成动脉瘤,以及防止主动脉瓣反流的发生。这些并发症中的任何一种都需要外科手术治疗。

如果没有治疗干预的话,大约 75% 的主动脉夹层患者将在两周内死亡。如给予治疗,约 70% 主动脉近端夹层的患者和约 90% 远离心脏的主动脉夹层可存活并出院。大约 60% 的患者如果在手术前后两周幸存下来的话,还可存活 5 年。另外 40% 的患者至少可存活 10 年。在手术治疗后前两周死亡的患者,约 1/3 是死于夹层并发症,2/3 的患者死于其他疾病。

第 68 节

静脉系统疾病

全身器官的血液通过静脉回流到心脏。大静脉与大动脉相伴而行并同名,但静脉系统通路比同名动脉更难追踪。许多无名小静脉组成不规则血管网,并连接大静脉。

许多静脉,尤其是上下肢的静脉都有单向静脉瓣。每个静脉瓣有两个瓣叶,边缘可以合拢关闭。当血液朝着心脏方向流动的时候,血液会推动瓣叶开放,就像打开两扇单向摆动门一样。如果在重力作用下或者肌肉收缩推动血液回流,或者当血液在静脉中开始倒流时,瓣叶会关闭防止血液逆流。因此,静脉瓣有助于血液回流至心脏,当血液流回心脏的时候,瓣叶开放,而当由于重力血液逆行时,瓣叶关闭。

影响静脉的主要因素如下:

- 先天性动静脉畸形或分流,是动脉血流入静脉的异常连接
- 炎症
- 血栓
- 导致静脉淤滞和静脉曲张的缺陷

腿部的静脉尤其容易受到影响,因为当人站立时,血液必须抵抗重力从腿部静脉向上流至心脏。

身体的浅静脉位于皮下脂肪层,深静脉位于肌肉层或沿骨行走。连接深浅静脉的是短静脉,又叫交通静脉。

深静脉主要推动血液回流至心脏。深静脉中的单向瓣膜可阻止血液逆流,且深静脉周围的肌肉可挤压静脉,促使血液回流至心脏,如同挤牙膏一样。特别是有力的腓肠肌,每走一步就可有力的挤压深静脉。深静脉使约90%或者更多的下肢血液回流心脏。

浅静脉也有和深静脉一样的静脉瓣,但是其没有肌肉围绕。因此浅静脉中的血液不能通过肌肉的挤压而流向心脏,且血流速度比在深静脉中的要慢得多。浅静脉中大部分血液经过许多交通静脉汇入深静脉。交通静脉中的瓣膜只允许浅静脉中的血液流向深静脉中去,相反则不行。

深静脉血栓

深静脉血栓是在深静脉中形成的血凝块(血栓)。

- 如果静脉受损、疾病导致血液易凝固或血液回流至心脏减慢,可导致静脉内血栓形成
- 血栓可导致上下肢肿胀
- 血栓可脱落并流至肺,导致肺栓塞。
- 常用超声多普勒和血液检查来检测深静脉血栓
- 抗凝药物用于预防肺栓塞

如血栓形成于深静脉,称为深静脉血栓,如形成于浅静脉,称为血栓性浅静脉炎。深静脉血栓多发生于下肢和骨盆,但也会偶发于上肢。

肺栓塞: 深静脉中的血栓有时会脱落形成栓子。栓子随血流经心脏流至肺部,栓塞肺部的血管阻断血流,称为肺栓塞,是致命性的。血栓性浅静脉炎的小血栓一般不会形成栓子。因此只有发生在深静脉的血栓才具有潜在的危险性。下肢和骨盆的血栓较上肢更易形成栓子,可能是由于腓肠肌的挤压可使深静脉中的血栓脱落,尤其当处于康复期的患者活动增加时。

肺栓塞的严重程度取决于栓子的大小和数量。一个小栓子可能会阻塞肺组织的一支小动脉,引起一小片肺组织的梗死(称为肺梗死)。相反,如果栓子很大,就有可能阻断从右心流入肺部的所有或几乎所有的血流,很快导致死亡。像这样巨大的栓子并不常见,但是无人能预测哪一例未经过治疗的深静脉血栓会形成巨大栓子。因此医师应该仔细评估每一例深静脉血栓患者。

有时患者合并左右心室之间的卵圆孔未闭,如是开放的,则栓子可进入动脉循环并阻塞身体的某支血管,如阻塞脑动脉可致卒中。

病因

引起深静脉血栓的三个主要原因(即 Virchow 三联症),包括

- 静脉壁的损伤
- 高凝状态
- 血流速度缓慢

手术过程、注射刺激性物质、或者一些疾病如血栓闭塞性脉管炎均可能损伤静脉。血凝块同样也可以损伤静脉,更有可能引起下一个血凝块的形成。

一些疾病如癌症和特殊的遗传性疾病,可引起异常的血液凝固。一些药物如口服避孕药、雌激素治疗或效

静脉中的单向瓣膜

单向瓣膜包括两个瓣叶,其边缘可合拢闭合。这些瓣膜有助于血液回流至心脏。当血液朝着心脏方向流动时,血液会推动瓣叶开放,就像打开两扇单向摆动门一样(见左图)。如果在重力作用下或者当血液在静脉中开始倒流时,瓣叶会立即关闭防止血液逆流(见右图)。

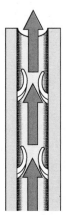

瓣膜开放

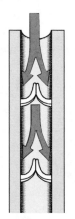

瓣膜关闭

应类似于雌激素的药物(他莫昔芬和雷洛昔芬)也可以引起血液凝固。吸烟也是一种危险因素。有时在分娩和手术后血液也易凝固。在老年人中,脱水可导致血液形成高凝状态,因此也容易形成深静脉血栓。

当长期卧床或下肢不能正常活动(如下肢损伤)时,由于没有腓肠肌的收缩和挤压故血流速度减慢。例如,长期制动卧床数天的心肌梗死患者,或双下肢瘫痪(截瘫)的患者也会发展为深静脉血栓。深静脉血栓也可以发生于骨盆、髋或膝关节手术后。即使是健康人,久坐如长期驾驶或乘坐飞机的人也可发生,但并不常见,多发生于合并其他危险因素的患者。

> **你知道吗……**
> 尽管不常见,但是健康人如久坐,如长时间驾驶或飞行,也会发生血栓。

临床表现

约有一半的深静脉血栓患者没有任何症状。肺栓塞导致的胸痛或呼吸困难可能是某些患者的首发症状。其他一些患者会表现为小腿肿胀、疼痛、触压痛、皮肤温暖。不同部位的静脉受累,则相应的部位如踝关节、脚或大腿也会肿胀。同样如上肢静脉受累,则上肢也会肿胀。

慢性深静脉功能不全:一些血栓会转变为瘢痕组织,可能会损伤静脉中的瓣膜。因为损伤的静脉瓣会影响静脉的正常回流,相应的部位就会出现水肿和踝部肿胀。如静脉中梗阻位置较高,水肿就会向上发展,甚至达大腿。因患者站立或坐位时,血液必须抵抗重力向上回流至心脏,因此水肿会在一天结束时更严重。而夜晚,当下肢水平放置时水肿会随着静脉排空而消退。

有时受累静脉会遭破坏。这时患者的腿部水肿会长期存在,并在一天结束时逐渐加重。踝关节内侧的皮肤呈鳞状并感瘙痒,并可能变为红棕色。这种色素沉着是由于红细胞从肿胀的静脉中漏出至皮下。色素沉着的皮肤较脆弱,即使是微小损伤如抓挠或轻微碰撞,就会破裂进而形成溃疡。可能有静脉曲张。除了溃疡性疼痛外,当站立或行走时也可能出现搏动性疼痛。

如果水肿较严重且持续,就会形成瘢痕和组织水肿。结果腓肠肌持久肿大、变硬。在这种情况下,溃疡很有可能继续进展、不易愈合。

诊断

深静脉血栓较难发现,尤其是当缺乏疼痛和肿胀或症状较轻时。当疑似此病时,可行彩色多普勒以确诊。有时医师会检测血液中的D-二聚体,其由血栓释放。当血液中D-二聚体水平没有增高时,则患者不可能患有深静脉血栓。

如患者有肺梗死的症状,可行放射性造影剂进行CT或胸部扫描来确诊,同时行彩色多普勒检查下肢有无血栓。这些检查均在非危急情况下采用。危急情况提示大块肺栓塞,需紧急处理。

预防

虽然深静脉血栓的危险因素不能完全消除,但还是可以通过以下几种方法来预防。对有危险因素如大手术术后的患者和那些长途旅行的人们,应每30分钟就做十次踝关节的伸展运动。对于长途飞行的人们来说,应每两小时走动一下并做伸展运动。

持续穿戴弹力袜可使静脉轻度变窄,血流速度增快,因此血栓不易形成。但是弹力袜并不能完全防止深静脉血栓的形成,而且还会给人错误的安全感,阻碍了患者实施更有效的预防方法。如果没有正确穿戴,弹力袜有可能堆成一团,恶化下肢血流受阻的情况。

间歇气动压力袜可以有效的防止血栓形成。常用塑料制成,是通过一个电子泵自动地充气和放气,反复挤压腓肠肌以排空静脉。这种袜子可以用在术前、术中和术后直到患者能再次下床行走。

对深静脉血栓高危的患者,可在术前、术中或有时术后给予肝素、戊糖、或华法令等抗凝药物。这类患者包括凝血功能异常及最近有过一次或以上深静脉血栓事件的患者。对一些特殊类型的手术(如髋关节置换术),其危险性更高。对极高危险因素的患者即使无手术,也应在住院期间给予抗凝治疗。抗凝剂比弹力袜在抗凝方面效果更好。

治疗

深静脉血栓的主要治疗目的是预防肺栓塞。最初患者可能需住院治疗,但是随着医疗技术的发展,大多数患者可以在家中治疗。除非是为了缓解症状,一般无需卧床休息。

抗凝治疗通常包括皮下注射低分子肝素或戊糖,及口服华法令。注射药物起效很快,而华法令却要数天后才可达全效。一旦华法令起效,应停止皮下注射药物。对某些患者,医师只给予注射药物而不用华法令。药物(华法令或注射药物)治疗时间的长短取决于患者的危险程度。对由特定原因导致的深静脉血栓患者(如手术或停止用药)应继续服药3到6个月。对于原因不明确的患者应至少服用华法令6个月。如患者有2次或2次以上的深静脉血栓事件,那么就应终生服用华法令。

服用华法令有出血的风险,无论是内出血还是外出血。为了避免风险,医师会定期检查患者的血液凝血指标,根据化验结果调整华法令剂量。

医师正在研究静脉内用药如组织型纤溶酶原激活剂以溶栓。这些药物(溶栓或纤溶剂)可在血栓形成48小时内给予。但48小时后,血栓内的瘢痕开始形成,血凝块不易被溶解。

较少见的是,可以在心脏和受累深静脉之间的大静脉内放置一个伞形滤器,通常是置于收集下半身血液的下腔静脉处。这个滤器可以捕获血栓,防止其到达肺部。

并发症:如果出现肺栓塞,应予面罩或鼻导管吸氧、镇痛剂减轻疼痛,并予抗凝药物肝素和华法令。如肺栓塞危及生命,应立刻给予溶栓药物或外科手术摘除栓子。

在深静脉血栓形成后,受累静脉就不再可能完全恢复,外科手术修复静脉瓣仍处于试验阶段。膝以下穿弹力袜可能会有所帮助。

如果出现痛性的皮肤溃疡,正确使用压力绷带可能会有作用。一周使用1~2次压力绷带,溃疡会随着下肢血流改善而愈合。这些溃疡常会合并感染,每次换绷带时,绷带上都会有脓液和恶臭味的分泌物。皮肤上的脓液和分泌物可以用肥皂和水洗掉。而用于皮肤的霜、脂以及任意一种外用剂作用甚微。

一旦静脉中的血流改善,溃疡就会自愈。之后每天穿戴弹力袜可以预防溃疡复发。如弹力袜变得松弛,必须马上更换。如果可能的话,患者应买七只或七对弹力袜(如果双侧均有病变),一周中每天一双,这样袜子可保持长久有效。

不能愈合的溃疡需要植皮,但较少见。植皮后必须穿弹力袜以防止溃疡复发。

伞:预防肺栓塞的方法之一

在深静脉血栓的患者,血块可从腿部受累静脉脱落进入血流。脱落的血栓称为栓子。

栓子流向心脏并通过右房、右室进入肺动脉,肺动脉输送血液至肺。栓子会阻塞一支肺内动脉导致肺栓塞。肺栓塞可能是致命性的,取决于阻塞动脉的大小。

为预防肺栓塞,可使用抗凝药物。但是,对于某些患者推荐在下腔静脉内永久植入伞型滤器。滤器可在栓子抵达心脏前捕获栓子,但血流可自由通过。被捕获的栓子有时可自溶。

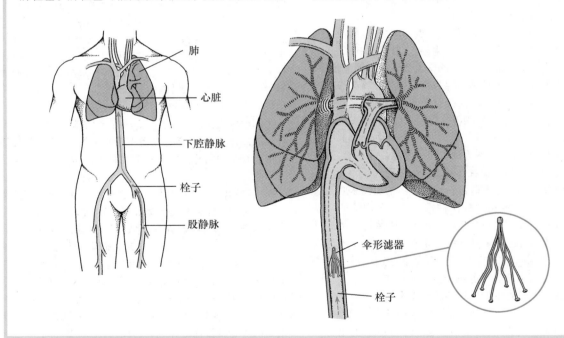

肺
心脏
下腔静脉
栓子
股静脉
伞形滤器
栓子

血栓性浅静脉炎

血栓性浅静脉炎(浅静脉炎)是浅静脉内发生炎症和血凝块。

■ 静脉表面的皮肤变红、肿胀和疼痛
■ 医师检查这一部位,但通常无需检测。

■ 患者可能需要服用镇痛剂以缓解疼痛直至疾病消除。

血栓性浅静脉炎通常发生在腿部的浅静脉,但也有可能发生在腹股沟或手臂的浅静脉处。手臂处的血栓性浅静脉炎通常是由静脉内导管引起的。患有血栓性浅静脉炎的患者通常伴有静脉曲张,然而大多数静脉曲张的患者并不会发展为血栓性浅静脉炎。

即便是轻微的损伤也会使曲张静脉产生炎症。不同于深静脉血栓,血栓性浅静脉炎会引起急性炎症反应,从而将血栓紧的粘附在静脉壁上,减少了血栓脱落的可能性,而且浅静脉周围没有肌肉的挤压,与深静脉血栓相比其血栓就更不容易脱落形成栓子。

反复出现在正常静脉中的血栓性静脉炎被称作游走性静脉炎或游走性血栓性浅静脉炎。这种静脉炎一般提示有严重的潜在疾病如内脏癌症。当游走性血栓性浅静脉炎与内脏癌症同时并存时,称作 Trousseau 综合征。

临床表现与诊断

病变部位快速出现局限性疼痛和肿胀,表面的皮肤会变红、皮肤温暖、有压痛。因为静脉中血液凝固,所以静脉在皮下就像一条硬的条索,而不是像正常或曲张静脉那样软。沿着其行走方向可触及整条静脉变硬。医师很容易根据疼痛的部位做出诊断。尽管如此,医师还需将该病与蜂窝组织炎相区别,这两种疾病的治疗方案完全不同。

治疗

通常血栓性浅静脉炎可以自行消退。服用止痛剂如阿司匹林或其他非甾体类抗炎药物(NSAIDs)可以减轻疼痛。虽然只需要几天的时间炎症就会消退,但是肿块和压痛感完全消失可能需数周。为了早期康复,医师可以通过给患者局部麻醉、手术摘除血栓,并应用压力绷带数天。

静 脉 曲 张

静脉曲张是指腿部的浅静脉非正常的扩张。

- 静脉曲张可引起疼痛、瘙痒或乏力感。
- 医师通过检查皮肤可发现静脉曲张。
- 手术或注射治疗可去除曲张的静脉,但常会有新的曲张静脉出现。

该病的确切病因尚不清楚,但主要问题可能还是表浅静脉壁的薄弱。这种静脉壁的薄弱可能具有遗传性。随着时间推移,这种薄弱可使静脉失去弹性,逐渐伸展变长、变宽。为适应原有有限的空间,延长的静脉会变得迂曲并在皮下呈蛇样膨胀。怀孕期间也可以形成静脉曲张,并分娩后不久消失。

比静脉伸长更严重的是静脉增宽,因为其可使静脉瓣分离。当患者站立时,血流随着重力向下流,而且分离的静脉瓣不能有效的阻止血流,因此血液就会快速充盈静脉使得壁薄、迂曲的静脉变得更宽大。正常情况下交通静脉只允许血流从浅静脉流向深静脉,有时这些静脉也会受累变大,引起静脉瓣分离。结果当肌肉挤压深静脉时,其中的血液流回浅静脉,导致浅静脉进一步延伸。

许多合并或无静脉曲张的患者同时伴有蜘蛛痣,其由扩张的毛细血管形成的,蜘蛛痣可能是由曲张静脉内的血压引起,但普遍认为其病因与体内某种激素有关。这样可以解释为什么蜘蛛痣多发生于妇女,特别是怀孕期间。

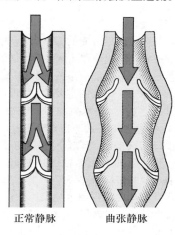

曲张静脉的瓣膜

在正常静脉,瓣膜的瓣叶可关闭以防止血液逆流。但在曲张的静脉,由于静脉异常增宽瓣叶无法关闭。结果,血液会发生逆流。

正常静脉　　　曲张静脉

临床表现与并发症

静脉曲张除了外观不雅以外,一般都会引起疼痛、双腿乏力感。然而有些患者即使静脉曲张很严重,也无疼痛感。腿下部和踝部可感瘙痒,尤其是当患者穿短袜或长袜后腿部温暖时。瘙痒可引起抓挠,导致皮肤红斑、皮疹,而患者常误认为是皮肤干燥引起的。当静脉曲张发展到极限时,疼痛会加重。

只有少数患者会有皮炎、静脉炎或出血等并发症。皮炎会引起皮肤变红、鱼鳞样变、瘙痒皮疹或褐色素沉着,通常好发于踝部以上腿内侧。抓挠或微小损伤,特别是剃毛导致的损伤,可致出血或形成无法愈合的溃疡,溃疡也会出血。静脉炎可以自发出现或在损伤后出现。虽然常会疼痛,但静脉曲张引起的静脉炎通常不会产生严重后果。

诊断

常常可以在皮下看到凸起的静脉,但在看到曲张静脉之前就可能有症状了。这种情况下有经验的医师可以通过触摸患者的腿部来判断病情的严重性。

X 线或血管彩超可以用来术前评价深静脉的功能。通常这些检查仅在患者的腿部皮肤颜色改变或踝关节肿胀提示有深静脉功能障碍时才是必要的。液体在皮下组织内的蓄积导致踝部肿胀,又称作水肿。单纯静脉曲张不会引起水肿的。

治疗

虽然曲张的静脉可以通过手术剥脱或剔除及注射药

物治疗,但是该病并不能被治愈。因此治疗主要是减轻症状、改善外观及防止并发症。通过平躺或坐位时用一个脚踏板来抬高下肢,可以减轻静脉曲张的症状,但却不能阻止新的曲张静脉的出现。怀孕期间出现的静脉曲张多在分娩后的2～3周自行消退,所以没有必要治疗。

弹力袜可压迫静脉并防止其延伸和受伤。那些不愿意手术或注射治疗的患者,或有手术禁忌的患者,都可以选择穿弹力袜。

手术治疗:手术治疗的目的是为了尽可能的去除曲张的静脉。外科医师会尽可能的保留大隐静脉,因为大隐静脉可以在冠状动脉或外周动脉疾病进展时作为搭桥用。大隐静脉是全身最长的一条浅静脉,从踝部一直延伸至腹股沟,与股静脉(腿部的主要静脉)相连。如果必须将大隐静脉去除的话,手术就称为大隐静脉剥脱术。在这个手术中,外科医师要做两个切口,一个在腹股沟,另一个在踝部,然后在两个切口处将静脉切开;在整段静脉中穿过一个弹性金属丝,而后抽出以去除静脉。

如需剥脱其他曲张静脉,医师需在其他部位做切口。因浅静脉在血液循环中的作用不如深静脉重要,所以去除后只要深静脉功能是正常的,就不会影响血液回流。

曲张静脉剥脱术是一个相当长的手术,所以常采用全麻。术后可减轻症状并防止并发症的发生,但会遗留疤痕。手术过程越仔细,术后新的曲张静脉形成就越晚。但是手术并不能消除新的曲张静脉的形成倾向。

注射治疗(硬化治疗):一种手术的替代治疗就是注射治疗,是将曲张静脉封闭,这样血流就不再从此经过了。将一种溶液注射到静脉内,刺激静脉并产生血栓。实际上,这个过程是产生了一种无危害的血栓性浅静脉炎。当血栓消除的过程中会形成瘢痕组织,从而将病变静脉阻塞。但是这种血栓也可能会被溶解而不是形成瘢痕组织,最后曲张静脉会再通。

这种治疗方法于20世纪30～50年代在美国很受欢迎,但是由于治疗效果欠佳且并发症较多,因此被淘汰了。目前的治疗技术成功率高且对各种类型的静脉曲张都是安全的。

目前的治疗技术是用特殊的绷带挤压注射的静脉从而减小血栓,血栓越小越容易形成瘢痕组织。另外一个优点就是适当的压迫可消除常常与浅静脉炎相关的疼痛。

尽管注射治疗比手术更耗时,但也有很多优点:无需麻醉;可治疗新出现的曲张静脉;患者可以在两次治疗之间从事正常的日常活动。但是即便如此,一些医师仍认为只有当手术后静脉曲张复发时,或当患者为了美观时才选用该方法。

如果蜘蛛痣引起疼痛或烧灼感,或不雅观时,也可选用注射治疗。

激光治疗:一些外科医师试验性应用激光治疗静脉曲张。该方法是用一种高度集中、连续高强度的光流来消减或破坏组织。然而这种方法的有效性尚未确定。强脉冲光治疗可用于治疗小的蜘蛛痣。这种治疗除了光线是脉冲式发送外,其他与激光治疗相似。

动 静 脉 瘘

动静脉瘘是在动静脉之间形成一个异常通道。

■ 尽管医师们用听诊器可能会听到血流通过动静脉瘘的独特杂音,但仍需要影像学检查。

■ 可通过激光治疗切除或消除动静脉瘘,或有时向动静脉瘘中注射特定制剂以阻塞血流。

血流在正常情况下从动脉流入毛细血管,然后流入静脉。如发生了动静脉瘘,血液就会绕过毛细血管,从动脉直接流入静脉。动静脉瘘可以分为先天性和获得性。

先天性动静脉瘘不常见。获得性动静脉瘘可以是由于外伤损伤了相毗邻的动静脉造成,通常见于穿刺伤如刀伤或子弹伤。动静脉瘘可立即或在数小时之后形成。如血液溢出到周围组织,损伤处就会迅速肿胀起来。

一些治疗方法如肾脏血液透析,需在每次治疗时穿刺静脉。反复穿刺会使静脉发炎并形成血栓,进而形成瘢痕组织、破坏静脉。为了避免这种情况,医师会故意创建一个动静脉瘘,通常选用手臂处相毗邻的动静脉。这样增宽了静脉,使穿刺针更容易进入并可使血流速度加快,因此血液也就不容易凝固。不同于其他大的动静脉瘘,这些小的故意创建的动静脉瘘不会引起心脏问题,而且如果不再使用的话,也可以将其关闭。

临床表现与诊断

当先天性动静脉瘘靠近皮肤表面时,会显得肿胀并呈微红的蓝色。如在一些显眼的位置如脸部,就会呈现紫色,影响美观。

如果一个大的获得性动静脉瘘未得到治疗,大量的血液在较高压力下从动脉流入静脉网,然而静脉壁并不能承受这样的高压,因此静脉壁延展,静脉变大并膨胀(有时类似于静脉曲张)。另外,与正常情况下血液持续在动脉中流动不同,血液会更顺畅的流入增宽的静脉,结果血压下降。为补偿下降的血压,心脏会反射性加快心率,并加强收缩以增加心输出量。最终,增加的负荷会使心肌劳损,导致心力衰竭。动静脉瘘越大,心力衰竭的发生也越快。

将听诊器放置在一个大的获得性动静脉瘘处,可闻及一种独特的往返的声音,就像机器移动时发出的声音,又称为机械性杂音。超声多普勒不仅可以用来确诊而且还可以用来判定病变的程度。对于深部的动静脉瘘(例如主动脉和腔静脉之间的瘘道)的诊断,磁共振相对更有效。

治疗

小的先天性动静脉瘘可以通过激光凝血治疗来消减或切除。这个手术必须由有经验的血管外科医师操作,因为有时候动静脉瘘的病变范围比表面上看起来更广泛。当动静脉瘘靠近在眼睛、大脑或其他重要器官时,治疗就变得非常困难。

获得性动静脉瘘在确诊后就应尽快手术纠正。术前必须行血管造影检查,即将一种造影剂注射入体内,在 X 线下更清楚的显影病变血管的外型。如果动静脉瘘位置比较深,医师很难触及(例如位于大脑内的动静脉瘘),可以采用复合注射方法,在病变血管处产生血栓,进而阻塞动静脉瘘内的血流。这种方法无需开放式手术,直接在 X 线指导下将线圈或栓子置入至动静脉交汇处的不同地方。

第 69 节

淋巴系统疾病

与静脉系统一样,淋巴系统也是在全身运输液体。淋巴系统包括薄壁的淋巴管、淋巴结以及两个集合淋巴导管。淋巴管分布于全身各处,比毛细血管大,多数比最小的静脉要小。大多数的淋巴管和静脉一样也有瓣膜,可以保证会凝集的淋巴液向一个方向流动(向心脏方向)。淋巴管收集全身组织中从薄壁的毛细血管中渗出的液体,其中包含了蛋白质、矿物质、营养物质以及其他物质,为组织提供营养。然而,大部分液体又被毛细血管重吸收,剩下的液体即淋巴液从细胞周围的间隙进入淋巴管,通过淋巴管又回到静脉中。淋巴管除了可以运输淋巴液以外,还可以收集和运输损伤的细胞、癌细胞以及其他进入组织液中的异物(如细菌和病毒)。

所有的淋巴液都要通过相应的淋巴结,在此处过滤掉损伤细胞、癌细胞及异物。淋巴结还可以产生特殊的血细胞来吞噬和破坏受损的细胞,癌细胞、传染性生物及异物。所以淋巴系统的重要功能就是从体内去除受损细胞,并保护机体,控制感染和癌症的扩散。

淋巴管汇入集合淋巴导管,集合淋巴导管又将其内容物排入两条主要的锁骨下静脉,这些静脉汇合成上腔静脉,该静脉收集上半身血液进入心脏。

当淋巴液过多,淋巴管或淋巴结受损或已切除,因肿瘤或炎症堵塞时,淋巴系统就无法充分发挥其功能。

淋 巴 水 肿

淋巴水肿是由于淋巴液的蓄积而产生的肿胀。
- 淋巴液无法从组织中排出,导致肿胀。
- 压力绷带或气动袜可以减轻肿胀。

淋巴水肿是因为淋巴液不能充分的被淋巴系统从组织中回吸收,导致肿胀。淋巴水肿可分为先天性和获得性。

先天性淋巴水肿:由于淋巴管太少,以至于不能处理所有的淋巴液。多累及腿部,手臂较少受累。女性比男性更易患该病。

出生时水肿很少见,这是因为淋巴管尚还可以应付婴儿时期产生的少量的淋巴液。随着年龄增长淋巴液增多,超过了淋巴管的负荷时,水肿就会逐渐出现,多始于一侧或双侧腿部。首先出现的体征可为脚部浮肿,患者常感在一天结束时鞋子变紧了,并会在脚上留下压痕。(许多没有淋巴水肿的人,因长时间站立也会出现水肿,虽然他们在踝部也有短袜的压痕,但不如淋巴水肿的患者更深,而且压痕附近不会浮肿。)

在疾病早期,抬高下肢后水肿可以消退。但随着时间推移病情可能会逐渐恶化:肿胀变得更明显,甚至经过晚上休息后,水肿仍然无法完全消退。

获得性淋巴水肿:比先天性淋巴水肿更常见。常见于大型手术后,特别是在肿瘤治疗后,淋巴管和淋巴结被清除或者放疗后。例如在乳腺癌切除并行腋窝淋巴结清扫后,手臂易发生肿胀。另外,淋巴水肿也可由于淋巴管反复感染形成瘢痕阻塞淋巴管引起,这种类型的瘢痕并不常见,除了在热带寄生虫丝虫感染(丝虫病)的情况下才会导致该病。

患者的皮肤看似健康,但却浮肿或肿胀,用手指按压的时候不会出现明显凹陷,可以此区别于静脉血液回流不畅引起的水肿。较少见的是,特别是丝虫病患者,肿胀的肢体变得相当粗大,皮肤变的很厚并皱褶,看起来像大象的皮肤一样,因此又称为象皮肿。

治疗

目前淋巴水肿尚不能治愈。对轻度淋巴水肿的患者,压力绷带可以减轻肿胀。对有严重感染的患者,应每天穿 1 或 2 个小时的气动袜来减轻水肿。一旦水肿减轻,就必须从起床直至睡觉都穿齐膝的弹力袜。这种方法可以将水肿控制到一定程度。对于手臂的淋巴水肿,建议每天使用充气袖带以减轻水肿;也可以使用弹力袖。对象皮肿,则可能需采取手术方法去除皮下大部分肿胀的组织。

第 7 章

肺和气道疾病

肺和气道生物学

为了维持生命,机体必须生成足够的能量。能量由氧气燃烧食物中的分子产生,这是一个氧化反应过程(即食物分子与氧气结合)。在这一反应中碳和氢与氧气结合生成水和二氧化碳。因此,氧气的消耗与二氧化碳的产生对生命来说是必不可少的。为此,机体必须具有相应的器官系统,以使其即使在剧烈运动时也能以足够的速度保证循环血液和大气中的氧气和二氧化碳交换,以保证生命的维持。呼吸系统能促使氧气进入机体,并将二氧化碳排出体外。

呼 吸 系 统

呼吸系统始于鼻与口腔,经气道延伸至肺。空气需经过鼻腔,口腔,咽部,喉和声带方能进入呼吸系统。喉被一个小的瓣膜样组织所覆盖,称为会厌。在吞咽时,会厌会自动关闭,以防止食物或饮料误吸入气道。

最大的气道称为气管,气管进一步分成分别进入左

右肺的左右支气管。每侧肺进一步分成不同的区域即肺叶,右肺 3 个肺叶,左肺 2 个肺叶。由于左肺与心脏共处于左侧胸腔中,故其体积较右肺小。

支气管反复分支形成小的气道(细支气管),最狭小的气道是细支气管,其直径约为 0.5mm。气道整体像一棵倒置的树,这就是人们常称这一部分为支气管树的原因。大气道以半柔软的纤维结缔组织即气管软骨作为支撑,小气道则以周围包绕附着的肺组织为支撑。气道环形肌肉可扩张或收缩,从而改变管腔大小。

每个细支气管的末端都有上千个小气囊(肺泡),所有肺泡面积相加超过了 100 平方米。肺泡壁内是由毛细血管形成的毛细血管网。空气和毛细血管间极薄的屏障使得氧气能够从肺泡进入血液,二氧化碳能够从毛细血管进入肺泡。

胸膜是覆盖于肺表面和胸腔内面光滑的浆膜。它使得肺在呼吸和运动时能够平滑地移动。正常情况下,胸膜腔内有少量的起润滑作用的液体。当肺的大小和形状发生变化时,两层胸膜之间可平滑移动。

胸 　 腔

肺位于胸腔中,胸腔还包括纵隔在内。纵隔内有心脏、胸腺、淋巴结以及大动脉、腔静脉、气管、食管和多条神经的一部分。胸腔前界为胸骨,后界为脊柱胸段,上界为胸廓上口,下界为膈肌。纵隔从功能上将左肺和右肺分隔开来。举例来说,假如一侧胸壁被刺穿,导致该侧肺组织萎缩,由于两肺是分开的,故另一侧肺仍能充气并维持功能。

胸腔内的肺组织和其他器官均受由胸骨、肋骨和脊柱构成的骨性胸廓的保护。12 对肋骨由背部环绕胸部。每对肋骨在后部均与脊柱骨(胸椎)相连,在前部,第 1~7 对肋骨借肋软骨与胸骨相连,第 8~10 对肋骨依次连于上一肋软骨上,余下的 2 对肋骨(浮肋)较短,前端游离。

氧气和二氧化碳的交换

呼吸系统最主要的功能是氧气和二氧化碳的交换。

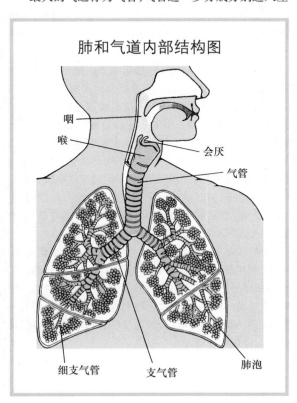

肺和气道内部结构图

咽
喉
会厌
气管
细支气管　支气管　肺泡

吸入的氧气进入肺组织到达肺泡。构成肺泡和毛细血管的细胞都是单层细胞,且相互之间结合紧密。它们间形成的呼吸膜屏障平均厚度不到 $1\mu m$（1cm 的 1/10 000）。氧气能快速通过这层血气屏障进入血液中。同样,二氧化碳用过这层屏障由血液进入肺泡,然后呼出体外。

经肺脏氧合的血液通过肺静脉流入左心,后者将血液泵入机体的各部。乏氧而富含二氧化碳的血液通过上下腔静脉两条大静脉回到右心,然后血液被泵出,经肺动脉进入肺组织中,释放出二氧化碳并携带走氧气。

肺泡和毛细血管的气体交换

呼吸系统的功能是交换两种气体:氧气和二氧化碳。交换发生在成千上万个肺泡及其周围的毛细血管之间。如下所示,吸入的氧气从肺泡进入毛细血管的血液中,二氧化碳从毛细血管的血液中移出至肺泡。

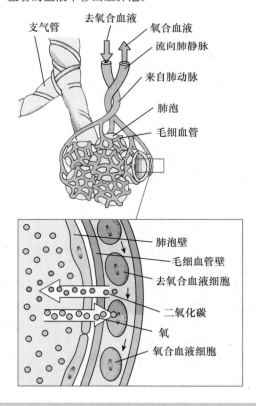

支气管
去氧合血液
氧合血液
流向肺静脉
来自肺动脉
肺泡
毛细血管

肺泡壁
毛细血管壁
去氧合血液细胞
二氧化碳
氧
氧合血液细胞

为维持氧气和二氧化碳的交换,即使在休息时,平均每分钟大约有 6~10L 新鲜空气吸入肺组织,其中大约有 0.3L 氧气通过肺泡入血。与此同时,大约有相同体积的二氧化碳由血进入肺泡,然后排出体外。在运动时,每分钟则可吸入多达 100L 的空气,其中有 3L 氧气入血。氧气为机体利用消耗的速度是衡量机体耗能总量的有效指标之一。呼出和吸入气体依靠呼吸肌实现。

氧气自外界进入流经肺部的血液有三个基本的步骤:通气、弥散和灌注。肺通气是指气体吸入或呼出肺组织的过程。弥散是指气体在肺泡和毛细血管之间无需能量或机体努力的自发转运。灌注是指心血管系统将血液泵入肺部的作用。体循环为含有氧气的空气与消耗氧气的组织细胞之间提供了必要的连接。例如,氧气运输到全身的肌细胞不仅依赖肺组织的作用,还需要血液的氧气携带能力和循环的运输能力。

呼吸运动的调控

呼吸运动受脑干呼吸中枢潜意识调控。即使在睡眠中或者意识丧失的情况下呼吸运动都能持续进行。另一方面,人体也可根据意愿比如讲话、唱歌或屏气时主动控制呼吸运动。大脑、主动脉和颈动脉的微小感受器能够感受血液中氧气和二氧化碳水平。在健康人群中,二氧化碳浓度增高对呼吸具有强力的刺激作用,使之加深、加快。相反,当血中二氧化碳浓度过低时,呼吸变慢,大脑降低呼吸频率和深度。平静呼吸时,成人平均呼吸频率为每分钟 15 次。

肺脏本身并没有肌肉,呼吸运动是由膈肌、肋骨之间的肌肉（肋间肌）、颈部肌肉和腹部肌肉来完成。膈肌为一拱顶形的薄层肌肉组织,将胸腔与腹部分开,是最重要的与吸气相关的肌肉。膈附着于胸骨底部、肋骨下部和脊柱。当其收缩时,能使胸腔的长度和直径增加,从而使肺扩张。肋间肌能帮助肋弓移动来辅助呼吸。所有参与呼吸运动的肌肉只有当其与大脑之间的神经连接完整时才能产生收缩。在一些颈部或背部受伤的患者,脊髓束可受到严重破坏,切断了脑和肌肉之间的神经联系,除非给予人工通气,否则病人将会死亡。

安静状态下,呼气的过程（呼气）通常为被动过程。依赖胸廓和肺组织的弹性回缩可将气体从肺内排除。因此,当机体处于安静状态下,呼气不需要呼吸肌做功。但在剧烈运动时,部分呼吸肌会辅助呼气,其中最主要的是腹部肌群。腹部肌肉收缩,腹内压增加,将松弛的膈肌推向肺部,促使气体呼出。

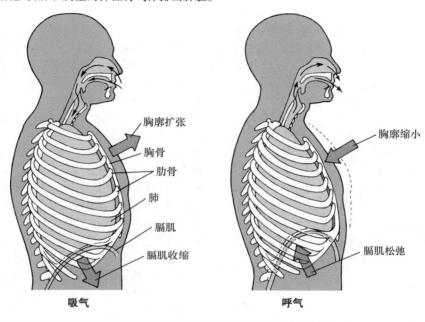

膈肌在呼吸过程中的作用

当膈肌收缩时,胸腔增大,胸内压力降低。为维持压力平衡,空气进入肺内。
当膈肌松弛时,肺和胸壁的弹性将气体排出肺脏。

胸廓扩张
胸骨
肋骨
肺
膈肌
膈肌收缩
吸气

胸廓缩小
膈肌松弛
呼气

防 御 机 制

　　机体在白天处于中等量运动时,平均每 24 小时会吸入 20000L 空气。这些空气(总重量超过 20kg)不可避免地会含有有毒微粒和气体。这些微粒如灰尘、烟灰、真菌、细菌和病毒等都沉积在气道和肺泡表面。只有直径小于 3~5μm 的微粒能进一步进入深部肺组织。幸运的是,呼吸系统有自身清洁和保护的防御机制。

　　其中一种防御机制是依靠气道黏膜上皮细胞表面的微小肌性突起(纤毛)来实现的。气道被一层可被纤毛推动的液体黏液层覆盖。纤毛每分钟摆动 1000 次以上,将附着于气道的黏液每分钟移动 0.5~1cm。黏液层中的微粒及病菌就会被清除并运送到口腔,然后被吞下。

　　由于需要进行气体交换,肺泡表面没有纤毛及黏液保护,黏液过于浓稠,将会减慢氧气和二氧化碳的移动。机体尚有另外的防御机制,肺泡表面的移行细胞称为吞噬细胞,能找到沉积的微粒并附着于其上,将其吞噬、杀灭和消化。肺组织中的巨噬细胞称为肺泡巨噬细胞。当肺暴露在危险因素时,循环中的白细胞如嗜中性粒细胞也能聚集起来帮助抵御。例如,当人体吸入了大量粉尘或呼吸道感染时,就会产生更多的巨噬细胞,嗜中性粒细胞也会积聚。

? 您知道吗……
　　对健康人群,年龄相关的肺功能下降很少出现症状,但年龄相关的肺功能下降与老年人从事剧烈活动的能力下降有关。

年龄的影响

　　年龄对呼吸系统的影响与其他系统类似:最大功能下降。肺脏与衰老相关的改变是峰流速、气体交换和肺活量(用力吸气后所能呼出的最大气体量)的下降,呼吸肌变弱,肺的防御功能也会下降。健康人群年龄相关的肺功能下降少有伴随症状,但可导致剧烈运动能力下降。尤其是诸如跑步、骑自行车及爬山等有氧运动能力下降。肥胖也可降低肺功能。另外,老年人细菌或病毒感染后容易出现肺炎。因此,流感疫苗与肺炎疫苗对老人尤为重要。更为重要的是,与年龄相关的肺组织改变可加重其他任何已有的心肺疾病对机体的影响,特别是那些由吸烟的破坏作用导致的改变。

第 71 节

肺部疾病的症状与诊断

累及肺脏和气道的疾病称为肺部疾病、呼吸系统疾病或肺脏疾病。依据患者症状，医生可选取不同的检查来帮助确诊患者的疾病。

症　　状

呼吸系统常见的症状有咳嗽、气短（呼吸困难）、哮鸣，次常见的是一种呼吸时的啼音（喘鸣），是由呼吸时口腔到肺之间的气道阻塞所产生的喘息声。肺部疾病尚可导致咳出血液（咯血），由于血液缺氧而出现的皮肤青紫（发绀）和胸痛。上述这些症状不一定总是提示呼吸道疾病。例如，胸痛也可由心脏或胃肠道疾病所致。长期的肺部疾病可导致身体其他部分的改变，包括杵状指。气短可由心脏疾病或血液系统疾病引起。

咳嗽

咳嗽是一种突然的，将气体排除的运动，其功能是清除气道内物质。

咳嗽作为一种简单而复杂的反射性动作，是保护肺和气道的方式之一。同其他防御机制一道，咳嗽能保护肺脏免受吸入粉尘的影响。咳嗽有时能带出（引出）痰液——由黏液、碎片和肺部脱落细胞等组成的混合物。

原因

气道受刺激时常会出现咳嗽。呼吸系统细菌或病毒感染常会刺激气道，是咳嗽的常见原因。过敏因素同样可以刺激气道。吸烟者经常咳嗽。吸烟者咳嗽的原因除了吸烟对气道的直接刺激外，还与其对气道上皮及其表面的纤毛损伤有关，纤毛功能受损导致气道内碎片清除功能降低。咳嗽也发生于鼻后滴漏，这种情况下鼻腔分泌物向后滴入喉部，有时进入气管和其他气道从而产生刺激。胃食道反流时胃和食道内容物自食道反流入气管及其他气道，从而产生刺激，也可导致咳嗽。其他咳嗽的原因可由药物如血管紧张素转换酶抑制剂引起。导致气道管腔变小的原因如气管收缩（支气管痉挛）、外源性异物、气道肿瘤等也可产生咳嗽、哮鸣或者两者均有。支气管狭窄可见于哮喘、慢性阻塞性肺疾病和心衰（当肺内出现液体积聚时）。

咳嗽的表现是多样的。在伴有胸痛、呼吸困难、咳血、咳大量的非常黏稠的痰时，咳嗽可能会非常痛苦。但如果咳嗽缓慢进展超过十年时间，如同吸烟者一样，平时可能对咳嗽症状不会引起重视。

评估

与咳嗽相关的信息有助于医生对咳嗽原因的寻找。因此，医生往往会询问下列问题：

- 咳嗽多久了？
- 一天中咳嗽发生在什么时候？
- 什么原因会引起咳嗽？比如吸入冷空气、体位、说话、进食或饮水等因素。
- 咳嗽是否伴有胸痛、气短、声音嘶哑、眩晕或喘息？
- 咳嗽有无咳痰、咳血？
- 有无导致咳嗽的其他疾病（如胃食道反流和鼻后滴漏综合征）的相应症状？
- 是否为药物引起的咳嗽？
- 痰液的颜色？

痰液的外观尤其是颜色及黏稠度的变化能帮助医生判断病因。黄色、绿色或褐色的痰液常提示细菌感染。透明而非常黏稠的痰液是哮喘的特征。医生可通过显微镜观察痰液，镜下看见细菌或白细胞更能证明存在感染。特殊类型的白细胞（嗜酸性粒细胞）的存在提示哮喘。咳嗽伴咯血通常提示支气管炎，也可见于更严重的疾病。通常如果咳嗽症状严重或持续存在或无明显诱因，就有必要进行胸部 X 线检查及其他检查。

治疗

咳嗽对清除呼吸道分泌物或异物有重要作用，除非影响到睡眠，咳嗽一般不应该被抑制。对伴大量咳痰的咳嗽不应该抑制，此时处理基础疾病如感染、肺水肿或哮喘更为重要。比如感染时给予抗生素，哮喘时给予吸入剂治疗。应根据咳嗽的病因及严重程度采用不同的药物进行治疗。如果咳嗽因为支气管狭窄引起，可以给予支气管扩张剂治疗。目前对其他缓解咳嗽的药物的疗效尚不十分清楚。

镇咳药物：镇咳药物能抑制咳嗽反射。所有阿片类药物都能通过抑制咳嗽中枢发挥镇咳作用。可待因是最常见的阿片类镇咳药物，但可引起恶心、呕吐及便秘，并具有成瘾性。长期使用可待因镇咳，其发挥镇咳作用的剂量将会逐渐增加。阿片类镇咳药可造成患者嗜睡，尤其在合用其他降低注意力的药物时更加明显（比如饮酒、镇静剂、安眠药、抗抑郁和某些抗组胺药）。阿片类药物非绝对安全，故医师在特殊情况下才使用它们。

一些非阿片类镇咳药如右美沙芬和苯唑那酯，也是通过抑制咳嗽中枢发挥镇咳作用的。这些药物及其他药物是非处方和处方类镇咳药的有效成分。它们无成瘾性，且很少引起嗜睡。对于一些尤其是大量咳痰的病人，应避免频繁使用镇咳药物。

通过喷雾器吸入气雾，能减少喉和气道受到的刺激而帮助止咳。同时还可稀释痰液，使其容易咳出。冷雾增湿器可获同样效果。有医生相信，喝足够量的水能产生好的水合作用，与雾化吸入一样，能够产生痰液稀释的效果。

祛痰药：也称黏液溶解剂，尽管不具镇咳作用，但可使痰液变稀，黏稠度降低而易于咳出。目前尚不清楚此类药的效果究竟怎样。碘化钾饱和溶液常被处方。非处方类制剂包括愈创甘油醚或萜品醇是最常用的。小剂量吐根糖浆对儿童有效，尤其是患义膜性喉炎时。

患囊状纤维化时，α链激酶（吸入性重组人类核糖核酸酶Ⅰ）可用于稀释因慢性呼吸道感染产生的浓痰。生理盐水雾吸或 N-乙酰半胱氨酸有时也有助于使浓稠的黏液变得稀薄。

支气管扩张剂、皮质激素、抗组胺药和减充剂：支气管扩张剂如沙丁胺醇及同类药物、吸入皮质激素对诸如哮喘和慢性阻塞性肺疾病等导致的气道狭窄（气道痉挛）引起的咳嗽有用。口服茶碱有时也用。对于喘息或肺部感染引起的咳嗽时间过长的患者，短期支气管扩张剂应用也可获益。

除非由于上气道过敏导致的咳嗽，抗组胺药反而引起呼吸道干燥，对缓解咳嗽几乎没有帮助。对于其他原因如支气管炎症引起的咳嗽，抗组胺药引起的呼吸道干燥作用甚是有害的，可使呼吸道分泌物黏稠不容易咳出。

可以缓解鼻塞的减充剂如去甲肾上腺素，对于咳嗽没有帮助。除非咳嗽由鼻后滴漏所致。

呼吸困难

呼吸困难又称气短，是难以呼吸的不舒服的加深感觉。

正常人在运动或处于高海拔时，呼吸会加快，但很少会出现不适。肺内外的许多疾病会使会人体在安静状态下出现呼吸加快。例如，发热患者呼吸频率往往会增加。

呼吸困难患者会出现呼吸加快伴空气很快被耗尽的感觉，并觉得呼吸不够深不够快。其他的感觉还包括能觉察到吸气时辅助呼吸肌在帮助用力扩张胸廓，呼气时也在用力帮助排除气体；有呼气尚未结束时急需吸入气体的不适感；并常常有胸部紧缩感。

原因

肺部疾病：肺部疾病患者通常在运动时会感到呼吸困难。在运动中机体产生更多的二氧化碳并需要更多的氧气。当血中二氧化碳含量上升或氧含量下降时，大脑呼吸中枢就会使呼吸频率加快。如果心肺不能协调工作，即使轻微运动也可造成呼吸频率急剧加快，出现呼吸困难。呼吸困难这种不舒服的感觉，使得患者避免运动，严重的肺部疾病休息时也会出现呼吸困难。

呼吸困难产生于限制或阻塞性肺疾病。限制性肺疾病（特发性肺间质纤维）使肺变僵硬（使肺在吸气时不能很好的扩张）。严重脊柱侧凸会减少肋弓的动度从而使呼吸受限。限制性肺疾病由于肺组织僵硬，呼吸更加费力，频率也大大增加，导致呼吸困难。阻塞性肺疾病（如慢性阻塞性肺疾病、哮喘），气道狭窄使气流进行性受限。当吸气时气道扩大，使得空气进入，但由于呼气时气道狭窄，气体不能像正常时迅速从肺内呼出，呼吸变得更加费力。

心力衰竭：由于心脏泵血经过肺脏，故需要心脏功能与肺脏相匹配以维持正常功能。如心脏泵血不足（心力衰竭），液体则聚集在肺内，这种情况称为肺水肿。这种情况导致呼吸困难常伴有胸部压迫或窒息感。肺内液体聚集尚可导致气道狭窄和喘息，称为心源性哮喘。

一些心衰患者有端坐呼吸或者夜间阵发性呼吸困难或者两者都有的经历。端坐呼吸是指患者躺下出现但坐起即可缓解的呼吸困难。夜间阵发性呼吸困难是在睡眠中突发的，常为恐怖的呼吸困难发作，患者因憋气而惊醒，被迫采取坐位或站位进行呼吸，这种情况为端坐呼吸的极端表现，是严重心功能不全的一个征象。

贫血：呼吸困难还可发生于贫血或失血患者，是由于携带氧气至组织的红细胞数量减少所致，患者呼吸反射性加深加快，努力使血中氧含量增加。

其他原因：一些导致血液酸性增高（一种叫代谢性酸中毒的情况）的情况也可导致呼吸困难和喘息加快，比如严重的肾功能不全、糖尿病突然病情加重、服用某些特殊药物或毒者。贫血和心衰也会加重肾功能不全患者的呼吸困难。

过度通气综合征患者感到无法获得足够的氧气，其呼吸会加深加快。这种情况更多见于焦虑而非器质性疾病所致。这类患者常有恐惧、胸痛等，甚至认为自己患有心脏病。患者可发生感觉的改变，常表现为手、足和口角发麻。

评估和治疗

从患者的症状及体格检查结果医生常可大致判断导致呼吸困难的病因。胸部 X 线以及通过动脉血气分析或氧脉仪测定血中氧气含量有助于病因确定。胸部 X 线可提示肺炎、其他肺部疾病以及心衰。血氧降低通常提示心或肺部疾病。肺功能试验可测量限制或阻塞性通气功能障碍的程度，能评价将空气中的氧气向血液中转运的能力。肺部问题可以是限制性通气功能缺陷、阻塞性通气功能缺陷及氧气转运异常。为诊断及进一步评估贫血、心脏疾患、某些特殊肺病和肾功能衰竭，其他检查也有必要进行。根据呼吸困难的原因来治疗呼吸困难。

对于低血氧浓度的,可通过面罩或鼻给氧。严重的,特别是不能够快、够深呼吸的病人,可辅助以机械通气(可以是气管插入式的或面罩式的)。

胸痛

胸痛可被表述为锐痛(刀割样痛)、钝痛、灼痛或压榨样痛,它可局限在胸廓某个特殊部位(如胸壁)或者难于具体定位,通常表现为深部疼痛。疼痛可呈持续性或间歇性,持续几秒、几分或者更长。呼吸、体位变化、用力、进食或者其他因素都可能加重胸痛。

胸膜炎性胸痛,是由胸膜感染(胸膜炎)所引起的刺痛,随深呼吸或咳嗽而加重。减少胸壁动度可以缓解疼痛,如患侧制动、避免深呼吸或咳嗽。虽然疼痛的部位可随时间而变化,但疼痛部位常能准确确定。

疼痛大致沿肋骨平行路径自脊柱向胸部传导,通常影响不超过 2 或 3 根肋骨区域。

病因

胸痛可来自呼吸系统结构,如胸膜(覆盖肺的两层膜)。胸痛也可来自与呼吸系统无关的结构如胸壁、心脏、大血管或食道。有些心脏大血管疾病十分严重,需要立即检查和治疗。

胸膜疼痛常由胸膜炎症(胸膜炎)引起。胸膜疼痛可由很多原因引起,包括细菌和病毒感染、肿瘤、类风湿性关节炎和系统性红斑狼疮等伴其他器官损害的疾病合并胸膜炎症时均可出现胸膜疼痛。血液中的血凝块经血液流经肺镔入肺动脉时可引起胸膜性胸痛。胸腔内出现气体(气胸)和包绕心脏的膜出现炎症(心包炎)也可出现胸痛,并随深呼吸而加重。两层胸膜之间的腔隙出现液体即胸腔积液时,开始也会出现胸膜疼痛,但随着积液增多,两层胸膜被分开,胸痛可减退。

其他疾病(如肺脓肿或肿瘤)所致的胸痛描述起来常较胸膜炎性疼痛困难。这种疼痛常被描述为一种胸部深部的隐痛。任何肺部和气道的损伤都可导致这种疼痛。

胸痛可由胸壁原因所致,其疼痛可随深呼吸或咳嗽而加重,往往局限于胸壁的某一区域,按压时常感到疼痛。最常见的原因是胸壁损伤,如肋骨骨折、肋骨之间的肌肉撕裂或损伤。甚至严重的咳嗽都会损伤到肋间肌,产生持续数天到数周的疼痛。肿瘤生长或带状疱疹,如果侵犯肋间神经可出现沿肋间神经分布的整个区域的疼痛(牵涉痛)。水痘-带状疱疹病毒引起的带状疱疹,有时在典型疱疹出现之前出现疼痛,疼痛也会与呼吸相关。

评估与治疗

患者描述的胸痛特点有助医生确定病因。胸部 X 线常能揭示胸痛原因,尤其是呼吸系统疾病所致的疼痛。如果怀疑比较严重的情况如心脏或大血管疾病,应当进行如心电图或血液检验等有助诊断的检查。治疗主要针对原发病进行,药物可以缓解疼痛直到原发病被控制。

哮鸣

哮鸣是呼吸时由于气道部分阻塞所产生的一种哨笛样音乐音。

气道阻塞可产生哮鸣。这种阻塞可以是气道广泛狭窄(如哮喘、慢性阻塞性肺疾病及某些严重的过敏反应),也可以是局部的气道狭窄(如肿瘤)或者外源性异物气道内镔入。反复发作的哮鸣最常见的原因是哮喘。尽管很多哮喘患者从未出现过哮鸣。肺炎或支气管炎等感染常可引起哮鸣,儿童支气管炎常有哮鸣。

医生常于病人呼吸时用听诊器确定哮鸣的存在。大的哮鸣有时不用听诊器即可闻及。小的哮鸣音需要患者用力呼气时医生仔细听诊。吸烟者某一部位出现持续的局限性哮鸣音可能由肺癌导致。如病人为首次突然出现哮鸣,胸部 X 线可能有助诊断。对持续或反复发作哮鸣者,肺功能检查有助于评价气道狭窄程度及评价治疗反应。如怀疑异物掉入气道,医生可插入一根弯曲可视管(气管镜)进入气道内进行观察和取出异物。

支气管扩张剂(如吸入沙丁胺醇)可缓解哮鸣。如果急性哮鸣发作系由哮喘或慢性阻塞性疾病所致,口服 1 或 2 周的皮质激素常可缓解症状。

喘鸣

喘鸣是吸气时由于咽、喉和气管部分阻塞所产生一种喘息样声音。

通常喘鸣的声音粗大,在离病人有一定的距离时即可听到。这种声音是气体通过狭窄的上气道形成涡流产生的。在儿童,可因义膜性喉炎、异物吸入、或者比较少见地由会厌炎症所致。在成人,其原因可能是上气道肿瘤、脓肿、肿胀(水肿)或声带功能失常所致。

在休息时都能引起呼吸困难的喘鸣需要急诊治疗。对这类患者,可经口腔或鼻孔插入导管(气管插管)或在气管上切一小口(气管切开)使空气通过阻塞部分进入气道而避免窒息。气管插管时医生可直接观察上气道了解病因。如未行气管插管,可通过插入可弯曲可视导管对鼻、咽喉及上气道进行观察(鼻咽喉镜)。

咯血

咯血是指经呼吸道咳出血液。

虽然咯血令患者害怕,但大数的病因并不十分严重。

病因

感染是常见的原因。有时,鼻部出血流入气道可转而出现咯血。不明原因或者痰中大量咯血常需医生进一步评估。

肿瘤,尤指肺癌占咯血原因的 20% 以上。由血凝块所致的肺动脉阻塞(肺栓塞)所产生的肺组织坏死(肺梗死)也可导致咯血。

其他原因包括肺静脉高压所致的咯血,如心衰和二尖瓣狭窄。其他肺循环问题也可引起咯血,如动静脉畸形或肺血管炎。

评估

如咯血严重、持续或病因不清,诊断性评估是必需的。对 40 岁以上的吸烟人群(以及年轻但青少年即开始吸烟的烟民),即使是痰中带血丝,医生也应该注意检查除外肺癌。通常首先进行胸部 X 线检查。一种弯曲可视导管(气管镜)用以确定出血点。放射性核素扫描(肺灌注扫描)或其他成像技术可提示肺栓塞。尽管做了各项检查,仍有 30% ~ 40% 的咯血找不到病因。然而,当咯血严重时,往往可发现病因。

治疗

出血可形成血凝块而阻塞气道并造成进一步的呼吸道问题,因此,咳嗽对于保持呼吸道清洁是非常重要的,不应该用止咳药来进行止咳。

轻微咳血常可自行停止,或者随引起咯血的原发病的成功治疗而停止(例如心衰或感染)。

如果血凝块较大,阻塞大的气道,医生可通过支气管镜将其清除。

很少有不能自行停止的严重咯血。此时,应经口或鼻插入导管至气管以保持气道开放。如出血来自大血管,医生可行肺动脉栓塞术堵塞出血的血管。术中,医生以 X 线为指引,向病变血管导入一根导管,然后注射化学明胶海绵片段或金属圈以阻断血流,从而控制出血。有时严重、持续的咳血尚需借助气管镜或外科手术。外科手术可切除出血的病变部位。这些高危的手段只在无奈时作为最后的选择。对由凝血功能异常导致的出血,则需输注血浆、凝血因子或血小板。

发绀

发绀是由于血中氧气不足所致的皮肤颜色变青紫的现象。

发绀是由于呈蓝紫色而不是红色的,氧气不足的血液流经皮肤下血管时所致。许多严重的心肺疾病会导致血氧浓度降低,从而引起发绀。血管和心脏结构异常,血液不流经可获得新鲜氧气的肺泡,而直接流回心脏,也可以产生发绀。这种异常的血流叫短路。在短路时,乏氧的静脉血未经肺循环氧合直接回到流回心脏的血管或直接进入左心。乏氧的血液进一步通过心脏泵出至体循环各处,如皮肤和其他组织。

氧脉仪利用电极夹住手指或耳垂测定患者血氧含量。动脉血气分析能直接测定血液中的血氧含量。胸部 X 线检查、血流检查、心和肺功能检查可用以检查血中氧气减少及产生发绀的原因。有时还需做其他检查以协助诊断。

与其他导致血氧水平降低需氧疗的情形一样,氧疗是发绀的首要治疗。很多导致短路的解剖畸形需要外科

治疗或其他方式干预。

杵状指

杵状指是指手指或足趾末端膨大及甲根部角度消失。

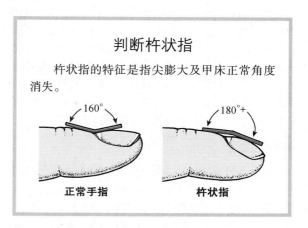

判断杵状指

杵状指的特征是指尖膨大及甲床正常角度消失。

160° 正常手指
180°+ 杵状指

当甲床下软组织数量增多时会发生杵状指,但其数量增多的原因还不十分清楚,可能与刺激血管生长的蛋白水平有关。杵状指见于某些肺部疾病(肺癌、肺脓肿、支气管扩张),但其他肺部疾病(肺炎、哮喘、慢性阻塞性肺疾病)难见此征。一些先天性心脏病和肝病也可见到该征。尚有一些杵状指系遗传而来,并不表示有任何疾病。杵状指本身并不需要治疗。

诊   断

医生可以依据患者的病史和体格检查来诊断患者是否患有肺或呼吸道疾病。诊断性操作可用来确定诊断,判断病情程度和严重性,指导诊疗计划的确定。

病史和体格检查

医生首先会询问病人症状,胸疼、气短(呼吸困难)是休息时,还是劳累时发作? 咳嗽、咳出血液(咯血)、哮鸣和呼吸时啼叫音(喘鸣)等提示肺部或气道疾病。另外,更普遍的症状,如发热、乏力、疲惫、不适,也提示可能存在肺或气道疾病。

接下来,医生会询问病人既往的感染史,以往是否接触过化学物,用药史,烟酒史,生活和工作环境,旅游史和娱乐活动史。还会询问病人家庭其他成员是否有肺或气道疾病以及其他能影响到呼吸道的疾病(如凝血障碍和全身炎症性疾病)。一些看上去与呼吸系统没有相关性的症状,有时医生也会询问。

进行体格检查时,医生应该记录病人的体重和全身表现。患者的情绪表情和一般状态,这些也可以受到肺或气道疾病的影响,也应给予注意。医生可以让患者步

行或爬楼梯,以观察病人哪种活动导致呼吸困难。

评估皮肤的颜色也很重要,因为皮肤苍白可以提示贫血或供血不足,而皮肤蓝紫色(发绀)提示血中氧气不足。应检查手指是否有杵状指。

医生应观察胸部运动以判断呼吸频率和呼吸动度是否正常。通过听诊器,医生能听到呼吸音,可判断气流是否正常或者有阻塞,以及肺是否含有液体。通过叩胸部(叩诊)能判断肺是否充气或塌陷,或者包绕肺的胸膜腔出现积液。除了胸部体检,还需要作全面的体格检查,因为许多胸部疾病影响机体其他部分,而其他和肺无关的疾病首发症状可表现为肺部症状,如呼吸困难可能为心脏和肾脏异常。而肺炎可能反映免疫系统异常。

肺功能检查

肺功能检查的测试,可衡量肺容纳气体,吸入和排出气体以及氧气和二氧化碳交换的能力。这些检查在判断肺疾病的类型和严重程度的作用胜过通过其确定引起疾病的原因。然而,肺功能检查可用来诊断一些特定疾病,如哮喘等。

肺容积和流量速率测定:肺部疾病的评估通常涉及肺能容纳多少气体及能以多快的速度呼出气体。检查通过肺量计来完成,计量器包含口含器及其与记录设施相连的导管。测试者嘴唇应含紧口器、戴好鼻夹以确保所有气体经口吸入或呼出。被检测者做深吸气,然后尽可能以最大速度经导管呼气。呼气或吸气的容积和每次呼吸所用时间都被记录和分析。通常,要求患者使用扩张肺内气道的药物(支气管扩张剂)后进行重复测量。

手持峰值流量仪是用来测量气体呼出速度的简易装置。在深吸气后,被检查者向装置内尽量地呼气。

肺容积测定反映肺组织和肋弓的硬度和弹度,以及呼吸肌的肌力。肺纤维化时肺异常变硬、而脊柱弯曲(脊柱侧凸)时胸壁异常变硬。如重症肌无力和格林巴利综合征等各种神经肌肉疾病可引起膈肌及呼吸肌无力。

流量速率的测定能反映气道狭窄或阻塞的程度。在患有阻塞性疾病时该值会出现异常,如慢性阻塞性肺疾病和哮喘。

流量容积检查:大多数肺量计在深呼吸时能持续显示肺容积和流量速率。这些容积测定值对于判断声带(喉)和气管的部分阻塞特别有用。

肌力估计:呼吸肌肌力可以通过让被检查者对着压力计用力吸入和呼出气体来测量。肌力变弱的疾病如肌萎缩和脊髓侧索硬化性肌萎缩(ALS,或称 Lou Gehrig 病),使呼吸变得费力,造成吸气和呼气时的驱动降低。

弥散能力的测定:弥散量测定可估计出氧气从肺泡弥散到血流中的效率。由于氧气的弥散量难以直接测定,可让病人吸入少量一氧化碳,屏住呼吸 10 秒,然后将气体呼出到一氧化碳测量仪中。

如果检查显示一氧化碳没有很好地被吸收,那么氧气在肺泡和血流之间的交换也不正常。弥散障碍常见于肺纤维化、影响肺血管的疾病以及一些慢性阻塞性肺疾病患者。

最大自主通气量(MVV):其可衡量人的最大呼吸能力。检查时患者取坐位,按指令在预设时间内通过肺量计尽可能快尽可能深地呼吸,预设时间通常为 15～30 秒,测量期间的通气容量。检查取决于受试者配合能力,但在一些情况下是有用的。

睡眠监测

通常呼吸是自动进行的,并由大脑中枢根据血中氧气和二氧化碳水平进行调控。然而一些人,呼吸可能停止较长的一段时间,特别是在睡眠时,这种情况称为睡眠呼吸暂停。检查睡眠呼吸暂停的方法包括监测脑电波活动(通过脑电图,即 EEG 进行)、血中氧气浓度(使用脉搏血氧测定仪,利用电极夹在手指或耳垂上进行测定)、呼吸时气体的流动(将测量装置放于一侧鼻孔中)以及胸壁的动度。所有这些检查作为组成部分联合起来称为多导联睡眠监护图。由于多导联睡眠监护并非随时易得,也可用其他检查了解睡眠时有无呼吸暂停。

动脉血气分析

动脉血气分析用来测量动脉血中氧气和二氧化碳的水平以及血液的酸度(PH)。动脉采血时需要技巧,可能会造成病人数分钟时间的不舒服。通常标本取自腕部动脉(桡动脉)。氧气和二氧化碳以及酸度水平是衡量肺

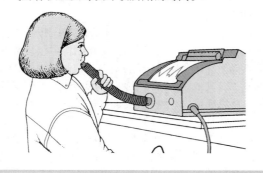

使用肺量计

肺量计由口含管、导管和记录仪组成。在使用肺量计时,患者深吸气,然后尽可能以最大速度经导管用力呼气。记录仪可测量吸气或呼气的容积以及每次呼吸所用的时间。

功能的重要指标,因为它们反映出肺摄取氧气入血和从血中排出二氧化碳功能的状况。

氧浓度能通过放置在手指或耳垂上的电极进行检测,该方法称为脉氧测定法。当医生认为需要测定二氧化碳和血液酸度时(当病人的病情危重时),则需进行动脉血气分析。

胸部影像检查

胸部 X 线检查:常规需要拍摄胸部后前位 X 线片,有时也需要侧位片。胸 X 线片能显示心脏和大血管的轮廓,且常能揭示出胸部、邻近组织、胸壁包括肋骨在内的严重病变。例如,胸片能清楚地显示肺炎、肺部肿瘤、慢性阻塞性肺部疾病、肺塌陷(肺不张)和胸腔内积气(气胸)或积液(胸腔积液)。虽然胸片常不能提供足够的信息来判断疾病的确切病因,但他们能帮助医生是否进一步安排有助于诊断的其他检查。

胸部计算机断层(CT):比胸片能提供更多的细节。通过 CT,一系列的 X 线图像通过电脑进行分析,得出多层横断面和纵断面的图像。进行 CT 检查时,可以注射或口服造影剂,能更清楚地反映出胸部的病变。

磁共振成像(MRI):磁共振成像同时能提供特别详细的图像,尤其是疑有胸部血管异常如主动脉瘤时。与 CT 检查不同的是,MRI 检查时不会接受射线辐射。

超声波检查:超声显示的是机体声波反应投射产生的图像。超声通常用来检测胸膜腔(覆盖于肺及胸壁内侧的两层胸膜之间隙)中的液体,还可用于超声引导下胸腔穿刺抽液。

核素扫描:肺部核素扫描常用于肺部血凝块(肺栓塞)的检测及肺癌患者的术前评估。方法是采用微量的短半衰期放射性物质来评价通过肺部的气流和血流的图片。通常检查分两步进行,第一步(肺灌注扫描),将放射性物质注入静脉,以扫描仪采集该物质分布到肺血管中的图像。如灌注扫描异常则进行第二步(肺通气扫描),患者吸入一定量的放射性气体,再以扫描仪采集气体在肺内的分布图像。

肺动脉造影(亦称肺动脉血管造影术):传统的肺血管造影是经肺动脉注射可在胸片上显影的不透射染料,再用传统的 X 线片观察其在肺内的分布。肺血管造影常在怀疑肺栓塞时进行,结合肺灌注扫描,是诊断或排除肺栓塞的最好的检查方法。逐渐地,血管造影术与 CT 技术相结合形成 CT 下肺血管成像术。CT 肺血管造影术损伤更小些,因其只需在外周静脉而不必在肺动脉注射造影剂。

正电子发射 X 线断层摄影术(PET):当怀疑癌症时可采用这种方法。正电子发射 X 线断层摄影术(PET)工作原理依赖于恶性(癌性)和良性组织(非癌性)的不同的代谢率。将标记有用 PET 可视的化合物(示踪剂)的

葡萄糖分子静脉注射,这些分子聚集到高代谢组织(如恶性淋巴结)中,通过 PET 被检测出。良性组织聚集的分子很少,通常是检测不出来的。

胸腔穿刺术

胸腔穿刺术时,异常聚集胸膜腔的液体(胸腔积液)可经针头和注射器被抽出,从而用于化验检查。进行胸腔穿刺的两个主要原因是缓解肺组织受压产生的呼吸困难和收集液体标本用于诊断性检查。

在胸穿过程中,患者采取舒适的坐位,身体向前倾斜,手臂放于支撑体上。消毒背部局部皮肤,进行局麻。接下来医生从肋间隙进针,不能伤到肺,抽出一些液体到注射器中。有时在超音波引导下进行穿刺(以明确在哪儿进针)。将抽取的液体进行化检,检查其化学成分,判断是否存在细菌或癌细胞。

存在大量胸积液,则需以塑料导管进行引流,引流管接一比注射器大的引流袋。如液体需要连续数天引流,可以将更大的导管(胸腔引流管)置入胸腔并持续进行抽吸。

胸腔穿刺术中和术后发生并发症的危险性很低。患者在肺复张触碰及胸壁时会感觉到疼痛或者想要咳嗽。患者也可能会感觉到暂时的头晕,呼吸困难。其他可能的并发症包括肺刺破导致气体进入胸膜腔(气胸)、出血入胸膜腔或胸壁、晕厥、感染、刺破脾脏或肝脏,存在数周至数月的大量胸水,如果抽水过快,可致肺内液体聚集(肺水肿)。操作后应做胸片来判断是否发生了以上并发症。

胸膜或肺穿刺活检术

如胸腔穿刺未能明确胸水的原因,则可进行胸膜活检。第一步,和胸穿一样进行局麻。然后用较大的切割针从胸膜上取下一小块组织标本,送到实验室检查是否有结核或肿瘤改变。胸膜活检诊断结核的准确率大约为 85% ~90%,但诊断肿瘤和其他疾病准确率偏低。

如果需要从肺部肿瘤取出组织标本,则可进行穿刺活检。在进行皮肤局麻后,医生用 CT 作为指导,直接将活检针穿入肿瘤组织,取得细胞或小块组织进行送检。疑有感染时,还可将组织进行培养(将标本放入含有营养培养基的器皿中,进而观察其中的细菌生长的过程)。胸膜和肺组织活检的并发症与胸腔穿刺术相似。

支气管镜检查

支气管镜检查时通过一个可曲性观察管道(支气管镜)直视声带(喉)和气道。支气管镜末端有光源可使医生通过导管观察大气道(支气管)和肺部。

支气管镜可用于探明肺部出血来源。如果怀疑是肺癌,可检查气道并可在可疑部位获取组织。支气管镜可

用于收集导致肺炎而其他方法又不能收集和判断的病原体。支气管镜在获得 AIDS 或其他免疫缺陷疾病患者的肺部标本方面特别有用。当患者烧伤或吸入烟雾时，支气管镜有助于医生评估喉和气道烧伤或烟雾损伤的程度。气管镜能帮助医生处理特殊情况，例如支气管镜可以用来吸出分泌物、血液、脓液或取出异物；可以把药放入肺部特定的部位；可以引导辅助呼吸的气管插管的插入（气管内插管）。

在进行支气管镜检查前患者应禁饮禁食 4 小时，可用镇静剂来缓解紧张，用阿托品以减少术中发生喉痉挛和术中有时会出现的心率减慢的风险。咽喉和鼻腔喷射麻醉药后，将纤维支气管镜通过鼻腔送入气道。

支气管肺泡灌洗是一种操作技术，医生用于收集支气管镜不能看到的来自小气道和肺泡的标本。当气管镜锲入小气道后，医生向内注入盐水（生理盐水）。然后用支气管镜吸出含有细胞或细菌的液体。对收集液进行显微镜检查有助于诊断感染和癌症。液体也可被接种到含有特殊营养基的器皿中并放置一段时间以观察有无细菌生长（细菌培养），这是诊断感染的一种好方法。

经气管镜肺活检是通过支气管镜获得肺组织标本。医生将活检钳通过支气管镜的孔道，进行性穿过小气道到达疑为病灶的部位。医生可通过荧光镜（利用 X 线技术将体内结构成像于屏幕的装置）的引导帮助确定病变部位。荧光镜的使用也可减少刺破肺组织及发生胸膜腔积气（气胸）的风险。虽然经支气管肺活检增加了并发症的危险，但它常能提供更多的诊断性信息，从而避免一些较大的手术。

有时也需要经支气管针吸。在这个过程中，活检针通过支气管镜进入支气管壁。针吸可在直视下穿过大气道壁，也可利用 X 线图像处理器穿过小气道壁。医生可通过气管镜从可疑病灶的淋巴结抽吸细胞作为样本。

在进行支气管镜检查之后，患者需要观察数小时。如果取出了组织，应做胸片来检查是否有并发症如出血、气体漏入胸膜腔（气胸）等。

胸腔镜检查

胸腔镜检查是通过一个可视管道（胸腔镜）对肺表面和胸腔进行直视检查。是活检中获得肺组织标本最常用的方法。胸腔镜还可用来治疗胸腔内液体积聚（胸腔积液）。

患者在术中通常是给予全麻。然后外科医生在胸壁上作三个小切口，将胸腔镜放入胸腔中，这样可以让气体进入，使肺受压塌陷。除了能看到肺表面和胸膜外，医生还可取样做显微镜检和培养，也可通过胸腔镜给药以防止胸水的再聚集。在胸腔镜取出后，置入胸腔引流管以排出术中进入胸腔中的空气，促使塌陷的肺组织复张。

并发症同胸腔穿刺和胸膜穿刺活检。然而，该检查的创伤性更大，会留下小的伤口，且需要住院和全身麻醉。

纵隔镜检查

纵隔镜检查是通过一个可视管道（纵隔镜）对双肺之间的胸部区域（纵隔）进行直视检查。纵隔包括心脏、气管、食管、胸腺和淋巴结。几乎所有的纵隔镜检查都是用以诊断淋巴结增大的原因或在开胸手术前估价肺癌扩散的范围。

纵隔镜检查是在手术室中进行，患者需要全麻。在胸骨切迹上做一个小切口，然后把纵隔镜向下在气管前方插入胸腔，医生即能观察到靠近气管的纵隔所有的组织，如有必要可获取用于诊断检查的标本。其并发症同胸腔穿刺和胸膜穿刺活检。

胸廓切开术

胸廓切开术是一种外科手术，打开胸壁观察胸腔内器官，获得组织标本进行实验检查，还能治疗肺、心、大血管疾病。

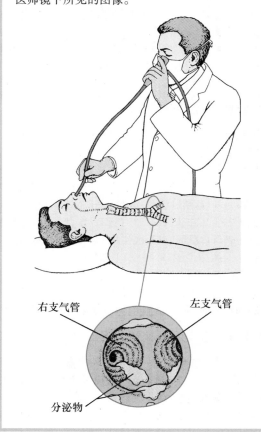

支气管镜检查示意图

为直接观察气道的情况，医师将一个可弯曲管道通过患者鼻腔送入气道中。圆圈图显示医师镜下所见的图像。

右支气管　　　左支气管

分泌物

胸廓切开术是一项较大的手术,不如其他诊断性方式应用得多。胸廓切开术在一些操作如胸廓穿刺术、支气管镜检查、纵隔镜检查不能提供足够的信息时采用。因为通常能直接看到和选取病灶,以及可以取到较大的组织,超过 90% 的人在接受这个手术后能发现肺部的问题。肿瘤组织自肺取出也常采用胸廓切开术。该术容许医生直视和切除所有病变组织。

胸廓切开术需要在手术室中全麻后进行。在胸壁上作一切口,然后取出组织标本以便显微镜下检查。如需从双肺获取标本,常需剖开胸骨。如有需要,可以取出一个肺段、一个肺叶或者整侧肺。

手术后置入胸腔导管,并放置 24 ~ 48 小时,患者通常需要住院数天。并发症包括感染、持续性出血以及气体持续漏入胸腔(气胸)。

抽吸术

抽吸术用以获得气管和大支气管分泌物和细胞。用它取得标本以进行显微镜下检查,或是进行痰培养,以及可用于咳嗽无力者帮助清除气道分泌物。

将一条可弯曲的、洁净的长塑料导管的一端连接到抽吸泵上,另一端通过鼻腔或口腔送入气管。当导管放入适当的位置后,就可以进行间隙性的吸痰,每次持续 2 ~ 5 秒。当患者已有经颈部引入气管的导管(气管切开),或者鼻或口已有引入气管的导管时(气管内插管),吸引管可直接经导管插入气管。有时,经导管向气管内注入盐水可使分泌物和细胞更加容易被吸出。

第 72 节

肺和气道疾病的功能康复

肺的功能恢复是为患有慢性肺疾病患者制定的计划,参与者的主要目标是获得和维持最大的独立性和功能。虽然大多数肺功能恢复计划主要是针对慢性阻塞性肺疾病患者制定的,但其他肺疾病患者也可从中获益。所有年龄组都可获益,包括 70 岁以上者。

肺的功能恢复项目可通过减少气短,增加运动耐受量,促进良好的感觉,减少住院次数等方面来提高患者的生活质量。

这些项目通常是在门诊或患者家中进行。住院康复通常在专门的康复中心进行,主要适用于因严重呼吸系统问题住院治疗后好转的患者。这些患者通常病情不够稳定,不能达到出院的标准,但是不再需要继续在重症监护室治疗。肺康复组通力协作提供复杂的医学服务,是最成功的功能恢复模式,康复组成员包括一位呼吸或物理治疗师,一位护士,一位医生,一位心理医生或社会工作者,以及一位营养师。大多数人大约要花 8 ~ 12 周的时间完成康复计划。但康复计划结束后,患者应当在家中继续履行其在康复计划中掌握的技巧,否则,已经获得的效果也可能消失。

呼吸支持治疗,包括氧气治疗和胸部物理治疗,可以和肺部功能恢复结合起来进行。支持治疗还可用于那些未参加这些项目但患有慢性肺疾病(如囊性纤维化或支气管扩张)或有急性肺部疾患(如肺炎)的患者。

参与和目标制定

组员第一步要做的是确定其短期和长期的目标。例如,一个老年患者期望能乘飞机看望孙子。如果他因为呼吸困难只能步行大约 90 米,但要乘飞机就必须得步行大约 300 米以登机,最初的短期目标就是逐渐小量增加步行距离。组员应该在制定切实可行实际目标的同时鼓励患者。定期(每周一次)评估对确保达到这些目标是非常重要的。

确定限制特定患者康复计划有效性的因素也是非常重要的。这些因素包括资金来源、到达康复中心的交通情况、认知情况以及家庭因素。有关认知问题的一个例子是,当一个肺部疾患病人还患有痴呆时,这样的患者需要专门的方法来增强其理解力。有关家庭因素的一个例子是,当一个参与项目者完全依赖其监护人,而监护人却不能为其家庭成员康复提供帮助时,组员意识到这些问题然后制定方法来帮助患者是非常重要的。

同时也要建立长期的目标,组员要教会患者认识到他们肺部情况的改变,以便他们必要时能迅速与其医生联系。当症状发生变化时,治疗也要进行相应调整。

运 动 训 练

运动训练是肺的功能恢复中最重要的组成部分。它能减少静止状态和不良情况的影响,从而减轻呼吸困难和增加活动能力。然而,体力受限制将会影响所采用的运动训练的类型。在一些需要机械通气的患者中,运动训练有助于他们脱离呼吸机。

下肢的练习是训练的基础。因为在日常生活中的大多数活动都需要步行，许多康复项目把步行（有时在跑步机上进行）当作推荐的训练方式。一些患者更愿意在固定的自行车上进行锻炼。选择一项舒适和满意的训练能增强患者长期参与的意愿。

对那些在日常生活行为如洗头修面中有症状的慢性呼吸系统疾病患者，同时进行手臂的运动训练有好处。因为一部分的肩膀肌肉在呼吸困难时也和在活动手臂时一样会被使用到，手臂部运动会很快增强这些肌肉力量。

心 理 咨 询

因为强烈的情绪会加重呼吸困难，一些患者就会压制自己的情绪，但抑郁和焦虑本身是人在面对生活变化的正常反应。此外，呼吸困难可能会引起焦虑和沮丧并影响性行为。患者可能因此不能处理好压力并让自己得到放松。通过咨询、群体治疗、必要时还可以采用药物治疗，患者就能更好地处理这些心理上的问题。家庭成员参与心里咨询，有时也有助于克服其在护理患病家属时面临的压力。

营养评估和咨询

肺部疾病患者通常需要营养评估和咨询。例如，严重慢性阻塞性肺疾病患者通常体重都会下降。肺的功能恢复项目帮助患者避免体重下降和保持肌力。应教会患者在避免过饱的同时，应保证足够的热量摄入。相反，一些患者由于活动减少而导致体重增加，其呼吸更加困难，此类患者减重可获益。

药物使用和教育

严重肺疾病患者通常需使用多种药物，需准确按使用说明及服用时间表来服用。通过康复项目，患者能了解他们所需的各种药物的服用时间和剂量。教育内容包括肺疾病的性质和药物治疗的作用，包括预期的益处、潜在的不良作用以及正确使用吸入制剂的方法。项目应密切监测其依从性和教导患者及其家属合理使用有关药物的重要性。

氧 气 治 疗

有些慢性肺病仅在急性加重期需要短期的氧气治疗，而氧气水平持续较低的慢性肺疾病则需每日进行氧气治疗。氧气治疗能提高持续性低氧血症的慢性肺疾病患者的生存率。每天吸氧时间越长，则效果越好。每天吸氧 12 小时者生存率高于不吸氧者；持续（24 小时）吸氧者的生存率更高。长期吸氧的其他好处包括减少肺疾病引起的心脏劳损以及缓解呼吸困难。睡眠和活动能力都会得到改善。

一些慢性肺病患者仅在劳累时出现血氧水平会降低，这些患者在劳动过程中，其氧气的利用受限。另一些人在睡眠时氧气含量低，其在夜间氧气的利用受限。

一旦确定了氧含量的临界水平，可随时进行血氧测量以调整吸氧流量。血氧测量法是无痛的检查，使用夹在手指或耳垂的装置来测量血液氧含量。

长期家庭氧疗可采用三种不同的供氧系统：电动制氧机，液态系统和压缩气体。在家中，液体和压缩气体系统需要大容量来储存氧气。小的便携式压缩氧气筒可于外出的短暂几个小时使用。每个不同的装置都有其优点和缺点。

氧气通过双腔的鼻导管持续供给，尽管会浪费大量的氧气。为了增加效果和患者的活动范围，包括储气罐、满足不同需要的装置、经气管导管在内的一些装置，都可以用到。通常，应由呼吸治疗师或内科医生指导患者正确使用氧气。

在家中进行氧疗时，保持容器稳定非常重要（可使用支架）。容器应放置在不挡道的地方以防跌落。当不使用的时候应关紧容器。由于氧气可引起爆炸，所以容器应远离如火柴，加热器或电吹风等易燃物体。当使用氧气的时候，任何人均不能在房间中吸烟。

胸部物理治疗

呼吸治疗师采用不同的方法以帮助肺部疾病的治疗，如体位引流、吸引以及呼吸训练，对于治疗方式的选择取决于患者的基础疾病及其全身情况。

体位引流：进行体位引流时，患者身体倾斜或选择适当的角度以帮助肺部分泌物的排出。同时，将手握成杯形拍打患者胸壁或背部帮助分泌物松动，这个方法称为胸壁拍击法。呼吸治疗师也可使用胸部机械振动器或教会家庭成员使用。

这些方法对痰量多的疾病如囊纤维化，支气管扩张以及肺脓肿患者可间歇采用。还可用于患者不能有效咳嗽时，如老年人、肌肉无力者、外科手术、创伤或重症患者恢复期。

对不能承受所需体位、服用抗凝药物、近期呕血、近期肋骨和脊柱骨折、严重骨质疏松者则不能采用体位引流。当患者不能产生任何分泌物时也不必采用体位引流。

吸引法：呼吸治疗师和护士以及受过吸痰训练的家属成员可采用吸引法以帮助患者排出气道内分泌物。进行吸引时，他们将一根小塑料导管通过鼻腔并延伸几厘米放入气管中，用柔和的真空装置吸出不能被咳出的分泌物。吸引法还可用于气管切开（为方便通气在气管上开口）或将呼吸导管经鼻或口腔插入气管（气管插管）的机械通气患者，以清除气道内分泌物。

呼吸训练：呼吸训练有助于增强呼吸肌的力量，但不能直接改善肺功能。同时，呼吸训练能减少重度吸烟者和其他肺疾病患者手术后并发症发生的可能。这些训练对于久坐而有慢性阻塞性肺疾病者或其他刚刚脱离机械通气的患者特别有帮助。

这些训练通常都会使用到一种称为激励性肺量计的仪器。患者向一根连于一个手持塑料腔室的导管用力呼吸。腔室中有一个球，会随着每次呼吸而起落。理想状态下，病人处于清醒状态，这个方法每个小时要连续进行 5～10 次。这个装置在医院中常规用于术前和术后的病人。然而，由呼吸治疗师和护士指导下的深呼吸训练比用患者自己采用激励性肺量计呼吸训练更为有效。

慢性阻塞性肺疾病的病人在气道狭窄、恐慌或活动时肺出现过度膨胀。对此，缩唇呼吸是一种有效的训练方式，其也可作为基础呼吸功能康复之外的一种附加呼吸练习。教会患者——或通常由患者自己发现——以嘴唇部分关闭的方式呼气（缩唇），就像准备吹口哨一样。这种方法增加气道的阻力，有助于防止气道塌陷。这种训练没有不良作用，有些人不需要指导亦会实施。进行缩唇呼吸时，患者将身体前倾会有好处。采取这种姿势时，患者站立并用手放在桌子或其他物体上支撑着身体。这个姿势能增加膈肌（最重要的呼吸肌）功能和减轻呼吸困难。

第 73 节

急性支气管炎

支气管炎是大气道及气管分支（支气管）的炎症，通常由感染引起，有时也可由吸入气体、烟雾、微粒或空气污染刺激所致。

■ 急性支气管炎常由病毒性感染所致。

■ 感冒后出现咳嗽症状通常提示急性支气管炎。

■ 急性支气管炎的诊断主要依靠症状。

■ 镇咳药或退烧药等治疗常用于缓解症状，直至症状消失。

■ 通常不必使用抗生素。

支气管炎示意图

发生支气管炎时，支气管壁发生炎症和肿胀，黏液分泌增加，导致气体通路变狭窄，常存在细菌和病毒。

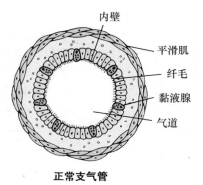

内壁
平滑肌
纤毛
黏液腺
气道

细菌或病毒
黏液增多

正常支气管　　　　**有炎症的支气管**

症状持续 90 天以内通常称为急性支气管炎;症状持续时间更长,有时候达数月或数年时,通常称为慢性支气管炎。当慢性支气管炎出现呼气气流降低时,即认为具有慢性阻塞性肺疾病的特征。本章只讨论急性支气管炎。

病因

急性支气管炎可由感染或刺激因素引起。

感染性支气管炎:好发于冬季,通常是由病毒引起。病毒性支气管炎可由包括流感病毒在内的一系列病毒引起。甚至当感染得到控制之后,刺激引起的症状还可以持续数周。

感染性支气管炎亦可由细菌引起,常继发生于上呼吸道病毒感染。吸烟人群容易罹患急性细菌性支气管炎。肺炎支原体和肺炎衣原体常引起年轻人的感染性支气管炎。偶尔,百日咳杆菌感染可引起急性支气管炎(哮鸣咳嗽)。

吸烟者和慢性肺疾病患者可出现急性支气管炎反复发作。细菌、病毒感染或气体、烟雾、微粒或空气污染刺激,或混合性因素常为急性支气管炎发生的原因。营养不良增加上呼吸道感染和继发急性支气管炎的危险,特别是儿童和老年人。慢性鼻窦感染、支气管扩张及过敏也会增加急性支气管炎反复发作的危险。儿童有扁桃体增大和增殖腺肥大时亦引起支气管炎反复发作。

刺激性支气管炎:刺激性支气管炎(也称为工业性支气管炎或环境性支气管炎)可由接触各种矿物质尘埃或植物尘埃引起。暴露于强酸、氨、某些有机溶剂、氯、硫化氢、二氧化硫以及溴的烟雾中,也会引起刺激性支气管炎。

症状

感染性支气管炎通常以感冒开始:流鼻涕、咽喉痛、疲劳、寒战、背部和肌肉酸痛。特别是流行性感冒时,可能会有轻度发热(37.5～38℃)。咳嗽的发作(开始时常干咳)提示出现急性支气管炎。患病毒性支气管炎时,会咳出少量白色黏液痰。痰液由白色变成绿色或黄色。颜色变化并不意味着合并细菌感染,而仅仅提示和炎症相关的细胞已经移到气道,并使痰的颜色改变。

患有严重支气管炎时,体温可能会升至 37.5～38℃,可持续 3～5 天,但除非支气管炎由感冒引起,一般少有高热。咳嗽是最后才消退的症状,需数周或更长的时间才能治愈。病毒可破坏支气管上皮细胞,机体修复损伤需要时间。气道高反应性常见于急性支气管炎,此时会出现气道的短期狭窄并伴有空气进入肺的功能受损或进入肺的空气数量减少。气流损害可由普通轻微刺激引起,如香水、异味、尾气或吸入冷空气。如果气流损害很严重,患者会产生呼吸困难。哮鸣较为常见,特别是咳嗽后。

并发症:严重并发症,如急性呼吸衰竭或肺炎,常见于有慢性肺疾病如慢性阻塞性肺疾病的患者、高龄或存在免疫防御障碍的患者。

诊断

医生通常根据患者症状作出支气管炎诊断。高热或长时间发热或二者兼具可能提示存在肺炎。医生在体格检查时可能会听到哮鸣。胸部 X 线用以除外肺炎,尤其当医生闻及肺部哮鸣音或湿啰音,或患者出现呼吸困难时。

咽喉部标本提取可用于探测流感。一般仅在医生通过胸部 X 线检查发现肺炎或在此检查过程中时才进行痰检。如果咳嗽持续时间超过两个月,则应照胸片以排除潜在疾病如肺癌。

治疗

止咳药用来抑制干扰睡眠的恼人干咳。然而,伴有大量痰液的咳嗽则应避免使用镇咳药。化痰药能帮助痰液变稀薄,从而易于咳出,但其能提供多大的帮助尚不清楚。成年人可服用阿司匹林、对乙酰氨基酚或布洛芬来解热镇痛,但是小孩只能服用乙酰氨基酚或布洛芬,而不能服用阿司匹林。患急性支气管炎时,特别是发热的病人,应该多饮水。

除非感染由百日咳杆菌引起或既往合并慢性阻塞性肺疾病,急性支气管炎一般不用抗生素。抗生素对病毒性支气管炎没有帮助。相反,如果怀疑支气管炎由流感引起,症状出现 48 小时内给予抗病毒治疗常常有帮助。

对儿童,冷-湿增湿器或雾化吸入器对轻微的气流受限有帮助。对更严重的伴有哮鸣的儿童和成人可吸入支气管扩张剂以扩张气管从而减轻哮鸣。肾上腺皮质激素通常通过定量吸入器给药,有时也用来减轻咳嗽、痰症和气道高反应性,特别是当感染控制后仍存在咳嗽时。

第 74 节

肺　炎

肺炎是肺内的小气囊(肺泡)及其周围组织的感染。

■ 肺炎是全球范围内最常见的死亡原因之一。

■ 肺炎通常是其他严重疾病及慢性疾病患者的终末疾病。

■ 有些类型的肺炎可通过免疫接种预防。

在美国,每年大概有 200 万~300 万肺炎患者,其中有 45 000 人死亡。它是全球第六位常见死因,也是最常见的医院内获得的致死性感染。在发展中国家,肺炎要么是最主要的致死原因,要么是仅次于严重脱水性腹泻的致死原因。

对于医生来说,肺炎发生的场所具有重要价值。肺炎可发生在社区(社区获得性肺炎),医院内(医院获得性肺炎),或者是其他场所,如护理院(护理院获得性肺炎)。发生场所常有助于判断肺炎是何种病原体感染引起。例如,社区获得性肺炎大多由革兰氏阳性细菌肺炎链球菌引起。医院内获得肺炎大多数由金黄色葡萄球菌或革兰氏阴性细菌如肺炎克雷白杆菌或绿脓假单胞菌引起。根据病原体的不同,肺炎的严重程度和治疗方式亦有差异(例如,在家中口服药物或在医院内静脉用药)。

采用疫苗预防某些肺炎

肺炎链球菌疫苗:虽然不是所有的肺炎都可预防,但某些肺炎可通过免疫接种得到预防。例如,肺炎链球菌肺炎,可通过注射肺炎球菌疫苗预防。这种肺炎链球菌还可引起机体其他部位感染(如血液或脑膜感染),肺炎链球菌疫苗对这类严重感染的预防也有效。对于所有年龄大于 65 岁的老年人或有心肺疾病的低于 65 岁的成年人及儿童、免疫力低下、糖尿病患者或脾切除患者等肺炎链球菌肺炎高危人群,推荐接种疫苗。虽然高风险人群推荐在初次接种 5 年后再接种一次,但从疫苗获得的保护常可持续一生。通常在注射部位有暂时的疼痛,但只有 1% 的人接种后会出现发热和肌肉疼痛,极少数人会发生严重的过敏反应。孕妇不能接种该疫苗。

肺炎球菌联合(复合)疫苗:肺炎球菌联(复)合疫苗也能预防包括肺炎在内的肺炎链球菌感染。一般对 2 岁以下儿童注射该疫苗。

B 型流感嗜血杆菌疫苗:B 型流感嗜血杆菌肺炎可通过 B 型流感嗜血杆菌疫苗进行预防。这种疫苗适合所有儿童,以预防肺炎或该病原微生物导致的其他感

染。该疫苗有 2~3 种不同剂量,分别针对 2 个月、4 个月和 6 个月(有时)的婴儿。

流感疫苗:流感病毒引起的肺炎可通过流感疫苗进行预防。推荐护理工作人员,老年人以及慢性疾病如肺气肿、糖尿病、心脏病和肾脏病患者每年接种一次。也有专家建议,如果疫苗充足,所有人均可接种。一般为每年秋季(9~11 月)接种,这样在流感发生的高峰月份(11~3 月)抗体水平会达到最高。每年都可根据预测最可能引起流感的病毒株而使用不同的疫苗。

水痘病毒疫苗:水痘病毒引起的肺炎可通过水痘疫苗而预防。这种病毒引起的肺炎很少见。有两种规格的疫苗,分别针对 12~15 个月及 4~6 岁儿童。除非测试显示先前感染过该病毒并获得自然免疫,6~12 岁未接种过该疫苗的儿童均应该接种。没有测试过的也可接种,因为即使患过水痘,疫苗接种也是安全的。13 岁及以上人群,只有当测试显示没有自然免疫时才可接种,对这些人群,4 周和 8 周时分别给予两种剂量的疫苗。

另一个要考虑的重要因素是肺炎是发生在正常人或有免疫损害的人。应用某些药物(比如口服或静脉使用激素)、获得性免疫缺陷综合征(AIDS)以及一些肿瘤患者免疫系统可受损害。免疫受损者(免疫系统有时被严重的急性或慢性疾病所摧毁,特别是老年人)更容易感染肺炎,包括各种少见病原体导致的肺炎。这类患者对药物的治疗反应通常也不如健康人好。

其他导致一些人易患肺炎的因素包括酗酒、抽烟、糖尿病、心力衰竭以及慢性阻塞性肺疾病。年龄过小或过大者患病率高于平均患病率。

病因

肺炎并非单一原因引起的疾病,而是由不同微生物如细菌、病毒、真菌或寄生虫等引起。通常肺炎是吸入病原体到肺部而产生,但有时感染是通过血液到达肺部或是邻近组织的感染直接扩散到肺部。手术特别是

腹部手术后,或外伤特别是胸外伤后,因为可使呼吸变浅,损害咳嗽能力及导致痰液潴留,可发生肺炎。虚弱、卧床不起、瘫痪或意识丧失的人患肺炎风险也增加,因咳嗽反射受损或呼吸变浅。有时吸入聚集在口腔中的病原菌同时伴痰液清除不净,或阻塞(比如肺内某处气道被肿瘤阻塞)导致阻塞远端细菌聚集,均可发生肺炎。前一种情况称为吸入性肺炎,后者称为阻塞性肺炎。

症状

肺炎最常见的症状是咳嗽、咯痰。其他常见症状包括胸痛、寒战、发热和呼吸困难。这些症状取决于疾病的范围、程度和导致该病的病原体。

幼儿和老人症状差异较大。可能没有发热。胸痛也可能没有,或者因为无法主诉有胸痛。有时可能仅有的症状是呼吸加快或突然拒食。老人可表现为突然出现意识混乱。

并发症:严重的肺炎可影响氧气进入血液,导致病人感觉呼吸困难。低氧血症可威胁生命。

一些肺炎可致肺脓疡,或者脓液聚集在肺周围导致脓胸。

诊断

医生或护士可以通过听诊器进行听诊来检查。肺炎的听诊音具有特征性;这些异常的听诊音由气道狭窄或肺部正常时充满空气的部分被炎症细胞和液体填充(这一过程称为实变)所引起。多数情况下,肺炎的诊断可以通过胸片来确诊的。

对重到需要住院的患者,医生通常经痰、血和尿等标本培养以确定肺炎病原菌。他们通常通过给病人雾化治疗让病人深咳(诱导痰液产生)、或向气管内插入气管镜以取得痰液标本。诱导咳嗽取得的痰标本,尤其是气管镜获得的痰标本,与咳出的痰相比,较少含有唾液,能更好的帮助医生确定导致肺炎的病原体。重症肺炎患者、免疫系统不正常者或治疗反应不好者,病原体确定尤为重要。然而,尽管做了这些检查,大多数肺炎病人依然不能查出准确的病原体。

何谓军团菌肺炎?

军团菌肺炎由军团菌引起。军团病由肺炎军团菌和其他军团菌引起。大约有1%~8%的肺炎和4%的致死性的医院获得性肺炎是由这种病原菌引起的。军团菌正常生活在水中,当病原体通过空调系统和供水系统如淋浴播散,可在宾馆和医院中引起疾病暴发。人与人之间直接接触传播的方式还没得到确定。

虽然,军团菌肺炎可见于各年龄段人群,但中老年患者多见。吸烟、皮质激素应用、合并慢性肾功能不全或器官移植者为高危人群。军团菌肺炎可致命。

最早症状出现在感染后的2~10天,包括疲乏、发热、头痛及肌肉疼痛。开始时干咳,以后会有咯痰。严重感染者还会出现极度呼吸困难,以及腹泻或精神障碍。

可以进行痰液、血液、小便标本的实验室检查来确定诊断。因为军团菌感染的患者会产生抗病的抗体,血液检查就会发现这些抗体的浓度增加。然而,通常在疾病完成其整个过程后即从发病到痊愈,才能查到抗体。

氟喹诺酮、红霉素或阿奇霉素等抗生素用于治疗本病。20%的军团菌肺炎患者死亡。院内感染或有免疫损害者感染此病后死亡率更高。

预防

预防肺炎最有效的方法是戒烟。疫苗可对部分肺炎链球菌肺炎及几乎100%的流感嗜血杆菌肺炎提供保护。对流感病毒所致肺炎的保护取决于疫苗与当年流行菌株的吻合程度预防效果都很好。在过去10年中,9成水痘病毒引起的肺炎也可通过疫苗提供保护。

深呼吸锻炼和清除分泌物的治疗,有助于预防高危人群如行胸部或腹部手术以及身体虚弱者感染肺炎。

治疗

肺炎患者也需要清除分泌物,进行深呼吸锻炼同样有好处。如果肺炎患者有呼吸困难或者血氧含量低,应给予氧疗。虽然休息对肺炎的治疗非常重要,但也应鼓励患者要经常活动如起床坐在椅子上。

通常在疑为细菌性肺炎时即开始抗生素治疗,甚至在病原菌确定前就应使用。及时使用抗生素可以减轻肺炎的严重性和降低发生并发症的机会,其中有些并发症可以致死。

选择抗生素时,医生要考虑到最可能引起疾病的细菌。在确定致病菌和其对不同抗生素的敏感性后,可以换药。通常,当肺炎患者不是非常虚弱的时候可以在家服用口服抗生素。老年患者、婴幼儿和有呼吸困难以及先前存在心肺疾病的患者,一般需要住院,且宜静脉给予抗生素,数天后可以将静脉用抗生素换为口服用药。这些患者还有可能会需要吸氧、静脉补液以及机械通气。

抗生素对病毒性肺炎不是很有帮助。但是,对容易继发细菌感染的病毒性肺炎,如婴儿呼吸道合胞病毒感染和流感病毒感染,至少对那些肺炎易感者,要使用抗生素。

社区获得性肺炎

社区获得性肺炎发生于与医疗机构或场所没有接触的人群。

- 许多细菌、病毒和真菌可致肺炎。
- 肺炎最常见的症状为伴痰咳嗽,但胸痛、寒战、发热和呼吸困难也很常见。
- 医生可通过肺部听诊和阅读胸部 X 线片诊断社区获得性肺炎。
- 抗生素、抗病毒药或抗真菌药物的选择取决于医生怀疑导致肺炎的病原体的种类。

病因

包括细菌、病毒、真菌和寄生虫在内的很多病原体均可引起社区获得性肺炎。致病病原体随年龄或其他因素变化,比如有无合并其他疾病等。术语社区获得性肺炎通常特指由某种常见细菌或病毒所致的肺炎。

细菌性:肺炎链球菌、流感嗜血杆菌、肺炎衣原体、肺炎支原体是导致肺炎的常见病原菌。

肺炎衣原体占社区获得性肺炎小部分,却是引起 5～35 岁人群患肺炎第二位的病原菌。特别容易在特定的群体如学生、军人及家庭中流行。所致肺炎一般不严重,较少需要住院。鹦鹉热衣原体肺炎少见,可发生于养鸟或与其有接触的人。

病毒性:常见病毒包括呼吸道合胞病毒(RSV)、腺病毒、流感病毒、肺炎转换病毒及副流感病毒。导致水痘的水痘病毒也可引起肺部感染。汉坦病毒和急性成人呼吸窘迫综合征(SARS)也是肺部感染类型。初始为病毒性肺炎也可继发细菌感染。

真菌性:常见真菌包括荚膜组织胞浆菌(组织胞浆菌)和粗球孢子菌(球孢子菌病)。次常见的真菌包括皮炎芽生菌(皮炎芽生菌病)和副球孢子菌(副球孢子菌病)。金罗维氏肺孢子虫是 HIV 感染者或免疫抑制者肺炎的常见病原菌。

寄生虫性:发达国家肺部寄生虫感染包括犬弓蛔虫、品他病、内脏幼虫移行症、犬恶丝虫(恶丝虫病)、卫氏并殖吸虫(并殖虫病)。

鹦鹉病:一种不常见的肺炎类型

鹦鹉病(鹦鹉热)是一种由鹦鹉热衣原体引起的罕见的肺炎,这种细菌主要是在鸟类如鹦鹉和相思鸟中发现。也可见于其他鸟类如鸽子,雀类,小鸡和火鸡。通常,人群由于吸入患病鸟类的羽毛灰尘或者排泄物而被感染。病原体还可通过受感染鸟类的叮咬而传染以及少数情况下通过咳嗽产生的微粒在人群之间传播。鹦鹉病主要是在宠物店或家禽农场工作的人群的一种职业病。

在感染后 1～3 周,患者出现发热,寒战,疲乏以及食欲减退,可出现咳嗽,最初是干咳,但后来可咯绿色痰液,发热持续2～3周后缓慢下降。根据患者的年龄和肺组织累及的范围,病情可轻微或严重。血液抗体检测是确诊该病最可靠的方法。

鸟类饲养员和主人可通过避免接触病鸟的羽毛灰尘和鸟笼而保护他们自己。进口商可用四环素对易感鸟类进行 45 天的治疗,这样一般都可除掉病原体。鹦鹉病可口服至少 10 天的四环素进行治疗。康复可能会需要很长时间,特别是对于严重病例。严重而未经治疗者,其死亡率可达到 30%。

症状

症状包括虚弱(不适)、咳嗽、气短、胸痛。较大儿童或成人咳嗽常伴咳痰,但婴幼儿、老人常为干咳。呼吸困难一般较温和且在劳累用力时出现。典型的胸痛随呼吸或咳嗽而加重。有时会出现上腹痛。

症状差异与年龄有关。激惹和多动常见于婴幼儿肺炎,而老年人则表现为意识清稀水平下降或意识混乱。这类病人常无法主诉有无胸痛和呼吸困难。发热是常见症状,但老年人可不发热。

诊断

无论怀疑何种类型肺炎,医生都会用听诊器对患者胸部进行听诊。胸部 X 线胸片也常用以证实肺炎。医生一般不需要再作其他检查以明确感染病原体。但如果医生想要明确病原体,常从痰、血或尿中获得标本进行培养。但即使做了很多检查,能确证病原体的也不到一半。

有时患者的症状提示可能的病原体。例如,鸟类爱好者可患鹦鹉热。某些高危因素和症状可能提示军团菌肺炎。有典型感冒症状的病人,流感病毒可能是肺炎病原体。对皮肤有特征性水痘红疹的肺炎,水痘病毒可能是肺炎病原体。然而,流感病毒或水痘病毒等病毒导致肺炎后亦可合并细菌感染。

预防

戒烟是预防肺炎的最好方法。有些肺炎可通过疫苗来预防。奥塞米韦或扎那米韦可用于家有感冒患者的其他家庭成员的感冒预防。对没有行疫苗注射的心或肺部疾病患者也可给予奥塞米韦或扎那米韦进行预防,因为这类患者一旦感冒便有高风险患严重肺炎。

治疗

医生根据很多因素来确定患者是应该在家中治疗或是由于其高并发症风险应该住院治疗。这些因素包括:

- 年龄
- 是否合并如肿瘤、肝、心或肺部疾病等其他疾病

- 体格检查或检验中是否有令人担忧的发现
- 病人生活能否自理或需人帮助

应尽快给予抗菌药。应补充液体或使用药物以缓解发热和疼痛。如需要进行氧疗。

如何治疗社区获得性肺炎?

严重度	可选择药物	备注
无高危因素健康人轻度肺炎*	阿奇霉素 克拉霉素 多西环素	口服给药 家中治疗
有高危因素的轻度肺炎*	阿莫西林 阿莫西林-克拉维酸 阿奇霉素 头孢泊肟 头孢呋辛 克拉霉素 多西环素 诺氧氟沙星 莫西沙星	常口服给药 常联合用药 家中治疗
中度肺炎或生活不能自理者	阿奇霉素 头孢呋辛 头孢曲松 诺氧氟沙星 莫西沙星	常住院静脉给药 常联合用药
伴许多高危因素的重度肺炎*	治疗中度肺炎的某些药物 氨曲南 头孢吡肟 环丙沙星 庆大霉素 亚胺培南 美罗培南 哌拉西林-他唑巴坦	常在 ICU 静脉给药 常联合用药

* 高危因素包括心脏疾病、肿瘤、醉酒、年龄超 65 岁、近期抗生素使用、免疫系统受损（如患艾滋病、器官移植、免疫抑制剂使用）

由于确定病原体的困难性,医生常依据最可能导致肺炎的病原体及疾病严重程度选择抗菌药。

通过抗菌治疗,大多数细菌性肺炎可获改善。如未改善,医生应寻找其他少见病原菌、现用抗菌素有无细菌耐药、有无二重感染或有无罹患其他延缓病程的其他疾病(如免疫系统损伤或肺部异常)。

奥塞米韦或扎那米韦可用于治疗流感病毒性肺炎。阿昔洛韦可用于治疗水痘病毒肺炎。如病毒性肺炎非常严重或治疗几天后无改善,医生可给予抗菌药以防肺部同时合并细菌感染。

医生对 35 岁以上肺炎通常治疗 6 周后行胸部 X 线随访检查以确保感染已被治愈。

预后

大多数社区获得性肺炎可完全康复。但有些肺炎可能致命,尤其婴幼儿和老人。可能因为生病前健康状况已经较差。军团菌肺炎患者死亡率较高。

医院或医疗机构获得性肺炎

医院获得性肺炎 指住院 2 日或以上发生的肺炎。医疗机构获得性肺炎指护理院居住者或与医疗场所如血透中心有接触的人群所发生的肺炎。

- 许多细菌、病毒和真菌可引起住院者肺炎或与医疗机构有接触者肺炎
- 最常见症状为咳嗽伴咳痰,但胸痛、寒战、发热和呼吸困难也很常见
- 通常通过使用听诊器进行肺部听诊和胸部 X 线检查明确诊断
- 依据最可能引起肺炎的病原体使用抗生素、抗病毒药物或抗真菌

医院获得性肺炎病情更重的一个原因是感染病原体毒力更强和治疗困难。此外,住院者和护理院居住者即使未患肺炎也比社区人群体质虚弱,抵抗感染能力更低。

病因

住院及病情严重患者,尤其需要机械通气辅助呼吸的患者,是医院获得性肺炎的高危人群。其他高危因素包括此前抗生素应用和合并其他疾病如心脏、肺、肝脏或肾功能不全。70 岁以上高龄、腹部或胸部手术后、质子泵抑制剂应用或这些因素的联合存在都是医院获得性肺炎的高危因素。

虚弱人群,如护理院居住者,也是高危因素。

对正常人通常不引起肺炎的病原体可引起住院患者及虚弱者患肺炎。这类病人免疫系统甚至连轻微的感染也无力抵抗。感染病原体取决于当时院内最流行的病原体,有时甚至取决于该患者同时患有的其他疾病。

相比社区获得性肺炎,医院获得性肺炎常由金黄色葡萄菌或革兰氏阴性菌如克雷伯杆菌或铜绿假单胞菌引起。有时由军团菌或耐甲氧西林金黄色葡萄球菌(MRSA)引起。

症状

症状总体同社区获得性肺炎:全身虚弱感(不适)、咳嗽、呼吸困难和胸痛。重症患者,尤其机械通气患者,可有发热、心率及呼吸频率增快症状。

医疗机构获得性肺炎较其他环境获得性肺炎使医生更难区分。例如,因医疗机构获得性肺炎的许多人,因高龄、插管行机械支持通气、痴呆等原因,无法阐述如胸痛、呼吸困难和虚弱等症状。

您知道吗……

医院或其他机构获得性肺炎远比社区获得性肺炎严重。

诊断

根据患者症状怀疑医院或机构获得性肺炎,进一步经胸部 X 线及血检证实。但这些方法不一定那么准确。对有些病情特别严重的病人,医生也需要证实导致肺炎的病原菌以确定最好的治疗方案。为此,医生可通过气管镜证实肺炎并收集标本以确定病原菌。在此过程中,弯曲可视导管插入气管及肺。收集脓液、分泌物或有时甚至是肺组织进行进一步检查。如果没有分泌物,可以用液体对某一区域肺进行灌洗,回收灌洗液进一步检查(支气管肺泡灌洗)。

治疗

依据可能的病原菌和患者的特定高危因素决定抗生素治疗。因为感染的严重性,护理院人群肺炎常应住院治疗。严重病例应住重症监护病房,有时还需要上呼吸机。治疗包括静脉使用抗生素、给氧和静脉补液。有很多药可供选择,包括:

- 亚胺培南/西司他丁
- 美罗培南
- 氨曲南
- 派拉西林他唑巴坦
- 头孢他定
- 头孢吡肟

这些药单用或与万古霉素连用。如怀疑 MRSA 感染,可使用一种叫利奈唑胺的抗生素。

临终关怀:因为一些护理院居住者病得很重,肺炎可非常严重。为得到强力有效的治疗,医生常让这类患者转入医院治疗。然而,尽管给予治疗,这类肺炎常常致命。而且这些治疗本身有时难以耐受,尤其如需要机械通气治疗时。知道自己快要死去的人可能不愿接受这种积极的治疗措施。患有严重或终末期疾病患者进护理院时就应该与其医生及家庭成员就肺炎的治疗意向进行沟通。

预后

尽管接受很好治疗,大约仍有 25% ~ 50% 的医院获得性肺炎患者死亡。死因是基础疾病还是肺炎本身有时难以区分。

免疫抑制者肺炎

免疫系统减弱者(例如患艾滋病、器官移植或使用某些药物)肺炎的病原体与健康人群肺炎有很大不同。
- 免疫系统减弱人群常患耶尔森氏肺囊虫肺炎

- 可出现呼吸困难、干咳、常有发热
- 胸部 X 线诊断价值不如显微镜下痰标本检查
- 增效联磺常用以治疗这种肺炎

耶尔森氏肺囊虫系一种无害定植于健康人群肺组织中的常见真菌。只有当患肿瘤、使用改变免疫系统的药物或患艾滋病致机体免疫系统减弱时,它才可引起肺炎。其中,改变免疫系统的药物包括皮质激素、化疗药和治疗自身免疫性疾病的药物。通常,耶尔森氏囊虫肺炎的出现是人类免疫缺陷病毒(HIV)感染者进一步发展为成人免疫缺陷综合征(AIDS)的第一个指征。

聚焦老龄化

老年人比年轻人更常发生肺炎,而且也更严重。许多老年人,感染常不止局限在肺。

老人抗感染能力降低。清除气道病原微生物的机制不如年轻人有效。虚弱可致咳嗽乏力。衰老使免疫系统功能降低。有下列情况的老年人为肺炎高危人群:

- 吸烟导致肺损伤或慢性阻塞性肺疾病患者(吸烟刺激气道内层使正常的气道清除及清洁功能瘫痪)
- 肺刚受到着凉或尤其是感冒等轻微感染的刺激
- 咳嗽反射差或咳嗽反射减弱(如因近期外科手术或事故引起的疼痛)以致不能有效咳嗽
- 抗感染能力减弱,包括营养不良
- 服用皮质激素等药物
- 患心衰或糖尿病等疾病
- 患气道或气道附近肿瘤(阻塞气道致病原微生物在远端肺泡内积聚)
- 瘫痪患者(如脊柱损伤或中风)
- 意识不清(部分原因为其无法咳嗽)

有些引起肺炎的病原微生物感染可通过疫苗进行预防,因此,医生建议 65 岁或以上者接种肺炎链球疫苗。医生还建议老人每年接种一次流感疫苗,因为感冒病毒也可引起肺炎或使肺炎容易发生。

大多数老年肺炎应住院行静脉抗菌药治疗。肺炎可使老人病情迅速加重。老年肺炎口服抗生素效果反应欠佳。

大多数病人会有发热、呼吸困难和干咳。症状常持续数周。由于肺可能无法将足够的氧气运转入血,从而导致有时非常严重的呼吸困难。

X 线可显示无异常改变或与一些病毒感染相似的斑片状感染。诊断是通过显微镜下检查痰及分泌物标本,而获得标本可以是咳出的痰、诱导的痰(雾化吸入以刺激咳嗽)以及气管镜(通过一种可曲性管道插入气管收集标本)下收集的分泌物。

复合型抗生素如复方新诺明可用来预防危险人群的肺囊虫炎。其不良作用以 AIDS 患者特别常见,包括皮疹,抗感染性白细胞减少及发热。替代预防药物有氨苯砜,阿托伐醌和戊烷脒(可用气雾剂直接吸入到肺)。

治疗肺囊虫肺炎的药物有复方新诺明,氨苯砜,可联合甲氧嘧啶,克林霉素和伯氨喹,阿托伐醌,或静脉用戊烷脒。当血氧分压下降到某一水平以下时,应给予肾上腺皮质激素。

即使进行治疗,其总体病死率仍为 15% ~ 50%。

吸入性肺炎

吸入性肺炎是指吸入口腔分泌物、胃内容物或两者共同吸入导致的肺部感染。化学性肺炎是指毒性物质吸入对肺的刺激性反应。

- 症状包括咳嗽、呼吸困难
- 医生主要依据患者症状和胸部 X 线做出诊断
- 治疗和预后随误吸物不同而不同

吸入性肺炎:口腔内的微小颗粒经常落入或吸入气道(误吸),但通常在它们到达肺部引起炎症或感染之前即被正常防御机制(如咳嗽)清除掉。如果这些颗粒未能清除(因防御机制受损或误吸物过大),它们即可导致吸入性肺炎。老年人、身体虚弱者、吞咽功能障碍者(如中风时)、酒精或药物中毒者、麻醉剂或疾病所致意识不清者,是该类肺炎高危人群。

其症状至少在 1 ~ 2 天后才会开始发生。痰有粪臭味。需要抗生素治疗。许多抗生素可供使用,包括克拉霉素、阿莫西林-克拉维酸、氨苄西林和亚胺培南。如果吸入的是固体物质,应采用支气管镜取出。

化学性肺炎:化学性肺炎发生在患者吸入对肺组织有害的物质时;问题主要是刺激而非感染所致。常常被吸入的有毒物质是胃酸,当患者吸入呕吐物的时候就可能发生化学性肺炎。癫痫、中风、药物或酒精过量等呕吐时,并未完全清醒的患者常易发生呕吐物误吸。缓泻油类(矿物油、蓖麻油、石蜡油)及碳氢化合物(如汽油、煤油和石油产品)误吸也可致化学性肺炎。误吸数分钟或数小时内可突然出现呼吸困难和咳嗽。其他症状包括发热和咳红色泡沫痰。少数不太严重的病例,可在吸入毒性物质后一天或两天出现吸入性肺炎的症状。

如果可得到事件发生的系列信息,化学性肺炎的诊断通常很明显。胸部 X 线检查及动脉血氧含量测定可对诊断提供帮助。如诊断仍不清楚,有时需做气管镜检查。

治疗包括氧疗,如有必要可行机械通气。可行气管抽吸以清除气道分泌物和吸入的食物颗粒,也可通过支气管镜达到这一目的。

因为医生常常很难区别吸入性肺炎和细菌性肺炎,因此常给予抗生素治疗。通常,化学性肺炎患者可很快恢复,也可进展为急性呼吸窘迫综合征,或伴发细菌感染。大约有 30% ~ 50% 的因吸入胃酸导致的严重化学性肺炎致患者死亡。

第 75 节

肺 脓 肿

肺脓肿是由感染所致的被炎性组织包裹的肺内充满脓液的空腔病灶。

- 肺脓肿通常由口腔或咽喉部的正常菌群被吸入到肺部,发生感染所致
- 症状包括疲劳、食欲降低、出汗、发热和伴痰咳嗽
- 诊断通常通过胸部 X 线确定
- 患者常需抗菌治疗数周,脓肿才能消失

病因

肺脓肿通常由口腔或咽喉部的正常菌群被吸入到肺部,发生感染所致。通常,牙龈(牙周)疾病是导致肺脓肿的细菌的来源。机体有多种防御机制(如咳嗽)预防

细菌进入肺部。感染主要发生于这些防御机制受损时,例如,当患者意识丧失或因为服用镇静药物、麻醉、酗酒、吸食毒品或有神经系统疾患而非常困倦不清楚时。免疫系统功能差的患者,肺脓肿可由非口腔或咽喉部典型菌引起,如真菌或分枝杆菌(引起结核的病原菌)。其他引起肺脓肿的病原菌是金黄色葡萄球菌和可致严重感染的耐甲氧西林金黄色葡萄球菌(MRSA)。肺脓肿常发生于既往健康成人或儿童,尤其当其感冒时。

气道阻塞也可引起肺脓肿。如气管分支(支气管)被肿瘤或外源性异物阻塞,肿瘤以下的部位分泌物聚集,细菌可聚集在分泌物中。气道阻塞可阻碍含有细菌的分

泌物像正常时那样通过咳嗽而排出。

偶尔，机体其他感染部位的细菌或被感染的血凝块可通过血液到达肺部（败血症性肺栓塞）而引起肺脓肿。

通常，误吸或气道阻塞所致肺脓肿为单个肺脓肿，如有多个肺脓肿形成，肺脓肿常在一个肺内。但当感染经血液播散到肺时，可形成双肺散在分布的肺脓肿。这种情况常见于使用脏的注射器或其他未经消毒方法的吸毒者。

最终，大多数脓肿破入气道，形成浓痰经咳嗽排除。破裂的脓肿在肺内一个内部充满液体和气体的空洞。空洞没有肺功能，有时需行外科手术切除。有时脓肿破入肺和胸壁之间的腔（胸膜腔），在胸膜腔中出现脓液聚集，这种情况被称为脓胸。偶尔，如果脓肿破坏血管壁，可引起严重出血。

症状

症状常常出现较慢。但有些肺脓肿症状突然出现，这取决于导致脓肿的病因。早期症状与肺炎相似：疲劳、食欲降低、出汗、发热和伴痰咳嗽。痰恶臭（因口腔或咽喉细菌易产生这种恶臭味）或痰中带血。尤其当炎症波及肺外周或胸壁内层（胸膜）时，患者可出现随呼吸加重的胸痛（这种情况被称为胸膜炎）。

很多人上述症状持续数周或数月方去就医。慢性肺脓肿患者除其他症状外，可有显著的体重降低和日间发热及夜间多汗。相反，金黄色葡萄球菌或 MRSA 导致的肺脓肿可于几天内致命，有时甚至是几小时内死亡。

诊断

胸部 X 线检查几乎通常均可发现肺脓肿。但肺脓肿在 X 线上的表现有时和其他情况相似，如肿瘤、结节病、魏格纳氏肉芽肿。有时只有做了胸部 CT 才能发现肺脓肿。痰培养有助于导致肺脓肿的病原微生物的确定，但此检查除了对 MRSA、结核和真菌感染有用外，一般意义不大。

治疗

需行抗菌治疗。绝大多数病例静脉使用抗菌素，待症状改善及发热正常以后改为口服。抗菌治疗需持续进行至症状消失和胸片显示肺脓肿消失。常需数周或数月的抗菌治疗才能获得上述疗效。

如怀疑肺脓肿系肿瘤或异物阻塞气道导致，通常需行气管镜检查。偶尔，可经胸壁置管插入脓肿进行引流，或者直接行外科手术切除感染肺组织。有时可切除一个肺叶或全肺切除。

绝大多数病例可获治愈。虚弱、免疫系统损害、肺癌或巨大肺脓肿患者不容易治疗成功。

哮　喘

哮喘是一种气道狭窄的情形——通常可逆——系对某些刺激的反应。
- 对特定触发因素反应引起的咳嗽、哮鸣和呼吸困难为最常见的症状。
- 医生通过肺功能检查明确哮喘诊断。
- 为预防发作，患者应避免触发哮喘的物质，且应该使用保持气道开放的药物。
- 在哮喘发作期，应使用能快速扩张气道药物。

在美国，哮喘影响到 2 千万人生活，而且哮喘正变得更为常见。虽然其为儿童时期最常见的慢性病之一，成人也可发生哮喘。有 6 万多哮喘患儿，男孩常于青春期前而女孩常于青春期后发病。黑人及波多黎各人甚至在年龄较大时好发本病。虽然哮喘患者数量在增加，但死亡率却在下降。

儿童哮喘增加的原因还不清楚，但可能与疫苗及抗生素的广泛使用及儿童室内时间增多，或者与以上两因素均有关。疫苗和抗生素的使用增加可使血液中一种特殊亚型的白细胞（淋巴细胞）的功能从抗感染转为释放导致过敏的化学物质。此外，儿童花在室内的时间增多以及居住在相比过去更为封闭的房间里，暴露于潜在过敏性物质的机会增多。尚无数据支持上述理论。

哮喘最显著的特征是哮喘的气道狭窄具有可逆性。肺的气道（气管）主要为一肌性管道。气道内层细胞表面有一种叫做受体的超微结构。主要有两种受体：β-肾上腺素能受体及胆碱能受体。这些受体感受到某些特定物质后，刺激其下面的肌肉收缩和舒张从而改变气流。β-肾上腺素能受体对例如肾上腺素等化学物质作出反应，使气管平滑肌舒张，从而扩宽（扩张）气道及增加气流。胆碱能受体对一种被称为乙酰胆碱的化学物质作出反应，使气管平滑肌收缩，因而气流减低。

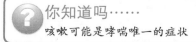
你知道吗……
咳嗽可能是哮喘唯一的症状

气道如何变狭窄的?

哺喘发作期间,支气管平滑肌痉挛使气道变窄。中层因炎症以及更多的黏液分泌而肿胀。在气道的某些片段,黏液形成黏液栓将气道部分或完全阻塞。

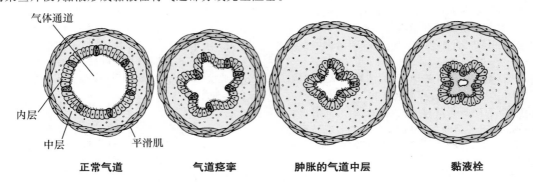

正常气道　　　　气道痉挛　　　　肿胀的气道中层　　　　黏液栓

病因

气道狭窄常常由于胆碱能受体敏感性异常导致气管肌肉本不应该的收缩。气道内某些细胞,尤其是肥大细胞引发了刺激反应。气管内的肥大细胞释放组织胺和白细胞介素类物质,导致平滑肌收缩、黏液分泌增加及某些白细胞向该区域转移。一种被称为嗜酸性粒细胞的白细胞出现在哮喘患者气管内,嗜酸性粒细胞释放其他物质,导致气管狭窄。

哮喘发作时,支气管平滑肌收缩致支气管狭窄,气道内层组织因炎症而肿胀,黏液分泌进入气道。气道内膜表层细胞受损,细胞脱落进一步使气道直径变窄。气道狭窄要求患者用力呼吸以吸入和排除气体。在哮喘,这种狭窄是可逆的,也就是说通过恰当治疗或依赖患者自身,气道痉挛可自行停止,气道重新扩宽,进出肺气流重新恢复正常。

对正常气道没有影响的刺激可导致哮喘患者气道反应性狭窄。这种狭窄可被很多吸入性过敏原触发,如花粉、尘螨微粒、蟑螂身体分泌物、羽毛和动物皮毛微粒。这些过敏原可与气道肥大细胞表面的 IgE 免疫球蛋白(一种抗体)结合从而触发肥大细胞释放导致哮喘的化学物质(这种类型的哮喘叫过敏性哮喘)。虽然食物过敏很少引起哮喘,但有些食物(如带壳鱼类和花生)可导致对其过敏者严重哮喘发作。

抽烟、冷空气和病毒感染也可激发哮喘。此外,哮喘患者运动时可出现气道收缩。情绪压抑和焦虑可触发肥大细胞释放组织胺和白细胞介素及刺激迷走神经(与气管平滑肌相连),从而使支气管收缩变窄。胃食道反流是一种常见的哮喘触发因素。

症状

哮喘发作频率及严重程度可有差异。有些人绝大多数时间没有症状,而仅仅表现为偶尔短暂轻微的发作性气短。其他人绝大多数时候均有咳嗽及哮鸣,并在病毒性感染、运动、暴露于过敏原或包括吸烟在内的刺激因素时有严重的发作。有些人咳嗽可是唯一症状(咳嗽变异性哮喘)。有些人哭泣或大笑可致症状出现。有些哮喘患者可产生一种透明的黏稠的黏液(痰)。哮喘最常发生于清晨药物保护作用消失而肌体不能防止气管收缩时。

哮喘发作可表现为突然出现的哮鸣、咳嗽和呼吸困难。哮鸣尤其在呼气时明显。有时哮喘可表现为缓慢发作,症状逐渐加重。无论哪种类型的哮喘发作,哮喘患者都会首先感觉到呼吸困难、咳嗽或胸紧。哮喘发作可以在几分钟后结束,也可持续数小时或数天。胸部或颈部皮肤瘙痒可以是哮喘的早期症状,尤其是儿童。夜间或运动时干咳可以是哮喘唯一的症状。哮喘症状也可由其他疾病引起。经及时治疗哮喘症状可很快逆转,并在暴露于一个或多个刺激因子暴露后出现典型发作。

哮喘发作时,呼吸困难症状可非常严重,引起患者严重的焦虑感。患者本能性坐起,身体前倾,动用颈部及胸部肌肉帮助呼吸,但仍然挣扎以呼吸到空气,因焦虑和用力而大汗淋漓,脉搏常加快,病人可有胸腔内撞击感。

非常严重的哮喘发作,患者说几个单字就得停下来进行呼吸。但哮鸣可能反而减少,因此时已几乎没有空气进出肺。意识模糊、嗜睡和皮肤青紫(紫绀)是患者氧供受限严重、需要紧急治疗的信号。通常即使是重度哮喘发作,经恰当治疗后症状都能完全恢复。罕见地,患者哮喘迅速发作以至在自我给予有效治疗前即陷入昏迷。这类患者应佩戴医学警报腕带并随身携带便携式电话以备必要时寻求紧急医学帮助。

诊断

医生主要依据患者具有特征性的哮喘症状的汇报从而怀疑哮喘。医生通过肺功能检查证实诊断。检查中,患者在吸入能逆转支气管收缩的 β-肾上腺素能激动剂前和后分别进行肺功能检查。如给药后患者显著变好,则认为存在哮喘。如试验进行时气道未处在收缩期,诊断可通过激发试验作出。试验中,分别在吸入一种可导致气道收缩的化学物质(通常为乙酰胆碱但也可用组胺)前和后进行肺功能检查。所给化学物质浓度一般很低,正常人肺不会有反应,但可引起有哮喘的人气道缩窄。如激发试验显示气道狭窄,则认为存在哮喘。

肺量计是一种简单的肺功能测定方法,可供已知哮喘患者使用。肺量计有助于疾病严重程度评估和治疗效果监测。

呼气流速峰值(呼气的最快速率)可通过小型手持流速峰值计量器测出。这项检查可在家中进行,以监测哮喘的严重程度。通常,峰值流速率在凌晨 4 点~6 点间最低,在下午 4 点时最高。如果这些时间呼气流速峰值变化超过 30%,可考虑存在中~重度哮喘。

判断引发哮喘的原因通常很困难。当怀疑一些可避免的物质(如猫皮屑)刺激哮喘发作的时候,可进行过敏试验。皮肤试验有助于判断能引起哮喘症状的过敏原。但是,皮肤测试出现变态反应并不能说明就是这种被检测的过敏原导致了哮喘。患者还需要被观察是否会在接触该过敏原后出现哮喘发作。如果医生怀疑是一种特定的过敏原,可检测血中针对该过敏原的抗体水平[放射变应原吸附实验(RAST)]来判断过敏程度。

使用肺量计测定踏板跑步或骑固定式自行车运动前后的第一秒用力呼气量,从而可检测运动诱发的哮喘。如果第一秒用力呼气量减少超过 15%,则可考虑患者的哮喘是运动诱发的。

胸片对于哮喘的诊断不是都有帮助的。当医生考虑其他诊断的时候可拍摄胸片。当哮喘患者因严重哮喘需要住院治疗时,亦需要拍摄胸片。

预防与治疗

有一系列的药物可用于预防和治疗哮喘发作。大多数用来预防的药物在使用更大量或不同剂型时亦可用作治疗哮喘发作。一些患者需要同时使用几种药物来预防或治疗其症状。

治疗基于两类平喘药物。第一类是抗炎药,可抑制引起气道狭窄的炎症。第二类是支气管扩张剂,可松弛和扩张气道。抗炎药物包括肾上腺皮质激素(可以吸入,口服或静脉给予),白三烯调节剂以及肥大细胞稳定剂。支气管扩张剂包括 β-肾上腺素能受体激动剂(包括迅速缓解症状药物和长效控制药物)、胆碱能受体拮抗剂和茶碱。

对所有哮喘患者及家庭成员进行如何预防和处理哮喘发作的教育是非常有好处的。正确使用吸入剂是有效治疗哮喘的关键。患者应该知道什么可刺激哮喘发作,什么可防止哮喘发作,怎样正确使用药物以及什么时候应该去医院。许多人使用手持峰流速仪来评估其呼吸情况,判定什么时候需用药物干预,以防止症状极端化。频繁发作的严重哮喘患者应知道怎样可以尽快地获得救治。

许多患者同他们的医生一道制定出书面的治疗计划。这类计划使他们能对治疗进行自我控制,且可减少哮喘患者需急诊治疗的次数。

预防发作

哮喘是一种无法治愈的慢性疾病,但是,常可预防其发作。当引发哮喘发作的因素已确定并进行处理或消除时,常可避免其发作。哮喘患者应该避免吸烟。通常,运动诱发的哮喘可通过预先给予药物而避免。当发作是由灰尘或过敏原引起时,空气过滤器、空调或其他屏障(如床罩,可以减少空气中尘螨微粒)都非常有帮助。变应原引起哮喘发作者,注射过敏原进行脱敏可预防哮喘发作。

一些哮喘患者对阿司匹林或其他非甾体类抗炎药(NSAIDS)敏感。对这类病例,应避免使用这类药物。阻断 β 肾上腺素能激动剂有益作用的药物(称为 β-受体阻滞剂)通常会加重哮喘。

大多数人采用药物进行哮喘预防,包括吸入或口服激素、白三烯调节剂、长效 β 肾上腺素能受体激动剂、氨茶碱、抗组胺药或肥大细胞稳定剂。具体预防方案依哮喘发作频率及触发哮喘的刺激因素因人而异。

治疗发作

对患者和其周围的人来说,哮喘发作都是可怕的。即使是较轻的发作,其症状都可引起焦虑和恐惧。严重哮喘发作是威胁生命的急症,需要紧急、熟练和专业的处理。如果不能充分及时地处理,严重哮喘发作可导致死亡。

哮喘持续状态

哮喘最严重的一种情况叫作哮喘持续状态。此时,肺不再能为机体提供充足的氧供或充分排出二氧化碳。没有氧气,很多器官功能会受影响。二氧化碳累积会导致酸中毒,血液酸中毒几乎可影响所有器官。血压可下降。气道非常狭窄以致气体进出肺变得非常困难。

哮喘持续状态需经鼻或经口建立人工气道(插管)并行机械支持通气以协助呼吸。同时治疗用药需最大剂量给予,纠正酸中毒作为支持治疗。

如何使用计量吸入器

- 开盖前摇晃吸入器
- 做 1~2 秒的呼气动作
- 将吸入器放入口中或距口 1~2 英寸,然后开始像啜热汤样缓慢吸气
- 当吸气开始时,按压吸入器顶部

- 缓慢吸气直至肺被充满(这一过程要花 5~6 秒钟的时间)
- 屏气 4~6 秒
- 呼气,再重复上述过程
- 如上述方法有困难可使用准纳器。

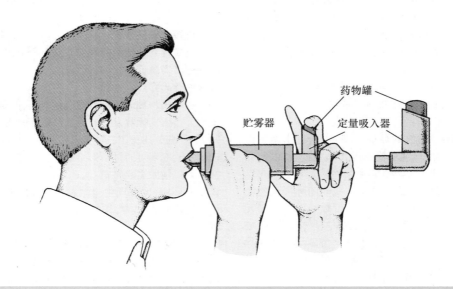

贮雾器　　定量吸入器　　药物罐

哮喘患者通常可不需医疗机构帮助即能自行处理大多数的发作。使用一个吸入器吸入单剂量的短效 β-受体激动剂,吸入新鲜空气(远离烟雾和其他刺激气体),并坐下来休息,一次发作常可在 5~10 分钟内得到控制。如果一次发作在 15 分钟内不能得到控制或变得更为严重,则需要医生提供其他的治疗措施。

因为哮喘严重发作患者的血氧水平普遍较低,医生可使用监测仪置于手指或耳垂。在哮喘发作时应吸氧。然而,在严重发作时,医生尚需监测二氧化碳水平,该检查需抽取动脉血。还可做肺功能检查,通常使用肺量计或峰流速仪。通常,仅在严重哮喘发作时需要拍摄 X 线胸片。极重度哮喘发作时,需要通过口腔和咽喉插入人工气道(气管插管)以及呼吸机辅助通气。

一般来说,对严重哮喘发作,在经口服或静脉给予 β-受体激动剂或肾上腺皮质激素后肺功能无改善或有严重低氧血症或高二氧化碳血症的患者同样需住院治疗。

对脱水患者应静脉补液。如疑有肺部感染时可给予抗生素。然而,大多数感染(少数例外)是由病毒引起的,无针对性治疗措施。

预防或治疗发作的药物

药物可使大多数哮喘患者过上相对正常的生活。大多数治疗哮喘的药物可用于(常为小剂量)预防哮喘。

β-受体激动剂:短效 β-受体激动剂是缓解发作的最佳药物。它们可预防运动诱发的哮喘。这些药物被称作支气管扩张剂,因为它们可刺激 β-肾上腺素能受体而扩张气道,作用在全身所有的 β-肾上腺素能受体的支气管扩张剂,如肾上腺素,引起副作用包括心跳加快、烦乱不安、头痛及肌肉震颤。主要作用于肺内细胞 β2-肾上腺素能受体的支气管扩张剂对其他器官的影响很小,因而不良作用很少。多数 β-受体激动剂,特别是吸入制剂,可在数分钟内起效,但作用仅维持 2~6 小时。

也可采用新型长效 β-受体激动剂,但由于它们起效慢,一般用于预防而不是治疗哮喘发作。一般不主张单用长效 β-受体激动剂,因其可轻微增加死亡风险。因此,医生常将其与吸入肾上腺皮质激素一起使用。

通常 β-肾上腺素受体激动剂通过计量吸入装置吸入。压力促使药物成为含规定剂量药物的微型气雾。吸入法可使药物直接沉淀于气道,因而起效迅速,但有

严重阻塞时药物则不能进入气道。对使用计量吸入器有困难者，可采用贮物器或储存器，这些器具增加被送到肺组织的药物的剂量。不管用哪种吸入装置，正确的操作技巧十分重要，如不能正确使用，则药物就不能到达气道。还可使用干粉药物。对于一些患者来说，使用干粉药物较为容易，部分原因是它对与呼吸的协调运动要求的较少。

β-受体激动剂还可通过使用雾化器直接送入肺内。雾化器通过压缩空气产生持续的药雾，使用时不必与呼吸运动相协调。现在的雾化器比以前的更易携带，有些甚至可插在车上的点烟器上。雾化器和吸入器可向肺内提供相同数量的药物。

β-受体激动剂有口服、片剂或针剂。但口服制剂比吸入剂或针剂起效慢，而且更易出现副作用。副作用包括心律失常，出现心律失常常提示药物逾量。

其他支气管扩张剂可与β-受体激动剂联合使用于哮喘急性发作，如雾化吸入异丙托溴铵。已有异丙托溴铵与沙丁胺醇联合置于计量吸入器可供使用。

哮喘患者如果出现比推荐剂量更多的β-受体激动剂需要量，应尽快寻求医学帮助。一则因为此类药物过量使用非常危险，二则因为这种情况意味着严重的支气管收缩，可致呼吸衰竭和死亡。

甲基黄嘌呤类：氨茶碱，是甲基黄嘌呤类药物中的一种，是另外一种支气管扩张药物。现在该药使用不如过去多。氨茶碱通常口服但也可住院静脉使用。口服有很多制剂，包括短效的片剂和糖浆剂及长效的稳定释放的片剂和胶囊。氨茶碱可用于预防和治疗哮喘。

医生可测定血茶碱浓度并严密监察。药物浓度太低没有治疗效果，太高可致命性心律失常或癫痫大发作。有些人首次使用氨茶碱时可出现神经敏感继而出现头痛。这些副作用随机体对该药物的适应而消失。大剂量可致心动过速、恶心或心悸。也可有失眠、易怒、呕吐和癫痫发作。

具有抗胆碱能效应的药物：如异丙托溴铵等抗胆碱能药物可阻断乙酰胆碱导致的气管平滑肌收缩及支气管黏液分泌。通常吸入此类药物，也可住院静脉给药。这类药物可进一步拓宽（扩张）已用β-受体激动剂患者支气管。但医生主要还是在急诊室将其同β-受体激动剂联用。

白三烯调节剂：如孟鲁司特、扎鲁司特和齐留通等白三烯调节剂也可用于帮助控制哮喘。这些抗炎药可阻断白三烯的作用或合成，而白三烯是机体产生的可引起气管收缩的物质。这类药物常口服，多用于预防而不是治疗。虽然哮喘发作时白三烯水平增高，这类药也可用于哮喘发作的控制，但一般来讲，此类药物更多用于预防而不是治疗哮喘发作。

肥大细胞稳定剂：此类药包括色甘酸钠、奈多罗米，通常吸入给药。肥大细胞稳定剂抑制肥大细胞内炎症物质释放从而使气道不容易狭窄。因此，它们也是抗炎药。它们用于预防而不是治疗哮喘发作。这类药对哮喘患儿及运动性哮喘者有帮助。肥大细胞稳定剂非常安全，即使没有症状也应规律使用。

皮质激素：此类药阻断机体免疫反应，对哮喘症状控制尤其有效。它们是抗炎活性最强的药物，被作为哮喘的重要治疗组成部分已数十年。吸入制剂可预防发作及改善肺功能。严重哮喘发作可大剂量口服给药。哮喘严重发作终止后数天内还需继续给予口服激素。激素有不同的给药方式，通常以吸入制剂为好，因其可直接将药运送至气道，从而减少进入全身的剂量。吸入剂有不同规格，通常一天使用两次。吸药后应漱口以减少口腔真菌感染（鹅口疮）机会。大剂量口服或静脉给药常被用于重度哮喘发作的控制，一般应连用1~2周。仅当没有其他控制哮喘措施时才考虑长期口服激素。

长期应用激素使气道对一系列刺激因素的敏感性降低，从而逐渐减少哮喘发作机会。长期应用激素，尤其大剂量口服激素可致肥胖、骨质疏松、血糖升高以及精神失常（非常罕见）等副作用。

免疫调节剂：Omalizumab实质系一种抗体。主要针对另一种叫IgE的免疫球蛋白。Omalizumab用于呈现严重过敏反应伴血IgE水平增高者。Omalizumab可阻断IgE与肥大细胞的结合从而阻断后者释放导致气道缩窄的炎症物质。它可减少患者口服激素的需求量，并有助缓解症状。该药每两周皮下注射一次。

避免诱发哮喘的常见诱因

最常见的室内过敏原是尘螨、羽毛、蟑螂和动物皮屑。任何减少上述物质暴露机会的措施都可减少哮喘发作次数或严重程度。撤走地毯和夏天使用空调保持房间相对低湿度（最好50%以下）可减少尘螨暴露。特殊枕头或床垫罩子的使用也可减少这种尘螨暴露。有皮毛的动物，最常见的是猫和狗，应送走以减少动物皮毛暴露。

应避免吸入刺激性烟雾如香烟。阿司匹林和其他非甾体类抗炎药可触发有些哮喘患者哮喘发作。柠檬黄是一种存在于某些药物和食物中的黄色染料，也可引起哮喘发作。常添加到食物中的防腐剂亚硫酸盐，也可使敏感人群在吃了某些食物或饮啤酒或红酒后诱发哮喘。

哮喘患者在寒冷季节参加室外活动时，应佩戴滑雪口罩或围巾以遮住口和鼻部，帮助保持吸入空气温暖湿润。

℞ 治疗哮喘的药物

药 物	部分不良反应	注 释
短效 β 受体激动剂		
沙丁胺醇	心率增快,震颤	用于迅速缓解急性哮喘
左旋沙丁胺醇		
斑布特罗		
长效 β 受体激动剂		
福美特罗	心率增快,震颤	用于正在进行的治疗
沙美特罗		不用于急性缓解
		不推荐单独使用(在无其他哮喘治疗药物情况下)
甲基黄嘌呤类		
茶碱	心率增快	可预防和治疗
	震颤	可口服
	胃部不适	但住院常静脉给药
	癫痫(血药浓度过高)	
	严重心律失常(血药浓度过高)	
抗胆碱能药物		
异丙托溴铵	口干	主要在急诊室与 β 受体激动剂联合使用
	心跳加快	
肥大细胞稳定剂		
色甘酸钠	咳嗽或哮鸣	用于预防,如运动性哮喘
奈多罗米		不用于哮喘急性发作治疗
皮质激素(吸入)		
倍氯米松	口腔真菌感染(鹅口疮)	吸入剂用于预防哮喘发作(长期控制)
布地奈德	声音改变	
福尼缩松		
氟替卡松		
莫米松		
曲安西龙		
皮质激素(口服)		
甲基强的松	体重增加	用于哮喘急性发作
泼尼松龙	血糖增高	或吸入剂治疗无效的哮喘
泼尼松	少见地,精神异常	
白三烯调节剂		
孟鲁司特	Churg-Strauss 综合征	相比治疗,更多用于预防(长期控制)
扎鲁司特	齐留通可影响肝酶	
齐留通		
免疫调节剂		
Omalizumab	注射部位不适	用于严重哮喘者以减少口服激素用量
	偶有过敏	

慢性阻塞性肺疾病

慢性阻塞性肺疾病是指发生于肺气肿、慢性支气管炎或以上者两种疾病的持续性气道阻塞。

■ 吸烟是慢性阻塞性肺疾病最常见的原因。

■ 患者可有咳嗽并进一步出现呼吸困难。

■ 通过胸部 X 线检查及肺功能进行诊断。

■ 戒烟及使用帮助气道通畅的药物非常重要。

■ 严重患者可能还需其他药物、给氧、或肺功能康复。

在美国,慢性阻塞性肺疾病患者(COPD)大约有 1200 万。其为继心脏疾病之后使人们丧失劳动能力的病因。它居常见死亡原因的第四位,每年 12 万人以上人死于该病。过去 20 年间 COPD 死亡人数增加 60% 以上,其中 95% 以上的 COPD 相关性死亡发生在 55 岁以上老人。COPD 男性多于女性,但男女死亡率大致相同。COPD 致死率白色人种比有色人种高,蓝领工人比白领工人高。

COPD 导致慢性气流阻塞,表现为呼出气体时(呼气)自肺排出气体的流速持续性降低。自发的或经治疗大多数人这种气流阻塞部分可逆。COPD 包含慢性阻塞性支气管炎和肺气肿。很多人二者均有。慢性支气管炎是指连续反复咳嗽、咳痰两年以上。当慢性支气管炎出现气流阻塞,则被叫作慢性阻塞性支气管炎。肺气肿是指肺泡壁(支撑肺泡囊或肺泡的肺的组成细胞)广泛的不可逆的损伤以及许多扩大的肺泡。

肺内小气道(支气管)含有平滑肌,正常情况下因其与肺泡壁相附着而保持气道开放。肺气肿时,肺泡壁支撑组织破坏导致细支气管塌陷,从而产生永久性气流阻塞。慢性支气管炎时气道内层腺体增大,分泌增多。支气管炎症进一步发展,引起平滑肌收缩(气道痉挛),进一步阻塞气流。气道炎症产生的分泌物也可导致气流阻塞。哮喘患者也表现为气流阻塞,但不同于 COPD,这种气流阻塞,绝大多数人通过自身或通过治疗是完全可逆的。

COPD 患者因为存在气流阻塞,在呼气时可引起气体限闭于肺内,从而增加呼吸需要的做功。同时 COPD 患者肺泡壁毛细血管数量也减少。这些异常导致肺泡和血液中的氧气和二氧化碳交换受损。早期只是血氧含量低,二氧化碳正常,晚期二氧化碳含量增高,氧含量降低。

血氧含量降低刺激骨髓释放更多红细胞入血,这种情况叫作继发性红细胞增多症。血氧含量降低也可导致自心脏流向肺的动脉(肺动脉)压力增高。结果导致肺动脉高压及肺心病形成。COPD 患者心律异常(心律失

常)的风险增加。COPD 吸烟者肺癌风险较单纯吸烟者高。

病因

虽然只有 15% 的吸烟者患本病,但吸烟仍为本病最重要的原因。卷烟及雪茄吸食者 COPD 发病率比不吸烟者高,但不如香烟吸食者高。随着年龄增长,吸烟者肺功能比非吸烟者下降更快。戒烟后肺功能仅轻微改善,但戒烟能使肺功能下降的速度回到非吸烟者水平,因而可延缓症状的出现和进展。

COPD 更易发生在一些家族中,故可能存在遗传倾向。在化学烟雾或灰尘污染的环境中工作会增加发生 COPD 的风险。接触污染的空气或邻近吸烟者的烟雾(二手烟或被动吸烟)时,可造成患者 COPD 加重或引起 COPD。

COPD 的一个少见原因是由于遗传因素导致的严重体内 a1-抗胰蛋白酶水平显著减少。这种蛋白的主要作用是阻止嗜中性弹性酶破坏肺脏。因此,a1-抗胰蛋白酶严重缺乏的患者可于中年早期即发生肺气肿,特别是吸烟者。

症状

COPD 患者,在 45 岁左右出现轻微咳嗽以及咳透明痰液,这些表现通常在早上起床时出现。咳嗽和咯痰会持续存在,在活动时出现呼吸困难。有时,呼吸困难仅在肺部感染时首先出现,此时患者咳嗽加重,咯痰量增加,痰液颜色由透明变为黄色或绿色。

当患者到 65 岁以上后,活动后呼吸困难更加明显,尤其是还在继续吸烟者。肺炎或其他肺部感染经常发生。即使在患者休息时,亦可出现严重的呼吸困难,需住院治疗。在患者的肺部感染恢复后,其日常生活如上厕所、洗澡、穿衣服及性生活时呼吸困难可持续存在。

大约 1/3 的严重 COPD 患者出现体重明显下降,部分原因是呼吸困难导致患者进食困难,部分原因是血中一种称为肿瘤坏死因子的物质的水平增加。常发生双下肢肿,可能是由肺心病引起。COPD 患者可间断性咯血,通过由支气管炎症所致。但应警惕肺癌。由于睡眠时呼吸减弱,引起二氧化碳潴留,可发生晨起头痛。

随 COPD 进展,一些患者,特别是有肺气肿者,产生异常的呼吸方式。一些人出现缩唇呼吸。另一些人站在桌子边上,伸出手臂,用手掌支撑住身体会感觉更为舒适,这种方法能增加呼吸的功能。随着时间推移,许多人会因为肺内气体增加,导致肺体积增大,形成桶装胸。低

氧血症会使皮肤呈蓝色(发绀)。杵状指罕见,如存在则应怀疑肺癌。

肺部脆弱的组织可破裂,使空气从肺漏至胸腔膜中,这种情况称为气胸。此时常产生突发疼痛和呼吸困难,需要医生紧急处理,排出胸膜腔内的气体。

COPD 发作时症状可突然急性加重。急发时咳嗽症状加重、痰量增加以及呼吸困难加重。痰液颜色常由白色变为黄色或绿色,有时会有发热和全身疼痛。当患者安静休息时也可出现呼吸困难,甚至因较为严重而需住院治疗。严重的空气污染、过敏原暴露、病毒或细菌感染可导致发作。急性加重期间,患者可出现一种致命的情况即呼吸衰竭。此时,除了严重的呼吸困难(淹溺感)、常有严重焦虑、大汗、紫绀和精神紊乱。

诊断

通过长时间咳嗽、咯痰的病史可作出慢性支气管炎的诊断。慢性阻塞性支气管炎应满足慢性支气管炎及肺功能显示的气流受阻两方面的条件。肺气肿则根据体格检查时一系列阳性发现和肺功能检查结果作出诊断。然而,当医生发现这些异常时,肺气肿已属于中等程度。对于医生来说,区别慢性阻塞性支气管炎和肺气肿并不重要,影响患者感受及功能最重要的因素是气流阻塞的严重程度。

轻度 COPD 时,医生在体格检查时可无阳性发现。随病情发展,通过听诊器可听到喘鸣,呼吸延长以及呼吸音明显降低。呼吸时胸廓动度减少,在呼吸时可见颈部和肩部肌肉活动。

轻度 COPD 时,胸片检查结果通常正常。随 COPD 加重,胸片显示双肺过度充气。血管纹影减少提示存在肺气肿。

医生可通过用力呼气肺量计衡量气流阻塞程度。第一秒用力呼气容积(FEV1)以及 FEV1 与用力肺活量(FVC)比值的减少可证实气流阻塞存在并作出诊断。

血液检查可提示红细胞数异常增多(红细胞增多症)。脉搏血氧测定或动脉血标本检查常显示氧水平降低。在疾病后期可出现动脉血二氧化碳水平增加。

如果患者在年轻时发生 COPD,特别是有 COPD 家族史时,可检测血中 a_1-抗胰蛋白酶水平来判断是否存在 a_1-抗胰蛋白酶缺乏。从不吸烟者发生 COPD 时,也要怀疑这种遗传性疾病。

治疗

COPD 最重要的治疗是戒烟。在轻-中度气流受限时戒烟常能改善咳嗽,减少痰液量,减慢呼吸困难的进展。在疾病的任何阶段戒烟都可有好处。同时采用几种戒烟策略更易帮助戒烟。这些策略包括选择戒烟开始时间、行为疗法(例如,使烟草难于获得,戒烟时间延长时给予自我奖赏)、参加集体咨询和支持会议、使用尼古丁替代品(例如咀嚼尼古丁口香糖、贴尼古丁皮胶、尼古丁糖锭或使用尼古丁鼻喷剂)。阀伦克林及丁氨苯丙酮也可帮助降低烟草渴望。然而,即使用了最有效的方法,一年后只有不到一半的人戒了烟。

患者还应避免接触空气中的刺激物,包括二手烟及空气污染。

如果患者感染流感或肺炎,COPD 会显著加重。因此,COPD 患者应每年注射流感疫苗,肺炎球菌疫苗每 5~6 年接种一次。

症状的处理:当气流受限改善后,哮鸣和呼吸困难也会缓解。虽然这种因肺气肿引起的气流受限是不可逆的,但支气管平滑肌痉挛、炎症及分泌物增加导致的气流受限都是潜在可逆的。

吸入性支气管扩张通过一种装置(计量吸入器)给药,该装置可使使用者经口和喉喷入一定持续剂量药物进入气道。吸入性支气管扩张剂包括抗胆碱能药物和 β-肾上腺素能激动剂。二者均松弛环绕支气管的平滑肌。抗胆碱能药物包括异丙托溴铵和噻托溴铵,异丙托溴铵一日四次给药,而噻托溴铵一日一次。吸入短效 β-受体激动剂,如沙丁胺醇,比抗胆碱药能更迅速地缓解呼吸困难,因而于急性加重期更有用。沙美特罗,是一种起效较慢的长效 β-受体激动剂,可每 12 小时吸入一次。这种药物有助于延长某些患者症状缓解的时间,特别是晚上。

很多人当他们使用被称为"空间器"或"准纳器"的装置来传送药物时,他们的计量吸入器使用起来会更加有效。也可通过雾化给予支气管扩张剂,这种给药方式可用于病情严重或不能正确使用计量吸入器的患者。雾化器产生药雾,它的使用无须和呼吸相协调。雾化器比起以前来更加易于携带。某些组件还可以插入汽车的点烟器中。

肾上腺皮质激素对多数其他药物不能控制症状的中重度患者或反复急性加重的 COPD 患者有效。吸入肾上腺皮质激素不能阻止肺功能逐渐下降。然而,它们的使用可以缓解症状,减少 COPD 急性发作的频率。因为药物局限在肺组织中,所以吸入肾上腺皮质激素比口服给药的不良作用为小。然而,吸入大剂量肾上腺皮质激素亦会产生全身作用,如骨质疏松症加重。口服肾上腺皮质激素主要限于处理 COPD 急发,或因气流受限引起症状持续存在并对简单方案治疗无效者使用。

茶碱仅在患者对其他药物无效时才使用。医生必须仔细掌握剂量,有时甚至应进行血药浓度监测。多数人一天一次或一天两次给予长效制剂,有助于控制夜间呼吸困难。

还没有可靠的治疗方法以稀释痰液从而使之易于咳出。但避免脱水有助于防止痰液黏稠。一个首选的原则是多饮水,以保持尿液颜色除了晨尿以外均为白色。严重 COPD 患者胸部呼吸治疗有助于分泌物疏松排出。

肺量计和脉搏血氧仪常用以监测患者的症状。动脉血气分析对严重疾病可提供有用的信息。

急性发作的治疗：医生应尽快处理急性加重。当疑有细菌感染时，通常给予 7～10 天的抗生素治疗。许多医生给予 COPD 患者手头备有抗生素且建议他们在急性发作早期就开始使用。一些抗生素可口服使用，包括复方新诺明、多四环素、阿莫西林克拉维酸钾和氨苄西林。对更严重的肺部感染、使用旧的或廉价药物无效、旧药不能消除的病原微生物感染（细菌耐药），多数医生采用昂贵的抗生素，如阿奇霉素、克拉霉素和左氧氟沙星。免疫抑制患者及护理院居住者最容易合并耐药细菌感染。

严重急性加重者需住院，并给予短效 β-受体激动剂和异丙托溴铵、口服或静脉激素和给氧治疗。可能需要机械辅助通气（机械通气），有时需气管内插管。虽然许多 COPD 患者认为他们应使用抗生素来预防急性加重，但没有证据表明这样做是有效的。

氧气治疗：长期氧疗可延长血氧水平严重减少的晚期 COPD 患者的生存期。虽然连续 24 小时的治疗效果最佳，但每天吸入氧气 12 小时也有好处。这一治疗可减少由低氧血症导致的红细胞过度增加，有助于缓解因 COPD 引起的肺心病。氧气治疗还可改善活动时的呼吸困难。

可以使用不同的装置进行氧气治疗。电力驱动的氧气浓集仪需接电源插座，只能用在有电源插座的地方。小桶装的压缩氧气使患者能进行 2～6 小时短期的室外运动。液体氧气系统昂贵，但适用于经常需要外出的患者。使用便携的液体氧气容器可使患者能脱离贮气源数小时。患者在邻近用火或吸烟时禁止使用氧气。

肺康复治疗：肺康复治疗对 COPD 患者有好处。然而，肺康复治疗不能改善肺功能。内容包括疾病教育、锻炼、营养治疗和心理咨询。这些项目能提高患者生活的独立性和生活质量，减少住院的频率和时间，增加患者的活动能力。锻炼项目可在门诊或家中进行。固定的自行车、爬楼梯、步行或有时在跑步机上走，都可锻炼下肢，举重可锻炼手臂。通常，在锻炼过程中建议给予氧气。当患者停止之后，任一项锻炼所产生的作用会很快消失。在日常生活中如烹调、玩耍或性行为时应学会以特殊的处理方法来缓解呼吸困难。

其他处理：零售止咳药通常用处不大，因而不做推荐。对严重 a1-抗胰蛋白酶缺乏者，失去的蛋白可被替代。该治疗非常昂贵，需要每周静脉注射蛋白。

单肺移植一般适用于年龄小于 60 岁的重度气流阻塞患者。肺移植的目的是改善生活质量，因生存时间并没有因手术而增加。终身免疫抑制剂的应用将患者推向感染的高危境地。

肺减容术可用于上肺有严重肺气肿的患者。在这项手术中，切除肺部疾病最严重的部位，使剩余的肺组织和膈肌功能更好些。尚不知道该法改善症状的作用能持续多长时间。在手术之前患者至少应戒烟 6 个月，他们还应进行加强的康复训练，以观察在进行这项提高死亡风险大约 5% 的手术术前肺功能有无显著改善。

预后与临终事宜

如果患者停止吸烟一段时间且气道只是温和的阻塞，COPD 本身通常不引起死亡或严重症状。中度和严重气道阻塞者，预后进行性加重。但是，持续吸烟肯定会使症状恶化。进展期 COPD 患者尤其需要医学帮助及日常生活帮助。例如，患者应当生活在一层的房间、少吃多餐、避免穿需要系鞋带的鞋子。死亡原因为呼吸衰竭、肺炎、气胸、心脏疾病（例如，心衰、心律不齐），肺炎、气胸或通向肺的动脉阻塞（肺栓塞）。

终末期急性加重患者可能需要气管插管和机械支持通气。机械通气时间可能较长，有些人会出现呼吸机依赖直至死亡。急性加重前与其医生或亲人协商是否愿意接受这类支持治疗非常重要。满足患者延长机械通气愿望的最佳方式是事先达成意向或指定健康代理人。

a₁-抗胰蛋白酶缺乏症

a₁-抗胰蛋白酶缺乏症是由于 a₁-抗胰蛋白酶缺乏或水平降低导致的肺和肝损害的一种遗传性疾病。

■ a₁-抗胰蛋白酶缺乏系由遗传性基因突变导致。

■ 婴幼儿可出现黄疸和肝硬化

■ 成人常发生肺气肿，伴呼吸困难、哮鸣和咳嗽症状，有些成人出现肝硬化。

■ 通过血液酶浓度测定和基因突变检测诊断本病。

■ 肺气肿患者可使用改善呼吸的药物，有时可静脉给予 a₁-抗胰蛋白酶。

■ 有些患者需要肺或肝移植。

a₁-抗胰蛋白酶一种由肝脏合成的酶，可抑制其他叫做蛋白激酶的酶的活性。蛋白激酶分解正常组织修复蛋白。a₁-抗胰蛋白酶保护肺免遭蛋白激酶的损害。

a₁-抗胰蛋白酶缺陷由控制该酶合成和释放的遗传性基因突变引起。有很多亚型的 a₁-抗胰蛋白酶缺乏，但总体上分为血中活性酶水平不足和酶结构异常，或者两者都有。本病白色人种比黑人或亚洲人常见。

本病导致的常见问题是

■ 肝损害

■ 肺气肿

如果酶系结构异常，可在肝内堆积，导致肝功能异常。有些肝功能异常导致肝硬化，肝癌风险增加。

a₁-抗胰蛋白酶水平降低使蛋白激酶损害肺组织。吸烟者肺气肿更常见（也更重）。非吸烟者肺气肿常由

a_1-抗胰蛋白酶缺乏引起。

有时也会见到其他器官发生疾病。如皮下脂肪层炎症(脂膜炎)、致命性出血、动脉瘤、溃疡性结肠炎、血管炎及肾脏疾病。

症状

首发症状可于婴幼儿期、少年期或成年出现。20%患者婴幼儿时期即有症状。受累婴幼儿出生第一周可出现皮肤及眼睛黄染(黄疸)和肝脏肿大。黄疸可于 2～4 月后消退。但 20% 的婴幼儿以后会出现肝硬化,有些在成年前死亡。

成人常发生肺气肿,伴进行性气短、呼吸困难、咳嗽和哮鸣。肺气肿较少发生在 25 岁以前。吸烟者比非吸烟者肺气肿出现早和重。症状严重程度还与酶缺陷类型、合并其他疾患、环境刺激因素暴露和其他因素有关。如患者无吸烟史,症状趋于平稳,绝大多数患者可享正常寿命。

即使幼儿时期没有肝脏问题,约 10% 的成人发生肝硬化,并最终可能导致肝癌。

脂膜炎患者可出现下腹部、臀部和大腿疼痛、触痛性肿块或色素斑块。肿块可有触痛。

诊断

出现下列情形应疑诊 a_1-抗胰蛋白酶缺乏:

■ 出现典型症状的婴幼儿
■ 吸烟者 45 岁以前出现肺气肿
■ 非吸烟者任何年龄段出现肺气肿

■ 出现不可解释的肝脏疾病患者

因为本病的遗传性,医生通常会询问有无患肺气肿或不明原因肝硬化的家庭成员。

缺陷常通过基因检测证实,基因检测也可了解缺陷类型。医生也常测定血 a_1-抗胰蛋白酶水平。

治疗

肺气肿:吸烟者应戒烟。沙丁胺醇等支气管扩张剂有助减轻呼吸困难和缓解咳嗽。出现肺部感染应立即治疗。

可静脉应用 a_1-抗胰蛋白酶以替代有缺陷的酶。a_1-抗胰蛋白酶来自愿者并筛查以除外其他血液疾病。因此,该治疗较为昂贵,对中度的非吸烟肺气肿患者较为适宜。本治疗能防止进一步的肺损害,但不能逆转已经发生的肺损害。

如患者年龄小于 60 岁且症状严重,可行肺移植。许多医学中心有时也对精选的 70 岁患者选择性行肺移植术。

肝损害:因为肝损害系由酶结构异常而非数量降低引起,单纯应用 a_1-抗胰蛋白酶并不能治疗或预防肝损害。如肝损伤严重,可行肝移植术。移植肝脏合成正常的 a_1-抗胰蛋白酶,因而不会造成肝内蓄积,移植肝不会再受损害。

脂膜炎:医生可用皮质激素、抗疟药或某些抗生素(四环素)以减轻炎症。但这些药物的有效性尚不清楚。

第 78 节

睡眠呼吸暂停

睡眠呼吸暂停是一种由于反复较长时间呼吸停止导致睡眠连续性中断和短暂的血氧含量降低及二氧化碳含量增高的严重疾病。

■ 睡眠呼吸暂停患者常表现为日间嗜睡、夜间响亮鼾声、阵发性喘气或憋气、呼吸暂停和带着鼻响的突然觉醒。
■ 虽然本病常通过症状即可作出初步诊断,但医生常采用多导联睡眠监护以证实诊断及了解病情严重程度。
■ 持续气道正压、牙科医师安置的口腔矫治器、有时外科手术等用于本病治疗。

睡眠呼吸暂停是指睡眠过程中呼吸被中断 10 秒以上。睡眠呼吸暂停有三种类型:阻塞性睡眠呼吸暂停、中枢性睡眠呼吸暂停及混合型。

阻塞性睡眠呼吸暂停:是最常见的一种类型,系由睡眠中反复出现的喉部或上气道闭合引起。美国大约 4%～9% 的中年人患有阻塞性睡眠呼吸暂停。本病肥胖者多见。肥胖或者结合衰老及其他因素导致上气道狭窄。酗酒可使阻塞性睡眠呼吸暂停恶化。一些呈现家族表现的体征如喉部狭窄、颈围粗和圆形头使患本病风险增高。甲状腺机能减低或由于生长激素过度分泌导致的过度和异常生长(肢端肥大征)可致睡眠呼吸暂停。儿童扁桃体肿大、腺样增值体、某些牙科情况(如覆牙合)和某些出生缺陷(如异常小下颌畸形)可引起阻塞性睡眠呼吸暂停。

中枢性睡眠呼吸暂停:较少见的一种类型,系由控制呼吸运动的大脑中枢(脑干)故障引起。通常,脑干对血液中二氧化碳(一种代谢副产物)非常敏感,当其水平增高时,脑干指令呼吸肌加深、加快呼吸以排除二氧化碳,反之则不然。在中枢性睡眠呼吸暂停时,脑干对二氧化碳敏感性降低。由于脑干对血中二氧化碳累积反应变慢,机体反应被迫加大进而导致过度通气。同样,因为脑干对从血液中排除二氧化碳的反应速度减慢,机体的反应拖延,从而出现一次短暂的呼吸暂停。心衰或影响脑干功能的严重脑部疾病如中风患者可有中枢性睡眠呼吸暂停。在中枢性睡眠呼吸暂停中有一种常见于新生儿的形式,叫"天罚",患者可有呼吸不充分或甚至除了觉醒状态根本无法呼吸。使用阿片类强镇痛药,可引起中枢性睡眠呼吸暂停。高海拔亦可致中枢性睡眠呼吸暂停。脑瘤引起者非常少见。与阻塞性睡眠呼吸暂停不同,中枢性睡眠呼吸暂停与肥胖无相关性。

混合性睡眠呼吸暂停:第三种类型。指同一睡眠呼吸暂停发作兼见中枢性和阻塞性睡眠呼吸暂停特点。此型呼吸暂停常以阻塞性睡眠呼吸暂停开始并按阻塞性睡眠呼吸暂停处理。

> **❓ 您知道吗……**
> 白天嗜睡者和打鼾者应同其医生就相关症状进行讨论。
> 阻塞性睡眠呼吸暂停患者应避免饮酒及使用镇静剂,尤其是睡前。

症状

睡眠中的症状常首先由其睡眠伴侣、室友或同处一房者发现。在各种类型的睡眠呼吸暂停中,呼吸可异常变浅、慢,或呼吸突然停止(有时达 1 分钟),接着再重新开始呼吸。

阻塞性睡眠呼吸暂停最常表现为断续的打鼾,伴发作性喘气或憋气、呼吸暂停和带着鼾声的突然觉醒。患者可因憋气而觉醒并有恐惧感。严重阻塞性睡眠呼吸暂停患者可伴夜间睡眠相关的鼾响或巨大鼾声和白天不自觉打盹。对单独生活的人,白天嗜睡可能是最显著的症状。嗜睡逐渐影响白天工作和降低生活质量。例如,患者可在看电视时、参加会议时、更严重者甚至在驾驶等待交通信号灯时入睡。患者可出现记忆受损、性欲降低。因嗜睡及易怒不能积极参加交往而使人际关系受损。阻塞性睡眠呼吸暂停患者中风、心脏病、高血压风险增加。如阻塞性睡眠呼吸暂停发作频率超过每小时 15 次,夭折风险增加,死亡通常在此后的 5～10 年发生。

过度肥胖者可单纯罹患肥胖低通气综合征(Pickwickian 综合征),或合并阻塞性睡眠呼吸暂停。身体过度肥胖影响胸部运动、膈下脂肪堆积压迫肺脏,两方面的因素结合起来导致呼吸变浅、呼吸效率降低。环绕喉部过多的脂肪压迫上气道,导致气流减少。

几乎所有患儿均有打鼾。其他症状包括夜间睡眠不宁和出汗。白天症状包括张嘴呼吸、晨起头痛、注意力不集中。白天嗜睡较成人阻塞性睡眠呼吸暂停少见。

在中枢性睡眠呼吸暂停,打鼾不是最主要的现象。而是表现为呼吸节律不规则和间断性呼吸暂停。陈-斯氏呼吸(周期性呼吸)是一种典型的中枢性睡眠呼吸暂停。陈-斯氏呼吸时,呼吸逐渐变快,又逐渐变慢,短时停止后呼吸再度开始。如此循环周而复始。每一循环持续30 秒至 2 分钟。

各型睡眠呼吸暂停夜间睡眠紊乱均可导致白天嗜睡、疲乏、易怒、晨起头痛、思维迟钝和注意力不集中。因血氧水平可显著降低,可出现心律失常、血压增高。

长期、严重的任何类型睡眠呼吸暂停将使心衰和肺血管收缩风险增加。因而心脏不能将足够的血液泵入机体,肺无法提供足够的氧气或充分排出体内产生的二氧化碳。

诊断

本病早期通常基于症状作出诊断。确诊及严重程度判定常需一种叫多导联睡眠监护的睡眠实验室检查。在该试验中,脑电图(EEG)用以监测睡眠分级的变化及眼动。血氧水平通过夹在指端或耳垂的电极测定(这种方法称血氧定量法)。鼻前放一装置测量气流。呼吸动度和呼吸方式通过放在胸壁上的电极监测。这些指标的评价有助于医生区分阻塞和中枢性睡眠呼吸暂停。

由于睡眠实验室太少不足以监测所有患者,便携式监护仪常用于在家中帮助诊断睡眠呼吸暂停。这类监护仪可测量心率、血氧含量、呼吸运动、体位和鼻气流。

治疗

通过治疗,本病预后良好,寿命没有影响,且各种严重并发症均可预防。

应警告患者从事驾驶、操作重型机械或从事其他突然入睡可致灾难性后果的活动时的风险。将要施行手术者术前应告诉麻醉师自己患有睡眠呼吸暂停,因有时麻醉可引起额外的气道狭窄。

援助小组可提供信息和帮助患者及其家庭成员处理有关问题。

阻塞性睡眠呼吸暂停:控制体重、戒烟和戒酒尤其有效。鼻部感染和过敏应给予治疗。甲状腺功能低下及肢端肥大症应给予治疗。大约85%的重度肥胖者(病态肥胖)经减少体重的外科治疗(肥胖治疗专家)可使睡眠呼吸暂停次数减少和症状得到逆转。

重度鼾症者和经常于睡眠中出现憋气者不应饮酒、服用安眠药、服用有镇静作用的抗组织胺药或导致睡意的其他药物。侧卧位或抬高床头有助减少打鼾。捆绑在背部的特殊装置可防止患者仰卧位睡眠。市面上销售的减少打鼾的其他设备和喷剂可能对轻度鼾症有帮助,但未能显示可缓解阻塞性睡眠呼吸暂停。也有许多针对鼾症的外科手术方案,但这些方案效果怎样和能维持多久证据不多。

阻塞性睡眠呼吸暂停者,尤其是白天嗜睡明显者,可从持续气道正压(CPAP)治疗中获得良好预期效果。在CPAP治疗时,通过鼻罩或面罩向气道提供一轻度增高的压力,患者吸气时上述增高的压力可支撑喉部使其保持开放。CPAP治疗可湿化或无需湿化。治疗开始后前两周健康护理人员需密切随访,以确保患者面罩合适及鼓励患者学会佩戴面罩睡觉。

由牙科医师安置的可移走口腔矫治器可帮助缓解轻-中度阻塞性睡眠呼吸暂停。这些只在睡眠时才佩戴的器械有助保持呼吸道开放。绝大多数矫治器将颌骨分开,将下颌骨向前推移,使舌体无法后移阻塞喉部。有些矫治器向前牵拉舌体。

如果有扁桃体增大或其他结构异常导致上气道明显阻塞,作为治疗睡眠呼吸暂停的头部或颈部外科手术是有用的。没有明显阻塞但无其他治疗方法可供选择时,手术治疗有时也有用。最常见的手术方案是腭垂软腭咽成型术,手术切除围绕上气道的组织(如扁桃体及腺样增殖体)。通常,该手术对轻度睡眠暂停患者最有帮助。有时也采用其他外科手术方案,但这些手术还未被彻底研究。对儿童,切除腺样增殖体和扁桃体常可缓解睡眠呼吸暂停。

中枢性睡眠呼吸暂停:尽可能治疗基础疾病。例如,可给药以减轻心衰严重程度,否则没有更有效的临床治疗方案。鼻导管给氧(非加压给氧)可减少事件发作。乙酰唑胺在海平面和高海拔对中枢性睡眠呼吸暂停都有一些益处。有些中枢性睡眠呼吸暂停也可通过CPAP获益。陈-斯氏型睡眠呼吸暂停通过CPAP治疗可使发作减少,心衰改善,但并不能延长生存期。

第 79 节

肺 栓 塞

肺栓塞是栓子造成肺的动脉(肺动脉)的突然阻塞,通常由血凝块(血栓)或罕见由其他异物引起。

- 肺栓塞常由血凝块引起,虽然其他物质也能形成栓子和阻塞动脉。
- 症状可不同,但通常包括呼吸困难。
- 医师使用肺扫描或CT造影寻找肺动脉阻塞以确诊肺栓塞。
- 高危人群,可给抗凝剂以防肺栓塞。
- 当机体溶解血凝块时,抗凝药用来防止栓子扩大;患者存在肺栓塞引起死亡的危险时,需要其他措施(如促进血凝块破裂的药物或手术)。

肺动脉将血液由心脏运送到肺脏。血液由肺脏摄取氧气并流回心脏。从心脏,血液泵到身体的其他部分为组织提供氧气。当肺动脉为栓子阻塞,血液不能获得足够的氧气。大栓子引起阻塞以至于心脏用力泵血通过仍开放的肺动脉。如泵出血液太少或心脏用力过度,患者出现休克或死亡。有时血流的阻断会引起肺组织死亡(称为肺梗死)。

机体通常迅速溶解小栓子,使损害降到最小。大的栓子需要更长的时间来分解,故会造成更重的损害。

住院患者肺栓塞的患病率约为1%。5%的尸检意外发现肺栓塞是死亡原因。

病因

到达肺部的栓子最常见者是血凝块,在长时间保持一个姿势时或当血流缓慢或停止时,通常在小腿和骨盆静脉形成,亦可于小腿部静脉形成。当患者大手术后长期卧床时有很大风险。那些长时间坐着而没有活动(如坐飞机时)也有轻微增加的危险。当重新活动时,血凝块会松解。其次,是形成于上肢静脉或右心中的血凝块,一旦血凝块脱落到血流中,通常进到肺部。

少见类型栓子:不仅血凝块可引起肺动脉的突然阻断,其他物质也可形成栓子。

- 当长骨骨折或骨科手术时,脂肪可从骨髓溢出到血液中,形成栓子。
- 分娩时羊水被挤入骨盆静脉形成栓子。
- 肿瘤细胞团会脱落进入循环而形成栓子。
- 如放置在大静脉(中央静脉)的导管不小心与空气相通,空气气泡亦可形成栓子。当静脉切开(如移除血凝块)或当复苏时(由于胸部按压的力量),空气栓子也可形成。另一危险因素是潜水。
- 感染物也可形成栓子并进入肺。原因包括静脉用药,心瓣膜感染,以及静脉炎症伴随血凝块形成和感染(化脓性血栓静脉炎)。
- 异物进入血流,通常注射毒品使用者静脉注射无机物质如滑石粉,形成栓子并进入肺脏。

症状

症状取决于肺动脉阻塞的程度和患者全身健康情况。例如,有其他疾病如慢性阻塞性肺疾病或冠状动脉疾病者可导致更严重的症状。

易于形成血凝块的因素

静脉血凝块形成的原因尚不明确,但多数时候有明显的易患因素,包括:

- 老年人,超过 60 岁者
- 心房纤颤(一种不规则心跳)
- 血液凝固功能紊乱
- 癌症
- 吸烟(包括被动吸烟)
- 心力衰竭
- 瘫痪
- 骨盆,髋部或小腿骨折
- 内置的静脉导管
- 肾病综合征
- 3 月内行大手术
- 骨髓增生性疾病,可使血液黏稠
- 肥胖
- 妊娠或分娩后
- 现有的血凝块
- 镰刀细胞性贫血
- 使用雌激素,例如治疗绝经期症状或避孕(尤其是 35 岁以后和吸烟者风险高)
- 使用雌激素受体调节剂(如雷洛昔芬或他莫昔芬)

小的栓子可不造成任何症状,但当症状出现时,通常突然地发生。呼吸困难可能是唯一症状,特别是尚未形成肺梗死时。通常,呼吸频率会增快,患者感到焦虑或不安以及焦虑发作。一些患者出现胸痛。一些患者首发症状是头晕,昏厥或癫痫发作。在老年患者,首发症状可能是意识模糊或精神功能恶化。这些症状通常是由于心脏不能运输足够富氧血液至大脑和其他器官。

可出现心跳增快,心律不齐或二者兼有。大块栓子者可能血压危险性降低(休克),皮肤蓝色(发绀)或猝死。

肺梗死的症状可能数小时后出现。如果发生肺梗死,患者会出现咳嗽,并有痰中带血,吸气时胸部锐痛,部分病例出现发热。肺梗死症状持续几天,但通常每天变得温和一点。

对反复发作小的肺栓塞者,其症状如慢性呼吸困难、脚踝或下肢肿胀和虚弱可在数周、数月或数年内逐渐加重。

诊断

医师根据患者的症状和诱发因素而怀疑肺栓塞的诊断,如近期内做过手术,过长卧床的时间或有形成血凝块的遗传倾向。大的栓塞对于医师来说更容易诊断,特别是有明显的预兆如腿部血栓征象时。然而,许多病例没有症状或症状不典型,这是肺栓塞难以诊断的重要原因。的确,对于医师来说,肺栓塞是最难认识和诊断的严重疾病中的一种。

胸部 X 线可显示肺栓塞和梗死后血管结构的微小变化。然而,X 线检查结果通常正常,即使存在异常,医师也极少作出明确的诊断。

心电图可出现异常改变,但这些异常常常是较短暂的,只能支持有肺栓塞的可能性。

患者的症状和危险因素以及检查结果帮助医师评价肺栓塞的可能性。这种评估确定进行何种其他检查。医师试图在进行有创性检查前使用无创性检查。无创性检查通常易于操作和副作用风险小。例如,如果看起来不像肺栓塞,检查就局限于血液检测一种叫 D-二聚体的物质。如果肺栓塞可能性大些或 D-二聚体结果异常,须进一步检查包括 CT 血管造影术,小腿超声波检查,或肺灌注扫描。这些检查都是无创性的。如果无创性检查还不能明确,则需进行有创性检查(例如,肺血管造影)。

CT 血管造影术是一种 CT 扫描。无创性的 CT 血管造影术可迅速、相当准确地发现大的凝块。在此检查中,造影剂注入静脉。造影剂进入肺,CT 扫描机生成动脉血液的图像以确定是否有肺栓塞阻塞血流。CT 造影术是最常用的诊断肺栓塞的图像检查。

小腿超声波检查是无创性的,能确定肺栓塞的常见来源——小腿凝块。该检查未发现凝块也不能排除肺栓塞。然而,如果超声波检查发现血凝块,通常按肺栓塞予以治疗而不需进一步做检查。

肺灌注扫描是相当准确,但不十分迅速的无创性检查。微小的放射活性物质注入静脉流经肺脏,显示肺的血液(灌注)供应轮廓。完全正常扫描结果提示患者没有明显的血流阻塞。异常扫描支持肺栓塞可能,但也可能是肺栓塞外的一些疾病如肺气肿也可造成肺组织受损区域血流减少。

通常,肺灌注扫描和肺通气扫描同时进行。患者吸入一种无害气体,其中包括能分布于肺泡的微量放射性物质。在扫描仪上就能看到二氧化碳排出以及摄入氧气的区域。将这一扫描结果与灌注扫描显示的血供部位结果相比较,医师常依据通气和血流灌注的不匹配而判断有无肺栓塞。

肺血管造影是诊断肺栓塞的最准确方法,但其为有创性的,有一定的风险,且较其他检查更易造成不适。常仅在其他检查不能做出明确的诊断时采用。

预后

肺栓塞死亡几率很低,但大块性肺栓塞可引起猝死。大部分死亡发生于诊断前,常发生在肺栓塞形成的1~2小时内。确诊肺栓塞时患者健在,存活的机会是95%。重要因素包括栓子的大小、被阻塞的肺动脉大小和数目和患者的全身健康状态。任何伴有严重心、肺疾病患者死于肺栓塞的风险都较大。心、肺功能正常者通常存活,除非栓子阻塞一半或一半以上的肺动脉。

预防

由于肺栓塞很危险,而治疗方法有限,所以尽量避免有肺栓塞危险的患者发生静脉血凝块形成。总的来说,易于发生血凝块的患者应尽量增加活动量。如长时间坐飞机旅行时,应每两个小时站起来在周围活动一下。

抗凝: 对特定的患者,给予抗凝药物,最常用肝素。肝素分为两种:传统肝素和低分子肝素。它们同样有效。肝素是最广泛应用的药物,用来减少大手术特别是小腿手术后局部静脉栓子形成的可能性。术前短时间皮下注射小剂量肝素,理想情况下,可给额外剂量肝素直到患者能起身下床行走为止。有肺栓塞高危险因素的住院病人(如有心力衰竭、卧床、肥胖、休克或既往有过血凝块病史,或过去有栓塞病史)即使不进行手术,使用小剂量肝素也会有好处,小剂量肝素不会增加严重出血性并发症的发生频率,但可引起伤口处血管少量渗血。

华法令,一种口服抗凝药物,可用于患者要进行一些可引起血栓形成的手术时,如髋部骨折或关节置换术。华法令治疗需持续数周或数月。对于这种情况,低分子肝素亦有效果。

较新的抗凝药物包括如抑制血栓素(促进血凝块形成的一种物质)的形成水蛭素,达那肝素,磺达肝素。这些药物抑制其他促进血凝块形成的物质,这些药物有预防效果。但同肝素相比是否有优势,目前正处于研究之中。

 你知道吗……
肺栓塞是最常见的难以解释的死亡原因之一。

物理措施: 对于术后患者,尤其是老年者,通过穿压迫性弹性袜,做下肢运动,尽早下床活动可减少血凝块形成的风险。对不能活动腿部的患者,间断性空气加压装置能提供有规律的外压以保证下肢的血流通畅。然而,对进行髋和膝部手术的患者仅仅使用这样的装置尚不足以预防栓子的形成。

治疗

肺栓塞的治疗首先是治疗症状。如血氧水平低则予吸氧。止痛药用来缓解疼痛。如果血压低,予静脉补液,有时予以升压药。如发生呼吸衰竭可能需要机械通气。

抗凝治疗: 抗凝药物如肝素用以防止已经形成的血栓继续增大或防止新的血栓形成。肝素静脉给药可迅速起效,医师应仔细调整剂量。在治疗最初的24小时内力争取得一个全面的抗凝效果。低分子肝素可能同传统肝素同样有效,但不像传统肝素需要进行血液检测。接下来可予华法令,能抑制栓子形成,但起效缓慢。因华法令是口服的,可长期使用。肝素和华法令可同时使用5~7天,直到血液检测显示华法令能有效防止栓子形成后,就可停止肝素的使用。

抗凝药物需用多长时间取决于患者的状况。如肺栓塞是由暂时的易患因素如手术引起,可治疗2~3个月。如果是由长期的原因引起,如长期卧床,治疗通常持续3~6个月,但有时必须无限期地持续进行。例如,反复发生肺栓塞者,常由遗传性血栓易患因素所致,通常需要不定期地使用抗凝药。当给予华法令时,患者需要定期行血液检查以调整剂量。

饮食的改变或应用其他药物都可影响华法令的抗凝效果。如果抗凝药过量使用,体内许多器官会发生严重出血。由于许多药物可以同华法令相互作用,使用抗凝剂的患者在使用任何其他药物前需和医师核对,这些药物包括非处方药对乙酰氨基酚或阿司匹林,草药制剂和食用补充品。需要避免食用富含维生素K(影响血凝)的食物,如绿花椰菜、菠菜、甘蓝类蔬菜、其他叶状绿色植物、肝脏、葡萄柚和葡萄汁和绿茶。

溶栓治疗: 溶栓药物如链激酶或组织纤溶酶原激活物(TPA)能促血凝块破裂和溶解。在患者存在肺栓塞引起死亡的危险时使用。然而,在一些极端情况下,如患者在2周内进行手术、怀孕、卒中或有过度出血倾向时不能使用这类药物。

物理治疗: 如果患者有存在大块肺栓塞引起死亡的危险时,在一些中心,医师将导管插入肺动脉粉碎栓子。严重栓塞患者需进行手术治疗,从肺动脉取出血栓可挽救患者的生命。手术也可用于取出长期存在而引起持续呼吸困难和肺动脉高压的肺动脉凝块。

可在引流小腿和骨盆血液到右心的腹部大静脉中植入滤器。对使用抗凝药后血栓复发、不能使用抗凝药或引起严重出血者,可使用滤器。因为血凝块主要是来源于小腿或骨盆静脉,滤器常可阻止它们进入肺动脉。新型滤器是可被移走的,移走滤器有助于防止固定性置放引起的并发症。

支气管扩张

支气管扩张是由于支气管壁损伤引起的气道(支气管)不可逆性扩大(扩张)。

- 最常见原因是严重或反复的呼吸系统感染。
- 大多数患者表现为慢性咳嗽,一些患者也可咯血、胸痛和反复肺炎发作。
- 通常行胸部 X 线检查确定疾病的范围和严重度。
- 患者通常使用抗生素和药物以抑制黏液聚集。

支气管扩张是由影响支气管壁防御功能的因素直接或间接损害支气管壁所致。气道防御包括排列在气道的细胞微小突起物(纤毛)。这些纤毛前后摆动,移动正常覆盖气道的薄黏液层。陷落在黏液层的有毒颗粒和细菌被向上移到咽喉咯出或咽下。

无论气道损伤是间接性或直接性的,支气管壁区域受到损害并形成慢性炎症。发炎的支气管壁弹性减弱,导致受累气道增宽、松弛,向外突出和产生类似小气泡的气囊。炎症也增加分泌(黏液)。由于纤毛细胞损害或破坏,这些分泌物聚集在增宽的气道并成为细菌的繁殖地。细菌进一步损害支气管壁,导致感染的恶性循环和气道损害。

支气管扩张可影响肺部许多区域(弥漫性支气管扩张症),或一或二区域(局限支气管扩张症)。典型的是,支气管扩张引起中等大小的气道增宽,而更小的气道发生瘢痕形成和破损。

并发症:炎症和感染可扩散到肺的小气囊(肺泡)引起肺炎,疤痕形成和肺组织功能丧失。严重肺内瘢痕形成和肺组织减少最终可在心脏泵血经过受累区域时加重右心负担。右心负荷导致心衰形成称为肺心病。

更常见于不发达国家和囊性纤维化患者的非常严重的支气管扩张,可削弱呼吸功能引起异常血氧水平低下和血二氧化碳水平增高,称为呼吸衰竭。

> **? 你知道吗……**
> "支气管扩张"是 1819 年由听诊器的发明者识别确定的

病因

最常见的原因是严重或反复呼吸道感染。其他原因包括:

- 免疫缺陷疾病
- 遗传性疾病,如原发性纤毛不动症或囊性纤维化,在

这些疾病中,清除气道致感染微生物的能力减弱。
- 机械因素,如吸入物体或肺肿瘤引起的气道阻塞。
- 吸入损伤气道的毒性物质,如毒性烟尘、气体、烟(包括烟草烟雾)和有害灰尘(例如,硅和煤尘)

偶尔,影响大气道的过敏性支气管肺曲菌病发生在哮喘患者。过敏性支气管肺曲菌病是对真菌微生物-曲霉菌属的过敏性反应。它可引起黏液栓阻塞气道并导致支气管扩张症。

症状

支气管扩张可在任何年龄发生,常在幼年起病,但有可能很久之后才出现症状。大多数患者的症状常在呼吸道感染之后逐渐出现,且逐年加重。多数患者有慢性咳嗽、咯痰;痰量和性状取决于病变轻重和是否合并感染。咳嗽通常发生于早上和晚上。因为受损气道壁脆弱和气道壁的血管数目增加,咯血很常见。咯血亦可为首发或唯一症状。

也可出现反复发热和胸痛伴或不伴频繁发作的肺炎。弥漫性支气管扩张患者可出现喘息或呼吸困难。支气管扩张症进展到呼吸衰竭或肺心病者也可表现疲乏、嗜睡和呼吸困难加重,尤其在用力时。

诊断

医师可根据患者的症状或存在(现在或过去)有导致支气管扩张的因素而考虑该病。尚需进行检查以明确诊断和评估疾病的程度和部位。胸部 X 线检查出可检出支气管扩张所致的肺部改变;但偶尔其结果可正常。CT 通常是最敏感的检查方式,可明确诊断以及判断疾病的程度和严重性。

一旦做出支气管扩张诊断,通常要进行有关检查来寻找导致或促进该病发生的因素。这些检查包括:

- 测定血中特定蛋白
- HIV 感染和其他免疫系统疾病检查。
- 测量汗液盐分(囊性纤维化者出现异常)。
- 用特殊的显微镜检测来自鼻、支气管或精液的标本。
- 其他方法检测纤毛是否有结构或功能缺陷。

当支气管扩张症局限于一定区域,例如,一叶或一段,医师可行支气管镜检查确定是否吸入异物或肺癌为病因。行其他检查确定潜在基础疾病,如过敏性支气管肺曲菌病或结核。

对有家族史、反复呼吸道感染、儿童或年轻人有其他可疑发现时,即使缺乏囊性纤维化的其他典型特征,亦需做有关囊性纤维化的遗传学检测。

支气管扩张示意图

支气管扩张时,黏液分泌增加,纤毛破坏或损伤,支气管壁发生慢性炎症而被破坏。

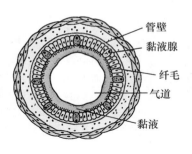

正常支气管

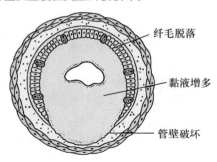

支气管扩张

预防

　　早期诊断和治疗可引起支气管扩张的疾病,可预防支气管扩张的发生或减轻其严重程度。半数以上的儿童支气管扩张症患者能得到准确诊断及及时治疗。

　　儿童期进行麻疹和百日咳疫苗免疫接种,合理使用抗生素,改善生活环境和营养状况可明显减少支气管扩张症的患者数。每年接种流感疫苗,使用肺炎疫苗,在感染(如肺炎和结核)早期正确使用药物有助于预防支气管扩张症或减轻其严重程度。对免疫球蛋白缺乏综合征患者给予免疫球蛋白可避免反复感染。过敏性支气管肺曲菌病患者,正确使用肾上腺皮质激素和抗真菌药物伊曲康唑可减少支气管损伤,避免支气管扩张。

　　避免有毒烟尘、气体、烟雾和有害灰尘也可预防支气管扩张或减轻其严重程度。仔细关注小孩放入口腔的物体可防止其将异物吸入气道。另外,避免过度镇静的药物和避免酒精过量,以及对神经系统症状(如意识损害)和胃肠道症状(如吞咽困难及进食后反胃和咳嗽)进行药物治疗有助于防止误吸。同样,不要将矿物油或其他油滴剂放入鼻腔中,因它们会被吸入肺内。

治疗和预后

　　支气管扩张症的治疗在于根除感染,减少黏液聚集和炎症,解除气道阻塞。止咳药物可使病情加重,一般不应使用。早期有效治疗可减少并发症如咯血、低氧血症、呼吸衰竭和肺心病。

　　可用抗生素控制感染、支气管扩张剂和物理治疗促进分泌物排除。有时需长期使用抗生素以预防感染复发,特别是对有囊性纤维化者。

　　对于炎症和黏液聚集,可用抗炎药物如吸入糖皮质激素,还可予稀释脓液和黏液的药物(如黏液溶解剂),虽然其效果尚不肯定。体位引流和拍打胸壁有助于黏液的排出。

表:支气管扩张的原因
呼吸系统感染
■ 细菌感染,如百日咳或葡萄球菌感染
■ 真菌感染,如曲霉菌病
■ 分枝杆菌感染,如结核
■ 病毒感染,如流感病毒,腺病毒感染,呼吸道合胞病毒感染,或麻疹
■ 支原体感染
支气管阻塞
■ 吸入异物
■ 淋巴腺体增大
■ 肺部肿瘤
■ 黏液栓
吸入性损伤
■ 有毒烟雾,气体,或颗粒的损伤
■ 吸入胃酸或食物颗粒
遗传因素
■ 囊性纤维化
■ 原发性纤毛运动障碍,包括卡塔格纳综合征
■ 马凡氏综合征
免疫功能异常
■ 免疫球蛋白缺陷综合征
■ 白细胞功能障碍
■ 补体缺陷
■ 某些自身免疫或高免疫异常,如风湿性关节炎和溃疡性结肠炎
其他因素
■ 药物滥用,如海洛因滥用
■ 人类免疫缺陷病毒(HIV)感染
■ 杨氏综合征(阻塞性精子缺乏症)
■ 黄甲综合征(伴淋巴水肿)

支气管镜可以诊断和处理支气管阻塞,避免发生严重损伤。少数情况下,可手术切除部分肺组织。仅在病变局限于一侧肺组织或一个肺段或肺叶时选择这样的手术方式。对进行治疗后仍反复发生感染或大咯血的患者,可考虑手术。一种替代方法称支气管动脉栓塞术,可人为阻断出血的支气管血管。医师使用导管注射一种物质阻塞出血血管。如果患者血氧水平降低,氧气治疗可防止并发症如肺心病的发生。如果有喘息或呼吸困难,给予糖皮质激素,加或不加支气管扩张剂,常有帮助。如果有呼吸衰竭,应进行治疗。

对晚期支气管扩张患者多数亦属于晚期囊性纤维化,可采用肺移植术。据报道,进行心肺联合移植或双肺移植后,5 年生存率高达 65% ~ 75%。肺功能(测定肺内气量和每次呼吸时进出肺的气量和速度)通常在 6 个月内得到改善并可维持至少 5 年时间。

支气管扩张患者的预后取决于感染和其他并发症的预防和控制情况。合并如慢性支气管炎或肺气肿者和并发肺动脉高压或肺心病者预后差。

肺　不　张

肺不张是指全部或部分肺组织无气体和萎陷。

- 支气管阻塞是肺不张的常见原因。
- 呼吸困难是肺不张本身引起的唯一症状。
- 胸部 X 线可以用来确诊。
- 治疗包括确保深呼吸的发生,解除气道阻塞或二者兼有。

肺的重要功能是从大气摄取氧气进入血流和把血液中二氧化碳排除至呼出气(气体交换)。为保证气体交换的发生,肺的小气囊(肺泡)必须保持开放和充满气体。肺弹性组织和称为表面活性物质的液体衬里保持肺泡的开放。表面活性物质抵消肺泡自然关闭(萎陷)的倾向。无意识进行的周期性深呼吸以及咳嗽也可使肺泡开放。咳嗽排出可以阻塞通向肺泡的气道中的黏液和其他分泌物。如果肺泡由于一些原因关闭,就不能参与气体交换。越多肺泡关闭,越少的气体交换发生。结果,肺不张降低血氧水平。少量肺不张时,机体通过收缩受累区域血管并重新引导血流至肺泡开放区域进行代偿性气体交换。

病因

肺不张的常见原因是支气管阻塞。支气管内黏液栓、肿瘤或吸入异物(如硬币、食物或玩具)均可引起阻塞。或者,如肿瘤或肿大淋巴结外压支气管引起阻塞。如果大量胸腔积液或气胸亦可外压阻塞支气管。当支气管或小支气管阻塞时,阻塞远端的肺泡内气体吸收入血,引起肺泡收缩或塌陷。塌陷的肺组织充满细菌和白细胞并引起感染。如果肺不张持续数天或更长,感染尤其可能。如果肺不张持续数月,肺可能不易复张。

任何引起深呼吸减少或咳嗽能力受抑制的疾病都能引起或促进肺不张。大剂量阿片或镇静剂可减少深呼吸。全麻可短暂抑制咳嗽和呼吸驱动,全麻后出现肺不张是很常见的。因为全麻的效应加上深呼吸时的疼痛,肺不张在胸腹手术后尤其常见。其他原因(如损伤或肺炎)引起的胸腹疼痛也使深呼吸疼痛。某些神经疾病和胸部畸形限制胸廓的运动,从而减少深呼吸,如腹部肿胀、瘫痪、紧的绷带均能抑制深呼吸。吸烟者和慢性肺疾病如慢性阻塞性肺疾病,囊性纤维化有发生肺不张的高风险。

你知道吗……

术后深呼吸可帮助预防肺不张

吸烟的人术后停止吸烟可降低肺不张的风险。理想情况下,术前 6 ~ 8 周就停止吸烟最好。

症状

肺不张的唯一症状可能感觉呼吸困难。呼吸困难的出现和严重度取决于肺不张发生的速度和范围。如果肺不张累及少量肺泡或发生缓慢,症状轻微或不为注意。如果大量肺泡被累及,尤其肺不张发生迅速,呼吸困难可能严重。心率和呼吸频率增快,因为血氧低下,患者有时看起来发紫(发绀)。

症状可能也反应引起肺不张的疾病(如损伤引起的胸痛)或肺不张导致的疾病(例如,由肺炎引起的深呼吸胸痛)。

诊断

医师可根据患者的症状、体格检查、症状发生的背景而疑诊肺不张。胸部 X 线显示有不含气的区域即可确定诊断。当疑有支气管阻塞时,需进行 CT、支气管镜或这两种一起检查,以寻找病因,特别是经常规治疗后,肺塌陷仍存在。

预防

吸烟者在术前 6~8 周戒烟可减少其手术后发生肺不张的风险。术后,应鼓励所有患者进行深呼吸,有规律地咳嗽以及尽快下床活动。采用促进自主深呼吸的呼吸装置(诱发性肺量计)和一些措施,包括改变体位以增加肺部黏液及分泌物的引流,有助于防止肺不张。

确保深呼吸发生可预防肺不张。只要可能,引起长期呼吸浅表的疾病应予治疗。这些疾病累及的患者可从机械辅助呼吸中受益。一种方法是持续气道正压通气,在连续压力下,甚至在呼气时,它可通过鼻或口面罩输送空气或空气和氧气的混合气来帮助确保气道不塌陷和肺保持扩张。

治疗

肺不张的治疗可能包括确保深呼吸发生,消除气道阻塞,或二者兼有。

有时气道阻塞通过健康护理从业者(医疗人员)从患者气道吸出能被解除。不能被吸出的阻塞物需要支气管镜移除。有时需要其他方法。例如,如果肿瘤阻塞气道,可通过手术、化疗、放疗或激光治疗来消除阻塞。

肺不张的症状和并发症需要治疗。患者需要氧疗、持续气道正压通气,或偶尔气管内插管和机械通气。如疑有细菌感染几乎总要予以抗生素。

环境性肺疾病

环境性肺疾病由吸入有害颗粒、烟雾、蒸汽、气体而引起,通常在工作时发生。如肺疾患是由吸入颗粒引起,常使用尘肺病这个词。吸入物质到达气道或肺部的最终位置和发生肺疾病的类型取决于吸入颗粒的大小和类型。大的颗粒会沉积入鼻腔和大气道,但微小的颗粒则可到达肺组织。一些颗粒可被溶解而吸收入血;更多的不能溶解的固体颗粒则由机体防御系统清除。

机体有多种方式来去除吸入的颗粒。在气道中,分泌物(黏液)积聚而包裹颗粒,使其更易被咳出。此外,衬附于气道的小细胞(纤毛)可将吸入的颗粒向上刷动而排出肺部。在肺小气囊(肺泡)中,特殊的清除细胞(巨噬细胞)吞噬大多数的颗粒并使之变得无害。

许多不同类型的颗粒都可损伤肺组织。一些是有机物,他们由含碳物质构成,是活体生物的组成部分(如谷类粉尘、棉花粉尘或动物皮屑)。一些是无机物,通常是金属或矿物质(如石棉)。

不同类型的颗粒导致机体产生不同的反应。一些颗粒如动物皮屑可引起过敏性反应,如枯草热样症状或哮喘。其他颗粒的危害不触发过敏性反应发生,但对气道和肺泡细胞产生毒性。一些颗粒,如石英和石棉,可产生慢性刺激,导致肺组织瘢痕形成(肺纤维化)。一些有毒颗粒,如石棉,可引起肺癌,特别是吸烟者;或引起胸壁和肺脏衬膜的癌症(间皮瘤),而与患者吸烟史无关。

空气污染相关性疾病

发达国家空气污染的主要成分二氧化氮(来自矿物燃料的燃烧),臭氧(来自于日光对二氧化氮和碳氢化合物的效应),悬浮的固体和液体颗粒。发展中国家生物燃料的燃烧是室内颗粒物质的重要来源。二手烟同样是室内污染的重要来源。

高水平的空气污染可触发哮喘和慢性阻塞性肺疾病的急性加重。生活在交通拥挤区域的人群有特别的风险。大多数空气污染物引起气道狭窄(高反应性)。长期接触可增加整体人群呼吸系统感染和症状,尤其是儿童。

臭氧是烟雾的重要成分,是一种强烈的肺刺激物。同其他季节相比,夏季水平趋于最高。同其他时间比,晨末和午后水平相对高些。短期接触能引起呼吸困难、胸痛和气道高反应性。参加室外运动的儿童更可能发生哮喘,因为白天臭氧污染水平高。长期接触臭氧产生肺功能轻微和永久的下降。

含硫量高的矿物燃料的燃烧产生容易在上气道沉积的酸颗粒。这些颗粒称为氧化硫,能产生气道炎症和收缩和增加慢性支气管炎的发生几率。

来源于矿物燃料燃烧(尤其柴油)的空气污染颗粒是复杂的混合物。这些颗粒能引起气道炎症或影响机体其他部分,如心脏。一些研究数据提示空气污染颗粒增加全因性死亡率,尤其心脏和肺脏疾病。

环境性肺疾病的危险因素

石棉肺
- 使用或搬运含石棉材料（包括绝缘材料）的建筑工人
- 造船厂工人
- 石棉开采、碾磨或制造工人

良性尘肺
- 焊工
- 铁矿工人
- 钡矿工人
- 锡矿工人

铍病
- 航空工业工人
- 冶金工业（铸造业）工人

闭塞性细支气管炎
- 调料工人（爆米花工人肺）

棉尘肺
- 棉花，大麻，黄麻和亚麻工人

煤矿工人尘肺
- 煤矿工人

过敏性肺炎
- 公室工作人员（因空调系统受到某些真菌和细菌污染）
- 游泳池工作人员（因受到喷雾剂影响）
- 农民，种植蘑菇的工人，养鸟者，接触异氰酸盐的工人

职业性哮喘
- 工作中接触谷物，西方红杉木，蓖麻籽，异氰酸盐（氨基甲酸乙酯），染料，抗生素，环氧树脂，茶叶和制造洗涤剂的酶，麦芽，皮革物，橡胶，珠宝，汽车修理中的研磨或油漆，动物，贝壳类动物，刺激性气体，蒸汽和湿物者

矽肺
- 某些煤矿工人（例如，钻或爆破岩石的工人）
- 铸造厂工人
- 铅，铜，银和金矿工人
- 陶工
- 喷砂工
- 砂石或花岗石切割工
- 墓碑制造者
- 隧道工人
- 制造研磨肥皂的工人

装窖者病
- 农民

纳米粒子：环境性肺病的新病因

微粒对肺不同的影响取决于它们由什么物质构成。同一物质的微粒根据它们的大小和形状也可能对肺有不同的影响。例如，吸入石棉的风险随石棉纤维的大小和长度变化而变化。

为不同物质如碳各种的用途，纳米技术工业产生有各种用途的微小颗粒物，如碳。这些微粒大小小于 100 纳米时，称为纳米粒子。为了比较，一根人的头发直径大约 100 000 纳米，所以 1000 个纳米粒子相当于一根头发的厚度。动物试验和实验室检查显示高浓度的纳米粒子可能是危险的。但医师不确定知道接触纳米粒子的数量和类型对纳米工业工人的影响。评价有关风险和保护的研究正在设计中。

石　棉　肺

石棉肺是吸入石棉粉尘导致的肺组织广泛瘢痕形成。
- 石棉肺引起呼吸困难和活动能力下降。
- 诊断通常需行胸部 X 线和 CT 检查。
- 将接触石棉几率减少到最小可防止石棉肺。
- 治疗包括吸氧和引流肺周积液以利呼吸。
- 石棉接触也可引起间皮瘤和肺癌。

石棉由不同化学组分的纤维性金属硅酸盐构成。当吸入后，石棉纤维沉积于肺内，导致瘢痕形成。吸入石棉还可引起覆盖于肺表面的两层膜组织（胸膜）增厚，这些增厚物称为胸膜斑，这类斑块不会癌变。

吸入石棉偶可引起胸腔积液，称为非癌性（良性）石棉胸水。

石棉也可引起胸膜的癌症，称为胸膜间皮瘤，或者发生于腹膜，称为腹膜间皮瘤。在美国，石棉是已知的间皮瘤唯一病因。吸烟不是引起间皮瘤的原因。间皮瘤最常出现于接触、暴露青石棉后，后者为四种石棉之一。另一种石棉即铁石棉也可引起间皮瘤。温石棉所致的间皮瘤远少于其他石棉，但温石棉常被透闪石污染，后者可导致间皮瘤。间皮瘤从发生于接触石棉 30～40 年后，在接触的量较少时也能发生。

石棉也可导致肺癌。石棉所致肺癌,部分与暴露于石棉纤维的程度有关;但是,在石棉肺患者中,肺癌最易发生于吸烟者,特别是每天吸烟超过一包者。

虽然公众关注石棉的危害性,但大多数的非职业性接触者患石棉肺的几率极低。石棉必须碎成微粒,方能吸入肺内。工人在拆毁含有石棉绝缘体的建筑物时,吸入石棉的可能性大大增加。工作中经常接触石棉的工人患肺疾病的危险性最高。接触石棉纤维越多,患石棉相关疾病的危险性就越大。

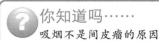

你知道吗……

吸烟不是间皮瘤的原因

多数人只有相对低的风险患上与石棉相关的肺疾病。

症状

石棉肺的症状仅在大面积的肺组织形成瘢痕后逐渐出现。瘢痕形成导致肺失去弹性。最初的症状为轻度呼吸困难和活动能力下降。吸烟的慢性支气管炎患者在患石棉肺后可有咳嗽和喘息,呼吸困难逐渐加重。大约15%的石棉肺患者出现严重的呼吸困难和呼吸衰竭。

非癌性石棉胸水者因液体聚集而又呼吸困难。胸膜斑引起胸壁僵硬会产生轻度的呼吸困难。持续的胸痛和呼吸困难是间皮瘤最常见的症状。

诊断

通常,石棉肺患者肺功能会出现异常,医师以听诊器听诊肺部会听到异常的呼吸音称为捻发音。对有石棉肺接触史者,医师可根据胸部X线检查和CT上的特征性改变而诊断石棉肺。许多石棉接触者形成的胸膜斑常含有钙质,在胸部X线或CT上易于看见。极少需要肺活检作出诊断。

如在胸部X线上发现胸膜肿瘤,医师必须进行活检(取出小片胸膜在显微镜下检查)来确定是否为癌性。可以用穿刺针抽取胸水并作肿瘤细胞分析(称为胸腔穿刺术的操作)。但是,胸腔穿刺术常不如胸膜活检准确。如胸部X线提示类似肿瘤的征象,那么原发性肺癌的可能性极大,应全面检查。

预防与治疗

通过减少工作场所的石棉粉尘和纤维,可以预防因吸入石棉引起的肺疾病。因使用石棉的工厂已加强了对粉尘的控制,目前很少有人患石棉肺了,但对30~50年前接触过石棉者患间皮瘤的仍较多。清除家中含石棉的物质或是翻修房屋仍是一个值得关注的问题,要由专门培训的工人用安全的技术方法来清除。接触石棉的吸烟者戒烟能减少患肺癌的危险,应每年进行一次胸部X线

检查。对于接触过石棉的工人,建议接种肺炎球菌疫苗和流感疫苗以防感染。

针对石棉肺的多种治疗可缓解症状,如氧疗可缓解呼吸困难。进行胸腔穿刺抽出肺周积液也可缓解呼吸困难。有时候,进行肺移植可成功治疗石棉肺。

间皮瘤是致命性的,多数间皮瘤患者在诊断后1~4年内死亡。化疗和放疗的效果不佳,手术切除肿瘤也不能治愈癌症。其他治疗应着重处理疼痛和呼吸困难,并尽量提高生存质量。

铍　　病

铍病(有时也称为铍中毒)是吸入含铍粉尘或烟雾引起的肺部炎症。
- 铍病的大部分患者逐渐出现咳嗽、呼吸困难、疲乏和夜间多汗。
- 诊断基于接触史,胸部X线,CT,和免疫系统对铍的反应试验。
- 治疗需要吸氧和糖皮质激素。
- 一些患者需要终身使用糖皮质激素,其他患者可能需要肺移植。

在过去,铍是常见的矿产,提取后用于电子和化学工业以及制造荧光灯泡。现在,它主要用于航空工业和铍铝铸件。除了这些工厂的工人,少数炼铍厂附近的居民也可发生铍病。

铍病与其他职业性肺疾病不一样,低浓度接触即可患病,仅在铍敏感人群出现肺病,大约2%~6%铍接触者患病。一些短期接触铍者可患该病。

症状和诊断

在一些患者中,铍病迅速发生(急性铍病),非常像肺部的炎症(肺炎)。这些患者的肺组织硬化,功能极差。急性铍病患者会突发咳嗽、呼吸困难和体重下降。急性铍病还可影响皮肤和眼睛。这种类型的铍病现在罕见。

更常见的是,患者发生慢性铍病,其肺内形成异常组织和淋巴结增大。这些患者常在接触铍10~20年逐渐出现咳嗽、呼吸困难和体重下降。早期检查时,患者最初没有症状。

诊断基于患者的铍接触史和称为铍淋巴细胞增殖试验的血液检查结果,后者用来测试对铍的敏感。如果疾病处于进展期,胸部X线或CT特征性变化有助于医师确诊。然而,铍病X线和CT扫描表现类似于结节病。通过支气管镜获取肺组织和细胞进行铍过敏性反应试验来确诊。

预后,预防和治疗

急性铍病可较严重。经过适当治疗如机械通气和糖皮质激素,大多数患者在7~10天后会恢复。但一些病

情严重者会死亡或发展成慢性铍病。

铍接触、暴露多年后出现症状,但病程完全不同。慢性铍病患者的症状持续,且倾向于进展。如果肺组织严重受损,心脏会过劳,引起一种心脏功能衰竭(肺心病),可致死。有时,糖皮质激素,如口服泼尼松,可用于慢性铍病。一些患者需要终身使用糖皮质激素。一些非常严重的慢性铍病患者,肺移植可挽救生命。其他支持措施,如氧疗,肺康复,以及治疗右心衰竭的药物需要使用。

严格限制与铍的接触可预防铍病。

建筑物相关疾病

建筑物相关疾病是指影响肺和其他机体器官的疾病,是由接触现代化的密封建筑物里的物质所致。

- 建筑物相关疾病由接触现代化的密封建筑物里的物质所致。
- 症状取决于病因,但包括发热,呼吸困难,流涕或鼻塞,头痛,皮肤问题,注意力集中困难。
- 诊断常包括评价建筑物空气质量和确定多少人经历建筑物相关症状。
- 治疗常包括离开建筑物或改善建筑物内的空气质量。

建筑物相关疾病是一组病因和现代化不透气,节能建筑物相关的疾病。这样的建筑物特征是封闭的窗户和依赖于循环空气的供热,通气,和空调系统。大多数病例发生在非企业的办公大楼,但疾病可发生在公寓,独座的私家住房,学校,博物馆,和图书馆。

建筑物相关疾病可为特异性或非特异性的。

特异性建筑物相关疾病

特异性建筑物相关疾病是建筑物相关接触和疾病的联系得到证明的那些疾病。例子包括军团菌病,职业性哮喘,过敏性肺泡炎和吸入性发热。

吸入性发热是指接触有机物气雾剂或粉尘引起的发热。金属烟雾和聚合物烟雾也可引起发热。

在非工业性建筑物,湿化器或其他类型通气设备可提供细菌或真菌生长的一个储水池,通过雾化吸入这些污染物的可致湿化器发热。湿化器发热的患者表现低热,乏力,咳嗽,和呼吸困难。当接触结束(例如离开建筑物1周后)疾病改善。疾病开始突然,通常持续数日。症状可能缺乏或轻微。病例集中。疾病可在接触的最初发生。急性发作通常除外在离开污染的环境和退热后不需要治疗。如症状持续,需要检测是否为感染或其他原因引起症状。检测空气传播的微生物标本可能是费用昂贵和费时的,但在一些须证实污染空气来源的病例是必须的。维护好通气系统通常可防止吸入性发热。

非特异性建筑物相关疾病

非特异性建筑物相关疾病是指与建筑物接触和疾病之间的联系很难被证明的那些疾病。术语病态建筑物综合征已用于指在一个建筑物里成群发生的疾病。这些症状十分普遍,可能如下:

- 发痒,激惹,眼睛干燥或流泪
- 流鼻涕或鼻塞
- 咽痛或咽干
- 皮肤干痒或不能解释的皮疹
- 头痛,嗜睡或注意力集中困难

一些建筑物相关因素,包括较高的建筑温度、较高的湿度和较差的通气,即典型的不能混合足够的室外新鲜空气,可以解释这些情况下的症状。妇女,过敏者,机体感官过度敏感者或担心症状意义者,以及焦虑或抑郁者更能体会建筑物相关症状。

无特异的临床试验可用于诊断建筑物相关疾病。测试建筑物的空气质量和发现建筑物居民的高比率症状可让医师推测引起疾病的是与建筑物相关的因素。治疗减少与建筑物的接触和改善建筑物的通气条件。依据疾病的本身,恢复可能需要较长的时间。

棉 尘 肺

棉尘肺是吸入棉花、亚麻或大麻微粒所致的气道狭窄。

- 棉尘肺可引起喘息和胸部紧缩感,通常出现在休息之后的重新工作的第1天。
- 通过检测显示工作过程中肺容量降低可作出诊断。
- 停止接触,给予治疗哮喘的药物治疗喘息和胸部紧缩感。

在美国和英国,棉尘肺最常发生于使用未经加工的棉花的工人中。工作中接触亚麻或大麻的人也可患该病。打包未经加工的棉花或操作棉花加工第一步程序的人更易受影响。显然,生棉花中的一些物质能引起易感者的气道狭窄。该病的其他类型可见于接触农业的谷粒粉尘者(谷粒肺)。

症状与诊断

棉尘肺可引起喘息和胸部紧缩感,常在休息后重新工作的第1天发生。与哮喘不同的是,反复接触会症状会缓解,在工作周后期胸部紧缩感会消失。但是,一个接触棉花粉尘很多年的人,其胸部紧缩感可持续2~3天或整个工作周。长期接触棉花粉尘会增加症状(咳嗽,胸部紧缩感)的发生频率,并导致明显的肺疾病,有时可致残。

通过检测工作过程中肺容量降低可做出诊断;通常,这个指标的降低在工作周的第1天最明显。

预防与治疗

预防棉尘肺最好的方法是控制粉尘。有这种症状且在工作周的第1天有肺功能突然降低者应离开工作场所。有喘息和胸部紧缩感者可予平喘药物治疗。也可给予开放气道的药物(支气管扩张剂)。

煤矿工人尘肺病

煤矿工人尘肺(黑肺)是由煤尘在肺部沉积引起的肺部疾病

- 患者通常没有症状,但严重者可咳嗽和呼吸困难。
- 诊断需行胸部 X 线和 CT 检查。
- 减少煤尘接触是重要的预防措施。
- 患者可予药物扩张气道和排除黏液的药物。

煤矿工人尘肺是由于长时间吸入煤尘引起的。虽然煤尘相对无活性,不会引起太多的反应,但它们能扩散到双肺中,在胸片上显示微小的斑点样征象。煤尘可阻塞气道。单纯性煤矿工人尘肺,煤尘聚集在肺的细支气管周围。每年有 1% ~ 2% 的单纯性煤矿工人尘肺患者进展为更严重的疾病,称为进行性大面积纤维化,因肺组织对粉尘的反应而出现大的瘢痕(直径至少有 1.3 厘米)。即使停止接触煤尘后,进行性大块纤维化还可加重。肺组织和肺血管可被形成的瘢痕所破坏。

卡普兰综合征,一种在患有类风湿关节炎的煤矿工人中出现的少见疾病,其肺部迅速出现大的圆形瘢痕结节。严重暴露于煤尘的人群,即使他们并没有患煤矿工人尘肺病,但可形成这类结节。

症状与诊断

单纯性煤矿工人尘肺通常不引起症状。但是,多数患者因患有其他气道疾患,如支气管炎和肺气肿,出现咳嗽,且容易感到呼吸困难,这些情况更容易发生在吸烟者。所以,吸烟的煤矿工人尘肺病患者更易有症状。另一方面,进行性大块纤维化的严重阶段会引起咳嗽和常发生呼吸困难。

对长期接触煤尘者,通常在煤矿工作至少 10 年,其胸部 X 线或 CT 检查呈现典型的斑片状阴影时,可作出煤矿工人尘肺的诊断。

预防与治疗

预防很关键,因尚无能治愈煤矿工人尘肺的方法。在工作场所充分防止煤尘的方法可以帮助预防煤矿工人尘肺;通气系统可有帮助,能过滤和净化的面罩也有预防作用,但作用有限。

煤矿工人应每年进行胸部 X 线检查,以便在较早的阶段检出疾病。如发现患病,应将工人换到煤尘含量低的环境中,以避免发展为进行性大块纤维化。煤矿工人鼓励戒烟。工人可予肺炎链球菌疫苗和流感疫苗来帮助预防容易遭受的感染。

保持气道通畅和黏液清除的药物对呼吸困难者会有所帮助。

气体和化学物质的接触

- 症状取决于哪一种气体和化学物质被吸入以及吸入的深度和时间。
- 症状包括鼻和眼的刺激,咳嗽,血痰和呼吸困难。
- 胸部 X 线,CT,和呼吸试验用来确定损害的程度。
- 治疗予以氧气和扩张气道和减轻炎症的药物。

多数气体,如氯气、光气、二氧化硫、硫化氢、二氧化氮和氨,可在工业事故时突然释放而严重刺激肺组织。氯气和氨等气体很容易溶解并直接刺激口、鼻和咽喉。仅在深吸入气体后才会影响肺组织的周边部分。接触核反应事故所释放的放射性气体,多年后可发生肺癌或其他多种癌症。

有些气体如二氧化氮,不容易溶解,吸入后并无早期征兆,如对鼻和眼的刺激,且更容易被吸入到肺内。这些气体所引起小气道(细支气管)炎症或导致肺内液体积聚(肺水肿)。

装窖者病(主要影响农民)是由于吸入发霉的青贮饲料释放的二氧化氮烟雾所致。可在接触后 12h 发生肺水肿,病情可暂时缓解,然后在 10 ~ 14 天后复发,即使未再接触有关气体。复发可导致小气道(细支气管)受影响。

吸入一些气体或化学药品可触发过敏反应而导致炎症,在一些病例中,肺内小气囊(肺泡)和最小的气道(细支气管)中或表面形成瘢痕,这种情况称为过敏性肺炎。

一些人长期吸入少量气体或其他化学物质可发生慢性支气管炎。同样,吸入某些化学物质,如砷化合物和烃类,可导致癌。癌症可发生于肺或身体其他部位,取决于所吸入人的物质。

症状与诊断

可溶气体如氯气、氨、氢氟酸等,接触后数分钟内即可出现眼睛、鼻子、喉、气管和大气道严重灼伤。另外,它们常引起咳嗽和痰中有血(咯血)。干呕和呼吸困难也很常见。较难溶的气体如二氧化氢和臭氧,接触后 3 ~ 4 小时,有时延迟至 12 小时,慢性喘鸣及呼吸困难会出现伴长久的肺损伤。

胸片可显示是否有肺水肿或细支气管炎。当患者有症状而胸部 X 线正常时,CT 检查尤其会有所帮助。

预后、预防与治疗

意外吸入有害气体后,大多数人后可完全恢复。最严重的并发症是肺部感染和小气道瘢痕形成所导致的严重损伤(闭塞性细支气管炎)。最近的研究显示,接触有害气体数年后还可对肺组织产生长期损害。

预防接触的最好方法是在使用气体或化学物质时格外小心。在发生泄漏事故时,应使用能自动供气的面罩。

农民应了解意外接触地窖内的有毒气体具有危险性,甚至可致命。

接触有毒气体者,其最主要的治疗是给予氧气。如肺受损严重,则需机械通气。支气管扩张剂、静脉输液以及抗生素对治疗亦有帮助。糖皮质激素如泼尼松常用于减轻肺部炎症。

职业性哮喘

职业性哮喘是吸入工作相关的颗粒或蒸汽,这些颗粒或蒸汽作为刺激物引起过敏性反应所致的可逆性气道狭窄。

■ 职业性哮喘可引起呼吸困难、胸部紧迫感、喘息和咳嗽。

■ 对已知的致哮喘物质进行过敏检测。

■ 治疗包括扩张气道和减轻炎症。

工作场所的多种物质都可引起气道狭窄,产生呼吸困难。一些人对空气传播的刺激物质特别敏感;一些人高度接触空气刺激物产生疾病,即使他们没有过敏反应;一些人产生有害建筑综合征。接触过敏原易于发生职业性哮喘的危险工种包括动物管理人员和面包师等。

职业性哮喘不同于职业性加重性哮喘,后者有哮喘病史,当患者在工作时接触触发哮喘发作的物质时增加他们的症状。

症状

职业性哮喘可引起呼吸困难、胸部压迫感、喘息、咳嗽。一些患者显示对工作环境的粉尘过敏征象,表现喷嚏、鼻涕和流泪。一些患者夜间喘息是唯一症状。症状可在工作时出现,但常在工作后数小时才发生。一些患者在接触过敏原24小时候后才出现症状。症状也可在接触过敏原1周或更长时间后才出现或消失。通常,白天接触过敏原,夜间出现症状。因此,工作场所和症状的关系常不明确。症状常在周末或假期中变轻或消失,但再次接触过敏原时则可加重。

诊断

为作出诊断,医师会询问患者的症状以及哮喘诱发物质接触史。有时,可做皮肤试验(斑片试验)以确定过敏反应,试验时将少量可疑物质置于皮肤上。当难以诊断时,专业中心的医师可采用吸入激发试验,试验时,患者吸入少量可疑物质,然后观察有无喘息和呼吸困难,以及检测肺功能是否降低。

因为在症状出现前气道即可变窄,症状迟发者在工作时可用一种仪器监测气道。这种仪器,称为便携式峰值流速仪,能测量患者将气体呼出肺外的速度。当气道狭窄,速度明显减慢,提示为职业性哮喘。

预防和治疗

使用引起哮喘物质的企业必须有粉尘和蒸汽控制的措施,但有时消除粉尘和蒸汽是不可能的。如可能,职业性哮喘的患者应该换工作。继续接触过敏原常导致更严重和持续的哮喘。

治疗和其他类型哮喘一样。可予扩张气道的药物(支气管扩张剂),最好使用吸入剂(如沙丁胺醇)。可给予减轻炎症的药物,无论是吸入剂(如糖皮质素曲安西龙)或片剂(如孟鲁司特)。严重发作时,可予短期口服糖皮质激素泼尼松。长期治疗时,最好选用吸入糖皮质激素。

矽 肺

矽肺是吸入二氧化硅(石英)粉尘引起的肺部永久瘢痕形成。

■ 患者表现为活动时呼吸困难,有时进展为休息时也出现呼吸困难;一些患者咳嗽,伴或不伴咯痰。

■ 诊断有赖于胸部 X 线和 CT。

■ 医师可予药物有助于保持气道通畅。

矽肺是最早认知的职业性肺疾病,发生于长期吸入二氧化硅(通常石英)微粒或少见吸入硅酸盐,如滑石粉者。从事移动或爆炸岩石和砂石(矿工,采石工,切石工)或使用含二氧化硅岩石和砂石研磨剂(砂石爆破手;制镜工人;铸造,宝石,陶瓷工人;陶工)的人群具患矽肺的高风险。挖煤工人具有患混合性矽肺和挖煤工人尘肺的风险。

最常见的慢性矽肺通常只有接触二氧化硅超过几十年后形成。罕见的急进性矽肺和急性矽肺可在高强度的接触二氧化硅数月和数年后形成。二氧化硅也可引起肺癌。

当吸入后,二氧化硅进入肺内,清除细胞如巨噬细胞将其吞噬。清除细胞释放的酶引起肺组织形成瘢痕。最初,瘢痕区域只是微小的圆形结节(单一结节性矽肺),但它们最终融合形成大的肿块(融合性矽肺)。这些瘢痕区域不能正常地将氧气运送到血液内。肺组织弹性减弱,呼吸变得费力。

症状

慢性矽肺患者通常多年没有症状,但一些患者最终发生活动时呼吸困难,有时进展到甚至休息时也呼吸困难。一些患者咳嗽伴咯痰。患者停止从事与二氧化硅相关的工作,呼吸困难仍可逐年加重。肺损害导致血氧水平低下和右室负荷加重,后者可引起致命的肺心病。急进性矽肺可表现同慢性矽肺一样的症状,但症状在短时间内形成和加重。

在急性矽肺患者,呼吸困难迅速加重。患者也出现体重减轻和疲乏。通常 2 年内出现呼吸衰竭。

矽肺患者结核的几率比无矽肺者高许多倍。

诊断

对从事接触二氧化硅工作者,其胸部 X 线显示和疾病一致的特征性改变,即可诊断为矽肺。当 X-线表现不明确,肺组织标本有助于确定诊断。进行其他检查,包括 CT,以鉴别其他疾病。

预防

预防矽肺的关键在于控制工作场所的二氧化硅粉尘量。当粉尘不能控制时,如砂石爆破工人,工人应使用保护装置,如可提供清洁空气的罩子或能有效过滤出微小颗粒的特殊面罩。这些措施并非对所有在粉尘环境中工作的人都有效(如油漆工或焊接工)。所以如可能,应使用研磨剂而不是砂石。

接触二氧化硅粉尘的工人应定期进行胸部 X 线检查,可早期发现问题。吸烟的工人应鼓励戒烟。其他预防措施包括肺炎疫苗和每年的流感疫苗接种有助于那些体质弱的工人不被感染。

治疗

矽肺不能治愈,但如避免接触二氧化硅后,其进展会减慢,特别是在疾病的早期。全肺灌洗可用来治疗急性矽肺。进行该操作时,医师用盐水将肺充满,然后引流以清除肺泡腔内的物质。糖皮质激素对一些急进性或急性矽肺患者有益。使用药物(支气管扩张剂)保持气道通畅和清除黏液对呼吸困难的患者有益。肺移植是最后的选择。因为矽肺患者具有患结核的高风险性,应进行常规检查包括结核菌素皮肤试验。

患者应监测和处理血液低氧水平。肺康复可帮助患者进行日常活动。

第 83 节

间质性肺疾病

间质性肺疾病(也称为弥漫性实质性或浸润性肺疾病)是用于描述影响间质间隙的诸多疾病的一个术语。肺间质间隙由肺泡、肺泡壁和血管和小气道周围间隙构成。间质性肺疾病导致炎症细胞在肺组织异常聚集,造成呼吸困难和咳嗽,影像学与炎症表现相似,但在其他方面无关。一些间质性肺疾病十分少见。

在病程的早期,白细胞,吞噬细胞,和富含蛋白质的液体聚集在间质间隙,引起炎症。如炎症持续存在,瘢痕(纤维化)可替代正常肺组织。随着肺泡进行性受损,形成厚壁囊性改变(称为蜂窝样组织),这些改变称为肺纤维化。

虽然不同的间质性肺疾病是独立的和具有不同病因的,它们有一些相同特征。所有这类疾病都可引起氧气弥散入血的能力降低和肺组织变硬和皱缩,从而导致呼吸困难和咳嗽。然而,从血中清除二氧化碳的能力通常正常。

少见的间质性肺疾病

疾病	症状	治疗	注释
药物诱导	起病可缓慢(数周到数月),或爆发,症状严重呼吸困难,咳嗽	停用引起症状的药物皮质醇(有时有效)	许多药物可导致疾病; 老年患者病情更严重; 一些药物对肺的影响类似于系统性红斑狼疮病变的范围和严重性有时与药物使用剂量和时间有关
肺泡出血综合征	咯血最常见 慢性失血引起贫血	疾病急发时,糖皮质激素和细胞毒性药物(如硫唑嘌呤)如失血需要输血血氧水平低氧疗	不明原因引起的血液从毛细血管漏出到肺的少见疾病; 患者可能也有 Goodpasture 综合征,Wegener 肉芽肿,系统性红斑狼疮,特发性肺含铁血黄素沉着病或药物反应; 大出血可致死
淋巴管平滑肌瘤病	呼吸困难 咳嗽 胸痛 有时咯血	肺移植	发生于女性的少见病; 妊娠期间可加重

间质性肺疾病的病因

类型	举　例
自身免疫性疾病	强直性脊柱炎,白塞氏综合征,肺混合性结缔组织病,多发性肌炎和皮肌炎,复发性多发软骨炎,类风湿性关节炎,硬皮病,干燥综合征,系统性红斑狼疮
感染	真菌,支原体,寄生虫,立克次体,或病毒感染和结核
有机粉尘	鸟粪和霉菌
药物	胺碘酮,博莱霉素,白消安,卡马西平,苯丁酸氮芥,可卡因,环磷酰胺,黄金,甲氨蝶呤,呋喃妥因,柳氮磺胺吡啶和氨苯磺胺
气体,烟雾和蒸汽	氯气和二氧化硫
医源性或工业性射线	癌症放疗
特发性间质性肺炎	急性间质性肺炎,隐源性机化性肺炎,脱屑型间质性肺炎,特发性肺纤维化,淋巴细胞性间质性肺炎,非特异性间质性肺炎和呼吸性细支气管炎相关性间质性肺疾病
其他疾病	肺泡蛋白沉积症,淀粉样变性,慢性胃微吸入,淋巴管平滑肌瘤病,多发性神经纤维瘤病,肺郎罕细胞肉芽肿(组织细胞增多症),结节病,和血管炎疾病(引起血管炎症)如 Churg-Strauss 综合征和韦格纳氏肉芽肿

诊断

因间质性肺疾病与更多的普通疾病(如肺炎,慢性阻塞性肺病)的症状相似,所以最初不为怀疑。当疑诊间质性肺病时,应进行诊断性检查。检查因疑诊疾病的不同而变化,但趋向相同。绝大多数患者通常予以胸部 X 线、CT 肺功能和血气分析。CT 较胸部 X 线更敏感,有助于医师作出更特异性诊断。CT 采用最大化分辨技术(高分辨 CT)。肺功能试验肺含气容积异常小。此外,通常患者对运动的反应也是需要检测的。

为确诊,医师可使用纤维支气管镜获取肺组织小标本用于显微镜检查(肺活检)。此种肺活检方法称为经支气管肺活检。许多时候,需要大块组织标本则须使用胸腔镜(称为可视胸腔镜活检)手术。

常进行血液检查。它们通常不能确定诊断,但可除外其他类似疾病。医师还可行心电图或心脏超声检查,以确定心脏有无被肺部疾病所累及。

特发性间质性肺炎

特发性间质性肺炎是原因不明的间质性肺疾病,通常同样侵袭肺。

■ 一些类型间质性肺炎远较其他的严重。
■ 诊断需胸部 X 线、CT 和肺组织标本分析(肺活检)。

特发性意味病因不明。当间质性肺疾病的原因不能确定时,即诊断特发性间质性肺炎。肺炎通常认为是感染,但这些疾病并不是感染所致。

不同类型特发性间质性肺炎的比较

疾病	常见受累人群	吸烟患者比例	治疗	预后
特发性肺纤维化	男性超过 60 岁	超过 60%	肺移植(绝大多数其他治疗无效)	50%～70% 在 5 年内死亡
非特异性间质性肺炎	40～60 岁女性	少于 40%	糖皮质激素	小于 10% 死于 5 年内
隐源性机化性肺炎	40～50 岁人群	少于 50%	糖皮质激素	2/3 痊愈,但许多可复发死亡少见
脱屑性间质性肺炎	40～50 男性	大于 90%	戒烟糖皮质激素	5 年内 5% 死亡
呼吸性细支气管炎相关性间质性肺疾病	40～50 人群(男性稍多)	大于 90%	戒烟糖皮质激素	死亡少见
急性间质性肺炎	任何年龄人群	未知	最佳治疗不知	60% 在小于 6 个月内死亡

共有 6 种类型特发性间质性肺炎。按发生频率高低顺序排列如下：

- 特发性肺纤维化
- 非特异性间质性肺炎
- 隐源性机化性肺炎
- 呼吸性细支气管炎相关性肺间质性疾病
- 脱屑型间质性肺炎
- 急性间质性肺炎

一些专家认为淋巴细胞性间质性肺炎也是特发性间质性肺炎的一个类型。

所有类型同样可引起呼吸困难和侵袭肺脏。然而，在形成速度、治疗、严重程度等方面会有所不同。例如，绝大多数疾病历时数周到数月形成，如特发性肺纤维化超过 12 个月才完全形成。但急性间质性肺炎 1 到 2 周即可形成。

诊断

进行胸部 X 线，CT，肺功能检查。CT 可能确诊。如不能诊断，医师在获取小块肺组织标本显微镜下检查（肺活检）。通常，使用胸腔镜手术活检。

通常行血液检查。它们通常不能确定诊断，但可用来排除其他类似疾病。医师还可行心电图或心脏超声检查，以确定心脏有无被肺部疾病所累及。

特发性肺纤维化

特发性肺纤维化是最常见的特发性间质性肺炎。

- 特发性肺纤维化多累及 50 多岁和 60 多岁吸烟男性。
- 患者可咳嗽、体重下降、呼吸困难和感觉疲劳。
- 肺移植可能是唯一有效的治疗方法。

肺组织长期遭受侵袭性损伤。损伤引起肺部慢性炎症最终导致肺疤痕（纤维化）。

症状

症状取决于肺受损的程度、疾病进展的速度、并发症如肺部感染和肺心病发生的情况。主要症状隐袭地发生，如活动后呼吸困难、咳嗽、精力下降。常见症状包括体重减轻和疲乏。大多数患者，症状经过一段时间，从 6 个月到数年，逐渐加重。

随疾病进展，血氧水平下降，皮肤出现青紫（发绀），手指末端增厚或呈杵状。心脏负荷引起右心室增大，最终导致右心室功能衰竭。通过听诊器，医师常听到爆裂音。这些声音称作 Velcro 音，类似于尼龙拉链被拉开时发出的声音。

诊断

胸部 X 线可显示广泛的微小白色纹理，常有网状改变，以双下肺最多见。典型的 CT 征象是双下肺出现片状及白色线条影像。在更加严重的部位，增厚的瘢痕常形成蜂窝状改变。肺功能检查显示肺容积下降。血液分析显示轻微活动（如普通速度的步行）后血氧水平下降，随病情加重，甚至在休息时亦会降低。

为明确诊断，医师会采用一种称为支气管镜检查的方法进行肺活检（取出小片组织行显微镜检查）。多数时候，需取较大的组织标本，则需外科手术，有时可用胸腔镜。

血液检查不能确定诊断，但可用以排除其他可引起类似炎症和瘢痕征象的疾病。例如，行血液检查以筛查某些自身免疫性疾病。

预后和治疗

绝大多数患者出现恶化。诊断后平均生存少于 3 年。少数患者诊断后存活超过 5 年。少数在数月内死亡。

如果胸部 X 线或肺活检显示瘢痕形成不广泛，通常的治疗是给糖皮质激素（如泼尼松），或联合硫唑嘌呤，N-乙酰半胱氨酸。医师可用胸部 X 线、CT、肺功能来评价患者的反应。常给予大剂量强的松治疗 3 个月，在随后的 3 个月逐渐减少剂量，然后以更低的剂量维持 6 个月。然而，联合治疗对多数患者无所帮助。有希望减轻肺纤维化和延长生存的治疗包括吡非尼酮和波生坦。

其他治疗针对减轻症状：肺康复改善患者进行日常活动的能力，氧疗改善低氧血症，抗生素控制感染，使用药物治疗肺心病所致的心力衰竭。一些严重特发性肺纤维化患者进行肺移植（通常是单侧肺）。

呼吸性细支气管炎相关性间质性肺疾病和脱屑型间质性肺炎

呼吸性细支气管炎相关性间质性肺疾病和脱屑型间质性肺炎是发生在吸烟者或既往吸烟者的慢性肺部炎症，属少见病。

这些疾病有相似性，所以一些专家认为它们是同一疾病的一部分。然而，脱屑型间质性肺炎通常更严重。这两种疾病累及 30 多岁或 40 多岁的吸烟者，轻微活动就出现呼吸困难。男性较女性易患病（比例差不多 2：1）。

胸部 X 线显示的病变不及特发性肺纤维化严重，约 20% 患者看不见病变。肺功能检查显示患者肺容积下降。血氧水平降低。

确诊通常需要进行肺活检。

大约 70% 呼吸性细支气管炎相关性间质性肺疾病和脱屑型间质性肺炎患者存活超过 10 年或更长。但患者戒烟后，反应甚至更好。

因为激素在其他间质性肺疾病是有效的，一些医师可能予以糖皮质激素，但疗效不明。

隐源性机化性肺炎

隐源性机化性肺炎（也称为闭塞性细支气管炎伴机

化性肺炎)是一种迅速起病的特发性间质性肺炎,以肺部炎症和瘢痕阻塞小气道和肺泡为特征。

40～60 岁间起发病,无性别差异。吸烟未增加本病的发生几率。

几乎 75% 患者在就医前不到 2 月才出现症状。在50% 病人,流感样症状,包括咳嗽,发热,不适,疲乏和体重减轻,预示本病的发生。

诊断和治疗

常规实验室检查和体格检查无特异性异常,除用听诊器能听到频繁出现的爆裂音(Velcro 音)。肺功能检查常显示肺容积低于正常。血氧含量在休息时常降低,活动时更低。

胸部 X 线检查具有明显特征,类似广泛的肺炎,可见双肺弥漫性白色片状阴影。当疾病持续存在或进展时,白色片状阴影可从肺的一侧移到另一处。CT 可用来确定诊断。通常,检查结果很典型,医师可不作其他检查即可作出诊断。

有时,医师使用支气管镜进行肺活检来确诊。更多时候,需要大块标本,则需进行手术。

经糖皮质激素治疗,约 2/3 患者痊愈。然而,症状可能以后会反复。如这样,反复使用糖皮质激素通常是有效的。

非特异性间质性肺炎

非特异性间质性肺炎是一种主要发生于不吸烟、年龄小于 50 岁的女性的特发性间质性肺炎。

非特异性间质性肺炎是第 2 位最常见的特发性间质性肺炎。大多数患者年龄在 40～50 岁之间。大多数患者无明确的病因和危险因素。然而,结缔组织病(尤其系统性硬化症和多发性肌炎),某些药物性肺损伤,过敏性肺炎患者可产生相似过程。

干咳和呼吸困难出现超过 6～18 个月。可产生低热和乏力,而高热,体重下降和其他一般症状少见。

诊断和治疗

同其他特发性间质性肺炎一样,进行胸部 X 线检查,并且通常也行 CT 检查。肺功能常显示肺容积低于正常。血氧含量常静息时低下,活动时更低。医师常通过支气管镜使用生理盐水溶液冲洗肺段,收集肺泡灌洗液进行检查。超过半数患者灌洗液淋巴细胞增多。肺活检通常是必须的。

糖皮质激素通常是有效的。80% 以上诊断后可存活超过 10 年。

急性间质性肺炎

急性间质性肺炎(也称为加速性间质性肺炎或 Hamman-Rich 综合征)是一种突然发生和严重的特发性间质性肺炎。

急性间质性肺炎的症状类型与 ARDS 相同。易累及年龄超过 40 岁的女性和男性。发热、咳嗽和呼吸困难发生超过 1～2 周,典型地进展为急性呼吸衰竭。

如条件允许,通过 CT、肺活检和肺功能检查确诊。

治疗目标是保持患者存活直至疾病消退。呼吸衰竭时需要机械通气。通常使用糖皮质激素,但是否有效不清楚。

超过 60% 受累患者 6 个月内死亡,通常死于呼吸衰竭。存活者,肺功能随时间改善。然而,疾病可复发。

肺郎罕细胞肉芽肿

肺郎罕细胞肉芽肿(组织细胞增多症或嗜酸性粒细胞肉芽肿)是一种以组织细胞和嗜酸性粒细胞在肺内增殖,通常形成瘢痕为特征的疾病。

■　患者可无症状或表现咳嗽和呼吸困难。

■　需要 CT 检查,有时需肺组织标本(活检)分析来诊断。

■　治疗是否有益和哪种治疗有益不明。

肺郎罕细胞肉芽肿(组织细胞增多症)是郎罕细胞肉芽肿的一种。郎罕细胞肉芽肿同样可累及肺和其他脏器(如垂体和白细胞)。此病罕见,病因不明。几乎仅发生在年龄 20～40 岁吸烟白人。发病时出现肺内组织细胞以及轻度的嗜酸性粒细胞浸润,前一种细胞为清除异物的细胞,后一种细胞常参与过敏反应。

症状

大约 15% 患者没有症状,因其他原因进行胸部影像学检查首次发现该疾病。其余患者表现咳嗽,呼吸困难,发热,胸痛,疲乏和体重减轻。因肺囊腔破裂发生的气胸是常见并发症。15%～25% 的患者会发生气胸,并可能是首发症状的原因。瘢痕可使肺变硬并削弱肺脏转运氧气进入血液的能力。少数患者会咯出血液(咯血)。

一些患者有定位性骨痛或病理性骨折(由于疾病引起骨变薄,仅轻微损伤就产生骨折)。15% 患者发生尿崩症,为组织细胞累及下丘脑所致。患者必须显著多尿,而且尿是稀释性的。合并尿崩症者较无尿崩症者预后差。

诊断

胸部 X 线出现结节,小肺囊肿(蜂窝肺),和其他改变是本病的特征性表现。CT 可能更详尽地显示这些改变来确定诊断。X 线也可显示骨骼受累。肺功能检查显示肺容积低于正常。如 CT 不能确诊,需活检。活检通常是在进行支气管镜检查期间进行。

预后和治疗

半数患者诊断后存活超过 12 年。通常死于呼吸衰竭或肺心病。1/3 患者戒烟后,病情有所改善。

虽然没有哪一种治疗确定有益,但可使用糖皮质激素和免疫抑制剂如环磷酸酰胺治疗。

淋巴细胞性间质性肺炎

淋巴细胞性间质性肺炎是一种少见的肺部疾病,成熟的淋巴细胞(白细胞的一种)聚集在肺泡。

- 患者通常咳嗽和呼吸困难。
- 诊断需要胸部 X 线,CT,肺功能和支气管镜检查。
- 治疗包括糖皮质激素,免疫抑制剂或二者联合。

淋巴细胞性间质性肺炎发生于儿童,通常感染 HIV 病毒者。淋巴细胞性间质性肺炎也可发生在成人,通常患自身免疫性疾病者如血浆细胞疾病,干燥综合征,类风湿性关节炎,桥本氏甲状腺炎和系统性红斑狼疮。成人平均受累年龄 54 岁。

症状

儿童发生喘鸣、咳嗽和呼吸困难,可能会有发育和体重增加障碍。成人在数月,或一些病例,数年出现呼吸困难和咳嗽。较少见症状包括体重减轻,发热,关节痛和夜间出汗。

诊断

有时医师使用听诊器在肺内听见爆裂音。

诊断需要胸部 X 线、CT 和肺功能试验。肺功能使用通常显示肺容积下降。医师常通过支气管镜使用生理盐水溶液冲洗肺段,收集肺泡灌洗液进行检查。在儿童,血蛋白异常能有助于确立诊断。如果不能确诊,儿童及所有成人必须进行肺活检。

预后和治疗

很难对预后作出预测。疾病可自行或经治疗消退,或进展为肺纤维化或淋巴瘤(一种癌症)。一半或 2/3 患者诊断后存活 5 年。

治疗使用糖皮质激素,其他免疫抑制剂,或二者联合,但这些药物的疗效不明确。

结 节 病

结节病是一种体内多数器官出现炎症细胞异常聚集(肉芽肿)的疾病。

- 结节病通常发生于 20 ~ 40 岁之间,以斯堪迪纳维亚裔和美国黑人最常见。
- 结节病能累及许多器官,以肺最常见。
- 病人可有咳嗽、呼吸困难,但也可因受累器官不同而有不同症状。
- 诊断常需要胸部 X 线,CT 和通常来于肺的组织标本分析(活检)。
- 大多数患者不经治疗症状最终可消退。
- 必须治疗时,可从给予糖皮质激素开始。

结节病病因不明,可由感染或免疫系统的异常反应引起,遗传因素亦起重要作用。虽然任何人都可发生,但结节病多数发生在 20 ~ 40 岁间,以斯堪迪纳维亚裔和美国黑人最常见。

结节病的特征是炎症细胞聚集(肉芽肿)。疾病主要发生于一侧肺组织,但肉芽肿形成也可见于淋巴结、肺脏、肝脏、眼睛、皮肤,其次为脾脏、骨骼、关节、窦道、骨骼肌、肾脏、心脏、生殖系统、唾液腺和神经系统。肉芽肿最终可完全消失或形成瘢痕组织。

症状

多数结节病可无症状,而因其他原因进行胸部 X 线检查时被发现。大多数患者仅有轻微症状,极少出现严重症状。

结节病的症状差异较大,与病变的部位和范围有关。

一般情况:大约 1/3 患者首发症状可为发热、疲乏、胸部隐痛、不适、体重下降以及关节痛等。淋巴结肿大常见,但通常不引起症状。整个病程中可反复出现发热和夜间出汗。

肺:结节病最常累及的器官为肺脏。胸部 X 线检查可见肺门和气管右侧淋巴结肿大。结节病产生的肺部炎症最终可导致瘢痕或囊肿形成,引起咳嗽和呼吸困难。幸运的是,这种进行性的瘢痕形成并不常见。偶尔,曲霉菌能定植在肺囊腔,生长,并引起出血。呼吸变得困难,有时可咯血。结节病严重累及肺者可增加右心负荷,最终可导致右心衰竭(肺心病)。

皮肤:结节病亦常累及皮肤。在斯堪迪纳维亚后裔,结节病常以胫部隆起的有压痛的红肿块(结节性红斑)起病,伴有发热和关节痛。但这一系列症状在美国黑人较为少见。迁延的结节病可形成扁平斑、隆起斑和皮下结节,出现鼻、颊、唇和耳部皮肤褪色(冻疮样狼疮)。冻疮样狼疮在黑人女性中最常见。

肝脏和脾脏:大约 70% 结节病患者存在肝脏肉芽肿,通常并无症状,且肝功能正常。不到 10% 的患者出现肝脏肿大。肝功能异常所致的黄疸较为罕见。一些病人脾脏也可肿大。

眼睛:15% 结节病患者累及眼睛。眼内某些结构发炎(葡萄膜炎),引起眼睛发红和疼痛,并影响视力。较长时间的炎症可阻塞眼内液体的引流,导致肉芽肿,引起失明。肉芽肿可形成于结膜(覆盖于眼球和眼睑内侧的膜),这类肉芽肿通常不会引起症状,但结膜是医师可获取组织标本的部位。有些结节病患者叙述眼部干涩、疼痛和发红,可能为泪腺长期受累,不能产生足够的眼泪保持眼睛湿润所致。

心脏:心脏肉芽肿可导致胸痛(心绞痛)或心力衰竭。邻近心脏电传导系统的肉芽肿可触发致命的心律不齐。

骨和关节:炎症可导致广泛的关节疼痛,以手和脚关节受累最常见。形成骨骼囊肿,导致邻近关节肿胀和触痛。

神经系统:结节病可累及脑神经(头部神经),导致复视和一侧面部下垂。如脑垂体或其周围的骨骼受累,可引起尿崩症。脑垂体停止产生抗利尿激素,一种肾脏浓缩尿液所需的激素,导致频繁排尿和尿量增加。

高钙:结节病还会引起血液和尿液中钙含量增多。其原因是结节性肉芽肿产生活性维生素 D,增加小肠钙吸收。高血钙水平导致食欲下降、恶心、呕吐、口渴及尿液增加。如果持续时间较长,高钙血症会导致肾结石或肾内钙盐沉积,最终引起肾衰竭。

诊断

医师诊断结节病最常用的方法是观察其特征性改变,包括肿大的淋巴结及胸部 X 线或 CT 的异常表现。当需要进一步检查时,显微镜下观察组织标本发现炎症和肉芽肿可确定诊断。采用支气管镜进行经支气管肺活检对大多数肺累及患者来说是最好的方法,准确率达90%。其他组织标本有异常的皮肤,皮下肿大淋巴结,以及结膜肉芽肿。即使有肝脏受累的证据,但极少需行肝脏活检。

结核可引起许多类似于结节病的病变。因此,医师亦可进行结核菌素皮肤试验(有时行肺活检)以除外结核病。

其他有助于医师诊断结节病或评价其严重程度的方法包括测量血中血管紧张素转化酶水平,进行肺泡灌洗和检查灌洗液以及全身镓扫描。多数患者血中血管紧张素转化酶水平升高,但这个检查结果不总是非常准确。结节病活跃期的肺灌洗液含有大量淋巴细胞,但这并非结节病特有。由于镓扫描对结节病患者的肺组织和淋巴结可显示异常的影像,故对诊断不明确者有时应予采用。

肺组织有瘢痕形成的患者,肺功能检查显示肺容积低于正常。血液检查提示白细胞、红细胞或血小板降低。免疫球蛋白水平升高,以黑人为甚。血钙可升高。肝脏酶学,特别是碱性磷酸酶,在肝脏受累时可升高。

预后

近 2/3 的肺结节病患者可自行好转或消失。甚至胸内增大的淋巴结和严重的肺部炎症都可在数月或数年内消失。10%~30% 的患者病程可为慢性或进行性发展。4%~7% 的患者在疾病早期有一种的胸外器官(如心脏、神经系统、眼睛和肝脏)受累;如果肺部疾病持续存在,则累及胸外器官的几率会增加。

疾病局限于胸内者较伴有机体其他部位的结节病预后要好,无肺部病变的胸内淋巴结肿大者,预后良好。那些最初有红肿结节及关节肿胀、触痛的患者预后良好。大约 50% 的结节病患者可出现复发。

大约 10% 的结节病患者因为眼睛、呼吸系统或其他

部位的损伤而严重致残。肺部瘢痕形成导致呼吸衰竭和肺心病是最常见的死因,其次的死因为肺部曲霉菌感染导致的出血。

治疗

大多数结节病患者无需治疗。具有严重症状如呼吸困难、关节痛和发热等,可用糖皮质激素控制。下列情况也应予以糖皮质激素:

- 血中高水平钙,即使症状轻微。
- 心脏、肝脏、或神经系统功能受累
- 结节病引起毁损性皮肤病变或糖皮质激素滴眼液难以治疗的眼部病变。
- 肺部病变恶化。

无症状的患者不应使用激素。虽然激素能很好控制症状,但不能预防数年后肺部瘢痕形成。大约 10% 需要治疗的患者对单纯糖皮质激素治疗无效,需合并用苯丁酸氮芥或甲氨蝶呤,可获得较好疗效。羟氯喹有时可消除损毁性皮肤病变。

根据胸部 X 线、CT、肺功能以及血钙和血管紧张素转化酶水平检测可以监测治疗效果。治疗结束后,应定期进行上述检查,以了解有无复发。

肺泡蛋白沉积症

肺泡蛋白沉积症,是由富含蛋白的液体填塞肺泡所致的一种罕见疾病。

- 肺泡蛋白沉积症累及 20~60 岁既往无肺部疾病者。
- 患者表现呼吸困难和咳嗽。
- 通过 CT 检查和检测支气管镜获得的肺液体标本来确诊。
- 如症状严重,应洗肺,一次一侧肺。

肺泡蛋白沉积症的原因不明,但近来研究与产生蛋白抗体相关,而该蛋白参与生成或分解表面活性物质。偶尔,肺泡蛋白沉积症的产生与接触毒物如无机粉尘,肺囊虫感染,肿瘤和免疫抑制剂有关。肺泡蛋白沉积症偶尔发生在新生儿。

肺内蛋白塞满肺泡和小气道。罕见情况下,肺组织形成疤痕。肺泡蛋白沉积症可进展,保持稳定,或自愈。

症状

由于肺泡填塞,严重影响肺组织向血中输送氧气。因此,大多数患者在运动时会发生呼吸困难。一些患者甚至在休息时亦有严重呼吸困难。其他症状包括疲劳,体重下降和低热。大多数患者有咳嗽,但一般不伴咯痰,偶尔咯出结实的胶冻状物质。患者常因肺功能下降而出现严重的致残。肺部感染可迅速加重呼吸困难的症状并引起发热。

诊断

胸部 X 线显示双肺广泛的白色致密斑片状影像,常

集中在心脏附近。CT 显示类似的改变以及其他提示该病的征象。肺功能检查显示肺容积异常降低。低氧血症在早期仅见于活动时，但晚期休息时也可出现。肺二氧化碳清除能力受损。血液检查结果没有特异性，虽然有些物质(如乳酸脱氢酶，红细胞，血清表面活性物质蛋白和 γ 蛋白)水平通常升高。

为了确定诊断，应对肺泡液体样本进行检查。可用生理盐水经支气管镜冲洗肺段后收集冲洗液(肺泡灌洗液)而获得标本。因为液体富含蛋白和脂肪，灌洗液通常是不透明的或牛奶样的。有时可在支气管镜检查时取肺组织用作显微镜检查(肺组织活检)。偶尔，需要大块标本，须通过手术切除获得。

治疗

症状轻微或无症状者，不需要治疗。症状较重者，可经支气管镜或使用特制的导管从口腔放入气管，用生理盐水将肺泡内富含蛋白的液体洗出。有时仅需进行小区域肺冲洗，但对症状严重或明显低氧血症者，应在全麻下进行一侧肺脏灌洗。大约 3 ~ 5 天后，在全麻下灌洗另一侧肺。有些患者灌洗一次即可，但另一些患者则需每 6 ~ 12 个月灌洗一次，连续数年。

糖皮质激素如强的松，非但无效，还可增加感染机会。可用抗生素治疗细菌感染，通常采用口服。

有些肺泡蛋白沉积症患者有不确定的呼吸困难，但只要进行定期的肺灌洗，则极少死亡。

第 84 节

过敏性和自身免疫性肺疾病

由于肺接触大量的可导致过敏性反应的空气内物质(称为抗原)，包括灰尘、花粉、真菌和化学物质，因而肺脏特别容易发生过敏反应。接触刺激性粉尘或空气中的物质，通常在工作时，可增加发生呼吸道过敏反应的可能性。肺部的过敏反应亦可发生于进食某些食物或服用某些药物后。

机体对抗原的反应是形成与抗原相互作用的蛋白(抗体)。正常的免疫反应时，抗体与抗原特异性结合，从而使之无害。但有时在抗体和抗原相互作用时，可发生炎症和组织损伤，称为过敏反应。根据导致组织损伤的机制可对过敏反应进行分类。很多过敏反应包括多种组织损伤。有些过敏反应为抗原特异性淋巴细胞(白细胞一种)，而非抗体所致。一些类型过敏反应随年龄减少。

过敏性肺炎

过敏性肺炎(外源性过敏性肺泡炎)是吸入有机粉尘或少数情况下吸入化学物质的过敏反应所致的小气囊(肺泡)和小气道(细支气管)内及其周围组织的一种炎症。

■ 含微生物或蛋白的粉尘可引起肺过敏反应。
■ 患者接触过敏物质 8 小时内，出现发热、咳嗽、寒战和气短。
■ 医师通过胸部 X 线和肺功能检查确定肺部是否存在疾病。

■ 通常血液检查能确定正在引起过敏反应的物质。
■ 工作中接触可能引起过敏反应的物质时应使用保护设备，如面罩。
■ 病人避免接触过敏原，症状通常可缓解，但有时需要使用糖皮质激素来减轻肺部炎症。

病因

多种粉尘可引起肺过敏反应。含有微生物或蛋白和化学物质的有机粉尘，如异氰酸盐，可引起过敏性肺炎。因反复吸入发霉干草耐热(嗜热的)的细菌所致的农民肺，即为人们熟悉的一种过敏性肺炎。空调肺是另外一个例子，污染的加湿器或空调(尤其是办公楼内的大型空调)造成抗原循环，便足以引起过敏反应。

吸入普通粉尘的人只有少数发生过敏反应，而这些发生过敏反应的人中也只有少数出现肺部不可逆的损害。通常，发生过敏及损伤之前须长时间反复接触大量过敏原。

肺损害为免疫反应和细胞介导性过敏反应的综合作用所致。最初接触粉尘导致淋巴细胞致敏。淋巴细胞是一种白细胞，一些淋巴细胞帮助产生抗体，参与组织损害。其他淋巴细胞再次接触抗原时直接参与炎症反应。反复接触抗原导致慢性炎症反应，表现为肺泡和小气道壁上出现白细胞聚集。这种聚集逐渐导致症状和疾病。

症状和诊断

对有机粉尘过敏者，接触粉尘 4 ~ 8 小时出现发热、咳嗽、寒战和气短等典型症状。喘鸣不常见。如果不再继续接触抗原，症状常在 1 ~ 2 天后缓解，但完全缓解则需数周。

一种缓慢发展的过敏性肺炎（亚急性），咳嗽和呼吸困难可持续数天或数周，有时病情严重需要住院。

慢性过敏性肺炎者，反复接触抗原数月或数年，可形成肺瘢痕（肺纤维化）。数月或数年后，逐渐出现运动后气短、咯痰、疲劳和体重减轻。晚期出现呼吸衰竭。因长期接触抗原，老年病人更易患慢性和进行性加重疾病。

诊断过敏性肺炎依据临床特征，确定（如可能）引起症状的粉尘或其他物质，病人接触可疑抗原的证据，以及血液检测到抗体。

哪些原因引起过敏性肺炎？

疾病	粉尘颗粒或抗原来源
空调肺	加湿器和空调
蔗尘沉着病	蔗糖废渣
饲鸟者肺，饲养鸽者肺，饲养母鸡者	鹦鹉、鸽子和小鸡粪便
洗乳酪工人肺	霉变乳酪
化学工人肺	用于制造聚氨酯泡沫，模具，绝缘材料，合成橡胶和包装材料的化学材料
咖啡工人肺	未烘焙咖啡豆
软木尘肺	发霉软木
农民肺	霉变干草
热浴盆肺	细菌污染的热浴盆或治疗池
麦芽肺	发霉大麦或麦芽
槭树皮肺	感染的槭树皮
磨坊主肺	小麦面粉
蘑菇工人肺	蘑菇培养料
红木尘肺	发霉的红木锯屑
木工肺	木材粉尘

医师可根据胸部 X 线检查所示提出疑诊。肺功能试验结果——测量肺容积，吸入气体和呼出气体以及氧气和二氧化碳交换的能力——用来评估患者的肺功能，并有助于诊断过敏性肺炎。如不能确定抗原，或诊断有疑问，让恢复患者再次接触过敏原并观察其症状和肺功能变化，有时有助于确诊。

对诊断不明的病例，特别疑有感染者，可取一小块肺组织进行显微镜下观察（肺活检）。用可视管筒（支气管镜）检查气道时可取组织。有时，用尖锐的设备取组织之外，还可用支气管镜冲洗肺内液体（肺泡液）采集细胞用于检查。偶尔，可用胸腔镜检查肺表面和胸膜腔，或手术打开胸壁（开胸术）以获得较大肺组织。

预防和治疗

最好的预防方法是避免接触抗原，但如果不能更换工作，"避免接触抗原"就显得不太实际。清除或减少灰尘，戴保护面罩，改善通气科预防过敏和复发。然而，即使是最好的预防方法也可能无效。

如果避免接触过敏原，有急性发作的过敏性肺炎的病人可以恢复。如果症状严重，可与皮质激素如强的松以减轻症状，减少炎症反应。延长或复发的发作可导致不可逆的疾病及进行性致残。

嗜酸性粒细胞性肺炎

嗜酸性粒细胞性肺炎（也称为嗜酸性细胞增多肺浸润综合征）包括一组以肺内嗜酸性粒细胞增多为特征的疾病，常伴外周血嗜酸性细胞增多。

- 药物，化学物质，真菌和寄生虫可引起嗜酸性粒细胞肺聚集。
- 患者可咳嗽，喘鸣，或自觉气短，以及一些病人出现呼吸衰竭。
- 医师可行胸部 X 线和实验室检查发现疾病和确定病因，尤其寄生虫为可疑病因。
- 通常给予皮质激素治疗。

嗜酸性粒细胞参与肺免疫应答。很多炎症反应和过敏反应包括支气管哮喘期间，嗜酸性粒细胞数目增加，常伴有一定类型的嗜酸性粒细胞肺炎。嗜酸性粒细胞肺炎与典型肺炎区别在于肺泡未提示感染细菌，病毒或真菌。然而，肺泡和气道通常确实充满嗜酸性粒细胞。甚至血管壁可能为嗜酸性粒细胞侵及，如果哮喘发生，狭窄的气道可能为聚集的分泌物（黏液）填塞。

嗜酸性粒细胞聚集在肺部的确切原因并不很清楚，通常不能确定引起过敏性反应的物质。然而，一些嗜酸性粒细胞肺炎的原因是已知的，包括确定的药物（青霉素，对氨基水杨酸，卡马西平，萘普生，异烟肼，呋喃妥因，氯磺丙脲和磺胺甲基异噁唑），化学烟雾（吸入的镍蒸汽），真菌（烟曲菌）；和寄生虫（蛔虫，包括线虫）

症状和诊断

症状可是轻微的或致命的。单纯性嗜酸性粒细胞肺炎（Löffler 氏综合征）和类似的肺炎（如感染丝虫引起的热带嗜酸性粒细胞增多）可产生低热和轻度（如有）呼吸道症状。患者可能咳嗽，喘鸣，和感觉气短但常很快恢复。另一疾病，急性嗜酸性粒细胞肺炎，可引起血氧严重下降，不治疗的话，几小时或几天就会进展为急性呼吸衰竭。

经过几周或几月缓慢进展的慢性嗜酸性细胞肺炎是一种特殊的疾病，也可以变得严重。如未治疗可出现致命的呼吸困难。

急性嗜酸性粒细胞肺炎患者外周血嗜酸性粒细胞数目可为正常的 10～15 倍。而慢性嗜酸性粒细胞肺炎患者血嗜酸性粒细胞数目可正常。

最决定性的诊断证据是服用某种药物或疫区旅游（可能接触寄生虫）后相当短时间内出现症状。嗜酸性粒细胞肺炎的胸部 X 线表现异常,但其他疾病也可有相似的异常表现。急性嗜酸性粒细胞肺炎的胸部 X 线通常表现肺内小白线和模糊斑片影,有时出现肺水肿特征性的大片白色斑片影。也可出现胸腔积液,可在胸部 X 线上发现。慢性嗜酸性粒细胞肺炎的胸部 X 线表现为白色斑片影主要位于肺外带,之后摄片斑片影可游走到肺内新的区域。

来源于咳出痰或气管镜检查获得肺泡灌洗液的细胞显微镜检查典型表现为嗜酸性粒细胞簇。可进行其他实验室检查寻找真菌或寄生虫感染;这些检查包括大便标本的显微镜检查以寻找蠕虫和其他寄生虫。

预后和治疗

嗜酸性粒细胞肺炎可能是轻微的,不经治疗也可能康复。对于急性病例,通常需要使用糖皮质激素如强的松治疗。在慢性嗜酸性粒细胞肺炎,强的松可能需要使用数月或甚至数年。如患者发生喘鸣,也要同样给予用于治疗哮喘的方案。如蠕虫或其他寄生虫是发病原因,应使用适当的药物进行治疗。通常,停用可能致病的药物。

过敏性支气管肺曲霉病

过敏性支气管肺曲霉病是一些哮喘和囊性纤维化患者对一类真菌(烟曲霉最常见)发生的肺过敏反应。

■ 患者可咳嗽和喘鸣,有时发热或咯血。
■ 医师应用胸部 X 线,血检查和皮肤试验来做出诊断。
■ 通常给予抗哮喘治疗。
■ 如不予治疗,会发生慢性肺损伤。

烟曲霉在土壤里生长迅速,引起植物,食物,灰尘和水腐败。吸入真菌可能导致过敏,发生慢性过敏反应。其他真菌,包括青霉菌,念珠菌,弯孢霉和长蠕孢菌,可引起同样的疾病。在一些患者,过敏反应合并真菌感染造成气道和肺的破坏。

与细菌和病毒导致的典型肺炎不同在于,大多数真菌其实并不侵及和直接破坏肺组织。真菌定植于哮喘和囊性纤维化患者气道黏液中(这两种疾病易增加黏液的产生),在肺内引起反复发作的过敏、炎性反应。肺泡主要充满了嗜酸性粒细胞,并出现数目增加的产黏液细胞。如果疾病引起广泛的破坏,炎症引起中央气道永久扩张,称为支气管扩张。最终,肺可能形成瘢痕。

可出现其他形式的曲霉菌病。曲霉菌可侵及肺并引起免疫系统缺陷患者发生严重肺炎。这种情况是感染而不是过敏反应。曲霉菌也能在由其他疾病如结核损害出现的肺空腔和囊腔中形成真菌球(曲菌球);结果发生严重咯血。

症状和诊断

过敏性支气管肺曲菌病的首要指证通常是进行性哮喘的症状,如喘鸣,气短和轻度发热。病人自觉不适,咯出痰为褐色斑点状或痰栓。

反复的胸部 X 线显示病变通常发生在上肺,表现类似肺炎,但游走到肺内新的区域。病症长期存在者,胸部 X 线或 CT 可显示增宽的气道充满黏液;此种类似的表现也可发生在肺癌。显微镜下痰液检查可见真菌和伴有增多的嗜酸性粒细胞。血液检查揭示高水平的嗜酸性粒细胞和曲霉菌抗体。皮肤试验能确定病人是否曲霉菌过敏,但试验不能区分过敏性支气管肺曲菌病和单纯的曲霉菌过敏,后者可发生于未患曲菌病的过敏性哮喘患者。

治疗

环境中的很多地方存在曲霉菌,所以很难避免接触。抗哮喘药,尤其是糖皮质激素,广泛用于过敏性支气管肺曲菌病。抗哮喘药物扩张气道,有利于黏液栓咯出和真菌清除。最初使用大剂量糖皮质激素强的松后,改为小剂量持续较长一段时间,可预防进行性肺损害。多数专家推荐口服糖皮质激素,吸入剂型对这种疾病效果欠佳。抗真菌药物伊曲康唑有时合并糖皮质激素一起使用有助于清除肺内真菌。过敏原注射(脱敏治疗)可引起并发症,不推荐使用。

因为肺损害逐渐加重并不引起显著的症状,应定期进行胸部 X 线检查,肺功能检查和检测血嗜酸粒细胞以及 IgE 抗体和其他抗体来监测病情。当疾病得到控制,嗜酸粒细胞以及抗体水平下降,但作为复发早期征象可再次升高。

Goodpasture 综合征

Goodpasture 综合征是一种不常见的自身免疫性疾病,临床表现为肺出血和进行性肾功能衰竭。

■ 患者通常表现呼吸困难和咯血。
■ 诊断需血和尿标本实验室检查和胸部 X 线检查。
■ 可用糖皮质激素,环磷酸酰胺和血浆置换来尝试预防永久性的肺和肾损害。

这种疾病常累及年轻男性。某些病人遗传上易患Goodpasture 综合征。在这些患者,环境物质,如烟草烟雾,某些溶剂,或上呼吸道病毒感染可引起病人产生对自身抗体某部分的抗体。因此,Goodpasture 综合征实际不是一种过敏性疾病而是一种自身免疫疾病。这些抗体通常损害肺泡壁,肺毛细血管以及肾滤过组织的某些结构。这些抗体触发炎症而影响肺和肾功能。它们可能是直接导致疾病的原因。

症状和诊断

这种疾病有典型的呼吸困难和咯血。症状可以迅速加重:呼吸衰竭和丢失大量血液。同时迅速出现肾功能衰竭。尿中可出现少量血液。

实验室检查揭示血中有特异性抗体。尿液检查可见血细胞和蛋白。患者常有贫血。胸部 X 线显示异常白色片影(缘于肺出血)。肾组织穿刺活检显微镜下有特殊形状的抗体沉积。

治疗

该疾病可迅速导致肺功能严重丧失,肾功能的完全丧失和死亡。静脉给予大剂量的糖皮质激素(如强的松)和环磷酸酰胺以抑制免疫系统反应,也可进行血浆置换——一种将血液移出循环的操作,从血中去除不需要的抗体,再将血细胞回输入循环。早期联合上述治疗有助于挽救肾功能和肺功能。一旦出现肾损害,通常是永久的。

许多患者在死亡之前都需要支持治疗。包括氧疗和一定时间的机械通气,亦可能需要输血。如出现肾功能衰竭,则需要进行透析和肾移植。

第 85 节

胸 膜 疾 病

胸膜是一种薄而透明的两层膜状物,覆盖在肺表面和衬贴于胸壁内面。覆盖在肺表面的胸膜和衬贴于胸壁内的胸膜紧密联结。在这两层薄而坚韧的膜之间有少量液体起润滑作用,以便每次呼吸时胸膜顺利移动。

异常情况下,空气或过多液体可出现在胸膜之间,占据一定空间。如果液体积聚太多(称为胸腔积液),或如果气体聚集(称作气胸)一侧或两侧肺在呼吸时不能正常扩张,导致肺组织萎陷。

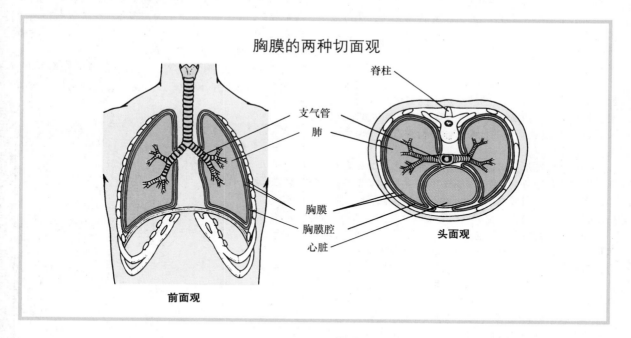

胸膜的两种切面观

前面观　头面观

脊柱　支气管　肺　胸膜　胸膜腔　心脏

胸 腔 积 液

胸腔积液是胸膜腔内液体异常聚集。

■ 许多疾病包括感染、损伤、心脏或肝脏功能衰竭、肺栓塞和药物可引起胸腔积液。

■ 胸腔积液症状可包括呼吸困难和胸痛,尤其在呼吸和咳嗽时明显。

■ 胸腔积液的诊断手段包括胸部 X 线,胸水实验室检查和 CT。

■ 胸腔积液的治疗手段包括将导管插入胸腔引流大量液体(胸液引流)。

正常情况下,仅有一层薄的液体分割两层胸膜。许多原因包括心力衰竭、肝硬化、肺炎和癌症可引起过量液体聚集。

液体类型:视其病因,液体可富含蛋白质(渗出液)或呈水样(漏出液)。医师利用这种差别以帮助确定病因。

血液聚集在胸膜腔内(血胸)常由胸部外伤所致。偶尔,无外伤而发生血管破入胸腔或主动脉膨出(主动脉瘤)漏血到胸膜腔。

肺炎或肺脓肿扩散到胸膜腔时,脓液可聚集在胸膜腔中(脓胸)。脓胸可并发于胸部外伤、胸部手术、食管破裂或腹部脓肿的感染。

胸膜腔中出现淋巴性(牛奶样)液体是由于胸部大淋巴管(胸导管)损伤或肿瘤阻塞所致。

结核或类风湿性关节炎所致的长期胸腔积液可导致胸膜腔中高胆固醇液体。

症状

很多胸腔积液病人无任何症状。不管胸腔积液的类型和原因,其最常见的症状是呼吸困难和胸痛。胸痛通常是一种称为胸膜炎样胸痛。可仅在病人深呼吸或咳嗽时出现,或持续存在而在深呼吸或咳嗽时加重。疼痛通常在炎症部位上的胸壁上感觉到。然而,有时疼痛作为牵涉痛亦可仅出现于上腹部或颈部和肩部。胸膜痛也可是胸腔积液以外的其他疾病造成的。

当液体聚集时,胸腔积液引起的胸膜炎样胸痛可以消失。大量的液体可引起一侧或两侧肺扩张困难,出现呼吸困难。

诊断

胸部 X 线检查,可显示胸腔内液体,是通常用来诊断的第一步。然而,少量的液体是不能被胸部 X 线所发现。计算机断层扫描(CT)可更清楚地显示肺和胸水,以及肺炎、肺脓肿或肺癌的征象。超声检查有助于医师确定少量胸水的位置。

用针抽取胸水标本进行化验,这种操作称为胸腔穿刺。胸水的外观有助于医师确定病因。某些实验室检查检测胸水的化学组成和确定细菌的存在包括结核杆菌。胸水标本也用来检查细胞数量和类型以及有无癌细胞。

如果这些试验不能确定胸腔积液的原因,则需要进行其他检查。有时用胸腔镜(一可让医生检查胸膜腔并获取覆盖胸壁或肺的组织标本可视镜筒)获取标本。这种方法称为胸腔镜检查法,能够检出肿瘤和结核。如果不能利用胸腔镜检查法,可行针活检。偶尔,支气管镜检查法(通过可视镜筒直接观察气道的检查)有助于医师发现胸水的原因。约20%的胸腔积液病人,经过初期检查不能发现病因,一些病人即使进行全面检查也不能查出病因。

治疗

少量胸水病人仅需治疗基础疾病。大量胸水病人,尤其引起气短症状者,需要引流胸液。引流常能显著缓解气短症状。常用胸腔穿刺术引流胸液。在下胸部两根肋骨间进行麻醉,然后插入一细针,轻轻向下推动针头直到抽出胸水。常用一个细塑料导管经针头引入胸膜腔抽

液,以减少刺破肺脏和引起气胸的几率。尽管胸腔穿刺常用于诊断,但医师每次可安全地抽出 1.5 升液体。

当需要抽取大量胸水时,可经胸壁插入导管(胸腔引流管)。进行局部麻醉,在两根肋骨间插入一塑料导管。然后医师把管子连接到能阻止空气漏入胸腔的水封引流系统。行胸部 X 线检查以明确导管的位置。如胸腔引流管位置不正确或扭结,则可阻塞引流。如果胸水很黏稠或有凝块,引流会不畅。

肺炎引起的积液:因肺炎引起的积液需要静脉使用抗生素和胸水取样。如胸水是脓性或胸水有一定特征,胸水通常需要经导管引流。如果在胸膜腔的瘢痕(纤维性分隔)中有胸水形成,引流更加困难。有时将血栓溶解剂(纤溶药物)注入胸膜腔有助于引流,可避免手术。如需手术,可实施可视胸腔镜清创术或开胸术。在术中剥去肺表面一层厚的纤维样物质以使肺能正常扩张。

肿瘤引起的积液:肿瘤引起的胸水可能很难治疗,因为胸水易于迅速重新聚集。引流胸水和给予抗肿瘤药物有时能阻止进一步液体积聚。一个小管可留置胸腔以便周期性的将液体引流到真空瓶中。但如果胸水继续积聚,封闭胸膜腔(胸膜固定术)可能有用。用导管将胸水引流至导管内,再将其与胸膜刺激物如多西环素刺激物、博莱霉素,或滑石粉混合注入胸膜腔。这种刺激物把两层胸膜封闭在一起,就没有空间来容纳多余液体。胸膜封闭术也可使用胸腔镜来操作。

乳糜胸:乳糜胸的治疗关键在于消除胸导管的渗漏。治疗手段可包括手术、化疗或放疗治疗阻塞淋巴引流的肿瘤。

胸腔积液的常见原因

- 心力衰竭
- 肿瘤
- 肺炎
- 肺栓塞
- 手术,如新近的冠状动脉搭桥术
- 胸部损伤
- 肝硬化
- 肾功能衰竭
- 系统性红斑狼疮
- 胰腺炎
- 类风湿关节炎
- 结核
- 肾病综合征(蛋白尿和高血压)
- 腹膜透析
- 药物如肼屈嗪、普鲁卡因胺、异烟肼、苯妥英、氯丙嗪、美西麦角、白介素-2、呋喃妥因、溴隐亭、硝苯呋海、丙卡巴肼

引起胸膜炎的主要病因

- 肿瘤
- 药物反应
- 寄生虫感染如阿米巴或吸虫
- 损伤,如肋骨骨折或擦伤
- 从气道或其他部位进入胸膜的刺激物,如石棉
- 肺栓塞引起的肺梗死
- 胰腺炎
- 肺炎
- 类风湿关节炎
- 系统性红斑狼疮
- 结核病
- 病毒性胸膜炎

气　　胸

　　气胸是指两层胸膜之间充满空气而导致肺萎陷。
- 症状包括呼吸困难和胸痛。
- 胸部 X 线可确诊。
- 插入胸腔导管或有时用塑料导管引流气体进行治疗。

　　正常情况下,胸膜腔内压力低于肺内或胸外。如果发生穿孔,使胸膜腔和肺内或胸外连通,空气进入胸膜腔,直至压力相等或连接关闭,当胸膜腔内存在空气,肺出现部分萎陷。有时,大部分或完全肺萎陷可导致严重的气短。

　　无确切原因的气胸,称为原发性自发性气胸,常发生于肺内小的薄弱区域(肺大疱)破裂时。这种情况多见于 40 岁以下瘦长体型的吸烟男性。绝大多数患者可痊愈,然而,多达 50% 的患者可复发。

　　自发性气胸也可发生于有严重肺疾病的患者(继发性自发性气胸)。这类气胸经常为老年肺气肿患者肺大疱破裂所致,也见于其他肺部疾病的患者,如囊性纤维化,哮喘,朗格汉斯细胞肉芽肿病,结节病,肺脓肿,结核和肺囊虫肺炎。由于存在基础疾病,发生继发性自发性气胸时,其症状和预后普遍较差,其复发率与原发性自发性气胸相同。

　　气胸也可发生于外伤或医疗操作时将空气带入胸膜腔内如胸腔穿刺术、支气管镜检查和胸腔镜检查。机械通气可对肺造成压力伤(气压伤)而导致气胸-最常见于肺气肿和急性呼吸窘迫综合征者。肺压力的变化(如发生在潜水员和飞行员)可增加气胸发生的危险。

症状

　　症状轻重主要取决于进入胸膜腔的气体量、肺不张的程度以及气胸发生前患者的肺功能。症状可为轻微呼吸困难或胸痛到严重呼吸困难、休克和危及生命的心跳停止。最常出现为胸部锐痛和气短,偶尔为干咳。疼痛可出现在肩、颈或腹部。发生缓慢的气胸较迅速发生的气胸症状为轻。除了大量气胸或张力性气胸,一般在机体适应肺萎陷和气体在胸膜腔被吸收,肺在膨胀后症状通常好转。

诊断

　　如果气胸量大,体格检查常能确定诊断。医师用听诊器可以听到一侧胸壁正常呼吸音消失,敲击胸壁(叩诊)可听到空的鼓音。胸部 X 线显示气胸带和薄的脏层胸膜勾画出的肺边缘。胸部 X 线也可显示因肺不张所致的气管(通过前颈部的大气道)移到另一侧。

什么是张力性气胸?

　　张力性气胸是一种严重和能危及生命的气胸类型。张力性气胸时,气体进入胸腔部位的邻近组织形成活瓣,导致气体只进不出,引起胸膜腔压力显著升高导致肺完全塌陷,心脏和胸腔的其他结构被挤到对侧胸腔。

　　如果不能及时缓解,张力性气胸可在数分钟内引起死亡。医师应立即将带有针头的大注射器插入胸腔进行抽气。然后置入一根导管以持续引流气体。

治疗

　　少量原发性自发性气胸不需要治疗,通常不会引起严重的呼吸道症状,且气体在几天内即可吸收。大量气胸,气体完全吸收需要 2～4 周,插入胸腔引流管可迅速排出气体。

　　如果原发性自发性气胸量大影响呼吸,将一个连接塑料导管的大注射器插入胸壁抽气。导管可以是密闭的,然后留置一段时间以便可以移除重新积聚的气体。如果导管排气不成功,以及其他类型气胸(如继发性自发性气胸或创伤性气胸),则需要放置胸腔引流管。通过胸壁上的一个切口插入胸腔引流管,连接水封瓶系统或一个单向活瓣只容许气体排出而不能进入。如果在气道和胸膜腔之间气体存在异常连接(瘘管)导致持续气体漏入,就需将抽吸泵连接在胸腔引流管上。偶尔需要手术治疗,常将胸腔镜插入胸壁送入胸膜腔进行手术操作。

　　复发性气胸可引起明显的残疾。手术可以预防气胸的复发。通常手术包括修补肺渗漏区域和把脏壁两层胸膜紧紧贴附在一起。通常用胸腔镜进行此种手术。需要手术的病人包括:
- 对于从事高风险职业的人来说,例如,潜水员和飞机驾驶员,在第一次气胸发作后

- 继发性自发性气胸病人在第一次气胸发作后
- 气胸无法治愈的或同侧发生两次以上的气胸

如果复发性气胸者因健康因素不能耐受手术,通过排气管向胸膜腔注入滑石粉或多西环素进行封闭胸膜腔。然而,用这种封闭胸膜腔方法效果较手术差。25%这种封闭胸膜腔的病人最后还会发生气胸。相比较而言,只有5%的手术患者再发气胸。

病毒性胸膜炎

病毒性胸膜炎是指病毒感染胸膜,引起呼吸或咳嗽时胸痛。

病毒性胸膜炎最常由科萨奇 B 病毒感染所致。偶尔,艾柯病毒可引起少见的流行爆发或 Bornholm 氏胸膜痛。病毒性胸膜炎发生于夏末,多见于青少年。

病毒性胸膜炎的主要症状为胸痛。疼痛为锐痛,吸气或咳嗽时加重。流行性或 Bornholm 胸膜痛也可引起发热和胸部肌肉痉挛。通常行胸部 X 线检查。病毒性胸膜炎几天或更长时间后可自行消退。镇痛药能帮助缓解疼痛。

第 86 节

肺动脉高压

肺动脉高压是肺部动脉(肺动脉)血压力异常增高的一种疾病。

- 许多疾病可以引起肺动脉高压。
- 患者表现劳力性气短和精力缺乏,一些患者劳力时感觉头晕眼花或疲劳。
- 胸部 X 线、心电图和超声心动图为诊断提供线索,确诊需要右心室和肺动脉血压测定。
- 病因治疗和使用改善肺内血流的药物是有益的。

血液从右心经肺动脉转运到肺。在肺内,血中二氧化碳被移走,氧气被摄入。正常情况下,肺动脉压力低,右心较左心肌力薄弱(由于肌肉相对较少和所需推送血液进入肺动脉的力量较弱)。相反,左心因需对抗较肺动脉压高很多的压力来推送血液通过全身,故肌肉发达。

如果肺动脉压力增加到足够高水平,这种状态称为肺动脉高压。肺动脉高压时,右心必须强力收缩将血液从肺动脉推送到肺。一段时间后,右心室变厚和变大,称为肺心病,将发生心律衰竭。

病因

肺动脉高压病因有很多种,包括 HIV 感染,药物和毒物肺疾病,低氧。肺动脉高压最常见的原因是左心衰竭,见于

- 心瓣膜不能正常工作
- 高血压引起左心室负荷增加
- 心脏病发作或其他疾病累及心脏引起心脏泵功能降低

肺疾病也可导致肺动脉高压,最常见的是慢性阻塞性肺疾病(COPD)。当肺因疾病而受损,则需加强力量来泵血。一段时间后,COPD 破坏肺内小气囊(肺泡)和伴行小血管(毛细血管)。在 COPD 引起肺动脉高压病因中,唯一最重要的原因是肺动脉狭窄(收缩),后者为血氧水平降低的结果。睡眠呼吸暂停或高海拔地方生活或长期访问通过降低血氧水平也能引起肺动脉高压。其他可引起肺动脉高压的疾病包括肺纤维化、囊性纤维化、结节病和郎罕细胞肉芽肿(组织细胞增多症)。

次常见原因,手术或创伤引起肺组织大范围缺失引起肺动脉高压。其他原因包括心力衰竭,硬皮症,肥胖症限制呼吸(pickwickian 综合征),累及呼吸肌的神经性疾病,慢性肝脏疾病,和 HIV 感染。20 世纪 90 年代服用的减肥药右芬氟拉明和芬特明也可引起肺动脉高压。突发肺动脉高压的病因是肺栓塞,一种血凝块阻塞肺动脉的疾病。在热带,一种寄生虫病血吸虫病——是常见病因。

小部分肺动脉高压病人没有明确的病因(称为特发性肺动脉高压)。女性发生特发性肺动脉高压的几率是男性的 2 倍,确诊时的平均年龄为 35 岁。

症状

劳累后气短是肺动脉高压最常见症状,实际上每个患者都会发生。有些病人会在劳累时感到头晕眼花和疲乏,且常出现心绞痛样胸痛。因为机体组织无足够的氧供,病人易感到虚弱。其他症状,如咳嗽和喘息,常由基础的肺疾病引起。肿胀(水肿),特别是下肢,因为体液从静脉漏出到组织引起,常提示发生右心衰竭。

肺心病:因肺动脉导致的一种疾病

　　肺心病是一种右心室变大和增厚的疾病,最后导致心力衰竭。

　　肺心病只有一个病因:肺动脉高压。肺动脉高压导致肺动脉壁变厚和血流通道狭窄。一旦发生肺动脉高压,右心加强收缩以代偿,但力量的增加有加重右心变大和变厚。这些变化导致右心衰竭(通常心力衰竭由左心疾病造成)。增大的右室导致病人存在肺栓塞的危险,因为血液易于在心室和下肢中形成血池。血池中如形成血凝块,它们最终漂移和嵌塞在肺部,引起灾难性后果。

　　直到肺心病非常明显之前常无症状,有症状时仍然是肺动脉高压的症状:活动后呼吸困难,头晕,疲乏和胸痛。心力衰竭的症状,如下肢浮肿和呼吸困难加重。

　　多项检查有助于医师诊断肺心病,但常根据体格检查作出疑诊。通过听诊器听诊,医师能听到右室增大的特征性心脏声音。胸部 X 线检查可显示增大的右室和肺动脉。医师可用超声心动图,放射性核素试验和心导管术来评价左和右心功能。

　　治疗通常针对肺部基础疾病。亦可采用缓解右心衰竭的治疗措施。因肺心病患者有肺栓塞的危险,应给予长期抗凝治疗。

　　有些肺动脉高压患者有结缔组织病,尤其是系统性硬化症(硬皮病)。

诊断

　　对于有基础肺疾病者,可根据症状疑诊为肺动脉高压。胸部 X 线检查可显示肺动脉增宽。心电图和心脏超声可帮助医师在肺心病发生前查明右心的问题。如通过超声发现右室变厚,右房和右室之间的三尖瓣有部分血液(反流)。肺功能试验可评价肺损害程度。采手臂动脉血标本可测量血中氧水平。

　　确定肺动脉高压常需从手臂或下肢静脉插入一根管子进入右心,测量右室和肺动脉压。

治疗

　　当病因确定后,治疗肺动脉高压最好针对病因。血管扩张剂(扩张血管),如钙通道阻滞剂,依前列醇,对硬皮病,慢性肝脏疾病和 HIV 感染所继发的肺动脉高压有效。相反,这些药物对肺部基础疾病导致的肺动脉高压无效。对大多数特发性肺动脉高压患者,血管扩张剂如依前列醇,可显著降低肺动脉压力。经以手术植入皮下的导管,静脉给予的依前列醇能改善生存质量,增加存活率和推迟肺移植的时间。因为药物对于某些病人具有危险,医师应首先在心导管室对患者进行扩血管药效果进行观察。目前,依前列醇可皮下(在皮肤下面)和吸入应用且对某些患者有效。

　　口服的内皮素(血液中引起血管收缩的一种物质)受体阻滞剂,波生坦和安立生坦对一些轻度肺动脉高压病人有效。伊洛前列素,一种与依前列醇相似的药物,可吸入,较依前列醇出现并发症的几率低很多。口服西地那非对一些肺动脉高压病人十分有效。

　　如肺动脉高压患者血氧水平低下,通过鼻导管或面罩持续吸氧可降低肺动脉压力和可减轻气短。通常给予利尿剂帮助右室维持有效呼吸的和减轻下肢水肿。抗凝治疗可减少发生血凝块的危险和继发的肺栓塞。

　　肺移植已成为一种肺动脉高压治疗的可行手段。只有病情严重但尚能经受住肺移植潜在后果和困难者进行肺移植。

第 87 节

呼吸衰竭和急性呼吸窘迫综合征

　　呼吸衰竭是血液中氧水平太低或二氧化碳太高的一种情况。急性呼吸窘迫综合征(ARDS)是引起突发和严重的呼吸衰竭的一种原因。

呼 吸 衰 竭

　　呼吸衰竭是一种血液中氧降至危险水平或二氧化碳升至危险水平的情况。

- 气道阻塞,肺组织损伤,呼吸肌无力,或呼吸驱动减弱都可引起呼吸衰竭。
- 病人可表现严重的呼吸困难,皮肤紫绀,意识模糊或嗜睡。
- 血气分析可检测血液中降低的氧和增高的二氧化碳水平。

■ 氧疗
■ 有时需要使用机器帮助呼吸直至潜在的疾病得到医治。

呼吸衰竭是一种在医学急症,由慢性、进行性加重肺疾病或平时健康人因严重、突发的肺疾病如急性呼吸窘迫综合征所致。

病因

几乎任何影响呼吸和肺脏的疾病都能导致呼吸衰竭。特定疾病,如甲状腺功能减低或睡眠呼吸暂停,能降低驱动呼吸的潜意识反射。阿片类药物或酒精过量可引起深镇静而降低呼吸驱动。气道阻塞,肺组织损伤,肺周围骨和组织破坏和扩张肺脏的肌肉无力也是常见的原因。流经肺的血流流异常,如肺栓塞时,也可引起呼吸衰竭。这种状况不影响气体进出肺,但部分肺组织没有血流通过,不能有效从空气中摄取氧气。

> **你知道吗……**
> 老年人患肺炎时,年龄相关的肺功能下降会导致严重情况的发生。

哪些原因引起呼吸衰竭

基础疾病	病因
气道阻塞	慢性支气管炎,支气管哮喘,支气管扩张,囊性纤维化,细支气管炎,或吸入异物
呼吸浅弱(呼吸驱动降低)	肥胖,睡眠呼吸暂停,甲状腺功能减低,或药物或酒精中毒
肌肉变弱	肌肉无力,重症肌无力,肌营养不良,脊髓灰质炎,格林巴利综合征,多发肌炎,卒中,肌萎缩性侧索硬化症,髓索损伤
肺组织异常	急性呼吸窘迫综合征,药物反应,肺纤维化,纤维性肺泡炎,广泛转移癌,反射病,结节病,烧伤
胸壁异常	脊柱侧凸,胸部损伤,过度肥胖,胸手术引起畸形

症状

血中低氧水平可引起气短和紫绀。低氧水平、高二氧化碳水平和增加的血液酸引起意识模糊和嗜睡。如果呼吸驱动正常,机体试图通过深、快的呼吸来清除二氧化碳。但如果肺功能异常,这种呼吸方式无效。最终低氧水平使得大脑和心脏出现功能障碍,导致嗜睡甚至意识丧失以及心律失常(心律不齐),这些都可导致死亡。

诊断

医师可依据症状和体格检查而疑诊呼吸衰竭。动脉血气分析显示危险的低氧水平和高二氧化碳水平则可确诊。行胸部 X 线和其他检查以确定呼吸衰竭原因。

治疗

呼吸衰竭患者应在重症监护室进行治疗。首先应氧疗,通常给氧量大于所需量,但应在稍后进行调整。伴有持续高水平二氧化碳的患者,过度给氧会减慢肺部气体的进出(通气),二氧化碳水平呈现危险性地进一步提高。这类患者,需仔细调整给氧浓度。

对引起呼吸衰竭的基础疾病也需要治疗。如采用抗生素抗感染,支气管扩张剂扩张气道。采用其他药物减轻炎症和预防血凝块形成。除非呼吸衰竭迅速消失,否则予以机械通气治疗。

急性呼吸窘迫综合征

急性呼吸窘迫综合征是一种肺衰竭,由多种导致肺内液体积聚及血氧显著降低的疾病所致。

■ 病人表现呼吸困难,通常为快、浅的呼吸,皮肤花斑状或蓝色(发绀),其他器官如心脏和脑功能异常。
■ 获取动脉血样确定血氧水平,以及行胸部 X 线检查
■ 因病人可能需要机械通气,须在重症监护室治疗
■ 氧疗和治疗呼吸衰竭的病因

ARDS 的病因

■ 误吸(吸入)食物入肺
■ 烧伤
■ 体外循环手术
■ 胸部外伤
■ 胰腺炎症(胰腺炎)
■ 吸入大量烟雾
■ 吸入其他毒气
■ 吸入高浓度氧引起肺损伤
■ 重大创伤
■ 溺水
■ 药物过量,如海洛因,美沙酮,丙氧酚及阿司匹林
■ 肺炎
■ 长期或严重低血压(休克)
■ 肺栓塞
■ 严重而广泛的感染(败血症)
■ 中风或癫痫
■ 短时间内输血超过 15 单位

急性呼吸窘迫综合征（ARDS）是一种医学急症。可发生在已有肺疾病或既往健康者。这种综合征过去称为成人呼吸窘迫综合征，也可发生在儿童。这种综合征在相对较轻时被称为急性肺损伤。

病因

任何引起肺损伤的情况或疾病都能导致 ARDS。超过一半 ARDS 患者是由严重的广泛感染（败血症）或肺炎引起。

当肺内小气囊（肺泡）和微小血管（毛细血管）损伤时，血及液体漏入到气囊之间的间隙并最终进入肺气囊。多数肺泡萎陷（称为肺不张）可由肺表面活性物质活性降低所致。表面活性物质是一种覆盖于肺泡内表面的液体，维持肺泡开放。肺泡积液和多数肺泡不张阻碍氧气由吸入气向血液中的移动，引起血中氧浓度急剧下降。二氧化碳从血液中移至空气中即呼气受到的影响较少，血中二氧化碳浓度变化小。

ARDS 造成的血氧水平下降和漏入血中的由受损肺细胞和白细胞产生的特定蛋白质（细胞介素）导致炎症和其他器官并发症；亦可引起多个脏器功能衰竭（多器官系统衰竭）。ARDS 开始不久或几天、几周后可发生脏器衰竭。此外，ARDS 患者几乎不能抵抗肺部感染，易发生细菌性肺炎。

症状

ARDS 常发生于原发损伤或疾病起病后 24～48 小时以内，但也可 4～5 天后发病。最初的症状为气短，伴呼吸浅快。通过听诊器医师可在肺部听见爆裂音或哮鸣音。因为血中氧浓度低下，患者皮肤呈花斑状或蓝色（发绀），以及其他脏器如心脏和脑功能障碍，导致心率加快，心律失常，意识模糊和嗜睡。

诊断

动脉血检查提示血中氧浓度低，胸部 X 线检查显示本应充满气体的腔隙充满了液体。需进一步检查排除心脏衰竭所致。

预后

没有及时治疗，由 ARDS 导致的严重缺氧引起 90% ARDS 患者死亡。然而，经过适当治疗，约四分之三的 ARDS 患者可存活。

对治疗有迅速反应的病人常完全恢复，很少或没有长期肺部异常。长期接受机械通气治疗的病人更易形成肺瘢痕。在病人脱离机械通气治疗后数月这种瘢痕可有所改善。如果广泛形成瘢痕肺功能会受限，在日常活动时即表现明显；若瘢痕范围不是很广泛，肺功能受限只在肺负荷增加如运动或生病时表现明显。

一些 ARDS 患者发病期间体重下降和肌肉丢失明显。医院内康复可帮助病人重新获得力量和自立。

治疗

ARDS 患者应收入重症监护病房治疗。成功的治疗有赖于基础疾病（如肺炎）的治疗。氧疗，对纠正低氧血症极为重要，也应给予。

如果经面罩或鼻导管给氧不能纠正低氧，或需吸入极高浓度的氧，则须使用机械通气。在压力作用下，呼吸机通过经口插入到气管的管子输送富含氧气的空气。对于 ARDS 患者，吸气时由呼吸机传送压力，呼气时给予低水平压力（称为呼气末正压通气）以帮助呼气末肺泡保持开放。

机 械 通 气

机械通气是使用机器帮助气体进出肺脏。

一部分呼吸衰竭病人需要呼吸机（机器帮助气体进出肺）帮助呼吸。机械通气可以救命。

机械通气可以多种方式传送。通常通过鼻或口将一个塑料管插入气管。如果病人需要机械通气超过一些天数，医师可通过颈部前方的一个小切口（气管切开）直接将管子插入气管。对于长期通气来说，气管切开是更安全和更舒服的选择。然后，管子与呼吸机连接。呼气是由于肺的弹性回缩被动产生的。根据基础疾病，可使用多种类型的呼吸机和多种工作模式。根据病人的需要，呼吸机可传送纯氧或空气和氧气的混合气。

供选方案：一些患者不需要完全呼吸支持，可在鼻或面部放置面罩进行正压通气。压力经过面罩传送氧气和空气的混合气体，以辅助患者呼吸和预防呼吸肌疲劳。在大约一半呼吸衰竭病人，这种方法（称作双水平正压通气或持续正压通气）可避免气管插管。夜间使用双水平正压通气对因肌力差而引起呼吸衰竭的患者有所帮助，因为夜间休息后，在白天呼吸肌能更有效地工作。

并发症：以太高的压力或太高的容量将气体压入肺可过度牵拉肺泡并引起肺损伤。有时脆弱的肺泡（肺小气囊）破裂，气体聚集在肺周围引起肺闭陷，这种状况称为气胸。为避免这些问题，医师可限制呼吸机传送气体的压力和容量。另一方面，压力和容量太小，不能有足够的气体进出肺，结果造成血液过酸和小气道和肺泡关闭。医师连续监测和调整呼吸机传送的呼吸频率和容量和呼吸机压力以达到谨慎的平衡。

虽然大多数进行机械通气的病人额外需要氧气，但太多氧气实际上损伤肺。医师监测氧水平以确保给予适量的氧气。

进行机械通气，尤其是气管插管的患者，可能表现躁动，可予镇静剂，如地西泮、劳拉西泮和咪达唑仑，或阿片类如吗啡或芬太尼控制。

气管插管时，来自鼻和口的细菌可轻易进入肺，引起严重感染。这些感染必须尽快诊断和治疗。

因为患者机械通气时不能进食，通过放置的胃管给予液体补充物质以提供营养支持。

第 88 节

肺　癌

■ 吸烟是引起肺癌最常见的原因。

■ 持续咳嗽是最常出现的一个症状。

■ 大多数肺癌可通过胸部 X 线检查发现，但另外也需要进行其他影像学检查和活检。

■ 手术，化疗，靶向制剂和放疗都可应用于肺癌的治疗。

　　在肿瘤中，肺癌是男性和女性最常见的死亡原因。肺癌最常发生于 45～70 岁人群，而且在女性更普遍，主要与最近几十年更多的女性吸烟相关。

　　来源于肺脏细胞的癌症称为原发性肺癌。原发性肺癌可源自从支气管或肺泡。肺癌也可是由身体其他部位（最常见来自乳腺，大肠，前列腺，肾脏，甲状腺，胃，宫颈，直肠，睾丸，骨头或皮肤）转移到肺脏。

　　肺癌主要分为两类：

■ 非小细胞肺癌：大约 85%～87% 的肺癌为此类。非小细胞肺癌比小细胞肺癌生长缓慢。然而 40% 非小细胞肺癌确诊时，肿瘤已扩散到胸部以外的器官。小细胞肺癌最常见的类型为鳞状细胞癌、腺癌和大细胞癌。

■ 小细胞肺癌：也称为燕麦细胞癌，约 13%～15% 肺癌属于此类。小细胞肺癌极具侵袭性并且转移迅速。多数小细胞肺癌确诊时都已转移到身体的其他部位了。

病因

　　约 85% 的肺癌患者，吸烟为肺癌的主要原因。约 10% 的吸烟者（以前和现在）最终会发展成肺癌，吸烟的支数和年数与患病风险的增加相关。戒烟可降低肺癌患病风险，但以前吸烟者较从未吸烟者仍有较高的肺癌患病风险。

　　大约 15% 肺癌患者从未吸烟。这些人患肺癌的原因不明。最近的研究已经发现从不吸烟的肺癌患者表皮生长因子受体（EGFR）基因发生基因突变。虽然环境因素致病学说尚未完全确立，但家中接触氡气可能是致病因素。其他可能致病因素包括吸二手烟和工作中接触或吸入致癌物质如石棉、射线、砷、铬酸盐、镍、氯甲基醚类、芥子气、可卡因烘烤散发物。接触上述物质者和吸烟者患肺癌的风险明显增加。污染的空气和雪茄烟也含有致癌物质，接触这些物质会增加患肺癌几率。偶尔，肺癌，特别是腺癌和肺泡细胞癌（一种腺癌），可发生于其他肺部疾病如肺结核，导致的肺疤痕。

症状

　　肺癌的症状取决于它的类型、位置和扩散途径。最常见的一个症状是持续咳嗽，或在慢性咳嗽的病人咳嗽的特征发生变化。一些病人表现为咯血或痰中带血。罕见的是，肺癌侵及下面的血管，可引起严重出血。肺癌的其他非特异性症状包括食欲下降、体重减轻、疲劳、胸痛和乏力。

并发症

　　肺癌可引起气道狭窄而出现喘鸣。支气管阻塞可导致所供区域的肺组织塌陷，称为肺不张。阻塞气道的其他症状还有呼吸困难和肺炎，出现咳嗽、发热和胸痛。如果肿瘤侵及胸壁，可能会产生持续、不能缓解的胸痛。含有肿瘤细胞的液体可积聚在胸膜腔，出现胸腔积液。大量积液可出现呼吸困难。如果肿瘤扩散到全肺，血氧下降导致呼吸困难，最后出现右心扩大和心功能衰竭。

　　肺癌可侵入颈部特定神经，引起一侧眼睑下垂、瞳孔缩小，眼球内陷和一侧面部少汗——这些症状统称为 Horner 综合征。肺尖的肺癌侵及支配上肢的神经，可引起上肢疼痛、麻木和无力——称为 Pancoast 综合征。当肿瘤侵及胸部中央的神经，支配声带的神经受到损害，出现声音沙哑。

　　肺癌直接侵及食管及其周围，导致吞咽困难或吞咽疼痛。

　　肺癌可侵及心脏或纵隔区域，引起心律失常、心内血流阻滞或心包积液。

　　肺癌可侵及或压迫胸部大血管（上腔静脉），称为上腔静脉综合征。上腔静脉阻塞引起血液贮存于上身其他静脉。胸部静脉扩张，面部、颈部和上胸壁（包括乳房）肿胀和变成淡紫色。也可以引起呼吸困难、头晕、幻视、眩晕和嗜睡，常在前倾位或卧位时加重。

　　肺癌也可随血流转移到身体的其他部位，最常见于肝、脑、肾上腺、脊柱和骨。肺癌转移可在疾病早期发生，特别是小细胞肺癌。症状（如头痛、意识模糊、癫痫发作和骨痛）可早于肺部出现明显症状时发生，故早期难以诊断。

　　副癌综合征包括肺癌引起的远离肺的部位发生的效应，如神经和肌肉。这些症状与肺癌大小和位置无关，亦不表示有癌转移到胸外；而是由肺癌分泌的物质（如激素类、细胞因子和多种其他蛋白质）所致。

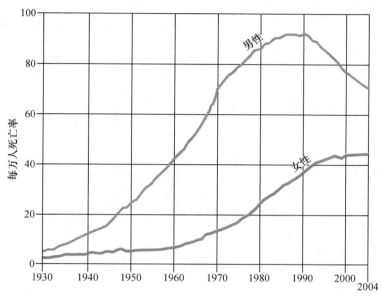

肺癌所致的死亡

在肿瘤中,肺癌是男性和女性最常见的死亡原因。因烟民数量的增加,肺癌所致的死亡数也在增加。在2008年,约有162 000人死于肺癌——男性91 000和女性71 000。该数据为癌症死亡的28%。

少见的肺肿瘤

肺肿瘤可是恶性的和良性的。

一些少见的良性肿瘤包括

■ 错构瘤,最常见的良肿瘤

■ 支气管囊腺瘤,生长在主支气管或小支气管

少见恶性肿瘤包括

■ 支气管类癌瘤,可以是恶性的或良性的

■ 淋巴瘤,淋巴系统癌症

所有肺肿瘤需要医学评估,因为即使良性肿瘤如果生长和阻塞呼吸,可引起问题。肺肿瘤的治疗有赖于它的良恶性。一些良性肿瘤可能需要手术切除以防止气道被阻塞。

诊断

对存在持续或加重咳嗽或其他肺部症状(如气短或痰中带血)的患者,尤其吸烟者,应考虑肺癌的可能。通常,首选的检查是胸部X线,虽然胸部X线可能遗漏小的肺癌,但可显示大多数肺癌。有时,因为其他原因(如术前)进行胸部X线检查发现的阴影为医生提供了诊断的首要线索,虽然这样的阴影不是肿瘤的证据。

下一步可进行计算机断层扫描(CT)。CT扫描可显示特征性的表现帮助医生诊断。胸部CT可以显示在胸部X线不能看见的小肿瘤,并揭示胸部淋巴结有无增大。新技术,如正电子发射断层(PET)和螺旋CT提高了小肿瘤的检出。肿瘤学家经常使用PET-CT扫描(在一台机器结合PET和CT技术)评估可疑肿瘤患者。如果CT或PET-CT扫描不能给医师提供足够的信息,也可使用磁共振检查(MRI)。

常需用显微镜检查可能癌变区域肺组织以确定诊断。偶尔,痰液标本可为检查提供足够的材料(称为痰细胞学)。医师几乎总是需要从肿瘤组织处直接获得标本。获得这些组织标本的最常见方法是使用支气管镜,气道可以被直接观察,肿瘤标本也可在镜下直接获得。如果肺癌位置太深,气支管镜无法到达,常可在CT引导下经皮肤刺入活检针获取标本,称为穿刺活检。有时,只能通过外科手术获取标本,称为剖胸术。医师也可使用纵隔镜获取和检查胸部中央增大的淋巴结标本以判定是炎症还是肿瘤引起淋巴结增大。

一旦显微镜下确诊肺癌,医师通常检查判定有无扩散。可行PET-CT和头颅影像学检查(头颅CT或MRI)以确定有无肺癌转移,尤其是肝脏、肾上腺或脑。如无条件行PET-CT检查,可行胸、腹、骨盆和骨CT扫描。骨扫描可发现肿瘤转移到骨。由于小细胞肺癌可转移到骨髓,有时也要行骨髓活检。

基于肿瘤大小,是否扩散至邻近的淋巴结,以及是否转移到远处器官对肺癌进行分类。这种分类被用作癌症

分期。肺癌分期有助于拟定最合适的治疗方案和评估患者的预后。

筛查：正在进行的临床试验目的在于确定筛查试验的价值，而筛查试验旨在发现没有症状的肺癌患者。这些试验应用胸部 X 线、CT 扫描、痰液检查，或所有这些方法试图发现处于早期阶段的肺癌。可是，到目前为止并没显示出筛查试验提高肺癌的检出率，因此对没有危险因素和症状的患者不推荐进行筛查。筛查试验价格昂贵，如果出现假阳性结果(不能正确地预示肿瘤存在)会产生不必要的担忧。反之亦然。当肿瘤确实存在时，筛查试验可能是阴性的。基于以上原因，医师在进行筛查试验前准确地判断患者所患特定某种肿瘤的风险是十分重要的。

预防和治疗

肺癌的预防包括戒烟和避免工作环境中接触潜在的致癌物质。

医师可使用各种方法来治疗非小细胞肺癌和小细胞肺癌。手术、化疗和放疗可单独或联合使用。正确的联合使用有赖于肺癌的类型、位置和严重度，是否转移以及患者的一般状态。例如，在一些进展期非小细胞肺癌，可在手术切除前后进行化疗和放疗，或者放化疗代替手术。化疗、放疗或较新的靶向治疗使一些非小细胞肺癌患者的生存期显著延长。靶向治疗包括例如特异性针对肿瘤的生物制剂类药物。最近研究确认了在肿瘤细胞和血管里营养肿瘤细胞的蛋白。这些蛋白与调控和促进肿瘤生长和转移有关。已设计药物特异性地影响异常蛋白表达，并可能杀死肿瘤细胞或抑制肿瘤细胞增殖。例如，医师可对常规化疗方案反应不佳的患者给予表皮生长因子受体(EGFR)酪氨酸激酶抑制剂。一些患者可予血管内皮生长因子(VEGF)及 VEGF 受体抑制剂联合使用并结合标准的化疗方案。

有时可采用激光治疗移除或缩小肿块和光动力治疗收缩肿瘤。有时，对于小肿瘤或不能进行手术者可使用射频消融破坏肿瘤细胞。

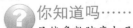
你知道吗……
虽然多数肺癌由吸烟所致，但是不吸烟也可能患肺癌

手术：对于没有扩散到肺外(早期阶段)的非小细胞肺癌，手术是治疗的指征。通常，对于早期的小细胞肺癌不采取手术，因为这种侵袭性肿瘤需要化疗和放疗。如果肺癌转移，或靠气管太近，或患者有其他严重疾病(如严重的心脏和肺病)，都不能手术。

术前医师对患者实施肺功能试验以评价术后剩余的肺组织能否具备足够的呼吸功能。如试验结果显示切除

癌变后导致肺功能不全，则不能进行手术。手术时由外科医生决定切除肺的范围，可以是一个肺段的一小部分抑或整个肺。

虽然非小细胞肺癌可以手术切除，但切除并不等于治愈。术后辅助化疗可帮助提高生存率。

偶尔，起始于其他部位的癌(如结肠癌)转移到肺，在切除原发灶后，再切除肺部病灶。很少推荐这种手术，必须有证据证明癌没有转移到肺外其他任何部位。

放疗：非小细胞肺癌和小细胞肺癌都可行放疗。对拒绝手术，有其他疾病(如严重冠状动脉疾病)不能耐受手术，或癌转移到邻近结构如淋巴结的患者可进行放疗。虽然放疗用于治疗癌症，对一些病人，只能部分缩小癌灶或减慢癌生长速度。放疗和化疗联合可改善这类病人的生存期。对局限的或化疗反应良好的广泛期小细胞肺癌患者，头颅放疗可防止脑转移，病人从中受益。如果癌已转移到头颅，头颅放疗通常用来减轻如头痛、意识错乱和癫痫发作等症状。放疗对控制肺癌并发症如血痰、骨痛、上腔静脉综合征和脊髓压迫也有用。

化疗：非小细胞肺癌和小细胞肺癌都可行化疗。化疗，有时结合放疗，是小细胞肺癌的主要治疗。小细胞肺癌具有侵袭性，通常诊断时就已发生转移，所以化疗是治疗的首选。化疗可延长广泛期患者的存活期。不进行治疗，肺癌患者的中位生存期为 6～12 个月。

化疗也可延长非小细胞肺癌病人的生存期和改善症状。对于发生转移的非小细胞肺癌患者，治疗后中位生存期可增加至 9 个月。靶向治疗也可改善癌症患者人的存活期。

其他治疗：对于肺癌患者常需要其他治疗。因为多数肺癌患者无论治疗与否，肺功能都有显著降低，应予氧疗和支气管扩张剂(扩张气道的药物)进行治疗。多数晚期患者在死亡前数周或数月，都有极度疼痛和呼吸困难，需要大剂量阿片样药物治疗。幸运的是，如用量充分，阿片样药物具有显著疗效。

预后

肺癌预后不佳。未予治疗的晚期非小细胞肺癌平均生存 6 个月。即使接受治疗，广泛期的小细胞肺癌和进展期的非小细胞肺癌 5 年生存率小于 1%。早期诊断提高生存期。早期非小细胞肺癌 5 年生存率可达 60%～70%。然而，早期肺癌虽然接受治疗并且存活，但继续吸烟则具有再患其他类型肺癌的高风险。

存活者必须接受规律检查，包括周期性的胸部 X 线和 CT 扫描来确信癌症没有复发。通常，癌症复发多发生于最初 2 年。推荐治疗后频繁检查 5 年，此后每年检查一次。

因为很多人死于肺癌，提前规划临终关怀是必须的。临终关怀的进展，尤其认识到无法治愈的患者常伴有焦虑和疼痛，通过合适的药物治疗症状可以缓解，这使更多的患者无论有无临终关怀都能在家中安然辞世。

第 8 章

骨骼、关节和肌肉疾病

第 89 节

肌肉骨骼系统生物学

　　肌肉骨骼系统是人体形态、稳定性和运动的物质基础。它由众多的骨、肌肉、肌腱、韧带、关节、软骨和结缔组织构成。结缔组织为机体的多种组织提供支持和连接。它的主要成分包括弹性纤维和胶原,一种蛋白支持物质。

骨　骼

　　骨骼是一种强壮且处于不断动态变化中的组织,具有多种功能。它是机体的坚强结构并为脆弱的内脏器官提供保护屏障。它为骨髓提供场所,血细胞在此形成。它还是机体钙的储存库。儿童时期,某些骨骼存在特殊区域称为生长板(骺板)。在这些区域,一定时间内骨骼会不断生长直至其闭合。此后,基于人体某些部位骨骼强度的需要,骨的横径增长大于纵径增长。

骨骼有两种形态,扁平骨(如颅骨和椎体)和管状骨(如大腿骨和手臂骨,称为长骨)。所有骨具有相同的基本结构。坚固的外层(称为皮质骨)包括大量的蛋白质,如胶原,和一种称为羟基磷灰石的物质,其主要由钙和其他矿物质组成。羟基磷灰石提供了骨的强度和密度。骨的内层结构(骨小梁)较外层薄弱且密度低。骨髓充满于骨小梁中。骨髓中有能造血的特殊细胞(如干细胞)。血管为骨骼提供血运,神经分布于骨的周围。

> **你知道吗……**
> 骨结构始终在人的一生中适应地根据人的活动及负重压力做出挑战性反应。

骨骼持续处于一种称为重塑的过程中。在此过程中,陈旧的骨组织将被新生者取代。平均每 10 年,机体的各个部位的骨均经历此变化。为保持骨的强度和密度,机体需要充分的钙和其他矿物质及多种激素,如甲状旁腺素、生长激素、降钙素、雌激素、睾丸激素。

骨的外面有一层薄膜,称为骨膜。损伤引起的疼痛主要是由于集中于骨膜的神经所致。血管穿越骨膜为骨提供血供。

肌　　肉

肌肉有三种类型:骨骼肌、平滑肌和心肌。骨骼肌、平滑肌属于骨骼肌肉系统。

骨骼肌即是人们通常认为的肌肉,通过收缩完成各种动作。收缩纤维按一定方式规律排列形成束状形成骨骼肌,在显微镜下呈条纹状,称为横纹肌。骨骼肌在收缩时速度不同。骨骼肌是维持肢体姿势和运动的组织,它附着于骨上。在骨与关节周围,附着拮抗性肌群。如在肘关节前方有屈肘的肱二头肌,在后方有伸肘的肱三头肌。这些反向运动是平衡的。平衡使得机体运动流畅,同时防止骨骼肌肉系统的损伤。骨骼肌是受大脑支配的随意肌,受人的意识控制,其形态和力量保持不变或通过锻炼增长。另外,睾丸激素和生长激素有助于儿童肌肉的增长和成人肌肉形态的维持。

平滑肌控制着一些不易被人体察觉的机体功能。它包绕在许多血管周围通过收缩来调节血流量。包绕在肠道周围的平滑肌通过收缩使食物残渣沿肠道向下运动。平滑肌也受大脑支配,但不是随意肌。其收缩和舒张的启动由机体的需要控制,所以其活动不易被人察觉。因此平滑肌又称为不随意肌。

心肌是构成心脏的肌肉,不属于骨骼肌肉系统。和骨骼肌一样其纤维按一定的规律排列,在显微镜下也呈条纹状,和骨骼肌一样同属于横纹肌。但心肌的节律性和舒缩活动不受人的意识支配。

膝关节内部结构

膝关节的结构有利于自我保护。它的外面由坚韧的关节囊包绕,能自由屈伸以满足运动的需求,并且有足够的强度将关节结构维系在一起。关节囊的内衬滑膜组织可以分泌滑液来润滑关节。覆盖在胫骨和股骨末端表面的软骨可以减少运动时产生的摩擦。半月板作为胫、股骨之间的缓冲垫可以分散应力在关节上的作用。充满滑液的滑囊为邻近骨的皮肤或肌腱的活动提供缓冲。膝内和后侧的韧带加强了关节囊,增加了膝关节的稳定性。髌骨在前方保护了膝关节。

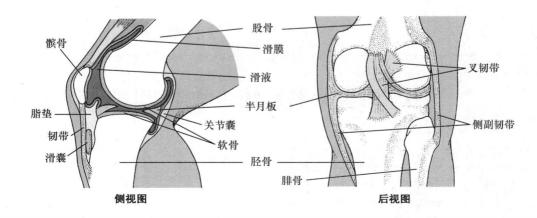

髌骨　股骨　滑膜　滑液　半月板　关节囊　软骨　胫骨　脂垫　韧带　滑囊　叉韧带　侧副韧带　腓骨

侧视图　　后视图

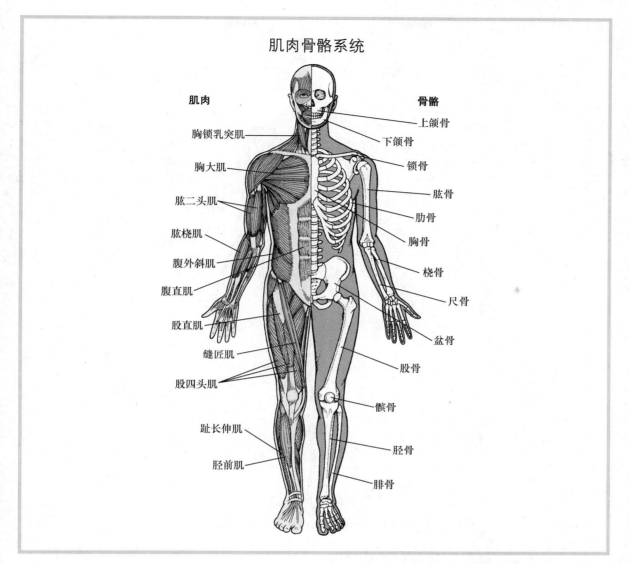

肌肉骨骼系统

肌肉

胸锁乳突肌
胸大肌
肱二头肌
肱桡肌
腹外斜肌
腹直肌
股直肌
缝匠肌
股四头肌
趾长伸肌
胫前肌

骨骼

上颌骨
下颌骨
锁骨
肱骨
肋骨
胸骨
桡骨
尺骨
盆骨
股骨
髌骨
胫骨
腓骨

肌腱和滑囊

　　肌腱是坚韧的结缔组织带,主要由僵硬的胶原蛋白构成。它使肌肉末端牢固地固定于骨上。肌腱外有润滑的腱鞘组织,使得其在运动时不产生摩擦。

　　肌腱周围有滑囊组织,其内充满滑液,为肌腱提供缓冲作用,保护肌腱免受损伤。滑囊也为邻近组织提供缓冲,如骨和韧带之间,避免邻近组织在运动时相互摩擦而引起磨损和破裂。

韧　　带

　　韧带是坚韧的纤维结缔组织索,由胶原蛋白和弹力纤维构成。其中的弹力纤维允许韧带某种程度的伸缩。韧带包围在关节周围,具有稳定和加强关节的作用,使运动按一定方向进行。韧带也具有连接骨的作用。

关　　节

　　骨与骨的连接形成关节。有的关节,如颅骨之间的缝隙,一般不活动。而其他关节可产生不同程度的活动。关节的构造决定了其活动方向和程度。例如肩关节,是杵臼关节,可使上肢产生内旋、外旋、向前、向后及侧方的运动。在肘部、手部和足趾的铰链关节仅能产生屈伸运动。

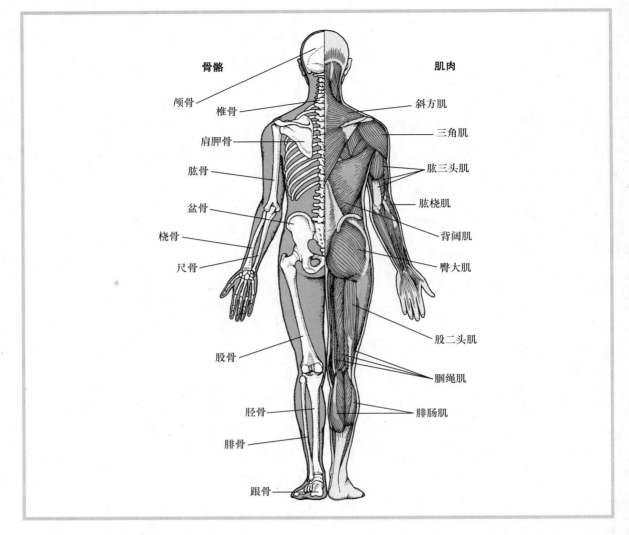

骨骼
- 颅骨
- 椎骨
- 肩胛骨
- 肱骨
- 盆骨
- 桡骨
- 尺骨
- 股骨
- 胫骨
- 腓骨
- 跟骨

肌肉
- 斜方肌
- 三角肌
- 肱三头肌
- 肱桡肌
- 背阔肌
- 臀大肌
- 股二头肌
- 腘绳肌
- 腓肠肌

关节的成分为其提供了稳定性并减轻因连续使用而造成损伤的危险性。在关节内，骨的末端有一层软骨覆盖。软骨是一种由胶原(胶原是一种坚韧的纤维组织)、水和蛋白多糖(蛋白多糖是软骨弹性的物质基础)构成的光滑、坚韧、有弹性的保护组织，它可以减少关节活动时产生的摩擦。关节内有滑膜组织包绕关节形成关节囊。滑膜组织的细胞产生少量清亮的液体(滑液)充满关节腔，滑液为软骨提供营养并大大减少了关节活动时产生的摩擦。

年龄的影响

大多数人的骨密度在 30 岁后开始下降。女性在绝经期后骨密度降低的速度加快，其结果使得骨骼脆弱而易造成损伤，特别是老年人。

随着年龄的增长，软骨和结缔组织的改变对关节产生影响。关节软骨变薄，软骨成分(蛋白多糖)也发生变性，这都使关节的弹性降低且易受损伤。一些人的关节面不再像以前那样正常滑动，结果导致关节炎的发生。另外，关节也会因韧带和肌腱内结缔组织硬化变脆而僵硬。这些变化都会限制关节的活动度。

30 岁后，人的骨骼肌量开始下降(少肌症)。在这个过程中，肌肉的数量以及肌纤维的数目和大小都在逐渐降低。其结果造成了骨骼肌质、量和肌力均逐步下降。幸运的是，有规律的锻炼可以部分改善这种情况的发生，或者至少明显推迟该病的到来。肌纤维的类型也受到年龄的影响，人体中某些肌纤维比另一些的收缩速度快，但随着年龄的增长，快收缩纤维比慢收缩纤维退变程度大，快收缩纤维肌纤维数量较慢收缩纤维减少的快，造成了老年人的肌肉收缩速度减慢。

肌肉骨骼疾病的症状与诊断

肌肉骨骼系统由肌肉、关节、韧带、肌腱以及滑囊组成。其中任何一部分都可能受到外伤或其他疾病的损伤。临床上,许多不同的诊断手段应用于肌肉骨骼疾病的诊断。

常见的肌肉骨骼系统疾患症状包括疼痛、肌力减退、关节僵硬、关节摩擦音和关节活动范围降低。炎症可引起红、肿、热、痛及功能障碍。肌肉骨骼系统多种疾患均可导致炎症的产生,包括自身免疫性疾病和感染。炎症可影响关节,液体蓄积于关节腔内,导致肿胀和关节活动范围的减少。

症　状

疼痛

疼痛是大多数肌肉骨骼疾患的主要症状。疼痛可轻可重,局限或弥漫。在多数损伤中,疼痛可急性发作和短时的,而也可伴随慢性疾病持续存在,如风湿性关节炎。

病因

骨骼、关节、肌肉、肌腱、韧带、滑囊和神经的损伤均可引起疼痛。损伤是最常见的原因。如果没有损伤发生,或疼痛持续几天,通常有别的原因造成该疼痛。

骨的疼痛一般是深在的、穿透性的或钝性的,通常由损伤引起。另外,感染和肿瘤也可引起骨的疼痛。

肌肉疼痛虽然不如骨的疼痛剧烈,但却让病人感到相当痛苦。例如,小腿的肌肉抽筋或痉挛(肌肉的持续性收缩)时引起的较剧烈的四头肌僵痛往往让人难以忍受。引起肌肉疼痛的原因多种多样,运动性损伤、自身免疫反应、血供减少、感染及肿瘤的浸润都可能引起肌肉疼痛的发生。

肌腱和韧带的疼痛程度不如骨的疼痛剧烈,通常在其牵拉和移动时加重。引起肌腱疼痛的原因包括肌腱炎、腱鞘炎、内外上髁炎和肌腱损伤。引起韧带疼痛的原因通常为损伤(扭伤)。

纤维肌痛通常引起肌、肌腱和韧带的疼痛。其疼痛位于多部位且很难准确描述。病人往往伴随其他症状。

事实上,所有关节的损伤和疾患均可产生疼痛和僵硬,通常称为骨关节炎痛。当关节活动时,疼痛加重,程度从轻到重。在某些情况下,伴随疼痛有肿胀的发生。关节炎症(关节炎)通常是关节疼痛的原因。有多种类型的关节炎,包括类风湿性关节炎和其他的炎症性关节炎、骨关节炎、感染性关节炎、痛风和假痛风引起的关节炎。其他关节疼痛的原因包括自身免疫性疾病和血管性疾病(如系统性红斑狼疮、风湿性多肌痛、结节性多动脉炎),骨的缺血性坏死和损伤(如脱位、扭伤、累及关节面的骨折)。有疼痛源于关节附近的地方,如肌腱和滑囊,似乎亦起源于关节。

有时,肌肉骨骼疾病的疼痛由于神经压迫引起。这些情况包括管道综合征(如腕管综合征、肘管综合征和跗管综合征)。疼痛沿神经分布区放射,有时有灼烧样感。

滑囊炎和纤维肌痛可引起滑囊疼痛。通常,运动所涉及的滑囊疼痛会严重一些。

有时,看似肌肉骨骼系统的疼痛实际是其他系统器官引起。例如,脾和胆囊的疾病可引起肩关节的疼痛。背部疼痛因腹主动脉瘤引起。臂痛可由心脏病(心肌梗死)引起。另外,肌肉骨骼系统一处的疼痛可由另一处引起。例如,年轻人膝部疼痛可由于髋部股骨头骨骺滑脱引起。

评价和治疗

有时,疼痛的类型提示了疼痛源于何处。例如,当活动时疼痛加重提示肌肉骨骼系统疾患,疼痛伴随肌肉痉挛提示肌肉疾患。医师触诊的部位(如关节、韧带、滑囊)出现肿胀和压痛提示了疼痛的来源。当然,通常疼痛的这些特征并不能提示其来源和原因。因此,医师通常要根据其他临床表现、实验室检查和 X 线来明确诊断。例如,莱姆病以关节疼痛和牛眼状皮肤红斑为特点,血液检查可以发现该病病原微生物的特异性抗体。痛风的特点是第一跖趾关节和其他关节急起的红、肿、痛,血液学检查会发现血尿酸明显增高。

血液学检查要结合医师的临床查体。单独的血液学检查不能肯定或否定临床诊断。血液学检查包括类风湿因子、抗核抗体通常用于常见关节炎的辅助诊断,如类风湿性关节炎、系统性红斑狼疮。一般只有临床症状明显提示该病或症状异常严重时才考虑进行上述检查。

X 线检查最初是用于提供骨的影像,它不能显示肌肉、肌腱和韧带。当医师怀疑有骨折,或是骨的肿瘤、骨的感染,或是确定病人存在某种关节炎(如类风湿性关节炎、骨关节炎)时,通常进行 X 线检查。

计算机扫描(CT)比 X 线更为敏感,当平片发现骨存在问题时,或是需获得更多的细节,可进行 CT 检查。

不同于 X 线,磁共振成像(MRI)可以确定软组织如肌肉、韧带、滑囊、肌腱的异常。所以,当医生怀疑有重要韧带或肌腱损伤或是关节内重要结构损伤时,要进行 MRI 检查。

针对病因治疗,疼痛可以明显缓解。另外,医师可以选择止痛剂如扑热息痛、非甾体类消炎药治疗;当疼痛严重时可选择阿片类药物。根据病因,可选择冷热疗法,或是关制动来缓解肌肉骨骼的疼痛。

活动困难

身体的部分或全部均可出现活动困难。

病因

引起肢体无力或限制关节活动的疾病均可导致活动困难。当活动引起疼痛时也会出现活动受限。特定的神经系统疾病可影响活动,但不出现疼痛和无力。例如帕金森病可导致肌肉僵硬、震颤和起始运动困难。

关节疾患:原有损伤所致的关节僵硬可限制关节活动速度和幅度。当关节废用时,会出现僵硬。例如当由于中风所致病人上肢麻痹,或是夹板制动一段时间后,肩、肘关节内瘢痕组织生长,如果患者关节不能规律屈伸,关节会僵硬在一定位置上。由于外伤或关节炎,液体会蓄积于关节腔内而影响关节活动。由于损伤所致的软骨碎片(典型的是膝关节)会导致关节绞锁。

肌力减退:尽管许多人疲劳或极度疲惫时会觉得无力,但真正意义上的肌力减退是用力但不会产生肌肉收缩。正常的随意肌肉收缩是大脑发布指令,由脊髓和神经传导到达相应的功能肌肉。因此引起神经、肌肉系统或两者连接的损伤或疾病会导致肌力减退。

脑部疾病包括中风、损伤、肿瘤和退行性疾病(如多发性硬化症,可影响脊髓和神经)。脊髓疾病包括损伤、出血和肿瘤。破裂的椎间盘可影响脊髓神经根,外周神经的损伤和多发性神经病。神经肌肉功能可因重症肌无力、注射肉毒素、某种毒药(如有机磷酸盐,用于神经毒气和杀虫剂)而受影响。

引起肌力减退的肌肉疾病包括肌肉萎缩和脊髓灰质炎。肌肉无力通常发生于制动之后(石膏或长时间卧床),而老年人由于缺乏活动,导致肌肉总量减少也可引起肌肉无力。剩余的肌肉则功能正常,但总量不能达到正常水平。

肌力减退可发生在一个肢体或肢体的一部分,典型的例子如单一的神经、肌肉或关节受累,而当广泛的神经肌肉疾病时,无力是弥漫的。

疼痛:当肌肉、韧带、骨和关节疼痛时,会自主不自主地活动受限,这通常给人一种印象,即使神经肌肉系统正常也会产生无力症状。

评价和治疗

医师以临床症状和查体诊断肌力减退。医师首先要明确肌肉是否能正常收缩。当病人肌肉可以正常收缩,但关节活动困难,医师会帮助病人在放松状态下活动关节(被动活动)。如果活动时伴疼痛,可能是存在炎症。如果活动时仅产生轻微疼痛但产生阻碍,可能存在关节挛缩(如瘢痕组织)。

如果被动活动无疼痛或阻碍,患者又无帕金森症或神经疾病等引起始发运动困难的表现,尽力活动后仍不能产生运动,则真正的肌力减退存在。肌肉无力的病因多根据患者的症状提示确定,哪一块肌肉受累、肌肉是否存在收缩、肌张力如何和通过叩诊锤检查反射等。例如,如果大块肌肉存在无力,如髋、大腿或肩,则致患疾病可能导致肌肉广泛的损伤。如果无力发生在眼肌(可导致复视),则可能是影响神经肌肉连接的疾病。如果无力发生在手指、手和足,特别是伴感觉丧失,则病因可能是神经的多发损害(多发性神经病)。支配手指、手和足的神经是人体最长的、最重要的神经。如果肌肉有挛缩,则疾患已存在数月或数年。如果病人的反射减弱或缓慢,则神经受到损害。如果反射活跃或速度增快,则可能是脑部或脊髓损害。医师通过被动活动检查肌肉张力。当周围神经损伤时,肌张力减弱。当脑部或脊髓损害时,肌张力增高。

如果病因还不明确,其他检查会有帮助。脑部或脊髓疾病可通过神经显像的检查如 CT 或 MRI 检查。区分周围神经损伤、肌肉、神经肌肉连接处疾病,肌电图和神经传导检测通常很有用。其他特殊疾病(如低血钾和低维生素 D)通过血液化验检测。

关节固定时,关节柔韧性通过理疗和牵拉运动得以最大化。如果关节活动范围由于组织瘢痕严重受限,应手术治疗。缓解肌肉无力的根本是解除病因。

关节僵硬

关节僵硬是一种活动时关节受限或困难的感觉。这种感觉并非由无力或关节勉强活动时疼痛所引起。有些存在僵硬的病人关节可以全幅度活动。关节僵硬可以在醒后或休息后立即发生或加重。关节僵硬通常伴随关节炎。晨僵通常发生在类风湿性关节炎或其他类型炎症性关节炎,它一般在晨起后出现,而活动 1～2 个小时后逐步减轻。

医师通过病人的症状和查体诊断关节僵硬的原因。要明确问题不是伴随活动的疼痛或无力。由于关节炎是常见原因,要进行血的检查(如类风湿因子、抗核抗体)和 X 线检查。

解除病因可以缓解关节僵硬。牵伸、理疗和热水浴可以提高关节的柔韧性。

肌力减退分类

疾 病 根 源	举　例	说　明
肌肉疾病	肌营养不良症 感染或炎性疾病（急性病毒性肌炎，多肌炎）	一组导致不同程度肌力减退的遗传性肌肉疾病 肌肉触痛或疼痛，肌力减退
神经-肌肉接头疾病	重症肌无力，箭毒中毒，伊-兰综合征，杀虫剂中毒，肉毒中毒，白喉	多组肌肉肌力减退或麻痹
脊髓损伤	颈或背部创伤，脊髓肿瘤，脊柱狭窄，多发性硬化，横向脊髓炎，维生素 B_{12} 缺乏症	损伤部位以下的臂和腿肌力减退或麻痹，进行性感觉减退，背痛、肠道、膀胱和性功能受影响
脊髓内神经细胞退化	肌萎缩侧索硬化	进行性肌肉肥大及强度降低，但感觉未丧失
脊柱神经根损伤	颈椎或腰椎椎间盘突出	颈部疼痛，手臂、下背部肌力减退或麻木，坐骨神经痛和腿部肌力减退或麻木
单条神经损伤（单神经病）	糖尿病型神经病，局部压迫	受损神经作用的部位肌力减退、麻痹或感觉丧失
多条神经损伤（多神经病）	糖尿病，急性感染性多神经炎，叶酸缺乏，其他代谢性疾病	受损神经作用的部位肌力减退、麻痹或感觉丧失
服用皮质类固醇药物	皮质类固醇肌病	开始时肌无力在髋部，后逐渐扩大到全身
血钾过低	低钾血肌病	周期性的全身肌无力，开始时发展较快
甲状腺激素水平异常	甲状腺激素水平过高（甲状腺功能亢进）或甲状腺激素水平过低（甲状腺功能减退）	甲状腺激素水平过高产生的肌力减退通常多出现在肩部，而不是腿部；甲状腺激素水平过低引起的肌力减退多出现在腿部
维生素 D 水平过低	骨软化症	背部疼痛和腿部肌无力，个别有全身疼痛
心理问题	抑郁，想象症状，癔病	主诉全身无力，麻痹，并没有神经损伤的证据

关节摩擦音

许多人关节活动时存在"咔，咔"声，在许多特殊的关节疾患时同样也会出现。例如当髌骨软骨面由于骨关节炎破坏时会出现摩擦音，病人有颞下颌关节疾病时，也会出现异响。医师询问病人的症状和查体确定关节摩擦音是否是由关节疾病所引起的症状。只有明确为关节疾病时，才能给予相应的评估和治疗。关节摩擦音本身无需治疗。

诊　　断

医师通常根据病人的症状和查体诊断肌肉骨骼系统疾病。实验室检查、影像学检查和其他诊断性操作可以帮助医师明确某种疾病。

临床查体

当医师怀疑某种疾病时，查体时会有针对性。检查骨骼时，若怀疑有骨折，医师会注意相关部位（如上肢、腿）有无畸形，若存在畸形提示骨骼力线异常。特别是当怀疑存在骨折、肿瘤或骨感染（骨髓炎）时，医师会触诊骨骼表面的皮肤，观察有无压痛或畸形。脊柱的骨质疏松性压缩骨折最初时非常疼痛，但无畸形。如果怀疑骨髓炎，医师或护士会检查患者有无发热。

当患者主诉肌力减退时，医师应检查肌肉的大小、质地和柔韧性。当肌肉不自主运动或抽搐时，更多提示神经系统疾患。如果发现肌肉萎缩，可能是由于肌肉或神经损伤引起，也可能是长期卧床废用性引起。如果是肌肉肥大，通常是锻炼（如举重）的结果，当然也可能是病理因素引起，如某个肌肉萎缩，其他肌肉会发生代偿性肥大。此外，当肌肉被不正常的组织取代时，也会出现肌肉肥大（仅仅是大小而非肌力增加），如淀粉样变性或某些遗传性疾病如杜兴肌营养不良。

为了确定肌力减退的具体部位和减退程度，必须对肌肉进行系统性检查，通常从头颈部开始，然后是上肢，最后是下肢。正常人可保持双臂伸直位一分钟而不下垂、无震颤或翻转。当发生肌肉无力时可出现上臂下垂伴手掌内旋的体征。医师可通过反向推拉来测试肌肉抵抗阻力的能力。肌力测定也可以医师让病人完成某种特殊动作来完成。如用足跟或足趾行走，快速地反复蹲、站起 10 次，或从椅子反复坐、站起 10 次等。当病人按要求用眼看各个方向时出现复视，说明一个或多个眼肌肌力减退。

在做关节检查时，应要求关节处于完全松弛状态，被动地活动关节来测量关节的活动范围和肌肉张力。当支配某个肌肉的神经受损时，其被动抵抗力会减弱。当脊髓或脑部损伤时，其被动抵抗力会增加。肌力减退时，医师还会用一个叩诊锤检查腱反射。当支配神经损伤时，腱反射减弱，当脊髓或脑部损伤时，腱反射会亢进。

实验室检查

实验室检查通常用于肌肉骨骼疾病的辅助诊断。例如，当存在炎症时，血沉值会上升，当然，由于炎症原因多样，所以单凭血沉不能明确诊断。通常也检测肌酸激酶。当有广泛性肌肉组织进行性破坏时，其值增高。当存在类风湿性关节炎时，可抽血检测抗环瓜氨酸肽抗体（抗-CCP 抗体）。当患有系统性红斑狼疮时，可检测自身免疫性抗体（抗核抗体）。

实验室检测也用于监测治疗的疗效。如血沉可部分用于类风湿性关节炎和风湿性多肌痛的监控。

神经检查

神经传导检查能帮助判断支配肌肉的神经是否功能正常。在做神经传导检查时，会常常做肌电图检查。肌电图是对神经到达肌肉的电脉冲的记录，可反映肌肉本身和神经肌肉接头的功能状态。神经传导检查和肌电图可提示问题在肌肉本身（如肌炎或肌肉萎缩），还是在支配肌肉的神经（如中风、脊髓疾病或多神经病），抑或是在神经肌肉接头处（如重症肌无力）。神经传导检查在诊断外周神经疾患时非常有用，如结节性多动脉炎和尺神经麻痹。

X 线检查

X 线检查可用于骨骼疼痛区域的评估和骨折、肿瘤、损伤、感染、畸形（如先天性髋发育不良）的诊断。同时，X 线检查也能明确患者是否存在某种特定的关节炎（如类风湿性关节炎和骨关节炎）。X 线检查不能显示软组织如肌肉、韧带、滑囊、肌腱或神经。为明确创伤所致的关节损害，医师可应用常规 X 线检查或压力 X 线检查。

关节造影术是将造影剂注入到关节腔内，以便在 X 线检查时能更好地显示关节内的结构，如韧带、滑囊、半月板、软骨等的一种影像学检查手段。当关节韧带撕裂或软骨损伤时，可行关节造影，但在现在的临床实践中，对于这些病变多选用核磁共振（MRI）。

双能 X 线吸收法

在评价和诊断骨质疏松时需要测量骨密度，而目前测量骨密度最精确的方法是双能 X 线吸收法（DEXA）。在该检查中，低剂量的 X 线会通过脊柱、髋部、腕部等区域精确测量这些部位的骨密度值。为了区分骨质疏松和其他骨病，医师会结合病人的症状、医疗条件、药物使用、血或尿的化验及 DEXA 综合判断。

CT 与 MRI

相对于普通的 X 线，CT 和 MRI 能提供更多的参考信息，可判断损伤的范围和程度。CT 与 MRI 可显示普通 X 线无法显示的骨折。MRI 对肌肉、韧带、肌腱等组织的成像尤有价值。当严重的软组织问题时（关节内韧带或肌腱损伤），可选用 MRI。CT 在骨成像上效果最佳。相对于 CT，在费用和时间上 MRI 花费更多，且易让病人产生幽闭恐惧症。

骨扫描

骨扫描有时用于骨折的诊断，特别是当其他影像学手段不能显示骨折时。该技术使用静脉注射放射活性物质[99]锝标记的磷酸盐化合物，该物质会被骨骼吸收并被骨扫描的探测仪探测到，从而使骨骼显像。骨扫描还用于骨感染和转移性骨肿瘤的诊断。

关节穿刺检查

关节穿刺用于关节疾患的诊断。用穿刺针穿刺进入关节腔内抽取关节液（滑液），在显微镜下观察并分析后作出诊断。如我们可以根据关节液内含有的细菌作出感染的诊断。如果关节液内发现尿酸盐结晶，可作出痛风或假痛风的诊断。由于快速、简便和疼痛轻，通常此过程在医师办公室内即可完成，而且感染的风险小。

关节镜检查

关节镜是一种将微细的纤维光纤插入关节腔内，使术者能在内镜直视下钳取关节内组织进行病理学检查，必要时进行外科手术的操作过程。手术切口小，患者采用局部、脊髓或全身麻醉。在做关节镜时，可发现关节滑膜炎，韧带、肌腱或软骨的撕裂，以及骨与软骨的碎片。所有这些病变可在关节镜下修复和治疗，而且感染的风险小。

关节镜术后的恢复时间比传统的外科手术要快，大部分病人住院时间小于一天。

第 91 节

骨质疏松症

骨质疏松症是指骨密度进行性下降，从而使骨变得脆弱，容易产生骨折的一种疾病。

■ 老年、雌激素缺乏、维生素 D 和钙摄入不足、某些降低维持骨密度和强度的疾病。

- 较小的外力或无明显外力可致脊柱、髋、腕部骨折。
- 有些病人无任何症状，而另一些患者可突发严重的疼痛或渐进性骨性疼痛或畸形。
- 医师对高危人群检测骨密度。
- 可采用增加维生素 D 和钙摄入、增加负重的体育锻炼和服用双磷酸盐药物来预防和治疗骨质疏松。

　　骨含有使之坚韧和致密的钙和磷。为了维持骨密度，机体不仅需要补充足够的钙和其他矿物质，而且需要体内适量的激素，如甲状旁腺激素、生长激素、降钙素、雌激素、睾丸酮等。充足的维生素 D 补充可以促进食物中钙的吸收及钙和骨的结合。维生素 D 可以通过食物吸收获得，也可以通过日光照射皮肤而产生。

　　骨骼可以通过不断的分解和重建来适应外界环境的改变，在此过程中一部分骨被吸收而同时又产生了新的骨组织，该过程在健康骨中持续进行。改建会给骨的形态和密度带来影响。年轻人骨的长径和横径均会增大，直到一定年龄后，骨的长径不会增加而横径有可能增加。

　　由于年轻人骨的形成大于骨的破坏，因而在 30 岁之前骨密度会进行增加并在 30 岁左右到达高峰，30 岁后骨密度逐步降低。如果机体调节骨矿物质含量的能力下降，那么骨逐渐会变得疏松和脆弱，从而导致骨质疏松症的发生。

妇女的骨密度降低

　　妇女在 30 岁前，骨密度随年龄逐渐增高，30 岁时骨骼最为强壮。30 岁后骨密度逐渐降低。绝经期后骨密度下降更快，常在平均年龄 51 岁左右出现。

类型

　　美国大约有 800 万女性和 200 万男性患有骨质疏松症。骨质疏松症主要分为两个类型：原发性骨质疏松和继发于其他疾病的继发性骨质疏松症。

　　原发性骨质疏松症：骨质疏松症患者中，超过 95% 女性和超过 80% 男性是原发性的。大多数病例发生在绝经后和老年男性患者。通常用绝经后、退行性的、老年性的和与年龄相关的等字眼来形容这一原发性的骨质疏松症。

　　原发性骨质疏松的主要原因是雌激素的缺乏，特别是绝经后。50 岁以上的男性的雌激素水平较绝经后的妇女高，但随着年龄的增加其水平亦会降低，伴随骨质疏松的低激素水平在男女均可出现。雌激素的缺乏会增加骨的溶解并导致快速的骨量丢失。当维生素 D 和钙摄入不足而致低水平时，更能加重骨丢失。低水平的维生素 D 导致钙不足，会刺激甲状旁腺的功能（分泌甲状旁腺素），它会增加骨的溶解，骨的新生也会减弱，当然原因不明。

　　大量其他的原因也会增加骨丢失的风险和导致妇女骨质疏松症的产生。这些风险因素在男性病人也同样重要。当病人有过因骨质疏松而致的骨折，其发生再骨折的风险很高。

　　继发性骨质疏松症：引起继发性骨质疏松症的典型疾患如肾功能衰减和内分泌疾病（特别是柯兴氏病、甲状旁腺功能亢进、甲状腺功能亢进、生长激素水平低下、和糖尿病）。药物引起的继发性骨质疏松症的例子如服用糖皮质激素、巴比妥类药物、抗惊厥药物。过量服用酒精、咖啡因和吸烟可加重已有的骨质疏松，但不是致病原因。

　　特发性骨质疏松症：特发性骨质疏松症是骨质疏松症中罕见的类型，特发性说明原因不清。这种骨质疏松症好发于儿童和年轻人，他们具有正常的激素水平和生理功能，无维生素缺乏，但骨的强度明显减弱。

临床表现

　　早期由于骨量丢失是缓慢的，所以症状不明显，有的人终生无症状。

　　当骨密度下降形成骨塌陷和骨折时，会引起疼痛和畸形，疼痛可能是突发性的，也可以是渐进性的。在长骨中，骨折通常发生于骨的两端，而不是中部。在脊柱中（椎体），骨折通常发生于中下部，这种类型的骨由于骨质疏松症，有高风险骨折。

　　椎体压缩性骨折（椎体骨折）可发生于任何类型的骨质疏松症中，这种骨折称为骨质疏松性骨折。脆弱的椎体可自发或在轻微外力下发生骨折，由于骨折可产生慢性腰痛。骨折后，疼痛可突然出现在某个特定部位，病人站立或行走时加重，并出现该部位的压痛，疼痛一般在数周或数月后缓解。如果多个椎体发生骨折，可产生畸形（驼背），并引起肌肉拉伤和疼痛。

　　微小的外力和不慎摔倒也可以引起其他部位骨折，其中最严重的是髋部骨折，是老年人功能障碍和不能生活自理的主要原因。常见的腕部骨折，称为柯雷氏骨折，通常发生于绝经后的骨质疏松症患者，另外，骨质疏松症的病人，骨的愈合也缓慢。

妇女骨质疏松症的风险因素

- 家族成员有骨质疏松症
- 饮食中钙和维生素 D 摄入不足
- 运动少
- 白人或亚洲人种
- 体格较瘦
- 使用某种药物,如皮质类固醇或过量的甲状腺激素
- 过早绝经
- 吸烟
- 过度饮酒或过量咖啡因

诊断

对于下述患者,医师应考虑骨质疏松的诊断。

- 大于 65 岁的妇女
- 有危险因素的 50~65 岁的妇女
- 发生过骨质疏松性骨折(在轻微外力或无外力)的男性或女性,即使骨折发生在年轻时。
- 解释不清的下腰痛的 65 岁以上成人。
- X 线显示骨密度降低。

骨密度检查可以肯定或否定骨质疏松症的诊断,即使在骨折发生前。有许多快速的检测技术测量腕部或足跟的骨密度。当然最有用的是双能 X 线吸收法(DEXA),它可以用来测量最易发生骨折的部位的骨密度,如脊柱和髋部。此项检查是无痛的,5~15 分钟即可完成,除了在诊断时有用外,还可以监测治疗疗效。

预防和治疗

对于骨质疏松症,预防比治疗更重要和有效。因为相对于恢复已降低的骨密度,保持骨密度的不变更为容易。预防包括摄入足够的钙和维生素 D、参加负重的锻炼,对于某些人则需服用一定的药物。治疗同样涉及足够钙和维生素 D 的摄入、参加负重的锻炼。所有病人需服用药物。

饮食和锻炼:摄入足够的钙和维生素 D 通常是非常有效的,尤其是在骨密度达到高峰之前(30 岁左右),之后也仍需摄入足够的钙和维生素 D。推荐每日服用 1200~1500 毫克的钙和 800 单位的维生素 D,尽管略低于年轻人所需的剂量。每日喝 2 杯(8 盎司)富含钙和维生素 D 的牛奶、平衡膳食及摄取 800 单位的维生素 D 是重要的,但大多数妇女仍需额外补充钙剂。许多钙制剂均可用,这些制剂中有的还包括维生素 D。

负重性锻炼如走步或爬楼梯可增加骨密度。而不负重的锻炼如游泳则不会增加骨密度。锻炼还可以增加机体的平衡性,减少可致骨折摔倒的发生。奇怪的是,对于绝经前的妇女,田径运动等剧烈锻炼可导致骨密度的轻度降低,这可能与卵巢分泌的雌激素的改变有关。

 你知道吗……
多数老年妇女需每日补充维生素 D 800 单位。

药物:许多相同的药物用于骨质疏松症的预防和治疗。

二磷酸盐(阿仑膦酸盐、利塞膦酸盐、伊班膦酸盐、唑来膦酸)对于治疗骨质疏松症十分有用,并且常常用于一线药物。资料显示二磷酸盐可增加髋部和脊柱部位的骨密度,降低骨折发生的风险。阿仑膦酸盐和利塞膦酸盐可每月给药(口服),唑来膦酸可通过静脉给药,伊班膦酸盐可口服或静脉给药。

口服的二磷酸盐应起床后用一整杯水(6~8 盎司吞服),30 分钟内不应服用其他药物和食品。食物在胃内会减少药物的吸收。由于口服的二磷酸盐会刺激食道黏膜,所以服用后应 30 分钟内不能平躺,或者进食后才能平躺。某些人,包括吞咽困难、有胃肠道症状(烧心或恶心)、或有胃肠道疾病的,不能口服二磷酸盐。这些人可静脉使用伊班膦酸盐和唑来膦酸。另外,下列人不宜服用二磷酸盐。

- 怀孕或哺乳期的妇女。
- 血钙处于低水平的人。
- 有严重肾疾患的人。

患者应服用二磷酸盐多长时间并不明确。一般来说至少 5 年,有时服用更长的时间可能会更有效。

有的病人服用二磷酸盐后会出现下颌骨骨坏死,此时下颌骨可出现破坏和感染。静脉使用二磷酸盐、患有癌症或两者兼而有之的病人处于高风险状态。当然并不能确定二磷酸盐即可引起下颌骨坏死,如果能确定,应为某种特定的药物所致。

降钙素,抑制骨的破坏,是另一种治疗用药。降钙素似乎较其他药物在降低骨折风险方面作用弱。降钙素可以注射或喷鼻使用。它可降低血钙水平,但应检测血钙水平。

激素治疗,如雌激素,可用于预防和治疗,维持妇女骨密度,这些治疗在绝经后 4~6 年内最有效,但稍晚使用,也可减慢骨量丢失和降低骨折风险。对于大多数妇女,由于使用激素所带来的风险高于应用价值,因此通常不采用此种治疗。决定绝经后是否使用激素替代疗法是复杂的。

雷洛昔芬是雌激素样药物,它在预防和治疗骨质疏松症方面作用弱于雌激素。但它没有雌激素的一些副作用,因此对于不能使用或不愿使用二磷酸盐的病人可以使用雷洛昔芬。雷洛昔芬可降低脊柱骨折的风险,可能降低乳腺癌的风险。

男性不能从雌激素中获益,但当血中睾丸酮水平低

时,可以使用睾丸酮激素替代疗法。

可以每天小剂量注射一种称为特立帕肽的人工合成的甲状旁腺激素。它可以增加新骨形成,增加骨密度,降低骨折风险。下列人群可使用此疗法:

- 使用二磷酸盐治疗期间仍出现明显的骨量丢失和骨折的病人。
- 不能使用二磷酸盐的病人。
- 不同寻常的严重的骨质疏松症。

骨折的治疗:骨质疏松引起的骨折必须治疗。对于髋部骨折可采用半髋或全髋置换。腕部骨折可采用外科手术或石膏治疗。对于疼痛的椎体压缩骨折可临时采用背部支具治疗。降钙素可减轻椎体压缩骨折所致的疼痛。

可用椎体成形术,治疗椎体压缩骨折。在此过程中,骨水泥(聚甲基丙烯酸甲酯 PMMA)被注入到塌陷的椎体中,可缓解疼痛和纠正畸形。平均每个椎体用时一小时。后凸成形术与椎体成形术类似,其操作过程中使用气囊,在注入骨水泥前,气囊可以将椎体撑开回原有形状。在椎体成形和后凸成形术中,PMMA 注入到骨中,畸形可复位。但相邻的椎体或肋骨发生骨折的风险不会降低,甚至会增加。手术的其他风险包括骨水泥的渗漏和心肺方面的问题。

第 92 节

佩吉特骨病

佩吉特骨病(畸形性骨炎)是一种慢性的骨疾病,表现为多发的骨的异常转换,导致多发的骨膨大和骨软化。

- 由于骨破坏和骨形成的增加,导致病骨比正常骨骼增厚,变脆。
- 可以没有症状,或者表现为骨痛、骨畸形、关节炎、和痛性神经压迫。
- X 线表现为骨性异常。
- 疼痛和并发症都要治疗,可以给予双磷酸盐。

佩吉特病可以累及任何骨骼,但最常累及的是骨盆、大腿骨(股骨)、颅骨、小腿(胫骨)、脊柱(椎体)、锁骨,和上臂骨(肱骨)。

佩吉特病很少发生于年龄小于 40 岁的人群。在美国,年龄大于 40 岁的人群中大约有 1% 的人患有该疾病,而且发病率随着年龄的增加而升高。但是,该病的发病率似乎正在下降。男性发生佩吉特病的可能性比女性高 50%。佩吉特病在欧洲(不包括斯堪的纳维亚),澳大利亚和新西兰更为常见。在英国尤为常见。

病因

正常情况下,破坏衰老骨的细胞(破骨细胞)和形成新生骨的细胞(成骨细胞)处于平衡状态,共同维持骨的结构和完整性。在佩吉特病中,在骨骼的一些部位破骨细胞和成骨细胞变的异常活跃,这些部位骨破坏和重建(骨重塑)的速度增加是非常显著的。代谢异常活跃区域体积增大,虽然体积逐渐变大,但是其结构是异常的,而且脆性增加。

佩吉特病的病因目前还不清楚。该疾病有家族性趋势,而且最近的研究表明一组基因缺陷可能与该病的发病有关。另外,一些证据表明该病可能与一种病毒有关。虽然与一种病毒感染有关,但并没有证据表明该病具有传染性。

并发症:骨的过度增生可能会压迫穿过小的开口处的神经和其他组织。椎管可能会变窄并且压迫脊髓。骨性关节炎可能在邻近病变骨的关节发生。

少数情况下,由于受累骨骼增加的血流量对心脏产生额外的负荷,最终发展为心力衰竭。不足 1% 的佩吉特病患者受累骨骼发生癌变。向骨肿瘤进展的佩吉特患者可最终发展为骨肉瘤、纤维肉瘤或软骨肉瘤。

血钙水平升高(高钙血症)有时见于卧床不起的老年佩吉特病患者,或任何发展为制动或脱水的佩吉特病患者。血钙水平升高可能导致多种问题,例如高血压、肌无力、便秘和泌尿系结石。

症状

佩吉特病患者可能出现骨痛、骨膨大或者骨畸形,但是患者经常没有任何症状。骨痛表现为深在的持续钝痛,有时疼痛严重,而且疼痛常在夜间加重。膨大的骨端可能会压迫神经,导致更多的疼痛。如果骨性关节炎发生,会出现关节痛和关节僵硬。

其他症状因骨骼受累部位的不同而表现不同。颅骨可能增大,眉或前额可能更加凸出。当患者需要戴更大的帽子才合适时,他们会发现这种增大。增大的颅骨可能会损害内耳(耳蜗),这可以引起听力下降和头晕。增大的颅骨会压迫神经,导致头痛。可能会出现头皮静脉怒张,这可能由于颅骨血流量增加导致。椎体可能会变大、变脆、弯曲,导致身高下降和驼背姿势。损害的椎体可能会压迫脊髓的神经,导致疼痛、麻木、麻刺感、无力,极少数情况下甚至会导致肢体瘫痪。髋部或腿部骨骼受累的患者可能会导致弓形腿和步长变短,步态不稳。受累的骨发生骨折的几率可能会增加。

诊断

佩吉特病常于其他原因行 X 线或实验室检查时偶然发现。另外,诊断需要结合症状和体格检查。X 线检查表现为佩吉特病特征性的骨折异常和实验室检查检测血中碱性磷酸酶(参与骨细胞形成的一种酶)水平可进一步确定诊断。骨扫描(应用锝进行的一种放射性核素检查)可显示骨骼受累部位。

预后

佩吉特病患者的预后大部分常非常好。但是,少数发展为骨癌的人预后很差。伴有其他并发症的患者,例如心力衰竭或脊髓受压,预后可能也会比较差,除非这些并发症能够及时成功地被处理。

治疗

患有佩吉特病的患者,如果症状导致患者不适,或者存在重要的风险或潜在的并发症如听力丧失、骨性关节炎、畸形,则需要手术治疗。

常用的止疼药物如对乙酰氨基酚和非甾体类抗炎药(NSAIDs)有助于缓解骨痛。如果患者下肢发生弓形变和变短,使用足跟升降支具可方便患者行走。有时需要手术缓解神经受压或者将佩吉特病引起的炎性关节进行置换。

可选用一种双磷酸盐药物——阿伦膦酸盐(alendronate)、羟乙磷酸盐(etidronate)、帕米磷酸盐(pamidronate)、利塞膦酸盐(risedronate)、(zoledronate),用于缓解佩吉特病的进展。除 pamidronate、zoledronate 等药物需要静脉给药外,其他药物均可口服。这些药物可在以下情况应用:

- 骨科手术前预防或减少术中出血
- 治疗佩吉特病引起的疼痛
- 预防或减缓不能接受手术治疗患者的无力或瘫痪的进展
- 预防骨关节炎、听力丧失加重、骨骼畸形加重
- 血中碱性磷酸酶水平高于正常两倍或更高的患者

新型的双磷酸盐(例如 zoledronate)似乎能在更长的时间内延缓佩吉特病的进展。

有时采用皮下注射或肌肉注射降钙素治疗该病。它的疗效不如双磷酸盐有效,只有在其他药物不能应用时才能使用。

(除夜间睡觉外)应该尽量避免卧床休息,避免出现高钙血症。如果发展为高钙血症,需要静脉应用液体和药物以增加水的排泄(利尿剂——例如呋塞米)。

饮食中应摄入足够的钙和维生素 D(钙吸收是必需的)以保证钙在骨中的结合(骨矿化)充分,因为此时骨重塑是很快的。否则,不良的骨矿化(骨软化症)可能会发生。

第 93 节

骨　坏　死

骨坏死(也包括骨无血管性骨坏死,无菌性坏死、缺血性坏死,和剥脱性骨软骨炎)是指由于血供受损导致的骨的区域性死亡。

- 该病可能由于外伤引起,或者自发。
- 典型症状包括疼痛,受累关节活动受限,当下肢受累时可出现跛行。
- 根据症状、X 线检查结果和 MRI 检查结果作出诊断。
- 戒烟、避免过度饮酒、减少激素的应用或降低激素的剂量可减少疾病进展的风险。
- 保守治疗(如休息、物理治疗、止痛药物)不能缓解患者症状时可采用多种治疗方法。

病因

骨坏死或骨缺血性坏死不是一个特异的疾病,而是骨局部出现坏死的一种状态。骨坏死分为两大类:创伤性和非创伤性。

创伤性骨坏死最为常见。创伤性骨坏死的最常见病因是移位(分离)骨折,最常累及老年人群的髋关节。移位的骨折会破坏营养大腿骨上端(股骨头)的血管,导致骨坏死。股骨头骨坏死的发生率比身体其他部位要高。

非创伤性骨坏死的发生不伴有直接的创伤或损伤。这种类型可能由于某些疾病或状态导致供应骨特定部位的小血管阻塞导致的。最易受累的部位是股骨头(髋关节的组成部分)、膝关节、和肩关节附近的上臂。该病好发于年龄在 30 ~ 50 岁之间的人群,而且通常累及双侧髋关节或双侧肩关节。最常见的病因是应用大剂量激素(特别是长时间应用时)和慢性饮酒。许多其他病因已经被确定,但这些病因的发生率都比较低。这些病因包括特定的血栓性疾病、镰刀细胞病、肝脏疾病、肿瘤、Gaucher 病、放射治疗、和减压病(常发生于上升过快的潜水员)。一些需要大剂量激素治疗的疾病也可能会合并骨坏死。在这些病例中可能无法明确骨坏死的原因是由于疾病本身还是由于应用激素。

大约 20% 的骨坏死患者的病因并不清楚,这些病人被称为特发性骨坏死。如果一块骨存在非创伤性骨坏死,身体对侧相应部位的骨同时发生骨坏死的概率 60%,甚至有时是无症状性的。

膝关节自发性骨坏死(SPONK)可发生在不具备该病发生的危险因素的老年女性(男性偶发)。SPONK 被认为是由于应力骨折导致的。应力骨折是由于骨质疏松的影响骨在正常磨损下发生的骨折。SPONK 的发生不合并直接的创伤或损伤。

症状

随着骨坏死的发展,越来越多的微型骨折可能发生,尤其是像髋关节这样的承重骨上。最终,骨常在血供中断后数周或数月发生塌陷。多数情况下疼痛在骨发生塌陷后会逐渐进展。但是有时疼痛的出现可能是突发的,这是由于骨受累部位及其周围压力增加。无论怎样突然,疼痛都是在活动受累骨时加重,在休息时一般都会缓解。患者会尽量避免活动关节以减轻疼痛。

如果下肢骨受累,直立或者行走会加重疼痛,患者会出现跛行。

髋关节骨坏死时,疼痛常发生在腹股沟区,并向大腿或臀部放射。

SPONK 导致膝关节内侧突发疼痛。这些部位可能会出现疼痛,关节常因产生过多的液体而出现肿胀。

肩关节骨坏死比其他部位骨坏死导致的症状要少。

当骨塌陷累及面积大时会发展为骨性关节炎。

诊断

由于骨坏死最初常是无痛的,所以早期可能不能够诊断。患者在经历特定骨折后改善不满意时,医生应考虑骨坏死可能。尤其是存在骨坏死危险因子的患者,髋、膝、肩部出现不能解释的疼痛时,应该考虑这种疾病的可能。

除了骨坏死最早期外,病变部位的 X 线检查常可显示骨坏死。如果 X 线显示正常,经常需要行核磁共振检查,因为 MRI 是普通 X 线发现病变之前早期诊断骨坏死最好的方法。X 线和 MRI 也能发现是否出现骨塌陷、疾病进展如何、关节是否出现骨性关节炎。如果医师发现一侧髋关节非创伤性骨坏死,他们还需要对对侧髋关节行 X 线或 MRI 检查。

预防

为了减少激素导致的骨坏死发生的危险,医师只有在必需的时候才应用这些药物,处方应用尽可能小的剂量,尽可能缩短应用时间。为了避免减压病导致的骨坏死,在潜水和高压环境工作时,人们要按照常规的规则进

行减压。过度饮酒和吸烟应该避免。在高危险人群中为预防骨坏死对各种药物(例如抗凝药物、扩血管药物、降脂药物)进行评估。

骨坏死的危险因素
创伤性
■ 骨折和脱位
非创伤性
■ 酒精
■ 哮喘
■ 血栓性疾病(例如全身系统性红斑狼疮出现抗磷脂抗体或血小板水平升高)
■ 化疗
■ 皮质醇激素
■ 库欣综合征
■ 减压病
■ 糖尿病
■ 高雪(Gaucher)病
■ 痛风
■ 血脂水平升高(高脂血症)
■ 肝脏疾病
■ 各种疾病(例如慢性肾病和罕见的基因突变)
■ 器官移植
■ 胰腺炎
■ 辐射
■ 镰刀细胞病
■ 吸烟
■ 系统性红斑狼疮和结缔组织病
■ 肿瘤

治疗

采用一些非手术方法治疗骨坏死引起的症状。应用抗炎药物或其他止痛药物,减少活动和压力(例如髋关节或膝关节骨坏死的负重),接受物理治疗,这些方法只能用来缓解症状,不能治疗该疾病或改变疾病的进程。但是这些方法可能在治疗肩关节、膝关节和髋关节小面积骨坏死时被采用,因为这些病变无需治疗最终也可以愈合。

有一些手术方法用来延缓或阻止疾病的进展。治疗没有进展为骨塌陷的早期骨坏死有最有效的方法。这些操作中最简单最常用的方法是所谓的"中心减压",该方法是在受累部位去除一块骨栓。中心减压常可以缓解疼痛并且促进愈合。约有 65% 的患者该操作可以推迟或避免全髋关节置换的需要。在年轻患者,即使已经出现小范围的塌陷,中心减压仍然可以被采用。这种方法相对简单,并发症发生率低,术后仅需扶拐活动 6 周。

其他治疗方法是骨移植(将骨从一个位置转移到另

一个位置)。对于髋部骨坏死,操作包括移除坏死部位骨,然后在身体其他部位取骨移植更多的正常骨。移植骨支撑骨的薄弱部位,并刺激机体在受累部位形成新生和有活力的骨。截骨术是另一种用来挽救受累关节的手术。该方法尤其是应用于髋关节部位,可适用于已经存在一定程度塌陷的,不适合进行中心减压或其他操作的年轻患者。骨坏死通常发生于股骨头负重部位。但是骨移植和截骨术都是比较复杂的手术,在美国并不常采用。这些手术要求患者扶拐几个月。这些手术只有在几个选择的医疗中心进行,他们有手术经验而且容易达到最佳的结果。

如果骨坏死导致明显的关节塌陷和关节炎,全髋关节置换或其他类型的关节患者置换手术(关节成形术)是缓解疼痛和恢复活动的唯一有效的方法。大约95%的病人因髋膝关节置换受益。应用现代技术和器械,大多数关节寿命可以多于15~20年。但是,对于年轻的骨坏死患者,关节置换必须在更晚的时候进行。因此,治疗年轻病人的髋关节骨坏死时,一些外科医生喜欢用更微创的方法——所谓的关节表面置换。该操作是在股骨头上安放一个金属帽,而不是像全髋关节置换术中一样置换整个关节。如果髋臼同时受累,则髋臼内需再置入一个金属帽。关节表面置

换是否比标准的髋关节置换更优越目前还不清楚,而且这些治疗方法的效果现在正在被评估。偶尔,对于非手术治疗效果不佳的肩部的较重的骨坏死可能需要进行全肩关节置换或部分肩关节置换。

颌部骨坏死

颌部骨坏死(ONJ)是累及颌骨暴露部位的一种口腔疾病。ONJ常出现疼痛、脓液流出,虽然有些患者没有任何症状。该病常在拔牙、外伤、头部和颈部放射治疗(被称为射线性骨坏死的一种疾病)的同时或之后发生。

最近发现ONJ在一些接受静脉大剂量双磷酸盐化合物治疗时发生,特别是患者存在肿瘤或经历口腔手术同时应用该药物时。ONJ与治疗骨质疏松时口服应用常规剂量的双磷酸盐化合物无关。因此,患者可以继续遵医嘱应用口服双磷酸盐化合物。如果可能,任何必要的口腔手术都应该在开始应用双磷酸盐化合物之前进行。

典型的治疗包括刮除部分损害骨,口服应用抗生素和应用漱口水。手术去除整个受累部位可能使病情加重,而且这不是治疗的首选。

第 94 节

骨与关节肿瘤

骨 肿 瘤

骨肿瘤由骨组织中的异常细胞生长而来。

■ 骨肿瘤包括恶性肿瘤和良性肿瘤,可以是始发于骨组织内部或由其他部位转移至骨组织。

■ 肿瘤可以导致原因不明且逐渐加重的骨痛、肿胀,并易导致骨折。

■ 骨肿瘤一般可借助影像学检查(如X线、CT或MRI)进行诊断,但通常都需要对骨肿瘤取活组织镜检确诊。

骨肿瘤分为良性和恶性两种。恶性骨肿瘤可扩散至其他组织。另外,骨肿瘤还可分为原位肿瘤或转移性肿瘤。原位骨肿瘤始发于骨组织本身,包括良性和恶性两种。转移性骨肿瘤均为恶性肿瘤,始发于机体的其他组织(例如乳腺、前列腺等)然后转移至骨组织。在儿童中,大多数的恶性骨肿瘤为原发性的;而成年人中,骨肿瘤多为转移性的。总体来说,良性骨肿瘤较常见,而恶性原发性骨肿瘤较为罕见,美国人群中每年仅2500例发病。这一数据不包括骨髓瘤——一种仅累及骨髓组织而非骨组织的恶性肿瘤。

症状

患者可发现无痛性肿块,最终发展成疼痛性肿块,但通常最先出现的症状是骨痛。疼痛性质可表现为剧烈疼痛(有时类似于牙痛)。疼痛也可发生在休息时、夜间或呈进行性加重。骨肿瘤特别是恶性骨肿瘤可使骨质变得脆弱,即使施加很小的压力也会导致骨折(即病理性骨折)。

诊断

持续的关节痛或四肢痛应常规行X线检查。然而,

X 线仅能提示骨质的异常生长或空洞,很难辨别骨肿瘤为良性还是恶性。不过部分骨肿瘤可通过 X 线检查确定为良性肿瘤。例如佩吉特病、内生软骨瘤、骨囊肿、骨化纤维瘤(无骨组织的纤维性增生)、骨纤维异常增生症一般可通过 X 线进行诊断。如果 X 线检查尚不能确定,CT、MRI 等检查可协助检查肿瘤的位置、大小或其他性质,但是以上检查一般均不能获得确诊。

如果肿瘤不能确诊或诊断存疑,则有必要进行活组织镜检。对于多数肿瘤,可通过穿刺针获取细胞活组织样本(穿刺活检);然而由于穿刺针很细,即使肿瘤细胞与正常组织相邻,有时获取的是正常细胞而非肿瘤细胞。用更大号的穿刺针会提高获取肿瘤细胞的概率(活检)。有些时候需要进行手术取材以获取足够多的组织样本进行镜检,诊断同时可完成对肿瘤的切除。

良性骨肿瘤

骨软骨瘤:骨软骨瘤(软骨组织外生)是最常见的良性骨肿瘤,发病年龄通常为 10 ~ 20 岁。此类肿瘤生长于骨骼表面,表现为硬质的膨出肿块,可表现为单发或多发,多发性骨软骨瘤具有家族遗传性。

10% 的多发性骨软骨瘤患者在一生当中至少会有一处肿瘤发生恶变,称为软骨肉瘤(可能来源于已有的骨软骨瘤)。如果某一骨软骨瘤进行性增大或产生新的症状(例如影响骨生长、增大、或压迫到相邻神经、肌肉及周围正常组织结构)则应选择手术切除。此类患者应定期由主治医生复查。单发性骨软骨瘤患者一般不会发展为骨肉瘤,因此单发性骨软骨瘤如果没有症状则无需手术切除。

内生软骨瘤:内生软骨瘤可在任何年龄发病,但多发现于 10 ~ 40 岁之间的患者。此类肿瘤生于骨组织的中央部分。

该类骨折常常因其他疾病行 X 线检查时被发现,通常可根据 X 线表现进行诊断。部分内生软骨瘤可增生并导致疼痛。如果不引起疼痛,且 X 线及其他影像学检查未表现出恶变倾向,则无需手术治疗。但是应定期行 X 线检查关注其大小有无变化。如果肿瘤通过 X 线检查不能确定,或导致疼痛,则应切取部分组织样本进行镜检以确定其性质。

软骨母细胞瘤:软骨母细胞瘤是一种发生于骨端的罕见肿瘤。一般发病年龄为 10 ~ 20 岁。此类肿瘤可引起疼痛而被发现。如不进行治疗,该类肿瘤会持续增长破坏骨与关节发育。所以,治疗可行手术切除并用移植骨填塞骨缺损处。移植骨可取自患者自身的髂骨(自体骨),或者经过处理的他人的骨头(异体骨),或者合成骨替代品。此类骨折术后偶有复发倾向。

软骨肌瘤样纤维瘤:软骨肌瘤样纤维瘤是发病于 30 岁以下年轻患者的一种非常罕见的骨肿瘤。通常位于四肢干骨的一端。疼痛是最常见的临床表现。此类骨肿瘤在 X 光片上容易辨别。手术切除可治愈,不过同样存在一定复发率。

骨样骨瘤:骨样骨瘤是一种通常发生于 10 ~ 35 岁患者的小型肿瘤。可见于任何骨组织,但以上肢或下肢干骨最常见。此类肿瘤常常引起疼痛症状,特点是夜间加重,服用小剂量的阿司匹林或其他非甾体类抗炎药可缓解。肿瘤周围的肌肉组织可发生萎缩,但该症状可在肿瘤切除术后获得相应改善。如果该肿瘤位于骨干垢端(儿童骨骼发育生长的部位),可过度刺激骨生长。由此会导致肢体不对称发育。利用放射线示踪剂进行骨扫描可查找骨样骨瘤的确切位置,当肿瘤难以定位时可借助其他检查(如 CT 检查)协助诊断。

为了永久性治愈此类肿瘤,主治医生可借助 CT 导航经皮将一导针样的探针刺入肿瘤组织中,再用射频脉冲毁损肿瘤组织。该治疗方法是在患者全麻、脊髓麻醉或神经根阻滞等麻醉方式下进行的。预后效果好,且疼痛症状可消除。手术切除骨肿瘤则是另一种可永久性消除疼痛的方法。部分患者还会选择长期口服止痛药物而非介入疗法。另外,疼痛症状未经治疗也有可能最终消除。

骨巨细胞瘤:骨巨细胞瘤一般发病年龄为 20 ~ 30 岁。此类肿瘤最常见于四肢长骨骨端,并可侵入邻近组织,常常引起疼痛。治疗方法多取决于肿瘤的大小。骨巨细胞瘤可行手术切除,并用移植骨填塞空洞或用人工合成骨水泥保护骨结构。偶尔,特别大的肿瘤需行手术切除病变累及的骨段并重建关节。一种刮除术是利用锐利的刮匙刮除肿瘤组织,术后复发率约为 10%。骨巨细胞瘤很少发生恶性变。

原发性恶性骨肿瘤

多发骨髓瘤:多发骨髓瘤是最常见的原发性恶性骨肿瘤,多见于老年人。然而,此类肿瘤其实是一种累及骨髓(骨髓腔内的造血组织)而非形成骨的硬组织的癌。因此,多发骨髓瘤有时并不被看成是一种原发性骨肿瘤。但却比形成骨的硬组织的癌更为常见。多发性骨髓瘤可能影响到一处或多处骨骼,所以疼痛症状可能固定于一点,也可能分散在多个部位。如果仅有一块骨骼一处病变则称为浆细胞瘤,如果多于一处发生病变则称为多发性骨髓瘤。治疗方法也是复杂的,包括化疗、放疗、以及手术治疗。

骨肉瘤:骨肉瘤是发病率仅次于多发性骨髓瘤的原发性恶性骨肿瘤。此类肿瘤引发骨细胞变态性增生。此类肿瘤多见于年龄介于 10 ~ 25 岁的患者,但亦可见于其他任何年龄。患有佩吉特病的老年患者,此类肿瘤患者大约近 50% 位于膝关节内部或周围,但是可发病于任何骨骼组织。该肿瘤还具有向肺组织扩散的趋势。通常,此类肿瘤会引发疼痛和肿胀。应常规行 X 线检查,但有必要取活组织进行镜检以明确诊断。

患者需要进行胸部 X 线和 CT 扫描以检查骨肉瘤是否转移至肺部组织,并进行骨扫描以检查骨肉瘤是否扩散至其他骨组织。

骨肉瘤的治疗通常结合化疗和手术。一般先进行化疗,疼痛症状会在这一阶段得到明显缓解。然后采用手术方法完整切除肿瘤而不损伤肿瘤本身,因为侵犯骨肿瘤会造成肿瘤细胞外溢,并由此导致肿瘤原位复发。

确诊为骨肉瘤的患者经过化疗且未发生转移 5 年存活率大约为 65%。而如果化疗破坏了几乎所有肿瘤细胞,则 5 年存活率高于 90%。随着外科技术的进一步发展,骨肉瘤累及的上肢或下肢一般可得以保留及功能重建。而以往骨肉瘤发病的肢体不得不被截肢。

纤维肉瘤和恶性纤维组织细胞瘤:纤维肉瘤和恶性纤维组织细胞瘤与骨肉瘤具有相似的发病年龄、外观、发病部位、临床表现及预后效果。此类恶性肿瘤含有可生成恶性纤维组织而非恶性骨组织的细胞。治疗方法亦与骨肉瘤相似。

软骨肉瘤:软骨肉瘤是由恶性软骨细胞构成的肿瘤。此类肿瘤多见于老年人。多数软骨肉瘤生长缓慢且分化较低,意味着与其他肿瘤相比其向周围组织扩散的可能性较低。一般可通过手术治愈。但亦有部分软骨肉瘤为高分化肿瘤,远处转移的可能性较大。必要时可通过组织活检确诊。

低分化的软骨肉瘤可通过锐利的刮匙将其从骨骼上削掉(刮除术),并利用液态氮、苯酚,或氩气杀死嵌入骨骼表面的肿瘤细胞。而其他类型的软骨肉瘤必须行手术完整切除,防止肿瘤细胞扩散。软骨肉瘤对放化疗均不敏感,但亦很少需要截肢术治疗。如能将肿瘤组织完整切除则 75% 的患者可存活。

尤文氏骨肉瘤:尤文氏骨肉瘤是一种多见于男性患者的恶性肿瘤,发病年龄常介于 10~25 岁。尤文氏骨肉瘤可发生于各处骨骼,但以四肢骨骼发病为主,疼痛和肿胀是其最常见的症状。该肿瘤可增至较大体积并能累及干骨的全长。该肿瘤也可包含大量的非骨性的软组织。尽管 CT 及 MRI 检查可协助确定肿瘤的大小,但活检对确定诊断仍很必要。治疗可根据手术是否可行或有效选择手术、化疗及放疗等方法相结合。尤文氏骨肉瘤的治愈率高于 60%。

骨淋巴瘤:骨淋巴瘤(之前被称作网状细胞肉瘤)是一种发病通常介于 40~50 岁的恶性肿瘤。此类肿瘤可始发于任何骨骼或机体其他任何部位再扩散至骨骼。一般情况下,该肿瘤可引起疼痛、肿胀以及软组织增生。被破坏的骨骼易发生骨折。治疗方法包括化疗与放疗结合,其效果与截肢或手术切除相当,故截肢几乎无必要。

对于存在骨折倾向的骨骼,医师可选择手术介入从而预防骨折发生。

恶性巨细胞瘤:恶性巨细胞瘤是非常罕见的恶性肿瘤,发病部位通常位于长骨骨端(上肢骨或股骨)。治疗方法与骨肉瘤类似,但治愈率很低。

脊索瘤:脊索瘤也是非常少见的恶性肿瘤,多发生在脊柱,常见于骶骨或尾骨,以及颅骨基底部。脊髓瘤一旦累及椎体或尾骨可引起持续性疼痛。脊髓瘤发生在颅骨基底可导致神经受累,最常累及支配眼的神经。确定诊断之前临床症状可存在数月至数年。脊髓瘤虽然也会扩散至其他骨骼,但十分罕见。位于椎体或尾骨的脊髓瘤可通过外科手术切除治愈。位于颅骨基底的脊髓瘤手术治疗效果不佳,但对放疗较敏感。

转移性骨肿瘤

- 一些癌症可转移至骨骼,尤其是乳腺癌、肺癌、前列腺癌、肾癌、甲状腺癌、及结肠癌等。
- 影像学检查可以显示骨骼的异常表现,必要时需取材进行活检。
- 建议行放疗、化疗或手术等方法治疗。

前列腺癌和乳腺癌分别是男性和女性最常见的癌症。肺癌是死亡率最高的肿瘤,与性别无关。

转移性骨肿瘤是始发于机体其他部位的癌症扩散至骨骼而引起。虽然转移至骨骼的癌症最常见于乳腺癌、肺癌、前列腺癌、肾癌、甲状腺癌、及结肠癌等,但其他癌症最终也有可能转移至骨骼。癌细胞可转移至任何部位的骨骼,但较少转移至前臂骨或小腿骨中下段。发生肿瘤骨转移时,原发癌最常位于肺部或肾部。

诊断

正患有或曾患过癌症的病人出现骨骼疼痛或肿胀时应想到转移性骨肿瘤的可能。借助放射线示踪剂进行骨扫描和 X 线检查可帮助确定肿瘤位置。MRI 或 PET 检查会获得更精确的定位。有时转移性骨肿瘤会在原发肿瘤被查出之前即出现症状。临床表现为疼痛或病理性骨折。出现这些情况时,活组织检查可为定位原发灶提供线索,因为借助纤维镜辨别癌组织的分型可直接确认原发癌(如乳腺癌、肺癌、前列腺癌、肾癌、甲状腺癌、及结肠癌等)。

治疗

治疗方法取决于转移至骨骼的原发癌的分型。有的适合化疗,有的适合放疗,而有的适合放化疗相结合,还有一部分两者均不适合。一般放疗是最有效的方法。手术稳定骨骼可防止出现骨折。部分转移性骨损伤需要切除肢体的一部分并进行肢体和关节功能重建。当原发癌被切除后仅存在骨转移癌时,手术切除结合骨功能重建,也可结合放疗、化疗或放化疗,也许很难获得满意疗效,但可以明显提高生活质量及肢体功能和外观。

治疗目标之一是最大限度减少骨组织的损失,骨缺损可导致疼痛及骨折倾向。在骨质大量丢失和疼痛症状出现之前借助放疗和药物可最大限度减少骨缺损。如果肿瘤导致椎体高度下降但并未对脊髓产生压迫可采用椎体后凸成形术治疗。在椎体成形术或椎体后凸成形术中,将骨水泥注入椎体骨内使局部膨胀,可消除疼痛症状并能防止进一步压缩。如果肿瘤存在椎体压缩骨折并导致脊髓受损的风险,则建议进行减压并固定脊柱。

其他骨骼病变

很多良性的骨骼的变异,像是骨肿瘤但实际上不是骨肿瘤。

单发性骨囊肿:单发性骨囊肿多见于儿童四肢的骨骼。此类囊肿常造成周围骨质变薄而导致病理性骨折。囊肿可治愈或随着骨折治愈而消失。很多时候,采用重复注射皮质醇类激素,或人工骨置换等方法治疗这类囊肿。长宽大于 5 厘米的骨囊肿,特别是儿童患者,应行刮除术清除囊肿内容物并行骨移植术。然而,多数患者多选择注射疗法而非有创伤的手术疗法。无论何种方法治疗,仍有 10% ~ 15% 的患者无效或复发。

纤维性发育异常:纤维性发育异常是指儿童时期骨骼的异常发育。该疾病可累及一处或多处骨骼。出生标记和青春期的标记可保留,这也称为奥尔布赖特综合征。这种骨骼异常发育一般会在青春期停止。这种疾病很少出现恶性变化。注射降钙素或静滴二磷酸盐可消除疼痛。手术治疗可矫正畸形、石膏固定不能治愈的骨折、或其他疗法不能缓解的疼痛。

动脉瘤样骨囊肿:动脉瘤样骨囊肿一般发病在 25 岁之前,原因尚不明确。此类囊肿可累及任何骨骼,但最常见于肱骨及股骨的骨端,生长缓慢。囊肿周围会形成新的骨质,宽度超过正常骨骼。疼痛和肿胀常见。该类囊肿可在发病数月至 1 年内发现。

手术切除整个囊肿是最有效的疗法,但切除不彻底会导致复发。当存在恶性肿瘤变异可能时应避免放射线治疗。不过,对于无法手术且压迫脊髓的囊肿,可选择放射疗法。

关 节 肿 瘤

肿瘤很少累及关节除非关节邻近骨肿瘤或软组织肿瘤。然而,两种疾病——滑膜软骨瘤病和色素沉着绒毛结节性滑膜炎——可见于关节滑膜。这些肿瘤属于良性但具有浸润性。两种疾病通常均只累及单个关节,最常见于膝关节,髋关节次之,可引起疼痛和积液。两种疾病的治疗方法均需手术切除病变的滑膜。

滑膜软骨瘤病:滑膜软骨瘤病的发病原因是由于关节滑膜细胞转变为软骨生成细胞。这些转化的细胞能够形成软骨块,进而脱落掉入关节腔,形成米粒大小的游离体,引起疼痛和肿胀。这种疾病很少发生恶化,但容易复发。

色素沉着绒毛结节性滑膜炎:色素沉着绒毛结节性滑膜炎可导致关节滑膜水肿和增生。这种增生会损伤关节软骨和骨质。关节滑膜分泌多余的液体引起疼痛和水肿。这个过程常会造成关节血肿。该种疾病常只累及单个关节,当再次发病时需行全关节置换术。在行滑膜切除术后很少用到放射疗法。

第 95 节.

骨与关节感染

骨、关节液和关节软组织均可发生感染,包括骨髓炎和感染性关节炎。

骨　髓　炎

骨髓炎多由细菌包括分枝杆菌感染引起,有时亦由真菌感染引起的骨感染。
- 细菌或真菌常由血流途径从邻近组织播散进入或直接侵入骨骼而产生感染。

- 患者可表现为感染骨骼局部疼痛、发热和体重减轻。
- 需行血液化验、X 线检查和局部取骨做样本检查。
- 抗生素需应用数周,外科手术治疗亦可能会被应用。

骨髓炎常发生于儿童和老年人,但任何年龄人群均可发病,而具有严重疾病的患者更易发生骨髓炎。

当骨感染发生时,周围软组织和骨髓肿胀,肿胀的组织压迫外层骨质,使骨髓内血管受压收缩,从而减少或阻断营养骨骼的血液。没有足够的血供,部分骨骼就会坏死。因来自机体的自身的抗感染细胞和抗生素难以到达坏死的骨组织,所以骨坏死区域的感染更难愈合。感染可由骨向邻近组织播散,导致邻近软组织如肌肉内的脓肿。

病因

通常骨骼能够良好地防御感染。骨感染的途径有三条:

- 血道途径(身体其他部位的感染可经此途径感染骨骼)
- 直接侵袭(感染)
- 邻近骨或软组织感染所致。

当机体因血液途径患骨髓炎时,骨感染通常发生在儿童的四肢和成年人(尤其是老年人)的椎体。脊柱感染被称为脊柱骨髓炎,行肾透析治疗的患者和吸毒者更易患脊柱骨髓炎。

细菌或真菌孢子可直接通过开放性骨折、骨科手术或污染物穿破骨质引起骨感染,金黄色葡萄球菌是最常见的感染菌,结核分枝杆菌(结核病的主要病因)可感染椎体而出现骨髓炎。

骨髓炎也可发生于骨科金属内置术后,如髋关节骨折或其他骨折内固定术后。细菌或真菌孢子可感染人工假体关节附着处的骨骼。病源生物体可于术中随人工假体进入假体周围骨质,之后引起感染。

邻近软组织的感染可引起骨髓炎。感染可经数天或数周播散到骨质,此类型感染尤其易发生于老年人身上。该感染途径可因局部外伤、放疗或癌症、循环障碍或糖尿病等引起的皮肤溃疡所致。鼻窦、牙龈或牙齿的感染也可扩散到颅骨。

症状

四肢骨感染可引起发热,数天后可有感染骨的疼痛。骨感染处酸痛、红肿、活动时疼痛。患者体重可减轻并感觉乏力。

脊柱感染通常是逐渐发病,伴持续性"后背痛"及局部压痛,活动躯干时疼痛加重,休息、热敷或服用止痛剂后不能缓解。一般不出现发热这种感染常见的症状。

骨髓炎未得到有效治疗可发展为慢性骨髓炎。慢性骨髓炎因长期感染而难以根治。有时慢性骨髓炎症状隐匿,可在数月或数年内无任何症状。但更为常见的是由慢性骨髓炎引起的骨痛、邻近软组织的反复感染、持续或间断的脓液流出皮肤。但感染的骨头和表面的皮肤之间形成窦道后,脓液可从此窦道引出。

诊断

症状和体检结果可提示骨髓炎的诊断。例如患者若出现持续性骨痛,伴或不伴发热、长期乏力,可怀疑骨髓炎的发生。

通常情况下血沉、C 反应蛋白和白细胞计数会升高,但仅凭此血液检查不足以诊断骨髓炎。

X 线检查可显示骨髓炎特征性改变,但是这些改变常出现于首发症状 3 周后。CT 与核磁检查亦能确诊感染部位,但有时不能有效地将骨感染同其他骨疾病加以鉴别。^{99m}锝放射性骨扫描一般会发现骨感染部位的异常信号,但该法不能用于婴儿的诊断,因为对于处于生长期的骨骼,骨扫描的参考价值不高。白细胞扫描(放射性铟标记的白细胞)可鉴别骨扫描异常的骨感染和其他骨疾病。

为确诊骨感染及其致病菌,医师可采集血样、脓液、关节液或骨组织样本进行检查。通常,对于脊柱骨髓炎,可通过穿刺或手术获取骨组织样本。

预后和预防

经早期合理治疗的骨髓炎患者预后一般较好。但有时会转变为慢性骨髓炎,而且数周、数月或数年后复发骨脓肿。

安有关节假体或金属内固定的患者应在包括牙科手术在内的外科手术前预防性应用抗生素,因为口腔内或机体其他部位的正常细菌可造成这些高危人群的感染。人们可以咨询医疗护理专家,建议预防性应用抗生素。经历过人工关节置换或金属内置物的患者在接受外科手术或牙科手术时应告知外科医生、矫形科医生或牙科医生需预防性应用抗生素。

治疗

对于儿童或成年患者,由血液途径造成的骨感染,抗生素是最有效的治疗方法。如果感染菌尚不能确定,常采用对金黄色葡萄球菌有效的抗生素或广谱抗生素。依据感染的严重程度,首选静脉给药 4~8 周,之后可口服给药。一些患者需应用数月的抗生素治疗。

如果致病菌为真菌或怀疑为真菌,可应用抗真菌药数月。如果发现感染为早期阶段,通常不采用手术治疗。

对于脊柱细菌性骨髓炎成年患者,通常使用抗生素治疗 6~8 周。有时需卧床休息,而且患者需佩戴支具。可能需外科手术引流脓肿或固定受累椎体(为防止椎体塌陷而损伤临近的神经、脊髓或血管)。

当骨髓炎是由临近软组织的感染(如循环不良或糖尿病引起的足部溃疡)引起,那么治疗会更加困难。所有坏死组织和死骨需手术切除,残留的空腔需用正常的骨组织、肌肉或皮肤修复。同时应用抗生素治疗。

当脓肿出现时需行外科引流。当患者出现长时间发热和体重减轻时,亦可应用外科手术治疗。

通常感染的人工关节一般需手术移除并置换。手术前应使用抗生素数周治疗感染,以便于手术时能同时取出感染的人工关节和置换一个新的关节。治疗不成功或感染继续扩散的情况是较少见的,一旦发生需手术融合关节或截肢。

感染性关节炎

感染性关节炎(化脓性关节炎)是发生于关节液或

关节组织的感染,多由细菌引起,但亦可由病毒或真菌引起。

- 细菌、病毒或真菌有时可经血道途径引起关节感染,或临近的感染组织亦可引起关节感染。
- 疼痛、肿胀和发热常在数小时或一两天内发生。
- 可抽取关节液检查。
- 应立即应用抗生素。

感染性关节炎易发生于关节炎导致关节异常的患者(如风湿性关节炎、骨性关节炎或创伤性关节炎),且感染多经血道途径。例如,患有肺炎和败血症的老年患者,如果摔伤腕部,流经伤腕的血液可能引起感染性关节炎。

感染微生物多为细菌,多由血液途径感染,但也可由术中污染物直接感染或关节腔注射或关节外伤引起。不同细菌均可引起关节感染,但致病菌类型主要取决于患者的年龄。金黄色葡萄球菌、嗜血性流感杆菌和革兰氏阴性菌最常感染婴儿和儿童,而引起淋病的淋球菌、金葡菌和链球菌又易造成青少年和成年人的感染。另外,引起莱姆病和梅毒的螺旋体偶尔也可导致该病发生。

病毒,例如人类免疫缺陷病毒(HIV)、细小病毒和引起风疹、流行性腮腺炎和乙型肝炎的各种病毒可感染任何年龄人的关节。慢性关节炎感染通常由结核菌或真菌引起。

> **？你知道吗……**
> 慢性关节炎患者,如风湿性关节炎患者,如单个关节出现疼痛、肿胀时应立即联系医生,因为可能已有感染。

症状

婴幼儿常表现为发热、疼痛和烦躁不安。因疼痛而不愿活动感染关节,膝、髋关节感染的幼童拒绝行走。儿童和成年人的症状常持续数小时或数天。感染的关节常表现为红热,活动时剧痛,关节积液引起关节肿胀、僵硬。症状亦

可表现为畏寒发热。慢性感染性关节炎患者常无典型症状表现(如低热、疼痛不明显),多由分枝杆菌或真菌引起。

最长受累的关节是膝、肩、腕、髋、肘和手指关节等。大多数细菌、真菌和分枝杆菌引起的感染仅累及单个、偶尔数个关节。例如,引起莱姆病的细菌最常感染膝关节,而淋球菌和病毒则可同时造成多个关节感染。

诊断

抽取关节液检查化验,检验白细胞、细菌和其他微生物,化验室做细菌培养可明确致病菌,但如果患者近期使用了抗生素,细菌培养则会出现阴性结果。此外,莱姆病、淋病和梅毒等很难从抽取的关节液中培养成功。如果培养出细菌,则应做抗生素药敏实验。

因感染关节的细菌可出现于血液中,所以医生常行血液常规化验。患者的黏液、脑脊液和尿液中也可检出细菌,有助于确定感染源。

治疗和预后

感染的关节如果未得到积极治疗,可在数小时或数天内被毁坏,所以应尽早应用抗生素治疗,即使实验室尚未查出致病菌。可先应用最可能杀死可疑致病菌的抗生素直到鉴别出致病菌,通常在48小时内检验关节液。首选静脉给药以保证足够的药物能够达到感染的关节。如果抗生素使用得当,症状会在48小时内缓解。一旦确定致病菌,应依据药敏更改并应用敏感抗生素。

为防止脓液损坏关节,可采用关节穿刺抽取脓液来阻止脓液的聚集。如果穿刺针引流困难或失败(如髋关节),可采用关节镜(一种直接通过小孔镜观察关节内情况的设备)、外科手术引流关节积脓。有时可在脓腔处放置引流管引流。早期夹板制动可缓解疼痛,理疗可预防关节僵硬和永久性关节功能丧失。

真菌引起的感染可应用抗真菌药物治疗,结核菌引起的感染需联合应用抗生素,病毒引起的感染常能自行缓解,只需应用对乙酰氨基酚或非甾体抗炎药(NSAID)对症治疗发热和疼痛。

第 96 节

关 节 疾 病

骨 关 节 炎

骨关节炎(有时称为退行性关节炎、退行性关节疾

病、骨关节病或增生性骨关节炎)是一种关节软骨和周围组织的慢性损害,以疼痛、僵硬和关节功能丧失为特点。

- 引起关节软骨和周围组织损害的关节炎随着年龄的

增加非常常见。

- 疼痛、肿胀和骨质增生常见，同时还包括晨僵或长时间不动时，关节活动后感觉僵硬，症状一般 30 分钟内消失。
- 诊断依据临床症状和 X 线。
- 治疗包括锻炼和其他物理方法，减轻疼痛和改善功能的药物，对于严重病例可行外科手术或人工关节置换。

骨关节炎是最常见的关节疾病，多数人一般发病在 40～50 岁直至 80 岁。男性在 40 岁以前，由于外伤原因发病率高于女性，40～70 岁女性发病率高于男性，70 岁以后两者发病率相同。

聚焦老龄化

许多关于骨关节炎的传说仍在继续，正如头发变白和皮肤起皱纹，衰老表现不可避免，人们对此无能为力，也没有灵丹妙药。

随着年龄的增加，骨关节炎变得常见。例如随着年龄增加，关节表面的软骨变薄，关节面之间的相互滑动不如以前，关节也易于损伤。当然，随着年龄增加，骨关节炎并非不可避免。骨关节炎不是简单的由于年龄增加和磨损引起，其他因素包括简单或重复损伤、异常的活动、代谢疾病、关节感染或其他关节疾病。

骨关节炎可引起老年人的功能障碍。有效的治疗包括止痛药、锻炼、理疗和外科手术。

韧带破坏通常伴随年龄增加。将关节连为一体的韧带随着年龄增加其弹性下降，使得关节变得僵硬。这些变化会导致组成韧带的蛋白发生改变，因而躯体的柔韧性会下降。韧带本身也易造成撕裂且愈合缓慢。老年人活动前应做牵拉运动以减少韧带撕裂的可能，他们应制定锻炼计划并咨询医生以避免韧带撕裂。

病因

正常情况下，关节摩擦力很小不会形成磨损，除非过度使用或外伤。骨关节炎通常由软组织损伤引起，为了修复损伤的关节，化学成分积聚于关节内，增加软骨所需相关成分的产量，如胶原（一种坚韧的、结缔组织的纤维蛋白）和黏蛋白（一种产生软骨弹性的物质）。之后，软骨会由于水的潴留而肿胀变软，表面产生裂隙，软骨下骨内可形成微孔，从而减弱了骨的强度。损伤的修复可形成新的软骨、骨和其他组织。在关节边缘形成骨赘，原光滑的关节表面会变得粗糙不平，关节运动不再平滑，所有关节成分-骨、关节囊、滑囊，肌腱和软

骨会在不同程度上失去正常的形态和功能，改变了关节结构。

骨关节炎包括原发性（特发性）骨关节炎，其发病原因不明，继发性骨关节炎其病因是由于其他疾病或情况，如感染、畸形、损伤、关节不正常使用，代谢疾病（如铁在体内过量存在、铜在肝内过量存在的威尔逊病）或其他损害关节软骨的疾病（如类风湿性关节炎和痛风）。一些人重复使用某一或一组关节，如铸造工人、农民、煤矿工人、司机都处于发生骨关节炎高风险状态。奇怪的是长距离跑步并不增加患病风险。当然一旦患有骨关节炎，这种锻炼会加重病情。肥胖是造成骨关节炎，特别是膝骨关节炎的主要因素，尤其是女性。

临床症状

通常症状会逐步发生，并影响一个或几个关节。手指关节、拇指基底部、颈部、腰部、足趾、髋膝部是常见的受累部位。疼痛是首发症状，可因活动而加重。有些人会感觉晨醒后或长时间静态后关节僵硬，但在关节活动 30 分钟内僵硬感消失。

严重时，关节活动会明显受限，不能完全伸直或屈曲。新生的骨、软骨和其他组织会使关节增大，关节活动时粗糙的关节面会造成关节磨损，关节面碎裂。骨性增生（赫伯顿结节）一般出现在手指中末节。

在有些关节，如膝关节，包绕关节周围并维持稳定的韧带变得松弛，使关节不稳。相反髋关节会变得更加僵硬，失去了正常的活动范围，触摸或活动关节时可引起剧烈疼痛。

骨关节炎常累及脊柱，后背痛是常见症状。受累关节可引起轻微疼痛感和僵硬。在颈腰部的骨质增生可压迫神经，产生麻木、感觉异常、疼痛和肢体无力等症状。如果骨质增生发生在腰椎管内，可压迫支配腿部的神经，产生行走时腿部疼痛，常被误认为是供血不足引起的间歇性跛行。少数情况，增生可压迫食管造成吞咽困难。

在症状出现后骨关节炎可缓慢持续发展多年，但有时可急剧发展。许多人出现不同程度的功能障碍。

诊断

医师根据特征性的临床症状、体格检查和 X 线表现（如骨增生和关节腔狭窄）做出诊断。40 岁以后的人，大多数都有 X 线片上骨关节炎的表现，特别是参与负重的髋、膝关节，但仅有一半病人出现症状。因此，X 线片对于骨关节炎的早期诊断价值不大，因为 X 线片不会提供软骨的病变，而软骨是骨关节炎早期发生改变的部位。同样，X 线表现与症状程度无关。当 X 线片表现轻时，症状可以很严重，或 X 线表现重时而症状轻微。

骨关节炎患者应如何生活？

- 逐步地锻炼受损的关节（如有可能在水池中，或选择静态自行车和步行）
- 按摩受损关节和周围组织（最好由受过专业训练的按摩师完成）
- 对受损的关节使用加热垫或湿热毛巾
- 保持适当的体重（使关节不额外受力）
- 如有必要使用特殊的器材（如扶杖、拐杖、助行器、颈圈或塑料的膝关节支撑器，目的是保护关节不过度受力；在浴缸内安装坐椅，在洗澡时减少用力）
- 穿运动鞋或舒适的鞋

核磁共振（MRI）可以显示软骨的早期改变，但很少用于诊断。另外，血液检查也很少用于骨关节炎的诊断。如果关节肿胀，可在局麻下抽取少量关节液分析，有助于区分感染或痛风所致的关节炎。

治疗

患者应进行适当的锻炼，等长收缩或等张收缩肌肉和姿势锻炼，有助于保护软骨，增加关节的活动范围，加强关节周围肌肉以更好的吸收震荡。锻炼必须注意与其他疼痛关节的平衡，不活动关节比活动关节更可能加重骨关节炎，使用过软的坐垫、椅子、枕头可加重症状。建议使用直背椅、硬床垫和床板。

专项锻炼对脊柱的骨关节炎是有益的。当疼痛严重时可使用后背支架和支具。锻炼包括肌肉的拉伸训练和轻微的有氧运动，如散步、游泳、骑自行车等。患者应坚持日常活动，独立完成在家中和工作中所扮演的角色，这一点对疾病的治疗非常重要，平时应避免关节屈曲而加重疼痛。

你知道吗……
由于安全有效，对于早期骨关节炎的治疗常选择扑热息痛而不是非甾体类抗炎药。

物理治疗一般采用热疗，对疾病是有益的。可以通过减少肌肉僵硬和痉挛改善肌肉功能。冷疗也可以减轻疼痛。当疼痛处于活动期，可以采用夹板和支具保护特殊部位的关节。按摩、牵引及透热疗法或超声波的深热疗法对于缓解病情是有效的。

膝关节置换

骨关节炎所致的膝关节损坏，也可用人工关节行膝关节置换。手术在全身麻醉下作一跨过被损坏膝关节的切口。去除髌骨，并将股骨、胫骨表面被破坏软骨清除，使之变得光滑，以便人工假体能更好地与骨面紧贴。人工关节一部分嵌入股骨；另一部分嵌入胫骨。

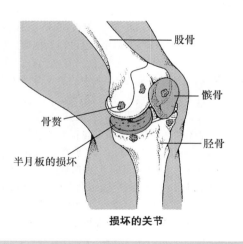

损坏的关节

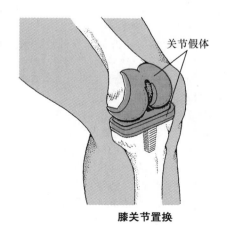

膝关节置换

药物可作为锻炼和物理治疗的补充，单独或联合使用。药物并不会扭转疾病的发展，但可以缓解症状以完成更多的活动。有时使用止痛剂如扑热息痛、甾体类药如阿司匹林和布洛芬可以缓解疼痛和肿胀。非甾体类抗炎药可以缓解关节的疼痛和炎症。环氧化酶抑制剂-Ⅱ具有与非甾体类抗炎药相同的缓解作用，并较少引起胃肠道的不良反应，因此可用于有胃肠道疾患的人。另外，主要成分为辣椒素的皮肤软膏可直接用于关节表面的皮肤以缓解症状。

当关节突然出现炎症、肿胀和疼痛时,可将关节内液体抽出并将皮质类固醇激素注入关节治疗。该方法对症状仅有短时间的缓解,且长期使用皮质类固醇激素对关节有损害。对于病程较长的患者,可向关节内注入透明质酸纳以缓解疼痛,3～5 周为一个疗程,有些病人可得到明显的缓解(1 年以上)。

某些营养治疗如葡聚糖胺、硫酸软骨素等对于骨关节炎的治疗可能有效。

其他治疗手段无法缓解症状时可考虑手术治疗。髋膝关节的人工关节置换术效果十分理想,术后能明显改善关节功能,提高关节活动幅度且减轻疼痛。因此当关节功能明显障碍时,可考虑人工关节置换。因人工关节有使用寿命,年轻人应尽量延后手术日期,以降低二次手术的几率。

骨关节炎的年轻患者可采用修复软骨内细胞的方法来治疗局限性软骨病变,但该方法在软骨已严重破坏的老年患者,效果不理想。

类风湿性关节炎

类风湿性关节炎是发生在关节的自身免疫性疾病,通常累及手和足的多个关节。其特点为对称性小关节炎,临床表现为关节疼痛、肿胀,最终造成关节内的毁损。

- 人体免疫系统损害关节和结缔组织。
- 关节不活动或晨起时出现僵硬和肿胀,持续 1 小时。
- 发热、无力或其他器官损害。
- 诊断依据临床症状、血液化验和 X 线。
- 治疗包括锻炼、夹板、药物(非甾体类抗炎药、抗风湿性药物和免疫抑制剂)和外科手术。

该病在人群中的发病率约为 1%,女性发病率是男性的 2～3 倍。它可在任何年龄发病,但多在 35～50 岁左右。发生于儿童的类风湿性关节炎叫做幼年型类风湿性关节炎,其症状和预后有所不同。

类风湿性关节炎可在全身产生各种症状,病因尚不清楚。目前被认为是一种自身免疫性疾病,包括遗传基因在内的多种因素可影响患者的自身免疫反应。发病时,免疫系统侵袭关节内和起缓冲作用的组织,以及机体其他部位的结缔组织(如血管、肺等),最后,软骨、骨和链接关节的韧带被侵蚀,引起关节畸形、不稳定并产生关节内瘢痕。患此病后关节的毁损率很高。

临床表现

类风湿性关节炎可突然发生,全身多关节同时发病,但更常见的是缓慢发病,逐渐累及不同的关节。关节炎症常是对称性的,也就是说身体一侧的某个关节发病时,身体另一侧的同样的关节也发病。通常先在手指的小关节、足、趾、手、腕、肘和踝关节出现炎症。早晨醒来、长时间休息后或感到疲倦时,患者常常感到发炎的关节出现疼痛和僵硬感。另外,类风湿性关节炎还可以引起低热。

 你知道吗……
特殊食物引起类风湿性关节炎急性发作很罕见。

受累关节疼痛、红肿、变大并可很快出现畸形。关节可能在某个位置僵直而不能完全屈曲和伸直。病变手指轻度移位并偏向小指,引起手指肌腱也脱离原来的位置。

肿胀的手腕可出现腕管综合征。受累膝关节后方可出现囊肿并可发生破裂,导致小腿的肿胀和疼痛。大约 30% 的类风湿性关节炎患者在炎症附近的皮下出现坚硬的包块(类风湿结节),通常出现在压力承受部位的附近,如前臂近肘部后方。

患者可出现低热,偶尔出现血管发炎(脉管炎)而引起神经损伤或下肢溃疡。发生胸膜炎、心包炎或肺炎时可导致胸痛、呼吸困难和心功能异常。有些患者出现淋巴结肿大、舍格伦综合征或眼部的炎症。

诊断

除了类风湿性关节炎所产生的特异性症状外,确诊还须结合实验室检查、关节液检查、结节活检及 X 线片的特征性改变。

血液检查:该病的某些实验室检查结果有特异性,如约 9/10 患者的红细胞沉降率增高,提示有活动性的炎症存在,但仅有该项检查呈阳性不能确诊有炎症存在。患者应在症状轻微时检测血沉可以判断疾病是否处于活跃期。

许多患者血液中有特异性抗体。约 70% 的病人有类风湿因子抗体,但该因子也可在其他疾病出现,如慢性肝炎疾病和某些感染性疾病。有些人有这种因子但没任何疾病的征象。通常,在血中的类风湿因子水平越高,类风湿性关节炎也越严重,预后越差。当关节炎症减轻时类风湿因子的水平下降并在发作时又增加。

患有类风湿性关节炎的患者中 96% 的人血液抗环瓜氨酸肽抗体(抗-CCP 抗体)阳性,而在无类风湿性关节炎的人中该抗体几乎检测不到。目前医师逐步开始采用抗环瓜氨酸肽抗体(抗-CCP 抗体)来辅助诊断类风湿性关节炎。

大多数患者有轻度贫血,少数患者白细胞计数降低。若一个类风湿性关节炎患者有脾大和低白细胞计数,这种情况称为费尔蒂综合征。

预后

类风湿性关节炎的病程不好预测,疾病在前 6 年快速进展,特别是在第一年。类风湿性关节炎可缩短人的预期寿命 3～7 年,这与心脏病、感染、胃肠道出血、药物治疗、肿瘤和潜在的疾病有关。有少数类风湿性关节患者可自发缓解并消失。治疗可使 3/4 以上的患者消除症状,但至少有 1/10 以上的病人留有残疾。预后欠佳的因素包括:

- 白种人、女性或两者均是。
- 存在类风湿性结节。
- 年老后罹患该病。
- 多于 20 个以上的关节存在炎症。
- 高血沉。
- 高水平的类风湿因子和抗环瓜氨酸肽抗体。

治疗

治疗包括简单的保守措施如休息、营养到药物和手术治疗。某些药物,如缓效药,不仅可缓解症状,更可改善疾病。治疗开始时采用简单保守的方法。但减缓病情的发展的药物一般应在治疗的头几个月就开始使用。治疗应遵循由简到繁、由弱到强、由保守治疗到手术治疗的原则。

治疗的最基本方法之一是使受累关节休息,因为过度使用会加重炎症。有规律的休息有助于缓解疼痛,有时在疾病严重发作时或疾病最活跃、最疼痛阶段需短期完全卧床休息。使用夹板可固定和制动一个或几个关节,但有些关节需经常活动防止关节强直及附近肌肉的肌力减退。

规律而健康的饮食对病人是有益的。在炎症期间应多吃鱼和植物油,少吃肉食。有些患者吃了某种食物后引起该病发作,应避免食用这些食物。

常用药物包括非类固醇类抗炎药、抗风湿性药物、皮质类固醇激素和甲氨蝶呤等免疫抑制剂(包括肿瘤坏死因子抑制剂)。另外,一种新的生物疗法,白细胞介素-1 受体拮抗剂的使用可以用于该病的治疗。一般药物的药效越强,其不良反应也越大。因此,用药期间应严密观察。

非甾体抗炎药:非甾体抗炎药是使用最广的用于治疗类风湿性关节炎症的药物。它们可减轻病变关节的肿胀并缓解疼痛,但该类药物可引起肠胃的不适,因此,患者有活动性消化道溃疡(包括胃、十二指肠溃疡)的不应服用该药。可通过进食后服药、使用抗酸剂及组胺拮抗药(H2 受体拮抗药),如雷尼替丁、法莫替丁和西咪替丁等,来预防这类不良作用。米索前列醇及质子泵抑制剂的使用对于那些可能出现消化不良的高危人群能有效防止胃黏膜糜烂及胃溃疡的形成,但此药又可引起患者腹泻且不能有效防止阿司匹林或其他非甾体抗炎药引起的恶心、腹痛等不良作用。

阿司匹林是治疗风湿类风湿性关节炎的基础药物,耳鸣的出现提示用量过大。其他较新的非甾体类抗炎药,如布洛芬、萘普生及双氯芬酸较阿司匹林更常用,其剂量较小(每日 1 ~ 2 片),不良作用也比高剂量的阿司匹林小。

新的非甾体抗炎药、环氧化酶抑制剂与其他非类固醇类抗炎药一样,具有相同的治疗作用。但其引起胃部损害的几率较低,也不会抑制血小板的功能,因此对于有出血倾向的患者,这类药物比传统的非甾体抗炎药更安全。例如塞来昔布和罗非昔布(选择性 COX-2)抑制剂。

抗风湿性药物:目前使用的缓效药物包括金制剂、青霉胺、羟基氯喹及水杨酸偶氮磺胺吡啶等。抗风湿性药物可以明显地缓解疾病进程,但往往需使用数月后才显效且不良作用较大。使用这类药物必须有医师的指导和监护。如果在使用非甾体抗炎药或 COX-2 抑制剂 2 ~ 3 个月仍然无效或疾病迅速恶化时可使用该药。如果关节持续肿胀,即使疼痛减轻,也需在 2 个月内继续服用该类药。

金制剂可减缓骨变形的速度,使类风湿性关节炎得到暂时缓解。虽然有口服制剂,但注射制剂效果更好,可一周注射一次,直到总剂量达到 1g 或有不良作用出现或疾病明显缓解为止。如果药物开始显效,可逐渐减少注射频率,有时使用维持剂量也可使病情缓解达数年之久。

金制剂可对多种器官产生不良作用。如果类风湿性关节炎患者同时患有严重的肝、肾疾病或血液疾病,应禁止使用。在治疗开始前应查肝肾功能,并且在治疗期间经常进行实验室检查,必要时一周一次。该药的不良反应包括出现皮疹、皮肤瘙痒、血细胞数下降。肝、肺、神经损伤的情况较少,腹泻更罕见。如果出现以上不良反应必须立即停药。如果仅有轻微的皮疹,可在皮疹消退后继续用药。

当使用金制剂无效或使用后引起难以忍受的不良反应时,可口服青霉胺,它与金制剂一样会取得良好效果。使用剂量可逐步加大直到病人症状得到改善。不良作用包括对骨髓造血功能产生抑制、肾脏和肌肉损害、皮疹、味觉异常等。青霉胺也可引起重症肌无力、肺出血-肾炎(古德帕斯彻综合征)狼疮样综合征等。如果出现这些不良作用应立即停药。在治疗期间应每 2 ~ 4 周做一次肝肾功能检查。

羟基氯喹的使用频率比金制剂和青霉胺少,每日口服,主要用来治疗轻、中度类风湿性关节炎,与其他缓效药或甲氨蝶呤配伍使用可起增效作用。不良作用轻微,包括皮疹、肌肉痛和眼部疾患。有些眼部损害是永久性的,所以在使用羟基氯喹治疗期间应定期检查眼睛,至少每半年一次。服药半年后若无效应停药,有效则可继续服用。

水杨酸偶氮磺胺吡啶也可用于轻度类风湿性关节炎的患者,或与其他药物联合使用加强药效。使用剂量应逐步加大,一般可在 3 个月内显效。同其他抗风湿性药物一样,该药可引起胃部不适、肝脏损害、血细胞减少及皮疹问题。

皮质类固醇激素:皮质类固醇激素如泼尼松,是减轻机体任何部位炎症的最有效药物。皮质类固醇激素在短期内使用效果明显，但在使用一段时间后效果会减弱。类风湿性关节炎一般会活跃数年，而皮质类固醇激素的临床疗效却随着时间的推移而降低。对于皮质类固醇激素是否能减慢疾病的进程仍有争议。长期使用不可避免地会导致涉及机体几乎所有器官的不良作用。常见的不良作用是皮肤变薄、瘀斑、骨质疏松、高血压、血糖升高、白内障等。当类风湿性关节炎急性发作并同时累及多个关节或当使用其他药物无效时可使用此类药物。此外，这类药物也用于治疗关节以外的炎症，如胸膜炎或心包炎。因不良作用较多，一般使用最小有效量。皮质类固醇激素直接注射入关节起效快，短期内可缓解症状，但有可能引起长期的关节破坏，尤其是有些患者采用反复关节内注射、过量使用激素来暂缓关节疼痛，其结果是加速关节的破坏。

免疫抑制剂：虽然皮质类固醇激素有抑制免疫系统的作用，但免疫抑制剂的抑制作用更加明显。可以减慢疾病的进程以及降低对关节附近骨的破坏。免疫抑制剂包括甲氨蝶呤、来氟米特、硫唑嘌呤、环磷酰胺、环孢素及肿瘤坏死因子抑制剂。

免疫抑制剂对严重的类风湿性关节炎有效。它们能有效的抑制炎症从而避免使用或小剂量使用激素，但这类药物也有致命的不良作用，包括肝、肺的损伤、增加感染的风险，抑制骨髓造血功能。使用环磷酰胺还可造成膀胱出血。另外，硫唑嘌呤和环磷酰胺增加了患癌的风险。对于孕妇，须慎用免疫抑制剂。

甲氨蝶呤可一周口服一次，通过逐渐加量来治疗类风湿性关节炎。在疾病的早期使用这种药物起效快，一般数周后就明显显效。在关节炎严重时，可在缓效药物使用之前给药。患者一般能耐受此药，但必须有医师的严密监控且至少每两个月查一次白细胞计数。患者必须严格限制饮酒以减少肝脏损害的危险。叶酸可减轻某些由此药带来的不良作用，如口腔溃疡。

来氟米特的效果及不良作用都与甲氨蝶呤相似，但却较少引起血细胞生成抑制及肺瘢痕形成，可与甲氨蝶呤同时服用，每日口服。最大的副作用是出疹子、肝功损害、掉头发及腹泻。

肿瘤坏死因子抑制剂，如依那西普、英夫利昔单抗可用于对甲氨蝶呤不敏感的患者，起到明显的作用。依那西普每周一至两次通过皮下注射给药，英夫利昔单抗则在首次给药后，每隔 8 周通过静脉给药。在风湿活跃期或恶化期时应避免使用该类药，因肿瘤坏死因子抑制剂会加重此种情况。

R℞ 治疗类风湿性关节炎的药物

类型	药物	不良作用	注释
非甾体类抗炎药（NSAIDs）	阿司匹林，布洛芬，萘普生，双氯芬酸，其他（见第 6 章 78 节）环氧合酶-2（COX-2）抑制剂塞来昔布，洛菲可司 valdecoxib	胃部不适，胃溃疡，血压增高，对胃有不良影响对肾有不良影响的危险；血压增高，胃溃疡危险比其他药物小	所有非甾体类抗炎药能缓解症状并减少炎症，但不能改变病程
抗风湿性药物	金制剂	对肾有不良反应；皮疹，皮肤瘙痒，血细胞减少	所有抗风湿性药物都能减缓关节损伤进程并逐渐减轻疼痛和肿胀
	青霉胺	抑制骨髓中血红细胞的产生，肾脏问题，肌肉疾病、皮疹，口中有怪味感	
	羟基氯喹	常有轻度皮疹，肌肉疼痛，眼部问题	
	水杨酸偶氮磺胺吡啶	胃部不适，肝脏问题，血液细胞疾病，皮疹	
皮质类固醇免疫抑制剂	泼尼松	长期使用对身体有多种不良作用	能迅速减少炎症；不要长期使用
	甲氨蝶呤，来氟米特，硫唑嘌呤，环磷酰胺，环孢素	肝疾病，肺部炎症，增加感染的易患性，抑制骨髓内血细胞生长	对类风湿性关节炎可及早用甲氨蝶呤或来氟米特；能缓解关节损伤
	依地奈塞，英利昔单抗	有感染或肿瘤的危险	多数人有显著、迅速地反应，能缓解关节损伤

其他治疗：除药物治疗外，对类风湿性关节炎的治疗还包括锻炼、物理治疗、热疗和手术。发炎的关节必须进行轻微的活动以防止僵硬。在炎症消退后，有规律的、积极的锻炼是有帮助的，但不要产生疲劳感。对大多数人而言，在水中锻炼似乎更容易些。

僵硬关节的治疗包括加强锻炼和结合使用夹板逐渐使关节伸直。如果药物治疗无效，则需进行手术治疗。通过外科手术置换病变髋、膝关节是恢复关节活动和功能的最有效方法。当关节疾病发展到晚期，可切除关节或进行关节融合术，特别是对于足关节，这样能减少行走时的疼痛。拇指关节可融合以便于持物。在颈椎不稳定时可融合颈椎关节来防止造成脊髓受压的风险。

因类风湿性关节炎而造成严重功能障碍的患者可利用一些辅助设施来完成日常活动，如穿特制矫正鞋或运动鞋来减少行走时的疼痛；使用特制扶手以减少对手的压迫等。整个疾病过程中都应考虑到手术修复。例如，变形的手或胳膊在康复过程中会限制使用拐杖的能力，从而严重影响了膝和腿部的恢复，限制了髋关节手术的益处。要针对每个病人设定合理的目标，要考虑到他的能力，可在疾病活动期行外科修复。如果功能严重受限，可行人工关节置换术。完全的膝和髋关节置换一直非常成功。

皮质类固醇类药物的使用和不良反应

皮质类固醇是用于控制体内炎症最强有力的药物，用来治疗各种炎性反应，包括类风湿性关节炎和其他结缔组织疾病、多发性硬化，还用来治疗急性脑水肿、哮喘发作、严重过敏反应等，对治疗严重的阻塞性肺部疾病也有重要作用。它们可以直接涂敷于一些皮肤病的皮损部位，如湿疹、银屑病。严重炎性反应时，这类药物常常可以挽救患者的生命。

皮质类固醇是与皮质醇有相同作用的合成产物。皮质醇是由肾上腺皮质产生的一种类固醇激素，也称为皮质激素。很多合成的皮质类固醇比皮质醇的作用更强，作用的持续时间也更长。

皮质类固醇药物包括：泼尼松、地塞米松、曲安西龙、倍他米松、倍氯米松、氟尼缩松和氟替卡松等，这些药物的作用都非常强。氢化可的松是一种较为缓和的皮质类固醇，为非处方药的皮肤软膏剂。皮质类固醇可静脉给药（特别是在紧急情况下）、口服或者直接用于发炎的部位（如肺吸入、滴眼、皮肤）。皮质类固醇抑制炎性反应，可降低机体抗感染的能力，在体内有感染存在时，使用要特别小心。该类药物可使高血压、心力衰竭、糖尿病、胃溃疡和骨质疏松患者的病情恶化，只有在不得已的情况下采用。

口服或注射皮质类固醇药物不应突然中断。因为药物抑制肾上腺产生皮质醇，需要一定的时间才能恢复这种功能。因此，在用药末期应逐渐减少剂量。患者要严格按照医嘱用药。

长期使用皮质类固醇药物，特别是大剂量静脉或口服给药，总会产生很多不良反应。几乎涉及全身各个器官，如青紫、皮肤变薄、高血压、血糖升高、面部浮肿（满月脸）、腹部肿胀、上臂和腿变细、伤口愈合不良、儿童发育迟缓、骨钙丢失（可导致骨质疏松）、胃出血、饥饿、体重增加和精神障碍等。皮肤用药的不良作用远较静脉和口服用药少。

其他类型炎症性关节炎

几种结缔组织疾病包括脊柱关节病（也称为脊柱关节炎）可引起突出关节的炎症。脊柱关节病累及脊柱和关节。这些疾病有几个特点，例如可引起后背疼痛、眼部炎症（眼葡萄膜炎）、消化系统症状和皮疹。一些和 HLA-B27 基因有很强的关联。由于它们存在相同的问题和遗传特性，一些学者认为它们有相同的病因和发病机理。脊柱关节病与类风湿性关节炎一样引起关节炎症，当然与类风湿性关节炎相反，类风湿因子却是阴性（因而也称血清阴性的脊柱关节病）。脊柱关节病包括银屑病性关节炎、反应性关节炎和强直性脊柱炎。

银屑病性关节炎

银屑病性关节炎是指由皮肤或指（趾）甲银屑病的患者同时发生的一类关节炎。

- 患有银屑病的患者可有关节炎。
- 关节炎症可累及髋、膝、手指和足趾末端关节。
- 诊断依据临床症状。
- 可使用非甾体类抗炎药、氨甲喋呤、环磷酰胺和肿瘤坏死因子抑制剂（阿达木单抗、依那西普、英夫利昔单抗）。

该病类似于类风湿性关节炎但不产生类风湿性关节炎的特异性抗体，患有银屑病的患者中有7%的人发生银屑病性关节炎。银屑病是一种皮肤损害，主要表现为皮肤出现皮疹、发红、鳞屑及增厚，指（趾）甲出现点状小凹陷。银屑病可以发生在关节炎之前或同时出现。某些患有 AIDS 的患者可出现严重的银屑病性关节炎。

临床表现与诊断

关节炎症常常涉及手指和足趾小关节，也可累及髋关节和脊柱。当炎症转为慢性时关节出现肿胀、变形。

与类风湿性关节炎相比,银屑病关节炎较少引起对称性的关节病变,且累及的关节较少。手指末端的关节常因附近指甲的病变而发生感染。皮肤和关节症状可以同时出现,也可一起消失。

银屑病患者或有银屑病家族史的人同时伴有特征性的关节炎,即可诊断为银屑病性关节炎。没有可以确诊该病的实验室检查,但 X 线片可以显示关节病变的程度。

治疗与预后

银屑病性关节炎的预后一般比类风湿性关节炎好,因为受累关节相对较少,但是,有时关节也会被严重破坏。

治疗主要是针对控制皮疹和缓解关节炎症。治疗类风湿性关节炎的有效药物也可用来治疗银屑病性关节炎,这些药物包括金制剂、甲氨蝶呤、环磷酰胺、硫唑嘌呤和 TNF 抑制剂等。阿维 A 酯(etretinato)对严重病例通常有效,但不良作用也较大,可引起先天缺陷,孕妇必须禁用。该药可在体内残存很长时间,所以妇女服用该药不宜怀孕或停药至少一年后再考虑怀孕。口服甲氧补骨脂素并使用长波紫外线(PUVA)可有效地缓解皮肤症状和大部分关节炎症,但对脊柱炎症效果不佳。

反应性关节炎

反应性关节炎也称赖特尔(Reiter)综合征,是关节和邻近关节肌腱的炎性疾病,常伴发眼结膜、口腔、尿道、阴道和阴茎等处黏膜的炎症和皮疹。

- 关节疼痛和炎症是人体对泌尿生殖道和胃肠道感染的反应。
- 肌腱炎症、皮疹和红眼常见。
- 诊断依据临床症状。
- 非甾体类抗炎药、咪唑硫嘌呤和甲氨蝶呤等有利于缓解症状。

因为关节炎的出现是对机体某个部位感染的反应,即由非关节部位的感染引起的无菌性关节炎。该病在 20~40 岁的男性最常见。

赖特尔综合征分为两种类型,一种发生在性传播感染如沙眼衣原体感染之后,多见于年轻人;另一种常伴发肠道感染如志贺菌和沙门菌。多数受到这些感染的人常无反应性关节炎,而受感染后,患本综合征的患者则有遗传倾向,基因型与那些患强直性脊柱炎患者的基因密切相关。但是,大多数有上述感染的人一般不会发生赖特尔综合征。有证据证明沙眼衣原体及其他病均可扩散到关节,但感染与免疫反应之间的关系仍不清楚。

反应性关节炎可伴随有结合膜、黏膜炎症和特征性皮损,这种类型的反应性关节炎以前也称为赖特尔综合征。

临床表现

典型的症状一般在感染后 7~14 天出现,首发症状是经常的尿道炎症,可直接是尿道的感染,也可是尿道对肠道感染的反应性炎症。男性患者可出现尿道疼痛、分泌物和阴茎龟头皮疹(环状龟头炎)。前列腺也会发炎、疼痛。女性患者的泌尿生殖道症状一般是轻微的,包括阴道分泌物和排便不适感。

结膜充血、发炎,可引起眼部瘙痒、灼烧感和泪溢。关节痛和关节炎症状可轻可重,多个关节可同时受累,主要在膝、趾关节以及肌腱附着骨的部分,如跟骨等处。

在舌和口腔、阴茎龟头等处可产生小的、无痛性溃疡。偶尔,皮肤上可出现少量皮疹和增厚的斑点并可迅速扩散,尤其手掌和足底皮肤更明显(溢脓性皮肤角化病)。指(趾)甲下可出现黄色沉着物。

大多数患者的症状会在 3~4 个月消失,但是,约有半数的患者的关节炎或其他症状在几年后会复发,如果症状不缓解或频繁复发,病人的关节和脊柱畸形就会加重,但产生永久性残疾的患者很少。

诊断

如果患者出现关节,生殖器,尿道,皮肤和眼部症状,医师应考虑到赖特尔综合征。但常常因为这些症状不同时出现,使数月之内无法确诊本病。单单凭实验室检查是无法确诊本病的。尿道拭子检查,关节液化验或关节骨活检可明确诱发本病的感染器官。

治疗

首先要使用抗生素控制感染,但治疗不一定会成功,因为最佳用药时机常不好确定。关节炎症可以用非菌体抗炎药来治疗,有时也可如同治疗类风湿性关节炎一样使用硫唑嘌呤或甲氨蝶呤等免疫抑制药物。急速通常采用宜注射入关节腔面而不是口服方式,对个别病人是有效的。严重的眼部炎症需用激素软膏或眼药水,但结膜炎和皮肤溃疡一般无需治疗。

强直性脊柱炎

强直性脊柱炎是以脊柱和大关节炎受累为特征的结缔组织疾病,可导致发病部位的僵硬和疼痛。

- 关节疼痛、背部僵硬和眼部炎症常见。
- 诊断依据临床表现和 X 线。
- 非甾体类抗炎药、甲氨蝶呤有助于肢体的关节炎症。
- 肿瘤坏死因子抑制剂有助于脊柱和肢体的关节炎。

该病病因不清楚,发病年龄在 20~40 岁,男性的发病率是女性的 3 倍。该病有家族遗传倾向,当一个人的父母或兄弟姐妹有该病时,其患强直性脊柱炎的概率比常人高 10 ~ 20 倍,表明本病有遗传基础。

临床表现

轻、中度炎症发作通常与无症状交替出现。

最常见的症状是背痛,其程度在不同的患者或不同的发作期间是不同的。疼痛可在夜间及清晨加重。通过活动可以缓解的晨僵也是常见症状。病人常采用俯卧位来缓解腰部的疼痛和肌肉痉挛。如果不治疗将会导致永久性的向前屈曲体位。另一些人的脊柱可出现明显僵硬。

食欲下降、体重减轻、疲劳、贫血也可伴随后背痛。如果连接肋骨的关节发炎,产生的疼痛可限制扩胸和深呼吸运动,疼痛也会出现在髋、膝、肩等大关节。

约 1/3 的病人有反复发作的轻度急性虹膜炎,一般不会影响视力。炎症也可累及心脏瓣膜。病变的椎体可压迫脊髓或神经,因而在受累神经支配区域出现麻木、乏力或疼痛症状。当病情加重时,发炎的脊柱压迫脊髓末端的神经,引起较少见的马尾综合征,包括阳痿、夜间失禁、膀胱或直肠感觉迟钝、踝反射消失等现象。

诊断

诊断的建立应结合临床表现、X 光片征象和实验室检查结果。X 光片常显示出脊柱之间、髋关节之间的破坏以及椎体之间使脊柱活动丧失的骨桥。另外,红细胞沉降率可升高,在约 90% 的患者可发现具有特异性的 HLA-B27 基因。但因仍有 6% ~ 7% 的健康白人携带此基因,该基因的存在对于诊断此病价值有限。

预后

大多数人都会发生某些功能丧失,但不会影响正常生活和工作,但有少数患病者病情严重,而引起严重的畸形。

治疗

治疗应主要针对缓解后背和关节疼痛,以及阻止或纠正脊柱变形的发生,阿司匹林或其他非甾体抗炎药可减轻疼痛和炎症,重要的是患者做锻炼,包括拉伸以及深呼吸,以维持正常的姿势。甲氨蝶呤除可缓解后背痛以外,还可缓解其他关节痛,TNF 抑制剂阿达木单抗和英夫利昔单抗也可缓解疼痛和炎症。

治疗的长期目标是维持正常的躯体姿势和加强后背、腰部肌肉,患者可通过每天锻炼肌肉来对抗疾病造成的躯体向前弯曲弯腰的趋势。建议每日花一些时间(如可在阅读时)采取双手肘部支撑俯卧姿势,这样可以拉伸脊柱并保持脊柱的活动度。

其他脊柱关节病

脊柱关节病的发展与消化系统状况相关(有时称为肠炎性关节炎),如炎症性肠道疾病、肠短路手术或惠普尔病。青少年突发的脊柱关节病始于 7 ~ 16 岁,可在一定程度上影响肢体末端,特别是身体背面的关节。一些不具备脊柱关节病典型特征的人也可发生在脊柱关节病。对于其他脊柱关节病关节炎的治疗,方法同反应性关节炎。

夏柯氏关节

夏柯氏关节(神经原性关节病)是进展性的关节破坏,通常很迅速。由于患者无感觉,对于早期关节破坏的异常表现难以察觉。

当神经受损时,患者失去感觉疼痛的能力。许多疾病如糖尿病、脊髓疾病和梅毒均可破坏神经。存在神经损害的病人会反复损伤关节甚至造成骨折而不察觉。关节功能障碍以前,损伤会持续很多年。一旦出现关节功能障碍,关节在几个月内出现永久毁损。

在早期阶段,由于液体积聚于关节腔内和僵硬,夏柯氏关节表现类似于骨关节炎。通常,关节破坏程度和疼痛表现不一致,甚至无疼痛感。如关节破坏迅速,疼痛会剧烈。在这些病例中,由于关节内液体和异常骨的增生,关节会肿胀。由于骨折和韧带牵拉关节脱位,外观可形成畸形。骨碎片漂浮于关节腔内,关节活动时可有粗糙的摩擦音。关节如同一个装着骨头的袋子。

哪一个关节受累取决于其支配神经,常见的是膝、踝关节,或者是患糖尿病病人的足。一般是一个关节受损,不超过 2 ~ 3 个关节。

当病人存在神经损害和关节问题时,医师应怀疑夏柯氏关节。X 线可检查关节破坏,观察钙的沉积和异常的骨增生。有时通过保护好足部和避免损伤可防止夏柯关节的发生。穿戴夹板和特殊的鞋可保护重要的关节。治疗受损的神经疗程缓慢有时甚至适得其反。诊断和制动骨折,夹板保护不稳定的关节可以阻止损伤的进一步加剧。髋膝关节可以外科手术置换,当然人工假体可出现过早的松动。

结缔组织的自身免疫性疾病

自身免疫性疾病是一种通过自身产生的抗体或细胞攻击自身组织的疾病。多数自身免疫性疾病影响许多器官的结缔组织。结缔组织是关节、肌腱、韧带和血管的基础。

发生自身免疫性疾病时，炎症和免疫反应不仅导致关节内和关节周围，而且包括如肾脏和胃肠道器官等重要器官结缔组织损害。心包、胸膜，甚至脑膜都会受到影响。症状的类型和严重性取决于受累器官。

结缔组织自身免疫性疾病的诊断有赖于特异性症状，体格检查和实验室检查结果。有时一种疾病症状与其他疾病的症状相似以致无法确诊。这种情况下，该疾病称为无法区分的结缔组织疾病或重叠性疾病。

系统性红斑狼疮

系统性红斑狼疮（播散性红斑狼疮或狼疮）是一种累及关节、肾脏、黏膜和血管壁的慢性结缔组织疾病。

- 累及的关节、神经系统、血管、皮肤、肾脏、胃肠道和其他组织和器官可能会发展
- 检测血计数和出现的自身免疫性抗体
- 急性狼疮患者常需要皮质类固醇或其他药物来抑制免疫反应

大约70%～90%的狼疮患者是十几岁至三十几岁的年轻女性，但是儿童（大多数是女孩）和老年男性和妇女也可能患病。狼疮分布于世界各地，但是最常见于黑人和亚裔人群。

狼疮的病因不清。偶尔，使用某种药物（如治疗心脏病的盐酸肼苯哒嗪和普鲁卡因胺，以及治疗结核病的异烟肼）均可导致狼疮。药物诱导的狼疮通常在停止药物治疗后症状消失。

系统性红斑狼疮患者体内的抗体数量和种类较其他疾患要多。这些狼疮患者的主要生理问题的抗体与其他一些不明因子，可能会决定症状的发展。然而，抗体的水平并不总是与患者症状成比例。

盘状红斑狼疮是一种仅影响皮肤的狼疮病。其特点是受累区域出现大量圆形的丘疹，有时会出现瘢痕化和毛发脱落。约10%患者可能出现系统性红斑狼疮的症状，如关节，肾脏和脑组织受累，但这些症状通常是轻度的。

症状

患者的症状千差万别。有的初发症状可能是突然高热，类似急性重症感染。也可在无症状期或较轻微时表现为间歇性发作的发热和类似感冒的不适感，可持续数月或数年之久。

偏头痛、癫痫或严重精神疾患（精神病）可能成为最早引起注意的首发症状。最终，可影响其他任何器官系统。

关节问题：大约90%以上患者的关节症状从间歇性关节疼痛（关节痛）到多关节急性炎症（急性多关节病），且在其他症状出现前存在数年。在长期疾患时，可以出现明显的关节畸形（Jaccoud 关节病），但是发病率较低。然而，关节炎症通常是间歇性的，且不会损坏关节。

皮肤和黏膜问题：皮疹包括鼻和颊部的蝶形红斑（颧蝶皮疹）；薄层皮肤上丘疹或斑点；在面部凸起部位和如颈部、上胸部和肘部日光暴露部位出现红色扁平的皮疹。水疱或皮肤溃疡较少发生，但黏膜溃疡比较常见，特别是在口腔顶部、颊黏膜内侧、牙龈及鼻腔内部的黏膜。在疾病暴发期，最常见的是全部或局部头发脱落（秃头症）。患者手掌侧方和指尖出现斑点状红斑；指甲周围出现红斑和水肿；手指指间关节内侧出现紫红色斑。由于血管内血小板降低引起皮下出血产生瘀斑。大多数狼疮患者对光线高度敏感，特别是白人。

肺脏问题：狼疮患者深呼吸时可引起胸部疼痛。疼痛起源于肺脏胸膜的复发性炎症（胸膜炎），胸腔内可出现或没有液体（渗出）。尽管轻度肺功能损害常见，但肺炎（狼疮性肺炎）导致呼吸困难却少见。威胁生命的肺出血很少发生。由于血管栓塞导致肺动脉栓塞也可能发生。

心脏问题：狼疮患者心脏周围胸膜炎症（心包炎）常引起胸痛。冠状动脉壁炎症（冠状动脉炎）较少发生却可产生严重影响，引起心绞痛或心肌炎症（纤维性心肌炎），后者可产生瘢痕，导致心衰。心脏的瓣膜受累较少，如受累可能需要外科手术修补。该类患者的冠状动脉疾患的风险增加。

淋巴结和脾脏问题：全身淋巴结肿大较常见，特别是儿童，年轻人和所有年龄阶段的黑人。10%患者发生脾脏肿大（脾大）。患者的症状表现为恶心、腹泻及原因不明的腹部不适。这些症状可能呈爆发性发作。

神经系统问题：狼疮累及脑组织（神经精神狼疮）可引起头痛、思维轻度损伤、人格改变、中风、癫痫、严重精神疾患（精神病）或脑组织的一系列物理变化，导致如痴呆等疾患。体神经或脊髓也可能受到损害。

狼疮的特征

确诊至少符合下列四项:

- 面部出现红色蝶形红斑,累及双颊
- 身体其他部位典型红斑
- 日光敏感(如红疹或持续烧灼感)
- 口腔溃疡
- 关节发炎(关节炎)
- 肺、心脏或其他器官周围积液(浆膜炎)
- 肾脏功能不全
- 低白细胞计数、低红细胞计数或低血小板计数
- 神经或脑功能不全
- 血液检查抗核抗体阳性
- 血液检查双链 DNA 或磷脂或抗-smith 抗体阳性

肾脏问题:狼疮累及肾脏可能引起的病变很小或没有症状或不可抑制的进展且最终致死。这种损伤最常见的结果是尿中蛋白导致下肢水肿。

血液问题:血液中红细胞、白细胞和血小板的数量可能下降。血小板有助于血液凝集,因此血小板的大量下降将引起出血。同时,其他原因导致血液易凝集,说明狼疮可累及其他器官(如中风和肺栓塞或习惯性流产)。

胃肠道问题:损伤胃肠道不同部位将导致腹痛,肝脏或胰腺的损伤(胰腺炎),或胃肠道梗阻(穿孔)。

怀孕问题:罹患红斑狼疮的孕妇比正常孕妇有较高的流产和死产。

诊断

系统性红斑狼疮的诊断主要依据症状及详细的体格检查,特别是对于年轻女性患者。因为症状多种多样,故从症状类似的疾病中鉴别出狼疮往往是比较困难的。

实验室检查有助于确定诊断。几乎在所有狼疮患者血液检查中均可检测出抗核抗体,但该抗体也出现在其他疾病中。因此,如果检测出抗核抗体,需接着检测有无双链 DNA 抗体和其他自身免疫抗体(如抗-smith 抗体和其他抗体)。这些高滴度的 DNA 抗体几乎明确诊断红斑狼疮,但并非所有狼疮患者均有这些抗体。其他如测量补体水平的血液检测,同样也可以在一些患者中预测疾病是否处于活跃期及病程。患狼疮的妇女出现习惯性流产或血栓倾向时应检测抗磷脂抗体,其有助于鉴别是否存在复发性血栓的风险。磷脂抗体阳性的女性不能选择含雌激素的口服避孕药,而应选择其他避孕方法。血液检测也可显示出贫血、白细胞或血小板计数减少。

实验室检查能检测出尿中出现蛋白或红细胞,以及血肌酐升高。这些发现提示肾脏滤过结构(肾小球)炎症引起肾功能损害,亦称为肾小球肾炎。有时需行肾脏活检(检查中取组织)来帮助医师制定治疗方案。对于没有任何症状的狼疮患者也应不时检测肾功能,主要包括血液检测和尿液检测。

预后

系统性红斑狼疮可呈慢性过程且反复发作,无症状期也持续多年。日光照射、感染、手术或妊娠均可诱使疾病暴发,但暴发很少在绝经后发生。在近二十年里,由于诊断及时和合理治疗,多数系统性红斑狼疮患者的预后明显提高。然而,狼疮的发病过程不可预见,其预后差异较大。如果早期炎症得到控制,一般预后较好。对肾脏的早期检测和治疗可减少严重肾病发生。

治疗

治疗的效果依赖于受累的器官和炎症的活动期。狼疮的严重性与炎症的活动性并非一致。例如,器官出现持久性损害和既往炎症导致的瘢痕化。这些损害可能被称为"严重性",即使狼疮处于非活动期(在此期间不会造成任何炎症或进一步损害)。治疗的目的是降低狼疮活动性——降低炎症,以此来降低损害。

如果狼疮处于非活动期(有时称为轻度狼疮),则治疗不需太强烈。非甾体抗炎药(NSAIDS)通常可以减轻关节疼痛。羟氯喹、氯喹和阿的平有时可联合使用,有助于缓解关节和皮肤症状。该患者应该使用防晒霜(防晒指数 30),特别是在皮肤红斑患者。

严重活动期红斑狼疮(有时也称为严重性红斑狼疮)必须立刻使用泼尼松等皮质类固醇激素治疗,服用的剂量和治疗过程依赖于受累的器官。有时使用硫唑嘌呤或环磷酰胺等免疫抑制剂,通过抑制自身免疫反应来达到治疗效果。Mycophenolate mofeti 是另外一种免疫抑制药的替代物。联合使用皮质类固醇和免疫抑制剂治疗严重肾脏病、神经系统疾病和脉管炎。

一旦早期的炎症得到控制,医师应决定剂量是否可长期有效抑制炎症反应。通常,当症状逐渐控制且实验室检查结果改善时,泼尼松剂量应逐渐减少。在这过程中可能出现症状复发或暴发。对于大多数狼疮患者,泼尼松的剂量可能最终减少或停药。

手术或怀孕致系统性红斑狼疮患者病情复杂化,常需进行严密的医学观察。流产和疾病暴发在怀孕时较常见,因此在疾病暴发期应避免怀孕,只有到病情于静止期才可以受孕。

长期使用皮质类固醇常致骨质疏松(骨皮质变薄),因此对口服此类药物的患者应定期检测是否存在骨质疏松,确诊后应进行相应治疗。也应密切检测患者是否存在冠状动脉疾病和其他冠状动脉疾病的危险因素,如高血压和高胆固醇水平。

系统性硬化病

系统性硬化病(硬皮病)是一种罕见的慢性疾病,其特点多器官的退行性改变和瘢痕化,常累及皮肤、关节和内部脏器和血管周围组织等。

- 手指肿胀,手指间断性发冷和青紫,关节僵硬,关节持久性僵硬(通常在屈曲位)位置(挛缩),且损伤胃肠道系统、肺脏、心脏或肾脏
- 患者血液中有自身免疫性疾病的特征性抗体
- 治疗方法不能改变疾病的病程
- 治疗针对症状和器官的功能不良

系统性硬化的病因不清,女性发病率是男性的 4 倍,而儿童发病罕见。系统性硬化病的症状主要见于混合性结缔组织疾病,一些患者发展为严重的系统性硬化病。系统性硬化发生以有限的形式,例如,有时影响皮肤或皮肤的一定部位,或是 CREST 综合征一部分。然而,系统性硬化病常导致身体的广泛损伤(称为广泛性或通常的系统性硬化)。

症状

系统性硬化病的首发症状为手指末端肿胀、增厚和变硬。雷诺现象表现为在遇冷或情绪激动时,手指突然并一过性变得苍白或产生刺痛或麻木、疼痛或二者兼有,手指变暖后会变蓝。有时首发症状表现为胃灼热、吞咽困难和呼吸急促,常伴随几个关节的疼痛。有时肌肉的炎症(多发性肌炎),常并发肌肉的疼痛和软弱。

皮肤改变:系统性硬化病可能损害较大的皮肤或仅仅是手指(指硬皮病)。有时系统性硬化病仅限于手部的皮肤。有时,疾病进展。与正常皮肤相比,皮肤变紧、变薄和变黑。面部皮肤变紧,面部表情不能变化。有时手指、胸部、面部,嘴唇和舌等部位出现血管膨胀(毛细血管扩张有时称为蜘蛛痣),其他关节部位也可出现。在指尖和指间关节处可出现溃疡。

关节变化:当炎性组织相互摩擦时可以听到或感觉到摩擦音,特别是在膝关节上下和肘、腕部。由于皮肤瘢痕致手指、腕部和肘部屈曲畸形(挛缩形成)。

胃消化道变化:瘢痕常损伤食道的下段(连接口腔和胃)。损伤的食道不能有效将食物传送到胃部,因此多数系统性硬化病患者出现吞咽困难和胃部烧灼感。33%患者会出现食道异常细胞增生(Barrett 食管),由于纤维束带导致食道阻塞或罹患食管癌。对小肠的损伤可能干扰食物的吸收(吸收不良)和体重减轻。

肺脏和心脏变化:系统性硬化病致瘢痕组织在肺部沉积,运动时感到呼吸急促,其原因是供应肺脏的血管受影响(血管壁变厚),不能供给足够的血液。因此,供应肺脏的动脉血压升高(称为肺动脉高压)。系统性硬化也可导致危及生命的心脏异常,如心衰和异常节律。

肾脏改变:系统性硬化引起严重的肾脏病变。肾损害最早的症状可能是血压快速、进行性升高。尽管血压升高可以控制,高血压也是一种不良的预兆。

CREST 综合征:也称为有限的皮肤系统性硬化(硬皮病),是一种严重性较小的疾病,很少导致内脏器官损伤。这种综合征包括:皮肤组织和全身的钙沉积,雷诺综合征,食管机能不全,指硬皮病(手指皮肤损害)和毛细血管扩张(血管扩张或蜘蛛痣)。皮肤损坏局限于手指。CREST 综合征患者导致肺动脉高压,造成心脏和肺功能衰竭。由于瘢痕组织影响,肝脏的引流系统受损(胆管硬化)致肝脏损伤和黄疸。

诊断

根据典型的皮肤和内脏器官的特征性变化可以诊断为系统性硬化,但应注意它的症状可与其他结缔组织疾病相似。由于实验室检查结果同症状一样差异很大,其单独不能确诊系统性硬化。然而,90% 以上患者中可见抗核抗体的出现。CREST 综合征患者常常出现着丝点抗体(染色体的一部分);而在弥漫型硬皮病的患者中常出现拓扑异构酶的抗体。

预后

系统性硬化病有时进展迅速并可致死,有时在累及内脏器官前仅皮肤受累,即使在 CREST 综合征患者中内脏损害(如食管损害)是不可避免的。生存过程无法预测。总之,在确诊后约 65% 患者生存至少在 10 年以上。而心脏、肺脏或肾损害的患者,其预后较差。

治疗

目前还没有药物能阻止硬皮病的发展,但药物可缓解症状和减轻器官损害。非甾体抗炎药(NSAIDS)可缓解关节疼痛。多肌炎的患者如虚弱的话可口服皮质类固醇药物。环磷酰胺和咪唑嘌呤类药物等免疫抑制类药物有助于减轻肺部受累的患者的症状。波生坦和依前列醇可用来治疗严重肺动脉高压患者。患者也可使用抗凝药。

少吃肉食、服用抗酸剂、组织胺阻滞剂和质子泵抑制剂可缓解胃部烧灼感,因为这些药物可减少胃酸的分泌。睡觉时头部抬高也有效。外科手术可以解决由于瘢痕导致食管狭窄。四环素或其他抗生素可阻止由于细菌在受损的小肠内过度生长导致的吸收不良。硝苯吡啶等钙通道阻滞剂可以治疗雷诺氏综合征,但亦有引起胃酸反流的不良作用。血管紧张素转换酶(ACE)抑制剂等抗高血压药物的使用对治疗肾损害和高血压有效。

物理治疗和锻炼有助于保持肌力,但不能完全阻止

关节在屈曲位僵硬的出现。

眼干燥综合征

　　口-眼干燥综合征是以眼睛、口腔和其他黏膜组织过度干燥为特征的一组疾患。

- 白细胞渗出和损害分泌液体的腺体,有时其他器官也可受损
- 实验室测试腺体功能和评价血中不正常的抗体出现
- 通常,测试保持眼睛和口腔湿润是足够的
- 当内脏器官受损严重,类固醇类药物或环磷酰胺可以经口腔途径给药

　　口-眼干燥综合征是一种自身免疫性疾病,但是其原因不清,女性发病率较男性多。一些口-眼综合征患者也伴随一些其他自身免疫性疾病,如类风湿性关节炎,系统性红斑狼疮、系统性硬化病,血管炎,混合性结缔组织病,桥本氏甲状腺炎,原发性胆管硬化和慢性自身免疫性肝病。

　　白细胞浸润分泌液体的腺体,如口腔的唾液腺和眼睛的泪腺。白细胞损害腺体,导致口腔和眼睛干燥是该综合征的典型症状。

症状

　　在一些患者,仅仅表现为口腔或眼睛干燥(称为干燥复征或干燥综合征)。眼睛干燥可严重损害角膜,引起刺痛感,眼泪的缺乏也可引起永久性的眼睛损伤。口腔中无足够的唾液可使味觉和嗅觉迟钝并引起咀嚼和吞咽困难,还可发生龋齿。1/3 患者的颊部唾液腺(腮腺)增生和轻度触痛。口腔的干燥可引起使病情更复杂的酵母菌感染。

　　另外一些病人则会出现多器官损害。此病也可引起胃肠道黏膜、气管、外阴、阴道干燥,后两者会导致性生活困难。气管的干燥引起咳嗽。心脏周围的保护性组织(心包)可能发炎—称为心包炎。神经、肺脏和其他组织可能由于炎症受损。

　　约 1/3 患者伴发关节炎症(关节炎),受累的关节与类风湿关节炎相似,但是干燥综合征的症状要轻且没有破坏性。口-眼干燥综合征患者较健康人群更易见全身淋巴结肿大和淋巴瘤,是淋巴系统的恶性肿瘤。

诊断

　　虽然口眼干燥很常见,但如果一个人口眼干燥并伴随关节炎症就可能罹患口-眼干燥综合征。不同的实验室检查有助于医师对该疾患的诊断,并与其他产生类似症状的疾患相鉴别。

　　希尔默实验可用来检验泪水分泌情况,即放一块滤纸在患者下眼睑并观察滤纸被浸湿多少,这类患者产生的泪液不及正常的 1/3。眼科医生还应检查是否有眼球表面损伤。医生应进行更精确的实验来评价腮腺的分泌功能,同时可对腮腺行放射扫描或活检。

　　血液学检查能测试异常的 SS-A 抗体,该抗体出现在口-眼综合征患者中。干燥综合征的患者中可见到抗核抗体(狼疮患者中)和类风湿因子(见于类风湿性关节炎患者中)。7/10 的病人测试红细胞沉降率(血沉,ESR)增加。1/3 病人红细胞或特定类型的白细胞计数下降(贫血和白细胞减少症)。

治疗与预后

　　该病的预后一般较好,但抗体损害肺脏、肾脏或淋巴结将引起肺炎、肾衰或淋巴瘤。

　　目前没有完全治愈本病的方法,但对症治疗能使症状缓解。眼睛干燥时日间可使用人工泪液治疗,夜间使用润滑油软膏,也可用含环孢霉素的眼药水治疗。眼镜的内层涂抹保护物有助于隔离空气和风,从而减少泪液的蒸发。可以实行一种称为泪腺阻塞的简单外科手术,眼科医生将一枚小的填充料插入到位于下眼睑的泪道中,以此使泪液更长时间呆在眼内。

　　口腔干燥的患者可以持续饮水,咀嚼口香糖或使用唾液替代的漱口水。应尽量避免使用如减轻充血、抗抑郁和抗组胺药物,其可使干燥更严重。如果唾液腺破坏不是很严重,可以使用毛果芸香碱来刺激唾液产生。

　　加强口腔卫生和定期口腔检查能减少牙齿破坏和脱落。腮腺明显的疼痛、肿胀可以采用止痛剂和热敷治疗。由于关节症状较轻,使用非甾体抗炎药(NSAIDs)和休息通常是足够的。抗疟疾药物(硫酸羟氯喹)可以缓解关节疼痛,肿胀淋巴结和皮肤问题。罕见情况下,可以使用氨甲蝶呤。当症状是由内脏器官损害所致时,泼尼松或环磷酰胺口服可能有效。

　　口-眼干燥综合征常与系统性红斑狼疮、类风湿性关节炎和系统性硬化共同起病,称为第二口眼综合征。这类患者需接受其他方法治疗这类疾病。

多发性肌炎和皮肌炎

　　多发性肌炎是以肌肉疼痛发炎和变性为主要特征的慢性结缔组织疾病;皮肌炎是在多发性肌炎基础上伴发的皮肤炎症。

- 肌肉受损导致肌肉疼痛和上肢超肩运动、爬楼梯或从坐位站起时困难
- 医生检查血液中肌酶和肌电活动,行肌肉 MRI 检查,并检查血中肌酶水平,行肌肉活检或二者结合
- 口服皮质类固醇有助于治疗

这些疾病导致受累的肌肉软弱,主要是肩关节和髋关节,但也能对称性地影响整个身体。

多发性肌炎和皮肌炎通常在 40～60 岁成人或 5～15 岁儿童发病。女性发病率通常是男性的 2 倍。在成人,本病可单独发生或伴发其他结缔组织疾病如混合性结缔组织疾病。

多发性肌炎和皮肌炎的病因不清。病毒或自身免疫性疾病可能起到一定作用。肿瘤可能激发多发性肌炎和皮肌炎。对癌症的免疫反应可能直接对抗肌肉上的一种物质,从而诱发本病。

临床表现

多发性肌炎:在各个年龄阶段,多发性肌炎的症状类似,但是儿童患者病情更易进展。症状通常起始于感染初期或感染后期,主要包括对称性肌肉无力(如上肢肌、髋和大腿肌肉),关节疼痛(经常是小肌肉),吞咽困难,发烧,疲劳和体重丧失。雷诺综合征(受到寒冷刺激或感情激动时,手指尖突然变得苍白、刺痛或麻木)常见于多发性肌炎合并其他混合性结缔组织疾病的患者。

肌肉乏力可逐渐出现或突然发生,并在数周或数月后加重。因接近躯干的肌肉受累最多,所以可引起举手过肩、爬楼梯、从椅上坐起等动作十分困难。如果累及颈部肌肉,患者不能将头从枕上抬起。肩及髋的肌肉无力迫使患者只能坐轮椅或卧床不起。食管上端的肌肉损害可引起吞咽困难和食管反流等现象。手、足和面部肌肉一般不受侵袭。

30% 患者出现关节疼痛和炎症,但疼痛和肿胀一般较轻。

除喉和食管外,多发性肌炎一般不会损害内脏器官,但有时肺和心脏可受累,引起气促和咳嗽等症状。

皮肌炎:皮肌炎患者可以出现所有多发性肌炎的患者的症状。另外,皮疹几乎与肌肉乏力及其他症状同时出现。在呈淡紫色的眶周皮肤水肿区出现暗红色皮肤损害(水晶紫皮疹)。另外,在身体各部位均可出现稍高出皮肤、表面光滑或有鳞屑的皮疹,在指间关节和手的侧方皮肤尤其常见。指甲甲床呈红色。当皮疹消退后,在皮肤上常残留褐色的色素沉着、瘢痕或白斑。

诊断

医生使用如下的标准诊断多发性肌炎或皮肌炎:

- 肩部或髋部肌肉无力
- 典型皮疹
- 血清内激酶(特别是肌酸肌酶)升高,提示肌肉损伤
- 肌电图测量的肌肉电活动异常,或在 MRI 上显示
- 肌肉活检和在显微镜下观察可见特征性改变

实验室检查对诊断有帮助,但还不能准确诊断多发性肌炎或皮肌炎。反复检测血液中的肌酶水平可以监测疾病发展;当治疗有效时,肌酶水平一般会降至正常或接近正常。MRI 检查可以显示炎症部位并帮助医生选择活检部位。肌肉组织的特殊检查有助于排除其他肌肉疾病。

预后

50% 以上经过治疗的患者(特别是儿童)在 5 年内有一段较长的缓解期(甚至明显恢复)。然而,症状仍然可能复发。大约 75% 的确诊患者至少存活 5 年,这个百分比在儿童中更高。成人死于严重进行性肌肉无力风险要高,表现为吞咽困难,营养不良,吸食食物导致肺炎(吸入性肺炎)和呼吸衰竭,后者与肺炎同时存在。当患者心脏和肺脏受累时,多发性肌炎则更严重且对治疗耐受。肿瘤患者的死因是肿瘤,而非多发性肌炎。

治疗

在严重期间应适当限制活动。大剂量口服泼尼松等皮质类固醇激素有助于增加肌力,缓解疼痛和肿胀,病情得到控制。用药 6～12 周,血中肌酶水平下降至正常水平。肌肉力量恢复正常时,口服药剂量逐渐减少。多数成年患者可维持服用小剂量泼尼松数年来防止复发,儿童在服用泼尼松一年后应停药并可维持无症状状态。

有时,皮质类固醇不能有效控制病情或必须服用较高剂量才有效。在一些患者,皮质类固醇导致肌肉损害和无力,因此需要改用免疫抑制药物(氨甲蝶呤,硫唑嘌呤或环孢霉素)取代泼尼松。当这些药物无效时,需经静脉给予丙种球蛋白(内含大量抗体)。治疗多发性肌炎和皮肌炎的其他新的治疗方法包括利妥昔单抗和一组抑制肿瘤坏死因子的药物(如利妥昔单抗和依那西普)。

当多发性肌炎患者同时患癌症时,泼尼松效果一般不佳。在癌症得到成功控制后,多发性肌炎的病情也会明显改善。

由于口服皮质醇的患者罹患骨质疏松骨折的风险高,他们应行影像学检查和治疗骨质疏松。采取针对高血压,高胆固醇和骨质疏松的预防措施。

混合型结缔组织病

混合型结缔组织病是一组以系统性红斑狼疮、系统性硬化病和多发性肌炎为特征的临床综合征。

- 雷诺综合征,关节疼痛,各种皮肤异常,无力和内脏器官问题
- 血液中检出特异性异常抗体存在
- 治疗方法类似系统性红斑狼疮,经常使用皮质类固醇

约 80% 患者是女性。混合型结缔组织病的发病年

龄为 5～80 岁,其病因不清,但可能是一种自身免疫性疾病。

临床表现

典型症状是雷诺现象(手足遇冷刺激或感情激动时疼痛、苍白、麻木或变蓝)、关节炎症(关节炎)、手肿胀、肌肉无力、吞咽困难、胃部烧灼感和呼吸短促。雷诺综合征可能遭遇其他症状多年。不管混合型结缔组织病何时发病,其最终会恶化且症状向身体其他部位发展。

手指肿胀呈腊肠状,在面颊和鼻背出现紫红色的蝴蝶斑,手指也有红斑,眼睑皮肤会突然变色,在面部和双手出现红色蜘蛛网状静脉,患者头发稀疏,皮肤的变化与硬皮病相同。

几乎每个患者都有关节痛,约 75% 患者会发展为典型的关节肿胀和疼痛等关节炎症状。肌肉纤维损害后会出现肌肉无力和疼痛,尤其在肩和髋部。上举上臂、爬楼梯和从椅子上站起变得很困难。

某些患者肺脏内或周围产生积水。在一些患者,造成严重肺功能障碍,活动时出现气促等。

偶尔,心脏损害会导致心脏收缩无力和心功能衰竭。心衰可使液体潴留、呼吸短促和疲倦。仅 10% 患者出现肾脏和神经受损,但与红斑狼疮相比,造成的损害较轻。其他症状包括发热、肿大的狼疮结节、腹痛和持久性声嘶。口-眼干燥综合征的病情经过一段时间的发展后大多数病人会出现系统性红斑狼疮或硬皮病的典型症状。

诊断

当患者同时具有系统性红斑狼疮、硬皮病、多发性肌炎或类风湿性关节炎的混合症状时,医师应考虑到混合型结缔组织疾病。

几乎所有该病患者血中都可查出抗核糖核蛋白抗体,如果查出该抗体水平高而无系统性红斑狼疮的抗体是混合型结缔组织病的特点。

预后

尽管得到治疗,13% 的混合型结缔组织病患者在 6～12 年出现致死的可能,以系统性硬化或多发性肌炎为特征的患者预后较差。总之,确诊后,80% 患者生存期至少 10 年。少量或间断使用皮质类固醇患者的无症状期持续多年。

治疗

治疗方法与系统性红斑狼疮的治疗方法相同。疾病的早期诊断,使用皮质类固醇激素是有效的。轻型患者可服用阿司匹林或其他非类固醇抗炎药、氯喹类抗疟药,或小剂量的皮质类固醇激素。症状重的病人则需要较大剂量的激素,而在严重病例,则需使用免疫抑制剂。

一般而言,疾病越发展到晚期或器官损害越严重,治疗效果越差。类似皮肤和食管损害的系统性硬化病的治疗效果不佳。

复发性多软骨炎

复发性多软骨炎的主要特征是反复的疼痛发作,以及软骨和其他结缔组织的破坏性炎症。

■ 耳朵或鼻发炎和触痛
■ 身体其他部位软骨受损产生不同症状,如眼睛红肿或疼痛,声嘶,咳嗽,呼吸困难,皮疹和胸骨疼痛
■ 血液学检测和获取组织进行检查(活检)
■ 中度或重度症状或并发症,使用类固醇激素有效

该病在男性和女性的发病率基本相同,发病年龄多在中年,病因不明,但怀疑是软骨的自身免疫性疾病。

临床表现

典型的表现是患者单耳或双耳红肿和疼痛。与此同时或之后伴发关节炎,症状可能轻重不一,任何关节的软骨都可能受影响,肋软骨和鼻软骨都可发生炎症,后者可出现疼痛以及软骨的塌陷。

其他受累部位还包括眼(引起巩膜炎,眼睛结膜部分炎症)、喉和气管(可引起声音嘶哑、干咳以及喉结的疼痛)、支气管(有时可引起肺炎)。较少见的情况是角膜穿孔导致失明。有时心脏受累,产生心脏杂音甚至发生心力衰竭。皮肤发生炎症时,可出现各种各样的皮疹。

炎症和疼痛可持续数周,缓解后又可在几年后复发。最终可导致支架性软骨的破坏,导致软耳、鞍鼻以及视、听觉和前庭功能障碍。

如果患者的气管塌陷或心脏、血管严重破坏可导致死亡。

诊断与治疗

当医师发现下列现象中的至少三种时应考虑到本病

■ 双耳炎症
■ 几个关节疼痛肿胀
■ 鼻腔软骨的炎症
■ 眼睛炎症
■ 呼吸道软骨损伤
■ 听力或平衡问题

受累软骨活检可揭示出典型异常。血液学检查如血沉,可以获得慢性炎症的证据。

轻型的复发性多软骨炎可服用非甾体抗炎药(NSAIDs)或氨苯酚。严重病例可以每日口服强的松,然后直至症状开始减轻时减量。有时非常严重病例需使用如环孢素 A,环磷酰胺或硫唑嘌呤等免疫抑制药物。这些药物可以缓解症状但没有一种药物最终有效地改变本病的最终进程。

嗜酸性筋膜炎

嗜酸性筋膜炎是以四肢皮肤的疼痛性炎症、肿胀以及逐渐硬化为特征的疾病。

■ 自身免疫反应引起结缔组织损害

■ 切取组织进行检查（活检）

■ 类固醇药物有效

嗜酸性是指血液中嗜酸性白细胞数目增高，而筋膜炎指皮肤下方坚硬纤维组织的炎症。

嗜酸性筋膜炎的病因不清。该病主要发生在 40 ~ 50 岁的男性，但也可能发生于妇女及儿童。

临床表现

该病的初发症状是皮肤的疼痛、肿胀和炎症，特别是手臂内侧及大腿的前面。颜面部、胸部及腹部的皮肤也可受到影响。与硬皮病相比，一般不会累及足部和手部皮肤，也不会产生雷诺现象。

症状多在剧烈运动后出现。症状逐渐发展，几周后发炎的皮肤开始变硬，最终形成橘皮样的质地。

随着皮肤的逐渐硬化，四肢开始出现运动受限，并固定在异常位置。体重减轻和疲劳常常发生。肌肉力量一般不会减退，但可出现肌肉和关节疼痛。有时，如果上肢受累，还可出现腕管综合征，但一般较少发生。

有时血液中的红细胞及血小板极低，可出现贫血及出血倾向。

诊断

医生可以通过特异性的症状来诊断该病。血液检查可检测增高的球蛋白。嗜酸性粒细胞的增加以及血沉增快提示有炎症的发生。

通过受累皮肤及筋膜的镜检，可以确诊该病。活检组织需包括深到肌肉的全层皮肤。MRI 有助于确诊，但一般不需要使用，因为活检及其他实验室检查已能满足需要。

预后和治疗

长期的疗效不是很清楚。

对于大多数患者，大剂量皮质类固醇起效很快。治疗应尽早开始避免组织的纤维化、萎缩及挛缩。皮质类固醇不能恢复已萎缩及纤维化的组织。用药剂量应逐渐减少，但皮质类固醇需继续低剂量使用 2 ~ 5 年。对于不能使用皮质类固醇或对其不敏感的患者可使用其他药物（如羟氯喹或环孢霉素）。

建议检测血液以免发生其他血液异常。

第 98 节

血管性疾病

血管性疾病，即是指血管的炎症性病变。

■ 血管炎的发病原因尚不清楚，但是一些特定的病毒或者药物可以诱发本病。

■ 病人可有一般症状，如发烧和疲劳，接着根据累及的器官不同出现相应的症状。

■ 一般来说，需要对受累的血管进行活检来确定诊断。

■ 激素和其他抑制免疫系统的药物可被用来抗炎和缓解症状。

血管炎在各年龄段均可发病，但某些类型在某特定年龄段更为常见。

一般来说，血管炎的发病机制尚不清楚，但是某些病毒（如肝炎病毒）或药物可以激发它。炎症的发生，可能是免疫系统的异常，错把血管当作异体组织进行攻击。免疫系统的细胞聚集在受累及的血管周围并发生浸润，引起炎症，导致血管的损伤。损伤的血管可能出血、狭窄或者阻塞，导致其供血区域的血流中断，缺血区域可发生永久性损伤或死亡。

血管炎可以影响动脉（大、中、小动脉）、毛细血管、静脉或均有影响，它可以影响全身血管或只影响部分血管；它可以影响供应机体某一部分，如头或者皮肤的血管，也可以影响供应不同器官的血管（系统脉管炎）；机体的任一器官都可能被影响。

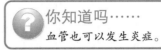

你知道吗……

血管也可以发生炎症。

症状

本病的症状可以来源于血管的直接损伤或来源于因为血供中断或减少导致的组织（神经和器官）的间接损伤。

症状依据受累血管的范围及累及的器官不同而不同。如以下症状：

有血管炎表现的疾病

疾病	定　义	症　状
白塞综合征	动静脉的慢性炎症,反复发作的口腔溃疡为特征	反复发作的口腔溃疡,生殖器溃疡,眼部疼痛、结膜炎,皮疹,关节肿胀、疼痛,偶尔有动静脉内血栓
Churg-Strauss 综合征	发生在哮喘或鼻变态反应患者的小血管炎症(主要累及肺、鼻窦、皮肤、神经、肾脏)	受累器官的多种症状: 咳嗽,偶有咳血 颜面部疼痛 气短 皮疹 肢体麻木,针刺感或无力 肌肉、关节疼痛 腹痛
巨细胞动脉炎	头、颈部、上半身大、中动脉炎症,尤其好发于颞动脉	头痛、头皮疼痛 咀嚼时舌头或颌部疼痛 复视或视物模糊 如果不治疗,很可能出现不可逆转的视力丧失
亨诺赫-舍恩莱因紫癜	常见于皮肤、肠道、肾脏小血管的炎症	下肢皮肤出现坚硬的紫色斑块 关节疼痛 恶心 腹痛 血便或血尿
微血管炎	小血管炎,通常起于肺和肾脏	气短 下肢粗大 皮肤紫色斑块或斑点 肢体麻木、针刺感或无力
结节性多动脉炎	中等大小的动脉炎症	受累器官的多种症状: 肌肉、关节疼痛 腹痛 高血压 肢体麻木、针刺感或无力
Takayasu 动脉炎	好发于年轻女性患者,主要累及主动脉、主动脉分支及肺动脉	四肢活动时无力 头晕 中风 高血压
韦格纳肉芽肿	小、中血管炎症,好发于鼻窦、鼻、肺和肾脏	受累器官的多种症状: 鼻出血 耳炎 慢性鼻炎 咳嗽,偶有咳血 气短 胸痛 关节、肌肉疼痛 皮疹

注:以上这些疾病有时只引起一般症状如发热、乏力、食欲减退和体重下降。

■ 皮肤:蓝紫色的皮疹点(出血点)或斑块(紫癜)、小的肿块(结节)、下肢的溃疡。

■ 外周神经:受累肢体的麻木、刺痛或无力。

■ 脑:性格改变、意识模糊、发作、中风。

■ 消化道:腹痛、腹泻、恶心、呕吐。

■ 心:绞痛或心脏病发作。

- 肾:有时无症状,高血压、水肿或肾功能障碍。
- 关节:关节疼痛或肿胀。

　炎症可以引起一般症状,如发热、夜间发汗、疲劳、肌肉和关节疼痛、食欲下降、体重减轻。

　血管炎也可以引起严重的并发症,需要及时的治疗。如肺、脑等其他器官的血管损伤可以引起出血,肾脏的病变可能进展迅速导致肾衰,眼部病变可导致失明。

诊断

　症状出现的初期一般不会考虑血管炎。血管炎并不常见,它的大部分症状通常是由其他疾病引起的。然而一些症状的组合或持续存在最终提示医生考虑脉管炎。经常要进行以下血尿的化验:

- 全血细胞计数。如果红细胞过少(贫血),血小板、白细胞过高或某一类型的白细胞比例过高则可能是血管炎。血管炎可降低红细胞产量或引起内出血造成贫血。
- 分析血液中在炎症存在时机体产生的物质。这些物质包括特定的抗体(如中性粒细胞胞浆抗体)和补体蛋白。中性粒细胞胞浆抗体在一些类型的脉管炎中出现,攻击特定种类的白细胞。
- 血液化验检查可以诱发血管炎的感染(如肝炎)。
- 血液化验可以评估脉管炎引起的炎症的程度。如检测红细胞沉降率(血沉),沉降率增高提示炎症。或者测定 C 反应蛋白(肝脏产生,反映全身炎症反应)的水平。但是炎症也可能由除血管炎外的多种原因引起。
- 检查尿中红细胞和蛋白。这有助于医生判断是否有肾脏的累及。
- 血液化验可以检查血管炎进展时蛋白改变的水平(总蛋白和白蛋白)。

　血尿检查的结果可以帮助进行诊断,但是不能够确诊。为了确诊,一般要移取一段受累及的血管在显微镜下寻找脉管炎的证据(活检)。这个检查使用局麻,可以在门诊的基础上进行。

　有时还需要其他的一些检查。比如若可能累及肺,则行胸部 X 线检查。影像学检查,如核磁共振血管造影可以确定哪些血管受到了累及。可能累及肾脏时,检查血液中肾脏损伤后会增高的物质(血尿素氮和肌酐)。还要进行其他一些检查以除外引起相同症状的其他疾病。

预后

　预后取决于血管炎的类型、严重程度和累及的器官。如果累及了肾脏和心脏,预后趋向较差。

治疗

　治疗取决于血管炎的类型、严重程度和累及的器官。但是一般来说,治疗的目的就是阻止免疫系统继续损伤血管。

　如果累及到了重要的器官,如肺、心、脑、肾,通常需要在医院紧急处理。有时需要一组专家(炎症领域、肺功能不全、肾功能不全的专家)进行会诊。

　较轻的血管炎,如仅累及皮肤的病例,几乎不需要治疗,可能只需要紧密观察或给予抗组胺剂。

　对于大多数类型的血管炎,一般先用激素(通常为泼尼松)来减轻炎症反应。有时,将抑制免疫系统的药物(免疫抑制药,如硫唑嘌呤、环磷酰胺、甲氨蝶呤)与激素共用。用来治疗血管炎的药物可能有副作用。所以在炎症将要被控制时,就可以缓慢下调药物的剂量,停止激素,换用作用较弱的免疫抑制剂。使用可以控制症状的最小剂量。一旦炎症得到了控制(缓解期),就可以停掉所有的药物。一些病人是永久性消退,另外一些病人出现一次或多次的反复(复发)。如果经常复发,病人可能需要一直使用免疫抑制剂。一些病人需要在长时间内使用激素。

　若长时间使用激素,则有可能出现骨密度下降、感染、白内障、高血压、体重增加、糖尿病等副作用。为了预防骨密度下降,建议病人服用钙和维生素 D,同时给予可以增加骨密度的二碳磷酸盐化合物如阿屈膦酸盐或利塞膦酸盐。定期测量骨密度。

　免疫抑制剂抑制免疫系统,所以会增加病人严重感染的风险。环磷酰胺,是有效的免疫抑制药,可以导致膀胱刺激征,有时甚至诱发膀胱肿瘤。对于使用强免疫抑制剂的病人,要经常检查全血细胞计数,有时要一周检查一次。免疫抑制剂可以导致血细胞数下降。

　病人应该尽可能多地了解他们的疾病,这样他们就可以把重要的症状及时的告诉医生。了解他们所用的药物的副作用也非常的重要。即使是缓解期的病人也要与他们的医生保持联系,因为缓解期持续的时间是不能预测的。

结节性多动脉炎

　结节性多动脉炎是累及中等大小动脉的节段性炎症,在破坏血管的同时对血流造成影响。

- 任何器官均可受累(肺脏除外)。
- 可逐渐进展,也可迅速恶化并致命。
- 发病症状多样化,主要取决于受累器官情况。
- 受累血管病理活检可明确诊断。
- 早期使用类固醇激素、免疫抑制剂或联合使用可推迟死亡。

　结节性多动脉炎最常见于中年人,发病年龄多在 50

岁,但也可以发作于任何年龄段。本病较少见。

病因不明,某些药物、病毒(如乙型肝炎病毒)似乎会诱发本病。约 1/5 患者伴有乙型病毒性肝炎感染。更多的时候,发病时无明显诱因。

症状

发病早期症状是轻微的,但在数月之内可迅速恶化并致命,或类似于一种慢性消耗性疾病而缓慢发展。机体的任何器官(除了肺脏)或同时多个器官可受累。症状取决于受累器官情况,少数情况下,仅有单一器官(如肠道或皮肤)受累。

早期患者可仅出现乏力、发热。这些患者可有食欲减退和体重减轻。

当供应器官的血管被破坏时会出现其他表现,该器官因血供不足而出现功能障碍。因此,该病的症状取决于受累器官的状态。

- 关节:肌肉、关节痛和关节炎
- 肾:高血压、水潴留引发的肿胀、少尿。
- 消化道:腹腔感染(腹膜炎)、严重腹痛、血性腹泻、恶心、呕吐、肠穿孔。
- 心脏:胸痛和心肌梗死。
- 脑:头痛、癫痫发作、中风。
- 神经系统:四肢麻木、无力、针刺感或瘫痪。
- 肝脏:肝功能损害。
- 皮肤:手指、脚趾皮肤颜色发红或发蓝,不规则突起的皮疹,紫色斑点或皮肤溃疡。

诊断

结合患者的症状和血液化验结果,医生应该想到结节性多动脉炎。例如,当一个健康的中年男性出现发热和某种形式的神经损伤如麻木、针刺感、麻痹等,此时应当想到此病的可能。

为明确诊断,需进行病变血管取材活检。如果怀疑皮肤、肝脏或肾脏发病,也应该进行活检。血管造影可发现血管畸形。

治疗

如不治疗此病可导致死亡。积极的治疗可以推迟或防止死亡。尽管如此,有时治疗也无法逆转已发生的损害。

治疗方案取决于疾病的严重程度,应停止服用任务可能诱发该病的药物。

大剂量类固醇激素如泼尼松可以阻止疾病恶化并缓解患者症状。治疗的目的是达到症状缓解。患者长期服用激素可引起明显的副作用,因此当症状缓解时,激素剂量必须减少。

如果激素无法有效控制炎症,可以联合使用免疫抑制剂。因长期使用激素或免疫抑制剂,机体抵抗感染的能力下降,因此,可能发生致命的严重感染。

为防止内脏器官损害,抗高血压药物经常被使用。如果存在乙型肝炎病毒感染,在炎症控制后需要同时治疗。

巨细胞动脉炎

巨细胞(颞)动脉炎是头、颈、上身大动脉的慢性炎症。尤其易累及颞动脉,颞动脉走行于颞部,为部分头皮、鄂部肌肉和唾液腺提供血液。

- 原因不明。
- 典型的病人,有严重头疼,且经常为搏动性;在梳头时有头皮的疼痛;咀嚼时也感到疼痛。
- 不给予治疗,会导致失明。
- 症状和体格检查结果可以提示诊断,但是确诊需进行颞动脉活检。
- 激素中的波尼松有效。

巨细胞动脉炎发病一般在 55 岁以上,40%～60%巨细胞动脉炎患者同时患有风湿性多肌炎。巨细胞动脉炎的病因不明。

症状

症状根据累及的动脉不同而多种多样。典型症状时,头部大动脉受累,首次会出现颞部或枕部的剧烈的疼痛,且通常为搏动性。颞部的动脉扩张不平,可能有触痛。梳头时头皮会有疼痛。患者可出现复视、视物模糊、生理盲点扩大、单眼失明或其他眼部疾病。最危险的是,在供应视神经的血管阻塞后可突然造成永久性失明。若不予治疗,20% 的巨细胞动脉炎的病人会引起失明。

在典型的病例,下颌关节和咀嚼肌受损,并在开始咀嚼时很快感到疲劳。吃饭和讲话时舌头也有可能受伤。病人会经常感到疲乏和不舒服,他们会无意识的体重下降并更易出汗。

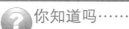

你知道吗……
巨细胞动脉炎的病人在梳头和咀嚼时常常会感到疼痛。

偶尔会出现脑部的血管阻塞,进而引起中风。有时,炎症累及大动脉,可引起内层的撕裂(剥离)或动脉壁的突起(动脉瘤)。

若同时存在风湿性多肌炎,则可能出现颈、肩、髋部严重的疼痛,尤其是在早上,这些肌肉会感觉僵硬。

诊断

医生依据症状和体格检查的结果初步诊断。触摸颞部,感觉颞动脉是否存在僵硬、不平或刺痛。进行血液检查,结果有助于诊断。如贫血、高红细胞沉降率、高 C 反应蛋白均提示炎症。颞动脉活检可以确诊。

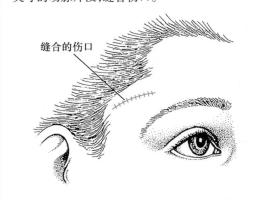

颞动脉活检术

颞动脉活检术是确诊颞动脉脉管炎的有效方法。术前用彩色多普勒定位血管,经局部麻醉后,在动脉上方做一个浅的切口,切取至少 1 英寸的动脉片段,缝合伤口。

缝合的伤口

若怀疑巨细胞动脉炎发生在其他动脉而不是颞动脉,可行磁共振血管造影术确定诊断。

治疗

颞动脉炎若不治疗可导致失明,所以一旦怀疑本病应立即开始治疗,一般在活检前就开始治疗。只要活检在开始治疗后几周内进行,治疗就不会影响活检的结果。波尼松通常有效,开始可使用大剂量控制血管的炎症反应,数周后如果病人的症状得到了改善应逐渐降低剂量。有些病人可以在 1 年内停用波尼松,但仍有许多患者需要多年服用维剂量来控制症状和防止失明。

患者需要每天服用少量阿司匹林预防中风。

治疗后,大多数患者可以痊愈,但是本病有可能复发。

风湿性多肌痛

风湿性多肌痛是关节滑膜的炎症,是一种能引起颈、肩、髋部肌肉疼痛和僵硬的疾病。
- 原因不明。
- 颈、肩、髋部肌肉的僵硬和疼痛。
- 血液检查和肌肉活检帮助诊断。
- 大多数病人服用波尼松后明显改善。

风湿性多肌痛发病年龄在 55 岁以上,原因尚不清楚。病人可伴发巨细胞(颞)动脉炎。有学者认为这两种疾病是同一种病变的不同表现。

症状

症状可以突然出现或者缓慢发生。风湿性多肌痛可以引起颈、肩、髋部肌肉的严重疼痛和僵硬感。僵硬感在晨起时或一段时间不活动后加重。但是没有肌肉损伤和乏力。病人也可以出现发热、不适合低落、体重下降。

风湿性多肌痛的部分患者同时伴有巨细胞动脉炎,可导致失明。有些患者存在轻微的关节炎,但如果关节炎较重且为主要症状,诊断为类风湿性关节炎的几率更大。

聚焦老龄化

巨细胞(颞)动脉炎和风湿性多肌痛发病通常都在 55 岁以上,且两病经常伴发。随着年龄增长,两病的发病率增高。80 岁以上的发病率是 50～59 岁之间发病率的 10 倍。

巨细胞动脉炎典型症状为搏动性头疼和视力问题(包括眼内及眼周的疼痛),风湿性多肌痛引起肌肉疼痛和僵硬。若不进行治疗,无论是一种还是两种疾病引起的疼痛,都使患者的日常生活变得非常难捱。而且如未及时治疗,巨细胞动脉炎可以导致失明。

这两个疾病的主要治疗药物——激素,虽然可以显著改善症状并可预防失明,但是也会带来一些副作用,尤其是对年长的病人。病人可能会有水潴留、食欲增加、血糖增高甚至引起糖尿病、神智不清、骨密度下降、血压增高。为了降低这些副作用,医生会尽早的下调药物的使用剂量或停药。

应鼓励服用激素的年老病人进行锻炼来保持骨密度,可以进行负重运动并服用钙片和维生素 D。二碳磷酸盐化合物(如阿屈膦酸盐和利塞膦酸盐)可以增加骨密度。

按照医嘱进行持续治疗并保持信心,大多数病人可以痊愈。

诊断

诊断应建立在症状、体格检查结果、血液化验的基础上。血液检查通常包括以下内容:
- 红细胞沉降率和(或)C 反应蛋白的水平:风湿性多肌痛的患者通常两项结果都非常高,提示急性炎症。
- 血细胞计数:用来检查是否有贫血。
- 促甲状腺激素:用来除外甲状腺功能退减,甲减也存在无力,同时有时也有肩部和髋部的肌肉疼痛。
- 肌酸激酶:用来检查是否有肌肉的损伤(肌病),肌病也可以引起无力和肩部、髋部的肌肉疼痛。
- 类风湿因子:这些抗体出现在类风湿性关节炎的病人,而风湿性多肌痛的患者为阴性。可以用来鉴别诊断。

若诊断不清,可取一块肌肉组织在显微镜下观察(活检),或行肌电图检查可确定肌肉症状的原因。如果是风湿性多肌痛,这些检查都是正常的。

治疗

口服小剂量泼尼松可以明显改善风湿性多肌痛的症状。若病人同时伴发巨细胞动脉炎,为了防止失明的方式,需要使用较高剂量的激素。当症状缓解后,应逐渐降低药物的剂量至最低有效剂量。大多数患者在 1~4 年内可以停用波尼松,但也有些病人需要小剂量维持更长时间。

阿司匹林和其他非甾体类抗炎药(NSAIDs)可以减轻疼痛,但是通常效果不及波尼松。

韦格纳肉芽肿

韦格纳肉芽肿经常始发于小、中等血管和鼻、鼻窦、咽喉或肺组织的炎症,可逐步发展为全身性的脉管炎。

- 病因不明。
- 首发症状表现为鼻出血、鼻窦炎、鼻黏膜充血、粗糙易出血、声音嘶哑、咳嗽。
- 其他器官可能受累,可出现多种并发症,如肾功能衰竭。
- 症状和其他异常发现可以支持诊断,但是确诊需要活检。
- 激素和免疫抑制剂可用来控制炎症。

韦格纳肉芽肿可在任何年龄发病,其病因不明。它类似于感染,但目前还没发现确切的感染器官。免疫细胞聚集导致炎症反应,进一步形成结节最终会破坏正常组织。多个器官可能受累,由于供血动脉被破坏导致器官功能障碍。韦格纳肉芽肿可危及生命。

症状

疾病可突然发病或逐渐起病。首发症状通常来自上呼吸道——鼻、鼻窦、耳和气管,可有如下表现:

- 鼻出血,有时严重;
- 鼻黏膜粗糙、充血;
- 鼻塌陷;
- 鼻中隔穿孔;
- 鼻窦炎;
- 声音嘶哑;
- 中耳炎;
- 呼吸困难;
- 咳嗽(偶有咳血);

有时仅出现多年上呼吸道受累,患者可有发热、周身不适,食欲减退。炎症累及眼睛可导致肿胀、充血、疼痛。

该病可逐渐发展,影响到机体其他部位或起始时即影响多个器官。

- 肺:患者气短、咳嗽,肺出血可导致呼吸困难,此时需要紧急医治。
- 关节:关节出现疼痛和肿胀。

- 神经系统:四肢出现麻木、无力,视力受影响,可能出现复视,如不治疗可致失明。
- 皮肤:可能出现皮疹或皮肤溃疡。
- 肾:肾脏经常受累,肾功能可轻度或严重损害。严重者出现高血压、水潴留所致的水肿,再甚者可危及生命。

贫血很常见甚至可能很严重。

诊断

韦格纳肉芽肿必须早诊断、早治疗才能防止诸如肾脏、肺脏、心脏出现并发症。医师可发现特征性的症状。肺部常受累,因此需要拍胸片,但是胸片可显示类似于肺癌的空腔或高密度影,这会给诊断造成困难。虽然验血结果是非特异性的,但可作为诊断依据之一,血中抗中性粒细胞抗体阳性强烈支持本病诊断。尿液化验也可作为诊断依据,本病患者可出现血尿或大量蛋白尿。

病理诊断可确诊,活检组织来源于病变区域,如鼻道、气道或肺。皮肤和肾脏活检也可能有助于诊断。

治疗

通过治疗,症状可消失,称为缓解期。但是,大约一半的患者症状会复发,复发会发生在停药后或停药几年后。通常使用激素类药物控制炎症,大多数患者还需要服用免疫抑制剂如环磷酰胺、甲氨蝶呤、硫唑嘌呤。多数患者在数日至数周内会感到病情好转,有些患者需要数月时间。在疾病缓解期,药物用量应减少,一般应用药至症状消失后至少一年。激素的用量应逐渐减少直至停药,剂量的调整与病情有关,如果症状加重或复发,需要增加药物剂量,当停药后症状复发时需再次给药。

使用免疫抑制剂会增加严重感染的机会。长期服用泼尼松会导致体重增加、白内障、高血压、骨密度降低、糖尿病、性格改变、睡眠障碍。环磷酰胺可引起膀胱刺激征或诱发膀胱癌。当服用大剂量免疫抑制剂时,需要每周定期复查血化验,因为免疫抑制剂会导致血细胞减少。

医生应密切监测韦格纳肉芽肿患者的用药剂量是否合适,是否出现药物副作用,是否出现感染,在缓解期时应密切关注病情是否复发。

患者应加强自身学习,这有助于及时发现病情的复发,还可以学习自行检测尿中红细胞和蛋白,当有异常发现时可以及时告知医生。

贝赫切特综合征

贝赫切特综合征是一种慢性炎症,可以引起痛性口腔溃疡、皮肤水疱、生殖器溃疡和关节肿胀、眼、血管、神经系统和胃肠道均可受累出现炎症。

- 典型症状为口腔、生殖器和皮肤反复发作的溃疡。
- 依据症状和体格检查的结果进行诊断。
- 本病用激素和其他抑制免疫系统的药物如沙立度胺、秋水仙碱来缓解症状。

贝赫切特综合征在全世界都有报道，但在从地中海国家到中国的沿丝绸之路区域高发，美国不常见。本病男女发病几率相同，发病通常在 20 岁左右，但是在任何年龄均可发病。病因不明。

症状

几乎所有的病人都有反复发作的痛性口腔溃疡，类似于口疮性口炎，溃疡可能出现在口舌，牙龈和口腔黏膜。溃疡还可以出现在生殖器，在阴茎、阴囊或外阴的溃疡为痛性的，而阴道溃疡一般不痛。

其他症状可在数天或数年后发生：

- 眼：眼睛会间断的发生炎症（复发性虹膜睫状体炎），可以引起眼疼、发红、畏光、视物模糊等。若不进行治疗，可导致失明。
- 皮肤：80% 的患者会出现皮肤水疱和脓疮。微小的皮肤损伤，甚至在行皮下穿刺术后，也会在穿刺区域形成小的红色脓肿。
- 关节：约半数的病人存在膝和其他大关节的疼痛，但是这种相对轻微的炎症（关节炎）是非进行性的，不会损伤组织。
- 血管：波及全身血管的炎症（脉管炎）可以引起血凝块的形成和薄弱的血管壁局部隆起（微动脉瘤）。累及脑动脉和肾脏动脉可发生脑卒中和肾脏损害，累及肺脏动脉引起出血，病人可出现咯血。
- 消化道：症状可从轻微的肠道不适到严重的胃肠痉挛和腹泻。
- 中枢神经系统：脑和脊髓的炎症不常见，但后果严重。病人可先出现头疼，其他症状包括发热和颈强直（脑膜炎症状）、神智混乱、不协调。数年后可出现性格改变和记忆力丧失。

贝赫切特综合征的症状可毫无症状的"来"或"去"，症状具有严重的破坏性。有症状和无症状期（缓解期）可持续数周、数年或数十年。一些病人最终进入缓解期。有时神经系统、消化道或血管的损害会产生致命的后果。

诊断

根据症状和体格检查的结果进行诊断。实验室检查不能确诊，病人尤其是年轻人有以下症状时怀疑本病：

- 反复发作的口腔、生殖器溃疡；
- 典型的眼部症状；
- 微小损伤导致的皮肤脓肿；

然而本病的症状和多种疾病相似，如反应性关节炎（旧称赖特尔综合征）、狼疮（系统性红斑狼疮）、克罗恩病、疱疹和溃疡性结肠炎。所以本病的确诊需要进一步

观察症状的特点，其缓解期和复发期交替出现，确诊常需要数月的时间。

可以进行血尿检查，虽然不能确诊但是可以确定炎症的存在。

治疗

虽然目前还没有完全治愈的病例，但是可以通过治疗缓解特异性的症状。用什么药物取决于受累的器官和疾病的严重程度。如以下例子：

- 眼炎和皮肤溃疡：可用激素（减轻炎症反应）外敷。
- 眼部的严重炎症或神经系统受累：当眼部症状严重或泼尼松不能有效控制症状时，可以使用抑制免疫系统的免疫抑制剂，如环孢菌素或硫唑嘌呤。
- 口腔、生殖器溃疡和关节疼痛：可口服秋水酰胺（用来治疗痛风）用来预防溃疡。沙立度胺可帮助口、生殖器和皮肤溃疡的愈合，但是停药后溃疡可复发。依那西普是肿瘤坏死因子抑制剂（抑制免疫系统），注射后可帮助预防溃疡。

硫唑嘌呤可以减少口腔、生殖器溃疡的数目，帮助溃疡的愈合并减轻关节疼痛。在其他药物都无效或出现危及生命的并发症时可使用环磷酰胺和苯丁酸氮芥。

Takayasu 动脉炎

Takayasu 动脉炎是主要累及主动脉及其分支或者肺动脉的慢性炎症。

- 病因不明。
- 患者可仅有轻微症状如发热或肌肉关节疼痛，不同的症状取决于所受累的器官。
- 血管造影术可明确诊断。
- 激素和免疫抑制剂可用来控制炎症。

Takayasu 动脉炎为罕见性疾病，它常发病于 15～30 岁女性患者，病因不明。

主动脉及其分支包括颈动脉、肾动脉发生炎症性改变，约有一半的患者肺动脉会受累及。炎症反应会导致这些血管狭窄或阻塞，血管壁会变薄弱并被拉长，局部形成动脉瘤，受累血管供血量减少。

症状

Takayasu 动脉炎是慢性疾病，其临床表现差异很大。

初发病时表现为发热、肌肉关节疼痛、食欲减退、体重下降、盗汗，一般来说，当血管狭窄，血流量减少时会出现相应症状：

- 四肢：四肢活动时会经常感觉疼痛、无力，当走路时出现疼痛、跛行。
- 脑：患者感觉眩晕或出现视力问题，偶尔会出现中风。
- 心脏：心脏供血减少，可出现心绞痛或心肌梗死。
- 肾：肾脏功能受损，出现高血压，高血压又会导致肾功

能衰竭、中风、心肌梗死。

- **肺脏**:肺动脉高压,患者感觉气短,易劳累、胸痛。

　　有的患者没有任何症状,有的患者随着疾病进展,最终导致严重并发症如中风、心功能衰竭、心肌梗死、肾功能衰竭、动脉瘤。

诊断

　　当患者尤其是年轻女性患者有如下表现时,医生应考虑到此症:

- 单臂或双臂都无法测出血压。
- 一侧上肢或下肢血压或脉搏明显高于或强于对侧时。
- 血压极高时。
- 当患者发生中风、心绞痛、心肌梗死、肾损害,并且无法找到发病原因时。

　　医生应该询问患者症状及病史并进行详细的体格检查来除外有相似临床表现的疾病。

　　血、尿化验有助于确定炎症的存在。

　　医生应该利用血管造影术(通过 X 光、核磁共振、CT)来评估主动脉及其分支的病变情况。通过注射造影剂可使血管在 X 光片或 CT 影像中显影。核磁共振不需要注射造影剂。这些方法可以检测到血管瘤或发现血管狭窄处。

　　一旦确诊为 Takayasu 动脉炎,应该定期医院检查观察病情是否变化。

治疗

　　大多数患者使用激素类药物如泼尼松可以使炎症反应减轻,有时免疫抑制剂如硫唑嘌呤、环磷酰胺、霉酚酸酯、甲氨蝶呤也被使用,肿瘤坏死因子抑制剂如英夫利昔单抗、依那西普也有一定疗效。尽管如此,药物只能控制 1/4 患者的症状。

　　服药时间无统一标准,由于激素长期使用会发生严重副作用,因此应逐渐减量使用直至停药,当停药后,约有一半患者病情复发,此时应再次服药。

　　为避免并发症发生应控制高血压,最常使用 ACEI 类抗高血压药,建议服用小剂量阿司匹林预防病变血管内发生血栓,如果供应心脏的血管被堵塞,会导致心肌梗死。

　　当患者出现肢体功能障碍时需要进行血管旁路移植手术来恢复患肢的血供。根据患者症状可进行不同的手术来恢复血流,例如冠状动脉旁路移植术、经皮腔内冠状动脉成形术。

Churg-Strauss 综合征

　　Churg-Strauss 综合征是损伤器官的小血管的炎症,患者有哮喘和(或)过敏性鼻炎病史。

- 病因不明。
- 起初,病人有数月或数年的流涕、哮喘或面部疼痛,随

后依据累及不同的器官出现不同的症状。

- 根据症状、体格检查、血液化验、胸部 X 线和活检进行诊断。
- 激素通常有效,但是若累及重要器官,应同时使用抑制免疫系统的药物。

　　Churg-Strauss 综合征在任何年龄均可发病,诊断为该病的患者的平均年龄是 45～50 岁。几乎所有的病人都有哮喘和(或)过敏性鼻炎的病史。病因未明。

　　炎症可累及所有的器官,最常累及的有神经、鼻窦、皮肤、关节、肺、消化道、心脏和肾脏。引起炎症的免疫细胞可以形成结节(肉芽肿),破坏正常组织引起功能障碍。肉芽肿也可在皮下形成肿块。

症状

　　早期出现哮喘、过敏性鼻炎或者二者并存,随着进展愈发严重。病人有打喷嚏、持续流涕和眼睛发痒。鼻窦的炎症可以引起面部的疼痛,并可产生鼻息肉。

　　病人自觉不舒服和疲劳,可有发热、夜间发汗、食欲下降、体重减轻。其他症状取决于累及的器官,如:

- 肌肉和关节的疼痛;
- 气短;
- 咳嗽、咳血;
- 胸疼;
- 皮疹;
- 腹痛;
- 便血;
- 四肢的感觉异常、麻木或无力。

　　以上症状可自由组合出现,也可交替出现。

　　肾脏的炎症初期可无症状,直到疾病发展至肾功能障碍和肾衰。其他并发症包括心衰、心脏病发作、心瓣膜异常。

诊断

　　早期诊断和治疗有助于预防严重的器官损伤。

　　没有一个单一的检测可以诊断本病。确诊需要结合典型症状的组合、体格检查和其他检查。

　　过敏反应产生嗜酸性粒细胞,所以在本病的血液化验中,嗜酸性粒细胞数量增加。血中还可检测到抗中性粒细胞胞浆抗体。胸部 X 线片可以反应肺部是否存在炎症。尿液检查可反应肾脏是否有累及。

　　取样小块炎症组织在显微镜下观察(活检),可以判断组织中是否含有嗜酸性粒细胞或肉芽肿。如果可能,尽量取皮肤或肌肉的样本,因为这个程序只需局麻可以在门诊进行。有时需要肺组织进行活检,需要住院后进行。

治疗

　　激素(如波尼松)是本病的常规药物,可以减轻炎症反应。如果累及了重要器官,需要同时使用抑制免疫系统的药物(免疫抑制剂),如硫唑嘌呤或甲氨蝶呤。在症

状非常严重时,可以使用环磷酰胺。

在症状缓解后,要逐渐降低药物的剂量直到停药。如果需要,可以重新给药。这些药物有严重的副作用,尤其在使用较长一段时间时。

病人应该了解他们的疾病,这样他们就可以把新出现的重要症状及时告诉医生。

亨诺赫-舍恩莱因紫癜

亨诺赫-舍恩莱因紫癜是主要累及小血管的炎症,通常发生在儿童。

- 下肢出现坚硬的紫红色斑块和斑点通常为首发症状,随后出现关节疼痛、消化道不适、肾功能障碍。
- 病变皮肤的活检可以确定诊断。
- 激素可以缓解关节疼痛和消化道不适,但是有时需要加用抑制免疫系统的药物。

亨诺赫-舍恩莱因紫癜在任何年龄均可发病,但最常累及 3～15 岁的儿童,在免疫系统对感染等应答异常时发生。本病可由上呼吸道感染、药物或蚊虫叮咬而诱发,进而肠道和肾脏血管发生炎症反应。

症状

在手臂、腿、臀部或足背出现类似淤青或紫红色斑块(紫癜)的小的皮疹。数天或数周后,斑点增多,有时会出现在面部或躯干。大部分儿童有发热和疼痛,痛觉敏感,踝、膝、髋、腕和肘的关节肿胀。

痉挛性腹痛、恶心、呕吐、腹泻常见。可有便血或尿血。极少的情况可以出现肠套叠(不同段肠道相互滑入,像一个可折叠的望远镜),因为肠道阻断引起突然的腹痛和呕吐。

症状一般在 4 周后消退,但通常在数周后复发,至少复发一次。大部分患者可以痊愈,极少的病例可以发展为慢性肾衰。

诊断

儿童出现典型的皮疹时怀疑本病。若不易诊断,移取一小块受累皮肤在显微镜下观察(活检),寻找确定诊断的证据。尿液检查血蛋白及其他蛋白,以判断肾脏是否受累。血液检查可以评估肾脏的功能。

如果肾脏功能进一步下降,进行肾活检,可以判断疾病的严重程度和预后。

治疗

若药物加重本病症状,停用该药。本病的治疗侧重缓解症状,包括服用非甾体类抗炎药(NSAIDs)和卧床休息。

口服的激素或其他药物可以减轻腹痛,偶尔用来控制严重的关节疼痛和肿胀。若严重累及了肾脏和消化系统,可静脉给予甲波尼龙(激素)或者口服环磷酰胺(抑制免疫系统)。

微 血 管 炎

微血管炎为累及全身小血管的炎症。

- 患者有发热、体重减轻、肌肉关节疼痛,症状取决于受累器官的状态。
- 活检可以确定诊断。
- 治疗需根据疾病的严重程度,主要使用激素及免疫抑制剂。

微血管炎很少见,它可发病于任何年龄,病因不明。该病患者血液中可检测到抗中性粒细胞胞浆抗体,有的患者伴有乙型或丙型肝炎病毒感染。

症状

多数患者有发热和体重减轻,肌肉关节疼痛。

多个器官可受累:

- **肾**:90% 患者肾脏受累及,尿中有红细胞,早期很少有肾功能不全表现,直到病情严重时才会出现。如果诊断不及时,会很快发展至肾功能衰竭。
- **呼吸道**:患者鼻出血,与鼻窦炎有关的颜面部疼痛。如果肺脏受累,可以发生肺出血,导致咳血。肺组织水肿,最终发展为肺纤维化。出现任何问题都可导致呼吸困难。发病肺出血需要紧急医治,而且可发生于疾病早期。
- **皮肤**:1/3 患者出现皮肤紫红色斑点和斑块,最长见于腿、足和臀部。指甲可出现出血导致的紫线。
- **消化道**:腹痛、恶心、呕吐、腹泻,可有血便。
- **神经系统**:肢体麻木、无力、刺痛。
- **脑**:脑部动脉受累后可出现头痛,脑出血、中风及癫痫发作较少见。

其他器官很少受累。

诊断

患者出现以上症状时应怀疑本病,需要进行血、尿化验,这些检查不能明确诊断但是可以证实炎症的存在。血化验可以协助医生监测是否有消化道出血。血液化验可检测到抗中性粒细胞细胞浆抗体。尿液样本中可检测到红细胞及蛋白质,此结果可以提示肾脏受累。

拍胸部 X 光片可以检查肺脏是否受累,也可以提示医生是否有肺出血,如果有出血征象,可以进一步通过鼻或口行呼吸道内镜检查以明确出血。

活检(通常取材于皮肤、肺、肾)可明确诊断。

治疗

如果症状轻微,可以使用激素加一种免疫抑制剂如硫唑嘌呤或甲氨蝶呤。如果重要器官受累,可以使用强效免疫抑制剂如环磷酰胺加激素治疗。有时可使用血浆置换或静脉注射甲基泼尼松龙。

第 99 节

痛风和假性痛风

痛风和假性痛风以关节炎症（关节炎）和疼痛为特征，均由结晶体沉积在关节内而诱发，但二者的结晶体类型不同。

痛　风

痛风是由于血中尿酸含量过高（高尿酸血症）而导致尿酸盐结晶沉积在关节内的痛性关节炎性疾病。

- 尿酸结晶的堆积可间歇性导致严重的关节或组织疼痛和炎症。
- 抽取关节积液并检测尿酸结晶含量。
- 药物治疗用于消炎镇痛、防止再次复发，并间或降低血中尿酸含量。

男性痛风患者较女性常见，通常发生在中年男性和绝经期后的女性。很少发生于年轻人，但如果小于 30 岁的人发生痛风，其病情一般较重。痛风的发生常呈家族性。

病因

在正常情况下，尿酸是细胞新陈代谢的副产品。因为机体不断地分解和生成细胞，所以血液里存在少量的尿酸。另外，机体还可以将食物中的嘌呤转化为尿酸，嘌呤也是部分蛋白质。含嘌呤较高的食品有凤尾鱼、芦笋、肉汤、鲱鱼、肉汁、蘑菇、蚌类、内脏、沙丁鱼等。通常来说，当肾脏不能清除尿液中足够的尿酸时，血中的尿酸含量即可异常增高。血中过多的尿酸可导致尿酸盐结晶沉

发生痛风的危险因素

- 啤酒和酒精饮料
- 乳制品摄入不足
- 某些癌症和血液疾病
- 某些药物（如噻嗪类利尿药、环孢素、吡嗪酰胺、乙胺丁醇、烟酸、华法林、高剂量阿司匹林）
- 某些食物（如凤尾鱼、芦笋、炖肉汤、蚌类、内脏、沙丁鱼、杂碎）
- 甲状腺功能减退
- 铅中毒（因引用"月光"威士忌）
- 肥胖
- 放射治疗
- 慢性肾脏疾病
- 饥饿

积于关节内。此外，食用高嘌呤饮食并饮酒可加重病变，因为酒精会增加尿酸的生成并干扰肾脏对其的清除。

有时，痛风可由其他疾病引起，这种类型的痛风叫做继发性痛风。例如，遗传性酶异常或白血病等疾病可导致细胞大量繁殖并迅速破坏，从而产生大量尿酸。肾脏病变或某些药物（噻嗪类利尿剂）可破坏肾脏清除尿酸的能力，从而导致尿酸含量升高。

血液中的高尿酸含量可导致关节中尿酸水平升高，这个过程可导致在关节组织和关节液内形成尿酸结晶。该病常影响足部的关节，特别是第一足趾的基底部（足痛风）。也会影响其他关节，如踝、足背、膝、腕及肘关节。痛风常发生于上述部位的原因是这些部位的温度较低，因为尿酸结晶容易形成。痛风很少波及温度较高的躯干部位的关节，如脊柱、髋及肩关节。

临床表现

痛风的发作（急性痛风性关节炎）一般没有先兆，外伤、手术、过量饮酒、过多食用富含蛋白质的食物或各种疾病均可诱发。典型的症状是在夜间发作的单个或数个关节的剧烈疼痛（可能是因为躺下时会引起代谢改变）。疼痛逐渐加剧，尤其是在移动或触到关节时疼痛更加令人难以忍受。还会出现关节红肿——关节肿胀且皮温升高，关节表面皮肤红紫、紧张、发亮等。

痛风发作的其他症状还包括发热（可达 38.9℃）和全身不适。头几次发作通常出现在一个关节并持续数天，然后症状逐渐消失，关节功能恢复，不留任何症状。但如果病情加重并在发作后不积极治疗，将会导致更频繁的发作并可波及多个关节。

反复发作可导致痛风加重且呈慢性发展，造成病变关节畸形。

最后，由于尿酸盐结晶不断在关节和肌腱周围沉积造成损害以致关节活动逐步受限。关节囊内、关节周围的软骨、骨首先会形成坚硬的尿酸盐结晶（痛风石），进而发展到关节周围皮下组织。痛风石也可发生在肾脏和其他器官、外耳皮下、跟腱及肘关节附近。通常可发展至手指、手掌和足部。如不治疗，痛风石会破裂并从皮肤释放出像石灰样的尿酸盐结晶块。

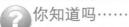

你知道吗……

过去在蛋白质比较缺乏时，痛风（可由食用过多蛋白质引起或加剧）是一种富贵病。

约有 20% 的痛风患者可发生肾结石(尿石症),这种结石主要成分为尿酸,可阻塞输尿管并引起剧烈疼痛,如不治疗会引起感染和肾脏损害。若合并有其他引起肾脏损害的疾病(如糖尿病和高血压)可影响肾排泄尿酸的功能,使痛风加剧,关节损害进一步加重。

诊断

医生通常根据其典型临床表现和受累关节检查来诊断痛风。血中尿酸含量可支持诊断;但有时,特别是急性发作时,尿酸水平正常。用偏振光显微镜检查在痛风结节或关节穿刺液中发现针尖样尿酸结晶时,痛风即可确诊。X 线可显示关节损害以及痛风石(尿酸结晶取代骨组织并产生囊肿)。但痛风常被误诊为某种其他类型的关节炎。

治疗

治疗有三个目的:
- 缓解急性炎症发作
- 预防再次复发
- 通过降低血中尿酸含量预防组织中尿酸进一步沉积

缓解急性发作:非类固醇类抗炎药(NSAIDs)对缓解关节疼痛及肿胀通常有效。有时需额外的镇痛药物(如羟考酮)来控制疼痛。用夹板固定发炎关节,并冰敷以减轻疼痛。

秋水仙碱是传统的治疗药物,但现已不是最常用的一线治疗药物。通常在使用该类药物 12h 后关节疼痛症状可明显缓解,在 36~48h 后可完全消失。秋水仙碱可每小时口服一次直至症状缓解。该药可导致腹痛腹泻,偶尔会引起骨髓损害等严重不良反应。

泼尼松等皮质类固醇激素有时也用于不能耐受其他药物的患者,缓解其关节炎症(包括肿胀)。如果仅有一两个关节受累,在关节穿刺抽液后直接注入皮质类固醇激素悬浮液,如泼尼松醋酸特丁酯(prednisonlone tebutate)。

预防再次复发:避免酒精饮料、减肥、停止服用升高血液尿酸的药物并少吃富含嘌呤的食物。初发痛风患者一般体重超重,当体重下降时,血中尿酸水平会逐渐降至正常或接近正常,而痛风发作也会随之停止。

对于有反复、严重发作的痛风患者,应预防性服用药物。每日口服小剂量秋水仙碱防止发作或减少发作频率,每日服用非甾体抗炎药也可有效防止痛风的复发。但这种治疗却不能阻止或治愈由结晶堆积引起的进行性关节损害,并且上述药物可给患有肝脏或肾脏疾病的患者带来危害。

℞ 治疗痛风的药物

药物	不良反应	注释
非甾体抗炎药(NSAIDs)		
所有 NSAIDs	胃不适 出血 肾脏损害 高血钾、钠钾潴留 偶尔导致水肿和高血压	治疗急性(突然)发作或预防发作
抗痛风药		
秋水仙碱	腹泻(经常发生) 抑制骨髓血细胞生成(用药恰当时很少发生) 肌肉疼痛和肌无力(不常见)	预防和治疗痛风发作
皮质激素		
强的松(口服) 特布泼尼松龙或氟羟泼尼松龙(注射)	钠潴留、水肿或血压升高 长期应用可出现多次不良反应 疼痛 全身不适 过量可损害关节 炎症(偶见) 感染(少见)	用于不能使用其他治疗时,疗效明显 仅 1~2 个关节受累时的关节内注射
促尿酸药物(增加尿酸在尿液中排出)		
丙磺舒 磺吡酮	头痛 恶心 呕吐 肾结石	可长期使用,降低血中尿酸水平,预防痛风发作
阻止尿酸产生的药物		
别嘌呤醇	胃不适 皮疹 白细胞减少 肝肾损害(少见)	可长期使用,降低血中尿酸水平,预防痛风发作,并可清除体内结晶或肾结石

降低血中尿酸含量：血液中尿酸含量升高可给绝大多数患者带来危害。有下列情况的患者尤其需要降低血中尿酸含量：

- 在服用秋水仙碱或非甾体抗炎药的情况下仍频繁、严重发作
- 痛风石
- 血液中尿酸含量非常高
- 尿酸肾结石
- 伴有不宜服用非甾体抗炎药或秋水仙碱的疾病（消化道溃疡和慢性肾病）

正如高血压患者需要了解他们的血压一样，服用降低尿酸药物的患者需要了解其血液中的尿酸水平。药物治疗的目标为比正常值低 10% ~ 15%。

药物可以通过降低尿酸的产生或增加尿酸的排泄来降低血尿酸的水平。别嘌呤醇是最常用的降低血尿酸的药物，能阻断尿酸在体内形成。该药对有高尿酸血症和伴有肾脏尿酸结石或肾脏损害的患者尤其有用。但是，该药也会产生胃肠不适、皮疹、白细胞减少和肝脏损害或脉管炎等不良反应。该药在首次服用时可引起痛风急性发作，小剂量的秋水仙碱或非类固醇类抗炎药可降低其发作风险，因此也可服用数月两种药物的任意一种。

虽然促尿酸药可以通过增加尿酸在尿液的排出而降低血中的尿酸水平，但却会增加尿液的尿酸值。因此，每天饮用大量液体（至少 3L）可减少泌尿道中尿酸结石的形成风险。服用小苏打或柠檬酸三钠等使尿液碱化的药物（可增加尿液中尿酸的溶解性）可进一步降低尿酸结石形成的风险。但是，如果尿液过度碱化，可导致另一种更加危险的结晶或结石—草酸钙的形成。当开始使用促尿酸药物时，有可能会造成痛风的急性发作。小剂量的秋水仙碱或非类固醇类抗炎药可降低其发作风险，因此也可服用数月两种药物的任意一种。

其他治疗：当血尿酸水平下降时，大多数在外耳、手或足等处的痛风石会慢慢缩小，但很大的痛风石必须手术摘除。

对于泌尿道中的尿酸结石，可通过体外超声定位碎石（体外震波碎石术）后，将其从尿中排出。

假 性 痛 风

假性痛风，又称为焦磷酸钙二水化合物沉着病，是一种间歇发作的、因焦磷酸钙结晶沉着于关节而产生的以痛性关节炎为特征的疾病。

本病通常发生于老年人，男女的发病率相同。

- 结晶在关节内沉积并导致不同程度的炎症和组织损伤。
- 关节液内发现焦磷酸钙晶体可确诊。
- 治疗可用非甾体抗炎药物，有时也可用关节内注射皮质类固醇。

假性痛风常发生于老年人，男女发病几率相当。

病因

病因不明，本病可发生于患有其他疾病的患者，如因甲状旁腺素升高（甲状旁腺机能亢进）而导致的高血钙症患者、组织中含铁过多者（血色素沉着症）或低镁血症患者。但多数假性痛风患者并不伴有上述异常。钙结晶常发生在骨关节炎受累的关节。

临床表现

临床表现多样，有些人在膝、腕和其他相应的大关节出现疼痛性关节炎；有些人也在四肢关节出现迁延性的慢性疼痛与僵硬，这些症状与类风湿性关节炎或骨关节炎相似。急性发作时症状的严重程度通常比痛风小，但与通风相同，亦可引起发热。有的病人尽管有大量结晶体堆积在关节，但是在发作间隙无任何疼痛症状，甚至有些人一直没有症状。与痛风不同的是，假性痛风不会形成硬块或尿酸结晶（痛风石）。

诊断

关节穿刺液中发现二水焦磷酸钙晶体可确诊。可通过偏振光显微镜将该晶体与尿酸结晶（可导致痛风）鉴别。X 线检查可发现大量焦磷酸钙晶体，而尿酸盐晶体则无此特征。

治疗与预后

通常，发炎的关节可以治愈而不留任何后遗症，但多数人却会发生永久性的关节损害，当某些关节破坏相当严重时易与夏科关节病相混淆。

治疗通常可以阻止急性发作和预防复发，但不能逆转已经出现的关节受损。非甾体抗炎药是最常用的抗炎镇痛药物。每日口服小剂量秋水仙碱可降低发作次数。关节液过多时可给予关节穿刺抽液，并同时注入皮质类固醇混悬液来缓解炎症和镇痛。

目前尚没有特效的长期治疗方法；但物理治疗（如肌肉拉伸活动和全范围关节活动练习）可有助于保持关节功能。

手 部 疾 病

许多疾病都可累及手,包括腱鞘囊肿、畸形、神经血管相关疾病、损伤及感染等。还有一些累及手部的疾病将会在本书的其他章节介绍,如骨折、骨关节炎、肌腱炎和肌腱滑膜炎、桡骨茎突狭窄性腱鞘炎、雷诺综合征、杵状指及一些先天性缺陷。

腱 鞘 囊 肿

腱鞘囊肿是手和腕部胶质内容物的囊性肿块。

腱鞘囊肿常发生在 20～50 岁人群,女性的患病率是男性的 3 倍。腱鞘囊肿最常发生的部位是手腕的背侧,也可发生于手腕的掌侧,发生于手指背侧皮内的又被叫做黏液囊肿。

腱鞘囊肿发生于腕部的病因尚未明了,可能与之前的损伤有关。而发生于手指背侧的腱鞘囊肿通常与远指间关节的关节炎相关。然而,在大多数情况下,腱鞘囊肿的存在并不意味关节炎会发生进展。

腱鞘囊肿是隆起于皮肤表面的质硬、圆形或椭圆形的囊样的肿物。其内含有清亮的、凝胶样的且通常黏稠的物质。囊肿通常是无痛的,但有时会引起不适感。医师通过对手部的检查即可得出诊断。

 你知道吗……
用书敲击腱鞘囊肿是不可取的。

治疗

有些腱鞘囊肿可自行消失,故不必治疗。但如果影响美观、引起不适或持续增大,有 50% 的患者可成功使用针管抽除其内的凝胶样物质。有时还可继续注射皮质类固醇悬液进一步缓解不适感。传统的治疗方法,即将手置于硬质物体表面(比如桌面),然后用厚重的书敲击囊肿,这一方法是不可取的,它容易引起损伤,效果也不可靠。另有 50% 的患者需要通过手术切除囊肿,这其中又有 5%～15% 的患者会在术后复发。

畸 形

手部的畸形可由损伤或其他疾病引起(比如类风湿性关节炎)。如有可能,畸形应尽早治疗。此外,夹板固定或功能锻炼等简易方法对于畸形的治疗通常无效,往往需要手术矫正。

锤状指

锤状指是一种表现为远侧指间关节屈曲且不能主动伸直的畸形。

该畸形通常继发于肌腱损伤或肌腱从骨上撕脱,可累及一个或多个手指。医师可通过对手指检查作出诊断。X 线片常用来确定是否有骨折。治疗一般是用夹板固定手指于伸直位,肌腱需要 6～10 周时间愈合。锤状指很少需要手术治疗,除非伴有大块撕脱骨折或关节半脱位。

鹅颈畸形

鹅颈畸形表现为手指掌指关节屈曲,中间指间关节过伸,远侧指间关节屈曲。

导致畸形的常见原因是类风湿性关节炎,其他原因包括未经治疗的锤状指,掌板和副韧带的松弛,手内在肌的挛缩以及中节指骨骨折治疗后的对线不良。由于手指不能正常弯曲无法完成对掌功能,从而导致严重的病残。

由于拇指较之其他手指少一个指间关节,故真正的鹅颈畸形不会发生在拇指。然而,不同于鹅颈畸形,当拇指的指间关节严重过伸伴掌指关节屈曲至 90° 时,则称之为鸭嘴畸形。当鸭嘴畸形与一个或多个鹅颈畸形同时并存,手的拿捏功能将被严重削弱。

医生可通过对手和手指的检查作出诊断。

治疗

治疗应尽可能针对病因施治。轻微的畸形可以通过应用手指夹板(环形夹板)固定,这样在矫正畸形的同时可允许手的使用。通过手术纠正手指关节的对线异常,或是将拇指或其他手指的指间关节融合(指间关节固定术)至最佳功能位,将极大改善手的拿捏功能。

纽扣畸形

纽扣畸形表现为近侧指间关节屈曲固定伴远侧指间关节过伸。

该畸形通常由类风湿性关节炎引起,但也可发生于损伤后(如切割伤、关节脱位,骨折)或继发于骨性关节炎。类风湿性关节炎患者因近侧指间关节的长期炎症而发展为畸形。如果畸形由损伤引起,常见附着于中节指骨基底的伸指肌腱中间束断裂,从而使伸指肌腱两外侧束滑向手指掌侧,近侧指间关节自两侧束间钻出,形成所谓"纽扣"改变。畸形可以但不一定影响手部功能。医生可以通过对手指的检查做出诊断。

当手指出现畸形

某些疾病,如类风湿性关节炎和损伤可引起手指的畸形。锤状指畸形,远侧指间关节屈曲不能伸直;鹅颈畸形,掌指关节屈曲,中间指间关节过伸,远侧指间关节屈曲;钮扣畸形,近侧指间关节屈曲,远侧指间关节过伸。

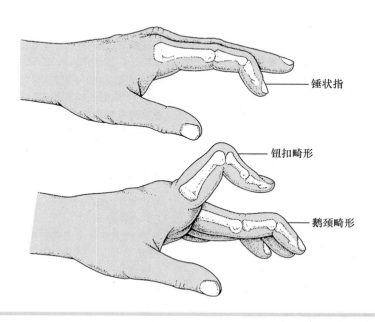

锤状指

钮扣畸形

鹅颈畸形

治疗

矫正伸指肌腱损伤而导致的钮扣畸形可使用夹板固定近侧指间关节于完全伸直位 6 周。如果通过夹板治疗无效或当钮扣畸形由类风湿性关节炎引起,则需手术治疗。

侵蚀性(炎症性)骨关节炎

侵蚀性(炎症性)骨关节炎是骨关节炎的一种类型,发生在手部,可引起手指关节的肿胀、疼痛,有时可形成囊肿,病变主要累及远侧指间关节。

该病表现为远侧指间关节骨性增大形成 Heberden 结节,近侧指间关节骨质过度生长形成 Bouchard 结节,一般伴有周围软组织的肿胀。掌指关节及腕关节通常不受累及。受累的关节可出现对线不良。

诊断

医生可通过物理检查做出诊断。X 光片也可显示畸形,不同于类风湿性关节炎,无论病情多严重,提示炎症程度的血液检查结果(如血沉和白细胞计数)往往是正常的。

治疗

治疗包括在温水中做活动范围的锻炼以缓解疼痛,在锻炼时保持关节尽可能屈曲;间断应用夹板预防畸形发生;应用止痛药或非甾体抗炎药物缓解疼痛和肿胀。

有时对于严重受累的关节可以通过注射皮质类固醇悬液来缓解疼痛并增加关节活动度。极少数情况下,当骨性关节炎发展至应用其他治疗方法均无效时,可采用手术方法进行关节重建或融合。在手部关节中,最常需要手术治疗的是拇指掌指关节的骨性关节炎。

Dupuytren 挛缩

Dupuytren 挛缩(掌纤维瘤病)表现为手掌内的纤维组织束(被称为掌腱膜)渐进性挛缩,导致手指屈曲,以致形成爪形手畸形。

■ Dupuytren 挛缩的发生发展具有遗传倾向。

■ 治疗包括向触痛小结内注射类固醇,如果手部已形成瘢痕挛缩,则需要手术来纠正挛缩导致的爪形手。

Dupuytren 挛缩是常见的遗传性疾病,通常发生在年龄大于 45 岁的男性。然而,携带异常基因不一定患病。在美国,大约 5% 的人患有该病,这其中 50% 的人双手受累,当单手受累时,右手患病的几率是左手的两倍。

患有糖尿病、酒精中毒或癫痫的病人更易发生 Dupuytren 挛缩。该病经常伴发其他疾病,包括关节表面纤维增厚(Garrod 垫),阴茎海绵体内的纤维收缩导致勃起异常和疼痛(阴茎海绵体纤维瘤,又称 Peyronie 病),以及足底小结(跖纤维瘤)。不过,导致掌筋膜增厚、挛缩的确切原因仍然未明。

什么是扳机指

　　扳机指即手指屈肌腱腱鞘炎,是指手指在屈曲位置被卡锁的状态,常发生在屈肌腱出现炎症和肿胀时。正常情况下,当手指屈伸时,肌腱可在腱鞘内顺利滑动。扳机指时,随手指屈曲,发炎的肌腱滑出腱鞘,当手指伸直时,因过于肿胀无法返回腱鞘,形成卡锁状态。扳机指常由反复用力活动手指引起(如园丁使用剪刀)或因炎症引发(如类风湿性关节炎)。为了伸直手指,患者必须用力使肿胀的肌腱返回腱鞘,由此产生的弹响感觉类似于扣动扳机。使用夹板固定、应用湿热敷和非甾体抗炎药物有助于缓解症状。有时也可在腱鞘内注射类固醇和局麻药的混合物(封闭治疗)。慢性扳机指常需手术治疗。

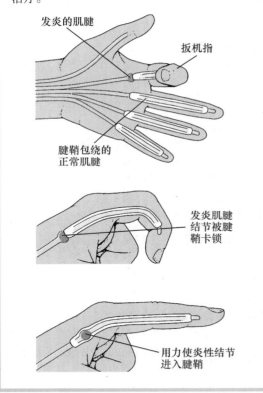

发炎的肌腱

扳机指

腱鞘包绕的正常肌腱

发炎肌腱结节被腱鞘卡锁

用力使炎性结节进入腱鞘

　　通常最早出现的症状是手掌的触痛小结(最易发于第三或四指),结节最初可能引起不适,但逐渐会变得无痛。然后手指逐渐开始弯曲,最终当挛缩逐渐恶化,手掌将呈弓形(爪形手)。医生通过对手的检查做出诊断。

　　向结节内注射类固醇悬液可以缓解局部触痛但是无法延缓疾病的进程。当手无法平放于桌面或手指弯曲严重而影响手的功能时,通常需要进行手术治疗。由于病变的筋膜包绕着神经、血管束以及肌腱,使得手术切除病变筋膜较为困难,而切除不完全将会导致挛缩复发。有时疾病也可自行复发,尤其是发生在那些起病年龄小,有家族史,并同时患有 Garrod 垫、Peyronie 病和足底小结的患者。

神经卡压综合征

　　神经卡压综合征包括腕管综合征、肘管综合征和桡管综合征。在这些疾病中,通常是骨和结缔组织压迫神经导致感觉、运动异常。症状包括麻刺感、疼痛、感觉丧失、无力等同时或单独出现。肌电图和神经传导功能检查通常可以辅助做出确定诊断。在这些疾病中,如果经过其他治疗症状依然严重,或者感觉丧失或无力的症状持续存在,就有必要通过手术解除神经的压迫。

腕管综合征

　　腕管综合征是指正中神经在通过腕部时遭到挤压而产生疼痛的症状。

- 手部桡侧皮肤可感觉到刺痛和麻木。
- 症状常可以通过夹板固定或注射类固醇缓解。

　　腕管综合征由正中神经受压引起,压迫定位于腕部掌侧(此区域被称为腕管)。正中神经支配手部桡侧。压迫来源于肿胀或各种原因形成的腕部掌侧纤维组织带。

病因

　　腕管综合征较为常见,尤其好发于 30～50 岁女性,左右手可单独或同时受累。要求腕部反复用力做伸展运动的职业(比如拧螺丝刀)会增加患病风险。另一个潜在的致病因素是使用电脑键盘时不正确的姿势。长期暴露于震动环境中(比如使用特殊工具)也已被证明可导致腕管综合征。孕妇、糖尿病、甲状腺功能减退、痛风或类风湿性关节炎均可增加患腕管综合征的风险。然而,大多数病例无明确病因。

症状

　　由于神经受压引起的症状主要是感觉的异常,表现为拇、示、中指桡掌侧皮肤感觉麻木、刺感和疼痛。有时,还会出现臂部的烧灼和刺痛感。由于夜间睡眠时手部位置的改变可引起疼痛的加重。随着病程进展,手部桡侧的肌肉将出现废用性无力和萎缩。

诊断

　　诊断主要是通过对受累手部和腕部的检查作出的。在手术前,医生需先通过神经传导功能检查明确腕管综合征的诊断。

治疗

　　避免腕部处于过伸位或使加过大的压力于正中神经,包括调整电脑键盘的角度等方法有时可提供一些缓

使用键盘的正确姿势

使用电脑键盘不当可引发腕管综合征。为了避免劳损,使用者应保持手腕于中立位,即手和前臂保持一条直线。手部也可较之前臂稍低,但不能太高以使腕关节背伸。键盘应放在相对较低的位置以保持手的位置较肘关节稍低,还可在腕关节下垫软垫。

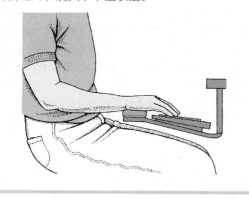

解。佩戴腕部夹板使手腕处于中立位(尤其是在夜间)以及服用温和的止痛剂有一定帮助。治疗原发病(如类风湿性关节炎或甲状腺功能减退)也有助于缓解症状。

向腕管内注射类固醇悬液有时可带来长时间的缓解。如果存在严重的疼痛或者出现肌肉的无力和萎缩,手术治疗成为缓解正中神经压迫的最佳途径。外科医生可以通过切除压迫神经的纤维组织束带使之减压。

肘管综合征

肘管综合征是尺神经在肘部受到卡压引起的疾病。

尺神经在通过肘部时位于皮下尺神经沟内,很容易因为反复的肘部支撑,长时间屈肘,及该区域异常的骨质增生而受到损害。棒球投掷手由于在掷球时手臂要求大幅度弯曲,故容易患肘管综合征。

症状包括肘部的疼痛和麻木以及环、小指的针刺感。最终会发展为环指和小指的无力。无力还会影响到拇指和食指的拿捏功能,因为大部分手部的小肌肉是受尺神经支配的。严重的慢性肘管综合征会导致肌肉萎缩和爪形手畸形。

神经传导功能检查可以对神经损害的区域做出精确的定位。轻症患者可采用物理治疗(包括夜间夹板固定避免肘关节过屈)以及避免肘部受压。全天佩戴肘部软垫有助于缓解病情。大约85%的患者因夹板治疗无效或神经压迫症状严重,需通过手术使尺神经前置减压而获得最大疗效。

桡管综合征

桡管综合征(骨间后神经综合征)是指位于前臂近端、背侧或肘部的桡神经深支受压而引起的病变。

导致肘部桡神经受压的原因包括创伤、腱鞘囊肿、脂肪瘤、骨肿瘤以及周围滑囊或肌肉的炎症。

砍伤或戳刺伤造成的桡神经受压引起前臂上部及手背的疼痛。患者试图伸直腕关节或手指时会导致疼痛。由于受压桡神经主要是运动神经,故无感觉的缺失。

为了减轻神经受压,加速痊愈,患者应佩戴夹板,避免旋转腕关节和屈曲肘关节。如果腕关节出现无力及垂腕,就需要手术解除神经的压迫。

金 伯 克 病

金伯克病是指手腕月骨的缺血性坏死。

本病相对少见,病因未明。最常发生于 20～45 岁的男性,以优势手多见。

症状最初常表现为腕关节疼痛,并进行性加重,局限于月骨区,即腕部基底部的中央。最终腕部的顶部发生肿胀并可发生僵硬。患者往往没有创伤史。10%的病例双侧发病,本病最常见于重体力工作的工人。本病的早期诊断需借助 MRI 或 CT,通过 X 线检查可进一步明确诊断。

手术治疗是为了使月骨减压,例如通过延长或短缩与月骨连接的骨实现。替代治疗则试图重建骨的血运。如果月骨已出现塌陷,需进行腕骨切除或作为最后的手段实行腕关节融合以缓解疼痛。对于该病,手术以外的治疗方法效果均不佳。

损 伤

手部损伤可引起肿胀、疼痛、僵硬,有时还可造成活动受限。最常见的损伤是韧带撕裂或骨折。当韧带撕裂时,可出现骨折移位并导致关节脱位。

有时医生通过对手部检查即可作出外伤的诊断。为了避免过于疼痛,可在检查之前给予局部麻醉。不过,还是需要拍摄 X 光片以确定是否存在关节不稳定和骨折。有时 CT 和 MRI 也是需要的。未经治疗的损伤往往会导致手部永久性畸形。因此,手部损伤后应进行固定以利组织正常愈合。根据伤情可选择绷带、夹板或石膏进行固定。如果存在骨折移位或关节不稳定,有时还需手术治疗。应尽早开始恢复性锻炼,以防止手部功能的丧失。

常见的手部损伤

狩猎者拇指是指拇指在试图做内收动作时掌侧韧带的撕裂伤。通常发生在摔倒手部撑地时。之所以如此命名源于英格兰的狩猎者用手拧断野兔脖子时发生此损伤。治疗通常是用夹板固定,有时是必须手术治疗。

舟月韧带撕裂是由摔倒时手部背伸撑地引起。腕部远端的疼痛最剧烈。治疗需手术修复损伤的韧带恢复骨间连接。

舟骨骨折是腕部常见的骨折。触痛位于第一掌骨基底处。未经治疗的舟骨骨折常出现不愈合,最终导致腕关节关节炎。治疗可应用石膏固定或手术治疗。骨折需 3~4 个月愈合。

脱位可位于第一腕掌关节也可位于其他手指的近侧指间关节。脱位往往发生在拇指过度外展和其他手指过度伸直时。拇指或其他手指的腕掌关节脱位常需手术治疗。近侧指间关节脱位常可通过轻拍脱位指,使其与邻指复位。韧带损伤严重,则需夹板固定 3 周。

钩骨骨折由用手杖敲击地面或打高尔夫球击球时的损伤引起。第五掌骨基底掌侧有触痛。手部需石膏固定 4~6 周,但骨折未必完全愈合。如果骨折不愈合引起小指的疼痛、无力和麻木,则需手术治疗取出游离的骨块。

其余手部损伤在后面章节介绍。

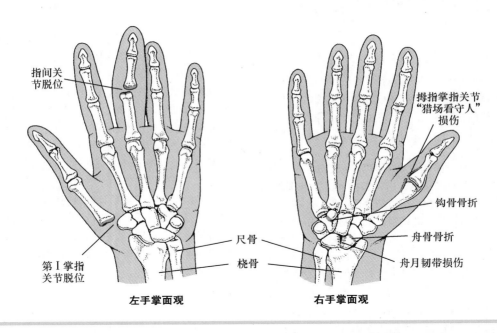

指间关节脱位
拇指掌指关节"猎场看守人"损伤
第 I 掌指关节脱位
钩骨骨折
舟骨骨折
舟月韧带损伤
尺骨
桡骨

左手掌面观　　　　　**右手掌面观**

感　染

人或动物的咬伤可引起手部的感染。其他的感染性疾病还有瘭疽和疱疹性瘭疽。甲沟炎将在其他章节讨论。

咬伤所致的感染

最常见的原因是手指关节被人的牙齿咬伤。动物咬伤也很常见。啮咬后的伤口可被多种细菌污染。所有的咬伤都具有潜在的危险性,可能引起严重的感染。

如果皮肤有破损,常需拍摄 X 光片检查伤口内是否有异物,外来的异物可引起并加重感染。损伤区域需要手术清创并且开放伤口引流。需要应用抗生素预防关节感染,因一旦发展为化脓性关节炎,将导致手指关节永久性毁损。要根据感染细菌的种类,选择使用敏感的抗生素。

 你知道吗……
预防咬伤感染最有效的措施是彻底清创并开放引流。

瘭疽

瘭疽是指指尖软组织的感染。

指尖部的感染可形成脓肿压迫周围软组织引起局部坏死。感染使指尖变得异常肿胀、坚硬并伴有剧烈的搏动性疼痛。医生可通过检查受累手指作出诊断。如果瘭疽没得到及时治疗,感染可能波及深部的骨、关节和肌腱。瘭疽的治疗通常需立即切开引流脓肿,同时应用抗生素。

疱疹性瘭疽

疱疹性瘭疽是指指尖软组织的病毒性感染。

单纯疱疹病毒可引起伴有剧烈疼痛的皮肤感染。指尖虽有肿胀疼痛,但不似瘭疽般坚硬。手指上出现小水泡则具有诊断意义。该病最终可自愈,不需外科治疗。

手部脓肿

手部脓肿是指脓液在手部聚集,通常是由细菌感染引起的。

手部脓肿很常见,通常是由外伤引起的。手指皮下的浅表脓肿差不多都是由微小的创伤引起,如碎片扎伤或针刺伤。随着脓肿形成,可出现剧烈疼痛,局部发热和发红,常伴有附近手臂淋巴结的肿大。脓肿可发生于手掌的任何部位并沿着掌骨间隙扩散,此感染通常继发于皮肤裂伤或尖锐物体的刺伤。手掌脓肿可由肼胝感染发展而成,其首发症状表现为严重的搏动性疼痛、肿胀及剧烈的触痛。通常指尖的肿胀和疼痛较手掌更为严重。

治疗包括切开引流脓液,同时应用抗生素。

腱鞘感染

在手指内走行的肌腱周围可发生脓肿。此种类型的脓肿是由手指掌侧横纹处的穿刺伤所引起。如果瘭疽未及时治疗,脓液可自指尖破入腱鞘的远端。感染和脓液在肌腱周围形成并快速破坏周围组织。肌腱的滑动机制受到破坏,手指几乎不能活动。症状包括手指的肿胀和疼痛,沿腱鞘的触痛,试图活动手指时剧烈疼痛。脓肿周围常见肿大的淋巴结,并常常出现发热。

治疗需行手术引流脓肿,且需同时应用抗生素。

第 101 节

足 部 疾 病

有些足病起源于足本身,例如由足部损伤引起,但有些则来自累及全身的疾病,如糖尿病,可造成足的骨、关节、肌肉、肌腱或韧带损伤。足部骨折相当常见。因为某些疾病,如真菌感染可引起趾甲的变色,所以医生需对趾甲颜色的变化进行评估、分析。

患有糖尿病或周围血管疾病(此类供应上肢、下肢及部分内脏器官的动脉不断狭窄)的患者应该每天观察感染或溃疡的体征变化,另外,每年至少请医生或专门的足病医生检查一次。

许多足部疾病的治疗通过改变穿在脚上的鞋来治疗,比如穿不同的鞋、使用内置物或其他的特殊装置(矫形鞋或矫形器)来改变足的位置或活动范围,达到减轻关节面压力的目的。局部注射麻醉剂常能减轻疼痛和肌肉张力,这样关节活动能更容易些,另外局部注射激素也有助于减轻炎症。如果这些治疗无效,有时需要通过外科治疗来改变关节力线、改善功能及减轻疼痛。

跖球部疼痛

引起跖球部疼痛的原因有多种,包括关节炎、循环障碍、足趾之间的神经痛、跖骨长度和姿势异常等。但最常见的原因还是足部的神经损伤和靠近跖球部的关节(跖骨关节)的异常。通常,导致跖球部疼痛的某一因素的变化也能使同一部位其他致痛因素发生改变。

弗莱贝格病

弗莱贝格病是跖球部骨质组织的坏死,通常累及第二跖骨头。

病因是骨质受损,通常发生在快速发育的青春期女孩或与踇趾基底部相连的跖骨长度较短的患者。在所有病例中,跖骨头都承受了反复的压力。

聚焦老龄化

随着年龄的增大,可发生许多足部的改变,如毛发稀疏、点状或斑片状的褐色色素沉着以及皮肤变干。踇趾趾甲常变厚并弯曲,趾甲的真菌感染时常发生,有这种改变的患者常需穿更大码的鞋。长年穿不合脚的鞋常常会在老年时造成足部的损害。

　　负重时疼痛常常加重，足部向前推进或穿高跟鞋时尤其明显。关节可能肿胀或僵硬。医生通过 X 线检查来协助诊断。局部注射激素或石膏托、管型石膏制动可减轻疼痛。通过穿低跟鞋或使用鞋内置物或其他装置（矫形鞋等）改变足的位置或运动范围，有利于减轻受影响关节的压力。

足的神经损伤

　　神经受刺激及神经的良性生长可导致跖球部的疼痛（趾间神经痛）。

- 典型的症状包括第三或第四趾周围的轻微疼痛，可伴有烧灼感或麻木感。
- 诊断基于患者的病史以及足部的检查。
- 注射激素或有时冷冻治疗有助于减轻症状。

病因

　　支配足底及足趾的神经（趾间神经）分布于各足趾骨间。跖球部的疼痛可能是因为神经的刺激或神经组织的良性增生（神经瘤）所致，虽然这种生长可以发生于任何足趾之间，但通常都位于第三、四趾之间。神经瘤病大多都只生长于单足，而且女性更常见。

症状和诊断

　　在早期阶段，仅在第四趾周围产生轻微疼痛症状，偶有烧灼或针刺感。当穿某款鞋时症状会更加明显，特别是对于足前部来说太小的鞋，尤其是"尖"型鞋。一旦病

情发展，不管穿何种鞋，均会产生放射到趾尖的持续性疼痛，有时感觉像是在跖球部塞入了大理石或卵石一般。医师可通过询问病史和检查患足确诊该病。X 线、MRI 和 CT 等检查均不能准确确定该病，但有助于排除其他有相似症状的疾病。

治疗

　　向疼痛部位注射激素和局麻药混合液以及在鞋内放垫可缓解症状。需间隔 1～2 周，重复注射 2～3 次。如果上述措施无效，手术切除神经瘤可完全消除疼痛，但却会在该神经支配区出现永久的麻木感。

跖趾关节痛

　　跖球部附近的关节（跖趾关节）疼痛可能源自关节本身。

病因

　　跖趾关节痛通常是由于关节面的对位不良，它将压力传导到关节面并破坏关节内软骨。可以出现轻度发热和肿胀。

　　各种导致关节炎症的疾病都可以导致跖趾关节的对位不良，例如类风湿性关节炎。类风湿关节炎可发展为锤状趾，使关节疼痛和畸形加重。脂肪垫可在负重时起帮助关节减震的作用，当它在足趾下被推向前时，可导致减震作用的丧失。这种减震作用的丧失也可以损伤跖球部的神经。

　　跖趾关节痛也可以由跖球部关节的骨性关节炎或关节僵直所致，大多发生于蹈趾。多数患有这些疾病的患者在负重和行走时伴有足的活动异常。

症状和诊断

　　行走时疼痛。长期的疼痛和僵直可导致残疾。

　　医生一般根据患者的症状和检查结果来诊断疾病，当怀疑是感染或关节炎时会进行化验检查。

治疗

　　足部矫形器具可以将体重从最受影响的关节分散到其他部位，通常能获得有效的治疗。但当这些治疗无效时，就需要外科手术治疗了。

籽骨炎

　　籽骨炎是指籽骨（位于第一跖骨头的下部，与蹈趾趾骨的连接处）周围组织以及肌腱的刺激或炎症。

　　重复性的损伤是造成籽骨炎的常见原因。有时会出现骨折，或者骨及周围组织的炎症。籽骨炎一般多发于舞蹈演员、慢跑者以及高足弓、经常穿高跟鞋的人群。

　　籽骨炎的疼痛感位于蹈趾的跖球部下，通常在行走时或穿鞋时加重。该部位也可以出现发热或肿胀。

　　医生基于足部的各种检查作出诊断。X 线检查排除籽骨骨折后可确诊该病。

　　仅仅不穿导致疼痛的鞋或许会缓解部分症状。如果

症状仍持续,鞋中垫厚鞋垫或穿低跟鞋或者特殊的矫形装置均有助于减轻籽骨的压力。口服非甾体类抗炎药及向患处注射激素与局麻药的混合剂可有效。

跗管综合征

跗管综合征是因支配足跟和足底的胫后神经受到压迫或损伤后造成的踝、足和趾疼痛的疾病。

胫后神经沿腓肠肌后方,穿过跟骨附近的纤维性隧道后进入足底。当神经周围的组织发炎时,会造成神经压迫,引起疼痛。导致跗管综合征的原因包括骨折、心或肾功能衰竭引起的踝部肿胀以及痛风或类风湿关节炎所致的关节炎症。

该病最常见的症状是疼痛,常为烧灼样痛或针刺样痛。当站立、行走或穿特殊类型的鞋时会诱发疼痛。疼痛常出现在踝关节周围并向足趾放射,可因行走而加重,休息时可缓解。偶尔,疼痛在休息时也会发生。

医师可通过对患足的检查而确诊此病。比如叩击或压迫病变区域会产生放射到足跟、足弓或足趾的麻刺感。各种神经传导检查有助于确定引起损伤的原因,尤其是当医师考虑准备做手术前。

直接将激素和局麻药的混合液注入炎性区域能有效缓解疼痛。其他治疗措施包括用绷带或胶布将足制动、在鞋内放置特殊装置,以减少对神经的压力。当这些措施不能缓解疼痛时,应采用手术解除对神经的压迫。

内侧跖神经卡压症

内侧跖神经卡压症是指位于足跟内的神经(内侧跖神经)受压导致的疼痛、麻木或麻刺感。

无论是行走或坐位,持续疼痛的症状几乎都存在,尤其是站立困难。当神经压迫解除时,烧灼感、麻木或麻刺感不会出现。

医生一般通过患者的症状以及检查结果确诊该病。

石膏以及其他装置(足部矫形器)来改变足的位置或活动范围,达到减轻关节面压力的目的,理疗或冷冻疗法可能也能缓解症状。如果上述治疗均无效,注射酒精灭活神经或通过外科手术减压也有助于缓解疼痛。

胫后肌腱炎

胫后肌腱炎是指胫后肌腱(该肌腱位于内踝后侧并绕过它)的劳损或撕裂。

常见病因是踝关节的持续活动导致的过度持续性劳损。其中多数原因是患者的足弓低,由于体重超重患者行走时足部有向内侧偏转的趋势。长期的肌腱功能障碍可导致足弓变平。有时年轻人可出现肌腱的突然完全断裂。

早期,患者通常会出现内踝后侧的疼痛。随后,疼痛逐渐加重,并出现肿胀。正常的站立或行走变得困难。如果肌腱完全撕裂,前足站立会非常疼痛甚至无法做到。

医生一般通过患者的症状及检查结果作出诊断。有时,MRI 检查对确定诊断以及观察肌腱损伤范围是有必要的。

改变足的位置或活动范围的装置(足部矫形器)可减轻关节面及踝穴压力,一般就足够了。肌腱完全断裂的患者需要外科手术以恢复正常的功能。外科手术对于年轻好动的患者突然出现的肌腱撕裂尤为重要。

足底筋膜炎

足底筋膜炎是指足底筋膜发生的炎症而产生疼痛,足底筋膜是连接跟骨与足趾基底部的致密带状组织。

- 连接足跟与跖球部之间的组织可能会变得疼痛加重。
- 刚负重时常出现疼痛加重,而疼痛位于足跟部。
- 牵拉、更换鞋具能改变足的位置和活动范围的特殊装置、减轻关节面的压力(通过矫形器和夹板),以及注射类固醇类激素均有助于改善症状。

足底筋膜连接跟骨与跖球部的骨骼,参与行走、跑步,以及提供前行的弹力。

足底筋膜炎有时被当成筋膜"炎症"。这种观念是错误的。筋膜"炎症"意味着筋膜发炎,但足底筋膜炎首要的病因来自于筋膜的反复受压而不是炎症的影响。其他用来描述足底筋膜炎的名称包括跟骨止点炎和跟骨骨刺综合征。但跟骨骨刺可能存在也可能不存在。足底筋膜的过度牵拉常常导致其轻度的撕裂。足底筋膜炎是引起足跟疼痛最常见的原因。

足底筋膜炎的好发人群包括:长期坐位、穿高跟鞋、足部不正常的高足弓或低足弓,腓肠肌过紧或跟腱过紧(跟腱连接腓肠肌与跟骨)。当长时间坐位的患者如果突然增加活动量或穿缺乏支撑的鞋时常常会受到影响。因为筋膜压力增加,足底筋膜炎也好发于跑步者和舞者,尤其是当他们的足部条件不佳时。这些疼痛症状的加重更容易发生在长时间在硬地站立或行走的人群。引起或使足底筋膜炎加重的因素有肥胖、类风湿关节炎及其他类型的关节炎。

症状

足底筋膜炎的病人的疼痛可以出现在足底筋膜的任何部位,但最常见于跟骨足底部。此类患者常常在晨起足部负重后感到剧烈的疼痛,停止行走后可以得到暂时的缓解,上述情况可能还会重复。症状也可以始于患者行走或跑步时。这些患者,疼痛自足底部向足趾放射。一些患者会在行走时出现足底内侧的烧灼痛或刺痛。

诊断

医生一般在检查足部后可作出诊断。足跟部或跖球部足底侧压痛是有利的体征。

X 线检查可显示跟骨足底前缘有骨赘生长。跟骨骨刺的生长是因足底筋膜的张力不断增长和足的功能紊乱共同促成的。但是，患有足底筋膜炎的患者常常没有跟骨骨刺生长，而大多数有跟骨骨刺的患者却没有疼痛症状。所以，跟骨骨刺的生长并不是诊断足底筋膜炎的必要条件。其他的检查方法如 MRI 等几乎不需要。

治疗

为了减轻对足底筋膜的压力和疼痛，患者应迈小步及避免光脚行走。应避免对足部有影响的活动如跳跃动作。患者还应减轻体重。腓肠肌的牵拉常有助于治疗。在合脚的鞋内加入特殊装置可帮助缓冲、抬高和支持足跟。

其他可行的方法包括使用橡皮膏粘贴或足弓支持带、冰敷按摩。非类固醇类抗炎药、皮质类固醇跟腱内注射、理疗、鞋内特殊装置以及在夜间使用夹板牵拉腓肠肌和筋膜。如果这些方法效果不佳，外科手术可有助于部分缓解筋膜上的压力并可切除跟骨骨刺。

什么是跟骨骨刺？

跟骨骨刺是跟骨表面外生的额外骨。其形成原因可能与连接跟骨与足趾基底部的筋膜受到过分牵拉有关。骨刺在进展期可引起疼痛，但适应后症状会缓解。多数无需手术治疗。

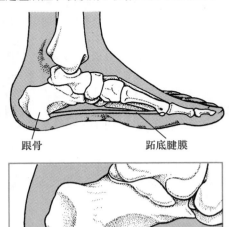

跟骨   跖底腱膜

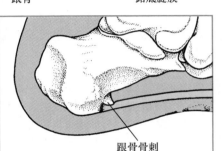

跟骨骨刺

跟骨前滑囊炎

滑囊炎是指滑囊的疼痛性炎症（滑囊是一种含有关节液的扁平状组织，可以减轻皮肤、肌肉、肌腱、韧带与骨质之间摩擦）。滑囊炎可以发生在足部底部。足跟会出现波动感，尤其是脱鞋之后，还可能有轻度的发热和肿胀。根据患者的症状和检查结果作出诊断。该病的治疗包括局部注射麻药和类固醇激素的混合液、穿加有软垫的软底鞋等。

跟腱滑囊炎

跟腱滑囊炎是指位于跟部皮肤与跟腱之间（跟腱后滑囊炎）或跟腱与跟骨止点前（跟腱前滑囊炎）的滑囊的炎症。

■ 典型症状包括肿胀、发热足跟后侧的压痛点。
■ 诊断基于症状、体征，有时需 X 线检查。
■ 治疗目的在于减轻炎症，调整导致跟腱滑囊炎的足的位置，减轻足跟后部的压力。

腓肠肌通过跟腱附着于跟骨，跟腱后滑囊炎通常与一种跟骨上的叫做黑格隆德畸形的骨刺形成有关。跟腱前滑囊炎又叫做艾伯特病。

跟腱后滑囊炎主要发生于青年女性，男性也可发病。行走时若穿硬底鞋会挤压跟骨下的软组织而加重本病。朝向后跟内方突然变细的鞋子（如高跟鞋）可引发该病。

任何在跟腱上造成过度劳损的因素均会引起跟腱前滑囊炎。跟骨损伤以及类风湿性关节炎等疾病也会导致本病。

临床症状

如果滑囊因损伤而发生炎症，其症状常出现迅速，如果不是因损伤而引起，症状则是逐渐出现的。跟腱前后滑囊炎的症状包括跟骨后方的肿胀、微热。一般先在跟骨后面出现一个微红、发硬、有压痛的区域。如果炎症变成慢性，肿胀的区域会逐渐变硬。

诊断

医师一般在症状及临床检查的基础上作出诊断。对于跟骨前后滑囊炎，X 线检查可以帮助排除跟骨骨折以及因类风湿性关节炎或其他炎性关节炎引起的跟骨损害。

治疗

对于跟腱前后滑囊炎采用冷敷、热敷以及使用非类固醇药可暂时减轻疼痛和炎症，也可将激素和局麻药的混合液注射入发炎的滑囊中，但须注意不要将混合液注入到跟腱中。治疗后，患者需充分的休息。如果治疗效果不佳，可考虑手术将部分跟骨切除。

对于跟腱后滑囊炎治疗,应针对减轻炎症和调节足在鞋中的位置,以减轻对跟骨的压力。泡沫垫或毯垫可放在鞋的后部,这样可抬高足跟,减轻跟骨的压力。将鞋的后半部分加长或在炎性滑囊周围放垫子也很有用。一种特制的鞋也可以用来消除足跟的异常活动。其他加垫的鞋可以减少对后跟及跟腱的刺激。

跟部滑囊炎

正常情况下,跟腱与跟骨之间只有一个滑囊。这个滑囊可以发炎,引起水肿、疼痛,称为跟腱前滑囊炎。

异常压力长期作用和足功能障碍时,可在跟腱与皮肤之间形成保护性滑囊。这个滑囊也可以发炎,引起水肿、疼痛称为跟腱后滑囊炎。

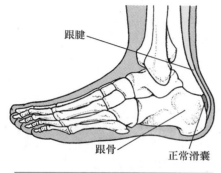

跟腱
跟骨
正常滑囊

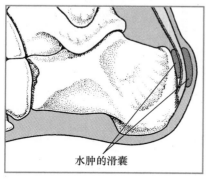

水肿的滑囊

跟腱止点炎

跟腱止点炎是位于足跟后侧跟腱附着点的疼痛。

病因是跟腱在足跟部止点的长期受牵拉。长期坐位和超重或过度运动导致的腓肠肌的收缩或缩短使风险增加。

患者典型的症状是行走时出现略低于鞋跟顶部的足跟后侧的疼痛。

诊断基于跟腱的查体。查体时屈伸踝关节可导致疼痛加重。

每日三次牵伸腓肠肌 10 分钟有助于症状缓解。病人可面壁约一臂距离,通过伸膝、背伸足踝动作牵伸腓肠肌。当长时间休息后准备行走时,应该积极主动地活动足踝约一分钟,以减轻跟腱的张力。夜间睡眠时可通过夹板牵伸肌腱以防止跟腱短缩。当行走时临时抬高足跟也有助于减轻疼痛和减小肌腱张力。

鸡眼与胼胝

鸡眼是常发生的小足趾上表面的硬的锥形状突起。特别是常见于关节表面。胼胝是位于足底皮肤的圆形的扁平样增厚。

鸡眼和胼胝常因摩擦和压力,特别是因穿过紧的或不合脚的鞋而产生的摩擦和压力而引起。锤状指及其他脚趾的畸形常是导致鸡眼形成诱因。胼胝产生于趾球部,因为不正确的足部姿势以及重力在足部分布不良。症状包括广泛的灼伤感以及特定部位的剧烈疼痛。糖尿病人以及触觉感觉减退的病人,如果不得到恰当的治疗,其下部组织受到感染和产生溃疡的危险性会增加。

治疗通常是刮除受累组织,刮除后需使用各种类型的垫子以减轻对治疗区域的压力。能改变足的位置或活动范围以及能减轻关节面压力的装置(矫形器),其他能为提供跖骨提供支撑的鞋类内置物,均有助于减轻导致胼胝生长的跖球部的压力。在鞋底疼痛位置剪出一个小洞也有助于减轻压力和疼痛。

如果受累区域的血供较差,则不应使用清创术。这种情况下,可以使用减缓患区压力的特制鞋。

蹈　囊　炎

蹈囊炎,是蹈趾基底部关节向外突起。

■ 关节位置异常或活动偏斜,蹈趾跖趾关节膨大或者看上去变大。

■ 部分关节或整个关节出现肿痛。

■ 更换鞋、使用鞋垫或能改变足的位置或活动范围的装置、减轻受累关节面的压力(使用矫形器)或者联合应用上述办法通常有效。

导致蹈囊炎的常见原因之一是蹈趾或连接它的骨骼位置出现畸形。这种畸形表现为蹈趾基底部内侧关节膨大并且蹈趾向小趾方向偏斜。这种畸形叫做蹈外翻。其他的致病因素包括:踝关节的过度旋前、意外损伤等。该病可进展为骨关节炎,并有骨刺形成。骨关节炎可导致关节部位瘢痕形成、足的活动受限。关节可出现肿胀。

如果穿过紧的鞋受到磨损可形成滑囊（一种充满液体的肿痛性囊状物）。

临床症状和诊断

首发症状可以是关节的无痛性肿大或者穿鞋出现关节痛。随后的症状包括：关节继续无痛性膨大；关节内侧面出现红、肿、热、痛；整个关节的肿胀、疼痛。关节活动可能受限。

医生常基于症状和检查发现作出诊断。如果诊断不能明确，需行 X 线检查。如果怀疑感染，医生可抽取关节液并化验。如果多关节受累，需进一步检查除外关节液。

治疗

通过穿足趾部宽松的鞋可使大多数不适症状显著缓解。如果无效，使用踇囊衬垫可有效保护大部分疼痛区域。矫形鞋也可有助于分散和减轻关节面压力。如果这些办法均无效或者患者不愿穿肥、宽的鞋和不接受矫形鞋，可以考虑外科手术治疗。有时口服非甾体类消炎药或注射类固醇激素（加或不加局麻药）也有助于缓解肿痛症状。如果关节僵硬，牵伸训练（有时需要局部注射麻药以减轻肌肉张力）可有帮助。有时，外科手术去除瘢痕组织和改善力线是有必要的。

踇趾外翻与踇囊炎

踇趾外翻是指大踇趾基底部向外膨出，趾端斜向第二趾。踇囊炎是大踇趾基底部充满液体的滑囊出现肿胀和疼痛。踇囊炎是由踇趾外翻引起。

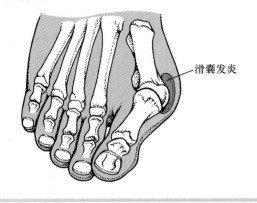

滑囊发炎

锤 状 指

锤状趾是指足趾僵直或固定于屈曲状态。

锤状趾的致病原因包括：跖骨过长、足的姿势不良、类风湿关节炎以及长年穿不合适的鞋。因为部分足趾较正常要长，过多的摩擦可引起足趾顶部产生溃疡。穿鞋尤其是穿低又窄的鞋会出现疼痛。医生治疗锤状趾时会确保穿的鞋是舒适的，鞋尖部足够宽大以避免足趾受到进一步的刺激。药店里出售的足趾垫有助于保护被鞋压迫的足趾。当其他治疗方法都不能减轻疼痛和足趾屈曲僵直导致的活动障碍时，通过开放手术矫直锤状指是有必要的。

锤 状 趾

锤状趾是指在第二、第三、第四趾弯曲，不能伸直。可在长期穿不合适的鞋子后形成。

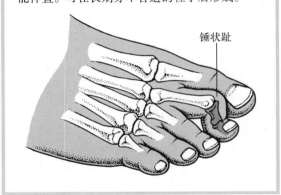

锤状趾

跖腱膜纤维瘤病

跖腱膜纤维瘤病是一种在足底连接组织（足底筋膜）的生长的良性肿瘤。

跖腱膜纤维瘤病的患者，足底可出现肿物，尤其是在足部背伸时更为明显。许多患者手掌可以出现肿物，通常位于第四指。

该病一般不做治疗，除非肿物过大，负重时出现疼痛。如果有症状，佩戴可改变足的位置和活动范围的装置（矫形器）有助于减轻来自肿物的压力。

肌营养不良及相关疾病

肌营养不良是指一组遗传性肌肉疾病,一个或多个正常肌肉功能所必需的基因存在缺陷,导致不同程度的肌无力。其他遗传性肌病包括先天性肌病、周期性麻痹及糖原贮积症。糖原贮积症是一种相对较少的遗传性疾病,该病发生时肌肉不能正常代谢糖原,因此导致大量糖原(一种由糖转化而成的淀粉)的贮积。

假肥大(杜兴)型和贝克型
肌营养不良

假肥大(杜兴)型肌营养不良和贝克型肌营养不良是造成近端躯干肌无力的肌营养不良性疾病。

- 假肥大(杜兴)型和贝克型肌营养不良是由于负责肌肉功能的的基因缺陷、受损所致,在儿童期和青春期导致了肌无力。
- 两者肌营养不良都具有肌无力的特征。
- 诊断依据是血样本和肌肉组织样本的检查结果。
- 保守治疗和偶尔应用泼尼松或手术治疗可以提供帮助。

假肥大(杜兴)型和贝克型肌营养不良是最常见的肌营养不良,几乎都是发生于男孩。平均每3000个男孩就有1个发生假肥大(杜兴)型肌营养不良,而每30 000个男孩有1个发生贝克型肌营养不良。

假肥大(杜兴)型和贝克型肌营养不良累及同样的基因,但基因缺陷是不同的,该基因是隐形的,在X染色体上。虽然女性可能携带该缺陷基因,但由于另一条正常X染色体的代偿,可不发病。而任何有这种缺陷X染色体的男性将患病。

假肥大(杜兴)型肌营养不良的男孩几乎完全没有一种重要的肌蛋白即肌细胞增强蛋白,该蛋白被认为在维持肌细胞结构方面有重要作用。贝克型肌营养不良的男孩能制造肌细胞增强蛋白,但该蛋白结构异常且功能异常。

临床表现

患有假肥大(杜兴)型肌营养不良的男孩首发症状多为发育延缓,特别是延迟学会行走,并有走路、跑步、跳跃和上楼梯困难,经常跌倒。该病首发于2~3岁,出现走路蹒跚,由坐位站起困难。

随后常发生肩胛带肌无力且逐渐恶化。伴随着肌无力,肌肉体积可增大,但异常的肌肉组织是无力的。在患有假肥大型肌营养不良的患儿中,也逐步出现心肌变大、

无力,造成心跳异常,可在心电图上发现。大约33%的患儿存在轻微的、无进展的主要影响言语能力的智力障碍。

对患有假肥大型肌营养不良的男孩,由于上、下肢肌肉常在关节外收缩,因此肘和膝部常不能完全伸直。病情发展到最后甚至出现脊柱弯曲(脊柱侧突)。到12岁时,大多数患儿需用轮椅。这种进行性的无力使他们易患肺炎及其他疾病,大多数于20岁时死亡。

虽然症状相似,但患贝克型肌营养不良的男孩病情严重者少,且症状发生较晚,多在12岁左右开始,仅很少青年人需要依靠轮椅,绝大多数患者生存至30多岁或40多岁。

诊断

当一个年轻男孩变得越来越无力时应怀疑肌营养不良。一种肌酶(肌酸激酶)从细胞中逸出,造成血中酶水平异常升高。但是,血中肌酸激酶增高并不意味着一定患有肌营养不良,其他疾病也可造成该酶升高。当血液检查显示控制肌细胞增强蛋白的基因缺失或异常,以及活检发现有肌肉中肌细胞增强蛋白极度降低时可诊断假肥大型肌营养不良。在显微镜下,可见肌组织死亡肌异常增粗的肌纤维。肌营养不良的晚期,脂肪和其他组织取代了死亡的肌肉组织。同样,贝克型肌营养不良通过同样的方法做出诊断,但其肌肉中肌细胞增强蛋白降低程度不如假肥大型肌营养不良。

其他支持诊断的检查包括肌电图检查和神经功能研究。

有肌营养不良患者的家庭,不论是假肥大型还是贝克型,均应向遗传专家咨询,帮助他们估计将该病遗传给下一代的危险性。对于有该遗传病的家族,医师应对胎儿进行产前诊断以评估胎儿受到影响的可能性。

治疗

假肥大型和贝克型肌营养不良都不可治愈。物理治疗、锻炼及捆绑绷带有助于防止关节附近肌肉持续收缩,有时需外科手术松解僵硬及疼痛的肌肉。患儿较正常男孩活动量少,需要较少的能量,他们应该避免过饱。

每日口服肾上腺皮质激素泼尼松可暂时缓解肌无力,但因为长期使用会产生很多不良作用,因此不能用于每个肌营养不良的儿童。泼尼松常用于有严重肌无力影响日常生活的患者。最近有研究显示口服补充肌氨酸可以改善肌力。症状研究中的基因疗法可能使肌肉产生肌细胞增强蛋白而缓解肌无力,但至今还未研究成功。

其他肌营养不良

几种不常见的肌营养不良,都为遗传性的,也可造成进行性肌无力。

Emery-Dreifuss 肌营养不良可由不同的方法造成。仅仅男性受影响,但女性可能为导致疾病基因的携带者。20 岁前,逐步出现肌肉无力和萎缩。主要影响的肌肉是上臂、小腿和心脏。累及心脏通常导致早期死亡。心脏起搏器可以帮助延长生命。

面-肩-肱(朗-德)型肌营养不良为常染色体显性遗传。因此,仅有一个异常基因即可致病,男女都可发病。常在 7 ~ 20 岁发病。由于面肌及肩胛肌受累,因此抬高上肢费力,不能吹口哨或紧闭眼。有些病人还发展到下肢无力,不能向上翘脚,造成足下垂。Landouzy-Dejerine 肌营养不良很少非常严重,患者预期寿命正常。

肢带肌肉营养不良可由不同的方法造成。可导致骨盆(莱-默肌营养不良)或肩胛(埃布尔肌营养不良)肌无力。男女致病几率均等。这些遗传病通常在儿童早期和成年后出现,很少造成严重无力。

线粒体肌病是一种遗传性肌病,存在于细胞的能量工厂线粒体中的缺陷基因通过母亲的卵细胞传给下一代。线粒体有其自身基因,由于受精时,精子不提供线粒体,因此所有基因来自母亲。因此,虽然男女存在同等的患病几率,但这些疾病永远不会来自父亲。这些少见的疾病仅在一种或少数几组肌肉中造成进行性无力,如眼肌(眼肌瘫痪),并可以影响其他器官,如心脏或脑。进行性眼外肌麻痹综合征就是一种线粒体病。

诊断和治疗

诊断需从无力肌肉组织中取标本进行镜检或化学检查。该类疾病无特殊治疗,但基因疗法有望在未来取得一定成效。

强直性肌病

强直性肌病是一组肌肉营养障碍疾病,指肌肉收缩后不能正常放松,可能会出现无力、肌肉痉挛等症状。

遗传性肌强直(托姆森病)是累及男女的一种少见的常染色体显性遗传病。症状常出现于婴儿期。由于肌肉无法放松使手、脚及眼睑变得僵硬。通常肌无力很轻。根据儿童特征性的表现和当手伸开又很快紧握后不易放松拳头,以及医师叩击肌肉可引起长时间收缩等表现可以诊断。确诊需作肌电图。可用苯妥英、奎宁、普鲁卡因胺,或美心律来缓解肌强直和痛性痉挛,但所有这些药物都有不良作用。规律的锻炼可能有益。托姆森病患者预期寿命正常。

肌强直性营养不良(斯坦纳特病)是男女均可发病的常染色体显性遗传病。既有肌肉无力又有肌肉强直收缩,特别在手。常见眼睑下垂。症状可出现于任何年龄,轻重不一。最重者肌肉极度无力,且有许多其他症状包括白内障、小睾丸、秃顶、心律不齐,糖尿病及智力发育迟滞。常在 50 多岁死亡。可用苯妥英、奎宁、普鲁卡因胺来治疗,但这些药物都不会改善肌无力症状且会产生不良作用。唯一可以治疗肌无力的是支持性的手段,如踝部支具及其他装置。

先天性肌病

先天性肌病是一组用于描述广泛种类的肌肉、神经或二者兼有的遗传性疾病,存在于刚出生或者婴儿期。

有成百上千的先天性肌病患者,最常见的 5 类包括纤维状肌病、肌管性肌病、中央轴肌病、先天性纤维型失调和中央轴空病。在这些类型中,中央轴肌病、先天性纤维型失调和肌管性肌病患者的寿命通常是正常的。然而,例外也经常发生。对于中央轴空病和纤维状肌病,寿命存在变异。

诊断通常需要从无力肌肉组织中取样本行活组织检查,该类疾病无特殊治疗,物理治疗可能帮助保存功能。

周期性瘫痪

周期性瘫痪是一组常染色体显性遗传病,它常造成突发的无力和瘫痪。它有多种形式。

- 当血钾水平太低或太高,肌肉对于刺激没有正常的反应。
- 间断无力,主要累及四肢,经常由于练习或者吃太多或太少的碳水化合物引起。
- 诊断依靠症状和血钾水平的检查。
- 避免引起发作的诱发因素,吃药能有效的阻止发作。

当周期性瘫痪发作时,肌肉对正常神经冲动无反应,甚至对电子仪器的人工刺激也不反应。发作时患者完全清醒。不同的家族疾病发生的形式不同。一些家族,瘫痪与高血钾有关(高钾血症);另一些则与低血钾有关(低钾血症),有少数患者的血钾可能正常。

临床表现和诊断

当无力发作时,患者保持完全的清醒和警觉。眼部和脸部的肌肉不受影响。仅仅特定的肌肉或所有四肢肌肉变得无力。

低血钾类型,可首发于 16 岁以前,但多发于 20 ~ 30 岁,症状可持续达 24 小时,有时甚至更长。通常,患者剧烈运动后出现无力症状。然而,高碳水化合物饮食也可诱发。进食高碳水化合物及剧烈运动可将糖运送到细胞内,钾随糖进入细胞内而导致低钾血症。

高钾血症类型的患者,症状常出现于 10 岁,每次症状一般持续 15 分钟到 1 小时,较低钾血症无力症状轻。

禁食、锻炼、紧张的争吵和受寒都可诱发症状。

患者对典型发作的描述是诊断的重要线索。如果可能，医生最好在发作期检查血钾水平，如果血钾异常，医生经过进一步检查确认血钾异常不是由其他原因所致。给患者应用静脉药物增加或降低血钾水平并观察是否达到发作水平。

预防和治疗

乙酰唑胺可通过提高血酸度来预防所有类型周期性瘫痪的发作，发作时血钾降低者可服用非糖性氯化钾溶液。症状通常在 1 小时内改善。低钾瘫痪患者应避免食用富含碳水化合物和盐的饮食，并避免用酒精和过度活动。

高钾瘫痪患者可通过经常食用富含碳水化合物和低钾的饮食来预防，并避免禁食、剧烈活动和受寒。如果症状较重或者症状持续，服用药物（如噻嗪类利尿剂或吸入的沙丁胺醇）有助于降低血钾水平。

第 103 节

肌肉、滑囊和肌腱疾病

为了完成机体正常的生理功能，肌肉、滑囊、肌腱、韧带和骨必须健康并具备完整的功能。肌肉通过肌腱和骨相连，收缩时产生运动。滑囊内充满具有缓冲作用的液体，能减少皮肤、肌肉、肌腱和韧带与骨接触部位在活动时产生的摩擦。外伤、过度劳损、感染和其他疾病可暂时或永久地造成肌肉、滑囊、肌腱和骨的损害。这种损害可引起病人疼痛，控制和协调能力下降并使运动范围降低。

肌 肉 痉 挛

肌肉痉挛是突发的、短暂的通常会引起一块肌肉或一组肌肉不受控制的收缩。

■ 小腿肌肉紧张或血电解质水平低下会引起肌肉痉挛。
■ 伸展运动或不食用咖啡因可防止肌肉痉挛的出现。

肌肉痉挛在健康人群（通常是中老年人）中也常见，特别是好发于剧烈运动时或运动后，有时休息后也会出现。发生于年轻人较少见。

痉挛可因肌肉局部缺血引起。当牵拉肌肉较少时、人活动较少时或体液反复积聚（水肿）于下肢时，会出现肌肉紧张。血液中低的电解质水平，如低钾同样可引起肌肉痉挛。使用利尿剂或体液丢失（电解质丢失）可致血钾降低。

存在下肢动脉硬化（外周动脉疾病）的病人剧烈活动时可出现小腿的疼痛。这种疼痛是小腿的血液灌注不足所致，并非肌肉痉挛时肌肉收缩引起。

> **？你知道吗···**
> 伸展运动可以预防肌肉痉挛是由于它减少了肌肉的自发性收缩。

预防和治疗

预防肌肉痉挛是最好的方法。下列措施能有所帮助：

■ 饭后避免马上的剧烈活动。
■ 锻炼和休息前应缓慢牵拉肌肉。
■ 锻炼后应补充足量的液体（特别是运动饮料）。
■ 不服用含咖啡因的食物（如咖啡和巧克力）。
■ 不吸烟。
■ 禁止使用兴奋剂如麻黄碱或伪麻黄碱（许多非处方药中含有减充血剂）。

伸展运动可以增加肌肉和肌腱的柔韧性、减少肌肉的自发性收缩因而对于预防肌肉痉挛有所帮助。跑步的牵拉活动是对于防止小腿肌肉痉挛最有效。人可以一条腿在前，膝关节屈曲，另一条腿在后并伸直-前冲姿势，手部扶在墙上维持平衡，双足跟着地，前腿膝关节可以尽力屈曲使后腿有牵拉的感觉。两足距离和屈曲幅度越大，牵拉作用越大。牵拉活动可重复 5 次，每次 30 秒。变换下肢前后方向可重复牵拉活动。

临床上多数用于缓解肌肉痉挛的药物，包括硫酸奎宁、碳酸镁及地西泮等苯二氮䓬类药物，临床作用有限且易引起不良反应。补钙虽然对机体无害，当临床效果不肯定。美西律有时对缓解肌肉痉挛有效，但副作用较多。

纤维肌痛综合征

纤维肌痛综合征以睡眠不佳、疲劳、软组织包括肌肉、肌腱和韧带广泛疼痛僵硬为特征。

■ 睡眠不佳、紧张、拉伤、损伤、甚至某些个人性格均可增长发生纤维肌痛综合征的风险。

- 疼痛是广泛性的,某些部位可出现触痛。
- 当患者出现某些特殊部位疼痛和存在典型症状时可诊断纤维肌痛综合征。
- 改善睡眠、锻炼、热疗或按摩有所帮助。

最初,这类疾病称为纤维织炎或纤维肌炎,但炎症并不存在,所以去除后缀变为现在的纤维肌痛综合征。

女性患者发生全身性纤维肌痛综合征的几率是男性的 7 倍,它通常发生于青年或中年女性,同时也发生于男性、儿童或青少年。

纤维肌痛综合征疾病本身并无生命危险,但其症状有时会相当严重。

病因

纤维肌痛综合征的原因不清。当然某些特殊情况会导致该疾病的发生。包括睡眠不佳、反复扭伤、损伤或处于潮湿寒冷环境。精神紧张也有助于该病的发生。当然紧张本身并不是问题,而是人对于紧张如何反应。许多患者是完美主义者或具有 A 类人格性格的人。

一些患者同时患有结缔组织疾病,如类风湿性关节炎或系统性红斑狼疮。有时,一些病毒或其他感染(如莱姆病)和创伤可诱发该疾病。

症状

多数患者自觉全身疼痛和僵硬。症状可发生于全身各个部位。任何软组织(肌肉、肌腱、韧带)均可累及。但颈部、肩部、胸腔、肋部、下腰部、大腿、上肢和关节易于受累。一般,小腿、手和足出现疼痛和僵硬少见。症状可定期发作(突发)或呈现慢性。

疼痛可以很剧烈,当疲劳、劳损时加重。特定部位的肌肉可以出现手指按压产生的压痛。这些部位称为压痛点。当突发时,肌肉可出现紧张甚至是痉挛。

许多患者睡眠不好,感觉精神紧张、压抑和疲惫。同时,也存在偏头痛、紧张性头痛和激惹性肠道症状(便秘、腹泻、胃肠道不适和腹胀等联合症状)。

导致产生纤维肌痛综合征的条件也可加重症状。它包括精神过度紧张、睡眠差、损伤、潮湿寒冷环境和过度疲劳。

纤维肌痛综合征易于转变成慢性,也可因压力减轻而消退。即使经过适当的治疗,大多数病人也会存留一定程度的症状。

诊断

诊断依据疼痛的部位、类型和压痛点。检查压痛点,医师应用力按压身体的特定部位以确定病人是否在压痛点上存在疼痛。一般需按压 18 个特定部位,如果 11 个以上的部位出现压痛,可作出诊断。

通过化验血医师可以明确并非其他疾病(如甲状腺功能低下、风湿性多肌痛或其他肌肉疾病)引起的症状。对于患有类风湿性关节炎或系统性红斑狼疮的病人,由于症状相似,有时很难和纤维肌痛综合征区别。

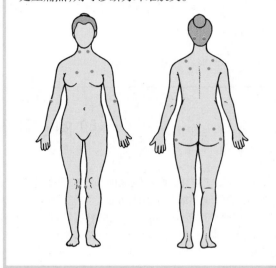

纤维肌痛综合征常见压痛部位

纤维肌炎压痛点是指患者身上出现的压痛部位。如果在下图所示的 18 个部位中,出现 11 处压痛点,则可诊断为纤维肌炎。

治疗

给予适当的治疗,病人会感觉症状好转。通常最有效的方法包括以下几点:

- 减轻压力。
- 轻柔牵拉受累肌肉(每次 30 秒,重复 5 次)。
- 锻炼以改善身体条件(有氧运动)并逐步增加强度(如踏车、自行车、椭圆形机或游泳)。
- 受累区域使用热疗和按摩。
- 保暖。
- 充足的睡眠。

改善睡眠十分重要。病人应避免睡前服用咖啡因或其他兴奋剂、选择舒适的床和较暗的房间。不应在床上看电视和吃东西。医师可开具三环抗抑郁药,睡前 1~2 小时服用,其改善睡眠作用强于抗抑郁作用。它包括曲唑酮、阿米替林和去甲替林。环苯扎珠,一种肌松药,有助于睡眠。这些药物容易成瘾的镇静剂更为安全。当然三环抗抑郁药和环苯扎珠也有副作用,如在老年人中易引起嗜睡、口干。

阿司匹林和其他非甾体类消炎药一般作用有限。止痛药如曲马多、丙氧酚也有帮助。易成瘾的阿片类药物用过数次后作用减弱,一般不用于这种慢性疾病如纤维肌痛综合征。普加巴林(一种抗痉挛药物)可能有效。偶尔,局麻药(如利多卡因)可以用于特定疼痛部位的注射,但不应反复注射。

滑　囊　炎

滑囊炎是滑囊发生的疼痛性炎症（正常滑囊内存在滑液，有助于关节肌肉的正常运动和减少摩擦）。

■ 运动时产生疼痛，接近皮肤的滑囊可产生肿胀和压痛。

■ 滑囊周围的疼痛可提示诊断，但有时需抽出滑液分析和影像学检查。

■ 休息、夹板、非甾体类消炎药或是皮质类固醇类药物注射可以缓解症状。

正常情况下，滑囊内有少量滑液，起到缓冲作用。滑囊本身具有当一个物体在另一个物体表面运动时减少摩擦和磨损、防止撕裂的作用。有些滑囊在皮下（表浅滑囊），而有些则在肌腱和肌肉下（深部）。如果损伤或过度使用，滑囊可产生炎症，额外的液体会积聚在滑囊内。

滑囊经常会因不正常或过度使用而受到刺激，也可因损伤、痛风、假痛风、类风湿性关节炎或某种感染如金黄色葡萄球菌而产生炎症。但通常原因不明。

肩部最易产生滑囊炎，而肘部、髋部（转子间滑囊炎）、骨盆、膝关节、足跟、足趾等部位滑囊也经常受累。肩部的滑囊炎一般是由肩关节周围的肌腱的炎症引起（肩袖肌腱炎-围绕肩关节的肌腱和其他组织称为肩袖）。

症状

滑囊炎可产生疼痛并容易使得活动受限，但特殊的症状取决于滑囊的部位。如当肩关节的滑囊产生炎症时，抬起上肢并外展的动作会受限并产生疼痛（如穿衣时的动作）。当然，肘部的滑囊炎可引起肿胀，而没有或仅有一些不适。

急性的滑囊炎可持续几小时或数天。炎症区域可有活动时的疼痛或压痛。滑囊表面的皮肤红肿。由感染或痛风引起的滑囊炎疼痛剧烈，受累部位出现红、肿、热。

慢性滑囊炎由反复或持续性急性滑囊炎发作或反复损伤引起。有时，滑囊壁会增厚。损伤的滑囊易于受不正常的锻炼和拉伤影响，炎症也较重。长期存在的疼痛和肿胀会限制活动，导致肌肉萎缩。慢性滑囊炎急性发作会持续数天或几周并容易再发。

诊断

当患者滑囊周围区域感到疼痛、触痛或关节活动引起疼痛时，医师应考虑滑囊炎的诊断。如果滑囊肿胀明显，可穿刺抽取滑囊液检查滑囊炎的原因，如感染或痛风。X 线对诊断无帮助，除非滑囊内有典型的钙结节。

对于深部滑囊炎的诊断，MRI 和超声有所帮助。

治疗

急性滑囊液，如果不是感染引起，可采用下列方法治疗：

■ 休息。

■ 受累关节的临时制动。

■ 疼痛区域冰敷。

■ 服用非甾体类消炎药。

偶尔使用强效麻醉剂。医师经常会将局麻药和皮质类固醇类药物混合后注射入滑囊内，特别是肩关节受累时。注射后会缓解症状几天，几个月后此种治疗可重复进行。

有炎症滑囊炎的病人可以给予皮质类固醇，如泼尼松，每个月应用几天。当疼痛消退后，患者应进行特殊的锻炼来增加关节的活动范围。

慢性滑囊炎如果不是由感染引起，可采用相同的方法治疗，尽管休息和制动效果不那么明显。

通常物理治疗能恢复关节的功能。锻炼可以增加萎缩肌肉的力量，恢复关节的全活动范围。

感染性滑囊炎应抽吸滑液，并给予适当的抗生素，通常是抗金黄色葡萄球菌的。

滑囊炎如果有原因如痛风、类风湿性关节炎、过度使用等因素不能纠正会复发。

肌腱炎和腱鞘炎

肌腱炎是肌腱的炎症。腱鞘炎是肌腱炎和肌腱周围起保护作用的腱鞘的炎症。

■ 肌腱会产生疼痛，特别是在活动时，有时伴肿胀。

■ 诊断依靠临床症状和体查。

■ 使用夹板、冷热疗法或使用非甾体类消炎药会有所帮助。

肌腱是连接肌肉和骨的圆形坚韧的纤维组织，腱鞘则包绕在肌腱周围。

肌腱炎通常发生于中老年以后，这时肌腱组织变得脆弱，易于受炎症和外伤的损害。（脆弱的肌腱称为肌腱病变，来源于多次的肌腱微小撕裂。受累肌腱或逐步或突发撕裂。）肌腱炎也可发生于从事剧烈运动或反复某种活动的青年人（这些人会发展成为肩袖肌腱炎）。

某些肌腱易于受炎症的影响。

■ 肩关节周围的肌腱（肩袖）：这些肌腱的炎症通常是肩部疼痛的原因。

■ 伸拇指的两根肌腱若发生炎症称为奎尔万综合征（桡骨茎突狭窄性腱鞘炎）。

■ 屈曲手指的屈肌腱发生炎症，则产生肌腱在腱鞘内滑动受限并产生弹响，称为扳机指。

■ 上肢的肱二头肌肌腱炎会产生肘关节屈曲和旋转时的疼痛。

■ 足跟的跟腱和足底肌腱也可产生炎症。

■ 髋骨（转子）附近的肌腱也可因周围的滑囊发生炎症而受影响。

某些特殊关节疾病，如类风湿性关节炎、系统性红斑狼疮、痛风、糖尿病和复发性关节炎（以前称为如瑞特综合征）也可引起肌腱滑膜炎。淋病患者特别是妇女，淋球菌可引起肌腱滑膜炎，累及肩、腕、指、髋、膝、踝和足部组织。

症状

当按压或活动有炎症的肌腱时可产生疼痛。活动肌腱附近的关节时，即使动作轻微，可产生疼痛，这依赖于肌腱的炎症程度。有时，肌腱和腱鞘会产生肿胀和热的感觉。

如果肌腱炎存在较长时间，钙会沉积，肩关节局部易于受累。除了疼痛，患者会感到肩关节僵硬和无力，活动时有响声。

诊断

医师可通过临床症状和查体获得诊断。有时，MRI和超声对诊断有帮助。

治疗

休息、使用夹板或石膏制动患肢、热敷或冷疗等方法是有用的。服用非甾体类消炎药 7~10 天可缓解症状和炎症。

一些病人可以给予皮质类固醇，如倍他米松、甲强龙、氟羟泼尼松龙和局麻药混合注入腱鞘内。某些时候这种疗法可因皮质类固醇药物在关节和腱鞘内形成结晶而产生暂时的疼痛，但很少超过 24 小时，使用冰敷和止痛剂后会缓解。

根据病因，可使用某些药物。如当痛风时，可使用吲哚美辛和秋水仙碱。

当炎症消退后，可每日做几次锻炼以增加活动范围。

慢性持续性的肌腱炎，如在类风湿性关节炎中，可利用手术去除炎症组织，同术术后理疗。偶尔，手术可去除长期肌腱炎形成的钙沉积，如肩关节附近区域。

奎尔万综合征（桡骨茎突狭窄性腱鞘炎）

桡骨茎突狭窄性腱鞘炎又称洗衣妇扭伤，是指使拇指外展的肌腱的炎症和肿胀。

该病常发生于重复性劳动后，特别是做"拧"的动作。它经常发生于新作母亲的妇女，可能是由于反复伸出上肢用腕部力量抱起她们的小孩所致。

主要症状是腕部拇指侧和拇指基底疼痛，活动时加重，同时腕部拇指基底附近可有压痛。

当腕部拇指侧两根肌腱附近出现压痛并有肿胀时，医师可以诊断该病。

新妈妈用她们的上肢力量和保持腕部伸直位抱孩子可以避免该病的发生。

应尽量避免引起疼痛的运动。皮质类固醇注射和使用夹板可以缓解症状。有时，间隔几周重复一两次的注射是需要的。

肩袖肌腱炎

肌腱炎可以在肩袖组织中形成。

肩袖肌腱炎通常是肩部疼痛的最常见原因。当上肢举起或穿衣时（特别是在 40°至 60°时），出现疼痛。夜间患者可出现疼痛，尤其在睡眠压住患肢时。

症状可突然发生而且严重，尤其在活动后。症状也可发展缓慢且温和。

治疗上可采用"活动范围"锻炼、非甾体类消炎药或皮质类固醇注射。

腘 窝 囊 肿

腘窝囊肿或贝克囊肿，是膝关节后方的囊性疝出，其内充满滑液。

该囊肿是由关节液聚集并从膝关节后方的关节囊内膨出而形成的囊性疝。类风湿性关节炎、骨关节炎和膝关节过度使用均可导致关节液聚集。腘窝囊肿可引起膝关节的不适，并可长大，延伸到小腿的肌肉中。

囊肿内的滑液急剧增多及囊内压的增高可引起囊肿的破裂，囊内液体流出导致周围组织感染，出现类似于血栓性静脉炎的症状。有时膨出的囊肿可压迫腘静脉（位于膝关节后方），导致血栓性静脉炎的出现。

医师可通过患者特异的症状以及膝后和小腿的肿胀作出诊断。超声、MRI 和关节造影可明确诊断和确定囊肿的范围。

当关节炎引起膝关节肿胀时，应穿刺抽吸并注入皮质类固醇药物（如曲安奈德），以防止腘窝囊肿的形成。如果其他治疗无效，可采用手术治疗。

囊肿破裂时，可用非甾体类消炎药缓解疼痛。如果破裂囊肿引起血栓性静脉炎，则需卧床休息、抬高患肢、热疗及抗凝治疗，有时也需抗生素。

第 9 章

脑、脊髓和周围神经疾病

第 104 节

神经系统生物学

　　神经系统可分为两个部分：中枢神经系统（脑和脊髓）与周围神经系统（脑和脊髓外的神经）。

　　神经系统的基本组成单位是神经细胞（神经元），神经细胞由一个大的神经胞体和两种神经纤维构成。

- **轴突**：为神经细胞的单根延长部分，负责将信号以电冲动的形式传出；
- **树突**：通常有许多分支，它负责接收信号。

　　通常情况下，神经电冲动呈单向传递，即由一个神经细胞的轴突传递到下一个接收冲动的细胞的树突。在两个神经细胞的连接点（突触），轴突分泌少量化学物质（神经递质），并激活下一个神经细胞树突上的受体，产生新的电流。不同类型的神经通过不同的神经递质在突触间传递信号。

　　脑和脊髓还含有一部分支持细胞，称为胶质细胞，有如下几种类型：

- **星形胶质细胞**：负责向神经细胞提供营养物质，控制神经细胞周围液体环境中的化学组分，并保证神经细胞的生长。

- 少突胶质细胞：负责合成髓鞘，一种可以使神经轴突绝缘并加快神经纤维间信号传导的富脂物质。
- 小胶质细胞：帮助脑组织抵御感染，以及清除死亡细胞的残骸。

神经细胞可以增加或减少与其他神经细胞之间连接的数目，这或许可以为人类进行学习、适应以及记忆的过程提供部分解释。除了与记忆形成有关的脑部区域（海马）之外，脑和脊髓都极少生成新的神经细胞。

神经系统是一个极其复杂的通讯系统，它可以同时发出或接收大量的信号。不过，神经系统对疾病以及外伤的抵抗力却很脆弱。例如神经细胞可以变性，出现阿尔茨海默病、亨廷顿病或帕金森病；少突胶质细胞被炎症侵及，可导致多发性硬化；细菌、病毒感染脑或脊髓，引起脑炎或脊髓炎；脑血流阻断可以导致卒中；外伤或肿瘤可以造成脑或脊髓的结构破坏等。

脑

脑的功能神秘却又引人注目。脑是思想、信仰、行为、记忆和情绪的基础，是思考的场所，是控制躯体其他部位的中心。脑协调运动、触觉、嗅觉、味觉、听觉和视觉，在此基础上使人们获得语言、理解和计算数字、作曲并欣赏音乐、理解几何图形、与他人交流、计划甚至幻想的能力。

脑通过从内脏器官、体表、眼、耳、鼻、口处接收各种刺激，然后通过变换体位、运动四肢、改变内脏工作节律等对这些刺激做出反应；大脑还能调节情绪、意识水平和觉醒程度。

没有任何计算机能媲美人脑的能力，不过维持脑的复杂能力也需要一定代价。脑组织需要连续的营养，需要大量而持续的血流以及供氧，其血供约占心输出量的20%。脑血供中断10秒即可造成意识丧失。缺氧或低血糖可引起脑的能量供应不足，并在数分钟内造成脑的严重损伤。不过脑拥有多重保护机制，可以预防这些问题的发生。例如脑供血减少时，脑会立即给心脏发信号，使心跳加快、收缩增强以泵出更多的血液；血糖水平太低时，脑会给肾上腺发信号以促进肾上腺的分泌，刺激肝脏释放更多储存的糖。

脑还通过一层薄的屏障防止血液中的某些毒性物质入脑，这层屏障被称为血脑屏障。脑与躯体的其他部分不同，构成毛细血管（毛细血管是躯体最小的血管，是躯体组织和血液间进行营养和氧气交换的场所）壁的细胞间呈紧密连接，因而形成血脑屏障。血脑屏障限制了进入脑组织的物质种类，比如青霉素、许多化学药物、大多

脑 的 结 构

脑由大脑、小脑及脑干等部分组成。每个大脑半球被划分为多个脑叶。脑组织被颅骨下的三层脑膜覆盖。

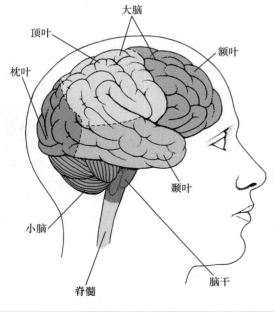

顶叶　大脑　额叶　枕叶　颞叶　小脑　脊髓　脑干

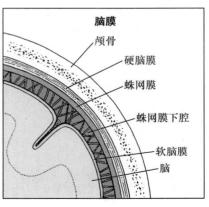

脑膜
颅骨　硬脑膜　蛛网膜　蛛网膜下腔　软脑膜　脑

数蛋白质都不能入脑。另一方面,酒精、咖啡因、尼古丁、某些药物,如抗抑郁药能够穿过血脑屏障。一些脑活动必需的物质,如糖和氨基酸,也不易通过血脑屏障,不过血脑屏障拥有的转运系统可以使这些物质穿过屏障并进入脑组织中。

脑的活动有赖于电冲动,而电冲动则是由加工和储存信息的神经细胞(神经元)产生,并沿着神经纤维在脑中传递。脑活动的程度、类型以及部位则与躯体的意识水平以及进行的活动类型有关。脑包括三个主要部分:大脑、脑干和小脑,它们各有其特别的功能。

大脑是脑的最主要部分,由致密而呈旋转状的物质组成。大脑的最外层是大脑皮质(灰质),成人的大脑皮质包含了神经系统的大部分细胞。皮质下是白质,主要由神经纤维组成,这些神经纤维负责连接皮质中的神经元以及神经系统的其他部分。

大脑分为两个半球——左半球和右半球。左右半球通过大脑中部桥梁样的胼胝体神经纤维连接。每个半球又可进一步分为额叶、顶叶、枕叶和颞叶。每个脑叶都有其特别的功能,不过人体的大部分活动都需要双侧半球不同脑叶的多个区域协作才能完成。

额叶的功能有:
- 启动多种自主运动,如观察感兴趣的物体、横穿街道、松弛膀胱以排尿等;
- 控制后天习得的运动技巧,如书写、演奏、系鞋带等;
- 控制复杂的智能活动,如语言、思考、集中精神、解决问题、计划未来等;
- 控制面部表情、手和手臂的姿势;
- 使表情、姿势与情绪和感受相协调。

额叶的部分区域负责控制特定部位尤其是对侧躯体的运动。对大部分人来说,左半球控制语言相关的大部分功能。

顶叶的功能有:
- 整合来源于躯体其他部位的感觉信息;
- 控制躯体活动;
- 将形状、质地或重量等信息整合为知觉;
- 影响数学及语言技巧,虽然这也与邻近部位的颞叶有关;
- 储存空间记忆,使人们能够进行空间定位并保持方向感;
- 处理有助于人们确定躯体位置的信息。

枕叶的功能有:
- 支配视觉;
- 形成视觉记忆;
- 将顶叶提供的空间信息整合为视觉印象。

颞叶的功能有:
- 形成记忆和情感;
- 将瞬间记忆转化为短期和远期记忆;

- 远期记忆的储存和再认;
- 声音和图像的理解,通过整合听觉和语言,因此使人们能识别物体和他人。

基底节、丘脑和下丘脑位于大脑底部,是神经细胞体集中的区域,具有协调运动的功能。丘脑主要收集传递到大脑皮层的感觉信息,形成痛、触、温度觉等一般感觉。丘脑下部协调机体的自主功能,如控制睡眠和觉醒、维持体温、体内水平衡,调节食欲。边缘系统是连接丘脑下部和额叶、颞叶的区域,包括海马和杏仁核。边缘系统控制情感表达和机体自主功能,通过产生情感(如恐惧、愤怒、愉快、悲伤)使得人们相互交流,应对生理不适以及心理的不安。海马还参与记忆的形成和提取。因为边缘系统的存在,那些富于情感的记忆比那些不富于者更容易回忆起来。

你知道吗……
脑几乎不产生新的神经细胞,但与记忆有关的脑部区域例外。

脑干:脑干连接大脑和脊髓。在脑干上端的深部,存在一个由神经细胞和纤维组成的网状激活系统,它控制意识水平和觉醒。

脑干也能自动调节机体的呼吸、吞咽、血压和心率等重要功能,并调节身体姿势。如果脑干严重受损,就会失去意识,机体的这些自主功能就会停止,死亡也随之而至。

小脑:小脑位于大脑之下,脑干之上,协调机体的运动功能。小脑接收来自大脑皮层和基底节与四肢位置有关的信息,不断调节肌肉张力和姿势,使四肢协调而准确地运动。小脑与脑干的前庭神经核相互作用,前庭神经核连接耳的平衡器官,它们共同构成机体的平衡系统。小脑也贮存练习运动记忆,使高度协调的运动成为可能,如芭蕾舞演员的速度与平衡。

脑膜:脑和脊髓都由三层组织(脑膜)所覆盖。薄的软脑膜位于最内层,它黏附于脑和脊髓的表面。细软的蜘蛛网样的蛛网膜居中,蛛网膜和软膜之间的腔(蛛网膜下腔)是一个容纳脑脊液的管道,有助于保护脑和脊髓。脑脊液在脑组织的腔隙(4 个脑室)内流动,并在两层脑膜间流经大脑,缓冲震动并减少损伤。硬脑膜位于最外层,呈皮革样,也是最坚韧的一层。脑和脑膜均容纳于一个坚硬的、有骨性保护作用的颅腔内。

脊 髓

脊髓是一个细长,易被破坏的柱状结构组织,它起源于脑干下端,向下延续几乎达脊柱底部。脊髓中的脊神经在脑和躯体间传递信息。脊髓也是膝反射等反射的中

脊柱的结构

脊柱是由柱状的椎骨组成,椎骨为椎管中细长而又易被破坏的脊髓提供保护作用。椎骨之间为椎间盘,由软骨组成,椎间盘主要起缓冲作用,同时也使脊柱有部分弹性。从脊髓中发出 31 对脊神经,每根脊神经都是以两个神经根的形式发出:一根靠前(运动根或前根),一根靠后(感觉根或后根)。运动根携带从脑及脊髓发出的指令至身体的其他部位,尤其是骨骼肌。感觉根将身体其他部位的感觉信息传递至大脑。脊髓末端终止于脊柱下 3/4,但有一束神经往下延伸,该束神经类似于马的尾巴,故称为马尾,它支配下肢的感觉及运动。

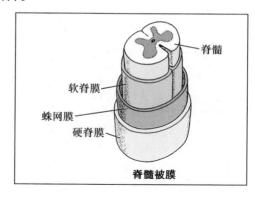

脊髓被膜

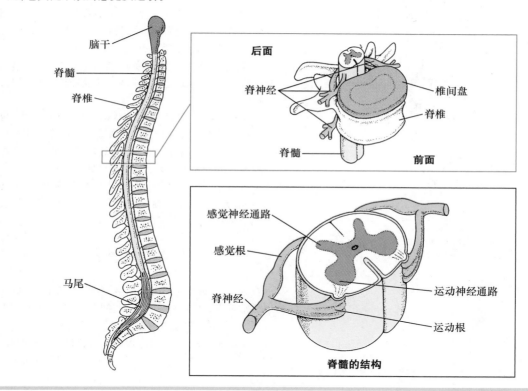

脊髓的结构

枢。与大脑一样,脊髓也是由三层组织(脊膜)所覆盖。脊髓和脊膜包含在脊椎管内,椎管位于脊柱的中部。大多数成人的脊柱由 26 块脊椎组成,脊椎是背部的特殊骨头。与脑组织受颅骨保护一样,脊髓也受脊椎保护。脊柱间由软骨组成的椎间盘彼此分开,椎间盘具有缓冲功能,它能减轻由走路、跳跃等运动产生的冲击力。

与大脑一样,脊髓也是由灰质和白质组成。脊髓的中部呈蝶形,由灰质构成。它的前翼(称为角)含有运动神经元,传递脑和脊髓到肌肉的冲动以支配运动。后角由感觉神经组成,它把来自躯体的感觉通过脊髓传递到

大脑。灰质周围的白质含有将躯体感觉传往大脑的柱状神经纤维束(上行束)和从大脑信号传至肌肉的柱状纤维束(下行束)。

周 围 神 经

周围神经系统由 1000 多亿个神经细胞组成,这些神经细胞呈串样遍及全身,它们连接大脑、躯体,也经常彼此相互连接。周围神经由束样的神经纤维组成,外被多层称为髓磷脂的富脂组织覆盖,这些髓磷脂层形成髓

鞘,可以加快信号在神经纤维中的传导速度。神经冲动的传递速度取决于神经纤维的直径大小以及髓磷脂的含量。

神经细胞的典型结构

神经细胞(神经元)由大的胞体和神经纤维-传出神经冲动的延长部分(轴突)及接受冲动的分支(树突)组成。在脑和脊髓,轴突由少突胶质细胞环绕,在周围神经系统则由施旺细胞所包绕。这些细胞的膜由称为髓鞘的脂肪成分(脂蛋白)组成,细胞膜紧紧缠绕在轴突周围形成一个多层的髓鞘。如同电线一样,髓鞘类似于神经的绝缘层。有髓鞘的神经纤维传递神经冲动的速度比无髓鞘者更快,如果神经纤维髓鞘受损,神经传递就会减慢或终止。

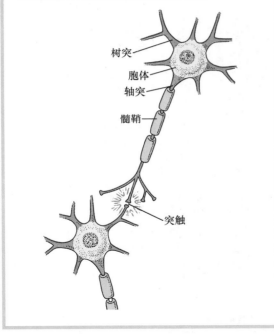

周围神经系统包括2个部分:躯体周围神经系统和自主神经系统。

躯体周围神经系统:由连接大脑、脊髓和肌肉的神经组成,这里的肌肉是指受意识控制的随意肌(骨骼肌),且在皮肤有感觉受体(感觉受体是特殊分化的神经纤维末梢,可感受机体内外的信息变化)。

自主神经系统:连接脑干、脊髓和内脏器官,调节体内不需意识控制的行为,如心脏收缩节律、血压、呼吸节律和食物通过消化道的速度。自主神经系统有2个分支组成;交感支和副交感支。

■ **交感支:**主要功能是为机体适应应激或为紧急情况做准备,如战斗或逃跑。

■ **副交感支:**主要功能是使机体适应一般的环境。

这两部分共同作用,通常是一个激活内脏器官,另一个起抑制作用。比如交感神经系统使脉搏加快、血压升高、呼吸加快,副交感系统则使它们降低。

颅神经与脊神经:颅神经是连接脑与眼、耳、鼻、喉、颈和躯干的神经,共12对。连接脊髓和躯体的神经称为脊神经,脊神经是脑与躯干交换信息的主要通路。脊神经共31对,从脊髓的不同节段发出。大多数脊神经和某些颅神经既参与躯体周围神经系统,又参与自主神经系统的构成。

脊神经通过脊椎间的间隙从脊髓发出,每条神经发出2个短分支(脊神经根),一个在脊髓前面,一个在脊髓后面。

运动神经根(前根):从脊髓前部发出。传递从脑、脊髓到躯体其他部位的指令,特别是骨骼肌。

感觉神经根(后根):从脊髓的后方进入。把躯体来的感觉信息(体感、光感、触觉、痛觉、温度觉)传递到大脑。每一条感觉神经传递机体一个特定部位的感觉,这一特定部位称为一个皮节。

离开脊髓后,相应部位的运动及感觉神经根汇合形成一根脊神经。某些脊神经从脊髓发出后形成相互交织的网状结构,称为神经丛。在神经丛中,来自不同脊神经的神经纤维分类再组合,以使支配机体某一部位的所有纤维重新形成一条神经。神经丛主要有两类:臂丛和腰骶丛,前者汇集支配上肢的神经,后者汇集支配下肢的神经。

老化的影响

脑:当人处于儿童、成年、老年的不同阶段时,脑功能也通常发生相应改变。在儿童阶段,思考和推理的能力逐渐增加,使儿童能学习更复杂的技能;在成年人,大部分脑功能相对稳定;经过一段时间后,脑的功能则逐渐衰减,但这一时间因人而异。不同的时间段影响的脑功能不同:

■ 短期记忆以及学习新东西的能力受影响相对较早

■ 语言能力,包括词汇量和文字的使用在大约70岁时开始衰减

■ 如果没有神经系统疾病,智力系统-处理信息的能力(与速度无关)通常要到80岁才开始减退

■ 反应时间和完成任务的速度可以变慢,因为脑处理神经冲动的速度变慢

但是脑老化很难与老年人群中多种常见疾病的影响区分开来,这些疾病包括抑郁、卒中、甲状腺功能低下、脑变性疾病,如阿尔茨海默病。

随着年龄的增长,脑内神经细胞的数量也通常减少。

神经元丢失的数量取决于健康状况,在人与人之间变化很大。此外,残存的神经元功能也会下降。不过脑具有多种特质可以为这种损失进行代偿:

- 贮备能力:脑具有比完成正常功能所需更多的神经元,这种贮备有助于对脑老化时出现的丢失的神经元进行补偿。
- 新的连接的形成:随着神经元数量的减少,残存的神经元之间建立起新的连接,这些连接有助于对丢失的神经元进行代偿。
- 产生新的神经元:即使在老年期,脑的某些部位也可以生成新的神经细胞,尤其是轻度的脑外伤以及脑卒中之后。

所以,脑外伤或卒中后的人群在经过职业疗法治疗之后,有时可以习得新的技能。

脑功能下降的速度可以人为干预。例如精神和躯体的训练似乎可以减慢记忆相关脑区神经元的减少速度,这种训练也可以帮助维持剩余神经元的正常功能;而另一方面,大量饮酒则会加速脑功能的下降。

随着年龄的增长,脑的血供也可以减少20%。在动脉粥样硬化患者,脑血流量降低更加明显。动脉粥样硬化与吸烟、高血压、高胆固醇、未被控制的高血糖(糖尿病)有关,这些情况可引起脑的神经细胞在尚未成熟时就受到破坏,并导致早发痴呆的风险增加。

> **？你知道吗……**
> 物理和智能训练可以减慢年龄相关性脑功能衰退的速度。
> 未被控制的高血压、高血脂可以加速年龄相关性脑功能衰退。

脊髓:随着年龄的增长,椎骨之间的椎间盘变得僵硬而易碎,并可能产生椎骨增生。这些改变导致脊柱的缓冲功能下降,脊髓以及由此发出的脊神经干承受的压力增加,导致部分脊神经受损,并最终导致感觉、运动以及平衡功能受损。

周围神经:随着年龄的增长,周围神经对信号的传导越来越慢,导致感觉受损,反射速度减慢,动作笨拙。髓鞘变性是神经传导速度减慢的原因,而髓鞘变性则是由于年龄增长后的血流减少,以及附近骨组织增生所致神经受压。通常这种改变很微小以至于不易察觉,除非神经同时因其他原因受损(如糖尿病)。

周围神经系统对损伤的反应也受影响。年轻人周围神经轴突受损时,只要神经元胞体未受损,神经就能修复;老年人的这种自身修复比年轻人更慢更不全面,这使得老年人对外伤和疾病的抵抗力更差。

第 105 节

脑、脊髓和周围神经疾病的诊断

神经系统检查可以发现脑、脊髓和身体其他部位的神经(周围神经,包括运动神经和感觉神经)的疾病。神经系统检查也有助于发现肌肉疾病,因为肌肉收缩是由神经刺激引起的。

神经系统检查主要包括2个部分:病史采集和体格检查(包括精神状态评估)。如果需要,必要的辅助检查可以明确诊断和排除其他可能疾病。

神经系统检查与精神科检查不同,后者着重于患者的行为。然而,两者在某些方面又有重叠,行为异常往往为脑部生理状况改变提供线索。

病 史 采 集

体格检查之前,应先采集病史,请患者描述现有的症状:

- 准确地描述症状
- 症状发生在什么部位,出现频率
- 症状的严重程度
- 症状持续时间
- 什么因素可加重症状
- 什么因素可减轻症状
- 是否影响日常活动

还要询问患者既往疾病史和现患疾病史、既往手术史、家族史、过敏史和近期服药史。询问患者有关工作、社会交往和外出旅游情况,以发现是否接触不常见的感染源和毒物。另外,应了解患者是否有工作方面或家庭方面的问题,如失恋,因为这些事件可影响患者的健康并降低患者对疾病的抵抗力。在患者描述主要症状时,可随时提问以发现被患者忽视或患者认为不重要的任何症状。

体 格 检 查

怀疑有神经系统疾病时,常需做全面的体格检查,但重点检查神经系统。神经系统检查包括精神状态、脑神经、运动神经和感觉神经、反射、协调运动、平衡试验、行走(步态)、体内调节过程(通过自主神经系统)和脑血流。如怀疑某种疾病,应着重检查相关神经功能。

精神状态:评估以下内容:

- 注意力
- 时间、地点、人物定向力
- 记忆力
- 各种能力,如抽象思维、完成指令、语言运用和解决数学问题
- 情感反应

评估由一系列的提问和操作组成:命名物体、回忆短列表、书写句子、复制图形,并记录患者的回答并准确计分。如病人主诉情绪抑郁,应询问患者是否有自杀的想法。

精神状态检查

指 令	检 查 目 的
陈诉现在的日期、地点和特定人的姓名	时间、地点、人物定向力
重复一个短列表	注意力
3~5 分钟后再重复上述短列表	即刻记忆力
叙述最近1~2 天发生的一件事	近期记忆
叙述很久以前的一件事	远期记忆
解释谚语(如滚动的石头不长苔)或极其类似的事物(如为什么说人脑就像计算机?)	抽象思维
谈谈对疾病的感觉和看法	对疾病的认识
说出最近 5 位总统的名字和首都	知识基础
谈谈今天的自我感受和平时的自我感觉	情绪
执行一个涉及身体三个不同部位且需区分左右的指令(如用你右侧的大拇指触碰你左侧的耳朵,伸出你的舌头)	语言理解能力
命名简单物体、身体部位,读、写、重复短语	语言运用能力
不用双眼,识别握在手中的小物件和写在手掌上的数字,辨别触及身上一处或两处的两个点	大脑处理、解释来自手部的复合感觉信息的能力
模仿简单和复杂建筑(如搭积木)或手指方位,画一个钟、立方体或房子	理解空间关系的能力
刷牙或从盒子中拿出并擦燃一根火柴	完成动作的能力
完成简单算数	计算力

脑神经:12 对脑神经连接着脑和眼、耳、鼻、面、舌、喉、颈、肩上部和某些内脏器官。需检查哪几对脑神经应根据所怀疑的疾病而定。例如,脑外伤时要检查当怀疑肌肉病变时常无需检查第 1 对脑神经(嗅神经),而对严重颅脑外伤恢复期患者(常有嗅觉丧失)则应检查第 1 对脑神经。脑神经全程任何部位都可因外伤、缺血、自身免疫疾病、肿瘤或感染而受损,通过检测特定脑神经的功能可确定损害的确切部位。

运动神经和感觉神经:运动神经把来自脑部和脊髓的神经冲动传导至随意肌(受意识支配的肌肉),如双上肢和双下肢肌肉。肌无力或瘫痪提示肌肉本身、运动神经或运动神经与肌肉的连接处(突触)、脑、脊髓受损。

检查时,应注意是否存在以下情况:

- 是否有震颤和其他不自主运动
- 肌束颤搐
- 肌容积减少(消瘦或萎缩)
- 肌容积增加
- 肌张力增高(痉挛性或强直性)或减低
- 肌无力类型
- 敏捷度

肌肉检查包括肌肉容积、异常运动、肌张力、肌力和敏捷度。肌肉或其支配神经受损、或因其他原因(如绑石膏)而长达数月不运动可出现肌肉消瘦(肌肉萎缩)。

神经系统症状都有哪些?

神经系统症状——由疾病损害部分神经系统或整个神经系统引起——表现千变万化,因为神经系统控制全身所有的功能活动。神经系统症状包括各种疼痛,如头痛和背痛。只有神经功能正常,才能维持肌肉、皮肤感觉、特殊感觉(视觉、味觉、嗅觉和听觉)和其他感觉的正常。因此,神经症状包括肌无力和肌肉运动不协调,各种皮肤感觉异常,各种感觉障碍。

神经系统疾病可影响睡眠,使患者夜间焦虑、兴奋,白天昏昏欲睡。

神经系统症状可以是轻微的(如脚麻),也可危及生命(如由脑卒中引起的昏迷)。症状特征和类型有助于神经系统疾病的诊断。以下是常见的神经系统症状:

疼痛
- 背痛
- 颈痛
- 头痛
- 沿神经传导通路的疼痛(如坐骨神经痛或带状疱疹性神经痛)

肌肉功能障碍
- 肌无力
- 震颤
- 瘫痪
- 不自主运动(如抽动症)
- 步态异常
- 笨拙或不协调
- 肌肉痉挛
- 肌强直、僵硬和痉挛状态
- 运动迟缓

感觉改变
- 皮肤麻木
- 刺痛或针刺感
- 触觉过敏
- 触觉、温度觉、痛觉丧失
- 位置觉丧失

特殊感觉改变
- 嗅觉、味觉障碍
- 视幻觉
- 视力部分或全部丧失
- 复视
- 耳聋
- 来自耳内的铃声或其他声音(耳鸣)

其他症状
- 眩晕
- 平衡缺失
- 吞咽困难
- 言语含糊(构音障碍)

睡眠问题
- 入睡困难或睡不安稳
- 下肢不能控制的运动
- 睡眠过多(如发作性睡病)

意识改变
- 昏厥
- 精神恍惚或谵妄状态
- 抽搐发作
- 昏迷
- 木僵

认知改变(精神能力改变)
- 理解语言困难或运用语言如讲话、书写困难(失语)
- 记忆减退
- 尽管肌力正常,但普通的技能动作困难,如划火柴、梳头(失用)
- 不认识熟悉的物件(失认)
- 作业时不能集中注意力
- 不能辨别左右
- 不能进行简单运算(计算力缺失)
- 视觉空间理解障碍(如不能画一个闹钟或在邻近熟悉的地方迷路)
- 痴呆(多方面的认知功能障碍)

肌肉可出现不受人意志控制的运动,如细小的肌肉抽搐(肌束震颤),提示支配该肌肉的神经受损。其他可能出现的不自主运动有机体某部位节律性运动(震颤)、抽搐(抽动)、一个肢体突然出现投掷样动作(偏侧投掷症)、快速的不安定运动(舞蹈症)或蛇样蠕动(手足徐动症)。出现这些运动障碍提示控制运动协调性的脑部区域(称之为基底节)受损。

被动运动患者的肢体关节时,可感受到肌肉对被动运动的抵抗程度(即肌张力)。脑卒中或脊髓外伤常导致肌张力突然的、不均匀增高(痉挛)。基底节病变,如帕金森病,常导致肌张力均匀性增高。脊髓外伤导致的瘫痪,早期可即刻出现暂时性、严重的肌张力降低(弛缓性瘫痪)。

嘱患者对抗阻力做推和拉的动作或做需要力量的动作来检查肌力,如用脚尖和脚后跟行走或从椅子上站起来。有时,当患者使用一侧肢体多于另一侧时(例如,行走时挥舞胳膊或举臂时闭眼),常提示有肌无力。当四肢肢体近端肌无力重于双手和双脚时,提示全身肌肉受累(肌病)。多数肌病首先累及最大的肌群,患者可出现梳头或登楼困难。肢体远端无力则提示多神经病变(周围神经系统疾病),多神经病变首先易影响走行最长的神经,患者手指精细运动障碍最为明显。

当双手和双脚肌无力重于四肢近端时,常提示为多发性神经病——一种累及除脑和脊髓以外所有神经(周围神经)的疾病。多发性神经病首先累及行程最长的神经(分布于双手和双脚的神经)。患者出现手指精细动作困难。

当肌无力局限于身体一侧时,应想到系对侧脑部病变,如脑卒中。如肌无力累及下半身时,可能是脊髓疾病所致。例如,胸椎损伤可导致下肢瘫痪而上肢并不受累,颈椎或颈椎以上部位损伤可引起四肢瘫痪。

还有其他形式的肌无力,如与其相对应的一个或多个特定的周围神经损害引起的肌无力,重症肌无力时的反复活动后肌力减退。

感觉神经可将来自躯体的诸如触觉、痛觉、冷热觉、振动觉、位置觉和形体觉(物体形状)等信号传导至脑部。各种感觉异常或感觉减退提示感觉神经、脊髓或大脑某部位损害。来自体表称为皮节之特定区域的信号由感觉神经传导至脊髓相应的节段(平面),继之传入脑内。因此,通过确定感觉异常或丧失的部位就能确定脊髓损害的平面。

通过检查患者的体表感觉可判断是否有感觉丧失,常重点检查有麻木、刺痛或疼痛的体表部位。常先用大头针针尖,再用钝器(如大头针的头部)让患者区分尖锐感、钝感。还要检查轻触觉、冷热觉、振动觉。检查位置觉时,患者闭目,然后将患者手指和脚趾向上或向下移动,并让患者说出手指和脚趾的方位。

反射:反射是对刺激的一种自动反应。例如:当用小橡胶锤轻叩髌骨下肌腱时,小腿可急跳而起。反射传导通路(反射弧)并不直接涉及脑部。反射通路由将感觉传导至脊髓的感觉神经、脊髓内联络神经、将神经冲动传导至肌肉的运动神经组成。通过检查反射可判断整个传导通路的功能。最常检查的反射是膝反射以及肘部和踝部的类似反射。

伸趾反射有助于诊断随意肌传导通路异常。检查时,用钥匙或其他可引起轻度不适的物件划过足底外侧缘。除了 6 个月或更小的婴儿外,正常反应是足趾向下屈曲。如出现趾向足背方向伸展,其余四趾扇形分开,提示脑或脊髓损害。

检查其他反射可提供重要信息。例如,通过检查患者瞳孔在接受光照时有无收缩(瞳孔对光反射)、轻触患者角膜时有无眨眼(角膜反射)、转动患者头部或用水灌入患者耳道时有无眼球运动,可了解昏迷患者神经损伤程度。轻触肛门(肛周皱襞)观察有无肛门收缩是判断患者有无脊髓损伤的一个很好的标志。

反射弧:没有脑的参与

反射弧是神经反射的传导通路,如膝反射,详解如下:

1. 轻叩膝盖刺激感觉感受器,发出神经冲动。
2. 这个神经冲动沿着神经传导至脊髓。
3. 在脊髓,这个神经冲动由感觉神经传导至运动神经。
4. 运动神经把这个冲动传导至大腿。
5. 大腿肌肉收缩,导致小腿向上急跳。

整个反射过程没有涉及大脑。

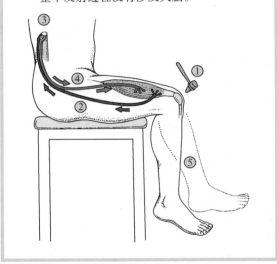

协调运动、平衡和步态:协调运动、行走(步态)需要脑和脊髓对来自感觉神经和运动神经的神经冲动进行综合才能得以完成。检查这些功能时,要求患者沿着直线,两脚一前一后地行走;要求患者伸出食指,先触碰医师的手指,再触碰自己的鼻子,如此快速反复这个动作。检查时,起初可让患者睁着眼做,然后闭着眼做。

做 Romberg 试验时,要求患者尽量两足并拢、直立,如没有失去平衡,接着要求患者闭上眼睛,如失去平衡,提示来自双下肢的有关其位置的信息无法传导到脑,常由神经或脊髓损伤引起。

自主神经系统:自主(不随意)神经系统调节体内生理过程,不受意识支配,如血压、心率、呼吸以及通过出汗或颤抖进行的体温调节。自主神经系统功能异常可导致患者站立时血压下降(直立性低血压)、少汗或无汗、性问题如勃起和维持困难。医师可做一系列检查,如测量病人卧位、坐位和站立位的血压和心率。

脑血流:脑供血动脉严重狭窄可导致脑血流下降,脑卒中风险增加。高龄、吸烟、高血压、高胆固醇血症、糖尿病、动脉或心脏疾病患者脑卒中风险更大。将听诊器放在颈部(颈动脉上),可听见紊乱的血流通过狭窄或不规则动脉时发出的声音(紊乱的血流声称为杂音)。但是,诊断动脉病变最好的方法是超声波检查(称为颈动脉多普勒和经颅超声波检查)、磁共振血管成像(MRA)、计算机断层扫描血管成像(CTA)、脑血管造影。测量双上肢血压以检查从主动脉分出的大动脉是否有阻塞。这种阻塞有时可导致脑卒中。

诊　断

采集病史和体格检查后,还需进行一些辅助检查以明确诊断。影像学检查包括计算机断层扫描(CT)、磁共振成像(MRI)、血管造影、正电子发射断层扫描(PET)、多普勒超声波检查法。

影像学检查在神经系统疾病诊断中的作用

检 查 项 目	作　用
脑血管造影(经导管)	可显示脑血管的详细影像
计算机断层扫描(CT)	可显示脑内结构异常(如脑脓肿、肿瘤和脑积水);脑出血或脑卒中;椎间盘脱出或破裂;脊柱骨折;监测脑肿瘤放疗后或脑脓肿抗菌治疗疗效
计算机体层扫描血管造影(CTA)	可显示脑血管影像(大多数脑血管造影已被 CTA 取代)
多普勒超声检查法(颈动脉和经颅多普勒超声检查法)	显示、评估头、颈部动脉狭窄或阻塞程度,进而评估脑卒中风险
磁共振成像(MRI)	可显示脑内结构异常(如脑脓肿、肿瘤和脑积水)(MRI 显示的图像比 CT 更清晰,但 MRI 并不是随时可做的)
磁共振动脉血管成像	评估脑卒中、TIA、动脉瘤或动静脉畸形患者的血管
磁共振静脉成像(MRV)	可显示脑静脉内的血凝块(脑静脉血栓形成),检测疗效
功能磁共振成像(fMRI)	可显示工作时(如阅读、书写、记忆、计算或活动肢体时)脑部激活的部位
磁共振灌注成像(PWI)	评估脑内特定区域血液灌注量
磁共振弥散成像(DWI)	可显示超早期脑卒中病灶和克-雅氏病
磁共振波谱	鉴别脑脓肿和脑肿瘤
正电子发射断层扫描(PET)	评估脑血流量和代谢活动;为诊断抽搐发作性疾病提供证据;有助于确诊阿尔茨海默病、帕金森病、短暂性脑缺血发作和脑卒中

腰椎穿刺

在脑和脊髓被膜组织(脑膜)之间有流动的脑脊液。当脑和脊髓受到突然的震动和轻度损伤时,覆盖在脑和脊髓表面的脑脊液有助于缓冲这些损伤。

腰穿(腰椎穿刺)时,以穿刺针抽取覆盖在脑和脊髓周围的脑脊液并送实验室化验。

脑脊液检查可找到感染、肿瘤和、脊髓出血的证据。正常脑脊液清亮透明,几乎不含红细胞、白细胞。上述疾病时,脑脊液外观和内容物都会发生改变。如脑脊液化验出现下列改变,常提示某些疾病:

- 脑脊液中白细胞增多,提示脑、脊髓感染或炎症。
- 由于脑脊液中含大量白细胞而使脑脊液浑浊,提示脑膜炎(脑和脊髓的被膜组织发生感染和炎症),有时也可是脑炎(脑组织的感染和炎症)。
- 脑脊液蛋白增高提示脑、脊髓或脊神经根(位于脊髓旁的脊神经部分)损害。
- 脑脊液中出现异常抗体,提示多发性硬化或感染。
- 脑脊液中葡萄糖水平降低,提示脑膜炎或癌症。
- 血性脑脊液提示脑出血。

- 脑脊液压力增加可见于许多疾病,包括脑肿瘤和脑膜炎。

腰穿前,常需先用检眼镜检查视神经。有颅内压力增高时,视乳头可凸起。如有因颅内占位性病变(如肿瘤或脓肿)而致的颅内压增高,此时不能进行腰穿检查,因为腰穿检查可使脑以下部位的压力突然降低。由此,脑组织可发生移位并被挤入一个较小的自然裂孔(称之为脑疝)。这个自然小裂孔的周围组织相对较硬,起着分隔颅腔的作用。脑疝后脑组织受压,具有潜在的致命性。病史和神经系统检查有助于判断患者是否有发生脑疝的危险性。腰穿前先做头颅 CT、MRI 检查常可预防这种风险,且检查结果更准确。

腰穿时,患者侧卧,屈膝至胸;穿刺点局部注入局部麻醉剂;接着,将穿刺针穿脊髓末端平面以下的两腰椎椎间隙之间。

操作中可测颅内压。测量时将计量器(测压计)和穿刺针连接并记录脑脊液在测压计中的高度。

腰穿常在床旁进行,整个操作过程不到 15 分钟。

约 1/10 的患者在腰穿后站立时出现头痛,数天或数周后常消失。很少有其他并发症。

如何做腰椎穿刺

在脑和脊髓被膜组织（脑膜）的中层和内层之间的空隙处（蛛网膜下腔）有流动的脑脊液。用一根细小、中空的穿刺针，在脊髓末端以下的腰椎相邻两椎骨之间的椎间隙，通常是第 3、4 腰椎椎间隙或第 4、5 腰椎椎间隙穿刺，抽取脑脊液标本。腰穿时，患者取侧卧位，屈曲双膝至胸。这个体位可充分增宽椎间隙，以避免穿刺针插入时碰及椎骨。用试管收集脑脊液标本后送实验室检验。

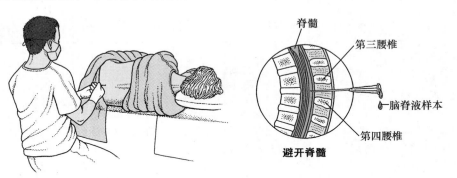

脊髓
第三腰椎
脑脊液样本
第四腰椎
避开脊髓

脑回波描记术

脑回波描记术是一项利用超声波使大脑成像的技术。这是一项简单、无痛、价格相对便宜的检查，常用于 2 岁以下儿童，因为 2 岁以下儿童的颅骨较薄，允许超声波透过。可在床旁快速检出脑积水或出血。CT 和 MRI 由于其优越的成像效果，很大程度上已替代了脑超声波扫描，尤其在年长儿童和成年人。

脊髓造影

脊髓造影时，经腰椎穿刺向蛛网膜下腔注入造影剂，然后拍摄脊髓 X 线平片。现在，脊髓造影已大部被 MRI 检查取代，后者显示的图像更加清晰，检查方法也更简单、安全。当需要了解脊髓及其周围骨组织额外的详细情况而 MRI 检查又无法提供时，常用 CT 引导下脊髓造影技术。当没有 MRI 或 MRI 检查不安全时（如患者植入了心脏起搏器），也可用 CT 引导下脊髓造影技术。

脑电图

脑电图（EEG）是一项简单的无痛性检查，它用波形记录大脑的电活动并将其描记在纸上或收集在电脑数据库里。EEG 有助于抽搐性疾病、睡眠障碍、脑代谢性或结构性疾病的诊断。例如，EEG 可显示抽搐发作时脑部异常放电的部位，显示与肝功能衰竭相关的意识模糊（肝性脑病）时的特征性脑电活动。

EEG 检查时，检查者将多个小圆形、黏性传感器（电极）置于患者头皮上，电极由电线连接于机器上。后者可将由电极检测到的细微的电压改变记录下来（轨迹），这些轨迹便组成了 EEG。

如怀疑为抽搐性疾病而首次脑电图检查正常，可运用策略使抽搐活动增加，此时再做 EEG。这些策略有不让患者睡眠、要求患者做又深又快的呼吸（过度换气）、给予患者闪光刺激（频闪仪）。

有时（如当类似抽搐发作的行为难以与精神病鉴别时），患者应住院，在摄像机监控下，做 24 小时或更长时间的脑电活动监测。摄像机记录抽搐样行为，同时脑电图记录下当时的脑电活动，或为痫样放电，或显示正常，后者提示为精神疾病。如计划给癫痫患者进行外科手术治疗，常用视频脑电图确定癫痫发作类型以及特定的脑部异常部位，即痫性病灶。

诱发反应

用光、声和触碰这些刺激来激发大脑特定部位的活动，称诱发反应。根据这些诱发反应，可判断大脑这些部位的功能状况。例如，闪光可刺激视网膜、视神经以及直到大脑后部的整个视通路，大脑后部是接受和处理。常用 EEG 检测由刺激诱发的电活动。

在检测婴儿和儿童的感觉功能时，诱发反应尤其有用。例如，可在婴儿两耳旁给予滴答声刺激并观察其反应来检测婴儿的听力。诱发反应有助于发现多发性硬化和视神经、脑干和脊髓上其他疾病的病灶。MRI 检查可显示这些病灶，也可能不能显示。

肌电图和神经传导速度

肌电图和神经传导速度检查有助于明确肌无力、感觉丧失、或两者皆由以下损伤引起：

- 脊神经根（例如，由颈椎或腰椎间盘破裂引起）
- 周围神经（例如，由腕管综合征或糖尿病性神经病引起）
- 神经肌肉连接处（神经肌肉接头），例如，由重症肌无力、肉毒中毒或白喉引起
- 肌肉（例如，由多发性肌炎引起）

肌电图检查(EMG)时,用一根细针插入被检肌肉,记录肌肉在静息和收缩时的电活动。正常情况下,肌肉静息时不产生电活动;轻微收缩时,产生部分电活动;随收缩强度增加,电活动也增加。在脊神经根、周围神经、肌肉或神经肌肉接头有损害时,EMG 出现异常。EMG 可区分损害类型。CT 或 EEG 一般由技师完成,与此不同,EMG 需要神经病学专家来操作,他会选择恰当的神经和肌肉进行检查,并对结果予以解释。

神经传导速度是检测运动神经或感觉神经传导神经冲动的速度。检查神经传导速度时,用小股电流刺激神经引起一次神经冲动,该刺激电流可由放置于皮肤表面的多个电极或沿着被检神经走行插入的多个针电极来给予,神经冲动沿着神经传导,最终到达肌肉并引起肌肉收缩。测量神经冲动传导到肌肉所花的时间以及刺激电极或细针与肌肉间的距离,便可计算出神经传导速度。基于神经的刺激可以是单次,也可以是多次(可检测神经肌肉接头功能是否正常)。只有在神经或神经肌肉接头损害时,神经传导速度才会出现异常。例如:

- 神经传导速度减慢,由神经损害引起,如腕管综合征(即腕部神经挤压性疼痛)。
- 重复电刺激时,肌肉的反应是进行性无力,提示神经肌肉接头损害(如重症肌无力)。脑、脊髓、脊神经根或肌肉疾病不影响神经传导速度。

第 106 节

疼　　痛

疼痛是对已有或可能产生的损伤的不愉快的感觉。

患者最常见的就医原因是疼痛。疼痛可以是锐痛或钝痛,可以是间歇性的或持续性的,也可以是搏动性的或稳定性的。有时,疼痛很难描述。疼痛范围可以是一个点,也可以波及很大范围,疼痛强度从极轻微到难以忍受。

人们对疼痛的耐受差异很大,有的人无法忍受轻微切割伤或擦伤造成的疼痛,而有的人对重大意外事故或

聚焦老龄化

疼痛常见于在老年人。但是,随着年龄增长,人们很少主诉疼痛,这可能与机体对疼痛的敏感性降低或老年人对疼痛的态度较坦然有关。有些老年人错误地认为,随着年龄增长疼痛不可避免,因而不将其当回事,也不就诊。

老年人疼痛最常见的病因是肌肉骨骼疾病。但是,很多老年人都有由多种原因引起的慢性疼痛。

疼痛对老年人的影响可能较严重:

- 慢性疼痛可使老年人日常活动减少,更依赖于他人。
- 失眠、易疲劳。
- 食欲减退,导致营养不良。
- 妨碍患者的人际交往及户外活动。因此,易于出现孤独和抑郁。
- 疼痛使活动减少。缺少活动可导致肌肉力量和柔顺性丧失,后者进一步加重活动困难并增加跌倒风险。

与年轻人相比,老年患者对止痛药(镇痛药)更易出现副作用,且某些副作用更严重。止痛药在老年患者体内滞留时间更长,老年患者对其也更敏感。很多老年患者同时服用几种药物,不但增加药物的相互作用,而且容易导致某种药物疗效减弱而出现副作用的风险增大。

老年人易患的一些疾病,都可增加镇痛药的副作用。心脏或心脏血管疾病(心血管病),或者具有这些疾病危险因素的患者服用 NSAIDs,可增加心脏病发作、脑卒中、下肢血栓和心力衰竭的风险。原有肾脏疾病、心力衰竭、肝脏疾病的患者服用 NSAIDs 后,肾脏更易受损,由这些药物引起的体液潴留也更加难以处理。

为减少副作用,尤其是给老年患者处方阿片类镇痛药时,起始剂量要小,以后根据需要缓慢增加剂量,直至有效。对老年患者,应选用副作用较小的镇痛药,如非甾体类抗炎药中的对乙酰氨基酚常用来治疗轻至重度非炎症性慢性疼痛。某些非甾体类抗炎药(吲哚美辛和酮咯酸)和某些阿片类止痛药(如喷他佐辛)因其副作用不宜用于老年患者。

非药物治疗以及来自于护理人员和家庭成员的支持有时也有助于缓解老年患者的疼痛,并可减少对镇痛药的需求。

刀伤引起的疼痛一声不吭。人们承受疼痛的能力因心情、性格和环境不同而不同。体育比赛中，处于兴奋状态下的运动员对严重擦伤可毫无察觉，可比赛结束后就可能对疼痛非常敏感，尤其是在输了比赛时。

急性疼痛与慢性疼痛：疼痛可分为急性疼痛和慢性疼痛。急性疼痛突然出现，但一般持续时间不长；慢性疼痛则可持续数周或数月。疼痛如出现以下所列之一，常考虑为慢性疼痛：

- 疼痛持续时间比根据疾病或损伤而预期的时间超过一个月
- 疼痛反复发作数月或数年
- 疼痛与某种慢性疾病（如癌症、关节炎、糖尿病、纤维肌痛）和未痊愈的损伤有关

　严重的急性疼痛可引起焦虑、心无跳和呼吸加快、血压升高、出汗和瞳孔散大。慢性疼痛常此等表现，但可引起一些其他症状，如抑郁、睡眠障碍、体力下降、食欲减退、体重减轻、性欲下降及对各种活动缺乏兴趣。

　慢性疼痛治疗期间，很多患者会经历一次短暂、骤然发作的剧烈疼痛。因为它突破了有计划、有规律的疼痛治疗计划，故称为暴发性疼痛。典型者，暴发性疼痛突然发生，持续约 1 小时，性质与原有的慢性疼痛相似，但更严重。暴发性疼痛因人而异，常难以预料。

慢性疼痛可使神经系统对疼痛更加敏感。例如，慢性疼痛反复刺激那些感受、传导、接受疼痛信号的神经纤维和神经细胞，反复刺激可改变这些神经纤维和神经细胞的结构，或使它们的功能更加活跃，从而使它们向脊髓和脑传导更多的疼痛信息。因此，通常不引起疼痛的刺激也引起了疼痛，而疼痛刺激则使疼痛更加严重。

　疼痛反复发作时，患者可出现恐惧、焦虑。这些情绪可刺激机体产生某些物质，使疼痛感觉更加强烈，如前列环素可使神经细胞对疼痛信号更加敏感。恐惧和焦虑还可减少某些物质的产生，这些物质可降低神经细胞对疼痛的敏感性，如内啡肽，体内天然的疼痛缓解剂。疲劳与恐惧、焦虑具有类似作用。

　上述疼痛敏感性改变可部分解释为什么病因去除后疼痛依旧或疼痛比预期的更严重。

> **❓ 你知道吗……**
> 慢性疼痛可通过多种途径改变神经系统，从而使疼痛更加严重和持久。

疼痛传导通路：损伤引起的疼痛始于遍布全身的特殊的痛觉感受器，痛觉感受器将疼痛信号以电脉冲形式

什么是牵涉痛？

　某个部位的疼痛并不代表病变即在该部位，因为可由其他部位的病变牵涉至此而引起。例如，由心脏病发作引起的疼痛可出现在手臂，因为来自心脏和手臂的感觉信息由同一条神经传导通路传导至脊髓。

脊髓
心脏病发作
疼痛部位

神经节
后根神经节
感觉神经纤维
皮肤
疼痛感受器

沿着神经传导至脊髓，接着再上传至大脑。有时，疼痛信号可诱发反射性反应。疼痛信号传导到脊髓时，脊髓立即产生一个新的信号，此信号沿着运动神经传导至引起疼痛的部位，触发肌肉收缩，此过程没有大脑参与。例如，当不小心碰到某个非常烫的物件时，人们会立即离开该物件，这种反射性反应有助于避免持久的损害。痛觉信号也传导至大脑，只有在大脑处理信号并识别其是疼痛时，人们才能意识到疼痛。

人体各个部位的痛觉感受器及其神经传导通路不尽相同。因此，痛觉根据损伤类型和部位不同而有所差异。例如，皮肤的痛觉感受器十分丰富，能传导精确的感觉信息，包括损伤位置，损伤来源于锐器伤如刀割伤，钝伤如挤压伤、烫伤或冻伤。相反，内脏器官如肠道的痛觉感受器不仅有限，传递的信息也是不够精确。肠道可被钳夹、切割或烧灼而不产生任何痛觉信号。然而，即使是肠道内一些无害气泡所产生的牵拉和挤压也可引起肠道严重疼痛。大脑无法识别肠道疼痛的准确来源，所以疼痛难以定位，只能感觉到大范围的疼痛。

有时，某个部位的疼痛并不代表病变即在该部位，而是由其他部位的病变牵涉至此而引起。牵涉痛的产生是由于来自机体不同部位的疼痛信号常由相同的神经传导通路传导至脊髓和大脑所致。例如，心脏病发作时的疼痛可出现在颈部、下巴、手臂或腹部，胆囊疾病时的疼痛可出现在肩部。

疼痛的类型

疼痛有几种类型，包括神经病理性疼痛（如坐骨神经痛），伤害性疼痛（如外科手术后疼痛和由癌症引起的疼痛）以及心因性疼痛。

神经病理性疼痛

神经病理性疼痛是由神经、脊髓和大脑受损或功能异常而引起。

神经病理性疼痛可以是烧灼感或刺痛感，也可表现为对触摸和寒冷过度敏感。病因包括神经受压（如肿瘤、椎间盘破裂或腕管综合征），神经损伤（如糖尿病等代谢性疾病），脑和脊髓疼痛信号传导异常或受阻。幻肢痛、带状疱疹后神经痛和复杂性区域性疼痛综合征都是由疼痛信息处理异常引起。

幻肢痛：疼痛常出现在身体某个已被切除部位，常是肢体。与幻肢感——感到被截肢体依然存在的幻觉——不同，更常见。幻肢痛并非由被截肢体引起，而是由被截肢体以上的神经系统改变引起。大脑误读了来自被截肢体的神经信号。下肢截肢者这种疼痛常出现在被截下肢的脚趾、踝部和足部，上肢截肢者这种疼痛常出现被截上肢的手指和手掌。疼痛性质类似压榨、烧灼或碾压样感

觉，常与既往经历的任何感觉都不同。部分患者随着时间推移，幻肢痛发作次数越来越少，但有些患者则持续存在。按摩有时可减轻疼痛，但有时需要药物治疗。

带状疱疹后神经痛：由带状疱疹引起（带状疱疹病毒感染神经组织），但疼痛仅出现于带状疱疹病毒感染已经痊愈后。什么原因引起带状疱疹后神经痛尚不清楚。疼痛可表现为持续的深部酸痛或烧灼痛，也可表现为间歇性锐痛，或表现为对触摸和寒冷超敏感。疼痛可使患者感到虚弱。常需应用镇痛药或其他药物，但尚无有效治疗。

复杂性区域性疼痛综合征：这种慢性疼痛综合征的定义是：持续性烧灼痛伴同部位其他异常，后者包括出汗增多或减少、肿胀、肤色改变、皮肤损害、头发脱落、指甲裂纹或增厚、肌肉消瘦和无力、骨质流失。此综合征常继发于外伤，可分为两型：

- 1 型：常称为反射性交感神经营养不良，系由组织损伤而非神经损伤引起，如交通意外中的粉碎性骨折，心脏病发作后的心肌组织损伤。
- 2 型：常称为灼性神经痛，由神经损伤引起。

有时，交感神经系统活性增强可使复杂性区域性疼痛综合征恶化。正常情况下，为了应激或应付紧急状况，如打斗和逃跑，交感神经系统活性增强。因此，推荐交感神经阻滞治疗。物理治疗和药物可能有所帮助。

伤害性疼痛

伤害性疼痛由机体组织受到伤害引起。

引起伤害性疼痛的伤害有切割伤、挫伤、骨折、挤压伤、灼伤或其他任何可损害组织的伤害。典型表现为酸痛、锐痛或跳痛。绝大多数疼痛都是伤害性疼痛。组织伤害的疼痛感受器（伤害性感受器）绝大部分位于皮肤或内脏器官。

外科手术后疼痛几乎都是伤害性疼痛。可以呈持续性，也可以是间歇性，活动、咳嗽、大笑、深呼吸或更换伤口敷料常使疼痛加剧。

癌症引起的疼痛大部分也是伤害性疼痛。当肿瘤侵入骨骼和其他器官时，可引起轻微不适或剧烈而且持续的疼痛。某些癌症治疗方法，如外科手术和放射疗法也可引起伤害性疼痛。包括阿片类在内的止痛药（镇痛剂）常有效。

心因性疼痛

心因性疼痛是一种与心理因素有关的疼痛。

持续性疼痛并有心理障碍的证据，却没有引起疼痛或引起如此严重疼痛的器质性疾病的证据时，可考虑为心因性疼痛。但是，称其为心理生理性疼痛可能更为准确，因为疼痛是生理和心理双重因素相互作用的结果。心因性疼痛远较伤害性疼痛和神经病理性疼痛少见。

任何疼痛都可被心理因素复杂化。心理因素在慢性

疼痛和与疼痛相关的伤残中起一定作用。在这些病例中，疼痛、伤残或两者并存都是生理因素，但心理因素可夸大或加大疼痛，使其比大多数人所经历的类似疾病引起的疼痛更严重。例如，慢性疼痛患者知道疼痛会复发，因而恐惧、焦虑，好像他们在期待着疼痛发作。这些情绪使患者对疼痛更为敏感。有时，医生把因心理因素而加重的慢性疼痛描述为慢性疼痛综合征。

心理因素可引起或加重疼痛并不意味着疼痛就不是真实的。绝大多数声称疼痛的人尽管找不到生理因素，但他们确实经受了疼痛。因此，医生总在寻找引起疼痛的生理性疾病。

因心理因素而复杂化的疼痛也需要治疗，且需要一个由心理医师或精神科医师组成的团队来治疗。这种疼痛的治疗方案因人而异，医师应根据患者需要采取相应的治疗措施。对大多数慢性心因性疼痛患者来说，治疗目的是提高舒适度，改善躯体和心理功能。医师应给予患者一系列特殊的意见以逐渐增加患者的生理和社会活动。可应用药物治疗和非药物治疗如生物反馈治疗、放松训练、注意力分散技术、催眠术、经皮神经电刺激（TENS）及物理治疗等。常需要心理咨询。

疼痛的评价

无论是体格检查，还是辅助检查都无法证实患者是否确有疼痛。因此，需要询问病史和疼痛特征。患者的描述有助于明确病因并制定治疗方案。询问包括：

- 疼痛在什么地方？怎样痛？
- 什么时候开始出现疼痛？是否有外伤？
- 疼痛是如何开始的？是突然出现的，还是逐步发生的？
- 疼痛是持续存在的，还是反反复复的？
- 某些活动（如进餐或用力）或某一体位是否可预示疼痛的出现？有什么其他因素可加重疼痛？
- 有什么因素可以减轻疼痛？
- 疼痛是否影响日常活动或社会交往？是否影响睡眠、食欲和大小便功能？如果有影响，那又是怎样影响？
- 疼痛是否影响患者的情绪和自我感觉？是否有抑郁或焦虑？

为评价疼痛程度，医师有时使用一种 0（无）～10（严重）的疼痛量度，或让患者把疼痛描述为轻微、中等、严重或极度痛苦。对儿童或交流困难（如脑卒中）患者，可让他们从微笑、皱眉、大哭等一系列面部表情图中挑选一个用来表示疼痛程度。

医师总试图判断疼痛是否由生理疾病引起。许多慢性疾病（如癌症、关节炎、镰形红细胞性贫血和肠道炎症），以及某些急性疾病（如创伤、烧伤、肌肉撕裂伤、骨折、韧带扭伤、阑尾炎、肾脏结石和心脏病发作）都可引起疼痛。医师常用特定技巧来检查疼痛来源，如在正常活动范围内活动患者上下肢，观察是否出现疼痛。损伤、反复紧张、慢性疼痛和其他疾病可使机体某一部位（称为触发点）过度敏感。医生常触摸不同部位以期寻找到疼痛触发点。用不同物体（如钝的钥匙和尖的针）碰触皮肤以检查是否有感觉缺失或感觉异常。

医生也会考虑心理因素的作用。精神因素（如抑郁和焦虑）可加重疼痛。有时，疼痛可完全由或在很大程度上是由精神因素引起的，这种疼痛称为心因性疼痛。由于抑郁和焦虑是慢性疼痛造成的，所以难以鉴别其因果关系。

应询问患者已用药物（包括非处方药）和其他治疗方法，是否有效。

几乎没有患者会夸大自己的疼痛。无论如何，要进行常规性询问以确保患者陈述疼痛时没有隐藏的动机，如带薪休假或引起家庭成员关注。这样的询问应是常规。

疼痛的治疗

治疗基础疾病可消除或减轻部分患者的疼痛。例如，对骨折进行固定或对感染的关节给予抗生素治疗均有助于减轻疼痛。然而，即使基础疾病得到了治疗，仍然需要止痛剂来快速缓解疼痛。应根据疼痛性质、持续时间以及风险-收益比选择镇痛药。多数镇痛药对伤害性疼痛（由普通的组织损伤引起）有效，对神经病理性疼痛（由神经、脊髓或脑组织损伤或功能障碍引起）疗效较差，神经病理性疼痛常需要不同的药物来止痛。对某些疼痛类型，尤其是慢性疼痛，非药物治疗也很重要。

镇痛药可分为三类：阿片类药（麻醉药），非阿片类镇痛药和辅助性镇痛药（常因其他原因而非镇痛目的给药，有时却能缓解疼痛）。

阿片类镇痛药

阿片类药（有时称麻醉药）是作用最强的镇痛药，是治疗急性、严重疼痛（如外科手术后切口痛，烧伤或骨折引起的疼痛）和由癌症及其他严重疾病引起的慢性疼痛的主要药物。选择阿片类药的原因是其镇痛十分有效。越来越多的人接受了使用阿片类药物治疗慢性非癌性疼痛的观念，但真正应用者仍然相对较少。并非每一个人都适合阿片类药物。

阿片类药物在化学结构上与吗啡相关，是从罂粟中提取的一种天然物质。但是，有些阿片类药物是从其他植物中提取的，还有一些是在实验室合成的。

治疗期间，阿片类药物的剂量应逐渐增加，直至疼痛缓解或出现不能耐受的副作用。老年人或新生儿对阿片类药物较敏感，常常减量使用。非阿片类镇痛药，如对乙酰氨基酚，常与阿片类药合用。有时，非阿片类镇痛药含上述两种药物。

在疼痛加重前，每隔几小时服用一次阿片类药，镇痛

效果最佳。想要更有效地镇痛,可增加阿片类药剂量或合用另一种镇痛药(如非甾体类抗炎药),如下列情况:

- 疼痛暂时性恶化
- 患者需要锻炼(活动会加重疼痛)
- 更换伤口敷料时

　　疼痛减轻后,应相应减少阿片类镇痛药剂量。如可能的话,可停用阿片类止痛药,换用非阿片类镇痛药。

　　副作用:阿片类药物有许多副作用。这些副作用较易发生于某些疾病患者:肾功能衰竭、肝脏疾病、慢性阻塞性肺病(CODP)、痴呆和其他脑部疾病患者。

　　用药早期常见副作用有嗜睡、便秘、恶心、呕吐和瘙痒。

　　部分患者喜欢由阿片类药引起的嗜睡,也有患者不喜欢这种感觉。多数服用阿片类药患者的嗜睡症状在数天内减弱或消失。对持续嗜睡患者,可给予刺激性药物,如哌甲酯,使其保持觉醒和警觉。这些药物可定期使用或仅在需要保持觉醒前使用,如家庭聚会。部分患者仅需饮用含咖啡因的饮料便可保持足够的清醒。服用阿片类药后有嗜睡症状的患者应避免驾驶,给予特别护理以防跌倒和意外事故发生。阿片类药也可导致精神恍惚,特别是老年人。

　　阿片类药常引起便秘,尤其是老年人。刺激性轻泻药,如番泻叶,有助于避免或减轻便秘。增加液体和饮食中纤维素摄入也有所帮助。部分患者需要灌肠治疗。

　　阿片类药可引起尿潴留,特别是在患良性前列腺增生的男性患者,可在短暂停顿后尝试第二次排尿(二次排空),或在排尿时,在下腹部(膀胱区域)轻柔施压,可能有所帮助。有时,可应用膀胱肌肉松弛剂(如坦洛新)。

> **你知道吗……**
> 许多患者已经无需忍受疼痛了,因为他们的医生已毫不惧怕应用阿片类镇痛药会引起药物成瘾。

　　有时,疼痛使人产生恶心,阿片类药可加重此症状。口服、栓剂肛栓或注射用止吐药都有助于防止和减轻恶心。常用止吐药有甲氧氯普胺、羟嗪和普鲁氯嗪。

　　多数患者的恶心和瘙痒在数日后减轻或消失,但便秘和尿潴留的改善则需较长时间。

　　过多服用阿片类药可引起严重副作用,包括致命性呼吸减慢,甚至昏迷。静脉注射解毒剂纳洛酮可拮抗这些副作用。护理人员和家属应认真观察阿片类药的副作用。

℞ 阿片类止痛剂

药物	药物时效	概述
吗啡	静脉或肌肉注射:2～3 小时 口服制剂:3～4 小时 口服控释剂或缓释剂:8～24 小时	起效快,口服治疗慢性疼痛非常有效。较其他阿片类药更易出现瘙痒。
可待因	口服:3～4 小时	药效较吗啡弱,常和阿司匹林或对乙酰氨基酚合用
芬太尼	口服:3～4 小时 外贴:72 小时以上	芬太尼糖锭和分散片常用于治疗暴发性疼痛;芬太尼糖锭也常用于儿童镇痛和镇静(在有痛操作前);贴剂常用于治疗慢性疼痛
氢可酮	口服:3～5 小时	药效与可待因类似
氢吗啡酮	静脉或肌肉注射:2～4 小时;口服:2～4 小时;直肠栓塞:4 小时	起效快,可替代吗啡,对慢性疼痛有效
羟甲左吗喃	静脉或肌肉注射:4 小时 口服:约 4 小时	口服药效强,可替代吗啡
哌替啶	静脉或肌肉注射:约 3 小时 口服:效果差	短期使用有效,但不宜长期使用,因其可引起肌肉痉挛、震颤、抽搐发作、神情恍惚和精神错乱(尤其是老年人)等副作用
美沙酮	口服:4～6 小时,有时更长	常用于海洛因和其他阿片类药物成瘾的治疗;也常用于慢性疼痛
羟考酮	口服:3～4 小时	常用于代替吗啡治疗慢性疼痛;长效控释剂作用可持续 8～12h;短效制剂常与阿司匹林或对乙酰氨基酚合用
羟吗啡酮	静脉或肌肉注射:3～4 小时 直肠栓塞:4 小时	可替代羟考酮用来治疗慢性疼痛
喷他佐辛	口服:4 小时以上	能阻断其他阿片类药物的镇痛作用,药效与可待因相当。本药用途有限,大剂量并不能提高镇痛效果,却可引起精神恍惚和焦虑,老年患者更易出现。因此,对老年患者本药不是好的选择。
右丙氧芬	口服:3～4 小时	安全剂量时,镇痛作用较阿司匹林差。大剂量时,易出现副作用,故不常使用。

多数患者长时间服用相同剂量的阿片类药仍然有效。但是,部分长时间反复服用阿片类药的患者由于机体产生了适应性以及机体对药物的反应性降低,需要增大剂量才能有效镇痛,这种现象叫耐受性。通常情况下,剂量需求增大提示病情加重而非产生了耐受性。

长时间服用阿片类药的患者常出现对药物的依赖性,也就是说,如果停药,就可出现戒断症状。当长期使用阿片类药后打算停药时,必须在一段时间内逐渐减少剂量以最大限度降低戒断症状的出现。生理依赖和成瘾不同,后者的特征是渴望得到药物,情不自禁地、无法控制地服用对正常使用者或其他人是有害的药物。尽管有成瘾可能,但在用于镇痛的患者以及以往没有药物滥用的患者中极少成瘾。相当常见的情况是由于过度担心阿片类药的成瘾性,导致镇痛治疗不充分,造成不必要的疼痛。对严重疼痛患者,不应回避使用阿片类药,只要需要,就应该足量使用。对慢性疼痛患者,应谨慎评估使用阿片类药时药效与副作用之间的利弊。

处方:阿片类药应尽可能口服,长期应用时也可考虑皮肤贴剂。急性疼痛和不能口服或不宜使用皮肤贴剂时,可注射给药。对那些需用阿片类药而不能耐受其副作用的患者,可通过注射泵将药物直接注入脊髓旁间隙,这样可使脑部有较高的药物浓度。为了得到长期缓解疼痛的效果,可于脊髓旁间隙植入缓慢释放阿片类镇痛药的设备。

吗啡是这类药物的原型,可以口服,也可注射。有三种口服剂型:立即释放型、控释型和缓释型。不同控释型和缓释型制剂其药效维持时间为 8～24 小时。这些药物被广泛用于慢性疼痛的治疗。立即释放型药效持续时间短,常不到 3h。口服时,由于大部分吗啡在进入血液前已在肝脏发生化学变化(代谢)。因此,口服吗啡镇痛所需剂量是注射剂镇痛所需剂量的 2～6 倍。通常,即使不同的给药途径所用药物剂量不同,但给药途径并不影响药物疗效。注射剂起效较口服制剂快,但药效持续时间并不长。

吗啡可静脉注射、肌肉注射,也可皮下注射。

- **静脉注射**:几乎即刻起效,但药效持续时间不长。
- **肌肉注射**:起效较静脉注射稍慢,但药效持续时间稍长。肌肉注射可引起注射部位疼痛,且止痛效果不如预期的好,故很少用。
- **皮下注射**:起效最慢,但持续时间最长。

注射给药每隔数小时一次,但重复注射较麻烦。另一方法是将持续注射泵的导管插入静脉或皮下以不间断地注入吗啡。需要时,用这种持续灌注方式也可补充额外剂量。有时,患者可通过设备上的按钮自己控制药物的释放,这种技术称患者自控式镇痛法。持续灌注法通常用于严重疾病引起的剧烈疼痛。

非阿片类镇痛药

有一系列非阿片类药可使用。非阿片类药对轻到中度疼痛常有效,且不易产生生理性依赖和耐受。阿司匹林和对乙酰氨基酚无需医生处方(非处方药,OTC)。其他几种可用的非阿片类止痛药(如布洛芬、酮洛芬和萘普生)是既可 OTC,也可处方。处方的这些药物,每粒药物中所含药物活性成分比非处方的更多。OTC 镇痛药短期使用是相当安全的,但其说明书上注明用于治疗疼痛时,不宜超过 7～10 天。如果症状加重或无好转,应咨询医师。

非甾体类抗炎药

大多数非阿片类镇痛药都归类于非甾体类抗炎药(NSAIDs)。NSAIDs 常用于治疗轻到中度疼痛,还可和阿片类药合用治疗中至重度疼痛。NSAIDs 不仅可缓解疼痛,还可减轻使疼痛加重的炎症。所有 NSAIDs 都可口服。有一种 NSAIDs,酮咯酸可静脉或肌肉注射。吲哚美辛以栓剂形式给药。

NSAIDs 应用广泛,但也有副作用,有时甚至是严重副作用。

- **消化道副作用**:所有 NSAIDs 都可刺激胃黏膜,引起消化道不适(如烧心感、消化不良、恶心、腹胀、腹泻和胃痛),消化性溃疡和消化道出血(胃肠道出血)。与其他 NSAIDs 相比,选择性环氧合酶抑制剂(coxibs,环氧化酶-2 抑制剂)较少刺激胃黏膜,也较少引起消化道出血。然而,如 coxibs 与阿司匹林合用,则副作用依旧。NSAIDs 与食物同时服用或使用制酸药有助于减少胃黏膜刺激。米索前列醇也可减少胃黏膜刺激和胃溃疡,但可引起其他副作用,包括腹泻。常用于治疗消化性溃疡的质子泵抑制剂(如奥美拉唑)或组织胺-2(H_2)受体阻滞剂(如法莫替丁)也有助于预防由 NSAIDs 引起的胃部副作用。
- **出血**:除 coxibs 以外,所有 NSAIDs 都有防止血小板(血液中的细胞样颗粒,血管损伤时有助于止血)聚集的作用。因此,NSAIDs 可增加出血风险,尤其在胃黏膜因 NSAIDs 受刺激时,更易引起消化道出血。
- **与体液潴留相关的副作用**:服用 NSAIDs 患者,有 1%～2% 的患者可出现体液潴留和肿胀。经常服用 NSAIDs 还会增加患肾病的危险,有时甚至导致肾衰竭(称为镇痛药性肾病)。
- **增加患心脏病和血管病的风险**:近期研究表明,除阿司匹林外,其他所有 NSAIDs 均可增加心脏病发作、脑卒中、下肢血栓的风险,且随着剂量加大和用药时间延长,这种风险也随之增高。这种风险的高低与所用 NSAIDs 种类相关。这些副作用与药物对血液凝固的影响直接相关,与药物导致的轻微但持续的血压升高间接相关。

短期服用 NSAIDs 很少出现严重副作用。长期服用，则需定期做相关检测，如测血压、化验血液（如血常规、肝肾功能）和粪隐血检查。

对老年患者，服用 NSAIDs 出现副作用的风险更高，尤其是吲哚美辛和酮咯酸。对长期饮用含酒精饮料，又服用 NSAIDs 的患者，更易发生消化道不适、溃疡和肝脏损害。冠状动脉疾病患者，其他心脏和血管疾病（心血管疾病）患者，以及具有这些疾病危险因素的人群，发生心脏病发作、脑卒中以及其他心血管疾病的风险更大。老年患者，心力衰竭、高血压病、肝肾疾病患者，需在医师监控下才可服用 NSAIDs。服用 NSAIDs 可能会降低某些治疗心脏疾病和控制血压药物的疗效。

NSAIDs 的起效时间和药效持续时间因种类而异。尽管 NSAIDs 的药效大致相同，患者对药物的反应却不同。患者可找到一个比其他 NSAIDs 更有效，副作用更少的特效 NSAIDs。

非甾体类抗炎药的作用机制

非甾体类抗炎药（NSAIDs）通过两条途径发挥作用：

- 减轻疼痛感。
- 大剂量时，可减轻常伴随疼痛且加剧疼痛的炎症。

NSAIDs 通过减少一种称之为前列腺素的激素样物质的产生而发挥上述作用。不同的前列腺素有不同的功能，如使痛觉感受器对机械性和化学性刺激更敏感、引起血管扩张。

多数 NSAIDs 通过抑制两种环氧化酶（COX-1 和 COX-2）而减少前列腺素合成，这两种酶是前列腺素合成的关键酶。选择性环氧合酶抑制剂（COX-2 抑制剂），NSAIDs 中的一型，主要阻断 COX-2 的作用。

具有促进炎症反应和导致疼痛作用的前列腺素只有在 COX-2 酶参与下才能合成。机体各种损伤的反应，如烧伤、撕裂伤、扭伤、拉伤或微生物感染，都可促使前列腺素释放，从而导致炎症。后者是一种保护性反应：受损组织的血液供应增加，组织液和白细胞渗出，后者可吞噬损伤组织、清除侵入的微生物。

由 COX-1 酶参与合成的前列腺素可保护消化道免受胃酸侵蚀，而且在血液凝固过程中起关键作用。大部分 NSAIDs 通过抑制 COX-1 酶活性而减少前列腺素合成。因此，NSAIDs 可刺激胃黏膜，引起消化道不适、消化性溃疡和消化道出血。选择性环氧合酶抑制剂主要抑制 COX-2 酶活性，故较少出现上述副作用。但选择性环氧合酶抑制剂同时也抑制某些 COX-1 酶，所以仍有出现上述副作用的可能。

阿司匹林：阿司匹林（乙酰水杨酸）已使用了约 100 年，口服给药，用于治疗中度疼痛，药效可持续 4~6 小时。

> **？你知道吗……**
> 长期服用 NSAIDs，包括非处方类 NSAIDs，可产生严重的副作用。

非甾体类抗炎药

类　型	药　品
水杨酸类	阿司匹林、三水杨酸胆碱镁、二氟尼柳、双水杨酸酯
选择性环氧化酶抑制剂	塞内昔布
其他	罗非昔布、伐地考昔、双氯芬酸钠、依托度酸、非诺洛芬、布洛芬、吲哚美辛、凯托布洛芬、酮咯酸、甲氯胺苯酸、甲芬那酸、美洛昔康、萘丁美酮、萘普生、奥沙普秦、吡氧噻嗪、舒林酸、痛灭定

阿司匹林对胃有刺激作用，应联合应用制酸剂（一种缓冲剂）以减轻其对胃的刺激。制酸剂可形成一个碱性环境而有助于阿司匹林溶解，减少阿司匹林和胃黏膜的接触时间。然而，缓冲型阿司匹林对胃黏膜仍刺激作用，因为阿司匹林同时减少了一些对胃黏膜有保护作用的物质的合成。这些物质是一种前列腺素，具有类似激素的作用。

肠溶阿司匹林在胃部不溶解，到达小肠后才溶解，这就最大限度地降低了其对胃的直接刺激。然而，肠溶阿司匹林吸收不稳定。如与食物同时服用，由于食物延迟了胃排空，阿司匹林吸收延缓。因此，疼痛缓解也延迟。

阿司匹林可降低血液中一种有助于血液凝固的颗粒（血小板）的功能，因而增加了全身出血的危险性。容易受瘀伤的人尤其容易出现这种情况。除非有医师的监控，有出血性疾病和未控制高血压病的患者不宜服用阿司匹林。应严密监控同时服用阿司匹林和抗凝剂（如华法林）的患者以避免发生致命性出血。择期手术患者常在手术前一周停用阿司匹林。

阿司匹林可加重哮喘。鼻息肉患者服用阿司匹林可诱发喘息。少数对阿司匹林敏感（过敏）的患者，可出现严重的过敏反应，出现皮疹、瘙痒、严重的呼吸困难或休克，出现这种情况，应立即采取急救措施。

极大剂量的阿司匹林可产生严重副作用如呼吸异常、发热和神志恍惚。药物过量的首发症状之一是耳鸣。

患有或可能患有流感或水痘的儿童和十几岁的青少

年不可服用阿司匹林,以免诱发瑞氏综合征。虽然极其罕见,但一旦发生瑞氏综合征,后果严重,可能死亡。

布洛芬、酮洛芬和萘普生:尽管几乎没有这方面的比较,但目前普遍认为,NSAIDs 如布洛芬、酮洛芬和萘普生对胃的刺激比阿司匹林温和。上述药物和阿司匹林一样,也可引起消化道不适、溃疡和胃肠道出血,加重哮喘,升高血压。口服上述药物可轻度增加脑卒中、心脏病发作、下肢动脉血栓的风险。

尽管布洛芬、凯托布洛芬和萘普生这些药对凝血的影响常比阿司匹林小,在没有医师的密切监控下,仍不应将其与抗凝药(如华法令)合用。

对阿司匹林过敏者对对布洛芬、凯托布洛芬和萘普生也可能过敏。如果出现皮疹、瘙痒、呼吸困难,或休克,需要立即采取医疗措施。

选择性环氧化酶抑制剂(Coxibs,COX-2 抑制剂):环氧化酶抑制剂,如塞来昔布,与其他 NSAIDs 不同。其他 NSAIDs 同时阻断两种酶:

- COX-1,参与对保护胃黏膜和在血液凝固过程中起关键作用的前列腺素的合成。
- COX-2,参与具有促进炎症作用的前列腺素的合成。

Coxibs 只抑制 COX-2 酶,因此在治疗疼痛和炎症方面与其他 NSAIDs 同样有效。与其他 NSAIDs 相比,Coxibs 较少引起胃损害、恶心、腹胀、烧心、出血、消化性溃疡,也较少影响血液凝固。

由于有这些不同,Coxibs 适用于那些不能耐受其他类 NSAIDs 的患者和易于出现 NSAIDs 并发症(如胃肠道出血)的高危人群。这些高危因素包括高龄、正在服用抗凝剂、有溃疡病史和必须长期服用镇痛药的患者。然而,抑制 COX-2 酶可增加血栓形成的风险。因此,与服用其他 NSAIDs 一样,服用 Coxibs 可能增加脑卒中、心脏病发作、下肢血栓的风险。风险大小与药物使用有关,剂量越大、用药时间越长,风险越高。因此,对心血管疾病(如冠状动脉疾病)、脑卒中及其他有这些疾病危险因素的患者,给药前,应告知患者服药物有此等风险,需要严密监控。Coxibs 不适用于有心力衰竭或心力衰竭高危(如已有心脏病发作)患者。

对乙酰氨基酚

对乙酰氨基酚的镇痛和解热作用与阿司匹林大致相当。与 NSAIDs 不同的是,事实上,对乙酰氨基酚没有抗炎活性,也不影响血液凝结,对胃几乎没有副作用。对乙酰氨基酚的作用机理尚不清楚。

对乙酰氨基酚有口服片剂或栓剂两种,药效一般持续 4～6 小时,是一个非常安全的药物。然而,大剂量应用可导致不可逆性肝损害。肝病患者的使用剂量应低于正常处方剂量。小剂量长期用药是否会损害肝脏尚不能确定。长期大量饮酒患者过度使用对乙酰氨基酚,出现肝脏损害的风险最大。正在服用对乙酰氨基酚的

患者在因严重感冒、流行性感冒或其他原因而停止服药后更易出现肝脏损害。长期大剂量服药还可引起肾脏损害。

辅助性镇痛药

辅助性镇痛药在一定情况下可缓解疼痛,但不常用。应用此类药物镇痛时。常与其他镇痛药或非药物性治疗联合应用。

最常用的辅助性镇痛药有抗抑郁药(如阿米替林、安非他酮、地昔帕明、氟西汀和文拉法辛),抗惊厥药(如加巴喷丁、普瑞巴林)以及口服和局部外用麻醉药。

抗抑郁药:抗抑郁药可减轻非抑郁症患者的疼痛,三环类抗抑郁药比其他抗抑郁药更有效。但是,新型抗抑郁药,如选择性 5-羟色胺再摄取抑制剂(SSRIs)和选择性 5-羟色胺、去甲肾上腺素再摄取抑制剂(SSNRIs,如度洛西汀)具有更好的药物耐受性。患者可能对某一种抗抑郁药反应良好,而对其他抗抑郁药则无效。

抗惊厥药:抗惊厥药常用于缓解神经病理性疼痛。加巴喷丁最常用,很多其他抗惊厥药都可选用,包括卡马西平、氯硝西泮、丙戊酸钠、拉莫三嗪、奥卡西平、苯妥英钠、普瑞巴林、托吡酯。普瑞巴林常用于糖尿病性神经损害引起的疼痛和带状疱疹病毒感染后的并发症(疱疹神经痛)。抗惊厥药,如丙戊酸钠,可用于预防偏头痛发作。

麻醉剂:有时,常用于治疗心律失常的美西律也用于治疗神经病理性疼痛,与局部麻醉剂的使用相似,直接用于疼痛部位或其附近以缓解疼痛。可将局部麻醉剂如利多卡因作皮下注射以控制外伤性或神经病理性疼痛;也可将局部麻醉剂注入神经以阻断疼痛传导,这种治疗方法称之为神经阻滞。例如,交感神经阻滞是将局部麻醉药注射到位于脊柱旁神经丛——若为身体上部疼痛,阻滞部位在颈椎旁;若为身体下部疼痛则阻滞部位在腰椎旁。

外用麻醉药,如利多卡因洗剂、软膏、贴剂,常用于控制某些疼痛,常限于短期使用。如用含少量麻醉剂漱口液漱口可缓解咽喉疼痛,但一天只能用几次。然而,部分慢性疼痛患者应用局部麻醉剂后,可长期缓解疼痛。如利多卡因贴剂可用于缓解带状疱疹后神经痛。

辣椒素乳膏中含有一种从红辣椒中提取的成分——辣椒素,有时有助于减轻诸如治疗带状疱疹感染和骨性关节炎引起的疼痛。最常用于治疗由关节炎引起的局部疼痛,外用,每日数次。

非药物性治疗

除药物治疗外,很多其他治疗方法也有助于缓解疼痛。疼痛部位直接冷敷或热敷常有助于缓解疼痛。经超

声向深部导热(透热疗法)可缓解由骨性关节炎和肌肉扭伤引起的疼痛。

经皮神经电刺激(TENS)亦用于部分患者的治疗。TENS 是将电极放置在皮肤表面,通过温和的电流产生麻刺感,但不增加肌肉紧张度,持续治疗或一日数次,每次 20 分钟至数小时。依据患者对治疗的反应决定治疗时间以及间隔期。常常要求患者学会自己使用 TENS 仪,以便需要时使用。TENS 对慢性疼痛也有效。如果疼痛特别严重而其他治疗方法又无效时,可将电极植入损害神经或脊髓周围。

偶尔,可通过破坏传导痛觉信号的神经通路以治疗由神经损害引起的疼痛。注射腐蚀性物质石炭酸毁损神经、冰冻法毁损神经(冷冻疗法)、用射频电极烧灼神经等方法都可损毁神经传导通路,这些方法常用于治疗由三叉神经痛引起的面部疼痛。

针灸治疗是将细针刺入身体某些特殊部位的治疗方法。针灸治疗的作用机制目前尚不清楚,有人对其疗效尚有怀疑。但是,针灸治疗对部分患者确有缓解疼痛的作用,至少在一段时间内有效。

生物反馈治疗和其他认知治疗技术(如放松训练、催眠治疗、注意力分散治疗技术)通过转移患者的注意力而有助于患者控制、减轻、处理疼痛。注意力分散技术就是要求患者学会在疼痛时,想象自己在一个安静、舒适的地方(如在吊床上或在海滩边)。

不应忽视对疼痛患者予以心理支持的重要性。朋友和家庭成员应该理解患者的痛苦,了解患者的需要,懂得疼痛可导致抑郁和焦虑。如出现抑郁和焦虑,需要心理咨询。

第 107 节

头　痛

头痛是一种非常常见的临床症状,也是致残的常见病因。头痛可影响人们的工作和日常生活。有些人一生中频繁头痛,也有人一生中几乎没发生过头痛。

病因

尽管头痛令人痛苦、沮丧,但头痛很少由严重疾病引起。

原发性头痛:大多数头痛原因不明,此类头痛称之为原发性头痛,包括:

- 紧张性头痛
- 偏头痛
- 丛集性头痛

紧张性头痛是最常见的头痛类型。

继发性头痛:较少见,系指由其他疾病引起的头痛,此类头痛称之为继发性头痛。引起继发性头痛的病因通常并不严重,这些疾病包括轻微、短暂的眼、鼻、喉、鼻窦、牙齿、下颌、耳朵及颈部疾病。例如,牙龈感染、鼻窦感染(鼻窦炎),或者下颌关节病变(颞颌关节功能障碍)都可引起头痛。

极少情况下,头痛由严重疾病引起,此类疾病包括:

- 脑部感染,如脑脓肿、脑膜炎、脑炎
- 其他感染,如结核菌感染,尤其是脑部结核菌感染
- 脑部肿瘤
- 覆盖于脑表面的组织内血液聚集(硬膜下血肿),常由脑外伤引起

- 脑内出血(脑内血肿)
- 覆盖于脑表面的组织内出血(蛛网膜下腔出血),常由脑动脉的突出部分(脑动脉瘤)破裂引起,或是由动静脉的异常连接处(动静脉畸形)破裂引起
- 颅内高压
- 严重高血压(罕见)
- 呼吸障碍,如肺气肿、呼吸睡眠暂停综合征
- 巨细胞性动脉炎(颞动脉炎)

诸如脑内肿瘤、出血、血肿、颅内静脉高压等都可引起颅内压增高。许多感染性疾病如莱姆氏病、落基山斑疹热,在疾病早期就可出现头痛,严重的流行性感冒也可引起头痛。这些都是严重感染。

长期应用咖啡因、镇痛剂(安定剂)后突然撤药引起的戒断反应,应用某些血管扩张剂(如硝酸甘油)等都可引起头痛。

> **? 你知道吗……**
>
> 大多数头痛并非由严重疾病引起,如遇突发、严重头痛[极度头痛(雷击样头痛)],应立刻就医。

诊断

通常情况下,根据病史、头痛特征和体格检查,可以

明确头痛的病因和类型。头痛特征包括:头痛发作频率、持续时间、部位、严重程度以及伴随症状;还应注意头痛的触发和/或加重因素,以及缓解因素。

如果头痛出现下列特征,常提示其由严重疾病引起,一旦出现,应立刻就医:

- 头痛的发作频率和严重程度增加
- 头痛每天发作
- 极其突然发生的,严重头痛(雷击样头痛)
- 头痛的性质和类型发生变化
- 50 岁以后出现头痛
- 头痛伴发诸如发热、颈强直、感觉或视觉变化、虚弱、共济运动失调、昏厥、严重高血压
- 头痛引起抽搐发作、意识模糊

例如,严重头痛伴发热、颈强直,常提示为脑膜炎——覆盖于脑和脊髓表面的组织(脑膜)的感染,常常可能危及生命;极其突然发生的,患者从未经历过的剧烈头痛,常提示为蛛网膜下腔出血——脑膜内出血,常由动脉瘤破裂引起。

检测:如怀疑头痛系由严重疾病引起,常需做一些临床检测。如怀疑头痛是由肿瘤、出血或颅内压增高引起,应立刻进行计算机断层扫描(CT)或核磁共振成像(MRI)检查。

如怀疑是脑膜炎,应立刻进行腰穿检查;如怀疑是蛛网膜下腔出血或脑炎,也应该进行腰穿检查。如怀疑脑内有新生物(如肿瘤或脓肿),为安全起见,在腰穿检查前,应先做 CT 或 MRI。腰穿可以使脑以下部位的压

力降低,如果此时脑内有新生物存在,脑组织就会下移而嵌入一个分隔脑组织的狭小的裂孔中,形成致命的脑疝。

对诸如莱姆病等,偶尔需要进行血液学检查。红细胞沉降率(ESR——试管内血样本中的红细胞沉降到试管底部的速率)有助于巨细胞动脉炎的诊断,后者可引起炎性反应。血沉增高常提示有炎性反应。

紧张性头痛

紧张性头痛通常是一种轻至中度的,头部束带状紧箍样疼痛。

- 头部其他部位及颈部疼痛可触发紧张性头痛
- 每月可有几天或许多天头痛发作
- 诊断依据为症状和体格检查,但有时需做影像学检查以排除其他疾病
- 镇痛剂和某些用于治疗偏头痛的药物对紧张性头痛可能有效,也可予以放松治疗和减压治疗

很多人都曾有过紧张性头痛。紧张性头痛的病因不明,可能与痛阈降低有关。也可能与应激反应有关,但应激反应是如何导致紧张性头痛的则并不清楚,而且,应激反应并不能解释紧张性头痛的所有症状。其他病变也可诱发或触发紧张性头痛,如睡眠障碍、面颌关节病变(颞颌关节功能障碍)、颈部疼痛、或眼疲劳都可触发紧张性头痛。

头痛的鉴别诊断

头痛类型或原因	临床特征*	诊断性检查
原发性头痛(不明原因的头痛)		
丛集性头痛	为严重的刺痛,局限于一侧眶周。疼痛持续 30 分钟至 1 小时。患者常不能躺下,频繁地踱步,有时用力敲打自己的头部。头痛呈一连串发作,间歇期无头痛症状。光线、声音或气味并不会加重头痛,不伴恶心、呕吐。 在疼痛侧,可出现流涕、流泪、眼睑下垂,眼下方可出现肿胀	与紧张性头痛相同
偏头痛	为中至重度、搏动性疼痛或跳痛,位于一侧,有时为双侧,持续数小时至数天;体力活动、光线、声音或气味都可加重头痛,伴恶心、呕吐及对声、光和气味过敏。 头痛发作可持续数周、数月或数年,然后自行消失。在头痛发作前,患者常有某种感觉,这种感觉(称为前驱症状)包括情绪改变、食欲减退、恶心。在头痛发作之前,常有短暂的感觉、平衡、言语、或视觉障碍(如看到闪光或出现盲点),这些短暂的功能障碍称之为先兆	与紧张性头痛相同
紧张性头痛	为轻至中度的、累及整个头部的条带状紧箍感,疼痛持续 30 分钟至数小时,黄昏时加重。体力活动、光线、声音或气味对头痛没有影响,不伴恶心、呕吐	偶尔需做 CT 或 MRI 检查以排除其他疾病,特别是新发头痛或头痛性质改变时

续表

头痛类型或原因	临床特征*	诊断性检查
继发性头痛（由某种疾病引起的头痛）		
脑脓肿	与由脑肿瘤引起的头痛类似，如脓肿破裂导致急性脑膜炎，可出现剧烈头痛，颈强直	CT 或 MRI 检查
脑肿瘤	呈中至重度疼痛并进行性加重，病初常有缓解复发，最终演变成持续性头痛而无缓解期。患者常出现笨拙、虚弱或意识模糊，还可出现呕吐或痫性发作	MRI 检查
脑炎	脑炎（脑部感染）可引起头痛。患者可出现昏睡、笨拙、虚弱或意识模糊，还可出现呕吐或痫性发作。可出现昏迷。有些患者还可出现脑膜炎症状	CT 或 MRI 和腰穿检查
眼部疾病（如虹膜炎，青光眼，视神经乳头炎）	呈中至重度疼痛，用眼后头痛加重，局限于前额或眼球内或整个眼部。视力常受损	眼科检查
巨细胞动脉炎（颞动脉炎）	呈一侧颞部跳痛，梳头或咀嚼时可出现头皮疼痛。颞动脉扩张。疼痛可出现于肩部、大腿和臀部。可出现失明	红细胞沉降率（ESR）检查，颞动脉活检
高血压	通常情况下，高血压不会引起头痛。极端高血压可引起头痛，血管发生痉挛时，呈搏动性疼痛，位于头后部或顶部	测血压，做血液学化验及肾功能检查
脑内出血	可有一侧或双侧，轻度至重度头痛；可出现明显的昏睡、反应迟钝、虚弱或意识模糊；可出现呕吐、痫性发作；可发展成昏迷	需做 CT 或 MRI 检查
脑膜炎	表现为整个头部严重、持续的疼痛，头痛向颈部放射，使得曲颈、下颌吻颏胸困难。病人感到痛苦，伴发热、呕吐	血液学检查及腰穿检查
副鼻窦病变	呈严重的钝痛或剧痛，疼痛位于前额部；可以急剧起病，但疼痛持续时间短暂，也可以逐渐起病，但呈持续性疼痛；症状在上午较重，午后减轻；寒冷、潮湿的空气、平卧可加重疼痛。患者有流涕，有时伴脓涕或血涕。可有夜间咳嗽，常伴发热	鼻窦 CT 或鼻腔内窥镜检查
蛛网膜下腔出血	严重、持续、广泛的头痛，常在几秒钟内达顶峰，偶而疼痛局限于眼部或眼周；可出现眼睑下垂，可出现短暂的意识丧失。患者常诉说从未经历过如此的头痛 发病时，可表现为嗜睡、意识模糊，难以唤醒；也可表现为烦躁不安；以后出现颈项强直，持续性头痛，常伴呕吐、眩晕，下背部疼痛	CT 或 MRI 检查。如 CT 或 MRI 检查均阴性，应做腰穿检查
硬膜下血肿	局限于某一点或整个头部轻度至重度，间歇性或持续性头痛，可向颈部放射。患者可出现嗜睡、意识模糊或健忘	CT 或 MRI 检查
其他可能影响脑部的疾病（如癌症、隐球菌感染、结节病、梅毒、结核）	为整个头部轻度至重度钝痛或剧痛。由这些病变引起的头痛常有中度发热及其他原发病的症状	腰穿和 MRI 检查

* 以上罗列的特征可以单个出现，也可以仅出现几个或全部出现
CT＝计算机断层扫描；MRI＝核磁共振成像

症状

　　紧张性头痛表现为整个头部条带状的紧箍感而呈现为全头痛。紧张性头痛可呈发作性，也可表现为慢性头痛。

　　发作性紧张性头痛每月发作不超过 15 天，常呈轻至中度头痛，持续 30 分钟到数天。典型者表现为出现于晨起后几个小时，以后逐渐加重，极少于睡眠中痛醒。

　　慢性紧张性头痛每月头痛天数大于 15 天，疼痛程度较发作性紧张性头痛严重。尽管一天中头痛持续存在，但疼痛程度可有变化。

　　与偏头痛不同的是，紧张性头痛一般没有恶心、呕吐，且体力活动、光线、声音或气味对其也没有影响。

　　某些轻型偏头痛的临床表现与紧张性头痛类似。

诊断

　　紧张性头痛的诊断主要依据病人对头痛的描述以及体格检查所得。医生应询问患者与触发头痛有关的可能因素。

　　目前，尚无特异性诊断程序可以确定紧张性头痛。如遇新发头痛，有时可行头部计算机断层扫描（CT）或核磁共振成像（MRI）检查以排除可引起头痛的其他疾病。

治疗

　　几乎所有非处方止痛药（镇痛剂），如阿司匹林、对

乙酰氨基酚或布洛芬都可缓解大多数轻至中度紧张性头痛。按摩相应部位有助于缓解头痛。对大多数轻至中度发作性紧张性头痛，无需就医。

对严重的紧张性头痛，可能需要较强的处方镇痛剂。这些处方镇痛剂中，有些含阿片制剂（麻醉剂），如可待因或羟考酮。

对部分患者，预防头痛发作的药物之一，咖啡因可增强镇痛剂的作用。但是，过度使用镇痛剂、咖啡因（预防偏头痛发作药物或含咖啡因饮料）、阿片制剂，均可导致头痛天天发作。这种头痛称之为药物过度使用性头痛，当突然停用这些药物时，可诱发或加重头痛。

对慢性紧张性头痛，某些用于预防偏头痛发作的药物，尤其是阿米替林（一种三环类抗抑郁药）可能有效。

行为干预或心理干预，如放松治疗和减压治疗有助于缓解紧张性头痛。

偏 头 痛

偏头痛是一种累及一侧或双侧的，中至重度的搏动样疼痛或跳痛。体力活动、光线、声音或气味等可使头痛加重，常伴有恶心、呕吐，以及对光、声过敏。
- 睡眠缺乏、气候改变、饥饿、过度感觉刺激、应激或其他因素均可触发偏头痛发作。
- 诊断依据为典型症状。
- 偏头痛无法根治。但是，终止偏头痛发作的药物，止痛药物（镇痛剂）和预防偏头痛发作药物有助于终止和预防偏头痛发作。

偏头痛可见于任何年龄，但以青春期和成年早期发病较常见。大多数偏头痛呈周期性发作（每月发作天数不超过 15 天）。50 岁以后，偏头痛发作严重程度明显减轻，甚至完全缓解。女性偏头痛人数约 3 倍于男性。在美国，每年有 18% 的女性和 6% 的男性至少经历一次偏头痛发作。

偏头痛可以演变成慢性头痛，即每月头痛天数超过 15 天，多见于过度使用治疗偏头痛药物者。

偏头痛有家族发病倾向。超过半数偏头痛患者其近亲也有偏头痛病史。

病因

偏头痛多见于神经系统较敏感的人群，即患者脑内的神经细胞易于受刺激而产生电活动。由于电活动波及整个脑部，导致诸如视觉、感觉、平衡、肌肉协调运动、语言等各种脑功能的短暂功能失调。这些功能失调产生的症状常出现于头痛发作之前（称之为先兆）。当第 5 对脑神经（三叉神经）受到刺激时，便出现头痛发作。三叉神经把来自眼睛、头皮、前额、上眼睑、口腔、上颌的各种刺激（包括疼痛刺激）传导到脑部。受到刺激时，三叉神经便释放某些物质，使脑部血管（脑血管）以及脑表面覆盖物（脑膜）产生痛性炎性反应，从而导致头部跳痛、恶心、呕吐以及对光、声过敏。

家族性偏瘫型偏头痛是偏头痛中一种罕见的亚型，其发生与 1、2 和 19 号常染色体基因缺陷有关。基因在常见偏头痛类型发病中的作用尚有待研究。

雌激素，一种主要的女性激素，似乎可以触发偏头痛，可能可以解释为什么偏头痛在女性中尤其多见。青春期（此时雌激素水平增高），女生偏头痛发生率远高于男生；某些女性在月经周期的前、中、后出现偏头痛发作；女性患者在接近绝经期时（此时雌激素水平出现波动），偏头痛发作变得难以控制；对有先兆的偏头痛女性患者，予以口服避孕药（含雌激素）和雌激素疗法，可加重偏头痛发作，并增加脑卒中的风险。其他触发因素包括：
- 睡眠不足，包括失眠
- 气候变化，特别是气压改变
- 红酒
- 某些食物
- 饥饿（连续多餐未进食）
- 过度的感觉性刺激（如各种闪光或各种强力的气味）
- 应激

有时，颅脑损伤、颈部疼痛、上颌关节病变（颞颌关节功能障碍）也可触发或加重偏头痛发作。

症状

通常，偏头痛表现为一侧头部搏动性疼痛或跳痛，但疼痛也可出现于双侧头部。可为中度疼痛，但重度疼痛更常见，患者常不能忍受。体力活动、光线、声音或气味均可加重头痛。由于敏感性增高，在头痛缓解前，许多患者喜好躺在黑暗、安静的房内。常伴恶心，有时伴呕吐。严重的头痛常无法忍受，以致影响患者的工作和家庭生活。

患者常有一些提示偏头痛马上就要发作的感觉。这些感觉称之为前驱症状，包括情绪改变、食欲减退、恶心。

约 25% 的偏头痛有先兆。先兆包括短暂、可逆的视觉、感觉、平衡、肌肉协调运动或语言功能障碍。患者可能看到锯齿状闪光、微光闪烁或闪光，或出现边缘摇动的盲点；上肢或下肢刺痛、平衡障碍、无力或语言障碍较少见。先兆多出现头痛发作前，持续数分钟至一小时，也可持续到头痛发作后。有些患者虽有先兆，却仅出现轻度头痛，类似于紧张性头痛，或完全没有头痛发作。

偏头痛发作一般持续数小时到几天（典型者为 4 小时到 3 天）。通常，睡眠后头痛缓解。偏头痛发作可在很长一段时间内频繁发作，以后有一个持续数周、数月，甚至多年的缓解期。

? 你知道吗……

仅 1/4 的偏头痛患者有提示偏头痛马上就要发作的感觉。

过于频繁地服用止痛药可加重偏头痛发作。

诊断

症状典型，且体格检查（包括神经系统检查）无异常发现时，医生便可诊断偏头痛。

尚无客观依据可证实偏头痛的诊断。如果偏头痛进展或头痛性质发生改变，应做头颅计算机断层扫描（CT）或核磁共振成像（MRI）检查以排除其他疾病。例如，对一个老年有先兆偏头痛患者，尤其是偏头痛并不严重或并不经常发作的老年患者，为了排除脑卒中，应予以影像学检查。

预防

当某种药物不能减少偏头痛发作频率或减轻头痛程度时，应每天服用其他药物以预防偏头痛发作。预防性服药有助于防止患者服用过多的其他抗偏头痛药物，有助于减少其他抗偏头痛药物的使用。

常用的预防性药物有 β-受体阻滞剂，如普萘洛尔等。抗惊厥药物如托吡酯和丙戊酸，以及三环类抗抑郁剂阿米替林也有效。应根据药物的副作用及其他状况选择预防性药物。如体重超重的人可用有助于减轻体重的托吡酯，伴有抑郁或失眠的患者可予阿米替林（详见表）。

治疗

目前尚不能根治偏头痛，但可控制其症状。

应鼓励患者作头痛日记。头痛日记的内容包括头痛发作次数和持续时间，可能的触发因素，对治疗的反应。有了这些信息，医生便可确定触发因素，如可能，还应消除这些触发因素，并能更好地计划和调整治疗方案。行为干预（如放松疗法、生物反馈疗法、减压治疗）也常用于预防偏头痛发作，尤其是应激反应是触发因素或患者为了控制偏头痛发作而服用过多的抗偏头痛药物时。

℞ 治疗偏头痛的药物

药 物 分 类	药 物	某些副作用
预防性药物		
抗惊厥药物	丙戊酸 托吡酯	毛发脱落、胃部不适、肝脏损害、出血倾向、震颤、体重增加 体重减轻、意识模糊、抑郁
β-受体阻滞剂	阿替洛尔 美托洛尔 纳多洛尔 普萘洛尔 噻吗洛尔	气道痉挛（支气管痉挛）、疲乏、失眠、加重心衰、性功能障碍 某些 β-受体阻滞剂对脂质代谢不利
钙通道阻滞剂	维拉帕米	眩晕、血压降低、虚弱；维拉帕米还可引起便秘
三环类抗抑郁剂	阿米替林	困倦、体重增加、心率增快、口干、意识模糊、便秘
严重偏头痛的治疗		
抗呕吐药	甲氧氯普安 普鲁氯嗪	血压降低、困倦、肌肉痉挛
麦角衍生物	二氢麦角碱	恶心、呕吐、轻微肌肉痛性痉挛，罕见因心肌供血不足引起的胸痛（心绞痛）
曲普坦（5-羟色胺受体激动剂）	阿莫曲普坦 依来曲普坦 那拉曲普坦 利扎曲普坦 舒马曲坦 佐米曲坦	脸红、刺痛感、眩晕、困倦、恶心、咽喉或胸部压迫感，罕见心绞痛
阿片制剂	可待因 哌替啶 羟考酮	呼吸变慢、便秘、尿潴留、困倦、恶心
轻至中度偏头痛的治疗		
镇痛剂	对乙酰氨基酚	增加剂量时可出现头痛反跳，偶尔出现皮疹
非甾体类抗炎药物	阿司匹林 吲哚美辛 萘普生	增大剂量后又突然减量可加重头痛；吲哚美辛可加重抑郁、抽搐、伴运动减少和强直的震颤，老年人还可出现眩晕、意识模糊

有的药物可终止偏头痛发作,有些药物可控制偏头痛发作,还有的药物则可预防偏头痛发作。

当偏头痛发作或加重时,宜应用终止偏头痛发作的药物。一旦患者感觉偏头痛即将发作时,应即刻服用此类药物。此类药物包括:

- 曲普坦类药(5-羟色胺受体激动剂或称血清素):常用。偏头痛发作起源于脑膜和脑血管壁,曲普坦类药特异性作用靶点恰好就是脑膜、脑血管壁上神经纤维膜上的受体。偏头痛刚开始发作时,即刻服用此类药最有效。此类药物可以口服,也可吸入或皮下注射。
- 二氢麦角碱:常用于终止严重、持续的偏头痛发作。
- 普鲁氯嗪:为一种抗呕吐类药,可用于不能耐受曲普坦类药或二氢麦角碱类药的患者。

由于曲普坦类药或二氢麦角碱类药可引起血管狭窄(血管收缩),所以,对有心绞痛、冠心病或未控制的高血压患者不推荐使用。对老年患者或有冠心病危险因素的患者,如确需使用此类药物,则必须在严密监控下才能使用。

如偏头痛发作伴有恶心,可应用能缓解恶心(抗呕吐类药)的药物。抗呕吐类药单独应用可终止轻至中度偏头痛发作。

仅极少数严重偏头痛发作需应用含或不含咖啡因的镇痛剂。需要时,这类镇痛剂可以替代曲普坦类药物而单独使用,也可与曲普坦类药物联合使用。

过度应用镇痛剂、咖啡因(包括含咖啡因的镇痛剂或含咖啡因的饮料)或曲普坦类药物可导致更严重的、每日发作的偏头痛。这种头痛称之为药物过度性头痛,多见于每周服药超过 2~3 天时,漏服或减少剂量或延迟服药,都可触发或加重偏头痛发作。

对各种治疗均无效的严重偏头痛发作,可予阿片制剂。阿片制剂是治疗偏头痛发作的最后手段。

丛集性头痛

丛集性头痛表现为一侧太阳穴或眶周严重疼痛,疼痛持续时间相对较短(通常持续 30 分钟至 1 小时)。丛集性头痛常在 1 到 3 个月的周期内规律发作,接着是持续数月至数年的缓解期。

- 一侧头部剧烈疼痛,伴流泪、流涕
- 患者常无法休息,来回踱步
- 诊断主要依据症状
- 常需面罩给氧或服用药物才能缓解头痛

丛集性头痛相对少见,每 1000 人中约有 1~4 名患者,多数见于男性,典型者于 20~40 岁发病。饮酒可触发丛集性头痛发作。

症状

丛集性头痛发作总是急性起病,常以一侧鼻孔奇痒或流涕开始,接着出现同侧头部剧痛,并向眶周放射。疼痛在数分钟内达顶峰,常持续 30 分钟至 1 小时。患者常在睡眠中被痛醒。与偏头痛不同,丛集性头痛患者常不能躺下,而是不停地来回踱步,有时还捶打自己的头部。

发作后,可出现同侧眼睑下垂,瞳孔缩小;眼以下部分面颊浮肿,可出现流泪。可出现面色潮红,还可伴恶心。

一天可有多次发作,常在 1~3 月的头痛周期内(丛集期)有规律地发作,接着是一个为期数月至数年的头痛缓解期,直至下一次发作周期到来。头通常在每天或每晚的同一时间发作。有的患者没有头痛缓解期,为慢性丛集性头痛。

诊断

丛集性头痛的诊断依靠患者对头痛及其伴随症状的描述。如症状出现变化,应做头颅核磁共振成像(MRI)。

治疗

多数丛集性头痛患者需要服药以预防复发。在丛集性头痛开始发作时,常用下列方法终止其发作:

- 面罩吸氧
- 注射曲普坦类药物或二氢麦角碱

其他用于预防发作的药物:

- 口服泼尼松,一种皮质类固醇激素
- 头后部局部注射麻醉剂和皮质类固醇激素(称之为神经阻断疗法)
- 用于预防偏头痛发作的药物(如托吡酯、丙戊酸钠和维拉帕米)
- 锂盐

由于起效较快,可首先使用泼尼松或神经阻断疗法;接着,可选用其他药物中任一种以预防复发。吸氧、注射二氢麦角碱、局部联合应用皮质类固醇激素和麻醉剂均需在医院内进行,其他治疗法可在门诊进行。

原发性颅内压增高症

原发性颅内压增高症(良性颅内压增高,假性脑瘤)为不明原因的颅腔内压力(颅内压)增高。

- 患者天天头痛,有时伴恶心、视物模糊、复视和耳鸣
- 应做头部影像学检查和腰穿检查,以排除可能引起颅内压增高的其他疾病
- 可导致失明,没有有效治疗
- 减轻体重,应用利尿剂以减少脑脊液,定期腰穿放脑脊液以降低颅内压可能有助于减轻症状,有时需要进行外科治疗

原发性颅内压增高症发病率仅 1/10 万,常见于生育期妇女。但是,在年轻、肥胖女性,其发病率是正常人群的 20 倍。由于肥胖的人越来越多,本病也越来越常见了。

在某些病人,由于引流脑部血流的大静脉(静脉窦)

阻塞,导致颅内压增高。这些病变导致血液瘀滞于静脉,包括引流颅骨血流的静脉。颅内压增高并非由肿瘤、炎症或脑脊液的正常循环受阻引起。

多数颅内压增高症患者找不到特殊病因。儿童患者有时在病前有停用皮质类固醇激素、大剂量服用维生素A或四环素类抗生素病史。

症状

原发性颅内压增高症的首发症状常常是头痛,几乎是天天头痛。头痛程度各异,多为中度,也可为重度。可伴恶心、复视或视物模糊、颅内搏动样声响(耳鸣)。部分患者可以没有任何症状。

颅内压增高可导致眼球端的视神经水肿——视乳头水肿。眼底镜检查可观察到这种视乳头水肿。

视力改变的第一个体征是周边视野缺失,临床上表现为患者常常毫无理由地碰撞物体。随着病程进展,出现视物模糊。约5%的患者可出现单眼或双眼部分或完全失明。一旦失明,即使颅内高压缓解,视力也不可逆转。部分患者的病程呈慢性进行性,失明风险更大。对这类患者密切监控可预防失明。

约10%的患者可以复发。

诊断

医生常依据症状和体检结果而怀疑本病,有时则是在常规眼底检查中发现视乳头水肿而疑及本病。

接着,应该做头颅影像学检查,通常是核磁共振成像(MRI)以寻找可能导致颅内压增高的其他病因。另一种MRI(称之为磁共振静脉成像)可显示脑部引流静脉的影像,有助于医生确定脑部静脉是否有狭窄。如果影像学检查未显示异常,则需进行脊椎穿刺(腰穿)检查测定脑脊液压力,做脑脊液检查。原发性颅内压增高症时,脑脊液压力增高,而脑脊液检验通常无异常。

治疗

即使不治疗,原发性颅内压增高症状常在6个月内自动消失。尽管如此,过度肥胖者都应该减轻体重,因为减轻体重可以降低颅内压,体重下降10%～20%,颅内高压症状就能缓解。遗憾的是,减肥计划往往不能成功。

应停用已知的,可触发颅内压增高的药物,如四环素。

阿司匹林、对乙酰氨基酚、常用于治疗偏头痛的药物可缓解颅内压增高引起的头痛。乙酰唑胺有助于降低颅内压。乙酰唑胺是一种利尿剂,促使水分通过肾脏,经尿液排出体外,从而减少体内水分,包括脑内水分。

对每天或每周腰穿放脑脊液治疗颅内压增高的疗效尚有争议,如应用此疗法,应密切监控患者的颅内压以确定其是否降低。

眼科专家应该密切监控患者的视力,以便尽早发现视力问题。

如果采用以上治疗后依然出现视力减退,则需要进行外科手术干预以降低颅内压,并可能挽救视力。有一种治疗方法(称之为视神经鞘开窗术),是在球后视神经鞘上切开几个小裂隙,使脑脊液通过这些小裂隙流入眼球周围组织,并由此流入静脉。另一个方法是通过外科手术,在体内留置一根永久性引流管(分离器),以便把过多的脑脊液引流出去。分离器是一个塑料管状装置,放置在脑内或脊髓下端背侧,引流管通过皮下,直至腹腔,这样便可把过多的脑脊液引流到腹腔。

如磁共振静脉成像显示静脉闭塞,可将一个金属制的管子(支架)通过切口插入颈静脉,然后再放置到闭塞的静脉并把它打通。

如果患者肥胖且其他治疗方法均无效,可通过外科手术帮助患者减轻体重(肥胖手术,如胃肠分流术)。如果手术成功,便能治愈颅内压增高症。

低颅压性头痛

脊椎穿刺(腰穿)放脑脊液或由于囊肿或脑脊液漏造成脑脊液渗漏都可导致低颅压性头痛。流动在脑组织周围的脑脊液的丢失可降低脑组织周围的压力。

低颅压性头痛通常发生在脊椎穿刺后数小时至1或2天,因为脊椎穿刺必定放掉一些脑脊液。脑脊液流动于覆盖脑脊髓表面的多层组织(脑膜)之间的空隙之中,并填满脑组织周围间隙。脑脊液减少将导致脑组织周围压力降低,最终导致头痛,甚至严重头痛。年轻人或体格较小的人易患低颅压性头痛。

有时,由于脑膜囊肿破裂或脑膜撕裂(多发生于头部或面部外伤时)导致脑脊液漏。但咳嗽或打喷嚏罕有导致脑膜囊肿破裂的。

低颅压性头痛常较剧烈,患者坐起或站立时出现头痛,躺平时头痛缓解。还可出现颈部强直和疼痛,呕吐。

诊断

低颅压性头痛的诊断依据症状与体位的关系。如患者刚做过脊椎穿刺,诊断常较明确,几乎不需要进行特殊检查。如没有脊椎穿刺史,应做影像学检查,如磁共振成像。

治疗

对由脊椎穿刺引起的低颅压性头痛,建议患者躺平,并补充液体(口服,如缺水严重,也可静脉输液),可应用轻度镇痛剂或咖啡因。腹部戴一条弹力带有助于提高颅内压。如在这些治疗后1天,头痛仍持续存在,可在脊髓下端背侧脊髓与脊膜之间注入少量人血。血液可栓塞住因脊椎穿刺形成的小洞。

利用血液修补对脑脊液漏引起的低颅压性头痛也有效。对由脑脊液漏引起的低颅压性头痛极少需要外科治疗。

第 108 节

头晕和眩晕

头晕是一个含义模糊的术语,用来描述不同的感觉,包括头昏、头重脚轻、失去平衡、旋转感、空间失衡感、虚弱乏力。眩晕是一种特殊类型的头晕,是指感觉自身或周围环境晃动或旋转。

头 晕

- 头晕可能是人体内与平衡有关的多个部位病变的表现,比如内耳和眼睛病变;也可能是某些药物引起。
- 患者对症状的描述以及医生的体格检查可能提示病因,据此可以做进一步检查。
- 根据病因选择治疗方案,可以采取对症治疗减轻伴随症状。

在就诊的患者中头晕占 5% ~ 6% ,它可以发生在任何年龄,但随着年龄的增加更常见。超过 40 岁的人群中,大约有 40% 发生过头晕。在任何年龄,头晕都可以导致某些问题,特别是在从事危险任务时,比如开车、操纵某些重工业机械等。持续头晕或者头晕影响到日常生活时,应该就诊。

医生通常将头晕分类为:

- 头昏或头重脚轻
- 失去平衡感
- 眩晕
- 以上几种形式的综合
- 不属于以上这些形式

头晕可能是短暂或慢性的。如果头晕持续时间超过一个月,可以定义为慢性头晕。慢性头晕在老年人中更常见。慢性头晕通常很难鉴别,这是由于其常由不止一个因素导致,且头晕可以在不同时间表现为不同的形式,比如,这次表现为头重脚轻,下次表现为眩晕。

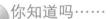

你知道吗……

大约 95% 的时候,即使是严重的头晕,也不意味着疾病严重。

在老年患者中,头晕常常不是单一、明确的病因造成的。

病因

尽管头晕使人困扰甚至难以承受,但只有 5% 是由严重疾病导致。身体需要各器官协同运作才能保持平衡,因此头晕可由多种病因引起。引起头晕的疾病包括内耳疾患、眼病(人依靠视觉的引导来保持平衡)、肌肉疾病、关节病变、脑部病变(主要是脑干和小脑)以及连接人体各个部位的神经病变。

每种形式的头晕都有其特有的原因,例如:头昏和头重脚轻有可能是因为血压突然降低或导致大脑的供血不足的其他疾病引起。这样的疾病包括引起脑灌注不足的心脏疾病,或者脑供血动脉阻塞或狭窄。

失去平衡可能是由于视觉障碍引起,因为身体需要依靠视觉的引导来保持平衡。也可能是由于骨骼肌病变引起出现肌无力影响了行走所致,其他病因还有服用某种药物(如抗癫痫药和镇静剂),或者内耳疾病。

诊断

头晕治疗前,医生必须确定其性质和病因。要详细地询问病人的感觉症状:发病期间是否感到头昏、头重脚轻、失去平衡、自身或外界物体旋转或晃动(眩晕),或其他的感觉;头晕何时开始、持续的时间、诱发和缓解因素以及其他的症状——头痛、耳聋、耳中的异常声响(耳鸣)、视力下降、乏力或行走困难等是否存在。这些内容可帮助明确头晕性质,并提示引起头晕的病因。

医生在体格检查时的一个主要目的是使头晕再发(诱发)。站立时血压突然下降(体位性低血压)是引起头晕的常见原因。因此医生应该尝试改变患者体位诱发低血压,观察血压改变时头晕症状是否出现。医生应该在患者平躺 5 ~ 10 分钟后测血压及脉搏,随后在改变为坐位后复测血压及脉搏,再后变为立位。倾斜板可以使医生更加严格地完成实验。也可由脱水引起血压变化,所以医生应该寻找脱水的征象并行相关的实验室检查。

可令患者做 Valsalva 动作(闭上嘴巴用力呼气,就像用力排便一样),这个动作可以短暂性地减慢心率,可能诱发头晕发作。心电图(EKG)、动态心电图可用于检查,超声心动图、运动平板试验可以用来评估心脏功能。

一些试验可以用来评估平衡功能及步态,例如昂姆伯格试验。另一个试验是让患者脚尖并脚跟直线行走测试。

视觉检测时可发现眼球的异常运动(如眼震)。如果怀疑眩晕,医生应该行特殊的试验来诱发症状。另外听力检测可用于发现影响平衡和听力的内耳功能紊乱。

其他的诊断手段还包括头颅 CT、MRI。如果医师怀疑大脑供血不足或者类似中风表现,上述检查更有意义。可做 CT 血管造影(CTA)、磁共振血管造影(MRA)或脑血管造影。可查明大脑动脉是否有狭窄或阻塞。由于

CTA、MRA 为非侵入性的检查,比血管造影更容易获得广泛的接受。

当其他诊断的可能性不大或者没有发现明确的眩晕原因,医生应该考虑到心理因素的可能。一些测试可以帮助医生鉴别抑郁、躯体化障碍和其他使人感到眼花或与周围世界分离感。如果不能判定明确的病因,医生应该定期重复检查患者。

治疗

根据病因采取相应的治疗。充足的补液常常能纠正脱水导致的体位性低血压。药物(例如盐皮质激素和米多君)可用于自主神经功能紊乱导致的直立性低血压。如果头晕是某种药物导致的,则应停药或减量。良性发作性位置性眩晕,医生通常可以进行简单的改变头位手法(Epley 法)治疗。如果医生怀疑类似中风的表现,应该针对危险因素进行治疗,如抗血小板聚集药物、搭桥或者放置支架治疗。

不论是否能够明确病因,均可以应用药物缓解伴随症状(如恶心)或者防止血压降低。

头晕的分类

类型	描 述	可能的病因
头昏、虚弱感	患者站立时感觉两眼发黑,站立时血压降低(体位性低血压)	脱水 严重失血 心脏流出道梗阻(主动脉瓣狭窄) 心律失常 药物过量(特别是降压药物) 自主神经系统失调(例如糖尿病自主神经病变或者多系统萎缩)
失衡	患者感觉不稳,尽管肌力正常,但有将要摔倒的感觉	内耳疾病(眩晕) 小脑病变(例如由于中风或者慢性酒精中毒导致的共济失调) 基底节病变(例如帕金森病、路易体痴呆、进行性核上性麻痹) 下肢位置觉丧失(周围神经病或者脊髓疾病) 视觉障碍(例如:新配的眼镜导致,复视,白内障手术) 镇静剂过量,抗惊厥药物,酒精中毒或者其他药物。
眩晕	患者感觉自身或者周围环境移动或旋转	良性发作性位置性眩晕 前庭神经元炎 梅尼埃病 中耳感染 偏头痛 晕车 脑干和小脑血流量减少(后循环缺血),表现为脑梗塞或者 TIA 多发性硬化 内耳毒性药物,例如氨基糖甙类药物 抗生素,阿司匹林,氯喹,顺铂(一种化疗药物),速尿(一种利尿剂),奎宁
模糊、头重脚轻	患者感到头晕、与世界分离、恐惧感	异常的、快速、深度呼吸(伴有恐惧的过度通气) 焦虑症 抑郁伴与世界分离感

眩 晕

是人体感到自身、外界环境或两者兼而有之的移动、旋转的一种运动错觉,常伴有恶心及平衡障碍。
- 影响内耳或者脑部司平衡部位导致的眩晕。
- 除了旋转感,人们可能还有恶心、失衡、听力或者视力问题以及头痛。
- 根据患者的主诉和体格检查的结果医生通常可以做出诊断,但有时也需要其他检测。
- 有时可以根据诱发因素采取简单的预防,或者服用预防眩晕的药物。
- 东莨菪碱贴剂等药物,可以帮助缓解眩晕和呕吐。

眩晕是头晕的一种,其感觉与我们儿时玩的一种游戏——自己打转数圈后停住,感觉类似:天旋地转。但多数头昏并非眩晕。

病因

眩晕可以由掌管身体平衡器官的病变所引起:

- 内耳
- 脑干和小脑
- 连接脑干和小脑的神经纤维束,或者在脑干内的纤维束

内耳包括的结构(半规管、球囊、椭圆囊)能够感知位置和运动。从这些结构发出的信息通过前庭蜗神经(第八对脑神经,也包括听神经)传送至脑内。这些信息传递至脑干以调整姿势;小脑协调运动,最终实现平衡。

内耳疾病:最常见的眩晕由晕动症引起。晕动症好发人群为其内耳对摇摆、突然运动或停止等运动敏感的人群。

引起眩晕的另一个常见原因是内耳半规管中钙斑的形成。这种疾病即良性发作性位置性眩晕,特别常见于老年人。该病头晕发生于头以某种特定方式运动时。

梅尼埃病也会引起眩晕发作。其原因被认为是由内耳积液、水肿所致,具体起因不详,可能是由自身免疫反应、过敏、自主神经功能失调、内耳某种结构堵塞或者病毒感染引起。

前庭蜗神经病变可以引起眩晕、听力损害或者两者兼备。

其他可能影响内耳或内耳神经纤维引起眩晕的疾病包括:

- 细菌或病毒感染,例如前庭神经元炎,带状疱疹,乳突炎
- 佩吉特病
- 肿瘤,例如听神经瘤
- 神经炎症

内耳可能被药物损害,如氨基糖苷类抗生素、阿司匹林、化疗药物顺铂、镇静药苯巴比妥、抗惊厥药苯妥英钠,包括速尿在内的某些利尿剂。过量饮酒可以导致短暂眩晕。

影响脑部的疾病:供应脑干、小脑和大脑枕部的动脉血流减少时引起眩晕。这种疾病称为椎基底动脉供血不足,受累动脉包括椎动脉和基底动脉。如果血供减少是短暂性的,诊断为短暂性脑缺血发作。如果为持续损伤,则诊断为中风。

相对少见的眩晕病因包括累及脑干或小脑的多发性硬化、颅底骨折、脑外伤、癫痫、感染、脑底部肿瘤。

眩晕有时可以是偏头痛发作的症状之一,也可以无头痛而单独出现。

有时颅内压突然增高也可引起眩晕。引起颅内压增高的常见原因有良性颅内高压、脑肿瘤、颅内出血等。

你知道吗……
很多情况,缓解头晕不用药比用药效果更佳。

聚焦老龄化

当人们逐渐老去,包括平衡器官在内的人体脏器功能逐渐减退。例如,在暗处视物变得困难,内耳的结构老化。机体调控血压的能力减退不能满足身体所需的血量。当站起来的时候血压降低(引起体位性低血压),或者饭后血压降低(引起餐后低血压),患者感到虚弱。通常,头晕不是仅仅年龄相关,而更常发生于患病或者服某种药物后。

引起头晕的疾病(比如心脏病和中风)在老年人中更常见。下背部、臀部、膝盖的关节炎导致疼痛、行走受限也好发生于老年人。老年人在他们丧失独立能力的时候感觉孤独,害怕孤独。抑郁可能引起冷漠和与世隔绝,而且,抑郁的患者经常丧失活动兴趣。实际上,各种病因导致活动减少后,废用会加速骨质疏松和肌肉无力。此时,老人会感到虚弱,不稳、头晕紧张,害怕摔倒和髋部骨折。

老年人常服用可能导致头晕的药物。这些药物包括:治疗高血压、胸痛(心绞痛)、心衰、癫痫、焦虑、某些抗生素、抗组胺药和用于失眠的药物。一些抗组胺药(例如敏克静)常被用来治疗眩晕,它们在老年人中更容易引起副作用。因此,任何时候,老年人都应避免服该类药,包括非处方抗组胺药和安眠药。

在老年人群中,有两种疾病最常引起眩晕:良性发作性位置性眩晕和梅尼埃病。

在老年人群中,慢性头晕增加摔倒和骨折风险,使日常活动能力减退。慢性头晕经常由多种病因引起,因此治疗困难。当检查发现不能用单一病因来解释时,医生尽力找出可能导致头晕的多种因素。

如果治疗后头晕仍然持续,患者可以学习一些改善功能的方法,例如:

- 避免可能诱发头晕的运动,如向上看或者弯腰。
- 将物品放置于容易取放的高度。
- 坐、卧后缓慢起立。
- 在站立之前活动手脚。
- 学习头、眼、身体协调运动的体操有助于预防头晕。
- 坚持理疗及运动以强壮肌肉,竭尽所能保持独立行走能力。

症状

　　头晕时人们有异常的且不舒服的自身或其周围环境甚至两者兼而有之的旋转感。有时也可以仅表现为向一侧偏斜。失衡会导致患者行走或者驾驶困难。眩晕经常伴随以下情况：

- 眼球震颤（眼球向一个方向快速抽搐样运动而后向相反方向的慢速回复运动），在眩晕发作时反复出现
- 恶心，有时伴随呕吐

　　眩晕可能持续一会儿，也可以持续数小时甚至数天。眩晕患者有时平躺或者静坐不动感觉相对好些。但是，有时就算患者完全不活动也可能持续眩晕。由内耳病变导致的症状（例如：BPPV，梅尼埃病，前庭神经元炎）康复常需要数日到数周。然而，由中枢神经系统病变导致的症状（例如中风或者多发性硬化）则需要数周甚至数月康复。

　　梅尼埃病的患者可以出现突发、阶段性发作的眩晕。其他症状包括以下内容：

- 耳朵里的噪声（耳鸣）
- 渐进性听力减退（通常是低频或者低音）
- 患耳的胀满感或耳闷
- 通常，严重的恶心和呕吐

　　发作经常持续数分钟至数小时。起初，听力可恢复正常，随着病情进展，听力损害将进行性持续性加剧。

　　对于那些内耳病毒感染（前庭神经炎）的患者来说，眩晕通常是突发的，而且数小时内持续恶化。可伴剧烈恶心。此时患者常坐着不动，因为头部移动和转动眼球都可能诱发呕吐。前庭神经炎可能开始后在数天内恢复。也有可能持续数周甚至数月。

　　脑部疾病导致的眩晕，包括后循环缺血，可能出现以下主诉：

- 头痛
- 构音障碍
- 复视
- 肢体无力
- 运动失调
- 意识丧失

　　因为突发高颅压引起的眩晕可能有如下主诉：

- 头痛
- 短暂的视物模糊
- 行走不稳

诊断

　　医生应该询问症状的性质及发生时的情况，应该检查平衡及听力功能。

　　体格检查：检查眼球有无运动异常，如眼球震颤。眼球活动异常常提示内耳或脑干病变。医师常试图诱发眼震，以根据眼球运动方向协助诊断。可以通过多种方法来观察眼震的方向。用检眼镜检查时，可以遮住另

外一只眼睛；检查视神经乳头。如果视神经乳头摇晃，眼震存在。另外，可给患者戴特别的凸透镜（Frenzel 检眼镜），这样患者看出去模糊一片，无法盯着某一物体从而有利于眼震出现（凝视抑制眼球震颤）。而此时医师可以清楚地检查有无眼震。还可用电极记录眼球运动（传感器粘贴在皮肤上），这种方法称为眼震电图。也可以使用视频照相机连接 Frenzel 检眼镜从而便于观察。

　　诱发眼震的方法包括：将冰水灌入耳朵（冷热测试）；左右快速晃动患者头部 20 秒（摇头试验）；快速改变患者头位（Dix-Hallpike 手法）。Dix-Hallpike 手法用于诊断 BPPV，与用于治疗良性发作性位置性眩晕的 Epley 手法第一部分相同。

　　检查：多数患者并不需要额外的检查即可明确诊断。必要时，头颅 CT 或 MRI 可以发现一些导致眩晕的原因。CT 用于显示骨质有无异常，如乳突炎、颅底骨折、肿瘤引起的骨质破坏、骨质异常增生。MRI 在脑干及脑神经检查方面优于 CT。

　　如怀疑有耳部炎症，医生应该穿刺脓液或者留取分泌物做化验。

　　如怀疑脑部感染，应做腰穿化验脑脊液。

　　怀疑多发性硬化，应做 MRI 检查。

　　如怀疑脑供血不足，应安排血管超声、CT 血管成像、磁共振血管成像（MRA）及脑血管造影检查。

预防及治疗

　　有些病因可以预防。如晕动症患者，应尽量避免诱发因素（如摇晃的船），将眼睛盯着某一静止物体（凝视）可避免眩晕发作，东莨菪碱贴剂可以有助于预防也可以治疗晕动症引起的眩晕发作。

　　某些药物可以缓解眩晕及伴随的呕吐症状，包括赛克利嗪、乘晕宁、苯海拉明、羟嗪、敏克静及异丙嗪。这些药物可以口服。东莨菪碱皮肤贴剂可以透皮吸收取代口服制剂（常贴于耳后）。疗效可持续数天。特别适合于恶心患者。

　　如眩晕严重或已引起焦虑则需使用镇静剂，苯二氮䓬类最常使用。对老年患者优先使用阿普唑仑和罗拉西泮，它们作用持续时间短，最为安全。

　　这些药物均可能出现副作用，更易发生在老年人。因此老年人应该尽量避免服药。但是当头晕严重且持续时间长时，应在医生的指导下服药。东莨菪碱贴剂不良反应最少见。老年人群中眩晕常由 BPPV 引起，可以不需服药治愈。同时，这些药物可引起婴儿及儿童激惹，必须在医师指导下服用。

晕 动 症

　　晕动症是指由运动所引起的一组综合征，包括眩晕、

恶心、呕吐，根据具体情况又可称为晕车、晕船、晕机等。

- 旅行时，人们感到恶心、头晕、可能突发出冷汗或者过度换气。
- 医生根据症状的特点及症状发生的环境作出诊断。
- 预防措施有：尽量保持头及躯干不动；面朝前方坐或平躺；眼睛保持水平或盯着远处的静物；不要看书、看报；呼吸新鲜空气；不喝含酒精饮料、不吸烟。
- 一旦发生晕动症，吃苏打饼干或喝碳酸饮料可有帮助。有时可以口服药物或者使用东莨菪碱贴剂。

晕动症常在控制平衡的内耳（包括半规管）过度受刺激时发生，这种情况在大幅运动时或者运动过度时出现。大脑接受来自眼、内耳半规管、肌肉（在肌肉和关节内有感知身体位置信息的神经末梢）等器官的姿位信息，当这些信息相互矛盾时出现晕动症。此病最常发生于乘船时，船体的摆动诱发眩晕。晕动症也发生在行驶的小汽车、娱乐骑行或乘其他交通工具时。某些人较其他人更易发生晕动症。担心、焦虑及环境通风差时更易发病。

临床表现与诊断

起病较突然，常见症状包括恶心、全身不适、眩晕、头痛及疲乏。患者面色苍白、突发出冷汗。常出现呕吐。其他症状包括唾液增多（常作为呕吐的前驱症状）、呼吸深快（过度换气）。过度换气又可引起头昏。恶心、呕吐使患者虚弱，长时间呕吐可引起低血压及脱水。当运动停下或患者下车（船等）时症状逐渐缓解。患者长时间旅行，如坐船，也可逐渐适应（在现代船只的稳定器的帮助下减少晃动），症状逐渐缓解。

根据症状的特点及症状发生的环境可以诊断晕动症。

预防与治疗

措施有：

- 使用凝视法（例如：在晃动的船上盯着远处的地平线；坐在驾驶位置向前看）
- 选择最平稳的座位（如车子的前排，飞机的机翼位置上的座位，船的前部或者船的中部舱位或者顶舱）
- 尽量保持头及躯干不动
- 面朝前方坐或平躺
- 不要看书、看报
- 呼吸新鲜空气（打开窗、打开飞机氧气罩、到船的甲板顶部）
- 不喝含酒精饮料、不吸烟（两者均可诱发恶心）
- 可吃少量低脂淀粉食物，不食有刺激气味或刺激味道的食物
- 短途空中旅行避免饮食、喝水（特别是乘坐小型飞机时）

旅行前，晕动症易感者应先就诊，并随身携带抗眩晕药物以预防眩晕发作。常用药物包括乘晕宁、敏克静、奋乃静、东莨菪碱（片剂或贴剂）。这些药物可使人嗜睡，但可能导致儿童及婴儿烦躁不安，所以婴儿及儿童应尽量避免使用，必要时在医师指导下可服用。任何需要保持警觉或者集中注意力的活动，包括驾驶时，均不应该服用抗晕动药物。服用抗晕动药物不能饮酒，服用安眠药，镇静剂，或者其他引起困倦或者减低警觉性的药物。

一旦发生晕动症，吃苏打饼干或喝碳酸饮料（如姜汁汽水）可有帮助。东莨菪碱贴剂较少引起恶心，比口服药好，必要时也可注射给药。

良性发作性位置性眩晕

良性发作性位置性眩晕，即 BPPV，是一种常见的发作性短暂眩晕，由头部位置改变刺激内耳的后半规管引起。

- 当头位改变时患者感觉短暂的自身或者周围环境旋转
- 患者也可以出现恶心、呕吐，眼球可出现异常运动
- 根据症状、发作时情况、体格检查作出诊断
- 在大多数患者中，行 1～2 次 Epley 法复位可以治愈疾病

眩晕是一种特殊的旋转感觉。眩晕患者感觉好像他们自身、周围环境或者两者同时在移动或者旋转。

改变头部位置容易诱发这个疾病的发作，特别是在清晨醒来在枕头上转头，或者头后仰够高处的架子时好发。BPPV 的发生通常是由原沉积在内耳的一结构（球囊或者椭圆囊）的钙颗粒，移动到内耳的另外一个结构（后半规管）所致。内耳共有三个半规管参与协调平衡。后半规管与前半规管和水平半规管不同，其在夜晚所处的位置接受到因为重力作用脱落的颗粒。钙颗粒逐渐聚集形成斑块甚至结石，当头部位置改变时会增大半规管内的液体运动的影响，造成后半规管内的神经感受器（毛细胞）受到过度刺激，使大脑感觉到好像头部的运动比实际加快了。这一信息与来自眼部和关节位置感受器的信息不一致，这种差别就会导致短暂眩晕发作。随着年龄增长，钙颗粒从椭圆囊或球囊脱落后异常沉积的可能性增加，也可因为内耳感染、外伤、长期卧床、耳部手术、头部外伤、内听动脉阻塞等导致。

这种眩晕虽然让人害怕，但通常不导致严重损害并且可能自行消失。眩晕可能伴随恶心、呕吐、特征性眼球震颤（眼球向一个方向快速抽搐样运动后向相反方向慢速回调至初始位置）。每次眩晕发作通常在头部位置改变后 5～10 秒发生，持续不超过一分钟。症状通常在数周后可自行消失，但偶尔也会持续数月，此时很容易因恶心、呕吐造成脱水。患者不应该有听觉异常或者耳内噪声（耳鸣）。

诊断及治疗

　　根据症状描述和发作时情况可以作出诊断。

　　通常,在 BPPV 或者其他类型眩晕患者中进行 Dix-Hallpike 试验,以刺激后半规管诱发眩晕和眼震。患者坐于检查床上,头向右转 45 度,然后保持头部右转 45 度迅速躺下,头悬垂在检查床外成大约 20 度角。在 BPPV 患者中,眩晕或者眼震在躺下后延迟 5 ~ 10 秒后出现,也可能延迟长达 30 秒。症状持续 10 ~ 30 秒。盯住一个固定的物体看(凝视)可以减短眼震,甚至使眼震消失,所以检查时让患者佩戴 Frenzel 检眼镜(可以尽可能减少任何视觉凝视)可以更好地观察眼震。BPPV 患者重复此试验时,眩晕程度和眼震可以减轻(称为疲劳性)。由脑部疾病(如中风和多发性硬化)引起的眩晕症状常更严重,此时 Dix-Hallpike 试验会迅速诱发症状,头部维持同一位置时眩晕一直持续,且重复试验时不会出现疲劳性。

Epley 法:常见眩晕原因的简单治愈法

　　当快速改变头部位置时,很多人有头晕的经历。可以出现在头在枕头上滚动时,向下看系鞋带时,或向上看拿高处架子上的东西时。这种眩晕发作通常是 BPPV 引起。常由原本位于正常位置的小钙颗粒异常沉积形成斑块引起,好发于后半规管(内耳中的一个小管)。这种疾病可以通过 Epley 法治愈。即将颗粒移出异常沉积的半规管,回到本来应该在的位置。在这个手法复位过程中,患者身体和头部按照次序向不同方向移动。每个位置持续 30 秒,以便颗粒在重力的作用下移动到半规管的不同位置。可以让患者将头部移动到先前眩晕发作的位置检验手法复位是否有效,如果眩晕不再发作,表明手法复位有效。以前推荐 Epley 法复位后保持半卧位 24 小时,现在认为不再必要。

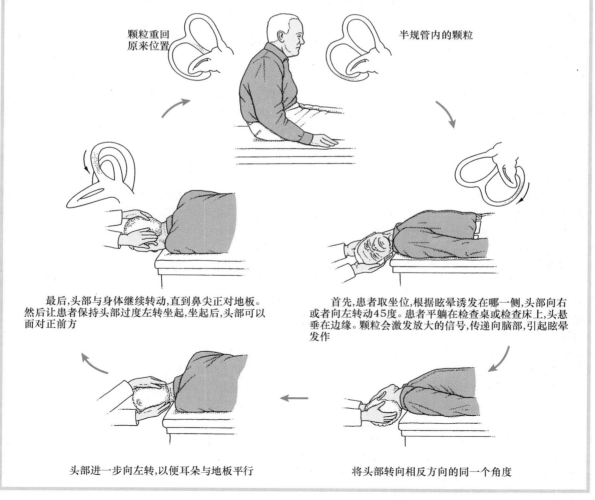

颗粒重回原来位置

半规管内的颗粒

　　最后,头部与身体继续转动,直到鼻尖正对地板。然后让患者保持头部过度左转坐起,坐起后,头部可以面对正前方

　　首先,患者取坐位,根据眩晕诱发在哪一侧,头部向右或者向左转动45度。患者平躺在检查桌或检查床上,头悬垂在边缘。颗粒会激发放大的信号,传递向脑部,引起眩晕发作

头部进一步向左转,以便耳朵与地板平行

将头部转向相反方向的同一个角度

BPPV 治疗手法简便,只需将钙颗粒移出后半规管,回复到原来的位置即可。这需要进行一系列翻滚样头位改变,称为手法复位或者 Epley 法。此手法可以迅速治愈约 90% 的患者。重复手法复位可以增加 5% 治愈率。部分患者症状会复发,复发后可以重复治疗。应该教会患者眩晕发作时在家中进行自我复位。剩余 5% 无法用手法复位治愈的患者,可以使用药物治疗。

极少见的患者,需要手术治疗。有时,症状可由水平半规管受累引起,像狗打滚一样水平翻滚可以减轻症状。

第 109 节

睡 眠 障 碍

睡眠障碍是指影响睡眠能力的疾病,如入睡困难、睡眠不安或在睡眠中出现夜惊或梦游等异常行为。

■ 多种因素影响睡眠,如睡眠时间不规律,入睡前的活动,压力,饮食,疾病和药物等。

■ 缺乏睡眠的人们常常日间思睡,疲劳感,烦躁,工作效率低。

■ 有时,睡眠障碍会使人在白天不能抵抗入睡。

■ 睡眠日志能详细地反映睡眠的相关问题,通常用于睡眠的诊断,有时尚需要睡眠实验室的其他检查。

睡眠对于生存及维持健康是必不可少的,但人们为何需要睡眠并且怎样从睡眠中获益的确切机制尚不完全清楚。个人对睡眠的需要差异非常大,通常每日需要少至 6 小时,多则 10 小时的睡眠。大部分人在夜间睡眠,但是也有许多人为了适应工作时间表而必须在白天睡眠,此情形通常导致睡眠障碍。

一个人睡多长时间、醒来后感觉休息得怎样受到多种因素的影响,包括兴奋程度或者情感刺激、年龄、饮食以及药物的使用等。例如,一些药物使人昏昏欲睡,另一些药物则使得睡眠困难。一些食物成分或添加剂,如咖啡因、辛辣物、谷氨酸单钠(味精,MSG)可以影响睡眠。老年人入睡较早,醒来也早,他们对睡眠形式改变的适应能力也较差(例如他们对飞行的时差反应更明显)。与年轻人及儿童相比,老年人更易从睡眠中唤醒,在夜间也更常醒来。老年人是否只需要更少的睡眠尚不清楚,白天打盹对夜间较少的睡眠可能会有补偿作用,但也可能是造成夜间睡眠少的原因。

所有的睡眠并非一样,有两种主要形式的睡眠:快动眼睡眠(rapid eye movement,REM)以及包括四期的非快动眼睡眠(nonrapid eye movement,NREM),正常情况下,人们通过非快动眼睡眠的四期进行交替,通常间隔以短暂的快动眼睡眠,每夜交替 5 次或 6 次。

■ 非快动眼睡眠:成人总的睡眠时间中有 75% ~ 80% 为非快动眼睡眠。睡眠从第一期开始(睡眠最浅,可容易地唤醒入睡者)向第四期(睡眠最深,需要努力唤醒入睡者)发展。在第四期,血压、心率以及呼吸频率处于最低。

■ 快动眼睡眠:脑电图活动通常最高,有些类似于清醒时的脑电活动。眼球迅速运动,肌肉可能不自主的抽动。呼吸的频率及幅度增加,但除了膈肌外,全身肌肉极度放松,比在非快动眼睡眠最深的阶段还要放松。

大部分梦都发生在快动眼睡眠阶段,而大部分呓语、夜惊及梦游都发生在非快动眼睡眠的第三及第四期。

症状

最常见的症状是失眠和白天过度睡眠。失眠的患者常常难以入睡,睡眠维持困难,醒后缺乏清醒感。日间睡眠过多的患者在正常应当清醒的时间里也会昏昏欲睡。

有些睡眠障碍包括睡眠期间不自主的肢体运动或其他不寻常的行为(比如梦魇)。

其他症状可以包括记忆力障碍、协调运动障碍和情绪障碍。人们学习或工作表现欠佳,发生车祸或心脏病的风险增加。

诊断

通常情况下,根据病史,包括对主要问题的描述、体格检查结果可以诊断睡眠障碍。医生询问患者对于问题的详细描述并要求患者写睡眠日记。患者的记录里包括以下的问题:

■ 睡觉的时间

■ 醒来的时间

■ 一个晚上醒来几次

■ 每次醒来过后会清醒多长时间

■ 睡觉前会做什么

■ 第二天感觉如何(举个列子,是否感觉昏昏欲睡)

■ 白天是否打盹,打盹是在什么时候,持续了多长时间

当诊断不明时,可以进行睡眠实验检查。检查包括多导睡眠图、全程睡眠动态观察及录像监测等。多导睡眠图包括下列方面:

- 脑电图,记录脑电活动
- 心电图,记录心率及心律
- 记录和监测呼吸

- 眼动电图,记录快动眼睡眠中的眼球运动
- 肌电图,记录颜面部及腿部的肌肉电活动
- 氧饱和度,采用耳夹或手指夹记录血液氧饱和水平

聚焦老龄化

接近半数的老年人主诉睡眠障碍。尽管他们睡眠障碍的原因与年轻人相同,但年龄相关的因素同样重要。

随着年龄的增长,老年人活动量减少,导致入睡困难。如果老年人生活在亲属家庭或护理医院,则不能主动控制室温和环境的噪声,这些方面的不适同样可以造成睡眠障碍。

如果人们很少外出或户外时间过短,则他们接触阳光的时间减少。我们知道,褪黑素,一种有益于睡眠的激素,它的分泌需要光照。而老年人褪黑素和生长激素(有益于深睡眠)的分泌减少。

通常情况下,老年人上床时间和起床时间早于年轻人。他们入睡时间也长于年轻人。深睡眠时间短(能帮助肌体较快的从日间的活动中恢复)。入睡后,更易被唤醒。尽管他们躺在床上的时间长,但觉醒后仍缺乏满足感。同时,伴发的身心疾病也能影响睡眠。

如关节炎导致的疼痛,前列腺增生、糖尿病或心衰导致的夜尿增多,心肺疾病导致的呼吸困难等。

常见于老年人的抑郁也影响睡眠。服用药物也影响睡眠。心衰患者常常服用利尿剂,导致夜尿增多,影响睡眠。还有一些药物导致日间嗜睡或兴奋,这些都导致夜间睡眠障碍。

老年人由于夜间睡眠差常出现白天打盹的现象。打盹也可能是由于机体调节血压的能力下降所致。例如,大量进食后,血压降低,需要将更多的血液回流到心脏,而老年人对血液回流调整的能力减弱,导致老年人思睡。

总之,老年人较年轻时需要更多的睡眠,难以接受由于年龄增长而导致的睡眠障碍。通过增加活动量,增加户外时间,避免含有咖啡因等物质的食物和饮料,规律作息时间,改善就寝环境等能有效地改善睡眠。

失　　眠

失眠是指入睡困难、睡眠似乎不足或睡眠后身体没有恢复感的一类睡眠障碍。
- 患者日间思睡,疲劳感,能力下降。
- 医生根据患者的睡眠习惯,睡眠形式,有时结合睡眠实验室的检查结果来做出诊断。
- 假如病因找到了,且纠正了,有时候是生活习惯的改变,但是患者仍需要助眠药物的帮助。

失眠是一种由不同原因造成的综合征,包括
- 不规则的睡眠-觉醒周期
- 不良的睡眠习惯(如午后或夜间喝咖啡,傍晚体育活动)
- 躯体疾病(如导致疼痛或尿频)
- 药物或药物戒断
- 夜间大量饮酒
- 精神因素以及压力过大

然而,失眠本身就可以是一种疾病,有些人长期失眠而不伴有其他疾病或诱发因素。

入睡困难和早醒在年轻人和老年人中普遍存在。约10%的成人有慢性失眠,约50%有时出现失眠。

由于睡眠形式随着年龄增长而改变,老年人较年轻人更加容易发生失眠。当人们上了年纪,夜间睡眠减少而白天出现打盹,睡眠最深的第三和第四期睡眠变得更

短并最终消失,整个睡眠阶段更加容易醒来,这些都是正常的表现,并不代表有睡眠障碍。

有几种类型的失眠:
- 入睡困难,也称为睡眠发生性失眠,通常发生于人们不能放松心情或者持续思考或焦虑时;有时在常规的睡眠时间时,人们的机体还没有进入准备睡眠的状态。也就是说,人体的生物钟与地球的昼夜节律不同步,常见于青少年和年轻人。
- 睡眠不安,也称为睡眠持续性失眠,在老年人中较年轻人更常见。这种类型的失眠入睡正常,但入睡数小时后醒来,不能再次很容易地入睡。有时患者感觉休息时好时坏,睡眠不满意。
- 另一种类型的失眠则为早醒,可能是各年龄人群抑郁的一个特征。

临床表现和诊断

临床表现包括易激惹、白天疲劳感、注意力下降以及在压力下工作困难。

要诊断失眠,应评价患者的睡眠形式、睡眠习惯、药物使用(包括饮酒、烟草、咖啡和服用违禁药物)、精神压力、既往病史以及身体的活动性等。需要患者完成一些睡眠日志,这日志需详细记录睡眠习惯,包括睡觉的时间及晨醒的时间,打盹的作用,及任何与睡眠相关的问题。

一些人需要的睡眠较其他人少,因此失眠的诊断应该基于个体对睡眠的需要。

睡眠周期各个阶段

通常，人们在夜间会经过 4 ~ 5 轮不同阶段的睡眠循环。第一阶段（浅睡眠）经历的时间相对很短，最长时间是在第二阶段度过，深睡眠（第三、四阶段）通常在上半夜发生，但随着时间后移，快动眼睡眠逐渐显著。整夜都会有短暂醒转，大多数情况下并未被察觉。

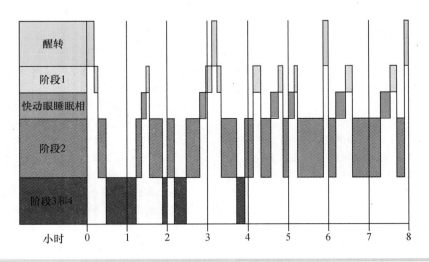

体格检查能筛查出导致失眠的原因。有时候，尽管用了很多方法失眠仍然顽固，有一部分人就会求助于睡眠专家去做一些评估和测试，如多导睡眠图。做这个测试时，大脑活动，心率、呼吸、肌肉活动以及眼球运动都将在患者睡眠时被监测。

治疗

失眠的治疗取决于病因和严重程度。如果失眠是由于其他疾病造成，针对原发病的治疗即可改善睡眠。对于大部分失眠患者来说，仅需改变一下生活方式，例如遵循规则的睡眠时间，午后避免咖啡因的摄入，就能改善睡眠。

睡眠障碍的实验检查

各种类型睡眠障碍的患者应到睡眠实验室进行评估、诊断和治疗，出现下列综合征者可转入实验室进行进一步检查。

- 白天睡眠过多
- 长期失眠
- 需服用药物帮助睡眠
- 呼吸暂停
- 严重打鼾或窒息
- 梦魇
- 睡眠中出现行走，说话或者暴力性行为
- 睡眠中肢体抽搐
- 入睡前不可控制的肢体活动

实验室最初的评估应包括：

- 既往睡眠情况，通常包括睡眠记录
- 病史

- 身体检查

初步评估后，必要时可以进一步进行血液化验及睡眠评估。实验室睡眠评估的两项检查包括通宵多导睡眠图和多次小睡潜伏期试验。

在通宵多导睡眠图检查中，患者整夜将电极置于头部以记录脑电活动，依据这些信息可将睡眠各个阶段区分开来，心率和呼吸形式等其他躯体功能也能被监测和记录。这些检查可用作检查睡眠期间发生的睡眠呼吸暂停和运动障碍（深睡状态）。多导睡眠图还用于检查呼吸障碍，癫痫和一些少见的睡眠行为异常（周期性肢体运动障碍和异睡症）。

在多次小睡潜伏期试验中，患者在睡眠实验室内每隔 2 小时小睡 4 或 5 次，该项检查可用作检测白天睡眠过多，尤其适用于发作性睡病的患者。

当睡眠障碍干扰了一个人的正常活动以及良好状态的感觉时,间断性使用睡眠辅助药物(亦称为安眠药)一周或许会有帮助。大部分睡眠辅助药物是处方药物,非处方睡眠辅助药物(OTC)包括苯海拉明或苯吡拉明,都是抗组胺药物。这些药物可能有不良反应,特别是对老年人。非处方睡眠辅助药物服用时间不应超过 7~10 天,对于偶尔的失眠有效而不适用于慢性失眠。

> **? 你知道吗……**
> 几乎有一半的人会在一个时间或其他时间有失眠现象。处方药来帮助睡眠比以销售柜台买的助安眠药更安全。

如果是精神压力导致的失眠,减轻压力的治疗比服用睡眠辅助药物有用得多。谈话疗法就是一种既安全又有效的方法。经过培训的专业人员,能引导人们正确认识失眠的原因,知晓不良睡眠习惯,避免思考睡不着怎么办,明天的活动等无助的想法。指导老年人通过固定的就寝时间,白天多接触日光,规律体育锻炼,减少打盹等方法改善睡眠。很多老年失眠患者并不需要服用镇静催眠药物,但如果他们已经使用,应该同时提醒他们,这些药物本身也能导致很多问题。

很多失眠合并抑郁患者应该就诊并治疗抑郁。治疗抑郁即可减轻失眠,但因一些抗抑郁药物有镇静作用,因此能够直接改善睡眠。通常,抗抑郁药物能治疗抑郁,但对睡眠无帮助,这时候,医生就应该另外开一些助眠药物帮助这类患者。

褪黑素(N-乙酰-5-甲氧基色氨)有时被用作治疗失眠,尤其是用于褪黑素水平较低的老年人。该药有时也被用于帮助减少飞行时差的影响。但其使用存在争议。短期使用(一周)褪黑素较为安全,但持续使用的效果并不清楚。一些中草药和食物如黄芩和缬草似乎对睡眠有益,但其确切疗效和副作用尚不清楚。

改善睡眠的方法

遵循规则的睡眠时间　患者每晚应在固定的时间上床睡觉,每天清晨在固定的时间醒来,即使周末和假期也应如此。

遵循就寝时的习惯　就寝时规则的活动形式,如放松散步、听轻音乐、刷牙、洗脸和设置闹钟都能调节睡眠时的心情,在家或出门在外都应遵守这些常规的习惯。

营造有益于睡眠的环境　寝室应保持安静,灯光宜暗,不宜太冷或太热。如噪声太大干扰睡眠,应佩戴耳塞,也可放一些持续的单调有节奏的声音或者是柔和的音乐或打开风扇,或安装厚实的窗帘以减少屋外的噪声。

寝室应主要用于睡眠　寝室不应被用作进食、阅读、看电视、付账或其他与清醒有关的活动。

避免食用干扰睡眠的物质　含有酒精或咖啡因的食物或饮料(如咖啡、茶、可乐和巧克力)可影响睡眠,同时能抑制食欲以及有利尿作用,因此不宜食用这些物质,尤其在睡觉前。戒烟对改善睡眠有所帮助,夜间大量饮酒可引起早醒。

使用枕头　在双膝间在腰间放置枕头可使患者感觉舒适,对于有背部疾患的人,侧卧并在两膝之间放置一个大的枕头或许会有帮助。

起床　当入睡困难时,起床到其他房间做些事情比躺在床上努力入睡要有效得多。

规则地锻炼　锻炼可帮助患者自然入睡,但夜间锻炼较晚(就寝前 5 小时内)能刺激心脏和大脑而保持清醒。

放松　压力和焦虑是影响睡眠的主要问题,就寝时间内不能入睡的患者可借阅读或洗热水澡得到放松,在就寝时间内或就寝前应避免过多的精神刺激。

吃快餐　饥饿能影响睡眠,进食少量热的快餐能帮助睡眠,但对于胃食管反流患者不利。睡觉前尽量避免大量进食。

避免能引起焦虑的行为　拿开闹钟,避免过度关注时间。

昼夜节律失调性睡眠障碍

昼夜节律失调性睡眠障碍是指个体睡眠与觉醒的生物节律与所处的环境模式不协调而引起的睡眠障碍。

- 时差和轮班工作能扰乱正常的睡眠和觉醒的生物节律
- 睡觉及清醒的愿望不能在需要时或是想要时被完成
- 睡眠日志和睡眠实验室检查有助于明确诊断
- 好的睡眠习惯和多接触日光有助于睡眠和觉醒周期的正常化

昼夜节律,也称为生物钟,是以约 24 小时为周期的人的脑和机体的规律性变化。在人类,自我调节的昼夜节律是由控制起搏器-视交叉上核(位于下丘脑的一对结构)所产生。当光线进入眼睛,光线刺激视网膜上的细胞,并将神经冲动传入是交叉上核,导致褪黑素分泌减

少。通常,人们的睡眠和觉醒时间不尽相同,有些人早睡早起,另一些人习惯晚睡晚起。下列表现不是昼夜节律失调性睡眠障碍:

- 没有获得充足睡眠,由于需要工作而不得不起床
- 如果必须,每天的入睡时间和觉醒时间相同
- 在开始新的节律的数天内重新调整好入睡和觉醒时间

昼夜节律失调性障碍的患者表现为在不恰当的时间入睡,而在需要睡眠时难以入睡。他们的睡眠节律被破坏了。

病因

病因可以是内源性也可以是外源性。内源性如各种原因导致的脑损伤,如脑膜炎,卒中,脑外伤或老年性痴呆等。

外源性病因包括

- 飞行时差(特别是从西向东方向旅行)
- 不规则的或定期的倒班工作
- 就寝和起床时间不固定
- 长时期的卧床
- 盲人以及长时间未接触到阳光
- 长期服用某些药物等

住院患者非常容易发生睡眠-觉醒紊乱。他们常在夜间被唤醒,而且白天没有充足的光线进入双眼。

这里有几种不同类型的昼夜节律失调性睡眠障碍

- 快速空中旅行跨越超过2个时区易发生时差性睡眠障碍。
- 倒班性睡眠障碍的严重程度与倒班的频率和次数以及倒班者是否存在睡眠-觉醒延迟或提前有关。夜晚工作者应当在白天保持相对固定的睡眠时间。但白天的噪声和光线影响倒班者的睡眠,同时,倒班者常常由于参加社会或家庭活动而缩短白天的睡眠时间或更换睡眠时段。
- 睡眠时相延迟综合征常见于经常推迟入睡和觉醒时间的人们(如早3点就寝,10点甚至到下午1点起床)。在青少年和青年中更为普遍,人们尽管希望早些入睡,但入睡困难。
- 睡眠时相提前综合征常见于提前入睡和觉醒时间的人们。老年人常见,尽管他们尝试晚些入睡,但很难实现。
- 非24小时睡眠-觉醒周期综合征见于每天的睡眠-觉醒周期变化的人们。每天的睡眠和觉醒变化在1~2小时之间,相对少见,好发于盲人。

睡眠辅助药物:不应轻易服用

最常用的睡眠辅助药物是镇静剂和抗焦虑药物,大部分药物如果在医生指导下应用还是比较安全的。

大多数辅助睡眠药物需要在医生指导下服用,否则可能会带来新的问题。新型催眠药物的副作用较少。

- **失效**:一旦人们适应了某种安眠药,其疗效就会减退,这种现象就是药物耐受。
- **戒断综合征**:如服用药物超过数天,停药后可使睡眠障碍突然加重(导致失眠反跳)并出现焦虑。因此应该在一定时间内应逐渐减量,数周后完全撤药。
- **成瘾或依赖**:持续应用一段时间后,有可能会出现不服药无法入睡的感觉,停药后导致患者焦虑、神经质、容易激惹,或多梦。
- **药物过量**:如果超剂量服用,部分老药可能会导致意识模糊、谵妄、呼吸减慢,脉搏微弱,口唇和肢体末梢青紫,甚至导致死亡。
- **严重不良反应**:大多数安眠药,即使是在推荐剂量范围以内,对年老和有呼吸疾患的患者尤其危险,因为这些药物对大脑控制呼吸的区域有抑制作用。这些药物使患者白天的清醒程度降低,使驾车或操作机器变得异常危险。在饮酒、服用类阿片药物、抗组胺药物或抗抑郁药物后在服用睡眠辅助药物尤其危险,所有的这些药物都能导致昏睡并抑制呼吸,其协同作用更加危险。

新型催眠药物可以在更长的时期内疗效一致,不易

成瘾及出现撤药反应,过量后的危险性也低。

最常用和最安全的睡眠辅助药物是苯二氮草类药物,这类药物并不减少快动眼睡眠的时间,也不减少做梦。一些苯二氮草类药物在体内停留的时间较其他药物更长。老年人对药物的代谢和排泄较年轻人差,白天可能更容易出现昏昏欲睡、言语含糊和跌倒,因此应避免向老年人处方长效的苯二氮草类药物,如利眠宁、安定、氟安定以及硝西泮等药物。

一些安眠药非苯二氮草类,但作用于脑内相同区域。佐匹克隆及吡唑坦是两种较好的非苯二氮草类、短效的睡眠辅助药物,能改善失眠患者的睡眠但不影响患者自然的睡眠形式,老年人对这些药物的耐受力较好。也有将其做成长效剂型(缓释)的药物。雷美尔通是一种新型安眠药,具有上述药物的优点,而且长期有效,无撤药反应,无成瘾性,也无过量风险,其作用区域与褪黑素相似,因此被称为褪黑素受体激动剂。

一些抗抑郁药物,如阿米替林可减轻失眠患者的抑郁和由惊恐发作导致的早醒,但其不良反应大,尤其对老年人。小剂量阿米替林用于治疗失眠而大剂量则用于治疗抑郁症伴有失眠。

苯海拉明及晕海宁是两种并不昂贵的非处方药物,可缓解偶尔发生的或轻度的睡眠障碍,但它们不能被用作辅助睡眠的一线药物,同时可存在不良作用,尤其是对老年人。

临床表现

尽管患者需要睡眠,但他们不能睡眠,因此出现白天思睡,注意力下降,思维减慢,执行能力降低。他们可能滥用酒精,催眠药物和兴奋性物质以帮助睡眠或保持清醒。

如果经常改变作息规律(如经常跨时区旅行,频繁轮班工作),症状将加重。因为推迟睡眠易于提前睡眠,因此睡眠时相提前也可以导致症状加重。当人们向东飞行或白班轮换到夜班时睡眠周期提前。

外源性昼夜节律失调性睡眠障碍不仅影响睡眠和觉醒,机体的其他生物节律也受到影响,如体温,激素水平。因此,患者常感到不适,急躁,恶心,抑郁和困倦感。

当原因去除后,由于节律的调整,患者在数天后症状消失。老年人的恢复时间可能长达数周甚至数月。

诊断

通过睡眠日志和记录 1~2 周的睡眠和觉醒时间,结合患者的症状能得到诊断。常常不需要睡眠实验室的检查。

治疗

培养良好的睡眠习惯。

最好的策略是在适当的时段让眼睛接触光线。这种日光接触能调整生物钟。例如,长途飞行者应多接受日照,特别是在到达目的地后的早晨。轮班工作者也应在应该觉醒时多接触亮光(阳光或人造光),而当他们睡眠时,应让周围尽可能的安静和黑暗。睡眠面罩和单调噪声背景有一定的帮助。对睡眠时相延迟患者,早晨应尽可能多接触亮光,而对于睡眠时相提前的患者傍晚经多接触亮光。

还可以采取的方式是逐步将睡眠节律调整到合适的时间表。旅行前逐步将生物钟调整到接近目的地的时间节奏也有帮助。

可以选择短效的催眠药物和精神振奋药(如莫达菲尼)能帮助患者改善睡眠,保持日间的警觉性。但这些药物并不能更快的调整生物钟。

褪黑素有助于减轻倒班和时差造成的睡眠障碍。然而,其应用价值尚有争议。短期(数周内)应用安全,长期应用效果不详。

睡眠过多和白天过度睡眠

睡眠过多是指总的睡眠时间明显增加。白天过度睡眠是指白天维持觉醒的能力异常,导致嗜睡或睡眠。

睡眠过多较失眠少见,是指总的睡眠时间至少增加 25% 并持续数天。白天过度睡眠是指白天出现的异常睡眠。患者可以在工作或驾驶时入睡。在一些疾病,如发作性睡病患者中,睡眠增多和白天过度睡眠可以同时存在;其他情况下,比如睡眠剥夺的患者,这两种情况不会同时发生。

由于几天或几夜没有睡觉或者是因体力消耗而导致的睡眠增加并不是睡眠过多,在这种情况下,额外所需的睡眠是正常的反应。睡眠过多提示某些严重的疾病,如:

- 神经系统疾病(例如脑炎、脑膜炎或者脑肿瘤)
- 心肺疾病
- 肝衰竭
- 睡眠呼吸暂停
- 发作性睡病
- 重度焦虑
- 抑郁,特别是双相障碍患者
- 周围神经病变引起的四肢肌肉病变,这些疾病通常破坏了睡眠的觉醒机制

开始于青少年时期的慢性睡眠过多可能是发作性睡病的一项症状。过量应用促眠药物也可以导致睡眠增多。

诊断

在评估睡眠过多的患者时,应询问患者的情绪、睡眠-觉醒周期以及药物的使用情况。与患者同床者通常可以更好地描述患者的睡眠异常现象,这些现象包括打鼾和呼吸暂停(提示阻塞性睡眠呼吸暂停)、磨牙、蹬腿以及梦游。医生需要给患者做体格检查。

根据临床表现和体格检查的结果,还应检查患者的心脏、肺及肝脏以明确是否是由于这些部位的病变而导致睡眠过多。神经系统检查必不可少,并可能发现记忆损害或其他提示神经系统疾病的体征。如果怀疑有神经系统疾病,应该行 CT 或 MRI,并建议患者到神经专科就诊,必要时行多导睡眠图和多次小睡试验等进一步检查。

治疗

睡眠过多伴或不伴白天睡眠过多的治疗选择首先取决于诊断。如诊断为特发性睡眠增多,则建议患者养成良好的睡眠习惯。严重患者,可选择莫达菲尼、安非他明、右旋安非他明、利他林等神经兴奋药物来减少睡眠。其他原因引起的睡眠增多建议病因治疗。

发作性睡病

发作性睡病是指反复发作、在正常行走时发生不可控制的睡眠、同时伴有突然发作的肌肉无力(猝倒)、睡眠麻痹、生动梦境以及入睡或觉醒时幻觉的一组睡眠障碍。

- 多导睡眠图检查和多次小睡试验能帮助诊断
- 药物能有效地维持觉醒和控制其他症状

在美国和欧洲,发作性睡病发生率为 1/2000。该病呈家族性,确切病因不明。尽管发作性睡病并无严重的医学后果,但能致残并增加机动车交通事故及其他意外的风险。发作性睡病终身患病,但不影响寿命。

发作性睡眠部分反映出快动眼睡眠的触发及控制异

常。许多症状都与快动眼睡眠相发生的现象相似,比如肌肉无力、睡瘫、幻觉(类似于生动梦境)等现象。

临床表现

症状通常出现在青少年时期并持续终身。仅有约10%的发作性睡病患者具有全部症状,大部分患者只有部分症状,所有患者都有白天睡眠增多。

发作性睡病患者其突然发作的、不可控制的睡眠可发生在任何时候,患者仅能暂时抵抗入睡,一天内可反复发作多次或几次,每次发作持续数分钟,也可以持续数小时。在单调环境下最容易发作,例如在枯燥的环境或长时间在高速公路上驾驶时。当特意小睡一刻,患者在醒来后通常感到精神振作。白天睡眠时可以出现生动的梦境。患者常不满意夜间的睡眠。可是与夜间的睡眠中出现周期性的觉醒和生动而恐怖的梦境有关。

突然发作的不伴意识丧失的肌肉无力现象称作猝倒,愤怒、恐惧、欣喜、大笑或惊恐等突如其来的情感反应可以诱发猝倒。患者可能出现跛行、持物掉落或跌倒,发作类似于快动眼睡眠时期全身肌肉放松时的情形,或者像大笑时全身无力一样。3/4 的发作性睡病患者中存在猝倒。

当患者刚入睡或醒来的那一刻,患者不能移动,这种现象称作睡眠麻痹,可使患者感到恐惧。旁人的触摸可减轻瘫痪,瘫痪持续几分钟后自行消失。

刚入睡或较少情况下醒来时,患者可能清楚地看到或听到实际上并不存在的图像或声音。这些非常生动的幻觉(称为入睡幻觉)与正常情况下的梦类似但更强烈。患者难以集中注意力和完成工作,常常丧失主动,变得抑郁消沉,进而影响家人和家庭。

诊断

通常基于临床表现进行诊断,但同样的症状可出现于其他疾病。睡眠麻痹和幻觉偶尔出现于健康成年人,也可出现在睡眠剥夺后、睡眠呼吸暂停综合征或抑郁患者,也可见于服用某种药物等人群。如果诊断不明,借助睡眠实验室里记录脑电活动的脑电图检查可以帮助诊断。发作性睡病典型的脑电图显示:患者在入睡时即出现快动眼睡眠时的脑电活动,而正常情况下该脑电活动应出现在睡眠周期的后期。发作性睡病的患者其影像学检查并无异常改变。

治疗

缺乏特效性治疗,但接受治疗能让患者的生活恢复正常。患者应保证夜间睡眠充足,并且每天(下午)相同时间打盹(小于 30 分钟)通常也有帮助。程度轻的患者不需要接受药物治疗。兴奋性药物,如安非他明、右旋安非他明、利他林、莫达非尼可以帮助减少睡眠。应调整剂量以防止神经过敏、活动过度、头痛、恶心或体重下降。在患者开始药物治疗后,医师应密切观察病情变化。右旋苯丙胺和利他林是精神兴奋药物,能导致激越,高血压,心率过快和情绪波动,易成瘾。莫达非尼较其他药物不良反应少。

羟丁酸钠分别在睡前和夜间服用,能减少白天的睡眠增多和猝倒,它的副作用有恶心、呕吐、头晕和嗜睡。

抗抑郁药物如氯丙咪嗪、普罗替林常常可以帮助缓解猝倒、幻觉和睡眠麻痹。

周期性肢体运动障碍和不宁腿综合征

周期性肢体运动障碍是指在睡眠期出现反复发作的刻板性肢体活动。不宁腿综合征是发生于肢体的一种自发的、难以忍受的痛苦的异常感觉。睡眠时或安静时出现,患者为此会有一种急迫的强烈要运动的感觉。

■ 周期性肢体运动障碍患者反复出现的肢体运动,抽搐或突然一动,常干扰睡眠。

■ 不宁腿综合征患者由于不能坐或躺下来,常不能放松和睡眠。

■ 不宁腿综合征患者根据症状就可诊断,而周期性肢体运动障碍患者需要睡眠实验室的相关检查。

■ 二者没有特效治疗,但抗帕金森病的药物能改善症状。

多见于中老年患者,不宁腿综合征的患病率为1% ~ 2%,50 岁以上人群更为常见。多数不宁腿综合征患者同时存在周期性肢体活动障碍,但周期性肢体活动障碍患者并不经常同时存在不宁腿综合征。

病因不明。1/3 或以上的不宁腿综合征患者存在家族史。其危险因素包括有久坐的生活方式,吸烟和肥胖。发作性睡病和快动眼睡眠行为异常患者中多同时表现周期性肢体活动障碍。这两种异常表现常见于下列情况人群:

■ 撤药(地西泮等苯二氮䓬类药物)

■ 服用兴奋性药物或含有咖啡因的食物,或某种抗抑郁药

■ 缺铁

■ 贫血

■ 妊娠

■ 肝肾功能不全。

临床表现

两种疾病都能影响睡眠,因此患者在白天感到疲劳和嗜睡。

周期性肢体活动障碍患者睡眠中每隔 20 ~ 40 秒出现肢体的抽搐或突然一动,导致患者短暂的醒觉,而患者并没有意识到这种肢体活动以及肢体的异常感觉。

典型的不宁腿综合征患者在静坐或躺在床上入睡前,大腿有模糊但很强烈的异常感觉,甚至是疼痛,以至于迫不及待地活动大腿。这种异常感觉可以是烧灼感、

爬行感、牵拉感或者是虫爬感。行走、伸展或活动大腿可以缓解这种感觉。患者静坐时不停活动双腿，睡在床上辗转反侧，难以放松，不能入睡。在睡眠中，大腿自发地、不可控制地活动，经常使患者从睡眠中醒来。压力之下症状更易出现，导致患者睡眠缺失，苦不堪言。

诊断

根据患者的症状或同床者的描述可以诊断不宁腿综合征。多导睡眠图检查主要用于周期性肢体运动障碍的诊断。多导睡眠图检查中包括脑电图、心率、呼吸、肌电图和眼球运动等项目。患者在睡眠检查中全程录像以记录腿动。

同时需要进行血和尿的检验，以明确是否存在贫血、缺铁和肝肾功能不全。

治疗

- 咖啡因能使症状加重，应避免摄入。增加多种维生素和矿物质的摄入有一定的帮助。

  没有特效治疗，但部分药物能缓解症状。

- 帕金森病治疗药物：普拉克索和罗匹尼罗等治疗帕金森病药物有效。这些药物能加强多巴胺神经递质的作用，增加神经冲动到肌肉的传递。这类药物副作用轻微，但有可能导致日间症状提前出现，或在药物疗效消退及撤药时症状加剧。同时可以导致恶心、失眠等。左旋多巴-卡比多巴也有效。

- 苯二氮䓬类：有时睡前服用苯二氮䓬类药物（如氯硝西泮）可以减轻不宁腿综合征，改善患者睡眠质量。通常选择睡眠小剂量应用，但患者逐渐耐受，常抱怨药物效果消退。增大剂量将使患者在白天昏昏欲睡。

- 抗癫痫药物：巴喷丁或卡马西平对部分患者有效。

  阿片类药：羟考酮可以作为最后尝试，因为可能导致严重不良反应及依赖。

睡眠机能紊乱

睡眠机能紊乱是指发生在睡眠期间的异常行为。

患者于睡眠期间出现各种无意识的以及大量无记忆的行为，成人较儿童更为常见。在入睡前，几乎所有人都偶尔经历过上臂、大腿或整个躯体短暂的、不自主的抽搐。一些人在入睡或醒来时还出现睡眠麻痹（试图移动但移动不能）或短暂的幻觉，或伴有牙关紧闭、磨牙以及噩梦。梦游、睡中摇头、夜惊在儿童中更常见，使其父母尤为苦恼。儿童常常不能记忆这些发作情况。

睡惊症　是指睡眠中患者突然坐起、尖叫等恐惧发作，双目睁大，心跳加快，常发生于非快动眼睡眠期（睡眠中前几小时），儿童尤其常见。夜惊发作时不应叫醒患者，因为这会令他们更为惊恐。尽管患者似乎很痛苦，但他们醒来后没有回忆，也没有心理影响。家长不应过

度担心。通常随着年龄增长，其发作逐渐终止。成人出现夜惊则与精神因素有关。夜惊患者接受心理治疗，服用苯二氮䓬类药物如氯硝西泮或丙米嗪等三环类抗抑郁药物可能有效。

梦魇　是指梦中见到恐怖的景象，内容生动，并突然惊醒，儿童及成人均较常见。梦魇发生于快动眼睡眠时期。在压力大、发热、极度疲劳或饮酒后更易发生。必要时应针对病因进行治疗。

梦游　常见于较大年龄儿童及青少年。患者在睡眠中突然起身下床行走，意识半清醒但对此无自知力，发生于睡眠最深的阶段。在梦游时，患者并未做梦，尽管其脑电活动有异常，似更接近于清醒状态下而非睡眠状态下的脑电活动。患者可能会反复地喃喃自语，行走碰到障碍物后可导致受伤。大部分患者对梦游并无记忆。

目前尚无特殊的治疗措施，可轻轻地引导患者回床休息。在卧室或大厅附近放置一盏灯有时能减轻梦游症状，建议不要强迫将其唤醒，以免可能激怒患者。应避免将障碍物或易碎物品放置在患者可能梦游的通路上，关好门窗。苯二氮䓬类药物，尤其是安定和阿普唑仑可能有效。

快动眼睡眠行为障碍　是指以丧失 REM 睡眠期骨骼肌弛缓并出现与梦境相关的复杂运动为特征的发作性疾病。与梦魇不同，快动眼睡眠行为障碍患者能部分回忆作了恶梦。异常行为，多动作粗暴，猛烈，如拳打，脚踢。这种行为不是主观故意的，不针对任何人。老年人常见，特别在患有退行性神经系统疾病（如老年性痴呆，帕金森病）的老年人群中更为常见。发作可使患者自伤或伤及同床者，令患者白天疲乏，思睡。根据患者和同床者的讲述能做出诊断。否则需要依赖多导睡眠图和肌电图完成诊断。

该病缺乏特效治疗。长期服用小剂量氯硝西泮对多数患者有效。应警告同床者可能会受到伤害，同时移除床边潜在危险的家具和物品。

痴呆患者的睡眠障碍

老年性痴呆等痴呆患者的睡眠形式通常有异常改变。随着痴呆的进展，打盹的时间增多，因此患者很容易被唤醒。

痴呆患者可能合并能导致睡眠障碍的其他疾病，如关节炎、脱水和感染可引起疼痛或不适，从而影响睡眠。服药以及药物间的相互作用也能影响睡眠。

对原发病的治疗有助于改善睡眠。于白天打盹可导致夜间睡眠困难，因此对治疗无益。室外晒晒太阳、保持卧室内温度适宜、夜间不要食用过多含有咖啡因的饮料或食物可以改善睡眠。

第 110 节

脑功能不全

　　脑受损时将导致各种脑功能不全,从完全意识丧失(如发生昏迷)到定向力缺失和注意力不集中(如发生谵妄时),以及维持意识清醒的许多特定功能中的一个或多个功能的损害。脑功能不全的类型和严重程度取决于脑受损的范围、部位、病因和进展速度。

　　脑功能不全可能是广泛的(弥散)或局限于某一特定的脑部受损区域。疾病所致大面积脑损害可导致弥散性脑功能不全,包括:

- 引起代谢紊乱的疾病,如低血糖或低氧血症(通常由心肺疾病所致)
- 感染性疾病如脑膜炎和脑炎
- 高血压或低血压

　　脑肿胀或脑部大面积受压也可导致弥散性脑功能不全,这类疾病包括:

- 脑脓肿
- 较大的脑肿瘤
- 严重脑外伤

　　一些药物如类阿片药物(毒品)、镇静剂(如苯二氮䓬类和巴比妥类)、抗抑郁药物等,如果患者(尤其是老年人)对这些药物过于敏感或其血药浓度过高,则可能导致弥漫性脑功能不全。

　　引起脑部某一特定区域受损的疾病可导致局灶性脑功能不全,包括:

- 影响到一小部分相关脑功能区域的脑肿瘤
- 紊乱所致的特定区域的脑血流减少(因而供氧减少),例如脑卒中
- 贯穿性脑损伤,仅影响到部分脑功能区域
- 引起某种痫性发作的疾病

　　弥漫性损伤能影响意识水平,常导致患者陷入昏迷状态,难以清醒。脑损害的范围和位置与脑功能不全的严重程度有关。在相对较大面积的脑皮质受损时,脑功能不全的程度与损害的范围相关,即脑损害的范围越广,其脑功能不全的程度可能越重。但在脑干(调节身体重要功能以及意识水平的重要部位)等部位,即使是很小的损伤也可能导致意识完全丧失甚至发生死亡。

　　迅速进展的疾病较缓慢发展的疾病,比如快速生长的脑肿瘤较缓慢发展的脑肿瘤更容易引起明显的脑功能不全。脑对逐渐发生的变化较迅速发生的变化更容易代偿。

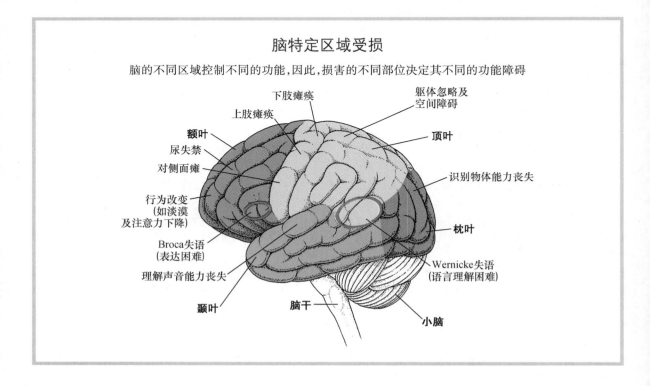

脑特定区域受损

脑的不同区域控制不同的功能,因此,损害的不同部位决定其不同的功能障碍

下肢瘫痪
上肢瘫痪
躯体忽略及空间障碍
额叶
尿失禁
对侧面瘫
顶叶
识别物体能力丧失
行为改变(如淡漠及注意力下降)
枕叶
Broca失语(表达困难)
Wernicke失语(语言理解困难)
理解声音能力丧失
颞叶
脑干
小脑

脑受损后的恢复和代偿能力有以下 3 种特点：

- 重复性（脑部同一功能可由不同区域支配）
- 可塑性（特定区域的神经细胞可以转化从而执行新的功能）
- 适应性（功能相似的脑区有时可以相互代偿丧失的功能）

未受损区域有时可代替执行受损部位的功能，直至受损区域功能恢复。但是随着患者年龄的增长，脑从执行一个区域的功能可转化为执行另一个脑区功能的能力开始下降。一些功能，如视觉是不能被脑的其他区域代替完成的，控制这类功能的脑区损害则会造成永久性的影响。

脑不同部位损伤导致的功能不全

由于不同脑区有特定的功能，脑损害的部位决定了脑功能不全的类型。由于两侧大脑半球的功能并不一致，因此哪一侧的脑受损也非常重要。某些功能是由特定的大脑半球完成的，例如一侧躯体的运动和感觉是由对侧的大脑半球控制；某些功能主要由优势大脑半球完成，如大多数人的左侧大脑半球主要负责语言功能。一侧大脑半球损害可能导致该侧半球控制的功能完全丧失，但诸如记忆等功能则由双侧大脑半球完成，因此，双侧大脑半球受损才会导致该功能的完全丧失。

特殊类型的脑功能不全则由相应区域的脑功能区受损所致。

额叶损害：总的来说，额叶损害将导致患者解决问题、计划和始动的能力丧失，如穿越街道或回答复杂问题的能力缺失。但额叶不同部位的损害所导致的脑功能损害类型不同。

额叶后部（控制自主活动）受损将导致无力或瘫痪。由于一侧大脑半球主要控制其对侧躯体的活动，因此左侧半球的损害将导致右侧肢体的无力，反之亦然。

额叶中部受损，患者移动眼球、按正确顺序执行复杂活动或其语言功能均将受到影响，其言语功能区受损称为表达性失语。

额叶前部受损，可能会发生以下情况：

- 注意力受损
- 言语的流畅性欠佳
- 淡漠
- 注意力差
- 对问题的反应性迟钝
- 明显缺乏自制力，包括有不合适的社会行为

缺乏自制力的患者可能有不合时宜的欣快感或抑郁感，可能过于喜好争辩或过于被动，甚至粗俗。患者对他们的行为所带来的后果显得毫无顾忌，也可表现为对其所说的话再三重复。

顶叶损害：顶叶前部损害会导致躯体对侧感觉障碍。患者对感觉障碍的定位及其类型（疼痛、热、冷或振动）的分辨发生困难。

顶叶后部损害导致左右失定向、计算及绘画障碍。

右侧顶叶受损将导致失用——即不能执行梳头或穿衣等简单的操作技能。

顶叶急性损害可导致患者忽略严重疾病的存在，甚至忽略或否认其对侧损伤躯体的存在。这些患者可能有意识模糊或谵妄，不能执行穿衣或其他普通的任务。

颞叶损害：右侧颞叶损伤可对声音和形状的记忆造成影响，左侧颞叶损伤可导致词语记忆和言语理解能力损害（称为感觉性失语），有时顶叶损害可导致患者缺乏幽默感、笃信宗教和性欲缺乏等人格改变。

你知道吗……
其他脑区有时能够适应并接管损伤脑区的功能

枕叶损害：枕叶是处理视觉信息的主要中枢。双侧枕叶损害会导致皮质盲，患者出现失明，即使眼球本身功能正常，部分皮质盲患者意识不到已失明。枕叶前部损伤使患者识别熟悉的物体和面孔以及准确解释所见物体的能力下降。

特殊类型的脑功能不全

脑的许多功能是由脑的多个区域（工作网络）共同完成，并非只由某一个区域执行。这些工作网络的损害将导致失语、失用、失认以及遗忘。

通常医生通过对病人进行查体来对脑功能不全的类型做出诊断。他们通过提问一些问题来评估病人脑部特殊区域的功能情况。而 CT 和 MRI 等检查手段常用于病因学的探讨。

失语

失语是指由于大脑语言区损害而导致患者表达或理解口语或书面语言的能力部分或完全丧失。

- 失语的患者表现为阅读、书写、讲话、理解或复述等方面的障碍。
- 医生通过向患者提问能明确是否存在失语。
- 语言训练有助于失语患者的恢复。

大部分人左侧颞叶的部分区域称作 Wernicke 区，而左侧额叶部分区域称作 Broca 区。以上任一部分区域受损都会造成或多或少语言功能的损害。通常，书写和言语受损程度相同，失语是老年人最常见的言语障碍。

失语患者的测试

医生通常可以通过病人对一些问题的回答来判断失语的类型。

Broca 失语：回答所提出的问题比较犹豫，但有意义。

问：图中是什么？（犬吠）

答：狗……狗，嗯，不……，宠物，宠物……叫……

Wernicke 失语：回答问题流利，但无意义。

问：你今天怎么样？

答：什么时候？

传导性失语：语言能被理解，自发性言语不受影响，但不能重复其他人口述或书写的语句。

问：请重复"铅笔"

答："先北"

命名性失语：命名困难

问：这是什么？（指着夹克的领、表带或钢笔）

答：你穿的、看时间的和写字用的东西。

失语经常是由卒中、肿瘤、外伤或感染等非进行性疾病所致的语言区域损伤所引起。在这种情况下，失语不会加重。但如果失语是由进行性发展的疾病（如逐渐增大的脑肿瘤）引起，那么随着肿瘤的增大，失语会逐渐加重。

失语是指语言表达或理解能力的丧失，可表现为多种形式，可能是部分也可能是完全损害。这些多样性反映了语言功能本身的复杂性。失语可能仅表现为不理解书面语言（失读）、复述不能或对物体命名不能（命名性失语）。一些命名性失语的患者根本不记得正确的词汇，另一些患者知道这一词汇但无法口头表达。传导性失语（流畅性失语）的患者能理解口语和书面语言，也能流畅地说话但不能重复词、短语和句子。

多数失语患者表现有一种以上的失语类型，其中一种最为严重。

Wernicke 失语（感觉性）：Wernicke 区受损后，患者表现为不能理解书面和口头语言。语言流畅，但口语表达时语句错乱、伴有一连串错乱词汇（有时称作言语杂乱），他们自身并不知道自己所说的话没有意义。

Broca 失语（表达性失语）：Broca 区损伤后，患者表现为口语理解较好，也知道应该如何回答，但存在表达障碍。患者讲话费力、缓慢，有时讲话被感叹词打断，通常伴有书写障碍。

完全性失语：左侧颞叶和额叶损害可导致，患者表现为几乎完全丧失语言能力，口语受损（言语困难）、书写困难以及言语理解困难（感受性失语）。由于控制情感的右侧半球功能尚未受损，患者可能发出无意义的感叹词。

治疗

语言治疗师可以对因脑卒中或外伤等疾病所致失语的患者进行治疗，一旦患者能够配合就应立即开始治疗。稍晚开始治疗同样获益。通常，在发生失语后 3 个月内语言功能恢复较快，超过 6 个月也能恢复部分功能。

家庭成员以及失语症的照料者会变得沮丧。需要理解的是，失语是一种机能障碍，而病人本身无法控制。

构音障碍

构音障碍是指正常清晰发音能力的缺失。

尽管构音障碍看起来类似于语言障碍，但实际上是由于肌肉运动异常所致。脑干或连接大脑皮质和脑干的神经纤维损伤可导致构音障碍，大脑的这些部位支配发音的肌肉或协调唇、舌、上腭及声带等部位的活动。

构音障碍的患者所讲出的话接近于所要表达的意思，并且语序正确，但可能出现语速异常、断断续续、不清晰、不规则、含糊或单调的言语，这取决于受损大脑的部位。由于理解和应用语言的能力未受影响，大部分构音障碍的患者可以正常地阅读和书写。

语言治疗对部分患者有益。

失用

失用是指不能执行平常需要记住模式或按顺序完成的活动。

失用是并不常见的一类残疾，通常因顶叶或额叶损害所致。失用患者完成简单或复杂技能所必需的动作顺序的记忆受到损害，例如即使是双手本身具备能力，但也不能完成由一系列步骤组成的扣纽扣的动作。言语失用的患者由于不能始动、协调或控制发音肌肉的活动的顺序，连基本的词汇也讲不出。

某些形式的失用仅仅表现为不能执行特定的任务，如患者可能丧失下列某些能力：绘画、记笔记、扣纽扣、系鞋带、接电话或演奏乐器。

职业治疗方法可以帮助失用患者学习技能以弥补这些功能的丧失。

失认

失认是指对物体平常的角色或功能丧失辨别能力。

失认相对罕见，由大脑的顶叶、颞叶或枕叶的功能不全所致，对熟悉的物体、景象和声音的使用及其重要性的记忆都存储在这些部位。失认常常突然发生于头部外伤及卒中后。

不同的症状取决于受损的功能部位。

■ 顶叶受损：这种类型通常为卒中所致，患者不能识别放在受损大脑对侧手掌上的钥匙或别针等熟悉物体，但是当他们看到这些物体时可以立即认出并予以鉴别。

■ 枕叶受损：患者可发生视觉失认，即使他们能看见物体，也不能识别熟悉的脸庞、汤勺或铅笔等常见物体。

■ 颞叶受损：患者可能发生听觉失认，即使能听到声音但也不能识别。

感谢记忆

遗忘常是许多电影和电视剧的流行主题。剧中的人物出现遗忘时，常常不知道自己的身份，并且对过去没有记忆。他们基本上是从头开始，但是，多数情况下他们的神经功能完整。然而，这种电影的写照与现实生活中相差甚远。

电影中：遗忘可能与脑损伤和异常无关联，人们只是遗忘，而原因不明确。有时，睡眠能让有关过去的回忆清晰，这是完全不可能的场景，充满了戏剧性。遗忘的原因也可能是车祸等头部的外伤或者心灵的创伤如目击谋杀、被绑架等。也可能是像在《黑衣人》和《美丽心灵的永恒阳光》那样，回忆可能会被一个特殊的设备擦除。

现实中：脑炎，酗酒，卒中，药物（两性霉素 B，锂盐），脑肿瘤和脑外伤是遗忘的常见原因。心理创伤偶尔可以导致解离性失忆。心理创伤不能导致记忆力减退，恰恰相反，经历者常常不能忘记所发生的事。

电影中：遗忘的人的日常生活没有很多困难，他们常常能找到新工作，结识新朋友（或老朋友）。

现实中：多数人由于脑部的损伤难于学习和掌握新知识和新技能。因此，每天都面临很多挑战。他们存在记忆名字困难，不知道去向何处和为什么去那里，常常倍感挫折，疑惑甚至迷失。

电影中：遗忘的个体常常完全改变自身，行为和价值观的转换，常使一个坏人变成一个好人。

现实中：遗忘几乎不能影响个性和身份，除非控制这些功能的脑区损坏。

电影中：因创伤导致遗忘的人在他们的潜意识深处已经完整和准确的储存了创伤记忆。在合适的触发点，他们能像摄像机一样再现创伤的有关记忆。

现实中：脑的记忆重现是动态的。当人们记忆某件事件时，他们在不同的脑区重建联系，完成记忆。外伤或其他事件相关的记忆并不会被冻存，更不会不受事件影响的被重建。

电影中：遗忘可能被治愈，如由于脑外伤导致遗忘，另一次打击能恢复记忆。或者不管遗忘的原因如何，当被催眠后或看到相似的物体时恢复记忆。

现实中：多数电影中的方法是不现实的。脑的第二次打击常常导致更严重的损伤。只有外伤性遗忘，细致精心的催眠方法才可能有效。遗忘的病因决定治疗的方法和成功与否。

电影中：记忆并没有丢失，仅仅是暂时不能获得而已。

现实中：记忆是否恢复取决于病因和疾病的严重程度。通常情况下，损伤不严重或者病因是暂时性的，可消除的。这时，遗忘常持续时间短暂，几分钟或几小时，多数病人未经治疗，记忆就已经恢复。当损害严重时，记忆常不能恢复。

部分失认的患者可自发改善或恢复，一些患者需要掌握应付这些残疾的技能，目前对失认尚无特殊治疗方法。

遗忘

遗忘是指回忆发生在数秒以前（瞬时记忆）、数秒至数天（存储记忆）或更远以前（遥远或长期记忆）的经历或事件的能力部分或全部丧失。

对遗忘的病因仅有部分了解。脑损害可以导致对之前刚发生（逆行性遗忘）或脑损伤后立即发生（外伤后遗忘）的事件的记忆缺失。根据脑损伤的严重程度，大部分遗忘持续数分钟或数小时，治疗后即可消失。但对于严重的脑损伤，遗忘可永久存在。

学习需要记忆，大脑存储信息以及从记忆中提取信息的主要部位位于颞叶和额叶。由大脑边缘系统控制情感能影响记忆的存储和提取，同时边缘系统还与大脑保持警惕和清醒的区域有紧密联系。由于记忆涉及许多功能相互交叉的脑区，实际上任何形式的脑损伤都可能导致记忆丧失。

目前仅了解部分遗忘的原因，如脑外伤、卒中、癫痫和偏头痛等降低脑供血供氧等因素，颅内感染，脑肿瘤，酗酒，严重精神压力，药物使用（如两性霉素 B，锂盐）等。根据损伤的严重程度，可以分为暂时性遗忘和永久性遗忘。多数遗忘持续数分钟至数小时，多数人未经治疗记忆即可恢复。但如果损伤严重，记忆将永久损伤，一些人再也不能形成新的记忆。

短暂性全面遗忘：是指大脑存储新记忆的能力突然、短暂地丧失，导致遗忘以及对时间、空间、有时对人的识别发生紊乱。

这类遗忘可能系供应颞叶血液的动脉因粥样硬化发生阻断所致，尤其是在老年患者；也可由起源于颞叶的痫性发作所致，原因通常不明。在年轻成人中，引起大脑血供暂时减少的偏头痛也可引起短暂性全面遗忘。

大部分短暂性全面遗忘的患者终身仅有一次发作，约 10% 的患者可反复发作。发作可持续 30min 到 12h 不等,可使患者完全迷失方向并且不能回忆起数年前发生的事件。遗忘发作后,症状很快消失并且完全恢复。

治疗依赖于病因。

Wernicke-Korsakoff 综合征:是一类不常见的遗忘形式,易发生于嗜酒者及营养不良(维生素 B$_1$ 缺乏)者。该综合征有两种形式:急性意识模糊状态(Wernicke 脑病)和遗忘(Korsakoff 综合征)。80% 的患者合并有 Korsakoff 综合征及 Wernicke 脑病。

除了意识模糊外,Wernicke 脑病的症状还包括丧失平衡感、倦睡、蹒跚、眼球活动障碍、复视、眼球快速向一侧运动后缓慢移回初始位置(眼球震颤)等,记忆损害通常一开始就很严重。

Korsakoff 综合征首先引起严重的近事记忆丧失,而远记忆受影响相对较少。即使这种类型的患者不能记忆数天、数月、数年甚至数分钟以前的事件,他们仍然能进行社交和有条理地谈话。由于受到记忆缺失的困扰,患者倾向于臆造事件(虚构)而不承认自己有记忆障碍。

治疗上包括静脉给予硫胺素(维生素 B$_1$),从而纠正 Wernicke 脑病,尽管不是完全恢复。如不给予治疗,Wernicke 脑病将是致命的,但是发达国家罕有死亡病例。

第 111 节

谵妄和痴呆

谵妄和痴呆是精神(认知)障碍——不能正常地获取、保持及使用知识的最常见的原因。尽管谵妄和痴呆可能合并存在,但实际上却各不相同。谵妄发作突然,导致可以逆转的精神波动。痴呆逐渐发生,缓慢进展,常常不可逆转。这两种疾病对精神功能的影响也各不相同。谵妄损害注意力及细致思考的能力,痴呆则导致记忆丧失及精神功能各个方面的严重减退。谵妄和痴呆可发生于任何年龄,但由于大脑随着年龄的增长而发生相应地改变,因此在老年人群中更为常见。

谵 妄

谵妄是指突然的、症状呈波动性的、通常可以逆转的认知功能障碍,以定向不能、注意力下降、不能细致思考以及伴有意识水平改变为特点。

- 很多疾病和药物可以诱发谵妄。
- 医师主要依据症状及查体诊断,并通过血液、尿液和影像学检查来查找病因。

谵妄与痴呆的比较

特 征	谵 妄	痴 呆
起病	突然,有时有确定的时点	缓慢,无明确起点
病因	通常为急性疾病引起,如感染、脱水、服或停药	通常为脑病引起,如老年性痴呆、血管性痴呆或路易体痴呆
早期症状	注意力下降	记忆力减退,特别是近记忆
夜间表现	总是加重	经常加重
觉醒程度(意识)	受损程度轻重不同,由过度警觉到反应迟钝	正常至疾病晚期
环境定向	表现不一	受损
语言	缓慢,常不一致,不恰当	有时用词错误
记忆	表现不一	丧失,尤其是近记忆
病情发展	脑功能损害因病因不同而不同,时而高度警觉时而呆滞少动	缓慢进展,逐渐加重直至全脑功能衰退
持续时间	数天至数周,有时更长	永久,长期
治疗需求	应立即治疗	无须立即治疗
疗效	通常能恢复	延缓病情进展,但不能逆转疾病发展或治愈

■ 针对病因进行诊治通常可以纠正谵妄。

谵妄是指精神状态的异常,并不是一种独立的疾病。尽管该术语有特定的医学意义,但常常被用作描述任何类型的意识障碍。谵妄并不属于正常状态,通常表明存在严重的或新情况,在老年人尤须重视。一旦诊断为谵妄需要立即治疗,如果病因能够得到迅速纠正,谵妄常可治愈。

由于谵妄较为短暂,要判断多少人患有谵妄非常困难,累及大约 15%～50% 的 70 岁或 70 岁以上的住院患者。

谵妄可发生于任何年龄,但老年人中多见,常见于家庭护理的居民。年轻人发生谵妄多由于药物或罹患危重疾病。

病因

几乎任何疾病的发展或恶化都可能导致谵妄,任何病情严重的患者或服用影响脑功能药物的患者都会出现谵妄状态,但是老年人或卒中、痴呆或其他神经变性疾病的患者更易发生谵妄。在这些人群中,相对轻微的疾病都可导致谵妄,比如小便或大便潴留、感觉剥夺(由于未佩戴眼镜或助听器等引发的社会活动孤立所导致)、持续的睡眠被剥夺等。有些人也可以找不到确切病因。

住院可导致或诱发谵妄。发生在重症监护室(ICU)的感觉或睡眠剥夺可以发生谵妄,这类情况有时被称作 ICU 精神病。在 ICU 病房,没有窗户和钟表,因此住院患者存在感觉剥夺。患者夜间可能由于治疗或检查而被唤醒,监护仪器、病房内的通讯系统、和警报等噪声干扰睡眠造成患者睡眠剥夺。此外,治疗疾病的多种药物也是主要诱因。

谵妄在外科手术后也很常见,可能是由于手术的精神压力、手术期间使用麻醉药物以及手术后使用镇痛药物所致。

药物所致的谵妄是最常见的可逆转的谵妄,年轻人谵妄的常见原因是服用违禁药品或急性酒精中毒。在老年人群处方药物是谵妄的常见原因。

精神药物对神经细胞有直接影响从而损害脑功能,有时可能导致谵妄,包括下列药物:

■ 阿片类药物(包括吗啡和哌替啶)
■ 镇静药物(苯二氮䓬类及辅助睡眠药)
■ 抗精神病药物
■ 抗抑郁药物。

其他药物也有可能导致谵妄,例如:

■ 抗胆碱能药物,包括许多非处方药物,如抗组胺药物
■ 安非他明、可卡因等兴奋剂
■ 西米替丁
■ 皮质类固醇
■ 地高辛

■ 左旋多巴
■ 肌松药

长时间服用镇静药物后突然戒断(如苯二氮䓬类和巴比妥类药物)也可导致谵妄。谵妄也经常发生在嗜酒者突然戒酒、吸海洛因者突然戒毒时。

谵妄可能系药物的使用或者长时间服用某种药物而突然撤药。年轻人摄入毒物(酒精或防冻剂)、服用违禁药品或急性酒精中毒是谵妄的常见原因。在老年人群,处方药物是谵妄的常见原因。

疾病可以导致谵妄:水电解质异常,如钙、钠或镁都能干扰脑细胞的代谢活动而导致谵妄。水电解质异常可能系使用利尿药物、脱水或肾衰竭、癌症广泛转移等原因造成。甲状腺功能减退引起淡漠性谵妄;甲状腺功能亢进则导致过度活动性谵妄。

年轻人发生谵妄的原因通常是脑膜炎或脑炎等直接影响大脑的感染性疾病。在年老者,常常是药物或影响机体的系统性疾病间接影响大脑所致,如泌尿道感染、肺炎或流感等。

中毒:年轻人误服异丙醇和防冻液等中毒也能发生谵妄。

什么是意识模糊?

意识模糊对不同的人有不同的含义,医师使用该术语描述不能正常处理信息的人,意识模糊的患者不能:

■ 理解谈话
■ 恰当地回答问题
■ 明白自己身处何地
■ 对影响安全的事件作出迅速判断
■ 记忆重要的事件

意识模糊有多种病因,包括使用药物(处方药、非处方药以及违禁药物)或多种疾病所致。尽管谵妄和痴呆是不同类型的疾患,但都可导致意识模糊。

当出现意识模糊时,应寻找病因,尤其是谵妄和痴呆所致意识模糊时。如果意识模糊突然恶化,则可能是谵妄,在这类疾患中,应立即给予观察治疗,因为谵妄可能系严重疾病所致。一旦找到病因并及时给予治疗,谵妄通常能够好转。

如意识模糊缓慢发展,则可能是痴呆,也应给予观察治疗,但并不需立即处理。治疗可减慢痴呆患者精神功能下降但不能使之逆转,通常也不能阻止精神功能下降。

临床表现

谵妄通常突然发生,并在数小时或数天内加重。谵妄患者的表现虽有差异但都与进行性中毒患者的表现类似。

聚焦老龄化

谵妄常见于老年人,尤其是住院患者和需要家庭照料的老年人。约15%~50%的老年住院患者发生过谵妄。

诱发年轻人发生谵妄的原因同样可以导致老年人谵妄。但一些不严重疾病也能诱发老年人谵妄,如:

■ 脱水
■ 通常不影响思维的疾病,比如尿路感染、流感、硫胺素或维生素 B_{12} 缺乏
■ 大小便潴留
■ 感觉剥夺(被社会隔离,或未戴眼镜或助听器)
■ 睡眠剥夺
■ 任何形式的压力

老年人对许多药物敏感。镇静剂等影响脑功能药物是最常见诱发谵妄的药物。其他不影响脑功能的OTC药物(特别是抗组胺药物)也可诱发谵妄。老年人对这些药物的抗胆碱能作用非常敏感,其后果之一是会导致意识模糊。

为何老年人易发生谵妄的原因不明。可能与乙酰胆碱这种神经递质有关。任何刺激(由于药物、疾病或境遇)导致脑内乙酰胆碱水平降低,都能影响脑功能,诱发谵妄。卒中、痴呆、帕金森病、神经系统退行性疾病、服用3种或3种以上药物、脱水、营养不良和活动受限等更易诱发老年人发生谵妄。

老年人的谵妄病程更长,而且常是严重疾病的首发症状。

意识模糊是一种非常明显的症状,但在老年人却很难识别。年轻人多表现为激越,而老年人多表现为安静和孤僻,导致难以发现谵妄。

精神疾病很少于老年才发病,如果老年人出现精神症状,常提示痴呆或谵妄。

老年人常同时罹患痴呆,而且谵妄和痴呆都能导致意识模糊,这也令诊断困难。通过分辨意识模糊出现的急缓、既往的神经功能情况以及医师通过提问来评价患者神经功能的各个方面通常能明确诊断。对于意识模糊突然加重的痴呆患者,医师也应该首先考虑是否存在谵妄,并及时处置。

谵妄和长期住院患者还存在其他问题,如营养不良,脱水,压疮,并可以导致更为严重的后果。由医师、物理治疗师、护士和社工组成的跨学科小组能更好地治疗这些老年患者。

可以通过鼓励老年人规律运动,病房内放置日历和时钟,尽可能减少夜间的噪声和睡眠剥夺,保证患者足量进食等方面来预防住院老年人发生谵妄。家人也应该多探望老年人患者,使他们保持与外界的接触。

谵妄的特点是注意力下降,谵妄患者不能集中注意力,因此处理新信息困难,也不能复述新近发生的事件。对时间概念突然发生紊乱,至少空间概念(自己处在什么地方)部分模糊是谵妄的早期症状。如果谵妄比较严重,患者可能不知道自己是谁,思维紊乱、散漫,甚至语无伦次,意识水平可能在清醒和昏睡之间波动。症状常常在数分钟内发生变化,每天的晚些时候加重(日落现象)。谵妄患者经常在睡眠时动作不停,或者睡眠一觉醒周期颠倒,白天睡眠或夜间清醒。

谵妄患者可能被奇异的视幻觉所惊吓,看到一些不存在的人或事物。部分患者有妄想或错觉(通常是由对感知和经历的误解导致的假性认识)。

患者的人格和情绪可能发生改变,一些患者非常安静、性格孤僻,没有人注意到他们处于谵妄状态。另一些患者则躁动不安或来回踱步。服用药物所致的谵妄可能表现为昏昏欲睡和性格孤僻。服用安非他明或停止服用镇静药物的患者可能表现出攻击性和活动过多。

谵妄可能持续数小时、数天甚至更长,这取决于严重程度和病因。如果不能很快识别谵妄的病因并进行治疗,患者可能逐渐嗜睡或反应迟钝,需要强烈的刺激才能唤醒(昏睡)。昏睡可发展为昏迷或死亡。

你知道吗……
老年期才出现的精神异常常提示谵妄或痴呆

诊断

医师根据临床表现诊断谵妄。轻度谵妄较难识别,对各种住院谵妄患者的误诊率高。

大部分被认为患有谵妄的人应该住院评估和治疗,医院应迅速和安全地采取措施进行诊断,并尽快治疗被检出的任何疾病。

由于谵妄可能系任何严重的疾病(可迅速致死)所致,应尽可能地找如病因,一旦明确病因后成立即治疗,常常可以逆转谵妄。

首先应区分谵妄和其他影响精神功能的疾病,并尽可能地采集更多的既往病史,应向朋友、家庭成员或其他旁观者询问意识紊乱的发生时间、进展速度、患者的身体和精神状况以及药物(酒精和违禁药物,特别是年轻人)的使用情况(剂量、是否有近期加减药物史)。

谵妄还是精神疾病?

体征	谵妄	精神疾病
定向力	对时间、地点或人物的识别困难	通常对时间、地点和人物的识别正常
注意力	严重损伤	保持较好
近记忆	丧失	保留
计算力	不能进行简单的计算	计算能力保持完好
幻觉	大部分为视幻觉或触幻觉(如存在幻觉)	大部分为听幻觉(如存在幻觉)
其他	存在其他异常体征并非非常严重	既往精神疾病史
用药史	最近使用药物的证据	不一定使用药物

可以从病历、警察、急诊医务人员或药瓶、其他记录等证据中获取信息。支票簿、近期信件、账单或失约等记录能提示精神功能的改变。在老年人,应努力通过意识紊乱发展的速度和个人精神功能的状态来区分谵妄和痴呆。但是,区分这两类疾患可能有些困难,因为痴呆患者也能出现谵妄。因此,医师常常按照处理谵妄患者那样处理精神功能突然恶化的患者,即使他们是痴呆患者。

如果谵妄伴有躁动和幻觉、错觉或妄想,必须辨别是否是躁狂-抑郁症或精神分裂症等精神疾病。因精神障碍所致的精神病患者不会出现意识紊乱或记忆丧失,意识水平也不会发生改变。但是,如果精神病开始于老年阶段,通常是由谵妄和痴呆所致。因精神障碍所致的精神病几乎不起始于老年阶段。

应进行的检查:查体时,需要检查有无诱发谵妄的病因,比如感染和脱水的征象。需要进行脑功能神经专科检查,例如通过让患者读一些短句,然后复述来判断其是否存在注意力缺陷(谵妄患者不能完成),以及测试短期记忆和长期记忆,命名能力,书写能力和画图能力等。

血和尿液检查,进行培养以寻找感染的证据;也可进行 CT 或 MRI。心电图、末梢血氧监测和胸片检查来评价心肺功能。如患者伴有发热和头痛,可进行腰椎穿刺获取脑脊液进行检验,以帮助医师排除感染或出血。

治疗

大部分谵妄的患者应住院进行治疗。但是,当谵妄的病因明确且容易纠正(例如低血糖),患者在急诊室短期观察后可以回家进行治疗。

谵妄的治疗取决于其病因,例如,使用抗生素治疗感染、静脉补充液体和电解质治疗脱水、苯二氮䓬类药物(同时采取措施戒酒)治疗酒精戒断所致的谵妄。停用各种导致谵妄加重的药物。正确的治疗能避免发生脑的永久性损伤,患者可以完全康复。

支持治疗同样重要,应尽可能保持环境安静,在任何情况下,医务人员和家属都应让患者充满信心,帮助患者对时间和空间的定位,及时提供眼镜或助听器,解释治疗措施和进程。

谵妄患者易出现脱水、营养不良、大小便失禁、跌倒和褥疮等并发症,需要格外小心防止这些并发症。由医师、物理治疗师、护士和社工组成的跨学科小组能更好地治疗这些老年患者。

需要采取措施防止极度躁动或伴有幻觉的患者自伤或伤人,必要时可以采取下列措施:

- 鼓励家属和患者待在一起
- 将患者安置于靠近护士站附近的房间
- 派护工照顾患者
- 尽量避免静脉输液、导尿管或支具约束,因为这些措施可能激怒患者,也增加受伤风险。

但是,有时为了避免患者拔除静脉输液通道,必须在住院期间对患者使用保护性约束时,应小心使用约束带,并在一定时间间隔内松开,尽可能不要连续使用,因为约束可使患者更加烦躁并且加重躁动不安。

对于躁动不安的患者,只有当其他措施无效时才使用药物治疗。通常选择两类药物,但都不是理想药物。

- **抗精神病药**:尽管抗精神病药物可能使躁动不安更为严重,但其仍然是最常使用的药物。新型抗精神病药物如利培酮,较氟哌啶醇等传统抗精神病药物副作用小。但如果长时间用于痴呆患者,可能增加中风和死亡的风险。
- **苯二氮䓬类(镇静药物)**:比如劳拉西泮,可以使谵妄患者平静下来,但是可以加重意识障碍或反应迟钝,在老年人尤为明显。对由于长期大量饮酒突然戒断药物所致的谵妄尤为有效,苯二氮䓬类药物副作用多于抗精神病药物。

医师在处方这类药物时应小心谨慎,尤其在针对老年患者时,尽可能选择小剂量,短时间使用。

预后

如果引起谵妄的原因能迅速被识别并给予治疗,大部分患者可完全康复,任何延误可极大地减少痊愈的机会。即使在治疗开始后,一些症状仍可能持续数周或数月,症状改善可能较为缓慢。在一些患者,谵妄逐步发展为近似痴呆的慢性脑功能不全。

谵妄住院患者在住院期间发生并发症(包括死亡)的几率较无谵妄的住院患者高出 10 倍以上。住院谵妄患者,尤其是老年患者住院时间更长、治疗费用更昂贵、出院后的康复时间也较长。

痴　呆

痴呆是指精神功能缓慢地、进行性地下降,包括记忆、思维、判断力以及学习能力等受到损害。

■ 典型的临床表现有记忆力减退,语言和运动能力减退,性格改变,定向力减退和断续的不恰当的行为。

■ 症状逐渐加重,导致患者生活不能自理,需要依赖他人。

■ 根据患者的症状,体检结果和心理状态测试来作出诊断。

■ 血液检查和影像学检查能进一步明确病因。

■ 治疗的目的是尽可能长地维持其神经功能和必要的支持治疗。

痴呆主要发生于年龄在 65 岁以上的患者。美国至少有 500 万痴呆患者,超过 50% 的患者生活在护理院。

随着年龄的增长,大脑改变引起短期记忆能力下降和学习能力减退,这些与年龄相关的正常改变并不像痴呆那样会对其功能造成影响。正常老年人的记忆丧失(有时称作良性衰老性遗忘或年龄相关性记忆障碍)并不一定是痴呆或早期老年性痴呆的表现。痴呆的精神功能下降要严重得多,并随着时间的推移而恶化。正常脑老化的人可能将物品放错地方或忘记细节,但痴呆患者则可能忘记整个事件。痴呆患者在执行如驾驶、烹饪和管理钱财等正常的日常活动方面出现障碍。年龄相关性记忆障碍不是痴呆或老年性痴呆的早期症状。

一些老年人出现类似于痴呆的疾病,但实际上是抑郁症,被称为假性痴呆或抑郁性痴呆。假性痴呆的患者进食及睡眠少,并抱怨自己记忆力丧失,与缺乏对周围事物的洞察力并否认自己记忆丧失的真性痴呆患者形成鲜明的对照。假性痴呆的患者在接受抗抑郁治疗后精神功能得以恢复。抑郁也可与痴呆合并存在,在这些病例中,抗抑郁治疗可能改善症状但不能完全恢复精神功能。

一些类型的痴呆(如老年性痴呆)的脑内乙酰胆碱水平低下。乙酰胆碱作为一种神经递质,在脑内发挥着帮助学习、记忆、集中注意力和帮助控制其他器官功能的作用。还有其他递质的改变,但是这是痴呆的起因还是结果,尚不明确。

病因

通常,痴呆是一种神经系统的原发性疾病,而非其他疾病继发性损害。痴呆最常见的病因是老年性痴呆,占 50% ~ 70% 。其他常见的病因是路易体痴呆,血管性痴呆,额颞叶痴呆(如 Pick 病)。许多患者不止一种类型的痴呆(称作混合性痴呆)。

其他病因包括:

■ 帕金森病(常见原因)

■ 脑外伤或脑肿瘤

■ 亨廷顿氏舞蹈病

■ 朊蛋白病(克雅病)

■ 进行性核上性麻痹

■ 脑部放射性治疗后

多数病因导致痴呆后,症状不能逆转,但少数经治疗后痴呆改善,如果没有引起脑部严重损伤,痴呆可以完全治愈。如脑部损伤非常严重,治疗虽然不能改善痴呆的症状,但可以预防出现新的损伤。下列疾病引起的痴呆可能逆转:

■ 正常颅压脑积水

■ 硬膜下血肿

■ 艾滋病等感染性疾病

■ 硫胺素、烟酸或维生素 B_{12} 缺乏

■ 甲状腺功能减退

■ 可以切除的脑肿瘤

■ 过量或过长时间服用药物或摄入酒精

■ 中毒(如铅、汞等重金属)

■ 神经梅毒

■ 其他感染(莱姆病,病毒性脑炎,隐球菌性脑膜炎)

硬膜下血肿常由脑外伤引起,有时脑外伤可以很轻微,甚至无法识别。

有时痴呆在合并可治疗的疾病如糖尿病、慢性支气管炎、肺气肿,感染,慢性肾功能不全,肝脏疾病或心力衰竭等疾病时,如未给予充分的治疗,可使痴呆恶化。当及时治疗并予以纠正后,许多患者的症状明显改善。

许多药物可使痴呆的症状暂时加重,这些药物不用处方就能购买(非处方药)。睡眠辅助药物(镇静药)、感冒药、抗焦虑药物以及一些抗抑郁药物可使症状加重,即使是中等量的饮酒也能使症状加重,大部分专家认为痴呆患者应戒酒。

临床表现

痴呆患者在 2 ~ 10 年内精神功能显著退变,但痴呆的进展取决于其病因。血管性痴呆的患者,症状逐步恶化,伴随每次新发卒中后突然加重,两次卒中间隔期得以部分改善。在老年性痴呆或路易体痴呆的患者,症状倾向于逐步恶化。

痴呆进展的速度因人而异,回顾过去几年疾病恶化的速度往往可以提示未来进展的情况。由于痴呆患者记忆或遵守规章制度存在困难,将其转入疗养院或其他机构后其症状可能恶化。痴呆患者可因疼痛、呼吸困难、小便潴留及便秘等情况导致谵妄,伴有迅速加重的意识紊乱。如及时予以纠正,患者常常能回到未发生上述情况以前的功能水平。

大多数痴呆患者临床表现相同,例如:

- 记忆力减退
- 语言障碍
- 性格改变
- 定向力减退
- 日常生活能力下降
- 破坏性或不恰当的行为

尽管痴呆症状因人而异,可根据症状将患者分为早期、中期和晚期。人格改变、破坏性行为和痫性发作等可以早期出现,也可以在晚期才出现。

早期:痴呆常常缓慢开始,随着时间发展而逐渐加重,最初可能不易发现。近期记忆显著下降是早期脑功能障碍之一。随着痴呆的进展,症状会逐步加重,例如:

- 寻找和使用词困难
- 语言理解力下降
- 抽象思维(如数字)障碍
- 对人、地点及物体的认识能力下降
- 判断力下降

典型的痴呆患者情绪易变,不易预料地且迅速地由愉快转化为难过,人格改变也很常见,家人可发现其行为异常。

一些痴呆患者将其缺陷隐藏得很好,因为他们常常呆在家中,避免进行一些诸如平衡账簿、阅读和工作等复杂的活动。某些未更改其生活方式的患者对他们不能进行日常活动则感到灰心丧气,患者或许忘记要执行一些重要的任务,或许并不正确地执行这些任务,例如患者可能忘记了付账、关灯或关炉子。在痴呆早期,患者可以驾驶,但在交通拥挤等情况时反应差,易迷路。

中期:随病情进展,痴呆症状及相关问题逐渐加重,例如:

- 患者回忆过去的能力受损
- 学习和记忆新知识能力丧失
- 生活自理能力丧失(如洗澡,吃饭,穿衣服,如厕)
- 识别物体和人的能力丧失
- 时间和地点定向力丧失
- 而且常常难于理解自己看到或听到的事物
- 控制自己行为的能力差

痴呆患者常常迷失方向,找不到卧室或浴室。他们可以行走,但易跌倒。约 10% 的痴呆患者合并有精神病,伴有幻觉、错觉或妄想。

当疾病进展,患者由于缺乏快速的决策能力、手眼的协调性以及记不起要去的地方而不能驾驶。

通常某一特定的人格特征被显著地夸大:如关注钱财的人被钱物困扰、常常担忧的人变得持续担忧,一些患者变得急躁易怒、焦虑、自我为中心和固执。也可以变得消极、呆板、抑郁、犹豫不决和退缩。如果提及患者的人格改变或脑功能减退,患者会变得激动甚至敌对。

由于患者不能控制自身的行为而出现行为分裂(如大声喊叫、投掷、撞击或徘徊)。

- 他们可能忘记正常行为的规范而表现为不恰当的行为。如果感觉到热,可能在公共场所赤裸。当他们有性冲动时可能在大庭广众下手淫、说脏话或提出性要求。
- 由于不能理解所看到和听到的,他们可能会将帮助误解为威胁并进行攻击。如旁人帮助其穿衣,他们可能认为是一种攻击行为,而尝试保护自己甚至击打对方。
- 患者短期记忆受损,不记得被告知或已经做过的事情。患者重复提问或谈话,要求引起注意或重复要求已经得到的东西(如进餐)。当他们没有得到满足时,会变得不安或失望。
- 由于患者不能清楚地或根本不能表达自己的需求,在其痛苦时可能高声喊叫,孤独或恐惧时可能徘徊。

睡眠形式也不正常。多数痴呆患者睡眠时间增加,但其深睡眠时间减少,夜晚时患者变得焦躁不安。同时存在入睡和早醒。由于白天的运动量不足或活动减少,白天睡眠时间过多,造成夜间睡眠质量下降。当痴呆患者不能入睡时,他们可能徘徊,大声喊叫。

晚期:痴呆患者最终不能理解谈话和讲话,近事记忆和远事记忆完全丧失,不认识家人甚至自己的面孔。

在最严重的阶段,脑功能几近完全丧失,影响患者的运动功能,患者不能行走,自主进食,生活不能自理。患者完全依赖于他人,许多患者只能卧床。患者最终吞咽困难。

这些问题会导致营养不良、肺炎(由于误吸口腔中的分泌物或颗粒物引起)、压疮等。多数患者因为感染如肺炎而导致死亡。

诊断

遗忘通常是最早的体征,由家属或医师发现。医师和其他医务人员通过询问患者或其家庭成员常常可以对痴呆作出诊断。例如:

- 患者的年龄
- 家族史
- 症状开始的时间
- 发展速度
- 患者的习惯和活动有哪些改变
- 用药史
- 是否存在抑郁或忧伤,特别是当患者年龄较大时

同时也应对患者进行精神状态的测定,包括诸如命名物体、复述简单的名单、书写句子以及描摹图形等一些简单的问题和指令。有时需要更多详细的检查(称为神经心理检查)以弄清损害的程度或患者是否有认知功能下降。这项检查涵盖了包括情绪等所有主要的精神功能,通常需耗时 1~3 小时。

根据患者的年龄和家族史、症状的发生和进程、神经检查的结果等对痴呆进行诊断。也可以同时排除谵妄引起的症状。必须对谵妄进行鉴别，因为后者引起的症状是可以治疗的。

应进行体格检查，包括神经系统查体，以发现导致痴呆的其他疾病。特别是可以治疗的且能够引起、加重或误诊为痴呆的疾病。

应进行血液检查，了解患者的甲状腺素、维生素 B_{12} 水平。CT 或 MRI 扫描可排除脑肿瘤、正常颅压脑积水、硬膜下血肿和卒中。而有些痴呆如老年性痴呆只有通过脑组织活检或尸检的病理结果才能证实。

此外，还应确定是否有其他躯体疾病或精神疾病（如精神分裂症）的存在，因为这些疾病的治疗可以改善痴呆患者的全身情况。

> **❓ 你知道吗……**
> 痴呆是一种疾病，并不是正常老化的一部分。
> 超过 100 岁的人有一半没有痴呆。

治疗

对大部分痴呆患者，治疗并不能使精神功能恢复，但治疗那些能使痴呆恶化的疾病有时可以减缓精神功能的退变。对于痴呆合并抑郁的患者，抗抑郁药物（舍曲林、帕罗西汀）和心理咨询至少可以获得暂时的帮助，戒酒可使症状长期得以改善。由于镇静剂及其他影响脑功能的药物能加重痴呆症状，应尽可能避免使用。疼痛，或尿路感染，便秘等其他疾病，不论是否与痴呆相关都应及时给予治疗。上述处理能帮助痴呆患者维持在较好的功能状态。

创造安全、支持性的环境对患者十分有用，某些药物也能短时有效。家人、照料者以及所有参与护理的人员应共同讨论并制订适于痴呆患者的最佳策略。

安全设施   安全性需要关注。请专业护理人员或治疗师对家里进行安全性评估并做出相应改进。例如，痴呆患者在光线昏暗是更容易看错，因此家中光线应明亮。可以安置夜灯，或安装运动感应灯光。这些措施有助于预防意外（特别是跌倒），并且有助于改善患者功能。

支持治疗   轻中度痴呆患者通常在熟悉的环境中表现较好，能够呆在家里。

一般来说，环境应该明亮、活跃、安全和稳定，包括一些刺激信息，例如收音机或电视机。环境应该设计得能帮助患者定位。例如，窗户能让患者清楚得知道时间。结构性安排和日常流程能帮助痴呆患者保持定位及提高一种稳定和安全的感觉。环境及程序或照顾人员的任何改变都应该对患者做出清晰简单的解释。在每一个互动之前，应该充分告知患者接下去会发生什么，例如洗澡、吃饭。花时间解释可以帮助避免冲突。

遵循一个日常的计划任务例如洗澡、吃饭、睡觉可以帮助痴呆患者记住。遵循一个规律的作息时间可以帮助患者改善睡眠。

其他规则的活动安排可使患者在执行愉快或有益的任务时集中注意力，使他们有独立感和满足感，这些活动也能减轻抑郁。应鼓励患者的业余爱好、提高对当前事件的兴趣以及阅读等持续性精神活动，要避免过多的选择和挑战。身体锻炼尤为重要，因为可以避免躁动不安和徘徊等行为异常，同时改善平衡能力，维持心肺功能正常。当痴呆程度加重时，应适当减少或简化上述体力和脑力锻炼。

应避免过多的刺激，但不能处于社交孤立状态。同事以及朋友的规律探访有助于患者维持社会功能。如果能简化日常事务、对痴呆患者的希望现实些以及让患者能保持尊严和自尊，其症状可能会有改善。

还可以通过健康服务中心、社会或个人服务机构以及互联网等途径获得帮助。这些机构可能提供看家家政服务、临时看护、送餐服务、日间护理和特别为痴呆患者设计的活动等。全日护理也可以作为选择之一，但是花费巨大。

由于痴呆是进展性疾病，必须对将来进行计划。医师、社会工作者、护士和律师均应参与，大部分还是应由其家属负责。在做出将痴呆患者转入更有利的环境中的决定时，需要在维护患者安全和尽可能持久地保持患者的独立感之间获得平衡。这一决定依赖于许多因素，例如：

- 痴呆的严重程度
- 患者破坏性行为的程度
- 家庭环境
- 家属和医疗人员的配备
- 经济保障
- 其他疾病和身体健康等因素

一些养老院和护理之家能提供痴呆患者的长期照料。经培训的工作人员能明白痴呆患者的想法和行为，懂得如何照料他们。这些机构能安排患者适当的活动，保持规律的生活节奏，让患者生活充实，不缺乏安全感。这些机构都设有安全设施，如路标、封闭的门等防止患者迷路。

一些患者从家中搬到长期照料机构后症状加重。但多数患者很短时间后即可适应精心设计的环境，而且功能亦有所改善。

延缓病情的药物：多奈哌齐、加兰他敏、卡巴拉汀及美金刚可短暂改善痴呆患者的精神功能，但不能减缓痴呆的进程。卡巴拉汀也用于治疗帕金森病伴发的痴呆。

多奈哌齐、加兰他敏、卡巴拉汀是乙酰胆碱酯酶的抑制剂。他们通过抑制乙酰胆碱酯酶,延缓乙酰胆碱的降解,增加乙酰胆碱的水平,而促进胆碱能神经传导。他们多用于早期的痴呆患者,但疗效因人而异。约 1/3 的患者无效,约 1/3 的患者在数月内有轻度改善,其余患者在长时间应用后改善明显,但这些都不能阻止疾病的进展。如果一种乙酰胆碱酯酶抑制剂无效或有副作用,应尝试其他药物。如果所有的乙酰胆碱酯酶抑制剂都无效或都有副作用,则不应该使用这类药物。最常见的副作用有恶心、呕吐、体重降低腹痛和痉挛。他克林,第一种用于治疗痴呆的乙酰胆碱酯酶抑制剂,由于其对肝脏的影响已停用。

美金刚,一种 NMDA 拮抗剂,能延缓中度老年痴呆患者疾病进展。由于美金刚的作用机制异于乙酰胆碱酯酶抑制剂,因此可以联合使用,二者合用较单用乙酰胆碱酯酶抑制剂效果更佳。

控制行为的药物:主要针对破坏性行为,包括:

- **抗精神病药物**:经常用于控制痴呆进展阶段的躁动和情绪爆发。这些药物对出现精神症状(如幻觉、妄想、偏执)的痴呆患者有效。同时可引起严重的不良反应,如困倦、震颤、意识模糊加重等。新型抗精神病药物如阿立哌唑、奥氮平、利培酮和喹硫平等副作用较少。抗精神病药物使用应慎重,只有在其他方法无效,出现精神症状以及确保安全的前提下方可使用。
- **胆碱酯酶抑制剂**:能帮助改善脑功能、延缓疾病发展的同时有助于控制破坏性行为。
- **抗惊厥药物**:如卡马西平、加巴喷丁和丙戊酸钠能控制暴力行为。

对不同患者应采用个体化方案应对破坏性行为,尽量采用非药物方案;如果服用药物,家人应及时告知医师药物是否有效。如痴呆患者合并抑郁,可使用抗抑郁药物。

营养支持 一些饮食补充疗法也被试用于治疗痴呆,但被证明普遍无效,包括卵磷脂、麦角甲磺酸盐及环扁桃酯等。市场上出售的用作增强记忆的银杏叶制剂可能对痴呆患者有一定程度疗效,但大剂量的银杏叶制剂有副作用,而且各方见解不同,有待进一步研究。

补充维生素 B_{12} 只对维生素 B_{12} 缺乏的患者有效,甲状腺素替代疗法只对甲状腺功能降低的患者有效。

在采取任何营养支持之前,患者因与他们的医生充分交谈。

终末期问题 在痴呆发展到非常严重之前,应对患者的医疗、法律和经济保障做出决定。如痴呆患者具有足够的能力,应该委托一名健康代理人(获得法律授权,代表患者做出治疗决定),并同代理人和医师共同讨论治疗愿望。患者的代理人和家属需要对是否采取人工喂养的方式或治疗诸如肺炎等急性感染做出决定。在对这些问题作出决定以前的很长一段时间内就应该同各相关人员进行充分讨论。

随着痴呆病情的恶化,治疗倾向于直接维持患者的

舒适度而不是试图延长其寿命,一些侵入性治疗如人工喂养常常降低舒适性。而适当的缓解疼痛,皮肤护理等能减轻患者的痛苦,熟悉患者的护理人员,温柔体贴的声音以及和缓的音乐都能起到事半功倍的作用。

为痴呆患者创造一个良好的环境

痴呆患者可从下列环境中受益

- **安全**:通常需采取特别的安全措施,例如贴上醒目的标记作为安全警示(如"请注意关火"),或者在火炉上安装定时器或电子设备;如患者容易迷路,应藏好车钥匙或在门上安装监测仪以防止意外事故,给患者戴上识别手镯也会有所帮助。
- **熟悉的环境**:痴呆患者对熟悉的环境能较好地适应,搬往新家或新城市、重新布置家具或粉刷都对患者不利。
- **稳定**:建立一个规则的生活习惯,定时洗澡、进食、睡觉和其他活动能让痴呆患者建立稳定感,固定地与同一个人联系也有益于患者。
- **有计划地帮助患者定向**:大号字体的日历和闹钟、收音机、安静的房间和夜光都能帮助提高患者的定向力。家属和护理人员也可经常作些解释以提醒痴呆患者身处何地以及在干些什么。

对护理人员的治疗

照料痴呆患者压力较大而且要求苛刻,护理人员可能会出现抑郁和精疲力竭,通常忽略了自己的身心健康,下列措施对护理人员会有所帮助:

- **了解怎样有效地满足痴呆患者的需要和希望他们干些什么**:例如,护理人员需要知道责备患者犯错误或不记得事情只能使情况更糟,这些知识有助于减少不必要的困扰。每天干些什么事情可从护士、社工、组织机构、互联网和出版物中获得信息。
- **必要时寻求帮助**:通常可以从繁重的照料痴呆患者的工作中解脱出来,适当地进行调剂,但这取决于个人特定的行为和能力以及家庭和社会的资源的情况。社会代理机构,包括当地社区医院的社会服务部门能提供合适的帮助,可供选择的项目包括每日护理计划、家庭护士造访、兼职或全职家政服务以及住在顾主家中的辅助服务,还可以提供交通和饮食服务。全职护理的费用可能非常昂贵,但许多保险计划已涵盖该项服务的部分费用。护理人员也可向心理咨询师和其他服务团体求助。
- **自我照料**:护理人员应记住照料自己,例如从事身体锻炼能改善心情和健康状况。应注意不要放弃朋友、业余爱好和其他活动。

老年性痴呆

老年性痴呆是指精神功能进行性丧失，以脑组织的变性，包括神经细胞丢失、老年斑形成和神经纤维缠结为特点。

- 近事遗忘是常见的早期症状。逐渐出现意识混乱加重，其他高级神经功能损害，语言和日常生活能力减退。
- 症状逐渐加重，导致生活不能自理，需要依赖他人。
- 医师根据患者的症状、体格检查、神经心理测评、血液和影像学检查结果进行诊断。
- 治疗的目的是尽可能通过多种途径延缓疾病进展，包括药物。
- 患者生存期难以预测，但是确诊后患者的平均生存期为 7 年。

最常见的痴呆是老年性痴呆。在老年人中，老年性痴呆占痴呆的 50% ~ 70%，在 60 岁以下的人群中非常罕见。随着年龄的增长愈来愈常见，在 60 岁到 74 岁的人群中，仅占 5%；在 75 岁到 84 岁，占 19%，但在 85 岁以上的人群中则高达 30% 以上。女性多于男性。2007 年的统计数据显示，美国有超过 500 万人患有老年性痴呆。

老年性痴呆的病因尚不明确，但遗传因素可能致病：该病有家族性，痴呆患者中有 5% ~ 15% 有家族史。几个特定基因异常可能导致该病，父母一方有异常基因即可遗传给后代，也就是说这是一种显性遗传。一位患病的家长，有 50% 的机会将异常基因遗传给子女，因此有些患者在 60 岁前即出现症状。

其中一种基因异常可影响到血液中运输胆固醇的某种脂蛋白的蛋白成分，载脂蛋白 E（apo E）发生异常。共有 3 种类型的载脂蛋白（e2，e3 和 e4），e4 型载脂蛋白的人较其他人更易在早期阶段发展为老年性痴呆，e2 型载脂蛋白的人似乎有保护作用而不易患病，e3 型载脂蛋白的人既无保护作用也不易发生老年性痴呆（这些结果主要来自于对白种人的研究，不能应用到其他种族）。对载脂蛋白 E 各型的遗传检查不能确定一个人是否患有老年性痴呆，因此并不能将其推荐为常规检查。

在老年性痴呆的患者中，部分脑组织变性，神经细胞破坏、脑内剩余的传递信号的化学物质（神经递质）反应性下降。乙酰胆碱水平很低，其是一种帮助学习、记忆和集中注意力的神经递质。脑组织中的异常结构包括：

- 老年斑：死亡的神经细胞内有异常的、不溶性的蛋白，称作淀粉样蛋白
- 神经纤维缠结：神经细胞内不溶性蛋白呈线状扭曲
- tau 蛋白水平升高：构成神经纤维缠结的一种异常蛋白

所有人随着年龄增长均可出现一定程度的类似改变，但在老年性痴呆患者中这类改变要明显得多。

临床表现

老年性痴呆的症状与其他痴呆相似，如记忆力减退、人格改变、语言功能和日常生活能力下降，定向力减退和行为异常等。症状逐步进展，因此许多患者在发展成痴呆前能够继续从事他们自己感兴趣的事。

痴呆常常隐袭进展，伴随着疾病的发展，患者的工作可能不太令人满意，在那些退休人员和活动性不大的人中，这类改变可能不明显。

最早的体征可能是对近期事件的遗忘，尽管有时疾病最初表现为抑郁、害怕、焦虑、情绪低沉或其他人格改变。

在早期阶段，判断力和抽象思维能力可能受到损害，语言形式可能有轻度变化，患者可能使用简单的词、用词不正确或不能找到适当的词。

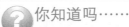

你知道吗……

随着年龄增长，每个人都会出现类似于老年性痴呆样的部分脑内异常改变。

患者不能理解看见的事物和听到的声音，因此他们会丧失定向力，陷入混乱中。不能驾车，也可能在去商店的途中迷路。老年性痴呆患者可能履行社会职责但也可能做出不同寻常的行为，例如，患者可能忘记最近访问过的人的姓名，情绪可能不可预料地或迅速地发生变化。

多数老年痴呆患者同时存在失眠。入睡困难和易醒最为常见，有些患者昼夜颠倒。

约半数的老年性痴呆患者存在幻觉、错觉、妄想等精神症状。

随着疾病的进展，患者记忆过去的事件困难，在进食、穿衣、洗澡或上厕所时需要帮助，徘徊、躁动、易激惹、敌对以及富有攻击性等症状较为常见。患者无时间和地点的概念，甚至在家中去浴室都会迷路，愈来愈多的紊乱使患者容易跌倒。

老年性痴呆患者最终不能行走或照顾自己的个人生活。患者可能大小便失禁，不能吞咽、进食或讲话。这些改变使患者发生营养不良、肺炎和褥疮的风险增大。患者完全丧失记忆。由于患者完全依赖他人，疗养院对于患者来说或许最为合适。最后，患者出于感染导致昏迷和死亡。

疾病的进展不可预料，从疾病被诊断出的时间开始，患者的平均生存期为 7 年。平均来说，不能独立行走的老年性痴呆患者寿命不超过 6 个月。但不同患者差异很大。

诊断

对于记忆逐渐衰退的老年人，医师应将老年性痴呆

考虑为最常见的原因。诊断依据主要基于如下：

- 通过询问患者和其家庭成员或其他照料人员相关问题，了解症状
- 体检结果
- 精神状态测试结果
- 相关检查结果，例如血液检查，CT，MRI

有关的检查有助于排除其他原因导致的痴呆。

对于老年性痴呆的诊断只有依靠尸体解剖对脑组织进行显微镜检查才能证实。整个大脑，尤其是在涉及记忆形成的颞叶部分，镜下检查发现神经细胞减少、神经原纤维缠结以及内含淀粉样蛋白的老年斑。

可考虑选用脑脊液分析和正电子发射断层扫描作为生前诊断老年性痴呆的方法，但这些方法在预测或诊断该病时并不可靠，目前仅用于研究。

治疗

老年性痴呆的一般治疗包括支持治疗和对症治疗，与所有类型痴呆的一般治疗相同。

多奈哌齐、艾斯能及加兰他敏等乙酰胆碱酯酶抑制剂能增加脑内乙酰胆碱(神经递质)的水平，该物质在许多类型的痴呆患者中减少，这些药物可暂时改善患者的认知功能，但不能减缓疾病的进展，约半数患者可从这些药物中受益。药物可使疾病的进程延缓 6～9 个月，尤其对轻到中度的患者疗效更好。最常见的药物不良反应包括恶心、呕吐、体重减轻以及腹部疼痛或痉挛。

美金刚似乎能延缓老年性痴呆的发展，可以联合应用乙酰胆碱酯酶抑制剂。

使用某种药物(雌激素、布洛芬、萘普生等非甾体抗炎药物和银杏叶提取物)以防止和减慢老年性痴呆的进程尚在研究之中，尽管研究结果并不一致。雌激素替代治疗显示弊大于利。

维生素 E 作为一种抗氧化剂，或许有助于防止和减慢老年性痴呆的进程。适量的维生素 E 治疗，既安全又不昂贵，对一些病人有效。在服用上述任何一种药物之前，都应该和医师讨论这些治疗手段的利弊。

预防

一些研究结果提示下列措施或许有助于预防老年性痴呆：

- **控制胆固醇水平**：结果显示高胆固醇水平与老年性痴呆有关。可以通过低脂饮食或服用他汀类药物等方法以降低胆固醇水平。
- **控制高血压**：高血压能损伤血管，减少脑血流量，降低脑的氧供应，甚至影响神经元之间的信息传递。
- **体育锻炼**：体育锻炼能改善心功能，可能同时改善脑功能。
- **坚持用脑**：鼓励人们多用脑，如学习新技能、填字游戏和读报纸。这些脑力活动能促进神经元间形成新连接，能延缓痴呆。
- **适度饮酒**：适度饮酒(每天不超过 3 杯)能降低胆固醇水平和维持血流量。饮酒还能通过刺激乙酰胆碱的释放和改变脑内神经元功能达到帮助思考和记忆的作用。当然，也并非建议不饮酒的人们通过喝酒来预防老年性痴呆。

血管性痴呆

血管性痴呆是指由脑干供血减少或阻断导致脑组织破坏，从而引起的认知功能障碍。其病因通常为脑卒中引起，即可以是由大面积梗死引起，也可以由多发性小卒中引起。

- 各种影响到大脑的血液供应的血管疾病，特别是卒中都能导致血管性痴呆。
- 血管性痴呆常呈阶段性发展，而非渐进性发展。
- 如果痴呆患者存在卒中的病史或卒中的危险因素常首先考虑血管性痴呆。
- 早期控制卒中的危险因素能延缓或预防卒中以及血管性痴呆的发生。

一系列的卒中可导致血管性痴呆，这类卒中在男性更常见，年龄通常在 70 岁以上。血管性痴呆的危险因素：

- 高血压
- 糖尿病
- 动脉粥样硬化
- 心房颤动(不规则心律)
- 高脂血症，包括高胆固醇血症
- 吸烟或曾经吸烟
- 卒中史

高血压、糖尿病和动脉粥样硬化损伤脑血管。房颤患者易发生心源性卒中。与其他类型痴呆不同，及时合理的治疗危险因素能预防血管性痴呆的发生。

卒中发作阻断了部分大脑的血液供应，进而破坏脑组织。破坏的脑组织区域即梗死灶。很多微小的卒中或数个大面积卒中都可以导致血管性痴呆。一些卒中仅引起轻微无力或并不立即出现无力，很少像大面积卒中那样引起瘫痪。因此未引起足够的重视。但患者会继续发生新的卒中，直至脑损害达到一定程度，引起血管性痴呆。因此血管性痴呆的发生可能早于可引起严重或显著症状的卒中发作。

血管性痴呆类型很多，其中一些存在交叉：

- **多发性梗死性痴呆**：痴呆由多次脑卒中引起，通常病变累及中动脉。
- **腔隙性疾病**：通常发生在多次腔隙性梗死后，主要累及小动脉。
- **宾斯万格痴呆**：许多小血管闭塞引起腔隙性梗死后出现的痴呆。特别好发有严重的高血压和全身血管病变的患者。

血管性痴呆可同时伴发老年性痴呆(混合性痴呆)。

临床表现

与由老年性痴呆引起的痴呆不同,血管性痴呆可能阶段进展,症状可能突然恶化但随后有部分改善。数月或数年后当又一次发生卒中时,症状随即再次恶化。由多次小卒中导致的血管性痴呆表现不同于数次较大卒中导致的血管性痴呆,前者由于每次卒中的表现轻微,因此似乎痴呆表现为逐渐加重而并非阶段性发展的过程。

血管性痴呆的症状(记忆丧失、执行简单指令困难、思维减慢及迷失方向)类似于其他痴呆。然而与老年性痴呆相比,血管性痴呆的记忆丧失出现较晚,而且判断力和人格改变较小。血管性痴呆患者思维缓慢更为突出,表现为计划和始动困难。

大脑受损的部位不同,其临床表现可能有所不同。由于卒中仅破坏了部分脑组织,某些精神功能通常不受损害。因此血管性痴呆患者常常清楚其神经功能缺损,较其他类型痴呆患者更易发生抑郁。

由于卒中的发作和痴呆的进展,患者可能还存在单一肢体的无力或瘫痪、言语困难。例如:言语含糊,视野缺损甚至失明,因协调功能缺失而导致走路不稳,患者可能会出现强哭强笑,患者可能因丧失控制膀胱的功能,而导致尿失禁。

症状出现后平均生存期为5年。其死因多是脑卒中或心血管事件。

诊断

如果痴呆患者存在卒中的症状和危险因素因首先考虑是否为血管性痴呆。CT或MRI能查找卒中的证据,并进一步支持血管性卒中的诊断。

治疗

血管性痴呆的一般治疗与其他痴呆的一般治疗相同,包括提高安全性及支持治疗。控制血糖、降压和降血脂治疗能预防或延缓血管性痴呆的发生和发展。同时还应戒烟。

血管性痴呆无特殊治疗手段,由于血管性痴呆患者多同时存在老年性痴呆,因此可以使用用于治疗老年性痴呆的部分乙酰胆碱酯酶抑制剂和美金刚。房颤患者应服用华法林,有脑卒中史的患者可服用阿司匹林进行卒中的二级预防。

路易体痴呆

路易体痴呆是以神经细胞内路易小体的形成为特征的进行性认知功能缺失。

- 路易体痴呆患者整个大脑都可见路易小体。
- 意识状态波动在清醒和昏睡之间,绘图困难,多数患者同时存在幻觉,运动障碍等帕金森病样表现。
- 诊断主要依赖临床表现。
- 治疗原则为尽可能延缓脑功能衰退的进程,可以选用

治疗老年性痴呆的药物。

路易体痴呆也是痴呆的常见类型,但专家对其发病率及重要性的认识尚未达成一致。路易体痴呆在男性更为多见,60岁以上人群好发。

其脑组织显微镜下改变不同于老年性痴呆,神经细胞内有异常结构形成,称作路易小体。路易小体导致神经元死亡。路易小体也可发生于帕金森病,但只限于脑组织的一部分(脑干深部),而在路易体痴呆,整个大脑皮层都可见路易小体。一些学者认为这是同种原因导致的两种不同疾病类型。老年性痴呆患者也可以存在路易小体形成,但其主要的病理表现仍是神经纤维缠结和老年斑。

临床表现

路易体痴呆的临床表现与老年性痴呆的临床表现相似,如记忆力减退,定向力障碍,记忆、理解、思考、交流和行为控制能力下降。但路易体痴呆的显著特点如下:

- 早期神经功能波动明显,可以在数天至数周甚至很短时间内出现戏剧性的变化。第一天患者还意识清醒,注意力完整,能进行连贯性谈话,第二天则可能出现注意力下降、嗜睡和几乎变哑,甚至对外界无任何反应,长时间发呆
- 疾病早期,注意力和警觉性损害早于记忆力减退,包括近事记忆减退
- 抄写和绘图能力损害较其他神经功能损害症状严重
- 幻觉、妄想和偏执等精神症状常见,幻觉症状出现得更早

幻觉以视幻觉多见,常常是恐怖性的幻觉,内容生动完整,如清晰的动物和人等。超过半数的路易体痴呆患者存在稀奇古怪的妄想,服用抗精神病药物后不但不能缓解反而加重,甚至出现危及生命的严重的不良反应。

与帕金森病患者一样,路易体痴呆患者肌张力增高,行动缓慢,行走时曳足、屈身而行。患者平衡能力障碍,易跌倒。路易体痴呆患者也可以出现震颤,但症状出现得较晚,不严重。运动症状出现后的1年内出现思维能力下降。

睡眠障碍也是常见的症状。路易体痴呆患者易出现REM期睡眠行为障碍,表现为REM期睡眠中行为增多,有时伤及同床者。

自主神经功能异常,导致机体对体温和血压等的自主调节功能障碍,患者可以出现虚弱,多汗或少汗,口干或大小便功能障碍。

路易体痴呆患者的预期生存时限为从最初出现症状到此后的6~12年。

诊断

主要根据临床症状诊断。有波动性神经功能障碍、视幻觉和帕金森病样表现的患者可考虑诊断路易体痴

呆。需要排除谵妄,因为谵妄患者也表现为波动性神经功能障碍,而且需要立即进行治疗。CT 和 MRI 等检查能帮助排除其他原因的痴呆。

因为症状相似,鉴别路易体痴呆与帕金森病性痴呆较困难。通常路易体痴呆的运动症状可以稍晚于或与认知功能症状同时出现,而帕金森病的运动症状常早于认知功能症状出现。

治疗

路易体痴呆的一般治疗措施与痴呆的一般治疗相同。路易体痴呆尚无特殊治疗手段,使用与治疗老年性痴呆的药物如卡巴拉汀等可能有效。治疗帕金森病的药物能改善患者的运动症状,但可能导致意识模糊,幻觉和妄想。尽可能不应用抗精神病药物。

额颞叶痴呆

额颞叶痴呆是由于遗传性或原发性(不明原因的)疾病导致额叶(有时合并颞叶)变性而导致的痴呆。

- 与老年性痴呆比较,额颞叶痴呆患者的人格、行为和语言功能衰退重于记忆减退
- 根据临床症状、神经系统检查和影像学结果来诊断
- 治疗以对症治疗为主

约 10% 的痴呆患者为额颞叶痴呆。典型的额颞叶痴呆患者起病年龄早于 65 岁,发病无性别差异。该病有家族性倾向。大脑神经元中存在异常的 tau 蛋白。

患者的额颞叶萎缩,神经细胞脱失。额颞叶的主要功能为人格和行为调控。有许多亚型,如 Pick 病。

Pick 病　是一种少见疾病,神经细胞中出现 Pick 小体。Pick 小体内含有异常数量或类型的 tau 蛋白。Pick病与阿尔兹海默病类似,但其只影响额颞叶,而且进展迅速。临床表现为行为失常,淡漠,记忆力减退,粗心大意和不注意个人卫生。起病后生存期约为 2～10 年。

临床表现

额颞叶痴呆表现为进展性痴呆,但进展速度与普通痴呆不同。

与老年性痴呆患者不同,患者的人格、行为和语言功能损害重,而记忆减退损害轻。额颞叶痴呆患者的抽象思维、注意力和复述能力差,不易集中注意力,但时间地点定向力保留,日常生活能维持。

一些患者肌肉受累。患者出现肢体无力和废用性肌萎缩。如果头颈部肌肉受累,将导致吞咽、咀嚼和言语困难。

不同部位的额叶萎缩表现的临床症状不同。随着疾病进展,患者可以出现一种以上的症状。

人格和行为改变:一些患者的自律性差,表现为出现不恰当的行为。言语粗鲁,性欲亢进而出现各种异常行为。

额颞叶痴呆患者行为冲动,也可以出现强迫性行为。

如反复重复一个动作,每天步行去同一地点,将任何随手可及的物品拿起并放入口中,品尝、吮吸嘴唇,贪食或只吃一种食物。

患者忽视个人卫生。

言语障碍:大多数额颞叶痴呆患者找词困难。逐渐出现运动性失语和感觉性失语。一些患者构音困难。难以集中注意力。一些患者仅表现为言语障碍,时间长达 10 年或 10 年以上。而另一些患者在数年内出现其他方面的神经功能障碍。

一些患者不能理解语言含义,但能流畅地讲话,尽管他们的言谈没有任何意义。一些患者表现为失命名和失认。

患者的主动性言语和复述越来越少,最终不言不语。

诊断

根据临床表现和疾病的进展方式来诊断额颞叶痴呆。患者可能不能恰当的表达自身的症状,家人的描述更为重要。还需要结合神经系统检查和神经心理测评。

神经影像学检查能明确大脑受累的程度和范围,而且排除其他原因导致的痴呆(如脑肿瘤,脑脓肿或卒中)。CT 或 MRI 只能在额颞叶痴呆晚期才能发现额颞叶的萎缩。PET 检查有助于区别老年性痴呆和额颞叶痴呆,但目前仅限于研究。

治疗

目前无特效治疗。主要是对症治疗和支持治疗。如出现强迫性行为,可以使用抗精神病药物。言语训练对有言语障碍的患者有帮助。

正常颅压脑积水

正常颅压脑积水是由于脑组织周围的脑脊液增多导致患者出现行走困难、尿失禁和痴呆的一种疾病。

围绕在脑周围并保护脑组织免受损伤的脑脊液不能正常被重吸收时即发生正常颅压脑积水。脑室内的脑脊液总量增加,把脑组织向外推出。

临床表现

常见的症状是步态不稳、缓慢和步伐增宽。一些患者的双足似乎粘在地面上。同时伴有尿失禁和易跌倒。

在疾病晚期才出现痴呆。痴呆的首要症状表现为计划困难、识别能力差、做事条理性差、抽象思维能力降低和注意力低下等。记忆力减退发生相对较晚。

诊断

特别是老年患者,由于其他类型痴呆也可以导致类似的症状,因此不能仅根据症状得出诊断。脑部影响学检查(MRI)能发现脑脊液增多,虽然这支持正常颅压脑积水的诊断,但这并不是确诊的依据。

为了帮助诊断,医生会行腰穿并放出多余的脑脊液。如果这能改善症状,提示治疗有效,正常颅压性脑积水诊断成立。

治疗

侧脑室腹腔引流能将多余的脑脊液引流到腹腔,是治疗方法之一。通过该治疗后,行走功能和尿失禁较精神功能改善明显。但认知功能改善程度轻,仅少数患者受益。因此,早期诊断和早期治疗显得尤为重要。

其他痴呆

许多疾病都可以出现痴呆。

帕金森病性痴呆:约 40% 的帕金森病患者逐渐出现痴呆,常见于 70 岁以上患者和确诊帕金森病 10～15 年的患者。痴呆症状可以表现得很严重,可以超过帕金森病的其他症状影响患者的功能,甚至导致死亡。有幻觉和严重运展动障碍的患者更易发为痴呆。

痴呆症状与老年性痴呆和路易体痴呆极为相似。如记忆力下降,信息加工处理困难,思维缓慢。患者表现得漠不关心,主动性差,喜怒无常,困惑,迷失方向,注意力不集中。

根据帕金森病患者运动症状后数年出现痴呆可以诊断帕金森病性痴呆。但由于症状相似,难以与路易体痴呆相鉴别。一般来说,路易体痴呆患者的痴呆症状早于运动症状出现,或与运动症状同时出现。而帕金森病性痴呆的痴呆症状常在运动症状之后才出现。CT 和 MRI 等影像学检查能进一步排除导致痴呆的其他疾病。

帕金森病性痴呆的一般治疗与痴呆的一般治疗相同。可以使用卡巴拉汀(胆碱酯酶增加抑制剂)治疗帕金森病性痴呆。

克雅病 这种少见的疾病是因朊病毒感染而导致的一类迅速进展的痴呆。克雅病通常会在一年内迅速导致严重的痴呆和死亡,最常见的早期症状是记忆减退和意识模糊,类似于其他原因的痴呆。

变异型克雅病被认为是因食用了朊病毒污染的牛肉所引起,该病导致的痴呆与克雅病引起的痴呆类似,但不同的是更容易早期出现精神症状(如抑郁或焦虑),而不是记忆力减退。

尚无任何治疗手段。

艾滋病相关性痴呆 在 HIV 病毒感染的后期,病毒可能直接感染脑组织。HIV 病毒损伤神经细胞,导致痴呆。HIV 患者的继发性感染也可以导致痴呆。与其他痴呆不同,艾滋病相关性痴呆在年轻人中好发。

这种痴呆常常隐袭起病,在数月或数年内缓慢进展,通常发生在艾滋病的其他症状之后。临床表现为思维和表达缓慢、注意力难以集中以及淡漠,也可出现活动减慢、肌无力和协调能力差,但洞察力保留。

一旦确诊艾滋病,或艾滋病患者神经功能减退,即应行 CT 或 MRI 等检查排除颅内感染,如果提示存在颅内压增高,则需要进行脑脊液检查以进一步排除感染。

应用齐多夫定和其他治疗艾滋病病毒感染的药物有时可起到戏剧性的改善作用。但由于感染不能治愈,因此痴呆症状可以再现。

拳击手痴呆 这种痴呆见于反复遭受脑外伤的人群,也被称为慢性进行性外伤性脑病,如拳击手会发生拳击手痴呆,其临床表现与帕金森病类似,部分患者可出现正常颅压脑积水的症状。

第 112 节

昏睡与昏迷

昏睡是一种弱反应状态,患者可被较强烈的物理刺激唤醒。昏迷是一种无反应状态,即使给予反复、强烈的刺激也不能唤醒患者,昏迷患者始终处于闭眼状态。

- 昏睡及昏迷的原因通常是因疾病或药物影响到双侧半球较大范围的脑组织或某些与维持觉醒状态相关的特定区域的脑组织。
- 具体病因的诊断依赖详细体检,血液检查,颅脑影像学检查以及相关病史信息。
- 纠正可能的病因,提供适当的支持治疗,如呼吸机辅助通气等。
- 意识的恢复主要取决于病因。

正常情况下,大脑接受眼、耳、皮肤和其他感觉器官传来的信息,在这些信息基础上根据需要迅速调节机体活动和意识水平。例如,大脑能降低代谢水平和引起睡眠活动。

意识是由脑下半部分(脑干)的神经细胞和纤维组成的网状激活系统或上行激动系统所控制的。而脑的上半部分即大脑则帮助维持觉醒状态和警觉性。大脑分为两个半球。而意识的维持必须至少一个大脑半球和网状激活系统的正常。

多种原因可能导致脑组织调节活动水平以及意识状态的能力受损:

- 较长时间的睡眠剥夺
- 痫性发作
- 双侧半球的急性重度损伤
- 网状激活系统功能障碍
- 脑血流或营养供应(如氧气或糖)减少
- 毒性物质损害大脑

　　意识障碍的时间可长可短,意识障碍的程度也轻重不等。

- 嗜睡是指警觉性轻度降低或意识朦胧,处于昏睡状态的人群对于周围发生的事件知晓程度下降,思考的速度也变慢
- 意识混浊是一欠精确的术语,意指中度的警觉性降低或意识朦胧
- 昏睡是指过度延长的或程度较深的睡眠样状态,较强烈的刺激例如反复摇晃、高声喊叫、掐捏或针扎等即可将患者从昏睡中叫醒
- 昏迷则是一种完全的无反应状态,无法唤醒,患者缺乏大多数最基本的反应,例如疼痛回避等,不过反射可能存在

聚焦老龄化

　　　　昏睡与昏迷由于多种原因,多出现于老龄人群。

- 老年人的意识更容易受药物以及疾病的影响,有时候可能出现昏睡或昏迷。药物是意识受损的常见原因,多是由于药物过量所致。而对于老年人,有时候由于医生处方上的药物剂量过高,而导致服药过量,老年患者对多种药物都较敏感,因而常常需要小剂量的药物。老年人患者服用多种药物还会增加药物之间相互作用的可能性。尿路感染或者脱水对于年轻成人影响较小,不过可能会对老年人的意识造成损伤。
- 可致意识障碍的疾病多发于老年人,包括卒中、脑肿瘤、颅内动脉瘤、代谢障碍以及严重的心肺疾病等。
- 老年人警觉性或者意识程度下降常常被家人或朋友忽视,而当成是老化的正常改变。对于合并痴呆或者中风等其他脑病的老年人,意识状态的改变亦较难觉察。
- 而对于老年人来说,由于脑组织的修复功能下降,因此从意识障碍中恢复的可能性相对较小。

病因

　　多种原因均可能造成不同程度的意识障碍,包括嗜睡、意识朦胧、昏睡及昏迷。毒物、药物、代谢异常或其他导致神经元活动减慢的原因均是导致意识障碍的常见病因。部分病因影响脑组织所需基本物质的转运或运用,例如低血糖或高血糖,低血氧饱和度,以及心脏的跳动骤停(心搏骤停)等。

　　肝肾功能衰竭、甲减、低体温或高热也可导致多种细胞功能异常,而脑细胞则是这些病理状态下最易受损的细胞。

　　大量饮酒,药物过量(如镇静催眠药或阿片类药物)通常也是意识障碍的常见原因。酒精以及部分药物除了使脑细胞的功能下降外,还能通过减慢呼吸频率,导致血氧饱和度降低,间接损伤脑细胞。某些抗精神病药物可以导致一种无反应状态,称为抗精神病药恶性综合征。

　　在老年人群中,药物反应、脱水(导致高钠血症)以及感染则是意识障碍的常见原因。

　　某些造成控制觉醒状态的脑区受损的异常因素也是意识障碍的常见原因。例如,头部外伤可以直接通过脑震荡、挫伤或间接通过损伤区域出血影响相应脑区的脑功能。卒中或肿瘤则可直接损伤控制意识的相应脑区功能。

　　血肿、肿瘤或脓肿等占位也可通过而挤压间接损伤相应脑区,并导致意识障碍。升高的颅内压可影响整个大脑或脑干,甚至造成脑组织从某些狭小的生理孔道中(这些孔道由分割脑区的相对坚硬的组织形成)疝出,这种状况称为脑疝。脑疝可造成脑组织的进一步损伤,使病情恶化,危及生命。

症状

　　造成意识障碍的脑组织损伤或功能障碍也常常影响其他系统,因而昏睡或昏迷常常伴随其他症状,例如呼吸异常,包括呼吸急促、呼吸缓慢、深大呼吸以及不规则呼吸,或交替出现多种异常呼吸模式。

　　在某些异常状态下,肌肉可能持续性收缩,形成头后仰而四肢伸展的状态,称为去大脑强直。当上肢屈曲时,则称为去皮层强直。此外,也有可能出现全身肌肉松弛,或间断性不自主收缩。

　　一侧或双侧瞳孔散大,光反应消失,或者瞳孔针尖样。眼球固定或异常运动。

诊断

　　通常情况下,意识障碍的诊断通常可以通过临床观察以及体检得出,不过由于不同原因导致的意识障碍其治疗方案不同,并且意识障碍可能进展成为昏迷甚至脑死亡,因而意识障碍的病因诊断以及意识障碍程度的确定都是必需的。如果患者可以通过强烈而重复的刺激唤醒,则支持昏睡的诊断,而如果患者不能被唤醒,则应被诊断为昏迷。

　　由于导致昏睡或昏迷的原因可能危及生命,因而这类患者需立即被送往医院,而医疗救护者也应在积极施救的同时寻找病因。

　　如果患者所患疾病可能导致意识障碍,比如糖尿病

患者有低血糖昏迷的风险,这类患者需携带医疗识别或医疗警示识别腕带或项圈,以便患者出现意识障碍时,医疗救护人员能够很快确定病因。

由于昏睡或昏迷的患者不能交流,家属或朋友需如实向医疗救护人员或医生交待患者的相关信息,包括:

- 服药史、饮酒史、毒物接触史
- 外伤史
- 意识障碍的发生时间及经过
- 感染史,有无头痛、呕吐
- 发现意识清醒的最后时间等

如果患者摄入了药物或毒物,家属或朋友应该向医师提供该物质的样本或盛放样本的容器。家属或朋友提供的病史对于诊断来说至关重要,比检查或化验更有助于病因的准确诊断,例如,实验室检查无法完全排除药物过量,因而药物过量的相关线索如空的药盒就显得尤其重要。

体格检查:医务人员应首先确定患者的气道是否通畅,是否有足够的通气量以及正常的血压和脉搏,体温的测量也不可忽视,因为异常高热可能预示着感染、心脏病或促代谢的药物过量(如可卡因、安非他明),而低体温则提示长期暴露于寒冷环境、甲状腺功能减退、酒精中毒、镇静剂过量,对于老年人来说,感染也有可能。检查皮肤明确有无外伤、药物注射、皮肤病或过敏反应,检查头皮明确有无划伤或擦伤。检查舌部明确有无咬伤,这有助于癫痫发作的诊断。

必须进行尽可能详细的神经系统查体,这有助于意识障碍的程度诊断,明确脑干功能有无异常,以及中枢神经系统受损的部位。

对于诊断来说,能造成不适或引起反射的物理刺激是必需的,如果刺激下患者睁眼、扭曲表情或出现对于疼痛刺激的回避反射,均提示意识受损的程度不重。

应积极寻找脑损伤或脑功能受损的体征,如异常呼吸模式可为昏迷程度的诊断提供线索。反射的检查有助于明确是否部分脑组织或脊髓功能异常。异常的姿势,如去大脑强直或去皮层强直,可能提示脑实质受损。反射消失或全身张力低下则预后不良,提示中枢神经系统广泛性功能异常,包括大脑、脑干、以及连接大脑和脊髓的神经纤维等。

眼球也能提供重要的诊断信息,应检查瞳孔的部位、大小以及光反射,非昏迷患者眼球追随移动物体的能力,以及视网膜形态等。瞳孔扩大,对光反射消失常提示支配眼球运动的动眼神经或脑干的损伤,而损伤的原因则可能是大量脑组织疝出导致的脑疝,而对于深昏迷患者,如果双瞳均为散大,光反射存在,则脑疝的可能性小。为了对患者眼球进行精确评估,医务人员需明确患者的瞳孔是否有正常变异,是否有可能影响瞳孔大小的青光眼治疗药物服用史。

某些特殊检查手法可以获取一些有助于诊断的信息:

- 旋转患者头部,观察眼球运动,有助于判断脑干功能是否受损;
- 向患者单耳或双耳灌注冷水,并观察眼球运动,有助于判断患者是否真正处于无反应状态,以及脑干是否受损。

实验室检查:可为昏睡或昏迷的病因提供进一步线索,应检查血糖、血钠、血酒精浓度、血氧饱和度以及二氧化碳浓度,同时检查血红细胞及白细胞计数。尿液分析有助于明确是否含有常见的可导致意识障碍的物质或可疑毒物。血糖水平测定可在床边迅速完成,有助于低血糖昏迷的迅速诊断。

其他检查:如果上述快速检查未能明确意识障碍的病因,则需进一步进行头颅 CT 或 MRI 检查,明确有无颅内占位(血肿、肿瘤或脓肿),或脑组织结构损伤。如果影像学检查亦不能明确病因,且不能排除脑膜炎或蛛网膜下腔出血等情况,则需进行腰椎穿刺取脑脊液检查。需注意腰穿之前一般需先行头颅 CT 或 MRI 检查,以协助判断是否有严重的颅内压升高(如肿瘤或出血所致),如果颅内压异常升高,腰穿则可能会造成脑组织移位,有导致或加重脑疝的可能性。

如果原因仍不明确,可借助脑电图进一步测定脑电活动,脑电图有时候可以发现没有肢体抽搐的癫痫(称为非惊厥性癫痫持续状态)。

> **？你知道吗……**
>
> 闭锁状态的患者除了眼球能够活动外,身体其他部位不能运动,因而貌似无意识,但实际上思维正常。
>
> 植物状态患者有正常的入睡和觉醒周期,眼球也有活动,但实际上没有思维能力和意识行为。

治疗

意识水平的迅速恶化是医学急症,应该立即进行治疗,有时甚至在做出诊断前即应开始治疗。

患者应被送至医院重症监护室,监测心率、血压、体温以及血氧饱和度,立即给予吸氧,建立静脉通道以确保快速给药。应同时处理合并的其他疾病(例如心肺疾病)。

如有可能应尽快针对病因治疗。例如若昏迷原因系低血糖所致,立即静脉给予葡萄糖后患者可以很快康复。需注意对于嗜酒所致营养不良患者,单独给予葡萄糖可诱发或加重 Wernicke 脑病,因此应该同时给予维生素 B_1。如果考虑阿片类药物是其病因,可以给予拮抗剂纳洛酮,如果阿片类药物是唯一病因,患者几乎立即便可恢复。

昏睡与昏迷的部分原因

病　因	机　制	结　果
颅脑相关疾病		
痫性发作	癫痫频发或癫痫持续状态： ■ 过度刺激脑组织,破坏正常的神经冲动传导 ■ 引起高热,造成脑功能障碍或组织损伤 部分患者在癫痫发作后可能出现数小时的无反应状态。	可导致意识障碍
卒中	缺血性脑卒中可导致包括脑干在内的部分脑组织供血中断 出血性脑卒中可因脑出血或蛛网膜下腔出血而造成直接的脑组织破坏,也可因颅内压升高而造成脑组织间接受损	脑干供血中断,即刻就会导致意识丧失,出现昏迷;如果未能在数分钟内恢复脑干血供,会出现严重的脑干组织破坏,可导致死亡 出血可以直接破坏脑组织,也可导致颅内压升高而压迫其他部位脑组织,造成意识障碍,甚至昏迷。脑干部位的少量出血即可造成昏迷
肿瘤或脓肿	较大体积的肿瘤或脓肿可造成脑组织受压,从而影响脑功能。肿瘤还可直接侵犯、破坏脑组织	维持觉醒状态的相关脑区受损,从而导致昏迷
其他疾病		
心搏骤停	心脏停止泵血,脑组织供血、供氧不足,造成脑细胞缺氧坏死	1~2 分钟内即可出现意识障碍,如果心搏骤停持续 4~5 分钟甚至更长时间,脑细胞即会死亡,并出现昏迷,甚至造成不可逆转的意识障碍
严重的心肺疾病	严重的心脏病(如心衰)可造成脑供血减少,严重的肺部疾病(如慢性阻塞性肺疾病、肺水肿、肺栓塞、重度持续性哮喘发作)可导致血氧含量下降	脑组织得不到足够的供氧而造成昏迷
肾功能衰竭,肝性脑病或肝功能衰竭	肾脏或肝脏无法正常清除脑组织中的有害物质,这些物质即可在脑组织中异常聚集,并造成脑功能障碍	肾衰或肝衰所致的昏迷一旦发生,常常不可逆转。急性重度的肝衰竭在造成昏迷的同时,可出现广泛的脑细胞水肿而导致脑组织肿胀,这种情况下死亡常常不可避免
代谢性疾病		
高血糖	血糖过高,可因渗透压差而导致脑组织脱水	出现昏睡或昏迷
低血糖	血糖过低,脑组织因为得不到足够能量供应而功能障碍或出现器质性损伤	导致昏迷。立即予葡萄糖静脉注射,可防止永久性的脑组织损伤
高钠血症	因过度脱水而出现的血钠水平过高,可进而因渗透压差导致脑细胞脱水	脑细胞含水量不足,引起异常的化学反应,并导致昏睡或昏迷
低钠血症	低钠血症常常由以下因素造成： ■ 大量饮水(例如聚会宴席上的过饮现象) ■ 水分潴留过量 ■ 大量的钠从尿液或者消化道(如腹泻)丢失	脑细胞含水量过多,参与异常的化学反应,并导致昏睡、昏迷或癫痫发作
甲状腺功能低下	甲状腺功能低下可造成精神混乱或思考速度下降	精神混乱可以进展至昏睡或昏迷
感染	颅内感染可造成脑功能障碍,感染的部位可以是脑实质(脑炎),脑膜或脑脊膜(脑膜炎或脑脊膜炎) 其他部位的感染造成的败血症,可以导致高热,进而造成脑功能障碍或器质性损伤	造成昏迷

续表

病　因	机　制	结　果
意外事故或外伤		
窒息	脑组织缺氧	迅速发生意识障碍,导致昏迷甚至死亡
头颅外伤	头颅外伤通过以下机制损伤大脑: ■ 如震荡 ■ 挫裂 ■ 切割和瘀伤能直接损伤脑组织或导致脑组织内或周围出血(如脑出血或蛛网膜下出血) ■ 血液可以直接损害脑组织或形成血肿压迫脑组织(如硬脑膜外或硬脑膜下血肿)	可立即或在数小时内发生昏迷,这取决于损伤程度
高热	体温超过 40℃(104 °F),如中暑时可以损伤大脑	可以发生昏迷,神经细胞在体温过高时更易死亡
低体温	体温低于 31.1℃(88 °F)可以降低脑功能。但是体温可以一定程度上通过减缓由缺血、缺氧引起的损伤起到脑保护作用。此外,在低体温时,神经细胞死亡速度减缓。如在冰冷湖水中溺水 30 分钟的儿童可能可以完全恢复,而在温水中溺水同样时间通常导致死亡	可以导致昏睡或昏迷,但通常不会引起永久性损害,患者一般完全康复
其他物质的作用		
酒精中毒	酒精可以使大脑的生理活动迟缓,大量饮酒可以直接影响脑组织或通过减慢呼吸导致血氧水平下降而间接损伤大脑	能引起昏睡或昏迷,尤其当血液中酒精浓度超过 0.2% 时
一氧化碳或类似物质中毒	一氧化碳与红细胞的血红蛋白结合,从而阻碍其携氧至其他组织,包括脑组织	严重一氧化碳中毒由于大脑没有获得足够的供氧而导致昏迷或不可逆的脑损伤
药物中毒	许多药物即使没有大剂量使用也会影响大脑功能,例如巴比妥、吗啡等阿片类物质、镇静剂或这些药物互相影响或与酒精共同作用时可以使大脑生理活动迟缓	如能早期治疗,这类昏迷可完全逆转

　　昏睡程度较深或昏迷的患者可能需要气管插管并需要留置胃管。气管插管可以防止患者呕吐后误吸胃内容物,并且便于在呼吸浅慢时机械通气。有些情况下,当考虑昏迷是由于摄入某种毒物所致,在 1 小时内可以抽取胃内容物检测毒物类型并防止更多毒物被吸收,也可以从胃管或鼻胃管中注射入活性碳防止更多毒物的吸收。

　　如果检查提示颅内压增高,医师可以在头骨上开一小孔并在脑室中置入一个压力感受装置。如果压力升高,可采取以下措施:

■ 抬高床头
■ 使用利尿剂或其他减少脑脊液及全身体液量的药物
■ 使用镇静剂减少过度的非自主活动(过度的非自主活动会导致颅内压升高)
■ 有时可以降血压
■ 必要时采取去骨瓣等外科治疗(为水肿的脑组织提供更多的空间并降低颅内压)

　　长期护理:昏迷患者需要综合护理,需要通过鼻胃管予以鼻饲饮食,有时直接经腹部切口将软管置入胃内(称为经皮内视镜胃造口管或 PEG 管)。

　　由于昏迷患者无法自主活动,多种问题会由此产生,而如何处理这些问题是护理的关键。例如:长期采用一个姿势卧床可以阻断机体局部血流,引起皮肤坏死褥疮形成,护理者必须经常为患者翻身。缺少运动也会引起肌肉僵硬(肌挛缩)以及深静脉血栓形成,因此康复师应该轻柔地向各个方向活动患者关节(关节可动范围内被动活动)并将关节固定在功能位防止肌肉挛缩。由于患者不会眨眼,眼睛可能会干燥,可以用些眼药水。

　　有尿便失禁的患者应该保持干净整洁,如果患者膀胱功能障碍导致尿潴留,则倾向于间断性导尿而不是留置尿管以降低感染风险。

预后

　　昏迷患者的预后可以据病因、持续时间、恢复速度等多种因素综合评估：

- **镇静剂过量**：若没有长时间呼吸停止导致的脑损伤，则可能得以恢复
- **低血糖**：大脑缺乏葡萄糖未超过 1h，则可能完全恢复
- **头颅外伤**：即使昏迷数周（不超过 3 个月）也可能恢复
- **脑卒中**：如果昏迷超过了 6 小时则可能导致了大脑永久性的损伤
- **心脏骤停或缺氧**：若出现昏迷 1 天后瞳孔对光反应迟钝、3 天后患者瞬目反射消失并且不能自主活动、1 周后患者不能根据指示活动肢体则完全恢复的可能性不大

有时医师用脑干诱发电位来判断脑干功能，这项检查可以在 24 小时后便可准确地推测预后是否不良，在刺激脑干时记录脑电图来判断反应情况。

体格检查的结果也可以帮助推测预后。在一天内如果出现以下反应则较可能恢复：

- 言语恢复，即使不能沟通
- 眼睛能注视物体
- 患者可以明白指令

由于年轻时脑细胞的自我恢复功能更快更全面，因而儿童及青年人较老年人预后较好。

对于深度昏迷超过数周的患者，应该决定是否需持续使用机械通气、留置鼻饲管以及给予药物，家属应和医师共同讨论。如果患者昏迷前有预先的要求或指示，如生存的意愿或其代理人坚持治疗，就应该予以考虑继续治疗。

意识障碍的变化

植物状态：控制思维和行为的大脑受到破坏，但控制睡眠周期、体温、呼吸和心率的丘脑和脑干未受损。偶尔可发生于头部外伤、缺氧或严重颅内感染例如脑炎及脑膜炎。

患者常常睁眼，有相对正常的睡眠和觉醒模式，有自发的呼吸、吸允、咀嚼、咳嗽、恶心及吞咽，甚至对大声的声响有震惊反应，有时似乎是清醒的。但患者丧失所有的思维和行为能力，对环境的反应能力仅限于反射。大部分植物状态的患者有明显异常的反射，包括僵硬或肢体抽搐。

如果植物状态持续数月，意识几乎是不可能恢复的，大部分恢复清醒的病人都会有严重残疾。

最小意识状态：在这个状态，患者能做一些表面他们意识清醒的事。他们会伸手拿东西，当满意时回答"是"或者注视物体。这个状态可能直接由脑损伤导致或是植物状态后恢复部分功能。一些患者在几年后可以恢复交流、理解能力，但没有人能够完成恢复正常并独立生活。刺激深部脑组织以及服用唑吡坦（一种镇静剂）可能是一种研究中的治疗方法。适当的护理可以时患者存活多年。

闭锁状态：较为罕见，患者意识清晰，能够进行思考但严重瘫痪，只能以睁闭眼的方式与外界交流，可由仅影响脑干而不影响大脑的卒中或周围神经严重麻痹，例如格林巴利综合征所致。患者不能活动下半部分脸部，不能咀嚼、吞咽、说话、呼吸、移动肢体或是移动移动眼球。有时会误认他们是不清醒的。患者一般抑郁，对话治疗可以帮助保持通过眨眼进行交流的功能。如果能够进行交流，患者可以根据自己的意愿进行医疗决定。偶然情况下，当病因被治疗后患者能够恢复部分功能。

脑死亡：是无意识状态中最为严重的形式，脑死亡时大脑永久性丧失执行各种重要功能的能力，包括维持呼吸的能力。由于现代医学可以通过人为方法（例如呼吸机以及药物）维持患者呼吸及心跳，即使患者全脑功能已经丧失，因此脑死亡的概念并没有广泛运用。脑死亡的患者在法律上已经死亡。

脑死亡的诊断有特定标准：

- 对任何刺激均无痛苦表情、躲避或其他反应。
- 对光反射消失。
- 无自主呼吸。

但是，在对能影响脑功能的可治疗疾病进行纠正以前，医师不能做出脑死亡的诊断，因为这可能导致误诊。这些疾病包括低体温状态、血液成分（如血糖、血钠）严重异常、镇静剂过量以及摄入有潜在毒性的药物等。在对这些疾病进行治疗后，可按程序诊断脑死亡。脑电图（EEG——记录脑活动）显示脑死亡患者无脑电波。按程序可采用脑血管造影、单光子发射计算机断层脑显像（SPECT——运用放射性核素生成脑血流影像技术）以及多普勒超声均显示脑内无血流。这些诊断技术可使医师在因车祸事故所致的致死性头部外伤后迅速诊断脑死亡，从而为器官捐献提供可能。

一旦脑死亡确诊，所有生命支持措施可以停止。家属可能希望此时能够陪伴患者，他们需要被告知在辅助呼吸停止时肢体可能会有活动，而这些活动是由于肌肉反射引起的，并不代表患者未脑死亡。

第113节

癫痫

癫痫是脑周期性的电生理紊乱,由此而引起的短暂性大脑功能障碍。

- 许多人在癫痫发作前会有异常感觉。
- 一些癫痫发作引起不能控制的抽搐、意识丧失,但通常患者只是简单地停止动作或是对刚发生的事情没有意识。
- 医生基于症状诊断癫痫,而脑影像学检查,血检查以及脑电图检查有助于确诊癫痫。
- 如有必要,药物可以用于预防癫痫发作。

正常大脑功能的维持需要神经元之间的有序、组织化及协同放电,这种放电使得脑与脊髓、神经、肌肉以及大脑神经元间进行信息交换,但出现异常放电就会导致癫痫。

痫性发作有两种基本类型:

- **癫痫**:这种抽搐发生没有明确的原因(或诱因),并且反复发生,被称为癫痫。
- **非痫性发作**:这些发作通常由于疾病或其他情况刺激大脑所诱发。发热可以引起儿童非惊厥样痫性发作。

某些精神疾病会引起类似癫痫的症状,成为心因性非痫性发作。

大约2%成年人一生中会出现一次痫性发作,其中2/3患者以后不再发生。大多数痫性发作出现在儿童早期或老年期。

病因

病因通常与发病年龄有关。

- **2岁以前**:痫性发作通常由于高热或代谢紊乱引起,如血糖、纳、钙、镁、维生素 B_6 异常。这些病因解除后通常痫性发作停止。如果痫性发作反复出现,而没有上述诱因,则可能是由于产伤、先天缺陷、遗传性代谢异常或脑部疾病
- **2~14岁**:病因通常未明确
- **>25岁**:通常脑损伤引起,例如脑外伤、脑卒中或肿瘤。酒精戒断(由突然停止饮酒引起)也是一个痫性发作常见原因。然而,大约一半的患者,病因未明

没有明确病因时称成为特发性。

大脑受到刺激,如外伤、某些药物、剥夺睡眠、感染、发热、血氧水平过低或血糖水平过低,无论既往有无癫痫病史均可诱发痫性发作,这称为"诱发"。患者躯体或精神负担过重,或剥夺睡眠的情况下最易出现痫性发作,避免上述刺激有助于预防癫痫。

少数情况下,如反复声音、闪光、电脑游戏或接触身体某些部位都可诱发癫痫,称为反射性癫痫。

癫痫的病因

病　　因	举　　例
高热	中暑、感染
颅内感染	脑脓肿、艾滋病、Malaria 脑炎、脑膜炎、狂犬病、梅毒、破伤风、弓形体病、病毒性脑炎
代谢障碍	高血糖或高血钠、肾功能或肝功能衰竭、低血糖、低血钙、低血镁、低血钠、丙酮尿症、甲状旁腺功能低下、维生素 B_6 缺乏(新生儿中)
脑供氧异常	心律不齐、CO中毒、溺水、窒息、卒中、血管炎
脑结构受损	脑肿瘤(良性或恶性)、脑外伤、脑水肿、颅内出血、卒中
先天异常或产伤	发育异常、遗传代谢疾病,例如 Tay-Sachs 症或苯丙酮尿症、产伤
脑内液体积聚(脑水肿)	惊厥、高血压脑病
处方药物*	丁螺环酮(治疗焦虑症)、樟脑、头孢他啶(抗生素)、氯丙嗪(治疗精神分裂症)、环丙沙星(抗生素)、氯喹(治疗疟疾)、环孢霉素(预防及治疗器官移植后的排异反应)、亚胺培南(抗生素)、消炎痛(消炎镇痛药)、苯妥英#、茶碱(治疗哮喘及其他气道疾病)、三环抗抑郁药(过量)
毒品	安非他命、可卡因(过量)
戒断反应	酒精、全身性麻醉药、镇静剂
毒物	铅、马钱子碱

* 许多种药物过量使用会引起癫痫
\# 通常用于治疗癫痫,但过量会引起癫痫

症状

　　大约20%癫痫患者发作前有先兆,如:

- 异常的嗅觉、味觉
- 精神紧张
- 似曾相识感
- 即将发病的强烈感觉

　　几乎所有痫性发作都比较短暂,持续数秒到数分钟不等,大多数痫性发作持续1～2min。发作停止后患者可有头痛、肌痛、感觉异常、意识模糊和疲倦,这种现象称为发作后状态。某些患者可出现一侧肢体乏力、Todd瘫痪,其持续时间比痫性发作本身还长。患者发作间期大多正常,可以像正常人一样生活。

　　癫痫有不同临床表现,这取决于异常放电所影响的脑部区域:

- 异常放电出现在控制嗅觉的岛叶,患者可以嗅到浓烈的令人愉快或不愉快的气味
- 影响枕叶可出现幻视(看到令人不愉快的画面)
- 影响额叶,可以出现不能言语
- 如果影响范围较大,可以出现惊厥(肌肉抽搐或痉挛,通常遍及全身)

　　其他症状包括机体某部位麻木感、针刺感,意识清晰程度短暂降低、意识丧失、意识模糊、骨骼肌或膀胱括约肌失控。

　　症状还取决于是部分性还是全面性发作。大约70%患者只有一种发作形式。其余患者有2种或2种以上发作形式。

　　部分性发作:仅影响一侧大脑半球,部分性发作可以使单纯性发作或是复杂性发作。

　　单纯部分性发作的患者,其异常放电开始并局限于脑的部分区域,由于仅部分脑区受累,其症状只与该区支配的脑功能有关。如支配右上肢运动功能(左额叶)的脑区受累,右上肢就会出现颤抖、抽搐。患者意识清晰,对周围环境有感知。单纯部分性发作可以发展为复杂部分性发作。

　　Jackson癫痫是一种单纯部分性发作。发作时,症状开始于肢体的一部分,然后扩散到其他部位。异常运动可以出现在手或脚,接着由于大脑放电扩散而出现四肢抽动。癫痫发作时患者对发病情况完全了解。

　　复杂部分性发作,异常放电开始于颞叶或额叶的一个小范围内,之后扩散到其他区域。发作开始前通常有1～2min的先兆。在先兆期,患者对周围环境感知障碍。发作期,患者意识减退但没有完全丧失。患者可以出现:

- 凝视
- 不自主咀嚼咂嘴或舔唇动作
- 怪异且无目的地移动手脚
- 发出无意义的声音
- 不能理解别人语言
- 拒绝帮助

　　患者可以谈话,但语言不流利,内容贫乏。这种情况可以持续数分钟,大部分时候患者不能回忆发作过程(称为发作后遗忘)。一些患者完全恢复。另一些患者中,异常放电也可以传播到邻近区域或对侧大脑引起全面强直阵挛性发作。发生于部分性发作后的全面性发作称为继发性全面性发作。

　　持续性部分性癫痫少见,每次发病时,可于数天或数年内每隔几秒或几分钟就发作一次。通常累及手或一侧面部。成人发作通常起源于局灶性损伤(如卒中后瘢痕),儿童则多为脑部炎症(如脑炎、麻疹等)。

　　全面性发作:脑区大范围异常放电,通常立即引起意识丧失及异常活动。意识丧失可以是短时间或持续较长时间。

　　全面性强制阵挛性发作可能是原发性或继发性的。原发性全面性发作源于大脑中央深部的异常放电,之后扩散到双侧大脑。继发性全面性强制阵挛性发作(癫痫大发作)通常源于一侧大脑小范围的局部异常放电,引起复杂部分性发作,当放电扩展到相邻脑区后就引起整个大脑功能异常。在原发性及继发性全面性发作中,异常放电均可引起短暂意识丧失和惊厥。原发性全面性发作中没有发作先兆。发作时可能出现:

- 遍及全身的肌肉痉挛和抽动
- 摔倒
- 头部强迫性转向一侧
- 牙关紧闭
- 经常有舌咬伤
- 口吐白沫
- 尿失禁

　　发作通常持续1～2分钟,以后患者可有头痛、短暂意识模糊、过度疲劳感,这些症状可持续几分钟或几小时,患者通常不能回忆发作时情况。

　　失神发作可能出现典型(癫痫小发作)或不典型发作。典型的失神发作通常出现在童年期,介于5～15岁之间,一般不会持续到成年。但是成年人偶尔也会出现典型的失神发作。发作时患者没有惊厥或强直-阵挛发作的戏剧性表现,患者不会倒地或抽搐,而仅有眼睑眨动,有时伴有面肌抽动,患者对周围环境完全失去知觉。发作通常持续10～30秒,患者突然停止动作又突然恢复,没有发作后现象,也不知道发作的情况。不治疗的话,许多患者一天会发生许多次,并且通常发生在静坐时,很少发生在活动过程中。过度通气可以诱发发作。

　　不典型失神发作较少见,较典型发作持续时间长,抽搐及其他肢体运动症状较多,患者能够感知周围环境。大部分不典型失神发作患者神经系统畸形或发育迟缓,且发作通常会持续到成年时期。

　　失张力发作主要出现在儿童期,其特征性表现为肌

肉张力丧失和意识丧失,发作时间短暂,但引起小孩突然摔倒在地,增加了外伤的风险。

强直发作通常发生于睡眠中。肌紧张性突然或缓慢增加,引起肌肉僵硬。通常持续 10～15 秒,但当患者站立时发作,会引起突然摔倒在地。大部分患者意识清醒。如果发作持续时间较长,肌肉可能会在发作结束时出现抽搐。

肌阵挛发作特点为一个或数个肢体或躯干的快速抽动,发作时间短暂,没有意识丧失,可反复发作,并可以引起意识丧失的强直阵挛发作。

婴幼儿痉挛以及发热惊厥见于儿童。

少年肌阵挛性癫痫主要开始于青春期。典型的发作通常开始于双上肢的快速抽搐,约有 90% 的发作可以引发强直-阵挛发作。一些患者也会出现失神发作。少年肌阵挛性癫痫通常在患者清晨睡醒时发生,尤其易发于睡眠剥夺的情况下。饮酒也可能会引起发作。

癫痫持续状态指异常放电遍及全脑引起全面性强直-阵挛发作,痫性发作持续不停,是最严重的癫痫和医学急症。一次发作时间大于 5 分钟或患者发作间期意识持续不清即可诊断为癫痫持续状态。患者惊厥伴肌肉剧烈收缩,不能正常呼吸,体温上升。如不进行紧急处理,患者心脏和大脑可因过度负荷而出现永久性损害,患者也可以死亡。

并发症:癫痫发作可以导致严重后果,剧烈、快速的肌肉收缩可以引起包括骨折在内的外伤。意识突然丧失可以引起患者倒地,导致严重外伤。反复发作而不缓解的惊厥,其剧烈的放电活动可以引起大脑受损。大多数癫痫患者在一生中经历多次痫性发作而没有严重脑损伤,一次痫性发作不会影响智力,但反复的惊厥发作可以损伤智力。

如果癫痫不被控制,患者不能考取驾照。患者可能难以工作或者获得保险。社会可能会对患者产生歧视。结果导致他们生活质量的下降。

如果癫痫不被完全控制,患者的死亡率是正常人的两倍。一些患者会没有明确原因地突然死亡——是癫痫的一个并发症,称为癫痫引起的不能解释的死亡。

> **？你知道吗……**
> 许多类型的癫痫不会引起抽搐及意识丧失。惊厥性癫痫发作时,在患者口中放一个勺子弊大于利。

诊断

在不同时间,有 2 次以上非诱发的痫性发作即可诊断为癫痫。诊断癫痫主要根据患者病史和目击者的叙述,如发作时存在意识丧失、肌肉痉挛、躯体抽搐、小便失禁、突然出现的意识模糊、注意力不集中等表现可考虑癫痫。但癫痫比一般人想象的更少,大多数短暂的意识丧失更可能为晕厥。

目击者对患者发病时的描述对医师很有帮助,目击者可准确描述发作时的情况,而患者却不能。医师需要准确地记录以下项目:

- 发作开始的快慢程度
- 是否有肌肉的异常运动(如头、颈或面肌的痉挛),有无舌咬伤,口吐白沫,小便失禁,肌肉强直
- 发作持续时间
- 发作后恢复的快慢

虽然目击者可能由于太害怕而不能回忆发作过程中的所有细节,但无论他们记得什么都是有帮助的。如果可能,发作持续的时间应该用手表或是其他仪器计时。持续 1～2 分钟的发作可能会在将来反复发作。

医师也要了解患者发作前症状,如是否存在先兆或警告症状,是否存在声音、闪光等诱发因素。医师应该询问患者是否有无其他疾病引起癫痫发作(如颅内感染)或头部外伤。医师也应该询问患者用药史(包括饮酒史),患者最近有无服用或停用某些药物。要进行全面的体格检查,其可能会为明确病因提供帮助。

患者通常应该在急诊进行病情评估,如果癫痫已被诊断或是发作完全停止则可以在门诊就诊。

癫痫诊断一旦成立,常需进行更多检查以明确病因。通常需检查患者血糖、血钠、血钙、血镁以了解肝肾功能有无异常;检测尿液可以明确有无吸毒,毒品可以诱发癫痫。心电图可以排除心律不齐,因为心律不齐可以引起脑供血、供氧减少,从而诱发痫性发作和意识丧失。

颅脑计算机断层扫描(CT)检查可以了解有无脑出血、肿瘤等脑组织结构受损(如脑卒中)。如果 CT 未见异常,可以进一步行头颅磁共振成像(MRI)检查,其可以提供异常脑组织的影像图像,并能显示大部分神经系统病变。

如果怀疑颅内感染,应进一步行腰椎穿刺以了解患者是否存在脑膜炎或脑炎。

脑电图(EEG)有助于明确诊断。EEG 是一种无痛、安全的记录受检者脑电活动的方法,可以寻找异常脑电发放的证据。因为脑电图记录时间有限,癫痫患者也可能记录不到异常放电而表现为正常脑电图。睡眠少时异常放电出现几率高,所以有时受检者应在剥夺睡眠 18～24 小时后再行 EEG 检查。

如果这些检查没有发现明确病因,那还需更进一步行其他检查。由于第一次脑电图检查可能未监测到异常放电,EEG 可以重复 2～3 次来明确病因。如果诊断仍旧未明确,可以行一些特殊特殊检查,例如视频脑电图监测,患者住院 2～7 天,一边录像一边记录脑电图。如果患者在服用抗癫痫药物,则需停用药物以增加癫痫发作几率。如果有痫性发作,医生应该比较脑电图记录以及发作时的录像,从而明确发作类型及脑部异常放电的起源区域。

痫性发作时的脑电活动

脑电图可以记录脑的电生理活动，这项技术简单易行，没有疼痛，常需要在头皮上安放 20 个小贴附电极。先在正常情况下记录脑电活动，然后对受检者进行刺激，如闪光刺激以诱发癫痫。痫性发作时脑电活动加快，产生痫样波，这些记录有助于确诊癫痫。不同类型癫痫具有不同痫波类型。

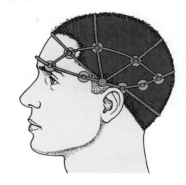

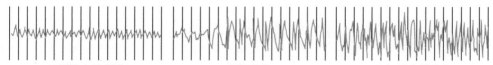

| 正常成人脑电波 | 失神发作 | 强直-阵挛性发作 |

治疗

如果能找出并消除患者的病因，则不需要其他治疗，如对于低血糖引起的痫性发作只需要升高血糖并处理引起血糖低的原因即可（低血糖症）。其他应治疗的病因包括肿瘤、感染、血钠异常等。

通常药物治疗癫痫是有效的，如果药物不起作用，可以考虑手术治疗。

一般治疗：应鼓励患者进行体育锻炼和社会活动。但是，癫痫患者需要对日常生活进行一定调整，例如：不应饮用酒精饮料，不吸毒，不应从事意识突然丧失时可以引起严重伤害的活动，不应单独洗澡，爬山，游泳，操作电动工具。痫性发作控制后（一般至少 6 个月），在充分的预防措施下才能进行这些活动。例如，在救生员的保护下游泳。在大多数国家，法律禁止发作完全控制 6 个月至 1 年内的癫痫患者驾车。

患者的家属或朋友应该接受培训，以便在患者发病时提供帮助。不应在患者口内放置物件（例如汤匙）来保护患者舌头，这种方法弊大于利，因为患者上下颌肌肉收缩，可以无意识地咬住置入口内的物体，从而损伤牙齿。此外，患者应该做到以下几点：

- 保护患者不要摔倒
- 解开颈部的衣物
- 在头下放一个枕头

如果找不到枕头，可以用衣物或帮助者的脚置于患者头下。

对失去知觉的患者可以让其头偏向一侧，以使呼吸顺畅。在患者意识完全清醒能够自由活动之前，不应该让他独处，一般由医师对患者进行观察。

抗癫痫药物：抗癫痫药物可以降低再次发作的风险，对于没有明确病因而只有一次发作的患者常规不使用抗癫痫药，但发作一次以上者应用药，除非其病因已明确并完全消除。大部分抗癫痫药物可以口服。

抗癫痫药物可以使大约 1/3 的患者不再发生全面性发作，并可以使另外 1/3 患者发作频率大大降低。约 2/3 的患者最终可以停止服药而不再发作，但是抗癫痫药物对 10% ~ 20% 的患者效果不佳。这些患者可以去癫痫中心，进行手术治疗评估。

抗癫痫药物的种类很多。一种药物的疗效通常取决于癫痫的类型。对于大多数患者，单药即可控制癫痫，如不能控制，可使用不同种类的药物。为了弄清究竟哪种药物对患者有效可能需要花费几个月的时间。一些病人不得不服用数种药物，从而引起更多的药物不良反应。有一些抗癫痫药物必须和其他抗癫痫药物一起使用，而不能单独使用。

医师应该注意每个患者抗癫痫药物的适合剂量。最佳剂量为能控制癫痫发作的最小剂量，同时不良反应又最小。医师应该询问出现的不良反应，必要时调整用药剂量。有时医师检测血液中抗癫痫药物浓度，患者也应根据医师处方服药。患者应该定期复诊以进行药物剂量的调整，也应该随身携带一个写有癫痫类型、服药种类的警示标牌备用。

抗癫痫药物与其他药物联用时，可以互相影响其疗效。因此，患者在服用抗癫痫药物前应该保证医师知道自己所服用的所用药物，应该在服用其他药物之前询问医师或药剂师,包括非处方药物。

发作控制后,至少需要再服药 2 年才能逐渐减量直至停药。如果停药后癫痫复发,则可能需要重新开始服药,复发一般发生在停药 2 年内。有以下情况的患者更易复发:

■ 儿童时期开始的癫痫
■ 需要服药 1 种以上抗癫痫药物才能停止发作
■ 服用抗癫痫药物过程中发生癫痫
■ 部分性癫痫或肌阵挛性癫痫
■ 前 1 年有异常 EEG

抗癫痫药物通常是有效的,但也存在不良作用。许多药物可以引起嗜睡,反之有时也可以引起儿童过度兴奋。应定期了解抗癫痫药物是否损害肾脏、肝脏和血液系统。服用抗癫痫药物的患者应该了解药物可能的不良反应,出现不良反应时应向医师反映。女性癫痫患者怀孕时服用抗癫痫药物可能增加妊娠风险,婴儿出现先天缺陷的几率也比较大,但是停用抗癫痫药物对母亲和胎儿也许更有害。妊娠期间的全面性发作可以损伤胎儿,甚至导致胎儿死亡。所有处于孕龄且服用抗癫痫药物的女性患者应该服用叶酸以降低婴儿先天缺陷的几率。

R 抗癫痫药物

药物	用 法	不 良 反 应
乙酰唑胺	其他药物无效的失神发作	肾结石、脱水、血液中的化学物质的不平衡
卡马西平	部分性和全面性发作	白细胞降低(粒细胞减少)、血细胞产生减少(再生障碍性贫血可以致命)、血小板减少(血小板减少症)、消化不良、讲话不清、瞌睡、眩晕、视觉障碍
氯硝西泮	失神发作、肌阵挛发作、失张力发作、婴儿痉挛症	嗜睡、行为异常、肌张力障碍、服药 1~6 个月后出现药物耐受
Divalproex (丙戊酸类)	失神发作、高热惊厥、全面性强直阵挛发作、婴儿痉挛症、少年肌阵挛性癫痫、肌阵挛发作、部分性发作	恶心、呕吐、腹痛、腹泻、倦怠、头晕、震颤、脱发、体重增加、肝损
乙琥胺	失神发作	恶心、嗜睡、头晕、头痛、白细胞降低、红细胞降低
非氨酯	不典型失神发作、部分性发作	头痛、疲乏、肝功能异常、罕见严重贫血
磷苯妥英	癫痫持续状态	肌张力障碍、嗜睡、头晕、头痛、皮疹、针刺感
加巴喷丁	部分性发作	嗜睡、头晕、体重增加、头痛、攻击行为、情绪波动、运动过多
拉莫三嗪	全面性发作、部分性发作	恶心、呕吐、消化不良、头痛、嗜睡、头晕、失眠、疲劳、肌张力障碍、复视、震颤、皮疹、月经紊乱
左乙拉西坦	全面性强直阵挛发作、婴儿痉挛症、少年肌阵挛性癫痫、肌阵挛发作、部分性发作	头晕、虚弱、疲劳、肌张力障碍、情绪行为改变、易感染
奥卡西平	部分性发作	头痛、腹痛、复视、嗜睡、头晕、疲劳、恶心、血钠降低、白细胞降低
苯巴比妥	全面性强直阵挛发作、部分性发作、癫痫持续状态	嗜睡、眼球活动异常(眼震)、肌张力障碍 儿童中会引起多动、学习困难
苯妥英	复杂部分性发作、全面性强直阵挛发作、可静脉用于癫痫持续状态	牙龈增生、红细胞降低、骨质疏松、多毛症、腺体增生
普瑞巴林	部分性发作	头晕、嗜睡、肌张力障碍、视物模糊、复视、震颤、体重增多
扑痫酮	全面性强直阵挛发作、部分性发作	嗜睡、眼球活动异常(眼震)、肌张力障碍 儿童中会引起多动、学习困难
噻加宾	部分性发作	嗜睡、头晕、意识模糊、腹痛、嗜睡、恶心、震颤
托吡酯	不典型失神发作、部分性发作、原发性全面性强直阵挛发作	意识模糊、注意力下降、找词困难、疲劳、食欲及体重下降、麻木、刺痛、出汗减少、肾结石
丙戊酸钠	失神发作、高热惊厥、全面性强直阵挛发作、婴儿痉挛症、少年肌阵挛性癫痫、肌阵挛发作、部分性发作	恶心、呕吐、腹痛、腹泻、体重增多、可逆性脱发、嗜睡、震颤、罕见肝功能损害
唑尼沙胺	部分性发作	嗜睡、疲劳、头晕、意识模糊、找词困难、肌张力障碍、肾结石、食欲及体重下降、恶心

急救:癫痫持续状态及发作超过 5 分钟都需要急救处理。应尽快静脉大剂量运用一种或数种抗癫痫药物,癫痫发作过程中应该采取措施预防患者外伤。应密切监测患者呼吸情况,如果发生呼吸困难,应进行气管插管帮助呼吸。如果癫痫发作持续,可采取全麻来停止发作。

手术:各种药物均难以控制发作或药物不良反应难以耐受时,可以选择外科手术。可以在特殊的癫痫中心进行术前检查评估。主要包括:

- 功能 MRI 来明确脑内引起癫痫发作的病灶
- SPECT 可以发现癫痫发作时脑血流量减少的区域从而提示责任病灶
- 脑电图结合 MRI 也可以用来明确责任病灶。

如果能在脑内发现病灶(如瘢痕)并确认为癫痫的病因且范围较小时,外科手术切除并在可以消除 80% 患者癫痫发作或减少发作的程度及频率。外科切除连接双侧大脑半球的神经纤维(胼胝体)对脑内多个部位起源的癫痫有帮助,对异常放电迅速扩散到全脑的患者也有

益,这种方法通常没有明显不良作用,但是术后许多患者仍需继续发扬抗癫痫药物,只是可以减少服用的剂量及种类。

手术前后都应对患者进行心理学及神经病学的评估来判断大脑功能。

电刺激迷走神经:电刺激第十对脑神经(迷走神经)可以使某些部分性发作患者的发作次数减半。一般在服用抗癫痫药物无效及不宜采用外科手术时使用此方法。

据认为迷走神经与脑内癫痫相关部位有间接联系,可以把一种看起来像心脏起搏器的仪器(迷走神经刺激仪)置入患者左锁骨下区皮肤下,并通过金属线经皮连接到颈部的迷走神经。仪器在皮下形成一个小突起,可以在门诊对仪器进行调控,每次需要 1~2 小时。

装有这种设备的患者感到快要发病时可以用一个磁铁打开机器,也可以一直开机间断刺激迷走神经。这是一种除了抗癫痫药物外的一种治疗方法。其副作用包括刺激神经时的声音嘶哑、咳嗽、声音低沉。

脑　卒　中

脑卒中是指脑的某一供血动脉突然阻塞或破裂,导致局部脑组织坏死(脑梗死)并产生突发临床症状的血管事件。

- 大多数卒中为缺血性(脑血管阻塞),但有一部分是出血性卒中(动脉破裂)。
- 短暂性脑缺血发作与缺血性脑卒中临床表现相似,但是症状通常在 1 小时内完全缓解。
- 突发症状包括:肢体无力,瘫痪,偏身感觉丧失或异常,言语困难,视物不清,眩晕,平衡失调。
- 诊断主要依靠症状,但是影像学检查和相关血液化验也是需要的。
- 卒中的恢复取决很多因素,比如脑损害的部位、大小,患者的年龄,是否同时伴发其他疾病。
- 控制高血压、高脂血症、高血糖、不吸烟有助于预防卒中的发生。
- 治疗包括:抗栓治疗、溶栓治疗,有时需要外科手术治疗。

脑卒中之所以被称为脑血管病就是由于累及了脑和血管。

在西方国家,脑卒中是第三大致死性疾病及最常见的

致残性疾病。在美国,每年有超过 600 000 人次的新发卒中,160 000 人死于卒中。随着年龄的增长,卒中的病因会逐渐出现,因而老年人比年轻人更容易患病。2/3 卒中发生在 65 岁以后。男性略多于女性,但是超过 60% 的卒中死亡患者是女性,可能是女性卒中发病时平均年龄较大的缘故。黑人的卒中发病率和死亡率比白人高。

分类:卒中有两种类型:缺血性和出血性卒中。大约 80% 的卒中是缺血性,通常是由于血凝块堵塞血管所致。脑细胞一旦失去了血液供应,就不能获得血液中的糖和氧分。脑细胞的损害取决于血液被剥夺的时间。如果只是很短暂的时间,细胞功能会抑制,但是有可能恢复。如果被剥夺的时间较长(有可能只是数分钟),脑细胞会死亡,有些功能就会丧失。不过其他脑区细胞有时可以代替以前死亡区域细胞的功能。

短暂性脑缺血发作(TIA),有时被称为小中风,通常是卒中的危险信号。是由于特定脑区血流短时间中断所致。因血液供应很快恢复,脑组织并未坏死。

20% 的卒中是出血性,由于脑实质或脑表面出血。这种类型卒中,因血管破裂干扰正常脑血流,且流出的血液可浸入并刺激脑组织,也可以引起瘢痕,从而导致癫痫

的发生。

危险因素:两种类型卒中的主要危险因素包括:

- 动脉粥样硬化(脂质沉积在血管壁并形成斑块导致管腔狭窄、阻塞)
- 高胆固醇血症
- 高血压
- 糖尿病
- 吸烟

动脉硬化是缺血性卒中的最重要的危险因素,而高血压是出血性卒中的最重要的危险因素。这些危险因素可以在一定程度上被控制。

其他的危险因素包括:

- 卒中家族史
- 嗜酒
- 使用可卡因或安非他明
- 房颤
- 炎性血管病(血管炎)

出血性卒中的危险因素还包括:使用抗凝药、颅内有动脉瘤、动静脉畸形或漏。

近几十年脑卒中的发病率有所下降,主要是因为人们对控制高血压和高胆固醇血症的意识有所重视。这些危险因素的控制便降低了动脉硬化的风险。

大脑的血供

大脑血液供应的两套动脉系统:

- 颈内动脉系统:从心脏发出,然后行走在颈部的前面
- 椎基底动脉系统:从心脏发出后行走在颈部的后面

在颅内,椎基底动脉合成一条基底动脉(在头的后部)。颈内动脉和基底动脉发出几条血管分支形成大脑动脉。一些血管形成了 Willis 环,连接大脑的颈内动脉和椎基底动脉。Willis 环发出血管分支就像交通网络通路,携带着血液流向大脑的每个部分。

当供应大脑的大动脉堵塞了,有些人并没有症状或仅有轻微症状。但是有些人同样的血管堵塞了却症状很严重。这是为什么呢?部分的原因是因为交通动脉。交通动脉在不同的动脉之间起连接作用。这些交通动脉包括 Willis 环和各个分支血管的连接血管。有些人天生就有发达的交通动脉,就能保护其卒中的损伤,当一根血管阻塞了,通过侧支动脉提供供血,有时就避免了卒中的发生。而有些人侧支循环在卒中发生时不能提供有效的供血,便发生卒中。

当血管的阻塞是慢慢发生的时候,机体本身能通过长出新生血管的方法保护自己免于卒中的损害。如果卒中已经发生,新生的血管能帮助阻止再次的卒中事件(当时已经造成的损害是不能逆转的)。

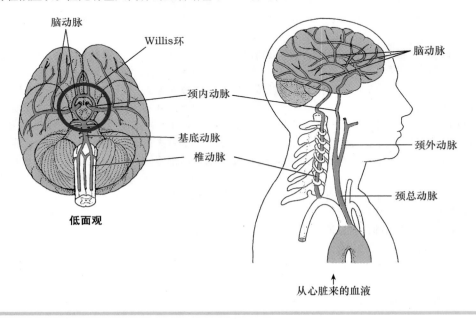

症状

卒中或短暂性脑缺血发作的症状都是突然发生的。对机体的影响主要取决于脑缺血或出血的部位。大脑各区由特定血管供应。例如,如果控制左下肢肌肉运动的区域血流阻断,就会出现相应左下肢的无力或瘫痪。如果支配右臂感觉的区域血流阻断,右臂感觉就会缺失或减退。

因为早期的治疗可以减少功能障碍的进展,所以每个人都应该知道卒中早期症状。凡是出现上述任何症状的人,即使这些症状很快消失,都应该立即看医生。

多数卒中,无论缺血还是出血,出现以下一个或多个典型症状:

- 偏侧无力或瘫痪(一侧上肢、下肢或一侧面部或躯体)
- 偏身感觉丧失或异常
- 言语表达困难或言语含糊
- 突然意识模糊或理解困难
- 突然视物模糊,失明,尤其是发生在一个眼睛上
- 突然眩晕或失去平衡而跌倒

短暂性脑缺血发作的症状也类似,但是会在数分钟内消失,但很少持续超过 1 小时。

脑出血包括以下症状:

- 突发严重头痛
- 恶心和呕吐
- 短暂或持续意识丧失
- 血压明显升高

其他的早期症状包括记忆、思维、注意力和学习能力下降。有些患者可能会出现不能识别自己身体的某一部分,也许就不能意识到卒中带来的不良影响。也许出现视野部分缺损,听力部分减退。

后期可以出现肌肉僵硬、痉挛以及情感失控。卒中可以导致沮丧或抑郁。

大多数患者卒中一旦发生,症状通常就达到了高峰。但是大约有 15% ~ 20% 的患者是进展型的,在 1 ~ 2 天内症状会逐步加重。脑出血的患者,症状通常在数分钟到数小时达到高峰。

卒中后的数天到数月,即使脑细胞已经缺血坏死,部分神经功能也能慢慢恢复。这是因为某些脑区的细胞会向功能缺失区细胞的功能转化——这被称为可塑性。但是,卒中的早期影响包括瘫痪,能称为永久性。肌肉失用后会慢慢僵硬和痉挛,有时会发生痛性肌痉挛。行走、吞咽、发音、日常活动都会受到影响。记忆、思维、注意力、学习和情感控制缺陷也许是永久性的。抑郁、听力和视力的下降或者眩晕有可能持续存在。二便失控也许是永久的。

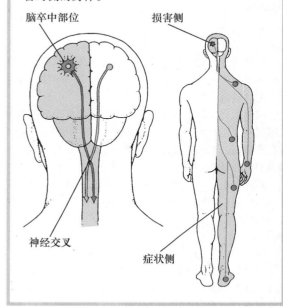

为什么脑卒中只影响身体的一侧

脑卒中通常只损伤脑的一侧。因为脑内的神经交叉到身体的对侧,所以症状出现在脑损害对侧的身体。

脑卒中部位

损害侧

神经交叉

症状侧

并发症

严重的卒中会发生脑水肿,会导致颅内压增高。升高的颅内压可以导致脑在颅腔内下移而直接或间接导致脑损害。大脑在下移的过程中可能被压迫穿过硬性的结构,就可能导致严重的脑疝。压力影响到了低位脑干就可以引起呼吸不规则、意识丧失、昏迷或死亡。

卒中可以导致其他问题。如果患者有吞咽困难就可能误吸入食物、液体或其他口腔里的颗粒物。误吸后可以导致严重的吸入性肺炎。吞咽困难后进食减少,导致营养不良和脱水。瘫痪可以导致褥疮、肌肉萎缩和深静脉血栓形成。血栓脱落后经过血液循环,能够堵塞肺血管(肺栓塞)。如果小便控制能力下降就有可能发生尿路感染。

诊断

医生通过病史和体检就能作出脑卒中的诊断。体检可帮助医生确定以下情况:

- 是否有卒中
- 是缺血性还是出血性卒中
- 是否需要立即治疗

计算机体层摄影(CT)和磁共振成像(MRI)常用于确诊,但这些检查要在几天后才能显示病灶。CT 和 MRI

可帮助排除脑出血（除了有些蛛网膜下腔出血）。症状发生数小时后这些检查也能够发现大多数缺血性卒中。应当立即检测血糖水平，因为低血糖能导致与卒中相似的症状。

医生应对卒中患者的危险因素或合并症进行评估，并行相关检查，如感染、低氧血症、脱水等。询问患者是否有抑郁症状，评估患者的吞咽功能，有时需要进行钡餐X线透视来评估。根据不同的卒中分型，进行更多相关检查寻找病因。

预后

某些因素可能提示卒中的预后比较差。有意识障碍或者累及到左侧大脑半球大部分区域（语言中枢）提示症状可能特别严重。

成年人得了缺血性脑卒中，如果症状6个月不能好转就有可能是终生残疾了，儿童却可以在很多个月后慢慢有些恢复。老年人比年轻人恢复更差。伴发其他疾病（如痴呆）的患者，恢复也是非常有限的。

如果出血量不大、颅内压不是很高，脑出血的预后要好于脑梗死。血肿对脑组织的损害作用没有缺氧的损害大（脑梗死）。

预防

预防卒中是为了更好的治疗。

卒中最重要的预防措施就是干预危险因素。应该控制高血压和糖尿病。也应该了解血脂水平，如果偏高通过降血脂可以降低动脉硬化的危险。应当戒烟和戒毒（比如安非他明和可卡因）。饮酒最好每天不要超过2杯。应该定期锻炼身体，如果超重了，通过减肥有助于控制高血压、糖尿病和高脂血症。定期去医院检查卒中的危险因素，能够早发现、早治疗。

如果患者有脑梗死，服用抗血小板的药物能降低缺血性卒中复发的危险。血栓形成是最常见的缺血性卒中的类型，抗血小板药物可以让血小板不容易聚集形成血栓（血小板是血管内的微小细胞，当血管壁损害后可以形成血凝块）。阿司匹林是最有效的抗血小板药物，也是临床最常使用的药物。每天服用一片成人剂量的或儿童剂量的阿司匹林（儿童一片的剂量相当于成人剂量的1/4）。其他剂量对血栓的预防作用似乎相似。服用复方制剂（由低剂量的阿司匹林和潘生丁组成）似乎比单用阿司匹林更为有效。另一种抗血小板药氯吡格雷，似乎也比单用阿司匹林更有效，可以对有阿司匹林抵抗的患者使用该药。还有一些对抗血小板及其类似药物过敏的患者不能服用抗血小板药。消化道出血的患者也不能服用抗血小板药。

如果缺血性卒中或短暂性脑缺血发作是由于心源性脑栓塞引起的，就需要服用一种抗血液凝聚的药物如华法林，也可以抑制血栓形成。因为华法林联合抗血小板药物或者阿司匹林联合氯吡格雷能导致出血性疾病的风险，所以很少这样联合用药。

治疗

任何人一旦出现卒中症状就应该立即到医院去检查。

医生会检测患者的生命体征，包括心率、呼吸、体温、血压，并尽量维持正常，如果不正常则需要立即采用措施。例如，如果患者昏迷或是无反应（也许是由于脑疝），也许需要机械通气（过鼻或口气管插管）帮助呼吸。如果症状提示颅内压很高，需要立即给降颅压的药物，就可能需要通过检测仪定期检测颅内压。

卒中发生第一个小时内使用的药物取决于卒中的类型。这些治疗包括药物（抗血小板、抗凝、溶栓、控制血压）和外科手术血肿清除。

康复：有效的康复可以帮助患者在卒中后获得良好的预后。

康复锻炼或训练可以使无病变的大脑区域获得并执行大脑损伤区的功能。患者也被训练使用没有受到影响的肌肉以弥补功能的缺失。

康复的目标包括：

- 获得尽可能多的正常功能
- 保持和提高生活质量
- 帮助患者再学习原有的技能并获取新的有用技能

康复的程度取决于大脑损伤的部位、患者整体健康情况、卒中前的功能和认知能力、社会环境、学习能力和态度。耐心和坚持是最重要的。积极的参与康复的过程可以帮助人们免于抑郁。

入院后1~2天内只要患者体能允许就应当尽快进行康复锻炼。出院后应当在门诊、护理院或在家继续康复。职业咨询师或物理治疗师可以使得功能障碍的患者生活更为容易和安全。

家庭成员和朋友通过学习卒中的基本知识，从而更好理解和支持患者并鼓励患者进行康复。这些支持性团队能够给卒中患者和照料者提供情感支持和锻炼建议。

临终关怀

对于有些卒中患者，即使经过使有效治疗，也可预判其生活质量不良。对于这些患者，应当关注患者的疼痛、舒适度、提供液体和营养的支持。卒中再发和进展不可避免的，患者应当尽快建立生前预嘱。如果患者不能做出决定，生前预嘱能帮助医生决定患者需要哪种类型的医疗支持。

短暂性脑缺血发作

短暂性脑缺血发作（TIA）是指由于暂时的脑部血液中断而造成的脑功能障碍，并能在1小时内完全恢复。

- TIA的病因和症状与缺血性脑卒中相似。

- TIA 与缺血性脑卒中症状的不同之处在于症状在 1 小时内消失。
- 诊断依靠临床症状,但是仍然需要进行影像学和血液化验。
- 建议控制高血压、高脂血症、控制血糖、戒烟。
- 抗凝治疗,有时会外科手术(内膜剥脱术)或安装支架以降低 TIA 后发生卒中的风险。

TIA 也许是即将发生脑卒中的一个危险的信号。有 TIA 发作的比没有发作的人群发生卒中的风险非常高。约有 1/2 的 TIA 患者在未来一年内发生卒中,大多数在 TIA 发生后数天内发生。认识 TIA 并查找病因能帮助预防卒中的发生。

TIA 最常见于中、老年人群。

TIA 不同于缺血性卒中,是因为 TIA 的症状能快速、完全消失。医学专家通常认为 TIA 症状缓解很快,没有导致永久的大脑损害,没有脑细胞死亡。然而大多数医学专家认为 TIA 是小的缺血性卒中。也就是说 TIA 与缺血性卒中一样有脑细胞死亡,不同的是 TIA 脑细胞的损伤通常非常小。

病因

TIA 和缺血性卒中的病因大多数是一样的。动脉壁上的硬化斑块破裂或小碎块进入小血管,暂时阻断了血流导致脑的血液供应暂时受阻,从而引起一次 TIA。偶尔,TIA 是由于低氧血症,严重的红细胞减少(贫血),一氧化碳中毒,低血压状态尤其是大脑的供血动脉已经狭窄(比如有动脉硬化)。

卒中后的预防和治疗问题

问题	措　施
腿部血栓形成	为了防止血液凝固,医生可能会给抗凝剂,如肝素或低分子量肝素,使用弹力袜或充气袜可以改善腿部的血液循环。也可以两者同时使用。 腿部,使血液流动,也可以帮助减少血栓形成。如果可能,应鼓励病人尽量步行或简单地活动他们的腿部(例如,延伸和弯曲脚踝)。如果病人不能移动自己的腿,治疗师或其他工作人员可以帮助他们活动(称为被动运动)
压疮	护士或其他工作人员,或照顾病人的人应经常给卧床或坐轮椅的病人翻身或转换姿势。每一天都应检查可能发生压疮的部位有无压疮
限制运动引起的肌肉缩短(挛缩)	移动手臂可以防止挛缩。如果可能,应鼓励病人移动和经常改变四肢的位置。或是治疗师及其他工作人员帮助病人移动他们的四肢,使肢体被放置在一个适当的自然静止姿势。有时夹板可用于保持肢体的这种姿势
吞咽困难	应评价病人是否有吞咽困难。如果病人有吞咽困难,应向他们提供足够的水和食物。有时候学习简单的技术(例如,如何固定头部,吞咽时如何呼吸)可以帮助病人安全的吞咽。如果吞咽时容易引起反流,鼻饲管的应用是必要的
呼吸困难	如果病人吸烟,应鼓励他们戒烟。治疗师也可以教他们练习深呼吸和咳嗽来清除气道。治疗师可以提供一个手持呼吸装置。如果需要的时候,通过氧气面罩或经鼻或口插管来获得足够的氧气
尿路感染	如果可能的话,尽量不用导尿管,因为它可引起尿路感染。如果必须进行导尿,也要尽量缩短引用时间
沮丧和抑郁	医生应该与病人和照顾他们的家庭成员讨论中风可能带来的影响。讨论内容包括病人可以预期的康复情况和应对可能出现的各种功能限制的解决办法。病人和他们的照顾者是一个脑卒中康复的支持团体。正式的心理咨询或药物对于治疗抑郁症可能都是必要的

症状

TIA 症状是突然发生的。缺血性卒中的症状都可以在卒中患者中出现,是暂时的、可逆的。症状通常超过 5 分钟,不超过 1 小时。有动脉硬化的 TIA 患者,5% 会再发。TIA 也许一天之内发作数次,也可能几年之内仅仅发作 2～3 次。

诊断

任何突发的缺血性卒中的类似症状,即使快速缓解了,也需要立即去急诊室。

这些症状提示 TIA。然而其他疾病,包括癫痫、肿瘤、偏头痛或血糖水平异常也有类似的症状,因此需要作

出进一步检查。

如果医生怀疑 TIA 发生了,由于很有可能很快发生脑卒中,通常需要在医院快速评估患者。医生首先通过问诊来了解有无危险因素,回顾既往史,抽血化验。

需要进行影像学检查如 CT 或 MRI 以寻找卒中、出血和肿瘤的证据。MRI 的特殊序列如弥散加权像,能显示功能受到损害的脑组织,帮助医生诊断 TIA。但是弥散加权 MRI 并不是都能显示病灶。

其他的影像学检查帮助确定大脑的动脉是否堵塞,哪一根血管堵塞,是怎样堵塞的。这些检查能够提供图像显示动脉是怎样通过颈部(颈内动脉和椎基底动脉)。

走行进入大脑(脑动脉)。通常会选用彩色多普勒超声(通常只用于颈内动脉)、磁共振血管成像(MRA)、CT 血管成像(CTA)。有时如果卒中非常严重,需要进行血管造影(通过导管给予造影剂)。

> **? 你知道吗……**
> 即使卒中症状在几分钟内缓解,你也应该去急诊室就诊。

治疗

TIA 治疗的目的是防止发生脑卒中。与缺血性卒中的治疗是类似的。

阻止卒中发生的第一步是尽可能的纠正危险因素,包括高血压、高胆固醇血症、吸烟和糖尿病。口服抗血小板聚集的药物,比如阿司匹林或是小剂量阿斯匹林联合潘生丁的复方制剂减少血液凝聚导致 TIA 和缺血性脑卒中的可能。如果患者有卒中的高风险(比如,颈总动脉狭窄大于 70%),采用手术治疗(动脉内膜剥脱术)也许可以降低卒中的风险。动脉内膜剥脱包括剥脱颈内动脉的斑块和血凝块。手术却有可能引起血管壁的斑块或其他物质脱落顺着血流堵塞远端血管导致卒中的发生。但是通过手术,卒中的风险可以在随后的数年大大降低,其效果远远高于单纯口服药物的预防效果。

其他狭窄的动脉,比如椎基底动脉,内膜剥脱是不可能的,因为在这些血管施行手术的风险远远高于颈内动脉系统。

如果患者身体不能耐受手术,可以考虑支架治疗。通过一个细小的、柔软的带有球囊的导管放入狭窄的动脉。球囊扩张数秒以扩宽狭窄的动脉。为了保持血管开放的状态,通常需要植入一个支架。

缺血性脑卒中

缺血性脑卒中是由于脑血流减少或脑供氧不足造成的脑组织死亡(脑梗死)。

- 缺血性脑卒中通常是由于大脑的供血动脉堵塞了,血凝块或者动脉硬化的脂质沉积。
- 症状突然发生,也许会出现无力、瘫痪、身体一侧感觉异常或麻木、言语障碍、思维混乱、视物障碍、头晕、失去平衡或不协调。
- 诊断通常需要临床症状、查体、影像学检查和抽血化验。
- 治疗包括溶栓、抗血小板聚集和手术,以及随后的康复。
- 几乎 1/3 的患者卒中后能彻底康复或是恢复大多数的功能。

病因

缺血性脑卒中是由于动脉阻塞而使脑的血液供应中断,最常发生于颈内动脉的某一根分支。

一般而言,是由于血凝块(栓子)或是动脉硬化的脂质沉积斑碎片(血管硬化或斑块)堵塞血管。这些血管堵塞通常发生在以下方式:

- **原位血栓形成**:一条硬化的动脉也许会累积更多的脂质沉积物质,逐渐长大最后堵塞血管。或是当一个斑块破裂后局部形成原位血栓堵塞血管。局部破损的斑块造成血管狭窄并减慢局部血流,这种情形与水管阻塞后水流减慢是一个道理。血流减慢更容易凝血。而足够大的血栓则会阻塞局部脑组织的供血,从而造成依赖这根血管的部分脑组织死亡。
- **血管源性栓塞**:心脏或动脉粥样硬化斑块或血管附壁血栓栓子可能脱落,随血流迁移(造成栓塞),栓子可阻塞颅内供血动脉并阻断其局部血液供应(栓塞是指身体其他部位的血管内物质随血流迁移所致局部血流中断)。栓塞在已经存在脂肪沉积所致狭窄的局部供血动脉更易发生。

除了动脉粥样硬化斑块破裂以外,以下几种情况也可诱发或加重血栓,增加血凝块阻塞血流的风险:

- **心脏相关因素**:血栓可能在心腔内或心瓣膜(包括人工瓣膜)上形成,这类血管源性栓塞卒中特别容易发生在近期刚接受过心脏手术者,及有心脏瓣膜疾病或心律失常(尤其多见于快速心律失常中的房颤患者)的人群中。
- **血液成分异常**:一些血液系统疾病,如血液中红细胞增多(红细胞增多症),使得血液变得黏稠,增加血栓风险,其他的一些疾病,如抗心磷脂抗体综合征,及血液中同型半胱氨酸水平升高(高同型半胱氨酸血症),亦增加血栓风险。
- **口服避孕药**:尤其是通过提高雌激素水平来避孕的药物可增加血栓风险。

缺血性卒中的其他常见原因有:腔隙性脑梗塞,血栓通常不是造成腔隙性脑梗塞的原因,腔隙性脑梗塞多半是由大脑深部小血管阻塞造成的。此即脂质透明性病变,这种情况容易在血糖升高或患有糖尿病的老年患者中发生。脂质透明性病变与动脉粥样硬化不同,但两种病理状态都可造成局部动脉供血中断。腔隙性脑梗塞只造成局部很少的脑组织死亡。

在极少见的情况下,骨折(如长骨骨折时)造成骨髓中脂肪微栓子释放到血流中,多个脂肪微栓子可互相融合,阻塞动脉,此即脂肪栓塞综合征,也可导致卒中。

任何可导致血流量或局部供氧减少的情况,例如身体失血时或严重低血压时,都可导致缺血性卒中。有时,缺血性卒中发生在脑血流供应充足,但血液中氧气不足的情况下。造成血液中氧气不足或红细胞减少的疾病,如窒息、贫血、一氧化碳中毒等。通常上述情况下发生的脑损伤范围多数比较大（弥漫脑损伤），并导致昏迷。

在血管炎性病变或发生于血管的感染性疾病（如单纯疱疹性感染）时可造大脑供血血管狭窄；偏头痛或可卡因、安非他命等药物可使脑动脉收缩，可造大脑供血血管狭窄，上述几种情况最终也可导致卒中。

栓子：导致缺血性卒中的原因

当脑供血动脉阻塞或动脉内有栓子时可发生缺血性卒中，动脉阻塞也可能是由于脂肪沉积所致动脉粥样硬化造成（动脉瘤或斑块）。颈部血管尤其以颈内动脉为主，是动脉瘤高发部位，动脉血流被血栓阻塞（栓塞）。动脉瘤可导致动脉内血栓，动脉内血栓也可能在心脏病人的心脏中形成。血栓的一部分可破裂，并随血流移行（栓塞），栓塞可能造成脑动脉供血中断。

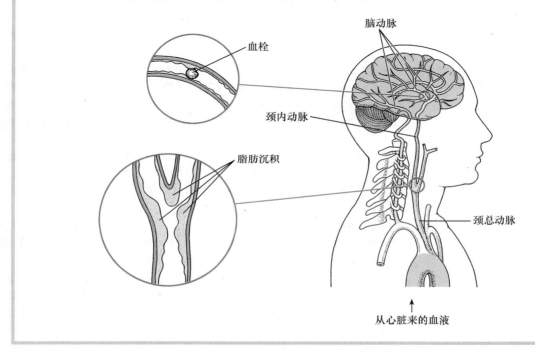

临床表现

通常缺血性脑卒中突发突起，迅速进展，导致脑组织在数分钟或数小时内死亡，所以其症状也多突发并在起病后数分钟内发展到最严重的程度。

在此后多数卒中趋向稳定，脑损伤不再进展。2~3天后即稳定的卒中称为完全性卒中，栓塞所致动脉血流中断多导致此类卒中。

少见情况下，卒中在数小时或1~2天内缓慢进展，导致死亡脑组织范围持续性扩大，此类卒中症状多缓慢发展，此类卒中称为进展性卒中。进展性卒中的脑组织损伤及症状进展是可被打断的，损害过程中断期间，脑组织损害范围暂时不再扩大，甚至可有一定恢复。进展性卒中多由动脉原位血栓形成造成。

卒中的症状是多种多样的，其表现由动脉闭塞及发生脑缺血缺氧损害的位置决定，当颈内动脉分支（走行于颈部靠前的位置，给大脑供血）受累时常见以下症状：

- 单眼失明
- 双眼同向性偏盲
- 感觉异常，无力，偏瘫，单侧上肢或下肢瘫痪

当椎基底动脉分支（走行于颈部靠后的位置，为大脑供血）受累时常见以下症状：

- 头晕或眩晕
- 视物重影
- 双侧肢体均可发生无力

还有其他的很多症状表现，如言语困难（讲话含糊），意识障碍（意识模糊），共济失调，以及小便失禁等，均有可能发生。

有些情况下，卒中可导致昏睡或昏迷。即使是比较轻的卒中也可能造成抑郁或情绪调节障碍，例如：患者可表现为不适当的大笑或哭泣。

卒中症状尤其是意识障碍在开始的2~3天内恶化的，多由于脑组织内含水量增加造成脑组织肿胀（脑水

肿)造成。随着脑水肿吸收，脑卒中症状多数会在几天后逐渐减轻。然而，由于颅骨的限制，颅内空间有限，脑组织肿胀是非常危险的，当颅内压增高时，即使卒中直接累及的病灶不扩大，也可造成脑组织移位，如颅内压非常高，则可能使脑组织向下移动，压迫嵌顿，从而导致脑疝。

卒中还可造成其他问题。如果患者有吞咽困难，可能造成营养摄入不足，从而发生营养不良。并且可能有食物、唾液或呕吐物误吸入肺，造成吸入性肺炎。身体长期固定一个姿势也可能造成压疮及肌萎缩。肢体活动受限可造成深静脉内血栓形成，血栓可破裂，并随血流移行，导致肺动脉阻塞(肺动脉栓塞)。患者还可能出现睡眠障碍，卒中造成的功能障碍可能造成患者的抑郁。

诊断:

医生通常通过病史或体检可诊断缺血性卒中，并根据症状确定血流中断的动脉位置，例如左腿无力或瘫痪提示控制左腿肌肉活动的右脑半球供血动脉血流中断。

CT 常作为首选检查。CT 可鉴别诊断缺血性或出血性卒中，并且可帮助鉴别脑肿瘤，脑脓肿，及其他颅内结构异常。医生在诊断过程中也会确定患者的血糖水平，从而排除血糖水平过低(低血糖)造成的相似症状。如条件允许，接下来可行磁共振弥散成像，此检查可在卒中发生的数分钟内发现异常。

准确判断卒中的病因非常重要，如果血流中断是由于血栓造成，若不对病因进行恰当治疗就有可能再次复发。例如，如果血栓是心律失常所致，则通过治疗心律失常可以防止新的血栓形成，从而可预防再次卒中。病因诊断中常用到的检查如下:

- 心电图(ECG)帮助诊断心律失常
- 动态心电图(医院院内或者院外检测)，检测心率及心律持续 24 小时，可能发现潜在或一过性的心律失常
- 心超用于排查心内血栓、瓣膜异常，检测心脏血流动力学
- 影像学检查如彩超、磁共振血管成像、CT 血管成像、颅内血管造影，用于排查动脉尤其是颅内动脉狭窄或阻塞
- 实验室检查，排查贫血、红细胞过多症，血栓性疾病，血管炎，感染(如心脏瓣膜感染及梅毒)，还可了解血脂水平及是否有糖尿病等血管危险因素

影像学检查使得医生们可以了解颈内血管的狭窄程度，进而评估发生卒中或 TIA 的风险，上述信息都可帮助治疗方法的选择。

颅内动脉造影时，使用一根很细的软管进入动脉，进入位置常为股动脉，经过主动脉弓到达颈部动脉，然后注入造影剂使血管显影。因此，虽然动脉造影相对于上述其他可显示颅内动脉血流情况的检查来说，更具创伤性，但是也可以提供更多的信息。当怀疑有血管炎或在手术切除相应的动脉瘤之前，应先行颅内动脉造影。

罕见情况下需行腰椎穿刺术。如在行 CT 后医生仍不能确定卒中是否由于感染造成，或需进一步排查蛛网膜下腔出血时需行腰椎穿刺，只有在颅压过高的情况被排除时(可通过头 CT 或磁共振排查)，才可行腰椎穿刺检查。

预后

只有约 10% 的缺血性卒中患者可完全恢复功能，约 25% 的患者可恢复大部分功能，而约 40% 的患者遗留中至重度的神经功能损害，约 10% 患者将需要在护理医院或其他的长期护理中心接受护理。部分患者在卒中后还存在身体和精神智能方面的严重障碍，不能正常活动、讲话或进食。约 20% 的卒中患者在院内期间死亡。这一比例在高龄患者当中升高，25% 的患者在卒中后 5 年内发生再次卒中，并进一步损害神经功能。

在卒中发生的开始的几天内，医生通常无法预测患者病情是否会好转或恶化，年纪较轻或治疗开始较早的患者倾向于完全恢复，约 50% 的偏瘫患者及大多数瘫痪局限于一侧肢体的患者可有不同程度的好转并出院，这些患者可恢复最基本的自理能力。即使受累的肢体存在一定程度的功能障碍(通常手功能障碍重于腿的功能障碍)，这些患者的思维能力正常且保留一定的行走能力。如果功能障碍在 12 个月后仍存在，则将持续终生。

治疗

有提示缺血性卒中的症状发生时，应立即到有治疗条件的医院就诊，越早治疗恢复的几率越大。

第一步是要保证患者呼吸通畅，稳定心率及血压(如发生低血压)，维持正常体温。建立静脉输液通道。如果患者有发热，即使是体温升高几(华氏)度也可能造成缺血性卒中所致脑损伤恶化，可根据情况决定是否选用退热药物或冰毯控温。只要血压不过高(超过 220/120mmHg)，医生通常不必急于降压治疗，因为当动脉狭窄时，高于平常水平的血压有利于大脑供血，但因为过高的血压会损伤心脏、肾脏及眼睛，所以当血压过高时仍需降压治疗。

如果卒中症状非常严重，应予降低颅内压、减少脑细胞肿胀的药物治疗，有些患者甚至需要辅助呼吸治疗。

缺血性卒中的特异治疗包括:溶解血栓的药物治疗(溶栓药物)，使血液不易凝集的药物(抗凝及抗血小板聚集治疗)，手术治疗，康复治疗。

溶栓治疗:条件允许时可使用组织型溶酶原激活物(tPA)静脉输注，溶解栓子，重建脑血供，然而因为 tPA 可随着静脉血流分布全身，所以如果患者有以下几种情况时，不可使用溶栓治疗:

- 既往的出血性卒中，颅内供血动脉的动脉瘤，其他的颅内结构畸形，脑肿瘤
- 起病时合并癫痫的

- 出血倾向
- 近期的大手术
- 近期消化道或泌尿系出血
- 近期脑外伤或其他重大创伤
- 血压过低或过高
- 心脏感染
- 近期使用抗凝药物（华法令）
- 大面积卒中
- 使用降压药物后仍不能控制的高血压
- 症状迅速消失的

在给予 rtPA 治疗之前，应行头 CT 排除脑出血，为保证安全性及有效性起见，应在起病后 3 小时内静脉给药，因为在起病 3 小时后，多数脑损伤是不可逆的，而且会增加出血风险，使得使用静脉溶栓的风险大于获益。有时卒中起病时间较难界定，我们通常认为在患者最后一次被确定正常时算作起病时间。例如，如果患者起床时发现卒中症状，则将患者表现正常并就寝的时候算作起病时间。再次需要强调的是，rtPA 只能在患者起病后的最初几小时用于溶栓。

如果患者在起病后 3 ～ 6 小时到达医院，可根据情况让其接受 rtPA 或其他溶栓药物治疗，但需经动脉给药，动脉内溶栓时，医生将动脉导管经皮肤切口由股动脉进入，经过主动脉弓及其分支到达目标动脉，在栓子附近给药。动脉内溶栓治疗只能在少数有条件的卒中治疗中心进行。

抗凝或抗血小板聚集药物：如果不能行溶栓治疗，多数患者应尽早使用抗血小板聚集药物（阿司匹林），如果症状持续恶化，有些情况下可使用抗凝药物（肝素），使用肝素的有效性尚未被证明确。抗血小板聚集药物可使血小板聚集倾向减低，从而减少血栓，抗凝药物是血液中促凝血的纤维蛋白受抑制，从而减少血栓。

不论开始的治疗方案如何，长期的治疗通常包括阿司匹林或其他的抗血小板聚集药物，从而减低血栓及卒中风险。由于抗血小板聚集药物几乎没有抑制心内血栓形成的作用，所以对于有房颤或心脏瓣膜病变的患者多使用抗凝药物（华法令）。

如果患者已经使用溶栓治疗，则至少要等 24 小时后才可开始抗血小板聚集或抗凝治疗，以免增加颅内出血风险，如患者有不能控制的高血压或脑出血，不能给予抗凝或抗聚治疗。

手术：当缺血性卒中发生后，可手术处理颈动脉动脉瘤或栓子（动脉内膜切除术）。颈动脉内膜切除术可使以下患者受益：

- 颈动脉狭窄大于 70% 的卒中
- 在卒中发生后受累血管供血的脑组织仍具有功能时
- 患者预期寿命至少大于 5 年

对于上述患者，颈动脉内膜切除术可降低卒中再发

风险，而且可重建受累血管的血流。不过已经死亡的脑细胞的功能并不因此恢复。

行颈动脉内膜切除术需行全身麻醉或局部麻醉（颈部手术区域），如果患者在手术过程中保持清醒，外科医生可更好的评估大脑功能。行上述手术时，术者在局部狭窄附近选择切口，打开血管，移除栓子，然后闭合血管切口。在术后的数天内，局部伤口可能会有疼痛，甚至出现吞咽困难。多数患者需住院 1 ～ 2 天。在术后的 3 周内应避免举重物，数周后，患者可恢复日常活动。

颈动脉内膜切除术可诱发卒中，因为术中可能造成栓子的释放造成栓子在血流中移行，造成血管阻塞，但术后数年，手术的获益将超过单纯用药。

在椎动脉等其他动脉狭窄时，动脉内膜切除术是不能实行的，因为相当于颈动脉而言，在椎动脉行手术要危险得多。

动脉内膜切除术应由有经验的医生实行，可以降低严重的术后并发症（如心衰、卒中、死亡），如果手术医师经验不足，则弊多利少。

支架术：如果动脉内膜切除术风险过高时，可考虑行创伤较小的支架术。在颈动脉内植入带保护伞的网状支架，支架撑开狭窄动脉，保护伞防止此时掉落的栓子栓塞颅内动脉造成卒中或肺动脉栓塞。行支架术时予局部麻醉，在股动脉或上肢大动脉附近切开皮肤小切口，使导管进入动脉，到达颈内动脉，注入造影剂，并在 X 线引导下定位狭窄，植入支架，拔除导管，结束手术。术中患者保持清醒，整个手术过程约需 1 ～ 2 小时，支架术在防止卒中发生降低死亡率方面的有效性几乎与动脉内膜切除术相当。

其他治疗：包括通过介入方式取栓的治疗，可能使不能使用 rtPA 的患者获益。

对卒中并发症的治疗：早期防治吸入性肺炎，早期防治压疮，皮下注射肝素可能防止深静脉血栓，同时需评估患者的食道膀胱及肠道功能。如果发生心衰、心律失常或肺部感染需及时治疗。卒中稳定后应对高血压进行治疗。

卒中可造成情绪障碍（常见抑郁），如果患者有抑郁表现，患者家属应注意观察并及时向医生反映。针对抑郁可使用药物或心理治疗。

出血性卒中

出血性卒中包括脑实质内出血（脑出血）及脑被膜内、外层之间的出血（蛛网膜下腔出血）。

脑出血有两种类型：脑出血及蛛网膜下腔出血。其他颅内出血包括硬膜外出血及硬膜下出血，常由于脑外伤造成，上述两种出血造成的症状与脑出血不同，不属于卒中。

脑出血

脑实质内出血

- 长期慢性高血压是造成脑出血的常见病因。
- 首发症状通常是严重头疼。
- 诊断依赖于症状、体检结果及影像学检查。
- 治疗包括维生素 K，静脉输液治疗，少部分情况下需行手术清除颅内血肿。

颅内出血大约占整个卒中的 10%，出血性卒中的死亡率却远远高于整个卒中的死亡率。对于年龄大于 60 岁的人群，脑出血较蛛网膜下腔出血常见。

病因

长期慢性高血压造成小动脉薄弱，易于破裂。滥用可卡因或安非他命可造成血压升高以及出血。在一些老年人，颅内动脉有异常蛋白（淀粉样蛋白）沉积，沉积的蛋白造成血管薄弱导致出血。

其他少见的原因包括先天血管畸形、外伤、肿瘤、血管炎、感染、出血性疾病、抗凝药物过量等。出血性疾病可使脑出血死亡风险升高。

症状

脑出血突发突起，在接近一半的脑出血患者当中，通常在活动中以严重的头痛起病，然而老年人头痛多轻微，或没有头痛。脑功能障碍的症状随血肿扩大而逐渐进展并持续恶化。通常脑出血症状，如肢体无力、麻木、瘫痪等局限于一侧肢体。患者也可出现言语障碍或意识模糊，视力也可能出现受损。双侧眼球位置不一致或凝视麻痹。瞳孔大小可异常，恶心、呕吐、抽搐及意识障碍也是脑出血的常见症状，这些症状通常在数秒或数分钟内发生。

血管破裂：出血性卒中的病因

当脑血管存在异常，变得薄弱，或血压过高时，可发生出血性卒中。出血性卒中时，出血可发生于脑实质内（脑出血）或脑周围结构（蛛网膜下腔出血）。

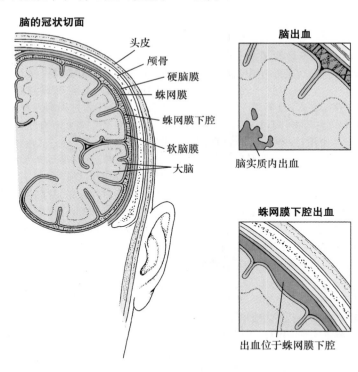

诊断

医生通常可通过临床症状及查体结果作出脑出血的初步诊断，然而仍需头 CT 或磁共振（MRI）检查。上述两项检查均可帮助医生鉴别出血性或缺血性卒中。上述检查还可提示受累脑组织大小，以及邻近区域是否有颅内压增高。因为低血糖可造成类似卒中的症状，故尚需了解血糖水平。

预后

出血性卒中相对缺血性卒中来说更致命。脑出血血肿常较大，尤其是慢性高血压性脑出血患者。半数以上的大量脑出血患者在起病后数天内死亡,而幸存患者随着时间的推移可能恢复意识及一定程度的脑功能,但多数患者无法完全恢复丧失的脑功能。

治疗

　　脑出血的治疗与缺血性卒中有很大不同。抗凝药物(肝素、华法令)、溶栓药物及抗血小板聚集药物(如阿司匹林)由于可造成出血扩大是不能使用的。如果患者出血前使用过抗凝药物,应使用促进凝血的药物,如:

- 维生素 K,常静脉使用
- 输注血小板
- 输注去除血小板及血细胞的血液(冰冻血浆)
- 输注血浆代用品

　　尽管手术可以清除血肿,降低颅内高压,甚至挽救生命,但是也很少实行,因为手术本身也可造成脑损伤,并且血肿清除可诱发更多出血,造成脑组织进一步损害导致更严重的功能障碍。

蛛网膜下腔出血

　　蛛网膜下腔出血是发生在大脑的内层(软脑膜)及中层(蛛网膜)被膜之间的间隙的出血。

- 最常见的原因是动脉瘤破裂。
- 通常动脉破裂造成突然发生的严重的头痛,紧接着常发生意识障碍。
- 头颅 CT、腰椎穿刺及血管造影可帮助确诊。
- 可使用药物缓解头痛并控制血压,并行手术止血。

　　蛛网膜下腔出血是严重威胁生命的急重症,可迅速造成严重的永久性残疾。这是唯一的在女性多发的脑卒中类型。

病因

　　蛛网膜下腔出血常也可由脑外伤引起,但是外伤性蛛网膜下腔出血症状不同,不归类于卒中。

　　如果是自发性蛛网膜下腔出血(不因跌倒或意外伤害等外力引起),则归类于卒中,自发性蛛网膜下腔出血常由于颅内动脉瘤突然破裂引起。动脉瘤是血管壁的薄弱部分向外突出所形成的,在动脉分叉处容易形成。动脉瘤可以是出生时就有(先天性),或后天长期高血压造成动脉壁薄弱才形成,多数蛛网膜下腔出血是先天性动脉瘤破裂造成。

　　少见情况,蛛网膜下腔出血是由颅内动脉和静脉的异常联系造成(动静脉畸形),动静脉畸形可能是先天性的,但通常情况下直到症状出现后才被发现。极其罕见的情况下,心脏瓣膜形成的感染性栓子移行至颅内动脉,造成动脉感染,以致动脉壁薄弱破裂。

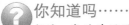
你知道吗……
　超过一半的蛛网膜下腔出血病人在到达医院以前就死亡了。

症状

　　动脉瘤破裂前是没有症状的,除非动脉瘤压迫了神经或有少量血液漏出(造成头痛)。以下症状可能是动脉瘤破裂的警示症状:

- 突然发生的非常严重的头痛(炸裂样头痛)
- 面部或眼部疼痛
- 复视
- 周围视野缺失

　　警示症状可能发生在动脉瘤破裂前数分钟或数周,如果有不寻常的头痛,应及时就医。

　　动脉瘤破裂通常出现突发的、剧烈的头痛,在数秒内发展到高峰,且通常伴随快速的意识障碍。超过一半的蛛网膜下腔出血病人在送到医院以前就死亡了,部分患者存在昏迷或意识不清,其余患者神志可能清晰、嗜睡或模糊,也可以烦躁不安。在醒转后数小时或仅仅数分钟,患者可能再次陷入意识模糊状态,很难被唤醒。24 小时内蛛网膜下腔内的出血与脑脊液混合,并刺激脑被膜(脑膜),引发颈项强直及持续性头痛。患者常见眩晕、呕吐、下颈部疼痛,心跳节律和呼吸频繁波动也很常见,有时伴有抽搐。

　　25% 的患者可有脑组织局部损害症状:

- 偏瘫(最常见)
- 偏身感觉障碍
- 言语理解及表达障碍(失语)

　　严重功能损伤可在数小时或数分钟内发生发展,通常情况下,在 5～10 天内有发热。蛛网膜下腔出血可造成以下严重并发症:

- **脑积水**:24 小时内蛛网膜下腔内的血液可发生凝集,造成包绕脑组织的液体(脑脊液)循环障碍,结果出现血液引流异常并导致颅内压力升高。脑积水也可造成头痛、睡眠障碍、意识障碍、恶心及呕吐,也可增加昏迷及死亡的风险。
- **血管痉挛**:蛛网膜下腔出血后 3～10 天内脑血管可能收缩(血管痉挛),导致脑血流量减少,大脑无法获得足够的供氧,脑组织死亡,此过程类似于缺血性卒中,故血管痉挛可造成类似于缺血性卒中的症状,如偏身感觉障碍或无力、言语理解或表达障碍、眩晕、共济失调。
- **再破裂**:有时动脉瘤可再次破裂,再破裂常见于起病后 1 周内。

诊断:

　　突然发生的严重的头痛,在数秒钟内达到高峰,或伴发提示卒中症状时均应及时就医。头 CT 用于排查出血。腰椎穿刺可检测出脑脊液中的出血,在没有条件行 CT 检查时可行腰椎穿刺。一旦拟诊蛛网膜下腔出血,应尽快行脑血管造影确诊,并明确责任动脉瘤或动静脉畸形的位置。磁共振或 CT 血管成像也可作为备选检查项目。

预后

　　35% 的蛛网膜下腔出血患者由于脑损伤而当场死亡,其他的 15% 的患者在接下来的数周内因再出血死亡。幸存时间大于 6 个月而责任动脉瘤没有得到处理的患者,每过 1 年就增加 3% 再破裂的风险。如果出血是由于动静脉畸形所致则预后相对好一些。有时因为出血后血管异常就自行封闭了,动脉造影也不能发现血管异常,这些病人的预后是非常好的。

　　有一部分患者在发生蛛网膜下腔出血后可基本完全恢复脑功能障碍,但是大部分患者的症状会有一定程度的残留。如持续终生的肢体无力、瘫痪、感觉障碍、失语等。

聚焦老龄化

　　　卒中发生后,年龄较大的患者更倾向于发生并发症,如压疮、肺炎、造成行动障碍的肌肉挛缩、抑郁等。老年人也更容易存在影响卒中治疗的情况,如血压过高、服用抗凝药物造成的消化道出血。而一些治疗方法如动脉内膜切除术等也更易出现并发症。但是,治疗方案不应只根据患者的年龄,而应当根据患者的身体情况作出选择。

　　以下在老年人当中常见的疾病可影响卒中后的恢复:
- 由于痴呆而不能配合康复训练
- 在康复期间有心衰或其他增加再次卒中及心血管事件的情况

　　好的康复治疗是应有患者家属或看护人员参与的,有生活方面便利支持的(居住的地点离初级医疗机构及购物场所较近),并且有足够的经济资源来支持康复治疗。

　　综上,卒中康复有众多的如医疗、社会、经济及生活方式等因素影响,故康复计划的制定应是个体化的,并且应有一个团队来实行(包括护士、理疗师、社工、医生或康复治疗师)。团队中的成员应教育患者及其家属,在日常生活中如何获取帮助。

治疗

　　如发生蛛网膜下腔出血应立即就医。发病后绝对卧床非常关键,头痛严重时可使用止痛药物(因为可加重出血,不可应用阿司匹林或其他非甾体类止痛药物),可使用通便药物保持大便通畅,发病后可口服钙离子拮抗剂(如尼莫地平)防止血管痉挛及继发缺血性卒中。应由医生将血压控制在一定的范围,既不过高从而防止再出血,也不过低以致影响大脑血供。有时可使用塑料导管将脑脊液引流出来(脑脊液引流术),从而防止颅内压过高及脑积水。

　　有动脉瘤的患者应行手术处理,处理方法包括动脉瘤分离、夹闭、或瘤壁加固从而降低致命性出血风险。上述处理方式,不管选用哪一种,都是有较高风险的,尤其是在那些有昏睡或昏迷的患者当中。手术的最佳时机至今仍有争议,大多数的外科医师认为起病后 24 小时内,未发生脑积水及血管痉挛的时候是最佳时机。如果不能及时手术,手术应推迟 10 天,从而减少手术风险。随着等待手术的时间延长,再出血风险也相应增加。

　　另一种常用的处理方式,称为血管内介入手术,通常需向动脉瘤内植入弹簧圈。弹簧圈通过动脉内置入的导管引导放置,因此不需开颅,植入的弹簧圈可减慢动脉瘤内血流速度,造成瘤体内血栓形成,从而封闭出血点,防止再破裂。介入治疗可在造影的同时进行。

　　少见情况下,可将金属血管夹夹闭动脉瘤,阻断瘤体内血流,减低再破裂风险,血管夹将永久植入。多数血管夹是在 15 到 20 年前放入的,这种血管夹可在行磁共振时发生移位,因此有血管夹植入史的患者就医时应向医生说明。近年来使用的新式血管夹是不受磁共振影响的。

第 115 节

颅 脑 外 伤

- 大约半数颅脑外伤是由于交通事故、高处坠落、打架、运动或健身活动中的事故等原因造成的。
- 轻度的颅脑外伤患者常常有头痛或头晕症状。
- 重度的颅脑外伤患者多数有意识障碍或脑功能障碍

症状。

- 计算机断层扫描（CT）是颅脑外伤的最常用检查方法。
- 对于重度的颅脑外伤患者的治疗，其主要目的是保证脑组织足够的供氧和维持颅内压的正常。

　　厚且坚硬的颅骨，能保护脑免受外部损伤。脑组织同时又被几层脑膜和脑脊液包绕，这起到保护和缓冲作用。因此，大多数对头部的冲击不至于损伤脑组织，这种颅脑外伤病情就比较轻。

　　那些交通事故（traumatic brain injury，TBI）引起脑组织损伤，病情就比较严重。在美国，每年大约 1 万人中有 13 人遭受到轻度颅脑外伤，每年大约 1 万人中有 3 人遭受到重度颅脑外伤；每年大约 5 万人死于颅脑外伤，大约为外伤造成死亡人数的 40%。颅脑外伤一年致使大约 23 万人住院治疗，大约 530 万人由于颅脑外伤导致了永久的残疾，严重颅脑外伤患者约 50% 死亡。

　　大约一半的颅脑外伤源于机动车交通事故，70% 以上的机动车交通事故发生颅脑外伤。其他常见的原因包括：家中跌倒、打架、体育运动或健身活动中的意外事故或者工伤（例如操作机器时）、枪击伤。

　　颅脑外伤包括头皮外伤、颅骨骨折、脑震荡、脑挫伤和脑裂伤、脑或者脑与颅骨之间的血液积聚（颅内血肿）、和整个脑组织的神经细胞损伤（弥漫性轴索损伤）。即使没有颅骨骨折，脑组织也会受到损伤。通常，脑组织受损伤程度和外伤的严重程度并不完全一致。

临床表现

　　轻度颅脑外伤： 对于头部的击打，如果头皮裂伤，出血一般较多，这是由于靠近头皮有许多血管，因此，头皮损伤可能看起来要比实际情况严重。

　　一般症状包括：头痛、眩晕感或轻度头晕，一些患者会出现轻度的意识模糊、恶心、呕吐。儿童常表现为呕吐或烦躁。

　　脑震荡是暂时的、仅有轻度的神经功能改变，没有脑组织结构的损伤。通常有短暂的意识丧失，持续几分钟左右或更短时间，常常有意识轻度模糊或者外伤前后的事情的遗忘。有时脑震荡后患者常常会有头痛、眩晕、乏力、健忘、注意力难以集中、失眠、学习能力障碍、易怒、抑郁和焦虑等症状，这称为脑震荡后综合征。

　　重度颅脑外伤： 常常和轻度颅脑外伤有相同的症状，例如头痛，当然程度可能更重一些。通常这些症状和外伤造成的意识障碍同时出现。患者意识障碍的持续时间有很大差别，一些患者数秒钟就会苏醒，而有些几小时或者几天也不会苏醒。一旦苏醒，人们通常会有昏昏欲睡、模糊、烦躁、激惹等表现；还会有呕吐、抽搐等症状，身体平衡和协调能力受到损害。临床症状与不同的脑功能区受损有关，还可以表现为思考的能力、控制情感的能力、运动、感觉、语言、视觉、听觉和记忆的能力暂时甚至永久

性的损害。

　　有颅底骨折的患者可以从鼻孔、外耳道或者两者都流出清亮的脑脊液。

　　受损的脑组织可以出血或者肿胀，由于颅骨的限制不能容纳内容物的增加，这种出血或者肿胀可以导致颅内压力的逐渐增加，随着颅内压力的增加，患者会出现症状加重或新的症状。颅内压力增加的首发症状包括：持续加重的头痛、思考能力的损害、意识障碍程度的加重和呕吐。随后，患者会变得迟钝，瞳孔会放大。常常出现在伤后一天或几天，最终颅内压力升高导致脑组织下移，形成脑疝——脑组织经过脑内分隔间的自然开口而异常突出。如果脑疝压迫了脑下部的脑干，其控制心率和呼吸等生命功能，可以出现昏迷甚至死亡。

预后

　　轻度颅脑外伤： 大多数病人会完全恢复，特别是无脑震荡后综合征表现的患者。脑震荡后综合征常常在外伤发生后持续一周时间，第二周基本恢复正常。然而，有时脑震荡后综合征会持续数月，甚至数年时间。有些病人较容易发生脑震荡后综合征，特别是在脑震荡后又有新的外伤发生。

　　重度颅脑外伤： 重度颅脑外伤的成年病人，症状改善可能要持续两年时间，但主要的恢复期是前 6 个月。对于儿童，不管外伤的严重程度如何，外伤恢复会更完全，而且有更长的时间持续改善神经功能。

　　重度颅脑外伤的最终结局可以从完全恢复到终生残疾甚至死亡。常见的症状包括：健忘、情感行为异常（焦虑、躁动、冲动、失控、淡漠）、突发的情绪波动、睡眠障碍、智力下降等。重度颅脑外伤后记忆力的恢复取决于意识恢复的快慢，在一周内意识恢复者多数记忆力完全恢复。外伤后癫痫甚至在外伤后 4 年仍会发生。

　　残疾的类型和严重程度取决于受损脑组织的部位和损伤程度。有些功能，如视力和上下肢运动受一侧大脑的单一区域控制。这些区域的任何损害通常都会造成永久的残疾。有时未受损的脑组织可以部分替代受损脑区域的功能，从而恢复部分功能。然而，随着年龄的增加，脑功能从一个区域转换到另一个区域的能力逐渐降低。例如，语言功能在儿童是由脑的几个区域控制，但成人则集中到脑的一侧（多数为左侧半球）。如果 8 岁前左半球的语言功能受到严重损害，右半球可以承担正常的语言功能。但是，在成年期损害了语言区则会导致终生残疾。但是通过康复治疗，可以把不利的后果减至最低程度。

诊断和治疗

　　轻度颅脑外伤： 轻度颅脑外伤的诊断主要依靠伤者的症状和体格检查的结果。除了外伤处疼痛而没有其他症状的病人，可以使用温和的止痛剂如乙酰氨基酚，但是不能使用阿司匹林或者任何非甾体类抗炎药，因为其可

脑　疝

　　脑出血和水肿可以引起压迫,迫使脑在颅内下移。这样的结果就是脑疝,这种情况下脑组织被迫通过分开左右脑和上下脑的相对应的组织的自然开口。这些分隔物是覆盖在脑表面的最外面的组织层-硬脑膜的延续。最常见脑疝类型是天幕疝。颞叶

的一部分被挤压经过小脑幕切迹-在小脑与颞叶之间的组织膜的开口。对光反射消失。天幕疝可以引起灾难性后果,包括瘫痪、嗜睡、昏迷、心律不齐、呼吸异常和停止、心跳停止和死亡。

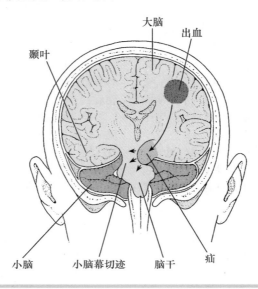

以加重脑内或颅骨内的出血。医生对于伤口进行缝合和包扎。一些患者应当在伤后 24 小时内,需要每隔几个小时观察一次,以确认没有新的症状出现。轻度颅脑外伤的小儿可以睡觉,但要定时叫他以确认他能够被叫醒。

　　应对受伤者进行检查,确定是否存在可以表明脑功能变化的症状,如持续或者逐渐加重的嗜睡、神志模糊,抽搐,反复地呕吐,严重的头痛,上下肢感觉或运动障碍,定向力障碍,平衡力障碍,语言或者视力障碍,身体协调能力障碍,呼吸急促,外耳道或鼻孔有清亮液体流出。这些症状可以在伤后几个小时或者几天内发生、进展。如果出现这些症状,建议即刻就医。

　　颅脑外伤引起意识丧失,即使时间短暂,也需要医生做出及时的评估。医生通过观察症状或者通过 CT 和 MRI 检查结果判断病情。在颅骨骨折的诊断上,CT 较 MRI 更准确。MRI 则更多地用于某种类型的脑组织损伤。X 线检查也用于辅助检查。

　　根据症状和 CT 检查的结果,医生将怀疑有颅脑外伤的病人收治入院。儿童收治的标准除上述外,还包括短暂意识丧失和癫痫发作。如果怀疑儿童受到虐待,也须收入院。

　　重度颅脑外伤:如果受伤影响到身体其他部位(如车祸),或者病人失去意识,应该呼叫救护车。搬运严重

颅脑外伤的病人时,急救人员要格外小心,避免加重病情。如果颅脑外伤严重引起意识障碍,须按照颈部受伤处理,除非有相反证据证明。这种病人的头、颈、脊柱要保持稳定。通常要绑在坚固的硬板上,细心垫起,以避免相对活动。

　　病人入院后,医护人员要对其进行体格检查来判断其受伤程度。首先检查生命体征,包括心率、血压、呼吸,呼吸不正常的病人可能需要呼吸机。医生应立即检查患者的定向力和针对指令的反应能力。同时需要判断可使病人睁眼的刺激大小。接着对病人瞳孔大小、对光反射能力、语言、协调性和反射检查以评估脑基本功能。CT 检查可能存在的脑损伤。通常 X 线检查来确定颅骨骨折并不是必须的,虽然可以显示骨折,但是在脑组织损伤的显示上却作用不大。必要时行颈部 CT 和 X 线检查以明确颈部是否损伤。

　　严重颅脑外伤的病人通常收治重症监护室。将血压和血氧、血液中二氧化碳控制在期望的范围内。通过调整静脉补液量和使用利尿剂(如甘露醇、速尿)来调控血压;对血气的调节则是通过调整吸氧和利用呼吸机调整呼吸节律和深度来实现。可摇高床头以避免颅内压力过高。给予病人镇静、控制其发热、使之保持镇定,过多的肌肉运动是不利的。一旦出现癫痫,须使用抗癫痫药物。

颅内可置一小型监测仪器用来监测颅内压和了解治疗对控制颅内压升高的效果如何。脑室里含有脑脊液，脑脊液在脑表面和脑膜间流动。可选择性在脑室里插管，用于模拟出脑内压力和借助引流来降低颅内压。有时候也选择开颅手术来降低颅内压。

识别严重颅脑外伤

大多数颅脑外伤不十分严重，严重的颅脑外伤一般有一些特定的症状，这些症状表明脑功能受到损伤。如果成人或儿童出现这些症状，应当立刻寻求医生的帮助。

- 呕吐、面色苍白、易怒、嗜睡超过 6 小时以上。
- 意识丧失。
- 身体部分感觉或运动障碍。
- 定向能力障碍。
- 平衡能力障碍。
- 语言或视觉有异常（例如讲话口齿不清、视物模糊、出现盲点）。
- 外耳道或鼻孔有清亮液体流出。
- 严重的头痛。

你知道吗……

颅脑外部损伤的严重程度和脑损伤的严重程度无明显关系。

一个严重颅脑外伤的患者，颈部尽量不能够移动，因为常常会导致颈部的骨折。

脑挫伤和脑裂伤

脑挫伤就是脑的擦伤，通常是由于头部受到强烈的直接打击所致。脑裂伤是脑组织的撕裂伤，常由外物和颅骨骨折残片所致。

- 车祸和头部暴力打击是最常见的挫裂伤原因。
- 轻微或严重的颅脑外伤症状均会逐渐出现。
- 需要做 CT 检查以利于诊断。
- 患者收治入院，必要时手术治疗。

脑挫裂伤包括脑组织的器质性损伤，因而比脑震荡更严重。损伤可由脑随着摇动突然加速所致。例如头部被重拳所击或是碰到阻碍突然减速。（如正面发生的车祸）脑的损伤发生于受力点或者对侧，由颅骨内的撞击引起。脑挫裂伤可造成颅内出血和脑组织肿胀。

轻微的脑挫裂伤仅造成脑组织的轻度损伤，症状不多或轻微的头部外伤症状。但是，大范围脑损伤，或小的脑外伤后伴有肿胀出血，其症状严重，患者可出现严重脑

损伤的症状。例如，病人可出现短时间（如数分钟）或长时间的意识不清，即使醒过来后，又常常表现出嗜睡、意识模糊、烦躁不安、易激惹。其间可伴随呕吐、癫痫发作、共济失调。患者的思维、情感控制、运动、言语等能力也受损。更严重的外伤可导致脑肿胀，脑组织进一步损害，可能发生脑疝，引起昏迷。

医生通过 CT 诊断脑挫裂伤。小的出血和脑水肿通常需要留院观察一周，出血严重则如同对待重度颅脑损伤一样，收治重症监护室，维持血压、血氧和二氧化碳在理想范围。给予吸氧、机械通气、镇痛、镇静、降温、抗癫痫治疗。可通过植入压力测量装置或者插入导管来衡量颅内压力。如果出血形成脑疝，需要手术清除血肿以减轻脑组织受压，但是，如果血肿清除时切除了部分脑组织，脑功能必定会一定程度受损。

脑　震　荡

脑震荡是外伤引起的精神功能和意识水平的改变，可能包括一定程度的意识丧失。可无明显器质性脑损伤，持续时间不超过 6 小时。

病人可感到短暂性头晕或者出现轻度的意识模糊。有些患者可能未觉查到有脑震荡。意识丧失的时间很短，很少超过 15 分钟，对受伤前后的发生事情可能无法回忆。

病人接着可能会感觉头痛、眩晕或头晕、疲乏、记忆力下降、注意力无法集中、沮丧、焦虑等症状，这些被称作"脑震荡后综合征"，通常在脑震荡一周后出现。可进一步发展为思维能力损伤，尤其是那些之前就有精神疾病的患者。第二周往往会有所缓解，但也有持续数月的，极少数情况甚至持续几年。

脑震荡患者似乎更易再次受伤，特别是上次脑震荡尚未痊愈的情况下，易再发新的脑震荡。

脑震荡的诊断，医生需通过 CT、MRI（或两者协同）来确定脑组织有无发生器质性损伤。如果没有明显的器质性损伤，对症治疗即可。疼痛治疗对乙酰氨基酚，阿司匹林及其他非甾体类抗炎药物（NSAID），可能使受损血管出血，须谨慎。良好的休息是治疗脑震荡的最佳方法。

脑震荡后综合征的治疗是依据症状的严重程度而定。良好休息和严密观察十分关键。存在精神疾患的病人需要进行心理治疗。反复发生脑震荡，晚年会增加痴呆和帕金森氏病、抑郁症的风险。在全部疾病症状缓解、医学评估完成前，病人忌体育运动。

弥散性轴索损伤

轴突是神经细胞的一部分，弥散性轴索损伤是大范围的神经轴突的损伤。

神经冲动通过神经细胞的轴突进行传递。在弥散性

轴损索伤的病例中,整个脑部大范围的轴突都被损害。常见于跌落伤和车祸。弥散性轴损索伤可能因婴儿摇动综合征所致,即剧烈的摇晃致使婴儿脑部受伤。脑细胞可能因此死亡,造成脑水肿,颅内压升高。颅内压力增高可能因减少脑血供而加重病情。

弥散性轴损索伤常引发 6 小时以上的意识丧失。病人可表现出脑部特定区域损伤的症状。颅内压的增高可引起昏迷。CT 和 MRI 用以检查该病。诊治弥散性轴损索伤的方法和其他类型脑外伤一致,该病手术效果不佳。

颅 内 血 肿

颅内血肿是指血液聚集在脑内或者脑和颅骨之间。

- 当脑外伤造成血液积聚在脑内或者脑和颅骨之间时形成颅内血肿。
- 症状包括持续性头痛、嗜睡、神志不清、记忆力下降、对侧肢体瘫痪、语言能力下降。根据不同的损伤部位还会产生其他症状。
- 需要借助 CT 和 MRI 检查颅内血肿情况。
- 有些情况下需要手术引流清除血肿。

颅内血肿包括:

- 硬膜外血肿,位于颅骨与覆盖在脑表面组织的外层(硬脑膜)间形成硬膜外血肿。
- 硬膜下血肿,外层和中层(蛛网膜)之间的血肿。
- 脑内血肿,血肿在脑内形成。

伤后出血位置也可能存在于蛛网膜和内层软脑膜之间,该处出血称为蛛网膜下腔出血。但由于蛛网膜下腔出血通常不积聚一处,因此不被认为是血肿。

对于服用阿司匹林或其他抗凝药物的病人(增加了出血的风险),尤其是老年患者,即使轻微的颅脑损伤也更加容易形成血肿和蛛网膜下腔出血。

绝大多数硬膜外血肿、脑内血肿和很多硬膜下血肿会在数分钟内迅速的产生症状。大的血肿压迫脑组织可能引起脑肿胀和脑疝。脑疝可导致意识丧失、昏迷、同侧和对侧肢体的瘫痪,心率下降甚至死亡。

某些血肿,尤其是硬膜下血肿可能发展缓慢,呈渐进性地出现神志不清、失忆,老年人症状类似于痴呆。病人可能会忘记受伤经过。

CT 检查结果用以相应诊断。治疗方案的制定则根据血肿类型、大小和血肿所导致的颅内压增加的幅度。

硬膜外血肿

这类血肿由动脉或者大静脉(静脉窦)出血所致,位于颅骨和脑组织外层的硬膜之间。常见于颅骨骨折的碎片撕裂了血管。

剧烈头痛立即发生或数小时后发生。头痛有时会消失,但数小时后再次发生且比之前更剧烈。意识恶化可能紧随其后,包括:意识模糊逐渐加重、嗜睡、瘫痪、虚脱、

深度昏迷。有些病人外伤后出现意识丧失,然后意识转清(中间清醒期),随后再次出现意识状态恶化。

早期诊断十分关键,通常借助 CT 检查。一旦确诊须及时处理,及早治疗可防止永久性损伤。于颅骨上钻一至数孔以引出过多的血液。外科医师可同时探查出血源并阻止出血。

硬膜下血肿

是由位于覆盖脑表面的组织层(脑膜)的外层和中层间的桥静脉出血所致。硬膜下出血可以是急性、亚急性和慢性。严重的颅脑损伤后出血很快可以引起症状。在数分钟或数小时内出现的急性硬膜下血肿,或是亚急性硬膜下血肿,其症状出现可能在数小时或数天之内。慢性硬膜下血肿的症状出现可能需要数周、数月乃至数年。当其症状出现时,血肿往往已经很大。

慢性硬膜下血肿更常见于饮酒者和老年人。相对容易出现跌倒和出血的饮酒者可能忽略了轻到中度的颅脑外伤。这些损伤也许会导致慢性硬膜下血肿。由于脑的缓慢萎缩,牵拉桥静脉,使之在即使很轻微的外伤时也容易出现撕裂。由于萎缩的脑组织对出血血管的压力降低,因而出血持续的时间往往会更长,导致更多的血液流出;血肿吸收后,老年人脑组织的再扩展能力不如年轻人,可能会留下一个充满液体的空间(囊腔),由于小血管撕裂再次出血,囊腔内可能再次被血液填充或扩大。

> **？你知道吗……**
> 一个老人出现认知功能障碍,常常由于颅脑外伤导致的慢性硬膜下血肿所造成的,这需要积极地外科治疗。

症状和诊断

症状可能包括持续性头痛、波动性嗜睡、意识模糊、记忆力改变、对侧肢体瘫痪、言语能力的损伤。其他症状的出现与否取决于哪一区域的脑组织损伤。在婴儿,硬膜下血肿可能引起头颅扩大(类似于脑积水),因其颅骨软而柔韧。婴儿的颅内压增高不如年长儿和成年人严重。

因为受伤到出现症状的时间间隔长,给慢性硬膜下血肿的诊断带来困难。老年患者若逐渐出现诸如记忆力下降、嗜睡等症状可能被误认为是老年痴呆。CT 可诊断急性、亚急性和很多慢性硬膜下血肿。MRI 则在慢性硬膜下血肿的诊断上尤为精确。

治疗

通常承认小的硬膜下血肿不需要特殊治疗,因为血肿可自行吸收。如果硬膜下血肿很大且引起持续性的头痛、波动性嗜睡、意识模糊、记忆力改变、对侧肢体瘫痪之类的症状,通常需要行颅骨钻小孔进行外科引流。手术中插入引流导管,且保留数日,因为硬膜下血肿可复发,

应密切观察是否复发。针对婴儿，无其他原因时医师通常为使其外貌美观而采取血肿引流。

急性硬膜下血肿较大时，接受治疗的病人有 50% 的存活几率。慢性硬膜下血肿治疗通常预后良好或不加重原有症状。

脑内血肿

这类血肿常见于严重的颅脑外伤后，它们是由于脑挫伤所致，损伤处脑部常有液体聚集（脑水肿）可以解释大多数引起死亡的原因。CT 和 MRI 可检测到脑内血肿。由于这类血肿由脑组织直接损伤形成，通常不采取手术，因为手术往往无法恢复脑功能；另外，血肿位置处于脑组织内部，如果手术，则必须移除被覆的脑实质后方可抵达血肿处，这也势必造成脑功能的损害。

颅 骨 骨 折

颅骨骨折就是颅骨的断裂。
- 颅骨骨折可伴或不伴有脑的损伤。
- 症状包括疼痛、脑损伤症状。某些颅骨骨折会出现液体鼻漏或耳漏、耳后或周的青紫。
- CT 用以诊断。
- 很多颅骨骨折不需要特殊治疗。

颅骨骨折可以损伤动脉和静脉，继而血液流到脑组织周围空隙。伴有颅骨骨折的患者脑损伤可能比有颅脑外伤但不伴有骨折的病人更加严重。尽管如此，颅骨骨折常常不伴随脑组织损伤。骨折，尤其是发生在背侧和颅底的骨折，可能撕裂脑膜（覆盖在脑表面的组织层）。少数情况下细菌可以通过骨折进入颅内，引发感染和严重的脑损害。有时候骨折碎片刺入脑组织造成脑组织受损，此种类型的骨折称为凹陷性颅骨骨折。凹陷性颅骨骨折也许会将脑组织暴露于环境和外源性物质，造成感染和颅内脓肿形成。

症状

某些症状可提示颅底骨折：
- 脑脊液：脑表面和脑膜间流动的清亮液体。可从鼻（鼻漏）或耳朵（耳漏）漏出。
- 血液可能在鼓膜后聚集，鼓膜破裂后从耳朵流出。
- 耳后出现青紫（Battle 征）或眼周紫斑（熊猫眼征）。
静脉窦也可以发生撕裂，血液可聚集在此处。

脑出血的腔

头部损伤可以引起脑出血。它可以导致颅骨和脑组织覆盖外层之间的腔内出血，这被称为硬膜外血肿。或出血在蛛网膜与硬膜之间，这被称为硬膜下血肿。

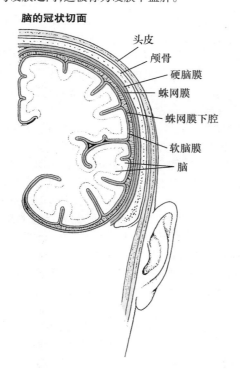

脑的冠状切面

头皮
颅骨
硬脑膜
蛛网膜
蛛网膜下腔
软脑膜
脑

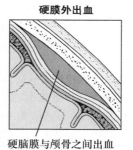

硬膜外出血

硬脑膜与颅骨之间出血

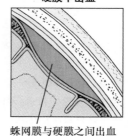

硬膜下出血

蛛网膜与硬膜之间出血

诊断和治疗

颅脑外伤病人做 CT 检查通常可以诊断颅骨骨折。在颅骨骨折的诊断上 CT 比 MRI 更合适。

大多数不伴有脑损伤的颅骨骨折患者被收治入院观察。癫痫患者需抗癫痫药物治疗。除了颅底骨折和凹陷性骨折，大多数不做特殊处理。

颅底骨折：病人被收治入院后需卧床休息和头部抬高直至脑脊液漏停止。严禁擤鼻，因为鼻附近的窦通常也已骨折，那样的话擤鼻会使得空气通过鼻道扩散至面部或者头部其他部位。大多数脑膜撕裂会在 48 小时内自我封闭。若脑脊液持续外漏，可在下背部插入细针引流。如果继续外漏，则行手术治疗。

凹陷性颅骨骨折：此类骨折，一至数片骨折残片可能刺入并损伤脑组织。脑可能被暴露在外。医生旨在通过移除外源性异物和坏死组织预防感染和脓肿出现。同时要尽可能地修复被破坏的组织，将凹陷性的骨折残片复位并缝合伤口。

你知道吗……

X 线对于颅骨骨折的诊断帮助不大。

儿童颅骨骨折：婴儿颅骨骨折，包绕脑组织的脑膜偶尔会经骨折处膨出并被卡住，逐渐形成一个液囊，称作生长性骨折或软脑膜囊肿。该液囊的形成约需要 3~6 周，可视为颅骨骨折的首要证据。

头颅骨折的儿童符合下述条件则被收治入院：

■ 存在脑损伤的症状。
■ 儿童意识丧失，即使时间短暂。
■ 婴儿头颅骨折。
■ 怀疑存在虐待儿童情况。

软脑膜囊肿的治疗往往只需要住院观察，因为这种液体囊往往有自愈性。已经颅内高压或感染以及有上述风险的儿童都需要引流囊肿。

<hr>

第 116 节

神经系统肿瘤

无论肿瘤是良性或者恶性，均是细胞异常生长的结果。在身体很多部位，良性肿瘤对机体没有影响或影响轻微，但是脑或脊髓的异常生长或团块状病变却可以产生严重的损害。

即使没有发现神经组织受到浸润的证据，身体其他部位的肿瘤也可以引起神经系统功能紊乱，这种现象称为副肿瘤综合征，其症状包括痴呆、情感改变、痫样发作、共济失调、头昏、视物成双和眼球运动异常。最常见的受累部位为周围神经系统，可引起肌力减退、麻木、刺痛等周围神经系统受损的表现。

脑 肿 瘤

脑肿瘤是脑内的良性或恶性异常增生，它可以原发于大脑，也可从身体其他部位转移而来。症状包括头痛、性格改变（例如突然变得忧郁、焦虑）、丧失平衡、注意力不集中、癫痫发作和共济失调。影像学检查多用于脑肿瘤的诊断，有时需行肿瘤活组织检查。治疗包括手术、放疗、化疗和联合治疗。

男性和女性患者脑肿瘤的发病率基本相同，女性脑膜瘤的发病率较高。脑肿瘤见于各年龄段，但好发于中青年，不过老年人脑肿瘤也越来越常见了。脑肿瘤可以是原发性，也可以是继发性。原发性肿瘤起源于脑或附近组织，可以是良性或恶性。每种类型的脑肿瘤都是严重的，因为颅骨坚硬，无法提供任何空间给肿瘤的生长。继发性肿瘤由机体其他部位转移而来，均为恶性。

良性肿瘤以起源的特异细胞或组织命名。例如：血管母细胞瘤起源于血管（"hema"指血管，血管母细胞指那些发展为血管组织的细胞）。某些起源于胚胎细胞的良性肿瘤在出生时就可以存在。

最常见的原发性恶性脑瘤是胶质瘤，占原发性脑肿瘤的 65%，有几种亚型。最恶性脑肿瘤是由机体其他部位转移而来继发性肿瘤。转移可以出现在大脑的一个部位或几个不同的部位。肿瘤的许多类型包括乳腺癌、肺癌、消化道肿瘤、恶性黑色素瘤、白血病和淋巴瘤可以转移到大脑。艾滋病或其他不明原因患有免疫异常疾病的患者容易出现脑淋巴瘤。

脑肿瘤通过以下途径产生症状：

■ 直接侵入和破坏脑组织；
■ 挤压邻近组织；
■ 占据空间使颅内压力增高；

起源于脑内或脑附近的肿瘤

肿瘤类型	起源	肿瘤性质	占原发性脑肿瘤的百分率*	累及人群
腺瘤	脑垂体细胞	大多为良性	10%	成人
星形胶质细胞瘤	支持神经元的细胞（胶质细胞）	恶性或良性（某些起源于良性星形胶质细胞的肿瘤，3～5 年后可以恶变，成为星形母细胞瘤）	↑	儿童或成人
脊索瘤	脊柱胚胎细胞	良性,可浸润	小于 1%	成人和儿童（出生时即可存在）
颅咽管瘤	垂体胚胎细胞	大多数良性	小于 1%	成人和儿童（出生时即可存在）
皮样囊肿和皮样肿瘤	表皮胚胎细胞	良性	小于 1%	儿童和成人（出生时即可存在皮样囊肿）
室管膜瘤	脑室腔内组织细胞	大多为良性	大约 1%（儿童脑瘤的 9%）	儿童
胚胎细胞肿瘤（包括胚组织瘤）	松果体附近的胚胎细胞	良性、恶性	1%	儿童（出生时即可存在胚胎组织瘤）
多形性胶质母细胞瘤	低分化的胶质细胞和少突胶质细胞	恶性	40%↑	成人
血管母细胞瘤	发展为血管的胚胎细胞	良性	1%～2%	儿童和成人
神经管母细胞瘤	小脑胚胎细胞	恶性	儿童脑瘤的 25%	儿童（通常在青春期前,成人罕见）
脑膜瘤	覆盖脑的组织（脑膜）细胞	良性,可复发	20%	成人
少突胶质细胞瘤	形成脑神经纤维髓鞘的细胞	通常为良性,但某些可恶变（变成少突胶质母细胞瘤）	5%～10%↑	儿童或成人
骨肿瘤	颅骨	良性	2%	儿童或成人
骨肉瘤	颅骨	恶性	小于 1%	儿童或成人
松果体瘤	松果体细胞	良性	小于 1%	儿童
垂体腺瘤	腺垂体细胞	良性	2%	儿童或成人
肉瘤	结缔组织	恶性	1%	儿童或成人

* 除非另有注释
↑ 星形胶质细胞瘤、多形性胶质母细胞瘤、少突胶质细胞瘤均是胶质瘤,总共占原发性脑肿瘤的 65%。

- 脑脊液在脑内积聚;
- 破坏正常脑脊液循环;
- 颅内出血。

临床表现

　　恶性或良性脑肿瘤均可出现症状。良性肿瘤生长缓慢,在出现症状以前可以长得很大。脑肿瘤可以引起不同的临床表现,其症状可以突然出现,也可逐渐出现。最初症状和如何发展取决于肿瘤的大小、生长速度和部位。在大脑的某些部位,很小的肿瘤即可产生灾难性后果,而在大脑的另一些部位,肿瘤在产生临床症状之前可以长得很大。随着肿瘤的生长,肿瘤推拉而非破坏神经组织,脑组织为了很好地适应这些变化,可以发生代偿,因而最初可不出现临床症状。

　　颅内压增高可产生许多临床症状,最常见的首发症状是头痛,然而多数头痛并不是由脑肿瘤引起。脑瘤引起的头痛随着时间的流逝,发作越来越频繁,最后持续存在而不缓解。当患者平卧时,头痛常常加重而使患者从睡眠中惊醒,既往没有头痛的人出现这种性质的头痛,其原因很可能是脑肿瘤。

　　颅高压可影响精神和情绪,肿瘤可以引起性格改变,如患者可以变得消极、情绪不稳、并常出现工作效率降低,感到嗜睡、意识模糊、思考困难。当患者和家庭成员、同事在一起时,上述表现更为明显。抑郁和焦虑,特别是它们突然加重时,可以是脑肿瘤的早期表现。怪异的行为并不常见。某些年老的脑肿瘤患者可以存在痴呆。

　　肿瘤的其他常见症状包括眩晕、失去平衡感和共济失调。随着颅内压的增高,可以出现恶心、呕吐、嗜睡、昏睡、间歇性发热甚至昏迷。患者改变体位时可突然出现视物模糊,某些患者可出现癫痫。

- 由于受损部位不同,肿瘤可以产生如下症状:
- 一侧上肢、下肢或偏侧肢体乏力或瘫痪
- 对热、冷、压力、轻触觉、尖锐物质的感知觉受损
- 理解或语言表达的能力下降
- 警觉性下降
- 如果肿瘤压迫脑干,脉搏和心率就可异常增快或变慢。
- 听觉、嗅觉和视觉障碍(引起视物双影或视力减退)

例如,垂体瘤可引起邻近的视神经(第 II 对脑神经)受压,损害周围视力。出现这些症状中的任何一项,均提示病情严重而需立即处理。

如果肿瘤阻碍了脑组织腔隙(脑室)内的脑脊液循环,脑脊液积聚可引起脑室扩大(这种情况称为脑积水)、颅内压增高。除颅内压增高外,脑积水可引起眼球向上运动困难,婴儿可引起头颅扩大。

颅内压增高时,由于颅腔体积不能改变,脑组织会下移引起脑疝。主要有 2 种类型脑疝:

颞叶钩回疝:脑上部(大脑)组织被迫穿过相对坚韧、把大脑和脑下部(小脑与脑干)分开的组织(大脑幕切迹)形成的开口,该类型脑疝患者意识清晰程度降低,肿瘤对侧躯体可以瘫痪。

小脑扁桃体疝:起源于下部脑组织的肿瘤挤压小脑下部(小脑扁桃体),使其通过颅基部的开口(枕骨大孔)。结果,控制呼吸、心率、血压的脑干受到压迫时出现功能障碍。小脑扁桃体疝未得到及时诊断和处理时可迅速导致患者昏迷和死亡。

机体其他部位的恶性肿瘤转移到脑时,患者可以有与原发肿瘤有关的临床表现。例如,肺癌脑转移患者可以伴随咳嗽及咯血性黏液痰等。体重减轻也很常见。

肿瘤未予治疗,症状将逐步加重。良性脑瘤患者及时治疗可以痊愈,而其他脑瘤患者寿命则大大缩短,预后取决于肿瘤的类型和部位。

某些脑肿瘤的常见临床表现

星形细胞瘤和少突胶质细胞瘤

某些星形细胞瘤和少突胶质细胞瘤生长缓慢,开始可只引起癫痫。其他类型的(星形母细胞瘤和少突胶质母细胞瘤)为恶性肿瘤,生长较快,可出现脑功能紊乱的各种表现。多形胶质细胞瘤是星形胶质细胞瘤的一种,生长很快,颅内压高时可引起头痛、思维缓慢,颅内压特别高时可引起昏睡,甚至昏迷。

不同的症状取决于肿瘤的不同部位。

- 额叶肿瘤(前额叶)可引起乏力和人格改变。优势侧额叶(大多数人位于左侧,少数左利手者位于右侧)者可引起语言功能障碍。
- 顶叶(位于额叶后)肿瘤可引起感觉缺失或改变,有时可引起肿瘤对侧视觉缺失。
- 颞叶(位于耳上)肿瘤可引起癫痫,优势半球肿瘤可致理解和使用语言的能力障碍。
- 枕叶肿瘤(位于后头部)可引起双眼部分视野缺失。
- 小脑附近的肿瘤(位于后颈上方),特别是儿童髓母细胞瘤,可引起眼球运动障碍、共济失调、走路不稳、听力有时丧失和头昏。它们可以影响脑脊液循环,引起脑脊液在脑室的积聚,导致脑室扩大(脑积水)和颅内压增高,其症状包括头痛、恶心、呕吐、眼球向上运动困难、嗜睡、脑疝形成、昏迷和死亡,婴儿可头颅扩大。

脑膜瘤

脑膜瘤一般为良性,但术后常可复发。女性及 40～60 岁的人群多见,儿童及青少年也可发病。脑膜瘤常引起乏力、麻木、抽搐、嗅觉障碍、视觉改变和精神障碍,老年患者可出现痴呆。

松果体瘤

松果体瘤通常在儿童期出现,可引起青春期提前。它们引起脑脊液循环障碍时可致脑积水。最常见的松果体瘤为胚胎细胞瘤。症状为眼球向上运动障碍和睑下垂。

垂体肿瘤

垂体位于颅骨基底部,与人体内分泌系统有关。垂体肿瘤(垂体腺瘤)通常为良性,可异常地大量分泌垂体激素。其所分泌的激素种类不同,引起的生物学作用也不同。

- 分泌生长激素时,引起身高过度(巨人症)或头、面、手、足、胸不成比例增大;
- 分泌促皮质激素时,引起库欣综合征;
- 分泌胸腺激素时,引起高胸腺激素综合征;
- 分泌泌乳素时,引起女性月经周期停止,未哺乳女性分泌乳汁,男性可引起性欲丧失、阳痿和乳房增大。

垂体肿瘤可引起垂体中具有分泌激素功能的细胞破坏,最终引起人体激素水平不足。头痛常见,如肿瘤扩大,可致双眼周围性视野缺失。

诊断

患者初次抽搐或出现典型临床表现时,医师即应考虑存在脑肿瘤的可能。虽然体格检查可以发现脑功能异常,但其他检查对脑肿瘤的诊断也是必要的。

头颅普通 X 线摄影可以检测侵蚀颅骨的肿瘤(如脑膜瘤、垂体腺瘤),但磁共振成像(MRI)和计算机断层扫

描（CT）更有用，可以检测各种类型的脑肿瘤，它们可用来显示肿瘤的大小和确切部位。发现脑肿瘤后，可进行更多的检查以确定肿瘤类型。

有时候可行腰穿以获取脑脊液，用于显微镜下观察有助于诊断，当医师怀疑肿瘤已侵犯脑膜、压迫脑神经、阻碍脑脊液循环时可进行该项检查，当诊断不明或肿瘤类型不清时，该检查也有帮助，因为脑脊液中可能含有肿瘤细胞。但肿瘤过大、颅内压太高时不宜进行腰穿，因为腰穿时脑脊液外流可致肿瘤移位，诱发脑疝。

通常需进行肿瘤活检（在显微镜下检查切除的肿瘤标本），以确定肿瘤类型，包括良、恶性的定性。活检可于外科部分或全部切除肿瘤后进行，如果手术难以到达肿瘤部位，可在 CT 三维引导下进行穿刺取样，获取标本后进行。

治疗

脑肿瘤的治疗取决于肿瘤的部位和类型。如果可能，应外科切除某些手术可摘除的肿瘤。某些手术对脑没有或仅有轻微损伤，但很多肿瘤切除困难，几乎不可能不损害正常结构。有时手术损伤可导致局限性瘫痪、感觉改变、乏力和脑功能受损。但如果肿瘤生长威胁到脑的重要结构，无论其是良性还是恶性，切除都是必需的。即使不可治愈，手术也有助于缩小肿瘤体积、减轻症状，以及有助于帮助医师决定是否使用其他方法，如放疗或化疗。

良性肿瘤：外科手术通常都很安全，可使病人痊愈。但当肿瘤很小或是老年患者时，如果没有症状就可以不手术切除。有时手术后应行放疗以破坏残存的肿瘤细胞。放疗可替代手术，用于治疗良性肿瘤，如脑膜瘤和听神经瘤。

恶性脑肿瘤：大多数脑肿瘤可使用外科、放疗和化疗联合治疗。很多肿瘤切除后可行放射治疗，放疗常需几周时间。放疗用于传统外科手术难以治疗的肿瘤，特别是转移瘤，对少突胶质母细胞瘤特别有效。对于非常恶性脑瘤，化疗常与放疗联合治疗，它们很少能使肿瘤痊愈，但可使肿瘤缩小以达到控制数月甚至数年的目的。

颅内压增高：是一种极其严重的情况，需要立即处理。常静脉注射甘露醇和皮质类固醇激素等减轻肿瘤周围水肿，降低颅内压以防止脑疝形成。即使肿瘤较大，皮质激素也常在数小时或数天内使患者头痛减轻，功能恢复。如果肿瘤阻碍脑室脑脊液循环，可引流脑脊液以减轻脑疝的风险。其由一种连接到量表的小管组成，这个量表可以测量颅内压，方法为先在颅骨上钻一个小孔，然后把管子插入颅内。该手术可在局麻（通常加一点镇静剂）或全麻下进行，数天后可拔管或改为持续引流。在这期间常对肿瘤进行全部或部分切除，也可使用放疗减小肿瘤体积以缓解梗阻。

脑肿瘤的治疗

经颅肿瘤切除术：剃除头皮上的头发后，把头皮切开。在肿瘤部位的上方，使用高速电钻和一种特殊锯子移去一块头骨，找到并切除肿瘤。使用下列方法之一对肿瘤进行定位并切除：

- 手术刀可用来切除肿瘤
- 激光（加热）可使肿瘤汽化
- 超声波可使肿瘤成为碎片以便吸出

激光和超声波通常用来处理那些难于切除的肿瘤。通常被切除开的头骨要修复并缝合头皮。

立体定向术：计算机可以生成肿瘤三维立体图像以准确确定肿瘤部位并了解肿瘤与脑组织的关系。把一种有很多小杆的金属框架安置于患者头部以获得三维图像，这些小杆为 CT 扫描提供参考点，有助于肿瘤的定位。其他设备如观察棒和双脚规系统则不包括在金属框架之内，但可替代这些设备。脑立体定向技术可用来进行活检、切除肿瘤、置入化学药物和放射性物质。

放射外科：放射外科并不是真正的外科手术，它不需外科介入。它聚焦放射线，照射并毁损肿瘤。放射照射是局灶性的，其用量很小。有几种设备，包括 r 刀和线性加速器可进行放射照射。

使用 r 刀时，患者躺在可以滑动的床上，把成像框安放于患者头部，再把一个大的里面有孔的金属头盔安放在框架上，接着把床滑进一个含有放射性钴的球状体内，放射线可以穿过头盔上的孔准确地照射肿瘤。

直线加速器：病人躺在一个可滑动的床上，线圈环绕在病人头部，直线加速器可从不同角度准确地瞄准肿瘤进行放射性照射。

晶片置入：在切除肿瘤关闭颅腔之前，在肿瘤腔内放置一个含有化疗药物的晶片。随着晶片的逐渐溶解，它释放药物以破坏残存的肿瘤细胞。

可把导管经头颅切口插入颅内，使放射活性物直接导入到肿瘤部位，数天或数月后可更换该置入物，也可把它留在原位。与外部使用放射治疗的方法不同，置入放射活性物的患者进行的是一次性治疗，应小心遵照医嘱，经这些处理后，可外科手术切除死去的肿瘤细胞。

引流：如果肿瘤引起颅内压增高，可外科引流。引流管是一个薄的片状管，可以放入脑室腔，有时可放在蛛网膜下腔。管子的一端缝合在头皮下，另一端延伸到腹腔。因此，颅腔内过量的脑脊液可以引流到腹腔并被吸收。引流管有一个单向阀门，当脑脊液过多时可以打开。引流管可以是临时性的（肿瘤切除后拔除），也可以是永久性的。

颅内转移性肿瘤:治疗主要取决于肿瘤原发部位,常对颅内转移灶进行直接照射,单个转移灶切除也有益。除传统治疗外,可试用放射外科和某些试验性治疗在肿瘤部位置入放射活性物质和化学治疗药物。

临终事宜:恶性脑肿瘤患者的生存时间有限,很可能不能决定自己的医疗护理,因而制定一个生前遗嘱(advance directives)是合理的。当患者不能对使用何种治疗方法做出决定时,该遗嘱可帮助医师决定病人需要使用何种照料方法。很多肿瘤中心,特别是那些拥有慈善设施者也可提供咨询和家庭健康服务。

脊 髓 肿 瘤

脊髓肿瘤在髓内或髓周呈良性或恶性生长。

- 肌肉萎缩,身体的特定部位失去感觉,肠道和膀胱功能减退
- 磁共振扫描通常能发现脊髓肿瘤
- 治疗包括手术切除、放疗,或两者共同作用

脊髓肿瘤比脑肿瘤少得多,可以原发,也可以继发。原发性的脊髓肿瘤可以是良性的或恶性的。起源于髓内或脊髓周围细胞,只有10%左右的原发脊髓肿瘤起源于髓内,并在髓内延伸,形成一个充满液体的腔。其余90%起源于脊髓周围细胞,如某些肿瘤起源于脊神经根——脊神经从脊髓发出的部位。起源于髓周的脑膜瘤和神经纤维瘤是最常见的原发脊髓肿瘤,都是良性的。

继发性脊髓肿瘤更为常见,常由机体其他部位的肿瘤转移而来,因此呈恶性。起源于肺、乳腺、前列腺、肾或甲状腺的肿瘤经常转移到脊椎,可以从外部压迫脊髓或神经根;淋巴瘤也可以转移到脊椎并压迫脊髓。

症状

脊柱肿瘤压迫脊髓或神经根时常引起临床症状。

- 后背痛进行性加重,和活动无关,躺下症状更重
- 受压平面以下的感觉减退,进行性无力或瘫痪
- 阳痿
- 膀胱和直肠括约肌功能障碍

脊髓受压也可以引起脊髓血供受阻,导致组织坏死、液体积聚和水肿。液体积聚可进一步影响血供,导致组织损害恶性循环,脊髓受压症状迅速加重。神经根受压可引起疼痛、麻木、针刺感、神经所支配的肌肉乏力和沿着神经的放射痛。神经根受压持续存在,受影响的肌肉废用,行走变得困难。

起源于脊髓内或髓周组织的肿瘤

肿瘤类型	起　源	恶性或良性	影 响 人 群
星形细胞瘤	支持神经元的细胞	良性或恶性	儿童和成人
室管膜细胞瘤	排列在脊髓中央管的细胞	良性	儿童和成人
脑膜瘤	脑膜的细胞	良性,但可复发,有时转化为恶性	儿童和成人
神经纤维瘤	支持周围神经的细胞	通常为良性	儿童或成人(在神经纤维瘤病出现)
肉瘤	脊柱结缔组织细胞	恶性	儿童和成人
神经膜细胞瘤	环绕周围神经纤维,形成髓鞘的细胞(神经膜细胞)	通常为良性	儿童和成人

诊断

肿瘤引起的脊髓受压应尽早确诊并治疗,以免出现永久性损害。当机体其他部位存在肿瘤而又出现脊髓某些部位疼痛、乏力、针刺感时,应考虑到肿瘤的可能。因为脊髓结构特殊,可以通过功能受损部位判断肿瘤的部位。必须排除可能影响脊髓功能的其他疾病,如背部肌肉疼痛、骨骼损伤、脊髓供血不足、脊椎骨折、脓肿压迫、栓塞、椎间盘脱出等疾患。

下述方法有助于诊断脊髓肿瘤。磁共振成像(MRI)是了解脊髓和脊柱结构的最好方法,如果不能进行MRI检查,可以使用计算机断层扫描(CT)进行脊髓成像;脊柱X线仅有助于了解骨质改变,但许多肿瘤早期阶段并未影响到骨质。

活检通常用来了解肿瘤的确切类型,特别是原发性脊髓肿瘤。对于存在于机体其他部位的肿瘤且已确诊者,有脊髓转移则不必进行活检。通常情况下,活检需通过外科手术,但有时只需在CT或MRI引导下针刺取样即可。

治疗和预后

当肿瘤压迫脊髓时,可以使用大剂量的皮质激素减轻水肿。这类肿瘤应尽早治疗,通常手术治疗。肿瘤无法切除时,可以使用放疗,或术后放疗减轻压迫。预后取决于确诊的早晚、治疗是否延误以及损害的程度。脑膜瘤、神经纤维瘤和其他原发肿瘤切除常可使疾病治愈。

放射性损伤

放疗是治疗神经系统肿瘤的重要手段之一,当存在

数个肿瘤或肿瘤的边界不明确时,需要大面积照射,比如整个头部。边界明确的肿瘤,可以有针对性的照射。尽管努力避免损害,放疗对神经系统总是会有损伤。损伤的发生和严重程度取决于下列因素:

- 整个治疗的放射剂量
- 每次治疗的射线量
- 治疗时间的长短
- 暴露在射线下身体的多少
- 病人的敏感性

放射性损伤的症状可以在最初的几天(急性)、数月(亚急性),甚至数年以后(迟发性)产生。症状可以延续或加重,可以是一过性或永久性损伤。

脑暴露在放射性条件下可以引起急性脑炎,出现脑组织水肿和神经系统症状,如头痛、恶心、呕吐、嗜睡、意识模糊。急性脑炎一般在第一次或第二次放疗后很快出现,但有时则在放疗结束 2 ~ 4 月后才出现。放疗期间症状一般可以消失,皮质激素如地塞米松有助于预防或减轻脑水肿。

亚急性放射损伤症状类似急性脑炎,通常在数天至数周自行消失,皮质激素使用后缓解更快。对颈胸部脊柱受压者进行放射治疗可以引起放射性脊髓炎,该疾病有时引起类似电休克样的感觉,该感觉从颈部或背部开始,常在颈曲时出现并迅速放射到腿部。这类的放射性脊髓炎不需治疗也能自行缓解。

迟发性放射损伤发生在放疗后的数月至数年,很多接受整个脑部放疗的儿童和成人可出现迟发性的损伤。这种情况在治疗儿童白血病或髓质瘤后最常出现,症状包括进行性加重的痴呆、记忆丧失、思考困难、感觉异常、人格改变和走路不稳。

> **你知道吗……**
> 用来治疗中枢神经系统肿瘤的放疗也可以导致脑、脊髓损伤。

放疗后数月或数年才出现的放射性脊髓病叫做迟发性放射性脊髓病,可以引起乏力、感觉丧失,有时可以出现 Brown-Sequard 综合征。该综合征表现为,一侧脊髓受损,引起同侧身体无力及对侧躯体痛温觉缺失,患者如不看手或脚(关节位置觉),可能不知道无力侧肢体的存在。迟发性放射性脊髓病通常不会减轻,常引起瘫痪。

放疗部位附近的神经也可受损,如乳腺或肺的放疗可引起支配上肢的神经受损,腹股沟部的放疗照射可以引起支配下肢神经受损,出现肢体无力和感觉缺失。

第 117 节

脑和脊髓感染

脑和脊髓都有很强的抗感染力,但一旦感染,后果非常严重。细菌、病毒、真菌,甚至原虫和寄生虫都可能是感染源。另一组类似脑部感染的疾病为海绵状脑病,由一种异常蛋白颗粒(朊蛋白)引起。

感染常导致炎症。例如,感染可引起脑膜炎,即覆盖于脑和脊髓表面的组织(脑脊髓膜)腔隙的炎症。这个间隙(蛛网膜下腔)内含有流动的脑脊液,对脑和脊髓起缓冲的作用。如不治疗,细菌性脑膜炎可扩散至脑,导致脑组织发生炎症(脑炎)。病毒感染也导致脑炎,通常,这种感染也会引起脑膜炎。因此,随着细菌性脑膜炎或病毒性脑炎的病情进展,最终导致脑膜脑炎。然而,当感染主要累及蛛网膜下腔和脑膜时,常称为脑膜炎;当感染主要累及脑组织时,则常称为脑炎。

脑膜脑炎时,炎症可累及全脑;脑膜炎时,炎症还可广泛波及脊髓。但是,有时感染被限制(局限)在某个区域并有积脓,称之为积脓或脓肿并根据其所在部位命名。

与疖子相似,身体任何部位都可形成脓肿,包括脑部。真菌(如曲霉菌)、原虫(如弓形虫)、寄生虫(如猪带绦虫囊尾蚴囊)等可导致大脑局部感染,与脓肿相似。

细菌和其他传染性病原体可通过以下几种途径感染脑膜和脑组织:

- 血行感染
- 直接感染(如颅骨骨折和脑部手术)
- 邻近播散:如鼻窦和中耳等邻近部位感染扩散入颅

急性细菌性脑膜炎

急性细菌性脑膜炎是由细菌感染引起的,进展迅速的蛛网膜下腔(位于脑和脊髓被膜层内)的炎症。

- 年长儿童和成人可出现颈项强直,常伴发热、头痛
- 婴幼儿可表现为高热或体温不升、烦躁、嗜睡、食欲减退

- 及时给予抗生素常有效
- 通常要做腰穿检查,但往往都是在治疗开始后
- 接种疫苗可预防某些类型的脑膜炎

蛛网膜下腔位于脑和脊髓被膜中层(蛛网膜)和薄薄的内层(软脑膜)组织(脑膜)之间。蛛网膜下腔内含有脑脊液,后者流动于蛛网膜下腔,充满脑内空隙,有助于缓和外力对大脑和脊髓冲击。

细菌入侵蛛网膜下腔后,免疫系统必将对细菌作出反应,免疫细胞聚集保护机体免受损害,最终导致炎症。严重的炎症可扩散至脑血管,有时可在血管内形成凝块,导致脑卒中。炎症还可引起广泛的脑组织损害,导致脑组织肿胀(脑水肿)和小范围脑出血。如果脑肿胀严重,可导致颅腔内压力(颅内压)升高,部分脑组织移位。如果移位组织被挤入分隔脑组织的狭窄通道中,将导致危及生命的脑疝。

细菌性脑膜炎常见于婴儿、儿童、青少年及55岁以上人群。脑膜炎双球菌性脑膜炎是一种极其危险的脑膜炎,常发生小规模流行,常见于密切接触的人群中,如军营和大学宿舍。

病毒、真菌、原虫、癌细胞、某些药物(引起过敏反应)和刺激性物质(包括气体和化学品)也可导致脑膜炎。

病因

环境不同,脑膜炎致病菌也不同。

如果不是在医院或护理单位(社区)染上的脑膜炎,致病菌常是奈瑟氏脑膜炎双球菌或肺炎链球菌。这两种细菌常存在于外部环境,还可寄生于人的鼻腔和上呼吸道系统,并不致病。偶尔,这两种细菌可感染脑部,原因不明。某些患者系由疾病或服用抑制免疫功能的药物(免疫抑制剂)导致免疫系统功能减弱而发病。下列因素可增加细菌感染,包括脑膜炎的风险:

- 某些影响心、肺、肝、肾、关节、内分泌和免疫系统功能的慢性疾病
- 服用皮质类固醇激素或免疫抑制剂者,这些药物常用于预防器官移植后排异反应或治疗如癌症、自身免疫性疾病等疾病
- 脾脏切除
- 中耳,鼻腔或鼻窦的慢性感染
- 肺炎球菌性肺炎
- 镰状细胞病

有时,脑膜炎系由脑外伤引起。如颅骨骨折可能导致鼻窦和蛛网膜下腔之间形成通道,细菌沿此通道侵犯脑膜,导致脑膜炎。

现今,因常规接种肺炎链球菌疫苗,由肺炎链球菌引起的脑膜炎(肺炎链球菌性脑膜炎)已越来越少。

新生儿、孕妇和50岁以上人群易感由单核细胞增多性李斯特氏菌引起的脑膜炎。有肾或肝功能衰竭者,服用皮质类固醇激素或免疫抑制剂者,患单核细胞增多

性李斯特氏菌性脑膜炎的风险更高。

由大肠埃希杆菌(正常寄生于人的在结肠与粪便中)和克雷伯杆菌引起的脑膜炎常见于广泛的血液感染(败血症)、院内获得性感染,或颅脑、脊髓手术患者。免疫功能低下者易产生败血症或院内感染,因而容易发生该类细菌性脑膜炎。

假单胞菌性脑膜炎主要见于免疫功能低下者。

金黄色葡萄球菌性脑膜炎常见于外伤、脑穿通伤手术或金黄色葡萄球菌性心脏瓣膜感染(引起心内膜炎)。

新生儿由于免疫系统发育不成熟,患大肠埃希杆菌或B族溶血性链球菌性脑膜炎的风险较高。

症状

年长儿童和成年人,早期可能出现以下症状:

- 发热
- 头痛
- 颈项强直(常见)

呕吐也很常见。有时,在出现上述症状之前,可有咽痛、咳嗽、流涕或其他提示呼吸道疾病的症状。不仅有颈痛,还有颈强直。下颌吻胸时可引起疼痛,甚至无法吻胸,而向其他方向活动头部并无困难。

2岁以内幼儿,早期常伴有下列表现:

- 发热或体温不升
- 喂养困难
- 呕吐
- 易激惹
- 抽搐
- 呆滞(嗜睡)
- 高声哭闹

与年长儿童和成人不同,1岁以内的婴儿可以不出现颈项强直。

成人可在24小时内病情进行性加重,甚至达濒危状态,儿童病程进展更快。

脑膜炎双球菌性脑膜炎有时可出现皮疹(常为红色或紫色斑疹),躯干和下肢最明显。如患者肤色较黑,很难在第一时间看到。

细菌感染可引起脑组织肿胀。2岁以内儿童,脑肿胀可使薄弱的颅骨间连接处(囟门)凸出。(这些囟门的存在使头颅能顺利通过产道。在2岁左右囟门闭合)。脑肿胀可阻断脑脊液循环,导致脑脊液积聚,进而压迫脑组织(这种状态称脑积水)。有时,脓液可在在外层脑膜下(硬膜)积聚,形成硬膜下积脓。

年长儿童和成人表现为易怒、意识模糊,接着进展成嗜睡。嗜睡还可进展成需要强力刺激才能唤醒的昏睡、昏迷,最终死亡。脑组织肿胀可使颅腔内压力增高、血液循环受阻,有时可出现脑卒中症状,包括瘫痪。有些患者出现抽搐。

多数脑膜炎球菌性脑膜炎患者的血液和多个脏器被

感染——称之为菌血症。脑膜炎球菌性菌血症可在数小时内迅速进展,导致组织坏死和皮下(红斑或紫斑)、黏膜、消化道内和其他器官出血。不及时治疗,可导致低血压、休克,直至死亡。典型病例,可出现肾上腺出血,肾上腺停止分泌活动,休克进一步恶化。这种病理情况称为沃-弗综合征,不及时治疗,常致命。

有时,脑膜炎发生在治疗其他感染性疾病,如耳或咽部感染时。或者,早期脑膜炎被误诊为其他感染性疾病并使用抗生素治疗。无论哪种情况下,脑膜炎的症状表现轻微,因而诊断十分困难。

脑膜炎的常见疾病

病 原 体	注　解
细菌感染	
大肠埃希杆菌感染	新生儿、老年人和免疫功能低下人群最易感。由此类细菌引起的脑膜炎常发生于广泛的血液感染(败血症)、院内感染、脑或脊髓手术后
克雷伯氏菌感染	由此类细菌引起的脑膜炎常发生于败血症,院内感染,脑或脊髓手术后或免疫功能低下者
单核细胞增多性李斯特杆菌感染	新生儿、50 岁以上人群、孕妇、肝肾功能衰竭或免疫功能障碍者、服用免疫抑制剂者最易感。该类菌可见于未消毒的奶制品和肉制品柜台。
奈瑟氏菌属感染	由此类细菌引起的脑膜炎(脑膜炎球菌性脑膜炎)有高度传染性和危险性,可在人群集中居住地形成小规模流行。24 小时内可致死。
B 族溶血性链球菌	新生儿最易感
肺炎链球菌感染	肺炎链球菌性脑膜炎多见于婴儿、酗酒者和耳部感染者。细菌也可引起肺炎链球菌性肺炎,进而增加患肺炎链球菌性脑膜炎的危险。
莱姆病	导致莱姆病的细菌由蜱传播。常见于美国东北部一些地区。莱姆病主要侵犯皮肤、关节、心脏、脑和脊髓。
落基山斑疹热	由蜱传播。其症状类似脑膜炎,但不是脑膜炎。
梅毒	如不治疗,在感染梅毒数年后(人类免疫缺陷病毒携带者或艾滋病患者出现得更早)可侵犯脑及其被膜(脑膜)或两者同时受累。
结核病	来自结核病高发地区(如亚洲、非洲、拉丁美洲)的移民,流浪人群,艾滋病和艾滋病携带者最易感
病毒感染	
肠道病毒感染	肠道病毒常存在于消化道,如厕后不充分洗手易于感染。常在家庭成员间传播。
2 型单纯疱疹病毒感染	该病毒可产生生殖器疱疹和复发性脑膜炎,称 Mollaret's 脑膜炎
人类免疫缺陷病毒(HIV)感染	HIV 感染后数天至数周便可产生的脑膜炎。
巨细胞病毒感染	艾滋病病毒感染者,病毒可侵犯腰背部脊神经导致痛性脊膜炎。
传染性单核细胞增多症	罕见,由 EB 病毒引起的感染可扩散到脑膜。
麻疹	麻疹是一种全球性疾病,是脑膜炎的常见病因。但在美国没有麻疹,因美国儿童常规接种麻疹病毒疫苗。
西尼罗河病毒感染	该病由蚊虫传播。
淋巴细胞性脉络丛脑膜炎	多数情况下,因接触老鼠和仓鼠排泄物污染的食物和尘土而感染
真菌感染	
隐球菌	HIV 携带者、艾滋病患者或其他免疫功能低下者常易感。
球孢子菌	这种感染多发生在美国西南部。

AIDs=获得性免疫缺陷综合征;HIV=人类免疫缺陷病毒

诊断

2 岁及两岁以下儿童出现不明原因发热而双亲也觉得孩子有病,特别是服用足够剂量的对乙酰氨基酚,而仍不退热时,家长应高度警惕并立即将其送医院就医。孩子有下列任一症状,请立即就医:

- 进行性烦躁或异乎寻常的睡眠
- 低体温
- 拒食
- 有抽搐发作
- 颈项强直

　　成人有下列情况之一,也需立即就医:

- 意识模糊

- 昏睡
- 抽搐发作
- 发热、皮疹和颈项强直等

　　体检时，医生应仔细寻找脑膜炎的重要体征，如颈项强直和皮疹。当怀疑为急性进展性脑膜炎时，应抽取患者血样本送实验室检查，实验室应连夜做细菌培养。如果检测到细菌，则可确定为细菌性感染。细菌培养还有助于确定感染细菌菌种，培养结果至少需要 2 天。有些医院，新型血液检查方法能在几个小时内提供类似的血液检查结果。

　　通常在诸如脑部计算机断层扫描（CT）和凝血功能检查后，确定腰穿安全的前提下，才进行腰穿（腰椎穿刺）。脑部 CT 检查可以检出脑部占位性病灶（如出血，肿瘤或脓肿），这些病灶可使颅内压增高。如有颅内压增高，脑组织可向下移位，导致脑疝形成。

　　腰穿时，将穿刺针插入腰部相邻两椎骨之间的间隙以引流脑脊液。医生应仔细观察脑脊液，正常者清澈，脑膜炎时则浑浊。应测脑脊液压力。脑膜炎时脑脊液压力常增高。应检测脑脊液中糖、蛋白质水平，白细胞数量及分类。这些信息有助于医生鉴别是细菌还是病毒感染。应在显微镜下检查以寻找细菌，鉴定菌种。若找到细菌，还应迅速运用其他检查方法鉴别菌种，如奈瑟氏菌属和肺炎链球菌。有些检查可以检测细菌表面的蛋白质（抗原），并一次鉴别菌种。聚合酶链反应（PCR）技术可以大量扩增基因片段，常用来检测细菌 DNA 序列。

　　还需做脑脊液培养。24 小时后，对检测到的病原菌再进行检测以明确这种病原菌对哪种抗生素敏感（称为药物敏感试验）。这时，如果需要，应调整抗生素治疗。

　　在病因尚未明确之前，可利用脑脊液和血液标本进行其他检查，以寻找病毒、真菌、癌细胞以及其他常规检查无法确定的病原体。单纯疱疹病毒可感染脑组织（引起脑炎），应重点检测。

　　医生也可收集血液，尿液，鼻腔，咽喉部黏膜；如患者有皮疹，可用小针提取皮疹内液体以及皮疹所在处皮下组织，并对这些标本进行培养和显微镜下检查以明确是否有细菌存在。

治疗

　　由于急性细菌性脑膜炎可在几个小时内导致死亡，因此应尽快进行治疗，常在腰穿前就进行治疗而无需等待诊断性检测结果。在急诊室就静脉联合应用抗生素。医生可依据最常见致病菌来选择抗生素。由于医生无法单凭症状来确定致病菌，所以常选用数种针对不同病原菌的抗生素联合应用。还应选用针对可引起脑部炎症（脑炎）的疱疹病毒的抗病毒药。一旦致病菌，通常指特异性致病菌株明确，应立刻换用针对该致病菌最有效的抗生素，停用任何不必要的抗生素和抗病毒药物。

　　皮质类固醇激素，如地塞米松，应在首剂抗生素使用前 15 分钟或与首剂抗生素同时使用，应持续应用 2 ~ 4 天。抗生素可使细菌分崩离析，皮质类固醇激素可抑制细菌碎片诱发的炎性反应。这种炎症反应可导致脑肿胀，后者又可损害脑组织。皮质类固醇激素还可降低颅内压力，如肾上腺受累，还可替代正常情况下由肾上腺分泌的皮质类固醇激素。

　　应补充因发热、出汗、呕吐、食欲不振所引起的体液丢失。细菌性脑膜炎常影响多器官并造成严重并发症，患者常需住重症监护室治疗。

　　各种并发症常需要相应治疗措施。

- 抽搐发作：可给予抗惊厥药物。
- 休克：如沃-弗（Waterhouse-Friderichsen）综合征时，额外补充液体及使用某些药物（静脉给药）以提升血压，治疗休克。
- 昏迷：常予机械通气。
- 致命性颅内压升高：常予机械通气以降低血液中二氧化碳浓度，进而达到快速，但暂时地降低颅内压。接着，静脉给予甘露醇或类似药物。甘露醇可把脑组织中的水分转移到血管内，从而降低颅内脑脊液压力。把一个计量器与一根小管子（导管）相连，再在颅骨上钻一小孔，把导管插入颅内，便可进行颅内压监测了。需要时，还可通过该导管引流脑脊液以降低颅内压。
- 硬膜下脓肿：为了确保治疗成功，外科医生不得不通过穿刺引流脓肿。

预后

　　如及早治疗，绝大多数患者能完全康复；若耽误治疗，尤其是婴幼儿和老年患者，很可能遗留永久性脑损害，甚至死亡。有些患者，需要终身抗癫痫治疗。也可能遗留神经功能缺损，如持续性精神障碍，瘫痪，听力丧失。

预防

　　急性脑膜炎患者（尤其是脑膜炎球菌性脑膜炎）常需隔离直至感染得到控制不再传染为止，隔离期常仅几天。多种脑膜炎疫苗接种可有效预防脑膜炎。

　　脑膜炎球菌性脑膜炎：接种疫苗有助于预防此类脑膜炎。接种对象为 2 岁儿童和免疫功能低下的老年人。还推荐下列人群接种：

- 青少年
- 住校学生
- 部队的新兵
- 反复接触此细菌的人群

　　该疫苗也同样用于有流行征兆的类似于军营这样相互接触的人群。患者家人，医务人员及其与脑膜炎球菌性脑膜炎有密切接触者，都应预防性使用抗生素（口服利福平、环丙沙星或注射头孢曲松钠）。

　　肺炎链球菌脑膜炎：常规给儿童注射疫苗有助于防止感染。

某些非感染性脑膜炎的原因

类　　型	举　　例
脑部病变	从身体其他部位扩散到脑的癌症（如白血病，淋巴瘤，黑色素瘤，乳腺癌或肺癌）；结节病；白塞氏综合征；颅咽管瘤
影响免疫系统功能的药物	硫唑嘌呤；环孢菌素；阿糖胞苷；免疫球蛋白静脉注射剂；OKT3；非甾体类抗炎药（NSAIDs）如布洛芬、萘普生、亚磺酰茚醋酸、甲苯酰吡啶乙酸
其他药物	抗生素（如环丙沙星、异烟肼、青霉素、复方新诺明、其他磺胺类药）；卡马西平；非那吡啶；雷尼替丁
药物鞘内注射入蛛网膜下腔*	抗生素；化疗药物；造影剂；麻醉剂
疫苗	百日咳疫苗；狂犬病疫苗；天花疫苗

* 蛛网膜下腔是位于脑和脊髓被膜之间的组织间隙，内有脑脊液

流感嗜血杆菌性脑膜炎：流感嗜血杆菌性脑膜炎曾经是儿童中最常见的脑膜炎。现在，儿童常规接种 B 型流感嗜血杆菌疫苗，该疾病已几近消亡。

慢性脑膜炎

慢性脑膜炎是指病程缓慢进展且持续一个月或更长时间的蛛网膜下腔（位于脑和脊髓被膜层组织内）的炎症。

- 患者可有发热、颈项强直、头痛、复视或行走困难或精神恍惚等症状。
- 为明确诊断，需做头部影像学和腰穿检查。
- 针对病因治疗。

蛛网膜下腔位于脑和脊髓被膜中层（蛛网膜）和薄薄的内层（软脑膜）组织（软脑膜）之间（脑膜）。

慢性脑膜炎的临床表现与急性细菌性脑膜炎类似，但病因不同，疾病进展更缓慢，通常在数周和数月以上而不是几个小时和几天。如果症状在一个月或更长时间，则为慢性脑膜炎。

原因

慢性脑膜炎通常由感染引起，最常见的是结核杆菌。

传染性生物体侵入脑或蛛网膜下腔，并在其内缓慢繁殖数周或数月。这些病原体包括可引起结核病的结核杆菌、梅毒和真菌如新型隐球菌或粗球孢子菌等。真菌感染常见于人类免疫缺陷病毒（HIV）携带感染者或获得性免疫缺陷综合征（AIDS）患者。

治疗不彻底，致病菌未被抗生素完全消灭的急性细菌性脑膜炎可能演变成慢性脑膜炎。

非感染性疾病也可引起慢性脑膜炎。如结节病、某些癌症如白血病，淋巴瘤，脑肿瘤以及由身体其他部位扩散（转移）到脑部的某些癌症（如乳腺癌或肺癌）等。

蛛网膜下腔内注入化疗药物（如甲氨蝶呤），常用于预防器官移植后排异反应的药物（如环孢菌素和

OKT3），甚至非甾体类抗炎药（NSAIDs）如布洛芬，可引起轻至中度脑膜炎，持续数天至数周。如果重复治疗，病程持续时间更长。

症状

慢性脑膜炎的症状与急性细菌性脑膜炎的症状相似，只是慢性脑膜炎的病程进展缓慢，常为数周而非数天。慢性脑膜炎时，体温升高没有急性细菌性脑膜炎时高。

常见头痛，精神恍惚，颈项强直，背痛。患者可有行走困难，乏力，针刺感，麻木，面瘫，还常见复视。当脑膜炎侵犯到颅神经（直接从脑部发出分布到头部、颈部、躯干）时，可出现面瘫和复视。

诊断

为明确诊断，应做腰穿（腰椎穿刺）检查脑脊液，头颅计算机断层扫描（CT）或磁共振成像（MRI）检查。

通过脑脊液检查可区分急、慢性脑膜炎。慢性脑膜炎时，脑脊液中白细胞数量高于正常，但低于急性细菌性脑膜炎的数量。急、慢性脑膜炎时的白细胞类型也各不相同。引起慢性脑膜炎的某些感染源如真菌新型隐球菌在显微镜下便可检出，但许多细菌如结核杆菌在显微镜下则很难被检出。

常把脑脊液送实验室检查。如有微生物存在，脑脊液培养可见微生物生长并可鉴定菌种。但是培养常需数周时间。目前，常用一些能较快提供检测结果的特殊检测技术来识别真菌、导致结核病的细菌和梅毒。例如，聚合酶链反应（PCR）技术能扩增基因片段，识别导致结核杆菌感染之细菌独特的 DNA 序列。

若怀疑为其他病因时，应有针对性地做脑脊液的相关检查，如怀疑为脑转移瘤时，应在脑脊液中寻找癌细胞。

治疗

应做病因治疗。如由结节病引发的慢性脑膜炎常需用皮质类固醇激素（如泼尼松）治疗数周。由癌症引起

的慢性脑膜炎需化疗、放疗或两者联合治疗。化疗药物是通过 Ommaya 泵直接注入蛛网膜下腔。把这个装置植入头皮下，通过小导管将药物在数天或数周内，缓慢地注入脑周围腔隙。

慢性感染性脑膜炎的治疗需根据病原微生物而定。慢性真菌性脑膜炎常用静脉滴注或口服抗真菌药物治疗。两性霉素 B、氟胞嘧啶和氟康唑最常用。感染难以控制时，可通过反复脊椎穿刺或应用 Ommaya 泵将两性霉素 B 直接注入脑脊液。慢性新型隐球菌性脑膜炎时，常需联合应用两性霉素 B 和氟胞嘧啶。

无菌性脑膜炎

无菌性脑膜炎是指常规检查未检测到细菌的蛛网膜下腔（位于脑和脊髓被膜层组织内）的炎症。

■ 时常出现于消化道的各种病毒是最常见致病病原体。

■ 头痛、颈项强直、发热和恶心可持续数天。

■ 腰穿，脑脊液标准测试提示炎症，但又检测不到致病菌，便可诊断为无菌性脑膜炎。

■ 对乙酰氨基酚和输液可缓解症状，但其他治疗需依病因而定。

无菌性脑膜炎时，炎症发生在脑和脊髓被膜的中层和内层组织（脑膜）之间的间隙，这个间隙称为蛛网膜下腔，为脑脊液通道，内有脑脊液在脑和脊髓表面循环流动。

原因

无菌性脑膜炎常由病毒引起，偶尔也可由其他原因引起。如不进行全面检测，则无法明确病因。

病毒：有些病毒可直接感染脑膜和脑组织周围的蛛网膜下腔而引起爆发性脑膜炎。最常见的病毒有：

■ 肠道病毒（通常存在消化道内），如艾柯病毒和柯萨奇病毒

■ 虫媒病毒（常为西尼罗河病毒）

由这些病毒引起的感染可发生流行。

由其他病毒直接感染引起的无菌性脑膜炎则多为单个病例（散发病例），包括单纯疱疹病毒、EB 病毒、人类免疫缺陷病毒（HIV）、水痘-带状疱疹病毒（产生水痘）、麻疹病毒。在世界各地，脑膜炎的常见病因是麻疹病毒。但在美国，由于广泛接种麻疹疫苗，麻疹病毒已不是脑膜炎的常见病因。Mollaret 脑膜炎时，无菌性脑膜炎反复发作，系由 2 型单纯疱疹病毒引起，后者是绝大多数生殖器疱疹的病因。导致脑炎的病毒常可不同程度地引起脑膜炎。

细菌：有时很难确定引起脑膜炎的病原体，此时也可诊断为无菌性脑膜炎，如莱姆病、梅毒、结核病。

其他情况：无菌性脑膜炎还可由下列病因引起：

■ 真菌

■ 某些非感染性疾病

■ 某些药物，特别是影响免疫系统功能的药物

■ 对某些疫苗的反应，如百日咳疫苗或狂犬病疫苗

■ 在蛛网膜下腔注射药物或造影剂（用于治疗或诊断）

症状

脑膜炎症状常出现在一次症状轻微的类似流感或病毒感染之后或与之同时出现。这些症状常为全身性症状，包括发热，全身不适（不舒服），咳嗽，肌肉酸痛和头痛。

通常，无菌性脑膜炎的症状与细菌性脑膜炎的症状相似（如发热、头痛、呕吐、神情呆滞、颈项强直）。但是，患者也可以表现的不典型，可以没有发热，尤其是其病因并非是感染时。

多数人在 1~2 周内康复。

诊断

一旦怀疑脑膜炎，常需做腰穿（腰椎穿刺）留取脑脊液标本进行标准检查，包括确定脑脊液中白细胞数量和分类，是否有细菌生长（脑脊液培养）。当脑脊液白细胞数升高（提示炎症）且常规检查未能查见致病菌时，可诊断无菌性脑膜炎。

通常情况下，常规检查不包括病毒培养，因病毒培养费时且技术难度大（肠道病毒是个例外，可做培养）。作为替代，聚合酶链反应（PCR）技术常用于检测脑脊液和血液中的病毒（如疱疹病毒和 HIV 病毒），测定脑脊液和血液中病毒抗体滴度。在病初和病程 3~4 周后测定病毒抗体滴度，然后比较 2 次测定结果。如果脑脊液中抗体滴度升高明显高于血液中抗体滴度升高，则很可能是病毒引起的脑膜炎。如果脑脊液和血液中抗体滴度升高大致相同，则很可能是病毒感染，但并未引起脑膜炎。

治疗

如果病因明确，应做病因治疗。例如，如确诊为莱姆病、梅毒或结核病，则应选用特异性抗生素治疗。如为癌症，则视具体情况而定，可手术治疗，放疗或化疗。如是由药物引起，则应立即停药或减量。大多数病毒感染无需抗病毒治疗，可自愈。但是，良性复发性无菌性脑膜炎（Mollaret 脑膜炎）需用阿昔洛韦治疗，巨细胞病毒感染需用更昔洛韦治疗。

如果医生在最初的检查中怀疑是无菌性脑膜炎，但又不能排除细菌性脑膜炎时，可当作细菌性脑膜炎来处理，同时给予多种抗生素治疗，而不必等待检查结果。如果脑脊液中没有检测到任何细菌，且脑脊液中糖、蛋白质和白血细胞数提示是无菌性脑膜炎，则停用抗生素。

对症治疗而不必考虑病因。口服对乙酰氨基酚或口服或静脉注射补充液体可缓解头痛和发热。

狂 犬 病

狂犬病是通过动物传播的脑部病毒感染性疾病，可

引起脑和脊髓炎症。一旦病毒侵犯到脑和脊髓,则可危及生命。

- 当人们被感染病毒的动物,通常是野生动物咬伤时,则狂犬病病毒被传播给人类。
- 患狂犬病时,可出现烦躁不安、精神混乱和瘫痪。
- 皮肤活检可检测到病毒。
- 立即清洗伤口,注射狂犬病疫苗和免疫球蛋白可预防感染。

狂犬病病毒从入口(通常是咬伤处)沿着神经侵入脊髓,接着进入脑部,并在此繁殖。然后,又从脑和脊髓沿着另外的神经被传播至唾液腺,进入唾液。一旦狂犬病病毒侵犯到脊髓和脑部,常可危及生命。然而,病毒从伤口迁徙到脑部至少需要10天,常需30~50天(迁徙时间长短取决于咬伤部位)。在此期间,可以采取各种措施阻止病毒迁徙,防止患者死亡。

据估计,全球每年约有55 000人死于狂犬病,其中大多数发生在亚洲和非洲的农村地区。在美国每年也有极少数人死于狂犬病。

原因

在全世界,许多野生动物物种和家养动物物种都可感染狂犬病病毒。患狂犬病的动物可在数周内死亡,疾病的传播便发生在它们死亡之前。

狂犬病病毒存在于感染动物的唾液中,被感染动物咬伤,便可感染狂犬病病毒,被感染动物舔舐而感染者罕见。狂犬病病毒不能穿越完整的皮肤,只能通过穿刺孔或其他皮肤破损处,或通过口、鼻吸入含病毒的空气播散飞沫进入人体(如吸入感染了狂犬病病毒的蝙蝠洞里的尘埃)。

许多哺乳动物,如狗、猫、蝙蝠、浣熊、臭鼬、狐狸,都是人类狂犬病的传播源。啮齿类动物(如仓鼠、豚鼠、沙鼠、松鼠、花栗鼠、大鼠、老鼠),家兔和野兔罕见狂犬病。在美国,尚无由这些动物导致人类狂犬病的报道。狂犬病不影响鸟类和爬行动物。

在美国,因接种疫苗已基本上消除了犬类狂犬病,狂犬病几乎都来源于野生动物,通常是蝙蝠。很多情况下,蝙蝠咬伤易被忽视。因狂犬病而死亡的病例绝大多数系被感染的蝙蝠咬伤所致。

在过去30年中,全世界绝大多数狂犬病患者是被患狂犬病的野生动物咬伤引起的。拉丁美洲、非洲、亚洲和中东的大多数国家(在这些国家很少给狗接种狂犬病疫苗),患狂犬病的狗相当多,这些狗是人类因狂犬病而死亡的主要原因。

症状

被咬伤的伤口处可有疼痛或麻木,蝙蝠咬伤通常没有症状。

当狂犬病病毒侵犯到脑或脊髓时,才出现狂犬病症状。从被咬伤到病毒侵犯到脑和脊髓常需要30~50天

的时间,但这个时间间隔可以从10天~1年以上。被咬部位越接近大脑(如脸部),症状出现得越早。

狂犬病的首发症状常常是发热、头痛、浑身不适(不舒服)。大多数人可出现烦躁不安、精神恍惚、无法控制的兴奋、行为怪异;还可出现幻觉和失眠,唾液分泌明显增多。当病毒侵犯到脑部控制吞咽、语言和呼吸的脑组织时,可出现咽喉部肌肉痉挛,患者极其痛苦。一阵微风拂过或饮水动作都可触发痉挛。因此,狂犬病人不能饮水。由于这个原因,该病有时称为恐水症(恐惧水)。

当病变侵犯到脑部时,患者更加恍惚和焦虑,最终昏迷、死亡。死亡原因可能是气道堵塞、抽搐发作、衰竭及全身瘫痪。

> **？你知道吗……**
>
> 在美国,被兔子和最小的啮齿动物——如仓鼠、沙鼠、松鼠、大鼠和鼠咬伤——几乎都不需要接种狂犬病疫苗。
>
> 在美国,蝙蝠是导致人类狂犬病死亡的主要原因。

20%患者的首发症状是被咬肢体瘫痪,接着瘫痪累及全身。思维常不受影响,也不出现狂犬病的其他症状。

诊断

当患者出现头痛,精神恍惚和狂犬病的其他症状时,特别是如果患者有被动物咬伤或蝙蝠接触史(如他们正在探索一个洞穴),医生应怀疑狂犬病。然而,很多狂犬病患者并没有意识到自己已被动物咬伤或接触过蝙蝠。采集皮肤标本(常在颈部)在显微镜下检查(皮肤活检)以确定是否有病毒存在。还应在唾液和尿液中查找病毒。通过腰穿(腰椎穿刺)取得脑脊液标本并送检。运用通过扩增基因拷贝,识别细菌独特DNA序列的聚合酶链反应(PCR)技术,在不同时间多次采集体液标本送检,可增加检测到病毒的机会。

治疗

出现症状后,治疗没有任何作用。事实上,狂犬病毒感染都是致命的。治疗只是缓解症状,尽可能减轻患者的痛苦。

预防

被动物咬伤前:最好避免被动物,尤其是野生动物咬伤。不要接近陌生的宠物和野生动物。野生动物感染狂犬病后,症状常不明显,但它们的行为可出现明显的异常,如:

- 当人们接近时,野生动物没有表现出恶意攻击、胆怯或害怕的反应。
- 夜行动物(如蝙蝠,臭鼬,浣熊和狐狸)在白天外出活动。

- 蝙蝠发出异常的噪声或飞行困难。
- 动物在未被激怒的情况下出现伤人。
- 动物出现虚弱或烦躁和恶意攻击行为。

对可能患有狂犬病的动物,不要抱它或尝试帮助它,患病动物容易伤人。如果动物生病,人们应立即致电当地卫生部门,请他们帮助解决。

对可能接触狂犬病病毒的人群应在开始工作前就接种狂犬病疫苗。这些人群包括兽医,处理可能患有狂犬病的动物的实验室工作人员,在狂犬病广泛存在的发展中国家居住或逗留超过 30 天者,蝙蝠洞穴探索者等。接种疫苗在一定程度上对大多数人能起到保护作用。然而,随着时间推移,其保护作用将逐渐减弱。对可能持续接触狂犬病病毒的人群,应每 2 年注射一次强化剂量的疫苗。

被动物咬伤后:应立即清洗伤口,用肥皂和水彻底清创,较深的穿刺伤要用自来水冲洗,并立即就医。医生会用一种叫氯化苯甲烃铵的防腐剂进一步清理伤口,还可能对伤口边缘进行清理。

医生还要确定被咬者染上狂犬病的可能性。早期诊断决定非常重要,因为如果给予及时、恰当的处理,常常可以避免狂犬病发生。

迄今没有任何一种检测手段能够在被动物咬伤后立刻确定被咬者是否已感染上狂犬病病毒。因此,只能通过给那些被动物咬伤的人注射免疫球蛋白或疫苗来预防狂犬病。由抗狂犬病病毒抗体组成的狂犬病免疫球蛋白具有即时保护作用,但作用持续时间短暂。狂犬病疫苗可刺激机体产生狂犬病病毒抗体,虽起效缓慢但持续时间长。

是否注射疫苗或免疫球蛋白取决于人们以前是否已接种过狂犬病疫苗以及咬人动物的种类和它咬人时的状态。医生可根据以下情况决定:

- 咬人的动物是狗、浣熊或其他动物?
- 咬人的动物是否有病?
- 动物攻击人时是否被激怒?
- 咬人的动物是否便于观察?

对需要预防性治疗且没有接种过疫苗的被咬者,应立即注射狂犬病免疫球蛋白和狂犬病疫苗(第 0 天)。如有可能,可在伤口周围注射免疫球蛋白。应在被咬后的第 3、7、14 和 28 天分别再次注射免疫球蛋白。注射部位常仅有轻微的疼痛和肿胀,罕见严重过敏反应。

如果被咬者曾接种过狂犬病疫苗,则发病风险降低,但仍须及时清理伤口并立即注射狂犬病疫苗,并在第 3 天再注射一次。

哪些人需要接种狂犬病疫苗?

在美国,是否给被咬者注射狂犬病疫苗主要根据咬人动物的种类和动物咬人时的状态。

咬人动物是宠物狗、宠物猫或宠物雪貂:如动物呈现健康状态,可先观察 10 天,在咬人动物出现狂犬病症状前,暂不注射疫苗。一旦咬人动物出现任何提示狂犬病的症状,应立即给被咬者注射狂犬病疫苗。对出现狂犬病症状的动物处死(安乐死)并对其脑组织进行狂犬病毒检测。如果 10 天后咬人动物仍然健康,提示它在咬人时没有感染狂犬病,则无需注射疫苗。

如果咬人动物患有或疑似患有狂犬病,应立即注射狂犬病疫苗。

如咬人动物的健康状况无法确定,如动物逃走了,可公共卫生机构咨询以确定得狂犬病的可能性以及确定是否要接种疫苗。

被臭鼬、浣熊、狐狸、其他食肉动物及蝙蝠咬伤的人群:这类动物常被认为患有狂犬病,除非检测证明它们体内没有狂犬病病毒。通常,应给被咬者立即接种疫苗。不推荐对野生动物 10 天观察期。

由于人们常常忽视被蝙蝠咬伤,因此,只要有被蝙蝠咬伤的可能,就应接种狂犬病疫苗。例如,醒来时发现房间有蝙蝠,就应该接种狂犬病疫苗。

被家畜,大、小啮齿动物(如土拨鼠和海狸)、家兔或野兔咬伤的人群:每一次咬伤都是一次单独事件,都应到公共卫生机构咨询。被仓鼠、豚鼠、沙鼠、松鼠、花鼠、大鼠、小鼠及其他小啮齿类动物、野兔咬伤的人,几乎都不需要接种狂犬病疫苗。

脑　炎

脑炎系指脑部炎症,发生于病毒直接感染脑组织或由病毒或其他因素触发的脑部炎症。脊髓也可受累,则称为脑脊髓炎。

- 患者可出现发热、头痛、抽搐,也可能会感到嗜睡、麻木或精神恍惚。
- 常需做头部磁共振成像和腰穿检查。

- 治疗包括对症治疗和使用抗病毒药物。

脑炎的发生有下列途径:

- 病毒直接感染脑组织
- 前期感染病毒再次激活导致脑损伤
- 病毒或疫苗触发的反应使免疫系统攻击脑组织(自身免疫反应)

感染可直接导致脑炎并可导致流行,偶尔为孤立病例(散发)。

流行性脑炎:在美国,由虫媒病毒引起的脑炎是最常见的流行性脑炎。虫媒病毒常通过蚊子、跳蚤及蜱虫等节肢动物的叮咬传播(虫媒病毒是以节肢动物为传播媒介的病毒的简称)。节肢动物叮咬感染虫媒病毒的动物而感染上虫媒病毒。许多家畜和鸟类都是该虫媒病毒携带者。

当蚊虫和感染虫媒病毒的动物数量增加时,虫媒毒感染才会在人群中形成周期性流行。温暖季节容易被蚊子和蜱虫等节肢动物叮咬,容易发生虫媒病毒感染流行。感染从节肢动物传播到人,人群之间不会相互传播。

许多虫媒病毒都可引起脑炎。通常以首次发病的地方或携带病毒的动物种类来命名脑炎。

在美国,由蚊子传播的脑炎包括以下几种类型:

- 拉克罗斯脑炎由拉克罗斯病毒(也称为加利福尼亚病毒)引起。中西部地区最常见,但各地都有发病。儿童占大多数。很多病例症状轻微而漏诊,不到1%的感染者死亡。
- 东部马脑炎主要发生在美国东部。年幼儿童和55岁以上人群是其主要感染对象。在1岁以下儿童,可引起严重症状和永久性神经或脑损伤,一半以上感染者死亡。
- 西尼罗河病毒性脑炎一度仅见于欧洲和非洲,1999年在纽约地区首次发现。现在,已蔓延到美国各地。数种鸟类是该病毒的宿主。此型脑炎主要见于老年人。不到1%的西尼罗河病毒性脑炎患者发展成西尼罗河热,约10%的西尼罗河病毒性脑炎患者死亡,而有西尼罗河热的患者常常完全康复。
- 圣路易斯脑炎遍及整个美国,尤其是在东南地区(包括佛罗里达州)、得克萨斯州和中西部各州。约每10年发生一次流行,但现在已罕见。
- 西部马脑炎可遍及整个美国。但不知何故,自1988年以来已基本上消失。西部马脑炎可见于各个年龄段,但以1岁以下儿童为主。

在世界其他地方,脑炎可以由与虫媒病毒相关的其他病毒引起,如委内瑞拉马脑炎、日本脑炎,两者都是由蚊虫传播的。

散发性脑炎:在美国,散发性脑炎通常由1型单纯疱疹病毒引起。单纯疱疹病毒性脑炎约占脑炎的三分之一以上。一年中任何时候都可发病,不及时治疗,可危及生命。人类免疫缺陷病毒(HIV)可引起缓慢进展的脑部炎症,导致HIV相关脑病(也称为HIV相关或艾滋病痴呆)。

前期感染被重新激活:1型单纯疱疹病毒、水痘-带状疱疹病毒(可引起水痘),引起麻疹的病毒(常在发生麻疹后数年内出现致命性亚急性硬化性全脑炎)激活可导致脑炎。激活后的感染可严重损害脑组织。

自身免疫性脑炎:病毒感染或接种疫苗后,机体免疫系统有时会攻击包裹于脑和脊髓内神经纤维表面的被膜组织(称之为髓鞘),这是因为髓鞘表面的蛋白和病毒蛋白类似,其结果是导致神经传导速度缓慢,由此产生的疾病称为急性播散性脑脊髓炎,其症状与多发性硬化类似,与后者不同的是病程不会反复发作。最常见的病毒有E-B病毒、巨细胞病毒和单纯疱疹病毒。

症状

脑炎症状出现之前,患者可有消化道症状如恶心、呕吐、腹泻和腹痛,也可有普通感冒或流行性感冒症状如咳嗽、发热、喉咙痛、流涕、淋巴结肿大及肌肉酸痛。

脑炎的症状包括:

- 发热
- 头痛
- 人格改变或精神恍惚
- 抽搐发作
- 瘫痪或肢体麻木
- 思睡并逐渐进展为昏迷,甚至死亡

患者可有呕吐、颈强直,但这些症状较少见,也没有脑膜炎时严重。

单纯疱疹病毒性脑炎初期,可表现为头痛、发热、流感样症状。也可出现抽搐发作,有时伴嗅到怪味、生动的闪电样回忆或突然的情感爆发。随着病情进展,患者逐渐出现精神恍惚、语言及记忆障碍、反复抽搐,最终进入昏迷状态。

人类免疫缺陷病毒相关脑病可导致渐进性人格改变、协调障碍和痴呆。

如累及脊髓,可出现躯体和肢体麻木和无力,具体症状取决于脊髓受累部位,还可出现膀胱括约肌和直肠括约肌控制困难。如感染严重,可出现感觉丧失、瘫痪及膀胱括约肌和直肠括约肌失控。

> **? 你知道吗……**
> 感染麻疹或水痘很长时间以后,这些病毒仍可被重新激活,引发脑部炎症。

诊断

根据患者症状,特别是在有流行趋势时,应怀疑脑炎。磁共振成像(MRI)检查显示脑内典型异常病灶,可确诊为脑炎。如果没有MRI,可做计算机断层扫描(CT)检查。CT检查有助于排除其他能引起类似症状的疾病(如脑卒中、脑肿瘤),检出那些做腰穿检查有风险的疾病。

腰穿(腰椎穿刺)取得脑脊液样本。脊髓液中常含有白细胞、红细胞或两者都有。为了明确致病病毒,应采集患者病初及恢复期血液和脑脊液样本并测定其病毒抗体滴度。若脑脊液中抗体滴度的增高大于血液中抗体滴度的增高,则可确诊为该病毒引起的病毒性脑炎。为了更方便地查找致病病毒,有时采用脑脊液病毒生长(培养)技术。肠道病毒易于培养,大多数其他病毒则不易培养。

如怀疑是单纯疱疹病毒性脑炎,常用聚合酶链反应(PCR)技术来确定病毒。PCR可检测单纯疱疹病毒的遗传物质。及时明确单纯疱疹病毒非常必要,因为由单纯疱疹病毒引起的脑炎病情凶险,甚至可致命。罕见情况下,可取少量脑组织标本在显微镜检查(活检)以确定致病病毒是单纯疱疹病毒或是其他微生物。

治疗

如不能排除单纯疱疹病毒性脑炎,应给予抗病毒药物阿昔洛韦治疗。阿昔洛韦对单纯疱疹病毒和带状疱疹病毒有效。通常情况下,应同时给予多种抗生素联合治疗,以防细菌性脑炎。巨细胞病毒性脑炎可用更昔洛韦治疗。

对人类免疫缺陷性病毒相关脑病,可联合应用促进免疫功能、延迟感染进展及其他并发症,包括痴呆的药物。

对其他病毒和其他原因引起的感染,目前尚无特异性治疗。治疗常涉及症状治疗,如果需要,提供生命支持,直到症状减轻,约需1~2周时间。

淋巴细胞性脉络丛脑膜炎

淋巴细胞脉络丛脑膜炎是由沙粒病毒引起的流感样疾病,常伴脑膜炎。脑和脊髓被膜组织出现炎症时便发生脑膜炎。

■ 由啮齿动物通过被污染的灰尘或食物把病毒传播给人。

■ 感染可以没有任何症状或仅表现为流感症状或表现为脑膜炎。

■ 如怀疑脑膜炎,应进行腰穿检查。

■ 治疗目的是缓解症状。

■ 绝大多数患者完全康复。

引起淋巴细胞脉络丛脑膜炎的沙粒病毒通常存在啮齿类动物,尤其是灰色家鼠和仓鼠体内。这些动物常终生携带病毒,并通过尿液、粪便、精液、鼻腔分泌物把病毒排出体外。人类大多是接触了被这些排泄物污染的尘土和食物而患病。秋、冬季节,这些野生的啮齿类动物常到室内御寒,因此易于发病。

症状

多数患者没有症状或症状轻微。如果出现症状,常可分为两个阶段。

首先,感染病毒后5~10天内出现流感样症状。典型者可出现发热,体温波动在101~104℉(38.3~40℃),有时伴寒战。患者感全身不适(不舒服)、恶心、轻微头晕、

乏力。可出现肌肉疼痛,强光刺激可加重眼球后疼痛,食欲不振。还可出现咽喉疼痛。5天~3周后,流感样症状可能会消退1~2天。

第二阶段,流感样症状复发并出现其他症状,如肘、指关节疼痛、肿胀、睾丸发炎、肿胀、疼痛,还可出现脱发、呕吐。发生脑膜炎时,可出现头痛、颈强直,但与急性细菌性脑膜炎相比,症状较轻。

多数脑膜炎患者能够痊愈。但是,每隔数月可周期性地出现头痛、发热。

诊断

病初,表现类似流感,所以一般不做检测。

若出现脑膜炎症状时,应做脊椎穿刺(腰穿)抽取脑脊液样本送检。如是淋巴细胞性脉络丛脑膜炎,脑脊液中常出现大量白细胞,以淋巴细胞为主。还应抽取血液标本送检。

如在患者的血液和脑脊液样本中分离到病毒或检测到病毒抗体,便可诊断本病。

治疗

目前尚无特异性治疗,仅能对症治疗,直到病情缓解——常在1~2周内缓解。

进行性多灶性白质脑病

进行性多灶性白质脑病是由JC病毒引起的一种罕见的脑部感染性疾病。

■ 免疫功能低下者最易患此病。

■ 患者可逐渐出现笨拙,语言障碍和部分性失明(弱视),精神功能快速衰退。

■ 常在9个月内死亡。

■ 常需进行头部影像学和腰穿检查。

■ 治疗导致免疫功能低下的原发病可能有所帮助。

进行性多灶性白质脑病由JC病毒(与克雅氏病无关)感染所致。常在儿童期感染JC病毒。多数成人为JC病毒携带者但并不发病。病毒潜伏在体内,一旦出现某些情况(如免疫系统受损)可刺激病毒使之重新被激活,并开始繁殖。因此,本病主要发生在因病免疫功能受损的人群,这些疾病包括白血病、淋巴瘤、获得性免疫缺陷综合征(AIDS)以及使用抑制免疫系统功能的药物(免疫抑制剂)的人群。免疫抑制剂常用于预防器官移植后排斥反应或治疗自身免疫性疾病,如系统性红斑狼疮(狼疮)或多发性硬化症。

症状

JC病毒被激活前没有任何症状。

起病缓慢,但病情常迅速恶化。临床症状变化多端,取决于受累的脑组织。约2/3的患者出现精神功能衰退并迅速进展为痴呆,说话变得越来越困难。患者可出现部分性失明(弱视),行走困难。罕见头痛和抽搐发作。

患者常在症状出现后 1~9 个月内死亡,少数患者病程稍长(约 2 年)。

诊断

免疫功能低下患者出现症状进行性恶化时,应考虑本病。应做头颅磁共振成像(MRI)检查,常可发现脑部异常,有助于诊断。

腰穿(腰椎穿刺)取得脑脊液标本,应用聚合酶链反应(PCR)技术检测脑脊液中 JC 病毒。有时患者直到死亡后经脑组织检查才能够确诊。

治疗

尚无有效治疗方法。然而,治疗导致免疫功能低下的原发病可延长患者寿命。如是 AIDS 患者,可用高活性抗逆转录病毒治疗。

如果患者服用免疫抑制剂,停药减轻进行性多灶性白质脑病的症状。

脑 脓 肿

脓液局限在脑组织内称为脑脓肿。

- 来自头部其他部位的感染、血液感染或感染伤口的细菌进入脑部便可引起脑脓肿。
- 可出现头痛、嗜睡、恶心、一侧肢体无力和抽搐发作。
- 必需做脑部影像学检查。
- 给予抗生素治疗,有时需要手术治疗。

脑脓肿相当罕见。它可由来自头颅其他部位(如牙齿、鼻腔、耳部)的感染蔓延而致,或由身体其他部位的感染经血液侵犯到脑部所致。脑穿通伤后细菌进入脑组织也可形成脑脓肿,包括脑部手术继发细菌感染后形成的脓肿。

许多细菌,包括金黄色葡萄球菌和脆弱类杆菌都可引起脑脓肿。原生动物如弓形虫、真菌如曲霉菌引起的脑脓肿常见于免疫功能低下的人群。某些疾病可使机体免疫功能下降,如人类免疫缺陷病毒(HIV)感染可导致获得性免疫缺陷综合征(AIDS)。抑制免疫系统功能的药物也可使机体免疫功能下降,这类药物常用于预防器官移植后的排斥反应、癌症或自身免疫性疾病。

脑脓肿周围脑组织内液体积聚,可导致周围脑组织肿胀及颅内压增高。脓肿越大,脑肿胀越明显,颅内压也越高。如果脓肿渗漏、破溃,脓液进入到脑脊液,可导致急性脑膜炎。

症状

依据脑脓肿的部位、大小及脓肿周围脑组织炎症和水肿程度,脑脓肿的临床表现各异。可出现头痛、恶心、呕吐、异乎寻常的思睡,然后陷入昏迷(常出现于颅内压持续增高的情况下)。可能出现抽搐发作、一侧肢体无力,或思维障碍。症状可持续进展数天或数周。病初可出现发热和寒战,随后消失。

诊断

怀疑脑脓肿时,运用称之为钆的物质做磁共振成像(MRI)增强扫描是最好的诊断方法。钆是一种顺磁性造影剂,静脉注入血管后,可聚集在血脑屏障遭受破坏的脑损伤区。换句话说,血脑屏障已经丧失了高选择性地允许分子从血液进入脑组织的能力(钆对人体没有伤害)。此外,应用一种在 X 射线下可视造影剂(不透 X 线造影剂),计算机断层扫描(CT)也有助于诊断。MRI 具有较高的分辨率并能显示早期病灶,因而优于 CT。然而,脑部肿瘤和脑卒中与脑脓肿相似,还需做其他检测以明确诊断。磁共振波谱分析,一种特殊的磁共振成像,可区分脓肿(含死亡或濒死脑组织)和肿瘤(含复制活跃的细胞)。

为确定致病菌,可用穿刺针抽取脓液,将脓液放在显微镜下寻找致病菌并送实验室做细菌生长(培养)试验以查明致病菌。脓肿穿刺要在 MRI 或 CT 引导下进行,这个操作(称立体定向穿刺或活检)需要一个框架附在颅骨上,这种框架可提供参考穿刺点,以便医生在 MRI 或 CT 引导下将穿刺针精确插入脓腔。

治疗

若不应用抗生素及进行必要的手术治疗,脑脓肿可致命。最常用的抗生素是头孢菌素(如头孢噻肟、头孢曲松钠)、万古霉素或奈夫西林、甲硝唑,通常抗生素使用 4~6 周,每 2 周复查 MRI 或 CT 以观察疗效。若脓肿没有缩小,必须做穿刺引流术(采用立体定向技术引导穿刺),或进行开颅手术彻底切除脓肿。患者恢复得快慢取决于手术成功程度、脓肿数量及患者的免疫系统功能。如果免疫功能低下患者感染弓形虫或真菌性脑脓肿,则须终生服用抗生素。

应积极治疗脑脓肿后的脑肿胀和颅内压增高,以免造成永久性脑功能损害。可使用皮质类固醇激素如地塞米松和其他减轻脑肿胀、降低颅内压的药物如甘露醇。

为防止抽搐发作,可给予抗癫痫药物。

硬膜下脓肿

硬膜下脓肿是指脓液聚集在脑膜最外层(硬脑膜)的下方而不是脑部。

硬膜下脓肿是指在脑部被膜组织(脑膜)的外层(硬脑膜)和中层(蛛网膜)之间形成的脓肿。

鼻窦感染、严重耳部感染、颅脑外伤、涉及颅脑的外科手术或血液感染都可导致硬膜下脓肿。引起硬膜下脓肿的致病菌与引起脑脓肿的致病菌相同。5 岁以下儿童患脑膜炎时,常伴硬膜下脓肿。

和脑脓肿一样,硬膜下脓肿可引起头痛,嗜睡,抽搐发作及其他脑功能障碍的体征。病情可在数天内迅速进展,如不治疗,病情可迅速恶化直至昏迷和死亡。

诊断和治疗

磁共振成像（MRI）或计算机断层扫描（CT）检查时，应用造影剂增强可发现硬膜下脓肿。腰穿检查对诊断帮助不大且有风险。在婴儿，有时可用穿刺针通过囟门（颅骨之间薄弱处）直接插入脓肿引流脓液，减轻压力，并有助于诊断。

硬膜下脓肿必须手术引流。如果感染是由于鼻窦异常所致，在手术引流时应同时修复异常的鼻窦。还要静脉给予抗生素治疗。

寄生虫感染

在世界某些地区，脑部感染可由蠕虫或其他寄生虫引起，发展中国家和农村地区常见，美国少见。

囊虫病：由猪肉绦虫幼虫引起，是西半球最常见的寄生虫感染。当人食用了被囊尾蚴卵污染的食品后，胃分泌物可使卵孵化成幼虫。幼虫进入血液后随血流分布到全身各处，包括脑部。幼虫形成囊虫，可引起头痛和抽搐发作。囊虫蜕变和幼虫死亡可触发炎症反应，脑肿胀以及诸如头痛，抽搐发作，人格改变，精神障碍等症状。

有时，囊虫阻断脑脊液在脑内腔室（脑室）流动，使脑压增高，这种状况称为脑积水。脑压增高可引起头痛，恶心，呕吐和嗜睡。

磁共振成像（MRI）或计算机断层扫描（CT）常可显示囊肿，但仍需血液和脑脊液检查以明确诊断。

常用阿苯达唑或吡喹酮治疗本病。皮质类固醇激素可减轻幼虫死亡所致的炎症反应。应用抗癫痫药物治疗抽搐发作。

偶尔需手术治疗——放置一个引流管（分流器）引流过量脑脊液并缓解脑积水。分流器是一根置于脑室内的塑料管，经皮下进入腹腔，引流过多的液体。还需外科手术切除囊肿。

其他感染：棘球蚴病（包虫病）和多头蚴病的感染与其他类型的绦虫幼虫。棘球蚴病可在大脑产生大的囊肿，多头蚴病类似囊虫病，产生囊肿也妨碍脑脊液流动。血吸虫病是由体内血吸虫感染所致。

棘球蚴病，多头蚴病，血吸虫病产生类似囊虫病样症状，包括抽搐发作，头痛，人格改变，精神障碍。

常根据 MRI 或 CT 结果诊断这类感染，但有时需腰穿检查。脑脊液检查可发现一种特殊类型的炎性白细胞，称为嗜酸性粒细胞。

这三种感染常需药物治疗，如阿苯达唑、甲苯咪唑、吡喹酮、噻嘧啶，但有时须手术切除囊肿。

第 118 节

朊 蛋 白 病

朊蛋白病（传染性海绵状脑病）是一种极罕见的脑部变性疾病，系由一种蛋白颗粒转换成另一种异常形式的朊蛋白颗粒后诱发。

在朊蛋白被发现之前，人们认为克-雅二氏症和其他海绵状脑病是由病毒感染引起。朊蛋白比病毒小很多，且不同于病毒、细菌和所有生命细胞，朊蛋白不含任何遗传物质。朊蛋白疾病时，一种正常蛋白质即细胞朊蛋白（PrP^c）形态发生改变，成为异常蛋白分子，称为羊瘙痒症（羊瘙痒症是首先在羊群中发现的一种朊蛋白病）朊蛋白（PrP^{sc}），即朊蛋白。接着，这种新型朊蛋白把相邻部位的 PrP^c 转变成朊蛋白且这种转变过程持续不断。当朊蛋白达到一定数量，便导致疾病。朊蛋白不会逆转成 PrP^c。

体内所有细胞都含 PrP^c，脑细胞含量最高。因此，朊蛋白病主要或者只累及神经系统。当这些蛋白质转换成朊蛋白后，常导致脑细胞细小空泡样改变，受累脑细胞逐渐死亡，整个脑组织渐渐充满空洞。在显微镜观察，脑组织标本看上去就像瑞士奶酪或海绵（因此描述为"海绵状"）。

由于携带 PrP^c 突变基因，朊蛋白病呈家族性发病倾向。突变基因使 PrP^c 分子更易转化为朊蛋白。由于有多种突变基因，每一种突变基因常导致不同的朊蛋白病，据此可将朊蛋白病分为三组：家族性克-雅氏病，致死性家族性失眠症，Gerstmann-Sträussler-Scheinker 病。

朊蛋白病可毫无原因地发生，称之为散发性，最多见于人类朊蛋白病，占朊蛋白病的 85% ~90%。

朊蛋白病也可由外源性途径感染引起，如食用了朊病毒污染的牛肉，可发生变异型克-雅氏病（vCJD，有时也称为"疯牛病"）；植入被朊蛋白污染的组织、接种被朊蛋白污染的药物或使用被朊蛋白污染的神经外科手术器械都可导致人类感染朊蛋白。除牛之外，感染朊蛋白导致一种慢性消耗性疾病的麋鹿和鹿也可以成为感染源。然而,尚无人类因这种动物慢性消耗性疾病或羊瘙痒症而感染朊蛋白的报道。感染朊蛋白后,一般在数年后出现症状。库鲁病也是获得性朊蛋白病。

朊蛋白病的常见症状包括记忆力丧失,精神恍惚,协调性丧失,肌肉抽搐,痴呆,行走困难。

朊蛋白病是致命性疾病,无有效治疗,常在数月到数年内死亡。治疗目的主要是减轻痛苦和对症治疗。采取系列措施可帮助护理者应对本病患者的痴呆症状。如可能的话,朊蛋白病患者应事先确定,想在哪种医疗机构度过余生。遗传性朊蛋白病患者的家庭成员可受益于遗传咨询。

克-雅氏病

克-雅氏病(亚急性海绵状脑病)是一种朊蛋白病,其特征为进行性精神功能退化、痴呆、肌肉抽搐(肌阵挛)和步态蹒跚。变异型 CJD 系因食用被污染的牛肉所致。

- 本病常为散发性,可因食用被污染的牛肉或在基因上获得一个异常基因而患病。
- 病初,多数表现为精神恍惚和记忆障碍,之后出现肌肉抽搐和平衡失调。
- 尽管部分患者可存活 2 年以上,但多数患者在 6 个月内死亡。
- 电生理、脑脊液及磁共振成像检查可确诊。
- 目前尚无有效治疗,但药物治疗可缓解某些症状。

散发性 CJD 最常见,全世界每年有 1/百万人口发病。多见于 50~60 岁的成年人。病因不明。

PrP^c 基因突变,正常 PrP^c 分子转化为致病性朊蛋白,导致家族性 CJD。家族性 CJD 常为遗传性,发病年龄较早,存活时间较长。

获得性 CJD 包括变异型克-雅氏病,因食用受污染的牛肉或牛肉制品而患病,常于 30 岁左右发病,而散发性克-雅氏病则常于 65 岁左右发病。目前,除了沙特阿拉伯报道 2 例异型克-雅氏病患者外,其余异型克-雅氏病仅见于欧洲,主要见于英国。在英国,通过大规模屠宰病牛,已控制了该病的传播。由于对病牛进行广泛监督和管理,新发病人数已逐步降低。

外源性克-雅氏病系由接受了患病供体提供的污染的角膜或其他组织、脑外科手术时使用了曾为 CJD 患者手术过的器械而染病。日常清洗和消毒不能破坏朊蛋白,但漂白剂有效。通过这种途径患病的可能性微乎其微。

另一个外源性因素是人脑垂体激素的应用。例如,一些儿童应用来自人脑垂体的生长激素而发病。现在,这些激素是通过基因工程生产而不是从尸体中获取,所以已不再是 CJD 的危险因素。

3 例 CJD 由输血传播。但是,这 3 例 CJD 都是通过接受已经感染了变异型朊蛋白捐献者的血液而染病。这种在医疗干预中获得的 CJD 称为医源性 CJD。

目前,还没有通过与 CJD 患者偶尔或亲密接触而患病的报道。

有关绵羊和牛

朊蛋白病可见于绵羊、山羊、牛和其他动物,如貂,麋鹿,鹿。与克-雅氏病患者一样,受累动物逐渐出现协调障碍,接着进展成痴呆。羊瘙痒症,见于绵羊的克-雅氏病,因患病绵羊常以自己的身体抵着栅栏或其他物体蹭擦并撕扯自己的毛而得名。疯牛病则因病牛明显易激惹而得名。该病可因牛食用患羊瘙痒症绵羊残部而患病。

食用被污染的牛肉或牛肉制品是人类新型克-雅氏病的病因。1996 年首次报道,称为变异型克-雅氏病(有时也称为人类的"疯牛病")。新型克-雅氏病与传统型克-雅氏病有许多不同:脑组织的病理改变不同(显微镜下)、首发症状为精神症状而非传统型克-雅氏病的记忆丧失。到 2007 年初,确诊的变异型克-雅氏病共 201 例:其中英国 165 例,法国 21 例,爱尔兰 4 例,美国 3 例(2 例在英国患病,1 例在沙特阿拉伯患病),荷兰 2 例,意大利 1 例,日本 1 例(在英国患病),加拿大 1 例(在英国患病),西班牙 1 例,葡萄牙 1 例,沙特阿拉伯 1 例。

症状

最常见的早期症状为记忆丧失和精神恍惚,类似于其他痴呆症如阿尔茨海默病。部分患者的首发症状为肌肉协调性下降。约 10%~20% 的患者起病突然,表现为头晕和复视。变异型克-雅氏病患者的首发症状往往是精神症状(如焦虑或抑郁),而不是记忆力丧失。两型 CJD 的晚期症状相似。

无论起病缓急,患者均有进行性智能减退,表现为忽视个人卫生,淡漠,易激惹等。部分患者表现为易疲劳和思睡。部分患者则表现为无法入睡。

症状出现 6 个月内,肌肉常出现快速、不自主抽搐。还可出现震颤、动作笨拙及肌肉协调性丧失。行走不稳导致步态蹒跚(与醉酒类似)。动作变迟缓。肌肉控制力损害导致姿势异常,如躯干扭曲、肢体向前或横向扭曲。肌肉伸展时可出现肌肉抽搐。容易受惊并出现异常反应,如听到一声响声时,出现夸张性弹跳动作。惊吓可诱发肌肉抽搐。与呼吸和咳嗽相关的肌肉常受累,从而增加了患肺炎的风险。常有视物模糊。

病情迅速恶化,其速度远快于阿尔茨海默病,结果导致严重痴呆。多数 CJD 患者在症状出现后 6 个月内死亡。约 10%～20% 的患者可存活 2 年以上。变异型克-雅氏病患者常能存活 1.5 年。死因常为肺炎。

外源性克-雅氏病患者，在感染后数月或数年内可无症状。变异型克-雅氏病患者在食用被污染的牛肉到发病的时间间隔为 6～12 年。

诊断和治疗

当患者出现快速认知功能衰退，肌肉抽搐，行走不稳、步态蹒跚时，常规检查已排除其他痴呆后，应考虑 CJD。如患者有典型症状且食用过英国或其他有疯牛病国家加工生产的牛肉，则可考虑为变异型 CJD。

诊断主要依靠脑电图（EEG）、脑脊髓液及磁共振成像（MRI）检查。脑电图检查可发现特殊的异常脑电活动，70% 的患者可出现这种异常改变。腰穿获取脑脊液标本，检测脑脊液中称为 14-3-3 的异常蛋白质。约 90% 的典型 CJD 患者脑脊液中出现这种蛋白质。如脑电图异常，同时脑脊液中出现 14-3-3 蛋白，则强烈支持 CJD 的诊断。脑脊液 14-3-3 蛋白阴性或缺乏典型脑电图改变并不能排除 CJD。确诊需在显微镜下，在被检脑组织标本中找到朊蛋白，或在尸体解剖时应用生化分析方法检测到朊蛋白。通常，诊断性脑活检很少做，除非是为了排除可治疗性疾病如脑炎。

目前，CJD 无法治愈，也无法减缓病程进展。这是一种致死性疾病，通常发病后在数月或数年内死亡。然而，某些药物可缓解症状。例如，抗癫痫药物丙戊酸钠和抗焦虑药物氯硝西泮可会减少肌肉痉挛。

对患者及家属的一般性支持和照顾很重要。日间护理中心、短期和长期护理对其有一定帮助。言语及职业治疗师可帮助其解决一些特殊问题。CJD 基金会应提供支持和信息服务。

致死性家族性失眠症

致死性家族性失眠症是一种罕见的、干扰睡眠和导致精神和运动功能衰退的朊蛋白病。常在数月至数年内死亡。

致死性失眠症包括遗传性或家族性两种，称为致死性家族性失眠症，由特定的 PrPc 基因突变引起。本病也可是自发的，没有基因突变，称为散发性致死性失眠症。致死性家族性失眠症和散发性致死性失眠症与其他朊蛋白病不同，因为本病主要累及脑的一个部位，即丘脑，丘脑对睡眠有重要影响。

本病常于 40～60 岁发病，也可在 30 多岁发病。病初，患者仅有轻度入睡困难，偶有肌肉抽搐、痉挛、僵硬。最终，患者无法入睡。偶见睡眠障碍不明显患者。其他症状包括心动过速和痴呆。患者多于起病后 7～36 个月内死亡。

根据典型症状和家族病史可初步诊断，基因检测可确诊。本病无有效治疗。

Gerstmann-Sträussler-Scheinker 病

Gerstmann-Sträussler-Scheinker 病是一种朊蛋白病，表现为肌肉运动不协调，伴缓慢进展的精神功能衰退。是一种致命性疾病，存活期常在 5 年左右。

和克-雅氏病一样，Gerstmann-Sträussler-Scheinker 病可见于世界各地，但远较克-雅氏病少见。发病较早（常于 40 岁发病而非 50～60 岁），病程进展较慢（平均预期生存期 5 年而非 6 个月）。本病呈家族性发病。

首发症状常常是动作笨拙和行走不稳。肌肉抽搐远没有克-雅氏病多见。接着，出现语言困难和痴呆。也可出现眼球震颤（眼球向一个方向快速运动，然后缓慢回到原来位置）、失明、耳聋，肌肉运动不协调，肌肉颤抖和僵硬。常侵犯与呼吸和咳嗽反射相关的肌肉而增加肺炎风险，患者常死于肺炎。

根据典型症状和家族史可初步诊断，基因检测可确诊。本病无有效治疗。

库 鲁 病

库鲁病是一种朊蛋白病，表现为精神功能迅速恶化和肌肉运动协调性丧失。本病常见于新几内亚高原土著先民，与同类相食仪式有关。

直到 20 世纪 60 年代初，库鲁病在新几内亚仍相当普遍。人们很可能是在食人肉仪式上感染朊蛋白的。在这个仪式上，为了表示对死者的尊重，涉及处理死亡亲属的尸体以及食用该尸体。当人们食用了感染克-雅氏病死者的被朊蛋白污染的尸体时，便染上了库鲁病。库鲁病多见于妇女和儿童，因他们常吃死者的脑组织。许多这类仪式已经废除，库鲁病也几乎灭绝。

症状包括肌肉运动协调性丧失和行走困难，肢体僵硬、肌肉阵挛。可出现异常的不自主运动，如肢体和躯干反复、缓慢扭动或快速阵挛（库鲁的意思是颤抖）。情感变化莫测，可从沮丧突然转变成愉悦，有时突然爆发大笑。最终，库鲁病患者发展为痴呆、平静、不能言语、对周围环境无反应。

多数患者于病后 3～24 个月死亡，死因常为肺炎或褥疮（压疮）。

运 动 障 碍

身体的每一个活动,从举手到微笑,都涉及中枢神经系统(脑和脊髓)、周围神经与肌肉之间复杂的相互作用,这个过程中任何一个环节受损或出现功能异常都可导致运动障碍。

根据受损性质和部位不同,可出现各种不同类型的运动障碍,罗列如下:

- 控制自主运动的脑组织受损或脑与脊髓的联系受损:受累肌肉的自主运动无力或瘫痪,伴反射增强。
- 基底节受损(脑基底部神经细胞聚集的部位,位于脑深部):出现不自主运动或运动减少,但没有肌无力和反射改变。
- 小脑受损:运动不协调。

有些运动障碍,如呃逆,持续时间短暂,很少引起麻烦。其他的,如帕金森病,常较严重,病变呈进行性,常损害患者的语言功能、手部活动、行走、站立时的平衡功能。

肌 阵 挛

肌阵挛是指某一块肌肉或某一组肌肉快速、闪电样的抽搐(收缩)。

肌阵挛往往仅及一只手、上肢或下肢的一组肌肉,或面部的一组肌肉,或同时累及许多肌肉。呃逆便是一种肌阵挛,仅累及把胸腔和腹腔分开的膈肌。

肌阵挛可以是正常现象,如当人们快要入睡时发生的肌阵挛属生理性肌阵挛。也可由疾病引起,如:

呃逆:膈肌痉挛

几乎每个人都经历过呃逆,因此很难把呃逆当作运动障碍。但是,呃逆确实是一种运动障碍。当膈肌出现痉挛时发生呃逆,接着是声门处快速地发出一声噪音。(膈肌是一块分隔胸腔和腹腔的肌肉并参与每一次呼吸运动。声门是两侧声带之间的开放通道,声门关闭便可阻止空气流入肺脏。)当血液中二氧化碳浓度降低时易于出现呃逆,这种情况多见于过度换气时。

绝大多数呃逆发作都找不到明确的病因,通常发生在社交场合,或许是由大笑、交谈、进食和喝饮料等因素综合触发。有时,过热或刺激性食物或饮料是其病因。少数呃逆也可以是由一些严重疾病引起,例如,肺炎,胸部手术或腹部手术,肾功能不全时代谢产物在血液中聚集刺激横膈膜。累及呼吸中枢的脑部肿瘤或脑卒中偶尔也可导致呃逆。

呃逆通常突然发生,数秒或数分钟后终止,偶尔持续时间较长。这种情况也可见于健康人。如呃逆是由严重疾病引起,则常呈持续性,直至病因得到纠正。由脑部肿瘤或脑卒中引起的呃逆非常顽固,使人精疲力竭。

有许多家庭治疗方法可用于治疗呃逆,其中多数方法都是通过提高血液中二氧化碳浓度来实现的,如:
- 屏气
- 用一个纸袋(注意不是塑料袋)套在口鼻上呼吸

刺激连接脑和胃的迷走神经可终止呃逆。刺激迷走神经的方法如下:
- 快速饮水
- 吞咽干面包或碎冰块
- 轻轻地牵拉舌头
- 轻轻地按压眼球

这些方法中任何一项都可用于呃逆患者。

对持续性呃逆,尤其是病因不易得到纠正时,需对呃逆进行治疗。已有几种药物用于治疗呃逆,但疗效各异。这些药物包括东莨菪碱、普鲁氯嗪、氯丙嗪、巴洛芬、甲氧氯普胺、丙戊酸钠。

- 肝衰竭
- 肾衰竭
- 心脏抑制(心脏泵功能突然停止)
- 病毒感染引起的脑损害(病毒性脑炎)
- 代谢障碍(如高血糖或低血糖)
- 缺氧
- 脑外伤
- 阿尔茨海默病(偶尔)

- 克罗伊茨费尔特-雅克布病
- 青少年肌阵挛性癫痫(可导致病性发作)

肌阵挛可出现于患者大剂量服用某些药物后,如抗组胺剂、某些抗抑郁剂(如阿米替林)、铋剂、左旋多巴或阿片制剂(麻醉剂)。

症状

肌阵挛发作可轻,可重;可以是快速的痉挛,也可以是缓慢、节律或无节律的抽搐;可以是偶尔的单次发作,也可以是频繁发作;可以是自发的,也可以由各种刺激诱发,如突然出现的噪声、光或某个活动。例如,伸手拿某个物体或跨步都可触发痉挛而使原来的活动停止。克罗伊茨费尔特-雅克布病(一种罕见的脑部退行性疾病)时,当患者突然受到惊吓时,肌阵挛变得特别明显。如肌阵挛是由代谢性疾病引起,肌阵挛可持续存在并累及全身肌肉,有时可导致痫性发作。

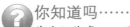

你知道吗……
某些肌阵挛——呃逆和一个人快要入睡时出现的肌肉抽动——都是正常的。

诊断和治疗

肌阵挛的诊断依靠其症状,可进行一些其他检查以明确病因。

如果可能的话,应针对病因治疗。例如,停用可引起肌阵挛的药物;纠正高血糖或低血糖;血液透析治疗肾衰。如果无法针对病因治疗,丙戊酸钠或左乙拉西坦(抗惊厥药物)或氯硝西泮(一种轻微镇静剂)有时有效。服用卡比多巴时,饮食中补充 5-羟色胺酸(由脑部合成)也有助于控制呃逆。

震　颤

震颤是一种由肌肉反复收缩与放松导致的不自主、有节律的震动样运动。

每个人都有一定程度的震颤,如将双手伸出平举时,双手可有轻微震颤。这种轻微、快速震颤称之为生理性震颤,属正常现象,反映的是神经对肌肉运动的每时每刻的精确控制。大多数人的震颤极轻微,不易觉察。

可使正常的震颤变得引人注意的因素包括应激反应、焦虑、疲劳、酒精或其他药物(如阿片制剂)的戒断反应,甲状腺活动过度(甲状腺机能亢进),滥用咖啡因,服用某些药物,包括茶碱和 β-肾上腺素能激动剂如沙丁胺醇(常用于治疗哮喘)、皮质类固醇激素和丙戊酸钠(一种抗惊厥药)。

异常震颤的分类

异常震颤可分成若干类型。震颤分类的依据如下:

- 摆动样运动的摆动速度(频率)
- 摆动样运动的摆动宽度(幅度),从细微到粗大
- 震颤是否经常出现
- 震颤的严重程度
- 震颤的触发因素,如休息或运动
- 震颤的原因

静息状态时出现的震颤称为静止性震颤。活动时出现或加重的震颤称为动作性震颤。动作性震颤又可分为意向性震颤(出现于有目的的活动时)和位置性震颤(出现于肢体保持某种姿势时)。根据病因,震颤可分为生理性、原发性、小脑性和继发性震颤。继发性震颤由疾病或药物引起。

静止性震颤:静止性震颤出现于肌肉处于静息状态时,即使患者处于完全放松状态,也可出现一侧上肢或下肢的抖动。当患者活动受累肌群时,震颤可减轻或消失。静止性震颤常较粗大,频率也不高。

神经细胞聚集的大脑底部(包括基底节)受损,出现静止性震颤。静止性震颤常由帕金森病引起。抗精神病药物是静止性震颤另一个常见原因。

静止性震颤可引起社交窘迫,但是,典型的静止性震颤并不影响患者的日常活动,如喝杯热水。

意向性震颤:意向性震颤出现于即将结束目的性活动(如按压一个按钮)或以某个物体为目标时(如伸手去拿一个时)。由于震颤,患者可能错过目标物。意向性震颤频率相对较低,较粗大。

小脑或与小脑的联系纤维受损时出现意向性震颤。因此,小脑性震颤和意向性震颤是同意的。多发性硬化是意向性震颤的常见原因。脑卒中、肝豆状核变性、酒精中毒、过度服用镇静剂和抗惊厥药均可导致意向性震颤。

位置性震颤:位置性震颤出现于一个上肢或下肢为抵抗重力吸引而保持某种姿势时,如当患者举起双臂并伸展于躯体前时。

位置性震颤如起病缓慢,通常为生理性或原发性震颤;如起病相对较急,可能是由中毒、某种疾病(如甲状腺机能亢进)酒精或药物戒断症状、或服用了某些药物引起。

原发性震颤:原发性震颤通常于成年早期发病,但可见于任何年龄。起病缓慢,随着年龄增长,震颤越来越明显、越来越惹人注意。因此,有时把原发性震颤称为老年性是不正确的。原发性震颤常为快速、细小的震颤,亦可为缓慢、粗大的震颤,或者两者兼具。

有些家族发病的原发性震颤也称作良性遗传性震颤。病因不明,尽管症状严重时,也可引起病残,但这并不表明这种震颤是一种严重的疾病。

原发性震颤可累及双手、头部和声带。通常,震颤在静止时消失,肢体处在不适位置时加重,肢体向外伸展时变得明显。例如,当背曲腕部并把手指分开时,手部或腕部的震颤加重。典型的原发性震颤累及双侧,但症状可以不对称。有时,头部可出现震颤和摆动,还可出现声音颤抖。

任何可以加重正常(生理性)震颤的因素,如应激反应、疲劳、服用咖啡因,都可加重原发性震颤。饮酒常可减轻原发性震颤。

通常,原发性震颤症状轻微,但可给患者带来一定的麻烦和窘迫,可影响书写、并导致餐具使用困难。部分患

者随着病程进展,震颤可逐渐加重,最终导致病残。

扑翼样震颤:尽管扑翼样震颤的表现与震颤相似,但它不是震颤。扑翼样震颤是肢体肌群的突发、短暂收缩。例如,当向前伸展双上肢及双手时,双手会突然下垂,接着再恢复到原来的位置。扑翼样震颤常表现为反复发作、粗大、缓慢、无节律的震颤。

扑翼样震颤常由肝脏衰竭引起,因此又称肝性扑翼。肾脏衰竭、服用某些药物、由代谢性疾病引起的脑部损害(代谢性脑病)时,也可出现扑翼样震颤。扑翼样震颤常伴震颤和肌阵挛。

> **你知道吗……**
> 每个人都有一定程度的震颤。简单的日常观察便能很容易地发现震颤。

诊断

如果出现可觉察的震颤,应该即刻就医。医生通常依据症状特征确定震颤类型,但震颤类型的最终确定取决于所做的诊断性检查。

■ **静止性震颤**:应进行完整的神经系统检查以排除帕金森病。应做脑部计算机断层扫描(CT)或磁共振成像(MRI)检查。

■ **意向性震颤**:常需作影像学检查,如 CT 或 MRI,以寻找脑部,尤其是小脑损害的证据。

■ **位置性震颤**:如起病突然,应询问患者服用药物史。为排除其他疾病如甲状腺疾病的可能,应作相应的检查。还应做脑部 CT 或 MRI 检查。

■ **原发性震颤**:应详细询问患者有无服药史,有无焦虑或应激事件,有无饮酒后震颤减轻。应检测血液以排除甲状腺机能亢进。

■ **扑翼样震颤**:因检测血液以明确是否有肝脏、肾脏或代谢性疾病存在。

治疗

轻度震颤无需治疗。如震颤给患者带来不便,可采取一些简单的方法:

■ 牢牢地抓住物件并把物件靠近身体以免物件掉落
■ 避免不适体位
■ 在公共场合不喝汤
■ 按照职业治疗师的指导,运用辅助设施

辅助设施包括摇杆刀具、带大把手的用具,如果震颤严重时,还有按钮纽扣、维克罗撕拉搭扣(以此取代按钮纽扣或鞋带)、拉链、吸管、鞋拔。

就生理性震颤或原发性震颤而言,去除病因或将病因的影响降到最低可减轻震颤症状,如治疗甲状腺机能亢进。中等量饮酒可减轻震颤,但是,大量饮酒后又突然停止饮酒可加重震颤。如果出现许多日常活动(如使用器皿,就餐时喝杯饮料)困难,或者患者的工作需要双手稳定时,应予药物治疗。常用药物包括 β-受体阻滞剂(如普萘洛尔),抗惊厥药扑米酮,或者两者联合应用。

如果静止性震颤是由帕金森病引起,震颤的治疗便是帕金森病治疗的一部分。具有抗胆碱能作用的药物如苯海索、苯托品有助于控制帕金森病的静止性震颤。

意向性震颤的治疗较难。但是,如果小脑病变能得到有效治疗,意向性震颤便可缓解。如果小脑病变不能得到有效治疗,治疗师会在受累肢体的腕关节和踝关节上施以重物以减轻震颤,或者让患者支撑着患肢活动。这些措施有时有助于控制意向性震颤。

深部脑刺激:把微电极植入脑部与震颤相关的部位,微电极可释放无痛性电流以阻断引起震颤的神经冲动。深部脑刺激有时也用于对药物不能控制的严重、致残的原发性或静止性震颤。对原发性震颤,刺激部位在丘脑(脑底部神经细胞的聚集区域);对静止性震颤,刺激部位在丘脑或下丘脑核(位于丘脑下部)。深部脑刺激手术只能在特定的治疗中心进行。

帕 金 森 病

帕金森病是中枢神经系统一种缓慢进展的进行性退行性疾病,其特征是肌肉静息时出现震颤(静止性震颤),肌张力增高(肌强直),自主运动缓慢,维持平衡困难(姿势不稳)。许多患者可出现痴呆。

■ 帕金森病是由脑组织中司理协调运动的部分发生退行性变引起
■ 通常,最明显的症状是当肌肉处于静息状态时出现震颤
■ 肌肉变僵直,运动变缓慢且不协调,容易丧失平衡
■ 症状是诊断帕金森病的主要依据
■ 改变生活方式,服药(如左旋多巴+卡比多巴),有时外科治疗有助于减轻症状,但不能阻止疾病进展,最终导致严重病残和运动不能

帕金森病患者在 40 岁以上人群约为 1/250,在 65 岁以上人群约为 1/100,在 80 岁以上人群约为 1/10。帕金森病常于 50~79 岁发病,儿童及青少年中极罕见。

当脑组织发出一个活动肌肉的神经冲动时(如举起手臂),这个神经冲动一定要通过基底节(位于脑深部的神经细胞聚集区域)。基底节有助于调整肌肉运动,协调姿势变化。与所有细胞一样,基底节神经细胞释放化学信息(神经递质),后者触发在该通路上的下一级神经细胞以传递神经冲动。基底节的主要神经递质是多巴胺,其作用是增加传递到肌肉的神经冲动。帕金森病时,基底节(称之为黑质)的神经细胞发生退行性变,导致多巴胺合成以及基底节神经细胞之间的联系减少。因此,基底节便不能像正常时那样调节肌肉运动,导致震颤、协

调性丧失、动作缓慢(动作迟缓)、运动减少(少动)。

你知道吗……

许多其他疾病和药物都可引起帕金森病样症状。

在高龄老人,有时很难区别究竟是帕金森病还是老化,因为老化可引起与帕金森病相同的症状。

帕金森病早期,有时,延迟左旋多巴治疗(最有效的治疗)是最好的方法。

帕金森病病因不明。有一种理论认为,帕金森病是由同型核蛋白(脑内一种帮助神经细胞间信息传递的蛋白质)在脑内异常沉积引起,这种沉积物称为 Lewy 体,主要聚集在脑内几个区域,尤其是黑质(大脑深部),并影响正常脑功能。Lewy 体也可聚集在脑和神经系统其他部位,提示它们与神经系统其他疾病的发生也有关。Lewy 体痴呆时,Lewy 体遍布脑的外层组织(大脑皮质)。Lewy 体也与 Alzheimer 病的发病相关。

约 15% ~ 20% 的帕金森病患者有家族史。因此,遗传因素在其发病中也起一定作用。

帕金森综合征是指由其他疾病引起的帕金森病样症状(如动作缓慢、震颤)。很多其他疾病都可引起帕金森综合征。

症状

通常,帕金森病起病隐匿,并逐渐进展。约 2/3 的患者以震颤为首发症状,其余患者常以运动障碍或嗅觉减退为首发症状。

典型帕金森病具有以下症状:

■ **震颤**:震颤粗大、有节律,常始于一侧手部,手部静止时出现(静止性震颤)。由于手部运动像在搓一个小物件,这种震颤称为搓丸样震颤。这种震颤在手部进行有目的的活动时减轻,睡眠时消失。情绪激动、疲劳可使震颤加重。震颤最终可扩展至对侧手部、上肢和下肢,也可累及下颌、舌头、前额、眼睑,但不影响发声。部分患者始终不出现震颤。

■ **僵直(肌强直)**:肌肉变得僵直并影响其活动。被动屈曲或伸直患者前臂时,前臂的运动僵直并呈齿轮样运动(称为齿轮样肌强直)。

■ **运动变慢**:运动变慢,且启动困难,患者活动减少。因此,灵活性减退。

■ **维持平衡和姿势困难**:患者身体姿势变得俯曲,由于维持平衡困难,患者易于向前或向后跌倒。由于动作变慢,患者常不能快速伸手阻止自身跌倒。

行走变得困难,尤其是起步时。一旦启动,患者的步态拖曳、步幅短小,上肢屈曲于腰部以上且上肢没有摆动动作。行走时,部分患者出现停步及转身困难。随着疾病进展,部分患者可出现突然停步,因为患者觉得他们的脚好像粘在地上(称之为冻结步态)。部分患者行走时会逐渐地、不由自主地加快步伐,为避免跌倒而向前小跑,称之为慌张步态。

肌肉强直和运动减少也可加剧肌肉酸痛和疲劳。由于手部小肌肉受累,诸如扣衬衣扣子和系鞋带等日常活动逐渐变得困难。大多数帕金森病患者都有震颤,由于写字动作起始困难以及维持笔画困难而出现写字过小。感觉和肌力通常正常。

由于控制面部表情的表情肌动作缓慢,患者的面部表情减少(面具脸)。面部表情缺乏可以被误认为是抑郁,或者它确可引起抑郁,只是被忽视了(在帕金森病患者中常见抑郁)。最终,患者微张着嘴,常是两眼茫然凝视,但并未失明。由于面部以及咽喉部肌肉强直以致吞咽困难,患者常有流口水和说不出话来。帕金森病患者由于难以连续发音,所以说话时声音单调、细弱,还常常结巴。

帕金森病还可引起其他症状:

■ 失眠,常见,常由频繁夜尿或夜间症状加重,翻身困难等引起。常可出现快动眼相(REM)睡眠行为障碍,表现为正常情况下在 REM 睡眠时不活动的肢体出现突发、猛烈的活动,有时可伤害到同床的睡伴。睡眠不足也可加剧抑郁和白天困倦。

■ 排尿时启动和维持困难(称为排尿犹豫)。

■ 由于肠道蠕动缓慢,常出现便秘。缺乏活动和左旋多巴(治疗帕金森病的主要药物)可加重便秘。

■ 当患者站立时,血压可出现突然、明显的下降(体位性低血压)。

■ 头皮、脸部,偶尔身体其他部位可出现脂溢性皮炎。

■ 尽管许多患者的智能正常,但约半数帕金森病患者可出现痴呆。

诊断

如果患者出现动作缓慢或运动减少,以及特征性的震颤或肌强直中任何一种症状,帕金森病的诊断并不困难。由于常常隐匿起病,在疾病早期症状轻微时,诊断较困难。对老年人,由于随着年龄增长,可出现某些类似帕金森病的症状,诸如丧失平衡、运动变慢、肌肉强直、体态屈曲,诊断帕金森病尤其困难。为了排除其他原因引起的帕金森病症状,应详细询问既往史、毒物接触史、可引起帕金森综合征的药物服用史。

目前尚无检验方法或影像学检查可以证实帕金森病。但是,计算机断层扫描(CT)和磁共振成像(MRI)可以发现能引起类似帕金森病症状的脑部结构改变。单光子计算机断层扫描(SPECT)和正电子发射断层扫描(PET)可发现脑部帕金森病的典型异常病灶。但是,SPECT 和 PET 目前仅用于科研。

如果诊断不明,可给予治疗帕金森病的常用药物左旋多巴诊断性治疗。如左旋多巴治疗后症状明显改善,则帕金森病诊断成立。

治疗

常用于治疗帕金森病的一般措施有助于维持患者的功能活动。很多药物(如左旋多巴卡比多巴复合剂)可改善患者的运动症状,疗效可持续许多年。但是,尚无药物可治愈本病。常常需要两种药物或多种药物联合治疗。对老年人,应适当减少药物剂量。应避免应用可导致或加重帕金森病症状的药物,尤其是抗精神病药物。如果病程进展、药物失效或药物引起严重副反应,可考虑外科治疗。

一般措施:多种简单的措施可帮助帕金森病患者维持运动能力,延缓病残:

- 尽可能维持原有的日常活动
- 遵守训练计划
- 简化日常活动——如用尼龙搭扣代替衣服上的纽扣,穿带有尼龙搭扣的鞋
- 使用一些辅助设施,如使用拉链,纽扣

物理治疗和职业治疗有助于让患者学会如何在日常活动中应用这些方法,同时建议患者进行锻炼以改善肌肉张力和维持肌肉活动范围。治疗师也会推荐使用一些机械辅助设施,如轮椅,以维持患者的独立活动。

居家环境的适当改变可以使帕金森病患者更加安全:

- 把地上的小毯子收起来,以防止患者绊倒
- 在浴室安装安全抓杆,在过道或其他地方安装扶手,以减少患者跌倒的风险

下列方法有助于改善便秘:

- 进食大量富含纤维素的饮食,此类食物如李子和果汁
- 锻炼
- 大量饮水
- 应用粪便软化剂(如浓缩番泻叶)、多渣食物(如车前草)、刺激性缓泻剂(如口服比沙可啶)以维持肠道规律运动。

吞咽困难可使患者食物摄入受限,因此,饮食需富含营养。为了增加患者的食欲,应努力通过深吸气来改善患者的嗅觉。

Rx 治疗帕金森病的药物

药 物	副 作 用	评 述
多巴胺前体		
左旋多巴(与卡比多巴同服)	对于左旋多巴:不自主运动(见于口部、面部、四肢)、梦魇,站立时血压降低(体位性低血压),便秘,恶心,困倦,意识模糊,幻觉,心悸,脸红 如突然停药,可出现致命的恶性神经综合征(表现为高热、高血压、肌强直、肌肉损害、昏迷)	这种复合制剂是治疗帕金森病主要药物。卡比多巴可增强左旋多巴的疗效,降低其副作用。但是,若干年后,可出现疗效减退
多巴胺受体激动剂		
溴隐亭 普拉克索 罗匹尼罗	困倦、恶心、体位性低血压、不自主运动、意识模糊、各种幻觉 突然停用此类药物,可出现恶性神经综合征	疾病早期,此类药物可单独应用或与小剂量左旋多巴合用以延缓左旋多巴的副作用。疾病晚期,当出现:开-关现象,左旋多巴疗效减退时,多巴胺受体激动剂有助于改善症状
阿扑吗啡	严重恶心、呕吐,皮下注射部位肿块(结节)	这种速效药物用于皮下注射,常用于逆转由左旋多巴引起的"关相"副作用
罗替戈汀	困倦、恶心、体位性低血压、意识模糊、各种幻觉、体重增加(可能由体液潴留引起),有时在贴敷部位可出现刺激症状	该药可作为皮肤贴剂使用,常于疾病早期单独使用。贴剂作用时间持续 24 小时,24 小时后换用新贴剂。应该每天更换贴敷部位,以减少皮肤刺激反应
B 型单胺氧化酶抑制剂		
雷沙吉兰	恶心、失眠、困倦及因体液积聚而出现肿胀(浮肿) 如果患者服用剂量大于该药治疗帕金森病的常用剂量,并且进食含有酪氨酸(如某些奶酪和红酒)的食物或饮料,或同时服用某些其他药物,可发生高血压危象(出现严重头痛,可能致命的血压升高)	雷沙吉兰可单独应用以延缓左旋多巴的使用,但更多用于左旋多巴的辅助治疗。雷沙吉兰的疗效至多为轻度有效

℞　治疗帕金森病的药物(续)

药　　物	副作用	评　述
司来吉兰	恶心、意识模糊,由左旋多巴诱发的不自主运动	司来吉兰可单独应用以延缓左旋多巴的使用,但更多用于左旋多巴的辅助治疗。司兰吉兰的疗效至多为轻度有效
儿茶酚氧位甲基转移酶抑制剂(COMT-抑制剂)		
恩托卡朋 托卡朋	恶心、不自主运动、意识模糊、腹泻、背痛、尿色改变	此类药物常在疾病晚期用作左旋多巴的辅助治疗,可延长左旋多巴的给药间歇期
抗胆碱能药物		
苯托品 苯海索 三环类抗抑郁药(如阿米替林) 某些抗组织胺药(如苯海拉明)	困倦、意识模糊、口干、视物模糊、眩晕、便秘、排尿困难、尿失禁、体温调节障碍	在疾病早期,此类药物可以单独应用;在疾病晚期,常用作左旋多巴的辅助治疗。此类药物可控制震颤,但对运动迟缓和肌强直无效
抗病毒药物		
金刚烷胺	恶心、眩晕、失眠、焦虑、意识模糊、水肿、排尿困难;使青光眼症状加重;由于血管扩张,皮肤颜色变得斑驳陆离(网状青斑) 停药或减量时,可出现恶性神经综合征,但罕见	疾病早期,症状轻微时,可单独应用金刚烷胺,但数月后便失效。疾病晚期,金刚烷胺常用作左旋多巴的辅助治疗,可减轻由左旋多巴引起的不自主运动
β-阻滞剂		
普萘洛尔	气道痉挛(支气管痉挛);心率异常变慢(心动过缓)、心力衰竭;注射胰岛素后可能出现隐匿性低血糖,周围循环损害,失眠,疲劳,呼吸短促,抑郁,雷诺氏现象,生动的梦境,各种幻觉,性功能障碍	普萘洛尔常用于减轻震颤

MAO-B=B 型单胺氧化酶;COMT=儿茶酚氧位甲基转移酶

吞咽困难可限制患者的食物摄入,因此,患者的饮食必须营养丰富。让患者尽量深吸气可改善患者的嗅觉,增进食欲。

左旋多巴-卡比多巴:传统观念认为,左旋多巴是治疗帕金森病的首选药物,且常同时给予卡比多巴。这些药物可以口服,是治疗帕金森病的主要药物。但是,也有专家认为,在疾病早期就应用左旋多巴,其副作用出现得更快,疗效减退也出现得更快。因此,应首选抗胆碱能药物、金刚烷胺、或具有类似多巴胺作用的药物(多巴胺受体激动剂)治疗。

左旋多巴可减缓肌强直,改善运动迟缓,最终改善震颤。帕金森病患者服用左旋多巴可产生戏剧性的治疗效果。该药物可使许多轻症患者几乎恢复正常的活动能力,使一些已经卧床的患者恢复行走。但对帕金森综合征(由其他疾病引起的帕金森样病)患者常无效。

左旋多巴是多巴胺的前体,在体内可转变成多巴胺。如左旋多巴在基底节转变成多巴胺,则可补充脑内多巴胺的合成不足。但是,体内左旋多巴在进入脑之前,可过早地转变成多巴胺。当体内左旋多巴在进入脑内之前过早地转变成多巴胺,脑内可用于控制症状的多巴胺浓度就会降低。同时,血液中多巴胺浓度增高,出现诸如恶心、面色潮红等副作用的危险性也增加。服用左旋多巴同时服用卡比多巴的目的就是防止左旋多巴过早地转变成多巴胺。两药同时服用时,不但可减少左旋多巴剂量,恶心、面色潮红的发生率和严重程度都降低。

对每一个帕金森病患者来说,最佳剂量是既能控制症状,又不出现或仅出现轻微的副作用,患者又能耐受。左旋多巴的副作用包括不自主运动(多见于口、脸和肢体)、恶梦、幻觉、血压改变。

服用左旋多巴 5 年或更久些,约半数患者可出现对药物反应良好与对药物毫无反应两种状况交替出现的现象,称之为"开-关"现象。在几秒钟内,患者可以从活动良好迅速变得完全不能活动。每次服药后的活动期变得越来越短暂,并且常常伴有各种由左旋多巴引起的不自主运动(肌张力障碍),包括肢体扭动和高反应性。减少每次服用的左旋多巴剂量、增加服药次数短期内有助于改善"开-关"现象。有人提出,可改用左旋多巴控释剂型或加用多巴胺受体激动剂或加用金刚烷胺。但是,15～20年后,"开-关"现象几乎无法控制。此时,可考虑外科治疗。

其他药物:一般而言,其他抗帕金森病药物的疗效均逊色于左旋多巴,但对部分患者仍有效,尤其是对不能耐受左旋多巴或左旋多巴疗效不满意的患者。

多巴胺受体激动剂(如普拉克索、罗匹尼罗)的作用类似多巴胺,可用于疾病的任一时期;另一种多巴胺受体激动剂罗替戈汀是一种皮肤贴剂。阿扑吗啡,一种常以皮下注射的速效多巴胺受体激动剂,常用于逆转由左旋多巴引起的"开-关"现象的"关"相——运动启动不能。因此,阿扑吗啡又称为营救疗法,常用于预防患者在行走中突然发生"冻结"。如需要的话,帕金森病患者或其他人(患者的家庭成员)每天可注射阿扑吗啡5次之多。

雷沙吉兰和司来吉兰属B型单胺氧化酶抑制剂(MAO-B抑制剂)。此类药物可延长多巴胺在体内的降解,从而延长多巴胺在体内的作用时间。此类药物如与某些食物(如某些奶酪)、饮料(如红酒)或药物同时服用,单胺氧化酶抑制剂可引起称之为高血压危象的严重副作用。但是,在应用此类药物治疗帕金森病时,很少发生这种副作用,因为治疗帕金森病时所用剂量较小,且所用单胺氧化酶的类型(B型单胺氧化酶抑制剂)也很少具有此类副作用。

恩托卡朋可阻止多巴胺降解,似乎可作为左旋多巴的辅助治疗。托卡朋的作用与恩托卡朋类似,但由于其肝脏损害作用,很少应用。

某些具有抗胆碱能作用的药物,如苯托品和苯海索,可有效减轻震颤,常于帕金森病早期使用。在疾病晚期,它们也常作为左旋多巴的辅助治疗。抗胆碱能药物可通过阻断乙酰胆碱的作用而减轻震颤。通常认为,震颤是由于乙酰胆碱(相对过剩)与多巴胺(相对过少)之间的平衡失调引起。其他具有抗胆碱能作用的药物,包括抗组织胺药和三环类抗抑郁剂作用轻微,常用作左旋多巴的辅助治疗。但是,此类药物的抗胆碱能作用也可引起许多麻烦,在老年人中尤其多见。这些副作用包括:意识模糊、困倦、口干、视物模糊、眩晕、便秘、排尿困难、尿失禁。

有时用于治疗流行性感冒的金刚烷胺常单独用于治疗轻症帕金森病,或作为左旋多巴的辅助治疗。金刚烷胺很可能通过多种途径发挥作用,如很可能通过刺激神经细胞促使其释放多巴胺。

普萘洛尔,一种β-受体阻滞剂,也可用于治疗帕金森病,可减轻震颤。

深部脑刺激:深部脑刺激对由于长期应用左旋多巴而出现不自主运动的帕金森病患者可能有所帮助。把一个微电极通过外科手术方法植入患者基底节的某个部位,通过微电极的刺激,可大幅改善患者的不自主运动和震颤,缩短"开-关"现象的"关"相时间。

干细胞:干细胞移植治疗帕金森病已越来越引起人们的注意。理论上讲,干细胞,如来源于骨髓或胚胎的干细胞,可移植到脑组织,并可转变成具有合成多巴胺的细胞。但是,尚需要很多年的时间来研究、确定干细胞移植在人类的有效性和安全性。

护理者及临终问题:帕金森病是一种进展性疾病,患者正常的日常活动如吃饭、洗澡、穿衣、如厕等最终都需要他人帮助。护理者应该了解一些有关帕金森病生理和心理方面的知识,学习一些尽可能维持患者功能的方法。由于护理帕金森病患者既劳累又烦心,护理者应能从支持组织中获得帮助。

多数帕金森病患者最终都会严重病残,无法活动,甚至在有人帮助的情况下也不能进食。约半数患者可出现痴呆。逐渐加重的吞咽困难可引起吸入性肺炎,是帕金森病患者死亡的一个危险因素。对某些帕金森病患者而言,护理医院可能是最好的护理场所。帕金森病患者在完全丧失能力之前应预先明确,在他们生命的终末期,希望得到什么样的医疗护理。

帕金森综合征

帕金森综合征是指由其他状况引起的帕金森病样症状群(如运动迟缓和震颤)。

可引起帕金森综合征的各种原因:

- 病毒性脑炎,一种罕见的脑部炎症,常发生于流行性感冒样感染后
- 其他变性性疾病,如痴呆、多系统萎缩、皮质基底节变性、进行性核上性眼肌麻痹
- 脑部结构改变,如脑肿瘤和脑卒中
- 颅脑损伤,尤其是拳击(被打得头晕眼花)时反复颅脑损伤
- 各种药物,如各种抗精神病药物,抗高血压药物甲基多巴、利血平
- 各种毒物,如锰、一氧化碳、甲醇

有些药物和毒物可干扰或阻断多巴胺和其他神经递质的作用,如常用于治疗偏执症和精神分裂症的各种抗精神病药物可阻断多巴胺的作用。年轻人应用MPTP这种物质(是非法药物使用者在试图合成阿片制剂哌替啶时偶尔获取的)可出现突然发生的、严重的、不可逆的帕金森综合征。

症状

帕金森综合征的症状与帕金森病的症状相同,包括

静止性震颤、肌肉强直、运动迟缓、维持平衡和行走困难。

导致帕金森综合征的各种疾病还可导致其他症状或出现一些变异的表现，罗列如下：

- 由痴呆导致明显的记忆丧失
- 由脑部肿瘤引起的帕金森综合征，其症状仅出现于身体的一侧
- 由多系统萎缩引起的帕金森综合征，可出现低血压和排尿障碍
- 由皮质基底节变性引起的帕金森综合征，可出现口头语言或书面语言的表达或理解不能（失语），丧失简单的工作技能（失用），不能把某个物体与它通常的作用或功能联系起来（失认）

皮质基底节变性常于 60 岁后发病，约 5 年后出现不能活动，典型者在病程 10 年时死亡。

诊断

医生应该详细询问既往疾病史，毒物接触史，可能引起帕金森综合征的各种药物应用史。脑成像检查，如计算机断层扫描（CT）或磁共振成像（MRI），有助于发现可能引起症状的脑部结构改变。

如果诊断不明，可给予患者左旋多巴诊断性治疗以排除帕金森病，该药物常用于治疗帕金森病。如果服药后症状明显改善，则可能是帕金森病。

治疗

如果可能，应尽可能治疗或纠正病因。如果是由药物引起的，停用该药物便可治愈。如果基础疾病能够得到治疗，帕金森病样症状可减轻或消失。用于治疗帕金森病的各种药物（如左旋多巴）对帕金森综合征患者往往无效，但有时也可适度改善症状。

如果症状严重，可给予药物治疗。如果症状是由抗精神病药物、金刚烷胺或具有抗胆碱能作用的药物引起的，诸如苯托品等药物可以缓解症状。

应用于帕金森病患者，帮助其维持活动能力和独立性的一般性措施，对帕金森综合征患者同样有用。例如，患者应该尽可能维持活动，简化日常工作，需要时应用一些辅助设施，采取措施使居家更安全（如收起地板上的小毯子以防患者绊倒）。物理治疗师和职业治疗师可帮助人们实施这些措施。良好的营养也很重要。

进行性核上性眼肌麻痹

进行性核上性眼肌麻痹以肌肉强直、眼球运动障碍、咽喉部肌肉无力、向后跌倒为特征。

进行性核上性眼肌麻痹远比帕金森病罕见，可累及脑内多个部位，特别是基底节和脑干。基底节可调整肌肉间的运动并协调姿势改变；脑干则调节重要的机体功能，如呼吸、心率、吞咽活动，也参与姿势调节。脑干这些部位的细胞可发生变性，但为什么会变性并不清楚。

本病常于中年后期起病，首发症状为上视时需抬头，上下楼困难。进行性核上性眼肌麻痹患者常凝视某一静止物体，不能向下转动眼球或跟随移动物体转动眼球，常有视物模糊或复视。患者的上眼睑上提，导致貌似发怒状。患者肌肉强直、动作变慢，步态不稳，常有向后跌倒倾向。还可出现语言和吞咽困难。其他症状包括失眠、焦虑不安、易怒、冷漠、情绪不稳。

疾病晚期，常出现抑郁和痴呆。与帕金森病相似，进行性核上性眼肌麻痹通常在 5 年内出现严重肌强直和病残。患者通常在出现症状后 10 年内死于感染。

本病诊断主要依据症状，目前尚无有效治疗方法。抗帕金森病药物对其可有一定疗效。

多系统萎缩

多系统萎缩是一种进行性、致命性疾病，表现为肌肉僵硬（肌强直），运动障碍，运动不协调，躯体自主调节功能异常（如血压变化和膀胱功能异常）。

- 脑内与运动控制和许多躯体自主调节功能有关的组织变性
- 一些症状与帕金森病相似，但是伴有躯体自主调节功能异常
- 诊断依据其症状
- 有些简单的措施和药物可减轻症状，但病程呈进行性发展，最终致命

多系统萎缩常于 50 岁左右发病，男性患者约是女性患者的 2 倍。多系统萎缩由脑和脊髓多部位变性引起：

- 基底节（位于脑深部，是神经细胞在大脑底部的聚集处）：通过平衡拮抗肌群间的运动（例如，手臂的伸肌和屈肌）而调节肌肉的随意运动
- 小脑：协调随意运动（尤其是复杂的多个运动同时进行时），协助维持平衡
- 控制自主神经的区域：调节自主生理过程，如体位改变时血压的变化
- 小脑、基底节和脊髓中激发肌肉运动的神经细胞（运动神经元）

变性的原因尚不清楚。

先前认为，多系统萎缩包括三个相对独立的疾病：

- 橄榄核桥脑小脑萎缩：特征是其症状类似帕金森病（称为帕金森综合征）以及平衡障碍
- 纹状体黑质变性：症状极似帕金森病，但是左旋多巴治疗无效
- Shy-Drager 综合征：特征是帕金森综合征以及排尿障碍、血压控制障碍和其他躯体自主调节功能障碍

症状

多系统萎缩是一种进行性疾病。早期症状变化不定，取决于首先受累的脑组织部位以及损伤程度。多系

统萎缩可引起三组症状。

帕金森综合征：早期出现,其症状与帕金森病症状类似,系由基底节变性引起。肌肉僵硬(肌强直)、运动变慢、抖动、启动困难,行走时步态拖曳、肢体无摆动。患者感到不稳定、失去平衡,易于跌倒。患者躯干俯曲,在维持某种姿势时肢体常出现痉挛样抖动。但与帕金森病相比,多系统萎缩患者较少出现静止性震颤。还可出现口齿不清,声调变高且发颤。

协调性丧失：也可出现在疾病早期,由小脑变性引起。患者不能控制四肢活动,最终出现行走困难,步基宽、步态不规则;辨距不良(常超过目标)。坐位时,患者常感觉摇晃不稳。患者双眼不能注视固定物体或跟随移动物体转动眼睛,不能完成需要快速变换动作的活动,如转动门把手或旋转电灯泡。

自主神经系统功能异常：也可出现于疾病早期。当患者站立时,血压可显著降低,从而导致眩晕、头重脚轻,或晕厥——称之为体位性低血压。患者躺平后,血压回升。可出现尿频、尿急、尿失禁,还可出现膀胱排空困难(尿潴留)。常有便秘,视力减退。男性患者可出现勃起以及维持勃起困难(勃起功能障碍)。

自主神经功能障碍的其他症状可出现于疾病早期或晚期,有少汗、流泪、流涎。因此,患者可出现不耐热、口眼干燥。还可出现吞咽和呼吸困难,呼吸声粗糙、尖锐。患者在睡眠中常有反复的呼吸停顿,或呼吸不全(呼吸暂停)。直肠运动控制障碍(大便失禁)。

多数患者在出现症状后5年内需坐轮椅或病残,在症状出现后9~10年死亡。

诊断

诊断依据其症状。然而,本病的症状与一些其他疾病的症状类似,因此诊断较难。

确诊多系统萎缩的唯一方法是患者死后脑组织病理检查。尽管如此,还是有一些测试有助于本病的诊断。例如,如果左旋多巴能够减轻其帕金森病样症状,则很可能是帕金森病。左旋多巴对由多系统萎缩引起的帕金森样症状几乎无效或没有持续的疗效。脑部磁共振成像(MRI)检查有助于排除其他神经系统疾病。还可进行自主神经功能检测,如为确定是否有体位性低血压,可检测患者坐位及站位时的血压,如存在体位性低血压,则支持多系统萎缩的诊断。

治疗

目前尚无治愈多系统萎缩的方法。但有一些简单的措施结合药物治疗有助于减缓症状。

- **帕金森综合征**：尽可能维持原有的许多日常活动有助于维持肌肉力量和灵活性。规律地伸展和锻炼肌肉有助于保持肌肉的力量和灵活性。可以尝试口服常用于治疗帕金森病的药物,如左旋多巴卡比多巴复合剂或培高利特,通常几无疗效或疗效仅持续几年。

- **体位性低血压**：可采取多种方法来稳定急剧变化的血压。多摄入盐和水可增加血容量而有助于提高血压。缓慢站立有助于预防因站立造成的血压过度下降,穿腹带和紧身长袜亦有同样效果。这样穿戴可通过促进血液从双下肢流向心脏,防止血液过多地滞留(蓄积)在双下肢,从而有助于维持血压。把床头抬高4英寸(10厘米)有助于预防患者躺下时的血压过度上升。如确有血压升高,可在夜间服用抗高血压药物(如普萘洛尔)。口服氟氢可的松有助于保留体内的盐分和水分,因此当患者站立时,有助于提升血压。其他药物,如米多君或吡斯的明,也有一定效果。

- **减少体液产生**：如果出汗减少或无汗,应避免过热的环境以致体温升高。有口干的患者必须做好牙齿护理并定期检查。每数小时滴一次人工眼液(滴眼剂,其所含成分与眼泪相似)

- **尿潴留**：如需要,患者应学会给自己插导尿管,一天可操作多次,通过尿道插入导尿管把潴留在膀胱的尿液引流出来,膀胱排空后即可拔出导尿管。此方法可预防膀胱扩张和尿路感染。操作前洗手、清洁尿道周围区域、使用无菌或清洁导尿管也有助于预防感染。随着患者动作协调性的恶化,插导尿管也越来越困难,可给予氨甲酰甲胆碱(乌拉胆碱),以增强膀胱肌肉的张力,有时可使膀胱排空变得容易一些。

- **尿失禁**：常予口服奥昔布宁或托特罗定,可使过度活动的膀胱肌肉放松。如尿失禁持续存在,留置导尿管可能有所帮助。有些患者已学会给自己插导尿管。

- **便秘**：推荐进食高纤维素饮食并使用大便软化剂。如持续便秘,必要时可予灌肠。

- **勃起功能障碍**：通常可口服药物如西地那非、他达拉非、伐地那非。

随着病情进展,患者可能需要气管插管、留置鼻胃管(常用外科方式插入),或两根管子都需要。物理治疗师、职业治疗师、语言治疗师可指导患者用什么方法来弥补行走障碍、日常活动障碍和语言障碍。病残时,社会工作者可帮助患者寻求支持组织,如家庭健康护理、救济院。

临终关怀：由于本病为进行性进展,最终必然致命,因此,一旦诊断确定,患者就应该制订有关今后的预案,这个预案应该明确在其生命的终末期,患者想要得到怎样的医疗护理。

抽　动

抽动是一种迅速、无目的、反复发作而又无节律的不自主运动,事实上,每次抽动表现相似。只有在集中注意力努力尝试时,抽动可以短时间被抑制。

- 抽动可以是自发的，也可以是由某种疾病或药物诱发的
- 患者常有一种无法抗拒、迫切想眨眼、做怪相，头部肌肉抽搐或以其他方式运动的感觉
- 很多抽动可以自动缓解，如果抽动严重或令人烦恼，可予轻度镇静剂或抗精神病药物

抽动可以是单纯性抽动，也可以是复杂性抽动。单纯性抽动，如过度眨眼、做怪相或头部肌肉抽搐可能是起始于紧张性行为；复杂性抽动，如 Tourett 综合征，常类似于正常行为的组合。

抽动，尤其是单纯性抽动，可以是自发的，其中许多于儿童期发病，可以不治自愈。抽动也可以是某些疾病的一种表现，如亨廷顿病、强迫性神经官能症、某些感染或卒中。某些药物和毒物也可引起抽动。

症状

抽搐发生前，患者常有一种急切地要发生抽动的感觉，这种急切感类似于要打喷嚏或要挠痒时的感觉。肌张力增高通常出现于受累一侧。抽动发作后，患者有一种短暂释放的感觉。

有时，抽动可延迟数秒至数分钟发作，但通常无法避免。很多患者无法控制抽动发作，尤其是在有情绪应激状态时。但是，也有部分患者，尽管有难度，还是能够控制一些抽动发作的。过度注意抽动，尤其是儿童，可加重抽动发作。

治疗

对单纯性抽动（尤其是儿童），鼓励和安慰常是最有效的方法，应尽可能忽略抽动这事。

如果抽动特别令人烦恼，可予药物治疗。对单纯性抽动，苯二氮䓬类药物如氯硝西泮和地西泮可能有效。这类药物为轻度镇静剂，可口服。可乐定，一种用于治疗高血压的药物，对抽动偶尔也有效。可乐定通过阻断去甲肾上腺素的作用而发挥药效，去甲肾上腺素是一种神经递质，可能与抽动发作有关。可乐定的副作用包括血压过度降低。

对严重抽动，即使抽动并不由精神疾病引起，抗精神药物可能有效。还可以在受累肌肉内注射肉毒毒素，使抽动的肌肉瘫痪以阻止抽动发作。

Tourett 综合征

Tourett 综合征是一种遗传性疾病，其特征是单纯性和复杂性抽动伴发声，发作频繁，全天候发作，症状至少持续一年。

Tourett 综合征常见，发病率可能高达 1%，男性发病是女性发病的 3 倍多。常于儿童早期发病，大部分患者的症状极其轻微，以致没觉察。

- 病因不明
- 常以单纯性抽动，如眨眼、做怪相或头部痉挛为首发

症状，接着可出现诸如打人、踢人、声音爆发，包括骂人声等
- 诊断依据症状
- 一般无需药物治疗，可乐定、轻度镇静剂、抗精神病药物有一定疗效

本病病因不明，认为与多巴胺或脑内其他神经递质（神经细胞间信息传递的化学信使）异常有关。可能也涉及基因异常，但异常基因的确切作用和特定基因定位尚不清楚。

症状

Tourett 综合征常以单纯性抽动为首发症状，如做怪相、头部痉挛、眨眼。单纯性抽动可能仅仅是一种紧张性习惯动作，随着时间推移，可自行消失。这种抽动并不一定会导致 Tourett 综合征。Tourett 综合征的表现更为复杂，如可出现反复将头从一侧转到另一侧，眨眼，张嘴，伸展颈部。

你知道吗……
大多数 Tourett 综合征患者并不是随机地发出污秽声的。

Tourett 综合征可逐渐进展，并突然出现复杂性抽搐，包括发声抽动，打人，踢腿，突发、无规律的呼吸肌痉挛。发声抽动可表现为呼噜声、哼鼻声、嗡嗡声、狗叫声，并发展成为强迫性的、不自主的辱骂声。有些 Tourett 综合征患者在与人交谈中，会毫无原因地发出淫秽声或与排泄物相关的声音（称之为秽语症）。这种爆发声，尤其在儿童，有时常被误认为是故意的。虽然众所周知秽语症是 Tourett 综合征的特征，但至少 85% 的 Tourett 综合征患者没有秽语症，当患者听到某些言语时，会立刻重复这些言语（称之为模仿言语）。

Tourett 综合征患者在社会交往和社会经历上都有很大困难并有相当的焦虑情绪。在过去，人们都回避、隔离 Tourett 综合征患者，甚至把他们当成恶棍控制起来。许多 Tourett 综合征患者可产生冲动、好斗、自毁行为，约半数患者可产生强制-强迫行为。儿童患者常有学习困难，许多患者还可有注意缺陷/多动。目前尚不清楚是 Tourett 综合征本身还是患者生活中其他应激事件导致上述问题。

诊断

Tourett 综合征的诊断依据其症状。早期诊断有助于患儿双亲理解病情，孩子的抽动并不是自愿的，对患儿的惩罚不但不能阻止抽动发作，甚至反而会加重病情。

治疗

如果症状轻微，常无需药物治疗。

单纯性抽动：首选可乐定或胍法辛。可乐定，一种用

于治疗高血压的药物,偶尔对 Tourett 综合征有效,特别是对控制焦虑和强制-强迫行为有效。苯二氮草类药物,如氯硝西泮和地西泮,也有效。这些药物为轻度镇静剂,可口服。

严重症状:尽管 Tourett 综合征并不是由精神病引起,但抗精神病药物有助于抑制抽动发作。抗精神病药物的剂量应是患者能耐受的最小剂量,而且一旦抽动减轻,就应减量。氟哌啶醇是一种最常用的抗精神病药物,对本病有效。但是,与其他抗精神病药物如奥氮平、哌咪清、利培酮相比,氟哌啶醇更易出现副作用。

抗精神病药物的副作用包括:与帕金森病类似的症状(帕金森综合征)、不宁腿、肌肉僵硬、肌肉持续不自主收缩(肌张力障碍)、体重增加、视物模糊、嗜睡、迟钝、思维缓慢。迟发性运动障碍由一系列反复发作的不自主运动组成,且停药后还可持续存在,表现为无法控制的手臂或腿部扭动、伸舌、皱唇、撅嘴、咂嘴。还有一种罕见,但更严重的副作用称之为恶性神经综合征,表现为高热、高血压、肌肉损害、昏迷。

抽动肌肉内注射肉毒毒素可减少肌肉的异常抽动以及抽动前的急迫感。肉毒毒素是由肉毒杆菌产生的一种细菌毒素,常用于使肌肉瘫痪(可用于除皱)。

深部脑刺激治疗 Tourett 综合征是一种试验性治疗。当病情严重或药物治疗无效时,在一些特定的治疗中心,有时应用深部脑刺激治疗 Tourett 综合征,微电极放置在脑内与抽动有关的部位。

舞蹈症、手足徐动症、偏侧投掷症

舞蹈症:是一种反复发生,短暂、痉挛性、快速的不自主运动,突然发生,无法预期,起始于身体某一部分,可持续扩展至身体的其他部位。手足徐动症:是一种持续的、缓慢的、流畅的、扭转样不自主运动。偏侧投掷症:也是一种舞蹈症,常累及一侧上肢,表现为爆发性,投掷样不自主运动。

- 舞蹈症和手足徐动症常是其他疾病的一个症状,但在老年人或孕妇,舞蹈症可以是一种独立的疾病。
- 舞蹈症和手足徐动症常导致缓慢、扭转样、舞蹈样、痉挛性运动。
- 偏侧投掷症是一侧躯体,常常是上肢的投掷样运动。
- 治疗病因有助于控制舞蹈症和手足徐动症,也可用抗精神病药物。

舞蹈症和手足徐动症可同时出现并存,称之为舞蹈-手足徐动症,并不是独立的疾病,而是几种互不相干的疾病引起的症状。基底节活动过度导致了舞蹈症和手足徐动症。基底节是脑组织的一部分,具有调节和协调由脑部发出的神经冲动所引起的肌肉运动。大多数舞蹈症都

是由多巴胺过量引起。多巴胺是基底节行使正常功能所需的一种重要的神经递质。任何可以增加基底节多巴胺含量或使神经细胞对多巴胺敏感性增高的药物或疾病都可加重舞蹈症和手足徐动症。

舞蹈症和手足徐动症可见于亨廷顿病,一种遗传变性病。也可见于 Sydenham 舞蹈症(也称 St. Vitus 舞蹈病或 Sydenham 病),是风湿热(儿童期某些链球菌感染引起)的并发症。Sydenham 舞蹈病的特征是不能控制的痉挛样运动,症状可持续几个月。

有时,舞蹈症可见于老年人而找不到病因。这种舞蹈症称为老年舞蹈症,倾向于累及口腔内或口周肌肉。舞蹈症也可见于妊娠 3 个月的女性(称之为子痫性舞蹈症),但分娩后短时间内可自动缓解而无需治疗。极少数情况下,类似的舞蹈症还可见于口服避孕药的妇女。舞蹈症还可见于狼疮(系统性红斑狼疮)、甲状腺活动过度(甲状腺功能亢进)、尾状核肿瘤或卒中、某些药物如抗精神病药物。

症状

典型的舞蹈症累及手、足和面部肌肉。忽动忽停的动作从一块肌肉流畅地转移到另一块肌肉,看似舞蹈一样。这种舞蹈动作不易觉察地融入有目的或有意无意的动作,有时可造成诊断困难。

手足徐动症通常累及双手和双足。缓慢的扭动动作常常发生变化,有时肢体又可固定于某一部位(姿势),形成一个连续不断的、流畅的运动。

偏侧投掷症常累及一侧躯体。上肢受累远多于下肢受累。通常由基底节下方的下丘脑核发生卒中引起。偏侧投掷症有时可引起短暂的病残,因为当患者试图运动患肢时,患肢却无法控制地"投掷"出去了。

治疗

由甲状腺功能亢进引起的舞蹈症在甲状腺功能亢进得到治疗后,舞蹈症通常会缓解。Sydenham 舞蹈病和由脑卒中引起的舞蹈症即使不治疗也常会逐渐自行缓解。由药物引起的舞蹈症,停药有助于缓解症状,但未必能完全消失。妊娠妇女的舞蹈症在妊娠期可予巴比妥类药物治疗。

具有阻断多巴胺作用的药物可控制异常运动。这些药物包括抗精神病药物,如氟奋乃静、氟哌啶醇和利培酮。具有减少多巴胺释放作用的药物,如利血平和四苯喹嗪,也有助于控制症状,但作用有限。

偏侧投掷症通常可自行缓解,但有时症状可持续 6 ~ 8 周。抗精神病药物有助于抑制偏侧投掷症。

亨 廷 顿 病

亨廷顿病(亨廷顿舞蹈病)是一种遗传性疾病,病初常仅表现为偶发的不自主抽搐或痉挛,随着疾病进展,不

自主运动（舞蹈症和手足徐动症）、脑功能衰退越来越明显，直至死亡。

■ 与调整与协调运动相关的脑组织变性
■ 运动变慢且不协调，脑功能退化，包括自我控制能力、记忆功能
■ 诊断依据为症状、家族史、脑部影像学检查、基因检测等
■ 相关药物有助于减轻症状，但病程呈进行性进展，最终导致死亡

亨廷顿病发病率略高于万分之一，两性发病相等。亨廷顿病为显性遗传病。因此，患者子女的发病几率为50%。亨廷顿病起病隐匿，多于35～50岁发病，但也有成年前期发病者。亨廷顿病由基底节区的苍白球和纹状体逐渐变性引起，基底节的功能是调节和协调各种运动。

症状

亨廷顿病早期，不自主运动常与有目的的运动掺杂在一起，因而不易引起注意。但是，随着病程进展，不自主运动越来越明显。患者步态轻快或夸张地充满自信与活力，像个木偶。患者常常做怪相、忽然晃动肢体、不断眨眼。各种运动逐渐变得缓慢、不协调。最终，全身受累，使行走、静坐、进食、说话、穿衣都变得极其困难。

精神症状常在异常运动出现之前就已出现，或与异常运动同时出现。最初的精神症状非常隐匿，患者常变得容易发怒或容易激动，对平常的活动丧失兴趣，不能控制地冲动，性情改变，发作性沮丧，精神紊乱。随着病程进展，患者可出现行为不负责任，漫无目的地游荡。若干年后，患者完全丧失记忆和理性思维能力。还可出现严重抑郁和自杀倾向。

在疾病进展期，出现严重痴呆，并卧床不起，此时需要全天候照顾或家庭护理。患者通常在出现症状后13～15年死亡。死因常常是肺炎或冠状动脉硬化性心脏病。

诊断

由于起病隐匿，亨廷顿病早期很难诊断。根据其症状和家族史，应怀疑此病。患者应该告诉医生，医生应详细了解患者亲戚中是否有精神问题者，或是否有被诊断为神经系统疾病或精神病者（如帕金森病或精神分裂症），因为这些患者很可能是未被诊断的亨廷顿病患者。计算机断层扫描（CT）或磁共振成像（MRI）检查可寻找到亨廷顿病时基底节变性的征象并以此排除其他疾病。

基因检测可确诊本病。基因检测和咨询对那些有亨廷顿病家族史但又尚无症状的人来说非常重要，因为他们很可能在症状出现之前生育。对这些人来说，应先进行基因咨询，再进行基因检测。这需要在专业机构内进行，这些机构中有许多专家，可处理所涉及的、复杂的伦理和精神病学问题。

亨廷顿病的基因检测

引起亨廷顿病的突变基因定位于第4对常染色体上，其DNA某一特定基因编码片段重复出现。

亨廷顿病为显性遗传病，因此，仅需从双亲中获得一个异常基因的拷贝便足以导致发病。几乎所有患者都只有一个异常基因的拷贝。基因携带者的子女有50%的机会获得该异常基因而得病。

对父辈或祖父辈有亨廷顿病患者的人作基因检测，可明确他是否携带致病基因，需采取血液样本并进行基因分析。这些人可能想了解，也可能并不想知道自己是否携带致病基因。应在基因检测前，与基因咨询中心的专家讨论这个问题。

治疗

一旦诊断明确，应尽快要求患者确定未来的打算，明确在其生命终末期他们希望得到的医疗护理。

亨廷顿病目前尚无有效治疗。然而，诸如镇静剂氯丙嗪，抗精神病药物氟哌啶醇，抗高血压药物利血平均有助于缓解症状，控制行为。

肌张力障碍

肌张力障碍的特征是肌肉持续、不自主的收缩，使患者"冻结"在某一动作，或是整个身体、躯干或另一侧身体发生扭转。

■ 肌张力障碍可由基因突变、某种疾病或某种药物引起。
■ 痉挛发生在受累侧躯体，使其扭转
■ 如可能，应针对病因治疗，而药物如轻度镇静剂、左旋多巴-卡比多巴复合制剂、肉毒毒素，仅有助于控制症状。

病因

肌张力障碍可能由基底节、丘脑、小脑、大脑皮质等数个脑功能区的过度活动引起。肌张力障碍可以是由基因突变引起（称为原发性肌张力障碍）或由某种疾病或药物引起（称为继发性肌张力障碍）。抗精神病药物可引起不同类型的肌张力障碍，包括眼睑闭合、颈部（痉挛性斜颈）和背部扭转、眨眼、噘嘴、伸舌、双上肢或双下肢扭转。

分类和症状

肌张力障碍可累及身体的某一部分（局灶性肌张力障碍）或身体的数个部分（节段性肌张力障碍）。有时，可累及全身（全身型肌张力障碍）。

肌张力障碍的病因

分类	举　例
疾病	脑性瘫痪
	遗传疾病如全身性肌张力障碍,多巴反应性肌张力障碍
	多发性硬化
	严重脑缺氧(发生于出生时或老年人)
	脑卒中
	某些金属聚集的毒性作用(如 Wilson 病时的铜沉积)
药物	止吐药(如胃复安和普鲁氯嗪)
	抗精神病药物(如氯丙嗪、氟奋乃静、氟哌啶醇和甲哌硫丙蒽)

局灶性和节段性肌张力障碍:累及躯体的一个或数个部位,典型者于 30~40 岁发病,女性更多见。病初,其痉挛仅是随机地或仅在应激状态下发作,受累躯体的某些运动也可触发痉挛发作,但静止时消失。数天、数周或很多年后,痉挛发作变得越来越频繁,且静止时也可出现。最终,受累躯体保持在一个扭曲的位置,有时是一个痛苦的姿势,可导致严重病残。局灶性和节段性肌张力障碍举例如下:

- **眼睑痉挛**:主要累及眼睑,表现为眼睑反复、不自主地强迫性闭合。病初,偶尔仅累及一侧眼睑,但最终另一眼也会受累。起初常表现为过度眨眼、眼激惹或对阳光极度敏感。很多脸痉挛患者找到了几种使他们睁眼的方法,如打哈欠、唱歌、张大嘴巴。随着病情进展,这些技巧的功效越来越差。严重眼睑痉挛可损害视力。

- **痉挛性斜颈**:特异地累及颈部肌肉,是成年人最常见的局灶性肌张力障碍之一。病因常不明确,但某些患者很可能是遗传性的。痉挛性斜颈也可由某些具有多巴胺阻断作用的药物引起,如氟哌啶醇。出生时即有痉挛性斜颈者(先天性痉挛性斜颈)很罕见。成年患者常以颈部牵拉感为首发症状,接着出现头、颈、肩扭向一个扭曲的位置,并保持此扭曲的姿势。病初,通过患者努力,有时可阻止其发生。或者,有时患者可找到一些方法,如患者可触摸自己脸上某个特殊部位(通常在扭转的对侧),以暂时终止痉挛发作。

- **痉挛性构音障碍**:由控制发声的声带肌肉不自主收缩引起。可导致言语不能,或者声音紧张、颤抖、嘶哑、沙哑、急促而不连贯、带喉音、断续或混乱和难以理解。

- **职业性肌张力障碍**:也称为任务特异性肌张力障碍,累及躯体某一部分,常由过度应用引起。例如,高尔夫球手常在其双手及腕部出现不自主的肌肉痉挛(称

为高尔夫球手紧张状态)。高尔夫球手紧张状态使其几乎不可能把球打入洞内。当高尔夫球手因为高尔夫球手紧张状态而失去控制力时就会影响击球的准确性。与此相似,音乐家们,尤其是音乐会钢琴家,会出现手指、手、或上肢奇异的痉挛,从而阻止其完成演奏。演奏吹奏乐器的音乐家可出现口部肌肉痉挛。持续的书写痉挛可能也是一种肌张力障碍。

- **Meige 病**:症状包括不自主眨眼、磨颌、做怪相,因此也称为眼睑痉挛-口-下颌肌张力障碍,常于中年后期发病。

全身性肌张力障碍:肌张力障碍累及到全身,包括:

- **全身性肌张力障碍**:罕见,也称为原发性扭转性肌张力障碍,呈进行性进展,有遗传性。在很多病例中,已找到了特异性突变基因,最常见的突变基因是 DYT1 基因。由 DYT1 基因引起的肌张力障碍称为 DYT1 肌张力障碍。不自主运动引起持续的、奇异的姿势。常于儿童期起病,典型的表现是患儿行走时转动其脚。肌张力障碍可仅累及躯干或一侧下肢,但有时可累及全身,最终使患儿坐上轮椅。如是成年期起病,常始于面部或上肢,通常不累及身体其他部位。精神功能不受累。

- **多巴反应性肌张力障碍**:这种罕见的肌张力障碍为遗传性疾病,常于儿童期起病。典型表现常是首先累及一侧下肢,以后患儿出现用脚尖行走,夜间症状加重。病程逐渐进展,患儿行走越来越困难,双上肢及下肢均累及。但是,有些患儿只有轻微的症状,如锻炼后出现肌肉痛性痉挛。有时,也可晚年发病,其症状与帕金森病类似,表现为运动变慢、维持平衡困难、手部静止性震颤。给予小剂量左旋多巴治疗,症状可出现戏剧性改善。如左旋多巴可缓解其症状,则诊断成立。

治疗

如果知道病因,纠正或消除病因常可减少痉挛。例如,常用于治疗多发性硬化的药物可减少与多发性硬化相关的痉挛。如果肌张力障碍系由抗精神病药物引起,及时注射或口服苯海拉明,同时停用抗精神病药物,常可迅速终止痉挛。

对全身性肌张力障碍,最常用的是具有抗胆碱能作用的药物(如苯海索和苯托品)。这些药物通过阻断与痉挛发作相关的特异性神经冲动而减少痉挛发作。但是,抗胆碱能作用还包括意识模糊、嗜睡、口干、视物模糊、眩晕、便秘、排尿困难、尿失禁、震颤等,这些症状令人不适,尤其易发生于老年人。苯二氮䓬类药物(一种轻度镇静剂)如氯硝西泮,巴洛芬(一种肌肉松弛剂,)可以单独使用,也可联合使用。巴氯芬可以口服,也可将巴氯芬泵植入椎管。如果全身性肌张力障碍严重,或对药物治疗无效,可将微电极通过外科手术方式植入患者的基

底节(这种治疗方法称之为深部脑刺激)。

你知道吗……

用于治疗恶心和精神疾病的药物有时可引起肌肉异常、持续的收缩(肌张力障碍)。

用于治疗面部皱纹的肉毒毒素有时也可用于治疗肌张力障碍。

有些患者,尤其多巴胺反应性肌张力障碍患儿,对左旋多巴-卡比多巴复合剂有戏剧性的治疗效果。

如果肌张力障碍仅累及身体的某一部分或几个部分,可在过度活动的肌肉内注射肉毒毒素(一种细菌毒素,常用于使肌肉瘫痪或治疗皱纹)治疗。肉毒毒素可减轻肌肉收缩,但不影响神经功能。局部注射肉毒毒素治疗睑肌痉挛和痉挛性斜颈尤其有效。

物理治疗对某些患者,尤其是接受肉毒毒素治疗的患者有一定的帮助。

协 调 障 碍

小脑的功能是协调随意运动,小脑功能失常导致协调运动障碍。

- 小脑功能失常,导致协调功能丧失。
- 患者常无法控制自己的手臂和双下肢。行走时,步态宽而不稳。
- 诊断依据症状、家族史以及脑部核磁共振成像。
- 如果可能,纠正病因;如果不可能,则治疗重点在于缓解症状。

在脑组织中,小脑与机体运动协调的关系最密切,也参与平衡与姿势的协调。小脑的任何损害都可导致协调运动丧失(共济失调)。

长期、大量饮酒可永久性地损害小脑,是导致协调障碍最主要的病因。其他较少见的病因有甲状腺功能降低(甲状腺功能减低),维生素 E 缺乏,脑部肿瘤等。某些遗传性疾病,如 Friedrich 共济失调,也可导致协调运动丧失。某些药物(如抗惊厥药物),特别是大剂量使用时,也可导致协调障碍。对这部分患者,停药后,症状便可消失。

症状

共济失调患者不能控制肢体摆放的部位和姿势。因此,患者行走时,步幅大、步基宽,呈蹒跚状;双上肢运动呈"之"字形。

协调障碍还可引起以下异常:

- 辨距不良:患者无法控制身体运动的范围。例如,当患者试图拿一样物体时,手常会伸过头,超出该物体所在位置。
- 构音障碍:患者言语含糊不清。由于发声肌肉运动不协调,患者不能控制声音的高低起伏,口腔周围的肌肉过度运动。
- 断续语言:患者讲话时常用单音节,断断续续,似犹豫状。
- 眼球震颤:当患者双眼凝视某一物体时,双眼可超越目标,这便是眼球震颤。眼球震颤是指眼球反复、快速地向某一个方向运动,然后又慢慢地漂移到它们原来的位置。
- 震颤:小脑损害也可引起震颤,出现于患者要终止某个有目的的运动或试图获取某个目标时(意向性震颤),或出现于患者试图保持某种姿势时(姿位性震颤)。小脑损害时,肌张力可降低。

弗里德里希(Friedreich)共济失调:是一种进行性疾病,5~15 岁时开始出现步态不稳,接着出现上肢运动不协调,语言变得含糊不清、难以理解。许多患儿出生时即有马蹄足,脊柱弯曲(侧凸),或两者兼有。弗里德里希共济失调患者不能感觉震动、对自己四肢所处位置没有感觉(位置觉丧失),腱反射消失,脑功能减退,可出现震颤但很轻微。

你知道吗……

协调障碍最常见的病因是长期、大量饮酒。

本病患者在其生命的后 20 年里,必然生活在轮椅上,常于中年夭折,死因多为心律失常、心功能衰竭。

协调障碍的病因

分类	举 例
脑部疾病	先天性脑功能障碍
	脑内出血(血肿)
	脑肿瘤,尤其是儿童脑肿瘤
	颅脑外伤(反复)
	脑卒中
遗传性疾病	脊髓小脑性共济失调
	弗里德里希(Friedreich)共济失调
	共济失调-毛细血管扩张
其他疾病	热卒中或极度高烧
	多发性硬化
	多系统萎缩
	甲状腺活动降低(甲状腺功能减退)
	维生素 E 缺乏
药物或中毒	酒精滥用(大量,长期)
	抗惊厥药物,如苯妥英钠,尤其是大剂量时
	一氧化碳
	重金属如汞、铅

诊断和治疗

本病诊断依据其症状。应询问亲属中有无人员有类似症状（家族史），还应询问可能引起疾病的有关情况。通常应作脑磁共振成像检查。如果患者有协调障碍家族史，应做基因检测。如果可能，应去处病因或针对病因治疗，例如，如果协调障碍是由饮酒引起，应终止饮酒；如果是由大剂量使用药物（如苯妥英）引起，应减少药物剂量。对一些潜在性病，如甲状腺功能减退或维生素 E 缺乏，可针对病因治疗。对脑瘤患者可行外科手术治疗。遗传性协调障碍目前尚无有效治疗方法，治疗重点是减轻症状。

脆性 X 染色体相关震颤/共济失调综合征

脆性 X 染色体相关震颤/共济失调综合征是一种遗传病，主要见于男性，表现为震颤、协调功能丧失和痴呆。

- 本病由基因突变引起。
- 见于 50 岁以上的男性。首先出现双手震颤，接着出现协调功能丧失、动作缓慢、面部表情减少，有时可出现记忆丧失。
- 基因检测可明确诊断。
- 治疗帕金森病的药物常可缓解其震颤。

脆性 X 染色体相关震颤/共济失调综合征是一种新近才被认识的疾病，50 岁以上男性发病率几近三千分之一。

脆性 X 染色体相关震颤/共济失调综合征由 X 染色体上某个基因的非广泛性异常（称之为前突变）引起（男性具有一条 X 染色体和一条 Y 染色体，女性具有 2 条 X 染色体）。该基因的较广泛突变（完全突变）导致儿童脆性 X 染色体相关震颤/共济失调综合征。具有前突变基因的人可视为本病携带者。具有前突变基因的男性可以把该基因遗传给他的女儿（但不会遗传给他的儿子）。大多数具有前突变基因的女性不会发病，因此可不知不觉地将致病基因遗传给她们的儿子（男性患者的孙子）。具有前突变基因女性的子女有 50% 的机会从遗传中获得前突变基因。当前突变基因由母亲传给她的子女时，有时可发生全突变，导致儿童脆性 X 染色体相关震颤/共济失调综合征。

? 你知道吗……

有些阿尔茨海默（Alzheimer）病或帕金森病实际上是一种刚被认识不久的病，称之为脆性 X 染色体相关性震颤/共济失调综合征。

携带前突变基因的人群中，约 30% 的男性和不到 5% 的女性成年后可出现脆性 X 染色体相关震颤/共济失调综合征。发病风险随着年龄增长而增高。

症状

常于成年后期发病。首发症状往往是双手震颤，典型者震颤出现于活动时。其他症状包括协调运动丧失、动作变慢、强直、面部表情减少。

患者的近事记忆及解决问题能力可出现问题，还可出现思维变慢。这些问题可逐渐进展成痴呆。患者还可出现人格改变，可有抑郁、焦虑、不耐烦、敌意、喜怒无常。

患者可出现双足感觉丧失，内脏器官功能异常。站立时，由于血压不能升高到正常水平（称之为体位性低血压），患者可出现头重脚轻。还可出现尿频，最终出现尿便失禁。

出现症状后，患者可存活 5~25 年。

携带前突变基因的女性症状较轻，可能与她们的另一条 X 染色体对前突变基因携带 X 染色体具有阻抑作用有关。与正常女性相比，携带前突变基因的女性可能更早进入更年期，更易得无毛症和卵巢功能异常。

诊断和治疗

由于是新认识的疾病，临床上有时可漏诊或误诊为与其有类似表现的其他疾病，如帕金森病或阿尔茨海默病。

基因检测可明确诊断。应做脑磁共振成像检查，以发现本病脑部的特征性改变。

应详细询问脆性 X 染色体相关性震颤/共济失调综合征患儿的祖父是否有提示本病的症状。患者的女儿和外甥应进行基因咨询，应做基因检测以明确他们是否携带前突变基因，据此，他们可以决定他们是否要生育，如果已经怀孕，可帮助他们决定是否要做产前检查。

许多用以控制帕金森病的震颤的药物也可缓解本病的震颤。

多发性硬化和相关疾病

多数神经纤维，无论其在脑内或是在脑外，都由髓磷脂构成的多层脂肪（脂蛋白）组织所包裹，它们形成了髓鞘。与电线外面的绝缘层非常类似，髓鞘使得神经纤维上的电冲动能够沿着神经纤维准确、快速地传导。髓鞘受损时，神经纤维便不能正常传导电冲动。有时，神经纤维自身也会受到损害。

人们刚出生时，多数神经纤维尚缺乏成熟的髓鞘。因此，婴儿的各种动作常常显得急促、不协调、笨拙。随着髓鞘逐渐发育成熟，各种动作渐渐显得更平稳、更具目的性、各个动作间也更协调。某些罕见的遗传性疾病，如 Nieann-Pick 病、Gaucher 病和 Hurler 综合征患儿，他们的髓鞘发育异常。这些患儿常有永久性的、广泛的神经功能障碍。

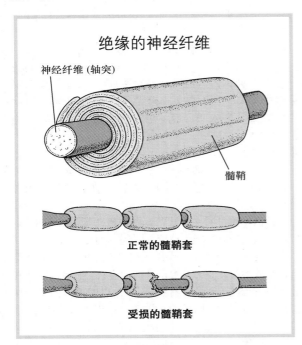

绝缘的神经纤维

神经纤维（轴突）

髓鞘

正常的髓鞘套

受损的髓鞘套

在成年人，脑卒中，炎症，各种免疫障碍、代谢障碍和营养缺乏（如维生素 B_{12} 缺乏）都可使髓鞘遭受破坏，这种髓鞘破坏称之为脱髓鞘。各种中毒、多种药物（如抗生素乙胺丁醇），过量饮酒也可损害或破坏髓鞘。如果受损的髓鞘能修复或再生，受损的神经功能便能恢复。然而，如果髓鞘受损严重，被其包裹的神经纤维也可严重受损。由于中枢神经系统（脑和脊髓）的神经纤维难以再生，因此，中枢神经系统损害往往是不可逆的。

在脱髓鞘疾病中，有些主要影响中枢神经系统，有些主要影响周围神经系统。引起中枢神经系统脱髓鞘病变且病因不明的，称为原发性脱髓鞘病，多发性硬化是其中最常见的一种。

多发性硬化

多发性硬化时，脑、脊髓以及视神经的髓鞘和神经纤维出现斑片状损害或破坏。

- 病因不明，但可能与免疫系统对自身组织产生反应有关
- 通常，病程呈现症状恶化的发作期与相对健康的缓解期交替
- 患者常有视力障碍、感觉异常，动作乏力、笨拙
- 医生常根据症状，体格检查所得以及磁共振成像所见作出诊断
- 治疗手段包括皮质激素，抑制免疫反应的药物，缓解症状的药物
- 疾病常缓慢进展，部分患者可致残；如果疾病不是极其严重的话，一般不影响自然寿命

术语"多发性硬化"是指包绕在神经纤维周围的组织（髓鞘）在遭受破坏后产生的瘢痕（硬化）斑块，这种病变称之为脱髓鞘。有时，传导信息的神经纤维（轴索）也可受损。随着病程进展，由于轴索破坏，可出现脑萎缩。

在美国，约有 40 万多发性硬化患者，其中绝大多数为年轻人。多发性硬化最常见于 20～40 岁者，女性多见。大多数患者的病程呈现相对健康期（缓解期）与症状恶化期（发作期）交替。发作期的临床表现可轻可重；缓解期神经功能恢复良好但并不完全。因此，随着病程进展，病情慢慢地逐渐恶化。

病因

本病病因不明。可能的解释是：患者在出生后不久就暴露于某种病毒（可能是疱疹病毒或是逆转录酶病毒）或某些尚未知晓的物质，后者通过目前我们尚不知的途径，触发患者的免疫系统对其自身组织产生反应（自身免疫反应）。这种自身免疫反应可导致炎症反应，髓鞘破坏，髓鞘以及其包裹的神经纤维损害。

遗传因素在多发性硬化发病中似乎亦起一定的作用。约 5% 的患者其兄弟或姐妹患病，约 15% 的患者其近亲患病。另外，在其人类白细胞表面抗原上有某些遗传标记物的人群尤其易感本病。这些标记物有助于机体

识别自身组织与非自身组织,并引导免疫系统的免疫反应。

　　环境因素在多发性硬化的发病中也起一定作用。人们最初 15 年的居住地直接影响着人们患多发性硬化的几率。生长在温带地区的人,本病发生率为 1/2000;生长在热带地区的人,本病发生率为 1/10 000;生长在赤道的人,几乎从不发生多发性硬化。这种差异可能与体内维生素 D 水平相关。当皮肤暴露在阳光下时,机体便会合成维生素 D。因此,生长在温带地区的人体内维生素 D 水平较低,更易患多发性硬化。但是,维生素 D 是如何保护机体免受多发性硬化的,尚不清楚。15 岁以后居住地的气候对患多发性硬化的几率没有影响。

　　吸烟似乎也可增加患多发性硬化的几率,原因不明。

> **？你知道吗……**
> 与电线外包裹一层绝缘层一样,神经纤维外也包裹着某些组织以便神经冲动的传导。

症状

　　多发性硬化的症状因人而异、因时而异,变化巨大,取决于受累的神经纤维。如为传导感觉神经纤维发生脱髓鞘,导致感觉障碍(出现感觉症状),如为运动神经纤维发生脱髓鞘,则导致运动障碍(出现运动症状)。症状常反复。由于髓鞘损伤、修复、再损伤,症状呈波动性。高温如酷暑、洗热水澡或发烧,都可使症状加重。

多发性硬化的常见症状

受累部位	症　　状
神经(感觉神经)	麻木、刺痛、触觉减退、疼痛或烧灼感、瘙痒
眼	复视、单眼不完全失明或疼痛、视物模糊或视物模糊、注视不能、直视障碍、眼球运动不协调
生殖器官	性高潮困难、阴道感觉缺失、男性阳痿
肌肉和协调运动	肌无力和动作笨拙,行走或维持平衡困难,震颤,运动不协调,肌肉僵直、站立不稳、异常疲劳
肠和膀胱	尿便功能障碍、便秘
情绪	情绪冲动、欣快或轻浮、抑郁、情绪控制不能(如无理由大哭或大笑)
大脑	轻度或明显的认知功能损害、记忆减退、判断力下降、注意力不集中
其他	头晕或眩晕

　　多发性硬化的复发或缓解均无法预期。但是,根据临床表现,可分为数型:

- **复发-缓解型**:复发(症状恶化)与缓解(症状稳定)交替。缓解期可持续数月或数年。复发可以是自发的,也可由感染诱发,如流行性感冒。
- **原发性进展型**:病程逐渐进展,没有缓解或明显的复发相。但是,可有短暂的停滞期,在停滞期,病情没有进展。
- **继发性进展型**:此型是在复发-缓解型基础上,病程发生变化,呈现逐渐进展的病程。
- **进展复发型**:病程呈逐渐进展,期间出突然复发,从而打断了原有的病程。此型罕见。

　　有时,一些非特征性的、脑部脱髓鞘的症状,如手臂、腿、躯干或脸部的刺痛、麻木、疼痛、烧灼感、瘙痒,在多发性硬化的诊断明确之前就已长时间存在了。触觉也可出现减退。还可出现腿、手的力量和灵活性改变,最终出现肢体僵直。

　　可出现视物模糊,主要表现为直视正前方不能(中央视力障碍),周边视力较少受累。部分患者一侧眼球运动弱于另一侧,导致复视,出现在眼球由一侧转向另一侧时,称之为核间性眼肌麻痹。眼球运动相对正常一侧眼球可有快速、反复向一个方向运动,然后又缓慢地恢复原位的不自主运动(称之为眼球震颤)。由于视神经发生炎性反应(视神经炎),可出现单眼不完全失明,该眼球活动时可出现疼痛。部分多发性硬化患者可仅表现为视神经炎。

　　颈段脊髓背侧受累,向前屈曲颈部时,患者可出现电击感或刺痛感,并可向下放射到背部、双下肢、一侧手臂、一侧躯体(称之为 Lhermitte 征)。通常,症状仅持续片刻,颈部伸直后症状即可消失。一般情况下,症状持续时间与颈部被屈曲的时间一致。

　　随着疾病进展,患者的各种活动变得不稳定、不规则、无效,可出现部分性或完全性瘫痪。受累肌肉可出现不自主性收缩(称之为痉挛),有时可导致痛性痉挛。肌无力及肌痉挛可影响患者的行走,最终使患者丧失行走能力,即使使用助行器或其他辅助设施也无法行走。还可出现语流变慢、口齿不清、言语含糊。

　　疾病晚期,可出现痴呆、躁狂(过度兴奋)。支配排尿、排便的神经纤维受累,导致尿频、尿急、尿潴留、便秘,偶尔可出现尿便失禁。如复发频率增加,患者自主能力进行性下降,有时可出现永久性病残。

诊断

多发性硬化的症状变化多端，早期很难识别。当一个年轻人突然出现视物模糊、复视或运动异常以及与运动异常无解剖关系的身体其他部位的感觉异常时，应该考虑多发性硬化。症状波动以及复发-缓解的病程支持多发性硬化的诊断。

一旦怀疑多发性硬化，体格检查时，应对神经系统进行全面的评估。应用检眼镜检查眼底（视网膜）。视盘（视神经与视网膜的连接点）出现炎性反应或异常苍白，提示视神经炎症。

磁共振成像（MRI）是检测多发性硬化最好的影像学检测手段，可显示脑和脊髓内脱髓鞘病灶的部位。在做MRI前，先给患者静脉注射钆，一种顺磁性造影剂，有助于新发脱髓鞘病灶、活动性炎性病灶以及陈旧性脱髓鞘病灶的鉴别。

依据体格检查和MRI所见便可诊断多发性硬化。如果仍不能确定，可应进行一些其他检查以获取进一步证据：

- 脊椎穿刺（腰穿）：脊椎穿刺获取脑脊液送检。脑脊液检查可显示，蛋白质含量高于正常；抗体浓度增高，90%的多发性硬化患者可检出特异性抗体。
- 诱发反应：该项检测时，常用闪光等感觉刺激来激发脑部某些区域并记录脑部的电反应。多发性硬化患者，由于传导信号的有髓神经纤维受损，因此脑部对刺激的反应变慢。这种检测方法也可用于检测视神经的轻微损害。

其他一些检测方法有助于多发性硬化与一些具有与多发性硬化相似变现的疾病鉴别，这些疾病包括艾滋病、血管炎、颈部关节炎、格林-巴利综合征、遗传性共济失调、狼疮病、莱姆病、椎间盘突出、梅毒、脊髓囊肿（脊髓空洞症）。例如，血液检测有助于排除莱姆病、梅毒、狼疮病，影像学检查有助于排除颈部关节炎、椎间盘突出、脊髓空洞症。

预后

多发性硬化的结局以及其病程进展速度变异极大且无法预期。缓解期可以持续数月至10年或更长。某些患者，尤其是中年患病的男性患者，发作频繁，迅速病残。尽管如此，约75%的多发性硬化患者无需轮椅，约40%可维持正常的活动。除非病情特别严重，多发性硬化患者的生命周期不受影响。

> ❓ **你知道吗……**
> 生命中的第一个15年生活在温带地区（而不是热带地区）将增加患多发性硬化的危险。
> 3/4的多发性硬化患者从不需要轮椅。

治疗

对多发性硬化，目前尚无统一、有效的治疗方法。皮质类固醇激素最常用，可能通过抑制免疫系统而起治疗作用，通常短期使用以期直接缓解症状，如口服泼尼松或静脉注射甲基泼尼松龙。尽管皮质类固醇激素可缩短多发性硬化的发作期，减缓其病程进展，但是并不能终止疾病进展。

由于皮质类固醇激素有许多副作用，如对感染的易感性增加、糖尿病、体重增加、疲惫、骨密度降低（骨质疏松症）、以及溃疡病，因此极少长期应用，应在必要时才应用，且必须及时停药。

其他常用有助于阻止免疫系统对髓鞘产生免疫反应的药物包括：

β-干扰素注射剂：可降低多发性硬化的复发频率，还有助于预防或延迟病残。

- 醋酸格拉替雷注射剂：对早期、轻度多发性硬化患者具有与β-干扰素注射剂相似的益处。
- 米托蒽醌：一种化疗药物，可降低多发性硬化的复发频率，延缓病程进展。由于该药最终可导致心脏损害，因此，用药时间不得超过2年，且只有在其他药物无效时，才可使用。
- 那他珠单抗：是一种抗体，静脉注射，一月一次。在减少复发次数，预防脑部进一步损害方面较其他药物更为有效。但是，该药可增加脑和脊髓罕见、致命性感染（进行性多灶性白质脑病）的风险。该药只能由受过专业训练的医生才能使用。用药期间，必须随访以尽早发现进行性多灶性白质脑病征象。
- 免疫球蛋白：静脉给药，每月一次。在其他药物均无效时，或许有效。

有专家推荐血浆置换治疗皮质类固醇激素不能控制的、严重的复发。然而，血浆置换治疗的益处并未得到证实。血浆置换时，先将血液抽出；在体外去除血液中的异常抗体；然后将血液重新输入患者体内。

其他用于缓解或控制特异性症状的药物有：

- 肌肉痉挛：肌松剂巴洛芬或替扎尼定。
- 尿失禁：奥昔布宁、氨甲酰甲胆碱或坦索罗辛。
- 由神经纤维受损引起的疼痛：抗惊厥药物加巴喷丁，有时也可用三环类抗抑郁药（如阿米替林）、抗惊厥药物卡马西平、阿片制剂。
- 震颤：β-受体阻滞剂普萘洛尔。
- 疲惫：金刚烷胺（常用于治疗帕金森病），或莫达非尼（常用于治疗睡眠过多），后者较少应用。
- 抑郁：抗抑郁剂如舍曲林或阿米替林，心理咨询或联合应用。

尽管多发性硬化患者容易疲劳，而且不能按要求完成锻炼计划，但仍需保持一种积极的生活方式。有规律的锻炼，如骑固定的自行车、散步、游泳、力量训练，可减轻痉挛,并有助于维持心血管、肌肉和精神健康。物理治疗有助于维持平衡、行走能力、运动范围,同时有助于减轻痉挛状态和肌肉无力。患者应该尽可能独自行走,这样做可改善患者的生活质量,也有助于预防抑郁。避免高温,如洗热水澡,因为高温可加重症状。吸烟者应戒烟。补充维生素 D 有助于预防骨质疏松症或减缓其进展,也可延缓多发性硬化的进展。

尿潴留患者应学会自行导尿排空膀胱。便秘者应规律服用大便软化剂或缓泻药。虚弱或活动受限者易产生精神压力,因此患者本人及护理者必须格外注意以防增加患者精神压力。

如果患者已经病残,作业治疗师和社会工作者可帮助患者复原。

其他原发性脱髓鞘病

急性播散性脑脊髓炎:也称副感染或感染后脑脊髓炎,是一种罕见的,可导致脑和脊髓的神经纤维脱髓鞘的炎症。包裹在神经纤维周围的组织即髓鞘遭受破坏,这个病理过程便称为脱髓鞘。

本病发病前常有病毒感染史,因此认为本病的发病与感染病毒误导机体免疫系统产生错误的免疫反应有关。在美国,本病常由某些流感病毒、甲型或乙型肝炎病毒、肠病毒、Epstein-Barr 病毒或人类免疫缺陷病毒感染引起。在儿童广泛接种疫苗预防前,麻疹、水痘、风疹是本病常见病因。

急性播散性脑脊髓炎的症状通常出现在病毒感染后 1～3 周。可静脉给予皮质类固醇激素治疗。格林-巴利综合征似乎是类似病变在周围神经的表现。

肾上腺脑白质营养不良和肾上腺脊髓神经病:两者都是罕见的遗传性、代谢性疾病。肾上腺脑白质营养不良主要累及多见于 4～8 岁的男性幼儿。20～30 岁发病的成年患者,病情较轻,病程进展也较缓慢。肾上腺脊髓神经病主要见于青春期男性。

这两种疾病,由于肾上腺皮质萎缩及脑白质广泛脱髓鞘改变功能而出现功能障碍。患儿可出现行为异常、听力和视力异常。最终,出现精神障碍、肌肉不自主、不协调收缩(痉挛),失明。

对此两病,尚无有效治疗。通过饮食补充甘油三油酸酯和三芥子酸甘油脂(称为罗伦佐的油)并未能减缓疾病进程。骨髓移植治疗尚处于试验阶段。

遗传性视神经萎缩:脱髓鞘病变可使患者部分性失明。男性多见,常于 15～30 岁间发病。本病通过母亲遗传,缺陷基因定位于线粒体(一种为细胞提供能量的细胞结构)。

本病无有效治疗。控制可影响线粒体功能的酒精摄入,拒绝吸烟可能有一定帮助。

热带痉挛性截瘫:也称为 HTLV 相关脊髓病,由人类 T 细胞嗜淋巴细胞病毒感染引起,可致脊髓内神经纤维脱髓鞘。病变在数年内逐渐加重,逐渐出现双下肢无力、肌肉痉挛——这种状况称之为痉挛性无力。还可出现尿频、尿急、尿失禁和排便功能障碍。

目前尚无有效治疗方法。但是,静脉注射皮质类固醇激素、β-干扰素或免疫球蛋白(这些药物均有助于防止免疫系统对髓鞘产生免疫应答)可能有助于控制病情。肌肉松弛剂如巴洛芬或替扎尼定有助于缓解痉挛。

视神经脊髓炎:亦称为 Devic 病。本病症状类似多发性硬化,一般认为是多发性硬化的变异型。但是,典型的是神经脊髓炎仅累及眼睛和脊髓,而多发性硬化则可累及脑部。

视神经脊髓炎可引起视神经炎性反应(视神经炎),单眼或双眼均可受累,表现为发作性眼睛疼痛,视物模糊,或失明。数天至数周(有时是数年)后,肢体受累,表现为感觉缺失、四肢无力,有时可出现瘫痪。还可出现尿便功能障碍。

部分患者累及与呼吸相关的脊髓,可导致呼吸困难而致命。

本病进展因人而异。病变进展时,可出现短暂、频繁的痛性肌肉痉挛。最后,表现为永久性失明、感觉丧失、肢体肌无力、膀胱和直肠功能障碍。

诊断本病时,在体格检查时应对神经系统进行全面评价(神经学检查)。应使用检眼镜检查视神经。其他检查包括磁共振成像(MRI)以及血液学检查以检测视神经脊髓炎特异性抗体。

目前尚无有效治疗方法。但是,现有的治疗可终止发作、控制症状、预防复发。常用于终止发作和预防复发的药物有皮质类固醇激素(如甲基泼尼松)抑制免疫系统的药物(免疫抑制剂如咪唑硫嘌呤)。利妥昔单抗是一种相对较新的药物,可降低患者血中抗体浓度,控制疾病。血浆交换(血浆置换术)可用于对皮质类固醇激素无效的患者。血浆交换时,先将血液抽出体外,去除异常抗体后再输回体内。

症状治疗与多发性硬化相似,巴洛芬和替扎尼定可用于缓解肌肉痉挛。

第 121 节

脊 髓 疾 病

- 脊髓疾病的原因包括外伤,感染,血供受阻以及骨折块或肿瘤的压迫。
- 具有代表性的表现是,肌力的减弱或瘫痪,感觉的异常或缺失以及大小便的控制困难。
- 医师诊断主要依据症状、体征及影像学检查结果,如核磁共振。
- 造成脊髓疾病的病因应尽可能地纠正。
- 通常,康复能够帮助恢复部分功能。

　　脊髓是脑干向下延伸的长管状脆弱结构,是联系大脑和身体其他部分的主要通路,受脊柱保护,脊椎由软骨构成的椎间盘分隔与缓冲。

　　脊柱分为四部分,即:

- 颈椎(C):颈部
- 胸椎(T):胸部
- 腰椎(L):腰背部
- 骶椎(S):骨盆

　　在脊柱的每个部分,椎体计数从上开始,这种计数方法(字母+数字)也用于定位脊髓。

　　脊髓自上而下共有 31 对脊神经从椎间隙发出,每一个脊神经与身体的某个特定部位相联系。鉴于此,皮肤表面被分成很多个皮节。皮节是指仅受单个脊神经感觉根支配的皮肤区域。医师可根据患者感觉缺失的皮节区域判断脊髓病变的节段。

　　脊神经都有两个神经根(除了第一脊神经没有感觉根外)。脊髓前根为运动支,传导从脊髓到肌肉的冲动或刺激,控制肌肉收缩及运动。脊髓后根为感觉支,传导躯体到脊髓的感觉信息(包括触觉、位置觉、痛觉及温度觉)。

　　脊髓末端位于下腰部(L1 或 L2),但其下端的脊神经根仍延续,形成束状结构,像马尾一样(称为马尾)。

　　脊髓结构精细且复杂,其中央是类似于蝴蝶的灰质,"前翼"(前部或运动角)中的细胞接受来自大脑或脊髓的信号,通过运动根传递至肌肉。"后翼"(后部或感觉角)中的细胞主要接受来自感觉根的痛温觉及其他感觉信号。脊髓的外部是白质,主要是神经纤维的传导通路(也称为束或柱),传导束传递特异性的上行或下行信号。

病因

　　一些脊髓病变源于髓外,包括损伤、感染、血供中断及压迫。颈椎骨折、肿瘤、脓肿和突出或撕裂椎间盘均可构成对脊髓的压迫。

 你知道吗……
医生常常依据症状及查体结果判断脊髓损伤的部位。

　　源于髓内的脊髓病变相对少见,包括囊液性空洞症(脊髓空洞症)、急性横贯性脊髓炎、肿瘤、脓肿、出血、HIV 感染、梅毒和多发性硬化。

症状

　　由于脊髓的功能和结构特点,脊髓受损就可产生多种多样的症状,包括:

- 无力
- 感觉缺失(轻触觉、疼痛、温度、振动觉)
- 反射改变
- 大小便失禁(尿潴留)
- 性功能障碍
- 瘫痪
- 背部的疼痛。

　　可依靠这些功能改变对脊髓损伤部位进行定位(前部、后部或全部)。而依据体征的改变(例如:瘫痪的肌肉或感觉缺失的位置),医师可以判断脊髓损伤的节段。

　　脊髓损伤后,损伤部位以下的功能完全或部分丧失,但损伤部位以上的功能不受影响。

　　当发生无力或瘫痪时,肌肉往往是弛缓的,肌张力降低。但是某些疾病(如外伤或遗传性痉挛性瘫痪)造成瘫痪的同时,肌肉处于痉挛状态(痉挛性瘫痪)。痉挛之所以发生,是因为局部失去来自大脑的信号控制,数天至数周后反射变得活跃,肌肉紧张、僵硬,并且时而发生无法控制的抽动。

 你知道吗……
从脊髓最下端发出的神经不是支配双足,而是肛周。

诊断

　　通常,医师可根据患者的症状特点确定脊髓疾病,然后进行详细的体格检查,帮助诊断,最后,依靠影像学的检查进行确诊并寻找病因。

　　磁共振(MRI)是脊髓疾病最精确的影像学检查,它不仅能够显示脊髓,而且能够显示脊髓周围的软组织

脊髓哪里损伤了?

　　脊柱(脊柱骨)围绕着脊髓,分为四部分:颈(颈部)、胸(胸部)、腰(腰背部)以及骶(骨盆),每个部分以一个字母表示(C、T、L、S)。每部分的椎体均从上开始计数,例如,颈椎的第一个椎体为 C1,第二个为 C2,胸椎的第二个为 T2,腰椎的第四个椎体为 L4,以此类推。这种标记同样用于脊髓定位(平面)。

　　从脊髓特定部位发出的神经支配躯体特定的区域,依据患者无力、瘫痪、感觉缺失或其他功能障碍的部位可判断脊髓损伤的部位。

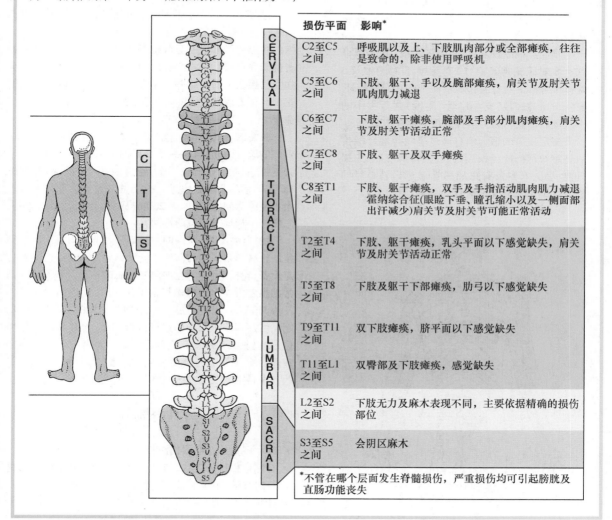

损伤平面	影响*
C2 至 C5 之间	呼吸肌以及上、下肢肌肉部分或全部瘫痪,往往是致命的,除非使用呼吸机
C5 至 C6 之间	下肢、躯干、手以及腕部瘫痪,肩关节及肘关节肌肉肌力减退
C6 至 C7 之间	下肢、躯干瘫痪,腕部及手部分肌肉瘫痪,肩关节及肘关节活动正常
C7 至 C8 之间	下肢、躯干及双手瘫痪
C8 至 T1 之间	下肢、躯干瘫痪,双手及手指活动肌肉肌力减退 霍纳综合征(眼睑下垂、瞳孔缩小以及一侧面部出汗减少)肩关节及肘关节可能正常活动
T2 至 T4 之间	下肢、躯干瘫痪,乳头平面以下感觉缺失,肩关节及肘关节活动正常
T5 至 T8 之间	下肢及躯干下部瘫痪,肋弓以下感觉缺失
T9 至 T11 之间	双下肢瘫痪,脐平面以下感觉缺失
T11 至 L1 之间	双臀部及下肢瘫痪,感觉缺失
L2 至 S2 之间	下肢无力及麻木表现不同,主要依据精确的损伤部位
S3 至 S5 之间	会阴区麻木

*不管在哪个层面发生脊髓损伤,严重损伤均可引起膀胱及直肠功能丧失

疾病(如脓肿、血肿、肿瘤及破裂的椎间盘),以及骨骼疾病(如肿瘤、骨折和颈椎病),如果没有 MRI,可行 CT 辅助下的脊髓造影,即将造影剂注入椎管后行 X 线下观察,这种检查方法不如 MRI 精确及安全。

？你知道吗……
　　一旦突然出现感觉缺失,一个或多个肢体肌力减退,或者大小便失禁,应尽快就医。

治疗

　　如果脊髓相关症状突然发生(比如瘫痪、感觉缺失),应立即去看医生。及时的就诊并接受治疗有时可避免不可逆的神经损害及瘫痪。然而,这样的治疗往往难以实现或者治疗效果不理想。

　　由于脊髓疾病完全瘫痪的病人长期卧床,需要精细的护理来避免并发症的发生,常见的并发症有:

■ 压疮:护士应该每天检查患者的皮肤,患者皮肤保持干净且干燥,勤翻身。必要时,可使用一种称为

Stryker frame 的特殊床，它可以调整并转移身体的压力，从腹部到背侧，或从一边到另一边。

- 排尿障碍：如果一个人由于疾病身体保持固定不动，而且不能上厕所，那么留置导尿是必需的。为防止尿

皮　节

　　皮肤表面被分成很多特殊区域，称为皮节，一个皮节是指接受单一脊神经根支配的皮肤区域。

　　脊神经根成对发出，一侧各一根。7 个颈椎共有 8 对感觉神经根，12 对胸椎、5 对腰椎及 5 对骶椎各有 1 对脊神经根。另外，在脊髓末端，有一对尾神经根，支配尾骨（尾椎）附近很小的一块皮肤区域。以上诸神级根均存在皮节。

　　特定皮节的感觉信息通过感觉神经纤维传入特定脊椎的神经根。比如，腰背部皮肤、大腿外侧、小腿内侧及脚跟的感觉通过坐骨神经的感觉纤维传入第五腰椎（L5）的神经根。

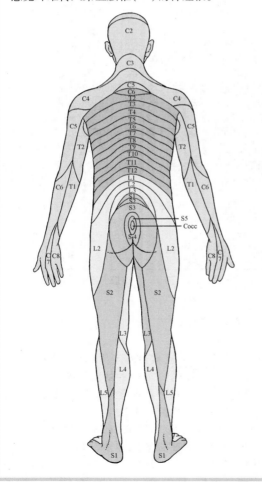

路感染，护士在导尿时应使用无菌器械并每天使用杀菌药膏或溶剂进行护理。

- 肺炎：为降低肺炎的发生率，治疗者或护士应该训练患者进行深呼吸，协助患者进行体位排痰，或者采用仪器吸出分泌物。
- 血栓形成：长期卧床的病人可予以抗凝药物，如肝素、低分子肝素。如果患者不能接受抗凝药物（比如，有出血疾病或胃溃疡等），可在下腔静脉植入滤网，此滤网能够捕获从下肢静脉形成并脱落的血栓，避免血栓进入心脏。

　　功能的严重缺失会对患者造成严重打击，可导致患者抑郁和自卑。正式的心理辅导有助于患者恢复，学会接受已经发生的事情并了解近、远期预后可以帮助人们正确对待处理残疾，并为后续的康复治疗做准备。

康复

　　康复的目的是帮助患者恢复尽可能多的功能。为达到好的康复效果，需要一个良好的团队，人员包括护士、康复师、职业治疗师、一名社会工作者、营养师、心理医师、法律顾问及家庭成员。护士可以教会患者如何处理大小便障碍问题，比如怎么插导尿管，什么时候用泻药，怎样用手指促进肠道的蠕动等。

　　物理治疗包括肌肉的力量加强及伸展锻炼。康复师帮助患者学习掌握如何使用辅助设施，如支撑柱、辅助行走设备、轮椅等，并学会如何控制肌肉抽动。职业治疗师帮助患者再学习如何做日常工作，并帮助他们提高灵巧及协调能力。患者通过学习特殊的技术来弥补丢失的功能。治疗师或顾问帮助患者进行调整，帮其重返工作岗位，重建业余爱好及完成日常活动。患者也学习如何处理性功能异常，对于感觉丧失的患者，性活动仍然是可能的。来自家人及朋友的支持和鼓励也很重要。

脊柱脊髓外伤

- 绝大多数的脊髓损伤源于交通事故。
- 脊髓损伤后的症状，如感觉缺失或肌力减退既可能是暂时性的，也可能是永久性的。
- MRI 或 CT 是比较有意义的检测手段。
- 治疗方面主要是稳定脊柱，使用药物缓解症状，有时需要手术治疗，通常都需接受康复治疗。

　　外伤可能影响到脊髓，也可能影响到从椎间孔穿出的脊神经根，也可能损伤到马尾。损伤方式有以下几种：

- 钝性损伤（如坠落或者撞击伤）
- 挤压性损伤（由骨折、水肿或出血造成）
- 部分或完全性撕裂伤（切割）

　　由于脊髓受周围的脊柱结构保护，任何脊柱或脊柱间连接组织（如椎间盘及韧带）的损伤也可能损伤到脊髓，这样的损伤有以下几种：

脊髓上下及进出的信号传导

脊神经通过两个神经根传导进出的神经冲动：
- **运动根（前根）**：朝向前方，主要传导从脊髓到肌肉的神经冲动，支配肌肉运动。
- **感觉根（后根）**：朝向后方，传导身体的触觉、位置觉、疼痛以及温度信号到脊髓。

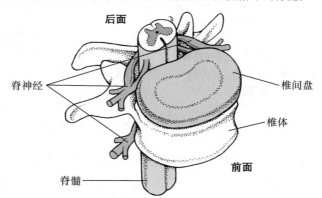

在脊髓的中央，蝴蝶样的灰质结构帮助缓冲传进或传出脊神经的冲动，它的"翼状"结构称为角。
- **运动角（前角）**：该角包含传递脑或脊髓支配肌肉的信号的神经细胞。
- **后角（感觉角）**：该角内的神经细胞，主要接受从脊髓外神经细胞经感觉根传递的感觉信号，包括疼痛、温度觉以及其他感觉信息。

冲动上行（传导至脑）或下行（从脑传出）需经过不同的传导路径（传导束），每个传导束传导不同的神经信号，从脑传出或传入脑，下面是例子：
- **脊髓丘脑侧束**：从脊髓感觉角接受的痛觉及温度觉信号，通过此束传导至脑。
- **背柱**：从脊髓感觉角接受的上下肢位置觉，通过此束传导至大脑。
- **皮质脊髓束**：大脑发出的运动肌肉信号通过此束传导至脊髓运动角，然后传导至肌肉。

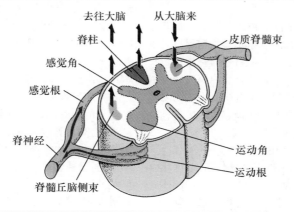

- 骨折
- 相邻椎体的完全错位分离
- 相邻椎体的不完全脱位
- 相邻椎体间的附件（结缔组织）松弛

椎体附件的松弛可导致椎体的活动度过大，不稳定性增加，椎体的移位可压迫脊髓或者脊髓的血供，造成脊神经根的损伤。当然，在脊髓外伤中，最常见的还是交通事故，另外，还有坠落伤、工作意外、暴力（如刀伤或枪伤）。

症状

由于脊髓的结构特点，脊髓损伤通常造成损伤部位以下的功能缺失。

感觉及运动的缺失程度取决于损伤的严重程度。切割伤造成传导通路横断，往往会引起不可逆转的功能缺失;而钝挫伤相对而言,引起的功能缺失可能是暂时性的,可能在损伤后几天、几周或者几个月内逐渐恢复。有时,脊髓水肿后表现出的症状比疾病本身看起来要严重很多,但这些症状在脊髓水肿消退后会有所改善。

脊髓部分损伤导致肌力减退。瘫痪往往意味着功能完全丧失。脊髓损伤的患者,早期为弛缓性瘫痪,肌肉无力,张力减低,但几周后,逐渐出现肌肉痉挛(即痉挛性瘫痪)。

如果脊柱发生损伤,患者往往感到颈部或背部疼痛,外伤区域触痛明显。对于虚弱或瘫痪的患者,由于缺乏活动,他们罹患血栓、压疮、肌肉挛缩、尿路感染及肺炎的几率大大增加。

诊断

磁共振(MRI)是诊断脊髓外伤的最佳选择,CT 也可以进行诊断。而对于脊柱损伤,CT 更具有优越性。尽管如此,X 线通常首先被采用,因为其结果更容易获得。

疾病进展

如果是不完全性瘫痪或一周后运动感觉开始恢复,则复原的可能性比较大。如果 6 个月内功能都未恢复,就很可能是永久的功能缺失。

治疗

疑似脊髓损伤患者应由急救专业人员搬动。首要目标是防止进一步的损伤并确定患者能够呼吸。急诊人员在搬动可能有脊髓损伤的患者时应特别小心。通常,该患者应固定在牢固的平板上并佩戴硬质颈托以防止移位。当脊柱发生骨折时,椎体失去稳定性,轻微的移动都会增加永久性瘫痪的可能性。

通常,患者需要接受手术来清除脊髓周围的出血及骨折碎片,在等待骨质及软组织痊愈期间,患者需保持局部的稳定性,必要时接受手术植入固定物增加脊柱稳定性,防止移动造成再损伤。对于造成部分功能缺失的脊髓损伤患者,早期的手术治疗可帮助患者恢复更多的功能。然而,目前对最佳手术时机的选择仍有争议。脊柱手术一般由神经外科医师或骨科医师完成。

药物对脊髓损伤也有治疗作用:

- 糖皮质类固醇激素:若脊髓损伤由钝挫伤引起,医生应尽快予以糖皮质激素(如甲泼尼龙,methylpred-nisolone)来预防损伤周围的水肿。这些药物必须在损伤的 8 小时内使用,应持续使用 24 小时。但糖皮质激素的使用也有争议,因为该药物在起作用的同时,所造成的副作用不容忽视。
- 止痛药:脊髓外伤导致的疼痛可以用止痛药物缓解。损伤后几小时至几天内,可用阿片类止痛药物,之后,可用中效止痛药物(如对乙酰氨基酚或布洛芬)。
- 肌松剂(巴氯芬,替扎尼定)可用来治疗痉挛。

除了手术和药物资料外,还有其他仍处于试验阶段

的治疗方法,目的是促进神经纤维的再生。比如,从患者血液中提取出一种特殊细胞(巨噬细胞),然后再注射给患者。再比如,一些药物可以通过口服或者局部注射来治疗脊髓损伤。干细胞是目前最有前景的治疗方法,但用于临床之前还需更多的实验研究。

康复包括物理治疗及作业治疗均有助于患者更多更快的恢复功能。

脊髓压迫症

损伤和疾病均可能对脊髓造成压迫,导致背痛、刺痛、肌无力以及其他症状。

- 脊髓可能会被骨、血(血肿)、脓(脓肿)、肿瘤或者破碎突出的椎间盘压迫。
- 症状常常是轻度或者重度,如背痛、感觉异常、肌无力、膀胱直肠功能障碍。
- 医生主要依据症状、体征、磁共振或者其他影像学检查。
- 针对病因,手术或者皮质激素药物被用来减轻压迫。

正常情况下,脊髓受脊柱的保护,但某些损伤及疾病可能会压迫脊髓,影响其正常功能。这些损伤或疾病同样可能压迫从脊柱后结构穿出的神经根,或者脊髓末端的神经纤维束(圆锥)。

脊髓压迫可以突然发生,数分钟或数小时、数天出现症状,也可以是缓慢的,症状数周或数月内缓慢进展。

病因

造成脊髓压迫的原因有以下:

- 骨:如果背部的骨骼(椎骨)损伤(骨折),发生移位,或者生长异常(如颈椎病),常常会造成脊髓压迫。椎骨若发生肿瘤或骨质疏松,强度将减弱,轻微暴力或者无明显外伤均可能出现损伤。
- 结缔组织:结缔组织,如韧带,在发生严重脊柱损伤时常常压迫脊髓。
- 积聚的血液(血肿):血液可能在脊髓内或脊髓周围积聚,脊髓血肿最常见的原因是损伤,但也有其他很多原因,包括血管连接异常(动静脉畸形)、肿瘤,血凝异常、抗凝药物使用(干扰血凝凝固)或抗血栓药物(溶栓药物)。
- 肿瘤:癌是较常见的脊髓压迫原因之一,它可能扩散至脊柱(转移)或者脊髓周围的空间,造成压迫。源于脊柱的肿瘤造成压迫较少见。
- 脓液积聚(脓肿):较为少见,脓肿在脊髓内或脊髓周围积聚,造成压迫。
- 破裂或者突出的椎间盘:突出的椎间盘可能压迫脊神经根(脊神经靠近脊髓的部分),偶尔压迫脊髓自身。

有时,马尾综合征是由于脊髓受压迫造成的。

突发的压迫通常由创伤造成,可引起脊椎的骨折或移位。缓慢进展的压迫则可能是肿瘤或颈椎管狭窄造成,但是由于骨强度缓慢减弱(肿瘤或骨质疏松引起)可能导致突发骨折,加重脊椎受压程度。血肿、脓肿以及破裂的椎间盘也可突发压迫脊髓,但多数情况下在数天至数周内缓慢压迫脊髓。最常见的慢性压迫原因(数月至数年)是颈椎病(颈部椎间盘及脊椎的退变)。

临床表现

如果脊髓压迫比较轻,则只有一些上下传递的神经信号受影响。症状可只有背部的不适或疼痛,轻微无力、刺痛感以及其他感觉改变。而在男性,可能存在勃起障碍(阳痿)。疼痛可向下肢放射,有时到达足。如果原因是肿瘤、脓肿或者血肿,背部受影响的区域可能有触痛。感觉有时是缺失的。而对于反射,通常会亢进,包括排尿,有时引起肌肉痉挛并且增加出汗。如果压迫进一步加重,症状也会加重。

较严重的压迫可能会阻断大多数的冲动,导致严重肌无力、麻木感、尿潴留以及膀胱直肠功能障碍。如果所有的冲动被阻断,将会出现瘫痪,全部的感觉消失。脊髓受压的平面有时出现束带感。一旦压迫导致临床症状出现,造成的损害从轻到重的过程通常不可预知,可能在数小时至数天内突然加重。

什么是马尾综合征?

马尾是指一束神经纤维,它起自脊髓末端,穿过下脊椎以及骶椎(脊柱底部的骨骼),马尾意思是拉丁语中马的尾巴,因为它外观上较为相近。马尾可能会被破裂或突出的椎间盘、肿瘤、脓肿、损伤或者炎症导致的水肿(如强直性脊柱炎发生的那样),由于受压而出现的症状成为马尾综合征。

患者有腰背部疼痛,但臀部、大腿、膀胱及直肠的感觉减退,称之为鞍麻。下肢的感觉和肌力可能会减退。其他的症状有:

- 性反应减弱,包括勃起功能障碍
- 尿潴留
- 膀胱失控制(尿失禁)
- 直肠失控制(大便失禁)
- 踝关节反射消失

患有马尾综合征的患者需要即刻的医疗干预。手术应该尽早进行,解除致压物,皮质类固醇类药物可以用来减轻水肿。

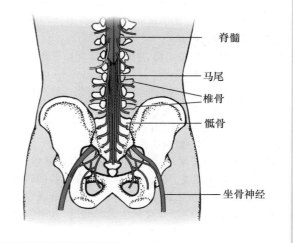

脊髓
马尾
椎骨
骶骨
坐骨神经

诊断

患者一旦出现脊髓受压迫的症状,应尽快接受医疗干预,因为早期诊断并治疗可能逆转或者减少功能的缺失。

由于脊髓特殊的构造,医师可根据症状和体征来判断脊髓受累的节段。例如,如果只是下肢(上肢正常)无力、麻木及膀胱直肠功能受损,为中胸段(胸的)的病变。脊柱疼痛和感觉过敏的部位也可以帮助定位。

磁共振(MRI)需即刻检查,如果没有条件,CT 的脊髓摄影技术(注射造影剂后 X 线脊柱检查)通常会显示脊髓受压的部位,可能会提示压迫的原因。磁共振或 CT 的脊髓摄影技术可探查到椎骨的骨折或移位,椎间盘的破碎或突出,骨的异常生长,出血的区域,脓肿和肿瘤。在脊髓摄影技术中,医生会通过腰椎穿刺向脊髓周围注射一定量的造影剂,然后,观察致压物是否完全阻断该部位脑脊液的通过。

如果病因是脊椎骨折或移位,通常检查 X 线,因为它可快速提供信息,帮助医生早期评估病情。

手术解除脊髓压迫过程中,病因通常能够明确。

如果未行急诊手术,并且 MRI 及脊髓造影显示有不明原因的异常致压物,活组织检查可以代替手术明确致压物的性质。医生在 CT 的引导下,向异常团块组织穿入一根细针。

治疗

如果功能缺失是部分的或者紧急的(常常由于压迫突然发生),必须及时解除压迫。因为早期发现并解除脊髓压迫,可以避免永久性的损伤,而且功能通常会完全恢复。手术是解除脊髓压迫最经典的方法,而且手术植入的钢棒能够重建脊柱的稳定性。

其他的治疗方法主要依据病因而定。

对特定疾病,大剂量皮质类固醇激素,如甲泼尼龙或地塞米松,应尽快静脉给药。如果病因不明且为钝性损伤,包含肿瘤性疾病在内。皮质类固醇激素可以减轻脊髓及其周围的水肿。如果脓肿引起脊髓功能障碍的症状(如瘫痪或大小便障碍),需外科手术治疗清除脓肿,同时使用抗生素。如果脊髓功能障碍症状不进展,可穿刺抽出脓液,再抗感染治疗,或两种方法需同时使用。

如果病因是血肿,需急诊手术去除积聚的血液。对于凝血功能障碍的或者服用抗凝药物的患者,应输注维生素 K 以及血浆,以减轻出血倾向。

如果病因是肿瘤,治疗方法包括手术、放疗或者两者联合。

颈　椎　病

颈椎病是颈椎间盘及椎体退变导致的颈脊髓受压的疾病。

■ 骨关节炎是常见病因。
■ 首发症状通常是行走不稳、疼痛和颈椎灵活度丧失。
■ MRI 或 CT 可以确诊。
■ 治疗包括颈托保护,非甾体类抗炎药物,肌松药以及手术。

颈椎病是困扰中老年人的常见疾病。在大于 55 岁的人群中,它是导致脊髓功能紊乱的最常见疾病。

随着人们年龄的增长,骨关节炎患病率逐渐增加。它导致了颈椎体的退变。当骨组织试图修复自身的时候会出现过度增生,形成不正常的骨生长(骨刺)造成颈椎管的狭窄(颈椎管是位于颈脊柱中央的管道,其中包含着颈脊髓)。各椎体间的间盘也产生退变,减少了颈脊髓的缓冲作用。以上退变可能导致脊髓受压,功能紊乱。有些人天生颈椎管狭窄,对这部分人来说,由于椎关节强直导致的脊髓受压会更加严重。

通常脊神经根(靠近脊髓部分)也受压。

偶尔在患有骨关节炎的病人中,屈曲颈部导致一节椎体滑动超过了邻近椎体(称为脊柱前移的疾病),从而导致颈椎管突然狭窄。每次颈部运动,颈脊髓会受到反复轻微的损伤。

> **? 你知道吗……**
> 超过 55 岁的人群中,颈椎病是造成脊髓问题最常见的原因。

症状

症状取决于脊髓和/或神经根受压情况。

如果脊髓受压,行走改变通常是第一表现。下肢的运动表现为不协调(痉挛性),伴有行走不稳。可出现手和脚的感觉减退。颈部会出现疼痛,活动度减少。反射会亢进,有时甚至导致肌肉痉挛,尤其是下肢肌肉。咳嗽、打喷嚏或其他颈部的移动都可能导致症状加剧。有时候上肢症状要重于下肢,严重的压迫可能导致膀胱排便功能障碍。

如果是神经根受压,颈部通常出现疼痛并且向头、肩或上肢等部位放射。单侧或双侧的上肢肌肉出现肌力减退并日益萎缩,导致上肢无力。双上肢的反射可能减弱。

诊断

医生拟诊颈椎病主要依据症状,特别是老年人及骨关节炎患者。MRI 或 CT 可以确诊。MRI 可以提供更多信息,因为它可以显示脊髓与神经根情况而 CT 却无法做到。但两种检查手段都可以判断颈椎管狭窄部位、脊髓受压情况、哪些神经根受影响等。

治疗

虽然部分颈椎病不经过治疗,脊髓功能紊乱能够得到缓解与稳定,但仍存在加重的可能性。

初次发病,特别是仅有神经根受压,佩戴软的颈托,口服非甾体抗炎药,如布洛芬和肌松类药物如美索巴莫可以起到缓解的作用。

如果是颈脊髓受压,通常需要手术治疗。可以采用颈前路入路(颈前路融合)或颈后路手术(后路椎板切除)。压迫部位的一部分椎体会被切除,为脊髓提供更多的空间。如果有骨刺,也予以去除,然后通过融合的手段将颈椎稳定。原则上,手术无法解决脊髓已经存在的损害,但它可以阻止神经的进一步损害。手术越早,效果越佳。

因为手术后脊柱存在不稳,患者需要使用支具保证头部稳定直至愈合。

如果出现肌肉痉挛,可以服用巴氯芬来缓解症状。

空　洞　症

空洞是种被液体充满的空腔,发生在脊髓中被称为"脊髓空洞症",发生在脑干中被称为"延髓空洞症",有可能两者同时存在。

■ 空洞可以在出生时即存在或后天因为外伤或肿瘤而生成。
■ 患者通常对疼痛和体温改变不敏感,感觉手脚乏力或眩晕,可伴动眼、味觉及言语困难。
■ 采用增强 MRI 可以发现空洞。
■ 通过手术方法可以消除空洞,但未必能改善症状。

空洞症发病率很低,在有空洞症的人群中,天生者占一半左右。空洞在青少年及年轻时期扩大,具体机制尚不明确。通常来说,先天性空洞的儿童多伴有脑、脊髓、颅颈交界区结构畸形。一般说来,晚发的空洞通常由外伤及肿瘤引起,大约 30% 的脊髓肿瘤最终会产生空洞。

在脊髓内生长的空洞从内部产生压力。它们首先趋向于影响传递疼痛与温度的神经纤维。继而影响大脑用于调节肌肉运动的神经纤维。空洞可以在脊髓的任何部位出现,但通常从颈部出现,然后向下扩散影响整个脊髓功能。空洞症扩散或原发于脑干低位会压迫脊髓与颅神经(颅神经是从大脑发出,直接支配除脊神经支配区以外的头颈部分)。

症状

症状通常出现在青春期至 45 岁之间。

颈脊髓的空洞通常会使患者疼痛与温度感觉减退,特别是双上肢,双手及颈背部。因此,这类患者双上肢与双手的割伤与烧伤很常见。患者可能很多年没意识到这种感觉减退。随着空洞的扩大与延伸,它可以引起肌无力与萎缩,通常从手开始,进而导致下肢的无力与痉挛。症状可能会一侧重于另一侧。

脑干中的空洞可能会导致眩晕、眼球震颤(眼球向一个方向的快速移动然后缓慢归位)、面部感觉丧失(单侧或双侧)、味觉丧失、言语困难、声音嘶哑、吞咽困难、舌肌无力与日益消瘦(萎缩)。

诊断

对具有典型症状的儿童或青春期少年应警惕该病。如使用顺磁性对比剂的增强 MRI,可以准确描述空洞(如果有肿瘤也可被检测到)。

治疗

神经外科医生会通过造孔引流空洞中的液体,进而阻止空腔进一步扩大,但外科手术不能解决所有问题。即使液体通过引流引出,但神经系统可能已经遭到不可逆的破坏,同时空洞也可能复发。

尽可能解决引起或加重空洞的病因(如构造畸形与脊髓肿瘤等)。

遗传性痉挛性截瘫

遗传性痉挛性截瘫是一种罕见的遗传性疾病,它导致下肢渐进性肌肉痉挛与无力(痉挛性无力)。
- 患者反射亢进、抽搐、痉挛,导致行走困难。
- 医生要寻找其他家庭成员有无相同疾病,排除其他导致相同症状的疾病,基因检测有助于诊断。
- 缓解痉挛的治疗手段包括物理治疗、训练、药物。

遗传性(家族性)痉挛性截瘫男女均可受累,并可能发生在任何年龄断,发病率约 3/10 万,通常导致发病的基因是显性的,因此,患者的子女有 50% 的患病可能,这种疾病有几种类型,所有的类型都引起脑向脊髓(至肌肉)传导信号的神经通路退变,可能累及脊髓的多个区域。

临床表现

症状可以在 1 岁至 10 岁之间的任何年龄出现,主要依赖疾病类型。

遗传性痉挛性截瘫症状可表现为反射亢进,下肢痉挛抽动,导致动作僵硬和顿挫(痉挛步态)。行走逐渐变得困难,患者可能会出现尖足畸形及足内翻而容易跌倒,足尖区域鞋子磨损严重,容易疲劳。一些患者上肢的肌肉也会变得无力和僵硬。

症状大多会持续缓慢地恶化,有些在患者成年后就停止进展。生存时间并不受影响。

大约 10% 遗传性痉挛性截瘫患者有其他的神经系统异常,如眼部症状、肌肉丧失控制、听力丧失、智力减退、痴呆和周围神经病变。

诊断

该病的诊断主要依据患者家族中是否有遗传性痉挛性截瘫病史,并排除其他可引起相同症状的疾病(如多发性硬化和脊髓压迫症),必要时可以从血液中检测引起该病的基因变化。

治疗

治疗侧重于缓解症状。物理治疗和锻炼可帮助维持活动性及肌肉力量,改善活动范围和持久性,减轻疲乏感,预防痉挛抽动。

可选择巴氯芬减轻痉挛,肉毒毒素、氯硝西泮、丹曲林、地西泮及替扎尼定也可选用。夹板、拐杖可帮助一部分患者,部分患者则需要轮椅。

急性横贯性脊髓炎

急性横贯性脊髓炎是累及脊髓整个截面的局限性炎症,它阻断了神经信号的上下传递。
- 此病可见于患有多发性硬化、莱姆病、狼疮患者及吸毒者。
- 患者首先突发背痛,伴脊髓受损平面束带感,继而出现下肢瘫痪等严重症状。
- MRI 可以帮助诊断,但需要进行腰椎穿刺检查。
- 约有 1/3 的患者能够恢复,1/3 患者继续加重,而另外 1/3 患者恢复不明显。
- 尽可能对因治疗,可用皮质类固醇类激素治疗或血浆置换。

在美国,急性横贯性脊髓炎每年新增 1400 患者,约有 33 000 患者因该病导致功能残障,可造成脊髓一个或多个节段的横贯性炎症,以胸髓受累常见。

急性横断性脊髓炎的病因未明,可能与自身免疫(免疫系统把自身组织错认为是异体物质并攻击它们)有关。以下原因可能导致发病:
- 多发性硬化(最常见)。

- 神经脊髓炎，一种可同时影响视力并反复发生的疾病。
- 某些细菌感染（如 Lyme 病，梅毒，结核等）。
- 血管炎症，包括系统性红斑狼疮等。
- 病毒性脑膜脑炎，一种同时累及脑及周围组织的炎性疾病。
- 使用抗寄生虫或抗真菌药物。
- 静脉注射吗啡或安非他明等药物。

该病有时也可发生于轻度病毒感染或免疫接种后。

临床表现

急性横贯性脊髓炎通常首先突发背痛，以及受损神经支配区域的束带感（如胸部、腹部）。数小时至数天内，出现双脚刺痛、麻木及肌无力，并向上进展。排尿困难会出现，也有患者可出现尿急。这些症状可能在接下来的数天内恶化，导致瘫痪，感觉丧失和二便失禁。瘫痪的程度取决于脊髓炎症的位置（平面）和严重程度。

治疗

如果急性横贯性脊髓炎是由其他疾病引起，应该针对病因进行治疗。

如果病因不明，可使用大剂量皮质类固醇类药物，如强的松，来抑制与发病密切相关的机体免疫系统。另外，也可进行血浆置换，去除一部分血浆（血液的一种液体成分）并输血浆。但是以上方法是否有用尚不能明确。

积极对症治疗。

脊 髓 梗 死

脊髓动脉阻塞导致脊髓缺血缺氧，进而导致脊髓组织死亡（梗死）。

- 病因通常包括严重的动脉粥样硬化，血管炎症，血栓。
- 突发的背部疼痛并有从受累区来源的放射痛，伴有肌无力、痛温觉障碍，有时可有截瘫出现。
- 通常行 MRI 或脊髓造影检查。
- 治疗重点是尽可能针对病因与缓解症状。
- 脊髓功能紊乱与麻痹通常是不可逆的。

同其他组织一样，脊髓也要求持续的血氧供应。脊髓前部大部分血液由主动脉的少数分支供应，这些血管负责脊髓的 3/4 供血，任何一支这些动脉堵塞都导致严重后果，血管梗死的原因包括：

- 主动脉的重度粥样硬化。
- 主动脉夹层。
- 血管炎（如结节性动脉炎）。
- 心肌壁脱落下的血凝块进入血循环（成为栓子）。
- 有时修补腹主动脉瘤的手术也可造成供应脊髓的动脉梗死。

症状

首先出现的症状通常是突发的背痛及受累脊髓神经支配区域的疼痛，继而出现梗死平面以下的肌无力和痛温觉丧失。患者通常即刻意识到症状的存在，这些症状可能会少许减轻。脊髓前部的血供大幅降低，双下肢可有麻木感和瘫痪，但脊髓后部的感觉传递，如触觉，感受震动的能力和感受肢体位置的能力（位置觉）保持完好。脊髓后部的血液供应来自其他部位。

无力和瘫痪可引起褥疮和呼吸障碍。大小便和性功能也可受损。

诊断

诊断通常依靠症状。可行 MRI 检查，若不具备 MRI 条件，脊髓摄影技术也可。这些检查帮助医生排除其他可引起类似症状的疾病。一种脊髓造影（腰椎穿刺）可用来排除引起相似症状的横断性脊髓炎症。血管造影可明确脊髓的哪根动脉阻塞，但通常不必要。

治疗

若条件允许，对因治疗（如动脉夹层或结节性多动脉炎）；若无条件，治疗旨在缓解症状，因为瘫痪及脊髓功能障碍多数都是永久性的。

因为感觉的缺失及瘫痪的进展，预防褥疮形成显得很重要。促进肺部液体排除的治疗非常必需（深呼吸练习，体位引流和吸痰），也很必要。物理和职业疗法可帮助保持肌肉功能。小便功能通常受损，需要导管将尿液引出，这样避免膀胱过度充盈凸起导致的功能障碍。

亚急性联合变性

亚急性联合变性是由维生素 B_{12} 缺乏所引起的进展性脊髓病。

- 支配运动与感觉的神经损害。
- 患者通常表现为手脚无力，刺痛，麻痹，四肢僵硬，多疑和焦虑。
- 血液检测为维生素 B_{12} 缺乏。
- 静脉注射或口服维生素 B_{12} 后通常可以治愈该病。

本病患病率为万分之一，多见于 40 岁以上的人群。维生素 B_{12} 的缺乏也会引起恶性贫血。通常，维生素 B_{12} 的缺乏是因为患者存在肠道的吸收障碍，而不是饮食中的维生素 B_{12} 含量不足。

脂质鞘（髓鞘）围绕着神经细胞并参与神经信号的传导，而维生素 B_{12} 在髓鞘的形成及维持中是必需的。在亚急性联合变性疾病中，髓鞘破坏，致使脊髓传出的感觉运动神经纤维退变。有时大脑，眼部神经和周围神经也会受损。

症状

该病以无力起病，也有双手及双脚针刺痛感及麻木感。这些感觉障碍趋向于不变甚至恶化。患者可能感觉不到振动以及肢体的位置(位置觉)。肢体是僵硬的,活动笨拙,行走可能变得困难。反射可能减弱、亢进或者消失,视力可能会下降。

患者患病后,可变得急躁、感情淡漠、嗜睡、多疑和焦虑,情绪可能变化剧烈,不可预知,少数病人可发生痴呆。

诊断与治疗

检测血液中维生素 B_{12} 的水平即可诊断。

早期治疗,该病很大可能治愈。如果发病数周内得到治疗,大多数患者也可完全恢复。如果治疗延迟,也会阻止症状进展或减慢其进展速度,完全恢复已失去的功能可能性较小。

大多数患者即刻给予并坚持注射维生素 B_{12},可有效预防症状的复发。对某些轻度及未出现神经损害患者来说,口服大剂量的维生素 B_{12} 即可。

热带痉挛性瘫痪/人嗜 T 淋巴细胞 I 型病毒相关脊髓病

热带痉挛性瘫痪/人嗜 T 淋巴细胞 I 型病毒相关脊髓病是由人嗜 T 淋巴细胞 I 型病毒(HTLV-1)导致的缓慢进展性疾病。
- 病毒通过性交、非法静脉注射、血液接触、哺乳等传播。
- 患者感觉虚弱、僵硬、腿部肌痉挛、行走困难,可能有尿失禁。
- 接触病史、MRI 检查及腰椎穿刺有助于医生诊断疾病。
- 药物,如皮质类固醇类药物有治疗作用,肌松剂可缓解痉挛症状。

人嗜 T 淋巴细胞 I 型病毒(HTLV-1)与人免疫缺陷病毒(HIV)类似,也可以导致 AIDS。HTLV-1 可引起某种白血病及淋巴瘤(白细胞的癌症)。病毒通过性交,非法静脉注射,血液接触等传播。它可通过哺乳垂直传播,从母亲传给子女。它多见于妓女、吸毒者、血透患者,或赤道附近、日本南部、美洲南部等区域的人群。另外还有一种可以导致类似症状的病毒,即 HTLV-2。

病毒寄生于白细胞,因为脑脊液中含有白细胞,所以脊髓可累及。躯体对于病毒的反应对脊髓造成的损害大于病毒本身。

症状

双下肢逐渐无力。患者会逐渐丧失振动觉并且无法感知双脚与脚趾位置(位置觉)。患者脚趾僵硬,移动笨拙,行走困难。腿部肌肉痉挛与尿失禁较为常见。病程一般长达数年。

诊断

诊断通常依靠临床表现与患者有接触病毒的可能。因此应详细询问其性交史、静脉用药史等。行脊髓 MRI 检查,行血液与脑脊液样本检验,检测病毒或其抗体可以诊断。

治疗

干扰素-α、免疫球蛋白(静脉用)、皮质类固醇(如甲泼尼龙,口服)有一定作用,但其疗效尚不确定。肌痉挛可以使用如巴氯芬或替扎尼定等肌松剂来缓解。

第 122 节

下背部痛及颈痛

下背部及颈痛是就医的最常见原因之一。常由脊柱疾病引起,包括脊柱的骨骼结构(脊椎)、肌肉及支持的韧带。有时由其他一些疾病引起,如胃癌、肺炎、经前期综合征及前列腺感染。疾病可表现为下背部痛和/或颈痛。
- 常见病因包括扭伤和劳损、骨关节炎、骨质疏松、椎间盘破裂或突出,纤维肌痛以及老年人多发的椎管狭窄。
- 根据病因不同,疼痛性质可以是持续的或间断的,表浅的或深层的,钝性的或者尖锐的。
- 医生依靠症状、体征以及影像学检查如 X 线,做出诊断。
- 规律运动是预防下背痛的最好方式。
- 大部分的下背部痛可通过制动避免背部肌肉紧张、吃止痛药缓解症状,必要时冷敷或热敷治疗。

下背部疼痛很常见,并随着年龄的增加,而更加常见。下背会带来严重的负担,包括医疗保健、疾病治疗费用以及误工费。尽管下背部疼痛极少由生命危险的疾病引起,但它是一个非常大的健康问题。幸运的是,工作期间发生的背部受伤情况在减少,可能是人们加深了此问题的认识并且加强了预防措施。

椎间盘突出

脊柱的椎间盘较硬的表面可能撕裂（突出），引起疼痛。内部的果冻样内含物会随之凸出（突出），突出果冻样物质压迫紧邻的脊神经根引起疼痛。有时，神经根会发炎或者受损害。

80% 的椎间盘突出发生在下背部，在 30～50 岁之间最为常见，这个年龄段的患者，椎间盘表面削弱，内容物在高压力下，容易从椎间盘表面一个小的裂口或者薄弱点凸出。50 岁以后，椎间盘开始变硬，很少再发生突出。

椎间盘突出可以由突然的创伤引起，也可以是日积月累的小损伤。肥胖或搬重物，尤其是不正确的搬运姿势，会增加发生的风险。

一般椎间盘突出不会引起症状，但有可能引起轻微至严重的疼痛，运动通常会加剧疼痛。

疼痛的区域取决于哪个椎间盘突出以及哪根神经根受累。突出的椎间盘压迫神经根造成的疼痛常常沿着神经根的走向，如椎间盘突出可能引起坐骨神经痛-沿着坐骨神经的疼痛。

椎间盘突出也可以引起麻木及肌无力，如果神经根明显受压，上下肢可能出现瘫痪。如果马尾（脊髓末端发出的神经束）受累及，患者的大小便可能会失禁。如果症状进展，可能需要即刻的医疗干预。

大多数患者不经治疗，3 个月内或者更快可恢复。冷敷（如冰袋）、热敷（如发热垫）或者止痛药物可以用来缓解疼痛症状。有时需要手术去除部分或全部突出的椎间盘、甚至部分椎体。因坐骨神经痛而手术治疗的患者中，10%～20% 由于椎间盘疝出引起，也是属于椎间盘破裂的一种。

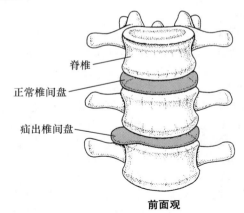

脊椎
正常椎间盘
疝出椎间盘

前面观

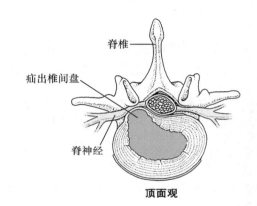

脊椎
疝出椎间盘
脊神经

顶面观

脊柱由背部骨（脊椎骨）组成，而脊椎骨被软骨组成的可吸收震动的椎间盘分隔，脊椎骨也同样被薄层的软骨覆盖。脊柱正常位置的维持有赖于周围的韧带及肌肉，包括：

- 双髂腰肌，排列于脊柱两边。
- 双侧竖脊肌，位于脊柱后面贯穿全长。
- 很多短脊旁肌，连接于脊柱骨之间。

这些肌肉有助于脊柱稳定，除此之外，连接于肋骨角和骨盆之间的腹部肌肉支持腹腔内容物，对稳定脊柱也有作用。

脊椎骨包绕的是脊髓。脊髓全长都有神经从两相邻椎骨之间传出并与全身的神经相连。靠近脊髓的神经称为神经根。神经根位置的特殊性，使得其在脊柱损伤时容易受压，出现疼痛。

下部脊椎（腰椎）由 5 块椎骨组成，它连接着胸部和骨盆、下肢，以便于旋转、扭曲和弯曲运动，同样也为站立、行走、举重物提供支撑。所以下背部会参与到我们几乎所有的日常活动中。下背部疼痛可能会限制许多活动并降低生活质量。

病因

下背部疼痛由许多病因引起，尽管常常其特异性不能识别。

肌肉拉伤和韧带扭伤：这是最常见的病因。拉伤与扭伤可能由跳跃、运动或意外（比如坠落或车祸）引起。由运动引起的下背部受伤常称为举重背（腰扭伤）。举重背不仅可以在从地上抓起重物上举时发生，也可以发生于英式足球的互相推挤中，或是篮球运动中篮板球后突然运球，或是棒球运动中挥动球棒，或打高尔夫时的挥

什么是坐骨神经痛?

两条坐骨神经是身体内最粗最长的神经,每一根都有手指那么粗。在身体的两侧,坐骨神经均起始于脊柱下端,经髋关节后侧,到达膝关节后侧,然后坐骨神经分成几支,延续至足。当坐骨神经受到压迫、感染或者损伤,疼痛-坐骨神经痛-可以沿着坐骨神经的走形向足部放射。下背部痛患者中约5%有坐骨神经痛。

一部分患者可能没有任何病因。大多数患者病因是突出的椎间盘、骨关节炎导致的骨质增生、椎管狭窄及韧带肥厚。佩吉特氏骨病、糖尿病神经损害(糖尿病的神经病变)、肿瘤、积血(血肿)以及脓(脓肿)也可引起坐骨神经痛,但较为少见。

坐骨神经痛常常位于一侧,表现为针刺样感、持续性疼痛或间歇性疼痛。下肢或足部可能出现麻木感,行走、跑步、登楼梯、伸直下肢甚至咳嗽或扭伤会加重疼痛,而伸直腰背部或者坐位时可缓解。

疼痛可自行消失,休息,睡硬板床,口服非处方药物对乙酰氨基酚或非甾体抗炎药物(NSAIDs),以及冷热敷是有效的治疗方法。多数人采用侧睡,并且膝关节间置一枕头的睡眠姿势可减轻疼痛,而热身后拉伸腿部肌肉也有帮助。还有其他方法,如抗惊厥药物、三环类抗抑郁药物,对于持续的严重疼痛,可以采用手术或者皮质类固醇激素。

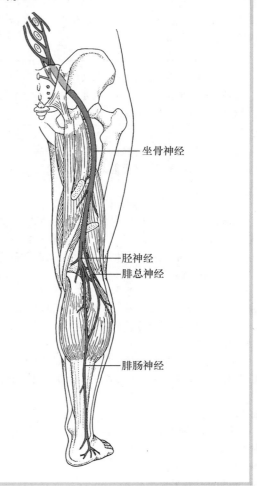

坐骨神经

胫神经
腓总神经

腓肠神经

杆过程中。在身体状况差或腰背肌力量弱的人更易发生下背部疼痛。姿势不正确、错误用力上举、肥胖和劳累的情况下也易发生下背部疼痛。

骨关节炎(退行性关节炎)使得覆盖并保护椎骨的软骨退化。其原因至少部分是关节软骨长年使用后的磨损所致。一个关节或一组关节需经常承受压力的人好发骨关节炎。椎间盘退化,使椎间隙变窄,压迫脊神经根。椎骨上的骨质增生(骨刺)也会压迫脊神经根。这些病理改变都可能导致下背部疼痛及僵硬。

骨质疏松时,骨密度下降使骨更易折断。脊柱对骨质疏松的影响特别敏感,常导致爆裂性(压缩性)骨折(常引起突发的剧烈疼痛)和脊神经根的压迫(常引起慢性背痛)。然而,由骨质疏松引起的骨折大多数造成上背部和中背部的疼痛,而不是下背部疼痛。

椎间盘的破裂和脱出可引起下背痛。椎间盘有坚韧的外壳和柔软、果冻样的内核。如果椎间盘收到来自上、下椎体的突然挤压(用力举起重物的时候),它的外壳可能被撕裂(破裂)并引起疼痛。此时,内核里的物质从撕裂处挤出(突出),此突出物可能压迫、刺激甚至损伤邻近的脊神经根并加剧疼痛。椎间盘的破裂和突出也常导致坐骨神经痛。

强直性脊柱炎脊柱及大关节炎性强直和疼痛,该病好发于20岁到40岁之间的男性。

椎管狭窄是指椎管(容纳脊髓的通道)的狭窄,是老年人下背痛的常见原因。脊柱狭窄也常见于一些中年人,他们一般都有先天性的椎管狭窄。脊柱狭窄常由骨关节炎、类风湿性关节炎、强直性脊柱炎以及佩吉特氏骨病引起。脊柱狭窄在引起下背痛的同时可引起坐骨神经痛。

纤维肌痛是引起下背痛常见的常见原因,常表现为广泛(弥漫)性的肌肉、肌腱、韧带和其他软组织的慢性疼痛,好发于20~50岁之间的女性。

牵涉痛有时候引起下背部疼痛。这种疼痛起源于身体的其他部位,比如肺、肾脏、子宫、前列腺或者消化道,但是感觉好像疼痛在下背部。比如经前期综合征、前列腺炎、胰腺炎、消化道溃疡、腹主动脉瘤、盆腔感染或者异位妊娠都可能导致下背痛。

> **? 你知道吗……**
>
> 加强腰背部及腹部肌肉锻炼,在预防下背痛的发生中起着重要作用。

脊髓受压,引起下背痛的较严重的疾病。压迫的原因可能是严重的外伤,也可能是突出的椎间盘、积血(血肿)、脓肿或者肿瘤。

腰椎滑脱是指下背部椎体部分移位,好发于腰椎有先天缺陷(滑脱)使得椎体稳定性减弱的人。这部分患者青春期的时候,很小的外伤就会导致椎体的一部分骨折,骨折的椎体相对下一节椎体向前滑移,当滑移到一定程度的时候,就会产生疼痛。

其他少见的原因包括带状疱疹、从乳腺、肺、前列腺或肾转移到脊柱的癌、骨癌(多发性骨髓瘤)、感染(脊髓脓肿或者骨感染)、佩吉特氏骨病以及一些先天性缺陷(脊柱侧弯)。

精神压力也可能造成下背痛,但是目前机理尚不清楚。重体力劳动、肥胖、吸烟和缺少锻炼都有可能引起下背痛。

症状

下背部疼痛依病因以及疼痛类型不同,表现多样,可能有:

- 间断性或持续性的。
- 表浅的或内在的。
- 隐痛或是剧烈痛,搏动性或是刀割样或是针刺样疼痛。

背痛可能影响夜间睡眠。

下背部疼痛有以下几种分型:

局限性疼痛:只发生在下背部的某个区域,常常由于拉伤与扭伤所致。受伤时就能感到明显的疼痛,改变体位或牵拉状态下的轻微活动可缓解疼痛。剧烈的身体运动或完全不活动(卧床休息)反而使疼痛加剧。局限性疼痛可能是不变的,也可能是断断续续地尖锐性疼痛。下背部会有触痛。肌肉痉挛可能会出现,这是身体为了避免诱发疼痛,以异常的方式运动引起的。通常,局限性疼痛经过数天或数周就会逐渐痊愈。

脊神经根压迫导致的疼痛:椎间盘突出、骨关节炎、椎管狭窄、脊柱狭窄或佩吉特氏骨病均可引起神经根受压。疼痛通常发生在上举重物后的数分钟到数小时之

内,但也有可能自发产生。疼痛有时表现为钝痛,伴随着尖锐剧烈的放射性疼痛。这种疼痛能放射到身体的不同部位,主要取决于哪个脊神经根受累。通常这种疼痛从背部向臀部,沿着下肢经膝关节放射至支配区域,表现为坐骨神经痛。咳嗽、喷嚏、用力以及保持下肢伸直下的弯腰都会诱发这种尖锐的放射性疼痛。疼痛根据病因可分为:

- **椎间盘突出**:行走一段距离疼痛会加重。
- **椎管狭窄**:在背部伸直的状态下(行走的时候)疼痛会增加,而在向前弯腰的状态下(向前依靠)疼痛会缓解。
- **骨质疏松引起的压缩性骨折**:疼痛可能会突然出现,并局限在背部的特定部位,在站立和行走时加重。骨折附近的区域可能有压痛。

通常,经过数周或数月疼痛和压痛会逐渐消失。但如果对脊神经根的压迫太严重,或者脊髓受累,那么疼痛常常会伴随着腿部肌肉的萎缩及无力、针刺样感觉甚至感觉缺失、大小便失禁。

牵涉性疼痛是指背痛起源于其他器官,是一种比较深在、不变的弥散性疼痛。比较有特征的是,牵涉性疼痛与背部疾病引起的背痛不同,不受运动影响,而且一般在夜间加重。

其他类型:有些疾病会产生典型的疼痛类型:

- **感染或肿瘤**:疼痛表现为持续性且进行性加重,休息后不能缓解。
- **强直性脊柱炎**:疼痛常伴随着脊柱僵硬,且在晨起时加剧。
- **纤维肌痛**:疼痛为全身性或者游走性。表现为肌肉痛、僵硬感,可能有压痛点。疼痛可能为搏动性疼痛、剧痛、或者刺痛。纤维肌痛病人通常睡眠质量差。

诊断

医生询问病人的疼痛:

- 疼痛的性质。
- 缓解和加剧的因素。
- 起病时间及发病情况。
- 伴随症状。

医生同时进行查体,重点检查脊柱,包括神经系统评估(神经系统查体)。作为身体检查的一部分,医师可以要求患者做一些特殊的动作来判断到底属于哪种类型的疼痛。比如,医师可以让患者平躺,保持膝关节伸直的情况下抬高下肢。

根据患者疼痛的情况、病史以及查体结果,医生可能会明确病因。通常下背部不需要其他检查,因为大多数下背痛由拉伤或扭伤引起,6周内基本缓解。如果怀疑有其他的病因,或者疼痛持续,那么就需要做一些其他的检查。

预防下背痛的锻炼

骨盆倾斜

仰卧位屈膝,足跟着地并承重。紧压小部分背部来对抗地面,收紧臀部(抬高它们大约离地面半英寸),并且收紧腹部肌肉,保持这个姿势数到 10,重复 20 次。

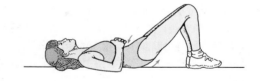

腹部弯曲

仰卧位屈膝双足平放于地面,将双手交叉放于胸前。收紧腹部肌肉,缓慢地将肩膀抬离地面 10 英寸,同时保持头部向后(下巴不应该接触胸部)。然后放松腹部肌肉,缓慢地放下肩膀。做 3 组,每组 10 个。

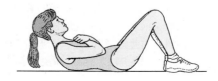

膝到胸的伸展

仰卧位屈膝,双足跟着地。保持膝关节屈曲的同时,将双手放于一侧膝关节后并将其拉向胸部。保持这个姿势计数 10 下。缓慢放下腿并用另一腿重复此动作。做这个动作 10 次。

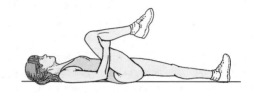

坐位的腿伸展

坐于地面上将膝关节伸直并轻度屈曲(不是锁住)并且双腿尽可能分开。将双手放于同一膝关节上,缓慢地将双手滑向踝关节。如果出现疼痛就停下来。延伸到尽可能远的能舒适地保持 10 秒钟的位置。缓慢地回到坐位,在另一条腿上重复此动作。每条腿做此训练 10 次。

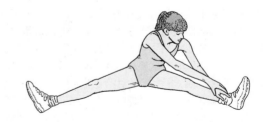

髋关节和股四头肌的伸展

单腿站立于地面,另一条腿的膝关节弯曲约 90 度。用同侧手抓住弯曲腿的踝关节前面(另一只手可以放于椅子靠背或墙上来保持平衡)。保持膝关节在一起,用脚对抗手使其离开身体。保持这个姿势计数 10 下。用另一条腿重复此动作。做这个动作 10 次。

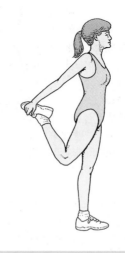

下背部的 X 线检查有助于明确骨关节炎产生的退变性改变、骨质疏松引起的压缩性骨折和脊柱侧弯。然而 MRI 和 CT 能够提供更清晰的图像来证实或排除椎间盘突出、椎管狭窄或癌症的诊断，同时也可以显示出神经压迫是否来自骨关节炎产生的退行性改变。如果怀疑有神经压迫，则需立即行 MRI 检查。很少的情况下，当 MRI 检查结果不明确，需要在 CT 引导下做脊髓造影。偶尔也会用肌电图及神经传导检查来进行神经损伤定位。

预防

预防下背疼痛的最有效的方法是规律锻炼。有氧运动和特殊肌肉强化以及伸展性训练是有帮助的。

有氧运动，比如游泳和散步，不仅增强整体的身体素质，而且逐渐增强肌肉力量。腹部、臀部和背部肌肉的强化及伸展性特殊锻炼有助于稳定脊柱，减少椎间盘及韧带的应变。

肌肉力量训练包含骨盆倾斜和腹部弯曲训练。伸展训练包括坐位大腿伸展、膝胸伸展、臀和股四头肌的伸展。伸展训练可能增加有些患者的背部疼痛，因此应该谨慎进行。原则上，任何训练如果引起或者增加背部疼痛应该被停止。运动应该重复到肌肉感到轻微疲劳，但是不能完全疲劳。每个训练动作时的深呼吸是非常重要的。有背部疼痛的人，在开始运动锻炼之前应该先咨询医生。

运动还有助于维持骨密度和理想的体重，所以运动能减少引起下背部疼痛的两个条件：骨质疏松和肥胖。

保持良好的坐姿和站姿可减少背部的压力，应该避免懒散的姿势。座位的高度应该调整到脚平放到地上并且膝关节稍垂直弯曲，下背部平对椅子靠背。如果椅子不能支撑下背部，应该在下背部垫一个枕头。建议坐位时应将双脚平放而不是两腿交叉，应该避免长时间坐或站，如果无法避免，经常更换姿势可以减少背部的压力。

推荐在结实的床垫上以舒服的姿势睡觉。侧卧位睡觉的话，可以用枕头支撑头部和腰部；仰卧位睡觉的话，可以垫一个枕头在膝关节下方。头下的枕头不能太高，这样会使颈部过度弯曲。

掌握正确举起物体的方法可以预防背部受伤。膝关节应该足够弯曲，使手臂平对被搬运的物体，应该用腿而不是背来举起物体。将物体举高过头的话，会增加背部受伤的风险，同时，所举起的重物应该靠近身体。

建议戒烟。

治疗

对于新发的下腰部疼痛，首先要避免一些活动，比如举起重物和弯腰，这些活动会使脊柱受压并诱发疼痛。卧床休息并不加快疼痛的缓解，大多数专家推荐持续性的低强度活动。如果需要卧床休息缓解严重疼痛，最多不要超过一至两天。

如果是特定疾病引起下背部疼痛，则针对病因进行治疗，多数能缓解疼痛，比如用抗生素治疗前列腺感染。

可以使用非处方类非甾体抗炎药（NSAIDs）缓解疼痛和减轻炎症。如果炎症不是疼痛的主要原因（通常不是），对乙酰氨基酚可以用来代替 NSAIDs 缓解疼痛，而且比 NSAIDs 更安全些。

可以使用肌肉松弛药物如卡立普多、环苯扎林、地西泮、美他沙酮及美索巴莫来缓解肌肉痉挛，但它们的作用仍然存在争议。老年人应慎用这些药物，因为老年人更容易出现此类药物副作用。

热疗、冷疗和按摩可能有帮助。通常牵引是不起作用的，由脊柱科或骨科医生操作的脊柱推拿治疗有助于缓解因为肌肉痉挛或扭伤引起的疼痛，但这些治疗方式对于有骨质疏松或椎间盘突出的人有一定风险。有些报告认为针灸也有类似的作用，但有人认为益处较小或者无作用。

当疼痛缓解，医师和物理治疗师推荐的低强度活动可以加快恢复。为了避免下背部疼痛演变成慢性疼痛或者复发，患者需要坚持一些加强腰背部力量、伸展性或增强腹部肌肉的特殊锻炼。其他的预防措施应继续进行或开始使用（如保持良好的姿势，使用结实的床垫，使用恰当的枕头，正确上举重物和戒烟）。通过这些措施，大多数的背痛在数天至两周之内恢复。而不经过治疗，80% ~90% 的这种疼痛在六周之内恢复。

慢性疼痛的治疗：如果是慢性下背部疼痛，就需要其他的治疗手段。有氧运动有一定的帮助，如果肥胖，建议减肥。如果疼痛很剧烈，对乙酰氨基酚或非甾体抗炎药可能不能够有效缓解疼痛，此时需要阿片类镇痛药。如果这些止痛药都无效，可能考虑其他治疗方法。

经皮神经电刺激（TENS）有时被使用，该仪器会发出低频振荡电流，产生温和的麻刺感。物理治疗师根据患者疼痛的程度，在疼痛区域使用该仪器，每天数次，每次二十分钟到数小时不等，有时候病人学会自己使用该仪器。

有时候，皮质类固醇药物（如地塞米松和甲基泼尼松龙）加上局麻药（如利多卡因），定期注射于硬膜外-介于脊髓和覆盖脊髓表面的硬膜的一个空间。这种硬膜外注射方法缓解坐骨神经痛比缓解腰椎管狭窄更有效，然而治疗效果通常只有数天到数周。它们主要的作用是缓解疼痛以便能让病人开始功能康复锻炼，从而达到长期缓解疼痛的作用。

如果某个疾病引起严重的持续性疼痛，症状严重，或坐骨神经痛持续 6 个月以上，就需要外科手术治疗。如果是椎间盘突出导致严重的坐骨神经痛、乏力、感觉缺失或者大小便失禁，就可能需要手术去除椎间盘（椎间盘切除术）及部分椎体（椎板切除术），手术通常需要全麻。椎间盘去除后住院时间一般 1 ~2 天。有时，小切口和局部麻醉下的微创技术也能完成，而且不需要住院。然而，当切口较小时,外科医生有可能视野有限而不能完全摘除所有椎间盘破裂的碎片。不管哪种手术,大部分患者能够在数周之后能重新开始他们的工作,90% 以上的人完全恢复。

对于严重的椎管狭窄,椎体的很大部分被手术去除,达到扩大椎管的目的,手术一般需要全麻,住院时间 4 ~ 5 天,患者 3 ~ 4 个月后才能重新工作。约 2/3 的患者有较好的或完全恢复,剩下的大部分患者症状不再恶化。

对于骨关节炎造成的脊柱退变不稳,可以通过手术将椎骨融合。然而,融合减少了椎体的活动度,有可能增加其他椎骨的压力。

颈　　痛

- 颈痛常常有扭伤和拉伤引起。
- 颈部的疼痛可能牵连上肢或者引发头痛。
- 医生依据患者症状、查体结果及 X 线检查或其他影像学检查。
- 治疗包括服用止痛药,冷热敷,佩戴颈托或注意起立、坐姿、睡姿等,避免颈部拉伤。

颈部的灵活性使颈部容易出现磨损和过伸性损伤,如挥鞭样损伤。另外,颈部需要承受头部的重量,如果坐姿不正确,颈部更容易出现损伤。因此,颈痛,就像下背部痛一样,比较常见,并且随着年龄增长越来越普遍。

脊柱中间是脊髓,在脊髓全长,脊神经从椎骨之间的空隙传出,并与支配身体的神经相连。最靠近脊髓的脊神经(脊神经根)在脊柱损伤时会被压迫,导致疼痛。脊柱的颈部(颈椎)有七个背骨(椎骨),相互之间被椎间盘隔开。

颈部也有很多对肌肉及韧带结构,共同支持脊柱的稳定。

病因

引起下背部的大多数疾病也能引起颈痛,病因涉及脊柱及其支持组织。最常见的原因是肌肉的扭伤及韧带的拉伤。其他的病因包括外伤、关节炎、椎间盘破裂或突出、脑膜炎以及肌纤维痛。

一些疾病引起颈痛,而不会引起下背痛。

其他引起颈痛的病因包括颈部动脉的撕裂(动脉夹层)、食道梗阻或肿瘤、感染(骨感染)以及食道或甲状腺的炎症。

有时颈痛是牵涉痛,疼痛起始于身体的其他部位。引起颈部牵涉痛的原因可能是心绞痛或心力衰竭。

症状

颈部疼痛的同时,有颈部压痛及僵直。活动会加重疼痛,疼痛可能扩散至肩部及上背部,可能诱发头痛。如果一根神经受压,疼痛可能覆盖上肢,患者可能出现上肢甚至下肢的刺痛、麻木及无力。如果脊髓受压,患者可能大小便无法控制(失禁)。其他症状的发生主要依赖病因。

诊断

医生诊断主要依靠描述的症状,高危因素(可能反应某个病因),以及查体结果,包括神经系统的评估(神经查体)。在查体过程中,医生会让患者各个方向活动颈部,来判断颈部的活动范围以及活动是否加重颈痛。

仅引起颈痛的疾病

疾病	描　述	部分病因	症　状
寰枢椎半脱位	第一、二椎骨错位	创伤性损伤(最常见的原因,通常立即致命) 类风湿性关节炎	患者有模糊的疼痛,脊髓可能受压,有时间隙受压。致命的压迫较少见
颈椎病	颈部的椎骨及椎骨之间的椎间盘退化。从椎骨缝隙之间发出的神经受影响。有时椎骨出现狭窄(颈椎管狭窄),脊髓受压	骨关节炎(常见)	颈痛出现在颈部周围的结构,疼痛常常弥散(放射)至上背部及肩部。脊髓受压时可表现为双手及双足的麻木、刺痛
颞下颌关节紊乱	下颌关节出现问题,女性多见,尤其是 20 余岁或 40 余岁	肌紧张 关节内部紊乱(关节内的椎间盘异位) 关节炎 关节僵硬(关节骨融合) 活动过度(下颌关节松弛)	靠近下颌关节的区域僵硬并疼痛,咀嚼加重疼痛
痉挛性斜颈	颈部肌肉收缩,使头部倾斜并旋转,处于不正常的位置	尚不明确(经常) 某种药物,如抗精神病药物 可能是先天性的	肌肉收缩引起疼痛,症状可能持续存在,也可能仅在发作时出现,导致颈部活动受限。症状可以发生在任何年龄,通常在 20 ~ 60 岁,以 30 ~ 50 岁多见

X 线对有些疾病的诊断有帮助,而 MRI 及 CT 在确诊某些疾病的时候是必需的。如果怀疑脊髓受压,应即刻行 MRI 检查,其他必需的检查包括血液检查,判断感染或炎症,肌电图以及神经传导检测用来判断病因是否与肌肉或神经有关。

治疗

主要针对病因治疗。但通常,口服止痛药物,如或非甾体抗炎药物(NSAIDs)可以缓解疼痛。如果炎症与疼痛相关性不大,建议使用对乙酰氨基酚,而不是 NSAIDs,因为前者更安全。冷或热敷也会起作用。患者应该学会正确的站姿、坐姿及睡姿,减少颈部扭伤的发生。

医生通常建议患者佩戴软颈托以及保健枕头 10 至 14 天,来缓解疼痛及肌肉痉挛。对于有不稳定寰枢椎半脱位的患者,应佩戴硬颈托。医生或物理治疗师可能建议患者行伸展锻炼。

如果需要很大程度上缓解疼痛,医生可能开止痛药。肌松药,如卡立普多、环苯扎林、地西泮、美他沙酮及美索巴莫,但它们的作用仍然存在争议。老年人应慎用这些药物,因为老年人更容易出现此类药物副作用。

对于痉挛性斜颈,物理治疗或按摩有时暂时性的阻止肌肉收缩。药物(抗惊厥药,如卡马西平,以及轻度镇静剂,如氯硝西泮)口服或肌注可缓解疼痛。药物仅能控制 1/3 患者的肌肉收缩。如果疼痛严重,且姿势扭曲,肉毒素(一种让肌肉瘫痪的生物毒性药物)可注入受累及的肌肉。

对于带状疱疹,使用抗病毒药物可以缩短症状的持续时间,另外,在疱疹上覆盖湿物也许能够缓解疼痛。

第 123 节

周围神经疾病

周围神经系统包括除中枢神经系统(脑和脊髓)以外的所有神经。颅神经直接将头、面部与脑相连接,也将眼睛和鼻与脑相连。剩下的周围神经则将脊髓和躯体的其余部分相连接,是通过 31 对脊神经完成。周围神经系统包含 1000 亿个神经细胞,分布于全身各个部位。

周围神经任何部位的损伤都会导致周围神经系统功能异常:

■ 轴突(传递信息的部分)
■ 神经细胞胞体
■ 髓鞘病变(包绕轴突的部分,可以使神经冲动传导更加快速)

如果运动神经受损,会导致肌肉收缩减弱或瘫痪;如果感觉神经受损,会导致感觉异常或感觉缺失。一些周围神经病变是进展性的,有些是致命的。

肌肉控制异常性疾病
(运动神经元病)

肌肉控制异常性疾病的临床特征是与运动有关的神经或其他结构的进行性恶化,导致运动神经无法正常刺激肌肉。

■ 肌萎缩侧索硬化症是最常见的肌肉控制异常性疾病。
■ 典型的表现是肌无力、肌肉萎缩、动作僵硬、笨拙。
■ 诊断需要依靠肌电图、MRI 和血液学检查。

■ 目前缺乏有效的治疗方法,但药物治疗可以减轻症状。

肌肉正常功能依赖于大脑和肌肉之间的神经-肌肉连接功能的正常。肌肉控制异常性疾病(运动神经元疾病)中,运动神经无法正常刺激肌肉,导致肌肉无力和肌肉萎缩,甚至出现瘫痪,但这种瘫痪并不是因为肌肉本身病变所致。

肌肉控制异常性疾病包括肌萎缩侧索硬化症(最常见)、原发性侧索硬化、进行性假性球麻痹、进行性脊肌萎缩、进行性延髓麻痹以及脊髓灰质炎后综合征(Postpolio Syudrome)。这类疾病多在 50 岁左右发病,男性多于女性。病因不明。这些疾病的遗传倾向大约占 10% 。

所有这些疾病有相似性,在脊髓和脑内参与刺激肌肉的运动神经纤维出现进行性变性,引起肌无力,最终导致瘫痪。但是,每一个疾病神经系统受累的部位不同,其临床表现也不一样。例如,一些疾病首先影响到口咽部,而一些首先出现手或足部症状或此处症状最为严重。

症状

主要影响肌肉而不累及感觉。抑郁常见。

肌萎缩侧索硬化症(Lou Gehrig 病):是一种以肌无力为首发症状的进行性疾病,手无力常见,而足、口咽区肌无力不常见。肌无力常在躯体的一侧进展延伸,通常发展到上臂和腿,而对躯体对侧的影响相对不明显。痉挛常见,并且可以在肌无力之前出现,但感觉保留完整。患者体重下降,极易出现疲乏。

大脑控制肌肉运动

肌肉运动是脑与肌肉之间通过神经相互作用所完成的。刺激肌肉运动的冲动可能起源于感觉。比如，当人们踩到锋利的石头时，皮肤上的感觉神经末端接收疼痛信号，或者当人们端起一杯热咖啡时，感觉神经末端会接收温度觉信号。这些信息传递到大脑，大脑会传递信息至肌肉，针对这一情况做出反应。一次肌肉运动包括两种复杂的神经通路参与：感觉神经通路和运动神经通路。它包括下面 12 个基本步骤：

1. 皮肤上的感受器将接受到的信息传递。

2. 信号沿感觉神经到脊髓。

3. 感觉神经与脊髓内神经元经突触相连。

4. 感觉神经交叉到脊髓的对侧。

5. 这个信号在脊髓内向上传递。

6. 在丘脑脊髓所携带的信号经突触联系传递给感觉中枢的神经纤维。

7. 感觉中枢接受信号并能触发运动皮质中枢产生运动信号。

8. 携带运动信号的神经纤维在脑干交叉到对侧。

9. 信号向下至脊髓。

10. 在脊髓内经突触联系再将信号传递给运动神经。

11. 信号沿运动神经传导。

12. 信号到达运动终板，在此处它刺激肌肉运动。

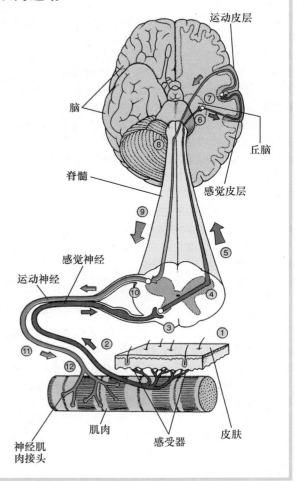

随着病程发展，肌无力逐渐加重，也出现肌束震颤、肌肉紧束感，然后出现肌肉痉挛。可以出现震颤。面部表情控制越来越困难，说话和吞咽肌肉乏力，将导致说话困难（构音障碍）和吞咽困难。过多的唾液产生有时会导致流涎。随着疾病的进展，患者可能无法控制表情活动，出现强哭或强笑。

最后，疾病可以使膈肌无力，导致呼吸障碍；某些人需要呼吸机帮助呼吸。

虽然肌萎缩侧索硬化的进展速度有差异，但发展速度很快。大约有 50% 患者在出现首发症状的 3 年内死亡。10% 的患者可活 10 年或更长时间，偶有活 30 年者。

原发性侧索硬化和进行性假性球麻痹：比较少见，它们是缓慢进展性肌萎缩侧索硬化的变异型。原发性侧索硬化首先影响手臂和腿部，而进行性假性球麻痹却首先影响面部、颊部和咽喉部肌肉。在这两种疾病中，可出现

严重肌强直、肌无力。也可以发生奇怪的情绪反应，常常无原因地从高兴的表情很快地转变成悲伤的神情；经常有不正常的情绪发泄。多年之后，可以出现肌束震颤和肌萎缩。通常，病情进行性发展，数年后便出现残疾。

进行性脊肌萎缩：该病任何年龄均可发病。与肌萎缩侧索硬化症相似，但它进展更缓慢，不发生肌痉挛，并且肌无力也不严重，肌肉不随意收缩或肌纤维震颤可以是最早症状。通常双手首先受累，随后出现上肢、肩部和下肢受累。很多患有这种病的人可活 25 年或更久。

进行性球麻痹：支配咀嚼肌、吞咽肌和发音的肌肉的神经受影响，以致这些功能变得困难。说话时鼻音很重。患有进行性球麻痹的人情绪易变。吞咽困难常导致食物或唾液被吸入到肺内，导致肺炎的风险增加。通常在起病后 1～3 年内死亡，死因常常是肺炎。

脊髓灰质炎后综合征：一些患有脊髓灰质炎的患者，在康复后 15 年或更长时间之后可能出现肌肉无力、疼

痛,有时出现肌肉萎缩,提示灰质炎病毒再次活动。然而,大部分患有脊髓灰质炎的患者出现这些症状并不是由于脊髓灰质炎后综合征,而是由于新发疾病所导致,比如糖尿病、椎间盘滑脱或骨关节炎。

诊断

当一个成年人出现进行性肌无力而又无感觉缺失时,医生应怀疑是这类疾病。医生需要问患者身体哪部分受累,何时起病,什么症状首先出现,症状如何进展。这些信息可以提供诊断的线索。

肌肉无力可以见于很多疾病,因此需要进行辅助检查协助诊断,主要包括以下几种:

- MRI:大脑或脊髓的 MRI 对于鉴别相似症状的疾病有所帮助。
- 肌电图:通过刺激受累的肌肉来记录电活动,从而判断病变是位于肌肉还是神经。
- 神经传导研究:可以评估神经传导的速度。疾病进展到后期时才会影响神经传导速度,因此,如果神经传导速度变慢,需要考虑其他疾病。
- 血液学检查:主要用于排除其他疾病(如感染、代谢障碍性疾病)。

治疗

这些疾病没有特殊的治疗手段,多种性质的健康护理队伍(多学科队伍)能够帮助患者处理进行性残疾。物理治疗帮助病人保持肌肉强度,并且预防肌肉僵硬(挛缩)。有吞咽困难的人必须给予更大的关怀帮助进食,避免窒息。一些患者必须通过胃管进食。

力奥来素(巴氯芬)能降低肌肉强直,有时能缓解肌肉痉挛。阿米替林可以通过它的抗胆碱能作用减少唾液的生产。阿米替林和氟伏沙明对于情绪易变或抑郁的患者可能有效。

利鲁唑是一种口服药物,可以通过保护神经细胞,延长肌萎缩侧索硬化症患者的生命。

随着疾病进展,如果出现疼痛,可以使用阿片类药物或苯二氮䓬类药物(轻度镇静作用)。

部分进行性球麻痹患者,手术可能改善吞咽功能。

由于肌萎缩侧索硬化症和进行性球麻痹是进展性疾病,无法治愈,因此,建议患者建立生前遗嘱,以便在他们生命后期能够得到其所需要的临终关怀。

神经肌肉接头疾病

在神经肌肉接头处,神经纤维与肌肉发生联系。神经纤维末梢与肌膜的特定部位即运动终板连接,终板内有与乙酰胆碱发生反应的乙酰胆碱受体,乙酰胆碱是神经冲动通过神经肌肉接头时释放的一种化学信使(神经递质)。神经冲动刺激肌肉之后,通过肌肉电位变化引起肌肉收缩。

 你知道吗……

化学战争使用的神经毒气妨碍神经与肌肉之间的联系。

神经肌肉传递障碍性疾病包括:重症肌无力、肌无力综合征(EATON-LAMBERT 综合征)、肉毒中毒。另外,许多药物(包括高剂量的抗生素)、一些杀虫剂(有机磷农药)、箭毒以及化学战争中的神经毒气也会导致神经肌肉传递障碍。这些物质可以阻止神经肌肉传导递质乙酰胆碱的正常降解。

重症肌无力

重症肌无力是一种神经肌肉接头功能异常导致的肌肉无力,它是一种自身免疫性疾病。

- 重症肌无力可能是由于免疫系统功能异常所导致
- 患者通常有眼睑下垂、复视、肌肉易疲劳无力
- 通过静脉给药观察反应有助于重症肌无力的诊断
- 肌电图、血液学检查、影像学检查有助于诊断
- 某些药物可以迅速提高肌肉的力量,另一些药物可以延缓疾病进展

重症肌无力多可见于女性,其中 20~40 岁女性最常见。但是,任何年龄段的男女均可发病,儿童期发病很少见。

在重症肌无力中,免疫系统产生许多抗体,这些抗体可以攻击神经肌肉接头肌肉侧的一种受体,这种受体对神经递质乙酰胆碱发生反应。结果导致神经与肌肉之间的联系被中断。什么原因造成身体去攻击它自己的乙酰胆碱受体还不清楚,但一种理论认为胸腺功能异常可能参与其中。在胸腺中,免疫系统的某些细胞可以学习怎样识别本身物质和外来物质。胸腺中也含有乙酰胆碱受体的肌样细胞。不知何故,胸腺会使自身的免疫细胞产生抗体攻击乙酰胆碱受体。重症肌无力有一定的遗传倾向。约 65% 的患者有胸腺肿大,10% 有胸腺瘤,约半数的胸腺瘤是恶性的。部分患者虽然没有乙酰胆碱受体抗体,却含有针对神经肌肉接头处某种酶的抗体,而这种酶在神经肌肉传导中发挥作用。这些患者可能需要不同的治疗。

肌无力可以因为感染、手术或使用某些药物而诱发,比如硝苯地平或维拉帕米(降压药)、奎尼丁(治疗疟疾)、或普鲁卡因酰胺(治疗心律失常的药物)。

新生儿重症肌无力 母亲患病的,大约 12% 刚出生的新生儿会出现肌无力的症状。乙酰胆碱受体抗体可以通过血液循环由胎盘屏障进入胎儿体内。这些患儿中无力症状可以在出生后数天至数周内消失。

临床表现

波动性肌无力症状较常见。有时症状较轻甚至没有

症状。常见症状包括：

- 肌无力、上睑下垂。
- 眼外肌无力导致复视。
- 活动后受累肌肉的病态无力。

肌无力症状休息后消失，活动后再次出现。40% 患者以眼部症状首发，最终，85% 患者有眼部症状。15% 患者仅有眼肌受累，但大部分患者出现全身骨骼肌受累。说话和吞咽困难以及肢体无力是常见症状。握手时而有力、时而无力，表现为"挤奶妇手征"。颈肌可能无力。感觉无异常。

当重症肌无力患者重复收缩某部分肌肉后，这些肌肉常很快出现肌无力。例如，一个以往能熟练使用榔头的患者，可能在使用榔头数分钟后，肌无力情况变得越来越明显。但是随时间不同，肌无力严重程度变化较大，本病的病程变化也很大。

约 15% 患者出现严重事件（重症肌无力危象），有时因感染而诱发。此时肢体严重无力，但无感觉障碍。部分患者呼吸肌受累，此时有生命危险。

诊断

出现发作性肌无力，尤其当眼部和面部肌肉无力，用力后无力加重，休息后缓解时，需怀疑重症肌无力。由于乙酰胆碱受体被破坏，因此提高乙酰胆碱水平的药物有助于将诊断。滕喜龙是最常用的静脉注射药物，先嘱患者重复收缩受累的肌肉直至肌疲劳时，然后给患者静脉注射，如果肌无力症状能得到短时间明显改善，那么可以初步诊断重症肌无力。

需要其他诊断试验或方法确诊重症肌无力，包括肌电图（重复电刺激，记录神经肌肉的电活动）；血清中抗乙酰胆碱受体抗体水平测定；血液化验也可排除其他疾病。胸部 CT 或 MRI 检查可以了解有无胸腺增生或胸腺瘤。

治疗

药物治疗可以迅速改善肌力或抑制自身免疫反应，延缓疾病的进展。

提高乙酰胆碱水平的药物，如吡啶斯的明（口服）可以改善肌力。对晨起出现严重肌无力或吞咽困难的患者可以夜间使用长效剂型。剂量需根据症状严重程度随时调整，但剂量过高也可引起肌无力症状，而且和本病症状很难鉴别。药物长期使用后疗效会下降，需经验丰富的医师对肌无力进行评价，以确定症状变化是否缘于药效下降。

吡啶斯的明常见副作用是腹部绞痛和腹泻，可以使用阿托品等抑制胃肠运动的药物对抗其不良反应。

给患者处方糖皮质激素如泼尼松或免疫抑制剂如环孢霉素或硫唑嘌呤可抑制免疫反应。这些药物可以口服，大多数患者需要长期服用糖皮质激素，服用之初症状可能会加重，但在接下来的几个月里会逐步好转，届时只

需要维持最小有效剂量。长期服用激素可能会导致中到重度副作用，可加用硫唑嘌呤则可停用或减量激素。应用硫唑嘌呤至症状改善后 18 月。

可以静滴免疫球蛋白连续 5 天，超过 2/3 的患者 1～2 周内可减轻症状，疗效可以持续 1～2 月。

当药物不能缓解时或当患者出现肌无力危象时，可使用血浆交换疗法。

如果存在胸腺瘤，需手术切除以防止肿瘤播散；若没有胸腺瘤，则手术价值不明确。

神经兴奋异常：两个综合征

有时神经重复释放电刺激刺激肌肉，导致肌肉过度兴奋。包含两个综合征：

僵人综合征：这个综合征多见于女性，在糖尿病和某些癌症患者（包括霍奇金淋巴瘤）中发病率较高。

其病因可能是一种自身免疫反应疾病，即机体产生抗体攻击自身组织。在这部分患者体内存在一种谷氨酸脱羧酶受体抗体，但这种抗体是否参与疾病的发生尚不明确。

该病主要表现为躯干、腹部以及下肢肌肉逐渐僵硬、肥大，而上肢、颈部肌肉较少累及。

苯二氮䓬类镇静剂可以持续缓解症状。血浆置换术可以使血液内的毒性物质滤出，但效果不佳。不治疗的患者，疾病会逐渐进展，最重导致残疾以及躯体僵直。

Isaac 综合征：该病发病率低，病因不明。通常发生于有癌症的患者中。

肌肉（尤其是上肢和下肢）连续性颤搐，像蠕虫的袋子一样移动，即肌纤维颤搐。手脚可能间歇性挛缩。肌肉强直较常见。出汗可能增多。

抗惊厥药物如卡马西平或苯妥英钠都可以缓解症状。

肉毒杆菌中毒

肉毒杆菌中毒是一种由肉毒梭状芽孢杆菌所产毒素导致的少见而致命的中毒。

- 肉毒毒素通常多见于食物，可以导致肌肉无力或瘫痪。
- 肉毒杆菌中毒初期症状常常有口干、复视、不能看清附近物体或胃肠道症状。
- 可通过血液、粪便、伤口处组织以及肌电图检查以诊断。
- 妥善烹调及保存食物可以有效防止肉毒中毒。
- 抗毒素可以用于防止或减慢毒素作用。

肉毒杆菌中毒多缘于食物污染。

这些毒素是已知的强毒素，能严重损害神经。因为

它们能引起神经损害，因此，称之为神经毒素。这种毒素通过抑制神经释放乙酰胆碱而引起肌肉瘫痪。微小剂量的肉毒毒素可以缓解肌肉痉挛并减少皱纹。

病因

肉毒梭状芽胞杆菌能形成芽胞。芽胞好像种子，能以休眠状态存活许多年，而且有很强的自身保护能力免受破坏。当各种条件包括湿度、营养和氧气等具备时（如在肠道内或密封的罐头内），芽胞开始生长并产生毒素。肉毒梭状芽胞杆菌产生的一些毒素是高毒性的蛋白质，能抵抗人类肠道的酶免受破坏。

肉毒梭状芽胞杆菌通常在一般环境中也存在，芽胞可以随空气而传播。许多病人可能就是摄入了少量灰尘或土壤泥沙发病。同样，芽胞也可以通过眼睛或皮肤破损的伤口侵入人体。

肉毒中毒分为以下几类：

食物肉毒中毒 当污染食物被食入后可以导致食物肉毒中毒。家庭自制食物是肉毒中毒的最常见原因，特别是当食物中酸含量低时，如芦笋、青豆、甜菜、玉米。其他常见易污染的食物来源包括室温下放置过久的油中的蒜泥、胡椒粉、番茄、土豆以及家庭自制或发酵的鱼。然而发病人群中 10% 由于食用商业化生产的食品而发病，最常见的包括蔬菜、鱼、水果和调味品，其他的如牛肉、奶制品、猪肉、家禽肉和其他食物也都能引起食物肉毒中毒。

伤口肉毒中毒 当伤口被肉毒梭状芽胞杆菌污染时，可发生伤口肉毒中毒。细菌在伤口内产生毒素，进而吸收入血引起症状。使用未消毒的针头注射药物以及皮下注射海洛因可导致此种类型的中毒。

新生儿肉毒中毒 新生儿肉毒中毒不是因为婴儿所进食物含有毒素，而是因为它们食入了含有细菌芽胞的食物。芽胞在婴儿肠道内繁殖并产生毒素。食物被芽胞污染的原因还未弄清楚，但已发现一些病例是与食入被污染的蜂蜜有关。婴儿肉毒中毒最常发生于小于 6 个月婴儿。

> **?** **你知道吗……**
> 　　导致肉毒中毒的毒素可以用来治疗难以控制的肌肉痉挛和减少皱纹。
> 　　注射非法药物可增加肉毒中毒危险。

症状

虽然一些病人可在毒素进入身体后 4 小时内或晚至 8 天以后才发病，但一般说来，症状在毒素进入体内 18 ~ 36 小时内急性发生。进入体内的毒素越多则发病越快。通常，进食污染食物后 24 小时内起病，则提示其中毒程度严重。

初期症状常常有口干、复视、眼睑下垂以及不能看清附近物体。对眼睛进行检查时可发现瞳孔不能因光照射而正常收缩。食物肉毒中毒的首发症状通常是恶心、呕吐、胃绞痛和腹泻。而伤口肉毒中毒可以完全没有这些胃肠道症状。

毒素的神经损害主要累及肌力，而无感觉损害。可导致面部肌肉无力，说话和吞咽困难。由于吞咽困难，食物及涎液经常误吸入肺中，导致阻塞或窒息，增加肺部感染风险。部分患者表现为便秘。随着症状加重，四肢和呼吸肌逐渐无力，呼吸肌无力是致命性的，但患者神志清楚。

90% 的新生儿肉毒杆菌中毒患者首发症状为便秘。然后出现面部肌肉无力，逐渐累及肢体和呼吸肌。患者出现眼睑下垂，哭声减弱，吸吮力量减弱，面部表情消失。症状轻者为动作减少、进食缓慢，重者为肌张力明显降低和呼吸困难。当新生儿肌张力降低时，会感觉到婴儿肢体异常柔软。

诊断

可通过症状考虑该诊断，但其他疾病可导致类似临床表现，因此需要更多的信息。

肌电图（通过刺激肌肉来记录电活动）可辅助诊断。大多数肉毒杆菌中毒患者在电刺激后肌肉出现异常反应。

食源性肉毒杆菌中毒中，食物可以提供诊断线索：同时进食者均出现症状，可以有助于诊断。如血液检测出毒素或粪便中检出肉毒杆菌，则可以明确诊断。也可能在食物中检出毒素。

外伤性肉毒杆菌中毒者需注意问诊有无皮肤破损史。需观察患者有无吸毒遗留的针眼痕迹。可通过血液检测出毒素，伤口组织中检出肉毒杆菌可明确诊断。

新生儿肉毒杆菌中毒可通过粪便检测出毒素或肉毒杆菌明确诊断。

有时无法明确判断是食源性还是外伤性中毒。

预防

肉毒梭状芽胞杆菌孢子十分耐热，可以耐受数小时的沸水。但毒素对热敏感，贮藏的食物如果事先没有经过充分的煮熟，也可能产生肉毒毒素。肉毒杆菌可以在 3 摄氏度（冰箱冷藏温度）下产生毒素，因此，冷藏食物亦非完全安全。

> **?** **你知道吗……**
> 　　不宜给婴儿喂养蜂蜜。

以下方法可以防止食源性肉毒杆菌中毒：

- 79.9 摄氏度下煮食物 30 分钟，基本可完全破坏毒素
- 自制罐装食物食用前加热 10 分钟，可摧毁毒素

- 颜色或气味改变的食物应丢弃
- 膨胀或泄漏的罐头应丢弃
- 咖喱油或蔬菜应冷藏
- 保证土豆完全煮熟
- 2 岁以下儿童不宜食用蜂蜜，因为蜂蜜中可能存在肉毒梭状芽胞杆菌。

如无法确认罐装食品是否应该丢弃，应在首次开启之前对其进行检查。先在准备开罐口处先滴几滴水，如果开罐时水滴散开而不是流入罐内，说明罐内含有肉毒杆菌，需丢弃。

所有可能污染的食物都应谨慎处理，因为极少量的毒素，一旦食入、吸入或通过眼睛、伤口进入人体内则均可以导致严重疾病，应尽可能避免皮肤接触，处理食物后应尽快洗手。

如伤口感染，恰当的处理可以减少外伤性中毒的风险。

研究人员以及工作中接触肉毒杆菌者需接受免疫。

治疗

患者应尽快到医院求医。需要实验室检查来明确诊断，但不能为了等待检查结果而耽误治疗时间。为清除没有吸收的毒素，医师可给患者口服或鼻饲活性炭。

应严格监测生命体征（呼吸、脉搏、血压和体温）。如果出现呼吸困难，应转入重症监护病房，必要时上呼吸机。上述治疗已经大大降低了肉毒杆菌中毒的死亡率，由 19 世纪初的 70% 降为现在的 10%。

一旦确诊肉毒杆菌中毒，应尽快使用抗毒素（阻断毒素起作用的物质）。如果在发病 72 小时内给药，很可能有明显效果。抗毒素可以阻止或延缓毒素引起的症状恶化，因此机体可以在数月内逐渐自我修复。但是抗毒素不能逆转已经形成的损害。有部分患者对从马血清提取的抗毒素过敏，甚至导致免疫复合型血清病。新生儿不建议使用抗毒素，是否可以使用肉毒素免疫球蛋白（从肉毒杆菌免疫人群血清提取）目前正在研究中。患者可能需要静脉营养，新生儿通常需鼻饲。

部分患者恢复后数年仍可能会有疲惫和气短感觉，需要长期康复治疗。

Eaton-Lambert 综合征

Eaton-Lambert 综合征是一种导致肌无力的自身免疫病，因抗体影响神经递质乙酰胆碱释放而发病，而不是抗体攻击乙酰胆碱受体（如重症肌无力）。Eaton-Lambert 综合征常源于某些肿瘤，特别是肺癌。

Eaton-Lambert 综合征导致肌无力，但短暂用力收缩后肌力反而增强（重症肌无力肌力下降）。表现为病态疲劳，还可出现口干、眼睑下垂、上肢及大腿疼痛。男性可出现勃起障碍。

通过临床表现往往提示诊断，但还需要进行肌电图（电刺激肌肉，然后记录反应）以证实诊断。

当并发癌症时，针对癌症的治疗有时可以减轻 Eaton-Lambert 综合征导致的肌无力症状。盐酸胍，可使乙酰胆碱释放增加而使症状改善，但可导致骨髓抑制和肝功能损害。糖皮质激素及血浆置换（清除血浆内毒素，包括异常抗体）有一定的治疗效果。

神经丛疾病

由不同的脊神经交织形成的神经网络（即神经丛）可能被外伤、肿瘤、血肿或自身免疫反应损害。

- 整个肢体或局部疼痛、无力及感觉缺失。
- 肌电图和神经传导检查可帮助定位，MRI 可定位并判定病因。
- 病因治疗可改善神经功能。

神经丛类似于配电盒，后者将电线分到各个房间。神经丛是由脊髓各节段发出的神经根重新组合分配而成，支配肢体特定部位的神经纤维共同组成某根神经。神经丛损伤导致它所支配的肢体功能障碍。主要的神经丛包括：臂丛，位于颈部，支配上肢；腰丛，位于下腰部，支配盆腔和下肢。

病因

神经丛疾病最常见的病因是外伤和肿瘤。车祸导致手臂极度牵拉或手臂在肩部的极度后屈均可发病（臂丛在肩部）。分娩期间的牵拉或其他动作可能导致新生儿臂丛损伤。坠落伤可以导致腰丛受伤（腰丛在胯部）。

上肺部的肿瘤可以侵犯臂丛，肠道、膀胱和前列腺的肿瘤可以侵犯腰丛。其他包块，如良性肿瘤、脓肿和血肿均可以压迫神经丛，引起神经丛损伤。

乳腺癌的放疗或糖尿病，可以引起身体广泛神经损伤，也可导致神经丛损害。

急性臂丛神经炎（急性臂丛神经功能障碍）可能源于自身免疫反应——躯体产生破坏自身组织的抗体。常见于男性。典型病例为青年男性，但也可见于各种年龄。

症状

臂丛功能障碍可以导致一侧上肢疼痛、无力、感觉缺失，也可以影响手臂的一个部位（如前臂或肱二头肌）。如为外伤导致损伤，恢复缓慢，需要数月时间，部分严重外伤者可能存在永久肌无力。

急性臂丛神经炎导致上肢及肩部严重疼痛。通常疼痛缓解时手臂力量下降且伴有腱反射减弱。肌无力通常在 3 ~ 10 天内有所进展，然后在接下来的数月里逐渐恢复。

腰骶丛的功能异常引起下背部和大腿疼痛，并且引起整个下肢或局部（如足或腓肠肌）无力及感觉减退。恢复取决于病因。

神经连接盒:神经丛

和房间里的配电盒一样,神经丛是一种神经相互连接的网络。不同脊神经来源的神经纤维在神经丛重新组合分配,最后所有支配身体某特定部位的神经纤维组成一根神经。身体躯干有四组神经丛:

- 颈丛发出到头、颈和肩部的神经
- 臂丛发出到胸、肩、上臂、前臂和手的神经
- 腰丛发出到后背、腹部、会阴部、大腿、膝盖和小腿的神经
- 骶丛发出到骨盆、臀部、生殖器、大腿、小腿和足部的神经

因为腰丛和骶丛交织在一起,所以也称为腰骶丛。胸壁的神经没有加入神经丛,它们是位于肋骨间的肋间神经。

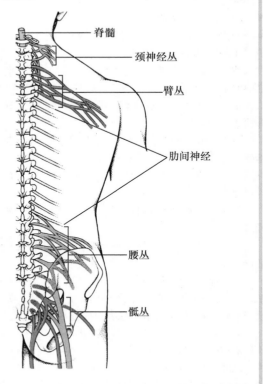

脊髓
颈神经丛
臂丛
肋间神经
腰丛
骶丛

诊断

医生能通过特定神经丛支配区域的局部感觉和运动的混合性损害来判定神经丛的损害,并根据症状的部位推断哪一神经丛受累。

肌电图和神经传导的研究能够帮助定位。MRI 扫描能帮助判断是癌肿还是别的新生物所致的神经丛疾病。

治疗

治疗取决于神经丛疾病的病因。在神经丛附近的癌肿可通过放疗和(或)化疗处理。偶尔,危害神经丛的肿瘤或其他肿块必须通过外科手术清除。

如由糖尿病引起,控制好血糖有助于减轻症状。

有时,医生给予皮质类固醇治疗急性臂丛神经炎和其他怀疑是自身免疫原因所致的神经丛疾病,但这些药物没有证实是有效的。损伤引起神经丛疾病时,神经修复所需时间较长,有时需要手术治疗。

胸廓出口综合征

胸廓出口综合征是由于在颈和胸之间通过的神经受压导致的一组疾病。这组疾病可以导致手、肩及上肢无力、感觉异常。

- 神经和血管在颈和胸之间的狭窄通道内通过时可能受到压迫。
- 疼痛多从颈部、肩部扩散至上肢。
- 多种诊断方法用于寻找可能病因,但目前无可以证实诊断的方法。
- 康复治疗和锻炼有助于缓解症状。

胸廓出口是胸和颈的神经血管通道,其中有食管、大血管、气管和许多神经通过。由于此通道比较拥挤,当肋骨和肌肉之间的神经血管受压时会出现各种症状,称为胸廓出口综合征。然而病因常不明确。极少情况下,病因源于解剖异常,如颈肋压迫锁骨下动脉(锁骨下动脉位于锁骨下并为上肢输送血液)。

胸廓出口综合征,女性比男性常见,35 ~ 55 岁之间多见。

症状

疼痛多起于颈部、肩部,沿上肢内侧扩散至手部,有时甚至向下扩散至躯干。

如锁骨下动脉受压,可能出现手、上肢和肩膀的肿胀和青紫,即缺氧引起的发绀。压迫较重时可能出现雷诺现象,当手暴露于较冷环境中时出现缺血苍白。严重病例可出现手指坏疽。

诊断

诊断依靠病史、查体和辅助检查。肌电图和神经传导检查可以发现胸廓出口综合征特征性改变。医师可以在锁骨下区听到压迫引起的血管杂音。通过向血管里注射可以在 X 线下显影的造影剂进行血管造影可以发现异常血流。MRI 也可用于寻找解剖变异。但上述任何检查均不能百分百肯定或否定胸廓出口综合征的诊断。

治疗

对大多数患者而言，康复和锻炼有效。也可应用非甾体类抗炎镇痛药（NSAIDs）及小剂量抗抑郁药物。

存在解剖异常或锁骨下动脉压迫时需要手术治疗。但因为确诊困难和手术疗效不确切，故大多数医师尽量避免手术治疗。

单 神 经 病

单神经病是单支神经的损害。
- 单一神经的长时间压迫所致
- 神经支配区域出现刺痛或麻木，受支配肌肉无力
- 通常结合症状及查体诊断
- 改正或停止不恰当活动及服用镇痛药物通常有效，但有时仍需要康复及手术治疗。

病因

损伤是单神经病最常见的原因。通常以下情况可以造成损伤：
- 身体浅表临近骨性标志的神经长时间受压，如肘部、肩部、腕部或膝部（如长时间深睡眠，特别是醉酒时）。
- 不合适的石膏夹板或拐杖的压迫及使用不当。
- 压迫源于长时间处在一个痉挛性姿势，如种花或打牌时长时间肘部放在桌上。

损伤可见于长时间不能移动时产生的压迫，如手术麻醉时长时间的肢体放置不当；长期卧床者（尤其是老年人）和瘫痪患者易发病。较少见的病因有：
- 车祸
- 长期暴露于冷或热环境中
- 肿瘤放疗
- 反复劳损，如长期紧握某种工具或使用气锤等
- 感染，如麻风或莱姆病
- 血栓
- 肿瘤，可以直接侵犯神经
- 某些毒物或药物

如神经压迫较轻，患者可能仅出现感觉异常而没有无力表现。例如患者会经常敲打肘部，或者"睡眠足"发作。这些发作性症状可考虑为短暂性单神经病。

沿体表走行的神经易受到损伤。如腕部的正中神经（引起腕管综合征），肘部的尺神经，上肢的桡神经和膝部的腓神经。

你知道吗……
使用长度不合适的拐杖可以产生单神经损伤，导致手腕无力。

症状

通常在受损神经支配区会产生感觉异常，包括针刺感或感觉缺失。通常不出现疼痛或无力。

腕管综合征：正中神经在手腕部狭窄的管道内通行，正中神经受压后便产生相应支配区域手指、手及腕区掌侧疼痛与感觉异常，有时放射到手臂和肩部。

尺神经麻痹：尺神经在肘部紧贴皮肤走行。反复肘部支撑或肘部（尺骨鹰嘴突）撞击易导致尺神经损伤，有时这个部位的骨质异常增生也可导致尺神经麻痹，引起麻木感、针刺感和肌无力。严重的慢性尺神经麻痹能导致肌萎缩和"爪形手"畸形。预防应以避免肘部受压为主。

桡神经麻痹：沿着上臂骨下方走行的桡神经长时间受压会出现桡神经麻痹。这种疾病有时被称为"周六夜间麻痹"，因为它常发生在过度饮酒后（通常是周末）并酣睡的人，他们常将手臂悬靠在椅背上或放在头下酣睡。拐杖使用不当也可导致临近腋窝的上臂内侧的桡神经受压而致该神经麻痹。桡神经损害后使手腕和手指无力，手腕向下弯曲，手指屈曲（腕下垂）。有时，手背可以失去感觉。压迫解除后，桡神经麻痹通常能得到改善。

腓神经麻痹：腓神经在膝盖下外侧皮肤的浅表部位通行。神经受压时可导致腓神经麻痹，结果出现抬足的肌肉无力，足不能背曲（足下垂）。卧床不起或不正确用皮带捆在轮椅上的患者，以及习惯于长时间跷二郎腿的人（特别是瘦子）最易出现腓神经麻痹。避免压迫神经，如减少双腿交叉通常可以缓解症状。

诊断

通常结合症状及查体可以做出诊断。有时肌电图和神经传导检查用于除外其他可能病因，定位受损神经，了解神经损害程度。

治疗

如由于疾病导致病变，需进行病因治疗，如肿瘤导致神经压迫时可通过手术摘除。

通常一过性压迫导致病情时，以下方法可以缓解症状：
- 休息
- 避免神经压迫
- 受累区域保暖
- 服用 NSAIDs 类药物，如布洛芬，减轻炎症
  部分腕管综合征患者服用激素有效。

支撑或夹板防止肌肉挛缩直至症状缓解。当病情进展时可考虑手术治疗。

对于严重的慢性尺神经损伤，康复治疗可防止肌肉

挛缩。手术修复通常不成功。

当脚"入睡"时

"睡眠足"可视为一种短暂性神经病变。当支配足部的神经受（通常为腓神经，也可为坐骨神经）压迫时，脚出现"入睡"现象。压迫影响了神经的血液供应，神经释放出异常信号（针刺感），称为感觉异常。活动可以缓解压迫，恢复血供。因此神经功能恢复，针刺感消失。

多发性单神经病

多发性单神经病是在身体不同区域出现两根或以上的周围神经同时发生功能障碍，可导致感觉异常及无力。

多发性单神经病通常仅累及身体不同区域的几根神经，而多发性神经病则累及同一区域多数神经，常为对称性。如多发性单神经病累及多个神经，可能很难与多发性神经病鉴别。

几种疾病可导致多发性单神经病，均有其特征性症状。尽管糖尿病更容易导致多发性神经病，但也是多发性单神经病最常见的病因。其他病因包括：多发性结节性动脉炎、系统性红斑狼疮、Sjogern 综合征、类风湿性关节炎、结节病和感染（如莱姆病、HIV 等）。多发性单神经病可源于神经的反复感染，如麻风病。这些疾病可能同时累及所有神经，也可能相继受累。

在受累神经的支配区患者可能出现疼痛、无力、感觉异常或上述症状的组合。通常单侧肢体起病。如因糖尿病导致，则眼肌和腿部肌肉亦可受累。

通过症状、体征可诊断，肌电图、神经传导检查可用于证实诊断。

治疗根据病因决定。

多发性神经病

多发性神经病是身体多处多数周围神经同时发生的功能障碍。

- 感染、毒素、药物、肿瘤、营养障碍以及疾病可导致多数周围神经功能障碍。
- 感觉和肌力受损，通常首先累及肢体远端，然后发展到近端及躯干。
- 通过肌电图、神经传导检查、血、尿检查诊断。
- 如对潜在疾病治疗无效，可进行康复、药物以及其他方法治疗。

多发性神经病可以急性也可以慢性发病。

病因

急性多发性神经病有许多原因：

- 感染细菌产生的毒素，如白喉
- 自身免疫反应，如吉兰-巴雷综合征
- 有毒物质：如铅和汞等重金属
- 药物，包括抗癫痫药苯妥英，某些抗生素（如呋喃妥因、磺胺），化疗药物（如长春碱和长春新碱）以及某些镇静药（如巴比妥和异戊巴比妥）
- 肿瘤，如多发性骨髓瘤，该病可直接侵犯或压迫神经，也可诱导自身免疫反应

慢性多发性神经病病因常不明确。病因包括以下：

- 糖尿病
- 酒精中毒
- 营养不良（如维生素 B_1 缺乏），在美国除酗酒者营养不良以外的少见病因
- 维生素 B_{12} 缺乏导致的贫血（恶性贫血）
- 甲状腺功能减低
- 肝功能衰竭
- 肾功能衰竭
- 肿瘤，如肺癌
- 维生素 B_6 摄入过多

慢性多发性神经病最常见的原因是糖尿病血糖控制不佳，也可由酒精中毒导致。

糖尿病周围神经病是指糖尿病引起的多种类型的多发性神经病。（糖尿病也可引起单神经病和多发性单神经病。可以导致肌无力，常见的包括眼肌和腿部肌肉）。

某些患者的病因可能与遗传有关。

依据不同的病因，多发性神经病可以影响运动神经（控制肌肉运动）、感觉神经（传递感觉信息）、颅神经（连接头、面、眼、鼻、肌肉、耳与脑之间的神经），或者上述的组合。

临床表现

急性多发性神经病（如吉兰-巴雷综合征）起病急，从双侧下肢开始，然后快速向上发展并累及双上肢。症状包括肌无力和针刺感或感觉消失。呼吸肌可能受影响，导致呼吸衰竭。

在最常见的慢性多发性神经病中，只有感觉障碍。通常从脚部起病，也可从手部起病。主要症状是针刺感、麻木感、烧灼感和振动觉、位置觉（知道手、足的位置）消失。由于位置觉消失，行走和站立困难，最终导致肌肉废用性萎缩。

糖尿病性神经病常引起手足针刺感或烧灼感，称为末梢型多发性神经病。疼痛常在夜间加重，并且触摸受累区域或温度变化时疼痛均可加重，因温度觉和痛觉障碍，慢性多发性神经病患者常常被烧伤，长时间的压力或损伤容易导致溃疡。由于痛觉丧失，不能感知太强的外力，使关节易受到损伤（夏科关节）。不能感觉位置导致行走不稳，甚至站立不稳。最后，肌肉可以变得无力和萎缩。

多发性神经病常累及机体自主神经系统（控制血压、心率、消化和唾液分泌等）。典型症状是便秘、大小便失禁、性功能障碍和血压波动（主要是体位性低血压）。患者皮肤变白、干燥，出汗减少。

遗传性患者常有杵状趾、弓形足和脊柱弯曲。肌无力和感觉异常较轻，患者常忽视这些症状。

患者恢复的程度取决于病因。

诊断

通过症状可诊断。体检及辅助检查如肌电图、神经传导检查有助于发现足部的感觉缺失或减退。

诊断多发性神经病后应进一步明确可治病因。医师需询问是否有其他症状以及症状发展的速度。血、尿检查可发现某些病因，如糖尿病、肾衰竭或甲状腺疾病。极少情况下需要神经活检。

有时影响手脚感觉障碍的多发性神经病是糖尿病患者的首发表现。有时大量检查也未能明确病因，可能是遗传性周围神经病，由于其他家庭成员症状轻微而未能被发现。

治疗

病因治疗，如：

- 维生素 B_6 摄入过量：停止摄入可缓解症状。
- 糖尿病：严格控制血糖可以延缓病情进展，有时可减轻症状。胰岛细胞移植可能治愈本病。
- 多发性骨髓瘤或肝、肾衰竭：对原发病的治疗可缓慢恢复。
- 肿瘤：手术切除缓解压迫。
- 甲状腺功能减低：补充甲状腺素。
- 自身免疫疾病：血浆置换、静注免疫球蛋白、糖皮质激素及免疫抑制剂。

如病因不可纠正，治疗主要针对缓解疼痛及肌无力。康复治疗有助于肌力恢复。康复治疗及专业治疗需要辅助装置。部分通常并不作为镇痛药的药物可以减轻疼痛症状。包括抗抑郁药阿米替林，抗癫痫药加巴喷丁，美西律（抗心律失常药），利多卡因，麻醉剂，有洗剂、药膏、皮肤贴剂等剂型，通常有效。

吉兰-巴雷综合征

吉兰-巴雷综合征（急性炎症性脱髓鞘性多发神经病）是一种快速进展性肌无力的单相性多发神经病。单相病程持续 8 周左右。

- 自身免疫反应损害了包绕神经轴索的髓鞘
- 通常肌无力始于双下肢并向全身发展
- 肌电图及神经传导速度有助于证实诊断
- 血浆置换或静注免疫球蛋白可以加速康复

可能的病因是自身免疫反应：身体的免疫系统攻击包绕神经轴索的髓鞘。大约 80% 的患者，症状开始于轻度感染（如空肠弯曲菌感染、单核细胞增多症、病毒感染）、外科手术或免疫接种后的 5 天到 3 周左右。

症状

症状通常起源于双腿，向上发展到双手。偶尔症状也可能起于双手或面部并向下进展。症状包括针刺感、肌无力和感觉消失。肌无力症状较感觉症状突出。腱反射减弱或消失。大约 90% 的患者，肌无力在 2～3 周内达到最高峰；5%～10% 的患者，出现呼吸肌无力，以致必须使用呼吸机；大约 10% 的患者因为面肌和吞咽肌无力需通过静脉输液或安胃管进食。

如病情严重，可能出现血压波动、心律失常或自主神经系统其他紊乱。

有一种特殊亚型称为 Miller-Fisher 综合征，出现眼肌麻痹，行走困难和腱反射消失症状。

诊断

医师通常基于症状谱便可以作出初步诊断，但需要辅助检查证实。通常患者住院的原因是由于肌无力症状迅速进展，影响了包括呼吸肌在内的肌肉。

通过腰穿进行脑脊液检查、肌电图、神经传导速度以及血化验检查有助于除外其他可能导致瘫痪的疾病，如脊髓炎和脊柱外伤。脑脊液蛋白细胞分离、肌电图的特殊结果均强烈提示吉兰-巴雷综合征的诊断。

预后

症状多于 8 周内停止进展。如不治疗，患者大多数月后缓慢恢复。但早期治疗，患者可能在数天到数周内快速恢复。约 30% 成人和更多的儿童患者在 3 年后仍有症状遗留。约 2% 的患者早期死亡。

3%～10% 的患者在早期恢复后会发展为慢性炎症性脱髓鞘性多神经病。

治疗

吉兰-巴雷综合征发展快，是一种急症，需要立即住院治疗。尽早明确诊断是最重要的，因为及时、恰当的治疗其预后更好。

住院期间应密切监护，必要时及时使用呼吸机辅助呼吸。护士要采取措施防止褥疮，用软的床垫和每 2 小时给患者翻身。尽早开始物理治疗，以保持关节和肌肉功能。热疗可首选用于减轻疼痛，而且可以使物理治疗更加舒适。

首选治疗包括血浆置换（过滤毒性物质，包括针对髓鞘的抗体）和静注免疫球蛋白。这些治疗相对安全，可以减少住院天数，加快恢复，减少死亡及致残风险。

糖皮质激素无效并且可能加重病情。

慢性炎症性脱髓鞘性多发性神经病

慢性炎症性脱髓鞘性多发性神经病（慢性获得性脱髓鞘性多发性神经病，或慢性复发性多发性神经病）是一种与吉兰-巴雷综合征相似，导致肌无力进展且超过 8 周的一种多发性神经病。

慢性炎症性脱髓鞘性多发性神经病由 3%～10% 的吉兰-巴雷综合征患者进展而来。

肌无力及感觉异常（麻木感及针刺感）持续超过 8 周。肌无力可持续存在也可能反复。腱反射减弱或消失。与吉兰-巴雷综合征患者相比，自主神经系统受累较少，如血压波动、心律失常等均少于前者。同样，瘫痪更加无规律，双侧不对称，进展更加缓慢。

诊断和治疗

通过症状考虑该诊断。肌电图、神经传导速度及腰穿脑脊液检查可协助诊断。极少需要神经活检。

糖皮质激素如泼尼松可减轻症状。免疫抑制剂如咪唑硫嘌呤也有效。但如果慢性炎症性脱髓鞘性多发性神经病病情进展迅速，则血浆置换及静注免疫球蛋白疗效优于激素。疗程为数月甚至数年。

遗传性周围神经病

遗传性周围神经病累及周围神经，症状隐匿出现并逐渐加重。

遗传性周围神经病可能只影响运动神经（运动神经病）、感觉神经（感觉神经病）或同时影响运动神经和感觉神经（感觉运动神经病）。某些遗传性神经病相对常见，但常未能被识别。遗传性感觉神经病相当罕见。这类疾病通常损害痛觉和温度觉。

已经明确了许多遗传性神经病的致病基因，其中包括某些类型的腓骨肌萎缩症如夏科-马里-图思病（Charcot-Marie-Tooth 病），Refsum 病、血卟啉病、法布雷病（Fabry 病）和压力易感性遗传性神经病。

夏科-马里-图思病（Charcot-Marie-Tooth 病）

夏科-马里-图思病（腓骨肌萎缩症）是一种以小腿萎缩和无力为特征的遗传性神经病。

夏科-马里-图思病是最常见的遗传性神经病，每 2500 人中有一人发病。是一种感觉运动神经病，影响运动神经和感觉神经。

主要有 2 种类型和多种亚型。某些类型中，由于神经髓鞘破坏或毁损（脱髓鞘），导致神经轴索死亡。某些类型没有脱髓鞘，但有神经轴索坏死。本病多数类型是常染色体显性遗传，意味着只要从父母一方获得基因即可发病。

症状

不同类型的症状各异。

Ⅰ型：起病多在儿童中期。小腿无力导致足下垂、腓骨肌萎缩，手部肌肉以后出现萎缩。手和脚逐渐出现振动觉、痛温觉障碍，感觉逐渐向肢体进展。

轻型患者可能只有杵状趾和弓形足。在Ⅰ型的某种亚型中，男性症状重而女性症状轻，甚至没有症状。

疾病发展缓慢，不会影响生命周期。

Ⅱ型：症状类似，进展更缓慢，常在青春期发病。

诊断和治疗

肌无力的部位、起病时间、家族史、足部畸形（高弓足及杵状趾）及神经传导检查有助于明确诊断。应与其他疾病鉴别并明确其类型。患者应进行基因检测和遗传咨询。

本病没有特殊治疗手段。支具有助于纠正足下垂，有时需要进行手术治疗。康复及手术有效。

压力易感性遗传性神经病

压力易感性遗传性神经病是轻度压力或外伤导致的神经功能障碍或损害。

这类疾病，在受压、外伤后出现神经损害。常在青春期或青年早期发病，也可在其他年龄发病。男女患病率相当。本病是常染色体（非性连锁）显性遗传。

常见症状包括腓骨肌麻痹导致的足下垂、尺神经麻痹和腕管综合征。表现为受损区域周期性出现肌无力和麻木。轻者症状难以察觉，重者可出现功能丧失。发作期可持续数分钟到数月。

由于症状变化大、时有时无，故诊断困难。肌电图及基因检测有助于诊断。极少需要进行神经活检。

需避免或纠正可能导致该病的活动。局部保护如护腕、护肘等有助于减轻压力、防止再次损伤，实现神经自我修复。极少需要手术。

约一半患者几天到几个月内恢复。不能完全恢复的患者通常症状不严重。

脊肌萎缩症

脊肌萎缩症是一种遗传性疾病，患者脊髓和脑干神经细胞变性，引起进行性肌肉萎缩和无力。

- 本病为遗传性疾病
- 四种主要类型导致不同程度的肌肉无力及萎缩
- 取决于不同类型，患者可能需要轮椅辅助，生存周期可能缩短
- 症状、家族史及肌肉神经功能有助于诊断。有时血液检查可发现缺陷基因
- 无特效治疗，康复治疗及支具有一定疗效。

本病为常染色体（非性连锁）隐性遗传，即意味着从父母双方处各获得一个致病基因。本病可影响中枢神经系统。主要有四种类型。

症状

症状首发于婴儿和儿童期。

急性脊肌萎缩症（Ⅰ型，Werdnig-Hoffmann 病）：患者在出生时或出生数天内出现明显肌无力，至 6 月龄时症状相当明显。肌张力和腱反射减弱的患儿存在吸吮、吞

咽及呼吸困难。95%患者在 1 岁半前死亡,所有患者在 4 岁前死亡,最常见死亡原因为呼吸衰竭。

中间型脊肌萎缩症(Ⅱ型):患者在 6~15 个月间出现典型的肌无力症状。不足 1/4 的患儿可以学会坐,但均不能爬行或行走。肌无力可致吞咽困难。多数患者 2~3 岁时需要轮椅才能活动。患者大多因呼吸衰竭早期死亡,但部分患者肌无力不再加重,可长期存活。这些患者通常有严重的脊柱弯曲。

慢性脊肌萎缩症(Ⅲ型,Wohlfart-Kugelberg-Welander 病):在 5 个月~19 岁发病,进展较慢。因此此型患者存活期较Ⅰ型和Ⅱ型患者长。有时可有正常寿命。肌无力

和肌萎缩从下肢开始,进而累及上肢。

Ⅳ型脊肌萎缩症:成人期首发,通常在 30~60 岁发病。主要是臀部、腿部、肩部肌肉无力并萎缩。

诊断和治疗

儿童出现不明原因的肌无力和肌萎缩时需考虑本病。家族史、肌电图有助于诊断。特异性基因诊断可诊断部分类型。偶尔需进行肌肉活检。如果有家族史,胎儿可作羊水检查以判定是否存在基因缺陷。

本病没有特殊治疗。物理治疗和矫形治疗有效。物理治疗及专业治疗可以为患儿提供辅助装置帮助患儿自己进食、书写或使用电脑。

第 124 节

自主神经系统的概述

自主神经系统调节躯体某些生理过程,如血压和呼吸频率。自主神经系统无需人们主观意志控制,无意识地(自主地)、持续地发挥着作用。

自主神经系统疾病可影响身体的每个部分以及每个活动。自主神经系统疾病可由其他能损害自主神经的疾病如糖尿病引起,也可由自主神经自身的病变引起。病变或可逆转或进行性进展。

解剖:自主神经系统是神经系统的组成部分之一,支配内脏器官,包括血管、胃、肠、肝脏、肾脏、膀胱、生殖器、肺、瞳孔及眼部肌肉、心脏、汗腺,唾液腺,消化腺。

自主神经系统又可分成两大类:交感神经和副交感神经。自主神经系统接受来自躯体和外部环境的信息,通过交感神经刺激躯体反应,或通过副交感神经抑制躯体反应。

自主神经传导通路涉及两种神经细胞。一种细胞位于脑干或脊髓内,通过发出神经纤维与位于神经细胞丛(又称自主神经节)中的其他神经细胞产生联系,自主神经节中的神经细胞发出的神经纤维再与内脏器官产生联系。交感神经系统的神经节多数位于脊髓两侧,副交感神经系统的神经节多位于内脏附近或就在内脏内。

功能:自主神经系统具有调节血压、心率和呼吸节律、体温、消化、新陈代谢(从而影响体重)、水和电解质平衡(如钠和钙)、体液分泌(唾液,汗液和泪液)、排尿、排便、性反应和其他生理功能的作用。

许多器官受交感或副交感神经双重支配,有时两者对同一个器官的作用恰好相反。例如,交感神经的作用

是使血压升高,而副交感神经的作用则是使血压降低。总体而言,两种协同作用以确保躯体对不同情况作出适当反应。

一般情况下,交感神经对应激或紧急情况做出反应——攻击或逃避。因此,它使心率加快及心肌收缩力增强,加宽(扩张)气道使呼吸更顺畅,促使躯体释放储存的能量,增加肌肉收缩力;可使手掌出汗,瞳孔扩大和头发竖起;还能抑制在突发事件中不太重要的生理过程如消化和排尿。

副交感神经调节正常状态下机体的生理过程。总体而言,副交感神经具有储存和修复作用。它可使心率减慢,血压降低;刺激胃肠道消化食物和排泄废物。储存从食物中获取的能量并构建组织。

与控制自主运动和传递皮肤感觉(躯体神经系统)的神经系统一样,交感和副交感神经也与性活动相关。

两种化学信使(神经递质)即乙酰胆碱和去甲肾上腺素传递自主神经系统内的神经信息。分泌乙酰胆碱的神经纤维称胆碱能纤维,分泌去甲肾上腺素的神经纤维称肾上腺素能纤维。一般来说,乙酰胆碱具有副交感(抑制)效应,去甲肾上腺素具有交感(刺激)效应。然而,乙酰胆碱有时也有一些交感效应,如有时它可刺激出汗或毛发竖起。

症状

在男性患者,启动和维持勃起困难(勃起功能障碍)可能是自主神经疾病的早期症状。自主神经疾病常引起头晕或头重脚轻感,系由站立时血压过度下降(体位性低血压)所致。

患者可能出现少汗或无汗,不耐热,也可出现眼干和口干。

自主神经疾病患者在进餐后,由于胃排空非常慢(胃轻瘫),可过早地出现饱胀感,甚至呕吐。由于膀胱功能过度活跃,部分患者出现尿液不自主流出(尿失禁),另一部分患者则由于膀胱功能减退而出现排尿困难(尿潴留)。也可出现便秘或不能控制排便。

瞳孔可出现不随光线改变而扩大和缩窄(收缩)。

诊断

体格检查中,应检查有无自主神经疾病体征,如测患者卧位、坐位及立位时的血压和心率;检查瞳孔对光反应是否异常或无反应。

其他检测可提供一些额外信息。倾斜试验可检查患者的血压和心率是否随体位变化而改变。被检者平躺在一张可旋转的检查台上,测血压后,把检查台竖起,再测血压。让患者做 Valsalva 动作(用力呼气但又不让气体外泄,犹如用力大便)并连续测血压,同时做心电图以明确心率是否有变化,因为深呼吸和 Valsalva 动作时心率常有改变。

还应做发汗测试。测试时,应用乙酰胆碱电极刺激腿和手腕上的汗腺,然后计算出汗量,以此推断汗液分泌是否正常。测试中可有轻度烧灼感。另一项试验(体温调节发汗测试)是先将染料涂在被检者皮肤上,然后让其呆在在一个密闭、加热的房间内,以此刺激汗液分泌。汗水可使染料变色,据此,可判断哪个部位出汗过多,哪个部位出汗过少。

还可应用一些其他测试以查找引起自主神经功能紊乱的疾病。

治疗

凡能引起自主神经系统疾病的那些疾病都应给予治疗。如不伴其他疾病或疾病无法治疗,则治疗重点是缓解症状。

一些简单的措施便可缓解部分症状:

- **体位性低血压**:建议抬高床头约 4 英寸(10 厘米),缓慢起床。穿紧身衣或有支撑的服装,如腹带或弹力袜可能有所帮助。多食盐和多喝水有助于维持血容量和血压。有时,口服某些药物(米多君、吡啶斯的明、氟氢可的松)有效。
- **少汗或无汗**:如出现少汗或无汗,有效的治疗方法是避免进入温暖环境。
- **尿潴留**:如尿潴留是由膀胱不能正常收缩所致,应教会患者给自己插导尿管,可每日多次插入导尿管,尿液排空后便拔出。乌拉胆碱可用于增加膀胱张力,促进膀胱排空。
- **便秘**:建议高纤维饮食和使用大便软化剂。如是顽固性便秘,则可灌肠治疗。
- **勃起功能障碍**:常予口服药物治疗,如西地那非、他达拉非、或伐地那非。

自主神经病

自主神经病是指损害周围神经,特别是自动(无需有意识努力)调节机体生理过程的神经(自主神经)的疾病。

- 病因包括糖尿病、血管淀粉样病变、自身免疫性疾病、癌症、过量饮酒及某些药物。
- 患者站立时出现眩晕,有排尿障碍、便秘、呕吐,男性患者可有勃起功能障碍。
- 通过体格检查和各种测试,可查出自主神经功能紊乱及可能病因。
- 如可能,应纠正或处理病因。

神经系统有中枢神经系统和周围神经系统。中枢神经系统包括脑和脊髓。周围神经系统包括把机体各组织与脑和脊髓相连的多个神经,其中自主神经自动(无意识)调节机体各种生理过程,而躯体神经则负责(有意识的)控制肌肉或连接皮肤的感受器。

自主神经病是一种周围神经病,累及全身周围神经。自主神经病时,自主神经损害重于躯体神经损害。

病因

常见病因包括糖尿病、淀粉样病变(由一种异常蛋白质在组织中积聚引起)和自身免疫性疾病(由免疫系统误把自身组织当成外来异物并进行攻击引起)。病毒感染可触发自身免疫反应导致自主神经损害。部分抗体是机体免疫系统攻击乙酰胆碱受体(使神经细胞对乙酰胆碱发生反应的神经细胞的组成部分)后产生的。乙酰胆碱是自主神经系统内信息传递的化学信使(神经递质)之一。类似的反应常见于格林-巴利综合征。其他原因包括癌症,药物,过量饮酒和毒素。

症状

常见症状是站立时血压过度下降(体位性低血压),因此出现头重脚轻或即将昏倒感。男性患者可出现启动和维持勃起困难(勃起功能障碍)。部分患者常由于膀胱括约肌过度活跃,可出现不自主排尿(尿失禁)。另一部分患者由于膀胱括约肌收缩无力而出现膀胱排空困难(尿潴留)。部分患者因胃排空缓慢(胃轻瘫),进食后可过早出现饱胀感,甚至呕吐。常有严重便秘。

躯体神经受损时,患者可有手脚感觉丧失、刺痛或肌无力。

诊断和治疗

通过体格检查和某些测试能发现自主神经疾病体征,查出可能的病因(如糖尿病或淀粉样变)。血液化验可检出能提示自身免疫反应的乙酰胆碱受体抗体。自身免疫反应导致的自主神经病患者中,约半数有这种抗体。

Rx 用于治疗自主神经功能紊乱疾病的药物

症状	药物	药效
便秘	纤维素补充品（如麦麸或车前草）；大便软化剂（如液状石蜡、乳果糖或聚乙二醇）	纤维素补充品可大量增加粪便从而刺激肠道自然收缩。纤维补充品和大便软化剂有助于食物更迅速地通过肠道。
胃胀	甲氧氯普安	可刺激胃肠道收缩，有利于食物更迅速地通过肠道。
勃起功能障碍	西地那非,他达那非,伐地那非	可增加勃起频率、硬度及持续时间。
体位性低血压	氟氢可的松,米多君,吡啶斯的明	氟氢可的松有潴钠作用,有助于维持血容量和血压。 米多君使小动脉（微动脉）收缩,有助于维持血压。 只有当站立时,吡啶斯的明才可引起微动脉收缩而有助于维持血压,卧位或坐位时并不升高血压
尿失禁	奥普布宁,托特罗定	可使过度活跃的膀胱括约肌松弛
尿潴留	乌拉胆碱	可刺激膀胱括约肌收缩,有助于膀胱空排。

如能找病因,应治疗病因。有时,对由自身免疫反应引起的周围神经病可使用减轻免疫反应的药物,如硫唑嘌呤、环磷酰胺或泼尼松治疗。如症状严重,可给予静脉注射免疫球蛋白（从供体的血液中提取的含多种抗体的注射剂）或血浆交换（血浆置换术）。血浆置换术时,先将患者的血液抽出,在体外过滤以去除异常抗体,然后再输入患者体内。

霍纳氏综合征

霍纳氏综合征表现为一侧面部出汗减少、眼睑下垂及瞳孔缩小（收缩）,病因为连接眼睛和脑的神经纤维损害。

- 霍纳氏综合征可以是自发的,也可因连接眼睛和脑的神经纤维损害所致。
- 上眼睑下垂,瞳孔缩小,患侧面部出汗减少。
- 应检查瞳孔,观察其能否扩大,并做影像学检查以查找原因。
- 如能查明病因,应治疗病因。

霍纳氏综合征可见于任何年龄。

病因

部分连接眼睛和脑的神经纤维常形成一个迂回径路。这些纤维从脑部下行至脊髓,止于胸髓,然后返回上升至颈部的颈动脉旁,再入颅并进入眼部。该通路中任何部位的神经纤维受损,都可引起霍纳氏综合征。霍纳氏综合征可以是原发的,也可由其他疾病引起。例如,可由头部、脑部、颈部或脊髓等部位的疾病引起,如肺癌、其他肿瘤、颈部淋巴结肿大（颈部腺病）、主动脉或颈内动脉夹层动脉瘤、胸主动脉瘤、外伤。霍纳氏综合征也可出

生时即已存在（先天性的）。

症状

霍纳氏综合征的症状出现在受损神经纤维同侧的眼部,包括上睑下垂（眼睑下垂）和瞳孔收缩（瞳孔缩小）,患侧面部出汗较正常减少或根本无汗,罕见面色潮红。先天性霍纳氏综合征时,患侧虹膜依然保持出生时的蓝灰色。

诊断和治疗

根据症状应想到本病。为明确诊断,可在患侧眼内滴入含少量可卡因的滴眼液,如 30 分钟后瞳孔不扩大（散大）,则可诊断为本病。之后,还可应用其他影响患侧瞳孔的药物。根据瞳孔对这些药物的反应可大致判断神经损害部位。常需对脑、脊髓、胸部或颈部做磁共振成像（MRI）或计算机断层扫描（CT）检查以寻找肿瘤和其他严重疾病。

如查明病因,应治疗病因。但是,对霍纳氏综合征,没有特异性治疗。通常也无需治疗,因为典型者仅有轻微的眼睑下垂。

单纯自主神经功能衰竭

单纯自主神经功能衰竭是指由自主神经系统调控的许多生理过程出现功能紊乱,如血压,是一种非致命性的功能障碍。

- 原因不明,但有时是自身免疫性疾病引起。
- 血压可因站立而降低,可有少汗和眼部问题,尿潴留,便秘或不能控制排便。
- 体格检查和各项检测可发现自主神经功能障碍体征。
- 主要是对症处理。

单纯自主神经功能衰竭（以前称特发性体位性低血压或布拉德伯里-埃格尔斯顿综合征）时，由自主神经系统调节的许多生理过程出现功能障碍。本病系由自主神经传导通路上部分神经细胞丢失引起。受累细胞常位于脊髓两侧、内脏器官内或附近的神经细胞丛（称自主神经节）内。脑和脊髓不受影响，自主神经节以外的周围神经也不受影响。单纯自主神经功能衰竭主要见于 40～50 岁人群，女性较多。本病不致命。

原因未明，有时系由自身免疫性疾病引起，后者是由于机体免疫系统把自身组织误认为是外来物（此种情况下，这部分自身组织为乙酰胆碱受体 A3）并予以攻击而引起。

最常见的症状是站立时血压明显降低（体位性低血压）。可出现少汗、不耐热。瞳孔不能正常扩大（散瞳）和缩窄（收缩），视物模糊。还可出现排尿困难（尿潴留），便秘或不能控制排便。男性可有启动和维持勃起困难（勃起功能障碍）。

诊断和治疗

通过体格检查和各项检测可发现自主神经功能障碍体征，例如，检测血液去甲肾上腺素水平，后者是神经细胞间信息传递的化学信使（神经递质）之一。目前尚无能够确诊本病的检测方法，只能通过排除其他疾病后，才能诊断本病。

目前尚无特效治疗，重点是对症处理。

第 125 节

脑神经疾病

有 12 对神经——脑神经——直接从脑部发出，分布到头面部、颈部及躯干。部分脑神经支配特殊感觉（如视觉、听觉、味觉），其他脑神经支配脸部肌肉并调节腺体分泌。脑神经命名和编号的依据是它们在脑部的位置。

脑神经病变可影响到脑内神经中枢之间的联系，如核间性眼肌麻痹，也可只影响单一的脑神经，如三叉神经痛、贝尔氏麻痹、偏侧面肌痉挛、舌咽神经痛等。

> **你知道吗……**
> 某些脑神经疾病可导致眼球运动障碍。
> 其他脑神经疾病可导致短暂的、间歇发作的、剧烈的面部疼痛。

症状取决于受损的脑神经。例如，控制眼球运动的神经常常受累。如出现双眼球同向运动障碍，患者便无法朝那个方向看。如只有一只眼睛可朝某个方向看，当朝那个方向看时就可出现重影（看到两个并列的图像）。

怀疑脑神经病变时，通过简单测试便可判断脑神经功能，如让患者跟着移动目标转动双眼。

核间性眼肌麻痹

核间性眼肌麻痹是由脑干内神经中枢之间的联系受损而引起眼球水平运动障碍。

核间性眼肌麻痹时，协调双侧眼球水平运动——双眼球由一侧同时转向另一侧——的神经纤维受损，这些纤维发自第 3 对脑神经（动眼神经）的神经细胞（中枢或核团）并与发自第 6 对脑神经（外展神经）的神经纤维相连。老年人常由脑卒中引起，常仅单眼受累。年轻人多由多发性硬化引起，常双眼受累。其他少见病因有莱姆病、肿瘤和药物中毒（如三环类抗抑郁药）。

核间性眼肌麻痹时，眼球水平运动受损，垂直运动正常。受损侧眼球不能内收，但可外展。当眼球向病变对侧注视时，可出现以下情况：

- 病变侧眼球内收时不能越过中线。也就是说，病变侧眼球只能直视前方。
- 对侧眼球外展时，常出现眼球不自主、重复颤动，称为眼球震颤，即眼球快速向一个方向移动，然后慢慢地向反方向移动。

核间性眼肌麻痹患者可出现复视。

当引起核间性眼肌麻痹的病变同时损伤协同和控制眼球水平运动的中枢（侧视中枢）时，便产生一个半综合征。患者侧视时，受损侧眼球不能运动，固定于中位，对侧眼球只能外展，但不能内收。核间性眼肌麻痹时，眼球垂直运动不受影响。

核间性眼肌麻痹和一个半综合征时，即使侧视时眼球不能内收，但向内注视（如注视近物）时眼球则可内收。

对核间性眼肌麻痹或一个半综合征，治疗效果和预后（症状缓解或痊愈）取决于病因。

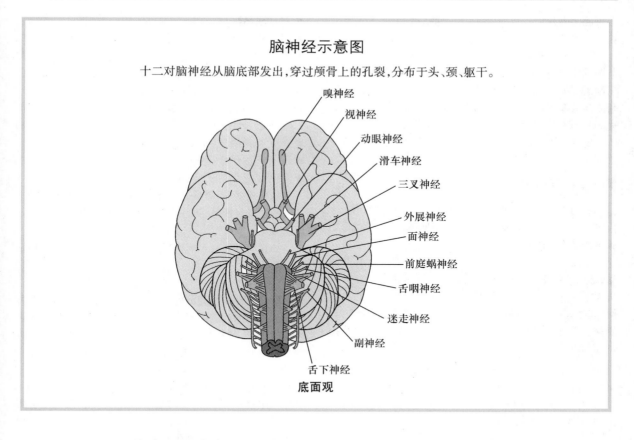

脑神经示意图

十二对脑神经从脑底部发出,穿过颅骨上的孔裂,分布于头、颈、躯干。

嗅神经
视神经
动眼神经
滑车神经
三叉神经
外展神经
面神经
前庭蜗神经
舌咽神经
迷走神经
副神经
舌下神经
底面观

共轭性凝视麻痹

共轭凝视麻痹时,双眼不能同时向一个方向运动(侧视、向上或向下凝视)。

共轭性凝视麻痹最常见的是水平凝视麻痹(侧视麻痹),向上凝视麻痹较少见,向下凝视麻痹更少见。患者可能会注意到自己无法向某些方向注视。

对共轭性凝视麻痹,没有特异性治疗。

水平性凝视麻痹:最常见的病因是脑卒中引起的脑干损伤。症状严重而完全,即双眼根本不能侧视。水平凝视麻痹也可由大脑前部病变引起,常见于脑卒中,症状没有由脑干病变引起者重,且常随时间推移而减轻。

垂直性凝视麻痹:垂直注视能力随年龄增大而逐渐降低,但发生垂直型凝视麻痹时其症状要重于年龄相关性改变。向上凝视常受累,最常见的病因脑干顶部(中脑)损害,主要由脑卒中或肿瘤引起。

瞳孔常放大(散大),对光反应迟钝,甚至完全消失。患者向上凝视时,眼球快速向一个方向移动,然后慢慢地向反方向漂移,这种不自主的,摆动式眼球运动称为眼球震颤。

向下而不是向上凝视麻痹常见于进行性核上性眼肌麻痹。

眼球运动神经麻痹

病变累及多支与眼球运动相关的脑神经(第 3 对、第 4 对和第 6 对脑神经)麻痹,损害眼球的运动功能。眼球运动障碍形式取决于哪支脑神经受损。

由第3、第4 和第 6 对脑神经支配的三组肌肉控制着眼球运动。这三组肌肉控制着眼球的向上、向下、向左、向右和斜向运动。这三对脑神经受损时,当眼球朝某方向运动时,可出现复视。

第 3 对脑神经(动眼神经)麻痹

脑部疾病,如脑外伤、脑部供血动脉凸出(脑动脉动脉瘤)、脑出血、脑肿瘤或糖尿病,都可引起第3脑神经麻痹。

症状

健侧眼球向前直视时,患侧眼球外展,可出现复视。患侧眼球内收时只能移至中位,不能向上、向下运动。睑肌和瞳孔括约肌也受动眼神经支配,病损时可出现上睑下垂,瞳孔放大(散大),光照时,瞳孔不能缩窄(收缩)。

导致动眼神经麻痹的疾病可进一步恶化,甚至危及生命。例如,患者可突发剧烈头痛,或逐渐出现嗜睡、对外界反应降低,这种情况很可能是动脉瘤破裂出血所致。双侧瞳孔散大且对光反射消失提示患者已深度昏迷,其至可能已脑死亡。

诊断和治疗

诊断依据神经系统检查、计算机断层扫描(CT)或磁共振成像(MRI)检查结果。如瞳孔异常或症状提示有严重的潜在的疾病的风险,应立即进行 CT 扫描。如怀疑动脉瘤破裂出血而 CT 检查未见异常时,需做腰穿(腰椎穿刺)、磁共振血管造影、CT 血管造影或脑血管造影。

依据病因决定治疗方法。如病因危及生命,需急诊处理。

第 4 脑神经(滑车神经)麻痹

病因常不明。已明确的最常见病因是颅脑外伤,常为车祸。偶尔也可由糖尿病引起,罕见病因有脑肿瘤、动脉瘤或多发性硬化。

单眼或双眼均可受累。病侧眼球不能向内下方运动,结果导致患者出现复视,虚影出现在外上方。患者可出现下楼困难,因为下楼时眼睛是向内向下运动的。然而,如将头部向对侧偏斜,复视可缓解和消失。由于这个姿势可通过病侧眼球未受损的眼肌使双眼聚焦注视物体,因而可避免复视。

> **? 你知道吗……**
> 第 4 对脑神经受损可出现复视,但向对侧偏斜头部可使复视消失。

如患者出现特征性的眼球运动障碍时,常应考虑本病,应做 CT 或 MRI 检查。

如能确定病因,应治疗病因。眼球运动训练有一定作用。必要时手术治疗纠正复视。

第 6 脑神经(外展神经)麻痹

许多疾病可引起外展神经麻痹:

- 颅脑外伤
- 肿瘤
- 多发性硬化
- 动脉瘤
- 脑部感染,如脑膜炎、脑脓肿或寄生虫感染
- 耳部或眼部感染的并发症
- 由糖尿病、脑卒中、短暂性脑缺血发作和血管炎等导致外展神经供血动脉阻塞
- 韦尼克氏脑病(常由慢性酒精中毒引起)
- 良性颅内压增高症(假性脑瘤)
- 呼吸道感染(见于儿童)

这些疾病中,有些是由于周围组织肿胀或颅内压力增高压迫神经所致,另一些则是由于神经的血液供应障碍所致。

如仅有外展神经麻痹(不伴其他脑神经麻痹),其原因无法确定。

症状

病侧眼球不能充分外展,视前方时,病侧眼球处于内收位。双眼向病侧眼球方注视时,出现复视。其他症状依病因而定,包括剧烈头痛,结膜内液体蓄积(水肿)、面部和口周麻木、视力减退、眼球向其他方向运动障碍等。

诊断和治疗

第 6 对脑神经麻痹常易于识别,但病因难以确定。常用检眼镜检查眼部,常可收集到脑部肿瘤、颅内压增高和血管异常的证据。CT,或更优越的 MRI 检查可排除肿瘤和其他异常。如病因仍不明,应做腰穿(腰椎穿刺)以确定是否有颅内压增高,肿瘤或颅内感染后脑肿胀压迫第 6 脑神经。如怀疑血管炎,应抽血检查寻找炎症迹象,如血液中某些异常抗体(抗核抗体、类风湿因子)和红细胞沉降率异常(ESR——试管中的血液中红细胞沉降至试管底部的速率)。所有这些检查可能仍不能查明病因。

根据病因予以治疗。病因去除后,症状常消失。原因不明以及由血管阻塞引起的外展神经麻痹即使不治疗,也可在 2 个月内缓解。

脑神经的检查

序号	名 称	功 能	检 查 方 法
1	嗅神经	嗅觉	要求被检者逐个辨别放在其鼻孔下的一些非常特殊的气味,(如肥皂、咖啡、丁香),两个鼻孔分别测试
2	视神经	视觉 光感	要求被检者阅读视力表以检测视力;寻找眼角移动物体以检测视野 在暗室内,用手电筒分别对两侧瞳孔发出闪光(犹如闪光灯)以检测被检者的感光
3	动眼神经	眼球向上、向下、向内运动 随着光线的变化,瞳孔相应地出现缩窄(收缩)或扩大(散大) 提上眼睑	要求被检者随着检查者出示的目标移动双眼以检测其眼球上、下视及内收运动 在暗室内,用手电筒分别对两侧瞳孔发出闪光(犹如闪光灯)并观察瞳孔变化 观察上眼睑是否下垂(上睑下垂)

续表

序号	名　称	功　能	检查方法
4	滑车神经	眼球向内下方运动	要求被检者随着检查者出示的目标移动双眼以检测其眼球向内下的运动
5	三叉神经	面部感觉 咀嚼运动	用大头针和棉签检测被检者面部感觉,用棉签轻触其角膜检测瞬目反射 要求被检者分别于咬紧牙关和张口时抵抗检查者施与的阻力以检测控制下颌之肌肉的运动和力量
6	外展神经	眼球外展运动	要求被检者向一侧注视并观察眼球是否能外展越过中线
7	面神经	面部表情 舌前 2/3 的味觉 分泌唾液和泪液	要求被检者微笑、张口、示齿、紧闭双眼以检测面部肌肉运动 分别用甜(糖)、酸(柠檬汁)、咸(盐)、苦(阿司匹林、奎宁、芦荟)味检测味觉
8	听神经(前庭蜗神经)	听觉 平衡	用音叉或可发出不同频率(高频)和不同响度(音量)音调的双耳式耳机检测听力 要求被检者沿直线行走以检测其平衡功能
9	舌咽神经	吞咽动作,呕吐反射,语音	第9、第10对脑神经功能相似,可同时检测
10	迷走神经	吞咽动作 呕吐反射 语音 调节内脏器官(包括心脏)肌肉的运动	要求被检者做吞咽动作、发"啊"音以检测口腔上颚运动和悬雍垂(咽后壁一个柔软的、向下的小突起);用压舌板触碰咽后壁,在大多数人可诱发呕吐反射;要求被检者发声以确定是否带鼻音
11	副神经	转动颈部、耸肩动作	要求被检者做转头、耸肩动作并抵抗检查者施加的阻力
12	舌下神经	舌体运动	要求被检者伸舌以观察有无舌偏移

三叉神经痛

　　三叉神经痛是由第 5 脑神经(三叉神经)功能失调导致的面部剧烈疼痛。三叉神经将来自面部的感觉传递至脑部,同时支配咀嚼肌。

■ 病因常不清楚,有时是由异位动脉压迫三叉神经所致。

■ 表现为反复发作的、短暂的、闪电样、暴发性、折磨人的刺痛。

■ 根据特征性的疼痛做出诊断。

■ 某些抗惊厥药和抗抑郁药、巴氯芬或局部麻醉剂可缓解疼痛,但有时需要手术治疗。

　　虽然成年人都可发生三叉神经痛,但中老年人群更常见,女性较男性多发。

　　多数患者病因不明,普遍认为是靠近脑部的三叉神经被异位动脉压迫所致。年轻人的三叉神经痛偶尔由多发性硬化引起。三叉神经痛也可由带状疱疹病毒感染(病毒感染)或肿瘤压迫引起,但罕见。

症状

　　疼痛可以是自发的,但更常见的是由触及面部、口唇或舌的特定部位(称为"扳机点")或某些动作如刷牙、咀嚼等触发。表现为反复发作的、短暂的、闪电样、折磨人的刺痛,可发生于下面部任何区域,但鼻翼旁脸颊部和下颌部最常见。

　　疼痛常仅累及单侧面部,发作常持续数秒,但也可持续达 2 分钟。一天可发作上百次,可使人丧失能力。因疼痛非常剧烈,常出现脸部肌肉抽搐,因此本病有时也称"痛性抽搐"。症状常可自行缓解,但在经过一个较长的间隙期后又会复发。

诊断

　　虽然尚无特异性检查方法,但根据其特征性的疼痛性质,诊断三叉神经痛并不困难。然而,三叉神经痛仍须与其他疾病产生的面部疼痛鉴别,如下颌、牙齿、鼻窦的疾病及三叉神经病(常由肿瘤、脑卒中、动脉瘤或多发性硬化斑块压迫三叉神经引起)。三叉神经病常有面部感觉缺失、部分面肌无力,三叉神经痛一般没有这些体征,可资鉴别。

治疗

　　由于疼痛发作短暂、反复,经典镇痛剂常无效,但有些药物,尤其是某些抗惊厥药(可稳定神经膜)常有效。首选药物常是抗癫痫药卡马西平,如卡马西平无效或不能耐受其不良反应,可换用同属抗惊厥药的加巴喷丁或苯妥英。巴氯芬(用以减轻肌肉痉挛的药物)或三环类抗抑郁药(如阿米替林)也可使用。三叉神经内或周围注射局部麻醉剂(神经传导阻滞)可暂时缓解疼痛。

如疼痛仍严重,可手术治疗。如是异位动脉压迫引起的三叉神经痛,通过外科手术在异位动脉和三叉神经之间放置一小海绵将它们隔开。这个手术(称血管减压术)可缓解疼痛达数年。如是肿瘤引起的三叉神经痛,需手术切除肿瘤。

如药物治疗无效,手术治疗风险太大,可通过一项检测来确定其他治疗方法能否有效。这项检测是将酒精注入三叉神经以暂时阻断其功能,如酒精可缓解疼痛,提示可通过破坏三叉神经以缓解疼痛,有时可永久消除疼痛。通过外科手术、射频凝固术(热凝)或伽玛刀(照射)切断三叉神经,也可通过注入药物如甘油彻底破坏三叉神经,以期缓解疼痛。不过,这些治疗方法都是最后的治疗手段。这些方法常常只能暂时缓解疼痛——数月至几年——之后,面部疼痛复发,甚至更严重。

贝尔氏麻痹

贝尔氏麻痹是由第 7 对脑神经(面神经)功能障碍导致的一侧面部肌肉突然无力或瘫痪。面神经支配面部肌肉运动,刺激唾液腺和泪腺分泌,传导舌前部味觉。
- 单纯疱疹病毒感染可引起面神经麻痹。
- 可先有耳后疼痛,然后出现一侧面部肌肉无力或完全瘫痪。
- 通常根据症状便可诊断。
- 常用皮质类固醇类药减轻受累面神经的肿胀。
- 无论治疗与否,多数患者在数月内可完全恢复。

贝尔氏麻痹的期间发病率为 23/10 万人。贝尔氏麻痹由感染口腔的 1 型单纯疱疹病毒感染引起,但有时原因不明。莱姆病可引起类似贝尔氏麻痹的临床表现。黑人中,面神经麻痹的常见病因是结节病。

症状

首发症状可以是耳后疼痛,常发生于面瘫前数小时或一到两天。面肌无力常突然发生,从轻度面肌无力到面肌完全瘫痪不等,病程 48 小时左右症状达高峰。仅单侧受累,病侧面容平淡、缺乏表情。但是,患者常感到患侧面部扭曲,因为健侧面肌时时刻刻欲牵拉患侧面肌与其一起做表情动作。皱额、眨眼、扮鬼脸动作完成困难,甚至不能完成。尽管面部感觉正常,但多数患者患侧面部有麻木或沉重感。

患侧眼睛闭合困难,不能完全闭合,眨眼频率降低。闭眼时眼球转向上外方。

> **? 你知道吗……**
> 引起贝尔氏麻痹的病毒和引起口腔疱疹感染的病毒常是同一种病毒。
> 莱姆病可导致与贝尔氏麻痹类似的面神经瘫痪。

贝尔氏麻痹可影响唾液和眼泪分泌。患者可出现眼睛干涩和口干,也可出现口角流涎。由于泪液分泌和眨眼动作减少(眨眼有助于湿润眼球表面),眼睛会干燥,可导致眼部疼痛和眼球损伤。眼球损伤常较轻,但如不湿润眼球或采取其他措施保护眼睛,可导致严重后果。患侧舌前部味觉丧失。由于位于中耳内的鼓膜伸肌瘫痪,患耳听到的声音都异乎寻常的大(这种现象称为听觉过敏)。

偶尔,面神经在修复过程中形成异常连接,导致面部肌肉出现异常运动或分泌唾液同时出现流泪("鳄鱼泪现象")。由于面部肌肉长时间没有运动,偶尔还可出现面肌永久性肌肉紧缩(挛缩)。

诊断

目前尚无特异性检查方法诊断贝尔氏麻痹,诊断常依据症状。贝尔氏麻痹(和其他类型面部神经麻痹)应与脑卒中引起的面神经麻痹相鉴别,脑卒中引起的面神经麻痹常只引起面部下部分面肌无力而不是整个面部肌肉无力。脑卒中患者可闭眼和皱眉,还伴上下肢无力。

贝尔氏麻痹还应与可引起面瘫的其他罕见疾病(如肿瘤、感染和颅骨骨折)相鉴别,这些疾病除有其他症状外,且病程进展缓慢,根据病史、X 线摄片、磁共振成像(MRI)或计算机断层扫描(CT)检查可排除这些疾病。血液检测可排除莱姆病,血液检测和 X 线摄片检查可排除结节病。

治疗及预后

虽然贝尔氏麻痹病因不明,常予口服对单纯疱疹病毒有效的抗病毒药(如阿昔洛韦、泛昔洛韦或伐昔洛韦)治疗。如有单纯疱疹病毒感染,这些药物可防止病毒复制。如病程在 48 小时以内,口服皮质类固醇类药,如泼尼松,可减轻神经水肿。皮质类固醇类药可加速和促进运动恢复。

如有眼睑闭合不全,应采取措施防止眼睛干燥以减少眼睛损害危险,应用滴眼液,如人工泪液或盐水(含盐)滴眼液滴眼直到可以完全闭合。有时,尤其在睡眠时,需戴眼罩。罕见的严重情况下,需要缝合上下眼睑。

当面神经瘫痪不完全时,无论治疗与否,多数患者在数月内可完全恢复。如面神经完全瘫痪时,则预后可不尽相同。各种测试(神经传导及肌电图检查)有助于预测恢复的可能性。部分患者遗留面肌无力,以致面部下垂。

偏侧面肌痉挛

偏侧面肌痉挛是指由第 7 对脑神经(面神经)功能障碍导致的一侧面部肌肉无痛性、不自主抽搐。面神经支配面部肌肉运动,刺激唾液腺和泪腺分泌,传导舌前部味觉。

- 偏侧面肌痉挛男、女两性均可患病,但中老年女性较多见。
- 面神经靠近脑干部分受异位血管或血管襻压迫可能与其发病有关。
- 偏侧面肌痉挛常起始于患侧眼睑,尔后逐渐蔓延到同侧面颊和口角。病初,抽搐为间歇性的,以后可逐渐发展成几乎是持续性的。偏侧面肌痉挛虽然无痛,但令人尴尬的。
- 观察到痉挛便可诊断。应做磁共振成像(MRI)检查以排除肿瘤、其他结构异常和多发性硬化。MRI 常可检测到压迫面神经的异常血管襻。

可选用肉毒毒素治疗,将其注射到受累肌肉内。治疗三叉神经痛的药物,如卡马西平、加巴喷丁、苯妥英、巴氯芬和三环类抗抑郁药,对本病也有帮助。如药物治疗无效,可通过外科手术分离异位血管和神经并在其间放置一小块海绵。

舌咽神经痛

舌咽神经痛是一种位于咽喉后部、扁桃体周边区域、舌根部及耳朵部分区域的,反复发作的、剧烈的疼痛,由第 9 对脑神经(舌咽神经)病变引起。舌咽神经支配咽喉部肌肉运动,并把来自咽喉部、扁桃体和舌后部的感觉传导至脑部。

- 病因常不明,有时是异位动脉压迫舌咽神经所致。
- 疼痛短暂而剧烈,累及一侧舌后部、咽喉,有时还累及耳部。
- 在咽后部使用局部麻醉能消除疼痛,便可确诊。
- 某些抗惊厥药或抗抑郁药物,巴氯芬或局部麻醉药可缓解疼痛,但有时需要手术治疗。

舌咽神经痛是一种罕见疾病,常于 40 岁后发病,男性多见。病因常不明,可能是舌咽神经在脑干附近被异位动脉压迫所致,脑部或颈部肿瘤引起的舌咽神经痛罕见。

症状

短暂、间隙、发作性剧痛。可由某个特定的动作触发,如咀嚼、吞咽、说话、咳嗽或打喷嚏。疼痛起源于舌根和咽后部,有时可扩散至耳部。发作持续数秒至数分钟。常仅累及一侧。约 1% ~ 2% 的患者心率受影响,心率明显减慢,甚至可短暂停搏从而导致晕厥。

诊断和治疗

舌咽神经痛应与三叉神经痛(两者的疼痛性质类似)鉴别,两者在疼痛部位和特殊检测结果上均有不同。用棉签触碰患者的咽后壁,如诱发疼痛,再在咽喉部使用局部麻醉药。如局部麻醉药能消除疼痛,则可诊断为舌咽神经痛。磁共振成像(MRI)检查可排除肿瘤。

神经减压术

当异位动脉压迫脑神经引起疼痛时,运用称之为血管减压术的外科手术方法可缓解疼痛。血管减压术可用于治疗三叉神经痛、偏侧面肌痉挛、舌咽神经痛。

如果是三叉神经受压,先把头颅后部头发剃尽,然后做一个切口。外科医生在颅骨上钻个小孔,掀起脑组织边缘以暴露神经。接着,把异位动脉与三叉神经分离,并在其间放置一块小海绵。这个手术需要全身麻醉,但手术风险较小。副作用包括面部麻木、面部肌肉无力、复视、感染、出血、听力和平衡改变、瘫痪。手术常可缓解疼痛,但约 15% 的患者可以复发。

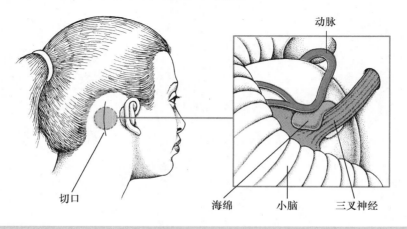

动脉　海绵　小脑　三叉神经　切口

治疗三叉神经痛的药物,如卡马西平、加巴喷丁、苯妥英、巴氯芬和三环类抗抑郁药,对本病可能有效。如这些药物均无效,可在其咽后壁应用局部麻醉药(如可卡因),可短暂缓解疼痛。但是,为了永久性缓解疼痛,则需要外科手术治疗,通过外科手术分离舌咽神经和压迫它的异位血管并在其间放置一块海绵。

舌下神经病

第 12 对脑神经(舌下神经)支配舌肌运动,病变时可导致患侧舌肌无力或肌肉消耗(萎缩)。

舌下神经病的病因包括:颅底肿瘤或骨质异常、脑卒中、脑干感染和颈部损伤如颈动脉阻塞切除手术(动脉内膜切除术)。肌萎缩性侧索硬化症(卢伽雷氏病)也可损害舌下神经。

患侧舌肌无力,最终日益消瘦(萎缩),因而出现语言、咀嚼、吞咽困难。肌萎缩性侧索硬化时,在舌体表面可出现细小的轻微的抽搐样运动(纤维颤动)。

应做磁共振成像(MRI)检查以排除肿瘤或脑卒中。如怀疑肿瘤或感染时,应做腰穿(腰椎穿刺)检查。治疗因病因而异。

精神健康疾病

精神卫生防治概述

精神健康(精神性或心理性)疾病包括思维、情感和行为方面的异常。生活中常会出现思维、情感或行为方面小的波动,但当这些波动影响到日常生活便被称为精神疾病或精神健康障碍。这类疾病常被认为是由躯体、精神、社会、文化和遗传等因素综合作用而引发,其产生的影响或许是暂时的也可能是终身的。

精神疾病的社会现状

大约有 30% ~ 40% 的成人在他的一生中会患精神疾病。其中 50% 以上的患者会出现中到重度的临床症状。事实上,在 5 岁以上的人群中,致残的前 10 位病因中有 4 种是精神疾病,而抑郁症列居第一位。然而,遗憾的是,尽管精神疾病发病率高,却只有 20% 的患者能够接受专业诊疗。

尽管对精神疾病的认识和治疗取得了巨大进步,但是围绕着精神疾病的污名化却一直存在。例如,精神病人常因为他们的疾病而受到责备或者被认为懒惰、没有责任感。一直以来,人们认为精神疾病较之躯体疾病缺少真实感与确切诊断手段,以致政策制定者和保险公司均不愿支付治疗费用。患者的父母们也被指责为导致他们孩子患病的罪魁祸首。人们对精神疾病患者避之不及,不愿与他们住在较近的地方,不愿一起工作和避免和他们接触。

当前，人们认识到精神疾病是由遗传和环境因素的综合作用引起。研究发现，一些精神疾病是因为大脑中被称为神经递质的化学物质紊乱所致。通过脑功能成像技术，如磁共振成像（MRI）和正电子发射断层摄影（PET），提示许多精神疾病存在一定的躯体基础。研究表明，许多精神疾病由遗传因素所引发。通常，遗传易感者遭遇一些来自家庭生活，社交和工作的过度的应激后，会导致精神疾病的发作。

精神疾病与正常行为的界限有时并不十分清晰。例如，很难区分正常的丧亲之痛与抑郁障碍，人们在面临重大丧失——伴侣或孩子的死亡时可能非常艰难。又或者，因想到工作而焦虑不安却被诊断为焦虑症难免有些偏颇，因为这是大多数人都会有的情绪。存在于某些具有人格特质的正常人与人格障碍患者之间的人格界限有些模糊。所以，精神疾病和精神健康被认为处于一个连续动态的变化中。而所谓的分界线通常是基于症状的持续时间，个性特点与过去有多大程度的改变和临床症状对患者生活影响的严重程度得到的。

非住院化

近几十年来，有效抗精神病药物的发展及人们对精神病态度的转变，精神病人离开医院回归社会已经成为可能。随着非住院化运动的发展，人们越来越重视让精神病人回归家庭和社会之中。

已有研究显示，精神病人和其家庭成员的某些联系能够改善或加重病情。因此，家庭治疗技术已被用来对慢性病人进行干预，并有效预防复发，减少反复住院。今天，精神疾病患者的家庭比过去更多地参与到治疗中，家庭医师在促进病人康复和回归社会过程中起着重要作用。另外，住院病人也不像过去那样受到隔离和严厉的管束。他们常很快就出院，继而被转入日间治疗中心。这些医疗服务的重点是对病人进行集体治疗而不是个体治疗，病人常在夜间返回家或去社会康复训练所。由于工作人员相对较少，病人在这些机构花费也要少得多。

然而，非住院化运动自身也存在一些问题。由于那些对自身和社会没有危险的精神病人不会被强迫住院或接受治疗，许多病人变得无家可归或最终进入监狱系统。法律政策虽然是用来保护人权，但有时它也会更难向许多精神疾病患者提供必要的治疗，而这些患者中有些人因为没有得到医治会变得极端不理智。同时，无家可归者也给社会带来很多问题。

社会支持

每个人都需要一定的社交网络来满足被关注、被接受和感情上被支持的需求，尤其是处于压力的时候。已有研究证实，强大的社会支持可以明显促进躯体疾病和精神疾病的康复。随着社会的变革，由家庭和邻居构成

的传统社会支持体系正在消失；应运而生的是，不同的自助小组和互助团体也在社会上蓬勃发展起来。

有些自助小组，如匿名戒酒协会，匿名戒毒协会，聚焦在成瘾行为。其他一些小组则主要针对特定的人群，如残疾人互助协会和老年人互助会。另外的一些团体，如美国精神病联盟，还会为重病患者家属提供支持和帮助。

精神疾病的分类与诊断

美国精神病协会于 1952 年出版了《精神疾病诊断和统计手册》（DSM-1）标志着第一次用标准的定义和标准对精神病进行诊断的尝试。最近于 2000 年新出版的 DSM-IV-TR 则提出一种分类方法，即尝试根据症状的描述（即由病人所说的和所做的来反映思维和感受）和病程把精神疾病进行归类。最新修订的 DSM 则希望按照一个连续的症状谱系来描述精神障碍，而不是把它们分成几类。

由世界卫生组织出版的《国际疾病分类》第 10 版-临床版（ICD-10-CM）中精神疾病诊断标准与 DSM-IV-TR 相似。这说明某些精神疾病的诊断已变得比较规范，并且在世界各国都很一致。

在诊断方法上也有新的进展。一些新的脑成像技术也被用诊断，如计算机体层摄影（CT），磁共振成像（MRI），正电子发射断层摄影（PET），后者可以测定特定脑区的血流量。这些影像技术已被用来衡量正常或异常的脑结构和脑功能，使科学家们能够深入了解精神病病人和正常人的脑功能状况。对精神疾病分类的研究，使其诊断标准变得更为严谨和精确。

精神疾病的治疗

在精神疾病的治疗方面已经取得巨大的进展。通过对一些精神疾病病因的了解，有助于医生进行不同精神疾病的个体化治疗。所以，许多精神疾病可以达到像躯体疾病一样的治疗效果。

精神疾病治疗基本上可以分为躯体治疗和精神治疗。躯体治疗主要有药物治疗和电休克治疗，心理治疗方法包括个体治疗，集体治疗，家庭治疗和婚姻治疗；行为治疗（如放松训练或情景暴露疗法）以及催眠治疗。许多研究显示，对于绝大多数精神障碍，药物和心理治疗的联合应用，比单一治疗的效果更好。

精神病学家不是唯一治疗精神疾病的专业人员。其他的还包括临床心理学家，社工，护士和一些神职咨询者。但精神病学家（和一些国家的精神护理人

员)却是唯一具有处方精神类药物的专业人员。其他的精神卫生医疗者主要实施心理治疗。许多基层医疗单位和其他非精神病专业的医生也有开处方精神类药物的权力。

精神卫生专业人员分类

专业人员	培训经历	专业化程度
精神病学家	医学院毕业后接受不少于 4 年的精神专业培训的医学博士	能够进行电休克治疗、开处方,有权决定患者是否住院一些医师可以进行心理治疗,一些医师只能使用药物治疗,许多医师在这两方面均可
心理学家	有硕士或博士学位,但不一定是医学博士。许多经历了博士后的训练,大多数能够进行心理测验,帮助诊断	可以进行心理治疗,但不能进行体格检查,开处方(某些地域),或决定患者是否需要住院
精神病社会工作者	在心理治疗某些方面,例如家庭/婚姻治疗或个别心理治疗经过了专门培训的专业人员。常用于面向社会服务系统。需要硕士学位,但有些也是博士学位	不能进行体格检查或开处方
精神科护理人员	具有硕士及以上学历的注册护士,并接受过行为健康方面的专业培训	可以独立进行心理治疗,也可以在医师监督下开处方
精神分析学家	可以是精神病学家、心理学家,或者是在精神分析领域培训多年的社会工作者(这是一种深入的心理治疗,需要一周几次,旨在探索思维、情感和行为的无意识模式)	精神分析家若同时又是精神病学家,则可以开处方,决定患者是否住院

药物治疗

大量的精神药物疗效肯定,已广泛被精神科和其他科医师接受。精神药物通常是根据其主要治疗的精神疾病的性质进行分类。例如,抗抑郁药常用来治疗抑郁症。

选择性 5-HT 再摄取抑制剂(SSRIs),如氟西汀、舍曲林、西酞普兰,是最新和应用最广的一类抗抑郁药。其他的抗抑郁药包括 5-HT 和去甲肾上腺素的再摄取抑制剂(SNRIs),如文拉法辛或盐酸度洛西汀,以及去甲肾上腺素/多巴胺类药物,如安非他酮。

抗精神病药,如氯丙嗪,氟哌啶醇,替沃噻吨,可以用来治疗精神分裂症等精神障碍。新的抗精神病药物(常被称为非典型抗精神病药物),如维思通、奥氮平、喹硫平、齐拉西酮和阿立哌唑,已经成为一线用药。对经典和非经典抗精神病药物反应均不佳的精神病患者使用氯氮平治疗的有所增加。

SSRIs 和抗焦虑药,如氯硝西泮、劳拉西泮和安定,不仅属于抗抑郁药物,也可用于治疗焦虑性疾病,如恐慌症和恐惧症。情绪稳定剂,如锂盐,卡马西平,丙戊酸盐等治疗躁狂抑郁性疾病(即双相情感障碍)有效。

电休克治疗

电休克治疗是用电极紧贴头部,使病人在安静状态颅部接受短暂电休克而造成抽搐发作。这种治疗对严重抑郁症有良好效果。许多接受电休克治疗的患者会有短暂性记忆丧失。然而,与人们的理解相反的是,电抽搐治疗是安全的,很少引起严重的副作用。现代改良电抽搐治疗使用麻醉剂和肌肉松弛剂,进一步降低病人的危险。其他的脑刺激治疗方式正在研究中,如反复经颅磁刺激(rTMS)和迷走神经刺激,希望那些对药物治疗或精神治疗反应不佳的重症抑郁症患者能从中获益。

心理治疗

近年来,心理治疗方面取得很大进步。心理治疗有时也被称为"交谈"治疗。它是建立在每个人期望治愈内心痛苦前提下的,而这一治疗可以通过与治疗师建立信任、支持的关系产生效果。在共情和接纳的氛围里,治疗师能够帮助患者找出其疾病的根源,与患者探讨其他的应对方式。患者通过治疗获得的情感觉察和领悟力常带来态度和行为的变化,从而帮助他们过上更充实和满意的生活。

心理治疗的应用范围很广。即使没有精神障碍的人群在面对诸如就业困难、亲人死亡或家庭成员患有慢性病等问题时,也能从心理治疗中获益。集体心理治疗,夫妻治疗和家庭治疗也被广泛应用。

大多数心理卫生专业人员应用的心理治疗策略属于下列六种方法之一:支持性心理治疗,精神分析,心理动力学心理治疗,认知治疗,行为治疗,人际关系治疗。

支持性心理治疗　是最常用的一种心理治疗策略。它产生作用依赖于患者和治疗师之间建立的信任、支持的关系。治疗师鼓励患者表达他们的感受，并提出建议以帮助解决问题。问题——焦点心理治疗作为支持性心理治疗的一种形式可能更适于初级精神卫生专业人员使用。

精神分析　是心理治疗中最古老的一种形式，20 世纪早期由 S. Freud 创立。经典的方法是患者每周治疗 4~5 次，均躺在沙发上并试图述说大脑中的各种想法，这一方法称为自由联想。治疗的重点在于了解现实生活中患者如何重复过去的关系模式。患者与治疗师之间的关系至关重要。通过了解过去是如何影响现在的，有助于帮助患者建立新的、适应性强的社会功能去应对人际关系和工作。

心理动力学心理治疗　与精神分析一样，强调区分存在于现实思维、感觉和行为中的无意识模式的反映。然而，患者接受治疗的频次只是每周 1~3 次，并且通常是坐着而不是躺在沙发上。除此之外，也不十分强调患者与治疗师之间的关系。

认知治疗　帮助患者发现歪曲的思维和了解这些歪曲的思维是如何导致生活中的各种问题的。这个前提就是人们对经历的解释决定了他们的感受和行为方式。通过对核心信念和假设的认同，患者开始用不同的方式进行体验，从而症状，行为和感受都会改善。

行为治疗与认知治疗相关。有时，二者常联合应用，被称为"认知行为治疗"。行为治疗的理论基础是学习理论，即异常的行为源于错误的学习。行为治疗包括许多干预旨在帮助患者放弃学习适应不良的行为，而是学习良好的适应行为。暴露疗法是行为治疗之一，常用于治疗恐惧症。

人际关系治疗　最初认为是抑郁症的短暂心理治疗，现在其目的是改善抑郁症患者的人际关系质量。其治疗重点是未解决的悲伤和冲突。这些悲伤和冲突是因为患者的社会角色与其期望值不同（例如，一位妇女希望成为全职太太，却发现自己必须就业来承担家庭的开支），或者是社会角色的转变（例如，退休），或是很难与人沟通。治疗师教导患者改善人际关系的各个方面，例如克服社会隔离，减少使用习惯性的方式与人交往。

第 127 节

躯体形式障碍

躯体形式障碍包括几种不同类型的精神疾病。表现为患者的躯体症状或对躯体的关注均无法完全用躯体疾病解释；或者患者聚焦于一些轻微或不存在的不适表现。这些症状或关注导致明显的痛苦，严重影响日常生活。

孟乔森综合征:伪装疾病以获取关注

孟乔森综合征并非躯体形式障碍，但两者有相似之处，即躯体疾病掩盖了精神健康问题。区别的关键是孟乔森综合征患者有意识地假装躯体疾病症状，他们重复某些症状，为了得到治疗，往返于不同医院。

然而，孟乔森综合征比单纯地伪装和模仿躯体不适复杂得多，它常说明存在严重的情感问题。本病患者通常很聪明，知识丰富，他们不仅知道如何模仿疾病，而且也熟悉各种医疗措施。他们善于获得关注以便于住院治疗和进行更深入的检测和治疗，包括一些重要的手术。虽然他们有意识的伪装疾病，但他们的动机和要求关注却是无意识的。

代理性孟乔森综合征是孟乔森综合征的奇怪变形。监护人（通常是父母）把被监护人（常是孩子）作为一个替代代病人，编造孩子的病史，或给孩子麻醉品，或将血液或细菌污染加到尿液标本中，其目的是装病。这种怪异行为的动机是一种病态的需要关注以及维持与孩子的关系。

躯体形式障碍是一个相对较新的概念，过去许多人称为心身疾病。本病中的躯体症状无法完全用某种躯体疾病解释。本病患者并非假装有病，他们确实认为自己患有严重的躯体疾病。

最常见的躯体形式障碍是躯体变性障碍、转换障碍、疑病症、躯体化障碍和躯体疼痛障碍。儿童也属于易发人群。诊断为躯体形式障碍的患者，其临床表现千差万别，其治疗方法也因人而异。

躯体变形障碍

躯体变形障碍是由外表缺陷这一先占观念所致的强烈痛苦或者影响社会,职业或其他重要的功能。

- 典型患者每日常会花费数小时用来担心他们的外形缺陷,这可能涉及身体各个部位。
- 躯体变形障碍的诊断要点是患者过度关注外表缺陷而导致强烈痛苦或社会功能损伤。
- 某些抗抑郁药物和认知-行为治疗可能有帮助。

本病患者坚信自己有外形瑕疵或严重缺陷,而事实上患者本身根本不存在或仅有轻微的缺陷。本病一般起病于青少年期,男女发病率比例接近或者女性发病率较高。

> **❓ 你知道吗……**
> 躯体变形障碍患者可能因过分关注根本不存在或轻微的外形瑕疵而避免外出见人。

临床表现

临床症状可能逐渐出现或突然出现,病情程度变化较大,若不经治疗会持续存在。对于躯体外形缺陷的关注通常集中在面部或头部,但也可以是躯体的任何一个部位或几个部位,甚至可以是从躯体的一个部位转移到另一个部位。患者可能会关注头发的稀疏,粉刺,皱纹,伤疤,肤色,以及面部毛发或体毛过度。或者患者可能过多关注躯体某部分的形态或大小,如鼻子,眼睛,耳朵,嘴巴,乳房,腿或臀部。一些体型正常或身体强壮的人总认为自己瘦弱而强迫自己增加体重或肌肉,这种情况被称为肌肉上瘾症。

本病大多数患者很难控制自己的先占观念,以至于每天花很多时间思考自己的躯体缺陷。许多人经常在镜子前检查自己,而一些人则避免照镜子,还有一些人在两种行为间变化。许多患者过分打扮,过分清洗皮肤,要求他人对自己保证外形没有问题,以及频繁更换衣服。大多数患者试图掩盖他们根本不存在或程度轻微的外形缺陷,如通过长胡子来掩盖自己的"伤疤"或通过带帽子来掩盖"稀疏"的头发。也有许多患者通过专业美容(最常见的是皮肤科),牙科或外科手术的治疗矫正自己感觉到的缺陷,并可能重复多次。然而这些治疗收效很差并反过来强化了患者外形缺陷的先占观念。肌肉上瘾症患者可能还会服用合成的类固醇激素(如睾酮)以帮助改善形体。

因为本病患者自觉外表缺陷,可能会避免在公众场合出现,包括去工作、学习和参加社交活动。一些病情严重的患者只在夜晚出门,另一些几乎不出门。这种行为可以导致社会隔离。由该病诱发的强烈痛苦和社会功能丧失会导致患者的反复住院和自杀行为。

诊断与治疗

因为本病患者不愿暴露症状,所以本病可能持续多年未被诊断。本病常需与正常的对外表关注进行区分,因前者常具有外表缺陷的先占观念,并花费大量时间关注外表缺陷且导致明显的痛苦或社会功能受损。

5-羟色胺再摄取抑制剂尽管是一类抗抑郁药,但对于本病是有效的治疗药物。针对于躯体变形障碍的认知行为治疗也是一种有效的治疗手段。

转 换 障 碍

转换障碍是指躯体症状是由心理冲突或其他应激引起,并无意识地转换成类似神经系统的疾病。

- 转换障碍常表现为患者感觉一侧上肢或下肢麻痹,或突发的触觉、视觉或听觉功能丧失。
- 诊断时常需进行大量体格检查和化验以除外临床症状不是由躯体疾病引发。
- 常用的治疗方法包括受到患者信任的医师的保证,催眠术和认知行为治疗。

转换障碍以往称为癔症。是指患者将各种不适的心理应激和冲突无意识地转换为各种各样的躯体症状。本病多发于童年末期和成年早期,但其他年龄也可发病。女性患病率较高。

临床表现

本病症状与某些神经系统受损后的临床表现相似,如一侧上肢或下肢麻痹,或部分肢体的感觉丧失,或出现癫痫及特殊感觉丧失,如视觉、听觉等。

通常情况下,本病的发生与痛苦的社会或心理事件有关。在患者的一生中本病可以单次发作也可以是零星发作,但每次发作均较短暂。如果患者住院治疗,通常2周内可以缓解。然而,仍有20%~25%的患者一年内复发,有些症状反复发作甚至转为慢性。

诊断

由于患者认为自己的症状源于躯体疾病而不愿意就诊于精神科医师或其他的精神疾病专业治疗师,所以医师对于首次发病的患者诊断困难。而且医师必须认真排除可能存在的躯体疾病。所以,只有在进行全面的体格检查和化验并排除躯体疾病后,才能作出该病的诊断。

治疗

相互信任支持的医患关系对治疗本病至关重要。最有效的方法莫过于首诊医师与精神科医师和其他专科的医师,如神经病学或内科学专家,联合对患者的临床表现进行评估。最终确定患者没有严重躯体疾病时,常使患者感觉很好,症状显著缓解。

常用的治疗手段如下:

■ 催眠治疗。患者被催眠后可以发现并学习控制导致临床症状的心理应激和其他精神疾病。

■ 麻醉精神分析。此类较少使用。本法与催眠术相似,但患者需接受镇静剂治疗而进入半睡眠状态。

■ 心理治疗。心理治疗包括认知-行为治疗对部分患者十分有效。

在治疗本病的同时若是存在其他精神疾病(如抑郁症),应一并进行治疗。

心理和身体

前面我们探讨了心理因素与躯体因素如何相互作用并影响身体健康,也就是所谓的"身心失调"。心身疾病通常是指者出现的一些躯体症状是由心理因素所致或加重,而不是由潜在的躯体疾病引起的一类疾病,目前被称之为"躯体形式障碍"。然而,这类疾病并不意味着患者有意想象或伪装躯体症状(如孟乔森综合征),而是患者的真实感受。

除此之外,身心相互作用还表现为其他方式。

许多社会和心理应激可使躯体疾病症状加重,如糖尿病、冠心病和哮喘等。这些应激刺激可能是各种躯体症状的始动因素,也可能使其加重或迁延不愈。

即使没有躯体疾病存在时,应激也会诱发躯体症状。一些患者的躯体症状是源于躯体对情感应激的自主反应,犹如对恐惧的反应是心率加快,血压升高一样。

有时,躯体症状是心理问题的暗喻,例如患者将"心碎"的体验描述为胸痛。另一些时候,躯体症状是对其他患者疼痛的认同。例如,当家庭成员或朋友发作心脏病,患者也会感觉胸痛。

由各种应激或精神症状发展为躯体症状的涉及面很广,那些没有严重精神疾病的人也可能发生。只是他们的躯体症状表现轻微且为一过性。这类情况很难做出诊断,患者也会做各种诊断检查去排除某种躯体疾病。

心理因素也会影响疾病过程。例如,高血压患者可能会否认患有该病或否认疾病的严重程度。否认是一种心理防御机制,可以缓解患者的焦虑。然而,否认却妨碍患者接受规范的治疗。犹如高血压患者拒绝服药而使病情加重。

相反的,躯体疾病也会影响或诱发心理障碍。例如,那些患有危及生命的,反复发作的,或慢性疾病的患者通常很抑郁。而抑郁反过来又会加重躯体疾病。

疑 病 症

疑病症指患者有一种恐惧或相信患有严重疾病的先占观念,而这种感觉是在对自身正常感觉或小的躯体不适的误解基础上产生的。

■ 患者常将机体的正常功能迹象,如肠道不适或多汗等,误解为严重的躯体疾病。

■ 即使经反复医学检查证实没有躯体或其他的精神疾病,也不能打消者的顾虑。

■ 对于本病的治疗不仅需要支持性的、信任的医患关系,也需要精神科医生的参与。

本病多发生于成年早期,男女患病率一致。

临床表现

本病患者常将机体的正常功能迹象或轻微的躯体不适,如腹胀、肠鸣音加强、心跳有力、多汗、疼痛和乏力等,误解为严重的躯体疾病。患者常认真描述不适症状的每个细节,并怀疑这是某种严重疾病的征兆。例如,他们常将头痛误认为是脑部肿瘤。而患者对疾病的担心常引起严重的焦虑。当患者过度关心自己的健康问题时,有可能会影响其正常的人际交往和工作表现。

医师的检查和保证均不能消除患者的怀疑;患者反而认为是医师没有查出自己的疾病。

部分疑病症患者也可伴发抑郁或焦虑。

疑病症常为慢性病,可持续数年。一部分患者可能反复出现。也有患者彻底痊愈。

诊断

当一个只有轻微的症状的健康人在医师保证其没有疾病时,仍重复强调症状的严重性,高度疑似患有疑病症。

当症状持续至少 6 个月,各种检查结果阴性和医师保证其没有疾病,且患者的症状不能归因于抑郁或其他精神疾病,则本病诊断确立。

治疗

因为患者坚信体内患有某种严重疾病,所以治疗比较困难。医师的解释和保证不能消除其怀疑。然而彼此信任、相互支持的医患关系对病人是非常有益的，尤其是在经常去看医师并得到医师的保证时。如果患者的症状不能有效缓解，辅助精神科医师的进一步检查和治疗、社区医师的随访关心，将取得很好的治疗效果。

使用 5-羟色胺再摄取抑制剂，一类抗抑郁药，可能有效。认知行为治疗也可能会缓解一些症状。

躯体化障碍

躯体化障碍是一种严重的慢性疾病，以反复发作的各种躯体不适为特征，尤其是疼痛以及消化系统、生殖系统和神经系统症状，但均不能被相应的躯体疾病所解释。

- 患者的临床症状丰富（如头痛、恶心、腹泻、便秘和乏力），且迁延数年。
- 患者常因躯体症状反复求医，并且进行大量的临床检查和检验，以排除可能的可以解释其症状的躯体疾病。
- 患者通常更易从良好的医患关系中获益。另外，也可以对患者进行认知行为治疗。

本病有家族聚集性，女性多见。女性患者的男性亲属中有反社会型人格和药物滥用的比例较高。多数患者也可表现为抑郁、焦虑、人格障碍和过度依赖他人（依赖型人格障碍）。

 你知道吗……
躯体化障碍患者的临床症状并非刻意伪造的。

患者的躯体症状反映了其渴望获得帮助、引起注意和得到关心的内心诉求。这些症状可能有其他的一些目的，例如避免一些成人的责任。然而这些症状并非患者刻意编造或伪装的。患者常受这些症状困扰，使他们很难投入到愉快的目标当中。

临床表现

常在青少年或成人早期发病。患者有许多躯体主诉，并常使用"难以忍受"，"无法形容"或者"无法想象"等词语进行描述。

身体的任何部位均可受累，而不同文化背景中其症状特点和发病频率存在差异。典型的症状包括头痛，恶心，呕吐，腹痛，腹泻或便秘，痛经，乏力，晕厥，性交痛和性欲缺乏。男性患者经常抱怨勃起功能障碍或其他性功能障碍。焦虑和抑郁也经常发生。

患者对获得帮助或情感支持的需要不断增加。有时，当这些需要没有得到满足时，他们会勃然大怒。患者常因对治疗不满意而频繁更换医师以获得更好的检查和治疗。

诊断

由于患者没有意识到他们的根本问题是心理问题，所以常逼迫医师给予检查和治疗。医师通常进行多次体格检查和许多检验来明确是否有某种躯体疾病可以解释这些症状。即使患者已经与医师建立了良好的医患关系，他们仍经常向专家咨询。

一旦医师确诊患者是心理疾病，那么就可以根据症状丰富多彩和慢性迁延的特征将躯体化障碍与其他类似精神疾病进行鉴别。

预后

本病症状波动较大，时好时坏，常持续终生，很少完全康复。一些患者患病多年后变得更加抑郁。存在自杀风险。

治疗

本病治疗十分困难。心理治疗，尤其是认知行为治疗常可使患者获益。而药物治疗常可减轻由伴发的其他心理疾病（如抑郁）引发的临床症状。

良好的医患关系可能是最好的治疗方法。患者可通过支持性的信任的医患关系获得医疗关注、定期的随访和缓解症状，使患者避免不必要的诊断或治疗措施。但是，医师必须警惕，病人有可能患真正的躯体疾病。

第 128 节

焦　虑　障　碍

焦虑障碍是一种痛苦状态，慢性而且波动性的紧张不安，这种不安与个人的处境不相称。

- 焦虑障碍的患者常表现为大汗，憋闷或头晕，心动过速，颤抖和逃避某种情景。

- 焦虑障碍的诊断常依赖特定的诊断标准。
- 药物治疗,精神治疗或两者联用均可从根本上帮助大多数患者。

焦虑是对威胁和心理应激的正常反应,每个人都有这种经历。正常的焦虑有一个恐惧的来源并是一种重要的生存本能。当人面临一个危险的情况,焦虑可引发战斗或逃跑反应。伴随这个反应机体产生一系列生理机能改变,如增加向心脏和肌肉血供,提高机体能量代谢,增强力量以应对威胁生命的情况,如躲避猛兽的侵袭或迎战对手。然而,当焦虑在不适当的时间出现并频繁发生,或程度强烈并长时间持续以致影响正常生活时,这种焦虑状态被视为疾病状态。

焦虑障碍比任何其他精神疾病更普遍。在美国有15%的成年人患此病。然而,焦虑障碍常被患者或医务工作者所忽略,所以很少获得治疗。

病因

焦虑障碍的病因并不十分清楚,躯体和心理因素均可能参与疾病形成。因为焦虑障碍在一些家庭中发病率高,所以遗传在发病中有一定作用。焦虑在心理水平上被看做一种对外界应激(如重大关系的破裂或暴露于威胁生命的灾难)的反应。当一个人的应激反应过度或被某些事件淹没,焦虑障碍就可能发生。例如,一些人觉得在公众场合说话令人兴奋,而另一些人却感到害怕,并变得紧张不安,出现诸如出汗,恐惧,心率加快和颤抖等症状。因此,后者即使面对很少的人也可能尽量避免讲话。

焦虑障碍也可以由躯体疾病或药物引起。例如,甲状腺功能亢进或肾上腺功能障碍(如嗜铬细胞瘤)可引起焦虑。某些药物也可引起焦虑,如皮质醇激素,可卡因,安非他命,麻黄碱,以及过量的咖啡因。大量饮酒或使用某些镇定药物也可能是诱发焦虑障碍的原因。在老年患者,痴呆是焦虑的常见原因。

临床表现

焦虑障碍可以突然发生如惊恐障碍,也可以经过数分钟,数小时或数天逐渐发生。焦虑持续时间长短不一,从几秒到几年。焦虑强度有轻有重,从只表现为难以察觉的不安到出现呼吸困难,晕厥,心跳加快和颤栗等反应的惊恐发作。

焦虑障碍使患者痛苦不已并严重影响正常生活,以至于最终导致抑郁。焦虑障碍患者(除去非常特定的恐惧,例如害怕蜘蛛)同时患抑郁症的几率是无焦虑患者的 2 倍以上。有时候,抑郁是首发症状,焦虑障碍随之伴发。

诊断

焦虑障碍的诊断主要是根据其临床表现。每个人耐受焦虑的能力不同,决定了过度焦虑的界限可能是不同

的。诊断依靠特定的诊断标准,主要依赖患者的临床表现,并除外其他引发类似症状的疾病。

医生常需询问其他家庭成员是否有类似的焦虑障碍的临床表现。焦虑障碍的家族史(除了创伤后应激障碍)可能有助于医师的诊断。另外,常规体格检查以及血液和其他实验室化验检查可能有助于发现导致焦虑障碍的原因。

你知道吗……

焦虑障碍是最常见的精神健康疾病。
焦虑障碍患者比其他人更易患抑郁症。

治疗

明确诊断十分重要,以便于采用不同的治疗方法纠正不同类型的焦虑障碍。另外,焦虑障碍必须与其他精神疾病伴发的焦虑状态进行区分,已选择适当的治疗方法。就焦虑障碍而言,药物治疗或心理治疗(如行为治疗),单独治疗或联合治疗,均能减轻大多数患者的痛苦和功能不良。

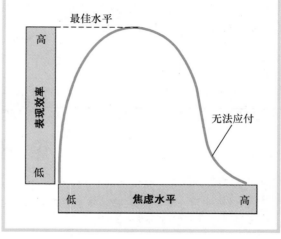

焦虑如何影响人们的行为表现?

焦虑对行为表现的作用可以用一条曲线来表示。行为表现效率会随着焦虑水平的提高而提高,但达到一个最高点后则会随着焦虑水平的进一步提高而开始下降。在曲线最高点之前,焦虑是积极适应性的,它帮助人们准备应付危机和提高他们的功能。超过顶峰之后,焦虑被认为是适应不良的,因为它可使人产生痛苦并损伤他们的功能。

最佳水平

高 / 低 表现效率

无法应付

低 焦虑水平 高

℞ 抗焦虑药物

药物	临床应用	副作用	备　注
苯二氮䓬类			
阿普唑仑 氯氮䓬 氯硝安定 氯氮 地西泮 劳拉西泮 奥沙西泮	主要用于抗焦虑 可用于恐慌症 也适用于恐惧症	嗜睡,共济失调,反应迟缓 可能产生药物依赖	最常用的抗焦虑药物 通过减少脑区神经活性而使 精神和躯体放松起效快,有 时可在 1 小时内起效 不适用于酒精成瘾患者
丁螺环酮			
	主要用于抗焦虑	晕厥,头痛	不会引起困倦或与酒精产生 相互作用 不会引起药物依赖 起效缓慢,可能需要数周
抗抑郁药 *			
选择性 5-羟色胺再摄取 抑制剂(如帕罗西汀) 肾上腺素/5-羟色胺再摄取抑制 剂(如度洛西丁和文拉法辛) 单胺氧化酶抑制剂 三环类抗抑郁药(如氯米帕明)	主要用于抗焦虑 用于抗恐慌症 用于抗恐惧症 用于治疗强迫症 也适用于创伤后应激 障碍		

* 不同抗抑郁药其临床适应证不同

广泛性焦虑障碍

广泛性焦虑障碍包括整天对各种活动和事情的过分紧张和担心(持续 6 个月以上)。

- 总体上很焦虑并且担心的主题不断变换。
- 诊断该疾病时,除焦虑外还需具备其他症状(如难以集中注意力)。
- 常需联合药物治疗(常使用抗焦虑药,有时也可使用抗抑郁药)和心理咨询进行治疗。

广泛性焦虑障碍普遍存在;成人的每年发病率大约是 3%。女性发病率是男性的两倍。本病的症状经常始于儿童或青少年时期,但也可以始于任何年龄阶段。对大多数人而言,本病症状时有波动,或持续加重(特别是应激状态时),可以持续数年。

临床表现和诊断

广泛性焦虑障碍的患者常常感到担心或苦恼,觉得很难控制自己的情绪。这个担忧的严重程度、频率、或持续时间明显高于环境本身可能导致的焦虑状态。导致焦虑的原因广泛并且不断变化主题,主要包括工作任务,经济,健康,安全,汽车修理和繁琐日常琐事。

诊断广泛性焦虑障碍时,患者不仅要具备担心或焦虑的体验而且需具备以下三个或以上的症状:

- 坐立不安
- 容易疲劳
- 注意力不集中
- 易激惹
- 肌肉紧张
- 睡眠紊乱

治疗

最理想的治疗是联合使用药物治疗和心理咨询治疗。心理咨询有助于找到导致焦虑的根源和应对的方式。

抗焦虑药物如苯二氮䓬类在临床上常常使用。但是,因为长期使用苯二氮䓬类可能导致药物依赖,所以,停药时必须逐渐减量而不能突然停用。权衡苯二氮䓬类药物可以缓解症状,其轻微的不良反应和可能的药物依赖就不重要了。

丁螺环酮是另一类治疗广泛性焦虑障碍的有效抗焦虑药物,但它对部分患者有效。它不会导致药物依赖。但它起效缓慢,需服用两周或更长时间才开始发挥作用,而苯二氮䓬类在 1 小时内就可以起效。

一些抗抑郁药,如文拉法辛,帕罗西汀,和选择性 5-羟色胺再摄取抑制剂也对广泛性焦虑障碍有效。这些抗抑郁药起效较快,有时仅仅在使用几天就开始发挥抗焦虑作用。患者早期可能联合应用苯二氮䓬类和抗抑郁药,随着抗抑郁药逐渐起效可将苯二氮䓬类药物逐渐减量直到停用。

中草药如卡法胡椒和缬草属植物好像有抗焦虑作用,尽管其治疗焦虑障碍如广泛性焦虑障碍的有效性和安全性还需要进一步研究。

认知-行为治疗对广泛性焦虑障碍是有帮助的。患者通过认知行为疗法学会发现导致焦虑的根本原因,并学习控制自己的情绪以及调整自己的行为。放松,瑜伽,冥想,运动和生物反馈技术也可以有一定的帮助。

药物或躯体疾病导致的焦虑

焦虑可由躯体疾病或药物的使用或戒断症状引起。引起焦虑的躯体疾病包括:

■ 大脑和神经系统疾病,如头部创伤、颅内感染或内耳疾病;
■ 心血管系统疾病,如心力衰竭和心律失常(心律不齐);
■ 内分泌疾病,如肾上腺功能亢进或甲状腺功能亢进;
■ 呼吸系统疾病,如哮喘和慢性阻塞性肺病(COPD)。

甚至发热也可以引起焦虑。

能引起焦虑的药物包括:

■ 酒精;
■ 兴奋剂;
■ 咖啡因;
■ 可卡因;
■ 许多处方药如茶碱(如治疗哮喘时);
■ 一些非处方的减肥药,如那些含有瓜拉那、咖啡因成分或两者兼而有之的成药;

某些药物突然中断使用时会导致焦虑,如苯二氮䓬类药物。

濒死患者常因恐惧死亡,疼痛和呼吸困难而出现焦虑。

治疗

治疗的主要目的是去除病因而非纠正继发的焦虑症状。通过治疗躯体疾病或停药时间足够、药物戒断症状消失时,焦虑障碍常会自行缓解。

如果纠正原发因素后焦虑症状仍持续存在,可考虑使用抗焦虑药物或心理治疗(如行为治疗)。而对于垂死的病人应尽量使其避免经历强烈的焦虑状态,常可选择强效镇痛药联合有效的抗焦虑药物(如吗啡)治疗。

惊恐发作和惊恐障碍

惊恐是指起病急骤、持续时间短而强烈的焦虑障碍,常伴有躯体症状。

■ 惊恐发作诱发的躯体症状包括胸痛、呼吸困难、头晕、恶心和气短等。
■ 本病的诊断依据包括患者对惊恐发作的描述和对未来发作的恐惧。
■ 常用的治疗方法包括抗抑郁药物、抗焦虑药、暴露治疗、认知-行为治疗和支持性心理治疗。

惊恐发作可见于多种焦虑性障碍,往往是对诱发焦虑障碍的因素做出的特殊的境遇性反应。例如对蛇恐惧的患者在遭遇蛇时可以出现惊恐发作。但是,这种特殊境遇诱发的惊恐作不同于自发性无诱因惊恐发作,后一种情况被称为惊恐障碍。

惊恐发作比较常见,每年均有10%以上的成年人出现惊恐发作。就惊恐发作和惊恐障碍的发病率而言,女性是男性的2~3倍。绝大多数人不需要治疗就可以从惊恐发作中自然恢复;部分可发展为惊恐障碍。惊恐障碍的每年发病率为2%,常在青少年晚期或成年早期发病。

临床表现

惊恐发作至少包括突然发生以下症状中的四项:

■ 胸部疼痛或不适
■ 窒息
■ 眩晕、步态不稳或晕厥
■ 害怕死亡
■ 害怕"发疯"或失控
■ 非真实感、对环境陌生或隔离感
■ 发热或寒战
■ 恶心、胃痛或腹泻
■ 麻木或针刺感
■ 心悸或心动过速
■ 呼吸急促或窒息感
■ 出汗
■ 震颤或发抖

惊恐发作的症状常常在十分钟内达到高峰,持续几分钟就开始消失,除了患者为下一次发作而担心的焦虑状态外,医师很难观察到其他任何症状。由于惊恐发作没有明显的原因,具有不可预测性,特别是患者经历的惊恐发作作为惊恐障碍的一部分时,因此患者可能经常猜测和担心下一次发作——被称之为预期性焦虑——而尽量避免去那些他们曾经出现过惊恐发作的地方。

由于惊恐发作症状涉及许多重要器官,患者经常担心患有心、肺或脑等严重的躯体疾病而到诊所或医院就诊。然而,如果惊恐发作没有被及时发现和诊断,则会导致患者进一步担心疾病加重并演变为不治之症。虽然惊恐发作会带来躯体不适感——有时甚至十分严重——但本病并不会危及生命。

惊恐障碍的诊断依据是患者至少经历两次无诱因的或不能预料的惊恐发作,而且伴随持续一个月以上的对下一次发作的恐惧。不同患者惊恐发作的发病频率有明显差异：一些人可能每周甚至每天均有发作并持续数月，而另一些人则是发作数天后数周或数月未再发。

> **你知道吗……**
> 尽管惊恐发作是常出现心脏和/或其他重要器官不适症状，但本病并不危及生命。

治疗

部分患者不需要正规治疗就可自行恢复；而另一部分患者，惊恐障碍可能时好时坏并迁延数年。

如果患者理解本病的病因包括生理和心理两方面，而且其治疗必须针对这两个方面时，那么他们更容易接受治疗。药物治疗和行为治疗常可控制这些症状。

药物治疗：治疗惊恐障碍的药物包括抗抑郁剂和诸如苯二氮䓬类的抗焦虑药物。绝大多数抗抑郁剂——三环类抗抑郁剂，单胺氧化酶抑制剂（MAOI）和 5-HT 再摄取抑制剂（SSRIs）——是有效的。相较于抗抑郁药物，苯二氮䓬类起效更快但可引起药物依赖并容易引起嗜睡、协调性损害和反应时间减慢。5-HT 再摄取抑制剂（SSRIs）与其他药物相比治疗效果相似但不良反应少，故常作为首选治疗药物。例如，尽管该类药物（SSRIs 和 SNRIs）骤然停药后会出现持续一周或更久的不适症状，但很少引起嗜睡。治疗初期常会联用苯二氮䓬类药物和一种抗抑郁药物；随着抗抑郁药物逐渐开始起效，就逐渐将苯二氮䓬类药物减量直至停用。

有效的药物治疗可阻止惊恐发作或大大缩减发作次数。因为惊恐发作常在停药后复发，故药物治疗的周期较长。

心理治疗：暴露治疗经常有助于减少恐惧。作为一种行为治疗方式，暴露治疗将患者反复暴露于任何能激发惊恐发作的情景或事物，一直持续到患者在面对以往导致焦虑的情景时不再感到焦虑为止。另外，对于那些害怕他们在发作时晕厥的患者，可以采用一种练习进行治疗——让他们坐在一个旋转的椅子上或很快呼吸（过度通气）直到出现晕厥症状。通过该练习使他们明白在惊恐发作时晕厥并不会真的发生。而浅慢的呼吸练习（呼吸控制）有助于治疗那些倾向于过度通气的患者。

认知-行为治疗也有助于治疗。患者常需谨记以下几点：

- 不要试图逃避那些诱发惊恐发作的情景或因素。
- 意识到他们的恐惧是没有根据的。
- 当惊恐发作可尝试用浅慢呼吸或其他的方法使自己放松。

支持性心理治疗（包括教育和咨询）也是一种有效的治疗方式。因为治疗者可向患者提供疾病相关的全面信息，包括疾病本身的信息，治疗的一般情况，改善症状的希望和良好医患关系带来的支持等等。

> ### 什么是暴露治疗？
> 不同于逐渐暴露于焦虑源（此过程称为相互抑制）的系统脱敏疗法，暴露治疗是有目的地产生焦虑（尽管有时焦虑并未发生）。利用反复暴露于引起惊恐的事物或场景（可以是文字资料或想象的方式），让患者反复经历焦虑，直到对诱发焦虑的事件恐惧感消失为止。这个过程称为习惯形成。
> 两种不同的暴露治疗方法是：冲击疗法和逐级暴露法：
> - **冲击疗法**是指在 1～2h 内达到患者产生焦虑的刺激；
> - **逐级暴露法**是指给患者一个渐进性刺激，控制患者暴露时长和频率。
> 这两种方法都是首先从最可怕的刺激开始。这与系统脱敏疗法首先从引起惊恐最小的刺激开始不同。

恐　惧　症

恐惧症是指对特定场所、外界环境或事物强烈的持续的与现实不符的担心和恐惧。

- 因为患者常不自觉的逃避诱发焦虑的活动和场所，所以由恐惧症引发的焦虑常会影响日常生活。
- 本病的诊断主要依赖临床表现。
- 治疗方法包括暴露治疗、认知-行为治疗和药物治疗（例如抗抑郁药物，对于某些恐怖症也可使用苯二氮䓬类药物）。

患者常逃避诱发焦虑和恐惧的场景以减轻不安。然而，本病患者也相信自己异于正常的焦虑反应是一种病态反应。

广场恐怖症

广场恐怖症是指患者担心被某些处境或者没有轻松脱险途径的场所困住，如果焦虑和惊恐进一步发展，患者常常回避这些场所。

本病的年患病率女性约为约 4%，男性约 2%。绝大多数患者常起病于 20 多岁，很少在 40 岁以后发病。

广场恐怖症原意是指对广场的恐惧，但更常用来描述患者害怕处于人群嘈杂的难以逃避或无法避免的场所。容易诱发广场恐怖症焦虑或恐惧情绪的场景包括：

- 银行或超级市场排队；
- 坐在一个戏院或教室的长排中间；
- 坐公共汽车或飞机。

一些患者在特定场合经历惊恐发作后发展为广场恐怖症；而另一些患者在这些情况下仅仅感到不舒服，可能绝不会或很少发生惊恐发作。广场恐怖症经常影响日常生活，严重的患者甚至不敢出门。

治疗

广场恐怖症如果不进行治疗，病情波动明显，时重时轻；或因病人自己进行一些个人行为治疗而自行缓解。

暴露治疗作为一种行为治疗方式是广场恐怖症最好的治疗方法，对 90% 以上患者有效。该方法是让患者反复暴露于任何能引发强烈焦虑发作的情景或事物中。通过暴露治疗，患者逐渐认识到焦虑的产生是由于自己异常的想法，并学会控制这些想法，进而调整他们的行为。一些抑制中枢神经系统的物质，如酒精或大剂量的抗焦虑药，可以影响行为治疗效果，故必须在开始治疗前停止使用。

如果广场恐怖症患者同时合并严重的抑郁症或惊恐发作，则需接受抗抑郁药物治疗。

社交恐惧症

社交恐惧（社交恐惧症）是指暴露于一些社交或公开场合时引发严重焦虑或恐惧的精神疾病，经常导致回避社交。

人类是社会动物，在社交环境中从容地与他人相处的能力将会影响到生活的许多重要方面，包括家庭，教育，工作，娱乐，约会和交友等。

一般人对参加聚会或其他会暴露在公共场合的事情都会感到轻微紧张，但社交恐惧患者常会产生严重焦虑而导致他们回避社交场合或痛苦地忍受。约 13% 的人在一生中会出现社交恐惧；其年发病率在女性约为 9%，男性约为 7%。男性较女性更容易发生严重的社交焦虑，即回避性人格障碍。有些人天生害羞，早年表现为害怕见人，后来发展为社交恐惧。另一些患者则是由于青春期在社交场合经常出现焦虑而后来患此病。

社交恐惧症患者常过分关注自己在公众场合的表现或动作是否适当。他们常担心自己有十分明显的紧张情绪——如出汗、脸红、呕吐、颤抖或声音战栗；也担心自己处在公众面前无所适从或忘词的尴尬状态。

一些社交恐惧与特定的表演境遇相关，即仅仅在一个人必须当众表现某种行为时才出现焦虑，而独自进行同样的行为时则不会出现焦虑。常见的诱发本病的境遇包括：

- 当众演讲；
- 当众表演，如在教堂朗读或弹奏乐器；
- 与他人一起进餐；
- 在公证人面前签署文件；
- 使用公共浴室。

还有一种比较广泛地社交恐惧症是指在任何社交场所均会出现严重的焦虑。

对于以上两种社交恐惧症患者，使他们产生焦虑的根源是担心自己的表现不能像预期的那样完美而使其觉得尴尬和窘迫。

治疗

社交恐惧如果不治疗将持续存在，导致许多人回避那些他们不喜欢参加的活动。

暴露治疗对于减轻社交恐惧是一种有效的行为治疗方式，是指将患者反复暴露于任何能引起强烈焦虑发作的情景或事物。但使患者长时间暴露于令其恐惧的某种场景，并逐渐适应或从容自如并非易事。例如，一个害怕在老板面前说话的人并不能适应很多类似聚会和与老板交谈的训练。此时常可采用场所替代的方法，如让患者参加"会议主持训练班"（一种为当众说话出现紧张的人提供服务的组织），或在疗养院患者前进行阅读训练。

社交恐惧症患者的药物治疗可选用抗抑郁剂如选择性 5-HT 再摄取抑制剂（SSRIs）和单胺氧化酶抑制剂（MAOIs），以及抗焦虑药。很多人利用酒精作为社交润滑剂，但一些人易导致酒精滥用和依赖。β-受体阻滞剂常用来缓解患者因焦虑带来的心率加快、颤抖和出汗等症状，但并不能纠正焦虑状态。

一些常见的恐惧症

恐惧症	定义
恐高症	害怕高处
灰尘恐惧症	害怕灰尘
闪电恐惧症	害怕闪电
飞行恐惧症	害怕飞行
尖端恐惧症	害怕针头、大头针或其他很尖的事物
雷电恐惧症	害怕雷电
幽闭恐惧症	害怕有限空间
女性生殖器恐惧症	害怕女性生殖器
立交桥恐惧症	害怕立交桥
恐水症	害怕水
牙医恐惧症	害怕牙医
鬼魂恐惧症	害怕鬼魂
恐恐怖症	担心恐怖发生或发展为恐怖症
芦笋恐惧症	害怕芦笋
数字十三恐惧症	害怕所有与十三相关的数字
注射恐怖症	害怕注射
动物恐惧症	害怕动物（通常是蜘蛛，蛇，或老鼠）

* 目前有 500 种以上的恐怖症，可在恐怖症名录网站查询。绝大多数为少见疾病

特定恐惧症

特定恐惧是指对特定事物或情景不合理的害怕。

特定恐惧作为焦虑障碍的一种类型，尽管十分常见但临床症状却较其他类型焦虑障碍轻。本病发病率女性为 13% 而男性为 4%。

一些特定恐惧很少影响日常生活,而另一些却可能会严重影响一个人的正常生活。例如,城市居民怕蛇但却因很少有机会遇到蛇而不会给生活带来麻烦。然而,害怕小而密闭空间的城市居民(如电梯恐惧症)在日常生活中则会经常面临特定恐惧带来的尴尬。

一些特定恐惧可能在早年发病时随着年龄的增加而逐渐消失,如害怕大的动物,怕黑,或陌生人等。另一些特定恐惧症则可能在中老年才发生,如害怕啮齿类动物,昆虫,风暴,水,高处,坐飞机,或密闭空间等。

至少5%的人对血液,注射或伤害有某种程度的恐惧。这些患者由于心率和血压的下降确实可能晕厥,而这很少发生在其他类型恐惧症和焦虑障碍患者身上。相反,许多恐惧症和焦虑障碍患者有过度换气,这使他们感到好像要晕厥,尽管实质上他们绝不会晕厥。

治疗

特定恐惧患者常选择躲避恐惧对象或场景的方式。这类患者接受治疗时,暴露疗法常作为首选。尽管治疗过程中专业治疗师并非必需的,但专业治疗师能确保适当的治疗实施。恐血症或尖端恐惧症患者也可以通过暴露疗法获得良好疗效。例如,对于恐血症患者可以先将针头逐渐接近他的静脉血管,当出现心率下降时再把针头移开;重复该过程直至他在面对抽血时心率不再下降,从而避免抽血时晕厥发生。

对于特定恐惧症患者,药物治疗收效甚微。然而,苯二氮䓬类(抗焦虑药)可以帮助患者(如恐飞机症)短期内控制恐惧症。

强 迫 症

强迫症的特征是患者不自觉的反复出现能够引发焦虑的侵入性想法、影像或冲动,这些想法、影像或冲动可能是愚蠢的、古怪的、丑陋的、甚或可怕的;而且患者同时控制不住地做某些事情以期缓解强迫性想法引起的焦虑不安。

- 绝大多数强迫性行为与对伤害或危险的过分关注相关。
- 常用的治疗方法包括暴露治疗(强迫行为的治疗)和抗抑郁药物治疗。

强迫症在男女中发病率相同,患病率约为2%。儿童也可发病。

强迫症通常与对伤害、风险或危险的关注有关。常见的强迫行为包括:

- 担心污染(如担心接触门把手而引起疾病);
- 多疑(例如外出时担心家门没有锁);
- 担心丢失;
- 担心情绪失控和伤害某人的身体。

95%以上的强迫症患者常强迫自己进行一些重复的有目的的意向明确的例行动作,而这些行为往往是为了预防相应强迫观点的发生,如:

- 为了避免污染而去反复洗手或刷擦;
- 为了消除疑虑而反复检查(例如反复检查以防止未关门);
- 为了防止丢失而反复储存;
- 为了避免攻击某人而回避某人。

大多数强迫行为是能被发现,如反复洗手或为了确保门锁好而反复检查等。而其他一些强迫行为并不易被发现,如反复计数或为了消除危险而不断喃喃自语的提醒等。强迫观念并不总是伴随强迫行为。

大多数患者能意识到他们的强迫观念与真实的风险不符,因而他们的强迫行为可能是无效的。因此,强迫障碍不同于精神障碍,后者的想法常完全脱离现实。强迫症也不同于强迫性人格障碍,后者常具有特定的个性素质基础(如完美主义者)。实际上,强迫症患者明白他们的强迫行为超出了正常范围甚至是古怪的,因而常担心陷入窘迫状态或被指责。所以他们的强迫行为常具有隐蔽性,为此不惜每天花费数个小时。

大约1/3的患者确诊本病时会发现伴有抑郁症。总的说来,有2/3的患者在某段时间会出现抑郁情绪。

你知道吗……

大多数强迫症患者明白他们的强迫观念和行为是不理性的。

治疗

暴露治疗是治疗强迫症的有效方法。暴露治疗是指使患者反复暴露于引发强迫观念、行为或不适感觉的某些场景或人,同时禁止患者实施强迫行为。通过反复的暴露治疗,患者的不适或焦虑情绪逐渐消失,从而使患者明白自己的强迫行为对于减轻由强迫观念引发的不适感是无效的。患者在接受正规治疗后,通过掌握这种自助方法并持续应用在日常生活中,通常可使病情改善维持数年。

药物治疗主要包括选择性5-HT再摄取抑制剂(如氟西汀)和氯丙咪嗪(一种三环类抗抑郁剂)。许多专家相信行为治疗和药物治疗的联合是强迫症最好的治疗方法。

精神动力学心理治疗和精神分析对于强迫症一般而言可能效果不佳。

创伤后应激障碍

创伤后应激障碍(Posttraumatic Stress Disorder,PTSD)是一种对创伤事件反复的闯入性的回忆。

- 威胁生命或严重的创伤事件可诱发强烈的长时间的悲痛。
- 患者可能反复体验创伤事件、做噩梦,因此常躲避可能使其想起创伤事件的事物。
- 治疗方法包括心理治疗(支持治疗和暴露疗法)和抗

抑郁药物。

亲身经历或亲眼目睹威胁生命或带来严重创伤的事件会使当事人陷入极度恐惧、无助或惊骇的情绪中,即使在事件结束后这种影响也长期存在。

可导致创伤性应激障碍的事件包括:

- 在战争中参与战斗;
- 亲身经历或亲眼目睹性侵犯或身体攻击;
- 经历自然(如飓风)或人为(如严重的车祸)的灾难。

有时症状在创伤发生后数月甚至数年才发生。慢性创伤性应激障碍是指相应症状持续 3 个月或更长。

至少 8% 的人在他们一生中某个时候包括儿童时期可能发生创伤后应激障碍。许多遭遇或目击创伤性事件的人发生创伤后应激障碍,如老兵,强奸或其他暴力行为的受害者。

临床表现

创伤后应激障碍患者不愉快的记忆反复出现,不断重现创伤性事件。这些情景常以噩梦或闪回的形式再现。当患者遇到能使他们回忆起原来的创伤性经历的事件或场景时,会诱发强烈的痛苦。常见的能够唤醒患者创伤性记忆的事件如:创伤事件的周年纪念日;在被持枪抢劫后看到一支枪;在溺水事件后处于一只小舟上。

创伤后应激障碍患者试图永远逃避能唤起创伤的"提醒者"。他们试图逃避一切关于创伤性事件的思考、感情或交流;设法回避能够唤起创伤性记忆的行动、场景或人。这种逃避有时也表现为对某个特定创伤事件的记忆丧失(遗忘症)。患者容易出现情感反应的麻木和衰退以及醒觉提高(如难以入睡、对危险信号敏感或容易惊醒)。本病患者中抑郁症状普遍存在,表现为对以前喜欢的活动兴趣减退。患者常易自责,例如他们活了下来,别人却没有。

治疗

创伤后应激障碍的治疗包括心理治疗(包括暴露疗法)和药物治疗。因为创伤性记忆常诱发严重的焦虑情绪,故支持性心理治疗也是一种重要的治疗方式。治疗师通过开放的移情和同情来认识患者内心的巨大伤痛,不仅使患者明白他们的反应是有意义的,而且鼓励患者面对自己的记忆(是暴露疗法的一种形式)。通过教会患者控制焦虑的方法,使患者能够把这些痛苦的记忆调节和整合为他们人格的一部分。

心理治疗能帮助那些有负罪感的患者理解他们自我折磨的根源,从而摆脱负罪感。

药物治疗常选用抗抑郁药物,特别是选择性 5-HT 再摄取抑制剂(SSRIs),三环类抗抑郁剂,和单胺氧化酶抑制剂(MAOIs)的使用可使患者获益。

慢性创伤后应激障碍不易康复,但随着时间的推移即使没有得到治疗焦虑情绪也会相对减轻。然而,仍有部分慢性患者因本病出现严重的心理障碍。

急性应激障碍

急性应激障碍是指在严重创伤性事件后很快发病,出现短暂的闯入性回忆。本症类似创伤后应激障碍,但本病起病急骤,在创伤事件后 4 周内即可出现症状,持续时间仅为 2 天至 4 周。

急性应激障碍患者的特征是曾经历可怕的事件,并对创伤经历反复回忆体验,回避任何使其想起创伤事件的境遇,伴有严重的焦虑情绪。临床表现至少符合下列症状中的三条:

- 麻木、超然感或缺乏情感反应
- 对环境感知降低(如处于茫然状态)
- 对事物的非真实感
- 对自我的非真实感
- 不能记忆创伤事件的重要部分

急性应激障碍的患病率仍不清楚。创伤性事件越严重,发生急性创伤应激障碍的可能性越大。

治疗

很多患者离开创伤性境遇后即可很快康复。同样,给予患者一定的理解、同情,让其有机会诉说自己的经历和反应,均可以帮助其康复。一些病人通过多次诉说自身经历可以显著减轻症状。

第 129 节

心 境 障 碍

心境障碍是一类情感紊乱的精神疾病,包括长期的过度悲伤(抑郁)和过度欣快(躁狂)。抑郁症和躁狂症代表着心境障碍的两个极端。

心境障碍有时被称为情感性疾患。情感是指通过面部表情和姿势表现出来的情绪状态。

悲伤和欢乐不同于表现为心境障碍的抑郁症和躁狂

症,是日常生活正常的情感组成。悲伤是对丧失、失败、失望、创伤和灾难的自然反应,是一种有益的心理防御,使个体从愤怒和不愉快的境遇中摆脱出来,从而尽快恢复正常情绪。

悲伤或者哀伤是对失去亲人或分离的最常见的正常反应,如失去所爱的人、离婚、失恋时。一般情况下,哀伤和丧失不会引起持续的影响日常生活的严重抑郁状态,除非个体本来就易患心境障碍。

你知道吗……

约有六分之一的美国人存在需要专业治疗的抑郁障碍。

愉悦或兴高采烈的感觉通常和取得成功和实现目标有关,有时候,也是对抑郁的一种防御和对丧失带来的痛苦的一种否认。濒临死亡的患者在临终前有时会出现短暂的欣快和躁烦不安。刚刚失去亲人的人有时可以出现欣快反应而不是正常的伤心。对于那些易患心境障碍的人,这些表现可能是躁狂症的前兆。

心境障碍是指个体在经历特殊的事件后,悲伤或欣快感过度强烈并且持续时间超过了正常范围。不同于正常的情绪反应,抑郁和躁狂在很大程度上损害了机体的生理功能,影响了正常的社会活动和工作能力。

部分心境障碍主要表现为抑郁,是一种单极性的情感性疾患。另一部分心境障碍则可能既有抑郁发作又有躁狂发作,被称为躁狂抑郁症(双相情感障碍)。而单纯性躁狂症(单极性躁狂)临床上极为少见。

约17%的美国人患有需要接受专业治疗抑郁障碍。其中约1/3患者发病持续时间长,被称为慢性抑郁;另外大多数患者则表现为抑郁反复发作,间断出现正常的情绪状态,被称为复发性抑郁。大约4%的美国人患有双相情感障碍,即躁狂抑郁症。

什么是季节性情感障碍?

很多人在晚秋和冬季更易伤感,常抱怨日照时间太短,天气过于寒冷。然而,一部分人会出现过度强烈的悲伤感觉,被称作季节性情感障碍。它是抑郁障碍的一种类型。季节性情感障碍(也被称作秋冬季抑郁)表现为循环发作,一般开始于十月份或十一月份,第二年的二月或三月结束。这种情感障碍在南极和北极更常见,因为那里的冬天更漫长、更难过。一般认为季节性情感障碍的发生是由于褪黑素(由位于脑中部的松果体分泌的一种激素,多于夜间分泌增加)的分泌时间异常增加所致。

症状包括:嗜睡、日常活动减少且不易提起兴趣、睡眠增多和食欲增加。随着春季的到来,症状会逐渐消失。但有些季节性情感障碍的患者,随着春季的到来,会迅速转变为相反的症状(也称为春夏季轻躁狂),比如,精力旺盛、活动增加、睡眠需要减少和食欲下降。

光疗是治疗季节性情感障碍最有效的方法。进行光疗时,需让病人处于密闭的房间,沐浴在人造的强光照中(平时的正常室内光是不够的),并由治疗师控制给光时间,尽量模仿季节的改变,即夏季白日较长,冬季白日较短。

抑　郁　症

抑郁是一种影响日常生活的严重的悲伤情绪。尽管抑郁可能在近期丧失或其他悲伤的事件之后出现,但是这种悲伤情绪常表现为一种超出实际情况的不恰当的情绪反应且持续时间长。

- 诱发抑郁症的病因包括多种因素:遗传因素,药物副作用,痛苦的情感事件,机体功能紊乱及其他因素。
- 抑郁症的常见临床表现为:心境低落,反应迟钝或焦虑,易恐惧等。
- 典型临床表现是正确诊断的依据。
- 治疗方法包括;抗抑郁药物,心理治疗和电休克疗法。

抑郁症是除焦虑症外最常见的精神疾病。约有30%的因躯体疾病就医的患者存在抑郁症症状,但其中仅有小部分患者临床表现严重。虽然抑郁症可能发生于任何年龄阶段(包括儿童时期),但通常起病于二十几岁、三十几岁或四十几岁。在20世纪后半叶出生的人似乎比前人有更高的抑郁症患病率和自杀率,部分原因是20世纪后药物滥用率增加。

抑郁症患者如果不接受治疗,典型的抑郁发作大约可持续6个月,或2年甚或更长时间。复发率高,并可多次发作。

病因

尽管引起抑郁症的确切病因仍不清楚,但目前发现以下几种因素可能与其发病有关:家族遗传性(遗传因素)、药物的副作用、痛苦的情感事件(特别是丧失)。抑郁症并非性格懦弱、人格障碍是童年时受严重创伤或父母照顾太差等性格缺陷或不良事件的反映。即使没有任何明显或有意义的生活应激,抑郁症也可以发生或加重。

遗传异常可能是诱发抑郁症的一种原因。它可能通过影响沟通神经细胞间相互联系的物质(神经递质)表达而发挥作用。目前发现参与抑郁症发病的神经递质有5-羟色胺、多巴胺和去甲肾上腺素。

抑郁症的发病并不受社会阶层、人种和文化的影响,但与性别密切相关:女性的患病率可能是男性的两倍,其确切原因仍不清楚。但目前认为,两性间激素水平和代谢的差别可能其在抑郁症发病率上存在差异的物质基础。例如女性月经前或分娩后的激素水平变化会诱发短暂的心境改变。而且,女性体内影响情绪的酶含量可能较高。甲状腺功能的异常在女性中发病率高,也可能是一个致抑郁症发生的因素。

瞬态抑郁是指在某些特定事件后出现的短暂的抑郁状态,如:
- 假日(假期抑郁)
- 重要的纪念日,如亲人的祭日
- 月经期前(经前期综合征,如果抑郁症状进一步加重则称为经前期焦虑障碍)
- 分娩后 2 周(产后抑郁)

以上反应都是一种正常的、不会导致严重的、持续时间长的抑郁情绪,但如果患者有易患抑郁的倾向,则可发展为抑郁症。

没有明显预期生活事件出现的抑郁称为忧郁症(以前称为内源性抑郁)。这些差别不太重要,因为治疗方法和疗效均差不多。一些躯体疾病可以导致或诱发抑郁。躯体疾病可以是抑郁症的直接诱因(如甲状腺疾病影响激素的水平而导致抑郁)也可以是间接诱因(如类风湿关节炎,可以出现疼痛和残疾,从而导致抑郁)。然而,通常躯体疾病诱发抑郁时既有直接原因又有间接原因。例如,获得性免疫缺陷综合征(也称艾滋病,AIDS)既可以通过引发疾病的免疫缺陷病毒(HIV)破坏大脑而直接导致抑郁,也可以通过疾病本身对患者生活多方面的负面影响而间接导致抑郁。

一些处方药物也可能是抑郁症的病因之一。糖皮质激素常可诱发抑郁症,如库欣综合征时机体产生过量糖皮质激素而导致抑郁症,但是作为外源性处方用药时,糖皮质激素可导致轻躁狂或躁狂(很少见),其具体机制仍不清楚。

很多精神疾病同时可以诱发抑郁,如某些焦虑障碍、酒精依赖、药物滥用和精神分裂症。本病常易复发。

临床表现

抑郁症的临床症状通常经过几天或几周逐渐出现,表现多样。比如有的抑郁症患者以行动迟缓和心境低落为主,而有些则表现为易激惹和焦虑不安。

引起抑郁症的躯体疾病

病　因	举　例
神经系统疾病	颅脑肿瘤
	痴呆(早期)
	头部外伤
	多发性硬化症
	帕金森病
	睡眠呼吸暂停
	卒中
	起源于颞叶区的癫痫发作(复杂性部分发作性癫痫)
癌症	腹部肿瘤(卵巢或结肠)
	癌症全身转移(转移癌)
	胰腺癌
结缔组织病	系统性红斑狼疮(狼疮)
内分泌系统疾病	阿狄森病
	库兴综合征
	糖尿病
	甲状旁腺功能亢进
	甲状腺功能亢进或减低
	垂体功能下降(垂体功能减退症)
感染	获得性免疫缺乏综合征
	流感
	单核细胞增多症
	梅毒(晚期)
	结核
	病毒性肝炎
	病毒性肺炎
营养障碍	糙皮病(维生素 B_6 缺乏)
	恶性贫血(维生素 B_{12} 缺乏)
药物	酒精
	安非他命脱瘾
	两性霉素 B
	抗精神病药物
	β 受体阻滞剂(部分)
	甲氰咪胍
	避孕药(口服)
	糖皮质激素
	环丝氨酸
	激素替代治疗(雌激素)
	干扰素
	汞剂
	甲基多巴
	胃复安
	利血平
	铊
	长春花碱
	长春新碱

许多抑郁症患者无法正常的体验如悲痛、愉悦和高兴等情感，病情严重者甚至觉得世界失去色彩、死气沉沉。他们可能具有强烈的负罪感和自卑感，且注意力很难集中。有些患者可能有绝望、孤独寂寞、自我否定的情绪。因此，这些患者常表现的犹豫不决、沉默寡言，有很强的无助感和无望感，甚至会想到死亡和自杀。

不同类型的抑郁症其临床表现也不尽相同：

- 紧张性抑郁症：患者沉默寡言。思维、语言和日常活动都明显迟缓以至于许多正常活动都无法参加或进行。本病患者常无法照顾自己的子女、宠物甚或自己。有些患者会不自觉的模仿他人说话（模仿言语）或动作（模仿动作）。
- 郁型抑郁症：患者常觉得生活无趣，甚至对以前感兴趣的事或物都丧失兴趣，常表现为行动迟缓、心境低落、沉默寡言、言语减少、食欲减低、体重减轻。他们常面无表情，并有强烈的或不恰当的负罪感。
- 精神病性抑郁症：患者常出现无法控制的错误信念（妄想），如曾犯过不可饶恕的罪行，或有无法治愈或羞于启齿的疾病，或被监视及被害妄想。患者可能出现幻觉，通常表现为耳边总是萦绕着斥责自己的罪行或逼迫自己一死了之的声音，甚至可以出现棺材或已故亲人的幻象。
- 非典型抑郁症：这种类型的抑郁症患者常表现为焦虑不安和恐惧（尤其是在夜间）。他们食欲增加而导致体重增加；尽管早期出现睡眠障碍，但总体而言睡眠时间会随着发病逐渐延长。他们对于令人振奋的正面事件常表现的欢呼雀跃，但对于正常的批评和拒绝更加敏感。有些患者则表现为易激惹。患者通常焦躁不安，喋喋不休并不断扭搓双手。

睡眠问题很常见。大多数抑郁患者存在入睡困难、反复觉醒，尤其早上更加明显。抑郁症患者表现为食欲下降和体重减轻并可致消瘦，女性则可出现停经。但是轻度抑郁可以出现进食过量和体重增加。

有些患者抱怨自己有躯体不适，如各种不适和疼痛；有些患者担心自己发生不幸或发疯；另外有些患者则认为自己得了不治之症或羞于启齿的疾病，如癌症或性传染病，并认为已把疾病传染给了别人。

自杀：绝大多数严重抑郁症患者都有寻死的念头。他们想结束自己的生命或觉得自己的人生毫无价值而失去生存的意义。大约15%未经治疗的抑郁症患者通过自杀结束自己的生命。患者一旦出现自杀的威胁，应接受紧急处理——接受住院治疗，给予严密的监护直到通过有效的治疗，使自杀风险减低。当抑郁症患者处于下述情况时更易出现自杀倾向：

- 治疗初期（患者的精神活动和生理机能变得更加敏感，但心境依然低落）
- 患者返回到正常活动中，仍继续存在严重的情绪低落

- 患者遇到特殊意义的纪念日
- 患者存在抑郁和焦虑更替（双相精神障碍）
- 患者出现严重焦虑
- 患者酗酒或服用消遣性毒品或违禁药物等

药物滥用：抑郁症患者可能常试图通过酗酒或服用其他消遣性毒品缓解入睡困难或焦虑情绪，然而通常事与愿违，这些患者可能会发生酒精中毒和药物成瘾。有些患者试图通过吸烟缓解症状，最终却因大量吸烟导致或加重其他躯体疾病，如慢性阻塞性肺病的增加。

> **？你知道吗……**
>
> 抑郁不仅仅是每天情绪低落。患者可能有很强的无价值感和自责，对以往的爱好丧失兴趣，睡眠障碍或体重增加或减轻。

心境恶劣：部分抑郁症患者临床症状轻微，但持续时间较长，可达数十年，被称为心境恶劣。本病常于青春期发病并伴随明显的人格改变，主要表现为阴郁、悲观厌世、疑神疑鬼、不喜言笑或缺乏幽默感，或者表现为被动、懒散和性格封闭。他们常不断抱怨，指责他人或自我责备。患者总是感到自己丧失了工作能力，是个失败者，并深陷一些不良生活事件而无法自拔；有时则可能对自己的失败产生病态的欢悦。

诊断

抑郁症的诊断主要依赖典型的临床表现，但既往的抑郁症史和家族史对确诊亦有帮助。由于过度的焦虑、惊恐发作和强迫在抑郁症中很常见，常易使医师误诊为焦虑障碍。

老年患者的抑郁比较难发现，特别是那些没有工作或很少参加社交活动的老年人。因抑郁症与痴呆有相似的临床表现，故在诊断时常需与后者进行鉴别。抑郁症患者接受规律治疗后痴呆现象常会消失，而痴呆患者则不可能。

临床诊断时常可借助标准化问卷调查量表进行抑郁症的诊断和严重程度判读。常用的调查量表有汉密尔顿抑郁量表和贝克抑郁调查量表。其中，前者是通过调查者询问患者进行评定，而后者则是一种自测量表。医生常会询问被调查人是否有伤害自己的想法或计划，如果患者确实存在这样的想法则说明其存在严重的抑郁障碍。

没有什么检查可以确诊抑郁症。不过实验室检查可帮助医生发现患者的抑郁状态是否继发于内分泌系统障碍或其他躯体疾病。例如，血液检查不仅有助于发现患者是否存在甲状腺功能紊乱或维生素缺乏症，而且有利于发现年轻患者是否存在药物滥用；全面的神经系统检查可除外继发于帕金森病的抑郁状态；多导睡眠监测则有助于明确患者的睡眠障碍是否与抑郁相关。

聚焦老龄化

　　每 6 个老年人中可能就有 1 个患有抑郁症。有些老年人在年轻时就出现抑郁症,而有些则较晚才发病。

　　能够诱发抑郁症的多种因素在老年人中更为常见。老年人更容易经历丧失亲友的感情打击,如爱人的突然辞世、与挚友天人永隔或因为搬家而不断变换生活环境。其他可诱发抑郁的应激因素也增加,如收入减少、慢性疾病加重、因逐渐脱离原有的亲友或生活圈而变的性格孤僻。

　　能够诱发抑郁症的躯体疾病在老年人中发病率高,如癌症、心脏病发作、心力衰竭、甲状腺疾病、卒中、痴呆和帕金森疾病。

　　老年抑郁症常表现为类似痴呆的症状:思维缓慢、注意力不易集中、混沌和记忆力减退,以至于有时被称为抑郁性痴呆综合征或假性痴呆。那么医生如何鉴别老年患者的抑郁症和痴呆呢? 他们发现当抑郁状态缓解后,抑郁症患者的各种痴呆症状消失;而对于后者则无效。

　　老年抑郁的确诊较难,可能的原因如下:

- 由于老年人的社会活动或工作减少,各种抑郁症状较难被及时发现。
- 有些老年患者认为抑郁症是个弱点而羞于告诉周围的人他们所经历的悲伤或其他症状。
- 老年人的情感缺失常被误认为冷漠。
- 老年患者家人和朋友将各种抑郁症状误认为是衰老的正常表现。
- 与其他疾病相混淆,如痴呆。

　　由于以上各种原因导致老年抑郁症难以被及时发现,因此医生在诊断该病时需要向老年患者询问许多与情绪相关的问题。家人应警惕患者的性格改变,尤其是变得冷漠、缺乏自发性、幽默感丧失和新发的健忘症状。

　　选择性 5-羟色胺再摄取抑制剂(SSRIs)因其副作用少而作为老年抑郁症患者首选的抗抑郁药物,其中西酞普兰和依他普兰尤其常用。

治疗与预后

　　本病不经过治疗可能持续 6 个月或数年。虽然很多患者可遗留轻微的症状,但社会功能基本恢复正常。然而,大多数抑郁症患者会复发,平均一生要发作 4～5 次。

　　多数抑郁症患者采取非住院治疗方式,但有些患者必须住院接受相应治疗。尤其是那些有严重自杀企图或曾有自杀行为,或有明显体重减轻,或由于严重激越而产生心脏疾病的患者。

　　药物治疗是治疗抑郁的基石,除此之外还包括心理治疗和电休克疗法。有时可以联合使用这些治疗方法。抑郁症通过规范治疗常可获得很好效果。尽管治疗时应首先除外各种继发因素(如药物副作用或其他疾病诱发),但药物治疗对于抑郁症患者的痊愈是非常必需的。

　　药物治疗:可供选择的几种抗抑郁药有:选择性 5-羟色胺再摄取抑制剂(SSRIs)、杂环类抗抑郁药、单胺氧化酶抑制剂(MAOIs)和几种新型的精神兴奋剂。大部分药物需规律服用数周才可显效。各种抗抑郁药物的有效率约为 65%,且其副作用随药物种类不同而不同。当使用某些抗抑郁药物无效时,可考虑联合其他类型的抗抑郁药物治疗。

　　选择性 5-羟色胺再摄取抑制剂(SSRIs)　是目前应用最普遍的一类抗抑郁药。SSRIs 不仅对治疗抑郁症和心境恶劣有效,而且对一些同时伴发抑郁症的其他类型精神障碍也有效。虽然 SSRIs 可能引起恶心、腹泻、震颤、体重减轻和头痛等副反应,但这些不良反应通常症状轻微且随着继续用药可减轻甚至消失。相对于三环类抗抑郁药,SSRIs 诱发的副反应更易被多数患者耐受,且对心脏损害小。但少数患者在服用 SSRIs 的初期(服药一周内)或剂量增加后,会出现激越、抑郁和焦虑状态加重的现象;尤其是在儿童和青年患者中,如果上述现象没有被及时发现和纠正则会导致自杀倾向增加。因此对于服用 SSRIs 的患者亲属,应密切观察患者的临床表现,若出现抑郁、焦虑状态加重的现象,需及时联系医生进行恰当处理。然而,由于抑郁症本身存在自杀倾向,所以患者和医生在药物选择时必须评估其治疗获益与药物副作用间的风险比。长期使用 SSRIs 也可引起其他的副反应,如体重增加和性功能障碍(约可累及 1/3 患者)。如果突然停用 SSRIs,则可引起停药综合征,常出现眩晕、焦虑、易激惹、恶心和流感样症状。

　　新型的抗抑郁药　是一类有效性、安全性与 SSRIs 类药物一致,且副作用相似的抗抑郁药物,包括:

- 去甲肾上腺素-多巴胺再摄取抑制剂
- 5-羟色胺调节剂
- 5-羟色胺-去甲肾上腺素再摄取抑制剂

　　与 SSRIs 类药物的副作用相似,服用这些新型的抗抑郁药物初期会导致自杀倾向的一过性升高;而且,突然停用 5-羟色胺-去甲肾上腺素再摄取抑制剂时会发生停药综合征。

　　杂环类(包括三环类)抗抑郁剂　曾经是治疗抑郁

最主要的药物,但由于其副作用较严重,目前已很少使用。它常常导致睡眠过多和体重增加,也可引起心率加快和直立性低血压。其他的副反应包括视物模糊、口干、意识障碍、便秘和排尿困难。这些副反应均源于药物的抗胆碱能作用,其在老年患者中更加明显。与 SSRIs 类药物相同,突然停用杂环类抗抑郁剂会诱导停药综合征。

单胺氧化酶抑制剂(MAOIs)　很少作为抑郁治疗的首选药物,主要用于其他抗抑郁药无效时。服用 MAOIs 的人必须严格控制饮食和采取特殊的预防措施,以避免血压骤然升高和严重的搏动性头痛(高血压危象),从而预防脑卒中发生。需注意的预防措施有:

- 避免吃含有酪胺的食物或饮料,包括散装的啤酒、红酒(含雪利酒)、烈酒、煮烂的食物、意大利咸味肠、陈乳酪、蚕豆、扁豆、酵母的提取物(酵母调味品)、无花果罐头、酸奶、奶酪、酸奶油、腌鲱鱼、鱼子酱、肝脏、肉馅和酱油。
- 避免使用伪麻黄碱。该成分常见于可以在药店直接购买的止咳和抗感冒等非处方药物中。
- 避免服用美沙芬(止咳药)、利血平(降压药)或哌替啶(镇痛药)。
- 应随身携带拮抗剂,如氯丙嗪。如果出现严重的搏动性头痛应立即服用拮抗剂并尽快到最近的医疗机构就诊。

服用 MAOIs 的病人还应避免服用其他类型的抗抑郁药物,如杂环类抗抑郁药、SSRIs、安非他酮、5-羟色胺调节剂(米氮平、文拉法辛和奈法唑酮)。MAOIs 与其他抗抑郁药物联用可引起危及生命的高热、肌溶解、肾衰竭和癫痫发作。这些副作用常被称为抗精神病药物恶性综合征。

精神兴奋剂　有时也用于治疗抑郁症,如右旋苯异丙胺和哌甲酯及其他的一些药物。该药常与其他抗抑郁药物联合使用。

圣约翰草,是一种草药制剂,有时可以用来治疗轻度抑郁,但是其有效性仍待证实。由于圣约翰草可以与许多处方药物产生相互作用并对人体有害,因此打算服用此类草药及其提取物的患者在服用前需要向自己的医师明确是否与在服的其他药物有相互作用。

心理治疗:轻度抑郁可以单独使用心理治疗,重度抑郁需要联合药物治疗。

个体心理治疗或集体心理治疗有助于抑郁患者逐渐恢复以前的社会功能,适应日常生活的压力,巩固药物治疗的效果。患者通过人际关系治疗从周围人群获得支持和指导,从而更好的适应生活角色的改变;认知治疗则有助于重度抑郁,尤其是伴有精神病性症状、存在自杀企图或拒绝进食的患者;而且可以用于治疗怀孕且无法使用药物治疗的抑郁症患者。不同于抗抑郁药物需要服用数周后才能起效,电休克治疗可以快速、有效的缓解抑郁症状,因而可以及时挽救病人的生命。

在电休克治疗过程中,电极被置于头部,产生的电流通过颅内诱发一次抽搐发作。这种抽搐发作可以缓解抑郁,但其作用机制目前还不清楚。通常一个疗程需要 5~7 次,隔日进行。由于电流会引起肌肉收缩和疼痛,因而在治疗过程中患者需要接受全麻。电休克治疗可能引起短暂的记忆缺失(极少情况为永久性记忆丧失)。

℞　抗抑郁药物

药物分类	副反应	备注
杂环类(包括三环类)抗抑郁药		
阿米替林 阿莫沙平 氯丙咪嗪 地昔帕明 多虑平 丙咪嗪 马普替林 去甲替林 普罗替林 三甲丙咪嗪	睡眠增多、体重增加、心率快、低血压、口干、意识障碍、视物模糊、便秘、排尿困难、性高潮延迟 氯丙咪嗪和马普替林还可引起癫痫发作	副反应在老年患者中更明显; 药物过量可引起严重的、威胁生命的毒性作用
选择性 5-羟色胺再摄取抑制剂		
西酞普兰 艾司西酞普兰 氟西汀 氟伏沙明 帕罗西汀 舍曲林	性功能障碍(主要引起性高潮延迟,少数也可导致性欲减退),恶心,腹泻,头痛,体重减轻(短期作用),体重增加(长期作用),停药综合征*,健忘,情感受挫和易发青斑	SSRIs 是最常用的一类抗抑郁药物。对恶劣心境、广泛性焦虑障碍、强迫症、惊恐发作、恐惧症、创伤后应激障碍、经前紧张综合征及暴食症 药物过量使用较少引起不良作用

℞ 抗抑郁药物（续）

药物分类	副反应	备注
单胺氧化酶抑制剂		
异唑肼 苯乙肼 司来吉兰 反苯环丙胺	失眠、体重增加、性功能障碍（性欲减退和性高潮延迟）、针刺感、头晕、血压降低（尤其是站立位血压），和严重的高血压	服用该类药物的患者常需限制饮食，且需避免服用某些特定药物 丙炔苯丙胺常可用作辅助药物，从而可使患者避免饮食限制，但大剂量服用时则无此作用
精神兴奋剂		
右旋安非他命 哌甲酯	神经过敏、震颤、失眠、口干	作为抗抑郁药单独使用无效，通常与其他抗抑郁药联合使用
5-羟色胺调节剂（5-HT$_2$阻滞剂）		
米氮平 奈法唑酮 曲唑酮	睡眠增加和体重增加 轻度睡眠增加，严重肝损伤（罕见） 严重的睡眠增加，疼痛，持续勃起，严重的体位性低血压	米氮平不会引起恶心或性功能障碍 奈法唑酮有助于睡眠安稳
5-羟色胺-去甲肾上腺素再摄取抑制剂		
度洛西汀 文拉法辛	恶心，口干，停药综合征*，过量使用可引起血压升高	小剂量服用和缓慢加量可以避免或减少药物副反应
去甲肾上腺素-多巴胺再摄取抑制剂		
苯丙胺	头痛，烦躁，停药综合征*，少数患者出现高血压，罕有癫痫发作	苯丙胺对伴有注意力缺陷多动症或可卡因成瘾和试图戒烟的患者有效，且不会引起性功能障碍

* 停药综合征是指突然停药后出现头晕、焦虑、易怒、恶心和流感样表现等症状

双相情感障碍

双相情感障碍（以前被称为躁狂抑郁症）的特点是抑郁相与躁狂相交替出现，或表现为轻度躁狂。躁狂主要表现为活动过多和与外界不相符的情绪高涨。

■ 双相情感障碍的发病，遗传因素起了一定作用。

■ 抑郁相与躁狂相单独或同时存在。

■ 患者常表现为过度情绪低落和对生活失去兴趣，被过度情绪高涨和精力旺盛，常常被易激惹代替，发作间期可恢复相对正常。

■ 诊断主要依靠临床表现和症状。

■ 治疗主要依赖情绪稳定剂的药物，如锂盐和一些抗癫痫药物；有时心理治疗也有一定效果。

双相障碍的命名源于该病兼有两种情感的极端状态或者是两极——抑郁状态和躁狂状态。本病在美国的患病率少于4%，男女发病率几乎相等。但是，女性更有可能表现为抑郁症状，男性则更有可能表现为躁狂症状。常于青少年、二十多岁或三十多岁发病，也可能相当早。

双相障碍的分型：

■ **双相情感障碍Ⅰ型**：患者整个病程中至少出现一次躁狂发作，通常表现为抑郁状态。

■ **双相情感障碍Ⅱ型**：患者主要表现为重度抑郁发作，较少轻度躁狂，但几乎没有躁狂发作。

 你知道吗……

某些躯体疾病和药物可以诱发双相情感障碍。

处于躁狂状态时患者会认为他们状态极佳。

病因

双相情感障碍的发展过程中遗传因素起了一定作用。体内神经递质的含量异常也是双相情感障碍的常见病因，如去甲肾上腺素或5-羟色胺浓度异常。（神经递质是由神经细胞产生的用于信息传递的物质。）

双相情感障碍起病可能在经历一些应激性生活事件之后，或事件触发一次发作。然而，诱发事件和患病之间

的因果关系还未得到证实。

某些疾病可出现双相情感症状,即抑郁和躁狂,如甲状腺激素水平增高(甲状腺功能亢进)。而且,包括可卡因和安非他命在内的某些药物也可诱发双相情感障碍。

症状

双相情感障碍常包括情感发作期与无症状期(缓解期)间歇出现。情感症状发作期可持续几周到 3 ~ 6 个月。所谓的循环周期是从一次情感发作到下次发作所经历的时间。部分患者罕有症状出现,可能终其一生情感发作仅出现数次;然而,还有一些患者可能每年都会有至少 4 次情感发作(被称为快速循环发作)。尽管不同患者症状发作的频次相差甚大,但在同一个患者每次发作的循环周期是基本固定的。

情感发作形式不限,可以是抑郁发作、躁狂发作或轻躁狂。仅有极少数患者表现为混合状态,抑郁与躁狂不断转换。而在绝大多数患者则以一种情绪障碍为主。

抑郁:双相情感障碍患者的抑郁状态与抑郁症的临床表现类似。患者常感到极度悲伤,对日常活动丧失兴趣,思维及行动缓慢,睡眠时间较平常显著延长,整个人被无助感和负罪感所笼罩。

躁狂:躁狂症状相较于抑郁状态常突然结束且持续时间短(一周或更久)。患者常表现为精力充沛、兴高采烈或易激惹;或者表现的过度自信,行为或衣着夸张,睡眠需要减少,夸夸其谈,思维奔逸,做事有头无尾,话题或工作常变来变去。他们执着的不计后果的(如经济损失或受伤)追逐某种活动(例如商业活动、赌博或危险的性行为)。然而,患者自我感觉良好。

患者对自身病情缺乏认识能力。由于对行为缺乏自控能力导致患者缺乏耐心、容易冲动、爱管闲事、易于与周围发生冲突,产生冲动行为。因此,患者的社会关系紧张;常觉得自己被不公平对待或被迫害。部分患者可能出现幻觉,包括听见和看见根本不存在的事物。

狂躁型精神病是躁狂症的严重状态,临床表现与精神分裂症类似。患者可能有严重的夸大妄想,觉得自己如上帝般无所不能;或者有被害妄想,觉得自己正被 FBI 追击。患者活动显著增多,跑来跑去,大声尖叫,反复祷告或不停歌唱。精神和躯体活动异常激越以至于丧失清晰的思维和行动能力(谵妄型躁狂),最终导致精疲力竭。此类患者一旦发现即要给予紧急治疗。

轻躁狂:轻躁狂与躁狂发作比较,临床症状常减轻。患者保持愉悦感,睡眠需要减少,思维和行为活跃。对于某些患者而言,轻躁狂期是其最佳的创作状态,其间他们的精力充沛,充满灵感和自信心,在社会活动中容易成为焦点。然而,轻躁狂患者往往夸大自己的能力,随便允诺,行为草率,做事有头无尾。他们易于被周围环境影响而转换注意力,易激惹,有时会表现的怒气冲冲,情绪不稳定。当轻躁狂患者处在群体环境时,对自己的病情有一定的认识能力,可能意识到自己表现异常和对周围的影响。

混合状态:混合状态是指在同一时间段内,同时存在抑郁和躁狂或轻躁狂的表现。患者可能在兴高采烈的过程中突然出现痛哭流涕,或在抑郁状态发作过程中出现思维奔逸。通常表现为:晚上睡觉时还是抑郁状态,经过一夜休息,早上起床后即精力充沛、兴高采烈。每 3 个双相情感障碍患者中就有 1 个表现为混合状态。

诱发躁狂的其他因素

常见病因	举 例
神经系统疾病	脑部肿瘤
	颅脑外伤
	亨廷顿舞蹈病
	多发性硬化病
	颞叶癫痫(复杂部分发作)
	卒中
	小舞蹈病
结缔组织疾病	系统性红斑狼疮(狼疮)
感染	艾滋病
	脑炎
	流感
	梅毒(晚期)
内分泌系统疾病	甲状腺功能亢进
药物	安非他命
	抗抑郁药(大多数)
	抗抑郁药物停用
	溴隐亭
	可卡因
	皮质醇
	左旋多巴
	哌醋甲酯

诊断

该病的诊断以典型的临床表现为基础。然而,躁狂症患者很少就医,因为他们觉得自己一切正常。因此,医生需要向患者的家属了解病情。有时,医生也需要询问患者是否有自杀的想法。

为了明确诊断,需要除外是否继发于某种药物的副反应,或者其他的躯体疾病。例如,需要通过检验分析除外患者是否为甲状腺功能亢进。

通过明确患者处于何种情感发作,即是抑郁发作还是躁狂发作,而决定最佳的治疗方式。

治疗

严重的躁狂或抑郁发作患者常需住院治疗;而症状不十分严重的躁狂发作患者,仅在行为过度活跃期需要住院治疗,以避免发生危及周围环境和家庭的严重的、不恰当的商业行为或性行为。绝大多数轻躁狂患者仅需门诊治疗。然而,目前仍没有适宜于快速循环发作患者的治疗方法。如果没有得到及时治疗,几乎所有的双相情感障碍患者都会有症状复发。

治疗方法包括稳定心境的药物（心境稳定剂，如锂盐和抗惊厥药），抗精神病药物和某些抗抑郁药物，以及心理治疗。当心境稳定剂无效时，有时可选择电休克疗法；当情感发作与季节相关时可考虑光疗。

锂盐：锂盐可以减轻躁狂发作和抑郁发作的临床症状，并有助于预防情绪转换。锂盐需服用 4～10 天后才开始起效，因此常需联合快速起效的药物治疗，如抗惊厥药物或新一代（第二代）抗精神病药物，以便于控制思维和行动活跃。

锂盐的副反应有震颤、肌肉抽搐、恶心、呕吐、腹泻、口渴、尿频和体重增加，并且会使痤疮或牛皮癣加重。这些副反应常持续时间短，可以通过调整剂量减轻症状；然而，有时必须通过停药才能缓解。临床使用锂盐时必须监测锂盐的血药浓度，因为其血浓度越高，发生药物副反应的可能越大。长期服用锂盐可能导致甲状腺功能减退，极少情况下引起肾功能损伤。因此，服用锂盐的患者需要定期监测甲状腺功能和肾功能。

锂盐血药浓度异常升高的患者可出现持续性头痛，精神错乱，困倦，癫痫发作和心律失常等副反应。锂盐的药物副反应更常见于老年和肾功能不全的患者。计划怀孕的女性患者需停用锂盐，因其可导致胎儿心脏发育障碍。

抗惊厥药物：抗惊厥药物，如卡马西平、奥卡西平和丙戊酸，可用于治疗首次发作的躁狂症或混合状态（同一时间段的躁狂和抑郁发作同时存在）。不同于锂盐，抗惊厥药物很少引起肾损伤。但是，卡马西平可使血红细胞和白细胞数目显著降低；丙戊酸可引起肝损伤（主要在儿童患者）或严重的胰腺损伤。通过密切监测各种生化指标，医师可及时发现由药物引起的不良反应。卡马西平和丙戊酸临床效果明显，尤其对于那些其他药物治疗无效的患者。卡马西平的药物副反应较少。

其他的抗惊厥药还有拉莫三嗪，适用于抑郁发作为主的双相情感障碍。拉莫三嗪可引起严重的皮疹。少数情况下，皮疹可演变成致命的史提芬-强森综合征。因此，服用拉莫三嗪的患者需密切注意有无新出现的皮疹或流感样症状，并及时告知主管医师。

抗精神病药物：因第二代抗精神病药物相较于其他治疗双相情感障碍的药物，起效迅速且副反应少，所以正逐渐被用于治疗突然的狂躁发作。这类药物包括阿立哌唑，奥氮平，喹硫平，维思通和齐拉西酮。

长期使用的副反应可见体重增加和代谢综合征。代谢综合征主要表现为腹型肥胖伴胰岛素抵抗，高血糖，胆固醇水平异常和高血压。然而，阿立哌唑和齐拉西酮则很少引起代谢综合征。

抗抑郁药物：几乎所有的抗抑郁药物都可引起双相情感障碍患者从抑郁发作到躁狂发作或轻躁狂的情感转

换，甚至快速循环发作。因此，这类药物仅用于短期治疗，及与心境稳定剂联合使用。临床中需密切观察此类药物对于情绪转换的影响；一旦发现轻躁狂或躁狂症状，需尽快停药。

心理治疗：心理治疗适用于正在服用心境稳定剂的患者，多数时候可增加患者对治疗的依从性。集体治疗可帮助患者和他的治疗伙伴或亲友更好的理解双相情感障碍及其临床表现，从而更好的应对疾病。个别心理治疗则有助于患者学习如何更好的处理日常生活中可能面对的问题。

教育：了解各类药物的副反应有助于增加患者对治疗的依从性。患者常拒绝药物治疗，因其觉得药物会影响他们的反应能力和创造性。然而，各种副反应中影响创造性并不常见，因为心境稳定剂使患者情绪稳定，更容易适应工作、学习和各种社会、艺术活动。

患者应学会如何快速识别症状以及如何有效预防情感发作发生。例如，远离各类刺激物（如咖啡因和尼古丁）和酒精，保证充足睡眠。

医师或治疗师应告知患者各种情感发作导致的不良结果。如对于沉迷于纵欲的患者，应告知他们的行为会对婚姻带来种种不良影响和性乱交所带来的健康危害，特别是增加艾滋病的风险。而对于大肆挥霍的患者，应告知其最好将财务交给可信任的家庭成员管理。

环性心境障碍

环性心境障碍常表现为欣快状态（轻躁狂）被悲伤状态（抑郁发作）所替代，两种发作程度均较轻且持续时间短暂。

环性心境障碍的临床表现与双相情感障碍类似，但程度较轻。欣快和悲伤程度不严重，仅持续数天，常易复发，且发作间期不规律。它常可发展成为双相情感障碍或表现为严重的持续性喜怒无常。

环性心境障碍患者可能较易获得商业活动的成功，成为领导者，取得较好的工作业绩，进行更多的艺术创作。然而，这类患者也可能表现为工作、学习状态艰难，经常变换住所，不断的经历失恋或婚姻失败，酒精或药物成瘾。

治疗

患者需要学会如何使自己喜怒无常的情绪状态适应环境。但是，想要与环性心境障碍患者维持良好的人际关系是非常困难的。对于追求艺术生活的患者，获得一份时间安排自由或与艺术相关的工作，有利于病情控制。

当情绪障碍影响正常生活时，可使用心境稳定剂（如锂盐或抗惊厥药物）进行治疗。相较于锂盐，患者对于抗惊厥药物有更好的耐受性。因为抗抑郁药物会引起一种情感发作向另一种的快速转换(快速循环发作),所以临床较少适用,除非有严重的或持续时间长的抑郁状态。

团体支持治疗可以为环性心境障碍患者提供一个分享自己经历和内心感受的平台,因此常有不错的治疗效果。

自 杀 行 为

自杀行为包括三类自我毁灭性活动:自杀死亡,自杀未遂和自杀姿态。患者有关于自杀的想法和计划被称为自杀观念。

- 自杀行为通常由多个因素混合作用引起,最常见的是抑郁。
- 一些自杀方式,如开枪,通常致命;但自杀者选择非致命方式自杀,并不能说明其自杀动机不强烈。
- 任何自杀威胁或自杀未遂都应引起高度重视,并及时提供相应的帮助和支持。
- 建立危机热线(电话和网络邮件),对有自杀意念的患者进行帮助以预防自杀事件。

常见的自杀行为包括以下几种:

- 自杀死亡:一种导致死亡的自我伤害的故意行为。
- 自杀未遂:一次未致命的自我伤害行为。通常情况下,自杀未遂至少会出现希望结束生命但又寻求救助的矛盾行为。
- 自杀姿态:一次不太可能导致死亡的自我伤害行为。例如割伤腕部但伤口表浅,或吞服过量的维生素。

自杀姿态和自杀意念可能反映了那些仍有求生欲望的人群的一种求助愿望,不应为轻易忽视。关于自杀率的信息主要来自于死亡证书和验尸报告,仍可能与真实情况有一定偏差。即使如此,通过这些数字还是说明自杀行为是一种常见的大众健康问题。自杀行为可以在不同年龄段发生,且与性别无关。自杀在 10~24 岁的美国青少年死因中位居第三,在全美导致死亡的因素中排名第十一位。70 岁以上的老年人群自杀死亡率最高。然而,自杀企图在中年以下人群中普遍存在,在青少年女性和 30 岁左右的单身男性中尤其多见。在所有年龄段人群中,具有自杀企图的女性是男性的 2 倍,但具有自杀企图的男性死亡率却至少是女性的 4 倍。儿童和青少年的自杀行为将在第 287 节进行说明。

> **？ 你知道吗……**
> 自杀在美国青少年死因中位居第三,而 70 岁以上的老年人群自杀死亡率最高。

自杀的高危因素

- 年龄大于 65 岁
- 男性
- 疼痛或致残的疾病
- 独居
- 债务或贫穷
- 丧亲或丧失
- 蒙羞或丢脸
- 抑郁,特别是伴不安或焦虑
- 持续悲哀,即使当抑郁的其他症状有所改善
- 服药或酒精滥用
- 既往有自杀企图
- 自杀家族史
- 儿童时期的创伤性经历,包括家庭暴力或性侵犯
- 自杀的先占观念或语言
- 有详细的自杀计划

分居、离异或寡居者具有自杀企图的可能性较高。独居者的自杀企图和自杀成功的比率都相当高。若家庭成员中有自杀企图,则此类人群的自杀风险也增加。

白人较其他人种的自杀企图更为常见。具有自杀企图的黑人女性与白人女性比例相当,但前者死亡率较低。

具有良好社会关系的人群与独居者比较,其自杀行为较为少见。而且绝大多数宗教团体成员,尤其是罗马天主教徒的自杀行为少见。

病因

自杀行为通常由多个因素混合作用引起,最常见的是抑郁。50% 以上的自杀企图者都患有抑郁症。婚姻问题,恋爱不顺或失恋,与父母争执(常见于青少年),或者是最近失去爱人都是诱发抑郁的常见原因。然而,某种

单一因素,如一段重要关系的破裂,常成为压死骆驼的最后一根稻草——导致自杀行为发生。六分之一的人在自杀前常会留下日记,有时可据此发现诱发自杀行为的原因。

某些常见的躯体疾病可能诱发抑郁并导致自杀企图。多数诱发自杀的躯体疾病可直接影响患者的神经系统(如艾滋病,痴呆或颞叶癫痫),或者其治疗过程可诱发严重抑郁(如用于治疗高血压的某种药物)。如果抑郁症患者伴随有焦虑或其他精神症状,如错误的认知(妄想),其自杀的危险性较不伴有此类症状的患者显著升高。

那些童年时有创伤性经历的人(包括被虐待),可能因为他们患抑郁的风险增加,往往有较高的自杀企图。

饮酒加重抑郁症状,从而使自杀可能性增大。约30%的自杀者在发生自杀行为前有饮酒史。酒精中毒者,特别是酗酒者在戒酒过程中常感到极度懊悔,因此即使在清醒时他们也具有很高的自杀倾向。

除了抑郁症,患有其他心理疾病的人自杀风险亦增加。精神分裂症和其他精神疾病患者可能听到有声音(幻听)命令其自杀。有边缘型人格障碍或反社会型人格障碍的人,特别是曾有过暴力史,可能以自杀姿态或自杀企图作为报复他人或表明态度的一种方式。

抗抑郁药物及其诱发的自杀风险:开始抗抑郁药物治疗之前的几个月是自杀企图出现的最高危时期,而开始服用抗抑郁药物时和随后的几个月相比,自杀死亡风险并未增加。然而,某些抗抑郁药物可使自杀观念(而非自杀死亡)轻度增加,因此对于服用抗抑郁药物的患者要密切关注其自杀风险。

最近的公众健康问题暴露出自杀风险增加可能与使用抗抑郁药物相关,因此医师处方此类药物时应更加谨慎,并应减少儿童和青少年的使用。然而,同一时期青少年自杀死亡率却增加14%。究其原因,可能是因为种种慎用抗抑郁药物治疗抑郁症的警告,使抑郁状态无法得到有效控制,进而导致自杀死亡增加。许多医师认为最佳的治疗方法是:治疗抑郁症的同时告诫患者及其家属应密切注意病情是否加重或是否出现自杀观念,如果发生上述改变应立即联系医师或住院治疗。

方式

自杀方式的选择常常取决于自杀者的文化背景和自杀工具,同时也可能反映自杀动机的强烈程度。有些方式(如从高楼跳下)几乎没有生还可能,反之,其他方式(如过量服用药物)则有可能获救。然而,自杀者选择非致命方式自杀,并不能说明其自杀动机不强烈。

? 你知道吗……

服用抗抑郁药物与自杀风险或自杀观念增加相关,然而不服抗抑郁药物风险更大。

尽管绝大多数的男性和女性都会选择使用枪支作为自杀方式,但男性选用此类方式的几率是女性的两倍以上。

过量服用药物和毒药是有自杀企图的人最常采用的方式。暴力的方法如开枪或上吊,在有自杀企图者中并不常见,因为它们通常致命。

在美国的自杀死亡中,枪击致死在男性(74%)和女性(31%)中均最为常见。在男性中仅次于枪击致死的自杀方式是上吊,女性则更倾向于选择过量服用药物。

预防

对于家人和朋友而言,自杀企图或自杀死亡都是一个冲击,但是大多数自杀企图者都有明显的先兆。任何自杀企图或自杀威胁实质上都是一种求助,必须得到重视。如果自杀企图和自杀威胁被忽视,活生生的人可能从此消失。

如果有人威胁要自杀或曾有过自杀未遂,应立即联系警察,使救援人员尽可能快地到达现场。而在救援到达之前,应与自杀者进行冷静且具有支持性的谈话。

医师通常将有自杀威胁或自杀企图的人收住院。如果医师认为自杀者处于伤害自己或他人的高度危险之中,那么即使自杀者拒绝入院,在美国绝大多数州允许医师可以违背自杀者意愿而将其收入院。

自杀的影响

任何自杀行为都会对相关人员产生巨大的情绪影响。自杀者的家人、朋友、医师都可能因为没能阻止其自杀行为而觉得有罪、羞愧和自责,也可能对自杀者产生怨恨的情绪。甚至他们也许会觉得自己无力阻止自杀发生。

有时,一次心理咨询或一些自助群体将有助于家人和朋友走出负罪感和悲哀的阴影,如自杀幸存者组织。医师或当地心理健康机构(县以上水平)可以提供基本的帮助。此外,一些国家机构如美国预防自杀基金也与上述机构保持联系并进行指导。有时,也可利用网络资源获得帮助。

自杀企图也会带来同样的影响,但是自杀者亲友可以通过对自杀者的求助做出的适当反应,来减轻自己的自责感。

自杀援助

自杀援助指的是针对想结束自己生命的人,医师、健康机构、家属或朋友所提供协助行为。自杀援助由于违背了医师延续生命的初衷而非常具有争议。

除了在俄勒冈州,自杀援助都是违法的。在美国其余各州,医师可以提供一切方法来减轻患者身心痛苦,但却不能帮助人实行安乐死。

自杀干预：危机热线

　　一个人一旦想自杀就处于危机当中。遍布各地的自杀预防中心 24 小时热线为那些处于绝望的人提供帮助(互联网上的邮件热线同样开通)。自杀预防中心的工作人员由训练有素的志愿者组成。

　　当一位可能自杀者打通热线，一位志愿者就会与自杀者建立联系，了解他的身份(如反复提及他的名字)，志愿者可以针对引发危机的问题提供一些建设性意见，鼓励自杀者面对问题，志愿者亦可提醒自杀者他

还有家庭需要照顾、有朋友需要帮助。最后志愿者还可利用一些急救措施，为自杀者提供专业的帮助。

　　有时，打来热线的人会称他已经实施了自杀行动(如过量服用药物或打开煤气开关)，或者行动正在进行中。在这种情况下，志愿者将试图让自杀者说出自己的地址，如果自杀者拒绝提供，另一位志愿者将与警察联系，追踪电话，展开营救。与自杀者的交谈在警察到达现场之前将尽力维持。

第 131 节

进 食 障 碍

进食障碍可分为三类：

- **神经性厌食症**：拒绝维持最低的正常体重，伴或不伴暴食和催泻。

- **神经性贪食症**：暴食后催泻，但不引起体重减低。

- **暴食性障碍**：暴食后不伴有催泻。

　　暴食是指因无法自控而在短时间内消耗大量的食物，远远超出正常人在同等时间相同环境的食物消耗量。催泻指的是自我诱发的呕吐或滥用泻药和灌肠药。

　　进食障碍在女性中比在男性中普遍得多，尤其是年轻女性。

神经性厌食症

　　神经性厌食症有如下特点：一味追求体重减轻、体象障碍、极度害怕发胖、拒绝维持正常的最低体重；女性则伴有月经停止。

- 神经性厌食症常于青春期开始出现，在女性人群更为普遍。

- 尽管神经性厌食症体重不断减轻，但他们仍进行节食，并否认自己的病情。

- 严重或快速的体重减轻会引起一系列危及生命的并发症。

- 本病的诊断依靠典型的临床症状，并需进行体格检查、实验室检查以明确有无过度减重后引起的副作用。

- 治疗常采用认知-行为疗法，周期约为 1~2 年。

　　遗传因素和社会因素均在厌食症的发展中扮演了重要角色。在西方追求体格纤细是一种潮流，而肥胖被视为缺乏魅力、不健康和不受欢迎。甚至在青春期前的儿童中，这种潮流也被普遍接受。一半以上的女童采用节食或其他方式来控制体重。然而，其中只有较少的部分发展成神经性厌食症。其他因素，如心理敏感者在特定人群中亦可发展成神经性厌食症。但是，在真正食物匮乏的地方，厌食症反而罕见。

　　本病常起病于青少年，偶见于青少年早期发病，成年起病少见。厌食症主要存在于中产阶级(包括以上)人群中。在西方，患病人数呈上升趋势，大约 0.9% 的女性和 0.3% 的男性患有严重的神经性厌食症。然而，症状轻微的厌食症很难被发现。

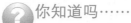
你知道吗……

　　1/3 至 1/2 的神经性厌食症患者存在暴食后催泻的现象。

临床表现

　　厌食症可以是轻微的、短暂的，也可以是严重的、持久的。

　　本病最初表现为摄入障碍并注意营养和关心体重。由于大多数患者已经很瘦，所以这种对体重的关注似乎已经过度了。尽管他们已经开始变瘦，但仍专注于体重并为之焦虑。即使已经十分瘦弱，他们依旧认为自己肥胖，否认自己病了，对体重减轻并不担心，并拒绝求医。

　　厌食意味着"缺乏食欲"，但厌食症患者实际上是饥

饿的并热衷于研究食物。他们研究食物的营养、计算热量，储藏、隐藏、浪费食物；他们收集食谱，为他人准备精美的食物。

约 30%～50% 的厌食症者有暴食行为，然后自我催吐或服用泻药。其他人则是严格控制进食量。当被询问进食多少时，他们常为此而撒谎，以掩盖他们催吐的事实和特殊的进食习惯。许多患者服用利尿剂（一种作用于肾脏以排出体内水分的药物）来治疗明显的水肿和减轻体重。

女性厌食症患者有时在体重减轻之前就出现停经。男女患者都可出现性欲减退。典型体征还有：心率降低、血压降低、体温降低，毛发细软或长出过多的体毛，由于体液蓄积而导致组织肿胀（水肿），并常主诉有腹胀、腹部不适感和便秘。自我催吐可导致牙釉质被腐蚀，颊部的唾液腺（腮腺）肿大和食管炎症。抑郁在这些患者中很常见。

即使厌食症患者已经变得非常消瘦，他们仍积极运动，甚至进行超负荷运动来控制体重。尽管已经出现体重过度减轻，但是他们很少有营养不良的症状。

由厌食症引起的激素变化十分显著，包括雌激素（女性）和甲状腺激素水平明显降低，伴皮质类固醇水平升高。当一个人出现严重营养不良时，机体的每一个重要器官和系统都会受到影响，如骨密度减低致发生骨质疏松的风险增加。

体重减轻得过快或很严重会引发危及生命的并发症。心脏功能紊乱和水电解质（钠、钾、氯）失衡最具危险：

- 心脏功能减弱，心排出量减少。
- 易发生心律失常。
- 患者可以出现脱水，并易出现晕厥。
- 血液可能变成碱性（代谢性碱中毒）。
- 血钾浓度下降。

呕吐、自服泻剂和利尿剂会使上述情况恶化。由于易发生心律失常，患者可以出现猝死。

诊断

由于厌食症患者否认自己有病，因此他们常拒绝各种检查和治疗。他们通常被家属带到医院或因为其他疾病而就医。医师需询问患者的身高、体重以及他们对目前机体和体重的感觉如何，是否还存在其他症状。通常医师利用调查问卷来诊断神经性厌食症。如果患者具有以下症状，则可考虑厌食症诊断：

- 体重过度减轻，体重指数小于（BMI）17.5
- 担心发胖
- 否认有病
- 女性患者出现月经停止

医师还需通过体格检查，血、尿的实验室检查来判断是否存在由体重减轻和营养不良引发的机体功能紊乱。

骨密度检查有利于发现是否存在骨质疏松；心电图检查则利于发现是否存在心律失常。

 你知道吗……

如果不及时治疗，近 10% 的严重厌食症者会死于本病。

什么是厌食症？

厌食症患者常否认有病，并隐藏自己的饮食习惯、拒绝就医。许多患者通常是谨小慎微的、自制力很强的、智力出众的、对事业高标准的成功人士，依靠隐藏自己的饮食习惯，他们的家人和朋友早期也难于发现他们的进食障碍。由于厌食症可引起严重的、危及生命的并发症，因此当一个人出现习惯性节食或过分关注体重时，他的家人和朋友就应引起高度关注。

厌食症患者常有以下表现：

- 尽管他们已经十分消瘦，但仍担心变胖
- 否认体重过轻
- 热衷于研究食物
- 分析食物的热量
- 储藏、隐藏或故意浪费食物
- 为他人准备精美的食物
- 漏餐
- 假装进食或欺瞒真实的进食量
- 超负荷运动
- 穿着宽松或多层的衣物
- 一天内多次称量体重
- 因不够消瘦而使自尊心受到打击

预后

如果不及时接受治疗，近 10% 的严重厌食症者会死于本病。轻微厌食症尽管无法确诊但死亡率很低。通过治疗，约半数患者可几乎或完全恢复体重，使体内激素水平和躯体功能恢复正常；1/4 的患者可恢复部分体重，但过一段时间仍会恢复到以前的饮食习惯（复发）；还有 1/4 的患者仍会反复发作，由体重减轻引起的生理和心理功能紊乱将持续存在。

治疗

当体重减轻的很快会很严重——如果体重减轻超过正常体重的 25%，及时恢复体重就成为当务之急。厌食症患者需住院治疗以保证摄入足够的热量和营养。经口进食是最佳的治疗方案，但少数人要通过鼻饲恢复营养。同时，医师还需要对由体重减轻引发的并发症进行检查和治疗。例如，如果患者出现骨密度减低，应及时补充钙和维生素 D，有时也可给予二磷酸盐类药物治疗，常用的有阿仑膦酸钠、伊班膦酸钠和利塞膦酸钠。住院期间，还应向患者提供心理咨询和营养顾问。通过住院使患者脱离日常的生活环境，易于帮助其打破不正常的饮食和生活习惯，从而促进患者恢复。

然而，多数厌食症患者主要在门诊进行治疗，其中认知-行为疗法常可获得不错的治疗效果。通常，对于恢复体重的厌食症患者该疗法需持续 1 年，而对于持续低体重的患者则需延长到两年以上。认知-行为疗法更适用于出现厌食症不足半年的青少年患者。由于多数厌食者否认有病并拒绝就医或恢复体重，因此这种治疗方法显得尤为重要。对于青少年患者家庭治疗也十分有效。通过家庭治疗，不仅有助于改善家庭成员间的关系，而且可以教会家长帮助青少年恢复体重的方法。

厌食症的治疗还应包括规律复诊并进行相关检查；接受营养师的建议，从而学会如何通过特殊的营养餐搭配或合适的热量补充使体重恢复到正常水平。

目前并没有专门用于治疗厌食症的药物。但是，新一代抗精神病药物如奥氮平有助于患者恢复体重和缓解他们对肥胖的恐惧感。选择性 5-羟色胺再摄取抑制剂（一类抗抑郁药），如氟西汀，可预防厌食症复发；对于同时存在抑郁状态的患者效果更佳。

神经性暴食症

神经性暴食症的特征是：反复在短时间内摄入大量食物（暴食），继而尽力避免因食物被吸收引起的体重增加（催泻）。

- 患者进食大量食物后再通过呕吐、服用泻药、利尿剂，或超负荷运动来控制体重
- 当一个人过度关注自己的体重，且体重波动明显时，应高度怀疑本病
- 常用的治疗方法包括：认知-行为疗法，5-羟色胺再摄取抑制剂（一类抗抑郁药），或两者联用。

同神经性厌食症一样，神经性暴食症也受遗传和社会因素的影响，也好发于年轻女性，她们过于关注自己的体形和体重，多发于中上社会阶层。神经性厌食症主要的发病人群为青少年和年轻女性，女性和男性的发病率分别为 1.6% 和 0.5%。

临床表现

暴食症者的暴食行为反复发作，她们在相当短的时间内，常在两小时以内摄入大量食物。情绪压力常引发暴饮暴食和催吐的不良循环，这类行为通常在暗中进行。暴食症者常在非饥饿状态下进食，吃到胃疼，并抱怨自己的行为失控。患者常进食大量的高热量食物，如冰激凌和蛋糕。每次暴食的摄入量不尽相同，有时可达到上千卡路里；暴食频率较多，通常每日数次。

你知道吗……

暴食症者常对自己的行为感到懊悔或羞愧。

由于经常利用手指自行催吐，因此暴食症者的指关节常可见瘢痕组织。

为了对抗暴食带来的后果，暴食症者常通过以下方式催泻：

- 呕吐
- 服用泻药
- 严格控制进食或禁食
- 超负荷运动
- 以上行为联用

很多患者用利尿剂来治疗浮肿。不同于厌食症者，暴食症者的体重在正常范围波动。

自我诱发呕吐会引起牙釉质腐蚀、使颊部唾液腺（腮腺）肿大和食管炎症。呕吐和催泻使血钾水平降低，导致心律失常。有报道多次服用大量催吐剂来诱发呕吐可引发心律失常，进而导致猝死。而在一次暴食后，因摄入大量食物引起胃破裂和食管撕裂，进而引发致命并发症者少见。

与厌食症相比，暴食症患者能意识到自己行为异常，并自觉懊悔和自罪。他们承认自己有问题并去看医师或寻求其他帮助。一般来说暴食症患者比较外向、行为冲动型、伴有滥用药物、酗酒及抑郁。

诊断

如果一个人，特别是青年女性，过分担心自己体重增加，并且体重波动较大，尤其是有过度使用泻剂的现象（如腹泻和肠痉挛），医师应考虑暴食症诊断。其他的证据还有：

- 腮腺肿大
- 用手指自我催吐时造成的指关节划痕
- 胃酸造成的牙釉质腐蚀
- 低钾血症

明确诊断应包括：患者描述有暴食-催吐的行为，一周有两次以上的暴食史，且病史持续至少三个月。但当患者症状典型时，仅通过临床表现即可确诊。

治疗

认知行为治疗和药物治疗是两种治疗本病的最有效方法。两者联合使用效果更佳。

在认知行为治疗中，应先检查确定有否躯体功能障碍，并给予相应治疗。患者与治疗师需每周见面 1~2 次，持续 4~5 个月，共约 16~20 次。通过认知行为疗法，大约 2/3 的暴食症患者可以减少他们暴食的频率，1/3 的患者可以停止暴食。进行此种疗法的病人的暴食习惯将逐渐减轻，而戒断则需至少 1 年。

5-羟色胺再摄取抑制剂，一类抗抑郁药，治疗暴食症

可达到一定效果,当与认知行为疗法联合使用时效果最佳。然而,一旦停药则易复发。

暴食性障碍

暴食性障碍的特征是无法自控地进食大量食物(暴食),但随之并无减轻体重的尝试(催吐)。

- 暴食性障碍多发于肥胖人群
- 暴食性障碍者短时间内摄入大量食物后并不进行催吐,常为其暴食行为而烦恼
- 诊断依据于患者对其异常行为的描述
- 减肥锻炼和减肥药物西布曲明有助于控制体重;认知行为疗法有助于控制暴食行为

暴食性障碍的发病率在女性和男性分别为 3.5% 和 2%,在肥胖人群中多见。在一些减肥训练营中,30% 的肥胖者患有本病。

绝大多数暴食性障碍患者尽管已属于肥胖,但仍不断摄入过量的热量。与神经性厌食症患者的过度消瘦不同,多数暴食性障碍患者体重正常或接近正常。本病患者的年龄比神经性厌食症或神经性暴食症高,近半数为男性。

你知道吗……
近半数的暴食性障碍患者为男性。
约一半的肥胖暴食性障碍患者有抑郁症。

临床表现

暴食症障碍患者在短时间内摄入大量的食物,远远超出正常人在同等时间相同环境的食物消耗量,且在暴食过程中或暴食后自觉行为失控。此类患者的暴食行为为间断性,并非持续出现。他们可能也具有以下表现:

- 进食速度较正常人增快
- 过度进食直到感到胃部不适
- 非饥饿状态下进食大量食物
- 因对自己的行为感到羞愧,常独自就餐
- 暴食后常感到自责、抑郁或自罪

暴食性障碍患者常为其暴食行为而烦恼,特别是当他们正在努力减肥时。大约 50% 的肥胖暴食性障碍患者伴有抑郁,而体重正常的暴食性障碍患者并发抑郁的几率则不足 5% 。

诊断

明确诊断应包括:患者每周有两天出现暴食行为,病史持续至少 6 个月,且自觉行为失控。但当患者症状典型时,仅通过临床表现即可确诊。

治疗

绝大多数患者选择减肥训练营作为治疗方法。尽管这些减肥训练营很少有针对暴食性障碍的治疗,但是此类患者更多关注的是自己的体重减轻而非控制暴食行为。传统的减肥训练不仅可以有效的减轻体重,而且有利于减少暴食频率。因为,在这些训练营中暴食无疑与体重增加相关。

其他的治疗方法还包括:

- 认知行为疗法有助于控制暴食频率,但却对减轻体重效果甚微。
- 西布曲明,一种减肥药物,有助于减轻体重,并对减少暴食频率有一定效果。
- 选择性 5-羟色胺再摄取抑制剂(一类抗抑郁药),如氟西汀,可减少暴食频率同时减轻体重。但是,一旦停药则易复发。
- 与"匿名戒酒自助会"类似的自助团体(如匿名暴食和食物成瘾自助会)分布广泛,但作用仍不确定。
- 手术治疗可用于减轻体重,但是否对减少暴食频率有效仍不清楚。

第 132 节

人 格 障 碍

人格障碍的特征是一种相对僵化的、社会环境适应不良的认知、反应和与人际关系模式。

- 行为特点:古怪、偏离正常,或具有戏剧性、不稳定性,或表现的焦虑、压抑。
- 诊断依据:反复出现偏离正常的想法或行为,尽管这些想法或行为可能带来不良后果。

- 药物治疗对于人格特征的改变常是无效的,但是可以通过心理治疗使病人认识到自己的问题并改变那些偏离社会正常认知的行为。

每个人都有特定的待人接物的认知和相处的模式(人格特征)。也就是说,每一个人在应对压力时,有其独特的、一贯的风格。例如,遇到麻烦时,一些人寄希望

于寻求他人的帮助，另一些人则是独立解决问题；一些人总是希望大事化小、小事化了，而另一些人则习惯于把问题扩大化。对于心理健康的人而言，如果他们的第一次努力失败了，不论其一贯行为风格如何，他们都喜欢试用其他的方法。

相反，人格障碍患者的行为方式僵化，处理问题的方式不恰当，以至于影响到与家人、朋友和同事的关系。这种适应不良可以追溯到青少年，或成人早期阶段，且长期固定不变。本病的严重程度多变，其中轻度人格障碍较普遍，而严重的人格障碍十分罕见。

大多数人格障碍患者不满意自己的生活状况，并在工作或社会交往中存在许多问题，会出现情绪障碍、焦虑、药物滥用或进食障碍。

人格障碍患者并未意识到其思维或行为模式是不恰当的，所以自己不会寻求帮助。然而，由于人格障碍患者的行为给他人带来麻烦，所以其朋友、家人或单位会替他们寻求帮助。当患者主动寻求帮助时，往往是因为一些痛苦的症状（例如焦虑、抑郁或药物滥用）或由人格障碍导致的生活压力。他们认为自己的问题是其他人或环境引起的，而与自己无关。

直到最近，许多精神病学家和心理学家都认为目前没有很好的治疗方法适用于人格障碍。然而，某些心理治疗的特殊形式（谈话治疗）结合药物治疗，有时可能有意想不到的治疗效果。其中，选择一位经验丰富、善于沟通的心理治疗师尤为重要。

人格障碍可以分为三大群。A 群"古怪群"；B 群"戏剧化群"或"情绪化群"；C 群"焦虑群"。

人格障碍的后果

- 人格障碍患者通常有脱离正常的危险行为，易于导致躯体疾病（如酒精或药物依赖），自我伤害，危险的性行为，疑病症和与社会价值的对抗。
- 人格障碍患者幼年时期可能经历环境多变的、脱离社会的、过度情绪化的、滥用药物的、或不负责任的养育方式，进而导致躯体和精神问题。
- 人格障碍患者面对压力时容易发生精神崩溃（即使处理日常的心理问题也变得十分困难）。
- 人格障碍患者可能最终发展成为不同类型的精神疾病，其类型与早期的人格障碍分类相关（例如，焦虑、抑郁、精神病）。
- 人格障碍患者的依从性较差，即使遵从治疗，其对药物的反应也较正常人差。
- 人格障碍患者的医患关系较差。因为他们拒绝对自己的行为负责，或对人缺乏信任，或要求过多。医师对他们也充满责备和不信任，最终可能会拒绝他们。

A 群：古怪群

偏执型人格：本病患者往往不信任、怀疑他人。他们毫无根据地怀疑他人会伤害自己和认为对方的行为充满敌意。因此，偏执型人格障碍患者可能会维护自己的权益而报复对方，然而这些行为必然引起他人的拒绝或排斥，这样反而证明了他们原来的疑虑。本病患者在人际关系中，总是表现的冷淡且不易亲近。

偏执型人格障碍患者经常起诉他人，尤其当他们觉得自己代表公义时。冲突发生时，本病患者很难意识到自己问题，常归咎于他人。他们的工作相对独立，但效率很高且态度认真。

有些因自身缺陷或残疾（如耳聋）的性格孤僻的患者更容易怀疑别人。然而，这种多疑并非偏执型人格障碍的诊断证据，除非同时存在对他人的不良敌意。

分裂样人格：本病患者性格内向、退缩、孤独，情感冷淡，与家庭和社会疏远。过分沉湎于自己的情感和思想之中，害怕与人亲近。他们沉默寡言，爱做白日梦，喜欢臆想，而不爱实际行动。幻想是本病患者常用的处事方法（防御机制）。

分裂型人格：本病患者像分裂样人格一样，表现的与社会疏远，难以接触。另外，他们常出现一些与精神分裂症类似的奇怪的思维、认知和交流的方式。虽然分裂型人格较常见于精神分裂症患者发病前，但大多数患者不会发展为精神分裂症。

一些患者会有许多奇幻的想法——认为自己的思维或行动能够控制一些人或事。例如，他们的怨念能够伤害到其他人。本病患者也可以有偏执的想法。

B 群："戏剧化群"或"情绪化群"

做作性（表演性）人格障碍：本病患者常过度追求关注，情感夸张且富有戏剧性，过分注重外表。他们生动的表达方式容易建立人际关系，但却肤浅而短暂。他们的情感表达往往过分夸张、幼稚、惹人同情或关注（常是色情或性感的表现）。

本病患者倾向于性挑衅行为或非性关系性化。然而，他们可能并非真的想要性关系；在他们性感行为的背后潜藏着被依赖和被保护的欲望。有些患者有疑病症状，夸大他们的躯体问题以期获得关注。

自恋性人格障碍：本病患者往往有一种优越感，渴望赞美，且缺乏同情心，夸大自己的价值和作用，常被精神科医师称为"自大狂"。他们对失败、挫折和批评极度敏感；因过度自信，所以当面对失败时易于变得愤怒或重度抑郁。在人际关系中，由于总认为比别人优越，应该得到赞美和羡慕，因此他们有时会怀疑别人在嫉妒自己。本病患者总觉得自己的要求应立刻被满足，而欺压他人，并且认为别人的想法和要求无足轻重。他们的行为往往会冒犯别人，被认为是以自我为中心，骄傲自大或自私的。这类典型的患者多见于成功人士，也可以发生于尚无成就者。

反社会性人格障碍：本病（以往称为病态人格或社会病态人格）患者多为男性，表现为对别人权利和感觉的漠视。欺骗充斥着他们的人际关系。为了功利和个人的满足（不像自恋性人格，他们认为自己比别人优越），他们利用、剥削他人。

反社会性人格障碍患者的特点是：冲动地、不负责任地宣泄内心冲突，对挫折的耐受力很差，对外部充满敌意和暴力。他们往往不能预测其反社会行为的不良后果。尽管已经对别人造成伤害，但他们不会产生懊悔和负罪感。相反，他们习惯于把自己的行为合理化，并且推卸责任。对于反社会性人格患者，挫折和惩罚不会令其改变行为，不会改善他们的预测和判断，相反，会让他们更坚信世界的冷酷无情。

本病患者常有酗酒，性变态，乱交和屡次入狱的经历，工作容易失败，经常搬家。他们通常有反社会行为、药物滥用、离婚、体罚等家族史。幼年时期，他们常有情感上被忽视和受虐待的经历。本病患者的寿命短于普通人群的平均寿命。随着年龄的增加，本病症状趋于消失和稳定。

边缘性人格障碍：本病患者多为女性，其自我形象、情绪、行为和人际关系不稳定。他们的思维过程较反社会性人格障碍患者更混乱，攻击性总指向自身。他们较做作性人格障碍患者更易发怒、冲动，自知力更混乱。本病多在童年起病，随着年龄增长，发病率降低。

本病患者往往在童年缺乏适当的爱护或被虐待，导致他们成人后感觉空虚，易于发怒，极度需要照顾。与 A 群人格障碍患者相比，他们的人际关系更为激烈动荡。当他们担心被看护人抛弃时，常常表现的异常愤怒。对事物的看法比较极端——所有事物非黑即白，非好即坏，绝对没有中性的。

当边缘性人格障碍患者感到被遗弃时，他们常会对自己的存在产生怀疑（也就是说，他们有不真实感）。他们会有极度冲动、危险性性行为、药物滥用倾向，自我伤害。当他们逐渐与社会脱离联系时，通常会有精神病症状，和妄想、幻想等。

这类患者多于基层保健门诊就诊。他们也是由临床医师治疗最多的一类人格障碍，因其总是不断地寻求别人的关注。然而，经过反复的就诊、模糊的主诉、不遵循医嘱，包括医师在内的照料者经常感到很受挫，认为他们是一群拒绝帮助的抱怨者。

C 群：焦虑群

回避性人格障碍：本病患者对拒绝表现的过度敏感，害怕开始新的人际关系或任何新事物。他们渴望被喜爱和接受，却又因为害怕失望和批评而避免亲密的关系和社交。不同于分裂样人格障碍患者，本病患者由于孤独和不能很好地与人相处而显得非常痛苦；不同于边缘性人格障碍患者，本病患者对拒绝的态度不是愤怒，而是退缩、害羞、胆小。回避性人格障碍与社交恐惧症类似。

你知道吗……
人格障碍患者并没有意识到自身的想法或行为存在问题。

依赖性人格障碍：本病患者通常逃避做重大决定和担负责任，让他所依赖的人的需求取代了自己的需求。他们缺乏自信，对自己独立生活的能力充满怀疑；常常声称自己不会做决定，不知道要做什么和怎么去做。这些行为的根源部分因为他们总认为别人比自己能干，另一部分原因则是他们担心自己的话会冒犯自己需要的人。其他的人格障碍患者也有依赖性人格特征，但多隐藏在主要症状的背后。有些慢性病患者或身体残疾者也会出现依赖性人格。

强迫性人格障碍：本病患者总是机械地遵守规章制度，追求完美，有强烈的控制欲。他们往往很可信、可靠、遵守制度、做事很有条理，但也因过分固执而对环境的变化适应能力很差。他们非常小心谨慎，对事情的各个方面都再三权衡，最终使他做决定时变得优柔寡断。他们责任心过强，不能容忍一点失误，所以往往不能完成任务。不像强迫症这种精神疾病，本病患者没有反复的、非必要的强迫观念和仪式化的行为。

这种人往往会取得很高的成就，尤其在需要程序化和细心的科学及其他文化领域。然而，他们的责任感使他们很焦虑，他们体会不到成功的喜悦。本病患者对他们自己的感受及人际关系均不满，对那些自己不能控制而需要依赖别人的情况不能适应，对那些无法预测的事件也感觉不安。

其他人格障碍类型

除外上述分类外，还有一些非典型的人格类型。

被动-攻击性（消极性）人格：此类人格障碍患者常表现的行动笨拙或被动消极。然而，这些行为实质上是为了逃避责任、控制或惩罚他人。被动-攻击性人格患者常常有拖延症、效率低下，或宣称自己有严重的能力缺陷。他们经常会承担一些内心排斥的任务，继而利用不被察觉的方法阻碍任务完成，并掩盖自己的敌意或不满。

环性人格：此类人格障碍患者的心境一直在高涨夸大和抑郁悲观之间波动，每一种心境可持续数周或更长时间。这种有节律的心境变化相当规则，而且事前并无值得关注的外界诱因。许多有天赋和创造力的人都有表现。

忧郁性人格：此类人格障碍患者的特点是长期阴郁、担心和害羞。他们被悲观情绪主导，不仅自己行为被动，而且影响他人的积极性。对他们而言，使他人满意是完全没有可能的。他们在潜意识里认为自己的痛苦可以换来别人的爱或羡慕。

诊断

医师对人格障碍的诊断基于患者的病史，尤其是反复出现的适应不良的思维或行为模式。此类患者的思维、行为模式非常明显，因为即使已经出现不良后果，他们依然顽固地拒绝改变。另外，医师应注意到患者不恰当的、影响日常生活的心理应对机制（防御机制），也应对通过与患者经常接触的人谈话进一步了解病情。

治疗

治疗的首要目标是缓解焦虑、抑郁和其他令患者痛苦的症状（如果存在），此时药物治疗可能有效。例如选择性5-羟色胺再摄取抑制剂（SSRIs）对治疗抑郁和冲动行为均有效。抗惊厥药物则有助于减少冲动行为和愤怒情绪。其他的药物，如利培酮对缓解边缘性人格障碍患者的抑郁和人格解离症状有效。另外，减少环境应激也有利于快速缓解症状。

然而药物治疗并不能改变人格特征。人格的形成需要很长时间，所以人格障碍的治疗也需要很长时间。人格障碍仅通过短期治疗无法治愈，但是一些症状可以较快得到缓解。一年以内，行为会发生改变，人际关系的改变需要更长时间。例如，一个依赖性人格障碍患者，当不再诉说自己无法做决定时其行为已经发生改变；而人际关系的改变则需要患者通过工作或家庭中的人际交往，恢复或承担做决定的能力。

虽然不同类型的人格障碍其治疗措施并不相同，但有些基本原则是相同的。多数患者并未意识到自己的行为存在异常，以及他们必须承担因为适应不良的思维和行为导致的严重后果。因此，医师需要反复指出患者的思维和行为导致的不良后果。有时，医师发现对约束患者的行为是有必要的（例如，患者被告知发怒时不能提高嗓门儿，而必须以平常的语调进行）。在治疗过程中有家人的参与是十分有益也是非常必要的，因为家庭化的言行能够强化或削弱患者的问题行为。集体和家庭治疗，集体居住生活，参加治疗性的俱乐部或互助小组均会对改变社会环境适应不良的行为有所帮助。

因为人格障碍的治疗十分困难，故选择一位经验丰富、充满热情、专业知识扎实的医师显得非常重要。仅是依靠善意和对疾病的解释说明并不能有效治疗人格障碍。心理治疗是所有治疗方法的基石，通常需要持续1年以上才可能改变患者的适应不良行为或人际关系模式。

只有在亲密无间且相互配合的医患关系中，患者才能发现令其痛苦的根源和自己的不良行为。心理治疗能够帮助患者意识到自己态度和行为导致了不良的人际关系，例如依赖、缺乏信任、傲慢、操纵指使等。

集体治疗和行为矫正疗法对于纠正偏离正常的行为，如鲁莽、社交孤立、缺乏自信或脾气暴躁等是有效的，常在数月内就可见到成效。参加自助小组或家庭治疗也有助于改善偏离正常的行为。行为辨证疗法适用于边缘性人格障碍患者。该疗法包括每周进行的个体心理治疗和集体治疗，以及与医师之间定期的电话交流。其目的是帮助患者了解自身行为，并教会他们解决问题的方法和适应社会的行为模式。对边缘性或回避性人格障碍患者也可采用心理动力学疗法。通过这些治疗使患者逐步认识到自己的行为对他人的影响。对于一些人格障碍患者，主要是那些表现为适应不良的态度、期望和信念（例如，自恋性或强迫性人格）者，精神分析可能有效，通常至少持续3年。

常见的防御机制

防御机制	定　义	结　局	相关的人格障碍
投射	把自己的思想和感觉归因于其他人	导致偏见，敏感多疑，过度担心外部危险	典型的偏执型和分裂型人格障碍；当边缘性，反社会性或自恋性人格障碍在急性应激时会使用这一机制
分裂	用非黑即白，全或无的态度把人分为理想化的大好人或恶棍	逃避对同一个人产生既爱又恨的痛苦感及不确定和无助感	典型的边缘性人格
见诸行动	一种无意识或冲动的直接行为表达，从而避免思考痛苦的情况或体验痛苦的情感	导致不负责任、鲁莽和愚蠢的行为。包括青少年犯罪、乱交、药物滥用行为，并且变成一种无意识习惯和驱动力	常见于边缘性和反社会型人格障碍
转为攻击自身	向他人表达愤怒，转而指向自身，直接的方式（例如，自我伤害），间接的行为（例如躯体形式障碍）；后者成为被动攻击	包括失败和对他人影响大于自身的疾病以及愚蠢的小丑行为	边缘性人格障碍患者多见
幻想	应用想象的人际关系和自我的信仰体系去解决冲突，逃避痛苦的现实，例如孤独	常表现为古怪、避免亲密的人际关系，逃避外部世界	常见于回避性或分裂样人格障碍患者，与精神病患者不同，前者不相信幻想，所以不会按幻想行事
疑病	通过躯体的主诉获得他人的关注	获得他人的照顾，也许是对他人愤怒的一种表现	见于依赖性、表演型或边缘性人格障碍患者

分离性障碍

每个人偶尔会遇到一些影响其记忆、认知、识别能力和意识状态完整性的小问题。例如，一个人驾车到达某地却突然不记得为什么要到这个地方，可能的原因是他在驾车的过程中被其他事物（担心某事、收音机里正在播放的节目或与同伴谈话）吸引或沉浸在自己的白日梦中。这些问题被称为正常的分离性行为，并不影响我们的日常生活。

相对地，分离性障碍患者总是遗忘他们的一系列活动，这些活动可能仅持续数分钟，也可能长达数小时甚或更久。但是，他们有种忘记某些事情的印象，但却无法记起。分离性障碍常会破坏自我的连续性和记忆中生活事件的完整性。分离性障碍包括以下几类：

- 部分记忆丧失（分离性遗忘症）
- 身份识别和记忆被分成多个部分（分离性神游症或分离性身份识别障碍）
- 自我经历和认知的破坏（人格解体障碍）

> **❓ 你知道吗……**
> 头部受到小的打击并不能导致人们突然忘记自己是谁和他们所经历的事情。

分离性障碍通常因压力过度或严重的创伤事件而发病，如有些患者可能在儿童时期有被虐待的经历。本病患者可能体验或目睹了创伤性事件，如事故或灾难；或者是体验到无法承受的内心冲突，导致这些让人无法接受的信息和情感从意识层面分离出来。

人 格 解 体

本病的特征是持续性地或反复发生地感到与自己的身体或精神活动相分离（人格解体），患者对自己生活有一种旁观者的感觉。

- 本病通常因一些危及生命危险事件或其他严重应激事件而发病
- 间断性或持续性的感到与自身分离
- 心理测试有助于该病的诊断，但应通过实验室检查除外其他可能因素
- 心理治疗和认知-行为疗法对某些患者有效

人格解体的症状是第三位常见的精神症状（紧随焦虑和抑郁之后）。本病常出现于遭遇危及生命的危险之后，服用某些药物后（如大麻，迷幻剂，氯胺酮，摇头丸），疲倦，或睡眠剥夺、感官刺激剥夺（常见于重症监护病房治疗过程中）后。人格解体的总患病率约为 2%。

临床表现

患者常感到与自我的躯体、精神活动、情感或感觉脱离，有一种不真实感，自己如同一个机器人，或者犹如生活在梦中，或者从世界中剥离出来。他们常形容自己如同"行尸走肉"一般。这些症状往往使患者感到不安，有些人甚至无法忍受自己。

人格解体的症状通常持续存在。其中，1/3 患者的症状为间断出现，另 2/3 患者的症状为持续性。对某些患者而言，间断发作的症状可逐渐转变为持续性。

患者很难描述自己的症状，并且担心或认为自己将要发疯了。然而，患者对自己不真实的经历总是留有意识，他们能认识到这些并非真实感受，而是自己的一种感受方式。正是这种自我意识将人格解体与精神病区别开来。因为精神病患者总是丧失自知力。

诊断

对于本病的诊断主要基于临床表现。医师需通过体格检查和实验室检查排除其他可引发相似症状的疾病，包括其他精神疾病和药物滥用。常用的检查手段有磁共振成像（MRI），脑电图（EEG）和针对药物的尿液检查。心理测验和特殊的结构式访谈、问卷调查有助于医师对于疾病的诊断。

治疗和预后

人格解体往往不经过任何治疗亦可消失，但是当症状持续存在、反复发生或使患者痛苦时，则必须进行治疗。对于一些患者，精神动力心理治疗、认知-行为治疗均可起效。人格解体经常伴随其他精神疾病或因为其他精神疾病而触发，所以治疗本病的同时也需对其他疾病进行治疗。任何与本病起病有关的应激也必须提醒患者注意回避。

常用的治疗手段有：

- 认知疗法有助于使患者从持续的不真实的感受中恢复。
- 行为疗法通过一种患者感兴趣的工作或任务，使其从人格解体状态恢复。
- 接地疗法则是利用五种感觉（听觉，触觉，嗅觉，味觉和视觉）帮助患者感受到自己与真实世界密切相连。例如，当患者症状发作时，通过大声歌唱或紧握冰块，

这些很难被忽视的感觉来提醒患者自己目前的状态。

■ 精神动力学疗法是通过帮助患者完成那些从意识状态分离出的难以忍受的冲突和与此相关的感受。

通过治疗，本病部分缓解是完全可能的。很多人亦可完全恢复，尤其是那些发病与应激有关的患者。治疗期间通过消除应激因素而改善治疗效果。但部分患者的治疗效果不好，虽然他们中有些人可以自行康复。有少数患者对治疗完全无反应。有时，抗焦虑药物和抗抑郁药物可能有效，尤其当患者伴有焦虑或抑郁症状时。

分离性遗忘症

分离性遗忘症是一种由创伤和应激引起的遗忘，往往不能回忆起过去重要的事情，个人信息等。

■ 本病患者的记忆有大段缺失，范围可从几分钟到数年
■ 心理测试有助于该病的诊断，但应通过实验室检查除外其他可能因素
■ 可以采用记忆提取技术，如催眠和药物辅助下的谈话治疗，帮助记忆恢复
■ 心理治疗有助于患者应对激发分离性遗忘的事件

遗忘是指全部或部分地不能回忆最近或遥远的经历。当遗忘是因为心理而非躯体疾病所致时，被称为分离性遗忘。

在分离性遗忘中，丧失的记忆常是清醒意识状态下的正常现象或是一种"自传性"的记忆——他是谁，他要去哪儿，他对谁说了什么，以及所做、所说、所想和所感觉到的等。这些信息总是与创伤或应激事件相关。有时，尽管这些内容被忘记了，仍可继续对患者的行为产生影响。

本病最常见于青年人，尤其是经历战争、事故或自然灾难的人群。本病也可能是压抑了童年时期的性虐待，在成人后恢复了记忆。这种遗忘可在创伤性事件发生后持续一段时间。有时，患者的记忆可自行恢复。这种恢复的记忆是否能真实地反映过去尚不清楚，除非有其他人的证实。

临床表现

本病最常见的症状就是记忆缺失。部分患者在记忆缺损的早期出现意识混乱，许多患者则因为遗忘而表现的抑郁或十分痛苦。绝大多数患者发生一段或多个部分的记忆缺损，这些缺失的记忆常可为几分钟、几小时或数天，有时也可能波及数年甚至整个一生。大多数患者意识到自己"丢失了一些时间"，而部分患者只有在记忆恢复或发现一些证据表明自己曾经做过一些无法记起的事情时，才意识到自己丧失了一段记忆。一些患者只是遗忘了一段时间的部分事情，而不是全部；一些患者则是对以前的全部生活均不能回忆。

诊断

对于本病的诊断需要医师仔细地回顾患者的临床表现，并且通过体格检查排除其他可引发相似症状的疾病。常用来除外其他躯体疾病的检查手段有：磁共振成像（MRI），脑电图（EEG）及针对毒物和药物的血液化验。心理测验对于本病确诊也是必需的。一些特殊的心理测试有助于医师更好地区分分离性遗忘症的特点，进而制定行之有效的治疗方案。

> **❓你知道吗……**
> 当医师通过记忆提取疗法帮助患者恢复缺损的记忆时，要谨记不能做或说任何事，以防止让患者产生新的错误记忆。

治疗和预后

医师早期的治疗目的是帮助患者恢复安全感。如果丧失的记忆不能自发地恢复或恢复记忆迫在眉睫，常可借助记忆康复技术达到目的。通过催眠术或药物强化催眠后进行接谈（静脉给予异戊巴比妥或苯二氮䓬类药物使患者安静后进行接谈），医师询问患者的过去经历。医师应用催眠术和药物强化催眠后进行接谈可以降低患者因遗忘而产生的焦虑，并且克服或绕过患者的防御机制——为了避免回忆起痛苦的经历或冲突由患者自己设立的保护反应。医师必须小心谨慎，避免建议哪些事件应该被忆起或诱发强烈的焦虑反应。通过这种技术恢复的记忆不一定很准确，需要其他人的印证或其他信息的补充。所以，在进行催眠术或药物强化催眠术接谈前，医师必须告知患者恢复的记忆不一定准确，并在获得患者的同意后方能进行。

最大限度地修补记忆缺损有可能使患者逐渐恢复自我体验和对自我身份的认识。一旦记忆恢复，持续的心理治疗有助于患者正确面对导致失忆的创伤或冲突，并有助于找到解决问题的方法，尽快地回归正常生活。

大多数患者能够恢复记忆，并解决那些导致失忆的冲突。然而，部分患者却不能逾越阻碍他们重建记忆缺失的屏障。

分离性神游症

本病的特征是患者一次或多次的突然地、出人意料地，但有目的地从他生活的环境中出走，到一个新的地方，并部分或全部忘却了过去的事情。

■ 本病的发生可能与严重的应激事件或创伤事件有关
■ 神游发生时，患者会抛弃以前的生活习惯而以假想的新身份生活，并部分或全部忘记了以前的事情

- 本病的诊断通常需要回顾病史并收集离家出走之前、旅行中和改变身份建立新生活后的相关信息
- 通常神游可持续数小时或数天,然后自行恢复
- 可尝试采用记忆康复技术,如催眠和药物强化催眠后接谈治疗,但效果难以确定。

在美国,本病的发病率为0.2%。分离性神游症在那些经历战争、事故和自然灾难的人群中较为常见。

病因

分离性神游通常可由严重的创伤性事件引发,如战争、事故、自然灾害或发生在儿童时期的性虐待。

本病常被误认为是诈病,因为两者均发生于患者希望以某种借口逃避责任(如一场无法忍受的婚姻),或避免承担因自己的行为引发的严重后果,或尽量使自己逃避已知的危险,如一场战争等。然而,与诈病不同的是分离性神游是自发地发病而非假装。

许多神游仿佛暴露了一种隐藏的愿望(例如逃避巨大的压力,像离婚和财政崩溃)。另一些神游与遭受反对和隔离感有关,或是在压抑自杀或杀人的冲动。

临床表现

分离性神游可以持续几小时、几周或数月,偶尔甚至更长。患者处于神游状态时,失去以往的身份,离开家庭和工作场所,从常居地消失。如果神游时间较短,可能只表现为错过工作或回家较晚。如果神游持续数日或更长,患者可能离家太远,会以新的身份开始新的工作,自己却没有意识到生活的变化。

患者在神游期间,表现正常,不会引起注意。然而,患者会突然意识到自己丧失了记忆(遗忘)或对自己的身份产生怀疑。如果患者出现了意识混乱,则会引起医疗或法律机构的关注。患者处于神游状态时,可以没有任何症状,或只有轻微的意识混乱。然而,当神游结束时,患者可能会感到抑郁、不适、悲伤、羞愧,或产生强烈的内心冲突、自杀或攻击的冲动等。

诊断

当一个人对自己的身份产生疑惑,或对自己的过去迷惑不解,或者当一个人没有形成新的身份或对新身份缺乏坚信时,医师应该怀疑他是否患分离性神游症。为了明确诊断,医师应该仔细了解患者的症状,并通过全面的体格检查排除导致记忆缺损的躯体疾病。同时心理检测也须进行以确定诊断。

有时,只有当患者突然回归以往的身份或对现在不熟悉的环境感到痛苦时,分离性神游的诊断才可以确立。医师通过回顾患者的病史,收集患者离家出走前的信息,以及旅行和改变身份后的生活经历,从而做出回顾性诊断。

你知道吗……

分离性神游有时很难与诈病区别,因为两者都能让人逃避责任或不愿意面对的事情或危险的境遇,如一段破裂的婚姻或战争。

治疗

大多数神游持续数小时或数天,并自行消失。

本病的治包括催眠术或药物强化催眠后接谈(静脉给予镇静剂使患者放松后再进行接谈)。然而,恢复神游期间的记忆很难成功。

医师可以帮助患者寻找处理各种诱发本病发生的情景、冲突和情绪的方式,以避免再次发病。

分离性身份识别障碍

本病以前又称为多重人格障碍,是指一种个体有两种或多种可以转换的不同的人格。

- 童年时期经历的严重应激事件可能使某些儿童把其从统一的人格中分离出来
- 患者存在多个人格,这些人格可能知道也可能不知道对方的存在及之间的相互联系。本病患者还有许多其他症状,如严重头痛,记忆缺损,自毁倾向
- 一次深入的心理接谈和一些特殊的调查问卷(有时需要催眠术或镇静剂的辅助)可能有助于医师对本病的诊断
- 广泛的心理治疗有助于患者对多种的人格的整合或至少使多种人格间和谐共存

本病的发病率为1%。

病因

分离性身份识别障碍是由多种因素交互作用引起的,包括:

- 过度的压力
- 把记忆、知觉和身份从意识状态分离开来的能力
- 异常心理发育
- 在儿童时期缺乏保护和关爱

随着儿童的成长,他们必须学会对各种复杂的多变的信息和经历进行整合。而那些经历过虐待或严重失意、创伤的儿童则保留了不同的情绪和认知并将它们分离开来,进而形成多相人格。然而,这些较易受到伤害的儿童如果有父母的保护和安抚,往往不会出现分离性身份障碍。

临床表现

本病患者经常描述一系列类似于精神疾病和躯体疾病的症状,如严重的头痛或其他部位疼痛,性功能障碍等。不同的时间可能出现不同的症状群。一些症状表明另一种疾病确实存在,而另一些症状则提示是过去经历

的闯入。例如,悲伤可能表明抑郁症是其伴随疾病,但也可能只是多相人格之一,即重新生活在往昔的不幸中。

本病患者易于自伤。药物滥用,自毁行为和自杀企图在这类患者比较多见。一些患者对于曾经虐待过自己的人有强烈的报复企图。

本病患者的一些人格能够了解个人的一些重要信息,而另一些人格却不了解。一些人格知道并与内心世界的另一种人格相互影响。例如,人格 A 了解人格 B,并且知道人格 B 所做的一切,仿佛在观察人格 B 一样;而 B 也许知道或不知道人格 A。其他的人格也许知道或不知人格 B,人格 B 也可能知道或不知道其他人格。

人格的转换以及对其他人格的行为缺乏认识往往使患者的生活处于混乱状态。因为多相人格间的相互作用,患者可以听到内心世界的谈话,可以听到评论或称呼自己的声音。

随着时间的流逝和遗忘,患者可以体验到时间的扭曲。在一次遗忘之后,患者可能发现遗留的物品或笔迹,但自己无法记起或辨识;也可能发现自己处于一个完全陌生的地方,并且完全记不起自己为什么或是如何到这里。本病患者往往不能回忆以前做过的事,或不能解释自己行为的变化。患者经常称自己为"我们","他",或"她"。大多数人不能回忆 3~5 岁的生活,而本病患者往往不能回忆 6~11 岁间发生的事情。

分离性身份识别障碍患者可能产生与自身分离的感觉(人格解体),并对曾经熟悉的人和环境感到陌生、奇怪或不真实(现实解体)。他们很关注有关控制的问题,控制自己,控制他人。

尽管多数患者的社会功能良好并能从事创造性的工作,但本病是一种慢性病并有致残或危及生命的风险。

诊断

医师通过心理访谈和一些特殊的问卷可以对本病做出诊断。通过体检排除导致本病症状的躯体疾病。

访谈的时间较长,常需要在催眠术或药物强化催眠后进行。镇静剂使医师更容易和患者的其他人格进行交流,或发现失忆时的信息。但是有些医师则认为不应该使用催眠或药物强化催眠,因为这项技术本身较易产生分离性身份障碍。

预后

一些症状可以自发地产生或消失(波动),但疾病本身却不能自行消失。患者的康复程度与本身的症状和疾病特点有关。例如,本病患者还存在其他严重的精神疾病,或生活状况不佳,或对虐待自己的人有强烈的报复心,则预后较差。

治疗

治疗的目的是将多种人格整合为一个统一的人格。但是整合往往很难做到。在这种情况下,治疗目的则是使多种人格和谐共处,使患者拥有更正常的社会功能。

药物治疗可以缓解一些共病症状,如焦虑或抑郁,但是却不能治疗疾病本身。

心理治疗是相当艰辛的痛苦历程。患者可能体验到许多源于多种人格活动的情感危机,也可能体验到在治疗过程中回忆起的创伤记忆诱发的情感危机。因此,为了帮助患者度过艰难时期和逐渐找回那些痛苦的记忆,必要时需接受精神科住院治疗。总体而言,每周两次或更多次并至少持续 3~6 年的心理治疗是必需的。

<hr>

第 134 节

精神分裂症和妄想障碍

精神分裂症和妄想障碍是两种不同的疾病,但却有一些共同特征,如偏执、敏感多疑和非真实思维。精神分裂症是一种与现实脱离,社会功能普遍下降的精神病。而妄想障碍除了特定的、与妄想相关的非真实思维外,其余与现实接触均保存;社会功能也仅部分受损。另外,精神分裂症相对常见,而妄想障碍则较少见。

精神分裂症

精神分裂症是一种严重的精神疾病,患者脱离现实(精神错乱),存在幻觉(通常是幻听),坚持虚假的信念(妄想),异常思维,情感范围局限(情感平淡),动机消失及工作和社会功能受损。

- 遗传和社会因素均和精神分裂症的发生有关
- 本病患者症状多样,包括行为怪异,言语凌乱,情感平淡,赘述
- 医师对于本病的诊断是基于临床表现,并需通过化验检查除外其他疾病
- 预后主要患者是否规律服用专科医师处方的精神病类药物

■ 治疗方法包括抗精神病药物,康复和社区支持活动,心理治疗

精神分裂症是一个全球性的公共卫生问题。典型的精神分裂症好发于青年,可能导致终身残疾并影响其一生。就个人和经济费用而言,精神分裂症是影响人类最严重的疾病。

精神分裂症位居全球伤残病因的第九位,患病率近1%,且无性别差异。在美国,每 5 个社会保险残疾,精神分裂症就占有 1 个;本病占所有医疗保险费用的2.5%。精神分裂症的患病率远高于阿尔茨海默病和多发性硬化。

由于对精神分裂症的症状不太熟悉,故确定其发病时间往往十分困难,甚至会延误就诊多年。精神分裂症的平均发病年龄男性是 18 岁,女性是 25 岁。儿童期及青少年期发病较少见。晚年亦罕有发病。

社会功能的减退会导致患者滥用药物、穷困潦倒、无家可归。未经治疗的精神分裂症患者可能会因同家人和朋友失去联系,而变的流离失所。

> **你知道吗……**
>
> 精神分裂症的患病率远高于阿尔茨海默病和多发性硬化。
>
> 许多躯体疾病,如甲状腺功能异常,脑部肿瘤,癫痫和其他精神疾病可引起与精神分裂症类似的症状。

病因

精神分裂症的确切病因目前尚不清楚,但现在的研究表明遗传和环境因素共同起作用。基本上看,本病的发生有一定的生物学方面的基础,而不单单是由于贫穷的养育条件和不健康的心理环境所致。父母或兄弟姐妹患有精神分裂症的人,其患该病的可能性是 10% ,而无家族史的患病率为 1% 。同卵双胞胎中有一个患病,则另一个患病的概率高达 50% 。这些数据说明遗传因素在精神分裂症的发病过程中起重要作用。

其他的病因可能包括产前、产中和产后的问题,如怀孕 2 个月时感染流感病毒,分娩时缺氧,低体重儿,母婴血型不合等。

临床表现

精神分裂症的发病可以是突然的,历经几天或几周;或缓慢隐匿的,需历经数年。虽然症状的严重程度和分型不同,但均严重影响患者的工作能力、社交能力和自理能力。一些患者精神系统受损,导致注意力、抽象思维能力、解决问题的能力下降。精神受损的严重程度决定了精神分裂症患者的伤残率。

外界应激可触发或加重临床症状,如创伤性生活事件。药物滥用,包括吸食大麻可能触发或加重症状。

分类:总之,精神分裂症的症状主要分为 4 大类:

■ 阳性症状
■ 阴性症状
■ 混乱
■ 认知功能受损

患者可能出现一种,两种症状或同时具有以上所有症状。

阳性症状表现为正常功能的放大或扭曲。主要有以下表现:

■ 妄想是一种病态的信念,常常是对个人认知或经历的错解。如本病患者可以出现被害妄想,认为自己被人折磨、跟踪、欺骗或监视。患者还可以出现关系妄想,认为书刊、报纸或歌曲的内容是针对自己或与自己有关。患者还可以出现思维中断或思维被插入,认为其他人知道自己的想法,或自己的思想被传输给其他人,或由于外界的力量把某种思想和冲动强加给自己。

■ 本病患者还可以出现幻听、幻视、幻嗅、幻味或幻触等幻觉,但幻听最为常见。患者常听到有人在脑中说话,内容可以是互相谈话,对其行为进行评价,也可以是对患者批评或侮辱性言语。

阴性症状表现为正常功能的削弱或缺失。主要有以下表现:

■ 情感迟钝是指情感平淡,患者无面部活动,目光呆滞,及情感表达缺乏,对正常人的快乐或痛苦没有体验或反应。

■ 言语贫乏是指思维活动的减少反映为语言量的减少,回答问题简单,三言两语,给人以内心世界空洞的感觉。

■ 快感缺失是指体验快乐的能力减弱,对以前感兴趣的事情现在不感兴趣了,花费大量时间做无目的的事。

■ 孤僻不合群是指对人际关系不感兴趣。这些阴性症状往往普遍存在动机不足,目的或目标感缺乏

混乱表现为思维障碍和行为障碍:

■ 思维障碍是指思维紊乱,在本病表现为言语散漫,从一个主题转换到另一个主题而没有中心目标。患者的语言可以是轻度紊乱,也可以是完全缺乏连贯性让人无法理解。

■ 怪异行为可以表现为幼稚愚蠢的行为,激越或不合适的外表、卫生习惯或行为。紧张性运动是行为障碍的一种极端形式,患者保持固定的姿势,被移动时表现出抵抗;另一种行为障碍表现为无目的和自主性活动。

认知功能受损是指注意力、记忆力、组织能力、计划能力或解决问题的能力下降。部分患者不能集中注意力阅读,不能跟上电影或电视剧的剧情发展,不能按指示行

事。部分患者会表现出分心,不能专注做某件事。于是,患者无法胜任一些需要注意细节的,程序复杂的,需要作出决定的工作。

精神分裂症的亚型:一些研究者认为精神分裂症是单一的疾病,而另一些研究者则认为精神分裂症是包含有多种疾病的综合征(症状的集合)。精神分裂症的亚型旨在将患者划分为不同的综合征。然而,同一个患者随着时间的推移,其亚型也在发生变化。主要的亚型有:

- 偏执型精神分裂症的主要特征是妄想或幻听;语言杂乱及不合时宜的情感表达不突出。

- 青春型精神分裂症的主要特征是语言杂乱,行为怪异,情感平淡或不合时宜的情感表达。
- 紧张型精神分裂症的主要特征是肢体症状异常,包括木僵,活动增加,或姿势怪异。
- 未分类的精神分裂症的主要特征是有各种亚型的症状:妄想,幻觉,思维障碍,行为怪异及各种阴性症状。
- 残留型精神分裂症的主要特征是患者具有明确的精神分裂症病史,包括症状显著期和随后一个较长阶段的阴性症状期。

与精神分裂症相似的疾病

诸如甲状腺疾病,脑肿瘤,癫痫,肾衰竭,药物中毒反应及维生素缺乏等内科和神经系统病症,有时会出现类似于精神分裂症的症状。此外,许多精神疾病也会表现精神分裂症的一些特征。

- **短暂性精神障碍:**本病症状与精神分裂症相似,但持续时间仅为 1 天至 1 个月。这种时间限制性疾病常发生于已经患有人格障碍或者经历了严重的应激的患者,例如,失去爱人。
- **精神分裂症样障碍:**本病具有精神分裂症样的症状特征,持续 1~6 个月。本病可以治愈或发展为双相情

感障碍或精神分裂症。

- **分裂情感性障碍:**本病特征是以心境障碍为主,例如,抑郁或躁狂,同时伴随有许多精神分裂症典型的症状。
- **分裂样人格障碍:**分裂样人格障碍具有一些精神分裂症的症状,但严重程度尚未达到精神病的诊断。本病患者通常表现为害羞,不合群,并出现轻微的猜疑及轻度的思维紊乱。遗传研究显示,本病可能是一种程度较轻的精神分裂症。

诊断

目前尚无特异的检查方法用于诊断该病。医师诊断该病必须全面评估患者的病史和临床症状。只有症状持续 6 个月以上并且有明显的工作、学习和社会功能受损,才能考虑本病。在发病初期,由家人、朋友和老师提供的关于患者的信息对诊断非常重要。

实验室检查常用于排除药物滥用或可能导致精神病症状的内科、神经科及内分泌科的疾病,例如颅内肿瘤,颞叶癫痫,甲状腺疾病,自身免疫性疾病,亨廷顿病,肝脏疾病及药物副反应。有时也许检测是否存在药物滥用。

通过 CT 和 MRI 可以发现精神分裂症患者是否存在颅内异常,但这些异常对诊断精神分裂症没有特异性。

 你知道吗……
10% 的精神分裂症患者会自杀。

预后

对于精神分裂症患者,其远期预后与是否坚持药物治疗密切相关。不用药物治疗,70% ~ 80% 的精神分裂症会在 1 年内再次发作,而持续的药物治疗可以使本病的复发率降低至 20% ~ 30%,且明显减轻症状。精神分裂症患者出院后如果不坚持服药,很可能在 1 年内再次住院;反之,再住院率将明显下降。

尽管药物治疗的效果已被证实,仍有一半的精神分裂症患者没有服药。一部分是因为否认自己患病而拒绝;另一部分则是因为药物的不良作用而停药。忘记服药,管理不当,或经济拮据都是不能坚持服药的原因。

当找到不能坚持服药的明确原因时,针对性地改善可以有效提高患者的药物依从性。如果药物不良作用是停药的原因,则可以选择换药。长期信任的医患关系有助于精神分裂症患者更加快速的接受疾病,并且有助于坚持治疗。

本病的远期预后不尽相同。总体上,1/3 的患者可以获得明显且持续的改善,1/3 的患者病情部分改善,并间断发作和留有残疾,另有 1/3 的患者病情严重且有明显的功能丧失。影响预后良好的因素包括:

- 起病急
- 发病年龄晚
- 发病前有良好的社会功能
- 临床症状以阳性症状为主的患者
  导致预后不良的因素有:
- 发病年龄早
- 发病前社会技能或职业技能差
- 有精神分裂症家族史
- 临床症状以阴性症状为主的患者
  本病有 10% 的自杀风险。

治疗

治疗的总体目标是:

- 减轻症状
- 避免复发,恢复功能缺陷
- 尽可能增进康复

本病主要有三种治疗措施:应用抗精神病药物,康复和社区支持措施,心理治疗。

抗精神病药物治疗:药物治疗可以减轻或消除症状,如妄想,幻觉和思维障碍等。在快速消除症状后,持续使用抗精神病药物可以减少复发的可能。遗憾的是,抗精神病药物的药物副反应明显,如可以导致镇静,肌肉强直,肌肉震颤,体重增加,及不自主运动。抗精神病药物也可以引起迟发性运动障碍——一种不自主地以唇部和舌部皱缩或臀部和腿部的扭转为特征的运动障碍。即使停药后,迟发性运动障碍也不会消失,并且缺乏有效的治疗措施。抗精神病药物的另一种非常罕见却十分危险的副反应是抗精神病药恶性综合征。其特征是肌肉强直,发热,高血压,精神功能的改变(例如意识模糊和倦怠乏力)。

已有大量新药(第二代抗精神病药物)面市,其副作用很少,但似乎可引起明显的体重增加。这类药物还可使代谢综合征——腹型肥胖、高密度脂蛋白(HDL,对机体有益的胆固醇)水平降低、血压升高——发生率增加;也影响胰岛素功能(胰岛素抵抗)而使糖尿病发病率增加。它们可以缓解阳性症状(如幻觉),阴性症状(如情感缺乏),和认知功能受损(如精神功能减少和注意力狭窄),且药物疗效很大程度上优于经典抗精神病药物。但仍有部分医师对此类药物的治疗优势表示质疑。

氯氮平,作为最早使用的第二代抗精神病药物,可改善 50% 以上的其他药物治疗无效的患者的治疗效果。但是,氯氮平可导致严重的副反应,例如抽搐,致命的骨髓抑制(包括造血细胞);所以,它只用于其他药物治疗无效的患者。服用氯氮平的患者至少在开始用药的前 6 个月必须每周监测血白细胞数量。一旦发现白细胞计数下降,应立即停用氯氮平。

抗精神病药物恶性综合征

抗精神病药物恶性综合征是由抗精神病药物引起的无反应性状态。在使用抗精神病药物治疗者中,有 3% 患者可能出现该病,通常在服用的前几周发病。本病多见于男性患者,可能是因为男性患者较易激惹,剂量增加较快,或初始剂量较大。

症状包括肌肉强直,严重高热,心动过速,呼吸急促,血压升高,昏迷等。肌肉损伤释放的肌红蛋白经肾排泄(肌红蛋白尿)可以导致肾脏损伤,甚至肾衰竭。

本病患者需要在监护室密切观察病情变化,并停用抗精神病药,控制高热(通常使用冰水浴,湿毛巾或特殊的冰毯),使用肌肉松弛剂(溴隐亭或硝苯呋海因),静脉给予碳酸氢钠以碱化尿液从而缓解肌红蛋白尿。

大多数患者可以完全恢复,但仍有 30% 的死亡率。如果在恢复后再次使用同样的抗精神病药,30% 以上患者会复发。

康复和社区支持措施:诸如职业训练等社区支持措施旨在教会患者在社区生活的技能。这些技能使精神分裂症患者能够工作,购物,自理,处理家务,与他人相处。虽然疾病加重时必须住院治疗;或者当精神分裂症患者伤及自己或他人时,必须强制住院,但是,总的治疗目标是使患者回归社会。为了实现这一目标,有些患者需要住在社区诊疗所或康复中心,以便有人督促其按医嘱服药。

由于症状严重和疗效不好或者缺乏社会生活的技能,有小部分患者不能独立生活。他们需要在一个安全的和有支持的康复中心接受全日制照料。

心理治疗:心理治疗的总体目标是在患者、家庭和医师之间建立一种信任和合作关系。通过心理治疗,患者可以了解并学会控制自己的病情,按医嘱服药及处理诱发疾病的各种应激。良好的医患关系是治疗能否成功的决定因素。心理治疗可以减轻部分患者的症状,还可以在预防另一部分患者的复发。

妄 想 障 碍

妄想障碍的主要特征是存在一种或多种病理信念,且持续至少一个月。

- 本病的妄想常是生活中常见事件,如被配偶欺骗
- 本病可由偏执型人格障碍发展而来
- 诊断主要基于病史,并需除外其他可能诱发妄想的疾病
- 患者的社会功能没有丧失,仍可工作
- 良好的医患关系是决定治疗成功的重要因素

妄想障碍往往在成年中期或晚期首次发病。本病的妄想往往并非稀奇古怪,而与生活中的常见事件相关,如被跟踪,被毒害,被感染,被某人爱恋或被配偶、情人欺骗。妄想障碍有多种亚型,包括:

钟情妄想:其主要特征是认为某个人已爱上自己,并通过各种方式干扰对方,如用电话,书信,甚至是跟踪或监视等。这种妄想导致的行为常是违法的。

夸大妄想:认为自己是伟大的天才,或者已经有了某些方面的重大发现。

嫉妒妄想:坚信配偶或情人对自己不忠,通过一些可疑证据、错误推理而得出这种病理信念。患者有可能因此向对方进行危险的身体攻击。

被害妄想:坚信自己被谋害,监视,跟踪或骚扰等。因此患者反复地希望通过诉讼和政府机构获得保护,亦

有可能采用暴力对想象中迫害自己的人进行报复。

躯体妄想:涉及躯体功能或属性的妄想,例如想象的躯体变形或异味。这种妄想也会涉及想象中的医学状况,例如寄生虫感染。

临床表现

妄想性障碍可以源于先前存在的偏执性人格障碍。在成年早期,有偏执性人格障碍的患者存在对他人广泛地不信任和怀疑。妄想障碍的早期症状包括感觉自己被利用,朋友对自己不忠诚或不信任,从别人简短谈话或无关紧要的事情中发现对自己有威胁的信息,长期忍受别人的抱怨,易于对感觉到轻微情况做出反应。

诊断

医师排除产生妄想的其他疾病后,根据病史可以对本病做出诊断。医师必须对患者可能会出现的危险情况进行全面评价,尤其是患者是否会按照其妄想内容采用某些危险行为。

治疗与预后

妄想障碍通常不会导致严重的损害,但其妄想的严重程度会不断加重,大多数患者可以维持其职业功能。

良好的医患关系有利于本病的治疗,如果医师认为患者的妄想存在潜在危险则需要住院治疗。

抗精神病药物并非常规使用的治疗方法,但有时对某些患者的症状可以起到缓解作用。长期的治疗目的是使患者的注意力从妄想状态转移到一些富有建设性而且令人愉快的领域,虽然这个目标很难达到。

℞ 抗精神病药物

药物种类	药物副作用	评　价
经典抗精神病药物		
氯丙嗪	口干	不良作用较常发生于老年人、平衡功能受损或有严重疾病的患者
氟奋乃静	视物模糊	长效的可注射的针剂:氟哌啶醇,氟奋乃静可以使用
氟哌啶醇	抽搐	当使用硫利达嗪时,需进行视力检查和心电图检查
克赛平	心动过速,血压下降	
美索达嗪	便秘	
奋乃静	突然发生但可逆的震颤,肌肉僵硬,可进行性发展为肌肉强直	
哌咪清	不能控制的面部或手臂的运动(迟发性运动异常)	
硫利达嗪	肌肉强直,发热,血压升高,精神症状(抗精神病药物恶性综合征)	
替沃噻吨		
三氟拉嗪		
第二代抗精神病药		
阿立哌唑	头昏和体重增加(最常见)是重要的不良作用	第二代抗精神病药物很少产生震颤,肌肉僵硬,不能控制的运动(迟发性运动障碍)和抗精神病药物恶性综合征
氯氮平	可能增加腹部脂肪堆积、血胆固醇异常、高血压和胰岛素抵抗(代谢综合征)发生的风险	长期使用时可考虑长效的利培酮针剂
奥氮平	增加 2 型糖尿病和高甘油三酯血症发病的危险。肌肉震颤,不能控制的面部和手臂的运动(迟发性运动异常),肌肉损伤也可能发生,但较经典抗精神病药少发	氯氮平会导致骨髓抑制,白细胞减少,抽搐,所以较少使用。然而,当其他药物无效时,可考虑该药
帕利哌酮		氯氮平和奥氮平最易导致体重增加,而阿立哌唑较少发生
喹硫平		齐拉西酮不增加体重,但可能导致心电图异常
利培酮		
齐拉西酮		

抗精神病药物的作用机制

抗精神病药物往往在治疗幻觉,妄想,思维紊乱和攻击行为方面最为有效。虽然抗精神病药物最常用于治疗精神分裂症,但它们对所有可以引起以上精神症状的疾病均有效,如精神分裂症,躁狂,痴呆或由像安非他命这类药物引起的中毒反应。

抗精神病药物是通过影响信息在脑细胞间的传递而起作用。成人的大脑是由 100 亿个神经细胞(神经元)构成。每一个神经元有一个长纤维,称为轴突,它能将信息传递给其他的神经元。就像巨大的电话总机连接的电线一样,每一个神经元与几千个神经元相联系。

信息以电冲动的形式沿着轴突向下传送。当冲动传到轴突末梢时,被称为神经递质的特殊化学物质微量释放,从而将信息传递给下一个细胞。接受信息的细胞上有受体,能够接受相应的神经递质产生新的信号。

出现精神病症状是因为对多巴胺类神经递质敏感的细胞活动过度所致。所以,抗精神病药物通过阻断受体来减弱细胞间的信息传递。

不同的抗精神病药阻断不同类型的神经递质。经典的抗精神病药物是阻断多巴胺受体,新一代抗精神病药物(氯氮平,奥氮平,喹硫平,利培酮和齐拉西酮)可能效果更好,因为它们同时阻断了 5-羟色胺受体,并且不良作用也明显减少。然而,近期的脑成像研究并支持这种理论。氯氮平因其可阻断多种神经递质受体而是目前最有效的抗精神病药物,但却因为严重的副作用而影响了临床使用,并在使用过程中需密切检测白细胞计数。

第 135 节

性　身　份

性身份是人生经历的正常组成部分。但在不同的文化背景中,人们对正常性行为的定义各不相同。事实上,对于正常的性行为很难有明确的定义,因其具有很强的变化性,如每个人性释放的频率及需要有很大差异。一些人需要一天几次的性生活来满足需要,而另一些人的性需要则很少(例如,一年几次)。

虽然年轻人认为老年人对性兴趣不大,但是实际上多数老年人对性仍有兴趣,并有相当满意的性生活。诸如男性勃起功能障碍,女性的性交疼痛,阴道痉挛,性快感缺失等性功能障碍可以出现在各个年龄层,但在老年人中更为常见。目前,多数的性功能障碍都可以通过药物进行治疗(效果最好的是勃起功能障碍的治疗)。

一个人对于性行为的态度深受父母的影响。如果童年时期父母禁止或十分排斥类似接触样的身体爱抚行为,当儿童成年后对性的态度容易出现问题,很难发展正常亲密的性关系。父母通常因为以下行为对儿童正常性关系带来不良影响:

- 情感上保持距离,不易接近
- 严厉地惩罚孩子
- 在孩子面前公开自己的性行为,对孩子进行性挑逗
- 言语和行为上对孩子充满敌意
- 拒绝孩子

- 恐吓或威胁孩子

不同时代对于性的社会态度不尽相同,如下所示:

手淫:手淫一度被视为性变态,甚至被视为精神病的原因之一,现在已经被视为一种正常的性生活。据估计,大约有 97% 以上的男性和 80% 的女性发生过手淫,即男性的发生率通常高于女性。即使有令人满意的性关系,仍有出现手淫的可能。但由于外界对手淫的反对态度,手淫者会出现罪恶感和心理上的烦恼,从而导致焦虑不安,甚至影响到性生活。

同性恋:同手淫一样,同性恋一度被医学专家认为是一种性变态行为,但在近 30 年人们对其态度已发生改变——认为同性恋也是人类发展中一种正常的性行为。目前普遍认为性取向自童年时期即开始形成。据估计,有 4% ~5% 的成人终身是同性恋,另有 2% ~5% 的人间断的有同性恋行为(双性恋)。青少年可能会体验同性恋角色,但这并不表明他们成年后就会成为同性恋或双性恋。

同性恋对同性感兴趣,就如同异性恋者对异性感兴趣一样。这种性别吸引力似乎是环境因素和生物学因素共同作用的结果,而不是主观上的选择。因而“性偏好”这个流行词汇并不能代表性取向的意义。

虽然同性恋者在社会上要遇到很多歧视和偏见,但

他们中的大多数人对自己的性取向适应良好。这种适应过程要经历很长时间，并伴有许多心理压力。很多同性恋者在其社会生活和工作环境中都会面对别人的不理解，也增加了他们的痛苦。尽管在美国同性恋已经是合法行为，但对这种性取向的歧视仍广泛存在。

性乱行为：有些异性恋和同性恋者在其一生中可能和很多性伴侣发生性关系。有些人可能会因此就医，因为性乱行为与某些传染病的传播有关（如艾滋病，单纯疱疹病毒，肝炎，梅毒，淋病及宫颈癌），而且这种不专一的性行为也很难形成亲密而持久的情感。

婚外恋：在美国，多数人在婚前或单身时对性行为比较放纵。目前，这种观念在发达国家普遍存在。世界上绝大多数国家的文化都不支持婚外恋行为，尽管这种行为十分常见。因为由其产生的最直接的问题就是增加了某些性传播疾病的发生率，尤其是对于不知情的配偶。

性　别　身　份

性身份指个体对自己性别的认同，即认为自己是男性还是女性，或者介于二者之间。而性别角色是客观的，是社会中根据性别而规定的一种表现模式，包括穿着、言语和发型等。实际上就是一个人的言他举止应与其性别相符。对于大多数人而言，其性身份与自己的生理性别和性别角色相吻合（如当一个男子有男性的内在感觉，其外在的行为也与此相一致）。

性身份在儿童早期形成（18～24 个月）。在儿童时期，两性意识逐渐形成，即男孩逐渐知道自己是男性，女孩逐渐知道自己是女性。有时，孩子会喜欢更适合于异性的活动，但具有正常性身份的儿童不会把自己当作异性看待，而是把自己看成与自己的生理性别一致。例如，喜欢踢足球和吹口哨的女孩，只要她认为自己是女孩，就不存在性身份障碍。同样的，一个喜欢洋娃娃和烹调而不喜欢体育和较粗暴游戏的男孩，只要他认为自己是男性，并对此角色没有不适之感，也没有性身份障碍。许多男孩儿都经历过喜欢洋娃娃或女性服饰的阶段，但只有很少一部分会在成人后出现性身份障碍。

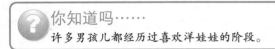

你知道吗……
许多男孩儿都经历过喜欢洋娃娃的阶段。

出生后男性或女性生殖器不明显的儿童，如果按照特定的性别抚养，甚至按照与其生理性别相反的性别抚养，通常也不会发生性身份障碍。然而，有一些公开报道的病例的结果却与上述说法相反。

性身份障碍和易性癖

性身份的特点是人们生理性别与内心的性别存在矛盾，而易性癖是性身份障碍的一种极端形式。

- 儿童喜欢更适合异性的活动并对自己的性别和生殖器表现出不喜欢
- 当一个人表现出想成为异性的强烈愿望时，医师应考虑本病诊断
- 当患者有想以异性的方式生活的强烈愿望时，可考虑咨询、激素治疗和变性手术等治疗方式

性身份障碍患者深信自己是生物性意外事故的牺牲品，这种意外把自己残酷地禁锢在一个与其真实性别相反的躯壳之中。也就是说，一个渴望成为女性的男性认为自己的生理性别是禁锢自己内心的一个工具，反之亦然。对于易性癖而言，这种生理性别和心理性别的不相容性更加彻底、严重和令人不安，并长期存在。易性癖在男性和女性的发生率分别为 1/119 000 和 1/30 000。

大多数易性癖是男性，认为自己是女性身份而厌恶外生殖器和男性特征。往往在早期起病，女性少见。然而，大多数患性身份障碍的儿童在成年后并不会发展为易性癖。

出生时生殖器性别特征不明显（性别模糊）或患有遗传性疾病的人，如特纳氏综合征或先天性睾丸发育不全，很少发展成为易性癖。然而，如果儿童可以清晰地了解并坚信自己的生理性别，即使他们的生殖器不明显，也很少出现性身份障碍。

临床表现

性身份障碍通常于 2 岁发病。患病儿童具有以下特征：

- 喜欢穿着裙装
- 坚决否定自己的生理性别，认为自己是异性性别
- 十分喜欢参加更适合异性的游戏和活动
- 厌恶自己的生殖器

例如，一个女孩坚信自己将会长出阴茎从而变成男孩儿，并坚持站着小便；而相反的，一个男孩则喜欢坐着小便并希望将自己的阴茎和睾丸切除。对于男性性身份障碍患者，青春期躯体的生理变化令其非常苦恼，他们常会要求通过治疗是自己的身体更趋于女性。

多数易性癖患者在儿童时期即显露存在性身份障碍，但是仍有部分性身份障碍的患者在成年时期首发。一些人，尤其是男性，在早期仅表现为变装癖，直到晚年才承认自己患有性身份障碍。其中部分患者可能会通过结婚或参军来隐藏或否认自己想变成异性的性别。但他们一旦接受自己的内心想法，就会彻底地以女性身份出现在公众场合。而另一部分患者则可能会出现抑郁状态和自杀行为。

许多儿童时期存在性身份障碍的男性随着成长可能会自行恢复，但他们可能会成为同性恋或双性恋者。

诊断

只有当儿童到 6～9 岁时，才可以根据临床表现诊断

是否患有性身份障碍。

对于儿童患者,医师做出性身份障碍诊断时应考虑患者是否具有以下特点:

- 有强烈而持续的愿望变成异性或坚持否认自己的生理性别
- 对自己的生理性别有强烈而持续的不适感,或认为自己的性别是一个错误
- 因为自己对生理性别的不适应而深感痛苦或给正常生活带来影响

而对于青少年和成年患者,医师做出性身份障碍诊断时应考虑患者是否具有以下特点:

- 经常出现希望成为异性的愿望
- 通过各种尝试试图变成异性
- 希望以异性的方式生活或被对待
- 认为自己感觉和反应都是符合异性的表达方式

治疗

有跨性别行为的成年,如异装癖患者,只要不出现抑郁症或生活功能丧失,可以不接受治疗。

易性癖患者常寻求心理上的帮助,一方面可以通过心理帮助应对身体的不适,一方面可以有助于性别转换。许多易性癖患者通过综合的治疗而获得帮助,例如咨询、激素治疗、电治疗和变性手术治疗(常为不可逆的)。

有些易性癖患者对自己性身份的转变很满意,他们在社会的工作、生活、衣着打扮完全与异性一样。为便于他们能够以异性的身份工作和生活,常用的手段包括获得异性身份的证明(例如驾驶证照)。他们可能不会通过任何方式去寻求解剖结构的改变。他们中的许多人有时因为没有达到心理障碍的标准而被称为"异性者"。

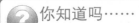

你知道吗……
患有性身份障碍的儿童常拒绝承认自己的生理性别。

其他易性癖患者除了接受异性的行为,衣着,举止外,也接受激素治疗以改变他们的第二特征。男性患者使用雌激素促进乳房发育和其他生理改变例如生殖器的废退(生殖器萎缩)及不能勃起。女性患者使用男性激素睾丸酮已达到面部长毛、嗓音变浑厚及体味的改变。

仍有一些易性癖患者会寻求进行生殖器手术。男性患者会通过手术切除阴茎与睾丸及安置人工阴道而实现,女性患者会通过手术切除乳房和内生殖器(卵巢和子宫),关闭阴道,安置人工阴茎而实现。对于双性人,手术前需使用激素(男性转换为女性使用雌激素,女性转换为男性使用睾酮),并以异性的生活方式生活1 年。

虽然易性癖患者实施了性别重建手术后不能生育,但许多患者可以拥有满意的性关系。他们在手术后即有获得性欲高潮的能力,有些人是在术后第一次发现性快乐。但很少有易性癖患者为了具备异性的性功能而进行性别重建手术,获得异性性身份的认可才是他们进行手术的主要动机。

性 变 态

性变态是指一种由特定物件、儿童或非成年人引起,或在施虐、被虐待过程中产生持续的、强烈的性幻想或性行为。

性变态患者性兴奋的出现需依赖上述因素,一旦这种关系建立就会持续终身。这种异常的性吸引和性关系常在童年晚期或近青春期建立。

在健康的成人性关系和性幻想中,性行为方式的改变十分常见。当性关系双方均接受这种无害的但超出常规的性行为,那么这种行为可能是性关系双方表达爱与关心的一种重要手段。然而,当这种性行为方式过于极端以至于严重损害亲密且互动的性活动时,被认为是性变态即一种性心理障碍。这种关系中的性伴侣可能感觉自己像一个没有生机的物体或感觉自己在性生活中根本不重要或不是必须存在的。性变态会使患者感到十分痛苦和社会功能障碍受损。本病诱发的抑郁通常是因为外界的反应或患者进行了社会所不能接受的行为。

性变态的常见行为有异装癖,恋童癖,露阴癖,窥阴癖,受虐狂或施虐狂等。大多数患者为男性,许多人可以有一种以上的性变态。部分患者有严重的人格障碍,如反社会性人格或自恋性人格。部分本病患者进行违法活动。

恋物癖

本病患者往往是通过非生命物体(恋物)作为产生性兴奋的最佳方式。

本病患者获得性刺激或性满足的方式有多种:穿他人的内衣,穿橡胶或皮革制品,或玩弄,摩擦及用鼻子闻某些物体,如高跟鞋等。本病患者如果脱离了所恋物品将不能产生性功能,而所恋物品常被用来替代性伴侣或是一次满意的性活动中的必需因素。

异装癖:异装癖是指男性喜欢穿女性服装,或女性喜欢穿男性服装,其中后者较少见。但本病与易性癖不同的是他们不想改变自己的性别。尽管异装癖患者性生活不和谐,但异装并不影响与伴侣的性关系。本病患者可能出现焦虑、抑郁及由自身行为带来的负罪和羞耻感。

异装癖只有在引起烦恼,造成功能缺陷,或出现"胆

大妄为"的行为而导致受伤,失业或坐牢时,才被认为是一种精神疾病。患者异装不是为了性刺激,而是其他原因,如减轻焦虑,缓解紧张;部分男性异装癖患者可能是为了体验与自身性别相反的女性特征。一些男性患者尽在 10～20 岁左右时表现为异装癖,随着成长慢慢发展为性身份障碍并试图通过激素治疗和变性手术治疗来改变自己的性别。

恋童癖

恋童癖是指患者偏爱与年少儿童进行性活动。

在西方社会,恋童癖被定义为 16 岁以上的人与 13 岁以下的儿童发生性关系或对后者产生性幻想。一些患者只对一定年龄段或发展阶段的儿童感兴趣,而另一些患者对儿童或成人均感兴趣。恋童癖患者可能对男童、女童或两者均感兴趣,但是绝大多数患者仅对异性儿童感兴趣。本病患者通常是孩子的熟人,家庭成员,继父(母)或权威人士(如老师)。视觉骚扰或普通接触似乎比接触生殖器或发生性交更为常见。

虽然在美国各州的法律不尽相同,但法律通常认为年满 18 周岁,且受害者不及 16 周岁的,在法律上构成强奸罪。法律上的强奸罪与恋童癖的定义不相符,强调在医学上或法律上选择特定年龄作为区别点。在其他国家和文化背景下,年龄满 12 岁即到了法定结婚年龄,因此其对恋童癖和强奸罪的定义更为复杂。

恋童癖在男性较女性更为常见。尽管报道的受害者中女孩例数较多,但男孩和女孩均可能是受害者。患者可能专门侵犯家中的儿童(乱伦),或猎寻社区中的儿童。强迫或哄骗儿童与其发生性行为,并威胁(例如,通过伤害儿童或其宠物)儿童不得揭发自己。

本病许多患者具有或可出现药物滥用或依赖,以及抑郁。他们常出身于问题家庭,且出现婚姻冲突的比例较高。

治疗

本病可进行长期的心理治疗和药物治疗,以改变患者的性驱动力和体内睾酮水平,但疗效迥异。当患者自愿接受治疗和社会技能训练时,并同时治疗伴随的其他疾病如药物滥用或抑郁,常可获得令人满意的效果。而仅是因犯罪被逮捕或被判刑后而被迫接受治疗,通常效果不佳。禁闭即使是时间很长,也不能改变患者恋童的欲望和幻想。然而,许多被判刑的长期恋童癖者经过控制性治疗(通常指药物)可以控制自己的恋童行为,并逐渐回归社会。

在美国,医师进行药物治疗时常采用一种类似于雌激素的药物(孕酮)——醋酸甲羟孕酮的肌肉注射。一些替代药物,如亮丙瑞林和戈舍瑞林,通过抑制垂体功能而阻抑睾丸产生睾酮。但是对于女性恋童癖者这些药物发挥作用的机制仍不清楚。

露阴癖

露阴癖是指通过暴露生殖器产生性兴奋或在性活动过程中渴望生殖器被对方观赏。

患者(通常是男性)常出人意料地在陌生人面前暴露自己的生殖器,通过这种行为而产生性兴奋。本病患者可能意识到自己希望看到陌生人被惊吓、被震惊时的表现。受害者往往是女性或异性的儿童。但他们对受害者决不会有进一步的接触,所以不会构成强奸。大多数患者在 20 岁左右发病,已婚或未婚者均可患病但已婚者相对较多。

30% 的被逮捕的男性性侵犯者是露阴癖患者。他们往往很难被纠正,因此约有 20%～50% 的患者会反复入狱。

女性露阴癖患者较少,因其可通过其他方式暴露自己,如在不同的媒介和娱乐场所穿着性感的衣服(这种行为越来越多地被社会接受)。这种行为并未构成性心理障碍。

一些露阴癖患者表现为希望进行性活动被他人观看,而观赏者须得到患者的认可而不是任意一个陌生人。这类患者往往喜欢拍摄色情电影或成为色情演员。由于他们很少受到自身行为和想法的困扰,因此发生精神疾病的几率较小。

治疗

露阴癖患者通常于被逮捕后才开始接受治疗。治疗方式包括:心理治疗,支持小组和选择性 5-羟色胺再摄取抑制剂类(SSRIs)抗抑郁药物治疗。如果 SSRIs 类药物无效时也可选用能够改变性驱动力和血睾酮水平的药物治疗,但在使用此类药物时应注意监测患者的肝功能和血清睾酮水平以便调节药物剂量。

窥阴癖

本病患者在观看别人脱衣服,裸体或进行性活动时可以产生性兴奋。

患者仅通过观看(窥视)而获得性兴奋,而不是与被观看者有进一步的性活动。本病患者并不期望与被观看者有性接触。当被观看者并非自愿时,本病患者可能触犯了法律。

本病常于青少年或成年早期起病。在男孩或成年男子中,一定程度的窥阴行为较常见。现在,越来越多的女性也有这种行为。男性同性恋者中轻度的窥阴行为被社会视为正常行为。越来越多的人选择私下里在网络上看色情图片和视频,但是这种行为并不属于窥阴癖,因其缺少本病特征性因素——偷偷地观看。

作为一种疾病,窥阴癖患者中,男性远多于女性;他们常花费大量时间寻找偷窥的机会。他们偏爱这种性活动,并且花费大量时间窥视。

治疗

窥阴癖患者通常于被逮捕后才开始接受治疗。治疗方式包括：支持小组和选择性 5-羟色胺再摄取抑制剂类（SSRIs）抗抑郁药物治疗。如果 SSRIs 类药物无效时也可选用能够改变性驱动力和血睾酮水平的药物治疗，但在使用此类药物时应注意监测患者的肝功能和血清睾酮水平以便调节药物剂量。

性施虐狂和性受虐狂

性受虐狂是指通过使自己受到屈辱、鞭打、捆绑或其他虐待而获得性兴奋。性施虐狂则是通过对性伴侣施以躯体上或心理上的痛苦或折磨，从而获得性快感。

在健康性关系中，也比较常见某种程度的性施虐和性受虐，性伴侣相互之间能够良好地适应这种性行为。例如，在性活动中，用丝手绢假装捆绑，对性伴侣进行轻度打击，在同意的双方中，这种情况较常见，通常也不视为性受虐或施虐。

有些施虐者是征得性伴侣同意的（性伴侣可能是受虐狂）。在这种关系中，羞辱和鞭打常是一种扮演行为，因参与者都知道这仅是一种游戏，所以会控制自己的行为而避免受伤。控制和支配的幻想对于施虐者很重要，他们往往会精心捆绑性伴侣或塞住性伴侣的嘴。

相反的，性施虐狂或受虐狂患者会采取极端的方式或性关系的另一方并非自愿（可构成犯罪），可能导致严重的躯体或心理损伤，甚至死亡。例如，受虐狂患者的性行为包括窒息控——性活动中患者产生部分窒息（由性伴侣或自己用绳索勒自己的颈部），而在性高潮时，短暂的脑缺氧增加了性释放，但这种行为有时会导致意外的死亡。

目前对于这种疾病没有有效的治疗方式。

营养和代谢疾病

第 136 节

营 养 综 述

营养是一个消化、吸收和利用人体生长、发育以及维持生命所需营养素的过程。

为了得到足够以及合适的营养，人体需要进食健康的食物，这些食物由各种不同的营养素（食物中能够营养人体的物质）组成。健康的饮食能够使人们保持理想的身材和组成（人体内脂肪和肌肉的比例），能够保证他

们日常的劳力和脑力活动需要。

如果人们进食过量的食物，就有可能导致肥胖。如果人们进食大量的营养素，通常是维生素或者矿物质，就有可能产生一些不良的影响（毒性）。如果人们得不到足够的营养素供应就有可能导致营养不良。

为了判断人们是否摄入了合适量的营养素，医生会

询问他们的饮食习惯和食谱以及运动情况,以评估其身体的组成和功能。测量身高和体重,然后计算出体重指数 BMI(Body Mass Index)。BMI 等于体重(千克)除以身高(米)的平方。对于女性和男性来说,BMI 在 19 到 24 之间通常都认为是正常的。

身体的构成情况,包括机体脂肪的百分比,有时是通过测量皮褶厚度或者生物电阻抗分析来估算的。在水下称重和双能 X 线吸收测量法(Dual-energy x-ray absorptiometry,DEXA)扫描是更准确的测量脂肪比例的方式,但是这些方法很少被应用。

许多营养素的水平能够在血中测得,有时也能够在组织中测算。比如,测量白蛋白(血液中的主要蛋白质)的量能够帮助我们判断人们是否缺乏蛋白质。当营养不足时,营养素的水平就会下降。

饮食的组成:通常,营养素被归为两类:

- **大量营养素**:大量营养素是日常大量需要的营养物质,包括蛋白质、脂肪、碳水化合物、一些矿物质和水。
- **微量营养素**:微量营养素每天需要量很少——毫克(1/1000g)至微克(1/1 000 000g),包括维生素和某些使人体能够利用大量营养素的矿物质。由于人类只需要少量的这类物质,因此这些矿物质被称为微量元素。

肥胖和瘦:身体组成

保持合适的体重对于生理和心理健康都十分重要。标准的身高-体重表可以作为参考,但体重指数(BMI)更加可靠。

一个不明显但却很重要的问题是身体的多少是脂肪,而多少是肌肉(身体组成)。下面有几种判定身体组成的方式:

水下皮脂测定法:在一个小池子的水下进行称重。骨骼和肌肉都比水密度大,因此拥有高比例少瘦肉肌的人在水中会更重,而那些有高脂肪比例的人在水中称重则会更轻。尽管这种方式被认为是最准确的,但它需要特别的设备,大量的时间和专家去完成。

皮褶厚度:身体组成能够通过测定皮下脂肪量(皮褶厚度)来估算。左上臂背面的皮褶(三头肌皮褶厚度)从上臂推开然后用卡尺测量。在男性中一个皮褶单位大约为 13mm 算正常,而在女性则为 25mm。测量值加上左上臂的周长能够用来估算机体骨骼肌的量(无脂肪体重)。

生物电阻抗分析:是通过很小的低压电流测量人体组织的电阻。典型的方法是人赤脚站在两个金属踏板上,向一只脚发送电流,从另一只脚传出。人体的脂肪和骨骼的电阻比肌肉组织大得多。测量电流的电阻就能估算出身体脂肪的百分比。这种检查只需要 1 分钟。

双能 X 线骨密度测量法(DEXA):这种图像程序可准确地测定身体脂肪的量和分布。这种测量所使用的辐射剂量低,是安全的。但常规使用费用太昂贵。

谁是超重者?

身高†(英寸)	正常* 19~24	超重 25~29	肥胖 30~34	肥胖 35~39	极度肥胖 40~47	极度肥胖 48~54
BMI	19~24	25~29	30~34	35~39	40~47	48~54
身高†(英寸)	体重†(磅)					
60~61	97~127	128~153	153~180	179~206	204~248	245~285
62~63	104~135	136~163	164~191	191~220	218~265	262~304
64~65	110~144	145~174	174~204	204~234	232~282	279~324
66~67	118~153	155~174	186~217	216~249	247~299	297~344
68~69	125~162	164~196	197~230	230~263	262~318	315~365
70~71	132~172	174~208	209~243	243~279	278~338	334~386
72~73	140~182	184~219	221~257	258~295	294~355	353~408
74~75	148~192	194~232	233~272	272~311	311~375	373~431
76	156~197	205~238	246~279	287~320	328~385	394~443

* 低于如表所列的正常 BMI 值得被认为是低体重
† 计算式中身高以米为单位,体重以千克为单位。身高指不穿鞋子的净高,体重指除去衣物的净重。
BMI = 体重指数

每消耗 1 卡的能量大约需要 1ml 的水,每天需要大约 2500ml 水。人体所需水量来自许多食物中本身所包含的水、饮用水果或蔬菜汁以及不含咖啡因的咖啡或茶、水。酒精饮料和含咖啡因的咖啡、茶、苏打水可能使人们排尿更多,因此它们帮助并不大。

每天饮食中所消耗的食物含有多达 10 万种物质。

但只有 300 种能够归类为营养素,只有 45 种被归为基本营养素:维生素、矿物质和某些氨基酸(蛋白质的组成部分)以及一些脂肪酸(脂肪的组成部分)。必需营养素不能被人体合成,必须通过食物获得。

食物中含有许多有用的成分,包括纤维(例如纤维素、果胶和树胶)。食物中同样也含有添加剂(例如防腐剂、乳化剂、抗氧化剂和稳定剂),这些物质都能够加快食物的生产、加工、贮存和包装。

碳水化合物、蛋白质和脂肪

碳水化合物、蛋白质和脂肪占食物干重的 90%,提供 100% 的能量。这三种物质都能够提供能量(以卡为单位),但每 1g 物质所含能量不同:1g 碳水化合物或者蛋白质中含有 4 卡能量,而 1g 脂肪中含有 9 卡的能量。这些营养素提供能量的速度不同。碳水化合物最快,而脂肪最慢。

碳水化合物、蛋白质和脂肪在肠内消化,在那里他们被分解为基本单位:碳水化合物被分解为单糖,蛋白质被分解为氨基酸,脂肪被分解为脂肪酸和甘油。机体利用这种基本单位合成其生长、持续和活动的物质(包括其他碳水化合物、蛋白质和脂肪)。

碳水化合物

根据分子的大小,碳水化合物可以分为简单碳水化合物和复合碳水化合物。

- **简单碳水化合物**:不同形式的糖,例如葡萄糖和蔗糖,均是简单碳水化合物。由于分子小,能迅速被人体分解和吸收,是最快捷的能源,可迅速增加血糖浓度。水果、奶制品、蜂蜜和枫糖浆含有大量的简单碳水化合物,这些碳水化合物保证了大多数糖果和蛋糕中的甜味。

- **复合碳水化合物**:这些碳水化合物由简单碳水化合物的长链构成。由于复合碳水化合物比简单碳水化合物分子量大,必须先分解为简单碳水化合物才能被吸收。因此通常比简单碳水化合物提供能量的速度要慢,但仍然快于蛋白质和脂肪。由于消化比简单碳水化合物慢,故不太可能转化为脂肪。其提高血糖的速度和水平也不及简单碳水化合物,需花费更长的时间。复合碳水化合物包括淀粉、小麦食物(如面包和面)中所含有的纤维以及其他的谷物(如黑麦、玉米)、大豆和有茎蔬菜(例如土豆)。

碳水化合物有可能是被提纯过或者未提纯过的。提纯是指食物经过精细加工。去除所含纤维、麸皮以及一些维生素和矿物质后,人体能够更快地处理这些碳水化合物,尽管所含热量相同,但其提供的营养素很少。提纯过的产品往往是强化了的,即为了增加其营养价值,需重新加入维生素和矿物质。一份富含简单或提纯碳水化合

物的食物有增加肥胖和糖尿病危险的倾向。

如果人们摄入的碳水化合物超过所需,身体就会将这些碳水化合物贮存在细胞内(以糖原的形式)并且将剩余的部分转化为脂肪。糖原是一种机体能够更方便快捷地转化为能量的合成碳水化合物。糖原被贮存在肝和肌肉中。肌肉利用糖原在高强度运动期间提供能量。贮存在糖原中的碳水化合物几乎能够提供一天所需的卡。某些的机体组织可贮存复合碳水化合物,但不能用来提供能量。

升糖指数:碳水化合物的升糖指数是指其消耗后提高血糖水平的速度。该值从 1(最慢)到 100(最快,纯糖指数)。然而,血糖水平增长的实际速度取决于还有哪些食物同时被消化以及其他因素。

复合碳水化合物的升糖指数比简单碳水化合物低,但是也有例外。比如果糖(水果中的糖)对于血糖的影响较小。

以下因素也可以影响食物的升糖指数:

- **加工过程**:加工,提纯,或细微研磨过的食物通常有更高的升糖指数。

- **淀粉类型**:不同类型的淀粉有不同的吸收方式。例如,土豆淀粉能够相对较快地被消化吸收入血液。而大麦则消化吸收得较慢。

- **纤维含量**:一种食物中纤维含量越高就越难消化。因此,糖分吸收入血就比较缓慢。

- **水果的成熟**:水果越成熟,所含糖量就越高,其升糖指数就越高。

- **脂肪或者酸的含量**:食物中所含脂肪或者酸的含量越高,其消化过程越慢,吸收入血的速度也越慢。

- **加工**:食物的加工影响其吸收入血的速度。通常来说,烹饪或者碾碎食物增加其升糖指数,因为这些加工过程能够使食物更容易被消化和吸收。

- **其他因素**:人体处理食物的方式因人而异,也影响碳水化合物转化为糖以及其吸收的速率。咀嚼程度和吞咽速度对其也有影响。

通常认为升糖指数很重要,因为那些能够更快升高血糖水平的碳水化合物(即高升糖指数的食物)同样能够更快地升高胰岛素水平。胰岛素的升高会导致低的血糖浓度(低血糖)和饥饿,这些等会导致摄入更多的卡,增加体重。低升糖指数的碳水化合物并不会很显著地升高胰岛素水平。因此,在食用完这些食物之后,人们的饱腹感持续得更久。食用低升糖指数的碳水化合物也会导致更有利于健康的胆固醇浓度并且减少肥胖和糖尿病的危险,而对于糖尿病患者,则能够降低糖尿病并发症的发生。

尽管低升糖指数食物和改善健康之间有这种联系,但根据指数来选择食物并不一定是健康饮食。例如,马铃薯片和一些糖果棒——不是健康的选择——的升糖指

数比某些健康的食物，比如糙米，要低。一些有高升糖指数的食物含有有价值的维他命和矿物质。因此，并不能单靠指数来对食物的选择做出一个总体的指导。

一些食物的升糖指数

类别	食物	指数
大豆	四季豆	33
	红扁豆	27
	大豆	14
面包	裸麦粉粗面包	49
	白面	69
	全麦	72
谷类	全麸面粉	54
	玉米片	83
	燕麦粥	53
	爆米花	90
	小麦片	70
奶制品	牛奶、冰淇淋、酸乳	34 ~ 38
水果	苹果	38
	香蕉	61
	橙子	43
	橙子汁	49
	草莓	32
谷物	大麦	22
	糙米	66
	精白米	72
土豆	速食（精）	86
	捣碎（精）	72
	甜的	50
小吃	洋芋片	72
	燕麦小甜饼	57
	土豆片	56
糖	果糖	22
	葡萄糖	100
	蜂蜜	91
	精炼糖	64

升糖负荷：升糖指数仅仅提示了碳水化合物吸收入血的速度，并不包括食物中含有多少碳水化合物，这一点同样十分重要。升糖负荷——一个相对来说比较新的词条，包含了升糖指数和食物中碳水化合物的含量。一种食物，例如胡萝卜、香蕉、西瓜或是全麦面包，可能有高的升糖指数，但含相对少的碳水化合物，因此其升糖负荷也相对低。这些食物对于血糖的影响很小。

蛋白质

蛋白质由所谓氨基酸的单位组成，通过复杂的组合方式连接起来。由于蛋白质是复杂的分子，机体需要花费更长的时间进行分解。因此，蛋白质是比碳水化合物更慢但持续更久的能量来源。

总共有 20 种氨基酸。它们中的某些由人体内的组分合成，但有 9 种氨基酸是不能合成的，被称之为必需氨基酸。它们从食物中获得。每个人都需要这些氨基酸中的 8 种：异亮氨酸、亮氨酸、赖氨酸、蛋氨酸、苯基苯丙氨酸、苏氨酸、色氨酸、缬氨酸。新生儿还需要第 9 种氨基酸——组氨酸。机体用来合成必需氨基酸的蛋白质百分比由不同的蛋白质决定。人体对鸡蛋中蛋白质的利用率为 100%，牛奶和肉类蛋白质利用率也同样很高。

人体需要蛋白质来维持和更新组织以及发挥功能和生长。如果人体得到足够的卡就不需要利用蛋白质来供给能量。如果蛋白质的消耗量比需要量多，那么人体就会分解蛋白质，然后以脂肪的形式贮存起来。

人体含有大量的蛋白质。蛋白质——作为机体的主要组成部分——是大多数细胞的基本元素。例如肌肉，结缔组织和皮肤都是由蛋白质组成的。

成人每天需要摄入 60g 蛋白质（0.8 克每千克体重或者总卡的 10% ~ 15%）。正在努力锻炼肌肉的成人则需要更多一些的蛋白质供应。由于儿童正在成长，他们也同样需要更多的蛋白质。

脂肪

脂肪是由脂肪酸和甘油构成的复杂分子。机体需要脂肪来生长和供应能量，也同样需要脂肪来合成激素以及其他一些机体运动（例如前列腺素）所需要的物质。脂肪是供应能量最慢的物质，但却是食物中能量效率最高的。每克脂肪能够供应机体大约 9 卡的能量，比蛋白质或者碳水化合物的两倍还多。因为脂肪是如此有效的能量供应物，机体把所有多余的能量都贮存为脂肪。机体将多余的脂肪沉积在腹部（大网膜）和皮下（皮下脂肪），以备其需要更多的能量时利用。人体也有可能将多余的脂肪沉积在血管壁和器官中。沉积在血管壁和器官中的脂肪会阻碍血液流动并且损伤器官，这往往会导致严重疾病。

脂肪酸：当需要脂肪酸时，机体能够自身合成一部分。其他一些被称为必需脂肪酸的部分无法由机体合成，而必须从食物中获得。这些必需脂肪酸约占平常饮食中所获得的脂肪酸的 7%，占总卡（大约 8 克）的 3%。他们包括亚油酸和亚麻酸，这两种脂肪酸存在于某些植物油中。二十碳五烯酸和二十二碳六烯酸能够由亚麻酸合成，而这两种脂肪酸对于大脑的发育是必需的。这两种脂肪酸同样存在于某些深海鱼油当中，这些深海鱼油是更加有效的来源。

亚油酸和花生四烯酸是 ω-6 脂肪酸。亚麻酸、二十五碳五烯酸和二十二碳六烯酸是 ω-3 脂肪酸。富含 ω-3 脂肪酸的食物可以降低患冠状动脉疾病的风险。湖鳟鱼和某些深海鱼含有丰富的 ω-3 脂肪酸。在美国,人们更倾向于摄入足够的 ω-6 脂肪酸,那些用于加工食物的油当中含有这些脂肪酸,但是 ω-3 脂肪酸的含量却不足。

脂肪酸的种类: 有许多种脂肪酸:不饱和脂肪酸、多重不饱和脂肪酸和饱和脂肪酸。总体上来说,饱和脂肪酸更有可能升高胆固醇水平,增加动脉硬化的危险性。从动物获得的食物通畅含有饱和脂肪,这些脂肪在室温下是固态的。从植物中获得的脂肪通常含有不饱和或者多重不饱和脂肪酸,这些脂肪酸在室温下多数是液态的。棕榈油和椰子油是例外。它们比其他植物油含有更多的饱和脂肪。

反式脂肪(反式脂肪酸)是一种不同类别的脂肪。他们是人工的,是在不饱和脂肪酸或者多重不饱和脂肪酸中添加氢原子(氢化作用)形成的。这些脂肪可能部分或者完全氢化(或者被氢原子所饱和)。在美国,反式脂肪的主要食物来源是部分氢化的植物油,这些植物油存在于许多市售的方便食品中。摄入反式脂肪有可能对机体的胆固醇水平产生不利影响,有可能导致动脉硬化。

脂肪的来源

脂肪的种类	来源
不饱和脂肪酸	酪梨,橄榄油,花生油 花生酱
多重不饱和脂肪酸	油菜、玉米、大豆、葵花籽以及其他一些液态植物油
饱和脂肪酸	肉类,特别是牛肉、全脂奶制品例如全脂牛奶、黄油和奶酪 椰子和棕榈油 人造氢化植物油
ω-3 脂肪酸	亚麻子 湖鳟鱼和某些深海鱼,例如鲭鱼、鲑鱼、鲱、金枪鱼 绿叶蔬菜 核桃
ω-6 脂肪酸	植物油(包括葵花籽油、红花油、玉米油、棉籽油和大豆油) 鱼油 蛋黄
反式脂肪	市售烘焙食品,例如甜饼干、淡饼干和油煎饼干 某些炸薯条和其他油炸食品 人造黄油 酥松油脂 炸土豆片

食物中的脂肪: 医学专家通常会建议脂肪占每天总卡的量应当限制在小于 30%(或者每天小于 90 克)的范围内,而饱和脂肪和反式脂肪应当少于 10%。如果可能的话,不饱和脂肪和多重不饱和脂肪,特别是 ω-3 脂肪,应当替代饱和脂肪和反式脂肪。高胆固醇血症的人群可能需要更大幅度地减少他们每天的总脂肪摄入。当脂肪摄入减少至每日总卡的 10% 或者更少时,胆固醇水平则会更加急剧地下降。

维生素和矿物质

维生素和矿物质是最基本的营养素。也就是说,它们不能由机体合成,因此必须从食物中获得。

维生素分为水溶性——维生素 C 和维生素 B 族中的 8 种——和脂溶性——维生素 A、D、E 和 K。只有维生素 A、E 和 B_{12} 能够大量地贮存在人体内。

人体需要相当大量的某些矿物质(大约每天 1 克或者 2 克),这些矿物质被称为大量营养素,包括钙、氯、镁、磷(在人体中主要以磷酸盐的形式存在)、钾和钠。那些需要量很少(微量矿物质)的矿物质被称为微量营养素,包括铬、铜、氟、碘、铁、锰、钼、硒和锌。除了铬以外,其他所有的矿物质都包含在代谢所需要的酶或者激素中。铬帮助机体维持正常的血糖浓度。尽管微量矿物质如砷、钴、氟化物、镍、硅和钒在动物营养素中或许是基本的,但是在人类营养素中并不是必需。氟化物通过形成稳定的钙化物帮助稳定骨骼和牙齿中矿物的含量,以防止牙齿腐蚀。所有这些微量矿物质在高剂量时都是有毒的,其中某些(砷、镍和铬)可以导致癌症。

一些维生素(例如维生素 C 和 E)和矿物质(例如硒)作为抗氧化剂,就像其他存在于水果和蔬菜(例如 β-胡萝卜素)中的物质一样。抗氧化剂保护细胞免受自由基的损伤,这些自由基是细胞正常活动的副产物。自由基参与到化学反应——某些有利于机体,而某些则不——并被认为会导致某些异常,像心脏和血管壁的异常以及癌症。那些吃足够富含抗氧化剂的水果和蔬菜的人们出现心脏和血管壁异常以及某些癌症的可能性要小。然而,这些益处是否归因于抗氧化剂,或者水果和蔬菜中的其他物质,或者是其他因素则不得而知。

从食物中获得足够的维生素和矿物质通常比从它们的替代品中获得更可取。食物,不像其替代品,含有其他一些有益于健康的必需物质。然而,一贯地进食健康均衡的饮食可能是困难的,故摄入含有每日推荐维生素和矿物质摄取量的多种维生素是一个很好的想法,尤其是不太可能坚持健康饮食的时候。

纤　　维

　　一些食物中含有纤维,纤维是一种硬的复合碳水化合物。纤维一部分是可溶性的:它们溶解于水,并且机体能够吸收其中的一部分。纤维一部分是非可溶性的:这部分并不溶于水,而机体不能消化它们。机体食入过多的非可溶性纤维会干扰某些维生素和矿物质的吸收。

　　医学专家通常会建议每天摄入 30 克的纤维。在美国,由于人们更倾向于吃高精炼的小麦粉,而不吃许多水果和蔬菜,因此其每天纤维的平均摄入量大约为 12 克。一份水果、蔬菜或是谷类平均含有 2~4 克的纤维。肉类和奶制品不含有纤维。

> **？ 你知道吗……**
> 　　进食大量的非可溶性纤维(存在于诸如糙米、梅干和许多蔬菜中)会减少某些维生素和矿物质的吸收。

可溶性和非可溶性纤维的比较

纤维类型	来源	功能
可溶性	苹果 大麦 豆类 柑橘类水果 扁豆 燕麦 燕麦片 果胶(来自于水果) 车前草 米糠 草莓	帮助调节进食后的血糖变化和胰岛素水平 帮助降低胆固醇水平 可能降低冠心病的风险
非可溶性	苹果 糙米 梨 梅干 许多蔬菜,包括卷心菜、根菜类和西葫芦 全麦以及全麦面包和面食	能够增多排泄物,因而帮助食物从消化道排出,防止便秘 有助于清除大肠中的细菌所产生的致癌物质 降低肠道压力,有助于预防憩室病 有助于减肥,因为机体对其的加工过程很缓慢

食品添加剂和污染物

　　添加剂:那些经常被用来添加到食物中的物质,例如防腐剂、乳化剂、抗氧化剂和稳定剂,其功用如下:
- 使食物更容易被加工;
- 使食物保存更久并减少腐败;
- 防止微生物污染以控制经食物传播的疾病;
- 改善口味、添加色素或者改变气味,使食物更具有吸引力。

　　在市售的方便食品中,所含添加剂的量被限制在实验室检测所显示的安全范围内。但是,权衡食品添加剂的利与弊往往是复杂的。例如,亚硝酸盐,一种应用在腌制肉类中的物质,不仅会改善其口味还能抑制导致那些导致肉毒杆菌中毒的细菌的增长。然而,亚硝酸盐转化为亚硝胺,可使动物致癌。另一方面,与天然存在于食物中并通过唾液腺转化为亚硝酸的硝酸盐的量比起来,添加到腌制肉类中的亚硝酸盐量不多。

　　极少见的是,一些添加剂(例如亚硫酸盐)会引起过敏反应。亚硫酸盐自然存在于酒中,会被作为防腐剂添加到如干果和干马铃薯的食物中。

　　污染物:由于空气、水和土壤被污染,例如被重金属(如铅、钙和汞)或 PCBs(聚氯联二苯)污染,食物也有可能会被污染。PCBs 曾经被用来作为制冷剂,应用于许多其他产品中,而现在也出现于许多地方的空气、土壤和水中。食物有可能会被杀虫剂、包装材料或者在烹调和加工过程中污染,也可能被给予动物的药物(如抗生素和生长激素)污染。

　　由于一些污染剂无法通过不损害食物的方式完全消除,限量的污染剂有时可能出现在食物中。常见的污染剂包括:
- 杀虫剂
- 重金属
- 硝酸盐(存在于绿叶蔬菜中)
- 由真菌(坚果和牛奶中)产生的黄曲霉素
- 促生长激素(在奶制品和肉类中)

　　污染物水平不足以导致人体患病或其他问题,则被认为是安全的。但是,判定小量的污染物是否会产生问题是十分困难的。因此,安全量通常是根据一般协定,而不是严格的证据确定的。虽然极微量的污染物并不会有问题,但长时间摄入少量的某些污染物是否有问题仍不清楚。如果发生问题,可能也只会影响到一小部分人。

　　食物中可能含有极少量以致无法去除的动物毛发、粪便和昆虫。

热　　量

　　卡是能量的单位。食物有卡,即食物能够提供人体热量,这些热量是食物在消化过程中分解所释放的。能量能够使细胞行使其所有功能,包括构建蛋白质和其他身体需要的物质。能量能够被迅速利用或者贮存起来以备以后利用。

当能量的供给——从食物中所获得的热量——超过机体现时所需时,机体就会贮存多余的能量。大多数多余的能量以脂肪的形式贮存,有的则以碳水化合物的形式贮存在肝和肌肉内。这样体重就会增加。若每天仅有200卡的热量超标,10天后体重就有可能增加近255g,大多数是脂肪。

> **？你知道吗……**
> 在最初几磅的体重丢失之后,体重减轻会变慢,这时机体已经燃烧其所贮存的所有碳水化合物并且开始燃烧贮存的脂肪。

当极少的热量被摄入以满足机体需要,人体就开始利用其贮存在肝脏和肌肉内的碳水化合物。由于机体能很快地动用其贮存的碳水化合物,同时排泄掉水分,体重往往在最初的时候迅速减轻。然而,少量的贮存的碳水化合物只能短时间的供给能量。接下来,机体就会利用贮存的脂肪。由于每磅的脂肪含有更多的能量,当机体利用脂肪提供能量时,体重下降就会变慢。但是,脂肪贮存的量比较多,而且在大多数人中脂肪能够持久地提供能量。只有在持久而严重的能量短缺期间机体才会分解蛋白质。如果平常营养丰富的人经历完全的饥饿状态(没有食物可以吃),在8到12周内就会导致死亡。

能量的需要量根据年龄、性别、体重、运动情况、疾病状况以及人们消耗热量的速率(代谢率)而有显著的差异,其每天的能量需要量从1000到4000卡不等。但是,通常来讲,每天维持体重所需要的热量大约为

- 久坐的女性、年纪较小小孩和老年人:1600
- 年长的小孩、活动的成年女性和久坐的男性:2000
- 活动的青春期男孩和年轻男性:2400

24小时内摄入的热量分配是不等的。身体需要热能的不同取决于在某一特定时间的活动量。剧烈的活动,特别是有氧运动时需要量显著增加,不活动时需要量就会减少。

食物中的热量如何计算？

食物标签标有每一份食物的卡量。而这些量是如何确定的呢？答案惊人的简单:食物是被燃烧的。将测量的食品样品放入一个绝热的、充满氧气、周围被水包围的容器内,这个容器被称为热量计。完全燃烧样品,燃烧产生的热量使水的温度升高,测量水温,根据水温计算食物所含的热量。例如,如果水温增加了20℃,被测食物就含有20卡的热量。这种方法称为直接测热法。

营　养　需　求

尽管每天的营养需要,包括那些对于必需营养素的需要,随个体的年龄、性别、身高、体重、运动量和机体消耗热量的速率(代谢率)不同而不同,但健康饮食的总体指导原则已经制定。美国国家科学院食品和营养委员会与农业部定期发布推荐的蛋白质、维生素和矿物质的每日需要量。这些推荐摄入量的目的在于满足健康人群的需要。

一般来说,医学专家推荐脂肪的摄入应当减少至总热量的30%或更少,而水果、蔬菜和谷类的摄入应当比大多数美国人摄入的要多。饮用足够的液体也同样重要。

膳　食

膳食就是个人所食入的任何东西,无论其目的是什么——不管是为了减肥、增肥、减少脂肪的摄入、避免碳水化合物或者没有什么特别的目的。但往往提到饮食就让人想到减肥,因为减肥是困扰很多人的一个问题。

儿童和成人的健康膳食标准是根据人群的平均需要制定的。这些人的特点包括:

- 他们不需要减肥或者增肥;
- 他们不需要由于疾病、危险因素或者年龄限制食物中的某些成分。
- 按他们完成锻炼或其他活动所需要的平均热量来制定这个标准。

因而,对于一个特定的个体而言,健康的膳食可能会与标准膳食所推荐的相距甚远。例如,对于患有糖尿病、某些肾脏或者肝脏的疾病、冠状动脉疾病、高脂血症、骨质疏松症、憩室病、慢性便秘或食物敏感性的患者来说,特殊的饮食是需要的。对于年幼的小孩,已有专门的膳食推荐指南,但对于其他年龄层的人群,例如老年人,很少有相应的指南。

减肥膳食

减肥要求摄入的热量少于机体消耗的热量。通过节食,如果每天摄入膳食的热量比身体消耗的热量少200卡,减轻225g的脂肪大约需要10天。如果每天摄入的比消耗少400卡,可望5到7天减轻225g。450g的人体脂肪贮存大约3500卡的热量。

大多数比较保守的节食食谱通常将每天摄入的热量减少至1200到1400卡。若需迅速减轻体重,可以每日摄入不到1200卡的热量,但持续时间不能过长。因为这种食谱通常含有很少的必需营养素,如蛋白质、铁和钙。摄入少于800卡的热量并不会帮助进一步减轻体重,反而很难受。

聚焦老龄化

对于老年人的最佳膳食还没有确定。然而老年人可能会得益于根据他们身体随着年纪的增长而发生变化的方式而改变他们膳食中的某些方面。对于某些诸如碳水化合物和脂肪之类的营养素则不需要什么变化。

- **热量**:随着年纪的增加,人们变得更加少动,因此利用的能量也减少,这样就使得体重更容易增加。如果试图通过减少热量的摄入来避免体重的增加,那么他们就有可能无法获得足够的所需的营养素——尤其是维生素和矿物质。如果老年人仍然坚持体育活动,他们所需要的热量则可能不会改变。
- **蛋白质**:随着人们年龄的增长,肌肉在减少。如果老年人不摄入足够的蛋白质,那么他们有可能会丢失更加多的肌肉。对于那些进食困难(例如,由于吞咽困难或者牙齿问题)的老年人,从易咀嚼的食物中摄取蛋白质比从肉类,诸如鱼肉、奶制品、鸡蛋、花生油、豆类和大豆制品中获得更容易。
- **纤维**:进食足够的纤维能够帮助对抗随着人的年龄增长所发生的消化道蠕动缓慢。老年人每天应该吃8到12份高纤维食物。从食物中获取纤维是最好的,但纤维补充剂,如车前子,也可能是有需要的。
- **维生素和矿物质**:老年人可能需要摄入特定维生素和矿物质补充剂以及多种维生素。钙、维生素D、维生素B_{12}就是例子。从饮食中获得足够的钙和维生素D是很难的。这些营养素对维持强健的骨骼是必需的,这对老年人来说尤为重要。有些上年纪的人即使他们摄入足够的食物,但并没有吸收足够的维生素B_{12},这是因为胃和小肠变得不那么能够从食物中提出或吸收维生素B_{12}。对于存在这个问题的老年人,当维生素B_{12}被作为补充剂给予时,能够更好地被吸收。
- **水**:随着年龄的增长,他们更容易脱水,因为他们感觉到口渴的能力下降。因此,老年人需要有意识地努力喝足够的液体,而不是等到他们感到口渴时。
- 年纪较大的人更可能有疾病或服用药物,这些药物可以改变人体的营养需要或身体满足这些需求的能力。疾病和药物可以降低食欲或干扰营养物质的吸收。看医生时,他们应该问医生自己的疾病或者所使用的药物对其营养会不会产生影响。

为了健康,减肥食谱应当提供和平常饮食相同的食物量(可包含更多的纤维和液体),含有较少量的饱和脂肪和糖,需含有包括抗氧化剂在内的必需营养素。以下是一些能够帮助人们减重的一般指导原则:

- **阅读食物标签**:人们能够知道食物(包括饮料)中包括哪些营养素,含有多少热量。那样人们就可以更加有效地制定他们的膳食。
- **计算热量**:记录每天摄入的热量,这样可以帮助人们控制热量的摄入。
- **选择高蛋白质-低热量的食物**:当摄入较少的卡时,所需营养素就难以获得——尤其是维生素和矿物质。因此人们应该选择那些富含营养素而含很少卡的食物。那些富含维生素的全麦谷类和全麦面包是不错的选择。那些深色的水果和蔬菜(如草莓、桃、甘蓝、菠菜、南瓜)比那些颜色不如其深的蔬菜和水果往往含有更多的蛋白质。
- **少吃多餐**:这种方法能够帮助减重有几个原因。在进食之后,胰岛素的水平通常会上升,当摄入许多的卡、尤其是膳食中富含碳水化合物时,会有更多的胰岛素产生。高胰岛素水平促进了脂肪的贮存并且增加了食欲。少吃多餐能够防止胰岛素增加,由此减少脂肪的贮存并帮助抑制食欲。
- 在一天中的特定时间吃特定类型的食物:例如,像碳水化合物这样发热快的食物最好是在机体需要大量能量供应的时候食入,即在早上或者剧烈运动期间。人体对能量的需要在夜晚最低,因此在晚上避免摄入碳水化合物是有益的。
- **食用糖和脂肪的替代物**:这类替代物和食物有时能够帮助人们减少热量的摄入。然而,在某些情况下,糖的替代品会对代谢产生影响而使体重下降减慢。
- **锻炼**:加强锻炼和节食相结合能够很大程度地加快体重的减轻,因为锻炼能够增加机体利用热量。例如,快走每分钟能够消耗4卡的热量,因此每天1小时的快走就能够燃烧240卡的热量。跑步则更加有效,跑步每分钟能够消耗6到8卡的热量。

你知道吗……

无论你所采用的减肥食物是怎样的,为了减重,摄入的热量都要比机体消耗的热量少。

许多人都会遵从特殊的食谱以减肥。

高蛋白-低碳水化合物膳食:高蛋白和低简单碳水化合物的膳食作为一种减肥方式受到人们的喜爱。这类膳食通常都会限制脂肪,因为每克脂肪提供很多的热量。然而,一些高蛋白质-低碳水化合物的膳食,例如 Atkins 膳食,并不限制脂肪。

这些膳食背后的理论是蛋白质和脂肪是转换为热能较慢的能源,这类膳食能够提供稳定的能量供给,因此不太可能导致体重增加。另外,人们在食用蛋白质后比食用碳水化合物后的饱腹感持续得更久,这是因为碳水化合物在胃内很快被排空,消化也很快。碳水化合物又能较强地刺激胰岛素产生,导致脂肪沉积和食欲增加。然而,这些能够解释这类膳食引起体重减轻的理由似乎是人们厌恶其中所提倡的食物,而导致摄入更少的卡。

专家们对于避免摄入高升糖指数的膳食,特别是低-碳水化合物的膳食,是否有利于减肥持有不同的意见。当仅有很少比例的总热量是来自碳水化合物时,升糖指数的影响是不太重要的。在低碳水化合物膳食中,不同食物(有它们不同的升糖指数)碳水化合物的消化速率的差异有时是很小的,对于大多数节食者没有什么区别。避免高升糖指数的食物有时还会抵消含有维生素和矿物质的食物。专家们同样在升糖负荷(升糖指数加上食物中碳水化合物的量)对于减肥的重要性的问题上存在争议。

一些专家并不推荐长时间摄入高蛋白膳食。一些证据表明长年摄入极高蛋白膳食会损害肾脏的功能,并有可能促进发生于老年人中的肾功能减退。那些有某种肾脏和肝脏疾病的人们不应该摄入高蛋白膳食。高蛋白膳食会加速机体对某些药物的代谢,因此会影响药效。

极低碳水化合物饮食(每天少于 100 克)会导致酮酸的积聚(酮症)。当人们没有摄入所需的足够能量时,机体会分解脂肪而产生酮酸。少量的酮酸较易经肾脏排泄而不引起症状。但大量的酮酸则会导致恶心、疲乏、口臭,甚至更严重的症状,如头晕(由于脱水)和心律失常(由于电解质失衡)。那些采用低碳水化合物膳食(或者其他减肥膳食)的人们应当摄入大量的水以帮助机体排泄酮酸。

随着机体将贮存的碳水化合物(糖原)转化为能量,低碳水化合物膳食在差不多第一周的时候能够使体重大幅度下降。随着糖原被分解,人体排出大量的水,使体重进一步下降。然而,一旦机体开始利用贮存的脂肪消耗热量,体重减轻就会变慢。采用低碳水化合物膳食的人们可能用脂肪代替所避免的碳水化合物。因此由于饮食中含有大量的脂肪而使总热量摄入超过机体的消耗量。这样,体重就会在糖原利用完后停止下降。

低脂肪膳食:每克的脂肪供应大量的能量,且较蛋白质和碳水化合物更容易在体内沉积。减少脂肪,而不是减少蛋白质或碳水化合物,可能是一种更加容易减少总热量摄入的方式,因为脂肪的少量减少就能够节省大量的热量。每天仅仅减少 10 克的脂肪就能节省大约 90 卡的热量。但在膳食中减少脂肪量的最佳理由是因为其能够降低血液中胆固醇的水平。降低胆固醇水平有益于大多数节食者,因为体重增加了动脉硬化的危险性,而动脉硬化会导致心脏病发作或者猝死。由于降低胆固醇水平有助于阻止或延缓动脉硬化,低脂肪饮食对于总体健康来说是最好的减肥膳食。

高纤维膳食:纤维间接地以以下几种方式帮助减重:

- 增加食物的体积,使人们更快地感到饱;
- 减轻胃排空速率,使人们的饱腹感持续更久;
- 需要更多的咀嚼,迫使人们吃得更慢一些,甚至吃得更少一些。

高纤维食物,例如水果和蔬菜、小麦面包和豆类都有很好的填饱肚子的作用,而并不提供很多的热量。食用越多高纤维的食物使人们更少为了吃饱而进食高热量的食物,例如高脂肪食物。然而,纤维替代品,例如古尔胶和纤维素,并不能有效地减轻体重。

液体膳食:许多人为了减重而食用液体膳食,主要因为方便。然而,这些液体膳食的内容是不同的,并且许多对于减轻体重并没有多大的帮助。一些市售的可得到的液体膳食是均衡营养的,含有适当比例的蛋白质、碳水化合物和脂肪加上附加的维生素和矿物质。但其他一些含有大量碳水化合物,用以生产甜味而爽口的饮料,其热量并不一定低。这些液体膳食主要用于为增重者提供补品。

通常,一种市售的液体膳食(饮料)含有 220 卡热量,一天喝四杯就可以代替进餐。这种膳食对于短期的减肥是有效的。如果是长期减肥,用液体食物饮料代替两餐或者三餐,剩下的一餐或者两餐应该进食低脂肪、低热量并且富有营养的食物。

市售膳食的另一种选择是全奶膳食。这种膳食简单而且不贵,可以作为短期减肥食品。

葡萄柚膳食:一种流行的膳食是摄入大量的葡萄柚和葡萄柚果汁。这种膳食的理论依据在于葡萄柚含有大量帮助燃烧脂肪的酶,但这种理论从未被证实。

尽管葡萄柚是一种健康的食物——不含有脂肪,低钠并含有大量的维生素和 β-胡萝卜素(至少存在于粉色葡萄柚中)以及纤维,但一种仅仅基于一种水果的膳食在营养上是不均衡的。葡萄柚膳食可能有助于某些人减少总热量摄入,但并不能提供人体健康所需的均衡营养。而且,进食葡萄柚改变了某些药物在血中的浓度,食用大量的葡萄柚通常会导致腹泻。

食物组合和食物循环膳食:这些流行膳食是基于这样一种理论:在不同的时间进食特定种类的食物有助于减轻体重。其中一个例子就是 Beverly Hills 膳食,它推荐循环食用不同的食物,通常以 6 个星期为一个周期。其中部分时间,人们只进食水果。之后,人们只吃面包,然后只摄入蛋白质,最后只摄入脂肪。没有科学证据支持这种方式能够减肥,而且这种膳食方式本质上就是不健康的。

流行膳食:有许多的流行膳食,包括以上的这些。许多流行膳食保证能快速减肥,但却提供不了任何有效的科学依据。其中某些需要极度减少热量的摄入,其他一些则依赖于那些所谓的能够帮助燃烧脂肪的替代品,还有另外一些基于进食单一种类的食物。没有证据表明这些膳食能持续减肥,而且许多是危险的。他们不能提供足够量的必需营养素,而且随着时间的推移,会导致一些严重的代谢紊乱,如骨密度和骨强度的下降(包括骨质疏松症),月经紊乱,心律失常,高胆固醇血症,肾结石以及痛风恶化。

某些流行膳食		
膳食种类	体重减轻途径	缺　点
Atkins	高蛋白 低碳水化合物 每天 2000 卡热量	脂肪和胆固醇含量尤其高
Beverly Hills	低脂肪 低蛋白 高碳水化合物	缺乏蛋白质、铁、钙、锌和维生素 B₁₂
Pritikin	低脂肪 低蛋白 高碳水化合物	不可口、由于其极低脂肪含量而很难坚持
大米	低脂肪 低蛋白 高碳水化合物	缺乏蛋白质、铁、钙、锌和维生素 B₁₂
Richard Simmons	低热量(每天 900 卡热量)	长时间食用会引起铁、钙、蛋白质和维生素 A、维生素 B₁、维生素 B₂ 和维生素 B₃ 的缺乏

第 137 节

营 养 不 良

营 养 不 良

营养不良是指热量不足或一种或多种必需营养素缺乏。

营养不良通常是指基本的热量(所有事物产生的热量)或蛋白质不足,而将维生素和矿物质缺乏作为另外的独立疾病来考虑。然而,当热量不足时,也可能同时有维生素和矿物质不足。营养不良常与营养失调交替发生,但实际上是营养失调的一种类型。营养失调是指身体所需的营养物质与所摄取的营养物质之间失去平衡,因此,营养失调也包括营养过剩(摄入过多热量和营养素,包括:蛋白质、脂肪、维生素、矿物质和其他食物补充剂)。

在发达国家,营养不良常常远不如营养过剩那样常见,但营养不良还是时有发生,特别是在非常贫困的、无家可归的人群中,或者在精神疾病的患者中更为常见。有些人因为疾病食欲低下不能摄入足够的食物或因身体需要大量的营养物质得不到补充而导致营养不良。婴儿、儿童及青少年面临营养不良的风险,因为他们正在成长需要大量的热量和营养物质。

营养不良也发生在老年人身上。社区里的 1/7 的老年人每天摄入的热量不到 1000kcal,这对需要的营养来说是不够的。在医院和长期护理机构的老年人有一半不能摄入足够的热量。

当摄入的热量不足时,机体首先分解自身的脂肪并以此为热量,就好像燃烧家具来保持房间的温度。脂肪储备消耗完之后,机体可能分解其他的组织,比如肌肉组织和内脏器官组织,导致严重的问题,包括死亡。

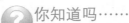

? 你知道吗……

社区里的老人大约有 1/7,长期护理机构里大约有一半的老人有营养不良。

过量饮酒也会导致营养不良。

严重的蛋白质和热量缺乏(所谓的蛋白质-热量营养

不良或蛋白质-热量营养失调)发生于长期无法摄入足够的蛋白质和热量的人群。

在发展中国家,蛋白质-热量营养不良好发于儿童,是儿童死亡的重要原因(例如,增加威胁生命的感染的风险,如果有感染发生,增加感染的严重性)。然而,如果食物供应不充足,这种失调会影响各个年龄段的人群。蛋白质-热量营养不良有两种主要形式:

消瘦:消瘦是指极度缺乏蛋白质和热量,好发于婴儿及年轻儿童,典型症状是体重下降及脱水。母乳喂养可预防衰弱的发生。

饥饿:饥饿是衰弱(和营养不良)的最严重表现,发生于长期缺乏部分或全部营养物质的人群。

夸希奥科病:夸希奥科病(Kwashiorkor)是指严重的缺乏蛋白质和热量,其中蛋白质的缺乏更严重。夸希奥科病没有消瘦那样常见。这个词来源于非洲语,意思是"第一个孩子到第二个孩子"。因为当第二个孩子出生后取代第一个孩子的母乳喂养时,第一个孩子常常容易在断奶后发生夸希奥科病。由于孩子是在断奶后才容易发生这种疾病,因此夸希奥科病的患儿的年龄往往要比消瘦病的患儿大。夸希奥科病常局限于世界某些地区,这里人们的主要食物和儿童断奶以后的食物都缺乏蛋白质,尽管在这些食物中以碳水化合物的形式提供了足够的热量。他们常用的食物有:薯类、木薯粉、大米、甘薯和青香蕉等。任何一个人,如果他的主要食物是碳水化合物都可能患夸希奥科病。患者有体液潴留,出现水肿或浮肿。严重的夸希奥科病会导致腹部膨隆。

病因

营养不良可由缺乏获取食物的渠道;功能障碍或药物干扰营养素摄入、代谢和吸收;热量需要增加等方面的因素引起。

服用某些药物也可引起营养不良。很多药物可以减少食欲,例如治疗高血压(比如利尿剂)心衰(比如地高辛)或者肿瘤(比如顺铂)的药物。其他药物(比如甲状腺素和茶碱)可增加新陈代谢,还有一些药物干扰营养物质在肠道内的吸收。戒断某些药物(如抗焦虑药物和抗精神病药)或戒酒都可引起体重下降。

酒精虽有热量但营养价值极低,过度饮酒会降低食欲。因为酒精会损伤肝脏,也会干扰营养物质的吸收和利用。吸烟会导致味觉和嗅觉下降,从而减少进食的愉悦感。吸烟同时也会导致身体的其他改变引起体重下降。例如,吸烟刺激交感神经系统,从而增加机体热量的消耗。

老年人的营养不良常由多种因素包括年龄相关的身体改变共同作用引起。

临床表现

热量不足最明显的表现是身体的脂肪(脂肪组织)减少。

如果热量严重不足,成人的体重可以减少一半,儿童可以减少得更多。骨骼突出,皮肤变薄、干燥、无弹性、苍白、发冷,头发干燥、稀疏、容易脱落。严重的肌肉和脂肪组织的缺乏可导致恶病质。恶病质被认为是由于细胞因子——免疫系统应答紊乱如肿瘤或者艾滋病时分泌的,生成过多引起的。

其他症状有:发绀、低体温、腹泻、食欲减退、易怒和淡漠,有时候会导致木僵。人们觉得虚弱,无法完成日常活动。某些种类的白细胞数目减少,类似艾滋病患者的改变。免疫系统减弱,感染的危险性增高。如果热量不足长时间继续下去,就可能发生肝、心脏和呼吸衰竭。完全饥饿(没有食物摄入)8～12 周可导致死亡。

严重营养不良的患儿行为发育明显变慢,可能出现精神发育迟缓。即使已经治愈,营养不良对于神经功能和消化问题的营养可能会持续,有时候是终身影响,大部分成年人经治疗可完全恢复。

诊断

医生可以根据病人的表现诊断严重的、持续时间较长的营养不良。他们也会询问他们的饮食、体重下降、购买及准备食物的能力、有没有其他疾病和使用药物史。当营养不良不明显时,这些问题可以明确诊断和病因。明确病因在儿童中非常重要。

血液检查可以测定白蛋白水平(当蛋白质摄入不足时,白蛋白水平下降)和某些白细胞的数量。查体、

饥饿对身体的影响	
受累部位	**影　响**
消化系统	胃酸减少、消化道容量减少、危及生命的腹泻
心血管系统(心脏和血管)	心脏体积缩小、心输出量减少、心率缓慢、最终心力衰竭
呼吸系统	呼吸减慢、肺活量减少、最终呼吸衰竭
生殖系统	女性卵巢、男性睾丸体积缩小、性欲减退、妇女闭经
神经系统	儿童淡漠、易怒,老年人精神迟缓(有时)、精神障碍
肌肉	肌肉体积减少、强度降低、体能和工作能力降低
血液	贫血
代谢(体内物质产生热量和合成需要的物质)	体温过低,手臂、腿、腹部体液潴留,皮下脂肪消失
皮肤和头发	皮肤变薄、干燥、无弹性、头发干燥、稀疏、容易脱落
免疫系统	抗感染和创伤修复的能力受损

X 线检查和皮肤试验可以明确营养不良的严重性和影响。如果医生怀疑是其他疾病，会采取相应检查来明确病因。

营养不良的病因

缺乏获取食物的渠道

- 贫穷
- 饥荒
- 无法获得食物（如缺乏运输或者身体损害）

功能障碍干扰营养素摄入、代谢和吸收

- 呕吐
- 腹泻
- 艾滋病
- 肿瘤
- 糖尿病
- 肾功能衰竭
- 吸收障碍
- 肠道炎症（如克罗恩病和溃疡性结肠炎）
- 肝功能异常
- 神经性厌食症
- 抑郁症
- 酒精中毒
- 滥用药物

药物干扰营养素摄入、代谢和吸收

- 治疗焦虑、高血压、心衰。甲状腺功能低下、哮喘和肿瘤的药物

热量需要增加

- 损伤，如烧伤
- 手术
- 甲状腺功能亢进
- 广泛或严重的感染
- 高热
- 高要求的运动，如运动竞技的恢复和训练
- 生长发育中的婴儿、儿童和青少年

治疗

大多数患者的治疗都是逐渐增加热量的摄入。最好的方法是每天吃几次小量的、富于营养的膳食。处于饥饿状态的患者，重新进食时要十分小心。无法消化固体食物的人群需要供应流质。严重营养不良的患者则需要住院治疗。还需要补充多种维生素。

如果可能营养物质均经口摄入，如果不允许经口，则可通过消化道插管通过或静脉补充营养素。

管饲：消化道功能正常，但经口进食不能完全满足营养需要的患者（如严重烧伤）或不能吞咽的患者（如卒中的人）可通过管饲喂食。管饲是用一条细的塑料管（鼻导管）经过鼻腔下到咽喉插入胃或小肠喂食。如果需要长期管饲，可通过腹壁的小切口直接将塑料管插入胃或小肠。

通过管饲给予的食物（肠内营养）应含有人体需要的全部营养素，用特制的液体食物或经过加工的固体食物经鼻饲管输入，特殊方法——对于有特别需求的患者（如注入浓缩的液体食物）是可行的。可以将液体食物缓慢地持续不断地输入，也可以每几小时输入一次大量的食物（即食团）。

管饲可能引起很多问题，有的可以危及生命。

- 将食物吸入肺内：在老年人中最常见的问题是将食物吸入肺内，引起肺炎。管饲后抬高床头 1~2 小时，可以减少食物向上吐出（反流）；缓慢输入液体食物都可以减少食物吸入。
- 腹泻和腹部不适：改变方法或者减缓输入液体食物的速度可能减少这些问题。
- 组织刺激：导管可能刺激并侵蚀鼻、咽喉或消化道组织，可移除导管，可持续使用不同的导管饲喂。

静脉营养：当消化道不能充分地吸收营养（如吸收障碍患者）或必须暂时保持排空状态（如溃疡性结肠炎或重症胰腺炎患者）时可使用静脉营养。由静脉补充营养（肠道外营养）可以提供人体所需要的部分营养（部分肠道外营养）；也可以提供所需要的全部营养（全肠道外营养）。因为全肠道外营养需要较大的静脉输入导管，常将导管插入较大的静脉如位于锁骨下方的锁骨下静脉。

静脉营养也会引起问题：

- 感染：静脉置管的时间较长，通过导管输入的液体又常常含有大量的葡萄糖，有助于细菌生长。因此这类患者时有感染的危险。应对接受全肠道外营养的患者密切监护。注意有无感染的表现。
- 水分过多（负荷过重）：摄入过多的水分可引起肺水肿，导致呼吸困难。因此医生应注意体重和尿量的改变。
- 营养素失衡和缺乏：维生素和矿物质的缺乏极少发生。医生定期检测电解质、血糖和尿素（评估肾功能的指标）来明确营养失衡的存在，并据此调整方案。
- 骨密度下降：全肠道外营养会引起部分患者骨密度下降。具体原因不明，最好的解决方法是暂时或彻底停止全肠道外营养。
- 肝脏损害：全肠道外营养会引起肝功能障碍，常发生于新生儿。血液检查可以评估肝功能。
- 胆囊损害：胆囊可能增大。治疗包括调整方案，一天里停止几小时的喂养，可能的话经口或管饲供给食物。

药物：严重营养不良的患者，有时需要给予一些药物如屈大麻酚或者甲羟孕酮来增加食欲或一些药物如生长激素或合成的代谢类固醇来促进体重增加。

聚焦老龄化

营养不良在老年人中是比较严重的，它会增加骨折、术后问题、褥疮和感染的风险和严重性。

多方面的因素可使老年人处于营养不良的风险：

年龄相关性身体改变：老龄化的身体产生和对激素的敏感性（如生长激素、胰岛素和肾上腺素）发生改变，因此脂肪组织含量增加，机体产生和利用能量也发生改变，且老年人易饱、食欲下降导致老年人进食更少。味觉和嗅觉的降低使进食的愉悦感下降也会导致进食减少。吸收某些营养素的能力下降。

一些老年人唾液分泌减少，产生口腔问题和吞咽困难。

内环境紊乱：老年人常见病会引发营养不良。抑郁降低食欲，卒中和震颤使得咀嚼、吞咽和烹饪食物变得困难。关节炎或其他躯体因素降低身体活动能力，从而使购买烹饪更加困难；吸收障碍干扰营养素的吸收；肿瘤可降低食欲并增加机体对热量的需要；精神疾病患者经常因忘记进食而导致体重下降；老年痴呆者无法自己进食，可能拒绝他人的喂养。牙科问题（如假牙不合或牙龈疾病）使得咀嚼和消化食物更困难，伴侣的死亡或对老龄的害怕会加重神经性厌食。

药物：许多治疗老年人内环境紊乱的药物（如抑郁，肿瘤，心衰和高血压）会导致营养不良。能增加机体对营养素需求的药物改变机体对营养素的利用或降低食欲。有些药物的副作用如恶心、腹泻和便秘会影响进食。

生活环境：独自生活的老年人烹饪食物和进食的动力相对较低，他们的生活费有限，因此只能购买便宜，营养素含量低的食物或少买食物，躯体上的疾病或者害怕外出或没有到达食品杂货店的交通方式也会导致老年人营养不良。

■ 他们可能无法表达饥饿感及想要进食的东西；
■ 他们可能无法选择他们想要的食物；
■ 他们可能无法自己进食；
■ 如果进食速度较慢，尤其是需要护理人员帮助喂养的老年人，护理人员没有给予他们足够的时间进食；
　住院的老年人有时也会面临同样的问题。

预防和治疗：鼓励老年人多进食，烹饪美味的食物，如美味的或者喜欢的食物而不是低盐低脂饮食，给需要喂养的老年人更多的帮助，治疗有抑郁症和其他内环境紊乱的老年人。收容机构应将食堂弄得更加吸引人，并给予更多的进食时间使他们增加食量。

第 138 节

维　生　素

维生素是健康膳食中极为重要的部分。大多数维生素推荐的每日膳食供给量（RDA，大多数健康人保持健康每日所需要的量）都已经确定。某些维生素的安全上限也已确定，摄入的量超过安全上限，有害作用（毒性）的危险性增加。

维生素摄入过少会引起营养障碍。合理饮食的人不大可能有维生素缺乏。即使合理饮食，也会有维生素 D 缺乏，其通常发生于特定的人群（如老年人）。限制饮食的人某些特殊的维生素就可能摄入不足。例如，严格的素食者，不吃肉类食物，可能导致只能在肉类中摄取的维生素 B_{12} 缺乏。另一方面，在没有医学指导的情况下摄入大量的维生素补充剂，可能会产生有害的影响。

人体需要的维生素量很小，所以被称为必需微量营养素。一些维生素如 A、D、E 和 K 是脂溶性维生素。其他维生素如 B 族维生素和维生素 C 是水溶性维生素。B 族维生素包括：维生素 B_1（硫胺素）、B_2（核黄素）、烟酸、泛酸、B_6（吡哆胺）、生物素、B_{12}（钴胺素）和叶酸。硫胺素和泛酸缺乏极少见。

大多数维生素人体都不能贮存，因此必须定期摄入。体内可以贮存相当量的维生素 A、D 和 B_{12}，主要贮存在肝脏内。

影响肠道吸收脂肪的疾病可能使脂溶性维生素 A、D、E、K 的吸收减少，增加这些维生素缺乏的危险。这类疾病包括：慢性腹泻、克罗恩病、囊性纤维化、胰腺炎和胆道阻塞等。

维生素

维生素	重要来源	主要功能	推荐的每日膳食供给量	安全上限
生物素	肝、肾、蛋黄、牛奶、鱼、干酵母、花椰菜、坚果和豆类	碳水化合物和脂肪酸代谢所需	$30\mu g$(尚无 RDA)	-
叶酸	新鲜绿叶蔬菜、芦笋、绿花椰菜、水果(特别是柑橘)、肝、其他内脏、干酵、粗制面包、面食或谷物(精加工破坏食品中 50%~95% 的叶酸)	红细胞成熟、DNA、RNA 合成,胎儿神经系统的正常发育所需	$400\mu g$ 孕妇:$600\mu g$ 哺乳期妇女:$500\mu g$	$1000\mu g$
烟酸(烟酰胺、尼克酸)	干酵母、肝、肉类、鱼、豆类、全谷食品或粗制谷物食品	碳水化合物、脂肪和许多其他物质代谢所必需	女性:14mg 男性:16mg	35mg
泛酸	肝、牛肉、蛋黄、酵母、马铃薯、花椰菜、粗制谷物食品	碳水化合物和脂肪代谢所需	5mg(无已确定的 RDA 数据)	-
核黄素(维生素 B_2)	牛奶、乳酪、肝、肉类、鱼、蛋类和粗制谷物食品	碳水化合物、氨基酸代谢和黏膜(口腔黏膜)健康所必需	女性 1.1mg 男性:1.3mg 孕妇:1.4mg 哺乳妇女:1.6mg	-
硫胺素(维生素 B_1)	干酵母、全谷食品、肉类(特别是猪肉和肝)、粗制谷物食品、坚果、豆荚、马铃薯	碳水化合物代谢和维持神经、心脏正常功能所必需	女性:1.1mg 男性:1.2mg 孕妇或哺乳期妇女:1.4mg	-
维生素 A(视黄醇)	维生素 A 类:鱼肝油、肝、蛋黄、黄油、奶油、强化乳 胡萝卜素类(在体内转化为维生素 A):β 胡萝卜素、深绿色蔬菜、黄色蔬菜和水果	用于形成视网膜的感光神经细胞(光感受器),帮助维持夜间视力 帮助维持皮肤、角膜、肺、肠道、尿道的上皮组织完好 有助于抗感染	女性:$700\mu g$ 男性:$900\mu g$ 孕妇:$770\mu g$ 哺乳期妇女为 $1200\mu g$	$3000\mu g$
维生素 B_6	干酵母、肝、内脏、全谷食品、鱼、豆类	氨基酸、脂肪代谢、神经系统功能、红细胞形成、皮肤健康所需	1.3mg >50 岁女性:1.5mg >50 岁男性:1.7mg 孕妇:1.9mg 哺乳期妇女:2.0mg	100mg
维生素 B_{12}(钴胺素)	肉类(特别是牛肉、猪肉、肝和内脏)、蛋类、强化麦片、牛奶、蛤蚌、牡蛎、鲑鱼、金枪鱼	红细胞生成和成熟、神经系统功能、DNA 合成所必需	$2.4\mu g$ 孕妇:$2.6\mu g$ 哺乳期妇女:$2.8\mu g$	-
维生素 C	柑橘类水果、西红柿、马铃薯、卷心菜、绿胡椒	骨和结缔组织的形成和生长、创口和烧伤的愈合、血管正常功能所必需 抗氧化作用,使细胞不受自由基损害帮助铁吸收	女性:75mg 男性:90mg 孕妇:85mg 哺乳期妇女:120mg 吸烟者再增加 35mg	2000mg
维生素 D	日光照射皮肤形成 强化乳、多脂鱼、鱼肝油、蛋黄	促进肠道对钙、磷的吸收;骨骼形成、生长、修复所必需 加强免疫系统并减少自身免疫病的危险	50 岁及 50 岁以下:200IU 51~70 岁:400IU 70 岁以上:600IU	2000IU
维生素 E	植物油、人造黄油、坚果和小麦胚	抗氧化作用、保护细胞不受自由基的损害	15mg(天然的 22IU,合成的 33IU)哺乳期妇女:19mg	1000mg
维生素 K	绿叶蔬菜(如羽衣甘蓝、菠菜、甘蓝)、大豆、菜籽油	帮助凝血因子合成,是血液正常凝结所必需	女性:90mg 男性:120mg	-

IU = 国际单位;DNA = 脱氧核糖核酸;RNA = 核糖核酸

你知道吗……
摄入大量的维生素对身体有害。

肝功能异常和酒精会干扰维生素的代谢或储存。部分人群,遗传性疾病影响机体处理维生素的方式因此引起缺乏。

药物通过影响吸收、代谢或者储存维生素引起维生素缺乏。

维生素:脂溶性水溶性

维生素分为脂溶性维生素(包括维生素 A、D、E、K)和水溶性维生素(包括 B 族维生素和维生素 C)。

这种不同从多方面影响营养素:

脂溶性维生素: 这类维生素溶解在脂肪中,储存在肝脏和脂肪组织。如果维生素 A 或 D 过度消耗,这种效应会累积,可能会有不良效应。

食物里的脂肪帮助机体吸收脂溶性维生素,低脂饮食会引起这类维生素的缺乏。导致脂肪吸收障碍的疾病也会引起这类营养素的缺乏,如慢性腹泻、克罗恩病、囊性纤维化、胰腺炎和胆道阻塞等。一些药物如矿物油也有同样的效果,脂溶性维生素可溶解在矿物油中,后者不被机体吸收。因此摄入矿物油可将脂溶性维生素排出体内。

烹饪不会破坏脂溶性维生素。

水溶性维生素: 这类维生素溶解在水中,在肠道吸收,且吸收速度比脂溶性维生素快。贮存和烹饪食物都会破坏其中的水溶性维生素,农产品冷藏保鲜,存储牛奶和避免谷物的强光照射,使用烹过的蔬菜水做汤可减少维生素的损失。

叶 酸

叶酸(叶酸盐)和维生素 B_{12} 是形成正常的红细胞和合成 DNA(细胞的遗传物质)所必需的营养素,也是胎儿神经系统发育的必需物质。叶酸摄入不足会增加老年人骨折的风险。叶酸能否提高老年人的认知能力尚未明确。

在美国,叶酸被添加入粗制谷物食品。机体从叶酸补充剂或强化营养食品中吸收叶酸较从自然食物中吸收更容易。

叶酸缺乏

■ 没有摄入足够的有叶蔬菜和柑橘类水果会引起叶酸缺乏;

会引起维生素缺乏症的药物

药 物	维他命
酒精	叶酸 硫胺素 维生素 B_6
抗酸剂	维生素 B_{12}
抗菌药物,如异烟肼	B 族维生素
四环素和复方磺胺甲噁唑	叶酸 维生素 K
抗凝血剂,如华法林	维生素 E 维生素 K
抗凝血剂,如苯妥英钠和苯巴比妥	生物素 叶酸 维生素 B_6 维生素 D 维生素 K
抗精神病药物	核黄素 维生素 D
巴比妥类药物如苯巴比妥	叶酸 核黄素 维生素
化疗药物如氨甲蝶呤	叶酸
消胆胺	许多维生素
激素	维生素 C 维生素 D
环丝氨酸	维生素 B_6
肼屈嗪	维生素 B_6
左旋多巴	维生素 B_6
矿物油(长期使用)	叶酸 维生素 D 维生素 E 维生素 K
二甲双胍	叶酸 维生素 B_{12}
氧化亚氮(重复接触)	维生素 B_{12} 抗凝血剂,如生物素
口服避孕药	叶酸 硫胺素 维生素 B_6
青霉胺	维生素 B_6
吩噻嗪类药物	核黄素
扑痫酮	叶酸 维生素 D
利福平	维生素 D 维生素 K
柳氮磺胺吡啶盐	叶酸
噻嗪类利尿药	核黄素
氨苯蝶啶	叶酸
三环类抗抑郁药如阿米替林与丙咪嗪	核黄素

- 贫血,引起疲乏、苍白、烦躁、气紧和头晕;
- 严重的缺乏者有巨红舌、味觉减退、体重减轻、抑郁、四肢震颤或感觉减退、肌无力、反射下降、行走困难、意识模糊和痴呆。
- 血液检查可明确诊断。
- 口服叶酸补充剂可纠正缺乏。

体内只能储存少量的叶酸,所以当饮食中缺乏叶酸时,几个月内就可能出现叶酸缺乏。不吃原始绿叶蔬菜或柑橘类的人常导致叶酸缺乏症。长时间的烹饪会破坏食物中的大部分叶酸。酒精中毒与营养不良是常见的病因,尤其是与酒精中毒有关的营养不良。摄入大量的酒精可以干扰叶酸的吸收和代谢。吸收不良性疾病会干扰叶酸的吸收。某些抗惊厥药(如:苯妥因和苯巴比妥)和治疗溃疡性结肠炎的药物(如柳氮磺吡啶)可减少叶酸的吸收。甲氨蝶呤(用于治疗癌症和类风湿性关节炎的药物)和甲氧苄啶-磺胺甲噁唑(一种抗生素)可干扰叶酸代谢。

妊娠和哺乳期妇女、行人工透析者,因为叶酸的需要量增加,也容易发生叶酸缺乏。

临床表现

叶酸缺乏的人可出现于维生素 B_{12} 缺乏症状相似的贫血。

随着贫血的逐步发展可能比表现出来的症状更严重。首先出现的症状是疲乏。叶酸缺乏的患者除贫血的一般症状(如:面色苍白、烦躁、气紧、头晕等)外,还可有舌红、有溃疡,味觉减退、体重减轻和抑郁。如果孕妇叶酸缺乏,胎儿可能发生脊髓的缺陷(神经管缺陷)。

你知道吗……
烹饪会破坏食物里的叶酸。
如果孕妇叶酸缺乏,胎儿可能发生脊髓的缺陷(神经管缺陷)。

诊断

贫血或营养不良的患者,如在血液检查时发现巨红细胞,应测定血中的叶酸水平。叶酸水平降低,表明叶酸缺乏。因为维生素 B_{12} 缺乏也会引起贫血和巨红细胞,因此需同时测定维生素 B_{12} 的水平来排除。

预防与治疗

服用干扰叶酸吸收或代谢药物的时候,应给予叶酸补充剂,预防叶酸缺乏。孕妇和准备怀孕的妇女应服用大剂量的叶酸,以减少婴儿出生缺陷。已有神经管缺陷儿童的妇女常规定更高剂量的叶酸。叶酸补充剂减少心血管疾病的作用不明确但可减少卒中。治疗包括每天服用叶酸补充剂。

叶酸过量

通常叶酸是无毒的,但有维生素 B_{12} 缺乏的患者服用大量的叶酸,延迟医生诊断维生素 B_{12} 缺乏。延迟诊断,可加重神经损害且使治疗难度增加。

烟　　酸

烟酸是体内碳水化合物、脂肪和其他很多物质代谢所必需的营养素。富含色氨酸(一种氨基酸)的食物如:日常产品可以补偿饮食中缺乏的烟酸,因为身体可以将色氨酸转化成烟酸。

烟酸缺乏

- 手、足、小腿、颈部和脸上出现局限性暗红色皮疹,舌和嘴唇变成鲜红色。
- 消化道问题、疲乏、意识模糊、定向力障碍、幻觉和记忆力减退。
- 根据饮食史、症状可以诊断,有时可行尿液检查。
- 口服大剂量的烟酰胺或尼克酸可以纠正缺乏。

在发达国家,烟酸缺乏不常见。烟酸(烟酰胺或尼克酸)缺乏可引起糙皮病,但只有当色氨酸(一种氨基酸)同时缺乏时才会发生,可累及皮肤、消化道和脑。生活在以玉米为主食地区的人有患糙皮病的危险,因为玉米中烟酸和色氨酸的含量都较低。而且玉米中的烟酸不能被肠道吸收,除非用碱处理过(如做玉米饼那样)。糙皮病是一种季节性疾病,每年早春发病持续到夏末。这个时期饮食主要以玉米食品为主。

嗜酒者和其他营养不良的人也容易患糙皮病。铁和维生素 B_2、B_6 摄入不足也可增加烟酸缺乏的危险。长时间使用异烟肼的患者也容易患糙皮病。哈特纳普病是一种少见的遗传病,该病影响色氨酸的吸收,患者容易发生糙皮病。

临床表现

糙皮病累及皮肤、消化道和脑。典型病人可出现对称性红色皮疹,类似晒斑,日光照射后加重(称为光过敏)。皮疹出现的部位比较特别,在手上(像手套),在足部和小腿(像靴子),围绕颈部(像项链),在面部形成蝶形皮疹。

整个消化道都可能受累。口腔和舌发炎,呈鲜红色、舌肿胀、口腔烧灼感。舌和口腔都可能出现溃疡。咽喉和食管也可有烧灼感。其他症状还有:恶心、呕吐、腹部不适、便秘和腹泻等。

随后出现疲乏、失眠和淡漠。继之可发生脑功能障碍(脑病)。其特征为:意识模糊、定向力障碍、幻觉和记忆力减退。

诊断与治疗

诊断依据患者的饮食史、症状、生活环境等。检测尿液中烟酸的代谢产物可以帮助建立诊断，但此检验对确诊不一定有意义。如果有烟酸相关症状即可确诊。

糙皮病的治疗是每日服用大量的烟酰胺（一种烟酸），也需要补充其他的 B 族维生素。

烟酸过量

服用大剂量的烟酸（而不是烟酰胺）可能降低高血脂。这种剂量可以引起潮热、瘙痒、痛风、肝脏损害（极少）、血糖增高等。大多数不良作用可以在服药时采用从相对较小的剂量开始，以后逐渐加大剂量的方法来减少。服用烟酸前先服用阿司匹林或餐后服用烟酸也有帮助。如果出现不能耐受的不良作用，可以减少剂量、使用其他配方（缓释剂）或停止服用烟酸，改用其他的降脂药物。

核 黄 素

核黄素（维生素 B_2）是碳水化合物和氨基酸代谢必不可少的营养素，也有助于维持黏膜（如口腔黏膜）的健康。核黄素无毒性。

维生素 B_2 缺乏

- 口角和嘴唇的疼痛性皲裂，头部斑块，口、舌鲜红。
- 依据症状、尿液检查和对核黄素补充剂的反应可以确诊。
- 大剂量的核黄素补充（大多通过口服）可以纠正缺乏。

核黄素缺乏常常发生在有其他维生素缺乏的人中，这些人常有蛋白质和热量不足。慢性疾病（如：周期性腹泻、肝功能异常和慢性酒精中毒）吸收障碍疾病都可以增加核黄素缺乏的风险。血液透析、腹膜透析之类的血液过滤性操作也可增加维生素 B_2 的危险。

症状

维生素 B_2 缺乏的症状差别很大，主要包括：口角和嘴唇的疼痛性皲裂，口、舌疼痛，舌色可变为紫红。在鼻周及鼻和唇之间的部位、耳朵、眼睑和生殖器区出现脂性斑块（脂溢性皮炎）。

诊断和治疗

根据症状和营养不良的一般表现可以诊断维生素 B_2 缺乏。检验尿液里核黄素的排泄物或给予核黄素补充剂后症状缓解可以确诊核黄素缺乏。进行血液或腹膜透析的病人或患吸收障碍疾病的人都应补充核黄素以预防核黄素缺乏。

口服大剂量的维生素 B_2 直到症状缓解。如果这种治疗无效，可以肌注核黄素。同时服用其他的 B 族维生素补充剂。

硫 胺 素

硫胺素（维生素 B_1）是碳水化合物代谢（产生热量）和维持神经和心脏功能所必需的营养素。硫胺素没有毒性。

维生素 B_1 缺乏

- 以糖、白米及其他精细加工的碳水化合物为主要食物的人有硫胺素缺乏的危险。
- 早期的症状不明显如疲乏、烦躁，但是严重缺乏者可出现神经、肌肉、心脏和脑的异常。
- 根据症状可诊断。
- 通过口服硫胺素制剂可纠正缺乏症状。

硫胺素缺乏可因食物中缺乏硫胺素引起。以糖、白米为主要食物的人有硫胺素缺乏的危险，因为精制的米几乎损失了所有的维生素。常常以酒代替食物的嗜酒者缺乏硫胺素的危险性很高。疾病或者硫胺素的需要量增加如甲状腺疾病、孕妇、哺乳期妇女和发热也会导致硫胺素缺乏。肝功能异常会干扰维生素的代谢。

临床表现

硫胺素缺乏早期的症状不明显。主要有疲乏、烦躁、记忆力减退、厌食、睡眠障碍、腹部不适、体重下降等。严重的硫胺素缺乏（脚气病）可出现神经、心脏和脑的异常。不同类型脚气病的症状不同。

干性脚气病：可引起神经和肌肉异常。症状包括：脚趾尖针刺感、烧灼感，夜间特别严重。腿部痉挛、疼痛，常伴有腿部肌肉无力和萎缩。

湿性脚气病：引起心脏异常。症状包括：心输出量增多，心率加快，血管扩张导致皮肤温暖潮湿。因为心脏不可能持久的维持高输出量，最终可出现心力衰竭，导致液体在下肢（水肿）和肺部（充血）淤积，血压下降导致休克和死亡。

脑的异常：因硫胺素缺乏引起的脑异常主要发生在嗜酒者中。一个长期硫胺素缺乏的嗜酒者，如果体内硫胺素水平突然快速大量减少或硫胺素的需要突然增加（如营养不良的嗜酒者给予静脉输入时）都可能出现脑的异常。这种脑异常称为韦-科综合征，可分为两个阶段：

韦尼克脑引起精神障碍、行走困难和眼部疾患（如眼球震颤和眼肌麻痹）。韦尼克脑病如不及时治疗可使症状恶化，导致昏迷甚至死亡。

科尔萨科夫精神病引起近事遗忘、意识模糊并倾向于编造事情来弥补记忆的缺失（交谈）。

婴幼儿脚气病：主要发生于母亲有硫胺素缺乏的母乳喂养的婴儿（好发于 3~4 周）。这类婴儿可突发心衰。在特定温度他们会失声，伴有某些反射的消失。

诊断与治疗

主要根据症状进行诊断。检验对于确诊不一定有意义。查血电解质可用于排除其他病因。补充硫胺素后症状缓解也可确诊。

各种类型的硫胺素缺乏都可以用硫胺素补充剂治疗,大多通过口服,严重者可通过静脉补充。

韦-科综合征是医学急诊,需要静滴或肌注大剂量的硫胺素治疗几天。停止摄入酒精。如果患者是嗜酒者需要给予静脉营养,同时要预防性给予硫胺素补充剂。

经治疗,大部分患者可完全恢复。部分韦-科综合征患者可有永久性脑损害。脚气病在治愈几年后可能复发。

维生素 A

维生素 A(视黄醇)是视网膜感光神经细胞所必需的营养素,也有助于保持皮肤、肺、肠和尿道上皮的健康,并有抗感染作用。胡萝卜素类如 β-胡萝卜素可使蔬菜变成黄色、橙色或红色,可在体内缓慢转化为维生素 A。用脂肪或油烹饪过的或溶解后的蔬菜是人体吸收胡萝卜素最好的途径。

一些与维生素 A 相关的药物(类维生素 A)用于治疗痤疮和银屑病,并在研究用来治疗某些癌症。

维生素 A 缺乏症

■ 夜盲为早期症状。

■ 晚期可导致失明。

■ 眼睛、皮肤等其他组织变得干燥,容易感染。

■ 根据症状和血液检查可作出诊断。

■ 大剂量维生素 A 治疗几天可纠正缺乏。

维生素 A 缺乏症常见于世界上那些动物食品、鱼肝、黄色、绿色的蔬菜、蛋类和全奶制品不足的地区。影响肠道脂肪吸收的疾病,可以减少维生素 A 的吸收,增加维生素 A 缺乏的危险。肠道和胰腺的手术可能导致同样的结果。肝脏的疾病可以干扰维生素 A 的贮存。

维生素 A 缺乏常见于无法摄入足够下列食物的地方:

■ 动物和鱼肝

■ 橙色、黄色和绿色蔬菜

■ 蛋类

■ 强化牛奶制品

例如,发生于以大米为主食东南亚地区。干扰肠道吸收脂肪的疾病会降低维生素 A 的吸收并增加维生素 A 缺乏的风险。肠道手术或胰腺炎也有同样的作用。肝脏疾病会干扰维生素 A 的贮存。大部分多种维生素只含有极少或没有维生素 A。

 你知道吗……
很多种维生素里面只含有极少或没有维生素 A。

临床表现

维生素 A 缺乏早期的症状是夜盲,这是视网膜病变的结果。继而眼的巩膜和角膜干燥,称为眼干燥症。眼干燥症在热量和蛋白质严重不足的儿童中特别常见,他们对维生素 A 的摄入也常常不足。巩膜上出现泡沫状的斑块(比托斑)。干燥的角膜变软,可能形成溃疡,甚至导致失明。在发展中国家,维生素 A 缺乏是导致失明的常见原因。

皮肤变干、皲裂,肺、肠和尿道上皮变薄变硬。免疫系统功能异常,变得容易感染,尤其是婴儿和儿童。

儿童的生长发育变得缓慢。

诊断与治疗

根据症状和血中维生素 A 水平降低做出诊断。维生素 A 缺乏症发生危险高的人应该用维生素 A 补充剂。

对于维生素 A 缺乏的病人应口服大剂量维生素 A 治疗几天。婴儿不可给予大剂量维生素 A 防止发生中毒。如果治疗两个月症状仍然存在,医师应该检查是否有吸收障碍的疾病。

维生素 A 过量

■ 摄入过多的维生素 A 引起头发脱落、嘴唇皲裂、皮肤干燥、骨骼易折、头痛和颅内压升高。

■ 根据症状和血液检查可以诊断。

■ 停止摄入维生素 A 后大部分病人可痊愈。

维生素 A 过多可引起中毒。每日服用相当于 10 倍推荐的每日膳食供给量(RDA)或更多的维生素 A,持续几个月就可能因维生素 A 过量引起中毒。特殊类型的大剂量维生素 A 用于治疗痤疮和其他皮肤疾病。婴儿有时服用较小的剂量在几周内也可引起中毒。有时儿童突然摄入大剂量维生素 A 可迅速发生中毒。

食物中的胡萝卜素类物质不会引起中毒,因为它们会在体内缓慢地转化成维生素 A,但大量食用后皮肤会变为深黄色(胡萝卜素病),特别是手掌和脚底。过量的补充 β-胡萝卜素有致癌的危险。

临床表现、诊断与治疗

维生素 A 摄入过多,持续一段时间后可出现头发干燥、毛发部分脱落(包括眉毛)、嘴唇皲裂、皮肤干而粗糙、脱皮等症状。随后可出现剧烈头痛、颅内压升高、全身乏力等。常有骨、关节疼痛,特别是儿童。容易骨折,尤其是老年人。儿童可出现厌食、生长发育障碍。肝、脾大。

所有摄入维生素 A 量非常大的人都会出现嗜睡、烦躁、头痛,并在几小时内出现呕吐,随后出现脱皮。儿童可有颅内压的增高,并伴有呕吐。如果不停止服用维生素 A,甚至会引起昏迷和死亡。

妊娠期服用异维 A 酸(一种维生素 A 衍生物,用于治疗严重痤疮)可能引起出生缺陷。孕妇和可能怀孕的妇女服用维生素 A 不要超过安全上限(3000μg),超过此量有引起出生缺陷的危险。

> **? 你知道吗……**
> 大剂量的维生素 A 对婴儿或儿童是有害的。
> 妊娠期服用异维 A 酸(一种维生素 A 衍生物,用于治疗严重痤疮)可能引起出生缺陷。

根据症状和血中维生素 A 水平增高来诊断维生素 A 过量。

治疗时停止服用维生素 A 补充剂。大部分病人可痊愈。

维生素 B₆

维生素 B₆(吡哆醇)是氨基酸和脂肪酸代谢、维持正常神经功能和红细胞生成所必需的营养素。它也有助于保持皮肤健康。

维生素 B₆ 缺乏

- 许多食物都含有维生素 B₆,但是加工过程会损失。
- 患者可有惊厥、脂溢性脱屑、舌红有溃疡、口角皲裂、手、脚麻木、针刺感等表现。
- 根据症状、可能的病因、对维生素 B₆ 补充剂的反应可诊断。
- 口服维生素 B₆ 可以纠正缺乏。

由于食物中含有维生素 B₆,因此饮食不当引起的维生素 B₆ 缺乏很少见,然而过度加工食品可使里面的维生素 B₆ 丢失从而引起维生素 B₆ 缺乏。吸收障碍、酒精中毒或服用了促使消耗体内维生素 B₆ 贮存的药物可引起维生素 B₆ 缺乏。这些药物包括:异烟肼、抗高血压药物肼屈嗪和青霉胺(用于治疗类风湿性关节炎和威尔森病这类疾病)。

维生素 B₆ 缺乏可导致婴儿惊厥,且抗痉挛治疗无效;成人皮肤炎性反应(皮炎),皮肤发红,脂溢性脱屑。手、脚麻木,有刺痛和针刺感。舌红有溃疡,口角皲裂。患者可有意识障碍、烦躁或抑郁。因为维生素 B₆ 是红细胞形成所必需的,缺乏可致贫血。

根据病人症状、病因和对维生素 B₆ 补充剂的反应进行诊断。不一定总是依靠血液检验来确诊。

若条件允许先纠正病因。无论对维生素 B₆ 缺乏的

人,或是服用消耗体内贮存维生素 B₆ 药物的人都应该口服维生素 B₆ 补充剂。

维生素 B₆ 过量

某些疾病常常给予很高剂量的维生素 B₆,如腕管综合征。经前期综合征和神经损伤,但很少证实是有效的。服用的剂量过高可引起足和腿的疼痛和麻木。患者位置和振动觉,从而导致行走困难。

根据症状和服用大量维生素 B₆ 的病史进行诊断。治疗包括停止服用维生素 B₆。病变恢复缓慢,有的人行走困难可能会持续存在。

> **? 你知道吗……**
> 大剂量的维生素 B₆ 补充剂对腕管综合征、经前期综合征及神经损伤无明显作用,且对身体有害。

维生素 B₁₂

维生素 B₁₂(钴胺素)和叶酸是红细胞形成、成熟和 DNA(脱氧核糖核酸)合成必需的营养素,DNA 是细胞的遗传物质。维持正常的神经功能也必需维生素 B₁₂。与大多数维生素不同,维生素 B₁₂ 在体内储存的量相当大,主要是在肝脏内。体内储存的维生素 B₁₂ 大约 3~5 年才能用完。

患者的痊愈需要服用大剂量的维生素 B₁₂,所幸的是维生素 B₁₂ 没有毒性。

维生素 B₁₂ 缺乏

- 导致贫血,引起苍白、乏力、疲乏,严重时出现气紧和头晕。
- 手脚麻痹并感觉减退、肌无力、反射消失、行走困难、意识障碍和痴呆。
- 服用大剂量维生素 B₁₂ 后大部分症状消失。
- 神经损伤引起的症状如老年人神经病或痴呆可持续存在。

维生素 B₁₂ 存在于动物来源的食物中。正常情况下维生素 B₁₂ 在小肠末端(回肠)被吸收,回肠通向大肠。但维生素 B₁₂ 必须与内因子(一种由胃产生的蛋白质)结合才能被吸收。没有内因子维生素 B₁₂ 就仍然留在肠内,并随粪便排出体外。

由于维生素 B₁₂ 是血细胞成熟必不可少的,因此维生素 B₁₂ 缺乏可导致贫血,其特征是红细胞异常增大(巨红细胞)和白细胞的核异常。肝脏储存有大量的维生素 B₁₂,因此在身体停止吸收维生素 B₁₂ 后 3~5 年才会

发病。

维生素 B_{12} 缺乏也可引起神经损害（神经疾病），甚至在没有贫血时也可能发生，特别是 60 岁以上的老年人。

病因

当摄入的维生素 B_{12} 不足或机体没有吸收或储存足够的维生素 B_{12} 时会发生维生素 B_{12} 缺乏。

摄入不足：严格的素食者可缺乏维生素 B_{12}，除非他们服用维生素 B_{12} 补充剂。严格素食者的母亲母乳喂养的婴儿也容易有维生素 B_{12} 缺乏。

吸收不足：维生素 B_{12} 缺乏的最常见病因是吸收不足。下列情况可导致吸收不足：

- 小肠内细菌异常生长
- 吸收障碍
- 鱼绦虫感染
- 小肠（维生素 B_{12} 吸收的部位）切除术
- 药物，如抑酸药和二甲双胍（用于治疗糖尿病）
- 缺乏内因子
- 胃酸降低（常见于老年人）

内因子不足的原因之一可能是存在免疫系统过度活跃产生的异常抗体。抗体攻击和破坏产生内因子的胃细胞（一种自体免疫反应）。胃（产生内因子的部位）切除术也可导致内因子缺乏。因为内因子缺乏所致维生素 B_{12} 缺乏导致的贫血，称为恶性贫血。

老年人容易缺乏维生素 B_{12}，因为他们的胃酸降低，使从肉类食物中分解出维生素 B_{12} 的能力减弱。维生素补充剂中的维生素 B_{12} 也可被胃酸降低的患者吸收。

储存不足：肝病可影响维生素 B_{12} 的储存。

临床表现

维生素 B_{12} 缺乏引起的贫血是逐渐发生的，身体的各方面可以慢慢适应。这样，贫血的程度可能比症状显示得更为严重。贫血的症状有：面色苍白、乏力倦怠，严重时有头晕、气紧、心率加快。通常伴有肝脾肿大。有恶性贫血（内因子缺乏引起的）的年轻患者得胃癌或其他消化道肿瘤的倾向。

有神经损伤的患者，腿部受影响较早，表现为手、脚麻刺感，腿、脚和手的感觉减退。患者振动和位置觉丧失，轻度到中度的肌无力，反射消失，行走困难。严重维生素 B_{12} 缺乏时可出现谵妄、妄想和精神障碍，包括痴呆。

诊断

血液常规检查中如表现巨红细胞应怀疑维生素 B_{12} 缺乏。如果疑诊为维生素 B_{12} 缺乏应测定血中维生素 B_{12} 的水平。医师也会检测叶酸水平来排除叶酸缺乏（也可导致巨红细胞）。

如果已确诊为维生素 B_{12} 缺乏，老年患者可不再作其他检查，因为常见的原因如胃酸低等一般都不很严重，

而年轻患者就需要作进一步血液检查（包括西林试验）以明确病因，这些检查通常关于内因子缺乏方面的原因。内镜（使用可视导管来检查身体空腔脏器）可检测胃细胞（产生内因子的细胞）是否有破坏。

治疗

严格素食者的母亲母乳喂养的婴儿从出生起给予维生素 B_{12} 补充剂来预防该病。维生素 B_{12} 缺乏的老年人从肉类食物中分解出维生素 B_{12} 的能力减弱，因而补充剂维生素 B_{12} 对他们有利，因为他们从维生素 B_{12} 补充剂中获取维生素 B_{12} 比从肉类中获取容易。

缺乏或恶性贫血的治疗主要是恢复体内维生素 B_{12} 的水平。有维生素 B_{12} 缺乏，但没有症状的患者，可口服给药，但要定期进行血液检查，保证维生素 B_{12} 水平恢复并维持在正常水平。有神经损害症状者需要肌注维生素 B_{12}，可以每天或每周自己注射给药，持续几周，直到维生素 B_{12} 水平恢复正常。贫血通常在 6 后内缓解。以后每月注射一次，直到病因消除为止。症状严重者如老年性痴呆可能很难治愈。

维生素 C

维生素 C（抗坏血酸）是骨骼、皮肤和结缔组织（把其他组织和器官连接在一起的组织）形成、生长和修复所必需的营养素。维生素 C 有助于维持牙齿及牙龈的健康。维生素 C 能帮助铁（造血所必需的营养素）的吸收，并有助于创口和烧伤创面的愈合。维生素 C 和维生素 E 一样也是抗氧化剂。它能保护细胞不受自由基的损害。自由基是细胞正常活动的副产物。有些自由基对人体有害。

维生素 C 缺乏

- 未摄入足够新鲜的水果和蔬菜可引起缺乏。
- 患者觉得易疲劳、疲乏和烦躁。
- 严重缺乏者即坏血病可引起挫伤、牙龈和口腔问题、头发、皮肤干燥和贫血。
- 根据症状，有时根据血液检查可诊断。
- 增加新鲜瓜果蔬菜的摄入量或口服补充剂可治疗缺乏。

成人维生素 C 缺乏常常是因为食物中的维生素 C 含量太低，例如饮食中缺乏新鲜瓜果蔬菜。烹饪也会破坏食物中的维生素 C，妊娠、哺乳、引起发热或炎症的疾病、手术和烧伤等都可能大大增加身体对维生素 C 的需要，增加维生素 C 缺乏的危险。吸烟可使维生素 C 的需要量增加 30%。

坏血病：维生素 C 缺乏可引起坏血病。坏血病在婴儿中少见，因为母乳中有充足的维生素 C，婴儿配方奶中也加强了维生素的成分。坏血病在美国很少见，可能发

生于嗜酒者或营养不良的老年人。

你知道吗……
烹饪可以破坏食物中的维生素 C。
妊娠、哺乳、发热、手术和吸烟大大增加身体对维生素 C 的需要。

临床表现

成人饮食中缺乏维生素 C 时会觉得易疲劳、乏力和烦躁,可能会有体重减轻、肌肉萎缩和关节疼痛。

持续几个月的低维生素 C 饮食就可能引起坏血病,表现为皮下出血(特别是毛囊周围或出现青紫)、牙龈出血和关节内出血。齿龈肿胀、变紫、松软呈海绵状,牙齿松动,头发变得干燥、脆弱,皮肤干燥、粗糙、脱屑,可能发生感染和伤口难于愈合。

婴儿维生素 C 缺乏的症状可能有烦躁、活动时疼痛、食欲减退、不能正常地增加体重、婴儿和儿童骨的生长发育受影响,可能发生出血和贫血。

诊断和治疗

坏血病的诊断是根据症状。血中维生素 C 水平可帮助建立诊断,但不一定可行。对于儿童患者,可行 X 线检查以明确是否累及骨骼生长。

摄入推荐量的新鲜瓜果蔬菜或每日口服推荐量的维生素 C 可以预防该病的发生。吸烟者要求摄入更多。

通过给予维生素 C 补充剂可治愈坏血病,大部分症状在 1~2 周内消失。如有贫血要加用铁补充剂。

维生素 C 过量

因为维生素 C 是一种抗氧化剂,可以保护细胞不受自由基的损害,有些人就服用大量的维生素 C。自由基是正常细胞活动的副产物,被认为是引起很多疾病的原因之一,如动脉粥样硬化、癌症、肺病、感冒、白内障和记忆力减退等。服用大剂量的维生素 C 是否就能避免这些疾病尚不清楚,但有证据表明对减少白内障是有帮助的。

通常情况下,大剂量(达到安全上限,即 2000mg/日)的维生素 C 通常是无毒的。偶尔引起恶心、腹泻,有时会干扰某些血液检查的结果。

维生素 D

维生素 D 对营养十分重要,它以两种形式存在:
- 维生素 D_2(麦角骨化醇):由植物和酵母产生,也是大剂量补充剂的形式。
- 维生素 D_3(胆骨化醇):是维生素 D 最有活性的形式,在皮肤受日光直接照射时由皮肤形成。最常见的食物来源是强化食物,主要是谷物和奶制品,也存在于鱼肝油和多脂鱼中。人乳中只含有少量的维生素 D。

维生素 D 主要储存在肝内。维生素 D_2 和 D_3 都不具有活性,维生素 D 在转化为有活性的形式(骨化三醇)前必须经肝和肾处理(代谢)。这种活性形式能促进钙和磷经肠道吸收,矿物质钙和磷被吸收入骨,使之坚固、密度增加(矿化过程)。所以维生素 D 对骨骼的形成、生长和修复都是十分必要的。维生素 D 也可增强免疫功能,提高肌肉强度。维生素 D 的需要量随着年龄增长而增加。

维生素 D 缺乏

- 最常见原因为日光照射不足,某些疾病也可引起缺乏。
- 没有足够的维生素 D,肌肉及骨骼强度减低、疼痛。
- 婴儿可出现佝偻病:颅骨软化、骨骼不能正常发育、坐和爬行都较晚。
- 根据血液检查及 X 线检查(必要时)可诊断。
- 出生后,母乳喂养儿需给予维生素 D 补充剂,因为母乳中的维生素 D 含量极少。
- 经口服或注射维生素 D 可完全治愈。

维生素 D 缺乏较常见,最常见的病因是日光照射不足。日光照射不足时,几乎没有人能从食物中获取足够的维生素 D 来预防缺乏。

维生素 D 对钙和磷的吸收是必须的,因此,维生素 D 缺乏的患者血中钙、磷水平都降低。没有足够的钙和磷就不能维持骨骼的健康,因此,维生素 D 缺乏就可能导致骨骼的病变,在儿童成为佝偻病,在成人称为骨软化症。孕妇维生素 D 缺乏可导致骨软化症,且新生儿有发生佝偻病的高度危险。维生素 D 缺乏很少严重到引起妇女骨软化症。维生素 D 缺乏可加重骨质疏松。当人体试图代偿维生素 D 的缺乏时,血中甲状旁腺激素水平就会升高(即甲状旁腺功能亢进),甲状旁腺激素将钙从骨骼中带到血液中使血钙水平增加,从而导致骨骼脆弱。

你知道吗……
缺乏日光照射可引起维生素 D 缺乏。
大部分老年人都需要维生素 D 补充剂。

病因

最常见的病因是日光照射不足,因此维生素 D 缺乏主要发生于户外活动时间少的人群:老年人和护理机构中的人。维生素 D 缺乏也发生于南、北极的冬季或将身体裹得严严实实的人群如穆斯林妇女。由于人乳中不含有大量的维生素 D,母乳喂养的婴儿如果没有充足的日光照射,就有可能发生缺乏和佝偻病。

日光照射足够时机体通常能合成足够的维生素 D，然而即使日光照射充足，下列情况仍可引起维生素 D 缺乏：

某些人群包括深肤色人种（尤其是黑人），老年人和使用太阳伞的人的皮肤在日光照射下合成的维生素 D 较少。

机体无法从饮食中获得足够的维生素 D，吸收障碍患者无法正常吸收脂肪，也无法吸收维生素 D，因维生素 D 是脂溶性维生素，常在小肠与脂肪一同被吸收。

肾脏或肝脏疾病的患者、某些少见的遗传性疾病或服用某些抗惊厥药物的患者，由于机体无法将维生素 D 转化为具有活性的形式，也可引起缺乏。

临床表现

维生素 D 缺乏可引起所有年龄组的人群肌肉疼痛、乏力和骨骼疼痛。低钙血症引起的肌肉痉挛可能是婴儿佝偻病的最早表现。

小小儿佝偻病整个颅骨软化，大婴儿坐和爬都较晚，颅骨（囟门）闭合延迟。1～4 岁的儿童骨骼生长发育异常，导致脊柱异常弯曲、弓形腿、膝外翻，走路晚。年长儿和青少年步行时疼痛。青春期少女骨盆扁平、产道狭窄。成人的骨骼，特别是脊柱、盆骨和下肢较脆弱，受影响的部位有触痛，常易发生骨折。老年人轻微的挤压和摔伤即可导致骨折。

诊断

当患者有不合理饮食、日光照射不足，老年人尤其是有骨密度降低者（如骨质疏松）或者骨折时医师应怀疑存在维生素 D 缺乏，可能也会行 X 线检查。佝偻病和骨软化症的诊断主要依靠症状、骨骼的特征性 X 线表现、血中维生素 D 水平降低等。

预防及治疗

许多人需要服用维生素 D 补充剂。获得足够的日光照射不容易，尤其是要避免皮肤被阳光损伤。膳食极少能提供足够的维生素 D 来弥补日光照射不足。许多维生素补充剂只含少量或不含维生素 D，因此大部分人需要服用维生素 D 补充剂。服用维生素 D 补充剂对于那些有缺乏的风险的人（老年人、家庭主妇或长期护理机构的人）有利。美国和加拿大的商业化液体牛奶（不是乳粉或奶酪）已经强化处理，许多国家并没有添加维生素 D 以强化牛奶。早餐麦片可能需要被强化。

因母乳中维生素 D 含量极少，因此对于母乳喂养的婴儿来说，出生起就给予维生素 D 补充剂非常重要。商业性婴儿配方中含有足够的维生素 D。

治疗是每日或每周口服或注射大剂量维生素 D 的补充剂，疗程 1～2 个月或更长。有肌肉痉挛或钙、磷缺乏者需要补充钙和磷。这种治疗方法通常可以使患者痊愈。对慢性肾和肝脏疾病的患者需要用特殊配方的维生素 D 补充剂。

聚焦老龄化

以下原因可导致老年人维生素 D 缺乏：

■ 他们的需要量比年轻人多

■ 他们的户外活动时间少，冬天在屋里的时间延长因此日光照射不足

■ 他们的皮肤在日光照射时产生的维生素 D 不足

■ 他们饮食中的维生素 D 含量极少，甚至深入的维生素 D 补充剂量太少（如每天 400IU）无法预防缺乏

■ 他们患有一些干扰维生素 D 形成的疾病或者服用有同样作用的药物

新的研究表明老年人维生素 D 的需要量比目前的 RDA 高，甚至高于推荐的安全上限。实际上他们可能每天需要 1000～2000IU（甚至更多），但是必须是在医生的指导下才能服用这么大的剂量。服用大剂量维生素 D 的老年人需要定期检测血中钙、磷及维生素 D 的水平。

维生素 D 过量

每日服用很高剂量（如 50 倍及以上的 RDA）的维生素 D 超过几个月，就可能引起中毒，血钙的水平也会升高（高钙血症）。

早期的症状有：食欲减退、恶心、呕吐，随后出现极度口渴、乏力、烦躁不安和血压升高。由于血钙水平过高，钙可以在全身各个部位沉积，特别是肾、血管、肺和心脏。可导致肾脏的永久性损害和肾功能障碍，最终肾衰竭。

服用大剂量维生素 D 的人，如果检测发现血钙水平过高，通常可诊断为维生素 D 过量。确诊需要测定血中维生素 D 的水平。

治疗包括：

■ 停用维生素 D 补充剂。

■ 吃一段时间的低钙饮食，以消除体内钙水平过高的影响。

■ 用药（如皮质醇或双膦酸盐）抑制钙从骨骼释放。

维生素 E

维生素 E 是一种抗氧化剂，保护细胞不受自由基的损害，自由基是细胞正常活动的副产物。部分自由基对人体有害。很多人服用维生素 E 补充剂来预防某些疾病。维生素 E 补充剂无法预防心血管疾病。对于是否能预防阿尔茨海默病、迟发性运动障碍（嘴、舌、手、腿重复同样的动作）、吸烟者前列腺癌尚有争议。

维生素 E 缺乏

- 可引起反射障碍及共济失调、行走困难和肌无力。
- 维生素 E 缺乏的早产儿严重贫血的可能。
- 根据症状和体格检查可诊断。
- 服用维生素 E 补充剂可纠正缺乏。

植物油是维生素 E 的主要来源,因此低脂饮食引起维生素 E 缺乏。影响脂肪吸收的疾病也可以减少维生素 E 的吸收,增加维生素 E 缺乏的危险。只有少量的维生素 E 可以通过胎盘被吸收,因此新生儿储存的维生素 E 相对较低,维生素 E 缺乏的危险性增高。成人的脂肪组织中储存有大量的维生素 E。在美国和其他发达国家,维生素 E 缺乏在年长儿和成人中少见。

临床表现,诊断与治疗

症状可能有:反射减弱、步行困难、协调性差、位置觉(不看肢体就知道它们所在位置的感觉)丧失和肌肉无力。维生素 E 缺乏可发生一种因红细胞破坏引起的贫血(溶血性贫血)。维生素 E 缺乏的早产婴有患严重疾病的危险,颅内出血和眼内血管生长异常(所谓早产儿视网膜病),患病新生儿也会发生肌无力。

维生素 E 缺乏的诊断依靠症状、增加风险的因素和体格检查。测定维生素 E 水平的血液检查不总是可行。

治疗为口服维生素 E 补充剂。早产儿应给予维生素 E 补充剂以预防疾病的发生。大部分足月儿并不需要补充剂因为他们可以从母乳或配方奶中获得足够的维生素 E。

 你知道吗……

低脂饮食会引起维生素 E 缺乏。

维生素 E 过量

许多成人服用大剂量的维生素 E 几个月到几年而不产生有害作用。然而,服用过大剂量的维生素 E 可增加出血的危险(包括成人的出血性卒中),尤其是同时服用抗凝血药物(特别是华法林)的人。服用过大剂量维生素 E 的成人偶尔可发生肌肉无力、疲乏、恶心和腹泻。

诊断根据服用维生素 E 的病史及症状。

治疗包括停用维生素 E 补充剂,必要时用维生素 K 止血。

维生素 K

维生素 K 有两种形式:

叶绿醌:来自植物并由食物摄入,溶解于脂肪时可更好地被吸收。叶绿醌没有毒性。

甲基萘醌类:由肠道细菌产生,只有少量可被吸收。在部分国家,甲基萘醌类被制成补充剂。

维生素 K 是合成蛋白质所必需的,它有助于控制出血(凝血因子),保持正常的凝血机制。保持骨骼和其他组织的健康也需要维生素 K。

维生素 K 缺乏

- 主要症状是出血,可危及新生儿生命。
- 根据凝血功能检查可诊断。
- 所有的新生儿都必须注射维生素 K。
- 口服或皮下注射维生素 K 可纠正缺乏。

饮食中缺乏维生素 K 或影响脂肪吸收的疾病从而减少维生素 K 的吸收,可导致维生素 K 缺乏。服用大量的矿物油也可减少维生素 K 的吸收。服用某些药物如抗惊厥药和某些抗生素的人可能发生维生素 K 缺乏。医生常会给血液高凝状态(如深静脉血栓、肺栓塞或心律失常如房颤)的病人服用维生素 K 拮抗剂(抗凝药),如华法林。

只有少量的维生素 K 通过胎盘被胎儿吸收且生后几天内他们的肠道没有分泌维生素 K 的细菌,因此新生儿容易发生维生素 K 缺乏,可引起新生儿出血,以出血倾向为特征。通常给新生儿注射维生素 K 来预防这种疾病。母乳喂养的婴儿出生时不注射维生素 K 特别容易患维生素 K 缺乏,因为母乳中维生素 K 的含量极少。出血性疾病好发于母乳喂养的婴儿、影响脂肪吸收或有肝功能异常的患者。婴儿配方中含有维生素 K。

? **你知道吗……**

新生儿出生前只能获取少量的维生素 K,且他们没有获得产生维生素 K 的细菌,因此有维生素 K 缺乏的风险。

临床表现

维生素 K 缺乏的主要症状是出血,可以有皮下出血(引起青紫)、鼻出血、伤口出血、胃出血(有时呕血)、肠道出血、血尿或便血。新生儿可出现危及生命的脑内或脑周的出血。由于凝血所需的蛋白质有肝脏合成,因此肝功能异常可增加出血的风险。维生素 K 缺乏也可影响骨的发育。

诊断与治疗

有不正常出血患者,且有危险因素时应怀疑有维生素 K 缺乏。血液的凝血功能的检查可以确诊。检查结果异常也可由服用抗凝剂或肝脏损害引起。

所有的新生儿都必须肌注维生素 K 以减少产后颅内出血,然而维生素 K 通常是口服或皮下注射。药物引起的出血需调整药物剂量或增加维生素 K 剂量。

维生素 K 缺乏同时又患有严重肝脏疾病的人还需要输血,补充凝血因子。肝脏受到损害后,即使注射维生素 K,也不能合成凝血酶原和其他凝血因子。

第 139 节

矿物质和电解质

矿物质是维持机体细胞正常功能所必需的。身体需要量大的矿物质如钙、氯、镁、磷、钾和钠,称为宏量矿物质。骨骼、肌肉、心脏和大脑的功能依赖这些矿物质。身体需要量较少的矿物质如铬、铜、氟、碘、铁、镁、钼、硒和锌称作微量矿物质。除铬之外,所有微量矿物质参与机体处理(代谢)所需的酶或激素中。铬能够保持血糖水平正常。所有微量元素摄入过多均是有害的。

矿物质是健康饮食的重要成分。大多数矿物质的推荐每日膳食中营养素供给量(RDA)已经确定,这个量是大多数健康人保持身体健康所要的摄入量。功能紊乱的人们所需的量可能更多或更少。

某些矿物质摄入过多或过少都会引起营养障碍。饮食中含有各种各样食物,膳食平衡的人,不大可能发生营养障碍和缺乏除钙、碘铁以外的主要矿物质。然而饮食局限的人,某些特定的矿物质就可能摄入不足。例如素食主义者,包括食用鸡蛋和奶制品,可能有缺铁的危险。正在快速生长发育的婴儿(需要大量的营养素)更易造成缺乏。

在没有医学监护的情况下服用大量的矿物质可能造成危害。

电解质:一些矿物质,尤其是宏量矿物质,都是重要的电解质。身体利用电解质来调节神经和肌肉的功能和维持酸碱平衡和体液平衡。

为了维持正常的功能,机体必须保持体液水平在身体各部分的水在很小的幅度内变化。主要包含三部分:

- 细胞内液
- 细胞周围间隙的液体
- 血液

电解质尤其是钠离子,维持机体在这些部分的体液平衡。因为一个部分的液体含量取决于该部分的离子浓度。如果离子浓度增加,则液体流向该部分。如果离子浓度降低,液体流出该部分。机体能够通过主动运输电解质进出细胞来调节体液平衡。此外正确的电解质浓度(称作电解质平衡)在维持体液在不同部分的平衡也起着重要作用。

肾脏通过滤过血液中的电解质,重吸收某些电解质,将过多的分泌到尿液中来维持电解质浓度。另外,肾脏也能维持每日摄入和排泄间的平衡。

如果电解质的平衡被打乱,就可能发生疾病。平衡被打破的原因包括:

- 失水
- 服用某些药物
- 某些心脏、肾脏、肝脏疾病
- 静脉补液或食入的量不当

诊断

医生通过血和尿中矿物质水平测定来发现营养障碍或电解质不平衡。

钙

人体大约90%的钙储存在骨骼里,但细胞(尤其是肌细胞)和血液内也含钙。钙具有以下功能:

- 骨骼和牙齿的形成
- 肌肉收缩
- 酶的正常功能
- 凝血
- 正常的心律

身体精确地控制细胞和血液中的钙含量。骨骼中的钙离子将会释放入血以维持稳定的血钙水平。如果人们没有摄入足量的钙,骨骼代谢过多,骨骼会变得脆弱,导致骨质疏松。为了维持正常的血钙水平而不发生骨质疏松,人们每天至少需要 1000～1500mg 钙。血钙水平主要由两种激素调节:甲状旁腺激素和降钙素。

甲状旁腺激素是由 4 个甲状旁腺所分泌,其位于颈部甲状腺周围。当血钙降低,甲状旁腺分泌甲状旁腺激素。当血钙升高,甲状旁腺分泌激素减少。甲状旁腺激素有以下作用:

- 刺激骨骼释放钙入血
- 引起肾脏尿钙减少
- 刺激消化道吸收更多钙
- 使肾脏激活维生素 D,后者能增加消化道吸收钙的能力

矿物质

矿物质	良好来源	主要功能	成人膳食营养供给量	最高安全摄入量
钙	奶和奶制品、肉类、鱼（如沙丁鱼）蛋类、强化谷物产品、豆类、水果和蔬菜	骨和牙的形成，凝血，正常的肌肉功能、酶功能、心脏节律	1000mg,50 岁以上者 1200mg	2500mg
氯	盐、牛肉、猪肉、沙丁鱼、奶酪、绿色橄榄、玉米面包、马铃薯片、泡菜、加工的罐装食品	与电解质平衡有关	1000mg	—
铬	肝脏、加工的肉类、全谷类、坚果	增加胰岛素功能（胰岛素控制血糖水平）；协助碳水化合物、蛋白质和脂肪的加工（代谢）	≤50 岁的男性 35μg，≤50 岁的女性 25μg，>50 岁的男性 30μg，>50 岁的女性 20μg	—
铜	内脏肉、贝壳类、巧克力、蘑菇、坚果、干荚豆、豌豆、番茄、全谷类	产生能量的酶的组成部分；抗氧化 *；形成肾上腺激素、红细胞、骨骼和结缔组织	900μg	10 000μg
氟	海产品、茶、加氟的水	形成骨和牙齿	女性 3mg，男性 4mg	10mg
碘	海产品、加碘盐、蛋类、奶酪、饮用水（各地含碘量不同）	形成甲状腺素	150mg	1100mg
铁	血红素铁 +：牛肉、家禽、鱼、肾脏和肝脏 非血红素铁：大豆粉、豆类、糖浆、菠菜、蚌和强化谷类食品	形成体内许多重要的酶；肌细胞和血红蛋白的重要组成部分，使红细胞能够携氧并带至身体各组织	>50 岁的女性 8mg，≤50 岁（绝经前）的女性 18mg，孕妇 27mg，哺乳妇女 9mg	45mg
镁	绿叶蔬菜、坚果、谷类、豆类、番茄酱	形成骨和牙齿，维持正常神经核肌肉功能，激活酶	女性 320mg，男性 420mg	—
锰	全谷类、菠萝、坚固、茶、豆类、番茄酱	形成骨和牙齿，激活酶	男性 2.3mg，女性 1.8mg	6 ~ 11mg
钼	牛奶、豆类、全谷类面包、深绿色蔬菜	氮代谢，激活酶，维持正常细胞功能；降解亚硫酸盐（存在于天然食物中和防腐剂）	45μg	1100 ~ 2000μg
磷	奶制品、肉类、家禽、鱼、谷类、坚果、豆类	形成骨和牙齿，产生能量；形成核酸，包括 DNA（脱氧核糖核酸）	700mg	4000mg
钾	全奶和脱脂奶、香蕉、番茄、桔子、柠檬、土豆、甜薯、梅干、葡萄干、菠菜、青萝卜、甘蓝、蔬菜汤、其他绿叶菜，大部分豌豆和豆类、盐代用品（氯化钾）	维持神经核肌肉的正常功能，参与电解质平衡	3.5g	—
硒	肉类、海产品、坚果和谷类（取决于生长地的含硒量）	与维生素 E 一起作为抗氧化剂 *，维持甲状腺功能	55μg	400μg
钠	盐、牛肉、猪肉、沙丁鱼、奶酪、青橄榄、玉米面包、马铃薯片、酸泡菜、加工或灌装食品	维持神经核肌肉的正常功能，参与机体水和电解质平衡	1000mg	2400mg
锌	肉类、肝脏、牡蛎、海产品、花生、强化谷类、全谷类（取决于生长地的含锌量）	形成许多酶和胰岛素，促进皮肤健康、伤口愈合和生长发育	15mg	—

注：* 抗氧化剂与正常细胞产生的副产物（自由基）反应，保护细胞免受损害。
+ 机体吸收血红素铁由于非血红素铁。

降钙素由甲状腺内细胞所分泌。能通过减缓骨骼破坏以降低血钙，但作用微弱。

血钙过低

血钙过低是指血液中钙离子水平太少。

- 血钙过低可能由甲状旁腺问题所引起，也可由饮食、肾功能、或某些药物所致。
- 血钙过低加重时，人们可出现意识障碍、抑郁、健忘、手指和足趾刺麻感以及僵硬、肌肉酸痛。
- 通过由血常规检查所发现。
- 补钙和补维生素 D。

大约血中 40% 的钙与蛋白结合，主要是白蛋白。与蛋白结合的钙作为一种储存形式而无生理功能。只有为结合的钙离子有生理功能。此外仅当为结合的钙离子水平降低时才会出现低钙血症。为结合的钙具有电荷，因此称作离子钙。

原因

低钙血症主要是由于尿中排出的钙离子太多而没有足够的钙从骨骼中释放入血。原因如下：

- 甲状旁腺激素水平过低（甲状旁腺功能减退），可能出现在甲状腺手术室损伤了甲状旁腺
- 对正常水平的甲状旁腺激素缺少反应（假性甲状旁腺功能低下）
- 出生时无甲状旁腺
- 血镁水平过低（低镁血症），导致甲状旁腺激素活性降低
- 维生素 D 缺乏（由于摄入不足或日光照射不足）
- 肾功能下降（常见原因）造成更多钙离子从尿中排出以及维生素的活化能力下降
- 钙摄入过低
- 机体功能紊乱致使钙离子吸收降低
- 胰腺炎
- 某些药物，包括利福平、抗惊厥药（苯妥英和苯巴比妥）、二磷酸盐（阿仑膦酸钠、伊班膦酸钠、利塞膦酸钠和唑来膦酸）、降钙素、氯喹、皮质激素和普卡霉素。

症状

轻度血钙水平降低可无任何症状。长时间的低钙血症可影响大脑，引起神经或精神上的症状，如意识障碍、记忆下降、谵妄、抑郁、幻觉。这些症状当血钙水平被纠正后可消失。

过低的血钙水平可引起刺痛（经常出现在唇、舌、手指和足）、筋肉疼痛、喉肌痉挛（可致呼吸困难）、肌肉强直和痉挛、心律不齐。

诊断

在症状出现前，通过血常规可发现血钙过低。医生通过检查总钙水平（包括与白蛋白结合的钙）和白蛋白水平来判断有无离子钙水平降低。

血液检查也用来评估肾功能，测定镁离子、磷、甲状旁腺激素和维生素 D 水平。血中其他物质水平有助于鉴别原因。

治疗

通常口服补钙治疗低钙血症。病因明确时，可治疗病因或换药以恢复血钙水平。

一旦出现症状，采用静脉补钙。服用维生素 D 有助于增加钙在消化道内的吸收。可给予噻嗪类利尿剂降低钙离子的排除，尤其在由甲状旁腺功能减退所引起的低钙血症。

高钙血症

高钙血症是指血中钙水平过高。

- 甲状旁腺问题、饮食、癌症或骨骼破坏均可引起钙水平过高
- 起初，人们出现消化功能问题，口渴，尿排泄增多；严重时，可有致命危险
- 通常有血常规发现
- 饮大量水可治疗，必要时使用利尿剂可增加钙离子排出，使用某些药物减缓骨骼钙释放

原因

- **甲状旁腺功能亢进**：4 个甲状旁腺中的一个或几个分泌过多的甲状旁腺激素，协助控制血钙水平。
- **血钙过多**：有时，高钙血症发生于有消化道溃疡的人，如果他们喝大量的牛奶或服用含钙的抗酸剂以缓解症状。其结果成为奶碱综合征。
- **维生素 D 过多**：如果人们服用大量维生素 D 几个月，从消化道吸收的钙将大量增加。
- **癌症**：肾、肺和卵巢的癌症可分泌大量的有类似甲状旁腺激素功能的蛋白质，增加血钙水平。这些效应被称为副肿瘤综合征。如果癌症扩散到骨骼引起骨细胞破坏时，骨中的钙离子可以释放入血。这种骨的损害见于前列腺癌、乳腺癌和肺癌。多发性骨髓瘤（一种骨髓的癌症）也能导致骨骼损害，出现高钙血症。另外有些癌症也能使血钙水平升高，其原因尚不完全清楚。
- **骨骼破坏**：如果发生骨折或骨骼破坏，钙离子释放入血，有时引起高钙血症。在 Paget 病骨骼破坏，但血钙水平正常。但如果患者脱水或长时间的坐着或躺着，骨骼不能承受重量，血钙水平就可能过高。
- **活动过少**：极少数不能活动的人，如截瘫、四肢瘫或需长期卧床的人，可造成高钙血症，因为骨骼长时间不承重，骨中的钙释放入血引起血钙过高。

 你知道吗……

活动减少可造成血钙水平升高，因为骨骼变脆，释放钙入血。

症状和诊断

血钙过高通常不产生症状。最早的症状常常有便

秘、恶心、呕吐、腹痛和食欲下降。人们可能排出大量尿液而造成失水和增加渴感。

极严重的高钙血症可引起脑功能障碍,出现精神错乱、情感障碍、谵妄、幻觉和昏迷。可出现肌无力,心律不齐,最后导致死亡。长期或严重高钙血症可导致肾含钙结实。罕见肾衰竭,但治疗后可缓解。然而如果过多的钙积聚在肾脏,则损害不可逆。

高钙血症的诊断依赖于血液的常规检查。

治疗

如果血钙过高不严重,只需纠正病因即可。有血钙过高倾向的人,如果肾功能正常,应大量喝水,刺激肾脏排钙,并有助于预防脱水。

如果血钙水平非常高或出现脑功能障碍和肌无力症状,只要肾功能正常可静脉给予液体和利尿剂。透析是一种高效、安全、可靠的治疗手段,通常只在严重高血钙又不能采用其他方法治疗室才使用。

一些药物(包括双磷酸盐、降钙素、皮质激素、和普卡霉素)可用于治疗高钙血症。这些药物主要作用是缓解钙从骨中释放。

癌症引起的高钙血症治疗最为困难,如果癌症不能得到控制,血钙过高治疗再好也可能复发。

什么是甲状旁腺功能亢进?

甲状旁腺释放甲状旁腺激素,后者增加消化道钙的吸收和引起骨骼释放储存的钙。如果甲状旁腺释放过多的甲状旁腺激素,就出现甲状旁腺功能亢进。甲状旁腺功能亢进的患者血钙水平过高,而磷酸盐的水平正常或降低。甲状旁腺激素可使肾脏排出更多的磷酸盐,并促使骨骼释放磷酸盐进入血液。这两种机制间的平衡,决定血中磷酸盐水平是正常或降低。

原发性甲状旁腺功能亢进:某种异常引起甲状旁腺激素过多释放。大约90%的原发性甲状旁腺功能亢进的患者是由一个甲状旁腺内的非癌性肿瘤(腺瘤)引起。其余10%是腺体的单纯增生,产生过多的激素。极少数的甲状旁腺功能亢进是由甲状旁腺癌引起。

原发性甲状旁腺功能亢进女性更常见。老年人和接受过放射治疗的人发病的可能性更大。有时它可能作为多发性内分泌腺瘤综合征的一部分出现,这是一种少见的遗传病。

原发性甲状旁腺功能亢进的治疗通常是手术摘除一个或几个甲状旁腺。手术的目的是摘除所有产生过多激素的甲状旁腺组织。手术的成功率大约90%。

继发性甲状旁腺功能亢进:血钙水平严重下降,反应性引起过多甲状旁腺激素释放,如慢性肾病和维生素 D 缺乏。

根据病因进行治疗。

铬

铬使胰岛素(控制血糖水平)发挥功能并帮助新陈代谢,储存碳水化合物,蛋白质和脂肪。食物中只有很少一部分的铬被吸收。当食用含有维生素 C 和烟酸的食物时,铬能被更好地吸收。补充剂不能帮助男性增加肌肉的尺寸和力量。

铬缺乏:铬缺乏极少发生在发达国家。营养不良的儿童可能会患有铬缺乏。以下情况可以导致体内铬含量的减少:

- 食用单糖含量高的食物,导致更多的铬随尿液排出
- 传染病
- 激烈的运动
- 怀孕或者哺乳
- 身体损伤
- 长期静脉注射

铬缺乏的症状包括体重减轻,精神障碍,协调能力受损,对血糖反应减弱,增加患糖尿病风险。治疗措施包括摄入铬补充剂。

铬过量:服用少量的铬对人没有伤害。在工厂,人们可能会接触一种不同的、有毒的铬。这种铬产生于工业污染,会刺激皮肤、鼻软骨、肺、消化道甚至引起肺癌。

铜

身体的所有组织中都存在微量的铜,但体内的铜主要存在于肝脏,骨骼和肌肉中。肝脏把多余的铜排入胆汁,并随其排出体外。铜是许多酶的组成成分。这些酶是以下活动所必需的:

- 产生热能
- 生成肾上腺激素
- 生成红细胞和结缔组织
- 抗氧化,从而保护细胞不受自由基的损伤。自由基是细胞正常活动的副产物

WILSON 病

WILSON 病(肝豆状核变性)是常染色体隐性遗传的铜代谢障碍疾病,肝无法正常把铜随胆汁排出,从而导致铜在肝内积聚并损伤肝。

- 铜会在肝、大脑、眼球以及其他器官积聚。
- 患有 WILSON 病的人会有颤抖、说话和吞咽功能障碍、协调功能障碍、性格改变以及肝炎。
- 检查血液和眼睛能诊断出此病。
- 患者必须依靠药物来排出铜,在其今后的生活中也要避免摄入铜含量高的食物。

因为肝无法排出过量的铜,铜积聚在肝中并损害它,引起肝硬化。被损害的肝直接将铜排入血液中,由其带入其他器官并积聚,例如脑、肾、眼。

症状

此病的症状发生于 6 岁至 30 岁。近一半患者从脑损伤开始发现征兆,包括颤抖、语言和吞咽功能障碍、流口水、身体不协调、手舞足蹈、性格改变甚至精神病。在其他一些患者中,从肝损伤开始发现征兆,如肝炎和肝硬化。

由于铜积聚在眼球,眼角膜外会存在金属色或淡绿色环(K-F 环)。患者也会由于红细胞破裂而贫血。妇女会月经周期不调或者重复流产。

诊断

医生根据一系列征兆来诊断 WILSON 病,比如无法解释的肝炎、颤抖、性格改变。以下测试帮助医生确诊此病:

- 用裂隙灯测试 K-F 环
- 检查血液中铜和铜蛋白含量
- 检查尿中铜含量
- 如果征兆仍不明显,可以进行肝活检

如果小孩有家族史,则在 1 岁后进行测试。过早的检查可能会出现漏诊。

治疗

口服能结合铜的药物,比如青霉胺,用于排出积聚的铜。患者只能摄入含有低量铜的食物,要避免食用牛肝、腰果、蔬菜汁、贝类、蘑菇以及可可粉。在患者今后的生活中,必须服用青霉胺等类似药物或者补锌。这些药物能帮助缓解铜的积聚。如果没有长期治疗,WILSON 病可有致命危险。

若患者没有按指导服用药物,会导致肝损坏,特别是对年轻人而言。肝移植能治疗此病。

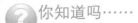

> **❓ 你知道吗……**
>
> 淡绿色的围绕在角膜周围的 K-F 环可为 WILSON 病的重要体征。

铜缺乏

健康人体中很少产生铜缺乏。铜缺乏在早产婴儿,恢复期的严重营养不良者和长期腹泻者中最为常见。营养功能严重受损的疾病(如腹腔疾病,局限性回肠炎,囊性纤维化和热带口炎性腹泻等)以及减肥手术都会引起铜缺乏。摄入大量锌会减少铜的吸收导致铜缺乏。一些男婴可遗传某些异常引起铜缺乏,称为 Menkes 综合征。

铜缺乏的症状有疲乏,贫血,白细胞减少,引发骨质疏松和神经损害。神经损害能引起刺痛,手脚感觉丧失,

肌肉无力。一些人出现意识障碍、易怒、轻度抑郁、协调受损。

Menkes 综合征能引起严重的精神障碍,呕吐和腹泻。皮肤缺少色素,头发稀疏坚硬或弯曲。骨骼脆弱或者畸形,动脉脆弱甚至破裂。

铜缺乏的诊断是根据症状和血液检查发现铜和血浆铜蓝蛋白(一种含铜蛋白质)水平降低。

治疗病因和口服铜补充剂,一些 Menkes 综合征婴儿患者可在皮下注射铜元素治疗。

铜过量

过量摄取铜很少见。人们在食用酸性食物或长期与含铜的容器,管道或阀门接触的饮料时,可能摄取过量的铜。摄入很少量的铜便能引起恶心,呕吐与腹泻等症状。摄入大量的铜能损坏肾,抑制尿的产生并可以由于红细胞破裂而贫血,甚至死亡。少数情况下,肝损伤或者肝硬化也发生在儿童身上,可能由于饮用加热或者储存在锈铜器中的牛奶所致。

医生测定血和尿中的铜和铜蓝蛋白水平来诊断铜过量。然而,除非摄入大量的铜,有时仍需行肝活检来诊断。

如果摄入大量的铜,那么应当洗胃,并肌注二巯丙醇。然后服用能结合铜的药物(例如青霉胺)来排出过量的铜。偶有死亡报道。患有肝损伤的儿童使用青霉胺治疗。

氟

大多数的氟存在于人体的骨骼和牙齿中,这也是骨骼和牙齿形成所必需的元素。

氟化物缺乏

氟缺乏能导致龋齿和骨质疏松。摄入充足的氟化物可防止龋齿并增强骨骼。在含氟低的饮用水中加氟或用氟化物补充剂能显著减少发生龋齿的危险。在那些饮用水不含氟的地域,儿童需口服氟化物。

氟化物过量

那些居住在饮用水含有大量氟地域的人们可能会摄入过量的氟化物,即氟中毒。氟化物可以沉积在牙齿上,特别是恒牙。在牙釉质表面形成白色不规则斑块,使釉质呈花斑状,牙上可有凹陷的小窝。这些斑块只影响外观,可能还会使牙釉质更能抵御龋齿。氟化物也能沉积在骨骼中。少见的情况下,长期摄入过量氟化物能导致骨密度增加但骨质变脆、脊柱上可能会有骨质增生(骨刺)、钙在韧带上积聚而致残。

根据症状可作出诊断。治疗包括减少氟化物的摄

入。例如居住在高氟化物含量地区的人们不要饮用含氟化物的水,不要服用氟补充剂,指导儿童不要吞食含氟牙膏。

碘

碘大多存在于人体甲状腺组织内,是形成甲状腺激素所必需的。少量的碘进入大气层通过下雨进入河水以及海边的土中。在很多地方,包括美国,食用盐中加入碘来保证人们能摄入足量的碘。

碘缺乏

在食用盐中加入碘的那些国家,碘缺乏很少见。然而,碘缺乏在世界范围内还是很普遍的。居住在远离海边及高纬度地区的人们有缺碘的危险因为他们的环境不像海边那样含有碘。

当缺少碘时,甲状腺肿大,形成甲状腺肿,以便获得更多的碘来产生甲状腺激素。甲状腺变得活性不足,产生很少的甲状腺素(甲状腺功能减退)。人们的智力可能会下降,生育能力减弱。甲状腺机能减退症会引起皮肤肿胀,稀疏毛躁的头发,怕冷和体重增加。

如果孕妇缺碘会增加流产和死胎的风险。胎儿会生长缓慢,大脑发育异常。除非患儿在出生后马上治疗,否则会产生呆小症。婴儿会患先天性缺陷或甲状腺机能减退症。

> **你知道吗……**
> 怀孕期间碘缺乏可增加流产、死胎、精神迟缓和出生缺陷的风险。

诊断和治疗

碘缺乏可以由血液检查发现甲状腺激素水平低下,促甲状腺激素水平增高或者甲状腺肿大(只在成人身上)而被诊断。检验尿中的碘含量,含量越少,病况越严重。也可以用超声波或甲状腺扫描来检查甲状腺及观察异常。

治疗措施包括口服碘补充剂,儿童可能需要补充甲状腺激素,有时需终生。

碘过量

碘过量不常见。它常由于长期服用碘补充剂来治疗碘缺乏所致。一些住在海边的居民可能会摄入过量的碘,因为他们时常食用海鲜、海带并饮用碘含量高的水,比如日本北部。

过量摄入碘通常不会影响甲状腺功能,但有时会。它会导致甲状腺过于活跃并产生过多的甲状腺素,从而

引起甲状腺肿大(甲状腺活性不足同样会导致甲状腺肿大)。如果人们摄入大量碘,味觉会感受到金属味并分泌过多的唾液。碘能刺激消化道,也会引起皮疹。

摄入过量碘也会使甲状腺组织活性不足,特别当甲状腺组织已经有过活性不足(例如桥本甲状腺炎)。

诊断和治疗

医生通过症状来判断甲亢还是甲减,特别对于海边居民及食用大量海鲜的人。通过检查血液中甲状腺素,促甲状腺素水平,拍摄影像可以来诊断碘过量。

建议患者食用不含碘盐并少吃富含碘的食物。如果是由于摄入过量碘而致的甲亢,那么减少碘摄入可改善机体功能紊乱,但有时患者需要在今后生活中补充甲状腺素。

铁

身体内大部分铁都存在于血红蛋白中。血红蛋白是红细胞的重要成分,具有携氧并运输至机体组织的功能。铁也是肌细胞的重要成分,也是形成体内很多重要酶所必需的。

铁在体内的再循环:当红细胞死亡时,它们中铁会重新返回骨髓,用来形成新的红细胞。每天只丢失少量的铁,主要是从肠壁上脱落的细胞。这部分丢失量可从每日膳食中吸收 1～2mg 铁来补充。

食物包含两种形式的铁

- 血红素铁:动物类食物中包含血红素铁。它比非血红素铁更易吸收。
- 非血红素铁:大多数的食物和铁补充剂含非血红素铁。它占每餐饮食中 85% 的铁。然而,不到 20% 的铁被吸收。当与动物蛋白和维生素 C 一起摄入时,吸收会好一些。

铁缺乏

- 铁缺乏在成年人主要是由于失血所致,而在儿童和孕妇中,可能由于饮食不足。
- 可出现贫血,引起面色苍白、乏力、疲劳。
- 医生通过症状和血液检查来诊断。
- 医生会寻找出血原因,如果找到,给予相应治疗。
- 通常需口服铁剂。

铁缺乏是全世界最常见的矿物质缺乏,它会导致男性、女性和儿童贫血。

在成年人中,最常见的铁缺乏原因是失血。未绝经的妇女每月的经期出血可以引起铁缺乏。男性和绝经的妇女铁缺乏首要考虑消化道出血,如结肠溃疡或息肉。结肠癌所致的慢性出血也是中老年人严重的原因。

饮食不当可引起铁缺乏,主要见于婴儿和儿童,他们正处于生长期需要更多的铁。不吃肉的少女也可能有铁

缺乏的危险,因为她们正处在生长期,并开始来月经。妊娠妇女也容易铁缺乏,因为胎儿生长需要大量的铁。

症状

当体内储备的铁被耗竭时,就会出现贫血。贫血可引起面色苍白、软弱和乏力。人们总是不太容易注意到他们面色苍白因为此过程是逐渐进展的。注意力和学习能力受损。严重贫血是可引起呼吸困难、头晕以及心率增快和心衰。妇女可出现闭经。

铁缺乏处理引起贫血外,还可引起异食癖(嗜好一些非食品的东西如冰、垃圾或纯淀粉),匙状甲(变薄凹陷),夜间腿部痉挛。极个别的铁缺乏患者可长出一种横跨食管的薄膜,导致吞咽困难。

诊断

铁缺乏的诊断依据是根据症状和血液检查的结果,包括:血红蛋白水平降低,红细胞变小,红细胞比容降低和红细胞计数降低,出现异常小红细胞。血液检查还包括:

- 转铁蛋白:转铁蛋白是一种当铁不在红细胞内时,能在血液中携带铁的蛋白。如果转铁蛋白中铁的比例小于 10%,就可能发生了铁缺乏。
- 铁蛋白:铁蛋白是铁储存的一种形式,如果铁蛋白水平降低,可确诊铁缺乏。

但是炎症、感染、癌症或肝损时,当铁缺乏时铁蛋白水平可能正常或增高。

有时需骨髓穿刺来确诊。通常用针从髋骨抽取骨髓标本,在显微镜下确定铁含量。

治疗

由于铁缺乏最常见的原因是出血过多,所以首先要寻找出血的原因。月经过多可用药物(口服避孕药)来控制,手术治疗结肠溃疡或切除息肉。如果贫血严重需要输血。

日常膳食中摄入的铁可能不足以补充过多丢失的铁(因为普通膳食中的铁,能被吸收的不到 20%)。因此,大多数铁缺乏的患者需每日口服一次或两次铁剂。铁剂吸收在饭前 30min 或饭后 2h 空腹用时吸收最好。食物中可能存在减少铁吸收的物质(蔬菜纤维、植酸盐、麸、咖啡、茶等)。但空腹服用铁剂容易引起消化不良和便秘。因此有些人只能在用餐时服用铁剂。抗酸剂和钙补充剂也可减少铁的吸收。含维生素 C 的果汁或维生素 C 可以增加铁的吸收。进食少量的含有容易吸收的血红素铁的肉类可增加非血红素铁的吸收。铁剂可使粪便变黑,这种现象是无害的。

极少数的人需要注射铁剂,通常用在不能耐受口服者或不能从消化道充分吸收铁的患者。

即使出血停止,通常也许继续使用 3~6 周的时间才能纠正缺铁性贫血。贫血纠正后还应服用 6 个月的铁剂,以补充体内铁的储备,应定期作血液检测,了解摄入的铁是否足够以及有无继续出血。

绝经前妇女和男性,除非医生特别要求,不应服用铁剂和含铁的多种维生素,以免干扰肠道出血的诊断。因为肠道出血可能由某些严重的疾病一起,包括结肠癌。

胎儿生长发育需要铁,因此对大多数孕妇都要推荐服用铁剂。大多数婴儿,特别是早产儿和低出生体重婴儿都需要补充铁剂。可用含铁的强化配方奶粉或母乳喂养儿用的单独液体补充剂。

铁过量

过多的铁可沉积在体内。原因包括:

- 反复输血
- 铁剂治疗用药过量或时间过长
- 慢性酒精中毒
- 铁过量
- 一种遗传疾病,血色素沉着症

摄入过量的铁可立刻引起呕吐、腹泻和肠道或脏器损害。长期过量摄入铁可造成冠状动脉损害。

治疗可静脉用去铁胺,此药能与铁结合并同尿液一起排出体外。治疗血色素沉着症可用放血疗法(放血术)。

血色素沉着症

血色素沉着症是一种遗传疾病,由于吸收过多的铁导致铁在体内沉积。

- 铁可沉积和损伤身体任何部分
- 人们可出现肝硬化、糖尿病或疲劳感
- 血液遗传学检查可确诊
- 定期放血疗法,可防止远期损害

在美国有超过 1 百万的人患有血色素沉着症。该病有潜在致命的危险但是通常可以治疗。与血色素沉着症有关的基因已被确定。

症状

通常症状缓慢进展,直到中年以后才出现。在女性,症状通常在绝经后出现,因为此时在月经出血时铁丢失和妊娠期间铁需要量的增加共同决定。

由于铁沉积的部位不同,症状多变,包括脑、肝、胰腺、肺或心脏。首发症状,尤其在男性,可能是肝硬化(由于肝损害)或糖尿病(胰腺损害)。在女性首发症状较模糊可影响全身,如乏力。肝功能异常是主要问题。以下症状亦可出现:

- 青铜色皮肤
- 心衰
- 关节痛
- 增加肝癌的危险性
- 不孕
- 甲状腺功能低下

- 慢性疲劳

在许多男性之中,可出现男性激素水平减少和勃起功能障碍。血色素沉着症可使已存在的神经功能异常加重。

诊断

通过症状诊断血色素沉着症是有困难的。血液检查铁水平和其他两个物质能确定需进一步评估的患者。这两个物质包括铁蛋白(储存铁的蛋白)和转铁蛋白中的铁(当铁不在红细胞内时,能在血液中携带铁的蛋白)。如果铁蛋白水平和铁在转铁蛋白中的比例都很高时,需做基因检测以确诊血色素沉着症。肝脏活检有助于判断肝脏是否受损。

患有血色素沉着症的患者及他们的一级亲属(兄弟姐妹、父母、孩子)推荐进行基因检测。

治疗

放血疗法(放血术)是最好的治疗方法,其能防止剩余的脏器损伤,但对已损害的脏器无可逆作用。放血疗法(放血术)应每周 1 次或 2 次。每次大约放出 500ml 的血液直到铁水平和铁在转铁蛋白中的比例正常。定期进行放血疗法—保持其水平正常。

早期诊断、早期治疗血色素沉着症,可保持长期健康的生活。

镁

骨骼中含有大量镁,血液中含量极少。镁是形成骨骼和牙齿、神经和肌肉正常功能所必需的。体内许多酶都要依靠镁来维持正常功能。身体从食物中获取镁,多余的通过尿和粪便排出。

血镁过低

通常,血镁过低是由于摄入太少的镁或者肠不能正常吸收,但有时血镁过低是由于肾或者肠排出太多的镁。血镁过低可能由以下情况导致:

- 摄入过量酒精,它导致减少食物食用量并增加镁的排出;
- 长期腹泻,增加镁的排出;
- 醛固酮,抗利尿激素或甲状腺激素水平过高,可以增加肾排出镁;
- 利尿药,抗真菌药两性毒素 B 或化疗药顺铂会增加镁的排出;
- 哺乳,需要更多的镁。

血镁过低症状有:恶心,呕吐,嗜睡,乏力,性格改变,肌肉痉挛,颤抖和食欲减退等。严重者会导致癫痫,特别对儿童而言。

通常通过血液检查来诊断镁含量过低。

如果血镁过低引起症状,可以通过口服镁补充剂来治疗,如果十分严重,患者又不能口服时可以通过肌肉或静脉注射。

血镁过高

血镁过高通常产生于肾功能异常的人们食用含镁盐或服用含镁药物(如一些抗酸药,泻药)。

血镁过高会引起乏力,低血压和呼吸困难,严重者会心跳停止。

医生通过血液检查来判断血镁是否过高。

严重患者可静脉注射葡萄糖酸钙。静脉注射利尿药能增加镁从肾排出,若肾功能欠佳则需透析。

钼

钼是代谢氮、活化某些酶、使细胞正常工作所必需的。它也能破坏亚硫酸盐(存在于天然食物中和防腐剂)。

钼缺乏很少见,由基因混乱或不适当的摄入所致。症状有很多种,包括精神障碍、惊厥、心跳加速和呼吸增快、头痛、恶心、呕吐和昏迷。

钼过量更是少见,它能导致关节肿胀疼痛,消化道、肝、肾功能异常。

磷 酸 盐

在人体内,磷几乎都与氧结合,从而形成磷酸盐的形式存在。体内有 85% 的磷酸盐存在于骨骼里。其他的主要存在于细胞里,参与能量代谢。

磷酸盐对于形成骨骼和牙齿很重要。同时,磷酸盐也用于组成一些重要物质,如细胞能量物质、细胞膜和 DNA。人们通过饮食获取磷酸盐,通过尿和粪便排出。

血磷酸盐过低

血磷酸盐过低指血里的磷酸盐含量过低。

血液中磷酸盐水平长时间降低,可导致慢性血磷酸盐过低。慢性血磷酸盐过低的原因包括以下几种可能:

- 甲状旁腺功能亢进
- 慢性腹泻
- 肾功能损害
- 甲状腺功能减退
- 长期用利尿剂
- 长期服用大量含铝的抗酸剂
- 长期使用茶碱(治疗哮喘)

由于病人从以下情况恢复需要大量的磷酸盐,血磷酸盐的水平可能突然降低到十分危险的程度,这些情况

包括:

- 严重的营养不良
- 糖尿病酮症酸中毒
- 严重酒精中毒
- 严重烧伤患者

这些情况发生时可能会导致异常心律,甚至死亡。

你知道吗……

一些在集中训练营存活的人当他们开始正常饮食时,会因已存在的较低的血磷酸盐水平突然下降而死亡,这种现象称为在喂养综合征。

只有当血内磷酸盐的水平降到很低时症状才会出现。可能出现肌力减弱,甚至木僵、昏迷和死亡。长期的低水平血磷酸盐会使骨骼变脆弱,引起骨痛和骨折。患者会感到虚弱和食欲降低。

诊断和治疗

诊断是依靠血检验出磷酸盐水平低而判断的。如果原因不明,医生可以做其他的检验来查找原因。

任何会引起磷酸盐水平降低的药物应当立即停用。轻度且无症状的血磷酸盐过低可应用含有大量磷酸盐的低脂或脱脂牛奶缓解此病,也可以口服磷酸盐,但会有引起腹泻的副作用。严重血磷酸盐过低或无法口服者可采取静脉输入磷酸盐治疗。

血磷酸盐过高

血磷酸盐过高是指血中磷酸盐含量过多。

血磷酸盐发生率较低,除了患有严重肾功能损害的患者。在这些病人中,肾脏无法排除足量的磷酸盐。肾病患者可用透析治疗,但对于去除磷酸盐和降低血磷酸盐过高效果不佳。

其他少见的可引起血磷酸盐过高的原因有:

- 甲状旁腺激素水平降低(甲状旁腺功能低下)
- 对正常水平甲状旁腺激素反应性降低(假性甲状旁腺功能低下)
- 糖尿病酮症酸中毒
- 挤压伤
- 肌组织损伤
- 严重全身感染
- 口服大量磷酸盐或使用含大量磷酸盐的灌肠剂

大多数血磷酸盐过高患者没有症状。然而在严重肾功能不全的患者,钙离子能与磷酸盐结合在血管和心脏的内壁形成晶体(钙化),引起严重的动脉硬化,最终导致卒中、心肌梗死和供血不足;也可导致在皮肤引起结晶,引发严重的瘙痒。

诊断和治疗

诊断是依靠血检验出磷酸盐水平高而判断的。

血磷酸盐过高的患者如果伴有肾脏损伤,在治疗时应该减少磷酸盐的摄入和消化道对磷酸盐的吸收。还应当避免食用含磷酸盐过高的食物。另外,患者按照医生的要求在进餐时同时服用可与磷酸盐结合的药物如思维拉姆和钙化合物,这类药物可与食物中的磷酸盐结合,使其难以被吸收,增加其排出。思维拉姆通常用在进行透析的病人,因为钙化合物易在组织中形成钙磷结晶。

钾

人体内的大多数钾都存在于细胞内。钾对维持细胞、神经和肌肉的正常功能是必不可少的。

血钾的水平必须保持在一个波动很小的范围内。血钾水平太高或太低都会引起严重的后果,如心律失常或心脏骤停。机体可以利用储存在细胞内的钾可以用来帮助维持体内血钾水平的稳定。

摄入钾和丢失钾的量相当即可保持体内钾的平衡。钾从食物和含电解质的饮料中摄取,从尿中排出。部分钾通过消化道和汗液排出。功能正常的肾脏可调节钾的排泄量以平衡钾的摄入。

一些药物和某些情况会影响钾离子进出细胞,对血钾水平造成较大影响。

低钾血症

低钾血症是指血中钾离子含量过少。

- 通常呕吐、腹泻、肾上腺功能或使用利尿剂可引起低钾。
- 低钾造成肌肉无力、痉挛、抽搐甚至瘫痪、心律失常。
- 诊断依靠血液检查确定钾离子水平。
- 通常,食入含钾丰富的食物或钾补充剂即可治疗。

最常见的是由于钾离子从消化道大量丢失而造成血钾过低。有时因为利尿剂的使用,肾脏分泌钠、钾和水,过多的钾从尿中排出。在一些肾上腺疾病如库欣综合征,肾上腺分泌过多的醛固酮,引起肾脏分泌过多的钾。

一些药物可以促使钾进入细胞内引起血钾过低。然而,这些药物仅造成暂时性血钾降低,除非有其他情况造成钾的丢失。

血钾过低很少是由于食入过少引起,因为许多食物内含钾。

症状和诊断

血钾水平降低通常不会引起症状。大量降低时出现肌无力、痉挛、抽搐甚至瘫痪。也可出现心律失常。当人们原本就有心脏病或使用地高辛时,轻度低钾时亦可出现心律失常。

什么原因造成钾离子水平降低?

原因	疾　患	药物或其他情况
消化道丢失增加(最常见)	呕吐,腹泻	长期使用泻药
尿中排出增多	库欣综合征,肾上腺肿瘤所致醛固酮增多症,低镁血症,Gitelman 综合征,Liddle 综合征,Bartter 综合征,Fanconi 综合征	利尿剂(常见),大量食用甘草汁,咀嚼烟草
向细胞内转移增加	甲状腺功能亢进	胰岛素,某些治疗哮喘的药物:沙丁胺醇、特布他林、茶碱

什么原因造成钾离子水平增高?

原因	疾　患	药物或其他情况
食入增加	—	富含钾的食物,钾补充剂,静脉治疗时含钾,如全胃肠外营养,输血
尿中排出减少	肾衰竭	阿利克仑,血管紧张素转化酶抑制剂,血管紧张素受体抑制剂,环孢霉素,保钾利尿剂如依普利酮、螺内酯、氨苯蝶啶
细胞内释放	严重烧伤,挤压伤糖尿病,代谢性酸中毒	癌症化疗,强效可卡因过量,长时间剧烈运动

诊断主要通过检测血液中钾离子水平。医生需鉴别低钾的原因。根据病人的症状很容易找到原因(如呕吐),或使用药物和其他物质。如果原因不明,医生需检验尿中排出的钾离子有多少,是否由于排出过多引起。

治疗

如有功能紊乱所致低钾,需治疗原发病。

通常可通过进食富含钾的食物或口服钾补充剂得以恢复。由于钾对消化道有刺激作用,钾不从及应每天分次小剂量随餐使用,不要一次大剂量使用。蜡封或微粒胶囊这些特殊氯化钾剂型,对消化道的刺激较小。

在以下情况需静脉补钾:

- 钾离子水平致命性降低
- 口服钾补充剂无效
- 患者继续丢失钾以至于口服补钾效果不佳
- 低钾造成心律失常

大多数用利尿剂的人不需要用钾补充剂。但要定期测量血钾水平,以便在必要时调整治疗方案。另外也可使用保钾利尿剂,如阿米洛利、依普利酮、螺内酯、氨苯蝶啶等,只有肾功能正常的患者才能使用。

高钾血症

高钾血症是指血中钾的含量过多。

- 有许多原因可造成高钾,包括肾功能异常,药物影响肾功能,食入过多钾补充剂
- 通常高钾在其出现症状前就很严重,主要是心律失常
- 医生通过血液检查或心电图发现高钾血症
- 治疗包括减少钾的摄入,停止使用造成高钾的药物,

使用增加钾排出的药物

通常高钾血症是由于几个同时存在的问题所致,包括:

- 肾功能异常(肾衰竭)妨碍了肾脏排出多余的钾
- 药物阻止了肾脏正常排钾(引起轻度高钾血症常见原因)
- 高钾饮食
- 含钾的治疗

轻度血钾增高最常见的原因是用来能减少肾血流量或妨碍肾正常排钾。肾衰竭本身可引起数种高钾血症。艾迪生病也可引起血钾过高。

大量的钾突然从细胞内释放出来也可引起高钾血症。钾从细胞内迅速移出进入血液,大大超过了肾脏排钾的能力,可以导致致命性高钾血症。

症状和诊断

轻度高钾血症很少有症状。当高钾血症加重时,可引起心律失常。如果血钾水平很高可出现心脏骤停。

常常是在血常规或心电图异常时才发现高钾血症。为了确定原因,医生会决定患者该使用哪些药物以及检查肾功能是否正常。

治疗

轻度血钾过高只需减少钾的摄入或停用影响肾脏排钾的药物就可以恢复。如果肾功能正常,可以给予利尿剂增加钾的排除。如有必要,可口服或用灌肠的方法给予一种能从消化道内吸收钾的树脂,是钾随粪便排出体外。

中度至重度低钾血症时,必须立即降低血钾水平。

静脉给予钙剂能保护心脏但不能降低钾的水平。葡萄糖和胰岛素能使钾离子从血中下细胞内转移从而降低钾水平。吸入沙丁胺醇(治疗哮喘)有助于降低钾水平。

如果这些治疗措施无效或患者有肾衰竭,就需采用透析的方法来排出过多的钾。

硒

人体所有组织中都含有硒。它和维生素 E 一起作为一种抗氧化剂,保护细胞不受自由基损害。硒有抗癌效果,也是维持甲状腺正常工作所必需的。

硒缺乏

硒缺乏很少见,甚至在比美国和加拿大摄入量低很多的新西兰和芬兰。中国某些地方,硒摄入量极低,患者会发生克山病(这是一种病毒引起的病,主要危及儿童和年轻妇女)。克山病能损坏心脏并引起心肌病。

在硒缺乏的情况下,心脏和肌肉内缺乏抗氧化剂,导致心肌病和肌肉无力。

根据患者的环境和症状应考虑是否患有硒缺乏病。硒补充剂能治愈此病,并能防止但不能治疗克山病所引起的心肌病。

硒过量

每天服用 1mg 以上的非处方药硒补充剂可能产生有害影响。症状包括恶心、呕吐、头发毛躁和指甲异常、皮疹、神经损伤,呼吸可能闻起来有大蒜味。

医生通过症状来诊断,特别是迅速头发脱落。应对措施包括减少硒的摄入。

钠

身体内大多数的钠都存在于血液和细胞为间隙液内。钠离子帮助机体保持体液平衡,并对神经和肌肉功能具有重要作用。

体内的钠通过食物和饮料摄入,主要通过汗液和尿排出。健康的肾脏可以调节尿钠的排出量,将体内钠维持在适当水平。如果摄入和丢失的钠失衡,就会影响到体内钠的总量。

控制血容量:钠的总量影响着血中和细胞周围液体的量。身体时刻监视着血容量和钠离子浓度。当其中任意一个增高时,在心脏、血管、肾脏的感受器就可以发现这一改变并刺激肾脏增加钠的排泄,使血容量恢复正常。当血容量或钠离子浓度降低时,这些感受器能触发某些机制增加血容量。这些机制包括:

- 肾脏刺激肾上腺分泌醛固酮激素,醛固酮引起肾脏保钠和排钾。当保钠时,尿液产生减少,结果使血容量增加。
- 垂体分泌抗利尿激素,抗利尿激素引起肾脏保水,使血容量增加。

低钠血症

低钠血症是指血液中钠离子水平过低。

- 许多原因可引起低钠血症,包括摄入水过多、肾衰竭、心衰、肝硬化、使用利尿剂
- 起初,患者出现行动迟缓和意识障碍,如果低钠血症加重,可出现肌肉抽搐和惊厥并且渐进性反应下降
- 诊断通过检测血液中钠离子水平
- 限制饮水和停止使用利尿剂可有效,但严重低钠血症时需要使用药物或静脉补液

病因

体内的钠含量少于水量就会出现低钠血症。身体可有水过多、水过少或水量正常,但钠离子被稀释。例如,严重呕吐或腹泻的患者可丢失钠,如果他们补充液体,钠离子即被稀释。某些疾病如肝硬化和心衰,也能引起机体水钠潴留。但是往往机体储水多于储钠,故钠离子被稀释。

症状

大脑对于血钠水平的变化特别敏感。因此,首先出现的症状往往是脑功能异常,如思维迟缓和意识障碍。如果血钠水平迅速下降,症状将加速发展并更加严重。老年人容易出现严重症状。

当低钠血症加重时,可出现肌肉抽搐和惊厥。患者可出现反应低,强烈刺激才能唤醒(昏睡),最终不能唤醒(昏迷)。随后死亡。

低钠血症的原因
■ 艾迪生氏病(肾上腺功能减退)
■ 小肠梗阻
■ 严重烧伤
■ 肝硬化(肝内瘢痕组织形成)
■ 消耗了太多的水,可见于某些精神疾病
■ 腹泻
■ 药物如巴比妥类药物、卡马西平、氯磺丙脲、氯贝丁酯、利尿剂(最常见)、阿片类药物、甲苯磺丁脲和长春新碱
■ 心力衰竭
■ 甲状腺功能减退症
■ 肾脏疾病
■ 胰腺炎
■ 腹膜炎(腹腔炎症)
■ 抗利尿激素分泌异常综合征(SIADH)
■ 呕吐

诊断和治疗

低钠血症的诊断是通过测定血液中钠离子的浓度。确定病因通常很难。医生需考虑病人的情况,包括目前的疾病和药物使用。血尿检查可以评估体内液体量、血浓度、尿量。

轻度低钠血症只需控制液体摄入即可,每天少于1L。如因利尿剂引起,需减量或停用。如果是因疾病引起,应治疗原发病。有时需静脉补钠,使用利尿剂增加水的排泄,或同时使用持续多日。这些治疗能纠正血钠水平。

严重低钠血症需紧急处理,通过药物或静脉输液,使血钠水平缓慢增加。血钠水平增加过快可导致严重的而永久性的脑损害。

抗利尿激素异常分泌综合征

当垂体释放过多的抗利尿激素时可出现抗利尿激素异常分泌综合征,引起机体保水和钠离子被稀释所致的血钠水平降低。

抗利尿激素(亦称血管紧张素)通过控制肾脏排出多少水分来调节体内水量。高水平的抗利尿激素减少了水的排出。当血容量或血压下降时,或电解质浓度增高时,垂体分泌和释放抗利尿激素。

疼痛、应激、锻炼、血糖水平降低和某些心脏疾病、甲状腺疾病、肾脏或肾上腺疾病可刺激垂体释放抗利尿激素。一些药物也有这样的作用:

- 氯磺丙脲(降糖药)
- 卡马西平(抗惊厥药)
- 氯贝丁酯(降脂药)
- 抗精神病药
- 阿司匹林、布洛芬和其他非处方止痛药
- 加压素和催产素

引起抗利尿激素异常分泌综合征的原因

疾病	举 例
大脑或神经系统	脑脓肿,脑出血,脑炎,吉兰-巴雷综合征,头部损伤,下丘脑疾病包括肿瘤,脑膜炎,中风,肿瘤
肺	急性呼衰,肺炎,结核
癌症	大脑肿瘤,肺癌,淋巴瘤,胰腺癌,小肠癌症
其他	手术,营养不良

SIADH:抗利尿激素异常分泌综合征

当血容量和血压正常或增高,电解质浓度降低和无其他刺激因素时,抗利尿激素的分泌就视为不正常。当在此种情况时抗利尿激素的分泌将造成血钠下降,机体保留过多的水分。

抗利尿激素异常分泌综合征常见于老年人和住院病人。

许多情况增加了抗利尿激素异常分泌综合征发生的危险性。垂体以外也可产生抗利尿激素,常见于肺癌和其他癌症,引起抗利尿激素异常分泌综合征。

抗利尿激素异常分泌综合征的症状主要是低钠血症。

诊断和治疗

医生通过病人的情况和症状怀疑抗利尿激素异常分泌综合征。血液和尿液检查来检测钠离子和钾离子水平以及判断血液、尿液浓缩的程度。医生需排除其他可引起抗利尿激素分泌的可能(如疼痛、应激、药物或癌症)。一旦诊断抗利尿激素异常分泌综合征,医生需确定病因,并了解垂体功能是否正常。

治疗包括限制液体摄入量和纠正病因。如果限制入水量后,钠离子水平仍然降低或没有增加,可给予能减少抗利尿激素对肾脏的药物(如地美环素或噻嗪类利尿剂)。

高钠血症

高钠血症指血钠水平过高。

- 许多原因可引起高钠血症,以失水最常见,其余包括摄入水过少,腹泻,肾功能异常,使用利尿剂
- 主要症状是口渴,也可出现意识模糊,肌肉抽搐或惊厥
- 血液检查来检测钠离子水平
- 治疗通常为静脉补液和缓慢降低血钠水平

在高钠血症时,对于钠含量来说,体内保存的水分相对过少。脱水时,丢失的水量超过了钠的丢失量,血钠水平就会异常增高。

通常高钠血症由脱水引起。饮水太少、腹泻、呕吐、发热、出汗过多都可能发生高钠血症。糖尿病患者和高血糖可使尿量增多,引起失水。尿崩症和肾功能不全也可引起高钠血症。肾上腺疾病常引起低钠血症而没有脱水。高钠血症最常见于老年人。

高钠血症可引起口渴。最严重的症状为脑功能异常。严重的高钠血症能导致意识模糊、肌肉抽搐、惊厥、昏迷和死亡。

诊断和治疗

诊断依赖于血液检查提示血钠水平增高。

血症的治疗为补水。除轻症外都要从静脉输入经稀释的液体(含有水和仔细调整过浓度的少量钠)。血钠水平应缓慢下降,纠正太快可引起永久性的脑损害。

聚焦老龄化

当人们进入老年时,机体不能很好的维持水钠平衡,原因如下:

■ 渴感下降:老年人,渴感反应减退迟缓,不能引入所需要的水量

■ 肾功能改变:肾功能可下降,导致肾脏不能浓缩尿液,过多的尿液排出体外

■ 体内水分减少:老年人体内水分下降,只有45%的体重为液体,而年轻人占60%。这一改变使轻微的水和钠的丢失,如发热或呼吸急促,就能导致严重的后果

■ 摄水能力下降:一些老年人存在躯体上的疾病妨碍了他们获得所需要的水量。另外可有痴呆,阻碍了他们意识自己的渴感或表达渴感。这些人依赖其他人给予他们水

在老年人,血钠水平降低往往由储水过多所致,如心衰。通过静脉补液或手术前的老年人较易发生低钠血症。使用液体营养补充剂,其往往含钠较少,也是引起低钠血症的另一个原因。

在老年人中,血钠水平增高往往由失水所致,主要原因有水分丢失和摄入减少。

某些疾病增加了水钠的不平衡,如心衰和肾功能不全在老年人很常见。

使用利尿剂(增加肾脏排水)增加了高钠血症的风险,尤其在热天和老年人生病时没有引入足量的水。使用某些利尿剂(噻嗪类利尿剂如氢氯噻嗪)能导致严重的血钠降低,尤其在肾功能不全时。症状可在药物使用的几星期内即可出现。

低钠血症和高钠血症的症状在老年人中较严重。例如低钠血症能导致谵妄,引起意识障碍、激惹、昏睡。

锌

锌广泛分布于体内——骨骼、牙齿、头发、皮肤、肝、肌肉、白细胞等。它是100多种酶的组成部分,包括那些参与 RNA 和 DNA 合成的酶。

体内锌的水平取决于食物中的锌含量。锌是健康皮肤、伤口愈合、生长发育所必需的。食物中有很多锌没有被人体吸收。

锌缺乏

■ 锌缺乏有很多原因,包括饮食、各种疾患、酗酒和利尿剂。
■ 患者食欲下降、脱发,变得迟钝和易激惹。
■ 检测血液中锌的水平是可行的但不是最好的方式。
■ 口服锌补充剂能治疗锌缺乏。

许多情况能增加患锌缺乏的危险。

肠病性肢皮炎是种罕见的遗传病,患者不能吸收锌,导致腹泻、脱发和锌缺乏。

症状

锌缺乏的早期症状有食欲减退,婴幼儿生长发育迟缓。患者大量脱发、变得迟钝和易激惹。味觉和嗅觉损害,产生皮疹。身体免疫系统受损,伤口愈合缓慢。如果是孕妇,胎儿可能先天缺陷或者体重太轻。肠病性肢皮炎患儿在断奶后出现症状。

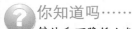

? 你知道吗……

锌缺乏可降低人们的免疫系统,使伤口愈合减慢。

锌缺乏在居住于养老院或闲居的老年人较常见。

诊断和治疗

医生通过人们的环境和症状来诊断锌缺乏。检查血液和尿不能准确地测定锌水平。

口服锌补充剂直到症状消失。

锌过量

锌过量很少见,通常由于摄入或饮用镀锌容器包装的酸性食物和饮料引起。在某些工厂中,吸入氧化锌空气可以导致锌过量。

患者口中会有金属味,恶心,呕吐和腹泻。摄入 1g 或 1g 以上的锌(大约相当于推荐的每日伙食中营养素供应量的 70 倍)就可能危及生命。在某些工业作业中,吸入氧化锌会导致呼吸急促,出汗,发烧,口腔金属味,称为金属烟雾热。长期摄入过多的锌会减少铜的吸收,引起

什么原因导致锌缺乏?

原因	例 子
饮食障碍	锌缺乏在发达国家不常见
	酗酒
	血流感染(败血症)
	慢性肾脏疾病
	糖尿病
	患有影响吸收的疾病(吸收不良)
	肝脏疾病
	肺癌
	胰腺疾病
损伤	严重烧伤
治疗	利尿剂
	很长时间的静脉营养

贫血,损害免疫系统。

医生根据患者的环境和症状来诊断锌过量。

应对措施包括减少锌的摄入。金属烟雾热患者通常在无锌环境中待 12 至 24 小时后治愈。

肥胖和代谢综合征

肥　胖

肥胖是机体内过量的脂肪堆积。

- 肥胖是因为身体摄入的热量超过体力活动消耗而引起的。
- 肥胖会增加许多疾病,如糖尿病、高血压、心脏疾病和某些癌症的患病风险,并且可导致早逝。
- 增加活动量和减少卡的摄入是治疗肥胖的根本,但是有些人仍然需要服用药物。
- 减少 5% ~ 10% 的体重就可以减少很多与体重相关问题,如糖尿病、高血压和高胆固醇水平。
- 重度肥胖和有严重体重相关问题的患者可以从减重手术中得益。

超重和肥胖是通过体重指数(BMI)判定的。BMI 即体重(kg)与身高平方(m^2)的比值。BMI 在 25 ~ 29.9 之间被认为是超重,大于或等于 30 则为肥胖,而重度肥胖的 BMI 则大于 40。

肥胖症在全世界越来越常见。在美国,肥胖的人数有大幅度地升高:其中 34% 的成年人是肥胖,并且 17% 的儿童和青少年是超重或者肥胖。预防肥胖要比治疗肥胖更简单。一旦人们增加过多的体重,机体就会抵制减肥。例如,当人们节食或者减少卡的消耗时,机体就会通过增加食欲和减少在休息时的卡消耗来弥补减少的卡消耗。

病因

肥胖可以由某些疾病导致,但是大量增加的肥胖患者大多数是由于环境改变导致的高卡食物的大量摄入和锻炼时间的减少而引起的。

多余的卡以脂肪的形式贮存在机体内。人体需要的热量是因人而异的,取决于年龄、性别、活动量和个体的代谢率。人体的基础代谢率(即休息时消耗的卡量)大多数取决于人体的肌肉组织含量。人的肌肉组织越发达,其基础代谢率也就越高。

体力活动:在发达国家,体育锻炼的缺乏是导致大量增加的肥胖患者的主要原因。发达的技术使人们锻炼的机会大大减少,特别是电梯、汽车和远程控制的应用。人们大多数时间都在坐着不动用电脑、看电视或玩电子游戏。同样,人们的工作也越来越多地由体力劳动变为在办公室或桌旁办公。相比于体力劳动的人,坐着工作的人消耗较少的卡并且需要摄入的卡量也较少。如果不减少相应的卡摄入,人的体重就会增加。

饮食:发达国家的饮食以高能量为主。也就是说饮食中含有大量卡。食物里富含更多的加工过的碳水化合物(如高果糖玉米糖浆),更多的脂肪和更少的纤维素。脂肪是富含能量的。1 克脂肪含 9 卡,但是 1 克碳水化合物或蛋白质只含 4 卡。

方便食物如在自动贩卖机和快餐店出售的高能量快餐,在一定程度上导致了肥胖人群的增加。高热量的饮料如苏打水、果汁、咖啡和酒,都对肥胖的产生起很大的作用。例如,一瓶 12 盎司的苏打水或者是一瓶啤酒含 150 卡;一杯 12 盎司的咖啡或者是果汁可以含 500 或者更多卡。一天多摄入 500 卡可导致 1 周增重 1 磅。

基因:肥胖常常有家族倾向。但家族倾向不仅仅是与遗传基因有关,也与环境因素有关。这两种因素的作用很难区分。基因可以影响机体消耗卡的速度,也可以影响食欲和消耗食物的量。

大多数人的体重都是受多个基因的影响,其中每一个基因的作用都很小。仅一个不正常的基因很少可以导致肥胖症的产生。

以下是几种常见的相关性的基因突变:

- 黑皮素 4 受体基因:受体是位于细胞表面的与特定物质(如化学信使)相结合并产生抑制或兴奋的结构。黑皮素 4 受体广泛存在于大脑之内,帮助机体调节消耗的能量。该基因的突变可能导致 1% ~ 4% 的儿童肥胖产生。
- Ob 基因。Ob 基因控制瘦素(leptin)的产生,瘦素是一种由脂肪细胞产生的激素。瘦素可以进入大脑并作用于下丘脑的感受器(脑内可帮助调节食欲的部位)。瘦素的作用是减少食物的摄取和增加卡(或能量)的消耗。Ob 基因的突变可以抑制瘦素的生成并且导致极少数的儿童严重肥胖。在这些情况下,调控瘦素可以使体重降低到正常水平。

体重指数测定

身高	体重（磅）																
	100	110	120	130	140	150	160	170	180	190	200	210	220	230	240	250	260
4'10"	21	23	25	27	29	31	33	36	38	40	42	44	46	48	50	52	54
4'11"	20	22	24	26	28	30	32	34	36	38	40	42	45	47	49	51	53
5'0"	20	21	23	25	27	29	31	33	35	37	39	41	43	45	47	49	51
5'1"	19	21	23	25	26	28	30	32	34	36	38	40	42	43	45	47	49
5'2"	18	20	22	24	26	27	29	31	33	35	37	38	40	43	44	46	48
5'3"	18	19	21	23	25	27	28	30	32	34	35	37	39	41	43	44	46
5'4"	17	19	21	22	24	26	27	29	31	33	34	36	38	39	41	43	45
5'5"	17	18	20	22	23	25	27	28	30	32	33	35	37	38	40	42	43
5'6"	16	18	19	21	23	24	26	27	29	31	32	34	36	37	39	40	42
5'7"	16	17	19	20	22	23	25	27	28	30	31	33	34	36	38	39	41
5'8"	15	17	18	20	21	23	24	26	27	29	30	32	33	35	36	38	40
5'9"	15	16	18	19	21	22	24	25	27	28	30	31	32	34	35	37	38
5'10"	14	16	17	19	20	22	23	24	26	27	29	30	32	33	34	36	37
5'11"	14	15	17	18	20	21	22	24	25	26	28	29	31	32	33	35	36
6'0"	13	15	16	18	19	20	22	23	24	26	27	28	30	31	33	34	35
6'1"	13	15	16	17	18	20	21	22	24	25	26	28	29	30	32	33	34
6'2"	12	14	15	17	18	19	21	22	23	24	26	27	28	30	31	32	33
6'3"	12	14	15	16	17	19	20	21	22	24	25	26	27	29	30	31	33
6'4"	12	13	15	16	17	18	19	21	22	23	24	26	27	28	29	30	32
6'5"	12	13	14	15	17	18	19	20	21	23	24	25	26	27	29	30	31
6'6"	12	13	14	15	16	17	19	20	21	22	23	24	25	27	28	29	30

体重过低：小于 17.9
体重正常：18 ~ 25
体重超重：25.1 ~ 29.9
肥胖：轻度：30 ~ 40
　　　重度：40 以上

背景：以下一些情况可以增加患超重或肥胖的风险：
- 某些种族如非裔美国人、西班牙人和太平洋群岛居民
- 低收入群体
- 较低的教育程度
- 幼儿时期的肥胖常延续至成年

孕期和更年期：妊娠期体重增加是正常的。但是，对于妇女来说，妊娠期体重增加就是她们肥胖的开始，如果连生几个孩子就会使问题更为严重。母乳喂养可以帮助妇女恢复体重。

绝经后很多妇女的体重增加，这种体重的增加主要是由于运动的缺乏。激素的改变可导致脂肪重新分布并积聚在腰部，这样就增加了健康的危险。

年龄：随着年龄的增长，人们的组织结构比例也在发生变化，如肌肉组织的减少。这些都可以导致机体脂肪的堆积和基础代谢率的降低（因为肌肉消耗更多的卡）。

生活方式：睡眠剥夺或睡眠缺乏（一般认为每晚睡眠时间小于 6 ~ 8 小时）都会导致体重增加。失眠导致激素水平改变从而使人食欲增加并喜食高热量食物。

戒烟常常会引起体重增加。尼古丁可以降低食欲，增加代谢率。停止吸入尼古丁后摄入的食物增加，代谢率降低，消耗的热量减少。结果体重可能增加 5% ~ 10%。

激素：内分泌疾病很少可以引起肥胖。下面是几种比较常见的可以引起肥胖的内分泌疾病：
- 库欣综合征（Cushing Syndrome），是由于机体胆固醇水平升高而引起的。库欣综合征可能是由脑垂体良性肿瘤或肾上腺肿瘤或其他部位如肺部肿瘤等所导致。库欣综合征导致肥胖的典型部位是颜面部，如满月脸和水牛背。
- 多囊卵巢综合征，有 5% ~ 10% 的女性患有多囊卵巢

综合征,患者常常超重或肥胖,睾酮和其他雄激素水平升高,导致脂肪堆积在腰背部,相比于其他部位,腰背部的脂肪堆积更易引起疾病。

饮食障碍:以下 2 种饮食障碍性疾病与肥胖有关:

- 暴饮暴食的特征为短时间内无节制的食用大量食物,并且经常伴有负罪感和失控感。暴饮暴食严重的人不会去刻意"排泄"(如刻意呕吐或服用泻药或利尿剂)。暴饮暴食的诊断标准为每星期至少 2 次无节制饮食,这种情况至少持续 6 个月。
- 夜间进食综合征是指白天吃少量食物,而在晚上食用大量食物或摄入大量卡,并且夜间会醒来吃食物。

药物:很多常见病使用的药物可以促使体重增加。如:某些用来治疗精神疾病的药物(如治疗抑郁),某些抗癫痫药物,某些抗高血压药物(如 β-阻滞剂),皮质类固醇,和某些用来治疗糖尿病的药物。

症状

肥胖最明显和唯一真正的变化就是整体外观的改变。但是,肥胖增加了很多疾病的患病风险。实际上,每个器官和系统都可以被累及。这些体重相关疾病可以导致一些如呼吸急促、运动时呼吸异常,打鼾、皮肤问题(如粉刺)和颈背部关节痛等症状。

肥胖可以增加许多疾病的患病风险,如:

- 高胆固醇水平
- 高血压
- 代谢综合征
- 冠心病
- 心力衰竭
- 糖尿病或高血糖(胰岛素抵抗或糖尿病前期)
- 乳腺癌、子宫癌、卵巢癌、结肠癌、前列腺癌、胰腺癌或肾癌
- 胆结石或其他胆囊疾病
- 低睾酮水平,勃起障碍,男人生育能力下降
- 皮肤异常,如粉刺和面部多毛
- 静脉曲张
- 脂肪肝、肝炎和肝硬化
- 血液凝固(肺栓塞和深静脉血栓)
- 哮喘
- 阻塞性睡眠呼吸暂停
- 肾脏疾病,如肾病综合征
- 关节炎、痛风、腰背痛和其他关节疾病
- 抑郁和焦虑

肥胖者过早死亡的危险是正常人的 2～3 倍,肥胖越严重,危险性越高。在美国,每年有高达 30 万的人因为肥胖而死亡。

诊断

肥胖症是通过 BMI 来诊断的。BMI 不能用作区别机体脂肪和非脂肪组织的比例。因此,一些人的 BMI 高

是因为体内肌肉组织含量过高(如健身教练),但是他们并不能认为是肥胖者。相反的,一些人的体重正常,但是其机体脂肪含量却很高,这也是不健康的。因此,机体的组成,特别是机体脂肪组织的比例是非常重要的。机体组织的组成可以通过双能 X 线吸收仪(DEXA)来测量,它也可以用来测量骨质流失,或者是通过可以在医生办公室即可操作的生物电阻抗来测量。

腰围也是一个重要的测量指标。腰围的测量可以帮助鉴别和量化腹型肥胖(脂肪堆积在机体中部)。腹型肥胖比其他部位的肥胖对机体的损害更为严重。

治疗

肥胖的主要治疗方法是生活方式的改变,如改变饮食结构、增加体育锻炼和矫正行为来帮助体重减轻。一些人则可能需要通过药物和减肥手术来治疗肥胖。

减重成功需要动力和强烈的意愿。那些成功减重的人都具有一个现实性的目标并认识到只有长期改变生活方式才能健康减肥,而不是使用一时流行的减肥食谱或减肥药。寻求专业人士如营养师和内科医生的帮助也是有益的。为那些需要进行长期接触的项目增加了可靠性,从而使成功率提高。

饮食调整:减肥的健康饮食需要减少卡的摄入并且选择那些提供优质营养的食物。一天减少摄入 500～1000 卡可以使 1 周减重 0.5～1.0 公斤,并且 1 周减重 0.5～1.0 公斤是健康的减肥速度,也就意味着每天消耗 1200～1500 卡。通过食用低卡食物可以加快减肥的速度,但是这样的饮食需要在医生的指导下进行,以下列举了一些调整饮食的方法:

- 每天吃 5 份或更多的水果和蔬菜
- 食用含脂肪少的蛋白质——如鱼肉或鸡胸肉,或者食用蔬菜蛋白如大豆类
- 食用脱脂乳制品
- 食用全麦等粗粮
- 不喝高卡饮料
- 远离有害脂肪如饱和脂肪和反式脂肪,改为食用对身体好的脂肪,如不饱和脂肪(在橄榄油和蓖麻油中发现)和多不饱和脂肪(存在于深海鱼和植物油中),并且限制脂肪的摄入

饱和和反式脂肪不仅能导致体重增加和肥胖,还可造成胆固醇水平异常并且可以增加冠心病的发病风险。

锻炼:增加体育锻炼是健康减肥和保持身材的基本方法。体育锻炼不只包括专门的练习(即结构性的体育锻炼),也包括在生活中的锻炼,如选择爬楼梯而不是乘电梯,做园艺,尽量步行而不是乘车。生活中的锻炼可以消耗一定量的卡。同样,体育锻炼帮助人们保持体重下降。如果只是通过改善饮食而不运动,那么体重很容易反弹。

通常推荐每周步行至少 150 分钟来增强体质并保持

身材。对于减轻体重来说,每天进行 60~90 分钟的体育锻炼是必须的。有氧运动如慢跑、快走(1 小时 5~6.5 公里)、骑自行车、网球、溜冰和越野滑雪,比某些不活跃的活动要消耗更多的卡。例如,快走每分钟消耗 4 卡,所以每天快走 1 小时可以消耗 240 卡。跑步每分钟可以消耗 6~8 卡。

为了得到锻炼的最大效益,人们应该强化锻炼 48~72 小时,每周 3 天。强化锻炼可以增加代谢率,以致机体在休息时消耗更多的卡。

行为矫正:最终,为了有效地减肥和保持不反弹,人们应该改变他们的一些行为方式。减重项目帮助人们改善他们的行为是最有效的。一些行为矫正的技巧包括如何解决问题、缓解压力和自我调节。

> **？ 你知道吗……**
> 减轻 5%~10% 的体重就可以极大地降低体重相关疾病的患病风险。

药物:对于肥胖或超重并且患有体重相关疾病的患者,可以使用药物治疗。与调整饮食、增加体育锻炼和包括系统性训练的行为矫正相比,药物治疗是最有效的。一些减肥药一般倾向于用较短的时间。而另一些则需要长期使用。目前有 7 种减肥药可以用作处方药:奥利斯特、西布曲明、芬特明、苄非他明、安非拉酮、马吲哚和苯甲曲秦。

奥利斯特可以抑制肠道内脂肪的分解和吸收,实际上起着低脂饮食的作用。它现在也可以作为非处方药,它可以导致胃胀、充气和便溏。奥利斯特也可以妨碍脂溶性维生素(A/D/E/K)的吸收。如果机体缺乏维生素 D,便可以导致骨质疏松和骨折。因此,使用奥利斯特的患者需要在服用奥利斯特前或后至少 2 小时服用补充脂溶性维生素的药物。

西布曲明、芬特明、苄非他明、马吲哚和苯甲曲秦都被认为是食欲抑制剂,通过影响大脑内控制食欲的化学信号来降低食欲。这些药物中的某些也可以增加代谢率从而消耗更多的卡。芬氟拉明和芬特明联用是最有效的药物治疗方法。但是,芬氟拉明由于其可以导致心脏瓣膜疾病而撤出市场。

一些非处方的食品辅助剂,如药草,声称可以通过增加代谢或增加饱腹感而达到减肥的效果。这些辅助方法未经验证有效,并且其中包含许多有害的添加剂和兴奋剂,如麻黄,都是应该避免使用的。

许多治疗肥胖的新药也在研发中,并且可能在未来改变肥胖的治疗方法。

聚焦老龄化

在美国,老年人肥胖的比例越来越多。老年肥胖成为了关注点,因为超重可以增加某些健康问题的风险,成为跟年龄相关的更常见的疾病,如糖尿病、癌症,血脂异常、高血压、心力衰竭、冠状动脉疾病和关节疾病。

一些与年龄有关的变化可导致增加体重:
- **体力活动减少**:活动减少的原因与年龄增长有关。其包括退休、运动能力的丧失、功能障碍的进展引发活动性疼痛(如关节炎)、以及平衡功能障碍。其他因素也可能限制体力活动。例如,因为没有人行道、有太多的车辆、或街道不太安全,致使人们不想走路。
- **肌肉组织的损失**:肌肉组织部分丢失,因为生长激素和性激素(女性雌激素和男性睾酮)水平降低。但老年人丧失肌肉组织的主要原因是活动静止。人们的肌肉组织越少,他们休息时燃烧的热量就越少,于

是就更容易使体重增加。
- **身体脂肪量的增加**:当肌肉组织减少,体内脂肪的百分比就增加。脂肪组织燃烧卡较少。此外,一个有着正常体重指数(只与身高和体重有关)的老年人具有较高的脂肪含量,意味着可能比预期更易发生与体重相关的健康问题。在老年人中,用腰围来预测健康风险比体重指数好。
- **体脂肪转移到腰部**:随着年龄的增长,体脂肪趋于向腰部转移。堆积在腰部和腹部(相对于臀部和大腿)的脂肪可增加健康问题的风险。

老年人比年轻人面临着更大的营养不良的风险。因此,当他们尝试减肥,他们应确保有一个健康和均衡的饮食。老年人体重减少是否存在健康风险还存在争议。医生根据个人的不同情况帮助老年人制定减肥策略。治疗可能包括饮食、运动、药物和手术。在老年人,减肥最好在医生的监督下进行。

减重手术

减重手术是指切除胃、肠道或者两者皆有。

在美国,每年有至少 20 万人接受减重手术,占全世界总数的 2/3。这个方法从本质上减轻了体重。人们可以减轻至少一半的多余重量,大约为 32~64 公斤。开始时,体重减轻很快,然后在 2 年的时候速度开始逐渐变慢。减重手术后体重往往可以维持几年的时间。减轻的体重可以降低体重相关疾病(如高血压和糖尿病)的发病率,还可以改善情绪、改善工作能力和人际关系。

严重的肥胖症（BMI>40）可选择手术治疗。手术治疗同样也适用于 BMI>35 并且伴有严重的体重相关疾病（如糖尿病、高血压、呼吸困难或心力衰竭）的患者。

对于接受手术的患者需要做到以下几点：

■ 理解手术的风险和效果

■ 手术后能主动调整饮食和生活方式

■ 尝试过其他减肥方法

■ 在心理和生理上可以接受手术

关于减重手术是否适用于不满 18 岁或超过 65 岁的人群仍然还存在着争议。

胃束带手术

这个手术是将一个可以调节的束带放置于胃的上部。其可以通过调节束带的尺寸来调节食物通过胃的路径的大小。

腹腔镜通过下腹部的一个小切口进入腹腔。通过腹腔镜，医生将束带缝合于胃的上部。束带的内部是一个充气环，其通过一个在另一末端的孔道与通道相连。这个空隙就位于皮肤的下面。一个特殊的针头可以通过皮肤进入孔道。通过这个针头可向束带中注入或抽出盐水。这样，胃内通道的大小就可以调节了。当通道变小，胃上面的部分就会很容易充满，从而使患者很容易有饱腹感从而减小食量。

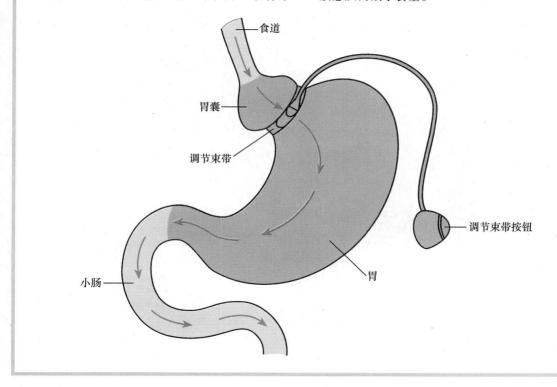

类型

减重手术是利用一个灵活的可视管道（腹腔镜）进入脐下面约厘米 30 的一个小切口。这种技术就叫做腹腔镜手术。然后有 4 ~ 6 个其他的手术器械也会通过那个小切口进入腹腔。腹腔镜手术的使用取决于手术步骤的类型和患者的尺寸。与开腹手术相比，腹腔镜的损害性更小，术后恢复更快。

减重手术可以限制人们吃饭的量，减少食物的吸收，或者是两者都可影响。

限制性术式：手术包括纵向结扎胃成形术和胃分流术两种类型。这些手术通过限制人们对食物的摄入，使人们可以快速具有饱腹感。

可调性胃束带术：可以在腹腔镜下完成。将一束带放置于胃体偏上端，将胃分成较小的上部和较大的下部。食物仍可通过结扎的束带进入肠道，但是束带减缓了这个过程。将一段导管一端连在束带上，另一端连在一个有端口的装置上。将这个端口埋在皮肤下面以便于术后调整束带的松紧。可以通过这个端口向束带中注射液体使之扩张而缩小通向胃的通道，从束带中抽吸液体可使之收缩以扩大通道。当通道缩小,胃上部充满得更快,会向大脑发出胃已经满了的信号。这样,人们进餐减少而逐渐减轻体重。

纵向结扎胃成形术:这个手术现在已很少做。沿胃纵向长度的 2/3 将胃订住,将胃上 2/3 分成一大一小两部分。将一条不可调整的塑料束带固定在装订线的底部,被分割的两部分胃在此通过。食物通过食道进入胃较小的部分,而束带限制和延缓了食物通过胃的运动过程。所以人们不能多吃且很快就有饱腹感。

消化道部分分流术

在这个手术中,胃被分为了两个部分,小的部分称为胃囊。胃囊通过一段小肠与小肠的下部相连,其形状就如同一个 Y 字。这样,部分的胃和小肠就形成了分流。但是,消化液(胆汁和胰酶)仍然可以同食物混合,使人体仍然能够吸收维生素和矿物质,从而减低了患营养不良的风险。

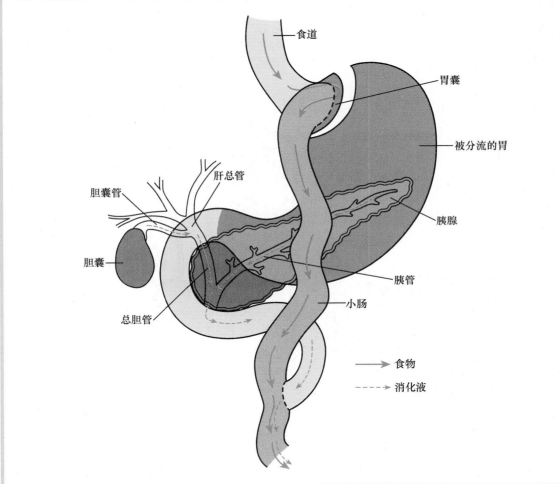

减少吸收的术式:包括胃空肠 Y 型分流术和胆胰腺和十二指肠改道成形术。这些手术改变食物路线,从而使食物绕过部分胃和小肠,而它们通常是吸收食物的部位。这样,就有很少的食物被吸收。这些术式也限制食物通过消化道系统的运动。

胃空肠 Y 型分流术:尽管胃束带术越来越流行,但其仍是美国最常用的减重手术。胃空肠 Y 型分流术可以通过腹腔镜进行操作。靠近食道的那部分胃与其他部分分开,形成一个小的胃囊。从而导致人们的食量下降。一段小肠被用来连接胃囊和下部的小肠(由于缝合等的形状类似 Y 字而取此名)。两者之间的开口狭窄从而达到限制食物摄入的目的。这种连接绕过了胃的下部和小肠的上部,它们也是吸收食物的主要部位。但是,消化液(如胆汁、胰酶)仍然可以与食物混合。这种混合为吸收食物所必需,可使维生素和矿物质消化和吸收,从而减少营养不良的风险。大多数人需留院一天或更长时间。

对于很多做过胃分流术的人来说,食用高脂肪食物和精制糖可以导致倾倒综合征。症状包括消化不良、恶心、腹泻、腹部疼痛、出汗、头晕和虚弱。当未消化的食物过快的从胃进入小肠即可导致倾倒综合征。此综合征通常经过较短的时间即可消失。

胆胰腺和十二指肠改道成形术:很少用。部分胃被切除。与胃空肠 Y 型分流术相比,该手术留下的胃通常与小肠和食道相连。同样,胃与小肠之间的瓣膜也不会切除,从而维持正常功能。这样,胃可以正常清空。小肠被分割。连接胃的那部分小肠(十二指肠)被切除,胃连接到小肠的下段(回肠),绕过大部分的小肠,导致消化液(胆汁酸和胰酶)不能较好地与食物混合,从而使吸收下降。经常会导致营养不良的发生。

评价与评估

在手术之前,患者需要被评估其是否可以耐受手术。体格检查和辅助检查可以帮助医生进行评估,常用的检查包括:

- 术前常规评估患者机体器官的功能是否正常
- 血液检查,包括肝功能检测、血糖水平和血脂水平(禁食后)
- 腹部超声检查,包括胆囊超声
- 心电图(心超)
- 肺功能检测
- 消化道评估(超声或内镜)
- 甲状腺功能测定
- 睡眠评估(多导睡眠描记法)和监测睡眠时呼吸暂停

心理和营养评估也十分需要。患者告诉医生他们所服用的药物和药草。某些药物包括抗凝剂(如华法林)和阿司匹林必须在手术前停用。

术后

手术后给予止痛药。

在前 2 周,只能流食。人们在一天中多次少量饮用。他们应该喝入规定的液体量并且有液体蛋白质的供给。在接下来的 2 周,人们应该吃软食。4 个星期后,他们可以开始吃固体食物了。以下的建议可以帮助人们避免消化不良和不适感:

- 小口吃食物
- 彻底咀嚼食物
- 避免高脂肪和高糖食物,如快餐、蛋糕、饼干
- 每餐只吃少量

通常,人们可以在手术后恢复他们的常规用药,但片剂要粉碎后使用。

人们应在手术后一天开始散步或做腿部练习。为了防止血栓,他们不应该在床上待很长时间。他们可以在 1 周后返回他们的日常活动,几星期后开始常规的运动

(如有氧运动和力量训练)。他们应在做任何抬重物和体力劳动前咨询医生。

可能的问题:大多数人在手术后食欲丧失。人们会疼痛,并有恶心和呕吐。便秘是常见的。喝更多的液体和不在床上待太长时间可以帮助缓解便秘。

在手术后可能发生严重的并发症,如切口问题、感染、和肺的问题。此外,下列并发症可能在减肥手术后发生。然而,如果手术是在专业中心完成的,那么并发症出现在少于 10% 的人。大多数可以治疗。

减肥手术后:什么时候打电话给医生

减肥手术后,一些症状是常见的,并不意味着有问题。然而,以下症状出现时应打电话或看医生:

- 切口处感染的迹象,如红肿,剧烈疼痛,肿胀,难闻的气味,或渗血
- 伤口的缝合边缘分离
- 持续或增加的腹痛
- 持续发烧或寒战
- 呕吐
- 持续出血
- 心律失常
- 腹泻
- 黑便,柏油样便,恶臭
- 呼吸急促
- 出汗
- 脸色苍白
- 持续性胸痛

- **肠梗阻**:发生率2% ~ 4%,因为它变得扭曲缠绕或以瘢痕组织替代。梗阻可以在术后几个星期到几个月甚至几年后发生。症状有严重腹痛、恶心、呕吐。
- **胃瘘**:发生率约1%,胃和小肠之间新的连接处瘘。瘘通常发生在手术后 2 周内。因此,胃内容物泄漏到腹腔,引起严重感染(腹膜炎)。症状包括心率加快、腹部疼痛、发热、呼吸急促和全身不适感。
- **出血**:出血可发生在胃和小肠的连接处、消化道的其他地方、或腹腔。人们会呕血或血便、黑便、柏油样便。
- **胆结石**:许多完全遵循快速减轻体重饮食的人可患胆结石。为了在减肥手术后减少这种风险,常常给予胆盐补充,但这些补充并不能完全防止胆结石。约7%的需要减肥手术的人后来进行了胆囊切除。
- **营养不足**:如果人们不努力吃足够的蛋白质,就可能患蛋白质缺乏。维生素和矿物质(如维生素 B_{12} 和 D、钙和铁)也可能在手术后不被吸收。补充多种维生素可以帮助改善这种情况。
- **死亡**:高达 0.5% 的人在手术后死亡。常见原因因为血栓栓塞到肺(肺栓塞),或由于原有的心脏或肺疾病,

又并发了某处胃或肠吻合口瘘引起的严重感染。老年人、进行过开放性手术者、肥胖者的死亡危险更高。

- 预后：一般手术后几个月内每 4～6 周一次随访，这段时间体重减轻得最快。接下来随访一般每 6～12 个月一次。注意体重和血压的测量，以及要进行针对饮食习惯的讨论。人们应该报告任何他们有的问题。血液测试在每一次随访时要进行。

代谢综合征

代谢综合征以过度腹部肥胖、高血糖（胰岛素抵抗）、血脂紊乱和高血压为主要特征，又称 X-综合征或者胰岛素抵抗综合征。

- 过度肥胖使高血压，冠心病和 2 型糖尿病的患病风险增加。
- 医生检测腰围，血压，空腹血糖和脂肪含量。
- 改变饮食习惯，增加体育锻炼，运用行为技术和药物治疗都有助于减轻体重。
- 糖尿病，高血压和血脂紊乱都可以得到治疗。

在发达国家，代谢综合征被认为是个很严重的问题。在美国，50 岁以上的人中超过 40% 可能患有这种病。甚至儿童和青少年都有代谢综合征，但是很多人却对它不甚了解。腹部脂肪过多的人（苹果型身材）比屁股脂肪多的人（梨形身材）更容易患有代谢综合征。下列人群易在腹部堆积脂肪：

- 大多数男性
- 绝经期妇女

腹部脂肪堆积增加了下述疾病的患病风险：

- 冠心病
- 高血压
- 2 型糖尿病
- 脂肪含量异常，包括血液中的胆固醇
- 脂肪肝
- 痛风

- 多囊卵巢（妇女）
- 慢性肾综合征

代谢综合征本身并不会引起症状。

诊断

即使那些不超重或看起来瘦的人也会在腹部储存多余的脂肪，因此每个人都应该测量腰围。腰围越大，患有代谢综合征及其并发症的可能性越大。如果腰围超过以下数值，那么患有代谢综合征及其并发症的可能性将会大幅增长：

- 白种或亚洲女性 80cm
- 白种男性 94cm
- 亚洲男性 85cm

如果腰围超标，医生应该测量其禁食后的血压、和血脂含量。这些指标通常同时异常。当男性腰围超过 102cm 或女性腰围超过 88cm（说明在腹部有多余的脂肪）并且被查出有以下两个或以上情况时，就可以诊断为代谢综合征。

- 禁食后血糖水平超过 100mg/dl（毫克每分升）
- 血压超过 130/80mmHg（毫米汞柱）
- 禁食后血液中甘油三酸酯（一种脂肪）水平超过 150mg/dl
- 高密度脂蛋白（HDL—有益的）胆固醇水平男性在 40mg/dl 或以下，女性在 50mg/dl 或以下。

治疗

最初的治疗涉及饮食和生活方式的改变。如果必要的话，综合征的每一部分还要配以药物的治疗。如果病人患有糖尿病或者高血糖，用以提高机体对胰岛素敏感度的药物或许能辅助治疗，例如二甲双胍或者一种噻唑药物（如罗格列酮或者匹格列酮）。而且，运动对糖尿病患者很重要，因为它能使机体更加有效地利用血糖并且有助于降低血糖含量。高血压和血脂紊乱也可以得到治疗。如果需要的话，降低血压或降低脂肪含量的药物可以用来辅助治疗。如果出现引起冠心病的其他危险因素，我们应该也要严格控制。举例来说，应劝导吸烟者戒烟。

第 141 节

胆固醇障碍性疾病

胆固醇和甘油三酯都是血液中重要的脂质。胆固醇是细胞膜、脑和神经细胞以及胆汁必不可少的组成成分。胆汁可以帮助人体吸收脂肪和脂溶性维生素。人体利用胆固醇生成维生素 D 和多种激素，如雌激素、睾酮和皮

质激素。人体可以生成自己所需的全部胆固醇，但也从食物中获取胆固醇。脂肪细胞内含的甘油三酯，分解后可提供身体代谢和生长所需的热能。甘油三酯在肝内和肠道由脂肪酸生成。人体可以自己生成有些种类的

脂肪酸,但有一些则必须从食物中获取。

　　脂肪,如胆固醇和甘油三酯不能在血液中自由循环,因为血液大部分是水。为了能在血液中流动,胆固醇和甘油三酯由蛋白质和其他的物质包装,形成一种称之为脂蛋白的微粒。

　　脂蛋白有不同的类型,每种类型都有不同的作用,分解和排除的方式也略有不同。脂蛋白包括:乳糜微粒、极低密度脂蛋白(VLDL)、低密度脂蛋白(LDL)和高密度脂蛋白(HDL)。由 LDL 传送的胆固醇,称 LDL 胆固醇;由 HDL 传送的胆固醇,称 HDL 胆固醇。

　　人体通过加或减少脂蛋白产生的速度来调节脂蛋白的水平(也是脂质的水平)。人体也能调节脂蛋白进入血流和从血流中移出的速度。

　　胆固醇和甘油三酯的水平每天都不一样,这次测定和下一次测定间,胆固醇水平相差约 10%;甘油三酯相差可高达 25%。

　　脂质水平异常可能因为年龄的不同,某些疾病(包括一些遗传疾病),使用了某些药物和生活方式不同(高脂饮食、活动少或超重等)。

　　脂质水平异常,特别是胆固醇异常,可以引起一些长期的问题,如动脉粥样硬化。一般说来,总胆固醇(包括 LDL、HDL、VLDL 胆固醇)水平过高,或 LDL("坏"脂蛋白)胆固醇水平过高动脉粥样硬化的危险性增高,这样心肌梗死和卒中的危险也增高。然而,不是所有类型的胆固醇增高都会增加这类危险。HDL("好"脂蛋白)胆固醇水平增高可以降低危险性;反之,HDL 胆固醇水平降低,可以增加这类危险性。甘油三酯水平对心脏病发作的影响尚无明确的标准,但甘油三酯水平太高时(大于 500mg/dl)能增加胰腺炎的风险。20 岁以上的人至少每 5 年应检测一次空腹总胆固醇、甘油三酯、LDL 胆固醇、HDL 胆固醇水平。这几种检查合称空腹脂蛋白全套。

脂蛋白:脂质携带者

类型	形成	脂质种类	功　能
乳糜微粒	由肠道加工食物中的脂肪形成	大多是甘油三酯	将已消化的脂肪(如甘油三酯)转运到肌肉和脂肪细胞
极低密度脂蛋白(VLDL)	在肝内形成	1/2 以上是甘油三酯 1/4 左右是胆固醇	将甘油三酯从肝脏转运到脂肪细胞
低密度脂蛋白(LDL)	在 VLDL 将甘油三酯转运到脂肪细胞后形成	1/2 以上是胆固醇 少于 1/10 是甘油三酯	运送胆固醇到各种细胞
高密度脂蛋白(HDL)	在肝脏和小肠内形成	约 1/20 是甘油三酯 约 1/4 左右是胆固醇	从身体的组织中清除胆固醇并将其运送到肝脏

血 脂 异 常

　　血脂异常是指血液中脂蛋白携带的脂质(胆固醇、甘油三酯或两者都有)的水平异常。包括高脂蛋白血症,即指总胆固醇水平、LDL("坏"脂蛋白)或甘油三酯水平异常升高,HDL("好"脂蛋白)的水平异常减低。
- 生活方式、基因、疾病、药物或所有这些结合起来都可以导致血脂异常
- 动脉粥样硬化、心绞痛、心脏病发作、脑卒中和周围动脉疾病
- 医生常常检测血中甘油三酯和不同类型胆固醇的水平
- 运动、饮食调整、药物治疗都对血脂异常的治疗有作用

　　脂蛋白的水平,也就是脂质,特别是低密度脂蛋白 LDL 胆固醇水平会随着患者的年龄而增加,男性稍高于女性。但女性绝经后的水平会有所增加。脂蛋白水平随年龄增高可以引起高脂蛋白血症,也增加了患动脉粥样硬化的危险性。

　　HDL("好"脂蛋白)胆固醇水平增高是有益的,不认为是疾病,其水平过低会被认为是血脂异常并且增加了患动脉粥样硬化的危险性。

　　可导致高脂血症的危险因素有:
- 近亲中有该病的患者(有本病的家族史)
- 超重
- 食物中含过高的饱和脂肪酸和胆固醇
- 活动太少
- 饮酒过多

　　饮食对高脂血症的影响在一些人可能比另一些人更敏感,但对大多数人来说都会产生一定程度的影响。某人食用大量的动物脂肪,但其总胆固醇水平不超过正常的水平。而另一个人一直严格遵循低脂饮食,总胆固醇反而可能处于较高水平。这种差别大多是由于基因遗传决定的。一个人的遗传特性影响他体内脂肪的产生、利用和清除速度。摄入热量过高,可以使甘油三酯水平增

高,就像摄入过多的酒精一样。

　　某些疾病,包括某些遗传疾病,可以引起脂质水平增高。未控制好的糖尿病或肾衰竭可导致总胆固醇和甘油三酯水平升高。一些肝脏疾病和甲状腺功能低下也可以导致总胆固醇水平升高。

　　某些药物的使用,如雌激素(口服)、口服避孕药、皮质激素、维 A 酸类和噻嗪类利尿剂(在某种程度上),以及用来治疗 HIV 和 HIDS 的抗病毒药物都可以导致甘油三酯的水平升高。

　　吸烟、未控制好的糖尿病或肾脏疾病(如肾病综合征)可以导致 HDL 胆固醇水平降低。β-阻滞剂和促同化激素类药物也可以导致 HDL 胆固醇的水平降低。

> **❓ 你知道吗……**
> 人造黄油不同于条状黄油,是来自液体油并含有植物固醇,是较为健康的黄油替代品。

症状

　　血中脂质水平增高通常不会引起症状。偶尔,当水平特别高时,脂肪可以在皮肤或肌腱内沉积形成肿块,称为黄瘤。甘油三酯水平很高可以导致肝脏或脾脏肿大,并增加患胰腺炎的风险。胰腺炎可以引起腹部剧烈疼痛,偶尔可能会危及生命。

　　动脉粥样硬化的患病风险随总胆固醇水平的增加而增加,即使其血脂水平未达到血脂障碍的高度。动脉粥样硬化可累及给心脏供血的动脉(引起冠心病)、给脑供血的动脉(引起脑血管疾病)、给身体其他部位供血的动脉(引起周围动脉疾病),因此,总胆固醇水平过高也增加了心脏病发作和脑卒中的危险性。一般认为,总胆固醇水平低要比总胆固醇水平高好,但是,总胆固醇水平过低对健康也不利。成年人的总胆固醇水平应低于200mg/dl。世界上某些国家(如中国、日本)胆固醇平均水平为 150mg/dl,冠状动脉疾病的发病率就可低于像美国这类的国家。总胆固醇水平达到 300mg/dl 时,心脏病的发病率就可增加一倍以上。

　　总胆固醇水平只是在总体上影响发生动脉粥样硬化的危险性。总胆固醇各组分成分水平更为重要,特别是 LDL 和 HDL 胆固醇水平。LDL("坏")胆固醇水平升高导致发生动脉粥样硬化的危险性增高。HDL("好")水平升高导致发生动脉粥样硬化的危险性降低;HDL 胆固醇水平降低(低于 40mg/dl)则增加了患病的危险性。专家认为,LDL 胆固醇的水平低于 100mg/dl 最好。

　　甘油三酯水平增高是否会增加心肌梗死和脑卒中的危险性尚不清楚。甘油三酯水平高于 150mg/dl 认为是异常,但对水平增高的个体来说,未见危险性有明显的增高。甘油三酯增高的人,如果同时有 HDL 胆固醇水平降

低、糖尿病、肾脏疾病或近亲中有多个动脉粥样硬化的患者(有家族史),那么,其心脏病发作和脑卒中的危险性就会增加。

成人脂质水平的期望值

脂　　质	目标(mg/dl)
总胆固醇	低于 200
低密度脂蛋白(LDL)胆固醇	低于 100
高密度脂蛋白(HDL)胆固醇	高于 40
甘油三酯	低于 150

　　* mg/dl = 每分升血液中毫克数

诊断

　　测定血中的脂质全套,包括总胆固醇、LDL 胆固醇、HDL 胆固醇和甘油三酯水平。所有大于 20 岁的成年人都应该进行血脂的检测,并且每 5 年一次。因进食或饮料可引起甘油三酯水平暂时性升高,所以受检者在采血前应至少禁食 12 个小时。

　　当血脂水平非常高时,应做一些特殊的血液检查来进行鉴别。一些特殊的疾病包括几种遗传性疾病(遗传性高脂蛋白血症)有不同的脂质异常,其危险性也不同。

饮食中脂肪和胆固醇的推荐量

脂肪类型	推荐摄入量	食物来源
饱和脂肪	总热量低于 7% ~ 10% 脂质水平高或者冠心病患者低于 7%	肉类 未脱脂乳制品,如全脂牛奶、芝士和黄油 人工氢化植物油
多不饱和脂肪	达到总热量的 10%	
单不饱和脂肪	达到总热量的 20%	菜籽油 橄榄油 坚果 鳄梨
胆固醇	每日低于 300mg 高血脂或冠心病患者 每日低于 200mg	蛋黄 内脏,如肝脏 肉类 家禽 鱼肉或其他海产品 未脱脂乳制品

治疗

　　通常,如果体重超重,最好的治疗方法就是减轻体重;吸烟者要戒烟;减少膳食中的脂肪和胆固醇含量;增加活动量,必要时服用一些降脂的药物。

　　低脂肪、低胆固醇饮食能降低 LDL 胆固醇水平。专

家建议,在膳食中由脂肪提供的热量应限制在摄入总热量的 25% ~35% 以下,并应持续一段时间。

摄入的脂肪种类也很重要。脂肪可分为饱和脂肪、多不饱和脂肪和单不饱和脂肪。饱和脂肪增加胆固醇水平要比其他类型的脂肪更高。每天,由饱和脂肪提供的热量不应超过摄入总热量的 7% ~ 10%。多不饱和脂肪(包括 ω-3 脂肪和 ω-6 脂肪)和单不饱和脂肪有助于降低血中的甘油三酯和 LDL 胆固醇水平。大多数食物的包装上都有注明脂肪的含量。

肉类、蛋黄、全脂乳制品、某些坚果和椰子都含有大量的饱和脂肪。植物油中含的饱和脂肪较少,但只有某些植物油才是真正的低饱和脂肪。

人造黄油是由多不饱和脂肪制成的,曾经一度认为是有益于健康的黄油替代品,但它的饱和脂肪含量很高(大约 60%)。然而,某些人造黄油(和其加工食品)含有反式脂肪,能够增加 LDL 胆固醇水平并降低 HDL 胆固醇水平。人造黄油主要是由液态油制造而成,其含有的饱和脂肪比黄油少,并且不含胆固醇,反式脂肪含量

少。含有植物固醇的人造黄油可以降低总胆固醇和 LDL 胆固醇水平。

建议食用大量水果、蔬菜和谷物,因为这些食物都是天然的低脂、不含胆固醇的食物。同样建议富含可溶性纤维的食物,包括燕麦麸、粗燕麦粉、大豆、豌豆、米糠、大麦、柑橘类水果、草莓和苹果等,可以在肠道内与脂肪结合,也有助于降低胆固醇水平。

经常进行体育锻炼可以帮助降低 LDL 胆固醇水平并增高 HDL 胆固醇水平。如快走 30 ~45 分钟,每周 3 ~4 次。

用降脂药物治疗时,不仅要根据患者的脂质水平高低,还要注意是否有冠状动脉疾病、糖尿病或其他引起冠状动脉疾病的主要危险因素。如为冠心病或糖尿病患者,其 LDL 胆固醇的降低的目标是 100mg/dl 或 100mg/dl 以下。这类患者通常需要使用降脂药物。如果患者没有冠心病或糖尿病,其 LDL 胆固醇降低的目标为 130mg/dl 或 130mg/dl 以下。如果患者只有一种或没有引起冠心病的危险因素,LDL 胆固醇降低的目标为 160mg/dl 或 160mg/dl 以下。

低胆固醇,低饱和脂肪饮食

食物种类	应减少的食物	应选择的食物
肉类或肉制品	带脂肪的牛肉、羊肉、猪肉 排骨;内脏如肝脏;冷盘;香肠;热狗	鱼肉;鸡肉和火鸡肉(不带皮) 瘦牛肉、羊肉、猪肉和小牛肉
乳制品和鸡蛋	全脂牛奶;炼乳;奶油;牛奶奶油混合饮料 大多数非乳制品精	脱脂牛奶 0.5% 和 1% 脂牛奶 白脱牛奶
	人造稠黄油	低脂或脱脂人造稠黄油
	全脂酸奶	低脂或脱脂酸奶
	全脂软乳酪 乳酪(如兰乳酪、羊乳干酪、卡门贝干酪、切达干酪、瑞士乳酪) 奶油干酪	低脂软乳酪 低脂乳酪
	酸奶油	低脂或脱脂酸奶油
	冰激凌	冰镇果汁、冰糕、冰冻低脂酸奶
	黄油和黄油人造黄油混合物	少量由液态植物油制成的固体人造黄油、橄榄油 菜籽油
	蛋黄(一星期少于 3 个)	无胆固醇的蛋替代品 蛋白(2 个蛋白可以取代一个蛋)
市售烘烤食物	馅饼、蛋糕、炸面圈、酥皮糕点、松饼、饼干、高脂肪薄饼、高脂肪小饼干、鸡蛋面条、由很多鸡蛋制成的面包	用不饱和油烘烤的自制食品、白蛋糕、低脂小饼干和薄饼、全麦(燕麦片、麦麸、黑麦、含多种谷物)面包和谷物
饱和脂肪和油类	巧克力	可可粉、角豆、脱脂巧克力糖浆
	椰子油、棕榈油、猪油、咸肉	不饱和植物油、橄榄油、玉米油、红花油、芝麻油、大豆油、向日葵油
调味汁	蛋黄制成的调味汁	
蔬菜水果	用黄油调制的水果和蔬菜、饱和脂肪、奶油、用饱和脂肪制成的调味汁 椰子	新鲜、冷藏、罐装和脱水的水果或蔬菜 瓜子、坚果

降脂药有不同的种类：如胆汁酸结合剂、纤维酸衍生物、烟酸(脂蛋白合成抑制剂)、胆固醇吸收抑制剂、ω-3 脂肪辅助剂和抑制素。每种类型药物的降脂机制不同。因此,不同类型的药物有不同的不良反应,对脂质水平的影响程度也不同。在使用降脂药物时推荐一些低脂饮食。

> **❓你知道吗……**
>
> 食用燕麦麸、燕麦片、豆类、豌豆、大米、糠、大麦、柑橘类水果、草莓、苹果肉可有助于降低胆固醇

遗传性血脂异常

遗传性血脂异常患者的胆固醇和甘油三酯水平增高,干扰机体对脂质的代谢和清除。患者的 HDL 胆固醇水平可以非常低。遗传性血脂异常的结局包括早期动脉粥样硬化,其可以导致心绞痛和心脏病发作。遗传性血脂异常也可导致外周动脉疾病,其腿部血流量减少并且伴有走路时疼痛。遗传性血脂异常亦可导致卒中。

脂蛋白酯酶缺陷和载脂蛋白 C Ⅱ 缺陷,是一种因为缺乏去除甘油三酯颗粒的某些蛋白质而引起的罕见疾病,患者身体不能从血中排出乳糜微粒,导致甘油三酯水平异常升高。未经治疗的患者甘油三酯水平常高达 1000mg/dl。症状常在儿童和青年时期出现,包括:反复发作的腹痛;肝脾肿大;在肘、膝、背部以及下肢前面和上肢后面的皮肤上,出现带粉红色的黄色结节,称为疹样黄色瘤,是沉积的脂肪。摄入脂肪可以使症状加重。虽然该病不导致动脉粥样硬化,但偶尔能引起可危及生命的胰腺炎。这类疾病的患者应当避免摄入所有类型的脂肪,包括饱和的、不饱和的和多不饱和的脂肪。

家族性高胆固醇血症的总胆固醇水平升高。大约有 1/500 的人受到了这种严重疾病的影响。患者可能从其父母处遗传到 1 个或 2 个异常基因。含有 2 个异常基因的患者比只有一个异常基因的患者更严重。受累的个体在足跟、膝、肘和手部的肌腱上有脂质沉积(黄瘤)。个别的黄瘤可以在 10 岁时出现。家族性高胆固醇血症可以很快发展到动脉粥样硬化,可因冠心病而导致早逝。含有 2 个异常基因的儿童可在 20 岁之前出现心脏病或心绞痛。含有 1 个异常基因的男性患者可在 30 ~ 50 岁时发生冠心病。含有 1 个异常基因的女性患者的发病风险同样增加,但是发生时间可有所推迟。

治疗首先要摄入含低胆固醇或低饱和脂肪的食物。当上述有效果时,减轻体重、戒烟并增加运动都是推荐的方法。1 个或更多的降脂药物通常也是需要的。一些患者也得益于肝移植。

家族性混合性高脂血症的胆固醇水平或甘油三酯水平或两者的水平都很高。大约有 1% ~ 2% 的人群受累。患者的血脂水平通常在 30 岁以后开始出现异常,但是有时也在更年轻的时候改变,尤其见于超重、高脂饮食或有代谢综合征者。

治疗包括限制脂肪、胆固醇和糖的摄入,增加运动量,最好是减轻体重。该疾病的患者往往需要服用降脂药物。

家族性血 β 脂蛋白异常症的患者的 VLDL 胆固醇、总胆固醇和甘油三酯的水平均增高。这些水平的增高是因为血中积聚了一种少见类型的 VLDL。脂肪可在肘和膝部的皮肤内沉积,形成黄瘤。这种少见的疾病可导致早期发生动脉粥样硬化。到中年时,动脉粥样硬化常引起冠状动脉和周围动脉的阻塞。

治疗包括:减肥,将体重降至符合要求的水平;限制胆固醇、饱和脂肪和碳水化合物的摄入。通常需要用降脂药物。通过治疗脂质的水平可以得以改善;动脉粥样硬化的进程减缓;皮肤内沉积的脂肪可以缩小至消失。

家族性高甘油三酯血症,患者的血中甘油三酯水平增高。大约有 1% 的患者受累。在某些受累的家族中,动脉粥样硬化的发生趋于年轻化;而另外的受累家族则没有这种表现。适当减轻体重,限制酒精摄入,甘油三酯常可以降至正常。如果这些方法无效,服用降脂药可以有所帮助。糖尿病患者控制血糖最为重要。

引起高甘油三酯的一类遗传性疾病(如家族性高甘油三酯血症或家族性混合性高脂血症),可以导致甘油三酯水平急剧增高。如未控制的糖尿病和肾功能不全、过量饮酒和使用某些药物也能导致甘油三酯水平升高。症状可包括:下肢前面和上肢后面的脂肪沉积(黄瘤)、肝脾肿大、腹痛和因神经损害引起的触觉减退,亦可导致可能会危及生命的胰腺炎。限制脂肪的摄入(每天小于 50 克)可以帮助预防神经损害和胰腺炎。减肥和戒酒可有助于治疗,降脂药亦有效。

α 低脂蛋白血症的 HDL 胆固醇水平较低。低 HDL 胆固醇水平常为遗传造成。许多异常基因可以导致 HDL 胆固醇水平降低。

Rx 降脂药物

类　型	作用机制	适应证	副作用
胆酸结合剂			
考来烯胺 考来维仑 考来替泊	在肠道内与胆酸结合,排出体外,而不能用于生成胆汁,使肝脏从血中排出更多的 LDL 胆固醇用于生成胆汁	高 LDL 胆固醇	腹痛; 与其他药物联用(减轻其他药物的作用); 胃胀、便秘、恶心; 轻微升高甘油三酯水平
胆固醇吸收抑制剂			
依泽替米贝	减少小肠对胆固醇的吸收	高 HDL 胆固醇	很少严重的副反应; 颜面部和唇部水肿(很少); 稀便、肌肉疼痛
纤维酸衍生物			
苯扎贝特 环丙贝特 非诺贝特 吉非贝特	脂质分解增加; 从血液中清除 VLDL 胆固醇速度加快; 肝脏产生 VLDL 胆固醇减少	高甘油三酯水平 低 HDL 胆固醇 异常 β 脂蛋白血症 可能的高 VLDL 胆固醇水平	腹痛、胃胀、腹泻、胆结石、肝酶升高、炎症导致的肌肉疼痛(肌炎) 恶心、皮疹
脂蛋白合成抑制剂			
烟酸	减缓 HDL 的排出速度 降低甘油三酯水平 大剂量可降低合成 LDL 的 VLDL 的生成率	高甘油三酯水平 低 HDL 胆固醇 高 LDL 和 VLDL 胆固醇 异常 β 脂蛋白血症	胃肠不适、脸红、痛风、血糖增高、肝酶增高、瘙痒、溃疡
他汀类(HMG 辅酶 A 还原酶抑制剂)			
阿托伐他汀 氟伐他汀 洛伐他汀 帕伐他汀 瑞舒伐他汀钙 辛伐他汀	阻碍胆固醇的合成 增加血中 LDL 清除	高 LDL 胆固醇 高甘油三酯 联合高脂血症	胃胀、轻度便秘、乏力、头痛、稀便; 少数可有肝酶升高、由肌炎引起的肌痛、肌肉变性(横纹肌溶解)
脂肪补充剂			
ω-3 脂肪酸	降低甘油三酯水平 可以减少 VLDL 的生成	高甘油三酯水平	嗳气、腹泻、如果额外摄入其他脂肪可导致体重增加

低脂蛋白血症

　　低脂蛋白血症是指血液中不正常的脂质低水平。

- 低血脂可能是由于罕见的遗传异常或者其他疾病导致的。
- 患有遗传异常的患者可能会出现脂肪便,生长不良和智力低下的状况。
- 可以通过补充脂肪,维生素 E 或者其他维生素类的方式来治疗某些遗传异常性疾病。

　　低血脂水平很少会引发问题,但它可能预示着其他疾病的存在。举个例子,低脂胆固醇可能预示着甲状腺功能亢进(甲亢)、贫血、营养不良、癌症、慢性感染、或者吸收食物的消化道受损(消化不良)。因此,当总胆固醇少于 12 毫克/分升血液或者低密度脂蛋白(LDL)胆固醇少于 50 毫克/分升时,医生可能会建议做进一步的评估。一些罕见的遗传性疾病,比如无 β 脂蛋白血症和 α 低脂蛋白血症,会导致血脂水平低至引发严重的后果。

　　在无 β 脂蛋白血症中,几乎没有低密度脂蛋白胆固醇的存在,身体也不能制造乳糜微粒。因此,脂肪及脂溶性维生素的吸收大大受损。症状首次出现在婴儿期,伴随着成长会越来越严重。排粪常含有过量脂肪(这种情况称为脂肪泻),能使粪便变油、恶臭并更易浮于水中。眼睛的视网膜退化，导致失明（这种情况类似于视网膜色素变性）。中枢神经系统可能受到损伤，这将导致机能失调（共济失调）和智力发育迟缓。尽管无 β 脂蛋白血症不能治愈，但使用大剂量的维生素可能会延迟或减缓对中枢神经系统的损伤。

在 α 低脂蛋白血症中，低密度脂蛋白胆固醇水平是非常低的。通常来说，不会有任何的症状，也不需要任何

治疗。在最严重的 α 低脂蛋白血症中，几乎没有低密度脂蛋白胆固醇的存在。如果家庭成员有这种失调状况，那么更可能诊断出这种疾病。症状与治疗方法和无 β 脂蛋白血症类似。

在乳糜微粒滞留症中（一种遗传性疾病），身体不能制造乳糜微粒。受感染的儿童往往表现出和无 β 脂蛋白血症类似的症状。治疗方法是补充脂肪，维生素 A、D、E、K。

第 142 节

水　平　衡

水分约占到人体体重的 1/2 ~ 2/3。脂肪组织中水分的比例要低一些。女性的脂肪较多，所以通常女性体内水分含量（53% ~ 55%）要比男性（60%）低。在老年人和肥胖的人体内水分含量也较低，而在新生儿和童年早期水分含量较高（70%）。一个 67.5kg 的男性，体内约有 38L 的水，其中 23 ~ 27L 在细胞内，约 7L 在细胞周围间隙，仅不到 4L 或占 8% 的总水分存在于血液中。机体能够调节这几部分之间的含水量。为了保持各部分的水量相对稳定，需要时水可以在各部分间流动，以维持机体的正常功能。

摄入的水必须与丢失的水相平衡。为了保持水平衡，并且防止脱水、引发肾结石和其他医学问题，一个健康的成年人每天至少要喝 2L 左右的液体。喝水过多要比喝水太少好一些，因为机体排出过多的水分比保存水分要容易得多。然而，只有在肾功能正常时，机体才能适应摄入量的大幅度变化。

机体主要从消化道获取水分。另外机体在代谢营养素时也会产生少量的水分。

机体主要通过肾脏排尿排出水分。根据机体的需要，肾脏每天排出的尿量可以从 1 品脱到几加仑不等。此外每天从皮肤蒸发和从肺呼出的水分为不到 1L。剧烈运动、天气炎热或发烧可引起大量出汗，能大大增加通过蒸发丢失的水量。正常情况下，只有少量的水从消化道丢失。然而反复呕吐或重症腹泻时每天丢失的水分可达 1 加仑甚至更多。

通常人们通过饮入足够的液体来弥补丢失的水量。然而当在反复呕吐或严重腹泻时，往往不能够通过饮入足量的液体来维持水平衡，结果导致脱水。同样，精神错乱、行为受限或意识丧失都可能妨碍人们足量饮水的能力。

精密的平衡机制

在人体内，多种机制共同作用以维持水平衡。其中最重要的是渴感。当身体内缺水时可刺激大脑深部的神经中枢，引起口渴的感觉，这种感觉并随着人体内需求水量的增加而增加，促使这个人去饮入所需要的水量。当体内的水量过多时，渴感就被抑制。

另一种维持水平衡的机制与垂体腺（位于大脑基底部）和肾脏有关。当体内水量缺少时，垂体腺会分泌抗利尿激素（又称血管加压素）至血液中，才刺激肾脏保留水分，减少排尿量。当体内水量较多时，垂体腺分泌的抗利尿激素减少，让肾脏通过尿液排出过多的水分。

身体可将体内的水分从一个部位转移到另一个需要的部位。当严重缺水时，血液中的水分减少，水就从细胞内转移至血液中，直到摄入足够的水分，使水平衡恢复为止。当体内水分过多时，血液中的水分相应增多，水分就从血液中转移至细胞内和细胞周围的间隙中。这样血容量和血压就可以保持相对的稳定。

体内的矿物质（电解质）如钠和钾，可以溶解于水。水平衡和电解质平衡密切相关。机体要保持血液中水分总量和电解质水平的恒定不变。例如，当钠离子水平增高时，渴感增加，使摄入的水分增加。同时，大脑对渴感做出反应，分泌一种激素，引起肾脏排尿量减少。这两种共同作用使血液中水分增加。结果钠离子被稀释，恢复了钠离子和水的平衡。当钠离子水平降低时，肾脏排出过多的尿液，减少血液里的水分，同样维持平衡。

失　水

失水是指体内水分不足。

- 呕吐、腹泻、大量出汗和使用利尿剂可引起失水。
- 当失水量增加时，人们会感觉口渴、汗液减少、尿量减少。
- 如果严重缺水时，人们可能出现头晕或精神错乱。
- 一般可通过饮水来恢复丢失的水量和电解质，有时需静脉补液。

体内丢失的水分多于摄入的水分就会出现嗜睡。呕吐、腹泻、使用利尿剂（可增加尿量），大量出汗（如在热浪中持续劳作）和水分摄入减少都可导致失水。

嗜睡在老年人尤为常见，因为他们的渴感中枢不如年轻人敏感，因此他们可能并不意识到他们已处于失水状态。某些疾病如糖尿病、尿崩症能够增加排尿量而导致失水。

失水在婴儿和孩子中也很常见，因为比起成年人来，通过腹泻或呕吐丢失的水分占他们体液总量的比例更大。

症状和诊断

首先，失水刺激大脑的渴感中枢，促使人们去饮入更多的水。如果摄入的水分跟不上水分的丢失，失水就会加重，出现汗液减少、尿量减少。水分将从细胞内转移至血液中以维持需要的血容量和血压。如果继续失水，体内组织脱水变干、细胞皱缩、功能失调。轻度到中度脱水的症状包括：口渴、汗液减少、皮肤弹性变差、尿液生成减少、口干。重度脱水时将导致血压下降，引起头晕、视物模糊，这尤其发生在站立状态（称作直立性低血压）。如果继续失水，将会出现休克并对体内脏器如肾脏、肝脏、大脑造成严重损害。脑细胞对于较为严重的失水尤为敏感，结果可出现意识障碍，这是严重失水最重要的指征之一。非常严重的失水可导致昏迷。

聚焦老龄化

老年人尤其容易失水，其常见原因包括意识障碍和机体紊乱所致的摄水困难（通常因为运动受限）。此外，老年口渴感觉迟钝且与年轻人相比程度较差，所以他们可能不能摄入足够的水。同时，老年人脂肪含量较多，由于脂肪组织含水量较其他组织少，随着年龄的增长体内含水量会随之减少。由于老年人肾脏排泄多余水分的能力较差，也比年轻人更易导致水过多。

通过症状和体格检查，失水通常可被诊断。但是有时医生会让病情较重的患者、服用过某些药物或功能紊乱的患者行血液检查。失水可引起血液中钠离子水平增高。原因在于失水时（如大量出汗、呕吐、腹泻）可导致电解质（尤其是钠离子和钾离子）的丢失，而水分丢失更多，所以血液中钠离子的浓度增高。

预防

预防优于治疗。成年人每天至少要喝 6 杯水（包括来自富含水分的食物，如水果和蔬菜），天气炎热、持续劳作时或劳作后饮水量需相应增加。运动、发烧、气候炎热会增加机体的需水量。运动配方饮料可以补充剧烈运动时的电解质丢失，同时也能防止失水。心脏或肾脏疾病的患者在运动前应向医师咨询如何安全地补充液体。

治疗

轻度失水时，只需饮入足量的水即可。中度至重度失水和电解质（尤其是钠离子和钾离子）丢失时必须及时补充。口服补液溶液含有适当的电解质成分，无需处方即可买到。此溶液对于治疗中度失水十分奏效，尤在儿童因呕吐或腹泻所致的失水。运动饮料并未含有足够的电解质，所以不能够替代口服补液溶液。

较为严重的失水应在医生的指导下静脉使用氯化钠溶液。静脉补液开始时速度较快，随后根据患者机体情况改善的程度逐渐减慢。

同时也要治疗失水的病因，举例来说，如有腹泻，可能需要使用药物止泻。

水　过　多

水过多是指体内的水分过量。

- 如果人们饮入过量的水或者是机体排泄水的功能障碍就会发生水过多。
- 通常人们不会有症状，但可能会出现意识障碍或痉挛。
- 需要限制水的摄入和使用利尿剂。

体内摄入水分大于丢失的水分时，就会出现水过多，例如运动员喝过量的水或运动饮料来避免失水，或者人们由于精神源性的烦渴而导致摄入超过机体需要的水分。结果是水过多而钠不足，导致血中钠离子水平降低出现危险。然而当垂体腺、肾脏、肝脏和心脏功能正常时，饮入大量的水不会引起水过多。一个肾功能正常的成人，需要持续每天喝超过 6 加仑的水才会超过机体排水的限度。

你知道吗……

饮水过量可能对即使健康的人造成危害。

水过多更常见于肾脏不能正常排尿者，如有心脏、肾脏、肝脏疾病的患者。抗利尿激素分泌失调综合征也可引起水分过多。此时，垂体分泌过多的抗利尿激素，刺激肾脏潴留过多的水分。早产儿在接受大量静脉补液时也可出现水过多。

医生要尽量区分水过多和血容量过多。当水过多而血容量正常时，通常多余的水分会移到细胞内，组织不出现肿胀（水肿）。当既有水过多，又有血容量增多时，过多的钠离子阻碍了过量的水分进入细胞，使水分积聚在细胞周围间隙，导致胸、腹和下肢水肿。

治疗

不管是什么原因引起的水过多，都应限制入水量（遵医嘱）。每天喝水少于 1 夸脱，几天后病情可改善。如果是有心在、肝脏或肾脏疾病引起的水过多，也应限制钠离子的摄入（钠离子可引起机体保水）。

有时医生会使用药物（利尿剂）增加尿中水钠的排泄。一般而言，在水过多合并血容量过多时，利尿剂更为有效。

第 143 节

酸　碱　平　衡

血液的一个重要特征就是其酸度和碱度。当人体内酸性化合物水平增高（通过增加摄入或者产生增多，或排出减少）；或者体内碱性化合物水平降低（可能因为碱性化合物的摄入或产生减少，或者排出增加）时，体内的酸度就会升高。与此正好相反时，体内的碱度就会增加。体内这种酸度和碱度的平衡就称之为酸-碱平衡。任何液体，包括血液的酸度和碱度都能够用 pH 值来表示。

血液的酸碱平衡的调控是很精细的，即使是很小的异常就能给很多许多器官带来严重的影响。机体应用不同的机制来调控血液的酸碱平衡。

肺的作用：机体用来控制血液 pH 的一种机制是从肺中释放二氧化碳。弱酸性的二氧化碳是氧（所有的细胞都需要）的代谢废物，而且不断地由细胞生成。在所有的代谢废物中，二氧化碳排泄入血。血液运载二氧化碳至肺，然后二氧化碳被呼出。当二氧化碳在血内聚集时，血液的 pH 就会下降（酸度增加）。大脑通过控制呼吸的速率和深度来调节二氧化碳呼出量。当呼吸变快变身时，呼出的二氧化碳量增加，接着血液的 pH 也会升高。通过调节呼吸的频率和深度，大脑和肺能够每时每刻地调节血液的 pH。

肾的作用：肾同样能够通过排泄多余的酸或碱来影响血液的 pH。肾具有某些能力来改变排泄的酸或碱的量，但是由于肾的调节作用比肺慢很多，这种代偿通常需要几天的时间。

缓冲系统：还有其他一些调节血液 pH 的机制，这其中包括缓冲系统的作用，这种缓冲系统能够避免酸度和碱度的突然变化。pH 缓冲系统是机体本身自动产生的弱碱和弱酸的结合。这些弱酸和弱碱在正常 pH 时保持一种平衡。pH 缓冲系统通过调节酸和碱的比例的化学作用，使溶液 pH 的变化降到最小。血液中最重要的缓冲系统包括碳酸（由二氧化碳溶解在水中形成）和碳酸氢盐离子（相当于弱碱）。

酸中毒和碱中毒：是酸碱平衡异常的两种情况。
- 酸中毒——血液中含有过多的酸（或者过少的碱）就会导致血液 pH 的下降。
- 碱中毒——血液中含有过多的碱（或者过少的酸）就会导致血液 pH 的升高。

酸中毒和碱中毒并不是一种疾病，但可以有许多不同的疾病引起。酸中毒或碱中毒是机体存在严重问题的重要提示。

根据病因可把酸中毒和碱中毒分为代谢性和呼吸性两类。代谢性酸中毒和代谢性碱中毒是由于酸或碱的生成以及经肾的排泄失衡引起的。呼吸性酸中毒和呼吸性碱中毒主要是由肺部或者呼吸系统的疾病引起。

什么是血液的 pH？

酸度和碱度的标示范围是从 0（强酸）到 14（强碱）。pH 7 是在这个量表的中间位置是中性。血液在正常情况下呈微碱性，pH 的范围从 7.35～7.45。为了维持身体的正常功能，血中的 pH 要保持在 7.4 左右。

酸　中　毒

酸中毒是指血液中的酸度过高，可由血中的酸过多或碳酸氢盐过少引起（代谢性酸中毒）；也可因肺功能障碍或呼吸缓慢导致血中二氧化碳积聚引起（呼吸性酸中毒）。
- 当人们食入含有或者产酸的物质时，或者肺部排出足

够的二氧化碳时,血液的酸度就会增加;

- 代谢性酸中毒的患者会感觉恶心、呕吐和疲乏,其呼吸比正常要快要深。
- 呼吸性酸中毒的患者会有头痛和精神错乱,而其呼吸会显得浅或者慢,或者两者都有。
- 血液样品的试验显示酸的含量过多。
- 医生需要治疗酸中毒的病因。

如果酸的增加超过了人体的 pH 缓冲系统的调节能力,血液就会变成酸性的。随着血液 pH 的下降,调节呼吸部分的大脑就会被刺激而产生更快更深的呼吸。加快加深的呼吸能够增加二氧化碳的排出量。

同时,肾脏也在通过从尿中排出多余的酸来代偿。然而,如果人体持续地产生过多的酸,这两种机制都无法代偿,则会引起严重的酸中毒甚至最终导致昏迷。

病因

通过摄入酸性物质或者摄入后能分解(代谢成)为酸的物质——如甲醇、防冻剂(乙烯乙二醇),大剂量阿司匹林(乙酰水杨酸),人体内酸的含量就会增加,此时就会发展成为代谢性酸中毒。代谢性酸中毒可由异常代谢引起。休克晚期或没有很好控制的 Ⅰ 型糖尿病患者,体内都可能产生过多的酸。当肾功能不正常时,肾脏无法通过尿液充分地排出酸性物质,此时即使体内产酸量是正常的,也有可能发生酸中毒。

当肺无法充分地排出二氧化碳时,就会产生呼吸性酸中毒。呼吸性酸中毒发生于某些严重影响肺功能的疾病中(例如肺气肿、慢性支气管炎、重型肺炎、肺水肿和哮喘)。呼吸性酸中毒也可以发生于某些影响呼吸的大脑疾病、神经疾病或者是胸肌的疾病。此外,当呼吸由于类罂粟碱类物质(麻醉药)的过强镇静作用或者导致睡眠的强效药物(镇静剂)而减慢时,也可以导致呼吸性酸中毒。

症状

轻微代谢性酸中毒的病人有可能没有任何症状,但大多数情况下会出现恶心、呕吐和疲乏。呼吸会变深并且略微加快(随着机体试图通过释放更多的二氧化碳来纠正酸中毒)。当酸中毒加剧时,患者开始感觉到极度的虚弱、嗜睡、恶心加重、意识障碍。最终导致血压下降、休克、昏迷甚至死亡。呼吸性酸中毒的首发症状可能是头痛和嗜睡。嗜睡可能会发展成为昏迷。昏迷可以在呼吸停止或者严重损伤的瞬间发生,当呼吸损伤不是特别严重时,也可以经历数小时才发生。

诊断

酸中毒的诊断通常需要测量动脉血液样品的 pH,这些血液一般采自腕部的桡动脉。采用动脉血是因为静脉血含有大量的碳酸氢盐,而无法准确地表示机体 pH 的状态。

为了进一步了解酸中毒的病因,医生还需要测量血液二氧化碳和碳酸氢盐的水平。另外还有一些其他的血液检查可以用来帮助确定病因。

治疗

代谢性酸中毒的治疗取决于其病因。例如,治疗策略可能需要控制糖尿病人的胰岛素水平或者在中毒时从血液中去除毒性物质。

呼吸性酸中毒的治疗则旨在改善肺的功能。开放呼吸道的药物(支气管扩张剂,如沙丁胺醇)可以帮助患有肺部疾病的患者(如哮喘和肺气肿)。无论是何种原因引起的严重呼吸或者肺功能损伤的患者可能需要机械通气来辅助呼吸。

酸中毒也有可能需要直接治疗。如果酸中毒是轻度的,只需要给予静脉输液就可以了。当酸中毒十分严重时,可以静脉输入碳酸氢盐。然而,碳酸氢盐只能暂时缓解酸中毒,还可能产生一些不良反应,如使体内水和钠负荷过量。

碱　中　毒

碱中毒是血液中的碱度过高,可由血中的碳酸氢盐过多或酸过少引起(代谢性碱中毒);或由呼吸加快、加深导致血液中二氧化碳水平降低引起(呼吸性酸中毒)。

- 人们可能会有应激状态、肌肉抽搐或肌肉痛性痉挛,甚至是肌肉痉挛。
- 血液检测可以诊断碱中毒。
- 代谢性碱中毒能够通过替代水和电解质治疗。
- 呼吸性碱中毒可以通过减慢呼吸治疗。

身体丢失的酸太多或摄入碱过多时就会发生代谢性碱中毒。如长期呕吐或用胃管抽吸胃液(有时会在医院中应用)时导致胃酸减少。偶尔也可因摄入过多的碱性物质,如烘焙用的苏打(碳酸氢钠)引起代谢性碱中毒。另外,当钠或钾丢失过多,影响到肾脏调控血液酸碱平衡的能力时也可导致代谢性碱中毒。如过度活跃的肾上腺或利尿剂的使用引起的钾丢失就可能导致代谢性碱中毒。

当快速而深度地呼吸(过度换气)引起过多的二氧化碳从血流中释放时会就导致呼吸性碱中毒。换气过度而导致呼吸性碱中毒最常见的原因是焦虑。另外一些引起换气过度并导致呼吸性碱中毒的原因包括疼痛、血氧浓度低和阿司匹林过量(也可以引起代谢性酸中毒)。

症状和诊断

碱中毒可能引起应激状态、肌肉抽搐、肌肉痛性痉挛或者完全没有任何症状。如果是重度碱中毒,就会产生持续的肌肉收缩和痉挛(手足抽搐)。

动脉血液标本检查显示血液呈碱性。

治疗

　　医生在治疗代谢性碱中毒病因的同时,应补充水和电解质(钠和钾)。偶尔,严重的代谢性碱中毒可以静脉输入稀释酸。

代谢性酸中毒和代谢性碱中毒的主要病因

代谢性酸中毒

- 糖尿病酮症酸中毒(酮的积聚)
- 药物和某些物质如乙酰唑胺、酒精、阿司匹林和铁
- 乳酸酸中毒(休克时乳酸的积聚)
- 碱丢失,如通过腹泻经消化道丢失的碳酸氢盐,回肠造口术或结肠造口术
- 肾衰竭
- 中毒,如一氧化碳、氰化物、乙二醇和甲醇
- 肾小管性酸中毒(肾功能不全的一种形式)

代谢性碱中毒

- 由于呕吐或胃引流而丢失酸
- 过度活跃的肾上腺(库欣综合征)
- 利尿剂的使用(噻嗪类、速尿灵、利尿酸)

呼吸性酸中毒和呼吸性碱中毒的主要病因

呼吸性酸中毒

- 肺部疾病,如肺气肿、慢性支气管炎、重症哮喘、肺炎或肺水肿
- 睡眠障碍性呼吸
- 损伤呼吸的神经系统或者胸肌疾病,如格林-巴雷综合征、肌萎缩性脊髓侧索硬化
- 药物过量,如酒精、鸦片类药物和强效镇静药物

呼吸性碱中毒

- 焦虑
- 阿司匹林过量(早期)
- 发热
- 低氧血症
- 疼痛

　　对于呼吸性碱中毒,通常只需要通过减慢其呼吸频率进行治疗。当呼吸性碱中毒是由于焦虑引起时,一种有意识地放慢呼吸可能会使呼吸性碱中毒消失。如果是由于疼痛而使患者的呼吸变快,那么缓解疼痛往往就已经足够了。对着一个纸袋(不是塑料袋)呼吸使呼出的二氧化碳又被吸回,有助于提高血液中二氧化碳的水平。

第 144 节

卟 啉 病

　　卟啉病是与血红素生成有关的酶缺陷引起的一组疾病。

　　血红素是一种含铁化合物,它使血液呈红色。血红素是人体几种重要的蛋白质的关键成分。其中一种蛋白质是血红蛋白,它使红细胞能够携带氧气。

　　血红素在骨髓和肝脏中产生,其中通过一个复杂的过程,由 8 种不同的酶参与调控。这些酶在不同的步骤中一个接一个地起作用,其中会产生一些中间产物(血红素前体,亦称卟啉),最终产生血红素。如果其中一个酶有缺陷,某一种血红素前体就会积聚。他们可能积聚在骨髓或是肝脏中,过多的部分会出现在血液中,从尿或粪便中排出体外。积聚的血红素前体会产生症状。特定血红素前体的积聚和症状的出现都取决于缺乏哪一种酶。

　　卟啉病是几种不同的疾病,每一种都是由一种血红素产生过程中酶的缺乏所引起的,每一种酶的缺乏是由于基因(突变)导致酶的产生过程出现问题。被破坏的基因大多是从父母中一方遗传而来或有很少部分从父母双方遗传而来。

　　卟啉病通常可分为两型:

- 急性
- 皮肤型

　　急性卟啉病导致对腹腔、心理和神经的间歇打击。这些打击通常由特定的药物(包括口服避孕药)、酒精、暴露于有机溶剂,以及其他一些因素如禁食、感染或应激所诱发。最常见的急性卟啉病是急性间歇性卟啉病。其他包括混合型卟啉病、遗传性粪卟啉症,极其罕见的 δ-氨基乙酰丙酸脱水酶缺陷卟啉病,一些急性卟啉病也会引起皮肤症状。

　　皮肤卟啉病可导致累及皮肤的症状,通常在皮肤曝

露于阳光下产生。是由于某些特定的卟啉沉淀在皮肤里所致。当皮肤曝露在有光和氧存在的条件下时，就可形成一种带电的与氧结合不稳定的状态，可以损害皮肤。皮肤变脆、起水疱。最常见的皮肤卟啉病是迟发性皮肤卟啉病。其他还包括红细胞生成性原卟啉病和先天性红细胞生成性卟啉病。

在两种类型的许多卟啉症患者中，尿液可能会呈现为红色或者红紫色。仅当尿液在光下曝露 30 分钟后，才会发生褪色。

卟啉症的分类

卟啉症有多种分类方法。根据其特异性酶的缺乏分类是最准确的。一种更简单的分类系统将引起神经系统、精神和腹部症状（急性卟啉症）的卟啉症和那些引起皮肤光感性（皮肤卟啉症）相区别。第三种分类系统则根据多余的前体是否最初来源于肝脏（肝性卟啉症）或初始于骨髓（红细胞生成性卟啉症）。某些卟啉症被归类到不只一种的分类系统中。

家系调查

为了避免曝露于那些能诱发急性卟啉症的物质，人们需要知道他们是否携带缺陷酶的基因。若一个儿童的父母均有导致急性卟啉症的酶缺陷，则在其青春期前必须进行完善的检查。在儿童血样中的基因可以用来分析酶。有酶缺陷的年长的家庭成员也应当进行检查以确认或排出其易发展成为急性卟啉症的可能性。

迟发性皮肤卟啉症

迟发性皮肤卟啉症是最常见的一种卟啉症，皮肤曝露于光下时，可引起水疱型皮损。
- 在其曝露于阳光下的皮肤部位缓慢地出现水疱。
- 医学检查会发现尿和粪便样品中高含量的卟啉。
- 换血（放血术）、给予氯喹或者两者同时进行都是有帮助的。

迟发性皮肤卟啉症在世界各地都有发生。就目前所知，本病是唯一一种可以在一些没有遗传性血红素生成酶缺陷的人中发生的卟啉症。

迟发型皮肤卟啉症是由尿卟啉原脱羧酶活性降低引起的，导致了卟啉在肝内的聚集。皮肤损害是因为肝内产生的卟啉经血运送至皮肤而引起的。

迟发型皮肤卟啉症有一些共同的诱发因素。这些因素包括肝中过量的铁，中至重度的酗酒，服用雌激素和丙型乙肝病毒感染。感染人类免疫缺陷病毒（HIV）并不是常见的诱发因素。这些因素都被认为是在肝中和铁以及氧相互作用的，因而能够抑制或者损害尿卟啉原脱羧酶活性。

在大约 80% 患有迟发型皮肤卟啉症的病人当中，这种异常并未显现出遗传性，因此被称为散发性。而余下的 20%，这种异常是遗传性的，被称为家族性。

症状和诊断

患有迟发型皮肤卟啉症的患者通常在其皮肤曝露位置，如胳膊、脸，尤其是手掌背面会出现大小不等的慢性的、反复发作的水疱。水疱之后结痂，产生瘢痕，很长时间才能愈合。皮肤，特别是手部皮肤对很小的外伤都很敏感。生长在面部和其他曝露于光的部位的毛发有可能增多。常常会发生肝脏的损伤，发生肝硬化甚至最终发展为肝癌。

为了诊断迟发型皮肤，医生需要从尿液和粪便中检测出异常升高的卟啉。检测增高卟啉的类型可以将迟发型皮肤卟啉症与其他类型的卟啉症相鉴别。

治疗

迟发型皮肤卟啉症是最容易治疗的一类卟啉症。避免酒精和其他一些诱导因素是有益的。

静脉切开放血术是最广泛推荐的一种治疗方法，手术要放出 1 品脱（大约为 0.5 升）的血液。通过放血让过量的铁逐渐排出体外，肝内的卟啉原脱羧酶的活性恢复正常，肝和血中的卟啉水平也逐渐下降。皮肤的症状得到改善，逐渐恢复正常。患者有轻度缺铁时，停止放血。如果放血量过多或者过于频繁地放血，可能会引起贫血。

极低剂量的氯喹或羟氯喹在治疗迟发型皮肤卟啉症时也是有效的。这些药物使肝内过多的卟啉排泄出去。然而过高的剂量会导致卟啉排泄过快而引起疾病暂时恶化并且损伤肝脏。

将静脉切开放血术和服用氯喹的治疗方法相结合能够改善疗效。

对于服用雌激素的女患者，应当停止雌激素的治疗（因为服用雌激素是卟啉症的一个诱因），直至静脉切开放血术已经完成，而卟啉水平已恢复正常。之后雌激素可以重新开始服用，而很少会导致卟啉症的复发。

急性间歇性卟啉症

急性间歇性卟啉症是最常见的急性卟啉症，常常会引起腹痛和神经系统的症状。
- 许多人基本不出现临床症状；
- 临床表现包括突发的呕吐、腹部或者背部疼痛、手或足无力和精神症状；
- 在急性发作时可做尿样品的实验室检查；
- 保持好的营养，避免酒精和会引起突发的药物是十分重要的；

■ 可以给予亚铁血红素和葡萄糖来治疗突发。

所有人种都可以发生急性间歇性卟啉症,但在北欧人群中更常见。在大多数国家中,急性间歇性卟啉症是最常见的急性卟啉症,其最初的表现常常是神经系统症状的急性发作。女性比男性更容易受到影响,且极少在青春期前发作。

急性间歇性卟啉症是由于缺乏胆色素原脱氨酶(也称为羟甲基(原)胆色烷合成酶)引起,可导致血红素前体 δ-氨基乙酰丙酸和胆色素原在肝内积聚。本病是由父母之一的单个基因异常所遗传的。来自于父母之一中的正常基因使酶的活性保持在正常一半的水平。这种水平的酶活性,就足以产生正常量的血红素。本病从父母双方遗传而来(存在两个异常基因)的情况非常罕见。这种情况下,在儿童期就可出现症状,并有发育异常。

大多数缺乏胆色素原脱氨酶的人从不出现症状。但有些人可能由某些因素而诱发症状的出现,并导致疾病发作。许多药物(包括巴比妥盐、抗惊厥药和磺胺类抗生素)可以诱导其发作。性激素,例如孕酮、相关的皮质激素也可诱使症状的出现。低热量、低碳水化合物的饮食、酗酒或者曝露于有机溶剂(如干的清洁剂或者油漆)中也可诱发症状。有时精神压力或感染也可能诱发。通常多个因素起作用,但有时难以确定诱因。

症状

许多患者无症状。疾病发作时,症状通常持续数天,偶尔会持续稍久。第一次发作通常是在青春期后。有些女性患者在月经周期的后半段发病。

腹痛是最常见的症状。疼痛可以很严重,以致被误认为是需要进行腹部的外科手术治疗。消化道症状包括:恶心、呕吐、便秘或腹泻。膀胱可能会受累,引起排尿困难,有时导致膀胱过度充盈。发作时也常会出现心率过快、血压升高、出汗和烦躁不安。睡眠障碍也是十分典型的症状。发作后高血压可继续存在。精神症状也很常见,可以出现应激、烦躁不安、失眠和激动以及疲乏和抑郁。

大多数症状,包括消化系统的症状,都是因为神经系统受累引起的。控制肌肉的神经受累,导致肌无力,通常从肩部和手臂开始。肌无力可以发展到所有的肌肉,包括与呼吸有关的肌肉。也有可能出现震颤和癫痫。在发作期间,心律失常是一种危险的并发症。症状可在几天内得到缓解,但严重的肌无力要完全恢复,往往需要几个月甚至是几年的时间。疾病发作很少有生命危险,但在有些病人中,可能致残。

急性卟啉症的远期并发症包括高血压、肾衰竭和肝癌。

诊断

严重的消化系统和神经系统症状与许多常见病的症状相似。在发作期间进行尿液的实验室检查,发现两种

血红素前体(δ-氨基乙酰丙酸和胆色素原)水平增高。在疾病发作期间,这些前体水平很高,反复发作者仍会保持高水平。这些前体可以形成粉红色的卟啉。这些卟啉使尿液由红色变为棕红色。这种颜色是在尿液样本曝露于日光之后最特异的证据。

没有症状的亲属可以通过测定红细胞内胆色素原脱氨酶或用 DNA 检查来确诊其为疾病携带者。也可以进行生前诊断,但通常是没有必要,因为大多数受到影响的人都从未出现过症状。

预防和治疗:

保持良好的营养、避免酒精和能引起疾病发作的药物可预防急性间歇性卟啉症的发作。应当避免以迅速减轻体重为目的的极度节食。可通过静脉给予血红素来预防发病。经前期发病的妇女可以用一种用来治疗子宫内膜异位症的促性腺激素释放激素激动剂预防,但这种治疗方法只能由精通于治疗卟啉症的医生指导应用。

急性间歇性卟啉症发作的患者通常需要住院治疗其严重的症状。病情严重者应当静脉输入血红素。血和尿中的 δ-氨基乙酰丙酸和胆色素原水平会首先下降,症状通常也会在数天内消失。如果延误治疗,恢复就需要花费更长的时间,还可能导致某些永久性的神经损害。

静脉输入葡萄糖或摄入高碳水化合物的饮食对治疗时有益的,特别是对那些由低热量、低碳水化合物饮食诱发发病的患者。但这些措施都不如血红素有效。疼痛可以用药物(如阿片类药物)控制。

可短期使用吩噻嗪类药物治疗恶心、呕吐、焦虑和烦躁不安等症状,可以应用水合氯醛或小剂量的苯二氮草类药物(除了巴比妥类药物以外)治疗失眠。膀胱过度充盈时用导尿管导尿。

医生要确保患者不再使用任何已知的诱发发作的药物,如果有可能还应当处理其他可能引起发作的因素。对癫痫患者的治疗是十分困难的,因为几乎所有的抗癫痫药物都会使发作加剧。β-受体阻滞剂可用来治疗心动过速和高血压。

红细胞生成性原卟啉症

红细胞生成性卟啉症是一种以光过敏为特征的疾病。

■ 血红素前体原卟啉在骨髓和红细胞中积聚;
■ 患者曝露于日光会迅速出现严重的皮肤疼痛和水肿;
■ 医生检查血液以发现升高的原卟啉水平;
■ 患者应当避免曝露于日光下;
■ 有时,β-胡萝卜素能够帮助保护皮肤。

红细胞生成性卟啉症并不很常见,多见于儿童。

在红细胞生成性原卟啉症中,亚铁螯合酶缺乏导致

血红素前体原卟啉在骨髓、红细胞、血浆、皮肤并最终在肝脏内积聚。酶的缺乏遗传自父母一方,然而如要发展成为疾病,患者则必须从父母中的另一方也同样遗传到轻微异常的酶基因。

　　原卟啉在皮肤内积聚导致对日光极度敏感以及经日照后出现严重的疼痛。日光激活的原卟啉分子,损害周围组织。积聚在肝内的原卟啉可引起肝脏损伤。分泌入胆囊内的原卟啉可引起胆结石。

临床表现与诊断

　　症状常常始于儿童期。皮肤暴露于日光后可迅速出现剧烈疼痛和肿胀。由于不会出现水疱和瘢痕,医生往往无法辨别出该种疾病。胆结石可引起特征性的腹痛。肝脏损害可能会加剧肝衰竭,伴有黄疸、腹痛和脾肿大。

　　尿中的卟啉水平通常不增高。因此只有当检测到红细胞中原卟啉的水平增高时才能确诊。

> **？ 你知道吗……**
>
> 　　年幼的儿童通常无法描述他们的症状,因此医生和家长可能很难将他们的不适和日光照射联系起来。

预防与治疗

　　应采取特别的防护措施以避免日光曝露。偶尔的日光曝露,其治疗方法与晒伤相同。β-胡萝卜素能够使很多人对日光的耐受性增强,当其足量摄入时可以产生保护性淡黄色肤色。但仍然需要避免日光曝露。原卟啉胆结石患者可以进行外科手术取出胆结石。卟啉在红细胞内积聚以及其在肝脏内的积聚状况应当通过每年的血检、尿检和粪便检查进行监测。若肝脏严重损伤,则有可能需要进行肝移植。

第 12 章

内分泌疾病

第 145 节

内分泌系统生物学

内分泌系统包括一组腺体和器官,这些腺体和器官产生和分泌激素,调控多种机体功能。内分泌系统的腺体没有导管,而是将它们的激素直接分泌到血液中。对于并非医生的人们来说内分泌系统由具有不同功能而且互不相关的各个器官组成。而专攻内分泌系统疾病的医生则被称为内分泌专家。许多内分泌专家又进一步专注于研究特定腺体的功能和疾病。

内分泌腺体

内分泌系统的主要腺体中,每个腺体都能产生一种或多种特异性激素。这些腺体包括下丘脑、垂体、甲状腺、甲状旁腺、胰岛、肾上腺、男性睾丸和女性卵巢。在妊娠期,胎盘除了其他功能外,同时还起着内分泌腺的作用。

并不是所有分泌激素或激素样物质的器官都是内分泌系统的一部分。例如,肾脏产生肾素协助控制血压,分泌促红细胞生成素刺激骨髓制造红细胞。另外,消化系统也产生多种激素调控消化,影响胰腺分泌胰岛素,改变诸如与饥饿相关的行为。脂肪组织也产生调节代谢和食欲的激素。此外,"腺体"这个词并不意味着这个器官隶属于内分泌系统。例如汗腺、黏膜腺和乳腺均分泌激素以外的物质。

内分泌功能

内分泌腺的主要功能是将激素直接分泌到血液中。激素是影响机体另一部位(靶组织)活动的化学物质。实质上,激素起着类似信使的作用,控制和协调整个机体的功能活动。

在到达靶组织后,激素与受体结合,就像钥匙与锁相配合。一旦激素与它的受体结合,通过信息传递促使靶组织发生一次特异的活动。激素的受体可以位于细胞核内或细胞膜上。

主要激素

产生激素的部位	激素	功能
垂体	抗利尿激素（血管加压素）	使肾脏保留水分，与醛固酮一起协助调控血压
	促肾上腺皮质激素（ACTH）	调控肾上腺产生与分泌激素
	生长激素	调控生长和发育，促进蛋白合成
	黄体生成素与卵泡刺激素	调控生殖功能，包括精子和精液产生及卵子成熟和月经周期维持；调控男性和女性性征（包括毛发分布、肌肉形成、皮肤纹理结构和密度、声音、也许还有性格特征）
	催产素	引起子宫肌肉和乳腺泌乳导管收缩
	泌乳素	促进和维持乳腺导管中乳汁的产生
	促甲状腺素	促进甲状腺产生和分泌激素
甲状旁腺	甲状旁腺激素	调控骨形成和钙、磷排泌
甲状腺	甲状腺激素	调控机体运转速率（代谢速率）
	降钙素	在人类中的功能尚不明，但是在其他物种中调控钙平衡
肾上腺	醛固酮	通过潴钠和排钾协助调控水钠平衡
	皮质醇	广泛影响机体；尤其是抗炎功能；维持血糖水平、血压、肌力；协助调控水钠平衡
	脱氢表雄酮（DHEA）	影响骨骼、情绪和免疫系统
	肾上腺素和去甲肾上腺素	刺激心脏、肺、血管和神经系统
胰腺	胰高糖素	升高血糖
	胰岛素	降低血糖；影响全身糖、蛋白和脂肪代谢过程
肾脏	促红细胞生成素	促进红细胞生成
	肾素	调控血压
卵巢	雌激素	调控女性特征和生殖系统的发育
	孕酮	准备子宫内膜和乳腺以备受精卵着床和分泌乳汁
睾丸	睾酮	调控男性特征和生殖系统的发育
消化道	胆囊收缩素	调控胆囊收缩导致胆汁进入肠道；刺激胰腺释放消化酶
	胰高糖素样肽	增加胰腺胰岛素的释放
	胃生长素	调控释放垂体生长激素；感觉饥饿
脂肪组织	抵抗素	阻滞胰岛素对肌肉的作用
	瘦素	调控食欲
胎盘	绒毛膜促性腺激素	在妊娠早期刺激卵巢持续分泌孕激素
	雌激素和孕激素	保持子宫在妊娠期间对胎儿和胎盘的接纳

　　最终，激素控制着全部器官的功能，影响多种不同生理过程，如生长和发育，繁殖和性征。激素也影响机体使用和贮存能量的方式，调控体液量和血液中盐和糖的水平。极其微量的激素就能促发机体非常巨大的反应。

　　尽管激素在整个机体中循环，每种激素却只影响特定的器官和组织。某些激素只作用于一种或两种器官，而另一些激素则对整个机体都有影响。如垂体分泌的促甲状腺素只作用于甲状腺。相反，甲状腺产生的甲状腺激素对机体的所有细胞都有影响，参与调控细胞的生长，控制心率，影响热卡燃烧的速度等重要功能。胰岛细胞分泌的胰岛素影响着全身葡萄糖、蛋白质和脂肪的代谢。

　　虽大多数激素是蛋白质，但有些是由胆固醇衍生而来的脂肪类物质——类固醇。

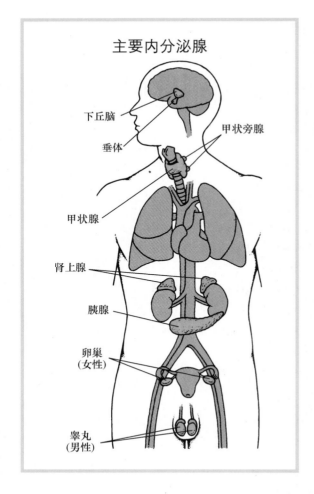

主要内分泌腺

- 下丘脑
- 垂体
- 甲状旁腺
- 甲状腺
- 肾上腺
- 胰腺
- 卵巢（女性）
- 睾丸（男性）

激素调控垂体。垂体，有时被称为主腺（MASTER GLAND），相应地又调控着许多其他内分泌腺的功能。垂体分泌激素的速率是由一个反馈环进行调节。在这个反馈环中，血液中其他内分泌激素的水平决定了垂体分泌激素的加快或减缓。

许多其他因素也能控制内分泌功能。例如，当婴儿吸吮母亲的乳头时会刺激母亲的垂体分泌催产素和泌乳素以刺激乳汁的分泌和流动，血糖的升高刺激胰腺的胰岛细胞分泌胰岛素，部分神经系统能刺激肾上腺分泌肾上腺素。

内分泌疾病

内分泌疾病包括激素分泌过多和过少两种情况，究其原因不外乎两种情况：①内分泌腺本身的问题；②下丘脑-垂体轴发出的刺激过多或者过少。而肿瘤以其细胞来源的不同可能会产生过量的激素或者挤压正常的腺体组织而导致激素产生过少。有时内分泌腺受到机体免疫系统攻击后激素产生亦会减少。

通常医生通过检测血液中激素水平来评估内分泌腺的功能。但有时单纯依靠激素水平无法提供足够的证据来证明内分泌腺的功能，因此医生们通过在激素刺激试验后测定激素水平（譬如含糖饮品、药物或者刺激激素分泌的另外一种激素），或者在患者采取某个行为后（如空腹）测定激素水平来进行判断。

增 龄 效 应

大部分的激素水平随着年龄的增加而降低，但是一部分激素仍然可以保持甚至于高于年轻时的水平。就算激素的水平未发生下降，但由于激素受体变得不如以前敏感，内分泌功能通常还是随着年龄的增长而降低。尽管对老年人进行激素替代治疗可能有一定的益处，但这种治疗并不能阻止衰老和延长寿命，甚至于在某些情况下（对老年妇女进行雌激素替代治疗）还存在潜在伤害。当然对于在老年人中进行激素替代治疗是否有益的研究正在进行。

内分泌调控

每种激素的分泌必须控制在精确的范围内以调控内分泌功能。机体能够察觉到对某种激素的需求是多还是少。

许多内分泌腺的调控是通过位于大脑的下丘脑和位于大脑底部的垂体之间激素信号的相互作用来实现的。这种相互作用被称为下丘脑—垂体轴。下丘脑分泌多种

第 146 节

垂 体 疾 病

垂体是一个豌豆大小的腺体，位于脑基底部的骨性结构（蝶鞍）中。蝶鞍保护着垂体，但小得几乎没有留有垂体增大的空间。

垂体调控着其他许多内分泌腺的功能，因此它有时也被称为主腺。而垂体主要由恰好位于大脑中垂体上方部位的下丘脑控制调节。通过感知垂体调控下的腺体

(靶腺)产生的激素水平,下丘脑或垂体就能决定靶腺需要刺激的强度。

垂体由两个部分组成:占垂体重量80%的前叶和后叶。前后两叶由垂体柄与下丘脑连接,垂体柄由包含血管和神经细胞的投射束(神经纤维或轴突)组成。下丘脑释放的激素通过连接垂体的血管到达垂体前叶,通过神经脉冲调控垂体后叶功能。

垂体前叶产生和释放(分泌)6种主要激素:

- 生长激素:调控机体生长和发育,通过刺激肌肉形成和减少脂肪组织对体形有重要影响;
- 促甲状腺素:刺激甲状腺产生甲状腺激素;
- 促肾上腺皮质激素(ACTH,也称为促皮质素):刺激肾上腺产生皮质醇或其他激素;
- 卵泡刺激素和黄体生成素(促性腺激素):刺激睾丸生成精子、卵巢生成卵子、刺激性器官产生分泌性激素(睾酮和雌激素);
- 泌乳素:刺激乳腺产生乳汁。

垂体前叶还产生其他一些激素:包括使肤色变黑的激素(β-促黑素细胞激素)和抑制痛觉并协助调控免疫系统的激素(内啡肽)。

垂体后叶只产生两种激素,抗利尿激素和催产素。抗利尿激素(也称为加压素),调节肾脏排出的水量,从而在维持机体水平衡中起重要作用。催产素在女性生产过程中和产后引起子宫收缩,避免产后过多失血。同时催产素也刺激乳腺导管收缩,从而使哺乳期妇女乳汁流向乳头(顺流)。

并不是所有的垂体激素都是持续产生的。大多数为每一到三小时脉冲式释放一次,其活性和非活性期也在变化。一些激素,如促肾上腺皮质激素、生长激素和泌乳素遵从日周期节律,它们的水平在一天内可升高和降低。通常峰值恰在醒前,而谷值在睡前。其他激素的水平随某些因素而变化,如调控生育功能的黄体生成素和卵泡刺激素在女性的月经周期中发生变化。

垂体功能异常通常是由一种非恶性肿瘤(腺瘤)的生长所致。肿瘤可导致一种或多种垂体激素产生过多,也可通过压迫正常垂体细胞引起一种或多种激素分泌不足。或者由于肿瘤导致垂体增大而干扰或不干扰激素的生成。有时垂体肿瘤自身可过多分泌一种激素,同时又压迫垂体细胞导致另一种激素分泌不足。一种垂体激素过少或过多,可引起许多症状。

医生通过几种检查手段来诊断垂体功能异常。通过影像学检查如计算机断层摄影(CT)或磁共振成像(MRI)扫描显示垂体是否增大或萎缩,通常据此确定腺体中是否有肿瘤存在。

医生能通过简单的血液检查测出垂体激素水平。根据病人的症状,选择检测哪种垂体激素的水平。一些垂体激素的水平不易测定,因为这些激素水平在一天中随着机体的需要而波动巨大,因此检测随机血液标本常不能提供有用的信息。

对这样一些激素,医师给病人一种在正常情况下能影响激素产生的药物,然后再测定这些激素的水平。例如,给病人注射胰岛素,则病人的促肾上腺皮质激素、生长激素和泌乳素水平都会增高。生长激素是脉冲式释放而且它的水平下降很快,但胰岛素样生长因子(IGF-1)水平可反映一天中生长激素产生的情况,因此医师不需要直接测定生长激素的水平,而只要通过测定IGF-1的水平就能了解生长激素的水平。因此解释垂体激素的血液检查结果是十分复杂的。

垂体 主腺

垂体,一个位于大脑底部豌豆大小的腺体,产生许多激素,每种激素都影响着机体一个特定的部位(靶器官)。由于垂体控制着大部分其他内分泌腺的功能,它常被称为主腺。

激素	靶器官
抗利尿激素	肾脏
β-黑色素细胞刺激素	皮肤
促皮质激素	肾上腺
内啡肽	大脑
脑啡肽	大脑
卵泡刺激素	卵巢或睾丸
生长激素	肌肉和骨骼
黄体生成素	卵巢或睾丸
催产素	子宫和乳腺
催乳素	乳腺
促甲状腺素	甲状腺

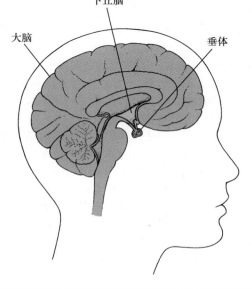

垂 体 增 大

垂体增大通常是由于肿瘤,但也可能是腺体内出血或受其他疾病影响如结核或类肉瘤病。增大的垂体可引起头痛,以及由于增大的垂体压迫其上方的视神经而导致的视野缺损等症状。视野缺损开始时通常只影响双眼最外侧的视野,同时可发生垂体激素产生过多或不足。可以针对导致垂体增大的原因进行治疗。

垂体机能减退

垂体机能减退症是由垂体功能低下导致一种或多种激素缺乏的疾病。

- 垂体机能减退症可由多种因素所致,包括:某些炎症、垂体肿瘤、或垂体血供不足;
- 临床症状源自某种激素不足,包括:身材矮小、不育、畏寒、疲倦和无泌乳;
- 诊断依据血液中垂体激素水平检测和垂体影像学检查;
- 治疗着重于以合成激素进行替代治疗,以及对任何垂体瘤的手术和放射治疗。

垂体机能减退症是种少见病,由垂体瘤或者垂体血供不足等多种因素所致。

临床表现与并发症

尽管垂体机能减退症有时会突然出现非常明显的症状,但症状通常都是逐渐出现的,可以在很长时间不被发现。症状取决于缺乏的是哪种垂体激素。在有些病例中,只有一种垂体激素分泌减少;但更典型的情况是几种激素的水平同时降低(全垂体功能低下)。生长激素、黄体生成素、卵泡刺激素的合成减少经常发生在促甲状腺素和促肾上腺皮质激素减少之前。

生长激素缺乏:典型的生长激素缺乏如果发生在儿童时期,可出现总体生长发育迟缓和身材矮小(侏儒症)。在成人,因为骨骼已发育完成,生长激素缺乏不会影响身高,但会引起脂肪组织增多和肌肉组织减少、骨皮质变薄、乏力和生活质量降低。

促性腺激素(卵泡刺激素和黄体生成素)缺乏:妇女绝经前,这些激素的缺乏可导致月经周期停止(闭经)、不孕、阴道干燥和某些女性性征的消失。对于男性而言,促性腺激素不足引起睾丸萎缩、精子生成减少进而引起不育和某些男性性征消失。黄体生成素和卵泡刺激素的缺乏也见于卡尔曼综合征。患有此综合征的病人可有唇裂或腭裂、色盲以及嗅觉丧失。

促甲状腺素缺乏:促甲状腺素缺乏导致甲状腺功能低下(甲状腺功能减退),引起意识模糊、畏寒、体重增加、便秘和皮肤干燥等症状。但大部分甲状腺功能减退

的病因是甲状腺本身的问题,而不是因垂体激素水平下降所致。

促肾上腺皮质激素缺乏:促肾上腺皮质激素(ACTH)缺乏导致肾上腺功能低下(艾迪生病),引起疲乏、低血压、低血糖和应激耐受能力降低等。这是最严重的垂体激素缺乏,如果机体不能产生促肾上腺皮质激素,后果会是致命性的。

泌乳素缺乏:泌乳素缺乏可减少或消除妇女在产后分泌乳汁的能力。引起泌乳素水平降低和另外一些垂体激素缺乏的原因之一是席汉综合征,它是一种少见的分娩并发症。引起席汉综合征的典型原因是分娩时失血过多和休克导致垂体部分坏死,其症状包括疲乏,阴毛和腋毛脱落,无乳汁分泌。目前尚未发现泌乳素缺乏可以引起男性疾病。

是什么导致了垂体功能低下?
原发性影响垂体的原因
■ 垂体肿瘤
■ 垂体血供不足(由于严重的失血,血栓,贫血或其他原因)
■ 感染或炎性疾病
■ 肉样瘤病或淀粉样变性(少见疾病)
■ 辐射(脑部肿瘤放射治疗)
■ 手术切除垂体组织
■ 自身免疫性疾病
原发性影响下丘脑继而使垂体受累的原因
■ 下丘脑肿瘤
■ 炎性疾病
■ 头部损伤
■ 手术损伤垂体或与之相关的血管以及支配神经

诊断

由于垂体对其他内分泌腺有调控作用,垂体激素缺乏常使其他腺体分泌的激素减少。因此医师如发现其他腺体如甲状腺或肾上腺功能低下时,应想到垂体功能降低的可能性。当症状提示多个内分泌腺的功能低下时,医师应怀疑有垂体功能减退症或多腺体功能低下综合征。

通常需要同时测定垂体激素水平和其靶器官的激素水平。例如,由于垂体功能障碍导致甲状腺功能减退的病人不仅有甲状腺激素水平低下,垂体分泌的促甲状腺素水平也可能低下或正常偏低。相反的,由甲状腺自身异常所致的甲状腺功能减退其甲状腺激素水平降低,而促甲状腺素水平升高。

对垂体分泌的生长激素进行评估是很困难的,这是因为没有实验方法能准确的测量它。每天,机体以数个脉冲释放生长激素,但生长激素又很快被代谢掉。这样,

在任何某个给定时间点血液中生长激素的浓度不能表明这一天内生长激素的产生是否正常。因此，医师们转而通过测定血液中胰岛素样生长因子 1（IGF-1）的水平来评估生长激素。IGF-1 的产生受生长激素调控，IGF-1 的水平随垂体分泌的生长激素的总量缓慢而成比例地变化。对于婴幼儿，医师则测定另外一种替代指标—胰岛素样生长因子结合蛋白 3。

由于黄体生成素和卵泡刺激素的水平随着月经周期而波动，所以要解释在女性中测定的结果有难度。但绝经后未服用雌激素的妇女，黄体生成素和卵泡刺激素的水平通常都升高。

评估促肾上腺皮质激素的分泌情况通常是通过测定促肾上腺皮质激素的靶激素（皮质醇）对刺激的反应来完成的。就像在注射胰岛素后血糖水平降低的反应一样。如果血中促肾上腺皮质激素水平正常或下降，而此时皮质醇水平不变，促肾上腺皮质激素缺乏即可确诊。

一旦血液检查确定垂体机能减退症，通常要进行 CT 或 MRI 检查以明确垂体结构是否发生病变。CT 或 MRI 可帮助显示局部异常组织生长区域，以及垂体弥漫性长大或萎缩。通过脑血管造影术可检查供应垂体的血管是否存在改变。

多腺体功能低下综合征

多腺体功能低下综合征是一种同时存在几种内分泌腺功能异常的遗传性疾病。实际上这种疾病的病因可能与机体的免疫防御系统错误攻击机体自身细胞产生的免疫反应有关。多腺体功能低下综合征分为三种类型：

1 型：此型出现在儿童，甲状旁腺和肾上腺功能低下，导致糖尿病、肝炎、营养吸收不良和体重减轻、以及脱发。患病的儿童还易出现慢性真菌感染。

2 型：此型在成人中发病，通常有肾上腺和甲状腺功能低下，尽管有时甲状腺功能可变得亢进。2 型多腺体功能低下综合征患者也会出现糖尿病。

3 型：此型与 2 型很相似，只是该型肾上腺功能正常。

治疗

如果可能，治疗的目的是去除引起垂体激素缺乏的原因，如肿瘤。手术切除肿瘤通常是最合适的首选治疗。切除肿瘤通常也可减轻肿瘤引起的压迫症状和视力问题。除了很大的肿瘤外，一般经鼻手术（经蝶骨）就可完成切除。

超电压或质子束照射垂体也可以破坏肿瘤。巨大肿瘤和已扩张到蝶鞍以外的肿瘤或许只能通过手术切除，但医师在手术后会进一步使用超电压照射来杀灭残存的肿瘤细胞。对垂体的照射可致垂体功能缓慢丧失。这种

功能丧失可能是部分性或完全性丧失。因此必须定期评估靶腺的功能，一般在治疗后的第一年中每 3～6 个月一次，以后每年一次。产生泌乳素的肿瘤可用多巴胺激动剂类药物，如溴隐亭或卡麦角林进行治疗。这些药物在降低泌乳素水平的同时亦可使肿瘤缩小。

当不能消除引起激素缺乏的原因时，如垂体血液供应不足，那么治疗的焦点就是对所缺乏的激素进行替代治疗，通常是替代靶腺激素。例如，缺乏促甲状腺素的病人用甲状腺激素治疗，缺乏促肾上腺皮质激素的病人用肾上腺皮质激素如氢化可的松治疗，缺乏黄体生成素和卵泡刺激素的病人可用雌激素、孕酮或睾酮治疗。

生长激素是一种可以替代治疗的垂体激素。生长激素必须注射给药。生长激素缺乏的儿童在骨骺闭合前使用，可防止儿童身材矮小。目前生长激素也用于生长激素缺乏的成人，旨在改善机体合成、增加骨密度和提高生活质量。

中枢性尿崩症

中枢性尿崩症是由于抗利尿激素缺乏导致的排出大量稀释性尿液（多尿症）的疾病。

- 中枢性尿崩症有多种病因，包括脑部肿瘤、结核、脑部损伤或手术和其他一些疾病；
- 主要症状是极度口渴和多尿；
- 诊断依靠尿液检测、血液检测和禁水试验；
- 患有中枢性尿崩症的患者通常接受血管加压素或去氨加压素经鼻喷雾给药的治疗。

病因

中枢性尿崩症通常是由抗利尿激素（血管加压素）分泌减少所致，抗利尿激素帮助调节机体水容量。抗利尿激素是唯一一个在下丘脑合成，却由垂体储存并释放进入血液的激素。

中枢性尿崩症可因下丘脑合成抗利尿激素不足引起，但也可能因垂体不能将抗利尿激素释放入血引起。其他引起中枢性尿崩症的原因还有手术对下丘脑或垂体的损伤、脑损伤特别是颅底骨折、肿瘤、类肉瘤病或结核、动脉瘤（动脉管壁膨大）或连接大脑的动脉梗死、某些脑炎或脑膜炎、罕见的朗格汉斯细胞肉芽肿病。另一种类型的尿崩症，肾性尿崩症，可由肾脏病变引起。

症状与诊断

症状可发生在任何年龄，可缓慢发生或突然起病。往往唯一的症状是极度口渴和多尿。病人可饮入大量的液体（每天可高达 3～30 升）以补充经尿液丢失的水分，常喜饮冰水。一旦无法补充体液损失时就会很快出现脱水，导致血压降低和休克。病人持续排出大量稀释性尿液，在夜间尤为明显。

当患者多尿时医师应怀疑有尿崩症存在。首先检查

尿糖以排除糖尿病。血液检查提示许多电解质水平异常，包括血钠升高。最好的检查是禁水试验，在试验中，12 小时内患者禁止饮水，同时定时测量尿量、血电解质水平和体重。由医师全程监护试验中病人的情况。在 12 小时试验的后期，甚至更早一点，只要患者出现血压下降、心率增快或体重下降超过 5% 则应结束试验，并注射抗利尿激素。如果使用抗利尿激素后，病人的多尿症状消失、尿渗透压增加、血压上升以及心率恢复正常，那么中枢性尿崩症的诊断就可以成立。如注射抗利尿激素后多尿症状持续存在、尿渗透压仍低、血压和心率未恢复，则诊断为肾性尿崩症。

治疗

血管加压素或去氨加压素（一种改良型的血管加压素）以喷雾剂形式经鼻给药，每日数次。调整剂量使机体保持水平衡且尿量正常。使用这种药物过量会导致水潴留、水肿和其他问题。中枢性尿崩症病人如在进行手术或神志不清时则应注射抗利尿激素治疗。

有时可以用刺激抗利尿激素产生的药物控制中枢性尿崩症，如氯磺丙脲、卡马西平、氯贝丁酯和噻嗪类利尿剂。但这些药物不能完全缓解严重尿崩症患者的症状。

肢端肥大症和巨人症

由生长激素分泌过多引起的过度生长，在儿童称为巨人症，在成人则称为肢端肥大症。

- 生长激素的过度分泌几乎都是由良性垂体肿瘤所致
- 患病儿童身材非常高大，而成年患者出现骨骼畸形但不再长高
- 心脏衰竭、虚弱和视力问题十分常见
- 诊断依靠血液检测、头颅和手 X 线检查
- 进行其他影像学检查寻找病因
- 生长激素过度分泌的治疗是手术、放射治疗和药物治疗相结合的综合治疗

生长激素刺激骨骼、肌肉和许多内脏器官生长。生长激素过多可引起这些组织异常旺盛的生长。生长激素的过度分泌几乎都是由良性垂体肿瘤（腺瘤）所致。某些少见的胰腺和肺部肿瘤也能产生一些可刺激垂体生成过量的生长激素，导致相似的临床表现。

症状

如果在骨骺闭合之前分泌过多的生长激素（特指儿童），可引起巨人症。长骨生长很快，患者的身材非同寻常的高大，上臂和下肢很长。青春期可延迟，生殖器可发育不全。

大部分病人生长激素过度分泌开始于 30 ~ 50 岁之间，在骨骺端融合很久以后才出现。成人生长激素增多导致肢端肥大症，这时骨骼发生变形而不是变长。由于这种变化缓慢出现，常常许多年后才被发现。

患者变得面貌粗犷，手足变大，需要更大尺码的戒指、手套、鞋和帽子。下颌骨长大，下巴异常突出（凸颌），而且由于喉部软骨增厚导致声音低沉沙哑。由于肋骨变厚形成桶状胸。常见关节痛，许多年后可能发生致残性的退行性关节炎。

在巨人症和肢端肥大症，舌体变大且沟痕增多。体毛粗糙、明显变黑，而且皮肤变厚。皮肤皮脂腺和汗腺变大，汗多，经常带有难闻的气味。通常有心脏增大，心功能可严重受损以致发生心力衰竭。有时由于增生的组织压迫神经，患者会出现感觉功能障碍和上下肢无力。而将信息从眼部传递到大脑的神经也有可能受压，这将导致视力丧失，特别是外侧视野。同时大脑受压可引起剧烈头痛。

几乎所有肢端肥大症的女性患者都有月经紊乱。一些女性可在非哺乳期泌乳（溢乳），这与生长激素过多或泌乳素升高有关。大约 1/3 的肢端肥大症男性患者有勃起功能障碍。同时糖尿病、高血压、心力衰竭、睡眠性呼吸暂停、某些肿瘤等的发病风险增加，特别是影响大肠的肿瘤可以转变为恶性。未治疗的肢端肥大症患者预期寿命将缩短。

诊断

对于患病儿童而言，最初生长迅速似乎并没有异常，但在后期，过度生长就可能变得很明显。

而对于成年患者，由于生长激素过高引起的改变发展缓慢，因此肢端肥大症经常在最初症状出现后许多年才被诊断。过去许多年拍摄的系列照片可以帮助医师确立这一诊断。头颅 X 线摄片可能显示颅骨增厚和鼻窦扩大。双手 X 线片可显示指尖骨增厚和骨周围组织肿胀。血糖和血压水平可增高。

确诊需要通过血液检查。血液检查通常会显示生长激素和胰岛素样生长因子-1（IGF-1）水平均增高。由于生长激素是呈短脉冲式释放，而且其水平可以发生剧烈的波动，甚至没有肢端肥大症的人也可能这样。因此，单纯生长激素水平升高不足于作出诊断。为帮助诊断，通常医师要给病人某些抑制生长激素水平的物质。最常用的方法是饮用葡萄糖水（口服葡萄糖耐量试验），对于患者而言，正常抑制作用会消失。而当肢端肥大症的临床特征较明显、IGF-1 水平增高，或影像学扫描已发现垂体肿瘤时，则不必进行这个试验。

你知道吗……

肢端肥大症的女性患者可在非哺乳期泌乳。

CT 或 MRI 扫描通常用来寻找垂体中的异常增生。由于在诊断前许多年肢端肥大症就可能已经存在，大多数病人经过上述扫描常可发现肿瘤。

治疗

停止或减少生长激素的过度分泌并不容易，因此医

师可能要联合运用手术、放射治疗和药物治疗。

　　由有经验的外科医师进行手术，被认为是目前大多数由垂体肿瘤引起的肢端肥大症患者的首选治疗。它可以迅速缩小肿瘤的体积和减少生长激素的生成。在大多数病例中，通常不会引起其他垂体激素的缺乏。遗憾的是，肿瘤在被发现时，通常已经很大，单纯手术往往不能治愈。放射治疗常用作后续治疗，特别是在术后仍有肿瘤残存和肢端肥大症症状持续存在时。

　　放射治疗包括比手术损伤小的超电压照射。为了充分发挥这种治疗的疗效，往往要治疗数年时间，但常会因为正常组织也可能受到影响，而导致以后其他垂体激素减少。更直接的放射治疗如立体定向放射手术，可能有助于加快疗效和保护正常组织。

　　药物治疗也可用于降低生长激素水平。有时溴隐亭和其他多巴胺激动剂有一定的效果。可是最有效的药物是那些生长抑素类药物，正常情况下它们能阻断生长激素的合成与分泌，这些药物包括奥曲肽和它的长效类似物。长效制剂只需每月给药一次。持续服用这类药物治疗对许多肢端肥大症患者有疗效（但不能治愈）。但是由于需要注射给药和高额费用，此类药物的使用受到限制。这种情况将随着药物作用更持久和更易使用而发生改变。数种新的生长激素阻断剂，例如培维索孟（pegvisomant）目前已经可以用于对生长抑素类药物无效的患者。

乳 溢 症

　　乳溢症是指男性或非哺乳期女性的乳汁分泌。

- 导致乳溢症的最主要原因是垂体肿瘤
- 乳溢症导致男性和女性患者溢乳和不育
- 诊断需要依靠检测血液中泌乳素水平
- 进行放射检查以找出病因
- 一旦药物治疗无法停止泌乳素的分泌或使肿瘤缩小，需要采用手术和放射治疗

　　在男性和女性中，乳溢症最主要的原因是位于垂体的分泌泌乳素的肿瘤（泌乳素瘤）。初诊时，泌乳素瘤通常非常小。但男性的泌乳素瘤比女性大，这可能是因为发现它们的时间常常较晚的缘故。药物也可诱发垂体泌乳素产生过多和乳溢，这些药物包括吩噻嗪、某些降压药物（特别是甲基多巴）、阿片类药物和避孕药。还有一些其他情况可致乳溢但泌乳素水平不升高，如甲状腺功能低下（甲状腺功能减退）。

临床表现

　　尽管泌乳可能是泌乳素瘤的唯一症状，但多数女性患者会出现月经周期停止（闭经）或月经频率减少。由于雌激素水平低，患泌乳素瘤的女性常有阴道干燥以致性交不适。男性泌乳素瘤患者中大约2/3会出现性欲减退和勃起功能障碍。升高的泌乳素水平会导致男女性患者不育。

　　如果泌乳素瘤很大，它会压迫恰好位于垂体上方的

脑神经，使患者出现头痛或特定的视野缺损。

诊断

　　妇女出现月经稀少或闭经或是在非正常时间有乳汁分泌，通常应考虑乳溢症。男性如有性欲减退和血液睾酮水平低下，又有溢乳表现者应怀疑乳溢症。确诊依靠发现血中泌乳素水平升高。CT 或 MRI 检查用于寻找泌乳素瘤。如没有发现肿瘤，也没有其他引起高泌乳素水平的原因（如药物），最大可能的病因，尤其对于女性患者，仍然是垂体肿瘤，只不过是因为肿瘤太小不能被扫描检查发现而已。

　　如果影像学检查发现泌乳素瘤较大，眼科专家需要对患者进行视野检测以明确肿瘤对视力的影响。

 你知道吗……
乳溢症在男性和女性中均会发病。

治疗

　　药物治疗能刺激多巴胺的生成，后者是大脑中一种能阻断泌乳素合成的化学物质。治疗药物包括溴隐亭和卡麦角林。这些药物为口服药，必须持续用药才有效，它们不能治愈肿瘤。在大多数患者中，这些药物可降低泌乳素水平，使女性月经周期恢复，停止溢乳，增加女性雌激素水平和男性睾酮水平。这些患者常能恢复生育能力。药物常能缩小肿瘤和改善视力问题。外科手术对治疗小泌乳素瘤也有效，但通常不是首选，这是因为药物治疗不仅安全有效而且容易实施。

　　当病人的泌乳素水平不是很高，而且 CT 或 MRI 检查显示只有一个很小的泌乳素瘤或完全没有肿瘤时，医师可能不建议治疗。这对于没有因高泌乳素水平而导致不孕，具有正常月经且没有受溢乳困扰的妇女，以及睾酮水平不低的男性，可能是适当的选择。低雌激素水平通常伴有闭经和骨质疏松的风险增加，睾酮水平低下也增加了男性患骨质疏松的风险。

　　为了克服泌乳素瘤导致低雌激素水平的影响，雌激素或含有雌激素的避孕药可以用于治疗小泌乳素瘤且无怀孕意愿的女性患者。尽管没有证据显示雌激素治疗会刺激小泌乳素瘤增大，但大多数专家仍推荐至少两年内每年进行一次 CT 或 MRI 检查以确定肿瘤没有实质性的长大。

　　对于较大的泌乳素瘤，医师通常采用刺激多巴胺的药物（多巴胺激动剂—如溴隐亭或卡麦角林）或手术治疗。如果药物能够降低泌乳素水平而且使症状消失，那么不需要进行外科手术。这些治疗药物通常是安全的，但是近年来有报道提示当这些药物大剂量的用于治疗帕金森氏病时（剂量远大于治疗高泌乳素），可能导致心脏瓣膜纤维化和渗漏。如必须进行手术治疗，多巴胺激动剂可在手术前使用，帮助缩小肿瘤。术后也需要使用此类药物，这是因为大的分泌泌乳素的肿瘤不可能通过手术完全治愈。有时候一些小的泌乳素瘤在患者怀孕后会

缩小,以至于停用多巴胺激动剂以后泌乳素水平亦不会再次升高。

其他垂体肿瘤一样,如果泌乳素瘤对药物或手术治疗无效,有时需要采用放射治疗。

空泡蝶鞍综合征

空泡蝶鞍综合征以蝶鞍(位于大脑底部的骨性结构,容纳垂体)扩大为特征,而垂体大小保持正常或缩小。

正常情况下分隔脑脊液和蝶鞍的组织屏障在空泡蝶鞍综合征患者中出现缺陷,结果导致脑脊液对垂体和蝶鞍壁的压力增加。由此蝶鞍可能扩大,而垂体可能萎缩。

空泡蝶鞍综合征最常见于超重和患高血压的中年妇女。较少情况下发生在垂体手术、放疗、或垂体肿瘤梗死(坏死)后。

空泡蝶鞍综合征可以完全没有症状,也极少出现严重的症状。大约半数患者有头痛,一些患者有高血压。少数患者出现脑脊液鼻漏或视力障碍。

空泡蝶鞍综合征通过 CT 或 MRI 检查确诊。垂体功能检查以排除有无激素分泌不足或过多,但结果几乎总是正常的。

只有在垂体激素分泌过多或过少的情况下才需要进行治疗。

第 147 节

甲状腺疾病

甲状腺是一个小腺体,宽约 5cm,位于颈部喉结正下方,由皮肤覆盖。腺体分成两半(叶)由中间部位(称为峡部)连接起来,看起来就像一个领结。正常情况下,甲状腺无法看到,也几乎触摸不到,但如果甲状腺增大(甲状腺肿),医师很容易就能触摸到它。喉结下方或两侧可以出现一个明显凸出的包块。

甲状腺分泌甲状腺激素。甲状腺激素调控着机体化学反应进行的速度(代谢率)。甲状腺激素以两种方式影响代谢率:刺激几乎所有的机体组织合成蛋白和增加细胞耗氧量。甲状腺激素影响许多重要的机体功能:心率、呼吸频率、热卡燃烧的速率、皮肤保养、生长、产热、生育和消化。

甲状腺激素有两种类型:T_4(甲状腺素)和 T_3(三碘甲状腺素)。T_4 作为甲状腺分泌的主要激素,只有轻微的提高机体代谢速率的作用。T_4 在肝脏和其他组织中转化为更有活性的 T_3。许多因素调控 T_4 向 T_3 转化,其中包括机体随时的需要和是否存在其他的疾病。大部分在血液循环中的 T_4 和 T_3 是和甲状腺结合球蛋白结合在一起。只有少量的 T_4 和 T_3 以游离的形式存在于血液中,这些游离的 T_4 和 T_3 是有活性的。当游离的激素被机体利用以后,一部分结合形式的激素会与结合球蛋白分离。

甲状腺需要食物和水中的碘元素来合成甲状腺激素。甲状腺摄取和加工处理碘以合成甲状腺激素。随着甲状腺激素被利用,激素中少量的碘被释放出来,回到甲状腺,再循环合成甲状腺激素。奇妙的是,如果经血液循环运送到甲状腺的碘较多,致使甲状腺暴露于高浓度碘时,其释放的甲状腺激素会有轻度减少。

机体调节甲状腺激素水平的机制复杂。首先,位于大脑垂体上方的下丘脑分泌促甲状腺素释放激素以刺激垂体合成促甲状腺素(TSH)。就如其名字所示,TSH 刺激甲状腺合成甲状腺激素。垂体减慢或加速释放 TSH 取决于血液循环中甲状腺激素水平过高还是过低。

甲状腺也产生降钙素,它可以通过帮助骨钙沉积来增加骨强度。

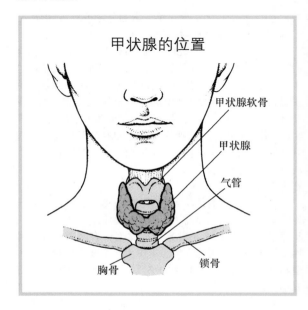

甲状腺的位置

甲状腺软骨

甲状腺

气管

胸骨

锁骨

聚焦老龄化

增龄本身对于甲状腺和甲状腺激素的影响极为有限。随着年龄变老，甲状腺缩小，在颈部的位置降低。T_3 水平可能轻微下降，但是重要生理功能的速度的变化极小。但是甲状腺疾病的发病率随着年龄的增加而增加。影响甲状腺功能的疾病，特别是甲状腺功能亢进和甲状腺功能减退，在老年人中可能因假象而被误诊。此类疾病相关的症状容易与其他状况混淆甚至于被认为是老龄化表现。甲状腺功能的减退或亢进会极大地破坏老人的感觉和损害他们的日常生活能力。因此这类假象需要被认清，从而使老年患者得到有效治疗。

对老年人进行甲状腺功能亢进和甲状腺功能减退的筛查是十分有益的。许多专家建议对于大于 65 岁的老人每年进行血液中 TSH 水平的检测。

诊断试验

医师们常通过测定血液中 TSH、T_4 和 T_3 水平来评估甲状腺功能。

通常 TSH 是评价甲状腺功能的最好指标。因为此激素刺激甲状腺，当甲状腺功能低下时血液中 TSH 水平升高（需要更多的刺激），而当甲状腺功能亢进时 TSH 水平降低（需要更少的刺激）。然而，在少见的垂体功能异常的病例中，TSH 水平无法准确的反映甲状腺功能。

当医师测定血液中甲状腺激素 T_4 和 T_3 水平时，他们通常测定游离和结合两种形式（总 T_4 和总 T_3）。如果甲状腺结合球蛋白异常，总甲状腺激素水平会被错误理解，因此医师有时需要测定血液中游离形式的激素。在肾脏疾病患者、一些导致肝脏蛋白合成障碍的疾病或者服用促蛋白合成类固醇的患者中甲状腺结合球蛋白会降低。而在怀孕妇女、口服避孕药或服用其他形式的雌激素，以及早期肝炎的患者其甲状腺结合球蛋白水平可升高。

如果医师触摸到甲状腺有一个或多个结节，可能需要进行扫描检查。超声扫描使用声波测定甲状腺大小，确定结节是实性或充满液体（囊性）。另外一种甲状腺扫描是通过静脉注射小剂量放射性碘或锝，放射性物质在甲状腺浓聚后，通过可以显示甲状腺图像的仪器（γ 相机）发现甲状腺形态异常。甲状腺扫描也能帮助确定甲状腺某个特定区域与其余腺体相比较其功能是正常、亢进或低下。

当极少数患者无法明确病变源于甲状腺还是垂体时，就必须采用其他的检查。

如果怀疑甲状腺癌，医师会行进细针穿刺取得甲状腺组织进行研究（活检）。如怀疑为甲状腺髓样癌，则要测定降钙素水平，因为这些肿瘤会分泌降钙素。

正常甲状腺病态综合征

正常甲状腺病态综合征中，在甲状腺功能正常情况下甲状腺激素检查结果出现异常。

正常甲状腺病态综合征常发生于患有甲状腺以外的严重疾病的病人。当病人在患病或营养不良，或进行手术时，甲状腺素 T_4 就不能正常转变为具有活性的 T_3，导致大量的反 T_3，一种无活性的甲状腺激素堆积。尽管有这种转化异常，甲状腺继续工作并正常地控制机体的代谢速率。由于甲状腺本身没有问题，因而不需要治疗。在基础疾病被治愈后，实验室检查会显示正常结果。

甲状腺功能亢进

甲状腺功能亢进是指甲状腺功能增强导致血中甲状腺激素水平升高，机体重要功能活动速度加快。

- 格雷夫斯病（Graves' disease）是最常见的导致甲状腺功能亢进的原因。
- 心率和血压可能升高，可能发生心律失常，患者可能出现多汗、紧张和焦虑、失眠和体重下降。
- 血液检查可以明确诊断。
- 通常丙基硫氧嘧啶或甲硫咪唑可以治疗甲状腺功能亢进。

甲状腺功能亢进约影响 1% 的美国人口，可发生于任何年龄，但更常见于绝经期女性和产后妇女。

病因

甲状腺功能亢进有多种病因，包括格雷夫斯病（Graves' disease）、甲状腺炎、毒性物质或放射暴露导致的炎症、毒性甲状腺结节和垂体功能亢进导致甲状腺过度刺激。

格雷夫斯病是甲状腺功能亢进最常见原因，它是一种由血中异常蛋白（抗体）刺激甲状腺，导致过度合成和分泌甲状腺激素进入血液的自身免疫性疾病。这种引起甲状腺功能亢进的疾病常有遗传性，对于女性患者尤其如此，而且常导致弥漫性甲状腺肿大。

甲状腺炎是甲状腺的炎症。无论亚急性甲状腺炎、沉默性淋巴细胞性甲状腺炎，还是较少见的桥本氏甲状腺炎，随着贮存的激素从炎症的甲状腺腺体中释放，出现甲状腺功能亢进。由于贮存的甲状腺激素被代谢排出，通常随后出现甲状腺功能减退。最终，甲状腺可回到正常功能状态。

毒性物质或放射暴露所致炎症与三种主要类型的甲状腺炎相似，也可能引起甲状腺功能亢进。

毒性（高功能）甲状腺结节（腺瘤）是甲状腺内局部组织异常增生。这种异常组织即使没有来自促甲状腺激素的刺激也能合成甲状腺激素。因此毒性结节就避开了甲状腺的正常调控机制，从而合成大量甲状腺激素。而甲状腺有多个结节的毒性多结节性甲状腺肿（Plumer's disease），在青少年和青壮年中并不常见，而随着年龄增加变得更为常见。

药物和碘可导致甲状腺功能亢进。此类药物包括胺碘酮、干扰素-α 和十分罕见的锂。服用祛痰剂时可能会有过量的碘，或者用于放射检查的含碘造影剂也可能导致甲状腺功能亢进。

垂体功能亢进生成过多的促甲状腺素（TSH）可导致甲状腺激素产生过多。但这是引起甲状腺功能亢进的极为罕见原因。

临床表现

大多数甲状腺功能亢进患者有甲状腺增大（甲状腺肿）。可能是整个腺体都增大，或在某些区域可能出现结节。甲状腺可能质地柔软而疼痛。

不论病因如何，甲状腺功能亢进的症状反映了机体功能的加速：心率增快、血压升高、心律失常、多汗、手抖、紧张和焦虑、入睡困难（失眠）、体重减轻而食欲增加、疲乏虚弱而活动量增加、大便次数增加、偶有腹泻。老年甲状腺功能亢进患者可能不出现上述典型的症状，但有时会出现称为淡漠型或隐蔽型的甲状腺功能亢进。在这种情况下，病人变得虚弱、嗜睡、糊涂、沉默寡言和抑郁。甲状腺功能亢进可引起眼部病变，看起来患者像是在凝视。

如果甲状腺功能亢进的病因是格雷夫斯病，还会出现眼征，包括眼周浮肿、易流泪、激惹和对光敏感。另外有两种特征性症状：眼球突出（凸眼）和双影（复视）。眼球向外突出是由于眼球后眼眶的炎症所致。由于与眼球运动有关的肌肉发生炎症而功能受损，从而眼球活动不协调或者眼球无法正常活动或活动困难，最终导致复视。眼睑可能无法完全闭合，使眼球暴露于外界灰尘和干燥空气从而引起损伤。这些眼部改变可以先于其他甲状腺功能亢进的症状出现，提供格雷夫斯病的早期线索，但更常见的是发生于其他甲状腺功能亢进的症状出现以后。有时甚至在甲状腺激素分泌过多的情况得到治疗和控制后，眼征才出现或加重。

当格雷夫斯病影响到眼睛的同时也会导致皮肤增厚，呈橘皮样改变。发生病变的皮肤可出现痛、痒、发红和用手指按压有坚硬质感。像眼后的沉积物一样，皮肤问题可以出现在其他甲状腺功能亢进的症状之前或之后。

诊断

医师通常根据症状怀疑甲状腺功能亢进。确诊依靠血液检查。通常，首先进行 TSH 检测。如果有甲状腺功能亢进，TSH 水平应低于正常。可是在少见的垂体功能亢进的病例中，TSH 水平可正常或升高。如果血清 TSH 水平降低，医师就要检查血液中甲状腺激素水平。如果怀疑格雷夫斯病，可检查血液标本中是否有抗甲状腺抗体，当然也可以检测更特异性的抗体，但临床上很少使用。

如果怀疑甲状腺功能亢进是由毒性甲状腺结节引起，甲状腺扫描将可显示是否存在高功能性的结节，也就是说它是否产生过多的甲状腺激素。扫描还可以帮助医师诊断格雷夫斯病，因为该病患者的甲状腺扫描可显示整个腺体功能过高，而不仅仅局限于某一个区域。而甲状腺炎的扫描则显示为低功能状态。

聚焦老龄化

甲状腺功能亢进在老年人和年轻人中的发病率相似，均约为 1%，但是由于其在老年人中容易同时出现其他问题而显得更为严重。

老年人的甲状腺功能亢进多由格雷夫斯病所致。在绝大多数的情况下，许多甲状腺小肿块逐渐增大而导致甲状腺功能亢进（毒性甲状腺结节）。同时一些药物也可导致甲状腺功能亢进。最常见的是胺碘酮，一种用于治疗心脏疾病的药物，但可能刺激或损伤甲状腺的药物。

甲状腺功能亢进可因为其他状况而出现不典型的症状。在老年和年轻患者中的症状往往截然不同。对于老年患者，最为常见的症状是体重减轻和疲乏。心率可正常或增快，通常无凸眼。老年患者更易出现心律失常（例如房颤），其他心脏问题（例如心绞痛和心力衰竭）和便秘。老年患者偶尔会出现多汗、紧张和焦虑、手抖、肠蠕动增加或腹泻。

治疗与预后

甲状腺功能亢进的治疗取决于病因。大部分病例，引起甲状腺功能亢进的疾病都可能治愈，或者症状消失或明显减轻。但如果不治疗，甲状腺功能亢进会加重心脏和其他许多器官的负担。

β 受体阻滞剂，例如普奈洛尔，有助于控制许多甲状腺功能亢进的症状。这类药物能减慢心率、减轻房颤、控制焦虑。β 受体阻滞剂尤其适用于那些甲状腺功能亢进的症状危险、严重、处理棘手，且其他治疗方法效果差的病人。但 β 受体阻滞剂无法降低过量的甲状腺激素分泌，因此必须加用其他使甲状腺激素的分泌降到正常水平的药物。

丙基硫氧嘧啶和甲硫咪唑是治疗甲状腺功能亢进的最常用药物，通过降低甲状腺激素合成而发挥疗效。两种药物都是口服给药，起始剂量大，随后根据血液检查结果进行剂量调整。这些药物通常能在 6 到 12 周内控制甲状腺功能。大剂量的药物起效更快，但增加了发生不良反应的危险。怀孕妇女服用丙基硫氧嘧啶或甲硫咪唑应密切监护，因为这些药物能过胎盘，引起胎儿甲状腺肿或甲状腺功能减退。卡比马唑，一种在欧洲广泛使用的药物，能在体内转变为甲硫咪唑。

口服碘剂有时用来治疗甲状腺功能亢进。它仅应用于那些必须迅速治疗的患者。碘剂也用于控制甲状腺功能亢进症状使患者能够进行甲状腺切除手术，但碘剂不能长期使用。

> **？你知道吗……**
> 接受放射性碘治疗后的患者在 2 到 4 天内不能接近婴幼儿。

放射性碘可以通过口服给药以破坏部分甲状腺。这种治疗对整个机体来说只有极少量的放射活性，但由于甲状腺能摄取和浓聚碘，在甲状腺局部则有较大的放射活性。很少有患者需要住院治疗。放射性碘治疗后的 2～4 天内，病人应远离婴幼儿。在工作场所不必有特殊防护措施。和伴侣睡在一起时也不需要防护措施。放射性碘治疗后 6 个月内应避免怀孕。接受放射性碘治疗的患者在机场或在其他地方进行放射性检查时可能呈现阳性，因此在使用公共交通工具时请携带医师的治疗证明。

一些医师尝试调整放射性碘的剂量，使这一剂量恰好破坏过度活跃的甲状腺，但不过多的降低甲状腺功能，使甲状腺激素合成恢复正常。而另外一些医师则主张使用大剂量放射性碘完全破坏甲状腺。大多数时候，采用此治疗手段的患者必须终生接受甲状腺激素替代治疗。有关放射性碘可致癌变的观点虽然被提出但尚未得到证实。因为放射性碘能穿透胎盘并能进入乳汁，而且可能损伤胎儿或哺乳期婴儿的甲状腺，因此不能用于孕期或哺乳期妇女。

手术切除甲状腺，称为甲状腺切除术，是年轻的甲状腺功能亢进患者的治疗选择。手术同样适用于巨大甲状腺肿、或对抗甲状腺功能亢进药物过敏或有严重不良反应的患者。在选择手术治疗的患者中，约 90% 可永久性治愈。术后常发生甲状腺功能减退，术后病人不得不终身服用甲状腺激素替代治疗。手术的少见并发症包括有声带麻痹和甲状旁腺（位于甲状腺背后的小腺体，调控血钙水平）损伤。

甲状腺危象

甲状腺危象是一种危及生命的急症，是甲状腺突发极度功能亢进。所有机体功能加速到了极危险的高水平。严重的心脏劳损会导致致命的心律失常、心率极度过速和休克。甲状腺危象还可导致发热、极度虚弱、坐立不安、情绪波动、意识模糊、神志改变（甚至昏迷）和肝脏增大伴轻度黄疸（皮肤和巩膜黄染）

甲状腺危象通常是在甲状腺功能亢进未治疗或治疗不当的情况下，由感染、外伤、手术、未控制的糖尿病、妊娠或分娩或其他压力、或者抗甲状腺药物治疗中断而诱发。在儿童中极为少见。

℞ 治疗甲状腺功能亢进的药物

药物	部分副反应	注释
硫酰胺类		
卡比马唑 甲硫咪唑 丙基硫氧嘧啶	过敏反应（通常为皮疹）、恶心、味觉丧失、白细胞减少引起感染（少见）、肝功能损害、关节疼痛	减少甲状腺激素的合成
非干扰代谢药物		
碘	皮疹	减少甲状腺激素合成与释放
放射性核素		
放射性碘	甲状腺机能减退症	破坏甲状腺组织
β受体阻滞剂		
阿替洛尔 美托洛尔 普萘洛尔	有呼吸道疾病的人可引起喘息；外周血管病恶化；抑郁；可能降低血压（低血压）	阻断过多甲状腺激素对其他器官的许多刺激作用

格雷夫斯病患者还需要针对眼征和皮肤症状进行治疗。抬高床头、滴眼药水、睡觉时用胶带封闭眼睑、以及偶尔服用利尿剂（促进体液排出的药物）可能有助于改善眼征。棱镜可帮助矫正复视。如果眼部病变严重，最后可能需要口服糖皮质激素、X 线照射眼眶或眼科手术治疗。糖皮质激素乳霜或软膏能帮助缓解病变皮肤痛痒和变硬症状。如果不治疗，这些症状常常在数月或数年后消失。

甲状腺功能减退

甲状腺功能减退是甲状腺功能不足导致甲状腺激素合成不足，机体重要功能活动减慢。
- 面部表情呆滞、声音沙哑、语速慢、眼睑下垂、眼睛和面部浮肿。
- 通常只需要一个血液学检查即可确诊。
- 甲状腺功能减退患者需终身服用甲状腺激素替代治疗。

甲状腺功能减退是一种常见疾病，尤其是在老年人，特别是妇女中最多见，大约占老年妇女的 10%。任何年龄均可发病。非常严重的甲状腺功能减退被称为黏液性水肿。

病因

甲状腺功能减退有多种病因。原发性甲状腺功能减退是由甲状腺自身病变所致，最常见的病因是桥本氏甲状腺炎。随着甲状腺逐渐被破坏，甲状腺功能出现减退。

亚急性甲状腺炎和亚急性无痛性甲状腺炎都能引起一过性的甲状腺功能减退，这是因为甲状腺并未被破坏。

用放射性碘或药物影响人体制造甲状腺激素的能力或手术切除治疗甲状腺功能亢进和甲状腺癌，均可引起甲状腺激素合成不足，结果导致甲状腺功能减退。

饮食中慢性的碘缺乏是许多发展中国家引起甲状腺功能减退最常见的原因，然而在美国却极为少见，这是因为美国在食盐中添加了碘，同时碘还用于消毒奶牛的乳房，这使得奶制品中也含有碘。其他导致甲状腺功能减退的比较少见的原因包括某些遗传性疾病，这些病人的甲状腺细胞中酶出现异常，抑制甲状腺合成或分泌足够的甲状腺激素。

继发性甲状腺功能减退，与原发性甲状腺功能减退相比显得极为少见。主要病因是垂体不能分泌足够的促甲状腺素（TSH），而 TSH 是刺激甲状腺分泌甲状腺激素所必需的。

聚焦老龄化

超过 10% 的老年人有一定程度的甲状腺功能减退症。妇女患病率是男性的两倍。典型的症状，如体重增加，肌肉痉挛，刺痛和无法忍受寒冷在老年人中并不常见。即使这些症状出现在老年人身上，也不太明显。老年人可能还有不典型的症状。例如，他们可能会体重下降，变得混乱，食欲下降，关节僵硬，关节和肌肉疼痛，乏力，总有摔倒的倾向。

因为老年人症状可能是多种多样，往往微妙而模糊，并且在大多数没有甲状腺功能减退症的老年人中也常见，所以医生可能没有认识到这些症状是由于甲状腺功能减退症所造成的。测定血液中促甲状腺激素水平测量的筛选试验很重要，测试应该每年都在 65 岁以上的人中进行。

临床表现

甲状腺激素不足导致机体功能活动减慢。症状隐匿而逐步发展，在老年患者中尤其容易被误诊为抑郁。症状包括面部表情呆滞、声音嘶哑、语速变慢、眼睑下垂、眼睑和面部浮肿。许多甲状腺功能减退患者还有体重增加、便秘、畏寒、毛发稀疏、粗糙和干枯，皮肤粗糙、干燥、脱屑和增厚。一些患者可出现腕管综合征，手部刺痛或疼痛。脉搏变慢，手掌和足底呈轻微橘黄色（胡萝卜素血症）。眉毛的外侧部分缓慢脱落。一些患者，特别是老年患者可出现糊涂、健忘或精神错乱，很容易被误诊为阿尔茨海默病或其他形式的痴呆症。

如果不治疗，甲状腺功能减退最终可引起贫血、体温过低和心力衰竭。可进一步发展为精神错乱、木僵或昏迷（黏液性昏迷），后者是一种威胁生命的并发症，表现为呼吸缓慢、癫痫发作和脑血流减少等。甲状腺功能减退患者遭遇生理应激，如暴露于寒冷、感染、创伤、手术和使用抑制脑功能的镇静剂时，可诱发黏液性昏迷。

诊断

通常经血液检查测定促甲状腺素（TSH）水平就可以诊断甲状腺功能减退。许多专家建议年龄超过 55 岁的人每两年检测一次促甲状腺素。因为甲状腺功能减退在老年人中十分常见，且病情较轻时，医师很难把它与在这个年龄段出现的其他疾病鉴别开来。

其他少数甲状腺功能减退是由促甲状腺素分泌不足引起，此时需要进行进一步血液检查，测定游离甲状腺素 T_4 的水平。游离 T_4 水平低则可明确甲状腺功能减退的诊断。

治疗

使用数种口服制剂中的一种进行甲状腺激素替代治

疗。优先选择的是合成甲状腺素 T_4。另一种制剂是干燥的(干的)甲状腺,它来源于动物的甲状腺。通常,干甲状腺不如合成的甲状腺素疗效理想,这是因为干甲状腺制剂中甲状腺激素的含量不稳定。在急症状态,如黏液性昏迷时,医师可静脉使用合成的 T_4、T_3(三碘甲状腺氨酸)或两药联用。

尽管有时需要使用大剂量甲状腺激素,但治疗还是以小剂量开始,这是因为剂量过大可能引起严重的不良反应。由于老年患者容易出现不良反应,因此起始剂量和剂量增加的速度要特别谨慎。剂量要逐渐增加,直到病人血液中促甲状腺素水平恢复正常。在怀孕期间,甲状腺激素剂量通常需要增加。

桥本氏甲状腺炎

桥本氏甲状腺炎(自身免疫性甲状腺炎)是甲状腺慢性、自身免疫性炎症。

- 桥本氏甲状腺炎是机体攻击甲状腺细胞所致——一种自身免疫反应
- 通常患者感觉疲劳和畏寒
- 诊断依靠体格检查和血液学检查
- 许多患者最终发展成为甲状腺功能减退,需要终身服用甲状腺激素进行替代治疗

桥本氏甲状腺炎是最常见的一类甲状腺炎,也是甲状腺功能减退最常见的病因。原因尚不明确的机体自身免疫反应,甲状腺被白细胞入侵,产生攻击甲状腺的抗体。大约50%的桥本氏甲状腺炎患者在起病初期表现为甲状腺功能低下,其余的大部分患者则在起病时功能正常(尽管有一小部分患者以功能亢进为最初表现)但最终均发展成为功能减退。

一些桥本氏甲状腺炎患者同时伴有其他内分泌疾病,如糖尿病、肾上腺功能减退、甲状旁腺功能减退,还可伴有其他自身免疫性疾病,如恶性贫血、类风湿性关节炎、斯耶格伦综合征或系统性红斑狼疮。

桥本氏甲状腺炎最常见于女性,特别是老年女性,且有家族遗传趋势。这种情况更常发生于有某种染色体异常的患者,包括唐氏综合征、特纳综合征和克莱恩费尔特综合征。

临床表现

桥本氏甲状腺炎起病常为无痛、质硬、增大的甲状腺或颈部的胀满感。甲状腺腺体通常质地如橡胶,有时感到高低不平。如有甲状腺功能减退,患者表现为疲劳、畏寒和其他甲减的症状。而少数最初表现为甲状腺功能亢进(甲状腺毒症)的患者通常心悸、紧张和怕热。

诊断

通过检测血液中甲状腺激素 T_4、T_3 和 TSH 来判断甲状腺功能。但是诊断还要根据体格检查和血液学检查确定病人是否存在攻击甲状腺的抗甲状腺自身抗体,测定促甲状腺素(TSH)。

治疗

桥本氏甲状腺炎目前尚无特异性的治疗。

许多患者最终发展成为甲状腺功能减退后必须终生用甲状腺激素替代治疗。甲状腺激素有助于缩小增大的甲状腺腺体。桥本氏甲状腺炎患者应避免从自然界(如海带和海藻)摄取过多的碘(可能导致甲状腺功能减退)。

亚急性甲状腺炎

亚急性甲状腺炎(肉芽肿性甲状腺炎)可能是由病毒引起的甲状腺急性炎症。

亚急性甲状腺炎通常突然起病。发病后由于炎症引起甲状腺释放过多的甲状腺激素,导致甲状腺功能亢进,随后几乎总会出现一过性的甲状腺功能减退,最终甲状腺功能恢复正常。

亚急性甲状腺炎常在病毒感染后出现。起病时被许多病人称为"咽痛"的症状,而实际上被证明是颈部甲状腺疼痛。许多亚急性甲状腺炎患者感到极度疲乏、甲状腺进行性疼痛、常有低热(37~38℃)。疼痛可以从颈部的一侧转移到另一侧,延伸到下颌或耳部,当转动头部或吞咽时疼痛加重。亚急性甲状腺炎起病初期常被误诊为牙科疾病或咽部、耳部感染。

大部分亚急性甲状腺炎患者可以完全康复。通常这种甲状腺炎可在几个月内自行缓解,但有时复发,更少见的是由于甲状腺破坏过多而导致永久性甲状腺功能减退。

阿司匹林或其他非甾体类抗炎药(NSAID)能缓解疼痛和炎症。对于严重病患,医师推荐使用糖皮质激素如泼尼松,这种药物在6~8周内逐渐减量并停用。若糖皮质激素突然停药或过早停药,症状会有复发。当甲状腺功能亢进症状严重时,建议使用 β 受体阻滞剂。

无痛性淋巴细胞性甲状腺炎

无痛性淋巴细胞性甲状腺炎(产后甲状腺炎)是一种主要发生在产后的、可自愈的、无痛性甲状腺自身免疫性炎症。

无痛性淋巴细胞性甲状腺炎最常见于女性,特别是产后1~3个月的女性,可出现甲状腺无痛性增大。这种异常随其后的每一次怀孕而复发。

在几周到几个月的时间内,无痛性甲状腺炎患者可先后出现甲状腺功能亢进和甲状腺功能减退,最后甲状腺功能恢复正常。

甲状腺功能亢进时可能进行数周的治疗,通常用 β 受体阻滞剂如阿替洛尔治疗。在甲状腺功能减退期,患

者可能要口服甲状腺激素,但通常治疗不超过 12 个月。但约 10% 的无痛性甲状腺炎患者出现永久性甲状腺功能减退,需要终身服用甲状腺激素。

甲状腺癌

甲状腺癌的病因不明,但甲状腺对放射线非常敏感。甲状腺癌最常发生于幼年时曾因良性疾病做过头部、颈部或胸部放射治疗的患者(尽管对非恶性疾病已不再使用放射治疗)。

甲状腺结节:癌肿通常不是整个甲状腺增大,而是在甲状腺内出现结节。大多数甲状腺结节都不是癌(恶性)。如果一个结节发现以下情况则要考虑癌性病变可能:

- 是实性而不是囊性(囊肿)
- 不产生甲状腺激素
- 质地坚硬
- 生长迅速
- 发生在男性

颈部的无痛性包块通常是甲状腺癌的第一个表现。当医师发现甲状腺有一个结节时,他们要求进行几项检查。通常首先检测血液中 TSH, T_4 和 T_3 水平,有时还需要检测甲状腺自身抗体。如果上述检测提示甲状腺功能亢进,则需要进行甲状腺扫描来确定此结节是否产生甲状腺激素。产生甲状腺激素的结节(热结节)基本上都不是癌肿。如果上述检测未提示甲亢或桥本氏甲状腺炎,或不是"热结节"时,需要进行细针穿刺活检,即通过细针取出结节样本然后进行显微镜检查。这个过程几乎是无痛的,可在医师办公室进行,可以进行局部麻醉或超声引导。超声检查可帮助明确结节大小,实质性还是囊性病变、有无其他结节同时存在。

甲状腺癌的分类

乳头状癌:乳头状癌是最常见的类型,占所有甲状腺癌的 70% ~ 80%。女性发生乳头状癌的人数大约是男性的 2 ~ 3 倍。乳头状癌更常见于年轻人,但在老年人生长和转移更快。通常在婴儿或儿童时期因非恶性疾病接受颈部放疗或在成年后因其他肿瘤进行过颈部放疗的人发生乳头状癌的风险更大。

乳头状癌在甲状腺内生长,但有时也转移到邻近的淋巴结。如果不治疗,乳头状癌可转移到更远的地方。

乳头状癌几乎都可以治愈。结节小于 1cm 的癌,可以手术切除结节和周围的甲状腺组织,但有些专家则推荐完全切除整个甲状腺。对较大的结节,可作甲状腺大部或全部切除。放射性碘治疗常用于破坏残留的甲状腺组织或肿瘤。大量的甲状腺激素用于抑制残留甲状腺组织的生长。

滤泡状癌:占所有甲状腺癌的 15%,在老年人中更常见。滤泡状癌在女性中的发病率高于男性。

滤泡状癌较乳头状癌更具侵蚀性,易于通过血液转移,向全身多处播散癌细胞。

滤泡状癌的治疗,需要手术切除尽可能多的甲状腺组织,用放射性碘破坏残留的甲状腺组织和转移灶。滤泡状癌通常是可治愈的,但其治愈率不如乳头状癌高。

未分化癌:占甲状腺癌的比例不到 5%,它更常见于老年女性。这种肿瘤生长迅速,在颈部形成巨大包块。它也易于全身转移。

即使治疗,约 80% 的未分化癌患者也会在 1 年内死亡。但术前及术后的化疗和放疗可使某些病人痊愈。放射性碘治疗无效。

髓样癌:非常少见的发生于甲状腺的肿瘤,其细胞类型与产生甲状腺激素的细胞不同。这种肿瘤来源于常规分散在甲状腺内的分泌降钙素的 C 细胞。髓样癌产生过多的降钙素。由于髓样癌也产生其他激素,可出现不同寻常的症状。

髓样癌易于通过淋巴管转移到淋巴结,通过血液转移至肝、肺和骨骼。髓样癌同时伴发其他内分泌肿瘤,称为多发性内分泌腺瘤综合征(MEN)。

治疗方法是手术切除甲状腺。如果确定肿瘤已转移到淋巴结还须行其他手术。2/3 以上的髓样癌是多发性内分泌腺瘤综合征的一部分,能够治愈。

但当甲状腺髓样癌单独存在时,病人的存活率就没那么高了。

第 148 节

肾上腺疾病

人体有两个肾上腺,分别位于两肾的上端。肾上腺的近中心部分(髓质)分泌激素来调节血压、心率、汗液分泌和通过交感神经系统调节的其他活动,如肾上腺素。远离中心的部分(皮质)则分泌不同的激素,包括皮质类固醇(皮质酮样激素,如皮质醇)和盐皮质激素(特别是醛固酮,它调节血压和体内钠和钾的水平)。肾上腺还可刺激雄性激素(睾酮和类似激素)的产生。

　　肾上腺部分受大脑的调控。下丘脑,大脑中参与激素调控的一个小区域,产生促肾上腺皮质激素释放激素和抗利尿激素。这两种激素作用于垂体使其分泌促皮质激素(促肾上腺皮质激素或 ACTH),刺激肾上腺分泌皮质类固醇。肾素-血管紧张素-醛固酮系统主要通过肾脏调节使肾上腺分泌醛固酮增加或减少。

　　人体根据需要调节皮质类固醇的水平。与一天中其他时间相比,其水平在清晨最高。当机体处于应激状态,如生病或其他情况下,皮质类固醇水平会显著升高。

艾 迪 生 病

　　对艾迪生病而言,由于肾上腺功能低下,导致肾上腺激素分泌不足。
- 艾迪生病可能由自身免疫反应、肿瘤、感染或其他疾病所致
- 艾迪生病患者感到虚弱、疲乏、由卧位或坐位站起时头晕、皮肤深色斑点
- 检测血液中钠和钾的水平,检测皮质醇和促肾上腺皮质激素水平明确诊断
- 患者需要补充皮质类固醇和液体

　　艾迪生病可在任何年龄发病,且男女比例相当。70% 的艾迪生病患者确切病因不明,但可能与自身免疫反应影响到肾上腺、机体免疫系统攻击和破坏了肾上腺皮质有关。在余下的 30% 患者中,可能是肾上腺受到癌症、感染(如结核)或其他类似的疾病损害。在婴儿和儿童中,艾迪生病可能由肾上腺基因异常导致。

　　继发性肾上腺功能低下类似于艾迪生病。在本病中,肾上腺功能不足是由于垂体对其刺激不足,而不是由于肾上腺被破坏或肾上腺直接衰竭所致。

　　当肾上腺功能低下时,所有的肾上腺激素产生就会减少。因此,艾迪生病可以影响机体水、钠和钾的平衡,以及机体控制血压和对应激反应的能力。此外,雄性激素如脱氢表雄酮(DHEA)的减少,会导致女性体毛脱落。在男性中,睾丸产生的雄性激素可以弥补这个缺陷。DHEA 还具有其他与雄性激素无关的作用。

　　当肾上腺受到感染或癌症破坏,肾上腺髓质这一产生肾上腺素的来源就会丧失,但这不会引起任何症状。

　　醛固酮不足会导致机体排出大量的钠并保留钾,产生高钾低钠血症。肾脏不能浓缩尿液,因此艾迪生病患者如果大量饮水或丢失较多钠离子,就会出现血钠水平降低。不能浓缩尿液最终导致患者小便过多和脱水。严重脱水和血钠水平降低使血容量减少,严重者可能导致休克。

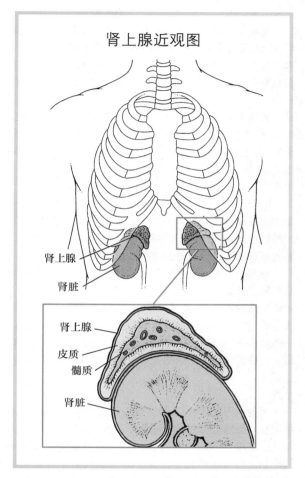

肾上腺近观图

肾上腺
肾脏

肾上腺
皮质
髓质
肾脏

　　皮质类固醇不足导致机体对胰岛素异常敏感,以致可能使血糖水平低至危险水平(低血糖)。这种不足还可阻碍机体将蛋白质转化为碳水化合物、降低抵御感染和控制炎症的能力,出现肌肉无力,甚至影响到心肌导致血液泵出不足。此外,血压可能降至危险水平。

　　艾迪生病患者在应激状态下无法产生额外的皮质类固醇。因此,当他们生病、极度疲劳、严重外伤、外科手术或者可能在严重心理应激时候,很容易产生严重的症状和并发症。

　　患艾迪生病时,垂体会产生更多的促肾上腺皮质激素来刺激肾上腺。促肾上腺皮质激素也会刺激黑色素的生成,因此患者皮肤或口腔黏膜可以出现深色色素沉着。
临床表现

　　患艾迪生病不久,患者即感觉虚弱、乏力、从坐位或卧位站起时眩晕。这是一个逐渐发展的隐匿的过程。艾迪生病患者可出现皮肤黑色斑块,看起来像是被太阳晒黑的,但它常发生在太阳晒不到的地方。即使皮肤本来就黑的患者也可以出现明显色素沉着,虽然这个变化在他们身上难以察觉。黑色斑块可以出现在前额、面部、肩部;而蓝黑色斑块可以出现在乳头、嘴唇、口腔、直肠、阴

囊和阴道周围。

大多数患者会有体重减轻、脱水、食欲下降、肌肉酸痛、恶心、呕吐和腹泻。许多患者变得不能耐受寒冷。如果病情不严重,症状只会在应激的时候变得明显。尤其在儿童中会发生周期性低血糖,紧张和极度渴望咸的食物。

艾迪生病如果不治疗,就可能出现严重的腹痛、极度虚弱、严重低血压、肾衰竭,并可能发生休克(肾上腺危象)。肾上腺危象通常发生在机体遭受应激的时候,如意外、外伤、外科手术或严重感染。患者可能很快死亡。

诊断

由于该病的症状开始时较轻微且发展缓慢,缺乏简单的有决定意义的实验室检查方法进行疾病早期诊断,医师很难在疾病初期怀疑到艾迪生病。有时一个较大应激就可以诱发出现明显的症状,出现肾上腺危象。

血液检查可以发现低钠和高钾,还常常发现肾脏功能异常。怀疑此病时,医师会检测患者皮质醇和促肾上腺皮质激素水平,前者可能降低,而后者升高。但医师通常会通过测定患者注射促肾上腺皮质激素之前和之后的皮质醇水平,来确诊艾迪生病。如果皮质醇水平低,需要做进一步的试验来明确是艾迪生病还是继发性肾上腺功能低下。

治疗

无论病因是什么,艾迪生病都可能威胁到生命,必须使用皮质类固醇和静脉补液治疗。通常以口服氢化可的松或泼尼松(一种合成的皮质类固醇)开始治疗。但病情严重的患者可能首先需要静脉或肌肉给予可的松治疗,然后改为口服氢化可的松片。由于机体大多数皮质醇都在清晨产生,所以用于替代治疗的氢化可的松应该分开服用,而早上剂量最大。患者终生都需要每天服用氢化可的松。当出现应激状态,尤其是生病时,氢化可的松的剂量需要增加,如果患者有严重的腹泻或呕吐症状,还可能需要注射治疗。

大多数患者每天还需要服用氟氢可的松来帮助机体恢复正常的钾钠排泄。尽管有证据表明脱氢表雄酮替代治疗提高了患者的生活质量,但通常不需要补充睾酮。虽然艾迪生病需要终生服药,但其治疗前景是很好的。

库欣综合征

库欣综合征,皮质类固醇水平过高引起的疾病,通常是由肾上腺过度分泌所致。

■ 库欣综合征通常是由肾上腺肿瘤导致皮质类固醇过度分泌
■ 库欣综合征患者通常表现为躯干肥胖,面部又大又圆
■ 通过测定皮质醇水平发现库欣综合征

■ 通过手术和放疗去除肿瘤

肾上腺可能由于其本身病变或垂体刺激过度而产生过多的皮质类固醇。垂体病变,如肿瘤,可能会使垂体产生大量的促肾上腺皮质激素,这种激素调控肾上腺产生皮质类固醇。垂体以外的肿瘤,如小细胞肺癌,也能产生促肾上腺皮质激素(所谓的异位促肾上腺皮质激素综合征)。促肾上腺皮质激素还可由类癌瘤分泌,这种肿瘤几乎在全身各处均可发生。

> ### 皮质类固醇导致的肾上腺功能抑制
>
> 使用大剂量皮质类固醇如泼尼松的患者,其肾上腺功能可能会受到抑制。其原因在于大剂量的皮质类固醇阻碍了下丘脑和垂体产生刺激肾上腺的激素。如果这些患者突然停止服用皮质类固醇,机体不能迅速恢复肾上腺功能,就会出现暂时性肾上腺功能不足(类似于艾迪生病的状况)。一旦出现应激,机体不能刺激肾上腺产生所需的额外皮质类固醇。因此如果患者服用皮质类固醇时间超过 2~3 周,医师绝不能突然中断治疗。他们会在数周或数月内逐渐减少药物剂量。同样,服用皮质类固醇的患者在生病或其他严重应激的时候,应该增加用药剂量。在减量或停药数周内就生病或遭遇严重应激的患者,应恢复使用皮质类固醇。

有时肾上腺发生非癌性肿瘤(如腺瘤)导致肾上腺分泌过多的皮质类固醇。肾上腺腺瘤十分常见。约半数的人群在 70 岁时会有腺瘤,但仅有少数腺瘤分泌过量激素。肾上腺恶性肿瘤非常罕见。

库欣综合征还可能发生在那些患有严重疾病需要使用大剂量皮质类固醇治疗的患者。这些患者的症状与那些皮质类固醇产生过多的患者相同。甚至在因哮喘需要吸入皮质类固醇,或皮肤病局部使用皮质类固醇的过程中,偶尔也能出现这些症状。

临床表现

皮质类固醇可以改变机体脂肪的总量和分布。过多的脂肪会在躯干堆积,尤其是后背上方。库欣综合征患者的脸又大又圆(满月脸)。手臂和大腿与增粗的躯干不成比例,显得较细。肌肉体积缩小、肌无力。皮肤变薄、容易淤青,被碰伤或割伤后愈合缓慢。腹部会出现类似妊娠纹的紫纹。库欣综合征患者还容易疲劳。

长期高皮质类固醇水平会导致血压升高、骨质量下降(骨质疏松)和抵御感染的能力降低。患肾结石和糖尿病的危险性增加;精神异常,包括抑郁和幻觉等均可能出现。女性患者通常会出现月经周期紊乱。库欣综合征的儿童生长缓慢且身材矮小。一些患者的肾上腺还产生大量的雄性激素(睾酮和类似激素),使女性面部和躯体毛发增多以及秃顶。

什么是尼尔森综合征？

因库欣综合征而做了双侧肾上腺切除术的患者可能发生尼尔森综合征。在这些患者中可出现垂体肿瘤，产生大量促肾上腺皮质激素和其他刺激黑素细胞的激素，导致皮肤变黑。垂体肿瘤长大可压迫附近的脑组织，引起头痛和视野缺损。一些专家相信，通过对垂体放射治疗至少可以阻止部分患者的病情发展。如有必要，尼尔森综合征可以采用放射或手术切除垂体的方法来治疗。

诊断

当怀疑库欣综合征时，医师会检测血中皮质醇的水平，皮质醇是主要的皮质类固醇。正常情况下，一天中皮质醇水平在早晨最高，而在其他时间都较低。但库欣综合征患者的皮质醇水平全天都很高。

如果皮质醇水平高于正常，医师会建议做地塞米松抑制试验。地塞米松抑制垂体，进而抑制肾上腺分泌皮质醇。如果库欣综合征是由垂体过度刺激肾上腺所致，那么皮质醇水平会有一定程度的降低，虽然不如非库欣综合征下降得多。若库欣综合征是其他原因所致，皮质醇水平依旧会很高。高促肾上腺皮质激素水平进一步提示肾上腺受到过度刺激。

影像学检查有助于明确病因，包括垂体或肾上腺 CT 或 MRI 扫描，胸部 X 线或肺部 CT 检查。但是这些检查有时也无法发现肿瘤。

如果促肾上腺皮质激素分泌过多被确定为库欣综合征的病因，就应从岩下窦静脉采血来确定其来源。

治疗

治疗措施取决于病因是在肾上腺、垂体或其他部位。垂体瘤可以通过手术切除或放疗破坏来治疗。肾上腺肿瘤（通常是腺瘤）一般需要手术切除。如果这些治疗手段无效或没有发现肿瘤，就可能不得不切除双侧肾上腺。双侧肾上腺切除或部分肾上腺切除的患者必须终身服用皮质类固醇治疗。垂体和肾上腺以外分泌过多皮质类固醇的肿瘤通常也需要手术切除。某些药物，例如美替拉酮或酮康唑，能降低皮质醇水平，在等待彻底治疗期间（如手术等）可以使用。

男 性 化

男性化是指出现过度的男性特征，尤其是指女性，通常源于肾上腺产生过多的雄性激素（睾酮及类似激素）。

■ 男性化是由增大的肾上腺或肿瘤导致睾酮的过度分泌所致

■ 临床表现包括面部及躯体毛发增多、秃顶、痤疮、声音低沉、肌肉发达和性欲增强

■ 身体的变化让医师易于识别男性化，地塞米松抑制试验有助于明确病因

■ 尽管有些药物能降低激素的过度分泌，肾上腺肿瘤需要手术切除

男性化最常见的病因是产生雄性激素的那部分肾上腺皮质增大（肾上腺增生）。有时病因是肾上腺出现了可以产生激素的肿瘤（腺瘤或腺癌）。有时肾上腺外恶性肿瘤也能产生雄性激素从而出现男性化。使用大量雄性激素（合成类固醇）来增强肌力的运动员可能出现男性化症状。卵巢囊性增生也可以引起男性化，但通常症状比较轻微。有时肾上腺的某个酶（一种蛋白质）的异常也可以导致男性化。

临床表现与诊断

男性化的症状包括面部和躯体多毛（多毛症）、秃顶、痤疮、声音低沉、肌肉发达和性欲增强。在女性，还会出现子宫萎缩、阴蒂增大、乳房变小和闭经等。

综合躯体出现的各种变化，医师比较容易识别男性化。实验室检查可以确定血中雄激素水平。如果其水平很高，地塞米松抑制试验可以有助于判断病变是否来自肾上腺，是肾上腺腺瘤还是肾上腺增生。如果是肾上腺增生，地塞米松就可以抑制肾上腺产生雄激素。如果是肾上腺腺瘤或腺癌，地塞米松仅能部分或不能抑制雄激素的生成。医师可能会安排肾上腺 CT 或 MRI 扫描以观察肾上腺形态变化。

治疗

产生雄激素的肾上腺腺瘤和腺癌通常需要手术切除包含肿瘤的肾上腺组织。对于肾上腺增生，小剂量的皮质类固醇，如地塞米松，通常可以减少雄激素的产生。由多囊卵巢导致的轻度男性化可以不治疗，或使用降低游离睾酮水平的药物，如口服避孕药，或者给予阻断睾酮作用的药物。

醛固酮增多症

醛固酮增多症，增多的醛固酮可导致水潴留、血压升高、虚弱无力和极为少见的周期性瘫痪。

■ 醛固酮增多症是由肾上腺肿瘤引起或是对其他疾病的反应

■ 醛固酮水平增高可导致高血压和低血钾；低血钾又可导致虚弱无力、麻木感、肌肉痉挛和周期性一过性瘫痪

■ 医师测定血液中钠、钾和醛固酮水平

■ 有时手术切除肿瘤或者服用阻断醛固酮的药物

醛固酮是由肾上腺产生和分泌的激素，使肾脏排钠减少而排钾增加。醛固酮的产生部分受促肾上腺皮质激素（由垂体分泌）调节，部分受肾素-血管紧张素-醛固酮系统调节。肾素是一种由肾脏产生的酶，控制血管紧张

素的活性,后者刺激肾上腺产生醛固酮。

醛固酮增多症可能由肾上腺肿瘤(通常为非恶性的腺瘤)引起(称为康恩综合征),虽然有时病变累及双侧肾上腺且均功能亢进。有时醛固酮增多症是对某种疾病的反应,如血压很高(高血压)或一侧肾动脉狭窄。

<table>
<tr><td>食用真正的甘草</td></tr>
<tr><td>食用大量真正的甘草可出现所有的醛固酮增多症的临床表现。真正的甘草含有一种与醛固酮功能相似的化学物质,但是大部分出售的甘草糖果中含有极少或者根本不含真正的甘草。</td></tr>
</table>

临床表现与诊断

醛固酮水平增高可以使血钾水平降低。低血钾一般不会产生症状,但可以导致乏力、麻木感、肌肉痉挛和周期性一过性瘫痪。有些患者会非常口渴和尿频。

如果怀疑醛固酮增多症应该首先检测血钠和血钾水平,同时还应检测醛固酮水平。如果醛固酮水平增高,就可以使用安体舒通或依普利酮来阻断醛固酮的作用,从而观察血钠和血钾水平是否恢复正常。在康恩综合征中,血液中肾素的水平也非常低。

如果有大量的醛固酮产生,医师需要检查肾上腺寻找非恶性肿瘤(腺瘤)。CT 或 MRI 检查对此很有帮助,但有时必须从两个肾上腺部位采血检测以确定激素的来源。

治疗

如果发现肿瘤,通常可以手术切除。当腺瘤被切除以后,血压会降至正常,约 70% 的其他症状会同时消失。如果没有发现肿瘤且双侧肾上腺功能均亢进,部分切除肾上腺可能无法控制高血压,而全部切除肾上腺又会导致艾迪生病,以后需要终生治疗。由于安体舒通或依普利酮通常可以控制症状,控制高血压的药物也很容易得到,基本不需要同时切除双侧肾上腺。

嗜铬细胞瘤

嗜铬细胞瘤是指源于肾上腺嗜铬细胞的肿瘤,可以产生过多的儿茶酚胺。而儿茶酚胺是一种引起高血压和其他症状的强有力激素。

- 高血压是最重要的临床表现,同时还可能有心率快而重、多汗、站立时轻度头痛、呼吸急促、严重头痛和其他临床表现
- 测定血液中儿茶酚胺的水平并通过影像学检查发现肿瘤
- 通常最好的治疗方法是手术切除嗜铬细胞瘤

绝大部分嗜铬细胞瘤生长在肾上腺中,约 10% 为肾上腺外的嗜铬细胞瘤。肾上腺内的嗜铬细胞瘤中,仅 5% 为恶性的,而发生于肾上腺外的嗜铬细胞瘤恶性比例更低。嗜铬细胞瘤可以发生在任何年龄,男女均可发病,但最多见于 30 至 60 岁的人群。

一些嗜铬细胞瘤患者具有罕见的遗传背景,即多发内分泌肿瘤病,这些患者易于在甲状腺、甲状旁腺和肾上腺发生肿瘤。嗜铬细胞瘤还可以发生于患有希佩尔-林道病和神经纤维瘤病(冯雷克林豪森病)或其他遗传病的患者中。

临床表现

嗜铬细胞瘤通常很小。然而即使是一个很小的嗜铬细胞瘤也可以产生大量的强有力的儿茶酚胺。儿茶酚胺包括肾上腺素、去甲肾上腺素和多巴胺等激素,它可以使机体出现血压显著升高、心率增快和其他危及生命的症状。

嗜铬细胞瘤最突出的症状是高血压,可能是非常严重的高血压。其他症状还包括心率快而有力、大汗、站立时头昏眼花、呼吸加快、皮肤湿冷、剧烈头痛、胸痛和腹痛、恶心呕吐、视力障碍、手指麻木、便秘和一种奇怪的濒死感等。当这些症状突然而强烈地出现时,患者会感到极度恐慌。约有一半的患者症状反复发作,有时按压肿瘤、按摩、药物(尤其是麻醉药和 β 受体阻断剂)、精神创伤、以及在极为罕见的情况下简单的排尿动作等均可诱发。然而有许多患者出现这些症状只是焦虑状态的表现,而不是由于腺体功能异常导致。

诊断

医师一般不容易怀疑到嗜铬细胞瘤,因为几乎一半的患者除了持续性高血压以外就没有其他症状了。然而当年轻人出现血压升高,而且反复发作或伴随有嗜铬细胞瘤的其他症状时,医师可能会要求做某项实验室检查。例如检测血或尿中的儿茶酚胺或其代谢产物的水平。由于高血压和其他症状,医师在怀疑嗜铬细胞瘤之前可能使用 β 受体阻滞剂。β 受体阻滞剂会使嗜铬细胞瘤患者的高血压更为严重。这个反常的变化使嗜铬细胞瘤的诊断变得清楚。

如果儿茶酚胺的水平高于正常,CT 或 MRI 扫描可以有助于嗜铬细胞瘤的定位。注射易于在嗜铬细胞瘤内聚集的放射性化学物质的试验也对定位有帮助,因为随后的扫描就可以知道放射物质浓聚于何处。

治疗

通常切除嗜铬细胞瘤是最好的治疗方法。但手术经常会延期,因为高水平的儿茶酚胺在手术过程中是危险的,所以只有在经药物治疗肿瘤分泌儿茶酚胺得到控制以后手术才会进行。通常使用酚苄明以阻止激素分泌。一旦这一步完成,就可以安全的使用 β 受体阻滞剂进一步控制症状了。

如果嗜铬细胞瘤是恶性的并且已经发生了转移,使用环磷酰胺、长春新碱和达卡巴嗪进行化疗可以延缓肿瘤的生长。此外,针对肿瘤组织的放射性核素间碘苄胍治疗也很有效。能通过持续服用酚苄明或其类似药物以及 β 受体阻滞剂能有效地消除肿瘤分泌过多儿茶酚胺所引起的危险。

糖 尿 病

糖尿病是指由于机体不能产生所需的足够量的胰岛素,导致血糖(葡萄糖)水平异常升高的一种疾病。
- 多尿和烦渴,未减肥而体重下降
- 糖尿病损伤神经并导致感觉异常
- 糖尿病损伤血管并增加心肌梗塞、中风和肾衰竭的风险
- 医师通过测定血糖水平诊断糖尿病
- 糖尿病患者需要遵守低糖和低脂饮食、运动和服用药物

胰岛素是由胰腺分泌控制血液中糖的水平的一种激素。当人体进食后,食物分解成一些物质,包括机体功能所需的单糖。糖被吸收入血并刺激胰腺分泌胰岛素。胰岛素使糖从血液中进入细胞内。一旦进入细胞,糖就转化为能量,要么立刻被利用,要么被以脂肪或糖原的形式储存起来备用。

正常情况下每天的血糖水平在不断发生变化。进食后血糖升高,约两小时后恢复正常。一旦血糖水平恢复正常,胰岛素的生成就减少。血糖水平是在一个较窄的范围内(约 70～110mg/dl)波动的。如果一个人进食了大量的碳水化合物,其血糖水平可能会升得更高。65 岁以上的老年人血糖水平可能会轻度增高,尤其是在进餐后。

如果人体不能产生足够的胰岛素来促使糖进入细胞,可导致血液中糖的水平升高而细胞内糖的水平降低,由此产生糖尿病的症状和并发症。

糖尿病和尿崩症的英文名称十分相近,但后者是一种少见的不影响血糖的疾病。

分类

糖尿病前期:血糖水平高于正常但还未达到糖尿病诊断标准的状态,称为糖尿病前期。如果空腹血糖在 101～126mg/dl,或葡萄糖耐量试验 2 小时 140～200mg/dl 则被认为是糖尿病前期。因为处于这一时期的人群,未来发生糖尿病和心脏病的风险很高,因此确定糖尿病前期是极为重要的。通过饮食控制和锻炼使体重下降 5%～10% 能显著降低未来发生糖尿病的风险。

1 型糖尿病:1 型糖尿病(曾被称为胰岛素依赖型糖尿病或青少年发病型糖尿病)中,胰腺中 90% 以上的产生胰岛素的细胞都遭到永久性破坏。因此胰腺仅产生极少量或根本不产生胰岛素。在所有糖尿病患者中仅有 10% 为 1 型糖尿病。大多数 1 型糖尿病患者在 30 岁以前起病。

科学家们相信,可能是在孩童时期或刚刚成年的时期由于病毒感染或营养因素等环境因素影响,导致了胰岛产生胰岛素的细胞受到免疫系统破坏。遗传易患性可能使一些人对环境因素更加敏感。

2 型糖尿病:2 型糖尿病(曾被称为非胰岛素依赖型糖尿病或成年发病型糖尿病)中,胰腺继续分泌胰岛素,有时比正常水平还高,但机体对胰岛素的作用产生了抵抗,从而就没有足够胰岛素来满足机体的需要。

以往 2 型糖尿病在儿童和青少年中罕见,但是近年来变得较为多见。通常 2 型糖尿病在 30 岁以后发病,并随年龄增长发病率逐渐增加。大约 15% 的 70 岁以上的老年人都患有 2 型糖尿病。在某些人种或种族群体内,2 型糖尿病的患病风险增加。例如黑人、美洲土著、以及居住在美国的西班牙人患病的风险比正常高 2～3 倍。2 型糖尿病有家族发病的倾向。

肥胖是发生 2 型糖尿病的主要危险因素,约 80%～90% 的 2 型糖尿病患者都有超重或肥胖。因为肥胖导致胰岛素抵抗,肥胖的人需要大量的胰岛素才能维持正常的血糖水平。

一些疾病或药物能影响机体利用胰岛素并导致 2 型糖尿病。高皮质类固醇水平(源于库欣综合征或使用皮质类固醇)和妊娠(妊娠期糖尿病)是胰岛素利用障碍最常见的原因。糖尿病还可以发生在生长激素分泌过多(肢端肥大症)和患有某些可以分泌激素的肿瘤患者中。重症或反复发作的胰腺炎以及其他直接损伤胰腺的疾病也能导致糖尿病。

临床表现

这两种类型的糖尿病具有非常相似的临床表现。最初的临床表现与高血糖水平的直接作用有关。当血糖水

平超过 160～180mg/dl 的时候,糖会溢出到尿液中。当尿中的糖进一步升高时,肾脏就会排出更多的水来稀释这些过量的糖。因此肾脏产生大量的尿,这样糖尿病患者的尿量很多且尿频(多尿)。过多的排尿产生异常的口渴(烦渴)。由于过多的热量都从尿中丢失了,患者体重会下降。为了代偿,患者常会感到非常饥饿。其他的症状包括视物模糊、嗜睡、恶心和体力下降。

1 型糖尿病:1 型糖尿病患者的症状常常突然发生而且相当显著,可能很快出现**糖尿病酮症酸中毒**。没有胰岛素,大多数细胞都不能利用血中的糖。细胞需要能量得以存活,它们会启动备用机制来获取能量。脂肪细胞开始分解,产生大量的叫做酮体的复合物。酮体为细胞提供能量,但同时也使血液变得更为酸性(酮症酸中毒)。糖尿病酮症酸中毒早期的症状包括极度口渴、多尿、体重减轻、恶心、呕吐、疲乏,尤其在儿童中还会有腹痛。机体为了纠正血液的酸性,于是呼吸变得深快。酮体渗入气道中,患者呼出的气味像指甲油清洗剂。如果不治疗,糖尿病酮症酸中毒有时在数小时内即可发展为昏迷和死亡。

2 型糖尿病:2 型糖尿病患者在确诊前数年或数十年都可能没有症状。症状也可能很轻。多尿和口渴起初不明显,在数周或数月内逐渐加重。最后患者感到极度疲乏,并出现视物模糊和脱水。

在糖尿病的早期,血糖水平有时可能异常的低,即所谓的低血糖状态。

由于 2 型糖尿病患者能够产生一些胰岛素,所以酮症酸中毒通常不会出现。但是血糖水平可以极度增高(常常超过 1000mg/dl)。如此高的血糖水平通常发生在多重应激的时候,如感染或使用某些药物。当血糖水平非常高的时候,患者可能出现重度脱水,从而导致精神错乱、嗜睡和癫痫发作,这种状态被称为非酮症高血糖高渗性昏迷。

并发症

糖尿病患者可能出现许多严重的慢性并发症。虽然大多数并发症在糖尿病发病数年后出现,但一些并发症却可以在糖尿病发生数月内出现。大多数并发症都会逐步进展。血糖水平控制得越严格,并发症进展或加重的可能性就越小。

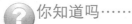

你知道吗……
严格控制血糖的患者可以推迟或者使糖尿病并发症的发生降到最低限度。

大部分的并发症都是由于血管病变造成的。长时间的高血糖水平使得大小血管都变窄,从而导致身体绝大部分区域的血流减少。导致血管变窄的原因有多种。糖

基化复合物沉积在小血管壁使之增厚和易于渗漏。血糖水平控制不佳还容易使血液中脂肪物质增加,导致动脉硬化和大血管血流减少。糖尿病患者发生动脉硬化的几率是非糖尿病患者的 2～6 倍,并且在年轻人中更容易发生。

随着时间的推移,升高的血糖水平和血液循环不良会损害心、大脑、下肢、眼睛、肾、神经和皮肤,导致心绞痛、心力衰竭、卒中、行走时下肢痉挛(跛行)、视力下降、肾衰竭、神经损害(神经病变)和皮肤损害。心肌梗塞和卒中在糖尿病患者中更常见。

皮肤血供不良会导致皮肤溃疡、感染和伤口愈合缓慢。糖尿病患者尤其易于发生足和腿的溃疡和感染。十分常见的是,这些伤口愈合非常缓慢或根本不能愈合,以至于需要截除足部或部分下肢。

糖尿病患者常发生细菌或真菌感染,尤其是皮肤的感染。当血糖水平高时,白细胞不能有效的抵御感染,任何感染都可能变得十分严重。

眼部血管的损伤会导致视力丧失(糖尿病视网膜变)。激光手术可以治疗眼部渗漏的血管并阻断对视网膜的持续性损害。因此,糖尿病患者应该每年进行一次眼部检查以明确损害程度。

肾功能可能出现衰竭而需要透析或肾脏移植。医师通常会检查糖尿病患者尿液是否有蛋白(白蛋白)水平升高,这是肾脏损害的早期指标。在肾脏并发症出现的最早期,通常会给予患者血管紧张素转换酶抑制剂(ACEI)治疗,这种药物减缓肾脏损伤的进展。

神经损害可以有多种表现形式。如果是单一的神经功能障碍,一个手臂和一条腿可能突然出现无力。如果支配手、腿和足的神经受到损害(即糖尿病多神经病变)则感觉可能出现异常,在手臂或腿部出现麻刺感或烧灼样疼痛,手臂和下肢无力逐渐加重。由于皮肤神经损害使患者不能感受压力和温度变化,所以皮肤容易反复受伤。

诊断

当一个人出现血糖水平异常升高时应考虑诊断糖尿病。血糖水平通常在常规体检中进行检测。每年检测一次血糖水平对老年人尤其重要,因为糖尿病在老年人中很常见。一个人可能患有糖尿病,尤其是 2 型糖尿病,而自己却并不知道。当一个人出现逐渐加重的口渴、多尿和饥饿时,或者出现糖尿病并发症,如反复感染、足部溃疡和真菌感染时,医师也会检测血糖水平。

为了检测血糖水平,通常会在一个人空腹过夜状态下来采样。然而,也可能在个人进食后采样。进食后血糖水平有一定程度的升高是正常的,但不应该太高。

空腹血糖水平应该不超过 126mg/dl,进食后血糖水平应该不超过 200mg/dl。

糖尿病足

　　糖尿病引起机体许多变化。以下发生在足部的变化十分常见却难以治疗。

- 神经病变(神经损害)影响足部感觉,因此患者感觉不到疼痛。刺激和其他形式的损伤可能无法被察觉。在感到疼痛以前,损害可能已经有穿透皮肤了。
- 感觉的变化导致糖尿患者足部承重方式的变化,将身体重量集中在某区域,由此形成胼胝。胼胝(和干燥的皮肤)使皮肤皲裂的风险增加。
- 糖尿病会导致足部血液循环障碍,使皮肤损伤时更易形成溃疡并使溃疡愈合缓慢。

　　因为糖尿病还能影响机体抵抗感染的能力,因此一旦溃疡形成就很容易感染。因为神经病变,感染可能直到很严重并难以治疗时才被发现,从而导致坏疽。糖尿病患者需要截除足部或下肢的概率可达非糖尿患者的 30 倍之多。

　　足部护理十分关键。应避免足部损伤,应该使用好的皮肤保湿剂保持皮肤湿润。鞋子应该非常合脚,不会引起任何部位的刺激。鞋子还应该有适当的缓冲来分散站立时的压力。避免赤足。定期到足病医师处就诊,进行趾甲修剪和清除胼胝都可能会有所帮助。此外,应该请医师定期检查足部感觉和血流状况。

　　医师还能检测血中一种蛋白,糖基化血红蛋白 A_{1C}(HbA_{1C})的水平。当机体在高糖状态下达到一段时间后形成糖基化血红蛋白。通常它并不是常规的诊断糖尿病的手段,但是这个检查对于那些血糖水平仅轻度升高的个人确诊糖尿病最有价值。该指标提示血糖的长期趋势。

　　在某些情况下可以采用另一种被称为口服葡萄糖耐量试验的血液检查,如怀疑一个孕妇患有妊娠糖尿病,或老年人出现糖尿病症状而其空腹血糖水平正常。然而在糖尿病检测时,包括妊娠妇女糖尿病风险极低时都不常规进行此项试验。在这个试验中,患者先空腹采集血样来检测空腹血糖水平,然后再饮用含有标准剂量葡萄糖的特制溶液,在随后的第二和第三个小时再采取血样检测以确定血糖水平是否异常升高。

治疗

　　糖尿病治疗包括饮食、运动和教育,还有大多数患者需要的药物治疗。如果糖尿病患者严格控制血糖,并发症就不容易发生。糖尿病治疗的目的就是把血糖尽可能控制在正常范围。高血压和高胆固醇的治疗同样可以预防一些糖尿病并发症的发生。每天服用小剂量的阿司匹林也很有帮助。

　　糖尿病患者能从学习糖尿病知识中获益,了解饮食和运动如何影响他们的血糖水平,以及懂得如何避免并发症的发生。受过糖尿病教育培训的护士能提供包括饮食控制、运动、血糖监测和服药等方面的信息。

　　糖尿病患者应该一直佩戴有医学证明的腕带或标签来向健康管理专业人士提示他们患有糖尿病。这个信息可以使这些专业人士迅速开始抢救治疗,尤其是在受伤或意识不清的时候。

　　饮食控制对于两种糖尿病患者都非常重要。医师建议采取平衡的膳食并保持正常的体重。一些患者能从与营养学家一起制定的最佳饮食计划中受益。

　　能够维持正常体重的 1 型糖尿病患者可以避免使用大剂量的胰岛素。2 型糖尿病患者可以通过维持正常体

糖尿病远期并发症

受累组织或器官	病　　变	并　发　症
血管	脂质(动脉粥样硬化斑块)形成并阻断心、脑、下肢和阴茎的大动脉或中动脉。小血管壁被破坏而不能正常向组织转运氧并可能形成渗漏	循环差导致伤口愈合缓慢,引起心脏病、卒中、脚和手的坏疽和勃起功能障碍(阳痿)
眼睛	视网膜小血管损害	视力下降,并最终导致失明
肾脏	肾脏血管增厚,蛋白渗漏进入尿液,血液滤过异常	肾脏功能降低,并最终导致肾功能衰竭
神经	神经由于糖代谢异常和血液供应不足,导致神经受损	下肢突然或逐渐无力,手脚感觉减退、发麻和疼痛
植物神经系统	控制血压和消化过程的神经受损	血压波动、吞咽困难、消化功能异常、发作性腹泻和勃起功能障碍
皮肤	皮肤血流减少和感觉减退导致皮肤反复损伤	溃疡、深部感染(糖尿病性溃疡),损伤愈合缓慢
血液	白细胞功能受损	感染危险增加,尤其是尿道和皮肤
结缔组织	糖代谢异常导致组织增厚或挛缩	腕管综合征,杜普伊特伦挛缩(掌挛缩病)

重来避免使用多种药物。如果一些患者通过饮食控制和运动无法控制体重时可能需要服用药物或者甚至于实行胃减容术来帮助减轻体重。

一般说来，糖尿病患者不应该吃太多甜食。他们应该有规律地进餐，避免两餐之间间隔太久。糖尿病患者血浆胆固醇水平常会升高，因此限制食物中的饱和脂肪含量显得极为重要。也可用药物来控制血液中的胆固醇水平。

> **你知道吗……**
>
> 许多人患有糖尿病，但是他们自己并不知道。

适当的运动也能帮助人们控制体重和将血糖维持在正常范围。因为在锻炼时血糖水平降低，人们必须警惕低血糖症状。有些患者需要在长时间的运动锻炼中进食少量含糖食物和/或减少胰岛素的剂量。糖尿病患者应该戒烟，只能少量饮酒（女性患者每天一杯，而男性患者每天两杯）。

糖尿病酮症酸中毒是内科急症，因为它可以导致昏迷和死亡，需要住院，通常是在重症监护室治疗。大量的液体连同电解质（如钠、钾、氯和磷）一起静脉输入，以补充经尿液丢失的大量液体和电解质。胰岛素一般也经静脉给药，以使它能迅速起效并能随时调节剂量。血糖、酮体和电解质水平每几个小时测量一次。同时，医师还会检测血液的酸度，如果酸中毒严重还需要进行额外的纠酸治疗。但通常控制血糖水平和补充电解质治疗就能使机体恢复正常的酸碱平衡。

非酮症高血糖高渗性昏迷的治疗与糖尿病酮症酸中毒的治疗相似。必须补充液体和电解质。血糖水平必须逐渐恢复至正常以避免水分突然转移进入大脑。非酮症高血糖高渗性昏迷的血糖水平较糖尿病酮症酸中毒更容易控制，血液酸中毒的问题也不严重。

胰岛素替代治疗

1 型糖尿病患者几乎一直需要胰岛素治疗，而许多 2 型糖尿病患者也需要胰岛素治疗。胰岛素通常是注射给药。由于它在胃中会被破坏，目前还不能口服。曾经有经鼻给药的胰岛素喷雾剂，但是目前已经不再使用。新的胰岛素形式（譬如口服或经皮肤给药）正在试验中。

胰岛素通常在手臂、大腿和腹壁处注入皮下脂肪层。针头很细的注射器使注射过程几乎没有疼痛。能将胰岛素压入皮下的空气泵注射器可供不能忍受打针的患者使用。装有胰岛素笔芯的胰岛素笔为许多患者携带胰岛素提供了方便，尤其是那些出门在外又需要一天多次注射胰岛素的患者。另一种装置是胰岛素泵，它能通过皮下埋置的针头将储存器中的胰岛素持续泵入。额外剂量的胰岛素可在预先设定的时间注入，或者按照需要注射。胰岛素泵几乎可模拟机体正常情况下释放胰岛素的方式。对一些患者来说，胰岛素泵使血糖控制得更好；但对另外一些患者而言，佩戴胰岛素泵非常麻烦，而且埋设针的部位可有疼痛。

可供使用的胰岛素有三种基本类型，按照起效速度和作用持续时间的不同分为：

- 速效胰岛素，如正规胰岛素，起效快而作用时间短。常规胰岛素在 2～4 小时内作用达到高峰且作用持续 6～8 小时。赖脯胰岛素（Lispro，又称为优泌乐），一种特殊的正规胰岛素，在所有胰岛素中起效最迅速，在 1 个小时内作用达到峰值且作用持续 3～5 个小时。速效胰岛素通常用于每天需要多次注射的患者，在饭前 15～20 分钟或饭后立即注射。
- 中效胰岛素（如胰岛素锌混悬液、长效或鱼精蛋白锌胰岛素混悬液）1～3 小时开始起效，6～10 小时达到最高峰，作用持续时间 18～26 小时。这种胰岛素可以在早上使用来覆盖一天中的上半段时间，或在晚上使用来控制整个晚上。
- 长效胰岛素（如稀释胰岛素锌混悬液、超长效或甘精胰岛素）在用药最初的几个小时内几乎没有作用，但能覆盖 20～36 小时。

胰岛素制剂在室温下能稳定数月，因此在工作或旅行中能随身携带。但胰岛素不应暴露在过高或过低的温度下。

胰岛素的选择十分复杂。在选择合适的胰岛素之前要考虑以下因素：

- 患者是否愿意和能够监测血糖水平并据此调整胰岛素的用量
- 患者每天的活动差异有多大
- 患者对该病学习和了解的熟悉程度
- 患者一天内以及每天之间的血糖水平稳定性如何

最简单的疗法是每天注射一次中效胰岛素。但这种方法控制血糖的效果很差，因此通常不是最好的办法。在早上联合使用速效和中效胰岛素可有助于严格控制血糖。虽然这种联合疗法可能需要更高的技术要求，但却使人们有更多的机会调整血糖水平。在晚餐或睡觉前还需要再注射一次单一或联合的胰岛素。最为严格的控制血糖方法，是在早晚注射短效和中效胰岛素，并在白天追加几次短效胰岛素。这样可以根据患者对胰岛素需求变化来调整用量。根据检测一天中多个时间点的血糖水平来调整剂量。尽管这种疗法需要了解很多糖尿病的常识并要注意治疗中的细节，但这仍是大多数使用胰岛素治疗的患者，特别是 1 型糖尿病患者最好的选择。

有些患者，尤其是老年人，每天都使用同样剂量的胰岛素，而另外一些患者需要根据他们的饮食、运动和血糖

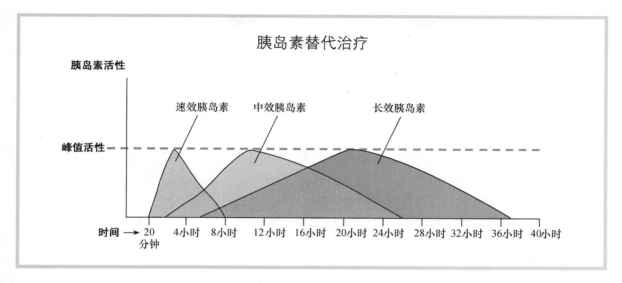

胰岛素替代治疗

胰岛素活性

速效胰岛素   中效胰岛素   长效胰岛素

峰值活性

时间 → 20   4小时 8小时 12小时 16小时 20小时 24小时 28小时 32小时 36小时 40小时
        分钟

模式每天调整胰岛素用量。此外,在患者体重变化、情绪紧张和生病,尤其是感染的时候,胰岛素的需要量可能发生变化。

随着时间的推移,一些患者会出现胰岛素抵抗。因为注射使用的胰岛素并非完全等同于机体自己产生的胰岛素,因此机体会产生抗胰岛素抗体。尽管随着新的胰岛素制剂的出现这种抵抗逐渐减少,这些抗体会干扰胰岛素的作用,从而使得胰岛素的需要量大大增加。

胰岛素注射可能损伤皮肤和皮下组织。过敏反应虽然很少见,但有时会产生疼痛和灼烧感,伴有注射部位周围发红、发痒伴肿胀,可持续数小时。更为常见的是,注射导致脂肪沉积、使皮肤高低不平、或者破坏脂肪形成皮肤凹陷。许多患者轮流使用注射部位,如一天注射大腿、第二天注射腹壁、第三天注射手臂,以此来避免上述问题的发生。

口服降糖药

口服降糖药通常能够充分降低 2 型糖尿病患者的血糖水平,但对 1 型糖尿病患者却无效。有多种口服降糖药。磺脲类药(如格列本脲)和格列奈类(如瑞格列奈)能刺激胰腺分泌更多的胰岛素(胰岛素促分泌剂)。双胍类(如二甲双胍)和噻唑烷二酮类(如罗格列酮)并不影响胰岛素释放,但能提高机体对胰岛素的反应(胰岛素增敏剂)。医师可能会单独用一种胰岛素增敏剂类药物,或与一种磺脲类药物联合使用。其他种类的药物还包括葡萄糖苷酶抑制剂,如阿卡波糖,能通过延缓肠道内葡萄糖的吸收来降低血糖。

口服降糖药通常用于通过饮食控制和运动不能有效降低血糖水平的 2 型糖尿病患者。这些药物有时只要在早上服用一次,而有些患者则需要服药 2～3 次。如果一种药物疗效欠佳,可以选择联合用药。如果口服降糖药物不能有效控制血糖水平,就需要使用单独改为胰岛素

或口服药物联合胰岛素治疗。

监测治疗

监测血糖水平是糖尿病治疗的基本环节。糖尿病患者必须通过调整饮食、运动和药物以控制血糖水平。而血糖水平监测为这些调整提供所需要的信息。直到出现高血糖或低血糖的症状时再进行调整是非常有害的。

许多原因都可引起血糖水平变化:

- 饮食
- 运动
- 应激
- 疾病
- 药物
- 一天中不同的时间

患者不留神进食含碳水化合物很高的食物可使血糖水平迅速升高。而运动会降低血糖水平,因此运动后需要额外增加糖的摄入。情绪紧张、感染和许多药物会导致血糖水平升高。许多患者由于一些激素的正常分泌(如生长激素和糖皮质激素)而在清晨数小时内血糖增高,这种现象被称为黎明现象。而机体对低血糖的反应可使血糖水平升得很高,则被称为索莫吉效应。

在家里或任何地方都可以很容易检测血糖水平。大多数的血糖监测仪只需要用采血针刺破指尖取一滴血就可以进行检测。采血针有一个能刺入手指的微小针头,或者被安置在弹簧装置上,以便能容易且迅速的刺破皮肤,大多数人几乎感觉不到疼痛。然后在试剂条上滴一滴血,试剂条与糖起化学反应,血糖仪识读试剂条上的化学反应,并将检测结果用数字形式显示出来。大多数仪器都能自动设定反应时间和显示结果。一些血糖仪允许在身体的其他部位采血,例如手掌、前臂、上臂、大腿或小腿。这些仪器比一副扑克牌还小。

目前有一种不需要采集血样便能通过皮肤显示血糖

水平的新仪器。这种仪器佩戴起来像腕式手表,每15分钟检测一次血糖水平。其报警装置能在血糖过高或过低的时候发出警报。这种仪器的不足之处在于它必须定期与血液检测结果进行校正,还有可能刺激皮肤,而且体积也相对较大。其他一些仪器可以持续监测血糖,但因为价格昂贵而且没有证据显示比血糖仪更好,因此没有常规使用。在一些特定环境下,如严重低血糖,这些装置不太可靠。

绝大部分糖尿病患者都应该记录他们的血糖水平,并汇报给他们的医师或护士,以得到如何调整胰岛素或口服降糖药物剂量的建议。如果需要,许多患者可以学会自己调整胰岛素剂量。

虽然可以检测尿糖水平,但尿液检测不是进行监测和调整治疗的好办法。由于尿糖水平不一定能够反映目

℞ 口服降糖药物

药　物	每天给药次数	副　反　应
双胍类		
二甲双胍	2~3 次	腹泻
二甲双胍缓释片	1~2 次	体液酸性增加(少见)
		肝功能衰竭(少见)
磺脲类		
醋磺己脲	1~2 次	体重增加
氯磺丙脲	1 次	氯磺丙脲可导致血钠降低(低钠血症)
格列美脲	1 次	
格列吡嗪	1~2 次	
格列本脲	1~2 次	
微粒化格列本脲	1~2 次	
妥拉磺脲	1~2 次	
甲苯磺丁脲	1~2 次	
格列奈类		
那格列奈	3 次	体重轻度增加
瑞格列奈	3 次	
噻唑烷二酮类		
匹格列酮	1 次	体重增加
		液体潴留(水肿)
罗格列酮	1~2 次	体重增加
		液体潴留(水肿)
		可能会增加心血管事件
α 糖苷酶抑制剂		
阿卡波糖	3 次	腹泻
米格列醇	3 次	腹痛
		腹胀
二肽基肽酶-4 抑制剂		
西格列汀	1 次	头痛
		腹泻
		肺部感染
胰高糖素样肽激动剂		
艾塞那肽	2 次	恶心
		呕吐
胰淀素类似物		
普兰林肽	3 次	恶心
		低血糖

前的血糖水平,尿糖检测可能产生误导作用。在血糖水平很低或极高的时候,尿糖水平可能没有任何变化。

医师可以通过检测血糖化血红蛋白(HbA$_{1C}$)来监测治疗。血红蛋白是血中运输氧气的蛋白质,当血糖水平升高的时候,血红蛋白会发生变化。这些变化在一定时期内与血糖水平成正比。因此,与只显示某一时刻血糖水平的血糖检测不同,HbA$_{1C}$的检测可显示前几月内的血糖水平是否得到控制。糖尿病患者血糖控制的目标是HbA$_{1C}$低于 7%,虽然达到这一目标是非常困难的,但HbA$_{1C}$水平越低,患者患糖尿病并发症的可能性也越低。HbA$_{1C}$高于 9% 表示血糖控制差,而高于 12% 表示血糖控制极差。多数糖尿病专科医师建议每 3~6 个月检测一次 HbA$_{1C}$。果糖胺,一种糖化氨基酸,对于检测近几周内的血糖控制情况也有帮助。

检测和预防并发症

在首次明确诊断和以后的一年内,需要对患者发生糖尿病并发症进行检测,如肾脏、眼睛和神经损伤。通过严格控制血糖或早期药物治疗,可以预防或延缓并发症的恶化。心血管危险因素,如高血压和高胆固醇水平,需要的话可以在每次就诊时进行测定并给予药物治疗。另外一个糖尿病患者的常见问题是牙周病(牙龈炎),定期去看牙医进行洗牙和预防治疗十分重要。

低血糖:防止血糖水平过高是很困难的。严格控制血糖的主要困难在于可能发生低血糖。发现低血糖是十分重要的,因为低血糖需要紧急治疗。低血糖的症状包括极度饥饿、心率加快、颤抖、出汗和思路紊乱。必须在数分钟内让糖进入机体以缓解症状,避免永久性损害。大多数情况下,可以让糖尿病患者吃糖来治疗。虽然葡萄糖相对食物中的其他糖(主要是蔗糖)起效更快,几乎所有的糖都是有效的。许多糖尿病患者都随身携带有葡萄糖片或锡纸包装的含葡萄糖饮料。其他可以选择的方法包括喝一杯牛奶(含有乳糖)、糖水或果汁、吃块蛋糕、

聚焦老龄化

老年患者也需要和年轻患者一样遵循糖尿病管理的基本准则:教育、饮食、锻炼和药物。但是严格控制血糖带来的低血糖风险对于晚期癌症等生存期有限的患者而言并无获益。而且老年患者血糖控制更为困难。视力减退无法看清血糖仪上的数值和胰岛素注射器的刻度。他们可能由于关节炎、帕金森氏病或中风而无法进行胰岛素的注射。当老年患者出现低血糖时症状可能并不明显。如果发生低血糖,但因为交流困难或痴呆而可能无法让其他人了解他们的症状。

教育:在学习糖尿病的知识同时,老年患者还可能需要学习如何在治疗他们罹患的其他疾病的同时来管理糖尿病。尤其重要的是要学习如何避免并发症的发生,例如脱水、皮肤破损和血液循环问题;要学习管理与糖尿病有关的其他因素,例如高血压和高胆固醇水平。无论有无糖尿病,这些问题在老年患者中都比较常见。

饮食:许多老年患者很难接受有利于控制血糖和体重的健康均衡饮食。改变长期以来养成的饮食嗜好和习惯是十分困难的。一些老年人可能患有其他受饮食影响的疾病,但并不了解如何将他们所患的多种疾病的饮食建议进行整合。

一些老年患者由于在家中、养老院或其他地方由别人为其提供餐食而无法控制他们的饮食。当患者无法自己做饭时,为其购买和烹饪食物的人必须了解患者需要控制饮食。通过与营养师会面来制定一个健康可行的饮食计划,能够使老年患者和他们的看护人从中获益。

锻炼:老年患者,特别是已经无法活动或者因患病(如关节炎)而导致活动受限的患者,日常生活中可能无法增加锻炼时间。但是他们可以在常规生活中增加锻炼。例如他们可以用步行来代替开车,或者爬楼梯而不坐电梯。另外,许多社区组织了专为老年人设计的锻炼项目。

药物:通过药物来控制血糖,特别是胰岛素,对一些老年患者而言可能存在困难。一些有视力或其他问题的老年患者无法准确地为胰岛素注射器填充胰岛素。这时看护人需要提前准备好注射器并存放在冰箱内。如果患者使用胰岛素的剂量稳定,可以购买预充的注射器。预充的胰岛素笔对于体力受限的患者是比较易于掌握的。一些注射器上的数字很大而且转动方便。

检测血糖水平:视力差、由于关节炎而手脚不灵便、震颤、中风或其他体力受限可能使老年患者检测血糖水平变得更为困难。但是有一些特殊的检测仪可以使用。一些仪器的数字显示很大有利于识别。有些提供语音播报指令和数据。一些仪器通过皮肤来监测血糖而不需要采血。患者可以咨询糖尿病教育专家来选择一种合适的仪器。

治疗的并发症:治疗高血糖的最常见并发症是低血糖。在虚弱的、经常需要住院的或服用多种药物的老年患者中这种风险最高。在所有的治疗糖尿病的药物中,长效磺脲类药物最容易在老年患者中导致低血糖。当老年患者服用此类药物,他们也最容易因为低血糖出现严重症状,例如晕倒和跌倒,思考和肢体活动困难。

一些水果或其他甜食。在较为严重的情况下,可能需要医务人员紧急给病人静脉内注入葡萄糖。

低血糖的另一种治疗方法是使用胰高血糖素。胰高糖素可以肌肉注射,并在几分钟内引起肝脏释放大量的葡萄糖。一套小的装满胰高血糖素的便携式注射器可以供糖尿病患者在紧急情况下使用。

试验性治疗

对于 1 型糖尿病来说,试验性治疗也显示出良好的前景。在一种试验治疗中,分泌胰岛素的细胞被移植到人体器官内。但因为必须使用免疫抑制药物来防止机体排斥移植细胞,这个技术尚无法常规使用的。而更新的技术可能不再需要免疫抑制治疗。

第 150 节

低 血 糖

低血糖是指血糖水平异常低下。

- 降糖药物、空腹、一些严重的疾病、对碳水化合物的反应、胰腺肿瘤和一些类型的胃部手术可以引起低血糖
- 血糖的下降导致诸如出汗、疲劳和虚弱等症状,而严重低血糖则导致错乱、癫痫和昏迷
- 糖尿病患者的低血糖诊断是基于患者出现上述症状时发现血糖水平降低
- 通过任何形式的糖的摄入治疗低血糖症状
- 降糖药物导致的低血糖,药物的剂量需要下调

正常情况下,机体血糖水平维持在 70 ~ 110mg/dl 范围内。低血糖时,血糖水平过低。而糖尿病时,血糖水平很高,称为高血糖。尽管糖尿病是以高血糖为特征,但多数糖尿病患者都会因为降糖治疗的不良反应而间歇性地经历低血糖。低血糖在非糖尿病患者中并不常见。

血糖水平降低会影响许多器官系统的功能。因为糖是大脑的主要能量来源,其对低血糖尤其敏感。如果血糖远远低于正常范围,大脑会反应性刺激肾上腺分泌肾上腺素和可的松,胰腺分泌高血糖素,以及刺激垂体分泌生长激素,所有这些激素都会刺激肝脏释放肝糖进入血液。

病因

药物:大多数低血糖都发生于糖尿病患者,常由胰岛素或其他降糖药物引起(如磺脲类药物)。糖尿病患者有时称使用胰岛素后发生的低血糖为"胰岛素反应"或"摇摇欲坠"。在使用强化治疗将血糖水平尽可能降至正常的过程中,胰岛素反应更容易出现。体重减轻或有肾衰竭的患者更容易发生低血糖。老年患者在使用磺脲类药物时比年轻人更容易出现低血糖。

如果患者在服用糖尿病药物后进食较平时减少或运动较平时增多,可能使血糖水平过分降低。长期患有严重糖尿病的患者在这种情况下更容易出现低血糖,因为他们不能产生足够的高血糖素或肾上腺素来拮抗低血糖水平。

许多非糖尿病药物,最值得注意的是戊烷脒(一种用于治疗特异的,常常是艾滋病合并的肺炎的药物),还有用于治疗肌肉痉挛的奎宁,有时会引起低血糖。

还有一种不常见的药物相关性低血糖,一些患者由于心理疾病而秘密地使用胰岛素或其他药物,如孟乔森综合征。

禁食:通常身体健康的人长时间禁食(长达几天)和长时间剧烈运动(甚至于在一段时间禁食后),也不容易出现低血糖。

但是一些疾病或状态使机体在禁食一段时间后不能维持足够高的血糖水平(禁食性低血糖)。大量饮酒而没有吃东西的人,酒精能够阻碍储存的肝糖释放。肝病患者,如病毒性肝炎、肝硬化或肝癌患者,肝脏不能储存足够的糖。而婴儿和儿童控制血糖的酶系统异常时,也可能发生禁食性低血糖。

另外一个少见的导致禁食性低血糖的原因是胰腺肿瘤导致胰岛素的大量分泌。一些自身免疫性疾病通过改变胰岛素的分泌或其他方式导致低血糖。减少垂体和肾上腺激素分泌的疾病(最主要的是艾迪生病。)可导致低血糖。其他一些严重疾病,如肾脏和心脏功能衰竭、肿瘤或休克也可能导致低血糖,特别是那些正在接受糖尿病治疗的患者。

进食反应:低血糖发生在进食大量碳水化合物之后,由于某些原因,机体产生过量胰岛素。但是这种反应是极为少见的。在一些情况下,血糖水平正常而出现低血糖症状,常常与低血糖混淆。

某些胃部手术以后,如胃部分切除术后,糖分吸收很迅速,刺激胰岛素过多分泌而造成低血糖。对某些糖(果糖和半乳糖)和氨基酸(亮氨酸)存在消化障碍的患

者,如果进食的食物中含有上述成分也会能引起低血糖。

 你知道吗……

有时一些低血糖患者会被误认为喝醉了。

临床表现

只有当血糖水平低于 60mg/dl 时才容易出现低血糖症状。有些患者会在血糖水平较此稍高一点时出现症状,特别是血糖水平下降过快时。也有患者在血糖水平更低时才会出现症状。

机体对血糖水平下降的第一个反应是肾上腺释放肾上腺素。肾上腺素刺激机体释放储备的糖,但同时也会引起类似焦虑发作的症状:出汗、紧张、颤抖、昏厥、心悸和饥饿感等。更严重的低血糖减少了大脑糖的供应,会引起眩晕、疲劳、虚弱、头痛、注意力不集中、精神错乱、行为异常(易被误认为是醉酒)、言语含糊、视物模糊、癫痫和昏迷等。严重的长时间低血糖会引起大脑永久性损伤。症状可以缓慢开始,也可以突然发作,并在几分钟内从轻微不适发展到严重精神错乱或恐慌。有时一些患糖尿病多年的患者(特别是严格控制血糖的患者),由于对低血糖的早期症状不再敏感,可以在没有任何预兆的情况下发生晕厥或昏迷。

患有能够产生胰岛素的胰腺肿瘤患者,在禁食一夜后的第二天早上,特别是早餐前的锻炼进一步耗尽了血糖储备时,容易出现低血糖症状。起病初期患者仅偶尔发生低血糖,但经过数月或数年以后,发作就会变得越来越频繁和严重。

诊断

一些已知的糖尿病患者,如果他们叙述类似低血糖的症状,医师就会怀疑到低血糖。在患者出现症状的同时检测到血糖水平降低就可以确诊低血糖。

在没有糖尿病的健康人中,通常能根据症状、病史、体格检查和简单的实验室检查来识别低血糖。

医师首先检测血糖水平。没有糖尿病的患者出现低血糖典型症状,同时又检测到血糖水平降低,就可确定低血糖诊断,尤其是患者多次出现与这些症状相联系的血糖水平低下。如果在摄入糖后几分钟内血糖水平升高且症状缓解,就进一步支持上述诊断。

非糖尿病患者的症状和血糖水平之间的关系尚不明确的时候,就需要做其他检查。通常下一步就是在医院或严密观察下检测禁食一夜后的空腹血糖水平,有时可能还需要更全面的检查。

如果怀疑是药物如戊烷脒或奎宁导致的低血糖,就要停药并监测血糖,以了解血糖是否上升。如果病因还不清楚,可能还需要其他实验室检查。

如果怀疑患有能产生胰岛素的肿瘤,就可能需要检测禁食(有时长达 72 小时)后的血胰岛素水平。如果胰岛素检测提示肿瘤,医师就会在治疗前尽量对肿瘤进行定位。

治疗

容易发生低血糖的患者应该随身携带或佩戴医学标记为健康护理专业人员提供相关信息。

症状:进食任何形式的含糖食品后几分钟,低血糖症状就可以缓解,如糖果、葡萄糖片或含糖饮料(如一杯果汁)。反复发作低血糖的患者,尤其是糖尿病患者,喜欢携带一些葡萄糖片,因为这些葡萄糖片能迅速起效且提供剂量稳定的糖。

对发生低血糖的糖尿病或非糖尿病患者来说,在进食糖以后,紧接着吃一些作用时间长一些的碳水化合物食物(如面包或饼干)很有好处。当低血糖很严重或持续时间较长,口服糖已不可行的时候,医师会迅速从静脉补充糖,以防止脑损害。

那些已知有发生严重低血糖危险的患者,可以随身携带高血糖素以便紧急情况下使用。使用高血糖素能刺激肝脏释放大量的糖。高血糖素一般是注射给药,通常在 5～15 分钟内就能恢复血糖水平。高血糖素针剂易于使用,家庭成员可以在接受培训后管理高血糖素。

病因:如果低血糖是由于药物引起的,那就需要调整剂量或者换用其他药物。产生胰岛素的肿瘤应该手术切除。然而,由于这些肿瘤很小且很难定位,需要专家实施这一手术。术前可能会给患者使用药物,如奥曲肽或二氮嗪以控制症状。有时肿瘤不止一个,如果没有被外科医师全部发现,可能就需要第二次手术。

容易发生低血糖的非糖尿病患者常可以通过多次少量进餐,而不是平常的一日三餐,来避免发作。控制碳水化合物的摄入,特别是单糖,有时被推荐用于阻止"反应性低血糖"(饭后)的发生,但获益尚不明确。

第 151 节

多发性内分泌腺瘤综合征

多发性内分泌腺瘤综合征是少见的、可遗传的、数个内分泌腺体发生的非癌性（良性）或癌性（恶性）肿瘤，或没有形成肿瘤的过度增生。

- 多发性内分泌腺瘤综合征是由于基因突变所致，因此有家庭遗传倾向
- 根据受累腺体的不同表现为不同的临床症状
- 可以对多发性内分泌腺瘤综合征患者的家庭成员进行基因筛查以发现疾病
- 无治愈可能，但是可以通过对受累的各个腺体进行手术或者药物治疗控制激素的过度分泌

多发性内分泌腺瘤综合征可以发生于婴儿，也可以发生在 70 岁的老年人，几乎都与遗传有关。

多发性内分泌腺瘤综合征分为三种类型：称为 1 型、2A 型和 2B 型，尽管这三种类型相互之间常有交叉重叠。这些肿瘤和异常增大的腺体常产生过多的激素。肿瘤或异常增生可能同时发生在不止一个腺体内，改变总是随着时间的推移而发生。

多发性内分泌腺瘤综合征是由遗传的基因突变所致。导致 1 型多发性内分泌腺瘤综合征的单一基因以及导致 2A 和 2B 的不同的基因异常已被确定。

分类

1 型

患 1 型多发性内分泌腺肿瘤综合征的患者会在下列两个或两个以上的腺体中发生肿瘤或过度增生且功能增强：

- 甲状旁腺（紧邻甲状腺的小腺体）
- 胰腺
- 垂体
- 甲状腺（较少受累）
- 肾上腺（较少受累）

几乎所有 1 型患者都有甲状旁腺肿瘤，大多数肿瘤都是良性的，但它们使腺体产生过多的甲状旁腺激素（甲状旁腺功能亢进）。过量的甲状旁腺激素通常会增加血钙水平，有时会导致肾结石。

大多数 1 型患者的胰腺分泌激素细胞（胰岛细胞）也会发生肿瘤。这些肿瘤有的产生高水平的胰岛素，因而引起血糖水平降低（低血糖），尤其是在几个小时都没有进食的情况下。超过半数的胰岛细胞肿瘤都产生过多的胃泌素，后者能刺激胃分泌过多的胃酸。患有这种肿瘤的患者常常会发生消化性溃疡，引起出血、穿孔、胃内容物漏入腹腔或引起胃梗阻。胃酸过多，常影响胰腺分泌的酶的活性，导致腹泻、大便脂肪增多和恶臭（脂肪泻）。其余的胰岛细胞肿瘤可能产生其他激素如血管活性肠多肽，则可以引起严重的腹泻导致脱水。而有些胰岛细胞肿瘤根本不分泌激素。

有些胰岛细胞肿瘤是恶性的，能向身体其他部位扩展（转移）。恶性胰岛细胞瘤较其他胰腺恶性肿瘤生长缓慢。

大多数 1 型患者还会发生垂体瘤。其中有的垂体瘤产生泌乳素，引起女性月经紊乱和溢乳，以及男性勃起功能障碍（阳痿）。其他垂体瘤可产生生长激素，导致肢端肥大症。少部分垂体肿瘤产生促肾上腺皮质激素，过度刺激肾上腺产生高水平的皮质类固醇从而引起库欣综合征。还有少数垂体瘤不产生激素。一些垂体瘤引起头痛、视力受损，并压迫周围脑组织使垂体功能减退。

在有些 1 型患者中，甲状腺和肾上腺发生肿瘤或过度增生及功能亢进。小部分患者会发生另一种叫类癌的肿瘤。有些患者还出现皮下柔软的良性脂肪增生（脂肪瘤）。

2A 型

2A 型多发性内分泌腺瘤综合征的患者会在下列两个或两个以上的腺体中发生肿瘤、过度增生和功能亢进：

- 甲状腺
- 肾上腺
- 甲状旁腺

有时一些 2A 型患者会出现一种被称为皮肤苔藓状淀粉样变的皮肤瘙痒。

几乎每个 2A 型患者都会发生甲状腺髓样癌。约 50% 的患者出现肾上腺肿瘤（嗜铬细胞瘤）。这种肿瘤能产生肾上腺素和其他物质而引起血压升高。这种高血压可能间歇发作，也可持续存在，常常很严重。

有些 2A 型患者有甲状旁腺功能亢进，因此血钙水平升高，并可导致肾结石。在其他患者中，甲状旁腺长大但不伴有大量甲状旁腺激素的分泌，因此不存在高血钙及相关问题。

2B 型

2B 型多发性内分泌腺肿瘤综合征由甲状腺髓样癌、嗜铬细胞瘤和围绕神经生长的肿瘤（神经瘤）构成。一些 2B 型患者没有家族史。这些患者是由于其他新的基因缺陷而致病（基因突变）。

2B 型中的甲状腺髓样癌发病年龄早，甚至在 3 个月

大的婴儿中已发现了该病。2B 型中的甲状腺髓样癌的生长和转移都比 2A 型快。

大多数 2B 型患者都会发生黏膜神经瘤。神经瘤出现在嘴唇周围、舌头和口腔黏膜，看起来像发光的肿块。神经瘤还可以发生在眼睑和眼球，包括结膜和角膜，可有眼睑增厚和嘴唇肥大。

消化道异常会导致便秘和腹泻。偶尔在结肠出现巨大扩张的肠管（巨结肠）。这些异常可能是生长在肠道神经的神经瘤所致。

2B 型患者常出现脊柱异常，尤其是脊柱弯曲。他们还可能有足骨和股骨的异常。许多患者还有四肢变长和关节松弛。一些异常表现与马方综合征相似。

诊断

通过试验确定导致多发性内分泌腺瘤综合征的遗传异常已经成为可能。通常对患有一种与多发性内分泌腺瘤综合征有关的肿瘤患者，以及家庭中已有成员明确诊断为患有此项综合征的一种的人员进行基因检测。由于

约半数多发性内分泌腺瘤综合征患者的孩子可以遗传此病，对家庭成员的筛查显得尤为重要。

治疗

多发性内分泌腺瘤综合征尚不能治愈。医师只能分别治疗每个腺体的病变。如果可能，可以通过手术切除肿瘤。若无法手术（或手术前）医师会通过药物治疗来纠正由于腺体功能亢进导致的激素失衡。腺体过度增生且功能亢进但没有发生肿瘤时，通过药物治疗拮抗腺体功能亢进。

甲状腺髓样癌不治疗最终可危及生命，因此如果患者有 2A 或 2B 型的遗传学证据，即使甲状腺髓样癌在术前不能确诊，医师可能仍建议手术切除甲状腺。与其他类型的甲状腺癌不同，这种侵袭性的甲状腺癌不能使用放射性碘治疗。而且甲状腺被切除，患者必须终生使用甲状腺激素。嗜铬细胞瘤必须在患者通过适当的药物治疗使血压得到控制后进行手术切除。

不同类型多发性内分泌腺瘤综合征的状态

状　态	MEN 1	MEN 2A	MEN 2B
甲状旁腺肿瘤	≥90%	10%～20%	—
胰腺肿瘤	60%～70%	—	—
垂体肿瘤	15%～42%	—	—
甲状腺肿瘤（甲状腺髓样癌）	—	>90%	>90%
嗜铬细胞瘤（肾上腺肿瘤）	—	50%	60%
黏膜神经瘤	—	—	几乎 100%
类似马方综合征的体型变化	—	—	几乎 100%

MEN = 多发性内分泌腺瘤综合征（Multiple endocrine neoplasia）

第 152 节

类　癌　瘤

类癌瘤是指能够产生过多激素样物质导致类癌综合征的非癌性（良性）或癌性（恶性）增生。

- 患有类癌瘤的患者可有肠道痉挛性疼痛和肠蠕动的改变
- 患有类癌综合征的患者通常有面色潮红，有时腹泻
- 医师检测患者尿液中的 5-羟色胺的代谢产物
- 放射检查用于肿瘤定位

- 有时肿瘤可手术切除
- 患者可能需要药物来控制症状

类癌瘤多发源于小肠或消化道的其他部位中能够产生激素的细胞。它们还可以发生于胰腺、睾丸、卵巢或肺部。类癌瘤能产生过多的激素样物质，如 5-羟色胺、缓激肽、组胺和前列腺素。这些物质水平过高有时能导致出现一组不同的症状，即被称为类癌综合征。类癌瘤使用

色氨基制造过量的 5-羟色胺。由于色氨酸通常被用于制造烟酸(维生素 B$_3$),患者可能由此发生烟酸不足而导致糙皮病。

当类癌瘤发生在消化道或胰腺时,它们产生的物质释放入直接供应肝脏的血管(门静脉),并在此被酶分解。因此发生于消化道的类癌瘤通常不会出现症状,除非已经有肝脏转移。

如果肿瘤扩散到了肝脏,肝脏就不能在这些物质循环到全身以前对它们进行处理。根据肿瘤产生物质的不同,类癌综合征患者的症状也不相同。肺、睾丸和卵巢的类癌瘤一般都会引起症状,因为它们产生的物质绕开肝脏通过血液循环在全身广泛播散。

临床表现

大多数类癌瘤患者与那些有其他肠道肿瘤的患者有着相似的症状:肠道梗阻引起痉挛性疼痛和肠蠕动改变。

类癌综合征:根据肿瘤位置的不同出现类癌综合征的比率可能不同,但是只有不到 10% 的类癌瘤患者会出现类癌综合征的症状。令人不舒服的面部潮红,以头部和颈部最为典型,是最常见和最早出现的类癌综合征症状。面部潮红是血管扩张的结果,通常由情绪、进食、饮酒或热饮诱发。面红之后可能伴随一段时间的皮肤变蓝(发绀)。肠道的过度收缩可以导致腹部痉挛和腹泻。肠道可能不能正常地吸收营养,导致营养障碍,大便富含脂肪,变得更臭。

可能发生心脏损害,导致脚和腿肿胀(水肿)。由于肺部通气受阻可能出现哮喘和气短。有些有类癌综合征的患者性欲下降,有些男性还可能有勃起功能障碍即(阳痿)。

诊断

当症状疑为类癌瘤的时候,通常要检测 24 小时尿液中的 5-羟吲哚乙酸(5-HIAA)来确定诊断。5-HIAA 是 5-羟色胺的代谢产物。患者在进行该检查前至少 3 天应避免进食富含 5-羟色胺的食物,如香蕉、番茄、李子、鳄梨、菠萝、茄子和核桃。某些药物,包括愈创木酚甘油醚(许多止咳糖浆的成分)、美索巴莫(一种肌肉松弛剂)和吩噻嗪(抗精神病药)都会干扰检测结果。

不同的检查被用于类癌瘤定位,包括 CT、磁共振(MRI)和动脉造影。有时需要手术探查来对肿瘤定位。

放射性核素扫描是另一种有帮助的检查。由于大多数类癌瘤都有生长抑素的受体,因此医师可通过注入带有放射性活性的生长抑素,再用放射性核素扫描来定位类癌瘤,并确定其是否扩散。约 90% 的类癌瘤能通过这种方法定位。MRI 或 CT 对明确肿瘤是否扩散到肝脏很有帮助。

治疗

当类癌瘤被限定在某一特定区域,如阑尾、小肠、直肠或肺时,手术切除可以治愈。如果类癌瘤已经扩散到肝脏,就很难通过手术治愈了,但手术对缓解症状仍有帮助。这些肿瘤生长很缓慢,以至于患者在肿瘤转移后还能活 10 ~ 15 年。

放疗或化疗对于治疗类癌瘤都无效,但联合使用某些化疗药物(如链脲霉素联合氟尿嘧啶,有时联合阿霉素)可能会缓解症状。一种名为奥曲肽的药物也能缓解症状,而他莫昔芬、α 干扰素能减慢类癌瘤的生长。吩噻嗪、甲氰咪胍和酚妥拉明可用于控制类癌瘤面部潮红的症状。泼尼松有时用于控制肺部类癌瘤患者严重面部潮红发作。通常可使用可待因、阿片酊剂、地芬诺酯或赛庚啶治疗腹泻。可以通过使用甲基多巴和酚苄明阻断 5-羟色胺的合成来防止糙皮病。

血 液 疾 病

第153节

血液生物学

血液成分复杂,包含血浆(液体成分)、白细胞、红细胞和血小板。人体含有大约 5L 血液。血液自心脏泵出后,20～30 秒后完成血液循环回到心脏。

血液在人体内流动的同时行使各种基本功能。它为人体组织输送氧和基本营养物质(如脂肪、糖、矿物质和维生素);把二氧化碳运送到肺部,把其他废物运送到肾脏排出体外;运送激素(化学信使)使身体的各部分可以相互协调;同时,它具有抗感染和止血的成分。

血 液 成 分

血浆

血浆是血液中的液体成分,红细胞、白细胞和血小板悬浮其中。它占血液容量的半数以上,主要成分是水,其中溶解了盐(电解质)及蛋白质。血浆中的蛋白质主要是白蛋白。白蛋白的作用是防止液体从血液漏出到组织中,并且它可以结合和运送激素及某些药物等。血浆中的其他蛋白质包括抗体(免疫球蛋白)和凝血因子,前者可以防御病毒、细菌、真菌和癌细胞对机体的侵袭,而后者可以止血。

血浆还有其他功能。它类似水库,可以补充缺水的组织,或从组织中吸收过多的水。血浆还可以通过灌注血管和从血管中连续流动而防止血管塌陷和形成凝块,帮助维持血压和循环。血浆还在体温调节中发挥作用,它可以把人体深部组织产生的热量携带到更容易散热的区域,如上、下肢和头部。

红细胞

红细胞约占血容量的40%。它含有血红蛋白,而后者使血液呈现红色,并从肺部携带氧气运送至全身组织。细胞利用氧气生成身体需要的能量,并产生废物二氧化碳。红细胞再把二氧化碳从组织运回肺部。当红细胞数量太低(贫血)时,血液携氧减少,人会出现疲劳和无力;当红细胞数目太高(红细胞增多症)时,血液过稠,可能使血液容易产生凝块,增加心脏病发作和中风的风险。

白细胞

白细胞数目比红细胞少,比例大约为 1:600~700。白细胞的功能主要是防御感染,它有五种主要类型。

中性粒细胞,数目最多的类型,通过杀伤和吞噬细菌和真菌以及吞噬异物碎片来抵御感染。

淋巴细胞包含三种主要类型:T淋巴细胞和自然杀伤细胞(抵御病毒感染及发现并破坏部分恶性肿瘤细胞)和B淋巴细胞(产生抗体)。

单核细胞吞噬死亡或受损的细胞,并帮助抵御很多感染病原体。

嗜酸粒细胞杀死寄生虫、破坏癌细胞,并参与过敏反应。

嗜碱粒细胞也参与过敏反应。

部分白细胞在血流内平滑流动,但是许多也会黏附于血管壁,甚至穿透血管壁进入其他组织中。当白细胞到达感染或其他病变的部位时,会释放一些物质吸引更多的白细胞。白细胞的功能类似军队,分散在身体各部,但随时待命召集并打败侵袭的病原体;白细胞的功能是吞噬、消化微生物,以及产生抗体与微生物结合,使之很快被破坏。

如果白细胞数目太低(白细胞减少症),容易出现感染。白细胞数目高于正常(白细胞增多症)可能不会直接导致症状,表明可能存在感染或者白血病。

血小板

血小板是细胞样碎片,体积比红细胞和白细胞小。血小板数目比红细胞少,比例大约为 1:20。血小板通过聚集在出血部位、簇集在一起形成血栓帮助封闭血管来参与凝血过程。同时,它们通过释放一些物质促进凝血。当血小板数目太低(血小板减少症)时,更容易出现皮肤青紫和异常出血;当数目太高(血小板增多症)时,可能会凝血过度,导致中风或心肌梗死。

血细胞的生成

红细胞、多数白细胞以及血小板在骨髓(骨骼腔隙中柔软的脂肪组织)中生成。白细胞的两种类型,T 和 B 淋巴细胞,也可以在淋巴结和脾中生成,其中 T 淋巴细胞还可以在胸腺中生成和成熟。

在骨髓中,所有血细胞都起源于一类未分化细胞,称为干细胞。干细胞首先分化为不成熟的红细胞、白细胞或血小板生成细胞。不成熟细胞然后进一步分化成熟,并最终成为成熟红细胞、白细胞或血小板。

血细胞生成速率受身体需求调控。正常血细胞寿命有限(白细胞从数小时到数天,血小板大约 10 天,红细胞大约 120 天),必须不断更新。某些情况下可以导致血细胞过度生成。当身体组织的氧含量下降或红细胞数目减少,肾脏产生和释放促红细胞生成素,刺激骨髓产生更多红细胞;在感染时骨髓产生和释放更多白细胞;出血时产生和释放更多血小板。

年龄增长的影响

年龄增长对骨髓和血细胞有影响。骨髓中脂肪含量随年龄而增加,这意味着生成细胞的骨髓减少。通常情况下这种减少并不会带来什么问题,但是当机体对血细胞的需求增加时就可能产生影响;老年人的骨髓有可能不能满足增加的需求,其最常见的结果是贫血。

血液疾病的症状和诊断

影响血细胞或者凝血、免疫系统蛋白质的疾病称为血液疾病。血液疾病的实验室检查通常始于血液检查,这很容易用注射器从静脉抽取或针刺从指尖获得。然而,因为血细胞从骨髓生成,有时候可能需要检查骨髓。

症　状

血液疾病的症状常常不明显、不特异,也就是说,这些症状可能提示几乎身体任何部位的疾病。然而,尽管没有单一症状可以准确无误地提示血液疾病,有些症状群可以提示其可能性。这些症状群通常和血细胞的减少有关,如红细胞数目减少(贫血)、白细胞数目减少(白细胞减少症)或血小板数目减少(血小板减少症)。例如,疲劳、无力、气短的病人可能有贫血,发热、感染的病人可能有白细胞减少,出血和容易皮肤青紫的病人可能有血小板减少。

偶尔,症状与血细胞数目增加有关。例如:病人由于红细胞数目增加(红细胞增多症)或白细胞数目增加造成的血液黏稠,可以出现气短、头痛、头晕、意识障碍等症状。免疫相关蛋白增加(如多发性骨髓瘤)也可以导致血液黏稠。

最后,正常血液凝固所需的物质(因子)的疾病可能会导致血液不易凝固(表现为皮肤容易青紫或出血或者出现小的红紫色斑点)或者形成异常血凝块(导致下肢温暖、疼痛或突然气短、胸痛,或同时出现)。这些问题出现的原因是机体不能产生足够的因子、因子异常、或机体消耗因子过快。

诊　断

实验室血液检查

医生依赖很多血液标本的实验室检查来诊断和监测疾病。因为血液液体成分(血浆)中有很多机体必需的物质,所以血液检查可以用于探明机体很多部分发生了什么。

检查血液比从特定器官取组织标本容易。例如:评估甲状腺功能时检测血液中甲状腺激素水平比直接检测甲状腺样本要易行;同样,检测血液中肝酶和蛋白比在肝脏取样容易。某些血液检查是用于检测血液本身的成分和功能,这些检查最常用于诊断血液疾病。

全血细胞计数:最常用的血液检查是全血细胞计数(CBC),它检查全部细胞成分(红细胞、白细胞和血小板)。全自动仪器只需要一小滴血液,在 1 分钟内即可检测出结果。某些情况下它还需要显微镜下检查作为辅助。

CBC 检测血液中红细胞数目和血红蛋白含量(红细胞中携氧的蛋白)。另外,CBC 还检测红细胞平均体积、大小变异性的程度和血红蛋白量,可以警示检验员异常红细胞的存在(这可以在进一步的显微镜检查中证实)。异常红细胞可能是破裂的或者形状类似泪滴、新月、针形或其他形状。红细胞的形状和大小有助于医生判断贫血的病因。例如,镰刀型细胞是镰刀细胞病特征,血红蛋白含量少的小细胞可能是由于缺铁性贫血,大的卵形红细胞提示可能有叶酸或维生素 B_{12} 缺乏。

CBC 也能够确定白细胞的数目。当医生需要更多的信息时,还可以计数白血病的特异亚型(白细胞分类)。如果白细胞总数或某一特异亚型的白细胞高于或低于正常,医生可以应用显微镜检查。显微镜检查可以发现某些疾病的特征。例如,大量白细胞有明显不成熟的特征(原始细胞)可能提示白血病(白细胞的恶性肿瘤)。

血小板计数也是 CBC 的一部分。血小板的数目反映了止血的保护性机制。血小板数目增加(血小板增多症)可以导致小血管内凝血块的生成,特别是心脏和脑的血管。在某些疾病中,血小板数目升高可能会出现反常性出血。

网织红细胞计数:网织红细胞计数测定单位体积中新形成(年轻)红细胞(网织红细胞)的数目。正常情况下网织红细胞占红细胞总数的 1% 左右。当机体需要更多红细胞时(诸如贫血),正常情况下骨髓会产生更多网织红细胞。因此,网织红细胞计数可以评估骨髓生成新红细胞的能力。

血细胞的特殊检查:一旦医生判断血液中一种或多种细胞成分有问题,可以进行许多检查进一步明确。医生可以检测白细胞不同亚型,并可以通过细胞表面的一些标志物来确定。检查可以评估白细胞抗感染的能力,评估血小板形成凝块的能力,测定红细胞成分来帮助判定贫血的原因以及细胞不能行使正常功能的原因。许多检查的标本是血液,但是有些需要骨髓。

凝血检查:血小板计数是评估机体止血能力的方法之一。

全血细胞计数(CBC)

检查项目	测定内容	正常值
血红蛋白	红细胞内携氧蛋白的量	男性:12.7~13.7g/dl 女性:11.5~12.2g/dl
红细胞比容	红细胞占总血容量的比例	男性:42%~50% 女性:36%~45%
平均红细胞体积	红细胞的平均体积	86~98fL
平均血红蛋白浓度	血红蛋白占红细胞的平均浓度	33.4~35.5g/dl
白细胞计数	单位体积血液中白细胞的数目	4500~10 500/ml
白细胞分类计数	白细胞中不同类型的比例	分叶核中性粒细胞:34%~75% 杆状核中性粒细胞:0%~8% 淋巴细胞:12%~50% 单核细胞:2%~9% 嗜酸性粒细胞:0%~5% 嗜碱性粒细胞:0%~3%
血小板计数	单位体积血液中血小板的数目	140 000~450 000/ml

有时医生需要检查血小板的功能如何。有些检查可以评估正常凝血需要的蛋白质(凝血因子)的总的功能。其中最常用的是凝血酶原时间(PT)和部分凝血活酶时间(PTT)。也可以检测各种凝血因子的水平。

蛋白质和其他物质:一些血细胞产生的蛋白质可以在血液或者尿液中检测到。医生通过检测这些蛋白质来判定细胞是否有异常。例如,某种血液病是由于一种叫浆细胞的血细胞恶性分泌特殊的蛋白质(Bence Jones 蛋白),这种蛋白质可以在血液和尿液中检测到。某些异常的白细胞可以产生特殊的抗体。

骨 髓 取 样

骨髓样本通常取自髋骨(髂嵴)。病人可以侧卧,背对医生,上方的腿屈曲。在局部麻醉皮肤和皮下组织后,医生将尖锐的针刺入骨骼并抽取骨髓。

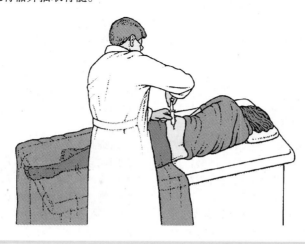

促红细胞生成素是肾脏分泌的一种蛋白质,可以刺激骨髓生成红细胞。这种蛋白质的水平以及其他影响红细胞生成的物质可以在血液中检测。铁和一些健康血细胞生成需要的维生素也可以检测。

其他血液检查:特殊的血液检查可用于判定是否存在少见的血液病。例如:很罕见的情况下,医生必须检查机体的总血容量或者某种血细胞的总量。这种检查可以通过用放射性同位素混合入血液或者标记在血细胞上进行。

血液配型:血型由红细胞表面存在的特种蛋白质决定,可以通过测定少量个体血液与特种抗体的反应判断。血液配型需要同时评估血浆和红细胞。输血前必须进行血液配型。

骨髓检查

有时必须检查骨髓来判定血细胞异常或某种血细胞过少或过多的原因。医生可以取两种不同类型的骨髓标本:骨髓穿刺或骨髓活检。通常两种类型的标本都在髋骨(髂嵴)取材,偶尔骨髓穿刺可以在胸骨取材。对于幼儿,骨髓标本可以取自下肢骨骼(胫骨)。

当两种样本都需要时,可以同时采取。在局部麻醉皮肤和骨骼上面的组织后,将尖锐的针刺入骨骼。

对于骨髓穿刺来说,医生通过注射器抽吸少量柔软的骨髓,将之涂在载玻片上,用显微镜检查。同时可以做一些特殊检查,诸如细菌、真菌、病毒培养、染色体分析和细胞表面蛋白质分析(流式细胞仪)。尽管骨髓穿刺通常可以提供诊断所需的信息,但是骨髓抽吸的过程可以破坏脆弱的骨髓。因此,难以检查细胞原本的排列情况。

如果需要检查细胞精确的解剖关系和组织结构,医生需要进行骨髓活检。需要用中空的装置取一小块完整的骨髓,将之固定并切成薄片在显微镜下检查。

骨髓取样通常会引起轻度疼痛,继之轻微不适。整个过程需要几分钟。

第 155 节

输　　血

输血是将血液或者血液成分从一个人(供者)转移到另一个人(受者)。

在美国,每年大约输血两千九百万次。输血的目的是增加血液携带氧气的能力,恢复机体的血容量,增加免疫力,以及纠正凝血异常。常见的受者包括事故受害者、手术患者以及治疗的癌症患者(如白血病)或其他疾病(如镰刀细胞病和海洋性贫血等血液病)患者。

美国食品和药品管理局(FDA)严格控制血液及其成分的采集、储存和运输。制定这些规定的目的是保护供者和受者。许多州和当地卫生机构、美国红十字会和美国血库协会等组织还有一些其他的标准。由于这些规定,献血和受血非常安全。然而,输血仍然会对受者带来一些风险,如对敏反应、发热和寒战、血容量过多,以及细菌和病毒感染等。尽管输血传染艾滋病、肝炎或其他感染性疾病的可能性很小,医生需要清楚意识这些风险,没有其他选择时才会选择输血。

血 液 采 集

献血非常安全。捐献全血(也就是说,具有全部细胞成分的血液)的整个过程大约 1 小时。献血者至少 17 岁,体重至少约 50kg。另外,献血者必须健康:必须测定脉搏、血压和体温,必须检查有无贫血。医生还会询问一系列问题,涉及他们的健康、可能影响他们健康的因素以及他们去过的国家。

你知道吗……
只有很少疾病患者不适合献血。
许多不适合献血的人一段时间之后仍然可能适合献血。
医生会对捐献的血液进行一系列检测排除很多传染性疾病,因此通过输血感染疾病的可能性很小。

一个人永远不适合献血的情况包括乙型肝炎或丙型肝炎,心脏病,某些类型的恶性肿瘤(白血病、淋巴瘤、任何治疗后复发的恶性肿瘤或者曾接受过化疗的恶性肿瘤),严重哮喘,出血性疾病,可能感染了朊病毒(诸如变异性 Creutzfeldt-Jakob 病),艾滋病,以及由于高危行为可能感染人类免疫缺陷病毒(HIV,导致艾滋病的病毒)。暂时不适合献血的情况包括疟疾(在症状消失 3 年之内),恶性肿瘤手术治疗或者放射治疗后(在治疗后 5 年之内),妊娠,近期大手术,未控制的高血压,低血压,贫血,应用某些药物,某些类型的肝炎,以及近期输血史。

血液配型

血液根据血型分类。一个人的血型由其红细胞表面是否存在特种蛋白(Rh因子和血型抗原A和B)决定。

四种主要血型是A、B、AB和O,每种类型再分为Rh阳性或Rh阴性。例如,O-Rh阴性血个体的红细胞缺乏A抗原、B抗原和Rh因子。AB-Rh阳性血个体的红细胞有A抗原、B抗原和Rh因子。某些血型远比其他血型常见。美国最常见的血型是O-Rh阳性和A-Rh阳性,之后是B-Rh阳性、O-Rh阴性、A-Rh阴性、AB-Rh阳性、B-Rh阴性和AB-Rh阴性。

当准备输注的血液血型和受者血型相合时,输血最安全。因此,在输血前,血库会用供者和受者血液进行被称为"配型和交叉配血"的检查。这种检查最大程度减少了出血危险或致命反应的可能。

然而,危急情况下,任何人都可以接受O型红细胞。因此,O型血的人被认为是万能献血者。AB型血的人可以接受任何血型的红细胞,而被认为是万能受血者。Rh阴性的受血者必须接受Rh阴性供者的血液,但是Rh阳性的受者可以接受Rh阳性和Rh阴性的血液。

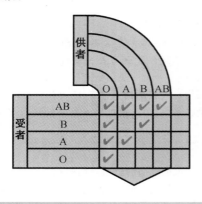

一般来说,献血者在56天之内不允许重复献血。给献血者付费的情况已经基本不存在了,因为付费会使需要钱的人愿意献血,有时他们会否认存在不适合献血的情况。

若视为合格,献血者斜躺在靠背椅上或者躺在床上。卫生工作者会检查献血者肘内侧,决定用哪个静脉。在静脉周围区域消毒后,用针穿刺入静脉并用无菌敷料暂

供者血液的传染病检测

输血可以传播供者血液的感染性病原体。因此卫生官员限制献血条件,并全面检测血液。所有血液都必须检测导致病毒性肝炎、艾滋病、某些其他病毒性疾病(诸如西尼罗河病毒)、锥虫病和梅毒的病原体。

病毒性肝炎

供者血液必须检测可以通过血液传播的肝炎病毒(乙型和丙型)。这些检查并不能把所有感染的血液检测出来,但是通过严格的检测和供者筛查方法,输血几乎没有传播丙型肝炎的风险。目前的风险是每输注1 500 000单位血液有1例感染。乙型肝炎仍然是最常见的可能通过输血传播的疾病,目前的风险是大约每输注137 000单位血液感染1例。

艾滋病

在美国,供者血液要检测人类免疫缺陷病毒(HIV),艾滋病的病因。检测并非100%准确,但是对供者的询问也是筛查过程的一部分。医生会询问艾滋病的危险因素,例如:供者或其性伴侣是否有注射毒品或与有男性伴侣的男性发生性关系。经过血液检测和询问筛选,输血传播HIV感染的风险非常小,根据目前的估计大约2 000 000单位发生1例。

梅毒

输血很少传播梅毒。不仅是因为供者筛查以及血液检测梅毒的病原体,而且供者血液常常低温冰冻,这样会杀死其病原体。

时保护。在针穿刺时会有刺痛的感觉,其他过程是无痛的。血液通过针进入一个收集袋。真正采集血液的过程大约需要10分钟。

供者血液的标准单位大约是450ml。新鲜采集的血液密封到一个含有防腐剂和抗凝物质的塑料袋里。少量血样用于检测导致艾滋病、病毒性肝炎、某些其他病毒性疾病和梅毒的病原体。

输血类型

多数供者血液被分离(成分化)为各种成分:红细胞、血小板、凝血因子、血浆、抗体(免疫球蛋白)和白细胞。根据情况,给病人输注血细胞、凝血因子或者其他血液成分。仅输注特定血液成分可以使治疗更特异,降低副反应风险,并且可以有效地利用同一份血液的不同成分治疗多个病人。

红细胞:最常用的血液成分是压积红细胞,它可以恢复血液携氧能力。这种成分可以用于出血或严重贫血的病人。红细胞是从血液的液体成分(血浆)和其他细胞

或细胞样成分中分离出来的。这个过程浓缩了红细胞，他们占的空间变小，因此称为"压积"。红细胞可以冷冻保存 42 天。特殊情况下，比如要保存罕见类型的血液，红细胞可以冰冻 10 年。

血小板：血小板可以恢复血液的凝固能力。它们通常用于血小板减少症（可以导致严重的自发出血）病人。血小板仅能保存 5～7 天。

凝血因子：凝血因子是血浆中的蛋白质，正常情况下与血小板一起帮助凝血。凝血因子可以来自血浆或者人工制备。人工合成的蛋白质称为重组因子浓聚物。没有凝血因子，受伤后就会出血不止。单一浓聚凝血因子可以用于遗传性出血性疾病，诸如血友病或 von Willebrand 病，以及不能产生足够的凝血因子的病人（由于严重感染或肝病）。

血浆：血浆是血液的液体成分，含有许多蛋白质，包括凝血因子。出血性疾病如果不知道何种凝血因子缺乏或者没有特异的凝血因子时，可以应用血浆。当出血是由于严重感染或者肝病造成的所有或者多种凝血因子不足时，可以应用血浆。从全血分离出来后立即冷冻的血浆（新鲜冰冻血浆）可以储存 1 年。

抗体：抗体（免疫球蛋白），是血液中抗病的成分，它有时可用于感染性疾病或者低抗体水平者，提供暂时的免疫力。可以得到抗体的感染包括天花、肝炎、狂犬病和破伤风。抗体来自治疗的血浆供者。

白细胞：白细胞输注用于治疗白细胞数目明显减低或白细胞功能异常的致命性感染的患者。白细胞输注罕见，因为抗生素的发展和细胞因子的应用明显降低了其需求。白细胞通过单采技术获得，可以保存 24 小时。

血液替代品：血液替代品应用特殊化学物质或特殊处理的血红蛋白溶液（允许红细胞携氧的一种蛋白质）来携带氧气并运送到组织中。这种替代品可以在室温内保存 2 年，容易运送到创伤发生的地方或者战场。然而，这些血液替代品在常规应用之前尚需进一步研究。

特殊采血方法

血小板单采：血小板单采，供者仅提供血小板而非全血。其过程是从供者抽出全血，经过一个机器将其血小板选择性去除，其余成分再回到供者体内。因为供者的大部分血液会返回自身，因此可以比采取全血多 8 到 10 倍的血小板。从供者采集血小板需要大约 1 到 2 小时，与之对照，全血采取仅需要大约 10 分钟。

自体输血：对于自体输血，供者也是其血液的受者。例如：在择期手术前几周，病人可以采取几个单位的血液以备术中或者术后输注。病人在采血后服用铁剂来恢复

丢失的血细胞。另外，在某些手术或者创伤后，失血可以重新收集，并立即回输给病人（术中血液补救）。自体输血是最安全的输血方式，因为它不存在组织不相容和血源性疾病的风险。

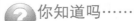

你知道吗……
医生可以决定输血时使用哪一类型的血细胞，从而使病人仅应用需要的细胞来治疗其疾病。

直接或指定献血：如果和受者血型和 Rh 因子相容，家族成员或者朋友可以作为特定供者为其献血。对于有些受者来说，知道献血者是谁会感到宽慰，然而家庭成员或者朋友作为供者并不一定就比无关供者安全。家族成员的血液需要和其他人血液一样进行全面检测，然后经照射处理以防止移植物抗宿主病，移植物抗宿主病很罕见，当供者和受者有血缘关系时更容易发生。

干细胞单采：在干细胞单采时，供者仅提供干细胞（可以发育成任何细胞的未分化细胞）而非全血。在采集过程前，供者需要注射特殊的蛋白质（生长因子）刺激骨髓将干细胞释放到血流中。从供者体内抽出全血，一

通过纯化血液控制疾病

在单采时，血液从人体内抽出，在去除或减少液体或者液体内的成分，血细胞或血小板后回输。有时这个技术用于从供者采取需要的血细胞或血小板（例如，干细胞单采或血小板单采）。当严重病人其他治疗无效时，这种技术还可以用于去除有害物质、过多的血细胞或血小板来纯化血液。为了纯化血液，单采必须去除多余的物质或血小板的速度必须快于机体生成的速度。

两种最常用的纯化血液的单采类型是血浆置换和细胞分离。

血浆置换时，有害物质从血浆中清除。血浆置换用于治疗重症肌无力和 Guillain-Barre 综合征（导致肌肉无力的神经系统疾病），Goodpasture 综合征（导致肺出血和肾衰竭的自身免疫病），天疱疮（严重有时致命的皮肤水疱），冷球蛋白血症（异常抗体形成）和血栓性血小板减少症（罕见的凝血因子疾病）。

细胞分离用于去除过多的血细胞。细胞分离可用于治疗红细胞增多症，某些类型白血病和血小板增多症。

单采仅在必要时重复进行，因为随着血液的抽出和回输，大量液体从血管和组织间转移可以带来并发症，尤其是对于病情严重者。单采可以用于控制某些疾病，但一般不能治愈。

个机器选择性去除干细胞,其他成分回流到供者体内。干细胞供者必须与受者淋巴细胞配型(人类白细胞抗原,HLA)相合,HLA是特异细胞上的蛋白质类型,而非血型。干细胞有时用于治疗白血病、淋巴瘤或其他血液恶性肿瘤。这种方法被称为干细胞移植。可以采取受者自身的干细胞,或者应用供者干细胞。

注意事项和不良反应

为了尽量减少输血过程导致不良反应,卫生工作者应该注意一些事项。在输血前,通常几个小时或者几天前,技术员要将供者血液与受者血液混合来确定他们是相容的,这个技术被称为交叉配血。

在两次核对血袋上的标签以确定无误后,卫生工作者应给受者缓慢地输血,一般每个单位的血液需要1~2小时。因为多数不良反应发生于输血开始的15分钟内,输血开始应严密监测受者。之后,由护士定期检查受者,一旦出现不良反应必须立即停止输血。

一般输血安全有效;然而,有时会发生轻微反应,严重甚至致命的反应罕见。最常见的反应是发热和过敏反应(超敏反应),发生率约1%~2%。过敏反应的症状包括瘙痒,广泛的皮疹,水肿,头晕和头痛。较少见的反应包括呼吸困难,哮喘和肌肉痉挛。极少数情况下,过敏反应非常严重,导致低血压和休克。另外一种罕见的反应被称为输血相关的急性肺损伤(Transfusion-related acute lung injury,TRALI),它是供者血浆中的抗体导致的。这种反应在妊娠女性更多见,可以导致严重

的呼吸困难。更多采用男性供者血浆减少了这种反应的发生。

对于先前有过敏反应的病人,仍有方法可以输血。对供者血液有过敏反应的病人可能需要应用洗涤红细胞。洗涤红细胞去除了供者血液中可能会引起过敏反应的成分。更常用的方法是,过滤输注的血液来减少白细胞的数目(这种技术被称为白细胞去除)。白细胞去除通常是在输注管路中安置一个特殊的滤器。另外,血液也可以在储存前过滤。

尽管进行了仔细的配型和交叉配血,供者和受者之间细微的差别导致的不相容(非常罕见情况下,是由于错误导致)仍然可能存在,这可以导致输注的红细胞被迅速破坏(溶血反应)。通常,在输血过程中或输血后即刻病人感到全身不适或烦躁,有时有呼吸困难、胸部压迫感、面部充血和严重的背痛。罕见情况下,这种反应可以非常严重,甚至致死。医生可以通过检查病人的血液和尿液中是否有从细胞中释放的血红蛋白来确定是否是溶血反应破坏了红细胞。

输血的受者可以出现液体负荷过重。有心脏病的受者最容易发生,因此他们输血时应速度更慢,监测更严密。

移植物抗宿主病是一种少见的并发症,主要发生于免疫系统被药物或者疾病破坏的病人。这种疾病,受者(宿主)的组织受到供者白细胞(移植物)的攻击。症状包括发热、皮疹、低血压、血细胞减少、组织破坏和休克。这种反应可以是致命的,但是可以通过对于免疫系统异常者输血前对血制品进行照射来避免。

第 156 节

贫 血

贫血是指红细胞数目或者血红蛋白(携氧的蛋白质)量低于正常。

红细胞含有血红蛋白,它从肺部携带氧并运送到机体各处。当红细胞数目下降或其血红蛋白量下降时,血液不能携带足够的氧气。组织的氧供给不够导致贫血的症状。

病因

贫血的病因非常多,但是多数可以归类为三种主要机制:

■ 血液丢失(过度失血)

■ 红细胞生成不足

■ 红细胞破坏过多

贫血可以由过度失血导致。有时,出血是突然发生的,诸如意外事故或者手术时。通常,失血是慢性反复发生,特别是由于消化道、泌尿道或经期的异常。慢性失血常常导致缺铁,这可以进一步加重贫血。

如果机体不能产生足够的红细胞,也可以导致贫血。红细胞生成需要很多营养物质,其中最重要的是铁、维生素B_{12}和叶酸,同时机体还需要少量的维生素C、核黄素和铜,以及激素的平衡,特别是促红细胞生成素。没有这些营养物质和激素,红细胞生成不足,或者红细胞异常不能有效携带氧。慢性病也可以影响红细胞生成。某些情

况下,骨髓腔被侵袭和替代(例如,白血病、淋巴瘤或转移癌),导致红细胞生成减少。

如果过多红细胞被破坏也可以导致贫血。正常情况下,红细胞寿命大约 120 天。骨髓、脾和肝脏中的清道夫细胞会识别并破坏临近或超过生存期的红细胞。如果红细胞提前破坏(溶血),骨髓会更快速产生新的细胞来代偿。当红细胞破坏超过其生产速度,导致溶血性贫血。相对于过度失血和红细胞生成下降导致的贫血,溶血性贫血相对少见。

症状和诊断

症状随贫血的严重性以及贫血发生的速度而不同。

贫血的常见原因

机制	举例
慢性过度失血	膀胱肿瘤 消化系统恶性肿瘤 严重月经失血 痔疮 肾脏肿瘤 鼻衄 消化道息肉 胃或小肠溃疡
突然过度失血	意外事故 分娩 血管破裂 手术
红细胞生成减少	再生障碍性贫血 慢性疾病 叶酸缺乏 缺铁 白血病 淋巴瘤 转移癌 骨髓增生异常 骨髓纤维化 多发性骨髓瘤 维生素 B_{12} 缺乏 维生素 C 缺乏
红细胞破坏增加	红细胞的自身免疫反应 脾大 G6PD 缺乏 血红蛋白 C 病 血红蛋白 E 病 血红蛋白 S-C 病 遗传性椭圆形红细胞增多症 遗传性球形红细胞增多症 红细胞机械损伤 阵发性夜间血红蛋白尿 镰刀细胞病 海洋性贫血

一些轻度贫血的病人,尤其是当发生速度缓慢时,可以没有任何症状。有些人可能症状仅见于体力活动时。更严重的贫血可以在休息时即出现症状。当贫血发生迅速时(诸如血管破裂导致出血),症状更明显。

轻度贫血常导致疲劳、无力和苍白。更严重的贫血,除了这些症状,还可以导致虚弱、头晕、口渴、出汗、脉搏细速和呼吸加快。严重的贫血可以导致运动时下肢痛性痉挛、气短、胸痛,特别是当病人已经有下肢血循环受损或心肺疾病功能障碍。

有时在病人出现症状前,因血常规检查而发现贫血。

血液标本发现血红蛋白、血细胞比容(红细胞占总血容量的比例)下降而确定贫血。其他检查,诸如显微镜下检查血样以及有时骨髓检查,有助于确定贫血原因。

过度失血引起的贫血

当红细胞的丢失速度超过新的红细胞生成速度时,出现过度失血导致的贫血。

- 当失血迅速时,血压下降,病人可能出现头晕。
- 当失血缓慢时,病人可能感觉疲劳、气短和苍白。
- 失血部位可能要通过检查粪、尿和影像学来确定。
- 要纠正出血病因,需要时可能要输血及补铁。

过度失血是贫血最常见的原因。失血时,机体迅速将血管外的液体拉入血管内来保持血管充盈。因此,血液被稀释,血细胞比容(红细胞占总血容量的比例)下降。最终,骨髓红细胞产量增加而纠正贫血。然而,随时间延长,出血导致机体铁的量下降,从而导致骨髓不能增加新红细胞的生成。

快速失血:症状开始很严重,特别是当快速失血导致贫血时,诸如意外事故、手术、分娩、血管破裂等情况。突然大量失血会导致两个问题:

- 由于血管内剩余液体不足而导致血压下降。
- 由于携氧红细胞数目快速下降而导致机体的氧供给严重下降。

这两个问题都可以导致心脏病发作、中风或死亡。

慢性失血:慢性(长期)失血远比突然失血更常见,它可以出现于机体各部位。尽管大量失血,诸如鼻出血或痔疮,很明显,小量出血可能意识不到。例如,粪便中的少量失血可能看不出来。这种失血被描述为隐匿性的。如果小量出血持续很长时间,可能失血量很大。这种慢性的失血可以见于常见的疾病,如胃或小肠溃疡以及结肠的憩室、息肉或癌症。其他慢性失血来源包括肾脏或膀胱肿瘤(它们可以导致尿液中失血)以及严重的月经出血。

症状和诊断

症状和其他原因的贫血类似,轻重不等,取决于失血的量和速度。当失血迅速(几小时甚至更短时间),丢失

1/3 的血容量可以致命。当失血迅速时,平躺一段时间之后坐起或者站起会出现头晕(直立性低血压)。

聚焦老龄化

很多导致贫血的疾病(特别是恶性肿瘤)在老年人更为常见。因此,很多老年人患有贫血。老年人最常见的贫血原因是缺铁性贫血,通常由异常出血导致。

老年人贫血的症状基本与年轻人相同。然而,老年人看起来苍白不明显。同时,即使贫血轻微,老年人跟年轻人相比更容易意识迷糊、情绪低落、易激怒或精神萎靡。他们还可能走路不稳或行走困难。这些问题会造成他们难以独立生活。然而,有些轻度贫血的老年人没有任何症状,尤其是贫血缓慢发生时,而老年人的贫血常常是缓慢发生的。

老年人维生素 B_{12} 缺乏引起的贫血可能会被误诊为痴呆,因为这种贫血可能影响神经和精神功能。

患贫血可能缩短老年人的预期寿命。因此,明确其病因并加以纠正特别重要。

当失血缓慢(超过数周或更长时间)时,如果病人摄入足够的液体,丢失 2/3 的血容量可能仅引起疲劳、乏力或者没有任何症状。

出血或者引起出血的疾病可能会带来其他症状。胃或小肠出血,病人可能会有黑色的柏油便。肾脏或者膀胱出血可能引起红色或棕色尿。女性可能会存在月经期长,量大。导致慢性失血的一些疾病,如胃溃疡,可以导致不适。有些疾病,如憩室病和小肠癌症及息肉早期,可能没有症状。

当病人描述贫血症状或注意到出血表现时,医生会进行血液检查发现贫血。检查粪便和尿液有助于判断出血来源。有时需要影像学或内窥镜来明确出血来源。

治疗

对于大量或快速失血,必须明确出血部位并止血。可能需要输注红细胞。

对于缓慢或少量失血,机体可以产生足够的红细胞纠正贫血,不需要输血。因为产生红细胞所需的铁在失血时会丢失,多数出血造成的贫血病人需要补充铁剂数月。

更多的贫血原因

病　因	机　制	治　疗	注　释
脾大	增大的脾脏扣留并破坏过多红细胞	治疗导致脾脏增大的病因。有时需要外科切除脾脏	症状往往轻微 增大的脾脏常常也扣留血小板和白细胞,导致血小板和白细胞数目减少
红细胞机械损伤	血管异常(诸如血管瘤),人工瓣膜或受损瓣膜,或者非常严重的高血压破坏了正常的红细胞	发现损害的原因并予以纠正	肾脏最终将受损的红细胞滤出血液,但可能会因之受损 脾脏也将受损的红细胞滤出血液
阵发性夜间性血红蛋白尿	免疫系统破坏红细胞。夜间尿液中这些受损细胞的血红蛋白浓聚,导致早晨出现暗红色的尿液	皮质激素和一种新的抗体药物,eculizumab,有助于缓解症状,但是唯一的治愈方法是同种异型骨髓移植 有血栓的病人需要应用抗凝治疗 可能需要骨髓移植	病人可能有严重的胃痉挛,腹部和下肢的大静脉可能出现血栓 症状常常是发作性的
遗传性球形红细胞增多症	红细胞畸形、僵硬,在脾脏中被扣留和破坏	通常不需要治疗,但是严重贫血时可能需要切脾	这种遗传性疾病也可以导致骨骼异常,诸如塔形颅
遗传性椭圆形红细胞增多症	红细胞呈卵形或椭圆形,而非正常的碟形	严重贫血时可能需要切脾	贫血通常轻微,不需要治疗
葡萄糖-6-磷酸脱氢酶(G6PD)缺乏症	红细胞膜上缺乏 G6PD 酶 没有这种酶,红细胞在应激情况下(诸如发热、感染、糖尿病危象或阿司匹林和磺胺类等药物应用等)容易破坏	预防和避免诱发因素可以预防贫血	这种遗传性疾病几乎总是影响男性 黑人男性大约 10% 以及少数地中海地区白人患该病

缺铁性贫血

缺铁性贫血是生成红细胞所需要的储存铁减少或者缺失造成。

■ 过度失血是最常见的原因。
■ 病人可以出现虚弱、气短和苍白。
■ 血液检查可以发现铁水平低下。
■ 补铁用于恢复正常铁水平。

缺铁性贫血通常缓慢出现，因为机体的储存铁需要几个月时间才能耗竭。随着储存铁下降，骨髓逐渐减少红细胞的产生。当储存耗竭时，红细胞不仅数目减少而且形态异常得小。

缺铁是贫血最常见的原因之一，失血是成年人缺铁最常见的原因。对于男性和绝经后女性，缺铁通常提示消化道出血。对于绝经前女性，月经出血是缺铁最常见的原因。缺铁还可能是由于饮食中铁太少，特别是对于婴儿、小儿童、青春期女孩儿和妊娠女性。

> **你知道吗……**
> 在美国，因为许多食物中添加了铁，所以因为饮食中铁含量少造成的贫血罕见。

症状和诊断

缺铁性贫血的症状往往逐渐出现，与其他贫血导致的症状类似。许多缺铁性贫血的病人有异食癖。有异食癖的病人渴望消化一些东西，最常见的是冰，但有时是非食物，诸如污垢、粘土、白垩。

一旦医生诊断贫血，常常会检查有无缺铁。缺铁时，红细胞往往小而苍白。血液铁和转铁蛋白（运送红细胞外铁的蛋白质）水平需要测定和比照。最准确的缺铁的检查是测定血铁蛋白（储存铁的蛋白质）水平。铁蛋白水平低提示缺铁。然而，有时铁蛋白水平也可以误导，因为它们的水平在肝损伤、炎症、感染或恶性肿瘤时可以假性升高（从而表现为正常）。这种情况下，医生可能会测定细胞表面和转铁蛋白结合的蛋白质（转铁蛋白受体）水平。

治疗

因为过度出血是缺铁最常见的原因，第一步是确定出血来源。

正常饮食铁摄入不能代偿慢性失血造成的铁丢失，并且机体铁的储量很小。因此，失铁必须通过摄入铁剂来补充。

通过补铁来纠正缺铁通常需要 3～6 个月，即使出血停止后仍需补充。补铁通常是通过口服。铁剂在早餐前 30 分钟和维生素 C（橙汁或维生素 C 补剂）同时摄入吸收最佳。补铁通常持续至血细胞恢复正常后 6 个月，以补充机体储量。需要定期检查血液以确定补铁是否充分。治疗缺铁可以纠正异食癖。

维生素缺乏性贫血

维生素缺乏性贫血是维生素 B_{12} 或叶酸水平低或缺失造成。

■ 病人可能虚弱、气短和苍白。
■ 可能有神经功能异常。
■ 血液检查可以发现提示维生素缺乏性贫血的异常细胞。
■ 需要补充缺乏的维生素。

维生素 B_{12} 缺乏和叶酸缺乏导致巨幼细胞性贫血。巨幼细胞性贫血，骨髓生成大而异常的红细胞（巨幼细胞）。

维生素 B_{12} 缺乏或叶酸缺乏最常见的原因是饮食中缺乏相应的维生素或消化道不能吸收这些维生素。这些维生素缺乏有时是由于治疗恶性肿瘤的药物（诸如氨甲蝶呤、羟基脲、氟尿嘧啶和阿糖胞苷等）导致。血液中缺乏维生素 B_{12} 可以引起恶性贫血，是因为不能吸收饮食中的维生素 B_{12} 导致。

症状和诊断

维生素 B_{12} 或叶酸缺乏导致的贫血症状是缓慢出现

再生障碍性贫血：当骨髓停止造血

当发育为成熟血细胞和血小板的骨髓细胞（干细胞）被破坏或者被抑制，骨髓可能停止造血。这种骨髓衰竭被称为再生障碍性贫血。常见的再生障碍性贫血的病因是自身免疫病，免疫系统抑制了骨髓干细胞。其他原因包括微小病毒感染、辐射暴露、毒素（诸如苯）、化疗药物和其他药物（诸如氯霉素）。

骨髓衰竭导致红细胞过少（贫血）、白细胞过少（白细胞减少症）和血小板过少（血小板减少症）。贫血导致疲劳、虚弱和苍白。白细胞减少导致容易感染。血小板减少导致容易皮肤青紫和出血。某些病人只有红细胞生成受影响（导致纯红细胞再生障碍性贫血）。当病因为微小病毒感染时，通常只有红细胞生成受影响。当骨髓样本的显微镜检查（骨髓活检）显示干细胞数目及成熟血细胞数目明显减低时，可以诊断再生障碍性贫血。

严重再生障碍性贫血如果不及时治疗会迅速死亡。输注红细胞、血小板和生长因子可以暂时增加红细胞、白细胞和血小板水平。对于年轻病人和中年病人干细胞或者骨髓移植可以治愈再生障碍性贫血。老年人和没有合适骨髓供者的病人可以应用皮质激素和抑制免疫系统的药物治疗。

的,类似于其他贫血的症状。维生素 B_{12} 缺乏可以导致神经功能异常,导致刺痛、感觉丧失和肌无力。

一旦贫血得到诊断,必须检查是否存在维生素 B_{12} 或叶酸缺乏。当显微镜下检查血液标本发现巨幼细胞,就应怀疑贫血的原因是维生素 B_{12} 或叶酸缺乏。特别是当病人的巨幼细胞性贫血持续时间很长时,常常也可以发现白细胞和血小板的改变。

维生素 B_{12} 或叶酸水平需要测定,有时还需要行其他检查来明确维生素缺乏的原因。

治疗

维生素 B_{12} 或叶酸缺乏导致的贫血的治疗是补充缺乏的维生素。

一般来说,维生素 B_{12} 是注射给药。开始,每天注射或者每周注射持续数周直至血液维生素 B_{12} 水平恢复正常。维生素 B_{12} 还可以每日鼻喷,或者片剂含于舌下,或片剂口服。通常,需要肌肉注射维生素 B_{12} 以纠正恶性贫血。维生素 B_{12} 缺乏导致贫血的病人通常需要终身补充维生素 B_{12}。

叶酸可以每日服用一片。难以吸收叶酸的病人可能需要终身补充。

慢性病贫血

慢性病贫血时,一些慢性疾病减缓了红细胞的生成,这是由于生成的一些细胞因子干扰了红细胞的生成。

特别是对于老年人来说,慢性病常常会导致贫血。感染、炎症和癌症等疾病会抑制骨髓红细胞生成。由于其抑制通常不严重,贫血缓慢出现,逐渐加重。机体对于铁的利用也可能与慢性病贫血有关。由于骨髓不能利用储存铁来生成新的红细胞,因此这种贫血常被称为铁再利用性贫血。

由于这种贫血缓慢发生,而且常比较轻微,常没有什么症状。如果出现症状,通常症状来于造成贫血的基础病而非贫血本身。它没有特异的实验室检查,诊断主要是通过排除其他原因。

因为对于这种贫血没有特异性治疗,医生主要治疗其基础疾病。应用铁剂或维生素无效。罕见情况下贫血很严重,输血有效。另外,可以尝试应用促红细胞生成素或 darbepoietin 等刺激骨髓生成红细胞的药物。

自身免疫性溶血性贫血

自身免疫性溶血性贫血是一组疾病,其共同特征是免疫系统异常,生成自身抗体,这些自身抗体把红细胞当成机体的异物进行攻击。

- 部分病人没有症状,另一些有疲劳、气短和苍白。
- 严重时可以导致黄疸或腹部不适和腹胀。
- 血液检测可以发现贫血及确定自身免疫反应的原因。

- 一些病人需要应用皮质激素或者抑制免疫系统的药物。

自身免疫性溶血性贫血是一组少见疾病,可以发生于任何年龄,女性多于男性。其中半数自身免疫性溶血性贫血的原因不详(特发性自身免疫性溶血性贫血)。自身免疫性溶血性贫血可以由其他疾病造成或者与其他疾病伴发,诸如系统性红斑狼疮(狼疮),罕见情况下是由于应用某些药物后出现,诸如青霉素。

自身抗体对红细胞的破坏可以突然出现,也可以逐渐出现。对于某些病人来说,这种破坏经过一定的时间可以停止;而对于另一些病人来说,红细胞破坏持续慢性存在。有两种主要类型的自身免疫性溶血性贫血:温抗体溶血性贫血和冷抗体溶血性贫血。对于温抗体溶血性贫血,自身抗体在温度等于或者高于正常体温时可以与红细胞结合,并将之破坏;对于冷抗体型,自身抗体仅在温度低于正常体温时活跃,攻击红细胞。

症状

部分自身免疫性贫血病人没有症状,特别是那些红细胞破坏轻微,逐渐出现的。部分病人症状类似于其他类型贫血的病人,特别是破坏严重、进展迅速时。当红细胞出现严重快速破坏时,可以出现轻度黄疸。如果破坏持续数月或更长时间,脾脏可以增大,导致腹胀和腹部不适感。

当自身免疫性贫血是其他疾病引起时,病人可能以基础疾病的症状为主,如淋巴结肿痛和发热。

诊断

一旦医生诊断贫血,如果血液检查提示不成熟的红细胞(网织红细胞)数目增加,则要怀疑红细胞破坏增加。血液检查还可能发现胆红素水平增加,结合珠蛋白水平下降。

自身免疫性溶血性贫血的确诊依赖血液检查发现特定抗体量增加,包括与红细胞结合的(直接抗球蛋白或直接 Coombs'试验)或者存在于血液液体成分的(间接抗球蛋白或间接 Coombs'试验)抗体。还有其他检查有助于判定破坏红细胞的自身免疫反应的原因。

治疗

如果症状轻微或红细胞破坏缓慢,不需要治疗。如果红细胞破坏增加,皮质激素如泼尼松常为治疗首选。开始用大剂量,经几周或几个月逐渐减量。如果皮质激素治疗无效或皮质激素导致不能耐受的不良反应,外科切脾(脾切除术)常为次选方案。切脾的原因是因为脾脏是抗体包被的红细胞被破坏的场所。如果切脾后红细胞破坏仍然持续存在或者不能手术时,可以应用环磷酰胺或硫唑嘌呤等免疫抑制剂。

镰刀细胞病

镰刀细胞病是遗传性疾病,其特征为镰刀(新月)型红细胞和红细胞过度破坏导致的慢性贫血。

■ 患者通常有贫血和黄疸。

■ 贫血加重、发热、气短伴长骨疼痛、腹痛、胸痛等提示镰刀细胞危象。

■ 电泳可用于确定病人是否患镰刀细胞病。

■ 避免可能导致危象的活动并快速控制感染及其他疾病有助于控制危象。

镰刀细胞病几乎仅见于黑人。大约 10% 的美国黑人有一个镰刀细胞病基因（也就是说他们有镰刀细胞特征）。具有镰刀细胞特征者并不会发展为镰刀细胞病，尽管偶尔会有血尿。

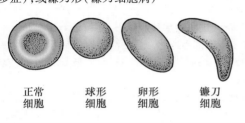

红细胞形态

正常红细胞柔软呈碟形，边缘比中间厚。一些遗传性疾病，红细胞变成球形（遗传性球形红细胞增多症），卵形（遗传性椭圆形红细胞增多症），或镰刀形（镰刀细胞病）

| 正常 | 球形 | 卵形 | 镰刀 |
| 细胞 | 细胞 | 细胞 | 细胞 |

大约 0.3% 的黑人携带两个基因，这些人会发病。

镰刀细胞病，红细胞含有异常的血红蛋白（携氧的蛋白质），这种异常的血红蛋白被称为血红蛋白 S。当红细胞中含有大量的血红蛋白 S，容易变形为镰刀状，但是并非所有红细胞均为镰刀状。当病人感染或者血氧含量低时，异常形态的细胞增多。

镰刀细胞脆性增加，容易破坏。因为镰刀细胞僵硬，所以难以通过最小的血管，导致血流阻塞，降低氧供给。血流阻塞可以导致疼痛，并且随时间延长，可以导致脾脏、肾脏、脑、骨骼和其他器官损害，可能出现肾衰竭和心力衰竭。

症状和并发症

镰刀细胞病患者常有一定程度的贫血和轻度黄疸。部分患者没有什么其他症状；而另一部分则有严重、反复发作的症状可以致残甚至早死。镰刀细胞特征通常不会造成任何问题，但偶尔，导致病人在严重脱水的剧烈运动（诸如行军或者运动员训练）后猝死。

镰刀细胞危象：镰刀细胞危象发生于任何导致血氧降低的情况后，诸如剧烈运动、爬山、高原飞行而没有足够的氧、或疾病状态。镰刀细胞危象的表现包括贫血突然恶化、疼痛（常为腹痛或四肢长骨痛）、发热，呼吸困难。腹痛可以很剧烈，可能伴有呕吐。

儿童的镰刀细胞危象可以表现为胸部综合征，特征是严重胸痛和呼吸困难。胸部综合征的确切原因不清，可能与感染或血栓阻塞血管有关。

并发症：多数镰刀细胞病患者儿童期出现脾大。到青春期后，脾脏受损严重以致萎缩，失去功能。因为脾脏有助于抗感染，镰刀细胞病患者更容易发生肺炎球菌肺炎和其他感染。特别是病毒感染可以进一步抑制红细胞生成，因此贫血更为严重。

肝脏进行性肿大，红细胞破坏的色素容易形成胆结石。

心脏常增大，心脏杂音常见。

患镰刀细胞病的儿童常表现为躯干相对较短，而手臂、腿、手指、足趾较长。骨和骨髓的改变可以导致骨痛，特别是手足部位。常有关节痛伴发热，髋关节常损害严重而需要换髋。

皮肤循环不好可以导致下肢特别是踝部溃疡。年轻人可以出现持续痛性勃起（阴茎异常勃起）。阴茎异常勃起发作可以永久性损害阴茎，以至于永远丧失勃起功能。血管阻塞可以导致中风而损害神经系统。老年病人的肺和肾功能可能会恶化。

诊断

一个年轻黑人出现贫血、胃痛、骨痛和恶心，医生会考虑镰刀细胞危象。医生怀疑镰刀细胞病，会通过血液检测来判定。显微镜下检查会发现血液中有镰刀形红细胞和红细胞破坏的碎片。同时还可以检查血红蛋白电泳，电泳应用电流来区分不同类型的血红蛋白，从而发现异常的血红蛋白。

筛查：病人的亲属要进行血液检查，因为他们也可能患有镰刀细胞病或者镰刀细胞特征。发现镰刀细胞特征对于病人的计划生育很重要，可以判定他们小孩患镰刀细胞病的风险。

新生儿常规进行血液筛查。对于可能会生育镰刀细胞病孩子的父母来说，早孕期间筛查胎儿有助于产前咨询。通过羊水穿刺或者绒毛活检取得的胎儿细胞可以检测是否存在镰刀细胞基因。

治疗

因为镰刀细胞病几乎无治愈可能，治疗的目的是预防危象，控制贫血和缓解症状。该症患者应该尽量避免可以使血氧降低的活动，即使患轻微疾病（如病毒感染）也要尽快就医。因为病人感染风险增加，应接受肺炎球菌和流感嗜血杆菌疫苗接种。

镰刀细胞危象可能需要住院。应予以病人静脉输液及药物止痛。如果医生怀疑贫血已经严重到可以导致中风、心脏病发作或肺损伤风险，应予以病人输血及氧疗。

药物有助于控制镰刀细胞病。羟基脲可以增加主要见于胎儿的一种血红蛋白,从而减少镰刀样变的红细胞数量,因此它可以减低镰刀细胞危象的频率。

病人可以接受没有镰刀细胞病的家族成员或其他供者的骨髓或者干细胞移植。尽管移植可能会治愈本病,但是这种治疗有风险,而且受者的余生必须靠药物来抑制免疫系统。

基因治疗正在研究中,它是将正常基因植入到祖细胞(产生血细胞的细胞)中的技术。

血红蛋白 C,S-C 和 E 病

血红蛋白 C,S-C 和 E 病是遗传性疾病,特征为红细胞形态异常,以及因为红细胞过度破坏导致慢性贫血。

血红蛋白 C,S 和 E 是异常的血红蛋白(红细胞中携氧的蛋白质)。这些异常的血红蛋白是异常基因造成的。

血红蛋白 C 病主要见于黑人。美国黑人中 2% ~ 3% 存在一个基因造成的血红蛋白 C 病。然而,必须同时有两个异常基因才能发病。一般来说,症状少见。贫血严重性不等。本病患者特别是儿童,可以出现腹痛和关节痛发作,脾大,轻度黄疸,但是和镰刀细胞病不同,没有严重的危象。

血红蛋白 S-C 病见于同时有一个镰刀细胞病基因和一个血红蛋白 C 病基因者。血红蛋白 S-C 病比血红蛋白 C 病常见,症状类似镰刀细胞病,但比较轻。

血红蛋白 E 病主要发生于东南亚。这种疾病可以导致贫血,但是不会导致其他镰刀细胞病和血红蛋白 C 病症状。诊断依赖血红蛋白电泳。治疗取决于症状严重性,部分治疗和镰刀细胞病相同。

海洋性贫血

海洋性贫血是组成血红蛋白(红细胞中的携氧蛋白)的 4 个氨基酸链之一生成失衡导致的一组遗传性疾病。

■ 症状取决于海洋性贫血的类型。

■ 部分病人有黄疸、皮肤溃疡和腹胀或腹部不适。

■ 诊断通常需要特殊的血红蛋白检测。

■ 轻度海洋性贫血可能不需要治疗,但是严重海洋性贫血可能需要骨髓移植。

血红蛋白由两对蛋白链组成。正常情况下,成年人有一对 alpha 链和一对 beta 链。有时一条或者多条链异常。海洋性贫血根据受累的氨基酸链分类。两个主要类型是 alpha 海洋性贫血(alpha 蛋白链受累)和 beta 海洋性贫血(beta 蛋白链受累)。Alpha 海洋性贫血最常见于黑人(25% 至少携带一个基因),beta 海洋性贫血最常见于地中海地区和东南亚。海洋性贫血根据病人有一个基因(轻型海洋性贫血)或两个基因(重型海洋性贫血)分类。

所有海洋性贫血有相似症状,但是严重性不等。轻型 alpha 海洋性贫血和轻型 beta 海洋性贫血,常常表现为轻度贫血,没有症状。重型 alpha 海洋性贫血,常常有中重度贫血症状,如疲劳、气短、苍白和脾脏增大。

重型 beta 海洋性贫血,病人常有严重贫血症状,可能有黄疸、皮肤溃疡和胆结石,还可能有脾脏增大,导致腹胀或者腹部不适感。过度活跃的骨髓可以导致一些骨骼(特别是头面部)增厚扩张,而四肢长骨可能变弱,容易骨折。

重型 beta 海洋性贫血的儿童可能生长更缓慢,发育成熟较正常减缓。因为铁吸收增加并常常需要输血(补充了更多的铁),过多的铁可以累积,并沉积在心肌,最终导致铁超负荷疾病和心衰及导致过早死亡。

海洋性贫血比其他血红蛋白病更难诊断。取一滴血液检查血红蛋白电泳可能有助于诊断,但也可能不能明确诊断,特别是对于 alpha 海洋性贫血。因此,诊断通常基于特殊血红蛋白检测和确定遗传模式。

多数轻型海洋性贫血患者不需要治疗,但是重型的可能需要骨髓移植。基因治疗目前正在研究中,采取的方法是将正常基因插入患者,但至今仍未成功。

第 157 节

出血和凝血疾病

止血是机体阻止受损的血管停止出血的过程,包括凝血。过度凝血能导致正常血管发生堵塞;因此,机体有调控机制控制凝血,并可以溶解多余的血栓。这个系统任何一部分的异常都会导致过度出血或过度凝血,两者均很危险。如果凝血不足,血管轻微的损伤就可以导致大出血;如果凝血不受控制,关键部位的小血管形成血栓。脑的血管血栓可以导致中风;心脏血管血栓可以导致心肌梗死;下肢、盆腔、腹部的静脉血栓可以顺血流到达肺部,阻塞其大血管(肺栓塞)。

止血包含三个过程:血管收缩,血小板激活和凝血因子激活。

受损血管收缩使血流减缓,启动止血过程。同时,血管外血液堆积(血肿)压迫血管,防止进一步出血。一旦血管壁发生损伤,一系列反应激活血小板,黏附于受损区域。将血小板黏附于血管壁的"胶水"是 von Willebrand 因子,后者是血管壁细胞合成的蛋白质。蛋白胶原和凝血酶作用于受损部位,诱导血小板黏附在一起。随着受损部位血小板的聚集,它们形成网封闭受损部位。血小板形态由圆形变为棘形,并释放蛋白质和其他物质捕获更多的血小板和凝血蛋白从而使血栓增大形成血凝块。

血栓的形成包含一系列凝血因子的激活并产生凝血酶。凝血酶转变纤维蛋白原(正常情况下溶解于血液中的一种凝血因子)为长链纤维蛋白,从血小板血栓辐射成网状,捕获更多血小板和血细胞。纤维蛋白链使血栓体积增大并将其固定以堵塞受损的血管壁。

血栓形成与抗血栓(即在血管愈合后溶解血栓)的反应相平衡。如果没有这种调控机制,轻度的血管损伤将触发全身广泛的血栓,而这种情况确实可见于某些疾病。

血液凝固:堵塞破损血管

当损伤导致血管壁破损时,血小板激活。其形态从圆形变为棘形,黏附于破损血管壁并互相黏附,开始堵塞破损的血管壁。它们还可以与其他血液蛋白相互作用而形成纤维蛋白。纤维蛋白链形成网捕获更多血小板和血细胞,形成血栓封闭破损血管。

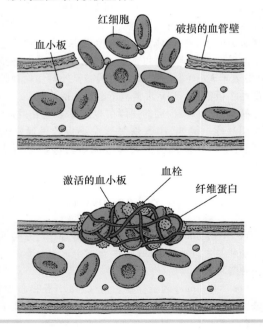

遗传性出血性毛细血管扩张症

遗传性出血性毛细血管扩张症(Rendu-Osler-Weber病)是一种血管畸形引起脆性增加导致易于出血的遗传性疾病。

皮下血管可以破裂出血,特别是在面部、唇、口鼻和指(趾)尖,出现小的、红紫色改变。可以出现严重的鼻出血。消化道和泌尿道,以及脑和脊髓的小血管也可以受累,引起相应部位出血。

治疗目的是局部止血。治疗方法包括加压,局部使用缩血管药物,或应用激光破坏出血的血管壁。严重出血可能需要更积极的方法。出血常会反复发作,导致缺铁性贫血;因此遗传性毛细血管扩张症患者需要补铁。部分病人还需要用药物抑制纤维蛋白的形成。

血小板减少症

血小板减少症是缺乏血小板。

- 血小板减少症见于骨髓合成血小板过少或者血小板破坏过多。
- 可见皮肤出血和淤青。
- 血液检查可以确定诊断和明确病因。
- 有时需要输注血小板。

血液中血小板含量大约 140 000 ~ 440 000/μl。如果血小板计数降至 50 000/μl 以下,相对轻微的创伤就可以引起出血。然而在血小板计数低于 10 000 ~ 20 000/μl 之前,一般不会出现严重的出血风险,在这么低的水平,没有损伤也可以自发出血。

病因

许多疾病可以导致血小板减少症。血小板减少症可以见于骨髓不能生成足够的血小板,诸如白血病和某些贫血。导致艾滋病的病毒,人类免疫缺陷病毒(HIV),常导致血小板减少症。在骨髓纤维化和 Gaucher 病时,脾脏增大可以扣留血小板,从而使血流中血小板的数目下降。大量输血可以使血液中血小板数量被稀释。最后,发生某些疾病时机体可以过多地利用或者破坏血小板,其中最值得注意的是三种疾病:特发性血小板减少性紫癜、血栓性血小板减少性紫癜和溶血-尿毒素综合征。

特发性血小板减少性紫癜(idiopathic thrombocytopenic purpura,ITP):ITP 是抗体形成并破坏机体血小板的疾病。抗体形成的原因不详。尽管骨髓增加血小板生成以代偿其破坏,但仍跟不上血小板被破坏的速度。

血栓性血小板减少性紫癜(thrombotic thrombocytopenic purpura,TTP):TTP 是一种罕见疾病,表现为全身小血栓的突然形成,消耗量大量的血小板,从而导致血流中血小板数目迅速下降。

血小板减少症的病因

骨髓不能生成足够的血小板

- 白血病
- 淋巴瘤
- 再生障碍性贫血
- 大量饮酒
- 巨幼细胞性贫血,包括维生素 B_{12} 和叶酸缺乏性贫血
- 某些骨髓疾病

脾脏增大扣留血小板

- 肝硬化伴淤血性脾大
- 骨髓纤维化
- Gaucher 病

血小板被稀释

- 大量输注血小板含量少的库存血
- 体外循环手术

血小板消耗或破坏增加

- 特发性血小板减少症
- HIV 感染
- 药物,如肝素、奎尼丁、奎宁、磺胺类抗生素、某些口服抗糖尿病药物、金盐和利福平
- 弥散性血管内凝血,可发生于产科并发症、恶性肿瘤、革兰氏阴性菌败血症和脑创伤
- 血栓性血小板减少症
- 溶血-尿毒素综合征
- 阵发性夜间血红蛋白尿

溶血-尿毒素综合征(hemolytic-uremic syndrome, HUS):HUS 与 TTP 相关,表现为血小板突然下降、红细胞被破坏以及肾功能障碍。HUS 罕见,可发生于特殊细菌感染(特别是大肠杆菌 O157:H7 或一些痢疾杆菌菌株造成的肠道感染)和应用某些药物(包括奎宁、环孢菌素和丝裂霉素 C)。这个综合征多见于婴儿、幼童和妊娠或分娩后女性,但年龄较大的儿童、成年人和非妊娠女性也可以发生。

症状和并发症

皮肤出血可能是血小板减少的首发症状。下肢皮肤常出现许多小红点儿(瘀点),轻微损伤可能导致小片散在淤青。还可以出现牙龈出血、便血或血尿、月经量明显增多或者出血难以止住。

随着血小板进一步减少,出血加重。血小板极低的病人可能会消化道大量出血,或者在没有外伤的情况下出现危及生命的脑出血。

症状出现的速度取决于血小板减少的病因。例如 TTP 和 HUS 的症状是突然出现的,而 ITP 症状可以突然出现,也可以逐渐出现,甚至症状轻微。

TTP 和 HUS 和多数其他血小板减少症病因不同,症状区别很大。TTP,小血栓形成(消耗血小板)导致广泛的症状和并发症,部分甚至危及生命。脑部血栓引起的症状包括头痛、意识模糊、癫痫和昏迷。身体其他部位的血栓可以引起心律失常、肾损伤伴发的血尿和腹痛。HUS 的主要症状和并发症与肾脏形成血栓有关,损伤常常非常严重,导致肾衰竭。

诊断

对于出现容易青紫和出血的病人,医生会怀疑血小板减少症。对于患某些可能导致血小板减少症的疾病的患者,常规需要检查血小板计数。有时没有青紫和出血的病人可能因其他原因检查血液时发现血小板减少症。

确定血小板减少症的病因是治疗的关键。某些症状可能有助于确定病因。例如,感染造成的血小板减少症通常有发热;相反,ITP、TTP 或 HUS 则通常不发热。医生体格检查发现脾脏增大,提示脾脏扣留血小板,并且血小板减少的原因是导致脾脏增大的疾病。当血液检查发现尿素氮和肌酐水平升高,说明肾功能差,提示 HUS 的诊断。

可以用显微镜检查血液,或者用电子计数仪检测血小板数量,来评估血小板减少症的严重性及提供病因诊断的线索。可能需要骨髓取材进行显微镜检查(骨髓穿刺和活检)来了解血小板生成的情况。

治疗

血小板计数极低的病人常要住院或建议卧床以免意外损伤。出血严重时,需要输注血小板。

治疗基础病常常可以改善血小板减少症。药物导致的血小板减少症停药后常常可以纠正。ITP 时抗体对血小板的破坏效应可以通过应用激素(例如泼尼松)或静脉免疫球蛋白来暂时封闭,使血小板数目上升。达那唑可能有类似泼尼松的作用。抑制免疫系统的药物,包括环磷酰胺和硫唑嘌呤,可能会减少抗体形成。很多患 ITP 的成年人(而非儿童)最终可能需要外科切除脾脏来提高血小板数目。TTP 常常应用血浆置换治疗。

某些血小板减少症的病因可以导致某些并发症,需要长期治疗。例如,HUS 恢复后血小板数目通常会回升,但是如果持续肾功能衰竭可能需要长期透析或肾移植。

Von Willebrand 病

Von Willebrand 病是 von Willebrand 因子的遗传性缺乏或功能异常,von Willebrand 是血液中影响血小板功能的一种蛋白质。

Von Willebrand 因子存在于血浆、血小板和血管壁。当该因子数量减少或者功能异常时,血小板不能在损伤部位黏附于血管壁,因此,止血较正常人缓慢。

症状和诊断

通常,von Willebrand 病患者的父母之一有出血性疾病史。典型情况下,儿童容易皮肤青紫,割伤、拔牙或手术后容易过度出血;年轻女性可能月经出血量多。出血有时可能加重。另外,激素改变、应激、妊娠、炎症和感染可以刺激机体增加 von Willebrand 因子生成,暂时改善血小板黏附于血管壁和止血的能力。

实验室检查提示血液凝固的时间异常延长。出血时间是前臂小的切口止血需要的时间。医生可能会检查血液中 von Willebrand 因子的量。因为 von Willebrand 因子是携带血液中重要凝血因子(Ⅷ因子)的蛋白质,血液中Ⅷ因子的水平也会下降。

药物和血液凝固复杂的相互关系

药物和机体止血能力间的关系很复杂,凝血能力对于机体止血来说是至关重要的。但过度凝血可能增加心肌梗死、卒中、肺栓塞的危险,许多药物会影响机体的血液凝固。

有些人发生血栓的危险比较大,需要给予药物治疗以降低其危险。有些药物可以降低血小板的粘附性防止其堵塞血管,如阿司匹林、噻氯匹定、氯吡格雷、阿昔单抗(abciximab)、替罗非班等干扰血小板的活化。

其他有血液凝固危险的人可以用抗凝药物进行治疗,抗凝药物抑制血液凝固蛋白(凝血因子)的活性,这些药物也被称为血液稀释剂,其实它们并不能稀释血液。常用的抗凝剂有口服华法林、肝素注射剂。使用这些药物的患者必须有医师密切观察,测量凝血时间以检测抗凝药物的效果,根据凝血时间调整药物的剂量。剂量太小不能防止血栓形成,剂量太大会引起严重出血。低分子量肝素是一种新的抗凝剂,不需要太多检测。水蛭素、比伐芦定和阿加曲班是直接作用于凝血酶的抗凝剂。

如果患者已经有了血栓,可用溶栓药进行溶解。溶栓药物如链激酶、组织纤溶酶原激活剂有时用于治疗血栓引起的心肌梗死、卒中。奇怪的是,作为减少血液凝固的肝素有时会激活血小板,增加血液凝固的危险(肝素诱导的血小板减少症)。

单独使用雌激素,或作为口服避孕药使用,也可以引起血液过度凝固。某些肿瘤化疗药物如门冬酰胺酶也会增加血栓的危险。

治疗

很多 von Willebrand 病患者不需要治疗。如果出现过度出血,可能需要输注含有 von Willebrand 因子的浓缩凝血因子。对于一些轻型患者,应用去氨加压素药物治疗可能使 von Willebrand 因子量增加,足以在不输血的情况下进行手术或者牙科操作。

血 友 病

血友病是Ⅷ因子或Ⅸ因子缺乏导致的遗传性疾病
- 一些不同的基因异常可以导致血友病。
- 血友病患者会意外出血或轻微损伤后出血。
- 诊断有赖于血液检查。
- 输血可以纠正缺乏的凝血因子。

血友病有两种类型。甲型血友病占80%的病例,是Ⅷ因子缺乏;乙型血友病是Ⅸ因子缺乏。这两种类型出血特点和导致的疾病后果类似。

凝血因子Ⅺ缺乏也造成遗传性出血性疾病。Ⅺ因子缺乏者50%见于东欧犹太后裔。Ⅺ因子缺乏男性和女性都可以发病,并导致外伤或手术后出血。同甲型和乙型血友病相比自发出血少见且轻微。

血友病可以由多种不同基因异常导致,是性连锁遗传,这意味着基因异常遗传自母亲,且几乎所有血友病患者均为男性。

症状和并发症

症状的严重性取决于特定的基因异常对Ⅷ因子或Ⅸ因子活性的影响程度。凝血活性在5%～25%的病人血友病非常轻,甚至不被发现;然而,手术、拔牙或严重创伤后出血可能比预期严重。凝血因子活性在1%～5%的病人仅为轻型血友病。他们少有自发性出血,但手术或创伤可能会导致不能控制的致命出血。如果凝血因子活性低于1%,血友病严重。没有明显的原因即可出现出血或反复出血。

严重的血友病,首次出血发作常出现在分娩过程中或分娩后即刻。婴儿可能会出现头皮下血肿或在包皮环切术时出血过多。出血发作通常在出生后18个月之前发生,并可能发生于轻微创伤后。血友病儿童容易出现皮肤青紫。甚至肌肉注射导致的出血可以造成大片青紫和血肿。关节和肌肉的反复出血可以导致严重的畸形。出血可以导致舌底部肿胀直至阻塞气道,导致呼吸困难。轻微头部撞击可以导致大量脑出血或脑和颅骨之间大量出血,导致脑损伤和死亡。

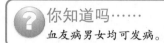

你知道吗……

血友病男女均可发病。

诊断和治疗

对于自发出血或创伤后出血不止的儿童(尤其是男孩),医生会怀疑血友病。血液检查可以明确病人的凝血因子是否异常减低。如果减低,进一步血液检查会确定血友病的诊断,并确定其类型和严重度。

血友病患者应避免诱发出血的情况,并避免可能会干扰血小板功能的药物(例如阿司匹林)。应特别注意牙齿保健以避免拔牙。如果轻型血友病患者需要牙科或其他手术,氨基己酸或去氨加压素等药物可以用于暂时改善机体止血的能力,以避免输血。

通常,治疗需要输血补充缺乏的凝血因子。正常情况下这些因子存在于血液的液相(血浆)中。凝血因子可以通过供者血液浓聚或纯化获取,或者通过应用特殊技术方法获取高度纯化的重组因子浓聚物。目前已经有Ⅷ因子和Ⅸ因子的重组制剂;因为它们不来自人类供者,因此不同于从供者血液分离的因子,没有感染风险。治疗的剂量、频度和疗程取决于出血的部位和严重性。凝血因子也可以用于手术前预防出血或在刚出现出血表现时。

部分血友病患者产生了凝血因子的抗体,可以破坏凝血因子。这样会造成凝血因子替代治疗效果下降。如果血友病患者血液中发现抗体,可能需要增加重组因子或血浆浓聚物的剂量,或者可能需要应用不同类型的凝血因子或用药物降低抗体水平。

易 栓 症

易栓症是血液易于凝固或者过度凝固的疾病。
- 遗传性疾病和获得性疾病均可以增加血栓风险。
- 血栓可以导致下肢或上肢肿胀。
- 需要测定控制血栓的蛋白质水平。
- 病人可能需要应用抗凝药物。

多数导致易栓症的疾病会增加静脉血栓形成的风险;少数会同时增加动脉和静脉血栓形成的风险。

病因

部分导致易栓症的疾病是遗传性的。其中很多是血液中控制凝血的蛋白质的量或功能异常。例如,活化的蛋白 C 抵抗(Ⅴ因子 Leiden 变异);凝血酶原特异基因突变(凝血酶原 20210 突变);蛋白 C、蛋白 S 或抗凝血酶缺乏,都可以导致纤维蛋白(参与血栓形成的重要蛋白)生成增加。高同型半胱氨酸血症表现为血液中同型半胱氨酸(一种氨基酸)量增加,可以增加静脉和动脉血栓的风险。

其他导致易栓症的疾病是后天获得性的。这些疾病包括弥散性血管内凝血(常与癌症有关)和抗磷脂抗体(抗心磷脂)综合征(包括狼疮"抗凝物"存在),因为凝血因子的过度激活造成血栓风险增加。

还有其他因素可以导致血栓风险增加和易栓症。病人活动太少会导致静脉淤滞。例如瘫痪、久坐(特别是空间局限,如轿车和飞机)、长期卧床、近期手术和心脏病发作。心力衰竭时血液不能有效泵入血流,因此也是危险因素。引起静脉压升高的情况,如肥胖和妊娠,也会增加风险。

症状和并发症

多数遗传性疾病任何年龄均会发生血栓,但多数患者成年之后才会表现出血栓风险增加。很多遗传性疾病患者发生下肢深静脉血栓,导致下肢肿胀。深静脉血栓发生后可能会出现肺栓塞。发生多次深静脉血栓后,可以出现更严重的下肢肿胀和皮肤颜色改变(慢性深静脉功能不全)。有时,下肢浅静脉形成血栓,导致疼痛和发红(浅表血栓性静脉炎)。偶尔,上肢静脉、腹部静脉和颅内静脉可以形成血栓。高同型半胱氨酸血症和抗磷脂综合征可以引起静脉和动脉血栓。当血栓阻塞动脉血流,组织失去血供,引起组织坏死。

诊断和治疗

没有明显的易患因素而发生两次或两次以上血栓事件者可能患有遗传性易栓性疾病。当血栓家族史时,首次发生血栓也应怀疑遗传性疾病。健康年轻人没有明显原因发生首次血栓也可能是遗传性疾病。

导致易栓症遗传性疾病的确定需要检查血液中调控凝血蛋白的量和活性。这些检查通常在血栓治疗后检查更为准确。

导致易栓症的遗传性疾病无法治愈。医生很可能会建议发生两次或两次以上血栓的病人余生服用抗凝药物华法林。如果病人仅发生过一次血栓,华法林或肝素预防血栓仅用于血栓更危险(包括长时间卧床期间)的病人。

医生可能会建议高同型半胱氨酸血症病人服用含叶酸、维生素 B_6(吡多醇)和维生素 B_{12} 等维生素补充剂,这些维生素可以降低同型半胱氨酸水平,然而,这些维生素是否可以减少血栓形成并不明确。

弥散性血管内凝血

弥散性血管内凝血是血液中广泛形成小血栓,阻塞小血管的疾病。血栓增加消耗了控制出血需要的血小板和凝血因子,导致过度出血。
- 可能的病因包括感染和手术。
- 血栓过度生成之后出现过度出血。
- 需要检测血液中的凝血因子量。
- 要治疗基础疾病。

弥散性血管内凝血(DIC)开始表现为血栓过度形成。这种血栓过度形成通常是由于某些物质进入血液造成,这些物质可能来源于疾病(诸如感染或某些癌症)或者分娩(死胎滞留)或手术的并发症。严重头部创伤或毒蛇咬伤的患者也有这种风险。随着凝血因子和血小板的过度消耗,出现过度的出血倾向。

症状和诊断

DIC 可以突然发病,常导致出血,可能非常严重。

若发生于手术或者分娩后,出血可能无法控制。出血可以发生于静脉注射部位或脑、消化道、皮肤、肌肉或体腔。

如果 DIC 发生缓慢(如癌症患者),静脉血栓比出血更为常见。

血液检查提示血小板数目下降,血液凝固需要更长时间。如果检查结果提示凝血因子量减少且出现大量机体血栓降解产生的蛋白质(纤维蛋白降解产物),则可以确诊 DIC。

治疗

必须明确并纠正其基础疾病,如产科问题、感染或癌症。病因纠正后凝血问题可以纠正。输注血小板和凝血因子可以替代其缺失并及时止血。慢性轻症 DIC 常常表现为血栓而非出血,此时可以应用肝素。

白细胞疾病

白细胞是机体防御感染病原体和异物的重要防线。为了有效防御机体,当感染病原体或者异物侵袭机体时,必须有充足的白细胞数目接到信号,到达需要它们的部位,然后杀伤和消化有害的病原体或异物。

像所有血细胞一样,白细胞在骨髓产生。它们随时间从干(祖)细胞分化成熟为五种主要类型的白细胞之一,包括中性粒细胞、淋巴细胞、单核细胞、嗜酸性粒细胞和嗜碱性粒细胞。

正常情况下,人体每天产生一千亿个白细胞。单位血液容量中白细胞的数目表示为每毫升血液的细胞数。白细胞总数通常在每毫升 4000 ~ 11 000/μl 之间。白细胞中五种类型的比例和总数也可以检测。

白细胞数目过低或者过高都提示存在某种疾病。白细胞减少症是指血液中白细胞数目低于 4000/μl,病人易于感染。白细胞增多症指血液中白细胞总数高于 11 000/μl,原因之一是机体抵御感染的正常反应。然而,白细胞数目增加也可能是由于白细胞分化调节紊乱,不成熟或异常细胞释放入血。

有些白细胞疾病仅影响白细胞五种类型之一,而另一些累及多种类型。中性粒细胞和淋巴细胞疾病最常见,单核细胞和嗜酸性粒细胞疾病相对少见,而嗜碱性粒细胞疾病罕见。

中性粒细胞减少症

中性粒细胞减少症是指血液中中性粒细胞数目异常减低。
- 中性粒细胞减少症明显增加了危及生命感染的风险。
- 中性粒细胞减少症常由癌症化疗或放疗引起。
- 对于反复感染或异常感染的病人,医生会怀疑中性粒细胞减少症。

- 中性粒细胞减少症的诊断依赖血液检查,如果病因不明确,需要骨髓检查。
- 治疗取决于疾病的病因和严重性。

中性粒细胞是机体抵御急性细菌和某些真菌感染的主要防线。中性粒细胞通常占血流中全部白细胞的 45% ~ 75%。当中性粒细胞数目低于血液 1000/μl 时,感染风险有一定增加;当低于 500/μl 时,感染风险大大增加。如果没有中性粒细胞的防御作用,人体防御感染就会出现问题,一旦感染就有致死风险。

病因

当机体血液中性粒细胞耗竭或者破坏的速度超过骨髓可以代偿的速度,就会出现中性粒细胞减少症。在某些细菌感染、过敏性疾病和某些药物治疗时,中性粒细胞破坏的速度可能超过生成的速度。自身免疫病患者可能存在破坏中性粒细胞的抗体,从而导致中性粒细胞减少。脾脏增大的病人可能会因为脾脏扣留和破坏中性粒细胞而致中性粒细胞计数减少。

中性粒细胞减少症亦可见于骨髓中性粒细胞生成减少时,见于恶性肿瘤、流感等病毒感染、结核等细菌感染、骨髓纤维化或者维生素 B_{12} 或叶酸缺乏。放疗影响骨髓时也可以导致中性粒细胞减少症。很多药物,包括苯妥英、氯霉素、磺胺类药物、化疗药以及某些毒素(苯和杀虫剂)可以损害骨髓生成中性粒细胞的能力。

> **？你知道吗……**
> 因为中性粒细胞减少症没有症状,如果病人没有反复感染或异常感染,医生一般不会怀疑本病。

一种严重的疾病叫做再生障碍性贫血(骨髓不能生

成各种血细胞),其骨髓中性粒细胞的生成也受影响。有些罕见的遗传性疾病也导致中性粒细胞数目下降。

症状和诊断

中性粒细胞减少症可以在数小时或数天之内突然出现(急性中性粒细胞减少症),也可以数月或数年逐渐出现(慢性中性粒细胞减少症)。因为中性粒细胞减少症本身没有特别症状,通常是在感染出现后诊断。对于急性中性粒细胞减少症,患者可以出现发热和口周、肛周痛性溃疡,之后可以出现肺炎和其他严重感染。对于慢性中性粒细胞减少症,如果中性粒细胞数目不是严重降低,病程可能比较轻微,有时病程可以是间断的(周期性中性粒细胞减少症)。

如果病人出现反复感染或者某些特殊感染,医生会怀疑中性粒细胞减少症并检查全血细胞计数来确定诊断。中性粒细胞计数减少提示中性粒细胞减少症。很多病例,中性粒细胞减少是可以预见的,原因明确,比如说化疗或放疗的病人。如果病因不清,则必须予以明确。

医生通常会通过针刺来取得骨髓,并在显微镜下检查以确实是否正常,中性粒细胞的干细胞数目是否正常,以及中性粒细胞的分化是否正常。通过检查干细胞数目是否减少以及这些细胞成熟过程是否正常,医生可以判定问题出在细胞的成熟障碍还是血流中细胞过度消耗或破坏。有时,骨髓检查提示其他疾病(如白血病或其他恶性肿瘤,或结核等感染)影响了骨髓。

治疗

中性粒细胞减少症的治疗取决于病因和严重程度。可能导致中性粒细胞减少症的药物尽可能停用,可疑的毒素尽量避免接触。有时不需要治疗骨髓即可自行恢复。病毒感染(诸如流感)导致的中性粒细胞减少症可能是一过性的,一旦感染清楚即可恢复。轻度中性粒细胞减少症患者一般没有症状,可能不需要治疗。

严重中性粒细胞减少症患者由于其机体缺乏抵御病原体侵袭的能力而容易暴发感染。这样的病人一旦出现感染,通常需要住院并立即应用强力抗生素,即使感染的病因和确切部位还不明确。发热对于中性粒细胞减少症患者来说通常提示感染,同时它是提示需要立刻内科处理的重要征象。

被称为集落刺激因子的生长因子可以刺激白细胞的生成,有时可以治疗中性粒细胞减少症。如果中性粒细胞减少症是免疫反应造成的,皮质激素可能有效。对于再生障碍性贫血,可以应用抗胸腺细胞球蛋白或其他抑制免疫系统活性的治疗。切除增大的脾脏可能会治愈脾亢导致的中性粒细胞减少症。

如果中性粒细胞减少症是由其他疾病(诸如结核、白血病或其他癌症)造成,基础疾病的治疗可能会纠正中性粒细胞减少症。中性粒细胞减少症本身不需要骨髓(或干细胞)移植,但是这种治疗可以用于某些导致中性

粒细胞减少症的严重疾病,如再生障碍性贫血或白血病。

中性粒细胞性白细胞增多症

中性粒细胞性白细胞增多症是血液中中性粒细胞数目异常增多。

中性粒细胞帮助机体抵御感染,治愈损伤。在某些疾病情况下,中性粒细胞会反应性增加。很多情况下,中性粒细胞数目增加时是机体在愈合或抵御入侵的微生物或异物时必须的反应。细菌、病毒、真菌和寄生虫感染都可以使血液中中性粒细胞数目增加。病人在受到损伤,如髋骨骨折或烧伤时也可以出现中性粒细胞数目升高。炎症性疾病,包括类风湿性关节炎等自身免疫病,也可以导致中性粒细胞数目和活性增加。一些药物,诸如皮质激素,可以导致血液中中性粒细胞数目增加。髓细胞性白血病可以导致血液中不成熟或成熟的中性粒细胞数目增加。

如果病人有长期发热、体重下降或疲劳,医生可能会检查血液,其中包括全血细胞计数。如果医生发现中性粒细胞数目增加,就会在显微镜下检查血液来判断是否有不成熟的中性粒细胞(原始细胞)离开骨髓进入了血液。血流中不成熟的中性粒细胞提示骨髓疾病的存在,如白血病。这时,医生通常会取骨髓(骨髓活检)检查。

血流中成熟中性粒细胞数目增加通常不是其本身的问题。因此,这种情况下,医生主要是治疗造成中性粒细胞数目升高的疾病。

淋巴细胞减少症

淋巴细胞减少症是指血液中淋巴细胞数目异常减低。

- 许多疾病可以导致血液中淋巴细胞数目下降,其中艾滋病和营养不良最为常见。
- 患者可以没有症状,或仅有发热或者其他感染症状。
- 淋巴细胞减少症的诊断依赖血液检查,但有时可能需要骨髓或淋巴结检查来确定病因。
- 医生主要是治疗淋巴细胞减少症的病因。
- 有些患者需要应用 gamma 球蛋白,有些干细胞移植可以获益。

淋巴细胞通常占血流中所有白细胞的 20% ~ 40%。淋巴细胞计数正常情况下成人高于 $1500/\mu l$,儿童高于 $3000/\mu l$。淋巴细胞数目减少可能不会导致白细胞总数明显下降。

各种疾病,包括人类免疫缺陷病毒(HIV),导致艾滋病的病毒,可以引起血液中淋巴细胞减少。另外,淋巴细胞数目减少还可见于饥饿、严重应激、应用皮质激素(诸如泼尼松)、癌症化疗和放疗。严重淋巴细胞减少可见于某些遗传性疾病。

淋巴细胞有三种类型：B 淋巴细胞、T 淋巴细胞和自然杀伤细胞，它们都在免疫系统中发挥重要功能。B 淋巴细胞减少可以导致浆细胞数目减少及抗体生成减少。T 淋巴细胞减少或自然杀伤细胞减少可以造成某些感染难以控制，特别是病毒、真菌和寄生虫感染。严重的淋巴细胞缺乏可以导致感染难以控制，甚至致命。

部分淋巴细胞减少症病因

- 艾滋病
- 癌症（白血病、淋巴瘤、霍奇金淋巴瘤）
- 慢性感染（诸如粟粒性结核）
- 遗传性疾病（某些无免疫球蛋白血症，DiGeorge 异常，Wiskott-Aldrich 综合征，严重联合免疫缺陷综合征和共济失调-毛细血扩张症）
- 类风湿性关节炎
- 某些病毒感染
- 系统性红斑狼疮（狼疮）

症状和诊断

轻度淋巴细胞减少症可能不引起任何症状，常常是因为其他原因检查全血细胞计数时偶然发现淋巴细胞数目严重降低，可以导致细菌、病毒、真菌和寄生虫感染。

当淋巴细胞数目明显下降，医生通常会取骨髓在显微镜下检查（骨髓活检）。也可以检查血液中不同特殊类型的淋巴细胞（T 淋巴细胞、B 淋巴细胞和自然杀伤细胞）。某些类型的淋巴细胞数目减低可能有助于医生诊断某些疾病，诸如艾滋病或某些遗传性免疫缺陷病。

治疗

治疗主要取决于病因。药物导致的淋巴细胞减少通常在停药后几天开始恢复。如果淋巴细胞减少症是由艾滋病造成，至少三种不同类型的抗病毒药物联合治疗可以增加 T 淋巴细胞的数量，并改善生存。

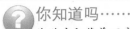

你知道吗……
艾滋病和营养不良是淋巴细胞减少症最常见的原因。

B 淋巴细胞减少（从而抗体生成缺乏）的病人可以应用免疫球蛋白（富含抗体的物质）预防感染。遗传性免疫缺陷的病人可以从骨髓（干细胞）移植中获益。如果感染发生，需要根据病原体应用特异抗生素、抗真菌、抗病毒或抗寄生虫药物。

淋巴细胞性白细胞增多症

淋巴细胞性白细胞增多症是指血液中淋巴细胞数目异常增高。

感染，特别是病毒感染，淋巴细胞数目可以反应性升高。有些细菌感染，诸如结核，也可以导致其升高。某些类型的恶性肿瘤，诸如淋巴瘤、急性或慢性淋巴细胞白血病，可以使淋巴细胞数目增加，其中部分原因是不成熟淋巴细胞（淋巴母细胞）或淋巴瘤细胞释放入血液。Grave's 病和 Crohn 病也可以导致血流中淋巴细胞数目增加。

当淋巴细胞数目增加时，症状可能来自于感染或者其他导致淋巴细胞数目增加的疾病，而非淋巴细胞本身增多。当怀疑感染时，医生会检查血液。如果医生发现淋巴细胞数目增加，会进行显微镜检查来确定血流中的淋巴细胞是否激活（如在病毒感染所见）或是否淋巴细胞不成熟或异常（如某些白血病或淋巴瘤所见）。

淋巴细胞性白细胞增多症的治疗取决于其病因。

单核细胞疾病

单核细胞协同其他白血病清除坏死或受损组织、破坏肿瘤细胞、调节对异物的免疫性。单核细胞在骨髓产生，然后进入血流，占循环白细胞的大约 1%～10%（200～600/μl）。在血流中经过数小时之后，它们迁徙到组织（诸如脾脏、肝脏、肺脏和骨髓组织），并在这些组织中成熟，变为巨噬细胞，后者是免疫系统的主要清道夫细胞。遗传学异常可以影响单核细胞和巨噬细胞功能，导致细胞内碎片堆积，从而导致脂质储积病（诸如 Gaucher 病和 Niemann-Pick 病）。

血液中单核细胞数目增加（单核细胞增多症）可以见于慢性感染、免疫系统疾病、血液疾病和恶性肿瘤。组织中巨噬细胞增生可见于感染、结节病和 Langerhans 细胞组织细胞增多症。

血液中单核细胞数目减少（单核细胞减少症）可见于某些类型的细菌释放毒素入血（内毒素血症），以及应用化疗或皮质激素时。

嗜酸性粒细胞疾病

嗜酸性粒细胞通常占循环白细胞的 7% 以下（100～500/μl）。这些细胞在对抗某些寄生虫的保护性免疫原性中发挥作用，也在过敏性疾病中的炎症中发挥作用。

血液中嗜酸性粒细胞数目增加（嗜酸性粒细胞增多症）通常提示机体对异常细胞、寄生虫或引起过敏反应的物质（过敏原）的反应。

血液中嗜酸性粒细胞数目减少（嗜酸性粒细胞减少症）常见于 Cushing 综合征、应激反应和激素治疗，但是由于免疫系统其他部分可以代偿，通常不会带来什么问题。

特发性高嗜酸性粒细胞综合征是指嗜酸性粒细胞无明确原因升高超过 1500/μl，并持续 6 个月以上。

特发性高嗜酸性粒细胞综合征可以发病于任何年龄，但 50 岁以上男性更多见。嗜酸性粒细胞数目增多可以损害心脏、肺、肝脏、皮肤和神经系统。例如，心脏受累出现 Loffler 心内膜炎，可以导致血栓形成、心力衰竭、心肌梗死或心脏瓣膜功能异常。

症状有体重下降、发热、盗汗、疲劳、咳嗽、胸痛、水肿、胃痛、皮疹、疼痛、虚弱、意识模糊和昏迷。该综合征的其他症状取决于受损的器官。对于存在这些症状的病人进行反复血液检查提示嗜酸性粒细胞持续增加要怀疑该综合征可能。如果医生确定嗜酸性粒细胞的升高不是由寄生虫感染、过敏反应或其他可诊断的疾病所致，可以确定诊断。

如果不治疗，本综合征的病人 80% 以上在 2 年内死亡，如果治疗，80% 以上会存活。心脏损害是死亡的主要原因。部分病人不需要治疗，而是严密观察 3~6 个月，但是多数需要应用泼尼松或羟基脲治疗。部分特发性嗜酸性粒细胞增多症病人有调控细胞生长基因的获得性异常。这种类型的高嗜酸性粒细胞血症伊马替尼（一种治疗恶性肿瘤的药物）治疗有效。如果这些药物无效，可以试用其他药物，或者联合应用白细胞分离术来去除血液中的嗜酸性粒细胞。

嗜碱性粒细胞疾病

嗜碱性粒细胞不足循环白细胞的 3%（0~300/μl）。这些细胞在免疫监视和伤口修复中发挥作用。嗜碱性粒细胞可以释放组织胺和其他介质，在免疫反应起始过程发挥作用。嗜碱性粒细胞数目减少（嗜碱性粒细胞减少症）可能是甲状腺功能亢进、急性过敏反应和感染的反应。嗜碱性粒细胞数目增加（嗜碱性粒细胞增多症）可见于甲状腺功能减退。骨髓增生性疾病（例如，真性红细胞增多症和骨髓纤维化），可以出现嗜碱性粒细胞明显增多。

浆细胞疾病

浆细胞病少见，开始时单株（克隆）浆细胞过度增生，产生大量单一类型的抗体（免疫球蛋白）。浆细胞来源于 B 淋巴细胞，后者是正常情况下产生抗体，帮助机体抵御感染的白细胞。浆细胞主要存在于骨髓和淋巴结。每个浆细胞重复分化形成克隆，每一个克隆由相同的细胞组成。同一克隆的细胞仅产生一种特异类型的抗体。因为存在成千上万的不同克隆，机体可以产生大量不同的抗体来抵御机体常暴露的感染微生物。

浆细胞病时，一个克隆的浆细胞扩张失控。因此，这一克隆产生大量单一抗体（单克隆抗体），被称为 M 蛋白。有些病例（诸如单克隆 gamma 球蛋白病），其产生的抗体是不完整的，仅有轻链或者重链（有功能的抗体通常由两对不同的链构成，这两对链分别被称为轻链和重链）。这种异常的浆细胞和它们产生的抗体仅限于一个类型，而帮助抵御感染的其他类型的抗体水平下降。这样，浆细胞病患者感染风险增加。不断增加的异常浆细胞可以侵袭和损害组织和器官，浆细胞克隆产生的抗体有时会损害重要器官，特别是肾脏和骨。

浆细胞病包括意义未明的单克隆免疫球蛋白病、多发性骨髓瘤、巨球蛋白血症和重链病。这些疾病在老年人更常见。

意义未明的单克隆免疫球蛋白病

意义未明的单克隆免疫球蛋白病是异常但非恶性浆细胞生成的单克隆抗体堆积的疾病。

总的来说，意义未明的单克隆免疫球蛋白病在 70 岁以上的老年人中超过 5%，但是它们并没有导致明显的健康问题。本病通常不引起症状，因此它们几乎总是在因为其他原因检查时无意发现，诸如在测定血液蛋白水平时。然而，单克隆抗体可以与神经结合，导致麻木、刺痛和无力。本病患者更易于骨质丢失和骨折。

意义未明的单克隆免疫球蛋白病患者 M 蛋白水平常常可以很多年（有些病人可以 25 年）保持稳定，而不需要治疗。然而，如果检查提示骨密度明显下降（骨质疏松或骨量减少），医生可能会推荐使用双磷酸盐治疗。

不知道什么原因，本病患者中有四分之一会进展为恶性肿瘤，诸如多发性骨髓瘤、巨球蛋白血症或淋巴瘤，这通常是在多年之后。这种进展尚无预防方法。意义未明的单克隆免疫球蛋白病患者通常需要每年监测两次，包括体格检查、血液和尿液检查，以确定是否开始进展为癌症。如果早期发现进展，癌症的症状和并发症可以得到预防或早期治疗。

多发性骨髓瘤

多发性骨髓瘤是浆细胞的一种恶性肿瘤，表现为骨髓或机体其他部分浆细胞增殖失控。

■ 病人常有骨痛和骨折，也可能有肾脏问题，免疫功能低下、虚弱和意识模糊。

■ 诊断常依赖检测血液和尿液中不同类型抗体的量，而确诊依赖骨髓活检。

■ 治疗常用化疗药和皮质激素。

一般来说，多发性骨髓瘤发生于 60 岁以上人群。尽管病因不明，多发性骨髓瘤在近亲中发生率增高提示遗传发挥作用。放射暴露、暴露于苯和其他溶剂也被认为是可能原因。

正常情况下，浆细胞占骨髓细胞的 1% 以下。多发性骨髓瘤，多数骨髓成分是恶性浆细胞。骨髓中过多的癌性浆细胞导致蛋白产量增加，从而抑制白细胞、红细胞、血小板（帮助机体止血的细胞样颗粒）等其他正常骨髓成分的分化。另外，异常的浆细胞几乎总是会生成大量单一类型的抗体，同时伴所有其他类型的正常抗体水平明显减低。

通常，恶性浆细胞聚集在一起发展成为导致骨量丢失的肿瘤，最常见的部位是骨盆、脊柱、肋骨和颅骨。少见情况下，这些肿瘤发生在骨外的部位，特别是肺部、肝脏和肾脏。

症状

因为浆细胞肿瘤常侵犯骨骼，可以出现骨痛，特别是背部、肋骨和髋部。其他症状来源于并发症。

并发症：如果浆细胞肿瘤导致骨密度下降（骨质疏松）可以出现骨折。

另外，骨骼释放的钙可以导致血钙异常升高，可能导致便秘、尿频、肾脏问题、无力和意识障碍。

红细胞生成减少常会导致贫血，而出现疲劳、虚弱和苍白，并可能导致心脏问题。白细胞生成减少导致反复感染，出现发热和寒战。血小板生成减少影响血液凝固能力，容易导致皮肤青紫或出血。

单克隆抗体的一部分是轻链，常导致肾脏集合系统功能障碍，有时通过影响其滤过功能而永久性损害肾脏，甚至导致肾衰竭。尿（或血）中的抗体的轻链部分被称为 Bence Jones 蛋白。恶性肿瘤细胞过多可以导致尿酸生成过多，尿液中尿酸排泄过多，从而导致肾结石。某些类型的抗体组分可以沉积在肾脏或者其他器官，导致淀粉样变，这是发生于少部分多发性骨髓瘤患者的另一种严重疾病。

罕见情况下，多发性骨髓瘤因为血液黏稠而影响皮肤、手指、足趾、鼻部、肾脏和脑的血流（高黏滞综合征）。

诊断

多发性骨髓瘤可以在症状出现前被发现，如因其他原因行实验室检查发现血液或者尿液中蛋白水平升高，或者因其他原因行 X 线检查发现特殊区域骨质丢失。骨质丢失可以广泛分布，但更常见的是骨骼孤立的穿凿样改变。

有时怀疑多发性骨髓瘤是因为其症状，诸如背痛或其他部位骨痛、疲劳和淤青。因为这些症状行血液检查时可能会发现病人有贫血、白细胞数目减少、血小板数目减少或肾衰竭。

最有价值的实验室检查是血和尿的蛋白电泳和免疫电泳。多数多发性骨髓瘤病人会出现单一类型抗体水平过高。医生还会定量测定不同类型的抗体，特别是 IgG、IgA 和 IgM。

通常还会同时测定钙水平。检测 24 小时尿液中的蛋白量和类型。多发性骨髓瘤患者半数可以发现 Bence Jones 蛋白。

可以检查骨髓穿刺和活检来确诊。对于多发性骨髓瘤病人，其标本表现出大量浆细胞异常片状或簇状排列。单独的细胞也可能形态异常。

另外，其他血液检查也有助于病人的总体判断。病人血液中 $beta_2$ 微球蛋白水平升高和白蛋白水平降低同时提示生存期缩短，并可能影响治疗决策。

治疗和预后

尽管近年来对于多发性骨髓瘤的治疗有非常大的进展，但是它仍然是不可治愈的疾病。治疗的目的是预防或者缓解症状和并发症，破坏异常浆细胞和减缓疾病的进展。

尽管很多新药带来很大希望，对于多发性骨髓瘤最一贯有效的药物是皮质激素，诸如泼尼松、甲泼尼龙或地塞米松。另外，化疗可以通过杀伤异常浆细胞而减缓多发性骨髓瘤进展。因为化疗杀伤异常细胞的同时会杀伤正常细胞，所以必须监测血细胞水平，如果正常白细胞和血小板数目下降过多就要调整剂量。美法仑（较少情况下是环磷酰胺），是皮质激素基础上最常加用的化疗药物。阿霉素和新的化疗药也有效。大约1/3的病人应用沙利度胺或硼替佐米（bortezomib）治疗有效，这些药物与化疗药或皮质激素合用会增加它们的效果。一种类似沙利度胺的新药名为来那度胺（lenalidomide），它治疗多发性骨髓瘤也有效，特别是对于难治或者复发的骨髓瘤患者。来那度胺和皮质激素合用会增加其疗效。

？你知道吗……

因为多发性骨髓瘤是很严重的疾病，所以尽管沙利度胺可以导致出生缺陷，医生仍然会使用，但同时必须严格遵守注意事项。

目前临床应用了很多新的联合治疗方案。其中之一是在几个月的常规化疗后进行大剂量化疗。因为这么大剂量的治疗对骨髓生成正常血细胞也有毒性，在大剂量化疗前要采集病人的干细胞（未特化的细胞，会转变为不成熟血细胞，然后最终成熟为红细胞、白细胞和血小板）。在大剂量治疗后再把这些干细胞回输（移植）给病人。一般来说，这种方法仅限于用于 70 岁以下的病人。

多发性骨髓瘤骨痛可以很剧烈，这时可以应用强效止痛药和受累骨骼的局部放疗。放疗还可能会防止骨折发生。然而，放疗可以损害骨髓功能，这可能会影响病人抗骨髓瘤药物的使用。每个月静脉应用帕米磷酸（一种双磷酸盐——可以减缓骨密度下降的药物）或者更强的药物唑来磷酸（zoledronic acid）可以减少骨骼并发症的出现，并且大多数多发性骨髓瘤病人终生使用这些药物作为其治疗的一部分。如果病人血钙水平不高，医生鼓励病人服用钙和维生素 D 补剂，并且鼓励他们多活动，因为这些方法可以防止骨质丢失。长期卧床往往加速骨质丢失，使骨骼更容易发生骨折。多数病人可以正常生活，从事大多数活动。饮用足够的水可以稀释尿液，防止脱水（脱水更容易发生肾衰竭）。

病人如果有感染征象——发热、寒战、咳痰、皮肤发红——应尽快就医，应用抗生素治疗。患者也容易发生带状疱疹病毒感染，特别是应用特殊的抗骨髓瘤药物诸如硼替佐米时。长期口服抗病毒药阿昔洛韦可以防止疱疹病毒感染。严重贫血的病人可能需要输注红细胞。促红细胞生成素或 darbepoietin 是刺激红细胞生成的药物，对某些病人的贫血治疗有效。血液中尿酸水平高或者病变广泛的病人可能会在别嘌呤醇（一种阻断机体尿酸生成的药物）治疗中获益。

目前，多发性骨髓瘤尚无治愈方法，但多数病人治疗有效。近来，治疗有效的方法增加，随之病人生存期延长了近一倍。但是生存时间根据临床特点不同而有很大差异，这些特点包括诊断时肾脏问题、beta$_2$ 微球蛋白及血清白蛋白水平，遗传学特点及治疗反应。重要的是，用双磷酸盐类减少骨骼并发症，用刺激血细胞生成的药物（生长因子）提高红细胞和白细胞数量，以及更好的止痛药可以明显提高生活质量。偶尔，患者在有效治疗多发性骨髓瘤并生存很多年后，会出现白血病或不可逆骨髓功能丧失。这些晚期并发症常导致严重贫血和容易感染和出血。

因为多发性骨髓瘤最终会致死，与医生、家人和朋友讨论临终关怀可能会使多发性骨髓瘤病人获益。讨论的要点可能包括事先的要求、鼻饲管的应用和缓解疼痛等。

巨球蛋白血症

巨球蛋白血症（Waldenstrom 巨球蛋白血症）是一种浆细胞恶性肿瘤，其单克隆浆细胞产生过多特殊类型的大抗体（IgM），这种抗体称为巨球蛋白。

■ 尽管许多病人没有症状，部分病人有异常出血、反复细菌感染和严重骨质疏松导致的骨折。

■ 确诊需要血液检查。

■ 巨球蛋白血症无法治愈，但是化疗药可以减缓其进展。

男性发病多于女性，发病平均年龄 65 岁。病因不明。

症状和并发症

许多巨球蛋白血症病人没有症状，在常规血液检查时发现血液蛋白水平升高而偶然发现。其他病人因为大量巨球蛋白血症导致血液黏稠（高黏滞综合征），影响皮肤、手指、足趾、鼻部和脑部血流而产生症状。这些症状包括皮肤黏膜出血（诸如口腔、鼻腔和消化道黏膜）、疲劳、虚弱、头痛、意识障碍、头晕，甚至昏迷。黏稠的血液可能会加重心脏病和导致颅内压升高。眼后部的小血管可以充血和出血，导致视网膜损害，影响视力。

巨球蛋白血症患者可能由于恶性浆细胞的浸润而导致淋巴结肿胀和肝脾增大。不能产生足够的正常抗体引起反复细菌感染而导致发热和寒战。当恶性浆细胞导致骨髓不能正常生成血细胞形成细胞时，会出现贫血，导致虚弱和疲劳。恶性浆细胞的骨浸润可以导致骨密度下降（骨质疏松），使骨骼变脆弱，增加骨折风险。

部分病人出现冷球蛋白血症，其生成的抗体在低温下可以阻塞血管。

诊断

如果怀疑巨球蛋白血症，要进行血液检查。三个最有效的检查是血清蛋白电泳、免疫球蛋白测定和免疫蛋白电泳。

医生可能还会做其他实验室检查。例如，医生可能会检查血液以确定红细胞、白细胞和血小板数目是否正常。另外，常需要检查血粘度。凝血试验检查可能会有异常，其他检查可能会发现冷球蛋白。尿液检查可能会发现 Bence Jones 蛋白（异常抗体的成分）。骨髓活检可能会发现淋巴细胞和浆细胞增加，这有助于巨球蛋白血症的诊断，这些细胞的外观有助于和多发性骨髓瘤鉴别。

什么是冷球蛋白血症？

冷球蛋白是浆细胞产生并溶解于血液的异常抗体。当低于正常体温时,冷球蛋白形成大的固体颗粒(沉淀)。当恢复至正常体温,它们会再溶解。

冷球蛋白的形成(冷球蛋白血症)不常见。在大多数情况下,形成冷球蛋白的病人有其基础病因。这些疾病包括巨球蛋白血症和慢性淋巴细胞性白血病等恶性肿瘤,系统性红斑狼疮(狼疮)等自身免疫病,以及丙型肝炎病毒等所致的感染。罕见情况下,冷球蛋白形成的原因不明。

冷球蛋白的沉淀可以导致血管炎,出现淤青、关节痛和虚弱等症状。冷球蛋白血症患者可能对寒冷非常敏感或发生 Raynaud 综合征,当寒战时手足疼痛变白。部分病人可以发展为肝衰竭和肾衰竭,甚至致死。

避免低温可以防止血管炎。治疗基础疾病可以减少冷球蛋白形成。例如,应用干扰素 alpha 治疗丙型病毒性肝炎感染可以减少冷球蛋白形成。血浆分离可能有效,特别是当和干扰素联用时。

X 线可能会显示骨密度下降(骨质疏松)。计算机断层(CT)扫描可能会发现脾脏、肝脏或淋巴结增大。

治疗和预后

尽管应用苯丁酸氮芥或福达拉宾化疗可以减缓异常浆细胞生长,但本病不可治愈。美法仑或环磷酰胺等其他药物有时也可以单独或者联合应用。有些与化疗药发挥不同作用的药物可能有效。单克隆抗体美罗华可以有效减缓异常浆细胞的生长。沙利度胺和更新的药物来那

度胺(lenalidomide)和硼替佐米(bortezomib)有一定的效果,特别是和激素合用时。

血液黏稠的病人必须尽快行血浆分离,这种技术是将血液抽出来,将其中的异常抗体清除,然后将红细胞回输给病人。不过,仅有少数巨球蛋白血症病人需要应用这种方法。

本病仍无法治愈,但是多数病人生存期超过 5 年。

重 链 病

重链病是一种浆细胞恶性肿瘤,单克隆的浆细胞产生大量被称为重链的异常抗体成分。

重链病根据产生的重链类型分类：alpha、gamma 或 mu。

Alpha 重链病主要发生于中东或地中海后裔的年轻人。恶性浆细胞导致的肠壁浸润常影响食物营养的正常吸收(吸收不良),导致严重腹泻和体重下降。Alpha 重链病进展迅速,半数患者 1 年内死亡。环磷酰胺、泼尼松(一种皮质激素)和抗生素治疗可能会延缓疾病进展或带来疾病缓解。

Gamma 重链病主要发生于老年人。部分 gamma 重链病患者没有症状。部分病人由于恶性浆细胞浸润骨髓而出现反复感染的症状,诸如白细胞数目下降造成的反复发作的发热和寒战,以及严重贫血造成的疲劳和虚弱。恶性浆细胞还可能导致肝脏和脾脏增大。有症状的患者应用化疗药物、皮质激素和放疗等治疗方法可能有效。

Mu 重链病是三种重链病中最罕见的,可以导致肝脏和脾脏增大以及腹腔淋巴结增大。生存时间和对化疗药的反应差异很大。

第 160 节

白 血 病

白血病是白细胞或白细胞前体细胞的恶性肿瘤。

白细胞来源于骨髓的干细胞。有时其发育过程出现偏差,染色体部分出现重新排列,异常染色体干扰细胞分化的正常控制,导致受累的细胞增生不受控制,成为恶性细胞,称为白血病。白血病细胞最终占据骨髓,替代或者抑制发育为正常血细胞的分化功能。正常骨髓细胞功能受干扰可以导致红细胞、白细胞和血小板数量不足(分别导致贫血、感染风险增加及出血风险增加)。白血病细胞可能会侵袭其他器官,包括肝脏、脾脏、淋巴结、睾丸

和脑。

白血病可以分为四种主要类型：

- 急性淋巴细胞白血病
- 急性髓细胞白血病
- 慢性淋巴细胞白血病
- 慢性髓细胞白血病

这种分型依据疾病进展速度和恶性白细胞的类型及特征。急性白血病进展迅速,由不成熟细胞组成。慢性白血病进展缓慢,更多由成熟细胞组成。淋巴细胞白血

病由淋巴细胞或其前体细胞恶变产生。髓细胞白血病由中性粒细胞、嗜碱性粒细胞、嗜酸性粒细胞和单核细胞的前体细胞恶变产生。

病因

　　白血病多数类型病因不清。辐射暴露、某些化疗或一些化学物质(诸如苯)可以增加某些类型白血病的风险,但受累人群中仅有极少数会出现白血病。某些遗传性疾病,诸如 Down 综合征和 Fanconi 综合征,也增加其风险。有些人患白血病是由染色体异常引起。人类 T 淋巴细胞病毒 1(human T lymphotropic virus 1,HTLV-1)与导致艾滋病的病毒类似,它被高度怀疑是一种少见类型的淋巴细胞白血病——T 细胞白血病的病因。Epstein-Barr 病毒感染与一种侵袭性淋巴细胞白血病——Burkitt 白血病相关。

治疗

　　很多白血病可以得到有效治疗,部分可以治愈。白血病得到控制被称为缓解。如果白血病细胞再出现,被称为复发。对于复发病人,生活质量恶化,进一步治疗的获益可能非常有限。此时保持病人舒适可能比尝试轻微延长其生命更重要。病人及其家庭成员必须参与决策。此时仍有很多方法可以用于提供关爱、缓解症状和维持尊严。

急性淋巴细胞白血病

　　急性淋巴细胞白血病是骨髓中淋巴细胞前体细胞恶变并快速替代正常细胞的危及生命的疾病。

- 病人可能会因为正常血细胞太少,而出现发热、虚弱和苍白等症状。
- 通常需进行血液检查和骨髓活检。
- 需化疗,且通常有效。

　　急性淋巴细胞白血病(acute lymphocytic leukemia,ALL)可发生于任何年龄,它是儿童最常见的恶性肿瘤,占 15 岁以下儿童所有恶性肿瘤的 25%。ALL 最常见于 2~5 岁之间的幼儿。对于成人来说,45 岁以上更多见一些。

　　ALL,非常原始的白血病细胞在骨髓中聚集,破坏和替代了正常造血细胞。白血病细胞还经血流到达肝脏、脾脏、淋巴结、脑和睾丸,并在这些部位继续生长和分化。它们可以刺激脑脊髓膜,导致炎症(脑膜炎),贫血,肝脏和肾脏衰竭以及其他器官损害。

症状和诊断

　　早期症状是由于骨髓不能生成足够的正常血细胞。正常白细胞过少导致感染可以出现发热和过度出汗。红细胞太少引起虚弱、疲劳和苍白等贫血症状。血小板太少导致容易皮肤青紫和出血,有时是鼻出血或牙龈出血。脑的白血病细胞可以导致头痛,呕吐和易激惹,骨髓的白

血病细胞可以导致骨痛和关节痛。白血病细胞导致肝脏和脾脏增大可以出现腹胀和腹痛。

你知道吗……
　　儿童急性淋巴细胞白血病接近 80% 可以治愈。

　　血液检查,诸如全血细胞计数,可以提供 ALL 诊断的第一证据。白细胞总数可以下降、正常或升高,而红细胞和血小板数目几乎总是降低。另外,血液的显微镜检查可以发现极不成熟的细胞(原始细胞)。必须经骨髓活检来确诊,以及与其他类型的白血病鉴别。

预后

　　在有效治疗发现前,多数 ALL 病人会在诊断后 4 个月内死亡。现在,接近 80% 的儿童和 30%~40% 的成人 ALL 可以治愈。对多数病人来说,第一疗程化疗可以控制疾病(完全缓解)。3~7 岁之间的儿童预后最佳。2 岁以下的儿童和老年人预后则最差。白细胞计数和白血病细胞特殊染色体异常也影响预后。

治疗

　　化疗高度有效,按阶段给药。初始治疗的目标(诱导化疗)是通过破坏白血病细胞以使骨髓中正常细胞能重新生长而达到缓解。病人可能需要住院数天或数周,这取决于骨髓恢复的速度。有时必须输血和输注血小板来治疗贫血和防止出血,有时需要应用抗生素来治疗细菌感染。静脉补液和应用别嘌呤醇治疗用于防止白血病细胞被破坏时释放的有害物质(诸如尿酸)损害机体。

　　治疗应用一些联合方案,剂量重复数天或数周。一种联合方案由泼尼松(一种皮质激素)口服和每周长春新碱(一种化疗药)、门冬酰胺酶、环磷酰胺(有时)静脉用药组成。其他药物正在研究中。

　　对于脑脊髓膜白血病的治疗,甲氨蝶呤、阿糖胞苷或者联合直接注射到脑脊液中。这种化疗可以与脑的放疗联用。即使没有什么证据证明白血病播散到脑,由于其播散到脑的几率很大,通常也用相似的治疗来预防。

　　初始治疗后几周,强化治疗及巩固化疗用于破坏任何残余的白血病细胞。与诱导期相同的化疗药或另外的化疗药可以在数周里应用数次。进一步治疗(维持化疗)通常用药种类更少,有时剂量更小,可能需要持续 2~3 年。对于因为特殊染色体改变而复发高危的患者,初始缓解过程常推荐干细胞移植。

　　白血病细胞可以重新出现(被称为复发)在血液、骨髓、脑或睾丸。骨髓中重新出现尤其严重。可以再用化疗,尽管多数病人治疗有效,但疾病有很强的复发趋势,特别是 2 岁以下的儿童和成人。当白血病细胞重新出现在脑中,需要将化疗药物注射到脑脊液,每周 1~2 次。

如果白血病细胞重新出现在睾丸，放疗要和化疗同时给予。

对于复发的病人，大剂量化疗药物加同种异基因骨髓移植治愈的可能最大。但是仅在可以从组织配型相容（HLA 匹配）的人得到干细胞的情况下才能移植。供者通常是同胞兄弟姐妹，但有时也可以用相配的无关供者的细胞（或者有时可以用家庭成员或无关供者部分相合的细胞，以及脐血干细胞）。干细胞移植很少用于 65 岁以上者，因为其成功几率较小，且副反应更可能导致致命。

复发后，不能行干细胞移植的病人其他治疗通常耐受性差，效果差，常常使病人自我感觉更差。然而有时可以缓解。对于治疗无效的病人应考虑临终关怀治疗。

急性髓细胞白血病

急性髓细胞白血病是中性粒细胞、嗜碱性粒细胞、嗜酸性粒细胞和单核细胞的前体细胞恶变并快速替代骨髓正常细胞的一种危及生命的疾病。
■ 病人可能会疲劳或苍白、易于感染和发热以及容易青紫和出血。
■ 诊断需要血液和骨髓检查。
■ 治疗包括化疗以达到缓解加额外化疗以避免复发。

急性髓细胞白血病（acute myelocytic leukemia，AML）是最常见的成人白血病类型，但可发病于任何年龄。

AML，不成熟的白细胞在骨髓迅速聚集，破坏和替代正常造血细胞。白血病细胞释放到血流中转运到其他器官，并继续生长分化。它们可以在皮肤、牙龈或者眼睛形成小团块（绿色瘤）。

急性早幼粒细胞白血病是 AML 的一种亚型，这种亚型，早幼粒细胞（向成熟中性粒细胞分化的早期细胞）的染色体改变阻碍维生素 A 的结合和活性。失去维生素 A 活性，正常细胞成熟受阻，异常早幼粒细胞堆积。

症状和诊断

AML 的首发症状和急性淋巴细胞白血病类似。尽管脑膜炎较急性淋巴细胞白血病少见，AML 细胞可以引起脑脊髓膜的炎症（脑膜炎）。

AML 的诊断也和急性淋巴细胞白血病类似。需要骨髓活检来确诊和与其他类型白血病鉴别。

预后

如果不经治疗，多数 AML 病人在诊断数周到数月之内死亡。经过治疗，20%～40% 的病人可以生存至少 5 年无复发。因为复发几乎总是出现在治疗之后的前 5 年之内，多数 5 年之后仍然保持无白血病征象者被视为治愈。预后最差的病人包括 60 岁以上、因其他恶性肿瘤化疗或放疗之后出现的白血病，以及在血细胞计数出现异常后经数月或者数年逐渐发展形成的白血病。

骨髓增生异常综合征

骨髓增生异常综合征，一系相同的细胞（克隆）发育并占据骨髓。这些异常细胞不能正常生长和成熟。这些细胞也干扰正常细胞功能，导致红细胞、白细胞和血小板减少。对于某些病人来说，红细胞生成明显受影响。骨髓增生异常综合征最常见于 50 岁以上者。男性发病比女性高一倍以上。

通常病因不明。然而，对部分患者来说，放疗的骨髓暴露或者某些化疗药物可能发挥一定作用。

症状出现缓慢。疲劳、虚弱和其他贫血症状多见。如果白血病数目下降，可以感染导致发热。如果血小板数目下降可以导致容易出现皮肤青紫和异常出血。

当病人有不能解释的持续性贫血时，应怀疑骨髓增生异常综合征，诊断有赖于骨髓活检。骨髓增生异常综合征患者常需要输注红细胞。仅在患者有不能控制的出血或需要手术且血小板数目减少时，需要输注血小板。中性粒细胞（抵御感染的白细胞）数目极低的患者间断注射一种特殊的蛋白质（称为集落刺激因子）可能会获益。

阿扎胞苷（azacitidine）和脱氧胞苷（deoxyazacitidine）可能会减少输血需求和延长生存期，但是它们不能治愈骨髓增生异常综合征。同种异基因干细胞移植可以治愈一些病人。尽管骨髓增生异常综合征被认为是白血病的一种类型，但是它们进展缓慢，病程数月至数年。

骨髓增生异常综合征 10%～30% 会转化为急性髓细胞白血病（AML）。骨髓增生异常综合征早起化疗不能防止转化为 AML。如果转化为 AML，化疗可能有益，但不太可能治愈。

治疗

治疗目的是尽快缓解，即破坏所有白血病细胞。然而，AML 有效的药物较急性淋巴细胞白血病少。另外，治疗常导致病人在好转前病得更重，因为治疗抑制了骨髓活性，导致白细胞特别是中性粒细胞减少。中性粒细胞太低容易导致感染。需要对病人精心护理以预防感染，一旦感染出现要立刻治疗。输注红细胞和血小板常不可避免。

第一疗程的药物治疗（诱导化疗）一般包括阿糖胞苷持续输注 7 天和柔红霉素（或去甲氧柔红霉素或米托蒽醌）3 天。

一旦 AML 缓解，常常在初始治疗后的数周到数月内给病人实施几个疗程的额外化疗（巩固化疗），以保证白血病细胞尽可能被破坏。脑的预防治疗通常不需要，且长期小剂量化疗（像急性淋巴细胞白血病一样）不能改善生存。

治疗效果不好的病人以及尽管缓解但是复发率高（一般根据染色体异常判断）的年轻病人可以应用大剂量化疗加干细胞移植。

如果复发，不能行干细胞移植的病人通常化疗效果差，而且不容易耐受。对于年轻病人和初始缓解超过 1 年的病人效果较好。对于复发病人，医生会对很多因素综合考虑来对强化疗做出建议。对于某些复发病人，一种新药 gemtuzumab ozogamicin 有效，但其长期益处尚不确定。

急性早幼粒细胞白血病患者可以应用一种被称为全反式维甲酸的维生素 A 治疗。同时应用化疗效果更好；目前急性早幼粒细胞白血病超过 70% 可以治愈。砷化合物对于这种 AML 亚型也有独特的疗效。

慢性淋巴细胞白血病

慢性淋巴细胞白血病是成熟淋巴细胞恶变并逐渐替代正常淋巴结细胞的一种疾病。
- 病人可能无症状，或仅有疲劳等一般症状。
- 病人可能有淋巴结增大和腹胀感。
- 确诊需要血液和骨髓检查。
- 治疗包括化疗药、单克隆抗体和放疗。

慢性淋巴细胞白血病（chronic lymphocytic leukemia, CLL）患者四分之三以上大于 60 岁，不发生于儿童。这种类型的白血病男性发病率比女性高 2 ~ 3 倍。CLL 是北美和欧洲最常见的白血病类型，而日本和东南亚罕见，提示遗传在其发病中有一定作用。

恶性成熟淋巴细胞的数目首先在血液和淋巴结增加。然后播散到肝脏和脾脏，导致其增大。恶性淋巴细胞还侵袭骨髓，并在骨髓中把正常细胞挤出，导致血液中红细胞、正常白细胞和血小板数目下降。免疫系统原本应防御机体避免病原体和异物侵袭，有时可以发生紊乱，破坏正常机体组织。这种失调的免疫反应可以导致红细胞和血小板数目下降。

对大多数病例来说，CLL 是一种 B 淋巴细胞疾病。不过也有其他类型 CLL 并非 B 细胞疾病。毛细胞白血病是一种缓慢生长的罕见类型的 B 细胞白血病，产生大量异常的白细胞，在显微镜下可见特殊的毛样突起。T 细胞白血病远较 B 细胞白血病更少见。Sézary 综合征是一种极其罕见类型的 T 细胞白血病，其恶性 T 细胞始于一种被称为蕈样肉芽肿的皮肤恶性肿瘤，生长分化迅速并进入血流称为白血病细胞。

症状和诊断

CLL 早期，多数病人没有症状，而仅是因为白细胞计数增加而得到诊断。之后可能会出现淋巴结肿大、疲劳、食欲减低、体重下降、活动后气短以及脾脏增大导致的腹胀感等症状。

随着 CLL 发展，病人可能出现苍白和皮肤青紫。一般在疾病晚期才会出现细菌、病毒和真菌感染。

有时因为其他原因检查白细胞计数意外发现淋巴细胞数目增高，而发现本病。其确诊通常不需要骨髓活检，因为可以通过对血液进行特殊检查来确定淋巴细胞的性质。血液检查可能会发现红细胞、血小板和抗体水平减低。

你知道吗……
儿童不会出现慢性淋巴细胞白血病。

预后

多数类型的 CLL 发展缓慢。医生通过疾病发展情况（分期）来预测病人的生存时间。其分期是基于血液和骨髓中淋巴细胞数目、肝脏和脾脏大小、是否存在贫血和血小板减少等因素。

B 细胞白血病患者常在确诊后生存 10 ~ 20 年甚至更长，并且在早期通常不需要治疗。贫血或血小板数量减少的病人需要尽早治疗，预后较差。通常，死亡原因是骨髓不能产生足够的正常细胞携氧、抵御感染和防止出血。T 细胞白血病预后通常很差。

可能是由于免疫系统改变，CLL 病人更容易出现其他恶性肿瘤，诸如皮肤癌和肺癌。CLL 可以转化为更有侵袭性的淋巴系统恶性肿瘤（淋巴瘤）。

治疗

因为 CLL 进展缓慢，多数病人可能几年不需要治疗，直至淋巴细胞数目开始增加，淋巴结开始肿大，或者红细胞、血小板数目开始下降。

皮质激素、化疗药物和单克隆抗体等药物可用于治疗白血病，其作用主要是缓解症状及使淋巴结或脾脏缩小，而非治愈本病。对于 B 细胞 CLL，开始用药包括苯丁酸氮芥等烷化剂，它们可以通过干扰 DNA 而杀死肿瘤细胞，以及福达拉滨，它干扰肿瘤细胞合成 DNA 的能力。这些治疗都可以控制 CLL 数月到数年，如果白血病重新进展，重复应用仍然有效。有时福达拉滨会与化疗药和单克隆抗体合用。这种联合方案对于诱导缓解通常有效。最终，CLL 会出现药物抵抗，可以考虑应用其他药物或单克隆抗体（诸如美罗华或者 alemtuzumab）。对于毛细胞白血病，2-氯脱氧腺苷和 deoxycoformycin 高度有效，可以控制病情达 15 年以上。

红细胞数目减少导致贫血，可以应用输血和注射促红细胞生成素或 darbepoietin 治疗。血小板数目减少可以输注血小板，感染可以应用抗生素。如果淋巴结、肝脏、脾脏肿大导致不适且化疗无效时，可以采用放疗。

慢性髓细胞白血病

慢性髓细胞白血病是中性粒细胞、嗜碱性粒细胞、嗜酸性粒细胞和单核细胞的前体细胞恶变导致的疾病。

■ 病人可能有疲劳、食欲缺乏和体重下降等非特异症状。

■ 随着疾病进展，淋巴结和脾脏增大，病人可能会出现苍白，容易皮肤青紫或出血。

■ 诊断需要进行血液、骨髓和染色体检查。

■ 治疗应用伊马替尼或大剂量化疗加干细胞移植。

慢性髓细胞白血病（chronic myelocytic leukemia, CML）可发病于任何年龄和性别，不过 10 岁以下儿童少见。本病最常发生于 40 岁～60 岁之间的成年人。其病因通常是两个特异染色体重排形成所谓的费城染色体。费城染色体产生异常的酶（酪氨酸激酶），而导致 CML 白细胞异常生成。

CML 多数白血病细胞来源于骨髓，部分来源于脾脏和肝脏。与急性白血病（其特点是大量原始细胞）相比，CML 慢性期的特点是外观正常的白细胞和血小板数目增加。随着疾病进展，越来越多的白血病细胞占据骨髓，而部分进入血流。

最终白血病细胞出现更多变化，疾病进展到加速期，并不可避免地出现原始细胞危象。发生原始细胞危象时，仅生成不成熟细胞，这是疾病恶化的征象。原始细胞危象时常见脾脏明显增大，以及发热和体重下降。

症状和诊断

CML 慢性期可以没有症状。然而，部分病人可能有疲劳、虚弱、食欲减低、体重下降、发热盗汗，以及脾脏增大导致的腹胀感。随着疾病进展到原始细胞危象，病人疾病加重，由于红细胞和血小板数目下降而导致苍白、容易皮肤青紫和出血。

疑诊为 CML 常是基于血液检查显示白细胞数目异常升高。在显微镜检查时，可以发现正常时仅见于骨髓的不成熟白细胞。

其确诊需要染色体分析（细胞遗传学或分子遗传学）发现费城染色体。

预后和治疗

尽管多数治疗不能治愈本病，但是能减缓疾病进展。伊马替尼及相似的新药可以阻断费城染色体生成的异常的酶。这些药物比其他治疗更有效，且仅有轻微的副作用。应用伊马替尼口服治疗，诊断后 5 年生存率超过 90%。

干细胞移植加大剂量化疗可能治愈 CML。然而，仅有部分病人可以移植。干细胞必须来自于组织相合的供者，通常是同胞兄弟姐妹。移植在疾病早期最有效，在 CML 快速进展或者原始细胞危象时效果变差。

原始细胞危象患者不经治疗仅能生存数月。伊马替尼加化疗有时可以使生存期延长至 12 个月或更多。应用伊马替尼后复发的患者或者没有费城染色体的 CML 患者可以应用更老的化疗方案。主要药物有马利兰、羟基脲和干扰素。这些药物不会延长生存期，但是可以缓解症状。

第 161 节

淋 巴 瘤

淋巴瘤是淋巴细胞恶性肿瘤，淋巴细胞存在于淋巴系统和造血器官。

淋巴瘤是特殊白细胞（淋巴细胞）的恶性肿瘤。这些细胞的作用是抵御感染。淋巴瘤可以来源于 B 淋巴细胞或 T 淋巴细胞。T 淋巴细胞在调节免疫系统和抵御病毒感染中发挥重要作用；B 淋巴细胞产生抗体。

淋巴细胞通过血流和淋巴管到达机体各部。淋巴结散布于淋巴管网络各部，它是淋巴细胞聚集的场所。恶变的淋巴细胞（淋巴瘤细胞）可能局限于淋巴结或者扩散至骨髓、脾脏或者其他任何器官。

淋巴瘤的两个主要类型是霍奇金淋巴瘤（先前被称为霍奇金病）和非霍奇金淋巴瘤。非霍奇金淋巴瘤比霍奇金淋巴瘤更常见。Burkitt 淋巴瘤和蕈样肉芽肿是非霍奇金淋巴瘤的亚型。

霍奇金淋巴瘤

霍奇金淋巴瘤是淋巴瘤的一种类型，其特征是存在一种特殊的恶性肿瘤细胞，Reed-Sternberg 细胞。

■ 病因不详。

■ 淋巴结无痛性肿大。

■ 恶性细胞增殖可能会导致肌肉无力、发热和气短。

- 诊断依赖淋巴结活检。
- 治疗主要是化疗和放疗。
- 多数病人可以治愈。

美国每年霍奇金淋巴瘤新发病例大约 8000 例。男性多于女性,男女比例大约 3：2。10 岁以前发病罕见。高发年龄为 15～40 岁和 50 岁以上。

霍奇金淋巴瘤病因不明。有很强的证据表明,有些病人是因为 Epstein-Barr 病毒感染导致 B 淋巴细胞恶变,形成 Reed-Sternberg 细胞。尽管有些家庭中不止一人患霍奇金淋巴瘤,但是它并不会传染。

症状

霍奇金淋巴瘤病人通常有一个或者多个肿大的淋巴结,多数在颈部,有时在腋窝或腹股沟。通常无痛性,但有时增大的淋巴结在饮酒后可能会疼痛数小时。

霍奇金淋巴瘤病人有时有发热、盗汗和体重下降。还可能有瘙痒和疲劳。有些病人有 Pel-Ebstein 热,这种特殊的热型表现为发热数日与数日或数周的正常或低于正常的体温交替。恶性细胞增殖可能会带来其他症状。例如,胸部淋巴结肿大可能会导致气道狭窄和刺激,引起咳嗽、胸部不适或气短。脾脏或腹部淋巴结肿大可以导致腹部不适。

霍奇金淋巴瘤的症状

症状*	病　因
红细胞过少(贫血)导致的疲劳和气短 白细胞数目过少导致的感染和发热 血小板数目过少导致的出血 骨痛	淋巴瘤细胞侵袭骨髓
肌力下降 声嘶	肿大的淋巴结压迫脊髓或声带的神经
黄疸	淋巴瘤细胞阻断肝脏的胆汁引流
面部、颈部和上肢肿胀(上腔静脉综合征)	肿大的淋巴结阻断血液从头部到心脏的回流
下肢肿胀(水肿)	淋巴瘤细胞阻断下肢的淋巴液回流
咳嗽和气短	淋巴瘤细胞侵袭肺部
抗感染能力下降,容易发生真菌和病毒感染	淋巴瘤细胞持续播散

* 部分症状的出现可能非单一原因。

诊断

当病人没有明显感染,而持续无痛性淋巴结肿大数周时,医生会怀疑霍奇金淋巴瘤。若淋巴结肿大伴有发热、盗汗和体重下降则可能性更大。快速增大并疼痛的淋巴结,可见于感冒或感染,不是霍奇金淋巴瘤的典型表现。有时病人因为其他原因行胸部 X 线或计算机断层(CT)检查时意外发现胸腹部淋巴结肿大。

血细胞计数异常和其他血液检查可能会提供一些支持证据。然而,如果要确诊,医生必须对受累淋巴结活检以检查有无异常及是否存在 Reed-Sternberg 细胞。Reed-Sternberg 细胞是体积较大的恶性细胞,其细胞核不止一个。淋巴结活检标本在显微镜下检查可以发现其典型表现。

活检类型取决于何处淋巴结肿大以及需要多少组织。医生必须取得足够的组织以鉴别霍奇金淋巴瘤和其他导致淋巴结增大的疾病,包括非霍奇金淋巴瘤、感染或其他恶性肿瘤。

获取足够组织的最佳方法是取整个淋巴结做活检。小切口可以取部分淋巴结。有时,当肿大的淋巴结靠近皮肤表面,可以通过中空的针穿透皮肤进入淋巴结取得足够的组织(针刺活检)。如果肿大的淋巴结在腹腔或胸腔深部,需要外科手术来获取组织。

分期

治疗开始前,医生必须确认淋巴瘤扩散的程度——疾病的分期。治疗选择和预后判断依赖分期。开始的检查可能仅发现一个孤立增大的淋巴结,但是淋巴瘤受累部位检查(分期)可能会发现相当多的病灶。

本病根据其分布情况分为四期(Ⅰ,Ⅱ,Ⅲ,Ⅳ;分期越高,淋巴瘤越广泛)。根据有无下列症状,四期进一步分为 A(无)和 B(有)：

- 无其他原因的发热(连续 3 天超过 37.5℃)
- 盗汗
- 无其他原因体重 6 个月内下降超过 10%

霍奇金淋巴瘤的分期

分期	分布	治愈可能性*
Ⅰ	局限于一个淋巴结区**	超过 80%
Ⅱ	累及横隔同侧两个或者更多淋巴结区(例如,颈部和腋窝淋巴结肿大)	超过 80%
Ⅲ	累及横隔两侧淋巴结区域(例如,颈部和腹股沟淋巴结肿大)	70%～80%
Ⅳ	累及机体其他部位(诸如骨髓、肺或肝脏)和淋巴结	超过 50%

* 无病生存超过 5 年。

** 一个淋巴结区域是指机体中共同引流淋巴液的一组淋巴结。

例如,Ⅱ期淋巴瘤患者如果有盗汗则被称为ⅡB 期霍奇金淋巴瘤。

有些方法被用于霍奇金淋巴瘤的分期和评估。基本血液检查，包括肝肾功能检查，以及胸部 X 线和胸部、腹部和盆腔 CT 扫描，是标准检查。CT 扫描是发现肿大的淋巴结以及肝脏和其他器官淋巴瘤的非常精确的检查。

正电子发射断层(PET)扫描是确定霍奇金淋巴瘤分期以及评估病人治疗反应的最敏感的技术。因为 PET 扫描可以识别存活组织，医生可以利用这种成像技术来区分治疗后患者的瘢痕组织和活动的霍奇金淋巴瘤(尽管由于炎症也可以见于 PET 扫描而使之并非总是准确)。多数霍奇金淋巴瘤患者不需要手术确定是否累及腹腔，因为所有患者无论其累及部位都要接受化疗。

治疗和预后

通过化疗，联合或者不联合放疗，多数霍奇金淋巴瘤患者可以被治愈。

化疗可以用于各个分期的患者。医生通常使用多种化疗药。有多种联合方案可以选择。受累部位放疗(放疗仅用于机体受累区域，避免未受累区域受照射)可以在化疗后使用。通常在门诊治疗 4 周。

超过 80% 的 I 期和 II 期病人经化疗及受累区域放疗可以治愈。III 期病人的治愈率在 70% ~ 80%。IV 期病人的治愈率稍低，在 50% 以上。

尽管化疗明显改善了治愈机会，但是其副作用也很严重。化疗药物可以导致暂时或永久性生育能力丧失，感染风险增加，可能损伤心脏和肺等其他器官，以及可逆性听力下降。放疗后，暴露于放射野的器官在 10 年或者更长时间后恶性肿瘤风险增加，如肺癌、乳腺癌或胃癌。无论应用何种治疗，在霍奇金淋巴瘤得到有效治疗多年之后部分病人可能会出现非霍奇金淋巴瘤。

在初始治疗后缓解(疾病得到控制)的病人如果复发(淋巴瘤细胞复现)，应用二线治疗仍有可能治愈。复发病人的治愈率至少 50%。在治疗后前 12 个月复发的病人治愈率稍低，如果在之后复发治愈率较高。初始治疗后复发的病人常应用"补救性"化疗方案继之以大剂量化疗。在大剂量化疗后可以进行自体干细胞移植，这种技术是应用病人自己的干细胞。大剂量化疗加干细胞移植是一种安全的技术，治疗相关的死亡风险低于 1% ~ 2%。

罕见的非霍奇金淋巴瘤

蕈样肉芽肿是罕见、持续、生长非常缓慢的非霍奇金淋巴瘤。多数患者大于 50 岁。它来源于成熟 T 淋巴细胞，首先累及皮肤。蕈样肉芽肿起病隐匿，发展缓慢，开始常不被注意。本病常引起经久不消的瘙痒性皮疹，有时局部皮肤增厚，瘙痒的皮肤之后发展为结节并缓慢扩展。某些病人会发展为一种白血病(Sezary 综合征)。另一些病人，它扩散至淋巴结和内脏器官。即使通过活检，医生也难以在本病早期诊断。然而，随着疾病的进展，活检可以发现皮肤的淋巴瘤细胞。

皮肤的增厚区域可应用一种电子束或日光照射和应用皮质激素来治疗。皮肤直接使用氮芥可以减轻瘙痒，控制受累区域。干扰素也可以减轻症状。如果疾病播散到淋巴结和其他器官，可以应用化疗。平均来说，病人在确诊后可以生存 7 ~ 10 年，但是生存时间随肿瘤播散的程度而有很大不同。治疗不能治愈本病，但是会延缓其进展。

Burkitt 淋巴瘤是一种发展非常迅速的非霍奇金淋巴瘤，来源于 B 淋巴细胞。它可以发生于任何年龄，但最常见于儿童和年轻人，特别是男性。与其他淋巴瘤不同，Burkitt 淋巴瘤有特异的地理区域分布：在中非最常见，而美国非常罕见。其与 Epstein-Barr 病毒感染有关。在患艾滋病的病人更常见。

Burkitt 淋巴瘤常迅速生长并播散到骨髓、血液和中枢神经系统。播散时，常出现无力和疲劳症状。大量淋巴瘤细胞聚集在淋巴结和腹部器官，导致肿胀。淋巴瘤可以侵袭小肠导致肠梗阻或出血。颈部和下颌可以肿胀，有时伴有疼痛。为了诊断，医生活检异常组织，并进行检查以确定分期。

如不经治疗，Burkitt 淋巴瘤会迅速致死。罕见情况下，需要手术切除梗阻、出血或破裂的小肠。强化化疗，包括脑脊液化疗以防止播散到其中，可以治愈 70% ~ 80% 的病人。

非霍奇金淋巴瘤

非霍奇金淋巴瘤是 B 或 T 淋巴细胞发生的一组异质性恶性肿瘤。
- 通常，颈部、腋窝或腹股沟淋巴结迅速无痛性肿大。
- 当肿大的淋巴结压迫器官时，病人可能有疼痛、气短或其他症状。
- 诊断需要淋巴结活检。
- 治疗包括放疗、化疗、单克隆抗体或联合治疗。
- 多数病人可以治愈或存活很多年。

这组恶性肿瘤实际上包括 20 种以上不同的疾病，显微镜下有不同表现、不同细胞特征和不同临床过程。多数非霍奇金淋巴瘤(85%)来源于 B 细胞。来源于 T 细胞者不足 15%。非霍奇金淋巴瘤较霍奇金淋巴瘤多见。美国每年新诊断的病例数大约 65 000，并且新病例数目在增加，特别是老年人和免疫功能不正常的患者。器官移植后的病人以及感染了人类免疫缺陷病毒(human immunodeficiency virus, HIV)的病人有发生非霍奇金淋巴瘤风险。

尽管非霍奇金淋巴瘤病因不明，证据强烈支持病毒与一些少见淋巴瘤类型发病有关。一种罕见类型的快速进展的非霍奇金淋巴瘤见于日本南部和加勒比地区，它可能是人类T淋巴细胞病毒1（human T-cell lymphotropic virus 1, HTLV-1），一种类似HIV的反转录病毒感染导致。Epstein-Barr病毒和很多Burkitt淋巴瘤（另一种非霍奇金淋巴瘤）发病有关。

非霍奇金淋巴瘤的症状

症 状	病 因
呼吸困难 面部浮肿	胸腔淋巴结肿大
食欲减低 严重便秘 腹痛或腹胀	腹腔淋巴结肿大
下肢进行性肿胀	腹股沟或者腹腔淋巴管受阻
体重下降 腹泻 胀气 腹鸣和痉挛（提示吸收功能不良，即营养不能正常吸收入血液）	淋巴瘤细胞侵袭小肠
气短 胸痛 咳嗽（提示胸腔积液）	胸部淋巴管受阻
皮肤增厚、变黑、瘙痒	淋巴瘤细胞浸润皮肤
体重下降 发热 盗汗	疾病播散到全身
疲劳 气短 皮肤苍白（提示贫血）	存在下列一种或多种因素： ■ 消化道出血 ■ 脾脏增大或异常抗体导致红细胞破坏 ■ 淋巴瘤细胞侵袭和破坏骨髓 ■ 治疗（药物或放疗）损伤骨髓，不能生成足够的红细胞
容易发生严重的细菌感染	淋巴瘤细胞侵袭骨髓和淋巴结，减少抗体生成

症状

开始症状常为颈部、腋窝或腹股沟淋巴结快速无痛肿大。胸腔淋巴结肿大可能会压迫气道，导致咳嗽和呼吸困难。腹腔深部淋巴结可以压迫各种器官，导致食欲下降、便秘、腹痛或下肢进行性肿胀。

由于一些淋巴瘤侵犯血液和骨髓，病人可以出现红细胞、白细胞或血小板过少的症状。红细胞过少导致贫血，出现疲劳、气短和皮肤苍白。白细胞过少导致感染。血小板太少导致容易皮肤青紫或出血。非霍奇金淋巴瘤也常侵犯骨髓、消化道、皮肤和神经系统，导致各种症状。一些病人没有明显原因而持续发热，所谓不明原因的发热（fever of unknown origin）。这种类型的发热常常反映疾病处于进展期。

儿童的首发症状常为贫血、皮疹、神经系统症状（诸如虚弱和感觉异常），这可能是由于淋巴瘤细胞浸润骨髓、血液、皮肤、小肠、脑和脊髓引起。肿大的淋巴结通常在深部，导致下列表现：

■ 胸腔积液，导致呼吸困难
■ 压迫小肠，导致食欲下降或呕吐
■ 阻塞淋巴管，导致液体潴留，最常见的是上肢和下肢。

诊断和分型

医生对肿大的淋巴结进行活检来诊断非霍奇金淋巴瘤和与霍奇金淋巴瘤及其他导致淋巴结肿大的疾病鉴别。

尽管超过20种疾病可以被称为非霍奇金淋巴瘤，医生有时将其归为两大类。

惰性淋巴瘤特点是：

■ 生存期长（很多年）
■ 对很多治疗反应迅速
■ 标准治疗难以治愈

侵袭性淋巴瘤特点是：

■ 不经治疗进展迅速
■ 标准化疗治愈率高

尽管非霍奇金淋巴瘤常见于中老年人，儿童和年轻人也可以发生淋巴瘤，并且儿童和年轻人的淋巴瘤常常为侵袭性的。

分期

多数非霍奇金淋巴瘤在诊断时已经有播散。仅有10%～30%的病人，疾病局限于一个区域。其分期方法与霍奇金淋巴瘤相似。另外，骨髓活检几乎是必须进行的检查。

治疗和预后

部分患惰性淋巴瘤的患者不需要治疗。其他患者几乎都会在治疗中获益。侵袭性淋巴瘤有可能治愈。对于惰性淋巴瘤患者，当需要时治疗可以延长生命，并保持症状缓解很多年。治愈或长期生存的可能性取决于非霍奇金淋巴瘤的类型以及治疗开始时的分期。看起来有些矛盾的是，惰性淋巴瘤通常治疗后进入缓解（疾病得到控制），并长期生存，但是通常不能治愈。另外，侵袭性非霍奇金淋巴瘤通常需要非常强的治疗才能达到缓解，但是治愈的机会很大。

Ⅰ期和Ⅱ期非霍奇金淋巴瘤：病灶局限（Ⅰ期和Ⅱ期）的惰性淋巴瘤病人通常应用局限于淋巴瘤部位和临近区域的放疗来治疗。应用这种方法，多数病人照射区域不会复发。非霍奇金淋巴瘤可以在治疗 10 年之后在身体的其他部位复发,因此病人需要长期观察。极早期的侵袭性淋巴瘤需要联合化疗治疗,有时需要放疗。应用这些方法,70% ~90% 的病人可以治愈。

 你知道吗⋯⋯
非霍奇金淋巴瘤实际上是一组疾病,超过 20 种。

Ⅲ 期和Ⅳ 期非霍奇金淋巴瘤:几乎所有惰性淋巴瘤会进展到Ⅲ 期或Ⅳ 期。它们开始通常不需要治疗,但是需要监测淋巴瘤进展表现(可能是提示需要治疗的信号),有时在开始诊断后几年才出现进展。没有证据可以表明惰性淋巴瘤早期治疗可以延长生存期。一旦疾病开始进展,有很多治疗可以选择。

由于尚不清楚开始最佳的治疗选择,所以治疗的选择受疾病程度和个体症状的影响。治疗可以包括单用单克隆抗体治疗(美罗华)或者化疗加或不加美罗华。这些抗体通过静脉给药。有时,单克隆抗体经过修饰后可以携带放射性颗粒或者化学毒物,直达机体不同部位的恶性细胞。治疗通常会带来疾病缓解。平均缓解时间从 2 ~5 年以上不等。美罗华和化疗合用,缓解效果更好。

维持治疗(开始治疗后的化疗以预防复发)和联合化疗与放射免疫治疗的疗效正在研究中。

复发(淋巴瘤细胞再现)后治疗的决定取决于疾病和症状的程度。如果非霍奇金淋巴瘤复发,一种被称为放射免疫治疗的放疗方法是一种选择。在复发后,缓解时间往往更短。

对于Ⅲ 期或者Ⅳ 期侵袭性非霍奇金淋巴瘤病人,联合化疗要尽快应用,常常与美罗华合用。有很多可能有效的联合化疗方案。联合化疗命名常根据其所包含的每种药物用一个字母代表。例如,最古老的且目前仍为最常用的联合方案是 CHOP(环磷酰胺、阿霉素或 hydrodoxorubicin、长春新碱[Oncovin]和泼尼松)。美罗华可以改善 CHOP 预后,目前已经常规加入到联合方案中(R-CHOP)。进展期的侵袭性非霍奇金淋巴瘤 70% 以上应用 R-CHOP 化疗可以治愈。新的联合方案正在研究中。化疗常导致不同类型血细胞减少,如果应用特殊蛋白(被称为生长因子)来刺激血细胞生成可能会增加耐受性。

复发:一旦复发,常规剂量的化疗价值非常有限。多数侵袭性淋巴瘤复发病人应用高剂量化疗联合自体干细胞移植。通过这种治疗方式,接近 50% 的病人可以治愈。有时可以应用同胞兄弟姐妹或无关供者的干细胞(同种异基因移植),但是这种移植并发症风险更高。

骨髓增殖性疾病

骨髓增殖性疾病是骨髓中造血细胞(前体细胞)过度生成或者被过度生成的纤维组织排挤。一般来说,这些疾病是获得性的,而非遗传性的,尽管罕见情况下家族中多个成员同患这类疾病。很可能家族成员遗传的是疾病易感性而非疾病本身。

真性红细胞增多症、骨髓纤维化和原发性血小板增多症是三种主要的骨髓增殖性疾病。早期造血细胞的增殖常非恶性(良性)。然而,少数人的骨髓增殖性疾病进展转化为恶性状态,诸如白血病。

真性红细胞增多症

真性红细胞增多症是导致红细胞过度生成的骨髓造血细胞疾病。
- 病因不明。
- 患者感疲劳和虚弱,头重脚轻或气短。

- 诊断需要检查血液。
- 放血可以去除过多的红细胞。

真性红细胞增多症生成过多的红细胞增加了血容量,使血液黏稠,不容易通过小血管。有时脾脏和肝脏也生成过多的红细胞。

真性红细胞增多症发病率大约在 2/100 000。诊断时的平均年龄是 60 岁,20 岁以下罕见。男性发病率较女性高。病因不明。

症状和并发症

通常,真性红细胞增多症患者可以多年无症状。最早期的症状通常是虚弱、乏力、头痛、头重脚轻感、气短和盗汗。通常伴视觉异常,病人可能会有盲点或者看到闪光。牙龈出血和小伤口不易止血常见。皮肤,特别是面部发红。可以出现全身瘙痒,特别是沐浴后。可以有手足烧灼感,罕见骨痛。

有时首发症状是由血栓造成。几乎所有血管都有可能形成血栓,包括上肢、下肢、心脏(导致心肌梗死)、脑(导致中风)或肺部。血栓还可以阻塞引流肝脏血液的血管(Budd-Chiari 综合征)。

骨髓增殖性疾病

疾病	骨髓特点	血液特点
真性红细胞增多症	造血细胞数目增加	红细胞数目增加；通常,血小板和白细胞数目也增加
骨髓纤维化	纤维组织过多	不成熟红细胞和白细胞增加；畸形红细胞；红细胞总数下降(贫血);最终会出现白细胞和血小板数目减少,但部分病人增加
原发性血小板增多症	产血小板的细胞(巨核细胞)数目增加	血小板数目增加

部分病人,血流中血小板(帮助机体形成血栓的细胞样颗粒)数目增加。随着肝脏和脾脏开始生成血细胞,可以出现肝脾增大。脾脏也可以因要清除出血循环中的红细胞而增大。随着肝脾增大,可以出现腹胀感。肝脏或脾脏血管内形成血栓可以引起突然的剧烈腹痛。

过多的血细胞可能会引起其他并发症,包括胃溃疡、痛风和肾结石。罕见情况下,真性红细胞增多症可以发展成白血病。

诊断

真性红细胞增多症可在因其他原因行常规血液检查时发现,病人可以没有任何症状。红细胞中携氧的蛋白(血红蛋白)以及红细胞比容异常升高。血小板和白细胞数目也可以增加。

多数医生认为红细胞比容升高是真性红细胞增多症的一个指标。然而,诊断不能仅仅根据红细胞比容结果。因此,为了诊断,有时需要用放射活性标记的红细胞来测定机体红细胞总数。

一旦发现机体红细胞总数(红细胞增多症)增加,医生必须确定其为真性红细胞增多症还是其他疾病引起的红细胞增多症(继发性红细胞增多症)。病史有助于其鉴别,但有时医生必须进一步检查。

有时需要检测血液促红细胞生成素水平,它是刺激骨髓生成红细胞的一种激素。真性红细胞增多症时促红细胞生成素水平非常低,而在继发性红细胞增多症时常常(但不总是)正常或升高。罕见情况下,肝脏或肾脏囊肿以及肾脏或脑肿瘤可以产生促红细胞生成素;这些疾病的病人可以出现促红细胞生成素水平升高,出现继发

性红细胞增多症。

骨髓取材显微镜检查(骨髓活检)有助于真性红细胞增多症的诊断。

预后和治疗

如果不经治疗,大约半数症状性真性红细胞增多症病人在 2 年内死亡。经过治疗,他们平均可以存活 15 ～ 20 年。

治疗不能治愈真性红细胞增多症,但是可以控制病情,并减少并发症(诸如血栓形成)的发生率。治疗的目标是降低红细胞数量。通常,应用放血来去除红细胞,这种方法与献血类似。一般隔日放血约 473 毫升,直至红细胞比容达到正常水平。之后根据需要每隔数月放血一次维持红细胞比容在正常水平。

什么是其他类型的红细胞增多症?

真性红细胞增多症也被认为是一种原发性红细胞增多症类型。原发性意味着红细胞增多症并非由其他疾病造成。

先天性红细胞增多症在出生时发病,通常是遗传性疾病导致。当症状在年幼发病或者有家族史容易得出诊断。某些血液检查有助于诊断以及明确特异性遗传性疾病。

继发性红细胞增多症是缺氧引起的,病因包括吸烟、严重的肺病或心脏病。继发性红细胞增多症其高浓度的红细胞是由于血液中促红细胞生成素水平升高。长期处于低氧环境,如生活在高原,有时出现红细胞增多症,而非真性红细胞增多症。

继发性红细胞增多症可以应用氧疗。对吸烟者建议戒烟并给予辅助戒烟的治疗。要尽可能治疗导致缺氧和红细胞增多症的基础疾病。放血可以用于降低红细胞数目。

相对性**红细胞增多症**,红细胞浓度高是由于液体(血浆)异常减少。血浆减少的原因包括烧伤、呕吐、腹泻、饮水过少以及应用导致肾脏盐和水丢失的药物(利尿剂)。相对性红细胞增多症通过口服或静脉补液以及纠正任何导致血浆减少的基础疾病来治疗。

因为放血可能会增加血小板数目,并且不会使增大的肝脾缩小,放血治疗的病人可能还需要用药物来抑制红细胞和血小板生成。羟基脲(一种化疗药)是常用药物,但是应用多年有可能增加本病向白血病转化的顾虑,尽管这种风险尚未证实。其他降低血小板数目的药物,诸如干扰素 alpha 和阿那格雷(anagrelide),有时可以用于需要长期治疗的年轻病人。有些病人静脉应用放射性磷治疗,但是医生限制这种治疗仅可用于 70 岁以上的病人,因为它会增加白血病转化。小剂量阿司匹林治疗被证实可降低血栓风险。

其他药物有助于控制一些症状。例如，抗组胺药可以缓解瘙痒，阿司匹林可以缓解手足烧灼感以及骨痛。

骨髓纤维化

骨髓纤维化是骨髓中纤维组织替代了造血细胞，导致红细胞形态异常、贫血和脾脏肿大的一种疾病。

- 骨髓纤维化可以是原发的，也可以由其他血液疾病造成。
- 病人感觉疲劳和虚弱，容易感染和出血。
- 诊断依据血液和骨髓检查。
- 药物和其他治疗可以减轻贫血的严重程度，增加红细胞生成及控制感染。
- 有时可以应用干细胞移植。

正常骨髓中，成纤维细胞生成纤维组织来支撑造血细胞。骨髓纤维化时，成纤维细胞生成过多的纤维组织，占据造血细胞的位置。由此，红细胞生成减少，红细胞释放入血减少，贫血出现，并逐渐加重。另外，许多红细胞不成熟或者畸形。血液中会出现多少不等的不成熟白细胞和血小板。随着骨髓纤维化进展，白细胞数目可以增加或减少，血小板数目通常减少。

骨髓纤维化罕见，美国发病率低于 2/100 000。发病高峰年龄是 76 岁。

骨髓纤维化可以是原发的（常被称为特发性骨髓纤维化或特发性骨髓外化生［agnogenic myeloid metaplasia］）或伴发于其他血液疾病，诸如慢性髓细胞白血病、真性红细胞增多症、原发性血小板增多症、多发性骨髓瘤、淋巴瘤和骨髓增生异常综合征。此外尚可见于结核、肺动脉高压、系统性红斑狼疮（狼疮）和系统性硬化（硬皮病）的病人以及恶性肿瘤骨转移者。

症状、并发症和诊断

通常，骨髓纤维化可以多年无症状。然而，部分病人迅速出现贫血，血小板水平减低或白血病。最终，贫血加重导致虚弱、疲劳、体重下降和慢性疾病的一般症状（萎靡不振）。也可以出现发热和盗汗。随着白细胞数目下降，机体出现感染风险。随着血小板数目下降，机体出现出血风险。

肝脏和脾脏由于接替部分生成血细胞的作用而常常肿大。脾脏常破坏骨髓生成的异常红细胞和血小板。过多红细胞和血小板的破坏可以导致脾脏肿大。肝脏和脾脏肿大可以导致腹痛以及某些静脉压力过高（门脉高压）和食管静脉曲张出血。

血液标本在显微镜下观察发现贫血和畸形、不成熟的红细胞，提示骨髓纤维化。然而，确诊依赖骨髓活检。

预后和治疗

因为骨髓纤维化通常进展缓慢，病人可以生存 10 年或更长，但预后取决于骨髓功能。有时，疾病迅速恶化。治疗的目标是延缓疾病进展和减少并发症的发生。然

而，仅有干细胞移植可能治愈本病。

联合应用雄激素和泼尼松可以暂时减轻 1/3 骨髓纤维化病人贫血的严重程度。促红细胞生成素和 darbepoietin 对有些病人可以刺激红细胞生成。对于其他病人来说，可能需要输血来治疗贫血。细菌感染需要应用抗生素。

羟基脲（一种化疗药）或干扰素 alpha（影响免疫系统的药物）可能会减小肝脏和脾脏，但两种药物都可能会加重贫血。罕见情况下，脾脏极度增大和疼痛，可能必须切除。切脾后可能会导致红细胞数目增加，而减少输血需求。

干细胞（骨髓）移植有时可以用于健康状况较好且有合适匹配的供者的病人。干细胞移植是唯一可能治愈骨髓纤维化的方法，但是也有相当的风险。

原发性血小板增多症

原发性血小板增多症是血小板过度生成导致血液异常凝固或出血的一种疾病。

- 病因不明。
- 可能出现手足刺痛，指尖发冷。
- 常规血液检查通常有助于诊断，但是有时需要骨髓活检。
- 治疗通常用于缓解症状和减少血小板生成。

血小板正常情况下由骨髓中巨核细胞生成。原发性血小板增多症时巨核细胞数目增加，生成过多血小板。

原发性血小板增多症发病率在 2～3/100 000。通常见于 50 岁以上的病人，女性多见。其病因不明。

症状

通常，原发性血小板增多症没有症状。然而，过多血小板可以导致血栓自发形成，特别是小血管，但大血管（脑、肝脏和心脏）也可出现。年龄大的病人较年轻病人更容易形成血栓。

血小板升高的其他原因

如果血小板增多症病因不明确，则被称为继发性血小板增多症。出血、切脾、感染、类风湿性关节炎、某些恶性肿瘤、红细胞破坏增加（溶血）、缺铁和结节病可以导致继发性血小板增多症。

继发性血小板增多症可能没有血小板数目增多引起的症状，而以基础病引起的症状为主。如果出现血小板增多引起的症状，则与原发性血小板增多症类似。当病人存在血小板增高而且有导致血小板增高的基础疾病时，可以诊断继发性血小板增多症，并与原发性血小板增多症鉴别。

治疗主要针对病因。如果治疗有效，血小板计数常恢复正常。

症状主要是由于血管阻塞,可能有手足的刺痛及其他异常感觉、指尖冷、胸痛、视觉改变、头痛、虚弱和头晕。有时会出血(通常轻微),常为鼻出血、容易皮肤青紫、轻微牙龈出血或消化道出血。脾脏和肝脏可能增大。

诊断

依据症状或常规筛查血液时发现血小板升高,医生可以做出原发性血小板增多症的诊断。诊断需要血液检查。另外,血液的显微镜检查可能会发现血小板异常增大,血小板聚集和巨核细胞碎片。

原发性血小板增多症病因不明,继发性血小板增多症有明确原因,为了鉴别,医生要寻找可以导致血小板增高的疾病征象。骨髓取材显微镜检查(骨髓活检)有时有助于诊断,并且可以排除慢性髓细胞白血病导致的血小板升高。

治疗

原发性血小板增多症治疗需要应用抑制血小板生成的药物。其中包括羟基脲,阿那格雷(anagrelide)和干扰素 alpha。这些药物通常在血栓并发症出现时开始使用。这些治疗要考虑病人年龄、其他危险因素以及先前血栓形成的病史。药物在持续用至血小板计数降至安全范围。必须调整剂量以使血小板和其他循环血细胞维持在适当水平。小剂量阿司匹林使血小板不易黏附从而影响凝血,可以考虑使用。

聚焦老龄化

原发性血小板增多症更多见于老年人。老年人更容易发生重要血管(诸如心脏和脑的血管)血栓事件,因为老年人经常合并动脉粥样硬化等疾病,而这些疾病本身就可以导致血管阻塞。

老年人用药和年轻人相同。他们也常可以很好耐受其副作用。然而,因为老年人可能合并其他疾病,而且骨髓代偿能力差,不能像年轻人一样可以耐受所有治疗。

如果药物治疗不能快速降低血小板生成,可以改用或联用血小板分离术,后者常用于紧急情况。这种方法是将病人血液抽出,血小板移除,然后把去除了血小板的血液回输。

第 163 节

脾 脏 疾 病

脾脏是一个海绵状、柔软的器官,大小类似拳头,位于左上腹,肋骨之下。来源于心脏的血液通过脾动脉供应脾脏。血液通过脾静脉离开脾脏,汇集到大静脉(门静脉),然后到肝脏。脾脏覆盖有纤维组织(脾包膜)支撑其血管和淋巴管。

脾脏由两种基本类型的组织构成,白髓和红髓,各有不同功能。白髓是抵御感染(免疫)系统的一部分。它生成淋巴细胞,后者产生抗体(抵御异物侵袭的特殊蛋白质)。红髓过滤血液,清除多余的物质。红髓中称为巨噬细胞的白细胞消化微生物,诸如细菌、真菌和病毒。它还监测红细胞,破坏异常的、衰老的或受损后功能异常的红细胞。另外,红髓储存不同成分的血液,特别是白血病和血小板(参与凝血的细胞样颗粒)。然而,红髓释放这些细胞的功能有限。

一个人没有脾脏也可以存活。有时因为无可挽回的损伤(例如,车祸导致的损伤),必须外科切除脾脏。当切脾后,机体失去产生保护性抗体的能力以及从血液清除有害微生物的能力,从而机体抗感染的能力受损。由于脾脏有抵御某些细菌(诸如肺炎链球菌、脑膜炎奈瑟菌和流感嗜血杆菌)感染的能力,没有脾脏的病人其感染风险特别高。由于这些风险,通常此类病人需要注射疫苗来防止感染这些病原体。脾切除术后还建议每年注射流感疫苗。有些病人要服用抗生素预防感染,特别是当他们患其他疾病(诸如镰刀细胞病或恶性肿瘤)发生致命性感染风险增加时。

然而,尽管有这些问题,脾脏并非生存必需的。其他器官(主要是肝脏)可以代偿其功能,增加抗感染能力,监测和清除异常、衰老或受损的红细胞。

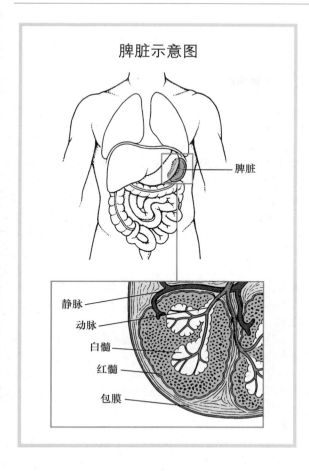

脾脏示意图

静脉
动脉
白髓
红髓
包膜

脾 脏 肿 大

- 许多疾病,包括感染、贫血和恶性肿瘤,可以导致脾脏肿大
- 症状通常不特异,可以出现左上腹部或背部胀痛。
- 通常医生可以触及脾脏,但是也可以应用 X 线和其他影像技术来判定脾脏大小。
- 治疗导致脾脏肿大的基础疾病通常可以解决问题,但是有时需要切除脾脏。

脾脏肿大本身不是疾病,而是某种疾病所造成。许多疾病可以导致脾脏肿大。为了查明原因,医生必须考虑一系列疾病,从慢性感染到血液恶性肿瘤。

脾脏肿大,可以扣留和储存过多血细胞和血小板(脾功能亢进),从而降低血流中血细胞和血小板数目。这个过程导致恶性循环:脾脏扣留的细胞和血小板越多,它越肿大;而它越肿大,扣留的细胞和血小板越多。最终,明显增大的脾脏扣留正常的红细胞,与异常红细胞一起破坏。另外,过多的血细胞和血小板可以阻塞脾脏,影响其功能。

脾脏增大可以导致自身血供不足。当部分脾脏不能

得到足够的血液,会受到损伤,导致出血或坏死。

症状

脾脏增大不会引起很多症状,而它引起的症状可能会被误认为是很多其他疾病。由于增大的脾脏临近胃,有时会压迫胃,病人可能在少量进食甚至不进食就有饱胀感。病人还可以感到脾脏区域腹痛或背痛。疼痛可以放射到左肩,特别是部分脾脏缺血坏死时。

 你知道吗……
脾脏增大并非一种疾病,而是由基础疾病所造成。

当脾脏从血流中清除过多血细胞和血小板,会产生各种问题。这些问题包括红细胞过少导致的贫血,血小板过少导致的出血倾向。

诊断

如果病人主诉饱胀感或左上腹、背部胀痛时,医生可能会怀疑脾脏增大。通常,医生体格检查会触及脾脏。腹部 X 线可能会显示脾脏增大。某些病例需要应用超声或者 CT 来确定脾脏增大的程度以及脾脏是否压迫其他器官。核磁共振成像(MRI)能提供类似的信息,也能探测脾脏的血流。有特殊检查设备采用有轻微放射性的物质评估脾脏的大小和功能,以及确定它是否聚集或破坏了大量血细胞。

血液检查可以发现红细胞、白细胞和血小板数目减少。若在显微镜下检查血细胞,它们的形态和大小可能提供脾脏增大的线索。骨髓检查可能会发现血细胞恶性肿瘤(诸如白血病或淋巴瘤)或有害物质堆积(如储积病)。血液蛋白测定可以确定是否存在导致脾脏增大的疾病,诸如淀粉样变、结节病、疟疾、黑热病、布鲁氏菌病和结核。肝功能检查可以判断有无肝脏疾病。

医生无法轻易取得脾脏标本,因为针刺或切除部分脾脏组织可能会导致无法控制的出血。如果手术切除增大的脾脏来诊断或治疗某些疾病时,可以将脾脏送检,通常可以明确其增大的病因。

治疗

如果可能,医生会治疗导致脾脏增大的基础疾病。有时必须手术切除脾脏,但也会带来一些问题,比如感染风险增加。然而,有些危重情况下这种风险值得承担:

- 如果脾脏迅速破坏红细胞导致严重贫血
- 如果脾脏导致白细胞明显减少而导致容易感染
- 如果脾脏导致血小板明显减少而导致容易出血
- 如果脾脏过大导致疼痛或压迫其他器官
- 如果脾脏过大导致部分出血或者坏死

放疗有时可以替代手术导致脾脏萎缩。

脾脏增大的病因

感染

- 布鲁氏菌病
- 肝炎
- 感染性单核细胞增多症
- 黑热病
- 鹦鹉热
- 亚急性细菌性心内膜炎
- 梅毒
- 结核

贫血

- 遗传性椭圆形红细胞增多症
- 遗传性球形红细胞增多症
- 镰刀细胞病(主要见于儿童)
- 海洋性贫血

血液恶性肿瘤和骨髓增生性疾病

- 霍奇金淋巴瘤和其他淋巴瘤
- 白血病
- 骨髓纤维化
- 真性红细胞增多症

贮积病

- Gaucher 病
- Hand-Schuller-Christian 病
- Letterer-Siwe 病
- Niemann-Pick 病
- Wolman 病

其他病因

- 淀粉样变
- 来源于脾脏或者肝脏前静脉的血栓
- 肝硬化
- 来源于脾脏或者肝脏前静脉受外来压迫
- Felty 综合征
- 结节病
- 系统性红斑狼疮(狼疮)

脾 破 裂

- 脾破裂通常引起疼痛。
- 应用超声或者 CT 等影像学技术诊断脾破裂。
- 脾破裂通常需要输血,有时需要手术切除脾脏或者修补脾脏。

因为脾脏位于腹部,胃区受到严重的击打可以损伤脾脏,使其包膜或内部组织撕裂,或两者均被撕裂。撕裂的程度从很小可以自行止血到很大以至于出现致命性出血。有时在脾脏包膜下或者深部形成血液聚集(血肿)。

脾脏外伤是车祸、高处坠落、运动意外和斗殴导致腹部损伤的最常见的严重并发症。有时合并其他腹部器官受损。

脾脏受损后,血液流入腹腔。血液的量取决于破裂的大小。脾脏血肿可能在外伤几天之后发生破裂,甚至可能在几个月后出现。

症状

受损或者破裂的脾脏导致腹痛和压痛。腹腔里的血液作为刺激物导致疼痛。疼痛位于腹部左侧肋缘下。有时可以出现左肩痛。腹肌反射性收缩而触之紧张。如果出血过多,会出现血压下降,病人感觉头重脚轻、视觉模糊和意识障碍,甚至丧失意识(昏厥)。

诊断

如果怀疑脾脏破裂,医生通常行腹部超声或 CT 扫描。偶尔,医生会因为怀疑严重出血而立刻手术来明确诊断和控制出血。严重出血的病人有时要静脉补液和输血。

治疗

医生过去常切除受损的脾脏。然而,脾脏切除可以导致一些问题,如增加感染风险。医生目前认识到多数小损伤以及许多中度损伤可以不经手术而愈合,尽管有时需要输血,病人必须住院治疗。如果必须手术,通常要切除整个脾脏,但有时外科医生可以修补小的撕裂。

脾切除术后,需要注意一些事项来防止感染。

癌　症

第 164 节

癌症的概况

癌症是异常生长的细胞群(通常来源于一个单细胞)。这些细胞失去了正常的调控机制,可以不断的生长,浸润邻近组织,向远处隔部位转移,促进新生肿瘤血管的生成。癌细胞(恶性)可以由体内任何组织演变而来。

癌细胞经过生长、繁殖,形成癌组织肿块——称作肿瘤——浸润、破坏正常的邻近组织。"肿瘤"一词意指异常生长或肿块。肿瘤可以是癌性也可以是非癌性。从原发(起始)部位来的癌细胞可以扩散(转移)到身体的各个部位。

癌症的类型

癌组织(恶性)可分为血液和造血组织的肿瘤(白血病和淋巴瘤)及"实体"肿瘤,通常称作癌症。癌症可以是癌或肉瘤。

白血病和淋巴瘤是血液、造血组织以及免疫系统细胞的癌症。癌细胞通过排挤骨髓和血流中的正常血细胞而对机体造成伤害。这样,癌细胞不断取代正常功能细胞,扩散到淋巴结,在腋窝、腹股沟、腹部、胸部形成大的肿块。

癌是上皮细胞性癌症,这些上皮细胞覆盖在机体表面,可产生激素及形成腺体。例如,皮肤癌、肺癌、结肠癌、胃癌、乳腺癌、前列腺癌和甲状腺癌。通常,癌更常发生于老年人。

肉瘤是中胚层细胞的癌症,中胚层细胞形成肌肉和结缔组织。例如,平滑肌肉瘤(消化器管壁中平滑肌的癌症)、骨肉瘤(骨癌)。通常,肉瘤更常发生于年轻人。

癌症的发生和扩散

癌细胞是由正常细胞经过复杂的恶性转化过程发展而来。

启动:癌症发生的第一步是启动,细胞基因的改变启动了细胞的癌变。细胞基因的改变可以随机发生,或由导致癌症的物质(致癌物)引起。致癌物包括许多化学品、烟草、病毒、放射线及日光。但是,并不是所有细胞对致癌物有同样的易感性。细胞的基因缺陷可以使细胞其更易患癌。即使慢性物理刺激也可以使细胞对致癌物更加敏感。

促动:癌症发展的第二步和最后一步是促动。促动剂可以是环境中的物质或一些药物(如巴比妥盐类)。与致癌物不同,促动剂本身不会导致癌症。但是,促动剂可以使潜在易感细胞具有癌性。对无潜在易感的细胞无效。引起癌症需要几个因素,通常是易感细胞和致癌物共同作用所致。

男性和女性中最常见的癌症

分组	癌症
男性	前列腺癌
	肺癌
	结肠癌和直肠癌
	膀胱癌
	非霍奇金淋巴瘤
女性	乳腺癌
	肺癌
	结肠癌和直肠癌
	子宫癌
	非霍奇金淋巴瘤

* 按照发生率递减顺序排列。此排序依据美国癌症协会的统计结果。皮肤癌可能是男性和女性中最常见的肿瘤,但只有一种皮肤癌需要报道-黑色素瘤,其他类型皮肤癌的发病率并不清楚。这样,关于皮肤癌发病率的数据不完整,因此排除在统计之外。

有关癌症的术语

浸润性:肿瘤生长和扩散的程度(或速度)。

退行性变:分化不足。退行性变的癌症是高度未分化的,通常侵袭性强。

良性:非癌性。良性肿瘤不能扩散至邻近组织或远处转移。

致癌物:引起癌症的物质。

原位癌:癌细胞仍位于它开始生长的组织中,还没有侵袭性或发生转移。

治愈:癌症完全消除,不再复发生长。

分化:癌细胞与正常细胞的相似程度。相似程度低意味着癌细胞低分化,具有更强的侵袭性。

侵袭性:癌症浸润和破坏周围组织的能力。

恶性:癌性。

转移:癌细胞扩散至一个新的部位。

新生物:对肿瘤的通称,不管是癌性的还是非癌性的。

复发:癌细胞在治疗后再现,或者于原发灶或者是转移灶。

缓解:治疗后所有关于癌症存在的证据消失。

生存率:癌症患者经治疗后所能生存一定时期的百分率(例如,5 年生存率就是生存 5 年的人的百分率)。

肿瘤:异常生长的肿块。

有些致癌物致癌性很强,不需要促动剂便能引起癌症。例如,电离辐射(应用于 X 线中,由核电厂和原子弹爆炸中产生)可引起多种癌症,特别是肉瘤、白血病、甲状腺癌和乳腺癌。

扩散:癌症可以直接浸润周围组织,或转移至邻近或远处组织、器官。癌症可通过淋巴系统扩散。这是癌扩散的典型方式。例如,乳腺癌通常首先转移至邻近淋巴结,然后才转移到远处部位。癌症也可以通过血流途径扩散。这是肉瘤扩散的典型方式。

> **? 你知道吗……**
> 肿瘤终止于一种细胞类型,这种类型被描述为一种特定类型的癌细胞。例如,脑膜瘤是覆盖大脑或脊髓(脑膜)的一种癌症,肝癌是起始于肝脏的癌症。

癌症的危险因素

许多遗传和环境因素增加患癌风险。然而,并不是所有暴露于致癌物或存在其他危险因素的人们都会发生癌症。

家族史和遗传因素:一些家族发生某种癌症的危险性较其他家族显著增高。有时是由于一个单基因,而有时是由于多个基因相互作用。对家族而言,环境因素可改变基因的相互作用而致癌。

多余的或不正常的染色体可增加患癌症的风险。比如,唐氏综合征的人,他们有三个 21 号染色体代替了正常的两个 21 号染色体,他们患急性白血病的风险性较常人高出 12~20 倍。

年龄:某些癌症,如肾母细胞瘤、视网膜母细胞瘤、神经母细胞瘤几乎全部发生于儿童。这些癌症为什么发生于儿童还不完全清楚,但可能由遗传变异或胎儿发育过程中的变异引起。尽管如此,大多数癌症好发于老年人。在美国,超过 60% 的癌症发生于 65 岁以上的老人。癌症发病率的增加可能是由于接触致癌物的时间和几率增加和机体免疫系统的减弱共同作用的结果。

环境因素:大量环境因素增加患癌的风险性。

吸烟产生致癌物,会增加患肺癌、口腔癌、喉癌、食道癌、肾癌和膀胱癌的风险性。

空气污染,来自工业废弃物或吸烟,可增加患癌的风险。已知许多化学品可以致癌,而有些为可疑致癌。例如,接触石棉可以导致肺癌和间皮瘤(胸膜癌),尤其是对于吸烟者。接触农药与某些癌症高发有关(如,白血病和非霍奇金淋巴瘤)。接触化学品与发展成癌症之间的时间间隔可能是很多年。

接触放射线是发生癌症的一个危险因素。过度暴露于紫外线(主要是日光)会导致癌症。电离辐射尤其具有致癌性。暴露于放射性气体氡(从土壤中释放出来)增加患肺癌的风险。通常,氡很快消散在大气中而无害。但是,当在高氡含量的土地上盖建筑物时,氡就会在建筑物内积聚,有时在空气中产生足够高水平的氡而致害。氡吸入肺中,最终可能导致肺癌。如果接触氡者同时吸烟,则患肺癌的风险进一步增高。

研究发现许多其他物质可能致癌,但需要更多的研究证实那些增加患癌风险的化学品。

地理因素:居住地不同,患癌的风险性也不同。这种地理分布差异的原因通常很复杂,而且还不太清楚。这种癌症风险的地理分布差异可能是多因素的:遗传、饮食和环境共同作用的结果。

致 癌 基 因

普遍认为关键基因的变异导致癌症的发生。这些基因产生的蛋白质调节细胞生长、分裂,以及其他基本细胞属性。

导致癌症的基因变异可能由化学品、日光、药物、病毒或其他环境物质的破坏作用引起。在某些家族中,这些不正常的致癌基因是遗传的。

癌症基因的两个主要类型是致癌基因和抑癌基因。

致癌基因是基因的变异形式,这些基因在正常状态下调节细胞的生长。如果他们过度活跃,错误发出信号使细胞分裂,那么癌症就可能发生。对于致癌基因的变异并不是完全清楚,许多因素都可能导致基因变异,如 X 线、日光、工作中的毒素、空气中或化学品(如烟草的烟雾)的毒素、感染性物质(如,某些病毒)。

抑癌基因通常通过编码的蛋白质修复破坏的DNA 而抑制癌症的发生和生长。当 DNA 损坏时,癌症很可能消弱肿瘤抑制基因的功能,从而使受侵袭的细胞不断分裂。

例如,在日本,患结肠癌和乳腺癌的风险性低,而在移民到美国的日本人中,发病风险增加,最终与美国的其他人群相同。相反,日本人患胃癌的风险性相当高,然而当这些日本人移民到美国而吃西餐时,胃癌的发病风险则下降到美国水平,下一代下降更明显。

饮食:所吃的食物可能增加患癌风险。比如,高脂饮食会增加患结肠癌、乳腺癌的风险,还可能增加患前列腺癌的风险。大量饮酒的人患食管癌的风险性相当高。进食烟熏、腌制食物或烤肉增加患胃癌的风险。超重或肥胖的人患乳腺癌、子宫内膜癌、结肠癌、肾癌、食管癌的风险性高。

某些致癌物

致癌物	癌的类型
环境与工业因素	
砷	肺癌
石棉	肺癌、胸膜间皮瘤
芳香胺类	膀胱癌
苯	白血病
铬酸盐	肺癌
柴油机废气	肺癌
电离辐射	白血病
镍	肺癌、鼻窦癌
杀虫剂	肺癌
氡	肺癌
紫外线	皮肤癌
氯乙烯	肝癌
与生活方式相关的	
槟榔	口腔癌、喉癌
吸烟	膀胱癌、食管癌、肾癌、肺癌、口腔癌、喉癌
医用物	
化疗药物(如拓扑异构酶抑制剂)	膀胱癌、白血病
乙烯雌酚	乳腺癌(服用药物及出生前接触药物的女性)
	宫颈癌(出生前接触药物)
	阴道癌(出生前接触药物)
康复龙(羟次甲氢龙)	肝癌
放射治疗	肉瘤

药物和医疗:某些药物和医疗可能增加患癌症的风险。比如,口服避孕药中的雌激素可能轻微增加乳腺癌的患病率,但这种风险性随着时间的推移而降低。妇女绝经期应用雌激素和孕激素(激素替代疗法)同样增加患乳腺癌的风险性。服用乙烯雌酚的女性及其女儿(出生前接触此药)患乳腺癌的风险性增加。长期应用促蛋白合成类固醇可能轻度增加患肝癌和前列腺癌的风险。治疗癌症的化疗药物和放疗可能于数年后增加患第二癌症的风险。

感染:已知有几种病毒在人类中致癌,而有几种病毒可疑致癌。人类乳头病病毒(HPV,引起生殖器疣)是女性子宫颈癌的一个病因。乙肝病毒和丙肝病毒可以引起肝癌。有些人类逆转录病毒可引起淋巴瘤和其他血液系统癌症。有些病毒在某些国家致癌,在其他国家则不能。如,EB 病毒在非洲引起伯基特淋巴瘤(一种癌症),而在中国则引起鼻咽癌。

某些细菌也可以致癌。引起胃溃疡的幽门螺旋杆菌可以增加患胃癌和淋巴瘤的风险性。

一些寄生虫可以致癌。埃及血吸虫可导致膀胱慢性炎症和瘢痕化,从而引起膀胱癌。另一种寄生虫——华支睾吸虫——与胰腺癌和胆管癌相关。

炎性疾病:炎症性疾病通常增加患癌风险。如溃疡性结肠炎(可导致结肠癌)。

机体对癌症的防御机制

当一个细胞变为具有癌性时,免疫系统就可以识别出来,并在其复制或扩散前破坏它。癌症更容易在那些免疫系统改变或缺陷的人群中发生发展,如艾滋病患者、应用免疫抑制剂者、伴有某种自身免疫功能失调的患者及老年人,老年人的免疫系统功能较年轻人差。尽管如此,即使免疫系统功能正常,癌症也可以逃过免疫系统的防护监视。

肿瘤抗原:抗原是一种被机体免疫系统识别和靶向破坏的外来物质。抗原存在于所有细胞表面,但正常情况下免疫系统不会对自身细胞发生作用。当细胞变为癌性时,新抗原——免疫系统不熟悉——出现在了细胞表面。免疫系统可以辨识出这些新抗原,称为肿瘤抗原,并将这些新抗原视为异物而吞噬或破坏。这就是机体破坏异常细胞的机制,并在癌形成前破坏它。但是,即使是完全正常的免疫系统也不能破坏所有的癌细胞。而且,一旦癌细胞复制并形成了一个癌细胞肿块(一个癌性肿瘤),机体的免疫系统就不可能破坏它。

已知肿瘤抗原存在于数种癌症中,包括恶性黑色素瘤。由肿瘤抗原制备的疫苗可能通过刺激免疫系统而预防或治疗肿瘤。这种疫苗是一个引起极大研究乐趣的领域。

某些肿瘤抗原可以在血液中检测到。这些抗原有时称作肿瘤标志物。某些肿瘤标志物的测量可以用作评估患者对治疗的反应性。然而,除了前列腺特异性抗原(PSA),肿瘤标志物作为对无症状癌症患者的筛查并不是非常有帮助。

第 165 节

癌症的症状与诊断

癌症可以引起许多不同的症状,有些是明确的而有些则不明确。有些症状在癌症早期就出现,因此被医生评估为重要警告信号。另外有些症状只在癌症进展后才出现,因此对癌症的早期检测没有帮助。还有一些症状,如恶心、食欲下降、乏力和呕吐,可能由癌症或者治疗引起,也可能是警告信号,或可能为条件反射,而不是癌症引起。有些症状可发生于多种或几乎全部癌症,而另有一些症状则对于某种类型的癌症是特异性的,与生长部位有关。

筛选检查可以对癌症进行早期检测和诊断。癌症诊断越早,治疗就越有效。

临 床 症 状

起初,当癌症只是一个微小肿块时,不会产生任何症状。随着癌症的生长,它可以影响邻近组织。某些癌症可以分泌特定的物质或引起免疫反应,从而引起身体其他部位的症状(副癌综合征)。

癌症在邻近组织中生长或推挤邻近组织,从而刺激、压迫它们。刺激邻近组织常常引起疼痛。压迫可能导致组织失去正常功能。例如,膀胱癌或腹部癌性淋巴结可能压迫连接肾脏与膀胱之间的管道(输尿管),从而阻塞尿液的流出。肺癌可以阻塞气流通过肺段,导致局部肺萎陷,而易感肺炎。任何部位的癌症都可以压迫血管,截断血流或导致出血。当癌症在一个较大的空间内生长,如在大肠壁,只有长到很大时才会有症状。相反,当癌症在一个相对狭小的空间生长,如在声带上,肿块较小时就可以引起症状(如声嘶)。如果癌症扩散(转移)到身体的其他部位,最终会出现同样的局部刺激和压迫症状,但是在新的部位,症状可能差别很大。癌症侵及肺的被膜(胸膜)或心脏周围的囊袋结构(心包)通常引起液体渗出,大量液体积聚在这些器官周围可以影响呼吸或心脏泵血。

疼痛

癌症初始并不痛。最初出现的症状通常是轻度不适,但是随着癌症的生长,疼痛逐渐加剧。疼痛可能是由癌症压迫或侵犯神经或其他结构而引起。然而,并不是所有癌症都会导致剧烈的疼痛。同样,没有疼痛也不能说明癌症没有生长或扩散。

出血

起初,癌症可引起轻微出血,因为癌细胞之间相互接触不良,血管有脆性。之后,随着癌症增大和浸润邻近组织,它可以长入邻近血管而导致出血。轻微出血仅仅用检验可能检测到或检测不到。早期结肠癌常常如此。然而,晚期癌症出血可能很严重,甚至大量出血危及生命。

癌症的部位决定了出血的部位。胃肠道任何部位的癌症可引起大便出血。泌尿道任何部位的癌症可导致尿血。另一些癌症可引起机体内出血。肺内出血可导致病人咳血。

体重减轻和乏力

通常,癌症患者伴有体重减轻和乏力,癌症进展时更甚。有些人尽管食欲好却还是出现体重下降。有些人无食欲,甚至对食物感到恶心或吞咽困难。他们可能变得重度消瘦,而面部皮下脂肪的丢失尤其显著。晚期癌症

患者通常感觉非常疲倦和嗜睡。如果出现贫血,这些患者即使轻微活动都会感觉疲倦或呼吸困难。

淋巴结肿大

当癌症在机体内开始扩散时,它首先扩散至邻近的淋巴结,引起淋巴结肿大。肿大的淋巴结可能无痛或触痛,可能质硬或质韧。淋巴结可以自由移动,癌症更加晚期时,淋巴结可能与其浅层的皮肤、深层的组织粘连,或相互间粘连。

癌症的一些并发症

并发症	描 述
心包压塞	液体积聚于心脏周围的囊袋状结构(心包)中。液体压迫心脏,干扰心脏的泵血功能。当癌症浸润并刺激心包时,液体就在心包内积聚
胸腔积液	液体积聚于肺脏周围的囊袋状结构(胸膜腔)中,引起呼吸困难
上腔静脉综合征	癌症部分或全部阻塞机体上半部分血液流入心脏的静脉(上腔静脉)。上腔静脉阻塞导致上胸部和颈部静脉怒张,引起面部、颈部、上胸部肿胀
脊髓压迫	癌症压迫脊髓或脊神经引起疼痛和功能丧失(如小便或大便失禁)。压迫脊髓或脊神经的时间越长,压迫解除后神经功能恢复正常的可能性越小
大脑功能障碍	癌症在大脑中生长导致大脑功能异常,可以是原发性脑瘤,而更常见的是身体其他部位的癌症转移所致。可以发生许多不同的症状,包括意识模糊、反应迟钝、烦躁、头痛、视力异常、感觉异常、虚弱、恶心、呕吐及癫痫发作
出血	癌症长入、侵蚀邻近血管。严重者可以致命,出血可能由位于许多大血管部位的癌症引起,如颈部和胸部

癌症的警告信号

因为癌症早期治疗更易于治愈,所以关键是癌症的早期发现。有些症状是癌症的早期信号,从而促使患者就医。幸运的是,通常这些症状是由不太严重的病情引起的。但是,癌症的任何警告信号的出现都不应该被忽视。

有些警告信号是普遍性的,即它们不是特异性的变化,不能帮助确诊任何特定类型的癌症。然而,它们的出现可帮助医生进行体格检查和必要的实验室检查来排除或确定诊断。有些症状具有很好的特异性而引导医生确定一种特定的癌症或部位。癌症的一些警告信号如下:

- 体重下降
- 乏力
- 盗汗
- 食欲降低
- 新出现的、持续性疼痛
- 反复出现的恶性、呕吐
- 尿血
- 大便带血(肉眼可见的或是通过特殊检查测出)
- 突然抑郁
- 最近大便习惯改变(便秘或腹泻)
- 反复发热
- 慢性咳嗽
- 痣的大小和颜色改变或久治不愈的皮肤溃疡
- 淋巴结肿大

抑郁

癌症常常引起抑郁。抑郁与疾病的症状、对死亡的恐惧及失去独立能力有关。另外,某些癌症可以产生一些物质通过影响大脑而直接引起抑郁。

神经及肌肉症状

癌症可长入或压迫神经,引起任何严重的神经肌肉症状,包括感觉改变(如刺痛感)或肌肉萎缩。当癌症在大脑中生长,症状就很难确定,但可包括意识模糊、头晕、头痛、恶心、视力改变以及癫痫发作。神经症状也可以是

副癌综合征的一部分。

呼 吸 症 状

癌症可压迫或阻塞肺内气道,引起呼吸短促、咳嗽或肺炎。当癌症引起大量胸腔积液、肺内出血或贫血时,也可发生呼吸困难。

诊断

基于一个人的症状、体格检查结果、有时由筛查结果,医师可以怀疑他患有癌症。有时,因为其他原因而行X线检查,如外伤,发现异常而可疑为癌症。确诊癌症还需要其他的检查(称作诊断性检测)。癌症确诊后,就进行分期。分期是一种评价癌症进展程度的方法,包含肿块大小、是否扩散到邻近组织或远处淋巴结和其他器官等标准。

筛 查

筛查用于检测症状出现之前患癌症的可能性。筛查检查一般不具决定性,结果通过进一步的检查或检测来确定或否定。一旦医生怀疑一个人患有癌症就要进行诊断性检测。

尽管筛查能帮助挽救生命,但它花费高,而且有时会引起病人心理和身体方面的反应。筛查可产生假阳性结果-结果提示存在癌症,而实际上无癌症。假阳性结果可引起过度的心理压力和导致做其他昂贵的和有伤害的检查。筛查也可出现假阴性结果-结果显示无癌症迹象而实际上有癌。假阴性结果误导人们一种错误的安全感。基于这些原因,仅有少量的筛选检查足够可信,医生可以作为常规检查。

在医生选择行筛选检查前,他们先确定一个具体的人是否有患癌症的特殊风险-考虑年龄、性别、家族史、既往史和生活习惯。美国癌症协会制定的癌症筛查指南被广泛应用。其他组织也推出了筛查指南。有时各组织间推荐的方法不同,取决于各组织的专家们对所获科学证据的权重。

在女性中,两种应用最广泛的筛查是帕帕尼克拉乌检查(PAP法)以检测宫颈癌和乳腺X线照相以检测乳腺癌。这两种检查均有效地减少了特定年龄组的人群患这两种癌症的死亡率。

在男性中,血液中前列腺特异性抗原(PSA)的水平可用于筛查前列腺癌。PSA水平在患前列腺癌的男性中是升高的,但在非癌性的前列腺增生(良性)的男性中也增高。这样,其作为筛选检查的主要缺点是大量的假阳性结果,通常导致进行更具侵入性的检查。PSA测定是否作为前列腺癌筛查的常规检查,不同的组织建议不同。50岁以上的男性应该与医生探讨是否行PSA检测。

结肠癌的普遍筛查涉及检查粪便中肉眼看不见的出血(隐血)。大便中发现隐血指示胃肠道中的某处发生了异常。尽管其他疾病也可引起少量血液渗漏入大便中,如溃疡、痔疮、憩室(结肠壁上的小囊)及小肠壁的异常血管,但也可能是癌症。此外,服用阿司匹林或其他非甾体抗炎药(NSAID),或吃色肉类都可暂时产生阳性结果。阳性结果偶尔也可由进食生水果和蔬菜(萝卜、菜花、绿花椰菜、甜瓜、小红萝卜和荷兰防风草)引起。有些大便中带血的人因服用维生素C而出现大便隐血阴性结果。新的大便隐血筛查应用一种不同的技术,它出现这种错误的几率小得多,但却有些贵。乙状结肠镜检查和结肠镜检查也作为结肠癌的筛查手段应用于门诊患者中。

有些筛查可在家中进行。比如,乳腺每月自查可帮助女性检查乳腺癌。周期性的检查睾丸有助于男性发现睾丸癌(一种最有可能治愈的癌症),特别是当早期诊断时。检查口腔溃疡有助于早期检查到口腔癌。

肿瘤标志物是由某种肿瘤细胞分泌到血液中的物质。最初认为测定肿瘤标志物的水平可能是筛查无症状癌症患者的一种好方法。然而,在某种程度上肿瘤标志物常常出现在无癌症的人群中。而且研究发现肿瘤标志物并不意味着患有癌症,它在筛查癌症中的作用非常有限。

诊断性检查和分期

诊断

当医生初步怀疑癌症时,常进行一些影像学检查,如X线、超声或CT。例如,患有慢性咳嗽和体重下降的人应该行胸部X线检查;患有反复头疼和视力障碍的人应该行头部CT扫描或磁共振检查(MRI)。尽管这些检查可以显示异常肿块的存在、部位和大小,但却不能确诊是癌症。癌症的确诊依据是可疑癌症区域标本的显微镜检查发现癌性细胞。通常,标本必须是一块组织,尽管有时仅检查血液就足够确诊(如白血病)。获取组织标本称作活检。活检可通过手术刀切取小块组织,但更普遍应用的是通过一根中空的针来获取。这种检查通常不需要住院(门诊操作即可)。医生通常在超声或CT扫描引导下将穿刺针插入正确的部位。活检可引起疼痛,通常给予局部麻醉阻滞区域神经。

在体检或影像学检查考虑为癌症的患者中,测定血液中肿瘤标志物的水平可以为癌症的诊断或排除提供额外的证据。在确诊为某种癌症的患者中,肿瘤标志物在监测治疗效果和检测癌症复发方面有一定作用。对于有些癌症,肿瘤标志物的水平随着治疗而下降,随着癌症复发而增高。

分期

当癌症确诊后,应根据其部位、大小、对邻近组织结构的浸润以及扩散至远隔部位等情况进行分期,有助于确定癌症的进展情况。有时癌症患者在诊断分期时变得烦躁和焦虑,希望尽快开始治疗。但是,分期有助于医生确定最合适的治疗方案,同样决定预后。

一般通过扫描或其他影像学检查来分期,如 X 线、CT、MRI、骨扫描或正电子发射体层摄影(PET)。分期检查的选择取决于癌症的类型。CT 检查用于身体许多部位的癌症检查,包括大脑、肺及腹部,腹部包括肾上腺、淋巴结、肝脏和脾。MRI 检查对脑、骨和脊髓的癌症尤其有价值。

癌症分期常常需要活检,而活检可以同最初的手术治疗一起进行。例如,剖腹手术(一种腹部手术)切除结肠癌时,外科医生切除邻近淋巴结以检查癌症是否扩散。乳腺癌术中,医生通过活检或切除腋窝淋巴结,以确定乳腺癌是否转移至此。这些信息和原发肿瘤的特性都有助于医生决定下一步治疗方案。当分期仅仅依靠最初的活检结果、体格检查和影像学结果时,这种分期为临床分期。当医生通过外科手术结果或其他的活检结果进行分期时,这种分期为病理分期。临床分期和病理分期可以不同。

除影像学检查外,医生常常通过血液学检测来判断癌症是否已经开始影响肝脏、骨或肾脏。

什么是副癌综合征?

副癌综合征发生于癌症产生一种或多种物质在血液中循环,产生肿瘤远隔部位的症状。这些物质可影响其他组织和器官的功能,从而引起多种症状。副癌综合征可影响许多不同的器官系统,包括神经系统和内分泌(激素)系统,引起诸如低血糖、腹泻或高血压等症状。

许多癌症患者常出现一般症状,如发热、盗汗、体重和食欲下降。以下讨论的大多数综合征是不常见的,大多数癌症患者不会出现这些特异性的副癌综合征。

神经综合征:多神经病变表现为周围神经的功能障碍,引起虚弱、感觉丧失和反射减弱。亚急性感觉神经病变是多神经病变的一种少见形式,有时在癌症确诊前出现。它引起感觉丧失和运动失调,但虚弱不明显。

副癌小脑功能减退在乳腺癌、卵巢癌、小细胞肺癌或其他实性肿瘤患者发生很少。这种功能紊乱可能由一种自身抗体(一种攻击自身组织的抗体)破坏小脑引起。症状包括行走不稳、上下肢运动不协调、说话困难、眩晕和复视。这些症状可在癌症检查出来之前出现。

患神经母细胞瘤的儿童可发生不可控制的眼球运动(眼阵挛)和上肢、下肢快速收缩(肌痉挛)。

亚急性运动神经病发生于一些霍奇金和非霍奇金淋巴瘤患者。脊髓的神经细胞受到影响,使上肢和下肢无力。

Eaton-Lambert 综合征发生于一些小细胞肺癌患者。这个综合征的特点是肢体肌肉无力,它由于神经支配的肌肉缺乏适当的运动而引起。

胸腺瘤是一种与重症肌无力相关的少见肿瘤,肌无力综合征是由破坏肌肉组织间神经连接的抗体引起。

内分泌综合征:小细胞肺癌可分泌一种物质,刺激肾上腺产生激素的水平增高,从而导致无力、体重增加和高血压(库欣综合征)。小细胞肺癌也可产生抗利尿激素,导致某些人出现水潴留和血钠水平减低、无力、意识错乱和癫痫发作。

血液中非常高的钙离子水平(高钙血症综合征)可发生于实体瘤或白血病患者中。癌症分泌一种类激素物质进入血液导致钙从骨中释放,从而引起高钙血症。高钙血症也可由癌症直接侵蚀骨质而引起,从而使钙释放入血流中。高钙血症可引起患者意识混乱,进一步发展为昏迷,甚至死亡。

过度分泌其他激素可引起类癌综合征-潮红、哮喘、腹泻及心脏瓣膜病。

其他综合征　多发性肌炎是由肌肉炎症引起肌肉无力和疼痛。当多发性肌炎伴随皮肤炎症时,称作皮肌炎。

骨关节肥大病变可发生于肺癌患者。此综合征表现为手指和脚趾的形状改变、引起一些关节疼痛、肿大。

癌症筛查建议 *

计 划 程 序	检 查 频 率
皮肤癌	
体检	应当作为常规检查的一部分
	对患皮肤癌高危人群需更频繁的检查
全身照相	不常规进行,对多发性痣或行皮肤检查困难的人有帮助
肺癌	
胸部 X 线片	不建议经常检查
痰细胞学检查	不建议经常检查
低剂量螺旋 CT	不建议经常检查,仅在调查研究时使用
直肠癌和结肠癌	
大便隐血检查	50 岁后每年检查一次+
乙状结肠镜和结肠镜	50 岁后每 5 年一次(乙状结肠镜)+
	50 岁后每 10 年一次(结肠镜)
前列腺癌	
直肠指检	50 岁后每年检查一次
前列腺特异性抗原血液检查	50 岁后每年检查一次
宫颈癌	
帕帕尼克拉乌检查(Pap)	18～21 岁开始每年定期进行 Pap 检查(或每 2 年一次液基 Pap 检查。70 岁以上的女性连续 3 次以上 Pap 检查正常,可以不再进行宫颈癌筛查。对于 30 岁以上的女性,有些医生建议每 3 年进行一次传统 Pap 检查和人类乳头瘤病毒 DNA 检测
乳腺癌	
乳腺自查	20 岁后每月自查一次
乳腺医学体检	20～39 岁每 3 年一次,以后每年 1 次
乳腺 X 线照相	40 岁开始每年 1 次

* 筛查建议受多种因素影响。这些筛查建议主要基于美国癌症协会的意见,是对无症状的患癌症风险人群提出的。对高危人群,筛查就要做得更频繁或年龄更小时就开始,比如有某种癌症家族史或先前患过癌症的人。也可建议进行以上未列出的筛查。此外,其他协会的建议稍有不同,如美国预防服务工作组(U. S. Preventive Services Task Force)。医生会帮助人们选择何时开始筛查以及进行何种检查

+ 每年大便隐血检查和每 5 年乙状结肠镜检查联合进行优于单独检查

肿瘤标志物的选择 *

肿瘤标志物	描述	关于检查的评论
甲胎蛋白(AFP)	肝癌患者的血中 AFP 水平通常增高。此外,卵巢癌和睾丸癌患者的血 AFP 水平也增高	该检测有助于这些癌症的诊断和治疗的监测
β-人绒毛膜促性腺激素(β-HCG)	这种激素在妊娠期间产生,但也可见于女性胎盘源性癌症和男性各种类型睾丸癌患者	该检测有助于这些癌症的诊断和治疗的监测
β₂-微球蛋白	在多发性骨髓瘤或其他血液细胞癌症的患者中升高	该检测不建议用作癌症的筛查
降钙素	降钙素是由甲状腺中的特定细胞(C 细胞)产生的。在甲状腺髓样癌的患者中升高	该检测可用于监测甲状腺髓样癌对治疗的反应
糖抗原 125(CA125)	在多种妇科疾病的女性患者中升高,包括卵巢癌	该检测不建议用作常规癌症筛查

续表

肿瘤标志物	描述	关于检查的评论
糖抗原 199（CA199）	在消化道癌症的患者中可升高，尤其是胰腺癌	该检测不建议用作癌症筛查
糖抗原 27.29（CA27.29）	在乳腺癌的患者中可升高	该检测不建议用作癌症筛查
癌胚抗原（CEA）	在结肠癌患者的血中可升高。患其他癌症或非癌症情况时也可能升高	结肠癌手术后，该检测在监测治疗和复发方面有用处
乳酸脱氢酶	多种原因均可引起升高	该检测不建议用作癌症筛查。但是，在评估预后和监测治疗方面有价值，尤其是对睾丸癌、黑色素瘤、淋巴瘤的患者
前列腺特异性抗原（PSA）	在非癌性（良性）前列腺增大的患者血中升高，在前列腺癌患者的血中升高更明显。至于何种异常水平有意义不确定，但 PSA 水平升高的男性应当由医生进一步检查	该检测在筛查癌症和监测治疗方面有帮助
甲状腺球蛋白	在甲状腺癌或良性甲状腺疾病中可出现升高	该检测不建议用作常规癌症筛查，但有助于监测甲状腺癌对治疗的反应

　* 因为肿瘤标志物也可由非癌性组织产生，所以医生通常不用它们来筛选健康人群。对前列腺癌检测 PSA 和对有患肝癌风险的人群检测 AFP 是例外。对于一种少见情况，有甲状腺髓样癌遗传的家族，血液中降钙素水平测定有助于筛查。

第 166 节

癌症的预防和治疗

　　癌症有许多种，人们患不同癌症的风险性也各不相同。因此，没有对每个人都有效的预防措施。但是，在某些人群中，有些基本的措施确实能减少其患癌的风险。治疗也因癌症的种类和患者的特点而不同。

预　　防

　　有可能通过改变饮食和其他生活习惯来减少患某种癌症的风险。风险减少的程度取决于癌症的类型。吸烟与 1/3 的癌症有直接关系。不吸烟和避免接触吸烟者可以很大程度上减少患肺癌、肾癌、膀胱癌和头颈部癌的风险。不用无烟烟草（鼻烟、嚼烟）可降低患口腔癌和舌癌的风险。

　　其他生活方式的改变可减少患一些癌症的风险。减少酒精的摄入可降低患头颈部癌、肝癌和食管癌的风险。减少饮食中脂肪的摄入可降低患乳腺癌和结肠癌的风险。避免太阳照射（尤其是在中午）可降低患皮肤癌的

风险。掩盖暴露的皮肤和使用高防晒系数（SPF）的防晒霜避免紫外线的照射也有助于降低患皮肤癌的风险。应用阿司匹林和其他非甾体抗炎药（NSAIDs）可降低患结直肠癌的风险。Pap 检测可以检出宫颈细胞的癌前期病变，有助于预防宫颈癌。

　　接种疫苗可以预防某些由病毒引起的癌症。宫颈癌是由某种通过性传播的人类乳头瘤病毒（HPV）感染引起。在第一次性接触前接种抗 HPV 疫苗可以在很大程度上预防宫颈癌。HPV 感染也可以增加患肛门癌和某些头颈部癌症的风险。还有乙肝病毒的感染增加患肝癌的风险，乙肝病毒疫苗的接种有助于预防肝癌。

　　早期发现癌症或癌前期病变可以挽救生命。对于40 岁及以上的女性，每年进行乳房 X 线照相有助于发现早期可治的乳腺癌。对于 50 岁以上的人群，每几年进行一次结肠镜检查（通过一个灵活的可视管道检查大肠）可以发现结肠息肉和早期结肠癌。

癌症的预防

据美国癌症协会报告,通过改变生活方式可以减低患某些癌症的风险。

确定减少患癌风险的措施:

- 避免吸烟和暴露于烟草的烟雾中
- 避免职业致癌物(如,石棉)
- 避免无防晒保护下过长时间的阳光照射
- 避免过量饮酒
- 避免为缓解更年期症状而使用激素治疗(例如,雌激素和孕激素)

可能减少患癌风险的措施:

- 限制高脂食物的摄入,尤其是动物来源的(例如,高脂肪肉类和全脂奶产品)
- 增加水果和蔬菜的摄入
- 体力活动
- 保持健康的体重

治 疗 原 则

癌症的治疗是一个十分复杂的医疗内容。它涉及,多科医师团队合作(如,初级保健医师、妇科医师、肿瘤科医师、外科医师、放疗医师和病理科医师)和各种护理保健人员(如,护士、理疗师、社会工作者和药师)。

治疗方案的确定需要考虑很多因素,包括治愈的可能性或不可能治愈时延长生命的可能性,治疗对症状缓解的效果,治疗的副作用,以及患者的期望值。接受治疗的癌症患者期望最好的治疗效果,期望有最高的生活质量和最长生存期。然而,患者必须理解接受治疗的风险。患者应该与所有参与治疗的医师讨论他们对治疗的期望,并且参与治疗方案的确定。

当癌症初步确诊后,治疗的主要目标是尽可能去除癌灶(通过单一的治疗或联合手术、放疗和化疗)。化疗通常是治疗转移癌细胞的唯一方法。应用联合化疗药物可帮助消除原发癌,同时消除身体其他部位的癌细胞,即使其他部位还没有癌细胞的征象。

即使不可能治愈癌症,治疗通常可缓解癌症所致的症状,从而提高生活质量(姑息治疗)。例如,如果手术不能切除肿瘤,放疗可以使肿瘤缩小,暂时减轻肿瘤邻近部位的疼痛和症状(局部症状)。

由于临床治疗比较复杂,制定特别的治疗方案以确保患者接受最安全、有效的治疗,称作治疗规范。治疗规范确保患者接受科学的治疗标准方案。治疗规范是通过临床试验提炼出来的。医生通过临床试验把新药物和治疗组合与标准治疗进行对比,以确定是否新的治疗更有效。通常,癌症患者有机会参与这种试验,但并不是所有的癌症患者都合适。

手 术

手术是治疗癌症的传统方法。它是在癌症发生淋巴结或远处转移之前消除许多种癌症的最有效方法。可以进行单纯手术,或联合其他治疗,如放疗和化疗。如果癌症尚未转移,患者可以通过手术治愈。但是,术前常常不能确定癌症是否发生转移。术中,医生通过切除邻近肿瘤的淋巴结来确定癌症是否已经转移。如果确定转移,患者可能有癌症复发的高风险,而且需要术后化疗或放疗来预防复发。

一旦癌症发生转移,手术切除就不是主要的治疗措施了。但是,手术有时会用于减小肿瘤(称作减积手术),使放疗和化疗可能更有效,或减轻症状,如严重疼痛或肠梗阻。很难发现所有的肿瘤,残余的肿瘤通常会继续生长,所以手术切除转移灶很少能够治愈。但是,有很少转移灶的特定癌症,尤其是肝脏、脑或肺部转移灶,手术切除可以获益。

手术不是治疗所有早期癌症的首选。有些癌症生长在不能切除的部位。另外,手术切除癌症可能需要切除必需的器官或破坏器官的功能。在这些情况下,放疗联合或不联合化疗可能是优选。

放 射 治 疗

放射线是由放射性物质(如钴元素)或特殊设备(如原子核粒子直线加速器)产生的强能量束。

放射线优先杀伤分裂快的细胞和难以修复自身DNA(细胞核的物质)的细胞。癌细胞比正常细胞分裂快,且不能修复由放射线引起的损坏。因此,与正常细胞相比,癌细胞更易于被放射线杀伤。但是,癌细胞被放射线杀伤的难易程度不同,有些癌细胞对射线不敏感,对放疗无效。

放射治疗的种类

放射治疗最为常用的是应用由直线加速器产生的 γ 射线束。不常用的是电子或质子射线束。质子射线束可以聚焦于一个特定的区域,有效治疗该区域的一些癌症,在这些区域里治疗,医生尤其担心损伤正常组织,如眼睛、大脑或脊髓。各种射线束都聚焦于生长癌症的特定区域或器官。为了避免过量照射正常组织,可应用多个照射路径,且尽可能屏蔽周围组织。

新的外部射线束聚焦技术,称作调强放射治疗(IMRT),有助于保护周围组织,而使癌细胞接受更高的射线剂量。

外放射治疗使用等剂量分次治疗，在一段时间里进行。这种方法增加了射线对癌细胞的杀伤效果，而减少了对正常细胞的毒性效果。由于正常细胞可以在各次放疗间期快速修复，使毒性效果减少，而癌细胞则不能。常用放疗方案是患者每日接受一定的照射剂量，持续6~8周。为了确保每次治疗在同一个区域，应用泡沫模型或其他设备对患者进行精确定位。

在其他放射治疗方法中，可以将一种放射性物质注射入静脉而转运至癌细胞（如，放射性碘用于治疗甲状腺癌）。另一种技术则直接将放射性物质的粒子（"种子"）置入癌组织中（如，放射性钯治疗前列腺癌）。这些植入粒子使癌细胞接受强放射线照射，而周围组织受照射少。植入粒子含短期放射性物质，一段时期后则不再产生放射线。

近期研究发现将放射性物质结合于蛋白质，这种蛋白质称作单克隆抗体，它能找到并贴附于癌细胞。结合于抗体的放射线物质聚集于癌细胞上并破坏癌细胞。

放射治疗的应用

放射治疗在治愈很多癌症方面起着关键性作用，包括霍奇金淋巴瘤、早期非霍奇金淋巴瘤、头颈部鳞状细胞癌、精原细胞癌（一种睾丸肿瘤）、前列腺癌、早期乳腺癌、某些类型的非小细胞肺癌和髓母细胞瘤

（一种大脑或脊髓肿瘤）。对于早期喉癌和前列腺癌，放射治疗的治愈率与手术治疗基本相同。有时，放射治疗可以与其他治疗方式相联合。有些化疗药物，如顺铂可增强放疗的效果，这些药物可以联合放射治疗应用。

当癌症不能治愈时，放疗可以减轻症状，如多发性骨髓瘤的骨转移，以及晚期肺癌、食管癌、头颈部癌和胃癌的疼痛。通过暂时缩小肿瘤，放疗可以减轻因癌症转移至骨或大脑而引起的症状。

放射治疗的副作用

放射线可以损伤邻近肿瘤的正常组织。这些副作用取决于治疗区域的大小、给予剂量的大小、肿瘤距离敏感组织的距离。敏感组织是那些在正常情况下细胞分裂快的组织，比如皮肤、骨髓、毛囊、口腔黏膜、食管和肠道。放射线也可损伤卵巢和睾丸。为防止对正常细胞的过度损伤，医生应设法进行精确定位放疗。

放疗的症状取决于接受照射的部位，包括疲乏、口腔溃疡、皮肤症状（发红、瘙痒、脱皮）、吞咽疼痛、肺部炎症（肺炎）、肝炎、胃肠道症状（恶心、食欲减退、呕吐、腹泻）、泌尿系症状（尿频、排尿烧灼感）、血细胞计数减少。头颈部肿瘤放疗常常引起表面皮肤和口腔、咽喉黏膜的损伤。医生应尽早鉴别和治疗这些症状，使患者减轻不适并可以继续接受治疗。

对治疗的反应

治疗癌症时，应评价患者以了解癌症对治疗的反应。癌症在治疗一定时间后消失，就称作完全反应（缓解）。

最成功的治疗结果是治愈。治愈意味着所有癌症的证据消失，经过长时间的观察后不再复发。对于某些类型的癌症，如果患者保持无病生存5年或更长时间，医生则认为患者已治愈。其他一些癌症，诊断治愈则需要更长的无病生存期。

部分反应是指肿瘤缩小一半以上（常通过X线确定），尽管在X线上仍可见到肿瘤。对于部分反应的患者，尽管癌症最终还会生长，但是通常症状减轻且生存期延长。

有些患者治疗不会导致完全或部分反应，但是癌症不再生长或扩散，且患者很长时间都没有新的症状。这种反应也被认为是有益的。最不成功的治疗结果是，不管怎样治疗，肿瘤仍继续生长或在新的部位出现。

有时癌症完全消失，但之后再次出现（复发）。两者的时间间隔称作无病间期。从癌症确诊到死亡的时

间间隔称作总生存期。对于部分反应的患者，反应的持续时间是从部分反应到癌症再次开始增大或扩散之间的时间间隔。

有些类型的癌症，如乳腺癌和淋巴瘤（淋巴结的肿瘤）对化疗或放疗反应良好，称为敏感的。其他的癌症，如黑色素瘤（一种皮肤癌）或恶性脑肿瘤，仅有少数人对化疗或放疗起反应，称为耐受的。消化道肿瘤和肺癌通常起初对化疗有反应，之后对治疗却变得耐受。

有些癌症产生的蛋白质，可以在血液中检测到。这些物质称作肿瘤标志物。例如，在前列腺癌患者中，前列腺特异性抗原（PSA）水平增高。大多数肿瘤标志物不是特异性的，不足以用于肿瘤的筛查（在患者出现症状前检测到癌症），因为许多非癌性疾病也可以引起血液中出现这些物质。但是，肿瘤标志物（如CA125对于卵巢癌）可以帮助医生评价患者对治疗的反应。如果肿瘤标志物在治疗前存在，而治疗后在血液中消失，那么治疗就可能是成功的。如果肿瘤标志物在治疗后消失而后来又再出现，那么癌症就可能已复发。

化 学 治 疗

　　化学治疗是使用药物杀伤癌细胞。理想的化疗药物是只杀伤癌细胞而不损害正常细胞,而大多数药物却不具有那样的选择性。然而,常常通过应用药物影响细胞的生长能力,把药物设计成对癌细胞破坏性比正常细胞大。癌细胞的特点是不能控制的快速生长。由于正常细胞也需要生长,而且有些细胞生成很快(如骨髓细胞和口腔、肠道黏膜细胞),所有的化疗药物都会影响正常细胞而引起副作用。

　　限制副反应、增加有效性的一种新途径是多种"分子靶向"药物的应用。这些药物通过攻击癌细胞生存和生长的特定通路和过程而杀死癌细胞。例如,癌细胞需要血管来提供营养和氧气。有些药物可以阻碍癌细胞血管的形成或调控细胞生长的信号通路。伊马替尼,第一种这样的药物,对慢性粒细胞性白血病和某些消化道癌

症有很好的疗效。厄洛替尼和吉非替尼靶向受体位于非小细胞肺癌的细胞表面。已证实分子靶向药物对许多其他癌症的治疗有效,包括乳腺癌和肾癌。

　　化疗并不是对所有的癌症都有效。癌症的类型决定了应用哪种药物、哪种联合方案,以及多大剂量。化疗可以作为单一的治疗方案,也可联合放疗或手术,或三者联合应用。

　　大剂量化疗:增加剂量,缩短治疗周期(剂量密集型化疗)以试图增加药物的抗癌效果。剂量密集型化疗,休息期缩短,常用于乳腺癌。大剂量化疗通常用于治疗那些标准剂量治疗后复发的患者,尤其是骨髓瘤、淋巴瘤和白血病的患者。但是,大剂量化疗可以对骨髓引起致命性的损伤。因此,大剂量化疗通常联合骨髓救助治疗策略。在骨髓救助治疗中,在化疗前采集骨髓细胞,在化疗后回植到患者体内。在某些情况下,从血液中分离干细胞,而不是从骨髓中,可以在化疗后注回到患者体内来恢复骨髓的功能。

℞ 处方化疗药物

分类	药物的作用机制	某些副作用
烷化剂		
环磷酰胺 苯丁酸氮芥 左旋苯丙氨酸氮芥	与 DNA 形成化学结合物,引起 DNA 断裂和 DNA 复制错误	骨髓抑制 损伤胃黏膜 引起脱发 可能降低生育能力 抑制免疫系统 可能引起白血病
抗代谢药		
甲氨蝶呤 阿糖胞苷 氟达拉滨 6-疏基嘌呤 5-氟尿嘧啶	阻止 DNA 合成	与烷化剂相同 不增加患白血病的风险
抗有丝分裂药		
长春新碱 紫杉醇 长春瑞滨 多西他赛 白蛋白结合型紫杉醇	阻止癌细胞分裂	与烷化剂相同 也可引起神经损害 不引起白血病
拓扑异构酶抑制剂		
阿霉素 伊立替康	通过抑制拓扑异构酶阻止 DNA 的合成和修复	与烷化剂相同 阿霉素可引起心脏损害
铂类衍生物		
顺铂 卡铂 奥沙利铂	与 DNA 形成结合物,引起 DNA 断裂	与烷化剂相同 也可引起神经和肾脏损害及听力下降

℞　处方化疗药物（续）

分类	药物的作用机制	某些副作用
激素治疗		
他莫昔芬	抑制雌激素的作用（乳腺癌）	可引起内膜癌、血凝块形成、潮热
芳香酶抑制剂		
比卡鲁胺	抑制雄激素的作用（前列腺癌）	可引起勃起功能障碍（阳痿）和腹泻
阿纳托司唑	抑制雌激素的形成	可引起骨质丢失（骨质疏松）和绝经症状
依西美坦		
来曲唑		
单克隆抗体		
利妥昔单抗	通过与淋巴细胞源性肿瘤的细胞表面受体结合诱导细胞死亡	可引起过敏反应
	阻止乳腺癌细胞的生长因子受体	
曲妥珠单抗	包含一种结合于白血病细胞受体的特异性抗体,然后输送一毒性剂量的化疗复合物到白血病细胞	可引起心功能衰竭
吉妥珠单抗/阿奇霉素		可引起持续很长时间的血小板抑制,增加出血的风险
生物反应调节剂		
α-干扰素	未知	可引起发热、寒战、骨髓抑制、甲状腺功能减低和肝炎
分化剂		
维 A 酸	诱导白血病细胞分化和死亡	可引起严重呼吸困难（呼吸窘迫）
三氧化二砷	诱导白血病细胞分化和死亡	引起心律失常和皮疹
阻止血管形成的药物（抗血管生成剂）		
贝伐单抗	抑制血管内皮生长因子（VEGF）	可引起高血压、蛋白尿、出血、凝血和肠穿孔
索拉菲尼	抑制 VEGF 受体	可引起高血压和蛋白尿
舒尼替尼		

副作用

化疗通常引起恶心、呕吐、食欲减退、体重减轻、乏力和血细胞计数减低,血细胞计数减低导致贫血和增加感染风险。接受化疗,患者通常会脱发,但其他副作用因药物种类的不同而不同。

恶心和呕吐:这些症状通常可以用药物（止吐药）来预防和缓解。也可以通过少量饮食,不吃高纤维、产气和过冷过热的食物来减轻恶心症状。

血细胞计数减少:血细胞减少一种或多种血细胞不足,可以由化疗药物对骨髓（产生血细胞的地方）毒性作用引起。比如,患者可出现红细胞计数减少（贫血）、白细胞计数减少（中性粒细胞减少症或白细胞减少症）、血小板计数减少（血小板减少症）。如果贫血严重,可以给

予特殊的生长因子-如促红细胞生成素和达依泊汀（红细胞生成刺激蛋白）促进红细胞的形成,或输注压积红细胞。如果血小板减少严重,可以输注血小板以降低出血风险。

中性粒细胞减少的患者发生感染的风险增加。发热高于 100.4 °F 的中性粒细胞减少症患者需要紧急治疗。这样的病人必须评估感染情况,可能需要应用抗生素,甚至住院治疗。很少输注白细胞治疗,因为输注的白细胞仅存活数小时,却产生很大副作用。替代疗法是,某些药物（如粒细胞集落刺激因子）可以用来刺激白细胞的产生。

其他常见副作用:许多患者发生黏膜炎症甚至溃疡,如口腔黏膜。口腔溃疡引起疼痛,导致进食困难。多种

口服溶液(通常包括抗酸剂、抗组胺药和局麻药)可以减轻这种不适。很少情况下,患者需要通过置入胃管或小肠管进食甚至通过静脉来进行营养支持。多种药物可以减轻由腹部放疗引起的腹泻。

器官损害和产生其他癌症:药物有时可能损害其他器官,如肺、心脏和肝脏。例如,大剂量应用蒽环类抗生素引起心脏损害。

接受化疗尤其是烷化剂的患者,在治疗后数年发生白血病的风险性增加。有些药物,尤其是烷化剂,可引起接受这些药物治疗的部分女性和大多数男性不育。

免 疫 治 疗

免疫治疗用于刺激机体的免疫系统来对抗癌症。例如,由来源于肿瘤细胞的抗原组成的疫苗可以促进机体产生抗体和免疫细胞(T淋巴细胞)。已知弱化的结核病细菌提取物可以提高免疫反应,把它注入膀胱可以有效预防膀胱肿瘤的复发。

单克隆抗体治疗是应用实验室生产的抗体靶向作用于癌症细胞表面的特殊蛋白。曲妥珠单抗就是这样的一种抗体,它攻击25%的女性乳腺癌患者的癌细胞表面的HER-2/neu受体。曲妥珠单抗增强化疗药物的作用。利妥昔单抗治疗淋巴瘤和慢性粒细胞性白血病非常有效。利妥昔单抗连接一个放射性同位素可用于将放射线直接递送于淋巴瘤细胞。吉妥珠单抗/阿奇霉素是一种抗体和药物的结合体,对某些急性粒细胞性白血病患者有效。

生物反应调节剂提高免疫系统寻找和破坏癌细胞的能力,例如通过刺激正常细胞产生化学信使(介质)。干扰素(有多种类型)是最著名的和广泛应用的生物反应调节剂。几乎所有的人类细胞都可以产生干扰素,但也可以通过生物技术合成。尽管干扰素确切的作用机制还不完全清楚,但是它在治疗几种癌症方面有一定的作用,如卡波西肉瘤和恶性黑色素瘤。白介素2由特定的白细胞产生,也可用于治疗肾细胞癌和转移性黑色素瘤。

联 合 治 疗

化疗药物联合应用最为有效(联合化疗)。联合化疗的原理是应用不同机制起作用的药物,减少产生癌细胞耐受的可能性。当联合应用不同作用的药物时,每种药物可用到最佳剂量,且不会产生不可耐受的副作用。

对于有些癌症,最好的治疗方法是联合手术、放疗和化疗。手术和放疗治疗局部的癌症,而化疗也可杀死转移到远隔部位的癌细胞。在术前进行放疗或化疗来缩小肿瘤,可提高手术完全切除的几率。手术后进行放疗和低剂量化疗有助于杀伤任何残留的癌细胞。通常癌症的

分期决定单一治疗还是联合治疗。例如,早期乳腺癌可以只进行手术治疗或手术联合放疗、化疗或三种方法联合应用,这取决于肿瘤的大小和复发的风险。局部晚期乳腺癌通常进行化疗、放疗和手术治疗。

有时联合化疗的应用不是为了治愈,而是为了减轻症状和延长生命。联合化疗对于那些不适合放疗或化疗的晚期癌症患者是有益的(例如,那些不可切除的小细胞肺癌、食管癌、膀胱癌患者)。

替 代 医 疗

有些病人求助于替代性医疗,包括某些医用草药,来治疗癌症,取代或附加于标准治疗。但是,大多数替代性治疗方法没有经过科学的研究。因此,对替代治疗癌症的效果知之甚少。

尽管替代治疗癌症的好处还未得到科学证实,但却有明显的潜在危害,因为:
- 替代治疗可能有毒。
- 替代治疗可能与标准治疗有相互反应,如化疗,而减少其疗效。
- 替代治疗可能价格昂贵,减少患者承担标准治疗的能力。
- 替代治疗用于取代标准治疗,患者将不会从已证实的标准治疗中获益。

患者应用替代治疗应该告知他们的医生。偷偷使用替代治疗可能是有害的。

饮 食 与 癌 症

许多研究试图确定进食特殊的食物是否可以增加或减少人们患癌症的风险。然而,不同的研究有时会出现相反的结果,所以很难知道食物或食品添加剂对患癌的风险有多大影响。对某些食物和食品添加剂的研究较多,美国癌症协会试图总结目前所知这些研究工作。

抗氧化剂:抗氧化剂,如维生素C、维生素E、β-胡萝卜素(维生素A),是均衡饮食营养的一部分。然而,食用含有这些抗氧化剂的添加物是否会减少患癌风险还尚未知晓。有证据证实食用含高剂量β-胡萝卜素的食品添加剂可能增加患某种癌症的风险。

生物工程食物:把来源于不同植物或某些微生物的基因添加到某些植物的基因上,从而增加植物的耐性或抗虫害能力或在其他方面提升它们的品质。目前尚无证据表明生物工程食物对患癌风险有任何影响。

钙:高钙摄入,尤其是通过钙添加剂,可能增加患前列腺癌的风险。

咖啡:尽管有些先前的研究似乎显示饮用咖啡与患癌风险之间有关联,但是近来的研究却并没有显示有任

何联系。

饱和脂肪:饱和脂肪可能增加患癌风险。然而,更重要的是含高水平饱和脂肪的食物也含有很多热量,这可能导致肥胖,而肥胖是导致癌症的一个危险因素。

纤维素:没有证据显示高纤维饮食减少患癌症的风险。

鱼和 Ω-3 脂肪酸:有些动物研究显示 Ω-3 脂肪酸可以延缓癌症的进展,但是在人类中却没有得到相似的结果。

氟化物:研究显示饮用氟化水或应用牙膏或进行牙齿氟化治疗的人们患癌症的风险并没有增高。

叶酸盐:每日摄入叶酸盐可以降低患结肠癌的风险。

食品添加剂:食品添加剂在使用之前必须经过食品和药品管理局的批准,因此新的添加剂要经过大量的测试。到目前为止,没有证据显示在食品中的添加剂水平会增加患癌症的风险。

大蒜:大蒜在减少患癌风险方面是否有效还不明确。

辐照食品:放射线有时用于杀死食品中的微生物,没有显示会增加患癌症的风险。

番茄红素:有些研究显示番茄红素(主要存在于番茄中)可减少患某些癌症的风险。

加工的肉类:进食大量加工肉类的人可能患胃癌。有些研究者把这归因于硝酸盐,硝酸盐存在于午餐肉、火腿和热狗中。这种联系未得到证实。进食腌制或烟熏处理的肉类可能增加暴露于潜在致癌物质的风险。

高温烹制的肉类:进食高温烹制的肉类,如烧烤,可能增加患癌症的风险。

有机食品:进食通过有机方法生长的食物是否会减少患癌症的风险还不明确。

农药:没有证据显示食物上残留的少量农药会增加患癌症的风险。

糖精:糖精不会导致人患癌症。

盐:进食大量经过酸浸或腌制保存的食物可能增加患胃癌和喉癌的风险。没有研究发现进食含少量或适量盐的风味食物会出现类似的风险。

硒:有些研究显示硒可抵抗某些类型的癌症。

大豆:研究显示大豆添加物没有减少患癌症的风险。

茶:没有研究显示茶可减少患癌症的风险。

维生素 D:维生素 D 可能对减少患前列腺癌的风险方面有益。

第 15 章

免 疫 疾 病

第 167 节

免疫系统的生物学

免疫系统保护机体防御外来危险细胞或物质侵入。这种侵入者包括微生物(俗称病菌,诸如细菌、病毒和真菌)、寄生虫(诸如蠕虫)、恶性肿瘤细胞,甚至移植的器官和组织。为了保护机体防御这些入侵者,免疫系统必须能够鉴别属于机体的(自身)或者不属于机体的(非自身或外来)。任何被认为是非自身的物质,特别是被认为是危险的(例如,如果可以致病),都会刺激机体的免疫反应。这种物质被称为抗原。

抗原可以在细菌、病毒、其他微生物或恶性肿瘤细胞的内部或表面。抗原亦可存在于自身——例如,食物分子或花粉。正常免疫反应包括识别可能有害的外来抗原,激活和动员力量来防御,并对之攻击。如果免疫功能失常或者把自身误认为是非自身,它就可以攻击机体自身组织,导致自身免疫病,诸如类风湿性关节炎、甲状腺炎或系统性红斑狼疮(狼疮)。

免疫系统疾病发生于下列情况:

- 机体产生对自身的免疫反应(自身免疫病)。
- 机体对于侵入的微生物不能够产生适当的免疫反应(免疫缺陷病)。
- 对无害外来抗原过度的免疫反应损害了正常组织(过敏反应)。

防线

机体有一系列防线。防线包括物理屏障、白细胞和抗体及其他化学物质。

物理屏障:抵御入侵者的第一道防线是机械或物理屏障:

- 皮肤
- 眼睛的角膜
- 呼吸道、消化道、泌尿道和生殖道黏膜

只要这些屏障保持完整，许多侵入者无法进入机体。如果屏障被破坏——例如，大面积烧伤损害了皮肤——感染风险增加。另外，这些屏障还通过分泌可以破坏细菌的酶来防御机体。例如汗液、眼睛的泪液、呼吸道和消化道的黏液以及阴道分泌物。

细胞：第二道防线包括某些白细胞从血流进入组织，寻找并攻击微生物和其他侵入者。这种防御分两部分：固有免疫和获得性免疫。

固有免疫不需要先前接触微生物或其他侵入者即可有效发挥。它对侵入者立刻产生反应，不需要学习识别过程。几种类型的白细胞参与这个过程：

- 吞噬细胞吞噬侵入者。
- 自然杀伤细胞形成，杀伤被某些病毒感染的细胞和恶性肿瘤细胞。
- 专业的抗原呈递细胞帮助 T 细胞（T 淋巴细胞）识别侵入者。
- 有些白细胞释放一些物质参与炎症和过敏反应，诸如组胺。这些细胞常作用于自身破坏侵入者。

了解免疫系统

抗体（免疫球蛋白）：B 细胞产生的可以与特异抗原相互作用的蛋白质。

抗原：任何免疫系统可以识别并刺激免疫反应的物质。

B 细胞（B 淋巴细胞）：一种白细胞，可以产生抗体，特异性与刺激它们产生的抗原相互作用。

嗜碱性粒细胞：一种血细胞，它可以释放组胺（一种参与过敏反应的物质），并可以产生一些物质吸引其他白细胞（中性粒细胞和嗜酸性粒细胞）到达需要的部位。

细胞：生物体最小单位，由细胞核、细胞质和外覆的细胞膜组成。

趋化：化学物质吸引细胞到达特异位点的过程。

补体系统：一组蛋白质，它们参与防御机体的一系列反应（级联），有各种免疫功能，诸如杀伤细菌和其他外来细胞、使外来细胞更容易被巨噬细胞识别和吞噬、吸引巨噬细胞和中性粒细胞到达需要的部位，以及增强抗体的效果。

细胞因子：细胞分泌的一种蛋白质，作为免疫系统的信使，帮助调节免疫反应。

树突状细胞：一种细胞，演化自白细胞，位于组织中，帮助 T 细胞识别外来抗原。

嗜酸性粒细胞：一种白细胞，杀伤细菌，杀伤过大不能被吞噬的其他外来细胞，帮助固定和杀伤寄生虫，参与过敏反应，帮助破坏恶性肿瘤细胞。

辅助 T 细胞：一种白细胞，帮助 B 细胞识别外来抗原并产生相应抗体，帮助杀伤 T 细胞活化，刺激巨噬细胞。

组织相容性：由人类白细胞抗原决定，用于判断移植的组织或器官是否会被受者接受。

人类白细胞抗原（human leukocyte antigen，HLA）：一组位于细胞表面的分子，每个生物体都是独特的，使机体可以识别是否为自身。也称为组织相容性抗原。

免疫复合物：抗体抗原结合。

免疫反应：免疫系统对于抗原做出的反应。

免疫球蛋白：一种抗体分子。

白细胞介素：某些白细胞分泌的一种信使（细胞因子）来影响其他白细胞。

杀伤（细胞毒）T 细胞：与外来或异常细胞相结合并将之杀死的 T 细胞。

白细胞（leukocyte）：一种白细胞（white blood cell），诸如单核细胞、中性粒细胞、嗜酸性粒细胞、嗜碱性粒细胞或淋巴细胞。

淋巴细胞：负责特异性免疫的白细胞，包括产生抗体的（B 细胞）、鉴别自身与非自身（T 细胞）以及杀伤被感染的细胞和恶性肿瘤细胞（杀伤 T 细胞）。

巨噬细胞：一种大细胞，来源于一种被称为单核细胞的白细胞，吞噬细菌和其他外来细胞，帮助 T 细胞识别微生物和其他外来物质。

主要组织相容性复合物（major histocompatibility complex，MHC）：人类白细胞抗原的同义词

肥大细胞：组织内细胞，释放组胺和其他参与炎症和过敏反应的物质。

分子：一组原子化学结合形成的独特的化学物质。

自然杀伤细胞：一种白细胞类型，天然能够杀伤异常细胞，诸如某些被感染的细胞和恶性肿瘤细胞。

中性粒细胞：一种白细胞，可以吞噬和杀伤细菌和其他外来细胞。

吞噬细胞：一种吞噬、杀伤或破坏侵入的微生物、其他细胞和细胞碎片的细胞。

吞噬：细胞吞噬侵入的微生物、其他细胞或细胞碎片的过程。

受体：细胞表面或者细胞内部的一种分子，只允许与之准确相合（像钥匙和锁的相合一样）的分子和它结合。

调节（抑制）T 细胞：帮助终止免疫反应的一种白细胞。

T 细胞（T 淋巴细胞）：一种白细胞，参与特异免疫原性，有三种类型：辅助、杀伤（细胞毒）或调节 T 细胞。

获得性(适应性或特异性)免疫,淋巴细胞(B 细胞和 T 细胞)接触侵入者,学习如何攻击它们,并记忆特异的侵入者从而在下次接触侵入者时可以更有效地攻击。因为在首次遇到新的侵入者时淋巴细胞必须学习,特异性免疫需要一定时间才能形成。之后,反应非常迅速。B 细胞和 T 细胞一起破坏侵入者。部分细胞不直接破坏侵入者,但是能够帮助其他白细胞识别和破坏侵入者。

免疫物质:固有免疫和获得性免疫相互作用,直接或者通过趋化或活化其他免疫系统细胞(作为防御中动员过程中的一部分)的物质而互相影响。这些物质包括细胞因子(免疫系统的信使)、抗体和补体蛋白(形成补体系统)。这些物质不在细胞中,而是溶解于体液(诸如血浆)中。

这些物质中一部分,包括某些细胞因子,促进炎症。炎症表现为红肿,其发生的原因是物质趋化免疫细胞到达受累组织,免疫细胞到达后,更多血液流入组织,更多液体进入组织。炎症的目的是局限感染,避免播散。然后免疫系统产生的其他物质帮助炎症缓解以及受损组织愈合。尽管炎症很麻烦,但是它说明免疫系统在发挥作用。然而,过度或长期(慢性)的炎症可能有害。

免疫器官:免疫系统除了全身散布的细胞外还包括一些器官。这些器官被分为初级和次级淋巴器官。

初级淋巴器官是白细胞产生的场所:

■ 骨髓生成所有不同类型的白细胞,包括中性粒细胞、嗜酸性粒细胞、嗜碱性粒细胞、单核细胞、B 细胞和发育为(前体)T 细胞的细胞。

淋巴系统:帮助机体抵御感染

淋巴系统是免疫系统的重要组成部分,包括胸腺、骨髓、脾脏、扁桃体、阑尾和小肠的 Peyer 小结。

淋巴系统是通过淋巴管连接的淋巴结网络,它将淋巴液输送到全身。

淋巴液由从毛细血管的薄壁渗透到机体组织的液体形成,这种液体含有氧气、蛋白质和其他营养物质,滋养组织。这些液体部分返回毛细血管,部分进入淋巴管(成为淋巴液)。小的淋巴管连接到大的淋巴管,并最终形成胸导管。胸导管是最大的淋巴管。它汇入锁骨下静脉,将淋巴液回流入血流。这些液体还将组织中的异物(诸如细菌)、恶性肿瘤细胞以及坏死或受损的细胞运输到淋巴管。淋巴液还含有很多白细胞。

所有淋巴液输送的物质至少经过一个淋巴结,在淋巴结里这些异物被过滤和破坏,以避免进入血流。在淋巴结里,白细胞可以聚集,和抗原相互作用,并产生对异物的免疫反应。淋巴结中紧密堆积了 B 细胞、T 细胞、树突状细胞和巨噬细胞。有害的微生物从中滤过,被 B 细胞和 T 细胞识别并攻击。

淋巴结常常在淋巴管分叉处簇集,诸如颈部、腋窝和腹股沟。

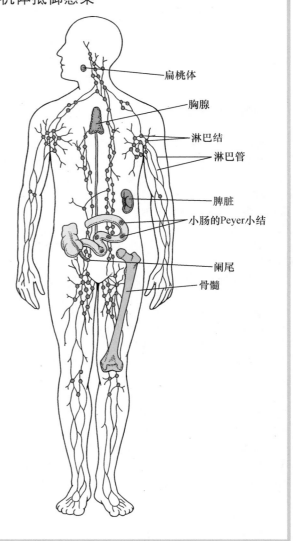

扁桃体
胸腺
淋巴结
淋巴管
脾脏
小肠的Peyer小结
阑尾
骨髓

■ 在胸腺中，T 细胞生成并被训练识别外来抗原并忽视机体自身抗原。（T 细胞对特异性免疫至关重要。）

当需要防御机体时，白细胞被动员，主要来自骨髓。然后进入血流并行进到所需部位。

次级淋巴器官包括脾脏、淋巴结、扁桃体、阑尾和小肠的 Peyer 小结。这些器官捕获微生物和其他异物，并提供免疫系统成熟细胞聚集的场所，互相之间及与异物之间交互作用，产生特异的免疫反应。

淋巴结分布于机体各部，由广泛的淋巴管网络连接在一起，淋巴管发挥免疫系统的循环系统作用。淋巴系统将微生物、其他异物、恶性肿瘤细胞和死亡或受损的细胞从组织运送到淋巴结（过滤并破坏这些物质和细胞），然后回流到血流。

淋巴结是恶性肿瘤细胞播散的初始位置之一。因此，医生往往检查淋巴结以判断恶性肿瘤有无扩散。淋巴结的恶性肿瘤细胞可以导致淋巴结肿大。由于对于感染的免疫反应也在淋巴结发生，感染后淋巴结也可以肿大。有时，被携带到淋巴结的细菌并没有被杀灭，而导致了淋巴结的感染（淋巴结炎）。

作用机制

对侵入者有效的免疫反应需要识别、激活和动员、调控以及终止。

识别：为了破坏入侵者，首先免疫系统必须识别它们。也就是说，免疫系统必须能够鉴别其为外来，而非自身。免疫系统可以进行这种识别的缘由是所有细胞表面都有特征性的分子。人体的识别分子被称为人类白细胞抗原（human leukocyte antigens，HLA）或主要组织相容性复合物（major histocompatibility complex，MHC）。HLA 分子之所以被称为抗原是因为它们可以激发其他人的免疫反应（正常情况下，它们不会激发自体的免疫反应）。几乎每个人都会有其独特的人类白细胞抗原组合。每个人的免疫系统都会正常识别自身的独特的抗原组合。所有表面分子与自体不同的细胞被识别为外来的。免疫系统会攻击此类细胞。这种细胞可能是微生物、移植组织的细胞或者被侵入微生物感染或者恶性肿瘤改变的细胞。

一部分白细胞——B 细胞（B 淋巴细胞）——可以直接识别入侵者。但是另一些——T 细胞（T 淋巴细胞）——需要其他免疫系统细胞的辅助（被称为抗原呈递细胞）。这些细胞吞噬侵入者，并将其破坏为碎片。侵入者的抗原片段在抗原呈递细胞装配并转移到细胞表面后，与 HLA 分子结合。T 细胞与抗原呈递细胞接触，然后获得识别侵入者抗原片段的能力。然后 T 细胞激活，从而可以抵御有这种抗原的侵入者。

活化和动员：当白细胞识别入侵者后会激活。例如，当抗原呈递细胞将结合于 HLA 的抗原片段呈递给 T 细胞，T 细胞接触这个片段而被激活。B 细胞可以直接被入侵者激活。一旦激活，白细胞吞噬或杀伤入侵者。通常需要不止一种白细胞来杀伤入侵者。

免疫细胞，诸如巨噬细胞和活化的 T 细胞，可以释放某些物质趋化其他免疫细胞到达作用部位，动员防御反应。入侵者本身也可以释放物质趋化免疫细胞。

调控：免疫系统必须受到调控以避免过度损害机体。调控（抑制）T 细胞通过分泌抑制免疫反应的细胞因子（免疫系统的化学信使）来控制免疫反应。

终止：终止是入侵者被限制并从机体清除。入侵者被清除后，多数白细胞自我破坏并被吞噬。机体会保留记忆细胞，后者是获得性免疫的一部分，会记忆特异入侵者，如果再次入侵会产生更强烈的反应。

先天性免疫

先天性（天然）免疫的命名来源于其天生存在，不需要通过入侵者暴露而获得。因此它可以对外来细胞产生即刻反应。然而，它对所有外来细胞都产生一样的反应。它们仅能识别有限的外来细胞物质（抗原），尽管这些抗原可见于很多不同细胞。固有免疫不会对侵入者产生记忆，因此不会对将来的感染产生长期的保护作用。

参与固有免疫的白细胞包括：

■ 单核细胞（可分化为巨噬细胞）
■ 中性粒细胞
■ 嗜酸性粒细胞
■ 嗜碱性粒细胞
■ 自然杀伤细胞

每种类型都有其独特的功能。补体系统和细胞因子也参与固有免疫。

巨噬细胞

巨噬细胞来源于一种被称为单核细胞的白细胞，在单核细胞从血流进入组织后转化为巨噬细胞。单核细胞在出现感染时进入组织。在感染部位，经过大约 8 个小时，单核细胞明显增大，并在细胞内产生颗粒，而成为巨噬细胞。其颗粒中充满了杀伤和消化细菌和其他外来细胞的酶和其他物质。巨噬细胞驻留组织中。它们吞噬细菌、外来细胞和受损及死亡细胞。（细胞消化微生物、其他细胞或细胞碎片的过程被称为吞噬作用，产生消化作用的细胞被称为吞噬细胞。）

巨噬细胞分泌一些物质趋化其他白细胞到感染部位。它们可以帮助 T 细胞识别入侵者而参与获得性免疫。

T 细胞如何识别抗原

T 细胞是免疫监视系统的一部分。它们穿行于血液和淋巴系统中。当到达淋巴结或其他次级淋巴器官时,它们寻找机体的外来物质(抗原)。然而,如果抗原没有被其他白细胞(抗原呈递细胞)处理和呈递,T 细胞就不能识别抗原。抗原呈递细胞包括树突状细胞(最有效的抗原呈递细胞)、巨噬细胞和 B 细胞。

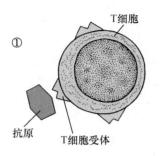

1. T 细胞本身不能识别血液中的抗原,因为抗原与 T 细胞受体(T 细胞表面的特殊分子)不相合。

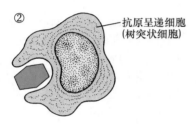

2. 可以呈递抗原的细胞,吞噬抗原。

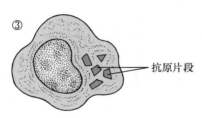

3. 抗原呈递细胞的酶分解抗原,成为片段。

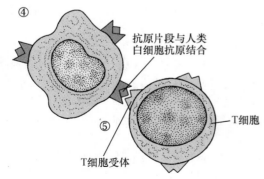

4. 一些抗原片段在抗原呈递细胞内被装配后,与人类白细胞抗原(HLA)结合。然后 HLA 分子和抗原片段转移到细胞表面。

5. 当抗原片段与 HLA 分子结合并呈递时,可以被 T 细胞受体识别。T 细胞受体与呈递抗原片段的 HLA 分子部分结合,正如钥匙和锁的结合。然后 T 细胞可以被活化,并可以杀伤有这种抗原的入侵者。

中性粒细胞

中性粒细胞是血流中最常见的白细胞类型,是构成机体抵御感染的第一道免疫防线的细胞之一。它们吞噬细菌和其他外来细胞。中性粒细胞包含一些颗粒,可以释放酶来辅助杀伤和吞噬这些细胞。

中性粒细胞在血液中循环,必须在接受信号时才能离开血流进入组织。这种信号来自于细菌本身、补体蛋白或者受损组织,所有这些都会产生吸引中性粒细胞到达感染部位的物质。(吸引细胞的过程被称为趋化)。

中性粒细胞还释放物质,导致周围组织产生纤维。这些纤维可以捕获细菌,以防止它们播散,并使它们易于被破坏。

嗜酸性粒细胞

嗜酸性粒细胞可以吞噬细菌,同时也对过大而不能被吞噬的外来细胞起作用。嗜酸性粒细胞含有颗粒,当遇到外来细胞时可以释放酶和其他毒性物质。这些物质还可以在靶细胞膜上打孔。

嗜酸性粒细胞在血流中循环。然而,它们抵御细菌的作用弱于中性粒细胞和巨噬细胞。它们的主要功能可能是与寄生虫结合,将其固定并杀伤。

嗜酸性粒细胞还有助于杀伤恶性肿瘤细胞。它们还产生化学物质,参与炎症反应和过敏反应。过敏、寄生虫感染或哮喘的病人通常血流中嗜酸性粒细胞升高。

嗜碱性粒细胞

嗜碱性粒细胞不吞噬外来细胞。它们含有充满组胺(参与免疫反应的物质)的颗粒。当嗜碱性粒细胞遇到过敏原(导致过敏反应的抗原)会释放组胺。组胺会增加受损组织的血流。嗜碱性粒细胞可以释放物质趋化中性粒细胞和嗜酸性粒细胞到受损部位。

自然杀伤细胞

自然杀伤细胞被称为"自然"杀手是因为一旦它们形成就有杀伤能力。自然杀伤细胞与异物细胞结合,释放酶和其他物质,损伤外来细胞的外膜。自然杀伤细胞杀伤某些微生物、恶性肿瘤细胞和病毒感染的细胞。因此,自然杀伤细胞是抵御病毒感染第一道防线的主要组成部分。

自然杀伤细胞还可以产生细胞因子,调节 T 细胞、B 细胞和巨噬细胞的某些功能。

树突状细胞

树突状细胞遍布于皮肤、淋巴结和机体组织。多数树突状细胞吞噬抗原并将之破坏为碎片(被称为抗原处理),使辅助 T 细胞可以识别抗原。树突状细胞将抗原呈递给淋巴结的 T 细胞。

另一类型的树突状细胞——滤泡树突状细胞——将与抗体结合在一起的未处理的(完整的)抗原(抗体-抗原复合物)呈递给 B 细胞。

当抗原被呈递 T 细胞和 B 细胞后,T 细胞和 B 细胞被活化。

补体系统

补体系统由超过 30 种序列作用(一种蛋白质激活另一种)的蛋白质组成。这种序列作用被称为补体瀑布。

补体蛋白质在固有免疫和获得性免疫中有很多功能:

- 直接杀伤细菌
- 通过与细菌结合而帮助破坏细菌,并使细菌容易被中性粒细胞和巨噬细胞识别和吞噬
- 趋化巨噬细胞和中性粒细胞到受累部位
- 导致细菌簇集
- 中和病毒
- 帮助免疫细胞记忆特异入侵者
- 促进抗体形成
- 增强抗体效用
- 帮助机体清除免疫复合物,后者由结合与异物(抗原)和死亡细胞的抗体组成

细胞因子

细胞因子是免疫系统的信使。白细胞和免疫系统的其他细胞在识别抗原后会产生细胞因子。

有很多种不同的细胞因子,对免疫系统的不同部分产生影响。有些有刺激活性。它们刺激某些白细胞成为更有效的杀伤细胞,并趋化其他白细胞到达作用位点。其他细胞因子有抑制活性,帮助终止免疫反应。有些细胞因子被称为干扰素,可以干扰病毒的复制。细胞因子还参与特异的免疫作用。

获得性免疫

获得性(适应性或特异性)不是与生俱来的,而是后天获得的。当病人的免疫系统遇到异物(抗原),获得性免疫成分学会攻击抗原最有效的方法,并对抗原产生记忆。获得性免疫也被称为特异性免疫,这是因为它仅限于攻击先前遇到过的特异抗原。它的标志是它学习、适应和记忆的能力。获得性免疫在开始暴露于新的抗原时,需要一定时间才能建立。然而,记忆一旦形成,对先前遇到的抗原的反应会比固有免疫更有效、更迅速。

淋巴细胞是负责获得性免疫的白细胞类型。典型情况下,获得性免疫反应始于 B 细胞(B 淋巴细胞)遇到抗原时产生抗体。树突状细胞、细胞因子和补体系统(增强抗体的效用)也参与其中。

淋巴细胞

淋巴细胞能够使机体记忆抗原,并鉴别自身与非自身(外来)。淋巴细胞在血液和淋巴系统中循环,并在需要时转移到组织内。

免疫系统可以记忆遇到的每种抗原,这是因为遇到后,某些淋巴细胞会发展为记忆细胞。这些细胞存活时间很长——多年甚至几十年。当这些细胞第二次遇到某种抗原,它们可以对特异抗原产生特异反应,对之立刻识别并快速反应。这种特异免疫反应是一个人不会两次患天花或麻疹,以及疫苗接种可以预防一些疾病的原因。

淋巴细胞包括 T 细胞和 B 细胞。

T 细胞:T 细胞由胸腺产生。它们在胸腺中获得鉴别是否自身的能力。只有能够耐受自身抗原分子的 T 细胞可以分化成熟,离开胸腺。如果没有这一过程,T 细胞就会攻击自身机体细胞和组织。

成熟 T 细胞储存于次级淋巴器官(淋巴结、脾脏、扁桃体、阑尾和小肠 Peyer 小结)。这些细胞在血液和淋巴系统中循环。在它们首次遇到外来或异常细胞后,被激活。

T 细胞有下列不同类型:

■ 杀伤(细胞毒)T 细胞特异结合先前遇到的外来或异常(例如:感染的)细胞。杀伤 T 细胞可以通过在它们的细胞膜上打孔并将酶注入细胞中或通过与它们表面被称为死亡受体的特异位点结合而杀死这些细胞。这种结合通过触发外来或异常细胞内的反应而导致死亡。

■ 辅助 T 细胞辅助其他免疫细胞。有些辅助 T 细胞辅助 B 细胞产生抗外来抗原的抗体。其他辅助 T 细胞激活杀伤 T 细胞来杀伤外来或异常细胞或辅助激活巨噬细胞,使它们能够更有效地吞噬外来或异常细胞。

■ 抑制(调节)T 细胞产生某些物质来帮助终止免疫反应,有时可以防止某些有害的反应发生。

有时 T 细胞——原因尚不完全清楚——不能区分是否为自身。这种功能失常可以导致自身免疫病,机体攻击自身组织。

B 细胞:B 细胞形成于骨髓。B 细胞表面有抗原可以结合的特异位点(受体)。

B 细胞对抗原的反应可以分成两个阶段:

■ 初级免疫反应:B 细胞首次接触抗原,抗原与受体结合,刺激 B 细胞。部分 B 细胞转变为记忆细胞,可以记忆抗原,其他转变为浆细胞。辅助 T 细胞在这个过程中对 B 细胞起辅助作用。抗原刺激浆细胞形成相应的特异抗体。在首次接触抗原后,产生足够的特异抗体需要几天时间。因此,初级免疫反应很缓慢。

■ 次级免疫反应:之后,当 B 细胞再次接触抗原,记忆 B 细胞会迅速识别这种抗原,转化为浆细胞产生抗体。这种反应迅速而有效。

抗体

当 B 细胞接触抗原后被刺激成熟为浆细胞或记忆 B 细胞。然后浆细胞释放抗体(也称为免疫球蛋白或 Ig)。抗体通过下列几种途径保护机体:

■ 帮助细胞吞噬抗原
■ 使细菌产生的毒性物质失活
■ 直接攻击细菌和病毒
■ 激活具有多种免疫功能的补体系统

抗体是机体抵御某些类型的细菌和真菌感染所必需

的。它们还可以帮助抵御病毒。

每个抗体分子有两部分。一部分是可变的。它特异结合于特定抗原。另一部分是下列五种结构之一,它们决定了抗体的种类——IgM、IgG、IgA、IgE 和 IgD。这部分每一种类是一致的,它们决定了抗体的功能。

IgM:当首次接触抗原时会产生这种抗体。这种首次遇到抗原产生的抗体反应是初级免疫反应。然后 IgM 结合抗原,激活补体系统,并使抗原易于被吞噬。

正常情况下,IgM 存在于血液中,而非组织。

IgG:最常见的抗体种类,当再次遇到抗原时大量产生。这种反应比初级免疫反应产生更多的抗体,被称为次级免疫反应。次级免疫反应更快,并且其抗体(主要是 IgG)生成更有效率。IgG 可以防御细菌、病毒、真菌和毒性物质。

IgG 存在于血流和组织中。它是唯一可经胎盘从母亲进入胎儿的抗体。母体的 IgG 可以保护胎儿和婴儿,直至婴儿的免疫系统自身可以产生抗体。同时,IgG 也是治疗时最常应用的抗体种类。

IgA:这些抗体帮助防御机体覆盖黏膜的表面(包括鼻、眼、肺和消化道)受微生物侵袭。IgA 存在于血流中、黏膜产生的分泌物中以及初乳中(分娩后前几天在产生乳汁前乳腺分泌的液体)。

抗体的基本 Y 结构

抗体分子的基本形态像个 Y。其分子有两个部分:

■ 可变区:这部分随抗体而不同,取决于抗体以何种抗原为目标。抗原与可变区结合。

■ 恒定区:这部分可以是五种结构之一,它决定抗体的种类——IgM、IgG、IgA、IgE 或 IgD。这部分每一种类是相同的。

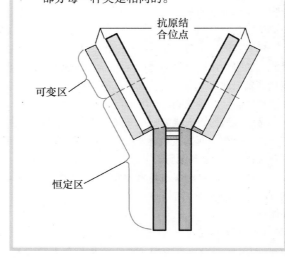

抗原结合位点

可变区

恒定区

IgE:这些抗体刺激即刻免疫反应。IgE 结合于血流中的嗜碱性粒细胞(一种白细胞)和组织中的肥大细胞。当与 IgE 结合的嗜碱性粒细胞和肥大细胞遇到抗原时(导致过敏反应的抗原),释放物质(诸如组胺)导致炎症,损伤周围组织。因此,IgE 是唯一常常看起来弊大于利的抗体类型。然而,IgE 有助于抵御在发展中国家常见的某些寄生虫感染。

血流和消化系统黏膜中有少量 IgE。哮喘、花粉症、其他过敏性疾病和寄生虫感染 IgE 可以升高。

IgD:IgD 主要存在于不成熟 B 细胞表面。它帮助这些细胞成熟。这种抗体在血液中少量存在。它们在血液中的功能尚不清楚。

年龄增长的影响

免疫系统在一生中不断变化。出生时,特异性免疫尚未完全建立。然而,新生儿有很多抗体,这是在妊娠时从母体经胎盘而到胎儿体内。这些抗体保护新生儿避免感染,直至其自身免疫系统完全建立。母乳喂养的新生儿还可以通过乳汁从母体获得抗体。

随着年龄增长,免疫系统在下列方面出现功能下降:
- 免疫系统鉴别是否为自身的能力下降。导致自身免疫病更为常见。
- 巨噬细胞(吞噬抗原)破坏细菌、恶性肿瘤细胞和其他抗原缓慢。这种变化可能是老年人更容易发生恶性肿瘤的原因之一。
- T 细胞(可以记忆先前遇到的抗原)对抗原反应速度下降。

- 能够对新抗原做出反应的白细胞减少。当老年人接触新的抗原时,机体记忆及防御的能力下降。
- 老年人补体蛋白量少,在细菌感染时不能产生像年轻人一样多的蛋白。

抗原反应产生的抗体量少,抗体与抗原结合的能力下降。这些改变可以部分解释为什么老年人更容易患肺炎、流感、感染性心内膜炎和破伤风,并且死亡率更高。这些变化也部分解释了为什么疫苗接种老年人效果较差。

攻 击 策 略

不同类型的侵入微生物以不同方式被攻击和破坏。有些微生物被吞噬细胞(诸如中性粒细胞和巨噬细胞)直接识别、吞噬和破坏。然而,有些细菌有荚膜包裹从而不能直接被吞噬细胞识别。这种情况下,B 细胞可以帮助吞噬细胞识别。B 细胞产生针对细菌荚膜的抗体。抗体与荚膜结合,然后吞噬细胞可以识别细菌。

有些微生物不能完全被清除。为了防御这种微生物,免疫系统在其周围建立一个壁垒。这道壁垒由吞噬细胞(特别是巨噬细胞)之间互相连接而成。这种包裹微生物的壁垒被称为肉芽肿。有些囚居其内的细菌可以在人体内长期生存。如果免疫系统功能减弱(有可能是 50 年或 60 年之后),肉芽肿壁垒可以崩溃,细菌重新开始复制,导致症状出现。

免疫系统的这些改变可以导致老年人更容易患某些感染和恶性肿瘤。

第 168 节

免疫缺陷病

免疫缺陷病由免疫系统功能异常引起,导致感染反复发生,程度更严重,持续时间更长。
- 免疫缺陷病常常是应用药物或长期严重疾病(诸如恶性肿瘤)导致,但有时是遗传性的。
- 病人常有频繁感染、罕见感染或者异常严重的感染。
- 医生常根据症状怀疑免疫缺陷,并进行血液检查来明确其特异疾病。
- 病人常应用抗生素预防和治疗感染。
- 如果抗体(免疫球蛋白)缺乏,常应用免疫球蛋白

治疗。
- 如果疾病严重,可以行干细胞移植。

免疫缺陷病影响免疫系统防御机体避免外来或异常细胞(诸如细菌、病毒、真菌和恶性肿瘤细胞)侵袭的能力。因此,可以发生少见的细菌、病毒或真菌感染和罕见的肿瘤。

免疫缺陷病有两种类型:
- **先天性(原发性)**:与生俱来,常为遗传性。常在婴儿期或儿童期表现明显。先天性免疫缺陷病超过 200

部分先天性免疫缺陷病

分 类	疾 病
B 细胞(淋巴细胞)及其产生的抗体缺陷	寻常变异型免疫缺陷病 特异抗体(免疫球蛋白)缺乏,诸如 IgA 缺乏症 婴儿暂时性低免疫球蛋白血症 X 连锁的无免疫球蛋白血症
T 细胞(淋巴细胞)缺陷	慢性黏膜皮肤念珠菌病 DiGeorge 综合征 X 连锁的淋巴增生综合征
B 细胞和 T 细胞缺陷	共济失调-毛细血管扩张症 高 IgE 综合征 严重联合免疫缺陷病 Wiskott-Aldrich 综合征
吞噬细胞运动或杀伤缺陷	Chediak-Hiagashi 综合征(罕见) 慢性肉芽肿性疾病 白细胞粘附缺陷
补体蛋白缺陷	补体成分 1(C1)抑制物缺乏症(遗传性血管水肿) C3 缺乏症 C6 缺乏症 C7 缺乏症 C8 缺乏症

种,每一种都相对罕见。

■ 获得性(继发性):发生相对晚,常由应用某种药物或其他疾病(诸如糖尿病或人类免疫缺陷病毒感染)导致。比先天性免疫缺陷病常见。

一些免疫缺陷病可以使寿命缩短。有些可以终生存在而不影响寿命,有些治疗或者不经治疗可以缓解。

病因

先天性免疫缺陷病:由遗传学异常导致,常为 X 连锁的,即只有男孩受累。大约 60% 先天性免疫缺陷病患者为男性。

先天性免疫缺陷病根据其累及的免疫系统组分分类:

■ B 细胞(淋巴细胞),产生抗体(免疫球蛋白)的一种白细胞。

■ T 细胞(淋巴细胞),帮助识别和破坏外来或异常细胞的一种白细胞。

■ B 细胞和 T 细胞

■ 吞噬细胞(吞噬和杀伤微生物的细胞)

■ 补体蛋白(一种蛋白质,有各种免疫功能,诸如杀伤细菌和其他外来细胞以及使外来细胞容易被其他免疫细胞识别和吞噬)

受累的免疫系统组分可能会缺失、数量减少或功能异常。B 细胞缺陷是最常见的先天性免疫缺陷病,占半数以上。

获得性免疫缺陷病:最常见是药物引起(主要是免疫抑制剂,用于治疗一些严重的疾病)。免疫抑制剂用于抑制免疫系统。例如,有些用于防止植入器官或组织排异。皮质激素是一种免疫抑制剂,用于抑制各种疾病导致的炎症,诸如类风湿性关节炎。然而,免疫抑制剂也抑制机体抵御感染和破坏恶性肿瘤细胞的能力。化疗和放疗也可以抑制免疫系统,有时导致免疫缺陷病。

几乎任何严重疾病病程长时都可以导致免疫缺陷病。例如,糖尿病因为高血糖可以影响白细胞的正常功能而导致免疫缺陷病。人类免疫缺陷病毒(HIV)感染导致获得性免疫缺陷综合征(艾滋病),它是最常见的严重获得性免疫缺陷病。

营养不良——无论所有营养物质还是仅为其一——可以影响免疫系统。当营养不良导致体重下降不足推荐体重的 80% 时,通常免疫系统受损。如果低于 70% 通常导致严重损害。

症状

免疫缺陷病患者往往不断出现感染。通常首先出现呼吸道感染并反复发作。多数人最终发生持续、反复或者导致并发症的严重细菌感染。例如,咽喉痛和头痛感冒会发展成肺炎。然而,多次感冒并不说明患免疫缺陷病。

皮肤和口腔、眼及消化道黏膜感染常见。鹅口疮是口腔真菌感染,它通常是免疫缺陷病的早期征象。口腔可能会生疮。耳和皮肤的细菌和病毒感染也常见。细菌感染(例如,葡萄球菌)可能会导致脓肿形成(脓皮病)。可能会形成疣(病毒导致)。

许多病人体重下降。

婴儿和幼童可能会有慢性腹泻,可能会生长发育比预期缓慢。症状发生越早,免疫缺陷越严重。

其他症状取决于感染的严重程度和持续时间。

诊断

医生必须首先怀疑到免疫缺陷的存在,然而他们会进行检查来判断特异的免疫系统异常。

当严重感染或少见感染反复出现或者当一般不会导致严重感染的病原体(诸如肺孢菌或巨细胞病毒)导致了严重的感染时,医生会怀疑免疫缺陷。体格检查也可能提示免疫缺陷。皮疹、脱发、慢性咳嗽、体重下降和肝脾增大常见。有些免疫缺陷病淋巴结和扁桃体异常缩小,而另一些则淋巴结增大。有些症状也可能会提示某种特殊的疾病。

为了判断免疫缺陷病类型,医生通常会询问病人开始发生反复感染或者异常感染的年龄。6 个月内的婴儿的感染通常提示 T 细胞异常。较大的儿童的感染通常提示 B 细胞和抗体生成异常。感染的类型也有助于医生判断免疫缺陷病的类型。

医生会询问病人的危险因素,诸如糖尿病、特殊药物的应用、毒性物质暴露以及近亲免疫缺陷病的可能性(家族史)。还会询问病人过去和目前的性生活史以及静脉注射毒品史以判断有无 HIV 感染可能。

检查:需要实验室检查确定免疫缺陷的诊断以及明确免疫缺陷病类型。血液分析可以确定白细胞总数及各种主要白细胞类型的比例。显微镜检查可以判断白细胞的异常。抗体水平、红细胞和血小板的数目以及补体水平都要检查。如果任何检查异常,都要进行进一步检查。

如果怀疑免疫缺陷的原因是 T 细胞异常,可以行皮试。皮试类似用于筛查结核的结核菌素皮试。如果 48 小时内发生反应(红、热、肿),说明 T 细胞功能正常。没有反应提示 T 细胞异常。

已知家族中有遗传性免疫缺陷病基因的成员可能会希望进行遗传学检查以明确自己是否携带有致病基因,以及他们子女发病的概率。检查前遗传咨询有益。一些免疫缺陷病,诸如 X 连锁的无免疫球蛋白血症、Wiskott-Aldrich 综合征、严重联合免疫缺陷病和慢性肉芽肿性疾病,可以通过检查胎儿周围的液体(羊水)或胎儿血液(产前检查)来判断。对于有免疫缺陷病家族史且其突变已经确定的患者推荐这种检查。

导致免疫缺陷的药物

类型	举例
抗癫痫药	卡马西平 苯妥英 丙戊酸
免疫抑制剂	硫唑嘌呤 环孢菌素 霉酚酸脂 西罗莫司 他克莫司(tacrolimus)
皮质激素	甲基强的松龙 强的松
化疗药物	阿伦单抗(alemtuzumab) 马利兰 环磷酰胺 马法兰
单克隆抗体(靶向抑制免疫系统特异组分的物质)	莫罗单抗(muromonab,OKT3)

预防和治疗

部分可以导致免疫缺陷病的疾病可防可治。例如下列疾病:

- HIV 感染:安全性行为和避免共用针头注射毒品可以降低其传播。
- 恶性肿瘤:如果病人不需要长期应用免疫抑制剂,有效的治疗通常会使免疫系统功能恢复。
- 糖尿病:良好的血糖控制可以改善白细胞功能,防止感染。

感染的防治策略取决于免疫缺陷病的类型。例如,抗体缺陷导致的免疫缺陷病患者细菌感染风险增加。下列方法可以降低其风险:

- 周期性免疫球蛋白(从免疫系统正常者血液中获取的抗体)静脉注射治疗
- 良好的个人卫生(包括精心的牙科保健)
- 禁生食
- 仅饮用瓶装水
- 避免接触感染者

一旦出现发热或其他感染征象,以及在可能导致细菌入血的手术或牙科操作前,应使用抗生素。

如果免疫缺陷病病毒感染风险增加(诸如 T 细胞异常引起的免疫缺陷),抗病毒药物——诸如流感应用金刚烷胺,疱疹或水痘应用阿昔洛韦——要在开始出现感染征象时立刻应用。这种治疗可能是救命的。

如果疾病(诸如严重的联合免疫缺陷病)增加严重感染或特殊感染的风险,应预先应用抗生素预防感染。

可以导致免疫缺陷的疾病

类型	举例
血液	再生障碍性贫血
	白血病
	骨髓纤维化
	镰刀细胞病
恶性肿瘤	脑部恶性肿瘤
	肠道恶性肿瘤
	肺癌
染色体	Down 综合征
感染	巨细胞病毒感染
	Epstein-Barr 病毒感染
	人类免疫缺陷病毒（HIV）感染
	麻疹
	水痘
激素	糖尿病
肾脏	血液毒性物质积聚（尿毒症）
	肾病综合征
肝脏	肝炎
肌肉骨骼	类风湿性关节炎
	系统性红斑狼疮（狼疮）
脾脏	切除脾脏
其他	酗酒
	烧伤
	营养不良

如果免疫缺陷病不影响抗体生成，可以预先接种疫苗。然而，B 细胞和 T 细胞异常的患者只能应用灭活病毒和细菌疫苗，而不能应用减毒活疫苗。活的病毒可以导致其感染。活疫苗有轮状病毒疫苗、口服脊髓灰质炎疫苗、麻疹-腮腺炎-风疹疫苗、水痘疫苗和卡介苗。对于可以产生抗体者及其家庭成员推荐每年接种流感疫苗。

干细胞移植可以纠正一些免疫缺陷病，特别是严重的联合免疫缺陷病。干细胞通常自骨髓获取，有时亦可从血液获取（包括脐血）。一些大型医学中心可以进行干细胞移植，它通常用于治疗严重疾病。

有时胸腺组织移植有益。有些先天性免疫缺陷病基因治疗获得成功，但是因为有白血病风险而尚未广泛应用。

共济失调-毛细血管扩张症

共济失调-毛细血管扩张症是一种遗传性疾病，特征是共济失调、毛细血管扩张和感染风险增加。

共济失调-毛细血管扩张症患者感染风险增加是因为 B 细胞和 T 细胞功能异常，B 细胞和 T 细胞帮助机体防御微生物和异常细胞侵袭。通常，某种类型的抗体（免疫球蛋白）——IgA 和 IgE——也减低。出现鼻窦和呼吸道感染，常导致肺炎和支气管炎等慢性肺病。恶性肿瘤（特别是白血病、脑肿瘤和胃癌）风险增加。

本病还导致小脑（负责协调机体运动的脑部）异常，这与免疫缺陷病无关。通常在儿童学习走路时出现共济失调，但也可以延迟至 4 岁出现。逐渐口齿不清，并且肌力进行性下降，导致严重残疾。可以出现精神发育迟缓。1 岁到 6 岁之间，皮肤和眼睛毛细血管逐渐扩张显现。毛细血管扩张被称为蜘蛛静脉，通常在眼球和耳朵最常见。内分泌系统可以受累，导致睾丸小（男孩）、不育和糖尿病。

医生基于症状怀疑本诊断。检测血液 IgA 水平及遗传学检查有助于确诊。

抗生素和免疫球蛋白有助于防止感染，但是不能缓解其他问题。共济失调-毛细血管扩张症通常在 30 岁前进展为瘫痪、痴呆和死亡。

慢性肉芽肿性疾病

慢性肉芽肿性疾病是一种吞噬细胞（一种白细胞）功能异常的遗传性免疫缺陷病。

正常情况下，吞噬细胞（中性粒细胞、嗜酸性粒细胞、单核细胞和巨噬细胞）吞噬和杀伤微生物。但是当患有慢性肉芽肿性疾病时，吞噬细胞可以吞噬但是不能产生物质（诸如过氧化氢和超氧化物）杀伤某些细菌和真菌。这种疾病男孩多见。

症状常首发于幼童期，但亦可在青春期。慢性感染见于皮肤、肺部、淋巴结、口腔、鼻腔和肠道。脓肿可以见于肛周、肺部、骨和肝脏。淋巴结往往充满细菌并肿大。淋巴结上的皮肤可以溃破，而出现脓肿引流。肝脏和脾脏可以增大。患儿可能生长缓慢。

为了诊断本病，医生会采血检查吞噬细胞对微生物的活性。

本病需要长期应用抗生素预防感染。干扰物 gamma 每周注射 3 次可以降低感染次数及严重性。如果病人曾患真菌感染，需要长期抗真菌治疗。有些病人干细胞移植治疗成功，但是因为其风险，仅在病人有兄弟姐妹组织配型完全一致，且能够捐献干细胞时，才推荐应用。

慢性黏膜皮肤念珠菌病

慢性黏膜皮肤念珠菌病是一种 T 细胞（淋巴细胞）功能异常的遗传性免疫缺陷病。

因为 T 细胞功能异常，机体抵御真菌感染（包括念珠菌和酵母菌）能力下降。抵御其他感染能力正常。

通常在婴儿期出现顽固的念珠菌感染,但有时可以在成年早期发生。真菌可以导致口腔感染(鹅口疮)以及头皮、皮肤和指甲感染。口腔、眼睑、消化道和阴道黏膜也可以发生感染。婴儿常表现为难治性的鹅口疮、尿布疹,或两者并存。本病严重程度不等,可以仅影响单个指甲,也可以导致面部和头皮毁容性病损,皮疹可以结痂、增厚、渗出,头皮的皮疹可以导致头发脱落。许多病人有内分泌疾病,诸如甲状旁腺功能低下、肾上腺功能低下(Addison 病)以及肝炎和自身免疫病,诸如 Grave's 病。

如果病人有特征性皮疹,医生会怀疑本病。确诊可以通过显微镜检查受累部位标本发现酵母菌。

通常,皮肤应用抗真菌药物可以控制感染。如果不能控制,口服氟康唑或其他相似的抗真菌药物有效。需要长时间服药。通常,本病是慢性的,不影响生存期。

普通变异型免疫缺陷病

普通变异型免疫缺陷病是一种遗传性免疫缺陷病,特征是抗体(免疫球蛋白)水平极低,而 B 细胞(淋巴细胞)数目正常。

普通变异型免疫缺陷病常发生于 10 ~ 20 岁。B 细胞数目正常,但是细胞不能正常成熟,因此不能生成免疫球蛋白。部分本病患者,T 细胞(淋巴细胞)也存在功能异常。

反复肺部感染,肺炎特别常见。病人可能有慢性咳嗽、咳血和呼吸困难。可以发生自身免疫病,包括 Addison 病、甲状腺炎和类风湿性关节炎。可以出现腹泻,消化道不能很好吸收食物。脾脏可以增大。10% 患者出现胃癌或淋巴瘤。

有自身免疫病家族史者有典型症状时,医生会怀疑本病。需要检测血液免疫球蛋白水平。

本病需要终生输注免疫球蛋白,感染需要立刻应用抗生素。自身免疫病根据需要应用美罗华(一种单克隆抗体,也可以用于治疗淋巴瘤和类风湿性关节炎)或皮质激素。生存期可能缩短。

DiGeorge 综合征

DiGeorge 综合征是出生时胸腺缺如或发育不全的一种先天性免疫缺陷病。

通常,DiGeorge 综合征是染色体异常导致,但常无家族史。男孩和女孩发病率近似。胎儿不能正常发育,可以出现下列异常:

- 心脏:患儿通常有先天性心脏病。
- 甲状旁腺:患儿常甲状旁腺(帮助调节血钙水平)发育不全或缺如。因此血钙减低,导致肌肉痉挛(抽搐)。

痉挛常在出生后 48 小时内出现。

- 面部:典型患儿有罕见的面部特征,包括低位耳、后缩的小下颌和眼距增宽。可能有腭裂。
- 胸腺:胸腺是 T 细胞正常发育所必需的器官。因此胸腺的缺如或发育不全会导致 T 细胞数目减少,从而抗感染能力下降。然而,T 细胞的功能有很大差异。同时,T 细胞功能有可能自发改善。

医生基于患者症状怀疑本诊断。血液检查可以确定血细胞总数及 T 细胞和 B 细胞数目,还可以评价 T 细胞和甲状旁腺的功能。胸部 X 线可以检查胸腺的大小。可能需要检查有无染色体异常。

有一定 T 细胞的儿童有可能免疫功能正常,而不需要治疗。一旦出现感染要立即治疗。对于 T 细胞极低或者缺如的儿童,本病若不行胸腺组织移植将是致命的,而移植则可能治愈其免疫缺陷。在胸腺组织移植前,要先置于培养皿并进行处理以清除其成熟 T 细胞。成熟 T 细胞会将受体组织识别为异物而进行攻击,导致移植物抗宿主病。

病人需要口服钙和维生素 D 来防止肌肉痉挛。有时心脏病比免疫缺陷更严重,有时需要手术治疗以防止严重心脏衰竭或死亡。预后常取决于心脏病的严重程度。

高 IgE 综合征

高 IgE 综合征(Buckley 综合征)是一种遗传性免疫缺陷病,其特征是很早出现反复疖肿和肺炎,IgE 水平非常高,其他类型抗体(免疫球蛋白)水平正常。

高 IgE 综合征,B 细胞和 T 细胞数目正常。本综合征由特殊基因突变引起。

症状常首发于婴儿期。多数患儿有皮肤、关节、肺或其他器官脓肿。脓肿通常由葡萄球菌感染引起,并常频繁复发。肺部感染在肺炎消退后常遗留巨大的囊。骨质强度下降,导致多发骨折。可能有粗糙面部特征。乳牙脱落延迟。

本病的疑诊基于年幼即出现反复疖肿和肺炎,确诊通过血液检查发现高水平 IgE。遗传学检查可以明确其异常基因。

本病需要长期应用抗生素,如双氯西林或头孢氨苄,来预防葡萄球菌感染。生存期取决于肺部感染的严重程度。

选择性免疫球蛋白缺乏症

选择性免疫球蛋白缺乏症是一种先天性免疫缺陷病,某一种抗体(免疫球蛋白)水平减低,而其他免疫球蛋白水平正常。

免疫球蛋白有几种类型。每一种类型都以不同方式保护机体免受感染。每种类型都可能会下降，但最常受影响的种类是免疫球蛋白 A（IgA）。

选择性 IgA 缺乏症：本病常终生持续存在。有时是染色体异常导致。如果一个人的遗传学特点导致其有易感性，在服用苯妥英（一种抗癫痫药）、磺胺（一种抗生素）、金化合物或青霉胺（用于治疗类风湿性关节炎）时会造成 IgA 水平减低。其减低还可以见于普通变异型免疫缺陷病患者的家庭成员。

多数选择性 IgA 缺乏症病人没有症状或症状轻微。另一些患者发生慢性肺部感染、鼻窦炎、过敏、慢性腹泻或自身免疫病，诸如炎症性肠病或系统性红斑狼疮（狼疮）。少数病人可发展成普通变异型免疫缺陷病。

如果输注血液或者免疫球蛋白（正常情况下两者都含有 IgA），有些选择性 IgA 缺乏症病人会出现抗 IgA 的抗体。当病人再次输注血液或者免疫球蛋白时，可能会出现严重的过敏（超敏）反应。这种病人应该佩戴医疗警示手镯或标签，以警示医生避免出现这种反应。

有些病人自发改善，他们的生存期常不受影响，除非出现自身免疫病或者普通变异型免疫缺陷病。

医生会对反复感染的病人怀疑有免疫球蛋白缺乏，特别是对于服用相关药物或有相关疾病者。可以检测血液免疫球蛋白水平来确诊。

通常情况下，选择性 IgA 缺乏症不需要治疗。反复感染的病人需要应用抗生素。药物导致的选择性 IgA 缺乏症在停药后可能会缓解，但并非总是如此。

严重联合免疫缺陷病

严重联合免疫缺陷病是一种先天性免疫缺陷病，抗体（免疫球蛋白）水平减低和 T 细胞（淋巴细胞）缺失。

严重联合免疫缺陷病是最常见的严重的免疫缺陷病。所有类型均为遗传性。这种疾病有一种类型是由于腺苷脱胺酶缺乏导致的。

因为没有 T 细胞，B 细胞不能生成免疫球蛋白，因此免疫球蛋白水平减低。

多数严重联合免疫缺陷病患儿发生肺炎、鹅口疮和腹泻，通常在 6 个月龄时。也可能发生更严重的感染，包括肺孢菌肺炎。这些情况导致患儿不能正常生长发育。患儿可能会出现剥脱性皮疹，所有患儿都有严重的胸腺发育不全。如果不经治疗，这些孩子常在 1 岁前夭折。

诊断和治疗

症状会提示本病。血液检查可以检测 B 细胞和 T 细胞数目和免疫球蛋白水平以及评估 B 细胞和 T 细胞功能。

本病患者所处环境要受到保护以避免接触可能的感染。过去，患儿常被严格隔离，有时隔离在一个塑料帐篷里，所以本病曾被称为塑封男孩综合征。

抗生素和免疫球蛋白治疗有益，但不能防止严重病毒感染。唯一有效的治疗是移植无本病且组织配型一致的同胞兄弟姐妹或组织配型半相合的父母的骨髓干细胞。如果在 3 个月龄前行移植，96% 婴儿会存活。

如果腺苷脱胺酶缺乏且不能行骨髓干细胞移植，酶注射替代治疗有部分效果。

基因治疗可能有效，这取决于是何种类型的严重联合免疫缺陷病。基因治疗过程是先从患儿骨髓内取出部分白细胞，在细胞内植入正常基因，然后将细胞回输到患儿体内。然而这种治疗有致白血病风险。

脾脏疾病和免疫缺陷

脾脏有重要的免疫功能。脾脏过滤血液，清除并破坏血流中的细菌和其他感染病原体。它还可以产生抗体（免疫球蛋白）。对于生来无脾脏或者因为疾病脾脏受损或被切除的人来说，发生严重细菌感染的风险增加。

无脾者儿童期除常规疫苗接种外，还需要接种肺炎球菌和脑膜炎球菌疫苗。患脾脏疾病或无脾者一旦感染要及时应用抗生素。无脾的儿童要服用抗生素，通常为青霉素或氨苄西林，直至 5 岁，以防止血液感染。如果患免疫缺陷病，需要终生服用抗生素。

婴儿暂时性低免疫球蛋白血症

婴儿暂时性低免疫球蛋白血症，婴儿延迟生成正常量的抗体（免疫球蛋白）。

出生时免疫系统尚未完全发育。婴儿的免疫球蛋白多数来源于母体，在生前经胎盘转移到胎儿体内。母体的免疫球蛋白可以保护婴儿，直至婴儿可以自己生成，这通常发生于 6 月龄。几乎同时，来源于母体的免疫球蛋白水平下降。婴儿暂时性低免疫球蛋白血症的患儿，延迟生成正常量的免疫球蛋白。因此，在 3～6 个月龄时开始免疫球蛋白水平减低，而大约 12～36 个月龄时恢复正常。这种情况很少会导致严重感染，一般不被认为是真正的免疫缺陷。

这种情况在早产儿比较常见，因为他们接受来源于母体的免疫球蛋白较少。尽管这种情况出生后就存在，但并非遗传性。

血液检查可以检测免疫球蛋白水平以及评估疫苗接种后免疫球蛋白的生成。多数患儿在疫苗接种后或者暴露于感染病原体后能生成正常量的抗体。因此，他们感染后不会出现问题，不需要治疗。然而部分患儿，特别是早产儿，会出现频繁感染。这些患儿需要应用抗生素预防感染。这种疾病通常无须治疗，自行缓解。

Wiskott-Aldrich 综合征

Wiskott-Aldrich 综合征是一种遗传性免疫缺陷病,特征为抗体(免疫球蛋白)生成异常,T 细胞(淋巴细胞)功能异常,血小板计数减低和湿疹。

Wiskott-Aldrich 综合征仅见于男孩。其病因是编码一种 T 细胞和 B 细胞正常功能需要的一种蛋白质的基因突变。因此,本病这些细胞功能异常。B 细胞不能正常生成免疫球蛋白。血小板(帮助凝血的细胞碎片)小且形状异常。脾脏将其清除和破坏,导致血小板数目下降。

因为血小板数目减低,首发症状可能为出血,通常为便血。病人在年幼时就可以出现湿疹。因为免疫球蛋白水平减低以及 T 细胞功能异常,病人容易出现感染,特别是呼吸道感染。淋巴瘤和白血病等恶性肿瘤风险增加。

血液检查可以帮助医生诊断本病。要检测白血病总数及分类计数,以及血小板计数。要检查血小板有无异常。检测免疫球蛋白水平。医生还要检测病人对于疫苗接种及其他物质刺激免疫反应(抗原)生成抗体的能力。遗传学检查可以发现突变。

必须行干细胞移植以延长生命。不行干细胞移植,多数患儿 15 岁前死亡。手术切除脾脏可能会缓解出血问题。需要长期应用抗生素预防感染,应用免疫球蛋白来补充缺失的抗体。

X 连锁的无免疫球蛋白血症

X 连锁的无免疫球蛋白血症(Bruton 病)是一种 X 染色体异常导致的遗传性免疫缺陷病。本病导致 B 细胞(淋巴细胞)缺如以及抗体(免疫球蛋白)水平极低。

X 连锁的无免疫球蛋白血症仅见于男孩。在出生后的前 6 个月,来自于母体的免疫球蛋白可以保护婴儿避免感染。在大约 6 个月时,这些免疫球蛋白水平开始下降,患儿开始反复出现耳朵、鼻窦和肺部感染,常常是由于肺炎球菌、链球菌和嗜血杆菌等细菌引起。有时出现少见的脑部病毒感染。扁桃体非常小,没有淋巴结。

血液检查可以检测免疫球蛋白和抗体水平以及 B 细胞数目。

终生输注免疫球蛋白可以补充缺失的抗体,从而预防感染。细菌感染要及时应用抗生素,也可以长期应用抗生素。即使应用了这些方法,仍然常出现慢性鼻窦和肺部感染。经过治疗,生存期常不受影响,除非出现脑部感染。

第 169 节

过 敏 反 应

过敏反应(超敏反应)是免疫系统对正常无害的物质的不适当反应。

■ 通常,过敏导致眼水和眼痒、流涕、皮肤瘙痒、皮疹和打喷嚏。

■ 有些被称为超敏反应,可致死。

■ 诊断主要根据症状,皮肤试验有助于明确过敏原。

■ 有严重过敏反应者应随身携带可自行注射的肾上腺素和抗组胺药。

■ 最重要的是避免接触过敏源,如果不可避免,有些人可进行脱敏治疗。

■ 严重过敏反应需要至医院急诊处理。

正常情况下,免疫系统——包括抗体、白细胞、肥大细胞、补体蛋白和其他物质——保护机体免受外来物质(被称为抗原)侵袭。然而,有些人在暴露于对多数人无害的环境化学物质(过敏原)、食物或药物时免疫系统反应过度。有些人仅对一种物质过敏,有些人对多种物质过敏。美国大约三分之一的人有过敏现象。

过敏原接触皮肤或眼睛、吸入、食入或注射后可能会导致过敏反应。过敏反应可以多种方式出现:

■ 作为季节性过敏的一部分(诸如花粉症),由于暴露于草或豚草花粉等物质引起

■ 服药激发

■ 食入某种食物激发

■ 吸入粉尘或动物皮屑激发

许多过敏反应,免疫系统首次接触抗原,产生一种被称为免疫球蛋白 E(IgE)的抗体。IgE 结合于血液中的嗜碱性粒细胞及组织中的肥大细胞。首次暴露导致病人对过敏原致敏,但不引起症状。当致敏的病人再次接触过敏源时,表面由 IgE 的嗜碱性粒细胞和肥大细胞释放一些物质(诸如组胺、前列腺环素和白三烯等)导致周围组织肿胀或发炎。这些物质启动了一个反应瀑布持续刺激和损伤组织。这些反应程度轻重不一。

症状

多数过敏反应轻微,包括眼睛流泪和眼痒、流涕、皮肤瘙痒和打喷嚏。皮疹(包括荨麻疹)常见,并常有瘙痒。荨麻疹是小的、灰白、轻度抬高的肿胀区域为红色区域所包围。肿胀可以出现于大片皮下区域。肿胀是由于液体从血管内渗漏造成(血管性水肿)。根据机体受累及的区域,血管性水肿可能非常严重。过敏可能会激发哮喘发作。

某些过敏反应被称为超敏反应,可以致命。可以出现气道狭窄(收缩),导致喘鸣,以及喉和气道黏膜肿胀,影响呼吸。可以出现血管扩张导致危险的低血压。

诊断

医生首先要判断反应是否为过敏性的。他们可能会询问病人是否有过敏的近亲,因为这提示反应更可能是过敏性的。血液检查通常要测定嗜酸性粒细胞数目。过敏反应时通常嗜酸性粒细胞水平升高。

因为过敏反应由特异过敏源激发,主要诊断目的是明确过敏原。通常,病人和医生根据过敏何时开始发生来判断过敏原(例如,某个季节或者进食某种特定食物后)。

皮肤试验是明确特异过敏原最有效的方法。通常,首先进行皮肤针刺试验。用花粉提取物(从树、草、种子或真菌孢子等)、粉尘、动物皮屑、昆虫毒液、食物和某些药物制成稀释溶液。每种溶液各取一滴置于病人皮肤,然后进行针刺。如果病人对一种或多种物质过敏,病人会出现风团或红斑反应:

- 15~20 分钟内在针刺部位出现灰白、轻度隆起的肿胀——风团。
- 风团周围有边界清晰的红色区域——红斑。
- 受累区域大约直径 1.3 厘米。

皮肤针刺试验可以明确大多数过敏原。如果没有发现过敏原,可将每种溶液取极少量注射到病人皮肤内(皮内试验)。这种皮肤试验更容易发现对过敏原的反应。在皮肤试验前要避免服用抗组胺药,因为它可以抑制过敏反应。

放射性过敏原吸附试验(radioallergosorbent test,RAST)用于不能行皮肤试验时——例如,如果皮疹广泛存在时。这种检查可以测定血液中各种特异抗原的IgE水平。如果血液中某种类型IgE明显升高,说明免疫系统产生了对相应过敏原的过敏反应。因此,这项检查可以帮助医生发现过敏原。这项检查会要求病人在检查前几天到一周停止服用某些药物,因为有些药物,包括非处方及处方的抗组胺药、三环类抗抑郁药和单胺氧化酶抑制剂(也是抗抑郁药)可以干扰检查结果。服用 beta 阻滞剂者也不能检查。

预防

环境措施:如果可能,避免过敏原是最佳的方法。避免过敏原可能措施有:

- 停用某种药物
- 家中避免某种宠物
- 安装高效空气过滤装置
- 不吃某些食物
- 对于严重季节性过敏患者,可能迁居到没有相应过敏原的地区
- 去除容易积灰的器具,如有套子的家具和地毯
- 用细密织物覆盖床垫和枕头,使尘螨和过敏原颗粒不能穿透
- 使用合成纤维枕头
- 经常用热水清洗床单、枕套和毯子
- 在地下室和其他潮湿房间应用除湿装置
- 用热气熏蒸房间

过敏原免疫治疗:由于有些过敏原(尤其是空气中的过敏原)无法避免,过敏原免疫治疗(也被称为脱敏治疗)可以用来使病人对过敏原脱敏,这种治疗通常应用过敏原注射。通过过敏原免疫治疗,过敏反应可以预防或者减轻其频度或程度。然而,过敏原免疫治疗并不总是有效。不同病人、不同过敏原效果不一。

免疫治疗最常用于花粉、尘螨、真菌和昆虫毒液。如果病人的过敏原难以避免(诸如昆虫毒液),免疫治疗有助于防止过敏反应。有时这种治疗用于治疗动物皮屑过敏,但多不奏效。食物过敏通常不建议免疫治疗,因为它可以导致严重反应并且效果较差,同时,食物接触常常是可以避免的。

当过敏原可以避免(诸如青霉素和其他药物)时,不应用免疫治疗。然而,当病人需要应用过敏的药物时,可以在医生的严密监视下使用免疫治疗脱敏。

免疫治疗通常使用微量的过敏原皮下注射。然后剂量逐渐增加直至达到足以控制症状的剂量(维持量)。必须逐渐加量,因为过快暴露于高剂量的过敏原可以导致过敏反应。然后,注射频度通常每 2~6 周一次。这种方法如果维持注射长期持续应用最有效,即使对于季节性过敏也是如此。

另一种免疫治疗方案是将高剂量的过敏原置于舌下数分钟,然后吞下。像注射一样,剂量逐渐增加。舌下治疗是比较新的技术,治疗频度尚未确定。目前一般为每天一次至每周 3 次。

过敏原免疫治疗可能需要 3~4 年完成。

因为免疫治疗注射有时会引起严重的过敏反应,每次治疗后病人需要在诊室留观至少 30 分钟。如果免疫治疗反应轻微(诸如打喷嚏、咳嗽、充血、刺痛感、瘙痒、胸闷、哮喘和荨麻疹),抗组胺药——诸如苯海拉明或氯雷他定——可能有效。对于更严重的反应,可以注射肾上腺素。

治疗

　　避免过敏原是防治过敏的最佳方法。如果症状轻微,可以应用抗组胺药。如果按组胺药无效,肥大细胞稳定剂和皮质激素可能有效。非甾体类抗炎药(nonsteroidal anti-inflammatory drugs,NSAIDs)无效。严重症状,诸如累及气道者(包括超敏反应),需要紧急处理。

　　妊娠女性应尽可能避免接触过敏源,以尽量控制其症状。如果症状严重,妊娠女性应尽量吸入抗组胺药而非口服抗组胺药,除非吸入效果不佳。哺乳期女性应尽量避免应用抗组胺药,如果必须应用,吸入要优于口服。如果必须口服抗组胺药来控制症状,应该在哺乳后马上服用。

　　抗组胺药:抗组胺药是缓解过敏症状最常用的药物。抗组胺药是阻断组胺的效应而非抑制其生成。服用抗组胺药可部分缓解流涕、眼泪增加、瘙痒以及减轻荨麻疹或轻度血管性水肿导致的肿胀。但是抗组胺药在气道狭窄时不能改善呼吸。

　　抗组胺药有可口服的片剂、胶囊、溶液以及鼻喷剂、滴眼剂、洗液及霜剂。应用何种剂型取决于过敏反应的类型。有些是非处方药,有些是处方药。

　　抗组胺药有抗胆碱效应,诸如困倦、口干、视物模糊、便秘、排尿困难、意识模糊和头重脚轻感(特别是站起时)。通常来说,处方药这些反应较少。

　　有些抗组胺药更容易引起困倦(镇静)。有镇静作用的抗组胺药很多是非处方药。如果病人准备驾车、操作重型设备或者做其他需要警觉的事情,不应该服用有镇静作用的抗组胺药。有镇静作用的抗组胺药不能用于 2 岁以下儿童,因为有可能引起严重甚至致命的副作用。非处方抗组胺药由于其抗胆碱作用对于老年人及青光眼、良性前列腺增生或痴呆病人也要慎重。一般来说,医生对于心血管疾病患者也较慎重。

℞　部分抗组胺药

药物	抗胆碱效应的程度*	嗜睡程度**
非处方药		
溴苯那敏	中度	部分
西替利嗪	轻微至无	多数病人无,部分有中度
氯苯那敏	中度	部分
氯马斯汀(clemastine)	强	中度
地氯雷他定	轻微至无	轻微至无
苯海拉明	强	严重
氯雷他定	轻微至无	轻微至无
处方药*		
Azatadine	中度	中度
氮䓬斯汀(azelastine)	轻微至无	部分
赛庚啶	中度	部分
Dexchlorpheniramine	中度	部分
非索非那定(fexofenadine)	轻微至无	轻微至无
Hydroxyzine	中度	严重
左西替利嗪	轻微至无	轻微至无
异丙嗪	强	严重

*抗胆碱效应包括口干、视物模糊、便秘、排尿困难、意识模糊和头重脚轻感(特别是站立后)。老年人特别容易出现这些副作用。

**嗜睡程度差别很大,取决于剂量、制剂中的其他活性成分(如抗充血药)以及个体差异。

*** 先前一些处方药现在已经成为非处方药。

　　并非所有人对抗组胺药反应一样。例如,亚洲人相对于西方欧裔来说应用苯海拉明后镇静作用较轻。而且,抗组胺药有些人可导致相反(反常)效应,出现紧张、不安、激动。

　　肥大细胞稳定剂:肥大细胞稳定剂抑制肥大细胞释放组胺和其他导致水肿和炎症的物质。这类药物包括色甘酸钠和奈多罗米（nedocromil）。如果抗组胺药和其他药物无效或有副作用时，可以应用这类药物，可能有助于控制过敏症状。

色甘酸钠有吸入剂、喷雾剂（药物以气溶胶形式进入肺部）、眼水或口服剂等处方药，也有非处方的鼻喷剂。色甘酸钠通常作用于用药局部，诸如咽后部、肺部、眼或鼻。当口服时，色甘酸钠并不吸收入血，但是它可以缓解肥大细胞增多症的消化道症状。

奈多罗米眼水为处方药。

皮质激素：当抗组胺药和肥大细胞稳定剂不能控制症状时，皮质激素可能有效。皮质激素可以用鼻喷剂控制鼻部症状，也可以用吸入剂控制哮喘。仅在症状严重或广泛且其他治疗无效时医生才会应用口服皮质激素（泼尼松）。如果口服超过 3 ~ 4 周，皮质激素可以引起很多副反应，有时非常严重。因此，口服皮质激素应尽量缩短用药时间。

含激素的霜剂和软膏有助于改善过敏性皮疹引起的瘙痒。氢化可的松是一种非处方外用药。

其他药物：白三烯调节剂，诸如孟鲁司特，用于治疗轻度持续性哮喘和季节性过敏性鼻炎的抗炎药物。它们可以抑制白三烯，后者导致炎症和气道收缩。

Omalizumab 是一种单克隆抗体（拮抗特异物质的合成抗体）。在过敏反应是产生大量 IgE 抗体，omalizumab 与 IgE 结合，从而阻止 IgE 与肥大细胞和嗜碱性粒细胞结合而触发过敏反应。过敏性鼻炎、持续性或严重哮喘其他治疗无效时可以应用 omalizumab 治疗。其应用后，皮质激素可以减少用量。其给药方式为皮下注射。

紧急治疗：严重过敏反应，诸如超敏反应，需要紧急治疗。严重过敏反应病人应随身携带自注射式肾上腺素。许多病人还随身携带抗组胺药。一旦出现严重过敏反应，应尽快应用这些治疗措施。通常联用肾上腺素和抗组胺药可以终止过敏反应。然而，严重过敏反应病人应到医院急诊就诊，可以接受严密监测，如果需要可以重复给药或者调整用药。

季节性过敏

季节性过敏史接触气体传播的物质（诸如花粉）导致，仅在每年的特定季节出现。

■ 季节性过敏导致皮肤瘙痒、流涕、眼睛流泪或充血、打喷嚏。

■ 症状及季节性表现提示诊断，皮肤试验可以识别过敏原。

■ 抗组胺药、抗充血药和皮质激素鼻喷剂有助于缓解症状。

季节性过敏（常被称为花粉症）常见。通常在每年的特定时间出现，特别是春季、夏季和秋季，时间取决于病人对何种物质过敏。症状主要累及鼻黏膜（导致过敏性鼻炎）或者眼白（结膜）（导致过敏性结膜炎）。

花粉症这个名字有一定程度误导，因为症状并不仅限于传统上收集枯草的夏季，并且从无发热。花粉症通常是对花粉或草的过敏反应。不同季节导致枯草热的花粉不同：

■ 春季：通常是树（诸如橡树、榆树、枫树、桤木、桦树、杜松和橄榄）

■ 夏季：草和杂草

■ 秋季：豚草

而且，不同地区花粉季节差异很大。美国西部，山雪松（一种杜松）是十二月到三月主要花粉来源。在美国干旱的东南部，草授粉时间长，秋季杂草（诸如蒿和俄罗斯蓟）的花粉可以导致花粉症。病人可能对一种或多种花粉过敏，因此他们的花粉过敏季节可以从早春到晚秋。季节性过敏还可以是真菌孢子导致，它可以在气体中传播很长时间，跨越春季、夏季和秋季。

当气体传播物质（诸如花粉）和眼睛直接接触时，可以导致过敏性结膜炎。

症状

花粉症可以导致鼻子、上颚、咽后部和眼睛痒。痒可以逐渐出现，也可以突然出现。可以流清水涕及鼻塞。儿童鼻塞可以导致耳部感染。鼻黏膜可以水肿，呈紫红色。

鼻窦堵塞可以导致头痛。打喷嚏常见。

眼睛可以流泪和痒。眼白可能会变红，眼睑可以红肿。戴角膜接触镜可以进一步刺激眼睛。

其他症状有咳嗽、打喷嚏和易怒。有些病人情绪低落、食欲缺乏和睡眠障碍。

症状严重性和季节相关。

许多过敏性鼻炎病人合并哮喘，其过敏原可能与导致过敏性鼻炎和过敏性结膜炎的一致。

诊断

诊断依据症状与发作的环境——即是否仅发生于特定季节。这些信息有助于医生明确过敏原。

可以检查鼻分泌物是否含有嗜酸性粒细胞（过敏反应时大量生产的一类白细胞）。皮肤试验有助于确诊和明确过敏原。

治疗

鼻部症状：常首先应用抗组胺药。有时抗充血药，如伪麻黄碱，与抗组胺药合用可以缓解鼻塞。目前有很多抗组胺-抗充血复方药物（两种成分在一片药中）。然而，高血压病人不能使用抗充血药，除非医生推荐且监测下应用。非处方的抗充血滴鼻剂或喷剂应用不应超过数天，因为如果应用一周以上可能会导致鼻充血加重或病程延长。这种反应被称为反跳效应,最终会导致慢性充血。抗组胺药可能有其他副作用,如抗胆碱效应,包括嗜睡、口干、视物模糊、便秘、排尿困难、意识模糊和头重脚轻感。

皮质激素喷剂也有效。医生可能会把这种药物作为抗组胺药的替代或补充。多数喷剂没有什么副作用,偶有鼻出血和鼻疼痛。

有时其他药物有效。色甘酸钠鼻喷剂是处方药,它可以缓解流涕症状。氮䓬斯汀(azelastine,一种抗组胺药)和 ipratropium 的鼻喷剂都是处方药,它们都有效。但是这些药物都有与口服抗组胺药类似的抗胆碱效应,特别是嗜睡。

孟鲁司特是白三烯调节剂,它可以减轻炎症,缓解流涕。但是其最佳用药方法尚未确立。其他治疗无效时可以应用 omalizumab。过敏反应时生成大量 IgE 抗体,这种药物可以和 IgE 结合。孟鲁司特和 omalizumab 都是处方药。

规律应用温水或眼水清洗鼻窦有助于排除黏液和湿化鼻黏膜。这种技术被称为鼻窦灌洗。

如果这些治疗无效,可以短期口服或注射皮质激素(通常不超过 10 天)。如果长时间应用,皮质激素会导致严重副作用。

眼部症状: 应用人工泪液清洗眼睛有助于减轻刺激症状。尽量避免可能导致过敏反应的物质。在结膜炎发作时应避免应用角膜接触镜。

含有抗组胺药和导致血管收缩药物的眼水通常有效。这些眼水为非处方药。然而,这些药物与处方药相比效果较差,副作用多。含色甘酸钠的眼水是处方药,它可以预防而非治疗过敏性结膜炎。预期可能要接触抗原之前可以应用色甘酸钠眼水。如果症状很严重,可以应用含皮质激素的眼水,它也是处方药。在应用皮质激素眼水治疗期间,要定期接受眼科医生检查有无眼压增高和感染。

过敏原免疫治疗: 如果其他治疗无效,过敏原免疫治疗部分病人有效。免疫治疗需要下列条件:

- 症状严重
- 无法避免接触过敏原
- 通常用于治疗过敏性鼻炎或结膜炎的药物不能控制症状
- 出现哮喘

枯草热的过敏原免疫治疗需要在花粉季节后开始,为下一个季节做准备。在过敏季节因为过敏原已经激活了免疫系统,如果此时应用免疫治疗更容易出现副作用。免疫治疗常年应用更为有效。

常 年 过 敏

常年过敏是接触常年存在的气体传播物质(诸如屋尘)导致的。

- 鼻充血、痒,有时流涕,口腔和咽部痒。
- 症状和过敏激发因素常可提示诊断。
- 最佳方法是避免接触过敏原,抗组胺药等可以缓解症状。

常年过敏可以发生于一年任何时间,无关于季节,或者终年持续发作。常年过敏常常是对屋尘的反应。屋尘可能含有真菌和真菌孢子、织物纤维、动物皮屑、尘螨等。蟑螂体内或体表的物质常可引起过敏症状。这些物质可以在室内长期存在,但有可能冬季症状更严重,因为冬季更多时间是在室内。

通常,常年过敏导致鼻部症状(过敏性鼻炎),但不引起眼部症状(过敏性结膜炎)。然而,如果某些物质有意或无意接触眼睛,可以导致过敏性结膜炎。这样的物质包括用于治疗眼部疾病的药物,眼线和粉扑等化妆品,以及染发剂。角膜接触镜清洗液可以导致化学性过敏性反应。

你知道吗……
蟑螂常被视为导致过敏的元凶。

症状和诊断

最明显的症状是慢性鼻塞。还有流清水涕,鼻、上颚、眼后部痒,痒可以逐步出现或突然出现。打喷嚏常见。

连接中耳和鼻后部的咽鼓管可能会肿胀,导致听力受损,特别是儿童。儿童还可以出现慢性耳部感染。部分病人反复鼻窦感染(慢性鼻窦炎)和鼻内增生(鼻息肉)。眼睛受累,会流泪和痒。眼白变红,眼睑红肿。

很多常年性过敏病人合并哮喘,其过敏原可能和导致过敏性鼻炎和过敏性结膜炎的相同。

诊断基于症状加导致发作的环境——即对特定活动(如养宠物猫)的反应。

预防

推荐尽可能避免过敏原,从而避免症状发作。

如果病人对屋尘过敏,一些环境改变可以预防或减轻症状:

- 去除积灰的物品,诸如玩具、杂志和书
- 更换带套子的家具或经常吸尘
- 更换窗帘和使用百叶窗
- 去除地毯或改用一次性地毯
- 用细致织物覆盖床单和枕头,使尘螨和过敏原颗粒无法穿透
- 使用合成纤维枕头
- 室内经常除尘和湿拖

■ 应用空调和除湿设备以降低室内湿度,高湿度会增加尘螨孵化
■ 安装高效空气过滤器

如果病人对动物皮屑过敏,家庭的宠物要限制在特定房间,可能的话家里不养宠物。每周给宠物洗澡有一定帮助。

治疗

药物治疗与季节性过敏类似。包括抗组胺药、鼻抗充血药和鼻喷皮质激素。

对于慢性鼻窦炎和鼻息肉患者,有时需要行手术改善鼻窦引流及清除感染灶或切除息肉。在手术前后,热水或盐水冲洗鼻窦可能有益。这种技术被称为鼻窦灌洗。

食 物 过 敏

食物过敏是指对特异食物的过敏反应。
■ 导致过敏的食物主要有某些坚果、花生、贝类、鱼、牛奶、蛋、小麦和大豆。
■ 不同年龄症状不同,有皮疹、哮喘、流涕,成年人有时出现更严重的症状。
■ 皮肤针刺试验、血液检查以及食物排查有助于医生明确导致过敏的食物。
■ 唯一有效的治疗是避免导致过敏的食物。

很多不同食物可以导致过敏反应。食物过敏可以非常严重,有时导致超敏反应。

食物过敏可以出现于婴儿期。多见于父母有食物过敏、过敏性鼻炎或过敏性哮喘的儿童。食物过敏的婴儿和幼童往往对最常见的过敏原过敏,诸如蛋、奶、小麦、花生和大豆。为了防止出现过敏,很多家长避免小孩接触这些食物。然而,一些新的证据对这种方法提出质疑,尚需要进一步研究明确。大孩子和成人往往对坚果和海产品过敏。儿童长大后食物过敏可能缓解。因此,成人食物过敏发生率较低。然而,如果成人有食物过敏,往往会持续终生。

食物过敏有时被认为与儿童多动、慢性疲劳、关节炎、运动能力差和抑郁有关。然而这种关联尚未得到证实。

有些食物反应并非过敏反应。例如,食物不耐受并非食物过敏,因为它不累及免疫系统。它是由于消化道的反应而导致消化道不适。例如,有些人体内缺乏消化奶制品中糖所需要的酶。有些食物反应可能是由于食物污染和变质造成。

有些人,食物添加剂可以导致类似过敏的反应。例如,味精(monosodium glutamate,MSG),某些防腐剂(诸如焦亚硫酸钠)和色素(诸如柠檬黄,一种糖果、软饮料和其他食物应用的黄色色素)可以导致哮喘和荨麻疹等症状。有些人食用奶酪、酒和巧克力等食物可诱发偏头痛。

症状

婴儿食物过敏的首发症状可能是湿疹(变应性皮炎)或类似荨麻疹的皮疹。可伴有恶心、呕吐和腹泻。到 1 岁左右,皮疹发生的频度往往下降,但是进食导致过敏的食物时可能出现哮喘、气短或流涕。到 10 岁左右,食物过敏——最常见的是奶,其次是蛋和花生——往往会消退。食物过敏消退后,可能出现对空气传播的物质过敏,如过敏性哮喘和花粉症。

成人食物过敏导致口腔痒、荨麻疹、湿疹,偶尔有流涕和哮喘。有些成人食物过敏,即使摄入微量的食物就可能导致严重的反应。可以出现全身皮疹,咽喉肿胀,以及气道狭窄导致呼吸困难。偶尔,这种反应严重危及生命——一种超敏反应。

有些人,食物过敏(特别是小麦和芹菜)仅出现于进食后立刻运动时。少数人,进食某些食物可以诱发或加重偏头痛。

诊断

医生主要根据病史怀疑食物过敏。如果怀疑食物过敏,可以用各种食物的提取物行皮肤针刺试验。每种提取物各取一滴置于病人皮肤上,然后用针穿刺。测试食物的皮肤反应并不意味着病人对该种食物过敏,但是没有皮肤反应说明病人不可能对这种食物过敏。另外,可行放射过敏原吸附试验(RAST)。医生检测血液中各种过敏原 IgE 的水平。如果某种过敏原 IgE 水平异常升高,这种过敏原就可能是诱发过敏的原因。

如果这些检查发现了特定的食物,可以行口服激发试验来确诊。这项试验,病人分两批服用其他食物,诸如奶或苹果酱,一份加入可疑食物,另一份无可疑食物。然后医生观察病人进食后的反应:
■ 如果进食可疑食物后无症状出现,说明病人不对该食物过敏。
■ 如果进食可疑食物后出现症状,而进食其他食物后无症状,说明病人可能对可疑食物过敏。

明确食物过敏的另一种方法是排查食物。病人停止进食所有可能导致症状的食物 1 周左右。医生提供病人要遵循的食谱。只能吃食谱内的饮食,并且只能使用纯的材料。遵循这种食谱并不容易,因为很多食物可能含有少量未预期的成分。例如,许多黑麦面包含有小麦粉。不建议到餐馆就餐,因为病人和医生需要知道每餐进食的成分。如果没有症状出现,每次增加一种食物。每增加一种食物要观察数日或至症状出现,从而明确过敏原。或者医生要求病人在诊室进食少量食物,然后医生观察病人对该食物的反应。

你知道吗……

严重食物过敏的病人应随身携带抗组胺药和肾上腺素注射器，以防严重反应发生。

治疗

食物过敏的病人必须避免进食可导致过敏的食物。

先避免进食，然后进食少量食物或将食物提取物置于舌下，这种脱敏治疗无效。

抗组胺药仅对缓解荨麻疹和肿胀有效。口服色甘酸钠也可以缓解症状。口服制剂为处方药。

严重食物过敏者常要随身携带抗组胺药，一旦出现过敏立即服用。同时他们随身携带自注射肾上腺素，在严重反应时应用。

肥大细胞增多症

肥大细胞增多症是肥大细胞在皮肤和机体其他器官异常堆积的一种罕见病。

■ 病人可能有皮肤瘙痒、肿块、潮红、消化系统不适，有时骨痛。

■ 症状提示诊断，皮肤或骨髓活检可以确诊。

■ 如果肥大细胞增多症仅影响皮肤，不经治疗即可缓解，但是如果影响机体其他器官，不能治愈。

■ 抗组胺药可以缓解瘙痒，H_2受体阻滞剂可以缓解消化系统不适。

肥大细胞增多症罕见。它与典型过敏反应的区别在于它是慢性的，而非发作性的。经过几年时间肥大细胞数目增加并在组织中堆积发生肥大细胞增多症。肥大细胞是免疫系统的一种成分，它可以生成组胺，后者参与免疫反应和胃酸生成。因为肥大细胞数目增加，组胺水平增加。本病病因不明。

肥大细胞增多症可以主要累及皮肤（被称为皮肤肥大细胞增多症）或机体其他器官（被称为系统性肥大细胞增多症）。

■ 皮肤肥大细胞增多症：这种类型通常见于儿童。偶尔，在 6 个月龄前，肥大细胞聚集仅在皮肤形成孤立的团块（肥大细胞瘤）。更常见的表现是，肥大细胞在皮肤多个区域聚集，形成小的红棕色斑点或肿块（被称为色素性荨麻疹）。儿童色素性荨麻疹很少发展成系统性肥大细胞增多症，但成人多见。

■ 系统性肥大细胞增多症：这种类型常见于成人。肥大细胞在皮肤、胃、肠道、肝脏、脾脏、淋巴结和骨髓（生成血细胞的器官）聚集。器官功能可能会保持正常。但是如果很多肥大细胞在骨髓聚集，生成血细胞太少，则可以发生严重的血液病，如白血病。如果过多肥大细胞在器官内堆积，器官功能异常，其导致的问

题可能是致命的。

类超敏反应与超敏反应

类超敏反应与超敏反应类似。然而，类超敏反应与超敏反应不同，它可以在首次接触某种物质后出现。例如，类超敏反应可以发生于首次注射某些药物时，诸如多粘菌素、喷他佐辛、阿片类药物或 X 线造影剂等。同时，类超敏反应并非像超敏反应一样由 IgE 导致，而是由导致反应的物质本身导致。

阿司匹林和其他非甾体类抗炎药（NSAIDs）可导致有些人发生类超敏反应，特别是常年性过敏性鼻炎和鼻息肉者。X 线造影剂也是常见原因。其他诱发因素有输血和运动。

如果可能，医生应尽量避免给 X 线造影剂类超敏反应史的病人应用造影剂。然而，不用造影剂无法诊断某些疾病。这种情况下，医生可以选用较少导致类超敏反应的造影剂。另外，可以在注射造影剂前应用阻断类超敏反应的药物，诸如泼尼松、苯海拉明或肾上腺素。

症状

孤立的肥大细胞瘤不会引起症状。皮疹和肿块可能会痒，特别是摩擦或搔抓时。温度变化、接触衣物或应用某些药物（包括非甾体类抗炎药）等情况下瘙痒可能会加重。热饮料、辛辣食物、饮酒或运动可能使瘙痒加重。皮疹受摩擦或搔抓可能会形成荨麻疹及皮肤变红。

潮红常见。过多组胺生成刺激胃酸过度分泌，可能会导致胃溃疡，引起胃痛。可能有恶心、呕吐及慢性腹泻。肝脾异常导致体液潴留，引起腹围增宽。骨髓受累可引起骨痛。

可以出现全身性反应，包括类超敏反应。系统性肥大细胞增多症，全身性反应往往很严重。这包括非过敏反应，可以导致晕厥和血压致命性下降（休克）。类超敏反应类似超敏反应，但是没有激发的过敏原。

系统性肥大细胞增多症可以影响骨髓，近 30% 系统性肥大细胞增多症成人发展成恶性肿瘤，特别是髓细胞白血病。这些病人生存期缩短。

诊断

医生根据症状怀疑本诊断，特别是皮疹在被搔抓后形成荨麻疹并变红。活检可以确诊。通常取皮肤组织标本在显微镜下检查肥大细胞。有时可以骨髓取材。可以检查与血液中肥大细胞相关的一些化学物质，其水平升高支持系统性肥大细胞增多症诊断。

治疗

肥大细胞瘤常自行消退。瘙痒可以用抗组胺药治疗。儿童不需要其他治疗。如果成人有瘙痒和皮疹，可以应用紫外光和皮质激素霜。

系统性肥大细胞增多症无法治愈,但可以应用抗组胺药和 H_2 受体阻断剂(可以抑制胃酸)控制症状。色甘酸钠口服可以缓解消化道症状和骨痛。阿司匹林可以缓解潮红,但可能使其他症状加重。儿童不能应用阿司匹林,以免增加 Reye 综合征风险。

如果系统性肥大细胞增多症是侵袭性的,干扰素 alpha 每周皮下注射一次,可能会减少本病对骨髓的影响。可以应用皮质激素(诸如泼尼松)口服,但仅能短期应用。如果口服超过 3~4 周,可以导致很多副作用,有时很严重。

如果很多肥大细胞在脾脏聚集,可以将脾脏切除。如果出现白血病,化疗药(诸如柔红霉素、鬼臼霉素和 6-巯基嘌呤)有效。

为了超敏反应的紧急处理,病人应随身携带自注射肾上腺素。

物理性过敏

物理性过敏是物理刺激引起的过敏反应。

物理性过敏与其他过敏的区别在于触发因素是物理刺激,包括:

- 寒冷
- 日射
- 热或其他导致出汗的刺激(诸如情绪刺激或运动)
- 震动
- 轻微损伤(诸如搔抓所引起)
- 物理压力

对某些病人来说,仅在物理刺激时出现症状。对于某些有其他过敏的病人来说,物理刺激可以导致症状加重。

这种类型过敏反应的原因尚不清楚。一种理论认为物理刺激改变了皮肤的蛋白质。免疫系统误认为这种蛋白质是外来物质而对其进行攻击。其中一例是光过敏。紫外线使皮肤蛋白质改变,机体将其识别为异物而攻击。有时应用药物(诸如抗生素)、化妆品(诸如霜剂、洗剂和油)或其他物质而导致光过敏。

症状

最常见的症状有瘙痒、皮疹、荨麻疹和皮下组织肿胀(血管性水肿)。症状往往在暴露于物理刺激后几分钟出现。

当热过敏者暴露于热或其他导致出汗的活动时,可能会出现小而密的荨麻疹,有瘙痒感,周围为红色的环状围绕——这种情况被称为胆碱能荨麻疹。

当冷过敏者暴露于寒冷环境,会出现荨麻疹、哮喘、流涕、鼻塞或血管水肿。罕见情况下,出现广泛的超敏反应。

诊断和治疗

诊断基于症状和它们出现的环境。为了诊断冷过敏,医生将一个冰管置于皮肤上 4 分钟,移除冰管,然后观察荨麻疹的出现。医生常常建议病人一段时间内不要应用化妆品、皮肤霜剂、洗剂和油剂来判断这些物质是否会加重过敏。

最佳的治疗是避免导致物理性过敏的刺激。例如,光过敏病人应使用防晒霜和尽量避免日照。

抗组胺药常可缓解瘙痒。寒冷导致的荨麻疹最有效的治疗是赛庚啶,热或情绪应激导致的荨麻疹最有效的治疗是羟嗪(hydroxyzine)。

运动诱发的过敏反应

运动诱发的过敏反应出现于运动时或运动后。

运动可以诱发下列情况:

- **哮喘**:运动常可以诱发哮喘患者的哮喘发作,而有些人仅在运动时发生哮喘。运动诱发或加重哮喘的原因是快速的呼吸使气道温度和湿度下降,当气道温度恢复后变窄。当空气寒冷干燥时,更容易出现运动诱发的哮喘。病人可能感到胸部发紧、喘息、咳嗽、呼吸困难。
- **超敏反应**:罕见情况下,剧烈运动可以诱发广泛的严重的过敏(超敏)反应。部分病人仅在运动前进食过特定食物后出现。呼吸困难或血压下降导致头晕和昏倒。超敏反应可以危及生命。

典型情况下,运动诱发的症状——哮喘或类超敏反应——通常出现于剧烈运动 5~10 分钟后。症状通常出现于停止运动后。

诊断

诊断基于症状和它们与运动的关联。运动激发试验可以帮助医生确诊。这项试验是在平板运动或踏车运动前后测定肺功能。

治疗

对于运动诱发哮喘的病人,治疗目的是消除运动相关的症状。改善健康状况可以减少运动发生症状的可能性。开始运动前 15 分钟吸入 β 肾上腺能药物(哮喘中应用的)常可以防止反应发生。吸入色甘酸钠有益。

对于哮喘病人,服用控制哮喘的药物常可以防止运动过程中出现症状。对部分哮喘病人,服用治疗哮喘的药物并逐渐增加运动的强度和持续时间有助于耐受运动。

由运动诱发的超敏反应病人应避免可诱发症状的运动形式。如果运动前食用某种特殊食品可以诱发症状,则在运动前要避免服用这种食物。病人应随身携带自注射肾上腺素,以备急性情况之需。推荐和其他人一起运动。

荨麻疹和血管性水肿

荨麻疹，是特征为苍白、轻度隆起的肿胀，其周围区域发红且有明确边界的一种皮肤反应。

血管性水肿，是大片皮下组织肿胀，有时影响面部和咽喉。

■ 常见的诱发因素包括昆虫叮咬以及蛋、贝类、花生和坚果等食物。

■ 荨麻疹可引起瘙痒，血管性水肿可能引起面部、咽喉和气道肿胀。

■ 当昆虫叮咬导致症状时，至医院就诊特别重要。

■ 抗组胺药可以缓解轻度症状，但是如果血管性水肿导致水肿或呼吸困难，需要紧急治疗。

荨麻疹和血管性水肿可以同时出现，有时很严重。常见的诱发因素包括药物、昆虫叮咬、过敏反应（过敏原免疫治疗）和某些食物——特别是蛋、鱼、贝类、坚果和水果。有的食物进食微量就可以导致荨麻疹或血管性水肿。而另外一些食物（诸如草莓），仅在短期内大量进食时导致荨麻疹或血管性水肿。有时候，荨麻疹出现于病毒感染后，如肝炎、传染性单核细胞增多症和风疹。

荨麻疹和血管性水肿可以是慢性的，在几周或几个月内反复发作。病因可能是无意识摄入某种物质，诸如牛奶中的青霉素或食物中的防腐剂或色素。自身免疫性甲状腺疾病患者常发生荨麻疹。应用某些药物，诸如阿司匹林或其他非类固醇类抗炎药（NSAID），可以导致慢性荨麻疹或血管性水肿。不伴有荨麻疹的慢性血管性水肿可能是遗传性血管性水肿。

症状

荨麻疹通常开始表现为瘙痒，然后出现风团。风团通常较小（直径小于 1.3 厘米），有时较大（直径可至 10.2 厘米），形如红色的环，中心苍白。典型情况下，风团时隐时现。一处风团可以持续数小时，然后消失，然后出现在其他部位。在荨麻疹消失后，皮肤外观常完全正常。

血管性水肿可以影响手、足、眼睑、舌、唇或生殖器的一部分或全部。有时影响口腔黏膜、咽喉以及气道肿胀，导致呼吸困难。

诊断

常病因明确，因为缓解后很少复发，极少需要实验室检查。对于儿童，当荨麻疹出现快，消退也快，且不复现，因为原因通常是病毒感染，常不需要医生检查。

如果病因是蜜蜂叮咬，病人应就医。他们可以得到关于再次发生蜜蜂叮咬的治疗建议。如果血管性水肿或荨麻疹没有明确原因复发，推荐找医生进一步检查。

治疗

通常，如果突然出现荨麻疹，通常无须治疗而在几天内甚至几分钟内消退。如果病因明确，病人应尽量避免。如果病因不明，病人应停用所有非必需的药物，直至荨麻疹消退。

对于荨麻疹和轻度血管性水肿，服用抗组胺药可以部分减轻瘙痒和肿胀。症状严重且其他治疗无效时，可以口服皮质激素，然而应用疗程应尽量短。如果服用3～4 周以上，可以出现很多严重的副作用。皮质激素霜剂无效。

大约半数慢性荨麻疹的病人，不经治疗荨麻疹在 2 年内消失。对于部分成年人来说，抗抑郁药多塞平（也是一种强的抗组胺药）有助于缓解慢性荨麻疹。

如果严重的血管性水肿导致吞咽困难、呼吸困难或昏倒，需要立刻急诊处理。有这种反应的病人应随身携带自注射式肾上腺素和抗组胺药片剂，一旦出现严重反应，可以立即应用。在严重的过敏反应后，病人需要到医院急诊室，在急诊检查和治疗。

遗传性血管性水肿：并非过敏

遗传性血管性水肿表现类似过敏反应导致的血管性水肿。然而病因不同。遗传性血管性水肿是 C1 抑制物缺乏或功能异常导致的遗传性疾病。C1 抑制物是补体系统（属于免疫系统）的一种成分，损伤、病毒感染或应激（诸如牙科操作或外科手术）可以诱发肿胀（血管性水肿）。

皮肤和皮下组织可能会肿胀，口腔黏膜、咽喉部、气管和消化道也是如此。典型情况下，肿胀区域疼痛，而非瘙痒，不出现荨麻疹，恶心、呕吐和痉挛常见，气管肿胀可以影响呼吸。

诊断和治疗

医生通过测定血液 C1 抑制物水平来诊断本病。

氨基己酸有时可以缓解肿胀。常用肾上腺素、抗组胺药和皮质激素，然而没有证据表明这些药物有效。如果突然发作影响了呼吸，必须开放气道——例如，气管插管。

有些治疗可以防止复发。例如，在牙科操作及外科手术前，遗传性血管性水肿的病人可以输注新鲜血浆以提高血液 C1 抑制物水平。然而，这种治疗本身有可能诱发发作。

对于长期预防，口服合成代谢类固醇（雄激素），诸如康立龙和达那唑，可以刺激机体产生更多 C1 抑制物。因为这些药物有男性化的副作用，当女性应用时应尽可能减少用量。

超敏反应（anaphylactic reactions）

超敏反应是突然、全身性、有可能严重甚至致命的过敏反应(allergic reactions)。

- 这种反应开始仅有不适,继之以刺痛感和头晕。
- 然后病人迅速出现严重症状,包括全身瘙痒和荨麻疹、喘息和呼吸困难、意识丧失或者同时出现多种症状。
- 这些反应快速进展直至危及生命。
- 避免触发因素是最佳的方法。
- 该病患者需要随身携带抗组胺药和自注射式肾上腺素。
- 超敏反应需要紧急治疗。

超敏反应最常见的原因包括:

- 药物(诸如青霉素)
- 昆虫叮咬
- 某些食物(特别是蛋、海产品和坚果)
- 过敏原注射(过敏原免疫治疗)
- 乳胶

但是任何过敏原都可以导致超敏反应。像其他过敏反应一样,超敏反应通常在第一次接触并不出现,而是在之后的暴露后出现。然而,许多病人不能回忆第一次暴露。任何导致超敏反应的过敏原在之后的暴露中都可能会再次导致超敏反应,除非经过预防的方法。

症状和诊断

超敏反应开始于过敏原暴露后 1~15 分钟。罕见情况下,可以出现于 1 小时后。症状各异,但同一病人通常每次症状一致。

常心跳加速,病人可能会感觉不安和躁动,可以血压下降,导致意识丧失,其他症状包括针刺感、头昏、皮肤瘙痒和潮红、耳部搏动感、咳嗽、流涕、打喷嚏、荨麻疹和皮下组织肿胀(血管性水肿),上气道狭窄或肿胀可以导致呼吸困难和喘息,病人可能恶心、呕吐、腹部痉挛和腹泻。

超敏反应可以迅速进展,在 1~2 分钟内昏厥、呼吸停止、抽搐和意识丧失。如果不立即急诊处理,超敏反应可以致死。

诊断基于症状。因为症状常迅速危及生命,不需要实验室检查。

预防和治疗

避免过敏原是最佳预防措施。对某些无法避免的过敏原(诸如昆虫叮咬)的患者可能在长期过敏原免疫治疗中获益。

这种病人常随身携带自注射式肾上腺素和抗组胺药以及时治疗。如果他们遇到触发因素(例如,被昆虫叮咬)或者如果他们开始出现症状,他们应该立刻自己注射肾上腺素并服用抗组胺药。通常,这种治疗可以终止超敏反应。无论如何,在严重过敏反应和立刻自我注射后,这种病人应该到医院急诊室就诊,在急诊室密切监测和治疗。这种病人还应该佩戴 Medic Alert 手镯,其上列举了其过敏原。

紧急情况下,医生通过皮下注射、肌肉注射或静脉注射肾上腺素。如果呼吸受到严重损伤,需要通过病人的口腔或鼻腔气管插管或者气管切开。如果血压非常低,需静脉补液,有时需要应用血管收缩药物。静脉应用抗组胺药(诸如苯海拉明)和 H_2 阻断剂(诸如西咪替丁)直至症状缓解。Beta 兴奋剂吸入(诸如沙丁胺醇)以扩张气道,改善呼吸。

第 170 节

自身免疫病

自身免疫病是机体免疫系统功能异常导致机体攻击自身组织的疾病。

- 自身免疫病可以由多种方式诱发。
- 症状根据疾病不同以及受累器官而各异。
- 自身免疫病的存在常需要一些血液检查来确定。
- 自身免疫病应用抑制免疫系统活性的药物治疗。

免疫系统防御机体受外来的或危险的物质侵袭。这些物质包括微生物、寄生虫、恶性肿瘤细胞以及移植的器官和组织。可以刺激免疫反应的物质被称为抗原。抗原是细胞内或者细胞表面的分子(诸如细菌、病毒或恶性肿瘤细胞)。有些抗原,诸如花粉和食物分子,存在于自身。

人体自身组织的细胞中也有抗原。正常情况下,免疫系统仅对外来或者危险的物质有反应,而不会对自身组织的抗原出现反应。然而,有时候会出现免疫功能异常,把自身的组织当作外来的,而产生抗体(被称为自身抗体)或免疫细胞攻击自身的细胞或组织。这种反应被称为自身免疫反应。它导致炎症和组织损伤。这种反应可能会导致自身免疫病,但有些人产生的自身抗体量非常少而不发生自身免疫病。

常见的自身免疫病包括类风湿性关节炎、系统性红斑狼疮和血管炎。其他被认为是自身免疫导致的疾病有肾小球肾炎、Addison 病、混合结缔组织病、多发性肌炎、干燥综合征、进行性系统性硬化和某些不孕症。

病因

自身免疫反应可以通过多种途径发生：

■ 机体内正常情况下局限于特定部位（而与免疫系统隔离）的物质释放入血液。例如，眼外伤可以导致眼球液体释放入血流。这种液体刺激免疫系统将眼球识别为异物并攻击它。

■ 正常机体物质被病毒、药物、日照或放射而改变。这种被改变的物质可能会被免疫系统识别为异物。例如，病毒可以感染并改变机体的细胞。病毒感染的细胞会刺激免疫系统对其进行攻击。

■ 类似正常机体物质的异物进入机体，免疫系统会将相似的机体物质与异物一起作为目标。例如，导致咽喉链球菌感染的细菌有某些类似人类心脏细胞的抗原。罕见的情况下，免疫系统可以在攻击咽喉的链球菌之后，攻击病人的心脏（这种反应是风湿热的一部分）。

■ 控制抗体生成的细胞——例如 B 淋巴细胞（一种白细胞）——可能出现功能异常及产生异常抗体攻击机体的某些细胞。

遗传可能与某些自身免疫病有关。疾病易感性而非疾病本身是遗传性的。对于有遗传易感性的病人，病毒感染或组织损伤等诱发因素可以导致疾病发生。激素因素也可能是参与因素，因为多数自身免疫病在女性更常见。

症状和诊断

自身免疫病可以导致发热。然而，症状取决于疾病和受累的机体器官。某些自身免疫病影响全身某种类型的组织——例如，血管、软骨或皮肤。其他自身免疫病影响特定器官。实际上任何器官，包括肾脏、肺、心脏和脑，都可以受累。其所致的炎症和组织损伤可以导致疼痛、关节畸形、无力、黄疸、瘙痒、呼吸困难、液体聚集（水肿）、谵妄，甚至死亡。

提示炎症的血液检查预示自身免疫病可能。例如，血沉（ESR）常由于炎症导致的蛋白干扰红细胞在血液中悬浮的能力而使其加快。炎症常常导致红细胞生成下降而引起贫血。

然而，炎症的原因很多，很多并非自身免疫病。因此，医生常常会检查血液中各种自身免疫病的不同抗体。例如抗核抗体（典型情况下见于系统性红斑狼疮）和类风湿因子或抗环瓜氨酸肽（anti-cyclic citrullinated peptide，anti-CCP）抗体（典型情况下见于类风湿性关节炎）。但是这些抗体有时也可以见于没有自身免疫病的病人，因此医生常结合实验室检查和病人的症状、体征来判断是否存在自身免疫病。

治疗

治疗通过抑制免疫系统来控制自身免疫反应。然而，很多控制免疫反应的药物同时会干扰机体抵抗疾病，特别是感染的能力。

部分自身免疫病

疾 病	主要受累组织	表 现
自身免疫性溶血性贫血	红细胞	出现贫血（红细胞数目减少），导致疲劳、无力和头晕 脾脏增大 贫血有时非常严重，甚至危及生命
大疱性类天疱疮	皮肤	皮肤形成大的水疱，周围红肿。常常瘙痒 治疗后预后良好
Goodpasture 综合征	肺脏和肾脏	可能出现气短、咳血、疲劳、肿胀、瘙痒
Grave 病	甲状腺	甲状腺功能亢进和增大，导致甲状腺激素水平升高（甲状腺功能亢进症） 症状包括心率加快、怕热、震颤、体重下降和紧张 治疗后预后良好
Hashimoto 甲状腺炎	甲状腺	甲状腺发炎受损，导致甲状腺激素水平减低（甲状腺功能减退症） 症状包括体重增加、皮肤粗糙、怕冷和倦怠 必须应用甲状腺激素终生治疗，通常症状可完全缓解
多发性硬化	脑和脊髓	受累的神经细胞的外膜受损。导致这些细胞不能正常传导神经信号
重症肌无力	神经肌肉接头	肌肉，特别是眼肌，容易无力和疲劳，但是无力的程度各异。进展的特点也差异很大 药物通常可控制症状
天疱疮	皮肤	皮肤形成大的水疱 本病可以危及生命

续表

疾 病	主要受累组织	表 现
恶性贫血	胃黏膜的某种细胞	胃黏膜的细胞受损导致维生素 B_{12} 吸收困难。（维生素 B_{12} 是对于生成成熟血细胞以及维护神经细胞所必需的。）导致贫血,常出现疲劳、乏力和头晕。可以导致神经受损,出现无力和感觉丧失 不经治疗,会损伤脊髓,最终导致感觉丧失、无力和尿便失禁 胃癌的风险增加。如经过治疗预后良好
类风湿性关节炎	关节和其他组织,诸如肺脏、神经、皮肤和心脏组织	可能出现很多症状,包括发热、疲劳、关节痛、关节僵硬、关节畸形、气短、感觉丧失、无力、皮疹、胸痛和皮下结节 预后各异
系统性红斑狼疮（狼疮）	关节、肾脏、皮肤、肺脏、心脏、脑和血细胞	关节炎,但不发展为关节畸形。可出现贫血症状,诸如疲劳、无力和头晕,也可以出现肾脏、肺和心脏病的症状,如疲劳、气短、瘙痒和胸痛 可以出现皮疹 预后差异很大,但是多数病人可以正常生活,尽管偶尔有疾病暴发
1 型糖尿病	胰腺 beta 细胞（产生胰岛素的细胞）	症状有烦渴、多尿和食欲增加,以及各种长期并发症的症状 由于残存的胰岛细胞不能产生足够的胰岛素,即使胰岛细胞破坏停止,也需要终生应用胰岛素治疗 预后差异很大,如果疾病严重并病程很长时预后往往差
血管炎	血管	血管炎可以影响身体一部分或多部分（诸如神经、头颅、皮肤、肾脏或肠道）的血管 血管炎有很多类型。症状（诸如皮疹、腹痛、体重下降、呼吸困难、咳嗽、胸痛、头痛、视野缺损和神经损伤或肾衰竭的症状）取决于机体受累的部位 预后取决于病因和组织受损程度。通常,治疗后预后可以明显改善

? 你知道吗······

抗原是激发免疫系统的物质,它可以存在于人的自身细胞中。

自身免疫病或者自身免疫病易感性可以遗传。

实际上自身免疫病可以累及所有器官。

治疗应用抑制免疫系统的药物（免疫抑制剂）,诸如硫唑嘌呤、苯丁酸氮芥、环磷酰胺、环孢素、霉酚酸酯和甲氨蝶呤,通常口服,用药很长时间。然而,这些药物不仅抑制自身免疫反应,同时抑制机体防御自身抵御异物（包括导致感染的微生物和恶性肿瘤细胞）侵袭的能力。因此,某些感染和恶性肿瘤风险增加。

通常口服皮质激素,如泼尼松。这种药物缓解炎症的同时抑制免疫系统。长时间应用皮质激素有很多副作用。可能的话皮质激素应该尽量短时间应用——在疾病初期或者症状恶化时。然而有时候皮质激素必须长期应用。

某些自身免疫病（例如多发性硬化和甲状腺疾病）也需要应用免疫抑制剂和皮质激素之外的药物。有时需要对症治疗。

依那西普（etanercept）、英夫利昔（infliximab）和阿达木（adalimumab）有阻滞肿瘤坏死因子（tumor necrosis factor, TNF）的作用,后者是导致机体炎症的物质。这些药物治疗类风湿性关节炎非常有效,但是用于治疗其他自身免疫病（诸如多发性硬化）时可能有害。这些药物也可以增加感染和恶性肿瘤风险。

某些新药特异作用于白细胞。白细胞帮助机体抵御感染,但同时也参与免疫反应。阿贝西普（abatacept）阻滞一类白细胞（T 细胞）活化,可用于治疗类风湿性关节炎。美罗华开始用于治疗某些白细胞恶性肿瘤,它的作用是清除机体某种类型的白细胞（B 淋巴细胞）。它对类风湿性关节炎有效,并且其对其他自身免疫病的疗效正在评价中。其他作用于白细胞的药物正在研发。

血浆分离用于治疗某些自身免疫病。将血液抽出并过滤清除异常抗体。然后过滤后的血液回输给病人。

有些自身免疫病的缓解像其发生一样莫名其妙。然而多数自身免疫是慢性的。常需要终生用药控制症状。不同疾病预后各异。

第 171 节

移　　植

移植是从机体切除存活的有功能的细胞、组织或器官，然后将其植入同一机体或不同机体。

最常见的移植类型是输血。每年输血用于治疗数百万的病人。移植更多指转移器官（实体器官移植）或组织。

器官移植不同于输血，它需要行手术，以及应用免疫抑制剂，有移植排异和严重并发症甚至死亡的可能性。然而，对于重要器官衰竭的病人来说，器官移植是其生存的唯一机会。

供者

组织或器官供者可以是存活个体或者近期死亡者（死亡供者）。

由于存活者相对健康，存活供者的组织器官首选。存活供者常常捐献干细胞（骨髓或血）和肾脏。通常，肾脏可以安全捐献，因为一个人有两个肾脏，并且仅有一个就可以完成其功能。存活供者还可以捐献部分肝脏或肺脏。存活供者的器官通常在切除后几分钟完成植入。在美国，付费捐献器官是违法的，但是有偿捐献细胞和组织是允许的。

有些器官，诸如心脏，显然不能从活体中取。死亡供者的器官通常取自先前同意捐献器官者。在美国很多州，人们可以将其捐献器官的意愿标注在驾照上，不过在捐献前仍然会征求家属的同意。当死者意愿不明时，可以通过死者近亲得到捐献许可。死亡供者可以是发生严重事故的健康人，也可以是死于某种疾病。当医生推荐终末期疾病或脑死亡者撤除生命支持时，不应该把器官捐献作为考虑的因素。

一个供者可以提供多个病人需要的器官。例如，一个供者可以提供两个角膜、一个胰腺、两个肾脏、两个肝段、两个肺脏和一个心脏。当一个人去世后，器官迅速衰竭。某些器官在体外仅能生存几小时。有些器官在冷冻下可以存活几天。

在美国，一个国家机构（器官分享联合网络）通过应用计算机数据库匹配移植的供者和受者。数据库中有所有等待移植病人的名单，以及他们的组织配型。当获得器官时，其信息输入进行匹配，使移植几乎没有延迟。

> **❓ 你知道吗……**
>
> 有些病人也可以捐献器官。医生在病人死亡后评估其器官的状态，以判断是否可以应用。

移植前筛查

因为移植有一定风险并且供者器官稀少，可能的受者要筛查可能影响成功几率的因素。

组织配型：正常情况下免疫系统攻击外来组织，包括移植物。这种反应被称为排异。当免疫系统将细胞表面的某些分子识别为外来时，触发排异。这些细胞表面的分子被称为抗原。

对于输血，由于红细胞表面仅有三种主要抗原，排异相对容易避免。其三种主要抗原决定了血型，分别被称为 A，B 和 Rh。医生要通过检验来确保供者血液和受者血液的抗原完全匹配。理想情况下，供者组织配型要和受者组织配型完全一致。然而，理想的 HLA 匹配非常罕见，而病人难以等到高度相合的供者。这种情况下，医生有时应用不是完全相合而是接近相合的供者组织。供者和受者 HLA 近似相合减少了排异的频度和严重性，改善了长期预后。由于免疫抑制剂的应用，移植成功率受相合程度的影响减小。

在移植前，要筛查受者血液有无抗供者组织的抗体。由于输血、先前的移植或妊娠，机体可能会产生抗体。如果存在这些抗体，会出现严重的排异。尽管有一些清除这些抗体的方法和药物，这些技术的经验不多，应用不广。

疾病筛查：有些疾病，特别是恶性肿瘤和感染，可以通过移植传播。医生通过细致了解供者病史以及在移植时在手术室里仔细观察器官以筛查供者恶性肿瘤。有恶性肿瘤的器官显然不能用于移植。对于有其他器官恶性肿瘤的供者器官是否应用，其判断基于肿瘤细胞持续存在以及播散到要移植器官的可能性。

医生基于供者的全面健康状况，多数细菌感染很容易判断，在决定捐献器官前常已经诊断和治疗。如果治疗充分，器官移植是安全的，尽管受者可能需要继续抗生素治疗。为了防止病毒感染（常表现不明显），医生常会检测供者血液。血液检测的病毒感染包括巨细胞病毒（CMV），Epstein-Barr 病毒（EBV），乙型和丙型肝炎病毒，人类免疫缺陷病毒（HIV）和人类 T 淋巴细胞病毒（HTLV）。有些供者病毒感染，诸如 HIV 和 HTLV，意味着不能移植。其他病毒感染，诸如 CMV 和 EBV，不影响移植，但是受者必须应用抗病毒药。

因为器官移植受者在移植时需要应用大剂量免疫抑制剂，有活动性感染或者恶性肿瘤的受者在其疾病控制或者治愈前不能进行移植。许多免疫抑制剂对胎儿不安全,因此妊娠女性不能行移植。然而,有些接受器官移植的女性一旦移植器官稳定并且免疫抑制剂可以特别调整的话,可以怀孕并分娩健康婴儿。

有些健康程度差的人,除了单个器官衰竭可能有其他疾病,以及某些病毒感染,使其移植效果差。这时移植的决策要根据病人的特定情况个体化考虑。

心理社会筛查:要保持移植器官的功能良好必须坚持终生药物治疗和随诊,但是并非所有的病人愿意或者能够遵从。除了护士和医生,心理学家和社会工作者也参与帮助病人及其家庭理解接受移植的长期遵从及困难。每个人的意见对于决定一个人是否适合器官移植都非常重要。

抑制免疫系统

即使组织配型密切相合,移植器官与输血不同,如果不采取预防排异的措施,通常会出现排异。排异导致移植器官的破坏,并导致发热、寒战、恶心、疲劳和血压突然改变。如果出现排异,通常是在移植后不久,但是也可以发生在移植后几周、几个月甚至几年。排异可以轻微、容易控制,也可以严重,即使治疗仍然恶化。

通常应用抑制免疫系统和机体识别和破坏外来物质能力的药物控制排异。在应用这些免疫抑制剂的情况下,移植器官更容易存活。免疫抑制剂必须长期应用。通常仅在移植后开始几周或排异发作期间需要应用大剂量免疫抑制剂。之后,较小的剂量通常能防止排异(维持免疫抑制)。如果受者出现严重的感染或者副作用,可能需要进一步减轻免疫抑制,但是减少免疫抑制剂用量可能会增加排异风险。在出现排异征象时,医生会增加免疫抑制剂用量,改变免疫抑制剂类型或者增加另外一种免疫抑制剂。

并发症:免疫抑制剂抑制免疫系统对移植器官的反应,但是它们也减低免疫系统抗感染和破坏恶性肿瘤细胞的能力。因此,移植受者发生感染和某些肿瘤的风险增加。

受者可能会出现任何手术病人可能发生的感染。这种感染包括手术部位或移植器官的感染、肺炎或尿路感染。同时病人有主要见于免疫系统功能低下病人的少见(机会性)感染风险。这种感染的原因可能是细菌(例如,李斯特菌或诺卡菌),病毒(例如,CMV 或 EBV),真菌(例如,肺孢菌或真菌)或寄生虫(例如,弓形虫)。

℞ 防止排异的药物

药物	可能的副作用	说明
皮质激素(强效抗炎药物,全面抑制免疫系统)		
地塞米松 泼尼松龙 泼尼松	面部毛发过多 满月脸 皮肤脆弱 高血糖 肌肉无力 骨质疏松 胃溃疡 水潴留	在移植时大剂量静脉应用 逐渐减少剂量直至维持剂量口服,通常无限期应用
多克隆免疫球蛋白(直接作用于特殊免疫系统细胞的抗体)		
抗淋巴细胞球蛋白 抗胸腺细胞球蛋白	严重过敏(超敏)反应,伴发热、寒战,通常仅出现在第一次或第二次用药后 对药物中外来蛋白的反应,包括发热、皮疹和关节痛(血清病)	静脉用药 在移植时或排异发作时应用
单克隆抗体(靶向淋巴细胞的抗体)		
巴利昔单抗(basiliximab) 达利珠单抗(daclizumab) 英夫利昔单抗(infliximab) 莫罗单抗(muromonab,OTK3)	药物耐受(在之后的排异发作时药物效果下降) 发热 消化道不适 关节痛 肌肉疼痛 抽搐 严重过敏(超敏)反应 震颤(寒战)	静脉用药 在移植或排异发作时应用 严重副反应通常出现于开始几次用药时

℞ 防止排异的药物(续)

药　　物	可能的副作用	说　　明
钙调神经磷酸酶抑制剂(防止免疫系统激活和扩大的药物)		
环孢菌素	多毛症 牙龈增生 高血压 恶性肿瘤风险增加 肾损害 肝损害 震颤	口服给药 用于实体器官移植病人的维持免疫抑制治疗
他克莫司(tacrolimus)	腹泻 头痛 心脏增大 高血压 淋巴瘤风险增加 失眠 肾损害 肝损害 恶心 震颤	口服用药 用于实体器官移植病人的维持免疫抑制治疗
雷帕霉素(防止淋巴细胞增生的药物)		
依维莫司(everolimus) 西罗莫司(sirolimus)	贫血 腹泻 高血压 胆固醇水平增加 淋巴瘤风险增加 关节痛 血钾水平低 皮疹	口服用药 对于肾移植或肝移植病人与皮质激素或钙调神经磷酸酶抑制剂合用 依维莫司通常用于肝移植病人
有丝分裂抑制剂(抑制细胞分裂从而抑制白细胞生成的药物)		
硫唑嘌呤	肝炎(罕见) 增加感染风险 白细胞计数减低 恶心 出血倾向 疲劳 呕吐	口服用药 实体器官移植病人维持免疫抑制治疗
霉酚酸酯	血液感染(全身性感染) 腹泻 淋巴瘤风险增加 恶心 呕吐	口服用药 实体器官移植病人维持免疫抑制治疗

免疫抑制导致的恶性肿瘤包括某些皮肤癌、淋巴瘤、子宫颈癌和 Kaposi 肉瘤。

肾 移 植

对于各种年龄的不可逆肾衰竭病人，肾移植是透析外另一种挽救生命的措施。美国，每年肾移植超过 17 000 例。活体肾移植 95% 以上移植后 1 年功能良好。第一年之后每年 3% ~ 5% 的肾脏失去功能。死亡供者肾移植 82% ~ 91% 在 1 年后功能良好。第一年之后每年 5% ~ 8% 的肾脏失去功能。移植肾脏有时功能可以维持 30 年以上。有效的肾移植有时候可以使病人正常生活。

大约三分之二的肾脏来源于死亡供者。其肾脏切除、冷藏并快速运输到医学中心，以移植给血型和组织配型相容、不会产生对于供者组织抗体的病人。

肾脏移植是大手术。捐献的肾脏通过切口置于盆腔，临近受者的血管和膀胱。通常，无功能的肾脏留在原位。有时因为它们可以导致难以控制的高血压或感染而需要切除。

尽管应用免疫抑制剂，移植后还是可能会发生一次或多次排异。急性排异可以伴有发热、尿量减少、体重增加、肾脏疼痛和肿胀以及血压升高。血液检查提示肾功能恶化。因为这些症状也见于感染或药物毒性，排异的确诊需要肾脏针刺活检。

急性排异出现于移植后的 3 ~ 4 个月之内。通常短期应用大剂量免疫抑制剂或抗体治疗可以控制。有时换用不同的维持免疫抑制治疗有助于控制排异。

慢性排异发生于几个月到几年之后，它相对常见，导致肾功能逐渐恶化。如果排异不能控制，肾脏将衰竭，必须再次开始透析。排异的肾脏可以留在原位，除非持续发热、疼痛、血尿或高血压。再次移植的成功率几乎和第一次移植一样高。

与一般人群相比，肾移植受者发生恶性肿瘤的几率 10 ~ 15 倍，这可能是由于免疫系统防御机体免受恶性肿瘤和感染的侵袭。淋巴系统恶性肿瘤（淋巴瘤）在肾移植受者比一般人群高 30 倍，但是淋巴瘤仍然是少见的。皮肤癌多见。

肝 移 植

肝移植是肝功能衰竭患者的唯一选择。仅在死者身上可以获取全肝，但是存活供者可以捐献部分肝脏。捐献的肝脏可以保存 8 ~ 15 个小时。许多病人在等待肝脏时死亡，但是 85% ~ 90% 的肝移植受者存活至少 1 年。多数受者肝脏损害原因是原发性胆汁性肝硬化、肝炎或药物毒性（诸如大剂量对乙酰氨基酚）。酗酒导致肝衰竭的病人如果戒酒可以行肝移植。对于肝癌并非很晚期的病人也可以行肝移植。应用肝移植治疗肝癌的病人大约 86% 在 1 年后仍然存活。尽管病毒性肝炎和自身免疫病患者肝移植后可以复发，但生存率仍然较高。

受损的肝脏通过腹部切口切除，然后新的肝脏连接于受者的血管和胆管。一般手术持续 4 个半小时或更长，住院时间 7 ~ 12 天。

肝移植的排异较其他器官移植（诸如肾脏和心脏）轻微。不过，移植后必须应用免疫抑制剂。如果受者出现肝脏增大、恶心、疼痛、发热、黄疸或肝功能异常（血液检查发现），医生可能会行穿刺活检。活检结果可以帮助医生判断是否有肝脏排异以及是否免疫抑制剂治疗需要调整。

心 脏 移 植

心脏移植仅限于严重心力衰竭和药物及其他外科治疗措施无效的病人。在某些医学中心，心脏辅助装置可以使病人存活数周或数月直至可以得到合适的心脏。新近发展的植入式人工心脏用于使病人度过等待心脏的时期，在有些试验中，还用于长期治疗。不过仍然有很多病人在等待心脏时死去。

大约 95% 的病人在心脏移植后比移植前活动耐力增加，可以更好地完成日常活动。大约 85% 的心脏移植受者存活 1 年以上。

通过打开胸腔，切除受损心脏，但是上部心腔（心房）后壁保留。然后将捐献的心脏附着在受者心脏残部。整个过程需要 3 ~ 5 个小时。术后通常需要住院 7 ~ 14 天。

必须应用免疫抑制剂防止移植心脏排异。排异如果发生会导致发热、虚弱以及快速性或其他心律失常。排异可能导致移植心脏功能受损，导致低血压和下肢、腹部体液潴留——这种状况被称为水肿。液体也可以在肺部潴留。如果排异轻微，不会出现症状，但是心电图（ECG）可能会发现心脏电活动异常。

如果医生怀疑排异，通常会行活检。可以通过颈部切口插入导管，随静脉送至心脏。应用导管末端的一个装置可以取小块心脏组织，进行显微镜检查。医生也每年常规活检一次来明确有无引起症状的排异。

心脏移植后将近半数死亡病例是由于排异。大约四分之一的心脏移植病人发生冠状动脉粥样硬化。

肺移植和心肺联合移植

肺移植用于治疗肺脏丧失功能的病人。多数肺移植受者患有严重的慢性阻塞性肺病、特发性肺纤维化、囊性纤维化、alpha$_1$ 抗胰蛋白酶缺乏症和原发性肺高压。通常是移植一个肺，但是也可以移植两个肺。如果肺病损害了心脏,可以同时移植单肺或双肺以及心脏。因为肺脏保存困难,所以一旦取得肺脏要尽快移植。

移植的肺脏可以来自于活体或者刚死亡者。活体不能捐献超过一个完整肺脏,通常仅可捐献一个肺叶。死亡供者可以提供两个肺脏或心脏加肺脏。

通过打开胸腔,摘除受者的单肺或双肺,然后植入供者肺脏。将移植肺脏与出入肺脏的血管(肺动脉和肺静脉)以及主气道(气管)相接。单肺移植手术需要 4 ~ 8 小时,双肺需要 6 ~ 12 小时。心肺联合移植需要的时间相同。术后需要住院 7 ~ 14 天。

肺移植病人大约 70% 存活 1 年以上。由于肺脏暴露于空气中,而空气中有细菌和其他微生物,因此肺移植后感染风险高。气道接合的部位有时愈合差,可能形成瘢痕组织,导致气道狭窄,减少气流,出现气短。这种并发症治疗可以采用扩张气道——例如,植入气道支架以保持其开放。

肺移植排异难以发现、评估和治疗。超过 80% 肺移植后病人在一个月内出现某些排异症状,包括发热、气短和乏力。乏力的发生是因为移植肺不能提供足够的氧气供给机体。之后,瘢痕组织可以导致气道狭窄甚至逐渐阻塞,这有可能意味着慢性排异。

胰 腺 移 植

胰腺移植用于患有糖尿病而完全不能合成胰岛素者。这是大手术,需要腹部长切口和全麻。受者的胰腺无需切除。手术一般需要 3 个小时,住院 1 ~ 3 周。

糖尿病患者胰腺移植后超过 80% 血糖水平恢复正常,不再需要应用胰岛素,但是需要应用免疫抑制剂,感染及其他风险增加。因为胰岛素注射是治疗糖尿病安全且相对有效的方法,胰腺移植仅适用于特定的糖尿病人。最可能获益的病人是那些应用胰岛素后反复出现危及生命的低血糖,以及那些同时需要肾移植的。需要肾移植的病人本身需要打开腹腔以及服用免疫抑制剂,因此同时行胰腺移植不会增加什么额外风险。

胰岛细胞移植

胰腺中生成胰岛素的细胞被称为岛细胞。岛细胞可以从死亡供者胰腺中分离出来,然后可以通过注射到回肝脏的静脉中而移植入病人体内。岛细胞会驻留在肝脏小血管里,并在此生存和产生胰岛素。有时需要进行两到三次注射,需要两到三个死亡供者。

有些病人因为慢性胰腺炎等疾病必须切除胰腺。这种病人即使之前没有糖尿病,术后也可能会出现糖尿病。在切除胰腺后,医生可以收集病人自身胰腺的岛细胞,然后将这些岛细胞回输到病人体内(自身移植)。因为细胞来源于病人自身,所以不需要应用免疫抑制剂。

移植岛细胞比移植胰腺更简单,更安全,大约 75% 的病人在岛细胞移植后不再需要应用胰岛素。然而,岛细胞移植的长期有效性尚未得到证实。

干细胞移植

干细胞是未分化的细胞,其他细胞由之分化而来。来源于胚胎或者胎儿的干细胞较从儿童或成人获取的更可能会成功。然而,成人也有干细胞。各种血细胞的干细胞可以从骨髓中获取(骨髓移植),少数可以从血液获取。

干细胞移植可作为一些血液病治疗的一部分,诸如白血病、某些类型的淋巴瘤(包括霍奇金淋巴瘤)、再生障碍性贫血和某些先天性代谢性或免疫缺陷病(诸如慢性肉芽肿性疾病)。有时因为大剂量化疗或放疗治疗恶性肿瘤时导致骨髓损伤而行干细胞移植。将来干细胞移植还可能会用于治疗其他疾病,如 Parkinson 病和 Alzheimer 病,这种情况下植入的干细胞可能会分化成脑细胞。

干细胞可能是病人自身的细胞(自体移植)或供者的细胞(同种异型移植)。如果应用病人自身的干细胞,在化疗和放疗损伤干细胞之前要采集干细胞。在治疗后回输到体内。

对于骨髓移植,供者常需全麻。医生用注射器从供者的髂骨取骨髓。取骨髓大约需要 1 小时。

有时,从血液采取成人干细胞无需住院。首先,给供者应用药物导致骨髓释放更多干细胞到血液中。然后通过插入手臂的导管将血液抽出,在一个机器中循环采取干细胞。剩余的血液通过插入另一只手臂的导管回输到供者体内。通常需要在 1 ~ 2 周内分 6 次,每次 2 ~ 4 小时可以采取足够的干细胞。干细胞可以冰冻留待以后应用。

干细胞被注射到受者静脉。注入的干细胞会迁移到受者骨骼内,并增生产生血细胞。

干细胞移植存在风险,因为受者的白细胞已经被化疗或放疗破坏。因此开始 2 ~ 3 周感染风险非常高——直至移植的干细胞可以产生足够的白细胞来保护机体防御感染。

另一个问题是来源于其他人的骨髓可能产生攻击受者细胞的细胞,导致移植物抗宿主病。而且,原发病可能复发。

可以将受者隔离一段时间(直至移植的细胞开始生成白细胞)来减少感染风险。在这段时间里,每个进入房间的人都必须戴口罩和穿隔离衣并严格洗手。从供者血液分离的抗体可以静脉输注给受者来防止感染。刺激血细胞生成的生长因子有助于减少感染和移植物抗宿主病风险。

什么是干细胞？

干细胞是未分化细胞，它可以分化成机体的 200 种细胞之一，包括血液、神经、肌肉、心脏、腺体和皮肤细胞。有些干细胞可被诱导分化成机体任何细胞，另一些已经部分分化，仅能分化成某一类细胞，比如说各种神经细胞。干细胞分化而生成更多干细胞，直至它们被诱导而特化，然后继续分化，并不断特化，直至失去多向分化能力而成为特定的细胞。

研究者希望通过触发导致干细胞特化的基因而应用干细胞修复和替代由于某些疾病受损的细胞或组织，这些疾病包括 Alzheimer 病、Parkinson 病、糖尿病和脊髓损伤。研究者目前可以通过四种来源获取干细胞：

胚胎：在体外受精时，男性精子与多个女性卵子置于培养皿中。精子使卵子受精，然后细胞分化形成胚胎。将几个外观最健康的胚胎置于女性子宫中，其他的则被抛弃或冻存以备用。可以从未使用的胚胎中获取干细胞。因为这会导致胚胎失去了成长为完整人体的能力，因为应用胚胎干细胞有争议，但是研究者认为这些干细胞产生各种细胞的能力最强，在移植后容易存活。

胎儿：在胚胎发育 8 周以后被称为胎儿。干细胞可以从流产的胎儿获取。

脐带：在胎儿分娩后可以从脐带血或胎盘获取干细胞。这些干细胞仅生成血细胞，只是近年来被用于移植。

儿童和成人：可以从儿童和成人的骨髓和血液中获取干细胞。这些干细胞仅能生成血细胞。移植最常用的是这类干细胞。

干细胞移植的受者通常需要住院 1～2 个月。出院后需要定期随诊。多数病人恢复至少需要 1 年。

角膜移植及其原理

角膜移植是一种常见的、成功率很高的移植类型。瘢痕、模糊的角膜可以更换为清亮、健康的角膜。医生进行显微外科手术，大约 1 小时完成。移植的角膜来源于近期死亡者。可以应用全麻或局麻。移植的角膜被切割成合适的大小，切除受损角膜，然后将移植的角膜缝合到恰当的位置。受者通常需要住院 1～2 天，也可以当天回家。

角膜由于没有血供而很少出现排异。角膜从临近组织和液体获取氧和其他养料。免疫系统对于外来物质排斥的成分——某些白细胞和抗体——存在于血液中。这样，这些细胞和抗体不会到达移植的角膜部位，不会遇到外来组织，因此不会排异。丰富血供的组织容易发生排异。

其他器官移植

皮肤移植用于治疗丧失大片皮肤的病人——例如，由于广泛烧伤。自体皮肤移植，即切除机体某部分健康皮肤移植到其他部位，成功率最高。如果无法行这种移植，供者皮肤或者动物（诸如猪）皮肤可以作为暂时的措施。这种移植仅能持续短时间，但是它们可以提供暂时的保护直至正常皮肤生长来替代它们。可以通过将小片皮肤进行组织培养或将移植皮肤切成很多小块来增加用于移植的皮肤量，从而使之可以延展覆盖更多的区域。

软骨可以在不用免疫抑制剂的情况下成功移植。机体的免疫系统对移植的软骨的攻击弱于其他组织。儿童可以应用软骨修复耳朵或鼻子缺陷。成人可以用于修复外伤或关节炎导致的损伤。

角膜是眼睛表面的透明结构，可以在不用免疫抑制剂的情况下成功移植。

机体某一部分的骨骼可用于替换其他部位的骨骼。骨从一个人移植到另一个人仅能生存短时间。然而，它可以刺激新骨生长，稳定局部直至新骨形成，并提供新骨充填的框架。

当小肠由于疾病不能吸收营养或者由于疾病或外伤需要切除，且无法应用其他营养方法时可以行小肠移植。肠移植特别容易出现感染和排异，不足 80% 的患者可以持续 1 年。因为小肠有大量的淋巴组织，新的小肠组织产生攻击受者细胞的组织，导致移植物抗宿主病。

Parkinson 病可以通过移植正常人肾上腺到病人脑部而治疗。另外，可以应用流产胎儿的脑组织。这些方法可以缓解症状。然而，应用流产胎儿的组织有伦理学争议。

流产胎儿的胸腺可以移植到天生无胸腺的儿童（这种疾病被称为 DiGeorge 综合征）。当没有胸腺时，免疫系统受损，因为免疫系统防御外来物质的重要成分——白细胞——在胸腺中成熟。胸腺移植可以使这些儿童的免疫系统恢复。然而，新的胸腺可能会生成攻击受者细胞的细胞，导致移植物抗宿主病。

有肢体移植和面部移植的罕见病例，但这种技术尚为实验性的。

断 肢 再 植

如果手指、手和手臂从机体离断后损伤不严重，有时可以重新再植。下肢再植成功率较低。断肢要保持清洁、放在塑料袋中并置于冰上，直至再植。及时再植至关重要，这样才能及时回复断肢的血供。

第 16 章

感染性疾病

第 172 节

感染性疾病的生物学

微生物是一类很小的有生命的生物群体,例如细菌和病毒。它们在环境中无处不在。尽管它们的数量大得惊人,但在成千上万种微生物中,仅相对很少的种类能侵入人体并增殖引起疾病。

很多微生物生活在皮肤上、口腔内、上呼吸道、肠道及生殖道(特别是阴道),但不引起疾病。某种微生物的存在对某个人是否有害或者其入侵是否引起疾病,取决于微生物本身的特点和人体自然防御的状态。

常 住 菌 群

一个健康人与其身上定植的多种微生物和睦相处。通常占据身体特定部位的微生物,被称为常住菌群。微生物定植在宿主仅数小时到数周而未能建立永久性定植者称为暂住菌群。

每个部位的常住菌群包括各种形式的微生物。某些部位常有数百种不同类型的微生物定植。环境因素如饮食、卫生状况、空气污染和卫生习惯都会影响人体常住菌群的组成。如果情况被打乱,如冲洗或使用抗生素,常住菌群通常快速自我重建。

除了引起疾病,常住菌群还能保护机体免受致病微生物的侵犯。然而,在某些情况下,部分人体常住菌群亦可引起疾病。这样的情况包括抗生素的使用和免疫系统受到削弱(如艾滋病患者、癌症患者、服用类固醇激素的患者和接受化疗的患者)。当使用抗生素治疗感染而杀死了常住菌群某些种类的大部分细菌,其他常住菌或真菌能在不受限制的条件下生长。例如妇女使用抗生素治疗膀胱感染时,可能发生阴道酵母菌感染。

感染是如何发生的

感染性疾病通常是由微生物侵犯人体并增生繁殖所引起的疾病。多数微生物在附着人体细胞时开始侵入过程,黏附是一个非常特别的过程,包括人体细胞和微生物之间有如锁和钥匙的关系。微生物是否停留在侵入处附近或播散至全身其他部位,取决于它是否产生毒素、酶和其他物质。

某些侵犯人体的微生物能产生毒素。如破伤风杆菌在感染伤口中产生一种毒素,而引起破伤风。有些疾病甚至由在体外的微生物产生的毒素引起,由葡萄球菌引起的食物中毒就是一个例子。多数毒素含有某种成分,能与特定靶细胞上的分子形成特异性的连接。在破伤风、中毒性休克、肉毒中毒、炭疽和霍乱等疾病中,毒素起了重要的作用。

侵犯人体后,微生物必须增殖才引起感染。微生物的繁殖,可导致下列 3 种情况之一:

■ 微生物能继续增殖并突破人体防御系统;

■ 达到一种平衡状态而产生一种慢性感染;

■ 人体在有或没有医疗干预下消灭并清除入侵的微生物。

很多致病微生物具有能增加疾病严重程度的特性(毒力),并能帮助微生物对抗人体的防御机制。如某些细菌产生能破坏组织的酶,使感染扩散更快。

某些微生物具有阻断人体防御机制的方法。例如:

■ 干扰人体产生对抗它们的特异性抗体或 T 细胞(一种

白细胞）。

- 另一些微生物具有外膜（荚膜），能保护它们不被白细胞吞噬消化。如真菌中的隐球菌侵入肺部之后，为了抵抗人体防御系统而形成了较厚的囊。
- 某些细菌能在血液循环中维持菌体的稳定，不被破坏或溶解。
- 另一些细菌甚至产生能对抗抗生素作用的物质。

随着时间的推移，微生物可以产生原本没有的对抗人体防御系统的能力。例如：某些暴露于青霉素的微生物变得耐药。

人体对抗感染的防御系统

人体对抗能引起感染的生物体靠物理屏障和免疫系统。物理屏障包括皮肤、黏膜、眼泪、耵聍、黏液和胃酸。正常的尿流也能冲洗出进入尿道的微生物。免疫系统通过白细胞和抗体识别和清除得以通过人体物理屏障的生物体（见 1096 页）。

感染微生物的种类

种类	定义	举例	所致疾病
细菌	细菌是在显微镜下可见的单核细胞生物体	化脓性链球菌、大肠埃希菌	链球菌性喉炎；尿道感染
病毒	病毒是一种很小的感染生物体，它比真菌或细菌小得多，而且不能自身进行繁殖。它必须侵入到一个活的细胞并利用细胞机制进行繁殖	水痘带状疱疹病毒；鼻病毒	水痘、带状疱疹；普通感冒
真菌	真菌实际上是一种植物，真菌的种类包括酵母菌、真菌类和菌类	白色念珠菌足癣	阴道酵母菌感染；足趾间的真菌感染
寄生虫	寄生虫这一类生物体，如一种蠕虫或单细胞动物（原虫），需寄生于通常较之大得多的另一种生物体（宿主）	蛲虫、恶性疟原虫	疟疾

物理屏障

皮肤通常能保护机体不受微生物入侵，除非它受到损伤，如创伤、昆虫叮咬或烧伤。另外的有效物理屏障是黏膜，如口腔、鼻腔和眼睑覆盖的黏膜。典型的黏膜由能对抗微生物的分泌物所覆盖。例如，眼黏膜由含有称为溶酶的泪水浸润，泪水能杀灭细菌而保护眼睛免于感染。

气道能清除吸入空气中存在的颗粒。鼻腔及气道的壁都由黏液覆盖。空气中的微生物黏附到黏液被咳出或从鼻腔排出。气道上皮布满了纤细的毛状突起称为纤毛。在纤毛的协同摆动的帮助下，黏液得以从气道排出，远离肺脏。

消化道亦有一系列有效的屏障，包括胃酸、胰酶、胆汁和肠道分泌物。肠道的收缩（蠕动）和肠道表层细胞的正常脱落帮助清除有害的微生物。

尿道是机体排出尿液的管道，可以起到保护膀胱的作用。大于 6 个月的男性尿道已足够长，细菌很难通过它达到膀胱，除非是由尿管或外科器械不慎带到膀胱。女性的尿道较短，外部细菌偶尔可进入膀胱。膀胱排空时的冲洗作用是两性均有的另一种保护机制。阴道的保护作用是靠它的正常酸性环境。

血液

人体对抗感染的一种方法是增加某种白细胞的数量（中性和单核细胞），它能吞噬和破坏入侵的微生物。白细胞数量的增加能发生在数小时内，主要由其产生地——骨髓释放而出。中性白细胞的数量最先增加，如果感染持续存在，单核细胞的数量亦会增加。还有一种白细胞称为嗜酸性粒细胞，在过敏反应和很多寄生虫感染时增加，但在一般细菌感染时不增加。

而某些感染，如伤寒，可导致白细胞总数减少，造成这种现状的原因目前还不清楚。

炎症

任何损伤，包括微生物入侵，都能引起相应区域的炎症反应。炎症是机体基于多种不同诱因的复杂应答反应。通过在损伤组织释放各种物质，炎症使人体防御系统在炎症区形成隔离带，攻击和杀死所有入侵者，处理死亡及损伤组织，并开始修复的过程。

然而，炎症反应有时不能克服大量的微生物的入侵。

在炎症时血供是增多的，这使得接近体表部位的炎症区域发红和发热。血管壁变得更易渗透，使液体和白细胞进入感染组织。液体的增加引起发炎组织的肿胀。白细胞攻击入侵的微生物并释放相关物质使炎症过程持续存在，一些物质触发炎症区域内小血管（毛细血管）中的凝血，从而延缓感染微生物及其毒素的扩散。炎症时产生的很多物质刺激神经，引起疼痛。人体对炎症时释放物质的反应有寒战、发热和肌痛，这些症状常伴随炎症存在。

病原体的鉴定

医生通常需要知道引起的疾病的特定微生物。很多不同的微生物能引起同一种疾病(例如:肺炎能由病毒、细菌或真菌引起),而对每一种生物体的治疗却是不同的。

有很多方法可用于确定致病微生物。

显微镜下识别:虽然开发了很多快速鉴定系统,感染部位取样直接镜检往往仍是识别病原体最快速方法。应用化学染色使得微生物在显微镜下更易看见。微生物的大小和形状以及染色能帮助区分它们的种类。但微生物必须有足够的大小和数量,才能为普通显微镜所见。例如,病毒太小常规显微镜下不能查见。

培养:微生物常常太少或太小,以至于无法查见。它们必须在实验室增殖,达到能够被化学实验鉴定。这个使微生物增殖的过程成为培养。很多微生物能够用这种方式增殖;如能引起淋病和咽峡炎的细菌。

培养也能用于检测微生物对各种抗生素的敏感性,并用于指导临床医师选择敏感抗生素。这种策略特别重要,因为很多微生物对以往有效的抗生素正逐步表现出耐药性。

识别抗体的检测方法:某些微生物如引起梅毒的细菌及人类免疫缺陷病毒(HIV),很难培养。这些感染以及其他许多感染,可在受感染者的血液及体液(如脑脊液)中查出对感染微生物的抗体而加以鉴定。测定抗体的方法能用于多种感染,但并不总是可靠的。人体感染后几天或几周内检测可能不会呈阳性。即使患者没有临床表现这些检测也可提示感染,因为它们可以识别先前感染的抗体。感染消失后抗体可在体内保留数年之久。

核酸扩增检测:该检测方法,如聚合酶链反应(PCR),识别微生物的基因材料(DNA),其只有生物体存在时才能被检测出。

只有当医生怀疑某种特定疾病时才进行该检测。因此,医生了解某种疾病的所有特点,包括症状、体格检查结果和危险因素对诊断非常重要。

生物战和恐怖主义

生物战是在战争中使用微生物制剂。这是有违国际法的。尽管在 20 世纪由最重要的强权国家广泛的准备和贮存了生物武器,事实上在近代历史上的正式战争中,生物战几乎从未出现。目前,仍不确定其他国家或反对组织是否具有发动生物战的能力。出于一系列的理由,包括不自信的军事能力,大规模报复的担心,专家们认为在正式战争中不太可能使用生物武器。然而生物制剂对某些人被认为是进行恐怖主义的一种理想武器。这些制剂能隐秘传递,有后续的影响,使用者不容易被查获。

可能成为生物原武器包括炭疽、肉毒杆菌素、布氏菌病、脑炎菌病、出血热病毒(艾波拉和马尔堡病毒)、鼠疫、士拉菌病和天花。这些病原体都具有致死性,而且除了炭疽和肉毒杆菌毒素,都能在人与人之间传播。

炭疽芽孢相对较易制备,并不像多数其他生物制剂,它能经空气传播,使之可由飞机播散。理论上,1kg炭疽杆菌能杀死 10 000 人,然而从技术上很难将炭疽芽孢制成细小的粉末,这可能会减少其实际致死的人数。

虽然有这些理论上的担忧,唯一成功的案例是 2001 年美国的恐怖主义者用炭疽杆菌污染了大量邮件,造成少数死亡和重症感染(共 22 例)的结果。可能是因为抗生素环丙沙星的广泛应用,由炭疽芽孢所接触的大量人群并未感染疾病。然而,此次事件造成了公众的极度惊慌。

虚假的炭疽威胁报道数量极大。1999 年,FBI 平均每天都能接到 1 个有关警告利用炭疽杆菌的假报告。2001 年炭疽攻击以后,恶作剧或误报炭疽事件的发生率较前更是大幅增加

另一次恐怖主义成功利用生物剂事件是 1984 年发生在美国。在这次事件中,一个连锁沙拉巴的污染造成俄勒冈州 751 人出现痢疾。细菌是由一个宗教狂热分子投放的,意图影响地方选举。幸运的是在这次事件中无人死亡,选举亦正常进行。

生物恐怖主义的防御包括一系列的措施:在恐怖主义者能够利用生物武器之前,早期制止他们。早期监测发现。保护性抗生素的利用,以及特殊人群(如军队)的免疫。

免疫反应

当炎症发生时,免疫系统的反应是产生用于攻击特异入侵微生物的各种物质和因子。例如,免疫系统可以产生杀伤性 T 细胞(一种类型的白细胞),它能识别和杀死入侵的微生物。免疫系统同时产生特异性针对入侵微生物的抗体。抗体附着微生物并制止其运动直到彻底杀死它们或帮助中性粒细胞攻击和杀死微生物。

来自医疗器械的感染

通常人们认为感染是在微生物入侵人体并附着于特定的细胞时发生。但微生物也能附着在放入体内的医疗器械上，如导管、人工关节和人工心脏瓣膜，并在上面生长。

　　如果这些医疗器械被意外地污染，当其放入人体时，微生物可能存在于其表面上。或者来自其他部位的感染生物可通过血流播散和留在一个已经放入人体的器械上。因为放入的材料并无自然的防御能力，微生物易于在其上生长繁殖，并播散而引起疾病。

发热

　　体温升高（发热）是一种对感染和损伤的保护反应。体温上升虽然引起了患者的不适，但能增强人体的防御机制。然而，某些人群（如酗酒者、老人、小孩）在严重感染时可以出现体温下降。

　　当口腔温度高于 37.8℃ 时被认为是体温升高。虽然体温在 37℃ 被认为是正常体温。但 1 天中体温是有变动的，一般在清晨最低而在午后最高，甚至可达到 37.7℃。

　　大脑称为下丘脑的部分控制着体温。发热是由于下丘脑对体温的重新调定。人体通过调整血液从皮肤表面到体内（短路）以减少散热来升高体温。发抖（寒战）可以通过肌肉收缩产热。人体持续增加产热并减少散热，直到达到新的较高的体温下的血液达到下丘脑，使这种新的较高的体温得以维持。稍后，当恒温器恢复了它的正常水平，人体通过出汗和再将血液短路分配到皮肤而消除过度的热。

　　发热并非维持在一个恒定的温度。发热可有下列形式：每天某时达到高峰再回到正常；相反亦可呈持续发热，此时体温虽有波动，但不能回到正常—称为弛张热。目前，医生已不再认为热型对诊断至关重要。

　　引起发热的物质称为致热原，致热原可来自人体的内部或外部。微生物及其产物（如毒素）就是外源性致热原的例子。内生致热原通常来自单核细胞和巨噬细胞。来自外源性致热原亦通过刺激人体释放内生致热源而引起发热。然而，感染不是唯一的原因，炎症，癌症或过敏反应也可导致发热。

　　通常，发热有明显的病因，它往往是一种感染（如流感、肺炎、尿道感染或某种特别的感染），但并不总是这样。大多数情况下，医师根据简要的病史、体格检查和少量的检查，如 X 线胸片和尿常规检查很容易作出诊断。然而，有时发热的原因并不易查出。

　　如果发热持续数日而没有明显的原因，则要求更详细的检查。这种发热有很多可能的原因。在成人常见的原因包括感染，由对抗自身组织的抗体引起的疾病（自身免疫性疾病）和尚未查出的癌症（特别是白血病和淋巴瘤）。

发热的某些原因

- 感染
- 癌症
- 过敏反应
- 内分泌紊乱，如嗜铬细胞瘤或甲状腺功能亢进症
- 自身免疫性疾病，如类风湿关节炎
- 过度锻炼，特别在炎热夏季
- 过度日晒，特别在炎热夏季
- 某些药物，包括麻醉药、抗精神病药、抗胆碱能药，还有过量的阿司匹林
- 下丘脑损伤（大量控制体温部分所在），如来自脑损伤或肿瘤

　　为了确定发热的原因，医师开始应咨询患者现在和过去的症状和疾病何时开始。最近的服药情况，暴露于感染性疾病的情况，以及新近的旅游情况。发热的类型通常对诊断没有帮助，但也有些例外，如隔日发热或每 3 天一次，是疟疾的典型表现。

　　新近的旅游史（特别是去国外）可能对发热原因的诊断提供思路，因某些感染出现在特定地区。例如：孢子球菌病（一种真菌感染）几乎总是发生在美国的西南部。某种物质或动物接触史亦很重要，例如：一个在肉食包装厂工作的人，更易于感染布鲁菌病。

　　问完病史后，医师进行仔细的体检以找到感染来源和疾病的证据。血液和其他的体液应被送到实验室进行微生物培养。另外的血液检查可检测针对特异性微生物的抗体。白细胞计数增高常提示感染。分类计数（包括细胞不同类型的部分）可给予进一步的思路。例如中性粒细胞增高，提示新发细菌感染。嗜酸性粒细胞增高提示寄生虫的存在——例如：绦虫或蛔虫。

　　体温持续数周超过 38.3℃，经全面的检查仍未揭示出病因，称之为不明原因发热。在这种情况下，病因可能是一种不常见的慢性感染或某些非感染性疾病，如结缔组织病癌症或某些另外的病。超声检查、计算机断层扫描（CT）或磁共振成像（MRI）可帮助诊断。注射放射性元素标记的白细胞可帮助确定感染或炎症的部位。如果这些检查均未获得阳性结果，则需要进行肝、骨髓或另外疑有病变部位的活检。标本进行镜检和培养。

　　因为发热能帮助人体抵抗感染，而发热本身对身体无害（除非体温高于 41.1℃），对发热是否应常规处理存在争议。然而，如高热的患者，经处理退热后感觉会好得多。

　　能降低体温的药物称为退热药。最有效和应用最广的退热药是对乙酰氨基酚和非甾体类的抗炎药，如阿司匹林和布洛芬。然而，阿司匹林不应用于儿童及少年发热，因为它能增加发生雷耶综合征的风险，这种综合征可

以是致命的。

感染的预防

预防感染有一系列措施。洗手是预防感染的最有效方法。洗手对操作食品或频繁地与他人身体接触的人特别重要。探视住院病人的人应要求其在进入病房前洗手、穿隔离服、戴口罩和手套。

有时为预防感染,抗生素给予没有感染的人,这种保护性的应用称为预防用药。对有异常心脏瓣膜病的人施行齿科手术前均预防性给予抗生素。健康人在腹部手术或器官移植手术等外科手术时也应预防性使用抗生素。

聚焦老龄化

老年人的感染通常比年轻人更严重,有以下几个原因:
■ 老年人免疫系统功能降低。
■ 老年人多患有许多长期(慢性)疾病如慢性阻塞性肺疾病,癌症和糖尿病,这也会增加感染风险。
■ 老年人更多时间住在医院或疗养院,在那里获得严重感染的风险更大。抗生素的广泛使用使得抗生素耐药现象越来越严重,这些医院获得性感染的微生物往往比社区获得性感染的微生物更难治疗。

疫苗接种也能预防感染。感染高危人群(特别是婴儿、儿童、老年人和艾滋病患者)应接受预防接种以减少发病风险。

防御功能受损者的感染

很多疾病、药物以及处理措施可以引起人体自然防御功能的破坏。这些损害能直接导致感染,甚至由在体表或体内正常情况下存在无害的外生物引起。自然屏障的破坏可以由以下原因引起:

■ 大面积烧伤:因为损伤的皮肤无法防止病原微生物的入侵,因而明显增加感染的危险。
■ 医疗操作:接受医疗器械操作的患者,因引入外来物质进入体内,亦增加感染的危险。这类操作包括在尿道、血管插管或气管插管。
■ 存在免疫抑制作用的药物:包括抗癌药物(化疗)、器官移植后用以预防排异反应的药物(如硫唑嘌呤、甲氨蝶呤、环孢素)、皮质类固醇药物(如泼尼松)。
■ 放射治疗:放射治疗亦可抑制免疫系统,特别是当骨髓受到射线照射时。
■ 艾滋病:艾滋病患者对某些感染的抵抗能力明显下降,特别是在疾病的晚期。该类患者对机会性感染特别危险(机会性感染是指在正常免疫状态下一般不引起感染的微生物所造成的感染)。很多一般的感染能造成他们更严重的病情。

第 173 节

免 疫 接 种

免疫接种激发或增强人体对抗某种引起疾病的细菌或病毒的能力。它分为两种类型,即主动免疫和被动免疫。免疫接种是医师用以保护人群对抗某种由细菌或病毒引起的疾病的一种方法。

主动免疫

用疫苗刺激人体自然防御机制以帮助防止感染。疫苗是由含有细菌的非感染性片段、经灭毒处理的细菌毒素或已被减弱毒力不再引起感染的全菌制备。

人体免疫系统对疫苗的反应是产生抗体或免疫活性细胞。它们能识别和攻击与含在疫苗中相同的特定细菌或病毒。无论何时人体暴露于这种特定的细菌或病毒时,可自动产生这些抗体和相关的物质。给予一种疫苗

的过程被称为疫苗接种,然而很多医师使用更通俗的术语叫免疫接种或免疫。

被动免疫

将对一种特定感染病原体的抗体直接给予人体。这些抗体由以下途径获得:

■ 接触病原体或毒素并以才产生免疫的动物(通常是马)血清。
■ 大量人群血液提取物,称为人免疫球蛋白。
■ 已知的对特定疾病产生抗体(即超免疫球蛋白)的人群(指曾接受预防接种或曾患该疾病并已痊愈的人),因为这类人群血液中有更高的抗体浓度。
■ 实验室繁殖的生抗体细胞(通常从鼠体内获得)。

被动免疫适用于对一种感染没有适当反应或在未能接受免疫接种之前获得感染（如暴露于狂犬病病毒）的人群。被动免疫亦用于很有可能感染的暴露情况或没有足够时间获得或完成免疫接种过程时预防某种疾病。这种情况的例子是应用一种抗体制剂——丙种球蛋白，它能帮助到世界某些地区旅行的人预防肝炎。被动免疫在人体仅存在数日到数周，直到体内清除注入的抗体。

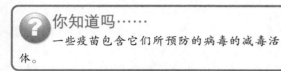

你知道吗……
一些疫苗包含它们所预防的病毒的减毒活体。

疫苗和抗体一般为肌肉注射或者皮下注射。抗体还有时静脉注射。

迄今已用的疫苗是极可靠的，大多数人能很好耐受它们。而且它们即使没有效，亦很少有不良作用。

某些疫苗按常规接种，例如破伤风类毒素大约每隔10年给予成人接种1次。儿童按照常规接种一系列多种疫苗。

有的疫苗主要给予特殊人群，例如黄热病疫苗仅接种到非洲或南美洲某些地区旅行的人。仍然还有疫苗只在暴露后接种，例如狂犬疫苗是在一个人被犬咬伤后开始接种。

常规疫苗接种

儿童按标准程序常规接种一系列疫苗。如果没有在规定时间接种，大多数应根据补充接种计划补种。成人按其所处环境也建议接种某些疫苗。医师建议成人接种疫苗时应考虑的因素包括年龄、健康状况、儿童期接种疫苗的历史、职业、所处地域位置、相关的旅行计划等。因为疫苗在美国的普及，很多曾经常见疾病现在已经很少发生或者控制良好了。

每次接种可以同时给予多种疫苗。它们可以被制备为混合疫苗或在不同的注射点分别注射。

疫苗很少发生问题，虽然可能有轻度的副作用，如注射点疼痛、发红。硫汞撒用（一种汞作为防腐剂的疫苗）于婴儿预防接种的安全性曾被质疑，但目前仍没有证据表明其确实有害。其中，也没有证据表明含硫汞撒的疫苗与孤独症的发生有关。尽管如此，大多数制造商仍生产了无硫汞撒疫苗，专门用于婴儿。低汞或硫化汞疫苗的相关信息可以在疫苗安全协会的网页上进行查询。

儿童免疫接种

疾　病	通常何时开始接种疫苗
水痘	年龄 12～15 个月
白喉	年龄 2 个月
B 型流感嗜血杆菌感染（如脑膜炎）	年龄 2 个月
甲型肝炎	年龄 12～18 个月
乙型肝炎	出生时
人类乳头瘤病毒（女孩）	年龄 11 岁
流行性感冒	年龄 6 个月
麻疹	年龄 12～15 个月
流行性脑脊髓膜炎	年龄 11～12 岁 高风险的儿童 2 岁
腮腺炎	年龄 12～15 个月
百日咳	年龄 2 个月
肺炎球菌感染	年龄 2 个月
脊髓灰质炎	年龄 2 个月
轮状病毒	年龄 2 个月
风疹（德国麻疹）	年龄 12～15 个月
破伤风	年龄 2 个月

不接受免疫接种的唯一原因是对疫苗或其中的某种成分发生严重的过敏反应。然而，一些疫苗，尤其是含有活病毒的制剂不应或应延迟用于以下情况：
- 因疾病（如 AIDS）或药物（免疫抑制剂，包括激素）引起的免疫抑制。
- 妊娠。
- 某些神经系统退行性变疾病，如格林巴利综合征。

白喉-百日咳-破伤风三联疫苗

白喉、百日咳、破伤风疫苗被制备为疫苗合剂以同时预防这三种疾病。
- 白喉常引起喉及口腔黏膜的炎症反应。不仅如此，白喉的致病菌所分泌的毒素还能引起心脏、肾、神经损伤。白喉是引起儿童死亡的主要原因之一。
- 破伤风杆菌分泌的毒素能引起严重的肌肉抽搐。这种细菌常通过伤口进入体内。
- 百日咳是一种传染性极强的呼吸道传染病。对小于 2 岁的儿童和免疫缺陷的成人尤为危险。

这种疫苗有两种制剂，DTaP 用于小于 7 岁的儿童，Tdap 用于青少年和成人。Tdap 中白喉和百日咳疫苗含量更少，暗示其发病率较低。

成人免疫接种

疾　病*	免疫接种人群
炭疽	可能暴露于炭疽的人群,如下面的: ■ 某些军事人员 ■ 某些实验室工作人员
水痘	所有没有接种过疫苗或感染过水痘的成年人
白喉	所有成年人(通常与破伤风和百日咳联合接种)
B 型流感嗜血杆菌感染(如脑膜炎)	高风险的成年人,如下面的: ■ 脾脏没有功能的人群 ■ 免疫功能低下的人群(如 AIDS 患者) ■ 因为癌症接受放射治疗或化疗的人群 ■ 长期使用皮质醇激素的人群
甲型肝炎	高风险的成年人,如下面的: ■ 到该疾病常见地区旅行 ■ 军事人员 ■ 非法药物注射人群,特别是共用针头的人群 ■ 女性同性恋者 ■ 慢性肝脏疾病患者 ■ 接受凝血因子治疗的人群
乙型肝炎	高风险的成年人,如下面的: ■ 卫生保健工作者 ■ 到该疾病常见地区旅行 ■ 慢性肝脏疾病患者 ■ 血液透析患者 ■ 非法药物注射人群,特别是共用针头的人群 ■ 有多个性伙伴的人群 ■ 女性同性恋者 ■ 性伙伴或家庭成员携带乙型肝炎病毒
人类乳头瘤病毒	所有年龄 11 ~ 26 岁的女性
流行性感冒	50 岁以上的成年人 任何要求免疫接种的人群,特别是高风险人群,如下面的: ■ 卫生保健工作者 ■ 患有慢性疾病,如糖尿病、哮喘或心脏病 ■ 免疫功能低下人群 ■ 长期使用护理措施的人群
麻疹	所有没有发生过感染或接种过两次疫苗的成年人,通常与流行性腮腺炎和风疹联合接种
流行性脑脊髓膜炎	高风险的人群,如下面的: ■ 脾脏没有功能的人群 ■ 没有接种过疫苗的青少年中学生 ■ 没有接种过疫苗的大学生或新入伍的军人 ■ 到该疾病常见地区旅行
流行性腮腺炎	所有没有发生过感染或接种过两次疫苗的成年人,通常与麻疹风和风疹联合接种
百日咳	所有成年人(通常与破伤风和白喉联合接种)
肺炎球菌感染(如脑膜炎和肺炎)	高风险的成年人,如下面的: ■ 65 岁以上的人群 ■ 慢性疾病患者,特别是患有心和肺疾病 ■ 脑脊液渗漏的人群 ■ 免疫功能低下的人群 ■ 脾脏没有功能的人群 ■ 嗜酒者

续表

疾　　病*	免疫接种人群
脊髓灰质炎	高风险的成年人,比如到脊髓灰质炎常见地区旅行者
狂犬病	被某些动物咬伤的人群
风疹(德国麻疹)	所有没有发生过感染或接种过两次疫苗的成年人,通常与麻疹和流行性腮腺炎联合接种
带状疱疹	60 岁以上人群
天花	目前不推荐,军事人员除外
破伤风	在最初接种后每 10 年追加 1 次剂量,通常是儿童时期白喉与破伤风联合接种
肺结核(卡介苗)	美国不常规接种
伤寒	到该疾病常见地区旅行
黄热病	到黄热病常见的非洲和南美洲某些地区旅行

* 在美国对这些疾病提供预防接种

用法:肌注。需要进行 5 次接种:一般在 2 个月、4 个月、6 个月,15～18 个月和 4～6 年。因为百日咳在成人中越来越常见,11～12 岁后应接受 1 次强化免疫,之后每 10 年应接受一次破伤风强化免疫。儿童期未按计划接种的成人应在成年后补种。

副作用:注射部位出现发红、肿胀、疼痛。严重的不良反应很少见。包括高热,强哭,癫痫,重度过敏反应。严重的不良反应常因为百日咳疫苗。如果严重的不良反应发生,百日咳疫苗将不被再次使用。仅应用白喉和破伤风的二联疫苗。如果癫痫持续 3～7 天,疫苗将不被再次使用。

B 型流感嗜血杆菌

B 型流感嗜血杆菌疫苗帮助预防 B 型流感嗜血杆菌所引起的疾病,如肺炎和脑膜炎。此类感染在儿童中较为严重。疫苗的应用可以减少 99% 儿童重型感染的发生。这些感染在成年不太常见。

这种疫苗有不同的剂型可供使用。

用法:肌内注射。2 个月、4 个月或 2 个月、4 个月和 6 个月各接种 1 次,具体取决于剂型的不同。但不管何种剂型,最后一次接种都应在 12～15 个月间(总计 3 或 4 次)。所有的儿童都应完成接种。此类感染的高危成人(如免疫缺陷者)也可以从疫苗接种中受益。

副作用:注射部位偶有红肿、疼痛。

甲型肝炎

甲肝疫苗用于预防甲型肝炎。通常,甲肝没有乙肝严重。甲肝感染常无明显症状,虽然它可引起发热、恶心、呕吐和黄疸。甲肝不引起慢性肝炎。疫苗的应用可减少甲肝的患病率。

用法:肌内注射。接种两次:12～18 个月及 6～12 个月后。易感成人也应接种。

副作用:注射部位可有疼痛。严重不良反应尚无报道。

乙型肝炎

乙肝疫苗用于预防乙型肝炎。一般来讲,乙肝较甲肝严重,且可以是致死性的。临床症状可轻可重。包括食欲减退、恶心、疲劳。5%～10% 的乙型肝炎可以慢性化。

用法:该疫苗需在同一块肌肉进行 3 次接种。曾经接种过乙肝疫苗的人群出现了病毒暴露,医生应先测定其抗体水平,如果抗体水平较低,应再次接种。

所有的儿童和成人均应接种乙肝疫苗,尤其是暴露于乙肝病毒的高危成人。

副作用:注射部位偶有疼痛,可有轻度发热。酵母菌被用于疫苗的制备,对其有严重过敏反应史的人群不应接种该疫苗。

带状疱疹

带状疱疹疫苗用于减少带状疱疹和其引发的残余疼痛(疱疹后神经痛)。带状疱疹和水痘由同一种病毒引起。水痘消除后,病毒潜伏于体内。多年后可以复燃并引起带状疱疹。带状疱疹为一种疼痛的皮疹,常仅出现在身体的一个部位。皮疹数周后消失,但疱疹后神经痛可延续数月到数年。

该疫苗与水痘疫苗类似,包含活病毒。

用法:皮下注射 1 次。大于 60 岁老人仍可应用。

副作用:少见,可有注射点疼痛。

人乳头瘤病毒

人乳头瘤病毒(HPV)疫苗用于预防 HPV 引起的宫颈癌和生殖器疣。

用法:肌内注射 3 次:分别为首次以及首次注射后的 2 个月和 6 个月。建议女孩在 11～13 岁时接种,26 岁以内的女孩都可使用。

副作用:注射部位可有红肿、疼痛。严重不良反应尚无报道。

流行性感冒

流感疫苗用于预防流行性感冒。流感病毒分两类:

A型和B型。流感病毒毒株每年均在变异,故流感疫苗必须每年重新接种。

用法:肌内注射1次。建议6~59个月儿童、50岁以上老人和其他高危人群接种。此外普通人也可自愿接种。

流感疫苗注射及吸入均可。吸入剂包含活病毒,仅建议年龄2~49岁健康人使用,孕妇禁用。

流感的流行常开始于12月末或冬季中段。因此,接种流感疫苗的最佳时间是在9月或10月。禽流感疫苗目前已经存在,用于预防这种病毒在人类中传播。

> **? 你知道吗……**
> 对蛋类过敏的人也对流感疫苗过敏。因为流感疫苗是将病毒在蛋类中培育而成的。

副作用:较少。注射点可有疼痛。疫苗可导致一种神经退行性变性疾病——格林巴利综合征。吸入剂型有时可导致流涕和咽痛。对蛋类严重过敏的人应用流感疫苗也将产生严重的过敏反应。因为流感疫苗是将病毒在蛋类中培育而成的。

麻疹、腮腺炎和风疹

麻疹、腮腺炎和风疹(MMR)疫苗是一种疫苗合剂,用于预防以上三种病毒感染。

■ 麻疹可导致皮疹、发热和咳嗽。它主要发生于儿童。在健康儿童中,一般不太严重。但它能导致脑损伤或肺炎,有时甚至是致死性的。

■ 腮腺炎引起唾液腺肿胀、疼痛。对睾丸、脑和胰腺亦有影响,成人有甚。成人腮腺炎更加严重。

■ 风疹引起流涕、淋巴结肿大、皮疹和皮肤发红,脸部皮肤尤为明显。在成人,它可引起关节疼痛。如果孕妇感染,可以导致流产、死胎或胎儿缺陷。

用法:皮下注射。需接种两次:12~15个月一次,4~6岁第二次。1956年以后出生的人,从未有过这些感染和没有完成两次接种的人,应至少接受1次接种。有暴露风险的成人应接种此疫苗。这些人包括:大学新生、新兵和在学校及幼儿园工作和出国旅行的人。

孕妇及对凝胶和新霉素过敏者不应接种这类疫苗。

这三种疫苗均有独立剂型。但麻疹、腮腺炎、风疹三联疫苗的接种可同时预防三种疾病,因而更受欢迎。由于某人如需要免疫预防其中之一的感染也通常需要免疫对抗另外2种,因而这种联合疫苗备受推荐。

副作用:有些人可产生轻微的副作用,如发热、不舒服、皮疹,经常发生于青少年女性和妇女中。

脑膜炎球菌感染

脑膜炎球菌疫苗用于预防脑膜炎奈瑟菌感染,它引起的流行性脑膜炎,甚至死亡。这种细菌是儿童细菌性脑膜炎的首要病因和成人细菌性脑膜炎的第二病因。脑膜炎球菌感染可出现以下症状:

■ 首先,发热、恶性、头痛、肢体疼痛。

■ 继而出现皮疹、血压下降、手足冰冷。

■ 数小时内症状急剧加重。

用法:皮下或肌内注射。在美国有两种剂型可选:多糖疫苗用于2~10岁儿童,结合疫苗用于11岁及以上者。

脑膜炎球菌疫苗建议所有11~12岁儿童使用。以下情况者亦建议使用:

■ 2~10岁免疫缺陷儿童、镰状细胞贫血或慢性感染者

■ 进入中学而尚未接种的青少年

■ 尚未接种的住集体宿舍的大学生和新入伍的士兵

■ 到高发区旅游者

■ 脾功能减退的成人

副作用:注射点可出现疼痛、红肿。一少部分人可出现低热、疲劳。一少部分人用结合疫苗后可出现格林巴利综合征。因此,该疫苗不应用于有该综合征的人群。

肺炎链球菌感染

肺炎链球菌疫苗用于预防肺炎链球菌引起的感染,如耳炎、鼻窦炎、肺炎和脑膜炎。

用法:有两种剂型可选。结合型一般在2个月、4个月、6个月和12~15个月接种。多糖型疫苗用于大龄儿童和肺炎或其他肺炎链球菌感染的高危人群,分两次接种:分别在24个月和第一次接种后3~5年。儿童和此类感染的高危成人建议接种多糖型疫苗。

多糖型疫苗大约对2/3的接种者有效,虽然它在虚弱的老年人中效果稍差。但该疫苗在预防链球菌肺炎的某些严重并发症较之肺炎本身更加有效。虽然一次接种肺炎疫苗可以供终身保护,但对高危人群仍建议5年后再次接种1次。

副作用:偶有注射点发红、疼痛。其他副作用包括发热、兴奋、瞌睡、食欲减退和呕吐。

脊髓灰质炎疫苗

脊髓灰质炎疫苗用于预防一种侵及神经的强传染性病毒。脊髓灰质炎病毒科引起持续性的肌肉无力、瘫痪甚至死亡。

可用的有两种剂型。一种包含死亡的病毒,可以注射给药。另一种包含活的减毒病毒,经口服给药。目前活病毒疫苗在美国已不再使用,因为其有1/2 400 000的致病风险。

用法:本疫苗需接种4次:分别在2个月、4个月、6~18个月、4~6岁。由于脊髓灰质炎目前在美国已十分罕见,18岁以上未接种人群可不进行接种,除非需要去该病高发国旅行。

天花：一个等待时机应用的疫苗

天花疫苗在美国不是常规接种疫苗，因为 30 年前已经消灭了。因为该疫苗的保护作用大约 10 年，所以大多数人现在都容易患天花。

最近关于恐怖分子可能利用天花制造恐怖袭击的传言使人们再次重视天花疫苗的接种。如果天花疫苗恢复接种，它可能只适合在天花暴发的地区应用。军事人员已经接种天花疫苗了，如果需要的话有足够的天花疫苗已准备为每个美国人接种。

这种疫苗通常是安全的，只有约万分之一的未接种的人会有严重的副作用，只有约百万分之一的人会导致死亡。严重的不良反应和死亡的风险在以前接种过疫苗的人中更低。

天花疫苗在患者早期接触天花时应用最有效。当然，疫苗如果在症状出现后的第一天应用也可能是有益的。对天花没有治疗作用。

副作用： 疫苗可含有少量链霉素、新霉素、多粘菌素 B，对其过敏者可出现过敏反应。

轮状病毒

轮状病毒疫苗用于预防其相关肠胃炎，包括呕吐、腹泻，如果症状持续，可引起脱水。

用法： 本疫苗是儿童计划接种的一部分。应于 2 个月、4 个月、6 个月分别给予 1 次接种。

副作用： 尚无严重副作用报道。1% ~ 3% 儿童接种 7 天后可出现轻度、短暂的腹泻。

破伤风

破伤风免疫接种保护人体对抗由破伤风杆菌产生的毒素，而不是针对细菌。通常情况下，破伤风杆菌经伤口进入人体，开始扩增并产生毒素。这种毒素产生严重的肌肉抽搐并可以致命。因此，疫苗的接种是十分重要的。

用法： 疫苗一般应在儿童期作为百白破三联疫苗的一部分接种。这种联合疫苗共需接种五次，并用等量破伤风疫苗和少量白喉、百日咳疫苗强化一次。强化免疫在 11 岁到 12 岁间进行。由于对于破伤风的免疫力逐渐减退，故 16 ~ 64 岁未经强化免疫的人群也应进行强化。其后每 10 年进行 1 次强化。而且，有些情况下，受伤后仍需再次接种。

副作用： 接种部位有时会出现红肿、疼痛。严重的不良反应包括过敏反应分罕见。

水痘

水痘疫苗是用于预防由水痘-带状疱疹病毒引起的一种强传染性感染的。

它能引起一种发痒的有红色基底的水泡状皮疹。一些感染者脑、肺、心、关节亦可受累。这种病毒可潜伏于体内。一旦再次复活，可于数年后引起带状疱疹。

用法： 预防水痘的疫苗是儿童常规疫苗接种的内容之一。这种疫苗的用法为皮下注射。水痘疫苗需接种 2 次：分别在 12 ~ 15 个月和 4 ~ 6 岁。没有进行过接种的青少年和成年人也建议进行预防接种。两次接种时间应间隔 4 ~ 8 周。

因为这种疫苗中含有活病毒，故不能给予孕妇、免疫系统功能减退的人，或者骨髓和淋巴系统受损的癌症患者。

副作用： 这种疫苗比较安全，副作用较轻。少于 1/40 的接种者可出现接种部位的红肿、疼痛。仅在罕见的病例中，出现水痘样皮疹。

注射疫苗后服用阿司匹林或相关药物（水杨酸类）可引起 16 岁以下儿童发生 Reye 综合征。因此，这个年龄段的儿童接种后 6 周不应使用此类药物。

旅行前的免疫接种

美国居民到有传染病流行而美国一般没有这种疾病的地区旅行，要求进行特定的预防接种。根据疾病的暴发流行情况，推荐的接种内容亦经常改变。疾病控制与预防中心（CDC）可提供由其他旅行者医疗保健部门要求的免疫接种的最新信息。

第 174 节

细 菌 感 染

细菌是微小的单细胞生物，不同种类的细菌有数千种，遍布于我们所能想到的世界上的任何环境之中。它们生存于土壤、海水以及地壳深处。据报道，一些细菌甚至可以生存于放射性废物中。而有些细菌存在于人和动物体内（皮肤、呼吸道、口腔、消化道以及泌尿生殖道），常常并不造成感染。

仅少数细菌具有致病性,称之为致病菌。一些寄生于体内的无害细菌有时候也可以致病。细菌可通过释放有害的物质(毒素)、直接入侵机体组织或以上两种方式同时发生而致病。

分类

细菌可通过几种不同的方式进行分类

- **学名**:细菌可以像其他生物一样根据属进行分类(基于一种或几种共同的特性),属内再细分不同的种。它们的学名前面是属,后面是种(例如:梭菌属,肉毒菌)。种内再分为不同类型,称为系。系之间因基因构成及化学成分而不同。有时候,特定的药物和疫苗仅对特定的菌系有效。

- **染色**:细菌可以根据应用化学物质染色后转变的颜色进行分类。最常用的方法是革兰氏染色法。一些细菌染色后变成蓝色,称为革兰氏阳性菌。另一些细菌染色后变成粉色,称为革兰氏阴性菌。革兰氏阳性菌和革兰氏阴性菌不同的染色主要是因为细菌细胞壁的构成不同,也会造成不同类型的感染。同样,治疗也需要应用不同类型的抗生素。

- **形状**:所有的细菌可以根据其外形分为球型(球菌)、杆型(杆菌)和螺旋型(螺旋体)三种类型。

- **需氧方式**:第三种细菌分类方法是根据其生存和生长是否需要利用氧来分类。

那些需要在有氧环境下生存的细菌称为需氧菌。在有氧环境下很难生存的细菌称为厌氧菌。那些在有氧和无氧环境下均可生存的细菌称为兼氧菌。

细菌的防御

细菌有许多防御方法。

菌膜:一些细菌可以分泌一种物质帮助它们黏附于其他细菌、细胞和物体上。这种物质使细菌结合在一起形成黏性层,称为菌膜。例如一些细菌在牙齿上形成菌膜(称为牙斑)。菌膜可以吸附细菌所需的食物残渣,同时将会导致牙齿的损坏。菌膜还可以帮助细菌抵御抗生素。

荚膜:一些细菌包裹在保护性的荚膜中。荚膜可以保护细菌不受具有抗感染作用的白细胞的吞噬;这些细菌通常称为荚膜菌。

外膜:革兰氏阴性菌的荚膜下面有一层外膜,可以帮助它们抵御抗生素。外膜破裂时可以释放一种毒素,称为内毒素。内毒素是革兰氏阴性菌感染后出现严重症状的主要原因。

孢子:一些细菌形成孢子,细菌的一种不活跃(休眠)的形式。当环境状况不佳时,孢子可以使细菌存活。环境状况好转时,孢子又生长成活跃的细菌。

鞭毛:鞭毛是从细菌表面延伸出来的细丝,可以帮助细菌移动。没有鞭毛的细菌自身无法移动。

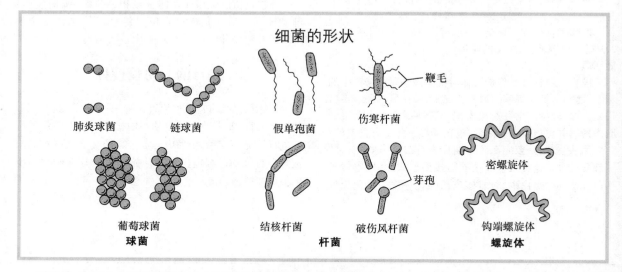

细菌的形状

肺炎球菌　链球菌　假单胞菌　鞭毛　伤寒杆菌　密螺旋体

葡萄球菌　结核杆菌　芽孢　破伤风杆菌　钩端螺旋体

球菌　**杆菌**　**螺旋体**

耐药性:细菌产生耐药是因为它们可以获得其他耐药菌的基因或自身基因突变。例如,在 20 世纪 40 年代中期,青霉素刚发明后不久,一些个体内的金黄色葡萄球菌已经获得耐药基因,对青霉素产生耐药性。不具有耐药基因的金黄色葡萄球菌的菌系被青霉素杀死,对青霉素耐药的菌系得以继续繁殖并逐渐成为主要菌系。于是,化学家们调整青霉素的分子结构,使其转变为类似的新药—甲氧西林,可以杀死对青霉素耐药的菌系。甲氧

西林发明后不久,对青霉素耐药的金黄色葡萄球菌的菌系又获得对甲氧西林等药物耐药的基因,被称为耐甲氧西林金黄色葡萄球菌(MRSA)。这些具有耐药编码的基因可以传递给新生的细菌,有时候甚至可以传给其他菌系的细菌。

抗生素应用得越多,细菌就越容易产生耐药。因此,医生们尽量在非用不可的情况下应用抗生素。将抗生素应用于那些没有明确细菌感染(例如仅有咳嗽或发冷症

状)的患者并不能助其改善症状,只会增加细菌的耐药。由于抗生素的应用过于广泛(甚至应用不当),目前很多细菌已经对相应抗生素耐药。

耐药细菌可以在人与人之间传播。由于出国旅游已经是很平常的事情,因此耐药菌可以在很短的时间内传播到世界各地。耐药菌的医院内传播则更加受到关注。很多住院患者需用抗生素,因此医院内耐药菌很常见。如果没有严格采取预防措施,患者和探视者之间可以发生耐药菌传播。同时,由于住院患者免疫功能下降,他们也更易感染耐药菌。

> **❓ 你知道吗……**
>
> 肉毒杆菌分泌的肉毒毒素可以导致食物中毒和肌肉麻痹,但也可以减少皱纹和治疗肌肉痉挛。

耐药细菌也可以由人传染给动物。家畜感染耐药菌也很常见,因为抗菌素常规被给予健康家畜以预防可能造成减产或疾病的细菌感染。

放线菌病

放线菌病是一种主要由伊氏放线菌引起的慢性感染,伊氏放线菌是一种存在于牙釉质、牙龈、扁桃体、肠道及阴道黏膜的厌氧菌。

- 只有组织破损,细菌进入组织深部才会发生感染
- 脓肿形成于多个部位,如肠道或面部,导致疼痛、发热及其他症状
- 症状可提示诊断,医生通过 X 线检查和感染组织标本的细菌检测确诊
- 脓肿需引流,同时给予抗生素
- 大部分病人治疗后可完全恢复

由于深部组织对于放线菌没有抵御能力,当放线菌存在的组织表面破损导致其进入组织深部后即可发生感染。随着感染的扩散,形成瘢痕组织和异常通道(窦道或瘘管)。数月或数年后,瘘管可能逐渐穿透皮肤,引流出脓液。脓包(脓液)也可侵入胸腔、腹腔、面部或颈部。

放线菌病多见于男性,使用宫内节育器(IUD)的女性也偶有发病。

症状

放线菌病有多种症状,均可形成脓肿。

腹部:放线菌常感染阑尾区域的肠道和腹腔内膜(腹膜)。常见症状包括疼痛、发热、呕吐、腹泻或便秘以及体重明显下降。在腹腔内部与其上方的皮肤及肠道与其他脏器之间可形成瘘管。

骨盆:放线菌常通过放置多年的宫内节育器传播至子宫,可能在输卵管、卵巢、膀胱及输尿管等临近器官形成脓肿和瘢痕,也可在这些器官之间形成瘘管。症状包括慢性腹痛或盆腔痛、发热、体重减轻、阴道流血和流脓。

颈面部:可在口腔、颜面、颈部或颌下皮肤形成平滑坚硬的小肿块,有时伴疼痛。肿块可能软化并流出含有黄色圆形小节的脓液。局部感染可扩散至颊部、舌、咽喉、唾液腺、颅骨面部骨骼、脑实质以及脑膜。

胸廓:这一类型常感染胸部(胸腔),患者可表现为慢性胸痛、发热,体重减轻、咳嗽,有时伴咳痰,当人们吸入病人口腔排出的含细菌的飞沫后即可能被感染。脓液可导致刺激(胸膜炎)和脓液积聚(脓胸)。窦道形成可以使感染播散至肋骨、胸部皮肤及脊柱。

全身:极少数情况下,放线菌可通过血液途径传播至其他器官,如大脑、肺、肝脏、肾脏和心脏瓣膜。

诊断

对于有典型症状的可疑感染患者,进一步行 X 线检查和脓液或组织标本检测放线菌。常用细针穿刺皮肤至感染部位来抽取脓液或组织标本,有时 CT 或超声定位感染部位协助医生细针穿刺。外科手术有时也是获取标本的必要方法。X 线典型特征和标本中检测到致病菌可以确定诊断。

治疗

治疗包括用针引流脓液(通常穿刺皮肤)和应用高剂量的抗生素,如青霉素或四环素。抗生素可能需要应用 6 ~ 12 个月。CT 或 MRI 可帮助确定脓肿是否已经消退。无论是否应用抗生素,尤其是对于脊柱等重要部位发生感染的患者,外科手术治疗可能都是必要的治疗方案。

人体内的细菌

人体内通常存在数百个种属数万亿个细菌,数量大概是体内细胞的 10 倍。大多数细菌存在于皮肤、牙齿、齿龈间以及咽喉、肠道、阴道的黏膜处。不同种属存在于不同部位,也提示每一部位不同的生理状况。大多数细菌属于厌氧菌—即生存过程不需要氧。

这些厌氧菌一般情况下不会致病。许多厌氧菌对人体有益,如帮助分解肠道内的食物。然而,黏膜损伤后这些细菌则可能引发疾病。细菌可以进入其生存范围之外且对其无抵御能力的组织。细菌可以感染临近器官(如鼻窦、中耳、肺、脑、腹腔、骨盆及皮肤)或侵入血液系统四处播散。

什么是梭状芽孢杆菌？

梭状芽孢杆菌通常寄生于 3%～8% 的健康成人甚至新生儿的肠道中。梭状芽孢杆菌也可寄生于动物、土壤和腐败植物中，它们生存不需要氧气，所以属于厌氧菌。

不同菌系的梭状芽孢杆菌致病方式也不同：

- 肉毒梭状芽胞杆菌分泌的毒可污染食物，食入后引发肉毒食物中毒。
- 如果环境适宜细菌大量（过度）繁殖，进入体内可分泌一种毒素，如破伤风感染，产气荚膜杆菌食物中毒，一种抗菌素相关的腹泻和结肠炎称为艰难梭菌诱发的腹泻和结肠炎。
- 可分泌毒素，侵入组织造成感染，如气性坏疽。

梭状杆菌可感染胆囊、结肠和女性生殖器官。罕见情况下，女性生殖器感染产气梭状杆菌可发生中毒性休克症状。

梭状杆菌也可传入血（导致菌血症）。播散的菌血症（败血症）可导致发热及严重症状，如低血压、黄疸、贫血。梭状杆菌感染导致的败血症可能很快死亡。

肉毒食物中毒 食入被肉毒杆菌所分泌毒素污染的食物可引发肉毒食物中毒。因为高温（烹饪）可以杀灭毒素，所以食物中毒多数是因为食用生的或未煮熟的食物所致。肉毒毒素从小肠进入血液系统并感染神经纤维，毒素导致传送到肌肉组织的神经冲动受阻。毒素感染 18～36 小时后，患者即可感到疲乏无力和眩晕，口干、恶心、呕吐，腹胀及便秘，面部肌肉松弛或麻痹，眼睑下垂，视觉模糊，吞咽和言语困难，肌肉无力可扩展至上半身并逐渐向下进展。呼吸肌功能减弱，可能出现生命危险。

产气荚膜梭菌食物中毒 患者食入细菌感染（比细菌毒素感染的更多见）的食物（多为牛肉）可发生产气荚膜梭菌食物中毒。细菌多为无活性（休眠）状态下的孢子，因为其往往在高温烹调情况下孢子也不易被杀灭。如果感染孢子的食物在烹调后短期内没有被食用，孢子可迅速激活成细菌并大量繁殖。如果该食物被食用前没有被充分地再次加热，患者即被细菌感染。细菌在小肠内大量繁殖并分泌毒素，导致稀水样便和腹部绞痛。这种类型的食物中毒通常并不严重，但老年人则可能出现严重后果。极少数情况下，这些细菌的某些菌系可分泌毒素造成大肠感染，称为坏死性肠炎，坏死性肠炎常常是致命的。

艰难梭菌诱发的腹泻和结肠炎（结肠炎）应用抗菌素治疗感染后可发生艰难梭菌诱发的腹泻和结肠炎。抗菌素可能破坏一些生存在肠道内的正常菌群，导致艰难梭菌过度增殖。这些细菌可能原来就生存于患者肠道内或从其他患者、宠物及环境中感染。婴幼儿或高龄老人、住在医院或护理院、患有一种或多种严重疾病的人均可增加患病风险。细菌大量繁殖时分泌两种毒素，一种导致肠道产生液体和异常黏膜，另一种则损伤大肠的内膜。

炭　疽

炭疽是炭疽杆菌引起的可能致命的一种感染，可感染皮肤、肺，极少数情况下感染消化道（胃肠道）。

- 患者通常是通过皮肤接触感染，也可因吸入孢子或食入被污染的肉类而感染
- 症状包括肿块和水疱（皮肤接触后），呼吸困难及胸痛（吸入孢子后），腹痛和血样便（食入污染的肉类后）
- 症状可提示细菌感染，从感染组织标本中检测到细菌可确诊。
- 暴露于炭疽的高危人群应接种疫苗
- 暴露人群应立即给予抗生素以减少死亡率

野生的或放牧的家畜也可感染炭疽，如牛、绵羊、山羊。炭疽杆菌产生的孢子能在土壤中存活数十年。放牧的动物接触或食入孢子后即可感染。当人接触到感染的动物或动物产品（如羊毛、兽皮和毛发）。孢子可在动物产品中存活数十年，也不易被低温或高温杀灭。甚至极小的接触也可能导致感染。尽管患者通常是通过皮肤接触感染，也可因吸入孢子或食入被污染的未煮熟的肉类而感染。炭疽不会在人与人之间传播。

炭疽是一种潜在的生物武器，因为炭疽孢子可以通过空气和吸入传播。

炭疽杆菌可以分泌数种引起不同临床症状的毒素。

症状

症状的多样性主要是因为感染方式不同：经皮肤、吸入或胃肠道。

皮肤炭疽：超过 95% 的病变牵涉到皮肤。感染后 1～12 天皮肤感染处出现无痛的、发痒的、棕红色肿块，肿块形成水疱，最终破溃形成黑痂（焦痂），周围肿胀隆起。感染临近部位淋巴结肿大，患者出现不适——肌痛、头痛、发热、恶心和呕吐等症状。未经治疗的患者 20% 将会死亡，经过治疗后则很少发生死亡。

吸入炭疽（毛工病）：这是最严重的类型，由吸入炭疽杆菌孢子引起。孢子可在肺中存留数周，但最终将侵入白细胞，炭疽杆菌在白细胞中生长、繁殖并传播至胸部淋巴结。炭疽杆菌产生的毒素引起淋巴结肿大、破溃、出血，感染播散至毗邻胸部组织。感染的液体可在肺内或肺与胸壁之间积聚。

感染后 1～43 天出现症状。起初，症状往往隐匿并

与流感类似,患者可有轻微肌痛、低热、胸部不适和干咳。数天后,患者可突然出现严重呼吸困难、高热伴大汗,血压迅速下降(导致休克),随后出现昏迷。这些症状可能由于炭疽杆菌毒素的大量释放所致,感染常可累及大脑和脑脊液(脑膜脑炎)。即使早期给予治疗,很多患者也会在严重症状发生后的 24~36 小时内死亡。如果未予治疗,所有吸入炭疽患者都将死亡。在 2001 年美国的暴发流行中,即使经过治疗仍有 5/11 的患者死亡。

胃肠道炭疽:胃肠道炭疽极少见,人们食入炭疽杆菌污染的肉类后,炭疽杆菌可在口腔、咽喉、肠道内生长并释放毒素引发广泛出血和组织坏死。患者可出现发热、咽喉疼痛、颈部肿胀、腹痛和血便,也可出现呕血。不经治疗,超过半数以上胃肠道炭疽患者会死亡。即使经过治疗,死亡患者人数也接近一半。

你知道吗……
炭疽杆菌孢子不易被低温或高温杀灭,可存活数十年。
超过 125 万人已经注射炭疽疫苗且并无严重不良反应。

诊断

医生依据典型皮肤损害可怀疑炭疽感染。了解到患者接触过动物或动物制品或有炭疽疫区居留史可支持诊断。如果怀疑吸入炭疽,应行胸部 X-线和 CT 检查。

提取感染皮肤、胸膜腔液或粪便的标本并在光镜下检查或行细菌培养(如果细菌存在可分裂增殖),如果存在炭疽杆菌则很易于检测识别。如果患有吸入炭疽,医生也可提取痰、血或行脊椎穿刺抽取脑和脊椎周围的液体(脑脊液)标本进行检验分析。行血液检测可检测出炭疽杆菌 DNA 片段以及毒素抗体。

预防和治疗

高危感染人群应予接种疫苗。因为炭疽杆菌可能成为潜在的生物武器,大部分的部队军人应接种疫苗。为确保有效,疫苗应接种 6 针。尽管对疫苗的安全性普遍存有疑虑,超过 125 万人接种后并未发现严重不良反应。暴露于炭疽后需口服抗生素预防性治疗,通常选用环丙沙星或多西环素口服。如果患者不能服用上述抗生素,可口服阿莫西林。这些抗生素需服用 60 天以预防感染发作。如果患者已经注射过多支炭疽疫苗,则不必如此长时间服用抗生素。

其他细菌感染

病 源	症 状	治 疗	备 注
布鲁斯菌病			
家畜、鹿、水牛、未消毒的污染的牛奶和其他奶制品	持续数月至数年的发热;夜间出汗;食欲减退;体重下降;腰背痛;骨和关节痛;抑郁	多西环素,口服+链霉素,每日注射	高危人群:食用布鲁斯菌病发病区未经消毒的奶制品的旅行者以及可能接触感染动物组织的实验室工作人员,屠宰工人,兽医,农民和畜牧产品生产者。有时感染发生在脊椎,长骨,关节或心脏瓣膜。该细菌可在空气中传播,因此可能被应用于生物战争。
猫抓病(汉氏巴尔通体)			
家猫	猫抓部位出现红色、带痂壳的水疱;淋巴结肿大、充满脓液,挠抓后可破溃流至皮肤表面。	治疗:热敷;镇痛剂;有时可给予阿奇霉素	世界各地大多数家猫均感染有汉氏巴尔通体,但多无疾病征象。猫抓病通常为自限性。但免疫功能低下,如感染 HIV 病毒或艾滋病患者患病时可相互传染,不治疗可能致命。这样的患者应避开家猫以免被感染。
类丹毒(猪红斑丹毒丝菌)			
处理动物产品时刺伤或擦伤(如感染的兽体或鱼)	受损皮肤出现暗红色硬块;伴瘙痒、烧灼感;	青霉素或红霉素;	屠户、农民、厨师及渔民为感染高发人群。罕见情况下可经血液传播,感染关节及心脏瓣膜

续表

病　源	症　状	治　疗	备　注
淋病(淋球菌)			
与感染患者的性接触	尿道或阴道流脓	单剂肌注头孢曲松钠	偶见细菌经血流感染皮肤或关节。约半数患者伴衣原体感染,须同时给予阿奇霉素或多西环素。
回归热(伯氏菌属)			
常寄生于大鼠的体虱;软蜱	突发寒战、高热(发热间期为1～2周)剧烈头痛;呕吐;肌肉、关节疼痛;躯干、四肢出现红色皮疹;黄疸;肝脾肿大;心脏炎症;心律失常	四环素、红霉素、多西环素或青霉素	在美国,蜱传播的传染病仅见于西部地区,虱传播的传染病很罕见。露营者可能被蜱叮咬。并发症包括出血风险、眼部炎症(虹膜睫状体炎),及造成孕妇流产。在应用首剂抗生素的2小时内可能发生严重反应(Jacisch-Herxhermei反应),出汗、寒战、发热及血压下降。

治疗延误时间越长,患者死亡的风险越大。因此,首次怀疑炭疽时应立即开始治疗:

■ 皮肤炭疽应口服环丙沙星或多西环素。
■ 肺炭疽或消化道炭疽应联合抗生素治疗,包括静脉内给予环丙沙星或多西环素联合克林霉素,加用或不加利福平。应用皮质激素可减轻肺炭疽的症状。

非性病性梅毒、雅司病和品他病

非性病性梅毒(旧称地方性梅毒)、雅司(雅司病)和品他病是由细菌(又称密螺旋体)感染所致。这些细菌与性传播疾病梅毒的病原体——梅毒螺旋体非常接近。

■ 这些严重传染性疾病通常在卫生状况差的地区传播。
■ 非性病性梅毒引起口疮和骨的破坏性肿块,雅司病可引起皮肤损害和腿部及口鼻周围的毁损性增生。品他病引起皮肤发痒。
■ 医生依据感染地区居留史及典型的症状即可作出诊断。
■ 单剂注射青霉素即可杀灭细菌。

非性病性梅毒、雅司和品他和梅毒类似,属于一种密螺旋体病。与梅毒不同的是,这些感染主要通过非性接触传播—主要在卫生条件恶劣地区的儿童之间传播。非性病性梅毒主要因共用餐具而传播。

非性病性梅毒主要流行于地中海地区东部和非洲西部撒哈拉沙漠区。雅司流行于气候潮湿的赤道国家。而品他病多见于墨西哥、中美洲和南美洲。除了一些来自于感染高发区的移民之外,非性病性梅毒、雅司和品他病很少发生于美国。

症状

同梅毒类似,雅司和品他病先是出现皮肤损害。非性病性梅毒常以口腔黏膜斑起病。这些症状逐渐消退,经过一段时间的轻度或无症状期,新的症状逐渐出现。

非性病性梅毒 先累及口腔黏膜,随后是皮肤和骨骼。起初的口疮常不引起注意,随后出现口内丘疹样病损,经数月至数年消退。在此期间,患者几乎无症状。之后,长骨(主要见于腿骨)、口鼻周围组织和口腔上部(上颚)形成肿块。这些肿块破坏组织,导致骨骼畸形和面部损毁。

雅司 也侵害皮肤和骨骼。密螺旋体感染后数周,感染部位(通常是下肢)皮肤出现稍隆起的溃疡。溃疡愈合后患者头面部、四肢和臀部形成开放性肉芽肿,肉芽肿愈合缓慢且易复发。患者足底也可出现开放性溃疡并伴有疼痛(角化过渡性雅司病),导致行走困难。后期,患者胫骨可遭受破坏,尤其是口鼻周围、上颚等其他部位可出现毁坏性、变形性增生。

品他病 仅累及皮肤。疾病初期表现为手足、四肢、面部和颈部皮肤出现发痒的扁平红斑区。数月后,在身体两侧的同样区域出现蓝灰色斑块,多发于和骨骼临近的皮肤部位,如肘部。最后,斑块的颜色消失,手掌和足底上斑块可形成厚皮。

诊断

医生根据患者生活或曾到访过感染高发地区并出现典型的症状即可作出诊断。密度螺旋体病和梅毒的病原体极其相似,因此患者进行梅毒检测试验将呈阳性反应。

治疗

单剂青霉素注射可杀灭病原体,促使皮肤愈合。然而,尤其组织部位损害较多时,愈合后可能遗留瘢痕。对于青霉素过敏的患者,如果年龄大于(包含)8岁可给予四环素,孕妇或年龄小于8岁的患者可给予红霉素。上述药物口服。

由于本病传染性极强,需要通过公共卫生系统发现并治疗感染者和与其密切接触者。

弯曲杆菌感染

多种弯曲菌(最常见的空肠弯曲菌)可导致肠道感染,常引起腹泻。

- 可因食入受污染的食物、水或与感染的人或动物密切接触引发
- 感染可导致腹泻、腹痛和发热
- 粪便标本中检出致病菌可确诊
- 对于部分患者,仅须补足丢失的体液治疗。但如果症状严重,也须应用抗生素

弯曲菌是多种家畜(包括牛、绵羊、猪和家禽)消化道的常见寄生菌。这些家畜的粪便可能污染湖水和河流。肉类(常为家禽)和未经高温消毒的奶也可能被污染。人们可以通过几种方式被感染:

- 饮用污染(未净化处理)的水、未经高温消毒的奶,食入未煮熟的肉类(常为家禽)或接触到污染肉类的厨房表面的食物
- 接触感染患者(尤其是口-肛性接触)
- 接触感染动物

弯曲菌感染导致大肠炎症(结肠炎),引起发热和腹泻。对于美国及那些到达过食物和水可能被细菌污染地区的人群,弯曲菌是导致腹泻的常见原因。而其中最常见的就是空肠弯曲菌。

症状

症状常在感染后 2~5 天出现,持续 1 周左右。弯曲菌结肠炎的症状包括腹泻、腹痛并可能有严重痉挛发生。腹泻可出现血便,可伴有恶心、呕吐及 38~40℃的发热。

部分结肠炎患者可出现短暂的血流感染(菌血症),通常无明显症状或并发症。然而,少数患者可反复或持续血流感染,此种类型的菌血症常见于免疫系统功能下降的患者,如艾滋病(AIDS)、糖尿病或癌症。这种感染导致长期或反复发热,当细菌随血流感染其他组织可出现其他症状,例如:

- 传播至覆盖脑和脊髓组织内的空间(导致脑膜炎)
- 骨骼(导致骨髓炎)
- 关节(感染性关节炎)
- 极少累及心脏瓣膜(心内膜炎)

约 1/1000 弯曲菌结肠炎患者出现格林-巴利综合征,表现为肌无力或麻痹。大部分患者可恢复,但肌肉可出现严重萎缩。患者可出现呼吸困难,需应用呼吸机。肌无力常不能完全恢复。20%~40%的格林-巴利综合征患者被认为是弯曲菌结肠炎促发的。

腹泻消退后的数周至数月出现反应性关节炎,常导致膝盖、髋部及跟腱发炎和疼痛。

诊断

医生可留取患者大便标本进行细菌培养。但并不一定等待大便细菌培养结果。细菌培养需要数天,即使还不能明确是何种细菌感染也可有效治疗腹泻。如果明确是哪种细菌感染,可有助于选取有效的抗生素(药敏试验)。如果怀疑血液感染时需行血培养检查。

治疗

大多数患者不经特殊处理可于一周左右得到缓解,部分患者需要静脉或口服补液处理。高热、血便、严重腹泻或症状恶化的患者需给予阿奇霉素治疗 3 天或红霉素治疗 5 天。如果患者发生血行感染,需应用 2~4 周抗生素,如亚胺培南、庆大霉素或阿奇霉素。

霍　乱

霍乱是由霍乱弧菌引起的严重肠道感染,可引发剧烈腹泻。

- 食用污染的食物(常为海产品或水)可导致感染
- 除非环境卫生差,否则极少感染霍乱
- 患者表现为水样泻、呕吐,常无发热
- 大便标本中检测到细菌可确诊
- 补液和应用抗生素可有效治疗细菌感染

有数种弧菌可引发腹泻,但由霍乱弧菌所致腹泻最为严重。霍乱可呈大规模群体暴发。

霍乱弧菌通常寄生于海岸线周围的水栖环境。患者食入被霍乱弧菌污染的水、海产品或其他食物可引发本病。感染的病人会通过其大便将霍乱弧菌再排泄至周围环境内。因此,感染可快速传播,尤其在那些人类排泄物得不到处理的地区。

霍乱曾经在世界范围内流行,目前主要集中于热带和亚热带地区的发展中国家。也流行(区域性的)于亚洲部分地区、中东、非洲和中南美洲。曾在欧洲、日本和澳大利亚发生小规模流行。在美国,霍乱主要沿墨西哥湾海岸线地区发病。

流行区域的暴发通常是因为战争或持续内乱破坏公共卫生设施所致。感染最常发生于温暖的月份,儿童更易发病。而在新发生的地区,任何季节、各年龄人群均可发病。

大量细菌进入人体内引发感染,由于细菌太多胃酸无法将其全部杀死,因此部分细菌可进入小肠生长并分泌毒素。毒素导致小肠存留大量盐和水。稀水样便导致这些体液丢失,由于盐分和水的大量丢失,病人可能会死亡。霍乱弧菌存于小肠内,并不侵入组织。

由于胃酸可杀灭霍乱弧菌,故胃酸缺乏的人群(如儿童、老年人)以及服用抑制胃酸分泌药物,如质子泵抑制剂(例如奥美拉唑)和 H_2 抑制剂(如雷尼替丁)的人更易感染霍乱。生活于霍乱流行区域的人群可逐渐产生免

疫力。

症状

　　大部分感染病人无任何症状。感染霍乱弧菌后 1～3 天开始出现症状，可表现为突发的无痛的腹泻和呕吐，一般无发热。

> **你知道吗……**
>
> 若不治疗，超过一半以上的霍乱病人将会死亡。

　　腹泻和呕吐症状轻重程度不一。严重感染的患者每小时丢失的盐和液体量可超过 1L。大便呈灰白色，便中可见黏液。数小时内即严重脱水，导致极度干渴、肌肉痉挛、虚弱无力。尿液产生极少。病人眼窝深陷，手指皮肤严重皱缩。如机体脱水不得到纠正，水和盐分的严重丢失可引起肾功能衰竭、休克、昏迷乃至死亡。

　　存活下来的患者的症状 3～6 天内消退。多数患者的机体可在 2 周内清除霍乱弧菌，但少数患者可长期携带细菌而无临床症状，称为细菌携带者。

诊断

　　医生可从新鲜大便或直肠拭子采集标本送至实验室行细菌培养检查，发现霍乱弧菌可确诊本病。

预防

　　保证饮水的洁净和严格处理人体排泄物是控制霍乱的根本措施。其他注意事项包括饮用煮沸过的水，避免生食蔬菜或者食用未经适当烹调的鱼或贝类。贝类生物也常携有其他种类的弧菌。

　　有数种霍乱弧菌疫苗在美国以外地区可供食用，鉴于这些疫苗仅能在有限时间内提供部分保护，因此不推荐广泛接种。新型疫苗目前正处在测试阶段。

治疗

　　快速补充水和盐分是挽救生命的根本措施。大部分患者可通过口服补液。配置的溶液可替代丢失的体液。严重脱水而无法口服补液的患者可经静脉补充盐溶液。在霍乱流行期间，有时静脉输液治疗医疗资源供应不足，部分患者可通过鼻饲管经鼻到胃补充盐溶液。经充分补液症状缓解后，患者仍需口服盐溶液补足由腹泻和呕吐丢失的液量。患者呕吐停止和食欲恢复后可进食固体饮食。

　　患者常被给予抗生素减轻腹泻症状及减少腹泻持续时间。同时，在霍乱流行期间应用抗生素的患者可能会使感染的传播稍微减少。成年人应用四环素或多西环素抗感染疗效明确，除非该地区的细菌对四环素耐药。也可以应用环丙沙星。因为四环素和多西环素可使 8 岁以下儿童牙齿褪色，可用阿奇霉素、红霉素或复方新诺明代替治疗。

　　50% 未经治疗的严重霍乱患者会死亡。而及时、适当进行补液治疗的患者死亡率则不到 1%。

气 性 坏 疽

　　气性坏疽是由厌氧产气荚膜杆菌和多种其他梭状芽孢杆菌引起的危及生命的肌肉组织感染。

- 气性坏疽多发生于特定类型的手术或外伤后
- 感染区域形成伴有气泡的水疱，同时心率和呼吸加快
- 症状可提示诊断，常进一步行影像学检查或取感染组织标本行细菌培养
- 治疗包括服用高剂量抗生素和外科手术切除坏死或感染组织

　　气性坏疽是一种进展迅速的肌肉组织感染，患者如不及时治疗会很快死亡。细菌可在感染组织内产生气体并积聚。在美国每年有数千新发病例。气性坏疽多继发于外伤或手术后，在白血病或结肠癌患者也可有自发感染者。结肠和胆道手术最易并发气性坏疽。高危的伤口包括：

- 深而严重
- 伤及肌肉
- 被肮脏、腐败的植物或人类粪便污染
- 伤口含有破损或坏死组织

　　高危手术包括结肠或胆囊手术。

　　在没有外伤和手术情况下，气性坏疽常见于结肠癌患者。开放性骨折和冻伤患者也易发生气性坏疽。应用污染的注射针向肌肉中注射违规药物也可感染气性坏疽。

症状

　　气性坏疽可造成感染部位的剧烈疼痛。初始时感染部位肿胀、苍白，进而转为红色和青紫色，最后呈现黑绿色。感染部位常有大水疱形成，气泡可见于由水疱流出的液体中或可在皮下触知。气性坏疽感染伤口引流液的气味可为腐臭味。

　　患者很快出现多汗和极度紧张并可伴有呕吐。常见心率和呼吸加快。一些患者皮肤可变黄，提示黄疸，上述症状由细菌产生的毒素所致。典型病例在病程中保持清醒直到疾病终末期，此时患者常有低血压休克表现以及昏迷，进而迅速出现肾衰和死亡。

　　不经治疗，气性坏疽可在 48h 之内引起患者死亡。即使经过治疗，1/8 的肢体气性坏疽患者和 2/3 的躯干感染者仍会死亡。

诊断

　　初始诊断基于临床症状和查体结果。X 线影像发现肌肉组织中的气泡可提示梭状芽孢杆菌感染，但非梭状芽孢杆菌厌氧菌感染也可由肌肉组织中产生气泡。

　　伤口分泌物显微镜镜检可查见梭状芽孢杆菌，培养

可确诊。然而,不是所有梭状芽孢杆菌感染的患者都发生气性坏疽。确诊仍需探查手术或切取组织标本并在电镜下探查肌肉组织的特征性改变。

预防和治疗

医生常通过如下方式预防气性坏疽:

- 彻底清创
- 去除伤口中的异物和坏死组织
- 术前、术中和术后静脉应用抗生素可预防腹腔手术后感染

目前尚无可用于预防梭状芽孢杆菌感染的疫苗。

一旦疑诊气性坏疽,必须立即开始治疗。患者需给予大量的抗生素如青霉素或克林霉素并清创去除所有坏死或感染组织。约 1/5 的肢体气性坏疽者需行截肢手术。高压氧舱治疗对本病的治疗价值尚不确切,且相关设备也并非随时可供使用。

克雷伯杆菌,肠杆菌和 沙雷氏菌感染

克雷伯杆菌、肠杆菌和沙雷杆菌属革兰氏阴性菌,常感染医院或长期托管所的患者。

- 这些细菌常感染泌尿道或呼吸道、输注药物或液体的静脉输液管,也可见于烧伤、手术伤口和血流途径感染
- 从感染组织标本中检测出致病菌可确诊
- 社区获得性感染,抗生素可以治愈;但如果是医疗卫生机构获得性感染,则可能难以治愈,因为细菌常为耐药菌

超过 1/3 的正常人群的肠道中可见克雷伯杆菌。肠杆菌和沙雷氏菌常寄生于体外,多见于医院或长期托管所,那里的人群常被感染。

这些细菌常感染不同部位:

- 泌尿道或呼吸道
- 输注药物或液体的置入静脉的输液管(静脉导管)
- 烧伤
- 手术伤口
- 血流途径

少数情况下,克雷伯杆菌可导致医疗机构外获得性肺炎(社区获得性肺炎),多见于酗酒者、老年病人以及糖尿病或免疫机能低下患者。典型严重感染患者可咳出暗棕色或暗红色胶冻状痰。克雷伯杆菌肺炎可发展为肺脓肿或胸膜腔脓液积聚(脓胸)。

应用抗生素后,一种克雷伯杆菌可导致结肠感染(结肠炎),称其为抗生素相关性结肠炎。由于抗生素杀灭了寄生于肠道的正常菌群,克雷伯杆菌得以过度增殖并致病。然而,这种类型的结肠炎常是由于艰难梭状芽孢杆菌分泌的毒素所致。

诊断

医生如果高度怀疑患者可能感染上述几种细菌之一,例如患者居住在长期托管所或疾病暴发区。为明确诊断,医生可采集痰、肺的分泌物(支气管镜获得)、血、尿或感染组织的标本。通过革兰氏染色、培养及显微镜下检查可检测到这些标本中的细菌。

其他检测依赖于感染的类型,包括影像学检查,如超声波、X 线和 CT。

检测出标本中致病菌并行药物有效性检测(敏感试验)可能对治疗有益。

治疗

对于社区获得性克雷伯肺炎,静脉注射头孢菌素(如头孢曲松钠)或氟喹诺酮(如左氧氟沙星)可治愈。

假如上述三种细菌的任何一种感染属于医疗卫生机构获得性感染,则可能很难治愈,因为致病菌常对许多种抗生素耐药。

大肠杆菌感染

大肠杆菌(E. coli)属革兰氏阴性菌,是寄生在人类肠道的正常菌群,但一些菌株可导致感染。

- 患者通过食入大肠杆菌污染的食物、接触感染动物或饮用污染的水而发生肠道感染
- 肠道感染可引起腹泻,有时症状严重或出现血性便和腹痛
- 抗生素可有效治疗大肠杆菌导致的消化道外感染及大部分肠道感染,但不能治疗特殊菌株引起的肠道感染

一些大肠杆菌菌株通常寄生在正常人的消化道。然而,一些大肠杆菌菌株可引起消化道和人体其他部位的感染,最常见的是尿道感染。大肠杆菌是女性患者膀胱炎症的最常见原因。这些细菌也可引起前列腺感染(前列腺炎),胆囊炎,阑尾炎和憩室炎后的继发感染,伤口感染(包括外科手术后的伤口感染),褥疮感染,糖尿病患者的足部感染,肺炎,新生儿脑膜炎和血行感染。许多大肠杆菌可以感染消化道外的部位,见于体弱者、居留在健康卫生机构者或应用抗生素的患者。一种大肠杆菌可分泌毒素引发短暂的水样腹泻。这种腹泻(称为旅游者腹泻)通常发生在食入污染食物或饮用当地未充分净化的水的旅行者。

另一种菌株(大肠杆菌 O157:H7)分泌一种毒素损伤结肠,引发炎症(结肠炎)。患者常经以下途径被感染:

- 食入细菌污染的未完全煮熟的碎牛肉(最常见的原因之一)
- 到达宠物动物园并接触消化道携带病菌的动物
- 食入用污染水源清洗过或畜肥污染的即时食物(如自助色拉柜台的食物)
- 吞入游泳池或浅水池中被患者粪便污染而未充分消毒的水

卫生条件不佳很容易造成细菌在人与人之间传播,尤其常见于穿纸尿裤的儿童。

症状

症状主要由感染部位和不同大肠杆菌菌属决定。

大肠杆菌 O157:H7 引发的感染,3 天后出现腹泻症状。腹泻 1～3 天后变为血性便(有时称之为出血性结肠炎)。患者常有严重腹痛,一天可出现许多次腹泻,常有里急后重的症状。大多数患者无发热。因为炎症易于传播,患者须住院并隔离。

85% 的患者腹泻自行缓解。然而,15% 的儿童和少数老年患者在症状出现后 1 周内发生红细胞破坏及肾功能衰竭,这种并发症(称为溶血性尿毒症综合征)是儿童慢性肾脏疾病的常见原因。

 你知道吗⋯⋯
大肠杆菌是女性膀胱感染最常见的原因。

诊断

采取血液、大便、尿或其他感染物质标本送实验室进行细菌培养,发现大肠杆菌可以明确诊断。发现细菌后常通过药物敏感性检查选取抗生素感染(称为药敏试验)。

如果检测到大肠杆菌 O157:H7,必须反复行血液检查以监测溶血性尿毒症综合征。

治疗

对于旅行腹泻患者,洛哌丁胺可延长食物在肠道中的滞留,有助于控制腹泻。给予抗生素(如阿奇霉素、环丙沙星和利福昔明)可更快缓解症状。

许多大肠杆菌 O157:H7 感染的患者须静脉补充盐溶液。这种感染患者不应用洛哌丁胺或抗生素。应用抗生素可能加重腹泻并增加并发溶血性尿毒症综合征的风险。如并发溶血性尿毒症综合征,患者须收住 ICU,可能需要血液透析治疗。

许多其他种属大肠杆菌感染(常为膀胱或其他尿道感染)须给予抗生素(如复方新诺明或氟喹诺酮)治疗。然而,许多细菌,尤其是健康卫生机构获得性感染,对这些抗生素耐药。对于严重感染,可应用对多种不同细菌均有效的抗生素(广谱抗生素)。在获得明确药敏实验结果指导之前,医生可联合应用几种抗生素。

流感嗜血杆菌感染

流感嗜血杆菌可造成呼吸道感染,也可以造成机体其他部位的感染。
- 感染经打喷嚏、咳嗽或接触传播
- 细菌可造成中耳感染、鼻窦炎及更严重的脑膜炎和会厌炎
- 感染组织标本中鉴定出致病菌可确诊
- 儿童常规注射疫苗可有效预防 B 型流感嗜血杆菌感染

- 感染可给予口服抗生素治疗,严重感染须静脉给药

多种嗜血杆菌寄生在儿童和成人的上呼吸道而很少致病。一种嗜血杆菌可引发性传播疾病——软下疳。其他菌株可造成心脏瓣膜感染(感染性心内膜炎)。极少数情况下,可在脑、肺和肝脏形成脓肿。最多引起感染的菌株就是流感嗜血杆菌。

流感嗜血杆菌是造成儿童和某些具慢性肺部基础疾病或免疫机能低下的成人感染的常见病原体。感染经打喷嚏、咳嗽或接触感染患者传播。其中 B 型流感嗜血杆菌常导致严重感染。

B 型流感嗜血杆菌(Hib)在儿童可经血液途径传播(引起菌血症)并造成关节、骨骼、肺部、面颈部皮肤、眼、泌尿道和其他器官感染。B 型流感嗜血杆菌常可引起两种严重的、甚至致命的感染:脑膜炎和会厌炎(位于在声带上方会厌感染)。一些菌株可引起儿童中耳感染,儿童和成人的鼻窦炎,成人的肺部感染,尤其多见于慢性阻塞性肺部疾病(COPD)或艾滋病患者(AIDS)。

症状和诊断

不同部位感染可出现不同的症状。

医生采取患者血液、脓液或其他体液标本送实验室进行细菌培养以明确诊断。如果患者出现脑膜炎症状,医生行脊髓穿刺(腰椎穿刺术)获取脑脊髓腔内液体标本(脑脊液),标本中发现致病菌可确诊。

预防和治疗

儿童可常规采用流感嗜血杆菌 B 型疫苗免疫,该疫苗对预防流感嗜血杆菌感染,特别是脑膜炎、会厌炎和菌血症效果肯定。

脑膜炎治疗必须尽早开始。可静脉输注头孢曲松或头孢噻肟治疗流感嗜血杆菌脑膜炎。服用皮质激素有助于预防脑部损害。

会厌炎同样必须尽早治疗。患者可能需要辅助呼吸,可以应用呼吸管等人工气道。罕见情况下,可能需要开放气道(称为气管切开术)。患者出院前常给予利福平,因为利福平可根除咽部的细菌。

如果某人患严重 B 型流感嗜血杆菌感染,且家庭成员中有 4 岁以下未接受免疫接种的儿童,该儿童应接种 B 型流感嗜血杆菌疫苗免疫。同时,其他家庭成员(孕妇除外)应口服抗生素(如利福平)预防感染。

其他流感嗜血杆菌感染患者可口服多种抗生素治疗,包括阿莫西林-克拉维酸、阿奇霉素、头孢菌素、克拉霉素、氟喹诺酮和复方新诺明。

钩端螺旋体病

钩端螺旋体病是由钩端螺旋体引起的潜在严重疾病。
- 大多数人是在户外活动时接触细菌污染的土壤或水

而感染
- 疾病可分两个阶段，间隔数天，主要症状为发热、头痛和其他症状
- 一种严重的可能致命的类型可损害许多脏器，包括肝和肾
- 血液中检测到致病菌抗体或在感染组织标本中检测到致病菌可确诊
- 治疗可给予抗生素，有时需给予补液盐，但严重类型感染可能须输血或血液透析

钩端螺旋体病发生于很多野生和家养动物中，有些动物是作为带菌宿主，在其尿中会有螺旋体，另一些则可发病和死亡。人是通过接触受染动物或间接接触被其感染动物尿液污染的土壤或水而受到感染。

虽然钩端螺旋体病是农民、下水道工人、屠宰场工人的职业病，多数受染者是在游泳之类户外活动时接触被污染的土壤或水而感染。美国每年夏季和早秋报告有 40～100 例病人，因为轻微钩端螺旋体病症状酷似典型流感症状且可自行消退，可能很多病例未被报告。

症状

约 90% 患者感染钩端螺旋体后症状表现轻微，其余 10% 左右的患者感染可能累及多个器官。这种有潜在生命危险的类型称为魏尔综合征。

钩端螺旋体病通常分两个阶段发病：
- 第一阶段：症状通常在感染后 2～20 天内出现，患者发热、头痛、恶心、呕吐、小腿和背部严重肌痛及突发寒战。在第 3 到第 4 日可出现眼发红的症状。一些患者出现咳嗽、有时咳血、胸痛。大部分患者症状 1 周内消退。
- 第二（免疫反应）阶段：数天后一些患者症状再次反复，主要是机体免疫系统发生抗感染免疫反应清除体内细菌而导致炎症并产生相关症状。患者再次发热，此时脑膜的炎症（脑膜炎）症状常出现，引起颈强直、头痛。

魏尔综合征：常发生在第二阶段。可引起黄疸（皮肤和巩膜黄染），肾衰和出血倾向。

患者可出现鼻出血、咳血或皮肤、肺组织内出血，消化道出血少见。可发生贫血。心脏、肺、肾脏等部分脏器可出现功能衰竭。

大部分未出现黄疸的患者常能恢复，约 5%～10% 出现黄疸的患者（黄疸提示肝脏损害）发生死亡。出现魏尔综合征及年龄 60 岁以上人群病死率相对更高。如果怀孕早期发生钩端螺旋体感染，流产的风险增高。

诊断

为确定诊断，医师可采取患者血、尿标本，并做进一步分析。如果患者出现脑膜炎症状，医生行脊髓穿刺（腰椎穿刺术）获取脑脊髓腔内液体标本（脑脊液），通常集中标本的采集需要数周时间。标本被送至实验室进行细菌培养。

标本培养发现致病菌，或更常用的是检测到血液中抗钩端螺旋体相关抗体即可确诊。

预防和治疗

多西环素可预防和治疗本病。

轻度感染者可给予口服阿莫西林或多西环素治疗本病。

严重病例应静脉给予抗生素如青霉素、多西环素或红霉素。有时需给予补液盐。本病患者不需要隔离，但在处理其尿液时必须小心谨慎。

发生魏尔综合征的患者可能需要输血或血液透析。

李斯特菌病

李斯特菌病是由革兰氏阳性李斯特菌感染引起。
- 人们可通过食入不需要进一步烹煮的商务性食品而感染
- 患者发生发热、寒战、肌痛，伴恶心、呕吐和腹泻
- 血液或脑脊液标本中检测到致病菌可确诊
- 抗生素可治疗感染

李斯特菌寄生于世界各地许多动物的肠道内。大部分李斯特菌感染是由于食入污染食物所致。李斯特菌可以在冷藏温度下的食物中繁殖，也可在冷冻温度下生存。乳制品的高温消毒一般可杀灭细菌，除非细菌数量众多。充分烹煮或再加热食物可杀灭细菌。然而，细菌可寄生于填满食物的缝隙或商务食品设施无法清理的区域和污染食物中。假如食物购买后无需进一步烹煮，细菌可寄生于该食物中而引起感染，它们可在包装完整的冷藏的即食食品中繁殖而食物的口味不发生改变。之前曾引起李斯特病暴发的食物包括软奶酪（如拉丁美洲白奶酪、羊奶酪、布里奶酪和卡门伯特奶酪），熟食沙拉（如生菜沙拉），未消毒的奶，冷盘，土耳其香肠，其他热狗，虾和未煮熟的鸡肉。

细菌有时可从肠道侵入血液系统而传播，引起侵入性李斯特病。细菌可传播至覆盖脑和脊髓外膜形成的腔隙中（导致脑膜炎），感染眼睛、心脏瓣膜（心内膜炎）或侵及孕妇的子宫。脑和脊髓可发生脓肿。美国每年报道的感染病例仅约 2500 例，然而其中约 20%～30% 患者发生死亡。而孕妇、新生儿、年龄 60 岁以上以及免疫功能低下者，如艾滋病毒感染的患者更易感染。而 1/3 的病例发生于孕妇。

你知道吗……
孕妇特别易于感染李斯特病，且可侵及胎儿。

症状

典型症状包括发热、寒战、肌痛（类似流感），伴恶

心、呕吐和腹泻。症状通常5~10天后消退。

如发生侵入性李斯特病,感染部位不同,症状也多种多样。如发生脑膜炎,患者可出现头痛和颈强直,变得意识模糊和平衡能力丧失。如孕妇的子宫或胎盘发生感染,可导致流产或死胎。或新生儿出现血液系统感染(败血症)或脑膜炎。如果怀孕晚期发生感染可导致一半的新生儿死亡。

诊断

可采集血液标本。如果患者出现脑膜炎症状,医生行脊髓穿刺(腰椎穿刺术)获取脑脊髓腔内液体标本(脑脊液),标本被送至实验室行细菌培养,标本中发现致病菌可确诊。

治疗

静脉给予抗生素氨苄西林,或对于青霉素过敏的患者给予复方新诺明常可治愈感染。如发生心脏瓣膜感染,应同时联用第二种抗生素(如庆大霉素)。

眼睛感染可给予口服红霉素或静脉注射复方新诺明治疗。

莱 姆 病

莱姆病是由伯氏疏螺旋体感染引起,人感染通常经鹿蜱(deer ticks)传播。

- 大多数人于户外时在疾病盛行的丛林地区感染
- 典型病变为被咬处出现大的红点并慢慢增大,周围常伴数个红圈
- 如不治疗,该病会引起发热,肌肉疼痛,关节肿胀,最终还会导致大脑和神经功能障碍
- 诊断主要根据其典型症状,暴露机会,血液中检测出细菌抗体
- 服用抗生素通常可以治愈,但一些症状,如关节疼痛可能持续存在

莱姆病于1975年在康涅狄格州莱姆地区出现多宗病例时被发现和命名。莱姆病是目前美国最为常见的昆虫传播的疾病,全美有49个州有本病发生。美国约80%的病例发生于沿东海岸的马塞诸塞州至马里兰州。大部分报道病例来自威斯康星州、明尼苏达州、北加利福尼亚州海岸地区和俄勒冈州。莱姆病在欧洲、中国、日本、澳大利亚和前苏联地区均有发生。

通常本病多发于夏季和早秋季节。林区的儿童和青年是最常见受感染者。

莱姆病病原菌由鹿蜱传播,该昆虫得名源于其成虫依靠吸食鹿血生存。鹿蜱的幼虫吸食啮齿类动物的血液,特别是白足鼠,该动物也是莱姆病的宿主。鹿蜱通常在淋巴期感染人类。鹿并不携带或传播莱姆病,而仅仅作为鹿蜱成虫的食物源。

防止蜱叮咬

人们可通过如下方式减少接触或被蜱叮咬:

- 在丛林地区行走时不要离开路径
- 行走在路径中央以避免刮擦灌木和杂草
- 不要坐在地上或石墙上
- 穿长袖衬衫
- 穿长裤并将裤脚塞进靴子或袜子里
- 穿明亮颜色的衣服,这样蜱容易被看到
- 在皮肤上喷洒杀虫剂
- 在衣服上喷洒杀虫剂

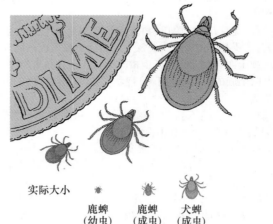

实际大小

鹿蜱(幼虫)　鹿蜱(成虫)　犬蜱(成虫)

莱姆病常由鹿蜱的幼虫(蛹)传播,该幼虫甚至比犬蜱还小得多。当人们可能暴露时应该每天进行仔细的全身检查,尤其是有毛发的部位。仔细检查身体是有效的预防措施,因为蜱必须在身体上附着一天以上才可能传播莱姆病。

为摘除附着的蜱,人们应该使用尖镊子准确夹住叮入皮肤的蜱的头部或口器,并逐渐将其垂直拉出,不能抓住或压挤蜱的躯体。凡士林油、酒精、点燃火柴或其他刺激方法都不可取。

当携带有病原体的鹿蜱叮咬并附着于人体 1~2 天，莱姆病原菌就会由鹿蜱传播给人。短暂附着于人体则很少能传播本病。病原菌最初在叮咬处繁殖，3~32 天后，病原菌会从叮咬部位迁移至周围皮肤，形成皮疹（游走性红斑），也可以经血流扩散至其他器官，如身体其他部位的皮肤、心脏、神经系统和关节。

> **？你知道吗……**
> 只有当鹿蜱附着人体至少 1 天以上才会传播莱姆病。

症状

莱姆病病程分为三期：早期局限型、早期播散型（广泛播散）和晚期。早期和晚期当中可有一段无症状期。

早期局限型：典型症状为蜱叮咬部位出现大的红斑（游走性红斑），常见于大腿、臀部、躯干或腋窝。多数病人的红斑可增大至半径 15cm 大小。红斑中央可见正常皮肤，形成多个同心圆环。游走性红斑常无瘙痒或触痛，但触之发热，红斑 3~4 周后消退。约 25% 的病人可无或至少没有注意到明显的游走性红斑。

早期播散型：第二期始于感染从最初蜱叮咬部位扩散至全身。此期患者多有疲乏、寒战、发热、头痛、颈项强直和肌肉关节肿痛。半数病人在身体其他部位可见小的游走性红斑。较少见症状包括腰背痛、恶心、呕吐、咽喉肿痛、脾和淋巴结肿大。大部分症状呈一过性，但疲乏不适可持续数周。这些症状常被误认为流感或其他病毒感染，尤其是当患者无明显游走性红斑时。

有时本期病人有更严重的症状，约 15% 的患者出现神经系统症状。最常见者为头痛、颈项强直、脑膜炎以及造成一侧或双侧面肌麻痹的贝尔面瘫，上述症状可持续数月。神经痛和无力可出现于其他部位并持续较长时间。8% 的患者出现心律不齐和心肌炎并引起胸痛。心律不齐可引起心悸、轻度头痛或晕厥。

晚期：如果最初感染未经治疗，数月至数年后会出现其他问题。半数患者数月内会发生关节炎。某些大关节特别是膝关节出现肿痛并在数年内复发。膝关节损害肿胀较疼痛更为突出，触之发热，极少数病人关节呈现红肿。部分病人膝关节后形成囊肿，如破裂可出现突然加剧的疼痛。10% 的莱姆病患者出现关节炎，且膝关节损害持续超过 6 个月，甚至更久。

小部分病人出现脑和神经系统损害，如情绪障碍、语言能力、记忆力和睡眠障碍。少数患者还可有背部及四肢感觉麻木和射痛。

诊断

诊断通常基于典型症状（尤其是游走性红斑），暴露机会（生活或到访莱姆病疫区）以及实验室检查。

医生常检测血液中的细菌抗体。如果是在细菌感染最初几周之前或在抗体形成前已给予抗生素治疗时检测细菌抗体，结果常呈阴性。95% 的患者感染超过 1 月后可形成抗体，尤其是未应用抗生素的患者。一旦抗体形成，将永久存在。因此，即使莱姆病治愈后仍可检测到细菌抗体。

由于莱姆病缺乏特异性诊断方法导致诊断困难，引出许多问题。例如，在莱姆病流行地区，有关节疼痛、注意力难以集中或慢性疲劳的人群常关切自身是否患有晚期莱姆病，即便他们从未出现皮疹或其他早期莱姆病症状。其实这部分人群中极少有莱姆病患者，大多数情形下，他们的症状实际上与本病无关。但是因为他们多年前可能感染过细菌而产生抗体，而抗体长期存在。如果医生完全依靠抗体检测结果作为诊断依据，很多非莱姆病患者会被给予长期的、无效的抗生素治疗。

细菌培养对于诊断帮助不大，因为伯氏疏螺旋体在实验室很难生长。

有时候医生会进行关节腔穿刺抽取关节液或者进行腰椎穿刺抽取脑脊液。而细菌的基因片段可能被检出。

治疗

大多数医师不会对仅遭受鹿蜱叮咬但并无皮疹或其他症状者进行抗生素治疗，如果发现患者身上有叮附吸血的蜱，可以在 72 小时内给予口服一剂多西环素来预防莱姆病。

尽管各期莱姆病对抗生素治疗均有反应，早期治疗对于防止并发症发生最为有效。莱姆病早期，口服 2 周抗生素如多西环素、阿莫西林、头孢呋辛或阿奇霉素均有明确疗效。应用抗生素可有助于治疗 I 度房室传导阻滞和可能出现的贝尔面瘫。9 岁以下儿童和孕妇不能应用多西环素。

对于关节炎患者，可口服阿莫西林或多西环素 30~60 天或静脉注射头孢曲松钠或青霉素 2~4 周。

对于严重神经系统症状患者（除了可能出现的贝尔面瘫外）Ⅲ度房室传导阻滞患者，适于静脉注射头孢曲松钠或青霉素 2~4 周。

应用抗生素可清除病原体，大部分病人关节炎症状可缓解。但部分病人即使在病原体清除后，由于炎症反应仍会有持续性关节炎症状。非甾体类抗炎药物如阿司匹林或布洛芬可减轻肿胀关节的疼痛。受累关节腔积液可采取引流。应用拐杖可能对部分病人有帮助。

抗生素治疗不会减轻慢性疲劳症状。

仅对莱姆病致病菌有效的疫苗因为得不到广泛应用，已经停止市场销售。

脑膜炎双球菌感染

脑膜炎双球菌感染由脑膜炎双球菌（脑膜炎球菌）

引起,包括脑膜炎和血液系统感染。

■ 感染因直接接触鼻腔和咽喉分泌物传播
■ 患者常感觉不适以及其他感染部位相关的严重症状
■ 从感染组织标本中检测出致病菌可确诊
■ 必须尽可能的静脉应用抗生素和补液

超过 90% 的脑膜炎双球菌感染发生脑脊髓腔(脑膜炎)或血液系统感染。少数情况下引起肺、关节和心脏感染。

大部分脑膜炎球菌感染发生在温暖地区,多发于冬春季节。可发生局部地区的暴发,常发生于塞内加尔和埃塞俄比亚之间的撒哈拉以南非洲。这一地区称为脑膜炎地带。

脑膜炎球菌寄生在一些人群的鼻和咽喉部而不引起任何症状。这些人被称为携带者。疾病发作后患者常成为携带者。感染常发生在与脑膜炎球菌的患者接触者而不是与携带者接触者。感染通过直接接触鼻和咽喉部分泌物而传播。

感染最常见于 6 个月至 3 岁的儿童。也常感染青少年、部队新兵、大学宿舍的新生、免疫系统功能低下的患者和接触脑膜炎球菌的微生物工作者。

症状

大部分患者感觉不适。

脑膜炎可引起发热、头痛、红疹和颈强直。婴儿出现进食问题、啼哭声弱和动作迟缓。

血液途径感染可引起红疹或紫斑。严重感染可引起低血压、出血倾向和多脏器(如肝和肾)功能衰竭。

总而言之,即使经过治疗仍有 10% ~ 15% 脑膜炎患者发生死亡。严重血液途径感染的患者死亡数超过一半以上。10% ~20% 的已恢复患者出现严重并发症,如永久性耳聋、智力障碍或手指足趾缺如。

少数情况下,感染发生缓慢并引起轻度渐进性的症状。

诊断

出现典型症状者医生应怀疑脑膜炎感染,尤其是在疾病暴发期出现症状。为明确诊断,医生可采集患者血液或其他感染组织标本,或者行脊髓穿刺(腰椎穿刺术)获取脑脊髓腔内液体标本(脑脊液),标本在显微镜下检查以检测致病菌。标本也可被送至实验室行细菌培养检查。聚合酶链反应(PCR)检查可扩增基因序列,用来识别细菌特异的遗传物质(DNA)。

同时可对细菌行药物敏感性检测(药敏试验)以确定哪种抗生素更有效。

预防

在美国,脑膜炎疫苗可接种给下列人群:

■ 居住在疫区的人群(减少流行)
■ 部队新兵
■ 11 ~ 19 岁的所有少年儿童

■ 大学宿舍新生
■ 到达感染高发区的旅行者,如撒哈拉沙漠以南非洲从 12 月至翌年 6 月的干旱季节,从沙特阿拉伯至麦加朝圣
■ 实验室或企业中可能接触到脑膜炎球菌的人群
■ 2 岁幼儿、高龄老人及免疫功能异常者,尤其是脾脏摘除或脾脏病变者(也可发生于镰刀细胞病患者)

患者家属、医务人员及与脑膜炎患者密切接触者需口服抗生素(如数次剂量的利福平或单剂量的环丙沙星或左氧氟沙星)来预防感染的发生。同时,给予密切接触脑膜炎患者的人注射脑膜炎疫苗(除应用抗生素外)。

治疗

脑膜炎患者须收入重症监护病房(ICU)并尽早静脉应用抗生素和补液。对于成人或儿童脑膜炎患者均可给予皮质激素治疗。

鼠　疫

鼠疫是革兰氏阴性耶尔森鼠疫杆菌引起的一种严重感染。

■ 通过鼠蚤传播细菌。
■ 根据不同的形式,鼠疫可导致发热,寒战,淋巴结肿大,头痛,心动过速,咳嗽,呼吸困难,呕吐和腹泻等症状。
■ 鉴定血,痰,或淋巴结中的脓液中有无细菌可证实诊断。
■ 抗生素可降低死亡风险,隔离感染患者,有助于防止鼠疫的传播。

过去曾出现大规模的瘟疫疾病流行,如中世纪的黑死病导致很多人死亡,流行的原因主要是城市拥挤,卫生条件差,和大量的啮齿动物肆虐。瘟疫现在大多发生在农村地区。在美国,超过 90% 的感染发生在西南各州,如亚利桑那州,加利福尼亚州,科罗拉多州和新墨西哥州,野营者中常见。在美国每年鼠疫感染者约 10 至 15 人,全球约 1000 至 3000 人。

鼠疫杆菌最初是感染野生的啮齿类动物,如大鼠和草原犬鼠,并通过鼠蚤传播细菌。当野生鼠死亡时,鼠蚤移动至住在附近的人,然后是家庭宠物,特别是猫,鼠蚤再通过叮咬人传播感染。在极少数情况下,感染的传播,可通过咳嗽或打喷嚏在人与人之间传播。肺部的细菌感染导致肺炎(肺鼠疫)。通常当人们照顾或接触肺鼠疫患者时,才会发生人与人之间传播。

接触受感染的动物(例如,猎人),或进食未经煮熟的被感染的动物肉类可导致鼠疫感染。鼠疫杆菌是一种潜在的生物武器,该细菌可通过空气吸入传播。空气中的颗粒的大小决定细菌在呼吸道的定植位置,小颗粒可定植在肺泡,导致肺鼠疫。

临床表现

鼠疫有以下几种形式:腺鼠疫,肺鼠疫或败血症鼠疫。临床表现取决于鼠疫的形式。腺鼠疫是最常见的形式。症状可能出现在接触细菌后几小时至 12 天(通常情况下,经过 2~5 天),表现为突然发作的畏寒,发热,体温高达 41℃。心率增快,心音变弱,血压下降,并且很多人可出现神志不清。与发热同时或症状出现前可出现腹股沟、腋窝或者颈部淋巴结肿大,可出现淋巴结的红肿热痛。淋巴结充满脓液,在发病第二周内溃破流脓。患者可出现肝脾肿大。超过 60% 未经治疗的人死亡,死亡多发生于起病的第 3 天和第 5 天之间。

轻症鼠疫是腺鼠疫的一种形式,其症状表现为淋巴结肿大,发热,头痛,疲乏无力,症状可在一个星期内消失。

肺鼠疫是肺部鼠疫杆菌感染。症状开始于接触的细菌后 2 天或 3 天。患者有高热,寒战,心动过速并常有严重头痛。24h 内可出现咳嗽,最初痰液清亮但很快变成带有血斑,然后转为均一的粉红色或鲜红色(像红莓糖浆)和泡沫状。患者常有呼吸急促和呼吸困难。多数未经治疗的病例在症状出现 48h 内死亡。

败血症鼠疫由鼠疫杆菌扩散至血液循环引起。败血性鼠疫感染扩散到血液中。大约有 40% 的人有恶心,呕吐,腹泻和腹痛。如果不进行治疗,许多器官出现功能不全,往往会造成死亡。

诊断

要诊断鼠疫,医生可采取血,痰,或淋巴结的脓液为样品。样品在显微镜下检查,并送到实验室培养细菌。血液试样也测试细菌的抗体。可迅速检测细菌或其遗传物质(DNA),如可以应用聚合酶链反应(PCR)检验。

预防

预防主要靠控制啮齿动物,并使用驱蚊剂防止跳蚤叮咬。目前无鼠疫疫苗可供使用。疫区居住者或前往疫区旅游者需按照预防性的剂量服用抗生素如多西环素,甲氧苄氨嘧啶、磺胺甲基异噁唑,或环丙沙星。

治疗

发病后立即开始治疗能使死亡的风险降低到 15% 以下。可采用链霉素注射 7 至 10 天,或采取其他抗生素如庆大霉素,多西环素和环丙沙星治疗亦有效。

肺鼠疫的患者必须隔离,以使它们不会通过空气传播细菌即所谓的呼吸道隔离。它包括以下内容:

- 限制访问患者房间
- 距离患者 2 米内距离的工作人员必须要戴口罩,眼罩,隔离衣,手套。

任何曾与肺鼠疫患者或动物(如驯养的猫)接触者必须采取多西环素或环丙沙星治疗 7 天。

肺炎球菌感染

肺炎球菌感染是由革兰氏阳性菌肺炎链球菌(肺炎球菌)导致的感染。

- 感染者咳嗽或打喷嚏时可将肺炎球菌散布在空气中。最常见的感染包括肺炎,脑膜炎,鼻窦炎,中耳感染(中耳炎)。
- 这些感染通常引起发热和身体不适的感觉,其他症状取决于感染的身体部位。
- 诊断可根据症状,X-射线,或感染性样品中的细菌鉴定。
- 年幼的儿童常规接种疫苗预防感染,疫苗接种被推荐用于所有具有感染高风险的人群。
- 青霉素或其他抗生素治疗通常有效。

人类是肺炎球菌的自然宿主,肺炎球菌通常居住在健康人的上呼吸道,特别是在冬季和早春时。当感染者打喷嚏或咳嗽时,可将感染的飞沫传染给其他人。有独立设施的人群,如生活在养老院,监狱,军事基地,无家可归者的庇护所,日间护理中心等地区更容易发生人与人之间传播。

某些条件下,人们更容易获得感染,建议这样的人进行疫苗接种。年纪大的人,即使身体健康,当他们获得肺炎球菌感染时往往有更严重的症状和并发症。

大多数肺炎球菌的感染多发生在肺(肺炎),中耳炎(中耳炎,儿童常见),或鼻窦(鼻窦炎)。可在流感病毒破坏呼吸道黏膜结构后发生肺炎球菌感染。

细菌也通过血液蔓延引起菌血症。感染可能会出现在脑和脊髓被膜或组织中(脑膜炎),或较少情况下会引起心脏瓣膜,骨,关节,或腹腔感染。

临床表现和诊断

临床表现取决于感染部位。

肺炎球菌肺炎:症状常常突然出现,表现为发热,畏寒,身体不适,呼吸急促和咳嗽,咳出铁锈色的痰。一般情况下,胸部剧烈刺痛可发生在一侧胸部,深呼吸和咳嗽时胸痛加重,这种疼痛被称为胸膜炎性疼痛。

胸部 X 光检查,可证实有肺炎征象。医生可采取痰的样本在显微镜下检查。痰,脓液或血液的样本被送到实验室培养细菌。然而,这些测试并不总使医生能够鉴别出细菌。

肺炎球菌脑膜炎患者可有发热、头痛和周身不适。患者可出现颈强直,搬动颈部可引起疼痛,但疾病早期可不明显。一旦怀疑患者有脑膜炎,医师行腰椎穿刺以在脑脊液中搜寻感染证据,如白细胞、细菌等。

肺炎球菌中耳炎:这些感染引起耳朵疼痛和耳廓肿胀,耳膜化脓。诊断通常是根据症状和身体检查的结果。通常不进行培养或者其他检测。

预防

有两种类型的肺炎球菌疫苗。结合疫苗仅用在 2 岁以下的儿童。常规给予儿童注射是在 2 个月左右，但也可在 6 周龄开始。前三个剂量给予时均间隔 2 个月左右，然后通常是在 12 到 15 个月龄左右给予第 4 个剂量注射。由于注射这种疫苗，儿童严重的肺炎球菌感染，如肺炎，中耳炎，脑膜炎出现几率明显降低。

非结合多糖疫苗，推荐用于肺炎球菌感染的高风险或感染后出现高并发症的人群。这些人包括以下：
- 所有年龄在 65 岁或以上的成年人
- 土著的阿拉斯加和美国印第安人
- 患有慢性疾病，如某些心脏或肺部疾病（哮喘除外），肾功能衰竭，肾病综合征，肝功能不全（包括肝硬化），镰状细胞病，糖尿病或脊髓液渗漏等疾病的人群
- 酒瘾者及患有某种免疫功能低下的疾病，如某些癌症和人类免疫缺陷病毒（HIV）感染者
- 患者服用皮质类固醇激素或抑制免疫系统的药物时，如那些用于防止器官移植排斥反应或治疗癌症的药物
- 脾功能障碍的患者

非结合多糖疫苗可有效对抗多种类型的肺炎球菌的疫苗。因此，高危患儿，如患有镰状细胞性贫血或艾滋病，即使他们注射过结合疫苗，在 2 岁时应注射非结合疫苗一剂（但至少距离注射最后一剂结合疫苗 2 个月）。

治疗

青霉素（或相关的药物，氨苄青霉素，阿莫西林）适用于肺炎球菌感染的最佳药物。通常是经口服用，如果感染严重时，可考虑静脉注射。

对青霉素耐药的肺炎球菌，目前越来越普遍。因此，其他抗生素，如头孢曲松，头孢噻肟，氟喹诺酮类，或万古霉素，经常被选用治疗肺炎球菌。

假单胞菌感染

假单胞菌感染是由任何一种类型的革兰氏阴性假单胞菌导致的感染，特别是绿脓杆菌假单胞菌。
- 感染的范围可从轻微的外部感染（如耳朵或毛囊感染）至严重的内部感染（如肺，血液，心脏瓣膜感染）。
- 症状取决于机体感染的部位。
- 从被感染的组织样本中找到细菌，可明确诊断。
- 若是外部感染可考虑抗生素外部施加，对于严重的内部感染则需通过静脉给予抗生素。

假单胞菌属细菌，包括绿脓杆菌广泛存在于世界各地的土壤和水中。这些细菌适于潮湿的环境，如水槽，厕所，氯化不足的游泳池，热水浴缸，过时的或灭活的消毒液中。这些细菌可能会暂时居住在健康人的皮肤，耳朵和肠道中。绿脓杆菌感染的范围可从轻微的外部感染，

至严重的危及生命的感染性疾病。以下患者中感染更频繁或感染异常严重：
- 处于某种严重的疾病消耗状态时（虚弱）
- 有糖尿病或囊性纤维化时
- 住院治疗时
- 合并免疫系统功能低下的疾病时，如人类免疫缺陷病毒（HIV）感染
- 服用抑制免疫的药物，如用于治疗癌症或防止器官移植排斥反应的药物时

这些细菌可感染患者的血液，皮肤，骨骼，耳朵，眼睛，心脏瓣膜，尿道和肺部，以及伤口（如烧伤，受伤，或在手术过程中伤口）。使用医疗器械，如插入导尿管或静脉导管，使用气管插管和机械通气时，铜绿假单胞菌感染的风险增加。这些感染通常在医院内获得的。

临床表现

铜绿假单胞菌可引起以下几种不同的感染。

游泳者的耳朵感染（外耳炎）是一个轻微的外部感染，可以发生在身体健康的人。在游泳时水中含有的细菌进入耳朵。游泳者的耳朵出现疼痛和不适。

热水池毛囊炎是另一种轻微的外部感染。当人使用热水浴缸或涡旋浴缸时，特别是在炎热的浴缸和涡旋浴缸氯化不足时，发根（毛囊）被感染。长时间在水中可以软化毛囊，使它们更容易被细菌入侵。临床表现为微小的青春痘周围出现瘙痒皮疹，粉刺中心可能有脓液形成。

恶性外耳炎是一种深部假单胞菌耳部感染，最常见于糖尿病人。外耳组织变得肿胀和发炎，耳道部分或完全封闭。症状可能包括发热，听力下降，耳朵周围组织炎症，严重的耳部疼痛，恶臭分泌物排出，以及神经损伤。

眼睛感染时由于这些细菌可能损伤角膜，往往造成永久的损害。细菌所产生的酶，可以迅速破坏眼部。细菌常常从污染的隐形眼镜或隐形眼镜护理液进入眼内引起感染。

软组织感染，包括那些肌肉、肌腱、韧带、脂肪和皮肤。这些感染可发生在深部刺伤时，尤其是在儿童穿着运动鞋踩在钉子上被刺伤时。这些细菌也可以感染压疮，烧伤，外伤或手术伤口。当这些细菌繁殖污染敷料时，这些敷料呈现草绿色，闻起来散发着新割过的草香味。

住院的患者特别是那些需要使用气管插管和机械通气的患者感染时可导致重症肺炎。

尿路感染通常发生于尿路侵入性检查或尿路阻塞时，或者当导尿管必须留在膀胱很长时间时。

血液感染（菌血症）通常会发生于下列情况时：
- 细菌从被感染的器官（如泌尿道）进入血液时。
- 受污染的非法药物注入静脉时。
- 用受污染的针头或注射器用来注入非法毒品时。

有时细菌来源是未知的，如当发生于癌症化疗后白

细胞缺乏时。腋下和腹股沟可出现紫黑色皮疹,皮疹中心可出现溃疡,伴周围组织红肿。如果不经治疗,感染可导致休克和死亡。

骨和关节感染通常发生在脊椎和胸锁关节。细菌通常从血液扩散到骨骼和关节,但可能外伤或手术后附近软组织感染蔓延至骨骼和关节。

心脏瓣膜感染是罕见的。它们通常发生在静脉注射毒品的药瘾者,或存在人工心脏瓣膜的患者。这种细菌通常通过血液蔓延到心脏瓣膜。

诊断

医生通过采取血液或其他体液的样品在培养基中培养细菌明确有无绿脓杆菌感染。同时可做测试哪些抗生素可能是有效的(药敏试验)。

预防和治疗

为了防止游泳者的耳朵感染,游泳前和游泳后用醋酸溶液滴耳。醋酸滴耳伴或不伴皮质类固醇激素治疗通常是有效的。

热水池毛囊炎通常可以自愈,无需治疗。

眼睛感染的处理必须需要高浓度的抗生素滴眼液,在感染开始时即频繁滴定。有时必须抗生素直接眼内注射治疗。

严重的绿脓杆菌感染很难治疗。恶性外耳炎,内部感染(如肺炎或心脏瓣膜感染),和血液感染需要静脉给予抗生素数周。通常情况下,抗生素联合治疗是必需的,因为许多菌种,特别是在院内获得性感染菌株对多种抗生素耐药。医生通常根据经验选择本区域对绿脓杆菌敏感的抗生素,若药敏测试提示其中哪种抗生素是有效的,医生可能会更改抗生素。

心脏瓣膜感染时,通常需要开胸行瓣膜更换术和加用抗生素治疗。

沙门氏菌感染

沙门氏菌感染是由革兰氏阴性菌沙门氏菌导致的感染。

- 当进食受污染的食物,如未煮熟的鸡肉或鸡蛋时可导致感染。
- 这种细菌通常感染患者消化道,但也可以通过血液感染身体的其他部分。
- 患者可有恶心和痉挛性腹痛,水样腹泻,发热,呕吐等症状。
- 通常鉴别粪便样品中的细菌可明确诊断。
- 通过补液补充丢失水分,抗生素治疗对沙门氏菌肠道感染通常是无效的。

两个沙门氏菌品种:伤寒沙门菌和甲型副伤寒沙门菌可导致伤寒。伤寒杆菌只存在于人。甲型副伤寒沙门菌主要感染人类,但有时感染驯养的动物。其他种类的

沙门氏菌通常居住在许多野生和家养动物的消化道中,如牛,羊,猪,鸡,和爬行动物(包括蛇,蜥蜴,龟)。这些细菌大部分可以导致人类感染。在美国肠炎沙门氏菌导致了绝大部分的沙门氏菌感染。

沙门氏菌是通过受感染的动物和人的粪便排出体外,导致污染。在美国 20 世纪 70 年代,许多宠物龟导致感染传播,所以它们的销售被禁止,从而减少传播感染。最近,合法和非法出售的爬行动物宠物数目增加。高达90%的爬行动物宠物感染了沙门氏菌。

人类通常是通过进食未煮熟的家禽或鸡蛋而感染,但有时吃未煮熟的牛肉和猪肉,未经高温消毒的奶制品,或受污染的海鲜或新鲜农产品而感染。沙门氏菌可感染母鸡的卵巢,从而在其产蛋前感染鸡蛋。其他食品亦可能被动物粪便污染(例如,在屠宰场)或被使用厕所后不充分洗手的厨师传染。

由于胃酸可破坏沙门氏菌,必须摄入大量的细菌才会导致感染,或者患者胃酸分泌不足无法杀死细菌。这种胃酸不足可能发生在 1 岁以下的儿童,老年人,以及服用抗酸剂或抑制胃酸生成的药物的人群中,相关药物包括组胺 2(H_2)受体阻滞剂(如雷尼替丁)或质子泵抑制剂(如奥美拉唑)。

这种细菌可引起肠道的炎症(肠胃炎),因而是导致腹泻的常见原因之一。有时细菌进入血流引起菌血症并扩散至远处器官,如骨骼,关节,泌尿道和肺部的感染或脓液积聚(脓肿)。细菌可能会在人工关节(假体)或心脏瓣膜,移植血管,或肿瘤上积聚并导致感染。人体的动脉,通常主动脉(在体内的最大的动脉)可能被感染。动脉感染或脓肿,可引起慢性菌血症。以下患者更容易通过血液传播细菌:

- 婴儿
- 老年人
- 患有影响血细胞生成的疾病,如镰状细胞贫血症或疟疾的患者
- 患有免疫系统功能低下的疾病,如人类免疫缺陷病毒(HIV)感染的患者
- 服用抑制免疫功能的药物,如用于治疗癌症或防止器官移植排斥的药物

临床表现

当肠道感染时,症状通常出现在开始摄入细菌的12 ~ 48 小时后,可出现恶心和痉挛性腹痛,随后出现水样腹泻,发热,呕吐等症状。症状一般在一周内好转。若干年后症状消失,但某些人可继续在其粪便中排泄细菌。这样的人被称为携带者。

高达约30%的成人患者在腹泻停止后几周到几个月出现反应性关节炎。这种疾病会导致关节疼痛和肿胀,通常在髋关节,膝关节和踝关节(连接脚跟骨和小腿肌肉)。如果菌血症形成和感染扩散至其他器官时可出

现其他症状。例如,如果骨组织感染,通常骨组织附近区域有触痛或疼痛。如果心脏瓣膜感染,患者可能会感到呼吸急促。如果主动脉感染,可有背部和腹部疼痛。

 你知道吗……
在美国,大于90%爬行类宠物感染了沙门氏菌。

诊断

医生采取粪便,脓液或血液样本,或从直肠获得样本,送至实验室做细菌鉴定和培养。确定样品中的细菌可证实诊断。

治疗

沙门菌胃肠炎患者可给予口服补充液体,或严重感染时,静脉注射液体治疗。抗生素不能缩短病程且会延长患者经大便排出细菌的时间,因此通常不推荐使用抗生素。然而,菌血症和曾植入的装置或材料感染(如人造关节或心脏瓣膜或血管移植物)的患者需给予抗生素治疗。可以给予环丙沙星或阿奇霉素1周。

对于症状消失继续通过粪便排出细菌的携带者可考虑抗生素治疗。

菌血症患者可考虑环丙沙星或头孢曲松钠静脉注射2周治疗。

脓肿必须手术引流后给予4周的抗生素治疗。

如果主动脉,心脏瓣膜,或其他地区(如关节)被感染,通常需要手术治疗,并给予数周或数月的抗生素治疗。

伤寒

伤寒(肠热)是由伤寒沙门氏菌或相关的细菌甲型副伤寒沙门菌导致的感染。
- 伤寒可通过感染者粪便或尿液污染的水或食物传播。
- 患者有类似流感的症状,有时可有谵妄,咳嗽,疲惫,偶见皮疹和腹泻。
- 血液,粪便,其他体液或组织样品被发送到实验室鉴定和培养细菌可明确诊断。
- 为了防止感染,去伤寒流行地区旅行的人应接种疫苗,并应避免某些食物,不喝非瓶装酒水。
- 无论有无症状的感染者均需抗生素治疗。

伤寒常见于某些卫生条件差的发展中国家(主要是在印度次大陆,菲律宾和拉丁美洲)。而在美国的感染者,大多数情况下是由在这些地区旅行时获得的。

伤寒沙门菌仅仅存在于人体。被感染的患者多从粪便中排泄细菌,很少从尿液中排出。少数感染患者发展为慢性胆囊炎或尿路感染。即使他们无任何症状,仍然持续从粪便或尿液中排出细菌,这样的人被称为携带者。

因此,他们不知道他们可以传播感染。在20世纪初,一个名为玛丽的女厨师传播伤寒给许多人,被称为伤寒玛丽。

当排便或排尿后手卫生不足时可携带细菌污染食物或饮料,污水处理不当时可能污染水源。苍蝇从粪便中将细菌直接传播到食物。同所有的沙门氏细菌,伤寒沙门氏菌一般被胃酸消化不引起疾病,除非患者合并免疫系统功能低下或胃酸缺乏。细菌从消化道传播细菌至血液引起菌血症,并可能感染远处器官如肝、脾、胆囊、肺(导致肺炎)、关节(导致感染性关节炎)、肾脏(引起肾盂肾炎)、心脏瓣膜(引起心内膜炎)、生殖道、脑和脊髓组织(引起脑膜炎)和骨(引起骨髓炎)。

 你知道吗……
玛丽马龙,所谓的伤寒玛丽,是20世纪早期第一位传播伤寒的厨师。

临床表现

通常情况下,感染后约8～14天(最多30天)开始出现类似流感的症状。患者可能有发热,头痛,肌肉和关节痛,腹痛,干咳,食欲缺乏,食欲低下。几天后,温度峰值约39至40℃。通常情况下,可出现心动过缓和疲乏无力,有时甚至出现神志不清。在症状开始第二周,约10%的患者出现玫瑰色斑点状皮疹。患者感染开始可能有便秘,但2周后,可能会出现腹泻。在不到5%的患者中,可出现肠道撕裂(穿孔),或肠道出血。如果感染扩散到其他器官,这些部位感染的症状也可能发展。

患者如果不经过治疗,发热持续3～4周。高达20%患者经过初步治疗后可能复发,以及高达20%的患者可能会死亡。死亡患者大多为营养不良,年龄过小或过大。昏睡(反应迟钝,需要大力刺激),昏迷和休克,是严重感染的征象,提示预后不良。

诊断

医生采取血液,粪便,其他体液或组织样本,并将它们送到实验室里行细菌种植(培养)。将样品进行检查和测试,以确定是否存在细菌感染。

预防

前往伤寒疫区时,应避免吃生的蔬菜和盛放或贮存在室温下的其他食物。一般情况下,人们可以放心地食用及时烹调的热的食物,密封的瓶装或罐装饮料,热茶或咖啡,自己去皮的水果。人们应该考虑到冰和水(除非使用前煮沸或氯化)是不安全的。应该用密封的瓶装水刷牙。

经口服的疫苗和通过注射多糖疫苗可以帮助预防感染伤寒。这两种疫苗副作用较少。建议疫苗接种于:
- 伤寒常见地区的旅行者

- 与伤寒携带者共同居住时
- 实验室细菌工作人员

接种注射疫苗后至少 2 年内和经口服用疫苗后 5 年内,可保护人免于感染伤寒。然而,若许多细菌摄入时依然可以感染。在美国,75% 的伤寒病例发生在无疫苗接种史或没有最新接种的旅客。

治疗

抗生素治疗后,发热一般持续 3~5 天,而不是 3~4 周,死亡的风险降低到小于 1%。完全恢复可能需要数周或数月。

氯霉素是全球范围内使用的抗生素。然而,它可能会损坏生成血细胞的骨髓细胞。此外,沙门氏菌对氯霉素的抗药性越来越大。因此,需要经常使用其他抗生素(如头孢曲松,环丙沙星,阿奇霉素)来治疗伤寒。若合并神志不清,昏迷或休克,也可给予皮质激素治疗。

10%~20% 的患者给予抗生素治疗后感染仍可复发,一般发生于治疗后 1 周左右。这种感染比初始的感染症状较轻,治疗方法同前。

志 贺 菌 病

志贺菌病由革兰氏阴性志贺菌感染引起,可导致水样腹泻和痢疾。典型症状为频繁排出带黏液脓血的水样便和腹痛。

- 卫生或卫生设施不足情况下,这种细菌从粪便中排出体外时可以很容易地传播。
- 患者可能有水样腹泻,有时会导致严重脱水。
- 确定一个粪便样本中的细菌可明确诊断。
- 对于志贺氏菌患者和密切照料者,必须保证细致的卫生,以避免传播细菌。
- 可口服补充液体,如果感染严重时,可考虑静脉补充液体。
- 应用抗生素抗感染。

志贺菌是世界范围内痢疾的主要病原体。美国每年约有 25 万新发志贺菌病患者。由于胃酸不容易消灭这些细菌,摄取少数细菌即可导致感染。细菌导致大肠炎症,并粪便中排出。因此,若手卫生不足时,感染很容易在人与人之间传播。感染传播途径有:

- 口交或肛交
- 食用感染患者使用厕所后未用肥皂洗手污染的其他食物
- 被人体排泄物污染的水
- 游泳和涉水池氯化不足

在一起共同生活的人之间容易传播感染。感染暴发经常发生人满为患,卫生设施不足的地方如:

- 儿童日托中心
- 长期医疗护理机构
- 难民营
- 智障(弱智)机构
- 邮轮上
- 军营中
- 发展中国家

儿童更容易受到感染,并可出现严重的症状,如癫痫发作。一共有 4 种志贺氏菌。所有菌株均可引起腹泻。不过,志贺氏痢疾杆菌更容易引起严重的腹泻,痢疾和并发症。

临床表现

摄入细菌 1~2 天后可出现轻度感染的症状如低热(约 38℃~38.9℃)和水样腹泻。常见更严重的感染症状是腹部绞痛,频繁排便。严重的感染可能会导致低度或中度发热和腹泻,并出现痢疾。痢疾症状表现为大便频繁,并且为黏液脓血便。

儿童,特别是青少年儿童,最有可能出现以下严重的并发症:

- 高热(高达 41℃),有时出现谵妄
- 严重脱水
- 每天排便次数多达 20 次
- 严重腹泻,直肠的一部分可突出身体(直肠脱垂)
- 在极少数情况下,肠道严重肿胀,可出现大肠撕裂(穿孔)
- 如果是由于志贺氏痢疾杆菌感染可出现溶血性尿毒综合征

严重脱水可导致休克和死亡,主要是长期病患者,营养不良或衰弱的儿童和老年人。溶血性尿毒症综合征时可出现血细胞被破坏,引起贫血、疲劳、乏力和头晕。凝血功能异常,导致肾脏功能异常。也可继发癫痫发作或中风。某些成年人在腹泻后几周至几月可出现眼睛发炎,排尿疼痛,反应性关节炎。

诊断

志贺菌病流行地区居留史,和出现腹痛、发热和水样腹泻及黏液脓血便等典型临床症状应考虑本病。可通过采取大便样本送至实验室做病原体培养确诊本病。

预防

包括以下内容:

- 受感染的人不应该为别人准备食物
- 使用厕所后,被感染的人应洗手,再次使用厕所前应有人专门清洗和消毒
- 照料志贺氏菌病患者的人员,应该用肥皂水洗手,尤其是接触其他人或处理食物之前
- 有症状的感染儿童不应该与未感染的儿童接触。
- 受感染儿童的尿布应设置在一个密封的垃圾桶,换尿布的区域应在每次更换尿布时用消毒液擦拭
- 污染感染者的服装和床上用品的粪便,应用流水冲走,应用洗衣机使用热水循环洗涤脏衣服和床上用品。完成后,洗手盆,马桶,洗衣机的表面应当用消毒

液如稀释的含氯漂白剂擦拭。

目前,没有疫苗可预防感染。

治疗

治疗重点在于补充机体因腹泻丢失的水和电解质。大部分患者通过口服补液可获满意疗效,大多数病例不经抗生素治疗也可在 4～8 天内缓解。严重感染患者可持续 3～6 周,需要住院治疗,需要经由静脉补液和治疗并发症,如溶血性尿毒症综合征。抗生素如阿奇霉素,环丙沙星,复方新诺明可考虑应用,特别是当患者年龄过大或过小时,严重感染时,或当感染有可能传染给其他人时。抗生素可减轻症状的严重程度并减少排泄在粪便中细菌的存活时间。止泻药如地芬诺酯或洛哌丁胺可能使感染期延长故不宜使用。

金黄色葡萄球菌感染

金黄色葡萄球菌是所有常见的葡萄球菌细菌中最危险的。

- 这些细菌可通过直接接触受感染的人,使用受污染的物品传播,或打喷嚏或咳嗽时吸入感染的飞沫传播。
- 皮肤感染是最常见的,但细菌可以通过血液传播感染远处器官。
- 皮肤感染可能会导致水疱,脓疮,受感染的皮肤区域红肿。
- 根据细菌外观,或鉴定感染相关的样品中的细菌可帮助诊断。
- 彻底清洗双手,可以帮助防止感染扩散。
- 根据哪些菌株引起的感染来选择有效的抗生素。

葡萄球菌可寄生在正常成人的鼻部(20%～30% 为永久寄生,60% 为临时寄生),偶尔皮肤上亦有葡萄球菌生长。通常情况下,这些部位的葡萄球菌并不致病,这些人被称为携带者。最有可能传播细菌的人为皮肤经常有刺伤或破损的人,包括以下情况:

- 必须定期注射胰岛素的糖尿病患者
- 注射非法药物的人
- 正在接受血液透析或慢性非卧床腹膜透析的患者
- 存在皮肤感染,艾滋病,或曾经患金黄色葡萄球菌血流感染的患者

人们可以用双手将细菌从他们的鼻子转移至身体其他部位,有时甚至会导致感染。如果他们伴有近期手术史,慢性非卧床腹膜透析与血液透析或患有艾滋病时可导致感染。

这种细菌可以在人与人之间直接接触传播,或通过受污染的物品(如电话,门把手,电视机遥控器,或电梯按钮),较少情况下通过打喷嚏或咳嗽感染的飞沫吸入传播。

金黄色葡萄球菌感染的程度可从轻微到危及生命。细菌感染皮肤常常会引起脓肿。然而,细菌可以通过血液引起菌血症扩散感染体内几乎所有的器官,尤其是心脏瓣膜(心内膜炎),骨(骨髓炎)。此外,细菌还往往会积聚在体内的医疗器械内,如人工心脏瓣膜或关节,心脏起搏器,穿过皮肤进入血管的导管(导管)。在某些情况下,金黄色葡萄球菌极易导致如下感染:

- **感染性心内膜炎**:当人们注射违禁药物,有血管内导管被感染时,或存在人工心脏瓣膜时易发生感染性心内膜炎。
- **骨髓炎**:当金黄色葡萄球菌感染血液或邻近的软组织感染扩散到骨组织,或糖尿病患者出现深部压疮或足部溃疡时可出现骨髓炎。
- **肺部感染(肺炎)**:当人们感染流感时(特别是)或血液感染时,或当他们因为需要气管插管和机械通气住院时,可出现金黄色葡萄球菌肺炎。

金黄色葡萄球菌有多种菌株。某些菌株产生的毒素,可导致金黄色葡萄球菌食物中毒,中毒性休克综合征,和烫伤样皮肤综合征。

许多菌株已经开始出现对抗生素耐药。如果细菌携带者服用抗生素,抗生素杀死没有抵抗力菌株,留在体内的主要是耐药菌株。这些耐药菌株可以繁殖,如果它们引起感染,感染治疗将非常困难。菌株是否耐药和对哪种抗生素耐药往往取决于患者何处获得感染:在医院或其他医疗保健设施或医院外的地区(社区)。

耐甲氧西林金黄色葡萄球菌(MRSA):由于医院内抗生素的广泛应用,医院工作人员通常携带耐药菌株。当患者在卫生保健设施或医院内获得感染时,感染菌株通常对几种类型的抗生素耐药,包括所有的青霉素类的抗生素(被称为 β-内酰胺类抗生素)。对 β-内酰胺类抗生素有抗药性的细菌菌株称为耐甲氧西林金黄色葡萄球菌(MRSA)。不仅院内感染的葡萄球菌中 MRSA 菌株是常见的,而在院外社区中获得的越来越多的感染,包括轻微的脓肿和皮肤感染,也是 MRSA 菌株导致的。

 你知道吗……

金黄色葡萄球菌感染由于产生抗药性可能是难以治疗的。

临床表现

由金黄色葡萄球菌导致的皮肤感染,可以包括下列:

- 最轻微的是毛囊炎。发根(毛囊)被感染,可在头发根部形成有轻微疼痛的,白色小脓疱。

- 脓疱病表现为浅表的、充满液体的水疱,水疱破裂后伴有痂壳在周围形成,脓疱可有瘙痒或疼痛。
- 葡萄球菌皮肤脓肿(疖)为皮下温暖、疼痛性脓肿形成。
- 葡萄球菌蜂窝织炎为皮肤及皮下播散性感染,可引起红肿和疼痛。
- 中毒性表皮坏死松解症,新生儿烫伤样皮肤综合征是严重的感染,均可引起皮肤大面积蜕皮。

所有类型的葡萄球菌皮肤感染均有很强的传染性。分娩后 1~4 周可出现乳房感染(乳腺炎),其中可能包括蜂窝织炎和脓肿。感染部位和乳头周围的区域红肿、疼痛。乳腺脓肿常可释放大量细菌进入乳汁,并可引起哺乳婴儿感染。

葡萄球菌肺炎可引起高热、呼吸急促和咳嗽、咳痰并伴有痰中带血。可形成肺脓肿。脓肿可扩展至胸膜(导致胸膜炎),有时候会出现脓胸,这些均导致呼吸困难加重。

葡萄球菌败血症是烧伤病人死亡的常见原因。典型病例常出现持续高热,有时可发生休克。

葡萄球菌心内膜炎可迅速累及心脏瓣膜而引起心力衰竭(伴有虚弱和呼吸困难)乃至病人死亡。

葡萄球菌骨髓炎可引起畏寒、寒战、发热和骨痛。受感染骨组织及周围的皮肤软组织红肿。感染部位附近关节内常有脓液积聚。

诊断

葡萄球菌皮肤感染可根据病变外观表现即可诊断,通常不需要实验室检测。其他更为严重者则需要采集血液标本或者感染部位引流标本进行培养。实验室检测可明确诊断并进行哪些抗生素可以杀死金黄色葡萄球菌(细菌药敏试验)。如果医生怀疑骨髓炎,X 射线计算机断层扫描(CT),磁共振成像(MRI),或两者结合可用来确定感染部位和确定感染程度。

预防

彻底地用肥皂水洗手,或用抗菌洗手液凝胶洗手可以帮助防止这些细菌的传播。鼻孔内应用抗生素莫匹罗星可以消除鼻部的葡萄球菌感染,然而,过度使用莫匹罗星可能导致细菌对莫匹罗星耐药,只有当人们有可能受到感染时才考虑抗生素的使用。例如,术前的预防感染或家庭成员有皮肤感染蔓延时才考虑应用抗生素。

治疗

金黄色葡萄球菌感染必须用抗生素治疗。医生必须试图确定细菌是否对抗生素耐药性,并且对哪种抗生素耐药。对医院获得的耐甲氧西林金黄色葡萄球菌(MRSA)感染有效的抗生素有:头孢菌素类,万古霉素,利奈唑胺,奎奴普丁加达福普汀,或达托霉素治疗。如果测试后的结果表明该菌株对甲氧西林是敏感的,且患者对青霉素类药物不过敏,这时可考虑甲氧西林,萘夫西林的使用。根据感染的严重程度,可应用抗生素治疗几周。

MRSA 感染可在院外社区获得的。社区获得性 MRSA 菌株不但对治疗院内获得的 MRSA 感染抗生素敏感,而且通常容易对其他抗生素,如复方新诺明,克林霉素,米诺环素,或多西环素等抗生素敏感。微小皮肤感染如毛囊炎可局部外用药膏处理,如非处方抗生素三联混合剂(杆菌肽、新霉素和多粘菌素 B)或处方药物莫匹罗星。如果软膏应用效果不佳,可考虑对 MRSA 有效的抗生素口服或静脉注射。使用哪种抗生素取决于感染的严重程度和药敏试验结果。

如果感染涉及骨组织或在体内异物(如心脏起搏器,人工心脏瓣膜和关节,和血管移植物),有时加入利福平治疗。一般情况下,被感染的骨组织和异物必须手术切除来治愈感染。若存在脓肿,通常需要引流方可治愈。

其他金黄色葡萄球菌感染

金黄色葡萄球菌产生一种酶,称为凝固酶。葡萄球菌的其他菌株不产生此酶而被称为凝固酶阴性的葡萄球菌。这些细菌通常存在于所有健康人的皮肤。但其危险性不亚于金黄色葡萄球菌,这些细菌可引起严重的感染,通常在医院内获得。这种细菌可能感染插入的导管或通过皮肤进入血管或植入的医疗设备(如心脏起搏器,人工心脏瓣膜和关节)。这些细菌可对多种抗生素耐药。若是对许多细菌耐药时可考虑应用万古霉素,有时联用利福平。如果感染的医疗设备,通常必须被移除。

链球菌感染

链球菌感染是由任何一种链球菌所导致的感染。
- 不同的细菌种类,通过不同的方式传播,通过咳嗽或打喷嚏飞沫传播,通过接触感染的伤口或溃疡传播,或通过阴道分娩时母婴传播(由母亲传染给孩子)。
- 这些感染可影响到机体的各个部位,包括喉咙、中耳、鼻窦、肺、皮肤、皮下组织、心脏瓣膜和血液。症状包括组织的红肿热痛,疮痂形成,疮(链球菌)喉,皮疹,这取决于受感染的区域。
- 医生可以根据感染的症状和感染组织样本中找到细菌来诊断此病,有时也辅以影像学检查可明确诊断。口服抗生素治疗,严重感染时静脉注射抗生素。

链球菌多种非致病性链球菌可见于正常人体体表和体内。有时,甚至是致病性链球菌亦可见于健康人群,称为病原体携带者。

链球菌及其导致某些的疾病

种　类	条　件	疾　病
A 组链球菌		
化脓性链球菌	耳、鼻、咽喉	中耳感染（中耳炎）
		鼻窦炎
		咽喉炎（咽炎,链球菌性喉炎）
	皮肤	蜂窝组织炎（皮下组织感染）
		丹毒（表面蜂窝组织炎）
		脓疱病（一种皮肤感染）
		伤口感染
	其他	心脏瓣膜感染（心内膜炎）
		坏死性筋膜炎
		胸膜炎
		肺炎
		猩红热（不常见）
		链球菌中毒性休克综合征
	链球菌感染后并发症	肾小球肾炎（肾脏炎）
		风湿热
B 组链球菌		
无乳链球菌	成人中尤其患有糖尿病者	脓肿
		蜂窝织炎
		伤口感染
	新生儿	血液感染（败血症）
		脑膜炎
		肺炎
	产后妇女	血液感染
		子宫感染（子宫内膜炎）
草绿色链球菌		
各种细菌		龋齿
		已被如先天性的心脏疾病或风湿热损坏的心脏瓣膜感染（心内膜炎）
肺炎链球菌		肺炎
		脑膜炎
		中耳感染（中耳炎）
		社区获得性肺炎
		鼻窦炎

　　链球菌种类:各种致病性链球菌依据其生物学行为、生化反应特性和外观分为不同的组。各组链球菌感染分别有特征性的临床症状。链球菌包括 A 组,B 组和草绿色链球菌。

　　传播:A 组链球菌和肺炎链球菌,通过从鼻子或喉咙吸入分泌物的飞沫传播的,通常是通过感染者咳嗽或打喷嚏传播,或通过接触受感染的伤口或皮肤上的疮面来传播的。通常情况下,细菌不会通过日常接触传播,但在拥挤的环境中,如宿舍,学校,军营可以传播。抗生素治疗 24 小时后,患者不能再传播细菌给他人。B 组链球菌在阴道分娩过程中可以通过阴道分泌物传播给新生儿。草绿色链球菌居住在健康人的口腔,但有条件时可侵入血流导致感染,尤其是在牙周发炎时,可感染心脏瓣膜（导致心内膜炎）。

?你知道吗……
　　一种造成特别危险的链球菌感染称为坏死性筋膜炎,通常被描述为吃新鲜肉的炎症。

临床表现

　　临床表现各不相同,具体取决于感染类型:

- **蜂窝织炎**:受感染的皮肤组织红肿热痛。
- **脓疱病**:通常情况下,创面结痂,可出现黄色结痂疮。
- **坏死性筋膜炎**:即肌肉结缔组织（筋膜）被感染,患者突发寒战,高热,伴感染区域肌肉剧烈疼痛和压痛,皮肤可表现如常直到感染非常严重时。
- **链球菌性喉炎（咽炎）**:这种感染通常发生在 5～15 岁的儿童。3 岁以下的儿童很少患链球菌性喉炎。咽喉疼痛症状常常突然出现。儿童也可能有畏寒,发热,头痛,恶心,呕吐,和对疾病不适应的感觉（身体不适）。患者出现咽喉红肿,扁桃体肿大,伴或不伴化脓。颈部淋巴结可有肿大并有压痛。然而,3 岁以下的儿童可能没有这些症状,流涕可能为链球菌感染的唯一症状。如果患者表现为咽痛,咳嗽,眼睛发红,声音嘶哑,腹泻,或鼻塞,原因可能是病毒感染而并非是链球菌感染。
- **猩红热**:皮疹首先出现在脸上,然后扩散到躯干和四肢。皮疹感觉就像粗糙的砂纸。尤以胸腹部和皮肤皱褶处明显,如腿和躯干之间的皱褶处。随着皮疹消失,常有脱皮。患者舌被黄白苔而乳头红肿并突出于白苔之外,数日后白苔脱落,舌转为肉红色呈现红草莓舌。

诊断

　　医生怀疑链球菌性喉炎基于以下:

- 发热
- 颈部淋巴结肿痛
- 扁桃体化脓
- 一般无咳嗽

　　诊断链球菌性喉炎的主要原因是早期应用抗生素减少并发症的发生,如感染鼻窦,中耳,乳突骨或风湿热,但是由于 A 组链球菌性喉炎的症状与其他细菌和病毒所致的感染相似,这种情况下,通过采集感染部位标本进行测试是必要的,以明确诊断。一些诊断测试（快速测试）可以在几分钟内完成,如从喉咙拭子取样。如果这些结果表明存在感染（阳性结果），链球菌性喉炎的诊断可证实，这时需要较长的时间过程的咽拭子细菌培养就不再需要。然而，快速的测试结果表明无感染时实际上可能存在感染（称为假阴性结果）。若是儿童和青少年患者，行咽拭子细菌培养是必要的。用棉签从喉咙采取样品送到实验室，如果存在感染的话，隔夜后链球菌可以呈现在培养皿中（培养）。在成人中，阴性结果并不需要进一步行培养，因为成人链球菌感染几率和发生风湿热的风险很低。

如果证实为 A 组链球菌感染，医师可能会进行检测明确哪些抗生素是有效的（这个过程被称为药敏试验）。蜂窝组织炎和脓疱病往往可以根据症状诊断，但脓疱病疮样本培养往往可以帮助医生确定有无其他可能的原因，如金黄色葡萄球菌等微生物感染。要诊断坏死性筋膜炎，医生经常使用的 X 射线、计算机断层扫描（CT）、磁共振成像（MRI）和培养。探查性手术往往需要来明确诊断。

治疗

即使不治疗链球菌性喉炎通常在 1 ~ 2 周内自愈。抗生素可降低症状的严重程度，但大约只缩短病程 1 天。然而给予抗生素可防止出现严重并发症，防止感染蔓延到中耳，鼻窦，颞骨乳突部，以及防止传染给其他人。抗生素治疗也有助于预防风湿热发生，但并不能预防肾炎（肾小球肾炎）发生。一般来说不需要立即开始抗生素治疗。等待培养结果 9 天前不应用抗生素治疗不增加患风湿热风险。唯一的例外是当一个家庭成员有或已经患有风湿热，其他链球菌感染的家庭成员应尽快治疗。

一般情况下，经口给予青霉素或阿莫西林 10 天来治疗。亦可以给予注射一次长效青霉素（苄星青霉素）治疗。对青霉素过敏患者，可给予口服红霉素，克拉霉素、克林霉素 10 天或口服 5 天阿奇霉素。通常情况下，引起咽喉炎的细菌不会对青霉素耐药。在美国大约 5% ~ 10% 的这些细菌对红霉素和相关药物（阿奇霉素和克拉霉素）耐药，但在某些国家中，耐药菌可达 10% 以上。

发热、头痛、咽喉疼痛可以用对乙酰氨基酚或非甾体抗炎药（NSAIDs）来对症治疗，可以减少疼痛和发热的症状。患者并不必要卧床休息和隔离。

严重的链球菌感染（如坏死性筋膜炎，感染性心内膜炎，严重的蜂窝组织炎）需要青霉素静脉注射治疗，有时需要连用其他抗生素。坏死性筋膜炎中，被感染的坏死组织，必须手术切除。

破 伤 风

破伤风是一种由厌氧杆菌——破伤风梭菌导致的疾病，破伤风梭菌产生的毒素可引起肌肉僵硬和不由自主的收缩（痉挛）。

虽然在美国破伤风很少见，但在世界许多地方，特别是发展中国家，破伤风仍是一种常见疾病。全世界每年大约 500 000 人死于破伤风。

外伤后谁需要注射破伤风疫苗

接种疫苗的次数	清洁，较小伤口		较深的污染的伤口*	
	破伤风疫苗#	破伤风免疫球蛋白	破伤风疫苗	破伤风免疫球蛋白
不确定或少于 3 次	是	否	是	是
大于等于 3 次&	是,如果距离上次注射已超过 10 年	否	是,如果距离上次注射已超过 5 年	否

* 污染伤口包括，伤口上伴有污物、粪便、唾液，以及刺伤，伤口包括坏死组织的、由穿透物造成的穿刺伤或挤压伤，烧伤和冻伤
#：使用哪一种形式的破伤风疫苗取决于人的年龄。对于大于 7 岁的儿童或成人，注射破伤风和白喉类毒素（Td）疫苗。年龄小于 7 岁的儿童，注射白喉，破伤风，无细胞型百日咳疫苗（DTaP）。对于某些不能注射百日咳疫苗（例如，那些有癫痫发作或其他某些大脑或神经疾病）的儿童注射白喉及破伤风混合疫苗（DT）
&：对于曾经注射 3 次疫苗的人，第 4 次疫苗应该注射

破伤风梭菌的芽孢存在于动物粪便和泥土里。破伤风芽孢可通过含有污染土壤或粪便的伤口（尤其是如果伤口不充分的清洗）和未经消毒的针（如用于注射毒品或纹身或穿耳）进入人体。感染亦可能发生于不用去医院处理的小伤口。当外伤致皮肤坏死（如烧伤，冻伤，坏疽或挤压伤）更容易导致破伤风。坏死组织存在氧气缺乏，故破伤风杆菌大量繁殖，并产生毒素，穿过组织并阻止神经信号发送到其他神经。有时候，人工流产或分娩过程中子宫损坏导致破伤风感染。在发展中国家，土壤污染脐带残端可引起新生儿破伤风。

在儿童时期注射破伤风疫苗和成年后每 10 年注射加强剂量的疫苗可以预防破伤风。因此，感染主要发生在没有接种疫苗或没有加强接种的人。在发展中国家，这种情况是比较常见的。在美国，注射毒品的人具有高度患破伤风的风险。老年人的风险也较高，但通常发生在未接种过疫苗的人。

临床表现

症状通常在受伤后约 5 ~ 10 天开始。肌肉出现不由自主的收缩（痉挛）而变得僵硬。痉挛通常开始于下颌（导致牙关紧闭）和喉咙（导致吞咽困难），接着累及颈，肩，面部，腹部和四肢，背部肌肉收缩痉挛，呈"角弓反张"。括约肌痉挛可导致便秘，排尿困难。患者可能有心动过速和触发整个身体的肌肉痉挛疼痛。这种痉挛可能会干扰呼吸，出现全身紫绀。在极少数情况下，可能仅仅出现伤口附近的肌肉群痉挛，这种局限的破伤风可能会持续数周。即使病情十分严重时，患者仍然保持神志清楚。

在全球范围内，约 50% 的破伤风患者死亡。但在美国如果得到适当的治疗，大约只有 10% ~ 15% 患者死于破伤风。静脉药瘾，年龄过小或过大的患者更可能死于破伤风。

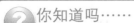

> **你知道吗……**
>
> 及时和彻底清洗被污染的伤口可以帮助预防破伤风。

诊断

医师常由病人在受到外伤后出现肌肉强直与痉挛（通常是下颌和背部肌肉）来判断该病人感染破伤风。虽然破伤风梭菌有时能从伤口棉拭子培养得到，但即便培养阴性也不能否定破伤风的存在。

预防

进行破伤风的预防远优于发生后治疗。在那些完成全程破伤风疫苗免疫（三次以上肌肉注射）和每 10 年加强接种的人群中很少会患该病。破伤风疫苗会使得机体产生对抗毒素的抗体，但通常需要数周的时间。在幼儿的破伤风疫苗常与白喉、百日咳疫苗混合使用。接受过该种疫苗的成年人也仍需每 10 年进行一次破伤风疫苗加强针的注射。

当人们受伤时，迅速彻底地清洗伤口可以帮助预防破伤风。有伤口的人，可给予注射破伤风疫苗，以防止破伤风发展。由于疫苗需要几个星期才有效，有时需要注射破伤风免疫球蛋白来提供立即中和毒素的抗体。

治疗

破伤风患者通常被送往重症监护病房。房间保持安静，以防止出现干扰可能会引发肌肉痉挛。伤口通常彻底清创，并去除坏死的组织和异物。

立即使用抗生素（如甲硝唑）杀灭病原体并防止其产生更多毒素；要明白抗生素对已产生的毒素是不起作用的。破伤风免疫球蛋白可用以对抗破伤风毒素。注射破伤风疫苗，除非最近刚接种疫苗。可给予镇静剂，如苯二氮䓬类安定，控制肌肉痉挛，帮助僵硬的肌肉放松，以

减轻疼痛和焦虑。如果肌肉强直干扰呼吸，可以行气管开口（称为气管切开术），有时还需要机械通气。如果吞咽困难，可进行静脉营养或通过鼻胃管进行管饲营养。

破伤风治愈的患者仍可再次感染破伤风，所以全程疫苗接种对治愈病人仍是必须的。患者恢复后，通常给予充分的疫苗接种，以防止未来的破伤风发作。

中毒性休克综合征

中毒性休克综合征是一组迅速进展的严重症状的总和，其中包括发热、皮疹、致命的低血压或器官功能衰竭，此种症状通常是由葡萄球菌或 A 型链球菌产生的毒素所引起。

- 使用高吸水性棉条或由金黄色葡萄球菌或 A 组链球菌感染导致。
- 该综合征可能是致命的，尤其是由链球菌引起的。
- 经常更换卫生棉条，而不是使用高吸水棉条可以帮助降低此综合征的风险。
- 治疗着重于减轻症状，防止产生更多的毒素。

金黄色葡萄球菌或 A 组链球菌产生的毒素导致中毒性休克综合征。当金黄色葡萄球菌感染人体组织（例如，伤口感染）或简单地在阴道内的棉塞（尤其是高吸收性的类型）生长时可导致此病发生。高吸水性树脂卫生棉条会增加患这种综合征的风险的原因未明。阴道隔膜在阴道内保留 24 小时以上，也轻度增加患这种综合征的风险。这种综合征也可能发生在下列情况下：

- 当手术切口感染时，即使感染很轻微
- 当婴儿分娩后子宫被感染时
- 鼻部手术后用绷带包扎鼻部时
- 另外，健康人尤其是皮肤组织受到 A 组链球菌感染组织时

临床表现

如果是葡萄球菌或链球菌导致的感染，症状可能突然在几天内迅速恶化。患者可能会高热，咽喉肿痛，眼睛发红，腹泻，肌肉酸痛。遍布全身的晒伤样皮疹，包括手掌和脚掌。然后，出现脱皮。可出现严重的低血压状态，导致神志昏迷。液体积聚在组织中，引起浮肿（水肿）。通常可出现凝血功能障碍，更容易导致严重的出血。一些重要器官，如肾脏，肝脏，心脏和肺可能出现功能障碍和衰竭。在链球菌所致中毒性休克综合征，伤口疼痛无比。伤口周围组织可出现坏疽，当为链球菌感染时，高达 70% 的患者死亡，当金黄色葡萄球菌导致感染时，如果这种综合征是与月经相关时，5% 的患者死亡，若与月经无关，15% 的患者死亡。通常需要完整地复苏治疗过程，患者才能存活。

当感染源是金黄色葡萄球菌感染的卫生棉条时，该

综合征可能复发,通常在第一次发作后 4 个月内。有时,该综合征复发不止一次。每次发作程度较轻。为了减少复发的风险,患该综合征的妇女不应再使用卫生棉条或阴道隔膜。

诊断

通常是根据症状、体格检查和血常规结果来做出感染诊断。血液和感染的组织样本可考虑送实验室做细菌培养检查进一步明确诊断。

预防

使用卫生棉条的妇女,可以采取下列措施以防止感染:

- 不使用高吸水棉条
- 使用少吸水棉条
- 交替使用的棉条和卫生巾
- 每 4~8 小时更换卫生棉条,否则,无其他的建议来预防中毒性休克综合征

治疗

理论上,患者一旦被确诊中毒性休克综合征应立即住院治疗,通常在重症监护病房。静脉注射盐水和常用药物来提升血压至正常水平。很多患者需要辅助呼吸,如机械通气治疗。卫生棉条、子宫帽和其他外源性异物应立即从阴道中取出,严重的患者,可给予静脉注射抗生素和免疫球蛋白(可中和毒素)。含有细菌的区域,如外科伤口和阴道,可给予水冲洗(灌溉)。

如果伤口感染,可能需要手术进一步清理和切除受感染的组织,或有时合并肢体坏疽时需要手术截肢。

兔　热　病

土拉菌病(兔热病、斑虻热)是土拉热弗朗西斯氏菌引起的感染。此种病原体通常来自于野兔等野生动物。

- 处理感染动物尸体,被蜱叮咬,吸入感染颗粒,食用感染动物或引用受污染的水均可引起感染。
- 症状包括发热、溃疡、淋巴结肿大。
- 组织或血液培养可帮助诊断。
- 注射抗生素治疗通常有效。
- 防止被蜱叮咬,小心处理动物尸体,并饮用消毒的水可以降低患兔热病的几率。

土拉弗朗西斯菌通常寄居在动物体中,特别是啮齿类动物,如兔子或野兔。人们通常经过如下途径感染:

- 处理受感染的动物尸体(当猎人狩猎兔子时或屠夫,农民,毛皮处理人员和实验室工作人员处理动物或动物产品时)
- 通常在夏季(尤其是儿童)被感染的蜱、斑虻或其他昆虫咬伤
- 食用受污染的食物(如未煮熟的兔肉)或饮用受污染的水

- 吸入空气中含有的细菌气溶胶(如修剪草丛、切割灌木丛或在实验室工作人员接触细菌时)

土拉弗朗西斯菌是一种潜在的生物武器。它可以通过空气传播被吸入体内。空气中的颗粒的大小决定它们侵入呼吸道的部位。小颗粒寄居在肺部的肺泡中,引起肺炎。尚未见有人与人之间相互传染的报道。

兔热病的类型

兔热病有许多种类:

溃疡型:这种类型是最常见的。在细菌进入皮肤的地方会出现可见的伴疼痛的溃疡:细菌通常是通过手和手指破损的皮肤或腹股沟、腋窝或躯干蜱叮咬处进入皮肤的。细菌游到附近的淋巴结,使它们肿胀和疼痛。偶尔,在淋巴结分解皮肤,随脓可排出它们。

腺型:淋巴结处变得红肿疼痛,但溃疡没有疼痛。

眼型:眼睛变得疼痛、肿胀和发红,有脓流出。临近淋巴结节也变得肿胀和疼痛。这种类型可能是因为污染的手指接触了眼睛或是有被污染的液体溅到眼睛里了。

口咽型:喉咙(咽)部溃疡,伴颈部淋巴结肿大。有些患者会出现腹痛、恶心、呕吐和腹泻。这种类型通常是由于进食了被污染的未被煮熟的肉的原因。

伤寒型:表现为寒战、高热、腹痛,但没有溃疡形成,淋巴结也不肿胀。这种类型通常因为血液感染。有时感染源是未知的。

肺炎型:肺部被感染。人们可能会有干咳、呼吸急促,并有胸痛。这种类型通常是因为细菌吸入或通过血流扩散到肺。这种类型见于 10% 到 15% 的溃疡腺型和 50% 的口咽型患者。

临床表现

不同类型的兔热病细菌影响不同的身体部位,导致不同的临床表现。症状通常出现于接触细菌 3~5 天之后,潜伏期亦可长达 14 天。开始时划伤或咬伤附近的皮肤出现溃疡,溃疡周围淋巴结肿大、疼痛。可能会突发高热达 40℃,伴畏寒,出冷汗,肌肉疼痛。患者可能极度乏力(身体不适),并感到恶心、呕吐、消瘦。可能出现皮疹及水疱,有时伴有脓液,形成脓肿。

总体而言,如果不经治疗,5%~15% 的兔热病患者死亡。然而,某些类型的兔热病(伤寒或肺炎)死亡率高达 30% 至 60%。若适当治疗,死亡率不到 1%。暴发性的感染,肺炎,脑膜炎,或腹膜腔感染(腹膜炎)通常会导致死亡。

感染复发比较罕见,但如果治疗不彻底依然可能发生,患者有病后获得免疫现象。

诊断

病人出现突发的发热、淋巴结肿大、典型的皮肤溃疡,并且这些症状在被蜱、斑虻叮咬或与野生动物(特别

是野兔)接触过后出现,均要被疑诊兔热病。可采取感染相关的样品如血液、淋巴液、溃疡脓液或痰送至实验室检查和细菌培养诊断,也可以检测血液中的抗体来明确诊断。

预防

如果人们将参观土拉菌病常见的地区(疫区),将做好如下防护:

- 皮肤涂抹 25% 至 30% 待乙妥的驱蚊液
- 衣服用含有氯菊酯驱避剂处理
- 走在树木繁茂的地区时尽量留在步道和小径上
- 走在路的中央,避免接触灌木和杂草
- 穿长裤,并将裤子束缚在靴袜里
- 彻底搜查他们的衣服、身体、家人和有无饲养携带蜱类的宠物
- 不饮用可能受污染的水和不用未经处理的水洗澡和游泳

及时寻找蜱可以帮助防止感染,因为感染的传播通常需要接触蜱后 4 小时或更长时间。如果发现,立即清除。

在处理兔子和鼠类时,人们应穿防护服(如橡胶手套和口罩),因为可能接触细菌。应食用彻底煮熟的野生兔类和猎物。

接种疫苗是有效的,但仅仅用在有职业风险的人群,主要是实验室工作人员。在接触细菌后(例如,实验室事故后),可考虑给予多西环素或环丙沙星来防止感染。

治疗

兔热病患者不需要隔离。通常用庆大霉素或链霉素注射 7 ~ 14 天来治疗土拉菌病。其他抗生素,如氟喹诺酮类药物(如环丙沙星,左氧氟沙星)和四环素类(如米诺环素和多西环素)治疗亦有效。

在极少数情况下,大的脓肿必须经过手术引流来排出脓液。温热湿敷并佩戴墨镜,使用处方眼药水可能会对受染眼部有帮助。剧烈头痛病人可用阿片类镇痛剂,如可待因(oxycodone)止痛。

第 175 节

菌血症、脓毒症和感染性休克

菌血症、脓毒症和感染性休克与下列因素有关:

- **菌血症**:细菌出现在血流中。菌血症来源于严重感染,或来源于像用力刷牙这样无害的行为。最常见的情况是,只有少量细菌进入血液,且被机体自身清除。在这种情况下,大多数人没有症状。不过,偶尔,菌血症会导致感染、脓毒症或两者均发生。
- **脓毒症**:菌血症或其他感染触发严重的全身反应(脓毒症),典型的脓毒症包括发热,无力,心率增快,呼吸急促,白细胞计数增加。
- **感染性休克**:引起危险的低血压(休克)的脓毒症是感染性休克。结果,机体内部器官只有少量血液灌流,发生功能障碍。感染性休克危及生命。

菌 血 症

菌血症是细菌出现在血流中。

- 菌血症可以起因于日常活动(比如刷牙),牙科或医学操作,或起因于感染(如肺炎或泌尿系统感染)。
- 人工关节或人工心脏瓣膜或心脏瓣膜异常增加了菌血症发生风险,菌血症会持续存在或引起一些问题。
- 菌血症通常不会引起症状,但是有时细菌会在某些组织或器官蓄积,引起严重感染。
- 具有发生菌血症高风险的人群,在进行某些牙科或者医学操作前,应给予抗生素。

通常,特别是日常活动导致的菌血症,不会引起感染,因为只有少量细菌出现在血液中,并很快被机体免疫系统清除。不过,如果细菌长时间或大量出现在血液中,特别是免疫功能低下的人群,菌血症可以导致其他感染,有时会触发一系列严重的全身反应即脓毒症。

不能被免疫系统清除的细菌在全身各个地方蓄积,并引起感染,如:

- 覆盖大脑的组织(脑膜炎)
- 心包(心包炎)
- 心脏瓣膜和心脏的细胞(感染性心内膜炎)
- 骨骼(骨髓炎)
- 关节(感染性关节炎)

菌血症时,细菌易于黏附并聚集于一些结构,比如异常的瓣膜、任何植入体内的人工材料,如静脉导管,人工(假体)关节和人工心脏瓣膜。细菌的聚集(菌落)可以使细菌黏附在这些部位,持续或周期地释放细菌进入血流。

病因

日常活动可以引起健康人群发生菌血症。例如，用力刷牙可以引起菌血症，因为寄居在牙齿周围牙龈的细菌被迫入血。消化时肠道的细菌也可以进入血流。日常活动发生的菌血症很少会导致感染。

牙科或医学操作会导致菌血症。在牙科操作（如由牙医进行牙齿清洁）过程中，寄居在牙龈的细菌会脱落进入血流。菌血症也发生在插入导尿管，或消化系统、泌尿系统放置引流管时。细菌也可以出现在插入部位（如膀胱、肠道），所以即使执行无菌技术，这些操作也可以使细菌进入血流。感染性伤口、脓肿和压疮的手术治疗使细菌从感染部位脱落，引起菌血症。

一些细菌感染，如肺炎和皮肤脓肿，细菌可以周期地进入血流，引起菌血症。许多儿童时期常见的细菌感染可以引起菌血症。

注射娱乐性药物可以引起菌血症，因为用过的针头通常都携带细菌。

症状和诊断

通常，像牙科操作这样普通事件引起的菌血症没有症状。由其他原因引起的菌血症有时会导致发热。假如菌血症患者出现发热，心率增快，呼吸急促，可能发生了脓毒症。

假如怀疑发生了菌血症，医生通常会做血液检测，尝试在实验室条件下培养细菌。

预防和治疗

具有菌血症发生高风险的人群（比如有人工心脏瓣膜或人工关节或某些瓣膜异常的人群），在实施可以引起菌血症的操作前常常给予抗生素：

- 牙科操作
- 感染性伤口的手术治疗
- 插入导尿管

抗生素有助于预防菌血症，避免发生感染和脓毒症。假如感染和脓毒症进展了，需要治疗。

脓毒症和感染性休克

脓毒症是细菌或其他感染引起的严重全身反应。感染性休克是由于脓毒症导致的威胁生命的低血压（休克）状态。

- 通常，脓毒症由某些细菌感染引起，常常在医院获得。
- 某些状态，如免疫功能低下，某些慢性疾病，人工关节或人工心脏瓣膜，某些心脏瓣膜异常，使菌血症发生风险增加。
- 首先，患者体温升高（或者有时下降），有时寒战和无力。
- 当脓毒症恶化时，心率加快，呼吸急促，意识错乱，血压下降。

- 当医生基于症状而怀疑菌血症时，通过检测血、尿或其他标本的细菌进行确诊。
- 应当立即给予抗生素治疗，感染性休克的患者应当给予氧疗和液体治疗，有时给予升压药物。

通常，机体对感染的反应局限于特殊的感染部位。但是脓毒症时，感染的反应发生于全身，所谓系统反应。这个反应包括异常的体温升高（发热）或者低体温（体温过低），还有下列一个或多个表现：

- 心率增快
- 呼吸急促
- 白细胞计数异常升高或下降

脓毒症进展时，器官发生功能障碍和血压下降。当器官发生功能障碍时，是一种严重脓毒症状态。尽管加强监护治疗，血压持续低于正常时，感染性休克被诊断。在美国，每年大约有 90 000 人，通常是住院患者，死于感染性休克。

发生脓毒症时，细菌产生的毒素引起机体细胞释放物质触发炎症反应（细胞因子）。尽管细胞因子有助于免疫系统抵抗感染，它们也有有害效应：

- 细胞因子可以引起血管扩张（收缩），降低血压。
- 细胞因子可以引起器官内部微小血管内血栓形成。

这些效应导致一系列有害并发症：

- 重要器官（如肾、心和脑）血流下降。
- 心脏代偿性做功增加，增加心率和每搏量。最终，细菌毒素和做功增加使心功能下降。结果，心搏量更少，重要器官血液灌流进一步下降。
- 当组织没有收到足够的血液灌流时，组织释放大量的乳酸（废物）进入血流，加重血液酸中毒。

所有这些效应引起器官功能障碍的恶性循环。

- 肾脏排尿少或无尿，代谢废物（如尿素氮）在体内蓄积。
- 血管壁渗漏增加，血液中的液体渗出到组织并引起肿胀。
- 肺血管内液体渗出并积聚，肺功能恶化，导致呼吸困难。

血栓持续形成，消耗了血液中的蛋白质（凝血因子）。于是，可能会发生出血过多。

病因

最经常的，脓毒症由某些细菌感染引起，通常在医院获得。真菌，比如假丝酵母菌，很少引起脓毒症。导致脓毒症的感染最常开始于肺脏、腹腔、泌尿道。大多数人，这些感染不会引起脓毒症。不过，有时细菌播散入血流（所谓菌血症状态）。可以发展成脓毒症。假如初始感染涉及脓液（脓肿）积聚，菌血症和脓毒症的风险增加。偶尔，脓毒症是由细菌释放的毒素触发，而不是由进入到血流的细菌引起（菌血症）。

危险因素

在抗严重感染能力下降的人群,发生脓毒症的危险因素增加。抵抗严重感染能力下降的状态如下:

- 新生儿
- 35 岁以上
- 具有某些慢性疾病,如糖尿病或肝硬化
- 免疫功能低下—因为使用免疫抑制药物(如化疗药物或皮质类固醇),或者因为某些疾病(如癌症,AIDS,和免疫疾病)

细菌似乎更易进入血流的人群,发生菌血症的风险增加。这样的人,包括有医学装置置入体内的人群(如导管置入静脉或泌尿道,引流管,或者人工气道)。当医学装置被置入体内时,可以把细菌带入体内。细菌可以积聚在装置的表面,更容易引起感染或者脓毒症。装置长时间留置体内,危险性更大。

其他的状态也可以增加发生脓毒症的风险:

- 注射娱乐性药物:药物和重复使用的针头很少是无菌的。每一次注射都不同程度的引起菌血症。使用这些药物的人群,也面临着发生使免疫功能下降的疾病的风险(如 AIDS)。
- 有人工(假体)关节或者人工心脏瓣膜或者某些心脏瓣膜异常的人群:细菌易于黏附和积聚于这些结构。细菌可以持续或者周期地被释放入血流。
- 尽管抗生素治疗,仍持续感染的人群:引起感染和脓毒症的某些细菌对抗生素耐药。抗生素不会根除耐药的细菌。因此,使用抗生素的人群感染持续存在时,感染更可能是对抗生素耐药和引起脓毒症的细菌导致的。

症状

大多数人发热,但有些人低体温。寒战和无力。取决于初始感染的类型和部位,还可以有其他症状。呼吸频率,心率,或者两者均加快。

脓毒症恶化时,患者变得意识错乱和反应下降。皮肤温暖和潮红。脉搏快速有力,呼吸急促。患者尿量常常减少,少数情况下,血压下降。随后,体温经常降至正常以下,而且呼吸变得非常困难。因为血流下降,皮肤可能会变凉和斑纹状或蓝色的。血流下降可以引起重要器官组织(比如肠组织)死亡,发生坏疽。

发生感染性休克时,尽管治疗,血压仍低于正常。

即使治疗,脓毒症患者死亡风险大约是 15%,40% 或更多的患者发生感染性休克。

诊断

当感染患者突然发生非常高或低的体温,心率增快,呼吸急促,或者低血压时,医生通常会考虑脓毒症。为了确定诊断,医生寻找血流(菌血症)中的细菌,可以引起脓毒症的其他感染的证据,以及血标本中白细胞计数异常增高。

采集血标本在实验室条件下尝试培养细菌,这个过程需要 1 到 3 天。不过,患者因为初始感染使用了抗生素,可能有细菌但不会在培养基中生长。有时从机体拔除导管,剪断尖端送培养。在导管上发现与血培养有关的细菌,意味着该菌可能是血流中的细菌。

为了发现可以引起脓毒症的其他感染,医生会采集液体或者组织标本,比如尿液,脑脊液,伤口组织,或者从肺内咳出的痰液。这些标本被培养并鉴定细菌。也需要进行影像学检查。

- 血液检测评估乳酸和其他代谢废物水平,它们的水平可能高,也检测血小板(有助于血栓形成的细胞)数量。
- 血液检测或者放在手指的脉搏血氧仪检测氧合水平,评估肺和血管功能状态。
- 心电图发现异常的心脏节律,从而确定回流到心脏的血液是否充足。
- 其他测试,以确定是脓毒症还是其他问题引起了休克。

治疗

脓毒症和感染性休克必须马上开始抗生素治疗,即使在确定诊断的检测之前。抗感染治疗的延迟会大大降低存活的机会。有感染性休克症状的患者应立即收入重症监护病房治疗。

选择初始抗生素治疗时,医生考虑哪个是最可能的致病菌,取决于感染开始于哪个部位。通常,两种或者三种抗生素联合给予增加杀灭细菌的机会,特别是致病菌未明确时。稍后,获得检测结果,医生可以更换针对引起感染的特殊细菌最有效的抗生素。

如果可能,引流脓肿,移除引起感染的医学装置或导管。手术清除坏死组织。

严重的脓毒症或者感染性休克可以使用 drotrecogin alfa(活化蛋白 C)治疗。这个药物是人工合成的人类蛋白质,可以预防炎症和血栓形成。它可以降低严重脓毒症或者感染性休克导致的死亡风险。

感染性休克患者应静脉给予大量液体以增加血管内液体容量,从而增加血压。药物,比如多巴胺或者去甲肾上腺素(引起血管收缩),可以用来增加大脑、心脏和其他器官的血流。通过面罩、鼻塞给予氧疗,或者,假如有气管插管时,通过气管插管给氧。如果需要,机械通气治疗有助于缓解呼吸困难。

第176节

抗 生 素

■ 虽然医生针对特殊细菌感染使用抗生素,但是有时在特殊细菌鉴定的检测结果报告之前开始抗生素治疗。

■ 细菌可以对抗生素产生耐药。

■ 依据药敏结果使用抗生素,即使在症状消失之后,治疗感染并且预防细菌耐药性的发展是至关重要的。

■ 抗生素也有副作用,比如胃部不适,腹泻,女性发生阴道酵母菌感染。

■ 有些人对某些抗生素过敏。

抗生素(抗菌药物)是全部或部分由细菌或霉菌衍生的药物,用于治疗细菌感染。抗生素治疗病毒感染和真菌感染无效。抗生素杀死微生物或停止其繁殖,从而使机体的天然防御系统清除微生物。

选择抗生素

每种抗生素只针对某些细菌有效。为治疗患者感染而选择抗生素时,医生要评估哪种细菌可能是致病菌。例如,有些感染只是由某些类型细菌引起。假如某种抗生素预期对所有这些细菌有效,不需要进一步检测。假如感染可能是由许多不同的细菌或者预计对抗生素不敏感的细菌引起,需要实验室检测鉴定患者血、尿、或组织标本的致病菌。要进行细菌对多种抗生素的敏感性检测。通常1或2天可以获得这些检测结果,因此不能指导初始抗生素的选择。

实验室检测有效的抗生素在感染的患者体内不一定起效。治疗的效果取决于药物如何吸收进入血流,有多少药物到达机体感染部位,机体如何快速地清除药物。这些因素可能因人而异,取决于是否服用了其他药物,合并其他疾病,患者的年龄。在选择抗生素时,医生也要考虑感染的性质和严重程度,药物可能的副作用,可能的过敏反应,或者其他严重的药物反应,以及药物的价格。

下列情况时需要联合使用抗生素:

■ 严重的感染,特别是在第一天,细菌对抗生素的敏感性还不清楚时

■ 由对单一抗生素快速产生耐药性的细菌引起的某些感染

■ 由一种以上细菌引起的感染,且每种细菌对不同的抗生素敏感

抗生素耐药性

细菌,像所有有生命的有机体一样,随时间而改变适应环境的变化。因为抗生素的广泛使用和滥用,细菌不断地暴露于抗生素。尽管许多细菌暴露于抗生素后死亡,但是一些细菌对药物产生耐药性。例如,50年前,金黄色葡萄球菌(一种皮肤感染常见的致病菌)对青霉素十分敏感。但是随着时间的推移,这种细菌的菌株产生了一种能分解青霉素的酶,使青霉素无效。研究者们又研发了一种不被酶分解的青霉素,但是几年后,细菌适应并对这种改良的青霉素产生耐药性。其他细菌也对抗生素产生耐药性。

医学研究者不断地研发药物以抵抗细菌感染。但是患者和医生有助于预防细菌产生耐药性。仅在必要时使用抗生素有助于预防细菌产生耐药性。就是说,只在治疗由细菌引起的感染时使用抗生素,像感冒或流感这些由病毒引起的感染不使用抗生素。而且,按照时间规定使用抗生素,有助于限制细菌耐药性的产生。

聚焦老龄化

当医生为老年患者处方抗生素时,应从比平常小的剂量开始,因为随着年龄的增长肾功能下降。这种情况下,肾脏可能不能有效地从机体清除抗生素,增加了发生副作用的风险。

医生也要考虑下列因素:

■ 患者正在使用其他哪些药物,因为老年患者常常使用许多药物,药物的相互作用是危险的。

■ 抗生素的抗菌谱是否复杂,难以遵循

■ 患者是否有帮助其按规定使用抗生素的家庭成员或者看护者

■ 患者是否居住在养老院,因为在这些机构多种多样的细菌可以引起感染

抗生素应用

对于严重的细菌感染,通常是首先注射给予抗生素(常常是静脉给予,有时是肌肉注射)。当感染控制后,再改为口服抗生素。对于不太严重的感染,可以一开始口服抗生素治疗。

使用抗生素直至致病菌从体内清除,可能使用到症状消失后几天。所以,无论是否有症状,必须按时间要求使用抗生素。抗生素的使用很少短于5天(无并发症的泌尿道感染例外)。过快停止治疗会造成感染的复发或者耐药菌的产生。

医师、护士或药师应解释处方的抗生素如何应用,以及它的副作用。某些抗生素须空腹服用。而另一些抗生

素可能需要和食物同服。甲硝唑,一种普通抗生素,和酒精同服可引起一种不适反应。另外,某些抗生素与其他正在使用的药物可发生相互作用,可能降低疗效或增加抗生素或其他药物的副作用。某些抗生素使皮肤对日光过敏。

抗生素有时也用于预防感染(所谓预防)。抗生素可能用于预防脑膜炎接触者发生脑膜炎。对于有异常瓣膜或人工心脏瓣膜者,在进行牙科或外科手术前,需使用抗生素预防细菌感染损伤的瓣膜或人工瓣膜(比如可以引起细菌进入机体的操作)。对于接受有感染高风险手术的患者(如重要的矫形或肠道手术),可以在手术开始前立即给予抗生素。为了保持抗生素的效果,避免细菌产生耐药性,医生只在短时间内预防使用抗生素。抗生素也用于免疫功能低下的人群,如白血病患者,他们使用抗癌的化疗药物,或者用于 AIDS 患者,因为这些人群特别容易发生严重感染。免疫功能低下的人群可能需要长期使用抗生素。

> **? 你知道吗……**
> 病毒引起的感染,应用抗生素无效,而且也不会导致细菌产生耐药性。

家庭抗生素治疗

通常,抗生素是口服使用且治疗期间不会引起麻烦。然而,治疗某些感染,比如涉及骨骼(骨髓炎)或者心脏(心内膜炎)的感染,要求长时间静脉应用抗生素,一般 4~6 周。如果患者没有其他需要在医院里治疗的情况,并感觉相对较好,也可在家里静脉应用抗生素。需要长期给予抗生素时,留置在手或前臂小静脉的短的静脉导管不可取。这些静脉导管只能留置 3 天。因此,需要一种特殊的静脉导管插入颈部或胸部大的中央静脉。

有些输注抗生素的医疗器械十分简单,病人和他们的家庭成员能够自己学习操作。而在另一些情况下,访问护士必须到家庭中给予每一次剂量。在任何情况下,要求仔细监护患者,以确保正确给予抗生素,并观察可能的并发症和副作用。

在家里通过静脉导管给予抗生素的人,在导管置入部位和在血液中发生感染的危险增加。在导管置入部位出现疼痛、发红、脓液或有寒战和发热征象(即使在导管置入部位并未发现问题)提示可能已经发生导管相关性感染。

副作用和过敏反应

抗生素常见副作用包括胃部不适、腹泻和妇女阴道酵母菌感染。取决于抗生素的种类,某些不良作用可能更为严重,可以损害肾功能、肝功能、骨髓或其他器官功能。血液检查有时可以用于监测对肾功能和其他器官的影响。

有些使用抗生素的患者,特别是头孢菌素、克林霉素或者氟喹诺酮类,发生结肠炎,一种结肠的炎症。这种结肠炎是由难辨梭状芽孢杆菌产生的毒素导致的,这个细菌对许多抗生素具有耐药性,当肠道其他正常菌群被抗生素杀灭后,它得以在肠道不受限制地生长。

抗生素能引起过敏反应。轻微的过敏反应为发痒的皮疹或轻微的哮鸣。严重的过敏反应(过敏性反应)可能危及生命,一般包括喉头水肿、呼吸困难和血压下降。

很多人告诉医师他们对某一种抗生素过敏,而事实上他们仅仅是有过抗生素使用时的副作用,与过敏无关。区别副作用和过敏反应是很重要的,因为对某种抗生素过敏的患者不能再使用该药物或者与其相似的药物。不过,只是有过轻微的副作用的患者通常可以使用相关药物或者继续使用相同药物。医师应能够确定病人必须使用的抗生素的任何不良反应的重要性。

℞ 抗生素

药物	常规用途	一些副作用
氨基甙类		
阿米卡星	由革兰氏阴性细菌引起的感染,如大肠埃希氏菌和克雷伯菌属	听力下降
庆大霉素		头晕
卡那霉素		肾脏损害
新霉素		
奈替米星		
链霉素		
妥布霉素		
碳青霉烯类		
厄他培南	坏疽,脓毒症,肺炎,腹腔和泌尿系统感染,对其他抗生素耐药的敏感菌导致的感染,以及假单胞菌属感染(厄他培南除外)	癫痫(特别是亚胺培南)
多利培南		精神错乱
亚胺培南西司他丁		
美罗培南		

R 抗生素(续)

药　　物	常 规 用 途	一些副作用
头孢菌素, 第一代		
头孢羟氨苄 头孢唑林 头孢氨苄	主要是皮肤和软组织感染	胃肠不适和腹泻 恶心 过敏反应
头孢菌素, 第二代		
头孢克洛 头孢西丁 头孢丙烯 头孢夫辛 氯碳头孢	一些呼吸系统感染和腹部感染, 如头孢唑啉	胃肠不适和腹泻 恶心 过敏反应
头孢菌素, 第三代		
头孢地尼 头孢托仑 头孢克肟 头孢哌酮 头孢噻肟 头孢泊肟 头孢他啶 头孢布烯 头孢唑肟 头孢曲松	口服:广泛覆盖导致轻至中度感染的许多细菌, 包括皮肤和软组织感染 静脉给予:严重感染(脑膜炎或者医院获得的感染)	胃肠不适和腹泻 恶心 过敏反应
头孢菌素, 第四代		
头孢吡肟	严重感染(包括假单胞菌属感染), 特别是免疫功能低下的患者, 以及对其他抗生素耐药的敏感菌导致的感染	胃肠不适和腹泻 恶心 过敏反应
头孢菌素, 第五代		
Ceftobiprole	敏感细菌引起的复杂皮肤感染(包括糖尿病患者足部感染), 如大肠埃希氏菌, 假单胞菌和耐甲氧西林金黄色葡萄球菌(MRSA)	
氟喹诺酮类		
环丙沙星 左氧氟沙星 洛美沙星 莫西沙星 诺氟沙星 氧氟沙星 曲伐沙星	脓毒症, 泌尿道感染, 细菌性前列腺炎, 细菌性腹泻, 淋病	恶心(罕见) 神经质, 震颤, 癫痫 肌腱炎症或断裂 异常的心脏节律(心律不齐) 抗生素相关性腹泻和结肠炎症(结肠炎) 曲伐沙星有时导致致命的肝脏损害
甘氨酰环素		
替加环素	由敏感菌引起的复杂的腹腔感染和皮肤感染, 比如大肠埃希氏菌, 金黄色葡萄球菌(包括对甲氧西林耐药的细菌)和厌氧菌	胃肠不适 日光过敏 在妊娠后期或者八岁以前使用替加环素, 可以导致牙齿永久变色
大环内酯类		
阿奇霉素 克拉霉素 地红霉素 红霉素 醋竹桃霉素	链球菌感染, 梅毒, 呼吸系统感染, 支原体感染和莱姆病	恶心, 呕吐和腹泻(特别是大剂量使用时) 黄疸 心律失常

℞ 抗生素（续）

药　物	常　规　用　途	一些副作用
单环 β 内酰胺类		
氨曲南	由革兰氏阴性菌引起的感染	过敏反应 可以用于对青霉素、头孢菌素和碳青霉烯类抗生素过敏的患者
青霉素类		
阿莫西林 氨苄西林 羧苄西林 氯唑西林 双氯西林 萘夫西林 苯唑西林 青霉素 G 青霉素 V 哌拉西林 替卡西林	多种感染，包括链球菌感染，梅毒和莱姆病	恶心，呕吐和腹泻 严重的过敏反应 大脑和肾脏损害（罕见）
多肽类 *		
杆菌肽 多粘菌素 多粘菌素 B	耳、眼、皮肤或者膀胱感染 通常用于皮肤感染，很少注射给药	肾脏和神经损害（当注射给药时）
磺胺类		
磺胺米隆 磺胺醋酰 磺胺甲二唑 柳氮磺胺吡啶 磺胺异噁唑 甲氧苄啶-磺胺甲噁唑	泌尿道感染（除柳氮磺胺吡啶、磺胺醋酰和磺胺米隆） 磺胺米隆，只局部应用于烧伤部位	恶心、呕吐和腹泻 过敏（包括皮疹） 尿中结晶（罕见） 白细胞和血小板计数下降 日光过敏 如果同时应用华法林，可能增加出血倾向
四环素类		
地美环素 多西环素 米诺霉素 土霉素 四环素	梅毒，衣原体感染，莱姆病，支原体感染和立克次体感染	胃肠不适 日光过敏 妊娠晚期或八岁以前使用可以导致牙齿着色
其他抗生素		
氯霉素	伤寒、其他沙门氏菌感染和脑膜炎	白细胞计数严重减少（罕见）
克林霉素	链球菌和葡萄球菌感染，呼吸系统感染，肺脓肿	抗生素相关性腹泻和结肠炎症（结肠炎）
达托霉素	复杂的皮肤感染，血流感染，敏感菌导致的某些心脏瓣膜感染（心内膜炎），包括耐甲氧西林金黄色葡萄球菌（MRSA）导致的感染 不用于肺部感染	胃肠不适 肌肉疼痛和肌无力
乙胺丁醇	肺结核	视力障碍
磷霉素	膀胱感染	腹泻
异烟肼	肺结核	恶心和呕吐 黄疸

R̲x̲　抗生素（续）

药　　物	常 规 用 途	一些副作用
利奈唑胺	对许多其他抗生素耐药的革兰氏阳性球菌导致的感染	恶心 头痛 腹泻 贫血，白细胞和血小板计数下降 手和足麻木或发麻（周围神经疾病） 视力障碍 在同时应用选择性 5-羟色胺再摄取抑制剂（SSRIS）的患者中发生精神错乱、焦虑不安、震颤或昏迷
甲硝唑	滴虫或加德纳菌属导致的阴道炎，盆腔和腹腔感染	恶心 头痛（特别是药物与酒精同时应用时） 金属异味 手和足麻木或发麻（周围神经疾病） 尿色深
呋喃妥因	泌尿道感染	恶心和呕吐 过敏
吡嗪酰胺	肺结核	肝功能障碍 痛风（偶见）
奎奴普丁-达福普汀 利福平	对其他抗生素耐药的革兰氏阴性杆菌导致的严重感染 肺结核和麻风病	肌肉和关节疼痛 皮疹 肝功能障碍 唾液、汗液、泪液和尿液呈橘红色
大观霉素	淋病	过敏 发热
泰利霉素	轻至中度社区获得性肺炎	视力障碍 肝脏损害（可能是致病的） 重症肌无力患者的症状加重（可能是致病的）
万古霉素	严重的感染，特别是由 MRSA、肠球菌和对其他抗生素耐药的细菌导致的感染	皮肤潮红、瘙痒 过敏反应 白细胞和血小板计数下降

* 多肽类抗生素通常用于皮肤或眼部感染，很少注射给药

第 177 节

结　核　病

结核病是由结核分枝杆菌经由空气传播而引起的一种传染病。

- 结核病常由于呼吸活动性肺结核患者污染的空气引起。
- 咳嗽为常见症状，也可伴有夜间盗汗，身体不适等，累及其他器官尚可出现其他症状。
- 诊断包括皮肤试验、血检、胸部 X 线及痰检和痰培养等。
- 常用两种或两种以上的抗痨药以减少细菌耐药机会。
- 早期诊断及治疗及活动性肺结核患者的隔离有助于

防止结核扩散。

结核病几乎可累及身体所有器官,但最常累及肺。其他分枝杆菌(如牛分枝杆菌或非洲分枝杆菌)偶尔也引起类似病。

长期以来,结核病一直是严重的公共卫生问题。18世纪中期,欧洲超过30%的死亡人群都与结核病相关。1940年始,随着抗结核药物的发明,战胜本病似乎已赢得胜利。然而遗憾的是,由于公共卫生资源不足、艾滋病导致的免疫功能下降、药物耐药性的形成以及世界许多地区的极度贫穷,以致结核病仍然是一种致死性的严重疾病。

- 每年全球范围内有920万新发结核病例,有300万死于结核。新发病例数量随国别、年龄、性别及社会经济地位等因素变化。
- 在920万新发病例中,大约非洲300万,东南亚300万,西太平地区200万。
- 印度及中国新发病例报告数量最大,但南非发病率最高,每10万人新发病例达940人。

全球大约有三分之一的人有过潜在结核感染,其中5%～10%成为活动性结核患者。

自1953年首例结核报告以来,美国结核病发病率增长了10倍,在2007年有13 293例新发病例报告(相当于每10万人中就有4.4例患者)。但这在美国各地发病率呈现较大差异,例如华盛顿每10万人中患结核者10.2例而怀俄明只有0.4例。半数以上的新发病例来自美国以外的其他结核高发地区如非洲、东南亚及拉丁美洲等地移民。在美国本地,以美国出生的黑人、无家可归者、监牢囚犯及少数公民权利被剥夺者为结核高发人群。这些人群结核发病率与世界其他结核高发地区相近。

 你知道吗……
2006年有300万人死于结核病。

与贫穷国家年轻人结核多见的情形相反,在美国和其他发达国家,结核病在老年人群中更为普遍。这是因为在他们目前所生活的这个年代结核病是更为常见的。而且随着年龄增大,机体免疫功能减弱,潜伏感染易被激活。幸运的是,由于每一代人进入老龄时潜伏感染率下降,所以今天老年人结核病的发病率总体在不断降低。由于美国以外出生者结核发病数量的增加,美国结核感染的年龄结构正变得年轻化。

结核病是如何发生的?

多数感染性疾病(如链球菌咽炎、链球菌肺炎),在微生物进入体内1～2周内即可发病,但结核病的发病与此不同。

结核感染的时期:有以下几种:

- 初次感染
- 潜在感染
- 活动性疾病

感染的阶段性 除年幼儿童外,仅少数人在结核菌进入体内后立即发病(原发感染),进入肺内的多数结核菌会被机体的防御功能杀死,存活的是那些被血液中的白细胞即吞噬细胞捕获的结核菌。这些捕获的结核菌可以在吞噬细胞内以潜伏的状态存活很多年(潜伏感染)。其中90%到95%病人中,该菌不会引起进一步的问题,但少数人约5%～10%会发生结核菌的增殖(活动性疾病),此期人体发病且具有传染性。

潜伏感染活跃多数发生在头2年内。但也可潜伏更长时间甚至数十年而不活跃。医师并不了解潜伏细菌为什么会活跃。但比较明确的是,机体免疫功能受损、年老体衰、皮质激素的应用、合并艾滋病及使用阿达木单抗、伊拉西普、英夫利昔单抗等抗炎药时,结核杆菌会进入活跃增殖阶段。与其他传染性疾病一样,免疫功能下降人群更易感染结核,并且风险更高。对这些人群(如幼儿,高龄者及HIV感染人群)结核菌会直接危及生命安全。在美国10%的结核病患者死于疾病本身或疾病相关情况。在世界其他结核高发地区死亡率更高。

感染的传播 结核分枝杆菌仅在人体内生长,动物、昆虫、土壤,或其他非生命物质都不能携带结核菌。人体的感染是来自有活动性结核的其他人体,身体接触有活动性结核的人并不会传播本病,因为本病仅通过空气传播。牛分枝杆菌可在动物体内生存,这是唯一例外。在发展中国家,儿童可由饮用未经消毒、已被感染的牛乳而感染。在发达国家因通过牲畜结核检疫及牛奶消毒,这种传播方式不再存在。

患活动性肺结核的人当他们咳嗽、喷嚏甚或讲话时可将结核菌排出污染空气,该菌在空气中可停留几小时,如果人体吸入肺内会导致感染,因此接触活动性肺结核患者人群如家庭或医护人员感染风险较高。潜伏感染人群或是非肺部的活动性结核都不会导致结核传播。

 你知道吗……
活动性结核患者咳嗽、喷嚏甚至说话时均可排菌污染空气。

感染的进展和播散 潜伏性感染向活动性感染发展过程临床变化很大。HIV感染及其他导致免疫系统受损的药物应用会导致临床进展加速。艾滋病人感染结核后,每年发展为活动性结核的机会为5%到10%,相反非艾滋病潜在感染患者终身发展为活动性结核的机会才5%到10%。

免疫系统功能良好者活动性结核通常局限于肺内（原发性肺结核）。影响身体其他部位的结核（肺外结核）通常由肺经血液而来。结核菌在肺内可不引起疾病，但此时结核菌以休眠状态存在于肺内小瘢痕中。当结核菌在人生的某一阶段再度活跃时，导致所累及器官损伤及出现相应症状。

孕妇感染时，结核菌可传播给胎儿，引起疾病。然而，这种先天性结核是不常见的。

表现类似结核病的疾病

有包括结核杆菌在内的多种分枝杆菌存在。其中很多细菌感染可引起与结核病类似的症状。

最常见的一组为鸟分枝杆菌复合物。虽然该细菌较常见，但其只在免疫系统受损或因长期吸烟、陈旧结核、支气管炎、肺气肿等存在肺损害患者才会导致感染。与结核相似，鸟分枝杆菌复合物主要影响肺，但也可累及淋巴结、骨骼、皮肤及其他组织。与结核不同，鸟分枝杆菌不会在人与人之间传播。

感染通常进展缓慢。首发症状包括咳嗽和咳痰。感染进一步发展，会出现咳血和呼吸困难。胸部 X 线可以发现感染，但也可能不能发现感染。痰液实验室检查是同结核鉴别的重要手段。

艾滋病或其他免疫受损者，鸟分枝杆菌感染可造成体内播散，可引起发热、贫血、凝血障碍、腹泻及胃痛等症状。

鸟分枝杆菌感染可累及少儿淋巴结，常发生于 1～5 岁时。感染主要由吃鸟分支杆菌污染的泥土和喝污染水引起。感染淋巴结抗菌治疗无效，而常常需要外科切除。

鸟分枝杆菌感染治疗很困难，其对很多结核有效的抗结核药均表现耐药。但克拉霉素和阿奇霉素（结核无效）等新抗生素与乙胺丁醇及利福喷丁联用可有效抗感染。

其他游泳池甚至家庭鱼缸中生长的分枝杆菌可引起皮肤感染，这通常无需治疗而自愈，但慢性感染患者应予四环素、克拉霉素或其他抗生素进行为期 3 至 6 个月的治疗。

另外一种分枝杆菌偶发分枝杆菌可感染受伤伤口及心脏机械瓣膜或乳腺置入体等人工体。抗菌药及感染组织切除可治愈感染。

临床表现与并发症

咳嗽是结核最常见症状。由于本病发展缓慢，初期病人仅述吸烟时呛咳或呈感冒样表现，个别呈哮喘样表现。晨起咳嗽有少量绿色或黄痰，逐渐表现为痰中带血，但大咳血少见。

其他症状有出冷汗易惊醒，有时会出现大量盗汗，以致需要更换睡衣或枕巾。但盗汗不是结核病特异性症状，结核病也可以无盗汗。

随着咳嗽和盗汗等表现，病人会感觉全身不适、乏力、食欲缺乏。体重下降则表示疾病已存在一段时间。

迅速发展的胸痛伴气促常提示气胸或胸腔积液，约 1/3 的结核病是以胸腔积液为首发症状。未及时处理者当感染扩散至全肺时会逐步发展出现气促。

肺外结核 肺外结核最常见的感染部位是肾脏和淋巴结。其次，骨、脑、腹腔、心包腔、关节（尤其是负重关节，如髋关节、膝关节）及生殖器官也可受累，这些部位的结核诊断难度较大。

肺外结核的症状包括头昏、疲倦、食欲缺乏、间歇性发热、出汗及体重减轻。有时感染引起疾病或不适，这取决于感染的部位，但这不是所有病人都会出现。

淋巴结 新发结核感染时，结核菌可从肺播散至相应的引流淋巴结。如果机体的天然防御能够控制感染，感染会局限化，细菌逐步进入休眠状态。然而，幼儿防御功能低下，这些累及的淋巴结肿大会导致气管受压，引起剧烈咳嗽，甚或肺萎陷。偶尔，结核菌通过淋巴管向上波及颈部淋巴结，进而局部淋巴结病变溃破，排出脓液。

脑 覆盖脑组织表面结构发生结核（结核性脑膜炎）可直接危及生命。在美国和其他发达国家，结核性脑膜炎多见于老年人。而在发展中国家，结核性脑膜炎最常见新生儿至 5 岁幼儿，其相应症状有发热、持续性头痛、颈强直、恶心、嗜睡甚至发生昏迷。结核也可直接感染脑组织本身，形成结核球。结核球可引起头痛、抽搐、肌无力等症状。

心包 结核性心包炎会导致心包增厚。有时出现心包积液。这进一步会限制心脏的泵功能，出现颈静脉充盈和呼吸困难。在结核高发国家，结核性心包炎是导致心力衰竭的常见原因。

肠 肠结核主要见于发展中国家。肠结核常缺乏症状，但会导致肠组织异常增生，有时会误诊为肠道肿瘤。

诊断

有时结核的首要迹象是异常的 X 线胸片发现，或结核菌素皮试阳性（称之为 PPD 皮试），这些检查通常作为常规筛选试验。例如皮试常用于结核高危人群筛查，如：

- 与活动性结核一起工作或生活者。
- 来自结核高发地区移民。
- 开始服用免疫损伤药物以致潜在结核可能激活者。

当症状提示结核时，可行：

- 胸部 X 线检查
- PPD 皮试
- 痰涂片及培养检查

■ 血液化验

痰液显微镜检查比培养快速,但准确性较后者低。由于结核杆菌生长缓慢,培养几周内尚不一定能提供诊断结果。故临床怀疑结核患者医生可在等待结果回报前即开始治疗。目前广泛采用的快速结核分枝杆菌培养可在 21 天内获得结果。

新开展的血检可在 24 小时内确证结核感染。这一检查同皮试一样准确,甚至可能更准确。痰液细菌基因检测可在数天获得结果。基因检测一方面可迅速确定病原菌,另一方面还可测定常见抗痨药的耐药性从而指导医生选择有效治疗。一些检测痰液或尿液中结核杆菌的新方法还在研究中。

结核的胸部 X 线发现与其他疾病相似。确诊需要依赖于 PPD 皮试及痰检。虽然,PPD 皮试对结核诊断是非常有用的,但它仅表明感染在既往某时曾发生过,尚不能直接提示感染目前是否活跃。PPD 皮试可以出现假阳性结果,这可能是近期结核疫苗接种或近期接触结核病人的结果。血检不受近期疫苗注射的影响,但与皮试一样,也不能确定感染是否为活动期。

从肺咳出的痰常可提供一个合适的标本。偶尔医师使用支气管镜检查气管并采集黏液或肺组织,此项检查常用于结核与肿瘤混淆难以鉴别时。

当症状提示结核性脑膜炎时,医师常进行腰椎穿刺获取脑脊液样本进行分析检查。由于脑脊液内结核菌难以生长,且培养又耗时数周,故通常标本都进行多聚酶链式反应试验(PCR),此法可以检查结核菌微量 DNA,结果快速有用。医师可参考此结果对于临床疑似病人立即行抗结核治疗。早期治疗可预防死亡,减轻脑损伤。

结核病:一种多器官的疾病

感染场所	症状或并发症
腹腔	疲乏、腹胀、轻度的肌紧张,类似阑尾炎样的疼痛
膀胱	尿痛,血尿
骨(多见小儿)	肿胀,轻微疼痛
脑	发热,头痛,恶心,嗜睡,如未治疗出现昏迷和脑损伤
心包	发热,颈静脉怒张,气紧
关节	关节炎样的症状
肾	肾脏损伤,肾周感染
淋巴结	无痛性红肿,可能引流出脓液
生殖器	
男性	阴囊肿块
女性	不育
脊柱	疼痛,可导致椎体塌陷和下肢瘫痪

结核菌素试验与血液检测

结核菌素试验通常是在前臂皮内,注射少量由结核菌提取的蛋白来完成。约 2 天后,检查注射部位,并测量肿胀和硬结范围。超过一定大小的肿胀硬结表示阳性结果。围绕肿胀的发红区域不能划为阳性结果。某些重症结核或免疫功能下降的人,即使他们已有结核感染,皮试结果可能为阴性。

在两种新开发的血检试验中,血液标本同与结核杆菌合成物类似的人工合成物混合。如果机体感染结核杆菌,白细胞就会产生与此类合成物反应的某些蛋白质(干扰素)。这种方法通过血液干扰素的检测以确定有无结核感染。但有时可无明确结论。这类方法对免疫低下人群有用。

血检或皮试阳性只能提示感染,但无法提示活动性。并且,偶尔,一些活动性结核患者血检及皮试可为阴性。

治疗

许多抗生素对结核病都是有效的。但由于结核菌生长非常缓慢,抗生素用药时间通常长达 6 个月或更长,病人感觉完全良好仍需维持治疗。否则,由于细菌未能完全消除,可导致复发。

多数人觉得这么长时间要每天记住服药是很困难的。其他人因各种原因在他们一旦感觉良好时即中断治疗。由于上述原因,许多专家为结核病人推荐从健康护理人员处接受药物。这称之为指导监督疗法(DOT),DOT 可确保病人每日服药。DOT 治疗可缩短疗程。抗痨药通常每周给予 2~3 次。

为了治疗结核,两种或两种以上不同作用机理的抗生素通常联合给药,避免单一药物使少数细菌耐药。而对多数其他细菌而言,单一药物不会引起复发。第三种和第四种药物通常用于治疗初期强化阶段以缩短疗程,即使在治疗后期耐药形成也能确保治疗成功。

最常用的抗痨药有异烟肼、利福平、吡嗪酰胺及乙胺丁醇。链霉素有时也进入到抗痨方案中。所有这些药物均有副作用,但 95% 的患者可通过这些药物治愈而无任何严重的毒副作用。

联合用药有多种组合,剂量亦各不相同。异烟肼、利福平、吡嗪酰胺可包装在同一胶囊内,减少药丸数,服用方便,且减少耐药性发生。这样每天服药一次即可。

如某些人未能坚持治疗计划,有时需要手术切除部分肺叶。少数耐药结核菌感染以及结核脓肿形成时,此时手术也是必需的。当结核性心包炎严重影响心脏功能时,可考虑外科手术摘除心包。颅内结核球亦需要手术予以摘除。

什么是粟粒性结核？

当大量的结核杆菌通过血液播散全身，出现严重威胁生命的结核类型称之为粟粒性结核，这常发生于免疫力降低患者。因其表现为肺部如米粒及鸟食种子大小的多发病损，故称粟粒性结核。

粟粒性结核的症状可能非常模糊，而难以识别。常见症状有体重下降、发热、寒战、软弱、全身不适和呼吸困难。骨髓受累时可引起严重的贫血和其他血液系统异常，甚或呈白血病样表现。如果细菌自潜伏病灶间歇性释放入血流，可引起不规则发热，并伴有逐渐的全身消耗症状。

 你知道吗……

结核症状好转后仍需治疗很长时间。

预防

预防的目的在于两方面：阻止本病的扩散和在本病尚未发展至活跃阶段予以早期治疗。

由于结核菌系空气传播，良好的通气会降低结核菌的浓度，限制其传播。杀菌性紫外光可以杀死空气中细菌。紫外光仪器可置于高危人群集聚区，如收容所、监狱，医院，急诊室等。处理感染组织标本和与患者接触的医务人员应佩戴一种叫呼吸罩的口罩以预防感染。若无症状即使皮试或血检阳性也无需特别担心。

活动性结核病人应将痰咳到卫生纸上以减少细菌扩散。且对他们予以隔离，直到不再咳嗽为止。正确治疗几天后病人传染性会明显降低。通常隔离时间不超过1～2周。但与高危人群一起工作（如年幼儿童及艾滋病病人）的患者应行反复痰检以确定无传播结核的危险。治疗期间仍持续咳嗽，且不能规则服药或已形成耐药性的患者都应延长隔离时间，直到他们不再具有传染性。

早期治疗：既然结核仅通过活动性病人传播，因此，活动性结核的早期识别和治疗是阻止本病传播的最好方法之一。对 PPD 皮试阳性还没有发病者应进行治疗。异烟肼对阻止感染进入活跃期是非常有效的，用法为6～9个月，每天服用。有些患者可利福平单用 4 个月。一些国家采取利福平及异烟肼联用 3 个月。

PPD 皮试阳性的低年龄者采用预防性方法是有益的，对高危老年人亦可能有益（如新近发现其 PPD 皮试由阴转阳，或有新近结核暴露史，或其免疫功能减弱的人）。但是，对于长期潜伏性感染的老年人，抗结核药物的毒性反应的危险较之其发展为结核病的危险更大，这种情况下医生也应咨询相关领域的专家以决定预防性治疗是否值得进行。

PPD 皮试或血检阳性的 HIV 感染者发展成活动性结核的风险是非常大的。同样情况也见于服用皮质激素和其他免疫抑制药物（包括前述的新型抗炎症药物）的人群。因此，此类人群通常需要对潜伏感染进行治疗。

很多发展中国家应用卡介苗预防接种，以预防具有发生结核高危的人发生结核严重并发症，如结核性脑膜炎。卡介苗的预防价值尚有争议，但现今仍然广泛用于结核病发病率很高的国家。更有效的疫苗研究正在进行当中。即便未感染结核，出生时接受卡介苗人群中约 10% 在 15 年后，仍有 PPD 皮试阳性反应。然而，很普遍的情况是在出生时接种过疫苗，但在以后的观察中并没有适当的 PPD 阳性反应。在很多国家患结核病被认为是不光彩的，即使是潜伏的结核感染（一种很稳定的状况），很多人也不愿意相信自己罹患。

抗结核药物

药物	用药途径	副作用
异烟肼	口服	肝损害：导致恶心、呕吐及黄疸，发病率万分之一。 短暂的肢体麻木
利福平	口服	肝损害，尤其与异烟肼联用时（但停药可消失） 尿、汗及泪等体液红染
吡嗪酰胺	口服	肝损害，有时痛风
乙胺丁醇	口服	视力障碍，色觉降低（因药物影响视神经）
链霉素	肌注	头晕和轻微听力下降（因损伤内耳神经）

麻 风 病

麻风病(汉森病)是一种由麻风分枝杆菌引起的慢性感染,原发的损伤为外周神经损害(大脑和脊髓以外的神经),以及皮肤、睾丸、眼睛和鼻黏膜的损害。

- 麻风病可表现为轻微型(一处或多处皮肤累及)至严重型(多处皮肤累及及多器官受损)。
- 皮疹或肿块出现,受累区域麻木,肌肉萎缩。
- 依据症状怀疑诊断,确诊有赖组织活检。
- 抗生素可阻断麻风病进展,但神经损害或变形无法逆转。

由于未治疗的病人可发生面容毁损及明显的行动障碍,因此麻风患者长期使他人感到恐惧,并且远离他们。虽然麻风病传染性不强,不会引起死亡,而且使用抗生素可得到有效的治疗,但这个疾病仍然引起了广泛的畏惧,麻风病患者亦通常承受精神上的痛苦和社会方面的压力。

全世界2007年有250 000例新发病例报告。其中90%发生在下列8个国家,由多到少为印度、巴西、印度尼西亚、刚果、孟加拉国、尼日利亚、尼泊尔、衣索比亚。2006年全美有137例新发病例报告,病例分布于30个州,但半数以上在下列6个州:加利福尼亚、佛罗里达、路易斯安那、马塞诸塞、纽约及得克萨斯州。几乎所有美国的麻风病例都是从发展中国家来的移民。

感染可发生于任何年龄,但最常见于5~15岁及30岁以上人群。

麻风病传播的方式尚不完全清楚。尽管如此,疾病从一个人传播到另一个人的可能途径是通过感染者鼻腔和口腔喷出的飞沫和小滴被未感染者吸入或接触而受染。但即使接触空气中的细菌,大部分人并不感染麻风病。大概一半的麻风病人是通过与感染者密切、长期的接触而受染。暂时和短期的接触似乎不会传播麻风。麻风不像通常认为仅仅触摸一下病人就会被感染。医务人员由于工作而与麻风病人在一起许多年,亦未感染此病。其他潜在的麻风分枝杆菌的来源是土壤、犰狳,可能还有臭虫和蚊子。

约95%的人接触麻风杆菌后不会发生麻风病,因为他们的免疫系统能战胜感染。患者所以患病与其基因决定的遗传易感性有关。

在发生麻风病的病人中,感染的表现亦可从轻型(结核样麻风)到严重的类型(瘤型麻风)。结核样麻风不具有传染性。

分类:麻风病依据受累皮损数量及类型分类。5个或5个以下皮损的麻风称为贫菌型麻风病,受累区域标本无细菌发现。6个或6个以上皮损的麻风被称为富菌型麻风病,来自受累区域标本能或不能发现细菌。

根据症状及其他发现也可将麻风病分为结核样麻风、瘤型麻风或中间型麻风。典型结核样麻风(贫菌型麻风病)皮损较少,症状轻微,相对少见,传染性低。典型瘤型麻风或中间型麻风则皮损较多(富菌型麻风病),症状重,常见,传染性强。

麻风病分类预示患者的长期转归、并发症出现的可能性、抗菌药物化疗时间等。

临床表现

因为麻风杆菌生长缓慢,症状通常在感染后至少1年才出现,平均出现症状在感染后5~7年。症状出现后,疾病则缓慢进展。

麻风病主要侵犯皮肤和外周神经。皮肤产生特征性的皮疹和肿块。神经感染可使其支配的皮肤麻木,肌肉萎缩。

特殊症状随麻风类型而不同:

- 结核样麻风表现出一种由一个或几个扁平的白斑组成的皮疹,皮疹所在的区域感觉是麻木的,因为此处的神经已为麻风杆菌损害。
- 瘤型麻风患者皮肤上可出现很多小的肿块或大的高起的各种大小和形状的皮疹,比起结核样麻风,麻木区域更多,相应的肌肉群可以萎缩。可伴有肾脏、鼻、睾丸损害。
- 中间型麻风兼有结核和瘤型麻风的特征。如果不治疗,中间型麻风即可获得改善而像结核样麻风,或者也可以恶化而类似瘤型麻风。

麻风病最严重的症状是由外周神经损害所引起。病人不能感觉到疼痛及对温度的感觉减退,因此,麻风患者常在没有感觉下被烧伤和割伤,或以其他方式造成自伤。反复损害最终可导致手指和脚趾的丢失。同时,外周神经损害可以引起肌肉萎缩,最终导致"鹰爪手"和"下垂足"畸形。受累神经可扩大以至于体格检查时医生可以触摸到神经。

皮肤感染可导致局部肿胀和肿块形成,特别在面部可造成毁损变形。

其他部位受累表现:

- **足:**麻风患者也可出现足底溃疡以致行走疼痛。
- **鼻:**鼻腔的损伤可导致一种慢性的鼻堵塞,如再未治疗,鼻子可完全烂掉。

- 眼:眼睛损害可致青光眼,严重可以致盲。
- 性功能:患瘤型麻风的男子可引起勃起障碍(阳痿)和不育,因为感染可能减少睾丸产生睾酮的量和精子的数量。
- 肾:可出现肾功能异常,严重时肾衰竭。

　　在未治疗或已给予治疗的麻风疾病过程中,机体的免疫应答可产生炎症反应。这些反应导致发热和皮肤、周围神经以及少见的淋巴结、关节、睾丸、肾脏、肝脏和眼的炎症。肿块周围皮肤出现红、肿、疼痛,肿块形成开放性穿孔。可有全身发热及淋巴结肿大。

诊断

　　麻风的症状(如不消退的特征性皮疹,触觉丧失,由肌肉萎缩引起的畸形)对麻风病的诊断提供了强有力的线索。对皮肤组织标本进行显微镜检查可以肯定诊断。

　　由于实验室中麻风杆菌不会生长,因此组织培养对诊断是无用的。血液麻风杆菌抗体检测价值有限,因抗体不一定会存在。

你知道吗……
麻风病不易传染。
严重病例应终身进行抗菌治疗。

预防

　　过去,由麻风病造成的形体毁损导致对病人的驱逐流放,患者常常被隔离于专门机构或居留地。在某些国家,这种做法很普遍。然而隔离是不必要的。有传染性的麻风病仅仅是没有治疗的瘤型麻风患者,并且即使这种类型传染他人也是不容易的。况且多数人对麻风病有自然免疫力。只有那些与感染者长期密切接触的人才有发展成麻风病的危险。有危险的病人应该由医师进行监测,但不需预防性使用抗生素。卡介苗是用于防结核病的,对于麻风病可能会提供一些保护——但并不常用。

治疗

　　抗生素治疗能停止麻风病的进展,但不会逆转神经损害或畸形。因此,早期检测和治疗至关重要。由于某些麻风杆菌对特定的抗生素是耐药的,医师可以给予一种以上的药物。药物选择取决于临床类型:

- 富菌型:标准治疗方案为联合使用氨苯砜、利福平及氯法齐明。患者每月在医生督导下口服利福平及氯法齐明一次,然后在家中每日自服氨苯砜及氯法齐明一次。依据疾病严重程度,该方案疗程为 12 ~ 24 个月。
- 贫菌型:每月督导下口服利福平一次,并每日自服氨苯砜一次,疗程 6 个月。单处皮损患者可单次给予利福平、氧氟沙星及米诺环素。

　　氨苯砜价格相对便宜,且使用一般是安全的,它仅偶然地引起过敏性皮疹和贫血。利福平较贵,但副作用甚至比氨苯砜强,最严重的不良作用是肝损害和流感样症状。氯法齐明尤其安全,其副作用为短暂的皮肤色素沉着。

　　抗菌治疗必须持续长时间,因为细菌难于清除。根据感染的严重性和医师的判断,治疗可以持续 6 个月到若干年。对于瘤型麻风病人,某些医师推荐终生治疗。

第 179 节

立克次体及相关感染

　　立克次体及相关感染(比如埃里希体和 Q 热)由一种只能在其他生物体(宿主)的细胞内生存和繁殖的特殊细菌引起。
- 绝大多数疾病系由蜱、螨、蚤、虱叮咬人引起。
- 典型的症状有发热、严重的头痛,特征性的皮疹和全身不适。
- 症状提示诊断,确诊有赖特殊培养及血液检测。
- 医生怀疑诊断即应及早开始治疗。

　　立克次体是导致包括落基山斑疹热及流行性斑疹伤寒等在内严重疾病的一种特殊病原菌。与其他细菌不同,立克次氏体只能在其他生物体(宿主)的细胞内生存和繁殖,而不能在自然界环境中生存。埃里希体和伯纳特(氏)立克次体(Q 热病原体)与立克次体相似,可导致类似的疾病。

　　人体是部分立克次体和埃里希体最主要的宿主。对于大多数立克次体来说,动物是最常见的宿主。动物群因而叫做感染的储存宿主。作为储存宿主的动物感染后可以发病也可不发病。立克次体常常通过先前寄生于感染动物的蜱、螨、蚤和虱(媒介)叮咬人而传播。这些昆虫因传播病原体而被称为传媒。由伯纳特(氏)立克次体引起的 Q 热可通过空气或食物传播。每一种立克次体和相关细菌都有它自己的宿主和媒介。

在人体中,立克次体感染小血管壁的细胞,引起血管的炎症和阻塞或向周围组织渗血。症状由发生在身体的感染部位及机体的反应决定。

临床表现与诊断

不同的立克次体感染可产生相同的症状。典型的症状有:

- 发热
- 严重的头痛
- 特征性的皮疹
- 全身不适

由于皮疹在头几天通常并不出现,早期立克次体感染常易误诊为普通的病毒感染,如流感。

随着立克次体感染的进展,典型的病人出现意识障碍,严重乏力,同时伴随咳嗽,呼吸困难,有时呕吐和腹泻。某些病人出现肝脾肿大,肾脏衰竭。血压下降很危险,可能导致死亡。

诊断

由于立克次体是通过蜱、螨、蚤和虱的叮咬传播,被一种或多种传媒叮咬过的病史是一个有用的线索——尤其在立克次体感染常见的地理区域。尽管如此,很多病人回忆不起是否被叮咬过。

立克次体很难被医师快速肯定诊断,因为常用的实验室检测无法鉴定。特殊培养和血清检测立克次体并非常规能做到,需要较长时间。而在得到结果前,病人常急需治疗。医师怀疑立克次体感染仍是诊断的重要方法。

有助检测病原菌感染的实验室检查包括对皮损或血液标本进行免疫荧光分析及聚合酶链反应检测(PCR)。前者通过对细菌产生的外源性物质(抗原)进行荧光染料标记,后者通过细菌 DNA 数量扩增,从而证实病原菌感染。

治疗

立克次体感染早期使用抗生素如四环素,多西环素或氯霉素可迅速起效。这些抗生素可口服给药,除非病人很虚弱则通过静脉给药。通常在 1~2 天可出现明显的好转,发热可在 2~3 天内消退。病人要坚持服用抗生素至少 1 周——如果持续发热则疗程还要更长一些。若治疗较晚,症状改善较慢,发热持续时间较长。如果感染未予治疗,或治疗开始太晚,可能发生死亡,尤其是落基山斑疹热及流行性斑疹伤寒。

环丙沙星及同类抗生素也可用于某些立克次体感染的治疗。

其他一些的立克次体感染

疾　　病	感染的微生物	宿主	感染发现的地区	感染的特点
流行性斑疹伤寒	普氏立克次体由虱传播	人	全世界	经7~14天的潜伏期后突然发病,有畏寒发热,头痛和极度衰竭。皮疹出现在第4~6天,如不治疗,感染可致命。特别是50岁以上的患者
鼠型斑疹伤寒	斑疹伤寒立克次体由蚤传播	啮齿动物,负鼠	全世界	与流行性斑疹伤寒类似,但症状稍轻
丛林斑疹伤寒	恙虫病立克次体由螨传播宿主	啮齿动物	亚洲太平洋地区,日本、印度、澳大利亚和泰国	潜伏期6~21天后,突然发病,有发热、畏寒和头痛,皮疹出现在第5~8天
立克次体痘	小蛛立克次体由螨传播	啮齿动物	首先在纽约市发现。也在美国其他地区、俄罗斯、韩国和非洲有发现	发热开始前 1 周,皮肤上出现一个小的中心黑色的纽扣样溃疡。反复发热持续发现约 1 周,伴有寒战,大量出汗,头痛,对日光敏感和肌肉痛
Q 热	伯纳特柯克斯体(伯纳特立克次体)通过吸入含立克次体的飞沫或食用感染的生牛奶而传播	绵羊、牛、山羊	全世界	9~28 天的潜伏期后,突然发病,有发热,剧烈头痛,畏寒,极度衰弱,肌肉痛,胸痛和肺炎,但无皮疹

洛基山斑疹热

洛基山斑疹热（斑疹伤寒、蜱热、蜱传斑疹伤寒）是由狗蜱或木屑蜱传播的一种立克次体感染。可引起皮疹、头痛、高热。

■ 带菌蜱叮咬可致人感染。

■ 可出现严重头痛、寒战、极度衰竭及肌痛，几天后皮疹出现。

■ 避免蜱叮咬是预防感染的最佳方法。

■ 如被蜱叮咬出现典型症状应立即开始抗菌治疗。

洛基山斑疹热（RMSF）由立氏立克次体引起，是美国最常见的立克次体感染。除了它的名字所在地，这种疾病在美国大多数州都发生过。最常见的是中西部和南大西洋海岸。本病主要发生在 3～9 月，这段时间成熟的蜱很活跃，人们也喜欢到蜱寄生的地方去。在美国南方各州，全年可见这种病例，有大量时间在蜱寄生环境活动者——如 15 岁以下的儿童有感染的高危险性。

蜱通过叮咬已感染的哺乳动物而获得立克次体感染，感染的雌蜱可将立克次体传播到后代，感染通过狗蜱或木屑蜱传染人，此病可能不会在人与人之间直接传播。

立克次体在血管内皮细胞生存和繁殖，常被侵及的血管有位于皮内、皮下和脑、肺、心、肾、肝和脾的血管。受染的小血管可被血凝块阻塞。

 你知道吗……
几乎 3/4 的病例都能回忆起被蜱叮咬过。

临床表现

典型的症状包括严重的头痛、寒战，极度虚弱（衰竭）和肌肉痛。症状在蜱叮咬后 3～12 天内突然发生。症状出现越快感染越严重，数日内发展为高热，严重感染持续 1～3 周，也可出现间断的干咳，恶心及呕吐常见。

在发热的第 4 天，腕部和踝部出现皮疹，迅速蔓延到手掌、足底、前臂、颈部、面部、腋窝、臀部和躯干。最初，皮疹是扁平、粉红色的，以后颜色变暗，稍微突起。皮疹并不瘙痒。接触热水——例如洗热水澡——可使皮疹更明显。大约 4 天内，由于皮内出血而出现小的紫色区域（瘀斑）。当这样区域融合时便可形成溃疡。

随感染进展可出现其他症状：如果侵及大脑的血管，病人可出现头痛、烦躁、失眠或谵妄，甚至可发生昏迷。也可发生恶心、呕吐和腹痛。亦可出现气道的炎症和肺炎。同时出现心脏损害和贫血。虽然不常见，严重病例可发生低血压甚至死亡。

预防

目前尚无针对 RMSF 的疫苗，因此避免蜱的叮咬是最好的预防方法。此外其他预防措施有：

■ 把裤子卷进长统靴或袜子中，衣服上使用含二氯苯醚菊酯的杀虫剂，使蜱不能接触皮肤。

■ 蜱驱避剂如 DEET（二乙基甲苯酰胺）可用于皮肤表面。这些驱避剂是有效的，但偶尔可引起毒性反应，比如癫痫发作，特别是儿童。

■ 不断地搜查蜱是预防感染的重要措施，因为蜱必须平均附着人体 24h 才能传播感染。

■ 已附着的蜱应该小心地用镊子清除；蜱的头应该在靠近皮肤处尽可能被抓住。如果在清除一个正在吸血的蜱时将其压碎，立克次体仍可被传播。

治疗

由于 RMSF 可导致严重病症或死亡，因此当医师根据病人的症状和可能疾病暴露史怀疑 RMSF 时，在实验室结果证实之前，就应立即给予抗生素。四环素、多西环素和氯霉素是针对 RMSF 有效的抗生素。对轻症患者可口服给药，严重感染则静脉给药。抗生素治疗已明显地降低了病死率（从 20%～5%），死亡通常发生在治疗被延误时。尽管如此，由于大多数蜱叮咬并不会导致 RMSF，医师通常不会要求一个仅仅被蜱叮咬的人服用抗生素。但医师会告诉病人若出现症状应立即报告。

埃里希体病

埃里希体病由蜱叮咬传染。可引起突然发作的发热、寒战、头痛和全身症状（不适）。

埃里希体与立克次体很相似，它们都是能在动物或人的细胞内生存的病原体。与立克次体不同的是，埃里希体寄居在白细胞中。不同种类的埃里希体寄居在不同类型的白细胞中（例如粒细胞和单核细胞）。但是，各种埃里希体感染产生的症状、诊断和治疗的方法上都是非常相似的。

埃里希体发生在美国和欧洲，最常见在美国的中西部、东南部和南部中心。埃里希体更易于发生在春天和秋末蜱很活跃的时候。感染经蜱叮咬传染，有时密切接触携带狗蜱或鹿蜱的动物也可传染。

临床表现

埃里希体病发生在蜱叮咬后 1～2 周。首发症状是发热、严重的头痛，身痛和不适。随着病情的进展，可以出现呕吐和腹泻，伴随意识障碍甚至昏迷。有时有咳嗽和呼吸困难。皮疹不如立克次体病常见。死亡是很少见的，但可在免疫系统功能低下或治疗不够及时的病人中发生。

诊断及治疗

埃里希体感染的病人可以有很低的白细胞计数，红细胞计数也很低（贫血），并有异常的血液凝结。但这些表现亦可发生在很多其他疾病。血清检测埃里希体抗体是有帮助的，但通常在发病后几周才会出现阳性结果。多聚酶联反应(PCR)是一种鉴定人血液中生物体 DNA 的检测方法，可能更有价值。有时在显微镜下可见到病人的白细胞有特征性的斑点(桑葚胚)。桑葚胚的存在可以肯定埃里希体病的诊断，但经常难于查见。

通常根据病人的症状开始治疗。四环素，多西环素和氯霉素均是抗埃里希体病的有效药物。及早治疗病人一般都反应良好，延迟治疗可致严重并发症，甚至 2% ~ 5% 患者会出现死亡。

<hr>

第 180 节

寄生虫感染

- 寄生虫感染常见于农村，发展中国家较发达国家发病率高。
- 发达国家感染者常来自移民或免疫力降低者。
- 寄生虫常经口或皮肤进入体内。
- 医师通过取血、粪便、尿、痰标本及可能含寄生虫的组织标本送实验室检查确定诊断。
- 在食物、饮料和水可能受到污染的发展中地区旅游时，应将食物烹煮、烧开、剥皮，或者不吃此类食物。

寄生虫是通过寄生在其他生物体(宿主)的体表或体内而致宿主受损的生物。

寄生虫感染常见于非洲，亚洲和拉丁美洲农村，在工业化国家很少流行。人们旅游于发展中国家会在不知不觉中感染寄生虫，当其返家后，医师可能不熟悉此类感染的诊断。发展中国家寄生虫感染常发生于免疫力降低者(如 AIDS 患者或免疫抑制药物口服者)，卫生状况及卫生习惯差的地方(如某些精神病院及日托中心)也可发生寄生虫感染。

寄生虫一般是通过口或皮肤进入人体。寄生虫经口吞入后，留在肠道或穿过肠壁而侵入其他器官。寄生虫也可直接穿透皮肤或间接通过受染的昆虫(虫媒)叮咬而进入皮肤。有些寄生虫是当人们赤足步行而经足底或在有寄生虫的疫水中游泳或洗澡经皮肤进入人体。罕见地，寄生虫病可经过使用病人用过的注射器致血液传播或孕妇和胎儿之间传播。

感染人体的寄生虫包括原虫和蠕虫，前者(如阿米巴)仅由单细胞组成，后者(如钩虫及绦虫等绿泥石蠕虫)较大，由多细胞组成并有自身内部器官。单细胞通过细胞分裂是在宿主体内繁殖，相反，蠕虫在其具有感染人体能力前，常需在环境中产卵或生幼虫。在环境中的发育也可能涉及其他动物(中间宿主)。有些原虫(如疟疾)及有些绿泥石蠕虫(可致河盲)生活周期复杂，常通过虫媒传染。

诊断

医生通过典型症状及卫生状况差或正有疫情发生地方的居住或旅游史怀疑寄生虫感染诊断。针对包括寄生虫合成蛋白在内的一些特殊的实验室检查是必要的(抗原试验)，标本来源有血、粪便、尿或痰等，也可取可能含寄生虫的组织标本检查，例如可行肺或肠活检取标本，或皮肤剪除获取标本。常需要多次收集标本和反复进行检查以发现寄生虫。

如果寄生虫生长在肠道内，其虫卵或包囊(寄生虫的一种形态)可在对大便进行显微镜下观察时发现。或者可通过大便中寄生虫合成蛋白或其他物质的检测发现寄生虫感染。抗生素、轻泻剂和抗酸剂的应用能减少寄生虫卵的数量而致粪便检查更为困难，其应用应在标本收集后进行。

预防

在世界上医药卫生不良的地区，食物、饮料和水常污染寄生虫。因此，要告诫前往发展中地区的旅游者在进食时，应避免饮用生水，应将食物烹煮，烧开，剥皮，或者拒食。因为有些寄生虫能在冰冻中存活，故冰糕有时也可传播疾病，但用纯净水制的冰糕除外。还有，可参照疾病预防及控制中心提供的特殊地区旅游警告信息。

阿 米 巴 病

阿米巴病是单细胞原虫溶组织阿米巴所致的大肠、肝脏或其他器官的一种感染。

- 阿米巴可通过人与人或通过食物及水传播。
- 阿米巴感染者可无症状或有腹泻、痉挛性腹痛、上腹部肌紧张及发热。
- 医生通过大便检查确定诊断，必要时可做结肠镜及超声等其他检查。
- 患者除服用杀阿米巴滋养体的药物外，后续还需服用杀阿米巴隐性感染(包囊)药物。

阿米巴病常发生于卫生状况差的地区如印度次大陆、拉丁美洲等。美国病例大多发生在移民,少数发生在有发展中国家旅游史者。

溶组织阿米巴存在二种形态,活动的寄生虫(滋养体)和休眠的寄生虫(包囊)。当人吞食包囊后获得感染,包囊孵化并释放滋养体,滋养体侵犯肠壁并繁殖而致肠壁内层溃疡,导致腹泻。一些滋养体形成包囊,并随着粪便中的滋养体排出。在体外,脆弱的滋养体死亡,但坚韧的包囊存活下来。

包囊可直接人传人或间接通过食物或水传播。

在卫生不良的地方,阿米巴病是通过食入污染粪便的食物或水而传播。人粪施肥的土地、用污染的水洗涤或感染者操作,都可污染水果和蔬菜。即使卫生条件良好地区(例如日托中心、精神病院)如无法制约而出现卫生不良现象,阿米巴病也可发生和传播开来。某些性行为(如口-肛性交)也可导致疾病传播。

临床表现

感染溶组织阿米巴后仅少数人发生症状。在美国,大多数有症状的阿米巴病人发生在移民者中,发展中国家旅游发病者不常见。感染后出现的典型症状为间断性腹泻,胀气和痉挛性腹痛。在较严重的病人,有腹部压痛和黏液血性粪便,也可发热。腹泻可导致脱水。在慢性感染者可体重下降(消瘦)和贫血。有时形成大的肿块(阿米巴瘤)而阻塞肠道。偶尔,滋养体可穿通肠壁而进入腹腔致剧烈腹痛和腹部感染(腹膜炎)需立即采取措施治疗。

在一些病人,溶组织阿米巴致肝脏形成脓肿,其症状有发热,寒战,出汗,软弱,体重下降和相关的肝部疼痛或不适。偶尔,溶组织阿米巴可扩散到其他器官(包括肺或脑),皮肤也可受染,特别是臀部,生殖器或腹部外科或创伤的伤口周围。

诊断

诊断阿米巴病,医师应收集粪便标本检查,最好的检查方法为阿米巴抗原检查。大便镜下检查常需收集 3～6 个大便标本,可即使发现也不能同其他如内变形虫属阿米巴相区别,内变形虫属阿米巴外形与阿米巴相似,但遗传特点不同,非本病病原体,故显微镜检查常常无法获得明确结果。常需连续 3 次送样检查以便诊断。用纤维结肠镜检查大肠,若发现溃疡,应取组织标本作进一步检查。

当此病扩散到肠外(如肝),医师要诊断阿米巴病则较为困难,因为粪便中已无阿米巴存在。作超声、计算机断层扫描(CT)或磁共振(MRI)可确定肝脓肿,但这些检查不能定其病因。查血中阿米巴抗体对诊断有帮助。有时,医师怀疑阿米巴肝脓肿,可试用抗阿米巴药物,若治疗有效,则可确定诊断。

治疗

如患者有典型症状,疑诊阿米巴即可给予阿米巴杀虫药——甲硝唑或替硝唑均可,替硝唑单次给药副作用也较甲硝唑少。服药数天内饮酒可出现恶心、呕吐、脸红及头疼。

甲硝唑及替硝唑菌不能杀灭大肠中的包囊,二次给药(如巴龙霉素、喹碘方和双碘喹啉)能杀灭包囊预防疾病反弹。无症状但便中发现阿米巴者可选择其中一种药物进行治疗。

其他寄生虫病

地理分布	传染源	主要症状	诊断	治疗
犬丝虫病(恶丝虫属)				
世界范围(但人类少见)	经感染蚊虫叮咬传染人	常无症状偶有胸痛、咳嗽、痰血。少数有皮下结节、颜面或眼睑肿胀、视力障碍	肺活检	无需治疗
短小绦虫(微小膜壳绦虫)				
全世界	虫卵通过食入人粪便污染的食物或水传染或接触感染者后经口传染或食用感染昆虫侵蚀过的农作物	恶心、呕吐、腹泻、腹部不适、体重降低(尤其严重感染患儿)	便检	吡喹酮
棘球绦虫(一种绦虫)				
世界上养羊或其他牲畜的地方如地中海、中东、澳大利亚、南非、加拿大、阿拉斯加、加利福利亚及美国中西部地区	狗或其他野生动物大便中含有虫卵,接触动物皮毛可经手-口传播。或者摄入污染食物传播	肝脏累及可出现腹痛及黄疸,肺累及可出现胸痛、咳血或咳出包囊内容物出现荨麻疹或严重的变态反应(过敏反应)	肝脏 CT、超声或核磁共振(MRI)检查可行肝囊肿穿刺抽液化验肺部检查包括胸部 X 线及 CT	单用阿苯达唑或结合外科囊肿切除超声引导下囊肿穿刺引流继以盐水灌洗以杀灭囊肿中的寄生虫

续表

地理分布	传染源	主要症状	诊断	治疗
肠吸虫				
远东最常见	摄入植物(如水栗)或淡水生鱼或未煮熟的鱼中的吸虫感染	常无症状,严重感染可有腹痛、腹泻及发热	便检	吡喹酮
肝吸虫(华支睾吸虫)				
远东	摄入生鱼、鱼干、盐渍或醉鱼等淡水鱼中的吸虫包囊致病	腹痛、黄疸、腹泻及数年后可有胆管癌形成	便检 有时结肠镜检查	吡喹酮 若胆道梗阻可行外科手术
非洲眼线虫(一种丝虫)				
中非及西非热带雨林	蚴虫经牛虻(如马或鹿身上的飞蚊)叮咬人传播	常于腕关节及踝关节出现红肿瘙痒,感觉蠕虫在眼睛经过,但无眼损害	血检	乙胺嗪
肺吸虫(卫氏并殖吸虫)				
最常见于远东	生吃酒醉蟹和小龙虾可致其中的包囊摄入人体	呼吸困难、咳嗽、胸痛、咳血	痰检 血检 便检 胸部 X 线或 CT	吡喹酮
绵羊肝吸虫(肝片吸虫)				
发生在全世界饲养绵羊的国家和地区包括玻利维亚、秘鲁、葡萄牙、法国、伊朗、埃及亚洲	被绵羊或其他畜生粪便污染的水田芥或其他水生植物含吸虫,摄入感染	腹痛、发热、疲乏、隐隐不适、肝损害可致体重下降	便检 肝脏 CT、超声或 MRI	硫氯酚或三氯苯咪唑
粪类圆线虫或线虫(一种线形虫)				
温暖湿润的热带和亚热带及美国东南部地区	蚴虫经粪便污染的土壤经皮肤进入人体内(常经足部皮肤)	腹痛、腹泻、恶心、呕吐、荨麻疹或局限性皮疹、哮鸣和哮喘	便检 血检 痰检 如病变严重及广泛有时需做结肠镜检查	伊维菌素或阿苯达唑
主要发生在西非的冈比亚布氏锥虫和主要发生在东非的罗德西亚布氏锥虫(非洲昏睡病)				
非洲赤道地区	采蝇叮咬致原虫感染人体	首先在叮咬局部出现疼痛性肿块,继而出现发热、头痛、皮疹、淋巴结肿大。当脑脊液和大脑感染时甚至可出现嗜睡、行走困难,若不治疗最后可导致死亡(西非型数月而东非型数周)	血检或脑脊液检查	西非昏睡病: 依洛尼塞或其他一些治疗东非昏睡病的药物。 东非昏睡病: 苏拉明、喷他脒及大脑脑脊液感染时可用美拉胂醇
克氏锥虫(导致查加斯病或南美洲锥虫病的原虫)				
中北美及南美	锥蝽或猎蝽叮咬后排便,原虫聚集于便内。蝽叮咬可致原虫经伤口穿过皮肤黏膜感染。用手揉眼睛也可招致感染。输血、器官移植或孕妇母子间也可传播原虫感染	开始为皮疹或伤口周围肿胀,眼睛周围肿胀,全身虚弱。心脑感染少见,但可致命,数年后出现长期心脏和胃肠道问题	血检	硝呋替莫(美国)或苄硝唑(拉丁美洲)
斑氏线虫、马来丝虫和帝汶布鲁丝虫(导致淋巴管丝虫病的蠕虫)				
热带及亚热带地区	蚴虫通过蚊虫叮咬传播给人	发热、腹股沟及腋窝淋巴结肿大。腹股沟及肢体肿胀疼痛。继发细菌感染	只有斑氏线虫可作血液检查 抗原试验	单用乙胺嗪或联用多西环素抗皮肤混合性细菌感染 局部抬高患肢和着弹力绷带可减轻肿胀(水肿)

自生阿米巴感染

自生阿米巴是生活在土或水中的原虫,其生长不依赖人或其他动物。虽然自生阿米巴较少感染人体,但有些类型的感染可致严重甚至是致命的疾病。原发性阿米巴脑膜炎、肉芽肿性阿米巴脑炎及阿米巴性角膜炎是自生阿米巴导致的常见疾病。

原发性阿米巴性脑膜炎

原发性阿米巴性脑膜炎是福(勒)氏耐格里阿米巴所致的少见的,通常是致命的中枢神经系统感染(大脑和脊髓)。

病原阿米巴世界范围内生活在停滞的水中,人们,通常是儿童和青少年,在疫水中游泳时,阿米巴经鼻黏膜进入中枢神经系统,导致脑部炎症、组织坏死和出血。

症状出现于感染后 1~2 周。首发症状有时表现为嗅觉或味觉改变,继而出现头痛、颈部强直、畏光、恶心及呕吐。也可致精神错乱、嗜睡或者中风。疾病迅速进展,可在 10 天内致死。

依据症状及疫水游泳史医生疑诊本病,但确诊较为困难。可做腰穿刺以获取脑脊液标本。脑脊液检查可除外脑膜炎和脑部感染的其他诱因,但很难在标本中直接发现该种阿米巴。

因该病存活率低,最佳治疗方案的确定较困难。一些抗真菌和抗菌药可用于治疗。两性霉素 B 可静脉注射或鞘内注射(注入脊髓腔)。有时也可口服利福平、咪康唑、磺胺异噁唑。可静脉注射咪康唑。

肉芽肿性阿米巴脑炎

肉芽肿性阿米巴脑炎是由棘阿米巴属及狒狒巴拉姆希阿米巴导致的一种少见的严重的中枢神经系统感染。常发生于免疫薄弱及健康状况差者。

病原阿米巴世界范围内存在于水、土壤或灰尘中。暴露者多,感染者少,常发生于免疫力降低或健康状况差者。阿米巴可能经皮肤或肺进入人体再由血转移到大脑。

症状逐渐出现,可有低热、视野缺损、人格改变、语言障碍、共济失调、视觉障碍等。一侧颜面或肢体可出现偏瘫。皮肤可出现溃疡。头痛及中风常见。绝大多数病例于症状出现后 7~120 天内死亡。

诊断可做 CT 或腰穿,但这些检查只是帮助除外其他疾病而不能明确诊断。皮肤溃疡中常含有阿米巴,如存在皮肤溃疡应行活检。诊断常于死亡之后才明确。

治疗可选择某些抗真菌及抗菌药,其中最为有效的有双溴丙脒、戊双脒及羟乙磺酸丙氧苯脒,其他可供选择的药物有两性霉素 B、氟胞嘧啶、依曲康唑、酮康唑、咪康唑、新霉素、巴龙霉素或增效磺胺异噁唑。

阿米巴性角膜炎

阿米巴性角膜炎是由棘阿米巴属引起的角膜感染。常见于佩戴隐形眼镜者。

阿米巴性角膜炎可呈进行性破坏性改变。大多数(85%)感染病例来自隐形眼镜佩戴者。游泳时佩戴隐形眼镜或镜片清洁液消毒不严更易发病。一些感染发生于角膜划伤后。

典型临床表现为角膜疼痛性溃疡。其他包括眼红、流泪、异物感、光照疼痛等。视力常受影响。

医生可取角膜组织标本用于诊断。

早期,角膜表面感染处理相对容易。如果只是浅表溃疡,医生可用消毒棉球去除感染或坏死组织。治疗上以两种或两种以上抗微生物药物联合应用效果最佳,例如可用多聚环己烷双胍进行隐形眼镜消毒及局部使用羟乙磺酸丙氧苯,头三天应每小时给药。有时也采用其他局部用药,包括抗真菌药克霉唑或氟康唑或抗细菌药洗必泰。严重感染可予氟康唑或伊曲康唑口服。第一个月强化治疗,以后治疗强度逐渐降低直至痊愈。治疗一般持续 6~12 月。过早停药可致疾病复发。除非诊断及治疗延迟,一般不必要行外科角膜修复术。

蛔 虫 病

蛔虫病系由一种肠道线形虫即蛔虫感染导致的疾病。

- 人通过吞入食物中含有的虫卵获得感染。
- 可无症状或有发热、咳嗽、哮鸣、腹部痉挛、恶心及呕吐。
- 儿童感染可影响生长,蠕虫可阻塞肠腔致剧烈疼痛及呕吐。
- 医生通过发现大便标本中的虫卵及蠕虫确定诊断。
- 可用抗寄生虫药如阿苯咪唑进行治疗。

蛔虫病是最常见的蠕虫感染,全世界受染者超过14亿。感染最常见于卫生不良地区,因随地排便和其他不良卫生习惯致该地区持续的大量感染。常见于热带及亚热带地区。在美国,感染最常见于移民或旅游过卫生不良地区的人,但有些无旅游史者也有发病。

人进食污染蛔虫卵的食物而受染。食物通常是因接触泥土或其他东西而受污染。蛔虫卵坚实,在泥土中能存活数年。

吞食蛔虫卵后,卵在小肠中孵化并释放幼虫,幼虫通过肠壁经淋巴管和血流而带入肺。一旦入肺,幼虫进入气囊(肺泡),上移出呼吸道而被再次吞下。幼虫在小肠中发育为成虫而生活下来。这一过程耗时 2~3 个月。成虫长 15~51mm，直径 2.5~5mm。成虫寿命 1~2 年。成虫体内的虫卵排入大便，污染土壤，直到再次被摄入开始进入另一个感染周期。

 你知道吗……
全球有 14 亿多蛔虫感染者。

临床表现与诊断

虽然，蛔虫的幼虫在肺内迁徙时可致发热、咳嗽、哮喘、有时血痰，但许多蛔虫病者并无症状。肠内大量蛔虫可致痉挛性腹痛，偶尔可致肠梗阻，以儿童最常见。有时可吐蛔虫或大便解出蛔虫，而致精神烦恼。蛔虫偶可阻塞阑尾、胆道或胰管开口，而产生严重的腹痛。患儿生长及体重受影响。

蛔虫病的诊断赖于粪便标本中检出蛔虫卵或蛔虫，或很少见到的咽喉或鼻内迁徙的蛔虫。因其他原因行 CT 或超声检查时可发现成虫，在做胸部 X 线检查时很少见到幼虫迁徙经肺的影像改变。

预防与治疗

预防蛔虫病的最好策略是讲究卫生和不进生食。

蛔虫病的治疗可用甲苯咪唑，阿苯达唑或噻嘧啶。但这些药物可损害胎儿，故孕妇忌用。

巴 贝 虫 病

巴贝虫病是单细胞原虫巴比虫感染红细胞所致。

巴贝虫病为传播莱姆病的鹿蜱传播。本病在动物中感染常见。人罕有受染。在美国，果氏巴贝虫常感染巴萨诸塞州、康妮提克州、纽约州及新泽西州等近海岛屿或沿海区域人群。其他种类巴贝虫可感染世界其他地区人群。

巴贝虫寄生于红细胞内，最后破坏红细胞，而产生发热，头痛和肌痛。由于红细胞破坏而贫血。肝脾可有肿大。但有些人，尤其 40 岁以下健康人，感染可无明显症状。

脾截除及服用免疫抑制药物或患免疫系统疾病者（尤其是 AIDS 患者）感染机会高，病情严重和病死率高。这种人群的巴贝虫病与疟疾极为相似（致高热，贫血，黑尿，黄疸和肾衰竭）。

医生以显微镜检查血标本而诊断巴贝虫病。

脾功能正常的轻症感染者通常可以不必治疗，因其感染症状大多可以自行消失。有症状患者可联用阿托伐醌加阿奇霉素或奎宁加克林霉素。阿托伐醌和阿奇霉素副作用较少。鹿蜱较多地区人群可采取预防蜱虫叮咬的措施。

隐孢子虫病

隐孢子虫病是由一种单细胞原虫即微小隐孢子虫所致的肠道感染。

■ 通过饮用污染的水或食用污染的食物或接触病人或其使用过的物体获得感染。

■ 可突然出现腹部痉挛和水泻，有时伴有恶心、呕吐、发热、虚弱。

■ 医生通过检查或化验大便标本寻找寄生虫感染证据。

■ 良好的卫生习惯如洗手、饮用烧开过的水等可预防感染。

■ 健康人可自愈，但免疫功能低下者需药物治疗。

隐孢子虫可感染全世界的人和许多动物，吞食污染粪便的水或食物或接触污染隐孢子虫的泥土的人或动物受感染。隐孢子虫病是卫生不良的发展中地区的儿童腹泻常见的病因。也可偶发于在该地区的旅游者。免疫缺陷者，特别是艾滋病患者易染隐孢子虫病，并可能加重病情。

隐孢子虫的卵囊非常结实，常呈现在水面。隐孢子虫不能被冰冻或游泳池水或饮用水中的氯所杀死。

临床表现与诊断

感染后 7~10 天出现症状，主要有痉挛性腹痛，水泻。也可出现呕吐，发热和软弱。免疫力低下患者逐渐出现症状，腹泻程度由轻度至重度不等（在艾滋病病人每日水泻粪便多达 11~15 升）。

医生通过对原虫合成蛋白的检测（抗原试验）确诊该病，也可取粪便标本于显微镜下直接观察，但这常需要多个标本。

 你知道吗……
免疫系统正常的隐孢子虫病患者可以不必治疗。

预防与治疗

预防包括保持良好的个人卫生和洗手。特别是在卫生保健机构（日托中心）和接触泥土、接触感染动物或人以后。当公共卫生部门发现城市暴发此病，应告诫人们饮用开水（包括用开水刷牙和清洗食物），食烹熟的食物，不饮未经巴斯德消毒的牛奶和饮料，瓶装饮用水并不安全。自来水用反向渗透或标明"绝对 1 微米"或"经试验和证明以 NSF 标准 53 可清除/减少包囊"的滤器过滤有效，其他型滤器不可用。

免疫系统健康者受染后可自行恢复。硝噻醋柳胺有助加速患儿康复，成人也可使用。但其对 AIDS 等免疫受损者无效。服用免疫抑制药物者应停药或减量。如果免疫系统问题不解决,腹泻可能持续终生。艾滋病患者,经抗逆转录病毒治疗能增强其免疫功能,可减轻隐孢子虫所致腹泻,但此感染仍持久存在。严重腹泻者应口服或静脉补液,服用抗腹泻药如洛哌丁胺。但洛哌丁胺对AIDS 患者无效。

麦地那丝虫病

　　麦地那丝虫病系由一种叫麦地那丝虫的线形虫所致的感染。
- 饮用含感染该线形虫的细小介虫的水可致病。
- 可形成水疱,伴随周围红、肿、痛。水疱附近关节可被破坏。
- 医生通过在水疱中发现蠕虫而诊断感染。
- 饮用滤过、煮沸或氯消毒过的水有助于防范疾病。
- 将蠕虫缓慢绕在小棍上或者外科手术可去除蠕虫。

　　感染主要分布在南非及也门之间狭窄地带的几个国家。而且只在一定季节发病。
　　细小介虫是这种蠕虫的中间宿主,人饮用含感染介虫的水获得感染。经过消化,介虫死亡,释放出幼虫,穿透肠壁。蚴虫变为成虫大约需要 1 年时间。性交后,雌性蠕虫移行至皮下组织,常去往足部。在那里形成皮肤破口以释放蚴虫,蚴虫离开人体后,进入水中寻找介虫宿主。如果人体内的蚴虫不能到达皮肤,它们将死亡,要么分解要么在皮下形成钙化。

症状和诊断
　　蠕虫穿破皮肤开始出现症状。局部水疱形成,附近区域瘙痒、烁痛,有炎症反应时会出现炎症的红肿热痛。蠕虫释放的物质可致变态反应,可有呼吸困难、呕吐和瘙痒性皮疹。成虫离开人体后症状消退,水疱痊愈。有50% 患者皮肤破口周围出现细菌感染。有时水疱附近关节和韧带会被破坏。
　　水疱内发现成虫即可明确诊断。X 线用于钙化虫体的定位。

预防和治疗
　　饮用滤过、煮沸或氯消毒过的水有助于防范疾病。
　　通常需花数天到数周的时间将成虫缠在小棍上缓慢将其移出体外。也可在局麻下行外科切除术,但这在一些地方无法实施。甲硝唑有时用于反复发生的细菌感染以减轻炎症反应。

贾 第 虫 病

　　贾第虫病是由单细胞原虫蓝氏贾第鞭毛虫所致的小肠感染性腹泻。
- 可有痉挛性腹痛、腹胀、嗳气、腹泻、恶心及感觉疲乏等症状。

- 饮用污染水或接触污染粪便可致感染。
- 医生通过检查或化验大便确定感染诊断。
- 徒步旅行者应将生水烧开后饮用。
- 感染者可服用抗寄生虫药,如替硝唑。

　　贾第虫病遍及全世界,是美国最常见的肠道寄生虫感染。贾第虫常污染淡水,包括许多湖泊和小溪,甚至看来似乎是清洁的水。滤过差的市政水可引起暴发流行。大多数人是饮用污染的水而感染,但也可通过粪便中的包囊而人传人——典型的例子发生在小孩间或性伴侣间。贾第虫病更常见于日托中心的孩子、口-肛性行为者、在发展中国家旅游过的人。背包徒步旅行者和远足旅行者饮用未处理的溪水和湖水也易于受染。野生动物是贾第虫病的庇护所。

临床表现与诊断
　　有些受染者无症状。有些在感染 1～2 周后出现症状。典型症状有痉挛性腹痛腹胀和腹泻恶臭的粪便。时有恶心。可有疲乏无力及食欲低下。若不治疗,腹泻可持续数周,因不能吸收食物中营养而消瘦。偶尔,慢性贾第虫病可使患儿生长发育迟滞。
　　根据症状常可提示诊断,最方便的诊断方法是对大便进行寄生虫抗原检查。显微镜检查粪便或小肠分泌物可查见寄生虫。因长期受染者有时间不定的间歇排虫,故需要反复查粪便。粪便中抗原检测也可确定感染。

你知道吗……
贾第虫病是美国最常见的肠内寄生虫病。

预防和治疗
　　将水烧开即可杀死该寄生虫,因而对徒步旅行者,将野生表面水烧开后饮用是最安全的方法。可用碘或氯对水井、水库和游泳池进行消毒,但并不可靠,因消毒效果还取决于水质的浑浊度、含泥浆多少、水温、消毒频率等因素。常规饮用水中的氯不足以杀死包囊。一些滤过设施可去除水中的包囊,但具体某一滤过系统的效果如何很难评价。
　　有症状患者可口服甲硝唑、替硝唑或硝噻醋柳胺。对无症状感染者的治疗有助于防止感染播散,但这方面经验缺乏,经济花费也是个问题。相比需要多次给药的甲硝唑,替硝唑单次给药,副作用也更少。服用甲硝唑或替硝唑数天内饮酒者可发生恶心、呕吐、脸红和头痛。硝噻醋柳胺既有片剂也有水剂,后者适合儿童服用,副作用较少。
　　孕妇不能服用甲硝唑或替硝唑。硝噻醋柳胺对孕妇的安全性尚未评估。因而如果可能孕妇的治疗应推迟到分娩后进行。如症状严重治疗不能推迟,可选用巴龙霉素。

钩 虫 感 染

钩虫感染(钩虫病)是一种由十二指肠钩虫或美洲钩虫引起的肠道感染性疾病。

- 钩虫穿过赤脚者皮肤引起感染。
- 首先在幼虫穿破皮肤处出现瘙痒皮疹,继而出现发热、咳嗽、哮鸣、腹痛、食欲缺乏及腹泻。
- 医生通过发现大便虫卵确定诊断。
- 感染可用阿苯达唑等抗寄生虫药治疗。

约1.3亿人感染钩虫,此虫是一种肠道线形蠕虫。其感染最常见于温暖、潮湿,卫生不良的地区。感染人的

钩虫有两种即十二指肠钩虫和美洲钩虫,两种钩虫均存在于非洲、亚洲、印度及中国的热带地区。十二指肠钩虫见于中东、北非、南欧及日本。美洲钩虫常见于美洲中部和南部地区。过去美国南部地区美洲钩虫感染常见,但现在已很稀少。

钩虫卵经粪便排出,在泥土中孵化1~2日后成钩蚴,钩蚴在泥土中生活,当其充分发育后,就能穿过皮肤。人赤足步行或置身于污染的泥土中就可受染。钩蚴一旦进入人体,就通过淋巴管和血流到肺而进入肺泡,在呼吸道上升到喉,然后被吞下进入胃肠道。钩蚴穿过皮肤后约1周到达小肠,在小肠中发育为成虫,用其口吸附小肠上段的肠壁,并产生一种抑制凝血物质,靠从宿主小肠壁吸血而生活。

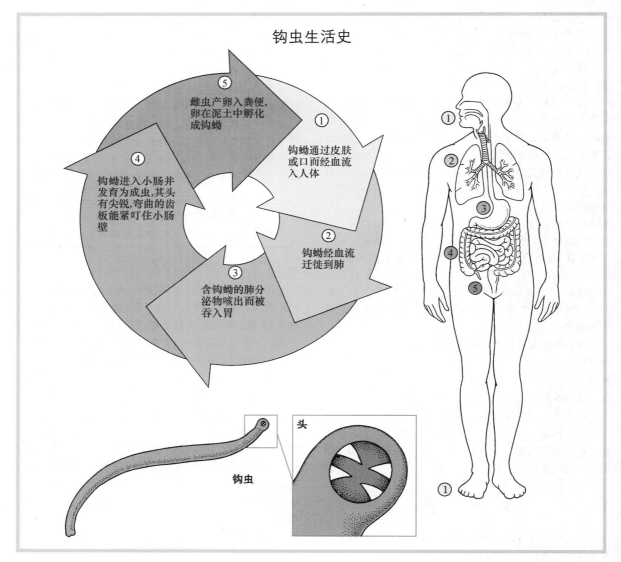

钩虫生活史

⑤ 雌虫产卵入粪便,卵在泥土中孵化成钩蚴

① 钩蚴通过皮肤或口而经血流入人体

② 钩蚴经血流迁徙到肺

③ 含钩蚴的肺分泌物咳出而被吞入胃

④ 钩蚴进入小肠并发育为成虫,其头有尖锐,弯曲的齿板能紧叮住小肠壁

头

钩虫

临床表现与诊断

很多钩虫感染者没有症状。但感染初期,皮肤钩蚴

穿透处可发生痒、红、突起的皮疹(着地疹)。钩蚴经肺迁徙可致发热,咳嗽和哮喘。成虫最初吸吮小肠时可致

上腹痛、食欲降低、腹泻及体重降低。慢性持续的失血可发展成缺铁性贫血。在儿童严重贫血时可致发育迟缓。严重贫血也可致心力衰竭和全身水肿。

粪便标本查见钩虫卵就可确诊。便检应在排便后数小时内进行。针对贫血及营养素缺乏（尤其是铁）的检查也应进行。

治疗

医师处方给予口服药治疗钩虫病，如阿苯哒唑，甲苯咪唑，或双萘羟酸噻嘧啶。这些药因对胎儿有不良作用，故孕妇忌用。有贫血者应予补铁。

利什曼病

利什曼病由多种利什曼属原虫所致。利什曼病可累及内部脏器、皮肤及口鼻黏膜。

- 原虫常由感染的白蛉叮咬传播。
- 症状可较轻微，或包括阵发性发热、呕吐、腹泻、疲乏，可致瘢痕及严重变形的溃疡形成。
- 医生通过感染组织标本检查或血检明确诊断。
- 使用驱虫剂、蚊帐和着防蚊衣服可预防白蛉叮咬。
- 依据地理分布及原虫类型选择抗感染药物。

带虫小白蛉叮咬时可将原虫传播给人或其他动物，诸如狗或啮齿类动物。原虫较少经由血液传播，如使用感染者用过的注射器、出生时母子传播或性接触可致血液传播。

影响内脏器官的类型（内脏利什曼原虫病、黑热病）常见于印度、非洲（尤其是苏丹）、中亚、地中海沿岸地区、南美洲及美洲中部，中国不常见。寄生虫经皮肤至淋巴结、脾、肝及骨髓。

皮肤型利什曼病（皮下利什曼病）常见于南欧、亚洲、非洲、墨西哥及中南美洲。美国巴拿马军训人员及伊拉克和阿富汗服役军队中有暴发流行报告。有时疫区旅游者可染本病。免疫系统降低者尤其是 AIDS 患者更易罹患本病。

症状及诊断

内脏型利什曼病大多症状轻微，不易注意。少数感染者病情进展，典型症状在数周到数月后逐渐出现。可出现不规则阵发性发热、体重降低、呕吐、腹泻及疲乏等。可有肝、脾及淋巴结肿大。血细胞数下降导致贫血，进而使患者容易患其他感染。如不治疗，80%～90% 的有症状患者将于 1～2 年内死亡。经治疗后一些人会出现皮肤溃疡，溃疡可持续数月至数年。

皮下型利什曼病首先出现的症状是白蛉叮咬处出现皮下包块。包块常于数周至数月后出现，内含原虫。随着感染扩散，更多包块出现。包块内部慢慢扩大并形成开放性溃疡，溃疡可渗液或结痂。除非合并其他感染，溃疡一般不痛也无其他症状。典型的溃疡可在数月后自愈

但也可能存在多年。皮下型利什曼病可留下类似烧伤的永久存在的瘢痕。有时皮肤溃疡痊愈后，口鼻黏膜溃疡开始出现，其首发症状可为鼻塞及鼻血。这些溃疡可致严重变形。偶尔全身皮肤遍布溃疡，情况很像麻风病。

AIDS 患者易发生利什曼病。

医生通过采集感染组织标本确诊疾病。标本分析包括了解其中包含的原虫是否具有感染黏膜的能力。有症状的内脏型利什曼病可通过血检确诊。

预防及治疗

预防包括治疗感染者及预防白蛉叮咬，经治疗的利什曼病患者不易罹患同类利什曼病。含有二乙基甲苯酰胺的驱蚊剂可提供保护。喷洒过扑灭司或除虫菊的昆虫滤网、蚊帐、防护服防止白蛉穿越的效果更好。

治疗药物选择取决于疾病类型及地理分布。

对内脏型利什曼病，美国或其他发达国家可选择静脉使用两性霉素 B，两性霉素 B 脱氧胆酸也有效但副作用更多。在拉丁美洲及非洲常使用诸如锑酸葡胺及锑酰基葡糖酸锑钠等锑剂。这些药物可致恶心、呕吐、疲乏及心脏损害（需立即停药）。若原虫对上述锑剂耐药（印度常见）可选择米替福新。合并感染应予输液或静脉应用抗生素。营养不良可使疾病加重，故补充营养也很重要。

皮下型利什曼病的治疗取决于疾病严重程度及向黏膜播散的可能性。常用上述锑剂，尤其可能转移至黏膜时。其他可口服氟康唑或伊曲康唑。局部外用巴龙霉素软膏。广泛播散的溃疡治疗困难。鼻或脸毁容可行外科整形术，但这应推迟到治疗 6～12 月后进行，这样复发风险明显减少。

疟 疾

疟疾是单细胞寄生虫疟原虫感染红细胞，而致发热，脾大和贫血。

- 疟疾常为感染疟原虫的雌性蚊虫叮咬所传播。
- 患者有寒战继而发热。可有头痛、身痛及恶心疲乏等。
- 有种疟疾可致严重症状如谵妄、神经错乱、中风、昏迷、严重呼吸障碍、肾衰竭，有时甚至死亡。
- 医生通过发现血液标本中的疟原虫诊断疾病。
- 减少蚊虫滋生环境、杀灭静态水中的幼虫、预防蚊虫叮咬、前往疫区旅行前预防用药等可预防疟疾。
- 氯喹等抗疟药用于疟疾治疗。

疟疾常为感染疟原虫的雌性蚊虫叮咬所传播。极罕见于母子传播、输入感染的血或使用疟疾病人用过的注射器传播。感染人的疟原虫有四种——恶性疟原虫，间日疟原虫，卵圆疟原虫和三日疟原虫。

虽然，在美国和许多发达国家使用抗疟药和灭蚊剂已使疟疾罕见，而在全世界热带地区，此病仍常见和引起

死亡。每年有 3～5 亿人感染疟疾,100～200 万人死亡。大多数死亡者为居住在非洲的 5 岁以下儿童。从热带地区归来的访问者或旅游者可带回感染的疟疾。

当雌性蚊子叮咬疟疾患者,疟疾的感染周期开始。蚊子吸入含有疟原虫的血,疟原虫在蚊体内繁殖,并迁徙到蚊子的唾液腺。当此蚊叮咬另外的人时,疟原虫就沿着蚊子的唾液注入人体,首先入肝脏繁殖。一般经平均 1～3 周就可成熟,而后离开肝脏侵犯红细胞。疟原虫在红细胞内扩增,最后致受染的红细胞破裂。释放出的疟原虫再侵蚀其他红细胞。

间日疟原虫和卵圆疟原虫有留在肝内的休眠型,定期释放成熟的疟原虫入血流,而致症状复发,许多抗疟药对休眠型疟原虫无效。恶性疟原虫和三日疟原虫不能久留肝内。但三日疟原虫在病状发作前可持续在血流中数月或甚至数年。

临床表现与并发症

感染后常于数周或数月内发病,但数年后才发病的也有。所有疟疾的始发症状均相似。随着受染红细胞破裂释放疟原虫,可突发寒战,随即发热达 40℃ 以上。头痛、身痛和恶心也常见。发热通常数小时后下降,并出现大汗。开始发热没有规律,最终,发热显示周期性特点,间日疟原虫和卵圆疟原虫间隔 48 小时,三日疟原虫为 72 小时,恶性疟原虫所致的发热无周期性,但可有 48 小时的发作间歇期。

随感染进展可出现脾大、严重贫血,可有黄疸。恶性疟疾患者可发生血糖下降,当血中有大量疟原虫特别是用奎宁治疗时可出现严重的甚至是致命性的低血糖。

恶性疟:恶性疟为恶性疟原虫所致,是最危险的疟疾类型,可导致死亡。在恶性疟疾,受染的红细胞常粘于小血管壁上而阻塞小血管,导致许多器官受损,特别是脑(脑型疟疾)、肺和肾。脑型疟疾是特别危险的并发症,能产生高热、头痛、嗜睡、谵妄、神志错乱、抽搐和昏迷。此病最常发生于婴儿或幼儿,孕妇和高危地区的旅游者。在恶性疟疾,可因肺水肿而致严重的呼吸障碍。多器官受损可致血压下降。其他症状包括腹泻、肾衰竭及黄疸。

黑尿热是恶性疟不常见的并发症。由于大量的红细胞破裂,血色素(血红蛋白)释放入血流,再由尿排出而成黑尿。肾可严重受损而需透析治疗。用奎宁治疗的病人,黑尿热似乎更易发生。

你知道吗……

每年有 3～5 亿人感染疟疾,100～200 万人死亡。

疟疾可于感染数年后发病。

诊断

在疟疾地区旅游或归来后有发热和伴随症状者,医师应怀疑疟疾。美国人赴国外旅游者中发生周期热者不到一半为疟疾,但是当出现周期热时,仍提示此诊断。确诊依据血标本查得疟原虫,并需多次采血检查。检验室要鉴定出标本中的疟原虫类型,因治疗、并发症和预后都因虫种而不同。恶性疟是一种急症,需要立即评估和治疗。

预防

控制蚊虫的措施包括根除其滋生场所,杀灭在静态水中生存的幼虫是非常重要的。在疟疾猖獗地区生活或旅游的人,要小心防蚊,具体措施有:

- 用杀虫剂喷洒室内室外。
- 安置纱窗、纱门。
- 用浸透扑灭司林的蚊帐。
- 外露的皮肤喷洒含二乙基甲苯酰胺(DEET)驱蚊药。
- 人们应穿长裤和长袖衬衫,特别是在傍晚和黎明时,以免蚊子叮咬。
- 对暴露于蚊子机会多者,应穿喷雾过扑灭司林的衣服。

药物:在疟疾流行地区旅游期中,应用药物预防疟疾。预防用药应在旅游开始前起即开始,在逗留期间持续服药,延长服药期则根据每种药物而不同,预防用药可减少但不能杜绝疟原虫感染。许多药可用于预防和治疗疟疾。耐药是一个严重的问题,特别是对危险的恶性疟原虫。耐药株不同程度地流行在世界不同的地区。因而,应依不同的地区而选用预防药。疾病预防和控制中心有关特殊地区的参考信息是有用的。

在墨西哥,巴拿马运河的中美洲西部地区、海地、多米尼加共和国和中东一些地区,常用氯喹预防恶性疟。耐氯喹的恶性疟原虫株已出现在世界许多其他疟疾地区。在那些地区,推荐的预防药包括甲氟喹、多西环素或联合应用阿托伐醌-氯胍。近年来甲氟喹使用量明显下降,因其可致严重的精神副作用,虽然可能不常见。且其对东南亚一些地区(偶尔其他地区)恶性疟的预防也没效果。

有关疟疾的疫苗研究还处在实验室阶段。

治疗

治疗药物依据疟疾类型选择。氯喹可用于对其无耐药地区疟疾的治疗。伯氨喹可杀灭间日疟或卵圆疟患者肝中持续存在的疟原虫。用伯氨喹前,应检查有无葡萄糖-6-磷酸脱氢酶(G6PD)缺乏。G6PD 缺乏者用伯氨喹可致红细胞破裂溶血。

已知存在耐氯喹疟疾的地区,治疗可用奎宁加多西环素,如无并发症者用阿托伐醌·氯胍,该药不良作用比奎宁少。甲氟喹也可用,但不良作用常见。若病人不能口服,可静脉注射喹尼丁,但这应在医院严密观察下进行,因其可致低血压及心律失常。

主要用于预防再发的二线抗疟药如青蒿素类药物蒿

甲醚,现广泛用于东南亚及中国恶性疟的治疗,非洲及世界其他地区该药的应用也逐渐增多。蒿甲醚与本芴醇联合应用广泛。青蒿素类药物起效快,耐受性好。

在疟疾流行区旅游者出现发热,医师应立即检查,若无医疗条件,怀疑疟疾者,可推荐用阿托伐醌-氯胍自行处理,直到能接得医疗救护。此种自我救助方式应在旅游前咨询医师。

氯喹用于儿童和孕妇已证明是相对安全的。其口感苦,可引起恶心、呕吐、食欲降低、腹泻等胃肠道症状。该药应远离放儿童存放,因过量可致命。

脱氧土霉素可致胃肠道症状、阴道酵母菌感染,少数人可致严重的日晒斑。服药时应满杯水送服,服药后数小时内避免躺下,以确保药物进入到胃。否则可刺激食道引起剧烈疼痛。多西环素孕妇及 8 岁以下儿童禁用,因其可致胎儿或儿童牙齿永久性着色。

甲氟喹可致白日梦。有时可致严重的精神副作用。可致有中风类疾病症状者出现中风。影响因心脏病而服药患者的心脏。因而对中风患者、心脏病服药期间患者或精神障碍者应避免使用甲氟喹。服药时,尤其是旅行者,应仔细阅读药物副作用。

阿托伐醌-氯胍是预防及治疗疟疾耐受度最好的药物,但偶尔出现皮疹或胃肠道反应。

奎宁常致头痛、恶心、呕吐、视力障碍和耳鸣,此种反应称为奎宁中毒病。奎宁治疗恶性疟者还可致严重低血糖。

青蒿素类药物来源于含有抗疟原虫活性青蒿素的苦艾类中药。青蒿素类药物给药方式有多种如口服、静脉注射或塞肛。副作用少见,可有腹痛、腹泻及药物热。

抗疟药可影响胎儿,孕妇用药应咨询专家。

治疗开始 24~48 小时后大多数人病情改善,但恶性疟发热可持续 5 天。

微 孢 子 病

微孢子病是微孢子原虫感染导致的疾病。

- 感染常常仅见于免疫抑制患者如 AIDS 患者。
- 症状变化差异较大,包括 AIDS 患者出现慢性腹泻、腹痛、发热、体重下降、持续咳嗽、头痛、鼻充血、眼睛刺激。
- 医生通过发现感染组织中的原虫确诊本病。
- 抗寄生虫药物可控制感染,但不能清除感染。

多种微孢子可造成人体感染,但症状仅限于 AIDS 或其他免疫抑制患者。原虫可感染肠、胆道、角膜、肌肉、呼吸道、泌尿道,偶尔可感染大脑。感染可全身播散。

微孢子病经芽孢方式传播,进入人体的方式有消化道摄入、呼吸道吸入或经眼睛进入。可通过人与人或接触动物传播。进入体内后,芽孢刺破细胞并向其中注入芽孢内容物。细胞最后崩解,释放出芽孢,芽孢在体内播散造成炎症,或者分泌如痰、便或尿中。

症状和诊断

症状取决于感染微孢子类型及患者免疫力。免疫正常者一般无症状,但 AIDS 患者患微孢子病可引起慢性腹泻。其他症状有腹痛、黄疸、发热、体重下降、持续咳嗽、胁腹痛、肌肉痛、头痛、鼻充血和眼睛充血。视力可变得模糊。严重感染可致盲。

医生通过显微镜下检测感染组织标本确定诊断。医生可采用特殊方法以使原虫更易被发现。标本可取自便、尿、血、痰、脑脊液(经腰穿获取)、角膜(刮取)或其他感染组织(活检)。

治疗

免疫系统正常者很少需要治疗。否则可口服阿苯哒唑或烟曲霉素,但这只能控制而不能清除感染。含阿苯哒唑或和烟曲霉素的滴眼液可缓解眼部症状,如无效则需考虑行外科角膜修补术。抗逆转录病毒药可缓解 AIDS 患者症状。

盘尾丝虫病

盘尾丝虫病(河盲)是由盘尾丝虫感染引起的蠕虫病。

- 繁殖于溪流中的黑蝇叮咬是感染的传播方式。
- 感染仅引起强烈瘙痒,但有时也会出现皮疹、淋巴结肿大、视力损伤或完全致盲。
- 医生通常通过在皮肤标本中发现线形虫前体诊断疾病。
- 感染常见地区每年给予伊维菌素 2 次可预防感染。

全球患者约 1.8 亿,其中约 270 000 人致盲,500 000 人视力损伤。本病是发展中国家致盲的主要病因。盘尾丝虫病最常见于非洲热带及南部(亚-沙哈拉沙膜)地区。偶见于也门、墨西哥南部、危地马拉、厄瓜多尔、哥伦比亚、委内瑞拉及巴西沿亚马逊河地区。

盘尾丝虫病通过在流动缓慢的溪流旁寄生的雌性黑蝇叮咬引起(故称河盲)。黑蝇叮咬本病感染者即可携带微丝蚴,微丝蚴在黑蝇体内发育成幼虫,黑蝇再叮咬其他人时,幼虫进入被叮咬者皮肤,幼虫在皮下移行,局部形成包块(结节),并在此经 12~18 个月时间发育为成虫。交配后雌虫产卵发育为微丝蚴,微丝蚴离开成虫。一条成虫每天可产 1000 条微丝蚴。成千微丝蚴在皮肤或眼睛等组织移行致病。

通常需多次叮咬才可引起感染症状,故疫区旅行者较少感染本病。

由于本病常发生在河流区域,很多人选择远离河流生活。由此导致该地区农作物生产能力降低。因此本病可导致一些地区出现粮食匮乏。

症状和诊断

症状于微丝蚴死亡后出现。其死亡可致强烈的瘙痒,瘙痒可以是本病唯一的症状。可有皮肤红疹形成,随时间推移,皮肤可增厚、粗糙、皱缩。也可致皮肤地图样脱色素。包括生殖系统区域在内的淋巴结发炎肿胀。有时可看见或触及皮下结节中的成虫。

对视力的影响可自轻微损伤(视物模糊)至完全失明。眼睛可出现炎症红肿、畏光。若不治疗,角膜将完全失去透明或形成瘢痕,从而导致失明。眼内其他结构如虹膜、瞳孔、视网膜等均可受累及。视神经可发炎、变性。失明可缩短患者寿命。

通常可剪取皮肤标本行微丝蚴检查。但此方法疼痛。其他选择可采取验血,但验血并不一定总是可靠或可行的。裂隙灯检查眼睛可看见微丝蚴。可切取皮下结节检查成虫,但此法必要性小。

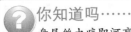 你知道吗……
盘尾丝虫病即河盲,是发展中国家致盲的主要原因。

预防和治疗

理论上,应避免黑蝇繁殖区生活、穿防护服、大范围使用杀虫剂可降低感染风险,每年使用伊维菌素一次或两次可显著减少微丝蚴数量,从而预防疾病进展和保护反复暴露人群。

治疗方面,可给予伊维菌素单剂口服,以后每 6~12 月重复一次直到症状消失。伊维菌素可杀灭微丝蚴,减少皮肤和眼睛微丝蚴数量,减少其繁殖。但伊维菌素对成虫无效。该药副作用轻微。过去曾行结节外科切除术,现已被伊维菌素取代。

蛲 虫 感 染

蛲虫感染(蛲虫病)是一种蛲虫所致的肠道蠕虫病。该病儿童多见。

- 摄入线形蠕虫虫卵获得感染。
- 除肛门瘙痒外常无其他症状。
- 发现虫卵确定诊断,有时可在肛周发现蛲虫成虫。
- 诊断明确后及两周后各给予例如阿苯达唑等抗寄生虫药一次可治愈感染。

蛲虫是美国儿童中最常见的寄生虫。

吞入蛲虫虫卵获得感染。虫卵在小肠内发育为幼虫,再移居大肠,2~6 周后幼虫成熟为成虫。成虫交配后,雌虫体内虫卵开始发育,雌虫移行至直肠,经肛门产卵。卵子沉积于肛周皮肤表面的黏稠的明胶样物质中。虫卵再从那里转移到手、衣服、床品、玩具或食物中。虫

卵在体外正常室温下能存活 3 周。这些虫卵常经手指传到另外儿童而吞入。有时为进食虫卵污染的食物受染。儿童也可将肛周的虫卵带入口中而自身再感染。儿童吸吮拇指的习惯,也增加感染的危险。和儿童生活在一起的成人或口-肛性交者有感染风险。

 你知道吗……
蛲虫感染是美国儿童最常见的蛔虫感染。

临床表现与诊断

大多数儿童携带蛲虫而无症状。但有些患者因肛周瘙痒而抓伤该处。皮肤可变粗糙和并发浅表细菌感染。在女孩,蛲虫可致阴道瘙痒和不适。

查到蛲虫或虫卵确诊为蛲虫感染。在清晨小孩睡醒前,以透明胶带条的黏性面轻拭其肛周皮肤皱褶处,再将此带送实验室显微镜下检查可供医师诊断。查找蛲虫成虫最好的措施是在小孩夜间睡后约 1~2 小时检查其肛门。蛲虫为白色,细如发,但虫体的蜿蜒运动使其肉眼可见。

治疗

给予甲苯咪唑,阿苯哒唑或噻嘧啶单剂口服,2 周后重服一次,可有效地治疗蛲虫感染。但复发常见,故许多医师推荐全家治疗。尽管有药物治疗,但治后仍常再感染。衣服、被褥和玩具应常洗涤,使用吸尘器清洁环境以清除虫卵。肛周涂擦止痒霜或止痒油膏可缓解瘙痒。

血 吸 虫 病

裂体吸虫病(血吸虫病)是由一种叫裂体吸虫的扁平虫感染导致的疾病。

- 在扁平虫污染的水中游泳或沐浴可获得感染。
- 感染者可首先出现瘙痒性皮疹(游泳者瘙痒),几周后据感染累及的器官可出现发热、寒战、肌痛、疲乏、恶心、腹痛及其他症状。
- 医生经尿或便标本中发现虫卵确诊本病。
- 用吡喹酮治疗本病。

在南美洲、非洲和亚洲的热带和亚热带地区,血吸虫病感染者超过 2 亿。绝大多数人血吸虫病主要由 5 种血吸虫引起。

- 埃及血吸虫感染尿道及膀胱。
- 曼氏血吸虫、日本血吸虫、湄公河血吸虫及刚果裂体吸虫感染肠道和肝。曼氏血吸虫在非洲广泛流行并且是西半球血吸虫病唯一病原。

在流行区疫水中游泳或洗澡可获得感染。血吸虫在钉螺体内繁殖,然后释入水中自由地游动。接触人体可穿入皮肤,并通过血流在肺发育为成虫,然后再经血流到

膀胱或肠道的小静脉最终栖息处,一般可存活数年。成虫在肠道或膀胱壁静脉内大量产卵,部分虫卵经血流到肝。虫卵可引起炎性反应而致肠道、膀胱和肝的静脉阻塞并导致溃疡,局部出血和瘢痕形成。一些虫卵经粪便或尿排出。当血吸虫病人解粪便或排尿将虫卵排出体外并进入淡水中,这些虫卵孵化,进入钉螺体内又开始其新的繁殖周期。

曼氏血吸虫和日本血吸虫的卵多积存在肠道和肝脏,一些虫卵经血流到达肝脏,导致肝脏炎症,引起肝硬化及门静脉压力增加。门静脉高压可致脾大和食管静脉破裂出血。

埃及血吸虫卵典型定居于膀胱,有时可致溃疡、尿血及瘢痕形成。慢性埃及血吸虫感染增加膀胱癌机率。

各型血吸虫感染均可累及其他器官如肺、脊髓和脑。虫卵到达肺部可引起肺部炎症及肺动脉压力增高(肺动脉高压)。

临床表现与诊断

血吸虫尾蚴穿过皮肤时发生痒疹(游泳者痒疹)。当成虫产卵时(入人体后 4~8 周)可出现发热、寒战、身痛、头痛等全身症状。肝、脾和淋巴结可短期增大,而后恢复正常。以上后一组症状统称钉螺热。

其他症状取决于受累器官:
- 若肠壁血管慢性感染可有腹部不适、腹痛、出血(便血),失血可致贫血。
- 若肝脏累及门静脉压增高可有肝脾肿大、大呕血。
- 若膀胱累及可现尿痛、尿频、血尿及膀胱癌患病风险增加。
- 若有大脑及脊髓慢性感染(罕见)可有中风及肌肉萎缩。

应询问来自血吸虫流行地区旅行者或移民有无在疫水中游泳或涉水的病史。医师根据粪便或尿标本查到血吸虫卵而诊断血吸虫病。通常需多个标本。血液试验对于确定感染血吸虫病类型有帮助。但这些检查都不能明确感染的严重度及感染发生时间。有时医生取肠道或膀胱组织标本于显微镜下行虫卵检查。用超声扫描可评估尿道或肝脏受感染的严重程度。

预防与治疗

预防血吸虫病最好的措施是避免在已知血吸虫流行区的淡水中游泳,沐浴和涉水。治疗血吸虫病可给予口服吡喹酮,每日 2 或 3 剂疗程 1 日以上。

绦 虫 感 染

绦虫感染是人们生吃污染的牛肉、猪肉或淡水鱼时获得的肠道感染性疾病。
- 食用未经煮熟的含有绦虫包囊的肉类或淡水鱼类可致绦虫感染。

- 绦虫在肠内可无症状,也可引起腹部不适,腹泻及食欲下降。
- 体内产生包囊的绦虫可引起各种症状如头痛、中风及精神错乱等
- 大便中发现成虫片段或虫卵确诊本病。影像学或血液学检查可发现机体其他部位的包囊。

人绦虫病可由牛肉绦虫、猪肉绦虫及裂头属绦虫(鱼肉绦虫)等几种绦虫感染引起。

猪肉及牛肉绦虫是大而扁的蠕虫,生活在肠内可长到 4.5~9.2 米,绦虫产卵的节片可随粪便排出体外,如未治的病人的排泄物被排放于环境,虫卵可被中间宿主,如猪、牛或被鱼吞食的小介壳类吞食。虫卵在中间宿主孵育成幼虫,进而侵入肠壁或经血流被带到骨骼肌和其他组织形成包囊。人食用含有包囊生的或未煮熟的肉或鱼而受染。包囊在肠壁孵育发展为成虫并逐渐长长,并开始产卵。

猪为猪肉绦虫的中间宿主(人不会成为其他绦虫的中间宿主)。当人食用因粪便污染或由绦虫感染者带虫卵的手污染的食物或水,猪肉绦虫卵可进入胃内。虫卵也可由肠道反流到胃。虫卵在胃肠道释出幼虫,穿入肠壁,再迁徙到肌肉,内脏器官、脑或皮下组织形成包囊(囊蚴),称为囊虫病。

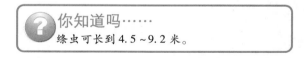

你知道吗……
绦虫可长到 4.5~9.2 米。

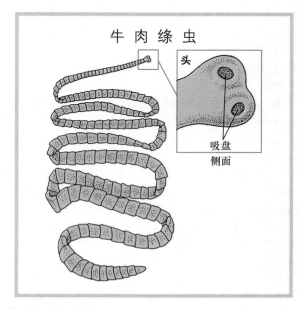

牛 肉 绦 虫

头

吸盘

侧面

临床表现与诊断

肠道绦虫通常无症状,但有些病人有上腹不适,腹泻和食欲减退。偶尔有绦虫病人感肛门有虫在移动。极少

数鱼绦虫感染者因绦虫吸收维生素 B_{12} 可致贫血。

脑和脑膜内包囊可导致发炎致囊虫病脑,引起头痛、神志错乱及其他神经症状。罕见累及眼睛致盲。累及脊髓有时可致肌肉萎缩或瘫痪。

医师靠粪便标本查到节片或虫卵而诊断肠绦虫感染。囊虫病的诊断较困难,头部断层扫描(CT)或磁共振成像(MRI)可查见脑内包囊。查血液中猪绦虫抗体也有助诊断。

预防与治疗

预防绦虫的第一道防线是将肉类及淡水鱼彻底烹煮。长期冷冻可杀死包囊。因此,新鲜的淡水鱼不应作生鱼片,而应烹煮,冻存或盐水腌制处理杀死包囊后食用,烟熏和晒干不能杀死包囊。另一道防线是由训练有素的检查员仔细检查肉和鱼,受染的肉可见包囊。充分处理人类垃圾,打断绦虫生活周期从而预防疾病。

绦虫病人可口服单剂吡喹酮治疗。囊虫病通常不治疗,但脑囊虫病人除外,治疗可用抗绦虫药(如阿苯哒唑或吡喹酮),常与肾上腺皮质激素如泼尼松一起应用以减轻炎症。

根据症状以及累及大脑囊虫的数量及部位可选择抗寄生虫药(如阿苯哒唑或吡喹酮)联合激素治疗。眼或脊髓包囊感染不能使用上述药物,因其可致严重的局部破坏性炎症反应。

弓蛔蚴移行症

弓蛔蚴移行症(内脏幼虫移行症)是感染线性蠕虫犬弓蛔虫或猫弓蛔虫的幼虫所致。

■ 主要发生在儿童,儿童通过误食携带线形虫虫卵的泥土染病。

■ 感染常导致发热、咳嗽或哮鸣及肝大,也可引起视力障碍。

■ 医生通过血液标本中线形虫抗体的检测确诊疾病。

■ 狗和猫定期驱虫可预防感染。

■ 感染常不必治疗,也可选用抗寄生虫药联合激素治疗。

弓蛔蚴移行症主要发生在儿童,儿童通过摄入混杂携带弓蛔虫的狗和猫或其他动物的大便的泥土,而获得弓蛔虫卵。狗和猫常在儿童玩耍的沙箱排便,使儿童处于虫卵暴露的高危环境,虫卵可直接从手传到口或食入污染虫卵的沙粒。偶然,成人也可食入泥沙而受染。器物表面和手可被污染。有异食癖爱好的儿童或成人(喜食泥土或灰土)感染性高。吞入虫卵后,卵在肠内孵化为幼虫,幼虫穿入肠壁经血流而扩散。几乎身体的任何组织都可受累,但以肝和肺最常见。幼虫可存活多月,组织在幼虫移行时受损并刺激引起炎症。幼虫并不在人体内发育成成虫,这一过程需在狗、猫或其他动物等中间宿主体内实现。

临床表现与诊断

食入虫卵数周内可出现症状,以发热、咳嗽或喘鸣和肝大最常见。一些病人可出现皮疹,脾大和复发性肺炎。当眼感染幼虫,可致发炎和视力减退。

病人出现肝大、肺炎、发热和血嗜酸性粒细胞增高,医师应怀疑弓蛔蚴移行症。查得血中弓蛔虫抗体可确诊。偶有从活检肝组织标本中查到幼虫或其所致的炎症证据。

预防与治疗

弓蛔蚴移行症的预防,对 4 周龄前的狗和猫就应开始定期驱虫。沙箱不用时应加盖,以防动物在其内排便。应纠正异食癖行为。

治疗的效果尚不确定。弓蛔蚴移行症病人,一般不治疗亦可自行康复。症状严重或眼睛受累者,应用阿苯达唑或甲苯达唑联合激素治疗。偶尔,眼部累及时可采用激光光凝固术杀死其中的幼虫。

弓 形 虫 病

弓形虫病是一种叫刚地弓形虫的单细胞原虫感染所致的寄生虫病。

■ 食用污染食物或接触污染物体后经手转移至口摄入寄生虫虫卵致病。

■ 孕期感染妇女能将弓形虫经胎盘传给胎儿。并导致流产、死胎或其他严重胎儿问题。

■ 症状通常仅限于免疫薄弱人群,包括一侧肢体乏力、精神错乱、昏迷、呼吸障碍或器官功能障碍。

■ 医生常通过血液中寄生虫抗体检测诊断感染。

■ 煮熟肉类或冰冻肉类,及接触生肉、泥土、猫的垃圾后彻底洗手有助预防疾病传播。

■ 绝大多数人不需治疗。但对儿童感染者及有症状的成人应给予复方新诺明及亚叶酸。

弓形虫感染遍及全世界只要有猫的地方,并感染人和大量的动物。在美国,有许多人感染弓形虫病,但很少发生症状。严重的弓形虫病一般仅发生在胎儿和免疫系统缺陷者如 AIDS 患者、肿瘤患者、器官移植长期服用免疫抑制药物患者。

虽然弓形虫能在许多动物的组织中生长,但仅在猫的肠上皮细胞内产卵,卵隐藏于猫大便中,并能在泥土中存活 18 个月。

人接触携带弓形虫卵的泥土,可直接将其经手送入口内或经食入污染的食物而受染。偶尔,动物如猪可直接从受染的泥土获得弓形虫病。人们生食的或未煮熟的受染动物肉亦可感染。罕见地,可经血液或移植感染者器官而获得感染。

在怀孕期受染的妇女能将弓形虫经胎盘传给胎儿。

并导致流产、死产或产下先天性弓形虫病婴儿。如妇女为孕前受染，弓形虫则不会传给胎儿。

免疫系统缺陷者，主要是艾滋病、癌症或器官移植而用抗排斥药等病人具特别易患弓形虫病的危险。这些病人若以前受染弓形虫，能被再激活而发生症状。感染常见于脑部，但亦可累及眼部或扩散全身（弥漫性）。这些弓形虫病人病情均非常严重，如不治疗，几乎都会死亡。

临床表现

健康人生后获得弓形虫病很少有症状，并可自行痊愈。

儿童患先天性弓形虫病可病情严重，在出生后短期内死亡，或可数月或数年无症状。有些儿童可一直没有症状。新生儿典型的症状有可致失明的眼炎（视网膜炎），肝脾肿大，黄疸，易受伤，癫痫，脑积水或小头畸形和智力障碍（智力发育迟缓）。

出生后健康人获得弓形虫病很少有症状。当其出现症状，亦通常轻微，包括无痛性淋巴结肿大，间歇低热，不适，喉咙痛。有时仅有视网膜炎，视物模糊，眼痛和光敏。视网膜炎常系先天性弓形虫病再激活所致。

免疫系统缺陷的弓形虫病人的症状依其感染部位而定。脑弓形虫病（脑炎）的症状如偏瘫、语无伦次、头痛、精神错乱、中风和昏迷。急性播散性弓形虫病可出现皮疹、发热、寒战、呼吸困难和乏力。有些病人可累及肝、肺、心脏致肝炎、肺炎或心肌炎，导致这些器官功能不全（功能衰竭），这种类型的弓形虫病可致命。

你知道吗……
弓形虫虫卵只能在猫小肠内生长。

诊断

弓形虫病的诊断，常基于血中查出弓形虫抗体。可是，在艾滋病免疫系统受损病人其血试验可呈假阴性。胎儿羊膜腔穿刺取羊水检查可确定有无先天性弓形虫感染。疑诊脑弓形虫病时，医师也可依据头部计算机断层扫描（CT）和磁共振成像（MRI）诊断。少见地，可活检取感染的组织于显微镜下检查或行寄生虫抗原检测获得诊断。

预防及治疗

孕妇应避免接触猫。如无法避免接触，孕妇应避免清理猫的垃圾，或清理时戴好手套。肉类应彻底煮熟，温度应达到165～170华氏度（74～77摄氏度），处理生肉、泥土、猫垃圾后应彻底洗手。9华氏度（13摄氏度）以下低温冷冻也可破坏寄生虫。

器官捐献者应行检查。用于预防艾滋病病人卡氏肺囊肿感染的复方新诺明（TMP-SMZ），也可阻止器官移植接受者及AIDS患者症状性弓虫病感染的进展。治疗可联合乙胺嘧啶和氨苯砜，磺胺不耐受者可选用阿托伐琨

加或不加乙胺嘧啶。乙胺嘧啶使用者可同时给予亚叶酸以减轻乙胺嘧啶的骨髓毒作用。高活性抗逆转录病毒治疗可减少AIDS患者患弓形虫病风险。

免疫系统正常无症状的受染成人不需治疗。有症状者及先天性弓形虫病患儿用磺胺嘧啶加乙胺嘧啶，并加用亚叶酸。大剂量乙胺嘧啶适用于AIDS及其他免疫抑制患者。如磺胺不耐受可选择克拉霉素加乙胺嘧啶。除上述药物外，视网膜炎者可加用泼尼松或其他皮质激素以减轻炎症。孕妇弓形虫病人，应用螺旋霉素以阻止其传给胎儿。

艾滋病弓形虫病人有复发倾向，所以，常应不定期用药。

旋 毛 虫 病

旋毛虫感染（旋毛虫病）是肠道感染旋毛虫所致的一种蠕虫病。

■ 人通过食用未煮熟的污染肉类获得感染。

■ 首先出现恶心、腹泻、痉挛性腹痛，继而出现肌痛、虚弱、发热、头痛。有时出现其他器官炎症。

■ 感染几周后血液寄生虫抗体检测可确诊本病。

■ 彻底煮熟或冰冻可杀死线形虫。

■ 阿苯达唑等抗寄生虫药可杀灭肠道成虫。卧床休息及使用镇痛药可缓解肌肉疼痛。

旋毛虫幼虫生长于猪、熊、海象、马及许多肉食动物肌肉组织中。人食用携带寄生虫的未煮熟的肉即可获得感染。大多数感染来自食用猪肉者，尤其食用是以未经煮熟的肉屑喂食或在垃圾中觅食的猪的猪肉。其他食用野猪肉、熊或海象肉也可招致感染。本病在美国现已少见。

人们食入肉中的旋毛虫包囊后，包囊壁被消化，释放出幼虫，并迅速成熟为成虫，成虫在肠内交配。雄虫交配后死亡，故其对进一步感染没有作用。雌虫在肠壁挖洞，第七天开始产幼虫。

产幼虫过程持续4～6周。之后雌虫死亡或排出体外。幼虫经淋巴或血液运输至全身。幼虫穿透致肌肉引起炎症。1～2月后包囊形成，包囊可在体内存活数年。

舌肌、眼球周围肌肉、肋间肌常常受累。如侵犯心肌常被其激发的强烈的炎症反应所杀灭。

临床表现与诊断

症状随感染的时期、进入的幼虫数量、受累组织及感染者体质等因素变化而变化。很多人可无症状。症状可分两个阶段出现：

■ 第一阶段：食用污染肉1～2天出现肠道感染。症状可有恶心、腹泻、痉挛性腹痛和低热。

■ 第二阶段：感染7～15天后幼虫侵犯肌肉。症状有肌痛、触痛、虚弱、发热、头痛、颜面尤其眼周肿胀。肌肉痛更常见于与呼吸、说话、咀嚼及吞咽相关的肌肉。

出现皮疹,皮疹无痒感。有人会现眼白变红,眼睛受损及对强光敏感。

如幼虫数量过多,可致心脏、脑及肺炎症。可出现心力衰竭、心律失常、中风及严重的呼吸障碍。少有致死。

若无治疗,绝大多数症状可于感染第三月后消失,但肌痛及疲乏之感会持续较长时间。

诊断

与其他蠕虫感染不同,旋毛虫病无法经大便显微镜观察诊断。针对旋毛虫的抗体检查相对更可靠,但症状开始出现 2 ~ 3 周后抗体才出现阳性。如结果阴性,医生可通过典型的症状及血嗜酸性粒细胞水平增高拟诊。可再于数周后行抗体检查确诊。感染第二周后行肌肉活检(取出肌肉组织于显微镜下观察)可发现其中的幼虫或包囊,但该法少有必要。

预防与治疗

旋毛虫病可通过将猪肉或猪肉产品煮熟预防,加工温度不低于 71℃。另外,–15℃冷冻 3 周或 –29℃冷冻 6 天也可杀死幼虫。但感染北极动物的蠕虫幼虫则可耐受上述温度。烟熏或盐渍不能有效杀灭幼虫。此外,猪也不得喂食生肉。

口服甲苯达唑或阿苯达唑可清除肠内蠕虫,但对肌肉内包囊效果较差。卧床休息和使用镇痛药可缓解肌肉疼痛,皮质激素(如泼尼松)可减轻严重感染的炎症反应。绝大多数旋毛虫病可痊愈。

鞭 虫 感 染

鞭虫感染(鞭虫病)是肠道感染鞭虫所致的一种蠕虫病。

- 人食入含蠕虫虫卵泥土所污染的食物而受染。
- 感染后可无症状或依据感染严重度出现腹痛、食欲下降、腹泻、肠道出血、贫血等症状。
- 医生通过发现大便虫卵确诊。
- 良好的卫生设备和个人卫生习惯可预防疾病传播。
- 治疗可用阿苯达唑等抗寄生虫药。

鞭虫病是一种常见病,主要发生在亚热带和热带,其不良的卫生条件和温暖潮湿的环境适宜鞭虫卵在泥土中孵化。全球有 10 亿鞭虫感染者。

人们食入含虫卵泥土污染的食物或手接触土壤再经口感染本病。儿童可因吃泥土感染。在小肠孵育成幼虫,迁徙到大肠,头钻入肠壁。每条幼虫长成一条 14cm 的蠕虫。成虫寿命 7 ~ 10 年。虫卵经大便排出。

临床表现与诊断

轻微感染可无症状。当结肠内存在大量鞭虫时,可有腹痛、食欲降低和腹泻症状。非常大量的鞭虫感染者,尤其是儿童,可致慢性腹泻,体重下降,肠出血和贫血。偶可引起脱肛。

医师诊断鞭虫病基于镜检粪便标本查到典型的纺锤形虫卵或偶然在结肠镜检时查见鞭虫成虫。

预防与治疗

完善的卫生设备(尤其是厕所卫生设备)、保持良好的个人卫生、避免进食未洗的蔬菜、制作食物前洗手等措施可预防疾病。

鞭虫病口服阿苯哒唑或甲苯达唑治疗有效,有时给予单剂阿苯哒唑即可,但若感染严重可连用三天。阿苯哒唑或甲苯达唑孕妇均忌服,引起可损害胎儿。

第 181 节

真 菌 感 染

- 因真菌孢子常存在于空气或土壤中,故真菌感染常最先从肺或皮肤开始。
- 除非合并免疫系统疾病或服用免疫抑制剂使免疫功能降低,真菌感染一般不严重。
- 真菌感染一般进展缓慢。
- 抗真菌药可直接局部应用。若感染严重可口服或注射抗真菌药。

真菌既非植物也非动物,虽然一度将其归入植物但现在将其归入独立的一类生物。有些真菌只能在显微镜下发现,包括如念珠菌等酵母菌及曲菌等霉菌,有些肉眼即可见,如养殖霉菌如蘑菇。真菌可呈圆形(如酵母菌)或长梭型(菌丝),有些真菌生活周期内可呈现以上两种形态。

某些真菌通过产生微小的孢子进行繁殖。这些孢子通常存在于空气中,真菌孢子被吸入或同人体的表面接触而侵入体内,所以真菌感染常常以肺部和皮肤开始。正常情况下大量的各种类型孢子存在于皮肤上或被吸入肺内,多数并不引起感染。除了某些表皮真菌感染,真菌感染很少从一个人传播给另一个人。若免疫正常真菌感染不会向机体深部器官扩散。

？ **你知道吗……**
真菌拥有自己的独立王国——它既非植物也非动物。

某些种类的真菌(如念珠菌)通常存在于体表或肠道,虽然正常情况下对机体无害,但这些真菌有时引起皮肤和指甲、阴道、口腔或鼻窦的局部感染。除了在免疫系统功能减弱的人群或体内有异物(如静脉导管、人工关节或心脏瓣膜)的人群,真菌很少引起严重危害。

有时,使真菌处于稳定状态的正常平衡被打乱,感染就会发生。例如,通常存在于消化道和阴道的细菌能限制这些部位某些真菌的生长,当一个人使用抗生素时,这些有益的细菌能被杀死,使得这些真菌容易生长。真菌的过度增生能引起症状,但这些症状常常轻微。当细菌重新长到正常的时候,平衡得以恢复,真菌过度生长问题得以解决。

某些真菌感染(例如组织胞浆菌病,芽生菌病,裂球菌病和球孢子菌病)能在某些健康人群中引起严重的问题。某些真菌感染在一些地区更常见,如在美国球孢子菌病几乎毫无例外地发生于西南部,而组织胞浆菌病特别易发生于俄亥俄州和密西西比河谷地带。芽生菌病特别常见于美国东部和中部及非洲。

因为许多真菌感染发展缓慢,在病人就诊前已经存在数月或数年。在免疫系统功能减弱的人(如接受器官移植的病人、正在接受免疫抑制剂治疗的肿瘤病人或患AIDS 的病人),真菌感染可呈快速进展,迅速扩散到其他器官并经常引起死亡。

对真菌感染有效的几种药物可供治疗使用,但真菌的结构和化学组成使这些药物要杀死真菌较为困难。抗真菌药物可直接用于皮肤或其他黏膜表面的真菌感染,如阴道或口腔内。当需要治疗严重感染时,抗真菌药也可通过口服或注射使用,常需要治疗数月。

发生真菌感染的危险因素

抑制免疫系统药物的使用:
- 抗肿瘤药(化疗)。
- 可的松类皮质激素。
- 抗抑制排异药:氨甲蝶呤、环孢霉素、硫唑嘌呤。

基础疾病和状态:
- AIDS。
- 严重烧伤。
- 糖尿病。
- 霍奇金病或其他淋巴瘤。
- 肾衰竭。
- 肺部疾病,如肺气肿。
- 白血病。

曲 霉 菌 病

曲霉菌病是由曲霉真菌感染导致的疾病,最常累及肺。

- 肺或窦道内可形成由真菌菌丝、血块及白细胞结成的球块。
- 可无症状或出现咳血、发热、胸痛和呼吸困难。
- 若真菌播散至肝或肾可导致相应器官功能障碍。
- 诊断常行 X-线或 CT。如有可能需行感染标本培养。
- 可用抗真菌药进行治疗。有时可做外科手术切除病灶。

曲菌很常见,主要存在于堆肥、空气排风口及空气尘埃中。吸入曲菌孢子是曲菌病的主要原因。曲菌病有下列几种形式:

- **肺曲菌病**:曲菌病常发生在人体空腔部位,如先前疾病所致的肺部空腔容易成为群菌寄生的感染灶。感染也可发生在耳道或鼻窦。在鼻窦和肺内,曲菌病发展为由真菌菌丝、血凝块和白细胞组成的球块状病灶(曲菌球)。曲菌球逐渐扩大,破坏肺组织,但一般不会向其他区域播散。
- **侵袭性曲菌病**:较少见。曲菌病变得非常凶险,可迅速扩散至全肺,并常经血液循环播散至脑、心、肝和肾。这种快速播散常发生于免疫薄弱者。
- **变态反应性肺曲菌病**:见于有些哮喘或囊性纤维化患者,若曲菌定植于气道可形成表现为咳嗽、哮鸣和发热的慢性过敏性反应。

临床表现

单纯肺部曲菌球可无症状,而常在因其他原因进行胸部 X 线检查时发现。有时也可引起反复咳血,少数可引起严重的致命性的咳血。肺部快速侵袭性感染可致咳嗽、发热、胸痛及呼吸困难。若无治疗,侵袭性曲菌病可致命。

曲菌病扩散至其他器官可使病情变得非常严重,症状包括发热、寒战、休克、谵妄及血液凝固。也可发生肾功能衰竭、肝功能衰竭(引起黄疸)及呼吸困难。病人可很快死亡。

耳道曲菌感染可致瘙痒,偶尔出现疼痛。夜间耳道渗液可在枕头上留下污斑。鼻窦曲菌感染可引起鼻塞、疼痛或分泌物溢出。

诊断

医生依据症状疑诊。感染部位 X 线或 CT 检查可为诊断提供线索。

只要可能,医生即应将感染物标本送实验室培养或检查以确证真菌感染。可经过可视导管(气管镜或鼻镜)自肺或鼻窦获取标本。

治疗

鼻窦或肺内单一部位曲菌感染应该治疗,但病情并不危重,因其进展缓慢。但是若病变广泛或病情严重应立即启动治疗。

侵袭性曲菌病常用两性霉素 B 或伏立康唑等抗真菌药进行治疗。但有些曲菌病对这些药没有反应,而需要使用一种新的抗真菌药卡泊芬净,卡泊芬净可单用也可同其他抗真菌药联合使用。

耳道曲菌感染可行刮除术和使用抗真菌滴剂治疗。鼻窦真菌聚集物常需外科手术清除。若肺内曲菌球生长部位靠近大血管亦需外科手术切除,因其可侵蚀血管引起出血。

皮炎芽生菌病

皮炎芽生菌病(北美皮炎芽生菌菌)是由皮炎芽生菌导致主要累及肺部的感染。

- 可有发热、寒战、盗汗、胸痛、呼吸困难及咳嗽。
- 感染可扩散至皮肤、骨骼、泌尿生殖道、脑膜组织,导致肿胀、疼痛及其他症状。
- 诊断可取感染组织或痰标本送培养。
- 抗真菌治疗需持续数月。

治疗严重真菌感染的药物

药　物	常见使用范围	副　反　应
两性霉素 B(Amphotericin B)	广泛真菌感染	寒战、发热、头痛、呕吐、低血钾、肾损害、贫血
卡泊芬净(Caspofungin)	曲菌和可能的念珠菌	发热、恶心、静脉炎症
氟康唑(Fuconazole)	念珠菌和其他真菌感染包括隐球菌	肝毒性,但不如酮康唑明显
氟胞嘧啶(Flucytosine)	念珠菌和隐球菌感染	骨髓和肾损害
伊曲康唑(Itraconazole)	念珠菌和其他真菌感染	恶心、腹泻、肝毒性但不如酮康唑明显
酮康唑(Ketoconazole)	念珠菌和其他真菌感染	恶心呕吐、阻断睾酮和可的松的产生、肝脏毒性
维利康唑(Voriconazole)	曲菌和念珠菌	视力障碍

真菌芽孢经呼吸道进入人体,因而皮炎芽生菌病主要累及肺,但真菌有时可经血液播散至机体其他部位,包括皮肤。

大多数感染发生在美国,主要分布在东南部及密西西比河谷,这些地方的河床土壤适宜真菌生长。感染也广泛分布于非洲。20～40 岁男性易感,与其他真菌感染不同,AIDS 感染者本病反而少见。

症状

肺皮炎芽生菌病逐渐出现发热、寒战及盗汗。也可出现胸痛、呼吸困难、伴痰或不伴痰咳嗽。肺部感染进展缓慢,有时无治疗患者也可自行好转。

皮炎芽生菌可播散至机体很多地方,但以皮肤、骨骼、泌尿生殖道(包括前列腺)最常见。皮肤感染首先为细小的高出皮面的包块(丘疹),包块中含有脓。突出的疣状斑块继续发展为无痛脓肿。感染骨骼表面组织肿胀、疼痛。男性可出现附睾(睾丸表面的弯曲小管)肿胀疼痛,前列腺感染可引起不适(前列腺炎)。

偶尔感染累及脑或脊髓表现组织(脑膜),引起真菌性脑膜炎。可致头痛或精神错乱。

诊断及治疗

医生通过将感染组织或痰液标本送实验室行显微镜检查或培养确诊本病。

皮炎芽生菌病可通过两性霉素 B 静脉注射或伊曲康唑或伏立康唑口服治疗。经治疗病情可迅速好转,但治疗需持续数月。若无治疗皮炎芽生菌病可逐渐恶化,导致死亡。

念 珠 菌 病

念珠菌病是由几种念珠菌尤其是白色念珠菌导致的感染性疾病。

- 念珠菌病常见类型为口腔、阴道及皮肤感染。局部可见红-白斑和瘙痒刺激等,或者两种症状均出现。
- 免疫系统薄弱者可致食道和其他内脏器官严重感染。
- 感染物显微镜下检查和送痰培养确定诊断。
- 抗真菌药可表面应用、口服,严重感染需静脉治疗。

正常情况下念珠菌存在于皮肤、肠道及女性生殖道。这些区域的念珠菌通常不致病。但有时也可导致皮肤、口腔黏膜或阴道感染。上述情况虽然免疫正常人群可发生,但糖尿病、肿瘤、AIDS 及孕妇更常见,感染也更持久。抗生素可杀灭与真菌竞争性生长的细菌,导致念珠菌生长失控,故念珠菌病也常见于抗生素使用者。

有些人,尤其免疫抑制者,若无治疗,感染可进展经血播散至心脏瓣膜、脾、肾及眼等机体其他部位。

症状

口腔感染(鹅口疮,战壕口炎)可出现下列表现:

- 奶油状、白色、疼痛的黏膜斑。
- 口角裂口(唇炎)。
- 发红、疼痛、光滑的舌体。

食道黏膜斑致吞咽疼痛。

皮肤感染可出现有烧灼感皮疹。有些类型的尿布疹系由白色念珠菌所致。

感染播散至机体其他部位时症状会加重。可出现发热、心脏杂音、脾大、低血压(休克)和少尿。视网膜和眼内感染可致盲。若感染进一步加重,可出现多脏衰或死亡。

诊断

许多念珠菌病单凭症状就很典型。但要确定诊断,必须将皮肤标本于显微镜下进行检查确定真菌。血液或感染组织标本可送实验室培养或检查以确定真菌存在。

治疗与预后

皮肤、口腔或阴道念珠菌病可局部使用抗真菌药(如克霉唑和制霉菌素)治疗,也可口服抗真菌药氟康唑治疗。

播散于全身的念珠菌病是一种严重进行性的危及生命的感染,常静脉给予两性霉素 B。其他抗真菌药如氟康唑及同类药(泊沙康唑和伏立康唑)以及卡泊芬净及同类药物(micafungin 和阿尼芬净)也有效。

合并某些基础疾病如糖尿病时病情严重、治疗反应差。糖尿病人血糖控制有利于改善治疗效果。

球孢子菌病

球孢子菌病(圣华金热,峡谷热)是由粗孢子丝菌引起的一种感染,常累及肺部。

- 感染由吸入真菌孢子所致。
- 轻微肺部感染可致流感样症状出现及有时出现呼吸困难,但感染可加重并向全身播散引起各种症状。
- 感染物显微镜下检查或培养证实真菌感染可确诊。
- 口服或静脉抗真菌治疗需持续数年甚至终生。

球孢子菌的孢子可以在美国西南部、中部及南部发现。与土壤打交道的农民和其他人员最可能吸入芽孢引起感染。旅游时受感染的人可以在离开感染地区后发病。

球孢子菌病既可表现为:

- 轻微肺部感染(急性原发型球孢子菌病):可不经治疗而自愈,占本病半数病例。
- 严重进展性感染(进展性球孢子菌病):感染全身播散并危及生命的。男性高发。常见于黑人、菲律宾人及美洲土著。进展性球孢子菌病常提示病人有免疫系统受损,要么因为疾病(尤其 AIDS),要么因为服用免疫系统抑制药物(免疫抑制剂)。

 你知道吗……
对球孢子菌过敏常常意味着人体可有效抗击该病。

临床表现与诊断

大多数急性原发性球孢子菌病的人无症状,如果出现症状,常发生在感染后 1～3 周。这些症状一般较轻,呈流感样表现,包括咳嗽、发热、寒战、胸痛,有时会出现呼吸困难。咳嗽可伴咳痰甚至偶尔出现咯血。某些病人表现一种"沙漠风湿热",包括眼表面炎症(结合膜炎)及关节炎症(和关节炎),以及皮肤结节形成(结节性红斑)。这些反应是机体对真菌的变态反应,而这常提示机体可有效抗击真菌感染。

疾病的进展形式不常见,在急性原发性感染后,进展过程可持续数周、数月或数年。其症状包括轻微发热、食欲下降、体重下降和生长受影响。肺部感染可以恶化,引起呼吸困难加重。感染也可以从肺部扩散到骨、关节、肝脏、脾和肾脏。关节可出现肿胀疼痛。真菌可感染脑实质和脑表面组织(脑膜),导致脑膜炎。脑部感染常为慢性感染,可有头痛、神志错乱、平衡失调、视物双影及其他症状。脑膜炎若不治疗常常死亡。

诊断

如果一个人在球孢子病常发地区居住或近期到该地区旅游后出现症状,医师应考虑此病,胸部 X 线检查常常显示异常,但应该对血、痰或脓标本进一步检查以确定诊断。

治疗与预后

急性原发性球孢子菌病典型的表现为,未经治疗可自然好转,并且恢复常常很彻底。但是如果球孢子菌病影响肺部,某些医师倾向于对病人进行治疗。

进展型球孢子菌病可口服氟康唑或静脉给予两性霉素 B 治疗。也可选择伏立康唑或泊沙康唑治疗感染。

如果一个人发生脑膜炎(脑和脊髓表面组织的感染),应采用静脉给予氟康唑或两性霉素 B,也可选择两性霉素 B 注射到脑脊液中治疗(鞘内注射)。

虽然药物对于局部感染如皮肤、骨或关节感染治疗有效,但在治疗停止后常会复发,因此治疗必须持续数年,常为终生治疗。

变态反应症状常需激素治疗。

隐球菌病

隐球菌病是由新型隐球菌引起的感染。

- 可无症状或依感染部位出现头痛及神志改变、咳嗽和胸痛,或皮疹等。
- 诊断依赖组织或液体标本检查和培养。

■ 治疗给予抗真菌药口服,若感染严重则静脉给药。

隐球菌常存在于鸽子粪便污染的土壤中。隐球菌存在于全世界,但在艾滋病流行开始之前感染相对较少。这种真菌常感染患霍奇金病或淋巴肉瘤以及长期使用可的松类药物治疗的病人。但免疫系统正常者也可感染隐球菌病。

隐球菌病主要发生于:

■ 脑和脊髓表面的组织(脑膜),引起脑膜炎
■ 肺部
■ 皮肤

有时尚累及其他器官。

临床表现与诊断

隐球菌病常引起轻微和模糊的症状,其他症状取决于感染发生的部位:

■ 患脑膜炎:发生头痛和意识模糊。
■ 肺部感染:可无任何症状,有时可有咳嗽或胸痛,严重肺部感染的病人会引起呼吸困难。
■ 皮肤感染:夹杂包块(有时其内充满脓液)的皮疹或开放性溃疡。

要诊断隐球菌感染,医师应采集和分析组织和体液标本。可进行血液和脑脊液的隐球菌释放的特异性物质检测。

治疗与预后

免疫系统功能正常的人肺部感染部位只占肺的极小部分,通常不需要治疗。但肺部感染者给予氟康唑口服可以缩短病程。对脑膜炎患者应静脉给予两性霉素 B 和氟康唑,继以氟康唑口服维持。对皮肤感染者常给予氟康唑口服,若感染严重则选择静脉给予两性霉素 B。

免疫降低者可选择氟康唑、两性霉素 B、有时选用氟胞嘧啶,或联合用药。如 AIDS 患者患本病则常常需终身服用抗真菌药,常为氟康唑。但如其 CD4 细胞数增高并维持至少 6 个月则可停用抗真菌药。

组织胞浆菌病

组织胞浆菌病是由荚膜组织胞浆菌引起的感染,主要发生于肺部,但有时能播散到整个机体。

■ 吸入真菌孢子导致感染。
■ 绝大多数无症状,有些可感觉全身不适,出现发热、咳嗽,有时出现呼吸困难。
■ 有时感染扩散导致肝、脾、淋巴结肿大及其他器官损害。
■ 依据组织和液体标本培养和检查诊断本病。
■ 依据感染程度决定是否需要抗真菌治疗。

组织胞浆菌的孢子存在于土壤中,特别常见于美国的东部和中西部地区。农民或其他与土壤接触的工作人员最可能吸入孢子;当大量的孢子吸入后会引起严重的

疾病。具有免疫缺陷病毒(HIV)感染的人更易发生组织胞浆菌病,且特别易发生全身性感染这种形式,感染累及肝、脾、淋巴结、肾上腺、消化系统和骨髓。

临床表现

大多数患组织胞浆菌病的人没有任何症状,然而组织胞浆菌病的三种类型会引起症状:

急性组织胞浆菌病:通常在吸入孢子后 3 ~ 21 天出现症状,病人可自感不适,出现发热和咳嗽及感冒样症状。不治疗 2 周内症状常可消失,很少持续超过 6 周。

这种类型的组织胞浆菌病几乎不危及生命。但免疫缺陷患者症状可以很重。

进展性弥漫型组织胞浆菌病:正常时健康成人不受感染,这种类型感染通常发生于新生儿和免疫功能减弱的人(如患 AIDS 的人)。起初表现不明显,病人可有乏力、软弱和全身不适。症状可缓慢加重或急剧加重,肝脾和淋巴结肿大,少数病人感染可引起口腔和肠道溃疡形成。在极少数病例,肾上腺可受损害引起阿迪森氏病。

这种类型的组织胞浆菌病,如不经治疗病死率可高达 90% 。AIDS 病人即使经过治疗也会很快发生死亡。

慢性空洞型组织胞浆菌病:肺部感染经过数周的逐渐发展可形成此种类型的组织胞浆菌病,引起咳嗽和呼吸困难。症状包括体重下降,轻微发热和疾病的一般表现(全身不适)。

大多数病人不需治疗 2 ~ 6 个月可自行恢复。然而,呼吸困难可逐渐恶化,某些人可咯血,有时会出现大量咯血。肺组织破坏及瘢痕形成。肺损害或肺部细菌侵袭最终可导致死亡。

诊断

要作出诊断,医师应获得感染病人的痰、骨髓、尿或血标本,也可收集肝脏、淋巴结或已形成的口腔溃疡标本。这些标本送到实验室培养和分析。血或尿标本还可行真菌抗原检查。

某些少见类型的组织胞浆病,确诊常需感染专家帮助。

治疗与预后

患急性组织胞浆菌病,很少需要药物治疗,但氟康唑及伊曲康唑可缩短病程。

进展弥漫型组织胞浆菌病的患者需要治疗,静脉给予两性霉素 B 或口服伊曲康唑,效果常常很好。AIDS 患者患本病常需终生服用伊曲康唑等抗真菌药。但如其CD4 细胞数增高并维持至少 6 个月才可停用抗真菌药。

慢性空洞型,伊曲康唑以及严重感染时选用两性霉素 B 可杀灭真菌。但治疗无法逆转感染导致的肺结构破坏。因此,绝大多数患者持续存在呼吸困难,引起与慢性阻塞性肺疾病相似的症状。因此,治疗应尽可能早地开始以减轻肺损害。

毛霉菌病

毛霉菌病(结合菌病)是由毛霉菌引起的感染。
- 吸入霉菌孢子导致感染。
- 感染可引起疼痛、发热、咳嗽,可伴颜面结构毁坏(毁容)。
- 医生经在组织标本发现真菌确诊本病。
- 绝大多数患者静脉给予大剂量两性霉素 B。感染及坏死组织可行外科手术切除。

毛霉菌病通过吸入孢子引起,大自然中广泛存在多种毛霉菌,人们也可能随时在吸入毛霉菌,但绝大多数情况下不致病。

它最常累及鼻部和脑(鼻脑毛霉菌病),是一种严重和潜在的致死性感染。这种类型的毛霉菌病主要影响那些由于疾病导致免疫功能减弱的人,如未控制的糖尿病及营养不良者。常见的其他感染部位是肺,少见的感染部位是皮肤和消化系统。

临床表现

鼻脑毛霉菌病的症状包括疼痛、发热和眼窝感染(眼眶蜂窝织炎),伴受累眼膨出。脓从鼻部排出。口腔顶部(腭)、眼眶或鼻窦周围的颌面骨或鼻中隔可由于感染引起毁损。脑部感染可引起抽风、部分瘫痪或昏迷。

肺部毛霉菌病引起发热、咳嗽,有时引起呼吸困难。

真菌易侵犯动脉致血凝块形成及组织坏死。真菌在坏死组织中生长失控,可致组织变黑,周围组织渗血。

诊断

因为毛霉菌病的症状类似其他感染的症状,医师不可能很快对它作出诊断,常常当感染组织标本培养出毛霉菌时才能作出诊断。

> ❓ **你知道吗……**
> 毛霉菌病若不及早诊断和治疗可致颜面结构坏死,需形外科手术,从而导致毁容。

治疗与预后

患毛霉菌病的人通常以静脉给予大剂量两性霉素 B 治疗,糖尿病患者应使用胰岛素将血糖水平控制到正常范围。

感染组织尤其坏死组织需行外科手术切除。早期诊断及治疗可减少坏死及外科手术机会,从而避免毁容。

这种疾病非常严重,即使切除感染或坏死组织及给予恰当的抗真菌治疗,许多患者还是死亡。

巴西芽生菌病(类球孢子菌病)

巴西芽生菌病(南美芽生菌病)一种由巴西副球孢子菌引起的感染。

巴西芽生菌病是一种常累及皮肤、口腔、喉部和淋巴结的真菌感染,有时它也累及肺部、肝或脾脏。在南美洲这种病很常见,但美国罕见。人吸入芽孢感染,芽孢存在于土壤中。20~50 岁人群高发。

临床表现与诊断

当淋巴结感染类球孢子菌时会发生肿大,且可以排脓,但很少发生疼痛。最常受感染的淋巴结是颈部和腋下淋巴结。口腔可形成疼痛性溃疡。如果肺部感染,病人可有咳嗽和呼吸困难。可有肝脾肿大。

症状可持续较长时间,但很少致命。

诊断及治疗

医师通过取组织标本进行显微镜分析及培养诊断感染。

抗真菌药物可选择伊曲康唑进行治疗,两性霉素 B 也有效,但因为不良反应较大,只对于非常严重的病例才使用两性霉素 B。

孢子丝菌病

孢子丝菌病是由申氏孢子丝菌引起的感染。
- 真菌经刺伤感染人体。
- 极少见的情况下可累及骨、关节、肺或其他组织。
- 通过感染组织标本培养或检查发现真菌确诊。
- 绝大多数感染可用伊曲康唑治疗,但全身感染需用两性霉素 B。

孢子丝菌属典型地生长在玫瑰灌木丛、刺檗灌木丛、水藓苔癣和其他林地覆盖物(霉烂的麦秆等)。通常情况下,农民、花工和园艺家常由于一个小的刺伤而感染此菌。

孢子菌丝病主要累及皮肤和邻近的淋巴管,极少见的情况下可累及骨、关节、肺或其他组织。

临床表现与诊断

典型的皮肤感染开始于手指,以一个小的无压痛的刺伤(结节)起病,慢慢扩大并形成一个溃疡。经过几天或几周,感染经过手指、手和手臂的淋巴管扩散到淋巴结,沿此途径形成结节和溃疡。但在本期,病变部位很少或无疼痛。通常情况下病人无其他症状。这种感染很少致命。

肺部感染可引起肺炎,伴有轻微胸痛和咳嗽,常发生于有其他肺部疾病的人,如肺气肿。关节感染引起肿胀和活动时疼痛。偶尔感染发生在其他部位或播散至全身。此类感染可致命。

特征性结节和溃疡可引起医师怀疑孢子丝菌病,要确定诊断需进行感染组织标本孢子丝菌的培养和鉴定。

治疗与预后

皮肤感染采用口服伊曲康唑进行治疗。口服碘化钾可作为替代治疗,但在多数人不如伊曲康唑有效,且引起不良反应(如皮疹、流涕;眼、口腔和喉部炎症)。

肺部和骨感染也可用伊曲康唑治疗。对于威胁生命的感染如全身感染,应给予两性霉素 B 静脉滴注治疗。

第 182 节

病 毒 感 染

- 病毒可通过吞咽、吸入、昆虫及寄生虫的叮咬、性接触进入人体。
- 最常见的病毒感染包括鼻部、咽部及上呼吸道感染。
- 医生可根据症状、血液检测、血培养及侵染组织的检查而做出诊断。
- 抗病毒药物可干扰病毒的繁殖，并增强对病毒感染的免疫反应。

病毒是一种比真菌及细菌小得多的感染性微生物，它必须侵入活体细胞才能进行繁殖(复制)。病毒依附并进入某一细胞(称为宿主细胞)，并在细胞中释放自身的 DNA 或 RNA。病毒的 DNA 或 RNA 是含有病毒复制信息的遗传物质，可控制细胞使其复制出病毒。被感染的细胞常常因病毒阻止了其正常的生理功能而死亡。当细胞死亡时，它会释放出新的病毒，这些新的病毒再去感染其他的细胞。

一些病毒并不杀死它们所感染的细胞，而是改变细胞的功能。有时被感染的细胞会失去控制，以超过正常的速度进行分裂，进而成为肿瘤细胞。还有一些病毒将其遗传物质整合在宿主细胞内，但在较长时间内呈静止状态(潜伏性感染)；当细胞被某种诱因干扰后，病毒开始再次复制并引起疾病。

病毒通常感染某一特定种类的细胞。如流感病毒仅感染上呼吸道细胞。另外，大部分病毒仅感染某些种类的植物或动物，一些病毒仅感染人类，许多病毒常常感染婴儿及儿童。

病毒可经由多种途径传播。如消化道、呼吸道、昆虫或寄生虫叮咬(如蚊和虱)、性传播。

防御：人体有许多抵抗病毒的防御体系。物理屏障，如皮肤，可阻止病毒进入机体。被感染的细胞也会产生干扰素，它会使未感染细胞对病毒感染有更多的抵抗能力。

当病毒进入机体后，可触发机体的免疫防御机制。这些防御机制开始于白细胞，如淋巴细胞和单核细胞会攻击并破坏病毒及病毒感染的细胞。如果机体在病毒的攻击中幸存下来，一些白细胞就会"记忆"入侵的病毒，并在下次相同的病毒入侵时更迅速、更有效地作出反应，这种反应称之为免疫力。免疫力也可经由注射疫苗获得。

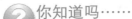 **你知道吗……**

病毒控制它所感染的细胞，并促使其产生更多的病毒。

病毒感染的类型：最常见的病毒感染部位是鼻腔、咽部和上呼吸道(上呼吸道感染)。这些感染包括咽喉炎、鼻窦炎、普通感冒。流行性感冒是呼吸道的病毒感染。在幼儿，病毒常常引致喉炎、气管的炎症(喉气管支气管炎)或肺内较深部的气道炎症(细支气管炎)。呼吸系统感染在婴幼儿、老年人、合并肺及心脏疾病者更易引起严重的症状。

一些病毒(如狂犬病病毒、西尼罗病毒及几种不同的脑炎病毒)可感染神经系统。病毒也可侵害皮肤，导致疣或其他损害。

另一些较常见的病毒感染由疱疹病毒引起。可感染人类的疱疹病毒有 8 种，其中的三种病毒(单纯疱疹病毒-1 型，单纯疱疹病毒-2 型和带状疱疹病毒)感染后会引起皮肤及黏膜的水疱。另一种疱疹病毒-E-B 病毒-可引起传染性单核细胞增多症。巨细胞病毒在新生儿及免疫缺陷的成人可引起严重感染，而在免疫系统正常的成人可引起类似于传染性单核细胞增多症的症状。人疱疹病毒-6 型及 7 型可引起婴儿玫瑰疹。人疱疹病毒-8 型已被认为是艾滋病病人患卡波西肉瘤的病因。

由于病毒可保存在宿主细胞内呈潜伏(静止)状态，因此所有的疱疹病毒均可导致终生感染。有时病毒被再次激活进而致病。病毒再活化可以发生在最初的感染后短期内或者数年后。

病毒与肿瘤的关系 *	
病毒	**肿瘤**
E-B 病毒	伯基特淋巴瘤 鼻咽部肿瘤 免疫力低的患者(如 AIDS 患者)的 B 细胞淋巴瘤
乙型及丙型肝炎病毒	肝癌
疱疹病毒-8 型	卡波西肉瘤(AIDS 患者) 非霍奇金淋巴瘤(AIDS 患者)
人乳头瘤病毒	宫颈癌

* 一些病毒影响宿主细胞的 DNA 进而导致肿瘤产生。目前已知的可致癌的病毒仅有几种。但也许还存在其他未知的。

℞ 抗病毒药物

药物	适应证	不良作用
阿昔洛韦（Acyclovir）	生殖器疱疹 带状疱疹 水痘	几乎没有严重的不良反应 恶心 呕吐 腹泻 头痛 皮疹 肾损害（罕见） 精神错乱（罕见）
金刚烷胺（Amantadine）	甲型流感	恶心或没有食欲 紧张不安 轻度头痛 平衡失调 失眠 精神错乱
赛多福韦（Cidofovir）	巨细胞病毒感染	肾损害 白细胞计数减少
泛昔洛韦（Famciclovir）	生殖器疱疹 带状疱疹 水痘	几乎没有严重的不良反应（类似于阿昔洛韦）
膦甲酸（Foscarnet）	巨细胞病毒感染 单纯疱疹病毒感染	肾损害 电解质紊乱 癫痫
更昔洛韦（Ganciclovir）	巨细胞病毒感染	白细胞计数减少 贫血
α-干扰素（Interferon-alpha）	乙型及丙型肝炎	流感样症状 抑郁 白细胞计数减少 贫血 血小板减少
奥司他韦（Oseltamivir）	甲型及乙型流感	恶心、呕吐 头晕
贲昔洛韦（Penciclovir）（乳膏）	唇疱疹	几乎没有 头痛 使用部位温和的烧灼感及刺激感
利巴韦林（Ribavirin）	儿童呼吸道合胞病毒感染 丙型肝炎	红细胞破坏，引起贫血
金刚烷乙胺（Rimantadine）	甲型流感	同金刚烷胺，但更轻微及少见
三氟尿苷（Trifluridine）（滴眼液）	角膜的单纯疱疹病毒感染（角膜炎）	眼部刺激感 眼睑肿胀
伐昔洛韦（Valacyclovir）	生殖器疱疹 带状疱疹 水痘	几乎没有严重的不良反应（同阿昔洛韦）
缬更昔洛韦（Valganciclovir）	巨细胞病毒感染	白细胞计数减少 贫血 血小板减低 胃肠道症状（如恶心、呕吐、腹泻、腹痛）
阿糖腺苷（Vidarabine）（药膏）	疱疹性角膜炎	不良反应极少 眼部刺激 光敏感
扎那米韦（Zanamivir）（吸入粉剂）	甲型及乙型流感	气道刺激

诊断

常见的病毒感染可根据症状进行诊断。出现多个相似病例有助于医生进行流行性病毒感染（如流感）的诊断。对于某些感染，需要进行血液检测及培养（血液、体液或感染部位的其他物质的样本在实验室中进行微生物的生长）。血液试验包括检测病毒的抗体、抗原（引发机体防御的存在于病毒表面或内部的蛋白质）。聚合酶链反应（PCR）技术可用于复制许多病毒的基因物质，使人们快速并准确的确定病毒。有时试验可快速进行,例如,当感染严重威胁人类健康或症状严重时,血样本及其他侵染样本可由电子显微镜进行检测,电子显微镜对微生物可进行清晰的高倍放大。

治疗

对抗病毒感染的药物称为抗病毒药物。许多抗病毒药物的作用机制是干扰病毒的复制。治疗人类缺陷病毒感染(HIV)的大部分药物也是通过这个机制。由于病毒形态微小,并且在细胞内复制是使用了细胞自身的新陈代谢功能,因此抗病毒药物仅能攻击细胞内有限的新陈代谢功能。相反,细菌是相对较大的微生物,通常在细胞外自我复制,有许多抗生素将细菌的新陈代谢功能作为靶点。因此,抗病毒药物较抗生素而言更难发挥作用。抗病毒药物对人类细胞是有毒害的;病毒也可不断的发展从而抵抗抗病毒药物。

一些抗病毒药物可增强机体对病毒感染的免疫反应。这些药物包括几种类型的干扰素、免疫球蛋白和疫苗。干扰素是能够减慢或停止病毒复制的自然产生的物质的复制品。免疫球蛋白是从一组人群体内采集的抗体,并经杀菌制成的溶液。疫苗是通过刺激机体自然防御机制而产生的阻止病毒感染的物质。许多免疫球蛋白和疫苗在机体暴露于病毒之前注射,可预防感染。有些免疫球蛋白和疫苗(如治疗狂犬病及乙型肝炎)也可用于暴露于病毒之后,有助于预防感染的进展及减轻感染的严重程度。免疫球蛋白也用于治疗已发生的感染和预防即将暴露于病毒之后的感染。

大部分抗病毒药物可以口服,一些药物可以静脉注射或肌肉注射。一些药物被制成药膏、霜剂、滴眼液及吸入的粉剂。

抗生素对病毒感染无效,但是,当患者在病毒感染的同时合并了细菌感染,抗生素的应用是必要的。

普 通 感 冒

普通感冒是指鼻、鼻窦、咽喉及大气道的病毒感染。
- 通常,感冒通过人手接触被感染者的鼻分泌物而传播。
- 感冒初始表现为刺痒、咽喉痛或者鼻部不适,随后出现打喷嚏、流鼻涕、咳嗽及周身不适感。
- 医生可根据症状进行诊断。
- 良好的个人卫生习惯,包括经常洗手,是预防感冒最好的办法。
- 休息、减轻充血药物、抗组胺药、止咳糖浆、非甾体类抗炎药可缓解症状。

普通感冒是一种最常见的疾病。多种病毒可引起感冒,但鼻病毒(包含100种亚型)较其他病毒更易导致感染。鼻病毒引起的感冒常发生在春季和秋季。不同病毒引起的感冒可发生于一年的任何时间。

感冒主要由人手接触被感染者的鼻腔分泌物而传播。这些分泌物含有感冒病毒。当人手再接触口、鼻、眼时,病毒就进入机体而致病。较为少见的是,感冒还可通过吸入感染者咳嗽或喷嚏时呼出的飞沫传播。感冒在出现症状后的1~2天最具传染性。受凉本身并不引起感冒,也不增加人体对病毒感染的易患性。人的一般健康状况或饮食习惯,似乎也不影响病毒感染的易患性,鼻咽部的组织异常(如增大的腭扁桃体或咽扁桃体)也不影响发病。

临床表现与诊断

感冒后1~3天即会出现症状,咽喉痛或鼻部不适为常见的首发症状。随后出现喷嚏、流涕、轻度全身不适。一般不发热,有时在感冒刚开始时有低热。鼻分泌物初呈透明水样,量较多,以后渐变稠,呈不透明的黄绿色,量减少。许多患者伴有轻度咳嗽,症状大多在4~10天消失,但咳嗽可持续2周。

并发症会使病程延长。鼻病毒感染可诱发哮喘病史患者发生哮喘。一些患者可继发中耳(中耳炎)及鼻窦的细菌感染。这些感染的发生是由于鼻腔充血,阻碍了正常排泄,从而导致细菌在分泌物上繁殖。还有些人继发下气道的细菌感染(支气管炎、肺炎)。

医师通常根据典型症状诊断感冒。高热、剧烈头痛、皮疹、呼吸困难或胸痛提示并不是单纯的感冒。诊断感冒通常不需要实验室检查。如果怀疑有并发症发生,医师可进行血液检测及X线检查。

你知道吗……
感冒很少引起发热。抗生素对于治疗感冒是无效的。

预防

由于引起感冒的病毒种类繁多,且随时间推移病毒可发生轻度变异,因此,人们尚未研制出有效的抗病毒疫苗。最佳的预防措施是保持良好的卫生。由于许多感冒病毒都是通过接触感染者的分泌物而传播,所以患者及患者住宅和办公室的人都应经常洗手。喷嚏、咳嗽时应用纸巾掩住,并仔细地处理纸巾。如有可能,病人应在单独的房间隔离睡眠,正在因感冒而喷嚏或咳嗽者不应上班或上学以免传染他人。另外,共用物品使用消毒剂清洁也能有助于减少病毒的传播。

尽管紫锥菊和大剂量维生素C(每日2.0g)被广泛使用,但并未显示出预防感冒的作用。

治疗

感冒患者应留在温暖舒适的地方,尽量避免传染给他人。发热或症状严重者应在家休息。饮水或雾化吸入有助于稀释分泌物以利排出。

目前已知的抗病毒药对感冒无效。抗生素对感冒无效,即使从鼻腔排出或气道咳出有色的黏液时亦无作用。

紫锥菊、锌制剂和维生素 C 已被推荐用于治疗感冒。小样本试验证实它们是有效的,但其有效性未经严格的大规模临床试验证实。因此,大部分专家并不建议这些药物用于感冒的治疗。

各种各样的民间治疗方法可帮助缓解感冒症状。因为它们并不能治愈感冒,加之感冒通常 1 周后自愈,医师对它们的使用就具有随意性,主要根据患者的主观症状的严重程度决定。一些不同种类的药物用于缓解感冒症状:减轻充血药物可帮助打开阻塞的鼻道,抗组胺药有助于缓解流涕,止咳药可镇咳或使分泌物稀薄从而易于咳出。

这些药物常组合起来一起出售,也可单独购买。缓

解鼻塞时,吸入减轻充血药物较口服更为有效。但是,使用吸入减轻充血药物超过 3～5 天后再停用,会使充血较初始时更为严重。异丙托铵,一种处方的鼻部喷雾剂,可缓解流鼻涕的症状。较古老的抗阻胺药,如扑尔敏可引起困倦。较为新型的抗阻胺药,仅能处方获得,较少引起嗜睡,但对于治疗感冒无效。

非甾体类抗炎药(NSAIDs),如阿司匹林、布洛芬、萘普生,同对乙酰氨基酚一样可缓解头痛、其他疼痛及降温。阿司匹林因其有增加 Reye 综合征的风险,因此并不推荐儿童使用。由于咳嗽为机体感冒时清除呼吸道分泌物和组织碎片的好方法,故一般不推荐使用止咳药物,除非咳嗽影响睡眠或引起患者严重不适时才给予使用。

℞　非处方感冒药

功　　能	药　　物	不　良　反　应
镇痛药/退热药		
缓解头痛及其他疼痛、降温	对乙酰氨基酚	极少
	阿司匹林	胃部刺激,儿童 Reye 综合征的风险
	布洛芬	胃部刺激
	萘普生	胃部刺激
抗阻胺药		
打开鼻通道及缓解喷嚏症状	溴苯那敏	困倦、口干,老年人可出现视物模糊、排尿困难、便秘、直立性头昏、精神错乱
	扑尔敏	
	氯马斯汀	
	苯海拉明	
止咳药		
有助于减轻咳嗽	苯佐那酯	精神错乱及胃部不适
	可待因	便秘、嗜睡、排尿困难、胃部不适
	右美沙芬	极少,大剂量时可出现混乱、紧张不安及激惹
减轻充血药,鼻喷雾剂		
打开阻塞的鼻通道	萘甲唑啉	如果药物使用超过数天会出现反跳性充血(药效减弱时充血更严重)
	羟甲唑啉	
	苯肾上腺素	
	赛洛唑啉	
减轻充血药,口服		
减少流涕	假麻黄碱	心悸、高血压、紧张不安、失眠
祛痰药		
稀释痰液	愈创甘油醚	极少,高剂量时可出现头痛和胃部不适

流行性感冒

流行性感冒(流感)是由流感病毒引起的肺及气道的感染。

■ 病毒通过吸入感染者咳嗽或喷嚏时排出的飞沫或直接接触感染患者的鼻腔分泌物而传播。

■ 流感的初始症状是畏寒,随之出现发热、肌肉疼痛、头痛、咽喉部疼痛、咳嗽、流涕及周身不适。

■ 医生可根据临床表现诊断流感,但有时需要检测血液

及呼吸道分泌物来确定病毒。

■ 每年注射流感疫苗是预防流感的最佳途径。

■ 休息、大量饮水、避免劳累有助于流感的恢复,也可服用止痛药、减轻充血药及某些抗病毒药物。

每年遍及全球的流感暴发多流行于晚秋或初冬。流感流行时许多人同时患病。流感的发生一般存在两类主要人群,一类是学生及同他们生活在一起的人,另一类是仅待在家中或长期生活在疗养院的人,主要是老年人。每次暴发流感通常只有一株流感病毒致病。病毒株的命名通常可以反映首发地(如香港型流感)或首发动物(如

猪流感)。

流感病毒有两型,即甲型和乙型,每型内又有很多不同的病毒株。约 95% 的流感是由甲型流感病毒引起。不同的病毒型和株所导致的疾病基本相同。引起暴发流行的病毒株总在不断变化,因此每年的流感病毒都与前一年的略有不同。它们的这一改变常常足以使原本有效的疫苗不再有效。

流感不同于感冒。它由不同的病毒引起,可产生更加严重的临床症状。同时流感可侵犯深部的呼吸道。

流感病毒通过吸入患者咳嗽和喷嚏时排出的有传染性的飞沫或直接接触感染患者的鼻分泌物而传播。有时接触被患者或患者分泌物污染的家庭物品也可传播疾病。

临床表现与诊断

流感症状出现在感染病毒后 1 ~ 4 天,也可骤然起病。初始症状表现为畏寒或寒战。发热在病初几天较为常见,有时体温可达 39℃。多数患者自觉病重、虚弱、疲劳而卧床数日。患者感觉头痛和全身疼痛,尤以背部和下肢最明显。头痛常很严重,伴有眼眶和眼球后疼痛。强光可使头痛加重。

患病初期,呼吸道症状相对较轻,包括明显的咽喉痛、胸部烧灼感、干咳和流涕。稍后咳嗽加重,出现咳痰;皮肤发热和发红,颜面部尤明显;口咽部亦可发红;可出现流眼泪及球结膜充血。患者(尤其是儿童)可出现恶心和呕吐。少数患者在几天或几周内丧失嗅觉,极少数患者会永久丧失嗅觉。

多数症状于发病后 2 ~ 3 天消失。然而,发热可持续 5 天,咳嗽、虚弱感、出汗、疲乏可持续数天,偶尔可持续数周。轻度的气道刺激症状可引起患者运动时间及运动量的降低,轻度的喘息症状需要 6 ~ 8 周才能完全恢复。

流感最常见的并发症是肺炎,可以由病毒引起,也可以是细菌,或是两者共同引致。流感病毒可入侵肺脏而引起病毒性肺炎。在细菌性肺炎中,可以由无关的细菌(如肺炎链球菌)攻击患者削弱的防御体系引起感染。两者均可引起患者出现剧烈咳嗽、严重呼吸困难、持续性或反复发热,有时还会出现血性痰液或脓痰。肺炎在老年人及有心肺疾病的患者中更常见,在疗养院中生活的老年人患流感后多达 7% 需住院治疗,1% ~ 4% 最终死亡。有慢性疾病的年轻患者同样有发生严重并发症的危险。

由于多数人均熟知流感的症状,加之流感总是以流行的方式发生,因此,患者及其家人常能作出正确的诊断。严重的症状如高热、全身疼痛,特别是疾病发生在流感暴发时期有助于与普通感冒相区别。在没有流感暴发流行时,单独依靠症状很难正确确定流感的诊断。

血液及呼吸道分泌物检查可用于确定流感病毒,这些检测主要用于病人表现严重或医生怀疑有其他的致病原因时。一些检测可在医生办公室内进行。

预防

注射疫苗是预防流感的最佳方法。流感疫苗含有灭活的(死的)流感病毒或病毒的片段,经注射给药。新型的疫苗可经鼻喷雾吸入,包含减弱的活病毒,这种疫苗只在 5 ~ 49 岁的健康人群使用。流感疫苗可防御 3 种不同的流感病毒株。跟随病毒的变异每年会制作不同的疫苗。每年医师试图根据上一季占优势的病毒株和在世界其他地方流行的病毒株来预测可能引起流行的流感病毒株。

疫苗对绝大部分人是有效的,对于感染流感后易于发展为严重疾病的人尤为重要。这些人包括儿童(尤其是那些小于 24 个月者)、65 岁以上的老年人、免疫能力低下者、患有慢性疾病者(如糖尿病、肺病、心脏病或肾脏病)。对于生活在疗养院的老年人,使用疫苗很少能够预防流感,但可减少发展为肺炎或死亡的风险。除了偶尔有注射部位的疼痛外,疫苗几乎没有什么不良作用。

在美国,每年秋季进行疫苗接种,这是为了在流感流行的高峰季节(即每年 11 月至次年 3 月)抗体水平将是最高的。多数人接种疫苗 2 周后产生保护作用。

某些抗病毒药可用于流感的预防。当人们近期有明确的流感患者接触史时,医师可能会处方这些药。这些药物也用于对于疫苗无效而面临危险的人群。另外,在流感流行时,这些药物亦用于保护未接种疫苗并有发生流感并发症的高度危险的人群(如老年人和慢性病患者)。

金刚烷胺和金刚烷乙胺为两种抗病毒的老药,能预防甲型流感,但对乙型流感无效。这类药物会引起胃部不适、精神紧张、失眠和其他不良作用,尤其是在老年人和合并脑、肾疾病者。金刚烷乙胺较金刚烷胺引起的不良反应少。金刚烷胺和金刚烷乙胺的另一缺点是病毒很快会对其产生耐药性。在 2005 ~ 2006 年的流感流行季节,对于病毒耐药的担忧使疾病预防及控制中心不推荐使用这些药物进行预防及治疗。两种新药奥司他韦和扎拉米韦可预防甲型和乙型流感,并且不良作用小。

治疗

流感的主要治疗方法是充分休息、多饮水及避免劳累。体温降至正常后 24 ~ 48 小时可以开始恢复正常活动,但多数人需要好几天时间才能恢复。人们可使用对乙酰氨基酚或非甾体抗炎药(NSAIDs,如阿司匹林或布洛芬)来治疗发热和疼痛。由于存在 Reye 综合征的危险,儿童应避免使用阿司匹林。如果需要,儿童可以使用对乙酰氨基酚和布洛芬。其他治疗方法与普通感冒一样,如缓解鼻充血的制剂和雾化吸入等方法帮助缓解症状。

预防流感的抗病毒药(金刚烷胺、金刚烷乙胺、奥司他韦、扎拉米韦)对流感患者的治疗同样有效。然而这些药物只在发病的头两天使用才有效,并且它们缓解发热及呼吸道症状的作用仅维持一天左右。对于部分人群,这些药物非常有效。多数医师推荐使用扎拉米韦和奥司他韦,因为它们可以有效地对抗甲型和乙型流感。如果继发细菌感染,就应加用抗生素。

效。金刚烷胺及金刚烷乙胺对禽流感的多种菌株无效。禽流感疫苗正在研制中。

H1N1 猪流感

H1N1 猪流感是由甲型流感病毒新亚型引起的病毒感染。

猪可患流感。通常来说,感染猪的流感菌株与感染人类的菌株有轻微的不同。这些菌株极少传播给人类,即使人类感染后也极少在人与人之间传播。H1N1 亚型猪流感病毒是猪、禽、人类三种流感病毒的结合,可像普通流感一样极易在人与人之间传播。人们不会通过进食猪肉而感染 H1N1 猪流感,也几乎不会通过接触猪而患病。

在 2009 年,H1N1 猪流感暴发,并表现出较为广泛的传播,但疾病并不十分严重。由于 H1N1 病毒在人类感染中出现较晚,因此它感染人类的许多细节仍不明确。但是,其临床表现为典型的流感样症状,包括发热、咳嗽、咽喉痛、周身疼痛、头痛、畏寒、流涕和疲劳,也常常出现恶心、呕吐、腹泻。

在大部分人中,接触病毒后 1 ~ 5 天逐渐出现症状,症状发展持续至第二周。患者从症状显现前至症状消失都具有传染性,大约为 8 天。临床表现多较轻微,但也会出现严重情况(导致肺炎及呼吸系统功能衰竭)。该病毒感染可使慢性疾病(如心脏、肺部疾病、糖尿病)病情加重;若处于妊娠期的患者,可引起并发症(如流产或早产)。对于合并肝肾疾病者及由于用药或患 AIDS 等导致免疫功能低下者感染该病毒也有较高的风险。在一些国家也出现过在年轻人及健康人群中迅速发生严重并发症的情况。

医师采取鼻腔及口腔分泌物的样本,进行确诊 H1N1 病毒感染的检测。

出现流感样症状的人应留在家中,咳嗽及喷嚏时用纸巾盖住口鼻,并经常洗手。密切接触猪流感患者的易感人群应给予抗病毒药物。目前仍没有猪流感疫苗,医师正在研制中。

当出现严重的呕吐、气短、胸部及腹部疼痛、突发的头晕或精神错乱时应立即就诊。儿童出现口唇及皮肤发绀、不愿饮水、呼吸急促或呼吸困难、昏昏欲睡或易激惹(包括不喜欢被抱着)及伴有皮疹的发热时也应立即就医。具有高并发症风险的人群即使出现较为轻微的症状也应就诊,5 岁以下的儿童及妊娠期妇女也应如此。任何人如果在流感样症状消失之后出现发热及严重的咳嗽症状,医师应给予足够的关注。

治疗的重点是缓解症状。如,对乙酰氨基酚缓解发热及疼痛。充分休息及多饮水有助于治疗疾病。抗病毒药奥司他韦及扎那米韦在面临并发症的风险及症状严重时使用。这些药物在症状出现后前 48 小时内使用非常有效。在美国,大部分恢复健康的 H1N1 猪流感患者并未使用这些药物。

疫苗预防流感

哪些人应注射流感疫苗

- 50 岁以上的人群
- 6 个月至 5 岁的儿童
- 生活在疗养院的居民
- 成人及 6 个月以上的儿童,合并糖尿病、慢性心脏及肺部疾病、肾功能衰竭、某种血液病,及免疫功能低下者
- 以上人群的家庭成员及护理人员
- 小于 6 个月儿童的家庭成员及护理人员
- 医师及医务工作者
- 所有妊娠期妇女
- 18 岁以下规律服用阿司匹林的儿童(如果感染流感后可有并发 Reye 综合征的风险)

哪些人不应注射流感疫苗

- 对鸡蛋严重过敏者
- 既往有流感疫苗接种严重反应者
- 吉兰-巴雷综合征的患者
- 正患发热性疾病患者(普通感冒除外)

禽流感

禽流感(鸟禽类流行性感冒)是一种流感病毒株的感染,这种病毒株通常感染野生鸟类,有时也感染猪。

禽流感是由甲型流感病毒的几种菌株引致,这些菌株通常感染野生禽类。这种感染可迅速在家养禽类之间传播,有时也感染猪。但是,它极少由动物直接传播给人类。大部分感染禽流感病毒的患者都曾与感染的禽类有密切接触。首例感染禽流感病毒 H5N1 亚型者出现在中国香港,随后的病例出现在越南、印度尼西亚、柬埔寨、中国、泰国、土耳其、阿塞拜疆、吉布提、埃及和伊拉克。在 2003 年至 2006 年中期共出现 230 例病例。禽流感的其他菌株在加拿大及荷兰的接触家禽工人中曾引起眼部感染(结膜炎)和呼吸系统疾病。

感染禽流感 H5N1 菌株的患者不会传染其他人。专家主要关注的是病毒的基因物质可以改变(突变),使得病毒可以在人与人之间传播,这样,禽流感就可以极快极广的传播,导致全世界的大流行。

根据感染菌株的不同,临床表现也不同。患者可出现极端的呼吸困难和流感样症状(如发热、咳嗽、咽喉痛、肌肉疼痛)。有些人可出现结膜炎或肺炎。死亡的风险较高,在一次暴发中约 30% 死亡,在另外的一次暴发中死亡接近 80%。

有流感样症状且接触过禽流感疫区的家禽者应及时就诊。医生会送检患者鼻或咽部拭子样本。

阻止病毒传播也包括识别及清除家禽感染的皮毛。患者给予奥司他韦及扎那米韦治疗,这两种药物通常有

严重急性呼吸综合征

严重急性呼吸综合征（非典型肺炎，SARS），是由冠状病毒引起的一种呼吸系统疾病。

2002 年后期，中国发现首例严重急性呼吸综合征患者，随后发生了世界范围的暴发。到 2003 年中期，共出现在 29 个国家（包括加拿大及美国）几乎 8500 例患者。自 2006 年中期，未再见到 2004 年以后报道的世界范围的新病例。

临床表现和诊断

临床症状出现在接触病毒后的 2~10 天。初始症状类似于普通的感染，包括发热、头痛、畏寒和肌肉疼痛，流涕及咽喉痛也很常见。大约在 3~7 天后，会出现干咳及呼吸困难。大部分人在 1~2 周可恢复，但是，约 10%~20% 的患者随病情的发展出现严重的呼吸困难，引起血氧降低，约一半的患者需要辅助呼吸。但是在美国几乎没有出现这样严重的症状的患者。

约 10% 的感染者死亡，死于极度的呼吸困难。

有与发热、咳嗽且伴有呼吸困难的感染患者的接触史后才可疑诊 SARS。如果医生疑诊 SARS，通常进行胸部 X 线的检查。另外要采集鼻咽部分泌物拭子进行病毒的确认，也可进行痰液样本检测。

预防与治疗

疾病控制及预防中心（CDC）建议对于旅行应多加注意。除密切接触 SARS 患者外并不推荐常规戴口罩。SARS 病人接触者（如家庭成员、航空公司人员、护理人员）应密切观察有无感染症状。如果没有感染症状，接触者才可像平时一样去工作、学校及进行其他活动。如果他们出现发热、头痛、畏寒、肌肉疼痛、咳嗽或者呼吸困难，那么应避免再接触其他人并及时就医。

如果医师怀疑病人可能患 SARS，患者应被隔离在有通风系统的房间内以防微生物在空气中的传播。

医师试图使用抗病毒药物（如奥司他韦、病毒唑、皮质类固醇）治疗 SARS。但是没有证据显示这些药物或其他药物有效。病毒有自限性，轻微症状的患者不需要特殊的治疗。那些出现中度呼吸困难的患者需要鼻导管或面罩吸氧，严重呼吸困难的患者需要机械通气辅助呼吸。

单纯疱疹病毒感染

单纯疱疹病毒感染可引起复发性皮肤、口腔、唇、眼及生殖器疱疹，在局部表现为疼痛性充满液体的小疱。

■ 这种传染性感染通过接触溃疡面或未出现溃疡但已感染的区域而传播。
■ 疱疹引起口腔或生殖器的水疱及溃疡，初次感染时常出现发热及周身不适。
■ 有时病毒也感染机体的其他部位，包括眼及脑。
■ 通常，医师较易识别由疱疹病毒引起的疮面，但有时需要进行疮面分泌物的分析、血液检测及疮面活组织检查。
■ 没有药物可根除感染，抗病毒药物有助于缓解症状及缩短症状持续时间。

单纯疱疹病毒（HSV）有 2 型：HSV-1 和 HSV-2。HSV-1 通常引起唇疱疹和疱疹性角膜炎。HSV-2 主要引起生殖器疱疹。这一区分并不绝对：有时生殖器疱疹也可以由 HSV-1 引起。感染也可发生在机体的其他部位，如脑（一种严重的疾病）或胃肠道。新生儿及免疫功能低下者可发生广泛的感染。

HSV 传染性较强，可通过直接接触疮面或有时接触处于疱疹与溃疡间期的慢性感染者的口周及生殖器传染。

单纯疱疹病毒感染引起突发的细小疱疹，首次出疹称为原发性疱疹。疱疹消退后，病毒仍然存在于支配该感染部位的感觉神经的神经节细胞内，但处于不活动的静止（潜伏）状态。病毒被周期性地激活成复制状态，通过神经纤维再回到皮肤最初感染的部位引起疱疹的复发。有时病毒可以存在于先前没有看到疱疹的皮肤及黏膜中。

病毒可被激活多次。潜在的口周及生殖器 HSV 感染可由发热、月经、精神紧张、免疫系统受抑制（如器官移植口服抗排异药物）所激活。物理损伤（如拔牙或唇部过度曝晒）亦会激活病毒而引起复发唇疱疹。但其诱因常常并不清楚。

临床表现与并发症

皮肤或黏膜出现成簇的小水疱，也可出现在眼部、阴道、子宫颈部及口腔内。水疱周围的皮肤往往发红。

口腔感染：口腔初次 HSV 感染常引起口腔内许多疼痛的疱疹（疱疹性龈口炎）。另外，患者常感觉不适、发热、头痛及全身疼痛。口腔水疱可持续 10~14 天，症状常常较重，吃饭和饮水时极为不适。某些初发者仅出现牙龈肿胀，有时甚至没有任何症状。疱疹性龈口炎常常见于儿童。

同初次感染不同的是，复发性单纯疱疹感染仅产生单一的疱疹。这种疱疹称为"感冒疮、热疱疹"（因它们通常由感冒及发热诱发而得名）。其他诱因包括口唇受到日晒、进食某种食物、焦虑、某种口腔手术及其他减低机体抵抗力的情况。如果患者合并感冒疮，应推迟自己的牙科手术直至水疱痊愈。

典型的感冒疮发生在嘴唇，在发生唇疱疹之前，人们会感到持续数分钟或数小时的局部的刺痛感，随后出现发红和肿胀。通常，充满液体的水疱形成后迅速破溃，遗留溃疡，溃疡很快结痂。约 1 周后痂壳脱落，感染结束。比较少见的是局部只出现红肿而无水疱。有时小簇水疱出现于牙龈及口底，这些水疱也会持续 1 周随后愈合。

你知道吗……
通常感冒疮复发时只出现一个水疱。

生殖器感染:初次生殖器 HSV 感染(生殖器疱疹)表现为生殖器部位疼痛性水疱,其症状较重且具有迁延性。发热及全身不适是常见症状,一些人还会出现排尿时烧灼感、排尿困难或排便时疼痛。有些感染者没有任何症状。

复发性生殖器疱疹首先出现局部疼痛、不适、发痒或腹股沟疼痛。这些症状先于水疱出现前几小时到 2~3 天。周边呈红色充血状的疼痛性水疱可出现于生殖器的皮肤黏膜上。水疱迅速破溃,遗留浅表溃疡。水疱也可出现在大腿、臀部及肛周。在女性,生殖器疱疹可出现在阴道口,常常较明显且很痛。内部的水疱可出现在阴道及宫颈,它们并不明显,疼痛也较轻。典型的复发性生殖器疱疹的病程为 1 周。

有时生殖器疱疹所形成的溃疡可合并细菌感染。这时,溃疡会更加严重并产生浓重的不悦气味。

其他感染及并发症:对于免疫缺陷的患者,复发性口腔及生殖器疱疹会导致进行性逐渐扩大的溃疡,需要数周才能愈合。感染也可在体内进展,侵犯食管、肺及大肠。食管溃疡在吞咽时会引起疼痛。肺部的感染会导致肺炎,引起咳嗽及气短。

有时 HSV-1 和 HSV-2 通过指尖的皮肤破损进入机体,引起指尖肿胀、疼痛、发红(疱疹性甲沟炎)。接触唾液或其他机体分泌物的医务人员(如牙科医生)未带手套时最常出现该种感染。

HSV-1 可感染角膜(疱疹性角膜炎),引起疼痛性溃疡、流泪、光敏感及视物模糊。随着时间的推移,特别是疾病没有给予治疗时,会导致角膜浑浊、视力显著下降,最终需行角膜移植。

患有特发性湿疹的婴儿或成人感染单纯疱疹病毒后,可在湿疹部位发展成潜在致命性疾病(疱疹性湿疹)。因此有特发性湿疹的人应尽量避免接触任何活动性疱疹病毒感染者。

HSV 可感染大脑(称为疱疹性脑炎),表现为头昏、发热、癫痫,有致死性。

较少发生的是孕妇也可传播单纯疱疹病毒给婴儿(新生儿疱疹)。这种传染常常发生在生产过程中,婴儿在通过产道时接触有传染性的分泌物而被传染。罕见的是单纯疱疹病毒可以在妊娠期传染给胎儿。婴幼儿出生时感染很有可能是母亲近期有疱疹感染,阴道存在可见的溃疡,但也有许多婴儿感染时其母亲并没有可见疱疹溃疡。出生时获得病毒感染后,其感染症状在出生后第一至四周开始出现。感染单纯疱疹病毒的新生儿病情较重,他们存在多系统损害,如大脑感染或皮肤感染。未经治疗者,2/3 死亡,即使治疗后,许多仍遗留大脑损害。

诊断

对于医师来说,单纯疱疹病毒感染常常比较容易诊断。若医师不太确定,他可从疱疹溃疡处采集样本拭子,再送实验室培养,进而确定病毒。有时医师在显微镜下检查水疱脱落组织,虽然病毒本身是不可见的,但有时脱落组织中含有大的感染细胞(巨细胞),它象征着疱疹病毒感染。血中检测 HSV 病毒抗体及疱疹溃疡处活组织检查亦有助于诊断。一种血液检查可区分 HSV-1 和 HSV-2 感染。这些信息可帮助医生判断病毒传播的风险(如,性伴侣)。

治疗

抗病毒药物:目前的抗病毒治疗均无法根除单纯疱疹病毒感染,而且对原发性口腔及生殖器疱疹病毒感染的治疗并不能阻止神经系统的慢性感染。然而在复发期,抗病毒药物(如阿昔洛韦、伐昔洛韦、泛昔洛韦)可以轻度缓解不适感,并可缩短病程 1~2 天。早期治疗是最有效的,通常是在症状开始的头几个小时内,即在水疱出现前刚开始有刺痛和不适感时。对于频繁发作、疼痛严重者,可采用抗病毒药维持治疗以减少发作。抗病毒药物只能通过处方获得。

贲昔洛韦霜剂日间每两小时应用一次可促进感冒性疱疹的愈合及缩短症状持续时间大约 1 天。含有二十二烷醇的非处方霜剂(每日 5 次应用)可缓解症状。口服阿昔洛韦、伐昔洛韦、泛昔洛韦几天可能是最有效的治疗方法。

严重的 HSV 感染,包括疱疹性脑炎及新生儿感染,需要静脉使用阿昔洛韦。若病毒对阿昔洛韦耐药,则使用膦甲酸。

疱疹性角膜炎者常常使用三氟尿苷滴眼液。应由眼科医生指导治疗。

其他治疗:对仅有轻微不适的复发性口唇及生殖器疱疹的患者,仅需的治疗是用温和的肥皂和水保持感染区域清洁。使用冰块可使患者感觉舒适并可消肿。

使用处方或非处方的局部麻醉药,如丁卡因霜或苯佐卡因软膏,可缓解疼痛。如果口腔内较多溃疡,可使用利多卡因冲洗或漱口,但不能咽下。局部使用的麻药只能每隔几小时使用一次,如果使用过于频繁,则会出现这些药物的不良反应。

镇痛药也可用来止痛。

预防:人们应避免已知的诱发病毒感染复发的活动及食物。如,尽可能地避免日晒。

由于单纯疱疹病毒感染具有传染性,口唇感染者在从刚开始感到刺痛(或者水疱出现而并没有刺痛)直到溃疡完全痊愈这个期间应避免接吻及不要使用同一个饮水杯;可能的话,不要接触口唇。病毒可存在于生殖器表面,并传播给性伴侣。生殖器疱疹患者应坚持使用避孕套,即使没有可见的水疱及症状。预防 HSV 感染的疫苗正在研制中。

带 状 疱 疹

带状疱疹是由水痘-带状疱疹病毒再活化引起的感染,这种病毒可引起水痘。

■ 激活病毒的诱因通常不明确,患病或者免疫力低下会引起病毒激活。

- 带状疱疹可引起皮肤出现充满液体的水疱并伴有疼痛,有时会导致影响区域的慢性疼痛。
- 医师通过皮肤上典型的水疱可进行诊断。
- 水痘疫苗及带状疱疹疫苗有助于 60 岁以上人群预防带状疱疹。
- 在水疱出现之前使用抗病毒药物可缓解症状及加快痊愈。常常需要使用止痛药缓解疼痛,包括阿片类药物。

水痘和带状疱疹是由水痘-带状疱疹病毒(疱疹病毒家族的另一成员)引起的感染。带状疱疹是病毒的再次激活,通常发生在多年以后。水痘感染时病毒播散入血,并感染许多脊髓及脑神经内的神经细胞(神经节),随后在其中潜伏下来。此后病毒可能不再引起症状,也可能多年后被重新激活。当病毒被重新激活后,它会从神经节重返皮肤,导致类似于水痘的病毒性疱疹。疱疹在皮肤上的排列是沿感染的神经纤维走形,并仅在身体一侧出现。这部分由单一脊髓神经发出的神经纤维控制的皮肤称为皮区,皮区毗邻部分也可能被感染。

与单纯疱疹病毒感染的反复发作不同,人的一生通常只发生一次带状疱疹。但是免疫系统功能低下者可多次发作,并且可出现不同寻常的疱疹及溃疡,可出现在多处皮区,躯体双侧均可出现。

任何年龄都可发生带状疱疹,但最常见于 50 岁以上的人。多数情况下,病毒激活的原因并不清楚。但有时因机体疾病导致免疫力下降,如艾滋病,霍奇金病,或应用免

疫抑制剂(如移植病人预防排异反应),病毒可复活。但带状疱疹的出现并不意味着另一种严重疾病的存在。

临床表现与并发症

带状疱疹出现前 2~3 天,一些患者会发生全身不适,畏寒、发热、恶心、腹泻及排尿困难;另一些患者则感到疼痛或皮肤的某一区域有蚁行感和瘙痒。紧接着在一小的红色区域内出现成簇的充满液体的小水疱。此种成簇的水疱仅限于在受累神经分布的皮肤区域。多数情况下水疱发生在躯干,通常是仅在一侧。少数情况下疱疹也可发生在其他部位。病变处对任何刺激都很敏感,轻微的触摸即可引起剧烈疼痛。儿童患者通常症状较成人轻。

水疱约 5 天后开始变干和结痂。一直到结痂时水疱内均含有带状疱疹病毒,如传染给易感者可引起水痘。如在大面积皮肤上发生水疱或持续时间超过 2 周,常提示患者免疫系统功能异常。

感染病毒的皮肤可合并细菌感染,尤其在老年人及免疫功能低下者。搔抓水疱会增加这种风险。细菌感染增加瘢痕形成的风险。

带状疱疹一次发作后通常产生终身免疫而不再复发,再发者低于 4%。多数患者恢复后不遗留任何影响,但也可能遗留皮肤大片瘢痕或色素沉着。少数患者持续存在感染区域的慢性疼痛(疱疹后神经痛),多见于老年人。

若支配眼部的面神经受累则会非常严重,若不适当地治疗,可能会影响视力。支配耳部的面神经也可受累,有时会引起疼痛、面部局部麻痹及丧失听力。

什么是疱疹后神经痛?

由受感染的神经所支配的皮肤区域发生的慢性疼痛称为疱疹后神经痛。疼痛发生的确切原因不明。但这并不表明病毒在持续性活跃复制。

疱疹后神经痛可呈持续性或间歇性,在夜间或因冷/热刺激时加重,有时甚至难以忍受。

疱疹后神经痛易发生于老年人,超过 50 岁的患者中,约 25%~50% 有一定程度的疱疹后神经痛;然而在所有患者中仅有 10% 发生疱疹后神经痛,且几乎没有严重疼痛发生。

多数情况下,疼痛在 1~3 个月内消失,但约有

10%~20% 的患者疼痛可持续超过 1 年,甚至较罕见的已超过 10 年。

轻微的疼痛除非处方的缓解疼痛药物(如对乙酰氨基酚)或药膏(如辣椒素)外不需要特殊的治疗。虽然对疱疹后神经痛尝试了大量的治疗方法,但尚无一种方法是成功的常规处理方法。医师也会使用某种抗痉挛药物(如加巴喷丁及普瑞巴林)、某些抗抑郁药(如阿米替林)及局部使用的利多卡因软膏。有时需要使用阿片类药物。向脑脊液中直接注射皮质醇极少使用,但是可能有所帮助。

诊断

怀疑带状疱疹者应立即就诊,早期的治疗才能有效。医师要求患者精确地描述疼痛的位置。疼痛出现在一侧躯体较为模糊的一带区域提示带状疱疹。若出现特征性的水疱(在一个皮区的皮肤上出现),诊断就很明确了。极为少见的是医师从水疱处采取样本进行分析或进行皮肤活组织检查以明确诊断。

预防与治疗

推荐儿童接种水痘疫苗进行预防。没有该病毒免疫

力的成人也应接种。疫苗接种对于以下人群尤为重要:频繁接触儿童者、生活或工作在感染易传播的地方(包括高校公寓、营房、公共机构如监狱、养老院)、与免疫系统问题人群密切接触者以及国外旅游人员。既往患过水痘或带状疱疹的成年人被认为已存在免疫力而不需要疫苗接种。对血样的实验室检测示已存在免疫力或出生在1980 年以前的人(除外妇女,这是因为她们会有妊娠期及可能做卫生保健工作者)也不需要进行疫苗接种。有时疫苗会有一定的不良反应,但通常很小。罕见的是疫

苗本身可引起轻微的带状疱疹。妊娠期及免疫功能低下者（如白血病）不建议给予疫苗接种。

另一种预防带状疱疹的疫苗可给超过 60 岁的人群接种，不论接种者既往是否有过带状疱疹病史。该疫苗可降低患带状疱疹 50% 的风险，也减低 2/3 的带状疱疹后遗神经痛的机会。如果接种疫苗的人感染带状疱疹，较未接种者也会有较少的严重性。

已有几种有效的治疗带状疱疹的药物。常常使用口服抗病毒药，如泛昔洛韦、伐昔洛韦和阿昔洛韦，尤其适用于老年人和免疫系统功能低下的患者。一旦怀疑该病则应开始药物治疗，尽可能在水疱出现之前开始治疗。在水疱出现 3 天后使用药物可能是无效的。这些药物不能治愈疾病，但有助于缓解症状和缩短病程。一些医师建议加用皮质类固醇治疗，但目前并不明确该治疗是否有助于疾病。如果病毒感染侵及眼及耳，应咨询专科专家（眼科专家及耳鼻喉科专家）。

纱布湿敷可减轻疼痛，通常需要使用缓解疼痛药物。可试用非甾体类抗炎药（NSAIDs）或对乙酰氨基酚，也常常使用口服的麻醉性镇痛剂。为了预防细菌感染，带状疱疹患者应保持感染皮肤的干净、干燥，并应避免搔抓水疱。

E-B 病毒感染

E-B 病毒可引起多种疾病，包括传染性单核细胞增多症。

- 病毒通过与 E-B 病毒感染者接吻或亲密接触而传播。
- 症状多样，常见症状是极度疲乏、发热、咽喉痛及淋巴结肿大。
- 进行血液检测可诊断该病。
- 对乙酰氨基酚及非甾体抗炎药可缓解发热及疼痛。

E-B 病毒（EBV）感染很常见。在美国，约 50% 的 5 岁以下儿童和 95% 的成人已感染过 E-B 病毒。这些感染产生的症状大多类似于感冒及其他较轻微的病毒性疾病。然而有时青少年感染 E-B 病毒后会出现与此不同的较严重的症状，这被称为传染性单核细胞增多症。传染性单核细胞增多症因血液中出现大量的白细胞（单核胞）而得名。青少年常通过与 E-B 病毒感染者接吻或亲密接触而感染。

在最初的感染之后，E-B 病毒继续保留在机体内，主要存在于白细胞中。感染者定期释放病毒于唾液中。他们通常在没有症状的病毒释放期传染他人。

少见的是，E-B 病毒可导致一些罕见肿瘤，如伯基特淋巴瘤和鼻咽部肿瘤。人们认为是特定的病毒基因改变了被感染细胞的生长周期从而导致其成为肿瘤细胞。尽管曾经被怀疑过与慢性疲劳综合征的关系，但是 E-B 病毒并不引起慢性疲劳综合征。

临床表现与并发症

E-B 病毒会引起多种不同的症状，这取决于病毒株的类型和一些其他因素。5 岁以下的儿童感染后多不表现任何症状，青少年和成人也可不表现出症状。从受感染到出现症状的时间通常认为是 30 ~ 50 天，这个时期被称为潜伏期。

传染性单核细胞增多症的四个主要症状是极度的疲劳、发热、咽喉痛、淋巴结肿大。但并非每例病人都具有这四大症状。通常病初感到全身不适（不舒服）和疲乏，持续数日到一周，然后出现发热、咽喉痛和淋巴结肿大。发热常在午后或傍晚时达高峰，约 39℃。咽痛可非常明显，咽后壁可有脓性分泌物覆盖。淋巴结肿大可发生在任何部位，最常见的是颈部淋巴结肿大。对于某些人来讲，唯一的症状可能就是淋巴结肿大。在病初的 2 ~ 3 周，疲乏常较明显，并可持续 6 周甚至更久。

50% 以上的传染性单核细胞增多症患者出现脾脏肿大。对于大多数感染者，肿大的脾脏不会引起任何症状，但在受外伤时可能发生脾破裂。肝脏也可轻度肿大。比较少见的是黄疸和眼眶周围水肿。皮疹并不常见，然而感染 E-B 病毒又接受氨苄西林治疗者常会出现皮疹。其他少见的并发症包括癫痫、各种神经损害、行为异常和脑炎或脑膜炎、贫血、由淋巴结肿大引起的气道阻塞。

病程长短不一。大约 2 周后症状缓解，此后大多数人可恢复正常生活。然而疲乏症状可持续数周，有时甚至数月或更长。

诊断

传染性单核细胞增多症的症状也可出现于其他病毒和细菌感染。因此该病较难以辨认。通常通过称为嗜异性抗体或单滴试验的血液检测来确定诊断。有时在感染的早期及幼儿，单滴试验是阴性的，这时需要进行其他特异性抗体检测以明确诊断。

通常进行全血细胞计数，发现血液中许多特征性单核白细胞（特异淋巴细胞）是诊断传染性单核细胞增多症的首要线索。

治疗

本病无特异性治疗。传染性单核细胞增多症患者可进行正常活动。由于存在脾破裂的风险，即使脾脏并无显著的增大，也应在 1 个月内避免进行提举重物及身体接触项目。当重新开始这些活动时，应先由医师确定脾脏是否恢复正常大小。

对乙酰氨基酚或非甾体抗炎药（NSAIDs，如阿司匹林、布洛芬）可缓解发热及疼痛。但是由于存在 Reye 综合征的风险（可致死），阿司匹林不应应用于儿童。一些并发症，如严重的气道肿胀，可使用皮质类固醇治疗。目前应用的抗病毒药物对传染性单核细胞增多症几乎无效，因此不推荐使用。

巨细胞病毒感染

巨细胞病毒感染是一种常见的疱疹病毒感染，其症状差别较大，可以无任何症状，也可以出现发热、疲乏

（类似传染性单核细胞增多症），甚至出现严重的症状，包括眼、脑及其他内脏的受累。

■ 病毒通过性或非性的体液传播。

■ 大部分感染者没有症状，一些人出现周身不适及发热，免疫力低下者及感染的胎儿可出现严重的症状，如失明。

■ 医师可通过培养感染的体液样本（如尿液）进行诊断。

■ 该病通常不需要治疗，若感染严重，可使用抗病毒药物。

巨细胞病毒（CMV）是疱疹病毒的一种，其感染十分常见。血液学检查证实60%～90%的成人都曾感染过巨细胞病毒，但通常这一感染并不引起任何临床症状。严重感染仅发生于出生前感染的婴儿和免疫系统功能受损者，如艾滋病患者和器官移植者。器官移植者易感染巨细胞病毒是由于治疗过程中为预防移植排异反应使用免疫抑制剂引起免疫功能下降。

巨细胞病毒极易传染。感染者可在其尿液或唾液中排放病毒长达数月。病毒也可通过宫颈黏液、精液、粪便及乳汁被排泄。因此性传播和非性传播均可发生。巨细胞病毒感染也可发生于输注已感染血液及移植已感染器官的人。

巨细胞病毒感染后可很快引起临床症状，也可终生潜伏于人体的多种组织中。多种刺激可使巨细胞病毒激活并致病。

临床表现

大多数感染巨细胞病毒的人无任何临床症状。少数人感染后会出现发热和全身不适。青少年感染巨细胞病毒导致类似于传染性单核细胞增多症的发热和疲劳等症状。如果人体输注了含有巨细胞病毒的血液，2～4周后可能出现发热和肝炎。

免疫系统功能严重受损者感染巨细胞病毒后容易出现严重感染，有时可导致严重疾病和死亡。对于艾滋病患者，巨细胞病毒感染是最常见的病毒性并发症。病毒可感染视网膜（巨细胞病毒性视网膜炎），并可导致失明；也可发生脑部感染（脑炎）、肺炎、食道及肠道溃疡。

若妊娠期妇女将巨细胞病毒传输给胎儿，可导致流产、死产或新生儿死亡。死亡多由于出血、贫血、肝或脑的广泛性损害而导致。幸存的新生儿可出现听力丧失和智力残疾（智力缺陷）。

诊断与治疗

巨细胞病毒感染是逐步发展的，无法立即作出诊断。健康成人及儿童由于不用进行治疗，因此诊断也通常不是必须的。然而，免疫系统功能受损者出现眼、脑、胃肠道感染时，医师总是会考虑巨细胞病毒感染的可能。对于发热及看似病态的新生儿也应怀疑是否合并巨细胞病毒感染。

一旦怀疑巨细胞病毒感染，医师可进行试验以检测机体体液或组织中的病毒。新生儿常通过尿培养来确定。对于免疫功能低下者，医师可在血液、其他体液、肺或其他组织标本中识别病毒。对于患巨细胞病毒性视网膜炎者，眼科医师可通过眼底镜（一种可看到眼球内部结构的仪器）看到特征性改变。

轻微的巨细胞病毒感染常可自愈而无需治疗。当感染威胁患者生命或视力时，可使用抗病毒药如缬更昔洛韦、更昔洛韦、西多福韦、磷甲酸钠或复合制剂。对于巨细胞病毒性视网膜炎的患者，可向眼内植入含有更昔洛韦缓释剂的小装置。偶尔，可直接向眼内注射更昔洛韦或膦甲酸。这些药物有严重的不良反应，并且可能无法治愈感染；但是治疗可减慢疾病的进程及保护视力。如果感染发生在那些出现暂时性免疫力下降或服用免疫抑制剂的患者，当机体免疫系统功能恢复或停用免疫抑制剂后，巨细胞病毒感染可自愈。

器官移植患者通常给予抗病毒药物（如更昔洛韦、缬更昔洛韦或伐昔洛韦）以预防巨细胞病毒感染。

出 血 热

出血热是以出血为特点的严重的病毒感染。

■ 该病毒感染通过接触感染者的皮肤及体液、感染的啮齿类动物的尿便以及进食污染的食物而传播。

■ 临床表现为发热、肌肉及周身疼痛、头痛、呕吐，以及口腔、鼻部及内脏的出血。

■ 为确定诊断，医师需要进行血液检测，有时在显微镜下检查感染组织。

■ 治疗包括液体治疗及其他维持机体功能的治疗。

线状病毒和沙粒病毒可引起发热及出血（出血热）。病毒引起血管壁渗透性增强而发生出血。这种疾病主要发生在非洲和南美洲，通常有致死性。

埃博拉病毒和马尔堡病毒：这两种危险的非洲病毒属于线状病毒。它们的自然宿主（在自然界中贮存病毒的物种）尚不明确。但是第一例人感染马尔堡病毒被认为是来源于猴子。迄今为止，在美国没有人感染该病毒。

这两种病毒可通过人与人之间接触皮肤、体液（如血液）或其他感染的机体组织而传播。家庭成员及医务工作者最易被感染。

患者在暴露于病毒后2～21天出现临床症状（通常5～10天）。包括发热、肌肉疼痛、头痛、呕吐、腹泻、咳嗽、皮疹及腺体肿大。皮下出血可显示为紫色的斑点、斑片，牙龈、鼻、直肠或内部脏器均可出现出血。埃博拉病毒及马尔堡病毒感染可引起精神错乱、昏迷和低血压，常常致死。约25%～90%的感染者死亡。埃博拉病毒感染更有可能致死。

对易出血、合并典型症状（发热、低血压、谵妄或昏迷）、近期去过感染地区的病人，医师应怀疑是否合并这种病毒的感染。血液检查识别病毒有助于确定诊断。血液或感染组织（尤其是肝脏组织）可进行显微镜下检测。

目前尚无有效的疫苗，一种疫苗正在研制中。这种感染的治疗方法只有支持治疗,包括静脉输液及其他维持机体功能的对症治疗。疾病痊愈需要较长的时间。严密隔离对于阻止病毒再传播很有必要。尽管尚未发生,但是人们总是担忧这些病毒的大范围的传播及暴发。

拉沙热和南非出血热:是由沙粒病毒引起的感染,由啮齿类动物的尿及排泄物传给人,通常是进食被污染的食物而感染。可通过体液(如唾液、尿液、排泄物或血液)在人和人之间传播。拉沙热主要发生在南非,南非出血热则主要发生在玻利维亚和阿根廷。

感染可引起发热、周身不适(不舒服)、胸痛、弥漫性躯体疼痛和呕吐。南非出血热的常见出血部位是口、鼻、胃和肠道。拉沙热较少出现明显的出血,但有时会出现伤口、牙龈出血或较为常见的皮下出血(小瘀点)。死亡通常由弥漫性出血引起休克而导致。这些感染往往为致死性的。约2%~20%拉沙热患者死亡。妊娠期妇女死亡率更高(高达92%)。

患者暴露于病毒后并出现特征性症状应怀疑该病。通过血液检测识别病毒或病毒抗体检测来确定诊断。

为避免传染给家庭成员或医务人员,患者必须严密隔离。有一种试验性疫苗对某些南非出血热有效。治疗为支持性疗法,包括给予液体及必要时补充电解质。抗病毒药物利巴韦林不能治愈本病,但可减低拉沙热患者死亡风险。它对于南美出血热同样有效。

汉坦病毒感染

汉坦病毒感染是由啮齿类动物传播给人的一种病毒性疾病。

- 病毒通过接触感染的啮齿类动物或它们的排泄物而传播
- 首发症状为突起发热、头痛、肌肉疼痛,有时伴有腹部症状,随之可出现咳嗽、气促、皮疹及肾脏受累。
- 病毒的血液学检测可确诊
- 如果肺部受累,给予吸氧及药物稳定血压,肾脏受累时可能需要进行透析治疗。

汉坦病毒遍及全球,存在于各种啮齿动物的尿液、粪便及唾液内。人类可通过接触啮齿动物或其排泄物,或者吸入啮齿动物排泄物聚集地空气中的病毒颗粒而感染。罕见证据表明人与人之间存在相互感染。汉坦病毒感染越来越普遍。

汉坦病毒共有五种不同的病毒株,一些毒株可影响肺,导致汉坦病毒肺综合征。一些病毒可影响肾脏,导致肾综合征出血热。这两种毒株感染的许多症状是相同的。首例确认的肺综合征出现在1993年的美国西南部。之后,美国出现约450例患者,大多数位于西南部。该病也发生在美国的中部及南部。肾综合征主要发生在欧洲及韩国。

临床表现

初始症状为突起发热、头痛和肌肉疼痛,多出现在接触啮齿类动物尿便后1~5周。感染者也可出现腹痛、腹泻及呕吐。

这些症状会持续几天(通常约4天,但部分患者可高达15天),随后,合并肺综合征的患者出现咳嗽、气促,并在数小时内迅速加重。此综合征可引致约50%~70%的感染者死亡。

在一些合并肾脏侵害的感染者中,肾脏感染轻微,可以没有症状。另外一些人,模糊的症状可持续3或4天。但大部分感染者,会出现面部发红(类似晒黑),并出现荨麻疹。躯干可出现皮疹,少部分人可合并低血压(休克)。可出现肾功能衰竭及无尿。一些病人症状轻微,可完全恢复;另一些患者,症状严重,约6%~15%会死亡。

诊断与治疗

当病人有病毒接触史并出现特征性症状时应疑诊该病。识别病毒的血液学检测可确诊。

治疗方法主要是支持治疗。对于肺综合征者,吸氧和药物稳定血压对于疾病的恢复最为重要。合并肾综合征者,可行透析治疗以挽救生命。静脉使用利巴韦林可减轻症状的严重性及死亡风险。大部分患者在3~6周后恢复,也有长达6个月者。

黄 热 病

黄热病是一种虫媒病毒感染性疾病,主要发生在热带地区。

黄热病由黄病毒引起,经蚊子传播。黄热病是一种了解最多和历史上最重要的虫媒病毒感染。过去,黄热病的大规模流行曾引起数万人死亡。该病曾在热带和温带地区很常见,如今却只发生在中非和中南美洲。

一些感染者可以没有症状。黄热病的首发症状是头痛、肌痛、畏寒和低热,可突然发生。恶心、呕吐、便秘、极度疲劳和坐立不安较为常见。所有这些症状在几天后消失。随后一部分人康复,但另一些人在最初的症状消失后数小时或几天后出现高热、恶心、呕吐及严重的周身疼痛,由于肝脏受到影响而使皮肤变成黄色(黄疸)。通常合并有鼻部、口腔及消化道出血。患者可出现精神错乱及淡漠。一些患者出现极低的血压(休克)。严重的感染可引起癫痫、多脏器功能障碍和昏迷。具有严重症状的患者死亡可高达10%。

生活在感染常见地区并出现典型症状时应怀疑黄热病,医师可通过病毒培养及血液中病毒抗体的检测进行确诊。

避免蚊子叮咬是预防本病的主要措施。已研制出有效率达95%的黄热病疫苗。许多国家要求来自于黄热病高发地区的旅行者应进行疫苗的接种。

治疗包括支持性疗法、药物治疗及预防出血。尚无针对感染的特异性治疗方法。

登 革 热

登革热是一种虫媒病毒感染,引起发热和全身疼痛,严重情况下可出现出血。

登革热在热带和亚热带地区很常见,最常见于东南亚,但目前在中南美洲也越来越多。感染是由黄病毒引起,并经由蚊虫传播。

登革热的严重程度不一。典型的儿童感染病情较轻,表现为低热、疲劳、流鼻涕和咳嗽。成人则严重得多,表现为发热、头痛和全身剧痛(尤其是背部、腿、关节),这种疼痛常常很剧烈,因而本病又称为"破骨热"。患者淋巴结肿大,面部出现皮疹。症状持续 2~3 天后消失。通常症状再次发作,四肢出现皮疹并蔓延到躯干。手掌呈鲜红色、肿胀并且瘙痒。某些人(多数是儿童)可出现鼻、口腔及消化道出血(登革出血热),这通常发生于病毒再次感染时。有时血液渗入肺内,引起呼吸困难。登革热偶有致死病例。

在感染常见地区居住或旅行者出现典型症状时应怀疑登革热,医师可通过病毒抗体的血液检测进行确诊。

治疗主要是缓解症状。目前本病尚无特异性治疗方法,但一种可预防登革热的试验性疫苗现正进行研制中。

天 花

天花是由天花病毒引起的高传染性及致死性的疾病。

- 人们可通过吸入被感染者呼出或咳出的飞沫污染的空气而获得感染。
- 患者会出现发热、头痛、皮疹,有时出现严重的腹痛及周身不适。
- 通过从皮疹处取得样本的检测来确诊。
- 在接触病毒后的前几天进行疫苗接种可以预防疾病或减低疾病的严重性。
- 治疗包括补液、缓解症状、维持血压及辅助呼吸。

天花病毒仅存在于人类,并不存在于动物体内。该病存在两种主要表现形式,严重的形式是最常见且需要引起重视的,另一种很少见且症状并不严重。

200 年前天花疫苗(第一种疫苗)被研制出来,疫苗被证实非常有效,并应用于全球。最后一例天花病例报道于 1997 年。1980 年世界卫生组织(WHO)宣布天花已经消灭,并建议停止疫苗注射。

由于疫苗的保护作用会逐渐消失,现在几乎所有人(甚至接种过的人)都对天花病毒易感。因为病毒标本仍被保存着,所以这种保护性的缺乏(易感性)令人担忧,有人担心恐怖分子会获得病毒并将其释放到人群中,其随后的流行暴发将是毁灭性的。病毒保存在两个研究

所中,一个在美国,另一个在俄罗斯。

天花病毒直接在人与人之间传播,可通过吸入被感染者呼出或咳出的飞沫所污染的空气而传染。接触感染者的衣物或床上用品也可以感染疾病。天花通常传染给密切接触感染者的人。学校或工作场所的大暴发并不常见。病毒在自然环境中存活不会超过 2 天,若温度和湿度较高则会更短。

临床表现与诊断

天花的临床症状开始于病毒感染后的第 7~17 天。感染者会出现发热、头痛、背痛及全身不适,也会出现明显的腹痛和昏迷。2~3 天后,面部、上肢及口腔内会出现扁平的皮疹及红色的斑点,并迅速蔓延至躯干及下肢。患者仅在皮疹出现后才具有传染性,在皮疹出现后 7~10 天传染性最高。在 1~2 天之后,斑点变成充满脓液的水疱(脓疱)。8~9 天后,脓疱结痂。约 30% 的天花患者死亡,通常出现在疾病的第二周。一些幸存者会遗留较大的丑陋的瘢痕。

当患者出现特征性的皮疹,尤其是在疾病的暴发期间,医师应高度怀疑天花病毒感染。在显微镜下观察从水疱或脓疱处采取的样本识别天花病毒或送检实验室进行病毒培养可确诊天花感染。

你知道吗……

几乎所有人,甚至接种过天花疫苗者,现在都对天花病毒易感。

预防与治疗

预防是面对天花的威胁最好的选择。在接触病毒的最初几天注射疫苗可预防疾病或减轻疾病的严重性。出现怀疑天花的表现的患者应被隔离以避免病毒传播。接触感染者的人由于不会传播感染而不必隔离,除非他们也患病并出现皮疹。但是,当接触者出现感染的第一个信号时即应给予密切观察及隔离。

疫苗对于某些人来讲是危险的,尤其是那些免疫能力低下的人。健康人群出现天花疫苗的不良反应十分罕见。既往接种过疫苗者较从未接种过疫苗者不良反应更少见。约百万分之一既往未接种过疫苗的健康人群及四百万分之一的既往接种过疫苗的健康人死于疫苗接种。在暴露于病毒前接种疫苗仅推荐用于高暴露风险人群,主要是实验室技术人员及护理人员。接触病毒之后,疫苗接种可以减低症状的严重性。在暴露于病毒后前 4 天给予疫苗注射是有效的,但是暴露后立即注射疫苗是最有效的。

天花的治疗是支持性治疗。包括液体治疗、缓解症状、辅助呼吸(如,使用面罩吸氧)及维持血压治疗。

第 183 节

人类免疫缺陷病毒感染

- 人类免疫缺陷病毒(HIV)通过接触含有病毒的体液传播。
- 艾滋病病毒破坏某些类型的白细胞,削弱机体抗感染和癌症的防御功能。
- 在患者最初感染时,发热,皮疹,淋巴结肿大,乏力的症状可能会持续几天到几个星期。
- 许多被感染患者能保持无症状状态存活超过 10 年,但在 10 年内,大约有一半的病人会发展为艾滋病患者,明确合并严重感染和癌症。最终,大部分未经治疗的感染患者发展为艾滋病。
- 检测 HIV 抗体和衡量 HIV 病毒拷贝数目的血液测试,可用来明确诊断艾滋病。
- 抗逆转录病毒药物,通常两个或三个一起应用,可以减慢艾滋病病毒的复制,但不能杀死艾滋病病毒。

　　人类免疫缺陷病毒(human immune deficiency virus,HIV)感染是由两种逆转录病毒 HIV-1 和 HIV-2 中的一种所导致的感染。HIV-1 已经引起了世界范围内流行,但 HIV-2 仅仅局限于西非地区。HIV 逐步破坏某些类型的白细胞,这些白细胞被称为 CD4+淋巴细胞。淋巴细胞有助于机体防御外来细胞、感染性微生物和癌症。因此,当艾滋病毒破坏 CD4+淋巴细胞后,人类变得极易受到其他许多感染性微生物的攻击。HIV 感染的许多并发症,包括死亡,通常都是其他微生物感染所致,而非 HIV 病毒本身所致。获得性免疫缺陷综合征(AIDS)是 HIV 感染最严重的形式。艾滋病毒感染者合并至少一种严重的并发症或 CD4+淋巴细胞显著下降时才考虑为 AIDS。

　　HIV-1 起源于非洲中西部,在 20 世纪的上半个世纪发现,跟 HIV 密切相关的黑猩猩病毒首先感染人类。在 20 世纪 70 年代,HIV-1 病毒在全球蔓延,并于 1981 年首次发现艾滋病。2007 年 12 月在北美,约 1.3 万人感染艾滋病病毒,并每年发现大约 46 000 到 56 000 个新感染病例和 21 000 人死亡病例。在全球范围内,估计约 33.2 万人已被感染,每年约有 250 万新感染病例和 210 万死亡病例。大多数感染(95%)发生在发展中国家。其中一半发生在女性,七分之一出现在 15 岁以下的儿童。在非洲部分地区,15 至 45 岁之间的人群超过 30%被感染,使整整一代人受到威胁,预期寿命显著降低。

感染传播途径

　　HIV 通过接触包含病毒的体液或被病毒感染的细胞而传播。虽然 HIV 病毒颗粒可以出现在几乎所有的体液中,但主要是通过血液、精液、阴道分泌物和乳汁传播。尽管在泪液,尿液和唾液中也有很低水平的 HIV 病毒,但极少会通过这些体液传播。艾滋病病毒不会通过日常接触(如抚摸,拥抱或干吻)传播,甚至工作、学校或家中密切的非性接触也不会被传染。没有 1 例 HIV 的感染被追溯到是由于感染者的咳嗽或打喷嚏或者是由于蚊子的叮咬所传播。由感染 HIV 的医师或牙医传播给病人也是极为罕见的。

　　HIV 主要通过以下途径传播:

- 与被感染者发生性接触时,口腔、阴道、阴茎或直肠黏膜暴露于有传染性的体液(发生于无保护性交)。
- 注射或输注受污染的血液,如因输血、共用针头或意外地被 HIV 污染的针头刺伤而感染。
- 已感染 HIV 的母亲可在怀孕、分娩或产后哺乳过程中传染其婴儿。

　　当皮肤或黏膜被撕裂或损伤时(如可能发生于粗暴的阴道或肛门性交过程中),将增加感染艾滋病毒的危险。在性伴侣患有单纯性疱疹、梅毒或其他能引起皮肤破损或生殖道炎症的性传播疾病时,更易发生性传播艾滋病病毒。然而,即使性伴侣没有患性传播疾病或明显的皮肤损伤,HIV 也能经口交传播,尽管这种情况远较阴道或肛门性交少见。

　　在欧美和澳大利亚,HIV 主要通过男性同性之间性接触和静脉吸毒者共用针头而传播,但通过异性性接触而传播的发生率还在迅速增加。在非洲,加勒比和亚洲,艾滋病毒的传播主要发生在异性之间,同样,男性和女性患艾滋病毒感染几率相同。在美国,约有 30% 的感染艾滋病病毒的成年人是妇女。1992 年以前,多数美国女性 HIV 感染者是由于使用被污染的针头注射毒品而被感染,但现在大多数是通过性接触感染。

你知道吗……

　　没有证据表明 HIV 是通过咳嗽,打喷嚏,或蚊子的叮咬传播的。

　　从事医疗护理的工作人员如偶然被 HIV 污染针头刺伤后,感染艾滋病的机会是 1/300。如针头刺入较深或注入了 HIV 污染的血液(如用于抽血用针)则感染的风险较高,而简单地被涂敷有血液的针(如针用于注入药物或缝合伤口)刺伤感染的风险较低。如污染的体液溅入口腔或眼睛,感染 HIV 的几率则<1/1000。暴露后迅速服用多种抗逆转录病毒药物,可能会减少但不能消除在医疗护理工作中感染 HIV 的风险和危险性,但仍然推荐暴露后用药物预防 HIV 感染。

　　血友病人需要经常输注全血或其他血液制品,许多患者受到感染,因为他们的血液制品感染有艾滋病毒。艾滋病成为这些病人死亡的首要原因。然而,在最发达的国家,自 1985 年以来,所有采集的血液进行输血前艾滋病毒测试,并在可能的情况下,一些血液制品进行加热处理,以消除感染艾滋病毒的风险。目前单次输血后感染艾滋病毒的风险(在发达国家,经过精心筛选艾滋病毒和其他经血液传播的病毒)的估计是不到 1/600 000。

　　母亲和儿童:许多感染 HIV 的育龄妇女导致了儿童的 HIV 感染。约 30% ~50% 的感染 HIV 而未经治疗的孕妇,会把 HIV 经胎盘传播给胎儿或在通过产道分娩时传播给新生儿。婴幼儿也可以通过母乳感染艾滋病病毒。母乳喂养的风险取决于母乳喂养的持续时间,但感染风险可能高达 75%。

什么是逆转录病毒？

　　人类免疫缺陷病毒(HIV)是一种逆转录病毒,像许多其他的病毒一样是一种以 RNA 而不是 DNA 储存遗传信息的病毒。当病毒进入宿主靶细胞后,释放出 RNA 和酶(逆转录酶),然后以病毒 RNA 为模板逆转录 DNA。之后病毒 DNA 被整合到宿主细胞 DNA 中。反过来又作为人细胞模板,由人 DNA 模板再转录出 RNA(因此,这个术语"逆转(retro)"是指"回转(backward)"的意思)。其他 RNA 病毒,如脊髓灰质炎病毒(polio),或麻疹病毒(measles)不会产生 DNA 拷贝而仅仅是拷贝自身的 RNA。

　　宿主细胞每分裂一次,就会随着它自身的基因产生一份新的整合的病毒 DNA。病毒 DNA 可以潜伏(潜藏)在细胞内而不损害或是被激活后损害宿主细胞的功能。这些新的病毒也可以从被感染的细胞内释放出来侵入其他细胞。

发病机理

　　HIV 进入人体后附着于多种白细胞上,最重要的是辅助 T 淋巴细胞。辅助 T 淋巴细胞能激活并辅助免疫系统中的其他细胞。这些淋巴细胞的表面有一个受体蛋白,称为 CD4(因此,这些细胞也称为 CD4+细胞),能使 HIV 病毒附着。HIV 能编码其 RNA 的基因物质。HIV 核糖核酸(RNA)存储遗传信息。一旦侵入 CD4+淋巴细胞内,病毒就将其 RNA 通过逆转录酶逆转录为 DNA。因为逆转录酶使病毒 RNA 转换为 DNA 过程很容易发生错误,艾滋病病毒极易发生变异。这些突变使人体的免疫系统和药物更难控制 HIV 病毒。病毒的 DNA 与被感染细胞的 DNA 整合在一起,然后利用淋巴细胞自身机制,在细胞内复制病毒,并逐渐破坏宿主细胞。每个受感染细胞能产生成千上万新的病毒颗粒,新的病毒颗粒又可再感染其他淋巴细胞并使其破坏。短短数天或数周,血液和生殖器的液体中含有很多病毒,CD4+淋巴细胞的数量可能会大幅减少。这么快感染 HIV 后,新感染的病人可

以很容易把艾滋病毒传播给其他人,产生足够多的 HIV 病毒并使淋巴细胞明显减少。

各种性行为传播 HIV 的危险性

危险性	性行为
无风险(除非有皮肤破损)	干吻
	身体与身体的摩擦和接触 使用非共享的插入式性设备 手淫,但没有接触精液或阴道分泌物 一起沐浴或淋浴 无破损的皮肤接触到粪便或尿液
理论上风险很低(除非有皮肤破损)	湿吻
	与男性口交(无射精,戴或未戴避孕套) 与女性口交(使用屏障) 口·肛接触 手指插入阴道或肛门(戴或未戴手套) 使用共同的但已消毒的插入式器具
低风险	在未使用或不正确使用安全套下与感染的男性口交(无论摄入或未摄入精液) 与女性口交(无屏障) 阴道或肛门性交(正确使用避孕套,如只用水基润滑剂,而没有溢出精液)
	使用共同的未消毒的插入式性器具
高风险	阴道或肛门性交(伴或不伴有射精,同时未使用或未正确使用避孕套)

　　当 HIV 病毒感染破坏 CD4+T 淋巴细胞时,它削弱了机体抵抗某些感染和肿瘤的免疫能力(免疫系统可以防止许多感染和癌症)。由于 HIV 感染能破坏 CD4+淋巴细胞,免疫系统的削弱也是机体一旦感染了 HIV 就不能将其从体内清除的部分原因。然而,免疫系统仍能产生一些反应。在感染后的 1～2 个月,机体会产生淋巴细胞和抗体,以帮助减少血液中 HIV 的数量并使 HIV 感染得到控制。由于这个原因,某些人 HIV 感染后,不引起症状能持续时间平均约 10 年(从 2～20 年不等)。

　　CD4 细胞计数:由于血液中 CD4+淋巴细胞的数量有助于确定免疫系统保护机体免受感染的能力,因此这是一个很好的判断 HIV 感染造成损害的严重程度的指标。一个健康的人每微升血液中,粗略地估计有 800～1300 个 CD4+细胞。通常,在 HIV 感染后最初几个月内这个数字可减少 40% ~60%。约 3～5 个月后,CD4 细胞计数停止快速下降,但若未经治疗,它将继续下降,速度从慢到快。

　　如果 CD4 计数低于每微升血液 200 个细胞,免疫系统不足以对抗某些感染(如真菌感染,卡氏肺囊虫肺炎)。这些感染通常不会出现在一个具有健康免疫系统的人。因为只有在免疫系统受损情况下才出现这种感染所以称为机会性感染,当每微升血液 CD4 淋巴细胞计数低于 50 个细胞时非常危险,因为通常会出现更多的机会

性感染,可迅速导致严重的体重下降,失明,甚至死亡。

病毒负荷量:血液中 HIV 病毒数量(具体而言,指 HIV 病毒的 RNA 拷贝数目)被称为病毒载量。病毒载量可形容艾滋病病毒复制速度。当人类第一次感染时,病毒载量迅速增加。然后,即使不治疗,之后,病毒载量下降到一个较低的水平然后稳定一段时间。这个水平称为设定点,是衡量一个 HIV 感染者的传染性强弱和疾病进展快慢非常重要的指标。治疗成功期间,病毒载量可降低到一个非常低的或检测不到的水平。然而,非活动状态(潜在的)时艾滋病病毒仍然是存在细胞内的,如果停止治疗,HIV 病毒即开始复制。治疗过程中病毒载量的增加表明艾滋病病毒已产生抗药性,或患者不再服用药物治疗,或两者兼而有之。

人类免疫缺陷病毒的简要生长史

如同所有的病毒一样,人类免疫缺陷病毒(HIV)使用宿主细胞,通常是 CD4 淋巴细胞的遗传机制(复制子)复制病毒。

1. HIV 病毒首先黏附并穿透进入其靶细胞。

2. HIV 的遗传密码 RNA,即被释放入细胞中。HIV 要进行复制,其 RNA 必须转换为 DNA,实现这种转变的酶称为逆转录酶。HIV 病毒在此易发生突变,因为逆转录酶在由病毒 RNA 逆转为 DNA 的过程中易发生错误。

3. 病毒 DNA 进入细胞核。

4. 在整合酶的帮助下,病毒 DNA 整合进细胞的 DNA 之中。

5. DNA 进行复制并产生 RNA 和蛋白质。此时蛋白质为长链形式,在病毒离开细胞之前必须切为小片段。

6. RNA 和短链蛋白质片段重新组装形成一个新的病毒。

7. 病毒以出芽方式穿过细胞膜,并以一片细胞膜将自己包裹起来(形成病毒的包膜)。

8. 出芽的病毒需经过成熟阶段才对其他细胞具感染性。另一种病毒酶(HIV 蛋白酶)将病毒芽胞内的结构蛋白切去,并使其重整形成病毒的成熟形式。

用于治疗 HIV 感染的药物开发取决于 HIV 病毒的存活周期,此类药物具有抑制病毒复制、附着和进入细胞的三种重要酶(逆转录酶、蛋白酶和整合酶)。

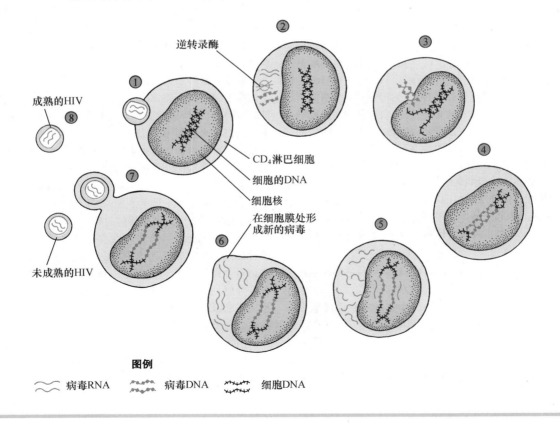

图例

〰️ 病毒RNA   〰️ 病毒DNA   ✕✕✕ 细胞DNA

临床表现

　　大部分人在感染初期无明显自觉症状。发热、皮疹、淋巴结肿大、全身不适，以及一系列其他相对少见的症状会在 HIV 感染后数周逐渐出现，症状在 HIV 最初感染时会持续 1～2 周。以后尽管其他症状会消失但淋巴结仍肿大，患者能察觉到在颈部、腋下或腹股沟的无痛性的小肿块。HIV 感染者在几年内甚至 10 年或更长时间内不会出现症状。然而，首发症状可能就预示存在艾滋病。艾滋病常常合并非常严重的机会性感染或发展成癌症，常常出现在 CD 计数低于 200 人的感染患者中。随着艾滋病的发展，很多人可能会无明显不适，但也有一些人出现各种非特异的症状，比如消瘦，乏力，持续发烧或腹泻，贫血，鹅口疮（口腔或阴道一种真菌感染）。

　　艾滋病的主要症状通常是那些特定的机会性感染和肿瘤。例如，因为鹅口疮嘴中可有白色斑块或因带状疱疹出现疼痛或皮疹。然而，艾滋病毒也可以导致症状的时候，它直接使身体某些部位感染：

- 大脑：记忆力减退，思维障碍和注意力不集中，或两者兼而有之，最终导致老年痴呆症，或无力，震颤，行走困难。
- 肾脏：腿和脸肿胀，疲劳，当感染严重时可出现排尿障碍（黑人比白人多见）。
- 心脏：呼吸困难，咳嗽，喘息，和疲劳（罕见）。
- 生殖器官：性激素水平降低，其中，对于男人来说，降低对性的兴趣（常见）。

　　艾滋病在一些患者可能会直接导致显著的体重减轻（艾滋病消瘦）。患者消瘦也可能是一系列的感染或是未经治疗的持续的消化道感染所致。

　　卡波西肉瘤，是由另外一种性传播疱疹病毒感染所致，是一种发生于皮肤上的无痛、红色或紫色的高出皮肤的斑片状肿瘤，可发生于很多艾滋病患者，尤其是男性同性恋者。艾滋病患者也可发生免疫系统的肿瘤（淋巴瘤，常见的是非霍奇金淋巴瘤），有时肿瘤首先发生于脑部并导致患者上下肢肌无力、头痛、意识障碍，性格改变。艾滋病使患其他肿瘤的风险增加。男同性恋者易发生直肠癌，如人乳头状瘤病毒（HPV）导致妇女的宫颈癌症一样。通常，患者死亡是由于机会性感染、肿瘤、消瘦、痴呆累积影响的结果。

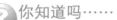

你知道吗……

在 HIV 患者出现症状以前他们可能已经感染许多年了。

诊断

　　医生通常会询问 HIV 感染的危险因素，如职业暴露，高风险的性活动，使用注射街头毒品等，及有关症状，如乏力，皮疹，和体重减轻。医生会为患者做体格检查查看有无机会性感染的迹象，如淋巴结肿大和口腔内的白色斑块（鹅口疮）。早期诊断是非常重要的，因为它可以帮助感染患者的人活得更长，更健康，并将病毒传播给其他人的可能性减少。

　　如果医生怀疑感染艾滋病毒，可以考虑简便，准确检测 HIV 抗体的筛查试验。测试可在实验室分析血液样本或在医生的办公室分析血液或唾液样本。如果筛查试验的结果是阳性，将需要更准确和特异的测试来证实，如 Western blot 检测。通常情况下，最初 HIV 感染时，在第 1 周至长达 2 个月内，这些测试不会呈现阳性，因为艾滋病毒抗体尚未产生。测试包括以下内容：

- 酶联免疫吸附试验（ELISA）：通常用于此筛选试验来检测 HIV 抗体，但它需要复杂的设备。
- 新的快速筛选测试：这些测试正在越来越多地被使用，因为比 ELISA 抗体检测的速度更快和更简单，可以在任何设备下做的更多，并提供直接快速的结果。
- Western blot 分析：若筛选测试结果是阳性的，此测试用来明确诊断。这个测试比筛选试验更复杂，但更准确。

　　其他一些病毒载量或 P24 抗原可在感染后很快检测到血液中的 HIV，较在血液中检测 HIV 抗体更加快速。然而，当抗原水平较低时，P24 抗原测试很难检测到。

　　任何人若担心感染了艾滋病病毒，可以要求进行测试。这样的测试是保密的。

　　如果被确诊感染艾滋病病毒，应定期进行血液测试来衡量 CD4 细胞计数和病毒载量。当 CD4 细胞计数很低时，容易合并严重感染和更容易发病。病毒载量有助于预测在未来几年 CD4 细胞计数的下降速度。这两种测量结果可以帮助医生决定何时开始抗逆转录病毒药物治疗，治疗中最可能出现何种副作用，是否需要加用其他药物来预防感染并发症。成功的治疗，病毒载量可在几个星期内下降到非常低的水平，CD4 细胞计数恢复到正常水平则需要一个长期缓慢的过程。

　　医生可能会做其他测试以检查感染艾滋病病毒的患者是否合并常见的其他并发症。例如，骨髓检查以明确是否合并疾病影响骨髓中血细胞生成（如淋巴瘤）。脊椎穿刺（腰穿）或计算机断层扫描（CT）或头部磁共振成像（MRI）用来检查是否合并影响大脑或脊髓的疾病。

　　当每微升血液中 CD4 细胞计数低于 200 个细胞，或出现极端消耗状态，合并严重机会性感染或癌症发生时才能明确诊断艾滋病。

常见 AIDS 相关机会性感染

感染名称	定 义	主要症状
念珠菌性食管炎	一种食管真菌感染	吞咽疼痛感及胸部烧灼感
卡氏肺孢子菌肺炎	一种肺部的肺孢子菌属真菌感染	呼吸困难,咳嗽,发热
弓形体病	弓形体寄生虫感染,常感染脑部	头痛,意识障碍,淡漠,癫痫发作
结核	肺部或其他器官的结核杆菌感染	咳嗽,发热,盗汗,消瘦,胸痛
鸟分枝杆菌复合感染	肠道或肺部的一种类似结核的细菌感染	发热,体重减轻,腹泻,咳嗽
隐孢子虫病	肠道寄生虫(隐孢子虫)感染	腹泻,腹痛,体重减轻
隐球菌脑膜炎	脑膜真菌(隐球菌)感染	头痛、发热,意识障碍
巨细胞病毒感染	眼部或肠道巨细胞病毒感染	眼:失明 肠道:腹泻,体重减轻
进行性多灶性脑白质病	脑部多瘤病毒感染	身体一侧无力,共济失调或失去平衡感

预防

因为 HIV 几乎都是通过性接触或共用针头而传播,因此几乎可以说是完全能够预防的。但遗憾的是,预防 HIV 感染所要求的这些措施:禁欲或使用避孕套和清洁的针头等,由于个人或社会的原因未能广泛采用。许多人都难以改变他们的嗜好或性行为的方式,因此他们就不断置身于有高感染 HIV 危险的行为中。此外,安全性交也并非十分安全:因为避孕套可能渗漏或破裂。

到目前为止,研制疫苗预防艾滋病病毒感染或减缓感染患者的病情进展仍难以实现。研究仍在继续,但在最近的临床试验中,几个有前途的疫苗已被证明是无效的。

其他措施可以提供帮助。一种廉价的安全的手术,男性的包皮环切术,可以使感染的风险减少一半。

HIV 不会通过空气或日常接触(如碰触、握手或干吻)而传播,医院和诊所一般不隔离 HIV 感染者,除非他们还患有其他传染性的感染。艾滋病病毒污染表面可很容易就被清洁和消毒,因为艾滋病病毒经过加热或常规消毒处理后失活,如双氧水和酒精。人们在工作中如有可能接触到血液或其他体液,应穿戴防护性的衣物,包括:乳胶手套、面罩或眼罩。这些通用的预防措施,可用于隔离来自任何人的各种体液而并非仅仅是那些明确来自艾滋病感染者的体液。原因有两个:其一,HIV 感染者可能并不知道自己已被感染;其二,其他一些病毒也可以通过体液传播。

如果人们因为溅出的血液、针刺伤或性接触而暴露于 HIV,可通过一个短程的抗-HIV 药物治疗来降低感染的风险。这些药物应在暴露后尽快开始使用。目前推荐用 2~3 种药物预防性治疗 4 周。由于暴露后受感染的危险性各不相同,医生和受感染者应根据暴露的类型的不同而制订针对性治疗方案。

预防 HIV 传播的策略

- 禁止危险性活动
- 与受感染的性伴侣或其他感染状况未知的性伴侣每次性交都使用乳胶避孕套。(阴道杀精剂和海绵不能保护使用者感染 HIV)
- 如进行口交,应在射精前中止。
- 新婚夫妇应在进行非保护性性交前检测 HIV 和其他性传播疾病
- 绝不共用针头或注射器
- 当接触可能是 HIV 感染者的体液时,一定要戴橡胶手套(最好是乳胶手套)
- 如果是因为针刺伤而暴露于 HIV,应进行抗逆转录病毒药物治疗以预防感染

你知道吗……

只有在余生都坚持服药的人药物才对 HIV 感染的患者有效。

治疗

抗逆转录病毒药物:几类药物是常用来治疗 HIV 感染。所有的称为抗逆转录病毒药物,能阻止一种艾滋病病毒复制所需的酶的活性。这些药物包括以下:

- **逆转录酶抑制剂**:这类药物预防艾滋病毒将 HIV RNA 逆转录成 DNA 的逆转录酶。这些药物有三种类型:核苷类,核苷酸类和非核苷类。
- **蛋白酶抑制剂**:这类药物干扰新形成的病毒内蛋白酶激活某些蛋白质。其结果是不成熟的、有缺陷的病毒不能感染新的细胞。
- **融合抑制剂**:这类药物阻止 HIV 进入细胞。要进入人

体细胞,艾滋病病毒必须和 CD4 受体和另外的受体,如 CCR-5 受体结合。一种类型的融合抑制剂,CCR-5 抑制剂,阻断这种受体,能阻止艾滋病病毒进入人体细胞。

- **整合酶抑制剂**:这类药物预防艾滋病病毒的 DNA 被整合到人类的 DNA。

上述这些药物能阻止病毒复制。当 HIV 的复制慢到一定的程度,HIV 对 CD4 的破坏也会戏剧性地明显减少,而 CD4 细胞计数也开始上升。这个结果也能逆转 HIV 对免疫系统的多种损害作用。医生可以通过测量 CD4 细胞计数开始恢复到正常水平来检测到这种逆转。

当单独应用这些药物中的一种时,HIV 病毒常常产生耐药性。耐药发生在应用某种药物数日到数月后,其发生早晚因药物和患者不同而不同。HIV 变异是因为当复制时能产生突变。最有效的治疗应至少联合应用两种或三种药物,通常是:三种逆转录酶抑制剂(两个核苷类加一非核苷类),两种核苷类逆转录酶抑制剂加一个或两个蛋白酶抑制剂。这些药物的组合通常被称为作为高活性的抗逆转录病毒疗法(HAART)。HAART 是因为:首先,与单用一种药物相比,联合药物可更有效地降低血中的 HIV 水平;第二,联合用药可防止耐药性的发生。第三,有些抗-HIV 药物(如 ritonavir,雷托那韦)可通过延缓药物的体内清除,而提高其他药物(包括大多数的蛋白酶抑制剂)的血药浓度水平。联合用药(鸡尾酒疗法)能延缓 HIV 感染者发生艾滋病,进而延长患者生存期。

抗逆转录病毒药物联合用药会带来多种严重的副反应。脂肪代谢紊乱主要是由蛋白酶抑制剂所致。症状表现为体内脂肪缓慢地由脸、手臂和腿部移至腹部(中心性肥胖),在女性有时也会移至乳房。血液中两种形式的脂肪:胆固醇和甘油三酯均升高,有可能增加发生心力衰竭和卒中的危险。增加血液中的胆固醇和甘油三酯(两种类型的血液中的脂肪),增加心脏病发作和卒中的风险。许多药物可引起皮疹(皮肤反应)。一些皮肤反应是非常危险的,特别是奈韦拉平引起的皮肤反应。

核苷类逆转录酶抑制剂能损伤线粒体,线粒体为一种帮助人体细胞产生能量的重要细胞器。其不良作用包括:贫血、神经损伤所致的足痛、肝损害,但很少导致肝衰竭以及心脏损害导致的心力衰竭。各种药物所导致的副反应各不相同,通常可以通过密切的监测和更换药物预防严重不良作用的发生。

当 HAART 治疗成功时,它可以导致免疫重建炎症综合征。在这种综合征中,各种感染引发的症状恶化,因为免疫反应增强(重组)增加炎症反应,有时因为部分死病毒仍然存在诱发免疫反应。

℞ 抗-HIV 感染药物

药　　物	副　作　用
融合抑制剂	
恩夫韦地 Enfuvirtide	在注射部位的疼痛性皮疹和过敏(超敏)反应(包括皮疹,发热,寒战,恶心,低血压)
马拉维诺 Maraviroc(aCCR-5 抑制剂)	心肌供血不足,心脏病发作
整合酶抑制剂	
拉替拉韦 Raltegravir	无
非核苷类逆转录酶抑制剂	
所有这类的药物	均会出现皮疹(有时很严重危及生命)、和肝功能不全
地拉韦啶 Delavirdine	同上
依非韦伦,Efavirenz	头晕,嗜睡,噩梦,神志不清,情绪激动,健忘和欣快感
依曲韦林 Etravirine	同上
奈韦拉平 Nevirapine	同上
核苷和核苷酸逆转录酶抑制剂	
所有这些药物	均可能出现乳酸性酸中毒(乳酸堆积,代谢废物)和肝脏损害
阿巴卡韦 Abacavir	发热,皮疹(偶尔严重或危及生命),食欲不振,恶心,呕吐,白细胞计数低
去羟肌苷 Didanosine(DDL)	周围神经损伤,胰腺炎,恶心,和腹泻
恩曲他滨 Emtricitabine	头痛,恶心,腹泻和皮肤颜色变黑(色素沉着),尤其是在手掌和脚掌
拉米夫定 Lamivudine(3TC)	头痛,疲劳和外周神经损伤
司他夫定 Stavudine(d4T)	外周神经损害和面部,胳膊和腿脂肪丢失
替诺福韦 Tenofovir	轻度至中度腹泻,恶心,呕吐,肾功能损害
扎西他滨 Zalcitabine(DDC)	胃肠胀气,周围神经损伤,胰腺炎和口腔溃疡
齐多夫定 Zidovudine(AZT)	贫血和易于感染(骨髓中毒的后果),头痛、失眠,疲乏,肌痛

℞ 抗-HIV 感染药物（续）

药　　物	副　作　用
蛋白酶抑制剂	
	所有这类药物都会导致恶心、呕吐、腹泻和腹部不适;高血糖和高胆固醇亦很常见;增加腹部脂肪堆积,肝功能不全,指甲变色变形,向肉内生长,血友病患者出血
安普拉韦 Amprenavir	皮疹
达芦那韦 Darunavir	头痛,流感样症状,严重皮疹,发热
福沙那韦 Fosamprenavir	皮疹
茚地那韦 Indinavir	肾结石
洛匹那韦 Lopinavir	口唇麻木,味觉改变
奈非那韦 Nelfinavir	同药物副作用
利托那韦 Ritonavir	口唇麻木,味觉改变
沙奎那韦 Saquinavir	同上
替拉那韦 Tipranavir	肝脏炎症

　　药物治疗仅在按计划服药时才有效。漏服药物可使病毒再次复制并产生耐药性。联合治疗的目的是降低病毒载量直到不能检测出的水平。尽管药物能使病毒水平低至不能检出,但目前为止没有哪种治疗被证实可以将 HIV 从体内完全清除。因此,一旦停止治疗,HIV 病毒载量会再次升高,而 CD4 计数会再次开始下降。

　　开始药物治疗的最佳时间,目前还不清楚。当患者病情不是十分严重或 CD4 细胞计数仍然接近正常即开始治疗的得益目前仍不明确。然而,CD4 细胞计数很低(低于 200),或病毒载量高的患者,即使他们没有任何症状亦应该治疗。在开始治疗之前,教育他们按照医师指示服用药物的必要性,不漏服药物,服用药物时尽量休息。坚持终生服用药物可能会很困难,因为这些药物有许多严重的和令人不快的副作用,且药物是非常昂贵的。由于服用抗 HIV 药物的不规律往往会导致药物耐药性,保健医生试图确保患者自愿能够坚持的治疗方案。

　　机会性感染的预防:如果 CD4 计数低,常规规定,应用防止机会性感染的药物。

- 如果每微升血液 CD4 计数低于 200 个细胞,给予防止肺囊虫肺炎的抗生素甲氧苄氨嘧啶-磺胺甲基异噁唑。这种抗生素也可以预防弓形体病,但可引起大脑局部损害。
- 如果每微升血液 CD4 计数低于 50 个细胞,采取每周服用阿奇霉素或每天服用克拉霉素或利福布汀,可以防止鸟分枝杆菌复合感染。
- 若要治愈球菌性脑膜炎或鹅口疮、口腔、食道或阴道念珠菌等真菌感染可能要服用抗真菌药物氟康唑很长时间。
- 反复发作口腔、唇、生殖道或直肠单纯性疱疹的患者需要予以长期抗病毒药物(如阿昔洛韦 acyclovir)以预防复发。

　　其他药物可改善艾滋病相关的乏力、消瘦。甲地孕酮(megestrol)和屈大麻酚(dronabinol)(一种大麻衍生物)可刺激食欲。许多艾滋病患者表示天然的大麻更有效,使用大麻刺激食欲在美国许多州都是合法的。合成代谢类固醇类(如睾酮)能显著地逆转肌肉组织的减少。在某些男性血睾酮水平是减低的,可用睾酮注射或敷贴在皮肤替代治疗。

预后

　　暴露于 HIV 并不总能导致感染,有些人长年反复暴露于艾滋病病毒也未感染。而且,某些 HIV 感染者 10 多年后情况仍然良好。有很少的艾滋病病毒感染者中,未经治疗已经无症状生存了 20 多年了。医生们目前仍未完全了解为什么有些人发病较其他人快得多,但一系列的遗传因素,似乎在影响着 HIV 的易患性和发展为艾滋病的进程。

　　如果不及时治疗,多数艾滋病患者可能:感染后最初几年内(每年)大约有 1% ～2% 的机会发展为艾滋病,之后如仍未治疗每年约有 5% 发展为艾滋病。接触此种感染后 10～11 年内如未治疗,约有 50% 感染者发展为艾滋病。如仍一直未给予治疗,如果他们活得足够长的话,大约有超过 95% 或所有的 HIV 感染者,最终都会发展为艾滋病。

　　在艾滋病流行早期,许多艾滋病患者在他们第一次住院后生活质量就会很快下降,他们生命剩余的大部分时间常常都得住在医院里。多数发展为艾滋病的患者在两年内死亡。然而,近年的治疗进展已把艾滋病变为一种更为稳定的,可以控制的疾病。很多患者在患艾滋病之后多年仍能保持正常的生活和工作。然而各种感染导致的疾病和昂贵的药物及其不良作用均会导致生活质量下降。对那些不能耐受药物或不能坚持服药的患者,又会恢复艾滋病的自然进程。尽管正在进行深入的治疗研究,但目前为止,要治愈艾滋病仍是不可能的。

性传播疾病

性传播疾病(性病,STD)是特异性感染性疾病,不完全是通过性接触在人与人之间传播的。

性传播疾病可能是由细菌,病毒,原虫感染导致的。

- 某些感染可以通过湿吻或亲密的身体接触传播。
- 一些感染可能扩散到身体的其他部位,有时会造成严重的后果。
- 使用安全套可以帮助预防这些感染。

性行为(包括密切接触)为病原体从一个人传播到另一个人提供了很好的机会。因为它为生殖器和其他体液密切接触和转移提供条件。性传播疾病(性病)是比较常见的。例如,估计美国每年报道分别有超过 36 万淋病患者和超过 100 万的衣原体感染患者,是两个最常见的性病。

性传播疾病类型

类 型	疾 病
细菌性	软下疳
	衣原体尿道炎
	宫颈炎
	淋病
	腹股沟肉芽肿
	淋巴肉芽肿
	性病
	梅毒
病毒性	生殖器疱疹
	生殖器疣(由人的乳头状瘤病毒造成)
	传染性软疣
	人免疫缺陷病毒(HIV)感染者或艾滋病
寄生虫(原虫)	滴虫性阴道炎
	昆虫
	耻骨头虱疥(穴居螨)

病因

从微小的病毒,细菌和寄生虫到可见的昆虫(如虱),许多感染性微生物均可通过性接触传播疾病。有些肝炎和沙门氏菌感染(导致腹泻)亦可以通过性活动传播,但他们通常以其他方式传播。因此,这些疾病不被认为是典型的性传播疾病。

传播途径:虽然性传播疾病通常是由于与受感染的性伴侣发生经阴道、口或肛门的性行为而引起,但是性活动并非是导致感染的必备条件。一些疾病可能通过以下方式传播:

- 湿吻或身体密切接触传播:如耻骨头虱,疥疮,传染性软疣
- 出生前或出生时的母婴传播:梅毒,疱疹,衣原体感染,淋病,人类免疫缺陷病毒(HIV)感染,人类乳头状瘤病毒(HPV)感染
- 乳汁传播:人类免疫缺陷病毒(HIV)感染
- 污染的医疗器械传播:艾滋病毒感染

临床表现

临床表现差异很大,但最先出现的症状通常涉及生物进入人体的区域。例如,在生殖器部位或口腔可能形成溃疡。有可能是阴茎或阴道排出分泌物或出现尿痛。

并发症:当性病不及时诊断和治疗,一些生物可以通过血液传播,感染内脏器官,有时会造成严重的甚至危及生命的问题。这些问题包括梅毒造成心脏和大脑感染,HIV 病毒感染致艾滋病,和因 HPV 感染致子宫颈癌。

在女性中,进入阴道一些生物病原体,可移动至子宫颈(子宫的下部),进入子宫,到达输卵管,有时到达卵巢。受损的子宫和输卵管可能会导致不育或错位妊娠(异位妊娠)。这种感染可能扩散到(腹膜)腹腔,引起腹膜炎。这些感染称为盆腔炎症性疾病。

在男性中,通过阴茎进入的微生物,可能会感染输尿管,因为尿液从膀胱经阴茎(尿道)排出。

慢性尿道感染可导致以下的并发症:

- 包皮收紧,不能从阴茎头拔露
- 尿道变窄,阻止尿液的流动
- 尿道和阴茎皮肤之间形成异常通道(瘘管)

偶尔微生物经过尿道,通过精子从睾丸(射精管,输精管)感染附睾(每个睾丸顶部的盘管)。在两性中,一些性传播疾病可以引起生殖器组织持续性肿胀,或感染直肠(直肠炎)。

诊断

医生通常会根据症状怀疑性病。医生可能会采取血液,尿液或阴道或阴茎的分泌物等样本检查确定涉及的微生物,从而明确诊断。该样本可以被送到生物实验室进行生长(培养)以帮助识别该微生物。有时候,基因检测明确生物体的独特的遗传物质是需要的。根据怀疑的 STD 种类不同,其他测试亦不相同。

预防

以下措施可以帮助防止性传播疾病:

- 定期和正确使用安全套
- 避免不安全的性行为,如频繁更换性伙伴及跟有多个

性伴侣的人发生性行为,包括妓女

- 包皮环切术(可降低艾滋病病毒由女性到男性的蔓延)
- 及时诊断和治疗性传播疾病(防止传染给其他人)
- 接着辅导或治疗性接触受感染的患者

唯一有疫苗的是 HPV 感染与 A 和 B 型肝炎

如何使用安全套

- 每一次性交使用一个新的安全套。
- 使用正确尺寸的安全套。
- 小心地拿避孕套,以免被指甲、牙齿或其他尖锐物体损伤;在阴茎勃起后以及在与性伴侣进行生殖器接触之前戴上避孕套。
- 将卷着的避孕套放置在勃起阴茎的前端。
- 留 1.5cm 的安全套的尖端收集精液。
- 用一只手挤压排出在避孕套前端内的空气。
- 如果未做过包皮环切术,在向后滚动戴上避孕套之前将包皮后翻;
- 以另一只手向后滚动避孕套直到阴茎根部,并排出其内的气泡;
- 确定性交时润滑液已经足够。
- 乳胶避孕套只能使用水基润滑剂。油基润滑剂(如凡士林,起酥油,矿物油,按摩油,身体乳液和食用油)能弱化乳胶,使安全套破裂。
- 在拔出阴茎时,在阴茎根部紧紧握住避孕套,而且在阴茎仍勃起时拔出以防阴茎滑脱出避孕套。

治疗

大多数性传播疾病可以得到有效的药物治疗。然而,一些新的细菌和病毒株,如艾滋病毒,对一些药物易产生耐药性,使治疗更加困难。随着新药物的开发,越来越多的人可成功治疗,但耐药性亦逐渐增加。正在接受治疗的细菌性 STD 患者,应该放弃和他们的性伴侣性交,直到感染被治愈。因此,性伴侣应进行检测,并同时进行治疗。

病毒性传染病,特别是疱疹,乙型肝炎和丙型肝炎,HIV 感染,通常持续一生。抗病毒药物可以控制,但所有这些感染一般无法治愈,除了 C 型肝炎有些人经过长时间的治疗,是可以治愈的。

软 下 疳

软下疳是由杜克雷嗜血杆菌感染所导致的一种性传播疾病,表现为痛性生殖器溃疡。在发达国家,软下疳是罕见的,但在发展中国家,它是导致生殖器溃疡的常见病因,常由妓女传播给男性患者。由于软下疳引起生殖器疱疹,受感染人群更有可能感染和传播人类免疫缺陷病毒(HIV)。

临床表现

症状开始于感染 3~7 天后。在生殖器或肛周形成小的有痛性水疱,然后很快破裂而变成浅溃疡。这些溃疡扩大并相连。腹股沟的淋巴结可有触痛、增大和融合在一起,从而形成脓肿。脓肿表面的皮肤可变得发红、发亮以及破损而排出脓液;其他部位皮肤亦可能形成溃疡。

诊断和治疗

医生发现患者生殖器溃疡而没有其他明显的病因时应怀疑软下疳。软下疳检测不太容易,但通过血液检查可以排除其他原因。软下疳的治疗,几种抗生素是有效的。包括:

- 单纯注射头孢曲松钠
- 单纯口服阿奇霉素
- 环丙沙星口服 3 天或红霉素口服 7 天

衣原体和其他感染

衣原体感染,是由沙眼衣原体(一种细菌)引起尿道和宫颈炎症的一种性传播疾病。不常见的,其他细菌,如解脲支原体、支原体等可引起尿道感染。

- 症状包括阴茎或阴道分泌物增多以及尿频、尿痛。
- 如果未重视或未经治疗的妇女中,这些感染可能会导致不孕不育,流产,异位妊娠的风险增加。
- 分泌物或尿液样品的 DNA 测试可以检测衣原体感染。
- 抗生素可以治愈感染,性伴侣应同时治疗。

一些细菌可以引起淋病相似的疾病。这些细菌包括沙眼衣原体,阴道毛滴虫,解脲支原体等几种类型的支原体。实验室可以识别衣原体,但难以确定其他细菌。因此,由这些细菌引起的感染被称为非淋菌性,非衣原体的感染,通常是尿道(尿道炎)。

沙眼衣原体感染是最常见的性传播疾病(STD)。在美国,2006 年报告超过 1 万例。因为该病感染没有症状,实际感染人数可能高出 4 倍。在男性中,大约一半的尿道感染不是由淋病衣原体所致。剩余男性的尿道感染可能是由解脲支原体引起。在女性中,衣原体几乎是所有非淋病性的化脓性宫颈感染的病原体。有时,男女双方同时有淋病和衣原体感染。

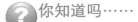

你知道吗……

沙眼衣原体感染是最常见的性传播疾病。因为衣原体感染和淋病经常一起出现,所以只要有一种感染就要同时接受两种疾病的治疗。

临床表现

衣原体尿道炎的症状出现于与受感染者性交后 7～28 天，男性感染者的典型表现是出现排尿时烧灼感。阴茎可能有清亮或混浊的分泌物。通常，非淋球菌性的分泌物比淋病的要稀薄一些，分泌物更少一些，症状轻微。但是清晨，阴茎口通常发红而且被干性分泌物粘住。偶尔，该病起病更为显著，排尿频繁，发现排尿疼痛和尿道排出脓液。

尽管多数女性衣原体感染者没有或仅有很少的症状，但确有一些患者有尿频和尿痛、下腹痛、性交痛和阴道排出黄色的黏液和脓液。

并发症：如果感染在妇女的生殖道扩散，它可能会感染卵巢和子宫输卵管。这种感染，输卵管炎或盆腔炎，可导致下腹剧烈疼痛。在一些妇女，腹腔（腹膜）里变得红肿。这种炎症，称为腹膜炎，导致更严重的下腹部疼痛，有时在肝周围的区域，有时在右上腹部。

肛门感染可引起直肠疼痛、压痛和排出黄色的脓液和黏液。

衣原体可能转移到眼睛，造成眼结膜感染（结膜炎）。

生殖道衣原体感染会导致关节的炎症，称为反应性关节炎（以前称为 Reiter 综合征）。反应性关节炎通常会影响几个关节，最常见受到影响的是下肢关节。炎症似乎是生殖道感染的免疫反应，而不是关节感染的传播。衣原体感染症状通常开始于最初感染后的 1～3 周。

如果衣原体病没有获得及时治疗，衣原体尿道炎的症状通常在 4～6 周内消失。然而，未治疗的感染可导致许多并发症。尤其是感染维持很长一段时间的妇女，并发症包括慢性腹痛的输卵管瘢痕。瘢痕将会导致不育和异位妊娠。男性衣原体病可引起附睾炎，从而出现阴囊单侧或双侧肿痛。在肠道中的其他细菌也有利于形成这些并发症，可能衣原体感染所致的区域性破坏。

医生通过症状怀疑是否存在这些感染，例如从阴茎或子宫颈排出分泌物。在大多数情况下，医生通过检测细菌的独特的遗传物质（DNA 或 RNA）和诊断衣原体。一般，使用从阴茎或子宫颈排出的分泌物作为样品。对于这些测试中的某些类型，可以使用尿液样本。因此，人们可避免拭子插入阴茎或盆腔检查获得样本的不适。使用相同的样品，若存在淋病，往往也可诊断。生殖器感染解脲等支原体的特异测试通常是不会进行的。感染患者出现特征性症状，若排除淋病和衣原体感染后，在某些情况下可考虑这些诊断。

筛选：由于沙眼衣原体感染是很常见的，许多感染的妇女没有任何症状，这些测试被推荐为年龄介于 15～25 岁的性活跃的女性性传播疾病常规筛查。

衣原体与解脲支原体感染的并发症
男性
■ 附睾感染
■ 尿道狭窄
女性
■ 输卵管感染（输卵管炎）
■ 盆腔内膜感染（盆腔炎）
■ 肝表面感染
男性和女性
■ 眼结膜感染（结膜炎）
新生儿
■ 眼结膜炎
■ 肺炎

治疗

衣原体和解脲支原体感染通常使用单剂阿奇霉素口服或至少口服 7 天的四环素、多西环素或左氧氟沙星。由于这些症状非常类似于淋病的症状，医师常使用头孢曲松之类的抗生素肌肉注射来同时治疗淋病，因为两个感染的症状是相似的，很多人都在同一时间双重感染。孕妇应使用红霉素来替代四环素或多西环素，四环素或多西环素必须避免在怀孕期间使用。如果症状持续或复发，治疗将会重复而且持续更长时间。

受感染者在完成治疗之前仍可通过性交传染其性伴侣。同样，受感染的性伴侣也可反过来使接受过治疗的患者再次感染。因而，应尽可能同时治疗性伴侣，如果可能的话，应避免性交，直到他们完成治疗。在 3～4 个月内，重复感染衣原体或其他性传播疾病的风险较高，因此在此时应重复进行筛查。

生 殖 器 疣

生殖器疣（尖锐湿疣）生长在阴道、阴茎或肛门，是由经性传播的人类乳头瘤病毒感染所致。

■ 某些类型的人类乳头瘤病毒（HPV）引起可见的生殖器疣，而其他类型造成不明显的疣，均能增加患癌症的风险。

■ 生殖器疣快速增长，有时会引起烧灼样疼痛。

■ 医生在其外观的基础上确定是否为可见的疣，他们检查宫颈和肛门是否有不明显的疣。

■ 疫苗可以防止大多数类型的可导致癌症的 HPV 感染。

■ 可见疣通常可以用激光去除，或通过冷冻或手术，但有时予药物治疗。

在美国，约 1.4 亿人患由人乳头瘤病毒引起的生殖器疣。据估计，有 24 亿人感染 HPV，每年 550 万人被感染。到 50 岁时约 50% 的女性已经感染了至少一次。大多数感染在 1 至 2 年内治愈，但仍有一些持续。持续感染会增加患某些类型的癌症风险。有超过 70 个已知类型的 HPV 病毒。某些类型会导致常见的皮肤疣。其他类型引起不同类型的生殖器感染：

外部（很容易看到）生殖器疣是由某些类型的 HPV，尤其是 6 型和 11 型造成的。这些类型为性传播病毒，可感染生殖器和直肠区域。

内部（不可见）生殖器疣：其他类型的 HPV，尤其是 16 型和 18 型可感染生殖器部位，但不会导致很容易看见的疣。它们造成宫颈或肛门微小的扁平疣，这些细小的区域只能通过叫阴道镜的放大设备才能观察到。尽管这些不易看到的病灶没有引起症状，但乳头瘤病毒进行性发展可增加宫颈癌、膀胱癌和直肠癌的风险，因此必须治疗。

HPV 也可以经口交传播，引起口腔感染和口腔癌的风险增加。

 你知道吗……
导致生殖器疣的病毒类型也可以导致癌症。

临床表现

男性患者中，最常见的感染区域是阴茎，尤其是包皮下（如果没有进行包皮环切术）。女性患者中生殖器疣常发生于外阴、阴道壁、宫颈和阴道周围皮肤。生殖器疣也可见于肛周和直肠内，尤其是进行肛交者。许多生殖器疣患者没有症状，但一些人偶尔感到烧灼痛。

疣通常出现于感染人类乳头瘤病毒 1~6 个月以后，开始时是细小、软、潮湿、粉红色或红色的肿块。它们快速生长而表现为粗糙的不规则肿块。有时这些肿块以细小的杆支撑而突起于皮面。成组的疣生长在同一区域，而其粗糙的表面类似于菜花。疣在孕妇、免疫系统受损的患者（如：感染艾滋病毒患者）中发展极为迅速。

诊断

生殖器疣通常通过其外观即可诊断。如果外观不寻常，出血，成为开放性溃疡（溃烂），或治疗后仍存在，应手术切除，并在显微镜下检查有无癌变。

如果女性子宫颈上有疣形成，行巴氏（PAP）测试以排除其他异常（如宫颈癌）。如果被诊断为生殖器疣，妇女应该每年两次行巴氏检测、子宫颈抹片检查和阴道镜（使用放大的仪器）检查其阴道和子宫颈，若发现任何异常，可及时识别和处理。

阴道镜检查是为了检查不太明显的子宫颈或肛门的疣。染色施加到病变区域，这样可以更容易看到疣。取自疣的分析样品可以使用聚合酶链反应（PCR）测试。这个测试会产生许多基因拷贝，这可能使医生确定 HPV 独

特的遗传物质（DNA）。这些测试可以帮助确定诊断和使医生能够识别 HPV 类型。

预防

HPV 的疫苗是防止两种类型的人乳头状瘤病毒（6 型和 11 型），其导致约 80% 的生殖器疣。这种疫苗也能防止两种类型的人乳头状瘤病毒（16 型和 18 型），被认为导致大部分（约 70%）子宫颈癌。HPV 疫苗已被推荐为 9 至 26 岁女童和妇女初次感染的预防。最好在 11 岁至 12 岁进行预防，给予三倍剂量。疫苗应在性活动前进行管理，但若是性活跃的女孩和妇女仍然应该接种疫苗。该疫苗用来防止 HPV 感染男孩和男人尚未成功。

由于这些疣的位置，避孕套不能完全防止感染。

治疗

如果免疫系统是正常的，即使不治疗亦往往最终控制人乳头状瘤病毒和消除疣。该感染经常在 8 个月后消失；不到 10% 的患者，其感染可持续超过 2 年。患生殖器疣的人若存在免疫系统功能减弱，治疗是必需的，而且疣通常容易复发。外部疣没有完全令人满意的治疗方法，一些治疗方法不舒服，而且留下瘢痕。外生殖器疣可通过激光、冰冻（冷冻疗法）或在局部麻醉下手术予以去除。鬼臼毒素、咪喹莫特或三氯醋酸可直接用于治疗疣。然而这种治疗需数周至数月，并可能烧伤周围皮肤，治疗常失败，治疗后皮肤会出现痛感。咪喹莫特乳剂较少产生烧伤，但可能疗效也较差。即使很明显治疗成功之后，疣还可能复发。

尿道疣可通过内镜手术（使用有伸缩性可视软管和手术附件的一种操作）予以切除。有时手术后还随之进行化学药物（5-氟尿嘧啶）局部注射。α-干扰素注射入疣有一定疗效，但需要每周数次注射而且持续许多周，费用也很昂贵。

所有的性伴侣应常规检查有无尖锐湿疣和其他性病和治疗，如果必要的话，性伴侣也应定期检查是否有 HPV 感染。

淋　病

淋病是一种由淋病奈瑟菌感染尿道、子宫颈、直肠、咽部和眼结膜等处内膜所致的性传播疾病。

■ 淋病通常是通过性接触传播。

■ 感染者从阴茎或阴道排出分泌物，可能有尿频和尿急。

■ 在极少数情况下，淋病可感染关节，皮肤，或心脏。

■ 镜检和分泌物培养或尿液样本的 DNA 测试用来检测是否感染。

■ 抗生素可以治愈感染。

在美国，1985 年淋病患者的数量达到高峰近 90 万，此后每年报道的患者数量已经下降了 75%，约在过去的

10 年,这个数字似乎已经趋于平稳,在 2006 年报告约 36 万例。

淋病几乎都是通过性接触传播。与感染者阴道性交后,女性传播给男性的机会是 20% 左右。从男性与女性的传播机会可能会更高。如果孕妇被感染,分娩过程中细菌可以扩散到胎儿的眼睛。然而,在最发达的国家,感染得到防治,因为分娩后所有的新生儿用眼药膏常规治疗。

很多淋病患者患有其他性传播疾病(性病),如衣原体感染,梅毒,人类免疫缺陷病毒(HIV)感染。

女性患者,该病还可沿阴道上行感染盆腔内膜,导致下腹痛和不孕。

> **你知道吗……**
> 如果孕妇患有淋病,胎儿的眼睛可能被感染,所以新生儿常规治疗以防止感染。

临床表现

男性淋病患者初起症状常出现于感染后 3~10 天,通常情况下,最初只在感染部位引起症状,但在某些人,感染可能通过血液传播至全身各处,尤其是皮肤和关节,或两者兼而有之。感觉尿道轻微不适,数小时后出现程度不等的排尿疼痛和尿道口外黄绿色的脓性分泌物。患者有尿频尿急,尤其是当病变扩散到上尿路时会更显著。尿道口可出现红肿。有时这种细菌蔓延至附睾(每个睾丸的顶部的盘管),有膨胀和触摸疼痛的感觉。

约 10%~20% 的感染的妇女很少或没有症状。因此,感染可能只在常规筛查时或诊断她们的男伴感染后检测到。直到感染后至少 10 天症状才会开始出现。有些女性觉得在生殖器部位只有轻微的不适和有脓性分泌物从阴道内排出。然而有些患者症状很重,可有尿频、排尿疼痛、阴道分泌物和发热。宫颈、子宫、输卵管、卵巢、尿道和直肠均可被感染。

常见细菌生殖道感染扩散到卵巢子宫连接管-输卵管。感染所致输卵管炎或盆腔炎,导致下腹剧烈疼痛,尤其是在性交时。在一些妇女,腹腔(腹膜)变得红肿。这种炎症,称为腹膜炎,造成整个腹部严重的疼痛。感染可能集中在腹部肝脏的周围。在右侧上腹部的部分感染可造成肝周炎或菲茨 Hugh-Curtis 综合征,引起疼痛。妇女有盆腔炎时,不孕不育及异位妊娠(宫外孕)的风险增加。

与受感染的伴侣进行肛交可导致直肠淋病。该病可导致排便痛苦,亦可有其他症状包括便秘、瘙痒、出血和从直肠排出分泌物。肛周可能变红、变粗糙,而大便可覆盖有黏液和脓液。当医生用一个观测管(肛门镜)检查直肠时,可能会在直肠壁上看到黏液和脓液。

与受感染的伴侣进行口交,可导致咽部淋病(淋菌性咽炎)。通常咽部淋病没有症状,但有时也可导致咽痛和吞咽困难。

如果眼接触到受感染的体液,可发生淋菌性结膜炎,导致眼睑肿胀和眼部流脓。患淋病的孕妇在分娩时可使其新生儿眼部感染。新生儿双眼常受感染。若不早治疗,可能出现失明。

婴儿和幼女的淋病常由于成人和青少年的性侵犯所致。症状包括:外阴激惹和红肿以及阴道脓性分泌物流出。如果合并尿道感染,儿童,尤其男孩可出现排尿疼痛。

极少数情况下,淋病可通过血液播散到单个或多个关节,导致关节肿胀、有触痛、剧痛和活动受限。感染关节的局部皮肤可能有红肿。血液感染可能导致发热、全身不适、单关节或多关节炎,游走性关节疼痛和皮肤上形成充满红色脓液的病灶,这种感染被称为播散性淋球菌感染或关节炎-皮炎综合征。

这些感染是可治愈的,但关节炎的恢复可能比较缓慢。

诊断

通过在显微镜下鉴定该细菌(淋球菌),医生常可立刻做出诊断。超过 90% 的男性感染者,可使用尿道口分泌物样本而确立诊断。常通过将小拭子深入尿道内数厘米而获得检测用的样本。相比之下,对宫颈分泌物样本的显微镜检查可靠性较差;淋球菌仅见于约 50% 的受感染妇女。分泌物样本同样被送往实验室进行培养,而培养在男女两性中均非常可靠,但比显微镜检查耗时更长。如果医师怀疑有咽部或直肠感染,这些区域的样本将被送去培养。

最近研发出来的可同时检测淋球菌和衣原体(经常同使存在)DNA 的方法具有很好的敏感性,而实验室可在单个样本中同时检测以上两种病原体。由于这些试验可检测两性的尿标本,因而可方便地用于筛查没有症状的患者或者那些不愿意接受生殖器标本采样的感染者。

因为患者可同时患一种以上的性传播疾病,医师可能会采血或生殖液检测患者是否有其他的性传播疾病如梅毒或 HIV 感染。

如果关节红肿,医生使用针从关节腔引流关节液,送实验室做培养和其他的测试。

治疗

单一的头孢类抗生素,如头孢曲松,肌肉注射或单剂量的头孢克肟口服,治愈大多数患者。故不再使用一些抗生素(如青霉素,环丙沙星,左氧氟沙星和氧氟沙星),因为很多的淋球菌菌株对他们产生抗药性。通常情况下,淋病患者也给予抗生素杀灭衣原体,因为人们往往同时感染淋病和衣原体。阿奇霉素单剂量应用最常用。如果人们对头孢菌素类过敏,单次高剂量的阿奇霉素治疗淋病和衣原体感染,但所需剂量往往会导致胃部不适。

如果通过血液传播的淋病，人们通常在医院治疗，并给于静脉注射抗生素。

如果治疗后症状复发或持续，医生需要获取标本进行培养以明确患者是否被治愈，并做药敏测试，以确定淋球菌是否对所使用的抗生素有抗药性。淋病的人应避免性活动，直至治疗完成，以避免感染性伙伴。应该检测在过去 60 天里所有与感染者接触过的性伴侣，有无淋病等性传播疾病，如果测试是阳性的，应及时治疗。2 个星期内暴露于淋病的患者，而无需等待测试结果即开始治疗。

腹股沟肉芽肿

腹股沟肉芽肿是由肉芽肿荚膜杆菌感染引起生殖器慢性炎症和瘢痕的一种罕见的性传播疾病。

在发达国家，腹股沟肉芽肿是极为罕见的，但在南部非洲，澳大利亚，巴布亚新几内亚，巴西和印度的部分地区比较常见。

症状

症状通常出现在感染后 1～12 周。首先出现的第一个症状是无痛，红色的结节，慢慢扩大成圆形，形成隆起肿块。在最初的感染部位附近一次性破溃形成的溃疡，这些部位包括：

- 男性的阴茎，阴囊，腹股沟和大腿
- 女性外阴，阴道和周围的皮肤
- 在男女双方脸
- 有肛交的人肛门和臀部

溃疡可能蔓延到其他部位。它们慢慢愈合，导致瘢痕。有时感染通过血液传播至骨骼，关节，或肝。

诊断和治疗

当患者居住在易发地区，或具有典型的感染性溃疡时应考虑此病诊断。为了明确诊断，医生可从溃疡上轻刮一些液体在显微镜下检查。口服甲氧苄氨嘧啶-磺胺甲基异噁唑或多西环素至少 3 周治疗有效。

性病性淋巴肉芽肿

性病性淋巴肉芽肿是由沙眼衣原体引起一种性传播疾病，导致腹股沟淋巴结肿痛，有时导致直肠感染。

引起性病性淋巴肉芽肿的沙眼衣原体其分型与引起非淋球菌性尿道炎和衣原体性宫颈炎的类型不同。该病主要见于热带和亚热带，而在美国并不常见。在西欧，感染已成为男同性恋者直肠感染（直肠炎）一个常见的原因。

症状开始于感染 3 天后。一个小的、无痛性、流液的水疱通常在阴茎上和阴道内出现。典型情况下，水疱转变为快速愈合的溃疡（经常在没有注意的情况下消失）。

接着，一侧或双侧的腹股沟淋巴结将变为肿胀和触痛。随着病情迁延或感染反复发作，淋巴管可能堵塞而导致生殖器组织肿胀。直肠感染可导致瘢痕形成，而引起直肠狭窄。

医生通过其特征性症状而怀疑性病性淋巴肉芽肿。通过血液检测针对沙眼衣原体的抗体可确诊。如果感染早期给予口服多西环素、红霉素或四环素治疗 3 周可获得快速愈合，若淋巴管不可逆的损害时会出现持续肿胀。

梅　毒

梅毒是由梅毒螺旋体导致的一种性传播疾病。

- 梅毒可以出现三个阶段的症状，阶段交替期间身体可保持健康。
- 第一阶段表现为感染部位的无痛性溃疡，在第二阶段，会导致皮疹，发热，疲劳，食欲不振。
- 如果不及时治疗，梅毒可损害心，脑，脊髓和其他器官。
- 医生通常会做两种类型的血液测试，用来筛选和确认感染。
- 青霉素可以消除感染，但人们可能再次感染。

在美国，统计新诊断的有症状的梅毒患病人数的第一次高峰出现在 1990 年，当时有大约 50 000 例。2000 年报告的只有约 6000 例，但这个数字 2006 年上升到约 9700 例。大多数患梅毒是男性，往往是生活在城市中的男同性恋者。黑人感染的比例是其他民族或种族的 3 倍。梅毒引起的症状分为三个阶段（初期，中期和晚期），有没有症状阶段（潜伏阶段）来交替。

梅毒在一期和二期时具有很强的传染性：与梅毒患者的单次性接触有 1/3 的几率被感染。该螺旋体通过黏膜（如阴道黏膜或口腔黏膜）或皮肤进入人体。数小时内，该螺旋体到达邻近的淋巴结，然后通过血液播散至全身。梅毒也可以通过其他方式传播，如梅毒可在怀孕期间感染胎儿，引起出生缺陷和其他问题。也可以通过皮肤接触传播。然而，细菌在人体外无法长期生存。

患有梅毒的人往往有其他的感染存在，包括其他性传播疾病（性病）。

临床表现

梅毒经过几期（一期、二期和三期）症状不断进展恶化。如果不进行治疗，梅毒感染可无症状持续数年而最终可导致心脏损害、脑损害和死亡。如果及早发现和治疗，梅毒可以治愈，没有永久性的损害。

初期阶段：一期梅毒时，常在感染灶（主要是阴茎、外阴或阴道）出现无痛性硬结或溃疡（硬下疳）。硬下疳同样可出现于肛门、直肠、口唇、舌、咽、宫颈及手指，偶尔也可能出现于身体的其他部位。硬下疳通常为单发，但偶尔也可能多发。梅毒的症状通常出现于感染后 3～4

周,虽然也可能出现于感染后第 1 周或感染后第 13 周。

硬下疳开始时为一红色小突起,很快发展为无痛性硬结。硬下疳一般不出血、触之质地很硬。邻近的淋巴结常肿大而且同样为无痛性。大约一半的女性和 1/3 的男性患者并未注意到硬下疳的存在。其他人亦常由于硬下疳很少引起症状而忽略它。男同性恋患者常发生口腔或直肠的硬下疳,经常被忽略。硬下疳通常在 3 ~ 12 周内愈合,其后患者表面上看起来完全健康。

二期梅毒:细菌在血液中传播,引起皮疹的扩散,淋巴结肿大和其他器官不常见的症状。皮疹常在感染后 6 ~ 12 周后出现。大约 25% 的感染者此时仍有正在愈合的硬下疳。该皮疹通常不痒,也不带来损害,而在外观上可能有多种表现。与其他疾病所致的皮疹不同,二期梅毒的皮疹通常出现于手掌或足底。该皮疹可能很短暂,也可持续数月。即使不治疗,该皮疹也会最终消失。然而新的皮疹又可在数周甚至数月之后再次出现。如果皮疹发生于头皮,毛发常呈斑片状脱落,呈虫蚀样外观。

隆起区域(扁平湿疣)可出现在皮肤与黏膜交界处(如口唇和外阴内缘)以及皮肤潮湿处。这些具有极高传染性的感染区域呈扁平形,常常会破溃,当治愈时,呈现暗红色或灰白色。超过 80% 的患者合并口腔溃疡。

二期梅毒是全身性疾病,可引起发热、乏力、丧失食欲和体重下降。约 50% 的患者可出现全身淋巴结肿大,而约 10% 可出现眼部炎症,眼炎通常无症状,但偶有视神经肿胀,而引起视物模糊。约 10% 患者发生骨关节炎症,有关节刺痛。在某些患者,巩膜和皮肤出现黄染,即所谓的黄疸,是由肝脏炎症引起。少数患者可出现头痛、或听觉、视觉障碍,是因为大脑、内耳和眼睛受到感染。

> 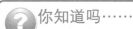 **你知道吗……**
>
> 只有一个性伴侣的人只有 1/3 的机会感染梅毒。
>
> 大约一半的女人和 1/3 的男人有梅毒早期症状但没有注意到。

患者在二期梅毒恢复后,接着进入潜伏期,此期患者尽管感染持续存在,但常无症状。该期可持续数年、数十年,甚至患者的余生。在潜伏期内,梅毒通常没有传染性。然而,细菌仍然存在,梅毒测试是阳性的。潜伏期被分为早期(如果初次感染发生在过去 12 个月内)或晚期(如果初次感染发生超过 12 个月以前)。

良性三期梅毒通常发生在初次感染后 3 ~ 10 年,有三种主要类型:良性三期梅毒、心血管梅毒和神经梅毒。现在良性三期梅毒已很少见。柔软、有弹性的新生物称为树胶肿,最常见出现于皮肤上,最常见于头皮,面部,上躯干,腿。他们也经常出现在肝脏或骨头上,几乎所有的

器官均可出现。它们可能会破溃,形成开放性溃疡。如果不及时治疗,树胶肿破坏周围的组织。在骨骼中,它们通常会导致穿透性的剧烈疼痛。这些肿块生长缓慢、逐渐愈合,并留下瘢痕。

心血管梅毒通常会发生在初次感染后 10 ~ 25 年。细菌感染心脏和连接到它的血管,包括主动脉(在体内的最大的动脉)。以下可能会导致:

- 主动脉壁扩张并变薄,形成的凸起(动脉瘤)。动脉瘤,可以压迫气管或其他胸部组织,造成呼吸困难,咳嗽,声音嘶哑。
- 心脏到主动脉的瓣膜(主动脉瓣)关闭不全。
- 把血液输送到心脏的动脉(冠状动脉)狭窄。

这些问题都可以引起胸痛,心脏衰竭,甚至死亡。

神经梅毒(影响大脑和脊髓)发生在感染后的 5 ~ 10 年,累及 5% 未经治疗的梅毒患者,但在发达国家罕见。神经梅毒引起脑和脊髓的严重问题,影响思考、行走和日常生活中的许多其他活动。有以下几种形式:

- **脑膜血管型**:大脑或脊髓的动脉发炎,导致慢性的脑膜炎。起初,患者可有头痛和颈部僵硬。可能会感到头晕,注意力不集中和记忆力减退,和失眠。可能有视物模糊。出现手臂,肩膀,最终双腿的肌力减弱,甚至瘫痪。这种形式可以引起中风发作。
- **麻痹痴呆型**:这种形式通常在患者 40 或 50 多岁开始。最初的症状是行为逐渐改变。例如,人们可能变得不那么注意个人卫生,和自己的情绪可能会发生突然的变化。他们可能会变得急躁,困惑不已。他们可能有夸大的妄想。头痛,失眠,注意力不集中,判断力差,疲劳是常见的。口腔、舌头、双手可出现震颤,甚至出现全身震颤。通常情况下,最终的结果是老年痴呆症。
- **脊髓痨型**:脊髓功能渐进地恶化。其初期表现为小腿的无规律性强烈刺痛。行走变得不稳定。患者可能会觉得自己正走在海绵上。患者通常瘦弱。勃起功能障碍是常见的。最终,出现排尿困难(尿失禁),有可能会出现瘫痪。

诊断

硬下疳或出现在手掌和足底的典型皮疹常使医师怀疑梅毒。确诊有赖于实验室检查结果。

- 有两种血液检查。第一种是初筛试验,如性病实验室检测(VDRL)或快速血浆反应素检测(RPB)。初筛试验并不昂贵而且易于操作,但由于在一期梅毒的最初 3 ~ 6 周内,梅毒存在结果可能为假阴性,因此这些试验可能需要重复进行。同时,由于其他疾病,初筛试验有时出现假阳性。因而,初筛试验阳性结果必须经第二种血液试验以确诊,而第二种试验是特异性检测针对梅毒螺旋体的抗体。初筛试验结果在治疗后转阴,而确诊试验一旦阳性,将会持续不变。

■ 在一期或二期梅毒时,梅毒也可能使用暗视野显微镜下诊断,通过获取患者皮肤或口腔溃疡液体,涂片在专门的光学显微镜下检测梅毒螺旋体而诊断梅毒。黑暗的背景下显得明亮的细菌,使它们更容易识别。在潜伏阶段,只能通过血液和脑脊液的抗体检测来确诊梅毒。

■ 在三期梅毒,诊断根据症状和抗体检测结果。根据存在不同的症状,完成相应的测试。例如,胸部 X 射线或其他成像测试检查有无主动脉动脉瘤。如果怀疑是神经梅毒,脊髓穿刺(腰穿)是必要的,以获得脑脊液进行抗体检测。

治疗与预后

对于所有阶段的梅毒,注射用青霉素是最好的抗生素。对一期和二期梅毒,青霉素单次给药已经足够,但是也有一些医师在一周内还会再次给药。对于二期梅毒,总要使用第二剂青霉素。青霉素同样被用于治疗潜伏期梅毒和所有类型的三期梅毒,但可能需要三次给药,每次间隔 1 周左右。如果梅毒影响眼睛、内耳或脑,可给予静脉青霉素,每 4 小时一次,持续 10～14 天,对青霉素过敏者,每日注射头孢三嗪一天 1 次,共 10 天,或口服多西环素 14 天。

因为一期和二期梅毒患者能将疾病传染给他人,所以在他们及其性伴侣完成治疗之前,必须避免性接触或采取严密防护措施。对于一期梅毒患者,其前 3 个月的所有性伴侣均有受感染的风险。对于二期梅毒患者,其前一年的所有性伴侣处于风险之中。属于这些类别的性伴侣需要对其血标本进行抗体检测。若检测结果为阳性,则需要治疗。也有一些医师不等检测结果而简单地治疗梅毒患者的所有性伴侣。

超过一半的早期梅毒患者,尤其是二期梅毒患者,在初次治疗 2～12 小时后就会有反应。这一反应被称为赫氏反应(Jarisch-Herxheimer reaction)。该反应归因于梅毒螺旋体成百万骤然死亡。赫氏反应的症状包括全身不适、发热、头痛、发汗、寒战和原有梅毒病灶加重。偶尔有神经梅毒患者出现癫痫发作或瘫痪。这些症状通常是暂时的,在 24 小时内消退,而很少导致永久损害。

治疗后,定期进行检查和血液化验,直到没有检测到病毒感染。一期、二期和潜伏期梅毒的预后很好,大多数患者没有症状。由于已经存在的器官损害常无法逆转,有脑或心脏损害的三期梅毒预后差。其梅毒已经治愈的患者不会获得对梅毒螺旋体的免疫力,而可能再次受其感染。

滴　虫　病

滴虫病是由阴道毛滴虫(原虫)感染阴道或尿道所致的一种性传播疾病。

■ 女性可能有黄绿色,泡沫状,腥气味阴道分泌物并伴随生殖器部位的疼痛。

■ 男性不太可能有症状,但阴茎可能有泡沫,脓样分泌物,可能有尿频和尿痛。

■ 在显微镜下检查分泌的样本通常使医生能够识别感染。

■ 单剂量的抗生素治愈大多数女性,但大多数人需要使用抗生素 7 天。

阴道毛滴虫通常会导致女性阴道的性传播疾病(STD)和男性、女性泌尿道的性传播疾病(STD)。女性更容易出现症状。在生育年龄的女性约 20% 出现阴道毛滴虫病(滴虫性阴道炎)。许多有毛滴虫病的人也有淋病或其他性传播疾病。

临床表现

在女性中,这种感染通常开始于黄绿色,泡沫,腥气味阴道分泌物。在一些妇女,分泌物是轻微的。外阴可能有刺激和疼痛感,性交过程可能是痛苦的。在严重的情况下,外阴及周围皮肤发炎,阴唇肿胀。如发生在膀胱感染,可出现尿痛和尿频。泌尿系统及阴道的症状可能单独或同时出现。

大多数男性的尿道毛滴虫病没有或只有轻微症状,但他们仍然可以传染给他们的性伴侣。通常在清晨有些人有泡沫、脓样分泌物从阴茎排出,排尿时疼痛,小便的冲动频繁。在极少数情况下,附睾(每个睾丸的顶部上的盘管)和前列腺被感染。

你知道吗……

大约 1/5 的妇女会有阴道滴虫病。

大多数男性患有滴虫病并没有症状,但他们可能传染给他们的性伴侣。

诊断

在妇女出现阴道感染,男性出现尿道感染,并在他们的性伴侣身上亦出现时,医生应怀疑滴虫病。

病原体在男性比女性更难以检测。在女性,诊断通常可以迅速通过检查阴道分泌物显微镜样本,并确定。如果结果不明确的,将样品培养数天。在男性中,从阴茎端部取得分泌物(早晨排尿前)的样本可以在显微镜下检查,或送到实验室进行培养。偶尔的显微镜检查尿液也可明确滴虫,但如果做尿培养,诊断更明确。

因为很多有毛滴虫病的病人也有淋病或衣原体感染,因此通常也做了其他性传播疾病的测试。

治疗

采取单剂量的甲硝唑或替硝唑(抗生素)口服,治疗高达 95% 的感染妇女。但是,她们的性伴侣必须同时治疗,否则妇女可能再次被感染。单剂量治疗男性是否有效还不清楚。但是,男人通常服用抗生素后 7 天治愈。

如果同时应用甲硝唑可引起恶心,皮肤潮红。该药物也可能会导致在口中有金属味,恶心,或白血细胞的数目减少。服用此药的女性可能更容易受到阴道酵母菌感染(念珠菌性阴道炎)。甲硝唑在怀孕期间最好避免服用,至少是在怀孕前 3 个月。

受感染的人直到感染治愈前应杜绝性交,否则他们可以感染他们的性伙伴。

其他性传播疾病

某些细菌(志贺菌、弯曲菌和沙门菌)、病毒(甲肝、乙肝和丙肝病毒)和寄生虫(贾第鞭毛虫和其他阿米巴原虫)有时可在性交过程中传播,但它们通常以其他方式传传播。这些微生物,除了乙型和丙型肝炎病毒,通常在人们消化受污染的食物或水时感染消化道从而获得感染。在消化系统生物大量繁殖,并随粪便从身体中排出。例如在他们可以通过在肛交过程中接触受感染人的肛门或粪便传播。症状取决于机体功能,可有腹泻、发热、腹痛或腹胀、恶心、呕吐及黄疸。这些感染经常复发,尤其是有多个性伴侣的男性同性恋。有些感染不引起症状,但可导致严重的长期并发症,如:慢性乙型肝炎和慢性丙型肝炎。

皮 肤 疾 病

皮肤生物学

皮肤是人体的最大器官。它具有许多重要的功能，包括体温调节，维持水和电解质平衡，痛觉和触觉。皮肤的屏障功能能够使外界的危险物质不能进入体内，并且保护机体免受紫外线的损伤。另外，皮肤的颜色、肤质和纹理具有个体差异性。任何皮肤功能或外观的异常改变都可能给身心带来严重影响。

结构和功能

皮肤分三层：表皮层，真皮层和脂肪层（又称做皮下层）。每层有其各自独特的功能。

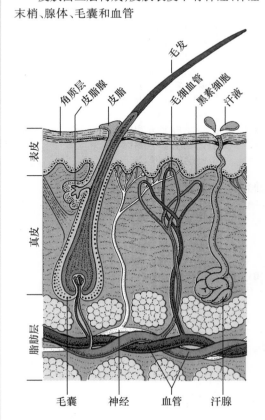

皮 肤 结 构

皮肤由三层构成，皮肤表皮下有神经、神经末梢、腺体、毛囊和血管

表皮：表皮位于皮肤的表面，它很薄，但是很坚韧。大多数表皮细胞是角质形成细胞。他们形成于表皮最下面的基底层。新生的角质形成细胞缓慢地向表皮的最上层迁移。一旦到达皮肤表面，便角化形成角质层。此时又有从表皮底层向上生发的新生的细胞不断代替它们。

表皮的最上层是角质层，具有疏水性。当角质层完整时，能够阻挡大部分的细菌，病毒和其他外界物质进入体内。表皮（连同皮肤其他各层）也保护着体内器官，肌肉，神经及血管免受损伤。在需要更多保护的地方（例如手掌和足跖），角质层要更厚些。

黑素细胞散在分布于表皮的基底层。黑素细胞能够产生黑色素，使皮肤呈现出各种肤色。当然，黑色素最主要的功能是过滤阳光中的紫外线。紫外线能够损伤DNA，导致一系列的损伤，包括皮肤癌。

表皮中还有朗格汉斯细胞。它是皮肤免疫系统的一部分。朗格汉斯细胞不但能够识别外源物质，保护机体免受感染，而且在皮肤变态反应中也发挥着作用。

真皮：真皮是皮肤的第二层，由致密的纤维和弹力组织构成（主要是胶原，弹力蛋白和原纤维）。这些物质使皮肤具有弹性和韧性。真皮有神经末梢，汗腺，皮脂腺，毛囊和血管。

神经末梢感受痛觉，触觉，压力觉和温度觉。某些部位皮肤的神经末梢会比较多，如指尖和足趾，有丰富的神经末梢，因此对触觉非常敏感。

汗腺在受热和紧张时会分泌汗液。汗液中含有水、盐和其他化学物质。汗液的蒸发有助于降低体温。腋窝和外生殖器处等特殊部位的汗腺（顶泌汗腺）分泌一种黏稠的油性的汗液，当被皮肤上的细菌分解时会产生一种特殊的体味。

皮脂腺分泌油脂进入毛囊。油脂能够保持皮肤的湿度，弹性，并可作为皮肤屏障抵抗外来物质。

身体各部位的毛发是由毛囊产生的。毛发不但是人体外观的一个重要的组成部分，而且还承担着许多重要的功能，如调节体温，保护皮肤免受伤害，增强皮肤的感觉功能。毛囊还包含干细胞，能够修复损伤的表皮。

真皮血管供给皮肤营养并能够调节体温。遇热血管扩张，使皮肤表面血液循环增加，以带走热量。遇冷血管收缩，以保持体温。

神经、汗腺、皮脂腺、毛囊和血管在身体的不同部位数量不尽相同。如头皮有很多毛囊,而足跖就没有毛囊。

脂肪层:真皮下是脂肪层。它有助于隔绝体外温度,有缓冲和储藏能量的作用。脂肪层含有脂肪细胞,聚集在纤维组织构成的框架内。不同部位脂肪层厚薄不一,如眼睑的脂肪层为 1～2 毫米,而在一些人腹部和臀部,脂肪层则可厚达十几厘米。

年龄的影响

随着年龄的增长,表皮和真皮会变得越来越薄。皮下脂肪也随之变薄。这将导致一系列的影响和美容问题。随着皮脂腺分泌的减少,皮肤会变得干燥,缺乏弹性。皮肤的神经末梢数量下降,皮肤感觉变得迟钝。皮肤中汗腺和血管数量也在减少,导致皮肤散热能力下降。黑素细胞数量也随着年龄的增长而减少,导致对紫外线的抵御能力下降。所有这些改变导致皮肤容易受到外界的损伤,并且难以愈合。阳光是大多数皮肤损害的罪魁祸首,最主要的损害是老化。长时间的暴露于阳光之下会产生皱纹,不规则的色斑,棕色或者红色的斑点,以及皮肤粗糙。

第 186 节

皮肤病的诊断和治疗

一般而言,很多表现在皮肤上的问题都仅仅局限在皮肤上。当然,也有很多时候是某一全身疾病的表现。因此,医师在诊断皮肤疾病时,也必须考虑多种可能的疾病。因此,医生可能要对看皮肤病的患者进行血液检查或其他的实验室检查来寻查潜在的内科疾病。

诊　断

皮肤科医师只需通过观察就能诊断许多皮肤疾病。需要观察的体征包括皮损的大小、形状、颜色、位置以及是否具有或者不具有其他的症状和体征。尽管病人自己发现的皮损范围可能很小,但为了充分进行检查,医生通常会要求病人脱去全部衣服。

有时,医师必须取一小块皮损组织做活检,然后在显微镜底下观察组织形态。这种检查通常在局部麻醉后用手术刀,剪刀或者活检钻来割取一块皮肤。标本的大小取决于皮损的部位、类型和需要做的检查的类型。

当可能有皮肤感染时,例如真菌感染、细菌感染、病毒感染或者螨虫,医生要从皮肤上刮取标本做显微镜检查。有时还需要做特殊染色。标本还可送到实验室进行培养。技术人员把标本放在培养基里(一种能够让微生物生长的物质)。如果标本内有细菌、真菌或病毒,它们能在培养基中生长,并能够被鉴别出来。

伍德氏灯经常用于检查可疑的皮肤感染。检查时医生在暗室里使用紫外线灯(就是通常所说的黑光)照射病人的皮肤。紫外线灯会使真菌或者细菌发出各种颜色的荧光。紫外线还能够使皮肤的色素加深,因此一些色素异常的皮肤病,如白癜风,疗效能够更加清晰可见。

皮肤试验:皮肤试验包括斑贴试验,点刺(针刺)试验,皮内试验。如果医生怀疑皮疹是由于过敏引起的,就可以进行皮肤试验来查找原因。

斑贴试验:将可疑物质置于远离发病部位的地方(通常是在前臂)。当怀疑是香料,洗发香波或者室内其他物质引起的过敏时,斑贴试验会非常有用。

斑贴试验方法:将许多可疑的过敏原样本用胶带置于皮肤上(一般是在后背)。48 小时后将贴有过敏原的胶带从后背上揭下来,观察皮肤的反应;96 小时后再次评估皮肤的反应。一般来说,皮肤对可疑过敏原发生反应需要几天的时间。如果皮肤起红斑,瘙痒,则表明皮肤可能对这种物质过敏。但是要注意,有时皮肤的反应可能是可疑物质对皮肤的物理刺激引起来的,并不是真正的过敏反应。

点刺试验:将一滴过敏原溶液滴在皮肤上,然后用针头刺破皮肤,使少量过敏原溶液进入皮肤。30 分钟后,皮肤可能会发生红斑或(和)风团。

皮内试验:将一滴过敏原溶液注射到皮下。如果注射部位出现红斑、水肿,则说明发生了过敏反应。

尽管很少发生,但是点刺试验和皮内试验有可能引起严重的过敏反应,甚至有可能危及生命。因此,这类试验应当由受过训练的医护人员来操作。

皮损的医学名称

皮肤萎缩：皮肤变薄如纸，起皱纹。

大疱：直径大于 5 毫米的充满液体的水疱。

痂：覆盖在皮肤表面的干涸的血液、脓或渗出液。任何皮肤受损的部位都可以形成痂。

囊肿：有囊壁的空心的皮肤肿物，内容物是液体或者固体物质。

糜烂：皮肤部分或全部缺损，在皮肤感染、严重压迫、刺激或高温损伤后形成。愈后不留瘢痕。

表皮抓痕：由搔抓、摩擦或针刺引起的线形皮肤缺损。

皮损：皮肤各种异常改变的通称。

苔藓样变：皮肤变厚，皮沟变深，皮嵴突起。苔藓样变由长期搔抓形成。

斑疹：任何形状、不突出表面的皮肤颜色改变，直径不超过 5 毫米。如红斑，葡萄酒色斑，雀斑等。斑片是比斑更大的损害。

结节：实质性隆起的团块，位置更深，比丘疹更易感觉到。通常是圆形的。有时可形成于皮下并向皮面突出。

丘疹：直径不超过 5 毫米的实质性隆起。如疣、昆虫咬伤、皮赘和某些皮肤癌都是丘疹。

斑块：直径大于 5 毫米的扁平、隆起性损害，可由丘疹融合而成。

脓疱：含有脓液的水疱。

鳞屑：由表皮上剥落的异常死亡细胞形成，似鳞屑状。银屑病、脂溢性皮炎和很多其他疾病都可产生鳞屑。

瘢痕：皮肤受损伤后增生的纤维组织（瘢痕形成）代替正常的皮肤。瘢痕的形成是由于真皮受到损伤造成的。

毛细血管扩张：皮肤内血管增粗迂曲，在皮肤表面扭曲变形。压迫后变白。

溃疡：类似糜烂，但更深，损伤的部位达真皮。引起的原因与糜烂相同。愈后留有瘢痕。

水疱：是充满液体的隆起性损害，直径小于 5 毫米。大疱是直径大于 5 毫米的水疱。如带状疱疹、水痘、烧伤和过敏可形成水疱和大疱。

风团：皮肤急性水肿引起的柔软的，海绵状的团块，为一过性损害。通常急性发作，并在 24 小时内消退。可以是由药物过敏反应、昆虫咬伤或皮肤接触某些物质引起。

治　疗

外用药物（直接应用于皮肤的药物）主要用于治疗皮肤病。系统用药通常经口服或者注射作用于全身。如果需要在受累部位使药物达到很高浓度，医师可以在受累皮肤下直接注射药物（皮内注射）。

外用药物的剂型

药物的有效成分与药物的基质混合在一起形成外用药物。基质决定药物的性状（例如是否黏稠，是油性的还是水性的），以及药物的有效成分是保留在皮肤表面或是穿透进皮肤。相同的药物成分与不同的基质混合可以形成软膏、霜剂、洗剂、溶液、粉剂、油剂、泡沫剂或凝胶，并且可以制备出不同浓度的外用药物。

软膏：软膏含有大量较黏稠的油脂和很少的水分，感觉油腻，较难洗掉。皮肤需要润滑和保湿时宜使用软膏。软膏通常比霜剂能更好地使药物成分渗透到皮肤里。因此，软膏比药物浓度一样的霜剂药效更强。软膏比霜剂对开放性皮损（如糜烂或者溃疡）的刺激要小一些，比凝胶、洗剂、溶液的刺激性更小。

霜剂是最常用的剂型：是油在水中的乳化剂（少量的油混合在水中），就是通常所说的水包油（软膏正好相反，是少量的水混合在油脂中）。霜剂很容易涂抹，可以通过涂搽完全进入皮肤而不留痕迹。霜剂的刺激性很小。

洗剂与霜剂类似，但含有更多的水分。它实际上是以水或者是以油和水为基质的细微粉末的悬浮液。洗剂中的药物成分比软膏、霜剂或者凝胶的渗透性要差一些，因此洗剂的疗效要比其他剂型差一些。但是洗剂也有自己的优势。洗剂使用方便，特别适用于多毛的皮肤，需要冷却或干燥的皮肤以及有渗出的皮损，如接触性皮炎，足癣等。

洗浴和浸泡：通常在皮损面积比较大的时候使用洗浴和浸泡的方法（即药浴-译者注），通常采取坐浴的方式，用于治疗不太严重的皮肤病，如痔疮（原文如此）。药浴时不要使用穿透性强的药物，因为很难掌握给药的剂量。

溶液：是含有可溶性药物的液体。最常用的溶剂有酒精、丙二醇、聚乙二醇和纯水（原文如此，中文中溶液是专指药物的水溶液-译者注）。溶液使用起来很方便，但是容易使皮肤干燥而不是保湿。当然，这样比较适合有渗出的皮损。由于基质的不同，溶液有可能对皮肤产生刺激，特别是酒精和丙二醇溶液，对于开放性伤口的刺激性更大。

粉剂:是药物的干粉形式。它常用于防止间擦部位皮肤之间相互摩擦,例如在足趾或臀部间,腋窝、腹股沟或乳房下。粉剂可用来干燥被水分浸渍变软的皮肤。粉剂可以与药物的有效成分(如抗真菌药物)混合在一起使用。

凝胶:是很稠的水或者酒精做基质,不含油和油脂。皮肤吸收凝胶制剂不如吸收含油或油脂的剂型好。凝胶对开放伤口有相当的刺激性,对皮肤起不到安抚作用。

外用药物的类型

外用药物可以被分为互有重叠的几种类型:清洁剂、保护剂、保湿剂、干燥剂、止痒剂、抗炎剂、抗感染剂和角质剥脱剂。

清洁剂:主要的清洁剂有肥皂、去污剂和溶剂(一种液体物质,可以溶解其他物质)。肥皂是最常用的清洁剂。当然,去污剂也常使用。某些肥皂会使皮肤干燥,另一些含乳脂的肥皂可以使皮肤不会太干燥。

婴儿香波是很好的清洁剂,对皮肤刺激小、因此适用于清洁创伤、切割伤和擦伤的创面。银屑病、湿疹和其他鳞屑性疾病患者也可用婴儿香波清洗皮肤,去除皮屑。当然,有渗出的皮损一般只需用水和温和的肥皂清洗。去污剂和强效肥皂会刺激创面。

清洁剂中可加入各种化学物质。例如某些肥皂中加入了抗菌剂。抗菌肥皂不会改善卫生状况或预防疾病。常规使用会使皮肤的正常菌群失调。去头皮屑的香波或洗剂可含有双硫氧吡啶、二硫化硒或焦油提取物,有助于治疗皮肤脱屑、湿疹和头皮银屑病。

水是清洁剂的主要溶剂。其他溶剂包括汽油溶剂,能清洁皮肤上不能被肥皂和水清洗的污物,如沥青。少量酒精可以在注射和静脉点滴前使用,来清洁皮肤。在不方便洗手的情况下,酒精凝胶可以用于常规的手卫生。其他溶剂如洗甲水(去除指甲油)、汽油、油画溶剂一般不用于清洁皮肤。这些溶剂会溶解皮肤自然产生的油脂,造成皮肤干燥和刺激,而且可能被皮肤吸收,引起中毒。

保护剂:各种各样的制剂都有助于保护皮肤。油膏和软膏形成油脂膜可以保护擦伤和受刺激的皮肤并可以保持皮肤湿润。粉剂可防止皮肤之间或皮肤与衣物之间的摩擦。合成水胶体敷料可保护褥疮和其他擦伤的皮肤。防晒霜和遮光剂能阻止、吸收或者滤过有害的紫外线。

保湿剂:保湿剂(润肤霜)能够保持皮肤的水分和油。使用这类保湿剂的最佳时间是皮肤湿润的时候,如洗澡后立即使用。保湿剂一般含有甘油、矿物油或矿脂,可以是洗剂、霜剂、软膏和沐浴油。某些更强劲的保湿剂含有化学物质如尿素、乳酸、羟基乙酸等。

干燥剂:皮肤皱褶部位过分潮湿可能造成浸渍,特别是在皮肤摩擦部位,在炎热潮湿的天气容易发生。通常

受影响最多的部位是足趾或臀部之间,腋窝、腹股沟和乳房下。这些潮湿的部位为微生物大量繁殖提供了有利的环境,特别是真菌和细菌。

滑石粉是最常用的干燥剂。滑石粉从皮肤表面吸收水分。很多滑石粉制剂只在气味和包装上不同。玉米淀粉是另一种优质干燥剂。一般情况下更倾向用滑石粉,但对婴儿是例外。因为婴儿偶尔会吸入这些粉末,此时玉米粉比滑石粉对呼吸的危害要小些。

含铝盐的溶液也是干燥剂,通常在药店就可以买到。医生处方含铝盐的溶液主要是用于治疗多汗症。

收敛剂是一种收缩血管的液体干燥剂。最常用的收敛剂是含有铝盐的溶液(醋酸铝溶液或者硝酸铝溶液)。常采用湿敷或者浸泡的方式,用于治疗有感染的湿疹,有渗出的皮损和褥疮。金缕梅也是受欢迎的非处方的收敛剂。

止痒剂:皮肤疾病常伴有瘙痒。瘙痒和轻度的疼痛有时可以使用缓解剂来治疗,如炉甘石、桉油醇、樟脑、薄荷醇、氧化锌、滑石粉、甘油和钙剂。这些都是非处方药。

抗组胺药可以阻断某些类型的过敏反应。其外用制剂可以缓解与过敏有关的瘙痒。多虑平是一种有效的外用抗组胺制剂。苯海拉明有时也用在外用药制剂(有很多这样的非处方外用制剂),但是由于有可能够引起皮肤局部的过敏反应,因此并不推荐使用。当然,口服抗组胺药不会引起过敏反应,因此抗组胺药能主要用于口服,而不是外用。

抗炎剂:主要的外用药是皮质类固醇,用于减轻炎症(肿胀、瘙痒和潮红)。皮质类固醇对毒素、金属、衣物或其他物质以及湿疹引起的过敏性或炎性红斑最有效。由于它对抗细菌和真菌感染的效果较差,以及会使伤口延迟愈合,因此通常不用于感染部位或伤口。对于痤疮样皮损,局部外用激素药膏一般没有什么效果,有时反而会引起痤疮样皮疹。皮质类固醇有时也与抗真菌药物混合使用,在去除真菌感染的同时减轻红斑和瘙痒。

外用皮质类固醇的剂型有洗剂、霜剂、软膏、溶液、泡沫剂、油膏和凝胶。霜剂的效果是最好的,使用时需轻轻揉搓直到完全消失。一般来说,软膏是最强效的。制剂中皮质类固醇的类型与浓度决定了最终的疗效。非处方的氢化可的松浓度最高可达1%;浓度在0.5%或更低时效果就比较差。更强效的皮质类固醇制剂则需要医生处方。医师在治疗皮肤病时,通常首先使用强效皮质类固醇药膏;随着皮疹的改善,逐步改用弱效的皮质类固醇药膏。一般来说,外用的皮质类固醇时,每天至少量涂抹2~3次;但是强效的外用的皮质类固醇每天只能用1次。

在皮肤薄嫩的部位(如面部)以及皱褶部位(如腋下和腹股沟),使用外用的皮质类固醇时要格外小心。在这些敏感部位一般要使用弱效的皮质类固醇药膏,而且

不要超过一周。在任何部位的长期使用(超过 1 个月)都有可能导致皮肤的副作用的发生,如皮肤萎缩,痤疮样皮疹,有时还有可能发生对激素的过敏反应(接触性皮炎)。面部使用中效或者强效激素时,可能会导致口周皮炎(口周,下颌的红斑,有时也可能发生在眼周);而使用弱效激素时则较少出现这种情况。儿童大面积或者长时间使用强效激素时,有可能发生肾上腺功能的抑制,特别是在应用封包疗法时。

如果需要更大剂量时,或者局部使用效果不佳时,可在受累皮肤下面注射皮质类固醇,或者是采用胶带封包,增加药物的吸收和疗效。另一种增加药物浓度的方法是使用塑料薄膜,例如,用聚乙烯薄膜涂上霜剂或软膏,保留过夜。封包增加了皮质类固醇的穿透性,由此提高药物的疗效。这种方法一般在严重银屑病和湿疹时使用。外用激素的封包疗法的副作用有:痱子,皮肤萎缩,毛细血管扩张,细菌或者真菌感染。

一些草药也具有抗炎的作用,尽管其疗效并未得到确认,但在临床上使用得比较广泛。草药和"纯天然"制剂一般不是标准化的产品,容易使皮肤过敏或者刺激皮肤。常用的制剂有甘菊和金盏花。

焦油制剂:焦油制剂是煤炭生产的副产品,能够减缓皮肤细胞的分裂速度,可用于治疗鳞屑性皮肤病(如银屑病)。其副作用有:皮肤刺激,毛囊炎,污染衣物,光感(对阳光敏感)等。在感染部位不能使用。

抗感染剂:病毒、细菌、真菌和寄生虫都能感染皮肤。到目前为止,防止皮肤感染的最好方法是用肥皂和水仔细清洗皮肤。更强的消毒剂只用于医师和护士消毒皮肤,以防和病人发生交叉感染。抗菌剂通常是在手术前用于消毒皮肤,以降低皮肤表面的细菌数量,防止发生术后感染。一旦发生皮肤感染,可以根据感染的类型或者细菌药敏试验,局部或者系统使用敏感的抗生素。抗感染剂包括抗细菌剂,抗真菌剂和杀虫剂。

局部外用抗菌剂有如下一些应用:克林霉素和红霉素有时用于治疗痤疮,可以作为一线药物,也可以作为辅助用药。莫匹罗星可以用于治疗脓疱疮(皮肤的金葡菌感染)。多粘菌素和杆菌肽经常用于手术后预防皮肤感染,以及小的烧烫伤和擦伤。尽管普遍认为外用抗生素药膏是比较安全的,但是还是有一些副作用的。例如,新霉素(外用抗生素药膏中常见的成分)常常会引起皮肤过敏。

外用抗真菌剂对于各种皮肤真菌感染(例如脚气)都有很好的疗效。但是,外用药膏对于指甲的真菌感染疗效很差。一般需要口服抗真菌药物治疗甲的真菌感染(通常是特比奈芬)。但是,即使是口服抗真菌药,甲真菌病的复发率也很高。

杀虫剂(如苄氯菊酯和马拉松)通常用于治疗虱子感染和疥虫。

非抗生素的抗菌剂包括:碘溶液(如聚维酮碘和氯碘羟喹),龙胆紫,银制剂(如磺胺嘧啶银和硝酸银)以及吡硫翁锌。碘常用于手术前的皮肤消毒。龙胆紫理化性质比较稳定,价格也比较便宜。银制剂抗细菌的效力很强,对于治疗烧伤和溃疡效果很好。一些治疗创伤的敷料就是用银制剂浸润的。吡硫翁锌有抗真菌的作用,是一些药物性洗发剂中常见的成分,用于治疗真菌感染引起的头皮屑。治疗创伤一般都使用银制剂,而不使用其他的抗菌剂。其他的抗菌剂对皮肤都有刺激性,会破坏皮肤组织的再生。

角质剥脱剂:角质剥脱剂可以使皮肤软化,加速角质形成细胞的脱落。水杨酸和尿素都是常见的角质剥脱剂。

不同浓度的水杨酸制剂分别可以治疗银屑病,脂溢性皮炎,痤疮以及各种疣。水杨酸的副作用比较常见,包括:灼痛,皮肤刺激。大面积外用时还可能因系统吸收而导致中毒。因此应当尽量避免给儿童和婴儿使用。

尿素常用于保湿,缓解瘙痒,减少鳞屑,常用于足跟部的皮肤增生(掌跖角化和胼胝),毛周角化症(过敏性体质的人上肢伸侧和大腿的干燥性丘疹)和严重的皮肤干燥(鱼鳞病)。其副作用也是皮肤刺激和灼痛,也不能大面积使用。

敷料:敷料能够保护伤口,促进愈合,增加药物的吸收,而且能够保护衣物。敷料分为非封闭性的(空气能够接触伤口)和封闭性的(伤口被敷料密闭,隔绝空气)。

非封闭性敷料:最常见的是纱布。纱布能够最大限度地允许空气接触伤口,使伤口保持干燥。非封闭性敷料用溶液浸湿后(通常是盐水)可以清洁伤口,去除坏死组织和痂皮。当敷料上的液体蒸发后揭去敷料。一些干燥的物质就附着在敷料上。

封闭性敷料:封闭性敷料可以增加药物的吸收和疗效(副作用也随之增加)。常见的封闭性敷料有:透明的不透水的薄膜,如聚乙烯,以及有弹性的,透明的半透膜。水凝胶敷料常用于加速皮肤溃疡的愈合。氧化锌明胶对于皮肤炎症和下肢溃疡(淤积性皮炎患者常见)很有效。封闭性敷料有时也用于严重的银屑病,特应性皮炎,红斑狼疮的皮损,慢性的手部湿疹等。

其他的封闭性敷料可用于保护伤口,促进烧伤的愈合。医生们最近发现,如果使用封闭性敷料来保持伤口的湿润,有几种类型的开放性伤口愈合得更快,更彻底。这些敷料能够使伤口保持适当的湿度,并可为新生的皮肤组织提供生长的骨架。这些敷料有的是一些复杂的商业化的产品,有的就是简单的凡士林膏,以及涂于绷带上的抗生素油膏。

瘙痒症和非感染性皮疹

瘙痒和皮疹可以由感染、刺激或免疫反应引起。某些皮疹最常见于儿童，而其他的皮疹基本发生于成年人。有时免疫反应是由人们所接触或食用的物质激发，但许多时候免疫系统会不明原因的发生反应进而产生皮疹。

大多数非感染性皮疹的诊断主要依靠皮疹的形态。皮疹的病因不能通过检查血液确定，其他的检查也很少使用。但是，慢性皮疹，尤其是那些对治疗无反应的，医师可以采用皮肤活检检查，即通过外科手术切取一小块皮肤置于显微镜下检查。而且，如果医师怀疑病因是接触过敏时，可以采取相应的皮肤试验。

瘙　痒　症

瘙痒（瘙痒症）是一种本能地想搔抓的感觉。

■ 皮肤疾病、某些疾病、药物、妊娠、皮肤干燥、接触刺激物和搔抓均能引起瘙痒。

■ 典型症状包括皮肤干燥、剥脱、鳞屑或可见的昆虫叮咬。

■ 诊断依靠症状、皮肤过敏试验、血液检查、停止使用药物，有时也可以采用皮肤活检或皮肤划痕试验。

■ 简单的半温水沐浴、润肤霜、抗组胺药、皮质类固醇软膏以及某些其他类别的药物均能缓解瘙痒。

瘙痒可以由皮肤病或全身性疾病（系统疾病）引起，引起剧烈瘙痒的皮肤病包括寄生虫感染（如疥疮、螨或虱）、昆虫叮咬、荨麻疹、特应性皮炎、变态反应性皮炎和接触性皮炎。这些疾病通常也产生皮疹。引起瘙痒的全身性疾病包括肝脏疾病、肾功能衰竭、淋巴瘤、白血病和其他血液疾病。甲状腺疾病、糖尿病和恶性肿瘤的患者偶尔也会出现瘙痒。但是，这些疾病引起的瘙痒通常没有皮疹。

很多药物可引起瘙痒，包括巴比妥类、吗啡、阿司匹林以及其他任何能够导致患者过敏的药物。

妊娠最后几个月常常发生瘙痒。妊娠瘙痒通常不一定表明有异常，但也可由轻度的肝脏疾病引起。

接触毛质衣物、化学溶剂或化妆品等刺激物时也常常会引起瘙痒。皮肤干燥（干燥症），特别是老年人，可引起剧烈的、大范围的瘙痒。寒冷的天气或过久浸泡在水中会使皮肤干燥。热水浴常常加重瘙痒。

搔抓可刺激皮肤，导致瘙痒加重，形成瘙痒—搔抓—瘙痒的恶性循环。用力搔抓可引起皮肤发红和抓痕。在一些人中，即便是轻度的搔抓也会产生隆起的、红色的能使瘙痒加重的抓痕。长期的搔抓与摩擦可使皮肤增厚和产生瘢痕。

诊断

医师要弄清瘙痒的原因以便消除它。病因常常是明确的，如昆虫咬伤或毒素的作用。而持续时间长达数天或来去频繁并无明显原因的瘙痒往往需要试验检查。如果怀疑是过敏反应引起的，也应进行皮肤试验。如果考虑由全身疾病引起的，通常应该抽血检查肝、肾功能和血糖水平。此外，也应检查嗜酸性粒细胞（白细胞的一种），因为嗜酸性粒细胞计数增高意味着有过敏反应。有时，医师让病人停止服用一种或一种以上的药物来观察瘙痒是否减轻。皮肤活检，即切取一小块皮肤组织置于显微镜底下检查，这种方法和皮肤划痕可以帮助确定病因，包括感染性病因。

治疗

对任何原因引起的瘙痒而言，沐浴时间应短一些，水温应偏凉或半温，少用或不用肥皂。沐浴后应将皮肤轻轻拍干，而不是使劲擦干。许多有瘙痒症状的病人在浴后正确使用非处方保湿剂收到了较好的治疗效果，保湿剂应是无色无味的，因为含有香料的添加物可能会刺激皮肤，甚至引起瘙痒。指甲，尤其是儿童的，应剪短，以减少搔抓时对皮肤的伤害。于患处外涂抹具有舒缓作用的化合物如薄荷醇、樟脑、炉甘石、桉油醇或钙剂也有效果。

口服抗组胺药物可减轻瘙痒。一些抗组胺药如羟嗪和苯海拉明常会引起嗜睡和口干，主要在睡前使用。其他抗组胺药如氯雷他定和西替利嗪，通常不会引起嗜睡。一般来说，不要使用含有抗组胺药的霜剂（如苯海拉明），因为它们本身会引起刺激反应。

皮质类固醇霜剂能减轻炎症反应和控制瘙痒，当瘙痒范围局限时可以使用。某些原因产生的瘙痒，如毒素因素，可以使用强效的皮质类固醇霜。但是只有弱效的皮质类固醇可以应用于面部，如 1% 的氢化可的松，因为强效皮质类固醇可使这些敏感部位的皮肤变薄。而且，强效皮质类固醇霜剂长期大面积使用可导致严重的药物不良反应，特别是婴幼儿使用时，这些药物可被吸收入血。在身体大面积瘙痒的某些情况下可口服皮质类固醇。

根据情况，可采用特殊的治疗方法。如真菌、寄生虫或细菌感染引起的瘙痒，可能需要外用或全身用药。外用药物是直接用在患处。全身用药是通过口服或注射的方法分布到全身各处。

皮 肤 干 燥

正常的皮肤能保持水分以使自身柔韧。为阻止水分丢失,皮肤的外层含有油脂,这减缓了水分蒸发并且保持皮肤深层滋润。如果这层油脂减少了,皮肤就会变得干燥。

皮肤干燥(干燥症)较为常见,特别是中年以后。常见的原因是天气寒冷和频繁洗澡。洗澡洗去了皮肤表面的油脂,使皮肤变得干燥。干燥的皮肤容易受刺激,常常导致瘙痒——有时会脱落小鳞片和鳞屑。脱屑最常出现在下肢。摩擦和搔抓干燥的皮肤容易引起感染并遗留瘢痕。

有一种严重的皮肤干燥称为鱼鳞病。鱼鳞病可能是遗传病或由一系列其他的疾病引起,如甲状腺功能低下、淋巴瘤和艾滋病。

治疗单纯性皮肤干燥的关键是保持皮肤湿润。减少洗澡次数可保留皮肤上的保护性油脂。包含凡士林、矿物油或甘油的保湿软膏或霜剂也可保持皮肤的水分。粗制肥皂、去污剂和某些保湿剂中的香料对皮肤有刺激作用,可使皮肤更干燥。

有鳞屑时,用含有水杨酸、乳酸或尿素的溶剂或霜剂有助于去掉鳞屑。对于某些严重的鱼鳞病患者,使用含有维生素 A 类物质的霜剂如维甲酸,有助于去除过多的鳞屑。

皮　炎

皮炎(湿疹)是表层皮肤的炎症,引起瘙痒、水疱、潮红、肿胀,并常有渗出、结痂和脱屑。

- 已知的因素包括接触某种特殊物质、某些药物、静脉曲张、持续摩擦和真菌感染。
- 典型症状包括红色发痒的皮疹、水疱、丘疹、溃疡、渗出、结痂和剥脱。
- 诊断基于典型的症状,通过斑贴试验的结果、皮肤病理、寻找可疑的药物、刺激物或感染来确诊。
- 避免接触已知的刺激物和过敏原以减少发生皮炎的危险。
- 根据病因与具体症状对症治疗。

皮炎是一个广义的名词,包括所有能引起瘙痒性红斑的疾病。湿疹有时也叫皮炎。有些类型的皮炎只影响身体的特定部位,而另一些则可能在全身任何部位发生。有些类型的皮炎有确切的病因,而其他的则原因不明。不管怎样,皮炎是皮肤对严重干燥、搔抓、刺激物或致敏物发生反应的方式。通常,致敏物质直接接触皮肤,但有时致敏物质也可以是吃的食物。无论什么情况下,不断地搔抓和摩擦最终都会导致皮肤增厚和变硬。

皮炎可能是对刺激物的短暂反应。在这种情况下,可能会发生皮肤瘙痒或发红的症状,持续大约几个小时或一两天。慢性皮炎持续时间较长。由于手部经常接触外来物质,足部又处在由袜子和鞋形成的温暖潮湿的环境中,十分有利于真菌生长,所以双手和足部皮肤特别易患慢性皮炎(真菌感染主要导致足癣及癣菌疹,而不是直接导致慢性皮炎——译者注)。

慢性皮炎可以是接触性皮炎、真菌感染导致的皮炎、其他未经恰当诊断与治疗的皮炎或可能是几种不明原因的慢性皮肤病之一。由于慢性皮炎在皮肤上产生裂隙和水疱,所以任何类型的慢性皮炎都有可能导致细菌继发感染。

接触性皮炎

接触性皮炎是因直接接触某一致敏物质引起的皮肤炎症。皮疹局限于某一特定的部位,常界限清晰,自觉瘙痒明显。

接触物质通过两种机制中的一种引起皮肤炎症:刺激(刺激性接触性皮炎)或变态反应(变应性接触性皮炎)。

刺激性接触性皮炎占所有接触性皮炎的80%,发生于化学物质对皮肤造成直接的损伤之后。症状是刺痛感重于瘙痒。典型的刺激物是酸、碱(如排水管除垢剂)、溶剂(如指甲光洁剂中的丙酮)、强碱性肥皂和植物(如圣诞红和辣椒)。某些化学物质能在几分钟内引起皮肤改变,而另一些物质则需要较长时间的接触才能够引起皮肤改变。不同人的皮肤对刺激物有着不同的敏感度。对某些人来说即便是很温和的肥皂和清洁剂长期或频繁接触也有可能会刺激皮肤。

变应性接触性皮炎是机体免疫系统对皮肤接触刺激物的反应。有的人接触一次即可致敏,有的人则在接触多次才致敏。当人体对某物质敏感后,再次接触可在4~24小时内引起瘙痒和皮炎;而有些人,特别是老年人,可能3~4天都不起反应。

数千种物质可引起变应性接触性皮炎。最常见的包括存在于植物中的如毒素、橡胶(乳胶)、抗生素、香料、防腐剂以及某些金属(如镍、钴)。约10%的妇女对镍过敏,珠宝饰物引起的皮炎很常见。有时人们接触(或暴露于日光下)某种物质几年都未出现问题,而后突然发生变态反应。甚至使用油膏、霜剂和洗剂治疗皮炎时也可引起变态反应。人们在工作时接触某些材料也可引起皮炎(职业性皮炎)。

某些时候,患者在接触某种物质后再暴露于日光下而引起接触性皮炎（光变应性或光毒性接触性皮炎）。这类物质包括防晒霜、刮须后所用的洗剂、某些香水、抗生素、焦油和油脂。

临床表现与诊断

无论任何病因或类型，接触性皮炎都可引起瘙痒和皮疹。瘙痒通常很剧烈，但皮疹表现多形性，为从轻微、短暂发红到严重肿胀和大疱。一般皮疹都是很小的水疱。皮疹只限于接触部位。但是皮疹最初出现在较薄、敏感的皮肤上，以后才出现于较厚或者接触致敏物较少的皮肤上，让人觉得皮疹在扩散。接触患者皮损或水疱疱液不会使其他人或自身其他未接触部位发生接触性皮炎。

明确接触性皮炎的病因不是一件容易的事。一定要考虑患者的职业、爱好、家庭责任、外出休假、衣着、外用药物、化妆品以及家庭成员的活动等。大部分人并不留意他们的皮肤接触过的所有物质。皮疹最初出现的部位通常是个重要的线索，尤其是皮疹发生于接触某件衣服、饰物或曝光部位的时候。但是，患者会不知不觉地将手接触过的致敏物转移到面部，可能使更敏感的面部皮肤发生了过敏反应而手却没有反应。

当怀疑是香水、洗发水或其他日用品引起的过敏反应时，采用"使用试验"方法检测一般有效，即将可疑物涂抹在离原发皮损较远的区域（通常为前臂）。

如果医师怀疑为接触性皮炎，但没有详细的发病过程，不能明确病因时，可以做斑贴试验。该试验是用一些含有易致敏物质的小贴片贴于皮肤，1～2 天后（标准程序是 2～3 天后——译者注）看它们下面是否出现皮疹。斑贴试验虽然有效，但却很复杂。患者可能对很多物质都敏感，并且他们在斑贴试验中有反应的物质可能不是此次引起他们过敏的物质。医师必须根据患者可能接触过的物质来决定选用哪些物质来做试验。

接触性皮炎的常见原因
化妆品　去毛化学药品、指甲油、指甲光洁剂、除臭剂、保湿剂、修面剂、香水、遮光剂。
金属化合物（珠宝饰物中的）　镍
植物　毒葛、槲叶毒葛、美国毒漆、豚草、报春花、蓟
皮肤霜中的药物　抗生素（磺胺、新霉素）、抗组胺药（苯海接明、异丙嗪）、麻醉药（苯佐卡因）、防腐剂（硫柳汞）、稳定剂
服装制造业用的化学药品　鞣革剂、橡胶催化剂和抗氧化剂（手套、制鞋、内衣和其他装饰品）

毒 葛 皮 炎

大约有 50%～70% 的人对毒葛、毒栎树和毒漆树中含有的植物油漆酚过敏。类似的油脂也存在于腰果壳、树叶、树液、芒果皮和日本漆中。一旦人们接触这些油脂而致敏，下次再接触时就会引起接触性皮炎。

油脂会很快被皮肤吸收，但存留在衣服、工具和宠物皮毛上的在长时间内仍保持活性。燃烧植物产生的烟也含有这种油脂，某些人可能对此产生变态反应。对毒素过敏常呈家族聚集性。

症状在接触后 8～48 小时内开始，包括严重的瘙痒、红色皮疹和很多细小或很大的水疱。典型水疱沿着植物刷过皮肤的痕迹成一条直线。皮疹可能在不同的时间出现在不同的位置，可能是因为反复接触被污染的衣物或其他物品，也可能因为某些部位的皮肤比其他部位更敏感。水疱疱液本身不具传染性。瘙痒和皮疹持续 2～3 周。

识别并避免接触这些植物是最好的预防措施。在轻微接触前可以用一些市售的隔离霜和乳液，但不能完全防止皮肤对油脂的吸收。这种油脂可以穿透乳胶橡胶手套。如立即用肥皂和水冲洗皮肤能阻止对油脂的吸收。强效溶剂如丙酮、酒精和各种商业化产品，可能也无更好的效果。通过口服药物或服用常青藤叶子也没有效果。

治疗可以减轻症状，但不能缩短皮疹的周期。最有效的治疗是皮质类固醇。小面积的皮疹可于皮疹处外用强效皮质类固醇，如去炎松、氯倍他索和双氟拉松。面部和外生殖器部位只能用弱效皮质类固醇，如 1% 氢化可的松。病人皮疹面积大或有严重的面部肿胀时可口服大剂量皮质类固醇激素。冷湿敷或醋酸铝液可用于大疱处。口服抗组胺药可减轻瘙痒，但很少使用含抗组胺药的洗剂或霜剂。

预防与治疗

接触性皮炎可以通过避免接触致敏物来预防。如果接触了致敏物，应该立刻用肥皂和清水冲洗。如果一直要暴露在有致敏物的环境中，戴手套和穿防护服可能有用。隔离霜也有一定的作用，可隔离一定的物质如毒葛、环氧树脂接触皮肤。脱敏注射或药物诱发治疗对接触性皮炎均不能有效的预防。

只有停止接触致敏物，治疗才会有效。一旦致敏物被清除，皮肤发红现象通常在一周后消失。小水疱可能会持续渗出并结痂，但不久后会干燥。残屑、瘙痒与暂时的皮肤肥厚现象可能会持续数天或几周。

瘙痒现象可以通过外用药或口服药物缓解。此外，小面积的皮炎可用浸透凉水或醋酸铝（Burow 溶液）的纱布或薄布湿敷舒缓，一天数次，每次一小时。大面积的皮炎可进行短时间的凉水盆浴，加不加胶状燕麦均可。医师可对大疱进行引流，但不要弄破水疱。

特应性皮炎

特应性皮炎是一种慢性、瘙痒性、浅表性炎症性皮肤病，常发生于患有花粉症或哮喘及有这类疾病家族史的患者。

特应性皮炎是最常见的皮肤病之一，在美国约有9%～30%的儿童或青少年患此病。几乎66%的患者在一岁前患过此病，90%在五岁前发病。在这些人中，约有半数会在青春期痊愈，其余的则持续终身。

医师不知道是什么原因引起的特应性皮炎，但患特应性皮炎的患者通常伴有多种变态反应性疾病，尤其是哮喘、花粉症和食物过敏。由于特应性皮炎不是对一特定的物质过敏，所以与上述疾病的联系尚不清楚。特应性皮炎没有传染性。

很多情况可以使特应性皮炎病情加重，包括情绪紧张、温度或湿度变化、细菌性皮肤感染以及接触刺激性衣物（尤其是毛织品）。对某些婴幼儿来说，食物过敏可激发特应性皮炎。

临床表现

婴幼儿可在面部、头皮、尿布区域、双手、手臂、足部或腿部出现皮肤潮红、渗出以及结痂的皮疹。可出现身体皮肤的大面积累及。在年龄稍大的儿童和成人，皮疹常出现（或复发）在一个或几个部位，特别是双手、上臂、肘窝或膝窝。

尽管皮疹的颜色、程度和部位因人而异，但都有瘙痒。瘙痒常导致不能控制的搔抓，并触发瘙痒-搔抓-瘙痒的恶性循环，使病情加重。搔抓与摩擦又会伤及皮肤，为细菌进入打开通道并引起感染。

特应性皮炎患者感染单纯疱疹病毒（通常是小范围的、轻微疼痛的细小水疱可能发生严重的播散性皮炎、水疱和高热（疱疹样湿疹）。

诊断与治疗

医师应根据典型皮疹特征和是否有变态反应的家族史进行诊断。尚无治愈方法，但瘙痒可通过外用药或口服用药来缓解。某些治疗措施对病期的好转有所帮助。避免接触已知的刺激皮肤的物质或对其敏感的食物能预防皮疹的发生。皮肤应保持湿润，可以使用市售保湿剂、凡士林或植物油。保湿剂最好在沐浴后立即使用，这时皮肤是潮湿的。

特殊的治疗包括外用皮质类固醇油膏或霜剂。为了避免患者长期使用皮质类固醇，医生有时会在一段时期内外用凡士林制剂一周或更长时间，来替代皮质类固醇的使用。含有免疫系统调节药物的油膏或霜剂（如他克莫司或吡美莫司）对特应性皮炎也是有帮助的，并且能降低长期应用皮质类固醇的需要。有些医师将这些药物作为一线用药。使用皮质类固醇片剂是对顽固病例的最后办法。

光疗法（暴露在紫外光下）可能对成年人有益。该治疗很少推荐用于儿童，因为它有远期的副作用，包括皮肤癌和白内障。

对严重的病例来说，可以通过口服环孢素、硫唑嘌呤、骁悉或者注射 γ-干扰素来抑制免疫系统。

脂溢性皮炎

脂溢性皮炎是一种慢性炎症性皮肤病，表现为头皮、面部或偶尔其他部位的黄色、油腻鳞屑。

脂溢性皮炎病因尚不明确，好发于婴幼儿（通常在出生后前3个月内）和30～70岁人群。本病好发于男性，常呈家族聚集性，病情冬季加重。脂溢性皮炎也常见于约80%的艾滋病患者中。

临床表现

脂溢性皮炎起病缓慢，表现为头皮干性或油腻性鳞屑（头皮屑），有时伴有瘙痒但无脱发现象。在较严重的病例中，沿发际、耳后、耳道、眉毛、鼻梁、鼻周、胸部和上背部出现淡黄色至淡红色鳞屑状丘疹。小于一个月的新生儿可出现一种黄色厚痂的头皮疹（乳痂），并且有时耳后会出现黄色鳞屑，面部有红色丘疹。顽固性尿布疹常常伴有头部皮疹。年龄较大的儿童和成年人可在皮肤上形成一个较厚的、坚韧的大片鳞屑性皮疹。

治疗

头皮屑可用吡硫翁锌、二硫化硒、抗真菌药、水杨酸和含硫的香波或焦油来治疗。通常每隔1天使用1次直至皮炎得到控制，以后每周使用两次。酮康唑软膏一般也有效。对于有较厚鳞屑和痂皮的成年人，可外用皮质类固醇或水杨酸药膏以浴帽封包过夜，可使厚痂松解。

治疗常需持续数周。如果停止治疗后皮炎复发，可重新开始治疗。外用皮质类固醇也能用于头部和其他患处。面部只能用弱效皮质类固醇，如 1% 氢化可的松。即使是弱效皮质类固醇也必须谨慎使用，因为长时间使用可使皮肤变薄并引发其他问题。

婴儿和少儿头皮有较厚鳞屑时，可在睡前用软牙刷将含2%水杨酸的矿物油轻轻搽于皮疹处，也可每天用刺激性小的婴儿香波洗头，并用 1% 氢化可的松霜搽头皮。

钱币状皮炎

钱币状皮炎是一种顽固，常伴瘙痒的炎症性皮肤病。皮疹以细小水疱、结痂和鳞屑性钱币形斑疹为特征。

钱币状皮炎病因尚不清楚。多数发生在中年人，常伴有皮肤干燥，冬季最常见。可在无任何明显原因的情况下起病和消退。

皮疹开始时为圆形斑片、瘙痒性丘疹和水疱,然后出现渗出并形成痂。皮疹可以泛发,多见于四肢的伸侧和臀部,也可出现在躯干。

大部分患者应用保湿剂后效果不错。其他治疗方法包括口服抗生素、外用皮质类固醇的霜剂和注射剂、光疗法(暴露于紫外光下)。但所有的方法对治疗效果通常都不太令人满意。

全身性剥脱性皮炎

全身性剥脱性皮炎(红皮病)是一种严重性皮肤病,引起全身皮肤表面发红、皲裂,并覆有鳞屑。

某些药物(特别是青霉素、磺胺、异烟肼、苯妥英和巴比妥类)可引起这种疾病。对于有些病例,这种疾病是其他皮肤疾病的并发症,如特应性皮炎、银屑病和接触性皮炎。某些淋巴瘤(淋巴结癌)也可以引起全身性剥脱性皮炎,很多病例病因不明。

临床表现与诊断

剥脱性皮炎可迅速起病也可缓慢发生。首先,全身皮肤表面变红发亮,继而皮肤出现脱屑,增厚,有时有结痂。可有毛发,指甲脱落,有些患者出现瘙痒和淋巴结肿大。尽管很多病人有发热,但由于皮损处丢失了大量热量,患者仍会感到寒冷。受损皮肤部位有大量的体液和蛋白渗出,抵御感染的能力很差。

由于剥脱性皮炎的症状和皮肤感染性疾病类似,医师应取皮肤标本和血液标本送检,以排除感染性疾病。

治疗

早期的诊断与治疗对防止因皮肤感染和体液、蛋白丢失而危及生命是十分重要的。

严重剥脱性皮炎患者一般需要住院并给予抗生素(抗感染),静脉输液(补充经皮肤丢失的体液)和营养支持治疗。护理包括药物应用与加热毯控制体温。凉水浴后涂敷凡士林纱布有助于保护皮肤。在其他治疗无效或病情恶化时可给予皮质类固醇(如泼尼松)口服或静脉给药。应避免使用任何能引起皮炎的药物或化学制品。如果是淋巴瘤引起的皮炎,对淋巴瘤的治疗有助于消除皮炎。

淤积性皮炎

淤积性皮炎是一种下肢淤血和积液造成的炎症。

淤积性皮炎易发生于有静脉曲张(膨大、扭曲)和肿胀(水肿)的患者。好发部位常为足踝部但会向上扩散至膝部。最初,皮肤发红并出现轻度鳞屑,几周或几个月后,皮肤变为深褐色。最后,皮肤破损区域可能会分解而形成开放性伤口(溃疡),特别是近踝关节处。溃疡有时会有细菌感染。淤积性皮炎可使患者感到腿部瘙痒和肿胀,无疼痛感。但溃疡常有疼痛。

治疗

应针对防止踝周静脉淤血进行长期治疗。在坐位时,应抬高患肢至高于心脏水平。穿合适的弹力袜(收缩长筒袜)也可以防止血液淤积和减少肿胀。百货商店卖的弹力长筒袜是无效的。

对新近发生的皮炎,可用有安抚作用的敷料,如浸水或醋酸铝溶液(Burow 溶液)的纱布垫,可以保持皮肤清洁,防止感染,且使皮肤感觉舒适。如果症状加重,出现温度升高、潮红、小溃疡或流脓,此时可用吸收作用更好的敷料。皮质类固醇霜剂也有帮助,常与氧化锌糊剂联合使用,使用时涂一薄层即可。皮质类固醇不能直接用于溃疡面,因为这样会影响溃疡愈合。

如果患者有大面积溃疡,此时可以用含有特殊分子成分的水胶体或水凝胶敷料。只有皮肤已经感染的情况下才可使用抗生素。有时,溃疡面非常大时可以移植身体其他部位皮肤来覆盖。

有些患者可能需要 Unna 糊靴,一种装有含锌明胶糊的弹力编织裹物。这种裹物类似铸件但比铸件要软,变硬时用于踝和小腿部位。靴子限制肿胀并保护皮肤免受刺激,糊剂有助于皮肤的愈合。开始时靴子每两到三天换一次,以后可一周换一次。溃疡愈合后,患者晨起前都应使用弹力支架。无论是否穿戴 Unna 糊靴,减少肿胀(常伴有压迫)对溃疡的愈合十分必要。

淤积性皮炎患者的皮肤很容易受到刺激。抗生素霜剂、急救(麻醉)霜、酒精、金缕梅、羊毛脂或其他化学药物都不应使用,因为可能加重病情。

局限性搔抓性皮炎

局限性搔抓性皮炎(慢性单纯性苔藓,神经性皮炎)是皮肤表层的一种慢性瘙痒性炎症。

局限性搔抓性皮炎是由于在皮肤局部的长期搔抓引起。搔抓可引发更剧烈的瘙痒,形成“瘙痒—搔抓—瘙痒”的恶性循环。有时搔抓并无明显的原因。有时搔抓是始于接触性皮炎、寄生虫感染,或是其他情况。但患者常常在刺激因素消失一段时间后仍搔抓不止。医师对该病病因尚不明确,但精神因素占有重要作用。此疾病与过敏无明显关系。女性患者多于男性,常见于亚洲人和土著美洲人中。好发年龄为 20～50 岁。

临床表现与诊断

局限性搔抓性皮炎可发生在身体的任何部位,包括肛门(肛门瘙痒)和阴道(外阴瘙痒),但最常见于头部、手臂和腿部。在早期,皮肤外观正常但伴有瘙痒。以后由于搔抓和摩擦,皮肤形成干燥、脱屑的色素沉着斑。

医师应查明最初引起瘙痒的可能过敏原或疾病。当发生在肛周或阴道周围时,应查清是否由蛲虫、滴虫、痔疮、局部分泌物、真菌感染、疣、接触性皮炎或银屑病等引起。

治疗

为了消除症状,患者首先必须停止对患处进行搔抓和摩擦,然后加以标准的止痒治疗。使用浸有皮质类固醇的外科绷带(早晨使用,夜间更换)有助于缓解瘙痒和炎症,并能保护皮肤不被搔抓。还可在皮下注射长效皮质类固醇来控制瘙痒。

若发病部位在肛周或外阴时,皮质类固醇霜效果最好。可在霜剂外敷以氧化锌糊剂保护皮肤。糊剂可用矿物油清除。

口周皮炎

口周皮炎是一种发生在口周和下颌部的红色丘疹性皮损,类似于粉刺或玫瑰痤疮。

该病病因不明,主要发生于 20～60 岁的女性。口周皮炎因无黑头和白头(粉刺)可以与痤疮相鉴别。口周皮炎可能与玫瑰痤疮难以区别,但是细小水疱和皮肤鳞屑的症状有助于鉴别。玫瑰痤疮其他方面的症状也可以帮助与口周皮炎进行鉴别诊断。

治疗可以选择口服四环素或其他抗生素。如果这些抗生素不能消除皮疹,或病情特别严重时,用治疗痤疮的药物异维 A 酸可能有所帮助。皮质类固醇和某些油性化妆品,尤其是保湿剂,往往会使病情加重。

汗疱疹

汗疱疹是一种以手掌、指缝,有时在足底出现瘙痒性水疱为特征的慢性皮炎。

汗疱疹又名出汗不良症,意为"出汗异常",但此病与出汗无关。其病因不明,但真菌感染、接触性皮炎或精神压力,以及对某些物质如镍、铬和钴的吸收可能为发病因素之一。本病常见于青少年和年轻患者。

水疱常伴有脱屑,发红,渗出。汗疱疹的病程一般为2～3周,常在数周后自然消退。用高锰酸钾或醋酸铝液(Burow 溶液)可能有助于水疱消除。外用强效皮质类固醇、他克莫司或吡美莫司能有效缓解瘙痒与炎症。汗疱疹也可以口服抗生素及光疗进行治疗。

药　　疹

药疹是一种表现在皮肤的药物不良反应。

■ 药疹通常是由对药物的过敏反应引起的。
■ 典型症状包括皮肤发红、脱屑、荨麻疹,以及其他如流鼻涕和流泪。
■ 患者正使用的任何药物均应停止,以查出致敏药物是哪一种。
■ 大部分药疹在药物停止使用后会逐渐消退。但是对于病情严重的患者需要注射肾上腺素、苯海拉明和皮质类固醇。

大多数药疹都是对药物的过敏反应。药疹不一定是药物直接作用于皮肤形成的。有时患者在第一次用药时就可能会致敏,有时是在多次应用后才会致敏。以后再接触该药就有可能引发过敏反应,如药疹。

有时药疹的发生并不一定有变态反应参与。例如皮质类固醇和锂剂造成外观像痤疮一样的皮疹,抗凝血剂(血液稀释剂)可能导致皮下出血造成瘀斑。其他药物造成的非变态反应性皮疹还见于 Stevens-Johnson 综合征、中毒性表皮坏死松解症、结节性红斑等。

有些药物使皮肤对日光特别敏感(光过敏),这些药物包括抗抑郁药、四环素、磺胺类抗生素、氯霉素和某些人工甜味剂。服药时不会出现皮疹,一旦暴露于日光之下,皮肤就会出现潮红、瘙痒,或灰蓝色的色素沉着斑。

临床表现

药疹的严重程度差异很大,从小面积的轻微潮红的细小丘疹到全身皮肤剥脱。皮疹可能在用药后几分钟之内突然出现,也可能经过数小时或数天才出现。有过敏性皮疹的患者常常有其他方面的过敏症状:流涕、流泪、哮喘,甚至因严重的低血压而休克。荨麻疹型药疹瘙痒剧烈,其他类型的药疹痒感稍轻。

诊断与治疗

要判定是哪种药物引起的药疹是很困难的,因为有时只要很少量的药物就可引起,又可能是在患者用药很久之后才出现,还可能在患者停用某药数周或数月后仍然存在。患者服用的每种药物都值得怀疑,包括非处方药,甚至眼药水、滴鼻剂和栓剂都可能是病因。有时确定致敏药物的唯一方法就是让患者停用除维持生命的药物之外的所有其他药物。只要可能,用与其化学结构无关的药物替代。如果没有药物替代,患者可将这些药物再次使用,每次单独用一种,看是哪种引起的反应。然而,患者如果对该药已有严重的过敏反应,这种方法将十分危险。除青霉素外对其他药物进行皮试没有意义。

大多数药疹会在停用致敏药物之后消失。标准的止痒治疗是有必要的。尤其是那些伴有典型症状如哮喘、呼吸困难的突发的严重过敏,需要注射肾上腺素、苯海拉明和皮质类固醇治疗。

Stevens-Johnson 综合征和中毒性表皮坏死松解症

Stevens-Johnson 综合征和中毒性表皮坏死松解症是两种能够产生皮疹,表皮剥脱,黏膜破溃且威胁生命的皮肤疾病。

■ Stevens-Johnson 综合征和中毒性表皮坏死松解症通常由药物或细菌感染引起。
■ 两种疾病的典型症状包括发热、全身疼痛、出现红斑,黏膜部位水疱破溃,以及小范围的表皮剥脱(Stevens-

Johnson 综合征)或大片表皮剥脱(中毒性表皮坏死松解症)。

■ 患者应在烧伤病房住院治疗,给予输液治疗,有时可给予皮质类固醇和抗生素治疗,停用一切可疑药物。

Stevens-Johnson 综合征患者黏膜可出现水疱,好发于口、眼、阴道,且可出现片状皮疹。在中毒性表皮松解症患者中,会出现类似的黏膜部位的水疱,但还会出现全身大面积的表皮层皮肤脱落现象。两种疾病都可能危及生命。

几乎所有的病例都是由对某种药物的反应造成,最常见于磺胺类抗生素;巴比妥类;抗癫痫药,如苯妥英与卡马西平;某些非甾体抗炎药(NSAIDs);或别嘌醇。也有一些病例是由细菌感染引起。也有偶尔的病例发病原因不明。本病可发生在所有年龄群,但常见于老年人,可能是老年人用药较多的原因。本病也较常见于艾滋病患者。

临床表现

Stevens-Johnson 综合征和中毒性表皮坏死松解症常以发热、头痛、咳嗽和全身疼痛为首发症状。随之面部或躯干出现红色斑疹,紧接着向其他部位扩散,形成不规则的图形。皮疹的面积会扩大和播散,常常在皮疹中央形成水疱。水疱表皮疏松易于剥离。在 Stevens-Johnson 综合征患者中,一般有少于 10% 的身体表皮受累及。在中毒性表皮坏死松解症患者中,只需轻触或牵拉就可造成皮肤大面积剥脱,很多患者表皮剥脱甚至超过 30% 的体表面积。患处皮肤感觉疼痛,不适并伴有寒战发热。有些患者可表现为头发和指甲脱落。皮疹和皮肤脱落的急性期一般持续 1~14 天。

在这两种疾病中,水疱都发生在口、喉、肛门、外阴和眼的黏膜部。口腔内黏膜损害导致患者进食困难,闭口时疼痛,所以患者常流唾液不止。发生于眼部的损害也非常疼痛,肿胀,充满脓液,角膜可受到伤害形成瘢痕。尿道也有可能受到影响,造成排尿困难和疼痛。有时消化道和呼吸道黏膜也受累,导致腹泻和呼吸困难。

在中毒性表皮坏死松解症中皮肤的缺失如同严重烧伤一样危及生命。大量的体液和电解质从大片的皮肤破损处渗出。这种患者非常容易发生器官衰竭和损害暴露部位的感染。感染是患者最常见的死亡原因。

治疗

Stevens-Johnson 综合征或中毒性表皮坏死松解症的患者需要住院治疗。任何导致本病的可疑药物都应立即停止。有条件的话,患者应在烧伤病房接受治疗并需谨慎护理,以免感染。如果患者脱离危险,皮肤可恢复原样,不像烧伤,所以无需植皮。从损害部位皮肤丢失的体液和电解质需要静脉补充。

使用皮质类固醇治疗本病尚存争议。有部分医师认为在发病前几天给予大剂量皮质类固醇有助于病情,而有些医师认为皮质类固醇不应使用。这类药物抑制免疫系统,会增加严重感染的可能性。如出现感染,应立即给予抗生素。

许多病例中,医师采用静滴人免疫球蛋白治疗中毒性表皮坏死松解症,有助于阻止皮肤进一步出现免疫损伤以及阻止水疱的进一步发展。

多 形 红 斑

多形红斑是一种以隆起的,常呈靶形的红斑为特征的复发性疾病,多对称分布。

■ 多形红斑通常由单纯疱疹病毒感染后发生反应引起。

■ 典型症状包括于手臂、腿部、面部、掌部、足底以及全身突然出现带有紫灰色中心的红斑(靶形皮损)。

■ 诊断主要依靠临床表现。

■ 本病一般无需治疗,但可用皮质类固醇、利多卡因或有时用阿昔洛韦缓解症状。

大多数病例是单纯疱疹病毒感染后发生反应引起。有 2/3 的患者在多形红斑出现前都有这种病毒感染引起的感冒症状。医师不清楚是否某些多形红斑是由其他的感染性疾病引起。单纯疱疹导致本病的具体机制不明,但可能是某种类型的免疫反应。

临床表现

多形红斑通常突然起病,在手臂、腿和面部出现红斑。有时皮疹也可出现于手掌和足底。红斑对称分布在身体两侧,常形成带有紫灰色小水疱,中心有红色同心环(靶形或虹膜状皮损)。红斑区域常无症状,偶有轻微瘙痒。痛性水疱常发生在唇部、口腔内,不累及眼部。

多形红斑可持续 2~4 周。有些患者只会发病一次,有些患者可反复发作平均每年六次,连续近十年。复发时常见于春天,可能与阳光的激发有关。随着时间的推移,复发次数通常也减少。

诊断与治疗

医师可根据多形红斑的典型特征进行诊断。但是,Stevens-Johnson 综合征一开始的临床表现可能也与多形红斑相似,因此直到诊断明确前医师应密切观察病情。

多形红斑可自行缓解,如果瘙痒严重,可用标准的止痒治疗方法,口服皮质类固醇可能有效。如口腔水疱因疼痛造成进食困难,可用局部麻醉药如利多卡因。如果口腔进食仍困难,需用静脉补充营养和体液。频繁复发的患者用抗病毒药物如阿昔洛韦可能有效,在刚有发作迹象时即可应用。

结 节 性 红 斑

结节性红斑是一种在皮下出现红色软性肿块(结节)的炎症性疾病,最常见于胫前,偶尔也出现在手臂和其他部位。

- 结节性红斑通常由其他疾病、药物过敏、细菌感染、真菌感染或病毒感染等引起。
- 典型症状包括发热、关节疼痛，并且在患者胫前出现红色痛性结节和青肿的典型表现。
- 诊断主要依靠临床表现和辅助检查结果，包括胸部 X 线检查、血液化验和皮肤活检。
- 患者需停用可疑药物；用抗生素治疗潜在的感染；疼痛时通过卧床休息、非甾体抗炎药和有时注射皮质类固醇来缓解。

结节性红斑通常是某些疾病或药物过敏所引起的。常见于年轻人，尤其是女性。可在数月或数年后复发。细菌、真菌或病毒感染也可引起结节性红斑。

链球菌感染是最常见的病因，尤其是儿童。结节病、溃疡性结肠炎，多种药物如磺胺类抗生素和口服避孕药也可引起本病。很多其他的感染和肿瘤也会导致本病的发生。

结节性红斑结节通常出现在胫前，开始是隆起的肿块和瘀斑，颜色逐渐由粉红色变为深褐色。常伴有发热和关节疼痛。偶尔有胸部淋巴结肿大，胸部 X 线片可查出。痛性结节是本病的重要诊断线索，确证的检查包括胸部 X 线检查、血液化验和皮肤活检（切取一小块皮肤置于显微镜底下检查）。

治疗

停用可能引起结节性红斑的药物，并治疗所有原发感染。如果是由链球菌感染引起，必须使用如青霉素或头孢菌素等抗生素治疗。

结节如不经治疗会在 3~6 周后消退。卧床休息和使用非甾体抗炎药可缓解结节引起的疼痛。单个结节也可注射皮质类固醇治疗。若患者有多个结节，皮质类固醇或碘化钾片有时可用以有效缓解疼痛。

环状肉芽肿

环状肉芽肿是一种病因不明的慢性无害性皮肤病，表现为小而硬且高出皮面的结节，呈环形分布，中心皮肤正常或稍凹陷。

结节呈红色、紫色或无颜色改变，可形成一个或数个环。皮损一般不形成疼痛或瘙痒，好发于儿童或成人的足部、腿部、双手或手指。少部分患者在皮肤暴露于阳光后，会出现成群的环状肉芽肿结节。

一般情况下环状肉芽肿不需治疗即可自愈。涂上皮质类固醇霜后裹上防水绷带，用含皮质类固醇的胶布敷贴或皮损处注射皮质类固醇都有助于皮疹的消退。患处面积较大的患者可用光疗配合补骨脂素（能使皮肤对紫外线更敏感的药）治疗。这种治疗叫做 PUVA 治疗（补骨脂素加长波紫外线治疗）。

银　屑　病

银屑病是一种慢性、复发性疾病，产生一个或多个覆有银白色鳞屑且与周围正常皮肤界限清楚的隆起的红色皮疹。

- 可能与免疫系统异常有关。
- 身体各个部位出现大面积或小片典型鳞屑皮损。
- 本病采用紫外线照射（光疗法）联合皮肤外用药和口服药治疗。

银屑病皮疹的产生是由于皮肤细胞异常高速增殖所造成的。细胞快速生长的原因不明，有人认为与免疫系统异常有关。常在家族中多发。银屑病较为常见，全球患病率大约为 1%~5%，白种人患病率更高，黑种人相对较少。

临床表现

银屑病虽然各个年龄组均可发生，但最常见的发病年龄为 10~40 岁。

银屑病常从头皮、肘部、膝盖、后背或臀部发生一个或多个小皮疹开始。最初的皮疹可能会在几个月后消失，或持续存在。有时会发展融合成片。有些患者只有 1~2 个小的皮疹，而有的患者会泛发全身。肥厚的皮疹或手掌上、足底、生殖器的皱褶部位的皮疹更易有瘙痒或疼痛感，不过很多时候患者无自觉症状。皮损尽管不会引起严重的身体不适，但会很显眼以至于常常使患者感到尴尬。银屑病引起的心理压力是很严重的。很多患者还可以有指甲的变形、增厚和凹陷等改变。

银屑病持续终身，也可反复发作。症状常在夏季当皮肤暴露在阳光下时减轻。有些患者可能会时隔数年后复发。银屑病发病可无明显诱因，也可以是诸多环境变化因素所导致的。发作常常是由于环境对皮肤的刺激，如轻微伤害或严重晒伤；有时则是继发于感染，如感冒或链球菌性喉炎。本病常在冬天和压力大的情况下发病。很多药物如抗疟药、锂剂和 β-受体阻滞剂也可诱发本病。

一些特殊类型的银屑病有更严重的危害。关节型银屑病可造成关节疼痛和肿胀。红皮病型银屑病会使患者全身皮肤发红脱屑。这类银屑病后果严重，因为像烧伤患者一样，皮肤失去了防止外伤和感染的保护性屏障功能。另一种特殊类型银屑病，脓疱型银屑病，患者的手掌和足底有大大小小充满脓液的疱（脓疱），有时这些脓疱可播散全身。

治疗

很多药物可用于治疗银屑病。大多数情况下是按照患者临床表现的严重程度和皮损范围联合用药。

局部用药：局部用药（药物直接用在皮肤上）最常用。几乎每一位患者都可使用皮肤保湿剂（润肤剂）。

其他的局部用药如皮质类固醇,常与卡泊三醇(一种维生素 D 的衍生物)或煤焦油、松焦油联合使用。也可使用他扎罗汀或地蒽酚。非常肥厚的皮损可以用含水杨酸的药膏使其变薄,水杨酸还可增加其他药物的作用效果。这些药物很多都对皮肤有刺激性,医师应针对每个患者的具体情况选择最合适的治疗方案。

光疗法:光疗(暴露在紫外线下)也能在几个月治愈一次发作的银屑病。光疗常与多种外用药联合使用尤其是对有大面积皮损的患者。传统的疗法是紫外线联合补骨脂素(让皮肤对紫外线更敏感的药物)。这种治疗方法叫补骨脂素长波紫外线疗法(PUVA)。现在有些医师用窄谱 UVB 治疗。这种方法与 PUVA 疗效相当,且能避免使用补骨脂素带来的副作用,如严重的光敏感。

口服用药:对于病情严重的银屑病和关节病型银屑病患者,应给予口服药物治疗。这些药物包括环孢菌素,甲氨蝶呤和阿曲汀。环孢菌素是一种免疫抑制剂,能造成高血压和肾损害。甲氨蝶呤能干扰皮肤细胞的生长和增殖,只有在银屑病患者对其他治疗无效时,医师才考虑使用此药。副作用是可能出现肝损害和免疫力下降。阿曲汀对脓疱型银屑病比较有效,但常引起血脂升高,可能引起肝脏和骨骼的疾病。还有致畸作用,所以准备怀孕的女性不宜使用。

玫 瑰 糠 疹

玫瑰糠疹是一种较轻的,有许多小片状玫瑰色鳞屑性皮疹的炎症性皮肤病。

- 玫瑰糠疹通常由病毒感染引起。
- 最常见症状是最初在躯干部位出现一个大的棕褐色或玫瑰色的圆形皮疹,随之出现多个小皮疹,伴有瘙痒。
- 诊断主要依靠临床表现。
- 本病通常不经治疗可自行缓解,瘙痒症状若不是很严重的话可以通过人工光照或日光浴缓解。

玫瑰糠疹的病因不明,可能与病毒感染有关。但通常认为本病不具传染性。可发生在任何年龄,但最常见于年轻人中。女性的患病率更高,常在春秋季发病。

临床表现

玫瑰糠疹开始为一个玫瑰色或浅棕褐色直径为 2～10 厘米的斑疹,称为先驱斑或母斑。这种圆形或椭圆形皮损常出现在躯干部位。有时皮疹出现前可无任何前驱症状,但有些患者可在几天前出现不适,食欲差,发热及关节疼痛等症状。7～4 天后,身体的其他部位出现很多类似但更小的皮疹。这些继发性皮疹最常见于躯干,尤其是沿脊柱呈放射状分布。大部分患者都有瘙痒,并且有些还比较严重。

诊断与治疗

医师根据皮疹的表现尤其是先驱斑通常可以作出诊断。一般不经治疗,皮疹可在 4～5 周内消失,有时却要持续两个月或以上。用人工光照或天然日光浴都可使本病加快治愈与缓解瘙痒。其他标准的止痒方法可据需要使用。口服皮质类固醇只有在瘙痒极其严重的时候使用。

光疗:用紫外线治疗皮肤病

很多年前人们就清楚晒太阳有助于治疗部分皮肤疾病。现在的医师知道这是阳光中的一种成分:紫外线(UV)在起作用。紫外线对皮肤细胞有许多不同的作用,包括改变他们产生的化学物质的数量和种类,造成某些细胞死亡并引发皮肤疾病。用紫外线治疗疾病叫做光疗。银屑病和特应性皮炎是最常见的可以应用光疗进行治疗的疾病。

由于天然日光光强度多变,在一年中大多数的气候条件下都不可行,光疗几乎都采用人造紫外线。治疗在医师办公室或专门的治疗中心进行。紫外线不能被肉眼所看见,根据波长分为 A、B 和 C 三型。UVA 比 UVB 更能穿透皮肤,到达皮肤更深层。UVA 或 UVB 的选择是根据患者的疾病类型和严重程度决定。UVC 不用于光疗中。某些灯只产生一定特殊波长的 UVA 或

UVB(窄谱治疗),用于治疗特殊的疾病。窄谱治疗可减少光疗造成的光照损伤。

光疗有时和补骨脂素联合应用。补骨脂素是一种可在紫外线治疗前口服的药物,能增加皮肤对紫外线的敏感性,可减少照射时间减轻光照强度。UVA 与补骨脂素的联合疗法称为补骨脂素长波紫外线疗法(PUVA)。

光疗的不良反应包括长时间暴露在紫外线下造成的类似晒伤的皮肤疼痛和发红。紫外线照射也能增加皮肤癌的远期风险,虽然这些危险在正规治疗中发生几率很小。补骨脂素常引起恶心。此外,补骨脂素可进入角膜,在接受 PUVA 治疗后必须戴上防紫外线太阳镜至少 12 小时。

酒 糟 鼻

酒糟鼻(玫瑰痤疮)是一种好发于面部中央的慢性皮肤病,引起皮肤发红、小丘疹和伴有毛细血管扩张的皮损。

- 目前病因不明。
- 典型症状包括面颊和鼻子部位皮肤发红,可见细小血管和小丘疹。
- 诊断主要依靠临床表现和患者第一次出现症状的年龄。
- 患者可以通过避免某些食物,酒类和咖啡因,以及避免日晒、气温和风的剧烈变化,不要使用化妆品来防止病情加重。
- 治疗包括口服抗生素,外用抗生素药膏和抗真菌药膏,或其他药膏。

酒糟鼻的病因尚不清楚。常在中年或中年以后发病,发病的年龄有助于和痤疮相鉴别。本病最常见于皮肤白皙的凯尔特人或北欧人后裔,但肤色深的人种也常被累及,只不过可能尚未被认知而已。虽然酒糟鼻一般容易被识别,但有时要与痤疮或某些其他皮肤病相鉴别,酒渣鼻也常被称为成人痤疮。

颊部和鼻部皮肤变红且常有小丘疹。皮肤变得薄而脆弱,可见皮下的小毛细血管。鼻周皮肤肥厚,看上去像个红球(鼻赘)。

治疗

酒糟鼻患者应避免食用引起血管扩张的食物,如辛辣食物,酒精饮料,咖啡和含咖啡因的汽水。其他的诱发因素包括日晒,精神压力,冷热气候,运动,风,化妆品,以及热水浴或热饮。

口服某些抗生素可缓解酒糟鼻。四环素常常有效且副作用最小。外用抗生素如甲硝唑,克林霉素和红霉素也很有效。少数病例可使用抗真菌霜如酮康唑或特比萘芬。局部外用壬二酸凝胶对酒糟鼻也有效。

异维A酸口服或外用也可见效。外用皮质类固醇往往可使病情加重。严重的肥大型酒糟鼻(鼻赘)不可能用药物完全改善,因此这类患者可能需要手术或激光治疗。

扁 平 苔 藓

扁平苔藓是一种复发性瘙痒性皮肤病,开始为散在的小红丘疹,然后融合组成粗糙鳞屑状皮疹。

- 病因可能是机体对某些药物、化学品或一些微生物感染的反应。
- 典型症状包括在身体各个部位或有时在口腔内出现瘙痒性紫红色上覆鳞屑的丘疹。
- 病程能持续一年以上,可复发。

- 应避免接触有可能引起扁平苔藓的药物或化学品。
- 扁平苔藓通常可自愈,但可用皮质类固醇、紫外线照射或用含利多卡因成分的漱口水缓解症状。

扁平苔藓病因不明,可能是机体对一些药物(特别是含有金、铋、砷、奎宁、奎尼丁和阿的平),化学品(特别是用于冲洗彩照的化学制剂)和微生物感染的反应。本病本身不具传染性。

临床表现

扁平苔藓的皮疹几乎都有瘙痒,有时还很严重。皮疹通常呈紫色且边界分明。当光线从侧面照皮损时,呈现特殊的光泽。在搔抓或皮肤有轻度损伤的部位可形成新的皮损。有时皮损愈合后会形成色素沉着。

皮损一般呈对称分布,最常见于躯干,手腕屈侧,腿部,龟头和阴道内。约半数患者会发生口腔溃疡。面部很少受累,腿部的皮疹可能特别大并且有鳞屑。有时头皮上的皮疹会引起斑秃。

扁平苔藓的口腔损害通常为蓝白色线状斑。这种类型的口腔皮疹常常没有疼痛感,患者可能不知道其存在。有时口腔内会出现疼痛性溃疡影响进食和饮水。

预后与治疗

扁平苔藓通常在1~2年后自愈,尽管有时可持续时间更长,尤其是当累积口腔时。约20%的患者会复发。皮疹暴发期应进一步给予治疗,但间歇期应停药。伴有口腔溃疡的患者发生口腔癌的危险性略有增高,但皮损部位不会发生癌变。

应避免使用可能引起扁平苔藓的药物或化学品,常规疗法可以用来缓解瘙痒。皮质类固醇可局部注射入丘疹,涂于皮肤或口服,有时可与其他药物合用,如阿曲汀或环孢菌素。光疗(紫外线照射)联合应用补骨脂素(能让皮肤对紫外线更敏感的药物)也可能有效。这种方法称为PUVA疗法。对疼痛性的口腔溃疡,可在饭前用含利多卡因(一种麻醉药)的漱口水漱口形成止痛膜。

毛周角化症

毛周角化症是由于皮肤上层死亡细胞形成的角质栓堵塞毛囊口而引起的一种常见病。

本病病因尚不清楚,可能与遗传有关,特应性皮炎患者更易发生毛周角化症。

角质栓和丘疹使毛周角化症患者的皮肤感觉粗糙(如鸡皮)和干燥。有时角质栓看似小丘疹。通常这些角质栓不引起瘙痒或疼痛,只影响美观。本病最常见于上臂、大腿和臀部。面部也可以出现丘疹,尤其是在儿童期。毛囊角栓在冬季更易发生,在夏季可自行消失。

除非本病的表现对患者造成影响,一般不需要治疗。皮肤保湿剂是主要的治疗手段。也可以应用含水杨酸、乳酸或维A酸的霜剂治疗。毛周角化症在治疗停药后易复发。

痤　　疮

　　痤疮是一种引起面部和躯干上部出现丘疹常见的皮肤病。

- 痤疮是由皮肤死亡细胞,细菌和干油脂的堆积堵塞皮肤毛囊所引起的。
- 通常于面部,胸部,肩部或后背的皮肤发生粉刺,囊肿,甚至有时表现为脓肿。
- 诊断依靠医师对皮肤的检查。
- 常见的治疗措施包括:轻度痤疮外用抗生素,中度痤疮口服抗生素,重度痤疮口服异维 A 酸。

　　痤疮是由性激素、皮肤油脂和细菌相互作用而引起的毛囊炎,以出现粉刺、囊肿,有时会有脓肿为特征。囊肿与脓肿均为充满脓液的疱,但脓肿有时会更大更深。

　　皮脂腺位于真皮内,即皮肤的中层,其功能是分泌油性物质(皮脂)。这些腺体紧贴毛囊,皮脂从皮脂腺和毛囊分泌通过毛孔排出到皮肤表面,同时也有皮屑一起排出。

　　干涸的皮脂,皮屑和细菌聚集在毛囊口,阻塞皮脂从毛孔的排泄,形成粉刺。如果未完全阻塞,形成黑头粉刺(开放性粉刺);如果完全阻塞,则形成白头粉刺(封闭性粉刺)。正常的毛囊内有痤疮丙酸杆菌寄生。毛囊被皮脂堵塞后会导致痤疮丙酸杆菌大量繁殖。皮脂分解物可进一步刺激皮肤。由炎症产生的皮疹常常称之为痤疮丘疹。更深的炎症则产生囊肿甚至是脓肿。

　　痤疮主要发生于青春期,当皮脂腺被逐渐增多的性激素刺激,尤其是雄激素(如睾酮),就会产生过多的皮脂。直到二十五、六岁后,性激素分泌比较稳定,痤疮通常不会产生。其他使性激素发生改变的情况也能影响痤疮的发生。如痤疮可能发生于年轻女性的每次经期,并且可能在妊娠后消失或加重。某些药物可通过刺激皮脂腺引起痤疮,特别是皮质类固醇和合成代谢的类固醇。有些化妆品可因堵塞毛孔使痤疮加重。

　　由于痤疮的病情对大多数人来说时轻时重,查明引起痤疮发作的病因比较困难。通常痤疮在冬季时病情加重而在夏季好转,可能与阳光的抗炎作用有关。但是,痤疮与特定的食物或性行为之间没有明确关系。

临床表现

　　痤疮主要发生在面部,但也常见于肩部、后背和上胸部。合成代谢类固醇引起的典型痤疮通常发生在肩部和上背部。痤疮根据病情的严重程度可分为三度:轻度,中度和重度。然而即便是轻度痤疮可能也是令人烦恼的,尤其是对于青少年来说,他们把每个青春痘都看成一个的美容问题。

　　轻度痤疮的患者仅仅是形成数个(少于 20)非炎性的黑头粉刺或白头粉刺,或者是几个小的有轻度刺激性的丘疹。黑头是一种在正常皮肤颜色的小肿块上出现中央带细小黑点的皮损。除了中央部位没有小黑点外,白头与黑头的表现基本类似。丘疹可有轻微不适,周围小片皮肤发红的中央可有一个白色的点。

　　中度痤疮的患者会有稍多一点的粉刺和丘疹,并且有时会有更大的炎性丘疹或脓疱。

轻度痤疮与重症痤疮比较

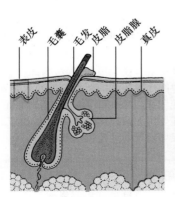
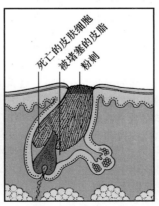
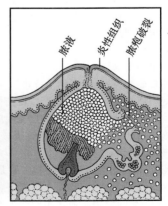

正常皮肤横切面　　　　**轻度痤疮**　　　　**重症痤疮**

重度（深的、囊性）痤疮患者会有很多大的、发红、痛性的囊性结节，有时甚至在皮下会聚集成巨大的有渗出的脓肿。

瘢痕形成：轻度痤疮通常不会留下瘢痕。但是，如果挤压或用其他方式挑开丘疹，会增加炎症程度并加深对皮肤的损伤，有可能形成瘢痕。重度痤疮的结节和脓肿会经常破溃，并且愈合后会留下瘢痕。瘢痕可以是细小的深洞（针刺状瘢痕）；深度不同的坑；或者更大的不规则的萎缩性瘢痕。痤疮瘢痕会终身存在，并且对某些患者来说会因影响美观而带来心理压力。

℞ 治疗痤疮用药

作用	药物	不良作用	评价
杀菌（局部用药）	克林霉素	腹泻（很少发生）	—
	红霉素	无	耐受性好
	苯甲酰过氧化物	皮肤干燥；可使衣服头发脱色	和红霉素联合用效果更好
疏通毛孔（局部用药）	维 A 酸	刺激皮肤；光敏感	刚开始使维 A 酸时痤疮会加重。3～4 周后起效；暴露在阳光下时穿衣戴太阳镜防晒
	他扎罗林	刺激皮肤；光敏感	同上
	阿达帕林	起红斑，灼热；光敏感	与维 A 酸影响相近，但刺激更小；暴露在阳光下时穿衣戴太阳镜防晒
	壬二酸	皮肤变薄	很小的刺激；能单独用或与维 A 酸合用；对皮肤黑的人慎用，因为皮肤有光效应
杀菌（口服用药）	四环素	光敏感	便宜安全，但不宜空腹服用；暴露在阳光下时穿衣戴太阳镜防晒
	多西环素	光敏感	暴露在阳光下时穿衣戴太阳镜防晒
	米诺霉素	头痛；无力；皮肤脱色	最有效的抗生素
	红霉素	胃不适	细菌常变得对红霉素耐药
疏通毛孔（口服用药）	异维 A 酸	对胎儿有害；可影响血细胞，肝脏，血脂水平；可造成眼干，唇裂，黏膜干燥；大剂量引起大关节，下背部的疼痛和僵直。与抑郁，自杀想法，自杀趋向，完全自杀（少数）有关	性活跃的女性在用异维 A 酸前，要做测试是否怀孕，服用期间每月检查一次；在服药前后一个月及服药期间需要避孕和节欲。需要血液测试观测药物是否影响血液细胞、肝、血脂（甘油三酯，胆固醇）水平

治疗

痤疮的一般护理很简单。患处需要用温和肥皂每天轻轻清洗 1～2 次。抗菌或研磨肥皂，酒精纱布垫和经常用力擦洗对皮肤没有好处，反而可能会进一步刺激皮肤。化妆品应该用水剂的；太油腻的产品可能加重病情。虽然没有对某些食物（如比萨、巧克力）进行限制，但应当保持一个健康均衡的膳食。

除这些常规措施外，痤疮的治疗取决于疾病的严重程度。轻度痤疮只需最简单的治疗以将副作用的损害降到最低。较严重的痤疮或对初步治疗无反应的痤疮需应用其他措施。一个治疗计划应包括健康教育、支持和个性化的选择。

轻度痤疮：治疗轻度痤疮的药物主要是应用于皮肤的外用药。这些药物可以起到杀灭细菌（抗生素），收敛，或者疏通毛孔的作用。最常用的两个处方抗菌药是克林霉素和红霉素。过氧化苯甲酰是可作为处方或非处方的另一种有效抗菌药。传统非处方药膏含有水杨酸、对苯二酚或硫磺，可使丘疹保持干燥并有轻微剥脱作用。然而，这些药物效果都没有抗菌药或过氧化苯甲酰明显。

如果外用抗菌药无效，医师可使用其他有助于疏通毛孔的外用处方药。此类药中最常见的是维甲酸。维甲酸效果显著，但对皮肤有刺激性并且会有光敏作用，因此应当慎用。刚开始使用时要低浓度多次给药，然后逐渐加量。过氧苯甲酰可使维甲酸失效，因此两者不能一起应用。和维甲酸疗效类似的新型处方药包括阿达帕林，壬二酸和他扎罗汀。黑头和白头可由医师帮忙去除。较大的丘疹可能要用无菌针挑破，其他器械如环形拔出器，也可用来抽吸堵塞了的毛孔和丘疹。

 你知道吗……
过度用力的擦洗可以刺激皮肤并使痤疮加重。

中度痤疮:中度痤疮常用口服抗生素治疗。典型抗生素包括四环素,多西环素,米诺环素和红霉素。医师常用外用药和口服抗生素联合治疗痤疮。患者可能需要服用抗生素数周,数月甚至数年以防止复发。长期口服抗生素的女性患者有感染阴道念珠菌的风险,而此病也需治疗。

重度痤疮:对于非常严重的痤疮患者,当抗生素无效时,口服异维 A 酸是最好的治疗方法。异维 A 酸是一种与外用药物维 A 酸有关的药物,也是唯一一种有可能治愈痤疮的药物。但是,该药有非常严重的副作用,能危害发育中的胎儿,女性患者服用此药时,必须采取严格的避孕措施,以确保不致受孕。此外,此药还可产生一些不太严重的副作用。治疗通常会持续 20 周。如需进一步治疗,则须间隔 4 个月以上再重新开始。

其他的治疗方法也可能对某些患者有效。如严重的女性痤疮患者若病情在经期加重,可口服避孕药治疗,一般连续治疗 2~4 个月可产生效果。

对于大的炎性结节或脓肿,有时可通过注射皮质类固醇治疗。偶尔医师还可以进行切开结节或脓肿引流治疗。

重度痤疮造成的瘢痕,治疗上取决于瘢痕的形状,深度及位置。单个任何深度的瘢痕可以予以切除并缝合皮肤。面积较大的凹陷性瘢痕可用一种称为皮下切割的方法在外观上予以改善,此法通过在皮下进行细小切割来疏松瘢痕组织,并常常能达到让皮肤恢复正常轮廓的效果。多发的色素沉着性瘢痕可采用化学剥脱术或激光换肤术进行治疗。皮肤磨削术是一种采用带研磨剂的金属装置对皮肤表层进行磨削以去除皮肤最上层的方法,也能有助于去除小瘢痕。也可向瘢痕部位注射各种物质如胶原蛋白,脂肪或多种人工合成材料,这些物质会抬高瘢痕部位皮肤以使其和周围皮肤保持同样水平。

第 189 节

褥　疮

褥疮(压疮,压力性溃疡)是由压力造成的局部皮肤组织缺血坏死。

- 褥疮通常由压力造成,但也可以由皮肤表面的牵拉力或者摩擦力造成,特别容易发生在骨突部位。
- 体格检查是褥疮的诊断依据。
- 治疗包括清创、移除受损部位的压力、特殊包扎,必要时可行手术。

褥疮可发生在卧床不起、依赖轮椅、无自主体位的不同年龄段的人群,但老年最常见。褥疮易发生在压力集中的骨突部位,如髋部、尾骨部、踵部、踝部、肘部。床、轮椅、石膏、夹板或者其他质硬的物体均可对皮肤施加压力而形成褥疮。褥疮拖延病程、增加治疗费用。如果不及时治疗或者潜在健康状况不利其愈合,还可致命。

病因

褥疮的致病因素包括:

- 压力
- 牵拉
- 摩擦
- 潮湿
- 营养不良

作用于皮肤上的压力,特别是骨突部位,会减少或阻断流经该处的血流。如果血流被阻断超过 1~2 小时,皮肤就会从表皮开始坏死。坏死的皮肤组织被分解并形成创面(溃疡)。大多数人总会不自主变换体位,即便在睡眠中也一样,所以他们不会患褥疮。但是有一些人不能自主变换体位,因而易患褥疮。易患褥疮的人群包括瘫痪、昏迷、镇静状态、非常虚弱或活动受限的患者。瘫痪和昏迷可能使患者丧失活动能力或痛感,而痛感可促使患者变换体位或是唤人帮助变换体位,故瘫痪和昏迷的患者更易患褥疮。

牵拉也会减少流经皮肤的血流。当皮肤被楔形牵拉或粘了床单等,牵拉力便会产生。皮肤被牵拉的效应如同作用于皮肤上的压力。

摩擦可导致或加重褥疮。反复牵拉会撕脱皮肤上层。如果患者被反复地从床的一边拉至另一边,那么这种皮肤摩擦就可能会导致褥疮。

潮湿会增加皮肤摩擦。长时间暴露于潮湿环境(比如汗液、尿液、粪便)也会减弱或损坏皮肤表面的保护力。

营养不良会增加褥疮发生的几率,也会减缓褥疮愈合进程。营养不良的人没有足够脂肪垫补缓冲骨骼和皮肤之间的接触,也不能使血管免于被压闭。同样,没有摄取足够蛋白、维生素 C 和锌也会阻碍皮肤的修复。

临床表现

大多数褥疮患者都有痛感和痒感。但感觉迟钝的患者即便有严重的褥疮,疼痛感可能也不明显。

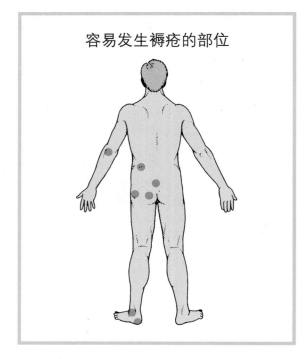

容易发生褥疮的部位

根据损伤的严重的程度,褥疮可以分为四期:

- 1 期:皮损发红、有炎症。
- 2 期:表层皮肤脱失,包括剥脱、水疱或者二者均有。
- 3 期:全层皮肤脱失至脂肪层。
- 4 期:全层皮肤脱失,暴露其下的肌肉、筋膜或骨骼。

褥疮并不总是由轻度发展至重度。有时首发皮损就是重度褥疮。

褥疮感染后会产生异味。创口及其周围可见脓液。褥疮周围的皮肤可能会发红、发热,如果感染扩散至周围皮肤(导致蜂窝组织炎),疼痛会加重。感染可拖延表层创口愈合,深层创口的感染可以致命。感染甚至可以穿透骨骼,引起骨髓炎,需要抗生素治疗几周。最严重的情况是感染扩散至血液,引起败血症,导致发热、寒战。

诊断

医生常通过体格检查诊断褥疮。医生或护士常通过测量创口的面积及深度来判断其分期及制订治疗方案。

如果损伤严重,可能需要放射性核素骨扫描或钆增强 MRI 检查感染是否扩散至骨骼,引起骨髓炎。医生可能需要做骨活检及培养。

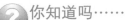
你知道吗……

营养不良可以增加褥疮发生的机率和减缓褥疮愈合的进程。

每隔 1~2 小时变换不能活动的患者的体位可预防褥疮的发生。

预防

预防是处理褥疮的最好措施。大多数情况下,通过护理者(包括护士、护工和家属)的精心护理,褥疮是可以预防的。每天仔细检查卧床不起或久坐轮椅患者的皮肤可以早期发现发红或异色的皮肤。任何压迫区域皮肤出现发红或异色,都是需要变换体位和避免睡卧、久坐的信号。

变换体位对保持皮肤血流十分重要,所以应该避免过度镇静,鼓励活动。活动受限的患者,卧床的应该每隔 2 小时变换一次体位,久坐轮椅的每隔 4 小时变换一次体位,有条件者可以间隔更短些。因为潮湿可能增加患褥疮的风险,故皮肤一定要保持干燥清洁。干燥的皮肤不易黏附于纤维,也不易造成摩擦和牵拉。因患者长期卧床,所以床单要经常换洗以保证其干燥清洁。在互相摩擦度部位(如臀部、腹股沟),涂抹爽身粉可以保持该区域内的干燥。

骨突部位(如脚后跟、肘部)可以用软的材料保护起来,如泡沫垫、脚后跟保护垫。避免使用环形器械和羊皮,因为他们只是将压力和摩擦由一脆弱区域改至另一区域。使用特殊的床、床垫和坐垫可以减少卧床不起和久坐轮椅患者的压力。这些产品可以减少压力并有助于放松。医生和护士可以推荐合适的床垫和坐垫。但这些均不能彻底消除压力,也不能代替经常变换体位。

治疗

褥疮的治疗要比预防难得多。治疗的目标是减少创口的压力,保持其清洁,避免感染和提供足够的营养。足够的营养对促进创口愈合和预防新的创口形成是非常重要的。建议给予平衡的、高蛋白,高效维生素和矿物质的饮食。足够的维生素 C 和锌有助于创口的愈合。电疗、热疗、按摩和高压氧疗是否有益于褥疮治疗尚未被证实。

聚焦老龄化

老化本身不会造成褥疮,但可能增加褥疮的发生机率。皮肤表层会随着年龄增加而变薄。许多老年人缺乏缓冲压力的脂肪和肌肉。血管数量也在减少而且易破。所有的创口,包括褥疮,愈合缓慢。

一些条件可促使褥疮发生:

- 正常活动受限,如中风。
- 需要长期卧床。如手术。
- 昏睡,他们不可能变换体位或请求别人帮助其变换体位。
- 因神经受损引起的感觉障碍,他们无法感知可促使他们变换体位的痛觉。
- 因疾病而对周遭发生的一切感知迟钝,包括他们自己的不适感和疼痛感,如痴呆。

在最早期阶段,褥疮在压力去除后可以自愈。当皮肤破溃后,医生或护士会根据褥疮的位置和情况给予相应的敷料。薄膜(透明的)敷料可以保护早期褥疮并且可加快创口愈合。水胶体贴(能够保持皮肤的水分和氧分)对皮肤起到保湿作用,还可以为深部褥疮提供一个健康的环境。还有一些敷料可用于有渗出和感染的深部褥疮。

在医院和家庭中有时使用气垫床来护理褥疮病人。这种特殊的床能够减少压力或者使压力重新分布。

如果褥疮出现感染渗出,则需要用生理盐水冲洗并用纱布垫轻拭。医生可能需要用手术刀或化学试剂清除坏死皮肤组织(清创)。清除坏死组织通常是无痛的,因为坏死组织是没有痛觉的。但是病人也可能会感到由周围正常组织产生的疼痛。医护人员可能会用消毒制剂冲洗创口,特别是深部裂隙,以清除碎屑物。

治疗深部褥疮有一定的难度。有时受损部位需要手术移植富含血流的健康、更厚的皮肤肌肉瓣。但并不是每个人都适合这种手术,特别是虚弱、营养不良的老年人。通常需要抗生素治疗深部感染的创口。当创口感染扩散至其下的骨骼,出现骨髓炎时,治疗难度会很大,可能会扩散至血液,需要抗生素治疗数周。

汗 腺 疾 病

汗液是由皮肤内的汗腺产生并由汗管输送至皮肤表面。出汗可以帮助身体降温,故气温升高时,出汗较多。精神紧张、激动或运动时,出汗也会增多。

汗液主要是由水分组成,但也饱含盐类(主要是氯化钠)和其他矿物质。大量出汗时,需要补充丢失的水分和盐。

痱 子

痱子是由汗液潴留引起的发疹性瘙痒性皮肤疾病。

当输送汗液至皮肤表面的细小汗管发生阻塞时,痱子便会产生。潴留的汗液可引发炎症,出现刺痛感、瘙痒和小水疱,也可出现大面积潮红。

痱子常见于温暖潮湿的季节,但是在凉爽季节里穿着过多也会患痱子。痱子常发生于皮肤皱褶部位,如乳房下、大腿内侧、腋下。

保持皮肤凉爽干燥可控制痱子的发生。使用粉剂和敛汗剂可有助于痱子的治疗。应该避免接触出汗环境,因此使用空调较理想。

一旦出现皮疹,可外用皮质类固醇乳膏或溶液,有时也可添加一些薄荷。但是这些局部治疗不如保持皮肤干燥、凉爽有效。

多 汗 症

多汗症是指持续的大量出汗。发热或处于高温环境会使人出汗,但多汗症患者脱离这种情况仍会出汗。多汗症可能累及全身皮肤,但通常指局限于手掌、足趾、腋窝和生殖器。

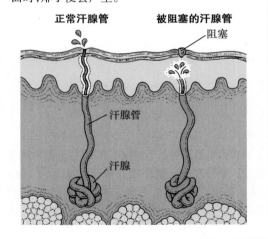

痱子是怎么产生的?

当汗管被阻塞或破裂,汗液潴留于皮肤下面时,痱子便会产生。

正常汗腺管　　　被阻塞的汗腺管
　　　　　　　　　　　阻塞

汗腺管

汗腺

多汗症的病因不明,但许多疾病可导致多汗症。

多汗症患者通常会焦虑,这可能会造成社交障碍,而且焦虑会加重出汗。

长期严重的潮湿会使受损部位皮肤发白、皱缩和开裂,有时会变红,发炎。因汗液被皮肤常驻细菌和念珠菌分解,故皮损处可发出臭味(腋臭)。衣服可能也会被汗液浸湿。

治疗

敛汗产品可以在一定程度上控制多汗症，但仍需更强有效的治疗，特别是手掌、足趾、腋窝和生殖器部位。可以在夜间涂敷氯化铝溶液，这种药物也容易买到，先拭干汗液，然后再涂敷这种溶液。如果效果不明显，还可以用塑料薄膜包裹以增加疗效。早上可掀去薄膜并清洗涂药部位。如果该溶液刺激皮肤，则应该去掉塑料薄膜。有些患者需要每日涂抹 2 次。通常一周后可以缓解，之后每周 1~2 次足以保持疗效。

多汗症的病因

类型	举例
激素水平（内分泌紊乱）	甲状腺功能亢进、低血糖、脑垂体功能紊乱
药物	抗抑郁药、阿司匹林及其他非甾体抗炎药、某些抗糖尿病药、咖啡因、茶碱、阿片样物质撤药后
神经系统疾病	自主神经系统功能紊乱或受损、肿瘤引发中枢神经系统损害
肿瘤*	淋巴瘤、白血病
感染*	结核、感染性心内膜炎、严重的深部真菌感染
其他	类癌综合征、怀孕、更年期、焦虑

* 主要表现为夜间出汗

使用乌洛托品溶液也可以有助于治疗。有时也可使用水电离子透入法，即用一种弱电流作用于出汗部位。有时口服药物也可控制出汗，如酚卞明、丙胺太林。出汗部位注射 A 型肉毒杆菌毒素也可减少出汗。如果药物治疗无效，严重的多汗症可采用手术切断支配汗腺的神经等更有效的方法。只局限于腋窝部位的多汗症可采用吸脂术去除汗腺。

异味对人们来说是个难题。通常每日用水和肥皂清洗 2 次便可去除产生异味的细菌和念珠菌。某些人有必要使用抗菌肥皂清洗数天，同时外用含有克林霉素和红霉素的抗生素乳膏。刮除腋毛也有助于清除异味。衣物也应该勤换洗。

少　汗　症

少汗症是指出汗过少。少汗症通常局限于身体的特殊部位。皮肤损害（如外伤、放射损害、感染或炎症）或结缔组织疾病（如系统性硬化病、系统性红斑狼疮、Sjogren 综合征）均可造成少汗，它们可使汗腺数量减少。药物也可导致少汗症，特别是抗胆碱能类药物。糖尿病引起的神经损害也可导致少汗。有时严重中暑可使出汗停止。

医生可通过观察病情做出诊断。如果全身大多数部位出汗减少，那么体温就会升高，制冷是最好的治疗措施，比如使用空调、穿潮湿衣物。

第 191 节

毛　发　疾　病

毛发由毛囊产生。毛囊位于真皮层，上至皮肤表层，下至皮肤脂肪层。毛囊广泛分布于全身，除了口唇、手掌、足趾部位。毛发是由毛囊底部毛基质产生的。毛基质活化的细胞增生及逐渐向上生长。这些细胞快速脱水、死亡并且缩合成致密、质硬的毛干。由变性蛋白构成的毛干外覆一板状角质细胞层。

毛发的颜色同皮肤一样，都是由黑素决定的。人类毛发的颜色源自两种黑素：黑色毛发和棕色头发里的真黑素，赤褐色毛发和淡黄色毛发里的褐黑素。

毛发生长具有周期性。每个周期由一个长的生长期，之后的短暂的休止期和退行期组成。毛发在退行期末期脱落，新的毛发在毛囊内再生，开始了新的周期。眉毛和睫毛有 1~6 个月的生长期。头发有 2~6 年的生长期。正常情况下，每天大约有 100 根头发处于退行期并脱落。

不同性别均含有但含量不同的雄激素（如睾酮、二氢睾酮）调节着毛发的生长。睾酮可促进阴部和腋下毛发的生长。二氢睾酮促进胡须的生长及头发的脱落。

毛发疾病包括毛发过多（多毛症）、毛发丢失（脱发）和须部毛发内生长（须部假性毛囊炎）。大多数毛发疾病无严重生命威胁，但通常影响美容而需要治疗。

毛发过多和多毛症

多毛症指在女性某些部位（如两鬓、口周、前胸、肩部、下腹部、背部、大腿内侧）出现浓黑毛发，而通常是男性会在这些部位长较多的毛发。毛发过多是毛发的过多生长,可发生于男性和女性身体任何部位。

- 某些药物或肿瘤导致雄激素过度生成,进而引起多毛症。
- 雄性激素过剩引起的多毛症女性,可能伴有痤疮、声音低沉和男性型脱发。
- 医生需检查患者的当前用药、体格改变、家族史及激素水平。
- 治疗可能包括激素治疗和毛发移植。

多毛症指在女性某些男性才会有较多毛发的部位出现浓黑毛发,如两鬓、口周、前胸、肩部、下腹部、背部、大腿内侧。毛发是否会被认为过多与种族、文化和个人观念有关。男性体毛数量大不相同,但也无体毛过多的医学评价。

毛发过多是指身体任何部位毛发生长数量的增多,它可以是泛发的,也可以是局部的。

病因

年龄、性别、种族和遗传因素决定着体毛的数量。出生时毛发过多是由基因疾病造成的,但这种情况较少见。通常,多毛症是在出生后发展而来的。

- 多毛症多有家族聚集现象,特别是有地中海和中东血统的人群。
- 也见于多囊卵巢综合征患者。

有时,多毛症会由肿瘤或垂体、肾上腺及卵巢疾病引起的雄性激素异常升高所致。女性运动员或锻炼者滥用的合成类固醇就是雄激素。女性体内过量的雄激素可能导致肌肉粗大、痤疮、声音低沉、男性型脱发和阴蒂增大。可能会出现月经周期紊乱或停经。这些改变均可称为男性化改变。

 你知道吗……
刮毛不会增加毛发的密度或生长速度。

毛发过多通常是由下列系统性疾病或药物引起:
- 皮肌炎
- 泛发的系统性疾病(如 HIV 进展期)
- 甲状腺功能低下或其他内分泌疾病
- 营养不良
- 迟发性皮肤卟啉症
- 某些中枢神经系统疾病

可导致多毛症的药物包括:米诺地尔、苯妥英、环孢素 A、合成的类固醇。

诊断

因为一些多毛症是由疾病造成,医生必须区别多毛症是由疾病引起还是只是简单的美容问题。

医生首先要检查男性化或库欣综合征体征,如满月脸、水牛背。医生也要询问家族成员的毛发过多病史,检查患者的用药(包括类固醇合成药的滥用),以及寻找潜在疾病。

如果不是药物引起的多毛症,女性患者还应该检查血液激素水平,以及卵巢和肾上腺的 B 超或 CT 检查,以确定有否肿瘤存在。

治疗

医生应该对因治疗。可能的话,停止或更改可疑致病药物。如果患者无美观上的要求,那么没有必要对多毛症进行治疗。

激素治疗:如果雄激素是致病原因,那么可以用两种激素药物:
- 口服避孕药降低卵巢雄激素的生成。
- 口服抗雄激素药物抵抗睾酮作用。

抗雄激素药物可能致畸,如螺内酯、氟他胺、非那雄胺,故一般要联合口服避孕药。

脱毛:脱毛治疗可能是暂时的,也可能是永久的。

暂时性脱毛治疗包括剃毛和剪毛。剃毛不会增加毛发密度及生长速度。其他暂时性脱毛治疗包括拔毛、蜡脱及使用化学脱毛剂(液体或乳膏)去除皮肤表面毛发。

永久性脱毛需要破坏毛囊。电解法是将电针插入毛囊内,通过热和电流来破坏毛囊。需要多次治疗,并且许多毛囊仍能存活并再生毛发。激光治疗也可能会永久脱发。虽然激光可能会永久破坏毛囊,但是仍会有毛发再生。

用依氟鸟氨酸乳膏脱毛,可以减少毛发生长速度,降低手工脱毛的需求。漂白毛发通过变浅其颜色而使过多的毛发不易被观察到。

脱　发

脱发指头部或身体任何部位毛发的减少。
- 激素水平的改变、某些药物、压力及某些皮肤疾病均可引起脱发。
- 医生通过检查皮肤及毛发诊断脱发的类型。
- 治疗包括米诺地尔、非那雄胺、毛发移植、佩戴假发及皮质类固醇。

发生在头部的脱发通常被称为秃顶。脱发常出于美容的角度而被关注,但它也可作为一个系统性疾病的表现。

病因

毛发生长具有周期性。每个周期由一个长的生长期、一个短的休止期和退行期组成。毛发在退行期末期脱落,新的毛发在毛囊内生长,一个新的周期重新开始。正常情况下,每天大约有 100 根头发达到退行期末期并脱落。当每天有多于 100 根头发脱落时,就有可能发生休止期脱发。生长期脱发是由毛发生长期受碍引起的。

- 大多数脱发是由雄激素引起的,被称为雄激素源性脱发。

其他导致脱发的原因包括:
- 药物(包括化疗药物)。
- 感染(包括真菌感染)。

- 系统性疾病（包括导致高热、系统性红斑狼疮、内分泌紊乱及营养不良）。

其他原因还包括遗传、老化及局部皮肤状态。

雄激素源性脱发：这种类型脱发影响着半数男性（男性型脱发）和女性（女性型脱发）。二氢睾酮起着主导作用，遗传也起着一定作用。脱发可开始于任何年龄段，甚至累及青少年。

男性脱发通常始发于前额或者头顶，然后累及枕部。有些男性只脱落部分头发，只表现发迹后退或枕部的一个秃斑。另一些男性，特别是青年时即开始脱发的男性，

头顶头发全部脱落，但两侧和枕部的头发仍存在。这类脱发称为男性型脱发。

你知道吗……
正常情况下，每天大约有100根头发脱落。

女性脱发通常开始于头顶，并且仍有少数头发而不是全部脱落。发迹保持完整。这类脱发称为女性型脱发。

脱　发

男性脱发通常始发于前额或者头顶，然后累及枕部。这类脱发称为男性型脱发。

女性脱发通常开始于头顶，并且仍有少数头发而不是全部脱落。发迹保持完整。这类脱发称为女性型脱发。

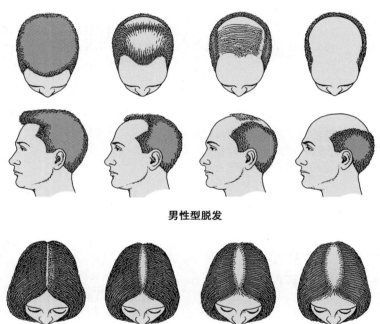

男性型脱发

女性型脱发

生长期脱发：指的是因药物或其他化学药品干扰毛发生长期而导致的脱发。比如化疗药物、某些毒物（如硼酸、汞、铊）和放射线。

退行期脱发：指的是因身体或心理压力导致大量毛发进入退行期而导致的脱发。体重骤减、重病（特别是伴有高热的）或手术都可引起脱发。一些药物，如化疗药物、降压药、锂、抗惊厥药物、口服避孕药、抗凝血剂、ACE 阻滞剂，维生素 A 及维 A 酸均可导致脱发。甲状腺或垂体功能低下或亢进、怀孕及绝经后也可引起脱发。

典型的脱发出现在应激事件发生后 3～4 个月。通常情况下，这种脱发是暂时的，仍可以再长出来，

斑秃：是一种常见病，指的是会突然出现圆的、不规则的脱发。脱发区边缘有短的、断的头发，就像惊叹号。斑秃被认为是自身免疫反应导致的，即机体免疫防御系统错误地攻击了毛囊。斑秃并不是由其他疾病导致的，但可伴有甲状腺功能紊乱和白癜风（一种色素性皮肤疾病）。

斑秃通常发生于头部和须部。很少出现全身毛发脱落，即全秃。斑秃可以发生在任何年龄和不同性别，但儿

童和青年多见。头发通常在几个月后可以重新长出来。一旦发生广泛脱发，再生的可能性不大。

拔毛癖：指的是习惯性地拔出正常头发。这种习惯在儿童中最常见，但也可能发生在成人。拔毛可能长期不被发现，这就使医生或家长误认为是斑秃或真菌感染导致的脱发。

牵拉型脱发：因紧绑的辫子、盘发或马尾持续牵拉着头发而引起的脱发。脱发常发生在前额和颞侧。

瘢痕性脱发：是指毛囊被破坏后由瘢痕组织取代而产生的。病因包括系统性红斑狼疮、扁平苔藓、持续性细菌和真菌感染和皮肤肿瘤。皮肤损伤也可能由烧伤、其他物理损伤及放疗引起。

诊断

医生基于特征性皮损诊断男性型脱发或女性型脱发。仅通过简单的检查诊断其他类型脱发的病因有时有点困难。医生通常牵拉或拔一些头发并在显微镜下观察其毛干。有时医生也做皮肤活检。皮肤活检可以帮助判断毛囊是否正常，如果不正常，活检可能会提示病因。如果医生通过检查发现激素不规律或其他严重疾病，可能需要血液学检查帮助诊断。

治疗

药物有时可以有效治疗男性型脱发和女性型脱发。头皮每天涂抹 2 次米诺地尔可以抑制进一步的脱发并促进头发生长。每天口服非那雄胺可以抵抗雄激素对毛囊的作用。这两种药物任一种连续使用数月，均可见疗效。这些药物最主要的作用是抑制进一步脱发。疗效只能在用药期间维持。非那雄胺不能用于女性型脱发患者。

毛发移植是疗效较持久的一种疗法，即将头部一部分头发移至脱发区。最新的毛发移植一次可以只移植 1～2 根头发。尽管这种方法耗时，但它并不需要移除一块皮肤而且可以使移植的头发像正常头发一样向一个方向生长。

良好的情绪或化学试剂可以使休止期脱发或生长期脱发逐渐好转。由于脱发多数是暂时的，所以佩戴假发是最好的治疗方法。化疗患者应该在化疗之前咨询假发制造商，以便需要的时候可以用到。

类固醇可以治疗斑秃。对于面积较小的斑秃，可以在脱发区局部注射类固醇，也可以联合米诺地尔。对于面积较大的斑秃，可以口服类固醇。其他治疗斑秃的方法还包括外用刺激性的化学制剂，如在头皮涂抹蒽林或其他化学制剂，导致轻微的过敏反应或刺激反应。有时刺激可促进头发生长。

瘢痕性脱发难于治疗。可能的话，可以针对瘢痕的病因进行治疗，但如果脱发区域完全变为瘢痕，那么脱发将是永久性的。

须毛内生长

须毛内生长（须毛假性毛囊炎）是指由须毛卷曲生长，梢尖刺破皮肤引发的炎症。

这种毛发疾病主要是由须部毛发卷曲生长所致，多见于黑色人种。每根内生的须毛导致中心带有不易观察的须毛、微痛的小脓疱。

医生通过典型的皮损表现诊断该疾病。

治疗可以用针尖或刀尖挑出内生须毛的梢尖。如果炎症严重，可外用氢化可的松或抗生素乳膏。

最好的预防措施是停止刮须，使须毛生长。当须毛长长了，就不会卷曲刺破皮肤了。

不喜欢胡须的男性可以采用脱毛剂（一种移除不喜欢毛发的液体或乳膏制剂），尽管它有点刺激。毛发也可以采用电解法或激光治疗的方法去除。有刮须需求的男性应该先用水打湿，然后顺着须毛生长的方向进行刮除。应该避免使用复合的剃须刀紧贴皮肤。外用依氟鸟氨酸可减慢毛发生长。

第 192 节

色素性疾病

人类皮肤的颜色和色度是由褐色素和黑色素决定的。如果没有黑色素，人的皮肤将呈苍白色并因皮下血流的缘故而带有不同色度的粉色。皮肤颜色浅的人产生非常少的黑色素，较深的产生中等量黑色素，肤色非常深的则产生最多的黑色素。白化病患者基本无黑色素。

黑色素是由一种特殊细胞产生的（黑素细胞），黑色细胞分散在表皮细胞之间。黑色素生成后，便扩散至附近其他的皮肤细胞。

日晒后，黑素细胞生成的黑色素增加，肤色会加深或变成褐色。肤色浅的人在日晒后会产生更多的黑色素。黑色素生成不均匀就会产生色素点，即雀斑。雀斑有家族聚集性。体内激素的改变也会增加黑色素的生成，如 Addison 病患者、孕妇、口服避孕药者。但是有些肤色加深与黑色素增加无关，而是由于黑色素沉积于皮肤。某些疾病如血色素沉积症或含铁血黄素沉积症,还有外用、口服或注射药物均可加深肤色。胆红素(胆汁的主要色素)的聚集可以使皮肤变黄(黄疸)。

黑色素含量异常低(色素减退)可以局限于身体小片区域,也可以泛发全身。某些皮肤损伤,如水疱、溃疡、烧伤或皮肤感染也可导致色素减退。有时皮肤感染也可使色素减退。遗传也可使色素减退,但很少见。

白 化 病

白化病是一种罕见的色素形成障碍的遗传性疾病。

白化病的发病不分种族、地域。

白化病因典型皮损而易于诊断。白化病患者头发呈白色、皮肤苍白、眼睛呈粉红色或蓝白色。遗传因素导致的白化病可表现为视力障碍和不随意的眼球运动(眼球震颤)。

你知道吗……
白化病可发生于任何种族

黑色素可以保护皮肤免受晒伤,故白化病患者极易晒伤和患皮肤癌。即使几分钟的暴晒也可晒伤。

白化病无有效的治疗方法。患者可通过以下方法免于受伤:

- 避免阳光直射。
- 佩戴防晒眼镜,穿防晒衣。
- 涂抹防晒指数(SPF)≥30 的广谱防晒乳(同时阻隔 UVA 和 UVB 照射)。

不同的衣物,防晒功效也不同。一般地,越厚越致密的衣物,其防晒功能越强。

白 癜 风

白癜风是由局部黑色素细胞脱失而导致的皮肤白斑。

- 皮肤白斑可出现在身体各处。
- 医生通常通过皮损表现进行诊断。
- 类固醇乳膏或光疗结合光敏药物治疗可使皮肤颜色加深,如果需要的话,可以考虑皮肤移植。

白癜风的病因尚不清楚,可能是免疫系统对生成黑色素的细胞(黑素细胞)的攻击所致。白癜风有家族聚集性且可能会伴发其他疾病。白癜风与自身免疫性疾病有关,其中甲状腺疾病最常见。这些疾病之间的关系尚不清楚,但糖尿病、Addison 病和恶性贫血患者更易患白癜风。外伤或日晒伤之后可能会患白癜风。

虽然白癜风不是大的医学问题,但它可能会导致严重的心理障碍。

症状

一些患者只表现出 1 片或 2 片界限清楚的白斑,而一些患者可出现大片白斑。这些改变在肤色深的患者身上表现十分明显。皮损通常出现在面部、肘部、膝部、手部、胫部和生殖器。皮损处易晒伤。白癜风皮损处毛囊黑素细胞的缺失可导致该部位毛发变白。

诊断

白癜风的诊断可依靠其典型皮损。伍德灯可帮助鉴别诊断白癜风与其他色素减退性疾病。其他检查的必要性不大,包括皮肤病理检查。

治疗

尽管有些患者会自发出现色素,但白癜风尚无有效治疗。治疗可能会有效。有时一些面积小的皮损经强效皮质类固醇治疗后颜色会加深。面部皮损外用强效皮质类固醇有副作用,可外用他克莫司或吡美莫司一类药物。一些患者只是用古铜色化妆品、皮肤染色剂或化妆的手段加深皮损的颜色。因为白癜风患者皮损处仍有少数黑素细胞,故采用医生办公室的紫外线灯照射(光疗)可刺激一半以上的黑色素生成。可采用 UVA 灯照射联合补骨脂(联合光敏剂治疗,即 PUVA 疗法)或窄波 UVB 照射。但是光疗需要几个月才可显效,而且可能需要一段的持续治疗。

对光疗不敏感的皮损可采用各种皮肤移植技术治疗,甚至可移植患者未受损皮肤的黑素细胞。所有皮损可用衣物或防晒霜进行防晒。

有大片白癜风皮损的患者有时可将未受损皮肤进行漂白来达到肤色均匀的目的。漂白需要反复外用氢醌数周至数年。漂白是不可逆的。

聚焦老龄化

黑子,通常叫肝斑或者老人斑(也叫雀斑样痣——译者注),是皮肤上扁平的、椭圆形褐色至棕色的斑点。黑子通常是由于过度暴晒于日光下所致。它们通常出现在常暴露于日光的部位,如面部和手背。因日晒引起的黑子称为日光性黑子。它们会随着年龄的增加而增加。因而这些黑子通常见于老年人。黑子不是肿瘤,但有黑子的人患黑素瘤的危险性较高。

医生常采用冷冻治疗或激光治疗去除黑子,而脱色剂,比如氢醌,则治疗无效。

某些与日晒无关的黑子(非日光性黑子)有时发生于某些患有少见遗传性疾病的患者,如 Peutz-Jeghers 综合征(以唇部多发性痣和胃肠道息肉为特征),色素性干皮病,豹斑综合征。

黄　褐　斑

黄褐斑为曝光部位深褐色的色素斑片,常出现在面部。

尽管任何人都可患黄褐斑,但它常出现于女性妊娠时期(妊娠面容)和口服避孕药的女性。该病多发生于日晒充足的季节和肤色深的人群。

通常在面部两侧出现不规则、深色斑片。色素沉着多发生于面部中央和双颊,额部,上唇和鼻子。黄褐斑很少出现于前臂。斑片无痛痒感,只是美容问题。

如果避免日晒,那么妊娠后或停止口服避孕药黄褐斑会变淡。黄褐斑患者可在皮损处涂抹防晒乳和防晒以避免颜色加深。含有氢醌和维甲酸的皮肤脱色剂有助于色斑变淡。

第 193 节

大疱性皮肤病

水疱是坏死皮肤浅层下形成的充满液体的疱。液体是由水和受损组织渗出的蛋白混合而成。水疱常由对一些特殊损伤反应而出现,如烧伤或刺激,通常只涉及皮肤最表层。水疱愈合快,常不留瘢痕。如果水疱作为系统性疾病表现的一部分,则会发生在皮肤深层且播撒范围广泛。这些水疱愈合缓慢且可能会留瘢痕。

许多疾病和损伤都会促发水疱,其中三种自身免疫性疾病:大疱性类天疱疮、疱疹样皮炎和寻常型天疱疮是最严重的。正常情况下,免疫系统保护机体免受外源物质侵扰,但在自身免疫性疾病中,它却错误地攻击了机体本身的细胞。

大疱性类天疱疮

大疱性类天疱疮是一种皮肤起水疱的自身免疫性疾病。

- 当免疫系统攻击皮肤并引起水疱时,大疱性类天疱疮便发生了。
- 患者表现为发炎区域内大的、瘙痒性水疱。
- 医生通过显微镜下检查皮肤和特定抗体的沉积来诊断大疱性类天疱疮。
- 治疗包括皮质类固醇和免疫抑制剂。

大疱性类天疱疮多发生于老年人。严重程度不如天疱疮,很少致命,不会导致大面积的皮肤剥脱。但是它可以波及大部分皮肤并且会非常不舒服,瘙痒通常是这种疾病首要表现。

大疱性类天疱疮是免疫系统产生直接攻击皮肤的抗体而形成的,表现为大的、疱壁紧张的、瘙痒的水疱,周围绕以红色炎性皮肤。水疱很少出现在口腔内,即使有也不严重。无水疱的皮肤区域是正常的。

诊断及治疗

医生常通过其典型的水疱诊断大疱性类天疱疮。但有时很难与天疱疮及其他大疱性皮肤病鉴别,如严重的常青藤中毒。确诊需要在显微镜下检查皮肤标本(皮肤活检)。医生通过观察受累的皮肤层和抗体沉积的特别表现来鉴别诊断大疱性类天疱疮和天疱疮。

轻微的大疱性类天疱疮可不经治疗而愈合,但消退过程需要几月到几年。因而大多数患者需要药物治疗。几乎所有患者对大剂量皮质类固醇反应快速,而皮质类固醇需要在几周后逐渐减量。有时联合烟酰胺和米诺环素或四环素也有效。有时可给予重症患者硫唑嘌呤或环磷酰胺。静脉注射免疫球蛋白是一种安全的、有前景的新疗法,特别是对于对普通治疗反应不佳的患者。尽管可能需要局部皮肤护理,但大多数患者不需要住院治疗或强化的皮肤护理。

疱疹样皮炎

疱疹样皮炎是一种瘙痒剧烈的、以簇集性小水疱和风团样皮疹为特征的自身免疫性疾病。

- 小麦、黑麦和大麦产物内的谷蛋白促使免疫系统攻击皮肤引起疱疹样皮炎。
- 身体各部出现小的、瘙痒性水疱和风团样皮疹。
- 医生通过皮肤病理检查诊断疱疹样皮炎。
- 可给予氨苯砜治疗和无谷蛋白饮食。

虽然病相似,但疱疹样皮炎与疱疹病毒无关。小麦、黑麦和大麦内的谷蛋白莫名攻击部分皮肤引起发疹和瘙痒,即疱疹样皮炎。疱疹样皮炎患者经常会伴发乳糜泻,(一种因对谷蛋白敏感而引发的肠道疾病)。当然,有些乳糜泻患者可能没有腹泻症状。患者也好发其他自身免疫疾病,如甲状腺炎、系统性红斑狼疮、结节病和糖尿病。偶尔也可能发生肠道的淋巴瘤。

小水疱通常是逐渐发展的,多数位于肘部、膝部、臀部、低背部和颈后部。瘙痒和烧灼可能会很严重。抗炎药物,如布洛芬,可能会加重皮疹。

 你知道吗……
疱疹样皮炎与疱疹病毒无关。

诊断与治疗

诊断基于皮肤活检,即特异性抗体的免疫组化检查。

这些疱病不经治疗不会消失。给予患者无谷蛋白饮食(无小麦、黑麦和大麦饮食)。口服氨苯砜可以缓解1～2天,但需要定时检查血常规。如果该病被控制,患者在坚持6个月或者更长时间的严格的无谷蛋白饮食后可以停药。但是,也有一些患者不能停药。大多数患者再次接触谷蛋白,即使少量,也会再次引发该病。无谷蛋白饮食可以预防肠道淋巴瘤的发生。

寻常型天疱疮

天疱疮是一种少见的,严重的自身免疫性疾病,表现为皮肤、口唇、生殖器及其他黏膜上大小不一的水疱。
- 当免疫系统错误地攻击了皮肤表层的蛋白时,寻常型天疱疮便会发生。
- 患者表现为口唇和身体其他部位严重的水疱,有时会表现出皮肤剥脱。
- 医生通过显微镜下检查皮肤组织诊断寻常型天疱疮。
- 通常使用免疫抑制剂或者皮质类固醇进行治疗。

天疱疮通常发生于中老年人,儿童少见。该病是由免疫系统产生的抗体攻击皮肤表皮细胞之间的连接蛋白所致。当这些连接分裂时,细胞之间彼此分离,导致皮肤分离,形成水疱。大疱性类天疱疮也会表现出类似的水疱,但危险性低。

症状

寻常型天疱疮的主要临床表现是大小不一的、清亮的、柔软的、通常无痛的水疱(有时会出现痒和触痛)。另外,轻捏或轻擦可使皮肤上层与下层分离,导致皮层剥脱和痛性糜烂面。

水疱常首发于唇部并且很快破裂,形成痛性创口(溃疡)。随后,更多的水疱和溃疡形成直到全部口唇黏膜受累,导致吞咽困难。皮肤也可形成水疱。然后这些水疱破裂,留下新鲜的、痛的和结痂的伤口。患者全身不适。水疱可能会波及广泛,一旦破裂,可能会发生感染。如果严重,程度等同于严重的烧伤。与烧伤一样,受损皮肤会渗出大量液体并且易被细菌感染。

 你知道吗……
如果不治疗,寻常型天疱疮可致命,但90%的患者接受治疗后可存活。

诊断和治疗

医生通过水疱特征诊断寻常型天疱疮,但确诊仍需皮肤活检。有时医生用特殊化学染色在镜下观察抗体沉积情况。医生通过检查皮肤累及层和抗体沉积的特殊表现鉴别寻常型天疱疮和大疱性类天疱疮。

不经治疗,寻常型天疱疮可致命。90%的患者经治疗后可存活。大剂量的皮质类固醇是治疗的主要方案。如果病情得到控制,皮质类固醇的用量可递减。如果治疗效果不明显或病情加剧,可给予免疫抑制剂,如硫唑嘌呤、环孢素,或利妥昔单抗。严重的天疱疮患者可能需要血浆置换,即滤去血液中的抗体。静脉注射免疫球蛋白是治疗寻常型天疱疮的一种新的、安全有效的疗法。一些患者对间断药物治疗反应良好,而另一些患者需要长期小剂量药物治疗。

医院治疗时,患者的新鲜创面需要特殊护理,与严重烧伤患者的护理一样。治疗破裂的水疱可能需要抗生素。有时可用敷含有凡士林的敷料,保护新鲜有渗出的创面。

第 194 节

皮肤寄生虫感染

大多数皮肤寄生虫感染是有微小的昆虫或蠕虫钻至皮肤并寄生于此所致。一些寄生虫生命周期的一部分在皮肤内,而另一些则是整个生命周期都在皮肤内。皮肤寄生虫感染常导致严重的瘙痒和炎症。

疥　疮

　　疥疮是由疥螨引起的一种皮肤病,常导致红色丘疹和严重的瘙痒。
- 疥疮常通过身体接触进行人与人之间的传播。
- 疥疮患者常剧烈瘙痒,即使没有典型的丘疹。
- 医生通常检查瘙痒部位皮肤,有时要用显微镜检查来诊断疥疮。
- 治疗包括外用扑灭司林或林旦,口服伊维菌素。

　　疥疮是由疥螨导致的。雌性疥螨在皮肤表层挖掘隧道后,将卵产于此。幼螨在几天后孵出。这些寄生虫可导致剧烈瘙痒,可能源于对螨虫的过敏所致。

　　寄生虫通过身体接触很快扩散,常累及全家。少数情况下,螨虫可通过衣物、浴巾或其他公用物品传播,但它们的存活期较短,一般的衣物清洗可将其消灭。

症状和体征

　　疥疮的特征是剧烈瘙痒,常在夜间加重。通常可见螨虫的隧道,约1厘米长的细线,有时顶端有一个微小丘疹。有时只可见小的丘疹,大多数因瘙痒被抓破。除了面部,隧道可出现在身体任何部位。常见于指趾间的腹侧、腕部、踝部、臀部、乳头和男性生殖器。时间一长,隧道会因搔抓引起的炎症而很难观察到。免疫力低下的患者可能会发生严重的疥疮,导致大面积结痂,增厚的皮损。

　　通常,瘙痒和隧道是诊断疥疮的所必须依据。但是,医生确诊需要显微镜下观察丘疹或隧道内疥螨、虫卵和疥螨的排泄物。

治疗

　　疥疮可以通过涂抹含5%扑灭司林乳膏过夜,然后用洗除的疗法治愈。对于成人和偏大的儿童,也可以选择林旦溶液。两种药物治疗之间,第二种治疗需要1周治疗时间。间隔两周口服2次伊维菌素也有效,尤其对于免疫力低下的严重疥疮患者。

　　即便治疗成功后,瘙痒还会持续2～4周,这是由于皮肤内暂时仍存在着对螨虫身体的持续过敏反应。可给予外用低效皮质类固醇乳膏和口服抗组胺药物控制瘙痒。有时皮肤刺激和深度搔抓可导致细菌感染,可能需要口服抗生素治疗。

　　有密切接触的家庭成员,特别与疥疮患者有性接触者,也应该同时治疗。几天前用过的衣物和被单应该用热水清洗并用烘干机烘干,也可干洗。

虱　病

　　虱病是由细小无翅昆虫叮咬所致。
- 虱病大多数情况下是通过人与人接触传播。

- 虱病患者通常有剧烈瘙痒。
- 仔细观察头部毛发和身体其他部分,可以发现虱及其卵。
- 有些患者需要口服抗寄生虫药物。

　　虱是不易观察的细小无翅昆虫,靠吸食血液存活。通过人与人之间的接触和共用衣物及其他个人用品,它们极易传播。有三种虱存在于身体不同部位。

　　头虱侵犯头部毛发。感染可以通过身体接触,也可能通过共用梳子、发刷、帽子及其他个人物品传播。头虱是各社会阶层入学儿童常见问题。黑人不易患头虱。头虱与卫生条件低下及社会经济层次无关。

　　体虱常侵犯个人卫生情况不佳和居住拥挤的人群。体虱常驻足于与皮肤接触衣物的缝隙内。体虱通过共用污染的衣物或被单传播。与头虱不同,体虱常传播一些严重的疾病,如斑疹伤寒、战壕热、回归热。

　　阴虱常侵犯生殖器部位,通过典型的性接触传播。这种虱也可侵犯胸毛、腋毛、胡须、睫毛及眉毛。

症状与诊断

　　虱病通常在侵犯部位会有剧烈瘙痒。搔抓过度可使皮肤屏障破坏,导致细菌感染。儿童的头虱可能难于发现或可能只是感到头皮瘙痒。

　　头虱的检查可采用细齿检查梳从头皮向外梳理湿发的方法。虱有时难于发现,但它们的卵则较易发现。雌虱的卵是浅灰白色的、有光泽的,且为球状,紧附于毛发底部。在慢性感染中,卵随着头发向外长,因而就与头皮有一定距离,这些就取决于感染的时间。

　　虱卵与其他头发外源物质的区别要点在于其紧附于头发。体虱及其卵也可能在贴身衣物的缝隙里被发现。仔细观察,也可发现阴虱。

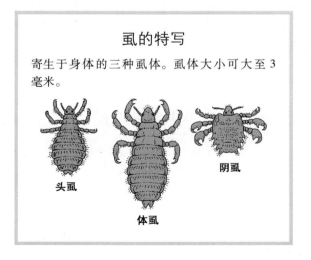

虱的特写

寄生于身体的三种虱体。虱体大小可大至3毫米。

头虱　　体虱　　阴虱

治疗

　　几种有效的处方和非处方药物均可治疗虱病。涂抹含有除虫菊酯和胡椒基丁醚的香波或乳膏,10分钟后用清水冲洗掉。处方药扑灭司林（除虫菊酯的合成剂）的水剂或乳膏也有效。另一种处方药林旦的水剂或香波也可用于治疗，但效果不如其他处方药，而且因其神经副作用而不推荐用于儿童。处方药马拉硫磷可高效地杀灭成人虱及其卵，但不是治疗虱病的一线用药，因为它具易燃性和难闻的气味，且需涂抹在皮肤上 8～12 小时。所有的虱病治疗在 7～10 天后都要重复治疗，以杀灭新孵化出的虱。如果虱有了耐药性，可能难以杀灭。如果常规治疗无效，常给予口服伊维菌素治疗。

大多数药物治疗只是杀灭虱卵，并没有去除它们。已死掉的虱卵不是必须要去除，但药物不能杀灭所有虱卵。由于不能鉴别死卵和活卵，医生建议去除虱卵。然而，只有一小部分有虱卵的儿童，其头皮有活的虱。通常用涂抹药物的细齿梳去除虱卵。由于虱卵紧附于头发，有几种非处方制剂可使它们易于脱落。虱卵会随着头发的生长而远离头皮。如果在 1/4 寸的头皮范围内无虱卵，则可能无活的虱。扔掉污染的衣物或彻底清洗或干洗衣物便可消除体虱的卵。对于头虱，医生还没有证据证明是否有必要清洗或处理个人用品或隔离患者。

皮肤幼虫移行症

皮肤幼虫移行症（匍匐疹）是由温暖、潮湿土壤内的钩虫感染暴露的皮肤所致。

这种感染常由寄生于猫或狗的钩虫引起。虫卵常沉积于地上猫狗的粪便中。当裸露的皮肤接触污染的地面，如赤足步行或日光浴，钩虫便可侵入皮肤。从侵入点开始，通常是足部、腿部、臀部或背部，钩虫无规则地进行钻隧，留下弯曲、细长、隆起的红色皮疹。这些皮疹有剧烈瘙痒。

在感染部位涂抹噻苯达唑溶液可治疗该病。口服阿苯达唑或伊维菌素也有效。

皮肤蝇蛆病

皮肤蝇蛆病是由某些蝇蛆感染引起的皮肤病。

主要有三类蝇蛆感染的皮肤病：

- 疖样蝇蛆病
- 伤口蝇蛆病
- 移行蝇蛆病

该病的分类取决于蝇的分类。感染常见于热带国家。美国皮肤蝇蛆病患者常最近去过热带国家。

疖样蝇蛆病：常源于马蝇的幼虫。该类蝇蛆病的常见致病蝇来源于美国南部和中部、撒哈拉以南和热带非洲。许多蝇并不在人类身上产卵。相反，这些蝇常产卵于其他可能接触人的昆虫（如蚊子）或物品（如干洗机）上。卵孵化出蝇蛆幼虫，钻进皮肤并发育成成熟的蝇蛆幼虫。成熟的蝇蛆幼虫的长度因种类不同而不同，约 1.3 厘米到 2.5 厘米。如果不治疗，蝇蛆幼虫会从皮肤内钻出来并落到地面继续完成其生命周期。

典型的症状有瘙痒感、移行感，有时有刺痛感。起初表现为一个小的红色丘疹，就像普通的昆虫叮咬或脓疱（疖）的起初表现。随后，丘疹扩大，中央可能会有可见的破溃。破溃处可渗出清亮的、黄色液体，有时可见一小部分蝇蛆幼虫。

由于蝇蛆幼虫需要氧气，所以堵住皮肤破溃处可使它们离开或至少更接近皮肤表面。当它们接近皮肤表面时，则较容易将其拉出来。为了堵住皮肤破溃处，常涂抹矿物凝胶、指甲油，甚至熏肉或西红柿酱。幼虫在被移走之前死去，将更难将其拉出，并且通常导致严重的炎症反应。另一种移除幼虫的方法是挤压皮肤。有时医生会注射局麻药，切一小口，用镊子将幼虫拉出。口服或外用伊维菌素也可能杀死幼虫或导致其离开。

伤口蝇蛆病：开放性伤口，特别是在无家可归的人、饮酒过度的人和其他生活在贫穷社会环境中人身上，可能会感染苍蝇幼虫。最常见的苍蝇是绿色或黑色的绿头苍蝇。不像常见家蝇的蛆，导致伤口蝇蛆病的幼虫可将侵犯正常组织一样侵犯坏死组织。医生通过冲洗伤口后将幼虫拉出来移除幼虫。也可将全部坏死组织切除。

移行蝇蛆病：通常感染马或牛的苍蝇是其主要病原。人如果接触了感染的动物，则也可以被感染。很少情况下，苍蝇直接在人皮肤上产卵。幼虫并不在驻足于一个地方。它们在皮肤下面掘隧，导致瘙痒性皮损而被误诊为皮肤幼虫移行症。治疗同疖样蝇蛆病。

皮肤细菌感染

皮肤是抵御细菌感染的良好屏障。虽然皮肤要接触很多细菌,且有很多细菌定植在皮肤表面,但一般不会引起感染。当细菌性皮肤感染发生时,皮损大小不一,可从一个小点到全身范围。严重程度也不一,可由轻微症状发展至危及生命。

感染皮肤的细菌很多种,最常见的为葡萄球菌和链球菌。当住院或住疗养院,以及逛公园或在水池,湖泊,海洋游泳时,可发生少见菌感染皮肤。

有些人具有细菌感染皮肤的高危险性,例如糖尿病患者有可能因为血液循环差(尤其是手足部位),以及高血糖降低白细胞抗感染的能力,而容易发生感染。HIV 感染者,艾滋病患者或者其他免疫缺陷者以及正接受化疗者也具有高危险性,因为他们的免疫功能低下。皮肤有炎症,晒伤,搔抓或其他外伤均更有可能使皮肤感染。事实上任何皮肤上的破损都会使皮肤易于感染。

保持皮肤的完整和清洁可以预防皮肤感染。皮肤割破或擦伤时,伤口应用肥皂和水清洗,并用无菌纱布覆盖。抗生素软膏和霜剂可用在开放性伤口部位,以保持组织湿润并防止细菌感染。如果感染已发生,面积小的话可以外用抗生素药膏治疗,面积较大的话则需口服或注射抗生素。脓肿应由医师切开排脓,坏死组织必须予以切除。

蜂窝组织炎

蜂窝组织炎是一种发生于皮肤和皮下组织的扩散性细菌感染。

■ 局部皮肤可发红,感觉疼痛以及触痛,有些患者会有发热,寒战及其他较为严重的症状。

■ 需要用抗生素治疗感染。

蜂窝组织炎可由多种细菌引起,其中最常见的为链球菌,由于其能产生一种限制组织抗感染能力的酶,因此链球菌感染后能在皮肤部位快速扩散。葡萄球菌也能引起蜂窝织炎,此外许多其他的细菌亦可引起,尤其是在人或动物咬伤,或在水中,泥中受伤后。

细菌通常通过表皮擦伤,刺伤,烧伤及皮肤疾病等引起的小破损入侵。发生水肿的皮肤尤其容易被感染。蜂窝织炎在血液循环不佳(慢性脉管功能不全)的人群中更常见。当然,蜂窝织炎也可发生在没有明显损伤的皮肤部位。

临床表现

蜂窝织炎最常见于腿部,但也可发生于身体的任何部位。初发症状为皮肤潮红,疼痛以及局部的触痛。这些症状是由细菌本身和机体试图抵御感染两方面所引起。患处皮肤变得发热,肿胀并看上去有轻微凹陷,有橘皮样外观。有时可出现可大可小的充盈的水疱。除蜂窝织炎中的丹毒类型外,患处一般境界欠清。

大多数蜂窝织炎患者只有轻微不适症状,但某些人可能会有发热,寒战,心率快,头痛,低血压及神志不清的症状。

随着感染的扩散,附近淋巴结可变肿大,触痛(淋巴结炎),并且可发生淋巴管炎(淋巴管炎)。有时细菌通过血液发生播散(菌血症),可引起更严重的全身症状。

当蜂窝织炎反复发生于同一部位,尤其是腿部时,淋巴管可被破坏,导致患处组织的持续肿胀。

诊断与治疗

医师常根据疾病表现与症状来诊断蜂窝织炎。除非患者病情十分严重或对药物治疗无反应,通常无需对血液,脓液或组织标本进行实验室的菌种鉴定。由于与深静脉血栓症的症状很相似,因此有时需要医生进行检查以与腿部深静脉血栓(深静脉血栓)鉴别。

积极的抗生素治疗能有效阻止感染的快速扩散并能使药物到达血液及内脏。双氯西林或头孢氨苄等抗生素对链球菌和葡萄球菌均有效。轻度蜂窝织炎患者可口服抗生素。而对于快速播散性蜂窝织炎,高热,或有严重感染迹象的患者来说,通常采用静脉滴注抗生素。如有可能,身体患处部位应保持制动并抬高,以利减少肿胀。对患处皮肤进行冷湿敷可以缓解不适。

蜂窝织炎的症状通常在数天抗生素治疗后消失。然而,症状在好转前常加重,可能与细菌的死亡释放导致组织损伤的物质有关。当出现这种情况时,尽管细菌已死亡,机体仍在继续反应。即便症状消失得较早,抗生素的治疗仍需持续使用 10 天以上。

丹　　毒

丹毒是通常由链球菌感染引起的一种浅表性蜂窝组织炎。

丹毒表现为潮红的高出皮面的痛性斑疹。皮疹境界清楚并且不会与周围正常皮肤融合。触之表面温暖并较结实。好发于下肢和面部。患者常会有高热,寒战与周身不适症状。

医师可根据皮疹的典型表现进行诊断。

口服抗生素(如青霉素)能治愈感染。对于重度感染患者,则需静脉滴注青霉素。对疼痛部位进行药物冷湿敷可缓解不适症状。足部的真菌感染可能为细菌的入侵开辟通道,为防止复发可能需要抗真菌药物进行治疗。

红　　癣

红癣是由微细棒状杆菌引起的皮肤表浅性感染。

红癣多见于成年人,尤其是糖尿病患者及居于热带地区者。红癣好发于皮肤皱褶部位,如趾缝和生殖器部位,特别是男性的腹股沟部位。腋窝,乳房下的皱褶皮肤,腹部,以及阴道口与肛门会阴处都较容易被感染,特别是合并糖尿病者及肥胖的中年妇女。感染可引起淡红色或棕色的不规则皮疹,继而会发生脱屑现象。某些患者的感染可蔓延至躯干及肛周部位。

尽管红癣可能会与真菌感染相混淆,但医师通过在紫外灯下观察微细棒状杆菌感染的皮肤发出珊瑚红色荧光,就能很容易进行诊断。

口服抗生素,如红霉素或四环素,可清除感染。抗菌性药皂如氯己定也有帮助。外用药如红霉素和克林霉素也会有效。如果患处合并酵母菌或其他真菌感染,外用抗真菌药膏如咪康唑也可能有帮助。红癣可复发,须进行第二次治疗。

毛囊炎和皮肤脓肿

毛囊炎和皮肤脓肿是由细菌感染引起的皮肤出现化脓的现象。其位置可深可浅,只侵犯毛囊或皮肤内稍深的结构。

毛囊炎是一种累及毛囊的皮肤脓肿。而脓肿既可出现在皮肤表面又可出现于皮肤内较深的位置,且并不一定累及毛囊。大多数脓肿是由金黄色葡萄球菌引起,主要出现在皮肤表面,呈充满脓液的半月状脓疱。近年来,出现了一种能够抵抗以前治疗有效的抗生素的葡萄球菌,称为耐甲氧西林金黄色葡萄球菌(MRSA)。某些时候细菌通过毛囊口,小擦伤或刺伤进入皮肤,但是也会常常没有明显伤口。那些卫生较差,有慢性皮肤病或鼻腔藏有葡萄球菌的人更容易发生毛囊炎或皮肤脓肿。免疫力较弱,肥胖,年龄大以及糖尿病等也是常见的危险因素。某些人可能发生不明原因的反复感染。

医师可以指导反复感染的患者用抗菌药皂冲洗全身,于鼻腔内应用抗菌药膏以及口服抗生素来尽量减少葡萄球菌数。

毛囊炎:毛囊炎是一种毛囊的感染。表现为位于毛发基底的细小白色丘疹。一般可能只累及一个或以上的毛囊,每个都会有轻微的疼痛,但患者不会有全身不适症状。

某些人在经过用氯气消毒的热浴盆或浴池洗浴后发生毛囊炎,此种情况下有时称之为"热浴盆毛囊炎"或"热浴盆皮炎",是由铜绿假单胞菌感染所致。可于接触后6小时至5天内起病。洗澡时接触皮肤的部位,如躯干和臀部是好发部位。

有时在剃须后坚硬的胡须发生卷曲并倒刺入皮肤内,产生无实质感染的刺激。此类毛囊炎称为须部假性毛囊炎。

毛囊炎应采用抗菌清洁剂或外用抗生素来治疗。大面积的毛囊炎需要口服抗生素。热浴盆毛囊炎可观察一周,不用任何处理。但是,有必要采用适当的氯处理热浴器材,防止复发和保护其他人不被传染。倒生毛发所致的毛囊炎也有许多其他的治疗方法。对于重度的反复发作的患者,医师可能需要进行细菌培养(将脓液送至实验室并在培养皿中培养)。培养结果可对抗生素的选择进行指导。患者可能需要暂时停止剃须。

皮肤脓肿:皮肤脓肿也称为疖,是可发生于身体表面任何部位的发热,痛性,化脓性的皮下感染。脓肿的直径可达一英寸至数英寸。疖的定义是只累及一个毛囊及其周边组织的相对较小、表浅的脓肿;而痈则为多个疖在皮下融合成一个大的脓肿。如不经治疗,脓肿一般会冒出一个头并破裂,分泌出乳白色或淡红色液体。细菌也可通过脓肿扩散至周围组织及淋巴结。此时患者可出现发热及周身不适症状。

皮肤脓肿可以通过热敷消失。此外,医师还可通过切开脓肿排出脓液来治疗。在排出脓液后,医师应用无菌盐水冲洗脓腔以确定脓液排尽。有时用纱布填塞脓肿以引流,24~48小时后取出。如果脓液完全排尽,也常不必使用抗生素。然而,如果脓肿位于面部中上方,因为有感染扩散入大脑的高度危险,须使用抗生素如双氯西林或头孢氨苄来杀灭葡萄球菌。如果在感染已扩散或患者免疫系统功能低下的情况下也需要使用抗生素。

对于皮肤脓肿反复发作的患者,可用含特殊防腐剂的皂液冲洗皮肤,或口服抗生素1~2个月。

化脓性汗腺炎

化脓性汗腺炎是发生于顶泌汗腺的炎症,引起皮下疼痛性的积脓。

化脓性汗腺炎发生于部分青春期后的人,这是由顶泌汗腺(腋下,生殖器区域,肛周,乳房下的特殊汗腺)的慢性阻塞引起。发生阻塞的原因并不清楚,但是和使用除臭剂,擦粉或剃腋毛没有关系。阻塞导致汗腺肿大破裂,常引起各种细菌的感染。形成的脓肿表现为疼痛,恶臭并易反复。数次反复感染后,感染区皮肤增厚和瘢痕化。

化脓性汗腺炎类似于普通皮肤脓肿。医师可根据脓肿的发生部位和经常反复的病史进行诊断。

对于轻症患者，医师可采取局部注射皮质类固醇并口服抗生素如四环素或红霉素治疗。外用克林霉素也有效。有些病例可切开脓肿进行排脓。对于重度患者，可口服异维 A 酸（一种抗炎药）治疗。激光治疗也可使用。在严重患者当中，有必要切除患病组织并进行皮肤移植。

脓　疱　疮

脓疱疮是一种由金黄色葡萄球菌和化脓性链球菌中单独或同时感染起的皮肤炎症，可形成结有黄痂的溃疡，有时会产生充满脓液的小疱。

脓疱疮很常见，患者多为儿童。脓疱疮可发生于身体的任何部位，最常见于面部和四肢。脓疱大小各异，从豌豆大小到大疱，并可持续数天至数周。脓疱疮常常侵害正常皮肤，但常在皮肤损伤或破溃后出现，例如真菌感染，晒伤或昆虫咬伤。卫生条件差和环境潮湿也是危险因素。有些人鼻腔内有葡萄球菌定植但未致病（认为他们是鼻腔携带者），这些鼻腔内的细菌可能引起患者的反复感染并有时传染给他人。

脓疱疮会有瘙痒并伴轻微疼痛。瘙痒常使患者过度搔抓，尤其是儿童，这会引起感染的播散。脓疱疮的传染性很强，包括患者的自身传播和对他人的传播。脓疱疮可形成典型的簇集的破裂后留下的创面，并且可发展成覆以蜜黄色痂的溃疡面。大疱性脓疱疮和脓疱疮基本类似，但具有溃疡快速扩大形成水疱的典型表现。水疱破裂并露出大片的基底，然后覆以蜜黄色的痂皮。

医师可根据皮损的表现进行诊断。对于反复感染的患者，可取鼻拭子进行实验室检测以确定其是否为鼻腔葡萄球菌携带者。

患处应用肥皂和水每天轻轻清洗数次以去除痂皮。小面积的感染应用外用抗生素药治疗。如果感染部位面积较大，可能需要口服抗生素。对于鼻腔携带者应于鼻腔内局部应用抗生素治疗。

淋　巴　结　炎

淋巴结炎是累及一个或多个淋巴结的炎症反应，淋巴结常常变得肿大并有疼痛感。

淋巴结炎基本都由细菌，病毒，原生动物，立克次体或真菌感染引起。一般来说，扩散至淋巴结的原发感染来自皮肤，耳朵，鼻或眼部，或者来自这类的感染，如传染性单核细胞增多症，巨细胞病毒感染，链球菌感染，肺结核或梅毒。感染可能侵犯多个淋巴结或身体某一个部位的淋巴结。

临床表现与诊断

受累淋巴结发生肿大并常常质地柔软伴有疼痛感。有时淋巴结表面的皮肤发红发热，患者可以有发热现象，偶尔淋巴结部位还有脓肿形成。无痛，质硬或不发红的肿大淋巴结可能暗示有更严重的其他疾病，如淋巴瘤，淋巴结核或霍奇金淋巴瘤。如果出现这类淋巴结，医师要引起注意。

一般而言，根据症状及附近有一个明显的原发感染灶即可诊断淋巴结炎。当病因不能很容易确定时，可能需要组织病理活检术和病原体培养以确诊并鉴定致病微生物。

治疗

可根据致病微生物种类来确定治疗方法。对于细菌感染，通常给予静脉滴注或口服抗生素。热敷可能对缓解发炎淋巴结的疼痛有所帮助。通常一旦感染经过治疗，淋巴结会慢慢的消肿，疼痛感也会渐渐减轻。有时肿大的淋巴结触之依然较硬但不会有触痛。对于脓肿必须切开引流。

淋　巴　管　炎

淋巴管炎是指一条或一条以上的淋巴管出现炎症，常由链球菌感染引起。

链球菌通常通过手臂或腿部的擦伤或创伤伤口进入淋巴管（身体免疫系统的一部分）。一般情况下，皮肤和皮下组织的链球菌感染（蜂窝组织炎）会扩散至淋巴管。偶尔也会由葡萄球菌或其他细菌引起。

受累及的手臂或腿部皮肤会形成不规则有触痛的红色条带。这些条带通常从感染区域延伸至一组淋巴结，如腹股沟或腋窝。这些淋巴结也会变得肿大并有触痛。

常见的症状包括发热，寒战，心率增快和头痛。有时这些症状会在红色条带出现之前发生。感染若从淋巴系统扩散至血液则会以惊人的速度遍及全身。病变淋巴管上方的皮肤或组织也会出现炎症，偶尔还会出现皮肤溃疡，有时细菌就会进入血液系统（菌血症）。

淋巴管炎可根据其典型临床表现进行诊断。血液检查一般会显示可以抗感染的白细胞数量增高。医师一般很难鉴定致病微生物，除非这种微生物扩散至血液系统或者从患处创口可以取出脓液。

大部分患者在应用对葡萄球菌与链球菌敏感的抗生素（如双氯西林，萘夫西林或苯唑西林）后会很快的好转。

坏死性皮肤感染

坏死性皮肤感染包括坏死性蜂窝组织炎和坏死性筋膜炎，是以感染组织坏死为特征的严重蜂窝组织炎。

- 患处皮肤发红,表面发热,并且有时会有肿胀及在皮下形成气泡的现象。
- 患者通常会感觉周身非常不适,有高热现象。
- 治疗措施包括去除坏死皮肤,有时可能需要大范围的外科切除并静脉滴注抗生素。

　　大多数皮肤感染不会导致皮肤及周边组织的坏死。然而,有时细菌感染会引起感染区域内小血管的堵塞。堵塞则会使这些血管供血的组织因缺血而坏死。由于通过血液系统行使功能的机体免疫防御(如白细胞和抗体)不能到达该区域,因此很难控制感染的快速扩散。即便得到了合适的治疗,也会发生坏死现象。

　　某些坏死性皮肤感染在皮肤深部沿着肌肉(筋膜)表面蔓延,称之为坏死性筋膜炎。另外一些坏死性皮肤感染在皮肤的外层蔓延则称为坏死性蜂窝组织炎。多种不同细菌可以引起坏死性皮肤感染,如链球菌和梭状菌,不过大部分患者都是由细菌的混合感染引起。某种特殊的链球菌感染曾被报界称为"食肉疾病",不过与其他链球菌感染没有太大的差异。

　　一些坏死性皮肤感染始于穿刺伤或撕脱伤,尤其是经泥土与碎屑污染过的创伤。其他一些感染则起源于外科切口或者健康皮肤。有时患有憩室炎,肠穿孔或肠肿瘤的患者会在腹壁,生殖器区域或大腿部位发生坏死性感染。当某些细菌从肠道逸出扩散至皮肤时,就会发生这种感染。细菌可以最初在腹腔内形成脓肿并直接向外扩散至皮肤,或者经过血液循环播散至皮肤与其他器官。

临床表现与诊断

　　起始症状一般类似蜂窝织炎。皮肤外观最初苍白,但很快变红或青铜色,触之灼热,并且有时会变得肿胀。随后,皮肤转为紫色,常常伴随充满液体的大疱,疱液为棕色,水样并有时伴有恶臭。坏死区域皮肤变为黑色(坏疽)。某些类型的感染(包括那些由梭状菌和混合菌感染引起)会产生气体。这些气体在皮下会形成气泡,并且有时气体本身就在大疱中,当挤压时会感觉皮肤容易破裂。患处最初时感觉疼痛,但随着皮肤坏死,神经失去功能,患处的感觉也丧失。

　　患者通常症状明显,有高热,心动过速和精神颓废(从意识混乱到无意识状态)。由于细菌释放毒素和机体对感染的反应,血压会下降(中毒性休克)。

　　医师可根据临床表现,尤其是皮下气泡的出现,对坏死性皮肤感染进行诊断。X 光能很好地显示皮下气体。若涉及特殊细菌感染,则须对感染体液与组织标本进行实验分析。但是,医师在确定致病菌种之前就应开始采取治疗。

治疗与预后

　　本病的总死亡率约为 30%。对于那些有其他内科疾病的老年患者以及病程达到晚期的患者而言,其预后更差。诊断与治疗的延误和对坏死组织切除得不够充分都会影响预后。

　　治疗坏死性筋膜炎应采用外科切除坏死组织再加上静脉滴注抗生素的办法。常常必须切除大量的皮肤,组织以及肌肉,有些病例中,若手臂或腿部被感染,可能还被迫截肢。有部分医师认为可以给予高压氧舱治疗,但具体疗效目前还不是很明确。

葡萄球菌性烫伤样皮肤综合征

　　葡萄球菌性烫伤样皮肤综合征是葡萄球菌性皮肤感染的一种反应,出现皮肤水疱并剥脱的类似烧伤样表现。

- 除皮肤出现水疱,剥脱现象外,患者还会有发热,寒战以及乏力的症状。
- 诊断依靠皮肤的表现,但有时需要皮肤活检术。
- 治疗包括静脉滴注抗生素。

　　某些类型的葡萄球菌产生一种有毒物质,可使表皮最上层与余下的皮肤组织分离。由于毒素扩散至全身,一小面积的皮肤被葡萄球菌感染即可能引起全身皮肤的剥脱。葡萄球菌性烫伤样皮肤综合征几乎全部发生于婴幼儿和小于 6 岁的儿童。很少发生在年龄较大的人群中,除非有肾功能不全或免疫系统功能低下。与其他的葡萄球菌感染一样,葡萄球菌性烫伤样皮肤综合征具有传染性。

临床表现

　　症状以单个局限的结痂性感染开始,外观类似脓疱疮。对于新生儿,感染可能出现在尿布区或脐周。对于稍大点的儿童,面部是感染的常见部位。而对于成人,感染可开始于任何部位。所有患者在感染开始的第一天内,结痂区域周围即可出现猩红色改变,并伴有疼痛。皮肤可能会触痛明显并出现连续性纸样起皱改变。然后,在远离初始感染部位的其他大片皮肤也会变红,并出现容易破裂的水疱。

　　随后,表皮开始剥脱,即便轻轻触摸或轻柔推压都会引起大片的剥脱。剥脱后的地方像经过了烧伤一样。此后的 1~2 天,全身整个皮肤都可能受累,患者全身症状也会变得严重,会有发热,寒战,乏力现象。由于失去了皮肤屏障的防御功能,其他细菌以及致病微生物可以轻易侵入体内,导致医师所谓的二重感染。并且由于渗液与蒸发,人体会丢失大量的体液,引起脱水。

诊断与治疗

　　在明确葡萄球菌感染后皮肤出现剥脱现象即可诊断此病。如果没有葡萄球菌感染的明显征象,医师常常采取皮肤活检术,即取一小块皮肤送至实验室检查。还可取鼻部,眼结膜分泌物,喉部,鼻腔和鼻咽部拭子送至实验室进行细菌培养。

　　抗生素治疗应持续一周以上,可采用外用润肤剂护理局部创面,既能舒缓皮肤又能防止其干燥。

皮肤真菌感染

真菌通常寄居于潮湿的皮肤褶皱部位,如趾间、生殖器部位、乳房下。感染皮肤的真菌(皮肤型)只生活在表皮的最上层(角质层)而不侵入至皮肤深层。肥胖人群易感染真菌,因为他们有过多的皮肤皱褶。糖尿病患者也是真菌易感人群。

奇妙的是,身体一侧的真菌感染可使另一侧无感染的皮肤出皮疹。比如,足部的真菌感染可使手指瘙痒,出现丘疹。这些皮疹(皮肤癣菌疹或 id 反应)是对真菌的过敏反应,而不是因为接触了感染区域导致的。

如果在易感区域出现红色炎性或有鳞屑的皮损,医生可能会怀疑真菌感染。确诊靠显微镜下检查刮下的皮肤鳞屑或将其置于培养基内进行鉴定。

念 珠 菌 病

念珠菌病是由酵母念珠菌感染引发的。

■ 念珠菌病易发生于湿润的皮肤区域。

■ 念珠菌病可能导致皮疹、鳞屑、瘙痒和水肿。

■ 医生检查受损区域并在显微镜下观察皮肤标本或进行真菌培养。

■ 外用抗真菌乳膏或口服抗真菌药物均可治愈念珠菌病。

酵母念珠菌是口腔、消化道和阴道的常驻菌,通常无害。但是,某些情况下,念珠菌可以蔓延至黏膜和湿润的皮肤区域。典型的感染部位是口腔黏膜、腹股沟、腋窝、女性乳房下和腹部皱褶处。

促使念珠菌感染皮肤的条件包括:

■ 温暖潮湿的气候

■ 合成纤维的紧身内衣

■ 卫生条件低下、皱褶部位的炎症性疾病(如银屑病)

■ 使用抗生素、皮质类固醇及其他免疫抑制剂

■ 某些疾病(如糖尿病、免疫功能低下)。

服用抗生素的人患念珠菌病,是由于抗生素杀死了身体正常的寄生细菌,使得念珠菌不受抑制的生长。器官移植后皮质类固醇和免疫抑制剂的使用可降低机体抵抗念珠菌的能力。哮喘患者常用的类固醇吸入剂可导致口腔念珠菌病。妊娠妇女、接受肿瘤治疗的患者、肥胖者和糖尿病患者也易感染念珠菌。

有些人群(通常是免疫力低下者),念珠菌可侵入深部组织和血液,导致致命的系统性念珠菌病。

症状

症状因感染部位的不同而不同。

皱褶部位的感染(间擦性感染)或脐部感染常导致鲜红皮疹,有时皮肤会变软,出现裂隙。通常皮疹周围可出现小的脓疱,皮疹可能会瘙痒剧烈或有灼热感。肛周的念珠菌皮疹可能会发生表皮剥脱、出现白色或红色具有瘙痒感的皮疹。婴儿的尿布区域可能会发生念珠菌感染。

阴道念珠菌病在妊娠、糖尿病和服用抗生素的女性中尤其常见。这些感染的症状包括阴道白色或黄色奶酪样的分泌物,及阴道壁和外阴的烧灼感、瘙痒和潮红。

阴茎念珠菌病常发生于男性糖尿病患者、包皮过长者和女性性伴侣患阴道念珠菌病者。有时皮疹可能无症状,但通常在阴茎的头部,有时在阴囊部位会出现会有潮红、刺痛、瘙痒和烧灼感。

鹅口疮是口腔内的念珠菌病。舌和颊黏膜会出现乳白色斑片,可能是痛性的。斑片不易被手指和钝物刮除。健康儿童中鹅口疮很少见,成人鹅口疮可能是免疫功能低下的表现,可由肿瘤、糖尿病或艾滋病引起。使用抗生素杀死竞争性生长的细菌将增加患鹅口疮的几率。

传染性口角炎是发生在嘴角的念珠菌病,导致裂缝和细小的裂隙。可能是由于长期舔嘴、吮指、不适的牙套或其他因素导致嘴角足够湿润以利于酵母菌生长。

念珠菌甲沟炎是发生在甲床的念珠菌病,引起疼痛、红肿。这种疾病常发生在糖尿病患者或免疫力低下者或双手常被冲洗或处于潮湿状态的健康人。

诊断与治疗

通常,医生通过念珠菌病的典型皮损或其形成的增厚的、白色的、糊状残留物进行诊断。为了确诊,医生常用解剖刀或压舌板刮取一下皮肤或残留物,然后置于显微镜下检查或置于培养基(可使微生物生长的物质)内以确定特定的真菌。

皮肤念珠菌病一般易被含有咪康唑、克霉唑、奥昔康唑、酮康唑、益康唑、环吡酮或制霉素乳膏治愈。这种乳膏通常每日涂抹 2 次,连用 7~10 天。皮质类固醇乳膏常与抗真菌的药物联用,可以快速缓解瘙痒和疼痛(尽管它们并不利于感染本身,单独使用的话,可加重感染)。对抗真菌乳膏或溶液无反应的念珠菌病可用龙胆紫治疗,即将这种紫色染料涂抹在感染区域内以杀死酵母菌。

保持皮肤干燥是清除感染和预防复发的良方。滑石

粉利于保持皮肤表面干燥,联合滑石粉和制霉素可进一步预防复发。

用于治疗阴道念珠菌病、鹅口疮和念珠菌甲沟炎的处方不同。

癣

癣是由不同真菌引起的皮肤真菌感染,常以其发生的部位分类。

■ 引起皮肤真菌感染的真菌易在湿润的皮肤上滋生。

■ 症状包括皮疹、鳞屑和瘙痒。

■ 医生通常检查皮损部位或显微镜下观察皮肤标本或进行真菌培养。

■ 皮损部位外用抗真菌药物或口服抗真菌药物均可治愈感染。

尽管癣的英文名为"ringworm",但该病并不涉及蠕虫(worm),而是缘于真菌感染导致的皮肤环形的红斑。症状因感染部位的不同而不同。医生常通过其临床表现来诊断真菌感染。皮损部位炎症反应通常很小或无炎症反应,有轻微的瘙痒感,边缘稍隆起,覆有鳞屑。这些斑片此消彼长。易感部位包括头部、皮肤和指甲。治疗因部位的不同而不同,但总会涉及局部外用或口服抗真菌药物。

> 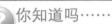 **你知道吗……**
> 癣(ringworm)是由真菌感染引起的,而不是由蠕虫(worm)引起的。

运动员足

运动员足(足癣)是足部真菌感染引起的。

足癣是一种常见的真菌感染,好发于温暖的季节。在公用淋浴器和淋浴间或感染患者赤足走过的潮湿地方,真菌感染可在人与人之间传播。穿过紧的鞋也易于感染真菌。致病菌是毛癣菌和表皮癣菌。这些真菌常于温暖、潮湿的趾间生长。这些真菌常引起轻微脱屑,带或不带有潮红和瘙痒。脱屑可能涉及全部或一小部分足底。有时脱屑严重,可致皮肤痛性裂隙。也可形成含有液体的水疱。由于真菌可导致皮肤裂缝,所以也易发生细菌感染,常见于老年人或足部血液循环差的人。

医生通过其临床表现和回顾危险因素很容易诊断足癣。

治疗

最安全的疗法是局部外用抗真菌药物,但易复发导致治疗时间延长。口服抗真菌药物,包括伊曲康唑或特比萘芬,疗效最好但有副作用。同时外用抗真菌药物可减少复发。

保持足部和鞋袜的干燥可减少复发。穿露趾鞋或透气鞋并且经常换袜子是非常重要的,特别是在炎热的季节。沐浴后要拭干趾间缝隙。外用抗真菌粉剂(如咪康唑),龙胆紫,Burow 溶液(5% 醋酸铝溶液)浸泡,20% ~ 25%氯化铝六水合物均可保持足部干燥。

股癣

股癣是真菌感染腹股沟皮肤所致。

股癣好发于温暖季节,男性比女性更易患病。感染开始于腹股沟皮肤褶皱处并可扩散至大腿内侧上部。通常不累及阴囊(不像念珠菌感染)。皮疹周围绕以覆有鳞屑的粉红色边缘。股癣可以伴有剧烈瘙痒,可能还有疼痛感。易感者可反复感染。夏季病情多加重。

该病皮损较明显,医生常通过体检即可确诊。抗真菌乳膏或溶液可用于治疗。伴有炎症的患者、感染广泛的患者或外用药物治疗无效的患者需要口服抗真菌药物。

头癣

头癣是头部的真菌感染所致。

头癣主要由毛癣菌所致。头癣的传染性高且好发于儿童。皮损表现为覆有鳞屑的粉红色皮疹,或无皮疹,只表现为片状脱发。少数情况下,表现为头皮痛性炎性水肿斑片,有时会流脓。脓癣是对真菌的一种过敏反应,可能导致瘢痕性脱发。

诊断

医师通过检查皮损情况,或显微镜下检查头发或头皮鳞屑诊断头癣。标本经特殊溶液处理后可助于诊断致病菌类型。

治疗

儿童需要口服抗真菌药物灰黄霉素 6 ~ 8 周。头部可涂抹抗真菌乳膏以防真菌扩散,直到头癣治愈。可外用含 2.5% 二硫化硒洗发香波,每周 2 次。治疗期间儿童可继续上学。

成人需要口服伊曲康唑或特比萘芬。治疗周期的长短取决于所用药物。对于炎症严重或脓癣患者,可短期给予泼尼松治疗,以减轻症状或降低瘢痕发生的几率。

体癣

体癣是面部、躯干及四肢的真菌感染。

体癣是由毛癣菌、小孢子菌及表皮癣菌所致。感染常形成环状斑,周围绕以粉红色鳞屑性边缘,中央皮肤正常。有时皮疹有瘙痒感。体癣可累及全身皮肤或快速扩散至身体其他部位或通过身体亲密接触传染到其他人。诊断通过体检即可。

治疗

外用抗真菌乳膏、溶液或凝胶,每日 2 次,皮疹完全消退后继续治疗 7～10 天。如果外用药停药太快,感染可能不会被完全消除,皮疹会复发。抗真菌药物可能需要几天才能减轻症状。起初可外用皮质类固醇乳膏以缓解瘙痒。可用市售的低剂量氢化可的松。更强的皮质类固醇需要医生处方且需与抗真菌乳膏联合外用。如果体癣皮疹有渗出,则有可能伴发细菌感染。这时需要抗生素治疗,外用或口服均可。

泛发及难治性的感染好发于红色毛癣菌感染者和系统性疾病患者。对于这类患者,需要口服抗真菌药物 2～3 周,如伊曲康唑或特比萘芬。

外用抗真菌药物
■ 阿莫罗芬
■ 布替萘芬
■ 环吡酮
■ 克霉唑
■ 益康唑
■ 卤普罗近
■ 酮康唑
■ 咪康唑
■ 萘替芬
■ 制霉菌素（只用于治疗念珠菌病）
■ 奥昔康唑
■ 二硫化硒（香波制剂治疗花斑癣）
■ 硫康唑
■ 特比萘芬
■ 特康唑
■ 噻康唑
■ 托萘酯
■ 十一碳烯酸盐

须癣

须癣是发生在胡须部位的真菌感染,常由须毛癣菌和疣状毛癣菌所致。

须癣常表现为表浅环状斑片,但可能会有深部感染。也会发展成炎性的脓癣,导致瘢痕性胡须脱落。须癣较少见。大多数的胡须部位感染是由细菌引起的,而非真菌。医生通过显微镜下检查皮肤标本进行诊断。

给予抗真菌药物治疗,如口服灰黄霉素、特比萘芬和伊曲康唑。如果感染区域炎症反应剧烈,医生可给予短期泼尼松治疗,以减轻症状,降低形成瘢痕的几率。

花 斑 糠 疹

花斑糠疹(花斑癣)是皮肤表层的真菌感染,表现为覆有鳞屑的色素改变的斑片。

这种感染较常见,是由糠秕马拉色菌感染所致,年轻人尤其常见。

花斑糠疹很少有痛痒感,但会阻止皮损区被晒黑,使得皮损颜色较周围正常皮肤淡。肤色深的人可能会发现颜色变浅的斑片。斑片常出现于胸部、背部且可能会有脱屑。时间一长,小的皮损会融合成大的斑片。

诊断

医生通过其临床表现进行诊断。医生可能会使用紫外线灯将皮损显现得更加清楚或显微镜下检查皮损区鳞屑以助确诊。

治疗

可外用抗真菌乳膏,如酮康唑和特比萘芬喷雾。在皮损区域厚厚涂抹二硫化硒香波过夜,第二天清晨洗去,也有一定疗效,需要持续 3～4 晚。或者每天涂抹香波 10 分钟,持续 10 天。酮康唑香波也有疗效。涂抹后 5 分钟并洗掉。常单独使用 1 次或每天 1 次,连用 3 天。

对于泛发的,难治性的感染,有时给予口服抗真菌药物,如伊曲康唑、酮康唑、氟康唑。但是由于这些药物有不尽如人意的副作用,所以外用抗真菌药物还是首选。

感染消退后,皮肤颜色在数月后仍不能恢复到正常颜色。花斑糠疹治疗成功后仍会复发,因为致病真菌是皮肤的常驻菌。所以医生建议每月或每 2 个月外用 2.5% 二硫化硒香波或酮康唑香波以防复发。

第 197 节

皮肤病毒感染

许多病毒感染会导致皮疹、斑点或溃疡,如麻疹、水痘和风疹。疱疹病毒常导致皮疹和溃疡。然而,两种常见的病毒感染,疣和传染性软疣的病毒单独存在于皮肤内且并不扩散至身体其他部位。

疣

疣是由 100 多种人类相关乳头瘤病毒中的任意一种导致的皮肤增生。

- 皮肤上出现隆起或扁平的增生物。
- 大多数的疣是无痛的。
- 医生通过检查皮损即可诊断疣,或者偶尔做皮肤活检。
- 不能自行消退的疣可以采用化学药物、冷冻、烧灼或切除的方法除掉。

疣可发生于任何年龄,但年少者多见,年老者少见。患者可有 1~2 个疣,也可能有多达 100 个疣。由于长期反复接触为疣的扩散提供了必要条件,因而疣常从身体一个部位扩散至另一个部位,但也可以从一个人扩散至另一个人。生殖器疣常通过性接触传播。

除了生殖器疣可引起女性宫颈癌外,大多数的疣是无害的,尽管它们可能非常令人厌烦。

症状

疣是以它们的位置和形态分类的。一些疣呈聚集性生长(镶嵌疣),但另一些则表现为单个的,分离的增生物。除了跖疣,疣是无痛的。

寻常疣:表现为坚实的增生物,表面粗糙,几乎每个人都可以患此病。它们为圆形或不规则性;灰色、黄色或棕色;通常直径不到 1 厘米。一般多出现在易受伤的部位,如膝部、面部、手指、肘部或甲周(甲周疣)。寻常疣可扩散至周围皮肤。

跖疣:好发于足趾部位,常因走路被压成扁平状,周围绕以厚的皮肤。它们多质硬、扁平、表面粗糙、界限清楚。当站立或走路时,压迫疣体,会引起剧烈疼痛。疣也可出现在足面和足趾上,表现为隆起的肉质增生物。疣通常为灰色或黄色,中央带有黑色。不像胼胝或鸡眼,当医生用刀刮除或切除跖疣的表层后,会有许多针尖样的点状出血。也可表现为多个小的跖疣聚集在一起,称为镶嵌疣。

甲周疣:为甲周增厚的、菜花状的增生物。指甲角质层会剥脱,并且其他的皮肤感染会发展至甲周。该病多见于好咬指甲的人。

丝状疣:为细长的、小的增生物。多出现在眼睑、面部、颈部和口唇上。

生殖器疣:也称为尖锐湿疣,发生于阴茎、肛门、外阴、阴道和宫颈。它们是不规则的、凹凸不平的增生物,常呈小菜花样生长。

> **? 你知道吗……**
> 疣常从身体一个部位扩散至另一个部位,但也可以从一个人扩散至另一个人。

诊断

医生常通过其典型特征进行诊断。不能确诊的皮肤增生物可切除下来在显微镜下进一步检测。

治疗

多数疣,特别是寻常疣,可在 1~2 年内自行消退。因为疣在自行消退后几乎不留瘢痕,故除非其带来疼痛或心理上的负担,一般不需要治疗。生殖器疣较为顽固且传染性较高,故医生通常会去掉它们并给予药物治疗。所有类型的疣在去除后都有可能复发。跖疣是最难治疗的。

一般的情况下,疣可按以下方法去除:

- **化学制剂**:局部制剂包括水杨酸、三氯乙酸、斑蝥素、鬼臼树脂等。扁平状的疣常用剥脱剂,如维甲酸、水杨酸。也可使用 5-氟尿嘧啶乳膏或溶液。咪喹莫特是一种治疗生殖器疣的新药,有时也可用于治疗其他类型的疣。有些制剂可以由患者自行涂抹,但有些必须由医生涂抹。因为这类药物大多数可以腐蚀正常皮肤,因此当患者在家自行涂药时,必须仔细遵医嘱。通常需要反复涂抹几周到几个月。不管是在家或在办公室,每次用药前都要刮除坏死的组织。
- **冷冻**:冷冻治疗是安全的。通常不需要局麻,但可能儿童不能耐受疼痛。可采用市售的冷冻针或液氮喷雾或用棉签涂抹液氮于疣上。冷冻常用于治疗跖疣、甲下疣。常需要间隔数月多次治疗,尤其对于体积大的疣。
- **烧灼或切除**:这些方法是有效的,但会疼痛难忍和遗留瘢痕。激光或电解可用来烧掉疣体。脉冲染料激光也有效,但如同冷冻一样,需要多次治疗。

传染性软疣

传染性软疣是由痘病毒感染皮肤引起的肉色或白色的、光滑的、蜡质感的丘疹。

传染性软疣通常直径不到 0.5 厘米,中央带有小脐凹。致病病毒是有传染性的。它可通过直接皮肤接触进行传染,且在儿童中较常见。通过性传播,可给成人带来生殖器皮损。

传染性软疣可感染身体任何部位。皮损无痛痒感,常在体检中偶然发现。但是,当机体抑制住病毒时,皮损可表现为像疖一样的发红、瘙痒的皮疹。炎症意味着皮损会马上消失。

大多数软疣可在 1~2 年内消失,但也可持续 2~3 年。除非有损面容或带来其他烦恼,一般不需要治疗。增生物可用冷冻法或用镊子或刮匙去除。有时医生可在患处涂抹三氯乙酸或斑蝥素。也可以外用维甲酸或咪喹莫特乳膏几周至几个月。

日光与皮肤损伤

皮肤保护着身体其他部位免受日光照射。

紫外线:紫外线(UV)虽为不可见光,但却是日光中对皮肤影响最多的成分。紫外线根据波长不同可分为三种类型:长波紫外线(UVA),中波紫外线(UVB)和短波紫外线(UVC)。

小剂量的紫外线照射是有益的,因为它能促进机体生成维生素 D。然而大剂量的紫外线会损伤脱氧核糖核酸(DNA-机体遗传物质),并改变皮肤细胞产生的化学物质的数量与类型。紫外线所引起的损害包括:晒伤,皮肤老化,皱纹以及皮肤癌。虽然 UVA 能穿透皮肤更深的位置,但紫外线的损害作用主要还是由 UVB 所引起。

到达地球表面的紫外线剂量正逐渐增加,尤其在北纬地区。这种增加是因大气层上部的臭氧保护层枯竭所致。臭氧是一道防止过量紫外线到达地球表面的天然化学屏障。臭氧与氯氟烃(制冷剂和喷雾剂能产生的化学物质)发生化学反应后会消耗掉臭氧保护层中的臭氧。到达地球表面的紫外线剂量也取决于其他因素,在上午10 点至下午 3 点,夏季和高海拔地区紫外线要更为强烈。紫外线可被烟雾部分滤过,但能穿透白云、雾,以及30 余厘米深的清水。

光线性角化病:癌前增生

光线性角化病(日光性角化病)是长期暴晒所引起的癌前增生。这种增生通常表现为淡红色或红色的层状鳞屑性皮损,也可呈亮灰色或棕色的质地坚硬的粗糙改变,皮损周边皮肤常有萎缩变薄。

光线性角化病通常可以采用液氮冷冻治疗。但是,如果患者增生特别明显则可采用含 5-氟尿嘧啶的水剂或霜剂治疗。在治疗期间,皮肤外观常可短暂性的变得严重,这是因为 5-氟尿嘧啶会引起角化部位及光损伤周边的皮肤发红,脱屑和有烧灼感。有一种相对较新的药物叫咪喹莫特,能有效治疗光线性角化病。这种药物能辅助免疫系统识别并清除皮肤的癌性增生。

天然防护作用:暴露于紫外线时,皮肤为避免损伤会出现一系列的变化。表皮(皮肤的最外层)会增厚以阻挡紫外线。黑色素细胞(能产生色素的皮肤细胞)会产生更多的黑色素,使皮肤颜色变深,引起晒黑现象。黑色素能吸收紫外线的能量并能有助于防止光线损伤皮肤细胞与穿透至组织深层。

皮肤对日光的敏感性是根据皮肤中黑色素含量的多少而各有差异。深色人种的皮肤中含有较多的黑色素,因此在防御日光损害方面具有更大的保护作用,但从某种程度上讲,仍然还是比较容易受到日光损伤的。一个人皮肤中黑色素的含量取决于遗传与近期接受日光照射的程度。经过紫外线照射后,有些人能产生大量的黑色素,而有些人却只能产生一点点。白化病患者天生只能产生少量或根本不产生黑色素。

日光与皮肤损伤:皮肤被日光照射会引起过早的老化,并且紫外线照射后的皮肤会出现粗细不一的皱纹;不规则的色素沉着;发红现象;以及呈具有粗糙纹理的皮革样改变。尽管皮肤白皙的人的皮肤最脆弱,但只要接受到足够多的暴晒,每个人的皮肤都会发生改变。

接受的日光照射越多,患皮肤癌的危险性也就越高,包括鳞状细胞癌,基底细胞癌和恶性黑色素瘤。

治疗:减少日光对皮肤损害的关键就是严格防晒。损伤一旦形成则很难修复,外用保湿剂和遮盖剂能够遮盖皱纹。化学剥脱剂、α-羟酸,维 A 酸乳膏和激光换肤术可以改善细小皱纹与不规则色素沉着斑。然而较深的皱纹与实质性的皮肤损伤则可能需要更有效的治疗办法才能加以改善。

日 晒 伤

- 短暂的紫外线暴露可引起日晒伤。
- 日晒伤可引起皮肤发红,疼痛,有时还会产生水疱,发热及寒战。
- 人们可以通过避免过度日晒及外用防晒霜来预防日晒伤。
- 日晒伤痊愈前,可通过冷水湿敷,滋润霜以及非甾体抗炎药来缓解疼痛。

日晒伤由短暂性(急性)的紫外线暴露所引起。产生晒斑所要求的日光量因每人的色素量和产生黑色素能力而各不相同。

晒伤可引起皮肤的疼痛性发红。严重的晒伤可能还会使皮肤肿胀并产生水疱。暴晒后 1 小时即可出现症状并常常在 3 天内达到高峰。有些严重的晒伤患者还可出现发热,寒战及乏力等症状,甚至还可能偶尔出现休克(以血压极低,晕厥和极度衰竭为特点)。在日晒伤发生后数天,那些本身肤色较浅的患者在晒伤区可有脱皮现象,常伴有瘙痒。这些脱皮部位在数周之内会对日晒变得更加敏感。那些年轻时有过严重晒伤的患者即便没有长期的暴晒,其今后发生皮肤癌的危险性也会增大许多。

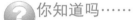
你知道吗……

由于云朵不能滤除紫外线,所以即便在多云的天气也会发生日晒伤。

即使外用的是具有防水功能的防晒霜,在游泳后也应再次涂抹。

预防

避免:防止日光损伤最有效的方法就是避免直接接受强光照射。如果必须暴露在日光之下,则应尽可能地寻找阴凉处并穿上长袖衣物,涂抹防晒霜,配戴帽子及防紫外线的太阳镜。有些物质具有滤过及阻挡紫外线的能力,如衣物,普通窗户玻璃及烟雾能滤过大部分紫外线。但是水却不可以。UVA 及 UVB 能穿透约 30 厘米的清水。云和雾也不能很好地过滤紫外线,在多云和雾天里人们也可能被晒伤。雪,水及沙土可反射日光,增加到达皮肤的紫外线量。在高纬度地区,人们更容易被晒伤,因为空气稀薄到达皮肤的紫外线会更多。

防晒剂:在直接接受强烈阳光照射之前,应使用含有能够滤过紫外线、保护皮肤的化学物质的防晒剂。过去的防晒剂往往只能滤过 UVB,但现在许多新的防晒剂也具备了有效滤过 UVA 的广谱防晒功能。

防晒剂中含有可吸收紫外线的物质,如对氨苯甲酸(PABA)及二苯甲酮。由于 PABA 不能立即牢固地黏附在皮肤上,因此使用含 PABA 的防晒剂时必须在涂抹 30 分钟后才能到阳光下或入水。PABA 可能会刺激皮肤并导致某些人出现接触性皮炎。许多防晒剂含有 PABA 和二苯甲酮或其他物质,这些复合制剂可阻挡波长更广泛的紫外线。许多防晒剂声称是防水或耐水型的,但尽管如此,这些产品中大多数仍需在游泳或出汗后重复涂抹。

还有一种称为遮光剂的防晒剂,含有氧化锌或二氧化钛等具有物理屏障功能的物质。这些黏稠的白色软膏几乎可阻挡所有的阳光并且可以用于局部的敏感区域,如鼻和唇部。某些化妆品中就含有氧化锌或二氧化钛。而在最近新出的防晒霜中,具有质地更稀薄,颜色更自然的特点,可以和其他一些传统化学防晒物质联合使用,以更好地提高防晒性能。

在美国采用防晒指数(SPF)来评定防晒剂的性能,SPF 值越高,保护效果越好。防晒剂指数在 2～12 提供最低保护,指数在 13～29 则提供中等保护,指数在 30 及以上则可以提供最大限度的保护。但是 SPF 值只能评定对 UVB 的防护性能,而对 UVA 还没有评级标准(原文如此,目前已经有 UVA 防护标准)。

治疗

采用冷水湿敷可舒缓刺痛与灼热感,或者采用不含可能刺激或致敏皮肤的麻醉剂或香精的保湿剂也可以。非甾体类抗炎药(NSAIDs)有助于缓解疼痛和炎症。含有局部麻醉药物(如苯唑卡因)的油膏及乳剂可短期缓解疼痛,但应尽量避免使用。因为这些物质偶尔会引发变态反应。皮质类固醇药片也能缓解炎症反应,但只用于重症患者。产生严重水疱的时候需要使用特殊的抗菌药膏。大多数晒伤引发的水疱会自行破裂,疱液不需抽取。皮肤晒伤极少发生感染,但是一旦发生,愈合则会延迟。医师可根据感染程度来决定是否使用抗生素。

皮肤晒伤在数天内开始自愈,但要完全愈合可能需要数周。在损伤皮肤发生剥脱后,新暴露的皮肤层很薄并且对阳光非常敏感,必须保护数周。

晒黑代表健康吗?

一个字:不!尽管晒黑(在西方)常被认为是健康与运动活力的象征,但从晒黑本身来讲并不对健康有益,反而实际上对健康有害。只要是暴露于 UVA 或 UVB 之下,皮肤都会发生损伤或者改变。长期暴露于日光下会引起皮肤损伤并增加患皮肤癌的风险。而用人工日光晒黑皮肤也是有害的。照射 UVA 与照射 UVB 一样会对皮肤产生同样的长期损伤,如皱纹,斑状色素沉着(光老化)及皮肤癌。因此很简单:晒黑并不安全。

自助美黑洗剂或洗染剂不会真的使皮肤变黑而只是使皮肤着色。因此这就为获得晒黑效果提供了一种安全的办法,而无须承担暴露于紫外线下的危险。然而,由于不会使产生的黑色素增加,因此自助美黑洗剂不能加强对日光的防护。所以,在暴露于阳光前仍需使用防晒剂。使用自助美黑洗剂的效果各不相同,取决于使用者的皮肤类型,洗剂的成分和洗剂的使用方式。

光敏性反应

- 日光可激发免疫反应。
- 患者的日光暴露部位会产生瘙痒性皮损,局部皮肤发红并有炎症反应。
- 这些反应一般不经任何治疗可自愈。

光敏感有时被认为是一种由日光所引发的免疫系统反应。光敏性反应包括日光性荨麻疹,化学性光敏感及多形性日光疹,通常以日光暴露部位出现瘙痒性皮疹为特征。这种光敏感的体质可能有遗传倾向。某些疾病如系统性红斑狼疮及卟啉症,也可引起皮肤光敏感。

引起皮肤对日光过敏的部分物质

抗焦虑药
- 阿普唑仑
- 利眠宁

抗生素
- 喹诺酮类
- 磺胺类
- 四环素类
- 甲氧苄啶

抗抑郁药
- 三仑酮类

口服抗真菌药
- 灰黄霉素

抗高血糖药
- 磺脲类

抗疟药
- 氯喹
- 奎宁

抗精神病药
- 吩噻嗪类

利尿剂
- 呋塞米
- 噻嗪

化疗药
- 氮烯唑胺
- 氟尿嘧啶
- 甲氨蝶呤
- 长春碱

口服治疗痤疮药
- 异维 A 酸

心脏病药
- 胺碘达隆
- 奎尼丁

皮肤制剂
- 抗生素(洗必泰,六氯酚)
- 抗真菌药
- 煤焦油
- 芳香剂
- 防晒剂

日光性荨麻疹:暴露在日光下几分钟就形成的风团(大的瘙痒性红肿)称为日光性荨麻疹。风团通常在暴露在日光下十分钟之内出现,一般持续数小时。一个人可能在很长一段时间内都容易发生日光性荨麻疹,但在某些时候是不绝对这样的。出现大面积皮疹的患者有时会有头痛,头晕,虚弱及恶心症状。

化学性光敏感:化学性光敏感的患者在短时间内暴露于日光后局部皮肤会出现发红,发炎的变化,有时还会有棕色或蓝色斑点。这种反应与日晒伤的区别就在于其只有在患者服用某些药物(如四环素)或化学物质或者是在皮肤上外用某些物质(如香精)后产生。这些物质会使有些人的皮肤对紫外线更为敏感。有些人会产生瘙痒性的风团,表明其也是一种由日光激发的药物变态反应。

多形性日光疹:是一种病因不明的对日光的特殊反应。妇女及日晒不强烈的北方地区的人好发,是一种最为常见的与日光相关的皮肤病。发作时阳光照射部位皮肤会出现很多红色丘疹及形态不规则的红色斑疹。这些皮损具有痒感,一般在晒太阳后 30 分钟到数小时内产生。但是,日晒数小时或数天后可能又产生新皮损。丘疹和红斑一般在数天到一周内消失。通常有这种情况的人若坚持递增日晒剂量,则可减低对阳光的敏感性。

诊断

没有专门针对光敏性反应的特殊检查。当皮损若只发生于日光暴露部位时,医师应怀疑光敏感反应。仔细回忆发病原因,如所患疾病,服用的药物或用在皮肤上的物质(药物或化妆品),可以有助于医师找出光敏性反应的原因。医师可以采用某些检查来排除某些疾病,如系统性红斑狼疮等易发生光敏反应的疾病。

预防与治疗

一个人只要有光敏感现象就应穿戴防护衣物,尽可能避免日晒并外用防晒剂。如果可以,应在医师的指导下停用所有可引起光敏感的药物或化学物品。

有多形性日光疹或光敏性狼疮的患者有时通过外用皮质类固醇、口服羟氯喹或皮质类固醇治疗。少部分患者通过逐渐增加紫外线的接触量也可达到对日光脱敏的效果。

皮肤良性增生

皮肤细胞和皮下组织可能会发生堆积并形成增生物。增生物可能是隆起的，也可能是扁平的，颜色范围可以从深棕色或黑色到肉色再到红色。出生时即可有，也可后天生长。

如果增生被控制住且增生的细胞并不扩散至身体其他部位，那么这种皮肤增生就是良性的。如果增生未被控制住且增生的细胞侵犯了正常组织，甚至扩散至身体其他部位，那么这种增生就是恶性的。良性的皮肤增生物更多的只是美容问题。

医生并不知道大多数的良性皮肤增生物是由什么导致的。但有些增生是由病毒（如疣）、系统性疾病（如血脂过高引起的睑黄瘤）和环境因素（如紫外线引起的痣和粟粒疹）造成的。

痣

痣是由皮肤色素细胞（黑素细胞）产生的，通常色深的小的皮肤增生物。

- 大多数人都会有一些痣，但有向不典型痣发展趋势的痣通常是带有遗传性的。
- 若怀疑是黑色素瘤，痣和发生巨大变化的不典型痣均应该做活检。
- 大多数良性痣不需要治疗，但是如果感到不舒服或出于美容的角度，可在局麻下用手术刀切除。

痣大小不一，从小点到直径达 2.5 厘米。几乎每个人都有痣，而且很多人会有大量的痣。痣可以是扁平的，也可以是隆起的，光滑的或是粗糙的（像疣一样），而且可能还会有毛发生出。尽管通常痣是棕色或黑色的，但有些痣是肉色的或棕黄色的。也可能起初是红色随后颜色加深。

痣通常在儿童或青少年时期出现，尽管有些人终身都会出现痣。女性的痣与激素水平有关，在怀孕期间，可能会首现痣，或原有痣变大或颜色加深。痣一旦形成，就会终身存在，随着时间的延长，颜色也会有少许加深，而且会更隆起或饱满。肤色浅的人在曝光部位容易出现痣。

痣因其典型的皮损很容易被诊断。它们无痛痒感，而且也不会形成肿瘤。但是，痣有时会发展成黑色素瘤或形似黑色素瘤，即黑素细胞的恶性增生。事实上，许多黑素瘤是从痣发展而来的，所以疑似癌变的痣应该切除且进行显微镜下检查。

以下痣的变化要警惕黑素瘤：
- 变大，特别是带有不规则的边缘
- 颜色加深
- 有炎症反应
- 有点状颜色的改变
- 出血
- 皮肤破溃
- 有痒感
- 有疼痛感

当一个人全身超过 10 ~ 20 个痣时，患黑素瘤的危险将有所增加。他应该主动监测着痣的变化，定期检查并把这当成重要的事情之一去做。如果确诊是黑素瘤，应该将痣周围皮肤也切除。

但是，大多数的痣无害且不需要切除。有些痣因其外观和位置而被认为是美丽的象征。有些痣不美观或处于衣物经常摩擦的部位，应该请医生在局麻下切除。

你知道吗……
女性在怀孕期间可出现痣或原有痣会增大或颜色加深。

不典型痣：与正常痣相比，不典型痣趋向于颜色加深、形态或边缘不规则或体积变大。患不典型痣是有遗传倾向的。即使只有少量不典型痣，其患黑素瘤的危险性也会有所增加。如果有血缘关系近的家族成员患有黑素瘤，则患黑素瘤的危险将会大幅增加。

有不典型痣的人，特别是有患黑素瘤家族史的人，应该仔细寻找可能预示着黑素瘤的任何改变。至少每年应该请皮肤科医师检查不典型痣颜色及大小的变化。为了监测变化，医生通常会进行全身彩色摄影。有变化的不典型痣应切除。

日光可加速不典型痣的发展和变化。儿童时期即使适量的日光暴露，都会加大几十年后发展黑素瘤的危险。因而有不典型痣的人要尽量避免日晒。当暴露日光下，要用高 SPF 值的防晒乳遮挡能够诱发肿瘤的紫外线。

皮　赘

皮赘是细小的、柔软的、肉色或颜色稍深的皮肤增生物,好发于颈部、腋窝和腹股沟部位。

通常情况下,皮赘是无妨碍的,但它们可能不美观、衣物或周边皮肤会激惹它们而使其受伤或出血。医生用剪刀、手术刀或电针,可轻松摘除皮赘。

脂　肪　瘤

脂肪瘤是皮下脂肪沉积导致的柔软的、圆形或椭圆形的肿物。

脂肪瘤表现为柔软的、光滑的皮下肿物。脂肪瘤的质地不同,有的会很硬。脂肪瘤上覆的皮肤正常。脂肪瘤直径一般不会超过 7.5 厘米。脂肪瘤可出现在身体各部位,但好发于前臂、躯干和颈后。女性脂肪瘤患者多于男性。有些人只有一个,但有些人会有多发脂肪瘤。尽管脂肪瘤偶尔会痛,但无大碍。

医生通常无需任何检查即可诊断脂肪瘤。脂肪瘤不是肿瘤,也几乎不会发展成肿瘤。如果脂肪瘤有些许改变时,医生需要做活检(切除一部分组织并在显微镜下检查)。一般情况下无需治疗。但如果脂肪瘤带来妨碍,可采用手术或吸脂手术(用抽吸装置吸取脂肪)进行治疗。

皮肤纤维瘤

皮肤纤维瘤是由胶原纤维沉积而引起的红色至棕色的肿物(结节),胶原纤维是由成纤维细胞合成的蛋白,构成了皮下柔软的组织。

皮肤纤维瘤较常见,通常表现为坚固的肿物,好发于大腿,特别是女性。有些人有多发的皮肤纤维瘤。病因不清。皮肤纤维瘤通常无害,也无任何症状,除了偶尔的痒感或疼痛。一般情况下,皮肤纤维瘤无需治疗,除非体积变化或带来困扰。医生可用手术刀切除。

血管的增生和畸形

血管增生和畸形(血管瘤)是血管和淋巴管在皮肤内或皮下异常的聚集,常出现红色或紫色的颜色改变。

■ 许多血管增生和畸形在出生时或出生后不久即可出现。

■ 医生通常通过临床表现诊断血管增生和畸形。

■ 治疗取决于目前血管增生和畸形的类型。

血管的增生和畸形包括血管瘤、葡萄酒色痣、淋巴管瘤、脓性肉芽肿和蜘蛛状血管瘤(蜘蛛痣)。有些在出生时或出生后不久即可出现,且被认为是胎记。诊断主要靠不同的表现,所以活检不是必须的。1/3 的新生儿都会有血管增生和畸形(血管性胎记),但都会自行消退。

激光在皮肤疾病治疗中的应用

激光是能发出一束特有颜色(波长)的强光。只有组织吸收了能量,激光才会造成组织损伤。组织是否吸收激光取决于组织和光的颜色。比如,血管最能吸收黄色、蓝色和绿色的光,所以在治疗血管增生时,这些颜色的激光被用来选择性地作用于血管。其他的颜色被用于不同的情况。激光的光束可以是连续的,也可以是脉冲的。脉冲延续时间可以影响激光光束的效果。

激光治疗有时需配合光动力治疗,即皮肤上涂抹某些能够吸收特定波长的光的化学物质或静脉注射该物质。激光击中这些物质后,它们可吸收激光能量帮助破坏肿瘤。

血管增生(如血管瘤)和血管畸形(如葡萄酒色痣),均可使用激光治疗。激光治疗也可用来去除不想要的毛发、纹身、皮肤异色、痤疮和日晒伤留下的瘢痕和恶性肿瘤。

血管瘤

血管瘤是血管异常增生引起皮肤上或身体其他部位出现的红色或紫色肿物。

婴儿的血管瘤在出生后快速发展且在最初 6 ~ 18 个月内快速增大,之后开始萎缩。大约 3/4 的血管瘤到 7 岁时可消失,尽管残留的皮肤可有轻微异色和瘢痕。到了中年及以后也可发生血管瘤,特别是在躯干。

婴儿血管瘤:它们在皮内或皮下生长。它们导致皮肤膨出,呈紫色,如果位置较深的话,则呈肉色。尽管有的位置深的血管瘤体积会大些,但大多数直径在 0.5 ~ 5 厘米之间。约有一半以上发生在头部和颈部。有时血管瘤会发生在内脏,如肝脏。

婴儿血管瘤是无痛的,但偶尔会破溃出血。眼周的血管瘤增大到一定程度后会遮挡视力,如果不控制可导致永久性失明。血管瘤也阻塞鼻腔和喉咙,导致呼吸障碍。

由于婴儿血管瘤通常会自行消退,当它们首现时,医生一般不给用治疗,除非它们生长过快、阻挡视力或呼吸、形成溃疡或有美容上的诉求。

需要治疗时,可给予口服或注射皮质类固醇或激光治疗。一般不推荐手术切除,因为大部分皮损能自行消退且少留瘢痕。对于年龄更大一点的儿童,血管瘤已萎缩到最大程度时,可采用手术,这对改善美观可能有帮助。

浅表血管瘤:十分常见,又称樱桃血管瘤或草莓血管瘤。常表现为躯干上隆起的、红色的血管增生物,数量可达数个至几十个。浅表血管瘤是无害的,如果想去除,可用电针或手术刀。

葡萄酒样痣

葡萄酒样痣(鲜红斑痣或毛细血管扩张痣)是出生时因血管畸形导致的扁平的、粉色、红色或紫色的异色表现。

葡萄酒样痣是无害的,永久性的皮肤异色。但是,它们可引起美观上的困扰甚至灾难。它们表现为皮肤上光滑的、平的、粉色、红色或紫色斑片。葡萄酒样痣可以是小面积,也可覆盖身体大部。新生儿颈背部的葡萄酒样痣被称为鹳牙印。很少见的是,面部葡萄酒样痣可为韦-伯综合征的一部分表现,这是一种少见的先天性疾病,与神经系统障碍有关,如癫痫发作和智力发育迟缓。

小的葡萄酒样痣可用遮盖剂类化妆品掩盖。如果葡萄酒样痣有碍美观,可采用激光治疗,可大大改善美观。

淋巴管瘤

淋巴管瘤(淋巴管畸形)是由扩大的淋巴管聚集而成的皮肤肿物,淋巴管是全身运输淋巴液(与血液有关的清亮液体)的通道。

淋巴管瘤不常见,好发于刚出生到 2 岁的婴幼儿。可以是小的肿物,也可以是大的畸形增生物。淋巴管瘤无痛痒感,也不是肿瘤。多数淋巴管瘤是黄褐色的,但也有的是红色的。当被碰破时,会流出无色液体。

淋巴管瘤无需治疗。而且因其在皮下位置较深且宽,故一般手术效果不理想。

化脓性肉芽肿

化脓性肉芽肿是鲜红色或红棕色的、轻微隆起的皮损,是由毛细血管(最小的血管)增生和周围组织水肿导致的。

常在皮肤受损后(有时损伤未被发现)迅速发展。不明原因的化脓性肉芽肿也可发生在妊娠期间,甚至出现在牙龈上(妊娠肿瘤)。化脓性肉芽肿表现为约 0.5~1.5 厘米的隆起于皮肤表面的增生物。化脓性肉芽肿无痛痒,但因都是由毛细血管组成,故碰擦后很容易出血。

化脓性肉芽肿可自行消失,如果持续存在的话,医生可采用手术或电针(电凝法)去除。组织标本可送实验室以确定增生物不是肿瘤。化脓性肉芽肿治疗后有时会复发。

蜘蛛痣

蜘蛛痣是由中央扩张的血管,周围绕以细长的类似蜘蛛腿的毛细血管组成的,表现为小的、鲜红的点。

蜘蛛痣在肤色浅的人的面部较为明显。蜘蛛痣病因不清,但肝硬化患者、妊娠或口服避孕药的女性常伴有大量蜘蛛痣。出生时不会有蜘蛛痣。

蜘蛛痣的直径通常不到 0.5 厘米。它们无害且无症状,但有碍美观。妊娠终止或停止口服避孕药后 6~9 个月,蜘蛛痣可自行消退。若出于美容的角度需要除掉蜘蛛痣,可用激光或电针破坏中央血管。

脂溢性角化病

脂溢性角化病是疣状、肉色、棕色或黑色的增生物,可出现于全身各处。

这种无害的增生物在中老年人中较常见。有些是损伤后留下的痕迹。尽管可出现在身体任何部位,但躯干和颞部常见。

脂溢性角化病表现为圆形、椭圆形,大小不一,小至不到 0.5 厘米,大至数厘米。看似黏附于皮肤表面,常有蜡样疣状或鳞屑性表面。这些增生物发展缓慢。它们不是肿瘤也不会发展成肿瘤。带有不规则色素的深棕色的角化有时被误诊为不典型痣和黑素瘤。

通常不需要治疗,除非出现刺激或者瘙痒,或者有碍美观。冷冻治疗或者电针治疗是最好的治疗方法。

角化棘皮瘤

角化棘皮瘤是圆形的、坚实的,通常为肉色或浅红色的增生物,中央有覆有鳞屑或结痂的溃疡破溃口。

角化棘皮瘤最常出现在面部、前臂和手背,且生长迅速。在 1~2 个月内,它们可长成 2.5 厘米宽的肿物,之后开始萎缩。通常 6 个月内可消失,遗留瘢痕。

多数医生认为角化棘皮瘤是鳞状细胞癌的一种形式。因而医生常建议治疗之前进行活检,及取下一部分皮肤在显微镜下观察。角化棘皮瘤通常被切掉或刮掉。

瘢 痕 疙 瘩

瘢痕疙瘩是光滑的、发亮的、肉色的、隆起的、瘢痕样的增生物,多在受伤和手术切口处形成。

瘢痕疙瘩是瘢痕组织的过度增生。可能在受伤后的几个月内形成。它们可能隆起于皮肤表面约 0.5 厘米或更高。任何损伤都可形成瘢痕疙瘩,甚至是痤疮。黑人比白人易患瘢痕疙瘩,且好发于胸部、肩部和背部,有时发生于面部和耳垂。瘢痕疙瘩无害,但可能会痒或对触摸敏感。

瘢痕疙瘩的疗效不尽如人意,但每月注射皮质类固醇可使其变平一些。医生可能会尝试用手术或激光治疗瘢痕疙瘩,但通常会引发新的、更大的瘢痕疙瘩;术前术后注射皮质类固醇可降低这种危险。硅酮贴或压力衣有助于瘢痕疙瘩变平。

表 皮 囊 肿

表皮囊肿是一种常见慢性肿物,是由皮下内含奶酪样皮肤分泌物的囊不断扩大形成的。

表皮囊肿,常被错误地称为皮脂腺囊肿,表现为肉色的,直径在 1~5 厘米范围内。它们上面常有一个扩大的孔。可出现于身体任何部位,但好发于背部、头部和颈部。质硬,且可推动。除非感染或发炎,表皮囊肿一般不痛。

体积大的表皮囊肿可在局麻下手术切除。薄壁的囊应彻底取出,否则会复发。皮下的囊破裂常导致触痛和水肿,需要切开引流。不想要的体积小的表皮囊肿可以切开引流。

第 200 节

皮 肤 癌

皮肤癌是美国最常见的一种癌症。基底细胞癌,鳞状细胞癌以及黑素瘤是皮肤癌的三种主要类型,其多少与长期的日光照射有关。淋巴瘤也可发生于皮肤。肤色白皙的人尤其易患大部分类型的皮肤癌,这与其产生黑色素较少有关。黑色素是位于皮肤表皮中的保护性色素,有助于防止皮肤受到紫外线的伤害。但是,肤色较深的人也可发生皮肤癌,并且这类人可能没有明显的日光暴晒史。大多数皮肤癌是可治愈的,尤其是早期患者。因此,对于任何持续超过数周的异常皮肤增生最好及时就诊。

大多数皮肤癌可通过手术切除治疗。通常手术后留下的瘢痕是很小的,对于体积较大或侵袭性皮肤癌可能需要切除较多的皮肤,此时可能需要进行皮肤移植。

筛查:患者若有异常的皮肤改变应及时就诊,为筛查皮肤癌而对皮肤进行的年检是否有助于减少皮肤癌死亡率目前还不是很明确。

预防:由于多数皮肤癌与紫外线相关,因此医师可推荐一些减少紫外线辐射的方法。

- 避免日晒(如尽量处于阴凉处,在上午 10 点至下午 3 点日光最强烈的时候减少户外活动,避免日光浴及使用晒黑床)。
- 穿戴防护衣物(如长袖衫,裤子,宽边帽)。

- 涂抹防晒剂(直接外用具有 UVA 防护功能及 SPF 值至少为 30 的防晒剂),但是不可以以延长日晒时间为目的而应用防晒剂。

目前的研究证据还不足以证实以上措施能减少黑素瘤的患病率及死亡率,但是,对于有基底细胞癌或鳞状细胞癌家族史的人来说,防晒确实能减少患此类癌症的危险性。

 你知道吗……
大部分皮肤癌的发病都多少与经常日晒有关。

基底细胞癌

基底细胞癌是一种起源于表皮基底层的皮肤癌。

- 常表现为皮肤上出现一个表面有光泽的会缓慢扩大的细小丘疹。
- 丘疹可破溃并结痂,有时会出血,发炎,形成瘢痕。
- 尽管一般可通过肉眼进行诊断,但医师常会对皮肤进行活检。
- 肿瘤应予以切除,同时也可于患处外用化疗药物进行治疗。

基底细胞癌位于表皮的最底层。基底细胞癌可能并非起源于基底细胞，其得名是因为肿瘤细胞与基底细胞形态相似。基底细胞癌是人类最常见的肿瘤。在美国，每年有超过 80 万人患此种癌症。基底细胞癌一般发生于易曝光部位的皮肤表面，如头颈部。

肿瘤一般以出现细小的，表面光滑的，坚实的凸起丘疹开始，生长缓慢，有时甚至不引起患者的注意。但是，肿瘤的生长速度也是因人而异，有的一年可增长 1/2 英寸（约 1 厘米）。

基底细胞癌临床表现形态各异，有些丘疹中心可出现破溃并结痂。有时为苍白或红色的扁平斑疹，类似瘢痕外观。肿瘤的边缘有时会增厚呈白色珍珠状，也可表现为出血，结痂，愈合交替出现，使人误认为溃疡而非癌症。

基底细胞癌一般只缓慢浸润周边组织，很少转移至身体远处部位。当基底细胞癌生长在眼，口，骨骼或大脑附近时，浸润的后果可能较严重并危及生命。但大多数患者的肿瘤只是在皮肤部位单纯生长而已。

诊断、治疗与预防

医师一般可通过肉眼观察直接诊断基底细胞癌，但确诊仍需进行活检。

可在诊室采用刮除术，电针烧灼术（电干燥法）或切除术治疗癌变组织。此外，也可于患处外用化疗药物。对复发或特殊部位（如鼻周或眼周）的基底细胞癌可能需要作莫氏显微外科手术。很少使用放射疗法。

基底细胞癌很少致命，几乎都会治疗成功。但是大约有 25% 的已治愈患者会在 5 年内复发。因此，但凡有基底细胞癌既往史的患者均应每年进行一次皮肤检查。

由于基底细胞癌通常由日光暴晒所致，因此通过避免日晒，穿戴防护衣物并涂以防晒剂可以进行预防。此外，任何持续时间超过数周的异常皮肤改变均应及时就诊。

鳞状细胞癌

鳞状细胞癌是起源于鳞状上皮细胞（角质形成细胞）的皮肤癌。

- 皮肤上出现致密的鳞屑性增生物，不可自愈。
- 可通过皮肤活检进行诊断。
- 采用外科切除，局部外用化疗药物进行治疗。除非已有扩散，有时采用放疗的方法也能达到治愈。
- 如果肿瘤已扩散至身体其他部位，可能会危及生命。

鳞状细胞（角质形成细胞）是表皮结构的主要细胞。鳞状细胞癌一般发生在日光暴露部位，但也可发生在身体任何部位的皮肤或极少接触日光的口腔黏膜。它可发生于正常皮肤，但更常发生于之前日光暴晒所引起的癌前性皮肤增生（光化性角化病）部位。鳞状细胞癌的典型表现为皮肤增厚，结痂及不规则改变。肤色白皙的人较肤色深的人易患此病。此类皮肤癌也更易发生于慢性皮肤溃疡或瘢痕（尤其是烧伤所致瘢痕）部位。

鳞状细胞癌开始为一红色斑块，表面有鳞屑结痂，不能自愈。随着生长，肿瘤可逐渐凸起变硬，有时表面为疣状。最后，肿瘤变为开放性溃疡并向深部组织浸润。

大部分鳞状细胞癌只累及周围皮肤，浸润邻近组织。但是，有的也能扩散转移至身体远处部位并危及生命。靠近耳朵，唇部及瘢痕部位的鳞状细胞癌更易发生扩散。

鲍温病：是一种局限于表皮，尚未浸润至真皮的鳞状细胞原位癌。受累皮肤呈红褐色、鳞屑或结痂的扁平皮损，有时像银屑病、皮炎或真菌感染的皮肤外观。

诊断、治疗与预防

怀疑为鳞状细胞癌时，应作皮肤活检与其他外观类似的疾病鉴别。

可采用刮除术，电针烧灼术，切除术或局部外用化疗药物治疗鳞状细胞癌及鲍温病。也可用莫氏显微外科手术或放射治疗。这些治疗一般都有效，大部分患者都能存活。

鳞状细胞癌若扩散至身体其他部位则有可能致命。其治疗方法为放疗或化疗，但疗效较差。

由于鳞状细胞癌常由日光暴晒所致，因此医师应建议人们从儿童早期就开始避免日晒，穿戴防护衣物及搽防晒剂。

莫氏显微外科手术

由于皮肤癌细胞的扩散范围通常超出肉眼所见的体表肿块的边缘，医师有时会采用一种特殊的外科技术以确保完全切除了癌灶。这项技术称为莫氏显微外科手术。医师先切除肉眼可见的肿瘤，然后将创缘一点一点地切除，每次切除的组织都应（通过病理）检查有无癌细胞，直到被切除组织无癌细胞为止。手术过程切除的组织较少，这对于重要器官（如眼部）周围的皮肤癌治疗尤为重要。

在切除全部肿瘤以后，医师会选择最好的方法恢复被切部位的皮肤。可采用皮肤移植的方法将剩余的皮肤边缘缝合在一起。也可以无菌敷料覆盖创面待其自行愈合。

莫氏手术可减少皮肤癌的复发率，可用于基底细胞癌和鳞状细胞癌的治疗。但很少用于治疗黑素瘤。

黑　素　瘤

　　黑素瘤是一种起源于皮肤色素生成细胞（黑色素细胞）的癌症。

- 黑素瘤可于正常皮肤或原有的痣上发生。
- 可表现为皮肤上不规则的扁平或隆起的斑块，伴有颜色不匀的斑点，或坚实的黑色或灰色肿块。
- 医师可通过皮肤活检进行诊断。
- 黑素瘤应予以切除，如果有扩散现象，应用化疗药物治疗。

　　黑素细胞是皮肤内的色素细胞，它使皮肤表现为不同的颜色。日光刺激可使黑素细胞产生更多的黑色素（使肤色加深的色素），并增加患黑素瘤的风险。

　　黑素瘤开始时表现为正常皮肤上一个很小的有色素沉着的新生物，通常好发于曝光部位，也可在原有的色素痣上发生。有时黑素瘤的发生具有家族性。很容易扩散（转移）至身体的远处部位，然后继续生长并破坏组织。

　　黑素瘤的形态各异，有时表现为具有小黑点的扁平不规则棕色斑，也可以为具有红，白，黑或蓝色小点的隆起棕色斑。有时黑素瘤也表现为质韧的黑色或灰色肿块。

诊断

　　当出现新生痣或原有的痣出现变大（尤其是呈边界不规则型），变黑，发炎，点状颜色改变，出血，破溃，瘙痒并且疼痛等变化时，均提示可能为黑素瘤。如果有值得怀疑的迹象，应进行活检。如果病损较小则应全部切除，较大的话可切除一部分，将组织置于显微镜底下检查确定增生物是否为黑素瘤；如果是黑素瘤的话，镜检可帮助确定肿瘤是否切除完全。

　　大多数送至活检的黑色色素增生物只是单纯的色素痣，而非黑素瘤。尽管如此，切除一个无害的痣也要好于漏掉一个黑素瘤。有些增生物既非单纯的痣也非黑素瘤，而是介于两者之间，称为非典型痣（发育不良痣），有时会演变为黑素瘤。

治疗

　　黑素瘤入侵皮肤越浅，治愈的机会就越大。大多数早期，表浅的黑素瘤手术治愈率可达100%。因此，医师通过手术切除治疗黑素瘤时，应将肿瘤周边至少约1厘米）的皮肤组织一并切除。但是，如果黑素瘤侵及皮肤下超过约1毫米），则通过淋巴管和血管扩散（转移）的可能性很大。已经转移的黑素瘤通常会危及生命。

　　对于已发生转移的黑素瘤患者，可采用化疗治疗，但治愈率极低，一些患者的生存期小于9个月。但黑素瘤的病程差异很大，取决于个体免疫功能。有的患者尽管已发生转移，但仍可像健康人一样存活数年。使用白介素-2和疫苗的新疗法通过刺激机体对抗黑素瘤细胞的作用，已取得确切疗效。

 你知道吗…

　　如果诊断及时，表浅的黑素瘤手术治愈率几乎可达100%。

黑素瘤的可疑征象

- 不断长大的色素斑或痣（尤其是黑色或深蓝色）。
- 原有的痣发生颜色改变，特别是痣周皮肤出现红色，白色，棕色或蓝色的色素沉着。
- 色素斑的形状或大小发生改变。
- 原有的痣发生出血或溃疡。

预防

　　黑素瘤通常由日光暴晒所致，因此医师应建议人们从儿童早期即应减少日晒，穿戴防护衣物及外用防晒剂。但是，这些方法在预防黑素瘤方面的具体疗效目前还不太确定。

　　任何已有黑素瘤的患者均有再发的危险，因此，患者需要每年进行一次皮肤检查。多痣的人群也应至少每年进行一次全身皮肤检查。对于无危险因素的人群来说，目前也不太确定进行皮肤年检是否真能减少黑素瘤的死亡率。

卡波西肉瘤

　　卡波西肉瘤是一种由8型疱疹病毒引起的，表现为皮肤上出现多发性淡红色，棕色或紫色斑块或结节性红斑的皮肤癌。

- 足趾，小腿，或全身任何部位可能出现一个或数个斑点，可扩散至包括内脏的身体其他部位。
- 尽管本病一般可通过肉眼判断，但医师常进行组织活检。
- 斑点可采用切除或放疗治疗，但如果肿瘤具有侵袭性，则应采用化疗药物或 α-干扰素治疗。

　　卡波西肉瘤发生于一些特殊的人群，不同人群表现各异，通常发生于：

- 通常为地中海人种或犹太人后裔的老年人
- 非洲某些地方的儿童和青年
- 器官移植后进行免疫抑制治疗的人群
- 艾滋病患者（美国大多数患者属于此类）

临床表现

　　老年人群的卡波西肉瘤通常表现为足趾或小腿出现紫色或深褐色的斑点。癌组织可长到数英寸或更大，颜色变深,扁平或微凸,容易出血及破溃。腿部可出现数个斑点,但癌组织通常不会转移至身体其他部位,也不会危及生命。

其他人群的卡波西肉瘤更具侵袭性。斑块的表现与老年人群相似,但常多发并可出现在身体的其他任何部位。这些斑块可以在几个月内扩散至身体其他部位,包括口腔,可引起进食疼痛。也可转移至淋巴结和内脏器官,尤其是消化道,可引起腹泻和内出血,导致大便带血。

> **你知道吗……**
> 在美国,大部分卡波西肉瘤都发生于艾滋病患者当中。

诊断与治疗

医师通常可根据临床表现判定卡波西肉瘤,但确诊需进行活检。

对于只有 1~2 个斑点缓慢生长的老年卡波西肉瘤患者,可采用手术切除或冷冻治疗。对有多个肿瘤的患者一般采用放疗。对于仅有极少数斑点的无症状患者可不进行治疗,有扩散的情况除外。

侵袭性较强的卡波西肉瘤患者,如果其免疫功能正常,α-干扰素或化疗一般都有效。

接受免疫抑制剂治疗的卡波西肉瘤患者,当停用免疫抑制剂后,肿瘤有时可消失。但如果必须继续接受免疫抑制剂治疗,则可采用化疗和放疗,但疗效较免疫功能正常者差。

患艾滋病的卡波西肉瘤患者,化疗与放疗疗效有限。但是,通过对艾滋病的药物治疗改善患者的免疫状况有助于卡波西肉瘤的消退。一般来说,治疗卡波西肉瘤并不能延长艾滋病患者的生命。

乳房 Paget 病

乳房 Paget 病是一种起源于皮内或皮下腺体的罕见皮肤癌。

Paget 病这个病名也可用于另一类与代谢无关的骨病,这是两类明显不同的疾病,不要彼此混淆。

Paget 病常常由乳腺管癌扩散至乳头周围皮肤引起,因此主要发生于乳头周围。男女均可发病。潜在性癌不一定会被患者或医师察觉。有时 Paget 病可发生在乳房以外的地方(乳房外 Paget 病),如由生殖器或肛周部位(源于潜在的汗腺肿瘤),或甚至出现在这些结构的周边,如生殖器,肠道或泌尿道等。

患处表现为皮肤潮红,渗出及结痂。看上去很像由许多其他原因导致的皮炎。常有瘙痒和疼痛感。Paget 病与普通皮炎极为相似,因此需做病理活检以明确诊断。

乳房 Paget 病的治疗与其他类型乳腺癌的治疗相似。乳房外 Paget 病则需手术切除全部皮损。

第 201 节

指 甲 疾 病

甲单元是由甲板和周围组织组成的。这些周围组织包括甲下面构成指甲依附于手指的甲床;甲底部的甲基质,即甲生长的位置;连接甲板与其后皮肤的角质层;甲板周围甲与皮肤汇合处的甲皱襞(质硬皮肤的皱襞)。

> **你知道吗……**
> 有些婴儿出生时即无甲,称之甲缺如。

病因

许多疾病可影响指甲。这些疾病可影响甲单元的任一部分及甲床的外观。指甲疾病缘于以下方面:
- 感染
- 外伤
- 系统疾病(如某些肺病可引起黄甲综合征)
- 结构性疾病(如内生甲)

畸形和异色

约 50% 的甲畸形是由真菌感染引起的。其他的缘于各种情况,如外伤、银屑病、扁平苔藓和肿瘤。药物、感染和疾病可导致甲异色。例如感染假单胞细菌可致黄绿甲。

医生可通过检查做出诊断。但是可能需要真菌培养(微生物在实验室生长的过程)进行确诊。如果治疗潜在疾病并不能改善甲的外观,修甲师可能通过修剪和抛光来掩饰甲畸形。

先天畸形:有些婴儿出生时即无甲(甲缺如)。在甲-髌综合征中,指甲脱落或变小带有点蚀或纵脊。Darier病可致甲板上的红白纹和甲末梢的 V 形缺口。

与疾病相关的畸形:有时其他器官的疾病也可导致甲的如下改变:

- 在 Plummer-Vinson 综合征中,许多人都会有凹的、勺状甲(匙状甲);
- 缺铁患者也可有匙状甲;
- 肾衰患者的甲的下半部呈白色,上半部呈粉色或有色沉;
- 肝硬化可使甲变白,尽管甲末梢依然呈粉色(Terry甲)。低白蛋白(肝硬化患者可表现)可使甲出现水平白色条纹;
- 一些肺病患者可表现黄甲综合征,即增厚的、扭曲的、黄色或黄绿色的甲;
- 淋巴水肿,即组织中淋巴液的聚集,也可导致黄甲综合征;
- HIV 感染、甲状腺功能低下和库欣综合征均可出现黑甲。

与皮肤疾病相关的甲畸形:皮肤疾病有时也可影响甲单元和甲的外观。一些治疗皮肤病的药物可改变甲板,例如维甲酸类药物,像异维 A 酸和阿维 A 酯,可使甲变干燥和脆性增加。

- 银屑病患者可出现甲凹(甲表面的小凹),油点(甲下黄棕色点),甲板与甲床的分离(甲剥离)及甲板的增厚和变形;
- 扁平苔藓的甲床形成瘢痕并伴有甲嵴和甲分裂,随后导致翼状胬肉。翼状胬肉是甲基底部瘢痕 V 型外生所致,可使甲脱落;
- 斑秃患者,即突然发生的圆形、规则的脱发,可能会表现出甲凹;
- 斑秃、扁平苔藓、异位性皮炎和银屑病患者可能出现圆形的不透明的指甲,好发于儿童。

药物:不同的药物可导致甲的异色,停药后和甲的外生可好转:

- 化疗药物,如博来霉素,可使甲板颜色加深。服用化疗药物的患者也出现水平的色素纹或白纹。
- 用来治疗寄生虫感染和自身免疫疾病的氯喹可使甲板变为蓝黑色。
- 银,通过职业暴露或饮食添加剂内胶体银蛋白进入人体后,可使甲变成灰蓝色。
- 有时用来治疗类风湿疾病的含金的药物,可使指甲变成浅棕色或深棕色。
- 抗生素米诺环素可致甲异色。
- 治疗 HIV 的齐多夫定(AZT)可使指甲出现棕黑色的纵向条纹。但是,这些条纹也可出现在未接受齐多夫定治疗的 HIV 患者。

- 严重的砷中毒可致指甲出现白色水平条纹。

聚焦老龄化

随着年龄的增加,指甲会变得干燥和脆裂,也会变平或者变凹,而不是正常的凸状。也可能出现纵嵴。指甲的颜色可能变成黄色或绿色。脆甲可能会分离断裂。

老年人、糖尿病患者和有周围血管病变的患者都要特别注意趾甲。他们足部感觉迟钝,在修剪趾甲时极易受伤。足医可帮助护理趾甲以防局部破裂和感染。

甲黑纹:是由褐黑素导致的甲板棕黑色条纹。条纹纵向走行,从甲基底走向甲末梢。对于肤色深的人,该条纹可能是正常的且无需治疗。同样的色素改变也可由甲下或甲周的痣或皮肤肿瘤所致,所以医生需要检查周围的皮肤。

钩甲:常发生在大踇趾,表现为甲增厚和极度扭曲,像钩子一样。钩甲可损伤周围的足趾,这是由于甲的一侧生长比另一边快所致。该病涉及甲床的损伤,多由反复受伤导致(如不合适的鞋),但也可发生于像银屑病的疾病。钩甲在老年人中常见。应该坚持修甲,并可在趾间垫羊毛垫以防周围足趾受损。避免鞋、袜子和足趾的挤压。

甲剥离:是指甲板与甲床的分离或甲板的完全脱落。可缘于外伤(穿着不合适的鞋进行长时间的徒步行走和滑雪),频繁地清理甲,银屑病或甲状腺毒症等疾病,化学制剂或药物。导致甲剥离的药物包括多柔比星、博来霉素、维甲酸。其他药物,如四环素、补骨脂、氟喹诺酮、奎宁,在日光暴露下也可导致甲剥离(日光性甲剥离)。

甲剥离患者易感染念珠菌和真菌。保持干燥和外用抗真菌乳膏可预防。部分甲剥离发生在甲真菌病患者身上。

剔甲癖:患者习惯性的拔甲或撕甲。主要表现为习惯性的破坏甲,经常用周围手指拔或摩擦甲角质层。好发于拇指,甲板中央常为搓衣板样的表现。剔甲癖可导致甲下出血和甲感染,甚至甲板的完全脱失。

感　　染

感染可发生在甲板、甲床和甲周皮肤。大多数的甲感染是真菌导致的,也有细菌或病毒感染所致。细菌感染可能发生在角质层或甲皱襞(甲沟炎)。

甲真菌病

甲真菌病是甲的真菌感染。

大约 10% 的人患有甲真菌病,足趾甲比手指甲更易感染。真菌通过与患者接触或接触有真菌存在的洗浴间地面而感染。甲的真菌感染常伴发运动员足出现。老年人、糖尿病患者和足部环境差的人易感染真菌。

症状

感染的甲有异常形态,但无痛痒感。轻度感染者的甲会有白色或黄色的异色斑。有时白垩的白色鳞屑可扩至甲表面下。严重感染者的甲会增厚,畸形和变色。它们可能与甲床分离。病甲的碎屑通常会聚集在甲的游离缘。

诊断和治疗

医生通常基于甲的临床表现进行诊断。确诊需要显微镜下检查甲碎屑以及进行真菌培养以确定致病真菌。

真菌感染难于治愈。治疗取决于症状的严重程度。如果需要治疗,医生常给予口服伊曲康唑或特比萘芬。尽管这些药需要服用较长时间(约 3 个月),但停药后,它们仍可聚集在甲内发挥作用。加入指甲油内的抗真菌药物环吡酮,单独使用时效果不明显,但与口服药联用可加速指甲恢复,特别是难治性的感染。环吡酮可以用于因健康因素而不能口服药物的人群。

为防止复发,要坚持修剪指甲,保持浴后足部干燥,穿吸汗袜,可以外用抗真菌粉剂。旧鞋可能含有高浓度的真菌孢子,如果可能的话,尽量不穿。

甲沟炎

甲沟炎是角质层的感染。

甲沟炎通常是急性的,但也可是慢性的。在急性甲沟炎中,细菌(通常是金黄色葡萄球菌或链球菌)通过倒刺、伤口、甲皱襞(覆盖甲周的质硬的皮肤)、角质层脱落和慢性刺激(水或清洁剂)进入皮肤破溃处。甲沟炎好发于经常吸咬指甲的人群。在足部,感染常发生于内生的趾甲。

甲沟炎沿着甲缘(甲皱襞的边缘和底部)发生。经过几小时到几天的时间,甲沟炎患者会感到红、肿、热、痛。甲周皮肤常有积脓,有时甲下也有。少见的情况是,感染可穿透手指或足趾而威胁整个手指或足趾,甚至整个肢体,主要发生在糖尿病患者和其他疾病导致身体情况较差的人群。

医生通过检查受损的手指和足趾进行诊断。早期可口服抗生素(如双氯西林、头孢氨苄或克林霉素)和经常热水浸泡以促进血液循环。如果有积脓,必须排干。医生用局麻药(如利多卡因)麻醉手指或足趾后用器械掀开甲皱襞。一般没有必要切开皮肤。可插入纱布芯24 ~ 48 小时进行引流。

慢性甲沟炎

慢性甲沟炎是甲皱襞持续性或复发性的感染,好发

于手指。

慢性甲沟炎常发生于双手长期湿润的人群(如洗碗人员、酒吧侍者和家庭主妇),特别是患有糖尿病或免疫力下降者。常可发现念珠菌的存在,但其在慢性甲沟炎发病原因中的角色并不清楚,因为彻底清除念珠菌并不能治愈该病。除了念珠菌的定植,慢性甲沟炎还是皮肤炎症刺激的结果。

甲皱襞会像急性甲沟炎一样出现红和疼痛,但一般无积脓。常有角质层的脱落和甲皱襞与甲板的分离。形成的空隙可容许刺激物和微生物的进入。甲可能会发生变形。

医生通过检查受损的手指进行诊断。

保持手部干燥和加以防护有助于角质层的再生和闭合甲皱襞和甲板的缝隙。如要接触水,可戴手套或涂抹防护乳膏。涂抹皮质类固醇乳膏也有一定的作用。抗真菌治疗只是对降低真菌数量有帮助。在角质层脱落后遗留的缝隙里涂抹麝香草酚的酒精制剂,每天数次,可保持干燥和防止微生物的滋生。

绿甲综合征

绿甲综合征是由假单胞菌感染所致。

绿甲综合征是由假单胞菌感染所致。好发于甲剥离人群和长期接触水的人群。甲剥离的患甲常呈绿色。治疗可采用每天浸泡 2 次 1% 醋酸溶液或修剪指甲后外用抗生素溶液。

寻常疣

寻常疣是一种常见的疣。

寻常疣常由人乳头瘤病毒感染所致,常感染角质层,有时感染甲下区域。咬甲癖可感染该病毒。这些部位的疣特别难治疗。液氮冷冻可能有效。

嵌　　甲

嵌甲是指甲边缘向周围皮肤内生长。

当变形的趾甲不恰当的向皮肤内生长或甲周皮肤异常肥厚且包裹住部分趾甲时,嵌甲便形成了。穿着紧的、不合脚的鞋,将趾甲修剪成短的弯曲状而不是直的可能导致或加重嵌甲。

内生的趾甲起初无症状,但最终会有疼痛,特别是有压力施加于内生区域时。患区通常发红,也可能发热。如果不治疗,则易发生感染。一旦感染,该区域会更加红、肿、疼痛。甲周皮肤可能会有积脓,需要引流。

对于轻度的嵌甲,医生可将内生的趾甲掀出并置一消毒棉于甲下直至水肿消退。如果需要进一步处理,医生常用麻醉药(利多卡因)局麻患处后切掉内生的甲,感染会随之消退。嵌甲一般不会复发。

甲 外 伤

即使手指很小的外伤也会导致甲的改变。甲会在受伤部位形成一小白点，然后与甲一起生长。

甲床的严重损害，特别是压碎性的损伤，可导致永久性的甲变形。为了降低形成永久性甲变形的危险，需要尽快修复（移除患甲）。

甲下血肿：是由受伤后（如用锤子直接作用）血液快速聚集在甲下而形成。表现为全部或部分甲下的紫黑色点，有剧痛。医生通过在甲板上穿孔以释放血液和缓解疼痛。医生通常用热的金属线（电装置）烧灼成小洞。这个过程一般无痛且仅需几秒钟。

由于血液使甲板与甲床分离，除非血肿很小，通常几周后甲会脱落。在残甲下会有新甲再生，当全部长出后取代旧甲。

甲下的肿瘤可导致同样的紫黑点。这种点发生缓慢且不在受伤后几分钟内发生。但是，任何小的血肿都要仔细观察，确定它们随着甲往外生长。随甲向外生长是鉴别甲下血肿和甲下肿瘤的要点。肿瘤一般会停留在甲下某一固定位置。

甲 肿 瘤

良性和恶性的肿瘤都可影响甲，导致其变形。肿瘤包括良性的黏液囊肿、脓性肉芽肿、血管球瘤、鲍温病（皮肤肿瘤的前期）、鳞状细胞癌和恶性黑素瘤。当怀疑肿瘤时，医生通常要做活检且建议尽快去掉肿瘤。

Hutchinson 征：甲周的黑色改变，包括半月板、角质层和甲皱襞，意味着甲床上可能有肿瘤。当出现这种征象时，医生会做活检并尽快给予治疗。

口腔和牙齿疾病

口腔生物学

口腔是消化道和呼吸道的共同人口,其内衬以黏膜。正常情况下,口腔黏膜呈微红色,牙龈呈粉红色并紧贴于牙面。

口腔顶(腭部)分为两部分,前部两侧有嵴且质地坚硬,称为硬腭;后部则相对较光滑而软,称为软腭。口腔内部湿润的内衬黏膜向外延伸,形成粉红色且有光泽的红唇部,红唇与面部皮肤的交界处名唇红缘(vermilion border)。唇部黏膜尽管有涎腺湿润,仍易于干燥。

发"Ahh"时,口腔后部上方可见一肌性结构,即悬雍垂。鼻腔后部和口腔的后部有软腭分隔,悬雍垂悬挂于软腭的后背部。正常情况下,悬雍垂成垂直位,其神经供应来自第十颅神经。

口腔底部有舌,用以搅拌食物,司味觉。正常的舌体并不光滑,其表面有许多微小的突起,我们称之为舌乳头,内含味蕾,可以感知味觉。基本味觉仅有酸、甜、苦、咸四种,相对比较简单。对甜味和咸味敏感的味觉感受器分布于靠近舌尖的区域,对酸味敏感的味觉感受器分布于舌的两侧,苦味的味觉感受器分布于舌的最后部。嗅觉的感知则来自于口腔上方鼻腔中的嗅觉感受器。相比较于味觉而言,嗅觉要复杂得多,可以辨别气味的极其细微的变化。人类正是依靠味觉和嗅觉来识别和体会各种风味。

涎腺分泌唾液。人类共有腮腺、颌下腺和舌下腺三对大涎腺,此外还有为数众多的小涎腺遍布口腔。唾液经由细小的管道从腺体流入口腔,我们称之为涎腺导管。

涎腺分泌的唾液有很多作用。比如,唾液可使食物粘成食团,便于吞咽;唾液可以溶解食物以使味蕾更容易感受到食物的味道。唾液中含有消化酶,可以对食物颗粒进行初步消化。

进食后,唾液的流动可以冲刷掉能够导致牙齿龋坏和其他疾病的口腔病菌。唾液还有助于保持口腔黏膜的健康,并且防止矿物质从牙齿中丢失。此外,唾液不仅可以中和细菌产生的酸性物质,还含有许多重要的抗体和酶,有助于杀死细菌、酵母和病毒。

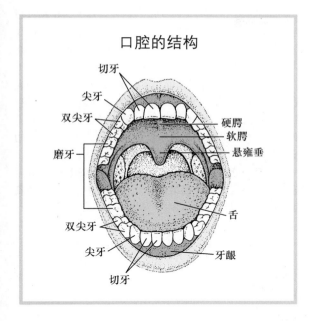

口腔的结构

切牙
尖牙
双尖牙
磨牙
硬腭
软腭
悬雍垂
舌
双尖牙
尖牙
牙龈
切牙

颌骨上起缓冲作用。

人类共有乳牙和恒牙两副天然牙列。乳牙共 20 颗，左右成对，包括上下颌乳中切牙、乳侧切牙、乳尖牙及第一、第二乳磨牙。恒牙有 32 颗，亦左右成对，包括上下颌中切牙、侧切牙、尖牙、第一前磨牙、第二前磨牙和第一、第二、第三磨牙，其中第三磨牙一般在 17 岁至 21 岁萌出，是萌出最晚的恒牙，又称为智齿，该牙的形态、大小及数目变化很大，有的人甚至没有智齿。

牙齿从牙龈正常萌出的时间跨度很大，比如，乳中切牙是乳牙中萌出最早者，大约在出生后 6 个月左右出现在口腔，之后乳侧切牙、第一乳磨牙、乳尖牙和第二乳磨牙相继萌出。乳牙列大约在婴儿两岁半左右完成，之后，乳牙会被位于其下方的恒牙替换，这一乳恒牙替换的过程一般从 6 岁左右开始。六龄牙（即第一磨牙）萌出时位居第二乳磨牙的后方，并不替换任何乳牙，而第二、第三磨牙萌出时也不替换任何乳牙。

我们把婴儿出生时就有的牙齿称为胎生牙或早生乳牙，把婴儿出生后 1 个月内萌出的牙齿称为新生期乳牙，一般说来，这种情况极为少见。这种胎生牙或新生期乳牙一般多为下颌乳切牙，但也有可能是多余的多生牙。除非这种牙齿已经妨碍了喂食或者自身已经非常松动随时都可能造成误吞的危险，一般不必拔除。

对大多数儿童来说，下颌恒切牙萌出的时候，其位置会互相重叠，看起来就像是一串葡萄一样，这通常是由牙列拥挤、恒牙位置有扭转造成的，这往往需要佩戴矫治器，行早期的正畸治疗。有时，不良的吮指（拇指或其他的指头）习惯也会影响到牙齿的排列，也需要进行早期的正畸治疗来矫正。

牙齿分为牙冠和牙根两部分，两者以龈缘为界，龈缘以上为牙冠，龈缘以下为牙根。牙冠覆盖着白色有光泽的牙釉质，牙釉质是人体内最坚硬的物质，对牙齿起保护作用，一旦损坏，很难自行修复。牙本质位于牙釉质的下方，与骨骼相似但质地较后者更坚硬。牙本质包绕着位于牙齿中心位置的髓室，髓室内含有神经、血管以及结缔组织。

牙根部的牙本质包绕形成牙根管，血管和神经通过牙根管进入髓室。牙根部牙本质的外层是一薄层类骨样的物质，即牙骨质。牙周膜又称牙周韧带，位于牙骨质和牙槽骨之间，其作用是包裹牙根并把牙齿牢固地悬吊在

口腔的颜色改变

口腔黏膜各处均可出现白色的区域，这些通常都是食物残渣，易于擦去。但是，由于这些白色的斑块可能是口腔癌的早期表现，所以应该注意随访，由专门的口腔医师来进行检查。其他的白色斑块还包括白色海绵状斑块（一种遗传病，医学上称为白色海绵状斑痣）、与牙齿相对的黏膜白线（颊白线）及黏膜上的灰白色斑块（白色水肿）。

此外，口腔中还可能出现蓝黑色或黑色的斑块，这可能是色素痣或由牙齿上的银汞合金充填物扩散所致，也可能是摔倒时不慎将口内含有的铅笔刺入黏膜而造成的石墨沉着；大量吸食烟草可以造成口腔黏膜出现深棕色或黑色的改变，我们称之为吸烟者黑素沉着病；摄入铅或服用含银的药物可使牙龈呈现出灰色；

二甲胺四环素（一种抗生素）可与骨质中的钙结合，从而使牙齿透出灰色或棕色。另外，口腔内的棕色斑块也可能与遗传有关，例如，在肤色较深的民族或地中海沿岸的居民常常可以观察到口腔内颜色较深的斑块。

有时，口腔内的颜色改变还可能是全身系统性疾病的表征。比方说，贫血病人的口腔黏膜颜色苍白而非正常情况下的鲜红色；麻疹（一种病毒感染性疾病）可造成双颊出现点状的颜色改变，我们将这种围以红色围线的白色颗粒称之为科普利克斑；艾迪生病及癌症（例如恶性黑素瘤）都可造成口腔黏膜的颜色改变；艾滋病感染者的腭部常可出现紫色的卡波西肉瘤；此外，腭部的红色小点亦可是血液病或传染性单核细胞增多症的征象。

年龄的影响

随着年龄的增长味觉逐渐减退。老年人往往感到食物平淡无味,经常要求在食物中添加大量的佐料(尤其是盐)。患有一些疾患或服用某些药物也可能会影响老年人的味觉,这些疾病包括口腔、鼻的感染或鼻窦炎;牙龈病;口腔癌症;慢性肝脏或肾脏疾病。影响味觉的药物包括高血压药物(如开搏通),高胆固醇药物(如他汀类药物)以及抑郁症药物。

没有龋病或牙周疾病(由于细菌在牙龈及牙周支持组织的长期堆积而引发的破坏性疾病)的人即使到了老年仍能保留住他们的天然牙齿。不少人到了老年都有数目不等的牙齿缺失,有的人甚至全口无牙,这就需要用局部义齿或全口义齿来进行修复。由于失牙,老年人往往都有进食困难,因而会发生不同程度的营养不良。

随着年龄的增长,牙釉质不断磨耗,牙齿就会易于发生龋坏或受到损伤。但是,造成成人失牙的主要原因仍是牙周病。在口腔卫生状况差、吸烟及糖尿病、营养不良、白血病、艾滋病和其他系统性疾病的人群,牙周病的发病几率比正常人要高得多。

唾液的分泌也会随年龄的增长而逐渐减少,唾液流量的减少导致牙齿更容易龋坏。一些学者也认为,随着唾液流量的减少,食管的内衬黏膜更容易受到损伤。

第 203 节

唇 舌 疾 病

唇和舌都可发生颜色、大小及表面的变化,有些变化并不引起临床症状(例如,嘴唇会随着年龄的增长而变薄,与牙齿缺失处相对应的舌缘会变厚),而另一些变化则是病理性的改变。

唇 部 疾 病

肿胀:唇部的变态反应可以表现为肿胀,这通常是患者对某种食物或饮料、药物、唇膏及空气中的刺激物过度敏感所致。一旦确定了刺激物的种类并将其去除,在大多数情况下,肿胀的唇部可以恢复正常。然而,在更多的时候,唇部肿胀的原因尚不明确。遗传性唇血管性水肿可导致唇部出现反复的肿胀,而其他如多形性红斑、日光灼伤、干冷天气和创伤等非遗传性因素也可造成唇的肿胀。

其治疗与病因有关。皮质醇激素软膏可用于减轻变态反应造成的唇部肿胀,有时甚至可行外科手术切除多余唇部组织以改善唇的外形。

炎症:唇部发生炎症时(唇炎),口角可发红灼痛,可见皲裂及白色鳞屑。维生素 B_2 缺乏是其原因之一,但这种情况罕见于美国,治疗时也只需补充缺乏的维生素即可。

在义齿恢复颌间距离不足的患者,其口角处的皮肤易受激惹,并常常出现垂直的皮肤皱褶,这就需要更换义齿来保持适当的颌间距离。

变色:唇周可出现雀斑及不规则的棕色斑(黑色素斑),这种变化十分常见并可持续多年,无不良影响。一种称为佩-吉综合征的遗传性疾病除可表现为口腔黏膜散在的多发性棕黑色小斑块外,还有胃及小肠的息肉性表现。川崎综合征病因不明,好发于新生儿及 8 岁以下的幼儿,常表现为上下唇的干燥皲裂及口腔黏膜的充血发红。

溃疡:唇部突出于黏膜表面的病变或边缘发硬的溃疡都有可能是皮肤癌的表现。此外,溃疡还有可能是其他口腔疾病的表现,比如,口腔单纯疱疹病毒感染(唇疱疹)和梅毒都可以引起溃疡。而其他像角化棘皮瘤之类的溃疡,其病因还有待于进一步的研究。

日晒伤:强烈的日光可使唇部变得干燥发硬,以下唇尤甚。红斑和白色薄膜样改变则提示继发癌症的可能性增加。我们可以通过涂抹含遮光剂的唇膏、戴遮阳帽来减少唇部在有害射线下的暴露,从而减少上述病变的发生。

舌 疾 病

创伤:造成舌部不适最常见的原因就是创伤。舌部有着丰富的感觉神经末梢,其对痛觉的感知要比身体其他部位敏感得多。舌在进食时常被咬伤,一般来说愈合很快,但是如果口腔中有边缘锐利的充填物或残冠,则可对舌造成长期的创伤。

"长毛":如果舌背正常的乳头发生过度增生,则可使舌看起来像是长了毛一样,当然,在其他一些情况下,比如发热、服用抗生素及使用过氧化氢溶液漱口过于频繁等,也可以使舌"长毛"。值得注意的是,这些"毛"要和发生在舌缘的毛状白斑相鉴别,因为后者是艾滋病的口腔表征。

变色:吸烟、咀嚼烟草、食用某种食物或有色细菌在舌背增殖都有可能使舌乳头的颜色发生改变。胃病患者服用铋制剂也可使舌背变黑,可以用牙刷或刮舌板清洁舌背以去除这些着色。

缺铁性贫血患者的舌发白而光滑。维生素 B_{12} 缺乏导致的恶性贫血,也可能导致舌发白而光滑。猩红热的首发症状则可表现为舌部由正常颜色到草莓色、黑莓色的颜色转变,此外,川崎综合征患儿的舌也可表现为草莓色。舌光滑发红和口痛可提示糙皮病(一种由维生素 B_3 维生素 PP 缺乏造成的营养不良性疾病)。舌发红也可能与炎症有关〔舌炎〕,表现为舌的充血发红和肿胀疼痛。

舌体上有时还可出现白色的斑块,这种斑块在颊部也可见到,常与发热、脱水、梅毒第二期病变、鹅口疮、扁平苔藓、白斑及口呼吸相伴随。

地图舌的病损表现为舌背的一些区域发白、发黄、粗糙,而另一些区域则发红光滑,病损区可在数周至数年间四处"游走",本病通常不引起疼痛,无需特殊治疗。

灼口综合征

灼口综合征,亦称口腔灼痛、口痛症、口腔黏膜感觉异常等,在绝经后的妇女中发病率最高,以舌部最常受累(舌痛)。本病与正常人进食刺激性的酸性食物之后出现的短暂性舌部不适有所不同,其病因复杂,很可能是不同病因不同疾病表现出的共同症状。

本病常见于使用抗生素后,口腔内菌群间的相对平衡受到破坏,从而使念珠菌(一种真菌,可引起鹅口疮)过度增殖所致。过度使用漱口液或口腔喷剂以及任何可以导致口干的因素都可引发舌部的灼痛。此外,口腔内不良修复体,机体对口腔材料、山梨酸和苯甲酸(常用的食品防腐剂)、丙烯(食品、药物和化妆品中常用的保湿剂)、奇可树液(有些口香糖的成分之一)及肉桂等食品和食品添加剂的过度敏感,维生素缺乏(包括维生素 B_{12}、叶酸、复合维生素 B 等)及缺铁等也可引发本病。

烧灼样疼痛可累及整个口腔,以舌、唇和口腔顶(腭部)受累最为严重,但也可只累及舌。疼痛可为持续性疼痛,也可为间歇性发作并逐渐加重,同时还可出现口干、口渴、味觉异常等伴随症状。此外,患者还可能出现饮食习惯的改变、口腔易受激惹、抑郁、远离人群等其他表现。

本病在诊断上难度不大,但在治疗上则极其困难。经常用水漱口或嚼口香糖有助于保持口腔的湿度。此外,使用盐酸去甲替林等抗抑郁药和氯硝西泮等抗焦虑药也有助于减缓病情,在极少数情况下,这些药物可引起口干反而会造成病情的加重。在其他一些情况下,本病的症状还可自动消失,但过一些时间这些症状又会重新出现。

溃疡:造成舌溃疡的原因有:单纯疱疹病毒感染,溃疡性口疮、结核、细菌性感染、梅毒的早期阶段、变态反应及其他的免疫系统疾病。

虽然在两侧舌缘的多发性小溃疡一般对身体无害,但是一侧舌缘的单个溃疡则有可能是癌症的表现。舌体上不明原因的红色或白色斑块、溃疡、包块(尤其是质地坚硬的包块)都可能是癌症病灶,必须由口腔医师仔细检查。在绝大多数情况下,口腔癌多发生在舌侧缘或口底,除非是由梅毒引起的继发性癌症,一般极少见于舌背。

不适:舌部不适可能由下列物质刺激所致:某些食物(尤其是像菠萝之类的酸性食物)、牙膏、漱口水、糖果或者口香糖。此外,服用某些药物、创伤及感染也可能导致舌不适。鹅口疮(念珠菌病)是造成舌部不适的常见感染性疾病,该病主要表现为覆盖整个舌体的白色薄膜样改变,这主要是由真菌在舌部的过度增殖所引起的。灼口综合征的患者可自觉全口腔的剧烈疼痛。

通常,我们只有通过逐个排除的方法来确定引起舌不适的诱因。一般说来,非感染性疾病引起的舌不适只需去除病因即可痊愈,例如,患者可通过更换牙膏的牌子、停止食用某些食物或由口腔医师修复边缘锐利或开裂的牙齿等方法来避免再次出现上述情况。用温盐水漱口也有助于减缓该症状。而对于鹅口疮的患者,我们则可以使用制霉菌素或氟康唑等抗真菌药来治疗。

第 204 节

涎 腺 疾 病

- 涎腺功能异常或肿胀会降低唾液的产生。
- 唾液分泌减少会导致口腔干燥牙齿龋坏。
- 唾液流量可以进行测量,医生也可以切取涎腺组织进行活检。
- 导管阻塞有时可以解除,有些患者需要使用唾液替代物。

　　人类的口腔中共有三对大的唾液腺,腮腺是其中最大的一对,其位置在双侧下颌角的后方和耳的前下方,其余较小的两对涎腺—颌下腺及舌下腺则位于口底的深部。除此之外,为数众多的小涎腺遍布口腔。所有的涎腺均可分泌唾液,唾液可以分解食团,帮助消化。

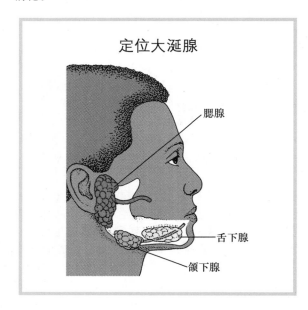

定位大涎腺

腮腺

舌下腺

颌下腺

　　发生在涎腺的癌症少见,主要的涎腺疾病有两类:一种影响涎腺的功能,造成唾液分泌的不足,另一种则导致腺体发生肿大。口腔中的唾液量减少或根本没有唾液分泌的时候,患者会感到口干〔口干症〕。

　　涎腺功能异常:有些疾病或机体功能紊乱,可以造成涎腺功能的异常和唾液分泌量的不足包括帕金森病、HIV 感染、舍格伦综合征、抑郁症和慢性疼痛等。此外,一些药物也可以减少唾液的分泌量,如抗抑郁药、抗组胺药、抗精神病药、镇静剂、甲基多巴及利尿剂等。

　　在头颈部癌症的治疗中,放疗和化疗都可导致涎腺的功能异常。放疗后出现的口干往往是永久性的,尤其是当放疗剂量较大时;而化疗后的口干则往往是暂时性的,经过一定的时间可以恢复正常。

　　然而,引起口干的原因并不局限于涎腺的功能异常。饮水量不足、口呼吸、焦虑和压力都可导致口干。随着年龄的增加,口也会变干,但这更多是由于服用可以导致口干的药物所致,而非单纯的年龄因素引起的。

　　由于唾液在防止龋病的发生中起着非常重要的作用,因而,在唾液量不足的时候,口腔中就会出现更多的龋坏,在牙根部则更为明显。极度的口干还可能影响发音和吞咽。

　　在极少数情况下,涎腺分泌的唾液过多,这种增多的唾液往往在进食某种特殊食物的时候分泌,比如说,在吃酸东西的时候。有时,仅仅是想象吃这种东西的情形也会导致唾液分泌的增加。

　　涎腺肿大:当涎腺导管受阻,使唾液无法像平时那样流向口腔时,腺体就会发生肿大。进食时还可出现疼痛。

　　导管阻塞最常见的原因是结石。涎腺结石好发于成年人,1/4 的患者有多块结石。结石可由唾液中含有的盐类沉积而成,使唾液沿导管反流,导致腺体肿大。阻塞的导管和腺体内充满了唾液,容易发生细菌感染。涎腺导管阻塞最典型的症状是,进餐前尤其是食用泡菜的时候,腺体肿胀会加重,这是由于泡菜的酸味刺激唾液流量增加,但导管受阻,唾液只能反流至腺体从而使其肿胀加重。

　　流行性腮腺炎、细菌感染和其他像艾滋病、舍格伦综合征、糖尿病、结节病等疾病都可伴发大涎腺的肿胀。此外,涎腺的良恶性肿瘤也可导致腺体肿大,此时的腺体比感染造成的肿胀要硬得多。在发生恶性肿瘤时,肿胀的腺体与周围的组织紧密粘连,其质地甚至可以坚如磐石。多数涎腺良性肿瘤是可动的。

　　下唇的外伤(如咬伤)可能损伤该处的小涎腺,唾液分泌受阻,从而使受累的腺体发生肿胀,之后可出现一淡蓝色的小包块,我们称之为黏液腺囊肿,这种囊肿可在数周的时间内自行消失。

诊断与治疗

　　目前,我们还不能对涎腺的功能异常进行定量的检查,但是我们可以通过挤压腺体来观察唾液的流量。

　　我们可以根据疼痛与进食的关系来判断导管是否发生了阻塞。对于其他可造成腺体肿胀的疾病,口腔医师往往还需要取涎腺的一小块组织进行活检,在显微镜下进行观察,以明确诊断。

聚焦老龄化

一些老年人患有口腔干燥症。尽管年龄因素对口腔湿度的影响较轻,但它对于口腔干燥症却是一个易感因素,老年患者更有可能服用一些导致口腔干燥的药物。

口腔干燥症对某些患者仅是偶然造成麻烦,但对其他一些患者的味觉、咀嚼、吞咽、说话以及配戴义齿会造成持续性的影响。

长期存在的口腔干燥增加了牙齿发生龋坏和出现牙周病的风险。长期的口腔干燥通常是一种疾病的症状之一,或者是服用了药物后出现的副作用。

如果导管阻塞确系结石所引起,口腔医师则可通过在导管两侧加压的方法将其排出,还可使用一种极细的丝形器械将其取出,如果上述方法都失败的话,只有使用外科手术的方法来取结石了。

如果黏液腺囊肿不自行消失且导致不适时,可行手术切除。同样,涎腺的良恶性肿瘤也可通过外科手术的方式切除。其他原因导致的涎腺肿胀,其治疗与诱因有关。

每个出现涎腺功能异常或服用可导致口干的药物的患者,都必须注意口腔卫生的保持,其方法有:使用正确的方法刷牙、使用牙线、用氟制剂漱口、少吃糖、经常进行口腔检查、口腔清洁及每 3～4 个月进行一次氟化剂治疗。

在没有其他有针对性的治疗方法时,可用考虑使用唾液的替代品,但这往往帮助不大。例如,毛果芸香碱确实能帮助一些患者减缓症状,但是对于放疗后涎腺受损的患者则效果并不理想。

第 205 节

口　　疮

- 传染病、刺激物、炎症可导致非癌症口疮。
- 口疮可导致疼痛。
- 患者可使用麻醉剂口腔冲洗液缓解疼痛。
- 激光和硝酸银可用于治疗口疮。

口疮类疾病其外观和大小变化很大,可累及口腔内外的任何部位。有些病损高出黏膜表面,内含液体(根据大小分别称为疱或大疱),另外一些则是溃疡。溃疡时,口腔黏膜的表层细胞崩溃,其下的组织暴露,形成"洞"一样的病损,"洞"内的坏死细胞和食物残渣使其呈现出白色。

病因

口疮有很多种类型,病因也有多种。正常情况下,唾液的流动有助于保护口腔黏膜,如果唾液量降低,则更容易导致口疮发生。任何口疮迁延不愈达到 10 天甚至更长,都应该由牙医进行认真检查以确定该口疮并非良恶性肿瘤。

创伤或刺激: 口腔受到任何类型的损伤都可能导致起疱(疱或者大疱)或者溃疡,如颊部内侧面被锐利的牙齿或者不良修复体刮伤或者偶发性的咬伤。通常情况下,疱的表面或很快破裂形成溃疡。非癌性溃疡会持续疼痛直至痊愈。

很多食物、药物和化学制剂会刺激或触发过敏反应,造成口疮。一些常见的物质如牙膏、漱口水、糖果和口香糖中的成分,尤其是一些酸性食物可能成为诱发口疮的刺激源。导致口疮的最常见的药物包括治疗癌症的化疗药物以及一些含金药物。

感染: 病毒是导致口疮最常见的病原体。众所周知,唇疱疹和腭部溃疡是疱疹病毒所致。带状疱疹是由带状疱疹病毒引起的皮肤黏膜病,以出现在口腔单侧的群集分布的水疱和疼痛明显的皮肤带状疱疹为特征。疱疹病毒潜伏在人体内,受到激惹时骤然发作导致带状疱疹。带状疱疹的治疗和严重的单纯疱疹相似,但有时口疮愈合后口腔疼痛仍持续数月、数年,甚至长期存在。

细菌感染会导致口腔溃疡和肿胀。口腔内正常菌群的过度生长或者新定植的菌群都可能造成口腔感染。来源于牙齿或牙龈的细菌感染扩展后可能形成脓肿,也可能广泛扩展形成蜂窝织炎。来源于龋坏的下颌牙齿的细菌感染播散到口底会导致舌下部的严重感染,称为 Ludwig 咽峡炎。感染引起的肿胀压迫舌体向上阻塞气道引起呼吸困难。上颌牙齿引起的感染可能扩散至颅内。

梅毒感染的早期阶段,口腔内或者唇部可出现红色无痛的溃疡(下疳)。通常情况下,几周后溃疡愈合。如果梅毒没有得到治疗,4～10 周后,唇或者口腔内部会形成一个白色区域（黏膜白斑）。下疳和黏膜白斑具有高度的传染性，在该阶段通过接吻也可导致疾病传染。梅毒的晚期，上腭或舌可出现树胶肿，梅毒在该阶段不具有传染性。

炎性疾病：白塞综合征，是一种影响到很多器官的炎症性疾病，受其影响的器官有眼、生殖器、皮肤、关节、血管、脑、胃肠道，还可导致复发性口腔溃疡。Stevens-Johnson 综合征是以皮肤水疱和口腔溃疡为特征的一种过敏反应性疾病。一些有肠道炎症的患者也可能伴发口腔溃疡。患有重度口炎性腹泻的患者也经常出现口疮。扁平苔藓是一种皮肤病，有时也会导致口疮，多数情况下口疮的不适感较皮肤上的病损轻。寻常天疱疮和大疱性类天疱疮都属于皮肤病，两者都可以导致口腔内形成水疱。

你知道吗……
口腔溃疡持续超过 10 天，应该找医生或牙医检查。

其他病因：口腔溃疡是导致口疮的最常见的病因，其发病原因仍不明确。

坏死性涎腺化生可能发端于口腔受到损伤，在损伤后的 1～2 天内，口腔顶部形成一个直径约 1 英寸（大约 2.5cm）的裂隙。尽管该疾病的临床表现令人不安，但坏死性涎腺化生疼痛症状较轻，可在发病后的 1～3 个月内无需治疗即可痊愈，医生可以通过临床症状（癌症要达到同样大小的病损范围需要的时间更长，也会更加疼痛），有时可以借助活检切取一块组织样本在显微镜下观察，将其与口腔癌进行区分。

治疗

若病因明确，可以对应病因进行治疗。通常，使用软牙刷轻轻刷牙可避免口疮发生感染。

避免食用酸性或者高盐以及其他刺激性的食物有助于缓解疼痛症状。使用达克罗宁或利多卡因之类的麻醉剂漱口也可以缓解症状。由于这些麻醉剂会麻痹口腔和喉部造成吞咽困难，当儿童使用时应有成人监护以防止出现窒息。利多卡因进行增稠处理后可以直接涂抹于口疮上。单独使用 sucralfate and aluminum-magnesium antacid 可以减缓痛苦，很多医生将其与利多卡因、苯海拉明（一种抗组胺药）和高岭土混合制成冲洗液冲洗口疮。有时也可以使用氨来呫诺糊剂。

一旦确定口疮并非感染引起，医生会开一些激素类药物。有些口疮可以通过激光进行治疗，治疗后可以立即减缓疼痛，还可以避免口疮复发。使用硝化银烧灼也可以减缓疼痛，但是效果不如激光。

复发性阿弗他口炎

复发性阿弗他口炎（口腔溃疡，口疮），位于口腔内的小而疼痛的溃疡，儿童期发病，经常复发。

- 口腔创伤、压力以及一些食物可能促使疾病发作
- 患者感觉烧灼样疼痛，约一天后口腔软组织上形成一个溃疡
- 医生做出诊断的依据是疼痛和溃疡的出现
- 治疗措施是进行口腔冲洗，有时使用皮质类固醇

复发性阿弗他口炎（RAS）非常多见。病因不明，有遗传倾向。很多因素可能促使疾病发作，如：口腔创伤；精神压力，大学生在期末考试的时候就有可能罹患此病；食物，尤其是巧克力、咖啡、花生、蛋、谷类、杏仁、草莓、奶酪以及西红柿等。艾滋病患者口内经常出现较大型溃疡，并且持续数周。

复发性阿弗他口炎（RAS）患者会反复出现口腔溃疡。部分患者口腔内有一两个溃疡，一年中发生几次，有些患者几乎持续存在口腔溃疡。一些特殊的群体，如孕妇、服用避孕药者、吸烟者很少出现溃疡，原因不明。

症状和诊断

复发性阿弗他口炎以疼痛或灼热为始发症状，1～2 天后出现溃疡，不会出现水疱。溃疡性口疮的主要症状是与其病损大小不相符合的剧烈疼痛，疼痛可持续 4～7 天。病损几乎只出现在唇颊的内侧、舌、口底、软腭、咽喉等疏松组织之上。溃疡呈浅圆形或椭圆形，中间黄灰色，边缘红色。绝大多数溃疡直径不到 1.25cm 的小溃疡往往三三两两成群出现，一般在 10 天以内自行消失，不留瘢痕。大的溃疡则较少见，其形状往往不规则，愈合时间长，容易留瘢痕。

重型溃疡还可导致发热、颈部淋巴结肿大和全身不适。口腔医师可以根据其外形及引起的疼痛症状来做出诊断。

治疗

治疗其他口腔溃疡的一些常用的方法，也用于治疗复发性阿弗他口炎，主要目的是减缓疼痛。此外，医生经常建议患者使用口泰漱口。溃疡较多时，医生还会建议使用皮质类固醇如地塞米松漱口。溃疡较少时，医生会建议使用其他皮质类固醇如氟轻松醋酸酯或者氯倍他索膏剂，还可以混入保护性的羧甲基纤维素膏剂中使用。对于反复发作的口腔溃疡，患者一旦感觉疼痛，应尽快使用口腔漱口水。如果直接应用到受影响部位的皮质类固醇不起作用，可以口服泼尼松片剂。同时，医师必须确定患者没有口腔单纯疱疹病毒感染，否则应用皮质激素可导致感染的进一步扩散。皮质激素漱口剂和片剂比凝胶更容易吸收，因而必须注意其可能的不良作用。有时较强的免疫抑制剂也是必需的。

口腔新生物

非癌性(良性)新生物、癌前病变(发育不良)、癌性(恶性)新生物可在口腔内外包括骨、肌肉和神经在内的一切组织中产生。在大多数情况下,新生物多见于唇、舌缘、口底和口腔顶的后分(软腭)。在习惯性的咀嚼烟草和使用鼻烟的人群,双颊和唇的内侧是癌症的多发区。口腔内的癌症也可能系身体其他部位的恶性肿瘤扩散所致(如肺癌、乳腺癌、前列腺癌等),但这种情况较为罕见。

非癌性新生物

- 口腔肿物包括肿块、疣、骨性肿物或者囊肿
- 一些肿物导致疼痛或刺激
- 一些肿物需要手术切除

在口腔的内外侧均可发生各种各样的非癌性新生物。牙龈上的包块往往都是刺激所致或牙齿、牙龈来源的脓肿,因而对此不必过于紧张。由刺激因素所引起的口腔内非癌性新生物相对较为常见,必要时可手术切除,由于刺激因素的存在,其中有 10% ~ 40% 的病人在手术后会出现复发。但是,如果刺激物长期存在,在有的情况下,非癌性的新生物还会发生恶变。由于口腔内外的一切异常新生物都有可能是癌,因此必须由口腔医师来进行检查,以防病情延误。

若患者吮吸指头上的寻常疣,其病损也可见于口腔。另一种寻常疣—生殖器疣—则可通过口交传播。有几种方法可去除寻常疣和生殖器疣,但后者易于复发。

在口腔顶的中分和舌侧方的下颌骨尚可出现缓慢生长的骨突(骨疣),这种骨突不仅常见且对身体无害,在青春期即可出现,其生长持续终生。除非在进食时会受到摩擦或患者的义齿将覆盖此区,即使是很大的骨疣也可不作处理。然而,口腔内的多发性骨疣则可能是歌德纳综合征的表现(一种消化系统的遗传性疾病)。

角化棘皮瘤是出现在唇及其他暴露在阳光下的部位(如手、前臂和脸)的非癌性新生物,在一至两个月的时间内,肿瘤可生长到其最大限度,直径约 1.3 ~ 2.5cm,在之后的数月之中,肿瘤可自行消退。

有很多种囊肿(内含液体的肿物)都可造成颌骨的疼痛和肿胀,其位置往往与阻生的智齿相邻,虽然不是癌症,但还是能够造成颌骨骨质的大量破坏,其中一些囊肿在手术后容易复发。此外,囊肿也可见于口底,因其往往影响吞咽,妨碍美观,常常行手术摘除。

牙瘤系造牙细胞的过度增生所致,看起来很像一团形状怪异的小牙齿。牙瘤可影响儿童的牙齿萌出和成人的牙齿排列,通常行手术切除。

绝大多数(约占75% ~ 80%)的涎腺肿瘤都是良性的,其生长缓慢,不造成疼痛,通常表现为皮下或颊部内侧黏膜下的质软包块,可以移动。若其内部含有液体,也可较硬。涎腺肿瘤中以混合瘤(亦称多形性腺瘤)最为常见,本病多发于40 岁以上的中年妇女,可以癌变,常行手术切除,若切除不彻底,肿瘤还可复发。其他的良性肿瘤也主要以手术切除为主,但其恶变和复发的几率不如混合瘤。

那些无法确定为其他临床疾病的白色、红色或红白相间的病损,若不能擦去且持续时间超过 2 周,都有可能是癌前病变,也就是说,如若不加以处理则可能会发生恶变。发生癌前病变的危险因素与癌症相同,癌前病变如不及时去除,则可能恶变。

口腔黏膜在长期的刺激下则可出现一种平坦的白色斑块,称为口腔白斑。白斑表面的角质层比平常异常的增厚,所以使其呈现出白色—角质层是皮肤最外的一层结构,一般黏膜的角质比皮肤要薄得多。

红斑是口腔黏膜变薄所致。黏膜变薄,其下方的毛细血管更易被察觉,因而使病损呈现出红色。与白斑相比,红斑的癌变可能性要大得多。

癌性新生物

- 癌症可以发生于口腔顶部或底部、舌、唇或扁桃体
- 口腔癌症看上去与溃疡类似或者口腔中变色区域发生癌症
- 医生借助活检或者 X 线检查诊断口腔癌症
- 口腔癌症的治疗措施有手术和放射治疗等

每年,全美有 3 万人发生口腔的癌性新生物(也就是口腔癌),有 8000 人死于口腔癌,其中大多数人的年龄在 50 岁以上。口腔癌约占全身恶性肿瘤的 2% 及肿瘤相关死亡人数的 1.5%——考虑到口腔与身体其他部位的相对大小,这一数字事实上是很高的。

由于肿瘤的早期发现对于预后的改善有着密切的关系,因而,必须将对口腔癌的检查列为常规临床体检和口腔检查的不可分割的组成部分。通常,直径小于 1.3cm的癌性新生物是可以根治的。然而可惜的是,绝大多数情况下,当我们发现癌性新生物的时候,肿瘤往往长得很

大并已经伴有下颌下及颈部的淋巴结转移了。由于诊断的不及时,25% 左右的口腔癌最终会导致病人的死亡。

危险因素

虽然其机制尚不明了,但遗传因素确可造成部分人群对口腔癌的易感性。在所有危险因素中,我们最能够控制的莫过于吸烟和饮酒了。吸食烟草者——包括吸香烟(尤其是每天超过两包者)、吸雪茄、吸草烟、咀嚼烟草和水烟等——占到了所有口腔癌症患者的 80% ~ 90%。雪茄和香烟在引发口腔癌的危险性上大致相同,而相对而言,其危险性较咀嚼烟草和吸斗烟要低得多。

长期饮酒或酗酒者(尤其是每天超过 6 次者),其罹患口腔癌的可能性比正常人大大增加。如果一个人又吸烟又饮酒的话,那么他发生口腔癌的可能性就会比任何一种单一的因素都要大得多。有证据表明,含酒精的漱口剂也可增加罹患口腔癌的可能性。因此,既吸烟又饮酒的人在选择漱口剂的时候,必须非常小心,以确保买到的制剂其酒精含量(标签上有注明)最低。

口腔癌患者在治疗后,肿瘤可能会复发。遗传易感性和放疗都可增加肿瘤复发的可能性。如若患者在发生口腔癌后仍然继续吸烟和饮酒,那么他再发生其他口腔癌的可能性则比正常人高出两倍以上(30% 比 12%)。

人乳头状瘤病毒的一些菌株可以使人容易罹患口腔癌。这些病毒导致生殖器疣可以通过口交造成口腔感染。

其他可增加口腔癌发生几率的危险因素还包括残冠、充填体和不良修复体锐缘的反复刺激。梅毒感染者,若不接受治疗,多年后,其舌背有可能会发生癌症——这是唯一一种可能发生在舌背的癌。此外,日光灼伤、吸烟还可导致唇癌的出现。

约有 2/3 的口腔癌患者是男性,但是几十年来,随着女性吸烟人数的增加,口腔癌患者的男女差异日渐缩小。和其他癌症一样,随着年龄的增加,发生口腔癌的几率也逐渐上升。

口腔癌的类型

最为常见的口腔癌当属鳞状细胞癌,约有 40% 的鳞癌发生于口底或者舌的侧面和底部,另外 40% 发生于下唇,其余的发生于口腔顶部或者扁桃体。肿瘤往往表现为质地坚硬的肿块或边缘发硬的溃疡,病损区可呈白色、红色或红白相间,肿瘤可突出黏膜表面或与黏膜平齐,间或出现自发性的出血。另一种常见的口腔癌叫做疣状癌,这种肿瘤发生于口腔黏膜,其表面可有白色沟纹。

其他的口腔癌如恶性黑素瘤、卡波西肉瘤则不常见。恶性黑素瘤常常与阳光灼伤有关,多发生于皮肤,但也可见于口腔,常见于口腔顶部,这多系皮肤上的病灶扩散所致。恶性黑素瘤的表面往往凸凹不平,周界不清,颜色可呈深蓝色、褐色或黑色,有时肿瘤表现为斑点状,甚至看起来像是雀斑。和所有的恶性肿瘤一样,恶性黑素瘤有时会有自发性的出血。卡波西肉瘤是发生在皮肤周围和口腔及咽部的血管的恶性肿瘤。艾滋病人如果发生卡波西肉瘤,其部位往往在口腔顶部,肿瘤常呈紫色或褐色,并稍高于黏膜表面。

发生在涎腺的恶性肿瘤要比良性肿瘤少见得多,其中最多见的是黏液表皮样癌,这种恶性肿瘤多发于口腔顶部的小涎腺,也可发生在大涎腺和下颌骨的下后方。

发生在颌骨的癌症包括骨肉瘤和从身体其他部位来源的转移瘤。

你知道吗……
口腔癌症最大的危险因素是吸烟和饮酒。

临床表现

虽然口腔癌可在相当长的一段时间内保持无痛状态,但最终还是会引起疼痛。当肿瘤浸润至周围的神经时就会引发疼痛。对于发生在口腔顶或舌的癌症而言,吞咽引发的疼痛与咽痛相似。

涎腺的恶性肿瘤在早期可导致或不导致疼痛的出现,但这一症状一旦出现,每次进食时,疼痛都会加重,这主要是因为食物会刺激唾液分泌的增加。颌骨的癌症往往都会伴随疼痛症状及麻木或针刺样的感觉异常,有时病人会感觉就像麻醉药过了一样。发生在唇颊的癌症常常因被咬到而发生疼痛。

在多数情况下,鳞状细胞癌看起来就像是一个溃疡,且肿瘤易于长入下方的组织之中。发生在唇和口腔其他部位的癌症摸起来往往坚如磐石并与周围组织相粘连,但良性肿瘤却可自由移动。咀嚼烟草或鼻吸烟草的人可在颊部发生边缘高起的白色病损,这种病损进一步发展则可转变为疣状癌,然而临床细胞癌更为常见。癌性肿块往往生长迅速且质地坚硬,发生在小涎腺的癌常表现为一小的肿块。

此外,牙龈、舌和黏膜上颜色异常的病损都可能是癌症的表征。口腔内新近出现的棕色或深色的区域可能是黑素瘤的表现。有时,唇部经常接触香烟或烟管的部位可出现棕色而平坦的雀斑状改变,我们通常称之为烟斑。

诊断

根据外观和症状可以初步诊断口腔癌。口腔医师必须注意将黑素瘤和正常的着色及其他原因导致的颜色改变鉴别开来。但是,确诊还依赖于活检的结果。

虽然难以将颌骨的恶性肿瘤和囊肿、非癌性的骨增生及身体其他部位转移而来的恶性肿瘤区分开来,但是 X 线检查可以显示出颌骨恶性肿瘤的不规则边界和邻近牙齿的吸收情况,这对于诊断快速发展的癌症大有帮助。

预后

　　发生在口腔内或口周的癌症可以转移至附近的淋巴结,使其肿大变硬。远处转移在鳞状细胞癌较少发生,在骨肉瘤则较常见,在恶性黑素瘤则常常发生,该肿瘤甚至可转移至脑部。

　　如果鳞状细胞癌尚未发生淋巴结转移,只要手术能彻底切除肿瘤及周围的正常组织,就可以根治该病。在通常情况下,该病的 5 年生存率为 68%,但如果肿瘤出现了淋巴结的转移,则 5 年生存率会下降至 25%。遗憾的是,现在的治愈率与几十年前相比并没有得到多少提高。与此不同的是,疣状癌发生较晚且生长缓慢,往往不会造成病人的死亡。相比之下,恶性黑素瘤的 5 年生存率只有 5%~10%。

预防

　　经常性常规口腔检查是发现癌性或者非癌性生长物的最佳方法。不过度吸烟饮酒可以大大降低绝大多数口腔癌的发病几率,打磨光滑残冠和充填体的锐缘也有助于减少癌症的发生。避免阳光的照射可预防唇癌。如果唇部受到大面积的日光灼伤,则可手术或激光进行唇的塑形,切除灼伤唇部所有的外侧组织以防其转变为唇癌。

　　对鳞状细胞癌和绝大多数其他口腔癌而言,主要的治疗手段包括手术和放疗两种方法。对于较大的恶性肿瘤,其治疗往往要求结合使用上述两种方法以期获得满意的疗效。但是,恶性黑素瘤对放射线不敏感,其治疗方法以手术为主。

　　术中可确定肿瘤的周界,有时手术还需将颌骨下后及颈部的淋巴结一并切除。因而,口腔癌的外科手术常常会对患者的外形和心理造成很大的影响。但是我们可以使用更新的方法来减少这种影响,例如在唇癌手术的不同阶段,我们可在显微镜下观察肿瘤的边界(莫斯法),以最大限度地减少手术对唇部外形的影响,此外,用激光来摧毁肿瘤细胞也可达到类似的效果。疾病控制之后,可行整形外科手术来恢复患处的外形及功能。颌骨和牙齿的缺失部分也可用赝复体修复。

　　放疗可在手术后进行,也可单独采用。尽管放疗对于口腔癌(尤其是较大的口腔癌)不一定能起到治疗性作用,但是它可用来使肿瘤变小,从而缓解症状,我们称其为姑息治疗。放疗可破坏唾液腺,导致口干、龋病及其他的口腔症状。如果唾液腺尚未被完全破坏,则在放疗后的数周内,唾液的分泌量可恢复正常。由于放疗造成的颌骨损伤往往难以愈合,因此必须在放疗前即进行必要的口腔治疗,拔除患牙以为放疗的进行提供足够的时间。

　　实践表明,化疗在绝大多数口腔癌的治疗中意义不大。对于不能接受手术或者放疗的患者,顺铂、氟尿嘧啶、博来霉素、氨甲蝶呤可以缓解疼痛,但是不能治愈肿瘤。

　　口腔癌患者在放疗后必须保持良好的口腔卫生,如果情况需要不得不进行拔牙等口腔手术,创口往往愈合不良。保持口腔卫生的方法包括定期的口腔检查和每日使用氟制剂等。如果一个患者最终还是拔了牙,则可使用高压氧舱来帮助颌骨的愈合,以防止出现骨和周围软组织的坏死(放射性骨坏死)。

第 207 节

牙 齿 疾 病

　　牙齿疾病包括龋病(牙齿发生龋坏)、牙髓炎、根尖脓肿、阻生牙及错𬌗。牙折、牙齿松动、牙脱位和一些牙痛症状则属于口腔急症的范畴。牙齿的龋病可导致牙痛和牙齿的缺失,但只要我们能够保持良好的口腔卫生,彻底的去除菌斑,防止牙石的形成,就能够有效地避免龋病的发生。

　　菌斑系指在牙齿表面由细菌、唾液和不断沉积的坏死细胞所组成的薄膜状混合物。菌斑在一天之中不断地形成,且每个人都不例外。由于菌斑有利于致龋菌的生长,因而必须每天使用牙刷和牙线来将其去除。

　　牙石(牙结石)系指位于牙齿基部钙化变硬的菌斑,尤其在下前牙的舌侧和上后牙的颊侧最为明显。因为牙石是由菌斑钙化而来的,所以,坚持每日去除菌斑可以有效地防止牙石的产生。然而,一旦牙石形成,只有口腔医师或牙科保健人员才能将其完全去除。

　　除了仔细刷牙和使用牙线外,减少糖摄量及饮水氟化都有助于保持口腔的健康和减少牙齿的龋坏。

临床表现

　　疼痛单个牙的疼痛是牙齿疾患中最为常见的症状。牙痛可为持续性的疼痛,也可只在咀嚼或受牙科器械触探等情况下才发生。牙痛的出现往往提示有牙齿或牙龈的疾病。当然,在牙齿根面暴露、咀嚼用力过大、磨牙症及牙折等情况下,也可出现牙痛。此外,窦性充血也可导致上颌牙区出现类似的疼痛症状。

磨耗牙及松动牙可为磨牙症的表现,后者的典型症状是经常性的紧咬牙及磨牙。磨牙症最常于夜间发生,患者本人难以察知,但也可在白天发作。磨牙症患者必须时时注意不要在白天紧咬牙或磨牙。磨损是指咀嚼食物所造成的牙齿的表面磨耗。随着牙齿的不断磨损,咀嚼效率会逐渐降低。

牙齿的形态异常可为遗传性疾病、激素分泌紊乱或先天性感染的表现。此外,牙折和口腔的外伤也可造成牙齿的形态异常。

牙齿的颜色异常与随着年龄增加或经常将牙齿暴露在如咖啡、茶及烟草等有色物质之下所造成的牙齿发黑和发黄有所不同。牙齿内部使牙髓(牙齿有活力的中心)遭受严重破坏的感染可使牙齿发灰。在恒牙替换感染的乳牙时也可出现这种情况。儿童 9 岁之前大剂量地服用四环素以及孕妇在怀孕期间服用四环素都可造成牙齿颜色的永久性改变。摄取氟过量可导致牙釉质出现斑块样的改变。

牙医用语

一般用语	牙医用语
成人牙	恒牙
婴儿牙	乳牙
后牙	磨牙和前磨牙
咬合	粭
矫治器	正畸带环、弓丝、矫治器
帽	冠修复体
虫牙	龋
清洁	口腔预防
眼牙	尖牙
填充	修复
前牙	切牙和尖牙
牙床	牙龈
牙床病	牙周病,牙周炎,牙龈炎
兔唇	唇裂
笑气	一氧化二氮
下巴	下颌
托牙	全口义齿或局部义齿(可摘)
口腔顶	上腭
侧牙	双尖牙或前磨牙
银粉充填	汞合金修复
牙垢	牙石
咬合错乱	错粭
上颌	上颌

牙釉质异常这可由膳食中维生素 D 的摄入量不足所引起。出麻疹或天花可使恒牙形成期的儿童发生牙釉质的异常。反复呕吐时(如在神经性厌食症),呕吐物中所含的胃酸可腐蚀牙釉质。长期呆在氯化水中的游泳运动员及经常接触氯和酸的特殊职业者甚至会发生牙釉质的缺失。牙釉质受损可使细菌更易于侵入牙齿内部并造成龋坏。

龋 洞

龋洞(牙齿的龋病)是指牙齿上的腐坏区域,它是牙齿表面的硬组织牙釉质发生渐进性的溶解,牙齿内层受到进行性破坏的结果。

- 细菌和食物碎屑在牙齿表面堆积,细菌产酸导致龋病。
- 龋坏深入到牙齿内部引发牙齿疼痛。
- 牙医通过检查牙齿和定期拍摄 X 线片可以发现龋洞。
- 除健康饮食之外,良好的口腔卫生习惯和有规律的牙齿维护可以预防龋病发生。
- 氟化治疗有助于釉质龋的愈合,对于更深的龋洞,牙医必须将腐坏物质去除同时将制备的洞型进行充填。

感冒、牙龈病和龋病堪称人类最为常见的疾病。龋病一旦发生就会不断地发展,如果不接受及时的口腔治疗,龋洞不仅会慢慢变大,还会导致牙齿的丢失。

危险因素:龋病的危险因素有很多,如牙齿表面存在的缺陷、糖类或酸性食物、牙齿中氟化物的含量太少以及唾液流量减少。

牙齿的易患性、产酸菌的存在和丰富的食物是发生龋病的三个必要条件。牙齿的易患性系指牙釉质中有保护作用的氟含量不足或牙齿有较深的窝沟裂隙使菌斑易于存积。在口腔健康状况差的患者,大量的菌斑和牙石可促进龋病的发生。虽然口腔中有着为数众多的细菌,但是能够产酸的只有几种,其中最重要的当数变形链球菌。

导致龋坏的细菌所需的营养来自人的饮食。婴儿含着奶瓶睡觉时,他们的牙齿与婴儿食品或者牛奶接触的时间就会延长,这种情况增加了牙齿龋坏的风险。饮食中含有的大量的糖业为吸纳提供了食物。

饮食中含有的酸如可乐饮料中含有磷酸加速牙齿龋坏。

由于使用一些药物或者疾病如舍格伦综合征导致的唾液流量的下降会使得牙齿龋坏的风险增加。老年人经常使用一些导致唾液流量下降的药物,增加了他们牙齿龋坏的风险。

一些人的口腔中含有非常活跃的致龋菌,父母可通过亲吻或共用餐具等方式将这些细菌传给孩子,细菌在孩子的口腔中大量生长,并可导致牙齿萌出后的龋坏。因而,对龋病易感的家族史并不一定都是口腔卫生状况差或不良饮食习惯的结果。

牙龈萎缩的患者由于牙根暴露更容易发生龋坏。细菌更容易接近牙齿的内层。牙龈萎缩使得老年人更容易发生根面龋。

牙齿龋坏的进展:牙齿龋病的进展发生在牙釉质的龋病进展缓慢,但是,一旦龋坏穿破釉质进入相对较软的牙本质层,则进展迅速且会很快累及充满神经血管的牙髓腔。龋坏穿破牙釉质往往需要 2～3 年的时间,但是穿破从牙本质到髓腔这段更长的距离,却只要 1 年就够了。因而,始于牙本质的根面龋在很短的时间内即可破坏大量的牙体组织。

聚焦老龄化

只有上一代人中会有大多数人在老年时带假牙或没有牙齿。这种现象已经在过去的几十年里发生了很大的变化。有将近一半的 85 岁以上老年人老年化现象是稳步下降的。出现这种变化的原因有多种:改善营养,更好的获得牙齿护理,和更好的治疗龋齿和牙周病。

当失去牙齿,咀嚼会极大地受到限制,说话更是一个挑战。如果没有牙齿支撑嘴唇,脸颊,鼻子和下巴,脸看起来会截然不同。

失去部分或全部的牙齿的人也可以吃东西,但他们往往只能吃软的食物。软的食物往往只有大量碳水化合物而缺少蛋白质,维生素和矿物质。富含蛋白质,维生素,矿物质的食物,如肉类,家禽,谷物,以及新鲜的水果和蔬菜,往往是难以咀嚼的。因此,老年人主要吃软的食物,可能会导致营养不良。

全口义齿对失去了几乎所有的或所有的牙齿的人有用。牙医小心地构建假牙,使患者数个月内赶到舒适并包括一系列精心策划的步骤。一旦患者有假牙,就应该每年至少看一次牙医。嘴的形状可以随着体重下降或上升而变化,在这种情况下,可能需要改装假牙。

义齿可以改善外观和说话,但他们里完美还差得很远。他们只恢复了少于天然牙齿咀嚼能力的 20%。假牙也可能造成味觉的不适和干扰。有些人发现假牙的尴尬。

假牙必须保持清洁。他们应该在每餐后被摘下,用带有小苏打牙膏的牙刷清洗义齿。同时,嘴应该被清洁以去除食物残渣。义齿应在睡觉之前摘除,仔细清洗,并保存在一个安全的地方。浸泡在假牙清洗液中过夜可能有用但不必要用牙刷清洁假牙。

平滑面龋发展的速度最慢也最容易预防和逆转。起初,牙齿表面的牙釉质被细菌溶解,出现白色的小点,这即是平滑面龋的早期表现。在牙齿与牙齿之间的平滑面龋一般开始于 20～30 岁。

窝沟龋指发生在咬合面和后牙颊面的狭窄沟裂的龋,通常见于青少年的恒牙,进展迅速。这种沟裂比牙刷的刷头还要窄,因而一般人很难将其清洁干净。

根面龋是指发生在牙龈退缩后暴露出的牙根表面(牙骨质)的龋,多见于中年以后的人群,病因很多,其中包括牙根表面清洁困难、唾液量不足、高糖膳食等。在所有的龋中,以根面龋最难预防。

 你知道吗……

通过接吻或者共用餐具,父母可将致龋病菌传给孩子。

临床表现

龋齿究竟会不会出现疼痛,这主要取决于牙齿受累的部位以及龋损进展的深度。发生在牙釉质的龋不会引起疼痛,但是,一旦病情进展到牙本质,疼痛症状就会出现。有时,人们只是在进食冷饮或甜食的时候才会感觉到疼痛,这提示牙髓仍然比较健康。如果患牙在这一阶段即得到牙医的诊治,充填后就不会再出现疼痛或进食的障碍。

接近或已经穿通髓腔的龋洞往往会导致不可逆转的破坏。在刺激因素(如冷水)去除之后,疼痛仍会继续存在。有时,牙齿在未受到任何刺激的情况下也会发生疼痛,我们称之为自发性的疼痛。

如果牙髓在受到损伤后失去活力,疼痛会在短期内消失。但是,在咀嚼时或用舌、指头压上去的时候,牙齿会很敏感,其原因主要在于牙根的尖端有炎症或感染引发了脓肿。感染可能造成脓液在牙根部位聚集(脓肿),咬合时会导致疼痛加重并且持续疼痛。

诊断

在疼痛症状出现之前即对患牙进行治疗不仅可以保留住剩余的牙体组织还可以减少牙髓受损的几率。在诊断一早期龋的时候,口腔医师往往会询问疼痛的情况,检查牙齿,用牙科器械探查,有时还需要照 X 线片。一般说来,每隔 6～12 个月应进行一次口腔检查,但并不是每次都需要照 X 线片。根据口腔医师对患者牙齿情况的判断,每隔 12～36 个月可进行一次 X 线检查。

预防

有几种常用的方法对于预防龋病非常关键:

- 保持良好的口腔卫生和定期的牙齿保健
- 健康饮食
- 氟化物(水中,牙膏中或者两者中都使用)
- 窝沟封闭和抗菌治疗

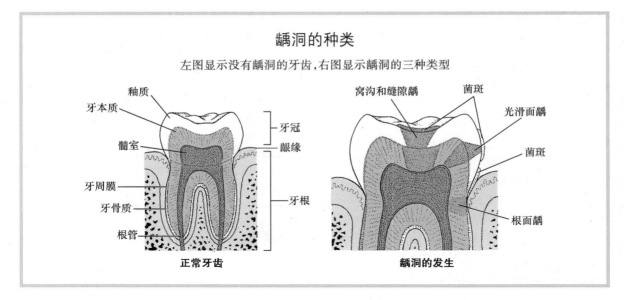

龋洞的种类

左图显示没有龋洞的牙齿,右图显示龋洞的三种类型

正常牙齿

龋洞的发生

口腔保健:每日早餐前后、睡前刷牙并使用牙线可以有效地控制平滑面的菌斑,从而保持良好的口腔卫生。刷牙可以预防牙齿咬合面及两边的龋齿,牙线则可伸入牙刷达不到的部位。

虽然电动牙刷和超声波牙刷都很不错,但是一把普通的牙刷只要用得好,效率也是很高的。一般情况下,刷牙只需要 3 分钟左右的时间。牙线应在牙齿与牙齿之间轻轻地前后移动,最后在龈缘处呈 C 形包绕牙齿及其根部。当牙线以垂直向做滑行运动时,可以去除菌斑和食物碎屑。

起初,菌斑很软,每日至少使用软毛牙刷和牙线一次即可将其有效的去除。但在其形成后 72 小时,菌斑即开始变硬,要想将其清除就会变得较为困难了。

饮食:尽管所有的碳水化合物都可以引起牙齿不同程度的龋坏,但是,引起龋病的罪魁祸首是糖。所有的单糖,包括蔗糖、蜂蜜中的果糖和葡萄糖、水果中的果糖和牛奶中的乳糖对牙齿的作用大致相同。只要糖与菌斑相接触,变形链球菌就会产酸。究竟吃多少糖没多大关系,但是糖与牙齿接触的时间长短在龋病的发生中却是至关重要的。因此,花 5 分钟的时间嚼棒棒糖与花 1 小时的时间喝含糖饮料相比,虽然前者所含的糖分可能比后者要多,但是后者能起到的破坏作用却比前者要大许多。

? **你知道吗……**
在美国超过一半的人通过饮用含足够量氟化物的水来降低牙齿龋坏的风险。

容易患龋的人应该减少吃甜食的次数。饭后漱口有助于去除残余的糖分,饭后刷牙则更为有效。含人造糖的饮料有助于减少龋病的发生,饮用茶和无糖咖啡也有利于防止龋,尤其是根面龋的发生。

氟制剂:氟制剂可使牙齿,尤其是牙釉质的抗酸能力大大增加。对牙齿正在发育钙化的 11 岁以下儿童全身用氟是有效的。饮水氟化是给儿童提供氟的最有效的手段,目前全美约有半数的人口饮用氟化水以降低牙齿龋坏风险。然而,如果水中的氟含量过高,则会使牙齿出现斑点或变色(氟牙症)。如果儿童的摄氟量不足,医师可以开一些氟化钠滴剂或片剂等来进行补充。如果需要的话,医师还可以对龋易患者的牙齿直接使用含氟制剂。此外,含氟牙膏和含氟漱口剂对成人和儿童都能有效地起到保护作用。

窝沟封闭:窝沟封闭剂可用于保护牙刷所达不到的窝沟裂隙,在后牙尤其如此。在需要封闭的区域进行彻底的清洁之后,口腔医师就会用一种酸制剂来使牙釉质表面变粗糙,以利于封闭剂的黏附。之后,用一种液态塑料来涂布窝沟的内外面,等其变硬后,就会形成一层坚硬的保护层,将细菌与食物隔绝开来,阻止细菌产酸。窝沟封闭 1 年后,约 90% 的封闭剂留存,10 年后约有 60% 留存。定期口腔检查有时还需对封闭剂进行修复或替换。

抗菌治疗:对龋病非常易感的人群需要接受抗菌治疗。首先,口腔医师将所有的龋坏部位去除干净,对所有的窝沟裂隙进行封闭,再使用一种强效的氯己定漱口剂数周以杀死残余菌斑中的全部细菌,其目的在于,使非致龋菌替代菌斑中的致龋菌。人们还可以在家每日使用含氟制剂漱口并咀嚼含木糖醇的口香糖(可抑制菌斑中细菌的糖),以此来控制细菌。

治疗

如果龋病尚未进展到牙本质层,通过使用强效含氟漱口剂(通常是处方药)来进行氟化治疗,可使牙釉质自行恢复。如果龋病已经累及牙本质,则需要口腔医师将腐败坏死物清除干净,再用一种充填物来充填出现的窝洞。在龋病的早期即进行治疗不仅有助于保持牙齿的强度还可减少牙髓受损的可能性。

充填物:充填物的种类繁多,可用于牙齿的内部

或周围。对后牙而言,我们主要考虑的是牙齿的强度,充填物造成的颜色影响相对不是很重要,因而,银汞合金(为水银、银、铜、锡组成的合金,有时还含有锌、钯和铟)是最常用于后牙的充填物。银汞合金价格便宜,平均可使用 14 年左右,在口腔卫生情况良好的患者,银汞合金甚至可使用长达 40 年的时间。从银汞合金中释放出的汞少之又少,不会影响健康。相比之下,金质嵌体和高嵌体不仅价格昂贵,且需至少两次就诊才能完成。

烧瓷冠、烤瓷桥和种植体

损坏的牙齿

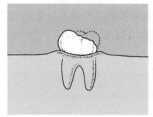
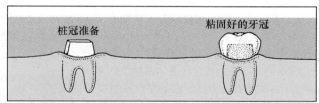

口腔医生先为受损牙齿做外形预备,再将牙冠粘固在预备好的牙上

缺失牙

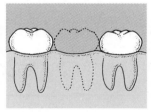
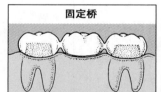
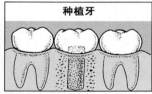

口腔医生可以用固定桥或种植牙来代替已缺失的牙

对于前牙,我们较为看重美观,因而像银这样的有色材料往往不能使用,我们可用复合树脂或瓷来进行充填。现在,这些材料也在后牙得到了越来越多的应用。尽管这些牙色材料十分美观,但是它们比银汞合金的价格要贵得多,而且保持的时间也不如银汞合金长,尤其在承受全部咀嚼压力的后牙更是如此。

玻璃离子水门汀在充填后可释放氟,这对于易患龋病的患者而言大有帮助。此外,在严重磨耗的牙齿也可使用这种材料来进行修复。

根管治疗和拔牙:当龋病进展过深,造成了对牙髓的永久性损害时,唯一可以消除疼痛的方法就是行口腔内科的根管治疗或将患牙拔除。

拔牙后必须尽快行修复治疗,否则邻近的牙齿会发生移位并可妨碍患者的咬合。

桥、冠和种植体:拔牙后,可用可摘局部义齿或烤瓷桥——用烤瓷冠覆盖缺牙间隙两侧的牙,是固定修复体的一种——来修复缺失牙。当然,对于那些颌骨骨量充足

的患者,也可以用种植牙修复缺失牙。种植牙是将金属牙根植入颌骨内的固定修复体。金属牙根是一种特殊合金制作而成,骨细胞可以附着在上面。在经过一段时间,通常是 4 个月的愈合期后,种植体与颌骨牢固的结合在一起,此时在种植体上部安装基台,再在基台的上部安装牙冠。种植牙可以承担正常咀嚼的功能。现代人们更倾向于选择种植牙,因为种植牙不会发生龋坏,同时相对于活动义齿而言种植牙提供了一个固定的解决方案。

烤瓷冠用于牙齿之上,一般需要到口腔医师处就诊两次才能完成,有时就诊的次数会更多。第一次,口腔医师对牙齿进行预备并取印模,再用暂时冠将其覆盖。在口腔技工室,技工根据印模来制作永久性的烤瓷冠。第二次,医师先将暂时冠取下,再将烤瓷冠永久性地粘在牙齿上。

烤瓷冠通常由金或其他合金制作而成,烤瓷的作用在于遮盖金属的颜色,有时还可只用烤瓷来制作烤瓷冠。但是烤瓷比牙釉质要硬些,会导致对颌牙较为严重的磨

耗。全瓷冠或用类似材料制作的冠修复体比金属冠更容易出现破坏。

牙 髓 炎

牙髓内含血管神经，是牙齿的中央部位。牙髓炎是发生在牙髓的炎症性疾病，会造成明显的疼痛。

龋病和创伤是造成牙髓炎的两大原因。牙髓轻微的炎症只要得到及时的处理就不会对牙齿造成永久性的伤害，但是严重的炎症却可以造成牙髓的坏死。

临床表现与诊断

牙髓炎可造成牙齿剧烈的疼痛。口腔医师可以使用一些检查方法来判断受损的牙髓是否还可保留。当医师对患牙施加冷或热的刺激时，如果疼痛在刺激因素去除过后仍然存在，或者患牙会自发性的疼痛时，牙髓就难以保留了。

牙髓电测仪可用于判断牙髓是否还有活性，但无法确定牙髓是否是健康的。如果患者能够感知施加在患牙上的微弱电压时，牙髓就还有活力。牙齿如果出现对叩触的敏感，这往往意味着炎症已经扩散到了牙齿周围的组织。

治疗

对因治疗可以终止炎症。在牙髓炎的早期，含有镇痛剂的暂时充填物可以缓解疼痛。这种充填物可以一直使用 6 周，之后再进行永久性的充填。在通常情况下，我们可以直接进行永久性的充填。

如果牙髓受到了广泛性的不可逆转的破坏，唯一可以消除疼痛的方法就是进行根管治疗清除牙髓或拔除患牙。

根 尖 脓 肿

根尖脓肿是由脓液在根尖部位堆积而成，它往往是感染从牙齿向周围组织扩散所致。

感染时，机体内大量的白细胞就会进攻病灶，脓液就是由这些白细胞和坏死的组织及细菌一同形成的。通常，脓液从感染的牙齿向牙龈排出，造成牙根部牙银的肿胀。脓液导致的肿胀，通常是造成剧烈疼痛的原因。根据牙齿位置的不同，脓液可向软组织破溃，造成口底、颊部甚至皮肤的肿胀，引发蜂窝织炎和颌骨感染。最终，组织发生破溃，脓液溢出。

在处理脓肿和蜂窝织炎的时候，往往需要消除感染和通过外科手术或根管治疗的方法来引流脓液。抗生素可用于消除感染，但是去除炎症的牙髓和引流脓液则更为重要。

严重受损牙齿的根管治疗

1. 麻醉患牙
2. 使用橡皮障将患牙和口腔中的细菌隔开
3. 从后牙的咬合面和前牙的舌面将牙齿备洞进入牙髓腔内
4. 用细小的器械伸入洞中将全部的剩余牙髓组织取出
5. 对根管的全长进行预备，使其光滑无阻碍
6. 充填根管

美学牙科的神奇效果

美学牙科可以在很大程度上改善一个人的外貌。它所采用的技术既不像正畸治疗那样费时，也不像烤瓷冠和烤瓷桥那样需要磨除正常的牙体组织。

粘接: 粘接是指在最小的牙体预备条件下，使用牙色材料来充填患牙。这种保守性的治疗方法可用于保留折裂牙、关闭牙间隙、覆盖牙齿的表面以改变其色调或形状。牙医使用一种弱酸制剂来清洁牙面并使其表面变粗糙，之后，与牙齿颜色相同的树脂（主要是由一种称为复合树脂的特殊材料构成）就可以粘在这个已经过处理的表面之上。通过这种方法，牙科医师可以改善牙齿的外形而不必磨除大量的牙体组织。

烤瓷桩冠: 与粘接类似，可用于改变牙齿颜色和形态的异常，但这种方法所用的材料不是树脂而是与牙齿颜色相同的烤瓷。烤瓷桩冠共需两次完成，第一次在牙体预备完毕后取患者的印模，烤瓷桩冠在口腔技工室制作完成后，再用一薄层树脂黏接剂将其粘在牙齿上。

漂白: 漂白或牙齿美白，可使牙齿变白。漂白的效果受牙齿本来颜色的影响。家庭使用的漂白产品通常包含过氧化氢凝胶和用来盛装凝胶的像护齿器一样的托盘。其方法是将装有凝胶的托盘每天放入口中并保持数小时至整夜的时间。根据漂白剂的浓度不同，治疗一般需要进行 2 ~ 4 周左右。若在口腔诊所进行漂白，速度则要快得多。漂白最常见的不良作用是牙齿过敏。对于龋洞造成的牙齿变色、受药物或疾病影响变色的牙齿或死髓牙进行漂白往往是无效的。

阻 生 牙

阻生牙是指埋在牙龈下面不能正常萌出的牙齿。

牙齿的阻生主要是由牙列过度拥挤以至于新牙的萌出空间不足所致。若乳牙在恒牙发育完成之前即发生脱落，其他的牙齿向该处靠拢，也会造成牙齿的阻生。最常见的阻生牙是智齿，因为智齿萌出的时间最晚，颌骨又往往没有足够的空间来容纳它们。

阻生牙很容易发生感染，对咀嚼的意义不大，因而常常被拔除。有时，使用局部麻醉药或镇静剂，可在患者清醒的状态下将患牙拔除，该操作在牙医的诊所内即可完成。另一些情况下，拔牙手术需要医院内，患者处于全身麻醉状态下完成。

咬 合 紊 乱

咬合紊乱是指牙齿排列不齐，或者上下颌骨不协调导致上下颌牙齿接触关系紊乱。

- 如果牙齿脱离了牙弓曲线，就会受到异常的压力，从而更容易松动或者折断。
- 错合畸形导致咬合、咀嚼和发音困难。
- 矫治器通常可以矫正牙齿不齐，但是有时候需要手术治疗。

咬合指上下颌的牙齿和上下颌牙的接触方式。在理想情况下，上颌牙稍稍超出下颌牙之外。良好的咬合不但可以避免咀嚼压力集中在少数的几颗牙上，还可使唇、颊和舌避开牙齿的咬合面。如果咬合不协调，过大的咀嚼压力作用于少数几颗牙齿，就会造成牙齿的松动或牙冠的折裂。

病因

颌骨与牙齿之间以及上下颌骨之间的大小不协调是造成咬合紊乱的常见原因。这些差异可以造成牙列的拥挤和咬合的异常。另一个常见的原因是牙齿的缺失。牙齿缺失时，邻近的牙齿会向缺牙间隙移动，从而影响牙列的完整性。其他可造成咬合紊乱的原因有颌骨骨折后的错位愈合、4 岁以下儿童的吮指习惯、口腔或颌骨的肿瘤、充填体、固位体和正畸矫治器等。此外，遗传因素也可造成咬合的紊乱。

临床表现与诊断

咬合紊乱在一开始并不会造成不适，但是在异常咀嚼压力的作用下，它最终会造成牙齿的松动甚至折裂。严重的咬合紊乱还会导致咬合、咀嚼和说话的困难。咬合紊乱一旦影响到口腔卫生的保持，则有可能增加发生牙龈病和龋病的可能性。

口腔医师在检查的过程中可对其进行诊断。

预防与治疗

缺失一颗或数颗牙后（例如，为其他的恒牙提供必要的空间），可以使用矫治器或其他的正畸手段来防止邻近牙齿向缺牙间隙的移动。牙列排齐后，在摘除矫治器的同时，患者还应该在夜间佩戴保持器并维持 2～3 年的时间，以保证牙齿始终位于正常的位置。

有很多种方法可以纠正咬合紊乱。可以使用正畸矫治器（由弓丝以及用牙科材料粘在牙齿上的托槽组成）向牙齿施加持续性的微力来使牙齿的位置发生重排，保持器（由钢丝和贴附于口腔顶的基托组成，是一种可摘戴的正畸矫治器）也可起到类似的作用。对于轻度的咬合紊乱，治疗时使用的正畸矫治器几乎很难被发现。有时，单纯使用正畸手段难以起到良好的疗效，还需要进行外科手术来进行纠正。其他治疗咬合紊乱的方法还包括对一些牙齿进行选磨和使用冠修复体或其他牙科修复手段来将牙齿固定住。

第 208 节

牙 周 疾 病

牙齿周围的支持组织主要包括牙槽骨、牙龈和牙齿外面的牙骨质，牙周疾病就是指发生在牙周支持组织的炎症性疾病，它会造成牙周支持组织的破坏。

牙周疾病主要是由细菌的堆积引起的。在一些人群当中，牙周疾病的发病率比正常人要高，其中包括口腔卫生较差的人群、吸烟的人群，以及罹患糖尿病、营养不良、白血病、艾滋病等疾病或器官功能紊乱的人群。

牙 龈 炎

牙龈炎是指发生在牙龈的炎症。

- 牙龈炎通常是由于刷牙不充分所致，也可能发病于一些疾病或者一些药物的使用。
- 牙龈发红、肿胀，容易出血。
- 良好的口腔卫生、经常的专业清洗、充分的营养供应以及用漱口水漱口,有助于牙龈炎的治疗。

发生在牙龈的炎症非常多见。炎症的牙龈充血发红,容易出血,但因其在早期阶段并不引起疼痛,所以往往不被察知。但是,如若不行处理的话,病情进一步发展就可导致牙周炎的出现,造成牙龈的严重破坏甚至牙齿的丧失。

> **你知道吗……**
> 怀孕期间,由于怀孕的女性容易疲惫或者晨起后恶心,这种非故意的对口腔卫生的维护的忽视会导致牙龈炎的发生或者原有牙龈炎的加重。

菌斑引发的牙龈炎

刷牙和使用牙线的不彻底是造成牙龈炎症的最常见的原因。菌斑是一层膜样的物质,主要是由细菌构成。刷牙不彻底的时候,菌斑就会在牙齿的龈缘处、不良充填物及与清洁较差的局部义齿、烤瓷桥和正畸矫治器相邻近的牙齿上堆积。菌斑在牙面上存留 72 小时以上时就会硬化为牙石,光靠刷牙和牙线难以将其清除干净。

炎症时,牙龈的颜色由正常的粉红色变为鲜红色,牙龈肿胀并可以移动,与正常时的紧贴牙面且不能移动大不相同。炎症的牙龈容易出血,尤其在刷牙和进食的时候更是如此。

菌斑引发的牙龈炎症可以通过每日使用牙刷牙线等方法保持良好的口腔卫生来进行预防。有的漱口剂也有助于控制菌斑。牙石一旦形成,只能由口腔医师或牙科保健人员来将其去除。根据每个人牙石形成的速度不同,大约每 3～12 个月需要做一次专业的口腔清洁。那些口腔健康状况差、有可能导致牙龈炎症的疾病及容易堆积菌斑的人群则需要更为频繁的专业口腔清洁。只要认真地刷牙和使用牙线,一旦菌斑和牙石被清除干净,丰富的血供可使牙龈迅速的恢复健康。

药物引发的牙龈炎

有些药物会导致牙龈的增生和口腔清洁的困难,因而牙龈容易发生炎症,例如,用于治疗癫痫的苯妥英钠、器官移植病人服用的环孢霉素、用于高血压、心律失常病人的钙通道阻滞剂如硝苯地平等,都可造成牙龈的增生。此外,口服避孕药、化妆品中的铅和铋以及珠宝中的镍等重金属也会起到类似的作用。

必须处理可能导致或加重牙龈炎的疾病。如果患者由于病情需要而不得不服用会造成牙龈过度增生的药物时,可以手术切除增生的牙龈。保持良好的口腔卫生和定期的口腔检查可以减慢组织增生的速度并在最大限度上避免手术的必要性。

维生素缺乏引发的牙龈炎

在极少数情况下,缺乏维生素也可导致牙龈炎。维生素 C 缺乏(坏血病)和维生素 PP 缺乏(糙皮病)都可使牙龈发炎出血,此外,后者还可使患者对鹅口疮、舌部感染(舌炎)等口腔感染的易患性增加。

食用富含维生素 C 和维生素 PP 的蔬菜水果以及直接补充维生素 C 和维生素 PP 都可治疗本病。

感染引发的牙龈炎

病毒感染 可引发牙龈炎。急性单纯疱疹性口炎是发生在牙龈和口腔其他部位的疱疹病毒感染性疾病,可导致明显的疼痛。发病时,牙龈颜色变为鲜红色,口腔内出现大量白色或黄色的小溃疡。

急性单纯性疱疹性口炎,一般无需治疗即可在 2 周内自行缓解。过度的口腔清洁对本病并没有什么帮助,因此,患病时并不需要过分用力的刷牙。口腔医师还可使用含麻醉药的漱口剂来帮助缓解饮食时的疼痛不适。

真菌感染 也可导致牙龈炎。在通常情况下,真菌在口腔中的数量极少。在使用抗生素或全身健康状况发生很大的改变时,口腔内的真菌就会增加。鹅口疮(口腔念珠菌病)是真菌,尤其是白色念珠菌的过度增生所致,其形成的白色假膜可刺激牙龈,还可覆盖舌和口角,如若强行撕去则可遗留一出血创面。

鹅口疮可用抗真菌药(如制霉菌素)来进行治疗,用药方式有漱口剂或在口中缓慢释放药物的锭剂。使用牙刷牙线来保持良好的口腔卫生以及处理不良修复体等潜在的口腔疾患对病情也有帮助。还可在夜间用制霉菌素溶液浸泡义齿。

妊娠性牙龈炎

在妊娠时,激素分泌有所改变,原有的牙龈炎会加重。有的妇女在早晨起床的时候感觉很恶心,因而往往会忽视了口腔卫生的保持,其牙龈的炎症就会恶化。在怀孕期间,出现牙石等很小的刺激都可能导致牙龈的过度增生,形成妊娠性牙龈瘤,可妨碍进食,一旦受到创伤也很容易发生出血。

如果怀孕的妇女是因为晨起恶心而忽视了口腔卫生的保持,那么口腔医师应该使用其他不引起患者恶心的方法来保持患者牙齿和牙龈的健康。不使用牙膏轻轻刷牙或者刷牙后使用盐水漱口有助于对口腔卫生的维持。较大的妊娠性龈瘤可以手术切除,但该病容易复发,甚至在妊娠结束后还可能重新出现。

绝经引起的牙龈炎

绝经可引起一种称为脱屑性龈炎的疾病。该病的发病机制尚不明了,可引起疼痛,最常见于绝经后的妇女。该病可表现为牙龈的外层组织与内层分开,其下的神经末梢暴露。牙龈的外层极易剥离,可用棉布擦去或用口腔医师的气枪吹去。

该病若在绝经期发生,可用激素来进行治疗。若激素治疗无效,还可用皮质类固醇激素片剂或膏剂直接作用于牙龈处以缓解症状。

白血病引起的牙龈炎

白血病可引起牙龈炎,事实上,牙龈炎是 25% 白血病儿童患者的首发症状。白血病细胞浸润牙龈引起炎症,而抗感染能力的降低则会使病情更为严重。本病表现为牙龈发红并易于出血,有时出血可持续数分钟甚至更长的时间,这是由于白血病患者的凝血功能不及正常人。

患牙龈炎的白血病患者可用纱托或海绵代替刷牙和牙线来止血。另外,口腔医师可以使用氯己定漱口剂来控制菌斑和预防口腔感染。当白血病进入消退期后(癌症的征象消失后),良好的口腔卫生可使牙龈恢复正常。

阻生牙引起的牙龈炎

在阻生牙附近的牙龈也可发生炎症,我们称之为冠周炎,也就是在未完全萌出的牙齿之上的牙龈发生的炎症。牙龈形成的龈袋可以储存唾液、食物碎屑和细菌。

冠周炎最常见于智齿,尤其是下颌的智齿。如果上颌的智齿先萌出,则其可咬在该龈袋之上,从而加重刺激。此外,感染还可向脸部和喉部扩散。

对冠周炎患者,口腔医师可进行龈袋冲洗,将食物残渣和细菌冲洗干净。如果 X 线检查显示下颌智齿不能萌出,则可将上颌智齿拔除,使用抗生素几天后再拔除下颌智齿。有时医师也可直接拔除下颌智齿。

牙　周　炎

牙周炎(牙周溢脓)是牙龈炎的进一步发展,此时,炎症由牙龈扩散到了牙周支持组织。

- 菌斑和牙石在牙齿和牙龈之间积累,接着会扩展到牙齿下方的牙槽骨上。
- 牙龈肿胀出血,呼吸带有臭味,牙齿逐渐松动。
- 医生拍摄 X 线片进行检查,同时测量牙周袋的深度以判断牙周炎的程度。
- 重复的专业清洗牙齿,有时牙科手术和抗生素也是需要的。

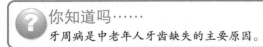

？你知道吗……
牙周病是中老年人牙齿缺失的主要原因。

牙周炎是成人失牙的主要原因之一,是老年人牙齿缺失的主要原因。感染时,容纳牙齿的颌骨被吸收,牙齿与颌骨的连接变得松弛,从而导致患牙的最终脱落或需要拔除。

病因

在绝大多数情况下,牙周炎是菌斑牙石在牙齿和牙龈之间长期积累所引起的。牙周袋在牙齿和牙龈之间形成并往下向牙根和颌骨之间延伸。牙周袋内属于厌氧环境,袋内细菌的侵袭性大多都不是很强。如果病情继续进展,袋周的颌骨会遭到大量的破坏,牙齿会发生松动甚至脱落。

即使是有同样多牙石的人,其牙周炎的发展速率也有很大的差异。这是由于每个人菌斑内的细菌种类和数量都不一样,而每个人对这些细菌的反应也不尽相同。在一段时间的相对无症状期后,牙周炎会突然出现持续时间长达数月的破坏性活动期。

有很多种疾病和器官的功能紊乱都可造成患者对牙周炎的易感,如糖尿病、唐氏综合征、科恩病、白血病和艾滋病等,其中,艾滋病患者的牙周炎进展迅速。

临床表现

牙周炎的早期表现包括出血、牙龈发红和口臭。口腔医师使用一种很细的探针可以探查牙龈内牙周袋的深度,使用 X 线检查还可了解牙槽骨被破坏的程度。随着

牙周炎:从菌斑堆积到牙齿松动的过程

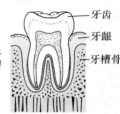

健康的牙龈和牙槽骨将牙齿牢固地固定在牙槽窝内

牙齿
牙龈
牙槽骨

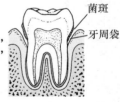

菌斑堆积刺激牙龈发炎,炎症的牙龈与牙面分离,形成牙周袋

菌斑
牙周袋

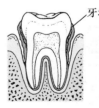

随着牙周袋的加深,菌斑逐渐硬化形成牙石,更多的菌斑堆积其上

牙垢

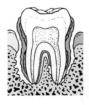

牙石沿着牙根面逐渐向下延伸,破坏支持牙齿的骨质,牙齿最终会松动脱落

牙槽骨的不断破坏,牙齿会变得越来越松,牙齿的位置也会发生变化,在前牙,牙齿往往会往外倾斜。除非患牙已经非常松动且会随咀嚼运动而运动或者有脓肿形成,一般来说,牙周炎并不会引起疼痛。

治疗

牙龈炎可随自我卫生状况的改善而自行消退,但是牙周炎则必须要由口腔医师做反复的专门治疗。即使是口腔清洁做得很好的人也只能够清洁到牙龈缘以下2~3mm的部位,而一个口腔医师则可在根面洁刮治的时候清洁到牙周袋内4~6mm深的部位,并可将其内的牙石和牙根表面感染部分全部都清除干净。对于深度在5mm以上的牙周袋则应该行手术治疗。通过牙周翻瓣手术,口腔医师和牙周科医师可以在直视下彻底地清洁牙面并纠正感染所造成的骨质破坏。有时还可切除多余的感染牙龈,以便于剩余牙龈在牙面上重新附着和患者在家中做自我清洁。

浅 谈 口 臭

口臭主要是嵌塞在牙齿间的食物和口腔健康状况差引起的牙龈病共同作用形成的。

含有挥发性油的食物,如洋葱和大蒜等,其气味从血流通过肺脏呼出,我们无法通过口腔保健的方法将其去除。

此外,一些疾病也可导致口臭。肝衰竭病人呼出的气息有种鼠臭味,肾衰竭病人有尿臭味,而未经控制的严重糖尿病病人则有一种指甲油清洗剂的味道,肺部的脓肿会导致严重的口臭。一般来说,肠道疾病不会引起口臭,但是食管或胃部的肿瘤却会使病人呕出带有恶臭的液体或气体。

我们可以纠正或去除引起口臭的身体因素,例如,我们可以不吃洋葱大蒜和其他的调味食物、注意提高口腔健康水平等。每日用刮舌板清洁舌的上面和顶部有助于防止口臭。在市面上可以买到很多有去味功能的漱口剂和口喷剂,其中最重要的有效成分是叶绿素。但是,这些产品的作用时间仅仅能持续几个小时。

心理因素导致的口臭称为精神性的口臭,病人自己以为有口臭而事实上并非如此。该病可见于容易夸大肢体感觉的病人和有严重精神错乱的病人(如精神分裂症)。有强迫意识的病人总是觉得自己极其肮脏。而妄想症患者有时还能感觉到自己的器官在腐烂,这两种病人都会认为自己有口臭。

在医师的反复解说下精神性口臭的病人或许能够得到些帮助,但是如果问题还是得不到解决,那还得由精神科医师来处理。

有时可考虑使用四环素、甲硝唑等抗生素,尤其当脓肿形成时更需如此。有时,口腔医师还可将含有抗生素的小棒或凝胶置入深牙周袋内,这样病变部位的药物浓度就会很高。牙周脓肿可导致短期内骨的大量吸收,但是只要及时使用抗生素及进行手术治疗,大部分吸收的骨质可以再生。如若患者在术后出现疼痛,则可暂时以每日2次用氯己定含漱1分钟来代替刷牙和使用牙线。

战 壕 口 炎

战壕口炎,亦称奋森感染、急性坏死性溃疡性牙龈炎,是发生在牙龈的非传染性感染,可导致患者的疼痛和发热,有时还会导致疲乏。
- 如果口腔中的正常细菌过度生长,牙龈会感染。
- 牙龈破坏,患者有特别糟糕的呼吸。
- 保持良好的口腔卫生、过氧化氢溶液冲洗、使用抗生素、专业的清洗都是有效的治疗方法。

战壕口炎的名称来自于第一次世界大战,当时战壕内的很多士兵都出现了类似的感染。如今,虽然本病的轻型感染还时可见到,但是重型感染却极为罕见,多见于有免疫系统缺陷的病人。

感染是由口腔中正常细菌的过度生长所引起的,口腔卫生状况差、身体劳累、精神压力、饮食差和睡眠缺乏等都可加重本病的病情。感染最常见于患有牙龈炎和精神压力较大的人群,吸烟者比不吸烟者发生本病的几率要大些。

通常,本病起病突然,表现为牙龈疼痛、全身不适和乏力,可出现口臭。牙齿与牙齿之间的牙龈发生腐败坏死,表面覆盖一层灰色的坏死组织,牙龈容易出血,进食及吞咽都可引起疼痛。下颌下淋巴结常常肿大,患者可有轻度的发热。

诊断和治疗

因为患者的呼吸气味带有腐败性,医生一接触到患者就会立即猜测到患者所患疾病为战壕口炎。

治疗时,应以轻柔的手法进行彻底的口腔清洁。在开始的几天里,可每日服用抗生素(如阿莫西林、红霉素或者四环素),并用过氧化氢溶液漱口数次(3%过氧化氢和水对半混合),暂时不刷牙,以防刺激敏感的牙龈。本病对良好的口腔卫生状况反应良好。

牙 龈 退 缩

牙龈退缩是牙齿底部牙龈组织的丧失,其直接后果是牙根面的暴露。

牙龈退缩往往是由过度用力的刷牙造成的,当然,创伤以及牙龈组织的自然移动也会导致牙龈的退缩。绝大多数人都或多或少的有点牙龈退缩。

　　牙龈退缩可使牙齿对甜冷食物和触碰过敏,该病有时还伴有骨质的丢失,造成牙齿根面龋患的增多。

　　当牙龈或牙齿敏感、堆积的菌斑难以去除时,治疗就较为困难。治疗时可从口腔顶或其他的供区获得的骨质植入患处行植骨治疗。

第 209 节

颞下颌关节疾病

- 颞下颌关节疾病是由于颌骨肌肉或者关节或者纤维结缔组织存在问题所致。
- 患者出现头痛、咀嚼肌肉紧张或者听到关节的咔嗒响。
- 通常情况下,牙医根据体检就能对该疾病做出诊断,但有时也需要进行影像检查。
- 治疗措施通常包括夹板疗法和疼痛缓解。

　　颞下颌关节连接颅部的颞骨和下颌骨,在面部两侧双侧耳前各有一关节,韧带、肌腱和肌肉将此关节固定住并决定该关节的运动。

　　颞下颌关节是人体内最复杂的关节之一:其开合如同一个铰链,还可向前、后及侧方滑动。在咀嚼时,关节承受着巨大的咀嚼压力,压力的大小取决于上下牙齿的位置和健康,关节闭合时,牙齿所起的作用像制门器一样。关节内部有一个称为关节盘的特殊软骨,可以防止下颌骨与颅骨间相互摩擦。

　　颞下颌紊乱,亦称颞下颌关节紊乱症(TMD),最常见于 20 岁出头和 40～50 岁女性,在极其罕见的情况下,婴儿一出生便有颞下颌关节的异常。TMD 包括关节周围的肌肉异常或关节本身异常或两者皆有。

病因

　　在大多数情况下,颞下颌关节紊乱是肌肉张力和关节解剖结构异常共同作用的结果,有时尚有精神因素的影响。本病包括肌肉疼痛和紧张、关节内紊乱、关节炎、关节强直和关节动度过大。

　　肌肉疼痛和紧张:颌周的肌肉疼痛和紧张(肌筋膜疼痛综合征)主要是由上下颌牙列不匹配、牙齿缺失、头颈部外伤甚至由牙痛所导致的肌肉过度使用引起的。过度张口、精神因素或睡眠相关性精神压力导致的夜磨牙也可导致肌肉疼痛和紧张。睡眠时磨牙产生的肌力比清醒时大得多。

　　关节内紊乱:在关节内紊乱时,关节盘的位置比正常时往前移。关节内紊乱分为可复位性和不可复位性关节内紊乱。前者较为常见,约占所有成年患者的 1/3,关节盘只在闭口时位置前移,在开口下颌前伸时,关节

盘又会退回原来的位置,下一次闭口时,关节盘又会前移。在不可复位性关节内紊乱病人,关节盘的位置始终不正常,同时还有不同程度的开口受限。

　　关节炎:骨关节炎、风湿性关节炎、感染性关节炎和创伤(尤其在创伤造成关节内出血时)都可导致颞下颌关节的炎症。创伤所致的关节炎多见于下巴侧方受伤的小孩。

　　骨关节炎:关节软骨在本病中发生退行性变。本病多见于老年人。颞下颌关节的关节软骨不如其他关节的坚韧,在关节盘缺如或有发育性小孔的患者最容易发生本病。

　　风湿性关节炎:风湿病患者的身体内会出现机体对自身细胞的攻击(自体免疫反应),引发炎症,约有 17% 的风湿病人会出现颞下颌关节的症状。总的来说,颞下颌关节是风湿病最不容易累及的部位。

　　感染性关节炎:其感染源可由头颈部邻近部位的感染扩散而来,也可为远处感染灶的血性播散所致。

　　关节强直:关节强直是由关节处发生骨融合或关节周围韧带发生钙化而来,关节动度消失。

　　关节动度过大:支持关节的韧带被拉长时就会发生关节的动度过大(下颌松脱)。关节形态、韧带的松动度和肌张力共同决定了发生关节脱位的可能性。此外,张口过大或者颌骨受到打击也可能导致关节动度过大。

临床表现

　　颞下颌关节紊乱症的表现有头痛、咀嚼肌压痛、关节弹响和关节绞锁。有时疼痛不一定出现在关节内而是出现在关节的周围。颞下颌关节紊乱症有可能是常规治疗无效的反复头痛的症状所在。本病的其他表现还有:颈部疼痛僵硬并向臂部放射、眩晕、耳痛或耳部闷热、睡眠受阻等。

　　颞下颌关节紊乱症患者常有张口困难。正常人大张口时可以轻易地将食指、中指和无名指并拢来竖放在上下颌的牙齿之间,而颞下颌关节紊乱症患者(关节动度过大除外)却往往很难做到。

颞下颌关节的定位

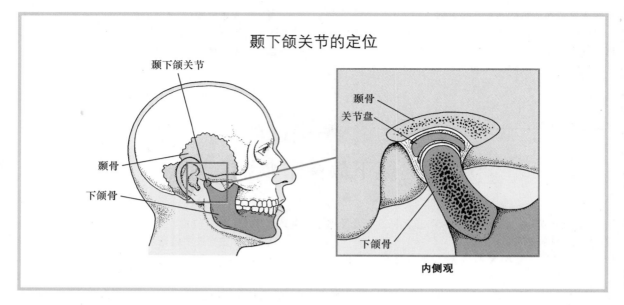

颞下颌关节

颞骨

下颌骨

颞骨
关节盘

下颌骨

内侧观

肌肉的**疼痛紧张**：肌肉疼痛的患者本身往往很少出现疼痛症状。晨起时或白天紧张工作后，患者会出现脸部两侧的疼痛紧张感。夜磨牙也可导致患者晨起时的头痛，疼痛在白天会逐渐消失。开口时下颌可关向一侧稍微偏斜。本病的典型表现为咀嚼肌的触痛明显。

关节内紊乱：可复位性关节内紊乱患者在大张口时或下颌向一侧偏斜运动时，关节内会发出弹响或爆破音。上述关节杂音是本病大多数患者的唯一症状，但有些病人还可出现关节疼痛，疼痛在咀嚼硬物时更为明显。在牙齿缺失或有磨牙症的一少部分患者，其关节杂音还可逐渐进展为关节绞锁。

与大多数颞下颌关节紊乱症患者一样，不可复位性关节内紊乱往往会导致关节疼痛和张口困难。6～12个月后，关节的疼痛症状会逐渐减轻，但是张口困难还会持续存在。

关节炎：关节炎一般出现在关节盘缺失或有发育性小孔的患者，在开闭口时，患者会感觉到关节内有摩擦感。在严重的骨关节炎患者，颌骨的顶部形状扁平以至于患者无法大张口。下颌还可能出现向患侧的偏斜且难以纠正。

风湿性关节炎对双侧颞下颌关节的影响差不多，但这在其他的颞下颌关节紊乱症中极为罕见。在严重风湿性关节炎病人，尤其在年轻人，颌骨的顶端会退化变短，这会造成部分或全部上下颌牙的咬合错乱。病情严重者，颌骨还会与颅骨发生融合，形成关节强直。

关节强直：关节外韧带的钙化（关节外强直）一般不会造成疼痛，但是病人的开口度可能连2.5cm都不到。而骨性融合（关节内强直）不仅会导致疼痛，而且病人的开口度会更为受限。

关节动度过大：关节动度过大的患者，其下颌前伸时可完全脱离出关节囊之外（下颌脱位），引发疼痛，患者不能闭口。下颌脱位可反复的突然发生。

诊断

口腔医师一般是根据患者的既往史和体格检查的结果来诊断颞下颌关节紊乱症。可在脸部侧方轻轻加压，也可将小指伸入患者耳内，在患者开闭口时向前方轻轻加压以行检查。医师也可以压咀嚼肌来检查是否有触痛、肌紧张和咬合时下颌偏斜的方向。

怀疑患者有关节内紊乱时，医师可做一些检查来明确诊断。磁共振（MRI）是目前诊断关节内紊乱的金标准，通过这项检查，医师可以确定患者是否有关节内紊乱以及患者为什么会对治疗没有反应。有肌电图也可用来监测治疗的过程或用以辅助治疗。实验室检查在本病的诊断中作用不大。

患者张口时发出捻发样的声音时，可怀疑有骨关节炎。X线检查和计算机体层摄影（CT）可以确定诊断。当患者出现关节上方或周围有炎症、运动时关节疼痛和关节活动受限时，可怀疑感染性关节炎的存在。身体其他部位的感染也是一个线索。为确诊该病，可将一针头刺入关节内抽吸关节内液并做细菌性检查。

如果患者的关节动度过大，则可出现开口度大于三指和慢性的关节脱位现象。在关节强直的病人，下颌的运动幅度会出现很大程度的降低。

治疗

根据病情不同，治疗方法变化很大，其中主要包括咬合垫治疗和镇痛治疗。

肌紧张疼痛：主要使用咬合垫治疗。对于紧咬牙和磨牙症患者，咬合垫可以帮助患者纠正该习惯。用塑料做的薄咬合垫与上颌或下颌牙相适应并使患者的咬合达到平衡。咬合垫一般在夜间佩戴,可减少磨牙,使咀嚼肌得到休息和恢复。白天出现疼痛的病人,佩戴咬合垫可使咀嚼肌保持在放松的状态,使咬合更加的稳定以减少不适。咬合垫还可保护牙齿不受夜磨牙时产生的异常咬合压力的损伤。白天咬合垫一直要戴到症状消失,一般不超过 8 个星期,但根据病情需要,可以适当延长使用时间。

物理治疗也是不错的选择,其中包括:超声波治疗、生物反馈肌电治疗(患者通过学习来放松肌肉)、喷雾和肌伸张训练(使用皮肤制冷剂对疼痛区的皮肤进行喷雾或用冰块使该区的皮肤麻木后,通过下颌运动仪使下颌被动性的开口)、摩擦按摩和经皮神经电刺激(TENS)。压力控制可与生物反馈肌电治疗一同使用,其效果显著。

此外还可行药物治疗,比如,像环苯扎林之类的肌松剂可用于缓解肌肉的疼痛和紧张,尤其是患者等待咬合垫的时候更为适用。但是,这些药物并不能治愈疾病,不能长期应用,如果要使用,也最好不要超过 1 个月,另外,我们也不推荐老年人使用这些药物。像阿司匹林之类的镇痛药和非甾体类抗炎药(NSAIDs)都有良好的疗效。因为阿片类镇痛药有成瘾性而治疗又需要一定的时间,一般我们不考虑使用这些药物。对那些因疼痛而无法入睡的患者可适量用些安眠药(镇静剂)。

不管使用的是哪种治疗方法,绝大多数患者的病情在 3 个月内一般都会有很大的改善。如果症状并不是很严重,即使不接受治疗,大多数患者也会在 2~3 年内自行康复。

关节内紊乱:可复位性及不可复位性关节内紊乱患者只有在有下颌疼痛或下颌运动困难时才需要接受治疗。如果患者一出现症状即来就诊,医师可以对移位的关节盘进行手法复位。如果患者的症状出现不到 3 个月,可用咬合垫将患者的下颌保持在前伸位,让关节盘处在正常的位置,使关节韧带紧张,2~4 个月后,关节盘的位置可保持不变,这时医师可调整咬合垫使下颌退回原位。

关节内紊乱患者应尽量避免做大张口运动——例如打呵欠和咬又厚又硬的三明治——因为受伤的关节在做这些运动的时候不能像正常时那样受到保护。我们建议患者将食物切成小块并尽量吃些好嚼的东西。

有些时候,移位的关节盘会卡在颞下颌关节的前分,造成患者的开口困难,这时可用下颌被动运动器械来逐步增加下颌的运动度。螺纹钉开口器是其中的一种,它主要是放在上下颌前牙之间,再慢慢旋转,就像是一个千斤顶一样,可将下颌逐渐撑开。如果没有这种器械,医师可用一叠压舌板放在前牙之间,再往中间慢慢增加压舌板的数量。

如果必须进行手术治疗,那么口腔颌面外科医师可以将关节盘缝回原位。但是,自从关节内镜等技术介绍以来,基本上已经不需要做手术治疗了。所有的外科手术都需要和咬合垫配合使用。

关节炎:颞下颌关节骨关节炎患者需要尽可能的休息下颌,使用咬合垫及其他器械来控制肌肉张力,使用药物(如阿司匹林、对乙酰氨基酚及其他非甾体类抗炎药)来缓解疼痛。即使不行治疗,疼痛也可在 6 个月内自行消失。绝大多数的患者就算不经治疗,其症状也会逐渐消失,这可能是因为关节盘后分的组织产生瘢痕后可像正常时那样行使功能。下颌的一般运动通常不受影响,但是下颌的开口度可能不如以前。

发生在颞下颌关节的风湿性炎症其药物治疗与全身其他部位的风湿性关节炎无异。必须要重视保持关节动度和防止出现关节融合的重要性,这通常需要患者在医师的指导下进行下颌的运动训练。夜间佩戴不限制下颌运动的咬合垫有助于缓解疼痛。如果关节已经出现了融合,则需手术治疗,有时还需要使用人工关节来恢复关节的动度。

感染性关节炎通常使用抗生素治疗。在感染细菌种类的检查结果明确之前,一般先使用青霉素,之后再有针对性的用药。如果关节内有脓液,可用针头抽吸。

关节强直:虽然有时伸张训练对关节内钙化的病人有所帮助,但关节内钙化和骨融合的患者通常还是需要行手术治疗来恢复关节的动度。

咀嚼肌的物理治疗

- 超声波治疗是一种将热量从深部导入疼痛部位的治疗方法。在超声波的作用下,血管受热舒张,血流可将聚集在肌肉中的乳酸运走,后者是一种肌肉的代谢产物,可以导致疼痛。

- 生物反馈肌电治疗可定量测定肌肉的活动。通过阅读仪器上显示的全身放松和某块肌肉放松时的不同数据,患者可以学习如何放松某一块特定的肌肉。

- 喷雾和肌伸张训练主要是在颊部和颞部喷一些皮肤制冷剂,从而使咀嚼肌能够伸张。

- 摩擦按摩主要是通过在颊部和颞部使用粗毛巾反复摩擦的方法来增加血流量,加速乳酸的排出速度。

- 经皮神经电刺激(TENS)是用一种设备来刺激神经纤维使之不能传导疼痛。产生的电脉冲可以完全阻断病人感到疼痛的神经冲动。

关节动度过大:关节动度过大造成的下颌脱位,其治疗方法与其他原因造成的下颌脱位基本相同。发生脱位时一般需要医师将下颌推回原位，但是在反复发生下颌脱位的患者，病人可通过有意识地放松肌肉并轻轻将下颌往上抬的方法来自行将脱位的关节复位。有时还需行手术来增加颞下颌关节韧带的紧张程度，以此来避免出现反复发作的下颌脱位。

第 210 节

口 腔 急 症

有些口腔疾病需要及时治疗以缓解不适症状并在最大限度上减小对其口腔的结构损害，其中包括：

- 牙痛
- 牙折、牙齿松动、牙脱位
- 颌骨骨折
- 下颌脱位
- 感染
- 口腔治疗后的其他并发症

牙　痛

引起牙痛最常见的原因是龋洞，其次为牙周脓肿和冠周炎，在极少数情况下，鼻窦的炎症（鼻窦炎）也可造成牙痛。

咀嚼时或弯腰系鞋带的时候发生的牙痛可能是由鼻窦炎引起的，如若患者最近患有感冒，则这种可能性就更大。其他有辅助意义的体征还有头痛和受累鼻窦附近皮肤的肿胀疼痛。

牙折、牙松动和牙脱位

上前牙容易受外伤而发生牙折。咀嚼时或进冷食时发生的一过性剧烈疼痛可能是牙齿的不完全折裂所引起的。只要牙折尚不完全、折裂的部位还未撕脱，可以通过修复治疗来保存患牙。更大范围的牙折就需要制作一个牙冠，牙冠修复前根据情况决定是否对患牙进行根管治疗。

如果牙齿受伤后并未出现对空气刺激的敏感，这就说明损伤很可能只累及了牙齿最外层的牙釉质。只要牙釉质还留有一部分，都不必急着处理。若损伤累及了牙齿中间的牙本质层，则在受到空气刺激和进食时就会发生疼痛，一般患者都会很快到口腔诊所来寻求帮助。若牙齿的最内层牙髓受到损伤，则可在折裂处观察到一小红点和少量的出血。在牙髓坏死之前应行根管治疗以避免出现疼痛。

如果外伤导致牙齿在牙槽窝内的松动或者牙齿周围的牙龈出血严重时，应及时就诊。口腔前部的乳牙受损松动后，可将其拔除以防危及恒牙，拔除乳牙并不会造成恒牙萌出空间的丧失。

> **你知道吗……**
> 在将脱位的牙齿交给牙医前，可以使用装有牛奶的容器将脱位的牙齿进行保存运输。

乳牙发生脱位或撕脱后，不必再将其植入牙槽窝内，因为再植乳牙会影响到下方的恒牙胚。脱位的恒牙则需要立即处理，应尽快将牙齿冲洗干净再植入牙槽窝内，如果条件不允许，则可将脱出的牙齿放入牛奶中（牛奶是保护脱出牙的良好载体），并马上到最近的口腔诊所接受治疗。

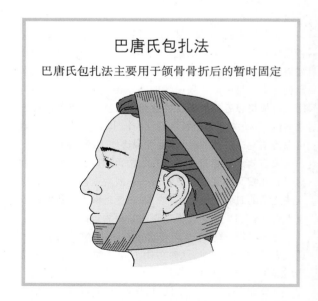

巴唐氏包扎法

巴唐氏包扎法主要用于颌骨骨折后的暂时固定

如果脱出牙能够在 30 分钟内再植入牙槽窝中，那么其健康存活的可能性较大，时间拖得越久，存活的希望越小。口腔医师往往将再植牙与周围的牙齿拴在一起,固定 7~10 天;如果牙齿周围的牙槽骨也发生骨折,固定的时间则更长,为 6~10 周。再植牙一般都需要做根管治疗。

颌骨骨折

绝大多数的颌骨骨折发生在下颌骨。颌骨骨折后往往会发生疼痛,牙齿咬合的方式也会发生变化,患者难以大张口,或在开闭口时,下颌会偏向一边。

上颌骨折时通常被认为面部骨折。发生在上颌骨的骨折可导致复视(眼肌即附着在此骨周围)和眼睛下方皮肤麻木(神经受损),患者用手指触摸面颊骨时可感觉到其外形的不规则。

任何导致颌骨骨折的创伤都可造成颈椎的损伤或引起脑震荡及颅内出血。颌骨骨折造成的肿胀一般不会严重到阻塞气道的程度。有时骨折线通过一个牙齿或其牙槽窝,这成为开放性骨折,这种情况会造成伤口与口腔相通,口腔内的细菌就会进入伤口内感染颌骨。

当怀疑有颌骨骨折时,应将颌骨连同牙齿一起托住固定在原来的位置不动。急诊人员将使用绷带在下颌下及头顶缠绕几圈(巴唐氏包扎法),包扎时务必不要妨碍呼吸。由于颌骨骨折可造成内出血及气道阻塞,必须及时就诊。

在医院治疗颌骨骨折之前,应先摄颈部 X 线片以排除颈椎的损伤。

上下颌可拴在一起,固定 6 周直至骨折端愈合。在这段时间内患者只能通过吸管进食流质。大多数颌骨骨折可用夹板手术处理,固定数周,之后患者可进食软食。在儿童的颌骨骨折并不一定要固定,相反,早期治疗时即可进行轻微的活动,几周后即可恢复正常。对于开放性骨折的患者可以使用抗生素。

下颌脱位

发生下颌脱位时往往伴随有疼痛,患者不能闭口并可偏向一侧。下颌脱位通常是由于一下原因所致:
- 过度张口(如打哈欠、呕吐或者过长时间的口腔治疗)
- 创伤

颌骨脱位更容易发生在那些有颌骨脱位病史的患者中,或者那些由于患有颞下颌关节紊乱造成的下颌松弛患者中。

医生或者牙医通常用手将脱位的下颌骨复位。

复位后,病人应避免在 6 周内大张口。如果患者多次发生下颌脱位,则可行手术以纠正,例如,可将悬吊颞下颌关节的韧带缩短,使关节变得更紧。

口腔治疗后的并发症

一些患者在治疗牙齿之后会出现肿胀症状,尤其在拔牙及牙周手术的病人。用冰块或装有冷冻豌豆或冰冻玉米的塑料袋(可根据脸型改变形状)敷在脸部有利于减轻上述症状。在最初的 18 小时内,可每隔几个钟头进行一次冷冻治疗,将冰袋敷在脸部 25 分钟,休息 5 分钟,再如此重复进行。如果 3 天后肿胀不仅没有消退反而更为加重,则可提示感染的存在,患者应及时与口腔医师联系。

把下巴脱臼回到原来的地方

用纱布包裹好手指后,医生或牙医把大拇指伸进下臼齿。他们把其余四个手指放在下颌底部。他们将后面的牙齿摁下,并将下巴抬起直到颚骨返回到正常的位置。

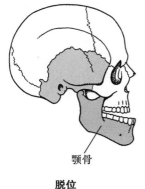

颚骨

脱位

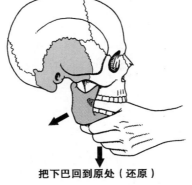

把下巴回到原处(还原)

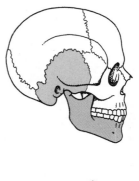

正常

干槽症：下后牙拔除后有可能会出现干槽症（牙槽骨面暴露，影响伤口愈合）。其典型表现是，拔牙后 2~3 天，不适症状逐渐减轻后又突然加重，有时还可出现耳痛。虽说在数周内该症状可自行消失，但是，口腔医师可在牙槽窝内放置麻醉纱条以缓解疼痛，麻醉纱条每日或隔日换一次，一共使用 1 周。

出血：口腔外科手术后的出血很常见，一般，患者在术后将纱球咬在手术创面上一个钟头即可起到很好的止血作用。口腔内的出血往往具有欺骗性，因为很少的血和大量的唾液混合后，看起来就很吓人，但事实上情况并没有那么糟。如果出血还在继续，可以将患处擦洗干净，用另一个纱球或一袋茶叶轻轻咬住。如果数小时后出血仍未停止，则应通知口腔医师。

长期服用抗凝药（预防血栓）或阿司匹林（就算是每隔几天吃一片）的患者应在手术前的一周内即通知口腔医师，因为这些药物有增加出血的倾向，可能会造成危险，应在术前调整药物的剂量或暂时停用该药物。

颌骨坏死：发生颌骨坏死时，由于颌骨通过牙龈组织长时间的暴露在外面，通常会导致疼痛。颌骨坏死时通常会伴有牙齿松动、感染或者溢脓。这种疾病通常在以下情况后出现：

- 拔牙
- 外伤
- 头颈部放疗（放射性骨坏死）

颌骨坏死也可自发发生。那些经静脉给予高剂量双磷酸盐（一种用于治疗骨质疏松的药物）的患者，尤其是在给药期间接受口腔手术的患者也会出现颌骨坏死。

耳鼻咽喉疾病

耳鼻咽喉的生物学特征

　　耳、鼻、咽、喉有两个共同点:在位置上彼此相邻,在功能上相互独立而又相互联系。耳和鼻是感觉器官,是听觉,平衡觉,嗅觉的生物学基础。咽喉的主要功能是作为通道,使食物和液体通过它到食管,空气通过它到肺。普通医师也经常诊断和处理这些器官的疾病,但是主要由耳鼻喉科医师进行专业化的诊治。

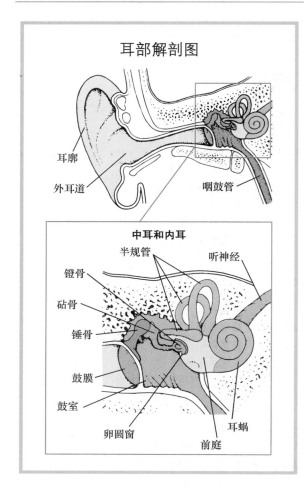

耳部解剖图

耳廓
外耳道
咽鼓管

中耳和内耳

半规管　听神经
镫骨
砧骨
锤骨
鼓膜
鼓室
卵圆窗　耳蜗
前庭

耳

耳是司听觉和平衡的器官,由外耳、中耳和内耳三部分组成。外耳,中耳,内耳一起将声波转换成神经冲动,传入大脑,感知声音;同时内耳有助于维持平衡。

外耳

外耳由耳朵的外部(即耳廓)和外耳道组成。耳廓由软骨构成支架,外覆皮肤,其形状利于收集声波并通过外耳道传至耳膜(也称鼓膜)。鼓膜是一分隔外耳和中耳的薄膜。

中耳

中耳由鼓膜和一个小的含气的中耳腔构成,中耳腔内有一条由三个小骨头(听小骨)组成的链,这条听骨链连接鼓膜和内耳。这些听小骨根据其形态命名:锤骨连于鼓膜;砧骨是中间的骨头,连接锤骨和镫骨;镫骨连接卵圆窗;卵圆窗是一薄膜,位于内耳的入口。鼓膜的振动经听骨链机械放大,传至卵圆窗。

中耳腔内有两条细小的肌肉。一条是鼓膜张肌,附着于锤骨头,保持鼓膜的紧张性,从而保护内耳。另一条

是镫骨肌,附着于镫骨颈部,当有强声刺激时,镫骨肌收缩,增加听骨链的劲度,减少声音的传导,这种反射称为声反射,可以保护精细的内耳免受强声的损伤。

咽鼓管是连接中耳腔与鼻咽部的小管,外界空气可经此管进入中耳。吞咽时咽鼓管开放,使鼓膜内外的压力保持平衡,防止中耳内积液。如果压力不平衡,鼓膜可能凸出或凹陷,可能导致耳部不舒适和听力受损。吞咽或耳部自发的"砰"的一声可以缓解因气压突然变化所致鼓膜内外的压力差,乘坐飞机时经常遇到这种情况。咽鼓管与中耳连接,可以解释为什么上呼吸道感染(如普通感冒)时可导致中耳感染,或引起中耳压力变化,产生疼痛,这是因为上呼吸道感染可引起咽鼓管发炎或阻塞。

内耳

内耳(迷路)是较为复杂的结构,主要包括两部分:听觉器官耳蜗和平衡器官前庭。前庭由球囊、椭圆囊和半规管组成,球囊和椭圆囊司位觉,半规管保持平衡。

耳蜗是一中空的管道,形如蜗牛的壳,充满液体,其内含有的科蒂器是由 2 万个特别的细胞(称为毛细胞)构成。这些细胞有细小的毛发状突起(纤毛)伸入液体中。声音振动经中耳听骨链传导至内耳卵圆窗,引起液体及纤毛振动。不同频率的声波引起耳蜗不同部位的毛细胞振动,毛细胞将声波转换为神经冲动,再由听神经纤维传至大脑。圆窗是介于耳蜗和中耳之间,有膜覆盖的小孔,有助于减弱耳蜗中声波的压力。

尽管有声反射的保护作用,强烈的声音仍能损伤毛细胞,而毛细胞受损伤后不能再生。长期暴露于高强度噪声可引起毛细胞进行性损伤,最终可导致听力下降,或者耳内间或出现噪声或响声(耳鸣)。

半规管为三个相互垂直的充满液体的管道,头部运动导致管内液体流动。根据头部运动的方向,液体在一个半规管中的流动性大于其他两个。液体的流动可刺激半规管内的毛细胞,产生神经冲动并传入大脑,感知头部运动的方向,以此作出适当的反应,保持身体平衡。

当上呼吸道感染和其他短暂或永久的病变情况下,患者半规管功能发生异常,可能失去平衡感觉,或产生眩晕。

鼻 和 鼻 窦

鼻是嗅觉器官,也是空气进出肺部的主要通道,对进入肺部的空气起加温、加湿和清洁作用。鼻周围的面骨含有空腔称为鼻窦,共有四组:上颌窦、筛窦、额窦和蝶窦。鼻窦能减轻颅面骨的重量,同时保持骨的强度和形态。充满空气的鼻腔和鼻窦也可增强声音的共鸣。

外鼻上部的支撑结构由骨质构成,下部由软骨组成。鼻内部是鼻腔,被鼻中隔分为两部分。鼻中隔由骨和软

骨组成，从鼻前庭向后延伸至鼻咽部。鼻甲的骨质突入鼻腔，使鼻腔形成许多皱褶（鼻甲），增加了鼻腔的呼吸面积。在患有哮喘、变应性疾病、囊性纤维化或者长期服用阿司匹林的患者，鼻甲之间可能会产生息肉。

鼻腔的内面有一层血管丰富的黏膜。增加的呼吸面积、丰富的血管能使鼻腔对吸入的空气迅速加温加湿。黏膜细胞产生黏液，带有毛发状突起（纤毛）。黏液能黏附吸入的灰尘颗粒，然后由纤毛向前通过鼻腔或向后通过咽喉排出呼吸道。这种功能有助于清洁进入肺部的空气。喷嚏是鼻腔受刺激的自主反射，能清洁鼻道，就像咳嗽有助于清洁肺部一样。

像鼻腔一样，鼻窦内黏膜细胞也能产生黏液并长有纤毛。进入窦腔的灰尘颗粒可被黏液吸附，然后通过纤毛运动经小的鼻窦开口（窦口）排入鼻腔。因为这些开口很小，当发生感冒或过敏的时候，黏膜肿胀，鼻窦引流就容易被阻断，从而引起鼻窦感染，发生炎症（鼻窦炎）。

鼻最重要的功能之一就是嗅觉。嗅觉感受细胞位于鼻腔上部，它们是含有纤毛的特殊神经细胞，每个细胞的纤毛对不同的化学物质敏感。化学物质刺激纤毛产生神经冲动，传到位于鼻上方颅内嗅球的神经细胞。嗅神经再将神经冲动传向大脑，形成嗅觉。

嗅觉产生的原理尚不清楚，远比味觉复杂。直接嗅觉比味觉更多。当进食时，味觉的主观感觉包括味觉和嗅觉以及质感和温度。这就是感冒时发生嗅觉下降可能导致不同程度的味觉丧失的原因。嗅觉感受细胞位于鼻腔顶部，正常平静呼吸时到达嗅区空气较少，当深吸气时可增加到达嗅区的空气，极大增加接触嗅物质的机会。

咽

喉咽位于口腔后方，鼻腔之下，食管气管之上。由上部（鼻咽）、中部（口咽）和下部（喉咽）组成。咽喉是由肌肉构成的管道，食物经过喉咽进入食管，空气经过咽喉进入肺部。与鼻腔、口腔黏膜相似，咽喉表面也有黏膜，黏膜内细胞产生黏液也有纤毛。灰尘颗粒被黏液黏附，通过纤毛排入食管，然后吞入胃内。

扁桃体位于口腔后部的两侧，腺样体位于鼻腔后部。扁桃体和腺样体都是由淋巴组织组成，帮助抵抗感染。它们在儿童期最大，此后，随年龄增长逐渐萎缩。对于阻塞性睡眠障碍（睡眠时有呼吸暂停）或腺样体扁桃体反复发炎的患者，当手术切除扁桃体和腺样体后，头颈部的其他淋巴组织如淋巴结会代偿免疫功能。悬雍垂是口腔后部两侧扁桃体之间的一个扁平状组织，它可以在吞咽时防止食物和液体倒流入鼻腔，并有助于发音。长的悬雍垂可能导致打鼾，引起睡眠障碍。

在气管的上方是发音盒（喉腔），含有声带，主要功能是产生声音。当喉部松弛时，声带呈"V"字形，外界空气可自由通过；当声带收缩时，来自肺部的空气通过声带，引起振动，产生声音，再经舌、鼻腔、口腔修饰后形成言语。

会厌是位于喉前上方的软骨，呈扁平状。当吞咽时，会厌封闭喉口，防止食物和液体进入气管。因此，会厌可以保护肺。

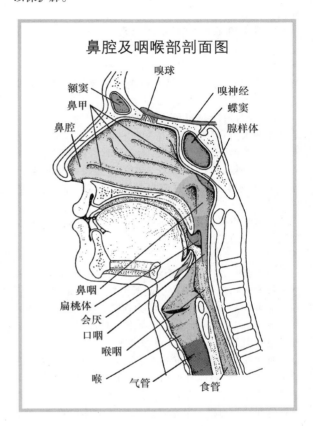

鼻腔及咽喉部剖面图

年龄的影响

衰老对耳鼻咽喉功能影响很大。衰老有很多原因：如磨损、缺失、噪声、感染的累计效益，以及外物的影响，如药物、酒精、烟草等。

老年进行性听力损失，特别是高频损失多见（老年性聋），这可以改变人理解语言的能力。前庭失平衡和耳内声响（耳鸣）在老年人中比较普遍但是不正常，这是由于帮助听力和平衡的结构轻度退化。助听器能够改善耳聋患者的听力。

嗅觉也随着年龄增大而减退，味觉敏感性也下降。声音也随着年龄而改变，因为喉部组织变硬，影响声音的质量和音调，导致嘶哑。咽部组织的改变可能导致吞咽时食物或液体漏入气管（误吸）。如果误吸持续存在或很严重，则可以引起肺炎。

第 212 节

听力损失及耳聋

听力损失是指听觉能力减退,耳聋是指严重的听力损失。

■ 听力损失在老年人中越来越普遍,最显著的原因就是噪声。

■ 听力测试能显示听力损失的程度和性质。

■ 大部分听力损失者只能佩戴助听器,很少能手术治疗。

在美国,超过 2800 万人患耳聋或听力损失。老年人是其主要人群:65 岁以上占 30% ~ 40%,有显著的听力损失。儿童也会有听力损失,不利于其言语和社会能力的发展。每年,大约每 5000 人中有 1 人患突发性耳聋,通常是单侧耳在几小时或更短时间里出现严重听力损失。

许多听力损失者伴有耳鸣,有时他们可能会在感觉到听力损失前先注意到耳鸣。

病因

可引起听力损失病因很多。最常见的就是噪声,通常是长时间暴露于强噪声引起听力损失,但是短时间极强的噪声也会造成永久性的听力损害。戴耳机听大声的音乐成为常见原因,而由工业噪声引起者在减少。头部外伤也可引起听力损失,尤其是儿童。

听力损失可由外耳道、中耳等机械性原因阻断声音的传导所致(传导性听力损失)。外耳道的阻塞可能由于耵聍的堆积或其他不常见原因如肿瘤引起。中耳病变导致传导性听力损失最常见的原因是中耳积液,特别是在儿童。中耳积液是由于感染或变应性疾病、肿瘤等原因,导致引流中耳的咽鼓管阻塞引起。

听力损失也可能因内耳感音结构(毛细胞)、听神经、中枢听觉通路损伤所致(感音神经性听力损失)。这可能由于药物、感染、肿瘤、颅外伤引起。听力损失经常传导性及感应神经性因素同时具有。

年龄:年龄所致听力损失称老年性耳聋。因为年龄的增长,耳的弹性逐渐降低并出现对声波反应降低的其他变化,这些都会引起听力损失。长期暴露在噪音环境中会加重年龄所致的改变。年龄所致的听力损失有时发生很早,在 20 岁后就开始了,但进展很缓慢,大多数人在 50 岁前都未察觉到这些改变。

年龄所致听力损失首先会影响高频听力,随后影响低频听力。高频听力损失常使言语理解更困难。听力损失者对正常响度的言语中某些辅音字母如 C、D、K、P、S、T 等的发音很难听清,还以为是说话者言语不清。有时

听力损失的病因

传导性听力损失

■ 胆脂瘤(耳部感染所致的良性肿瘤)

■ 慢性中耳积液(渗出性中耳炎)

■ 中耳感染(中耳炎)

■ 外耳道阻塞(耵聍,肿瘤,脓液)

■ 耳硬化症(骨质过度生长)

■ 鼓膜穿孔

感音神经性听力损失

■ 衰老

■ 脑肿瘤

■ 某些药物

■ 儿童期的感染(腮腺炎,脑膜炎)

■ 先天性感染(弓形体病,风疹,巨细胞病毒,疱疹,梅毒)

■ 遗传性缺陷

■ 脱髓鞘疾病(这类疾病破坏神经外的髓鞘)

■ 基因

■ 强噪声

■ 梅尼埃病

■ 飞行,潜水,剧烈运动所致突然的压力变化

■ 内耳病毒性感染(迷路炎)

会听错单词,比如,说"stone"会听成"bone"。有些听力损失者抱怨更多的是其他人言语不清而不是自己听不清。妇女和儿童说话的语调较男的更高,理解起来就很困难。很多人也会认为音乐中某些声音的振动发生变化,如小提琴和长笛的声音。

耳硬化症:耳硬化症一种遗传性疾病,是中耳和内耳周围的骨质生长过度所致。这种骨质的过度生长限制了镫骨(连接内耳的听小骨)活动,以致无法有效地传导声音。耳硬化症有家族倾向,也可能因为幼时患过麻疹引起。听力损失会在青少年后期或成年早期出现。大约 10% 的成人有耳硬化症迹象,但仅 1% 会导致听力损失。

噪声:美国大约 3000 万的人暴露在能引起听力损失的噪声中。噪声会损害内耳毛细胞。尽管人们对噪声强度的敏感性有很大差别,而一旦暴露在强度足够大的噪声中足够长的时间都会丧失一定程度听力。

所暴露噪声的响度和时间都很重要——噪声响度越大,导致听力损失所需时间越短。极响的噪声在短暂

聚焦老龄化

　　即使轻度的听力损失也会导致言语理解困难，因此，一些老年人可能会逃避交谈。如果谈话时周围有噪声，或有多个人在交谈，如在饭店或是家庭聚会，这些老年人的言语理解会更困难。他们会经常要求别人说话再大声一些，使得双方都不舒服。他们会错误地理解问题，然后给出古怪的回答，导致别人以为他们思维混乱。他们会错误的判断自己声音的大小，从而大声说话，导致别人不舒服。因此，听力损失会导致社交障碍，不活泼，缺乏社会支持，精神萎靡不振。患有痴呆症的人如果有听力损失，将使沟通更加困难。

时间就能引起听力损失。虽然短暂的强噪声暴露常只导致暂时的听力损失，持续大约几个小时到一天（暂时听阈改变），而多次后就可能出现永久性听力损失。有些人会有耳鸣和言语理解问题，这时就要注意避免暴露在过强的噪声中。

　　通常的具有破坏性的潜在噪声包括高音量的音乐、动力工具、重型机械及很多动力车辆如雪橇。很多人在有损伤性噪声环境中工作，听力损失成为一种重大的职业性危害。爆炸和枪炮声也会损伤听力。

　　耳部感染：年龄较小的儿童在耳部感染（中耳炎）后，由于感染所致的中耳积液，常有一定程度的传导性听力损失。多数儿童在感染控制后的 3～4 周会恢复正常听力，但个别的听力损失会一直存在。慢性的中耳感染常引起混合性听力损失。儿童反复耳部感染很可能导致听力损失。

　　自身免疫性疾病：有时自身免疫性疾病也能引起听力损失，比如风湿性关节炎、系统红斑狼疮或结节性多动脉炎，这是一种波动性可能是进行性的双耳的听力损失。引起这种听力损失是由于免疫系统攻击耳蜗细胞所致。

　　药物：药物也可能引起听力损失。静滴抗生素中氨基糖苷类药物最可能引起听力损失，特别是大剂量使用时。有些人由于少见的遗传疾病而更易因氨基糖苷类药物致听力损失。其他可能引起听力损失的药物还包括万古霉素，奎宁类，化疗药物顺铂和氮芥。阿司匹林也可能引起听力损失，听力可能在停药后恢复。

　　突发性聋：突发性聋通常发生在几分钟或几小时内，病因有耵聍栓塞、头外伤、突然的压力变化（像坐飞机时的情况）、超负荷时的内压变化（像举重时）等。一些感染、药物、耳部供血血管疾病也能引起突发性聋。

　　肿瘤：良性肿瘤导致的听力下降更严重。这些肿瘤包括前庭施旺细胞瘤（通常称作听神经瘤）和脑膜瘤。可能还伴有耳鸣、平衡障碍、面部麻木或面瘫。

诊断

　　医师应该能在常规检查中筛查出听力问题，但听力损失一般需要由耳科专业医师评估。听力学家是经专业培训后进行听力测试和评估听力损失程度及各频率听力损失情况。听力损失如果存在，还需要其他检查来判断听力损失对言语理解的影响及听力损失属传导性、感音神经性还是混合性。一些听力检查还有助于识别听力损失可能的原因。很多听力检查需要患者的积极配合，有些则不需要。

　　突发性聋是一种急症，需要专业医师立即评估病情。血液检查是需要的，但很少需要探查性手术。首先，医师要检查耳部。通过手持的耳镜，医师需要确定外耳道是否通畅，是否有中耳感染或积液。有时医师使用音叉来进行鉴别检查。一般需要下面的一些检查来更好地理解听力损失，进行病因鉴别和治疗。

　　听力计测试是听力检查的第一步。测试中，患者戴耳机接受不同频率和强度的声音。通常，患者听到声音后同侧举手。测试需确定患者每侧耳所能听到的各个频率的最小声音强度，结果会和正常听力水平比较。因为过大的测试音可以被非测试耳听到，这时就需要给非测试耳一种不同于测试音的声音（通常是噪声）进行掩蔽。

　　言语接受阈值测定是检查患者对多大声音强度的言语能理解。用不同声音大小给予一系列重音相同的（扬扬格）英文双音节词，如铁路、楼梯、棒球等，能对所给词汇的一半正确重复时的声音强度即为言语接受阈值。

　　言语识别测定为区分发音相似的词汇的能力。给予相似的单音节词，能正确重复的百分比即为言语识别率。传导性聋时，给予较高的声强言语辨别评分通常在正常范围，而感音神经性聋给任何大小声音时言语识别率常低于正常。

　　鼓室导抗检查是测试声音通过鼓膜和中耳的情况。这种测定方法不需要患者主动配合，常适用于儿童。在耳道内放置一个包括麦克风和发声源的装置，当这个装置改变外耳道压力时，声波也随鼓膜振动而改变。异常的鼓室导抗测定结果提示传导性听力损失。

　　林纳音叉试验（Rinne tuning fork test）是一种有助于判断传导性或感音神经性听力损失的筛查方法，它是比较患者通过空气传导和通过颅骨传导接受声音之间的差别。将音叉放到耳旁测试气导听力，测骨导听力时把振动的音叉紧贴头表面，声波就能不经过中耳而直接传至内耳。如果气导听力降低而骨导听力正常，则为传导性听力损失。如果气骨导听力均降低，则为感音神经性或混合性听力损失。感音神经性听力损失患者需要进一步检查寻找病因，如梅尼埃病，脑肿瘤等。

　　听性脑干反应是测试经耳给声后脑干的神经反应。这些神经反应的信息可以判断中枢通过耳接收到声音信号的种类。异常的测试结果提示患者可能有感音神经性听力损失或脑肿瘤。听性脑干反应测听常用于婴儿，也可监测昏迷或脑手术过程中患者的大脑功能情况。

耳蜗电图通过将电极放置在鼓膜表面或穿过鼓膜来检测耳蜗、听神经的电活动。耳蜗电图和听性脑干反应可用于检查那些无法测试听力或不愿主动配合的人，例如，可用于确定婴幼儿是否有严重听力损失，及伪聋的鉴别。

耳声发射检查用声刺激内耳（耳蜗），内耳会产生一种和刺激声匹配的非常低强度的声音。这些耳蜗发出的声音被精密的装置记录，这一方法常用于新生儿先天性听力损失的筛查。这一检查还可用于成人听力损失的病因诊断。

其他检查在于测试解释和理解被干扰言语的能力；当一耳给予竞争信号，患者理解另一耳所给信号的能力；或将双耳不完整的信号融会为有意义信号的能力；当双耳同时给声时，对声源的判定能力。根据患者的症状和听力测试的结果，有些患者需要 CT 或 MRI 检查来判断有无肿瘤破坏耳的正常结构或阻塞咽鼓管。

响度的测定

响度是对数值来表示的。即每增加 10 分贝，声音强度就会增加 10 倍，所感受到的声音响度是成倍增加的。也就是说，20 分贝声强是 0 分贝的 100 倍，而响度是 4 倍；30 分贝声强是 0 分贝的 1000 倍，响度则是 8 倍。

分贝	举例
0	人耳所能感受的最小声音
30	耳语，安静的图书馆
60	正常交流，缝纫机，打字机声
90	剪草机，车间工具，卡车（无保护下最多一天 8 小时）*
100	链锯，气钻，履带式雪上汽车（无保护下最多一天 2 小时）
115	喷沙器，强声的摇滚音乐会，汽车鸣笛（无保护下最多一天 15 分钟）
140	枪响，喷气发动机（无保护耳噪声可致疼痛甚至极短时间内引起损伤，甚至有保护也可引起损伤）
180	火箭发射

* 联邦强制标准，在 85 分贝以上就应该采取保护措施。

预防与治疗

年龄和许多其他原因所致听力损失是无法预防的。但对噪声性听力损失有很多方法可以预防，如对噪声暴露加以控制，尽可能减少噪声强度，或远离噪声源。用耳机听音乐时，应调整音量到合适水平。噪声越大，应该越少接触。针对工作中和武器的噪声应使用听力保护措施，如塑料或泡沫橡胶塞子或甘油充填的塞子堵住外耳道。塑料塞子也可用于其他噪声较大的情况下。

听力损失的治疗要取决于其病因。当外耳道被碎屑或耵聍堵塞，医师可以清理外耳道，或者建议患者使用滴耳液来溶解耵聍。当中耳积液，患者可能需要鼓膜置管，可防止中耳液体积聚。有些儿童也可能需要切除腺样体，有助于保证咽鼓管能正常开放。自身免疫性疾病或突发性聋可以给予类固醇激素治疗，如泼尼松等。

鼓膜或中耳骨结构的破坏则可能需要重建传导功能的手术。对一些耳硬化症患者，手术移除镫骨并用人工镫骨替代可保留其听力。在一些脑肿瘤所致听力损失病例中，切除肿瘤后听力得以保留。

大多数其他原因所致听力损失只能进行听力补偿。多数中到重度听力损失的患者可使用助听器。而重度到极重度听力损失的患者做人工耳蜗植入可获得较大帮助。

助听器：使用助听器将声音放大，能帮助传导性或感音神经性听力损失的患者。遗憾的是助听器无法恢复听力到正常范围，但可以很大程度上提高交流和接受声音的能力。

许多人因担心他人的歧视而不愿佩戴助听器。医师应该和患者探讨这种情况，鼓励他们和听力师会面评估各种助听器的设计。一些年老者或患有关节炎、神经疾病的患者操作最小的助听器很困难，他们可以用大一些的助听器。

所有类型助听器都有接收声音的麦克风，对声音的电子放大系统和将声音传输给使用者的结构。多数助听器是通过置于耳道内的小扬声器发出声音。也有的助听器不采用扬声器，而通过手术植入，直接将声音传递给中耳听小骨或颅骨。助听器的不同之处在于组成部分的大小和放置的位置，通常认为，助听器越大越显眼而缺少吸引力，但验配更容易。体积大的助听器拥有小助听器不具有的优势。

助听器有不同的电子特性以适应患者不同听力损失类型。比如，简单的信号放大仅使小的言语声音被放大，不适用于高频听力损失患者。选择性高频放大助听器能显著提高言语识别能力。有些助听器的耳模上留有通气孔，这使高频声波更易进入耳内。很多助听器已使用数字多频道声音处理，从而放大系统更精确的与患者听力损失相匹配。对于过大声音敏感的患者，使用特殊电子线路，可以控制最大音量在可接受的水平。

佩戴助听器的患者使用电话时可能遇到困难。佩戴传统的助听器,当靠近电话听筒时会产生啸叫。有些助听器有电话挡:轻拨转换器将麦克风关掉的同时电话挡线圈通过电磁感应直接与电话听筒磁体相连。助听器性能上改良后,电话生产公司也会对电话作相应的改变。复杂的助听器虽然价格很高,但能更好适应听力损失的需要。

助听器:放大声音

耳背式助听器功率很强大,而外观吸引力较低。耳内式助听器是严重听力损失者最好的选择,它易于调节但使用电话有一定困难。耳道式助听器用于轻到中度听力损失,这种助听器相对不显眼,但使用电话也有困难。完全耳道式助听器用于轻到中度听力损失,外面几乎看不到,并且效果较好,也能使用电话。通过牵拉探出的线头可将这种助听器取出。但价格最昂贵并且不易调节。

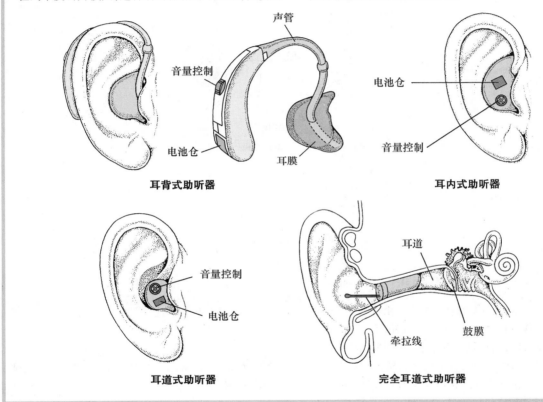

耳背式助听器

耳内式助听器

耳道式助听器

完全耳道式助听器

人工耳蜗:适用于多数佩戴助听器无效的极重度听力损失患者。人工耳蜗通过植入体(内耳与听神经相连的结构)内的多个电极直接给予听神经电刺激信号。外置麦克风和言语处理器接受声音信号后转换成电信号。电信号通过外感应线圈的电磁感应穿过皮肤传导给与植入电极相连的内感应线圈,电极再刺激听神经。

人工耳蜗传递声音同正常耳蜗不一样,但仍可使听力受损人群获益。它有助于依靠唇读的人。大部分使用者不依靠唇读也能辨别一些词汇,也可听电话。

人工耳蜗也能使耳聋者可听到并辨别环境和警告信号,如门铃,电话声及警报。它帮助耳聋者调整自己的发音以使人们更易理解。对于最近才出现听力损失和以前较好使用助听器的患者,应用人工耳蜗的效果会更理想。

其他解决听力损失的方法:有明显听力损失者,还可选用其他类型辅助装置。光报警系统使这些人知道门铃响或婴儿哭。还有一些有帮助的特殊声学装置被安装在剧院、教堂或其他嘈杂的地方。很多电视节目的对话都配有字幕。电话通信设备也有所改进。

唇读对于听力损失者是一种重要的技巧。唇读对能听到声音但分辨困难的听力损失者尤其重要,比如年龄所致听力损失。观察说话者的口型能分辨辅音的发音。因高频听力损失者无法听清辅音发音,唇读能有效提高其对言语的理解。

人工耳蜗：重度、极重度听力损失的助听设备

　　人工耳蜗是用于重度、极重度听力损失者的一种助听器，它是由一个内感应线圈、电极、外感应线圈、言语处理器和外置麦克风组成。内感应线圈被植入耳部后上区域的颅骨中，电极植入耳蜗。外感应线圈以其磁性吸附在内感应线圈外的皮肤上。用导线与外感应线圈相连的言语处理器可放在衣袋或特制的套内。外置麦克风是固定于耳后的助听器功能部分。

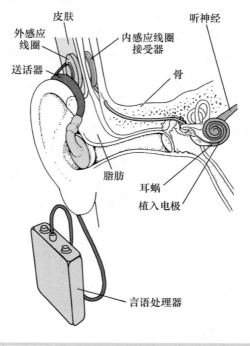

皮肤　外感应线圈　送话器　内感应线圈接受器　听神经　骨　脂肪　耳蜗　植入电极　言语处理器

　　唇读和其他听力损失解决方法有时由听力学专家按计划教授，称作听觉康复。除训练唇读外，听力损失者通过参与、改变、回避困难的交流情况而掌握如何增加声音接受能力。比如，听力损失者可选择非高峰期较安静的时候去餐馆，可选择去外来噪声较少的售货亭。他们可以请求安排多用手写交流的特殊时间。在直接对话中，他们可要求说话者面对他们。在电话交谈开始时说明自己是听力损失者。

　　极度听力损失者常用手语。美国聋哑人手势语（ASL）在美国广泛应用。其他还包括手势英语，精确手势英语，手语等。

第 213 节

外 耳 疾 病

　　外耳由耳廓和外耳道构成。外耳疾病包括：外耳道阻塞、感染（外耳道炎和耳廓软骨膜炎）、湿疹、外伤和肿瘤。

外耳道阻塞

　　耵聍可阻塞外耳道，产生瘙痒或听力下降，有时大量

的耵聍可能也无不适症状。医师可用温水冲洗外耳道排出耵聍,但是,如果患者有鼓膜穿孔,就不宜冲洗外耳道,水可能进入中耳导致感染。同样,患者有耳流脓时也不宜冲洗外耳道,因为可能有鼓膜穿孔。在这种情况下,医师可用耳匙或吸引器取出耵聍。

耵聍溶解剂可以软化耵聍,但由于它不能完全溶解耵聍,所以需要进一步冲洗外耳道,以排出耵聍。人们不应该在家里用棉棒、发夹、铅笔或其他工具掏耳朵,可能会导致耵聍更深或损伤鼓膜。肥皂水或洗衣液能有效清洁外耳。

儿童可将各种异物放入外耳道引起阻塞,比如小珠子、橡皮、黄豆等。通常医师用钝钩针或小吸引器取出这些异物。金属或玻璃珠可用冲洗法取出,但水可使某些异物如黄豆等膨胀,取出就更困难。异物进入耳道深部,则取出更困难,容易伤及鼓膜。当儿童不能配合或取出较困难时,应在全麻下取出异物。

昆虫特别是蟑螂也可进入外耳道,用矿物油或麻醉药利多卡因充满外耳道,杀死昆虫,可立即缓解疼痛,有助于取出昆虫。

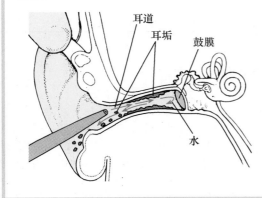

耳 道 冲 洗

将装满温水的冲洗器前端置于耳道入口处,水流注入耳道冲洗耳垢,应由医生或护士操作。

外 耳 道 炎

外耳道炎是外耳道的感染性疾病。
- 外耳道炎主要由细菌引起,少部分由真菌引起。
- 典型症状是痒、疼痛或流脓。
- 医师通过耳镜可观察到外耳道红肿、有脓液。
- 主要治疗方法是去除外耳道阻塞物、滴耳液和缓解疼痛。

感染可累及整个外耳道,或局限于外耳道某部,如外耳道疖和外耳道丘疹。

病因

多种细菌或某些真菌均可引起外耳道炎。某些有过敏史、牛皮癣、湿疹或头皮皮炎患者更易患外耳道炎。在清洗外耳道时造成的外耳道损伤,污水或刺激性物(头发喷雾剂或染液)进入外耳道亦常导致外耳道炎。在游泳后也容易发生外耳道炎,又叫做游泳者耳。耳塞和助听器特别是不进行适当的清洁的话,也常致外耳道炎。

临床表现与诊断

外耳道炎的症状有瘙痒、疼痛,有时有黄白色恶臭分泌物。外耳道可无或有轻微肿胀,在严重的病例里,肿胀可使外耳道闭锁。若外耳道肿胀或者装满了脓液和残屑时,则有听力下降。牵拉耳廓或压迫耳屏时外耳道疼痛。耳镜检查可见外耳道皮肤发红、肿胀,有脓性分泌物和上皮碎屑。

外耳道疖可引起剧痛,当疖破溃时耳道内有少量脓血性分泌物。

预防与治疗

在游泳前后滴几滴酒精和醋的1∶1的混合物可以预防游泳者耳。用棉签清洁外耳道会干扰外耳道自洁作用,且将上皮残屑推入外耳道深处,造成上皮碎屑聚集并对外耳道皮肤造成损伤,使之更易感染。

治疗外耳道炎医师首先应用吸引器或干棉签去除外耳道内感染的上皮残屑。外耳道清洗干净后听力通常恢复正常。用含有醋酸和皮质内固醇的滴耳剂1周,每天几次。含有醋酸的滴耳剂有助于恢复外耳道酸性环境而抑制细菌生长。感染较重者需要抗生素滴耳液。如果外耳道肿胀,可以将小纱条塞入耳道,使滴耳液渗透入耳道。

止痛药如对乙酰氨基酚或可待因在24～48小时内应用可缓解疼痛,直到炎症消退。若感染扩散至耳道以外(蜂窝织炎),应口服抗生素。

外耳道疖的治疗措施取决于感染的程度。在感染早期,局部可给予短时间热敷和止痛药,热敷可加速愈合。疖若出现脓头可切开排脓,局部使用抗生素换药或口服抗生素。

恶性外耳道炎

恶性外耳道炎是外耳的感染波及颅骨,包括外耳道、中耳和内耳(颞骨)。

恶性外耳道炎主要发生在免疫力低下者和患有糖尿病的老年人。

由假单胞菌引起的外耳感染波及颞骨,可导致严重的危及生命的感染。

患者常有严重的耳痛、难闻的分泌物和听力下降。

诊断依据CT扫描结果,医师需要从外耳道取一小块组织做病理检查来排除肿瘤。

恶性外耳道炎的治疗需要6周的抗生素静脉滴注。

软 骨 膜 炎

软骨膜炎是耳廓或耳道软骨的感染性疾病。

外伤、烧伤、昆虫咬伤、耳部穿刺、耳疖等均可导致软骨膜炎。感染还可见于那些免疫功能低下或是患糖尿病的人。首发症状是外耳的红肿疼痛,部分病人还可能出现发烧。脓液聚集于软骨与软骨膜之间。有时感染破坏供应软骨的血管,使软骨坏死,最终导致耳廓畸形。尽管耳廓软骨膜炎具有破坏性,持续时间长,但症状相对较轻。

医师应切开引流,恢复软骨的血液供应。轻度感染可口服抗生素,重度感染应静脉给予抗生素,抗生素的选择取决于感染的程度和细菌的种类。

肿 瘤

耳部肿瘤分癌性(恶性)和非癌性(良性)两类。外耳的肿瘤通常是因为肉眼可见或因为听力下降就诊时而被医师发现。

非癌性肿瘤可发生于外耳道并阻塞外耳道,妨碍耵聍排出,使听力下降。这类肿瘤包括皮脂腺囊肿、骨瘤、

外伤后的瘢痕瘤等。最好的治疗方法是切除肿瘤。听力在治疗后常可恢复正常。

基底细胞癌和鳞状细胞癌是耳廓常见的恶性肿瘤,常与重复和长时间的日光照射有关。可用手术切除或放射治疗。晚期癌肿常需大范围手术切除。

耵聍腺癌可发生于外耳道外1/3段,能够扩散,但与耵聍的堆积无关。治疗方法包括切除肿瘤及其周围组织。

外 伤

外耳可受到各种外伤。耳廓钝挫伤可使耳廓软骨及其结缔组织损伤。当血液聚集于耳廓时,可使耳廓肿胀、发紫。血肿阻碍软骨的血液供应,使局部软骨坏死,致耳廓畸形。这种畸形叫做菜花耳,在摔跤运动员、拳击运动员和橄榄球运动员中较常见。

通常医师应切开血肿并用吸引器吸出积血,加压包扎3~7天,防止血肿再形成。包扎还可使耳廓皮肤和软骨膜复位,恢复软骨的血液供应。

若耳廓撕裂伤,应在彻底清创后将皮肤对位缝合包扎,以利软骨愈合。注意不要缝在软骨上。

颌骨受暴力打击可能会产生骨折,使外耳道变形、狭窄,可手术矫正。

第 214 节

中耳和内耳疾病

中耳由鼓膜以及装有听骨链的含气空腔组成,听骨链连接鼓膜和内耳。内耳(迷路)充满液体,由两个主要部分构成:听觉器官(耳蜗)以及平衡器官(前庭系统,其由半规管,球囊,椭圆囊组成)。中耳是声音放大装置,而内耳是一个转换器,将声波的机械能转换为电信号,再通过听神经传入大脑。中耳和内耳疾病可产生相似的症状,中耳疾病可影响内耳,反之亦然。

鼓 膜 穿 孔

鼓膜穿孔是鼓膜上出现穿孔。
- 最常见的原因是中耳感染。
- 穿孔可导致耳痛,有时有出血、听力下降或耳鸣。
- 医师可通过耳镜观察到穿孔。
- 穿孔可以自愈,有时需要手术修补。

中耳炎是鼓膜穿孔最常见的原因。鼓膜也可由于突然的气压改变而穿孔,突然的气压增加如爆炸,手掌打击耳部,潜水;突然的减压如飞机起飞。还可由于热或化学物质灼伤造成穿孔。放在耳道内的物体如棉签,意外的进入耳道的物体如低垂的小树枝、扔出的铅笔也会穿破鼓膜。刺入鼓膜的物体会造成听骨链的脱位或骨折。听骨链的碎片或物体本身甚至会刺入内耳。阻塞的咽鼓管造成压力的严重不平衡可导致鼓膜穿孔。

临床表现与诊断

鼓膜穿孔后可产生剧烈疼痛、耳道流血、听力损失和耳鸣。若听骨链中断或内耳受损,则听力损失更严重。内耳损伤可伴有眩晕。24~48小时后外耳道可有脓液,尤其是有水或其他异物进入中耳时更易发生。鼓膜穿孔可通过耳镜检查鼓膜做出诊断。有时需要做听力检测。

治疗

应保持耳部干燥。中耳有感染可用口服抗生素,或用含有抗生素的滴耳剂。通常鼓膜可自行愈合,若 2 个月内仍未愈合,需要通过手术来修补鼓膜(鼓室成形术)。有严重外伤,合并有明显的听力下降或眩晕时,需要立即手术。若穿孔修补不成功,患者可能会患有慢性中耳炎。

若传导性听力损失持续性存在,提示有听骨链中断或固定,可通过手术修复。若受伤后有感音神经性听力损失或眩晕持续数小时以上,提示内耳有不同程度损伤。

气压性中耳炎

气压性中耳炎(航空性中耳炎)是因为鼓膜内外两侧压力不平衡所致的中耳损伤。

鼓膜分隔外耳和中耳。当外耳道的气压与中耳腔气压不相等时,鼓膜就会受损伤。在正常情况下,咽鼓管(连接中耳和鼻后部的管道)能让外界空气进入中耳腔,以保持鼓膜内外的压力平衡。当外界压力突然变化,如飞机起降、潜入深水,这时空气必须通过咽鼓管进入中耳,以平衡中耳气压。

若咽鼓管部分或完全阻塞,空气不能进出中耳,鼓膜内外的压力差可使鼓膜膨出或内陷,甚至破裂、出血。咽鼓管阻塞的原因有瘢痕形成、肿瘤、感染、感冒或过敏反应。若压力差很大,卵圆窗亦可破裂,导致内耳液体进入中耳。若在下潜过程中发生听力损失或眩晕,提示可能发生淋巴液漏入中耳。在上潜过程中发生上述症状,提示内耳有气泡形成。

预防和治疗

当外界气压突然发生改变产生耳胀满感或疼痛时,可使用一些技巧使中耳腔内压力保持平衡,缓解不适。外界气压下降如飞机起飞时,可张口呼吸、咀嚼口香糖或做吞咽动作,一般可打开咽鼓管,使空气排出中耳。外界气压上升如飞机下降或潜入深水时,可紧闭嘴巴、捏鼻鼓气,迫使气体进入咽鼓管。有鼻部和喉部感染或过敏反应的患者在乘坐飞机或潜水时常有耳部不适感。若必须乘机,使用减充血剂如去氧肾上腺素滴鼻剂或鼻腔喷雾剂可减轻充血,有助于咽鼓管开放,平衡鼓膜内外压力。潜水应当避免,直至感染或过敏反应已被控制。

咽鼓管:保持气压平衡

外界空气通过咽鼓管进入中耳以维持鼓膜两侧的气压平衡。如果咽鼓管阻塞,空气不能进入中耳,中耳压力降低。中耳压力低于外耳道压力时,鼓膜内陷。压差可能引起疼痛、血肿或鼓膜破裂。

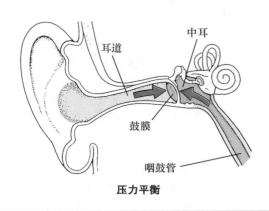

压力平衡

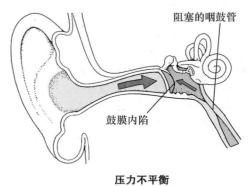

压力不平衡

感染性鼓膜炎

感染性鼓膜炎是由细菌或病毒感染所致的鼓膜炎症性疾病。

鼓膜炎是由各种细菌和病毒感染造成的,最常见的为支原体。鼓膜红肿,表面可产生小水疱。中耳炎时鼓膜也可有小水疱,二者区别在于鼓膜炎时中耳腔内无积液及脓液。

鼓膜炎起病突然,疼痛剧烈,可持续 24 ~ 48 小时。可伴有听力下降。

使用检耳镜检查鼓膜可作出诊断。由于很难区别究竟是细菌还是病毒感染,大多数病人可使用抗生素及止痛剂来治疗。医师可使用小尖刀片刺破水疱来缓解患者的疼痛。

急性中耳炎

　　急性中耳炎是中耳因细菌或病毒感染所致的炎症性疾病。

　　急性中耳炎是细菌或病毒感染所导致的,常是普通感冒或过敏反应的并发症,儿童比成人多见,但症状与治疗在成人与年纪较大的儿童是相同的。

　　患耳疼痛,鼓膜充血,肿胀。多数患者可自行好转,但由于很难预计谁不会好转,多数医师会对所有的病人使用抗生素,如阿莫西林。一些医师只对症状严重或症状在 72 小时后不减轻者给予抗生素。缓解疼痛很重要,对乙酰氨基酚或非甾体类抗炎药可缓解疼痛。含有去氧肾上腺素的减充血药有助于成人(不是儿童)缓解症状,抗组胺药对有过敏反应的人有用,而对感冒病人无用。

　　若有严重的或持续性疼痛和发热、鼓膜膨出者,可作鼓膜切开术,让脓液流出。鼓膜切口不会影响听力,可自行愈合。急性中耳炎反复发作的患者需行鼓膜置管术。

分泌性中耳炎

　　分泌性中耳炎是中耳腔内积液所造成的疾病。

- 分泌性中耳炎是因为急性中耳炎未完全控制或咽鼓管阻塞使中耳腔积液的一种疾病。
- 患耳会有胀满感和暂时的听力下降。
- 医师可通过耳部检查和鼓室压测定来诊断该病。
- 医师可能需要切开鼓膜引流积液。

　　分泌性中耳炎是因为急性中耳炎未完全愈合或咽鼓管阻塞引起的一种疾病。过敏反应是咽鼓管阻塞的常见原因。分泌性中耳炎可发生于任何年龄段,但最多见于儿童。

　　通常咽鼓管在吞咽过程中每分钟开放 3~4 次,使中耳内的压力平衡。当咽鼓管阻塞时,氧气吸收入血,中耳腔内压力下降,液体积聚于中耳腔,鼓膜震动能力降低。积聚的液体经常含有细菌,但是活动性感染的症状(如红肿,疼痛,积脓)很少。患者感到患耳胀满,吞咽时可听到气泡爆裂声,通常伴有听力下降。

　　医师可以通过耳科查体,鼓室压测定来判断中耳内是否有液体。

治疗

　　使用减充血剂,如去氧肾上腺素、麻黄碱及有过敏反应的人使用抗组胺药物可减轻充血,有助于咽鼓管的开放。虽然在美国大多数病人使用抗生素来治疗,但实际上是没有必要的。患者可闭口呼气,捏压鼻孔,使气流通过阻塞的咽鼓管进入鼓室,改变鼓室的低压。

　　若症状为慢性(持续时间超过 3 个月),可施行鼓膜切开术,使液体流出。亦可在切口放置一小管,让液体流出,空气进入中耳。

慢性中耳炎

　　慢性中耳炎是中耳的持续性感染。

- 慢性中耳炎的病因有胆脂瘤和鼓膜未愈合的穿孔。
- 耳部感染或有水进入中耳会导致慢性中耳炎发作。
- 患者可能会有持续性的难闻的脓液。
- 医师需要清理外耳道并给予滴耳液。

　　慢性中耳炎经常是由咽鼓管功能障碍造成,也可能由外伤或急性中耳炎后未愈合的鼓膜穿孔引起。它可能会引起胆脂瘤(白皮样物)。患者鼓膜穿孔可能是由于以前慢性细菌感染导致的,但没有任何症状。

　　慢性中耳炎可在鼻部或咽部感染如普通感冒后,或是游泳、洗澡时水进入中耳后急性发作,通常表现为耳无痛性流脓液,有恶臭。持续性炎症导致肉芽形成,通过鼓膜穿孔处脱入外耳道。感染持续存在可破坏听小骨,产生传导性听力损失。其他严重的并发症如内耳感染、面瘫、颅内感染等。一些慢性中耳炎患者可形成胆脂瘤。胆脂瘤可破坏骨质,增加了产生严重并发症的可能性。

　　当看见脓液或上皮样物质堆积在穿孔处或鼓膜内陷袋,可诊断慢性中耳炎。

治疗

　　当慢性中耳炎急性发作时,应用棉签或负压吸引清除外耳道及中耳分泌物,再用醋酸可的松或抗生素滴耳液滴耳。当有穿孔的时候,应防止水进入耳内。

　　鼓膜穿孔可通过鼓室成形术来修补。若有听骨链破坏亦可同时修复。胆脂瘤应通过外科手术去除,否则可能会发生严重的并发症。

急性乳突炎

　　急性乳突炎是耳后乳突骨质的细菌感染性炎症。

　　常为急性中耳炎未处理或治疗不当,使感染向中耳周围骨质扩散所致。

症状

　　常在急性中耳炎发病后几天或几周内发生症状,这是因为感染扩散至乳突,破坏骨质,可在乳突骨质内形成脓肿。乳突表面皮肤红肿、压痛,耳廓向前下移位。其他症状有发热、耳周及耳内持续性跳痛、黏液脓性分泌物及听力进行性下降。

　　CT 扫描可见乳突气房内充满液体。当乳突炎进行性恶化时,乳突气房影扩大。若治疗不当,可引起耳聋、败血症、脑膜炎、脑脓肿,甚至死亡。

治疗

　　静脉给予抗生素。对分泌物应作病原学检查及药物敏感试验。根据药敏试验调整抗生素。症状好转后可改为口服抗生素,继续使用至少两周。若乳突骨质脓肿形成,应行乳突切开术引流。

耳　痛

　　耳痛似乎是源于耳部,但实际上可以是源于耳部也可源于与耳有相同神经传导通路的邻近器官。这种疼痛称为牵涉痛。

　　源于耳部的疼痛最常见的原因为感染,中耳炎是引起儿童耳痛的最主要原因。外耳道炎也可伴有耳部剧痛,儿童以及成人均可发病。当咽鼓管阻塞,中耳腔压力与外界气压不平衡时,也会耳痛,主要发生在飞行与潜海时。吞咽及捏鼻鼓气可平衡压力缓解疼痛。

　　源于耳外部的疼痛多见于鼻及咽喉部的炎症和肿瘤。若耳痛病人耳部没有受累,应检查鼻、鼻窦、牙齿、牙龈、颞下颌关节、舌、扁桃体、咽喉、气管、食管和腮腺。有时这些器官出现肿瘤最初症状为耳痛。

梅 尼 埃 病

　　梅尼埃病是一种以复发性、发作性眩晕、听力损失及耳鸣为特征的疾病。
- 症状包括无明显诱因突然发作的严重的眩晕、恶心、呕吐。
- 通常需要行听力学和 MRI 检查。
- 低盐饮食和利尿药可见减少发作频率。
- 敏克静、劳拉西泮和东莨菪碱可缓解眩晕。

　　梅尼埃病(又称为膜迷路积水)认为是由于内耳的淋巴液不平衡所导致的疾病。内耳的淋巴液不停地分泌和吸收,保持一定的量。若分泌增加或吸收减少则导致不平衡,具体变化原因还不清楚。

　　症状包括无明显诱因突然发作的严重的眩晕、恶心、呕吐,通常持续 2~3 小时,很少可持续 24 小时。患者可有周期性的耳内胀满感。听力波动性变化,可在几年内进行性恶化。耳鸣为持续性或间断性,可在眩晕发作之前、之中、之后加重。该病在大多数患者只累及单耳。

　　有一种类型的梅尼埃病,其耳鸣和听力损失在眩晕发作之前数月或数年就存在,在眩晕发生后听力可能还会改善。

诊断与治疗

　　对于眩晕伴单耳耳鸣和听力下降的患者可疑诊梅尼埃病。可进行听力学检查和 MRI 排除其他疾病。低盐饮食及利尿剂可减少一些病人的发病频率。发作时,口服敏克静、劳拉西泮和东莨菪碱可暂时缓解眩晕,东莨菪碱可使用皮贴给药。恶心及呕吐可使用含氯丙嗪的栓剂缓解。

　　对于反复发作,药物治疗不能缓解的眩晕患者可行手术治疗。手术目的是为了降低内耳的液体压力或破坏内耳的平衡功能。内耳淋巴液分流术是将一小片薄的弹

性塑料物放入内耳,它是手术方式中创伤最小的。可将庆大霉素注射液通过鼓膜注入中耳腔来破坏内耳的平衡功能,庆大霉素能在影响听力之前选择性的破坏平衡功能,但仍有听力损失的风险。如果只注射庆大霉素一次,或者在几周后再次注射,听力损失的风险很小。前庭神经切除术可在保留听力的前提下破坏内耳的平衡功能,对眩晕的控制成功率达 95%,这种手术通常对内耳淋巴液分流术无效或坚决不愿眩晕再次发作的病人实行。若眩晕无法缓解,患耳的听力损失严重,可行迷路切除术切除整个半规管。

　　所有治疗严重眩晕的手术都不能提高梅尼埃病所伴发的听力损失。

前 庭 神 经 元 炎

　　前庭神经元炎是一种以突发的严重眩晕为特征的疾病,为前庭神经的炎症性疾病。

　　病因可能是病毒感染。可单次发病,眩晕持续数天,亦可在首次发作后的数周内反复发病,但眩晕较轻,首次发作眩晕最重,常伴有恶心、呕吐,可持续 7~10 天。眼球向患侧不自主运动(眼球震颤)。以后发作症状一次比一次轻,持续时间一次比一次短,通常是头处于某一特定体位时发作。通常听力不受影响。

　　通过听力检测及眼球震颤检查可作出诊断。头部 MRI 有助于区别其他疾病,例如肿瘤。

　　眩晕的治疗与梅尼埃病相同,使用药物如敏克静、劳拉西泮和东莨菪碱。恶心及呕吐可使用含氯丙嗪的栓剂缓解。若呕吐持续时间较长,应注意静脉补液及电解质平衡液。此病最终可自行恢复。

颞 骨 骨 折

　　颞骨,包含部分外耳道,中耳以及内耳,在受到暴力打击后可以发生骨折。

　　颞骨骨折常常会造成鼓膜破裂,甚至听小骨,耳蜗损伤。

　　症状包括损伤侧面瘫,重度耳聋,可为传导性、感音神经性或混合性。可有耳道流血、鼓室积血或外伤后颞部皮肤淤血。若有清亮液体从耳道或鼻部流出,可能发生脑脊液漏,提示大脑易受感染。

　　通常 CT 可确定有无骨折。静脉给予抗生素预防脑膜炎,面神经受压所致的面瘫可通过手术治疗,鼓膜和中耳结构的修复常在几周或数月之后进行。

听 神 经 瘤

　　听神经瘤(听神经膜瘤,前庭神经鞘瘤,第Ⅷ神经肿

瘤)是起源于施万细胞的第Ⅷ神经良性神经鞘膜瘤。

听神经瘤多起源于前庭神经。早期症状可有听力损失、耳鸣、眩晕和快速转身时不稳定感。肿瘤长大压迫大脑如面神经或三叉神经时可出现面部无力、麻木。

早期诊断依靠 MRI 和听力学检查。肿瘤通过显微外科手术切除,以免损伤面神经。

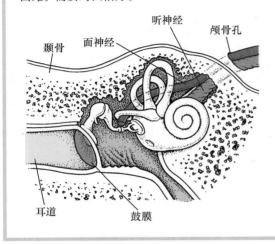

耳部疾患如何影响面神经

由于面神经通过耳部,因此耳部疾病可能影响它,例如,耳部带状疱疹可影响面神经以及听神经,导致面神经水肿,在它穿过颅骨孔处受到压迫,面神经受压后可引起暂时性或永久性面瘫。需要对因治疗。

耳　鸣

耳鸣是起源于耳部的噪声而非环境噪声。

■ 耳鸣可以是耳部损伤、耳部感染、咽鼓管阻塞或听力损失的一个症状。

■ 患者感觉耳部有电铃声或蜂鸣声,尤其在安静的环境中。

■ 经常进行听力和影像检查来试图找出病因。

■ 患者可以带助听器或掩蔽器来减小耳鸣。

耳鸣是一种常见的症状而非一种疾病,10% ~ 15%的人有过不同程度的耳鸣。

大于75%的耳部疾病患者可有耳鸣症状,包括大的噪声、爆炸声造成的损伤,耳部感染,外耳道或咽鼓管阻塞,耳硬化症,中耳肿瘤,梅尼埃病,使用耳毒性药物(如氨基糖苷类抗生素及大剂量的阿司匹林)。

耳鸣也可是其他疾病的症状,如贫血、心血管系统疾病(高血压或动脉硬化)、甲状腺功能低下及头部外伤。单侧耳鸣及搏动性耳鸣病情更严重。搏动性耳鸣可能是由于某些肿瘤、动脉阻塞、假性动脉瘤或其他血管疾病引起。

耳鸣可呈蜂鸣声、电铃声、轰鸣声、口哨声或嘶嘶声。某些患者可能听到混合声。在安静环境中,以及患者没有其他事情分散注意力时,耳鸣会更明显。因此耳鸣可对患者的睡眠构成很大的困扰。然而对耳鸣的体验具有很大的个体性,有些人受到很大的困扰,而有些人则可以很好地耐受。

诊断与治疗

因为耳鸣患者通常伴有听力下降,应该做全面的听力学检查,头部 MRI,颞骨部 CT 扫描。

试图确定和治疗引起耳鸣的疾病往往较困难,有几种不同的方法可以帮助患者耐受耳鸣,但耐受程度因人而异。助听器可以抑制耳鸣,亦可播放音乐来掩蔽耳鸣。有的患者使用耳鸣遮蔽器,它的佩戴方式如同助听器,可产生恒定水平的中性音。若有严重耳聋,耳蜗植入可降低耳鸣。

第 215 节

鼻、鼻窦及味觉疾病

鼻的上部大部分由骨构成,而下部由软骨支撑。内部为空腔,由骨部和软骨部构成的鼻中隔把鼻腔分为两个通气道。颜面骨含有鼻窦,鼻窦为含气空腔,开口于鼻腔。

由于其位置突出,鼻部易于受伤,包括骨折。感染性疾病、鼻出血和鼻息肉也可影响鼻部。鼻腔黏膜可发炎(鼻炎),并可蔓延至鼻窦成为鼻窦炎。

鼻 骨 骨 折

■ 典型的鼻骨骨折会有鼻出血、疼痛和肿胀。

■ 诊断鼻骨骨折时要查看和触摸鼻梁。

■ 有时要行鼻骨复位术。

鼻骨较其他面颅骨更容易发生骨折。鼻骨骨折时,鼻腔黏膜常被撕裂而致鼻出血。通常鼻梁会偏向一侧。有时会发生鼻中隔软骨断裂。如果鼻中隔软骨周围淤血严重,可能造成软骨坏死。坏死的软骨分解,鼻梁在中部下陷,导致鞍鼻畸形。

诊断

鼻部受挫伤后有鼻出血、疼痛、肿胀,触痛,应考虑骨折的可能。可以每两小时用冰袋冷敷患处15分钟。抬高枕头亦有助于缓解疼痛和肿胀。但是仍然需要到医院就诊。

鼻腔黏膜和其他软组织会立即肿胀,使骨折不易发现,所以应该及时就诊(最好在受伤后几小时内),或者在肿胀消除但尚未错位愈合以前求治。通常医师可根据轻触患者鼻部有形状和对位改变、异常运动、骨擦音以及压痛来诊断。X线片对于骨折的情况判断常不及临床,也不及触诊对鼻骨对位情况的判断。

你知道吗……
医生很少对有鼻骨骨折的患者行X线检查。

治疗

鼻骨骨折复位常选择在伤后3~5天肿胀消除以后(称作复位术)。等待肿胀消除更易于判断骨折复位的情况。许多骨折对位良好是不需要复位的。

成人常在局麻下复位,仅麻醉手术区,儿童应选择全麻,使其暂时处于昏睡状态。鼻中隔的淤血应该切开一小口引流以免软骨坏死。复位时通过医生的手指用力将其复位,外鼻用夹板固定,鼻腔内也应该给予填塞,在填塞期间应给予抗生素减少感染的几率。鼻骨骨折的愈合通常在6周左右。中隔的骨折不易复位,常需要后期手术矫正。

鼻中隔偏曲

鼻中隔在两个鼻孔中央,常较直。偶尔会由于先天缺陷或外伤使中隔偏曲,使两侧鼻腔大小不一致。通常情况下偏曲为轻度,仅为一侧鼻腔轻微变小。轻度中隔偏曲不引起症状而不需要治疗。但若偏曲严重,可引起一侧鼻塞,尤其是偏曲的鼻中隔阻塞鼻窦向鼻腔引流时,易伴发鼻窦炎。偏曲的中隔因气流使偏曲部分干燥而容易引起鼻出血。其他症状包括面部疼痛、头痛及睡眠时较重的呼吸音。引起呼吸问题的鼻中隔偏曲可用手术矫正。

鼻中隔穿孔

鼻腔手术、反复损伤如挖鼻、美容性质的刺孔、暴露于有毒物质(酸、氯化物、磷、铜蒸气)、长期鼻喷剂(皮质激素、去甲肾上腺素、羟甲唑啉鼻喷剂)、经鼻的氧气吸入、结核、麻风、Wegener肉芽肿、梅毒等可导致鼻中隔溃疡和穿孔。长期使用可卡因吸入由于减少血流而致溃疡和穿孔发生。

穿孔可能导致结痂和反复鼻出血。小穿孔可引起呼吸时有哨音。

抗菌素或莫匹罗星软膏可以减少结痂,盐水喷雾也可起到同样效果。穿孔可用鼻腔自身组织或者柔软易弯曲的人造塑料膜修补。除非发生严重出血和结痂外,大多数穿孔不需要修补。

鼻 出 血

- 鼻出血最常见原因为挖鼻和外伤。
- 典型的鼻出血来自鼻前部。
- 不要随便挖鼻,冬天对空气进行加湿,对于有些人用凡士林对鼻中隔前段进行保湿都是防止鼻出血的方法。
- 如果捏闭鼻部两侧仍不能止血,则应该就医。

鼻出血有多种原因,最常见的是挖鼻和外伤,冬天的干冷空气也常导致鼻出血。服用阿司匹林及其他干扰凝血的药物常引起鼻出血,一些人常发生鼻出血,而另一些人则很少发生。

出血部位常来自鼻中隔前份即血管丰富的地方。出血可为点滴状,也可能是大量出血。通常恐惧感比出血本身更严重。来自鼻腔后份的出血发生较少但常很严重,并且很难治疗。

你知道吗……
尽管很多鼻出血的老年人有高血压,但是高血压很少是鼻出血的原因。

预防与治疗

预防鼻出血应避免挖鼻,湿化冬天干燥的空气,对于有些患者来说应在中隔前部用盐胶或凡士林浸润。

用手指捏压鼻翼两侧10分钟,常可在家自行止血。应注意在捏鼻的10分钟中不应有所放松。家中其他方法如用冰袋冷敷,纸巾填塞鼻孔和头高位常奏效不明显。

如果指压不能止血就需要到医院就诊。医师可以用含有血管收缩剂比如肾上腺素的棉片来止血。用利多卡因表麻有利于寻找出血部位。对于简单的出血不需要特殊处理,比较严重的或者反复出血的,可以用化学药物比如硝酸银或者电烙止血。另一种治疗方法是行海绵填塞。海绵在鼻内膨胀并压迫出血部位。2~4天取出海绵。很少情况下需要油纱条填塞整个鼻腔,3天后抽取。

某些老年和动脉硬化的患者出血来源常常是后鼻孔,在这个区域的鼻出血非常危险并且不容易止血。鼻腔后部的出血用捏闭的方法不能止血,血虽然不流出鼻腔但常流向喉部。这时需要应用一种特殊形状气囊进行后鼻孔填压来止血。但是各种填塞治疗很难受并且影响呼吸,医生在施行填塞术时常先静脉给予镇静剂。所以,施行填塞治疗的患者常需住院治疗,吸氧和服用抗生素以预防鼻窦感染的发生。因为填塞会带来不适和呼吸危险,所以这种出血可以通过鼻内镜来看清出血部位,针对出血部位进行血管烧灼和钳夹。偶尔,医师可以在透视下通过放置小导管到血管中对出血部位进行药物栓塞而达到止血目的。

鼻 前 庭 炎

鼻前庭炎是鼻前庭区域的感染性疾病。

鼻前庭轻度感染可致鼻前庭毛囊炎、鼻前孔结痂。病因常是葡萄球菌感染,这种感染常发生于挖鼻或者是过度擤鼻,并且常引起令人心烦的结痂,结痂脱落后可出现鼻出血。抗生素或莫匹罗星油膏可治疗这类感染。

稍严重的感染可致鼻前庭疖肿。疖肿可发展成鼻尖蜂窝织炎。这个部位的感染需要高度重视,因为此处有静脉与颅内交通。并有可能发展成为有生命危险的海绵窦血栓性静脉炎。

鼻前庭炎患者需口服抗生素,局部热敷(每日 3 次,每次 15 ~ 20 分钟),对于大的和抗生素治疗无效的疖肿需要切开引流。

鼻 炎

鼻炎是鼻腔黏膜的炎症和肿胀性疾病,以流涕、鼻塞为主,常因上感和过敏而致。
- 上感和过敏是鼻炎的最常见致病原因。
- 鼻炎的症状包括:流涕、打喷嚏、鼻塞。
- 诊断依靠症状。
- 不同类型的鼻炎治疗方法不同,包括抗生素、抗组胺、外科手术、抗过敏、避免刺激物。

鼻腔是上呼吸道最易遭受感染的部位。鼻炎可分为急性和慢性。急性鼻炎常由于病毒感染所致,也可能是过敏或其他因素。慢性鼻炎常伴发慢性鼻窦炎。

病毒性鼻炎:多种病毒可以导致急性病毒性鼻炎。流清涕、打喷嚏、鼻充血、鼻涕倒流、咳嗽和低热是常见的症状。药店售有口服麻黄碱或鼻腔肾上腺素类喷药,可以使鼻腔黏膜血管收缩,减轻鼻塞症状。这类药物使用3 ~ 4 天,过长时间使用药效会降低,反而使肿胀加重,称为充血反弹。抗组胺药物可缓解流清涕,但有易瞌睡和其他不良作用,尤其对老年患者。抗生素对本病无效。

过敏性鼻炎:过敏性鼻炎是机体对外界过敏原刺激发生的免疫反应。最常见的致敏原为灰尘、真菌、花粉、草、树和动物。症状常有喷嚏、流清涕、鼻塞、鼻痒和易流

泪。根据症状常可诊断。通常有家族史。血液化验和过敏原皮试可进一步确诊。

避免接触过敏原可减轻症状,但不太容易做到。类固醇鼻喷剂可以减轻由很多原因引起的炎症,而且长期用药也比较安全。抗组胺药物能够减轻变态反应从而缓解症状,减轻流清涕,但是尤其对老年人有嗜睡和其他不良作用。新一代产品没有这些不良作用,但需要开处方拿药。脱敏治疗对特定的反应原有长期疗效,但需要花数月甚至数年时间。抗生素对本病无效。

萎缩性鼻炎 萎缩性鼻炎是鼻腔黏膜变薄、变硬、鼻腔宽大、干燥的一种慢性鼻炎。通常发生在老年人。具有分泌黏液和清除功能的鼻腔黏膜纤毛上皮变成鳞状上皮。可发生于鼻窦手术后,鼻内大量结构和黏膜被切除。长期的鼻内细菌感染也是发病因素之一。

症状有鼻内结痂,恶臭,并可能发生反复大量鼻出血和嗅觉丧失。

治疗主要是减轻结痂和恶臭,减少感染。局部抗生素应用,如杆菌肽的鼻内应用可杀死细菌。雌激素和维生素 A、维生素 D 喷雾或口服有助于促进黏膜黏液的分泌而减少结痂。通过口服和静脉给予其他抗生素也是有益的。缩窄鼻腔的手术可减少进入鼻腔的气流,从而不使变薄的黏膜干燥也能减少结痂。

血管运动性鼻炎:血管运动性鼻炎一种慢性鼻炎。在没有过敏原刺激下发生,与过敏性鼻炎一样有鼻塞、喷嚏和流清涕。有些患者对刺激性物体(灰尘、真菌)和香水、空气污染反应剧烈。症状发作短暂,可由干燥空气加剧。肿胀的黏膜可以是红色或者紫色。有时伴发轻度鼻窦炎。如果症状持续,需要做鼻内镜检查和 CT 扫描。鼻窦炎不重时治疗主要是缓解症状。不吸烟和避免接触刺激物,增加空气湿度常有益于治疗。

鼻 息 肉

鼻息肉是鼻腔黏膜水肿性突起组织。
- 鼻息肉更常发生于有过敏性鼻炎或哮喘的病人。
- 鼻息肉引起的症状有鼻阻塞和充血。
- 诊断鼻息肉通常靠鼻息肉的独特表现。
- 皮质内固醇激素可以使鼻息肉缩小或消除,但有时需手术治疗。

鼻息肉通常是在窦口周围生长的泪滴状组织,外观好像是削了皮的无籽葡萄。与肠道和膀胱息肉不同的是鼻息肉不是肿瘤,没有癌变的风险。只是对于炎症的反应,可能有家族史。可以通过取活检来证实诊断。

息肉可能在感染明显时变大,炎症消除时变小,可能生长缓慢,长期存在。虽然患者可能出现喷嚏、鼻充血、鼻塞、鼻涕流到喉部、面部疼痛、鼻涕过多、失嗅和嗅觉减退、眼周围痒及慢性感染的表现,但是可能并不知道长了息肉。

鼻息肉的形成

息肉通常出现在鼻腔鼻窦的开放区域。息肉可能会阻止分泌物从鼻窦引流。分泌物可能阻塞鼻窦,引起鼻窦感染。

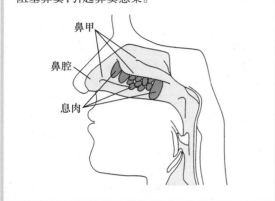

患者可能对阿司匹林和非甾体类消炎药高度过敏。患有鼻息肉患者可能因为鼻息肉阻塞鼻窦的引流而产生窦内感染。也有很多人会产生哮喘。如果鼻内有异物也会产生鼻息肉。

用含类固醇的鼻腔喷雾剂或者口服剂可使息肉缩小或者消失。若息肉影响通气或者产生频繁的鼻窦感染应该行鼻内镜手术切除或口服类固醇。除非潜在的刺激因素、过敏反应或者感染得到控制,否则鼻息肉可能再生长。类固醇气雾喷剂可预防或延迟息肉复发。医生应该定期行内镜复查以评价和治疗顽固和复发性息肉。

鼻窦炎

鼻窦炎是鼻窦的炎症,通常由于病毒或细菌感染或过敏所致。

- 鼻窦炎最常见的症状是疼痛、压痛、鼻充血和头痛。
- 鼻窦炎的诊断依靠症状,但有时也需要 X 线和其他影像学检查。
- 抗生素可以消除潜在的感染。

鼻窦炎是发病率很高的疾病。每年大约 10 万～15 万人患鼻窦炎。鼻窦有四组:额窦、上颌窦、筛窦和蝶窦,四组鼻窦均可发生鼻窦炎。鼻窦炎常首先发生在与发炎的鼻腔结合处。鼻窦炎几乎常与鼻炎同时发生,许多医生更喜欢称其为鼻炎鼻窦炎。鼻窦炎分为急性和慢性。

急性鼻窦炎:如果发病不超过 30 天就被界定为急性鼻窦炎。多种细菌感染可引起急性鼻窦炎,常发生于窦口阻塞情况下。这种阻塞性病变可以由病毒性上呼吸道感染发展而来,例如普通感冒。此时肿胀的黏膜将

窦口阻塞,窦内的空气被吸收入血,窦腔形成负压,产生疼痛并把鼻腔内的分泌物吸入窦腔,分泌物是细菌的良好培养基。血细胞和更多的液性渗出进入鼻窦内对抗细菌,这些物质的进入使窦内压增加并且引起疼痛加重。

鼻窦位置

鼻窦为鼻周含气空腔。额窦位于眉弓上方,上颌窦位于上颌骨内,筛窦位于鼻腔侧,蝶窦位于筛窦后。

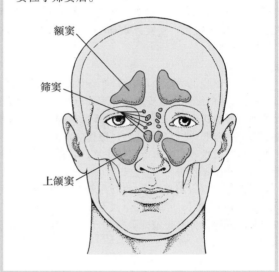

过敏也使黏膜肿胀,阻塞窦口。另外,鼻中隔偏曲患者更易发生窦口阻塞。

慢性鼻窦炎:鼻窦炎病程超过 8～12 周的即为慢性鼻窦炎。病因不确切,但已知和病毒感染、重症过敏和环境污染有关。常有家族史,基因易患性是因素之一。如果有细菌或真菌感染,炎症更明显。有时,牙源性感染可致上颌窦炎。

症状

急性鼻窦炎的症状有疼痛、相应体表压痛、鼻充血和阻塞、嗅觉减退、口臭、诱发性咳嗽和局部肿胀。上颌窦炎压痛位于眼眶下面颊部,可伴发牙痛和头痛,额窦炎疼痛位于前额,筛窦炎疼痛位置为双眼之间的眼球后,眼眶周围皮肤的感染(眶周蜂窝织炎),流泪和前额部的头痛(常描述为分裂感)。蝶窦炎的疼痛位置不固定,可能位于前额或枕后。

急性鼻窦炎患者流大量黄或绿色脓涕,可伴发热、寒颤等全身症状,但是这些症状的出现预示着感染已超出了鼻窦的范围。眼部肿胀或视力影响预示着病情严重,常在数十分钟或小时内失明。应尽快到医院求治。通常

在急性鼻窦炎时疼痛较剧烈。

慢性鼻窦炎症状同急性鼻窦炎相似。常见症状为鼻塞、鼻充血和鼻涕倒流。可能有带颜色的分泌物及嗅觉减退。患者可能感觉不适。

诊断

根据典型的症状,有时根据 X 线片确诊。X 线片可以显示窦腔积液,CT 片在确定鼻窦炎的范围和严重程度上更有优势。上颌窦炎患者应照牙片以排除牙源性感染。有时需要在局麻下行细的鼻内镜检查以了解窦口情况,并取分泌物做培养,这些工作可以在诊室完成。

如果儿童鼻分泌物中有脓性物持续超过 10 天并伴有疲劳和咳嗽,就应怀疑鼻窦炎可能。面部疼痛不适可能出现,发烧不常见。当检查鼻腔时可见到脓性分泌物。CT 检查可确诊。

治疗

急性鼻窦炎的治疗目的在于通畅引流和控制炎症。蒸气吸入;热的湿毛巾敷受累的鼻窦处;热饮可以舒缓收缩的血管并促进引流。去氧肾上腺素喷鼻剂可使血管收缩,可短期应用。类似药物还有口服伪麻黄碱,疗效可能不如前者。急性鼻窦炎可口服抗生素,如阿莫西林、甲氧苄啶或磺胺甲噁唑等。

慢性患者口服阿莫西林-克拉维酸盐或头孢呋辛等抗生素,时间需更长。如果抗生素不见效,外科手术可以冲洗鼻窦并得到分泌物做细菌培养,也可以改善引流,消除炎症。

真菌性鼻窦炎

正常人鼻腔和鼻窦内存在真菌,在特定条件下会造成严重感染。

真菌团真菌团块为非正常生长真菌在鼻内的聚集。引起窦腔疼痛、负压、鼻充血、流涕和慢性感染。需要手术打开窦口,清除真菌团块。

过敏性真菌性鼻窦炎为真菌引起的鼻腔充血和鼻腔鼻窦息肉形成。息肉阻塞鼻腔和鼻窦窦口,造成慢性炎症。息肉和炎症常局限于一侧鼻腔。需要手术打开窦口,清除窦内真菌团块。需要用类固醇、抗生素和抗真菌制剂局部喷雾或口服,这些药物减轻炎症,清除霉菌。但是即使经长时间治疗,疾病的复发率也比较高。

侵袭性真菌性鼻窦炎常较凶险,常发生于全身免疫功能差的患者,如化疗病人或者全身情况较差如控制差的糖尿病患者、淋巴瘤、白血病、多发性骨髓瘤或艾滋病患者。发展很快,有疼痛、发烧、流脓涕等症状。真菌可能侵袭到眼眶,引起突眼和失明。靠活检来确诊。需要手术治疗和静脉用抗真菌药物。并需要治疗潜在疾病以及改善免疫功能,因为这些疾病可能是致死性的。

真菌性鼻窦感染

在自然环境中存在的多种真菌在健康人的鼻及鼻窦都能找到。在特定的条件下真菌可以引起鼻及鼻窦严重的炎症反应。

真菌球是真菌在即使是健康人中过度生长的结果。症状包括鼻窦疼痛、鼻胀、鼻充血、流涕以及慢性感染。手术方法是开放被感染的鼻窦并去除霉菌球。

过敏性霉菌鼻窦炎是真菌引起的反应性疾病,特征包括显著的鼻充血和鼻及鼻窦息肉形成。息肉会阻塞鼻腔和鼻窦开口形成慢性炎症。鼻息肉及炎症通常只累及一侧鼻。手术要求开放鼻窦并去除霉菌性团块。需要长期应用皮质激素、抗生素,有时抗真菌药物需局部和口服应用。这些药物减轻炎性反应并去除真菌。然而,即使通过长期治疗,疾病也较易反复。

侵袭性真菌性鼻窦炎是一种很严重的疾病,通常在化疗破坏免疫系统或控制不好的糖尿病、白血病、淋巴瘤、多发性骨髓瘤或艾滋病等疾病的人群中出现,扩散迅速。症状包括疼痛、发热、脓涕。真菌可能扩散到眶内,使受累的眼球突出及失明。诊断依靠病理检查(切取组织在显微镜下观察)。治疗有手术和通过静脉给予抗真菌药物。还必须治疗潜在的疾病,刺激低下的免疫系统,因为这种感染是致命性的。

嗅觉和味觉疾病

- 在吸烟、感冒或季节性过敏时常有嗅觉的暂时消失。
- 在脑外伤时嗅觉可能永久性丧失。
- 在口腔发干的时候常会失去味觉。
- 可以用普通的溴素测试嗅觉。
- 可以用甜、咸、酸和苦味物质测试味觉。
- 可以用抗生素控制感染,可以解除鼻腔阻塞,但有时嗅觉难以恢复。

因为嗅觉和味觉疾病很少危及生命,所以没有得到医疗上的重视。然而因为人们不能正常品尝食物、饮料及欣赏芳香,没有嗅觉和味觉令人沮丧。因为失去嗅觉和味觉不能感觉到潜在的危险化学物质和气体,这会引起严重的后果。偶尔像肿瘤这样的严重疾病也会损害嗅觉和味觉。

嗅觉和味觉紧密相关。舌头的味蕾感觉味觉,鼻腔神经感觉气味。两种感觉在脑中交会,整合信息气味才能被感知和鉴别。一些味觉如咸、苦、酸和甜在没有嗅觉时也能被感知。然而,更复杂的味觉(如红莓)需要嗅觉和味觉配合感知。

嗅觉减退和失嗅是最常见的嗅觉和味觉疾病。因为鉴别一种气味主要依靠嗅觉，当人们感觉食之无味时常先注意到嗅觉减退了。

病因

嗅觉：鼻腔、鼻腔到大脑神经通路、大脑的病变都可影响嗅觉。例如普通感冒引起鼻阻塞，因为气味不能接触到嗅觉感受器会出现嗅觉减退。因为嗅觉会影响味觉，所以感冒时会食之无味。嗅觉感受器会被流感病毒暂时损害，所以感冒后几天甚至几周有些人会有嗅觉或味觉的问题，甚至永久失去嗅觉或味觉。鼻息肉、其他的鼻腔感染、季节性过敏性鼻炎以及吸烟也会影响嗅觉。偶尔，严重的鼻窦炎或恶性肿瘤的放射治疗会引起嗅觉或味觉的丧失，持续时间几个月或称为永久性，这些情况能够损伤或破坏嗅觉感受器。

人怎样感觉气味

区分不同气味，大脑需要嗅觉和味觉两者的信息，这些感觉从鼻和口腔汇聚到大脑。几个大脑的区域综合信息，使人能够认识和品尝味道。

在鼻腔黏膜的一个小区域含有一种特殊神经细胞称作嗅感受器，这些感受器具有嗅纤毛感受气味，空气传播的气味进入鼻腔刺激纤毛，在嗅神经纤维附近产生一个神经冲动。嗅神经纤维向上穿过鼻顶的筛板与嗅球相连，嗅球发出的神经形成嗅神经，神经冲动穿过嗅球，沿着嗅神经传向大脑，大脑把这些神经冲动翻译为不同气味感觉。同时，记忆嗅觉的脑区，颞中叶的嗅觉和味觉中枢被刺激。这种对不同气味的记忆使人能够区别和辨认出许多一生中所经历的不同气味。

成千上万的细小味蕾遍布大部分舌表面，一个味蕾含有几种具有纤毛味觉感受器。每一种类型能感受五种基本味觉：甜、咸、酸、苦、香中的一种。

这些味道在舌的任何部位都能感觉到，但某种区域对特定的味道更灵敏，甜味在舌尖感受最好，而咸味在舌前两侧感觉最好，香味在舌的两侧感觉好，苦味在舌的后三分之一感觉灵敏。食物在口中刺激味蕾，引起神经冲动，神经冲动经颅神经传向大脑，在大脑中形成不同味觉感受。食物的气味、味道、质地和温度的感觉信息在大脑中加工，当食物进入口中咀嚼时就产生了不同的味觉。

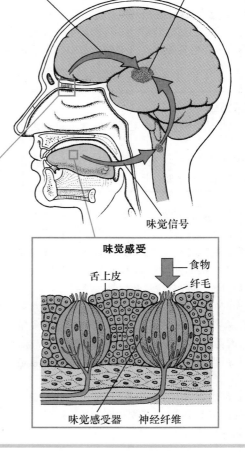

嗅觉信号　　　嗅觉和味觉中枢

味觉信号

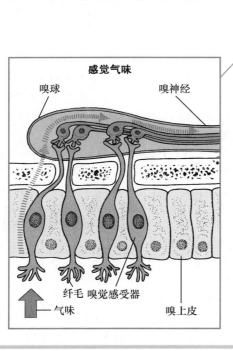

感觉气味

嗅球　　　嗅神经

纤毛　嗅觉感受器　　　嗅上皮

气味

味觉感受

食物

舌上皮　　　纤毛

味觉感受器　　神经纤维

嗅觉丧失常见的病因是脑外伤,可能发生在车祸中。在嗅神经纤维破坏或在鼻顶被剪断时会发生永久性嗅觉丧失。鼻顶有分隔鼻腔和颅腔的骨板形成,筛板骨折、邻近筛板的感染或肿瘤会引起嗅神经损伤。

阿尔茨海默病及其他的脑萎缩疾病也可损伤嗅神经,通常引起嗅觉丧失。很少一部分人有先天性嗅觉缺失。

嗅觉过敏与嗅觉丧失相比少得多。孕妇常有嗅觉过敏现象。嗅觉过敏可以是心理性的,心理性嗅觉过敏者多有特殊的人格经历。

一些疾病会使嗅觉出现偏差,把正常的气味嗅成不愉快的气味。这些疾病包括:

- 鼻窦感染
- 嗅神经的部分破坏
- 口腔卫生不佳
- 口腔感染
- 精神压抑
- 病毒性肝炎,可由无害气味引起的恶心而产生嗅觉障碍

嗅觉记忆储存的脑区-颞叶中回在接受刺激后可能产生短暂错误的感觉,这种感觉是强烈的,不愉快的嗅觉(嗅幻觉)。这些嗅觉是强烈感觉的一部分,是一种感知的开始,并不意味着嗅觉障碍。由疱疹病毒引起的颅内感染也可产生嗅幻觉。

你知道吗……

偶尔,嗅觉和味觉疾病是由肿瘤这类严重疾病引起的。

因为随着年龄增加,嗅觉和味觉感受能力减退,老年人吃得较少并出现营养不良。

味觉:味觉减退或消失通常由影响舌的因素引起,常见于口内干燥时。这些情况包括 sjogren 综合征、吸烟过度(尤其是用烟斗吸烟)、头颈部的放射治疗、药物应用(包括抗组胺和抗抑郁药物阿米替林)。营养缺乏,如锌、铜、镍含量,均能够改变味觉和嗅觉。

在贝尔氏麻痹中,舌前三分之二的一侧舌味觉常被损伤(贝尔氏麻痹影响的一侧)。但是这种感觉丧失常不被感觉到,因为舌的其他部分感觉正常或有所提高。烧伤可能暂时损害舌味蕾。神经性疾病包括抑郁和紧迫也可损伤味觉。

味觉失真可能由牙龈发炎引起,也可由引起味觉或嗅觉丧失的相同情况引起,包括抑郁和紧迫。嗅觉失真可由药物引起,比如下面这些药物:

- 抗生素
- 抗惊厥类药物
- 抗抑郁药物
- 某些化疗药物
- 利尿药物
- 治疗关节炎的药物
- 治疗甲状腺的药物

聚焦老龄化

50 岁以后,嗅觉和味觉的感受能力开始逐步下降,鼻黏膜变薄变干燥,并且嗅神经退化,老年人能够感觉强烈气味,但较温和气味感觉起来较困难。

随着年龄增加,味蕾数目也下降,剩下的嗅神经变得不敏感。这些改变对甜味和咸味感觉的减低比酸味和苦味要明显,因此,许多食物感觉起来比较苦。

因为嗅觉和味觉随着年龄增加逐渐消失,许多食物吃起来无味。口腔变得干燥,更减低了对食物的气味和味道的感受能力。同时,许多老年人有一些疾病并吃一些药物更加重了口干。因为这些变化,老年人吃饭更少,那么,他们得不到足够营养,如果他们已经有了疾病,情况就会恶化。

诊断

测试嗅觉时,拿普通的芳香物质(如肥皂、香草豆、咖啡和丁香)放在被试者的鼻子下面,每次一侧鼻孔。被试者要求回答是什么气味。也可以用标准的商业嗅觉测试盒进行正规测试。味觉可以用甜味、酸味、咸味和苦味进行测试。

医生或牙医通过检查口腔和鼻腔异常,包括感染和干燥。如果病因不明显,头颅的 CT 和 MRI 可以显示筛板附近的结构异常(如肿瘤、脓肿或骨折)。

治疗

治疗由引起嗅觉或味觉异常的病因决定。比如说,鼻窦感染和应激可以用雾化吸入、鼻喷剂、抗生素,有时也可手术治疗。营养缺乏可补充治疗。肿瘤可以手术切除或放射治疗,但是这些治疗方法通常嗅觉保留很困难。鼻息肉摘除后,有时嗅觉功能能够恢复。吸烟者应戒烟。其他的建议包括:

- 更换或停用药物
- 口含糖果以增加口腔湿润度
- 改善口腔卫生
- 等几周看看原发病是否消失

少有的情况,当病因未明时补充锌(可以非处方购买)有效,尤其对嗅觉失真或味觉减退或失真。

第 216 节

咽 喉 疾 病

喉(咽)及喉腔疾病可能是短期的炎症和感染、慢性炎症或异常增生。特殊疾病包括声带息肉和小结、接触性溃疡、声带麻痹、喉囊肿、喉乳头状瘤和喉癌。

儿童较成人更易罹患咽喉感染,病因、症状以及治疗与成人类似。在成人,性传播的淋病可能感染喉部。

扁桃体周围蜂窝织炎及脓肿

扁桃体周围蜂窝织炎是指扁桃体周围组织的细菌感染;扁桃体周围脓肿是指扁桃体周围区域的积脓。

- 有时喉部的细菌感染可以向周围扩散。
- 典型症状包括喉痛、吞咽时疼痛、发热、肿胀和潮红。
- 诊断依靠喉部检查,有时依靠喉部影像学检查。
- 抗生素有利于清除感染。
- 脓肿可以用穿刺或切开引流。

咽喉部细菌尤其是链球菌和葡萄球菌的感染能扩散至深层组织,这种情况称为蜂窝织炎。如果感染细菌没有查清,脓液的收集将是很有用的。脓肿会在扁桃体周围或咽旁形成。扁桃体周围炎和脓肿多见于青少年。

临床表现

扁桃体周围炎或周围脓肿吞咽时有严重疼痛,常放射到耳部。患者有严重的喉痛,感觉明显不适,发热,头常偏向脓肿侧,以减轻疼痛,咀嚼肌痉挛使张口困难。周围炎常引起充血、扁桃体上部及软腭肿胀。脓肿将扁桃体推向前方,悬雍垂肿胀,移向对侧。其他常见症状包括发声含糊不清,流涎及严重的口臭。

诊断与治疗

医师会通过咽喉部视诊来进行诊断。一般不用进一步检查,当不确定是否有脓肿存在时,可借助 CT 或超声来辅助诊断,当怀疑有脓肿形成,可用细针穿刺抽脓。

治疗予静脉输注抗生素(如青霉素或克林霉素等)。如无脓肿,抗生素常在 48 小时内开始显效。若脓肿已形成,应予局部麻醉后切开引流或穿刺抽脓,同时继续口服抗生素。

脓肿易复发,所以感染控制后 4 ~6 周行扁桃体切除术,若抗生素对感染控制得不好,亦可尽早切除扁桃体。

会 厌 炎

会厌炎是指会厌部的细菌感染性疾病。

- 会厌炎可能阻塞呼吸道而致命。
- 主要症状是严重的喉痛、喉鸣和呼吸困难。
- 医生在检查室通过纤维喉镜观察会厌来诊断。
- B 型流感嗜血杆菌疫苗可以对这种细菌进行免疫。
- 抗生素可以清除感染,气管内插管可以防止封喉。

会厌是位于喉入口处,当吞咽时它会遮盖声门。细菌感染常引发会厌炎,通常感染细菌为 B 型流感嗜血杆菌,以儿童多见,通常的抗流感嗜血杆菌疫苗的使用可控制其发生。现在更多的会厌炎发生在成年人。然而,儿童可能通过感染其他细菌患上会厌炎,并且没有注射疫苗的儿童可能感染流感嗜血杆菌。

会厌的炎性肿胀会堵塞气道,导致呼吸困难甚至死亡。由于儿童气道较小,所以比成人更加危险,但会厌炎对成人也是致命的。

症状有咽喉疼痛、吞咽困难、发热、流涎及发音含糊。因感染位于会厌,咽喉后部常无感染表现。当肿胀的会厌阻碍气道,患者开始表现为吸气相喘鸣,而后迅速加重为呼吸困难,这些情况发展迅速。

医师可根据患者的症状来进行初步诊断,如成人无喉鸣或呼吸困难,医师可行间接喉镜或 X 线片检查,多能看见肿胀的会厌。也可行纤维喉镜检查。儿童更容易突发并形成完全的气道阻塞,尤其在喉部检查时。为降低危险性,医生通常在处置室检查喉部和会厌,而不送患儿到放射科。

由 B 型流感嗜血杆菌感染引起的会厌炎可以通过 B 型流感嗜血杆菌疫苗预防。

对于无呼吸困难的患者可予抗生素治疗,并收住院在 ICU 行密切观察。如患者出现呼吸困难,则需行经口或经鼻气管插管,以保证气道的通畅。如果会厌肿胀严重,无法行气管插管,则需行颈前气管切开术插管。

喉　　炎

喉炎是喉腔的炎症性疾病。

- 通常是病毒引起炎症。
- 典型症状是声嘶或失声。
- 诊断依靠症状和声音改变。
- 通常声休和防止刺激就足够了。

急性喉炎最常见的原因是上呼吸道病毒感染,如通常的流感。喉炎常伴有支气管炎或上呼吸道的其他炎症。用声过度、过敏反应、刺激性气体(吸烟等)均可导致急性或慢性喉炎。细菌感染性喉炎很少见。

慢性喉炎,症状持续三周以上,可由胃食管返流引起,很少部分由迁延的支气管炎引起。食欲亢进者因经常出现呕吐现象常引发喉炎。

症状是声音非自然改变,例如声嘶或失声在数小时或一天内发生。喉部有瘙痒或疼痛,患者不停清嗓子。症状严重程度与炎症程度有关。发热、乏力、吞咽困难常见于重度感染者。

可根据典型症状和声音变化来诊断。医师可通过间接喉镜或纤维喉镜看清红肿喉腔。因为喉癌也可引起声嘶,若患者症状持续几周,应警惕喉癌的可能。

病毒性喉炎的治疗取决于症状。可采用禁声休息、多饮水、蒸气吸入有助于减轻症状,促进愈合。耳语可能对喉的激惹更严重。停止吸烟,如果有气管炎进行治疗,都可减轻喉炎症状。仅在有细菌感染者给予抗生素治疗。如有特殊原因如胃食管反流、食欲亢进、药物性喉炎,特殊的治疗措施可能有所帮助。

声带小结与声带息肉

声带小结与声带息肉是导致声嘶和呼吸性发声的非癌性增生。

声带息肉通常是急性损伤(如在足球赛中大声喊叫)的结果,通常出现在声门的一侧。声带小结出现在声门两侧,主要是由于用声不当(习惯性大声说话、唱歌、喊叫或非自然的低频发声)。

症状有逐渐发展的声嘶和呼吸声。医师可通过间接喉镜或纤维喉镜进行检查。必要时要取活检以确定诊断并排除癌性增生。

治疗应避免各种声带刺激以禁声休息。若病因为用声不当,应行嗓音发声训练。通过治疗,多数声带息肉可自行消退。而多数声带小结则需行手术切除以恢复嗓音。

声带接触性溃疡

接触性溃疡是声带附着处软骨表面的黏膜溃烂。

接触性溃疡常因滥用声音、大声讲话所致,尤其是刚学会说话者。常见于歌唱者、教师、牧师、售货员、律师等职业要求大量说话者。胃酸反流亦可致接触性溃疡。

症状有讲话、吞咽时轻度疼痛,不同程度的声嘶。医师会通过纤维喉镜检查并取组织病检以确定为非癌性增生及结核性。

治疗予禁声休息尽量少语至 6 周,以利溃疡愈合。

为预防复发,患者应进行嗓音治疗,以学会正确发音,言语治疗师可以提供相关帮助。

 你知道吗……
胃食管返流在声带附近可形成溃疡。

对于胃酸反流患者予抗酸剂,注意晚上睡觉前 2 小时不进食,睡觉时将头位抬高。抗生素在溃疡愈合过程中可以防止细菌感染。

声 带 麻 痹

声带麻痹是控制声带运动的肌肉麻痹性疾病。
- 声带麻痹可由肿瘤、外伤或细菌或毒素造成的神经损伤引起。
- 典型症状包括发声改变和呼吸困难。
- 诊断依靠喉腔、气管或食管的检查。
- 几种方法可以防止气道关闭。

声带麻痹可能是单侧或双侧的,女性多于男性。可因脑部疾病,如脑肿瘤、脑卒中、脱髓鞘疾病或支配喉肌的神经损伤所致。神经可被肿瘤、外伤、病毒感染、Lyme 病、神经中毒如铅、汞、砒霜或白喉毒素等损伤而造成麻痹。

临床表现与诊断

声带麻痹可影响说话、呼吸和吞咽。麻痹可致食物误吸入气管和肺部。若一侧声带麻痹,有声嘶、气促,通常对侧声带外展使声门开放足够大,不致产生呼吸困难。双侧声带麻痹时声音强度下降但其他方面正常,然而声门裂狭窄,气道不足,以至于轻度的活动即发生呼吸急促、呼吸困难及呼吸时高音调喉鸣。

医师应设法了解麻痹的原因,应作喉、气管、食管内镜检查。头、颈、胸部、甲状腺 CT 或 MRI 扫描,食管 X 线检查是必要的。

治疗

一侧声带麻痹,可行手术把麻痹的声带移到合适的位置以改善发声。手术包括在麻痹的声带旁植入一个可调节的调整垫或于麻痹侧声带下注射一种物质,使两侧声带靠拢。

双侧声带麻痹时产生气道阻塞,应作气管切开术。气管造孔可永久性存在或在上呼吸道感染期间暂时存在。杓状软骨切除术可使双侧声带分开,改善通气,但声嘶更严重。激光行一侧或双侧声带部分切除术较杓状软骨切除术更为优越些,并且可以增宽声门。如果手术得当,激光切除可以保留满意的发声,治疗并防止气管切开。

声 带 疾 患

　　声带松弛时,通常形成 V 形开口,使空气能畅通地通过气道。讲话和吞咽时,声带关闭,将一小镜置于病人口内,可以看到声带,检查有无异常,如息肉、小结、溃疡和麻痹。所有的异常都会影响发音,声带麻痹可能影响一侧或两侧声带。

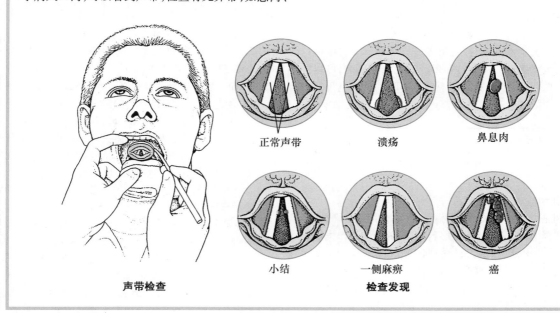

正常声带　　　溃疡　　　鼻息肉

小结　　　一侧麻痹　　　癌

声带检查　　　　　　　**检查发现**

喉含气囊肿

　　喉含气囊肿是喉腔黏膜部分向外突出而形成的囊肿。

　　喉含气囊肿可向内突起,发生声嘶,阻塞气道;或向外突起在颈部形成包块。喉含气囊肿内含空气,当患者闭口捏鼻用力向外呼气时,囊肿扩大。这种囊肿常见于吹管弦乐器的演奏家。

　　CT 检查可见囊肿光滑,鸡蛋形。囊肿可继发感染或充满黏液样液体。通常采用手术切除。

第 217 节

鼻、咽、喉部癌

　　因为某些相似之处,医师通常将鼻咽喉部癌一起考虑。在这些相似中有病因相似,许多患有鼻、咽喉部癌的人有吸烟、饮酒的习惯。

　　这些癌发生于喉腔、鼻周骨质中的鼻窦、鼻咽部以及扁桃体。口腔癌在许多方面也与之类似。由于癌症的致死性,终末期患者应做好多方面准备,坦诚地与医师商讨治疗方案,以及寻求临终关怀。

喉 癌

■ 患者可有声嘶、颈部包块或呼吸吞咽困难。

■ 病理检查很必要。

■ 预后与癌症的分化程度有关。

■ 治疗通常是手术和放疗,有时也用化疗。

喉癌是头颈部最常见的肿瘤。男性多见。与吸烟、饮酒有关。

临床表现与诊断

癌肿常起源于声带或周边组织,引起声嘶。声嘶持续时间超过 2 周者应看医师。其他部位的喉癌症状常有体重减轻、喉痛、耳痛、吞咽或呼吸困难或综合多种症状。有时由癌扩散至颈淋巴结引起的颈部包块可能是第一症状。

喉部间接喉镜、纤维喉镜检查及病理活检可确定诊断。病检常在手术室进行,对患者施以全身麻醉。也可在门诊行局部麻醉后进行。如果已确定患有癌症,可以进行颈部的 CT 检查和胸部的 X 线或 CT 检查,正电子发射扫描也可以进行。

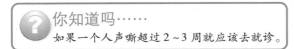

你知道吗……
如果一个人声嘶超过 2～3 周就应该去就诊。

分期与预后

分期是根据肿瘤大小及侵民犯范围对其进行评估。有助于选择治疗方案及评估预后。喉癌的分期是根据原发灶大小、侵犯范围、淋巴结转移情况以及全身转移情况。Ⅰ期异型性较小,而Ⅳ期异型性最大。

肿瘤越大、转移越多则预后越差。如果已出现肌肉、软骨、骨转移,治愈可能性很小。早期喉癌无转移患者五年存活率达 85%～95%,而伴有局部淋巴结转移患者仅为 50%。若患者已出现远处转移,多于 2 年内死亡。

治疗

喉癌的治疗取决于分期和癌肿生长的准确部位。早期喉癌可用手术或放射治疗。通常为了预防转移,放疗范围也包括双侧颈淋巴结,因为有些癌细胞转移到这些淋巴结。若癌肿累及声带,常用放射治疗,因为可保留正常的声音。然而对于极早期喉癌,显微镜激光手术有极好的效果,既可保留发音又有较高治愈率并且可以一次完成。通过内窥镜切除喉肿瘤得到了广泛应用,对较大的肿瘤来说是相对于放射治疗的一个可行的选择。

对于癌肿大于 3/4 英寸及已经有软骨、骨转移的患者,通常进行综合治疗。行部分或全喉切除术后辅以放疗。放疗通常也可辅以化疗作为晚期的疾病治疗方法,这种方法能保证一定治愈率同时尽可能保留发音能力,但治疗后残存癌肿需行手术切除。对于更晚期患者,化疗对缩小癌肿、减轻疼痛有一定帮助,但无法治愈。

肿瘤治疗有较大的不良作用。手术后常常影响吞咽和发音功能。需对这种病人进行康复训练。内窥镜手术与颈部切口手术相比,在切除肿瘤的同时减少了影响吞咽和发音的不良作用。一些方法可以使无声带的患者产生较好的发音效果,这依靠特殊组织的转移并行重建手术。放疗会导致局部皮肤损害,如炎症、脱发、瘙痒、瘢痕、味觉丧失、口干等,偶尔会破坏正常组织。行放疗时需处理牙齿问题,有问题的牙齿需先行拔除,因为放射治疗会使后续的牙齿治疗工作失败,以及颌骨严重的感染。化疗根据药物的不同也会有各种副作用,常见有恶心、呕吐、脱发、感染等。

无喉者发音

发音需要一个声波源和规范震动成单词的方法。通常由声带提供震动,由舌、腭、唇来规范震动成单词。声带切除的患者如果能够提供另外的声波振动源,可以重新发声。无喉者能够发声有三种可选择方式:食管音、电子喉、气管食管瘘。在三种技术中,声音通过咽喉、腭、舌、牙齿和唇构成言语。

食管发音,患者应学会食管吞气并逐渐放气,像打嗝样,产生声音。食管发音比较难学,对别人来说比较难懂,但它不需要手术或机械辅助。

电子喉是一种电力驱动的振动装置,把它抵在颈部时相当于一个声源,它产生一种人造的、机械声。电子喉容易使用,也比食管音易懂,但它需要电源并且必须由使用者手持。对于一些人来说虽然它有一些瑕疵,电子喉可以很少或必须训练就可以应用。

气管食管瘘是在气管和食管之间手术植入一个单向瓣,这个瓣在患者呼气时分流一部分气体进入食道而发声。气管食管瘘发音需要大量练习和训练,最后很多人可产生舒适流畅的声音。瓣可以存在很多月,但需要每天清洁,如果瓣不能正常工作,分泌物、液体、食物会意外进入气管。一些类型的瓣需要病人用手指堵住气管瘘口来操作瓣,另一些则不用。

鼻 窦 癌

鼻窦癌常见于上颌窦与筛窦,在北美洲国家少见,但在日本与南非的斑图人种常见。病因不明,但认为与长期吸入某种木屑或金属粉尘有关。慢性鼻窦炎与之无关。

由于鼻窦给肿瘤提供生长的空间,多数患者直到中后期才表现出症状。如疼痛、鼻塞、复视、鼻血和牙齿松动(由于肿瘤压迫上颌骨邻近组织)。

治疗为手术联合放射治疗。现在的外科技术能够完整的切除癌肿而保留周围正常组织(如眼球)。并且能对缺损进行修复重建而保持较好的外观。早期治疗预后好,但通常生存率较低,仅 10%～20% 有五年以上生存率。

鼻 咽 癌

■ 患者经常感觉到耳内胀满感和疼痛,可能有听力损伤。

■ 诊断需要病理,影像学检查可以评估癌症侵犯范围。

■ 治疗方法包括放疗、化疗,有时需要手术治疗。

　　鼻腔和上咽部的癌症在任何年龄的人群中都可发生。在北美洲国家少见,但在东方国家是一种最常见的癌症。移居北美的中国人较北美其他人群常见。在美国出生的中国人较其父辈发病率稍低。

颈 部 包 块

　　医师可发现无任何症状的颈部异常包块。大多数颈部包块是因周围组织感染所致肿大的淋巴结,例如咽喉部的感染。也可能是癌症转移或淋巴瘤所致。颈部淋巴结是体内最常见的癌转移部位,无痛性颈淋巴结长大更应引起重视,若淋巴结数日不消应及时就诊。

　　医师应行耳、鼻、咽、喉、扁桃体、舌根、甲状腺及涎腺检查,检查包括通过间接喉镜或是纤维喉镜观察咽喉部,若无确切感染和肿瘤征象则需行进一步检查。医师可用细针穿刺包块取细胞进行分析,也可行头颈部 CT 或是 MRI。儿童颈部淋巴结长大多为感染所致,通常先给予抗生素治疗。

　　为了进一步查明癌肿的原发部位,需进行上消化道 X 线检查,甲状腺扫描,胸部 CT 扫描。喉镜、气管镜以及食管镜检查也可能用到。

　　当在肿大的颈淋巴结内发现有癌细胞而原发灶不明时,颈部癌性淋巴结、周围其他淋巴结及脂肪组织应手术切除。严重者应包括颈内静脉以及周边神经和肌肉。此外,可再行放射治疗。

　　EB 病毒,引起传染性单核细胞增多症,在鼻咽癌的发生发展过程中起着重要作用。该病有遗传倾向。此外,进食大量咸鱼而维生素摄入不足的青少年更易患此病。

　　首发症状常为鼻阻塞和咽鼓管阻塞。表现为单耳的闷胀感,耳内疼痛及听力下降。如果咽鼓管阻塞,会引起中耳积液。病人可能有带血脓涕、淋巴结肿大及鼻出血。偶见有部分的面部和眼部麻痹。癌症扩散可引起颈淋巴结肿大。

　　医师可通过活检来确定诊断。颅底 CT 与头颈部 MRI 可以分析肿瘤侵犯的范围,正电子发射扫描又可以用来评估肿瘤侵犯的范围。

　　鼻咽癌的治疗予放疗和化疗。尽管这类肿瘤常不需要手术治疗,但若肿瘤较大或持续存在则需手术治疗。35% 以上的患者至少存活 5 年以上。早期治疗能显著的提高生存率。

扁 桃 体 癌

■ 扁桃体癌与吸烟和饮酒密切相关。

■ 患者通常有咽痛,有时可见颈部肿块。

■ 病理对诊断很有意义,其他辅助检查都是为了确定肿瘤侵犯范围。

■ 治疗包括放疗、外科治疗和化疗。

　　扁桃体癌以男性多见。常与吸烟、饮酒有密切关系。最近有迹象表明乳头状瘤病毒同肿瘤发生也有相关性。有乳头状瘤病毒相关肿瘤且无吸烟史的患者生存率较高。癌症常扩散至颈淋巴结。好发于 50～70 岁人群。

　　通常其首发症状为咽喉疼痛,常放射至同侧的耳部。癌症扩散至颈淋巴结可引起颈部包块,可在其他症状之前发生。取扁桃体组织做病理检查即可确诊。因这些区域可有其他癌症(约 10%),所以,应作喉镜、气管镜、食管镜检查。胸部进行 X 线检查,头部和颈部可进行 CT 检查。约 50% 的患者可存活 5 年,疾病预后与治疗时肿瘤分期有关。

　　治疗包括放射治疗、手术治疗和化疗。小的肿瘤可以单独用手术治疗或辅以化疗。大的肿瘤需放疗和化疗联合治疗。手术治疗对联合治疗效果不好的病例可能有用。手术治疗包括切除肿瘤、颈部淋巴结、部分颌骨。术后重建取得了显着进步,这对于面部外形及功能有重要作用。

第 20 章

眼 科 疾 病

眼的生物学

眼睛的结构与功能十分复杂。眼睛需要不断地调节进入眼内的光线量,对远近不同的物体进行聚焦,并迅速将视觉信号传输至大脑以持续产生视觉图像。

结构和功能

眼眶是一骨性腔隙,眶内容纳有眼球、肌肉、神经、血管及分泌和排出泪液的泪器。眼眶呈梨形,由若干块骨头构成。

眼睛的外层为一相对坚韧的白色外壳(巩膜,俗称眼白)。眼球前部的巩膜由一层菲薄的黏膜覆盖(结膜),此膜向前达角膜缘,向后折返覆盖眼睑内侧面。

角膜是眼球前面的一层穹隆样透明膜,为光线进入眼内首先需要穿透的介质。角膜除了作为保护性屏障覆盖在眼球前部外,同时也是将光线聚焦在眼球后部视网膜上的重要屈光介质。光线通过角膜后,通过瞳孔(虹膜中央圆形黑色的孔洞)进入眼内。虹膜为眼内一层环形彩色膜,同照相机光圈一样,虹膜通过调节控制进入眼内的光线量。在暗光下,瞳孔开大,更多的光线便能进入眼内;反之,在亮光下,瞳孔缩小,从而减少进入眼内的光线量。瞳孔大小由虹膜中的瞳孔括约肌和开大肌控制。

虹膜的后方即是晶状体。晶状体通过改变形状将光线聚焦在视网膜上。晶状体形状的改变是通过肌肉(称为睫状肌)的活动来实现的。看近时,晶状体变厚,看远时则晶状体变薄。

视网膜上存在着对光线敏感的细胞(光感受器细胞)以及为这些细胞提供营养的血管。视网膜上存在着一小片视觉最为敏锐的区域,称为黄斑,此区域充满了数百万紧密排列的光感受器细胞。如同高分辨率的底片含有更密集的银粒一样,黄斑区高度密集排列的光感受器细胞也使人眼能敏锐地捕捉到细微的视觉形象。光感受器细胞与神经纤维相联系,这些神经纤维汇集成束便形成了视神经。视盘即是视神经的起始部,在眼球的后部。视网膜光感受器细胞将视觉形象转化为电冲动,由视神经传递到大脑。

人眼存在两种不同类型的光感受器细胞:视锥细胞和视杆细胞。视锥细胞集中分布于黄斑区,司明视力、中心视力及色觉;视杆细胞主要位于视网膜周边部,司暗视力及周边视力。视杆细胞数量明显多于视锥细胞,对光线较为敏感,但不能感知颜色。视杆细胞主要集中在视网膜周边部,不像视锥细胞那样能感知具体的中心视力。

眼球本身可分为前、后两个节段,都充满了液体。眼前节自角膜内皮面开始,止于晶状体前表面。其内填充的液体称为房水,为其周围各结构提供营养。眼后节为自晶状体后表面至视网膜之间的腔隙,内为胶冻状液体填充,称为玻璃体。眼球内的液体形成了眼内压,有助于维持眼球的形状。

以虹膜为界,眼前节又分为前、后两个小房。前房—自角膜到虹膜,后房—自虹膜到晶状体。通常,房水自后房产生,通过瞳孔缓缓流向前房,而后从位于虹膜与角膜接触部的前房角内的引流通道流出眼球。

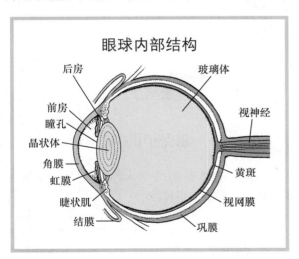

眼球内部结构

后房　玻璃体　前房　瞳孔　晶状体　角膜　虹膜　睫状肌　结膜　视神经　黄斑　视网膜　巩膜

视　路

　　左右眼的神经信号分别沿相应的视神经纤维传导,在视交叉处汇合,而后由视路传到大脑,形成视觉图像。视交叉位于眼球后方,大脑前部下方垂体前面。在视交叉处,来自一眼的视神经纤维一半交叉到对侧,一半在同侧向大脑延伸,因此,右脑接受自左侧视野传导过来的视觉信息,而左脑接受来自右侧视野的视觉信息,左右两侧视野的中央存在重合区域,双眼都可以看到,称为双眼视。

　　双眼看同一个物体时存在着一定的角度偏差,因而所接收的信息可能会存在一定的差异,大脑对这些信息进行整合后即可得出一个完整的图像。

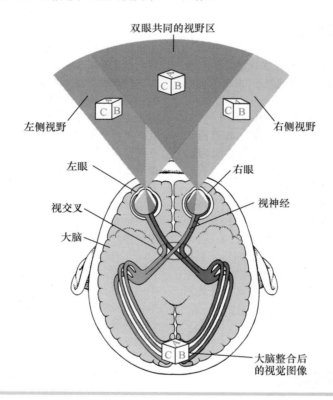

肌肉、神经和血管

　　眼球运动是多条眼外肌协同作用的结果。正是由于眼球具备各向运动的功能,从而人眼在一定范围内能从多个不同的方位看物体,而不需频繁转头。每一条眼外肌都由特定的颅神经支配。视神经(也是颅神经的一种)将视网膜的神经冲动传导到大脑的同时,其他颅神经也能将冲动传到每一个眼肌,从而控制眼球在眼眶内的运动。

　　眼球由眼动脉和视网膜中央动脉(为发自眼动脉的一个分支)供血,而由眼静脉(蜗静脉)和视网膜中央静脉将血液引流出去,这些血管都通过眼球后部进出眼球。

眼保护机制

　　眼眶的骨性结构突出于眼球的表面,保护着眼球使其能在一定范围内自由转动。

　　眼睑边缘长有一排短而硬的睫毛。上睑睫毛较长,呈向上弯曲的弧度,下睑睫毛则向下弯曲。睫毛如同栅栏一样,是眼睛的一道物理屏障,能防止飞虫、异物等对眼球的侵袭,轻微的刺激就能使眼睑反应性地眨眼,对眼球起到保护作用。

　　上下眼睑为一薄层皮肤,覆盖在眼球表面。受到异物、风、灰尘、昆虫、强光等的刺激时,上下眼睑能反射性地迅速闭合(即眨眼),形成机械屏障,保护眼球免受伤害。看到物体逐渐接近,眼球表面接触到异物或睫毛暴露于风沙、灰尘中时,就可以触发眼睑的闭合。眼睑的内面是结膜,结膜自后折返向前覆盖眼球的前表面,止于角膜缘。结膜对其下的敏感组织起着保护作用。

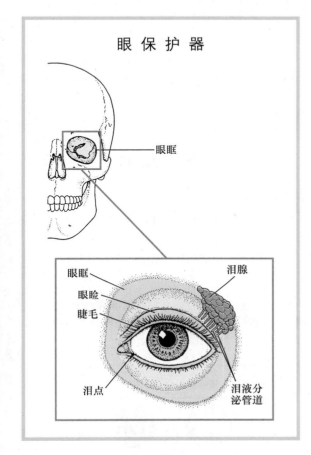

腔。在进入鼻泪管之前,各眼的泪液先由上下泪小管收纳,而后汇集进入鼻泪管。泪小管的开口位于上下眼睑内侧近鼻根部,称为泪小点。

年龄对眼的影响

人到中年,晶状体的弹性降低,变形能力减退,使得看近距离物体时聚焦功能下降,此种情况称为老视。阅读时戴眼镜或双光眼镜有助于改善老视症状。

进入老年,由于长期暴露于紫外线、风沙和灰尘中,巩膜(俗称眼白)会逐渐变成黄色或棕色。偶尔会有人出现巩膜色素斑(黑人较常见)或因巩膜变薄透明度增加变成湖蓝色。

随着年龄的增长,结膜中分泌黏液的细胞数量也在不断减少,泪液的分泌量也会逐渐减少。因眼表缺乏足够的泪液保持其湿润,老年人容易患干眼症。

角膜老年环(钙和胆固醇盐的沉积)表现为角膜周边的一段或一圈灰白线条。60岁以上老年人较为常见,但并不影响视力。

一些视网膜疾病也较常发生于老年人,如黄斑变性、糖尿病视网膜病变和视网膜脱离等。此外还有其他一些眼病如白内障,也常发生于老年人群。

随着年龄的增长,眼轮匝肌的力量也会逐渐下降。肌力下降、重力作用,再加上年龄相关性眼睑松弛,可导致下睑下垂离开眼球表面,称为下睑外翻。部分老年人还会因眼眶脂肪的萎缩出现眼球向眶内凹陷。老年人眼睑组织变得松弛,眼眶脂肪可下垂进入眼睑,使眼睑呈肿胀外观。

调节瞳孔大小的肌肉的力量也会随着年龄的增长而逐渐减弱。老年人瞳孔较年轻时小,对光反射较为迟缓,在暗室下瞳孔变大也比较缓慢。因此,60岁以上的老年人走到室外或夜间遇见迎面过来的车时,常常感觉以前很刺眼的光线不那么明亮;从明处走进暗处也不易适应,常感觉视物困难。合并有白内障的老年人,上述症状更为明显。

老年人还可能出现其他的眼部功能改变,即使配戴最好的眼镜视力也不能达到年轻时视觉清晰状态,尤其是存在白内障、黄斑变性或进展性青光眼者。由于投射到眼底视网膜的光线量减少,老年人往往需要增加照明光的亮度并提高物体与背景之间的对比度来达到较为清晰的视觉效果。老年人还常常感觉眼前有黑影(漂浮物)飘动,但一般不影响视力。

眨眼时,眼睑将泪液涂布在眼球表面。泪液是盐性液体,能不停地冲刷眼球表面以保持眼表的湿润,同时,也能为无血管的角膜提供氧气和营养物质。而在闭眼时,眼睑还有助于保持眼球表面的湿润。上下眼睑的边缘都存在着一些小的腺体,能分泌油脂性物质构成泪膜的最外层,以防止泪液的蒸发,保持着眼表的湿润。如果缺乏泪液的滋润,透明的角膜会变得干燥、脆弱、易感染并且易混浊。泪液也可冲洗掉进入眼表面的小异物。并且,泪液中含丰富的抗体,能抵御外界的感染。因此,眼睑和泪液都是维持眼睛屈光介质清晰的重要保护性结构。

泪腺位于眼球的外上方,分泌泪液中的水样成分。结膜中的黏液腺分泌黏液成分,与水样泪液混合形成更具保护作用的泪膜。双眼泪液各通过一鼻泪管引流入鼻

眼部疾病的症状与诊断

眼部的自觉症状包括视力改变、眼部外观异常和感觉异常。眼部症状是眼睛本身疾患的反映,有时也可是其他器官疾病的表现之一,如大脑疾病就可以表现有眼部症状。有时,眼部症状的出现只是全身某些器官或系统性疾病的一个表现。

出现了眼部症状,要及时到医院就诊。但是,有些眼病在早期可以没有症状或症状极轻微而不易察觉。因此,定期的眼部检查必不可少,应常规每 1~2 年由专业的眼科医师或验光师进行一次专科检查,当有眼部异常时,检查应更为频繁。

存在眼睛或视力异常的患者在描述病情时,要详细叙述症状的部位以及症状持续的时间,医生会对眼部及眼周进行详细检查,也可能需要酌情检查身体的其他部位。眼部检查通常包括屈光度、视野、检眼镜、裂隙灯及眼压测量。

眼 部 症 状

视力改变

视力的改变包括视力下降和视物变形两种类型。这两种症状患者往往不易区分,而被描述成视物模糊。

视 路 受 损

左右眼的神经信号分别沿相应的视神经纤维传导,在视交叉处汇合后,来自一眼的视神经纤维一半交叉到对侧,一半在同侧向大脑延伸,由于这种解剖关系,大脑都可以接收来自左右两侧视野的信息。眼部或视路受损的部位不同,视野缺损的类型也各有差异。

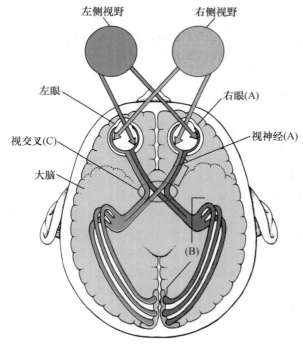

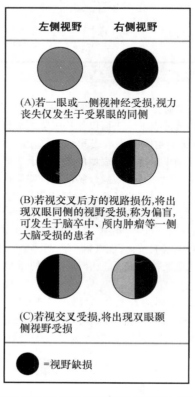

左侧视野	右侧视野
(A)若一眼或一侧视神经受损,视力丧失仅发生于受累眼的同侧	
(B)若视交叉后方的视路损伤,将出现双眼同侧的视野受损,称为偏盲,可发生于脑卒中、颅内肿瘤等一侧大脑受损的患者	
(C)若视交叉受损,将出现双眼颞侧视野受损	
● =视野缺损	

视力下降

视力下降可分为部分视力下降和完全性视力丧失。视力下降的患者可能什么都看不见，或仅在黑暗中能分辨光亮，或能看见物体模糊的轮廓。视力下降可出现在单眼也可双眼发生，时间可长可短，可暂时出现也可永久不愈，可表现为部分视野缺损也可完全失明。通常，突发急骤的视力下降往往很容易被患者发现而能及时就诊，而慢性视力下降则不易察觉，甚至因遭遇车祸等突发因素而进行全面的眼部检查时才得以发现。

完全性的视力丧失可发生在单眼或双眼。常见的疾病包括视网膜血管阻塞、糖尿病、视神经损伤、青光眼、白内障、黄斑变性和外伤等。有些地区的特定感染也可引起失明。偶有患者出现暂时性完全或部分视力下降，而后自行缓解，可能是短暂性脑缺血发作所致（也称微小卒中）。

有些视力下降可仅累及部分视野，称为视野缺损。不同疾病的视野缺损表现可各不相同。左侧脑卒中或肿瘤可表现为双眼右侧半全部或部分视物不见，而左侧半视力完全正常。另一种类型的视野缺损表现为双眼视外侧视野不能（双眼仍能正常地看见视野中心部分）。颅底视交叉下方脑垂体附近的肿瘤或动脉瘤常导致双眼周边视野缺损而中心视力正常。黄斑变性、某些视神经疾病的患者视野缺损往往表现为中心视力受损，而周边视野正常。许多影响视网膜的疾病最终都会造成局部不规则的视野缺损，如糖尿病视网膜病变、高血压视网膜病变、视网膜脱离等。青光眼及某些视网膜疾病如视网膜色素变性患者可表现为周边视野局限性缺损，病情逐渐发展，可呈360°周边视野缺损而中心视力保持良好，即管状视野。

通过患者的主诉症状以及眼部检查常可找到导致视力下降的原因。眼部检查包括屈光度、视野、检眼镜、裂隙灯及眼压测量等。根据医生的判断，可能还需进行其他一些特殊检查。

视力下降患者需针对原发病进行治疗。然而，有可能并无有效治疗。

视物变形

视物变形也是一种重要的视觉症状，常表现为既看不清楚，也看不真切。视物变形可能因屈光不正、深度感异常、复视、眩光或光晕、闪光感、眼前漂浮物等引起，也可因色盲所致。

屈光不正： 屈光不正是指眼睛不能将物体清晰地聚焦在视网膜上，因而导致视物模糊。屈光不正常因角膜或晶体的聚焦能力与眼球轴长不匹配，导致物体的成像位于视网膜前或视网膜后所致。若只是看不清远处的物体，称为近视，若看近处物体也模糊，则为远视。既有近视又有远视的患者，整个视野中的物体都是模糊的，模糊的严重程度取决于物体与眼睛的距离。人到中年，多数人即使之前视力非常好的人会出现看近困难，称为老视，即老花眼。

盲及致盲原因

任何因素阻挡光线入眼到达视网膜或干扰视觉冲动向颅内传递都能对视力造成影响。法定盲的标准是：视力较好眼最佳矫正视力≤0.1或视力较好眼视野<20°。很多法律鉴定为盲的患者能大体辨认物体的形状及大体轮廓，但不能分辨细节。

以下因素可致盲：

光线不能到达视网膜

- 沙眼、麻风、丝虫病等感染导致角膜混浊出现瘢痕
- 维生素A缺乏导致干眼、角膜软化症等，出现角膜瘢痕混浊。
- 严重外伤破坏角膜导致角膜混浊瘢痕形成
- 白内障导致晶体透明度降低

光线不能正确聚焦在视网膜上

- 严重的屈光不正，框架眼镜或接触镜不能矫正者

视网膜不能正常感知光线

- 视网膜脱离

- 糖尿病
- 黄斑变性
- 视网膜色素变性
- 视网膜血液供应不足，如视网膜动脉或静脉阻塞，可因视网膜血管壁的炎症（如颞动脉炎）所致，或因来自身体其他部位的栓子阻塞视网膜血管所致（如颈动脉栓子）
- AIDS患者视网膜巨细胞病毒感染

视网膜所产生的神经冲动不能正常传导到大脑

- 影响视神经或视路的疾病，如颅内肿瘤、脑卒中、感染、多发性硬化等
- 青光眼
- 视神经炎

大脑不能正确整合由眼睛感知的信息

- 影响大脑视觉信号处理部位（视觉中枢）的疾病如脑卒中、肿瘤

散光是屈光不正的另一种类型，由角膜曲率不规则所致。形象地讲，就是角膜弧度不规则可能导致某一方向如横向的线条能清晰聚焦在视网膜，而另一方向如垂直向的线条较模糊。曲率的不规则可出现在角膜的任意角度上，每只眼的表现可能都不一样。散光可单独发生，也可与近视或远视同时出现。

屈光不正可通过眼镜（包括框架眼镜或接触镜）或屈光手术如激光原位角膜磨削术（即 Lasik 术）进行矫正。部分患者可能需要不止一副眼镜，一副用于看

远，一副用于看近，如双光眼镜。屈光不正所导致的视物模糊通常可完全矫正，患者戴镜后视力可达正常。

何为散光？

散光是由于角膜或晶状体的表面曲率不规则（不同径线的曲率半径不一致），通过不同平面的光线不能在同一焦点汇聚所致。例如，垂直方向聚焦时水平方向却不能正确聚焦（反之亦然）。曲率不规下图是检查散光的标准图（单眼测试）：

则可出现于各个平面，双眼之间也可能不一样。散光的患者（两只眼可分别进行检查）可能看某一方向的线条比其他方向的线条更为清晰。散光可通过框架眼镜或接触镜进行校正。散光常合并有近视或远视。

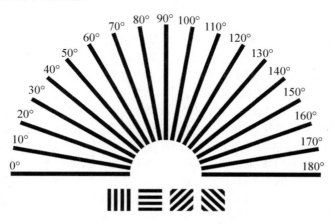

深度感异常：深度感是指感知物体在空间中相对位置的功能，深度感异常的患者常不能正确分辨两种物体哪一个离自己更近。

视网膜就像照相机的底片一样，是一个二维的平面，仅能产生二维图像。大脑将双眼的二维图像进行整合后即产生了三位空间感，即立体视。正是立体视功能使我们有了直观的深度感。妨碍双眼所视物体正确整合的疾病（斜视）都能影响立体视觉。

然而，与立体视不同的是，单眼也有一定的深度觉，如感知物体的相对大小、层次、相对运动、运动视差、结构或纹理等。例如，两辆相同的汽车，前面那辆看起来会觉得较后面的大，距离我们较近的车速度看起来更快。运动视差是指当头左右转动时，视野中距离较近的物体似乎移动的速度更快、在视野中走动的距离更远。距离较远的物体看起来较模糊（因空气折射的缘故），表面纹理也不够清楚。当然，上述单眼深度觉是在我们已经有了对这些物体正常大小及外观的正确认识之后才会出现的，否则则无法感知。

复视：即视物重影。复视通常只发生于双眼同时视物时。这种复视常由双眼不能保持在同一直线上所致，常由一条或多条支配眼球运动的眼外肌或神经的功能减弱所致，这种功能减弱常导致斜视。此外，其他原因如疲

劳、酒精中毒、多发性硬化、外伤等也可导致复视。突发性复视常提示颅内或神经系统的严重疾病如肿瘤、动脉瘤或脑卒中等。复视也可出现于单眼视物时，但较为罕见，可能的原因包括白内障、不规则散光、晶状体的位置异常及视网膜脱离等。

出现复视时，首先要确定是单眼还是双眼复视，前者提示疾病发生于出现复视的眼，后者则提示眼肌运动异常。若双眼复视，医生会更多地关注眼部肌肉对眼球运动的影响，常要求患者在头位固定的情况下向各个不同的方位活动眼球，也可能用红色镜片遮盖一眼或借助于棱镜来判断究竟是哪条眼外肌肌力异常导致了眼球的运动障碍。

对于复视，往往针对导致复视的原发病进行治疗。

眩光或光晕：有些患者常自述看明灯时眼前有眩光或光晕，尤其是夜间开车时症状尤为明显，在老年人、屈光手术后或多种类型的白内障患者中较为常见。此外，对于瞳孔充分散大后（如点散瞳药后）的患者，因光线可以通过晶状体的周边部进入眼内，与自晶状体中央进入眼内的光线屈光方向不尽一致，因此也可出现眩光的症状。

有的患者眩光或光晕的自觉症状可通过治疗原发病而缓解，如因白内障所致者，白内障术后症状即可消除。

否则，还是应该谨慎小心，如夜间或点用散瞳药物后尽量少驾车，驾车时要尽量避免直视对面的汽车头灯等。

夜盲：老年人常感觉在暗光下视物较困难，有时甚至表现为夜盲。夜盲症状尽管是视网膜变形性疾病如视网膜色素变性等的特征性表现，但最常见于白内障患者。老年人因在暗光下瞳孔扩大的过程缓慢，暗适应时间较年轻人会有所延长。对于出现夜盲症状的患者，眼部检查应关注是否有白内障，还需要用眼检镜详细检查眼底。

在治疗方面，首先要注重治疗原发病，同时增加室内的光照亮度，尤其是厨房、台阶等容易受外伤地方的照明度，以提高安全度。

闪光感：有些人自述眼前有明亮的光芒、闪电样或条纹样光带闪过，这种视觉症状常因胶冻样玻璃体液化所致，偶可见于出现视网膜脱离或偏头痛的患者。在偏头痛发作前，一些患者自述可见到眼前一过性锯齿状明亮的线条。闪光感也可见于后脑勺受撞击时（俗称"眼冒金星"），可能是大脑视觉中枢受到刺激所致。眼部检查时需使用检眼镜详查眼底。视网膜脱离或偏头痛患者需治疗原发病，而其他原因所致的闪光感多无需治疗。

色盲的病因

色盲（色觉障碍）是指不能辨认某种或某些颜色。本病多为先天性疾病，常为 X-连锁隐性遗传，男性多发，女性常为基因携带者，自身较少发病，但可将致病基因遗传给子女。

大多数色盲是由于某种视网膜感光细胞（光感受器细胞）缺乏或异常所致，如最为常见的红绿色盲。然而，蓝黄色盲可由视神经疾病引起多为获得性色盲而非先天因素所致。有的色盲可因大脑不能将颜色信号进行整合所致（而非眼部异常）。

应行色盲检查的人包括：有色觉异常家庭成员、配色困难者、有些人可能一直意识不到自己有色盲。直到有一天他们因工作或执照的原因，需要区分颜色而做该项检查时才发现色盲的存在。

眼前漂浮物：眼前漂浮物即眼前出现运动的小黑点，是由快速移动或缓慢移动构成玻璃体的微小纤维簇构成的。眼前漂浮物随年龄增长常逐渐增多，不影响视力，一般认为是正常现象。但是，若眼前突发大量黑影（尤其同时伴有闪光感时），则需要警惕可能有视网膜脱离等严重眼病的发生。一旦出现上述症状，要及时到眼科就诊，若发现了视网膜脱离，则应立即治疗。

色盲：色盲（色觉障碍）是指不能正确分辨某些颜色，或患者所看见的某种颜色强度与正常人不同。例如，最常见的红绿色盲患者往往不能分辨深绿色或红色，或红绿色皆不能分辨。通常情况下色觉障碍的症状并不明显，很多人并不知晓自己的病情，往往在家中其他人发现色觉障碍或医生怀疑其存在视神经疾病时接受相关检查，才发现自己是色盲患者。对于色盲，目前尚没有有效的治疗方法。过马路时，红绿色盲患者因不能分辨红绿灯的颜色改变，要注意关注其他的相关信号。

眼部外观异常

眼红

眼红是最常见的眼部外观异常。眼红多由结膜血管扩张充盈所致，也可因眼部其他结构如眼白部分（巩膜）、结膜与巩膜的连接处（巩膜表层）、虹膜及周围结构的血管扩张充血引起。血管扩张充盈常为多种原因所致炎症的表现。

导致结膜血管扩张的原因多种多样，如疲劳、过敏、感染、磨损或角膜溃疡、异物入眼等。

导致巩膜、巩膜表层及葡萄膜炎症的疾病包括表层巩膜炎、巩膜炎、急性闭角型青光眼等，这些疾病除有眼红的表现外，患者还常有眼痛的症状。

结膜出血也是眼红的一个重要原因。用力咳嗽或眼部受到直接撞击都可导致结膜血管的爆裂，引起眼白部位鲜红的斑片状出血，若出血量较大，可将整个眼白部分染成鲜红。若过敏或细菌感染时，眼睑及眼周的其他组织也会充血变红，有时还伴有组织的肿胀或两者兼有。

眼部检查尤其是裂隙灯检查常可发现导致眼红的原因。眼红的治疗主要针对原发病，有些眼药水能使血管收缩缓解眼红症状，但医生常不推荐使用。

黑点

有些人虹膜或结膜上可见黑色斑点，可与生俱来，也可后天发生。这些黑点多常年无变化，而一旦发现黑点增大，则要及时找眼科医生进行诊治，排除肿瘤的可能。

瞳孔大小

正常情况下，双眼的瞳孔是等大的，在暗处变大而亮处缩小。有些人的瞳孔较大，有些则相对较小，瞳孔的大小本身并不能说明问题。但就个体而言，随着年龄的增长，瞳孔会逐渐缩小。有些药物会导致瞳孔的缩小或散大，前者包括阿片样药物如吗啡，后者则包括苯丙胺类药物、抗组织胺类药物、可卡因、大麻等。梅毒可导致瞳孔缩小且形态不规则。

有些疾病对两只眼睛影响不一样，可导致双眼瞳孔不对称（一大一小），如单眼外伤、炎症、司瞳孔大小的神经受损、头部外伤、颅内肿瘤或单眼使用眼药等。也有先天性瞳孔不等大的情况，但比较少见。

在全面的眼科检查过程中，医生常用手电筒光照射来检查瞳孔，观察瞳孔对光反射的情况。不需要治疗以改变瞳孔大小。

眼周组织的炎症

眼睑及其他眼周组织常因过敏、感染或其他炎症而呈现红肿外观。常见的疾病包括睑板腺囊肿、麦粒肿、睑缘炎等眼睑疾病，泪囊炎等泪道疾病，以及鼻窦、鼻旁窦疾病等。若感染累及睫毛根部，可导致睫毛脱落。眼部还可因过敏或感染产生大量分泌物，分泌物变硬结痂可致睡醒时睁眼困难。

眼睑或眼周肿胀的患者常需进行眼部检查，其中裂隙灯检查是重点。若怀疑感染所致，则需收集眼部组织或分泌物进行实验室微生物培养。有时医生还需要影像学，如通过计算机断层成像扫描（CT）来判断是否存在鼻窦或鼻旁窦的感染。积极治疗原发病是关键。

其他眼部外观改变

黄疸患者常可出现巩膜、皮肤的黄染。上睑下垂常见于重症肌无力患者及支配提上睑肌的神经损伤的患者。Graves 病患者可表现为睑裂变大、眼球突出。存在上述眼部外观改变的患者都需要进行详细的眼部以及全身检查。治疗主要针对原发病。

眼部感觉异常

眼痛

疼痛可发生在眼球周围、眼球内，也可发生于眼球后部。角膜疾病所致的疼痛常比较剧烈，眨眼时加重，常伴异物感，常见的疾病包括角膜擦伤、异物伤、角膜溃疡、感染性角膜炎等。急性闭角型青光眼发作时常有剧烈眼球深部疼痛，伴有视物模糊、眼红、角膜雾状水肿等表现。眼球深部钝痛或烧灼痛可能是巩膜炎或葡萄膜炎的症状。患有上述疾病的患者在强光下或从暗处进入明处时眼痛症状常明显加重（即畏光）。

光敏感

暴露于强光下或从暗处进入明处时，或点散瞳的眼药水后，人眼会出现怕光的症状。然而，伴有眼痛的畏光症状往往提示有偏头痛或其他眼病，如葡萄膜炎、角膜炎、眼外伤等眼前部的感染或炎症性疾病。此外，脑膜炎患者也可表现为畏光的症状，典型者同时伴有严重的头痛和颈项强直。

通过患者的主诉症状及眼部检查，医生首先会分辨患者的症状是对光敏感还是畏光。裂隙灯检查有助于确定导致畏光的原因。避光（如戴墨镜）是减轻光敏感或畏光症状的有效手段。若畏光症状是因眼内炎症所致，点用散瞳眼药水常有助于缓解眼痛。

眼痒

眼痒常由过敏引起，且常伴有流泪的症状。睑缘炎、干眼也可导致眼痒，偶尔也可见到因虱虫叮咬或其他寄生虫感染所致的眼痒。通常，导致眼痒症状的疾病通过裂隙灯检查就可得出诊断。治疗方面，在解除导致眼痒的原发病后，用冷毛巾敷眼在一定程度上能缓解眼痒症状。

眼干

眼干可由多种情况引起，如泪液分泌不足、泪液蒸发过强等，较少见的还有屈光手术后、维生素 A 缺乏、Sjogren 综合征等，年老也是干眼症的一个重要因素。

眼干的患者，尤其是怀疑 Sjogren 综合征者，需要检查其泪液分泌功能。有时，医生还可能会放一点黄色染料（即荧光素）在眼表，测量泪液蒸发的时间，观察是否存在泪液蒸发过强的因素。白天，患者可点用人工泪液来替代自身的泪液以缓解症状。夜间睡前可点用药膏以缓解晨起时的干涩症状。

诊　断

眼部疾病诊断的依据是患者的主诉症状、眼部表现及医生的检查结果。辅助检查有助于验证医生的判断，且有助于明确病变范围及严重程度。检查时，两只眼需分别进行。

验光

验光是判断是否存在屈光不正的重要过程。因屈光不正所致的视力问题如近视、远视、散光及老花都能通过验光得出诊断。视力检查时，常将受检者的视力与视力正常者在约 6 米的视力进行对比，如受检者在 6 米远处能同正常人一样看清视表，则视力为 20/20，而若受检者视力为 20/200，则表明他在 6 米远处能看到的视标，正常人在约 61 米远处就能看清。视力检查常使用 Snellen 视力表。Snellen 视力表有卡片式和灯箱式两种，以大写的英文字母为视标，视标逐行缩小。检查视力时，在标准距离下阅读视标，能看清的最小视标即受检者的视力。对于不认识字母表的人，可使用改进的"E"字视力表，视标的朝向是随机的。检查视力时，要求受检者指出"E"的朝向。

电脑自动验光　即通过仪器自动检测患者的屈光度数。受检者坐于自动验光仪前，仪器会将一束光线投射入受检者眼内，然后检测人眼对光线变化的反应。仪器通过上述信息计算矫正受检者屈光不正所需的精确度数。此项检查十分快捷，仅需几秒钟的时间。

综合验光仪　综合验光仪是常用的验光仪器，与 Snellen 视力表结合使用，能为准备配戴框架眼镜或接触镜的患者确定最佳的矫正度数。综合验光仪集合了整套矫正透镜，可以让患者试戴，比较不同镜片矫正后的视觉效果。医师在开验光处方之前，可先用电脑验光，然后再用综合验光仪对所得信息进行修正，以获得最佳矫正效果。

视野检查

视野是指单眼固视前方时所能看到的全部空间范围，相对于中心视力而言，视野包括了周边视力。视野检查是常规眼科检查的重要部分。若患者出现了特定视力异常,如总是撞到身体某一侧的物体,则需要接受详细的视野检查。最简单的周边视野检查方法是医生与患者面对面而坐,医生自上下左右四个方向向中央缓慢移动手指,患者发现手指的时候告知医生。患者的视线要在医生的脸上而不是寻找医生的手指。双眼应分别检查,检查一眼时,另一眼遮盖或闭眼。

詳细的视野检查还需要通过"正切视野屏"或 Gold-mannn 视野计来进行。检查过程中,患者要注视黑屏或白色半球形装置中心像小卫星接收盘样的固视点。光标从不同的方向自周边向中央缓缓移动,当患者发现光标时告知医生或按动按钮,标明受检者所看见光标的位置。通过这种方法可发现视野中的暗点。此外,还可以通过计算机自动视野计进行视野检查,受检者注视中央的一个大浅盘,当看见灯光闪动时按动按钮。

何为检眼镜

检眼镜是医生用于检查患者眼睛内部的一种工具。检眼镜有一个折射镜,多个不同度数的透镜和一个光源。医生利用检眼镜可看到视网膜、视神经、视网膜静脉、动脉以及可能影响玻璃体的各种异常。

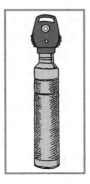

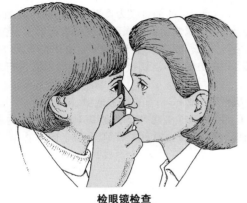

检眼镜检查

Amsler 方格表可用于检查中心视力。Amsler 方格表为方形黑色背景上均匀描绘的白色正方格线条,中心为白色固视点。受检者单眼注视中央白点,观察方格线条是否存在变形。检查时应将方格表放置在阅读距离,若平常阅读时习惯戴眼镜,则检查时也要戴上。若看不见某处的方格,表明存在着异常暗点。正常人眼在视神经离开眼睛的位置存在着一个生理盲点,但位于 Amsler 方格表的范围之外,人们觉察不到。如果看到线条弯曲,表明黄斑有病变。Amsler 方格表简单易行,黄斑变性的患者可在家中自我检查,以进行病情监测。

色觉检查

判断色觉异常(色盲)的方法有多种。其中,石原色盲检查表最为常用。在白色的背景上画有多个密集的彩色小圆环组成一个大的圆环。在每一张图片上,彩色小圆环排列成一个特定的数字,色觉正常的人一眼就能分辨出这些数字,而色盲患者,依据色盲的类型,所看到的数字与正常人不同,或根本就不能看出数字。

检眼镜检查

直接检眼镜是一个手持式的像手电筒一样的装置,内装有放大镜。检眼镜将光线投射于受检者眼内,医生便可到观察受检眼的角膜、晶状体、玻璃体、视网膜、视神经以及视网膜动静脉等结构。检查时,嘱受检者直视前方以使检眼镜的光线完全进入眼内。通常,散瞳后更有利于检查。直接检眼镜检查不会引起疼痛,但因为点用了散瞳药物,随后的几个小时会有视物模糊、怕光等症状。

检眼镜检查是眼部检查的常规项目,不仅用于检查视网膜疾病,也可用于发现全身疾病引起的眼部改变,如高血压、动脉硬化及糖尿病患者的视网膜血管改变。同时,检眼镜检查也可发现因颅内压增高而导致的视乳头水肿。此外,检眼镜检查还可发现视网膜肿瘤及黄斑变性等疾病。

有时医生会使用间接检眼镜来检查眼底。将双目间接检眼镜戴于头上,一只手持透镜置于受检眼前使眼底图像清晰聚焦。间接检眼镜显示的是三维立体图像,可以较好地显示物体的层次及深度,如脱离的视网膜。同时,因双目间接检眼镜的光源较强,可用于屈光间质不够清楚的患者的眼底检查,如白内障患者。与直接检眼镜相比较,间接检眼镜的观察范围更大,医生能更为全面地观察眼底。

裂隙灯检查

裂隙灯是固定于桌面的双目显微镜。裂隙灯将光源投射到眼内,医生便可以在高放大倍数下观察整个眼睛。与直接检眼镜相比,裂隙灯的光学效果更清晰,能提供不同放大倍率的三维立体图像,也可用于组织深度的测量。通常情况下,点用散瞳药使瞳孔散大后,医生能观察到更多的眼内结构,包括晶体、玻璃体、视网膜及视神经。有时,对于怀疑或已确诊青光眼的患者,可能还需要将一个透镜置于患者的眼前,以观察房角结构,即虹膜和角膜内表面之间的夹角,此项检查称为房角镜检查。

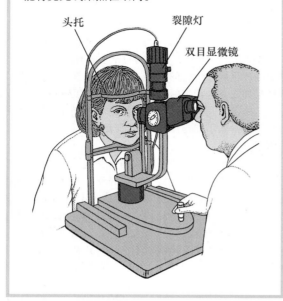

何为裂隙灯

裂隙灯是一种眼科检查仪器,能让医生在高放大倍数及长景深下检查整个眼睛。裂隙灯能将亮光线聚焦在眼内。

头托　　　　　裂隙灯

双目显微镜

眼压测量

眼内压力可用眼压计来测量。房水是位于眼球前节角膜与虹膜间隙间的液体,正常人的眼压为 8 ~ 21mmHg。眼压的测量对判断青光眼的类型和监测青光眼的治疗效果具有重要意义。

非接触眼压计可用于高眼压的筛选,尽管测量所得的眼压数值不够准确,但有助于判断患者是否还需要接受进一步检查。检查时,会有一小股气流冲向角膜,这会引起眨眼但没有不适感觉,气流将角膜压平,仪器会记录角膜被压平所需要的时间(约为几千分之一秒)。气流造成压平角膜所需的时间越长,眼压越高,因此,眼压正常者角膜被压平所需的时间比高眼压者要短。

便携手持式眼压计也常用于眼压的测量。测量前需点眼药进行表面麻醉,而后将眼压计轻轻置于角膜表面,读数即为眼压值。便携手持式眼压计常用于急诊室或医生办公室,测量眼压方便快捷。

压平式眼压计是更为精确的眼压测量方法,常安装在裂隙灯显微镜上。用眼药将眼表面麻醉后,医生将仪器轻轻向前推使测压头接触角膜,然后在裂隙灯观察下将角膜压平到一定程度。压平角膜所需的压力和眼内压有关。

荧光素眼底血管造影

荧光素眼底血管造影检查有助于医生了解眼底的血管情况。检查前需经患者的肘静脉注入荧光素造影剂,通过血液循环到达视网膜血管。造影剂在蓝光激发下显现荧光,使网膜血管显影。注射造影剂后短时间内医师开始对视网膜进行连续拍片。荧光素眼底血管造影对黄斑变性、视网膜血管阻塞及糖尿病视网膜病变等的诊断具有重要意义。

视网膜电图

视网膜电图检查即通过检测视网膜对闪光刺激的反应,了解视网膜光感受器细胞的功能。检查前需点眼药进行表面麻醉,并散大瞳孔,将角膜接触镜记录电极置于角膜表面,另一电极置于面部附近的皮肤上。在暗室中,受检者双眼保持睁大状态,固视闪光光源,电极将会记录下视网膜接受闪光刺激后所产生的电活动。视网膜电图检查对评价某些疾病尤其是累及光感受器细胞的疾病具有重要意义,如视网膜色素变性。

超声波检查

超声波也可用于眼科检查。检查时,受检者闭眼,将超声探头轻轻放置在闭合的眼睑表面,超声波遇到眼球后会返回,显示眼球内部的二维图像,对眼睛没有任何伤害。超声波检查主要用于:当屈光间质混浊,或者是一些原因阻碍了光线,检眼镜或裂隙灯无法看到视网膜时;判断眼内异常结构的性质,如肿瘤等。此外,超声波还可用于观察眼的血液供应情况(彩色超声多普勒)及测量角膜的厚度。

角膜厚度测量

对于需行屈光手术如激光原位角膜磨削术(LASIK)的患者,角膜厚度的测量极为重要。常用超声波测量角膜的厚度。测量之前需点眼药水进行表面麻醉,将超声探头轻轻置于角膜表面进行测量。也有用光学原理进行角膜测厚的方法,不需要接触眼球,因而不需进行表面麻醉。

计算机断层成像(CT)和磁共振成像(MRI)

CT 和 MRI 检查可用于观察眼球内部的结构和眼球周围、眼眶的结构。CT 特别适用于眼球内异物的定位。

第 220 节

屈 光 不 正

屈光不正的患者因眼睛不能将光线正确聚焦在视网膜上而出现视物模糊。

- 眼球或角膜的形态异常或年龄相关性晶状体僵硬度增加都可能降低眼球的聚焦能力。
- 可能出现看远不清、看近不清，或看远看近都不清楚。
- 由眼科医师或验光师判断如何矫正屈光不正。
- 框架眼镜、接触镜或屈光性手术能矫正视力。

角膜和晶状体具有折光能力，能将进入眼内的光线折射后聚焦在视网膜上，因而人眼能产生清晰的物像。在具有屈光能力的两个眼球结构中，角膜的形态是固定的，但晶状体的形状可以改变，因而能使不同距离的物体聚焦在视网膜上。在看近物时，晶体增厚变圆，看远物时，晶状体则会变得扁平。当角膜和晶状体不能使物体投射在视网膜上形成清晰的物像时，即为屈光不正。

病因

导致屈光不正的原因有多种。眼球过大，超出了角膜和晶状体的屈光能力，光线会聚焦在视网膜之前，患者不能看清远处的物体，此种情况称为近视。有些患者眼球过小，光线聚焦在视网膜之后，看不清近距离的物体，称为远视。远视患者随着年龄的增长，看远处及近处的物体都会出现困难。有些人角膜形态不够规则，则无论看远看近都会不清楚，此种情况称为散光。有些患者双眼间屈光度相差很大，称为屈光参差。

40 岁开始以后，人眼晶状体僵硬度增加，变形能力下降，不能轻易地改变形状，不能聚焦近处物体，此种情况称为老视，即老花眼。白内障患者如手术摘除晶状体后未植入人工晶状体，远近都将看不清楚。先天缺陷、眼外伤或白内障术后等各种原因造成的晶体缺失，称为无晶体眼。

临床症状与诊断

屈光不正患者会感觉视物模糊，如学龄期孩子，出现近视后可能会发现看黑板不清楚。

所有的人都应该定期由家庭医生、内科医生、眼科医生及验光师进行常规眼科检查。常规检查中，常用 Snellen 视力表进行视力检查，以正常人眼的视力作为参照，例如，某人的视力为 20/60，表示他在约 6 米处看见的视标，正常人在约 18 米处就能看清。也就是说，正常人在 18 米处就能看清的东西，他必须在 6 米处才能看清。虽然屈光不正一般不伴有其他疾病，但除屈光检查外，还需要对其他相关问题进行排查，如视野、眼球运动等。根据情况，双眼检查可分别或同时进行。

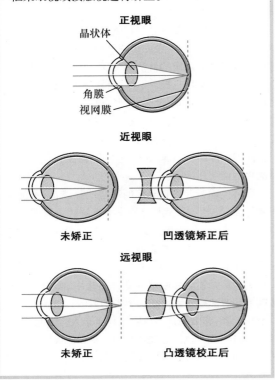

屈 光 不 正

正视眼的角膜和晶状体能将光线聚焦于视网膜，而在屈光不正者，角膜和晶状体则不能将光线正确地聚焦在视网膜上。屈光不正可采用框架眼镜或接触镜进行矫正。

正视眼

晶状体
角膜
视网膜

近视眼

未矫正　　　　凹透镜矫正后

远视眼

未矫正　　　　凸透镜校正后

?　你知道吗……

戴硬性接触镜的视力往往好于戴软性接触镜后的视力。

降低接触镜感染风险的最好办法就是避免带镜睡觉。

治疗

屈光不正者可配戴矫正眼镜进行矫正，有些改变角膜形状的手术或激光治疗也可用于矫正屈光不正。

低视力辅助

低视力辅助对仅具有部分视力的患者具有重大意义。用于阅读、写字、看电视和户外活动的低视力辅助方法包括：

- 大体字印刷品
- 较大数字键的电话机、钟、手表、温度计等
- 近距离放置电视以放大物体
- 电子语音钟及其他语音设备
- 能扫描文件并将其放大或读出来的计算机程序
- 提高对比度的滤光片
- 带彩色标记的药瓶
- 手持放大镜
- 减轻炫目的太阳镜
- 手持双目望远镜

眼科医生及其他健康保健医生常对影响患者视力的因素进行评估，而后为患者推荐能帮助处理日常事务的最佳低视力辅助措施。

矫正眼镜

屈光不正可用镶有玻璃或树脂镜片的框架眼镜进行矫正，也可配戴有机材料制作的角膜接触镜。框架眼镜和接触镜都能很好地矫正视力，屈光不正者可根据外观、方便性、价格及舒适度等多个方面综合考虑而进行选择。

框架眼镜：树脂镜片较为轻巧，但易出现划痕，玻璃镜片耐用但易摔碎。目前，树脂镜片因薄而轻巧且通过镜片镀膜处理后较耐磨，使用者较多。玻璃镜片和树脂镜片都可采用化学物质进行处理，在强光下颜色能自动加深。此外，镜片也可作化学涂层，以过滤掉对眼睛有潜在危害性的紫外线。

双光眼镜包括两副镜片，上方的镜片用于看远，下方的镜片则用于看近如阅读。然而，人们有时候也需要看中距离的物体，如电脑屏幕，因此，三光镜片应运而生，在双光镜的基础上增加了看中距离的镜片。渐进多焦点镜片能连续变焦而看清远、中、近处不同距离的物体，镜片上没有明确的分界线，较双光或三光镜片更为美观。

接触镜：很多人认为角膜接触镜比框架眼镜更好，或戴接触镜后视觉效果更为自然。不过，与框架眼镜相比，接触镜需小心护理，若护理不当还可能损伤眼睛。有些人尤其是老年人或有关节炎的患者，在取戴接触镜时可能会遇到困难。

对有些患者而言，接触镜的矫正效果可能不如框架眼镜。不过，目前新型的角膜接触镜较以前有了明显的改进，能矫正的屈光度数范围明显扩大，软镜还增加了矫正散光的功能。对于同时存在老花和近视且想戴接触镜的人而言，可给予单眼视的接触镜验配处方。即，患者一只眼矫正老花用于阅读，另一只眼矫正近视用于看远。然而，单眼视状态有些人可能会觉得难以适应。

硬性接触镜是由质地较硬的塑料制成的薄片，常为透气性镜片。早期的硬镜透气性差，维持角膜健康的氧气不易透过镜片达到角膜表面。而透气性角膜接触镜则采用新型硅化合物制成，透气性较好，氧气可自由通过镜片达到角膜。硬性接触镜可用于矫正因角膜不规则引起的散光。

初次配戴硬性接触镜时，眼睛往往需要一定的适应期，大约配戴一周后不适感才逐渐消失。在此过程中，可逐渐增加每日接触镜配戴时间以渐渐适应。不过，尽管硬性角膜接触镜在刚开始戴时不很舒服，但一般不会引起疼痛。若出现眼痛，则表明接触镜不合适或配戴不当。配戴硬性接触镜后的视力矫正效果常较软性接触镜要好。

软性亲水性接触镜是由柔韧性较好的材料制成的，镜片较硬性接触镜大，可覆盖整个角膜。不过，并不是所有的软性接触镜都能轻易透氧。

因软性接触镜较大，往往较硬性接触镜更容易取戴，脱出眼表或镜片与角膜间进入灰尘等异物的可能性也较硬性接触镜少，且多不需适应期，初次配戴也较少有不适感。不过，因继发感染的几率较硬性接触镜大，软性接触镜的护理要求更为严格。

大多数非抛弃型接触镜都需要每天取下和清洗（日戴型），以进行消毒并除去蛋白和钙质沉淀。有些接触镜还需进行每周一次的清洁酶处理。患者也可选用抛弃型接触镜。若使用日抛弃型接触镜，一天后即丢弃，不需要进行清洁、除蛋白以及酶处理。也有1~4周抛弃型的接触镜。有些常规或抛弃型软性接触镜能连续配戴好几天，睡觉也无需取出，常见的有能连续配戴7天的，也有新型能连续配戴长达30天的。不过，感染风险会较一日型的接触镜明显增高。

配戴接触镜者角膜溃疡的风险明显增高，可能导致眼痛等症状，甚至出现严重的视力下降。角膜溃疡可导致视力丧失，常为感染所致。不过，严格遵照产品说明或在医师指导下使用接触镜并提高警惕，可大大减少感染等并发症的危险。

戴着接触镜游泳或用家庭自制盐水、唾液、自来水、蒸馏水等清洗接触镜可增加感染的风险。每晚戴软性接触镜睡觉者，感染的几率也明显高于常人。因此，除非特殊情况，晚上不应戴着接触镜睡觉，否则感染的几率也会明显增加。戴镜者如果出现眼部感觉不适、流泪、视力改变或眼红等症状，应立即摘下接触镜。如果症状没能迅速缓解，应及时找眼科医生就诊。

聚焦老龄化

通常,老年患者视力下降多因晶状体混浊(白内障)、视神经病变(青光眼)或视网膜疾病(年龄相关性黄斑变性、糖尿病视网膜病变)所致,次常见原因为血管阻塞、眼部供血减少所致的视力下降。眼睑疾病多影响患者眼外观并可导致不舒服症状,但多不影响视力。

无论何种原因,视力下降都会影响老年人的生活质量及健康。如,视力差可能引起车祸或容易摔倒,视力下降对于患有其他疾病的老年人则是灾难性的,如合并有平衡功能差、听力差等。上述这些患者的视力下降可影响患者的日常活动能力,导致严重外伤。

屈光手术

有些眼科手术和激光手术(屈光手术)可用于矫正近视、远视和散光。这些手术方式都是通过改变角膜形态,使进入眼内的光线更好地聚焦在视网膜上来矫正屈光不正。屈光手术的目的就是帮助患者减少对框架眼镜或接触镜的依赖。在决定手术之前,患者要与眼科医生充分沟通,认真考虑自己的需求和期望值,权衡利弊。

对于不能耐受接触镜的,或爱好运动(如游泳、滑雪)而不适于戴框架眼镜或接触镜者,是手术的最佳人群。也有不少患者为方便生活或美容的目的而行手术。然而,并不是所有屈光不正的患者都适合行屈光手术。例如,屈光不正者度数在过去一年有变化的,患有自身免疫性疾病或结缔组织病者、圆锥角膜患者、严重干眼症者、正在服用异维A酸、胺碘酮等药物者,以及年龄在18岁以下的患者,一般不适合进行激光矫正手术。

屈光手术前,医生需确定患者的屈光不正度数,并对眼睛进行全面的检查,尤其应注意检查角膜上皮细胞排列的紧密程度、角膜形状、角膜厚度、强光和暗光下瞳孔的大小、眼压、视神经及视网膜等的情况。屈光手术操作简单,很少出现不适。手术前需滴眼液麻醉,术中患者需固视,即保持眼球不动。手术一般在门诊进行,术后无需住院。

手术后,并不是所有的人都会有20/20的裸眼视力,但绝大多数患者术后远视力良好,可以处理日常事物,如开车、看电影等。约95%的患者看远不再需要戴眼镜。如果术前屈光不正度数较低,术后获得20/20远视力的可能性较大。对于40岁以上的患者,尽管术后看远可不需戴眼镜,但阅读时可能仍需戴眼镜。

屈光手术的并发症包括:过矫、欠矫、严重的炎症反应、感染、复视、畏强光、眩光或看灯光时周围出现光晕、夜间开车困难、角膜皱缩、角膜上皮或异物植入等。此外,偶尔也可见到术后视力较术前更差且戴眼镜也无法

矫正的患者。因和欠矫相比术后过矫者再次治疗较为困难,医生往往不希望看到此种情况。如果出现术后欠矫或过矫,可进一步进行矫正。

准分子激光原位角膜磨削术(LASIK) LASIK是目前最为常用的屈光手术,可矫正近视、远视及散光。术中用激光或角膜微切器在角膜中央切削出一个很薄的角膜瓣,提起角膜瓣,在瓣下用准分子激光切削掉一部分角膜组织,然后将角膜瓣回复原位,几天后伤口即可自行愈合。LASIK术中患者很少出现不适。术后视力提高非常迅速,1~3天即可正常工作。LASIK手术的禁忌证包括:不具备手术条件、角膜薄及角膜上皮细胞疏松者。

准分子激光屈光性角膜切削术(PRK) PRK也是用准分子激光改变角膜形态的手术,可用于矫正中等度数的近视、远视及散光。与LASIK术不同的是,PRK不需制作角膜瓣,而是在开始手术时即将角膜表面的细胞去除,和LASIK相同的是采用计算机控制的高精度紫外光切削掉一部分角膜,从而改变角膜形状使光线更好地聚焦于视网膜上,以提高裸眼视力。手术非常快捷,平均不到一分钟即可完成一眼手术。与LASIK术相比,PRK术后不适较常见,且术后愈合的时间也会稍长一些,但PRK可用于部分不能施行LASIK手术的患者,如角膜上皮细胞稀疏、角膜薄等。

其他屈光手术 此外还有一些其他的手术方式,与LASIK术和PRK术相比可能各有其优缺点。对于高度近视患者,可在眼前节虹膜前方或后方植入一个人工晶体,即有晶体眼人工晶体植入术。也可在摘除患者自身的晶状体后,在虹膜后方植入一枚人工晶体,即透明晶体摘除联合人工晶体植入术。透明晶体摘除联合人工晶体植入术比较适合于同时存在近视和老花的患者。因上述两种手术均需进入眼内,因而较LASIK术后感染的风险要高,但总体而言,术后严重的眼内感染并不常见。另外,有晶体眼人工晶体植入术还可能存在继发白内障、青光眼、角膜水肿的风险。对于存在高度近视的年轻人,因视网膜脱离风险较高,选择清亮晶体摘除术应尽量避免。

节段性角膜环植入术可用于治疗轻度单纯性近视,即不存在散光的患者。此型手术需将弧形小塑料环植入角膜层靠近外缘处。因不需切除角膜组织,此手术具有可逆性,只要取出塑料环,就可以恢复眼的原始状态。此型手术的并发症包括:散光、欠矫、过矫、感染、眩光及眼前光晕等。

传导性角膜成形术(CK) CK可用于轻度远视而无散光的患者或单纯老视者。手术十分快捷,不需去除任何组织,不过术后角膜上会留下多个小的激光斑,激光斑导致角膜环形收缩从而改变角膜的形状。CK手术较为安全,风险较小,但有些人可能一段时间后手术效果减轻,出现视力回退,也有部分患者术后出现一定程度的散光。

散光性角膜切削术是用于矫正天然散光、白内障术

后或角膜移植术后散光的一种手术方式。在手术中,医生在角膜表面或外侧平行于角膜缘方向作一个或两个弧形或直线形的深切口,这些切口能改变角膜的形状,从而减轻角膜的不规则散光。

眼 外 伤

颜面部和眼部的解剖结构都有助于保护眼球免受外伤。眼球深藏在由坚硬骨嵴构成的眼窝内;遇风尘和异物时,眼睑的快速闭合能形成眼球的物理屏障;眼球本身对外界撞击具有一定的承受能力。因此,有时候眼球受到外伤后可能会出现眼周青紫或组织水肿,看起来似乎十分严重,但实际上眼球本身可能并未受到严重损伤。然而,有时候眼球也可能受到严重外伤而致视力下降,严重者可能视力丧失。偶有患者外伤严重甚至不得不摘除眼球。

病因

导致眼外伤最为常见的原因是家务或工业生产意外(如斧头砸伤、化学性液体或清洁剂入眼等)、打架斗殴、车用蓄电池爆炸、运动损伤、气枪或涂料喷漆枪损伤、车祸伤(包括车内气囊损伤)等。此外,长时间暴露在强紫外光下如焊接或雪天强阳光下,也能导致角膜上皮损伤。

评估

眼睛受到外伤后要及时到医院就诊。若平常戴眼镜,就诊时应带上,以便于医生评价患者的视力问题究竟是新近发生还是陈旧性的。眼部检查包括裂隙灯及检眼镜检查。裂隙灯是一个台式双目显微镜,放大倍率在一定范围内可以进行调节,主要检查眼前节尤其是眼表及眼睑的结构。检眼镜主要用于检查眼底。眼底检查常在环戊酮或去氧肾上腺素点眼散大瞳孔后进行。散瞳后,可以看到眼内更多的东西,特别是视网膜。

若外伤严重,尤其是严重影响视力时,首诊医生应尽快安排眼科医生为患者进行诊治。

眼 钝 挫 伤

钝器打击可损害眼表(眼睑、结膜、巩膜、角膜、虹膜及晶体)及眼底(视网膜、视神经)结构,也可引起眶壁骨折,或造成眼组织的撕裂伤。

受伤眼可因重度水肿而睁眼困难。医生需扒开眼睑进行详细检查,确定损伤没有影响到视力。扒开眼睑时动作要轻柔,必要时可借助辅助器械打开眼睑。

熊猫眼

在钝挫伤 24 小时内,血液可漏入眼睑皮肤以及眼球周围组织,引起组织水肿和青紫(挫伤),俗称熊猫眼。出血常在 1~2 天内引流到眼底,因而上方淤血症状减轻,仅下睑还存有水肿和青紫。

尽管看起来很严重,熊猫眼本身并不影响视力,即使不治疗,熊猫眼也会在数天或数周之内自行消退。在受伤 24~48 小时之内冷敷,能在一定程度上减轻组织水肿、缓解疼痛,此后可热敷以增加伤处的血液循环,促进出血吸收。若疼痛剧烈,可使用非甾体类消炎药如阿司匹林、布洛芬或扑热息痛等缓解疼痛。

结膜下出血

结膜血管破裂出血,可导致眼白呈红色斑片状,若出血较多可染红整个眼白。这种出血位于结膜下,很表浅,因此,尽管看起来十分吓人,其实问题不大,可自行吸收而不需治疗。在吸收过程中,红色区域几天之后会变暗而后变成黄色,一般 1~2 周消退。结膜下出血常与熊猫眼同时发生。

前房积血

眼内组织出血进入前房(即虹膜与角膜之间的间隙),称为前房积血。额外的出血可发生在受伤后数天,可导致永久性部分视力下降或完全性视力丧失,可因前房积血继发眼内压增高(继发性青光眼)、角膜血染或二者兼有等引起。

前房积血的患者常自述有视物模糊、强光下眼痛等症状。若出血量大,患者站立状态下可看见角膜后方的红色舟状液面。若出血量小,则需在显微镜下才能看见。

治疗

前房积血的患者需尽快到眼科就诊,由眼科医师详细诊治。常用的治疗方法包括高枕卧床,使血液沉淀在下方,阿托品等药物点眼散大瞳孔,并使用皮质类固醇激素点眼以减轻眼内炎症反应。此外,还可使用保护性眼罩(眼罩可以是商业产品,也可以是纸杯的底)遮盖眼部以免再次受伤。受伤最开始的几天每日至少一次监测眼内压,若眼压升高,眼科医生可能会给予急性青光眼相关的药物进行降眼压治疗。阿司匹林及其他非甾体类抗炎药可能导致再次出血,受伤之初几周内应避免应用。因后期继发青光眼的危险性增高,因此,有前房积血史的患者应常规至少一年进行一次眼部检查。

视网膜脱离

眼部钝挫伤可能导致部分或全视网膜撕裂或与眼球壁脱离。通常,脱离仅发生于局部视网膜(常发生于周边部外层视网膜),但若不及时治疗,脱离范围将会增大。

脱离发生之初,患者常自述眼前不规则黑影飘动或闪光感,局限性视物模糊或视力丧失(通常是周边视野受累)。若脱离范围加大,视物模糊的症状也会相应加重。

因而,出现上述症状的患者需尽快就诊。眼科医生会散大瞳孔后在检眼镜下详查眼底,给出诊断。有时还需要借助超声波进行诊断。眼科医生可用复位视网膜或手术、激光、冷冻等多种方法,防止病情进一步恶化。

眼部钝挫伤的其他表现

较大的钝力击伤眼球后,可出现眼底出血(如玻璃体积血)、虹膜撕裂、晶体脱位等表现。受伤眼损伤严重,可出现明显、严重的多种结构或功能异常,所有患者均会出现视力下降。需要尽快到眼科就诊、治疗。

眶 壁 骨 折

- ▨ 进行性眼痛及肿胀、复视、或视力下降。
- ▨ 需行 CT 扫描。
- ▨ 有时需手术进行骨折整复。

面部受到重击可导致眶壁的骨折,有时也可能伤及眼球。

爆裂性骨折:有时,外力可能并未伤及眼眶而直接作用于眼球,压力经眼球壁的传导到达眼眶,导致较脆弱的骨块骨折,称为爆裂性骨折,最常见于眶下壁(即眶底)。此种骨折也可发生于眼眶的侧壁或眶顶。有时,眼球壁或眼外肌可在外力作用下进入骨块裂缝中,形成嵌顿。

爆裂性骨折有时可导致复视、眼球凹陷、下转不能,同时可有面颊部、上嘴唇感觉减退或疼痛等感觉异常,常为眶下神经损伤所致,有时可出现皮下气肿。若眼外肌嵌顿在骨缝中不能灵活运动,可导致眼球出现双眼复视。若骨折部位与鼻腔或鼻窦相通,气体进入眼周组织中,即可导致皮下气肿的发生,常见于患者清理鼻腔时。

症状

出现骨折时,患者常有疼痛主诉,可见因血液和液体积聚而导致的组织水肿。积血部位常肿胀呈青紫色。有时患者可出现鼻腔出血。若因眼睑水肿出现睁眼困难、眼球受伤或积血聚集在眼球后方出现球后血肿压迫视神经,可导致视力下降。

诊断与治疗

根据症状和检查常能作出正确的诊断。医生若怀疑眶壁骨折,常会要求给患者行 CT 扫描,以探查是否存在骨折、出血、组织异位或嵌顿。

出现眶壁骨折的患者要避免擤鼻涕,否则气体可进入眼周鼻腔下,导致组织肿胀。骨折 2~3 天内使用具有缩血管作用的鼻喷剂能减少鼻部出血。局部冰块冷敷骨折及其他受伤部位有助于缓解疼痛及水肿。始终保持头高位能防止水肿加重。镇痛药物能缓解疼痛症状。若爆裂性骨折伴有软组织或肌肉嵌顿,导致复视、神经损伤、眼窝凹陷或水肿、疼痛等症状 2 周内不能缓解者,常需行颜面部、眶壁骨折整复术。手术中确定骨折没有伤及主要结构后,医生需将移位的骨块复位,必要时可植入人工骨板或骨片连接破损部分,以达到眶壁修复的目的。

眼球破裂伤

外伤导致的眼部组织撕裂多发生于眼睑,眼球则相对较为少见。即使发生在眼球,伤口也多较为表浅。不过,偶尔也有严重外伤穿过巩膜或角膜者进入眼内,导致眼球破裂者。钝物打击也能导致眼球破裂。眼球破裂伤常对眼部重要结构造成严重损伤,危及视力。同时,眼球破裂伤可导致患者眼内炎。

眼球破裂伤多导致严重视力下降,患者几乎看不清任何东西,眼球可明显变形,瞳孔似泪滴状,有时眼内液体甚至漏出眼外。

诊断和治疗

出现眼球破裂伤要尽快到眼科就诊。除仅有结膜损伤外,其他的眼球破裂伤都必须行外科手术。术前静脉注射抗生素以降低眼内感染风险。禁忌使用药膏涂眼。可用保护性眼罩(紧急情况下可将纸杯底剪下自制成一眼罩)遮盖患眼以防止意外外力压迫造成眼内容物自伤口脱出。必要时使用药物控制恶心呕吐等症状。点眼药水散大瞳孔以减轻虹膜瘢痕的形成及受伤眼对光线刺激的敏感性。可静脉注射镇痛性药物,不需手术的患者,可口服镇痛剂。

尽管经过了药物及手术治疗,受伤严重者仍有可能遗留部分或全视野视力下降。极少部分患者一眼严重破裂伤后,另一未受伤眼出现炎症反应而导致部分或全视野视力下降,称为交感性眼炎,若不进行治疗,甚至可致盲。皮质类固醇激素眼药水、药片或针剂常能有效控制此种炎症反应。为预防交感性眼炎的发生,必要时需摘除受伤眼球。

眼 睑 裂 伤

若裂伤出现在眼周或眼睑部位,常需进行手术缝合。近眼睑边缘的伤口常需由专业的眼科医生进行缝合以防止术后眼睑变形,出现眼睑闭合困难。导致眼睑下垂或伤及泪道的手术也需由专业的眼科医生来完成(泪道位于上下眼睑近鼻侧部)。

角膜擦伤和异物

擦伤和异物伤是最为常见的角膜损伤。角膜异物在剔除后也会留下伤口,损伤常较轻微。

病因

外界颗粒入眼常导致角膜的擦伤,颗粒常通过爆炸、风尘、劳作工具(如斧头、钻)等被播散。树枝也可导致角膜的擦伤。接触镜也是导致角膜擦伤的另一常见原因,接触镜与角膜表面不匹配、戴镜时眼睛干涩、未清洗干净有异物附着、戴镜时间太长、睡觉时未取下、取戴眼镜时用力过猛等都可能导致眼表划伤。多数角膜划伤能自行愈合而并不继发感染,但若致伤物混有泥土或为植物,如树叶划伤,则感染风险明显加大。

症状

角膜擦伤或角膜异物常引起眼痛、流泪及异物感等症状,也可出现眼红、眼表及眼睑水肿、视物模糊。患者常出现畏光症状,即光线刺激瞳孔括约肌痉挛导致眼痛。

眼内损伤也可出现相似的症状,若异物进入眼内,可有眼内液体流出。

诊断和治疗

异物伤后,及时就诊并合理治疗有助于预防继发感染。根据患者的症状、受伤当时的场景及眼部检查结果,常可得出诊断。

点用表面麻醉后,再点一滴荧光素染料,裂隙灯下可清晰显示眼球表面异物及划痕。在裂隙灯显微镜下,医生可取出角膜表面的异物。通常,可用消毒棉签轻轻蘸取用消毒盐水冲洗异物。若患者能很好地配合医生固视某点而不转动眼球,医生可用针头或其他特殊工具挑出异物。金属异物剔除后,常遗留一个锈环,需用消毒刮匙轻轻刮除。有时异物可能嵌顿在上睑后方,此时需翻转上睑剔除异物。

对于角膜擦伤,可在伤后数日内眼表涂抗生素眼膏(如环丙沙星)以预防真菌感染。若伤口较大,可能需要进一步治疗,如环戊酮、后马托品等散大瞳孔以麻痹睫状肌,减轻因瞳孔收缩所致的眼痛。必要时可口服扑热息痛等药物减轻疼痛。眼部麻醉剂尽管镇痛效果良好,但因其影响伤口恢复,不推荐在检查及治疗后使用。眼贴可增加感染风险,因而不能用于角膜划伤的患者,尤其不能用于因接触镜或混有植物、泥土的异物划伤者。

幸运的是,角膜上皮细胞能迅速再生,较大的伤口也能在 1~3 天内愈合。划伤后至少 5 天不能配戴接触镜。伤后 1~2 天内应到眼科随诊观察。

保护性眼镜可能有助于保护眼球免受外伤。

眼内异物

偶尔,异物进入眼内可导致严重的感染。

病因

爆炸、金属器械击打等常导致小颗粒飞溅,如高速机械电钻、粉碎机、电锯等或用锤子钉钉子等常可导致火花飞溅,高热量的金属小颗粒可飞溅入眼,植入到眼底深部。

异物入眼内常导致眼内感染,即眼内炎。

症状和诊断

在受伤后数小时内,眼内异物伤的症状可能与角膜划伤或角膜异物伤者相似。不同的是,眼内异物伤的患者常伴有明显的视力下降,可伴有眼内液体的外流。不过如果异物极小,眼内液漏出极少量,患者可能感觉不到。并且,受伤数小时后患者眼痛的症状增加。

异物进入眼内,需尽快到眼科就诊。检查程序与角膜擦伤或异物伤者相似,荧光素点眼后在裂隙灯特殊光线下,可看清任何少量的眼的漏出液及损伤痕迹。眼球表面的异物需完全去除。若怀疑眼内异物,需行 CT 扫描。

预防及治疗

操作金属机械的工作人员或兴趣爱好者,尤其是粉碎机、电钻、电锯、锤子等工作人员在工作时要配戴防护眼镜(如面罩、安全眼镜或护目镜)以预防眼内异物及其他眼外伤的发生。

静脉注射头孢他啶、万古霉素等抗生素可预防眼内炎的发生。可戴一防护眼罩以避免不小心碰到眼睛引起进一步损伤。伤后需到医院就诊尽快去除异物,有时需行眼内手术去除异物。异物去除越早,感染几率越低。

眼化学性烧伤

受到外界侵袭时,眼睑能迅速闭合以保护眼球免受伤害。然而,高温的液体或化学物质仍可使眼球烧伤。强酸强碱是导致眼部烧伤的最危险化学物质。多种清洁剂都是碱性溶液,含有碳酸氢钠。化学烧伤常由液态物体泼溅入眼所致,偶也有粉末状物因风吹入眼引起。

化学伤及角膜后可导致角膜瘢痕、穿孔及视力丧失,尤其是碱性化学伤,后果尤其严重。受伤时患眼疼痛剧烈,因而患者会反射性地紧闭双眼不愿睁开,而这样就使得致伤物存留在眼内的时间延长,加重病情。

治疗

眼部化学伤后急救需争分夺秒,不应等到医护人员赶到才作处理。患者需睁开眼,清水或盐水冲洗眼表。若为强酸强碱或其他危险致伤物,冲洗应持续半小时至 2 小时,无论是在受伤现场、救护车上还是在医院,冲洗都不应停止。患者可能因疼痛不愿睁眼,冲洗时同伴或医护人员可帮助扒开眼睑以保证冲洗充分。若条件允许,冲洗用的清水或盐水以室温状态为最佳。若患者睁眼困难,医生或急救人员也可给患眼点一滴表面麻醉药。

冲洗后,医生要检查眼球表面及眼睑内侧,除去任何可能残留的物质。可用棉签轻轻擦拭眼睑内面,以去除可能残留的细小物质。可给一滴散瞳药(如后马托品)松弛虹膜以缓解疼痛。尽管表面麻醉药能缓解疼痛,但因其可延缓伤口愈合,冲洗后应避免使用。若角膜烧伤,可将抗生素眼膏(如环丙沙星)涂布在眼表。扑热息痛使用在一定程度上能缓解疼痛,若疼痛剧烈,可再加用羟考酮。

严重的化学伤需在 24 小时内到眼科就诊,由专业的眼科医生进行诊治,以保存视力并预防严重并发症,如角膜和虹膜烧伤、角膜穿孔、眼睑畸形等。伤后一段时间内眼科医生会叮嘱患者用皮质类固醇激素类眼药水如泼尼松龙点眼。严重的烧伤常需多次复诊、治疗。

在处理可能存在危险的化学性物质时,戴护目镜或防护面罩能有效预防化学烧伤的发生。

外伤性及化学性虹膜炎

虹膜炎,又称虹膜睫状体炎或葡萄膜炎,是指眼球壁内层含色素的葡萄膜的炎症。

虹膜炎可在眼部钝挫伤或化学烧伤后,尤其是伤后 3 天之内发生,也可发生于无眼外伤的患者。

常见的症状包括流泪、眼红、眼痛等。患者还常诉有视物模糊、畏光的症状。根据患者的病史、症状及裂隙灯检查结果常可作出诊断。

虹膜炎患者需使用睫状肌麻痹剂散大瞳孔,松弛肌肉以缓解疼痛,常见的有环喷托酯、后马托品等。皮质类固醇激素类眼药水(如泼尼松龙)可缩短病程。睫状肌麻痹剂和皮质类固醇激素类眼药水使用后能立即减轻疼痛,若有必要,可加用扑热息痛。

眼睑和泪器疾病

眼睑对于眼球的保护十分重要。眼睑的瞬目运动,可去除眼表的灰尘等小碎屑,并将泪液均匀地涂布于眼表,以湿润眼球。另外,眼睑的反射性闭合可防止眼睛受到外伤,起着机械性屏障的作用。

泪腺的异常可导致泪液分泌不足或泪液成分的改变,导致眼睛干涩,不能正常抵抗来自空气中灰尘、手指或眼周皮肤的微生物的感染。泪液分泌异常可能因泪腺(分泌泪液的腺体)、导管(排出泪液的导管)的异常,或因全身系统性疾病累及泪腺所致,如 Sjogren 综合征。

睑　缘　炎

睑缘炎即睑缘的炎症,可表现为睑缘鳞屑增多、痂皮、浅表溃疡、红肿以及睑缘水肿。

- 炎症因感染、过敏及某种皮肤异常所致。
- 眼睑充血、红肿且伴有烧灼感及痒感。
- 根据患者的症状以及眼睑外观常可出诊断。
- 去除可能的病因,局部可酌情使用抗生素眼膏或人工泪液。

病因

导致睑缘炎的可能病因包括:眼睑或开口于睑缘的眼睑深部腺体导管的葡萄球菌感染、特定病毒感染、对花粉或眼药水过敏等。累及面部及眼睑的皮肤异常如脂溢性皮炎、酒糟鼻等也可导致睑缘炎的发生。还有部分睑缘炎患者找不到明确的病因。

症状

睑缘炎患者可出现眼部异物感、眼睑发痒、烧灼感等,睑缘皮肤充血发红。还可能出现流泪、畏光等症状。此外,眼睑可充血水肿,甚至睫毛脱落。有时患眼睫毛根部毛囊内可出现小的脓疱及脓血,并最终形成表浅溃疡(即溃疡性睑缘炎)。睑缘可形成痂皮,与睑缘紧密粘连,若强行去除痂皮,创面多有出血。睡觉时,浓稠的眼部分泌物可使上下睑粘连。

睑缘炎有复发趋势,较难根治。虽然给患者带来诸多不便并影响外观,但睑缘炎一般不会伤及角膜影响视力。偶尔,溃疡性睑缘炎可能导致睫毛脱落、睑缘瘢痕及睑缘炎症累及角膜。

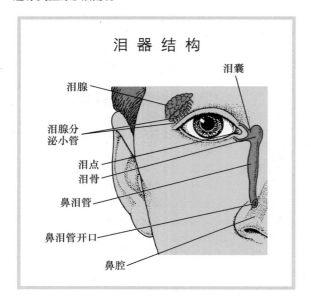

泪 器 结 构

泪腺
泪囊
泪腺分泌小管
泪点
泪骨
鼻泪管
鼻泪管开口
鼻腔

诊断

　　根据患者的症状和眼睑外观可诊断睑缘炎。医生可用裂隙灯检查仔细眼睑。少数情况下可取睑缘脓液标本进行细菌培养,鉴定细菌种类并行药物敏感实验。

治疗

　　对于睑缘炎,积极治疗原发病如停用可能导致睑缘炎的眼药水的同时,使用人工泪液和抗生素眼膏(夜间用)可能有效。热敷能缓解症状并加速病灶愈合。对于因脂溢性皮炎所致的睑缘炎,需保持眼睑清洁,每天可用毛巾或棉棒蘸婴儿洗发香波清洗眼睑(半杯温水加 2～3 滴婴儿洗发香波)。对于睑板腺感染者,热敷可缓解炎症,减轻瘙痒和烧灼感。有时,医生可给予抗生素眼膏如杆菌肽、多粘菌素 B、庆大霉素、红霉素或磺胺醋酰等,或口服抗生素如多西环素等进行治疗。脂溢性皮炎所致者,头面部病灶也要相应处理。若酒糟鼻是诱因,也应给予治疗。

泪 小 管 炎

　　泪小管炎是指泪小管的感染所致的炎症。

　　泪小管炎可出现流泪、分泌物增多、眼红、轻度眼痛等。眼红及压痛常以内眼角为重。医生可用抗生素溶液冲洗受感染的泪道。热敷、抗生素眼药水有助于治疗。有时,泪小管的感染还需要手术治疗。

睑板腺囊肿

　　睑板腺囊肿是指因睑板腺开口处阻塞所致的眼睑深部油脂腺体增大变形。

　　首先,睑板腺囊肿看起来与麦粒肿有些相似,均有眼睑水肿、轻度眼睑胀痛及刺激症状。1～2 天后症状消失,在眼睑上遗留一个圆形、无痛性肿块,此肿块在第一周缓慢长大。有时,肿块持续增长可能压迫眼球导致视物模糊。肿块位于在眼睑内侧面,呈一红色或灰色块状物。

　　多数睑板腺囊肿无需治疗,在 2～8 周内可自行消散。每日热敷数次可促进囊肿更快消退。若超过 2 个月囊肿仍未消退或已导致视力改变,可手术引流囊内液体或囊腔内注射皮质类固醇激素以促进吸收。抗生素通常对睑板腺囊肿没有明显的效果。

聚焦老龄化

　　随年龄增长,泪液分泌会逐渐少,因此干眼常发生于老年人,尤其是老年女性。暴露于干燥的环境或刺激性空气中如有人抽烟可加重干眼的症状。药物是导致干眼的常见原因,如眼睑疾病尤其是睑缘炎。Sjogren 综合征是一种较少见的自身免疫性疾病,与关节炎相关,可导致严重的干眼症,患者还常有口干的症状。

如何点眼药水和眼膏

　　点眼药水或眼膏时,人应该向后仰且向上看。洗手后,将下睑轻轻向下拉使下睑与眼球之间形成一个囊腔,而后将眼药水滴到囊腔内而非直接滴到眼球上。点眼膏时,则将一小条眼膏置入囊腔内,而后眨眼使眼药水或眼膏涂布于眼表。

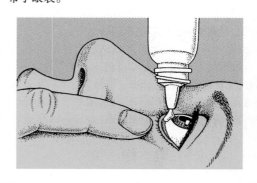

泪 囊 炎

　　泪囊炎即为泪囊的感染性炎症。

　　泪囊是泪液排出通道中的一个小腔隙。泪囊炎通常由鼻泪管阻塞引起。鼻泪管为泪囊与鼻腔之间的连接管道。泪囊炎可分急性和慢性两种类型。急性泪囊炎表现为泪囊区疼痛、红肿，伴有眼红、溢泪、溢脓等症状。轻轻压迫泪囊区，脓液可从内眼角的泪道开口处流出来。

泪囊的感染一般较轻，有时感染严重可致发热。有时脓液潴留在泪囊中，可突破表面皮肤，在面部形成一个瘘道。

急性泪囊炎患者常需口服抗生素进行治疗。若感染严重出现发热症状，可静脉输注抗生素。每日泪囊区热敷数次有助于治疗。若脓肿形成，可行手术切开引流。对于慢性泪囊炎，尤其是反复发作者，需手术打通阻塞的鼻泪管。

泪道狭窄

引流泪液的鼻泪管狭窄称为泪道狭窄（鼻泪管狭窄或阻塞）。

泪道狭窄或阻塞可因先天发育异常（先天性）或后天疾病（获得性）所致，可表现为流泪或泪囊感染（即泪囊炎）。

先天性泪道狭窄： 先天性泪道狭窄（即先天性鼻泪管阻塞）因鼻泪管部分发育不全所致。表现为眼泪溢流至面颊部（即溢泪），长时间溢泪可在面部形成痂皮。可单眼发病也可累及双眼。常见于出生 3～12 周的婴儿。这种鼻泪管阻塞一般不需治疗，通常可随着鼻泪管的发育成熟在 6～9 个月时自愈。指导患儿父母用指尖轻轻按摩鼻泪管区，有助于促进阻塞的鼻泪管尽早开通。

若阻塞不能自行通畅，需由耳鼻喉科医生或眼科医生用一根小探针从眼睑内侧泪小管开口处（泪点）插进泪道以进行探通。

获得性泪道狭窄： 获得性泪道狭窄常因泪道随年龄增长逐渐变窄所致，也可因创伤或手术后的瘢痕增生阻塞泪道引起。单纯用探针进行泪道探通常起不到治疗的效果。若导致泪道阻塞的原因持续存在，流泪或感染反复发作，则可能需手术治疗。

睑内翻和睑外翻

睑内翻是指眼睑向着眼球面翻转，而睑外翻则指眼睑离开眼球向外翻转。

正常情况下，上下睑可以严密闭合，以保护眼球免受外伤，防止泪液蒸发。若眼睑内翻，睫毛摩擦眼球可导致角膜溃疡和瘢痕形成。若眼睑外翻，上下睑闭合不全，则泪液不能均匀涂布于眼球表面。睑内翻和睑外翻都常见于老年人，常因随年龄增长组织松弛所致，也常见于因感染、手术、外伤或眼睑痉挛的患者。

睑内翻和睑外翻都可对眼睛产生刺激，导致异物感、流泪及眼红。人工泪液或润滑性眼膏（夜间用）可用于保持眼表湿润，减轻刺激症状。必要时，睑内翻和睑外翻都可行手术治疗，以防止眼球受损（如睑内翻所致的角膜溃疡）、保护视力、消除不适感并改善外观。

眼睑肿瘤

眼睑可发生良性或恶性肿瘤。黄色瘤是最为常见的眼睑良性肿瘤之一，为一种黄白色扁平生长的脂肪组织，常提示患者尤其是年轻患者有胆固醇水平增高的可能，医生应抽血化验检查患者的胆固醇水平。黄色瘤一般不需治疗，若影响外观，可考虑手术切除。

基底细胞癌是一种皮肤的恶性肿瘤，发生于眼睑边缘或角膜，也可发生于上颌部。根据组织活检（切除一小片标本显微镜下观察）可作出诊断。若证实为恶性肿瘤，需手术切除。

> **? 你知道吗……**
> 若眼睑新生物持续存在数周以上，则需要手术切除并在显微镜下检查以除外肿瘤。

鳞状细胞癌、睑板腺癌（发生于眼睑腺体）、黑色素瘤及各种癌性增生都可发生于眼睑，但较为少见。若眼睑的新生物在数周内不消退，应由医生进行活检，而后手术切除。眼睑肿瘤有时可与其他眼睑疾病（如睑缘炎、睑板腺囊肿）表现相似。因此，若按其他疾病的治疗方案进行治疗后，新生物没有明显改变，需取组织活检加以鉴别。

麦粒肿

麦粒肿是睑缘或眼睑内腺体的急性感染，常形成脓肿，可累及一个或多个腺体。

- 麦粒肿常由葡萄球菌感染引起。
- 睑缘发红、肿胀、触痛。
- 多次热敷有效。
- 内麦粒肿常需行引流手术。

麦粒肿常为葡萄球菌感染所致，有些患者可同时伴有睑缘炎。人一生中可能发生 1～2 次麦粒肿，有些患者可反复发生。偶尔，麦粒肿也可发生于眼睑内侧面的腺体，称为内麦粒肿。

症状

麦粒肿初发期常表现为眼睑红肿、压痛及睑缘疼痛。而后形成一个小圆形有触痛感的肿胀区。患者常有流泪、畏光及异物感等不适症状。眼睑肿胀多较局限,有时也可累及整个眼睑,后期在睑缘肿胀区中心可形成一个黄色小脓点。脓点一般在 2~4 天后自行破溃释放出其内的脓液,此时病程即告结束。

在睑缘深部形成的麦粒肿(内麦粒肿),疼痛、充血、肿胀均局限在眼睑内侧的一个区域,症状通常更为严重。感染较严重者,偶可伴有发热和寒战。

治疗

麦粒肿虽可用抗生素进行治疗,但效果常不明显。最好的治疗方法是每日 2~3 次局部热敷,每次 5~10 分钟。热敷有助于促使病灶局限,并加速脓肿形成、破溃及引流。因内麦粒肿较少自行破溃,常需手术切开引流脓液。内麦粒肿常复发。

倒　睫

倒睫是指在不存在睑内翻的情况下,因睫毛位置异常摩擦眼球导致的疾病。

倒睫的病因目前尚不清楚。患者常有眼红、刺激感、异物感、流泪、畏光等症状。倒睫长时间存在可致眼表受损,瘢痕形成。根据患者症状及相关检查,常可作出诊断。倒睫与睑内翻不同,其眼睑的位置并无异常。若倒睫患者睫毛向后即眼球方向生长,可通过电解或冷冻手术除去。

结膜和巩膜疾病

结膜是一层薄而半透明的黏膜组织,覆盖在眼睑内侧,并折返向前覆盖巩膜表面直达角膜缘。结膜能防止外来异物或危险的侵袭,并参与泪膜的形成。

最常见的结膜病是炎症,即结膜炎。导致结膜炎的病因很多,如细菌、病毒、真菌感染,过敏反应、化学烧伤、异物伤或过度日光暴露等。结膜炎一般病程较短,但偶尔也有持续长达数月或数年者。长期的慢性结膜炎常因眼部慢性刺激所致,如睑外翻或睑内翻、长期使用某种眼药水,或慢性干眼症等。无论何种原因,结膜炎患者共有的典型症状包括眼红、眼痒或刺激感、分泌物增多,有时可伴有轻度的视物模糊。

巩膜是眼球壁最外面的一层坚韧的乳白色组织,为眼球的一层保护性屏障,能维持眼球形状并保护眼球免受伤害,如穿透伤、撕裂伤。巩膜一般不易患病,偶可发生炎症,即巩膜炎。

感染性结膜炎

感染性结膜炎是由病毒或细菌感染所致的结膜炎症。

■ 细菌和病毒均可造成结膜感染。

■ 眼红、刺激感、流泪或分泌物增多、畏光等症状较为常见。

■ 良好的卫生习惯有利于减少感染的扩散。

■ 常需使用抗生素眼药水。

什么是红眼病?

虽然大多数的眼部炎症都可使眼睛发红(结膜血管扩张充血),但医生所说的"红眼病"常常是指由细菌或病毒感染所致的结膜炎。最严重的一种红眼病是因某种腺病毒感染所致的结膜炎,称为流行性角结膜炎,传染性极强,常导致社区或学校内大面积流行。感染往往通过接触患者的分泌物而传播,可以发生于人与人之间的接触,也可因接触了被污染的物品而传播,甚至医师使用过的检查器械也可能成为传播途径。

流行性角结膜炎的症状与其他类型的病毒性结膜炎相同,如眼红、刺激感、畏光及水样稀薄分泌物。很多患者可出现同侧耳前淋巴结肿大。症状常持续 1~3 周,部分患者可出现视物模糊,持续数周或数月后恢复。

流行性角结膜炎可自行恢复,无需特殊治疗。伴有视物模糊或严重怕光症状的患者,可使用皮质类固醇激素性眼药水进行治疗。注意个人卫生,经常洗手可减少感染的流行。家中将毛巾、浴巾、床等物品分开可减少感染在家庭成员中的传播。急性期患者最好呆在家中数天或数周,远离工作场所和学校,严重患者可能需在家中隔离数周。

许多微生物都可引起结膜感染。其中最常见是病毒,尤其是腺病毒感染,其次则为细菌。病毒性和细菌性结膜炎都具有传染性,易传染给他人,也易传播到对侧眼。真菌感染较为少见,主要发生于长期使用皮质类固醇激素性眼药水的患者或有植物性硬物外伤史的患者。新生儿眼部容易受到感染,主要由生产过程中经母体产道时获得(新生儿结膜炎)。此外还有一种性传播疾病也可感染眼部,由淋病奈瑟菌感染所致。

沙眼衣原体感染所致的结膜炎分两种,其中一种称为包涵体性结膜炎,是由沙眼衣原体的特定亚型感染所致的一种慢性结膜炎,主要通过生殖道分泌物接触传播。另一种称为沙眼。严重的结膜炎会导致结膜瘢痕形成、泪膜异常。有时炎症还可能波及角膜。

症状

结膜受到感染时,可出现刺激感、畏光等不适症状。结膜充血呈鲜红色,常伴有异常分泌物,可黏睫毛导致睁眼困难,尤其是晨起时。分泌物增多也可遮挡视野导致视物模糊,擦去后视力将完全恢复。而因感染波及角膜所致的视物模糊,即使冲洗净分泌物,视力也不会立即好转。少数情况下,严重感染会导致结膜瘢痕,造成永久性的视力下降。

病毒性结膜炎与细菌性结膜炎的临床表现存在以下不同:

■ 病毒感染所致者眼部分泌物呈稀薄水样,而细菌所致者则分泌物较黏稠,呈黄白色。

■ 伴有上呼吸道感染者多为病毒感染所致。

■ 病毒感染所致者常有耳前淋巴结肿大、疼痛,而细菌性结膜炎患者常没有上述表现。

但是,在实际工作中,患者症状多不典型,病毒性和细菌性结膜炎的鉴别并不容易,需酌情考虑。

包涵体性结膜炎或淋病奈瑟菌所致的结膜炎患者常伴有生殖系统感染的症状,如生殖器官异常分泌物、排尿时烧灼痛等。

诊断

感染性结膜炎者根据症状和眼部表现常可作出诊断。医生常用裂隙灯详细检查双眼。当症状严重、反复发作或怀疑为沙眼衣原体或淋病奈瑟菌感染所致者,应取分泌物进行实验室培养,以鉴定病原微生物。

治疗与预后

大部分感染性结膜炎可自行好转。但也有部分尤其是细菌感染所致的结膜炎者,如未得到及时治疗,病程可迁延。而包涵体性结膜炎若不进行治疗,病程将持续长达数月。

若分泌物堆积在眼睑,可用湿毛巾或干净的纸巾轻轻擦洗,去除分泌物。热敷或冷敷都有助于缓解刺激症状。因感染性结膜炎(细菌或病毒)具有很强的传染性,患者在洗眼或点眼药前后均应洗手。触摸了患眼的手不能再去触摸另一眼。患眼使用过的毛巾应与其他用具分开放置。急性期患者最好待在家中几天,远离工作场所、学校等人员密集的地方。有些严重的病毒感染患者可能需要在家中隔离数周。

抗生素只对细菌性结膜炎有效。但细菌和病毒性感染一般很难区分,因此医生常会给所有的结膜炎患者开抗生素。抗生素眼药水或眼膏如环丙沙星、甲氧苄啶-多粘菌素等连续使用 7～10 天,对多数细菌感染所致的结膜炎均有效。眼药水一般每日用 4 次,眼药膏在眼内停留的时间较长,可每六小时使用一次。不过,眼膏常会引起暂时性的视物模糊。

包涵体性结膜炎患者常用阿奇霉素、多西环素或红霉素等口服进行治疗。淋球菌性结膜炎可注射磺胺醋酰进行治疗。严重的腺病毒性结膜炎患者,尤其是日常活动多、眼部炎症不易控制者,可使用皮质类固醇激素类眼药水点眼。抗病毒眼药水对病毒感染所致的结膜炎效果常不理想。但也偶有例外,如疱疹病毒感染所致的结膜炎患者可使用曲氟尿苷眼药水点眼,或口服无环鸟苷进行治疗。

沙　　眼

沙眼(又称为粒性结膜炎或埃及眼炎)是由沙眼衣原体感染引起的一种迁延性结膜炎。

■ 沙眼衣原体感染常见于较落后且炎热、干旱地区的儿童。

■ 眼红、流泪、刺激症状。若病情较重,可出现眼部瘢痕、视力丧失。

■ 抗生素治疗有效。

沙眼是由沙眼衣原体非性传播亚型感染所致的结膜炎,常见于北非、地中海、印度次大陆、澳大利亚及东南亚等热带干旱国家的贫困地区。在美国则很少见,仅在美国土著人和来自沙眼流行国家的移民中偶可见到。沙眼多发生于儿童,尤其是 3～6 岁的幼儿。年龄稍大的儿童和成人因免疫力增强且个人卫生较好,发生者相对较少。

沙眼早期具有传染性,可通过手眼接触、苍蝇飞蚊传播,或使用了带菌者用过的毛巾、手绢、化妆品等物品而感染。

 你知道吗……
沙眼是全世界首位可预防的致盲性眼病。

症状

沙眼常双眼发病,表现为结膜充血、刺激感、流泪、畏光等症状,眼睑可出现水肿。

后期,新生血管逐渐侵入角膜,可造成视力下降。部分患者眼睑结膜瘢痕收缩导致睑内翻,使睫毛倒向眼球表面(倒睫),当患者闭眼时,睫毛摩擦角膜可致角膜感染及永久性损伤。5% 的沙眼患者可发生视力下降甚至失明。

诊断

根据眼部表现和症状持续的时间，可拟诊沙眼。待留取病灶标本进行实验室检查鉴定致病菌后可明确诊断。

预防

因沙眼具有传染性，常可发生反复感染。勤洗手并经常清洁面部有助于预防感染扩散，同时还要尽量避免共用毛巾、手绢、床单、眼部化妆品等。因苍蝇蚊虫可传播疾病，活动区域应尽量消除蚊虫。

治疗

沙眼患者可用抗生素如阿奇霉素、多西环素或四环素等进行治疗，也可局部使用四环素或红霉素眼膏涂眼。若社区中沙眼患者较多，医生可给整个社区居民普遍使用抗生素。若感染造成了眼睑、结膜或角膜的损伤，可能还需行手术治疗。

过敏性结膜炎

过敏性结膜炎是由过敏反应所致的结膜炎症。

- 由过敏反应所导致的结膜炎症。
- 常见眼红、刺激症状、水肿分泌物增多。
- 多种眼药水都能减轻结膜的炎症反应。

结膜含有大量免疫相关细胞（肥大细胞），在致敏物质的刺激下能反射性地释放多种化学物质（介质）。这些炎性介质可导致眼部组织的炎症，病程可长可短。约20% 的患者会出现不同程度的过敏性结膜炎。

季节性过敏性结膜炎和全年过敏性结膜炎是眼部过敏反应的最常见类型。季节性过敏性结膜炎常由草丛或树木的花粉所致，多见于春季和早夏季节，临床表现往往比较典型。杂草的花粉常导致夏季及早秋季节的过敏性结膜炎。全年过敏性结膜炎一年四季都可能发生，常由粉尘、动物皮屑或毛发所致。

春季结膜炎是过敏性结膜炎中较为严重的一种类型，致敏原因目前尚不明确。多见于男性儿童，尤其是5~20 岁之间伴有湿疹、哮喘或季节性过敏的小孩。春季结膜炎的典型表现是每逢春季复发，秋冬季消退。许多患儿的症状在成年后自然缓解。

症状

各种过敏性结膜炎都有相似的症状：眼部奇痒难忍、烧灼感。过敏性结膜炎常双眼发生，偶有双眼病情轻重不一者。患眼结膜充血发红，有时结膜水肿可形成肿胀样外观。患者常有大量稀薄的水样分泌物，有时分泌物为黏液样。视力一般不受影响。多数患者伴有流鼻涕的症状。

春季过敏性结膜炎患者眼部分泌物常较浓且黏稠，

常影响角膜引起角膜溃疡，导致眼部疼痛、畏光，甚至永久性视力下降。其他类型过敏性结膜炎多不影响角膜。

诊断和治疗

根据过敏性结膜炎的典型表现，可作出诊断。可用抗过敏眼药水进行治疗。人工泪液可能有助于缓解症状。抗组织胺类眼药水如安他唑啉、非尼拉敏等及缩血管药物如萘甲唑啉等可用于轻度过敏患者。上述这些眼药水在药店就能直接买到，不需处方。若效果不佳，则需由医生进行诊治。非甾体类抗炎药有助于减轻炎症反应、缓解症状。糖皮质激素类眼药水有很好抗炎功效，但因长期使用可导致眼压升高（青光眼）、白内障，并增加感染风险，如果没有医生的指导，糖皮质激素类眼药水的使用不宜超过数周。

表层巩膜炎

表层巩膜炎是指结膜与巩膜之间组织的炎症。

表层巩膜炎常见于年轻人，女性较男性多见。表层巩膜炎多仅累及眼球局部片状区域，导致局部充血，可呈黄色轻度隆起外观。表层巩膜炎的症状包括压痛、刺激感、流泪、畏光等。本病常单独发生，与其他眼病没有直接的关系，可自行消退，但也可复发。根据症状和眼部体征，可作出诊断。

表层巩膜炎常不需治疗。局部应用血管收缩剂如四氢唑啉，可减轻充血外观。使用糖皮质激素或口服非甾体类消炎药可缩短病程。

巩　膜　炎

巩膜炎是巩膜深层的炎症，表现为剧烈眼痛、巩膜青紫，可严重危害视力。

本病好发于 30~60 岁女性，约 1/3 双眼发病。巩膜炎可合并风湿性关节炎、系统性红斑狼疮或其他自身免疫性疾病。半数以上的巩膜炎病因未明。

眼痛是巩膜炎患者的主要症状，典型者为深部刺痛，部分患者甚至因疼痛不能安睡，食欲下降。其他症状还包括眼部压痛、流泪、畏光等，患眼表现为部分或全眼球红肿。偶尔，严重的巩膜炎可导致眼球穿孔甚至眼球丧失。

根据症状和裂隙灯下的表现，常可作出诊断。有时巩膜炎发生于眼球后方，（后巩膜炎），可能需要通过超声或 CT 辅助诊断。

巩膜炎患者可局部点用糖皮质激素类眼药水，有时还需口服糖皮质激素或非甾体类抗炎药进行治疗。若患者伴有风湿性关节炎或激素治疗效果不理想，可采用免疫抑制剂如环磷酰胺、硫唑嘌呤等进行治疗。

睑裂斑和翼状胬肉

睑裂斑(左)是位于角膜旁的异常增生物。翼状胬肉(右)是长在角膜旁的结膜上的异常增生物,可向角膜侵润,可影响视力。

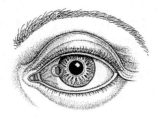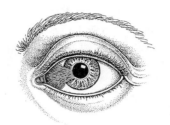

非瘤性增生

结膜可发生两种非癌性增生物(良性):睑裂斑和翼状胬肉。两种病变均常见于老年人,可能由长期紫外线暴露所致。根据其典型外观,医生常可作出诊断。

睑裂斑:睑裂斑为紧邻角膜缘处的一片黄白色微隆起新生物。可影响美观,但一般不会导致严重问题,一般不需手术。

翼状胬肉为结膜近角膜缘处的肉质增生隆起,可长入角膜。大多数翼状胬肉患者无自觉症状,但有时可因刺激症状或角膜变形而导致视力下降。部分病例可行手术切除以减轻刺激感,防止危及视力。

角 膜 疾 病

角膜为一透明组织,呈穹隆状覆盖在眼球前方,保护虹膜和晶状体,同时也是将光线聚焦于视网膜的重要屈光间质。角膜由细胞、蛋白质和水组成,看起来比较脆弱但实际上十分坚韧,与指甲韧度相似,感觉非常灵敏。

角膜病或角膜损伤可引起眼痛、流泪和视力障碍。裂隙灯显微镜常用于角膜病的检查。医生可将荧光素染料涂在角膜表面,染料会在角膜受损部位聚集,使伤口更易观察。

浅层点状角膜炎

浅层点状角膜炎为角膜表层细胞死亡所致。
- 眼红、流泪、畏光。
- 可完全恢复不留任何痕迹。
- 症状可自行缓解。

导致浅层点状角膜炎的原因如下:

- 病毒感染
- 细菌感染(包括沙眼衣原体感染)
- 干眼症
- 化学试剂入眼
- 暴露于紫外线中(阳光、太阳灯或电焊弧)
- 长时间佩戴接触镜
- 对眼药水过敏
- 睑缘炎
- 口服或注射药物的副作用

浅层点状角膜炎的症状通常包括疼痛、流泪、畏光、眼红充血等,视力可轻度下降,还常伴有烧灼感和异物感。若为紫外线所致,症状往往在接触紫外线数小时后才出现,并持续 1～2 天。若为病毒感染所致,患侧耳前淋巴结常可触及肿大和压痛。

根据患者的症状、有无有害物质或不良环境接触史及裂隙灯检查结果,常可作出诊断。

几乎所有浅层点状角膜炎都可完全恢复。如为病毒感染所致（单纯疱疹病毒或带状疱疹病毒感染者除外），一般不需治疗，病情可在 3 周内痊愈。若为细菌感染或接触镜长时间佩戴所致者，可用抗生素进行治疗，暂时停戴接触镜。若因干眼症所致，给予眼膏或人工泪液多可奏效。人工泪液是一种成分类似眼泪的眼药水，使用后能给予眼表泪液滋润。若因暴露于紫外线所致，可给予抗生素眼膏和散瞳眼药水以缓解症状。若为药物副作用或对眼药水过敏，则应停用相关药物。

角 膜 溃 疡

角膜溃疡是指角膜受感染后形成的开放性伤口。

- 接触镜、外伤、全身疾病、药物及营养缺乏等都可导致角膜溃疡。
- 常见眼痛、异物感、眼红、流泪及畏光等症状。
- 发现角膜溃疡应尽快使用抗生素、抗病毒及抗真菌类药物。

角膜溃疡常由外伤引起，随后受到细菌、真菌或棘阿米巴原虫（生活在污水中）的感染而致病。病毒性角膜溃疡（常有疱疹病毒感染所致）常因劳累诱发或自行复发。角膜异物或接触镜等也可引起角膜溃疡，特别是配戴接触镜过夜或消毒不严格时。此外，维生素 A 或蛋白质缺乏也可导致角膜溃疡的形成。不过，此种角膜溃疡在美国极少见。

当眼睑闭合不全时，角膜可因干燥而不易耐受外界刺激，因而容易受到外伤，继发角膜溃疡。眼睑内翻、倒睫以及睑缘炎等也可导致角膜溃疡的发生。

症状

角膜溃疡常表现为疼痛、异物感、畏光、流泪。溃疡面在角膜上表现为一白色脓斑。有时溃疡可累及整个角膜，并向角膜深层发展。角膜后可出现积脓，有时在角膜下方形成一个白色的液平面。溃疡越深，眼部症状和并发症也越重。患眼常伴有结膜充血、黏液样白色分泌物增多。

经过治疗，角膜溃疡可愈合。但溃疡面可遗留下一些混浊的瘢痕并影响视力。其他并发症还有眼球深部感染、角膜穿孔、虹膜易位、部分甚至全眼球感染。

诊断

为了看清溃疡面，医生可使用荧光素染料进行角膜溃疡面染色，而后进行检查。

治疗

角膜溃疡为一种眼科急症，需立即进行治疗。

根据不同的病因，治疗方法各有不同。发病后常需立即使用抗生素、抗病毒或真菌性眼药水，有时还需行角膜移植手术。

角结膜干燥症

角膜与结膜干燥称为角结膜干燥症（干眼）。

- 泪液分泌不足或泪液蒸发过快。
- 眼部刺激症状、畏光、烧灼感及痒感。
- 将试纸放置在睑缘可测量泪液分泌量。
- 人工泪液有助于缓解症状。

干眼可由泪液产生不足（分泌不足型干眼）或蒸发过快（蒸发过快型干眼）引起。前者是因是泪腺产生的泪液不足，不能形成正常的泪膜覆盖在角膜和结膜表面所致，常见于绝经后的妇女，也常见于 Sjogren 综合征的患者。此外，某些疾病如风湿性关节炎、系统性红斑狼疮者也可因泪液分泌不足而出现干眼症状。

后一种类型则常因泪液成分异常导致蒸发过快所致。此型患者尽管产生的泪液足量，但在进行某些活动或特定的环境中泪液蒸发过快，也不足以形成完整的泪膜。

症状

干眼症可导致眼部刺激症状、烧灼感、痒感、牵拉感、压迫感及异物感。眼表损害可使症状加重并出现畏光，如：

- 使瞬目运动减少的活动，尤其是长时间用眼如阅读、用电脑、开车、看电视等
- 生活在通风过强、烟尘过重或干燥的环境中，如机场、大型购物中心、湿度过低的地区，或在空调（尤其是车内空调）、电扇或暖气开放的环境中
- 有些药物的使用也会加重干眼症状，如异维 a 酸、镇静剂、利尿剂、抗高血压药、口服避孕药、抗阻胺药、抗胆碱能药物等

在寒冷、雨雾天气或在潮湿的地方（如淋浴室）干眼症的症状可得到改善。

干眼症，尽管部分患者症状非常严重，但极少导致失明。然而，干眼症患者有时会在用眼过程中感觉到视物模糊，或因眼部刺激症状较重、发病频繁或持续时间较长而不愿用眼。严重干眼症者角膜可增厚，形成溃疡或瘢痕，偶尔还可有新生血管生长。角膜瘢痕和新生血管生长都可导致视力下降。

诊断

通常医生仅根据症状就可诊断干眼症。借助于 Schirmer 实验，即用一张试纸条置于眼睑边缘，在单位时间内测量试纸被泪液湿润的长度，可得知是否存在泪液减少。医生常用裂隙灯检查角膜，以确定有无角膜损害。

治疗

人工泪液每隔数小时点眼一次可缓解症状。人工泪液是模拟真实的眼泪成分制成的一种泪液替代品，能覆盖在眼表维持角膜及结膜的湿润。润滑性眼药膏在睡前

使用能预防晨起时的干眼症状,药效持续时间较人工泪液长。但因润滑性眼药膏可导致视物模糊,白天常不方便使用。

使用含环孢霉素的眼药水能降低干眼症相关的炎症。但仅小部分人群适合使用,效果较好,使用后炎症常明显消退。使用此药几个月后可导致眼痛,此时需及时就诊。避免干燥、通风过强及烟雾环境、使用加湿器有助于缓解症状。

部分患者可行一种小手术,即阻塞泪点以减少泪液通过鼻泪管进入鼻腔,从而延长泪液在眼表的停留时间,湿润眼表。对严重干眼患者,也可做上下眼睑部分缝合,以减少泪液蒸发。

角膜软化症

角膜软化症(或称干眼病或干燥性角膜炎)是一种因维生素 A、蛋白质和摄入热量缺乏导致的眼病,以角膜干燥和弥漫性混浊为特征。

角膜软化症表现为角膜和结膜表面干燥,随之可形成角膜溃疡或继发细菌感染。泪腺也可受累,导致泪液分泌不足即干眼。因视网膜维生素 A 缺乏,患者可出现夜盲(及暗光下视力明显减退)。营养不良者若出现角膜干燥或溃疡形成,即可诊断角膜软化症。

抗生素眼药水或眼膏有助于控制感染,同时还需及时补充维生素 A、加强营养。

单纯疱疹病毒性角膜炎

单纯疱疹病毒性角膜炎为角膜的单纯疱疹病毒感染所致。

单纯疱疹病毒在初次感染后并不离开人体,而是以休眠状态停留在神经系统内。此病毒在某些条件下可激活而导致更多的症状。

单纯疱疹病毒的初次感染常发生于儿童,可引起轻度的角结膜炎,症状与普通结膜炎类似,因而难以作出单疱病毒感染的诊断。初次感染常自行恢复,无需治疗。如果感染复发,则可严重影响角膜,症状也更为严重。

单纯疱疹病毒感染复发后的症状包括眼痛、流泪、眼红及畏光。有时因病情严重,可因角膜水肿导致视物模糊。感染复发的次数越多,对角膜表面的损伤也越重。若复发时病情较重,可导致角膜深层溃疡、永久性瘢痕形成及眼表触觉丧失。上述患者的单纯疱疹病毒感染也可导致新生血管长入透明角膜,引起明显的视力减退。

医生可通过裂隙灯检查来诊断单纯疱疹病毒感染,有时也需从感染病灶取样进行病毒鉴定(病毒分离)。

医生常会给予抗病毒眼药水如疱疹净进行治疗。也可口服抗病毒药物如无环鸟苷进行治疗。治疗越早越好。对于深部感染导致较重炎症反应者,可能需要应用皮质类固醇激素及散瞳眼药水如阿托品、东莨菪碱等进行治疗。有时为了加快溃疡闭合,眼科医生可在眼表麻醉后,用棉签轻轻刮去角膜已受到感染和损伤的组织。

带状疱疹病毒性眼病

带状疱疹病毒性角膜炎为角膜的带状疱疹病毒感染所致。

带状疱疹病毒感染可导致皮肤的疱疹,一旦感染人体,病毒将以休眠状态停留在神经根内。病毒感染复燃后可扩散到皮肤,引起皮肤的串珠样疱疹,又称带状疱疹。若带状疱疹发生在前额和鼻部,约半数可播散到同侧眼部。

前额、鼻尖皮肤常为小而红的水泡覆盖,疼痛剧烈。若眼部受累,则出现眼痛、眼红、畏光及眼睑水肿。数月或数年后可出现角膜水肿,角膜遭到严重破坏,可形成瘢痕。角膜后组织也可发生炎症,称为葡萄膜炎。眼压可能升高,导致继发性青光眼。角膜感觉减退,易受外伤。根据活动期水疱呈圆卵石样外观、典型疱疹发作史、晚期疱疹愈合后遗留的瘢痕,可作出带状疱疹病毒性角膜炎的诊断。

带状疱疹发生在身体的任何部位,都应尽早治疗以缓解疱疹所致疼痛的时间,治疗可使用抗病毒药物如阿昔洛韦、伐昔洛韦或泛昔洛韦(可口服)。如带状疱疹发生在面部并危害到眼睛时,可使用抗病毒眼药水以减轻眼部并发症的危险。若眼部炎症较重,可使用皮质类固醇激素眼药水。应用阿托品眼药水扩大瞳孔,可防止继发性青光眼的发生,并减轻疼痛。

周边溃疡性角膜炎

周边性溃疡性角膜炎是一种角膜边缘的炎症和溃疡,常发生于结缔组织病如风湿性关节炎的患者。

周边性溃疡性角膜炎可能为一种自身免疫性疾病。患者可出现视物模糊、畏光、异物感等症状。溃疡位于周边角膜,常呈椭圆形外观。

合并有风湿性关节炎的周边性角膜溃疡患者,若不进行治疗,约40%可在发生角膜病变后 10 年内死亡(多死于心脏病发作)。采用免疫抑制剂进行治疗,如口服或静脉应用环磷酰胺,可将上述的 10 年死亡率降低至 8%。

圆 锥 角 膜

角膜形状逐渐变化成不规则圆锥形外观,称为圆锥角膜。

圆锥角膜常起病于 10 ~ 25 岁之间,常双眼发病,视力可迅速改变,需频繁更换框架眼镜或接触镜。对于圆锥角膜,一般接触镜较框架眼镜矫正视力的效果更好,但有时因角膜变形严重,以至于接触镜戴不上,或即使戴上视力仍不能被矫正。对于重度圆锥角膜患者,需行角膜移植以保存视力。目前有人提出一些替代角膜移植的手术,如角膜环状物(此环状物能改变角膜的形状,以矫正屈光不正)植入术、紫外光治疗加固角膜,有可能在将来应用于圆锥角膜的治疗。

大疱性角膜病变

大疱性角膜病变是一种水疱样肿胀性角膜病变。

大疱性角膜病变多见于老年人,偶尔也可发生于眼部手术后的患者,如白内障摘除术后。患眼角膜水肿、角膜表面形成水疱,水疱破裂后可引起眼痛、异物感及视力障碍。

根据典型的角膜水肿表现及角膜表面水疱样混浊,可诊断大疱性角膜病变。

大疱性角膜病变的治疗主要是减少角膜内的水分。可用高渗盐水将角膜内多余的水分除去,或戴软接触镜压迫角膜以减轻不适症状。若视力下降或不适症状明显,持续较长时间仍不消退,则可考虑行角膜移植术。

第 225 节

白 内 障

晶状体混浊并导致进行性无痛性视力下降称为白内障。

■ 视物模糊、对比度下降、眼前光晕。

■ 通过检眼镜或裂隙灯,医生可观察到白内障。

■ 多数白内障可手术摘除并植入人工晶体。

白内障是世界范围内最主要的致盲眼病,多发生于老年人,年龄在 65 ~ 75 岁之间的人群中约 1/5 的人患有已影响视力的白内障,在 75 岁以上的人群中,此比例上升至 1/2。幸运的是,美国的民众在白内障致盲前多已得到了治疗。

多数白内障病因不明,但有些患者能找到明确的内因,如:

■ 眼外伤
■ 长期应用某些药物(如糖皮质激素)
■ 长期暴露于 X 射线中(如眼部放射治疗)
■ 炎性和感染性眼病
■ 糖尿病等全身病变
■ 黑眼睛种族
■ 长期暴露于阳光直晒下
■ 营养不良
■ 吸烟
■ 饮酒
■ 红外线加热

一眼患有白内障的患者,另一眼日后发生白内障的可能性较大。有时双眼可同时发生白内障。部分新生儿出生即可有白内障(先天性白内障)。儿童也可发生白内障,但多因外伤或疾病引起。

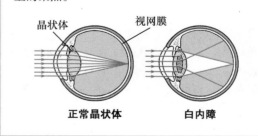

白内障如何影响视力

左图显示正常眼接收光线并将光线聚焦在视网膜上。右图显示因白内障阻碍光线穿过晶状体,并对光线进行散射从而影响其在视网膜上的聚焦。

晶状体　　　　　视网膜

正常晶状体　　　　**白内障**

症状

晶状体是光线入眼的必经通路,晶状体混浊则可阻挡光线的进入,或使入眼的光线弯曲、散射,影响视力。白内障患者最早期的症状常为视物模糊,也可出现眩光和光晕,极少数患者可出现复视。有些患者可能会出现视物颜色偏黄，或颜色不够鲜亮。因对印刷品上明暗之间的分辨力下降，患者常感觉阅读困难。

白内障患者视力下降的严重程度取决于晶状体混浊的部位及进入眼内的光线量。

若混浊发生于晶状体后方（后囊下性白内障），患者在瞳孔缩小时视力下降较为严重，如，在明亮光线下阅读时。后囊下性白内障常导致患眼对比度降低，尤其是在看见亮光或汽车头灯时，因而可能影响夜间开车。白内障患者滴用缩瞳剂（抗青光眼药）后因瞳孔缩小，视力也会明显下降。

核性白内障患者混浊发生于晶状体的中心，患者远视力较差。不过，此类患者早期可表现为近视力的提高，其原因是核性白内障增加了晶状体的聚焦能力，看近距离物体显得更为清楚。多数老年人因看近距离物体有困难，在患白内障后的初期，却惊异地发现不戴眼镜也能阅读了，此种现象常称为第二视力。不过，好景不长，随着核性白内障的发展，进入眼睛的光线受阻，视力常呈进行性下降。

尽管白内障为无痛性眼病，但偶尔可因晶状体的肿胀导致眼压升高（青光眼），从而出现眼痛症状。

 你知道吗……
有些白内障患者因混浊位于晶状体的特殊部位，可出现短时间内近视力提高的症状，患者又能近距离阅读而不需戴眼镜。

诊断

医生通过检眼镜就可以发现白内障，而通过裂隙灯检查，则可以更细致地了解晶状体混浊的位置及程度，同时还能观察其他眼部结构。

预防

有些措施可以预防白内障的发生，如防紫外线的镀膜太阳镜可防止眼睛受到太阳光的损伤，戒烟不仅能减少对身体的危害，对预防白内障也有一定的作用。糖尿病患者应注意控制好血糖水平。多吃富含维生素 C、维生素 A 及胡萝卜素（蔬菜如菠菜、甘蓝中含量丰富）的食品有助于预防白内障的发生。绝经期妇女使用雌激素替代疗法可能对晶状体具有一定的保护作用，但不能单纯为了预防白内障而使用雌激素。长期使用皮质类固醇激素的患者应在医生的指导下尽可能选择其他的药物。

治疗

在视力受到严重损害之前，框架眼镜或接触镜可能能提高患者的视力。在强光下戴太阳镜、利用反射型灯光替代直射光线可以减少眩光，提高视力。对于混浊位于晶体中央且范围较小的患者，使用散瞳药扩大瞳孔可能有助于提高视力。

目前尚无能去除白内障的眼药水或其他药物，因而白内障的唯一治疗方法就是手术。少数情况下，当白内障发生改变如晶状体肿胀或继发青光眼时，医生会考虑尽快行白内障摘除术。不过，大多数患者只有当白内障所致的视力下降比较严重让患者失去安全感、不适或影响到日常生活时，才会考虑手术。过早手术并无明确优点。

白内障手术适用于任何年龄的患者，较安全，即使有全身系统性疾病如心脏病、糖尿病的患者也可行此手术。通常，医生会在眼球上做一个小切口，利用超声将晶状体乳化后从囊袋内吸出（白内障超声乳化术）。当所有的白内障碎片都吸除干净以后，手术医生会在囊带内植入一枚人工晶体。然而，不是所有的白内障患眼都能安全地植入人工晶体，若未能植入人工晶体，患者就需要在术后戴较厚的框架眼镜或接触镜来矫正视力。

 你知道吗……
白内障是世界范围内致盲的首要原因。

多数白内障手术都在局部麻醉下进行，只需眼表点眼药水进行表面麻醉或球周注射麻醉即可。小孩或术中眼球不能固视的成人才需要进行全身麻醉。整个手术过程大约需要 30 分钟，术后即可回家不用住院，切口很小，能自行闭合，因而无需缝合。

因术后数天内患者的活动可能会受到一定的限制，如不可以（不允许）弯腰或举重物，术后短期内也可能出现视物模糊、畏光等症状，可能在某些方面需要他人的帮助，因此，术前应预先做好相应的安排。手术几周内需使用眼药水或眼膏以预防感染、减轻炎症并促进伤口愈合。为预防外伤，术后睡觉时戴眼镜或塑料眼罩数周，直到伤口完全愈合。术后不可揉眼。手术第二天应由医生进行检查，而后在术后一周、一月再次复诊。对于双眼白内障的患者，一些医生会主张先行一眼手术，间隔数月后再行第二眼手术。

大多数患者白内障术后数周内远视力明显改善，但几乎所有患者在阅读时仍需戴眼镜，部分患者在看远时也需戴眼镜。现在有一些新型的具有多聚焦功能的眼球内晶体（多焦点晶体）面世，患者能在不戴眼镜的情况下同时具有良好的近视力和远视力，不过，有些患者会出现夜间眩光和光晕。手术前，医生会根据检查结果计算所需的人工晶状体的屈光度。因此，术前配戴高度数眼镜的患者可能术后只需配戴较低度数的眼镜。

白内障手术后的并发症较少。但一旦出现眼内感染或严重的眼内出血，可造成视力的丧失。术后眼压升高若未能得到及时的处理，可导致继发性青光眼，或人工晶体易位。视网膜可能出现水肿或脱离。偶尔出现视网膜疾病,如糖尿病视网膜病变的患者,术后视力可能变得更差。因此,术后应按期随访,以便及早发现和治疗这些不常见的并发症。

有的患者在白内障手术后一段时间内,晶体的囊膜组织可出现混浊,称为后发性白内障。约 1/4 的患者在术后数月至数年内发生后发性白内障。通常,后发性白内障可用激光进行治疗,将混浊的后囊膜切开一个小孔,以便于光线通过。

葡 萄 膜 炎

葡萄膜是眼内富含色素的一层结构,葡萄膜任何部分的炎症都统称为葡萄膜炎。

- 感染、自身免疫性疾病(患者的免疫系统攻击其自身的组织)、或其他未知因素都可导致葡萄膜的炎症。
- 症状包括眼痛、眼红、眼前黑影飘动、视力下降等。
- 治疗常用皮质类固醇激素及滴眼液以扩张、松弛受损的眼睛。

葡萄膜包括三部分:虹膜、睫状体和脉络膜。

虹膜是围绕瞳孔的环形彩色结构,像照相机的快门一样,瞳孔的开大和缩小决定着进入眼内光线的多少。

睫状体内肌肉的收缩和舒张,可使晶状体变厚或变薄,从而看清近处和远处的物体。

脉络膜衬于眼球内面,前方起始于睫状肌,向后延伸至眼底后极部的视神经。脉络膜位于视网膜和外层巩膜之间,含有丰富的血管,营养眼球的内层,尤其是视网膜。

炎症可发生于部分或全部葡萄膜。若仅累及部分葡萄膜,则根据发病的部位进行命名,如前葡萄膜炎、中间葡萄膜炎、后葡萄膜炎或全葡萄膜炎(即炎症累及整个葡萄膜)。有时,炎症累及某一特定的葡萄膜组织,也可用该部位命名,如虹膜炎(虹膜的炎症)、脉络膜炎(脉络膜的炎症)或脉络膜视网膜炎(炎症累及脉络膜和视网膜)。葡萄膜炎多单眼发病,但也可双眼发病。

葡萄膜炎的病因较多。可由眼睛本身的病变引起,也可由全身系统性疾病引起。大多数葡萄膜炎病因不明,称为特发性葡萄膜炎。约 40% 的葡萄膜炎患者伴有全身其他器官的疾病,如强直性脊柱炎、幼年型类风湿性关节炎、结节病或全身感染性疾病,如肺结核、梅毒、莱姆病等。还有一些原因所致的葡萄膜炎包括感染常仅累及一眼,如单纯疱疹病毒、带状疱疹病毒感染、弓形虫病、巨细胞病毒感染等。巨细胞病毒感染主要发生于人免疫缺陷病毒感染后的患者。

症状

根据炎症发生的部位及炎症的严重程度,葡萄膜炎的早期症状可轻可重。

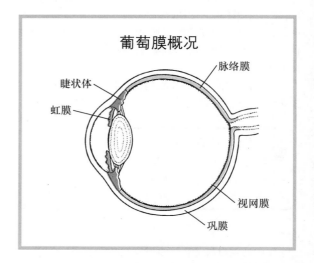

葡萄膜概况

- 前葡萄膜炎的症状最为明显,表现为剧烈的眼痛、结膜充血、畏光和视力下降。医生检查可发现角膜周围血管扩张、房水中白细胞漂浮、角膜后表面炎症细胞沉着(角膜后沉着)。
- 中间葡萄膜炎患者无疼痛症状,可仅表现为视力下降,眼前可有不规则黑影飘动(浮游物)。
- 后葡萄膜炎表现为明显的视力下降、眼前黑影飘动,可伴有视网膜脱离(早期症状表现为闪光感、周边视力丧失、视物模糊)、视神经炎(症状包括视力下降,表现为小暗点或全盲)。
- 全葡萄膜炎可出现以上部分或全部症状。

葡萄膜炎可迅速损害眼睛,并可引起长期性威胁视力的并发症,如黄斑水肿、青光眼、白内障等。一些患者一生可能仅发病一次,而另一些患者可在数月至数年中病情反复发作。

诊断与治疗

根据症状和检查结果,医生可作出葡萄膜炎的诊断。如果医生怀疑葡萄膜炎患者合并有其他系统的异常,可能还需要做其他相关检查。

本病应尽早治疗,以防止永久性视力损害的发生。常规治疗包括皮质类固醇激素、散瞳药等,皮质类固醇激素多采用眼药水剂型,常用的散瞳药有东莨菪碱、抗胆碱药和后马托品等。对于某些特殊类型的葡萄膜炎,可采用相应的药物治疗,如因感染所致的葡萄膜炎,可给予相应的药物控制感染。

青　光　眼

青光眼是一种以视神经损害为特征的进行性、不可逆性视力丧失的眼病,常伴有眼压升高。

- 当眼内压升高,可出现视神经的损害。
- 视力下降比较缓慢,因而患者可能在很长时间不能察觉。
- 有青光眼危险因素的患者应行全面的眼部检查,包括眼压、视野等。
- 青光眼患者常需终生控制眼压,降眼压眼药水最为常用,有时可能还需要手术治疗。

美国大约有 300 万青光眼患者,而全世界范围此人群大约有 1400 万。青光眼是世界上排名第三的主要致盲性眼病,在美国,则是第二位的致盲原因,而在黑人和西班牙人中,青光眼排在首位。在美国,约 1/3 的青光眼患者眼压位于正常范围,称为正常眼压性青光眼。

青光眼的高危因素包括:

- 年龄在 40 岁以上
- 非洲裔美国人
- 青光眼家族史
- 远视眼或近视眼
- 糖尿病
- 长期使用皮质类固醇药物
- 眼部外伤史

房水的产生与排出之间不平衡,到达一定的程度即可导致眼内压升高,发生青光眼。正常情况下,房水起着营养眼球的作用。房水由虹膜后的睫状体产生,从后房经瞳孔流入前房,然后经虹膜和角膜之间的房角引流通道排出眼外。分泌房水的睫状体好比水龙头,引流管好比下水道,当系统功能正常时,房水的产生和排出保持平衡状态,房水循环路径通畅时,眼压会保持在正常范围而不升高。

而对于青光眼患者,引流管发生粘连、阻塞,或被其他结构遮挡,房水不能排出眼外,而新的房水还在继续产生,也就是说,下水道已经阻塞,而水龙头还在继续放水,房水滞留在眼内无法排出,则造成眼压升高。当眼压升高到一定程度超过了视神经所能承受的限度,就会造成视神经的损伤,这种损伤即称为青光眼。有的患者眼压升高并没有超过正常范围,但仍然超出了视神经的耐受范围,也可发生青光眼,称为正常眼压性青光眼。

成年人和儿童的青光眼有多种类型,但多可归为两大类:开角型青光眼和闭角型青光眼。

开角型青光眼在西方国家较为常见。此型患眼房水引流通道在数月或数年内逐渐阻塞,而房水产生正常,因而眼压逐渐升高。

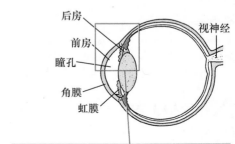

正常房水引流途径

房水由虹膜后方的睫状体产生,进入后房,经瞳孔进入前房,然后通过引流通道流出眼内。

后房
前房
瞳孔
角膜
虹膜
视神经

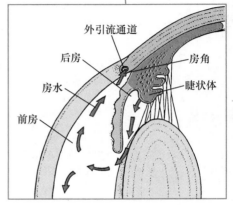

外引流通道
后房
房水
前房
房角
睫状体

闭角型青光眼较开角型青光眼少见。对于闭角型青光眼而言,房水引流通道因角膜与虹膜之间的房角太窄而阻塞或关闭。房角阻塞的发生可急可缓,当房角突然关闭时,眼内压迅速上升;而若房角阻塞缓慢发生,则眼压缓慢升高,与开角型青光眼相似。

尽管开角型青光眼和闭角型青光眼都存在着家族遗传倾向,但多数患者青光眼的病因并不清楚。而因感染、炎症、肿瘤、膨胀期白内障、白内障手术,或其他任何可阻碍房水外引流的眼病,均可能导致眼压升高和视神经损伤,即继发性青光眼的发生。

症状

开角型青光眼:开角型青光眼无眼痛,因而早期没有任何的症状。最主要的症状是视野缺损,表现为暗点或斑片状视野缺损。数月或数年内暗点逐渐扩大,多个暗点间相互融合成片。周边视野常先受损,因视野缺损发展缓慢,患者往往不能及时察觉,常常到晚期视功能遭受严重损害时才发现。因中心视野常最后受累,很多患者最后发展成管状视野,即患者注视正前方时,中心视力良好,但看不见周围的物体。如果未得到及时的治疗,仅有的管状视力也将受损,患眼将完全失明。

闭角型青光眼:若闭角型青光眼眼压急剧升高,即急性闭角型青光眼,患者常感觉剧烈的眼痛伴头痛、眼红、雾视和虹视,视力急剧减退,因眼压升高可反射性地出现恶心、呕吐等全身症状。

急性闭角型青光眼属于眼科急症。发作后如果不及时治疗,视力可在 2~3 小时内完全丧失。

如果一眼患有开角或闭角型青光眼,另一眼发病的可能性也较大。

℞ 治疗青光眼的药物

药物种类/名称	可能的不良反应	备 注
β 受体阻滞剂		
贝他洛尔 卡替洛尔 左贝他洛尔 左布诺洛尔 美替洛尔 噻吗洛尔	哮喘或致气短的肺部疾病患者可出现呼吸困难、心率减慢、失眠、疲劳、抑郁、意识混乱、性功能障碍、脱发	**作用机制**:减少房水生成 **给药途径**:眼药水 **其他**:此类眼药水不影响瞳孔大小。对心脏病或血管疾病患者部分副作用会加重。 部分副作用可缓慢产生,可误认为是因年龄或其他身体因素所致。
前列腺素衍生物		
比马前列腺素 拉坦前列腺素 曲伏前列腺素 乌诺前列腺素	眼部及皮肤颜色加深、睫毛增多变长、肌肉痛、关节疼痛、背痛、皮疹,存在眼前节炎症(葡萄膜炎)的患者可能导致病情加重	**作用机制**:增加房水流出 **给药途径**:眼药水 **其他**:此类眼药水很少导致全身副作用
α 肾上腺素能受体激动剂		
阿可乐定 溴莫尼定 地匹福林 肾上腺素	血压升高、心率加快、心律不齐、可有瞳孔散大、2 岁以下患儿可致死 阿可乐定:长时间用药后作用减轻,常需增加剂量才能达到初期的效果 溴莫尼定:可致口干,与其他药物相比,对此药过敏者较少 地匹福林、肾上腺素:作用不可靠,较阿可乐定、溴莫尼定疗效差且副作用较多	**作用机制**:减少房水生成并增加房水流出 **给药途径**:眼药水
碳酸酐酶抑制剂		
乙酰唑胺 多佐胺 醋甲唑胺	乙酰唑胺、醋甲唑胺可致:疲劳、味觉异常、食欲下降、抑郁、肾结石、水盐(电解质)失衡、麻木或针刺感、血细胞减少或增加(恶液质)、消瘦、恶心、腹泻 布林佐胺、多佐胺:口腔味觉差	**作用机制**:减少房水生成 **给药途径**:乙酰唑胺、醋甲唑胺口服或静脉给药;布林佐胺、多佐胺为滴眼液

℞ 治疗青光眼的药物（续）

药物种类/名称	可能的不良反应	备　注
拟胆碱制剂		
卡巴胆碱 地美卡林 乙磷硫胆碱 异氟磷 新斯的明 毒扁豆碱 毛果芸香碱	暗适应迟缓 瞳孔缩小 视物模糊 地美卡林、乙磷硫胆碱、异氟磷、新斯的明、毒扁豆碱 可能导致白内障、视网膜脱离及全身副作用	**作用机制**:增加房水外流 **给药途径**:滴眼液 **其他**:虹膜颜色较深的患者使用卡巴胆碱、毛果芸香碱应加量
渗透性利尿药		
甘油 甘露醇	尿液排出增加 可改变机体水盐(电解质)平衡,导致脱水,对颅脑神经功能异常者产生严重的副作用	**作用机制**:增加血液中的盐浓度,使眼内的液体渗透进入血液,降低眼内压 **给药途径**:口服或静脉滴注

筛查和诊断

大多数青光眼可导致慢性进行性无症状性的视力下降,因而早期发现和诊断极为重要。存在青光眼高危因素(见本节开头)的人应每 1~2 年进行一次全面的眼科检查。

青光眼的主要检查共包括 4 项。首先是眼压测量,此项检查简单无痛,使用的仪器为眼压计。一般认为眼压大于 22mmHg 表示眼压升高。

单纯测量眼压显然不够,大约 1/3 的青光眼患者眼压并不高,因而还需行其他检查。医师常使用检眼镜和裂隙灯来观察有无青光眼性视神经改变的发生。

此外,还需要进行视野检查(即周边视力)以知晓青光眼是否导致了周边视野暗点。目前常用的是电脑视野计,检测受检者能否看见视野中的亮点。

有时医生可采用一种特制的透镜——前房角镜来观察眼睛的引流通道,即前房角镜检查。该检查可鉴别青光眼属于开角型还是闭角型。

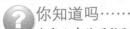 你知道吗……
老年人在使用抗胆碱能类药物时,应先行眼部检查以除外继发闭角型青光眼可能。

治疗

青光眼的损伤一旦形成,则不再可逆。但是若青光眼能及时诊断并合理治疗,则可以阻止视力的进一步下降。因此,青光眼治疗的目的是预防视力下降的发生或阻止其进一步发展。

青光眼的治疗是长期的和终生性的。降低眼压有两类方法,即增加液体的排出和减少房水的生成。少数人眼压较高但视神经并未见到明显的损害,称为可疑青光眼,可暂不治疗,随访观察。

抗青光眼药物和手术是治疗开角型青光眼和闭角型青光眼的主要方法。

常用的抗青光眼眼药水包括 β 受体阻滞剂、前列腺素衍生物、α 肾上腺素受体激动剂、碳酸酐酶抑制剂、拟副交感神经药物等。这些药物对多数开角型青光眼治疗效果良好。尽管闭角型青光眼主要采用手术治疗,但也可使用抗青光眼药物。抗青光眼眼药水比较安全,但也可能导致一些副作用。青光眼患者可能需要终身用药,因此定期检查眼压、视神经和视野状况非常有必要。有的患者急性闭角型青光眼发作导致眼压急剧升高,可能还需要使用口服或静脉输注利尿药(渗透性利尿药)来降低眼压。

若药物不能控制眼压,患者不方便点药,或不能耐受药物的副作用,则可考虑手术治疗。激光光凝可增加房水的引流(激光小梁成形术),可治疗开角型青光眼;应用激光在虹膜上打一个小孔(激光周边虹膜切除术或切开术)可用于急性闭角型青光眼的治疗。激光手术非常方便,常在医生办公室、门诊或诊所进行,手术时表面麻醉即可预防疼痛,术后当天即可回家,不用住院。

滤过性手术是治疗青光眼的另一种手术方式。经典的青光眼滤过手术是人为地建立一条新的房水引流通道(小梁切除术或引流阀植入术),使得房水能绕过阻塞的通道滤出眼外。青光眼滤过手术一般需在医院完成。新的滤过手术(viscocanalostomy 和 Trabectome)仅去除部分引流管道以增加房水的流出。术后当日患者即可回家，不需住院。

青光眼激光治疗后最常见的并发症是一过性眼压升高，可使用抗青光眼眼药水进行降眼压治疗。偶尔，激光治疗可能出现角膜灼伤，一般情况下可迅速愈合。激光手术和滤过性手术都可能出现眼内炎症和出血，但短期内即可消退。此外，滤过性手术还可能导致复视、白内障或感染等并发症。

因严重的闭角型青光眼是眼科急症，因而医生在发现高眼压下视力存在损毁的危险时，会采用一些迅速降眼压的措施，如口服甘油或乙酰唑胺片，或静脉输注甘露醇，并尽快给予降眼压眼药水，必要时可行急诊手术以降低眼压。

继发性青光眼应根据病因进行治疗。若因感染或炎症所致，可给予抗生素、抗病毒药物或皮质类固醇眼药水进行治疗。若因眼部肿瘤阻塞房水引流通道导致青光眼，应针对肿瘤进行治疗。若因白内障晶状体膨胀导致眼压升高，应治疗白内障。若白内障手术后继发性眼压升高应使用降眼压眼药水进行治疗。若药物不能控制眼压，则可行青光眼滤过手术。

第 228 节

视网膜疾病

视网膜为眼球后部内表面的一层透明感光膜，为光线经角膜和晶状体折射后聚焦的部位。视网膜的中央是黄斑，含有高密度的对色觉敏感的光感受器细胞，主要为视锥细胞，产生的视觉质量最高，主司中心视力和颜色觉。在黄斑部以外，视网膜周边部的感光细胞主要为视杆细胞，司周边视觉和暗视觉，对颜色不敏感。

感光细胞（即视锥细胞和视杆细胞）产生视觉信号后，向视神经传导。每一个感光细胞发出一根纤维与视神经相连，视神经纤维又与神经细胞相连接，将信息传导到大脑视觉中枢。最后由大脑对信息进行处理，形成物像。

视神经和视网膜拥有丰富的血管供应血液和氧气。其中一部分血液来自于脉络膜（脉络膜是位于视网膜和巩膜之间的一层血管膜），另一部分血液供应来自于视网膜中央动脉。视网膜中央动脉伴随视神经进入眼内，发出分支分布于视网膜，经过营养和氧气交换后的静脉血进入视网膜中央静脉的分支，而后在视乳头处汇总流出眼内。

检查视网膜，常需点眼药水散大瞳孔，使检眼镜能看到的范围更广。

视网膜疾病的诊断常需专业的眼科医生，而治疗往往需由主攻视网膜疾病的眼科医生来完成。

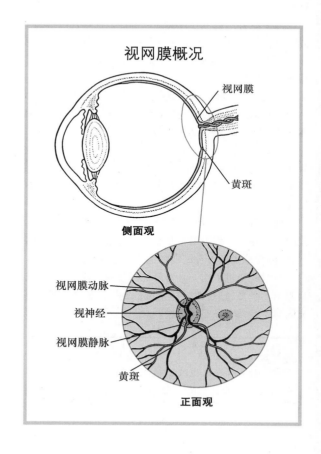

视网膜概况

视网膜

黄斑

侧面观

视网膜动脉

视神经

视网膜静脉

黄斑

正面观

年龄相关性黄斑变性

年龄相关性黄斑变性（也称年龄相关性黄斑病变）是视网膜最重要的中心区域——黄斑部发生进展性退行性病变的一种疾病，常导致逐渐的视力下降。
- 中心视力下降、看不清物体的细节，看直线呈弯曲状。
- 检眼镜下可看到特征性的改变。
- 改变饮食习惯可能有助于减缓病变的进展。
- 有些患者可能需要眼内注射或激光治疗。

年龄相关性黄斑变性是老年人群中最为常见的导致中心视力不可逆性丧失的疾病。男女患病几率相等。

病因

年龄相关性黄斑变性的危险因素包括：
- 年长
- 吸烟
- 皮肤光滑
- 存在特定的基因异常
- 高血压
- 饮食中缺乏 Omega3 脂肪酸（有些鱼中富含此成分）和绿叶蔬菜

疾病分类：年龄相关性黄斑变性有两种类型：
- 干性（萎缩性）
- 湿性（新生血管性或渗出性）

黄斑变性的患者 90% 为干性。然而，在余下 10% 的湿性黄斑变性患者中，90% 可致盲。

干性黄斑变性者黄斑部组织变薄甚至消失，双眼可同时发生，黄斑部看不见明显的瘢痕、出血或液体渗漏。

湿性黄斑变性常由干性发展而来。湿性黄斑变性的患眼黄斑下方常有异常血管增生。这些异常血管可导致视网膜下渗漏或出血（因而称为"湿性"）。最终视网膜下可形成瘢痕。湿性黄斑变性患者常一眼先发病，但最终常双眼发病。

症状

干性黄斑变性患者常表现为缓慢无痛性中心视力下降，眼前物体显得泛白，或精细结构看不清楚。

而对于湿性黄斑变性患者，若异常血管出血，常表现为视力突然下降并迅速进展。最早期的症状常表现为一眼视物变形，将直线看成曲线，阅读、看电视等都比较困难。

年龄相关性黄斑变性可严重损害视力，但很少导致完全失明。周边视野（即周边视力）一般不受影响。干性黄斑变性患者视力下降比较缓慢。

诊断

医生通过裂隙灯和检眼镜检查，常常可以诊断出黄斑变性。视网膜的改变在症状出现之前就可以看到。有时还需要进行荧光造影检查以明确诊断。进行荧光造影检查时，医生向静脉注入造影剂使视网膜显影，而后对视网膜进行连续拍摄。有时还需要通过视网膜相干光断层成像扫描进行诊断。

治疗

干性黄斑变性目前尚没有特殊有效的治疗方法。对于轻度病变的患者，目前认为不需进行治疗。

食补：中度至重度的干性黄斑变性患者及一眼湿性黄斑变性的患者，可以服用大量抗氧化剂如维生素 C、维生素 E、β 胡萝卜素（维生素 A 的一种）及锌剂，此外还可使用少量的铜剂。但是，β 胡萝卜素或维生素 A 可能增加肺癌的发病风险，因而在以往七年中有过吸烟史的人不能补充这两种成分。控制血压、食物中增加富含 Omega-3 脂肪酸的食物及绿叶蔬菜可能有助于延缓病情的进展。

药物治疗及激光治疗：雷尼单抗、贝伐单抗、培加尼布等药物可用于眼内注射治疗湿性黄斑变性，以减少新生血管的渗漏。上述药物每 1~2 个月注射一次，但仅部分人有效，约 1/3 的患者可重获阅读视力。另一种方法是光动力治疗，将一种特定的光敏物质自肘静脉注射入视网膜的新生血管，选用特定波长的激光照射视网膜，即可封闭异常的血管，若新生血管不在黄斑区，可选择温热疗法在进一步造成损害前将其封闭。有时还需要眼内注射皮质类固醇激素进行治疗。若上述治疗方法都不能起到很好的效果，才考虑手术治疗。

视力矫正：放大镜、阅读镜、望远镜、闭路电视放大助视器等可为低视力患者提供方便。此外还有一些有助于低视力患者使用电脑的措施，如，有一种装置能将计算机处理的图像投射到视网膜的未受损区域。有些软件能将计算机中的数据用大号字显示出来或用合成声音读出来。低视力患者在选用助视器时，建议向专业人士咨询（专业治疗低视力的眼科医师或验光师）。

视网膜前膜

视网膜前膜（又称玻璃纸样黄斑病变、黄斑皱褶或黄斑前纤维化膜）为视网膜内表面形成的一层薄膜，可引起视力下降。

视网膜前膜是视网膜内表面的一层薄的纤维化膜，膜的收缩可使其下的视网膜发生皱褶。视网膜前膜多发生于 50 岁以上的老年人，75 岁以上者更为多见。

随着年龄的增长，玻璃体（眼球后部的果冻样物质）会发生收缩。导致视网膜前膜、视网膜皱褶的原因有很多，包括：
- 糖尿病视网膜病变
- 葡萄膜炎
- 视网膜脱离
- 眼外伤

然而，多数患者病因并不明确。

患者的症状包括视物模糊、变形（如直线看起来变弯）。很多患者主诉看东西像隔着一层塑料膜或玻璃纸。通过检眼镜检查眼底，医生常可作出明确诊断。荧光素眼底血管造影和相干光断层成像扫描有助于诊断。

大多数患者无需治疗。若患者视力下降明显，可手术剥除视网膜前膜，称为视网膜前膜剥除术。此手术可在局部麻醉下进行，整个手术大概需要 30 分钟。

视网膜脱离

视网膜脱离是指视网膜神经上皮层与其下的色素上皮层之间发生的分离。

- 患者可突发眼前黑影增多、闪光感、眼前幕帘遮挡或突发视力下降。
- 检眼镜下详查眼底能得出诊断。
- 多数患者脱离的视网膜经治疗可复位，若视网膜复位及时，患者视力可能提高。

视网膜脱离通常为视网膜裂孔所致，刚开始可局限于一小片区域。若未得到及时治疗，则可能发展到全视网膜。以下患者容易发生视网膜裂孔，进而导致视网膜脱离：

- 高度近视
- 白内障术后
- 眼外伤史

视网膜脱离后，视网膜与其下的供养血管分离，若不能重新贴附，将因缺血缺氧导致永久性的损害。视网膜脱离过程中遭受到破坏的血管会导致出血、渗出，液体积聚在脱离的视网膜和其下方的组织之间，也会进一步加剧视力损害。

症状和诊断

视网膜脱离不会引起疼痛。但患者常感觉眼前浮游物增多、闪光感。视网膜脱离初期可表现为周边部分视野缺损，随着脱离范围加大，视野缺损范围也逐渐扩展，犹如一扇窗帘或面纱徐徐下降。若脱离范围累及黄斑，视力将迅速下降，所有物体都可能变得模糊不清。

在点用散瞳眼药水后，医生通过检眼镜详查眼底，常可发现视网膜脱离。若眼底模糊不清，可用超声波检查辅助诊断。

预后

除以下情况外，视网膜脱离治疗后视力一般可提高：

- 视网膜脱离已达数天或数周。
- 出现出血或纤维化。
- 黄斑区视网膜脱离或黄斑区受损。

治疗

多数视网膜脱离能通过治疗得到修复。医生可通过激光或冷冻将裂孔封闭，修复视网膜。医生可通过巩膜外垫压使视网膜和眼球壁相贴附，或通过玻璃体切割术将晶体后方、视网膜前方的玻璃体切除，而后使脱离的视网膜与眼球壁相贴。眼内注入气泡也常用于视网膜脱离患者，气泡顶压视网膜使其与眼球壁相贴。

视网膜色素变性

视网膜色素变性是一种较为少见的进行性视网膜退行性疾病，最终可导致中重度的视力下降。

视网膜色素变性多具有遗传性。部分患者为显性遗传，父母双方只要有一方带致病基因，子女就可发病。另有部分患者为隐性遗传，只有在父母双方都带有致病基因时，子女才会发病。还有部分患者为性连锁遗传，母亲带有致病基因，其男性后代将发病。另有些病例同时伴有听力减退，多见于男性，称为 Usher 综合征。

视网膜色素变性的患者视杆细胞逐渐退行性变性，由于视杆细胞主司暗视力，患者在暗光下视力明显减退（夜盲）。夜盲症状常于儿童时期开始出现。以后随着时间的发展，周边视野进行性缩小，晚期可仅残存一个小范围的中心视力（即管状视野），也可能保留部分的周边视野。

通过检眼镜检查，医生可发现视网膜上存在某些具有诊断价值的特征性的改变，有些特殊检查有助于进一步明确诊断，如视网膜电图，用于检测视网膜对光电刺激的反应。

若条件允许，视网膜色素变性患者的家属也要接受检查以明确其遗传类型。若家族成员中有视网膜色素变性的患者，其他成员在打算怀孕时应进行相关的遗传咨询。

传统的治疗不能阻止和逆转视网膜的损害。有些医生推荐使用维生素 A 来延缓病情的进一步发展。有研究者试图通过基因治疗、细胞种植以增加视网膜的营养供应，目前尚在研究中，疗效并不确切。

视网膜中央动脉阻塞和中央静脉阻塞

视网膜血管可能会发生阻塞，导致突发性无痛性视力下降。

- 通过检眼镜及其他相关检查，医生常常能明确地给出诊断。
- 治疗效果往往不很理想。

视网膜血管的阻塞可发生于血管的主干，也可发生于分支血管。

中央视网膜动脉是供应视网膜的主要血管，可由于动脉硬化斑块、血栓栓子（位于血流中，到达相应粗细的血管后不再移动而阻塞血管）进入而发生完全阻塞。巨细胞动脉炎、血管壁的炎症等也可能导致视网膜动脉的阻塞。

视网膜静脉阻塞常见于青光眼、糖尿病或高血压患者，多见于老年人。

症状

若视网膜中央动脉发生阻塞，可突然发生无痛性视力丧失，视力下降的范围可大可小，有的患者为全视野，有的仅部分视野内视力下降。

视网膜中央静脉阻塞症状与中央动脉阻塞相似，但有的患者视力可在数天或数周内逐渐下降。视网膜中央静脉阻塞常可复发。

视网膜中央动脉或静脉的阻塞可导致视网膜或虹膜异常血管的形成，常导致出血或继发青光眼。

诊断

通过检眼镜检查，医生可看到视网膜血管的改变。若阻塞位于视网膜中央动脉，视网膜可呈苍白色；若阻塞发生在中央静脉，则视网膜静脉迂曲扩张，视乳头可出现水肿。

荧光素眼底血管造影有助于医生判断血管阻塞的范围和制定相应的治疗计划。也可用彩色多普勒超声检查观察血管的血流情况。

若血管阻塞为血栓栓塞引起，医生可能还需要进一步检查寻找其源头，如心电图、颈动脉超声等。

治疗

视网膜动脉或静脉的阻塞，无论是主干还是分支血管，一旦发生治疗效果往往不佳。因此，积极控制危险因素（如高血压、糖尿病以及其他导致动脉硬化的危险因素）从而预防血管阻塞的发生更为重要。

视网膜动脉阻塞：一旦诊断视网膜动脉阻塞，应立即处理，以解除血管的阻塞。然而，治疗效果往往不佳。嘱患者闭眼，医生用手指间歇性按摩患眼眼球可能能降低眼内压，或采用前房穿刺术放出部分房水也可降低眼内压。前房穿刺术前需点眼药水进行眼表麻醉，而后将一根细针穿刺进入前房放出少量房水，能很快将眼内压降下来。眼球按摩或前房穿刺可能会解除血凝块或其他栓子的阻塞，或促进栓子进入较小的分支血管，从而减少视网膜的损伤范围。

视网膜静脉阻塞：激光光凝封闭渗漏的血管有助于改善视网膜分支静脉阻塞患者的视力。眼内注射药物用于视网膜静脉阻塞的治疗正在被研究。

异常血管生长：若异常血管出现在虹膜或房角，激光光凝有助于治疗。

高血压视网膜病变

高血压视网膜病变是指因血压升高所致的视网膜损伤。

当血压升高时，视网膜会受到损伤。高血压可损伤视网膜的小血管，造成小血管管壁增厚，其内血流量减少。由于血液供应不充分，局部视网膜会受到损害。随着高血压视网膜病变的进一步发展，血液可渗漏进入视网膜，视力逐渐下降，尤其是病变影响到黄斑区视网膜的中央区域，视力将明显下降。即使轻度的高血压，若长期不治疗，多年后也会造成视网膜血管的损伤。

医生通过检眼镜检查可发现高血压患者视网膜的特征性改变。视网膜血管损伤的严重程度与身体其他器官血管受高血压损伤的严重程度存在一定的相关性，如颅脑、心脏及肾脏等。若患者血压明显升高时，可出现其他的一些改变，如视乳头水肿。

> **？你知道吗……**
>
> 通过眼底镜，医生可观察到眼底的动脉和静脉，根据血管的外观医生可推测高血压和动脉硬化对全身其他部位血管的影响。

因血压升高是本病的根本原因，因此治疗的关键在于降低血压。但血压显著升高并威胁生命时，应立即进行治疗以挽救视力并防止其他并发症的发生，包括脑卒中、心力衰竭、肾衰竭及心脏病发作等。

糖尿病视网膜病变

糖尿病视网膜病变是由于糖尿病导致的视网膜损伤。

■ 视网膜血管渗漏。
■ 新生血管形成，常导致出血、瘢痕形成或视网膜脱离。
■ 诊断根据散瞳后眼底检查的结果而定。
■ 对于已存在或可能发生糖尿病视网膜病变的患者，控制血糖、血压非常重要。
■ 有时，激光治疗有助于预防或延缓进一步损伤的发生。

糖尿病是美国及其他发达国家的主要致盲眼病之一。无论是否使用胰岛素治疗，糖尿病患者都有可能发生视网膜病变。因糖尿病和高血压都可损害视网膜，因而糖尿病合并高血压的患者发生糖尿病视网膜病变的风险明显增加。怀孕也可导致糖尿病视网膜病变的加重。

血糖升高使小血管壁脆弱，容易受损，从而导致血和液体渗漏进入视网膜。

糖尿病视网膜病变的严重性和视力下降的严重程度与以下因素有关：

■ 血糖控制水平
■ 血压水平
■ 糖尿病患病时间的长短

通常，Ⅰ型糖尿病患者确诊后 5 年发生糖尿病视网膜病变。而Ⅱ型糖尿病患者可在数年内不能察觉病变而无法作出诊断，因而糖尿病视网膜病变可能在确诊糖尿病时就已存在。

症状

糖尿病可导致两种类型的眼部改变：

非增殖性糖尿病视网膜病变，视网膜小血管发生渗漏或出血，渗漏区视网膜水肿，导致局限性视野缺损。非增殖性糖尿病视网膜病变早期对患者视力的影响很小，但随着病情的发展，视力会逐渐下降。还可出现视野盲点，但患者本人常不能自我察觉，进行检查时才得以发现。若渗漏点靠近黄斑区，中心视力也会受到影响。若因血管渗漏造成黄斑水肿，将导致严重的视力下降。

增殖性糖尿病视网膜病变患者，糖尿病损害会促进新生血管的生长，新生血管的异常生长可引起出血、瘢痕，瘢痕的扩展可导致视网膜脱离。与非增殖性糖尿病视网膜病变相比，增殖性糖尿病视网膜病变对视力的危害更大，可因玻璃体大量积血或牵拉性视网膜脱离导致完全或几乎完全的视力丧失。新生血管的生长也可导致青光眼的发生，同样也可发生黄斑水肿导致严重的视力下降。

诊断

医生通过检眼镜或裂隙灯可对非增殖性视网膜病变和增殖性视网膜病变作出诊断。荧光素眼底血管造影有助于判断渗漏点、缺血及异常新生血管形成的区域。

预防

积极控制糖尿病和血压水平是预防糖尿病视网膜病变最有效的方法。糖尿病患者应每年进行眼部检查，需散瞳后详细检查是否有糖尿病视网膜病变的发生以及是否有必要尽早进行治疗。患有糖尿病的孕妇则应每 3 个月检查一次。

治疗

激光视网膜光凝术是治疗糖尿病视网膜病变的一种有效方法，激光作用在眼底视网膜上，可减慢新生血管的生长和减少渗漏。激光治疗可能需要分多次重复进行。若血管受损引起了广泛的出血，可行玻璃体切除手术，将玻璃体内的血液清除出去。手术清除出血或牵拉性视网膜脱离复位后，患眼视力常能得到提高。激光治疗一般不会提高视力，但能阻止病情的进一步发展。目前有学者正在研究眼内注药等新的治疗方法，对部分视力严重受损的患者可提高其视力。

眼 内 炎

眼内炎是一种眼内感染。
- 眼部手术、外伤或血液感染都可能导致眼内炎。
- 可出现眼部剧痛、重度眼红、视力丧失。

- 取眼部液体进行培养并尽快给予抗生素治疗。

眼内炎并不多见，常由进入眼内的微生物感染所致。微生物进入眼内的途径包括手术切口和眼球损伤等，偶见随血液进入者。血源性感染者可能有多种原因，如静脉输液、身体某处的脓肿、皮肤溃疡、肺炎、脓毒症或身体其他部位手术后等。致病菌大多为细菌，也可能是真菌或原虫感染。病毒也可导致眼部的严重炎症，但一般不称为眼内炎。

眼内炎的症状较重，表现为眼痛、眼红、畏光、视力下降甚至完全视力丧失。诊断可根据症状、眼部检查和病原体培养结果，有时抗体和 DNA 检测也有助于诊断。可抽取房水或玻璃体进行培养，以鉴定致病菌种类，并筛选出敏感药物。

眼内炎是眼科急症，需及时采用抗生素进行治疗以挽救视力，延缓几个小时都可能造成视力的不可逆性丧失。应根据致病菌的种类选择敏感抗生素。抗生素可眼内注射、静脉滴注或口服。在眼内注射抗生素数日后可加用口服激素。必要时可行手术清除眼内感染组织，控制炎症。

视网膜肿瘤

影响视网膜的肿瘤常常发生于脉络膜——一层致密的血管层。脉络膜像三明治一样位于视网膜和巩膜之间（眼周的眼白部分），视网膜所需的养分一半来源于脉络膜。脉络膜的肿瘤会影响视网膜的血液供应，从而影响视力。

脉络膜黑色素瘤：脉络膜黑色素瘤起源于脉络膜的黑色素细胞，是最常见的眼内原发性肿瘤，白皮肤蓝眼睛的人种中较为多发。疾病早期患眼视力常无明显改变。到后期可导致视网膜脱离、视力下降，出现突发性的眼前黑影增多、闪光感、幕帘样视物遮挡感等症状。黑色素瘤尤其是较大的黑色素瘤可向眼眶浸润或随血流转移至全身其他部位，导致患者死亡。

肿瘤较小时，治疗比较容易，因此早期诊断极为重要。可根据检眼镜、超声波、CT、连续眼底照相等检查作出诊断。

如果肿瘤较小，可采用激光、放射治疗或巩膜外放置放射材料敷贴放疗，以保存眼球、保留视力。若肿瘤较大，则需要行眼球摘除。

脉络膜转移癌：脉络膜转移癌由身体其他部位的肿瘤转移而来。由于脉络膜有丰富的血管，常为转移性肿瘤的多发部位。其中，女性最为常见的是乳腺癌转移，男性则多为肺癌或前列腺癌。

癌症晚期之前，患者多无自觉症状。当病变进一步发展，则出现视力下降或视网膜脱离的症状。视力的下降多比较严重。

有的患者是在常规眼科检眼镜检查时得到诊断的，超声波检查有助于诊断。细针穿刺获取少量样本进行显微镜活检可明确诊断。主要采取化疗和放疗两种治疗方法。

第 229 节

视神经疾病

视网膜的感光细胞接收到光线后，将光刺激传导至视神经，再由视神经传导到大脑，形成视觉。视神经的任何一段或向大脑传递信息的通路受损都可导致视力下降。大脑中有一个结构称为视交叉，视神经纤维在通过此结构时，一半交叉走行至对侧。由于这种解剖关系的存在，视交叉部位的疾病常常表现为特征性的视野缺损，医生常据此作出诊断。

视乳头水肿

因颅内或颅周压升高，视神经在入眼处发生水肿称为视乳头水肿。
- 表现为一过性视物模糊、头痛、呕吐或同时有上述几种症状。
- 医生通过检眼镜观察患者的视乳头即可作出诊断。
- 应尽快治疗导致颅内压增高的原发疾病。

病因
导致视乳头水肿的原因包括：
- 颅内肿瘤或脓肿
- 头部外伤
- 颅内出血
- 颅内感染或脑膜感染
- 特发性颅内压增高（颅内假瘤）

上述这些原因均可导致双眼的视乳头水肿。

症状
视乳头水肿可能并不表现出视力下降的症状。一过性视力改变是视乳头水肿的特征性表现，包括视物模糊、复视、闪光感或完全性的视力丧失等，症状常持续几秒钟而后自行恢复。头痛、恶心、呕吐等症状由颅内压升高引起。

诊断
眼科医生通过检眼镜检查可诊断视乳头水肿。MRI、CT 检查有助于明确病因并观察治疗效果。腰椎穿刺可测量脑脊液的压力。脑脊液样本检查也可查找颅内肿瘤或感染等的证据。有时还需行眼部超声检查以用于视乳头水肿与其他导致视神经水肿的疾病的鉴别。

治疗
需尽快治疗导致颅内压升高的疾病，若高颅压是由颅内肿瘤所致，可采用皮质类固醇激素进行治疗，而后手术切除肿瘤。若视乳头水肿是由特发性颅内压增高所致，需减轻体重，并给予利尿药进行治疗。若为细菌感染所致，则需应用抗生素。若颅内脓肿形成，则需行脓肿引流，并给予抗生素进行治疗。

视 神 经 炎

视神经炎是沿视神经的炎症。
- 多发性硬化是最为常见的原因。
- 视力丧失并伴有眼球转动痛。
- 需行 MRI 检查。
- 若为多发性硬化所致，给予皮质类固醇激素进行治疗。

多发性硬化是导致视神经炎的最常见原因，有些患者先出现视神经炎，而后出现多发性硬化表现。此外，以下原因也可导致视神经炎的发生：
- 病毒感染（尤其是儿童）、脑膜炎、梅毒、鼻窦炎、肺结核、人免疫缺陷病毒感染等
- 肿瘤
- 化学物质或药物中毒，如铅、甲醇、奎宁、砒霜及某些抗生素等
- 某些自身免疫性疾病
- 眼内炎症（葡萄膜炎）

此外，糖尿病、恶性贫血、Graves 眼病、蜜蜂叮咬、疫苗接种、外伤等也可导致视神经炎，但较为少见。不过，有很多视神经炎患者原因不明。

症状
视神经炎可导致轻度或严重的视力下降，可单眼发病，也可累及双眼。视力下降可在数天内发生，视力下降程度不等，有的患者可无明显的视力改变，有的患者则完全失明。颜色觉也可受累，但患者可能不易察觉。眼球转动时可有疼痛感。根据不同的病因，患者的视力多在数月内恢复，但有的患者可出现病情反复。

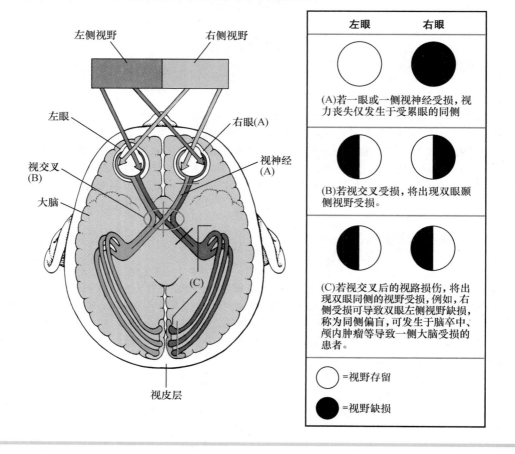

视 路 受 损

　　左右眼的神经信号分别沿相应的视神经纤维传导,在视交叉处汇合后,来自一眼的视神经纤维一半交叉到对侧,一半在同侧向大脑延伸,由于这种解剖关系,大脑都可以接收来自左右两侧视野的信息。眼部或视路受损的部位不同,视野缺损的类型也各有差异。

左侧视野　　　　　右侧视野

左眼

右眼(A)

视交叉
(B)

视神经
(A)

大脑

视交叉
(B)

视皮层

左眼	右眼

(A)若一眼或一侧视神经受损,视力丧失仅发生于受累眼的同侧

(B)若视交叉受损,将出现双眼颞侧视野受损。

(C)若视交叉后的视路损伤,将出现双眼同侧的视野受损,例如,右侧受损可导致双眼左侧视野缺损,称为同侧偏盲,可发生于脑卒中、颅内肿瘤等导致一侧大脑受损的患者。

○ =视野存留

● =视野缺损

诊断

　　通过观察瞳孔对光反射并用检眼镜检查眼底,可作出诊断。视乳头可出现水肿,视野检查可表现为周边视野缩小,MRI 检查可发现多发性硬化的证据,偶尔也可发现压迫视神经的肿瘤。

治疗

　　视神经炎患者若为多发性硬化可能者,可采用皮质类固醇激素静脉滴注进行治疗。激素可加速恢复并减少复发的几率。若为肿瘤压迫视神经所致,解除肿瘤的压迫后,视力可能会有所恢复。

缺血性视神经病变

　　缺血型视神经病变是指因血液供应阻塞所致的视神经损害。

■ 阻塞发生于动脉,可由动脉炎所致,也可发生于无全身动脉炎症的患者(以颞动脉炎为典型代表)。
■ 突发视力下降。
■ 颞动脉炎患者可出现梳头、咀嚼时疼痛,可伴有浑身肌肉酸痛、疲劳等
■ 血液检查或动脉管壁活检有助于颞动脉炎的诊断。
■ 颞动脉炎者使用皮质类固醇激素进行治疗。

病因

　　视神经眼内部分血液供应障碍可引起视神经细胞的功能紊乱。分为两种类型:非动脉炎性和动脉炎性。

　　非动脉炎性缺血型视神经病变常发生于 50 岁以上人群,相关危险因素包括高血压、糖尿病、动脉硬化等,偶见于有严重偏头痛的年轻患者。动脉炎性缺血性视神经病变多见于 70 岁以下的患者,因动脉炎症导致血管阻

塞,视神经的血液供应发生障碍而致病,最常见的疾病为颞动脉炎。

症状

视力可在数分钟、数小时或数天内迅速下降。根据病因,视力下降可累及单眼或双眼。受累眼的视力下降程度可从接近正常到完全失明。疾病初期可表现为视野中心出现小片缺损,而后逐渐扩大,可至完全失明。颞动脉炎以老年人多见,视力受损的程度也相对较重,可伴有咀嚼痛、肌肉酸痛及梳头时头皮痛等。

大约40%的非动脉炎性缺血型视神经病变患者发病一段时间后自行好转。这种患者患眼疾病复发的可能性很小,但约20%的患者对侧眼会在未来5年内发病。

因颞动脉炎所致的动脉炎性缺血性视神经病变,若不及时治疗,约25%～50%的患者在数天或数周内出现对侧眼的视力丧失。

诊断

诊断主要根据检眼镜下的眼底表现,同时还需详细询问患者是否存在有相关的危险因素,以查找病因。

若怀疑颞动脉炎,血液检查和颞动脉活检有助于诊断。若患者并无颞动脉炎的症状,则需行 MRI 或 CT 检查以确定是否有肿瘤压迫视神经。

治疗

对于非动脉炎性缺血型视神经病变者,治疗包括控制血压、血糖及其他影响视神经血液供应的相关危险因素。对于颞动脉炎所致的动脉炎性缺血性视神经病变患者,可用大剂量皮质类固醇激素冲击治疗以预防对侧眼的视力丧失。目前有学者正在研究阿司匹林对对侧眼视力丧失的预防作用,但目前尚未发现有用的证据。

中毒性弱视

中毒性弱视(营养性弱视)是指因营养不良或接触对视神经有损害的物质如铅、甲醇、防冻剂及某些药物等。
- 常为营养不良或毒性物质所致。

- 表现为视力逐渐下降。
- 患者需避免进一步暴露于有毒物质中,或补充相应的营养。

病因

中毒性弱视可由营养不良引起,其中以维生素 B12 缺乏最为常见。嗜酒者较易发病,但致病的真正原因可能还是营养缺乏而非酒精的毒性作用。偶见因药物所致的中毒性弱视者,如氯霉素、异烟肼、地高辛等,也有因接触毒性物质所致者如铅、乙烯和乙二醇(防冻液)、甲醇(植物酒精或甲醇)等。

症状

视力下降可在数天或数周之内发生,可出现视野盲点,早期多不能察觉,而后逐渐扩大。若为暴露于毒性物质或营养缺乏所致者,多双眼发病。乙烯中毒尤其是甲醇中毒者可出现突发的完全性视力丧失,出现昏迷、呼吸困难、呕吐、腹痛等严重症状。

你知道吗……
饮用防冻液或甲醇可导致突然的完全性视力丧失。

诊断

详细询问相关毒物暴露史可知晓病因。有时还需进行毒物监测或维生素缺乏相关的实验检查。

治疗

患者应避免与可能致病的酒精、其他化学物质及药物接触。若因饮酒或营养不良所致,患者应平衡饮食并补充维生素如叶酸、维生素 B 等。但在维生素 B_{12} 缺乏的患者,单纯饮食治疗是不够的。常常需要行维生素 B_{12} 注射治疗。若因铅中毒所致,螯合物如二巯丁二酸、二巯丙醇等有助于清除体内的铅。若因防冻液或甲醇中毒所致,尽快血液透析并用甲吡唑治疗可能有效。

经过治疗,多数患者的视力可有一定程度的恢复。

第 230 节

眼 眶 疾 病

眼眶是容纳和保护眼球的骨性腔隙。眼眶疾病包括骨折、感染、炎症、血管性疾病及肿瘤。甲状腺疾病也可影响眼眶组织。眼眶疾病的诊断与治疗需眼科医生来完成。

眶 内 感 染

眼眶感染可累及眼球周围及眼内组织,常见于儿童。

眶隔前蜂窝织炎

眶隔前蜂窝织炎是眼睑、皮肤及眼前部组织的炎症。

眶隔前蜂窝织炎常由面部或眼睑的感染扩散而来,常见于昆虫或动物咬伤后、结膜炎、睑板腺囊肿或鼻窦炎等。

眼周组织可表现为红肿、发热,有的患者可因眼睑肿胀严重致睁眼困难,但若眼睛睁开后又可能对视力造成影响。有的患者可有全身发热的表现。

根据眶隔前蜂窝织炎的典型症状,医生常可作出诊断,但有时也可能误诊为眶蜂窝织炎。此时,可能需要进一步行 CT 或 MRI 检查。

可使用抗生素(如阿莫西林、克拉维酸盐)进行治疗,若患者病情严重或不能口服药物,则建议住院后在眼科医生的看护下进行治疗。

眶蜂窝织炎

眶蜂窝织炎(眶隔后蜂窝织炎)是指眶内及眼球后方组织的炎症。
- 感染可自鼻周如鼻窦等部位蔓延扩展而来。
- 可出现疼痛、肿胀、眼红、视力下降及眼球运动障碍。
- 常需行 CT、MRI 检查。
- 静脉给予抗生素进行治疗,常需住院。

海绵窦血栓

海绵窦是眼球后方大脑基底部的一支大静脉,与鼻窦不是同一个概念,不是鼻周的窦。海绵窦血栓较为少见,为血栓栓子阻塞大静脉所致。

海绵窦血栓常由鼻窦、眼或鼻周的细菌感染扩散所致,因此,鼻周至眼部一带的感染都有潜在风险,应引起重视。

海绵窦血栓可引起眼球突出、剧烈头痛、面部疼痛、眼球运动障碍、复视、视力下降、嗜睡、昏迷、癫痫、高热、瞳孔散大或双侧瞳孔不等大。若细菌感染向颅内扩散,则容易出现嗜睡、癫痫发作、感觉异常或局部肌无力。可对鼻窦、眼轴及大脑行 CT 或 MRI 检查。为鉴定何种细菌感染,可采取血样或鼻腔黏液、脓液等送至实验室培养。

应立即大剂量抗生素进行静脉注射,若 24 小时后病情仍未改善,受损鼻窦需行引流手术。

眶蜂窝织炎可由鼻窦、牙齿或血行感染扩散而来,动物咬伤、昆虫叮咬或其他伤口所致的感染也可导致眶蜂窝织炎的发生。

如果治疗不当,眶蜂窝织炎可导致失明。感染可向大脑、脊髓扩展,还可在眼周静脉形成血凝块,并扩散到大脑基底部的一条大静脉窦——海绵窦,引起海绵窦血栓。

症状

患眼可出现眼痛、眼球突出、眼红、眼球运动障碍、复视、眼睑红肿及发热等症状。眼球可出现水肿,视力下降。

诊断

一般不进行实验室检查,医生也能诊断眶蜂窝织炎。不过要确定病因则需进一步详查,如行 CT、MRI 检查等检查邻近的鼻窦、口腔、牙齿等部位。医生可从鼻窦等获取样本,或抽取血样进行实验室培养,以明确致病微生物的种类、受感染部位以及敏感的抗生素。

治疗

患者需住院治疗。一旦诊断明确,在实验室结果出来之前就应该尽使用抗生素进行治疗,常静脉给药,待数日病情稳定后,可改为口服。如果细菌培养结果提示还有效果更好的抗生素,则应更换敏感药物。有的患者需手术引流眶内或鼻窦内脓肿以改善视力下降、除去脓肿并加速感染的愈合。

眼 眶 炎 症

任何或整个眶内结构都可被炎症感染。

病因

眼眶炎症可以作为全身系统性疾病的一个局部表现,也可单独发生。

全身系统性炎症性疾病累及眼眶的如 Wegener 肉芽肿,炎症累及全身血管,又称为血管炎。单发于眼眶的炎症性疾病常见的有:累及眼白部分的巩膜炎,前文已详述的眼睑炎症,累及眼眶外上方的泪腺炎,累及某条眼球运动肌肉的眼外肌炎等。若炎症累及整个眼眶及眶内组织,则成为眼眶炎性假瘤(并非真正肿瘤)或称非特异性眼眶炎症。

症状

因侵犯部位不同,临床症状也不一致。一般情况下,眼眶炎症发病较急,典型者在数天内发病,表现为眼球或眼睑红肿疼痛,可有眼球突出、复视,也可能出现视力下降。

诊断

CT、MRI 检查有助于诊断。还可能需从炎症部位获取少量标本进行显微镜下活检以明确病因。

治疗

多种原因所致的眼眶炎症都可用皮质类固醇激素口服进行治疗。若炎症较重,则可静脉给药。有些情况下可采用放疗或免疫抑制剂（如甲氨蝶呤、环磷酰胺）进行治疗。

眼 眶 肿 瘤

眼球后组织可发生良性或恶性肿瘤，但比较少见。肿瘤可原发于球后组织，也可由身体其他部位转移而来。

肿瘤可推挤眼球向前，造成眼球突出或称突眼，表现为眼痛、复视或视力下降。CT、MRI 或两者结合有助于判断肿瘤并除外其他的疾病。通常需要通过活检确定肿瘤的类型，并根据活检结果确定治疗方案。治疗方法包括肿瘤手术切除、放疗、化疗或联合治疗。

眼 球 突 出

眼球突出（突眼）是指单眼或双眼眼球向外突出的状态。
- 很多疾病可引起眼球突出，如 Graves 眼病、眶蜂窝织炎、眼眶肿瘤等。
- 辅助检查包括测量眼球突出度、CT、MRI、甲状腺功能检查等或上述所有检查。
- 需对导致突眼的原发病进行治疗。

眼球突出即突眼。突眼常用于特指因甲状腺疾病所导致的眼球突出。

病因

很多原因可引起眼球突出，常见的包括：
- Graves 眼病
- 眼球后方积血
- 眶内感染或炎症
- 眼眶肿瘤
- 血管性疾病

甲状腺疾病尤其是 Graves 眼病是突眼最常见的原因，可导致眶内组织的水肿，向前推挤眼球。

眼球后方积血（如严重外伤后）或眶内炎症可导致突眼的发生。眶内肿瘤，无论是良性还是恶性的，都可推挤眼球向前突出。有时非肿瘤性的炎症性及纤维性物质堆积在眶内（假瘤）可导致突眼的发生，并伴有疼痛及组织水肿。海绵窦血栓形成静脉血液循环障碍，也可导致眼球突出。球后动静脉的异常吻合（动静脉畸形）可导致搏动性眼球突出，表现为眼球前突并伴有与脉率一致的搏动。

症状

突出的眼球因不能得到眼睑的保护，角膜可能变得过于干燥，导致角膜感染、溃疡形成。若长期眼球突出，因视神经被牵拉可导致视力受损。另外，眶内压力增高也可压迫视神经导致视力下降。

诊断

并非所有眼球前突的人都是突眼。有些人仅是眼白比一般人显露得更多一点而已。眼球突出度可用常规的尺子或突眼仪进行测量。进一步的诊断可参考 CT、MRI 及甲状腺功能检查结果。

治疗

病因不同，治疗方法也各有差异。若因动静脉异常吻合所致，可能需要手术关闭相应的血管。若为严重的甲状腺疾病所致，则需针对甲状腺疾病进行治疗。然而，部分患者治疗后甲状腺疾病病情可能已得到改善，但眼球突出却不一定能缓解。因眶内出血或炎症所致者需针对原发病进行治疗。眶内肿瘤（根据肿瘤类型不同有所差异）可选用化疗、放疗或手术治疗。炎性假瘤致眼球突出者，可采用皮质类固醇激素以控制炎症。

针对突眼本身所致的症状，若症状较轻，患者可戴墨镜或点眼药水以改善不适症状。若症状较重，则需使用皮质类固醇激素、放疗或手术进行治疗。

男 性 保 健

第 231 节

男性生殖系统

男性外生殖系统包括阴茎和阴囊。内生殖系统包括输精管、睾丸、尿道、前列腺和精囊。

精子在睾丸中产生,贮存在精囊内,它携带着男性基因信息。射精时,精子通过输精管和尿道随精液排出体外。

解 剖 结 构

■ 阴茎和尿道是男性泌尿生殖系统的重要组成部分。男性生殖系统还包括阴囊、睾丸、输精管、前列腺等器官。阴茎由根部(与腹壁相连的部分)、体部(中段)和龟头(锥状末端)组成。尿道是排出尿液和精液的通道,开口在龟头的顶端。龟头的基底部称为冠状沟。未行包皮环切术的男性,包皮可以从冠状沟延伸,覆盖整个龟头。

■ 阴茎体主要由三个有空隙(窦)的柱状勃起组织构成。两侧较大的两个柱状海绵体是阴茎海绵体;居中的海绵体包绕着尿道,是尿道海绵体。当这些海绵体空隙

中充满血液时,阴茎就会变粗变硬,出现勃起。

阴囊是一个薄薄的皮肤囊,包绕并保护着睾丸。阴囊有调节睾丸温度的作用,因为睾丸要保持比体温稍低的温度,才能使精子正常发育。阴囊壁上的提睾肌松弛时,睾丸远离身体,温度降低;提睾肌收缩时,睾丸上提更靠近身体,使阴囊内温度升高或使睾丸得到保护。

睾丸位于阴囊内,呈卵圆形实心脏器,长径约 4~7 厘米,体积 20~25 毫升。通常左侧睾丸比右侧略低。睾丸主要有两种功能:产生精子和睾酮,而睾酮是最重要的男性激素。附睾是由约 6 米长的细管盘绕而成。附睾紧贴着同侧的睾丸,它从睾丸收集精子,并为精子成熟提供合适的空间和环境。

输精管是一较硬的管道,它从附睾输送精子。一侧的输精管从同侧的附睾出发,行至前列腺后方与精囊相连,经精阜进入尿道。血管、神经等其他结构也与同侧输精管同行,形成索状结构,称为精索。

男性尿道有双重功能:一是作为泌尿系统的一部分,从膀胱排出尿液;二是作为生殖系统的一部分,是精液流出的通道。

前列腺位于膀胱的下方,包绕着后尿道。年轻人的前列腺如核桃大,随年龄增长而长大。前列腺过大,会阻碍尿液通过尿道。精囊位于前列腺的上方和输精管连接形成射精管道。前列腺和精囊都能产生滋养精子的液体。

这些液体组成了精液的主要成分,在射精过程中与精子一同排出。输精管和尿道球腺也分泌少量液体,它们也是精液成分之一。

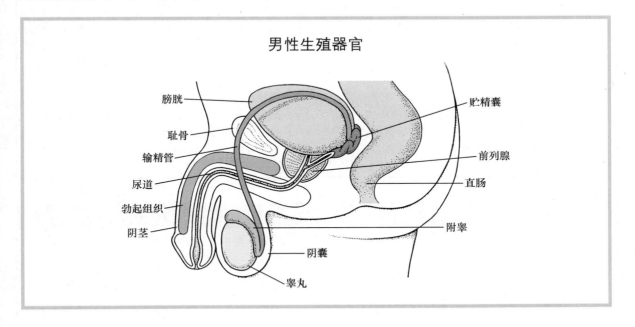

男性生殖器官

膀胱
耻骨
输精管
尿道
勃起组织
阴茎
阴囊
睾丸

贮精囊
前列腺
直肠
附睾

功　能

■ 阴茎勃起是生理因素和心理因素共同作用的结果。
■ 射精过程中,肌肉收缩将精液推入尿道,并射出体外。

性活动时,阴茎勃起,以便性交时能够插入。勃起是神经、血管、激素、心理活动等各种复杂因素相互作用的结果。愉悦的性刺激使大脑发出神经信号,通过脊髓传达到阴茎。阴茎动脉供血流入海绵体中的空隙,使海绵体充血膨胀。动脉扩张,大大增加了勃起部位的血流量,使阴茎充血、粗大。与此同时,阴茎外周的静脉被压迫,使阴茎排出血液的速度减慢,阴茎内压力升高。阴茎内流入的血流增加,而流出的血流减少,使阴茎变得更粗、更长、更硬。

当摩擦龟头或其他的性刺激不断向大脑和脊髓发送信号,使性兴奋达到高潮时,通常会出现射精。神经刺激引起贮精囊、前列腺、附睾管和输精管周围的平滑肌收缩,迫使精液进入尿道。后尿道平滑肌收缩,进一步使精液经阴茎射出。射精时膀胱颈部的肌肉也收缩,防止精液向膀胱内反流。

一旦射精发生或刺激停止,阴茎动脉收缩,静脉扩张,进入阴茎的血流量减少,流出的血流量增加,阴茎又变得疲软,勃起消退。消退后一段时间内不能勃起,被称为不应期,年轻人的不应期约为 20 分钟。

青　春　期

青春期是人的生殖功能发育完全,成人性征发育的一段时期。男孩的青春期通常在 10 ~ 14 岁之间。少数可以早至 9 岁开始,直到 16 岁。从青春期开始,睾丸开始加速分泌睾酮。睾酮促使男性生殖器官发育成熟,并出现胡须和阴毛,嗓音变低沉。

位于脑部的垂体腺启动青春期发育。脑垂体分泌黄体生成素和卵泡刺激素,这些激素刺激睾丸产生睾酮。睾酮促进第二性征发育,如:胡须生长、声音改变等。睾酮也使男性生殖器官发生很多变化,如:阴茎变长变粗,阴囊、睾丸、附睾及前列腺长大,阴囊皮肤颜色加深和阴毛生长等。精子通常在 14 岁左右生长,初次遗精常出现在于青春期末。

年龄的影响

尚不清楚是年龄老化本身,还是与老化有关的疾病影响,导致男性性功能逐渐下降。性交的频度、勃起的时间长度和硬度在成年后呈逐渐下降的趋势;男性激素(睾酮)水平呈下降趋势,性欲也随之下降;阴茎血流灌注量减少。另外,阴茎的敏感度、射精量和对射精的控制力都降低,有时性高潮时无射精,消退更快,不应期更长等。

睾酮替代疗法

通常男性从30岁开始，睾酮水平每年平均下降1%~2%。这种现象有时也被称为男性更年期。但是，这种激素的下降，不像妇女绝经期激素变化那样迅速和普遍。这种睾酮水平随年龄下降的情况在中老年男性中相当普遍，但睾酮下降的速度个体差异很大。有些70多岁的男性，其睾酮水平还相当于他们30多岁时的平均水平。

睾酮水平降低的男性，常有某些与衰老有关的表现，如性欲降低、肌肉萎缩、腹部脂肪增加、骨质变薄易骨折（骨质疏松）、体能降低、运算和空间思维能力变慢、血细胞计数值下降等。现在尚不清楚睾酮水平低是否会增加男性患心血管疾病的风险。

很多睾酮水平正常的男性也希望服用睾酮来减缓或逆转这种生理改变，但目前仅推荐低睾酮男性补充睾酮。

睾酮替代疗法最令人担心的副作用是使前列腺疾病恶化。很多人并不知道自己患有从未出现过症状的微小前列腺癌。睾酮可促使前列腺癌生长。因此，睾酮替代治疗至少在理论上可能使无症状的前列腺癌出现症状，甚至发生致命的危险。睾酮也可加重良性前列腺增生。

睾酮替代治疗只适用于血中睾酮水平明显降低，且排除了前列腺疾患的男性。使用睾酮的男性应定期做有关前列腺癌的检查，早期发现癌症，更有可能治愈。

男性乳腺疾病

乳腺疾病在男性中很少发生。这类疾病包括乳腺增生和乳腺癌。

乳腺增生症

有时男性在青春期出现乳腺增生（男性乳腺女性化）。这种增生通常是正常的、暂时的，可持续几个月到几年。而乳腺增生症常发生在50岁以后。

男性乳腺增生可以由某些疾病（特别是肝脏疾病）引起，也可能与使用某些药物，如：女性激素、类固醇类药物以及过量的大麻、啤酒、海洛因等有关。很少的男性乳腺增生是由睾丸或肾上腺中产生雌激素的肿瘤所引起的激素不平衡所致。

可以有一侧或双侧乳房肿大。肿大的乳房可能有触痛。如果出现触痛，可能不是癌症。男性乳房疼痛和女性一样，通常不是癌的表现。

乳腺增生症通常不需要特殊治疗，可以自行消失，或在对引起的原因进行治疗后消失。手术切除增生的乳腺组织是有效的治疗，但常常无此必要。吸脂术是一种通过一个小切口，插入吸管吸出组织的手术。这种手术现在越来越普遍。有时还加作整形术。

乳腺癌

男性也可能患乳腺癌，但99%的乳腺癌都发生在女性。由于男性乳腺癌很少见，所以当患者出现某些不适症状时，大夫往往没有怀疑到是乳腺癌，因此造成没有能尽早诊断和治疗乳腺癌的情况。因此，男性乳腺癌在确诊前常常已经过了早期阶段。预后与同期女性乳腺癌相同。

治疗也与女性乳腺癌相同（手术、放疗、化疗），但乳房保留术很少用。雌性激素可能促进某些乳腺癌的生长，雌激素是最主要的雌性激素，在男性体内也有少量雌激素。如组织标本的病理学检查表明雌激素可促进这类癌细胞生长，可服用他莫昔芬类的药物来抑制这类激素。

第232节

阴茎和睾丸疾病

阴茎和睾丸疾患可以由炎症、瘢痕组织、感染（包括性传播疾病）、外伤引起。阴茎也可以发生皮肤癌。出生缺陷可以引起排尿和性交困难。心理障碍和躯体疾患者可以导致阴茎和睾丸疾病。那些仅仅影响阴茎皮肤的疾病不会影响性功能和生育能力。而那些影响睾丸或对阴茎深层组织有害的疾病则可能对性功能和生育能力造成影响。

阴 茎 炎 症

阴茎炎症可表现为包皮和龟头红肿。

龟头炎是龟头部位的炎症。包皮炎是包皮部位的炎症。包皮和龟头可以同时发生炎症,即包皮龟头炎。阴茎炎症可由感染因素引起,如真菌感染、性传播疾病和疖疮;也可由非感染因素引起,如皮肤病、干燥性闭塞性龟头炎。炎症可引起疼痛、瘙痒、红肿或肿胀,最后可导致尿道狭窄。

包皮龟头炎患者,往往从龟头起病,若存在包皮过长、包茎或糖尿病,则更容易加重。患包皮龟头炎的男性以后发生干燥性闭塞性龟头炎、包茎、嵌顿包茎和阴茎癌的机会增加。

往往通过体检即可确诊。怀疑有糖尿病的需测血糖,真菌及性病的相关检查也可能需要做,根据病因进行治疗。

干燥性闭塞性龟头炎是一种慢性炎症,引起阴茎头附近的皮肤变白、发硬。尿道口常被这种白色发硬的皮肤包绕,最终会阻碍尿液和精液流出。可用抗菌和抗炎的霜剂治疗炎症,但尿道梗阻常常需要手术治疗。

包茎和包皮嵌顿

包茎是因包皮过紧,使覆盖龟头的包皮不能上翻。这种情况在新生儿和幼儿时期是正常的,通常在5岁前不需治疗。在成人中包茎可以引起长期的刺激或反复发作的龟头包皮炎。过紧的包皮妨碍排尿和性生活,容易引起尿路感染。治疗常用包皮环切术。但是,每日 2～3 次用皮质类固醇霜剂和定期轻轻牵拉包皮可能使部分包茎儿童免于包皮环切,霜剂应用至少 3 个月。

包茎嵌顿是回缩的包皮不能再拉向前去覆盖龟头。这种情况常常发生在有时因治疗需要让包皮缩回一段时间或是在给小孩翻下包皮清洗阴茎后,忘记将包皮复原时。嵌顿包皮的龟头水肿,使包皮周围的压力增加。如果包皮不能及时复位,压力逐渐增加最终会阻碍阴茎的供血,导致阴茎组织坏死。最直接的治疗就是向下推压龟头同时上拉包皮,让包皮复位。如果复位不成功,可在麻醉下行包皮切开术来缓解嵌顿性包皮,随后行包皮环切术。

尿 道 狭 窄

尿道狭窄是指使尿道变窄的瘢痕形成。

尿道狭窄常常是以前外伤的后遗症。也有些时候原因不明。感染造成的尿道狭窄相对少见。轻度尿道狭窄常出现尿流无力或双股流。严重狭窄时可使尿流完全阻断。狭窄后可导致压力逐渐增加,可以形成尿道通向周围组织的通道(憩室)。由于尿道狭窄可导致少尿或完全无尿,常常引起尿路感染。

泌尿科医师可在 X 光透视下通过尿道造影来诊断,或者在局麻后将一个柔软的内窥管(膀胱镜)放入尿道去直接观察,由此来确诊此病。尿道狭窄可以用尿道扩张术或切除狭窄的尿道(尿道切除术)使尿道扩大。但有时术后瘢痕形成可能使其复发,需要手术切除瘢痕和行尿道重建术。

阴茎增生性病变

阴茎增生性病变有时由感染引起,如梅毒引起的淡红色或灰色的扁平样增生(扁平湿疣)。某些病毒感染也可能引起皮肤单个或多个小而硬的凸起性增生(生殖器疣或尖锐湿疣),或者是又小又硬的浅凹状增生(传染性软疣)。

皮肤癌可以发生在阴茎的任何部位,但常见于龟头,特别是龟头的基底部。累及阴茎的皮肤癌在美国少见,包皮环切术后的男性中就更少见。长期刺激特别是包皮垢的刺激可能是引起阴茎癌的原因。最常见的是鳞状细胞癌,少见的有鲍恩病(Bowen disease)、佩吉特病(Paget disease)和增生性 Queyrat 红斑。

癌症初期常表现为红色的无痛性溃疡,几周都不愈合。增生性 Queyrat 红斑通常发生于未行包皮环切的男性,它表现为离散的质地柔软的红斑,多见于龟头部位及龟头基底部。

阴茎癌的诊断要取组织标本在显微镜下检查(活检)。

对于早期或较小的肿瘤,可予以含氟尿嘧啶的霜剂,或用激光或手术切除癌变组织及周围少量的正常组织,但应尽可能保留阴茎。如切除的组织过多常常需要手术重建阴茎。

大多数病变小又没有扩散的阴茎癌患者经治疗后可以存活很多年,但已经扩散的患者常在 5 年内死亡。

阴茎异常勃起

阴茎异常勃起是指与性欲和性刺激无关,持续 4 小时以上的阴茎持续勃起状态。

阴茎异常勃起可能是由血管、神经异常引起血液在阴茎勃起组织(海绵体)中淤积所致。

大多数阴茎异常勃起是因使用某些促进阴茎勃起的口服或注射药物(如前列地尔)。其他原因可能有血栓、白血病、镰状细胞贫血(儿童多见)、盆腔肿瘤、阴茎及其周围组织损伤、脊髓损伤等。此外,某些抗抑郁药、抗精神病药、可卡因、大麻等也可引起异常勃起。有时阴茎异常勃起也可能找不到任何原因。

几种症状有助于鉴别阴茎正常与异常勃起。异常勃起持续的时间较长,常常可达几小时;勃起时常不伴性兴奋,且有疼痛感;勃起时龟头可能仍然是疲软的。

> **你知道吗……**
> 如果勃起时间长又疼痛应立即看医生。

阴茎异常勃起的治疗要针对引起的病因。用冰敷、爬楼梯或者两者皆用可能有帮助,这些措施简便有效。如果是药物引起,应立即停药。给阴茎注射某些药物(如肾上腺素、去氧肾上腺素、特布他林、麻黄碱等)可以缓解因药物注入阴茎所引起的阴茎异常勃起。脊髓麻醉可缓解因脊髓损害导致的阴茎异常勃起。如果是血栓引起,需手术摘除血栓和恢复阴茎正常的血液循环。如其他治疗无效时或勃起已持续超过 4 小时,可用针头和注射器抽出阴茎内淤积的血液并用液体冲出血管内的血栓或其他的阻塞物。根据病因可使用一种药物,或几种药物联合治疗。长时间不能缓解的阴茎异常勃起,可能会永久性的损害勃起功能。

佩 罗 尼 病

佩罗尼病(Peyronie's disease)是一种因纤维组织增生导致阴茎挛缩变形使之在勃起时弯曲的疾病。

很多人的阴茎在勃起时都有轻度的弯曲。佩罗尼病表现的弯曲更为严重。阴茎的炎症导致纤维化瘢痕组织形成,使阴茎在勃起时弯曲,性交时插入困难,甚至性交不能。目前还不清楚引起这种炎症的原因。

症状可能有勃起时疼痛。如果瘢痕组织在海绵体中形成就会影响阴茎勃起功能。

弯曲度很小,尚未损害性功能时,不需治疗。佩罗尼病可能在几个月后不治自愈。目前无确证有效的治疗方法。

口服维生素 E 有助于创伤愈合和减少瘢痕。口服对氨基苯甲酸乙酯可能有效,但有时会引起胃部不适,影响消化功能,且每天要吃很多片。在瘢痕组织内注射皮质类固醇激素或维拉帕米可减少炎性反应,软化瘢痕。超声波治疗可以促进血流,减少瘢痕生长。放射治疗能减轻疼痛,但射线也可能加重组织损伤。一般不推荐手术治疗,除非疾病发展到阴茎严重弯曲,不能进行性交时。手术切除瘢痕会使阴茎缩短,有可能使病情加重或导致勃起功能障碍。

阴茎和阴囊损伤

在好几种情况下阴茎都可能受到损伤。最常见的是裤子拉链挂伤阴茎。这种伤口常常不需要治疗,自己很快就愈合了。但是如果伤口感染,则需要用抗生素治疗。

阴茎离断。阴茎可能出现部分或完全离断。吻合阴茎有时是可以办到的,但是很难完全恢复阴茎的感觉和功能。

尿道损伤。尿道损伤的后果可能很严重,因为损伤可能造成瘢痕形成引起尿道狭窄,继而出现排尿困难。这种损伤常见于钝性伤,如骑跨于篱笆、护栏或者自行车把手上造成的尿道损伤,这种情况常需要泌尿科医生的治疗。

阴茎折断。可由阴茎勃起时过度弯曲所致。这种情况常发生在性交时用力过猛的情况下,如果阴茎猛烈撞击在伴侣的骨盆骨上就可能造成折断。这种折断实际上是引起勃起的一侧或双侧阴茎海绵体发生撕裂。

> **你知道吗……**
> 阴茎可以在激烈性交过程中断裂。

患者会突然出现阴茎疼痛和肿胀,继之可出现阴茎畸形。这种损伤通常破坏控制勃起的海绵体,在损伤愈合后可能引起性交和(或)排尿困难。通常需要急诊手术修复损伤,防止阴茎异常弯曲或永久性的勃起功能障碍。

阴囊和睾丸损伤。阴囊的位置使其容易受到损伤。大多数阴囊损伤为钝挫伤如踢伤、挤压伤等。偶尔也有枪伤或刺伤穿通阴囊或睾丸。阴囊与睾丸撕脱非常少见。睾丸损伤引起难以忍受的剧痛,常有伴恶心、呕吐。超声波检查可显示是否有睾丸破裂。对于睾丸内或睾丸周围的出血,用冰袋、下体护身及止痛、止吐药物可以有效地治疗。破裂的睾丸需要手术修复。阴囊撕脱后,睾丸可能坏死或失去产生激素和精子的能力。通过手术重建阴囊包裹睾丸,或者将睾丸埋藏在大腿皮下可以使其得以保全。

睾 丸 扭 转

睾丸扭转是指睾丸与它的精索发生缠绕,导致睾丸供血受阻。

睾丸扭转多发生在青春期到约 25 岁之间,但任何年龄的男性都可能发生睾丸扭转。精索发育异常或鞘膜覆盖睾丸,以后都可能发生睾丸扭转。如果不治疗,在供血阻断 6～12 小时后睾丸可能坏死。

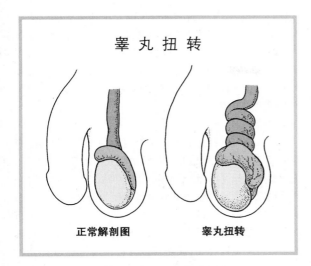

睾丸扭转

正常解剖图　　　　睾丸扭转

睾丸扭转会突然出现睾丸剧烈疼痛和肿胀。有时疼痛好像来自腹部，伴有恶心、呕吐。医师可以根据病人的症状和查体做出诊断。也可用超声波扫描协助诊断。

由于睾丸可能迅速坏死，需要急诊手术解开缠绕的精索。医生也许会不做手术直接隔着阴囊皮肤行睾丸扭转复位，偶尔可成功复位，随后再行手术治疗。但是手法复位通常难以成功，而需要立即行急诊手术解除扭转。无论是立即手术还是随后手术，手术时医生都要固定双侧睾丸，预防再次扭转。

腹 股 沟 疝

腹股沟疝是一段肠管通过腹壁裂口在腹股沟形成的突起肿块。

腹股沟疝可进入到腹股沟管内，也可向下延伸进入阴囊。其他类型的疝（如脐疝和股疝）发生于其他位置。腹壁的裂口可能是出生时就已经存在的，也可以是后天形成的。

腹股沟疝常表现为腹股沟或阴囊内的无痛性肿块。患者站立时肿块长大突起，躺下时又缩回消失。这是因为肠管受重力的作用来回滑动所致。有时部分肠管嵌顿在阴囊内，使肠管的血液供应阻断出现绞窄。绞窄的肠段几小时内就可能发生坏死（坏疽）。

是否需要手术修复取决于疝的大小和症状的严重程度。嵌顿疝应急诊手术，从腹股沟管拉出肠管，封闭管口，疝就有可能不再复发。

附睾炎和附睾-睾丸炎

附睾炎是附睾的炎症，附睾-睾丸炎是附睾和睾丸的炎症。

附睾炎和附睾-睾丸炎通常由细菌感染引起。手术、膀胱插管或尿路其他部位的感染蔓延都可以引起附睾、睾丸感染。有时候病因可能是性传播疾病，尤其是年轻男性。少见的病因还有某些病毒或真菌。有时候可能找不到感染源。这种情况下医生相信附睾炎可能是由于尿液逆流进入附睾造成的（用力，如举起重物时）。

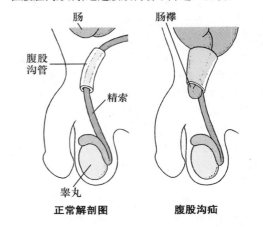

什么是腹股沟疝?

腹股沟疝是一段肠管通过腹壁裂口挤入到腹股沟管内形成的。腹股沟管内有由输精管、血管、神经和其他结构所组成的精索。出生前睾丸在腹腔内形成，通过腹股沟管下降进入阴囊。

肠　　　　　　　　肠襻

腹股沟管

精索

睾丸

正常解剖图　　　　腹股沟疝

附睾炎和附睾-睾丸炎的症状有：感染部位肿胀、触痛，可能为持续而剧烈的疼痛，睾丸周围积液（鞘膜积液），有时发热。少数的可有脓肿形成，可在阴囊摸到一个柔软的肿块。

附睾炎和附睾-睾丸炎可通过体格检查、尿检和阴囊彩超来诊断，阴囊彩超可探测睾丸血流。可用口服抗生素、卧床休息、止痛、阴囊冰敷等方法治疗。用下身护带固定阴囊，减少因反复活动引起的疼痛。脓肿通常需要手术排脓引流。

鞘 膜 积 液

阴囊肿胀可以有很多原因，可能的原因包括肿瘤、睾丸扭转、腹股沟疝、睾丸炎、鞘膜积液、水肿、精液囊肿和精索静脉曲张。

睾丸鞘膜积液是指覆盖一侧或双侧睾丸的鞘膜积液。鞘膜积液可能在出生时就已存在，也可以在出生后发生。大多数见于40岁以后。病因尚不清楚。有些睾丸疾病如：睾丸损伤、附睾炎、睾丸癌等，可引起鞘膜积液。

鞘膜积液往往不出现症状，常因在睾丸周围扣及无痛性肿块才发现。医师用强光照射肿胀的部位（透照法）来确诊。如年轻人发现不明原因的鞘膜积液，需做睾丸的超声波检查，超声波可以鉴别是感染或是肿瘤。

大多数鞘膜积液不需要治疗，少数大的需要手术摘除。

阴囊水肿。体液留存在阴囊软组织间隙，可能源于水钠潴留或淋巴回流障碍。这两种情况下患者都没有疼痛。水钠潴留常见于心衰、肾衰或急性肝病。淋巴水肿也可以由腹部或盆腔的静脉或淋巴结受压所致（如肿瘤压迫）。

医师根据患者的症状和查体的结果诊断淋巴水肿。有时血液检查有助于评价肝肾功能。医生需针对病因进行治疗。

睾丸炎。通常是一种病毒感染，常常合并有腮腺炎。腮腺炎常发生在儿童时期。患流行性腮腺炎的成人有时会出现睾丸疼痛、肿胀，甚或发生睾丸缩小，功能丧失（萎缩）。通常根据症状即可诊断。止疼药物、冷或热敷可有助于缓解疼痛。感染往往可自愈。有时流行性腮腺炎可以引起睾丸生精能力的永久性损害。如果不是双侧睾丸都受累，通常不会完全丧失生育能力。

精子囊肿是发生在靠近附睾部位的精子囊状蓄积。大多数没有疼痛。常常不需要治疗，如果长大引起不适可以手术切除。

精索静脉曲张。精索静脉曲张是供睾丸回流血液的静脉发生曲张。静脉内有防止血液回流的瓣膜。瓣膜发生缺陷就可能引起静脉曲张。精索静脉曲张常发生在左侧阴囊，可以没有症状，有时也可有疼痛或不舒服的肿胀感。患者站立时曲张的精索静脉就像是一条蚯蚓；当平躺时，流入扩张静脉的血液减少，肿胀通常会消失，症状缓解。偶尔，精索静脉曲张影响生育能力。症状严重的可用手术结扎受累静脉。

睾 丸 癌

睾丸癌多见于年轻人。通常可触及无痛性肿块。需要行超声及血液检查。需手术切除癌变睾丸，有时需行放疗或化疗。

大多数睾丸癌发生在40岁以下，是年轻男性最常见的肿瘤之一。发生的睾丸肿瘤类型有：精原细胞瘤、畸胎瘤、胚胎癌和绒毛膜癌等。

睾丸癌的病因不明，但3岁时睾丸还未降至阴囊（隐睾症）的人，比此时睾丸已下降者患睾丸癌的机会要大得多。隐睾症患者最好在儿童期进行手术治疗，通过纠正隐睾来减小睾丸癌的发病风险；但即便是隐睾得到了矫正，其患睾丸癌的几率仍比没有隐睾症的人更高。医生有时会建议切除成年男性单侧的未降睾丸，以减少癌症的发病风险。

临床表现

睾丸癌可有睾丸肿大或阴囊内肿块。大多数的阴囊肿块不是睾丸癌，但睾丸内的肿块则大多数都是睾丸癌。正常的睾丸呈光滑的卵圆形，附睾紧贴其后上方。睾丸癌可在睾丸内或紧贴睾丸处发现坚硬的增生的肿块。癌变的睾丸失去正常的形态，体积增大，形状不规则，凹凸不平。通常睾丸癌没有疼痛，但有时在轻轻触及睾丸或肿块时可能出现疼痛，甚至在没有触摸时也可以有疼痛感。睾丸上变硬的肿块应予以足够警惕，及时治疗。偶尔，肿瘤内的血管破裂，肿块可突然迅速长大，伴有剧烈的疼痛和肿胀。

诊断

体格检查和超声波扫描可以确定睾丸是否有肿块，是实性的（更可能是癌）或是液性的（囊肿）。测定血液中甲胎蛋白（AFP）和绒毛膜促性腺激素（HCG）的水平有助于诊断。睾丸癌患者血中这两种蛋白的水平通常会增高。如果怀疑是睾丸癌，应尽快行睾丸探查术。大多数医生都建议男性定期行睾丸自检。

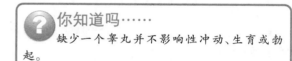

你知道吗……
缺少一个睾丸并不影响性冲动、生育或勃起。

治疗

睾丸癌的治疗首先是手术切除全部受累的睾丸（睾丸癌根治术）。如果患者要求，可植入睾丸假体。另一侧未受累的睾丸不切除，这样使患者能够保留一定的男性激素水平和生殖能力。睾丸癌患者有时会不育，但在治疗后可能有所好转。

某些类型的睾丸癌患者，也需要切除腹腔内的淋巴结（腹膜后淋巴结切除术），因为睾丸癌常常首先转移到这些部位。放射治疗可能有效，特别是对精原细胞瘤。

对于已经扩散的睾丸癌，需要手术联合化疗。睾丸癌患者的预后取决于它的类型和扩散程度。血中的AFP和HCG水平是衡量疗效及复发的指标之一。如果治疗后这些指标再次升高，就可能是复发。

睾丸癌的预后与肿瘤的类型和是否转移密切相关。就算肿瘤已转移，有时仍有治愈可能。

前列腺疾病

前列腺位于膀胱的正下方,包绕后尿道。精液中滋养精子的液体大部分由前列腺产生。青年人的前列腺如核桃大小,随年龄增加而增大。三种常见的前列腺疾病是:前列腺增生症、前列腺癌、前列腺炎。

前列腺增生症

前列腺增生症是前列腺的非癌性增生,可以引起排尿困难。

■ 前列腺大小随年龄增加而增大。

■ 可出现排尿困难和尿频、尿急的症状。

■ 通常前列腺增生的诊断需要依据经直肠的前列腺超声检查,同时也需要做抽血检查以排除前列腺癌的可能。

■ 如果需要,可以服用让膀胱和前列腺平滑肌放松的药物(如坦索罗辛)或让前列腺缩小的药物(如非那雄胺),但有时需要行手术治疗。

前列腺增生症(benign prostatic hyperplasia,BPH)的发病率随年龄增加而升高,特别是在 50 岁以后。准确的病因尚不清楚,但可能与激素,特别是睾酮引起的改变有关。

前列腺增大可逐渐压迫尿道,阻碍排尿,引起尿路梗阻。BPH 患者排尿时,膀胱可能不能完全排空。尿液滞留在膀胱内容易引起肾结石和尿路感染。长期的梗阻可以损害肾脏功能。

抗组胺类和鼻用抗充血剂等药物可以增加尿流的阻力或降低膀胱的收缩能力,引起 BPH 患者暂时性尿潴留。

临床表现

当前列腺增生到妨碍排尿时,BPH 患者开始出现症状。最初,患者可能有初始排尿困难,也可能有排尿不尽。由于膀胱不能完全排空,患者不得不增加排尿次数,故出现尿频,特别是夜尿次数多,也可有尿急。尿量和尿流的力量都明显减小,在排尿末可出现尿流滴沥。

并发症:少数 BPH 患者可出现另外一些症状。尿流梗阻引起尿潴留,使膀胱内的压力增加,让从肾脏排到膀胱的尿流速度减慢,增加了肾内的压力。压力增加可能影响肾脏的功能。如果能及早的解除梗阻,这种影响常常是暂时的。如果梗阻长期不能缓解,膀胱过度扩张,可引起充溢性尿失禁。随着膀胱的伸展,膀胱和尿道内的小静脉也被拉伸。当患者用力排尿时,这些静脉有时会破裂,引起血尿。

尿潴留发展到完全不能排尿时,出现下腹部胀满和剧烈的疼痛。但是有时尿潴留早期可能症状很轻微或者没有不舒服的感觉,直到尿潴留很严重了才被发现。在以下情况下可能出现尿潴留:

■ 卧床时(如睡眠过程中)

■ 受凉后

■ 长时间憋尿后

■ 使用某些药物、饮酒、苯丙胺、可卡因、阿片类药物或有抗胆碱能效应的毒品。

诊断

通过直肠指检扪诊前列腺确定其是否增大。医师戴上手套,并经润滑的手指伸入患者直肠扪诊,在直肠的正前方可扪及前列腺。患有前列腺增生症者,可扪到增大、均匀对称、光滑、无痛的前列腺。

需要化验尿液以明确有无感染或出血。当前列腺较大或梗阻症状较重时,还需要测定血中前列腺特异性抗原(PSA)水平,以排除前列腺癌。如果 PSA 水平超标或肛诊发现前列腺质硬或有结节,就需要做其他检查来排除前列腺癌。

有排尿梗阻症状的患者会被要求朝一个仪器内排尿,以此测定排尿速度(尿流率)和尿量。在测完尿流率后,医生会通过超声波扫描测定前列腺的大小和排尿后膀胱内的残余尿量。另外也可在让患者尽量排空膀胱之后,将导尿管通过尿道插入膀胱导出尿液,测量膀胱残余尿量。这样可有助于明确尿路梗阻是否存在及其严重程度。

治疗

如果没有明显的症状和并发症(如尿路感染、肾功能损害、血尿、结石、尿潴留等),BPH 可以不治疗。那些可能使症状加重的药物应尽可能停用,比如阿片类药物和有抗胆碱能作用的药物(如许多抗组胺药和某些抗抑郁药)。

药物治疗:BPH 的治疗一般首选药物。α-肾上腺素能阻滞剂(如特拉唑嗪、多沙唑嗪、坦索罗辛等),能松弛前列腺和膀胱的某些肌肉,使排尿更容易。5α-还原酶抑制剂(如非那雄胺、度他雄胺)可以阻断雄激素对前列腺增生的作用,使前列腺缩小,有助于推迟手术或其他治疗的时间,但至少要服用 3 个月或更长的时间才能缓解症状。也有一些患者服用该类药物症状并未缓解。对于症状较重的患者,建议联合使用 α-肾上腺素能阻滞剂和 5α-还原酶抑制剂。

前列腺增大时会发生什么？

在良性前列腺增生初期，前列腺就表现为肥大。通常前列腺像一个核桃大小，但前列腺增生时可能变得像网球一样大。增生的前列腺挤压尿道，阻碍尿排出身体。结果，尿液流出速度比正常速度减慢，或出现尿量比正常减少。

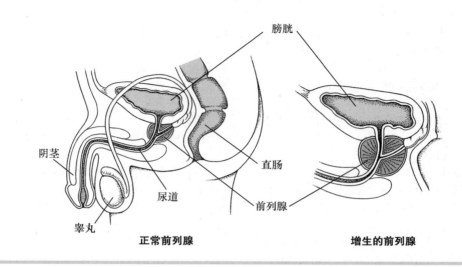

正常前列腺   增生的前列腺

手术治疗：如果药物治疗无效，可选择手术治疗。手术能最大限度地缓解症状，但也可引起并发症。最常见的手术方式是经尿道前列腺切除术（TURP）。手术时医师将一个可视内镜放入尿道，用镜上附有的手术器械切除多余的前列腺组织。通常用脊髓麻醉，患者身上看不到手术切口。

TURP 手术的并发症可能有感染和出血。术后大约 1%～3% 的患者出现永久性尿失禁；也有部分患者出现勃起功能障碍（阳痿），至于具体发生率尚不清楚，某些专家提出高达 35%，但保守估计约 5%～10%。因为前列腺在术后仍会继续增生长大，故约有 10% 的患者可能术后 10 年内需要再次手术。如果前列腺非常大则不适合做 TURP 手术，医生会建议做开放性前列腺摘除术，需要腹部切口，对患者的手术创伤也更大。

许多用来代替手术治疗的方法缓解症状的疗效都不如 TURP，但并发症的危险性也较低。这类疗法大多数都是将器械插入尿道进行操作，来去除增生的前列腺组织，如用微波加热（经尿道微波温热疗法或高热疗法）、针刺（经尿道针切术）、高频超声波、电蒸汽疗法（经尿道电蒸汽疗法）或激光疗法等。将气囊放入尿道后充气，使前列腺部位的尿道扩大（经尿道气囊扩张术）。

并发症：在确诊 BPH 之后就应该着手治疗尿路梗阻的问题。导尿排空膀胱，用抗生素治疗感染。

前列腺癌

- 前列腺癌的发病率随年龄增大而增加。
- 进展性的前列腺癌可出现排尿困难、尿频、尿急、血尿等症状。
- 肿瘤可扩散到骨、肾、脑或脊柱。
- 直肠指诊和抽血化验可有助于发现无症状前列腺癌患者。
- 如果怀疑有前列腺癌，应行前列腺超声及经直肠前列腺穿刺活检。
- 治疗包括等待观察，切除前列腺组织、放疗或激素治疗，以减慢肿瘤的生长。

前列腺癌是美国男性最常见的癌症之一，位列癌症死亡的第二位。前列腺癌的发生率随年龄增加而增加。非洲裔美国人、拉丁美洲人、近亲中有该病患者的人以及接受过睾酮治疗的男性发病的几率都较大。

前列腺癌通常生长缓慢，有时要经过数 10 年才出现症状。因此，前列腺癌的患者比因前列腺癌而死亡的人数要多得多。很多前列腺癌患者甚至到死都不知道自己患了前列腺癌。

前列腺癌开始时是长在腺体上的一个小肿块，大多数都生长很慢，不出现症状。然而，有的癌肿却生长很快并向前列腺外扩散。前列腺癌的病因尚不清楚。

临床表现

通常,前列腺癌在发展到晚期以前都不出现症状。有时,症状与前列腺增生症相似,有排尿困难、尿频、尿急等。这些症状只有在癌肿长大到足以使尿路受压,尿流部分受阻时才出现。继之可出现血尿或突然排尿无力。

> ❓**你知道吗……**
> 许多因前列腺癌死亡的人并不知道他们患了癌症。无症状的患者应该定期进行血液测试来检查是否存在未知的前列腺癌。

有些患者在癌症已经扩散或转移之后才出现症状。前列腺癌扩散最常见的部位是骨(特别是盆骨、肋骨、脊椎骨)和肾脏。骨癌引起疼痛并使骨骼变脆,容易骨折。前列腺癌也可扩散到脑部,引起癫痫发作、意识障碍、头痛、软弱无力或其他神经系统症状。如扩散到脊柱也很常见,可引起疼痛、麻木、无力或失禁。癌扩散后常出现贫血。

筛查

前列腺癌的筛查一般包括血液检验和直肠指检。如果患有前列腺癌,指检时可扪及前列腺肿块,肿块质地较硬。血液检查是测定前列腺特异性抗原水平。PSA 是只由前列腺组织产生的物质,前列腺癌患者的 PSA 水平通常会升高。

如果这些检查提示有前列腺癌可能性,就通常需要做前列腺超声。对于前列腺癌的患者,前列腺超声可能显示也可能不显示癌肿,但它可以用来引导前列腺穿刺活检。

如果直肠指诊或 PSA 结果提示前列腺癌可能,就应该行前列腺穿刺活检。在行穿刺前,医生要通过经直肠超声获取前列腺的影像。然后医生会沿着超声探头插入穿刺针,需要穿刺多次以获取前列腺组织。通常一侧需要穿刺 5～6 次以增加穿刺获取微小前列腺癌组织的机会。整个过程仅需几分钟,通常局麻即可。

肿瘤的分级及分期帮助医生给予患者最好的治疗。

前列腺癌的分级和分期有助于确定治疗方案和估计病程和预后。分级是在显微镜下观察细胞的改变,来确定癌变和恶性程度;分期是确定癌的扩散程度。

分级　最常用的前列腺癌分级方法是 Gleason 评分系统。该评分系统是根据显微镜下组织活检结果和生化检查的结果,将癌分为 2～10 分评分等级。得分在 6～7 分之间是最常见的,得分越高癌扩散的可能性越大。

分期　前列腺癌的分期根据三方面的因素:癌变在前列腺内的浸润范围;癌变是否已扩散到前列腺附近的淋巴结;癌变是否已扩散到远离前列腺的器官。

确诊肿瘤后就应进行分期。但是,对于癌肿比较局限尚未突破前列腺包膜的可不一定行这些检查。当 Gleason 评分不超过 7,PSA 水平小于 10ng/ml 的,癌肿扩散几率低,肿瘤尚未侵及前列腺包膜。直肠指检、超声波扫描和组织活检可以确定癌变在前列腺内的扩散程度。

如果癌肿扩散的可能性并不低,就需要做腹部或盆腔的 CT 或 MRI。由此还可以在直肠内插入一个特制的线圈做前列腺核磁。如果患者有骨痛或者 PSA 水平非常高时,需要做骨扫描。

如怀疑有脑或脊髓的扩散,可对有关的部位作 CT 或 MRI 检查。

筛查

由于前列腺癌是一种常见的癌症,很多医师都主张对无症状的男性作常规的检查(筛查)。但是,因为许多没有患病的男性筛查结果也为阳性,而一些患前列腺癌的患者也不要求治疗,故专家们是否需要筛查以及筛查的时机意见并不一致。目前认为超过 50 岁或者有危险因素且超过 40 岁的男性需要筛查,危险因素包括黑人或者有前列腺癌家族史。前列腺癌筛查的收益随年龄增加而减小。比如,某家专业组织就反对超过 75 岁或预期寿命少于 10 年的男性筛查前列腺癌。筛查一旦开始,就得每年都做。

前列腺癌的筛查一般包括血液检验和直肠指检。如果指检时扪及前列腺质硬、不规则增大肿块或有结节,或 PSA 水平升高,就有可能患前列腺癌。但是,PSA 也可能出现误差,如:有前列腺癌时 PSA 正常;没有癌的人 PSA 升高。随年龄增加 PSA 水平也会升高,且前列腺增生和前列腺炎也会促使其升高。PSA 升高的患者需要做前列腺穿刺来明确是否是前列腺癌,因为许多筛查时发现 PSA 升高的患者穿刺活检结果都是阴性的。

一些前列腺癌侵袭性高,等到出现症状时已经太晚期而无法治愈了。筛查能够帮助早期发现这类患者,使他们有机会被更早发现而被治愈。但是因为许多筛查所发现的癌,即使不被查出也可能不会对患者造成伤害或引起死亡。治疗这样的癌可能比不治疗它对患者损害更大。筛查的好处是否能大于不检查、不治疗所带来的后来尚不清楚。筛查显示有患癌的可能性时,需要做更多的检查来确诊。这些检查费用昂贵,有时还会造成损害和引起情绪紧张。

预后

大多数前列腺癌的患者预后良好。多数年长的前列腺癌患者其寿命与健康未患前列腺癌的同龄人的平均寿命相当。对于很多患者而言,长期缓解甚至治愈是可能的。前列腺癌的预后取决于癌肿的分期及分型。高级别的癌肿除非早期治疗,否则预后不良。已经扩散到周围组织的肿瘤其预后更差。转移性前列腺癌无法治愈。多数转移性前列腺癌在癌肿转移后可生存 1～3 年,但某些患者可存活许多年。

治疗

　　选择治疗方案也是一个困难的问题,常常要取决于患者对生活方式的选择权。有很多病人医师不能肯定哪些治疗对他最有效,哪些特殊治疗更能延长他的生命。有的治疗会损害患者的生活质量,如范围较大的手术、放射治疗、激素治疗等,常常会引起失禁和勃起功能障碍。在选择治疗方案时,患者需要权衡利弊。由于这些原因,在决定前列腺癌的治疗方案时要比其他疾病更多的考虑患者对治疗方案的选择权。

　　通常前列腺癌的治疗在下列三个方案中选择一个:观察等待、祛病治疗、姑息治疗。

　　观察等待。症状出现之前先暂不治疗,对患者进行密切观察和随访,直到症状出现再治疗。这种方案的好处是避免或者延迟了治疗可能带来的副作用。这种方案对于年老(比如超过 70 岁)且癌扩散或产生症状的可能性都很小的患者是较好的选择。如大多数癌肿很小;局限在前列腺内;格里森评分低;生长非常缓慢的前列腺癌,这种情况下癌肿常常很多年都不会扩散。因此,对于年老且合并其他严重健康问题的患者,很有可能在癌症出现症状引起死亡之前就已经去世。而对于相对年轻,尤其那些其他方面健康的年轻患者,即使生长缓慢的肿瘤也会最终出现症状,对于这些患者就较少选择观察等待。在监护观察期间,医生会定期询问患者症状,检测 PSA 水平,做直肠指诊以明确癌肿是否造成症状,生长是否缓慢或是否已扩散。年轻的患者可能需要定期的重复穿刺活检。如果检查发现肿瘤生长加快或出现扩散,医生将给予积极治疗。

　　祛病治疗。祛病治疗的目标是去除所有的肿瘤,包括手术和放疗。

　　祛病治疗适用于癌肿局限在前列腺内,但有可能引起明显症状或死亡的患者。这包括生长迅速的前列腺癌,也可用于那些癌肿小、生长慢但是希望活得更长一些的患者(预期寿命超过 10 或 15 年)。这类患者往往是那些其他方面健康和(或)较年轻(尤其是 60 岁以下)者。如果肿瘤已经广泛转移,那么行祛病治疗的意义往往有限。但是,对于癌肿已扩散到前列腺外的患者选择祛病疗法也有好处,因为这样的患者可能在短时间内出现症状。只有当癌肿局限在前列腺附近的范围内时,祛病疗法才可能取得好的疗效。祛病疗法可以延长寿命,减轻或消除癌症引起的严重症状。但这种治疗的不良作用是可能引起严重的、永久性的勃起功能障碍和失禁,影响患者的生活质量。

　　姑息治疗。目的是治疗出现的症状而不是治疗癌症本身。姑息治疗包括激素治疗、化疗、放疗(主要用于骨转移患者)。

　　这种方案适用于癌已广泛扩散不能治愈的前列腺患者。治疗可以使这种癌症的生长和扩散减缓,甚至暂时好转,症状得到缓解。除了试图减慢肿瘤生长和扩散的速度,医生还想尽力缓解因肿瘤转移到其他器官和组织(如骨转移)所出现的症状。但因为这种治疗不能治愈癌症,最终仍会恶化导致患者死亡。

　　手术治疗。是手术切除前列腺(前列腺癌根治术),用于治疗癌肿局限在前列腺内的前列腺癌。如果分期显示肿瘤已扩散,就不适宜再做这种手术。前列腺癌根治术治疗那些分期早、生长缓慢的肿瘤效果较好;但对于分期晚、生长迅速的癌肿疗效较差,因为在确诊时它可能已经扩散。

前列腺癌的常用治疗方案和治疗方法

癌 的 特 点	治疗方案	治疗方法
小、生长缓慢、局限在前列腺内、预期生存年限长	祛病治疗	手术、放射治疗
小、生长缓慢、局限在前列腺内预期生存年限不长	监护观察	暂不治疗
大或生长迅速、局限在前列腺内	祛病治疗	手术、放射治疗
癌扩散到前列腺周围组织、但无远处转移	祛病治疗	放射治疗
癌已广泛扩散	姑息疗法	激素治疗

　　手术要用全身麻醉或硬膜外麻醉,需要住院并有手术切口。手术后患者需要留置尿管 1～2 周,直到膀胱和尿道吻合口愈合才能拔除尿管。在手术前后并不常规行放疗、化疗或激素治疗,但是对于某些特定患者在手术前后加用这些治疗是否有益尚在研究中。

　　前列腺切除术可导致永久性勃起功能障碍和尿失禁。因控制阴茎勃起的神经在走形上越过前列腺,故在手术过程中可能损伤这些神经引起勃起功能障碍。同时因为手术过程中紧靠膀胱底部膀胱颈开口处的部分括约肌可能被切除或损伤,从而出现尿失禁。

　　前列腺切除术有三种术式:开放的前列腺根治术、腹腔镜下前列腺根治术和机器人前列腺根治术。

　　开放的前列腺根治术要切除全部前列腺、贮精囊和部分输精管,手术切口在下腹部或者少数情况下在肛门和阴囊之间的区域。在腹腔镜下前列腺根治术和机器人前列腺根治术过程中,也切除同样的范围,但是手术切口更小,术后疼痛更轻,出血也更少。

根治性切除术对于有望治愈的肿瘤,是首选的手术方式。但是手术过程中会导致大约 3% 的尿失禁,部分失禁的比率可能更高。多数患者会出现暂时的失禁,可能持续数月。在根治术后通常会出现勃起功能受损,在年长的患者中发生率更高。由于膀胱容量缩小或尿道瘢痕形成(尿道狭窄)出现尿流梗阻的比例约 7% ~ 20%。肿瘤局限于前列腺内的患者行前列腺根治术后 90% 可以存活 10 年以上,年轻患者术后至少能活 10 ~ 15 年以上。有时根据癌肿的大小和位置,手术时可以保留某些完成勃起功能需要的神经。这种手术叫保留神经前列腺根治术,但当癌已经波及前列腺的神经和血管时则不能采用。保留神经的前列腺根治术引起勃起功能障碍的可能性比不保留神经的前列腺根治术要小。

放射治疗。放射治疗可能治愈癌肿只局限在前列腺内或仅波及前列腺周围组织(没有扩散到远处器官)的患者。放射治疗也可以缓解癌症扩散到骨所引起的疼痛,但不能治愈癌症本身。手术和放疗联合其效果并不比单用手术或放疗更好。

对有些期的前列腺癌来说,放射治疗的 10 年生存率几乎同手术治疗一样高。癌肿局限于前列腺的患者,治疗后存活 10 年以上的超过 90%。放疗包括常规定向外照射和放射性植入物。

常规的定向外照射是用一个机器装置向前列腺及周围组织发射放射线(常规外照射)。CT 扫描用来确定前列腺及周围组织受癌症影响的程度,以便更精确的把射线聚焦在肿瘤上。通常每周治疗 5 天,一个疗程 7 ~ 8周。40% 接受放射治疗的患者可能发生勃起功能障碍,比前列腺根治术要低一些。常规定向外照射引起的尿失禁很少见;由瘢痕引起尿路狭窄阻碍尿流畅通的发生率约 7%。其他的不良作用(常常是暂时性的)还有:排尿时烧灼感、尿频、血尿、腹泻(有时为血性腹泻)、直肠炎(放射性肠炎)、大便失禁等。

随着技术进步,出现了让射线更精确的聚焦在癌肿上的质子定向外照射和增强放疗,技术更新,引起的不良作用更少。

射线也可以通过插入前列腺的放射性植入物发射短程射线。根据超声波或 CT 扫描的图像的引导,经肛门与阴囊之间的区域植入放射性粒子。这种治疗只需用脊髓麻醉,通常在 2 小时内完成,不需要反复多次治疗。该疗法的优点是:在不损伤周围健康组织的前提下,使前列腺接受更高的照射剂量,不良作用也较少。但短距照射疗法可引起尿路狭窄,发生率达 10%。植入的粒子可能穿透进入尿道,对尿道造成损伤。这些粒子具有放射性,所以应该远离孕妇,因为胎儿可能受到射线的影响而出现出生缺陷。对某些患者而言,这种治疗对于 10 ~ 15 年的治愈率与其他治疗方法的治愈率相当。对于侵袭性高

的肿瘤,有时推荐短距照射疗法与定向外照射疗法联合使用。

激素治疗。由于大多数前列腺癌的生长和扩散都需要睾酮的参与,因此,激素疗法能抑制睾酮的作用,就可以减缓癌肿的生长。激素治疗常用来延缓癌肿扩散或用于已经广泛扩散的前列腺癌。有时也与其他疗法联合使用。激素治疗可减慢癌肿的生长和扩散速度或暂时性的好转,使生命延长,症状减轻,但不能达到治愈的作用。最后激素将不起作用,病情恶化。

美国常用来治疗前列腺癌的药物有亮丙瑞林(leuprolide)、戈舍瑞林(诺雷德)和布舍瑞林等,这类药物能阻碍脑垂体刺激睾丸产生睾酮。通常注射给药,可每 1个月、3 个月、4 个月或 12 个月给药一次,终生用药。对于一些患者,这种治疗可能仅需要持续 1 年或两年,可能在一段时间后再重新开始使用。

也可用能抑制睾酮作用的其他药物如:氟他胺、比卡鲁胺和尼鲁米特等,这些药物需要每日口服。

激素治疗的副作用包括:潮热、骨质疏松、精力下降、肌肉量减少、体液增加、性欲降低、体毛减少,勃起功能障碍和乳房增生(男乳女化)。

最古老的激素疗法是切除双侧睾丸(双侧睾丸切除术)。这种手术影响睾酮水平的作用与使用亮丙瑞林、戈舍瑞林和布舍瑞林相当。手术对患者躯体和心理的影响使很多人难以接受这种手术。

激素治疗用于广泛扩散的前列腺癌患者时,常在3 ~ 5 年内便失去疗效。如使用激素治疗后癌症仍然继续恶化,多数患者可能在 1 ~ 2 年内死亡。当用某种激素治疗无效时(激素抵抗)可换用另一种激素治疗药物或尝试化学治疗。

其他治疗。当激素治疗失败后,可对进展性肿瘤使用化疗,可应用米托蒽醌、雌二醇氮芥和紫杉醇类药物(如多西他赛)。皮质类固醇和抗真菌药酮康唑可能也能有助改善症状。其他的治疗尚在研究中。

随访　当治疗完成之后,应根据治疗结束的时间和癌症复发的危险性定期测定 PSA 的水平。通常是第一年每 3 ~ 4 个月测量一次;从第二年起每 6 个月测量一次。在手术后 1 个月,PSA 水平应该低到检测不到。在放疗后 PSA 水平降低更慢,通常不会完全检测不到,但是应该平稳在一个低水平。PSA 水平升高表明可能有癌症复发。对于没有切除前列腺的患者,随访时应行直肠指诊触诊前列腺。

前 列 腺 炎

前列腺炎是前列腺的炎性疾病,常表现为前列腺的疼痛和肿胀。

■ 病因有时是细菌感染。

- 疼痛可出现在肛门与阴囊间的区域,或者在下腹、阴茎和睾丸。
- 患者可能有尿频、尿急、尿痛,在勃起、射精和排便时疼痛。
- 需要行尿液和前列腺液的检查。
- 细菌感染时需要用抗生素治疗。
- 无论何种原因引起的前列腺炎,都可予以温水坐浴、放松情绪和药物来改善不适症状。

前列腺炎的病因常常不清楚,可以由尿路或血液中的细菌感染扩散到前列腺引起。细菌感染可以缓慢发展,但容易复发(慢性细菌性前列腺炎);也可以很快发病(急性细菌性前列腺炎)。有些患者没有细菌感染也可能出现慢性前列腺炎,这种情况下可能存在也可能不存在致病原的感染。少数情况下有些并非由细菌感染引发的前列腺炎症也可能不出现症状。

临床表现

前列腺炎的许多症状都是由膀胱和骨盆的肌肉特别是会阴部(阴囊和肛门之间的部位)的肌肉痉挛引起的。常出现的症状有会阴部、腰骶部、阴茎和睾丸的疼痛;也可能有尿频、尿急及排尿时疼痛和烧灼感;疼痛使勃起和射精困难,甚至射精时疼痛;可出现便秘和排便时疼痛。

急性细菌性前列腺炎时症状更严重,发热、排尿困难、血尿等症状更常见。细菌性前列腺炎可引起前列腺或附睾积脓。

诊断

通常根据症状和查体诊断前列腺炎。直肠指检可扪及前列腺肿大和触痛,尤其是急性细菌性前列腺炎患者。

要作尿培养,有时需在检查时按摩前列腺将排出的液体进行培养。尿培养可以明确是否存在尿路细菌感染;如在前列腺液培养中发现感染,就可以确定前列腺感染是前列腺炎的原因。当前列腺炎并非由细菌感染引起时,尿培养也显示没有尿路细菌感染。

治疗

无感染证据的前列腺炎:

当培养显示前列腺炎不是由细菌感染引起时,常常更难治愈。这类前列腺炎的治疗大多只能缓解症状,不能治愈。这些对症治疗对慢性细菌性前列腺炎也有帮助,但目前不清楚这些治疗是如何起效的。

非药物治疗包括:前列腺按摩(医师用手指放入直肠对前列腺进行按摩)和温水坐浴。松弛疗法(生物反馈疗法)可以缓解骨盆肌肉痉挛的疼痛。

药物治疗可用粪便软化剂减少因便秘引起的排便疼痛;可用止痛药和抗炎药缓解各种原因引起的疼痛和肿胀。α肾上腺素能阻滞剂(如多沙唑嗪、特拉唑嗪、坦索罗辛)可以用来缓解因肌肉痉挛引起的症状。对原因不明的前列腺炎有时用抗生素治疗症状也可以缓解。如果经过各种治疗症状仍然严重,不能缓解,手术切除部分前列腺可能是不得已的办法。微波和激光治疗也是可以选择的治疗方法。

有感染证据的前列腺炎:

细菌感染引起的前列腺炎可口服能透入前列腺组织的抗生素如氧氟沙星、左氧氟沙星、环丙沙星等30天。口服抗生素时间太短,容易导致慢性感染。慢性细菌性前列腺炎很难治愈,需要应用能渗透入前列腺组织的抗生素至少6周。如出现前列腺脓肿,应切开引流。

第 234 节

男性性功能障碍

男性性功能障碍涉及男性性交中的各种困难,包括许多问题如:影响性冲动(性欲)的各种障碍;达到和保持勃起状态的能力障碍(勃起功能障碍);射精和达到性高潮的能力障碍等。

性功能障碍可以由躯体的疾病引起,也可以由心理的问题引起。但很多性功能障碍是由两者共同作用所致。躯体的问题可以导致心理的障碍(如焦虑、恐惧、紧张);而心理的问题又会反过来加重躯体的疾病。有时男性由于自身的压力或因为自己不能配合配偶较高的性要求就会产生一种烦恼的情绪(操作焦

虑)。这种焦虑可引起患者苦恼,进一步可以影响他享受性交的能力。

 你知道吗……

性功能障碍可能会影响性欲,用来射精的勃起能力,或高潮的产生。

有多少性功能障碍是由于物理因素导致的,又有多少是由于心理因素导致的,这是很难或不可能辨别的。

勃起功能障碍是最常见的男性性功能障碍；性欲下降也困扰某些男性；射精的问题有：在插入阴道前或在插入后很短时间内就发生不能控制的射精（早泄）；精液射入膀胱（逆行射精）和不射精症。

正常性功能

正常性功能是涉及精神（思想、记忆和情绪）和躯体两个方面的复杂的相互作用过程。神经系统、血液循环和内分泌系统都可以与精神因素一起影响性反应的产生。正常的性功能需要控制男性性反应的神经系统各部分间精密地、平衡地相互作用。

性欲望（又称性冲动或性欲）是希望进行性活动的愿望。它可以由幻想、语言、视觉、嗅觉或触觉所触发。性欲望引发性反应周期的第一阶段——兴奋期，兴奋期指性欲唤起。这时，大脑传递神经信号通过脊髓到达阴茎，使进入阴茎的血流量增加。与此同时，负责阴茎海绵体内血流流出的静脉周围的平滑肌收缩，使流出的血流减少，阴茎内压力增大，导致阴茎勃起。全身肌肉的紧张度增加。

在平台期，性兴奋和肌肉紧张继续保持或进一步增强。性高潮是性兴奋的顶点，在高潮期全身肌肉紧张进一步增加，可以感觉到骨盆部位的肌肉收缩，随后，收缩的肌肉又放松。这时通常有精液从阴茎射出，但不总是有精液射出。当神经刺激男性生殖器官比如精囊、前列腺和射精管的肌肉收缩时，就出现射精。这些肌肉收缩挤压精液进入尿道，后尿道的肌肉收缩迫使精液经阴茎射出。膀胱颈关闭防止射精过程中精液逆向进入膀胱。

虽然射精和性高潮往往几乎同时发生，但两者是不同的两件事。没有性高潮也可以射精；没有射精时也可能出现性高潮，特别是在青春期前或在服用某些药物（如某些抗抑郁药）时，或者是手术后（如前列腺切除术）。大多数男性都能在性高潮时体会到高度的快感。

进入消退期，男性又回到没有唤起时的状态。一旦射精发生，阴茎动脉就收缩而静脉舒张，进入阴茎的血流减少而流出的血流增加，使阴茎疲软。性高潮后男性可能在一段时间内不能再勃起（不应期），青年人通常只有20分钟左右或更短，而老年人则会更长一些。不应期的时间长短随年龄增加而延长。

性 欲 低 下

性欲低下是指性的欲望减少。
- 可能的原因包括心理因素（如抑郁、焦虑或关系紧张）、药物和睾酮水平低。

- 根据不同的病因，医生可能提供心理治疗，更换不同的药物，和睾酮补充治疗。

男性的性欲望（性欲）差异很大。不同的人性满足感的感受不同。性欲可因疲倦、焦虑等出现暂时性的减退。随着年龄增高性欲也有逐渐降低的趋势。持续性性欲低下使患者和他的配偶都很苦恼。

个别男性的性欲低下可以伴随一生。终生性欲低下可能与儿童期创伤性的性经历或长期受压抑性观念的影响有关。然而性欲低下常常是在有多年正常性欲后才出现的。心理因素如抑郁、焦虑和人际关系问题常常是性欲低下的原因。某些药物（如用来治疗高血压、抑郁或焦虑症的药物，广泛扩散的前列腺癌）和睾酮水平低下都能使性欲降低。

性欲低下的人很少有性的欲念。他们对性幻想、手淫、性活动都失去兴趣，甚至视觉、语言和触摸这类刺激都不足以激起兴趣。但这类患者通常都能保持性功能，有的人还能够完成性活动，以让配偶得到满足。

血液检查可以测定血中睾酮的水平，但主要是根据患者叙述的症状来诊断。

如果引起性欲低下的原因是心理因素，各种心理治疗可能有帮助，比如行为疗法的集中性感训练。心理咨询可以帮助患者夫妻间的关系紧张。患者需要明确情绪紧张、焦虑对性生活和身体健康的影响。如果是睾酮水平低下，可补充睾酮，常用膏剂或凝胶剂贴在皮肤上给药，也可注射给药。如果是由某些药物引起，可以改用另外的药物。

勃起功能障碍

勃起功能障碍是指阴茎不能勃起或勃起不能维持。
- 原因可以是引起阴茎血流减少或损伤阴茎神经的疾病、激素紊乱、使用某些药物或心理问题。
- 许多患者有性欲减退症状。
- 查体（包括量血压）、抽血检查、夜间勃起监测，以及有时候行阴茎血流超声可能有助于明确 ED 的病因。
- 治疗包括口服药物或局部注射血管活性药物，以及负压助勃装置和心理治疗。

每个男性都可能偶尔有不能勃起，这是正常的。但这种问题频繁或连续发生，可能就是勃起功能障碍。

勃起功能障碍的程度不同，可以是轻度的，也可以是严重的。轻度勃起功能障碍的人偶尔也能有完全勃起，但更常见的是不能完成插入的勃起或完全不能勃起。重度勃起功能障碍者极少有阴茎勃起。

勃起功能障碍的发生率随年龄增加而增加，但它并不属正常衰老过程的一部分。65 岁的男性约有 1/2，80 岁的约有 3/4 出现勃起功能障碍。

性功能障碍的心理因素

- 对配偶发怒
- 焦虑
- 抑郁
- 与配偶不和或厌倦
- 害怕怀孕，对性活动或自己的配偶感到漠然
- 罪恶感
- 压抑性行为或对其无知
- 操作焦虑（担心性交时的操作过程）
- 以前性经历的创伤（如强奸、乱伦、性乱交或以前有性功能障碍）

病因

为了达到勃起，需要有更多的血液流入阴茎，而血液流出阴茎的速度要减慢，这个过程需要神经功能的正常参与。动脉狭窄、其他使血液流入量减少的疾病（如动脉粥样硬化、糖尿病、高血压和高脂血症等）以及影响血管功能的手术等都能导致勃起功能障碍。阴茎静脉异常可能使血液快速从阴茎流出，尽管流入的血量充足也不能维持阴茎勃起。

神经损伤是勃起功能障碍的另一种原因。阴茎的传入传出神经受损都可以引起勃起功能障碍。引起这类损伤的原因可能有：手术（最常见的是前列腺手术）、放射治疗、脊髓疾患、糖尿病、多发性硬化以及周周神经疾病等。其他的危险因素包括卒中、吸烟、酒精和药物。很多药物都能干扰勃起功能，特别是对老年人。通常引起勃起功能障碍的药物有：降压药、抗抑郁药、某些镇静剂、西咪替丁、地高辛、某些利尿剂、抗精神病药和违禁药品等。

偶尔，激素失调（如睾酮水平过低）也可引起勃起功能障碍。各种能降低男性体能的因素（如疾病、疲劳和紧张等）都可以导致勃起困难。

心理问题如抑郁、操作焦虑、罪恶感、亲密恐惧和对性取向的矛盾心情等都能损害达到勃起的能力。青年人中心理因素引起的障碍更为常见。新的引起紧张的情境如：性伴侣改变、家庭关系或工作问题也能影响勃起功能。

临床表现

勃起功能障碍患者常常有性欲望（性欲）降低，虽然有的人仍可以保持正常的性欲。不论他们的性欲是否有改变，都会有性交困难。因为，阴茎勃起的硬度和长度不足以插入阴道，或者勃起不能持久。有的人已经没有了在睡觉和早晨醒来时阴茎勃起的现象。有的人可能在某一时间可以有较硬的勃起，但在另外的时间又不能出现勃起或勃起不能持久。

睾酮水平低下时，相比于勃起功能障碍，其性欲降低更为明显，还能逐渐出现其他一些症状如：骨质变薄、体能降低和肌肉量减少等。

性活动与心脏疾病

性活动的强度比中等的体力劳动要小，因此对男性心脏疾病患者来说是安全的。虽然，性活动时心肌梗死的发生率比休息时高，但危险性仍然是很低的。

尽管如此，心脏和血管系统疾病（包括心绞痛、高血压、心力衰竭、主动脉瓣狭窄等）的患者在性活动时还是应该采取适当的预防措施。如果疾病轻，很少出现症状，血压正常，性活动通常是安全的；如果疾病的严重程度中等，或有可能引起心肌梗死的其他情况，就应该做有关的检查来确定性活动的安全性。如果病情严重，或因左心室排血的阻力增加导致心脏肥大（阻塞性心肌病）时性活动应推后，经治疗症状缓解后才能恢复。用西地那非、伐地那非和他达拉非有一定的危险，在服用硝酸甘油时不要用这类药物。心肌梗死发生后至少要 2 ~ 6 周才可恢复性活动。通常是让患者在脚踏车上锻炼时监测是否有心脏供血不足来确定性活动的安全性。如果在做此类运动时心脏供血充足，性活动时心肌梗死的可能性非常小。

诊断

诊断勃起功能障碍应作全身体检和男性生殖系统检查，也要询问可能影响勃起的疾病和服用的药物。检查生殖器官的神经和血管功能。测量下肢的血压可以了解向阴茎供血的盆腔和腹股沟动脉是否正常。直肠检查可以提示支配阴茎的神经问题。

测定血中的睾酮水平。某些血液检查有助于确定一些可以引起暂时性或永久性勃起功能障碍的疾病。如糖尿病（可导致永久性勃起功能障碍）或感染（可导致暂时性勃起功能障碍）。如怀疑有动脉或静脉血管的问题就需要做一些特殊的检查。比如一个可带回家去的装置能监测睡眠过程中的阴茎勃起情况。如果睡眠中有勃起，病因可能是心理性的；如果没有勃起，则可能是器质性因素。超声波可以显示阴茎的动脉是否变窄或有阻塞。

❓ 你知道吗……

偶尔勃起障碍是正常的，并不意味着这个人有勃起功能障碍。

大约一半的 65 岁以上的男性和四分之一的 80 岁以上的男性有射精的勃起。

低水平的睾酮降低了性欲而不是导致勃起功能障碍。

治疗

采取措施去控制和改变不利于勃起的因素,比如治疗高血压、高脂血症和糖尿病,可能对改善勃起有效,但作用有限。比如减轻体重、锻炼和戒烟也可能有帮助。有些患者和他们的配偶对勃起功能障碍不去寻求治疗,因为没有勃起的身体接触可以满足他们内心深处的感情需求。

有时停止使用某种特殊药物可以改善勃起功能。有一些民间流传的治疗勃起功能障碍的方法,但没有被证实是有效的。对寻求治疗的患者有许多可以选择的治疗方法。

药物治疗:许多药物可以用来治疗勃起功能障碍。这类药物大多数都可以增加阴茎的血流量。多为口服给药,有的也可以局部给药,将药物注入或插入阴茎。

西地那非、伐地那非和他达拉非是我们所熟知的磷酸二酯酶抑制剂,是治疗勃起功能障碍最常用的药物。它们的有效率60% ~ 70%,在性生活前1小时口服给药。西地那非和伐地那非有效时间大约4~6小时,他达拉非的有效时间比前两者更长,可达约1天。药物只有在男性性唤起时方有效。磷酸二酯酶抑制剂的不良作用有:头痛、潮热、流涕、胃部不适和视力障碍。当此类药与某些药物(如硝酸甘油或亚硝酸异戊酯)同时服用时不良作用更为严重,可出现低血压的风险。因此,服用硝酸甘油这类药物的患者不应服用磷酸二酯酶抑制剂。在极个别情况下,服用这类药物可出现失明,尽管失明很可能与服药无关。磷酸二酯酶抑制剂也可能引起疼痛和勃起延长,但发生率很低。

另外用来治疗勃起功能障碍的口服药还有:酚妥拉明、育亨宾和睾酮。它们治疗ED作用有限,但可能存在明显的副作用。

将药物注射或插入阴茎可使给阴茎供血的动脉扩张。不能耐受口服药物治疗的患者可以选用这类给药方法。比如前列地尔可以做成小丸状(栓剂)经尿道放入阴茎。单独用前列地尔就可引起阴茎勃起,但如果和其他治疗(如束缚装置)联合使用效果可能更好。前列地尔可引起轻微头痛、阴茎烧灼感等不良作用,偶尔出现时间过长的疼痛性勃起(阴茎异常勃起)。因为有可能出现严重的不良作用,通常患者首次用药应在医院由医师监护使用。

也可将药物(单用前列地尔或联合使用前列地尔、罂粟碱和酚妥拉明)注射到阴茎体。注射给药是获得勃起最有效的方法,有效率80% ~ 90%。但很多患者不愿接受阴茎注射。阴茎注射有时也可能引起阴茎异常勃起,多次注射可产生瘢痕组织。

> **❓你知道吗……**
> 药物组合被注入阴茎和能够收缩或适用于阴茎吸入的设备,这种设备是高度有效的,并且没有口服药物的副作用。

睾酮水平低下引起的勃起功能障碍可用睾酮替代疗法。与其他增加阴茎血流量的药物作用不同,睾酮的作用是纠正激素缺乏。睾酮的剂型有丸剂、膏药、外用霜剂和注射剂。不良作用有:肝功能异常、红细胞计数增高和增加卒中危险。单用睾酮补充治疗很少能够获得充分的勃起。睾酮补充治疗是否会增加前列腺癌风险尚不清楚,但补充睾酮的患者应该密切观察。

束缚(捆扎)和真空助勃装置:勃起功能障碍的患者使用带有真空或不带真空的束缚装置大多能获得勃起。在勃起功能障碍的治疗中这种方法花费最少,又能避免药物引起的不良作用。束缚装置(用金属、橡胶或皮革做成的带或环)放置在阴茎根部,使血液回流的速度变慢。这类装置可凭医师的处方在药房购买。一种廉价的(俗称"阴茎环")装置可在出售性用品的商店买到。但是这种装置多少有些笨重,可能造成阴茎疼痛、射精困难和挫伤。使用束缚装置的时间不应超过30分钟,否则可能造成皮下损伤(溃疡)。

真空助勃装置(一个中空腔附带个抽真空的器械)套在阴茎上,保持密封状态,抽吸中空腔,形成真空,使血液进入阴茎,产生阴茎勃起。一旦勃起发生,用捆扎的器械防止血液流出阴茎。

手术治疗:其他治疗对勃起功能障碍无效时,可用手术将一个能模拟勃起的装置(假体)植入阴茎。假体的种类很多。有一种是一个细的棒状体,植入阴茎形成永久性的硬阴茎。另一种是一可膨胀的水囊,将它植入阴茎,进行性交前用小泵(假体的一部分)将水囊充水。手术植入阴茎假体至少需要住院数天,恢复6周后才能进行性交。

心理治疗:某些心理治疗(如性感集中训练)可以改善精神和情绪因素对勃起功能障碍的影响。心理治疗对躯体因素所致的勃起功能障碍也有帮助,因为心理因素常常会加重病情。

根据勃起功能障碍患者的特定心理原因选择不同的心理治疗方法。如果患者是抑郁症,心理治疗和抗抑郁药物可能对治疗他的勃起功能有效。但是抗抑郁药本身可能会降低性欲和引起ED,所以它们的作用可能难以预测。有时心理治疗能减轻各种原因引起的勃起功能障碍的性操作焦虑。改善心理状态常常需要较长的时间和多次治疗。患者和他的配偶必须对心理治疗很有信心。

不 射 精 症

不射精通常是因为不能达到高潮而引起的,往往是勃起功能障碍的一部分。病因、诊断和治疗与 ED 相同。逆行射精有时也会导致没有精液射出。

早　泄

早泄是指射精发生过早,常常在阴茎插入前、插入时或插入后很短的时间内就射精。
■ 病因大多是焦虑、其他的心理因素或阴茎皮肤非常敏感。
■ 行为指导训练可能对大多数患者有效。

很多男子,特别是青少年都有射精过快,常不能满足自己或配偶的要求。早泄时射精不只是发生在想要射精之前,而且可以快到在插入后 1~2 分钟内就射精。

很多专家认为,早泄几乎总是由焦虑或其他的一些心理因素引起。另一些人认为阴茎皮肤异常敏感也可能是引起早泄的原因。有意禁欲减少性交可能让情况更糟,因为敏感度可能更高。虽然前列腺炎或神经系统的疾病可以引起过早射精,但一般它很少由疾病引起。

早泄使患者和他的配偶都十分困扰,射精太早,不能让配偶得到性满足,长此以往可以变成一种怨恨。

行为指导训练可能对大多数患者有效。治疗师要让患者树立信心,解释为什么会发生早泄,并教给他们延迟射精的方法。

其他延迟射精的方法有:药物治疗(用选择性 5-羟色胺再摄取抑制剂如氟西汀、帕罗西汀、舍曲林等);在阴茎上涂麻醉剂或用避孕套,减少它的敏感性。有时行为治疗和药物治疗联合使用比单用一种方法延迟射精的时间更长。当早泄由严重的心理问题引起时,需要心理治疗。

逆 行 射 精

逆行射精是指射精时精液不通过阴茎射出,而是向后反流进入膀胱。

逆行射精时,在正常射精情况下应当关闭的膀胱颈仍然保持开张,使射出的精液向后反流进入膀胱。逆行射精常见的原因有:糖尿病、脊髓损伤、某些药物和某些外科手术(如腹部或盆腔手术,最常见的是经尿道前列腺切除术)。

逆行射精者仍有性高潮。但逆行射精时从阴茎射出的精液量减少,有时完全没有精液射出。这种情况可以引起不育,但对其他方面没有影响。

学习延迟射精

有两种常用的方法来治疗早泄。这两种方法也可以缓解焦虑,焦虑会使病情加重。这两种方法都是用来训练早泄患者在达到高度兴奋时保持不射精,具体方法是刺激阴茎直到感觉快要射精时停止刺激。当有性伴侣参与时,最初配偶用手刺激练习,以后在性交时进行这种练习。

用动-停法练习时,患者示意配偶在停止刺激 20~30 秒后再重新开始刺激。而在挤压法时,患者或伴侣刺激龟头 10~20 秒后减慢或停止刺激,休息 30 秒后再重复。经过训练后 95% 以上的人可以延迟射精 5~10 分钟,有的甚至更长。

在尿液中发现大量精子,可以诊断逆行射精。大多数患者不需要治疗,除非因为不育。用能使膀胱颈闭合的药物(如:伪麻黄碱、去氧肾上腺素、氯苯那敏、溴苯那敏、丙米嗪)治疗后,约 1/3 患者的逆行射精症状可得到改善。这类药物多数都能使心率增加,血压增高,心脏病和高血压患者使用时会有危险。

你知道吗……
如果不孕是由逆行射精引起的可考虑人工授精。

如果需要治疗患者的不育,药物治疗无效时可以收集患者精子做人工授精。

第 22 章

女 性 保 健

第 235 节

女性生殖系统生物学

女性生殖系统包括外生殖器和内生殖器(乳房有时也被看作女性生殖系统的一部分)。但是,机体的其他部分也影响生殖系统的发生和功能。它们包括下丘脑(大脑的一部分)、垂体(位于下丘脑的下部)和肾上腺(位于肾的顶端)。下丘脑协调生殖器官、垂体、肾上腺的相互作用。这些器官通过释放激素与其他器官发生相互作用。激素是控制和协调机体活动的化学物质。下丘脑分泌的促性腺激素释放激素,可以刺激垂体分泌黄体生成激素和促卵泡素。这些激素可以促使卵巢产生女性激素,即雌激素和孕激素,以及一些男性激素即雄激素(男性激素能刺激女孩和男孩的阴毛、腋毛的生长以及肌肉的含量)。出生后,下丘脑就开始刺激垂体产生催乳素,这是一种能刺激乳汁产生的激素。肾上腺产生少量的女性和男性激素。

你知道吗……

女性出生时有数百万个卵细胞,但在一生的生理周期中仅仅排卵 400 个左右。

外 生 殖 器

外生殖器官包括阴阜、大阴唇、小阴唇、前庭大腺、阴蒂。包含这些器官的区域称为外阴。外生殖器官有三个功能:

- 一是精子进入体内的通道
- 二是保护内生殖器官免受病原体感染
- 三是性交器官

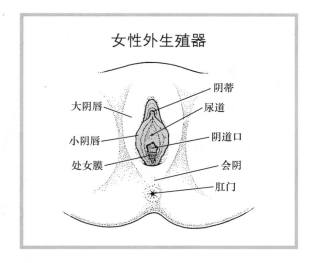

女性外生殖器

阴蒂
大阴唇
尿道
小阴唇
阴道口
处女膜
会阴
肛门

阴阜是一个圆形隆起的、覆盖耻骨联合的脂肪垫,青春期后有阴毛覆盖。阴阜含有皮脂腺,能释放外激素,它与吸引异性有关。大阴唇肥厚、遮盖、保护其他的外生殖器,相当于男性的阴囊。大阴唇含有汗腺和皮脂腺(它们能产生润滑液),青春期后有阴毛覆盖。

小阴唇很小,最多有5厘米长。位于大阴唇内侧,围绕阴道口和尿道口。由于小阴唇有丰富的血管,表面呈粉红色。受到性刺激时,这些血管充血,使小阴唇肿胀,对刺激更敏感。

大阴唇的后面,阴道口和肛门之间的区域称为会阴。会阴的长度在2厘米到5厘米之间。

覆盖会阴和大阴唇的皮肤与身体其他部分的皮肤相似。皮肤厚而干燥,表层为鳞状细胞。而小阴唇则由黏膜覆盖,表面有特殊细胞分泌的液体保持湿润。

阴道的开口称为阴道口。它是性交时阴茎的入口、月经血排出及胎儿娩出的通道。当受到刺激时,前庭大腺(位于阴道口旁)分泌一种液体(勃液),性交时可起润滑作用。尿道口位于阴道口前方,尿液从膀胱经这里排出体外。

两侧小阴唇在阴蒂汇合。阴蒂是一个很敏感的小突起,与男性的阴茎相似。阴蒂与阴茎一样,对刺激非常敏感,也能勃起。刺激阴蒂可以达到性高潮。

内 生 殖 器

内生殖器官形成一个通道(生殖道)。这个通道包括以下部分:

- 阴道(产道的一部分),精子通过和胎儿娩出的通道
- 子宫,胚胎在这里发育成胎儿
- 输卵管,精子和卵子在此结合受精,向宫腔运送受精卵的管道

- 卵巢,能产生、释放出卵子

精子向上进入这个通道,卵子向下进入此通道。

这个通道的起始处,也就是阴道口的内侧,是处女膜。处女的处女膜大多数在阴道口周围形成一个绷紧的环,但也可能完全覆盖阴道口。处女膜能保护生殖道,但也不是保护妇女的健康所必需的。在第一次性交时,有的会出现处女膜撕裂,有的妇女也可能因为处女膜软和柔韧而不会被撕裂。处女膜也可能在运动或使用内置卫生棉条、薄膜时撕裂。撕裂时可能有轻微出血。已经不是处女时,处女膜可能不容易看到或只表现为阴道口周围小的残痕。

阴道:阴道是一个狭窄的、肌性的、有伸展性的器官,在成年妇女长度大约为7~10厘米。它把子宫和外生殖器官连接在一起。阴道是女性主要的性交器官,性交时阴茎插入这里。它也是精子进入受精,月经血排出和胎儿娩出的通道。

通常,阴道的前后壁紧贴,除了在进行阴道检查和性交时,阴道内是没有空间的。阴道下1/3由控制阴道大小的肌肉环绕,这些肌肉在性高潮时能节律性地非自主地收缩。

阴道内面为黏膜覆盖,由其表面细胞分泌的液体和宫颈(子宫的下部)腺体分泌的液体维持湿润。正常情况下,这些液体可以以透明的或者乳白色的阴道分泌物的形式排出。在生育年龄的女性,阴道豁膜有很多皱襞。在青春期前和绝经后(如果不用雌激素),阴道黏膜是平滑的。

子宫和宫颈:子宫是一个位于盆腔正中的、厚壁、肌性的梨状器官,前方为膀胱,后方为直肠,由六条韧带固定其位置。子宫的主要功能是孕育胎儿。子宫由体部(子宫体)和颈部两部分组成。

子宫颈在子宫的下部,向下突入阴道的上部,盆腔检查时可以看到。子宫颈和阴道一样,由光滑的黏膜覆盖。

精子通过宫颈的通道进入子宫,子宫流出的月经期血液通过宫颈的通道流出子宫。这一通道通常很狭窄,但在分娩时,这一通道会变宽,允许婴儿通过。宫颈是一个很好的细菌屏障,但在卵巢排卵、月经期或分娩期除外。引起性传播疾病的细菌可以在性交时通过宫颈进入子宫。

子宫颈管内有许多黏液分泌腺。这种黏液在排卵前较黏稠,精子不能穿入。排卵时,黏液的黏度变稀薄,利于精子游过,准备受精。在这个时候,宫颈分泌的黏液能使精子在当中存活最多5天,有时可能更长时间。这些精子能向上通过子宫体,进入输卵管与卵子受精。因此,几乎所有的受孕源于排卵3天前的性交,但有时,某些受孕源于排卵前6天或后3天的性交。由于某些妇女月经周期和排卵的时间不是始终不变的,因而在月经周期中可能受孕的时间也会不断变化。

子宫体的肌肉非常肥厚,能扩张到足以容纳胎儿。分娩时子宫体肌肉收缩,推挤胎儿通过子宫颈和阴道娩出。生育年龄的女性,子宫体的长度是宫颈的两倍。绝经后,宫颈的长度则是子宫体的两倍。

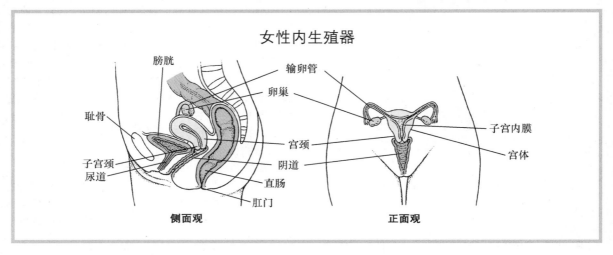

女性内生殖器

膀胱　输卵管　卵巢　耻骨　子宫颈　尿道　宫颈　阴道　直肠　肛门　侧面观　正面观　子宫内膜　宫体

女性有多少个卵子?

女孩出生时,她的卵巢内已经有卵子(卵母细胞)。女性胚胎在16～20周时,卵巢内约有600万～700万个卵子。以后,大多数卵子逐渐消失,出生时剩下约100万～200万个。出生以后卵子不会增加。到青春期时,只留下不到30万个卵子,这已足够一生中生育的需要。只有一小部分卵母细胞能发育成熟,其余的卵母细胞不能发育成熟而自行退化。绝经前10～15年女性卵母细胞退化的速度最快,所有卵母细胞在绝经前消失。妇女在生育期内,只能有大约400个卵子排出,通常每个月经周期排一个卵子。排出之前,卵子一直在它的卵泡中休眠,停止在细胞分裂中期。卵子是体内最长寿的细胞之一,休眠的卵子不能完成细胞修复的过程,这样,随着年龄的增长受损害的机会也在增加。因此,当高龄妇女怀孕时,容易出现染色体或其他遗传异常。

子宫体内层(子宫内膜)每次月经后都要增厚。如果这一周期未受孕,大部分子宫内膜脱落、发生出血,这就是月经。

输卵管:输卵管从子宫上部两侧向卵巢方向延伸,长约5～7厘米。输卵管不是直接连接在卵巢上,而是末端形成有指状突起的漏斗样开口(输卵管伞)。卵巢释放卵子后,输卵管伞能引导卵子进入相对较大的输卵管开口。

输卵管内面排列着细小的毛发样突起(纤毛)。纤毛和输卵管壁的肌肉能推动卵子通过输卵管向下进入宫腔。卵子可以在输卵管与精子结合受精。

卵巢:通常卵巢呈珍珠色椭圆形,核桃大小,通过韧带附着在子宫上。卵巢除了能产生女性激素外(雌激素、孕激素和雄激素),还能产生和释放卵子。正在发育的卵细胞(卵母细胞)存在于卵巢表面皮质充满液体的卵泡腔内。每一个卵泡都含有一个卵母细胞。

青 春 期

青春期是生理变化的结果,最终导致成年的生理特征并能够生育。这些生理变化是由垂体分泌的黄体生成激素和促卵泡素调节的。出生时,黄体生成激素和促卵泡素的水平较高,但在几个月内就下降,一直到青春期前都保持在较低水平。青春期初期,这两种激素的水平开始上升,刺激产生性激素。女孩的性激素水平增高,可以导致生理上发生变化,包括乳房、卵巢、子宫和阴道的成熟。通常,这些变化在青春期后逐渐出现,直到性发育成熟。

乳房萌动(开始发育)常常是女性青春期出现的第一个变化。在美国的女孩子,发生这一变化的年龄通常是8～13岁,紧接着是长出阴毛和腋毛。从乳房萌动到第一次月经来潮间隔时间通常大约是两年半。在美国,女孩初潮的年龄平均为13岁,然后,女孩的体形开始变化,身体脂肪所占的比例增加。

青春期的发育一半从阴毛、腋毛的生长开始。在青春期初期(月经初潮前),生长发育的速度相对来说是最快的,生长发育的高峰一般是在12岁的时候。以后生长速度相对变慢,通常在14～16岁之间停止生长。

月 经 周 期

月经是指子宫内膜脱落并伴有出血。除妇女怀孕、绝经外,大约是每月出现一个周期。它标志妇女一生的生育年龄,从青春期月经开始(月经初潮)到月经停止(绝经)。

根据定义,把出血的第一天作为计算月经周期的开始(第一天)。这个周期的结束,刚好是下个周期的前一天。月经周期的时间范围大约是 21 ~ 35 天。仅有 10% ~ 15% 的妇女的月经周期正好是 28 天。月经初潮后和绝经前的几年内,月经周期的间隔往往是最长的。

月经期出血持续 3 ~ 7 天,平均 5 天,一次月经的失血量在 15 ~ 75ml。一个卫生巾或者棉条,按不同的型号,最多容纳 30ml 经血。经血与外伤出血不同,除非出血太多,否则一般是不凝固的。

月经周期是由垂体释放的黄体生成激素和促卵泡素、卵巢产生的雌激素和孕激素调控的。雌、孕激素调控子宫和乳房为受精做准备。一个月经周期分为三期:卵泡期(排卵前)、排卵期和黄体期(排卵后)。

卵泡期:卵泡期是从出血的第一天起,该阶段主要是卵泡发育的阶段。

卵泡期开始时,子宫内膜层增厚,富含液体和营养物质,有利于胚胎发育。如果卵子没有受精,雌激素和孕激素水平下降,内膜开始脱落、出血。

在卵泡期的前半期内,脑垂体分泌的促卵泡素稍有增高。激素的刺激使得 3 ~ 30 卵泡开始发育。每个卵泡中含有一个卵子。卵泡期的后半期,促卵泡素的水平下降,只有一个卵泡(优势卵泡)能继续生长。这个卵泡很快开始产生雌激素,其余已受刺激的卵泡都退化了。

卵泡期平均持续 13 或 14 天,是三个阶段中时间最长的。临近绝经,卵泡期逐渐缩短,黄体生成大幅增加时,卵泡期结束,黄体生成素高峰时,卵泡释放。

排卵期:排卵期以黄体生成激素的高峰和相对低水平的促卵泡素为始点。黄体生成激素刺激优势卵泡从卵巢表面突出,最后破裂释放卵子,促卵泡生成素水平降低,促卵泡素水平增高的意义还不清楚。

排卵期以卵子排出为终点,通常持续 16 ~ 32 小时。

排卵之后的 12 ~ 24 小时左右,可以通过检测尿液中的黄体生成激素发现它的高峰。排卵后约 12 小时内卵子就可以受精。受精更像是精子在生殖道等待着卵子排出。

在排卵前后,有些妇女会感到下腹部一侧钝痛,称为经间痛,可持续几分钟或几小时。虽然疼痛出现在排卵巢的同侧,但它的准确原因尚不清楚。疼痛可以发生在卵泡破裂前,也可以在其后,有时可能整个月经周期都不出现疼痛。由哪个卵巢排卵是随机的,而不是由两个卵巢轮流释放。如果切除了一侧卵巢,剩下的卵巢每个月都会排卵。

黄体期:黄体期是排卵以后的一段时期,大约持续 14 天。如果没有受孕,持续到下次月经来潮前结束。排卵时卵泡上出现的破裂口在黄体期闭合,形成黄体,分泌大量的孕酮。黄体的功能是为子宫受孕做准备。黄体产生的孕酮使子宫内膜增厚,为可能着床的胚胎提供营养物质。孕酮使宫颈黏液质地变得黏稠,不利于精子或细菌再从这里进入子宫。在黄体期,由于孕酮的作用,基础体温略有升高并一直持续到下一次月经周期开始。这种体温升高的现象,可以用来推测是否已经排卵。在黄体期的后半期,雌激素水平开始增高,也能刺激子宫内膜增厚。

由于雌激素和孕激素水平增高,乳腺管增生,因此乳房可能增大并感到胀痛。

14 天后黄体退化,如果卵子没有受精,新的月经周期又开始了。如果受精,受精卵周围的细胞开始产生一种叫做绒毛膜促性腺激素的物质。这种激素可以促进黄体产生孕酮,直到胚胎自身发育到能产生足够的激素。妊娠试验就是通过检测绒毛膜促性腺激素的水平是否增高来判断的。

年龄的影响

生殖器官在围绝经期的变化是迅速的。月经周期停止,卵巢也停止产生雌激素。绝经后,小阴唇、阴蒂、阴道以及尿道萎缩。这种萎缩可能导致阴道发生慢性刺痛、干燥感和分泌物增多,阴道也易于发生感染。绝经后,子宫、输卵管、卵巢也会逐渐变小。

随着年龄增加,肌肉和结缔组织的比例下降,这就影响到支持膀胱、子宫、阴道、直肠的肌肉、韧带和其他组织。因此,这些器官会发生功能衰退、位置下移,有时可能引起排尿困难、大小便控制障碍(失禁)和性交痛。多产的妇女更容易出现这些问题。

因为缺少了雌激素对乳腺管的刺激作用,乳房可能变小、萎缩。支持乳房的结缔组织比例下降,会进一步加重老化。乳房的纤维组织被脂肪组织所替代,也促使乳房松弛。

 你知道吗……

有些女性绝经后更喜欢性生活。

除外这些变化,大多数绝经后的妇女更能享受性生活,这可能是因为她们不再担心会怀孕。绝经后,卵巢还可以继续产生雄激素。雄激素能维持性欲,延缓肌肉组织的比例下降,有利于维持良好的自我感觉。

月经周期的变化

月经周期是由垂体激素（黄体生成激素和促卵泡激素）和卵巢性激素（雌激素和孕酮）复杂的相互作用调节的、有规律的周期性改变。

月经周期开始于卵泡期,月经出血是卵泡期第一天的标志。当雌激素和孕激素水平降低时,已经增厚的子宫内膜退化,脱落出血。卵泡期的前半期,促卵泡激素缓慢增高,刺激几个卵泡发育,每个卵泡内有一个卵子。此后,促卵泡激素水平下降,只有一个卵泡能继续发育,这个卵泡可以产生雌激素。

黄体生成激素和促卵泡激素水平明显增高表示排卵期开始,通常在增长高峰后 16～32 小时排卵。在促性腺激素高峰期雌激素水平达到峰值,孕激素水平开始增高。

在黄体期,黄体生成激素和促卵泡激素水平下降。排卵时破裂的卵泡闭合,形成黄体,分泌孕激素。孕激素和雌激素使内膜增厚。如果卵子没有受精,黄体退化,不再分泌孕激素,雌激素水平降低,子宫内膜退化脱落,新的月经周期开始。

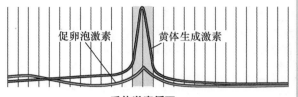

垂体激素循环

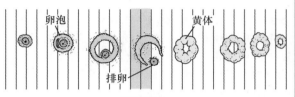

卵巢循环

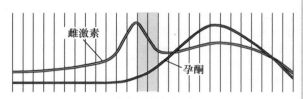

性激素循环

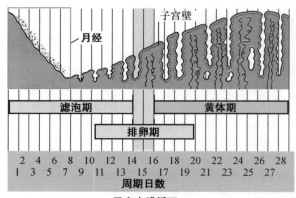

子宫内膜循环

妇科疾病的临床表现与诊断

影响女性生殖系统健康的疾病被称为妇科疾病,乳房疾病常被认为是妇科疾病。

临床表现

妇科疾病常见的症状包括外阴瘙痒、阴道异常分泌物、阴道异常流血、盆腔疼痛、乳房疼痛。妇科疾病症状的严重程度常与年龄有关,因为这可能涉及与年龄有关的体内激素变化。

多毛

体毛过多,特别是分布在面部(上唇、下颌或鬓角区)和躯干(乳头周围或上胸部或下腹部)、四肢,被称为多毛症。多毛看起来不像是妇科疾病,但实际上确实是一种异常,通常是由雄性激素水平过高造成的。有时也会出现一些男性特征,如嗓音变低、肌肉增加,称为男性化。

病因

多毛症最多见于多囊卵巢综合征。因为绝经后雌激素水平下降,多毛症也见于绝经后妇女。多毛症也可能是脑垂体或肾上腺发生疾病,分泌过多的雄性激素(如睾酮)引起的。少见的病因有卵巢肿瘤,迟发性皮肤卟啉病(一种影响皮肤的酶缺乏病),过多使用类固醇激素、皮质类固醇激素、米诺地尔等药物。

诊断和治疗

血液检查可以了解雄性激素、雌性激素水平。

引起多毛症的激素水平紊乱如口服避孕药激素替代应当避免。可能引起多毛的药物应该停用。暂时的处理方法有剃毛、拔毛、蜡脱,以及使用脱毛剂。也可以凭处方购买依氟鸟氨酸(Elfornithine,一种局部用的药膏)使用,它能减缓毛发生长,促使面部汗毛逐渐减少。白剂可能对多毛有效,激光照射治疗也可能有短时效果。唯一永久性的治疗是电解脱毛法,它能够破坏毛囊。

盆腔疼痛

许多妇女都经历过盆腔疼痛,是指疼痛发生于躯干最下的部位,位于腹腔下面,两侧髋骨之间。疼痛可能是尖锐的,间断性的,或痉挛性的(类似于痛经),也可能是突发的、难以忍受的疼痛,或者只是持续的钝痛。疼痛强度可能逐渐加重、或者反复。疼痛经常呈周期性,与月经周期相符。疼痛区可能有触压痛。疼痛还可能伴有发热、恶心、呕吐。

病因

盆腔疼痛可能由骨盆区任一个器官的病变引起,包括生殖系统(子宫、输卵管、卵巢、阴道)、膀胱、直肠、阑尾。但有时盆腔疼痛原因来自骨盆外器官,如肾脏、肠、输尿管、胆囊或腹主动脉。心理因素,如紧张、抑郁,也可能诱发各种疼痛(包括盆腔痛),但是很少直接引起盆腔痛。

引起盆腔疼痛的原因
与生殖系统有关的原因
■ 痛经
■ 异位妊娠
■ 流产
■ 子宫内膜异位症
■ 子宫肌瘤
■ 经间痛(月经周期的中间因排卵引起的疼痛)
■ 卵巢囊肿破裂或扭转
■ 盆腔炎性疾病
■ 妇科肿瘤
与生殖系统无关的原因
■ 阑尾炎
■ 尿道感染,如膀胱炎
■ 憩室炎
■ 胃肠炎
■ 溃疡病
■ 肠易激综合征
■ 腹部淋巴结炎症(肠系膜淋巴结炎)
■ 尿路结石,如肾结石
■ 腹壁疼痛(围绕腹腔的肌肉和结缔组织)
■ 消化系统肿瘤

诊断及治疗

妇女突然发生剧烈下腹部或盆腔部位的疼痛,应该尽快确定是否为需要立即外科手术的急腹症。例如,阑尾炎、溃疡穿孔、主动脉瘤、卵巢囊肿扭转、性传播疾病引起的盆腔感染、异位妊娠(通常发生在输卵管)等。

医师常常根据疼痛的性质(如持续时间、部位、其他伴随症状)、既往发作的情况等来判断病因。另外,疼痛发生与月经周期、进食、睡眠、性交、活动、大小便等的时间关系,其他能加重或减轻疼痛的因素,对诊断也有帮助。

医师对全腹部进行触诊,了解疼痛情况和有无包块。

盆腔检查能帮助医师了解哪些器官受到影响、哪些部位有感染等。在实验室检查中,全血细胞计数、小便检查、妊娠试验、超声检查、计算机断层 X 线扫描(CT)、磁共振成像(MRI)、微生物培养等检查有助于诊断。必要时可用腹腔镜(一种带光纤管的仪器,用来检查腹腔和盆腔)或剖腹探查来明确疼痛的原因。

如果明确了病因,进行针对病因的治疗能缓解疼痛。必要时服用止痛药。如果还有心理因素的影响,进行相应的问诊特别是疼痛发作的时间。

阴道流血

发生在青春期前、绝经后、怀孕期间的阴道流血都认为是不正常的。在生育年龄,阴道出血多来于月经周期,或其他疾病引起的出血或月经异常。通常,月经持续 3 到 7 天,周期 21 到 35 天。青春期的月经周期可能间隔较长,达 45 天。出现下列情况时属于月经异常:

- 月经出血量多(每小时 1~2 片卫生巾)
- 持续时间长(持续超过 7 天)
- 月经周期过短(少于 21 天)
- 月经周期过长(超过 90 天)

任何年龄,出血时间过长或过多都会引起缺铁性贫血。

病因

阴道流血多由于阴道或生殖系统的疾病,特别是子宫。常见的病因包括生殖系统疾病、外伤、妊娠并发症、激素水平的变化(称为功能失调性子宫出血)和其他内分泌疾病。例如,甲状腺疾病可引起月经异常,周期缩短或者延长,甚至停经。

某种病因可能在某一年龄段的妇女比较常见。儿童期发生阴道出血很少见的,最常见的原因是阴道异物或阴道外伤。功能失调性出血多见于青少年时期(月经周期刚开始)或 40 多岁的妇女(接近绝经,见有关章节)与怀孕有关的阴道出血常发生在不知道自己怀孕的妇女身上。肿瘤也会引起生育期妇女阴道流血,但并不绝对。绝经后的女性,宫颈、阴道、子宫内膜的恶性肿瘤是引起阴道流血的常见原因。但是阴道壁变薄(萎缩性阴道炎)子宫内膜过薄或过度增生也可以引起出血。

医生需要问诊症状并进行盆腔检查。生育期的妇女需要测妊娠试验。如果出血时间长或者频繁,应做血常规检查,检测血清铁是否有降低,根据情况选择其他检查项目。

体格检查(包括盆腔检查)需要完成。性早熟引起的阴道流血很容易识别,往往儿童已有阴毛及乳房的发育。通过体格检查,很容易区别阴道或者宫颈疾病引起的出血。

验血可以检查甲状腺功能,或其他血液疾病。医生可以通过经腹或经阴道(使用特殊的阴道探头)的超声

检查,发现生殖系统的肿瘤或者异常改变。其他检查方法包括巴氏阴道细胞涂片,宫颈活检和刮宫术。

治疗

根据病因选择治疗方式。口服避孕药或雌孕激素疗法可用于治疗功能失调性子宫出血。子宫内膜息肉、肌瘤和肿瘤及癌前病变都可以手术切除。缺铁可以用铁剂治疗。

白带异常

有少量的阴道分泌物是正常的。分泌物主要由宫颈分泌的液体(乳液)和阴道黏膜渗出物组成。正常的分泌物(白带)稀薄、清亮、乳白色。白带的量和外观可随年龄而不同。正常情况下,阴道分泌物是没有异味的,也不会伴有瘙痒和烧灼感。

阴道异常出血常见的原因	
年龄组	**常见病因**
婴儿	因胎儿期暴露在母亲雌激素的环境下,出生后 1 到 2 天会有少量阴道出血。
儿童	外伤(包括性侵犯) 感染(包括性侵犯引起) 阴道异物插入(如厕纸或玩具) 尿道膨出体外 性早熟致月经过早
生育期的女性	怀孕并发症 流产 异位妊娠 胎盘异常:胎盘早剥或前置胎盘 胎盘剥离不全 激素水平异常 功能失调性子宫出血(最常见的原因) 大脑功能异常影响生殖系统 甲状腺疾病 肾上腺或卵巢肿瘤 生殖系统疾病 肿瘤 非癌性增生(息肉、子宫肌瘤、囊肿,以及原发于子宫或卵巢的肿瘤) 子宫内膜异位症 外伤 感染(如衣原体感染或生殖器疣) 盆腔炎性疾病 与节育有关的因素 漏服或服错避孕药 服用避孕药的第一个月会出现不规则出血 使用宫内节育器
绝经后妇女	生殖器官癌 生殖器官的良性肿瘤(息肉和肿瘤) 年龄相关的阴道变窄 性交时的擦伤 子宫内膜的增厚(子宫内膜增生)

评价:儿童的阴道出血必须由医生明确诊断,如果出血量多(超过每小时一片卫生巾的量),伴有疼痛、头晕、呼吸困难,或怀孕的妇女有阴道流血都应该及时就诊。

女婴出生时可出现阴道黏液样的分泌物,有时混有少量的血。这种分泌物是出生前吸收了母亲体内的雌激素造成的。出生后 1 到 2 天,因雌激素水平下降,会出现少量的阴道流血。正常情况下,较大的婴儿和女孩子,在不到青春期雌激素水平升高的时候是不会出现明显的阴道分泌物的。

在生育年龄的女性,正常白带的量和外观也会随着月经周期而变化。例如,在月经中期(排卵期),会有大量的、稀薄的薪液产生。妊娠、口服避孕药、性刺激也可能影响白带的量和外观。绝经后,雌激素水平下降,白带量会减少。以下情况的阴道分泌物是异常的:

- 量比平常多
- 比平常稠
- 脓性
- 白色、块状(像奶酪块)
- 灰色、淡绿色、黄色或血性
- 恶臭味(鱼腥味)
- 伴有瘙痒、烧灼感、皮疹或下腹酸痛

病因

分泌物异常提示可能有阴道炎症(阴道炎),其原因可能是化学刺激(表现出外阴瘙痒)或感染引起的。在幼女,阴道异物也可能导致阴道炎症,出现带血的阴道分泌物。最常见的阴道异物是一小块进入阴道的卫生纸。有时是一个小玩具。一些妇女使用杀精子剂、阴道润滑剂、阴道隔膜有时也会刺激阴道或外阴,引起炎症。对乳胶过敏的妇女,接触乳胶避孕套也会刺激外阴和阴道。

出现白色、红色或黄色块状,带有臭味或鱼腥味的白带是细菌性阴道病的典型表现。而黏稠的、白色块状(乳酪样)白带是念珠菌性阴道炎(一种真菌感染)的典型表现。大量的有异味的黄绿色白带,则是由淋球菌或衣原体感染引起的。

阴道分泌物呈水样或血性,常常可能由阴道、子宫颈或子宫内膜的癌症引起。盆腔放射治疗也可能引起白带异常。

评价

医师判断白带异常的原因主要是看白带的外观,病人的年龄,还有其他症状。白带标本的显微镜下检查可以判断是否有感染以及感染的类型。霉菌和滴虫感染仅通过此项检查即可诊断。性活动活跃或者性传播疾病高危的女性需进行分泌物细菌培养,并检测 DNA,明确是否有淋病或者衣原体感染。

治疗

治疗方法根据病因决定。勤换内裤和每日洗澡有助于缓解症状,但不能完全根除感染。如果产品(如乳膏、粉、肥皂或避孕套)持续引起刺激症状,则不可再使用。冲洗剂和使用女性喷雾都不应使用。这些产品不仅不能清除分泌物,反而会使情况更糟,冲洗会增加盆腔炎症疾病的风险。

外阴瘙痒

外阴瘙痒涉及的区域包括外生殖器(外阴)和阴道。许多妇女偶尔都会发生外阴瘙痒,一般不用处理。只有在这种瘙痒持续、严重、反复发作的时候才被认为是需要处理的问题。

病因

外阴瘙痒可能的病因有:

- **感染**:细菌性阴道炎,念珠菌阴道炎(一种真菌感染),滴虫性阴道炎(一种原虫感染)可引起瘙痒。这些感染还可以引起白带异常。
- **刺激**:化学刺激可引起外阴瘙痒。比如洗涤剂,漂白剂,织物柔软剂,合成纤维,泡沫浴液,香皂,女性卫生喷雾剂,香水,月经垫,织物染料,卫生纸,阴道药膏,阴道灌洗,避孕套,避孕泡沫。
- **阴道黏膜的变化**:绝经期的激素水平变化导致阴道干燥,会引起瘙痒。其他病因还有皮肤疾病,如银屑病和硬化性苔藓。硬化性苔藓以阴道口周围皮肤萎缩变薄、变白为特征。如果不治疗,硬化性苔藓可能出现瘢痕,癌变风险会增加。

评价

医生通过询问症状及阴道及盆腔检查可基本明确病因。如果需要,可行进一步检查。

治疗

需要时进行治疗。每天换洗内裤,清洗外阴、保持阴道清洁。清洗时使用非刺激性的肥皂。这些措施可以减轻引起瘙痒的刺激因素。过度的清洗会使阴道干燥,引起瘙痒。皮质类固醇制剂如氢化可的松软膏可临时止痒,口服抗组胺药物可以缓解刺激性物品引起的瘙痒。如果有肥皂、乳霜、粉剂等引起瘙痒,应停止使用。不应进行外阴清洗剂和阴道灌洗。

治疗硬化性苔藓可使用含大剂量皮质类固醇激素的软膏或油膏。

妇 科 诊 断

女性的健康生活应该包括定期的妇科检查,以及做一些实验室检查来排除或早期发现妇科隐患(见 34 页表格)。女性从 13 岁到 15 岁起就应每年进行一次检查。有性生活的女性检查应包括妇科盆腔检查,没有性生活的女性则不需要。性生活开始的 3 年后或 21 岁时,妇科检查应包括宫颈的检查(如宫颈巴氏细胞涂片或宫颈涂片检查)来筛查宫颈的癌前病变。

就妇科诊治来说,妇女更乐意选择一个愿意同她们讨论一些敏感话题的医师,如性、生育控制、妊娠、绝经相关问题等。这个医师可以是妇科医师、内科医师、助产士、全科医师、家庭医师及护士。

儿童和青少年的妇科检查有时需要儿科医生来进行。如果儿科医生没有时间与女孩进行关于妇科健康的私人谈话，或者关注她的妇科健康问题，就应该由其他的医生来完成这项工作。

在妇科门诊的时候，医生需要问关于生殖和性生活和解剖等方面的问题，包括安全的性行为，比如避孕套的使用，以减少性传播疾病的风险。

妇科病史

妇科诊断开始要提出一系列与生殖和月经有关的问题（妇科病史），通常主要询问就诊的原因，这就是妇科病史。一个完整的妇科病史包括下面一些方面：

- 月经开始来潮（月经初潮）的年龄
- 多久来一次、是否有规律、持续时间和经血量
- 最后两次月经的日期
- 怀孕的次数、日期及怀孕时有无并发症

医师也可能询问有无异常出血的问题，月经过多或过少，经间期出血等。

医师为了诊断某些妇科感染、损伤和怀孕的可能，要了解有关性行为的情况。要了解就诊妇女是否在使用或想要使用控制生育的措施，以及她还有些什么关注的问题需要咨询和了解。

医师还要询问在月经期、性交时和其他情况下是否出现疼痛，严重程度如何，在什么情况下可以缓解。也要问到关于乳房的问题，疼痛、增生、触痛、红肿、是否有液体从乳头溢出等，是否做过乳房自我检查，多久做一次，是否需要指导。

医师应复习病人的妇科既往史，通常也要获得包括非妇科疾病在内的全部病史。医师要复习病人使用过的所有药物，包括处方药、非处方药和非法药物，以及烟和酒。因为这些因素中有很多能影响妇女一些器官的功能并危害全身健康。过去和现在有关心理、生理或性虐待的问题都值得注意。如果病人的叙述集中在与排尿有关的方面，就要弄清是否有尿路感染或者尿失禁（不能控制排尿）。

妇科检查

很多妇女很畏惧妇科检查，其实她应该让医师在检查前了解自己的这种顾虑。如果检查引起疼痛，她也应该告知医师。通常要求妇女在检查前排空膀胱，同时收集尿标本，用作实验室检查。

医生常常触诊颈部和甲状腺以检查肿块和其他异常。肿大和功能亢进的甲状腺会导致月经异常。医生检查皮肤有无痤疮、多毛、斑点和肿物的体征。

乳房检查通常在盆腔检查前进行也可以在盆腔检查后进行。病人取坐姿，医师检查乳房的形状、有无小的凹陷、皮肤张力、有无肿块和溢液。然后让病人保持坐姿或平卧，双手叉腰或上举过头、医师用手的掌面扣诊双侧乳房（触诊），同时检查腋窝淋巴结是否肿大。还要检查颈部和甲状腺有无肿块和异常。进行检查时，医师还可以让病人自己重复一下进行乳房自我检查的方法。

医师还要用听诊器听肠管活动的情况和有无血流通过狭窄血管产生的异常杂音。医师要进行腹部扣诊，看腹腔器官有无增大或出现异常肿块，特别是肝脏和脾脏。医师在做深部扣诊时，病人可能感到不舒服，但不应有疼痛。用手指轻轻叩击（叩诊），同时仔细辨别空响区与实音区之间的界限，有助于确定肝脏和脾脏的大小。

盆腔检查时，受检妇女的背部和臀部躺在检查床上，双膝弯曲，臀部移至检查床的边沿。大多数检查床都有足蹬或膝蹬，帮助妇女保持受检的姿势。如果受检者希望自己也观察到检查的情况，可以事先说明，检查时使用镜子反射，医师还可以作解释或用图表说明。盆腔检查开始，首先观察外生殖器区域，注意阴毛分布，有无异常，颜色改变，有无异常分泌物或炎症。这些检查可以提供有关激素障碍、癌症、感染、损伤或躯体缺陷的线索。

医师戴上手套，用手指分开大阴唇，检查阴道口。用一把温暖的、用水润滑的扩张器（一种金属或塑料的器械，能把阴道壁分开），检查阴道深部和子宫颈。要仔细检查子宫颈有无炎症和癌变的迹象。作巴氏阴道细胞涂片或其他类似的检查，是用一个小的塑料刮片（很像压舌板），从子宫颈表面刮取细胞，或用小毛刷从宫颈刷扫下细胞作标本。还要注意检查有无膀胱、直肠、肠管突入阴道的情况。

取下窥阴器后，进行双合诊检查。要检查阴道壁的张力与支撑。医师的一只手戴上手套用食指和中指进入阴道，另一只手在下腹部耻骨联合上方向下配合检查。通常在双手间可扣及子宫，一个像梨状的光滑实体，注意它的位置、大小、硬度和触痛。如果有什么阳性发现，就可以作出判断。然后，将放在腹部的手向两侧移动，稍加压力，检查卵巢的情况。卵巢很小，要扣到它比子宫困难得多，常常需要更大的压力，受检的妇女可能感到很不舒服，但也不至于疼痛。通过检查可以了解卵巢的大小，是否有触痛，也可以扣及阴道内的肿块和触痛部位。

最后，医师用食指插入阴道，中指插入直肠作直肠阴道检查（三合诊）。这种检查能发现阴道后壁是否有异常的增生和触痛，也能发现直肠有无痔疮、肛裂、息肉和肿块，还可以取粪便作隐血试验。为了方便起见，可以给受检者一个便于携带的袋子。

筛查

女性两项重要的筛查是筛查宫颈恶性病变的宫颈细胞学检查（类似宫颈涂片检查）和检查乳腺肿瘤的乳腺X线检查。性传播疾病高危的女性需要筛查性传播疾病。其他的筛查是针对孕妇的。

宫颈癌筛查

宫颈细胞学检查(如宫颈涂片)是从宫颈表面取细胞,然后在显微镜下检查。有两种检查方式:传统的宫颈细胞检查和宫颈黏液细胞学检查。医生用窥器撑开阴道,用一个小的刮片(很像压舌板),从宫颈表面刮取细胞。然后刮取的宫颈细胞放在载玻片上,放入固定液,做成标本送往实验室,在显微镜下检查是否有宫颈癌或者癌前病变。通常巴氏细胞检查会有不适,但不会引起疼痛,而且只需几秒钟的时间。

巴氏涂片检查能检查出 80% ~ 85% 的宫颈癌,甚至是早期宫颈癌和癌前病变。这些癌前病变称为宫颈上皮内瘤变,早期发现有助于预防癌症。

如果受检者在检查前至少有 24 小时没有做过阴道冲洗或使用阴道药物,这种检查是很准确的。第一次检查应该在初次性交后 3 年或者不晚于 21 岁。检查的频率取决于年龄和之前的宫颈涂片检查结果:

- 30 岁之前:每年或者每两年一次。
- 30 岁之后:如果连续 3 年检查结果都是正常的,可以每 2 到 3 年检查一次。但是子宫内膜癌高危的女性需要检查的更加频繁,包括有 HIV(人类免疫缺陷病毒)感染的女性或者有免疫功能低下(药物或者免疫功能障碍引起的)的女性。
- 65 ~ 70 岁之后:如果检查至少 3 年连续正常,或近 10 年内没有异常结果,可以不需要继续检查。如果女性更换性伴侣或有多个性伴侣,则需要恢复检查。

子宫全切术后的女性或既往检查结果均正常的女性可不需要再行宫颈细胞学检查。

性传播疾病筛查

有的性传播疾病风险的女性尽管没有症状,也需要每年筛查这种疾病,高风险的女性包括:

- 25 岁或者小于 25 岁的性活跃妇女
- 刚开始有性生活的女性
- 有多个性伴侣的女性
- 既往有性传播疾病病史的女性
- 不能坚持使用屏障避孕(避孕套),或者相互不是唯一的性伴侣,或者不能确定是否为唯一的性伴侣。
- 怀孕的女性
- 阴道分泌物异常的女性

大多数的性传播疾病的检查,医生需要取宫颈管的分泌物,然后送入实验室分析。怀疑自己患有这些疾病的妇女,可以要求进行检查,通过尿道也可以检查淋病和衣原体的感染。

如果年龄大于或者等于 30 岁,或宫颈涂片检查怀疑有 HPV 感染引起的病变时,医生需要检测 HPV 感染,HPV 可以引起生殖器疣或宫颈癌。阴道分泌物或分泌物拭子也可以用于检测 HPV。HPV 测试阴性的女性说明宫颈癌和癌前病变的几率很小。HPV 高风险的女性,在宫颈涂片检查的同时检测 HPV,如果年龄大于 30 岁的女性两项检测结果都正常,则 3 年之内不需要重复这两项检查。

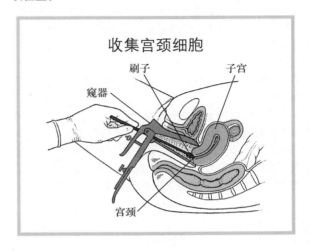

收集宫颈细胞

诊断步骤

一般来说,需要更进一步的检查。

活检

取下小块待检组织放在显微镜下观察。活检的部位可以使外阴、阴道、宫颈、子宫内膜。

阴道和宫颈:通常在怀疑有癌前病变(一种很可能发展为癌症的情况)或癌变时进行,通常宫颈涂片检查有异常。阴道或宫颈的活检通常在阴道镜下进行。阴道镜时医生可以从看上去异常的部位取组织。子宫颈和阴道活检通常不需要麻醉。通常,病人只感到组织被提起或稍有痉挛性疼痛。手术前 20 分钟服用非甾体类抗炎药物,如布洛芬,可以缓解手术时的不适。

外阴:对外阴的活检可在诊室内用局麻完成。

子宫:子宫内膜活检是用一个金属或塑料的小吸管进入宫颈吸取内膜组织。吸管前后左右移动以吸出子宫内膜。这个检查通常是为了明确阴道异常出血的原因。有时,不育症专家也使用这个检查来判断是否已经排卵、子宫内膜是否适宜胚胎植入。子宫内膜活检可在诊断室进行,不需要麻醉,就像月经痉挛的感觉。手术前 20 分钟服用非甾体类抗炎药物,如布洛芬,可以缓解手术时的不适。

阴道镜检查

宫颈涂片检查有异常时需要行阴道镜检查。阴道镜检查需要用窥器张开阴道壁,暴露宫颈,然后用双筒放大镜(类似显微镜)检查宫颈是否有癌变征象。通常在放大镜下取一块组织活检,单纯的阴道镜检查(或活检)无痛,不需要麻醉。阴道镜下活检,通常像一种痉挛的感觉,同样无需麻醉,检查时间只需 10 ~ 15 分钟。

宫颈管刮除术

用一个小刮匙深入子宫颈管刮取宫颈内膜组织。小刮匙可以伸到宫颈管内,刮出少部分组织并进行活检。由病理专家在显微镜下检查,通常在怀疑有宫颈或子宫内膜癌变或需要排除诊断时进行,一般在阴道镜下操作,不需要麻醉。

刮宫术

用窥器扩张开阴道后,用金属扩张器括开宫颈口,以便刮匙能进入子宫刮取子宫内膜。

这种检查用于不完全流产的治疗,或在活检病理结果未出时,刮宫术可用于诊断子宫内膜的异常。但这种方法并不常用。因为活检的操作在诊室就可以进行,而且结果更加精确。手术通常在医院用全身麻醉进行。但是,大多数病人并不需要留院观察到第二天。

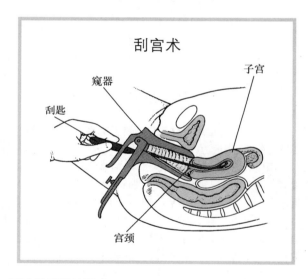

刮宫术

窥器

刮匙

子宫

宫颈

子宫输卵管造影术

子宫输卵管造影术是通过宫颈管向宫腔及输卵管内注入造影剂(X 线下可视),然后用 X 线检查。

这个检查常用于明确不孕不育的病因或者绝育手术是否成功。需要在有 X 线的检查室内进行,如医院的放射科。检查时可能引起不适,如疼痛。检查前 20 分钟,服用非甾体类抗炎药(如布洛芬),可缓解不适。

宫腔镜

用一根导管通过子宫颈插入宫腔,管中有能传送光的光纤装置,可以用来观察宫腔,还有取活检的器械、电

烙器或其他外科手术器械。通常能看到异常出血的来源或其他病变,还能取活检标本和进行止血或切除。可在诊室完成,也可在医院与诊断性刮宫同时进行。

腹腔镜

为了直接观察子宫、输卵管、卵巢的情况,医师会使用一种称为腹腔镜的可视细管装置。带光纤的可视细管通过肚脐下方的小切口进入腹腔,同时使用探针样的举宫器从阴道插入子宫,以便医师可推动器官更利于观察。使用二氧化碳膨胀腹腔,使腹部和盆腔器官看得更清楚。

腹腔镜用于确诊盆腔疼痛、不孕和其他妇科疾病的原因。使用腹腔镜的手术操作器械可以进行一切外科操作,如取活检、绝育术、输卵管和卵巢上的异位妊娠病灶清除术等。如果有其他外科操作,如切除卵巢肿瘤,切除子宫等,需要做辅助切口。

腹腔镜检查通常在医院进行,一般需要全麻,通常不用留院观察到第二天。腹腔镜检查后可能会有轻微下腹不适,一般 3 ~ 5 天后就能恢复正常活动。恢复的时间取决于腹腔镜操作的方式。

环形电切术

环形电切术是用一个导电的细金属环切下小块组织检查,通常切除的范围大于取活检的部分。

通常在巴氏阴道细胞涂片结果异常,需进一步明确诊断以及需要切除异常组织时进行。环形电切术需要麻醉(通常是局麻),大约需要 5 ~ 10 分钟,也可以在诊断室进行。术后病人可能感到轻微不适,有少量出血。术前 20 分钟服用非甾体类抗炎药如布洛芬,可以缓解手术时的不适。

宫腔声学造影

液体通过插入宫颈的细管注入,充满、扩张宫腔,再用超声波扫描显示宫腔内部的异常,使息肉、子宫黏膜下肌瘤等病变更容易被发现。检查在诊断室进行,一般需要局麻。检查前 20 分钟使用非甾体抗炎药如布洛芬,可缓解可能出现的痉挛痛。

超声波检查

手持能发出高频、不能听见声波的装置通过腹壁或阴道探测内部器官,它能反射出内部结构的图形并显示在监视器屏幕上。

超声检查可以发现宫外孕,肌瘤,肿瘤或者卵巢上的其他异常。怀孕期可以帮助明确胎儿的位置和大小,也可以用于阴道羊膜腔穿刺术和进行绒毛活检。超声检查是无痛的,目前尚未发现对胎儿有何风险。

第 237 节

女性性功能障碍

女性性功能障碍包括性交痛、阴道痉挛、性欲低下、性唤起障碍及性高潮障碍。

■ 抑郁或焦虑等心理因素或者服用药物会增加性功能障碍发生的几率。

■ 诊断时，医生需要对女性及其配偶分别及共同问诊，通常需要对女性做盆腔检查。

■ 无论原因是什么，积极地改善双方关系，公开、清楚地沟通，有计划地进行性生活都有助于改善性功能障碍。

约有 30% ~ 50% 的女性会在一生中的某个时期经历过性功能方面的问题。如果问题严重到引起了困扰，就成为性功能障碍。性功能障碍有具体的表现和诊断，如性欲低下、性唤起障碍、性交痛、阴道紧缩。各种障碍之间的区分并不十分清晰，因为大多数女性的性功能障碍问题有不止一种症状。例如有性唤起障碍的女性性生活次数会比较少，达到性高潮也会有困难，甚至会有性交痛。有性交痛的女性经常会有性欲低下。

正常性功能

正常性功能是涉及精神（思维和情绪）和躯体（神经、循环和内分泌系统）两方面所引起的性反应。性反应周期由以下几个部分组成：

■ 兴奋期是萌动进行性活动的愿望，由思维、语言、视觉、嗅觉和触觉所激发。一旦女性的性欲被唤起，是很容易从外在发现的。

■ 觉醒期：是一种主观因素—有性兴奋的感觉和思考。这时包含一种躯体因素—生殖器部位的血流增加。阴蒂（类似于男性的阴茎）和阴道充血。血流量的增加还会引起阴道分泌物增多（使阴道润滑）。血流量的增加会随着年龄的增加减弱。血流量的增加并不受女性感觉或者意识的控制。

■ 高潮期是性兴奋的顶峰时期或性欲高潮期。女性在高潮期，阴道周围的肌肉有节律的收缩，全身肌肉张力增加，盆腔肌肉收缩。

■ 消退期是高潮期后的一种满足感，伴全身肌肉的放松。但消退期可以在觉醒期后缓慢出现，而没有高潮期。很多妇女在消退期后，几乎可以对新的刺激立即有所反应。

大多数男性和女性进行性生活有几种原因。如被对方吸引，渴望身心的愉悦，感情、爱情、浪漫、或者亲密。但女性因为情感的原因会更多。大多数女性们同意性交可能因为以下几点：

■ 体验亲密的情感

■ 增加幸福感

■ 确信和伴侣彼此中意

■ 邀请或者安抚伴侣

特别是当一段关系已经持续很长时间时，女性通常在性活动之前很少有性交的欲望（即原始的欲望），但是性活动和性刺激一旦开始就会产生欲望。

你知道吗……
长期关系中的女性，在性活动和刺激之前很少甚至没有性欲望。

原因

引起性功能障碍的原因有很多。传统上说，性功能受生理和心理两方面因素的影响。但是两种因素的区分并不清楚。心理因素可以引起在大脑、神经系统、激素，以及生殖器官等生理因素的作用。有些因素对境况的影响多于对女性的影响。

心理因素：抑郁与焦虑完全有关。之前的经历会影响女性的心理和性唤起，例如：

■ 性虐待或其他经历会引起自尊心的降低、害羞，或者愧疚。

■ 情感、生理，或者儿童或者青少年时期的性虐待经历会使儿童学会控制、隐藏情感——一种有效的防护。但是控制和隐藏情感的女性性唤起时会有障碍。

■ 如果女性在童年时期失去了伴侣或者其他的爱人，会给他在与性伴侣的亲密过程中带来困难，因为他们害怕再经历一次类似的失去，这种情况有时是无意识的。

各种性担忧会影响性功能。例如，女性会担心性交过程中或者性伴侣的性表现带来的不必要的后果。

情境因素：与情境有关的因素包括以下几个方面：

■ **相互关系**：女性可能会对性伴侣有不信任或者有负面的感觉。女性对性伴侣的能力会比早期降低。

■ **环境**：周围环境对于不压抑的性表达没有情趣、不私密或不安全。

■ **文化背景**：女性生活的文化背景可能对性是限制和约束的。这样的文化传统会使女性在性生活中感到羞愧。女性和她的性伴侣可能是来自于对性活动有不同认识的地方。

■ 焦虑:家庭、工作、财政等方面会困扰女性,从而影响性活动。

影响女性性功能原因是什么?

类型	
心理因素	在童年或者青少年时期的辱骂(情感、生理或者性) 焦虑 抑郁 对亲密的恐惧 害怕失去控制 害怕失去伴侣 缺乏自尊心 担心达不到高潮 担心不必要的后果(如意外怀孕、或者感染性传播疾病)
情境因素	文化背景限制了性的表达和性活动 精神不集中 关系问题 不利于性活动的环境
生理因素	萎缩性阴道炎(阴道壁变薄) 高泌乳素血症(垂体分泌的泌乳素水平升高) 体质差 绝经前手术切除双侧卵巢 甲状腺功能减退(甲减) 一些神经系统问题,如多发性硬化症
药物作用	β 阻滞剂(用于治疗高血压或者心律失常) 阻断睾酮产生和发挥作用的药物(如利尿剂螺内酯) 激素类药物(如避孕药或口服雌激素类药物) 某些抗抑郁药物,特别是选择性 5-羟色胺再摄取抑制剂

生理因素:不同的生理疾病和药物都可能会引起或促使性功能障碍。年龄增长或疾病引起的激素水平的变化会干扰性功能。例如,绝经后雌激素水平下降会导致阴道组织变薄、干燥、失去弹性。这种情况被称为萎缩性阴道炎,从而导致性交疼痛。其他情况如卵巢切除,也会导致雌激素水平降低,引起性功能障碍。

选择性 5-羟色胺摄取抑制剂作为一种抗抑郁药物,常常会带来一些问题。口服的雌激素治疗,有时用来控制绝经引起的一些症状,也会引起性功能障碍,但并不常见。实际上,雌激素治疗能增强绝经后女性的性功能。

诊断

诊断常常需要性伴侣双方的共同和单独的详细问诊。医生在问诊时会问到关于症状、其他疾病、药物应用、双方的关系、情绪、自尊心、童年时代的关系、过去的性经历以及人格特质。医生还需要做一次盆腔检查。检查时动作要轻柔,并且详细解释检查的程序。如果女性需要,可以给她一面镜子让她观察自己的阴部。如果她害怕自己的阴道内有任何东西插入,可以让她在检查时握着医生的手控制内部检查的节奏。通常医生不需要任何仪器如窥器,用于诊断性功能问题。窥器可用于宫颈涂片检查。

> **? 你知道吗……**
> 服用血清素再摄取抑制剂(此类的抗抑郁药)治疗抑郁症,会影响性功能。

如果医生怀疑患者有性病,应进行进一步的检查。

治疗

根据病因选择治疗方式。一些常规的治疗方法可用于任何原因引起的性功能疾病:

■ 花时间和精力关注性活动:事务繁多的女性可能会忙于处理其他事情,或被分心(如工作,家务,孩子,社交)。把性生活优先,并避免精力分散。这样可以使女性在性活动中集中精力,并享受其中。

■ 增进女性和她的伴侣之间的关系,包括性关系。

■ 选择合适的时间和地点进行性活动:例如,在夜晚,女性准备睡觉的时候,并不是一个很好的时间。确认地点的私密性可以缓解害怕被发现或者打扰的女性的忧虑。预留出足够的时间。

■ 进行不同类型的性活动:例如在性交前,充分爱抚、亲吻身体的敏感部位、触摸其他的生殖器,可以加强关系,减轻焦虑。

■ 分配出除了性生活的共同时间:伴侣间经常交流可以增加性欲。

■ 增进伴侣间的信任、相互尊重、增进关系:这些方面,无论有没有专业人员的指导都可以培养。这些通常会影响到女性的性生活。夫妇需要学习如何解决可能会干扰他们之间关系的矛盾。

■ 采取方法避免不必要的结果:例如,害怕怀孕或者感染性传播疾病时可使用避孕套。

因为女性性功能障碍的类型不止一种,因此治疗方法常常需要多种。当主要原因是心理因素的时候,心理治疗有效。但是,只知道什么是正常的性活动,不足以帮助女性改变她们的想法和行为。

选择性血清素再摄取抑制剂(SSRIs)可引起多种类型的性功能障碍。与其他的抗抑郁药物同服,有益于减轻性功能的损害。这些药物包括安非拉酮、吗氯贝胺、米氮平、文拉法辛。安非拉酮与 SSRI 类药物共同使用比单独应用 SSRI 能够更有利于性反应。有证据表明,如果女性因服用 SSRIs 类药物没有性高潮时,西地那非可以使她们重获高潮。

性 交 疼 痛

性交疼痛是指在性交时产生疼痛。

- 疼痛可能在浅表或者深处。
- 可能有阴道干燥或阴道痉挛引起。
- 诊断需要根据症状和盆腔检查。
- 局部涂抹麻醉药物、使用润滑剂或锻炼阴道肌肉及改变体位会减轻症状。
- 根据病因选择治疗方法。

疼痛可能在浅表部位,感觉在阴道口(生殖器部位或外阴)。也可能是深部的疼痛,当阴茎或者假阳具进一步插入时,感觉像骨盆里疼痛。疼痛的性质可能是烧灼痛、刺痛或痉挛性疼痛。

病因

病因决定了疼痛是在浅表还是深部。

表面疼痛:性交痛可能是因为阴道分泌物不足引起的,阴道干燥,性交时阴道润滑不足。阴道润滑不足常常是因为性交时性挑逗不足引起。但是女性的年龄的增加,激素水平的降低会改变阴道壁的厚度,使阴道变得干燥。这种情况称作萎缩性阴道炎。母乳喂养期间。因为激素水平降低,阴道也会相对干燥。服用抗组胺药,可引起轻度的、暂时性的阴道干燥。

表面疼痛还可能由其他因素引起:

- 最常见的原因是,生殖器部位疼痛的敏感性增加(诱发性阴道前庭痛)
- 生殖器、阴道、巴氏腺(阴道口一侧的一个小腺体)的发炎或者感染(包括生殖器疱疹)
- 尿路感染。
- 生殖器部位的外伤。
- 避孕泡沫或果冻、乳胶避孕套等过敏反应
- 阴道壁肌肉的不自主收缩(阴道痉挛)
- 极少因为先天畸形(如阴道纵隔)
- 阴道收紧术(例如,修复在分娩过程中撕裂的组织或纠正盆底功能障碍)
- 阴茎插入阴道使处女膜破裂引起疼痛

处女膜是没有经历过性活动的女性,覆盖在阴道口的一层膜。女性在初次性交时,如果覆盖阴道口的处女膜仍保持完整,随着阴茎插入阴道就会使处女膜破裂,引起疼痛。有些女性的处女膜非常紧。

深部疼痛:性交后出现的深部疼痛,可能由以下因素引起:

- 宫颈、子宫或输卵管的感染(盆腔炎性疾病)引起的盆腔脓肿。
- 子宫内膜异位症。
- 骨盆内器官的异常(如肿瘤或者卵巢囊肿)。
- 由于手术、感染或者肿瘤放疗形成的卵巢与骨盆间的瘢痕组织。

放疗可引起浅表的和深部的疼痛。阴道周围的瘢痕组织使阴道变小变短,延展性变差。

有时这类疾病可导致子宫后倾。支撑子宫位置的韧带、肌肉或其他组织薄弱,可导致子宫向阴道方向下垂(子宫脱垂)。这类子宫位置的改变,可在性交时引起深部疼痛。

疼痛也可能受情绪的影响。如创伤后性经历如强奸,会使轻微的不适感觉像剧烈的疼痛。对配偶生气或厌恶、害怕亲密接触、怀孕、否定自身形象和认为疼痛不会缓解的想法会放大疼痛。

诊断

诊断需要根据女性的症状,如疼痛发生的时间和部位,和体格检查的结果。生殖器部位需要轻柔的但是仔细地检查,寻找病因,如炎症或者其他异常。医生可以轻柔的碰触生殖器部位,寻找疼痛的部位。医生通过在阴道内插入一或两根手指,感受阴道肌肉的紧张。检查子宫和卵巢,医生只需将另一只手放在下腹部触诊即可。通常需要经过直肠做三和诊。

治疗

鼓励夫妇双方一起寻找能相互达到快感的方式(包括高潮和射精)。包括用嘴、手或者工具进行刺激的方法。

骨盆肌肉锻炼可以缓解任何原因引起的症状。

涂抹麻醉药膏、并采取盆浴与性交前使用润滑剂一样可治疗浅表疼痛。可应用水基润滑剂而不能应用凡士林等其他油基润滑剂。油基润滑剂会使阴道干燥,而且破坏乳胶避孕工具,如避孕套或隔膜。花更多的时间在性交前的刺激上,可以增加阴道的润滑。

更换性交的体位会有助于改善深部疼痛。例如,女性在上方可以获得更多的控制权,或者通过使用其他的体位限制阴茎插入的深度。

根据病因选择特殊的治疗方法:

- 绝经后阴道变薄变干:阴道内应用雌激素药物,或者口服雌激素。
- 感染:抗生素、抗真菌药物,或者其他适应的药物。
- 囊肿或者脓肿:手术切除。
- 先天畸形或者韧性处女膜:手术纠正。

■ 子宫脱垂:阴道内放入子宫托,恢复子宫的位置并起支撑作用,或者手术治疗。

诱发性前庭痛

诱发性前庭(外阴前庭)是指阴道开口的前庭部位对疼痛的敏感性增加,即使是轻微的碰触都会引起疼痛。

性交时阴茎进入阴道并活动时最容易发生的即诱发性前庭痛。疼痛突然发生,阴茎停止运动时减轻,活动时疼痛再次出现。

目前病因并不明确,但与物理因素导致外阴疼痛信号与大脑间传递通路改变,使这部分信号更加敏感有关。因此正常轻柔的碰触会感觉非常疼痛。骨盆的肌肉紧张也会增加疼痛。女性在性交后或排尿后,会感觉到生殖部位的灼烧痛。

这种疾病是一种慢性疼痛,常常伴有其他慢性疼痛,如下颌痛或刺激性肠道综合征。

治疗

治疗方法有外用消炎药膏或者麻醉药膏,或者口服药物,如低剂量的使用抗抑郁药和抗惊厥药。这些药物可以改善神经系统对疼痛的敏感。目前最有效的方法尚不明确。

尽量避免可能的刺激,如肥皂、泡泡浴、护垫,以及紧身牛仔裤。盆腔肌肉放松训练、瑜伽和全身的放松可以缓解盆腔或者其他部位肌肉的紧张。慢性疼痛的妇女还可以通过行为认知疗法治疗。心理治疗和性治疗对某些女性有效。

有时候会建议手术切除阴道开口的部分组织。这种治疗方法可以减少疼痛敏感的神经纤维,但神经细胞会再生,疼痛可能会复发。

肉毒杆菌毒素(用于瘫痪肌肉、或者平复皱纹)可用于缓和疼痛的神经,但这种方法只处于实验阶段,并未应用于临床。

因为这种疾病是慢性疼痛,其治疗方法应该更加全面,包括考虑到压力、情绪对疼痛的影响。

阴道痉挛

阴道痉挛是指阴道口周围的肌肉不自主的收缩,导致性交疼痛或者不能性交,但检查并无异常。

■ 大多数阴道痉挛的女性不能忍受性交,有些妇女甚至无法忍受放入卫生棉塞。
■ 医生的诊断需要根据症状和随后的盆腔检查,检查应该尽量轻柔。
■ 应该教会患者如何触摸她们的生殖部位,然后逐渐地靠近阴道,触摸阴道,不引起疼痛后,试着放入一根手指,再慢慢增加放入阴道物体的尺寸。
■ 这些练习可以使女性进行没有疼痛的性交。

阴道痉挛的女性,无论女性是否有性交的欲望,阴道的肌肉都会不自主地痉挛。阴道痉挛通常出现在女性第一次性交时。但是,有些女性可能出现的会比较晚,例如某些原因引起第一次性交痛,或者当她们情绪不佳时进行性交。因为女性害怕性交时产生的疼痛。这种恐惧使阴道肌肉紧张,更会加剧性交时的疼痛。这样会形成一种条件反射,当阴道受压,或者仅仅是触碰时,就会产生肌肉自动的收缩。大多数女性不能忍受性交,但有些女性可以忍受插入卫生棉条,但是绝不想尝试。但对不涉及插入的性生活他们仍然乐于进行。

诊断

诊断需要依据女性对问题的描述,以及她的药物史、应用史、包括童年和青少年时期的,和随后的盆腔检查。

检查时尽量轻柔,医生需要一边操作时一边详细解释操作的步骤。医生会提供给女性一面镜子让她们看自己的阴部,某些病例中还需要女性引导医生的手指或者工具进入阴道。有时需要先治疗然后进行盆腔检查。通常医生检查是否因为瘢痕、感染、或者其他异常情况引起。如果没有发现其他异常,阴道痉挛就是原发的。

治疗

治疗的目标是在触摸阴道或者周围区域时减轻肌肉紧张的反射和对疼痛的恐惧。为了减轻反射,女性需要做触摸的练习。

起初,女性需要在不引起疼痛的前提下,尽量触摸靠近阴道口的区域。第二天,更进一步地靠近阴道口,同时让患者感受到在不引起疼痛的情况下可以非常靠近阴道口,当她们可以触摸到阴道开口部位(阴唇),可以练习分开阴唇。鼓励女性使用镜子观察自己的生殖器部位,教会她们当阴道被撑开时应该忍受,因此可以被看得更清楚。一旦女性可以触摸到阴道口而不引起疼痛,就可以示意她们把手指插入得更深,超过处女膜,同时扩大阴道开口,使插入手指。

当这些练习可以顺利进行而不会引起疼痛时,可以开始使用假阳具。每次进入时至少持续 10~15 分钟,使阴道的肌肉适应这种压力。当女性逐渐适应插入物时,可逐渐增加尺寸,增加阴道肌肉的压力。最终,女性可以要求伴侣在阴道内放入工具,然后她们学会放松阴道的肌肉,掩盖反应性紧缩。

只有当这些步骤的治疗全部完成之后,才可以尝试性交。医生通常要求患者像握住工具一样,握住伴侣的阴茎部分或者全部放入自己的阴道。有些女性在这时的性交中在上面感到比较舒适。有些男性可能在性交中过于谨慎、或者过于勉强会使他们勃起困难。应用磷酸二酯酶抑制剂(如西地那非、他达拉非、伐地那非)可能会有帮助。

性欲低下症

　　性欲低下症（性欲或性趣障碍）是对性活动或者性欲望的缺乏。

- 抑郁、焦虑、紧张、双方关系、过去的经历、药物，以及激素水平的变化，可以降低性欲。
- 增进感情、计划性生活以及寻找女性的性刺激方式可以缓解。

　　性欲的暂时降低很常见，经常是有暂时的问题引起，如疲劳。相反，性欲低下症会引起长时间的性幻想、性欲望减低，时间长于该年龄女性性关系的频率。性功能低下只有当困扰到女性或者性伴侣时或者使女性一直没有性生活时才称为疾病。

病因

　　抑郁、焦虑、压力或者双方关系问题都会降低性欲。对性生活有一个不好的印象也会有关。使用药物，包括抗抑郁药（尤其是选择性 5-羟色胺再摄取抑制剂），抗惊厥药、化疗药物、β 阻滞剂和口服避孕药，与过量饮酒一样可降低性欲。

　　性激素水平的变化，如随着年龄增长雌激素或者雄激素降低，性欲也会降低。但是性欲低的问题在年轻健康的女性与年龄大的女性一样普遍。但是性激素的改变仍然可以引起性欲低下。例如，年轻健康女性性激素水平突然下降，会引起性欲降低。类似的激素降低可能发生在月经周期的某些阶段和已经分娩后的头几个星期。中年或者年纪更大的女性性欲减低的原因可能因为睾丸激素水平的下降，但目前这种关系仍未被证实。年轻女性切除双侧卵巢（分泌雄激素和雌激素）减少了雄激素的产生。即使这些女性服用雌激素，性欲仍然会低。口服避孕药可能会降低睾丸激素的影响，因此口服雌激素作为绝经后妇女激素治疗的一部分。

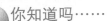

你知道吗……
年轻性感的女性与年龄大的女性一样会性欲减低。性欲与情绪和双方的关系紧密相关。

诊断

　　诊断需要女性的病史、对问题的描述以及盆腔检查。

治疗

　　最有效的方法之一就是患者告诉伴侣什么方式能刺激她们的性欲。患者还需要提醒伴侣，她们需要性交前的挑逗，包括抚摸等等，来做好性交的准备。例如，一段亲密的谈话，一起看一部浪漫的电影，或者一起跳舞。女性可能希望亲吻、拥抱或者搂抱。她们喜欢伴侣在阴茎插入前先抚摸身体的各个部位，然后是乳房和生殖部位。

夫妻双方可以尝试不同的技巧和方式（包括幻想和性玩具）来寻找有效的方式。

　　建议治疗性功能障碍的一般措施，可用于提高性欲。治疗往往针对性欲低下，如抑郁症、自信心低、双方的关系等因素引起的性欲低下。心理治疗可能对某些女性有效。

　　根据病因选择其他的治疗方法。例如，药物引起的，可以停药治疗。如果因为阴道萎缩失去性欲，可以在阴道内应用雌激素软膏，或者放入雌激素环，或者口服雌激素。服用避孕药的女性，建议使用避孕皮肤贴剂，或者使用屏障避孕法（避孕套或者隔膜）。长期口服雌激素的女性，医生可以建议通过其他的途径，如皮肤贴剂或者凝胶。

　　睾酮（口服或者皮肤）的作用已经被证实。尽管应用睾酮并不是常规的作法，但是在使用雌激素或者其他方法后无效的绝经后妇女，可以应用睾酮。因为睾酮的副作用和长期应用的安全性尚不明确，因此应用睾酮治疗的妇女需要定期检查。

性唤起障碍

　　性唤起障碍是指缺少对性刺激的反应——包括精神上或情绪上（主观方面），身体上（肿胀、麻木或生殖区域的搏动或阴道湿润），或两者兼有。

- 抑郁、自我认同度低、焦虑、压抑和人际交往障碍都会影响性唤起。
- 改进人际关系、建立性活动和明确能够刺激女性性反应的因素均有助于治疗该病。

　　通常女性在受到性刺激时，心理和情感上都会有兴奋感。生理上也会有改变。例如，阴道可以产生有润滑作用的分泌物，阴唇和阴蒂肿胀，乳房也有轻度增大。这些地方也会有酥麻感。

　　有性唤起障碍时，通常的性刺激方式（如亲吻、舞蹈、看色情片、抚摸生殖器官等）都不能引起性反应。不管是心理上还是生理上。

　　生殖唤起障碍（性唤起障碍的一种），未涉及生殖器官的刺激（如看色情视频）唤起女性性需求，但生殖器官受到刺激时（包括性交时），女性没有生理反应或生理愉悦感。结果，性交无法得到满足以及造成困难或者引起疼痛。有时生理反应存在，但女性没有注意到，因为该区域的敏感度下降。

病因

　　性唤起障碍大都有相同的原因，叫做低度性需求障碍。例如抑郁、自我认同度低、焦虑、压抑和其他精神因素，药物、人际交往障碍通常都会阻碍性唤起。不充足的性刺激或错误的性方式也会阻碍性唤起。

　　绝经期和绝经后体内雌激素或睾酮降低、阴道炎、膀胱炎或外阴皮肤炎均会引起生殖唤起障碍。若某些慢性病破坏神经，如糖尿病和多发性硬化症，则唤起障碍会加重，神经损坏会导致生殖区域的敏感度下降。

聚焦老龄化

老年妇女放弃性生活的主要的原因是缺乏性伙伴。然而，与年龄相关，特别是更年期的原因，让女性更可能出现性功能障碍。同时，女性随着年龄的增长可能出现影响性功能的疾病，如糖尿病，动脉粥样硬化，尿路感染，关节炎。不过，这些变化不需要结束性生活及其带来的乐趣，也并不是所有的中老年妇女性功能障碍都与年龄相关。

与年轻女性相比，老年女性最常见的问题是性欲低下。

随着女性年龄的增长，卵巢产生少量雌激素、孕酮、睾酮。一些证据表明，这些激素的变化可能使生殖器官在性生活时感到不舒服。

■ 阴道口（阴唇）周围组织和阴道壁弹性减弱变薄（称为萎缩性阴道炎）。

■ 阴道分泌物减少，发生性行为时提供的润滑较少。

■ 妇女在 30 岁到 70 岁睾酮产生越来越少。有证据表明，这种睾酮的下降可能导致性生活的兴趣和反应下降。

■ 阴道酸度的降低使生殖器更有可能成为过敏和感染。

■ 雌激素缺乏可能会导致与年龄有关的骨盆肌肉和相关支撑组织强度减弱，有时还会使盆腔脏器（膀胱，肠，子宫，直肠）脱入阴道。

■ 激素水平的和血管疾病（如动脉粥样硬化）使阴道的血液循环减少有关，使阴道变得更短、更窄、更干燥。

还有其他可能会影响性功能的问题。例如，老年妇女可能被她们的身体改变所困扰，例如疾病、手术，或衰老本身。他们可能认为，性欲和性幻想在老年人中是不合适的或可耻的。她们可能会担心她们的伴侣的身体健康情况或性功能情况或者自己的性能力。许多年纪大的女性是有性欲的，但是如果他们的合作伙伴不再响应，她们的性欲也会慢慢熄灭。

老年妇女不应该假设老年人的性功能障碍是正常现象。如果性功能障碍困扰她们，她们应该跟他们的医生说。在许多情况下，治疗疾病（包括抑郁），停止或替代药物，学习更多关于性功能的知识，或跟一个保健医生或咨询师聊一聊都是有帮助的。

如果萎缩性阴道炎是一个问题，雌激素可以作为一种乳膏或栓剂或环的方式插入阴道。雌激素还可做成口服药或贴片或贴在手臂上的凝胶，但只适用于更年期短时间使用。尽管睾酮的应用仍然被认为是实验性的，长期安全性是未知的，但如果所有其他措施无效时，除了雌激素治疗还可以联合应用睾酮。

诊断

依据患者的病史和症状描述，结合盆底检查。

治疗

一些帮助性功能障碍夫妇的方法尤其有效，例如：

■ 加强夫妇间的信任和亲密度。

■ 尽可能地使背景环境有助于性活动。

■ 帮助女性在性活动中学会专注。

■ 对于低度性要求障碍患者，确认和交流何种方式可让女性感到兴奋。

夫妇可能体验过不同的刺激，如振动器、幻想或者色情视频。有些也可能尝试过除阴交以外的性交方式。例如，可做一些性感集中训练。做该训练时，双方轮流用舒适的方式抚摸对方。首先某些区域禁止触碰，包括生殖区域。让注意力集中在性快感而不是性刺激上。接受方引导给予对方正确的刺激方式。双方集中精力于此刻的感觉上。然后逐渐触摸身体的其他部位，最终是生殖部位。该训练能加强双方的亲密感，减少性活动中的焦虑情绪。

可能引起性唤起障碍的药物尽可能停用。如在使用选择性 5-羟色胺摄取抑制剂（一种抗抑郁药）时可加用安非他酮（另一种抗抑郁药），或用其他抗抑郁药替代。

患有萎缩性阴道炎的妇女，可补充雌激素，如外阴擦拭的乳膏、阴道栓剂或口服药片。口服避孕药的妇女可选择皮肤贴片或避孕套的方式避孕。接受雌激素治疗的妇女可建议其另选雌激素给药方式，如皮下埋植。

睾酮（口服或皮肤贴片）是否有效尚在研究中。尽管如此，偶尔医生也会开睾酮治疗该病。服用睾酮的妇女需接受规律性评估，因为睾酮有副作用以及长期安全性尚不知晓。

性高潮障碍

性高潮障碍是指有足够强度性刺激，已唤起性欲望，但仍然延迟以及不能引起性高潮。

■ 做爱结束太快、没有足够的前戏、或者害怕对自己失去控制和害怕高潮丧失太快均会导致性高潮障碍。

■ 鼓励使用技巧来加强愉悦感受和学习性的作用，如手淫。对一些人来说，心理治疗也有效。

女性要达到性高潮所需要的性刺激方式和强度有很大的不同。大多数的妇女通过刺激阴蒂可以达到性高潮；但只有一半的妇女在性交时能达到性高潮。约有10%的妇女从未达到过性高潮，但她们中的很多人对性生活表示满意。

性高潮障碍的妇女在任何情形下都不能达到高潮，即使是在手淫和已被性唤起的时候。但是，因为没有被足够的性唤起而常常发生的无高潮现象，不被称为性高潮障碍。仅当这种缺乏高潮的现象使女性感到沮丧时才称之为是一种障碍。无高潮性交会引起沮丧、怨恨、偶尔会发生对任何性交活动都感到无趣的现象。

病因

情境和精神因素会导致性高潮障碍。包括以下一些方面：

- 性交活动一贯在男性射精后，女性性唤起之前结束。
- 前戏不充足。
- 配偶一方或双方都不了解生殖器的功能。
- 对性生活的交流不够（例如，对方比较享受怎样的刺激方式）
- 配偶之间的关系出现问题，如未解决的冲突和缺乏信任。
- 对性生活表示焦虑。
- 害怕被唤起的感觉"跑掉"，害怕太脆弱，害怕失去

控制。

- 身体或精神上的创伤经历，如性侵。
- 精神病（如抑郁症）

身体疾患也可导致性高潮障碍。包括神经损伤（由糖尿病，脊髓损伤，或多发性硬化症引起）和生殖器官畸形。

某些药物，特别是选择性血清素抑制剂，可抑制性高潮。

治疗

能够加强愉悦感的技术，如手淫和放松训练，将有助于治疗。也可进行性感集中训练，配偶双方以舒适的方式相互触摸对方，也可使用更多不同的刺激方式进行，如言语、幻想或色情录像。言语刺激对有神经损害的患者尤其有效。

性教育亦有帮助。对一些女性来说，所有阴蒂（相对于男性阴茎）受到的刺激就是需要的刺激。

精神治疗可以帮助女性确认和掌握对放弃控制的恐惧，对脆弱的恐惧或对伴侣的信任问题。精神治疗尤其对性侵过的或有精神疾患的女性有效。

如果选择性血清素抑制剂是致病原因，加用安非他酮（另一种抗抑郁药）可有效，或者用其他抗抑郁药代替。有证据显示，如果在服用选择性血清素抑制剂后女性停止出现高潮，西地那非可以使高潮重现。

第 238 节

绝　　经

绝经是指女性生殖功能和月经周期永久终止。

- 绝经前和绝经后几年的时间内雌激素水平波动很大，月经周期变得不规律，一些症状也开始出现了（例如潮热）。
- 绝经后，骨密度开始下降。
- 绝经一般是显而易见的，也可以通过血液检测进行证实。
- 一些特殊的方式，包括药物，可以缓解围绝经期症状。

在生育年龄阶段，月经周期通常每个月一次，并伴有卵巢排卵，发生在月经周期开始后的两周。为了确保周期规律性，卵巢需要产生足够的雌激素和孕酮。由于女性达到一定年龄，卵巢停止分泌雌激素和孕酮，就导致了绝经。绝经前的几年内，卵巢分泌雌激素和孕酮水平开始下降，月经周期和排卵都减少，最终停止排卵，也就没有妊娠的可能。女性的最后一次月经只有在月经停止来

潮后一年才能确认（如果不想怀孕，妇女也应该在最后一次月经之后一年才能停止避孕措施）。

绝经前几年至绝经后一年的一段过渡时期称为围绝经期。在最后一次月经前多长时间进入围绝经期个体差异显著。围绝经期，雌激素和孕酮水平波动明显。这种波动导致了许多40岁以上的妇女出现绝经期症状。

美国平均绝经年龄为51岁，但也有40岁妇女发生绝经的。当绝经年龄小于40岁时，被认为是过早绝经，过早绝经也称为卵巢早衰。

症状

围绝经期：围绝经期症状可能不出现，可能表现为轻度、中度，或者重度。症状可能持续6个月至10年。

月经周期紊乱可能是围绝经期最早出现的症状。典型的模式是月经周期缩短，然后延长，但任何模式都是有可能的。月经周期可能缩短，或延长，经量可能减少，或

增多。也可能几个月没有月经,之后又恢复正常。有些妇女月经一直很规律,然后突然绝经。

你知道吗……
绝经期症状可以开始于最后一次月经前数年。
平均绝经年龄为51岁左右。

潮热影响大约75%的妇女,通常在绝经前就开始了。大多数妇女的潮热症状会持续一年以上,还有一半以上的妇女潮热反复发作超过5年。产生潮热症状的原因尚不明确,可能与性激素水平波动有关,也可能由于吸烟、热饮、某种事物、酒精和咖啡因诱发。潮热时皮肤表面血管扩张,导致皮肤表面血流量增加,使皮肤,特别是头颈部皮肤变红,温度升高。女性感觉温暖,或者热,而且多汗。因为这种热效应被称为潮热。潮热一般持续30秒至5分钟,随后可能出现寒战。夜间出汗就是夜间发生了潮热。

其他症状 围绝经期的其他症状包括情绪改变、抑郁、易怒、焦虑、神经质、睡眠障碍(包括失眠)、注意力下降、头痛和疲劳。许多妇女在围绝经期都经历过这些症状,并认为这些症状是绝经引起的。但是支持绝经导致这些症状的证据仍不足。这些症状并不是直接由于绝经期雌激素水平下降引起的。一些其他因素(例如年龄、机能失调)也可能是这些症状的原因。

夜间出汗会影响睡眠,从而导致疲劳、易怒、注意力不集中和情绪改变。在这种情况下,绝经间接导致了这些症状(通过盗汗)。尽管这样,但是在绝经期,许多没有潮热的妇女仍有睡眠障碍。中年生活压力(包括教育青少年,担心衰老,照顾年迈的父母和夫妻关系的改变)都可能导致睡眠障碍。因此,疲劳、易怒、注意力不集中和情绪改变这些症状之间的关系并不明确。

绝经后:许多围绝经期症状,虽然使人烦恼,但在绝经后就很少出现,一般也不那么严重。但是那些雌激素下降引起的绝经并发症会继续影响身体健康(例如骨质疏松症的风险增加)。如果不采取预防措施,这些症状会逐渐加重。

■ 生殖道:阴道黏膜变薄,干燥,弹性下降(这种情况被称为阴道萎缩)。这些变化导致性交疼痛,增加了感染的危险(阴道炎)。其他生殖器官(小阴唇、阴蒂、子宫和卵巢)也会萎缩。随着年龄的增长,通常性欲也会下降。绝经对于性高潮的影响在患者间存在个体差异。大多数妇女并不受影响,许多妇女觉得不如从前,有些妇女觉得有所改善。

■ 尿道:尿道黏膜变薄,尿道变短。因为这些改变,微生物更容易侵入机体,某些妇女尿道更容易感染。尿道感染女性排尿时可能出现烧灼感。大多数绝经后妇女会出现尿失禁。在大笑、咳嗽,或其他增加膀胱压力的情况下,会有少量尿液溢出。许多妇女发展为急迫性尿失禁,是一种无法抑制的,突然的排尿。但是绝经对尿失禁的影响仍不明确。许多其他因素,例如生育的影响,激素缺失的作用也可能导致尿失禁。

■ 皮肤:随着雌激素下降,胶原的总量(使皮肤坚韧的一种蛋白)和弹性的蛋白(使皮肤富有弹性的一种蛋白)也减少。因此,皮肤变薄,干燥,弹性下降,变得更脆弱。

■ 骨:因为雌激素能维持骨含量,雌激素水平降低会导致骨密度下降,有时引起骨质疏松症。骨密度下降,骨骼变得脆弱,更易发生骨折。绝经后2年内,每年损失骨质3%~5%,以后每年损失1%~2%。

■ 脂肪含量:绝经后,妇女体内脂类物质含量,特别是低密度脂蛋白(LDL-有害的)含量会增高。高密度脂蛋白(HDL-有益的)水平下降。这可以用于解释为什么冠状动脉疾病在绝经后妇女更常见。尽管这样,这些改变是继发于年龄增长,还是绝经后雌激素水平下降仍不明确。在绝经前,高雌激素水平是冠状动脉疾病的保护因素。

你知道吗……
被认为是和绝经相关的许多症状——情绪改变、抑郁、易怒、焦虑、神经质、失眠、注意力不集中、头痛和疲劳——也许和绝经没有关系。

诊断

在75%的女性,绝经是显而易见的,因此不需要进行实验室检查。如果绝经开始于50岁以前数年间,或者症状不是很明显,需要进行检查明确月经周期停止的原因。如果需要明确绝经和围绝经期,检查血液中雌激素和卵泡雌激素(能刺激卵巢产生雌激素和孕激素)水平是必要的。

在开始治疗前,医生会询问患者的服药史,家族史,并进行体格检查,包括乳房检查,盆腔检查和测量血压。还应进行乳房X线钼靶摄影。需要进行血液检查,骨密度测定,特别是有骨质疏松症风险的患者。这些信息有助于医生判断妇女绝经后发生相关疾病的风险。

治疗

了解围绝经期的情况有助于患者治疗相关症状。与其他已经经历过绝经的妇女交谈,或者与医生交谈会有所帮助。

一般治疗:了解某些事物和饮料(例如咖啡,茶和辛辣食物)会诱发潮热,避免服用此类食物会预防相关症状的发生。戒烟和避免压力有助于改善睡眠和潮热症状。

穿多层的衣服,可以根据冷热调整,有助于控制潮热症状。穿透气的衣服,例如棉质的内衣和睡衣,会更舒适。

规律的运动(特别是有氧运动)有助于预防或者缓解潮热症状,改善睡眠。放松训练,沉思疗法,按摩和瑜伽有助于预防或者缓解潮热症状,缓解抑郁,易怒情绪和疲劳症状。有一种方法叫节律呼吸,缓慢的深呼吸运动,有助于缓解潮热症状。进行减肥锻炼(例如步行,慢跑和举重),补充钙质和维生素 D 可以减缓骨质丢失。规律运动,特别是配合低卡路里,低脂肪,低胆固醇饮食,有助于患者减轻体重,降低胆固醇水平,降低包括冠状动脉疾病在内的动脉粥样硬化风险。

如果阴道干涩引起性交疼痛,使用阴道润滑剂可能有帮助。维持性交活动对刺激阴道及周围组织的血流,保持组织的弹性也是有益的。盆底锻炼(Kegel 锻炼)有助于控制膀胱。通过这些锻炼,女性可以加强盆底肌肉,预防尿失禁。

激素治疗:激素治疗可以缓解中重度症状,例如潮热,盗汗和阴道干涩。但是激素治疗同时会增加某些疾病的风险。是否需要采用激素治疗,很难决定,需要患者和医生根据病人的具体情况一起商讨。对许多患者,应用激素治疗弊大于利,因此不应推荐。但是对某些患者,根据她们用药情况和危险因素,应用激素治疗利大于弊。

激素治疗包括雌激素和孕酮,例如甲羟孕酮。激素治疗中用的药物均为实验室合成激素。它们可能与体内的激素类似,或者存在差异,但它们的作用方式类似。雌二醇是雌激素的作用形式。孕酮类似于孕激素,由体内产生。

对于保留子宫的妇女,通常给予雌激素和孕酮(联合激素治疗),单纯使用雌激素会增加子宫内膜癌的风险。孕酮有助于降低子宫内膜癌的风险。已切除子宫的妇女可以单纯使用雌激素。

激素治疗的益处和风险取决于单纯使用,还是联合应用。

雌激素的益处

- **潮热和其他症状**:雌激素是针对潮热最有效的治疗。还能防止阴道和尿道组织干燥,变薄。因此,雌激素可以缓解性交痛。在这种情况下推荐使用局部治疗(雌激素软膏)。
- **骨质疏松症**:雌激素单纯使用,或者是联合孕酮,可以预防和延缓骨质疏松症的发生。但是并不推荐单纯为了预防骨质疏松症而使用雌激素。大多数女性可以服用双磷酸盐和雷诺昔芬。这些药物通过减少体内的骨质破坏增加骨含量(随着年龄增长,骨质破坏加剧)。

单纯使用雌激素可能增加的风险

- **子宫内膜癌**:单纯雌激素使子宫内膜癌的风险增加,从每年的 1‰ 增加到 4‰。增加的危险率与雌激素治疗的剂量和持续时间有关。雌孕激素联合使用降低

子宫内膜癌的风险,发生率甚至比不用激素治疗的妇女还要低。子宫已经切除的妇女不会有发生子宫内膜癌的风险,因此不需要雌孕激素联合治疗。通常雌激素(有或者无孕激素)不适用于已经患有子宫内膜癌的妇女,以及那些有不明原因阴道出血的患者(可能是子宫内膜癌的一个症状),除非已经排除子宫内膜癌。患者子宫内膜癌或者乳腺癌的患者应给予单纯孕激素。

- 脑卒中
- 下肢和肺血栓
- 眼部血栓
- 胆结石
- **尿失禁**:雌激素增加潜在尿失禁的风险,或者使其恶化。

联合激素治疗降低以下疾病的风险

- 骨质疏松症
- 结直肠癌

联合激素治疗增加以下疾病的风险

- **乳腺癌**:接受复合激素治疗的患者发生乳腺癌,肿瘤增长较大,更容易扩散。而且,激素治疗增加乳腺组织的密度,使得肿瘤难以与乳腺组织区分,钼靶摄片更难发现病灶。
- **冠状动脉疾病**:在患者服用阿司匹林和他汀类药物的情况下,激素治疗的第一年冠状动脉疾病风险增加近一倍。
- 脑卒中
- 下肢或肺部血栓
- 老年痴呆
- **尿失禁**:复合激素治疗增加潜在尿失禁的风险,并使尿失禁加重。
- 卵巢癌(可能增加其风险)

孕激素的益处

- **子宫内膜癌**:联合孕激素和雌激素治疗通常会降低保留子宫妇女发生子宫内膜癌的风险。

孕激素可能增加以下疾病的风险

- **动脉粥样硬化和冠状动脉疾病**:孕激素增加这种疾病的风险,因为孕激素可以增加 LDL(有害的)胆固醇水平,降低 HDL(有益的)胆固醇水平。但是,微量的孕激素副作用很小,可能不会对胆固醇水平有不良影响。

单纯使用雌激素不会增加,甚至会降低冠状动脉疾病风险。单纯应用雌激素可能会增加老年痴呆风险。单纯使用雌激素或者孕激素是否会增加乳腺癌和肺部血栓的风险还不清楚。大量的雌激素和孕激素,可能会有副作用,包括恶心、乳房疼痛、头痛、体液潴留和情绪改变。

雌激素和孕激素的使用方式：

■ 口服片剂
■ 雌激素皮贴(经皮给药的雌激素)
■ 雌激素乳膏、洗液和凝胶
■ 雌孕激素复合贴剂
■ 阴道使用雌激素栓剂
■ 注射

雌激素和孕激素可以两种药同时服用,也可以服用复合片剂。通常,雌激素和孕激素需要每天服用,在开始的一年或更长时间内会出现不规则阴道出血。另一种方案,每天服用雌激素,每月周期加服孕激素 12～14 天,这种服药方式,大多数妇女均有正常的周期性阴道出血。

在预防和缓解阴道萎缩干燥方面,雌激素软膏和口服雌激素有同样的作用。雌激素软膏可用于阴道,或雌激素片剂,或含有雌激素药环(类似阴道隔膜)置入阴道。这些治疗有助于预防性交疼痛。部分雌激素软膏可以被吸收进入血液,特别是阴道黏膜处于健康状态时。从阴道吸收进入血液的雌激素总量,取决于所用药物的类型和剂量。雌激素软膏吸收的量明显高于阴道片剂和阴道环。理论上讲,从阴道吸收的雌激素可以增加子宫内膜癌的风险。因此,如果保留子宫的妇女应用雌激素软膏,同时需要服用孕激素。阴道片剂和阴道环给予雌激素,在肿瘤科医生评估后,可以用于患有乳腺癌,或有乳腺癌高危因素的妇女。

医生给予最低剂量激素控制症状。如果妇女服用高剂量仍然有症状,需要检测血液中激素水平,了解激素被吸收的情况。

选择性雌激素受体调节剂(SERMs):这些药物对机体某些部分的作用类似于雌激素。目前唯一一种用于预防绝经相关的骨质丢失的药物是雷洛昔芬。类似雌激素,雷洛昔芬预防绝经后妇女的骨质丢失,但同时也增加血栓的风险(1/10 000 至 1/1000),雷洛昔芬可以预防脊柱骨折。但对机体的其他部分,雷洛昔芬和雌激素的作用是相反的。雷洛昔芬并不能缓解绝经症状。十分之一的妇女潮热症状轻度加重。同时雷洛昔芬并不增加子宫内膜癌的风险,还能抑制乳腺组织增长,降低乳腺癌的发生。

其他药物:一些其他药物可以缓解绝经相关症状。可乐定是一种抗高血压药物,能缓解潮热发生的频率,可以经皮给药。加巴喷丁,一种抗焦虑药,可以减少潮热的频率。抗抑郁药,例如氟西汀、帕罗西汀、舍曲林或文拉法辛,可以缓解潮热。抗抑郁药还能缓解抑郁、焦虑和易怒症状。睡眠辅助治疗可以缓解失眠症状。

降脂药物可以降低血脂水平,降低动脉粥样硬化和冠状动脉疾病的风险。有骨质疏松症风险的妇女可以服用二磷酸盐降低骨质疏松症的风险。这些药物增加骨密度,降低骨折的风险。

睾酮是一种雄性激素,联合雌激素有时可以缓解绝经症状。目前这种治疗存在争议,因为睾酮联合雌激素治疗是否比单用雌激素有效尚不明确。使用睾酮的副作用及风险包括增加肝脏疾病的风险,有女子男性化的风险。

其他可选择的药物:一些妇女使用中草药和其他药物缓解潮热、易怒、情绪改变和记忆力下降症状。例如黑升麻、脱氢表雄酮、当归、月见草、人参和金丝桃等。但这些并不是常规治疗药物。换言之,它们的安全性和药效性还没有得到证实,产品中的具体成分及每种成分的含量尚未标准化。而且没有一种治疗是确实有效的,有些治疗,例如黑升麻,维生素 E 和增加大豆蛋白被证实均是无效的。有些治疗(例如卡瓦胡椒)是有害的。另外,有一些成分可能和其他药物发生相互作用,有可能加重疾病。考虑使用这些药物的患者需要与医生进行商讨。

过 早 绝 经

过早绝经(卵巢早衰)是指由于卵巢停止分泌激素和停止排卵,导致妇女 40 岁以前月经永久性停止来潮。

■ 症状与自然绝经类似
■ 需要进行检查明确病因
■ 各种治疗,包括雌激素(只能用几年)和其他药物,可以缓解或减少症状
■ 如有妊娠需要,唯一的可能是移植其他妇女的受精卵到子宫内

激素水平上,卵巢早衰类似自然绝经。卵巢产生很少的雌激素。

卵巢早衰的原因:

■ **遗传性异常**:染色体,包括性染色体异常。性染色体异常包括特纳综合征和 Y 染色体异常(通常只发生在男性)。
■ **自身免疫性疾病**:机体产生异常的抗体攻击自身组织,包括卵巢。例如甲状腺炎,白癜风和重症肌无力。
■ **代谢性疾病**:艾迪生综合征和糖尿病等。
■ **病毒感染**:腮腺炎等。
■ **癌症的化疗**
■ **放射治疗**
■ **手术切除卵巢**:手术切除子宫(子宫切除术)导致月经终止,但不会导致绝经,因为卵巢功能仍正常。
■ **毒物**:烟草等。

卵巢早衰可以导致自然绝经类似的症状,例如潮热和情绪不稳定。Y 染色体疾病增加卵巢癌的风险。

诊断

年龄小于 35 岁的妇女出现绝经症状,医生诊断为卵巢早衰。需要进行妊娠试验,检测不同阶段的雌激素水平和卵泡雌激素(刺激卵巢产生雌激素和孕激素)水平明确诊断。

℞　一些用于治疗绝经期症状和并发症的药物

药物	益处	弊端
女性激素		
雌激素	缓解潮热、盗汗和阴道干燥 有助于预防骨质疏松症	如果不合用孕激素,对保留子宫的患者会增加患子宫内膜癌的风险 增加脑卒中、尿失禁和胆结石的风险 可能增加乳腺癌、卵巢癌、肺部血栓和结直肠癌的风险 可能增加眼部血栓等风险,眼部血栓会损害视力 可能增加痴呆的风险
孕激素,如甲羟孕酮	降低单用雌激素引起的子宫内膜癌的风险	不能缓解阴道干涩 对胆固醇水平有负面影响,因此增加冠状动脉疾病的风险 可能增加乳腺癌、肺部血栓、痴呆和脑卒中的风险 增加下肢血栓的风险
复合激素治疗(雌激素加孕激素)	有助于缓解潮热症状 减少骨质疏松症和结直肠癌的风险	增加冠状动脉疾病、脑卒中、乳腺癌、下肢及肺部血栓、尿失禁和痴呆的风险 可能增加卵巢癌的风险
选择性雌激素受体调节剂		
雷洛昔芬	预防和治疗骨质疏松症 并不会增加子宫内膜癌的风险 增加绝经后乳腺癌高风险患者发生乳腺癌的风险	增加下肢和肺部血栓的风险 可能轻度影响潮热症状 可能导致下肢痉挛
二磷酸盐		
口服阿仑膦酸钠 口服或静脉给予伊班膦酸钠 口服利塞膦酸盐 静脉给予唑来膦酸	预防和治疗骨质疏松症	睡醒后以 170~230 克水送服,之后 30~60 分钟不能进食、饮水、服用其他药物,不能平卧。 如果使用不当,可能会刺激胃黏膜
抗抑郁药		
选择性 5-羟色胺再摄取抑制剂(如氟西汀、舍曲林和长效帕罗西汀) 5-羟色胺-去甲肾上腺素再摄取抑制剂(如文拉法辛)	缓解抑郁、焦虑、易怒和失眠 可能缓解潮热	取决于药物,有的副作用包括性功能障碍、恶心、腹泻、消瘦(短期内)、体重增加(长期内)、镇静、口干、困惑、血压升高或降低
降脂药		
他汀类药物(如阿托伐他汀,洛伐他汀,普伐他汀和辛伐他汀) 胆汁酸结合剂(如消胆胺和降脂宁) 纤维酸衍生物(如非诺贝特和吉非贝齐) 烟酸	预防动脉粥样硬化(包括冠状动脉疾病)	取决于药物,有的副作用包括便秘,稀便,腹部疼痛,恶心,浮肿,皮疹,肌肉发炎,肝酶水平升高和疲劳
抗高血压药物(只有一种类型)		
可乐定	减轻潮热症状	可能有的副反应包括嗜睡、口干、疲劳、心率缓慢、停药后反弹性血压升高和性功能障碍
抗焦虑药(只有一种类型)		
加巴喷丁	可能减少潮热的频率	副反应包括嗜睡、眩晕、皮疹和下肢肿胀
男性激素		
睾酮,与雌激素合用 HDL=高密度脂蛋白	减轻潮热	降低 HDL(有益的)水平 大剂量可能会导致女子男性化,例如面部毛发生长,痤疮和体重增加 可能导致肝脏疾病 研究证据不足,其他风险不明确

其他检查有助于医生明确导致卵巢早衰的病因,评估患者的健康风险和制订治疗方案。

年龄小于 35 岁女性,需要进行染色体分析。如果染色体异常,需要进行其他检查和治疗。

治疗

在自然绝经中应用的雌激素和其他治疗同样能够治疗卵巢早衰的症状。

如果卵巢早衰患者有妊娠需求,医生应该建议体外受精(试管婴儿)。另一位女性的卵子(捐卵)在体外受精后,移植到有受孕需求的患者体内。同时给予雌激素和孕激素,使得子宫能够支持妊娠的继续。这种技术会使 50% 的患者受孕。否则受孕几率小于 10%。

Y 染色体异常的女性需要切除卵巢,降低卵巢癌发生的风险。

第 239 节

月经紊乱和阴道异常出血

青春期的月经初潮,生育年龄的月经周期性和绝经时的月经终止都受到各种激素相互作用的调控。

- 月经的激素调控由下丘脑(脑内协调和控制激素活性的部位)开始。
- 下丘脑脉冲式释放促性腺激素释放激素。
- 促性腺激素释放激素刺激腺垂体产生两种促性腺激素,黄体生成素和卵泡刺激素。
- 黄体生成素和卵泡刺激素作用于卵巢。
- 卵巢产生女性激素,雌激素和孕酮,这两种激素调控月经。

其他腺体产生的激素,例如肾上腺和甲状腺,也能影响卵巢功能和月经。

生育年龄中,月经周期过长或过短,经期持续时间长,或者不规律、反复出现可发生异常的阴道出血。在青春期前或绝经期后出现的阴道出血,排除其他后均为异常的。

月经紊乱包括经前期综合征、痛经、功能失调性子宫出血和闭经。

经前期综合征

经前期综合征(premenstrual syndrome,PMS)是开始于月经来潮前数天,持续至月经来潮后数小时的一系列生理和心理的症状。

- 经前期综合征包括下列表现:

  易怒的、焦虑的、郁郁寡欢的,或者抑郁,或者头痛,或者疼痛、乳房肿胀。

- 医生根据症状进行诊断,通常可以在日历观察到每月一次。

- 进食少量的糖、盐和咖啡因,运动可以帮助缓解症状,还可以服用止痛药,避孕药或者抗抑郁药物。

因为很多症状,例如情绪差、易怒、肿胀和乳房胀痛都归因于经前期综合征,因此定义和鉴别 PMS 比较困难。大约有 20%~50% 的妇女出现过 PMS。5% 剩余年龄的女性有严重的经前期综合征,称为经前期焦虑症。

经前期综合征可能与月经周期中出现的雌激素和孕激素水平波动有关。有一些女性对激素水平波动敏感。在一些 PMS 妇女中,孕酮的降解情况有所不同。通常,孕酮可降解为两种对情绪起相反作用的物质。而在 PMS 妇女中,孕酮降解后产生的抗焦虑情绪的物质较少,而促焦虑情绪的物质较多。

雌激素和孕酮的这种波动会影响其他激素,例如醛固酮,醛固酮有助于调节水盐平衡。过多的肾上腺素可以导致体液潴留和水肿。

临床症状

症状的类型和严重程度,在不同的妇女,以及同一个妇女的不同月经周期中会有所不同。这些各种各样的心理和生理症状在一段时间内能影响患者的生活。

症状通常在月经来潮前 14 天到数小时左右出现,在月经来潮后数小时内完全消失。接近绝经期的妇女,症状可能持续到月经期或月经期后。PMS 症状出现的月经周期常常伴有痛经,特别发生在青春期女性。

其他疾病也可能在发生经前期综合征时加重。这些疾病包括:

- 癫痫的患者更容易发作。
- 结缔组织疾病(如系统性红斑狼疮、类风湿性关节炎)患者更容易复发。
- 呼吸系统疾病(如鼻和气道的过敏性疾病、阻塞性疾病)。

在患有经前期情绪障碍的妇女,经前期症状会严重影响到她们的工作、社会活动以及人际交往。

经前期综合征症状

生理变化

- 感到心脏跳动(心慌)
- 背部疼痛
- 浮肿
- 乳房胀痛
- 食欲改变,渴求特定食物
- 便秘
- 下腹痉挛、坠胀、压迫感
- 眩晕,包括眩晕症
- 虚弱
- 晕厥
- 疲劳
- 头痛
- 潮热
- 失眠,包括入睡障碍和睡眠维持障碍
- 关节和肌肉疼痛
- 乏力
- 恶心、呕吐
- 手、足针刺感
- 皮肤问题,包括痤疮、局部瘙痒性皮炎
- 手、足水肿
- 体重增加

心理变化

- 激动
- 焦虑
- 思维紊乱
- 喜哭的
- 抑郁
- 注意力不集中
- 情感高度敏感
- 记忆力差或健忘
- 易怒
- 情绪波动
- 神经质
- 脾气暴躁
- 社会行为退缩

诊断

根据症状进行诊断。为了明确诊断,医生会让患者记录每天的症状。这些记录有助于患者注意到她自身机体、情绪的变化,帮助医生识别规律性的症状,制定最佳治疗方案。至少记录两个月经周期的症状,才能够诊断经前期情绪障碍。医生能鉴别经前期综合征、经前期情绪障碍和抑郁等情绪障碍性疾病,因为经前期综合征或经前期情绪障碍的症状在月经开始后立即消失。

治疗

治疗主要是为了缓解症状:

- 保持足够的睡眠和休息
- 规律的运动,可以帮助缓解浮肿、易怒、焦虑和失眠
- 减压(药物或者放松锻炼)
- 避免压力增加
- 摄入足够的蛋白和钙,少糖,少咖啡因(包括巧克力)
- 减少盐的摄取,可以缓解体液潴留,组织肿胀
- 补充维生素 B(特别是维生素 B_6)、钙(每天 1000 毫克)、维生素 D 和镁

在补充维生素前应该咨询医生,特别是维生素 B_6,如果服用剂量过高会有害处。每天服用 200 毫克可能会导致神经损害。

医生可以开利尿剂处方(有助于肾脏清除体内的盐和水),缓解体液潴留。

使用非甾体类抗炎药(NSAIDs),有助于缓解头痛、腹部痉挛痛和关节痛症状。使用复方口服避孕药(避孕药含雌激素和孕激素)可以减轻疼痛、乳房触痛症状,改变部分患者的食欲,但也有少数妇女服用后症状会加重。服用只含有孕激素的避孕药不会有帮助。

有严重经前期症状的妇女服用氟西汀、帕罗西汀和舍曲林这些抗抑郁药物有助于缓解症状。在症状出现前服用这些药物可以有效控制症状的出现。在症状出现后服用效果较差。这些药物对减轻易怒、抑郁和其他经前期综合征症状很有效。医生会要求患者坚持记录症状的发生,有助于判断治疗的有效性。

丁螺环酮、阿普唑仑都是抗焦虑药,可减轻易怒、紧张症状,缓解压力,但要注意使用阿普唑仑可能产生药物依赖性。医师应该要求患者每天记录症状,以帮助判断疗效。

有经前期情绪障碍的妇女使用氟西汀、帕罗西汀和舍曲林这些抗抑郁药可能有效。注射促性腺激素释放激素(GnRH)激动剂(如亮丙瑞林或戈舍瑞林,见 1532 页表格)有助于控制症状。这种药物是体内产生激素的合成。促性腺激素释放激素激动剂可以减少机体分泌雌激素和孕酮。因此这些药物使用时,通常口服或经皮给予小剂量雌激素和孕激素。

痛　　经

痛经是指月经期间发生的盆腔疼痛。

- 大多数女性发生痛经原因不明。
- 疼痛,通常是痉挛痛或者锐痛,在月经周期前数天开始,2~3 天后逐渐缓解。
- 医生根据症状和体格检查结果进行诊断。
- 可以应用非甾体类抗炎药物,或者低剂量口服避孕药。

约有 3/4 的痛经没有任何原因(原发性痛经)。其

余 1/4 是继发于其他情况(继发性痛经)。

原发性痛经:50% 以上的妇女发生过原发性痛经,通常是从青春期开始的。这些妇女中约有 5% ~15% 痛经程度较严重,会影响日常生活,甚至不能上学、上班。

你知道吗……
服用避孕药有时可以缓解症状,但有时反而会使症状加重。

月经疾病的医学名词

医学名词	症 状
闭经	不来月经
痛经	经期疼痛
月经过少	经量过少
子宫不规则过多出血	周期不规则,经期延长
月经过多	周期规则,但经期延长或经量增多
子宫不规则出血	月经缩短或不规则
月经稀发	月经过稀
月经频发	月经过频
绝经后出血	绝经后再发生出血
经前期综合征	月经来潮前发生的生理和心理症状
原发性闭经	从未来过月经
继发性闭经	月经周期停止

随着年龄增长或在妊娠后,原发性痛经可能会逐渐减轻。

在原发性痛经患者,疼痛只出现在有排卵的月经周期。通常认为痛经是由于月经期释放前列腺素引起的。前列腺素是一种激素样物质,能引起子宫收缩,减少子宫的血供,增加子宫上神经末梢对痛觉的敏感性。原发性痛经的妇女体内前列腺素水平较高。

继发性痛经:这种类型的痛经通常发生在成人期。常见原因包括:

- 子宫内膜异位症:内膜组织-通常在子宫内膜层-出现在子宫外的部位。
- 子宫肌瘤:在子宫生长的非癌性肿瘤,由肌肉和纤维组织组成。
- 子宫腺肌病:子宫内膜组织生长到子宫肌肉层,子宫增大。
- 盆腔淤血综合征:由于静脉扩张和卷曲,血液积聚在盆腔静脉血管。

- 盆腔感染:在月经周期前和月经期症状加重。
- 宫颈狭窄:宫颈管狭窄可能出生时就存在,或者因为摘除息肉术后,癌前状态(不典型增生),或者宫颈癌治疗后导致狭窄。在少数妇女,因为月经期经血流出时部分通道受阻,经管狭窄引起疼痛。

临床表现

痛经引起下腹部疼痛(盆腔),可以放射至腰背部和大腿。通常是痉挛性疼痛,或者是锐痛,时有时无,但也可能是持续性的钝痛。疼痛一般在邻近月经前1 ~ 3 天或经期内开始出现,24 小时后达到高峰,2 ~ 3 天后缓解。

其他症状包括头痛、恶心、便秘、腹泻和尿频、尿急。有时也伴有呕吐。经前期综合征的一些症状,如易怒、神经质、抑郁、腹胀等可以出现在月经周期的部分时间,也可能整个月经周期都存在。有时经血中含有组织碎片。

子宫腺肌症:子宫非癌性增大

当子宫内膜腺体侵入子宫肌层时,称为子宫腺肌症。子宫会增大,有时甚至是正常大小的两倍或三倍。

子宫腺肌症只有少数患者有临床症状,有症状的患者多为 35 ~50 岁妇女。子宫腺肌症在有生育史的妇女中较常见。病因目前尚不明确。

临床表现包括经量增多,痛经,经间期出血,盆腔疼痛,膀胱、直肠受压迫感。有时也会出现性交疼痛。

盆腔检查时医生发现子宫较正常增大,呈球形,质硬时,应怀疑是否有子宫腺肌症。盆腔超声和磁共振成像(MRI)检查有助于诊断。当子宫腺肌症引起异常出血时,需要进行活检。

一般来讲,各种治疗方式均无明显效果,但也可尝试使用口服避孕药和促性腺激素释放激素激动剂(如亮丙瑞林、戈舍瑞林)。可以服用镇痛药来缓解痛经。对于某些患者,需要进行子宫切除术。

诊断

诊断基于症状和体格检查的结果。为了明确可能的病因(如子宫肌瘤),可以进行超声检查。为了检查腹腔,医生也可以在脐下开一个小切口,通过可视管道(腹腔镜)检查。也可以用类似的设备(宫腔镜)从阴道、宫颈插入检查宫腔的情况。其他的检查包括磁共振成像(MRI)和宫腔内组织检查术(子宫内膜活检术)。

治疗

非甾体类抗炎药常常对缓解疼痛很有效。月经前1 ~2天开始服用,月经来潮后 1 ~2 天停药效果较好。止吐药可以缓解恶心、呕吐,但随痉挛缓解,这些症状也可以不治而愈。充分休息和睡眠,有规律的锻炼,有助于减轻症状。

如果疼痛持续,影响正常活动,可以口服小剂量的含雌、孕激素的避孕药来抑制排卵。如果这些治疗都没有效果,则有必要做进一步的检查。

继发性痛经则要尽量治疗原发病。宫颈狭窄可以用手术扩张,但通常术后痛经只是暂时缓解。如果有必要,子宫肌瘤或异位的子宫内膜组织(子宫内膜异位症)也应该手术切除。

如果治疗无效,而疼痛又难以忍受时,可以考虑切除子宫神经,但手术中可能发生盆腔器官(如输尿管)的损伤。除此之外,可以选择催眠术或针灸。

闭　　经

闭经是月经停止来潮。
- 月经从未来潮,或者曾经来潮后停止。
- 由于各种疾病或药物作用,从而影响月经周期激素调控系统的某个环节,导致闭经的发生。
- 由于导致闭经的原因不同,伴随闭经的症状,包括体毛增多,头痛,潮热,和阴道干涩等。
- 根据女性的月经史进行诊断,但是关于其他症状,需要进行体格检查和一些其他检测明确病因。
- 尽可能的针对病因进行治疗。
- 从未月经来潮的青春期女性可以给予激素治疗。

有一些女性从青春期开始就没有来过月经,这种闭经称为原发性闭经。另一些妇女青春期是有月经来潮的,之后才出现月经停止,这种情况称为继发性闭经。只有在青春期前、孕期、哺乳期和绝经后没有月经才是正常的。

闭经可以根据其特征进行如下分类:
- 是否存在排卵
- 病变发生部位,下丘脑(调控影响月经周期发生的激素分泌),垂体(产生刺激卵巢的激素),或者是卵巢(产生激素,最后直接影响月经的发生)
- 病因类型,遗传型、结构型、激素型、自身免疫型或者一些其他类型

大多数女性是无排卵性闭经(没有排卵)。

闭经也可以提示妊娠(继发性闭经最常见原因),或者是一些疾病的首发症状,应该进行评估。

病因

影响月经发生的复杂的激素调控系统任何一个环节出现异常都会导致闭经。这一调控系统包括下丘脑、垂体、卵巢、肾上腺和甲状腺。这些器官的功能异常会导致原发性或继发性闭经,闭经的类型取决于发生功能异常的时间。许多疾病(包括遗传性的,激素性的和自身免疫性的)、感染、肿瘤、外伤、放射治疗和药物会导致这些器官的功能异常。

以下情况只会导致原发性闭经的发生:
- 子宫或输卵管先天性缺陷
- 染色体病,如特纳综合征(这种患者细胞内只有一条X染色体,而正常女性应有两条X染色体)

在一些遗传性疾病,不会发生排卵,青春期和第二性征也不会正常发育。

盆腔淤血综合征

有些在月经前期和月经期发生的疼痛都是由于盆腔静脉引起的。静脉增粗(扩张)迂曲,血液聚集其中。结果导致盆腔静脉曲张-称为盆腔淤血综合征。疼痛,有时使人虚弱,是一个原因。雌激素也是一个原因,因为雌激素使卵巢和子宫的一些静脉扩张,从而血液可以聚集在此。大约有15%生育年龄的女性有盆腔静脉曲张,但不是所有人都有症状。

疼痛一般是钝痛,持续的,但有时也表现为锐痛,阵发的。在夜间比较严重(女性患者久坐或长时间站立后),躺卧的时候可以缓解。疼痛通常在性交时和性交后加剧。通常伴有下方背部疼痛,腿痛,不正常的月经来潮,有时阴道分泌物透明的或水样的。有些妇女伴有疲劳,情绪波动,头痛和腹胀。

当女性患者有盆腔疼痛,但盆腔检查未提示炎症或其他异常,医生会诊断盆腔淤血综合征。超声检查可以辅助医生明确诊断。另外,可以通过腹腔镜检查,通过脐下的小切口进入观察静脉的情况。

非甾体类抗炎药通常可以缓解疼痛。

以下情况只会导致继发性闭经的发生:
- 多囊卵巢综合征(特征为月经周期不规则或闭经、肥胖、男性激素水平升高、卵巢多囊表现)
- 葡萄胎(异常受精卵或胎盘发育成的肿瘤)
- Asherman综合征(由于感染或手术引起的子宫黏膜瘢痕形成)
- 已经有月经周期的女性服用某种药物(包括致幻性的药物、可卡因、阿片类药物、化疗药物、抗精神病药物、抗抑郁药物和口服避孕药)

一些其他疾病和内在的、外来的压力,也会导致闭经。压力影响大脑对卵巢的控制(通过激素)。例如,过度运动或者饮食紊乱,或者营养不良(神经性厌食症,饥饿状态,或者过度节食)会导致大脑发出信号,使垂体分泌刺激卵巢的激素减少。结果,卵巢分泌雌激素减少,导致月经从未来潮,或者月经来潮后停止。精神性疾病,例如抑郁症,或者强迫症,也可以引起这种压力。

症状

闭经是否伴随其他症状,取决于闭经的病因。这些症状包括痤疮、体毛过多(多毛的)、声音低沉、头痛、视

觉紊乱、潮热、阴道干涩和性欲降低。

如果闭经持续一段长的时间,通常会导致类似绝经的症状,例如骨密度降低(骨质疏松)和心血管疾病风险增加。

诊断

如果年龄超过16岁还未来月经则考虑诊断原发性闭经。如果超过13岁还未显露青春期征象(例如乳房发育、耻骨毛发生长和生长突增期),或在青春期开始后5年都没来月经,应引起注意,做有关检查。例如,医生可能检查是否有其他家庭成员存在青春期延迟或者基因性疾病。

继发性闭经指生育年龄的女性(排除妊娠、哺乳和绝经),无论既往月经周期是否规律,没有月经来潮至少6个月。如果既往月经周期规律,月经停止来潮3个月即可诊断为继发性闭经。医生会询问药物服用情况,运动情况和饮食情况,还有其他可能导致闭经的情况。

有青春期特征的女性,或生育年龄女性,需行妊娠试验检查排除妊娠。

体格检查可以帮助医生了解女性患者是否存在青春期发育,以及是否发育正常。医生检查乳房,检查青春期性征,例如耻骨区和腋下是否有毛发生长。进行盆腔检查明确生殖器官是否发育正常。

为明确病因,需进行的其他检查如下:

■ 血液中激素水平测定

■ 脑部磁共振成像(MRI)检查是否存在垂体肿瘤

■ 计算机体层摄影(CT),MRI,或者超声检查是否存在卵巢或者肾上腺肿瘤

■ 给予激素(雌激素和孕酮)诱发月经来潮。应用激素后的反应有助于医生诊断闭经是卵巢性的,垂体性的,或者是下丘脑原因引起的

治疗

首先要尽可能治疗病因,如切除肿瘤等。但有些病因,如特纳综合征和其他一些遗传性疾病是不能治愈的。

如果一个女孩从未来过月经,而所有的检查结果都未发现异常,应该每隔3~6个月再做一次检查,继续监测青春期的进程。可以使用孕酮,有时可能还要用雌激素来使月经来潮和刺激第二性征的发育(如乳房)。

有妊娠要求的妇女可以给予激素促排卵。

闭经相关的问题,例如骨质疏松或者体毛过多,也需要治疗。

功能失调性子宫出血

功能失调性子宫出血是由于调控月经周期的激素改变引起的异常出血。

■ 出血频繁发生,或者没有规律,持续时间长,或者出血量多。

■ 通过体格检查,超声检查和一些其他检查,排除导致阴道出血的常见原因可以诊断功能失调性子宫出血。

■ 通常需要进行子宫内膜活检。

■ 单纯用雌激素,或者孕酮,或者两者联合可以控制出血。

■ 如果活检发现异常细胞,需给予大剂量孕酮治疗,有时需要切除子宫。

功能失调性子宫出血大多数发生在青春期和更年期,其中20%发生在青春期,50%以上发生在45岁以上的妇女。90%的功能失调性子宫出血是无排卵性的。因此,妊娠是不可能发生的。

功能失调性子宫出血通常是雌激素水平过高引起的,正常情况下,在排卵后未受精时,雌激素水平下降。高水平雌激素没有足够孕酮支持,排卵就不会发生,子宫内膜持续增生(没有正常月经周期的突破性出血和脱落)。这种情况称为子宫内膜增生。子宫内膜脱落不完全,不规则脱落,引起出血。阴道出血常常不规则,时间延长,量增多。这种情况在患有多囊卵巢综合征和子宫内膜异位症的妇女中很常见。高水平雌激素,没有足够的孕酮支持,甚至在年轻女性,也会增加子宫内膜癌的风险。

功能失调性子宫出血可能是绝经的一种早期表现。

症状

阴道出血与典型月经周期不同,表现如下:

■ 出血频繁(月经周期少于21天——月经频繁)

■ 持续时间长或者出血量多(月经期超过7天,或者月经量超过85克,即月经过多)

■ 发生频繁,月经周期间不规则出血(子宫不规则出血)

规律月经周期间的出血,或者出血发生在不确定的时间都是异常的。有些女性存在月经期相关的症状,例如乳房疼痛和肿胀。

如果出血持续不止,患者可能出现缺铁和贫血。

诊断

功能失调性子宫出血是指不规则出血,或者出血量过多。排除其他导致阴道出血的疾病可以诊断功能失调性子宫出血。这些疾病包括生殖器官异常(例如多囊卵巢综合征)、感染、凝血功能异常、妊娠、妊娠并发症和避孕药或者服用其他药物导致的出血。

为了明确是否为异常出血,医生会询问出血模式相关的问题。为了排除其他疾病,医生会询问是否有其他症状和可能的原因(例如药物服用情况,其他异常的表现,子宫肌瘤和妊娠相关并发症)。同时进行体格检查。全血细胞计数能够帮助医生评估失血的程度和是否存在贫血。

根据询问病史和体格检查的发现,进一步做其他检查明确病因。例如,血液检查明确凝血时间,或者检测激素水平。

阴道超声检查（用细的探头经过阴道检查子宫）可以检查子宫的大小，了解子宫内膜是否增厚。

如果子宫内膜癌的风险高，在治疗前需要进行子宫内膜活检。以下患者风险较高：

- 年龄 35 岁，或超过 35 岁
- 肥胖
- 多囊卵巢综合征
- 高血压
- 糖尿病
- 治疗后仍有持续出血，不规则，或出血量多
- 子宫内膜增厚（通过超声检查）
- 超声检查没有明显的发现

大多数功能失调性子宫出血的患者有一种或一种以上的情况，因此需要进行活检。

治疗

治疗方案取决于患者的年龄，出血的严重程度，子宫内膜是否增厚，以及患者是否有妊娠需求。主要原则是控制出血，如果需要的话，同时预防子宫内膜癌变。

当子宫内膜增厚，细胞学检查正常时，可以应用激素控制出血。

- 出血严重时，可以应用联合口服避孕药（含有雌激素和孕酮的避孕药）。
- 出血非常严重时，可以静脉给予雌激素直至出血停止。有时可以同时口服孕酮，或者 2 ~ 3 天后开始服用孕酮。有时出血非常严重时，需要静脉补液和输血。极少数情况，会采用导管植入子宫，充气产生压力压迫血管，从而止血。

出血通常在治疗 12 ~ 24 小时后停止。出血停止后，需继续给予低剂量的口服避孕药至少 3 个月，避免再次出血。

有些患者不应给予复合口服避孕药或者雌激素。这些患者包括绝经后妇女，有心血管疾病风险的妇女。这些患者应该放置含有孕酮的宫内节育器，或者静脉，或口服孕酮。在应用雌激素治疗无效的患者，应用此方法也是可行的。

如果患者有妊娠需求，出血不是非常严重的情况下，可以给予克罗米芬口服（一种助孕药物），替代激素。这种药物可以促排卵。

如果激素治疗后子宫内膜仍然很厚，或者持续出血，需要进行诊断性刮宫，刮出子宫内膜检查。这种操作可以减少出血，但在某些患者，会导致子宫内膜瘢痕形成（Asherman 综合征），从而导致闭经。

如果子宫内膜有异常细胞（特别是在年龄大于 35 岁的女性，没有妊娠需求的），可以给予大剂量孕酮。3 ~ 6 个月后复查子宫内膜活检。如果仍然存在异常细胞，需行子宫切除术，因为异常的细胞会癌变。如果患者已绝经，不需要用孕酮治疗，直接行子宫切除术。

多囊卵巢综合征

多囊卵巢综合征包括月经周期中断和男性激素升高（雄激素）。

- 女性患者为典型肥胖，月经周期不规则，或者没有月经，某些患者声音低沉，乳房变小，发生痤疮和体毛过多。
- 医生常常根据症状进行诊断，同时需要进行血液检查测定激素水平和超声检查。
- 运动，减轻体重，服用雌激素和孕酮，或者单纯服用孕酮可以减轻症状（包括体毛过多），使激素水平正常。
- 如果患者有生育要求，减轻体重，服用克罗米芬，有时联合二甲双胍，可以促使排卵的发生。

多囊卵巢综合征影响 5% ~ 10% 的妇女。在美国，这是导致不孕最常见的原因。卵巢增大并含有很多充满液体的小囊，多囊卵巢综合征因此命名。

最常见的原因是患者的垂体分泌大量的黄体生成激素。过多的黄体生成激素能使雄激素分泌增加。高水平雄激素增加代谢综合征的风险（高血压，高胆固醇和胰岛素抵抗）。如果雄激素持续高水平，糖尿病、心血管疾病和高血压的风险增加。另外，部分雄激素转化为雌激素，导致雌激素水平升高。由于没有足够的孕激素维持雌、孕激素的平衡，时间过长，会出现子宫内膜增厚（子宫内膜增生），同时子宫内膜癌的危险也增加。

许多妇女存在体细胞抵抗胰岛素效应（胰岛素抵抗）。胰岛素帮助糖（葡萄糖）进入细胞，使得细胞能够利用糖转化为能量。当细胞抵抗这种效应，糖在血液中聚集，胰腺产生更多的胰岛素降低血糖水平。如果胰岛素抵抗为中度或重度，可以诊断为糖尿病。

　你知道吗……

　　多囊卵巢综合征在美国是导致不孕症最常见的原因。

症状

典型症状，常在青春期出现，逐渐恶化。不同的患者症状表现不同。

一些患者，青春期就没来过月经。不规则阴道出血和闭经是典型的表现。因此，这些患者卵巢不排卵。这些妇女也会出现雄激素水平增高的相关症状-男性化。主要症状有痤疮、声音低沉、乳房缩小、肌肉发达，体毛过多（多毛症）。体毛分布有男性化倾向（如胸部和面部）。

大多数患者都有肥胖。产生过量的胰岛素，导致体重增加，减肥困难。过多的胰岛素可能导致腋窝，后颈和皮肤皱褶处皮肤变黑，增厚（被称为黑棘皮病）。

诊断

通常根据症状进行诊断。可以检查血液中的激素水平，例如卵泡刺激素和雄激素。用超声检查卵巢是否有多个囊肿，要注意排除卵巢肿瘤或肾上腺肿瘤。这类肿瘤会产生过多的雄激素，导致类似多囊卵巢综合征的症状。

有这些症状的女性，需要检测血压和血糖水平，了解有代谢综合征。需要进行针对库欣综合征的检查。通常要行子宫内膜活检以排除子宫内膜癌。

治疗

根据症状的类型、严重程度和患者的年龄，有无生育要求来选择治疗方法。

如果胰岛素水平过高，可以采取降胰岛素治疗。进行体育锻炼（每天30min以上），减少碳水化合物的摄取（如面包、比萨饼、土豆、甜食）有助于降低胰岛素水平。一些病人进行减肥也能降低胰岛素水平，再次出现排卵。减肥还能使体毛生成减少，降低患子宫内膜癌的风险。

二甲双胍，用于治疗2型糖尿病，可以用于增加胰岛素敏感性，从而减少体内产生过多的胰岛素。这种药物有助于患者减轻体重，恢复排卵和月经周期。如果患者服用二甲双胍，并且没有生育要求，可以同时服用避孕药。

如果患者有生育要求，减轻体重会有帮助。如果无效，可以服用克罗米芬，这种药物可以促排卵。如果克罗米芬无效，而且患者有胰岛素抵抗，二甲双胍可能有效，因为低胰岛素水平可以诱发排卵。如果这些药物均无效，可以尝试其他助孕药物，包括卵泡刺激素（能刺激排卵）、促性腺激素释放激素激动剂（能刺激释放卵泡刺激素）、人绒毛膜促性腺激素（能诱发排卵）。

没有生育要求的女性口服孕酮，或者复合口服避孕药（含有雌激素和孕酮的避孕药）。每种治疗均能导致高雌激素水平，降低雄激素水平，从而降低子宫内膜癌的风险。尽管如此，但是对于绝经的女性，或者是有其他心血管疾病风险的，不应给予口服避孕药。

有多毛症的患者，可用去毛疗法，如电解法、蜡黏法、去毛液、去毛霜或激光治疗等。没有哪种药物对脱毛是理想的或完全有效的。可以参考以下方式：

- 依氟鸟氨酸霜有助于去除多余的面部毛发。
- 口服避孕药，但往往要服用几个月以后才能见到疗效，并且效果轻微。
- 安体舒通，是一种能抑制雄激素产生和影响其功能的药物，能有效地减少多余体毛。不良反应有尿量增多、低血压（有时导致晕厥）。安体舒通对妊娠可能有不利影响，因此对于有性行为的妇女应采取有效的避孕措施。
- 环丙孕酮，是一种强效孕酮，能对抗雄激素的作用，对50%～75%的多囊卵巢综合征妇女的体毛减少都有效果。环丙孕酮在许多国家都被广泛使用，但在美国是禁用的。

促性腺激素释放激素激动剂和拮抗剂对治疗多毛的效果也在研究中。这两种药物都能抑制卵巢产生性激素，但也会引起骨质丢失，导致骨质疏松。

第240节

子宫内膜异位症

正常在子宫内壁生长的子宫内膜组织，出现在子宫以外部位引起的疾病，称为子宫内膜异位症，这是一种良性疾病。

- 子宫内膜组织出现在子宫外的原因尚不明确。
- 子宫内膜异位症会引起疼痛和出血，尤其是经前期和经期，但也可能毫无症状。
- 可使用腹腔镜技术检查子宫内膜组织。
- 药物能够减缓疼痛，减慢异位组织生长速度。
- 手术能够移除异位组织，但也许仅短期有效，异位组织会重新生长出来除非卵巢也被移除。

子宫内膜异位症是一种慢性疾病，常引起腹痛。子宫内膜异位症的确切发病率尚不清楚，因为只有直接观察到病变才能确诊，而这种观察需借助手术。估计在25～44岁的育龄妇女中约有10%～15%有子宫内膜异位，青春期女性也可能发生该病。

子宫内膜异位症有遗传倾向，更常见于一级亲属（母亲、姐妹和女儿）也存在子宫内膜症的家庭。年龄在30岁以上的初产妇，无生育史的妇女，经期少于27天，子宫先天畸形等因素都可能增加患病的危险性。子宫内膜异位症不常见于口服低剂量避孕药的多产妇，以及15岁前开始运动和（或）每周运动时间超过7小时的多产妇。

子宫内膜异位症的病因至今尚不清楚，有以下几种假说：月经期间脱落的小块子宫内膜碎片，通过输卵管逆流入腹腔，而不是随经血通过阴道排出体外；子宫内膜细胞通过血管或淋巴管播散到子宫以外继续种植生长；子宫腔以外的细胞衍化为子宫内膜细胞。

异位的子宫内膜组织常见附着部位包括卵巢、子宫支持韧带、直肠子宫陷窝和输卵管，不常见的部位包括肠、输尿管、膀胱、阴道，极少数情况附着于胸膜、心包膜、外阴、宫颈及腹壁手术瘢痕。

异位的内膜组织同正常内膜组织一样对激素起反应。因此异位组织也会出血和引起疼痛不适，尤其在经前和经期。症状严重程度、对生育功能的影响程度以及对器官功能影响程度都因人而异。

随着病情进展，异位的内膜组织会逐渐长大，还会向其他部位播散。然而，异位组织生长大小以及进展速度千差万别。组织有可能仅表面附着也有可能侵入组织形成包块。

子宫内膜异位症错位的组织

通常在子宫腔内的子宫内膜组织，出现在机体的其他部位。究竟这些组织为何以及如何出现在其他部位的，目前还不清楚。异位的子宫内膜组织黏附在卵巢、输卵管子宫支持韧带、肠壁、输尿管、膀胱、阴道、手术瘢痕或胸腔内。异位的子宫内膜组织还能刺激周围组织，形成腹腔器官之间的粘连带。组织可能堵塞输卵管引起不孕。

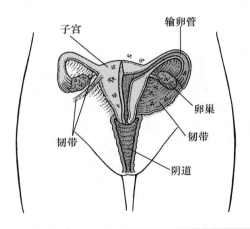

症状

子宫内膜异位症的典型症状是下腹及盆腔疼痛，这种疼痛会随着月经周期发生变化，经前和经期最甚。可能会发生月经不规则，经量过多和经前点滴出血等。由于异位的子宫内膜组织对雌、孕激素的反应与正常子宫内膜相同，因此会在月经期引起出血、痉挛和疼痛。

症状严重程度与异位组织大小无关。有些严重的子宫内膜异位症的妇女并没有症状。而某些病变很轻微的却出现难以忍受的疼痛。大多数患者，通常在病变出现数年之后才会引起疼痛。这些病人，可能出现月经期前及月经期的性交疼痛。

子宫内膜组织附着在结肠，可出现腹胀、肠蠕动时疼痛、腹泻、便秘、经期直肠出血或排尿时耻骨上方疼痛、尿中隐血等症状。子宫内膜组织侵入卵巢，有时形成卵巢宫内膜囊肿，囊肿内充满陈旧性的血液。偶尔囊肿破裂

可突然引起剧烈腹痛。

异位的子宫内膜组织及流出的血液还能刺激周围组织不断进行组织修复，有时形成腹腔器官之间的纤维组织条带（粘连带）。异位的子宫内膜组织以及形成的粘连可能会影响盆腹腔器官的功能，甚至引起肠梗阻。

严重的子宫内膜异位症可以阻碍卵子从卵巢排出进入子宫，造成不孕。有时轻微的子宫内膜异位症也可以引起不孕，但原因尚不清楚。不孕妇女中可能有 25% ～ 50% 患有子宫内膜异位症。

孕期子宫内膜异位组织会暂时或永久性的休眠。绝经后由于体内雌激素水平下降，内膜异位组织趋向于无活性。

诊断

妇女出现典型的症状或有不明原因的不孕，应怀疑有子宫内膜异位症。有时在盆腔检查时，受检者有

疼痛感,医师可以在子宫后方或卵巢附近抠到结节和肿块。

如果怀疑是子宫内膜异位症,可以用腹腔镜通过在脐上或下做的一个小切口插入腹腔观察。通常用二氧化碳气体充入腹腔使腹腔膨胀,同时使用全身麻醉,以便更清楚、更全面地观察盆腹腔器官的情况。探查整个腹腔,如果无法确定某组织是否是异位内膜组织,可以通过器械抓取部分组织进行活检,在显微镜下观察。腹腔镜检查常需要全麻,但一般不需要留院观察,除非取出的组织较多,术后可能有轻微的下腹不适,但通常几天后就能恢复正常活动。

有时在其他过程中也需要活检,腹腔镜探查中因此也可能需要更大的切口。依据异位组织的位置,可能需要在盆底检查中、乙状结肠镜检查术、膀胱镜检查术中,取相应组织进行活检。

其他的检查方法有超声波扫描、X线造影、CT和MRI等可用来了解病情的范围和发展情况,但对于确诊的实际作用有限。某些血液检查,如CA-125和子宫内膜抗体等,也可以作为病情随访的参考指标。但由于这些指标在另外一些疾病中也会出现,因此,一般不用它们作为诊断依据。要确定子宫内膜异位症是否影响到患者的生育能力,还要做另外一些检查。

子宫内膜异位症依据异位组织的数量、位置、密度和大小,按严重程度逐渐增强分为很轻(Ⅰ级)、轻微(Ⅱ级)、一般(Ⅲ级)和严重(Ⅳ级)。

治疗

治疗根据患者的症状,有无生育要求,年龄以及病变的范围来决定。

药物:非甾体类抗炎药(NSAIDs)可用于缓解疼痛。适用于症状较温和和不打算怀孕的妇女。

其他药物治疗能抑制卵巢功能和减慢异位子宫内膜的生长速度,减少异位内膜的出血,缓解疼痛症状。然而,这些药物无法消除异位内膜组织,即使可以消除,也会在停药后复发,除非加用放射治疗。常用药物有复合口服避孕药(含雌、孕激素)、孕激素(如甲羟孕酮)、达那唑和促性腺激素释放激素激动剂(或类似物)(如布舍瑞林、戈舍瑞林、亮丙瑞林、那法瑞林)。

口服避孕药首选适应人群为近期不打算怀孕的妇女。也可用于达那唑或促性腺激素释放激素激动剂治疗后的继续治疗。口服避孕药可长期服用,尤其是对经期疼痛加重的患者。

促性腺激素释放激素激动剂对大脑发出的刺激卵巢生成性激素的信号产生抑制作用,使性激素的产生减少。促性腺激素释放激素激动剂的长期作用会使骨密度下降,容易诱发骨质疏松症,除非补充小剂量的雌、孕激素或单用孕激素。即使这样,促性腺激素释放激素激动剂的使用也不宜超过半年。

一些新药,如促性腺激素释放激素抑制剂、抗孕激素药物、芳香酶抑制剂等,对子宫内膜异位症的疗效还在研究中。

手术:除腹腔镜探查术外的手术可用于下列情况:

- 腹腔镜探查术中观察到异位内膜组织直径大于3.5～5cm;
- 附着在低位腹腔或盆腔的异位内膜组织引起严重症状的;
- 异位内膜组织阻塞一侧或双侧输卵管;
- 药物无法缓解低位腹腔或盆腔严重的疼痛;
- 存在子宫内膜异位囊肿;
- 子宫内膜异位症引起不孕症。

确诊的子宫内膜异位组织常通过腹腔镜手术切除。然而,更广泛的外科手术则需要开腹进行。

持续的疼痛可以考虑手术切除异位内膜组织,或切除盆腔传导疼痛的神经,或同时行上述两种手术。一般在腹腔镜诊断时,就可同时切除病变组织。在腹腔镜手术或开腹手术时可用电灼器(一种用电流产生热的装置)或超声设备或激光器(一种把光聚焦成强光束产生热的装置)来破坏、切除病灶。

术中医师应尽可能多地清除异位组织,同时避免损伤卵巢组织,尽量保留患者的生育能力。病灶切除后,受孕率可达40%～70%。受孕率高低取决于病情的严重程度。如果无法彻底清除异位内膜组织,可给口服避孕药或促性腺激素释放激素激动剂。药物能够进一步减少异位内膜组织的严重程度从而增加受孕几率。部分子宫内膜异位症患者可以通过辅助生育技术怀孕,比如体外受精。

然而,手术切除也只是一种暂时措施。虽然术后使用口服避孕药或其他药物可以阻止病情立即复发,延缓病情进展,但大多数患者术后很快需要应用药物治疗。患者下腹和盆腔疼痛,药物治疗不能缓解,而且不想再生育时,可以切除卵巢和子宫。切除卵巢和子宫后,应开始雌激素替代治疗,因为手术的后果与绝经相似(都导致雌激素水平下降)。一些专家提议雌激素替代治疗时也加用孕激素(因为孕激素能抑制异位内膜的生长)。雌孕激素联合口服用药可用于绝经前的年轻女性。如果异位内膜组织大量存在,雌激素应该在手术后4～6个月开始给药,因为雌激素可刺激残留的子宫内膜组织生长。在此期间,子宫内膜组织可以慢慢萎缩、消失。单用孕激素可减轻症状,有助于子宫内膜组织的萎缩。

R 治疗子宫内膜异位症的常用药物

药物	副作用	评论
雌激素和黄体激素联合口服避孕药		
雌二醇联合黄体激素	腹胀、乳房触痛、食欲增加、脚踝肿胀、恶心、月经间期出血和深静脉血栓 可能增加心脏病、卒中和外周血管疾病的风险	适用于暂时不想怀孕的妇女。可以每月服用 3 周（周期性用药）或每日服用（连续用药）
黄体激素		
醋酸甲羟孕酮	月经间期内出血、情绪波动、抑郁、萎缩性阴道炎（阴道黏膜变干变薄）	黄体激素是类似孕激素的药物，可以口服或肌肉注射
雄激素		
达那唑	体重增加、痤疮、声音减低、体毛增多、潮热、萎缩性阴道炎、脚踝肿胀、肌肉痉挛、月经间期出血、乳房缩小、情绪波动、肝功能障碍、腕管综合征、影响血胆固醇水平的副作用	达那唑是一种和睾酮有关的合成激素，能抑制雌激素和孕激素的作用，可以口服。达那唑因其副作用而使用受限
GnRH 激动剂		
戈舍瑞林 亮丙瑞林 那法瑞林	潮热、萎缩性阴道炎、骨密度减低和情绪波动	可以每月一次皮下注射或肌肉注射，也可以喷鼻或药片植入皮下。这些药物常联合应用雌激素或孕激素或二者都用，从而减弱雌激素水平下降的影响如骨密度减低（雌激素联合黄体激素或单独应用黄体激素被称为反加疗法）

GnRH：促性腺激素释放激素激动剂

第 241 节

子 宫 肌 瘤

子宫肌瘤是子宫壁上由肌肉组织和纤维组织增生形成的良性肿瘤。
- 子宫肌瘤引起疼痛、阴道出血、便秘、反复流产、尿急、尿频。
- 盆底检查和常规 B 超检查即可确诊。
- 仅当子宫肌瘤引起不适方给予治疗。
- 破坏肌瘤的手术和治疗方式通常是用来减轻症状或增加受孕的可能。

子宫肌瘤又称为纤维瘤、平滑肌瘤等，它是女性生殖系统最常见的良性肿瘤。

45 岁以下女性约有 70% 存在子宫肌瘤。许多肌瘤很小且无症状。约有 25% 的白人和 50% 的黑人患有子宫肌瘤。子宫肌瘤在肥胖人群中更普遍。

子宫肌瘤的病因尚不清楚，高雌激素水平可能会刺激子宫肌瘤生长。妊娠期间，肌瘤常常长大，而绝经后又会慢慢缩小。如果肌瘤过大，不能得到充足的血供，就会发生变性。

小的子宫肌瘤只有在显微镜下才能看到，而大的肌瘤也可以生长到篮球大小。肌瘤可以生长在子宫的不同部位，常常在子宫壁上（子宫壁分为三层）：
- 生长在子宫壁内（壁内肌瘤）
- 生长在子宫内膜下（黏膜下肌瘤）
- 生长在子宫壁外（浆膜下肌瘤）

有些肌瘤可形成蒂。生长在壁内或黏膜下的肌瘤可以影响宫腔的形状，通常肌瘤不是单个出现。较大的肌壁间肌瘤和黏膜下肌瘤会改变子宫的外型和宫腔形态。

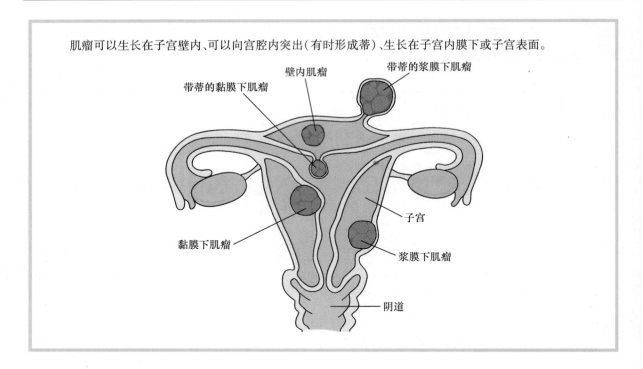

肌瘤可以生长在子宫壁内、可以向宫腔内突出（有时形成蒂）、生长在子宫内膜下或子宫表面。

壁内肌瘤
带蒂的浆膜下肌瘤
带蒂的黏膜下肌瘤
黏膜下肌瘤
子宫
浆膜下肌瘤
阴道

症状

症状取决于肌瘤的数目、大小、在子宫内的位置等。子宫肌瘤常常不出现症状，即使长到比较大的时候也可能没有症状。子宫肌瘤，特别是黏膜下肌瘤，常会引起月经过多，经期延长，可能会导致失血性贫血。子宫肌瘤引起的经间期出血、性交后出血、绝经后出血则较少见。

较大的肌瘤，特别是肌壁间肌瘤，可能会引起疼痛、压迫感、经期或经间期的腹部沉重感等。肌瘤可能压迫膀胱，引起尿频、尿急。如果压迫直肠，可能出现便秘、不适等。很大的肌瘤可能使腹部增大。有蒂的子宫浆膜下肌瘤可能发生蒂扭转，引起剧痛。生长中或者退化中的肌瘤常引起压迫或者疼痛。如果肌瘤变性不停止，那么肌瘤变性引起的疼痛也会一直持续。

没有症状的子宫肌瘤在妊娠期也可能引起流产、早产、胎位异常或产后出血等问题。

少数的病例可因子宫肌瘤使输卵管堵塞或子宫腔变形影响受精卵植入而引起不孕。

诊断

通常通过盆腔检查就能做出诊断，也可用经阴道超声波扫描、宫腔声学造影（宫腔注入少量生理盐水以更好地显示宫腔情况）等进一步证实。进行检查有时也使用 MRI 或 CT 进行检查。偶尔需要进行其他的检查。

如果病人发生出血（非月经），医师应该先排除子宫的恶性肿瘤。可做巴氏阴道细胞涂片检查、子宫内膜活检、超声检查、宫腔声学照影、宫腔镜等。宫腔镜是将可视探头通过阴道和宫颈插入子宫，可能需要局麻或全麻。

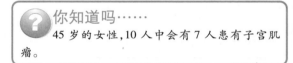

你知道吗……

45 岁的女性，10 人中会有 7 人患有子宫肌瘤。

治疗

大多数无症状的肌瘤不需要治疗，但应每隔 6～12 个月做一次复查，观察肌瘤有无长大。

如果肌瘤长大，出血症状加重，可选用药物治疗或手术治疗。

药物：药物可以缓解症状或使肌瘤缩小，但都是暂时的，没有什么药物能使肌瘤持续缩小。

合成的促性腺激素释放激素激动剂（GnRH-α）最为常用，如醋酸亮丙瑞林和戈舍瑞林，可以通过降低雌激素和孕激素水平使肌瘤缩小，出血减少。术前为了使摘除肌瘤更容易、减少失血和降低手术风险，可先使用促性腺激素释放激素激动剂治疗。促性腺激素释放激素激动剂可以每月注射一次，也可以以鼻喷剂、皮下埋植剂方式给药，但只能使用几个月，如果使用时间过长会使骨密度下降，增加患骨质疏松症的危险。可以在使用促性腺激素释放激素激动剂时加用小剂量的雌激素，预防副作用的发生。

激素类避孕药（通常是孕激素）能控制某些女性的出血，然而停药后不规则流血和疼痛会复发。口服避孕药也会引起子宫肌瘤的生长。

雷洛昔芬和相关药物（如某些选择性雌激素受体调

节剂,或者 SERMs)能逆转某些雌激素的作用,减弱肌瘤的生长。

手术:手术适应证如下:

■ 经其他治疗方式尝试后,疼痛和出血等症状仍较严重,影响日常生活的;

■ 肌瘤较大可自我感知,引起不适的;

■ 子宫肌瘤引起不孕或反复流产,而患者有怀孕意愿的;

　　手术包括肌瘤剥除术和子宫全切术。

■ 子宫切除术即切除整个子宫保留卵巢,是唯一一种彻底治疗子宫肌瘤的方法。但子宫全切后患者无法生育,因此仅适用于不打算怀孕的女性。

■ 肌瘤剥除术即仅取出肌瘤,术后可受孕生产。由于该术式保留了子宫,对患者而言心理接受程度也较好。但术后存在复发问题,4～8 年后约 1/4 的患者需要接受子宫全切术治疗。

　　子宫全切术有三种手术方式:

■ 开腹手术:行腹部切口摘除子宫。

■ 腹腔镜手术:经脐下一个或数个小切口送入腹腔可视探头和器械,继而摘除子宫,或仅摘除子宫宫体,保留宫颈。

■ 经阴道子宫全切术:经阴道摘除全子宫,不做腹部切口。

　　肌瘤剥除术可以行开腹手术,腹腔镜手术(常用来移除浆膜层肌瘤)或宫腔镜手术。宫腔镜手术可以切除子宫内壁的组织和肌瘤。选择该术式取决于肌瘤的大小、数量和位置。

　　手术方式的选择要考虑肌瘤大小、数量、发生的部位。腹腔镜手术和宫腔镜手术可以在门诊进行,术后病人的恢复较开腹手术更快。通常不用腹腔镜手术做大肌瘤的剥除术,否则可能较容易发生术后并发症。

　　其他治疗:

　　新的治疗手段更倾向于破坏肌瘤结构,而不是切除肌瘤。

　　比如可以通过小切口或穿刺从股动脉插入可弯曲的细导管做子宫动脉栓塞,治疗前需要做穿刺部位的局部麻醉。导管直接插入到供应肌瘤的动脉分支,再通过导管放入人工合成的微粒栓塞血管,阻断血流,使肌瘤缩小。肌瘤是否会再度长大(因为栓塞的动脉可能再通,也可能形成新的动脉通路),是否会影响病人以后的妊娠都还不肯定。动脉栓塞治疗后的最常见问题是疼痛和感染。

　　其他破坏肌瘤结构的治疗方式包括肌瘤消融术和肌瘤冷冻消融术。做肌瘤消融术,用电流破坏肌瘤内部,使肌瘤缩小。肌瘤冷冻消融术也是类似的,它使用的是带液氮的低温棒破坏肌瘤内部。这两种治疗方法对今后妊娠的影响还不确定。而且,治疗后肌瘤还可能再度长大。也可以以上治疗之后,都可能出现肌瘤再生长。如果出现这种情况,就应该选择其他治疗方式或者做子宫全切术。

第 242 节

阴 道 感 染

■ 阴道感染是由微生物引起的一种疾病,但可以采取预防措施降低感染几率,如穿着宽松透气的内裤。

■ 炎症通常引起白带异常,伴随瘙痒和红肿。

■ 可从阴道或宫颈取得白带检测引起炎症的微生物确定病因。

■ 依据病因治疗,但坐浴和口服抗组胺药物通常能够减轻瘙痒症状。

　　在美国,阴道感染是妇女就诊的最常见原因之一,每年约有 1000 万妇女因此而就诊。阴道感染会引起不适、分泌物异常和阴道异味,但有这些症状不一定就是炎症。相反,阴道炎症可能是化学或机械刺激引起的(如使用卫生产品、沐浴液、洗衣粉、避孕膏、避孕药膜、合成纤维的内衣等),称之为非感染性阴道炎。

你知道吗……
　　儿童大便后从后向前擦拭,会把细菌从肛门带到阴道从而导致阴道炎。

　　白带异常可能不是由阴道感染引起,某些性传播疾病也会引起白带异常,如衣原体感染或淋病。这些疾病也会影响其他生殖器官如宫颈或子宫。生殖器疱疹表现为外阴、阴道和宫颈的水泡,也会引起白带异常。

病因

　　阴道感染可由细菌、念珠菌、病毒感染引起。

　　引起感染的条件常为:

■ 降低阴道酸度:阴道酸度下降,会引起长居阴道的保护菌数量减少,致病菌数量增加。

- **卫生差**:生殖器官没有保持干净卫生,即增加致病菌数量,更易发生感染。
- **内衣过紧、不适**:这类内衣会导致潮湿,从而促进细菌生长。
- **组织损伤**:盆底组织损伤会减弱身体自然防御能力。损伤包括:肿瘤、外科手术、放疗或结构异常如出生缺陷或瘘管形成。瘘管即器官之间的非正常连通,比如连通肠道和阴道,使肠道内容物流入阴道。
- **刺激**:阴道组织收到刺激可导致裂伤或疼痛,开放的血流为细菌和真菌提供了入侵的门径。

一些特别的感染原因锁定某些年龄组

儿童:引起儿童阴道感染的致病菌通常来自肛门。孩子们(尤其是 2~6 岁)大便后从后向前擦拭,或不常清洁生殖区域,使这些细菌进入阴道引起感染。用手指玩弄生殖区域,尤其是便后未洗手,也会将细菌带入阴道,用手指玩弄常是瘙痒的反映。

另一常见原因是把异物放入阴道(如小玩具或厕纸)。蛲虫可能也是引起阴道感染的原因。

育龄女性:经前期、经期和怀孕期间,体内激素的短期改变也会降低阴道酸度。经常进行阴道灌洗、使用杀精剂,以及精液都会降低阴道酸度,促进致病菌的生长。

在阴道内留置卫生棉条时间过长也会导致感染,可能是因为卫生棉条为细菌提供了一个温暖潮湿的环境,也可能因为阴道受到刺激。

绝经女性:绝经后体内雌激素下降,使得阴道组织变薄变干且更脆弱,裂伤和肿胀部位为细菌或真菌提供了场所。阴道酸度也在下降。

泌尿道不适或被迫卧床的女性很难保证阴道清洁,尿道或肠道的刺激容易导致感染。

？ 你知道吗……

冲洗会去除正常有保护作用的细菌,增加感染的风险。

症状

典型的阴道炎表现出白带异常。与正常白带不同,异常白带伴随着生殖区域的瘙痒和红肿热痛。也可散发出鱼腥味。引起的原因不同,白带的表现和分泌量各有不同。但不同疾病又表现出相同的白带。

瘙痒可能会影响睡眠。一些感染会导致性交痛、尿频和尿痛。极少数情况,阴道附近的皮肤皱褶会和尿道开口黏在一起。但有时症状较轻微甚至无症状。

诊断:

发现白带异常伴随瘙痒或表现其他症状时,应及时就诊。为确定病因,医生会询问关于白带、关于引起症状的可能病因、关于卫生状况等问题:

- 是否使用了洗剂或膏剂(包括家庭药品)来减轻症状?
- 白带异常从何时开始?
- 白带异常是否伴随生殖区域的瘙痒或红肿热痛?
- 这些症状是在月经周期的何时发生?
- 这些症状是反复出现还是一直存在?
- 从前有过异常白带吗? 治疗效果如何?
- 过去和现在是如何避孕的?
- 有性交痛吗?
- 先前得过阴道感染吗?
- 性伴侣有不适症状吗?

医生也会问及性传播疾病的可能性。该信息让医生明确是否其他人也需要治疗。

阴道检查时,用消毒棉签取分泌物标本,做显微镜检查和实验室培养,以确定感染的微生物。通常用拭子取宫颈处的液体标本,检查是否感染性传播疾病。

为了判断阴道感染有无扩散到盆腔,医师需要做双合诊检查。即用一只手戴上手套,将食指和中指插入阴道,另一只手轻压下腹部,感知两手之间生殖器官的情况。如果检查时病人感到疼痛,或医师感觉到盆腔体温升高,那么阴道感染可能已经播散到了盆腔。

预防

保持阴部清洁干燥有助于预防感染。建议每日用温和的清洁皂(如甘油清洁皂)清洁并使之彻底干燥。大小便后从前向后擦拭预防细菌从肛门带到阴道。要教会年轻女性如何保持卫生。

穿着宽松、透气的内衣如棉质内衣,允许空气循环并保持阴部干燥。不建议频繁冲洗以及使用医用冲洗液。冲洗会清除正常有保护作用的细菌并降低阴道酸度,从而导致感染,更可能导致盆腔炎。性生活安全和避免过多性伴侣对于预防感染尤为重要。

治疗

预防阴道感染的方法也有助于治疗,如保持生殖区域清洁和干燥等。应该避免刺激的或香气浓郁的肥皂,以及非必须的时髦产品(如女性卫生喷雾)。偶尔在生殖区域放置冰块冷敷,或冷水坐浴(用或不用碳酸氢钠或浴盐)可减轻肿痛和瘙痒。

如果这些方法没能减轻症状,就需要药物治疗。皮质固醇类乳膏(如氢化可的松)有时可以擦在外阴而不是阴道,来治疗瘙痒。口服抗组胺类药物也可减轻瘙痒症状,该类药物有嗜睡的副作用,因此可用于瘙痒症状影响睡眠的患者。

治疗方法依病因而定。

相邻的感染:外阴炎和前庭大腺炎

外阴是指阴道开口周围的区域,包括了女性的外生殖器官。前庭大腺位于阴道口的两侧。

外阴炎是指外阴发生的炎症,当外阴和阴道同时受累时,就称为外阴阴道炎。外阴炎可能是外阴受到某些物质的刺激引起的(如肥皂、沐浴液、衣物、香水),也可能是皮肤疾病(如皮炎),感染(包括念珠菌,性传播疾病的病原体等)引起的。阴虱感染引起的外阴炎称为阴虱病。

儿童感染阴道炎也会累及外阴,感染可能是肛门或其他来源的细菌感染引起。

尿液或者凳子如果长时间接触外阴,也会引起外阴炎。大小便失禁的或长期卧床的妇女可能有这样的困扰。

外阴炎可以引起瘙痒、疼痛、红肿。极少数病例也可引起阴道口、尿道口周围的皮肤皱褶粘连(阴唇粘连)。慢性外阴炎还会导致疼痛,皮肤粗糙、增厚,色素减退。如果慢性外阴炎的治疗效果不佳,通常需要做外阴活检以明确病因,排除癌症。

前庭大腺炎是指一侧或两侧前庭大腺腺体或导管发生感染,阴道的细菌侵入而发生的炎症。由性传播疾病引起的前庭大腺炎很少见。外阴周围的组织可能发生肿胀,腺体内脓液集聚,形成有触痛的脓肿。使用口服抗生素数天就可以消除感染,但有可能复发。镇痛药可用来缓解疼痛,如果有囊肿或囊肿形成则需要做引流术。

如果导管堵塞,前庭大腺会发生无痛性长大,形成前庭大腺囊肿。囊肿会引起炎症。

通过触诊诊断巴氏腺囊肿。对于 50 岁以上的妇女,应当做囊肿活检。

无症状的囊肿不需要治疗。若有炎症则使用抗生素治疗。如果没有脓肿则炎症可在几天内治愈。但炎症可能复发。可使用镇痛剂减轻疼痛。

脓肿通常需要切开引流。

常见的阴道感染

感染类型	症 状	并 发 症	治 疗
细菌	白色、灰白色或淡黄色的分泌物,伴有腥臭味,性交后症状加重,还有瘙痒和刺激症状	盆腔感染,羊膜感染,产后或术后感染	林可霉素 甲硝唑 克林霉素
滴虫	大量的灰绿色、黄色、泡沫状白带,有难闻的鱼腥味,瘙痒及肿胀症状 性交痛和尿痛	尚无已知的严重并发症	甲硝唑 克林霉素
念珠菌(酵母菌)	浓稠的白色块状分泌物(呈乳酪样),中到重度的瘙痒和烧灼感(不一定会出现),外阴红肿	无严重并发症	布康唑,克霉唑,益康唑,氟康唑,酮康唑,咪康唑,三康唑

细菌性阴道炎

细菌性阴道炎是阴道内菌群平衡被打乱后引起的阴道感染。

■ 感染性传播疾病的女性、多个性伴侣的女性、或者使用宫内节育器的女性更容易感染细菌性阴道炎。

■ 稀薄、灰色或白色的分泌物可能量很大、伴随鱼腥味和瘙痒。

■ 胶状或膏状抗生素药物外用或口服,效果良好。

■ 细菌性阴道炎易复发。

病因:

阴道内通常存在很多细菌。其中一种叫做乳酸杆菌的保持着阴道的正常酸度。乳酸杆菌保养阴道内壁和阻止致病菌生长。细菌性阴道炎是最常见的阴道感染,发生于乳酸杆菌数量下降,其他致病菌大量生长时。为何会有此改变,以及这种紊乱是否可以通过性传播尚不明确。但是细菌性阴道炎更常见于患有性传播疾病的,有多个性伴侣的,或有宫内节育器的女性。

症状:

白带灰色或白色,稀薄,量大,伴随瘙痒。通常有鱼腥味。性交后和月经期鱼腥味更浓。

感染能引起一系列疾病。如盆腔炎,孕妇的话可引起胎膜感染、早产、流产或产后感染。

治疗:

细菌性阴道病应当阴道内用抗生素药膏(如甲硝唑或林可霉素)。口服亦有效但可能会有副作用。使用林可霉素药膏期间不能使用避孕套避孕,因为林可霉素可能会融化乳胶。

你知道吗……
有些治疗阴道炎的抗生素乳膏会减弱避孕套和阴道隔膜的作用。

　　通常治疗几天后症状就会缓解,但容易复发。如果经常复发,就应当延长抗生素的使用时间。

滴虫性阴道炎

　　滴虫性阴道炎是阴道毛滴虫引起的一种阴道感染。
- 感染通常可以通过性传播。
- 大量绿色或黄色的白带,鱼腥味,伴随瘙痒。
- 长期使用避孕套能预防这一感染。
- 口服甲硝唑或替硝唑治疗有效。

　　阴道毛滴虫可以在一进入阴道就引起症状,也可进入阴道或盆腔数周或数月后不引起任何症状。膀胱也可受到累及。对于男性,阴道毛滴虫只能存活数周或数月而不引起任何症状。

病因
　　滴虫性感染几乎一直是通过性传播的疾病。女性通过和男性或者女性发生性关系染病。而男性仅通过和女性发生性关系后染病。许多患有此病的患者同时还患其他性传播疾病。因为阴道毛滴虫能够在女性体内无症状的存活很长时间。
　　儿童也可患此病,常见原因为性侵。

症状
　　黄色或绿色分泌物,有时量大,泡沫状。可有鱼腥味。生殖区域瘙痒,阴道变红且软。有性交痛。如膀胱受到感染可有尿痛。
　　感染可导致盆腔炎,怀孕妇女会导致早产、流产。

预防和治疗
　　性生活时使用避孕套可有效预防此类感染通过性行为传播。
　　口服甲硝唑或林可霉素可治愈95%的患者。性伴侣需要同时治疗。在接受甲硝唑或林可霉素治疗后至少72小时禁止饮酒。服药后饮酒会导致恶心、呕吐、痉挛、面红和头痛。

真 菌 感 染

- 一种叫做念珠菌的(通常是白色念珠菌)真菌感染阴道,称之为念珠菌性阴道炎。怀孕、超重、糖尿病或免疫系统减弱会增加真菌性阴道炎的患病风险。
- 阴道和外阴瘙痒、分泌物稠厚、白色、豆腐渣状。
- 抗真菌药物——乳膏、阴道栓、药片或胶囊——均有效。

病因
　　对育龄女性来说,念珠菌性阴道炎非常普遍。该菌常驻留在皮肤和肠道中。念珠菌可从这些区域迁移到阴道。真菌感染不是性传播疾病。常见于怀孕的、超重的、患糖尿病的女性。常发生于月经前。若免疫系统弱(服用的药物降低了免疫力或受疾病影响如AIDS),真菌性阴道炎更容易发生。
　　口服抗生素会杀死阴道内的正常菌落。因此口服抗生素会增加真菌感染的风险。
　　绝经后真菌性阴道炎不常见,除非该患者在做激素治疗。

症状
　　外阴和阴道瘙痒、烧灼感,尤其是性交时。
　　生殖区域红肿。分泌物为白色、稠厚、豆腐渣状。症状在月经前一周尤其严重。

你知道吗……
真菌性阴道炎不是性传播的,服用抗生素会增加真菌感染的风险。

预防:
　　高患病风险的女性可口服抗真菌药物预防真菌感染。包括:
- 免疫功能低下
- 患有糖尿病的
- 需要长期口服抗生素的
- 真菌性阴道炎复发的

治疗:
　　使用抗真菌药物治疗。可以是乳膏涂抹感染区域,作为栓剂塞入阴道,或口服。布康唑、克霉唑、咪康唑和替康唑是非处方药。这些乳膏中的油性成分会溶解避孕套,所以用药期间不要用避孕套避孕。口服抗真菌药物(氟康唑和伊曲康唑)是处方药。单独剂量氟康唑乳膏即有效,但如果感染频频复发,就需要多剂量治疗。

℞ 药物治疗真菌性阴道炎

药物	剂量
乳膏,无需处方	
布康唑	每天一次,连用三天
	缓释乳膏可仅用一次
克霉唑	每天一次,连用 7～14 天
	依据剂型可作为阴道栓剂每天一次连用 7 天或 3 天或仅用一次
咪康唑	每天一次,连用 7 天
	依据剂型可作为阴道栓剂每天一次连用 7 天或 3 天
替康唑	作为油剂,仅用一次
口服药物,需要处方	
氟康唑	一次一粒
伊曲康唑	胶囊,每天一次或两次,最多服用 6 个月

第 243 节

盆腔炎性疾病

盆腔炎性疾病是指女性上生殖系统的感染性疾病。

- 感染源多为已感染的性交对象,通过性交传播感染
- 通常有下腹痛,阴道分泌物增加及不规则阴道流血
- 诊断依据:症状,宫颈和阴道分泌物的检查,有时需行 B 超检查
- 保持同一个性交对象并运用具有杀精液的屏障避孕方法(如避孕套)能降低感染风险
- 抗生素能治疗感染

盆腔炎性疾病可能仅感染子宫内膜(子宫内膜炎)或输卵管(输卵管炎)或同时感染子宫内膜和输卵管。如果感染严重炎症可能播散到卵巢(卵巢炎)或在输卵管形成一个脓肿(输卵管卵巢脓肿)。

在美国,盆腔炎性疾病是最有可能预防的导致不孕的因素。不孕症在盆腔炎性疾病女性患者的发病率为 1/3。

盆腔炎性疾病通常发生在性活动活跃期的女性。很少发生在少女月经初潮前,怀孕的女性或绝经后女性。以下几类妇女发生率上升:

- 年龄小于 24
- 不使用屏障避孕法的女性(如避孕套或膜)
- 多个性伴侣
- 已患有性传播疾病或细菌性阴道病

- 曾罹患盆腔炎性疾病
- 社会经济状况低下(该类患者通常缺乏卫生保健)

病因

盆腔炎性疾病多由阴道细菌导致。通常致病菌是在性交时由患性传播疾病的性伴侣传染。性传播疾病常见致病菌包括导致淋病的淋病奈瑟菌或导致衣原体感染的沙眼衣原体。淋病和衣原体感染通常由阴道上行感染至宫颈导致宫颈炎。这些感染可能持续在宫颈或上行播散导致盆腔炎性疾病。

导致细菌性阴道病的细菌也是盆腔炎性疾病的常见致病菌。这些细菌通常为阴道正常菌群。这些细菌过度增殖后才可导致局部病变并传播到其他脏器。这类细菌并非性传播疾病致病菌。

另一类少见的感染见于:阴道分娩,流产,清宫术或妇科手术等医疗操作后的感染。这类感染中外来致病菌被带入阴道或阴道正常菌群异位到子宫。而阴道冲洗是否增加感染的风险尚未肯定。

 你知道吗……

盆腔炎症性疾病是不孕最常见的可预防的原因。

症状

症状通常在月经将净或经净后数天出现。大多数患者的首发症状是下腹部轻到中度的疼痛,且通常一侧较重。其他症状包括:不规则阴道流血,阴道分泌物异常,偶有分泌物异味。炎症加重导致下腹部疼痛加剧并可伴有低热(通常低于 38.9°C),恶心或呕吐。随着炎症的加重将导致体温进一步升高,分泌物呈脓样及黄绿色。患者出现性交痛或尿痛。盆腔的感染程度和症状不一定呈正性相关,有时候严重感染可能仅出现轻中度症状或无症状。由淋病奈瑟菌导致的感染症状较衣原体严重,衣原体导致的盆腔炎可能无阴道分泌物异常或其他明显的症状。

有时感染的输卵管可能发生堵塞。堵塞的输卵管可能积水肿胀。患者可感到下腹胀痛或慢性盆腔痛。

炎症可能播散到周围组织,包括导致盆腔粘连或导致腹腔脏器黏膜(腹膜炎)。腹膜炎可能突发或逐渐出现腹部剧痛。

如果由淋球菌或衣原体感染导致输卵管炎,严重时可能导致肝周围组织炎。这样的感染可能导致右上腹痛。症状似胆囊炎或胆囊结石。此并发症被命名为 Fitz-Hugh-Curtis 综合征。

输卵管或卵巢脓肿的发生率占 15% 的输卵管感染患者,特别是感染时间长的患者。脓肿可能发生破裂导致脓肿播散至腹腔导致腹膜炎。通常表现为下腹剧痛后很快出现恶心,呕吐及感染性休克。感染可能播散至血液系统导致败血症,严重时可致死。

盆腔炎性疾病常产生脓液,导致盆腔内生殖器与腹腔内其他脏器间形成膜状粘连,从而导致不孕及慢性盆腔痛。炎症越严重,时间越长越易发生不孕及其他并发症。炎症发生或发展将导致患者发生不孕及其他并发症的几率增加。

患者发生 6~10 次盆腔炎性疾病后更易发生输卵管异位妊娠,这类妊娠危及患者生命且妊娠胚胎无法存活。

诊断

患者特别是生育期女性有下腹痛或无法解释的阴道分泌物异常就要考虑盆腔炎性疾病可能。需行体格检查特别是妇科检查。妇科检查时盆腔脏器压痛进一步支持该诊断。阴道分泌物常规:若分泌物无脓细胞不大可能为盆腔炎性疾病。宫颈分泌物的培养包括淋球菌及衣原体培养。还需行妊娠试验以鉴别输卵管异位妊娠导致的下腹痛。其他实验室检查包括血常规,白细胞比率可能升高。

若盆腔炎症严重无法进行妇科检查或者需要进一步影像学资料鉴别时需行盆腔超声检查。超声可显示输卵管卵巢脓肿或输卵管异位妊娠。如果无法确诊或临床治疗疗效差,则需行腹腔镜探查并将盆腔脓肿液送培养及药敏检查。

预防

预防盆腔炎性疾病的发生对于女性健康及生育的极为重要。能预防发生盆腔炎性疾病的方法是禁性生活。只要任何一方不感染性传播疾病,仅有 1 位性伴侣的女性其发生盆腔炎性疾病的几率极低。

屏障避孕法(如避孕套)及杀精剂(如阴道用杀精泡沫)同屏障避孕法共用能辅助预防盆腔炎性疾病的发生。

治疗

尽早治疗:口服或肌注抗淋球菌及衣原体的抗生素。若疗效欠佳可待药敏结果后按照药敏结果调整相应的抗生素运用。然而如果发生以下病情变化后应住院治疗:

- 感染治疗 48 小时后无减轻
- 症状加重
- 患者可能合并妊娠
- 有脓肿形成

住院时需静脉运用抗生素。

应用抗生素后脓肿持续可行脓肿抽吸治疗,通常行针刺抽脓。在 B 超或 CT 监测下行经皮针刺抽脓。脓肿破裂则需立刻手术治疗。

患者需禁性生活直到抗生素治疗结束且医生确诊炎症完全清除后。患者的性伴侣需行淋病及衣原体检测及治疗。如果盆腔炎性疾病一旦确诊,立即治疗更有利于疾病的康复。

第 244 节

盆 底 疾 病

盆底(盆腔支持结构)异常:包括韧带、连接组织及盆底肌肉的薄弱或损伤,会导致膀胱、尿道、小肠、直肠、子宫或阴道的脱垂。

- 患者可能会感觉局部胀痛,盆腔胀满感或大小便困难。

■ 盆底脏器脱垂的相关检查需在患者屏气使脏器脱垂达到最严重时进行。

■ 盆底肌肉锻炼,子宫托及手术治疗均可用于治疗该类疾病。

盆底功能障碍只发生于女性并多发于老年女性。11名女性中就有1位在其生命中需要通过手术治疗其盆底功能障碍性疾病。

你知道吗……
11 名女性中就有 1 名女性需要通过手术治疗盆底功能障碍性疾病。

完整的盆底功能是肌肉、韧带、结缔组织共同相互作用完成的,它们能形成一个吊床样结构支撑盆底脏器:子宫、阴道、膀胱、尿道、直肠。如果盆底肌肉、韧带、组织出现松弛或受损盆底脏器或小肠可能会下移甚至突向阴道。如果更加重,这些脏器会脱出于阴道口或体外。

盆底功能障碍常由多种因素共同作用导致。怀孕,阴道分娩均可导致盆底支撑结构的薄弱及过度伸展。该类疾病多见于多次阴道分娩的女性,并随着分娩次数的增加而发病风险上升。分娩本身可导致神经的损伤,导致肌肉薄弱。发生该疾病的几率剖宫产低于阴道分娩。

肥胖,肺部疾病或吸烟导致的慢性咳嗽,便秘或长期重体力劳动均可能导致盆底功能障碍。其他病因还包括盆底神经功能异常,神经损伤(包括手术导致的神经损伤),肿瘤等。有部分女性因先天缺陷导致该部位组织异常或先天合并盆底支撑组织薄弱。随着年龄的增加盆底支撑结构的薄弱逐渐加重导致该疾病发病率上升。

分类及症状

各种盆底功能障碍性疾病实质上是各种疝:由于支撑结构薄弱导致脏器异常的突出。疾病类型的命名是按照受损脏器命名的。通常一个患者发生多个脏器脱垂。最常见的症状是阴道局部感到坠胀或压力如感到子宫、膀胱或直肠脱出。

症状于站立、增加腹压或咳嗽时加重,在平躺、放松时减轻。轻症患者在年老时才出现明显症状。

直肠膨出:直肠膨出发生于直肠脱垂并突向阴道后壁。其发生多见于直肠肌层及直肠周边结缔组织的薄弱。直肠膨出可能导致排便困难,甚至便秘。有的妇女需要通过手指压阴道后壁以辅助排便。

小肠疝:小肠疝发生于小肠及盆底腹膜突向阴道及直肠间。常见于子宫切除术后。其发生多由于结缔组织及子宫韧带的薄弱引起。小肠疝常常无症状。但有部分妇女感到盆腔胀痛或胀满感。有部分疼痛表现为下腰部酸痛。

膀胱膨出及膀胱尿道膨出:膀胱膨出见于膀胱下移并突向阴道前壁。常由支撑膀胱的结缔组织或支撑组织薄弱导致。膀胱尿道膨出是指除了膀胱外尿道上段(膀胱颈)也出现脱垂。患有该类盆底功能异常的女性,多合并压力性尿失禁(在咳嗽、大笑或任何突然增加腹压时尿液不自在溢出)或充盈性尿失禁(在膀胱过度充盈时尿液不自主溢出)。排出小便后感到小便不能完全排出。有时会导致尿路感染。由于支配膀胱或尿道的神经损伤,患者可能会发展为急迫性尿失禁(不能抑制的急于排出小便从而导致小便不自主溢出)。

子宫脱垂:子宫脱垂是指子宫下移脱入阴道。常由支持子宫正常位置的结缔组织及韧带的薄弱。子宫可能下移到阴道上段、中段或脱出于阴道外口形成完全脱垂。尽管多数患者无症状,但部分患者可能出现腰背疼痛,或尾骨痛。子宫完全脱垂可导致行走时局部疼痛,脱出于阴道外口的宫颈可能会出现疼痛并导致宫颈糜烂出血,分泌物异常及感染。子宫脱垂可能导致尿道梗阻引起小便排出困难。子宫完全脱垂的患者可能还会发生大便困难。

阴道脱垂:阴道脱垂是指上段阴道下移到了下段阴道从而导致阴道上段脱出。阴道上段可能部分或全部脱出于阴道外口。阴道脱垂仅见于子宫切除术后的妇女。阴道完全脱垂可能导致行走或坐立时疼痛。脱出的阴道可能出现疼痛、出血及分泌物异常。并也可导致尿道梗阻并引起排尿困难。该种排尿困难可能掩饰尿失禁的症状。同时也可导致排便困难。

诊断

盆底功能障碍的诊断通过盆底脏器脱垂的检查进行诊断。医生可以将1个手指放入阴道另1手指放入直肠来判断直肠膨出或小肠疝的严重程度。

嘱患者屏气或咳嗽,或取站立位检查。咳嗽,站立或两者同时作用可能使盆底脏器脱垂的症状更明显。

同时还需评估膀胱及直肠壁的功能。如医生常需检查膀胱容量,残余尿量及排尿速度。如果患者有尿道异常或尿失禁,医生需行膀胱颈检查或尿道镜检查。这些检查有利于医生判断是需进行手术还是药物治疗。如果发现患者膀胱功能障碍,则需手术治疗。

治疗

锻炼:轻度脱垂可进行 Kegel 运动(盆底肌肉收缩训练)以加强盆底肌肉的张力。Kegel 运动的靶点在于阴道、尿道、直肠周围的肌群。这些肌肉可能阻止排尿。缩紧肌肉持续 1~2 秒，然后放松 10 秒。渐渐的收缩运动持续到 10 秒。每天推荐行多次 Kegel 运动，并且在坐、立或躺着的时候均可做该运动。

有些女性不能正确的调动需加强的盆底肌肉。运用以下方法可能使锻炼变得简单：

- 角样的植入器放入阴道从而辅助患者注意锻炼正确的盆底肌肉
- 生物反馈设备
- 电刺激（保健卫生人员将一个探头放入阴道，并局部对靶肌肉行电刺激从而促使正确的肌肉运动）

子宫托：如果脱垂加重，可能需要子宫托治疗。子宫托的形状可能似阴道隔膜，立方形，或甜甜圈样。子宫托特别适用于等待手术或不能接受手术治疗的患者。医生需反复尝试各种直径的子宫托直到找到适合该患者的子宫托。子宫托可在局部运用数周然后拿出行清洗。嘱咐

患者子宫托 1 月后取出并清洗。如果愿意可以定期到医院，找医生清洗子宫托。子宫托可能影响阴道菌群并产生异常阴道分泌物。分泌物异常可由定期的清洗改善，每晚清洗子宫托的方法较好。有部分患者愿长期运用子宫托，子宫托也需要每 2~3 周更换。患者也需每 6~12 个月随访 1 次。

手术：若通过 Kegel 锻炼或子宫托治疗后症状持续则需手术治疗。手术只适用于无生育要求的患者。手术方式通常为阴道植入物手术。薄弱的部位通过植入物从而重建了薄弱环节的组织强度防止再次脱垂。

对于严重的子宫或阴道脱垂，手术可能需经腹手术。阴道上段被固定于相邻的盆骨上。通常术后留置导尿 24 小时。如果子宫脱垂纠正后尿失禁症状出现则在纠正子宫脱垂的手术中应同时进行尿失禁的手术。这样的手术需保留导尿管时间稍长一点。术后禁重体力劳动、屏气及长时间站立等相关运动至少 3 个月。

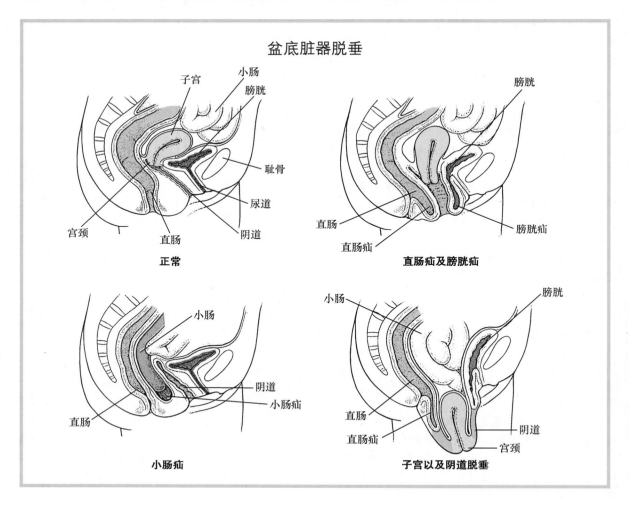

盆底脏器脱垂

正常

直肠疝及膀胱疝

小肠疝

子宫以及阴道脱垂

第 245 节

乳 腺 疾 病

乳腺疾病包括非癌性疾病（良性疾病）或癌性疾病（恶性疾病），而大多数疾病为良性、并不危及患者生命。通常乳腺良性疾病并不需要治疗。与乳腺良性疾病不同，乳腺癌可能导致患侧乳房切除或危及患者生命。因此很多妇女惧怕乳腺癌。但癌前病变能在定期自我检查，医生检查或乳腺影像学检查时提早发现。早期发现乳腺癌是其治疗成功的关键。

症状

乳腺疾病的常见症状包括：乳房疼痛、乳腺肿块及乳头溢液。乳房皮肤可能出现凹陷，皱缩或酒凹征。出现了以上症状或体征不一定就提示患有乳腺癌或其他严重的乳腺疾病。例如每月均出现的周期性乳腺疼痛与月经前激素水平紊乱有关，并不提示严重的乳腺疾病。但每位女性应该每月自行检查其乳房一次并在其发现乳腺异常时及时就诊。特别是出现以下异常：

- 发现乳腺肿块与周围乳腺组织不同并持续存在
- 不能消退的肿胀
- 乳房皮肤出现凹陷，皱缩或酒凹征
- 乳头周围皮肤出现鳞屑
- 乳房形态改变
- 乳头发生改变例如内陷
- 乳头溢液特别是血性溢液

乳房疼痛：许多女性都有乳房疼痛（乳腺痛）的经历，原因有以下几种：

- 激素水平的变化
- 囊肿
- 感染
- 纤维囊性变
- 肿瘤，少见

乳房疼痛可能与激素水平改变相关。例如，乳房疼痛可能发生于月经期或经前期（并为经前期综合征的表现之一）或发生于孕早期。服用口服避孕药或服用激素替代治疗的绝经后女性往往也有这种乳房痛。一旦女性雌激素及孕激素升高（如月经周期或怀孕或治疗原因导致的雌孕激素水平升高），可导致乳腺腺体及腺管增大并使乳腺保持乳汁。乳房变得肿胀并偶伴疼痛。此种乳房痛往往呈弥散性，乳房触痛明显。此种与月经周期相关的乳房疼痛可能持续数月或数年。

其他原因导致的乳房疼痛包括乳腺囊肿、感染及脓肿。对于以上疾病导致的乳房痛其疼痛部位较局限，乳腺纤维囊性改变（之前命名为乳腺纤维囊性疾病）也导

致乳房痛。仅有 5% 的乳腺癌患者以疼痛作为其初始症状。乳房痛持续超过 1 个月就需进一步诊治。

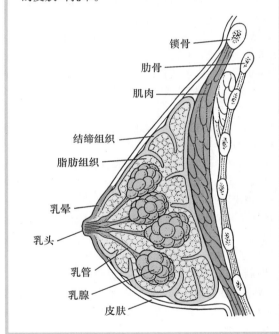

乳 腺 组 织

女性乳腺由具有泌乳功能的小叶及围绕腺体的脂肪组织及一些结缔组织组成。乳汁由腺体产生沿着乳管流向乳头。乳头周围色素沉着的皮肤叫乳晕。

锁骨
肋骨
肌肉
结缔组织
脂肪组织
乳晕
乳头
乳管
乳腺
皮肤

轻度的乳房痛常常能缓解，甚至自行缓解。发生在月经期的乳房痛能通过服用对乙酰氨基酚或非甾体抗炎药（NSAID）缓解。

某些严重的疼痛可用达那唑（一种与睾酮有关的合成激素）或他莫昔芬（治疗乳腺癌的药物）治疗。这些药物能拮抗雌孕激素的活性，从而抑制乳房的肿胀和疼痛。因为长期运用该类药物有副作用，因此该类药物仅短期运用。他莫昔芬较达那唑的副作用小。虽然更多用于绝经后妇女但其对绝经前妇女同样有效。

如果引起乳房疼痛的病因已经明确，便可对症治疗，例如如果明确是乳腺囊肿导致的疼痛，那么抽出囊液常

可缓解疼痛。

乳腺肿块：肿块是乳腺疾病常见的症状，但常常是良性的。其病因包括：

囊肿

- 纤维腺瘤
- 瘢痕组织
- 较少见的癌症

由于肿块可能为乳腺癌，一旦发现便应立即就诊。乳腺的肿块可能为以液性为主的囊肿或实性肿块如纤维腺瘤。

另一些实性乳腺肿块包括硬化的腺体以及乳腺脂肪组织坏死后形成的瘢痕组织。以上两种疾病并非乳腺癌。然而这些肿块的确诊需行活检，一旦确诊不需特殊处理。

乳头溢液：一侧或双侧乳头有时会有溢液。乳头溢液常见于产后泌乳。或者由机械性刺激乳头引起：抚触，吸吮，衣物的摩擦或性兴奋时出现。在怀孕的最后几周，乳房可分泌初乳。精神压力也可引起乳头溢液。

正常的乳头溢液是稀薄的，乳白色或接近清亮的液体，并不黏稠。在怀孕或哺乳期，偶尔可见淡血性的乳汁溢出。

很多疾病可导致异常的乳头溢液。不同性状的溢液由不同的疾病导致：

- 血性溢液见于非癌性的肿瘤（如乳腺导管瘤：导管内乳头状瘤）或乳腺癌。在出现异常乳头溢液的妇女中，由于乳腺癌导致的仅占 10%。
- 淡绿色溢液常见于纤维腺瘤（一种非癌性的实性肿块）。
- 脓性伴异味的乳头溢液见于乳腺感染。
- 非哺乳期妇女出现的大量泌乳见于溢乳症

腺垂体或大脑疾病、脑炎（脑组织的感染）、甲状腺功能减低、肾脏或肝脏功能异常、头部或胸部创伤都可能导致乳头溢液。

服用一些药物同样可能导致乳头溢液如：罂粟碱类，治疗胃部疾病的药物（西咪替丁、雷尼替丁、甲氧氯普胺），抗抑郁药及一些抗高血压药物（甲基多巴、利血平、维拉帕米）。

如果是单侧乳头溢液则由患侧乳房疾病引起：癌性或非癌性的肿瘤。如果双侧乳头溢液则为乳房外疾病导致如激素水平异常或运用某种药物导致。

如果乳头溢液持续长于 1 个月经周期或显示异常就应该立即就诊。绝经后妇女出现乳头溢液应立即就诊。医生应检查乳房并查看病变。并行相关的辅助检查：乳腺超声、乳房钼靶片、激素水平测试、头颅 CT 或 MRI 等。患者的服药史等也应详细询问。有时乳头溢液的病因不明。

对于病因明确的应进行相应的治疗。如果非癌性肿块原因应将导致溢液的乳腺导管切除。

引起乳头溢液的原因

病因	举例
乳房疾病	乳腺癌 乳腺感染或脓肿 腺囊性病变 最常见的非癌性的乳腺导管肿瘤（导管内乳头状瘤）
其他疾病	脑部疾病 脑炎 头部或胸部创伤 肾功能异常 肝功能异常 腺垂体疾病 甲状腺功能减退
药物	抗抑郁药 抗高血压药（甲基多巴、利血平、维拉帕米） 抗精神病药物氯丙嗪 治疗胃部疾病的药物（西咪替丁、雷尼替丁、甲氧氯普胺） 类罂粟碱 口服避孕药

乳 腺 囊 肿

乳腺囊肿是乳房内液性囊肿。

乳腺囊肿极为常见。一些患者易发生乳腺囊肿，并且有些发展为纤维囊性病变。乳腺囊肿的病因尚不明确，创伤可能与其发生相关。其大小不等，可极小，也可大到 10 余公分。

囊肿可能导致乳腺疼痛。针吸抽取囊液可缓解疼痛。若考虑恶性则囊液需送细胞学检查查找肿瘤细胞。抽液后需记录囊液的颜色及量。如果囊液呈血性、棕色或浑浊或者抽液后囊肿不消失或术后 12 周再次出现囊肿则需手术切除囊肿。因为出现以上情况不能排除囊肿呈恶性的可能。

纤 维 腺 瘤

纤维腺瘤为小的、实性、富弹性的由纤维组织及腺体形成的乳腺占位病变。

纤维腺瘤常见于年轻女性，甚至包括青少年。病因尚不清。

纤维腺瘤病灶边界清晰,自行检查时易发现,且易于切除。多为小的,活动度好的,质硬病灶。这些特征提示该疾病多为非癌性病灶。但为了确诊病变性质,仍需切除病变。手术多采取局麻。

纤维腺瘤易复发。若多发病灶已切除且病理提示良性,患者及其医生可选择保守治疗并随访新发病灶。

纤维囊性改变

乳房纤维囊性改变(曾被叫做乳房纤维囊性病变)表现为乳房疼痛,囊肿及非癌性肿块。

多数妇女有数个纤维囊性病变且病变常见于外上象限。在美国很多女性患有此种乳腺肿块性疾病,乳房疼痛,乳腺囊肿或合并以上多种病变同时存在称为乳腺纤维囊性改变。

通常,月经周期中女性雌孕激素发生周期性变化。当激素水平上升时,乳腺导管及腺体增大,乳腺充满液体,当雌孕激素下降时乳腺恢复正常状态(这种波动可以解释为什么在月经周期的某些时期乳房肿胀并更为敏感)。纤维囊性改变为激素反复刺激导致。以下的情况增高乳腺纤维囊性改变的发生率:

- 月经初潮早
- 生育年龄大于等于 30 岁
- 从未生育
- 其他乳腺病变如感染

病变区域的乳腺增大,局部出现厚重、不适、触痛或烧灼样疼痛。绝经后症状渐缓解。

大多数纤维囊性改变并不增加乳腺癌的风险。但有少数发展为乳腺癌。这些病变在钼靶片中表现为乳腺组织增厚,需行活检以排除乳腺癌。病变包括以下几种类型:

- **复杂的纤维腺瘤**:组成乳腺腺管的上皮组织及结缔组织共同组成的良性肿瘤。该种肿瘤有多种类型的组织改变。
- **中度或重度的增生**:形成乳腺腺体或导管的增生过长,且细胞层次的排列异常(叫不典型增生)。
- **坏死性腺病**:乳腺腺体增加,瘢痕组织形成,影响乳腺腺体的排列。
- **乳头状瘤**:非癌性的,生长于乳腺导管内的指样肿块。

纤维腺病可能导致乳腺腺癌的诊断困难增加。

治疗

肿块需予切除活检,通常一次切除一个肿块。标本送检以排除癌症。有时活检标本可为针吸活检标本,但是有时需将肿块切除送检。

有时囊肿需抽液治疗,但术后容易复发。但对于乳腺囊肿没有更特异或需更进一步的治疗方法。有时可采取一些辅助治疗缓解症状:

- 穿软和且支撑效果好的内衣
- 服用镇痛药物

如果症状加重应就诊,医生会开一些药物如达那唑(合成的雄激素)或者他莫昔芬(阻断雌激素的作用)。因为这些药物长期服可导致副作用,因此这些药物仅短期服用。他莫昔芬的副作用小于达那唑。

乳腺炎及脓肿

乳腺炎除了围产期、创伤或手术外极少见。最常见的症状是肿胀,局部发红,局部组织皮温升高及伴触痛。一种不常见的乳腺癌叫做炎性乳癌能导致相似的症状。乳腺炎需要抗生素治疗。

乳腺脓肿是乳腺局部积脓,极为少见。如果乳腺炎治疗不及时则可能发展为乳腺脓肿。乳腺脓肿需手术排脓,并予抗生素治疗。

乳 腺 癌

- 乳腺癌是女性第二大肿瘤,其致死率位于女性肿瘤的第二位。
- 通常其首发症状为无痛性的肿块,且常常为女性自己发现。
- 对于年龄超过 50 岁或者有乳癌高危因素的女性应每月自我检查,每年医生检查,每年行一次乳腺钼靶摄片。
- 如果发现了实性的肿块可行针吸或者肿块切除等方式活检。
- 乳腺癌需手术治疗,有些需行放疗,化疗或其他治疗或者是综合治疗。
- 预后较难判断,与癌肿的性质及播散范围有关

乳腺癌继皮肤癌之后,位于女性恶性肿瘤发病率的第二位。同时继肺癌之后,位于女性恶性肿瘤致死率的第二位。2006 年美国有 20 余万位女性被诊断出患乳腺癌。而且这些女性中约 1/5 可能会死于乳腺癌。

很多女性惧怕乳腺癌可能是因为其高的发病率。然而,还有些对乳腺癌的恐惧是基于对于这一疾病的误解。例如,有人说"1/8 的女性会患乳腺癌",而这一论点对于公众是误导。这一数据是在刚出生到 95 岁的所有女性人群中推算出的。理论上说,它是指活到 95 岁或者以上的女性中,约 1/8 的女性会得乳腺癌。然而,对于 40 岁的女性,其乳腺的发病率为 1/200,在未来的十年乳癌的发病率为 1/20。但是随着女性年龄的增长其发生乳腺癌的几率也在上升。

你知道吗……
不到 1% 的女性带有乳腺癌的致癌基因。

有几个因素会影响乳腺癌的发生几率。因此有些女性发生乳腺癌的几率上升,有些女性的发生率却低于平均值。许多因素会增加乳腺癌的风险,如年龄(不可变因素)。定期运动(特别是在青春期或者成年早期)、控制体重可能降低发生乳癌的几率。习惯喝含酒精的饮料会增加乳癌的发生风险。

比关注高危因素更重要的是警惕乳腺癌,做到早发现早治疗以期治愈。乳癌往往能在乳腺钼靶片检查或者常规自行检查时早期发现。

乳腺癌发生或致死的高危因素有哪些?

| 年龄(岁) | 风险(%) | | | | | |
| | 10 年后 | | 20 年后 | | 30 年后 | |
	发病	死亡	发病	死亡	发病	死亡
30	0.4	0.1	2.0	0.6	4.3	1.2
40	1.6	0.5	3.9	1.1	7.1	2.0
50	2.4	0.7	5.7	1.6	9.0	2.6
60	3.6	1.0	7.1	2.0	9.1	2.6
70	4.1	1.0	6.5	1.9	7.1	2.0

乳腺癌的类型

乳腺癌通常按照其播散范围及其组织起源分类。

原位癌 是指未浸润癌。是乳腺癌最早期的阶段。原位癌可能很大,可能累及大范围的乳腺组织,但是并未侵犯周围的组织或播散到身体其他脏器。在美国诊断的乳腺癌中超过 15% 为原位癌。且常常是在钼靶摄片时发现。

浸润性癌 其分类如下:

- 局部浸润:癌肿侵犯乳腺周围组织,但局限于乳房
- 区域侵犯:癌肿侵犯乳房周边组织,如胸壁或淋巴
- 远处播散:癌细胞播散到身体其他脏器。癌细胞通过乳房的淋巴管播散到腋窝淋巴结(邻近淋巴结)。淋巴结的一个作用是滤除或破坏异常或外来的细胞:如癌细胞。如果癌细胞能通过淋巴结,那么就可能侵犯到周围任何组织。

乳腺癌也可通过血管远处播散。通常播散到骨、脑,也可播散到肺、肝、皮肤及头皮。癌肿的远处播散可能在诊断及治疗后数年或数十年后发生。如果有一处转移,那么也可能转移到其他部位,尽管有些转移灶还不能被发现。

起源于乳腺腺管的癌被称作乳腺导管癌。约 90% 的乳腺癌为导管癌。来源为乳腺小叶的为乳腺小叶癌。来源于脂肪组织或结缔组织的乳腺癌极为少见,被称为乳腺肉瘤。

导管原位癌:局限于乳腺导管内。它并不侵犯周围的乳腺小叶组织,但可能沿导管播散,并逐渐侵犯大范围的乳房组织。这种情况发生率为 20% ~ 30%,癌肿通常在钼靶摄片时被发现。导管癌可能演变为浸润性癌。

乳腺小叶原位癌:局限于乳腺小叶内。常发生于两乳的多个小叶组织中。此种癌肿每年有 1% ~ 2% 的几率在其所在的乳房或对侧乳房发展为浸润性乳腺癌。此种癌占乳腺癌的 1% ~ 2%。通常乳腺小叶原位癌在钼靶片中很难被发现,仅通过活检发现。

浸润性导管癌:起源于乳腺导管但突破导管壁,浸润周围的乳腺组织。它也可播散到身体其他部位,占乳腺癌的 65% ~ 80%。

浸润性乳腺小叶癌:起源于乳腺腺泡,但浸润周边的组织并播散到身体其他部位。较其他类型的乳腺癌而言更多见于双侧乳房。约占乳腺癌的 10% ~ 15%。

炎性乳癌:指乳腺癌的症状而非累及的组织。此种类型的乳癌生长迅速并致死率高。癌细胞阻断乳腺皮肤组织的淋巴管,导致乳房炎性表现:肿胀、发红、皮温升高。通常,炎性乳癌转移到腋窝淋巴结。能扪及肿大质硬的淋巴结。然而,乳腺淋巴结往往不肿大,因为癌细胞在乳腺中广泛播散。炎性乳癌约占乳癌的 1%。

乳头的 Paget 病是一种乳腺导管癌。最初的症状是乳头易激惹性的疼痛或乳头皮肤多鳞屑或者有乳头溢液。约半数以上的患者在患侧乳房可触及肿块。Paget 病可为原位癌或者浸润性癌。因为此疾病很少导致不适,患者可能忽略该疾病的初始症状,推迟 1 年或更长时间就诊。预后与癌肿侵犯的范围,肿块的大小及是否有淋巴转移相关。

较少见的浸润性导管癌包括：髓样癌、小管癌、黏液腺癌。黏液腺癌较常见于老年女性，生长缓慢。患此类型浸润性乳腺癌的患者较其他类型浸润性乳腺癌的患者预后好。

分叶状的乳腺肿瘤　相对来说少见。约一半的此类肿瘤为癌性，起源为乳腺导管及乳腺腺体周围的组织。肿瘤发生远处转移的几率约 10% ~ 20%。

癌症的特点

所有细胞，包括乳腺癌细胞的表面都有受体。受体是细胞表面的一种特殊分子，其作用是允许一部分能与之结合的物质进入细胞内，并影响细胞的活动。乳腺癌细胞是否含有特定的受体与癌细胞转移速度及治疗相关。

- **雌激素及孕激素受体**：有些乳腺癌细胞含有雌激素受体。此类癌细胞表面雌激素受体阳性，雌激素能刺激癌细胞的生长或播散。此类癌症更常见于绝经后女性。有些癌细胞含有孕激素受体。此类癌细胞表面孕激素受体阳性，并受到孕激素影响。含有雌激素及孕激素受体的乳腺癌较无此两种受体的乳腺癌生长缓慢，且预后较好。

- **HER2（HER2/neu）受体**：正常的乳腺细胞含 HER2 受体，利于其生长。（HER：human epithelial growth factor recent，人表皮生长因子受体，主要作用于细胞的增生、存活及分化）。约 20% ~ 30% 的乳腺癌细胞含有过多的 HER2 受体。该类肿瘤生长极快。

症状

乳腺癌早期并无症状。较常见的早期症状为与周围乳腺组织不一样的肿块。超过 80% 的乳腺癌患者是自行扪及肿块的。通常位于乳房外上象限的多发散在的肿块并非乳腺癌，而提示为腺囊样改变。单侧乳房发生的实性肿块往往提示癌。

早期癌肿与皮肤无粘连，指腹可推动肿块在皮下自由活动。

晚期肿块与胸壁或皮肤发生粘连。这时肿块完全不能推动或者不能同其上的皮肤分离。患者高举手臂就可在镜中看见由癌症导致的细微的皮肤改变。如果癌肿有皮肤或胸壁浸润，可导致皮肤皱褶或者患侧乳房不同于对侧乳房。

晚期乳腺癌皮肤会出现肿胀或溃疡性疼痛。有时肿块表面的皮肤会出现酒凹征，皮革样变类似橘皮。

肿块可能伴有疼痛，但疼痛并不是一个可靠的症状。无肿块的疼痛极少由癌症导致。

淋巴结特别是患侧的腋窝淋巴结可呈小的质硬肿块。淋巴结可能相互粘连或同胸壁或皮肤粘连。通常也是无痛的或者轻微疼痛。

炎性乳癌的乳房皮温升高，发红、肿胀，类似炎症改变。患侧乳房皮肤可出现凹陷及皮革样变，类似橘皮，或形成一些脊样改变。乳头发生内陷。乳头溢液也常见。通常乳房无明确的肿块。

筛查

因为乳腺癌早期极少有症状且早治疗疗效好，因此乳腺癌的筛查极为重要。筛查是指在出现症状前寻找异常。

常规的自我检查使女性能早发现乳腺肿块。然而，自我检查并不能降低乳腺癌的死亡率，其对早期乳腺癌的筛查效果较常规钼靶片的筛查效果差。未自行扪及肿块的妇女仍应到医生那里常规检查，并行钼靶摄片检查。对于患者自行扪及肿块就诊的，往往预后较好，且可行保乳手术，而不需行乳房切除术。

乳房检查是常规体检的一部分。医师需检查有无乳房的异常如：皮肤皱褶，皮肤紧绷，肿块或乳头溢液。医师用手触诊整个乳房并检查腋窝（大多数乳癌最早侵犯的区域）及锁骨上区有无肿大淋巴结。正常情况下无法扪及淋巴结，如果能扪及则已经增大到一定程度。然而，非癌性疾病也可导致淋巴结增大。检查时要注意淋巴结是否同皮肤或胸壁粘连以及是否相互融合到一起。

钼靶摄片：这一检查中，X 线被用于检查有无肿块。技师将患者的乳房放在 X 线板上。一个可调节的塑料板放在乳房上，严密压缩乳房。因此乳房变得扁平，这样被检查的乳腺组织可尽可能多。X 线从上向下穿过乳房，投射到乳房下方的 X 板上。这样拍摄两张。同样两个板可竖放，这样可以拍摄乳房的侧位片。

钼靶摄片是最好的早期发现乳腺癌的方法之一。钼靶片已被设计得可早期发现乳腺癌性病变。有时可于肿块长大到可扪及大小前数年便可发现。因为钼靶的高敏感度，可能导致假阳性发生。筛查过程中发现的约 90% 的异常（即无症状或肿块的女性）是非癌性的。通常如果发现可疑病变，需行后续的处理：通常需行乳腺活检以确诊。钼靶也可能漏查约 15% 的乳腺癌。

每 1 ~ 2 年行一次钼靶摄片能降低 50 岁以上女性人群乳腺癌死亡率 25% ~ 35%。但是目前的研究还不能显示钼靶摄片能降低 50 岁以下女性人群的乳腺癌死亡率。然而对于年轻女性群体的资料较少，因为乳腺癌在年轻女性中的发病率低。很多专家建议 40 ~ 49 岁间的女性每 1 ~ 2 年行钼靶检查。50 岁以上的女性应每年行钼靶摄片。

放射剂量往往很低，应此是安全的。钼靶摄片可能导致不舒服，但是仅持续几秒钟。摄片时间应选择月经期，因为此时乳腺最不易发生疼痛。检查前 1 天不可用防臭剂,以防影响摄片的质量。摄片整个过程大约需 15 分钟。

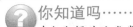

你知道吗……
在钼靶摄片这类常规筛查过程中发现的异常,仅有 10% 为癌症。

诊断

如果发现乳房肿块或其他异常,无论是在体格检查还是在筛查时发现,都应进行下一步检查。如果之前未行钼靶摄片则应首先行乳房钼靶摄片。

超声检查有时用于辅助鉴别囊肿及实性占位。这一鉴别极为重要,因为囊肿通常为非癌性。囊肿可行随访或者针吸抽液治疗。有时抽吸的液体也送检以发现有无癌细胞。极少的情况下因考虑囊肿为癌性,需切除囊肿。

如果病灶为实性肿块,癌性病变多位实性,在钼靶摄片检查后应行活检。通常行针刺活检。用一个带有注射筒的针取一部分肿块的细胞送检。如果活检结果提示恶性,则可确诊。如果未发现恶性,而又需要确定活检未漏取癌性组织应行切除活检即切除一部分组织送检或者切除整个肿块送检。对于需行以上检查的患者大多数不需住院。通常以上操作只需在诊室就可完成。

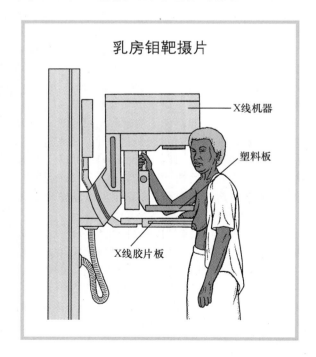

乳房钼靶摄片

X线机器
塑料板
X线胶片板

如果怀疑 Paget 病,常常需行乳头组织活检。有时这种癌症能通过乳头分泌物脱落细胞检查以诊断。

病理学家需在显微镜下查看有无癌细胞以确诊。通常,在钼靶摄片异常的女性中仅有几个活检结果提示乳腺癌。如果查见癌细胞,则需进一步确定癌症的类型及特征如:

- 细胞是否有雌激素或孕激素受体
- 有多少 HER2 受体
- 细胞分裂的速度有多快

这些信息可以告知临床医生肿瘤能多快地播散,哪种治疗更有效。

同时应完善胸片和血液检查(包括血常规,肝功能)以确定癌症是否有肺、骨、肝转移。如果肿瘤巨大,伴有淋巴结肿大,或者患者有骨痛应行全身骨扫描。如果肝功能异常或者体检发现肝脏肿大或者癌症已有乳房内转移需行腹部 CT 检查以明确有无肝转移。

一旦确诊乳腺癌需行乳腺 MRI 检查,因为该项检查能明确肿块的大小,乳房肿块的数量,是否有胸壁侵犯。

分期

发现乳腺癌时需进行分期。肿瘤的分期能为临床医师提供最好的治疗方法及评估预后。肿瘤的分期可简单地分为原位癌或者浸润性癌。或者更加详细的分期为 0 ~ Ⅳ 期。

预防

建议以下几类女性服用预防发生乳癌的药物:

- 超过 60 岁
- 年龄超过 35 岁,既往有乳腺小叶原位癌病史
- 有 BRCA1 或 BRCA2 基因变异
- 据目前年龄、初潮年龄、初次生育的年龄、1 级亲属中患乳腺癌的数量、既往乳腺活检结果评估为高危的女性

预防用药包括他莫昔芬及雷洛昔芬。在服药之前应详细询问医生药物的副作用。服用他莫昔芬的副作用包括子宫体癌(子宫内膜癌)、下肢或肺栓塞、白内障。且患者的年龄越大发生以上副作用的风险越大。雷洛昔芬在绝经后女性中同他莫昔芬一样有效,且其导致血栓及白内障等副作用降低。两种药物都能增加骨密度,因此对于患骨质疏松的患者有利。对于绝经后女性,雷洛昔芬是他莫昔芬的良好替代药物。

治疗

通常在活检 1 周以后,待患者进行全面的身体状况评估后进行治疗。治疗的方法取决于癌症的分期及种类。然而因为不同类型的乳腺癌在生长速度、转移及治疗反应性方面各不相同,因此治疗较为复杂。同时,因为目前对乳腺癌的认识还不够,因此医生对于一个乳腺癌患者可能有多种治疗方案。

乳癌的危险因素

年龄

年龄是乳癌的重要危险因素。约 60% 的乳癌发生于 60 岁以上的妇女。75 岁以上乳癌的发病率明显增加。

乳癌病史

曾患过乳癌的女性其再次发生乳腺癌的几率最高。在患侧乳房切除术后，对侧乳房发生乳腺癌的几率约为每年 0.5% ~1.0%。

乳癌家族史

如果有一级亲属（如母亲，姐妹或女儿）患乳癌，该女性发生乳癌的几率增加 2 ~3 倍。如果其他稍远关系的亲属（如祖母、姨妈、姑妈或者表姐妹、堂姐妹）患乳癌，该女性发生乳癌几率增加的可能性较小。如果有两个或两个以上一级亲属患乳癌，则该女性发生乳癌的几率增加 5 ~6 倍。

乳腺癌基因

目前在两组女性人群中发现了两种乳腺癌基因（BRCA1 和 BRCA2）。少于 1% 的女性带有这两种基因。此两种基因在德系犹太人中最常见。如果带有其中一个基因，那么该女性患乳腺癌的几率极高，到 80 岁时发生乳腺癌的几率为 50% ~85%。然而，这类女性即便患乳腺癌其死亡率并不比其他女性高。带有此类基因的女性其家族史中往往有多位近亲常常是一级亲属患者乳腺癌。因此除有此家族史的女性进行乳腺癌基因的筛选外，该项检查不应作为常规筛选。

当两种基因同时异常时，此家族女性发生卵巢癌的几率升高。BRCA2 基因异常的家族，男性患者乳腺癌的几率升高。

有其中一种基因异常的女性，应增加乳腺癌检查的次数。同时她们可能还需服用他莫昔芬或雷洛昔芬（与他莫昔芬类似的药物）以防止发生乳腺癌。或者有些需行双乳切除术。

腺囊样改变

仅有部分类型的腺囊样改变导致乳癌发生率升高。这些病变需要活检以除外乳腺癌的病变或者在钼靶片上显示乳腺组织增厚的病变。即便有以上的改变，其发生乳癌的几率也仅仅是轻度增加，除非活检发现异常组织改变（如不典型增生）或者该患者有乳癌家族史。

月经初潮的年龄，初次怀孕的年龄及绝经的年龄

月经初潮的年龄越小，发生乳癌的几率越高。12 岁前月经来潮的女性发生乳癌的几率是 14 岁后月经来潮的女性的 1.2 ~1.4 倍。

初次怀孕的时间越晚，绝经越迟发生几率越大。从未生育的女性一生中发生乳癌的几率加倍。

以上因素对乳癌的影响，可能是与长期雌激素（雌激素能刺激部分类型的乳腺癌生长）作用有关。（怀孕虽然导致雌激素水平升高，但是却可以降低乳癌发生率）。

过长的使用口服避孕药或者雌激素替代治疗

服用口服避孕药仅轻微提升远期乳腺癌的发病率。且该几率的增加仅见于很早（如十几岁时）便开始服用短效避孕药且长时间服用的女性。当停止服用后其乳癌的发生率在未来的 10 年间逐渐降低到和同龄女性一致的水平。

绝经后服用混合激素（雌孕激素）替代治疗数年的女性其发生乳腺癌的几率增高。

绝经后肥胖

绝经后出现肥胖的女性乳癌的发生率升高。但是目前还没有证据显示高脂饮食导致乳癌或者改变饮食结构可降低乳癌发生率。有些研究显示，肥胖的女性只要有月经其发生乳癌的几率并不高。

接触放射线

30 岁前过多的接触放射线（如肿瘤的放疗或者其他导致过多接触放射线的因素）增加乳癌的几率。

患者自己及医生对于治疗方案的倾向性影响后续实际采取的治疗方案。患者在治疗前应详细询问自己癌症的情况包括已知的或者可能出现的情况，各种治疗方案的具体利弊。然后，可以根据不同治疗方案的优劣点选择或拒绝某种治疗方案。切除部分或者完整的乳房对患者来说是心理的创伤。患者应考虑她们接受的治疗可能影响她们对自我完整性及性欲的认知。

医生同时要询问患者是否愿意加入乳腺癌新治疗方案的研究中。新的治疗方法旨在改善疾病的生存率或改善患者的生活质量。所有参与新治疗方案的患者都应得到治疗，因为新的方法需与其他成熟有效的治疗方法进行比较。参与新治疗方法探索的患者应详细询问治疗方案的风险，可能的优点，以便于她们在完全知情的情况下进行选择。

治疗往往包括手术治疗，有的还包括放疗、化疗或者内分泌治疗。通常治疗为以上所提到治疗的综合运用。

如何进行乳癌的自我检查

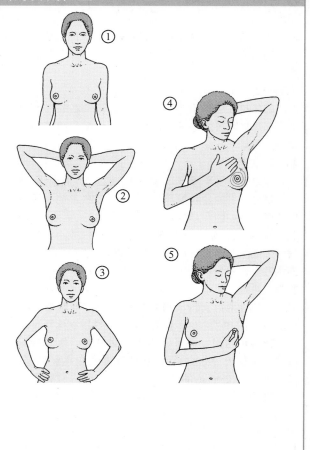

1. 站于镜前观察乳腺。正常的情况下双侧乳房的形态可能会稍微有差别。注意查看双乳有无大小,乳头(内陷)的差别或者有无乳头溢液。注意皮肤有无皱缩或者酒窝征。

2. 仍然站于镜前,进一步观察。双手紧扣置于脑后,这样的姿势有助于使癌症导致的微小变化更加明显。仍然注意以上提到的变化特别是乳房低垂部位。

3. 双手置于臀部,身体向镜子倾斜,肩关节及肘关节向前。同样是注意第 1 步提到的变化。

4. 有些女性可能更多在洗澡时行第 4 步的检查。提高左臂,用右手的 3~4 个手指的指腹完整的检查左乳。用手指呈圈的逐步检查,首先从乳头开始逐步向外扩展。于乳房上指腹轻微用力,逐步检查皮下有无异常肿块或占位。注意检查整个乳房。同时仔细检查腋窝有无肿大淋巴结,乳房与腋窝间有无皮下结节。

5. 轻轻挤压作乳头检查有无溢液。(如果无论何时出现乳头溢液,无论是不是在自我检查时发现均应就诊)重复第 4、5 步检查右侧乳房。

6. 左肩下枕枕头或折叠的毛巾,平躺,高举左臂超过头部。此睡姿可使乳房平坦,更易检查。重复第 4、5步。同样的方法检查右乳。

每月应重复以上步骤检查乳房。对于有正常月经的女性,月经净后 2~3 天是检查的最佳时间,因为此时乳房不易出现疼痛及肿胀。对于绝经后女性,可选择每月利于记忆的日子进行检查,例如每月第一天。

此图改编于国家癌症协会出版物。

乳腺癌分期

分　　期	描　　述
原位癌	
0	肿瘤局限,通常局限于乳腺导管或腺体中,并且未浸润周边的乳腺组织
局限的或局部浸润癌	
I	肿块直径≤2cm,局限于乳房内
IIA	肿块直径≤2cm,有 1~3 个腋窝淋巴结转移。显微镜下见肿瘤侵犯的患侧乳房胸骨旁淋巴结或者双侧胸骨旁淋巴结侵犯 或者 癌肿直径大于 2cm 但小于 5cm,无乳房外转移
IIB	肿块直径大于 2cm 但小于 5cm,有 1~3 个腋窝淋巴结转移或者显微镜下见肿瘤侵犯的患侧乳房胸骨旁淋巴结或者双侧胸骨旁淋巴结侵犯 或者 肿块直径大于 5cm,无乳房外转移
IIIA	肿块直径≤5cm 有 4~9 个腋窝淋巴结转移或者≥1 个患侧乳房的胸骨旁淋巴结肿大 或者 肿块直径大于 5cm,超过 9 个腋窝淋巴结转移或者有胸骨旁淋巴结转移

续表

分　期	描　述
ⅢB	肿块累及胸壁或者皮肤或者导致乳房的严重（炎性乳癌）
ⅢC	无论肿块大小但有以下一项： ■ 有≥10 个腋窝淋巴结转移 ■ 有锁骨上或锁骨下淋巴结转移 ■ 有腋窝淋巴结转移且肿瘤同侧的胸骨旁淋巴结肿大 ■ 有≥4 个腋窝淋巴结转移且显微镜下见肿瘤同侧的胸骨旁淋巴结转移
转移性的癌	
Ⅳ	无论肿块大小，有远处组织或器官转移如肺、骨或者乳房引流淋巴结外的淋巴结转移

依据癌症类型治疗

类　型	可行的治疗方案
乳腺导管原位癌	乳房切除术 扩大的切除术后做或不做放疗
乳腺小叶原位癌	常规乳房检查及钼靶摄片 他莫昔芬或绝经后妇女用雷洛昔芬以减少发生浸润性癌的几率 极少的情况下行双乳切除术以防止发生浸润性癌
Ⅰ 及 Ⅱ 期（早期）乳腺癌	如果肿块大于 5cm，术前行化疗 保乳手术：切除肿块及周边的乳腺组织，术后行放疗 有时需行乳房切除术，术后行乳房重建 术后化疗，激素治疗，曲妥珠单抗（赫赛汀）治疗或者多种方法联合治疗。如果绝经后女性肿块小于 1cm 可不行术后化疗或激素治疗
Ⅲ 期（晚期）癌（包括炎性乳癌）	术前行化疗或者有时行激素治疗缩小肿块 在可以完整切除肿块的前提下行保乳或者乳房切除术 对于炎性乳癌行乳房切除术 通常术后需行放疗 有时术后仍需化疗，激素治疗或两种治疗联合
Ⅳ 期癌（转移癌）	如果出现症状或者有多个病灶行激素治疗，卵巢去势术 * 或者化疗 如果癌症细胞富含 HER2 受体给予曲妥珠单抗（赫赛汀）治疗 以下情况行放疗： ■ 转移到脑 ■ 皮肤转移灶 ■ 一处骨转移并伴症状 对于发生骨转移的 Ⅳ 期乳腺癌给予双膦酸盐类药物治疗（如唑来膦酸或帕米膦酸盐）以减轻骨痛及骨质丢失
乳头 Paget's 病	通常治疗同其他类型的乳腺癌 部分情况仅行局部切除
复发于乳房内或邻近组织内	行扩大或者改良扩大切除术，有时术后仍需化疗或激素治疗
癌性的分叶状瘤	广泛肿块切除 如果肿块大行乳房切除

* 卵巢去势术指切除卵巢或者运用药物抑制卵巢产生雌激素

手术:癌性肿块及周围的组织需切除。主要有两种类型的手术治疗:保乳手术及乳房切除术。对于浸润性乳腺癌(Ⅰ期或更高期别的癌)乳房切除术的治疗效果不如保乳手术+放疗好,保乳手术同样也可完整切除肿块。术前可能需行化疗以缩小肿块。这一治疗使一部分患者有保乳手术机会而不需行乳房切除术。

保乳手术:尽量保持乳房的完整性。有以下几种类型:

■ 肿块切除:切除肿块及周边的少量正常组织。

■ 扩大肿块切除术或部分乳房切除术:切除肿块及周边较多的正常乳腺组织。

■ 1/4 乳房切除术:切除 1/4 的乳房。

切除肿块及其周边的正常组织可以防止癌症乳房内复发。保乳手术术后往往需行放疗。

保乳手术的主要优点在于美观:这一手术能保持患者体型的外观。因此如果肿块相对于整个乳房来说较大,则行保乳手术的可行性较小。如果肿块过大,切除肿块及其周边的正常乳腺组织意味着切除绝大部分乳房。保乳手术更适用于肿块小的癌症。约 15% 的癌症患者保乳手术需切除的组织较少,患侧乳房的外形同健侧乳房的外形差别不大。然而,多数患者保乳手术后患侧乳房或多或少的缩小且乳房外形有所改变。

乳腺癌手术

乳腺癌的手术治疗主要有两种类型:

1. **保乳手术**,仅切除肿块及周边部分的正常乳房组织。保乳手术方式包括:

(1) 肿块切除术:切除肿块及周边少量正常组织

(2) **扩大的肿块切除术(部分乳房切除)**:切除肿块及周围较大范围的正常组织

(3) **1/4 乳房切除**:切除 1/4 的乳房

2. **乳房切除术**,切除整个乳房

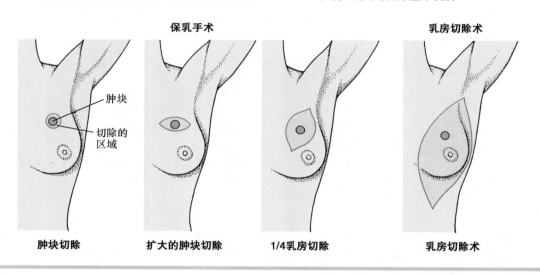

乳房切除术:是主要的手术方式。有以下几种类型:

■ 单纯的乳房切除是指切除整个乳房但是不切除乳房下方的肌肉组织,并留下足够多的皮肤组织以覆盖创面。这样的手术使乳房重建更简单。如果肿块范围广需行乳房切除术而不是保乳手术。

■ 改良的扩大乳房切除术是指切除乳房及部分腋窝淋巴结。但不切除乳房下方的肌肉组织。通常采用此手术方式而不是扩大的乳房切除术。

■ 扩大的乳房切除术是指切除乳房,腋窝淋巴结及胸肌。目前该手术方式已极少采用。

淋巴结手术(淋巴结切除术):如果怀疑癌症有浸润或者已发现癌症浸润需行淋巴结切除术。邻近的淋巴结(通常 10 ~ 20 个)需切除并送检以确定有无癌转移。如果发现了肿瘤淋巴转移,那么癌症其他部位转移的可能性更大。在这种情况下,需后续治疗。淋巴结切除术往往有并发症。因为淋巴结切除往往影响局部组织体液的回流。结果导致局部液体积聚,导致局部手或手臂持续的肿胀(淋巴水肿)。手臂及肩部运动受阻。淋巴水肿可予抽液治疗。应指导患者进行局部按摩(能促进局部积液的吸收),如何运用绑带(利于防止液体再次积聚)。患侧手臂应尽量正常活动,但是健侧手臂应行负重的运动。患者应每日训练患侧手臂,夜间则应用绑带治疗。其他并发症还包括暂时或持续的肢体麻木感,或者持续的烧灼感及感染。

什么是前哨淋巴结

淋巴管网及淋巴结回流乳房内的组织液。淋巴结的作用就是阻止此液体中的外来或异常细胞(如细菌或癌细胞)。有时癌症细胞能通过淋巴进入淋巴管,并播散到身体其他部位。通常来自乳房的组织液通过最近的淋巴结回流,但是可能通过多个淋巴结。因此这些淋巴结被称为前哨淋巴结。

医生可通过在瘤体的组织液中注射蓝色染料或者放射性物质来发现前哨淋巴结。前哨淋巴结被切除并送检以发现有无癌细胞浸润。如果前哨淋巴结无癌细胞浸润,那么就不需切除其他的淋巴结。然而活检并不一定都可靠。约2%~3%的女性可能在前哨淋巴结还是阴性时就有其他远处淋巴结的转移。

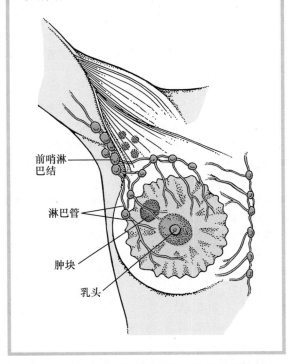

前哨淋巴结

淋巴管

肿块

乳头

前哨淋巴结活检:前哨淋巴结活检是能降低或避免淋巴结手术并发症的可行方法。这一步骤需要定位并切除癌症首先转移的淋巴结。如果淋巴结含有癌细胞,需进一步切除其他的淋巴结。如果无癌细胞则无需切除其他淋巴结。这一手术方法是否同以往传统的淋巴手术方式一样有效仍在研究中。

乳房重建: 重建可在乳房切除术同时或之后进行。硅胶或者盐水的植入物或者在该女性其他部位切除的组织可植入。硅胶植入物有时会漏出,其安全性受到质疑。然而尚无证据证明硅胶漏出会导致严重的并发症。

放疗: 用于杀死肿块切除范围周边或肿块切除部位残留的癌细胞。乳房切除术后行放疗可降低癌症局部复发及淋巴结转移。能改善巨块型肿瘤患者的生存率或者多个区域淋巴结阳性患者的生存率。

副作用包括乳房的肿胀、发红、局部皮肤水疱,恶心等。这些副作用通常在放疗结束后几月至一年的时间里逐步消失。约少于5%的放疗患者发生肋骨骨折并导致轻微不适。在放疗结束后6~18个月,约1%的患者有轻微的肺部感染。感染导致干咳及体力活动时呼吸困难等不适症状可持续6周。

为了改善放疗的副作用,目前有一些正在研究的新方法。目的在于使放疗更具靶向性,而减少其对正常组织的作用。有一种方法是用导管将有放射的活性粒子放到肿瘤部位。这样的放疗可在5天内结束。目前还不清楚这种方法是否同常规的放疗一样有效。

药物治疗: 化疗及激素阻断治疗的药物均可以抑制癌细胞的生长。通常化疗及激素阻断治疗往往被用于手术治疗及放疗后的辅助治疗(常规用于有淋巴转移的患者也常用于无淋巴转移的患者)。通常在术后即开始运用并持续运用数月。有些药物例如他莫昔芬要持续运用5年。这些药物能延缓大部分癌症的复发,延长生存时间。对癌细胞的基因物质进行检查可有利于预测哪些癌症对化疗或激素阻断治疗敏感。

化疗: 目的在于杀死快速生长的细胞或者延缓它们的倍增。单纯运用化疗很难治愈乳腺癌。必须同手术或放疗同时运用。化疗药物通常是周期性静脉给药。有时口服给药。较为常用的方法是1天给药,后续恢复数周后再次给药。多药联合化疗较单药化疗有效。药物的选择往往在于有无区域淋巴结转移。通用的药物有环磷腺胺、阿霉素、表柔比星、5-FU、甲氨蝶呤及紫杉醇。不同药物其副作用不尽相同(主要有恶心、呕吐、脱发、乏力)。因为化疗能杀伤卵巢里的卵细胞,因此可导致不孕,提前绝经。化疗能抑制骨髓血细胞的更新。因此需用非格司亭或聚乙二醇非格司亭类药物刺激骨髓治疗。

激素阻断治疗药物: 是一类影响雌激素或孕激素作用的药物,能阻断雌孕激素对癌细胞的刺激作用。如果癌细胞有相应的受体则可用此类药物。

■ **他莫昔芬:** 口服的选择性雌激素受体调节物。能同雌激素受体结合抑制乳腺组织的生长。对于雌激素受体阳性的乳腺癌,在运用药物的第一个10年里能延长20%~25%的生存时间。因为他莫昔芬类似雌激素因此绝经后服用有一些好的作用及副作用。例如,可能导致骨质疏松及骨折,增加下肢及肺栓塞的风险,并增加发生内膜癌的几率。因此对于服用他莫昔芬的患者如果有阴道出血或点滴状出血均应及时就诊。然而其对于乳腺癌生存时间延长的作用远大于其内膜癌的致癌作用。他莫昔芬不同于雌激素替代治疗,它可能加重绝经后阴道干涩或者潮热等症状。他莫昔芬的服用年限通常为5年。

- 芳香化酶抑制剂:阿那曲唑、依西美坦、来曲唑均是芳香化酶抑制剂(芳香化酶的作用是能将一些激素转化为雌激素),因此有抑制雌激素产生的作用。对于绝经后妇女,这些药物可能较他莫昔芬更有效。它们可与他莫昔芬同时使用或者在他莫昔芬运用5年后开始服用。芳香化酶抑制剂可能增加骨质疏松的风险。

- 单克隆抗体:是人工合成的天然抗体的类似物或者进行了细微调整的抗体类似物。这些药物能增强机体抗癌的免疫能力。曲妥珠单抗,是一种单克隆抗体,同化疗药物同时运用能治疗HER2受体阳性的转移性乳腺癌。这个药物能和HER2受体结合并辅助抑制癌细胞的扩增。曲妥珠单抗服用时限为1年。副作用是可能对心肌有影响。

治疗非浸润性癌(0期)

对于导管原位癌,治疗的方法是单纯的乳房切除或者广泛的病灶切除术后可行或不行放疗。

对于小叶原位癌,治疗方法很难做个明确的原则。对于大多数女性可以随访而不需要治疗。随访包括每6~12个月进行一次体格检查,随访5年。然后每年行体检及钼靶摄片,1年1次。患者往往不需要治疗。然而在此期间癌症可能发展为浸润性(风险率每年是1.3%或者20年是26%)。对于进展而来的浸润性癌,其生长往往缓慢,且治疗往往有效。不仅如此,因为对于小叶原位癌来说双乳都有可能发生浸润性癌,且发生几率一样,因此如果手术则需行双乳切除术。对于有高危因素的女性,应行双乳切除术。

另一个治疗方法是运用他莫昔芬类的激素阻断药物,持续服用5年,能降低但不能完全消除癌肿转变为浸润性癌的几率。患有乳腺小叶原位癌的女性,未绝经的往往服用他莫昔芬,绝经后的往往服用雷洛昔芬。

治疗局部浸润癌(Ⅰ~Ⅲ期)

如果癌细胞的扩散仅局限于区域淋巴结,始终需要手术治疗尽可能切除癌细胞侵犯的组织。应活检区域淋巴结或者前哨淋巴结,利于癌症分期。

单纯的乳房切除或者保乳手术常用于治疗浸润性导管癌。保乳手术常用于治疗肿块较小的癌肿,因为手术范围必须包括肿块周边正常的乳腺组织。

肿块的大小及淋巴结转移情况决定了术后是否需行放疗或化疗或者放化疗。保乳手术后往往需要放疗。有时如果肿块过大不能行保乳手术,可于术前行辅助化疗使肿块缩小。如果辅助化疗后肿块缩小明显,达到保乳手术要求的大小则可行保乳手术。术后需行放疗,放疗结束后需行化疗。如果癌症为雌激素依赖型,患者仍有月经需口服他莫昔芬治疗,对于绝经后妇女可予芳香化酶抑制剂治疗。

治疗远处转移癌(Ⅳ期)

如果癌症转移超出区域淋巴结范围则很难治愈。但是多数Ⅳ期乳腺癌患者仍有至少2年的生存时间,有部分患者甚至生存10~20年。治疗的作用主要在于提高生活质量而不主要是延长寿命。然而,有些治疗有较严重的并发症。因此,应根据患者制定具体的治疗方案。

大多数患者主要运用化疗或者激素阻断治疗。然而,化疗特别是副作用大的化疗药物往往在症状(疼痛或不适)加重或者癌症恶化时才使用。癌性疼痛予镇痛治疗。其他症状也予相应药物治疗。化疗或者激素阻断治疗的运用主要在于减轻癌症导致的不适,改善生活治疗,而不是延长寿命。对乳腺癌有效的化疗药物包括:卡培他滨、环磷酰胺、多西他赛、多柔比星、表柔比星、吉西他滨及长春瑞滨。

激素阻断治疗的药物在特定的情况下被用为乳腺癌的化疗药物。例如,如果肿瘤为雌激素受体阳性,且在确诊及治疗后2年无复发或者癌症无立即致死效应,则可用这类药物治疗。不同的药物运用的情况不同:

- 他莫昔芬:对于有正常月经的患者往往选用他莫昔芬,因为其副作用小。

- 芳香化酶抑制剂:绝经后患者,如果其乳腺癌有雌激素受体,则选用此类药物(阿那曲唑、依西美坦、来曲唑均)。绝经后妇女应用这类药物较他莫昔芬更有效。

- 孕激素类药物:这类药物包括甲羟孕酮或者甲地孕酮,可替代他莫昔芬及芳香化酶抑制剂,且副作用小。

- 氟维司群:如果他莫昔芬治疗效果差可用此药。它能破坏癌细胞表面雌激素受体。药物常见的副作用是胃部不适。

对于仍有月经的患者还有一种激素阻断治疗方法即切除双侧卵巢,或者放疗去势,或者药物去势(布舍瑞林、戈舍瑞林或亮丙瑞林)抑制雌激素生成。

对于含有大量HER2受体的肿瘤,曲妥珠单抗可以单独运用或者同紫杉醇同时使用。曲妥珠单抗能同激素阻断药物同时运用,治疗雌激素受体阳性的肿瘤。

乳 房 重 塑

外科医生将乳房肿块及其周表的组织切除后,整形外科医生可行乳房重塑手术。硅胶或者盐水植入物可作为填充材料。或者进行一个更为复杂的手术,即从患者躯体切取部分组织,通常是腹部,作为填充材料植入。乳房重塑手术可在乳房切除术中或者术后进行。

很多女性接受重塑手术后乳房的外观看起来较接受放疗的乳房看起来要自然得多。

如果要行硅胶或者盐水类的植入物那么就要求乳腺癌手术中有足够的皮肤留存,植入物表面的皮肤感觉是相对正常的。但是这两种植入物的触感均不同于正常乳房。如果用自体组织填充,那么皮肤的感觉可能消失但重塑后乳房的触感同正常乳房相似。

硅胶填充物的硅胶往往会从囊肿漏出。这样植入物会变得很硬,导致不适且影响外观。同样,硅胶可能进入血液。有些患者可能担心漏出的硅胶是否到机体其他部位导致癌症或者导致其他疾病如系统性红斑狼疮。目前仍无临床证据表明漏出的硅胶会导致严重的疾病。但是因为有此可能,因此此植入物已逐渐少用于丰胸手术,特别是无乳腺癌病史的女性。

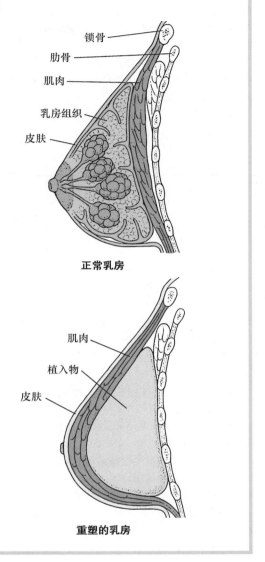

正常乳房

重塑的乳房

有时放疗作为术后唯一的治疗方法单独使用或者作为化疗前的辅助治疗。例如,如果仅有一个地方有转移,而且位于骨,对于转移骨的放疗是唯一的治疗。对于有骨转移的乳腺癌,放疗是最有效的治疗。有时能将病灶限制于局部数年。同时放疗也是有脑转移患者最有效的治疗。

有时如果仅发现一处转移,也可行转移灶手术(如脑转移)。手术治疗能缓解症状。二磷酸盐(用于治疗骨质疏松)如帕米磷酸盐或唑来膦酸能减轻骨痛及骨质丢失。能防止或延缓肿瘤骨转移导致的问题。

随访关怀

治疗结束后的随访包括:乳房的检查,胸、颈及腋窝的检查,每 3 个月一次持续 2 年,然后每半年一次持续至 5 年。常规行钼靶摄片及乳房的自我检查仍很重要。患者应及时告知医生下列症状:

■ 乳房有无变化
■ 有无疼痛
■ 有无食欲缺乏或体重减轻
■ 月经改变
■ 异常的阴道流血
■ 视物模糊
■ 任何觉得不正常且持续存在的症状

除非怀疑复发,常规的诊断步骤包括:胸片、血液学检查,骨扫描及CT检查都不需要。乳腺癌治疗的结果改变了患者的生活。来自家人及朋友的帮助及支持患者。心理咨询也同样有效。

临终关怀

有乳腺癌远处转移的患者的生活质量可能降低,而延长其寿命的治疗方法可能收效甚微。改善生活质量可能较延长寿命更重要。癌症的疼痛可通过运用适当的药物缓解。因此如果有癌性疼痛,患者应向自己的医生索要镇痛药物。治疗也可能缓解其他麻烦的症状如:便秘、呼吸困难、恶心。心理及精神的咨询也有帮助。

乳腺癌远处转移的患者应告知她们临终前需要怎样的照料,因为随着病情的发展她们可能逐渐不能表达自己的意愿。因此对于这些患者,制定并更新愿望极为重要。

第246节

非癌性的妇科疾病

非癌性(良性)的妇科肿块性疾病包括(囊肿,息肉及肌瘤)。非癌性的肿块性疾病可能发生于外阴、阴道、子宫及卵巢。有时,卵巢的囊肿或良性肿瘤可能发生扭转—附件扭转。极少见的是有一些肿块发生恶变。有些疾病可能导致子宫下部分(宫颈)到上部(宫体)狭窄即宫颈狭窄。

附 件 扭 转

附件扭转是指卵巢有时是指输卵管的扭转并导致脏器血供阻断。

■ 扭转导致突发的重度腹痛常伴呕吐。
■ 阴道超声能明确诊断。
■ 需急诊手术治疗恢复扭转的卵巢或者切除患侧卵巢。

有时卵巢或者输卵管沿其韧带扭转。卵巢的(附件的)扭转虽然少见,但易发于生育年龄的妇女。且常发于有病变的卵巢。下列情况时容易发生附件扭转:

■ 怀孕
■ 促排卵治疗后(不孕症促排卵治疗)
■ 卵巢增大(通常为良性疾病):卵巢非癌性疾病如肿瘤或囊肿

非癌性的肿瘤较癌更易导致扭转。

极罕见的情况下正常卵巢也可发生扭转。儿童更易发生此种类型的扭转。

附件的扭转常常发生于单侧。常见的是单纯卵巢扭转,偶尔输卵管也同时扭转。部分情况下,因扭转时间长导致卵巢血供完全阻断引起卵巢组织坏死。附件扭转可能导致腹膜炎—腹腔内感染及组织粘连。

症状

当卵巢发生扭转时患者会突然发生盆腔部位的剧烈疼痛。有时疼痛伴有恶心及呕吐。在发生突发剧痛前,患者多会出现持续数周或数天的间断性的痉挛性疼痛。这种疼痛多由卵巢反复扭转复位再扭转再复位所致。腹部会出现压痛。

诊断

通过症状及体格检查常可做出诊断。阴道超声检查有助于明确诊断。这项检查还可以发现卵巢的血供是否完全切断。

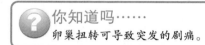

你知道吗……
卵巢扭转可导致突发的剧痛。

治疗

如果超声检查支持扭转的诊断,则需立即治疗。可采取以下的治疗措施:

■ 腹腔镜探查术:医生可以在腹部行数个小切口,通过这些小切口置入腹腔镜头,并将腹腔镜操作器械通过腹壁切口置入腹腔,将扭转的卵巢或输卵管复位。腹腔镜需住院施行,并要求全面检查。但患者术后不一定需要住院。
■ 经腹探查术:该手术需在腹壁行大的切口。该手术不需腹腔镜,因为医生可直接查看病灶。因为创面较大,患者术后仍需住院治疗。

如果卵巢或输卵管血供阻断导致组织坏死则需行输卵管卵巢切除术。如果有卵巢囊肿需行囊肿剥除术。如果有卵巢囊肿,需切除患侧卵巢即卵巢切除术。

宫 颈 肌 瘤

宫颈肌瘤是平滑的宫颈良性肿瘤。

■ 肌瘤可能发生出血,感染影响排尿或导致性交痛。

■ 妇科检查时能发现大多数宫颈肌瘤

■ 有症状的肌瘤多能手术切除。

肌瘤是含有平滑肌组织的良性肿瘤。它们较少发生于宫颈或子宫下段。如果有宫颈肌瘤常常伴发于子宫宫体或其他部位的肌瘤。发生在此部位的叫纤维瘤。大的宫颈肌瘤可能阻断尿道或者脱入阴道。脱入阴道的肌瘤可能发生疼痛引起感染、流血。脱入阴道的肌瘤也可能导致排尿困难。

症状

大多数宫颈肌瘤最终会出现症状。最常见的症状是阴道流血,常变现为不规则流血或多量流血。大量的阴道流血可继发贫血,头晕及乏力。性交时可能发生疼痛。

如果肌瘤发生感染,可能出现疼痛,出血或阴道分泌物增加。较少见的是脱入阴道的肌瘤会导致局部感到坠胀或发现腹部肿块。

如果肌瘤导致排尿困难,患者可能在开始排尿时出现犹豫,在排尿结束时会出现尿液呈点滴状。同时尿路梗阻可导致尿路感染。

诊断

体格检查时常能发现肌瘤。在妇科检查时,医生可能见到宫颈息肉,特别是肌瘤脱出时。或者医生在双合诊触摸宫颈及子宫形态及大小时发现肌瘤(一只戴手套的手置于阴道内,另一手在腹部双手合作行妇科检查)。

如果不能确诊,可行阴道超声检查发现局部的病变。阴道超声可能发现肌瘤是否阻断尿道并发现宫体其他部位的肌瘤。

进行血化验评价有无贫血。进行刮片或宫颈细胞学检查除外宫颈癌变。

治疗

如果肌瘤小、无症状,不需治疗。如果导致症状则需手术切除。如果仅行肌瘤剥除,患者仍可生子女。但如果肌瘤太大则需行全子宫切除术。以上任何一种手术均可经腹完成或在腹腔镜下完成。

如果肌瘤脱入阴道,可经阴道手术切除肌瘤。

宫 颈 狭 窄

宫颈狭窄是指宫颈部位宫颈管的狭窄。

■ 宫颈狭窄可导致不孕,宫腔积血或积脓。

■ 通过宫颈扩张可缓解症状。

宫颈狭窄是指阴道通往宫体间的子宫腔道出现完全或不完全的封闭。

有些妇女有先天性宫颈狭窄。在以下情况下可导致继发的宫颈狭窄:

■ 癌症(宫颈或子宫内膜癌)

■ 宫颈癌前病变手术治疗后

■ 为治疗不规则阴道流血行子宫内膜诊刮术后

■ 宫颈癌或子宫内膜癌放射治疗后

■ 绝经后宫颈萎缩

宫颈狭窄可导致宫腔积血。对于有正常月经的妇女,宫颈狭窄可能导致经血连同脱落的内膜细胞逆流入盆腔,引起子宫内膜异位。如果子宫内脓肿形成(宫颈癌或子宫内膜癌患者可发生子宫内膜脓肿)会出现宫腔积脓。

症状

绝经前,宫颈狭窄可能导致月经异常,如停经、痛经及不规则出血。宫颈狭窄还可导致不孕,因为精子无法通过狭窄的宫颈与卵子结合。

绝经后妇女,宫颈狭窄可能无症状。

宫腔积血或积脓可能导致疼痛或子宫肿大。有时患者可能发现下腹部肿块。

诊断

有如下症状或情况时需考虑宫颈狭窄:

■ 停经或宫颈手术后出现痛经

■ 当行宫颈刮片或者宫颈细胞学检查或者子宫内膜活检时无法置入器械

医生通过试图将探针从宫颈进入子宫而确定诊断。

下列情况可不行进一步的检查:

■ 绝经妇女随访宫颈刮片无异常

■ 无症状,无宫腔积血或积脓

如果宫颈狭窄导致宫腔积血或积脓,需取组织活检以排除恶性肿瘤。在宫颈扩张术后,取宫颈及子宫内膜组织活检以排除恶性肿瘤。

治疗

只有当患者有症状或出现宫腔积血或积脓等症状时需治疗宫颈狭窄。可经宫颈外口用宫颈扩张器扩张宫颈治疗。想要防止宫颈再次缩窄可于宫颈放置扩张管治疗4~6周。

囊 肿

囊肿是一种与周围组织不同的封闭的囊性结构。其内容物通常为液体或半固体。囊肿是生殖器官常见的病变如巴氏腺囊肿、子宫内膜异位囊肿、皮下囊肿、Skene氏管囊肿。

巴氏腺囊肿

巴氏腺囊肿是富含黏液的囊肿,当腺体开口阻塞时可形成囊肿。

■ 囊肿多无疼痛,但如果增大会影响坐、行及性生活。

■ 囊肿可继发感染形成痛性脓肿。

■ 妇科检查时能见到或触及囊肿

■ 医生可行巴氏腺囊肿切口造口术或囊肿剥除术

巴氏腺很小,为位于外阴阴道开口两侧的圆形小腺体。因为腺体位于皮肤深处,正常情况下无法感知该腺体。腺体能在性交中分泌润滑剂。

如果巴氏腺开口阻塞,腺体充满黏液并增大结果形成囊肿。约 2% 的妇女有巴氏腺囊肿且易发于 20 岁左右的女性。随着年龄的增长,越少见巴氏腺囊肿或脓肿。

引起腺体开口阻塞的原因不明,比较罕见的原因是由性传播疾病如淋病引起。

症状

大多数囊肿不引起临床症状。但如果腺体增大,或在患者坐,行或性生活时感到不适。患者可能于阴道开口旁触及一无痛性肿块,导致外阴看起来不对称。

脓肿可导致局部剧烈疼痛及发热。局部触痛明显。局部皮肤发红,患者可有与脓肿无关的分泌物增多。

诊断

出现以下情况的妇女需就诊

- 囊肿逐渐增大或经过几天的热疗后不消失
- 痛性囊肿(通常提示感染)
- 出现发热
- 囊肿应影响行走或坐
- 患者年龄大于 40 岁

如果囊肿增大到女性发现此囊肿或症状逐渐发展,医生在妇科检查时常能发现该囊肿。通过观察囊肿的外观就能明确囊肿是否继发感染。如果有分泌物,应将分泌物送检以检查病原体。

因为外阴癌有时表现为囊肿,医生应将囊肿活检,以排除恶性疾病。活检适用于形态不规则的囊肿或年龄大于 40 岁的患者。

治疗

如果囊肿无症状或症状轻微,患者可自行治疗。可用温水坐浴或盆浴治疗。局部浸泡应持续 10~15 分钟,每天 3~4 次。有时经过以上治疗后囊肿逐渐消失。如果此治疗无效,应就诊。

小于 40 岁的患者引起症状的囊肿需治疗。单纯抽液效果欠佳并且囊肿易复发。应行囊肿切口造口术。因此如果腺体再次充满囊液,囊液可通过造口处引流。可在局麻下行以下手术:

- **放置引流管**:在囊肿上行小切口,所以一个顶端有小球的引流管可放置在囊肿内。一旦置入囊肿内小球会膨胀,引流管可置入囊肿内 4~6 周,之后一个永久的开口能形成。引流管需在诊室放入或取出。放置引流管后患者可正常的生活或活动,尽管性生活时可能感到不适。

- **切口造口术**:医生在囊肿表面行一小切口,将囊肿边缘与外阴皮肤缝合。这个手术需在门诊手术室进行。有时需行全身麻醉。

手术后局部分泌物可能持续数周。术后通常只需穿宽松的短裤,每日坐浴数次可辅助治疗并加速治愈。

如果囊肿复发,应手术切除囊肿。手术应在手术室进行。

对于大于 40 岁患者。任何囊肿均需治疗。诊断后需立即治疗。医生在治疗时需取样本进行病理学检查以排除癌症。治疗方法包括手术切除或造口。

对于脓肿,口服抗生素 7~10 天。引流管需放置,进行脓肿引流或造口引流以防止囊肿复发。

无论运用何种治疗,囊肿有时仍会复发。

什么是巴氏腺囊肿

两侧阴道开口处的小腺体为巴氏腺。腺管开口可能阻塞,腺体分泌物可能积聚于腺体内,腺体肿胀,形成囊肿。囊肿大小可约豌豆大小到高尔夫球大小。大多数情况下大发于单侧,囊肿可继发感染,形成脓肿。

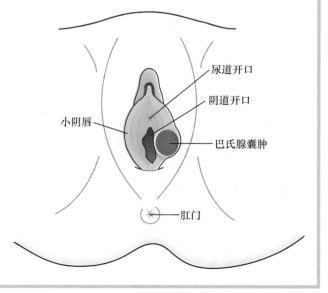

外阴的子宫内膜异位囊肿

外阴子宫内膜异位囊肿极为少见,为痛性的充满血液的囊肿。其病因是子宫内膜细胞异位到外阴。

一些不明原因导致子宫内膜组织异位到子宫内膜外。这种疾病叫做子宫内膜异位。子宫内膜异位症极少发生于外阴。发生在其他部位如卵巢更常见。这些子宫内膜异位病灶形成子宫内膜异位囊肿。子宫内膜异位囊肿常发生于既往手术切口处,如分娩时的会阴侧切口处。

子宫内膜异位囊肿是痛性的囊肿,特别是在性交时。异位囊肿同正常子宫内膜一样受到激素的影响。因此它们会增大并引起疼痛,特别是月经前或月经期。子宫内膜异位囊肿呈蓝紫色并伴疼痛。当它们破裂时会引起剧痛。

在妇科检查时,医生能见到或触到引起症状的子宫内膜异位囊肿。

子宫内膜异位囊肿需手术切除。手术需在局麻下于手术室或门诊进行。医生需将标本送病理以排除病变为外阴或阴道部位的黑色素瘤。

外阴包含或表皮囊肿

外阴囊肿包括包含囊肿或皮下囊肿。外阴的包含囊肿是含有外阴表皮的小囊肿。外阴表皮囊肿是含有分泌功能组织(如毛发的皮脂腺)的囊肿。

包含囊肿是外阴最常见的囊肿。外阴是包含外生殖器官的部位。包含囊肿可能发生于阴道。可能由创伤引起如分娩。当外阴受伤时,表皮组织会陷入表皮下。因此包含囊肿可逐渐自行形成。

表皮囊肿可能为皮脂腺分泌受阻引起。分泌物在表皮下集聚形成囊肿。

此两种囊肿均可渐长大并继发感染。

未感染的囊肿通常无症状,偶尔可能导致不适。通常囊肿为白色或黄色,小于 1/2 英寸(约 1cm)。感染的囊肿可能呈红色,伴疼痛,并导致性交痛。

妇科检查时能发现该类囊肿。

如果囊肿出现症状,可在局麻下切除囊肿。

Skene 氏管囊肿

Skene 氏囊肿通常见于尿道开口处,当 Skene 氏腺体开口阻塞时发生。

Skene 氏腺又叫尿道旁腺位于尿道开口处附近。在腺体附近的组织包括一部分阴蒂。腺体参与了性交时性兴奋作用及阴道润滑作用。

囊肿并不常见。只有当腺体开口阻塞时才形成囊肿。囊肿仅见于成人,如果继发感染,便会形成脓肿。

症状

大多数囊肿小于 1/2 英寸(约 1cm)并且不引起症状。有些囊肿稍大并引起性交痛。有时囊肿会影响尿路。发生以上情况时表现为排尿困难,排尿结束时尿液呈点滴装溢出,尿潴留。或者导致尿路感染,出现尿频、尿急、尿痛等症状。

脓肿会引起疼痛、肿胀。腺体表面皮肤会出现发红。多数患者无发热。

诊断

妇科检查时,医生能触及有症状的囊肿或脓肿。然而,B 超或者膀胱镜检查能辅助诊断。

治疗

如果囊肿引起症状,需在手术室或门诊行手术切除。门诊手术时需在局麻下进行。

对于脓肿,口服抗生素治疗 7 ~ 10 天。然后行囊肿切除术。也可行造口术(在囊肿上行小切口,将切口边缘与外阴皮肤缝合造口)引流囊液。

非癌性的卵巢肿块

- 非癌性(良性)卵巢肿块包括功能性的囊肿和良性肿瘤,大多数非癌性的囊肿及肿瘤并无症状,但有些可能导致疼痛或局部胀痛。
- 在妇科检查时能发现肿块,超声检查有利于确诊
- 有一些囊肿能自行消失
- 囊肿或肿瘤可行剥除术,有时患侧的卵巢需切除。

功能性的囊肿:功能性囊肿源于卵巢的液性腔道如卵泡。每个卵泡含有一个卵细胞。通常每个月经周期一个优势卵泡释放一个卵子。约有 1/3 的非绝经期女性有囊肿,这种功能性囊肿很少发生在绝经后。

有两种功能性囊肿:

- **卵泡囊肿:**这种囊肿随着卵细胞的发展而长大。
- **黄体囊肿:**它发生于排卵后的黄体。黄体囊肿可能出血,导致卵巢增大并发生破裂。如果黄体囊肿破裂,液体流入腹腔会出现严重的腹痛。

大多数功能性囊肿直径小于 1.5cm。少数达到或超过 5cm。功能性囊肿通常在数天或数周后能自行消退。

良性肿瘤:非癌性的(良性)卵巢肿瘤通常生长缓慢并极少恶变。常见的有以下几类:

- **良性囊性畸胎瘤(皮性囊肿):**这种肿瘤起源于胚胎组织的三个胚层。人体所有的脏器均起源于这三个胚层。因此畸胎瘤可能含有各种结构或组织,如神经,腺体及皮肤等。
- **纤维瘤:**是一类由结缔组织组成的实性肿瘤,纤维瘤生长缓慢且一般小于 5cm。通常见于单侧卵巢。
- **囊腺瘤:**这类液性的肿瘤起源于卵巢表面的上皮细胞,含有一些卵巢的腺体组织。

症状

大多数功能性囊肿及非癌性肿瘤多无症状。有时患

者可有月经紊乱或不规则出血。如果黄体囊肿出血可导致盆腔疼痛。如果患者出现发热或者出现恶心、呕吐,则可能为继发感染导致盆腔炎。偶尔可出现下腹部突发剧痛多为较大的肿块导致卵巢扭转。

纤维瘤或卵巢癌可能导致腹水。腹水可引起腹部胀痛或坠胀。

诊断

常规妇科检查时常能发现肿块。但有时通过症状就要怀疑卵巢肿块。

需先行妊娠试验排除怀孕包括异位妊娠。阴道超声检查可有助于诊断。如果仍不能明确可行盆腔 CT 或 MRI 检查。如果各项检查结果提示恶性可能,医生需切除肿块并进行病理检查以明确。也可先行血液肿瘤指标检测。

治疗

如果囊肿小于 7cm 它们可能会自行消退。可定期进行超声检查。

如果需手术治疗可行经腹或腹腔镜手术。腹腔镜手术需行 2~3 个切口,需住院手术并行全身麻醉。但术后不一定需要住院治疗。经腹手术需在腹部做大的切口,且术后需继续住院治疗。采取何种手术方式取决于肿块的大小以及是否有其他脏器受侵犯。以下情况可行囊肿剥除:

- 大于 7cm 且持续存在超过 3 个月经周期的囊肿
- 小于 10cm 的畸胎瘤
- 卵巢黄体囊肿出现腹膜炎

以下情况需行卵巢切除术:

- 纤维瘤或其他卵巢实性肿瘤
- 纤维腺瘤
- 大于 10cm 的畸胎瘤
- 难于剥离的畸胎瘤
- 绝经后发现的大于 5cm 的囊肿

宫 颈 息 肉

宫颈息肉是一种指样生长的组织,突向宫颈管,几乎所有的宫颈息肉均为良性。

大约 2%~5% 的女性患有宫颈息肉。它们可能由慢性炎症或感染导致,极少癌变。

大多数宫颈息肉没有症状。有时息肉可能导致月经间期的出血或性交后出血。息肉感染时可能出现脓样分泌物。息肉多为粉红色,直径小于 1cm。

诊断和治疗

妇科检查多能发现宫颈息肉。

引起出血或感染的息肉可在扪诊时摘除。手术无需麻醉。极少出现摘除术后出血,如果发生术后出血可用硝酸银敷于局部止血。

如果息肉摘除术后出血及分泌物多等症状持续,则需行宫颈刮片或宫颈细胞学检查以排除宫颈癌。同时需在子宫内膜取样本在显微镜下检查除外子宫内膜癌。

第 247 节

女性生殖系统的恶性肿瘤

任何女性生殖系统脏器——外阴、阴道、宫颈、子宫、输卵管、卵巢都可能发生癌症。这些癌症叫妇科癌症。

妇科癌症能直接侵犯邻近的组织器官或通过淋巴管/淋巴结或者血管远处播散。

诊断

常规的妇科检查及宫颈刮片或其他类似的检测能早期发现一些妇科癌症特别是宫颈癌。这些检查有时能通过发现癌前病变如上皮发育不良从而预防癌症。定期的妇科检查也能及时检测出阴道及外阴的癌症。然而卵巢、子宫、输卵管的癌症很难通过妇科检查发现。

如果怀疑癌症,活检能确诊或排除癌症的诊断。如果确诊癌症,需进行近一步的检查以确定肿瘤的分期。

肿瘤的分期是基于肿块的大小及播散的范围。常用的辅助检查包括 B 超,CT,MRI,胸片,骨扫描等。

癌症的分期能保证患者选定最佳的治疗方法。临床医生通常于癌症术后或活检肿块附近组织后包括淋巴结后确定癌症分期。对所有的癌症分期,均是从 I 期(早期)到 IV 期(晚期)。多大多数癌症,需要进一步的分期,用字母表示的大的分期下的亚分期。

治疗

子宫内膜癌或卵巢癌最主要的治疗方法是手术治疗。手术可能在辅助放疗或化疗后进行。对于宫颈癌的放疗可能是外照射(用大型的机器)或内照射(在肿瘤局部放入有反射性的植入物)。外照射通常一周进行数次持续数周。内照射需住院数天接受治疗。

化疗可以通过注射或口服或腹腔内置管注入腹腔用药。化疗的频率取决于癌症的类型。有时妇女在化疗时需住院化疗。

晚期的妇科癌症不可能治愈。放化疗仍需运用以缩小癌症的范围,缩小其转移灶的大小,减轻疼痛及其他症状。对于不可治的癌需建立更高级的治疗方案,因为临终关怀治疗已经进步,越来越多的不可治癌患者能避免痛苦的死亡,适当地运用药物能缓解患者的焦虑与疼痛。

子宫内膜癌

子宫内膜癌是子宫内膜组织发生的癌症。

- 子宫内膜癌常发生于绝经后女性
- 常导致不规则阴道流血
- 确诊需内膜活检
- 治疗需行子宫及输卵管切除术,并需后续的放化疗。

子宫癌源于子宫内膜因此应叫做子宫内膜癌。在美国子宫内膜癌是最常见的妇科恶性肿瘤,也是排名第四位的最常见的女性肿瘤。每 50 名妇女就有 1 名女性患子宫内膜癌。肿瘤常发于绝经后女性特别是 50 到 65 岁间女性。超过 80% 的子宫体癌为子宫内膜腺癌,有子宫内膜腺体发展而来。约 5% 的为子宫肉瘤。子宫肉瘤来源于子宫的结缔组织并更具侵犯性。

病因

子宫内膜癌在发达国家的发病率更高,因为这些地方饮食脂肪含量更高。子宫内膜癌的高危因素包括:

- 肥胖
- 糖尿病
- 高血压

以下因素只引起雌激素水平升高而不引起孕激素水平升高,也是子宫内膜癌的高危因素:

- 月经初潮早和/或绝经年龄大于 52 岁
- 有月经紊乱(月经量多,淋漓不净或月经周期过长)
- 未生育
- 患产生雌激素的肿瘤
- 绝经后服用大量含有雌激素的药物,或长期雌激素治疗而无孕酮拮抗(人工合成孕激素拟似物)
- 服用他莫昔酚超过 5 年

雌激素能刺激子宫内膜细胞的生长及分裂。孕激素能拮抗雌激素作用。月经周期中有段时期雌激素处于高水平,因此绝经年龄越晚越容易发生子宫内膜癌。他莫昔酚是治疗乳腺癌的常用药物,它能阻止雌激素对乳腺细胞的作用。但是其在子宫内膜细胞内却起着和雌激素一样的作用。因此该药物增大子宫内膜癌风险。口服短效避孕药,能降低子宫内膜癌风险。

其他高危因素包括:

- 曾有或有一个家庭成员患乳腺或者卵巢或者结肠或者子宫内膜癌
- 盆腔曾行放射治疗

症状

异常的阴道流血是最长见的早期症状。异常的阴道流血包括:

- 经净后阴道流血
- 月经中期阴道流血
- 月经周期紊乱,量多余或时间长于正常月经

3 例阴道流血的绝经后女性中就有 1 例患子宫内膜癌。出现绝经后阴道流血的女性应立即就诊。另外常见的症状还有水样的血性点滴装分明物。绝经后女性,可能在阴道流血后持续数周或数月出现血水样分泌物。

诊断

如果患者有典型的症状或宫颈刮片提示异常需考虑子宫内膜癌可能。如果怀疑癌症,医生需行子宫内膜组织活检。活检的准确率能达到 90%。如果仍不能确诊,应行诊刮术(D&C)。同时医生可行宫腔镜检查术(即将一根纤维镜经阴道宫颈置入宫腔,观察子宫内膜形态)。或者可行阴超检查评估内膜情况。

如果确诊子宫内膜癌,应行以下检查确定癌肿是否侵犯超出子宫范围:血液学检查,肾脏及肝脏功能检查,胸片等。如果体格检查或者其他辅助检查提示癌肿范围已超过子宫,则需行 CT 或 MRI 检查。其他检查也可能需完善。肿瘤的分期取决于以上检查结果,及手术中探查的情况。

预后

如果早期发现子宫内膜癌,约 70% ~ 95% 的患者能存活 5 年以上或者大多数能治愈。癌肿局限于子宫的患者预后较好。如果癌细胞生长较为缓慢,预后较好。约 1/3 的患者死于内膜癌。

治疗

子宫切除术是治疗内膜癌的主要手术方式。如果肿瘤仅局限于子宫行全子宫及双附件切除术就能治疗疾病。如果为晚期肿瘤,子宫切除术能改善预后。邻近的淋巴结需同时切除,标本需送往病理科,让病理医生检查是否有淋巴结转移或转移的范围等。有这些材料后医生能决定是否需要行手术后辅助治疗(放疗、化疗、或者孕酮治疗)。

对于少数晚期癌症患者,治疗方案具有个体性,但往往是手术、放疗、化疗及偶尔人工合成激素治疗等一个大的系统治疗。

放疗可在手术后施行,因为一些小的癌细胞很可能留存在体内。多于 50% 癌肿局限在宫体的患者在术后无需进行放疗。然而,如果癌肿已侵犯宫颈或者超出子宫的范围,术后则需放疗。

如果癌肿累及超出子宫及宫颈的范围,或者复发则

需行化疗或者同时进行放化疗。化疗药物包括卡铂、顺铂、环磷酰胺、阿霉素及紫杉醇。这些药物能控制约 1/2 接受化疗的患者的病灶，防止病灶长大或播散。然而这些药物有毒性且有较多副作用。

如果癌症经化疗无反应可用孕酮治疗。这种药物较化疗的毒性低。约 20%～25% 肿瘤播散或复发的患者，孕酮能缩小癌肿的大小，并能防止其播散 2～3 年。只要癌细胞对孕酮治疗有反应，治疗应一直持续。

如果在子宫切除术后患者的绝经期症状如潮红、阴道干涩等影响患者的生活，应加用雌激素，孕激素或两者激素以缓解症状。这种治疗是安全的且不增加癌症进展的几率。

妇科恶性肿瘤的临床分期[*]

种类	Ⅰ期	Ⅱ期	Ⅲ期	Ⅳ期[+]
子宫内膜癌（子宫体）癌	癌肿局限于宫体部（未累及宫颈）	癌肿累及宫颈	癌肿侵及周围组织，如阴道或盆腔淋巴结但仍局限于盆腔	癌肿浸润膀胱或直肠（A）或远处转移（B）
卵巢癌	癌肿侵及单侧或双侧卵巢	癌肿累及子宫，输卵管或邻近的盆腔组织	癌肿播散超过骨盆范围，累及淋巴结，肝表面，小肠或邻近的组织	腹腔外转移或肝实质转移
宫颈癌	癌肿局限于宫颈	癌肿播散超过宫颈（包括阴道上段）但肿瘤仍局限于盆腔	癌肿超出盆腔（包括阴道下段）有时完全封闭子宫外口	累及膀胱或直肠（A）或远处转移（B）
外阴癌	癌肿局限于外阴或者位于会阴并且 ≤ 3/4 英寸（约 2cm）	癌肿局限于外阴和/或会阴，但大于 3/4 英寸	癌肿位于外阴和/或会阴并播散到周边组织和/或淋巴结转移阳性	转移超出周围组织如膀胱，肠道或远处淋巴结转移。
阴道癌	癌肿局限于阴道	癌肿播散到周围组织但仍局限于盆腔	癌肿播散超出真骨盆	癌肿累及膀胱或直肠（A）或远处转移（B）
输卵管癌	癌肿局限于单侧或双侧输卵管	癌肿播散到周围组织但仍局限于盆腔	癌肿播散到腹腔脏器（如小肠，肝脏或邻近的淋巴结）	癌肿远处转移

[*] 为国际妇产科联盟分期的简化版
[+] Ⅳ期有时进一步分为ⅣA或ⅣB，进一步分期取决于癌细胞播散的范围

卵 巢 癌

- 卵巢癌早期可能无症状，在其增大或发生转移后才出现症状。
- 如果怀疑患者有卵巢癌，应行 B 超、MRI、CT 等辅助检查。
- 通常双侧卵巢，双侧输卵管，子宫均需手术切除。
- 术后需行化疗。

卵巢癌主要发生于 50～70 岁的妇女。其发生率为 1/70。在美国，是位居第二位的常见妇科肿瘤。然而其死亡率高于其他妇科肿瘤。其病死率占女性肿瘤的第 5 位。

卵巢癌的高危因素：

- 老年（最重要的因素）
- 未生育
- 晚育
- 月经初潮早
- 绝经晚
- 曾有或有一个家庭成员患者有子宫、乳腺或结肠癌

卵巢癌的发生率在发达国家较高，因为他们的饮食结果含脂量更高。口服避孕药能显著降低疾病的发生风险。

约 5%～10% 的卵巢癌与 BRCA 基因异常相关，该基因也与乳腺癌相关。有该基因异常的患者其乳腺癌或卵巢癌的发生有家族聚集性。这个基因异常常见于德系犹太女性。

有很多类型的卵巢癌，他们源于卵巢的不同类型的细胞。来源于卵巢上皮的卵巢上皮癌约占到 80%。其他类型的癌起源于生殖细胞或结缔组织。生殖细胞肿瘤更常见于小于 30 岁的女性。有时癌肿起源于身体其他部位，而转移到卵巢。

卵巢癌可直接播散到周边组织，或者通过淋巴系统远处转移到盆腔其他组织及腹部。也可能沿血管播散到远处，主要是肺和肝。

症状

卵巢癌会导致患侧卵巢增大。对于青年妇女卵巢肿大往往是由非癌性的液体充满叫囊肿。然而发生于绝经后的卵巢增大则可能提示卵巢癌。

许多患者早期无症状，等到卵巢癌晚期才出现症状。最早的症状可能是下腹部不适，症状可能似消化不良。

其他症状包括下腹胀、食欲缺乏（因胃部受压）、胀痛或背痛。卵巢癌很少会导致不规则阴道流血。

最后会出现腹部胀大，因为肿块增大或者因为腹水。到出现腹部胀大的症状时常伴发盆腔部位下腹痛、贫血及体重下降。较少见的是，生殖细胞肿瘤或纤维细胞肿瘤能产生雌激素，这些雌激素会导致子宫内膜增生过长及乳腺增生。或者这类肿瘤会产生雄激素，导致毛发过多或者产生类似甲状腺激素导致甲状腺肿大。

诊断：

早期诊断卵巢癌较困难，因为其症状往往要到肿块增大到一定程度后才会出现症状，或者要到癌细胞远处转移后才出现症状。另外早期的卵巢癌症状无特异性，很多其他疾病也可导致相似的症状。

如果妇科检查时发现卵巢增大，应立即行 B 超检查。有时需行 CT 或者 MRI 检查，以鉴别卵巢囊肿或者是卵巢癌。如果怀疑是晚期肿瘤，术前应行 CT 或 MRI 检查以确定肿瘤累及的范围。

如果不考虑恶性肿瘤，则应告知患者定期随访。

如果考虑恶性肿瘤或者检查结果不能定性，应行腹腔镜检查。同时应行腹腔镜下组织活检。同时应行血液肿瘤标记物检测如 CA125。单纯的 CA125 升高并不能确定卵巢癌的诊断，但肿瘤标记物水平异常同其他辅助检查结果一起可以辅助鉴别诊断。

如果腹水较多，可行腹穿抽取腹水找肿瘤细胞。

如果考虑晚期恶性肿瘤或已确诊癌症可行经腹探查术，取切组织行快速冰冻，若冰冻提示恶性则应尽可能的切除肿瘤，并了解肿瘤播散的范围（确定肿瘤分期）。

预后

预后与肿瘤的分期相关。肿瘤确诊及治疗后的 5 年生存率：

Ⅰ 期　70% ~ 100%

Ⅱ 期　50% ~ 70%

Ⅲ 期　20% ~ 50%

Ⅳ 期　10% ~ 20%

肿瘤侵蚀性越强预后越差，如果手术不能完全切除肉眼可见的肿块则预后越差。Ⅲ 或Ⅳ期的卵巢癌复发率在 70%。

预防

有些专家认为，如果在家族中有卵巢癌或乳腺癌病史应行基因学检测。如果 1 级或 2 级亲属患有卵巢癌或乳腺癌的女性，特别是德系犹太女性，应检测是否有 BRCA 基因的异常。有 BRCA 基因突变的女性，无论有无肿瘤或癌症，如果无生育要求应行双侧卵巢及输卵管切除术。这个手术能降低卵巢癌及乳腺癌风险。这些女性应有妇科肿瘤专家诊治。更多的信息可以咨询美国国家癌症协会癌症信息服务处（1-800-4-CANCER）及查看女性肿瘤网（WCN）的网站（www.wcn.org）。

治疗：

手术的范围取决于肿瘤的分期及癌症的种类。对于多数的肿瘤应行子宫双附件切除术。当肿瘤播散超出卵巢范围，肿瘤易侵犯的淋巴结及周边组织都应切除。如果患者肿瘤分期为 Ⅰ 期，且局限于单侧卵巢，并且患者有生育要求，可行患侧输卵管卵巢切除术。如果肿瘤细胞侵蚀其他脏器应切除所有肿瘤侵犯的脏器或组织。

对于大多数 Ⅰ 期的上皮性卵巢癌，手术治疗后不需要其他进一步的治疗。对于其他类型的 Ⅰ 期卵巢癌或对于分期完的卵巢癌，术后应行化疗。通常以卡铂及紫杉醇为主的化疗，运用六次。大多数生殖细胞肿瘤仅需行患侧卵巢，输卵管切除，术后行化疗。化疗药物主要为博来霉素、顺铂、足叶乙甙。卵巢癌治疗很少运用放疗。

晚期的卵巢癌很难治愈。目前化疗后医师通过检测肿瘤指标水平了解肿瘤的情况。如果肿瘤复发，应行化疗（常用药物有卡铂、多柔比星、足叶乙甙、吉西他滨、紫杉醇或托泊替康）。

理解子宫切除术

子宫切除术是指切除子宫。通常，通过下腹部切开进腹行子宫切除。有时也可经阴道切除子宫。任何一种手术方式均仅需 1 ~ 2 小时并需全麻。术后可能出现阴道流血或疼痛。住院时间通常为 2 ~ 3 天，恢复约需 6 周。如果行阴式子宫切除，出血可能会较少且恢复更快，且无可见的瘢痕。

因为技术的进步，腹腔镜手术或机器人手术可行子宫切除。仅需住院 1 天。患者术后疼痛少且恢复更快。

除了用于妇科恶性肿瘤外，子宫切除术也适用于子宫脱垂，子宫内膜异位症，子宫肌瘤（引起严重症状的肌瘤）。有时也是治疗结肠癌，直肠癌或膀胱癌的手术的一部分。

有以下几种子宫切除术：

次全子宫切除：保留宫颈的子宫切除。输卵管或卵巢可保留或同时切除。

全子宫切除：完整切除子宫。

广泛子宫切除：子宫及其周围组织，韧带，淋巴结都切除。两条输卵管及卵巢也同时切除，用于超过 45 岁的女性。

子宫切除术后，会出现停经。然而子宫切除术后并不导致绝经，除非卵巢同时被切除。同时切除卵巢也会同样导致绝经的效应，所以可行激素替代治疗。有人可能认为妇女子宫切除术后可能出现性欲受压抑或丧失性欲。然而，事实上子宫切除术后很少发生以上情况，然而卵巢切除术后会出现以上症状。

什么是卵巢囊肿

卵巢囊肿是指卵巢上的充满液体的囊。这种囊肿相对较常见。多数为非癌症性囊肿并能自行消散。癌性囊肿,多发于40岁以上的女性。

大多数非癌性囊肿并不引起症状。然而,有些会引起下腹胀痛,坠胀等不适。下腹痛通常见于性交时。如果囊肿破裂或者发生扭转,会突发剧烈疼痛。腹痛可能伴发发热及恶心。有些囊肿能产生激素导致月经异常。会出现月经周期紊乱或经量增多。对于绝经后女性,产生激素的囊肿可能导致阴道流血,出现异常任何症状的女性,应立即就诊。

常规妇科检查可发现盆腔包块或者通过症状而怀疑卵巢囊肿的诊断。应行妊娠试验排除怀孕相关的疾病。应行阴超检查以确定诊断。

如果囊肿为非癌性囊肿,患者应定期随访。如果考虑囊肿为癌性,应行CT或MRI检查,如果检查结果提示癌性可能,应行腹腔镜检查术。血液检查能辅助确定或排除癌症的诊断。对于非癌性的囊肿,无需治疗。但如果囊肿大于2英寸(5cm)并持续存在,应行手术剥离。癌性的囊肿应切除患侧卵巢及输卵管。

手术方式可行腹腔镜或经腹手术。

宫 颈 癌

宫颈癌发生于宫颈(子宫下部)。

- 宫颈癌通常由通过性传播的HPV感染导致
- 宫颈癌可导致不规则的阴道流血,但症状可能出现于癌肿扩大或出现播散后
- 宫颈刮片检查及之后的活检常可以发现异常
- 治疗方法:切除癌灶及周边的组织,通常还有放疗及化疗等辅助治疗
- 常规的宫颈刮片检查及HPV疫苗接种能预防宫颈癌。

宫颈位于子宫下部。宫颈突入阴道。在美国,宫颈癌是第三位最常见的妇科恶性肿瘤,并是年轻女性中最常见的妇科恶性肿瘤。多发年龄段35～55岁,也见到20岁发病的患者。

这种肿瘤与HPV病毒感染相关,HPV病毒通过性传播。这种病毒也可导致生殖系统的尖锐湿疣。性生活年龄越早,性生活伴侣越多越易发生宫颈癌。如果其性伴侣的既往性伴侣患宫颈癌,这样的女性发生宫颈癌的几率上升,其他高危因素包括吸烟,免疫功能减退(如癌症或AIDS等疾病导致的免疫力减退,化疗药物或肾上腺皮质激素等药物导致的免疫力减退)。

大约80%～85%的宫颈癌为宫颈鳞癌,源于宫颈鳞状上皮。其他的宫颈癌为宫颈腺癌,起源于宫颈腺上皮。

宫颈癌是一个正常细胞逐渐演变而来的,这些病变包括异常增生或宫颈上皮内瘤样病变(CIN)等癌前病变。癌前病变意味着如果不治疗,数年后会发展为宫颈癌。

宫颈癌发于宫颈上皮并可向深部浸润。癌症可直接浸润周围组织包括阴道。癌细胞可侵入宫颈的血管及淋巴管,向远处转移。

症状

癌前病变通常无症状。在早期,宫颈癌可能无症状或导致阴道不规则流血,且常发生于性交后。月经间期可能出现点滴或大量的出血,或者月经量增多。大块的宫颈癌灶更易发生出血,且可能出现脓样的阴道分泌物及盆腔疼痛。

如果癌肿广泛浸润,可出现下背部痛,腿部肿胀。可能会出现尿路梗阻,如果不治疗可能发生无功能肾并致死。

 你知道吗……

宫颈刮片降低了大于50%的宫颈死亡率。

如果所有女性均进行定期的宫颈刮片,宫颈癌的死亡率最终可降为零。

诊断

常规的宫颈刮片检查或者其他宫颈细胞学的检查能尽早发现宫颈癌。宫颈刮片对宫颈癌诊断的准确性能达到90%,且往往能在出现症状前诊断。也能诊断宫颈细胞发育不良的疾病。一旦发现宫颈细胞异常增生,患者应3～4月后再次复查。宫颈细胞异常增生等疾病可治疗,并预防发生宫颈癌。

如果妇科检查发现宫颈局部生长异常或者宫颈刮片发现宫颈上皮细胞异常增生或者癌症,应行宫颈活检。通常行阴道镜检查,并在可疑处活检。有两种活检方法:

- 宫颈组织活检:在阴道镜下取宫颈部分组织活检。
- 宫颈管诊刮:取肉眼不能见的宫颈管细胞活检。

活检可能导致局部疼痛和极少量阴道出血。这两种活检所取的组织足够病理学家行诊断。

如果诊断仍不能确定,可行宫颈环切术。通常用一个细电环环形切除部分宫颈。这个手术叫电刀宫颈环形切除术(loop electrosurgical excision procedure,LEEP)。激光治疗也行。任何一种手术均只需要局麻,可在医生诊室完成。冷刀切除也可用,但冷刀手术需在手术室麻醉下进行。

如果确诊了宫颈癌,需注意观察癌肿的大小、部位(分期)。宫颈癌的分期需行体格检查。需完善多种检查(如细胞学检查、胸片、乙状结肠镜等检查)以确定癌症是否有周围组织或远处转移,以确定肿瘤分期。其他

检查还包括 CT、MRI、钡剂灌肠,骨及肝扫描等或 PET (positron emission tomography 正电子发射断层扫描术)扫描等。

预后

预后取决于肿瘤的分期。诊断及治疗后 5 年生存率:

Ⅰ 期 80% ~90%

Ⅱ 期 60% ~75%

Ⅲ 期 30% ~40%

Ⅳ 期 ≤15%

如果肿瘤缓解,通常这种状态能持续 2 年。

预防

宫颈刮片:宫颈刮片运用后宫颈癌的死亡人数已下降超过 50%。医生建议女性有性生活史后或者年满 18 周岁均应行每年一次的宫颈刮片。如果连续 3 次宫颈刮片结果均正常,只要患者的性生活方式无改变,宫颈刮片可 2~3 年做一次。任何妇女患宫颈癌或者宫颈上皮异常增生的,应每年行一次宫颈刮片。如果能规律的行宫颈刮片检查,由宫颈癌导致的死亡能最后被消除。然而在美国约 50% 的女性未行规律的检查。

HPV 疫苗:针对导致宫颈癌的 HPV 病毒疫苗能帮助防止宫颈癌。约 3 剂疫苗现正在运用。第 1 针运用后,2 月及 6 月再次分别注射一针。在性生活前注射疫苗最好,但那时如果已经有性生活仍需行 HPV 免疫(在性交时运用避孕套也能预防 HPV 的传染)。

治疗

治疗方法取决于肿瘤的分期

早期:如果只有宫颈浅表的病变可行宫颈 LEEP 刀,或者激光或者冷刀切除部分宫颈。这样的治疗保留患者的生育能力。因为癌症会复发,因此医生应告知患者术后第一年每 3 月随访一次宫颈刮片及妇科检查。术后第 2 年起,每 6 月随访一次。早期患者很少需要行子宫切除术。

如果早期患者的病变范围超过了宫颈的浅表范围,通常需行子宫切除术及放化疗。如果早期患者需要保留其生育能力,应行广泛的宫颈切除。广泛的宫颈切除包括切除宫颈,宫颈周围组织,阴道上段,盆腔淋巴结。然后行宫体及阴道的吻合。术后患者可怀孕,但那时需行剖宫产终止妊娠。这种手术方式在早期浸润癌患者中其有效率与其他广泛全子宫手术的效果相当。

局限于盆腔的早期转移:子宫及周围组织、韧带、淋巴结等都需切除。双侧卵巢可移位。通常,有功能的卵巢应移位。放疗可能最后成为主要的治疗,放疗会导致膀胱或直肠的不适。治疗时间长后,小肠可能发生粘连梗阻。并且,卵巢的功能可能因为放疗而停止。所以需移位。无论扩大的手术还是放疗,化疗是需要的。约 85% ~90% 的女性治愈。

进一步浸润,超出盆腔范围:放疗及化疗(顺铂)较有效。应行腹腔镜检查术,以明确有无淋巴结浸润,以确定放疗应在哪个部位。如果癌症仍留存于盆腔内,放疗后可行手术治疗。这一治疗方法治愈 50% 的患者。

远处转移及复发:化疗,通常运用顺铂及托泊替康。有时化疗能缩小癌灶范围,控制 15% ~25% 患者病情的播散但是化疗的作用仅是暂时的。

外 阴 癌

外阴癌通常是女性外生殖系统所在区域外阴皮肤的癌变。

■ 癌变的可能表现为肿块或者瘙痒性病变或者久治不愈的溃疡

■ 可疑病变部位进行活检

■ 病变累及的外阴应行全部或者部分的切除

■ 外阴重建术能改善外阴癌术后外阴的外观及功能。

外阴是指女性外生殖器所在的区域。在美国,外阴癌位于妇科常见肿瘤的第四位,占所有妇科肿瘤的 3% ~4%。外阴癌常见于绝经后女性,平均诊断年龄在 70 岁。随着女性寿命的延长,肿瘤的发病率出现了上升。

以下为外阴癌的高危因素:

■ 老龄

■ 癌前病变(外阴皮肤营养不良性疾病)

■ 瘙痒性的溃疡:导致局部持续的溃疡与瘢痕

■ HPV 病毒感染

■ 阴道或宫颈癌

■ 吸烟多的烟民

■ 慢性肉芽肿性病(遗传性的免疫系统疾病)

大多数外阴癌多发于阴道开口处周围的皮肤。约 90% 的外阴癌为鳞癌,5% 的为黑色素瘤。另外 5% 为腺癌,由腺上皮的基底细胞引起,较少见如 Paget 病及来源于巴氏腺的癌症。

外阴癌位于外阴的表面,大多数生长缓慢,并且持续在外阴表面数年。然而,有一些癌症(如黑色素瘤)发展迅速。不治疗的外阴癌可侵犯阴道、尿道、肛门并转移至区域淋巴结。

症状

外阴癌的癌前病变可表现为白色、棕色或者红色的皮损(这些区域提示有发生癌变的可能)。外阴癌通常导致异常的肿块或者扁平的红色溃疡,并且溃疡经久不愈。有时扁平的溃疡会结痂,色素减退或者两种病变同时并存。周边的正常组织可能出现皱缩及挛缩。黑色素瘤可能呈棕黑色或者棕色凸起。有些溃疡可能似皮肤疣。通常,外阴癌并不引起症状,常见的症状包括瘙痒。最后肿块或者溃疡可能导致出血或者水样分泌物。出现这些症状应及时就诊。

大约 1/5 的患者早期无任何症状。

诊断

通过对病灶处的皮肤活检可确诊。活检能确诊局部病变的性质：癌或者感染或者局部不适。同时活检可以明确癌症的类型，利于临床制定诊疗方案。如果不能确定病变的性质，为了增高活检准确性，可行病变局部 1% 甲苯胺蓝染色，于着色部位活检。或者用阴道镜检查观察病灶。

预后

如果外阴癌能早发现早治疗，那么 3/4 的女性在确诊治疗后 5 年均可无癌症征象。患者的 5 年生存率取决于肿瘤是否有淋巴结转移。如果无淋巴结转移 96% 的患者可存活，如果有转移，仅 66% 可存活。

黑色素瘤较鳞状细胞癌更易发生转移。

治疗

手术范围取决于癌变播散的范围，可行部分或完整外阴切除术。区域淋巴结也应切除。对于早期的癌症，应行以上的手术。

对于晚期的肿瘤，还需行术前辅助性放疗有时需行化疗（顺铂或 5-FU）。术前辅助放化疗可缩小癌肿的范围，更易切除。有时阴蒂及其他脏器也需同时切除。

术后仍需要行外阴或者其他手术部位如阴道的重建术。这些重建术能改善外观及局部组织器官的功能。

医生应与患者一起共同制定对其最好的治疗方案，需考虑患者的年龄、性生活方式、以及其他的医学问题。术后一般仍能进行性生活。

因为外阴基底细胞不易发生远处转移，可行单纯癌肿切除。只有当肿块有广泛浸润后才行外阴切除术。

阴　道　癌

阴道癌并不常见，通常为鳞状细胞癌，也易发生于老年女性。

- 阴道癌可能导致不规则阴道流血，特别是在性生活后发生。
- 如果怀疑阴道癌，应行组织活检。
- 应手术切除病灶或者行放疗。

在美国，阴道癌约占妇科肿瘤的 1%。平均诊断年龄在 60~65 岁。

超过 95% 的阴道癌为鳞状细胞癌。阴道鳞状细胞癌可能由 HPV 病毒感染导致，这种病毒可导致生殖道湿疣或者宫颈癌。HPV 感染或者有宫颈癌或者外阴癌增加了阴道癌的发病几率。

其他阴道癌类型还包括腺癌。其中一种极为罕见的类型为透明细胞癌，只见于母亲孕期为防止流产服用己烯雌酚（DES）保胎的女性。（1971 年美国已禁止服用己烯雌酚保胎治疗）。

因为类型不同，阴道癌可能始发于阴道黏膜。如果不治疗，可能导致癌肿长大并侵蚀周边组织。最后可能导致血液及淋巴管播散到身体其他部位。

症状

最常见的症状是性交时或性交后出现阴道流血，或者于月经间期或经净后阴道流血。阴道黏膜可能出现溃疡。溃疡处可能出血或继发感染。其他症状包括阴道水样分泌物或性交痛。有一小部分患者无症状。肿块大的癌症，可能侵蚀膀胱，导致尿频及尿痛。晚期癌症可能导致膀胱阴道瘘或直肠阴道瘘。

诊断

基于患者的症状或者妇科检查发现局部异常，或者阴道刮片结果异常应考虑阴道癌的诊断。可行阴道镜检查以进一步确诊。为了确诊，医生应取阴道刮片检查，也可行肿块，溃疡或者其他异常病灶的活检。

其他检查还包括膀胱镜或直肠镜检查、胸片、CT 以了解有无癌肿的播散。

预后

预后取决于癌症的分期。如果癌肿局限于阴道内，5 年生存率能达到 65%~70%。如果癌肿播散超出盆腔范围，导致直肠或膀胱受累，5 年生存率仅 15%~20%。

治疗

治疗方法也取决于肿瘤分期。早期阴道癌应手术切除阴道，子宫及盆腔淋巴结，也推荐行阴道上端切除。放疗可用于大多数阴道癌。通常采取内照射及外照射共同治疗。

如果出现生殖道瘘则不可行放疗。如果发生生殖道瘘应切除盆腔的部分器官。

手术后无法行性交，尽管有时可行皮肤或回肠代阴道手术。

输卵管肿瘤

输卵管是指卵巢与子宫间的管状通道。

- 大多数输卵管癌多为身体其他部位转移而来。
- 首先患者可能出现轻微的症状如腹部不适或者胀满感，或者无症状
- B 超或者 CT 可用于诊断病变
- 通常子宫、卵巢、输卵管均应切除，然后行辅助化疗。

在美国，输卵管癌在妇科肿瘤中所占比重小于 1%。通常输卵管癌是有卵巢癌转移而很少为原发输卵管癌。原发的输卵管癌常见于 50~60 岁女性。以下为输卵管癌的高危因素：

- 慢性输卵管炎
- 导致的身体其他部位感染的疾病如结核
- 不孕

超过 95% 的输卵管癌为腺癌。很少部分肿瘤为结缔组织来源的肉瘤。输卵管癌的播散方法同卵巢癌一样：直接浸润周边组织或者通过淋巴系统转移。最后出现远处转移。

症状

症状包括腹部不适，胀满感及盆腔或腹部疼痛。有些女性可能有阴道水样或者血性分泌物。当肿瘤进展到晚期可能出现腹水，可能自行扪及盆腔巨大占位。

诊断

输卵管癌很难早期诊断。通常，在妇科检查时发现盆腔肿块或其他异常时发现输卵管癌或者在其他疾病行影像学检查是偶然发现。癌肿多在晚期如形成巨大肿块或大量腹水时才被发现。

如果怀疑肿瘤，则行 CT 检查。如果检查结果提示癌症，需手术治疗以确诊播散的范围，手术中应尽量切除所有的病灶。

预后及治疗

输卵管癌的预后同卵巢癌相似。

治疗包括切除子宫、卵巢、输卵管、区域淋巴结及周边的组织。术后应行化疗。最常见的化疗药物为卡铂及紫杉醇。

对于一些肿瘤，需行放疗。对于有机体远处转移，尽可能切除肿瘤组织的患者预后越好。

葡　萄　胎

葡萄胎是发育于一个异常受精的卵，或者是胎盘部位组织生长过快。

- 患者可能像怀孕的女性，但是子宫增大较正常怀孕妇女更快更大。
- 大多数女性有严重的恶心呕吐，阴道流血，及高血压。
- 超声，血液检查 HCG（HCG 怀孕后便立即产生）并行活检。
- 在清宫术中葡萄胎肿块被完全吸出。
- 如果盆腔异常持续，应行化疗。

通常，异常受精的卵导致葡萄胎，而不是真正的胚胎。然而，葡萄胎也可由流产后或者足月顺产后残留在子宫肌层的滋养细胞发展而来。极少部分合并正常的胎儿。如果有活胎，胎儿也常发生流产或胎死宫内。

葡萄胎好发于 17 岁以下或者 35 岁以上的女性。在美国每 2000 例孕妇就有 1 位为葡萄胎。葡萄胎的发病率在亚洲国家中发病率更高，但目前原因不清。

约 80% 的葡萄胎非癌性疾病。约 15%～20% 葡萄胎侵蚀周围组织并有持续的趋势。约 2%～3% 发展为癌症，并远处播散，这叫滋养细胞肿瘤。滋养细胞肿瘤能很快通过淋巴管或血管远处传播。葡萄胎及滋养细胞肿瘤都属于妇科妊娠滋养疾病。

症状

患有葡萄胎的女性可能觉得自己正常怀孕。但是因为葡萄胎较正常胎儿生长快速，所以葡萄胎的子宫大小较实际孕周大很多。严重的恶性呕吐最常见，并且可能导致阴道流血。另外能体现葡萄胎特点的葡萄样组织可能通过阴道流出体内。这些症状均提示异常，并需立即就医。

葡萄胎能导致严重的并发症包括感染及高血压和尿蛋白阳性（子痫前期及子痫）。

滋养细胞肿瘤，患者可能出现由滋养细胞肿瘤远处播散导致的症状。

> **？ 你知道吗……**
>
> 异常受精的卵子或者胎盘部位的细胞能过度生长，出现类似妊娠的症状，但是子宫增大极迅速。

诊断

医生往往能在怀孕后很早就能发现葡萄胎。如果妊娠试验阳性，但是始终无胎动或者无胎心，子宫较正常孕周大均应考虑葡萄胎。

应行超声检查以明确导致子宫增大的为葡萄胎而不是胎儿及其羊水。需抽血测定 HCG 水平。如果为葡萄胎，血 HCG 水平往往很高，因为葡萄胎能产生大量的 HCG。清宫术后标本应送病理检查以确诊。

预后

葡萄胎的治愈率为 100%。广泛播散的滋养细胞肿瘤的治愈率为 60%～80%。葡萄胎治疗后很多女性能生育并且不易发生并发症如流产或者出生儿缺陷。

约 1% 的女性会再次发生葡萄胎，所以葡萄胎治疗后女性再次怀孕应行 B 超检查以早期发现再次葡萄胎。

治疗

葡萄胎通常通过清宫术清除。只有极少数的患者需行子宫切除术。

胸片检查是为了发现葡萄胎是否转变成了癌症（滋养细胞肿瘤）并且是否转移到了肺。手术后，血 HCG 的水平检测是为了明确病灶是否完全清除。当病变完全清除后，血 HCG 能降至正常，降至正常的时间约需 10 周并能维持正常。如果 HCG 值不能降至正常，应行头颅、胸部、腹部及盆腔的 CT 检查以明确滋养细胞肿瘤的播散范围。

葡萄胎的治疗不需要化疗，但是如果病灶持续存在则需化疗，通常只需单药化疗（甲氨蝶呤或放线菌素 D）。有时需两药或其他多种药物合用。

患有葡萄胎治愈的患者应严格避孕 1 年。可口服短效避孕药，但其他避孕的方法也可用。

第 248 节

侵犯女性的暴力事件

侵犯女性的暴力事件是指任何导致女性生理、性或心理损害或极度伤害的行为。暴力事件可能发生在家庭、工作单位、社区。两种常见的暴力事件为家庭暴力及强奸。

家 庭 暴 力

- 家庭暴力包括性伴侣实施的生理、性或心理虐待。
- 受害者多为女性。
- 可导致生理上的伤害、心理障碍、社会隔离、失业，经济困难或死亡。
- 注意安全如拥有一套逃跑方案极为重要。

家庭暴力包括生活在一起的两个人（性伴侣，父母与子女，子女与祖父母，兄弟姐妹）之间发生的生理、性或心理上的虐待。它可能发生于各种文化、种族、职业及年龄的人群中。在美国约 30% 的婚姻存在身体侵害行为。

女性更易成为家庭暴力的受害者。约 95% 因家庭暴力需要医疗救护的是女性。每年约 400 000～500 000 女性因家庭暴力的伤害急诊入院。女性更易受到严重的殴打或致死。每年，美国有大约 200 万受到其伴侣的严重殴打。

生理上的虐待是最常见的家庭暴力形式。包括了袭击、扇打、踢打、拳击、骨折、拉扯头发、推搡、拧腕等。武器如手枪或尖刀可能在家暴中用于威胁或导致损伤。

性侵犯也较为常见约 33%～50% 的女性在受到生理虐待的同时也受到性侵犯。性侵犯包括威胁或迫使女性行性交包括非意愿的触摸、拉扯或亲吻。

心理虐待较生理虐待更常见并可能在生理虐待前发生。心理虐待是指运用非身体行为对受害者进行的蔑视或践踏。心理虐待包括虐待性语言，社会隔离及经济控制。通常施暴者运用语言私下或公开的贬低、蔑视、嘲笑、恐吓或威胁受害者。施暴者通常使受害者认为她疯了或感到罪恶或应负责，并责备她为这个暴力的夫妻关系负责。施暴者可能嘲笑受害者的性能力，身体或同时嘲笑受害者的性能力及身体。

施虐者可能尝试部分或全部的控制受害者的朋友关系，亲戚邻里关系或其他朋友，隔离受害者。控制包括禁止直接的或书写通信、通话或 e-mail 与他人联系。施暴者运用其嫉妒心来维护其行为。

通常施暴者控制钱财来控制受害者。受害者在经济方面完全或大部分依赖施暴者。施暴者可能控制受害者防止其工作，并防止其发现他们的实际经济状况或夺取受害者钱财。

家暴发生后，施暴者可能请求原谅并保证改变或停止暴力行为。然而通常暴力仍持续并持续升级。

> **？你知道吗……**
>
> 在美国，每年大约 200 万的妇女受到伴侣的严重殴打。施暴的一方通过限制受害者与他人接触甚至电话、e-mail 和金钱来控制受害者。

影响

家庭暴力的受害者可能身体上受伤。身体上的损害可能为局部淤血、黑眼眶、刀割伤、抓伤、骨折、掉牙和烫伤等。生理上的伤痕可能限制受害者正常从事工作而最终导致失业。伤痕及受虐的状态可能导致受害者感到羞耻而逐渐疏远家庭及朋友。同时为了躲避施暴者不得不经常搬家，从而增加经济负担。严重的情况下施暴者会杀死受害者。

家庭暴力的结果就是很多受害者有心理障碍。这些心理障碍包括创伤后应激障碍、暴力倾向、焦虑、抑郁。约 60% 受家暴的女性有抑郁症。受到严重家庭暴力的女性更容易发生心理疾病。就算身体上的伤害逐渐减弱，其心理上的障碍仍会持续，因为她可能时时提醒自己随时有可能受到虐待。对于这些女性心理上的创伤较身体上的虐待大得多。心理阴影增加了抑郁及暴力倾向的发生率。

处理

对于家庭暴力最主要的处理是保证安全。在暴力事件发生时受害者要尝试逃离可能困住自己或让施暴者找到武器的地方（例如厨房）。如果可以，受害者应立即拨打报警电话求救或者逃出自己的房子。受害者受伤处应立即照相留档或进行治疗并且告诉其子女不要参与到打斗中并教会子女如何求救。

如何制作一个安全计划极为重要。安全计划应包括：问哪求救、如何逃跑、如何拿到钱。受害者应该保存一份重要材料的复印件（如孩子的出生证明、社保卡、保险卡银行账号等）。同时应该备有一个在外过夜的旅行包，以便随时出走。

有时解决家庭暴力的方法只有永久的结束这段关

系，因为特别是对于暴力型男性，家庭暴力可能一直持续。不仅如此，尽管身体上的伤害消失了，心理上的伤害还会持续。但是离婚或分手的决定并不好做，因为施暴者一旦发现受害者离婚或分手的决定就可能对受害者进行更为严重的暴力袭击或者杀死受害者。这时受害者就需要采取进一步措施保护自己及子女，救护措施包括救助站、资助机构、法院及国家的家庭暴力报案热线。

目睹家庭暴力的孩子

每年大约有 330 万孩子目睹身体或者语言的家庭暴力。这些孩子可能会发生过度焦虑、哭泣、恐惧、睡眠障碍、抑郁、社交障碍及学习困难等问题。同时目睹家庭暴力的孩子可能会认为自己是发生家庭暴力的原因。年长的孩子可能会离家出走。目睹父亲暴打母亲的男孩以后可能会变得较暴力。而女孩可能会在长大后变得更能忍受暴力。施暴者同时也会在心理上伤害儿童。在有家庭暴力的家庭生长的孩子其成长心理也受到影响。

强　奸

强奸包括对女性进行的非意愿发生的阴道、肛门或口腔性交。
- 受害者可能出现阴道撕裂、砍伤、瘀斑、情绪激动及睡眠困难等
- 发生性传播疾病，包括 HIV 病毒及怀孕等风险。
- 被强奸的妇女应由受过专业训练的人进行全面的检查。
- 治疗身体伤害的同时，需抗生素治疗感染，紧急避孕及心理咨询。
- 必要时家庭成员，朋友需和强奸救助小组一起如何精神上支持受害者。

强奸是指受害者的阴道、肛门或口腔被非意愿性的插入阴茎。未到法定成年的受害者，无论是意愿或非意愿性的侵犯均界定为强奸（法定强奸）。性侵犯是一个更广泛的概念，包括运用强制或威胁的方法强迫进行性接触及抚触，拉扯或亲吻。女性在其一生中遭受强奸的发生率的数据不尽相同，约 2%～30%。报道的儿童受到性虐待的发生率也较高。实际上，报道的发生率比实际发生率低，因为强奸案及性虐待案的报案率较其他犯罪均低。

强奸案中强奸犯要发泄其攻击性、愤怒及其控制欲而不是仅仅性冲动。超过半数的受害妇女在心理上受到同样的伤害。

男性也能成为强奸的受害者。男性较女性更易发生强奸后心理障碍而且更加不愿报案。

症状

强奸导致的身体创伤包括阴道上段的撕裂及身体其他部位的损伤如瘀斑、眼部青紫、割伤及擦伤。

强奸导致的心理创伤较身体创伤更具威胁。案发后所有女性均有创伤后应激障碍（可发生于受到任何应激后。受害者感到恐惧、焦虑不安。他们可能感到气愤、抑郁、羞耻、羞辱或罪恶感（她们可能认为自己做了什么诱惑罪犯犯罪或者事前应该做些什么防止发生强奸）。她们不能控制地反复回想犯罪过程，她们的记忆中会反复重现强奸过程。或者她们会抑制自己回想或感受强奸发生的情形。她们可能会回到让她们避免记起强奸发生的环境。难以入睡或梦魇也极为常见。这些症状可能持续数月，干扰她们正常的生活及工作。大多数女性在数月后症状会逐渐缓解。

强奸发生后受害者可能感染性传播疾病（如淋病，衣原体感染及梅毒）及乙肝、丙肝。尽管在 1 次性交后感染 HIV 的几率低，但仍需同时注意 HIV 感染，受害者怀孕极少见。

你知道吗……
家庭暴力的受害者可能变得抑郁、焦虑或成为吸毒者或酗酒者。当其性伴侣知道受害者决定离其而去时可能对受害者进行更为严重的伤害。

评估

强奸案后对受害者进行全面的检查极为重要。被强奸或受性侵犯的女性应到性侵害评估治疗中心，工作人员是受过专门培训能进行心理干预的专职人员。性侵害评估治疗中心可能是医院的急诊室或一个独立的机构。

强奸案后，医师需要告知警察并对受害者进行全面检查。体格检查结果为检方提供检控证据。受害者案发后立即就诊能为警察提供最好的犯罪证据，洗澡、冲洗、刷牙或排尿都有可能丢失一部分犯罪证据。这些医疗检查结果能在法庭上作为呈堂证供。然而受害者必须同意或者有法庭传票才能将这些医疗记录公布于法庭上并作为证据。同时这些记录也可以帮助受害者作证时回忆强奸案的细节。

刚刚发生强奸案后受害者可能害怕进行身体检查。尽可能让女医生对受害者进行检查。如果无女医生，那么女护士或者女性志愿者应陪同进行检查以消除受害者的焦虑不安。在进行检查前医生需征得受害者的同意。受害者应在不受任何压力的情况下同意检查。受害者可要求医生解释在体格检查时可能出现什么样的情况。

医生可询问受害者强奸案中发生了哪些情况以利于

指导检查及治疗。然而受害者可能害怕回忆强奸案细节。在紧急处理结束后她们可能需要进行详细的描述。她们可能需要即刻处理损伤并需要一定时间来让心理平静下来。

为了确定受害者怀孕的可能性，医师需要询问受害者末次月经及是否服用避孕药。为了分析精液，医生需询问受害者近期强奸案前是否有性生活，何时进行的性生活。

医生需记录身体伤害，如割伤、擦伤、并检查阴道的损伤。受伤部位需拍照，因为例如像淤青等伤害会逐渐消失。之后可能需要二次拍照。刮片将用于精液或其他分泌物检测。其他样本如罪犯的毛发、血样、皮肤（受害者甲沟内）同样需要搜集。有时为鉴别罪犯需行 DNA 检查。有时受害者的衣物可能被用做证物。

受害者同意的情况下，需取血样进行血液传播性疾病监测如 HIV 感染。如果淋病、衣原体、梅毒及感染的初次检测为阴性，那么 6 周后需再次检测。如果第二次检查还是阴性，那么 6 个月后行第 3 次检查。HIV 检测需要在 90 天及 120 天后重复。宫颈细胞学检查需要在 6 周后进行以检测人乳头状瘤病毒。

通常应立即检测尿妊娠试验以发现已存在的怀孕。如果结果阴性，那么 6 周后需再次检测以发现强奸导致的怀孕。

治疗

彻底检查后受害者可以洗漱，更换衣物，刷牙或排尿。

所有的身体创伤均需治疗。为了预防感染，可运用抗生素治疗，特别是单剂头孢曲松肌注及单剂甲硝唑口服，多西环素口服 7 天治疗。如果 HIV 感染阳性立即行抗 HIV 治疗。

如果强奸案前无怀孕需立即口服紧急避孕药。立即口服大剂量的口服避孕药，12 小时重复一次。这种方法在强奸案发生 72 小时内的避孕率能达到 99%。在强奸案发生 10 天内放置宫内节育器的避孕效果更佳。如果强奸后发生了怀孕则需行人工流产。

需告知受患者强奸后常见的心理障碍如过度的焦虑与恐惧。并且应尽快安排一位心理干预者进行干预。受害者应被安排到就近的强奸救助小组。这个小组有训练有素的医疗，心理及法律援助人员。与受害者谈论强奸案及她的感受能帮她恢复。如果创伤后应激障碍持续，心理治疗或者抗抑郁药可能有效。必要时可以推荐受害者看心理医生，社工或者精神病学家。

受害者的家人或朋友可能会感同身受：他们同样会感到焦虑、愤怒或罪恶感。他们可能会暂时丧失理智责备受害者。因此受害者在处理其自身的心理问题的同时还需要处理来自家人、朋友或者官方的负面影响有时甚至是来自于他们评论性的或嘲弄性的反应。这些反应会影响受害者的康复。家人或朋友可与强奸救助组或者性侵犯评估组沟通，并同他们一起找出帮助受害者的办法。通常倾听受害者并且避免对强奸案的反应过度最能帮助受害者。责备或指责受害者会影响受害者康复。由医疗机构人员、朋友、家人组成的救助组合能有效的帮助受害者。

第 249 节

不 育 症

不育症是指一对夫妇在不避孕情况下多次性生活，时间长达 1 年而未能怀孕。正常性生活情况下，若不采取避孕措施，有 50% 夫妇能在 3 个月内怀孕，75% 能在 6 个月内怀孕，90% 能在 1 年内怀孕。

为了提高受孕几率，夫妇必须把握有限排卵期（一般在月经中期，两次月经开始第一天的中点）内的性生活。有规律月经的女性可每天测清晨起床前的体温（基础体温）来预测排卵。若体温突然下降 ≥0.5℃ 则提示排卵。女性也可以使用家庭排卵预测试剂盒，测试尿液或唾液。也有人使用咖啡因和烟草，这可能会损害生育能力的妇女，不提倡。即使用这些措施，在美国大约有五分之一的夫妇在婚后一年仍不受孕，被认为是不育。

不孕不育的原因可能是由于在男性，女性，或两者兼而有之的问题：

- 精子的问题（35%）
- 排卵问题（20%）
- 输卵管的问题（30%）
- 子宫颈黏液的问题（≤5%）
- 不明因素（10%）

因此，不孕不育问题的诊断需要对夫妇双方作出全面的评估。年龄是一个因素，尤其是妇女。随着女性年龄的增长，受孕变得更加困难，妊娠期并发症的几率也逐年升高。此外，妇女，特别是 35 岁以后，仅有有限的时间能在绝经期前解决不孕不育问题。60% 没有怀孕的夫妇经过一年的尝试,无论经或不经治疗而能最终怀孕。治疗的目标是治疗不育的原因,增加受孕几率,并减少受孕所需的时间。

即使是不明原因的不育症,这对夫妇依然可以接受治疗。在这种情况下,妇女可给予刺激多个卵泡成熟和促排卵的药物,即所谓的助孕药物。例如克罗米芬和人类促性腺激素。经过药物的治疗,女人每月受孕的机会约 10%～15%。此外,也可以选择最活跃的精子进行人工授精技术。

在接受不孕治疗期间,夫妇中有一人或两人可能会有挫折感,情绪紧张,感情不好或罪恶感。他们常常会在希望与失望中徘徊。感觉孤立,并无法沟通,他们可能对对方、家庭成员、朋友或医生感到愤怒或不满。精神压力可能使他们感觉疲劳,焦虑,嗜睡、食欲紊乱和精力不能集中。此外,用于诊断和治疗的经济负担和时间的花费,可能会导致婚姻冲突。

如夫妇双方被告知治疗过程的信息以及诊断中可以不必介意的问题时,上述情况可以减轻。告知成功的几率、告知治疗可能会失败等问题,有助于夫妇减轻压力;此外,告知双方何时应终止治疗、何时考虑其他方法、何时考虑收养问题等也会对患者有帮助。咨询和心理安慰,包括支持机构如 RESOLVE 和美国不育症协会都会对患者有帮助。

精　液　问　题

精子数量太少,移动速度过慢,或精子结构异常,或精子排出的通道被堵塞或破坏。

- 睾丸温度的增加,某些疾病,外伤,某些药物及毒素,可能会导致精子质量问题。
- 精液需要进行分析,有时需要进行基因测试。
- 某些助孕药物,如克罗米酚,可能会增加精子的数量,但可能需要辅助生殖技术。

男性必须能排放足够多和高质量的正常精液到妇女的阴道中,且精子必须能与卵子结合才能怀孕。凡能干扰此过程的任何情况均可引起男性不育。

病因

如增加睾丸的温度(如精子产生)的条件,可以大大降低精子的数量和精子的运动活力,并可以增加畸形精子的数量。例如,在性交前洗热水澡,可以对精子产生负面影响。睾丸某些疾病,如隐睾症和静脉曲张,也增加这些器官的温度。过量或长期过热的影响可能会对精子的影响长达 3 个月。

激素或先天性疾病能干扰精子的产生。暴露在工业或环境毒素和使用某些药物可以减少精子的产生。服用合成的类固醇(如睾酮),可降低垂体刺激精子的产生激素合成。

导致男性不孕的因素

因素	举　例
减少精液的产生	
睾丸温度过高	睾丸暴露于过热的地方、长时间的发热
激素水平紊乱	肾上腺疾病(产生睾丸激素和其他激素)
	高泌乳素血症
	性腺机能减退
	下丘脑功能障碍(这部分大脑控制脑垂体,控制睾丸激素的分泌)
	甲状腺功能减退症或垂体疾病
先天性疾病	Klinefelter 综合征或其他引起性染色体异常的疾病
睾丸疾病	睾丸炎症或外伤
	腮腺炎,影响睾丸(腮腺睾丸炎)
	睾丸萎缩(过量饮酒时可出现)
	隐睾症(睾丸留在腹部,而不是下移到阴囊)
	睾丸静脉曲张、精索静脉曲张
药物	合成类固醇
	酒精,饮酒消耗大量雄激素(如睾酮)
	长时间服用阿司匹林或苯丁酸氮芥(一种化疗药物)
	西咪替丁(用于治疗胃溃疡)
	秋水仙碱(用于治疗痛风)
	皮质类固醇(如泼尼松),复方新诺明(一种抗生素)
	环磷酰胺(一种化疗药物)
	用于治疗疟疾的药物或雌激素(治疗前列腺癌)、促性腺激素释放激素(GnRH)类似物(用于治疗前列腺癌的药物)
	大麻
	甲羟孕酮(一种人工合成的雌性激素)
	氨甲蝶呤(抑制免疫系统的药物)单胺氧化酶抑制剂(A 型单胺氧化抑制剂抗抑郁药),尼古丁
	呋喃妥因(一种抗生素)
	阿片类药物(毒品)
	安体舒通(利尿)
	柳氮磺胺吡啶(一种抗生素)
接触工业或环境中的毒素	重金属,如除害剂(它可以有女性荷尔蒙相同的效果,降低雄性激素的水平)
精液中精子减少	
干扰精子的排出	无附睾症(为精子的成熟提供了空间和环境),通常出现在男性囊性纤维化患者
	输精管堵塞或丢失,(由附睾管通向射精管的一个通道),通常见于男性囊性纤维化
	缺少精囊(为精子提供营养)
	两个射精管阻塞
逆行性射精(精液返回到膀胱,而不是阴茎)	糖尿病
	神经系统功能障碍
	盆腔手术,如前列腺切除术后
	去除腹部后面的区域淋巴结(如霍奇金淋巴瘤治疗术)

有些疾病可以引起精液里完全没有精液（无精子症），导致这些疾病包括：严重的睾丸疾病和输精管血管的阻塞和缺失、精液运输管道的缺失和双射精管阻塞。同样由基因异常所致的囊性纤维化疾病，往往通过影响输精管的形成而引起无精子症。

有时可出现含精子的精液运动方向错误（进入膀胱而不是沿阴茎往下走），这种异常称为逆行射精。

诊断

医师通过问诊了解病史，通过查体寻找病因。医生问过去的疾病和手术，药物的使用，以及可能接触有毒物质。医师对发现的身体异常情况进行进一步检查，如睾丸未降入阴囊以及可引起不育的激素或先天异常，激素水平（包括睾酮）可通过血液进行检测。

通常，精液检测是必要的，因为它是男性不育的主要筛查项目。检查时，要求男子 2～3 天内不射精，原因是确保精液中含有很多精子。然后通过手淫的方法射精，将精液收集在一个干净的玻璃瓶中，最好在实验室中进行。如果用该法无法取样的男子，可用特制的不含润滑剂和化学毒物的避孕套在性交时取样。对 2～3 次至少间隔 1 周以上的精液样本进行检测，比单用一个样本进行分析具有更高的可信性。如果精液检查仍然是不正常的，医生应试图找出原因。如果有太少的精子，应考虑基因检测。此外，射精后的尿液检测，可确定是否发生逆行性射精。

? 你知道吗……

房事前洗一个热水会使怀孕不太可能发生。使用合成代谢类固醇可降低精子的产生。

其他测试可以评价精子的功能和质量，如果夫妇双方的常规测试并不能解释不孕不育。这些测试可能有所帮助。

- 检测到精子的抗体
- 检查是否有完整的精子膜
- 检查精子和卵子的结合能力及穿透能力

有时可考虑做一个睾丸活切片检查，明确睾丸的功能及精子的生成情况，以获得更详细的信息。

治疗

首先，如果可能，治疗引起不孕的原因，如精索静脉曲张可以手术治疗，作为结果的是生育率的提高。一种促进（诱导）妇女排卵的药物克罗米芬，可以用于增加男性的精子量，但是它不能增加精子运动的能力，也不能减少异常精子的数量，而且至今为止并没有证实该药能提高生育能力。

对精子数量少但质量正常的男子，人工授精可以增加其配偶怀孕机会，该技术是选用射出的第一部分浓度最高的精子，若选用活力最强（精子洗液）的精子则更容易成功。在体外受精过程中，常常选用细胞质内精子注射（即将单精子注射入单卵子内）、配子输卵管内移植（GIFT）以及更复杂和花费更多的方法。这些方法成功地治疗了很多种男性不育症。

对无精症的男子，可考虑选用其他男子（供体）的精子为其配偶受精。为避免可能感染性传播疾病，包括感染人免疫缺陷病毒（HIV），现已不再使用供者提供的新鲜精液，而使用从精子库检测的无性传播疾病的冷冻精子。

排 卵 问 题

在女性不孕的常见原因是排卵的问题，即卵巢每个月不能释放一个成熟的卵子。

- 引起排卵障碍常见的原因包括大脑功能障碍如下丘脑、垂体功能障碍及卵巢功能障碍。
- 女性可以通过测量体温或用家预测排卵试剂盒判断是否排卵。
- 医生使用超声，血液或尿液测试，以评估是否为排卵问题。
- 药物，通常是克罗米芬，往往能刺激排卵，但并不一定能成功妊娠。

病因

控制生殖功能的系统中任何一部分发生障碍，均可导致排卵异常。该系统包括：下丘脑（大脑中的一个区域）垂体脑、肾上腺、甲状腺和生殖器官。

- 下丘脑不分泌促性腺激素释放激素就不能排卵，因为该激素能刺激垂体产生促性腺激素促进排卵（黄体生成激素和卵泡生成素）。
- 脑垂体分泌太少的促黄体生成激素或卵泡雌激素。
- 卵巢分泌过少的雌激素。
- 垂体产生过高的泌乳素（高泌乳素血症），一种能刺激乳液分泌的激素，能引起促排卵激素水平的降低。泌乳素水平增高也可能由于垂体腺肿瘤所致（泌乳素瘤），大多数该肿瘤为非癌性。
- 排卵障碍可由其他腺体功能障碍引起，如肾上腺产生过多的雄激素（睾酮），或甲状腺分泌过多或过少的甲状腺激素，因为这些激素能帮助维持垂体腺-卵巢轴的平衡。

众多其他疾病均可导致排卵障碍，最常见的是多囊卵巢综合征，其特征是超重和雄激素分泌过多。其他原因包括糖尿病和肥胖，也可能是由于运动过度、某些药物（如雌激素、孕激素或抗抑郁药）、减肥、或心理压力所致。有时是因为过早绝经，此时卵细胞过早耗尽。如卵巢不能分泌足够的孕酮，该激素能使子宫内膜增厚为怀孕做准备。

排卵障碍常常出现在月经不规则或闭经的妇女中，有时也出现在一些月经规律且无乳房痛、下腹部肿胀和情绪改变等经前期症状的妇女中。

诊断

为测定是否有排卵或何时排卵，医师让患者每日在起床前测定体温（基础体温），若可能，最好使用测量基础体温的体温计（高度精确），若没有条件应该使用水银体温计，电子温度计是不准确的，通常应在醒后静息状态时测定。基础体温的低点提示将要排卵，体温上升超过0.5℃提示已经排卵。但是，测量基础体温对于许多妇女来说，不方便，并且不是很可靠和精确，基础体温升高最多提示在2天前排卵。更精确的方法是家中使用排卵预测试剂盒（排卵前24～36小时内检测尿中黄体生成激素增加），该试剂盒可在家中对尿液进行连续检测。同样，医生可以准确地确定何时排卵发生，这些方法包括超声检查及对血中或唾液中的孕酮水平或尿中孕酮代谢产物的水平进行测定，若有显著增加则提示已经排卵。医生可能会做其他的检查明确有无导致排卵异常的疾病，如可以测量血液中的睾酮水平明确有无多囊卵巢综合征。

治疗

可选用促排卵药物，如克罗米芬或人类促性腺激素，根据疾病选择药物，如果不育的原因是绝经期提前，无论是克罗米芬或人类促性腺激素都不能刺激排卵。

（1）**克罗米芬+甲羟孕酮**：如果妇女长期不排卵，可用克罗米芬和甲羟孕酮。首先，口服甲羟孕酮调节月经周期，通常是通过口服，引起月经样出血，通常服用5～10天，几天后开始出血，然后口服克罗米芬5天。通常，在克罗米芬停用后5～12天排卵，排卵后14～16天月经来潮。克罗米芬对多囊卵巢综合征最有效，但不能解决所有的排卵问题。

如果经克罗米芬治疗一段时间的患者没有来月经，应该做妊娠实验，如果未怀孕，继续进行周期治疗。在下个周期时可使用较大剂量或最大剂量的克罗米芬直至排卵，当克罗米芬达到促排卵剂量时应连续治疗3～4个周期，大多数妇女治疗第4个周期后排卵并怀孕。75%～80%的妇女用克罗米芬促排卵，只有40%～50%的妇女能怀孕，约有5%用克罗米芬治疗后怀孕的妇女为多胎妊娠，其中主要为双胎。

克罗米芬的不良作用有潮热、腹胀、乳房痛、恶心、视觉障碍和头痛。用克罗米芬治疗的妇女中约有5%可发生卵巢过度刺激综合征，该综合征引起卵巢长大、大量体液从血液循环进入腹腔形成腹水，该综合征可以威胁生命。为了预防其发生，医师应选用最低有效剂量的克罗米芬，如果卵巢长大，应立即停药。

（2）**人促性腺激素**：如果用克罗米芬治疗不能排卵或怀孕，可选用人促性腺激素皮下或肌肉注射，该激素可促进卵巢卵泡的成熟。卵泡为充满液体的腔隙，每个卵泡都可能含有卵子。通过检测血液中雌激素水平，超声波检测卵泡何时成熟后给予不同剂量的人促性腺激素来刺激排卵。适量的人促性腺激素可使95%以上的妇女排卵，但仅有50%～75%的妇女能怀孕，约有10%～30%用人促性腺激素治疗怀孕的妇女为多胎妊娠，其中主要为双胎。

人促性腺激素使用中可出现严重的不良作用，故医师对患者治疗期间要密切监护，用人促性腺激素治疗的妇女中有10%～20%发生卵巢过度刺激综合征（用克罗米芬也可产生）。如果出现过度刺激（卵巢明显长大或雌激素水平极度升高），不能再给患者加用人绒毛膜促性腺激素来刺激排卵，此外，人促性腺激素价格较贵。

如果不孕的原因是过早绝经，克罗米芬和人促性腺激素均不能刺激排卵。

如果下丘脑不能分泌促性腺激素释放激素，静脉内给予一种被称为戈那瑞林的合成激素可能有效。该药能像天然激素那样刺激垂体产生促性腺激素，刺激排卵，该药导致卵巢过度刺激的风险低，故不需要严密监护，但美国没有该药。

高泌乳素血症所致的不孕，最好的药物是一种多巴胺样物，称为多巴胺激动剂，如溴隐亭或卡麦角林（多巴胺是一种化学信使，能抑制泌乳素的产生）。

输卵管问题

输卵管可在结构和功能上出现异常，如果输卵管阻塞或损坏，卵子均不能从卵巢进入子宫。

■ 要明确有无输卵管问题，医师用子宫输卵管造影检查可以明确是否存在输卵管的阻塞。检查中可以用一种辐射不能透过的显影剂，通过宫颈注入，然后采用X线摄影。也可以直接通过肚脐下方切口插入腹腔镜直接观察输卵管。

■ 输卵管损伤有时候是可以修复的，但是一般输卵管堵塞，通常建议体外受精的方法受孕。

输卵管堵塞或损坏，均使受精卵不能从卵巢移至子宫。引起输卵管异常的常见原因有：

■ 盆腔感染（盆腔炎）

■ 宫内节育器，可能会导致盆腔感染（比较罕见）

■ 阑尾穿孔

■ 盆腔或下腹部手术炎症

■ 输卵管异位妊娠也可能堵塞输卵管

■ 先天发育不良的子宫和输卵管、子宫内膜异位症

■ 子宫肌瘤

■ 子宫或盆腔器官间形成的瘢痕组织带（粘连）

诊断

医师可通过下列检查明确有无输卵管堵塞：

■ 子宫输卵管造影:用子宫输卵管造影检查可以明确是否存在输卵管的阻塞。检查中用一种辐射不能透过的显影剂,通过宫颈注入,然后采用 X 线摄影。显影剂可显示出子宫和输卵管的内部轮廓。检查应在月经干净后进行,能检查出引起输卵管阻塞的结构异常。然而,约15%的患者子宫输卵管镜检查提示阻塞而实际上并没有阻塞——称为假阳性结果。子宫输卵管造影检查正常者,在检查后怀孕率稍有增加,这可能与操作过程本身可扩大输卵管管腔(扩张)或冲洗了管腔内的黏液有关。所以,在完成该项检查后,如果再准备做其他方面的输卵管功能检查,检查前,可先观察一段时间看患者是否已能怀孕。

■ 子宫声学造影:在超声波检查中将一种盐溶液(盐水)通过宫颈注入子宫腔使宫腔膨胀并观察有无异常病变,如果液体流入输卵管,说明输卵管没有阻塞。该项检查快且不用麻醉,同时因不用放射线或注入显影剂,故比 X 线子宫输卵管造影术更安全,但不很精确。

如果发现宫腔内有异常,医师可应用一种被称为宫腔镜的器械,通过宫颈插入宫腔进行检查,如果发现有粘连、息肉或小肌瘤,通过宫腔镜去除或切除异常组织,增加女性患者受孕机会。

如果证实患者输卵管阻塞或患内膜异位症,可用一种被称为腹腔镜的可视管通过肚脐下一小切口插入盆腔,通常要用全麻。通过该法,医师可以直接观察子宫、输卵管和卵巢,同时还可用腹腔镜去除盆腔内的异常病变。

治疗

医师应该针对病因进行治疗。异常组织经常在诊断过程中已经被宫腔镜或腹腔镜切除。手术可以修复因宫外孕或感染损伤的输卵管,但该类手术后,正常妊娠的机会也很低,宫外孕的机会仍然很大,故手术不被常规推荐,更常选用体外受精。

宫颈黏液问题

如果子宫颈黏液是异常的,可通过阻止精子进入子宫或者破坏精子的结构。

正常情况下宫颈(子宫体以下开口于阴道)黏液黏稠,在释放卵子(排卵)前精子难以穿透。仅在排卵前,宫颈黏液变得清亮而有弹性(因为雌激素水平的增高),精子穿过宫颈黏液进入宫腔到达输卵管,受精在此处进行。

如果发现宫颈黏液异常:

■ 黏液在排卵期无改变(常常因为感染),就不可能怀孕;

■ 允许阴道内的细菌,通常是造成感染(宫颈炎)的细菌

通过宫颈进入子宫,有时会造成精子的大量破坏。

■ 黏液中含有在卵子到达前能杀死精子的抗精子抗体也可能不孕。

通常情况下,黏液异常造成不孕是因为异常的宫颈黏液导致慢性宫颈炎,或者因为宫颈癌前病变(不典型增生)治疗后造成的宫颈狭窄。

你知道吗……
宫颈黏液一致的变化,使精子得以顺利进入子宫。

诊断

一般情况下医生检查妇女的子宫颈是否狭窄和检查是否存在感染。测试宫颈黏液有无破坏精子的试验一般不采用,是因为这些试验不能准确的预测受孕。

治疗

包括宫腔内受精,该法使精子绕过黏液直接进入宫腔;药物可以使黏液变稀薄,如可用愈创木酚甘油醚。但目前为止,均没有证实以上方法能提高受孕率。

卵 子 问 题

卵子问题常见的是卵子的数量急剧减少,或卵子质量下降。

卵子的数量和质量的(卵巢储备功能)在 30 岁甚至更早可能开始下降,40 岁以后迅速下降,但年龄不是唯一的原因。卵巢异常患者,也可以引起如此大的跌幅。

诊断和治疗

医生可以评估以下妇女可能有卵子的问题:

■ 这些人是 35 岁以上

■ 那些有过卵巢切除手术

■ 那些对助孕药物(如促性腺激素)刺激下反应低微,如不能刺激几个卵泡成熟和释放

医生通常可以通过测量在月经周期中一定的时间血液中的促卵泡激素(这将触发排卵)和雌激素水平,来明确诊断。有些医生通过给女性的助育药物,如克罗米芬后,然后测量这些激素水平来明确诊断。如果患者年龄超过 42 岁,则卵子数量、质量下降,采取异体卵子供体可能是唯一的方式来达到怀孕目的。

未 知 因 素

未知因素被认为是当男人的精液和女人排卵和输卵管是正常时,不孕不育不能解释时,即考虑存在未知的因素。

当没有发现不孕不育原因时,可考虑下面的方法:

- 给予不孕的妇女助育药物(克罗米芬),刺激几个卵泡成熟和释放,和人绒毛膜促性腺激素(hCG),这将触发排卵,给予上述处理 3 个月经周期。这种处理可能会导致在一个以上的胎儿。
- 在排卵 2 天内直接将精液放置在子宫绕过黏液(宫腔内人工授精),可考虑与助育药物相结合治疗。
- 如果仍然不孕,可选择其他辅助生殖技术,如体外受精。

如果克罗米芬和绒毛膜促性腺激素是不成功的,有时在体外辅助生殖技术之前给予人类促性腺激素治疗。克罗米芬加绒毛膜促性腺激素是不成功情况下,无论给予体外授精或之前给予人类促性腺激素治疗,妇女有同样的机会怀孕(约 65%)。然而,如果克罗米芬加绒毛膜促性腺激素治疗失败后立即进行体外受精,妇女怀孕将更迅速。

辅助生殖技术

辅助生殖技术即使卵子和精子在体外培养皿中结合成受精卵,培育成胚胎的技术。

如果经过 4 ~ 6 个周期治疗仍未能怀孕者,可考虑使用助孕技术,如体外受精或配子输卵管内移植技术。这些技术在 35 岁以下的妇女更容易成功,在美国,43% 以上的 35 岁以下的妇女采用体外受精成功怀孕,怀孕期间,成功分娩几率高达 87% 。相比之下,只有约 18% 的 41 ~ 42 岁的妇女尝试体外受精,而只有 60% 的成功分娩率。对于 42 岁以上的妇女,建议异卵移植。辅助生殖技术可能会导致在一个以上的胎儿,但发生率比不上助孕药物。如果伴有高风险的遗传病风险,胚胎期间可以被测试,然后才被植入子宫。这个测试被称为胚胎植入前遗传学诊断。

体外(试管)受精(IVF):这个技术多用于不育的原因在于精子问题、输卵管问题、异常的宫颈黏液和妇女有子宫内膜异位症以及原因不明时。此方法包括:

- 刺激卵巢排卵:通常情况下,克罗米芬、人类促性腺激素或两者都用来刺激卵泡的成熟。在排卵前,给予一种促性腺激素释放激素的激动剂或拮抗剂抑制排卵,直至一些卵细胞发育成熟,故经常有很多成熟的卵泡,此时才应用人类促绒毛膜激素来触发排卵。
- 捕捉卵子:在超声波指引下,用针穿过妇女的阴道

进入卵巢并从卵泡中获取卵子,有时候通过肚脐正下方的一个小切口插入一个小管(腹腔镜)获取卵子。
- 卵子受精:将这些卵子和活动力最强的精子在培养皿中受精。
- 胚胎在实验室中生长:受精后,胚胎在培养皿种生长 2 ~ 5 天。
- 将胚胎移植入妇女的子宫内:将一个或一些胚胎经阴道转移至子宫中,胚胎植入的数目取决于妇女的年龄和对治疗的反应性。

剩余胚胎可冻存在液氮中以备怀孕失败后再用。尽管移植了几个胚胎,但每次移植后能足月妊娠的几率仅有 18% ~25% 。体外受精成功的几率决定于很多因素,但是妇女的年龄是最重要的。

 你知道吗……
胚胎在植入妇女体内之前可以进行遗传异常的检查。

体外受精最大的风险即是产生一个以上的胎儿(多胎妊娠)。多胎妊娠可对母亲和胎儿产生严重的并发症,母亲可能有出血过多,胎儿可能会胎死腹中,或出现低出生体重儿。由于这些并发症,医生同一时间选择较少的胚胎转移到子宫。

细胞质内单精子注射技术:当使用其他技术可能不成功时,或精子问题严重时采用。它类似于体外受精,但该技术是将单个精子注入单个卵细胞中。

配子输卵管内移植(GIFT):这种技术可用于输卵管功能正常的患者,在体外受精中选出卵子和活力强的精子,二者不在实验室内受精,而是将卵子和精子通过腹腔(用腹腔镜)或阴道(在超声波引导下)植入到妇女输卵管的远端,使卵子在输卵管内受精,因此,该过程比体外受精更具有侵入性。每次移植使妇女能足月妊娠的机会与体外受精技术相似。

体外受精和 GIFT 技术中可有不同的处理包括:移植更多成熟的胚胎(卵母细胞的移植)、用其他妇女的卵(供体)、为代孕母亲移植冷冻的胚胎。这些技术涉及伦理和道德的范畴,包括对冷冻胚胎的处理问题(特别是对死亡或离婚的夫妇),如果用代孕母亲将涉及法定的出生问题以及当单次妊娠胚胎数超过 3 个以上涉及的选择性减胎的问题。

第 250 节

计 划 生 育

计划生育包括为控制怀孕数量和次数所采用的各种方法和措施,夫妻间可用避孕的方法临时避孕也可用绝育的方法做永久避孕。流产可用于终止避孕失败或未避孕所造成的非意愿性怀孕。

避　孕

避孕就是防止精卵受精(受孕)或阻止受精卵到达子宫内膜(植入)。

有多种方法可用于避孕,没有一种完全有效,但有些方法比另外一些方法要可靠得多。每种避孕方法各有其优缺点。其有效性往往取决于人们是否按照指示严格采用。某些方法的应用说明比其他方法的容易很多。这样,避孕方法的典型使用(通常不连续使用)和完美的使用(严格按照说明操作)所致的避孕效果差异很大。举例说明,口服避孕药若严格按照说明口服,避孕效果很好,但是许多妇女经常会忘记口服一些剂量。这样,不规律的服用口服避孕药的效果远远低于严格服用。相反,皮下埋植避孕剂,一旦埋植,就不需要注意什么(因此使用完美),直到它们被替换。经典的使用方法就类同于完美的使用,人们往往更紧密的遵循指令,因为他们习惯使用的方法。其结果是,完美的使用和经典的使用的效果差异往往随着时间的推移而减少。

避孕措施的效果

措　施	第一年使用的怀孕率(百分比)	
	完美使用(正确又持续使用)	典型使用
口服避孕药	0.3	8
埋植避孕剂	0.05	0.05
贴剂和阴道环	0.3	8
注射醋酸甲羟孕酮	0.3	3
避孕套	2	15
隔膜与杀精剂	6	16
宫颈帽与杀精剂	18(已育妇女) 9(未育妇女)	40(已育妇女) 18(未育妇女)
避孕海绵	26(已育妇女) 9(未育妇女)	32(已育妇女) 16(未育妇女)
宫内避孕器(IUD)	0.1~0.8	0.1~0.8
家庭自然计划法(节律)	1~9	25
体外排精法	4	27

若不采用任何避孕措施,约85%的妇女在一年内怀孕。

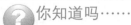

你知道吗……

避孕措施的效果很大程度上取决于人们是否按照指示严格采用。

除了它的可靠程度,每个避孕性的方法有其他的优点和缺点。例如,激素的方法有一定的副作用,增加或减少女性某些疾病的风险。避孕方法的选择取决于个人的生活模式和爱好以及对避孕可靠性的要求。

激素避孕方法

可以采取的避孕激素口服、插入阴道内、贴剂贴在皮肤上、植入皮肤下、或注射到肌肉。用于避孕的激素有雌激素和孕激素(与黄体酮类似的药物),原理主要通过抑制卵巢释放卵子或使宫颈黏液黏稠从而不利于精子穿过宫颈进入宫腔,阻止卵子受精。所有激素的方法可以有类似的副作用和使用上的限制。

避孕措施的比较

措施	便利性	副作用	其他考虑因素
激素避孕措施			
口服避孕药	通常需要每日口服。复方口服避孕药(雌激素和孕激素),3 周内通常需每天口服,然后由一个无功能的片剂,每天 1 次口服 1 周。孕激素口服避孕药,需要每天服用。需要定期去医院找医生续签处方	几个月内可能出现不规则出血,可有恶心,腹胀,液体潴留,血压升高,乳房胀痛,偏头痛,体重增加,痤疮和紧张情绪,增加血液黏稠度,增加患子宫颈癌风险	年龄超过 35 岁,抽烟妇女不应服用口服避孕药 某些疾病也禁止使用 服用口服避孕药的妇女是不太可能有多量月经,经前期综合征,痤疮,阴道不规则出血,不太可能患上骨质疏松症和某些类型的癌症
贴剂	每周一次,连续 3 周。停用 1 周,需要定期去医院找医生续签处方	不规则出血发生不常见。其他同口服避孕药	同口服避孕药
埋植避孕剂	埋植避孕只需要 3 年一次由医生植入即可	第一年可能出现不规则出血或无月经周期,头痛,体重增加	同口服避孕药,去除埋植避孕剂需要皮肤切口
阴道环	每 3 周一次植入。然后除去不用 1 周。每月需要一个新的环 需要定期去医院找医生续签处方	不规则出血发生不常见,其他同口服避孕药	同口服避孕药。在使用的第一周,应重复使用其他节育方法。阴道环可能会掉出。如果它们掉出,若 3 小时内重新植入,不需要其他的节育方法
注射醋酸甲羟孕酮	3 个月由医生注射一次	不规则出血(随着时间的推移变得不那么频繁)或注射期间无月经周期,轻微的体重增加,头痛,骨密度轻度下降	这种方法可以减少患子宫(子宫内膜)癌,盆腔炎及缺铁性贫血
屏障法			
避孕套	在每一次性交之前使用,使用一次后丢弃 避孕套可以在柜台购买	过敏反应 不规则出血	乳胶避孕套提供保护,防止常见的性传播疾病。必须正确地使用安全套才是有效的。这种方法需要勤快的性伴侣
避孕药膏涂抹的隔膜	女性在性交前插入一个隔膜。隔膜可以长达 24 小时留在阴道内。必须选择适合的隔膜,每年至少由医生进行一次检查	过敏反应,刺激反应,泌尿系感染	首次植入后,每次性交前必须重新涂抹避孕药膏
避孕海绵	女性在性交前插入海绵。海绵可以预先插入,24 小时是有效的。它被使用一次后丢弃。海绵是可以在柜台购买的	过敏反应或阴道干燥或刺激症状	海绵可能难以去除。必须在 30 小时后除去
其他避孕措施			
宫内避孕器(IUD)	宫内节育器需要每 5 年或 10 年植入一次,这取决于所使用的类型。他们必须由医生植入或去除	出血,很少出现疼痛,子宫穿孔	偶尔移位可能掉出子宫
自然避孕法	女性检查基础体温,宫颈黏液情况或其他症状,几乎每天都要检查	无	这种方法需要勤奋的妇女和有规律的性交。月经周期不规则的妇女不适用
体外排精法	男人从阴道内射精前撤回他们的阴茎。需要自我控制和精确的时间	无	这种方法不可靠,因为精子可能在射精前释放

口服避孕药

口服避孕药,通常指含激素的药片,所含激素——可以是雌孕激素混合制剂也可以是单纯的孕酮。

复方激素的经典用法:每天服用一次连续三周,一周不服用(等待月经来潮),然后接着服用。为了养成每天有规律的服用一颗药,不用药的一周可每日加服一片无活性药物。一类产品是每天服用坚持 12 周,其后停用 1 周,因此,一年只有 4 次月经。另一种产品时每天都服用有活性的片剂,这样就没有固定的出血期,而可能有不定期的出血发生。服用复方口服避孕药的妇女第一年受孕的机会不到 0.3%,但如果漏服或忘记服用,受孕率增加,特别是服药的第一个周期。

不同复方药物雌激素含量不同,通常,复方药物中雌激素含量低(20~35mg),因此其不良作用明显低于高剂量雌激素(50mg)。健康的不吸烟的妇女可以一直服用复方口服避孕药,直到绝经。只含孕酮的药物可在一个月内每日服用,常常可引起不规则阴道出血。服该类药物的妇女受孕率与服用复方片剂的几率一致。当服用雌激素有害时,只含孕激素的药物是可以应用的。举例来说,这些药物可以给那些母乳喂养的女性,因为此继续能减少母乳的质量。单一的孕激素不会减少母乳的产生。

在开始服用口服避孕药前应做体检,包括测血压等,以确定身体健康,没有口服避孕药可能带来的风险。在服用口服避孕药 3 个月后,女人应有一个复检,确定各项指标如血压是否发生了变化。如果没有,也应该 1 年体检 1 次。如果本人或亲属中患糖尿病或心脏病,还应该检测血中胆固醇、脂肪(脂质)和血糖(葡萄糖)。如果胆固醇或血糖水平增加或其他脂质水平异常,医师只能给该妇女服用低剂量的雌激素复方避孕药,在口服避孕药前,妇女应该和医师一起探讨她自己的情况和服药的利弊。

> **? 你知道吗……**
>
> 当你服用一种口服避孕药后,你的月经周期减少到 4 次/年。口服避孕药可以带来一些健康的效应。

优点:口服避孕药最大的好处就是如果按照说明书连续服用避孕效果确切,此外,还可以减少痛经、经前期症状、不规则出血、贫血和乳腺囊肿、卵巢囊肿和异位妊娠(宫外孕,主要发生在输卵管)以及输卵管炎症的发病风险。此外,口服避孕药还可以降低妇女患风湿性关节炎或骨质疏松的风险。

口服避孕药能降低几种肿瘤的患病风险,包括子宫体癌(子宫内膜癌)、卵巢癌、结肠癌和直肠癌,这些疾病的发病风险在连续服用口服避孕药几年后有明显降低。

在口服避孕药妇女中乳腺癌的诊断率有轻微增加,但停用后该趋势消失,甚至在有乳腺癌家族史的妇女中也存在这种趋势。

早孕妇女服口服避孕药不会危害胎儿,但一旦检查出怀孕应立即停止服用。口服避孕药对生育能力无远期影响,尽管停用这些药物后数月内可能无排卵。医生建议,妇女等分娩后 2 周可以开始口服避孕药。

不良反应:口服避孕药可出现一些不良反应,服药的前几个月常常出现不规则阴道出血,但在身体适应后常常停止。此外,口服避孕药要连续服用,不能间断,几月后可减少间断出血。

有一些不良作用是和药片中的雌激素有关,包括:恶心、肿胀、水钠潴留、血压增高和乳房胀痛以及偏头痛。其他不良作用大多数和孕激素有关,包括:情绪异常、体重增加、痤疮和神经过敏。一些口服避孕药的妇女因为水钠潴留体重可增加 1.35~2.27kg,因为食欲增加引起的体重增加还可能超过该数字,有些妇女出现头痛及睡眠障碍。服用低剂量药物时以上这些不良作用大多数不会出现。

有一些妇女在口服避孕药期间脸上常出现黑色斑块(黄褐斑),这与妊娠出现的妊娠斑相似。日晒使颜色加深,停用避孕药后,色斑会慢慢减退。

口服避孕药可使一些疾病的风险增加。服用复方药的妇女,静脉血栓发生的风险明显高于未服药者。服高剂量雌激素的妇女风险增加 7 倍,服低剂量雌激素妇女的风险增加 3~4 倍,是妊娠期妇女发病风险的一半。故谁有静脉血栓病史必须在口服避孕药前通知医师。手术也能增加血栓发生的风险,妇女在做大的择期手术前应该停口服避孕药一月,且术后也要停药 1 个月。由于大腿静脉血栓的风险在妊娠期和产后几个星期发病率明显增加,医师建议产后 2 周后再服用口服避孕药。健康非吸烟妇女口服避孕药不会增加卒中和心脏疾病的风险。

服用口服避孕药,特别是超过 5 年,可能增加宫颈癌发病的风险。服用口服避孕药的妇女应该每年做宫颈细胞学检查,该项检查可以早期发现宫颈癌前病变。目前使用口服避孕药物并不会增加乳腺癌的整体风险,也包括 35~65 岁以前服用口服避孕药物的妇女。而且,也不增加有患乳腺癌高风险的人群(如曾患乳腺疾病,或有乳腺癌家族史)。

在服用口服避孕药的前几年可增加现有的胆囊结石的增长速度,因此胆结石诊断常常发生在经常使用口服避孕药的最初几年,以后发病率降低。

在某些情况下妇女口服避孕药可增加有些疾病的发生,比如超过 35 岁并吸烟的妇女最好不选用口服避孕药,因为心脏病发生的风险增加,但在健康机构的密切监护下,这些妇女也可用口服避孕药。

一些镇静剂、抗生素和抗真菌药物可能降低口服避孕药的效果,如果服药时同时服用其中一类药物可能导致怀孕。故若妇女在服用口服避孕药物同时服用这类药物,在停用这类药物前应该增加另一种避孕措施直至第一个月经周期。

皮贴和阴道环

用含雌激素和一种孕激素的皮贴和阴道环 3 ~ 4 周,接下来的一周,不用避孕方法,让月经来潮。

将皮贴避孕贴贴在皮肤上,每周换一次,连用 3 周,然后将皮贴揭下。停用一周后,再将新的皮贴剂贴在另外一处皮肤上,第四周仍不用皮贴。运动、桑拿浴或热盆浴时不换用皮贴。

阴道环是一种有弹性的装置,可放入阴道内 3 周,停放 1 周,妇女可自行放置和取出阴道环,该环有一个尺寸,该环可以变换形状,可放在阴道的任何部位。通常,在性交时对方没有什么感觉,每月换用一个新环。

无论用哪种方法,特别是完美的使用,其有效性同口服避孕药物类似。在超重的妇女中,贴剂效果欠佳。妇女都有规律的月经周期,点滴出血或两次周期中出血(突破性出血)不多见,应用时的不良作用和禁忌证与口服避孕药相似。

何时应禁用口服避孕药*

有以下情况之一的妇女,禁用口服避孕药:

- 35 岁以上的吸烟妇女
- 肝病活跃或肝脏肿瘤
- 血中甘油三酯很高(250mg/dl 或更高)
- 高血压病未治疗
- 糖尿病控制很差或伴动脉阻塞
- 肾脏疾病
- 双下肢静脉血栓
- 下肢固定(如上了石膏)
- 冠状动脉疾病
- 患过卒中
- 患过妊娠期胆汁淤积(黄疸)或以前服用口服避孕药出现过黄疸者
- 乳腺癌或子宫体癌(子宫内膜癌)
- 既往心脏病史
- 不明原因的阴道出血
- 患有活动性狼疮(系统性红斑狼疮)

以下情况的妇女应在医师监护下服用口服避孕药:

- 抑郁
- 糖尿病控制很好,并未出现动脉闭塞
- 经前期综合征,或者不明原因的无月经周期(闭经)
- 频发偏头痛(但无肢体麻木)
- 35 岁以下的吸烟妇女
- 既往患肝炎或其他肝脏疾病已完全康复者
- 高血压治疗后已控制的患者
- 静脉曲张
- 正在药物治疗中的癫痫患者
- 子宫肌瘤
- 既往因宫颈癌前病变或宫颈癌做过治疗的患者
- 肥胖
- 近亲中有血栓患者

*这些禁忌只适用于含有雌激素和孕酮的口服避孕药

埋植避孕

埋植避孕物是指医师在为使用者做皮肤局部麻醉后,在其肘部上方臂内侧皮肤上做一小切口或用针将一种含孕激素的塑料胶囊或小棒注入,通常不用缝合。埋植物缓慢释放孕激素入血。美国现在无皮埋物。一种通过针注入,有效期为 3 年(但必须切开才能取出)的专用埋植物很快就要上市。

最常见的不良作用就是在使用第一年中出现不规则阴道出血或闭经,以后月经常常可恢复正常。有时也可出现头疼和体重增加,这些不良作用促使有的妇女取出埋植物。因为埋植物在体内不能吸收,只有由医师将它取出。取出比植入要困难得多。埋植物周围的皮肤常常明显增厚,取出后常会留下一个小的瘢痕。取出埋植物后,卵巢功能恢复,妇女的生育功能也恢复。

注射避孕

有两种注射用避孕药,每种药物均由保健医师注射入使用者的手臂或臀部肌肉,每一种药物的效果都很好。

甲羟孕酮醋酸盐是一种孕酮,每 3 个月注射一次。该药的作用能引起月经周期紊乱,大约 1/3 的妇女在第一次用药后可停经 3 个月;另外 1/3 每月不规则或点滴出血超过 11 天,用药一段时间后,不规则出血可明显减少,2 年后大约 70% 的妇女完全没有出血。停药后 6 个月内有一半妇女月经恢复正常,一年内有 3/4 的妇女月经恢复正常,停药一年内生育功能可能还不能恢复。

不良作用有体重轻微增加,头痛,不规则出血或无月经期间骨密度一过性的降低,停药后骨密度可以恢复到用药前水平。青少年或年轻女性应该每天补充钙剂和维生素 D，以帮助保持骨密度。甲羟孕酮醋酸盐不会增加肿瘤发生的风险，包括乳腺癌，它可以明显降低子宫体癌（子宫内膜癌），盆腔炎（女性生殖器官的感染）和缺铁性贫血的风险。该药与其他药物的交互作用比较少见。

紧急避孕

紧急避孕又称事后口服避孕药，包括影响激素的合成激素或药物，应在无保护性交发生或一种避孕方法失败（如避孕套破裂）后 72h 内服用。无保护性行为后紧急避孕，减少怀孕的机会，包括行为发生时，越靠近排卵期，没有避孕时怀孕的几率是 8% 左右，越早避孕，效果越好。

目前有两种方法。一种较有效的方法是服一剂左炔诺孕酮（一种孕激素），12h 后再服一剂，如果第一剂是在 72 小时内服用，怀孕的几率最多减少了 90% 。如果是在 24 小时内服用，怀孕几率降低 95% 左右。一些医生建议同时采取两种剂量的左炔诺孕酮。这种方法似乎是一样有效的。每个剂量可以采取作为一个片剂或较低剂量的片剂。这些药片是女性年满 18 岁或以上的非处方药。

另外一种方法就是在无保护性性交 72 小时内服用两片复方口服避孕药，12h 后加服两片以上该药。这样服用后约 2% 的妇女可能怀孕，50% 的妇女有恶心症状，20% 的妇女可发生呕吐，止吐药物，如羟嗪可以防止恶心和呕吐。

屏障避孕法

屏障避孕就是利用物理的方法阻止精子进入女性的子宫，包括避孕套（男用或女用）、阴道隔膜和宫颈帽。

避孕套

避孕套由乳胶制成，是一层薄薄的保护的护套，覆盖阴茎。由乳胶制成的避孕套是唯一的能防止性传播疾病发生的避孕方法。性传播疾病包括：由细菌（例如淋病和梅毒）、病毒（如 HIV——人免疫缺陷病毒感染）传播的疾病。但这种保护虽然有用，也不是万无一失的。男用避孕套的成分为聚亚胺脂，也能提供保护作用，但因为它很薄容易破裂。女用避孕套的成分为小羊皮，不能防止病毒感染如 HIV 感染，故不推荐使用。

避孕套要正确使用才能保证其安全性。男用避孕套使用时应留出超过阴茎顶部扩展 11/4 厘米的避孕套空隙，以便收集精液。为了这个目的，有些男用避孕套在顶端设计了一个收集器。射精后，避孕套的边缘应与阴茎紧密接触，防止避孕套脱落，精液外溢前阴茎应该退出，并仔细取下避孕套。如果精液外溢，精子可能进入阴道导致怀孕。在每次射精后应该用新的避孕套，如果怀疑有破裂应该丢弃。避孕套的润滑剂或单独放入阴道内的杀精剂可增加避孕套的有效性。

你知道吗……
由乳胶制成的避孕套是唯一的能防止性传播疾病（包括 HIV）发生的避孕方法。

第一年完美使用避孕套，怀孕的几率是 6% 左右，典型使用怀孕的几率是 16% 左右。在避孕套的润滑剂成分中加用一种物质能杀死精子（杀精剂）插入到阴道内，能增加安全套的有效性。

阴道隔膜

阴道隔膜是一种圆形的橡胶帽，边缘可变形，插入阴道罩在宫颈上，隔膜阻止精子进入子宫体。

隔膜的大小各异，应该由保健医师为使用者提供合适的型号，并告诉妇女如何使用。隔膜应完全盖在宫颈上，不会引起不适感，丈夫和妻子都不会注意到它。隔膜上可加用避孕油或乳剂，以防隔膜在性交时移位。隔膜在性交前放入，性交后至少保持 8h 以上，但不超过 24h。当隔膜还在阴道内而要再次性交时，需在阴道内加入杀精剂以提供进一步的保护。当体重增加或降低 4.5kg（10 磅）以上，应用隔膜已超过 1 年以上，或已生小孩或流产时应该另外选择隔膜，因为阴道的大小和形状可能改变。隔膜应用 1 年中，根据隔膜使用是否正确以及使用时间是否正确，妇女的怀孕率为 3% ~ 14%。

宫颈帽

宫颈帽和隔膜相似但比隔膜小且质硬，能贴身地罩在宫颈上。保健医师应为使用者提供合适的宫颈帽。宫颈帽应该在性交前放入，性交后至少保持 8h 以上至 48h。在完美使用的第一年，未育妇女怀孕率在 9% 左右，典型使用约为 18% 左右。已育妇女怀孕几率是未育妇女的 2 倍。因为分娩改变了子宫颈，使之很难安全地适用。

避孕海绵

除了阻止精子进入子宫，海绵含有杀精子剂。这是在柜台购买即可，并不需要保健医生安装。

海绵可以由女人性交前至 24 小时植入，并提供保护，该段时间内，不管如何频繁重复性交插入阴道，海绵必须留在阴道内至少至最后的性行为后 6 个小时。它不应该被留在原地超过 30 小时。通常情况下，一旦它被插入，双方都意识到它的存在，这是比隔膜使用不便的地方。不良反应是罕见的。包括过敏反应，阴道干燥或刺激症状，取出海绵困难等。

杀精剂

杀精剂是能在性交中杀死精子制剂。性交前可在阴道内置入泡沫状、油状、冻胶状和栓剂杀精剂。这些杀精剂也提供了阻止精子物理屏障，没有哪一种杀精剂效果比其他的都更好，如果和屏障避孕法，如男用、女用避孕套或隔膜一起使用，效果会更好。

其他避孕方法

宫内节育器

　　宫内节育器(IUDs)是一种小巧、灵活的塑料装置，可放入子宫体内。根据类型不同或妇女意愿 IUD 可放置 5～10 年。IUD 必须要由医师或其他医务人员放置或取出。放置仅需几分钟，取出也很快但会有轻微不适。IUDs 防止怀孕有以下措施：

屏障避孕法——阻止进入

　　屏障避孕法可阻止精子进入妇女的子宫，有避孕套、阴道隔膜、宫颈帽和避孕海绵，有些避孕套中含杀精剂，杀精剂可和避孕套以及其他不含杀精剂的屏障避孕工具一起使用。

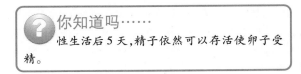

避孕套　　　　宫颈帽

有杀精剂的隔膜　　　避孕海绵　　　罩在宫颈上的隔膜

膀胱　子宫　宫颈　直肠

阴道

- 通过杀死或使精子不能运动
- 通过阻止精子从而不能和卵子受精
- 通过防止受精卵在子宫内植入，而起到避孕的作用。

　　美国目前有两种 IUDs，一种能释放孕酮，有效期为 5 年，另一种能释放铜，有效期至少为 10 年。在此期间，不到 2% 的女性会怀孕，取出 IUD 一年后，80%～90% 的妇女可以怀孕。在无保护性交后放入 IUD 一周以上可以作为一种紧急避孕的方法，几乎对 100% 的妇女有效。

　　在放置 IUD 时容易带入细菌，但真正引起感染的很少。IUD 使用的第一个月后，盆腔感染的风险没增加。

　　可能带来的问题：统计没有到期就取出 IUDs 的原因时发现，出血和疼痛是妇女要求取出 IUDs 的常见原因，占一半以上。释放铜的 IUD 能增加月经量，相反，释放孕酮的 IUD 能减少月经量，使用 1 年后，月经出血完全停止发生在 20% 的女性。

　　约有 5% 的 IUDs 在使用第一年中脱落，经常是在放置后的前几个月脱落。有时候妇女不易察觉。常常用一根塑料绳(尾丝)与 IUD 相连便于检查，特别在月经期，确定 IUD 位置是否正确。如果找不到尾丝，应该使用另外一种避孕方法，直到经医师检查确定 IUD 是否位置正常。如果一个 IUD 脱落后再放入另外一个 IUD，通常第二个 IUD 都可以保留。

> **？ 你知道吗……**
> 性生活后 5 天，精子依然可以存活使卵子受精。

　　偶尔在放置 IUD 时可发生子宫穿孔。通常，穿孔不出现症状，常常在检查发现无塑料尾丝和超声波或 X 线检查发现 IUD 在子宫外时发现。IUD 穿孔并进入腹腔时要用手术取出避免损伤和肠粘连。

　　带 IUD 受孕的妇女流产风险约 55%，如果妇女想继续怀孕且见尾丝，医师可以取出 IUD 减少流产的风险(约 20%)。怀孕时 IUD 不增加出生缺陷、胎儿死亡和盆腔感染的风险。带 IUD 受孕的妇女发生宫外孕的机会比正常人高 5% 。虽然如此，带环受孕宫外孕发生率明显低于未避孕者，因为 IUDs 避孕是十分有效的。

可能带来的好处:除了提供有效的避孕节育措施外,宫内避孕器可能降低子宫(子宫内膜)癌和子宫颈癌的风险。

自然避孕法

有的避孕方法是利用时间而不是用药物或器械。如自然计划避孕法。

宫内节育器示意图

宫内节育器(IUDs)由医师经妇女的阴道放入宫腔。IUDs 由可塑性的塑料制作而成。一种类型是可通过绕在 S 底部的铜线释放铜;另一种能释放孕酮。有塑料尾丝与之相连,便于检查和确定节育器的位置是否正常。

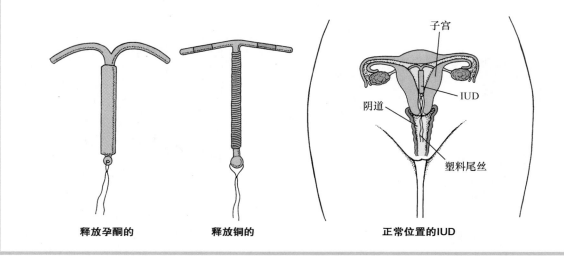

释放孕酮的　　　　释放铜的　　　　正常位置的IUD

自然避孕法就是在每月易受孕的时间中节制性生活。大多数妇女在月经来潮前 14 天排卵,性交后,未受精的卵子能存活 12h,精子能存活 5 天,所以,在排卵前 5 天内的性交均可能受孕。

即使妇女的月经是规律的,查看日历避孕的办法成功率仍最低。计算何时要禁欲,应从其既往 12 个月最短的月经周期中减 18 天,最长的减 11 天。如果月经周期为 26 ~ 29 天的妇女,她应该在每个周期的 8 ~ 18 天禁欲。

其他更有效的自然避孕方法有测体温、黏液以及观察和症状体温法。

测体温法,妇女在排卵后体温稍有增高,约 0.5℃,妇女在早晨醒来未下床的静息状态下测量体温(基础体温),如果可能的话,她应该使用基础体温温度计(这是非常准确的),如果没有,用水银温度计,电子温度计是不准确的。夫妇从月经开始时禁欲直到基础体温升高后的一天,直到至少 72 小时。

黏液法,通过观察宫颈黏液可确定妇女易受孕的时间,该期能分泌较多的黏液并在排卵前很快成水样。一旦出现黏液,避免性交直到 3 ~ 4 天后排卵,月经后到其观察到宫颈黏液量增加期间进行性交受孕风险较低,在黏液量最多的 4 天不要性交。使用此方法的妇女不应该使用阴道灌洗或女性卫生喷雾剂和药膏,因为这些产品可以改变黏液性状。

症状体温法包括观察宫颈黏液和测定基础体温以及排卵期出现的其他症状,如轻微腹痛,在自然避孕法中该法最确切。应该在月经第一天开始,根据日历法要求禁欲,直到基础体温法基础体温升高 72 小时后一天。

自然计划生育法最可靠,怀孕的几率是每年约 2% 。

体外排精

为防止精液进入阴道,男方在射精前将阴茎抽出阴道。该法又称体外射精,因为性高潮前精液可能流出,故不能可靠避孕,而且该法要求男方有高度的自制力和精确控制时间的能力。

自然计划生育

自然计划生育法主要包括让易孕妇女禁欲。禁欲时间可以基于固定的月经期间（安全期法）推断，或者妇女的基础体温，宫颈黏液的特性（会随着月经周期改变），或这些方法的组合（症状体温方法）。

确切的禁欲天数因人而异，因为不同妇女的月经周期长短，温度升高程度，黏液变化的情况，和其他症状的时间各不相同。月经周期不规律的妇女使自然计划避孕法更加不确定。下面的图给出了如何使用计划生育方法：

如下面的日历给出的方法，18 天减去最短的周期（26-18=8），11 天从最长的（29-11=18）中减去。因此，女人禁欲的时间应该从月经周期的第 8 天至第 18 天。

对于基础体温法，该女子从一开始她的月经周期就开始禁欲，直到排卵日（她的基础体温升高的一天）至少 72 小时后。

对于黏液方法，在她的月经期宫颈黏液出现的时间禁欲，直到她观察到的最大量的黏液变得较薄，有弹性，更清澈透亮。4 天之后，她可以在月经周期结束后到黏液出现的时间性生活。但在此期间，她应限制隔日性交，这样才不会将精子与宫颈黏液混淆。

对于症状体温方法，妇女使用温度、黏液和日历的方法。妇女注意宫颈黏液的增加、症状变化和基础体温升高来预测排卵。她从日历法即从月经周期的第 8 天开始禁欲，直到她从温度上升，黏液变化提示排卵后至少 72 小时后。

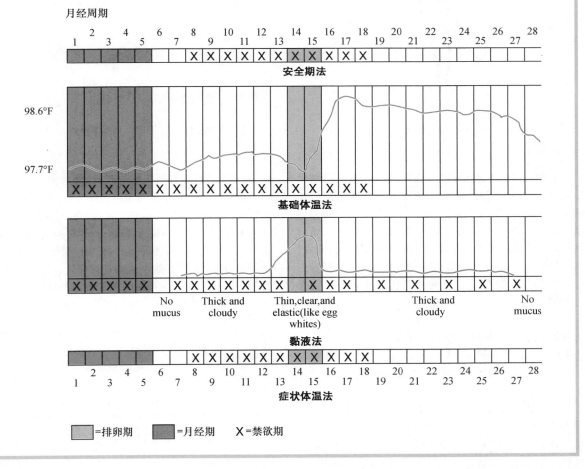

绝　　育

绝育是使人丧失生育能力的方法。包括以下方法：

- 破坏输卵管，使其无法输送卵子或精子，而无法生育。
- 输精管结扎术是一个很短的手术，可以在医师的办公室进行。
- 输卵管结扎术，该过程对女性来说是比较复杂的，需要腹部切口和麻醉治疗。

在美国,大约有 1/3 的已婚夫妇使用计划生育方法是选择绝育(输精管结扎术或输卵管结扎术)。绝育始终被认为是永久性避孕手段。但是,如果夫妻改变他们的想法,重新连接相应的管道(再吻合术)可以尝试恢复生育能力,是可能的。相对于女性,再吻合术对男性来说是不太可能的。男性再吻合术后的生育率为 45% ~ 60%,女性再吻合术后的生育率为 50% ~ 80%。

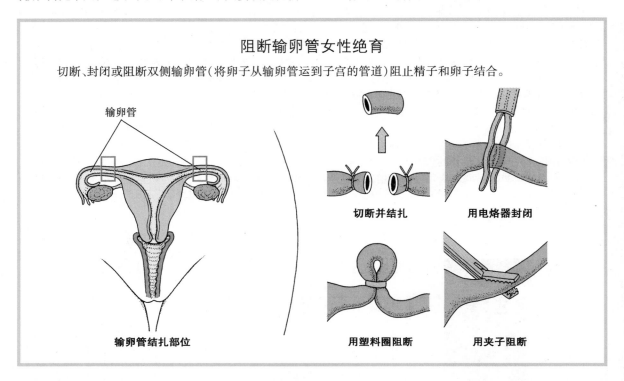

阻断输卵管女性绝育

切断、封闭或阻断双侧输卵管(将卵子从输卵管运到子宫的管道)阻止精子和卵子结合。

输卵管

切断并结扎　　用电烙器封闭

输卵管结扎部位

用塑料圈阻断　　用夹子阻断

输精管切除术用于男性绝育,切断和结扎输精管(通过该管从睾丸输送精子)。泌尿科医师做输精管切除术,只需要耗时 20 分钟,可在局麻下进行。在每侧阴囊上切一小切口,切除部分输精管,封闭开放端。做输精管切除术后的男子还需要继续避孕一段时间,通常,术后射精 15 ~ 20 次后才丧失生育功能,因为贮精管内还储存有许多精子,实验室检查可以证实射出的精液有无精子。

输精管切除术的并发症有出血(不到 5%)、精子漏出所致的感染、自发的再吻合(不到 1%),通常在术后很快发生。与许多男子渴望的一样,术后性行为能很快恢复,但要采取避孕措施,不到 1% 的妇女在其配偶行绝育术后再怀孕。

输卵管结扎术用于女性绝育,手术切断、封闭或阻断输卵管,输卵管能将卵巢中的卵子运送到子宫,该手术并发症高于输精管切除术,需要做腹部切口并需用全麻或局麻。妇女可在生孩子后立刻做绝育术或第二天做,不需要因为该手术延长住院时间,绝育术也可以预定时间做择期手术。

常常用腹腔镜做女性绝育术,医师通过腹部小切口插入一细管,切除输卵管,结扎断端。医师也用电烙器(一种通电后可以切断组织的装置)将每侧的输卵管封闭 1 英寸(2.5cm),手术当天就可以出院。腹腔镜术后,约有 6% 的妇女出现轻微并发症,如切口部位的皮肤感染或便秘;有不到 1% 的患者出现严重并发症,如出血或膀胱、肠道的穿孔;有各种器械,如塑料圈和弹簧夹,可用于阻断输卵管而不用切断或结扎输卵管,用这些器械进行的绝育术因为组织损伤小,能比较容易地恢复生育功能,约有 3/4 的妇女能成功恢复生育功能。

> **❓你知道吗……**
> 绝育,虽然常常被认为是永久性的,也往往可能失败。输精管结扎术后避孕仍应持续一段时间直到在体内储存的精子已全部被射出。

不同于腹腔镜,医生可以使用宫腔镜,其通过阴道进入子宫,在输卵管中插入一个灵活的查看管,成功的插入线圈,将输卵管密封。这种手术无切口,使用局部麻醉,用或不用药物镇静只需让患者熟睡即可。3 个月后,采取不透过射线的造影剂通过阴道注入子宫和输卵管中,通过 X 射线检查确认是否绝育成功。绝育后的第一个 10

年中约有 2% 的妇女怀孕,这些妇女中有 1/3 的妊娠为输卵管异位妊娠(宫外孕)。

极少数情况下,输卵管结扎手术可引起并发症,如出血和损伤肠道。

手术切除子宫(子宫全切除术)可导致不孕,该技术是用于治疗疾病而不用做绝育。

人 工 流 产

人工流产指通过医疗行为有目的的终止妊娠。

通过妊娠手术或口服药物使子宫内的胚胎流失。当由受过训练的保健医师在医院或诊所进行人工流产时并发症是罕见的。

全世界对流产的态度不同,有的法律规定禁止,有的允许。约 2/3 的妇女可以合法流产。在美国,人工流产在第一孕期(12 周内)是合法的,后 12 周,是否能选择性流产在美国各个州中不同,美国 25% 的妇女用最常见的外科手术的方法做选择性流产。

方法

流产方法有手术(手术排出)和药物两种,部分取决于妊娠的时间。妊娠的时间有时很难估计,如怀孕后有出血、肥胖的妇女、子宫后倾而不是前倾的妇女。若遇到这种情况应做超声检查估计妊娠时间。怀孕在非常早期或晚期(15 周以上),可使用药物。流产在怀孕早期完成,只需要局部麻醉,若晚期则可能需要全身麻醉。

手术排出即通过阴道将妊娠物排出宫腔,95% 的流产使用这种方法,根据妊娠时间不同可选用不同的方法。一种称作刮吸法的技术:用于妊娠时间小于 12 周的妇女。经典的做法是医师用一个小的、灵活的管子与真空泵相连。可以用机器或手动泵,常常为真空吸引器。管子通过扩张的宫颈口伸入子宫体,然后轻柔的全面的吸空腔内组织。有时该法不能终止妊娠,特别是停经 1 周以内的妊娠。对 4~6 周的妊娠,吸刮时可以稍微扩张宫颈或不扩张宫颈,因为可选择用小的吸管。7~12 周的妊娠,常常需要扩张宫颈,可选用较大的吸管。为避免损伤子宫,医师可选用可吸收液体的天然物质,如干海藻茎(昆布属植物)扩张宫颈,而不用器械。昆布属植物放入开放的宫颈口并保留 4~5 小时,通常可过夜。昆布属植物吸收大量体液后,就能使宫颈扩张。药物,如前列腺素也可用于扩张宫颈。另一种为超过 12 周以上的妊娠要使用宫颈扩张与钳刮术,扩张宫颈后钳夹出胎儿和胎盘,再轻柔的搔刮宫腔以确保排除所有组织。该法的并发症与药物流产相比较少和轻,但若妊娠超过 18 周,钳夹术可出现严重并发症,如子宫或肠道的损伤。

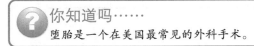

？你知道吗……

堕胎是一个在美国最常见的外科手术。

药物:诱导流产的药物可用于小于 9 周或 15 周以上的孕妇。药物通常用于非常早期的胚胎,在超声波扫描下出现清晰可见的胚胎和胎盘之前。用于药物流产的药物包括米非司酮(RU-486)和前列腺素,如米索前列醇。米非司酮口服,阻断孕激素的功能,孕激素为子宫内膜孕育胎儿做准备。米非司酮仅用于小于或等于 9 周的妊娠;前列腺素是激素样药物,能刺激子宫收缩,可口服,也可阴道内放置或注射用药。在小于 9 周妊娠时与米非司酮合用,大于 15 周时可单独使用。先用米非司酮后用前列腺素。先服 1~3 片米非司酮,2 天后再口服或阴道内放置前列腺素(米索前列醇),流产率为 95%,若流产失败可做手术。对于妊娠 15 周以上者,48 小时内每隔 6 小时放置在阴道内 2 片米索前列醇,几乎 100% 有效。

并发症

通常,流产的风险高于避孕或绝育,特别是年轻妇女。流产并发症的风险与妊娠时间和使用的方法有关,妊娠时间越长,风险越大。但一个训练有素的医师在医院或诊所实施的流产并发症并不多见。少于 1/100 的女性会出现严重的并发症。出现并发症的风险与孕周的长度相关,孕周越长,风险越大。风险与流产的方法相关。

- **流产手术:**子宫穿孔率为 1/1000,有时可能损伤肠道或其他器官,术中或术后出血发生率为 6/10 000,有些术式可能撕伤宫颈,特别是中期妊娠的妇女。此外,可能增加感染或下肢血栓的风险。如果部分胎盘残留在宫腔可能引起出血。极少数可因为手术操作或感染引起子宫内膜粘连——称为阿西曼综合征,导致不孕。

- **药物:**米非司酮和米索前列醇均有副作用,最常见的是痉挛性盆腔疼痛,阴道出血,恶心,呕吐,腹泻和胃肠胀气,相对于手术一般不出现感染。

- **两种方法:**若出现胎盘滞留在子宫内,两种方法均可出现出血和感染。晚期若患者处于卧床非活动状态,可能出现下肢静脉血栓。如果胎儿为 Rh 阳性血,母亲为 Rh 阴性血可产生 Rh 抗体——在任何一次妊娠、流产或生产时,这种抗体可威胁以后的妊娠,应给这种妇女注射 Rho(D)免疫球蛋白。

选择性流产可能不会增加再次怀孕后妇女和胎儿的风险。大多数妇女不会有人工流产后的心理问题。然而,问题经常出现在那些怀孕前即有心理问题,那些因为健康原因结束妊娠,那些关于堕胎很矛盾的人,以及那些青少年,在孕晚期流产者,和那些非法流产者。

第251节

遗传病检查

- 准备怀孕的妇女及其伴侣会向其保健医师咨询他们孩子发生遗传性疾病的风险。
- 高危因素包括高龄孕妇、遗传疾病家族史、既往有出生缺陷儿或流产病史或夫妻中存在染色体异常。
- 遗传病检查向所有女性开放，但对夫妻双方中存在高危因素者尤为重要。

对预备怀孕的夫妻来说宝宝是否健康是他们最关心的问题。孩子的某些问题是遗传性疾病所致。一个或者多个基因或者染色体异常引起了这些遗传性疾病。一部分异常是遗传性的，即从一代遗传到下一代。另一部分异常属自发性，它们是精子、卵细胞或胚胎发育过程中细胞里的遗传物质偶然变化或者暴露于药物、化学物质或其他有害物质（如 X 射线）而导致变化。

准备怀孕的妇女及其伴侣会向其保健医师咨询他们孩子发生遗传性疾病的风险（产前遗传咨询）。他们可以讨论如何预防某些遗传学异常出现。比如妇科可以补充叶酸以及避免暴露在有毒环境中。夫妻同样可以问医生是否他们的孩子得遗传性疾病的风险高于普通人。假如果真如此，需要经行可以精确计算这些风险的遗传学筛查。如果这些检查显示孩子患有某种严重的遗传缺陷风险高，夫妻双方需要考虑以下这些问题：

- 避孕
- 假如男方有异常基因则选用人工授精
- 假如女方有异常基因则选用其他妇女的卵子
- 体外（试管内）受精并在胚胎期进行基因诊断，然后将其移植入女性子宫内。

如果妇女已经怀孕，医生则需要告知孕期对胎儿的检查流程（产前诊断）。医生同样需要解释如果发现遗传学异常夫妻有哪些处理方案可选择。流产也是其中一种。在某些情况下，遗传异常是可以治疗的。有些时候夫妻需要找遗传学专家讨论这一问题。

夫妻双方需要花些时间去了解这方面的信息，然后提出他们所有的问题。

> **？ 你知道吗……**
> 36 岁妇女所怀胎儿发生唐氏综合征的几率是 1/300。
> 40 岁妇女所怀胎儿发生唐氏综合征的几率是 1/100。

高危因素

所有妊娠都含有遗传学异常的风险，但某些情况增加这种风险。

多因素所致畸形：一些出生缺陷（如唇腭裂）是一个或多个基因异常及特定的环境暴露共同作用的结果。这种异常的基因使得胎儿更易发生出生缺陷，但只有胎儿暴露于某种特定的环境（如某些药物或者酒精）中时这种出生缺陷才会出现。许多常见的出生缺陷，比如心脏畸形，就是通过这种模式遗传，这种类型的遗传疾病称为多因素致病。

神经管缺陷：神经管缺陷是指脑或者脊柱的出生缺陷。比如脊柱裂（患儿的脊柱并不是完全封闭，部分脊髓向外膨出）或先天性脑畸形（患儿大部分脑组织及头骨缺失）。在美国，神经管缺陷发生率约为每 1000 次分娩中 1 例。多数神经管缺陷是由于多个基因的异常（多因素致病）。小部分是由于单个基因的遗传异常、染色体异常或药品摄入。

下列情况同样增加风险：

孕妇年龄与胎儿染色体异常风险

孕妇年龄	唐氏综合征风险	染色体异常风险
20	1/1667	1/526
22	1/1429	1/500
24	1/1250	1/476
26	1/1176	1/476
28	1/1053	1/435
30	1/952	1/384
32	1/769	1/323
34	1/500	1/238
36	1/294	1/156
38	1/175	1/102
40	1/106	1/66
42	1/64	1/42
44	1/38	1/26
46	1/23	1/16
48	1/14	1/10

- **家族史**：家族成员（包括该夫妇的孩子）中有神经管缺陷病史增加孩子患此类疾病的风险。一对夫妇如果曾经有过一个脊柱裂或者先天性脑畸形胎儿，再次妊

娠发生同类出生缺陷的风险是 2%~3%。如果曾经有过两个此类出生缺陷的胎儿，则再次妊娠发生同类出生缺陷的风险高达 5%~10%。不过，95% 的神经管缺陷发生在无此类疾病家族史的家庭中。

- **叶酸缺乏**：饮食中缺乏叶酸增加此类疾病的发病风险。补充叶酸能降低神经管缺陷发生率。因此，目前常规建议育龄期妇女，特别是孕期妇女，每日补充叶酸。通常孕期复合维生素中会加入叶酸。
- **地理位置**：此类出生缺陷发生风险与孕妇居住的地理位置也有关系。比如说，英国的发病风险高于美国。

对于子代发生神经管缺陷风险大于 1% 的父母，建议通过羊水穿刺及超声检查等来进行产前诊断。

染色体异常：此类异常大约每 200 例活产中发生一例，而在妊娠前三个月发生流产的胚胎中一半以上存在染色体异常。大多数染色体异常的胎儿都在出生前就死亡。在存活下来的胎儿中，唐氏综合征是最常见的染色体异常。

多个因素会增加染色体异常发病风险：

- **孕妇年龄**：唐氏综合征的发病风险随年龄增加而升高，特别是大于 35 岁的妇女。
- **家族史**：染色体异常家族史（包括同一对夫妻的其他子女）增加同类异常的风险。假如一对夫妇已有一个患最常见类型的唐氏综合征（21 三体综合征）的孩子，而该妇女小于 30 岁，则她再次怀孕后胎儿发生染色体异常的风险大约是 1%。
- **既往出生缺陷儿史**：既往曾经有活产的出生缺陷儿或死产儿（即使不能确定此胎儿是否存在染色体异常）增加再次妊娠时胎儿染色体异常风险。大约 30% 的伴有出生缺陷的新生儿及 5% 的死产儿存在染色体异常。

- **既往流产史**：多次流产史增加胎儿染色体异常的风险。假如首次流产的胎儿有染色体异常，则后续发生的流产也很可能有染色体异常，虽然可能两次染色体异常并不相同。假如一对夫妇反复发生流产，那么他们在下次妊娠前需要做染色体检查。假如确诊存在染色体异常，那么他们在下次妊娠时要尽早进行产前诊断。
- **夫妻染色体异常**：夫妻有染色体结构异常的情况很罕见，这会增加子代染色体结构异常的风险。夫妻一方或者双方染色体异常都会增加这种风险，即使具有异常染色体的夫妻本身是健康的、没有异常体征。当一对夫妻多次出现流产、不孕或产下出生缺陷的孩子时，医生会考虑存在这种染色体异常。对于这种夫妻而言，子代存在一系列染色体异常或流产的风险增高。

单基因遗传病：此类疾病仅涉及一对基因。一个基因发生了突变，从而影响了其正常的生物学功能，进而导致疾病或出生缺陷。这种遗传病发病风险取决于一个突变的基因即可表现出异常（显性）还是需要一对基因同时突变才能表现出异常（隐性）。

发病风险也与其是否位于 X 染色体上相关。人类有 23 对染色体，其中一对为决定性别的性染色体（X 和 Y 染色体）。其余的称为常染色体女性拥有两条 X 染色体，而男人则拥有一条 X 染色体和一条 Y 染色体。假如异常基因位于 X 染色体上，这种遗传病称为 X 连锁遗传。

假如夫妻双方都表现出某种单基因遗传病，那么他们很有可能拥有一个或多个同样的常染色体隐性遗传基因，这样的话，子代遗传这种疾病的风险也增高了。

亲代携带异常基因对子代影响

遗传模式	子代发病风险	子代成为携带者* 风险
常染色体显性遗传	子女发病概率 50%	0%
常染色体隐性遗传	子女发病概率 25%	50%#
X 连锁显性遗传	母亲携带异常基因，子代发病概率 50%，但通常是女儿发病，因为此异常基因对男胎来说通常是致死性的	0%
X 连锁隐性遗传	母亲携带异常基因，儿子发病概率为 50%	母亲携带异常基因，50% 的女儿成为携带者，父亲携带异常基因，100% 的女儿成为携带者

基 因 筛 查

- 筛查包括对夫妻双方家族史的调查，如果需要，还要进行血液或组织样本的检验。

基因筛查用以确定一对夫妻生育的子代发生遗传性基因病的风险是否高于正常。每一对夫妻都可以要求行基因筛查，但如果夫妻双方中一个或双方知道自己有基因异常，或家族成员中有基因异常，或这对夫妻属于高危族群，那么强烈推荐他们进行基因筛查。基因筛查包括对夫妻双方家族史的调查,如果需要,还要进行血液或组织样本的检验。

家族史调查

医师需要询问以下问题以确定一对夫妻如果怀孕,其子代发生基因疾病的风险是否较高:

- 遗传病家族史
- 家族成员的死亡原因
- 一级亲属的健康状况(父母、兄弟姐妹、儿女)以及二级亲属的健康状况(姑妈、姨妈、叔叔、舅舅、祖父母)
- 流产、死胎或出生后不久夭折
- 出生缺陷儿
- 亲属中的近亲婚姻(增加拥有相同异常基因的风险)
- 种族背景(某些疾病在特定的族群中高发)

哪些人需要做基因筛查

人群	异常情况	筛查项目
所有人	囊性纤维化	血样本或颊部脱落细胞样本 DNA 检验
	营养不良	血样本或颊部脱落细胞样本 DNA 检验
阿什肯纳兹犹太人*	家族性自主神经异常(遗传性的自主神经功能异常)	血样本或颊部脱落细胞样本 DNA 检验
	台萨氏病	患病者血样检验可发现酶缺乏(己糖胺酶 A),可能需要 DNA 检验
黑人	镰状细胞贫血	血检以发现异常血红蛋白
法国后裔	台萨氏病	患病者血样检验可发现酶缺乏(己糖胺酶 A),可能需要 DNA 检验
环地中海族群	β-地中海贫血	血检以检测红细胞大小(平均红细胞体积)
东南亚人,柬埔寨人,中国人,菲律宾人,老挝人,越南人	α-地中海贫血	血检以检测红细胞大小,如果平均红细胞体积小,需要血检确定异常的血红蛋白

*90% 的犹太人是阿什肯纳兹犹太人,所以对不知道自己是否来源于阿什肯纳兹的

通常需要询问三代的健康。假如家族史比较复杂,那么还需要其他亲属的信息。有时医生需要回顾其可能患病的亲属的医疗记录。

携带者筛查

携带者是指在一对等位基因中有一个致病的异常基因,但没有疾病症状或外观上没有患有该疾病的证据的人。

只有当致病基因是隐性遗传时才会有携带者,这种遗传模式下,当染色体中一对基因都是致病基因时疾病才会表现出来。

只有女性才能是 X 连锁隐性遗传基因的携带者。女性有两个 X 染色体,因此,如果显性基因是正常的,那么携带者妇女就不会表现出疾病(因为男性只有一个 X 染色体,所以如果这个 X 染色体是异常的隐性遗传基因,它也能导致疾病发生,而这种疾病通常会导致婴儿夭折)。

携带者筛查包括那些没有征象但是携带某种特定疾病隐性遗传基因的高危人群。当夫妻中一个或双方有某种疾病家族史或者具有增加某种疾病风险的特征(如种族背景或地理群落)。尽管如此,只有在符合下列标准时才做筛查:

- 这种异常可导致患者严重衰弱或死亡
- 拥有有效地筛查方式
- 能够治疗患病胎儿或者能向胎儿父母提供生育手术(如流产或选择性绝育)

在美国符合上述标准的疾病包括镰状细胞贫血、地中海贫血、台萨氏病和囊性纤维化等。

携带者筛查通常是通过血样本中的 DNA 分析。有时也分析颊黏膜上的脱落细胞。受试者使用一种特殊的液体漱口,然后将其吐入特定的容器中以获得细胞样品,有时也会使用棉签在颊部擦拭来获得样品。

假如携带者筛查确定夫妻双方都是某种疾病的携带者,那么对胎儿需要做产前诊断。也就是说,在胎儿出生前需要做该疾病的检查。如果胎儿确实患有该种疾病,那么就需要进行宫内治疗,或者考虑终止妊娠。

产前诊断检查内容

- 对怀孕妇女血液中特定物质的检测以及超声检查能够用来估计胎儿发生遗传异常的风险。
- 这些血液检查以及超声检查可以作为产前检查的常规项目。
- 假如这些检查的结果提示胎儿高危,则需要检测分析胎儿的遗传物质。
- 对胎儿遗传物质的检测是有创检查,对胎儿也有一定风险。

产前诊断是指通过对胎儿进行出生前检测来确定该

胎儿是否患有某种疾病,包括特定的遗传或自发性的遗传学疾病。一部分血液检查以及超声检查是产前检查的常规项目。超声检查及血液检查是安全的,同时它们能够帮助确定孕妇是否需要进行进一步的有创的产前遗传学检查(绒毛膜采样、羊膜腔穿刺术或者经皮脐带血采样)。通常,当胎儿患有基因异常(如神经管缺陷)或者染色体异常(特别对于 35 岁以上妇女)风险较高时才会采取有创检查。这种检查对胎儿是有危险的,尽管这种风险很小。

夫妇需要与他们的保健医生讨论这种风险并且权衡他们知道检查结果后的影响。比如,他们需要考虑如果不知道检查结果是否会带来焦虑,而确定排除某种异常是否会缓解焦虑。他们还需要考虑如果发现异常是否会选择流产。如果他们不选择流产,那么他们需要考虑他们仍然想在胎儿出生前了解畸形(比如在心理上做好准备)还是过早知道只会带来痛苦。对于某些夫妇,知道胎儿患有染色体异常的危害大于益处,那么他们选择不检测。

如果是试管婴儿,有时可以在受精卵移植入子宫前对其遗传学异常做出诊断。这种检查只在专业的检测中心进行,并且主要针对有某种基因异常高危因素的夫妻(如囊性纤维化)或染色体异常。

产前可检测出的遗传疾病

疾　病	发病概率	遗传方式
囊性纤维化	白人中 1/3300	常染色体隐性遗传
先天性肾上腺皮质增生	1/10 000	常染色体隐性遗传
杜氏肌营养不良	男婴中 1/3500	X 连锁隐性遗传
A 型血友病	男婴中 1/8500	X 连锁隐性遗传
α、β 地中海贫血	在人种和种族中差异很大	常染色体隐性遗传
脆性 X 综合征	男婴中 1/2000 女婴中 1/4000	X 连锁显性遗传
成人型多囊卵巢综合症	1/3000	常染色体显性遗传
镰状细胞贫血	黑人中 1/400	常染色体隐性遗传
台萨氏病	在阿什肯纳兹犹太人和法裔加拿大人中 1/3600 在其他种族中 1/400 000	常染色体隐性遗传

妊娠期妇女的筛查

检测孕妇血中某些特定物质(称为标记物)的含量可以帮助鉴别其是否属于某些疾病的高危人群,如胎儿神经管缺陷、唐氏综合征、其他染色体疾病或者一些罕见的基因疾病。了解孕妇患有某种疾病尽可能精确的概率可以帮助夫妻双方接受产前有创基因的检测。医生通常将这些标记物检测作为产前常规检测项目,但孕妇可以拒绝做这些检测。比如,如果夫妻双方知道不能获得胎儿或染色体异常精确风险,当他们选择是否需要做基因检测时将放弃多数检查。

大多数标记物在孕 16~18 周(中期妊娠)检测,这时检查值比较准确。其他一些标记物可以在早期妊娠检测。

早期妊娠的筛查

一些唐氏综合征的血液检查在孕 11~14 周进行。这些检查包括妊娠相关胎盘蛋白 A(由胎盘分泌)以及 β-HCG。

同样还可以使用 B 超测量胎儿颈后透明带厚度,如果颈后透明带测量值异常,则表示胎儿患唐氏综合征及其他染色体疾病的风险增高。

早期妊娠的血检及超声检查可以较早得到检查结果,假如结果提示异常并且夫妻双方有进一步检查意愿,可以早期做绒毛活检以确定胎儿是否患有唐氏综合征。同样也可以做羊膜腔穿刺,但羊膜腔穿刺通常在中期妊娠才进行。

早期妊娠的检测的优点之一是如果有异常可以早期选择人工流产或引产,这时流产比较安全。

中期妊娠的筛查

中期妊娠时,可以通过孕妇血中标记物检测以及 B 超检查来鉴别胎儿患有某种疾病的风险。

重要的检查有:
- AFP 甲胎蛋白:一种胎儿产生的蛋白
- 雌三醇:一种由胎儿产生的物质转化产生的雌激素
- HCG:一种胎盘产生的激素
- 抑制素 A:一种胎盘产生的激素

甲胎蛋白水平：甲胎蛋白通常在所有孕妇中都进行检测，包括那些进行过早期妊娠筛查或者绒毛活检的孕妇。甲胎蛋白高水平表达表示下述疾病风险增加：

- 胎儿神经管缺陷，先天性无脑畸形或脊柱裂
- 胎儿腹壁缺陷
- 多胎妊娠
- 妊娠并发症，如流产、胎儿生长缓慢或死胎，以及胎盘早剥

假如血液检查提示甲胎蛋白水平异常，则需要做超声检查。它能进行如下检测：

- 核实孕周
- 确定是单胎还是多胎妊娠
- 确定胎儿是否死亡
- 检查多种胎儿缺陷

在某些专业中心进行的高分辨率和定位超声检查可以提供更详细和准确的检查报告，特别是对于小的出生缺陷更有意义。

假如超声检查结果正常，胎儿异常的风险较小，但某些特定的畸形，如神经管畸形的风险依然存在。因此，不论超声检查的结果是正常还是异常，多数医生仍然推荐羊水穿刺以检查羊水中的甲胎蛋白。同时将检测胎儿染色体及羊水中是否含有乙酰胆碱酯酶，医生将通过检查结果推测风险：

- 甲胎蛋白高水平加上羊水中乙酰胆碱酯酶阳性标志着神经管缺陷（如先天性无脑畸形和脊柱裂）高危
- 甲胎蛋白高水平无论乙酰胆碱酯酶阳性或者阴性都提示神经管缺陷以及其他脏器（如食管和腹壁）异常风险增高

有时羊水穿刺样本被胎儿血污染，导致异常的甲胎蛋白水平。在这种情况下，胎儿可能不存在畸形。

三项或四项筛查：检查其他标记物（雌三醇或者 β-HCG）能评估唐氏综合征及其他染色体异常的风险。这些检查在早孕期间并不需要。雌三醇、β-HCG 加上甲胎蛋白称为三项筛查。抑制素 A 也可以同时进行检测，与其他三项合称为四项筛查。

三项筛查或四项筛查在孕 15～20 周时进行，用以评估胎儿患唐氏综合征的风险。假如风险高，则需要考虑行羊水穿刺。四项筛查在 80% 的唐氏综合征患儿中呈现异常（阳性）。大多数情况下做三项筛查。

在某些医学中心，在中期妊娠期间行定位超声检查以帮助判断染色体异常的风险。超声检查的目的是确定是否存在能够证明染色体异常的特定结构缺陷。这种检查也能检测出证明染色体异常的脏器特定改变，这种改变可能不表现出功能的异常。但是，

如果超声检查正常并不能降低染色体异常发病的风险。

进行三项筛查中的一项或两项：联合早期和中期妊娠检测并分析检查结果可以得到最精确的结果。尽管如此，假如夫妻想尽早得到筛查结果，那么他们可以要求做早期妊娠筛查。如果早期妊娠筛查结果并不要求绒毛活检或者羊水穿刺，则他们可以进行中期妊娠筛查。但是夫妇必须了解，筛查结果并非绝对准确，有时会漏掉异常的胎儿，有时会将正常胎儿误诊为异常。

检测方法

有多种方法可以检测胎儿基因及染色体畸形，但除了超声以外，其他检查方法都是有创的并有轻微的损害胎儿的风险。

超声检查

超声是孕期常用的检查方法，目前认为超声对孕妇及胎儿无害。超声可以完成以下检测：

- 核定孕周
- 确定胎盘位置
- 检查胎儿是否存活
- 中期及晚期妊娠时检查是否存在明显的出生缺陷，如：大脑、脊柱、心脏、肾脏、胃、腹壁及骨骼。
- 在中期妊娠，检测胎儿存在染色体异常的风险是否较高（定位超声）

当一个孕妇产前血检有异常，或者有出生缺陷家族史时，可以通过超声来检测胎儿是否存在异常。尽管如此，检查未发现异常并不代表胎儿健康，因为没有任何一种检测方法能达到绝对精确。超声检查结果能提示胎儿染色体异常，但超声不能确定异常的具体类别。这种情况下可以选择羊膜囊穿刺术。

在绒毛活检或者羊膜囊穿刺前进行超声检查可以核定孕周，以保证在合适的孕周进行上述操作。在这些操作过程中超声可以检测胎儿情况并对穿刺定位。

在一些专业医学中心可以进行定位超声检查。在这种检查中，超声专家仔细检查胎儿以确定是否存在那些标志着高危染色体异常的结构缺陷。这项检查比常规超声检查更细致，可以发现微小的异常，因此这些异常可以被更早或更精确地检测出来。

绒毛活检

绒毛是胎盘上细小的突起，绒毛活检就是指医生获取少量绒毛样本用以检验。这一操作通常在孕 10～12 周进行，用来诊断胎儿畸形。绒毛活检通常可以代替羊

膜腔穿刺,但如果必须要检测羊水中 AFP 浓度时仍需做羊膜腔穿刺。

绒毛活检的优点在于其比羊膜腔穿刺更早得出检测结果。因此,假如未检测出异常,夫妻可以更早解除担忧。如果检测出异常而夫妻双方决定终止妊娠,那么可以选择更为简单、安全的流产方式。同时,如果早期检测出异常也能给医生提供宫内治疗的机会。比如,遗传性肾上腺皮质增生症的胎儿肾上腺增大,并大量分泌雄激素,高浓度的雄激素能使女胎男性化,可以通过给予孕妇皮质激素进行治疗。

可以通过宫颈(经阴道)或者腹壁(经腹)获取绒毛样本。这两种方法中都需要 B 超进行定位。注射器连接针管或者吸管从绒毛上采集标本,然后送到实验室进行检验。许多妇女在检测后两天内会有少量出血。

- 经宫颈绒毛活检时,受检妇女像做妇科检查一样取膀胱截石位,脚放在检查床的足蹬上。医生将一根细软的导管经阴道、宫颈插入胎盘部位。对大多数孕妇来说,这种绒毛活检同巴氏涂片感觉差不多,但有些人会感觉比巴氏涂片难受得多。对于急性生殖道感染(如生殖器疱疹、淋病)、慢性宫颈炎或者胎盘前置者不适合做经宫颈绒毛活检。
- 经腹绒毛活检时,医生先对穿刺部位皮肤进行麻醉,然后用细针进腹壁穿刺达胎盘。多数妇女不感到疼痛,但有少部分人在术后 1~2 小时后感穿刺部位有些疼痛。

大多数 Rh(-)型血并且没有 Rh 因子抗体的孕妇在绒毛活检后应立即注射 Rh_0(D)免疫球蛋白,以防止她们产生 Rh 因子抗体。Rh(-)血型的妇女如果怀有 Rh(+)的胎儿,在绒毛活检时,胎儿血液可能进入母血,进而导致母体产生 Rh 因子抗体。这种抗体可导致胎儿溶血。但如果父亲也是 Rh(-)血型,那么其胎儿必定是 Rh(-)血型,因此就不需要注射免疫球蛋白。

绒毛活检的风险与羊膜囊穿刺相似,最常见的风险是流产。在专业治疗中心,流产的风险约为 1/500。个别情况下绒毛活检仍不能确诊,则需要进行羊膜腔穿刺。总的来说,这两种检测方法准确性相似。

> **？你知道吗……**
> 所有妊娠的流产风险是 2%~3%,绒毛活检或者羊膜穿刺可增加约 0.2% 的流产风险。

羊膜腔穿刺

羊膜腔穿刺术是产前检测胎儿异常最常见的方法之一。通常对 35 岁以上孕妇进行羊膜腔穿刺以检测其胎儿是否患有唐氏综合征。当然,即使不属于高危孕妇,如果要求做羊膜囊穿刺也可以该项检查。

在这项检测中,医生抽取一点胎儿周围的羊水进行检测分析。羊膜囊穿刺通常在妊娠 15 周及以后进行。羊水中含有胎儿脱落的细胞。在实验室中培养这些细胞并做染色体分析。医生进行羊水穿刺以检测羊水中 AFP 的浓度。用这项检测发现胎儿脑或脊柱缺陷比血液 AFP 检测更可靠。

在穿刺前,需要做超声检查来评估胎儿心脏、核实孕周、对胎盘及羊水定位并确定胎儿个数。

医生通过一个穿刺针穿过腹壁达到羊膜腔。有时候会在穿刺前进行局部麻醉。在穿刺过程中需要用超声对胎儿进行监护并对穿刺定位。抽取一定羊水后拔出穿刺针,1~2 周后可获取检查报告。

羊水中偶尔会包含胎儿血液成分,胎儿血液会升高羊水中 AFP 浓度,使得检测结果难以判读。

Rh(-)型血孕妇在羊膜囊穿刺后应立即注射 Rh_0(D)免疫球蛋白,以防止她们产生 Rh 因子抗体。这种抗体会危害 Rh(+)型血的胎儿。

羊膜囊穿刺很少会损害胎儿及孕妇,常见的危害有以下几种:

- 疼痛:一些孕妇在穿刺后 1 到 2 小时感觉轻微疼痛。
- 阴道有少量出血或者羊水流出:大约 1%~2% 的孕妇会发生这种情况,但这种症状通常持续较短时间并自行停止。
- 流产:羊膜腔穿刺所致流产的概率是 1/500~1/1000。
- 穿刺针损伤胎儿:这种损害非常罕见。

经皮脐带血采样

经皮脐带血采样通常在需要快速检测胎儿染色体时进行,特别是在晚孕期间超声发现胎儿异常时采用。通常情况下 48 小时可以得出检测结论。有时也在其他情况下采用,如医生怀疑胎儿贫血。如果胎儿存在严重贫血,可以通过经皮脐带穿刺给胎儿输血。

经皮脐带血采样时医生首先在腹壁进行局部麻醉,通过超声引导,将穿刺针经皮穿刺如脐带内。抽取一定脐带血用以检测,然后退出穿刺针。

经皮脐带血采样是一项对母体及胎儿都有风险的有创检查。因此项检测导致妊娠终止的风险是 1/100。

产前胎儿异常检测

绒毛活检和羊膜囊穿刺用以在产前检测胎儿异常。在这两种检查中都用超声定位。

绒毛活检

在绒毛活检中,绒毛组织样本通过两种途径获得。在经阴道穿刺时,医生将一根细软的导管经阴道、宫颈插入胎盘部位。在经腹用细针进腹壁穿刺达胎盘部位。这两种方法穿刺达到胎盘后用注射器抽取少量样品用以检测分析。

羊膜囊穿刺

在羊膜囊穿刺中,医生用穿刺针经腹壁穿入羊水中。抽取少量羊水样品进行分析。

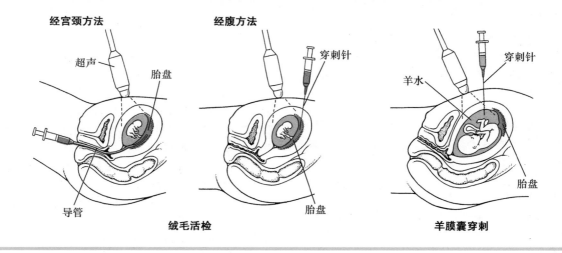

第 252 节

正 常 妊 娠

妊娠开始于卵子受精。大约经过 9 个月,在母体提供的安全而有营养的环境中,受精卵逐渐发育成为胎儿。妊娠过程止于新生儿娩出。

妊娠诊断和孕周计算

如果月经周期规律的女性月经推迟了一周以上未来潮,则有可能是怀孕了。有时妇女可以根据典型的症状推测怀孕了。这种症状有:

- 乳房胀大和疼痛
- 恶心,有时呕吐
- 尿频
- 非正常的疲劳
- 食欲改变

当月经延迟,女性可以通过家用妊娠测试验证是否怀孕。家用妊娠测试是检测尿液中的 HCG。HCG 是胎盘分泌的一种激素。家用妊娠测试的准确性大约是 97%。假如检测是阴性,但该女性仍怀疑自己怀孕了,可以在几天后重复检测,因为前一次阴性结果可能是由于测试得过早(如在预期的月经来潮前检测)。如果检测结果阳性,那么她应该去看医生,医生会做其他检测以确定妊娠。

 你知道吗……
家用妊娠测试的准确性大约是 97%。

医生会检测妇女尿液或者血样品以确定是否怀孕。这些检查的准确性达 99%。酶联免疫试验(ELISA)是一种常用的检测方法,它能快速、早期检测出尿液中很低含量的 HCG。一些检验方法可以检测出受精数天后极低含量的 HCG(在预期的月经来潮前)。在大约一个半小时后可以得出检查结果。在正常妊娠的前 60 天内,血液中 HCG 的水平大约每 2 天增加一倍。可以通过检测血HCG 水平来判断胚胎发育是否正常。

怎样计算预产期?

习惯上使用周来计算孕龄。

当确认妊娠后,医生会询问孕妇末次月经。预产期的计算方法是末次月经时间的年数加 1,月份数减 3,天数加 7。比如一个人的末次月经是 1 月 1 日,月份减 3 是 10 月 1 日,年数加 1,最后加上 7 天,即当年 10 月 8 号预产期。只有不到 10% 的孕妇是在预产期分娩,50% 的孕妇是在预产期前后 1 周内分娩,90% 的孕妇是在预产期前后 2 周内分娩。在预产期前 3 周至其后 2 周内分娩均属正常。

排卵通常在月经来潮后两周左右发生,而受精发生在排卵后的很短时间内。因此,受精卵实际要比传统计算得出的孕周小 2 周。换句话说,妊娠 4 周时受精卵实际只有 2 周大小。假如一个妇女的月经周期不准确,那么实际差距可能小于或者大于 2 周。

如果妇女月经周期规律,为 28 天,那么若从受精开始计算,妊娠过程平均持续 266 天 (38 周),若从末次月经第一天开始计算,妊娠过程平均为 280 天 (40 周)。以末次月经第一天为起点,妊娠可分为 3 个时期

- 早孕期:孕 0 ~ 12 周
- 中孕期:孕 13 ~ 24 周
- 晚孕期:孕 25 周至分娩

最准确的测算孕周的方法是超声,特别是 12 周以内的超声检查。

从卵子到受精卵

每月有一个卵子从卵巢排出并进入输卵管。性交后,精子通过阴道、宫颈、宫腔进入输卵管,在这里,其中一个精子使卵子受精。受精卵在不断分裂的同时沿输卵管移动进入子宫。最初,受精卵是一个实心的细胞团,后来逐渐变成中空的球形细胞团,称为胚泡。

在子宫内,胚泡种植入子宫壁,在这里发育成附着在胎盘上并被充满羊水的羊膜囊包裹的胚胎。

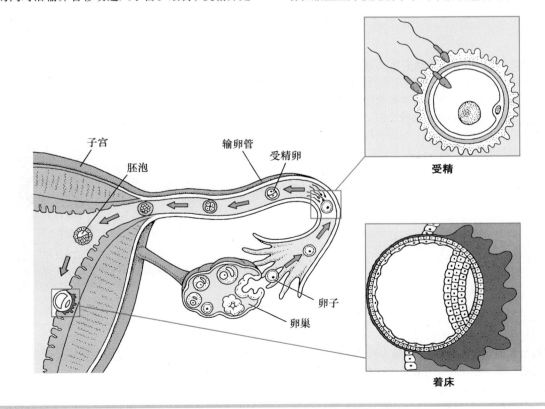

受精

着床

发育的不同阶段

从受精卵发育到胎儿需要经历很多阶段,包括受精卵、胚泡、胚胎及胎儿。

受精

在每个正常的月经周期中,大约在下次月经来潮前 14 天,一个卵子从一侧卵巢内排出,称为排卵。排出的卵子被拾进一侧输卵管壶腹部。

排卵时,宫颈黏液会变得更稀薄,弹性增强,使精子能够迅速进入宫腔。在排精后 5 分钟内,精子可以通过阴道、宫颈进入宫腔,然后达到输卵管壶腹部,受精通常就在这里发生。输卵管黏膜上皮细胞有利于受精。

如果有精子穿入卵子,就是受精。输卵管壁内细小的纤毛帮助受精卵从输卵管向子宫移动。在受精卵向子宫移动过程中受精卵不断分裂。3～5 天后受精卵到达宫腔。在宫腔内,细胞继续分裂,形成一个中空的球状细胞团,称为胚泡。如果卵子没有受精,它会退化并随下次月经经子宫排出。

假如一个以上的卵子排出并受精,那么就会发生多胎妊娠,通常是两个(双胞胎)。这种双胞胎是双卵双胎,与之不同的是单卵双胎,它是由一个受精卵分裂发育成为两个胚胎。

胚泡的发育

在受精后的 5～8 天,胚泡埋入子宫内膜,这一过程称为植入,通常植入位置在宫底,在第 9 或第 10 天完成。

胚泡壁为单层细胞,只有一个区域增厚形成 3～4 层细胞。这一区域的内层细胞发育成为胚胎,外层细胞埋入子宫内膜形成胎盘。胎盘可以分泌多种激素以维持妊娠。如 HCG,它能够抑制排卵、刺激卵巢持续产生雌、孕激素。胎盘还能将营养物质和氧从母体运送到胎儿,并将胎儿的代谢产物运送至母体。

胎盘的一些细胞发育成为围绕胚胎的外层囊壁(绒毛膜)。在受精第 10 至 12 天羊膜囊发育成为内层囊壁。羊膜囊内充满清亮的液体(羊水),并随着悬浮在里面的胚胎不断发育而扩大。

胚胎的发育

下一个发育阶段是胚泡在宫腔一侧的子宫内膜下发育成为胚胎。此阶段的特征是大部分内脏器官和躯体结构形成。在受精后 3 周左右内脏器官开始形成发育,此时,胚胎初步形成可以辨认的人形。此后不久,脑和脊髓(神经管)开始发育。在受精第 16 或 17 天,心脏和大血管开始发育,在第 20 天,心脏开始将液体泵入血管,第 21 天开始出现最早的红细胞。此后,血管继续在胚胎和胎盘中发育。

孕 8 周时的胚胎及胎盘

孕 8 周时,胚胎及胎盘实际发育了 6 周。胎盘形成细小的绒毛伸入子宫壁内。胚胎的血管通过脐带进入绒毛。绒毛内胚胎的血和流经绒毛周围间隙的母血被一层薄膜隔开。这种结构使得母血和胎血之间能进行物质交换。这一结构也保护胎儿免受母体免疫系统的攻击,因为母血中的抗体由于太大因而不能穿透该膜。

胚胎悬浮在羊膜囊内的羊水中。羊水给胚胎提供了一个自由生长的空间并保护胚胎不受损伤。羊膜囊坚固而富有弹性。

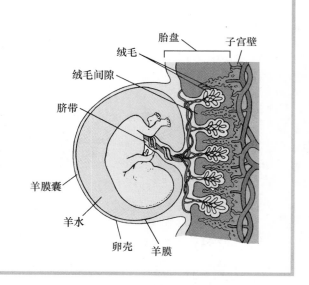

受精后 8 周(即孕 10 周),除脑和脊髓外其他大部分器官都已形成。脑和脊髓将在整个孕期内继续发育成熟。大部分畸形都发生在器官形成时期。在这期间,胚胎最容易受到药物、射线和病毒的损害。因此,除非确实需要保护孕妇的健康,否则孕妇在这一阶段不应接种任何活疫苗或者服用药物。

胎儿和胎盘的发育

在受精 8 周末(即孕 10 周),胚胎发育成为胎儿。在

这一阶段,已形成的各种结构进一步发育。以下是妊娠的不同标志:

■ 孕 12 周:胎儿充满宫腔。
■ 大约孕 14 周:可鉴别性别。
■ 大约 16 ~ 20 周:孕妇可以感觉到胎动。经产妇比初产妇早 2 周感觉到胎动。
■ 大约 24 周:胎儿具备宫外存活的能力。

胎肺持续发育直至接近分娩才成熟。脑细胞量在整个孕期都不断增加并延长至出生后 1 年。

当胎盘发育时,它会伸出细小头发样的突起到子宫壁里。这些突起的主干和分支像树枝样复杂的排列。这很大程度地增加了子宫壁和胎盘间的接触,因此营养和废弃物质可以交换。胎盘在 18 ~ 20 周时完全形成,但整个妊娠期都会继续发育。分娩时的胎盘大约重 0.45 公斤。

孕期母体变化

妊娠可以使母体发生许多变化,大多数会在分娩后消失。这些变化可以导致一些常见的不适。尽管如此,妊娠期间也会发生某些疾病,如妊娠期糖尿病,可以通过特定症状来发现这些疾病。

在孕期一旦发生下列症状应立即告知医生:
■ 持续性或异常的头疼
■ 持续性恶心、呕吐
■ 眩晕
■ 视物模糊
■ 下腹疼痛或痉挛
■ 宫缩
■ 阴道流血
■ 羊水流出(破水)
■ 手或脚肿胀
■ 尿量减少
■ 任何的感染性疾病
■ 手、脚或者两者抽搐
■ 癫痫发作
■ 心率快
■ 胎动减少

全身情况:疲乏很常见,尤其是在妊娠头 12 周及晚孕期间。孕妇需要比平时得到更多休息。

生殖系统:孕 12 周时,增大的子宫开始使孕妇腹部微微隆起。子宫在整个孕期中不断增大,到孕 20 周时宫底达到脐水平,孕 36 周时宫底达肋缘下。

阴道分泌物增多并呈透明或者白色。分泌物的增多通常是正常现象。但是,如果分泌物颜色异常、有异味或伴有瘙痒或灼痛,就应当立即就诊。此类症状可能标志

着阴道感染。有些阴道炎,如滴虫性阴道炎(原虫感染)、念珠菌性阴道炎(酵母菌感染)等在孕期很常见,也可以治疗。

乳房:乳房在激素(主要是雌激素)的作用下不断增大,并为泌乳做好准备。分泌乳汁的腺体数量增加并且具备泌乳功能。孕妇可能感到乳房变硬和触痛,佩戴合适的胸罩可以缓解这些症状。

在妊娠的最后几周,乳房可能产生稀薄、微黄、乳状的分泌物(初乳)。初乳在分娩后头几天里,真正的乳汁产生之前均有分泌。这种乳汁富含矿物质和抗体,是婴儿出生后的第一种食物。

心脏和循环系统:妊娠期间,随着胎儿生长,孕妇心脏必须将更多的血液泵到子宫,心脏负荷加重。在妊娠晚期,子宫的血供占孕妇全身血供的 1/5。在孕期,心脏泵出的血液(心输出量)比平时增加 30% ~ 50%。随着心输出量的增加,静息状态下心率从 70 次/分增加到 80 ~ 90 次/分。运动时,心输出量及心率的增加比未孕时更加明显。分娩中,心输出量增加 10%。分娩后,心输出量先是迅速下降,然后变为缓慢下降,大约在产后 6 周恢复到孕前水平。

由于心脏负荷增加,可能出现某些杂音和心律不齐,有时孕妇自己也能感觉到。这些症状在孕期是正常的。而另外一些容易在孕妇中出现的异常心音和心律(如舒张期杂音、快速性心律失常)则需要治疗。

血压在中孕期间常常有下降,但晚孕时血压将恢复到正常孕前水平。

孕期循环血液总量增加 50%,由于血浆增加量多于携氧的红细胞增加量,因此血检会呈现轻度贫血,这是正常现象。孕期白细胞(抗炎细胞)的数量会轻度增加,在分娩及产后几天增加明显,其原因尚不清楚。

增大的子宫会阻碍下肢和盆腔血液回流,因此很多孕妇会出现水肿,尤其是下肢。下肢和外阴周围静脉曲张常常会使孕妇感到不适。穿着腰腿部宽松的衣服将不会阻碍血液循环,孕妇感觉更为舒适。穿弹力裤袜、经常抬高双下肢休息或者左侧卧位能减轻下肢水肿,缓解外阴静脉曲张造成的不适。分娩后静脉曲张多会自然消失。

泌尿系统:和心脏一样,肾脏在整个孕期的负荷加重。肾脏的血液滤过量增加,在妊娠 16 ~ 24 周达到最大值,并一直持续到分娩前。此后由于增大的子宫压迫,肾脏灌注量稍有下降。

肾功能在平卧时增强,在站立时减低。这种差异在妊娠后显得更为突出,这也是孕妇睡前尿频的原因之一。在妊娠后期,孕妇的肾功能在侧卧,尤其是左侧卧位时,比仰卧位增加的更多。这主要是因为左侧卧位时子宫对主要的下肢回流静脉压迫减轻,回心血量增加,肾脏功能增强。

子宫压迫膀胱,减少了膀胱的容积,导致膀胱充盈更快,孕妇出现尿频和尿急。

呼吸系统:孕期持续高水平的孕激素会刺激大脑降低血中二氧化碳的水平。因此,孕妇呼吸加深加快,以呼出更多的二氧化碳,使血中二氧化碳维持较低的水平。孕妇呼吸变深变快同样也是由于增大的子宫限制了吸气时肺部的扩张幅度。孕期孕妇胸廓周径会轻度增加。

实际上每个孕妇都会感到不同程度的呼吸困难,特别是在接近妊娠末期时孕妇运动时呼吸频率比未孕时增加更加明显。

由于心脏泵血增加,呼吸道黏膜充血并伴有一定程度的水肿,使得呼吸道狭窄。孕妇偶尔会感到鼻塞和咽鼓管堵塞(连接中耳和鼻后方的部分)。孕妇说话时的音调和音质也会轻微改变。

消化系统:孕妇常常会有恶心和呕吐,尤其是在清晨(晨吐)。这可能是维持妊娠的高水平的雌激素和 HCG 造成的。恶心和呕吐可以通过改变饮食习惯来缓解。例如,少食多餐、避免饥饿或者吃刺激性小的事物(如牛肉清汤、清炖肉汤、米饭和面食)。普通的苏打饼干和少量碳酸饮料可以减轻恶心症状。在床旁准备点饼干,起床前吃一两块可以减轻晨吐。目前尚没有特别的药物治疗晨吐。如果恶心、呕吐严重或者持续不缓解,造成孕妇脱水、体重减轻或出现其他症状时,应当使用止吐药物或暂时住院静脉补液治疗。

孕妇常有烧心感和嗳气,可能是由于食物在胃中停留时间延长以及食管下端的环形肌(括约肌)松弛,胃内容物反流进入食管所致。下列方法可以减少烧心感。

- 少食多餐
- 餐后几小时内不要弯腰或者平躺。
- 避免摄入咖啡因、烟草、酒精以及阿司匹林及同类药物(水杨酸类)。
- 服用液体抗酸剂,但碳酸氢钠等抗酸剂因含盐(钠)过多而不宜使用。

夜间的烧心感可以通过以下方法缓解:

- 睡前数小时不要进食
- 抬高床头或用枕头垫高头和肩部。

孕期胃酸分泌减少,所以胃溃疡很少见,原有的胃溃疡病情会有所缓解。

随着妊娠发展,增大的子宫压迫结肠下部及直肠,导致孕妇便秘。孕期高水平的孕激素会减慢肠道蠕动,也会加重便秘。多吃富含维生素的食物、多饮水、适量规律运动能预防便秘。

增大的子宫压迫以及便秘常常导致痔疮。若痔疮引起疼痛,可使用大便软化剂、麻醉胶体或者温水坐浴进行治疗。

某些孕妇会出现异食癖。喜欢吃奇怪的食物或者非食物的东西(如淀粉和泥土)。

有些孕妇(尤其是有晨吐者)会分泌过多唾液,这种症状令人苦恼但无害。

皮肤:妊娠斑(黄褐斑)是一种褐色、斑块状的色素沉着,出现在前额和面颊的皮肤上。乳头周围的皮肤(乳晕)颜色加深。孕妇下腹部正中常常出现一条黑线。这些变化是由于胎盘产生的激素刺激黑色素细胞,这种细胞能产生使皮肤变为深棕色的色素(黑色素)。

有时腹部会出现粉红色的妊娠纹。这种变化可能是因为子宫迅速增大以及肾上腺素水平升高所致。

皮肤的小血管可形成红色的蜘蛛状,这常常发生在腰部以上,成为蜘蛛痣。皮肤上还能见到扩张的薄壁小血管,尤其以下肢明显。

激素:由于胎盘产生的激素的作用,妊娠对体内几乎所有激素分泌都有影响。例如,胎盘产生一种激素刺激甲状腺,使其功能增强,产生更多的甲状腺激素,从而可使孕妇出现心跳加快、心悸、出汗增多、情绪波动等情况。甲状腺也会增大。尽管如此,孕妇中真正发生甲状腺功能亢进者不到 0.1%。

HCG 是胎盘产生的一种主要的激素,它在妊娠早期刺激卵巢持续产生雌孕激素,使得其水平增高。妊娠 9~10 周后,胎盘自身会分泌生成大量雌孕激素以维持妊娠。

胎盘刺激肾上腺产生更多的醛固酮和糖皮质激素(它能调节肾脏对水的排泄),因此,更多的水分潴留在体内。

孕期激素水平变化也会影响机体对血糖的控制。妊娠早期孕妇血糖水平会轻度下降。但妊娠后半期,血糖增高,胰腺需要分泌更多的胰岛素(维持血糖稳定的激素)用以控制血糖。因此,糖尿病患者在孕期病情可能加重。在妊娠期间也可以首次出现糖尿病,称为妊娠期糖尿病。

关节和肌肉:妊娠妇女骨盆关节和韧带(连接骨骼的纤维和软骨)松弛,活动度增加。这些改变为增大的子宫提供空间,并为分娩做准备。因此,孕妇的姿势出现一定程度的改变。

为了平衡增大的子宫的重量,脊柱的弯曲度增大,因此常会出现不同程度的背痛。避免提重物,屈膝(而不是弯腰)拾物,保持良好的姿势能缓解症状。穿平底鞋或轻便的孕妇装能减轻背部的压力。

妊娠期皮疹

两种仅在妊娠期才发生的引起严重瘙痒的皮肤病。

妊娠瘙痒性荨麻疹性丘疹和斑块病以及**妊娠疱疹**:这种皮疹很常见,但原因不明。

红色、形态不规则、扁平或者微突出皮肤的斑块。有时斑块中心有小水疱,周围皮肤苍白。皮疹可以扩散到大腿、臀部,偶可见于上肢。一个孕妇身上可能出现数百个皮疹。强烈的瘙痒感可使得孕妇难以入睡。

典型的皮疹出现在妊娠末期的 2~3 周,偶尔出现在分娩前几天。但是,妊娠 24 周后任何时候都可能出现皮疹。通常在分娩后皮疹迅速消退,再次妊娠时不会复发。

医生对该病很难确诊。

妊娠疱疹被认为是由异常的抗体攻击自身组织所致——自身免疫反应。

扁平或者微微凸起的红色水疱通常先在腰部形成,然后扩展。水疱可大可小,形状不规则,充满液体。

该病可在孕 12 周后的任何时候或分娩后立即发生。典型的皮疹在分娩后不久加重,数周或数月内消失,再次妊娠常常会复发,有时产妇产后口服避孕药也会复发。新生儿出生时也可有类似皮疹,但通常在数周内不治自愈。

进行皮肤活检并测定其中的异常抗体可对该病进行诊断。

治疗:对上述两种皮疹,用皮质激素类软膏(如曲安奈德)涂抹皮肤能缓解症状。对于大面积皮疹,可给予皮质激素(如泼尼松)口服治疗。

孕 期 保 健

当一对夫妇计划怀孕时,应该与医生或者其他医疗专业人士商讨怀孕是否可行。通常妊娠是安全的。但有些疾病在妊娠期会加重,同样,对于某些夫妇,胎儿患有遗传性疾病的风险也在增加。

当一对夫妇计划怀孕时,他们应当与医生一起讨论如何使孕期尽可能安全。妇女需要询问医生可能影响她或者胎儿发育的因素。应当避免以下因素及情况:

■ 吸烟或酗酒
■ 暴露在二手烟环境中,这会影响胎儿
■ 接触猫或者猫的粪便,除非这些猫被严格限制在家中,未与其他猫接触(这种接触可能传染弓形虫,它是一种感染原虫,能够损害胎儿大脑)
■ 接触患有风疹(德国麻疹)以及其他传染性疾病的人,这会造成胎儿出生缺陷
■ 接触患有水痘或者带状疱疹的人,除非孕妇曾做过检测证明她曾经患过水痘并对其有免疫力

水痘和带状疱疹是由疱疹病毒引起的。在分娩中,这种病毒可以传染给胎儿并导致多种疾病。这种病毒也能导致孕妇肺炎,有时会非常严重。

知道并预防这些危险因素可以降低孕期发生问题的风险。除此之外,妇女还可以和医师讨论诸如饮食、社会、情感和医疗等方面的问题。

妇女在孕前咨询了医生或者其他医疗专业人士后,可以接受任何需要的疫苗,如风疹疫苗,也可以开始服用含有叶酸的孕期复合维生素。如果有必要,可以对妇女及其丈夫进行遗传学筛查,以判断其子女患有遗传疾病的风险是否较高。

初次产检:当确认怀孕后,孕妇需要做一次体检,通常在孕 6~8 周时进行。这时将尽可能准确地估算孕龄并推算预产期。

初次产检非常全面,它包括以下内容:

■ 测量体重、身高和血压
■ 妇科检查:检查中医生记录子宫的位置和大小
■ 血液检测:包括全血计数,感染性疾病检查(如梅毒、肝炎和 HIV),风疹病毒抗体效价检测。血型鉴定,包括 Rh 血型鉴定(阳性或者阴性)。
■ 尿液检查:留取尿液样本、培养并检测
■ 巴氏涂片或类似检查:获取宫颈脱落细胞以检测宫颈癌
■ 性传播疾病检测:巴氏检查后还需要取宫颈分泌物以检测性传播疾病,如淋病和衣原体感染。

其他检查根据妇女的情况而定。如果妇女是 Rh 阴性血型,则需要测定 Rh 抗体效价。Rh 抗体可能对 Rh 阳性胎儿造成严重损害(甚至死亡)。如果早期检测出妊娠妇女血中的抗体,医生就能采取措施保护胎儿。

妊娠不同阶段
妊娠是一个连续的过程,但习惯上将其分成早期、中期和晚期妊娠三阶段(0～12周、13～24周、25周～分娩)。

事　件	妊娠周数
早期妊娠	
受孕前的最后一次月经	0
卵子受精,受精卵开始发育成为中空的细胞球(胚泡)	2
胚泡开始种植入子宫壁,羊膜囊开始形成	3
今后将形成大脑和脊髓(神经管)的区域开始发育	5
心脏和主要的血管开始发育。超声下可以看到心跳	6
四肢开始出现	7
骨和肌肉形成,脸及颈部开始发育	9
可以测及脑电波	
骨骼形成,手指和脚趾清晰可见	
肾脏开始工作	10
几乎所有的器官完全形成	
胎儿开始活动并对触摸有反应(当刺激母亲腹壁时)	
孕妇体重增加,腹壁轻微隆起	
中期妊娠	
可以鉴别胎儿性别	14
胎儿具备听力	
胎儿手指可以握拳。胎儿运动更加有力,因此母亲可以感受到他。脂肪储藏在胎儿皮肤下,因此胎儿开始显得丰满。头和皮肤开始出现毛发。眉毛和睫毛出现	16
胎盘完全形成	20
胎儿可以在体外存活	24
孕妇体重增加迅速	
晚期妊娠	
胎儿很活跃,经常变换姿势	25
肺部持续发育	
胎儿头部向下,为分娩做准备	
胎儿平均50公分长,大约重3公斤。孕妇腹部增大,脐外凸	
分娩	37～42

3个月

6个月

9个月

? 你知道吗……
孕期应回避的事物包括烟草、二手烟、药品、酒精、猫及接触水痘或带状疱疹患者。

在流感流行季节,所有孕妇均应注射流感疫苗。

如果是非洲裔妇女并且以前未做过检查,应做镰状细胞贫血的检查。所有妇女都应做结核皮试。在妊娠期不常规做 X 线检查,但需要时检查也是安全的,检查时在孕妇下腹部覆盖上含铅的保护服以保护胎儿。

后续检查:初诊后到孕 28 周,孕妇应每 4 周检查一次,28~36 周每 2 周检查一次,36 周起每周检查一次直至分娩。每次检查应记录孕妇的体重和血压,测量子宫大小以确定胎儿生长是否正常,同时还应检查踝关节是否有水肿。

每次检查都需要检测尿糖。尿糖阳性提示可能有糖尿病。假如尿糖持续阳性,应尽早做糖耐量检查。有以下情况的孕妇应在孕 20 周之前尽早做糖耐量检查:

- 严重超重(>112.5 公斤)
- 有糖尿病病史
- 有胰岛素抵抗的多囊卵巢综合征

假如检测结果是阴性,应在孕 26~30 周重复检测。所有孕妇均应在孕 28 周左右行糖筛查试验。

每次产检也应该检查尿蛋白,尿蛋白阳性提示子痫前期(妊娠期高血压的一种类型)。

对于所怀胎儿患遗传性疾病风险高的孕妇,应做产前诊断检查。

许多医生认为超声是最安全的影像检查方法,在整个孕期至少应做一次超声检查以确定胎儿生长正常和核实预产期。检查时,将超声探头(产生超声波的装置)放在孕妇腹部,声波被处理后在显示器上形成图像。有时,特别是在早期妊娠时,医生会采用可插入阴道的超声装置。超声检查可产生高清晰图像,包括显示胎儿运动的动态图像。这些图像为医生提供有用的信息,也可以消除孕妇的某些顾虑。

超声可以在怀孕 6 周时显示胎儿的心跳,从而确定胎儿存活。医生定期使用超声设备听到胎儿心跳,或者使用专门听胎儿心跳的听诊器。这种听诊器最早可在妊娠 18~20 周时听到心跳。

超声检查还可以做到以下检测:

- 在孕 14 周时检测胎儿性别
- 检查是否是多胎妊娠
- 确定异常,如胎盘位置异常(前置胎盘)或胎位异常
- 核实孕周并据此确定妊娠进展是否正常
- 确定预产期(有时)

- 在特殊检查过程中为工具定位,比如产前诊断检查

妊娠末期,超声检查可用于鉴别胎膜早破。超声检查能为医生提供信息,帮助决定是否需要进行剖宫产。

专家建议所有妊娠妇女在流感好发季节注射疫苗以抵抗流感病毒。

孕期自我保健

孕妇在妊娠期可以从很多方面做到自我保健。如果她有任何关于饮食、药物使用、营养补充、身体锻炼以及性生活的问题,可以咨询医师。

饮食和体重:孕妇的饮食应当足量并富含营养。如果她不能摄入足量的营养,那么营养将优先供应给胎儿。大部分妇女每天增加 250 卡的饮食就能为母子二人提供足够的营养。大部分增加的食物应该是蛋白质。饮食应当均衡,包括新鲜水果、蔬菜和谷类。谷物含高纤维素、低糖,是个很好的选择。

在美国,大部分妇女可以从饮食中获得足够的盐,因而不需要在进餐时在食物中加盐。餐馆中的食物常含有过量的盐,不宜经常食用。

在孕期,即使是肥胖的妇女也不建议节食减肥。因为增加一些体重是胎儿正常发育所必需的,而节食会减少胎儿营养的供给。

一个中等身材的妇女在孕期体重应增加约 11~13 公斤。体重增加超过 13~36 公斤将会增加孕妇和胎儿的脂肪。由于妊娠后期控制体重更加困难,因此,孕妇应当在最初的几个月避免体重增加过快。另一方面,体重不增将会阻碍胎儿的正常生长发育。孕妇在最初的几个月应将体重控制在每月增加 1~1.5 公斤。

有些孕妇体重增加是由于水潴留。水潴留是因为当她平卧时,增大的子宫阻碍了下肢的血液回流入心。每天 3 次,每次侧卧,特别是左侧卧,30~45 分钟可以缓解这一症状。穿着弹力长袜也能改善症状。

药物和饮食补充:一般来说,在孕期最好避免使用药物。但有时服用药物是必须的。孕妇服用任何药物前都需要询问医生的意见,包括非处方药如阿司匹林、草药等,特别是在妊娠前 3 个月。

妊娠会使人体对铁的需要量翻倍,而一般妇女无法从食物中摄取妊娠所需要的足量的铁,因此大部分孕妇都需要补充铁剂。如果孕妇孕前患有贫血或者在孕期出现贫血,那么她比其他孕妇需要更大剂量的铁。铁剂可以引起轻度胃部不适和便秘。

所有妊娠妇女每天都应该补充叶酸(通常包含在孕期维生素制剂中)。理想的叶酸补充应当从孕前开始。叶酸缺乏会使新生儿患脑和脊髓缺陷(如脊柱裂)的风险增大。既往分娩过脊柱裂婴儿的妇女,应在再次妊娠前补充高剂量的叶酸。对于其他一些可能存在叶酸缺乏

的妇女来说,普通产前复合维生素中的叶酸已足够了,即使胎儿患脊柱裂的风险有些上升。比如,过量的紫外线照射,特别是对皮肤较白的妇女,能降低叶酸水平。尽管孕前曾连续数月口服避孕药妇女更容易出现叶酸缺乏,但尚无文献报告她们的孩子脊柱裂发生率增加。

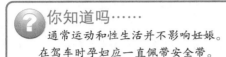

你知道吗……
通常运动和性生活并不影响妊娠。
在驾车时孕妇应一直佩带安全带。

尽管大多数医生建议产前每天补充含铁和叶酸的维生素制剂,但如果食物足够的话,可以不补充其他维生素。

运动:许多孕妇都注意减少活动。其实,大部分孕妇在整个孕期都可以继续她们平常的活动与锻炼。中度运动强度的运动如游泳、快步走等都是很好的选择。只要小心,也可以参加一些强度大运动,如跑步、骑马,但要避免受伤,特别是腹部。应避免接触性运动。

性生活:孕期性欲可能增强或减弱。整个孕期内性生活都是安全的,但当孕妇有阴道流血、疼痛、胎膜早破或宫缩时,应避免性交。

哺乳准备:计划母乳喂养的妇女不需要在孕期为乳头做准备。分娩前用手挤出乳汁可能导致乳房感染(乳腺炎)甚至早产。机体分泌的润滑物质能保护乳头、乳晕表面,不要擦掉。观察成功哺乳的妇女并与她们交流可以获得指导和鼓励。

孕期旅行:孕期旅行的安全期是在孕 14～28 周。旅行时间每天不应超过 6 小时。孕妇可以从医生那里得到关于旅行的有用信息和意见,因此与医生一起讨论旅行计划是个好主意。

乘坐汽车、飞机或其他交通工具时,孕妇应该一直佩带安全带。将腰带从臀部和凸起的腹部下面经过,将肩带置于双乳间能够使佩带安全带时更加舒适。安全带应该松紧适度,而不能拉得太紧而感觉不适。

在任何旅行途中,孕妇应当周期性地伸展她们的腿和脚踝。

乘坐飞机在 36 周之前都是安全的。在 36 周后限制乘坐飞机的主要原因是孕妇有可能在没有接产经验的环境中分娩。

第 253 节

高 危 妊 娠

高危妊娠没有一个正式而被普遍接受的定义,基本来说,高危妊娠至少包含下列情况之一:
- 孕妇或胎儿较正常更易患病或者死亡
- 在分娩前后较正常更易出现并发症

某些特定的情况或者特征使得妊娠的风险增加,称为高危因素。医生确定这些危险因素,评估每个孕妇和胎儿危险程度并据此提供更好的医疗保健。

孕前存在的高危因素

有些危险因素在妊娠前就已存在。这些危险因素包括妇女某些身体的或社会特征,既往妊娠出现过的问题,以及妇女已经患有的某些疾病等。

身体因素

下列身体特征属于高危因素:

年龄:15 岁及以下的女孩怀孕会增加子痫前期(妊娠期高血压的一种类型)的发生风险。年轻女孩怀孕还会增加早产和贫血风险。她们的孩子也更容易发生贫血或低体重(小于孕龄)。

35 岁及其以上的孕妇发生高血压、妊娠期糖尿病(在妊娠期发生的糖尿病)、胎儿染色体异常以及死胎的风险增大。同时,她们在分娩期间也更容易发生并发症,如子痫前期、胎盘过早分离(胎盘早剥)或位置异常(前置胎盘)以及难产。

体重:孕前体重小于约 45 公斤的孕妇容易生出体型小、低体重婴儿。

过胖的孕妇容易生出巨大儿,这会导致难产。同时,肥胖的孕妇容易发生妊娠期糖尿病、高血压以及子痫前期。她们也更容易怀孕达 42 周或更长(过期妊娠)因此需要行剖宫产。

身高:身高低于 1.52 米的妇女容易出现均小骨盆,这使分娩时胎儿通过骨盆和阴道(产道)的困难增加。例如,分娩时胎儿的肩部易在耻骨处卡住,称为肩难产。同时,矮个的妇女早产的危险性增高,也容易发生胎儿宫内发育迟缓。

生殖系统异常:子宫或宫颈的结构异常增加难产、流产、胎位异常以及剖宫产的风险。这些异常包括双子宫及宫颈机能不全等,宫颈机能不全时宫口会随着胎儿长大而扩张导致流产。

社会因素

未婚或低收入群体,其妊娠出现异常的危险度增高。这些因素使妊娠危险性增加的原因并不明确,但可能与这些妇女的其他因素相关。例如,这些妇女吸烟比例更高,同时享有健康饮食和获得医疗保健的可能性也更小。

既往妊娠异常

如果妇女在一次妊娠中出现异常,那么在她以后的妊娠中也容易发生异常,通常是与前次一样的异常。此类异常包括:

- 早产儿
- 低体重儿
- 新生儿体重超过 4.5 公斤的巨大儿
- 出生缺陷儿
- 前次流产
- 过期妊娠(妊娠时间超过 42 周)
- 需要胎儿宫内输血治疗的 Rh 血型不合
- 需要剖宫产分娩
- 婴儿在出生前或出生后短时间内死亡(死胎)

有些妇女具有导致相同问题出现的情况,如糖尿病妇女容易生出体重大于 4.5 公斤的巨大儿。

有过遗传病或者出生缺陷儿的妇女容易怀上存在相同异常的胎儿甚至是死胎,应当在下次妊娠前检测婴儿及夫妻双方的基因。如果这些妇女再次妊娠,应进行如高分辨率超声检查、绒毛活检、羊膜腔穿刺等检查,以帮助确定胎儿是否存在遗传疾病或出生缺陷,同时建议这些妇女就诊相关专家。

有过 5 次或 5 次以上妊娠的妇女,其发生急产和产后出血的危险增高。双胎或者多胎妊娠时发生胎盘附着位置异常(前置胎盘)的风险也增加。

孕前疾病

妇女在孕期可能患有增加妊娠危险性的疾病。这些孕妇应向医师咨询并在孕期将身体调整到尽可能好的状态。妊娠后,她们可能需要多学科医疗团队提供的特殊保健。这个团队里应包括产科医师(可能也是此类疾病的专家)、此类疾病的专家以及其他医疗保健人员(营养师)等。

在妊娠期产生的高危因素

妊娠期会发生一些问题,或者一种状况会发展成为妊娠的高危因素。比如,孕妇可能暴露于可以导致出生缺陷的物质(致畸因子)中,例如射线、特殊化学物质、药品或者感染源。有时疾病会进展。有些疾病是与妊娠相关联的(并发症)。另一些疾病与妊娠不是直接相关联的。有一些疾病更容易在孕期发生,这是因为妊娠会导致母体许多改变。

药品

有些药品在孕期服用会导致出生缺陷。比如用于治疗严重痤疮的异维甲酸,一些抗惊厥药物、锂、某些抗生素(如链霉素、卡那霉素、四环素)、萨力多胺、华法林以及血管紧张素转换酶(ACE)抑制剂(假如在中晚期妊娠中服用)。阻断叶酸功能的药物,如免疫抑制剂甲氨蝶呤,以及抗生素类的甲氧苄氨嘧啶都会导致出生缺陷。叶酸缺乏也会造成出生缺陷。在早孕期间,孕妇会被询问是否服用上述药物。

孕妇通常还被问及是否使用消遣性药物,典型的如酒精、可卡因以及尼古丁(吸烟时摄入)。所有这些药物可能导致流产、低体重儿或者出生缺陷。这些药物有以下风险:

- **酒精**:智力发育迟滞(智障)发生风险升高。胎儿也有可能出现酒精戒断症状。
- **可卡因**:胎盘早期剥离(胎盘早剥)、早产及死胎风险增大。胎儿可能出现发育迟缓。
- **吸烟**:死胎、妊娠并发症如早产、前置胎盘、胎盘早剥、胎膜早破风险增大。胎儿可能出现发育迟缓,并且今后容易发生行为异常及智力障碍。

妊娠并发症

妊娠并发症是指仅在妊娠期间发生的疾病。它们可能影响孕妇、胎儿或者母子都受影响,可能发生在妊娠的不同时期。比如,胎盘位置异常(前置胎盘)或胎盘过早从子宫剥脱(胎盘早剥)会导致孕期阴道出血。孕妇大量阴道出血存在失去胎儿及休克的危险,如不及时处理,则会在分娩中死亡。

第 254 节

妊娠合并症

某些疾病会增加妊娠期风险，比如糖尿病和高血压。这些孕妇应向医师咨询并在孕期将身体调整到尽可能好的状态。妊娠后，她们可能需要多学科医疗团队提供的特殊保健。这个团队里应包括产科医师（可能也是此类疾病的专家）、此类疾病的专家以及其他医疗保健人员（营养师）等。

有时疾病与妊娠进展并不直接相关。有些疾病增加妊娠妇女或者胎儿发生问题的风险。这些疾病可能导致高热、感染或者需要经腹手术治疗。

有些疾病在妊娠期更容易发病，因为妊娠可能导致母体的某些改变。比如血栓疾病、贫血及尿路感染。

贫　血

大多数孕妇都有不同程度的贫血，最常见的原因是铁缺乏。

有遗传性贫血（如镰状细胞贫血、血红蛋白 S-C 疾病和地中海贫血）的妇女在孕期发病增高。对于在种族、地域背景、家族史等方面有高危因素的孕妇，分娩前应常规检测血液中异常血红蛋白。可行绒毛活检或羊膜囊穿刺以检查胎儿血红蛋白。

营养缺乏所致贫血：在孕期，铁缺乏常常加重，这是因为孕妇需要平常两倍的铁来制造胎儿的红细胞。因此贫血很多见。孕期也可能由叶酸缺乏导致贫血。假如叶酸缺乏，胎儿发生脑或者脊椎出生缺陷（如脊柱裂）的风险增大。

贫血通常可以通过孕期补充铁剂和叶酸进行预防和治疗。尽管如此，假如贫血严重或者持续不能纠正，血液的携氧能力下降，并会出现下列问题：

- 胎儿不能获得正常生长发育（特别是大脑）所需的足够的氧。
- 合并严重贫血的孕妇易出现疲劳、气短或头晕
- 早产风险增大

正常的分娩出血也可能导致这些妇女的贫血加重到危险的地步。她们在产后易发生感染。

镰状细胞贫血：除了导致贫血症状，镰状细胞贫血在孕期还增加下列风险：

- 感染：肺炎、尿路感染及宫内感染最常见。
- 高血压：1/3 的镰状细胞贫血的孕妇在孕期会发生高血压。
- 心衰

- 血凝块阻塞肺动脉（肺栓塞）：这种疾病可危及生命。
- 胎儿异常：胎儿可能出现生长缓慢或者发育迟缓，甚至死亡。

孕期可能与其他时间一样突发严重疼痛，称为镰状细胞危象。孕前镰状细胞贫血越严重，孕期孕妇和胎儿发生健康问题的风险越高，同时孕期胎儿死亡的风险也越高。镰状细胞贫血会随着孕期进展而加重。

常规输血可使孕妇发生镰状细胞危象的危险度降低，但易对输入血液发生排斥反应。这种情况称为同种异体免疫，可能危及生命。但是，孕妇输血不会降低胎儿的风险。

哮　喘

妊娠对哮喘的影响具有多样性。孕期病情加重的孕妇略微多于病情改善的孕妇，但大多数孕妇不会出现严重的哮喘发作。哮喘对妊娠的影响同样具有多样性，但宫内发育迟缓及早产的危险性会增加。

由于孕期哮喘的病情可发生变化，所以医生会要求患者孕期经常使用峰流测速仪监测自己的呼吸。孕妇应定期到医生那里做检查，以便根据需要调整自己的治疗方案。持续良好地控制哮喘非常重要，不恰当的治疗可能导致更严重的问题。

支气管扩张剂（如沙丁胺醇）和皮质类固醇（如倍氯米松）吸入剂都能在孕期中使用。吸入的药物主要影响整个肺部，对全身和胎儿的影响很小。氨茶碱（口服或者静脉用药）及茶碱（口服）在孕期不常使用。口服皮质类固醇仅在其他治疗无效时或者哮喘突然加重后使用。

对患有哮喘的孕妇，在流感季节预防性接种流感疫苗特别重要。

自身免疫疾病

自身免疫疾病，包括 Graves 病，更易在女性发病，特别是孕妇。自体免疫疾病产生的异常抗体能通过胎盘，并导致胎儿疾病。妊娠对不同的自体免疫疾病产生不同的影响。

系统性红斑狼疮：系统性红斑狼疮（狼疮）可能在孕期第一次出现、加重或者有所改善。妊娠对系统性红斑狼疮进程的影响通常无法预测，但最常见的是在分娩后病情立即加重。

患有系统性红斑狼疮的妇女常有反复流产、胎儿宫内发育迟缓及早产等病史。如果孕妇有狼疮并发症(如肾损害或高血压),胎儿或新生儿死亡的危险性增加。

孕妇的狼疮抗体可通过胎盘传给胎儿。因此,胎儿可能出现心动过缓、贫血、血小板和白细胞计数减低。但是,这些抗体在婴儿出生后几周内消失,除心动过缓外,其他抗体产生的影响也消失。患有系统性红斑狼疮的孕妇孕期可能需要口服泼尼松(一种糖皮质激素)。

重症肌无力:这种导致肌肉无力的疾病在孕期一般不会造成严重或永久的并发症。但是,患者可能需要服用更大剂量的药物(如新斯的明)以治疗疾病,或者服用皮质类固醇或者免疫抑制剂来抑制免疫系统。极少数孕妇在分娩时需要辅助呼吸(辅助通气)。

导致该病的抗体可以透过胎盘,所以患者产下的婴儿中 1/5 会出现重症肌无力。但是,新生儿的肌无力一般都是暂时性的,因为从母体来的抗体会逐渐消失,而婴儿自身不会产生此类抗体。

特发性血小板减少性紫癜(ITP):ITP 患者体内的抗体减少了血液中血小板数量。血小板是血液中参与血液凝块过程的类似细胞的小颗粒。血小板数量过低会导致母体和胎儿在分娩过程中大量出血。如果孕期不做治疗,病情会加重。口服皮质类固醇(通常是泼尼松)能增加血小板计数,因而可以改善该病孕妇的血液凝结异常。但是皮质类固醇也增加胎儿宫内发育迟缓和早产的危险。

分娩前静脉注射大剂量丙种球蛋白可以暂时增加血小板计数及改善凝血,所以产妇可以经阴道安全分娩而不会发生无法控制的大出血。

只有在需要剖宫产手术且产妇血小板很低,可能发生严重出血时,才给孕妇输入血小板。

在极少数情况下,虽然经过治疗,但孕妇的血小板计数仍处于危险的低水平时,可行脾切除。脾脏通常起到捕捉和破坏衰老的红细胞和血小板的功能。手术最佳时机是妊娠中期。

导致这一疾病的抗体可以通过胎盘进入胎儿体内,但仅有极少数病例中抗体会对胎儿血小板数量造成影响。

风湿性关节炎:如果风湿性关节炎影响孕妇的髋关节或者脊柱下段(腰椎),可能会发生分娩困难,但该疾病一般不会影响胎儿。风湿性关节炎的症状在妊娠期可能缓解,但通常在分娩后回到原来的水平。

恶 性 肿 瘤

因为恶性肿瘤会威胁到患者生命,同时延误治疗会导致治疗成功率下降,所以通常不论怀孕与否,恶性肿瘤的治疗方案都是相同的。一些传统的治疗方法(手术、化疗、放疗)都会损害胎儿。因此,有些孕妇会选择流产。尽管如此,有时选择合适的治疗时机可以减低胎儿受损害的风险。

在某些恶性肿瘤中,孕期的治疗方案可以进行修改。

- **直肠癌**:可能需要切除子宫,在直肠癌病例中,对妊娠大于 28 周的患者可以行剖宫产以保护胎儿。
- **宫颈癌**:如果癌症处于很早的期别,通常在分娩后进行治疗。假如在妊娠早期发现浸润较深的宫颈癌,通常立即开始治疗。假如在妊娠晚期做出诊断,医生会向孕妇解释延后治疗的风险,孕妇可以决定是否延后治疗直至胎儿已成熟、具备体外生存的能力。经常行剖宫产终止妊娠,但有时可能阴道分娩。
- **其他妇科肿瘤**:卵巢癌在孕期通常很难发现。它需要立即治疗(切除双侧卵巢)。子宫的恶性肿瘤(子宫内膜癌)或者输卵管癌在孕期很少发生。
- **乳腺癌**:孕期由于乳房增大,因此乳腺癌很少被发现。假如发现肿块,医生需要对其进行检查。通常乳腺癌需要立即治疗。

糖 尿 病

孕前即有糖尿病的妇女,其孕期发生并发症的风险取决于糖尿病病程长短及是否有糖尿病并发症(如高血压、肾脏损害)。

妊娠期糖尿病:大约 1% ~ 3% 的孕妇会在妊娠期发生糖尿病。这种疾病称为妊娠期糖尿病。如果不加重视及治疗,妊娠期糖尿病会增加孕妇及胎儿孕期发生健康问题的风险,以及胎儿死亡的风险。妊娠期糖尿病在肥胖或特殊人种(特别是美国土著人、太平洋群岛人以及墨西哥、印度及亚洲后裔妇女)中高发。大多数人发生妊娠期糖尿病是因为妊娠后期需要更多的胰岛素来控制血糖,但患者不能产生足够的胰岛素。因此需要额外的胰岛素来控制血糖。有些妇女在孕前已患有糖尿病,但该疾病在孕前并未被发现。

大多数专家建议在孕期常规筛查所有孕妇是否患有妊娠期糖尿病。需要做一次血检以检测血糖水平。

孕期糖尿病的风险:如果在妊娠早期糖尿病控制不佳,早期流产和严重的出生缺陷的风险增高。糖尿病妇女产下的婴儿一般大于正常妇女产下的婴儿,而血糖控制不佳的糖尿病孕妇产下的胎儿特别巨大。巨大儿经阴道分娩较困难,并且容易发生损伤,常常需要剖宫产。这些胎儿的肺发育较缓慢。糖尿病孕妇发生子痫前期(妊娠期高血压疾病中的一种)的风险也增高。

糖尿病孕妇的新生儿患低血糖、低血钙及高胆红素血症的风险增高。

治疗

可以通过控制血糖水平来降低孕妇发生并发症的风

险。在整个孕期需要将血糖水平尽量控制在正常水平。

假如糖尿病妇女计划怀孕但没有采取措施控制血糖，医生建议她们立即开始这些措施（如控制饮食、运动，必要时可使用胰岛素）。应该限制含糖量高的食物，妇女应在孕期控制饮食使得不超重。

医生要求大多数糖尿病孕妇在家每天自测血糖数次。医生会教会妊娠期糖尿病孕妇使用家用血糖检测仪。假如血糖水平太高，则需要注射胰岛素。

妊娠晚期控制糖尿病尤其重要，这个时段由于机体对胰岛素反应性减低，使得血糖水平升高。发生这种情况的原因一部分是由于增大的胎盘分泌的激素有抗胰岛素作用。这时需要更大剂量的胰岛素。

如果考虑提前分娩（例如胎儿很大），医师可能取羊水进行分析，这称为羊膜腔穿刺，能帮助医师判断胎肺是否成熟以维持呼吸。

糖尿病孕妇产下的婴儿需要测定血糖、血钙及胆红素水平，因为这几项指标通常会发生异常。还要观察胎儿是否出现上述指标异常的症状。

糖尿病孕妇分娩后胰岛素需要量急剧下降。但通常在一周内恢复到孕前的需要量。

分娩后，妊娠期糖尿病通常就消失了。尽管如此，许多妊娠期糖尿病孕妇在老年时会患有2型糖尿病。

发　　热

早孕期间超过39.5℃的高热增加流产及胎儿发生脑和脊柱出生缺陷的风险。晚孕期间发热增加早产的风险。

子 宫 肌 瘤

子宫肌瘤是常见的良性肿瘤，可能增加早产、胎位异常、胎盘位置异常（前置胎盘）和反复流产的风险。极少情况下子宫肌瘤会阻碍胎儿经阴道分娩。

心　　脏　　病

大部分心脏病患者——包括心瓣膜疾病（如二尖瓣脱垂）和某些先天性心脏病——都能安全分娩健康胎儿，对心功能和寿命不会有任何长久的不良影响。但是，如果妇女孕前有中重度心力衰竭，妊娠的风险很大。

妊娠使得心脏负荷增大，因此妊娠可能使原有的心脏疾病加重或者首次表现出心脏病的症状。通常，孕妇或胎儿死亡的严重情况仅出现在妊娠前就有严重心脏病的妇女。妊娠前患有严重心脏病的妇女中大约有1%因妊娠而死亡，其原因往往是心力衰竭。

整个孕期中，妊娠的危险性随着心脏负荷的增加而增加。患有心脏病的孕妇常常感到异常疲劳并需要减少活动。少数情况下医生会建议患有严重心脏病的妇女在妊娠早期流产，分娩时孕妇的危险性也增高。有严重心脏病的产妇在产后至少6个月内仍未脱离危险，具体时间取决于心脏病的类型。

孕妇患有的心脏病可能影响胎儿，使胎儿早产。患有先天性心脏病的孕妇生出的婴儿可能患有相同的先天畸形。超声检查可以在胎儿出生前检测出某些先天性畸形。如果患有严重心脏病的孕妇病情突然加重，可引起胎儿死亡。

严重心脏病的孕妇分娩时可以使用硬膜外麻醉。这种麻醉方法阻断脊髓下段的感觉，防止产妇分娩时屏气用力。屏气用力增加回心血量，使心脏负荷加重。由于无法屏气用力，有时需要使用产钳助产。但是，有大动脉瓣膜狭窄的妇女不能使用硬膜外麻醉。

对于患有某些类型心脏病的妇女，妊娠可能增加死亡的危险性，因此建议她们不要妊娠。比如原发性肺动脉高压和艾森曼格综合征。如果患有这类疾病的妇女怀孕，医生会建议其尽早终止妊娠。

围生期心肌病：在妊娠晚期或者分娩后可能出现心肌损害而发生围生期心肌病，原因不明。围生期心肌病常常发生于有过多次妊娠、年龄较大、双胎妊娠或患有妊娠期高血压的妇女。有些妇女分娩后心功能不能恢复到正常。假如产妇产后心功能不能恢复，那么在下次妊娠时容易再次出现围生期心肌病。因此患有该病的妇女不宜再次怀孕。

围生期心肌病可以导致心衰，如果发生心衰可以像平常一样治疗，但不能使用血管紧张素转换酶抑制剂（ACEI）及醛固酮受体拮抗剂（螺内酯及依普利酮）。

心脏瓣膜病：理想状态下，心脏瓣膜病应在孕前诊断和治疗。医生通常建议有严重病症的妇女接受手术治疗。

对妊娠妇女影响最大的瓣膜是主动脉瓣和二尖瓣。能使开放的心脏瓣膜变得狭窄的疾病尤其严重。

二尖瓣脱垂的孕妇通常能很好耐受妊娠。

高　　血　　压

妊娠期间高血压疾病按以下分类：

- 慢性高血压：在妊娠前血压已经升高。
- 妊娠期高血压：在妊娠期首次发生高血压，特别是在孕20周以后。

子痫前期导致妊娠期间的高血压加重，但其在诊断和治疗上与其他类型的高血压不同。

有慢性高血压的妇女在孕期可能发生严重的并发症，包括：

- 子痫前期

- 高血压加重
- 胎儿宫内生长受限
- 胎盘成熟前从子宫剥脱（胎盘早剥）
- 死胎

　　孕期应该严密监测患有高血压妇女的血压情况，以确保血压控制良好、肾脏功能正常以及胎儿生长正常。但是，无法预防或预测胎盘早剥。通常需要提前分娩胎儿以防死产或高血压导致的孕妇并发症（如卒中）。

治疗

　　对于大多数中度高血压妇女（140/90 ~ 150/100mmHg），通常不推荐使用降压药物治疗。这种治疗不能降低子痫前期、胎盘早剥、死胎的风险，也不能促进胎儿生长。但某些妇女可以使用这些药物以避免血压进一步升高（需要住院治疗）。

　　对于血压高于 150/100mmHg 的妇女，则推荐使用抗高血压治疗。药物治疗可以降低卒中和其他由极高血压导致的并发症的风险。药物治疗也用于患高血压和肾病的孕妇。如果高血压不能得到很好控制，肾脏损害将进一步加重。

　　大多数治疗高血压的降压药物在孕期都能安全使用。但是血管紧张素转换酶抑制剂（ACEI）类药物应当在孕期（特别是妊娠中晚期）停止使用。这类药物可以导致胎儿肾脏严重损害，婴儿可能因此在出生后短期内死亡。醛固酮受体拮抗剂（螺内酯及依普利酮）也需要停药，因为它会导致男胎女性化。噻嗪类利尿药（比如氢氯噻嗪）通常也停止使用，因为此类药物增加胎儿宫内发育迟缓的风险。

> **？ 你知道吗……**
> 血管紧张素转换酶抑制剂、醛固酮受体拮抗剂及噻嗪类利尿药通常在孕期停药。

感　染

　　大多数发生在孕期的普通感染，比如皮肤和呼吸道感染，不会导致严重问题。但是，有些感染会在产前或产时传染给胎儿，从而损害胎儿或导致流产或早产。

　　性传播疾病可能导致如下疾病：

- 衣原体感染可导致早产和胎膜早破，也能导致新生儿结膜炎
- 淋病能导致新生儿结膜炎
- 梅毒可以通过胎盘从母体传染给胎儿，梅毒能导致多种出生缺陷
- 人类免疫缺陷病毒（HIV）可导致艾滋病，感染该病毒而未经治疗的孕妇中大约有 1/4 会将病毒传染给胎

儿。专家建议感染 HIV 的妇女在孕期服用一种或者更多的抗转录病毒药物。当孕妇服用齐多夫定，将 HIV 传染给胎儿的风险降低至 7% 以下。假如妇女同时服用多种药物，这一风险可以降低至 2% ~ 3% 以下。对某些感染 HIV 的孕妇而言，提前剖宫产将进一步降低婴儿感染的几率。妊娠似乎不能加快孕妇 HIV 感染的进展。

- 生殖器疱疹可以通过阴道分娩传染给婴儿。疱疹感染的婴儿可能发生危及生命的脑部感染，称为疱疹性脑炎。婴儿疱疹感染还可能损害其他内脏并导致皮肤和口腔溃疡、脑部终生损伤、甚至死亡。假如妇女生殖器在妊娠晚期发生疱疹或者在妊娠期间首次发生疱疹，通常建议孕妇行剖宫产，这样病毒就不会传染给婴儿。假如没有溃疡或者之前曾发生过疱疹，那么传染的风险将很低。

　　非性传播疾病可以导致以下疾病：

- 风疹能导致出生缺陷，特别是心脏和内耳畸形。
- 巨细胞病毒可以通过胎盘并损害胎儿的肝脏和脑。
- 水痘增加流产的风险。它可能损害胎儿眼睛或导致四肢出生缺陷、眼盲、智力发育障碍。胎儿的头部可能小于正常。
- 弓形虫（一种原虫）可以导致流产、死胎或者严重的出生缺陷。
- 李氏杆菌病是一种细菌感染性疾病，可以增加早产、流产及死胎的风险。新生儿也有可能感染该细菌。
- 阴道的细菌感染（细菌性阴道病）可以导致早产及胎膜早破。
- 慢性病毒性肝炎增加流产及早产风险。

　　孕期感染的妇女是否该使用抗生素，医生会根据感染造成的风险及药物带来的风险来权衡。有些抗生素，比如青霉素类、头孢菌素类及红霉素类药物，通常认为在孕期使用是安全的。其他抗生素，包括四环素类及喹诺酮类，可能导致胎儿异常。

肾脏疾病

　　孕前有严重肾脏疾病的妇女在孕期更易出现异常。假如高血压进展，孕期肾脏功能可能迅速恶化。有肾脏疾病的孕妇常常会发生高血压，有时还会发生子痫前期（妊娠期高血压疾病的一种类型）。可能发生胎儿宫内生长受限及死胎。

　　对患有肾脏疾病的孕妇，应严密监测肾功能、血压及胎儿生长。胎儿通常必须提前分娩。

　　如果满足下列条件，有肾移植的妇女通常能够安全分娩健康的婴儿：

- 肾移植达 2 年或者 2 年以上
- 一侧肾功能正常

- 没有排异反应
- 血压正常

有肾脏疾病而需要血液透析的孕妇发生妊娠并发症的风险高，包括流产、死胎、早产及子痫前期。

肝脏及胆囊疾病

有慢性病毒性肝炎或者肝硬化的妇女更容易发生流产或早产。肝硬化可导致食管周围静脉曲张。妊娠稍增加静脉出血的风险，尤其是妊娠最后3个月。

肝脏和胆囊问题可能是由妊娠激素水平变化所致。有些变化仅导致少数、短暂的症状。

妊娠期胆汁淤积：妊娠期间正常的激素效应可使得胆汁从胆管中排出减慢。这种排除减慢称为胆汁淤积。最明显的症状是全身瘙痒（特别是妊娠最后两个月）。没有皮疹。如果瘙痒严重，需要给予消胆胺。该疾病常在分娩后缓解，但在以后的妊娠中会复发。

妊娠期脂肪肝：这种罕见的疾病通常发生在孕晚期，原因不明，症状包括恶心、呕吐、腹部不适和黄疸等。这种疾病可能迅速恶化，发展成肝衰竭。

诊断基于肝功能检查，也可以通过肝组织活检确诊。医师可能建议孕妇立即终止妊娠。孕妇和胎儿死亡的风险很高，但存活者可以完全康复。这种疾病通常不会在以后的妊娠中复发。

胆结石：有胆结石的孕妇需要严密监测。假如胆结石阻塞胆囊或者导致感染，需要外科手术。这项手术对于孕妇和胎儿通常是安全的。

癫　痫

患有癫痫的妇女孕期发生子痫前期（妊娠期高血压疾病的一种类型）、死胎或胎儿宫内生长受限的风险轻度上升。另一方面，服用抗癫痫药物增加新生儿出生缺陷的风险，并可能轻微降低婴儿的智力。因此，患有癫痫的孕妇应当在孕前与癫痫专家讨论如何将风险控制在平衡的状态。有些妇女在孕期停用抗癫痫药物是安全的，但大部分妇女都应该继续用药。不服用药物（可导致疾病发作频繁，损害胎儿和孕妇）比孕妇服用药物产生的风险更大。

需要手术治疗的疾病

孕期可能会发生需要腹部外科手术治疗的疾病。这类手术会轻度增加早产风险，也可能导致流产，特别是在妊娠早期。因此，通常是尽可能延迟手术，但是，如果确实需要，可以立即进行外科手术，一般也是安全的。

阑尾炎：如果孕期出现阑尾炎，应立即手术切除阑尾（阑尾切除术），因为阑尾穿孔可能致命。阑尾切除术一般不会伤害胎儿或导致流产。但是，在孕期鉴别阑尾炎可能很难。阑尾炎导致的痉挛性疼痛与孕期常见的子宫收缩痛很相似。同时，随着妊娠进展，阑尾在腹部被逐渐抬高，所以阑尾炎所致的固定压痛与普通阑尾炎也有所不同。

卵巢囊肿：假如孕期卵巢囊肿持续存在，通常将手术延迟到14周以后。囊肿可能会产生维持妊娠的激素，而且不经治疗自行消失。但是，如果囊肿或者其他包块增大、质脆或者具有某些特征（B超），应在14周之前就进行手术，因为这些包块可能是恶性的。

肠梗阻：孕期肠梗阻是很严重的疾病。如果梗阻导致小肠坏死或者腹膜炎（覆盖腹腔表面的膜状组织感染），可能发生流产或危及孕妇生命。当孕妇出现肠梗阻症状时，尤其是有腹部手术或者腹部感染病史的孕妇，应迅速进行手术探查。

血栓性疾病

在美国，血栓性疾病是孕妇死亡的主要原因。患有血栓性疾病时，血凝块在血管中形成并随血流移动阻塞动脉。分娩后6~8周时发生血栓性疾病的风险大。大部分血凝块引起的并发症是由于分娩时发生的损伤所致。剖宫产后发生该病的风险要明显高于阴道分娩。血凝块常在腿部的浅静脉形成，如血栓性静脉炎，或者在深静脉形成，如血栓性深静脉炎。血栓性疾病的症状包括肿胀、小腿后方疼痛和触痛等。症状的严重程度与疾病的严重程度无关。血凝块能由腿部移到肺部，阻塞一个或者多个肺动脉，这种阻塞称为肺栓塞，可危及生命。

诊断和治疗

在孕期，如果孕妇出现了提示血栓性疾病的症状，可以做多普勒超声（用以检测血流）来检查下肢血凝块。

假如怀疑肺栓塞，需要行CT检查来确认。孕期使用CT检查相对安全。假如肺栓塞的诊断仍不能明确，则需要行肺血管造影。

如果探测到血凝块，就应立即持续静脉输入或皮下注射肝素（一种抗凝剂）。肝素不会通过胎盘，因此不会损害胎儿。治疗应持续到分娩后6~8周，因为此时的血栓风险很高。分娩后，可用华法林代替肝素。华法林可以口服，其发生并发症风险也小于肝素，哺乳期妇女可以服用。

既往有过孕期血栓病史的妇女，以后怀孕时需要给予肝素治疗以预防血栓形成。

甲状腺疾病

甲状腺疾病可以在孕前已存在，也可以在孕期出现。

妊娠不会影响甲状腺疾病的症状。胎儿是否受影响取决于甲状腺疾病类型以及用以治疗的药物种类。总的来说,下列是危险因素:

■ 甲状腺过度分泌(甲亢):胎儿生长缓慢、宫内生长受限或者死胎。

■ 甲状腺分泌不足(甲减):损害婴儿智力发育及流产

导致孕期甲减最常见的原因是桥本甲状腺炎以及Graves 病治疗后。

假如妇女曾经患有甲状腺疾病,她和胎儿在孕期及产后需要受到密切的监测。医生通常检查她们的症状变化并检测血中激素水平。

桥本甲状腺炎:这种甲状腺慢性炎症是由免疫因素所致——免疫系统出现异常并攻击自身的组织。由于孕期免疫系统受抑制,所以这一疾病可能缓解。但是,孕期患者有时会出现甲亢或者甲减因而需要治疗。

亚急性甲状腺炎:这种甲状腺快速炎症疾病在孕期很常见。甲状腺增大、出现甲状腺肿并触痛。甲状腺肿通常发生于呼吸道感染时或其后。可能会出现甲亢并导致相关症状,但是暂时的。亚急性甲状腺炎通常不需要治疗。

产后甲状腺炎:在产后最初的几周内,甲状腺突然发炎并导致甲状腺暂时性功能亢进。这种疾病可能是自身免疫反应所致。该病可以持续存在、周期性发作或者逐步恶化。

Graves 病:患者异常的抗体刺激甲状腺产生过多的甲状腺激素。这些抗体可以通过胎盘并刺激胎儿的甲状腺,因此胎儿可能出现胎心加快及宫内生长受限。胎儿的甲状腺可增大形成甲状腺肿。极少情况下,过度肿大的甲状腺可以阻碍阴道分娩。

患 Graves 病的孕妇在孕期通常口服最低剂量的丙硫氧嘧啶。丙硫氧嘧啶可以通过胎盘,所以需要常规做甲状腺触诊及甲状腺激素测定。丙硫氧嘧啶可以减少胎儿甲状腺激素分泌使得胎儿甲状腺激素不足。合成甲状腺素通常也用来治疗这一疾病,在孕期不与丙硫氧嘧啶共同使用。合成甲状腺素可能掩盖丙硫氧嘧啶过量导致的症状,从而导致胎儿甲减。甲硫咪唑可以用来代替甲硫氧嘧啶。

通常,在晚孕期间 Graves 病会缓解,因此药物可以减量或者停用。

放射性碘通常被用来诊断和治疗 Graves 病,但它会损伤胎儿甲状腺,因此在孕妇不使用。

假如甲状腺危象(突发的甲状腺功能严重亢进)突然发作或者症状加重,可以给予 β 受体阻滞剂(用以控制高血压)。如果必要的话,可以在妊娠中期切除甲状腺,但孕妇术后 24 小时必须开始服用甲状腺素。甲状腺素不会对胎儿有任何影响。

泌尿系统感染

孕期泌尿系统感染很常见,这是由于增大的子宫及孕期激素使肾脏至膀胱的管道(输尿管)蠕动减慢,尿液排泄速度减慢,细菌不易从泌尿道内排出,感染风险增加。泌尿道感染可增加早产和胎膜早破的危险。有时,膀胱或输尿管的感染会上行至肾脏,导致那里的感染。细菌可以感染泌尿系统但不出现相应症状,因此即使孕妇没有症状,医生也会检测其尿液以确定是否存在感染。

治疗需要使用抗生素。多次感染或者有肾脏感染的妇女需要在孕期全程使用抗生素以预防后续的尿路感染。

第 255 节

妊娠期用药

90% 以上的妇女在孕期服用过药物,包括处方药和非处方药(无医师处方也能合法出售的药物)或者社会性药物(如烟草和酒精),甚至是违禁药物。除非绝对需要,孕期通常不使用药物,因为药物可能损害胎儿。大约 2% ~3% 的出生缺陷是由药物引起的。

但有时药物对孕妇及胎儿的健康是必需的。在这种情况下,孕妇应向医生或其他医疗专业人士了解服药的利弊。在服用任何药物(包括非处方药)或者膳食补充剂(包括草药)前,孕妇应咨询保健医师。保健医师会建议其服用某些维生素和微量元素。

孕妇服用的药物主要通过胎盘到达胎儿,这与胎儿生长发育所需的氧和营养物质的运输途径相同。孕妇在孕期服用的药物可以通过多种方式影响胎儿:

■ 药物直接作用于胎儿,引起损伤、发育异常(导致出生缺陷)或死亡。

■ 药物改变胎盘功能,通常是引起血管收缩,减少母体对胎儿的氧和营养物质的供应,因此有时导致低体重儿和胎儿发育不良。

■ 药物导致子宫肌层强烈收缩,通过减少胎儿血供或引发早产间接损害胎儿。

孕期药物风险分类

类别	情况说明
A	此类药物是安全的,设计良好的人体试验显示其对胎儿无危害
B	动物实验显示此类药物对胚胎无危害,但缺乏设计良好的人体试验。 或动物实验显示药物对胚胎有危害,但设计良好的人体试验证明无害。
C	缺乏动物或者人体实验。 或动物实验显示药物对胚胎有危害但无相关人体实验研究。
D	研究证实药物对胎儿有危害,但在特定情况下需权衡利弊。比如,孕妇所患疾病已危及生命或者病情严重,使用更加安全的药物治疗无效。
X	对胎儿的损害大于可能带来的所有益处。

药物如何影响胎儿取决于胎儿发育的阶段以及药物的浓度与剂量。妊娠早期(受精后最初的 14 天之内)服用某些药物产生的影响是全或无效应,即要么导致胚胎死亡,要么对其无影响。在这段时间内,胎儿对出生缺陷有较高抵御性。但是,在受精后 3 ~ 8 周内,胎儿对出生缺陷非常敏感,此时正处于器官发育时期。这个时期胎儿接触到药物可能导致流产、明显的出生缺陷或者在以后生活中发现微小的永久性缺陷。胎儿器官发育完成后用药一般不会导致明显的出生缺陷,但可能改变正常形成的器官和组织的生长及功能。

药物如何通过胎盘

胎儿的某些血管包含在胎盘绒毛中,绒毛延伸入子宫壁。母体的血液进入到绒毛周围的空间(绒毛间隙)内。在绒毛间隙中的母血仅由一层薄膜(绒毛膜)与绒毛中的胎儿血分隔开。母亲血液中的药物可以透过这层薄膜进入绒毛中的绒毛毛细血管,再经脐带进入胎儿体内。

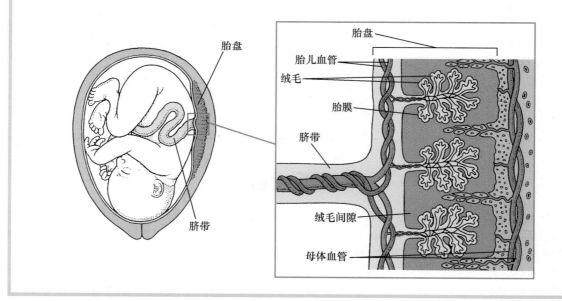

美国食品和药品管理局(FDA)根据药物在孕期使用时对胎儿影响程度对其进行分类。某些药物具有很高的毒性,可导致严重出生缺陷而禁止用于妊娠妇女。比如沙利度胺(反应停),数十年前孕妇服用该药导致新生儿出现严重的上下肢发育不全,以及肠道、心脏和血管的畸形。有些药物可导致动物的先天畸形,但在人体上不出现类似反应,比如美其敏,它常用于晕动症、恶心和呕吐。

在孕期,可以选用更安全的药物来替代可能有害的药物。比如,治疗孕期甲亢通常首选丙硫氧嘧啶。预防血栓形成首选肝素。许多安全的抗生素如青霉素,也是可用的。

一些可能有害的孕期用药*

类　型	举　例	影　响
抗焦虑药物	安定	妊娠晚期使用,新生儿出现萎靡、易激惹、颤抖及过度反射
抗生素	氯霉素	灰婴综合征
		葡萄糖-6-磷酸脱氢酶(G6PD)缺乏的孕妇或者胎儿的红细胞破裂
	氟喹诺酮类(如环丙沙星、氧氟沙星、左氧氟沙星及诺氟沙星)	可能有关节畸形(仅见于动物)
	卡那霉素	损害胎儿听力,导致耳聋
	呋喃妥英	葡萄糖-6-磷酸脱氢酶(G6PD)缺乏的孕妇或者胎儿的红细胞破裂
	链霉素	损害胎儿听力,导致耳聋
	磺胺类药(如磺胺、复方磺胺甲噁唑)	妊娠晚期用药可能出现新生儿黄疸及脑损害(柳氮磺胺吡啶的这种不良反应很少)
		葡萄糖-6-磷酸脱氢酶(G6PD)缺乏的孕妇或者胎儿的红细胞破裂
	四环素	婴儿骨骼生长迟缓,牙齿永久性黄染,增加蛀牙易患性
		偶尔导致孕妇肝衰竭
抗凝药物	肝素	长期应用时,怀孕的女性会出现骨质疏松症和血小板计数减低(导致血栓形成)
	华法林	胎儿畸形
		胎儿和母亲出血问题
抗惊厥药物	卡马西平	畸形的风险
		新生儿出血问题:如果产妇产前1月每天口服维生素 K 或新生儿出生后迅速注射维生素 K 可以预防。
	苯巴比妥	和卡马西平的影响相同
	苯妥英	和卡马西平的影响相同
	三甲双酮	增加流产的风险
		畸形风险增加(70%),包括唇裂和腭裂,心脏、颜面、骨骼和手的缺陷以及器官发育异常
	丙基戊酸钠	畸形的风险(1%),包括唇裂和腭裂,心脏、颜面、骨骼、脊柱和四肢缺陷
降压药	血管紧张素转换酶抑制剂(ACEI)	妊娠晚期服用导致胎儿肾脏受损,羊水减少,颜面、四肢和肺的缺陷
	β 受体阻滞剂	胎儿心率减慢,血糖水平减低,可能导致生长迟缓
	噻嗪类利尿剂	胎儿血液氧含量减低,血钠、血钾水平下降,血小板数目减低
		生长迟缓
化疗药物	放线菌素	可能引起新生儿缺陷(但仅在动物有此发现)
	白消安	下颚、血小板发育不良,颅骨、脊柱缺陷,耳朵和足缺陷
	苯丁酸氮芥	和白消安影响相同
	环磷酰胺	和白消安影响相同
	巯基嘌呤	和白消安影响相同
	甲氨蝶呤	和白消安影响相同
	长春碱	可能引起新生儿缺陷(但仅在动物有此发现)
	长春新碱	可能引起新生儿缺陷(但仅在动物有此发现)
稳定情绪的药物	锂	新生儿缺陷(主要是心脏),昏睡、骨含量减低、食欲下降、甲状腺功能减低和肾性糖尿病尿崩症

续表

类 型	举 例	影 响
非甾体类抗炎药（NSAIDs）	阿司匹林和其他水杨酸类药物、布洛芬、萘普生	大剂量服用会导致分娩延迟、动脉导管提前闭合、黄疸，偶尔会有胎儿脑损伤和产妇分娩过程中和产后的出血以及新生儿出血 妊娠晚期服药会导致羊水减少
口服降糖药	磺脲类	新生儿血糖水平减低，妊娠妇女糖尿病时血糖控制不佳。 2 型糖尿病患者妊娠早期应用会增加新生儿畸形风险
	甲苯磺丁脲	和磺脲类影响相同
性激素	达那唑	在妊娠早期服用可使女胎男性化，有时需要手术矫正
	乙烯雌酚（DES）	女婴子宫畸形，将来可能出现月经异常、阴道癌和妊娠并发症的危险 男婴阴茎畸形
	合成孕激素（不是口服避孕药中的低剂量孕激素）	在妊娠早期服用可使女胎男性化，有时需要手术矫正
皮肤用药	阿维 A 脂	出生缺陷，如心脏畸形、小耳及脑积水
	异维 A 酸	与阿维 A 脂相似 智力停滞（智力障碍） 流产风险
甲状腺药物	甲硫基咪唑	胎儿甲状腺肿大，功能低下 新生儿头发异常
	丙硫氧嘧啶	胎儿甲状腺肿大，功能低下
	放射性碘	破坏胎儿甲状腺 在早孕末期使用可导致胎儿严重甲亢及甲状腺过度增大
	三碘甲状腺氨酸	胎儿甲亢及甲状腺增大
疫苗（活病毒）	风疹及水痘疫苗	可能感染胎盘和发育中的胎儿
	麻疹、腮腺炎、脊髓灰质炎及黄热病	可能存在未知的风险

* 除非绝对需要，孕妇在孕期不应使用药物。但是有时药物对孕妇及胎儿的健康很重要。在这些情况下，孕妇应和她的保健医师讨论用药的利弊。

有些药物在停药后仍然有影响。比如用来治疗皮肤疾病的异维 A 酸，它在皮下脂肪内蓄积并缓慢释放。停用异维 A 酸 2 周内怀孕仍可能导致出生缺陷。因此，建议妇女至少在停药 3~4 周后怀孕。

活疫苗（比如风疹和水痘疫苗）不能给怀孕或者准备怀孕的妇女接种。其他疫苗（如霍乱、甲型或乙型肝炎、瘟疫、狂犬病、破伤风、白喉和伤寒）只有当孕妇确实有感染风险时才接种。但是，所有中晚期妊娠的孕妇在流感季节应当注射流感疫苗来抵御流感病毒。

孕前有高血压或者孕期出现高血压的孕妇需要服用降压药物（抗高血压药）。任何一种类型的高血压均增加孕妇和胎儿发生问题的风险。但是，如果降压药物使孕妇血压骤降，它们会显著减少胎盘的血供。所以服用降压药的孕妇需要密切监测血压。两种降压药物——血管紧张素转换酶抑制剂（ACEI）和噻嗪类利尿剂——通常不给孕妇服用，因为这两种药可导致胎儿严重后果。

用于治疗心力衰竭和某些心律失常的地高辛可以轻易地通过胎盘。但在出生前或出生后使用地高辛对胎儿几乎没有影响。

大多数抗抑郁药在孕妇服用是安全的。

社会性药物

吸烟：虽然吸烟对孕妇及胎儿均有影响，但只有 20% 的吸烟孕妇在孕期戒烟。孕期吸烟对胎儿最肯定的影响是降低出生体重。孕期吸烟越多，胎儿体重可能越轻。妊娠期吸烟的孕妇分娩的婴儿平均体重比不吸烟孕妇分娩的婴儿少约 170 克。烟龄越长的人，婴儿出生体重下降越严重。

在吸烟孕妇所产的婴儿中，心、脑和面部的畸形较不吸烟孕妇更多见。同样，婴儿猝死综合征（SIDS）发生率也可能增加。胎盘位置异常（前置胎盘）、产前的胎盘剥离（胎盘早剥）、胎膜早破、早产、宫内感染、流产和死胎也更容易发生。此外，吸烟妇女的子女在体格、智力和行为发育上有可测量的轻微缺陷。这些影响可能是由一氧化碳和尼古丁造成的。一氧化碳能减少供给机体组织的氧。尼古丁刺激激素释放，这些激素使子宫和胎盘血管收缩，供给胎儿的氧和营养物质减少。

孕妇因避免接触二手烟，因为二手烟对胎儿有同样的损害。

饮酒:妊娠期间饮酒是已知导致胎儿出生缺陷的主要原因。引起胎儿酒精综合征所需的酒量不明确,所以建议孕妇在妊娠期间最好完全戒酒。孕期饮酒的影响范围很广。

孕期任何形式的饮酒可使流产的风险翻倍,特别是严重酗酒。孕期饮酒的妇女分娩的婴儿出生体重通常显著低于正常。大量接触酒精的婴儿出生时平均体重大约是 4 磅(1.81kg),而正常婴儿平均是 7 磅(3.18kg)。孕期饮酒妇女的新生儿可能无法成长,更易于在出生后短期内死亡。

胎儿酒精综合征是孕期饮酒导致的最严重的后果之一。大约在每 1000 例婴儿中出现 2 例。这种综合征包括分娩前或分娩后发育不良、面部畸形、小头畸形(可能是由脑生长不足导致)、智力低下、行为发育异常。少见的畸形有关节位置和功能异常、心脏畸形。

孕期饮酒妇女产下的婴儿或发育中的孩子,可能会出现严重的行为问题,例如反社会行为和无法集中注意力。甚至没有明显身体出生缺陷的孩子也会出现这些问题。

哺乳期用药

当哺乳期妇女需要使用药物时,她们会问是否需要停止哺乳。这一问题的答案取决于以下因素:

- 多少药物能够进入乳汁
- 药物是否被婴儿吸收
- 药物对婴儿的作用
- 婴儿的吸乳量,这取决于婴儿年龄、婴儿饮食中其他食物和液体量

某些药物,如肾上腺素、肝素和胰岛素都不会进入母乳中,因此可以安全使用。大多数药物都会出现在母乳中,但通常含量极少。但某些药物即使是微量,对婴儿也是有害的。某些药物可以出现在母乳中,但婴儿通常很少吸收,不会造成影响,如抗生素:庆大霉素、卡那霉素、链霉素和四环素。

安全的药物包括大多数非处方药。抗组胺药物除外(通常在咳嗽、感冒药、抗过敏药、运动病药和安眠药中含有),长期大量服用阿司匹林和其他水杨酸制剂也应该排除在外。常规剂量的对乙酰氨基酚和布洛芬是安全的。

皮肤、眼和鼻的外用药物通常是安全的。大多数降压药不会导致哺乳期婴儿严重问题。妇女在哺乳期可能服用 β 受体阻滞剂,但需要常规监测婴儿以发现可能的不良反应,比如心率过慢或者低血压。假如婴儿足月并且健康,可以使用华法林,但应该进行监测。

咖啡因和茶碱不会损害哺乳期婴儿,但会使他们烦躁不安。婴儿的心率和血压会升高。

虽然根据报道某些药物对哺乳期婴儿是安全的,但哺乳期妇女在用药前应当咨询医师,即使是非处方药或中草药。用药前仔细阅读标签和说明书,因为它们包含是否适用于哺乳期妇女的警告。

某些药物在服用期间需要医师监护。在哺乳期内安全用药需要调整剂量、限制用药时间和次数。

大多数抗焦虑药、抗抑郁药和抗精神病药都需要医师监护。虽然它们一般不会引起婴儿明显损害,但这些药物在婴儿中可停留较长时间。婴儿在出生后最初几个月很难排出这些药物,而这些药物可影响婴儿的神经系统。例如,抗焦虑药物地西泮(苯二氮䓬类药物)可引起哺乳期婴儿昏睡、困倦和体重减低。婴儿排出苯巴比妥(抗惊厥药巴比妥类)很慢,因此该药可引起过多睡眠。由于这种影响,医师需要减少哺乳期妇女使用苯二氮䓬类和巴比妥类药物用量并监护。

某些药物在哺乳期内不应使用,包括:安非他明、化疗药物(如阿霉素和甲氨蝶呤)、氯霉素、麦角胺、锂制剂、检查用放射性药物、违禁药物(如可卡因、海洛因和苯环利定 PCP)。抑制母乳分泌的药物也不能服用,它们包括:溴隐亭、雌激素、高雌孕激素含量的口服避孕药及左旋多巴。

如果哺乳期妇女必须服用可损害婴儿的药物,则应当停止哺乳,但停药后可以继续哺乳。服药期间吸出乳汁以维持乳汁分泌,吸出的乳汁可以倒掉。

吸烟后 2 小时内不应哺乳,而且不管是否哺乳,婴儿在场时母亲都不应吸烟。吸烟会导致泌乳减少,婴儿体重增长缓慢。

大剂量摄入酒精可导致婴儿困倦和多汗。婴儿身长可能不能正常增加,而婴儿体重可能超重。

咖啡因:孕期摄入咖啡因是否损害胎儿并不明确。证据显示孕期小剂量摄入咖啡因(比如一天一杯咖啡)对胎儿危险很小或者无危害。咖啡、茶、某些苏打水、巧克力和某些药物中都含有咖啡因,它是一种刺激物,能够透过胎盘达到胎儿体内。因此它也能刺激胎儿,增加胎儿心率。咖啡因也能够减少胎盘血供及对铁的吸收(可能加重贫血风险)。有些证据显示,每天饮用 7 杯以上的咖啡可以增加死胎、早产、低出生体重儿及流产风险。一些专家建议限制咖啡因摄入,并尽可能饮用不含咖啡因的饮料。

阿斯巴甜糖:阿斯巴甜糖是一种人造甜味剂,在孕期小剂量使用被认为是安全的,例如在人工加甜味剂的食物和饮料中。有苯丙酮尿症(一种少见糖尿病)的孕妇

不应该摄入任何阿斯巴甜糖。

违禁药物

　　孕期使用违禁药物(尤其是鸦片类)可以导致孕期并发症,以及发育中胎儿和新生儿的严重问题。注射毒品也能增加孕妇感染的风险,这些感染可能影响或者传给胎儿。感染包括肝炎、性传播疾病(包括艾滋病)等。同样,胎儿很可能出现生长发育不良,早产也更常见。

　　使用可卡因的孕妇产下的婴儿常常存在异常,但这些异常是否是由可卡因造成的尚不明确。比如,可能是由吸烟、使用其他违禁药品、缺乏产前保健及贫困造成的。

　　致幻剂,比如亚甲基二氧甲基安非他明(MDMA,或摇头丸)、洛喜普诺、氯胺酮、甲基苯丙胺及 LSD(麦角酸酰二乙氨)可能导致自发流产、早产及胎儿和新生儿的戒断症状,这取决于药物种类。

　　鸦片类:鸦片类毒品如海洛因、美沙酮和吗啡等容易通过胎盘。因此,胎儿可能对其成瘾并在分娩后 6 小时~8 天内出现戒断症状。但鸦片类毒品很少引起出生缺陷。孕期使用鸦片类毒品会增加妊娠并发症风险,如流产、异常胎先露和早产。使用海洛因的孕妇所产胎儿经常较小。

　　安非他明:孕期使用安非他明可能导致出生缺陷,尤其是心脏畸形。

　　大麻:孕期使用大麻是否对胎儿有影响尚不清楚。大麻的主要成分是四氢大麻醇,能通过胎盘,因此可能影响胎儿。但四氢大麻醇并不增加胎儿出生缺陷或者生长缓慢的风险。除非在孕期大量使用,大麻通常不导致新生儿行为异常。

分娩期用药

　　局麻药、鸦片类或其他止痛药常可通过胎盘而影响新生儿。例如,可能引起新生儿呼吸抑制。因此,假如分娩过程中需要使用药物,应给予最小有效剂量。

第 256 节

妊娠期并发症

　　妊娠期并发症是指仅在妊娠期出现的问题。它们可以在妊娠的任何时间发生,可能会影响母体、胎儿,或者二者均受影响。比如,胎盘位置异常(前置胎盘)或者胎盘在分娩前从子宫上剥脱(胎盘早剥)这两种妊娠期并发症也会导致晚孕期阴道出血。这个时期阴道出血的孕妇有失去胎儿及失血过多的风险。同时,在分娩过程中也有很低的死亡风险。不过,大部分妊娠期并发症可以得到有效的治疗。

羊水相关问题

　　羊水是子宫内胎儿周围的液体。羊水和胎儿都包裹在一个膜内,称为羊膜囊。羊水可能过多或者过少。

　　羊膜囊内过多的羊水(羊水过多)会扩张子宫并增加对孕妇膈肌的压力。这种并发症可以导致孕妇严重的呼吸困难或者在 37 周之前发动分娩(早产)。

　　造成羊水过多的原因可能有:

- 孕妇患有糖尿病
- 多胎妊娠
- 孕妇产生的 Rh 抗体进入胎儿血液中(Rh 不相容)
- 出生缺陷,特别是食管闭锁或者脑和脊柱的畸形(如脊柱裂)

　　尽管如此,大约一半的病例里羊水过多的原因不明。

　　羊膜囊内过少的羊水(羊水过少)也会导致问题。假如羊水严重减少,可出现胎肺发育不良、胎儿受压而致畸形。这一系列症状称为 Potter 综合征。

　　造成羊水过少的原因可能有:

- 胎儿泌尿系统畸形
- 胎儿发育迟缓
- 胎儿死亡
- 胎儿染色体异常
- 胎盘功能异常(胎儿因此生长缓慢)
- 妊娠时间过长(42 周及以上)

　　服用某些药物也能导致羊水过少,比如在中晚孕期间使用血管紧张素转化酶抑制剂(ACEI)类(包括依那普利和卡托普利)可以导致羊水过少。这类药物在孕期应避免使用,但有时需要用其来治疗严重的心衰或者高血压。在妊娠晚期服用非甾体类抗炎药(NSAIDs,如阿司匹林或者布洛芬)也会减少羊水量。

　　当孕妇的子宫径线相对于孕周过大或者过小时,医生可能会怀疑其羊水过多或少。有时这一异常是在 B 超检查时顺便发现的。

宫颈功能不全

宫颈功能不全是指宫颈口无痛性扩张导致胎儿在孕16~22周分娩。

- 由先天性或者外伤导致的连接组织损伤使得宫颈组织薄弱
- 只有当妇女怀孕后才能诊断宫颈功能不全
- 如果宫颈功能不全风险高，可以缝合宫颈以避免胎儿流产

通常，宫颈只在分娩发动后才扩张，这是对子宫收缩的反应。但是，在某些妇女中，宫颈组织（子宫的下部）薄弱。当增大的胎儿及胎盘加压于这种薄弱的组织，宫颈口可能远在胎儿成熟之前即已扩张。因此，胎儿可能过早分娩。假如发生宫颈功能不全，其在后续妊娠中再次发生的概率小于30%。这一风险在那些中孕期间流产过2次及以上的孕妇中更高。

原因

宫颈薄弱可能是因为连接组织先天性异常，比如Ehlers-Danlos综合征，或者因为外伤。比如，发生在大片宫颈组织活检后缺失所致的损伤，或者用器械扩张宫颈（如发生在扩张和刮宫）。

增加宫颈薄弱风险的因素可能有：

- 使用辅助生殖药物，比如克罗米芬，它经常会导致多胎妊娠
- 生殖器官畸形
- B超测量小宫颈短小
- 曾经在中孕期间流产

诊断和治疗

宫颈功能不全在妇女怀孕前不能诊断。当妇女既往曾有过在中孕期间流产史，应当怀疑该病。超声检查结果也能提示宫颈功能不全。例如，假如超声显示妇女宫颈短小，特别是有宫颈功能不全高危因素的妇女，医生需要特别关注有无发生早产的征兆。医生可以在孕期常规检查时发现早期宫颈扩张。

医生可以通过环形缝扎或者贯穿缝扎来闭合宫颈。有时医生使用条带或者线来闭合宫颈。这种手术称为宫颈环扎术。假如发生孕期宫颈功能不全的风险很高，如曾发生过中孕流产，可行宫颈环扎术。在宫颈环扎前给予全身麻醉或者区域麻醉，然后医生经阴道进行环扎。通常在分娩前拆除环扎物。偶尔，环扎物留在原处而通过剖宫产分娩。

异 位 妊 娠

异位妊娠是指受精卵在异常的位置着床。

- 患者可能出现腹痛及阴道出血

- 通过超声检查来确定胚胎位置
- 通常需要手术来切除异位的胚胎及胎盘，但有时可以使用一定剂量的甲氨蝶呤来杀死胚胎

正常情况下，卵子在输卵管受精并在子宫着床。但是，假如输卵管狭窄或者阻塞，那么受精卵将无法到达子宫。有时受精卵在子宫之外的组织着床，导致异位妊娠。异位妊娠通常发生于一侧输卵管内（输卵管妊娠），但也可能发生在其他部位。

异位妊娠的胚胎可以存活数周，但是由于子宫外的组织不能提供足够的血供和支持，最后胚胎将无法存活。在大约6~16周时，容纳胚胎的结构破裂，这远早于胎儿可以存活的时间。当异位妊娠破裂，可能出现严重失血，甚至威胁生命。破裂的时间越晚，出血就越严重，死亡的危险就越高。

每100~200例妊娠中就有一例异位妊娠。异位妊娠的高危因素包括输卵管疾病、盆腔炎性疾病、既往异位妊娠、胎儿时暴露于乙烯雌酚或者失败的输卵管结扎（一种绝育手术）或结扎后手术再通。

症状

症状包括阴道出血，下腹部绞痛或疼痛，或者二者同时出现。假如输卵管破裂，患者通常感觉到下腹部持续性剧烈疼痛。假如妇女有严重失血，她可能有头晕、冷汗或眩晕。

诊断

当育龄期妇女出现下腹疼痛或者阴道出血，医生应当怀疑异位妊娠。对这类妇女需要做妊娠检查。假如妊娠试验是阳性，需要使用内置探头从阴道内行超声检查。假如超声在子宫外发现胚胎，则诊断得到证实。假如超声在子宫内外均未见胚胎，那么仍有可能是异位妊娠，也可能是宫内妊娠胚胎处于非常早的时期，以至于超声不能发现。医生可检测患者血液中一种胎盘分泌的激素水平。这一检测可以帮助医生确定是否是由于处于妊娠非常早的时期，使得超声无法在宫内发现胚胎。

假如需要明确诊断，医生可以使用一个可视的管子，称为腹腔镜，从脐下的小切口伸入腹腔，这一操作使其能直接观察异位妊娠。

治疗

异位妊娠应尽早终止以保护患者的生命。对于大多数妇女而言，需要通过外科手术切除胚胎和胎盘，通常是腹腔镜下完成，但有时通过腹部切口（经腹手术）。罕见情况下，子宫受到严重侵害以至于需要切除子宫。

有时甲氨蝶呤单次肌肉注射可以代替手术。药物使得异位病灶萎缩、消失。偶尔需要手术和甲氨蝶呤联合治疗。

妊 娠 剧 吐

妊娠剧吐是指孕期出现的严重恶心和呕吐。

妊娠剧吐与孕期普通的晨起呕吐不同。假如孕妇呕吐恶心频繁并导致体重下降和脱水,称为妊娠剧吐。如果孕妇偶尔有呕吐,但体重增加,没有脱水,则不称为妊娠剧吐。妊娠剧吐的病因未明。

诊断和治疗

医生会检查患者血及尿液以明确是否发生脱水,以及是否存在由脱水所致的电解质紊乱。

一旦诊断为妊娠剧吐,孕妇有时需要住院治疗,因为

异位妊娠:着床位置异常的妊娠

正常情况下,卵子在输卵管内受精,然后在宫腔内着床。但是,假如输卵管狭窄或者阻塞,受精卵可能移动缓慢或者受阻 ,它也许将无法到达子宫,导致异位妊娠。异位妊娠可能着床于许多部位,比如输卵管、卵巢、宫颈或腹腔。

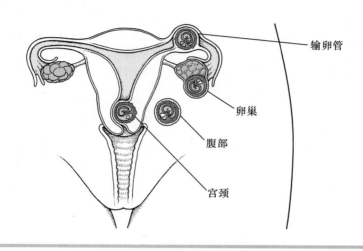

- 输卵管
- 卵巢
- 腹部
- 宫颈

呕吐会持续数天时间。通过静脉给患者补充液体、葡萄糖、电解质,有时需补充维生素。她会被要求禁食至少24小时。如果需要可以给予镇静剂、止吐剂以及其他药物。当给孕妇补充液体并且呕吐缓解后,可以让她喝些液体。假如她能耐受液体,那么可以少量多次进食刺激性小的食物。如果她能耐受,则逐渐增加进食量。

假如症状复发,按同样方法治疗。在极少数情况下,如果体重持续下降或经治疗症状仍没有改善,应将软管经鼻、咽喉置入小肠并根据需要长时间保留,经此管给孕妇营养物质。

流　产

流产(自发流产)是指在妊娠 20 周之前由于自然原因导致胎儿排出。

- 流产发生是由于母体或者胎儿的异常所导致(如生殖器官畸形、感染、某些疾病、摄入可卡因或酒精、吸烟或者外伤),但是确切原因通常不明。
- 通常会有阴道出血及阵痛,特别是在妊娠较晚的时期
- 医生会检查宫颈,常常还会做超声

- 假如流产后有任何妊娠组织仍然留在子宫内,应予以清除

流产是高危妊娠的常见结局。在已确诊的妊娠中大约有 15% 会发生流产。更多的流产没有被统计,因为在这些妇女知晓自己怀孕前已发生流产。大约 85% 的流产发生在妊娠的前 12 周内。

病因

目前认为在妊娠前 12 周发生的大部分流产是由胎儿因素所致,例如出生缺陷或者基因异常。

其余 15% 的流产发生在妊娠 13 ~ 20 周。这些流产中许多不能查出确切原因。剩余的流产是由于母体因素所致:

- 生殖系统器官畸形,比如双子宫或者宫颈功能不全,宫颈功能不全的孕妇随着子宫增大宫颈口会扩张。
- 药物滥用,如可卡因、酒精以及吸烟
- 严重创伤
- 感染,如巨细胞病毒或者风疹病毒感染
- 严重的或者控制不佳的甲状腺功能减低(甲减)
- 严重的或者控制不佳的糖尿病
- 结缔组织疾病,如系统性红斑狼疮

Rh 血型不合(当孕妇是 Rh(-)型血而胎儿是 Rh(+)型血)也增加流产风险。情绪波动以及轻微创伤与流产无关。

既往发生过流产或者早产的孕妇更容易发生流产。在妊娠早期有过连续 3 次流产的妇女,下次妊娠有 1/4 机会发生流产。

症状

流产通常出现点滴或者明显的阴道出血及组织物排出。子宫收缩产生阵痛。但是,大约 20% ~ 30% 的妊娠妇女在前 20 周至少有过一次阴道出血。这些孕妇中不到一半最终以流产结束。

在妊娠早期,流产的唯一征兆是少量阴道流血。妊娠中期流产可导致大量阴道出血,血液中可能包含黏液和血块。最后子宫收缩加强,排出胎儿和胎盘。

有时候没有症状发生,但胎儿已死亡。这种情况下,子宫不再增大。极少情况下,子宫内的坏死组织在流产前、流产期间以及流产后发生感染。这种感染可能非常严重,导致发热、寒战和心率加快。感染的妇女可能出现昏迷和血压下降。

诊断

假如怀孕妇女在妊娠前 20 周出现阴道出血以及腹部绞痛,医生会对她进行检查以确定是否有流产可能。医生会检查宫颈以了解其是否有扩张。假如没有扩张,妊娠可以继续。如果宫颈扩张,就可能发生流产。

> **?** **你知道吗……**
> 许多流产因发生在妇女知道她们怀孕之前而不被发现,大约 20% ~ 30% 的妇女在怀孕最初的 20 周内出现过至少一次出血。

通常会做超声检查,它有可能确定是否已经发生流产,假如没有,胎儿是否继续存活。假如发生流产,超声检查可以确认胎儿及胎盘是否已排出。

假如妇女多次流产,在下次妊娠前她应该找医生检查。医生会检查她是否有基因异常、生殖器官结构异常或其他增加流产风险的疾病。比如,影像学检查(比如宫腔镜或者子宫输卵管造影)可以发现生殖器官结构异常。假如流产的原因确诊,某些流产的原因可以治疗,从而使患者能够正常妊娠。

治疗

如果胎儿存活,可以建议妇女卧床休息以减少出血及腹痛。假如可能,患者应放下工作,在家卧床休息。但是,没有证据表明卧床休息对治疗流产有帮助。虽然没有证实性交和流产相关,但建议避免性交。

如果发生流产,胎儿和胎盘已排出,不需要其他治疗。

如果发生流产,但部分胎儿或者胎盘组织残留在宫腔内,需要通过吸宫术清除这些组织。

如果在妊娠前 13 周,胎儿死亡但仍留在宫腔内,通常进行吸宫术清除胎儿和胎盘。

假如胎儿在 13 周以上死亡,可以静脉用药(如缩宫素)促使胎儿娩出。缩宫素刺激子宫收缩并排出胎儿。但是,仍需要用吸宫术来清除胎盘碎片。作为替代,可以采取另一种类似吸宫术的操作称为扩张和清宫术(D&E)。在扩张和清宫术中,不需要人为使胎儿排出。但是有时不能进行这项操作,因为它需要专门训练。

了解流产术语

医生使用流产来表述孕 20 周之前发生的自然流产及各种原因导致的妊娠停止。在孕 20 周以后分娩胎儿的过程称为生产。流产的术语有如下:

- **治疗性(诱导性)流产:**由于妇女的生命或健康受威胁或胎儿具有严重畸形,通过医学方法(药物或者手术)进行流产
- **先兆流产:**在妊娠前 20 周内出现阴道流血或下腹疼痛,提示胎儿有流产风险
- **难免流产:**腹痛和阴道出血伴宫颈口扩张,提示流产已不可避免
- **完全流产:**宫腔内的胎儿和胎盘已完全排出
- **不全流产:**宫腔内的胎儿和胎盘仅部分排出
- **稽留流产:**死亡的胎儿继续留在宫腔内
- **流产合并感染:**在流产前、流产时或流产后宫内感染

流产后情绪

流产后,妇女可能对下次妊娠感到悲伤、悲痛、愤怒、内疚和焦虑。

- **悲伤:**失去胎儿的痛苦是自然反应,不应被抑制或者拒绝。和其他人谈谈感受能帮助妇女控制好情绪,重新面对未来。
- **内疚:**妇女可能认为是她们做了某些错误的事从而导致流产。通常,她们并没有做错。妇女可能回忆曾在妊娠早期服用过常见的非处方药,在她们知道怀孕前喝了一杯酒,或者做过其他日常事情。这些事情几乎不可能导致流产,因此妇女不应为其感到愧疚。
- **焦虑:**流产的妇女可能希望向医生咨询下次妊娠发生流产的危险性以及是否有必要检查。尽管流产增加下次妊娠再次流产的风险,但大部分有流产史的妇女下次妊娠不会出现类似问题。

死　产

死产是指胎儿在妊娠 20 周以后死亡及分娩。

死产最常见的原因是胎盘过早剥离(胎盘早剥)。这可能发生在某些情况下:

- 控制不佳的糖尿病
- 子痫前期（妊娠期发生的高血压疾病中的一种类型）
- 药物滥用，比如可卡因、酒精或者烟草
- 外伤
- 凝血功能障碍

有时发生死产是胎儿发生问题，比如染色体或基因异常、出生缺陷、或者感染。

尽管随着胎儿生长其活动空间变小，胎动会减少，但如果胎动停止，医生应当怀疑胎儿是否已经死亡。这时可以对胎儿进行检查，如胎心监护、超声检查或电子胎心监测。

如果想要确定病因，医生会做基因和血液检测（比如感染检测或者凝血功能检测）。医生也会推荐检查胎儿以寻找可能的原因，如感染或染色体异常。胎盘和子宫需要检查。但经常无法确定原因。

假如死胎不能排出，会给患者药物，如前列腺素，来扩张宫颈。接下去通常给予缩宫素，这种药物能刺激发动宫缩。假如胎儿或胎盘的任何部分残留在宫腔内，需要行吸宫术来清除这些组织。如果医生受过操作所需的专门训练，也可以行扩张和清宫术（D&E）来清除死胎。

孕妇在死产后的变化与流产后相似。妇女常会对失去胎儿感到悲伤，需要感情支持，有时需要心理辅导。下一次妊娠是否会发生死产取决于死产的原因。

前 置 胎 盘

前置胎盘是指胎盘附着处覆盖或者接近宫颈，胎盘位于子宫下部而不是子宫上部。

- 孕妇在妊娠晚期可能出现无痛性、有时量非常多的出血
- 超声可以用来明确诊断
- 卧床休息可能是所需要的全部治疗，但是如果持续出血或者胎肺已成熟，通常会行剖宫产终止妊娠

胎盘可能全部或者部分覆盖拉长扩张的宫颈。前置胎盘发生率为每 200 次分娩有 1 例。大约 15% 的孕妇在中孕期间有前置胎盘。前置胎盘在超声下可以被发现。但是，90% 以上的妇女在分娩前这一问题自行解决。下列情况增加发病风险：

- 多次妊娠
- 既往曾有剖宫产史
- 多胎妊娠
- 子宫结构异常，比如子宫肌瘤
- 吸烟

前置胎盘可以导致妊娠晚期突发无痛性阴道出血。出血可能是鲜红的。出血可能非常严重，威胁到孕妇和胎儿的生命。

当分娩发动，胎盘可能会很早剥离，切断了胎儿的氧供。缺氧可能导致胎儿大脑或者其他损害。

超声能够帮助医生发现前置胎盘并将其与胎盘过早剥离（胎盘早剥）相鉴别。

治疗

当阴道出血少并且在妊娠 34 周之前，医生常规建议在医院卧床休息直至出血停止。假如出血停止，通常孕妇鼓励行走。假如出血不再复发，通常可以让她出院，但要确保她能很方便地来医院。

如果出血量多、出血不能停止或假如胎儿肺部已成熟（通常在 36 周以后），可以选择分娩，常规是剖宫产。医生可以通过检测羊水样品来确定胎肺是否已成熟，多数是通过阴道取样。一般在分娩发动前行剖宫产。出血很多的妇女可能需要重复输血。

胎 盘 早 剥

胎盘早剥是指位置正常的胎盘提前从子宫壁上剥离。

- 妇女可能有阴道出血、严重腹痛甚至休克
- 卧床休息可能是唯一需要的治疗方法，但假如持续出血或者接近妊娠末期，则尽快分娩

胎盘可能不完全剥离（有时仅仅 10% ~ 20%）或者完全剥离。原因不明。在所有分娩中胎盘早剥发生率约为 0.4% ~ 1.5%。下列因素增加其发生风险：

- 高血压（包括子痫前期，妊娠期发生的高血压疾病中的一种类型）
- 使用可卡因
- 高龄
- 血管炎或者其他血管疾病
- 既往胎盘早剥史
- 腹部外伤
- 凝血功能障碍
- 吸烟

子宫在胎盘附着的部位出血。血液可能经宫颈从阴道流出，成为显性出血，或者积聚在胎盘后面成为隐性出血。因此孕妇可能有或者无阴道出血。

症状和诊断

胎盘早剥的症状取决于剥离的程度和出血量（出血可能是大量的）。症状包括突发持续性或绞窄性下腹疼痛、压痛，以及休克。胎盘早剥可导致广泛的血管内凝血（弥漫性血管内凝血），肾衰竭及子宫卒中，特别是当孕妇合并有子痫前期。

当胎盘剥离，对胎儿的氧气和营养供应减少。假如剥离突然发生，并且胎儿氧供急剧降低，胎儿可能死亡。假如剥离逐渐发生，并且不是很广泛，可能导致胎儿宫内生长缓慢或者羊水过少。逐渐发生的剥离可导致较轻微的腹痛，其发生休克的风险也较突然剥离低，但发生子痫前期及胎膜早破的风险增高。

医生根据症状怀疑和诊断胎盘早剥。超声检查可以帮助明确诊断。

治疗

胎盘早剥的妇女需要住院治疗。通常的治疗方法是卧床休息。如果症状缓解,鼓励孕妇下床行走及出院。

假如持续出血或者病情加重(提示胎儿供氧不足),或者已接近足月,尽早分娩可能对孕妇及胎儿都是最佳选择。假如不能阴道分娩,则可行剖宫产。

胎 盘 问 题

正常情况下,胎盘附着在子宫底部,在胎儿娩出前牢固地附着在子宫壁上。

胎盘早剥是指胎盘从子宫壁上提前剥离,导致子宫出血,胎儿的营养物质及氧气供应减少。有此并发症的孕妇需要住院治疗并可能提前分娩。

前置胎盘是指胎盘附着部位覆盖或者接近宫颈,在子宫的下部。前置胎盘可能导致妊娠晚期突发无痛性阴道出血。出血可能很严重。胎儿通常经剖宫产分娩。

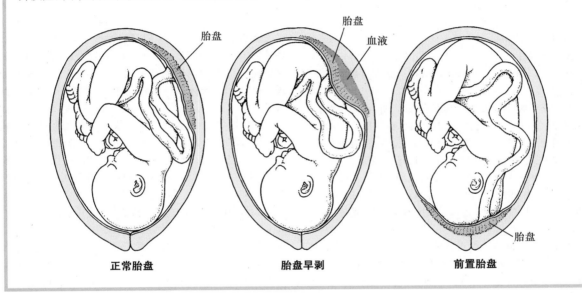

正常胎盘　　　　　胎盘早剥　　　　　前置胎盘

子 痫 前 期

子痫前期是指在妊娠 20 周以后发生的高血压合并蛋白尿。

■ 子痫前期可以导致胎盘早剥及胎儿早产,增加了胎儿出生后短期内发生问题的风险

■ 孕妇的手和脚可能出现水肿,假如子痫前期严重,她可能出现抽搐或脏器损伤

■ 根据子痫前期严重程度,治疗可以包括卧床休息、住院、药物降压或者尽快终止妊娠

大约 3%～7% 的孕妇会发展成为子痫前期。在这一并发症中,升高的血压伴有尿中出现蛋白(蛋白尿)。子痫前期在妊娠 20 周以后发生,通常持续到产后第一周末之前。

发生子痫前期的原因不明,但下列妇女容易发生

■ 首次妊娠

■ 多胎妊娠

■ 既往妊娠有子痫前期史

■ 肥胖

■ 已有高血压或者血管疾病

■ 有凝血功能疾病

■ 小于 20 岁或者大于 35 岁

子痫前期可能导致胎盘提前从子宫壁上剥离(胎盘早剥)。由于胎盘功能减低或者早产,婴儿可能较小。子痫前期孕妇产下的婴儿比没有该病的孕妇产下的婴儿在产后短期内发生问题的风险高 4～5 倍。

子痫前期可以导致液体潴留,使得手和脚水肿。孕妇体重可能过度增加。皮肤可能出现小的出血点。孕妇可能会感觉紧张。如果病情严重,子痫前期可能会损伤脏器,比如脑、肾脏、肺及肝脏。孕妇可能有头疼、视物模糊、眩晕、呼吸困难、上腹部疼痛、呕吐或者其他症状。孕妇新发头痛并且用对乙酰氨基酚不能缓解或持续 24 小时,她应当咨询医生。

HELLP 综合征:严重的子痫前期出现的一种变化称为 HELLP 综合征,发生在部分妇女中。它包括下列症状:

- 贫血(红细胞破坏)
- 肝酶水平升高,标志着肝损害
- 血小板降低,导致血液不易凝固,并且增加产时及产后发生出血的风险

子痫:1/200 的子痫前期孕妇血压会升高以至于引起抽搐。这一情况称为子痫。1/4 的子痫发生在产后,特别是产后最初的 4 天。如果没有迅速治疗,子痫可能致命。

诊断和治疗

当孕妇出现下列症状时医生可以诊断子痫前期:

- 典型症状,如头痛、眼周水肿,特别是手部水肿
- 妊娠期血压升高
- 尿中出现蛋白

医生可以做血液和尿液检测以明确诊断并检查有无器官损害。

假如在妊娠早期发生轻微的子痫前期,在家中卧床休息可能就足够了,但此类孕妇需要经常去找医生检查。假如子痫前期加重,孕妇通常需要住院。在医院她们需卧床休息并且受到密切监测直到胎儿已成熟,能够安全分娩。可能需要降压药物(抗高血压药)。在分娩前数小时,可以静脉给予硫酸镁以降低发生抽搐的风险。假如子痫前期发生时邻近预产期,通常可以通过引产分娩。

假如子痫前期病情严重,可以行剖宫产终止妊娠,这是最快的方法,除非宫颈已经充分扩张能够迅速经阴道分娩。迅速分娩降低了孕妇和胎儿发生并发症的风险。假如血压高,可以在预计分娩前经静脉给予降压药物(如肼苯哒嗪和拉贝洛尔)。HELLP 综合征也是同样方法治疗。

产后,曾发生子痫前期或者子痫的妇女需要密切监护 2~4 天,因为她们发生抽搐的风险升高。当她们情况逐渐好转,应鼓励下地活动。她们可能留在医院数天,取决于子痫前期的严重程度以及其并发症。回家后,这些妇女需要服用药物降压。她们在产后数月内常规需要每 2 周随访一次。她们的血压可能会持续升高 6~8 周。假如血压升高持续时间更长,则不是子痫前期引起的。

Rh 血型不合

Rh 血型不合发生在孕妇为 Rh 阴性血型,而胎儿为 Rh 阳性血型的病例中。

- Rh 血型不合可以导致胎儿红细胞被破坏,有时会导致严重贫血

- 胎儿应周期性检查有无贫血证据
- 假如怀疑存在贫血,应给予胎儿输血
- 为了预防胎儿出现问题,医生在妊娠晚期、产后和特定的时期给 Rh 阴性血型的孕妇注射球蛋白

假如 Rh 阴性血型孕妇的丈夫是 Rh 阳性血型,其胎儿有可能是 Rh 阳性血型。在美国,大约 13% 的流产病例,丈夫是 Rh 阳性血型,而妻子是 Rh 阴性血型。

你知道吗……
Rh 血型不符通常在首次妊娠中不会引起问题。

Rh 因子是出现在某些人红细胞表面的分子。如果红细胞有 Rh 因子,就是 Rh 阳性,没有就是 Rh 阴性。胎儿的 Rh 阳性血进入母体血液中就会出现问题。母体的免疫系统能识别胎儿的红细胞,把它当作异物处理,并产生 Rh 抗体破坏胎儿红细胞。抗体产生称为 Rh 致敏。

在首次妊娠时,因为分娩前没有足够的胎儿血液进入母体,发生 Rh 致敏的可能性不大。所以胎儿或新生儿很少出现问题。但是,一旦妇女致敏,在以后胎儿是 Rh 阳性的妊娠中就更容易出现问题,并且每次妊娠时孕妇产生的 Rh 抗体更早,数量更多。

如果 Rh 抗体通过胎盘到达胎儿,可能破坏胎儿的红细胞。如果破坏的红细胞多于新生成的红细胞,胎儿就会发生贫血。这种破坏称为胎儿或新生儿溶血性疾病(胎儿骨髓红细胞增多症或者新生儿骨髓红细胞增多症)。严重情况下,胎儿可能死亡,也可能发生流产。

诊断

在首次产前检查时,孕妇就应该检查 Rh 血型。假如孕妇是 Rh 阴性血型,就需要检查 Rh 抗体效价及丈夫血型。如果丈夫是 Rh 阳性血型,即有 Rh 致敏风险。这时,孕妇需要定期检测 Rh 抗体。只要没有检测到抗体,妊娠就和普通妊娠一样可以继续下去。

假如检测到抗体,根据抗体效价的高低应采取措施保护胎儿。应周期性作多普勒超声检查以评估胎儿脑部血流。假如有异常,胎儿可能存在贫血。接下去医生会在孕妇腹部作局麻,然后用下列方法来检测胎儿是否贫血:

- 羊膜腔穿刺术:经腹部皮肤进针,从羊膜囊中抽出羊水,检测羊水中的胆红素(一种由正常衰老的红细胞产生的黄色色素)水平。假如此水平高,则有可能存在贫血。
- 经皮脐带血采样:经腹部皮肤进针直至脐带中。回抽脐带血样并分析。

预防

作为预防,Rh 阴性孕妇可在孕 28 周和分娩 Rh 阳性婴儿后 72 小时内注射 Rh 抗体,即使是流产后也需要注射。在任何时候的阴道出血、羊膜腔穿刺及绒毛活检术后也需要注射。这种抗体称为 Rho(D) 免疫球蛋白。这种治疗是通过破坏可能进入母体血液的胎儿红细胞从而使母体不产生抗体,同时使以后的妊娠不会有胎儿溶血的危险。

治疗

假如怀疑胎儿贫血,则给予胎儿输血。通常输血需要持续到胎儿已成熟、可以分娩为止,婴儿出生后需另外输血。有时分娩前不需要给胎儿输血。

正 常 分 娩

尽管每一个分娩过程都不同,但多数都有一个常规模式。因此,每一位产妇可以大概知道在分娩的过程中身体会发生哪些改变,让她可以顺利地分娩胎儿,并且了解在分娩时有哪些相关措施可以帮助她。孕妇还可以自己做一些选择,例如是否需要一位导乐陪伴分娩(可以是婴儿的父亲或者另一位伴侣),以及在哪里分娩。

准妈妈们可能希望在分娩的过程中有她的伴侣陪伴。伴侣们的鼓励和安抚可使产妇放轻松,有时还可以减少分娩过程中镇痛药物的使用剂量。此外,如此有意义的分娩过程对增强夫妻感情及增进心理沟通都有益处,如增强家庭的稳定性。当然,也有部分产妇希望在分娩过程中保留隐私权,或者她的伴侣不愿意陪伴分娩。对于每一对准爸爸、准妈妈来说,妊娠分娩的教育课程都应该贯穿整个孕期。

在美国,基本所有的新生儿都在医院出生,但是仍有极少数产妇愿意在家中分娩。然而,即使产妇有正规产前检查而且没有任何高危因素,在分娩过程中或分娩后的短暂时期内,仍有可能发生不可预计的并发症。因此,绝大多数专家并不提倡在家中分娩。如果产妇希望有舒适的生产环境并没有太多的制约条件(如探视人数及探视时间限制),她可以选择分娩中心。一些分娩中心可以提供非常正规但极具个性化的分娩服务,这比在家中分娩更安全。分娩中心大多是一家医院的一部分,或者是邻近医院的机构,因此,在需要的情况下,它可以提供医疗性救治、急救设施及全院多科性治疗。一旦分娩出现并发症进一步恶化,分娩中心可以及时转送产妇到医院治疗。一些医院内有特需病房,在这样的病房内,产妇可以从临产住到出院。这样的病房被称作 LDRPs(包括临产、分娩、康复及产后护理)。

无论产妇做出怎样的选择,她都应该知道自己所需要及预期得到怎样的帮助,为她临产及分娩做充分的准备。

产　程

产程是指有一系列规律且逐渐增强的子宫收缩,同时可以使胎儿下降,依次经过子宫下段、阴道直至分娩的过程。

产程分为三个阶段。
- 第一产程:第一产程是产程的主要阶段,它分为潜伏期及活跃期两个时期。规律的宫缩使宫颈逐渐扩张、变软、变短、消失,直至与子宫融合一体,与子宫下段及阴道形成产道。这些变化使得胎儿可以通过阴道。
- 第二产程:胎儿娩出期。
- 第三产程:胎盘娩出期。

产程多发生在预产期前、后的两周以内。精确的来说,引起临产的原因还不明确。通常接近妊娠晚期(妊娠 36 周以后),医生常常通过检查宫颈情况来预计临产的时间。一般说来,初产妇(第一次分娩)产程需要经历 12~18 小时,而经产妇(有过分娩经历的产妇)产程缩短,平均 6~8 小时。

产程的开始

所有产妇都应该知道什么是产程开始的重要标志。
- 伴有间歇期的规律性下腹疼痛。
- 背痛。

如果产妇有过急产病史,一旦觉得自己即将进入产程,她应该及时通知产科医生。宫缩刚开始的时候,可能下腹部疼痛的强度比较弱,不规律,且间隔时间较长。产妇可能觉得痛经相似。但随着产程的进展,宫缩强度越来越强,持续时间越来越长,且间隔时间越来越短。在分娩发动之前或者同时,往往还会出现一些其他的症状,例如以下征象:
- 见红:少量的血性分泌物(阴道内少许血液和宫颈黏液混合在一起排出)往往是产程即将开始的比较可靠的

征象。见红多发生在规律宫缩开始前的 72 小时左右。

■ **胎膜破裂**：偶然情况下，包裹着胎儿的胎膜会在产程开始前自发破裂，羊水从阴道流出。通常，这一征象又被称为"破水"。

　　一旦胎膜破裂，产妇应该及时通知她的医生或者助产士。80%～90% 产妇在预产期前但接近预产期时发生胎膜破裂，并且通常在胎膜破裂 24 小时内进入产程。如果胎膜破裂几小时后，产程没有自行发动，且胎儿已经到预产期，我们建议产妇入院待产，同时为了避免继发感染的可能性，需给予人为的干预措施发动产程。胎膜破裂后，阴道内的细菌更容易进入子宫，造成产妇或者胎儿感染，甚至母婴同时感染。缩宫素（可以引起子宫收缩的药物）或者类似的药物，例如前列腺素等，常常被用来诱发产程。如果胎膜破裂发生在预产期前 3 周，甚至更早，医生不需要诱发产程，可以等待胎儿再成熟些。

入院待产

　　当发生胎膜破裂或者宫缩逐渐加强至每 6 分钟一次甚至更频繁，宫缩持续时间超过 30 秒时，产妇应该到医院或者分娩中心入院待产。如果胎膜是否破裂不能明确或者宫颈扩张超过 4 厘米，产妇将被收入院观察。这时，宫缩的强度、持续时间及频率都会被观察并做记录。入院后，医务人员将测量产妇的体重、血压、心率、呼吸及体温情况，并且进行尿液、血液的检验。对产妇腹部进行触诊和测量，估计胎儿的大小，确定是头位还是臀位，并进一步确定是头先露、面先露、肩先露或者臀先露。

　　胎位及胎先露决定胎儿如何通过产道。最常见并且最安全的胎方位是：

■ 头位。
■ 枕前位（当产妇背向下平躺时，胎儿面部向下）。
■ 面部和躯体向左或向右偏转成一定角度。
■ 头部俯曲（颈部向前弯曲）。
■ 下巴向颈部收紧。
■ 上肢环抱在胸前。

　　胎儿头部最先进入骨盆入口的胎产式称为头先露。在分娩前 1～2 周，胎儿进行一系列旋转使胎头后部（即枕骨）最先进入骨盆入口。如果是胎儿的臀部或者肩部先进入骨盆入口，或者胎儿面部向前时，对于产妇、胎儿及产科医生来说，分娩就变得相当困难。这时，剖宫产应该是值得推荐的分娩方式。

　　阴道检查：阴道检查可以判断胎膜是否破裂、宫颈变短及扩张的情况。但当胎膜自然破裂或者阴道出血时，可以暂时避免阴道检查。我们需要观察羊水的性状。羊水正常情况下是透明、没有特殊气味的液体。当羊水颜色成绿色时，说明羊水被胎粪污染。

　　开通静脉：产妇在分娩时，通常会给予开通静脉，这样可以输注液体防止产妇脱水，必要时还可以通过这个静脉输注药物。

胎 心 监 护

　　电子胎心监护仪常规用于监测胎心率和子宫收缩。几乎所有的高危妊娠及所有妊娠期间的操作都需要有电子胎心监护。根据宫缩时胎儿心率的某些变化能够判断胎儿是否缺氧。胎儿心率可以通过以下方式进行监护：

■ **外监护**：外监护是用一个超声装置（发送和接受超声波的）装置在产妇腹壁进行探测。

■ **内监护**：即通过产妇阴道插入电极并置于胎儿头皮上。内监护通常仅用于分娩期更易出现问题者或外部装置探测到的信号无法记录时。

　　对于高危妊娠，有时用电子胎心监护仪作无应激试验，无应激试验是观察胎儿在安静与活动时心率的变化。如果胎心率不随胎动增加，可进行宫缩应激试验。这个试验可以监测胎儿宫内的耐受能力。

　　胎儿生物物理检测（Manning 评分）：通过超声波对胎儿进行实时成像监测，观察 30 分钟内胎儿的以下四项指标并进行评分，每项 0～2 分，评估胎儿是否宫内缺氧。

■ 羊水容量。
■ 有无胎儿呼吸样运动。
■ 有无至少三次以上的胎动。
■ 胎儿肌张力：观察是否有手指、肢体或者躯干的伸屈运动。

　　总得分为 8 分。

　　缩宫素激惹试验：通常静脉滴注催产素（在分娩时导致子宫收缩的药物）引发宫缩。监测子宫收缩时胎心的变化情况，以确定胎儿是否能耐受分娩。当胎儿心率在宫缩最强的时候减速，说明宫缩时胎儿在子宫内缺氧，并可能对胎儿造成伤害。

　　根据这个试验的结果，医生可以做出正确的决定，让产妇继续自然分娩或者及时剖宫产。

　　当开通静脉并给予补液时，产妇在分娩的过程中就不需要自己喝水及饮食了，当然产妇也可以选择自己少许喝水及进食。因为在分娩时空腹不容易引起呕吐。极少数情况下，产妇可能会误吸入呕吐物，这会导致肺部炎症甚至威胁生命。通常产妇入院后，每三小时医生会给她口服抑酸药物以中和胃酸。抑酸药物会减少误吸后对肺部的损伤。

胎儿监护

　　产妇入院待产后，医生或助产士就会使用手提式 Dopple 超声胎心听诊仪或电子监护仪对胎儿心率规律的或持续的监测。

产 程 分 期

第一产程:指从产程开始到宫颈完全扩张至 10cm。

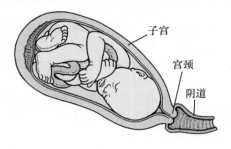

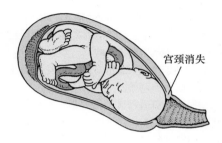

潜伏期:

1. 宫缩逐渐加强,更加有节律性。

2. 轻微的不舒适感。

3. 宫颈逐渐变软、展平,并扩大至 1.5 英寸或者 4cm。

4. 初产妇的潜伏期平均持续 8.5 小时(最长时限不超过 20 小时),经产妇则平均 5 小时(最长时限不超过 12 小时)。

活跃期:

1. 指宫颈口扩张 4cm 至宫口开全。宫颈逐渐变薄、扩张。直至展平消失,与子宫融为一体。

2. 胎儿的先露部分大多数是头部,开始下降进入产妇骨盆。

3. 产妇开始腹部推压、伴有胎儿下降的感觉,但这样的不适感是必须要承受的。

4. 活跃期在初产妇一般持续 5~7 小时,经产妇则只持续 2~4 小时。

第二产程:指从宫口开全到胎儿娩出,这个时期在初产妇一般持续 45~60 分钟,经产妇 15~30 分钟。在这个时期,产妇有压迫感。

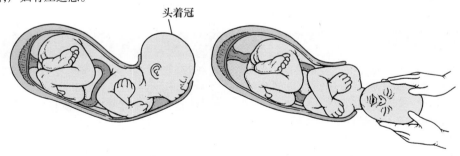

第三产程:指从胎儿娩出后到胎盘娩出,一般只持续几分钟,但最大时限不超过 30 分钟。

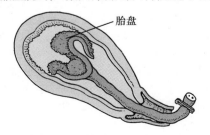

在第一产程期间,胎儿心率及产妇心率需定期或持续监听。胎儿心率监测是判断胎儿在子宫内是否缺氧的最早期、最直接的方法。一个不正常的胎心率(增快或减慢)提示胎儿在宫内有危险。在第二产程期间,产妇的血压及心率应该定期测量,每次宫缩后都应监听胎儿心率或者使用电子监护仪连续监测。

镇痛

在产程开始前很早一段时间内,产妇可以根据医生或者助产士的建议选择镇痛方式。产妇可以选择自然分娩,在分娩时运用松弛和呼吸的技巧控制疼痛;如果需要也可以选择使用镇痛药物(通过静脉给药),或者选择特定方式麻醉(如局部麻醉或者区域麻醉)。产程开始后,上述方案需要根据产程进展情况、产妇自我感觉及医生或助产士的建议进行适当的调整。

产妇在分娩过程中对镇痛程度的需要根据不同情况而变化,很大程度上取决于她焦虑的程度。参加分娩预备课程可以帮助孕妇做好分娩准备。这些产前的及情绪上的准备可以帮助产妇减少焦虑,并且可以很明显的减少产妇对镇痛药物的需要剂量。

分娩中,麻醉剂可能被用到。如果产妇在产程中要求使用麻醉剂减轻疼痛,一般情况下医生都会同意。然而。因为麻醉剂可能会减慢(抑制)呼吸,对新生儿可能会有副作用,所以医生会采用尽量小的药物剂量。绝大多数情况下,采用静脉推注芬太尼或吗啡镇痛。麻醉剂会延长第一产程的潜伏期,所以常常在产程进入活跃期才使用。此外,这类药物在给药后30分钟内药效最强,所以如果产妇短时间内就可以分娩,医生一般不会使用麻醉剂镇痛。如果麻醉剂的使用离分娩很近,新生儿可能处于深度麻醉状态,在子宫外恢复他的生命体征比较难。为了对抗新生儿麻醉抑制,医生可以在胎儿娩出后立刻使用纳洛酮。

局部麻醉:指麻醉阴道及周边组织。通常情况下,注射器经过阴道壁将麻醉剂注射在支配下生殖道的神经周围(阴部神经),麻醉阴道及周边组织。这种麻醉方式被称为阴部神经阻滞,只适用于第二产程胎头即将娩出时。另一种常用的麻醉方法是直接在阴道壁内注射局部麻醉剂。以上两种麻醉过程中,产妇都能保持清醒,而且胎儿也不受影响。上述镇痛方法对没有合并症的分娩过程是很有意义的。

区域麻醉可以麻醉较大面积组织。如果产妇要求更完全的镇痛,可以采用区域麻醉。常用以下几种方法:

- **腰麻合并连续硬膜外麻醉:**腰硬联合麻醉是最常用的方法,比神经阻滞麻醉更常用。从产妇后背下方,将麻醉剂注入脊柱与脊髓韧带外层之间的空间内(硬膜外腔)。接着在硬膜外腔内放入一根导管,一种阿片类的药物例如芬太尼或者舒芬太尼被持续、缓慢的通过这根导管注入硬膜外腔。在产程及分娩过程中,腰硬联合麻醉不能充分的抑制产妇的宫缩。
- **蛛网膜下腔麻醉:**指将麻醉剂注入脊髓韧带外内层与中间层之间的空间内(蛛网膜下腔)。蛛网膜下腔麻醉常被用在没有并发症的剖宫产手术中。

偶尔,使用腰硬联合麻醉或者蛛网膜下腔麻醉时,会使产妇血压下降。因此,无论使用以上哪一种麻醉方法,都应该定期监测产妇的血压。

区域麻醉可以使产妇暂时性的意识丧失。因为区域麻醉可能引起胎儿肺、心脏及脑部功能障碍,所以局域麻醉几乎很少也没有应用必要。即使这些副作用只是暂时的,但还是会阻碍在子宫外恢复胎儿生命体征。局域麻醉常用在急诊剖宫产中,因为这个麻醉方式是使产妇迅速麻醉的最快途径。

自 然 分 娩

在分娩时运用松弛和呼吸的技巧控制疼痛。自然分娩有助于减少或消除分娩时镇痛药或麻醉药的需要。

孕妇和她的丈夫应参加有关生孩子的学习班以便为自然分娩做准备,通常在几周内上6~8节课学习如何运用松弛和呼吸技巧。他们还应了解在分娩各个时期中会发生的情况。

松弛技巧是有意识的让身体某部分紧张,然后放松。这种方法有助于帮助孕妇在分娩中子宫收缩时使身体其他部分松弛,或在宫缩间歇期使全身放松。

呼吸技巧包括几种类型的呼吸,在分娩的不同时期产妇可采用不同类型的呼吸。在第一产程中产妇开始屏气用力之前,用以下几种类型的呼吸是有帮助的:
- 深呼吸有助于产妇在宫缩开始和宫缩结束时松弛。

- 快速、表浅(喘气)的胸式呼吸,在宫缩达高峰时使用。
- 当待产妇在宫颈完全扩张前有向下屏气的冲动时应用喘气和吹气式呼吸,有助于控制屏气用力。
  在第二产程,产妇应交替运用屏气和喘气。

产妇和其丈夫在孕期应定期练习松弛和呼吸技巧。分娩时,产妇的丈夫除可提供情感上的支持外,还能帮助提醒她在某个时期应用什么方法,紧张时又应该注意什么。丈夫可通过按摩子宫帮助产妇更好地放松。

自然分娩最著名的方法可能是拉马士(Lamaze)法。另一种方法是勒博耶(leboyer)法,包括在黑暗的房子里分娩和分娩后立即把婴儿浸泡在温度适中的水中等。

分　娩

分娩是指胎儿及胎盘从子宫娩出的过程。

如果在医院里分娩,产妇往往被安置在专门供分娩使用的产房或者分娩室里。通常,我们鼓励产妇的伴侣、或者其他陪伴的人在一旁陪伴并鼓励她。如果产妇已经在 LDRP 病房(产程、分娩、康复及产褥期恢复)住院,那么她可以留在那里分娩。适时医生会为产妇开通静脉。

当产妇即将分娩时,医生建议她半卧位,一种介于平躺和坐位之间的姿势。同时可以使用枕头或者靠背护垫垫在产妇的背部。半卧位借助了重力:胎儿向下的重力有助于阴道及周围组织逐渐的伸展扩张,避免了撕裂的危险。这个姿势同时减轻了对产妇背部及盆腔的压迫作用。一些产妇更愿意平躺姿势分娩,但是这个姿势会使产程及分娩时间相对延长些。

胎儿娩出

随着分娩的进展,医生或者助产士应该进行阴道检查,以了解胎儿头部的位置。当产妇宫颈口完全扩张并展平的时候,医生会告知产妇每次宫缩时向下屏气用力,使胎儿头部逐渐向下通过骨盆,扩张阴道口,使抬头越来越多的露出阴道口。当抬头露出阴道口外 1 英寸(即 3~4cm)时,医生或者助产士应该放一只手在胎儿头部上方,以控制胎儿娩出的速度。当抬头着冠(即胎儿头部最宽的部位通过阴道)时,应该使胎儿的头部及颈部安全通过阴道,以免发生阴道撕裂。

胎头吸引术:当胎儿发生宫内缺氧或者产妇宫缩异常,屏气用力困难的时候,医生可以使用胎头吸引术来帮助胎头娩出。

产钳:当以上情况发生时,也可以选择使用产钳来助产,但是产钳的使用率比胎头吸引术少很多。

会阴切开术:指切开会阴组织以扩大阴道出口,利于胎儿娩出。它不再被认为是一个常规程序,仅在需要立即分娩时使用。在此过程中,医生在阴道及肛门之间注入局部麻醉药物,并做切口。如果在会阴切开或者分娩时,肛门周围的肌肉组织受损(肛门括约肌),应该及时修补。若医生修补及时,损伤通常可以愈合良好。

当胎头娩出后,应该将胎儿向一侧旋转以利于胎儿肩膀娩出。当胎儿的一个肩膀娩出后,身体的其余部分通常可以很快娩出。应尽量吸出婴儿鼻子、口腔及咽喉部的黏液和羊水,钳夹并剪断脐带,擦干胎儿身体,用薄毛毯包裹好婴儿后放在产妇的身边或者温暖的摇篮里。

胎盘娩出

当胎儿娩出后,医生或者助产士轻柔的把一只手放在产妇腹部,触摸子宫确定是否收缩良好。通常,胎盘在分娩后 3~10 分钟内从子宫壁上剥离,伴有阴道出血。通常产妇能自己屏气将胎盘娩出。如果产妇不能屏气用力,或者阴道出血较多时,医生或者助产士应该在产妇腹部稍加压力,使胎盘从子宫壁剥离并娩出。若胎盘在胎儿娩出后 30 分钟内还没有排出,医生或者助产士应该将手伸入子宫,分离胎盘与子宫壁,并将胎盘牵拉出来。

取出胎盘后,应该检查是否完整。如果胎盘有部分残留在子宫内,将会阻碍子宫收缩。子宫收缩对防止胎盘剥离面继续出血很重要。因此,如果胎盘残留,将会发生产后出血,而且有可能大量出血。同时也可发生感染。如果胎盘不完整,医生或者助产士应该用手清除残留的组织。有些残留的胎盘组织甚至需要手术才能取出。

在很多医院,一旦胎盘娩出或被取出后,就给产妇注射或者静脉滴注缩宫素,并在产妇腹部进行规律的子宫按摩以促进收缩。

分娩后

医生应该缝合宫颈、阴道及周围肌肉、组织的任何撕裂伤,如果进行会阴切开术,那么会阴切口也应该缝合。随后,产妇被转至康复病房或者继续留在 LDRP 病房。通常,如果不需要继续医疗治疗,婴儿应该与产妇待在一起。母亲与婴儿常在温暖安静的环境中相处 3~4 小时,以建立亲密的母子关系。许多母亲希望在分娩后立即给予哺乳。此后,婴儿被送回婴儿室。在很多医院,产妇可以选择让婴儿一直留在身边——称为母婴同室。所有的 LDRP 病房都要求母婴同室。母婴同室,婴儿通常按需要哺乳,而且在产妇离开医院前,应该教会她如何护理照顾婴儿。如果产妇需要休息,婴儿可以送至婴儿室。

因为大多数并发症,特别是阴道出血,多发生在分娩后 24 小时内,所以医生或者助产士在这段时间内应该仔细观察产妇和婴儿。

第 258 节

分娩并发症

一般而言分娩不会出现任何问题。与分娩相关的严重并发症很少,且大部分都能被预料到并能有效治疗。但是有时候分娩并发症的出现和发展很迅速而且无法预料。在孕期定期看医师或执业助产士也许能预测这些问题,提高生育一个健康新生儿和安全分娩的几率。

分娩时限异常

- 分娩可能提前发作(早产:妊娠 37 周以前)或延后发作(过期妊娠:妊娠 42 周以后)。
- 因此可能危及胎儿的健康或生命。
- 当孕妇或胎儿有健康问题或胎位异常时,可能提前或延后分娩。
- 超声波检查可以判定妊娠的时间。

孕妇在预产期(通常按妊娠 40 周估计)分娩的不足 10%。大约 50% 的妇女在预产期前、后一周内分娩,几乎 90% 的妇女在预产期前后两周内分娩。

确定妊娠的时间是很困难的,因为受精的确切时间无法确定。妊娠早期使用安全、无痛的超声检查能帮助确定妊娠时间。妊娠中、晚期超声检查在确定妊娠时间上可靠性较低。

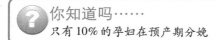
你知道吗……
只有 10% 的孕妇在预产期分娩

胎膜早破

胎膜早破指在产程开始前胎膜破裂、羊水流出。
- 胎膜破裂后,应该很快发动产程。
- 如果分娩在破膜后 1～2 天内没有发作,子宫或胎儿感染的危险性增加。
- 通常,孕妇应该住院,给予抗生素预防感染,及更频繁地监测胎儿。
- 如果胎肺已成熟,医生应该诱导分娩发作并娩出胎儿。

通常,胎膜破裂发生在分娩过程中。在正常妊娠中,只有 10% 孕妇的胎膜在分娩发作前破裂。胎膜破裂常发生在接近预产期时(妊娠 37 周或者更晚,即足月妊娠),或者更早些(妊娠 37 周之前,称之为胎膜早破)。如果胎膜破裂较早,分娩也就会相应的早发动(即早产)。无论如何,胎膜早破都有增加子宫及胎儿感染几率的危险。而且常常并发胎位异常,胎盘过早剥离(胎盘早剥)。

如果胎膜破裂发生在接近预产期时,宫缩通常在破膜后 12～48 小时内开始,但是如果在 34 周发生胎膜破裂,可能 4 天或者更长时间以后才发动分娩。常常把胎膜破裂描述为"破水",然后羊膜内的液体(羊水)从阴道流出。流出的形式从点滴状到涌出不等。一旦胎膜破裂,孕妇就应联系她的医师或助产士。

医生或者助产士通常使用窥阴器检查产妇阴道,进一步确定胎膜是否破裂,宫颈口扩张多大。

如果分娩在破膜后 24～48 小时内没有发作,子宫或胎儿感染的危险性增加。因此医生或有资质的助产士通常会根据胎儿是否成熟来选择是否人为启动分娩(引产)。医师可通过羊水分析来确定胎肺是否足够成熟。通常医生从阴道取羊水标本,并进行测定分析,如果胎儿肺成熟,就人为发动分娩使胎儿娩出。反之,一般则不会引产。

如果分娩延迟,产妇应该住院观察,进行更加频繁的电子监测。通常每天至少记录 3 次孕妇的体温和脉搏。体温或脉率增高可能是感染的早期征兆。如果出现感染,应迅速引产娩出胎儿。

偶尔会发生羊水漏出停止和宫缩消失,此时孕妇可以出院。之后,除外短时间的沐浴及轻柔的洗手间活动,孕妇被要求尽量卧床,或者坐在床或沙发上。此时,性生活是禁止的。这种情况下,孕妇至少应每周作一次产检。

一旦确定胎膜破裂,就应该给予抗生素预防感染。通常静脉输注红霉素联合氨苄青霉素或者阿莫西林,然后继续口服抗生素几天。医生尽量延长孕周,并尽量减少新生儿并发症。如果胎膜早破发生在孕 32 周或以前,应给予皮质类固醇激素(如地塞米松)促进胎儿肺成熟。

早产

早产是指妊娠满 28 周不满 37 周之间的分娩。
- 某些方法如期待治疗或者使用药物可以延长孕周。
- 抗生素、皮质类固醇激素或者减慢产程的药物是必要的。

引起早产的原因不是很明确,但某些常见因素可以增加早产几率:
- 胎膜早破。
- 有早产病史的孕妇。
- 生殖道感染,包括性传播性疾病。
- 宫颈内口松弛。

- 多次妊娠或分娩。
- 胎盘、胎儿或者子宫异常。

健康的生活方式和定期到医师或助产士处检查对预防早产是有帮助的。

早产胎儿在成熟前娩出可能存在明显的健康问题，因此，对于妊娠 34 周之前的早产，医师应尽量预防或治疗。早产很难治疗。如果一旦发生阴道出血或破膜，通常最好是结束分娩。如果没有发生阴道出血和羊水漏出，建议孕妇尽可能的休息和限制活动，首选活动量小的运动。应给予补液或抑制宫缩的药物，这些方法通常能在短期内延迟分娩。

可以从阴道、宫颈或者肛门周围取标本进行培养。这些分析结果可能会提示早产的原因。

能抑制宫缩的药物有下列几种：

- 硫酸镁：许多妇女静脉滴注硫酸镁以防治早产。但是如果硫酸镁剂量过大，可能减慢孕妇心率和呼吸。
- 特布他林：皮下注射特布他林也可用于防治早产，但它有增加孕妇、胎儿或两者心率的不良作用。当孕妇有糖尿病时，医生应该谨慎使用此药。
- 钙通道阻滞剂：这类药物常被用来治疗高血压。在孕妇，有时会引起头痛和低血压等副作用。
- 前列腺素抑制剂：这类药物会引起一过性的羊水减少。因为此类药物对胎儿心脏有副作用，所以一般在孕周超过 32 周后不使用。

在培养结果知晓之前，应该使用抗生素。如果培养报告是阴性（正常），可以停止使用抗生素。

如果宫颈扩张超过 5 厘米，一般宫缩会持续至胎儿娩出。如果医师认为早产是无法避免的，可给予孕妇皮质类固醇，例如倍他米松，以促进胎儿肺和其他器官更快成熟，减少婴儿出生后发生呼吸障碍（新生儿呼吸窘迫综合征）的危险，降低早产相关并发症的发生。

过期妊娠和胎儿过度成熟

过期妊娠是指妊娠达到或者超过 42 周尚未分娩者。胎儿过度成熟是指妊娠时间过长，胎盘不能再继续为胎儿保持一个健康的环境。

大部分过期妊娠和胎儿过熟的时间略超过 41～42 周不会出现异常。但是如果超过这个时期，胎盘不能继续为胎儿提供足够的营养，就可能出现问题。这种情况称为胎儿过度成熟。过期妊娠增加了某些风险，如难产，需要剖宫产结束妊娠，以及胎粪（即胎儿的第一次粪便）的代谢。在分娩前或者分娩过程中，因为胎儿短暂的呼吸抑制，会发生胎粪排出现象。在过度成熟胎儿，软组织如肌肉会日渐衰退。这样的胎儿或新生儿可能发生缺氧、低血糖甚至死亡。

通常医师会在 41 周时开始进行胎动、胎儿心率和羊水量的检查，过期妊娠时这些指标会显著下降。同时还

应监测胎儿的呼吸和心跳。医师可用电子胎心监护仪检查胎儿的宫内健康状况。

一般在 41 周，少数情况下在 42 周时需要引产。必要时需行剖宫产。

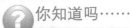

你知道吗……

当孕周达到或超过 42 周时，胎盘老化，会对胎儿产生不良影响。

产程进展缓慢

产程进展缓慢是指因为胎儿过大或者胎位异常、产道过小或者宫缩太弱导致胎儿经过产道速度太慢。

如果产程进展缓慢，可能是胎儿过大，无法经过产道（骨盆和阴道）或者胎位异常。有的时候是因为子宫收缩强度不够或持续时间不够长，从而导致胎儿经过产道速度太慢。

医生会评估胎儿的大小、产道情况及检查胎方位。他们还会监测宫缩的强度及持续时间，这些因素决定治疗方案。

如果产道宽敞足以让胎儿通过，但产程无进展，可静脉给予催产素促进子宫更有力地收缩。如果催产素效果不好，可行剖宫产。如果胎头已着冠，可用产钳或胎头吸引替代剖宫产。如果胎儿过大，应该行剖宫产。

胎儿或新生儿异常

如果产程进展异常，胎儿和新生儿可能出现问题。

胎儿窘迫

胎儿窘迫是分娩中少见的并发症，多发生在胎儿缺氧时。胎儿窘迫常发生在妊娠时间过长（即过期妊娠）、有妊娠并发症时或者分娩时。

胎儿窘迫最敏感的指标是胎心率异常。在整个分娩过程中，胎心率应该连续被监测的。通常情况下，应该采用电子胎心监护仪持续监测胎心率。或者选择手提式多普勒超声仪在产程早期每 15 分钟监测一次，产程晚期每次宫缩后监测。

如果监测到胎心率明显异常，通常采取以下方法纠正胎心变化：

- 给产妇吸氧。
- 增加静脉补液量。
- 让产妇左侧卧位。

如果上述方法无效，应尽快用产钳、胎头吸引器或剖宫产结束分娩。

如果破膜后羊水呈现绿色，胎儿可能存在宫内窘迫

（但通常不是）。这种着色是由胎儿粪便导致的。有时胎粪在分娩前或者分娩时被胎儿吸入，会导致胎儿出生后短暂的呼吸困难。

你知道吗……
胎心率异常是胎儿窘迫最早期的表现。

呼吸问题

即使在分娩前没有检查出任何问题，也有极少数的新生儿出生时不能自主呼吸。这时就需要心肺复苏。基于上述原因，分娩时需要有新生儿科医师在场。

异常胎位和胎先露

胎位是指胎儿面部向后（朝向孕妇背部或朝下）或向前（面向上）。胎先露是指胎儿最先通过产道娩出的部分。最常见且最安全的胎位是：

- 头位。
- 枕前位（当产妇背向下平躺时，胎儿面部向下）。
- 面部和躯体向左或向右偏转，成一定角度。
- 头部俯曲（颈部向前弯曲）。
- 下巴向颈部收紧。
- 上肢环抱在胸前。

如果胎儿胎位异常或者胎先露异常，那么产程将比较困难，甚至无法阴道分娩。

当胎儿面朝前（异常胎位）时，颈部通常是伸直的而不是弯曲的，胎头需要更多的空间以通过产道。医生会选择产钳助产、胎头吸引或者剖宫产结束分娩。

常见的几种异常胎先露：

臀位：即臀部先进入骨盆。臀位在足月分娩中的发生率为2%~3%。经阴道分娩时，臀先露的胎儿比头先露的胎儿更容易发生损伤。这些损伤可能发生在分娩前、分娩中、分娩后，严重者甚至会导致围产儿死亡。如果在分娩前发现臀位，就可以避免这些并发症的发生。

有时在分娩前，通常是在妊娠37~38周左右，医生可以在产妇肚子上施加压力旋转胎儿，变臀位为头位。但是如果分娩发动后胎儿仍然是臀位，就有可能出现问题。因为臀部先经过产道，产道就不可能充分扩张，以适应胎头的通过（胎头直径最大）。除此之外，胎头在臀之后，也不可能像正常情况那样变形以适应产道。因此，胎儿身体会被分娩出，但头部仍在母体内。因此脊柱或其他神经会被牵拉导致神经损伤。当最早在母体外看到的是胎儿肚脐时，胎儿的脐带压在胎头和产道间，胎儿氧供减少。臀先出来同头先出来相比，因为缺氧导致的脑损伤更常见。初产妇时，因为产妇的组织既往没有被生产牵拉过，因此情况会更糟糕。因为胎儿可能会受伤或死

亡，因此臀先露时最好选择剖宫产。

其他异常胎先露：面先露是颈部向背部仰伸。额先露：是指胎儿颈部中度弯曲而导致额先露。通常情况下，胎儿不会处于面先露或者额先露。在孕期，他们能自动纠正上述异常体位。如果未纠正，则选择产钳助产、胎头吸引术或者剖宫产终止妊娠。

偶然情况下，胎儿水平躺在产妇腹中（横位），肩膀首先进入产道。应选择剖宫产终止妊娠，除非他是双胎中的第二个娩出的胎儿。这种情况下，医生可以旋转第二个胎儿至纵产式，然后经阴道娩出。

多胎分娩

多胎妊娠是指在子宫里有两个甚至以上的胎儿。

双胎、三胎或者多胎分娩的数量在最近二十年里逐渐增长。在每70~80个妊娠分娩中就有一个多胎妊娠。下列因素导致多胎妊娠数目增多：

- 使用辅助生殖药物。
- 使用辅助生殖技术。
- 曾有多胎妊娠史。
- 高龄产妇。

多胎妊娠时子宫过度伸展，常在妊娠足月前开始收缩，因此通常会早产儿且新生儿体重较轻。有时过度伸展的子宫在产后收缩不佳，导致产妇产后出血。因为多胎妊娠的胎儿可能呈现不同的胎方位及胎先露，所以阴道分娩更加复杂。第一个胎儿娩出后的宫缩可能导致其他后娩出胎儿的胎盘提前剥离，因此第二个或者后娩出的胎儿在分娩中或者产后可能出现更多的问题。

同时，多胎妊娠也会增加孕妇的并发症。常见的有：血压升高伴有蛋白尿，妊娠期糖尿病，产后出血，剖宫产率升高，低体重新生儿和早产。

在孕期，可以行超声波检查确定多胎妊娠的胎儿数。

基于上述原因，医生应该提前确定双胎妊娠的分娩方式，是经过阴道分娩或者选择剖宫产。如果第一个胎儿胎位异常（除头位之外的任何胎位），医生应该建议行剖宫产终止妊娠。偶尔会发生第一个胎儿能经过阴道分娩，但第二个胎儿需要行剖宫产更安全。三胎妊娠或者其他更多胎妊娠，医生一般选择剖宫产。

肩难产

当胎儿的一侧肩部被母体耻骨卡住，胎儿被嵌顿在产道内时，即为肩难产。

因为胎儿的肩膀被母体耻骨卡住，虽然宫缩时胎头出现，但随即被拉回紧紧地贴在阴道口。因为胎儿的胸部及脐带被产道压迫，胎儿不能呼吸，导致胎儿血氧浓度降低。这种并发症多发生于胎儿过大时，特别是分娩困难或者因为胎头没有充分下降而使用胎头吸引或者产钳助产时。产妇肥胖、患糖尿病或既往有肩难产胎儿病史时更常见。

胎位和胎先露

在妊娠晚期,胎儿移动至适于分娩的胎位。正常的胎位是胎儿颜面部朝后(朝向母体背部)、面部和躯体成角偏向一侧、颈部弯曲,先露部是头。异常胎位是胎儿颜面部朝前,异常胎先露是面先露、额先露、臀先露和肩先露。

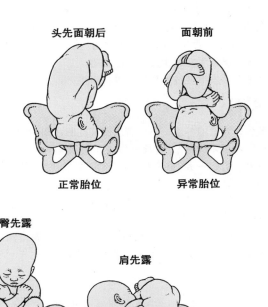

头先面朝后　　　面朝前

正常胎位　　　异常胎位

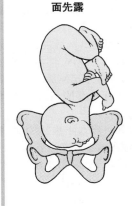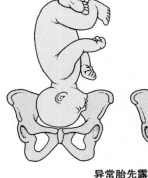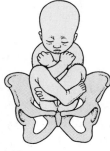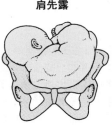

面先露　　　额先露　　　臀先露　　　肩先露

异常胎先露

当肩难产发生时,医生应该尽快尝试各种方法娩出胎儿肩膀,使胎儿从阴道娩出。有时在采取这些方法的时候,可能会损伤胎儿的神经,或者发生胎儿上肢骨骼甚至锁骨骨折。会阴切开术(一种可以扩宽阴道的切开术)对阴道分娩是有帮助的。如果这些方法都失败了,应该把胎儿推回阴道内,并即刻行剖宫产终止妊娠。

脐带脱垂

脐带脱垂是指脐带脱于阴道内,并位于胎先露前方或侧方,超过先露部前端。

脐带脱垂在阴道分娩中的发生率大概为千分之一。一旦发生脐带脱垂,胎儿身体会压迫脐带,进而阻断胎儿的血供。脐带脱垂可以是显性的,也可以是隐性的。

显性脐带脱垂: 是指胎膜破裂后,脐带在胎儿先露部之前进入阴道内,甚至脱于阴道口外。显性脐带脱垂多发生于足先露或者臀先露(臀位)。但是脐带脱垂也可能发生在头先露时,尤其是胎膜早破或者胎头没有完全进入骨盆时。胎头尚未入盆时发生胎膜早破,羊水急速冲出,可能将脐带带到胎儿先露部之前。

一旦发生脐带脱垂,应该即刻行剖宫产终止妊娠,防止胎儿血流被阻断。护士或者医生应将胎儿先露部托起直至手术开始,使之不会压迫脐带,使胎儿有足够的血流供给。

隐性脐带脱垂: 是指胎膜保持完整,脐带脱于胎儿先露部之前或者卡在胎儿肩膀之前。通常情况下,隐性脐带脱垂常伴有胎心监护的异常改变,可以被早期发现。改变孕妇的体位通常可以纠正隐性脐带脱垂。极少数情况下,需要剖宫产终止妊娠。

脐带绕颈

脐带绕颈是指脐带缠绕在胎儿的颈部。

在大约1/4的分娩中会发生脐带绕颈。大多数情况下,脐带绕颈对胎儿不会有伤害。

在分娩前,超声波检查可以发现脐带绕颈,但不需要做任何处理。在分娩时,医生常规检查脐带有无绕颈。如果发现有脐带绕颈,医生会从胎儿头部上方滑出脐带。有时候脐带缠绕很紧,则应该在胎儿肩膀娩出前先将脐带钳夹剪断。

影响产妇的疾病

一些妊娠期的并发症也会影响产程和分娩。例如子痫前期,即妊娠期高血压伴有蛋白尿,可以发生于从妊娠20周开始直至产后6周内的任何时间。子痫前期可能诱发胎盘早剥或者对新生儿的产生损害。

其他的并发症往往发生于分娩结束后。

羊水栓塞

极少数大量的羊水——子宫内围绕在胎儿周围的液体——进入母体的血循环,通常发生于分娩困难时。这些液体可以引起一系列的反应,包括心率增快、心律不起、衰竭、休克,心跳停止甚至死亡(发生在1/5的病例中)。广泛的血压凝固(即弥漫性血管内凝血)时期常见的并发症,需要紧急抢救。

早期诊断和治疗是最重要的。可以给产妇输血治疗。同时还需要辅助呼吸及对心脏的药物治疗。

子宫出血

子宫出血(即产后出血)是指阴道分娩后子宫出血量超过约470ml或者是剖官产后出血超过约940ml。

胎儿娩出后过多的子宫出血是值得关注的问题。正常情况下,产妇分娩后子宫出血约470ml。出血是因为胎盘从子宫壁剥离后部分血管开放的原因。有效地宫缩可以使这些开放的血管收缩闭合,直到局部创面愈合。

出血过多是指第三产程(胎盘娩出时)或者第三产程后子宫出血超过470ml。严重的出血常常发生在胎盘娩出后不久,但也有可能延迟到产后1月发生。

如果产后子宫收缩不良可能导致产后出血。此时,胎盘剥离后开放的血管持续出血。宫缩不良可能有以下影响因素

- 子宫过度伸展——例如羊水过多、多胎妊娠或者巨大儿。
- 分娩后胎盘残留。
- 产程过长或者分娩困难。
- 产妇分娩过5个以上孩子。
- 产程及分娩过程中使用肌松类麻醉药物。
  产后出血也可能发生在以下情况时:
- 分娩过程中,阴道或者宫颈有撕裂伤或者切开时。
- 血液中纤维蛋白原物质(有助于血液凝固的蛋白原)水平较低。
- 产妇凝血功能障碍。
- 极少数情况发生子宫破裂或者子宫内翻。
  出现过一次产后大出血的产妇会使以后妊娠分娩发生产后出血的危险性增加。子宫内的纤维蛋白物质减少能增加发生产后出血的危险。

预防

在产妇进入产程前,医生应该采取措施预防产后出血或者为处理产后出血做好准备工作。例如,他们应该确定产妇是否存在增加产后出血的高危因素(如羊水过多)。如果产妇为稀有血型,那么医生应该确定血库有足够该种血型的备血。分娩过程应该尽可能的慢,动作尽可能的轻柔。胎盘娩出后,产妇应该被观察至少1小时,以确定子宫收缩良好,同时还应估计阴道出血量。

治疗

如果发生严重的产后出血,应该在产妇下腹部进行子宫按摩,同时给予静脉持续滴注缩宫素,这些措施有助于加强子宫收缩。如果继续出血,加强宫缩的药物可以通过肌肉注射或者肛塞使用,剖宫产时可以直接注射在子宫肌肉内。产妇可能需要输血治疗。

医生应该寻找出血原因。检查子宫以确定是否有胎盘碎片残留。诊刮术可以有效地清除这些残留的胎盘碎片。在手术过程中,一把小而锐利的刮匙通过宫颈(从分娩开始宫口持续开放中)放入子宫腔内,然后将残留的胎盘组织从子宫壁上搔刮下来,并带出宫腔外。这个手术需要麻醉剂。同时应检查宫颈及阴道是否有撕裂伤。

如果不能刺激子宫有效收缩且出血不止,就不得不结扎子宫动脉。例如,在子宫腔内放置一个球状物并使之膨胀,压迫子宫腔,或者医生缝合子宫底部止血。这些方法一般不会导致不孕、月经不调或者其他远期不良作用。很少情况下需要切除子宫(子宫切除术)止血。

子宫内翻

极少数情况下,子宫内膜向外翻出,以至于经过宫颈进入阴道内,或者脱于阴道口外。当胎盘与子宫黏连紧密,医生用力向外牵拉胎盘时,会导致子宫内翻。

子宫内翻是必须立即处理的紧急情况。医生应该用手将子宫还原至正常位置(复位)。复位时,镇痛、镇静剂、甚至麻醉剂是必须的。通过复位,一部分妇女可以完全康复。极少数情况下,需要手术复位。

胎盘植入

胎盘植入是指胎盘与子宫壁粘连异常紧密。

当胎盘与子宫壁粘连异常紧密时,分娩后胎盘仍有部分附着于子宫肌层内。在这种情况下,分娩过程被延长,子宫出血及继发感染的危险性增加。出血将会危及生命。

这种并发症更多发生于有以下情况的孕妇:

- 曾有剖宫产史的孕妇。
- 胎盘覆盖宫颈(前置胎盘)。
- 年龄大于35岁的孕妇。
- 曾有多次妊娠史的孕妇。

- 曾有子宫肌瘤切除术史。
- 曾有子宫内膜损伤史，如 Asherman 综合征。

曾经有剖宫产分娩史会明显增加发生胎盘植入这种并发症的危险性。剖宫产次数越多，危险性越高。

诊断和治疗

在分娩前，有时医生可以通过超声波检查或者磁共振成像诊断胎盘植入。在分娩过程中，如果胎儿娩出 30 分钟后胎盘仍未娩出，医生用手无法分离取出胎盘（人工剥离胎盘术），或者试图分离胎盘而引起大量出血时，都应该考虑胎盘植入可能。

子宫切除术是最安全的治疗方法。如果产妇有强烈的生育要求，而且出血不是非常凶猛，植入局部修补术有时也是有效的。

子宫破裂

子宫破裂是指子宫自发性的破裂导致胎儿漂浮在腹腔内。

子宫破裂非常罕见。这是需要立即处理的紧急情况。

子宫破裂多发生在分娩前或者分娩过程中。常见于曾有剖宫产史或者有子宫手术史的产妇。有剖宫产史的孕妇，引产时发生子宫破裂的危险性较自动发动产程增加许多。破裂会引起腹部严重的、持续的疼痛，同时导致胎儿心率逐渐减慢。

发生子宫破裂时，胎儿必须即刻娩出，破裂的子宫可以手术修补。

产钳或者胎头吸引的使用

产钳或抬头吸引可用于助产。产钳放置在胎儿头部的周围。胎头吸引器靠负压吸引力附着在胎儿头部。无论使用哪种器械，都必须在产妇屏气用力时轻柔地牵拉出胎儿。

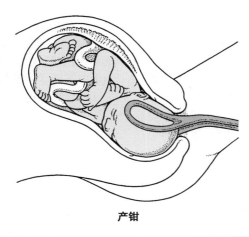

产钳

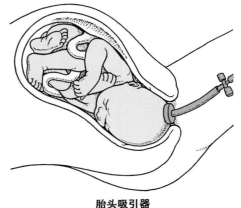

胎头吸引器

产 科 手 术

引产是人工发动宫缩。通常是给予催产素引产，催产素是一种使子宫收缩更频繁更有力的激素。给予的催产素和脑垂体产生的催产素作用一致。一般用输液泵静脉给药，以便能精确控制给药量。有时候也给予促进宫口扩张的前列腺素发动分娩。或者可以将一个带球囊的导管置入宫颈内，然后使球囊膨胀以致宫颈口扩张。

整个引产和分娩过程中，应用电子胎心监护仪监测胎心率。开始时将监测仪放置在产妇腹部。破膜后，可从阴道插入内监护仪，附着在胎儿头皮。如果引产失败，应行剖宫产结束分娩。

催产是人为地使无效的或过慢的产程加速。多应用催产素催产。当产妇子宫不能有效地收缩促使胎儿下降通过产道时，采用催产的方法。

减慢分娩是人为地延缓宫缩过强的分娩。极少产妇会发生子宫收缩过强或过频，或两者均有。如果上述宫缩是由于使用催产素引起的，应立即停药，让产妇复原并给予镇痛药。如果宫缩是自然发生的，可用延缓分娩的药物（例如特布他林或利托君）抑制或减少宫缩。

胎头吸引器是由硅胶制成的杯状器械构成,与真空吸引器连接。使用时将其插入阴道,利用负压附着于胎儿头部。胎头负压吸引器偶尔用于正常分娩以促进胎儿娩出。如已采用胎头吸引术助产但未成功,应行剖宫产。极少数情况下,胎头负压吸引器会引起胎儿头皮擦伤或者新生儿眼内出血(视网膜出血)。同时发生肩难产及新生儿黄疸的危险性也会增加。

产钳是用金属制成的一种手术器械,类似于钳子,有适于环抱胎头的环形边缘。产钳偶尔代替胎头吸引术用于正常分娩以促进胎儿娩出。偶尔会发生产钳擦伤胎儿头部或撕裂产妇阴道的情况。

在下列情况是需要产钳或者胎头吸引器助产:
- 胎儿宫内缺氧,窘迫。
- 产妇宫缩乏力或者屏气困难。
- 产程延长。
- 产妇有心、脑并发症时,不能很好地屏气用力。

剖宫产

剖宫产是指经产妇腹壁切开子宫娩出胎儿的手术。

在美国,大约 20%～30% 产妇是通过剖宫产终止妊娠的。

当医师认为行剖宫产比经阴道分娩对产妇、胎儿或两者都更安全时,可施行剖宫产手术。通常发生以下情况时需采取剖宫产:
- 产妇曾经有剖宫产史。

- 产程延长。
- 胎位异常,如臀位(臀先露)等。
- 胎儿宫内缺氧需要尽快娩出。

手术过程需要产科医师、麻醉师、护士,有时候还需要儿科医师协同工作。麻醉药、静脉用药、抗生素和输血的应用有助于使剖宫产更安全。应鼓励产妇手术后不久就下床活动,这样可以减少下肢或者盆腔血凝块形成,阻止其随血液运行至肺部,阻塞肺部动脉,减少发生肺栓塞(是指下肢血管或盆腔血管内形成的血凝块随血流到肺,阻塞肺部动脉所致)的危险。和阴道分娩相比,剖宫产术后一般疼痛更明显,住院时间更长,恢复更慢。

剖宫产手术的子宫切口,可以在子宫的上部或子宫下段。

- 子宫下段剖宫产:以下段切口更为常见,这是因为子宫下段血管更少,通常出血更少,同时子宫下段切口的瘢痕愈合更牢固,在以后的妊娠时不容易裂开。子宫下段切口可以是横行的,也可以是纵行的。
- 上段切口:通常当胎盘覆盖宫颈口(一种称为前置胎盘的并发症)、胎儿横位或胎儿很不成熟时采用上段切口。

对于曾经有子宫下段剖宫产史的产妇来说,可以自由选择阴道分娩或者再次剖宫产。在这些产妇中,3/4产妇可以顺利地阴道分娩。当然,她们也应该做好准备,极少数情况下会发生子宫破裂,一旦发生应该即刻行剖宫产娩出胎儿。

第 259 节

产 褥 期

从胎儿娩出到分娩后 6～8 周称为产褥期。在这段时间内,母体恢复到妊娠前的状态。

分娩后,产妇可能会出现一些症状,但常常是轻度和暂时的。这一时期的并发症往往很少,但医护人员或某些卫生保健计划通常会建立家庭访问制度或密切随访的计划。

产褥期最常见的并发症包括:
- 出血过多(产后出血)。
- 产后感染,如膀胱、肾脏或乳房感染。
- 与哺乳有关的问题。
- 产后抑郁症。

产后出血常常在分娩后不久发生,也可以延迟至产后一个月出现。

住 院

胎儿娩出后应立即监测产妇。若分娩时使用了全身麻醉(极少使用),分娩后应在设备齐全的、有输氧、输血和输液条件的监护病房里监测产妇 2～3 小时。

医护人员应该监测产妇的脉搏及心率变化。通常,在产后的第一个 24 小时内,产妇的心率(在孕期心率会加快)逐渐降至正常水平,同时体温会轻微的升高。正常情况下,产后第二天体温恢复正常。产后 24 小时后,产妇的恢复最快。

医护人员应尽量减轻产妇的疼痛,降低出血与感染的危险。

出血:尽量减少产后出血量是应该最优先考虑的问题。胎盘娩出后,护士应定时按摩产妇的腹部以帮助子宫收缩,保持收缩状态以防止大量出血。必需时可给予催产素促进宫缩,给药途径有:肌肉注射或者持续静脉滴注,直到子宫收缩良好。

排尿和排便:分娩后产妇尿量常常明显增加,但这只是暂时性的。同时分娩后膀胱敏感性降低,故医护人员应该鼓励产妇定期排尿,至少每 4h 一次,从而避免膀胱

过度充盈,预防膀胱感染。同时可以在产妇腹部轻柔的按压检查膀胱,以确定膀胱是否排空。偶尔,新妈妈不能自主排尿,这时必须将一根导管(导尿管)插入膀胱排空尿液。医护人员应该尽量避免使用导尿管,以减少继发尿路及肾脏感染。

同时,建议产妇在离开医院前排便。但因为住院时间比较短,不能完全做到。如果产妇 3 天内都没有排便,医生可以建议她服用缓泻剂避免便秘,因为便秘可以导致或加重痔疮。

产后身体的恢复

发生变化的部位	发生的变化
阴道分泌物	产妇会有血性分泌物,偶尔有血块,持续 3~4 天。10~12 天时颜色变为浅棕色,然后变为黄白色。这些分泌物会持续到产后 6 周 产后 1~2 周,部分残留的胎盘剥离,可导致大约一杯的血性恶露
乳房	泌乳早期,乳房增大,充满乳汁,张力增加
心率	妊娠时增加的心率在产后 24 小时开始降低,很快恢复正常
体温	产后 24 小时内轻度增高,第二天恢复正常
子宫	产后子宫收缩,开始逐渐恢复到妊娠时的大小和位置
外阴	阴道开口周围区域常常疼痛,分娩时的撕裂和修复也会导致疼痛,排尿时有刺痛感
尿道	大量排尿,但多为产后暂时现象
肠道	产后早期排便困难,部分原因是腹部和盆腔肌肉牵张、松弛,产妇也担心撕裂或因为撕裂以及痔疮导致的疼痛
痔疮	分娩会导致或加重痔疮
腹部	分娩后肌张力减低,但会逐渐恢复
皮肤	妊娠纹不会消失,但会逐渐变浅,有时在数年内从红色变为白色,其他皮肤颜色变深的部位也会逐渐变浅
体重	许多产妇分娩后体重只下降大约 13 磅,最初看起来仍像怀孕的时候,最初的一周内,当多余的液体排出后,体重会下降更多
情绪	许多产妇会感到沮丧或轻度抑郁,这种不良情绪或对婴儿的厌恶常常在 2 周后消失

饮食和活动:只要她有食欲,就可有规律地进食,有时产后很快就想吃东西。产妇应尽可能早一点起床活动。

如果是经阴道分娩,常常在分娩后 1 天产妇就可以开始锻炼以加强腹部肌肉。但如果是剖宫产应该推迟一些。在床上作屈膝仰卧起坐是有效的。但是大部分的产妇感到很累,不能在分娩后不久就开始锻炼。剖宫产术后,产妇应该暂时不要进行运动,需要一段时间完全康复,这个过程通常是 6 周左右。得到医生或者产后随访人员的许可后,产妇可以重新开始孕前的运动计划。

疫苗接种:如果产妇从没有患过风疹病毒感染或者没有接种过风疹疫苗,在她离开医院之前,应该注射风疹疫苗。如果产妇没有接种过破伤风、白喉及百日咳(即

百白破)疫苗,或者上一次破伤风疫苗接种至今超过 2 年,在产妇出院前应该接受百白破疫苗接种。

如果妈妈是 Rh 阴性血型而婴儿是 Rh 阳性,应该在出生后 3 天内注射 Rh0(D)免疫球蛋白。这种药物可破坏那些可能进入母体并能诱导抗体产生的胎儿红细胞。这些抗体能危及产妇以后的妊娠。

出院前:在产妇离开医院前,需要做一些检查。如果产妇和婴儿都很健康,通常在阴道分娩后 24~48 小时或剖宫产后 96 小时出院。如果分娩过程中没有使用麻醉剂,没有什么问题发生,产妇甚至可以在产后 24 小时内出院。

在离开医院前,应告诉产妇身体可能会发生的变化、在身体恢复前的避孕方法等相关知识。同时为产妇计划定期的产后随访。

从住院到回家

恶露：产妇产后有分泌物从阴道排出，称为恶露。需要使用卫生巾来吸收恶露。助产士应该观察恶露的量及颜色变化。通常，在产后 3 ~ 4 天，恶露为阴道血性分泌物。在接下来的 10 ~ 12 天，阴道分泌物逐渐变为浅褐色，最后变为黄白色。阴道分泌物可能持续至分娩后 6 周。

产后 1 ~ 2 周，残留的胎盘组织可能从子宫壁剥离并排出，引起阴道出血增多，最多为一量杯。这期间应勤换卫生巾，注意外阴清洁。舒适正确使用卫生棉也可以，除非产妇有会阴切开术史或者阴道和肛门之间（会阴联合体）有撕裂伤。

服药：如果产妇不哺乳，可以放心的服用药物减轻疼痛、帮助睡眠。对于哺乳的妈妈，在阵痛方面对乙酰氨基酚和布洛芬是相对安全的。其他药物会渗透在乳汁中。

生殖系统：阴道口周围组织会有疼痛感，小便时有刺痛。在会阴及侧切的区域会有疼痛感及组织水肿。

分娩以后或者第一个 24 小时以内，冰或者冰镇包可以减轻局部疼痛及水肿。也可以进行麻醉镇痛。每天使用温水清洗肛门、外阴 2 ~ 3 次，可以缓解不适。温水坐浴可以减轻局部疼痛。坐浴时，产妇采取蹲坐位，使温水刚好没过会阴及臀部为宜。产妇下蹲时应该小心，如果感觉疼痛，可以借助一个圆环形的枕头。

痔疮：分娩时屏气会诱发或者加剧痔疮。如果出现痔疮疼痛，可用温水坐浴或含有局部麻醉药的凝胶缓解疼痛。

> ❓ **你知道吗……**
> 乳房肿胀时，在两次哺乳间期挤压乳房排空乳汁，虽然可以短暂地缓解乳房胀痛，但总体上来说会使乳房肿胀更加严重。

乳房肿胀：在产乳早期（哺乳期），乳房被乳汁充盈，会变硬、触痛。

如果产妇不打算哺乳，下列方法可以帮助缓解乳房胀痛：

- 应戴宽松的胸罩托提乳房，抑制乳汁分泌。
- 运用冰袋、服用镇痛剂如阿司匹林或对乙酰氨基酚有助于减轻乳房不适。

哺乳的妇女下列方法可以帮助产妇正确哺乳：

- 应定时哺乳从而减轻乳房的充盈。
- 每天 24 小时佩戴舒适的护理胸罩有助于缓解乳房不适。
- 如果产妇在哺乳期间感觉不舒服，可以在热水浴中用手挤出乳汁以缓解乳房压力。但是，在哺乳间期挤出

乳汁可导致乳房继续充盈，因此仅在必需时才这样做。产后 24 小时内产妇恢复很快。产妇 6 周后需回医院再次检查。

如果乳房非常肿胀，产妇可能需要在哺乳前用手挤出乳汁，以便婴儿的嘴能包围乳晕（乳头周围皮肤有色的区域）。

情绪：分娩后的短暂几天，产妇常常感觉悲伤。新妈妈没有必要过分地被关注，除非这种悲伤的情绪非常极端或者持续超过 2 周。

回　　家

如果新妈妈感觉可以胜任的话，她可以开始进行一些日常活动。采用健康的饮食和适当的锻炼有助于她恢复到孕前的体重。

只要新妈妈们有这种愿望和觉得舒服，就可以恢复正常的性生活。如果产妇有会阴撕裂伤或者会阴侧切伤口，性生活应该相应地推迟，直到这些创面愈合。产妇可以在分娩后即刻进行淋浴，除非她是剖宫产。

如果是剖宫产，在术后 2 周以内尽量不使用卫生棉及阴道冲洗。剧烈运动及负重的行为在术后 6 周内是禁止的。性生活也应该在 6 周内禁止。腹部切口部位应该像其他外科切口一样护理。术后 24 小时后可以进行淋浴，但要避免切口部位搓洗。一般情况下，在拆线前，泡浴应该禁止。腹部切口应该保持干燥清洁。如果发现切口部位有任何的红肿、渗液，都应该积极地去看医生。切口周围疼痛可能持续几个月，麻木的感觉会持续更久些。

腹部：产后子宫仍然是增大的并且会继续收缩一段时间，在接下来两周内会逐渐缩小。这期间的宫缩是不规则的，常常引起疼痛。哺乳可加强宫缩，哺乳还可诱发催产素分泌。催产素又可刺激乳汁分泌（称为排乳反射）和子宫收缩。

> ❓ **你知道吗……**
> 产妇最快可以在分娩后两周再次怀孕。

正常情况下子宫在 5 ~ 7 天后变硬，不再有触痛，但仍有轻微增大，位于耻骨和脐之间。到分娩后 2 周，子宫恢复到正常大小。但是即使加强锻炼，产妇的腹部都不会在几个月内恢复到孕前的平坦状态。

妊娠纹可能持续一年颜色不变浅。

哺乳：医生建议产妇哺乳至少半年。但是因为各种各样的原因，许多新妈妈们不能哺乳或者不愿意哺乳。奶瓶喂养可以替代母乳喂养。

哺乳的产妇需要学会在哺乳时如何放置婴儿。如果

婴儿放的位置不恰当,母亲可能感到乳头疼痛。有时婴儿吸入自己的下嘴唇并吮吸,使乳头疼痛。这时,母亲可以用拇指把婴儿嘴唇从口里松开。哺乳后,产妇应让乳头上的乳汁自然干而不是擦掉或洗掉。如果需要的话,可用吹风机的低挡吹干乳头。在很干燥的环境里,可在乳头上用低致敏性的羊毛脂或药膏。

如果进行母乳喂养时,新妈妈经常会发生乳汁溢漏。这时可以使用乳罩衬垫,洗手溢漏的乳汁。但是橡胶的乳罩衬垫会刺激乳头,应该避免使用。

新妈妈在哺乳期间需要额外补充钙,每天约 500mg 钙为宜。同时应该增加维生素及微量元素的摄入量。通常,健康平衡的饮食包括足够的乳制品、绿叶的蔬菜及孕期所需要的叶酸(1mg 每天)。她们应该摄入足够量的液体,保证分泌乳汁。妈妈们如果需要特殊的饮食补充,应该咨询医生,决定是否需要其他的维生素及微量元素,如维生素 B12 等。

计划生育:由于产妇一旦再次开始从卵巢释放卵子(排卵)就可能受孕,因此建议产妇采取避孕措施。通常没有哺乳的产妇大约在产后 4～6 周,第一次月经周期前开始再次排卵,但排卵可以提前。单纯母乳喂养的妈妈,开始排卵和恢复月经往往稍晚,通常要到产后 6 个月。这个时间间隔取决于除母乳外胎儿其他食物的消耗量。如果母乳占婴儿食物的比例大于 4/5,排卵不太可能发生。偶尔发现哺乳的产妇排卵、月经恢复和受孕都与未哺乳产妇一样早。

妊娠后完全恢复需要大约 1～2 年的时间,所以通常医师建议产妇应等待至少 1 年,最好 18 个月后再次受孕(尽管产妇可以选择不采纳医师的意见)。分娩后第一次复查时产妇应和医师商讨关于避孕方法的选择。是否哺乳影响产妇选择不同的避孕措施。口服避孕药持续提供雌孕激素,会影响乳汁分泌,所以在哺乳期不建议使用。单纯孕激素避孕也可以选择,但是不需要口服药物的方法(如避孕环)比较好。避孕环只能在子宫恢复正常大小后使用,通常在产后 6～8 周。在这之前,避孕泡沫、凝胶剂避孕环可以使用。宫内节育器在产后 6 周可以放置。

产后不久才进行过风疹疫苗接种的产妇,必须等至少 1 个月后才能怀孕,以免危及胎儿。

产后何时看医生

部　位	症　状	可能的原因
恶露	每小时血性恶露量超过一个护垫,持续超过 2 个小时 恶露气味异常 恶露含有非常大的血块(大于高尔夫球的大小)	子宫感染
体温	第一周内任何时间体温超过 38℃或更高	感染
尿道	小便时疼痛 膀胱不能完全排空 尿频	尿道感染
下腹部	产后 5 天后感觉下腹部(骨盆上方)疼痛或不适	尿道或膀胱感染
背部	背部或侧胸部肋缘下疼痛,尤其存在发热或小便疼痛	肾脏感染
乳腺	充血消失后乳腺触及坚硬肿块 乳腺疼痛、肿胀、发红、发热或触痛	乳腺导管阻塞 乳腺炎
情绪	伴有疲劳或无力的不良情绪持续超过 2 周	产后抑郁
剖腹产术后切口	疼痛增加 切口变红、肿胀或不能触碰 切口处有分泌物	切口感染
腿或胸部	腿部肿胀或疼痛 突然出现的胸痛或吸气加重的胸痛	腿部或肺部血栓形成
全身	头晕、呼吸困难	肺栓塞

感　染

分娩后产妇体温通常都会稍有升高。在分娩后 12 小时内,如果体温高于 38.3℃,可以提示有感染,但是也可以没有。尽管如此,产妇应该去看医生或者咨询助产士。产后 24 小时如果至少有 2 次体温高达 38℃及以上,且两次间隔至少 6 小时,则应考虑为产褥感染。医师一般会尽量预防或治疗可能导致感染的情况,所以产褥感染很少见。但是如果一旦发生感染,则可能很严重。如果产妇在分娩后一周内任何时候出现体温高达 38℃,都应该告知医师。

产后感染可能与分娩有直接关系(发生在子宫、子宫周围组织),或是间接关系(发生在肾脏、膀胱、乳房或肺部)。

子宫感染

- 分娩后不久,细菌就可以很快感染子宫及周围组织。
- 这样的感染通常会引起下腹部疼痛、发热及腥臭的阴道分泌物。
- 诊断通常依靠临床症状及体格检查。
- 抗生素可以有效地治疗子宫感染。

产褥感染通常从子宫开始。如果分娩时发生绒毛膜羊膜炎且伴有发热,可引起子宫内膜炎、子宫肌炎或子宫周围组织炎。

病因

阴道中的正常菌群也可引起产褥感染。某些条件下可以增加感染的危险:

- 贫血。
- 阴道炎。
- 反复阴道检查。
- 胎儿宫内检测。
- 胎膜破裂到分娩之间超过18h。
- 产程延长。
- 剖宫产。
- 产后胎盘组织残留在宫腔内。
- 产后出血。
- 年龄小。
- 社会层次偏低。

子宫感染的几率取决于分娩方式:

- 阴道分娩占1%~3%。
- 未进入产程即剖宫产占5%~15%。
- 产程开始后剖宫产占15%~20%。

症状

子宫感染常见的症状有:下腹部或者盆腔疼痛、发热(通常产后1~3天)、面色苍白、寒战、头痛、全身不适和食欲下降。心率加快、白细胞计数异常增高。子宫增大、变软、触痛。阴道分泌物常常有恶臭,量多少不等。但往往症状不典型,只表现为低热。

当感染累及宫旁组织时,子宫增大有压痛,水肿的炎性组织使子宫固定。产妇出现严重的疼痛和高热。

一些并发症可能发生,但不是经常的。

- 腹膜也可能发生感染,导致腹膜炎。
- 盆腔静脉中可形成血凝块,导致盆腔血栓性静脉炎。
- 血栓可随血液循环到肺部阻塞肺部动脉,引起肺栓塞。
- 感染细菌产生的毒性物质(毒素)在血中达到一定浓

度时可导致中毒性休克。

中毒性休克时产妇血压迅速下降、心率加快,可引起严重的肾脏损害,甚至产妇死亡。这些并发症已经很罕见了,尤其是当产褥感染被及时诊断治疗后。

诊断与治疗

子宫感染通常是根据体格检查的结果做出诊断。有时候一个妇女发热,但又找不到其他明显的感染病灶时,也被诊断为产褥感染。

通常医生应取血液的标本,进行细菌培养和检测。偶尔也送检血液进行检测。

如果是子宫感染,通常应经静脉使用抗生素(克林霉素+庆大霉素),直到体温正常后48小时。大多数产妇随后不需要口服抗生素。

膀胱、泌尿系统感染

泌尿系统感染会发展为产褥感染。分娩时和分娩后为解除尿潴留而进行的膀胱导尿,会增加膀胱感染(膀胱炎)机会。膀胱炎也可能由孕期尿液中已存在的细菌引起,只是直到分娩后才出现症状。肾脏感染(肾盂肾炎)是细菌在产后由膀胱上行感染肾脏引起的。

尿路感染的症状包括发热、尿频、尿痛。感染累及肾脏时可出现腰背部疼痛、全身不适和便秘。

诊断和治疗

诊断依靠尿液标本的检测和分析。如果是膀胱炎或者肾脏炎症,需要进行尿液的细菌培养。

发生尿路感染后一般给予产妇抗生素治疗。如果没有膀胱感染已累及肾脏的表现,可以仅用几天抗生素。如果怀疑有肾脏感染,抗生素(单独头孢霉素治疗或者青霉素+庆大霉素)治疗应持续到体温正常后48h。同时应取尿液标本进行培养,以确定致病菌。当获得培养结果后,应改用敏感抗生素进行治疗。

大量饮水,有助于维持肾脏功能和清除尿路细菌。

分娩后6~8周应再次进行尿液培养以确定感染痊愈。

乳房感染

分娩后可发生乳房感染(乳腺炎),通常发生在分娩后6周内,而且几乎全是哺乳的妇女患病。如果乳头及乳头周围的皮肤破裂,皮肤上的细菌可以进入乳腺管导致感染。

感染的乳房发红、肿胀、发热、有触痛。产妇也可能发热。分娩后10天内的发热尽管可以由膀胱感染引起,但大部分都是由乳房感染引起的。

你知道吗……

如果分娩后出现乳腺炎，产妇仍可继续哺乳。

极少数情况下，乳腺炎会发展为乳腺脓肿。脓肿周围的组织水肿，脓液会从乳头分泌出来。

医生根据体格检查可以明确诊断。

治疗

乳腺炎应使用抗生素治疗，例如双氯青霉素或者红霉素。应该鼓励产妇多饮水。患有乳腺炎的哺乳产妇应继续哺乳，哺乳可减少患乳腺脓肿（脓液的聚集）的危险。

乳腺脓肿的发生率很低，应使用抗生素治疗，且常行外科手术引流。手术可以在局部麻醉加静脉镇静情况下进行，或者使用全身麻醉。

血　栓

分娩后产妇发生血栓（血栓栓塞性疾病）的危险增加。典型的血栓在下肢或盆腔的血管内形成（称为血栓性静脉炎）。有时候血栓松解脱落，随血液流动进入肺，血栓堵塞某个静脉，阻断血流，这种情况被称为肺栓塞。

症状

产后 4～10 天内出现的发热可能由血栓引起。在被栓塞的下肢，尤其腓侧，表现为疼痛、触觉敏感、局部温度升高和水肿。肺栓塞的最早症状为气促。

诊断

深静脉血栓的诊断依赖于超声检查。偶尔，血液检查 D-二聚体（血栓的降解产物）也有助于诊断。肺栓塞的诊断则要根据胸部的 CT 检查明确。

治疗

血栓性静脉炎的治疗包括局部热敷（以减轻不适），使用弹力绷带（医生或者护士推荐的）、抬高患肢卧床休息（患肢离床约 15 公分）。同时有深静脉血栓或者肺栓塞的产妇还需要使用抗凝剂溶化血栓。

甲状腺疾病

分娩后 6 个月内有 4%～7% 的妇女有甲状腺功能障碍。甲状腺激素水平的升高或降低。有甲状腺疾病家族史或糖尿病的妇女特别易发生甲状腺功能障碍。若产妇已有甲状腺疾病，如甲状腺肿或桥本甲状腺炎，疾病可能加重。甲状腺疾病需要药物治疗。

产褥期抑郁症

产褥期抑郁症是发生在产后最初几周或数月的一种极度悲伤感及其相关的心理障碍。

- 在妊娠前就表现出抑郁情绪的产妇更易患产后抑郁症。
- 产褥期抑郁症的症状包括时常哭泣、情绪波动、易激惹、感到悲伤等。较少见的症状有极度疲乏、注意力无法集中、睡眠障碍、性欲减退、焦虑、食欲改变、不满足感或绝望感等。这些症状干扰了妇女的日常生活。患有产褥期抑郁症的妇女可能对婴儿失去兴趣。
- 通常建议心理咨询服务和抗抑郁药物联合治疗。

产后心境不良、产后 3 天内感到忧虑或痛苦是很常见的。产妇不应过度地关注这些感觉，因为它们在产后两周内常会消失。产后抑郁症是更严重的情绪改变，可持续数周或数月。这种类型的妇女大约占 10%～15%。更严重、更为少见的类型称为产后精神病。

产后悲伤或抑郁的原因是不明确的。但是下列因素可能会诱发：

- 抑郁情绪或者其心理负担在孕前就已经存在或者持续整个孕期。
- 近亲中有抑郁症患者（家族史）。
- 激素水平特别是雌、孕激素水平及甲状腺激素水平的突然下降。
- 分娩和照顾小孩的压力也与发病有关。这些压力包括分娩过程中的困难、缺乏睡眠、感到孤立和无助等。
- 缺乏社会支持。
- 不和谐的婚姻。
- 其他重大的生活压力，如经济压力或者近期的搬迁等。

如果女性在怀孕前就有抑郁，她们应告知医生。这种抑郁经常会发展成产后抑郁。怀孕期抑郁很常见，是产后抑郁的重要危险因素。

症状

产褥期抑郁症的症状包括时常哭泣、情绪波动、易激惹、感到悲伤等。较少见的症状有极度疲乏、注意力无法集中、睡眠障碍、性欲减退、焦虑、食欲改变、不满足感或绝望感等。这些症状干扰了妇女的日常生活。患有产褥期抑郁症的妇女可能对婴儿失去兴趣。

产褥期精神病的表现除抑郁外，可能还有自杀或暴力倾向、幻觉、奇异的行为举止等。有时产褥期精神病患者有杀婴的倾向。

爸爸们可能也会情绪抑郁，使得婚姻压力增加。

如果没有得到及时治疗，产褥期抑郁症可能持续数月或者数年，而且妈妈和孩子没有良好的接触沟通。结果可能部分孩子可能会产生情感、社会、甚至认知障碍。大约 1/4～1/3 曾经有过产褥期抑郁症的妇女可能再次发生产褥期抑郁症。

预防产褥期抑郁症

分娩后,妇女们可以采取一些方法预防产褥期抑郁症:

- 尽量多休息,和婴儿一起打盹。
- 尝试不要去做任何事情,例如试图保持家里一尘不染或者烧饭。
- 请求家庭其他成员或者朋友帮助。
- 学会倾诉自己的情绪(向丈夫、伴侣、家人或者朋友)。
- 每天沐浴、更衣。
- 经常外出,如外出办事和朋友聚会或者散步。
- 和丈夫或者伴侣单独相处。
- 和其他妈妈交流经验及情感交流。
- 参加一个团队,专门辅导帮助妈妈们治疗产褥期抑郁症。

诊断

早期的诊断和治疗对产妇及婴儿尤为重要。如果产后两周产妇仍然感觉极度悲伤或者无法进行正常的日常生活,或者有伤害自己或婴儿的想法,产妇应该积极寻求医生的帮助。如果家庭成员或者朋友发现上述症状,应该积极与产妇进行沟通,劝她及时寻求医生的治疗。

医生可能会要求患者回答一些问题,以叙述她的主要的抑郁情绪。也可能进行血液检查,排除相关疾病如甲状腺疾病等。

治疗

如果妇女感到悲伤,通常需要家庭成员和朋友的支持。但是如果要诊断为抑郁症,则需要专业人员的帮助。通常建议心理咨询服务和抗抑郁药物联合治疗。患有产褥期精神病的妇女需住院治疗,首选母婴同室。同时可能需要抗精神病药物和抗抑郁药物。

哺乳的妇女在服用任何药物前应咨询医师,以确定她是否可以继续哺乳。

第 23 章

儿 童 保 健

第 260 节

正常新生儿和婴儿

　　一个浸在羊水中、完全依赖胎盘获取营养及氧气的胎儿成功地转变为哇哇直哭、呼吸空气的新生儿这一过程是个奇迹。健康的新生儿(生后 1 个月内)和婴儿(生后 1 个月至 1 岁)需要精心护理,以保证正常的生长发育和健康成长。

基 础 护 理

　　婴儿一出生,医生和护士用一根吸管将他们的口、鼻、喉中的黏液及其他分泌物轻柔地清除后,新生儿才能呼吸。用两个止血钳并排夹闭脐带,接着从中间将它剪断。擦干新生儿的身体后,轻轻放在干净、暖和的毯子中或放在母亲的腹部。

　　医生检查新生儿,以发现有无明显的畸形和疾病表现,随后进行全面的体格检查。在出生后进行 1 分钟和 5 分钟的 Apgar 评分以记录新生儿的整体情况。Apgar 评分低,表示新生儿情况差,可能需要额外的呼吸和循环支持。一旦新生儿情况稳定,开始母乳喂养,护士就会记录新生儿的体重和身高了。

　　保暖非常重要。用轻柔的衣物(襁褓)将新生儿包裹起来,越快越好,并盖住他们的头部以减少体热丢失。给婴儿滴几滴抗生素眼药水以预防生产过程中可能接触到的有害微生物引起的感染。

　　母亲和新生儿通常都在分娩室休息。如果在分娩中心进行分娩,母亲、父亲或母亲的伴侣和新生儿会待在同一间屋里。母亲会在新生儿出生后 30 分钟内开始母乳喂养。新生儿一旦被转入婴儿室,就会平放在婴儿床上,保持温暖。由于所有新生儿在出生时维生素 K 的水平都很低,医生或护士会给他们注射一针维生素 K 来防止出血(新生儿出血性疾病)。

　　生后 6 小时或 6 小时以上,护士会给新生儿洗澡。护士尽量不会洗掉覆盖在新生儿皮肤上的白色油性物质(胎脂),因为这些物质有助于防止感染。

宝宝一出生,医生就用两个止血钳夹住脐带,并从中间剪断。脐带残端的那一个止血钳在生后 24 小时内取下来。残端必须保持清洁、干燥。有些医生推荐每天用酒精擦拭残端。1~2 周内残端就会自行脱落。

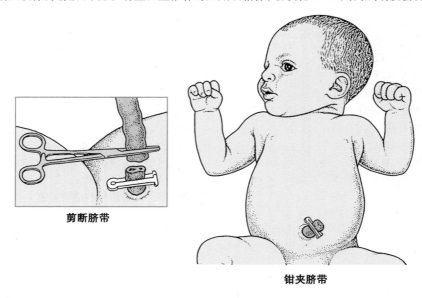

剪断脐带

钳夹脐带

体 格 检 查

医生通常会在生后 12 小时内给新生儿进行一次彻底的体格检查。开始是一系列测量,包括体重、身长和头围。出生时的平均体重是 3150 克,平均身长是 50cm,而体重和身长在一定范围内都视为正常。然后医生会检查婴儿的皮肤、头面部、心肺、神经系统、腹部和生殖器。

新生儿的皮肤通常是红润的,而手指和脚趾可能在生后几小时因为血液循环欠佳而略显青紫。有时,骨骼的压力破坏了一些脂肪组织,皮肤上可能出现一些硬的肿块(皮下脂肪坏死)。这些肿块在头部、面颊和颈部最常见,尤其是分娩过程中使用过产钳的地方。硬块可能向皮肤表面破溃,流出少许清亮的黄色液体,通常很快即可愈合。

正常的头位生产会使生后几天头部有少许变形。颅骨重叠使头部适应产道,一些头皮水肿和挫伤是具有象征性的。有时颅骨骨膜下会有出血,血液和皮下组织形成头部的一个小血肿,这个血肿要数星期后才能消退。如果胎儿是屁股在前(臀位生产),头部通常不会变形,但是臀部、生殖器或脚会出现水肿和青紫。臀位生产现在经常会遇到,当胎儿为臀位时,医生经常会建议剖宫产(将母亲的腹部和子宫切开),这种方法会使婴儿的出生风险降低。

此外,产道的挤压可能使脸部显得不对称。这是由于支配面部肌肉的某一神经在生产过程中受损所致。以后的几周会逐渐恢复。

医生用听诊器听诊新生儿的心脏和肺,以发现有无异常。观察新生儿的皮肤颜色和整体状态,看有无疾病的体征。同时检查脉搏的力量。

医生会寻找神经系统异常并检查新生儿反射。新生儿最重要的反射包括拥抱反射、觅食反射和吸吮反射等。

一些严重的缺陷刚出生时是不容易发现的,但通过血液检查我们会觉察到。所以,所有的州政府要求对新生儿做一些血液检查。早期诊断和及时治疗可以减少和避免畸形的发生,这些畸形会妨碍婴儿的健康成长。

医生会检查母亲腹部的形状和尺寸,并且检查内脏器官如肾脏、肝脏和脾脏的大小、形状和位置。肾脏肿大可能提示尿路梗阻。

医生会检查新生儿的上、下肢及髋关节的弹性和活动度,以发现有无关节错位。

医生会检查生殖器,看尿道是否有开口以及是否在正常位置。男婴的睾丸应该在阴囊里面。女婴因为母亲的激素作用,阴唇明显,而且在生后的几周内会是水肿的。医生还会检查肛门,以确定开口不是闭锁的。

APGAR 评分

临床特点	记录项目	评 分*		
		0	1	2
皮肤颜色	外貌	全身青紫色,苍白	身体粉红色,手脚青紫色	全身粉红色
心率	脉搏	没有	<100 次/分	>100 次/分
对鼻刺激的反射(用导管触碰)	面部表情改变	没有	有面部表情改变	打喷嚏,咳嗽
肌肉情况	活跃程度	柔软	一些肢体极度弯曲	活动度好
呼吸	呼吸	没有	不规则的,缓慢的	好的,哭喊

* 每一个临床特点打 0~2 分。出生 5 分钟时评分:7~10 分,正常;4~6 分,一般;0~3 分,差

新生儿的 3 个常见反射

拥抱反射	当新生儿受到惊吓时,上下肢以较慢的速度向外、向前摆动,伴有手指伸展
觅食反射	当触摸嘴的任一侧时,新生儿就将头转向那一侧。这个反射使得新生儿能找到乳头
吸吮反射	把一个物体放进新生儿的嘴里,他就会马上开始吸吮

最初的几天

正常分娩后不久,父母就会被鼓励亲自抱他们的孩子。如果母亲计划母乳喂养,此时应该马上开始。母乳喂养会刺激垂体后叶素,这种激素会帮助母亲的子宫复原以及产生更多的母乳。一些专家认为,早期与新生儿进行身体接触,有助于建立感情。当然,即使最初的几个小时没有待在一起,父母和他们的孩子也会建立良好的感情。母亲和婴儿会在医院待一两天,在此期间年轻的父母会被指导如何给新生儿喂养、洗澡以及穿衣,并且熟悉孩子的活动、暗示和声音。在美国,24~48 小时内出院很普遍。

家庭中突然出现了一个新生儿,就要求所有的家庭成员作一些较大的调整。对于以前没有孩子的家庭来说,生活方式的改变是巨大的。如果还有其他小孩,就可能产生嫉妒。让其他孩子对这个新成员的到来有所准备,对他们多关心以及让他们来照顾新生儿是解决这个问题的关键。宠物也需要特别的注意如何让它们适应新生儿。在一些情况下,有必要考虑将宠物远离新生儿。

脐带:生后 24 小时内脐带上的夹子就要去掉。脐带应保持干净和干燥,脐带残端 1~2 周内就会自行脱落。脐带感染很少见,医生会检查脐带是否水肿或有分泌物流出。

包皮环切术:如果需要,包皮环切术通常在生后几天之内在新生儿出院之前进行。新生儿是否进行包皮环切术,通常是由父母的宗教信仰或个人喜好决定的。医学上,包皮环切主要是去除过紧的、阻塞尿流的包皮。虽然进行了包皮环切的男性发生阴茎癌和尿路感染的几率低,但是这些危险性也可以通过良好的卫生习惯来减少。大约 2/1000~20/1000 的患儿会出现术后并发症,如少量出血和局部感染。当然也会导致严重的感染、形成瘢痕,甚至阴茎头部的意外切断。而没有行包皮环切术的男性中有同样数量的人在以后需要行包皮环切术。

如果一个男孩的阴茎中间没有尿道或者有阴茎的其他畸形,就不应该行包皮环切术,因为包皮在以后的外科矫正修复中可能有用。如果母亲在怀孕过程中服用过可增加出血危险性的药物如抗凝剂或阿司匹林,应延迟行包皮环切术,需等到这些药物全部从新生儿循环中清除后才行手术。

皮肤:生后的第 1 周,大多数新生儿的皮肤有时会出现一些轻微的皮疹。通常皮疹会在身体与衣物摩擦的部位出现,如上肢、腿部和背部,面部很少出现。这些皮疹不需治疗就会自行消失。使用洗液或扑粉、香皂、在尿布外加穿塑料短裤会加重皮疹,尤其是在天气炎热的时候。几天后皮疹干燥、脱屑,以腕部和踝部的皮肤皱褶处尤为明显。

正常新生儿的皮肤在出生第 1 天后可能会变黄(黄疸)。黄疸如果在 24 小时之内出现,需要特别注意。黄疸是因为新生儿肝脏功能还没有发育完全,还不具备处理代谢废弃物的能力。然而 24 小时出现黄疸需要特别关注,可能提示严重的感染。如果新生儿出现黄疸,医生通常要做血液化验来了解胆红素的水平,胆红素是胆汁的主要颜色。如果胆红素高于正常值,就会用光疗法,把

新生儿裸体放在紫外线下治疗。新生儿黄疸经过一两天的光疗法一般就很少再需要就医了。

排尿和排便:新生儿的第一次尿是浓缩过的,经常含有被称作尿酸盐的化合物,这些化合物能使尿布染成粉红色。如果一个新生儿生后 24 小时内没有排尿,医生要寻找原因。排尿延迟在男婴更常见。

第一次大便一般是黏稠的、黑绿色(胎便)。每一个婴儿都应该在生后 24 小时内排胎便。如果没有,医生会通过检查明确是什么原因。有时会是因为肠道发育畸形导致肠道闭锁。

喂　养

正常的新生儿有活跃的觅食及吸吮反射,出生后能立即进食。医生会建议马上将刚出生的新生儿送到妈妈怀里。如果没有做到,也通常应在生后 4 小时内开始喂养。

大多数婴儿吸食牛奶的同时也吞进了空气。因为他们通常不能自己打嗝,父母需要帮助他们排出空气。方法是将婴儿直立抱住,斜靠在父母胸前,头部放在父母肩上,并且轻拍婴儿的背部。轻拍以及靠在肩上的压力会使婴儿发出能听见的打嗝声,伴有少量的奶汁溢出。

专家推荐完全母乳喂养或者配方奶喂养至少 6 个月。当然,母乳喂养通常不能得到满足(比如母亲需要吃药),配方奶也可以喂养出健康的宝宝。

母乳喂养

母乳喂养的益处:母乳是新生儿理想的食品。母乳除了以最容易消化和吸收的方式提供必需营养物质以外,还包含有抗体和白细胞,能保护新生儿不受感染。母乳能改善大便的 pH 值和肠道菌群,使婴儿免遭细菌性腹泻。由于母乳具有保护性,母乳喂养的婴儿比人工喂养的婴儿更少发生多种类型的感染。母乳喂养还可以减少一些慢性病的发生如过敏症、糖尿病、口炎性腹泻和 Crohn 病。

同时母乳喂养还会给母亲带来许多好处,例如,能将母子联系在一起,使母亲和她的孩子更加亲密,而这是人工喂养所不具有的。母乳喂养会使母亲在生产后快速恢复并长期获益,比如减少肥胖、骨质疏松、乳腺癌和卵巢肿瘤。美国大约 60% 的母亲都是母乳喂养,并且这个比例还在稳步增加。工作的母亲在家时可以母乳喂养,当他们不在家时就可以人工喂养,给婴儿喂挤出来的母乳或者是配方奶。大多数医生推荐生后 2 个月每天给母乳喂养儿补充维生素 D。

母乳分泌早期有一种稀薄的黄色液体,即初乳,从乳头流出。初乳富含热量、蛋白质和抗体。抗体直接经胃被身体吸收,保护婴儿免受感染。

母乳喂养的过程:母亲应处于一种舒适、放松的姿势开始母乳喂养。她可以坐着或躺着,也可以用左右不同的乳房喂宝宝。宝宝面对着妈妈。母亲将她的拇指放在乳房上面其余手指在下面,用乳头去摩擦婴儿下唇的中部,这会刺激婴儿张开嘴(觅食反射)并且含住乳头。由于母亲帮助把乳头和乳晕放到了婴儿口中,她就能确定乳头是在中间,这能防止乳头疼痛。在将婴儿从乳房前抱走时,母亲可将她的食指塞进婴儿的嘴里并轻轻压

母乳喂养的姿势

母亲应处于一种舒适、放松的姿势。她可以坐着或几乎躺着,也可以用许多不同的位置抱住宝宝。母亲应该选择最适合她自己以及婴儿的姿势。不同姿势也可以交替使用。

常见的姿势是将婴儿放在大腿上,让它的胃对着妈妈的胃。当宝宝吸吮左侧乳房时,母亲用左手托住它的头和颈部。将宝宝抱至乳房水平,而不是让乳房去将就宝宝。支撑母子的东西非常重要。可以将枕头垫着妈妈的背部或放在她的手臂下。妈妈的脚踩在脚凳或咖啡桌上,这样她就不至于倾斜而压着宝宝,否则她的背部肌肉就会紧张,导致乳头疼痛。枕头或叠着的毯子可以放在宝宝下面,起到支持作用。

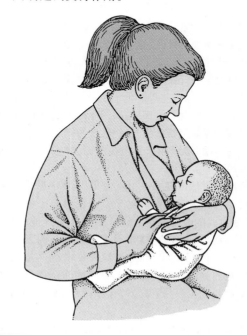

下婴儿的下巴来中断吸吮。乳头疼痛是喂养的姿势不好引起的，预防比治疗更容易。

起初，用每一侧乳房喂养婴儿几分钟。母亲可形成反射（射乳反射）触发乳汁分泌。乳汁的产生有赖于足够长时间的吸吮，因此喂养的时间应该足够长，使产奶过程完全建立。在最初的几个星期，每次喂奶时应鼓励婴儿两侧乳房都吸吮；但是有些孩子在刚一开始喂奶时就睡着了。在下一次喂养时，上次最后喂奶的那一侧乳房应该先喂。生第一个小孩时 72～96 小时后乳汁分泌就完全建立起来了。以后再生小孩时乳汁分泌所需的时间更短。如果母亲生产后的当天晚上太累了，可以用水代替进行夜间的喂养。但是，医生共识：为了刺激乳汁分泌，在产后头几天喂养间隔时间不要超过 6 小时。要按需哺乳（对婴儿而言），而不是按时哺乳。同样，每次喂养的时间长短要适应婴儿的需要。24 小时中孩子需要喂养 8～12 次，但是喂养次数变化也是很大的。

分娩后 3～5 天，母亲应带婴儿去看医生，尤其是所生的孩子是第一个孩子时。这样医生就会了解母乳喂养是如何进行的，并且回答任何母亲想要了解的其他问题。如果小孩生后 24 小时内已出院，医生应更早去看望他们，以了解婴儿被喂养的好坏以及父母对婴儿是否特别关注。因为母亲不能准确说出婴儿的奶量，医生常用喂养频率和婴儿体重增长来评估泌乳是否足够。那些饥饿的、每一两个小时就要喂一次而体重没有随年龄和体形的增长而相应增加的婴儿很可能就没有吃够足量的奶。

断奶： 停止母乳喂养的时间（断奶）是由母亲和婴儿的需要和愿望所决定的。最理想的是完全母乳喂养至少 6 个月，其后是母乳喂养加上固体食物直到一岁。此后的母乳喂养时间就要由母亲和孩子来决定了。对于母亲和婴儿来说，用几周或几个月的时间给婴儿逐渐断奶比骤然断奶更容易接受。起初，一天之中母亲可以用奶瓶或杯子盛的水果汁（水果汁最好不要喂给小于 6 个月断奶的婴儿）、挤出的母乳或配方奶粉来代替 1～3 次母乳喂养。有时，尤其是在正餐的时间，应该给婴儿喂固体食物。学会用杯子喝水是发育过程中的一个里程碑，到 10 个月的时候就可以断奶，改用杯子喝水了。母亲可以逐渐减少母乳喂养的次数，当然还是有许多孩子直到 18 个月～2 岁或更大时每天仍然要母乳喂养一至两次。即使母乳喂养时间再长，孩子也应该学会从杯子里吃东西或喝水。

人工喂养

在医院里，通常新生儿一出生就会被喂养，此后才是按需哺乳。生后第一周，新生儿每次能吃 30～60ml，第二周逐渐增加到每次 90～120ml，每天 6～8 次。父母不要强迫新生儿喝完每一瓶奶，而是在他们饥饿的时候让他们随便饮入。随着婴儿的生长，他们喝奶的量会越来越多，到 3～4 个月大时一次就可以喝到 180～240ml。人工喂养时的正确姿势是让婴儿坐直或半躺着。不要在婴儿平卧时喂养他们，因为奶汁可能会流入鼻腔或咽鼓管。大一点的婴儿能自己抓住奶瓶，但是不能让他们睡着时还抓着瓶子，因为持续接触奶汁或果汁能损伤他们的牙齿，导致蛀牙。

市售的含有均衡比例营养成分、热量和维生素的婴儿配方奶粉能买到，浓缩的奶粉装在无菌的瓶子或罐里，要用水来冲调。添加了铁的以及没有添加铁的奶粉都能买到，大多数医生推荐使用含铁的奶粉。使用浓缩奶粉的父母必须严格遵照包装上的说明来冲调。配方奶通常是用牛奶制成的，但是大豆来源的配方奶粉也有，后者适用于对牛奶不耐受的婴儿。如果婴儿不耐受普通的奶粉，儿科医生会建议使用氨基酸配方或水解配方的奶粉。两种配方奶粉喂养的婴儿长期健康状况没有差别。然而单纯牛奶喂养并不适合 1 岁以内的婴儿。

为了减少婴儿接触微生物的机会，配方奶必须装在无菌的容器里。在奶瓶里放一个一次性的塑料衬垫就不必消毒瓶子。奶嘴应在洗碗机中消毒或在沸水里煮 5 分钟。还需将配方奶加热到身体一样的温度再喂婴儿。把装了奶的奶瓶（或其他容器，如果应用了多次使用的衬垫）放在温水中，使其达到婴儿体温的温度。如果奶太热了，婴儿可能会被烫伤，因此父母必须轻轻晃动奶瓶以使奶瓶降温，然后可以挤几滴奶在他们手腕内侧敏感的皮肤上来看看温度是否合适。与婴儿体温温度相同的奶汁感觉起来既不冷也不热。微波炉可能会将奶汁加热到一个危险的程度，不推荐用来加热奶或其他婴儿食物。

奶嘴出口的大小也很重要。总的来说，把奶瓶倒置时奶汁应缓慢地流出为宜。大一点的小孩奶量比较大，奶嘴出口也可大一些。

固体食物的喂养

何时开始喂养固体食物由婴儿的需要和状态所决定。总的来说，当婴儿长到需要比奶粉提供的能量更多的食物时就可以给他喂固体食物。当一个婴儿喝完一整瓶奶后两到三个小时就饿了时，就可以给他们提供固体食物了。一般 6 个月大时就可以加固体食物了。小于 6 个月的婴儿不能轻易咽下固体食物，但是如果把食物放到他们的舌背上，有一些小于 6 个月的婴儿也能咽下去。有些父母为了能让他们的小孩睡上一整夜，会哄很小的孩子吃下大量的固体食物。这样做是不对的，强迫婴儿过早进食固体食物会导致吸入性肺炎以及以后的喂养问题。许多婴儿在母乳喂养或人工喂养后吃一些固体食物,既满足了他们吸吮的需要,也迅速缓解了他们的饥饿感。

婴儿比年长孩子和成人更容易发生食物过敏或食物不耐受。如果短期内给他们进食许多不同的食物,很难讲是哪一种食物引起了过敏。所以,父母要一次只喂一种新的食品,一周不超过一种。证实某一种食物能被耐受,就可以接着加另一种食物了。

首先喂单种谷物,随后给予水果和蔬菜。肉类是蛋白质良好的来源,应在7个月以后再加。许多婴儿最初会拒绝肉类食品。

食物应该用勺子喂,让婴儿学会这种新的进食方式。6~9个月大时,婴儿能够抓住食物并把他们送到嘴边,要鼓励他们自己进食。但是,孩子很容易被小的、硬的食品噎住(像花生、生的胡萝卜、糖果和小饼干),因此要避免喂这些食物。家里自己做的食物比市售的婴儿食品便宜,也能提供足够的营养。

虽然婴儿喜欢甜食,但是糖类并非必需营养素,即使是必需营养素也要少量给予。甜点对孩子没有好处。一岁以内不能给他们喂蜂蜜,因为其中可能含有肉毒杆菌,它对年长的小孩和成人无害却可能引起婴儿中毒。

大 小 便

婴儿通常每天要解15~20次小便。小便的颜色从完全清亮到深黄色都有。大便的次数、颜色和性状变化很大,与婴儿的个体差异和饮食有关。婴儿解便的次数从隔天一次到每天6~8次不等。大便的性状可以是硬而成形的,也可以是松软水样的。大便的颜色可以为深黄色到深褐色。母乳喂养儿解的大便比人工喂养儿的要软一些,颜色要浅一些。

经常换尿布,保持皮肤干燥。湿的皮肤比干燥的皮肤摩擦会更厉害,更容易发生尿布疹。现在,吸水性超强的一次性尿布含有一层凝胶,能从皮肤上吸去液体。对少到中量的尿液,这种尿布比布尿布更能保持皮肤的干燥。但是如果皮肤已经湿了,任何一种尿布都需要换。大便中正常存在的细菌能分解尿素(尿液的一种成分),使pH偏碱,对皮肤有刺激,因此要经常检查尿布,一旦解便必须马上更换。关于尿布还有许多环境方面的认识。一次性尿布比布尿布耗材多,在填埋的垃圾中也占了相当比例。布尿布清洗过程中消耗的能量和洗涤材料也很多。

当宝宝轻微出汗的时候,婴儿爽身粉可使宝宝的皮肤保持干燥,但是解了大小便以后它们的作用也不大,并非必需品。滑石粉如果被婴儿吸入,可能引起肺部疾病,因此父母应该买玉米淀粉类的爽身粉。

睡 眠

由于新生儿的神经系统发育不成熟,他们睡的时候很多,但是不分昼夜每次只睡1~2个小时。到4~6周大时,许多婴儿会形成睡4小时、醒4小时的周期。直到2~3个月大时,婴儿才会养成夜间睡觉的习惯。到了1岁时,大多数婴儿晚上都能持续睡8~9小时了。

父母可以帮助婴儿养成夜间睡觉的习惯,晚上少刺激婴儿并让他们的房间夜间保持黑暗,后者对正常视力的发育非常重要。要鼓励婴儿在很小的时候就自己睡觉,而不是在父母亲的臂弯中睡。这样,即使他们半夜醒来也能够自己安慰自己。

为了减少婴儿猝死综合征(SIDS)发生的危险,婴儿睡觉时应该仰卧而不是俯卧。近年来,这一措施降低了SIDS的发生率。此外,婴儿睡觉时不要用软的枕头、玩具或者厚重的毯子,这些可能会阻塞他们的呼吸。

体 格 发 育

婴儿的体格发育与遗传、营养和环境有关。身体和心理的异常同样会影响生长。良好的生长需要良好的营养和健康。

生后几天新生儿在正常情况下体重会减少其出生体重的5%~7%。母乳喂养儿会减少出生体重的7%。当新生儿喝奶的量开始增加后,到第二周末体重就会恢复到出生体重。以后,一个婴儿头两个月每天体重会增加约30克,再后来每个月体重会增长约450克。到出生后5个月时,体重会增加1倍,1岁时体重增加3倍。5个月时,身长会增长30%,1岁时身长会增长超过50%。

不同的器官生长速度不一样。例如,生殖系统在出生后短暂地迅速生长,然后直到青春期前生长变化都很小。相反,大脑却仅仅在生命早期生长。出生时,大脑的体积是其成熟时体积的1/4;1岁时,大脑的体积是其成熟时的1/3。双肾的功能在一岁时就已经达到了成人水平。

5~9个月时下前牙开始出现。上前牙8~12个月时才出现。

婴儿的第一年体格发育

第一年,婴儿的体重和身长都被医生用图表的方式记录下来,以确保生长是以稳定的速度进行的。百分位数被用来比较同龄婴儿的生长。对一个体重在第十百分位的婴儿来说,有10%的婴儿比他轻,还有90%的婴儿比他重。对一个体重在第九十百分位的婴儿来说,90%的婴儿比他轻,仅有10%的婴儿比他重。对一个体重在第五十百分位的婴儿而言,有一半的婴儿比他轻,一半的婴儿比他重。比确切的百分位数更有意义的,是每次医生记录到的数值的显著变化。

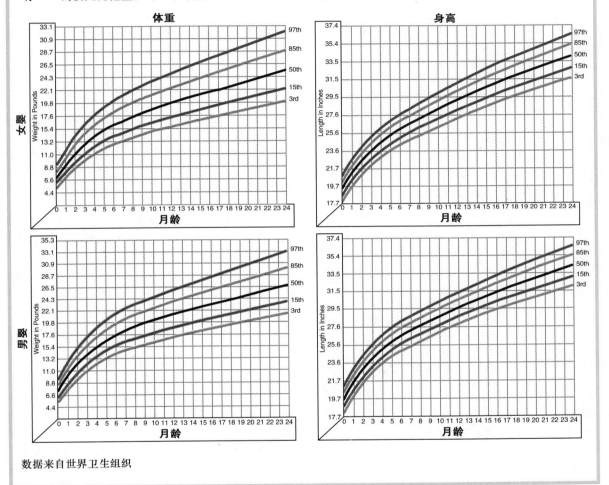

数据来自世界卫生组织

行为、社会及智力发育

行为、社会及智力发育的速度因人而异。有的婴儿发育得快一些,而另一些家庭的孩子可能发育慢一些,比如在走路或说话方面。环境因素也可以使发育延迟,例如缺乏足够的激励;相反,刺激能促进发育的进行。身体的一些因素如耳聋也会使发育延后。虽然一个小孩的发育通常是连续的,在发育过程中某些特定的功能如语言也会出现暂时的停滞。

啼哭是交流的一种方式。婴儿啼哭是因为他们饿了、不舒服、生病了或者其他的什么不明显的原因。6 周时婴儿哭得最厉害,基本上每天要哭 3 小时,3 个月大时减少到每天 1 小时。父母要做的是给啼哭的婴儿食物,给他们换尿布,或者寻找疼痛或不舒服的原因。如果这些都不奏效,把婴儿抱起来走动或许有用。有时什么方法都不起作用。这个时候父母不能往啼哭的婴儿嘴里硬塞食物,如果饥饿是引起痛哭的原因他会愿意吃的。

婴儿的第一年发育的里程碑

年龄	里程碑
1 个月	可以用手够到眼睛和嘴巴；俯卧时头能从一侧转向另一侧 能追随脸上方 15cm 作弧线运动的物体到中线（直视时） 能以某种方式回应声音，如惊跳、啼哭或一下子安静下来 可以转向熟悉的声音和响动；能注视一张脸
3 个月	俯卧时能抬头 45°（也可以是 90°） 能张开手和握拳 脚放在平面时能下踩 能伸手去拿响动的玩具，并能晃动玩具 能追随弧线运动的物体从脸的一侧转向另一侧 能有目的的注视人脸 听见妈妈的声音时会笑 开始发出语言样的声音
5 个月	直立时能竖颈 能向一个方向翻身，通常是由俯卧到仰卧 能伸手拿物体 能认出远距离处的人 有目的的听人说话 能自己发笑 高兴时会尖叫
7 个月	没有支撑也能坐住 被竖着抱时腿能承担一些重量 可以将物体从一只手传递给另一只手 能找寻掉落的物体 对自己的名字有反应 牙牙学语，能组合元音跟辅音 玩耍前兴奋地扭动 会玩躲猫猫的游戏
9 个月	能想办法去拿够不着的玩具 玩具如果被拿走会抗议 能用手和膝盖爬行 能使自己站起 扶着人或物体能站立 能含糊地说"妈妈"或"爸爸"
12 个月	能从俯卧位到站立位 能扶着家具走，没有支撑能走一两步 一次能站立几分钟 能对正确的对象说"妈妈"和"爸爸" 能用杯子喝水 能拍手和说再见

促进最佳的发育

毫无疑问，宝宝的生长发育需要适合的食物和住所。如果规律地、持续地满足他们的生理需要，宝宝会很快知道照顾他们的人能满足他们，并且会和他们建立一个基于信任和依赖的紧密的纽带。

除了生理需要以外，宝宝还需要关心和鼓励以促进情感和智力的发育。一些父母用各种玩具和小玩意，给他们的孩子提供了一个组织性和结构性强的环境。但是，环境中的具体内容并不重要，重要的是父母和孩子均能感受到一种愉快的、积极的互动。父母应该多对孩子微笑、时常用和蔼的语言和孩子说话、并多与孩子有身体的接触和爱抚，而不是买大量玩具和小玩意，否则对他们宝宝的发育没有好处。

保 健 访 视

健康的婴儿在生后第一年应该经常去看医生。1～2周时就应该开始，以后在 2 个月、4 个月、6 个月、9 个月及 12 个月时也应该去访视。在这些访视中，医生通过测量小孩的身高、体重和头围，并询问父母各种发育上的标志性事件来监测他们的生长发育。医生会检查小孩有无异常，如有无遗传性疾病。检查小孩的听力和视力。早产儿（在子宫里不满 37 周的婴儿）还要常规检查早产儿视网膜病，一种眼病。最后，在许多访视中医生还会给小孩注射对抗各种疾病的疫苗。

保健访视也让医生就饮食、睡眠、行为、小孩安全及良好的健康习惯方面给父母一些指导。此外，医生还会告诉父母到下次访视时他们的孩子可能会出现的一些变化。

预 防 接 种

小儿应该进行预防接种以保护他们不得感染性疾病。预防接种已经消灭了天花，基本消灭了其他感染如脊髓灰质炎、麻疹，而这些在美国曾经是常见的儿科疾病。尽管有这些成绩，医疗保健人员继续给小孩接种疫苗仍然很重要。许多疫苗预防的疾病在美国仍然存在，在世界的其他地方也还很常见。这些疾病能在未接种的孩子中迅速扩散，如果他们到其他国家去旅行仍然有危险。

没有哪一种疫苗是百分之百有效安全的。有一些接种过的儿童免疫失败，有一些产生了不良反应。大多数不良反应很轻微，像注射部位的疼痛，出现皮疹瘙痒或轻微发热。严重的问题较为罕见。疫苗是不断进行改进的，以确保安全性和有效性。最新的改进包括使用无细胞百日咳疫苗（DTaP 疫苗），比以前使用的全细胞百日咳疫苗（DPT）具有低得多的副作用。另一种是灭活的、可注射的脊髓灰质炎疫苗（IVP），而不是以前使用的口服脊髓灰质炎疫苗。口服脊髓灰质炎疫苗是活的，减

婴儿和儿童的接种时间表

推荐的疫苗接种计划是非常重要的,因为它有助于保护婴幼儿和儿童免受感染。图中时间表是由卫生和人类服务部和疾病控制和预防中心建议的。该计划指出哪些疫苗是必要的,在什么年龄接种,需要多大剂量(符号中的数字表示)。

许多疫苗有一个适合接种的年龄范围。医生可以根据孩子的健康状况以及其他环境因素提出一些建议。经常使用联合疫苗,这样孩子需要的注射次数就可以减少。根据时间表如果孩子没有接种过疫苗,将会被建议补种疫苗,家长应与医生或卫生部管辖下的诊所联系,以了解如何赶上接种时间表。家长应在接种疫苗之后观察他们的孩子有无副作用,并告诉医生。

对这个计划进度的更多信息,家长应跟医生或访问疾病控制和预防中心的国家免疫计划网站联系。

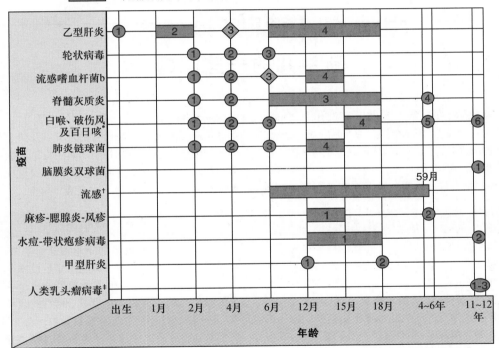

* 在 11 岁之前,建议儿童注射白喉、破伤风和百日咳(DTaP)疫苗。建议在 11 ~ 12 岁的青少年注射破伤风、白喉、百日咳(Tdap)疫苗。

† 6 ~ 59 个月大的健康儿童应每年注射流感疫苗,也应给密切接触流感的大于 5 个月的婴儿接种流感疫苗。此外,年龄较大的儿童由于容易患流感应每年接种流感疫苗。这些儿童包括那些有心脏或肺部疾病(如哮喘)、糖尿病、肾功能衰竭、镰状细胞病或免疫系统功能低下的儿童(如感染艾滋病毒的患儿,正在接受化疗的患儿)。

‡ 人乳头状瘤病毒疫苗会分 3 次注射。第 2 次注射在首次注射后 2 个月,第 3 次注射在第 2 次注射后 4 个月后

毒病毒制成的,如果减毒的病毒发生突变就可能引起脊髓灰质炎,每24 000 000童中就会有 1 例发生。虽然发生的几率极小,也使得美国的医生推荐使用灭活的注射的脊髓灰质炎疫苗。同样的,接种过麻疹、流行性腮腺炎和风疹(MMR)疫苗的孩子中,有 3/10 000 的人会发生热性惊厥。虽然媒体报道过麻疹-

腮腺炎-风疹联合疫苗可能会导致孤独症,科学研究表明这并不会发生。

为了便于人们评估预防接种的危险性,联邦政府要求医生每次给孩子接种时都要给他们的父母一本《接种信息声明》。此外,一个联邦疫苗损伤赔偿项目被建立起来,用以赔偿那些因接种而遗留永久损伤的人们。医生和健康专家希望尽可能多的儿童不患威胁生命的疾病,所以建立了这个项目。当考虑到接种的危险性时,父母必须记住他们的孩子遭受疾病的威胁比接种本身还要大。

大多数医生遵循美国儿科学会推荐的接种时间表,在生后第一周开始接种乙肝疫苗。接种的推荐年龄不能绝对化。例如,2个月表示6~10周。父母应该尽量让他们的孩子根据时间表进行接种,虽然稍微延后既不会影响最终的免疫效果,也不需要再从头开始预防接种。但是如果小孩只是患了一个轻微感染如平常的感冒而有低热的话,也不用延缓接种。有一些疫苗推荐仅在特定情况下使用。

去拜访医生时可能要接种不止一种疫苗,但是几种疫苗经常被一次注射进去,如百日咳、白喉和破伤风疫苗以及流感嗜血杆菌B型疫苗。联合疫苗可以减少注射的次数,而且并未降低疫苗的安全性或有效性。

第 261 节

新生儿的一些问题

尽管大多数婴儿在整个生产过程中都没有什么问题,但是还是会有一些新生儿可能出现一些问题,这可能与出生前的一些影响因素有关,比如健康问题或是母亲的生活习惯问题。例如糖尿病、高血压及妊娠子痫(一种导致血压增高、水肿和蛋白尿的疾病),这些疾病都会影响新生儿的发育和健康。还有一些母亲的生活习惯,如吸烟、使用酒精或药物,也会影响胎儿的发育以及新生儿的健康。为了避免接触这些物质,怀孕的妈妈应该注意用药问题,服用产前维生素,接受早期产前护理,保持健康饮食,这样就能有更大的可能性拥有一个健康的宝宝。

什么是新生儿重症监护室?

通常被称作"NICU",这个专业化的病房将医疗团队与护理患各种疾病新生儿所需的技术结合到一起来治疗新生儿各种疾病。其中早产儿需要特别关照。其他患败血症、肺炎、呼吸系统疾病、心脏病以及有出生缺陷而需手术治疗的新生儿也要接受监护。这些新生儿被放到暖箱里保暖,并有医护人员密切观察,或者短期内放在头顶上有辐射加热器的床上,在保暖的同时医护人员可以更接近新生儿以进行治疗操作。患儿还被一些监测仪持续不断地监测心率、呼吸、血压以及血氧水平。患儿的脐带动静脉里还可能放置导管来进行持续血压监测,重复取血化验,以及补液及静脉内给药治疗。

NICU是一个非常忙碌的地方。有时它与父母的一些需要相矛盾,如父母需要时间和私密空间来熟悉他们的孩子,了解孩子的个性和喜恶,以便学会他们回到家里如何照顾孩子。一些NICU安排了让家庭拥有更多私密空间的病房以确保安静。探视时间被明显延长,以便每个家庭有更多的时间和他们的孩子待在一起,医院还经常给父母提供就近睡觉的设施。

有时候父母会觉得他们能提供给一个住在NICU里的新生儿的东西很少。其实,他们的在场,包括抚摸、言谈和歌唱对新生儿是很重要的。新生儿甚至在出生前就已经听到过母亲的声音并且熟悉了它,通常他对自己父母的安慰反应更好。肌肤接触(也被称作袋鼠护理),即让新生儿直接躺在父亲或母亲的怀里,是对新生儿的安慰,能加强与父母的联系。越来越多的证据表明,母乳喂养的早产儿发生坏死性小肠结肠炎(一种常见的肠道疾病)和感染的机会更小,因而母乳喂养是有益的。

父母需要知道他们孩子的状况,了解医师的治疗计划以及预期的治疗过程和出院时间。定期与医师和护士见面是有必要的。许多NICU病房都有社工,他们可以帮助父母了解情况。

12% 的婴儿是在预产期前生出来的（早产儿）。多胞胎（双胞胎、三胞胎，甚至四胞胎）或者婴儿先天缺陷可能会导致早产。婴儿出生得越早，就越容易患新生儿疾病，尤其是呼吸窘迫综合征引起的呼吸问题。胎儿生长的加快或者减慢同样会直接影响新生儿的健康。很少有新生儿会有先天缺陷、感染或者血糖异常。医生通过监测胎儿的生长发育水平预测许多问题，尤其是在使用超声的情况下。许多患有严重疾病的新生儿被送到具有新生儿重症监护室（NICU）的医院以便在刚一出生就接受密切监护治疗。

分 娩 损 伤

分娩损伤是出生过程中导致的伤害，通常是在产道中旋转时造成的。

■ 许多新生儿在出生过程中获得了一些小的产伤。

■ 很少发生神经损伤或者骨折。

■ 大部分伤害无需治疗即可修复。

如果产道太小或胎儿太大（当母亲是糖尿病患者时有时会发生）就会出现难产，给胎儿造成损伤。出生前胎儿若处在一个不正常的位置就更容易造成损伤。总的来说，现在跟几十年前相比分娩损伤的发生率大大降低了，因为有更先进超声波检测产前检测技术和剖宫产。

 你知道吗……
现在严重的生产损伤与几十年前相比已经少多了。

头部和脑部损伤：在大多数生产过程中，头部是最早进入产道部分的，会受到很大的压力。水肿和淤血很常见，但都不严重，并可在几天内消退。

出血：有时会积聚在头盖骨的致密纤维组织，这种出血聚集称为血肿。血肿摸起来很软，出生后会很快增大。不过头颅血肿不需要治疗，几周或几个月后会自行消失。

骨折：有时会出现颅骨的骨折，不过很少见。除非是凹陷性骨折（压缩骨折），颅骨骨折一般不需治疗，会很快愈合。

颅骨内出血（颅内出血）：是由头盖骨的血管破裂造成的。由于头盖骨在生产过程中变形或者缺氧，头盖骨的血管会破裂。颅内出血经常会发生在早产儿。这会导致流过脑部的血液不足（缺血）或者是血管中的含氧量降低（缺氧）。

大多数颅内出血的患儿没有症状，但是会导致昏睡、食欲缺乏或癫痫。

颅内出血可以发生在颅骨的很多部位。

■ 蛛网膜下腔出血发生在覆盖大脑的最内侧两层膜的下面。这是最常见的颅内出血，经常发生在足月出生的婴儿。这种婴儿在出生初期会有癫痫，但最后会痊愈。

■ 硬膜下出血发生在大脑皮层的内膜和外膜之间，由于越来越先进的生产技术，现在硬膜下出血比较少见。硬膜下出血可能增加大脑皮层的压力。新生儿会有癫痫或者高胆红素血症。

■ 脑室内出血发生在正常的充满脑脊液的腔隙（脑室）里。脑内出血发生在脑组织内部。这两种情况经常发生在早产儿，经常会导致大脑发育迟缓而不是生产损伤。

所有出血的新生儿通过保暖，静脉补液或者其他治疗来保持正常机体功能直到康复。硬膜下出血需要手术。

神经损伤：很少见的情况下会出现神经损伤。助产时应用产钳或婴儿头部撞击母亲的骨盆会给面神经造成压力而导致一侧面部肌肉麻痹。当新生儿啼哭时，面神经损伤会很明显，脸会显得不对称。不需治疗，新生儿通常在 2~3 个月会恢复正常。

大一点的新生儿出生困难时，一些支配手臂的较大的神经会牵拉而受到损伤，导致新生儿的手臂或手的瘫痪。要避免肩部过度活动来保护神经。很少见的情况下，手臂几个月后仍然麻痹。此时，就需要进行手术来连接撕裂的神经了。

有时，支配膈肌（将胸腔器官和腹腔器官分隔开来的肌肉）的神经受损后，会导致同侧膈肌的麻痹。在这种情况下，新生儿就可能出现呼吸困难。新生儿手臂和膈肌的神经损伤通常在几周内就完全恢复正常。

出生时牵拉导致的脊髓损伤极其罕见。这些损伤会导致受损平面以下肌肉瘫痪。脊髓的损伤经常是永久性的。

围产期窒息：是指在生产期间胎儿或者新生儿的损伤。这时，过少的血液流进胎儿或者新生儿的各种组织内，或者血液中氧含量过少。发病原因有很多种，而且常常不能明确。一些常见的原因如下：

■ 胎儿的不正常发育（比如遗传变异）

■ 胎儿感染

■ 出生前暴露在某种药物中

■ 脐带的压力或者脐带血管中的血凝块

■ 突然失血

如果胎盘功能不足，在分娩期间不能提供足够的血液给胎儿，同样会造成窒息。

不管什么原因，患儿会出现面色苍白，无生命迹象，呼吸缓慢甚至没有呼吸，以及心跳缓慢。如果是因为血液大量流失导致窒息，婴儿会出现休克。必须马上输液和输血。同时呼吸和循环支持也是必需的。应注意保暖，并且需要监测血糖水平。

窒息的新生儿会有一个或多个器官系统受损的迹象。脑功能会受影响，而且新生儿会出现昏睡、癫痫，甚至昏迷。由于缺氧，肾功能和排尿会受到影响，不过最后会痊愈。同样，肺和呼吸也可能会受到影响。

有些幸运儿会痊愈，但是有些会有永久性的神经损伤。包括轻微的学习障碍和迟发型脑瘫。一些严重的窒息患儿会死亡。围产期窒息的特殊病因应该被鉴别出来并进行适当的治疗。比如，抗生素可以用于血液感染，当大量失血时可以输血。近期发现，刚出生几个小时对于新生儿头部进行冷却可以免受头部损伤，并减少神经损伤。

骨骼损伤：难产时偶尔会造成骨骼损坏（骨折）。锁骨骨折最常见。难产时，小臂骨和小腿骨损伤更常见，而大臂和大腿骨骨折不常见。新生儿的骨折要用夹板固定以减少活动，一般可很快完全愈合。

皮肤和软组织损伤：生产以后，许多新生儿皮肤会有轻伤的表现，尤其是在产道挤压过的地方。头位生产会导致眼眶附近的水肿和挫伤，而臀位生产会导致阴囊或阴唇的水肿和挫伤。通常情况下，不需要治疗。

新生儿常见的胎记和轻微的皮肤病变

有一些皮肤病变在新生儿身上是正常的。

新生儿的面部和头皮可能有产钳留下的青淤或痕迹，臀位分娩会出现脚后跟的青紫，所有这些会在几天内消退。

皮下扩张的毛细血管形成粉红色的印记，在鼻子上方的前额、上眼睑或颈后（也被称作"鹳咬痕"）均可见。随着婴儿成长，这类胎记逐渐变浅，但是在有一些婴儿身上会遗留很淡的记号，当他们生气或悲伤时会变得明显。

一些新生儿在面颊和额头上可见有少许粉刺样丘疹。它们的产生是由于汗腺的堵塞。几个星期内就会减小并消失。

白色的小囊有时还能在牙龈或上颚中线找到（Epstein 珠，上皮珠），对身体没什么伤害。

胎斑是一块蓝灰色、平整的区域，通常在背下部或臀部出现。第一眼看到胎斑时，他们看上去好像是淤伤，但实际上不是。黑人和亚洲人所生的新生儿身上常见，通常随着年龄的增长逐渐淡化，没有不良后果。

草莓样血管瘤是一个常见的胎记。它是平的、微带粉红色或红色的区域，可以在皮肤任何部位发生。几周之后，它会变成深红色，并且突出皮肤表面，很像一个草莓。几年以后，草莓样血管瘤会收缩，变浅，等小孩到了上学年龄，大多数再也看不见了。因为这个原因，不需要手术和其他治疗。

早 产

早产儿是指孕周不满 37 周出生的新生儿；这种新生儿的器官发育不成熟。

- 早产史、多胞胎、怀孕期间营养不良、高血压都会增加早产的风险。
- 由于许多器官没有发育成熟，早产儿会有呼吸困难、喂食困难、也会有脑部出血、感染等其他问题。
- 新生儿越早产，就越容易出现一些严重的，甚至影响发育的问题，即使如此，大多数幸存者预后都是良好的。
- 有些早产儿会有伴随终生的问题。
- 早期的产前护理会降低早产的风险。
- 给母亲用减少或停止宫缩的药物可以延缓早产
- 当胎儿有早产的迹象时，医生可以给母亲注射皮质类固醇加速胎儿肺部的发育，并预防脑室出血。

早产儿的特征

- 个头小
- 相对于其他部分而言，头显得大
- 皮下脂肪少
- 皮肤呈粉红色，薄而发亮
- 可见皮下静脉
- 足底皱褶少
- 毛发少
- 耳朵软，软骨少
- 乳房组织发育不良
- 男婴：阴囊小，皱褶少。极小的早产儿睾丸可能未降
- 女婴：大阴唇不能遮盖小阴唇
- 呼吸快，短暂停止（周期性呼吸），呼吸暂停（呼吸停止 >20 秒）；或两者都存在
- 吸吮及吞咽反射弱，不协调
- 身体活动减少（早产儿不像足月儿那样伸手和伸腿）
- 大多数时间都在睡觉。

足月妊娠持续 37 ~ 40 周。临近预产期的早产儿，这类早产儿往往在预产期提前几周生产，不会有早产的一些问题。新生儿越早产，就越容易患一些严重的，甚至威胁生命的并发症。孕周太小的早产儿是引起新生儿死亡最常见的原因。此外，早产儿患慢性疾病的危险也高，尤其是发育迟缓和学习障碍。然而，大部分的早产儿不会有长期的问题。如果提前进行产前护理，将会极大降低早产的风险。

原因

造成早产的原因通常不能确定。然而，低龄或高龄

孕妇,社会地位较低的孕妇,以及没有足够产前护理的孕妇,双胞胎、三胞胎和四胞胎早产的风险都较大。营养不良、患有未治疾病或妊娠时有感染,如妊娠时尿路感染、性病感染的孕妇发生早产的危险更大。曾有早产史、患有严重的威胁生命的疾病如心脏病、严重高血压、肾脏疾病、子痫及先兆子痫、宫内感染(绒毛膜羊膜炎)的妇女也容易发生早产。

临床表现

　　早产儿通常体重小于 2.5 千克,有的甚至小于 0.5 千克。在妊娠早期做超声检查以及生产后观察新生儿的体表特征可以帮助医师判定早产儿的孕周(卵子受精后在子宫中待的时间长短)。

　　临床表现在没有完全发育的器官。例如,肺部或者脑部发育不全。早产儿还会很难调控自己的体温以及血糖水平。免疫系统也没有发育完善。

并发症

　　随着早产儿数量的增加,并发症的风险也在增加,比如感染,糖尿病,高血压,母亲孕期惊厥。

　　脑发育不良:脑发育不良的早产儿会有一系列的问题。包括:

■ **呼吸不连续**:控制规律呼吸的那部分脑组织发育不成熟,以至于新生儿呼吸不连续,呼吸暂停或出现呼吸停止 20 秒或以上(呼吸暂停)。

■ **喂食和呼吸不协调**:控制口腔和咽喉的那部分脑发育不成熟,所以新生儿不能正常吸吮和吞咽,喝奶和呼吸不能很好地协调。

■ **脑部出血(脑出血)**:越早产的新生儿发生脑出血的危险越大。出血多开始于生发层基质,可以突入脑室中。这种形式的出血最常发生于很早产的新生儿(孕周 28 周之下),如果分娩和生产过程中有问题或者出生后有呼吸疾患(如呼吸窘迫综合征)也可以发生脑出血。一些少量出血的新生儿没有临床症状,但是大量出血的新生儿会出现嗜睡、惊厥,甚至昏迷。少到中量出血,新生儿仍然可以正常发育。出血量大的新生儿死亡的危险也大,以后还可能出现发育迟缓,脑瘫,学习障碍,甚至一些新生儿会死亡。最后的疾病预后取决于婴儿与父母或者监护人交流的数量和质量(比如拥抱,唱歌,和适龄玩具玩耍,阅读)。

　　消化道和肝脏发育不良:会造成以下问题:

■ **吐口水的频繁发生**:起初,早产儿可能有喂养困难。他们不仅吸吮和吞咽反射不成熟,而且他们小小的胃排空缓慢。这会导致吐口水的频繁发生。

■ **肠损伤**:早产儿还可能发生严重的肠道内损伤(坏死性小肠结肠炎)。

■ **黄疸**:早产儿的肝脏从血内排泄胆红素的功能减慢(红细胞正常破裂产生黄色胆汁)。因此,由于胆红素在血中累积,早产儿比足月儿皮肤和眼白显得更黄

(黄疸)。早产儿会在生后头几天引起黄疸。通常,黄疸是轻微的,当新生儿喝奶量增加时会产生大量胆色素、使肠道运动增多(起初胆红素就会随肠道的运动增加排泄到肠道,并使大便变为黄色)。偶尔,过高的胆红素在体内累积,使新生儿有发生核黄疸的危险。核黄疸是胆红素在脑中沉积造成的一种脑损伤。

　　免疫系统功能低下:早产新生儿抗体水平低,抗体是血清中的一种物质来帮助保护新生儿免受感染。在妊娠后期抗体经过胎盘(连接胎儿和子宫并提供胎儿营养的器官)从母体到达胎儿体内并保护新生儿不受感染。因此,早产儿发生感染,尤其是血液感染(败血症)的危险更大。一些特殊治疗装置如插管和呼吸机的使用进一步增加了新生儿发生严重感染的危险。

　　肾脏发育不良:出生前,胎儿产生的代谢废物被胎盘清除,然后通过母亲的肾脏排出体外。出生后,新生儿的双肾必须承担起这些功能。早产儿肾脏功能差,但随着肾脏的成熟功能也逐渐提高。肾脏发育不良的新生儿在调节水盐代谢方面存在困难。

　　肺部发育不良:早产儿的肺在出生前没有足够的时间完全发育。这种新生儿容易发生呼吸窘迫综合征,造成明显的呼吸困难,鼻翼扇动,可听到哮鸣音,如果血液中的氧含量过低,皮肤会变为蓝紫色(发绀)。如果肺不能产生表面活性物质,即一种物质覆盖在肺泡内,能使肺泡保持开放,就会发生呼吸窘迫综合征。

　　异常的血糖水平:由于早产儿喝奶和维持正常的血糖(葡萄糖)水平有困难,需要经常给他们静脉输注葡萄糖溶液或少量多次喂奶。如果没能规律地喂奶,新生儿可能发生低血糖水平(低血糖症)。大多数患低血糖的新生儿没有症状。有一些可能表现为倦怠、肌张力降低、喂养困难或激惹、震颤。有少部分婴儿会有惊厥。如果静脉输糖过多,这些新生儿还容易发生高的血糖水平(高血糖症)。大多数高血糖患儿几乎没有症状。

　　体温调节障碍:因为早产儿皮肤表面积跟体重相比较大,他们散热快,尤其是当他们在一个寒冷的房间或对流风时。因此,应该给他们放在保温箱或暖台上以保暖否则他们的体温会下降。当新生儿暴露在很冷的环境里,早产儿会产生更多的体温,增加身体代谢率,并使体重不容易增加。

预后

　　近年来,早产儿的生存率大幅增加。对大多数早产儿来说,长期预后是很好的,他们可以正常的生长发育。但是,那些出生太小(通常在妊娠 26 周之前,尤其是 24 周之前)的早产儿死亡及患严重疾患的危险大大增加,包括发育迟缓、脑瘫、癫痫以及失明。很多极早产的早产儿中智力正常,但是有一些存在学习障碍,最后需要学校特别辅导。

预防

防止早产的最佳方法是准妈妈们照顾好自己的身体。她们应该吃营养丰富的膳食,避免抽雪茄、饮酒和使用药物,除非确实需要治病才吃药。最好在孩子出生前进行早期规律的监测,以便发现和处理妊娠中任何并发症。如果有提前分娩的征象,产科医师可以给孕妇用药(如硫酸镁和麻黄碱)延缓或停止子宫收缩。也可以给孕妇皮质类固醇如地塞米松或倍他米松,促进胎儿肺成熟。如果新生儿是早产儿,皮质类固醇还能显著降低脑出血的危险。

治疗

治疗包括处理并发症,如呼吸窘迫综合征和高胆红素水平。极小的早产儿用静脉营养支持治疗,直到他们能耐受管饲并最终能经口进食为止。母乳是早产儿最佳的食物。母乳可以降低坏死性小肠炎的风险。一个早产儿需要住院治疗几天、几周,甚至几个月。

过　期　产

过期产儿是指在子宫里超过 42 周后才分娩的新生儿。

■ 胎盘在接近足月妊娠的末期就开始老化。胎盘老化就不能给胎儿提供足够的营养。

■ 过期产儿的皮肤干燥、脱屑、松弛,显得瘦弱,因为他们接受不了足够的营养。

■ 过期产儿需要复苏,但是一般需要提供足够的营养和一般护理。

■ 过期(足月后)分娩比早产(足月前)分娩少见。引起妊娠超过足月后的原因通常不清楚。

过期产儿最大的危险是胎盘功能降低(胎盘是连接胎儿和子宫以提供给胎儿营养的器官)。在足月妊娠晚期,胎盘逐渐萎缩,不能提供足够的营养和氧气。为了代偿,胎儿就动用自己的脂肪和碳水化合物(糖)来供能。结果胎儿的生长速度减慢,有时体重也会降低。由于胎儿在生产期间动用自己的脂肪和碳水化合物来供能,过期产儿经常发生低血糖。当胎盘收缩到一定程度,就不能给胎儿提供足够的氧气,尤其是在分娩过程中。氧气缺乏可以导致胎儿宫内窘迫,在极端情况下可能导致胎儿脑和其他器官的损伤。胎儿宫内窘迫可能使胎儿在羊水中解大便(胎便)。胎儿宫内窘迫还会使胎儿呼吸深大、喘息,然后在出生前或出生时将胎便污染的羊水吸入肺里。导致新生儿出生后就可能出现呼吸困难(胎粪吸入综合征)。

临床表现

过期产儿的皮肤干燥、脱屑、松弛,显得瘦弱,特别是在胎盘严重老化时。手指甲和脚趾甲偏长。如果羊水中有胎粪,皮肤和甲床可以被染成绿色。

治疗

有低氧和胎儿宫内窘迫的过期产儿出生时可能需要复苏。如果被胎粪污染的羊水被吸入肺里,新生儿昏迷,就需要气管插管以便从呼吸道吸出胎粪。如果胎粪已经被吸入肺部,就需要呼吸机辅助呼吸了。为了防止低血糖,要给他们静脉输注葡萄糖溶液或频繁喂母乳或配方奶。

如果这些问题都没有发生,治疗主要的目标是给他们足够的营养,让他们恢复合适的体重。

低 体 重 儿

新生儿,不管是未足月、足月或足月后出生的,只要他的出生体重小于90%的同胎龄新生儿(即在第十百分位数之下),就被认为是低体重儿。

■ 如果父母个子矮小,胎盘功能不良,母亲有身体疾病,在怀孕期间服用药物或者酗酒都会导致低体重儿。

■ 除非在出生时,有感染或者遗传疾病,大多数低体重儿没有临床症状。

■ 一些低体重儿在儿童时期以及成人后仍然身材矮小。

造成这种状况的原因很多。新生儿小可以仅仅是由于遗传因素,如父母个子小(有一种跟身材小相关的遗传综合征不常见)。其他原因可能是胎盘功能不良,以至于胎儿没有足够的营养而导致生长受限。这在母亲患有高血压、先兆子痫、肾脏疾病或长期患有糖尿病时可能发生。病毒感染,如出生前患巨细胞病毒感染,也可能是原因之一。如果母亲妊娠期间吸烟、饮酒或吸食非法药物,也会影响胎儿生长。

不是早产儿的低体重儿,一般不会有器官不发育的并发症。不过他们依然有以下疾病的风险:

■ 胎粪吸入
■ 红细胞增多症
■ 低血糖
■ 控制体温困难
■ 免疫系统受损

除非有遗传综合征或患病毒感染,大多数低体重儿没有症状。如果胎儿生长受限是由于胎盘功能不良和营养不足造成的,出生后给他们提供良好的营养,他们的生长就会加速。一些低体重儿在儿童时期以及成人后仍然身材矮小。

高 体 重 儿

新生儿,不管是未足月、足月或足月后出生的,只要出生体重大于90%的同胎龄新生儿(即在第九十百分位数之上),就认为是高体重儿。

■ 有些高体重儿是由于基因因素,例如其父母亲个子大。另一些是由于母亲患有糖尿病。母亲有糖尿病的高体重儿成人后也会超重。

■ 剖宫产有时候是必要的。

母亲患有糖尿病是高体重儿最常见的原因。母亲肥胖或者生产过高体重儿,将会增加再次生产高体重儿的风险。有些高体重儿是由于遗传因素(比如威德曼综合征或者索托氏症)。

胎儿过度增长的原因很多,但首先是营养过剩。如果母亲妊娠期患糖尿病,大量葡萄糖进入胎盘(一种连接胎儿和子宫以给胎儿提供营养的器官),导致胎儿血循环中葡萄糖水平增高,胰岛素释放也相应增加。结果胎儿加速生长,除了脑发育正常以外,几乎所有的器官都过度增长。

症状和并发症

症状取决于并发症。常见的并发症见下:

■ 血红细胞过量(红细胞增多症):高体重儿因为产生过多的血红细胞经常面色红润(红色的)。随着过多的血红细胞破裂,胆红素生成,造成喂养困难,产生黄疸。

■ 低血糖:糖尿病母亲所生的婴儿,出生以后,随着脐带剪断,胎盘的葡萄糖供给停止,胰岛素持续而快速的产生,导致葡萄糖水平低下(低血糖)。低血糖经常没有症状。有时,新生儿显得倦怠、无力或抖动。尽管他们体形大,糖尿病母亲所生的新生儿在最初几天经常喝奶欠佳。

■ 肺部问题:糖尿病母亲生产的婴儿肺部发育缓慢。当婴儿被剖宫产取出时,肺部发生问题的风险增加。早产儿的肺部发育不成熟更常见,即使是只提前几星期出生的婴儿都会产生呼吸窘迫综合征。

■ 生产创伤风险的增加:高体重儿会增加生产过程中创伤风险,比如肩部神经的牵拉(臂丛神经损伤)和锁骨骨折。当胎儿的头部大于母亲的骨盆时,阴道分娩很困难。

糖尿病母亲生产出出生缺陷婴儿的风险是增高的。糖尿病母亲生产的高体重儿成年以后会肥胖,加上遗传因素,会发生 2 型糖尿病。

治疗

治疗新生儿低血糖,需要静脉输注葡萄糖或频繁经口喂养。治疗呼吸窘迫综合征,需要鼻内插管或者加强干预,如使用呼吸机辅助呼吸。还需要治疗其他并发症,如黄疸。

呼吸窘迫综合征

呼吸窘迫综合征(透明膜病)是早产儿的一种呼吸系统疾病,是由于肺泡表面活性物质缺乏或产生不足导致新生儿的肺泡不能保持开放引起的。

■ 缺少或者没有表面活性物质是呼吸窘迫综合征的危险因素之一,糖尿病母亲生的早产儿或者婴儿多见。

■ 患儿呼吸困难,血液中由于缺乏氧气,婴儿身体皮肤发蓝。

■ 诊断根据临床症状、血氧水平和 X 线检查。

■ 不治疗,婴儿会脑损伤甚至死亡。

■ 如果胎儿要早产,早产过程中没有足够的表面活性物质,母亲应注射皮质固醇类物质,以刺激胎儿加快产生表面活性物质。

■ 呼吸机给氧是必要的。

■ 给新生儿气管内注入表面活性物质可以提供缺失的物质。

为了让新生儿能够顺畅地呼吸,肺泡必须保持开放并充满空气。正常情况下,双肺产生一种称作表面活性的物质。表面活性物质覆盖在肺泡表面,降低表面张力,使肺泡在呼吸周期中保持开放。表面活性物质通常在妊娠 32 周后开始产生。新生儿越早产,出生后就越容易发生呼吸窘迫综合征。呼吸窘迫综合征几乎无一例外发生在早产儿身上,糖尿病母亲所生的早产儿更容易发生。这种综合征很少遗传。

临床表现与诊断

患病新生儿的双肺僵硬,肺泡完全萎陷,肺内不含气。一些太小的早产儿双肺僵硬以至于出生时不能呼吸。常见的情况是,新生儿努力要呼吸,但是双肺僵硬,而发生呼吸窘迫综合征。呼吸窘迫表现为明显呼吸用力,包括吸气时胸壁凹陷、鼻翼扇动,呼气时发出哮鸣声。因为相当部分的肺组织没有空气,新生儿血氧水平低,造成皮肤蓝紫色(发绀)。几小时以后,呼吸窘迫将变得更严重,当肺内少量的表面活性物质耗尽后,越来越多的肺泡萎陷,呼吸肌变得疲劳、虚弱。如果不予治疗,氧气缺乏最终将造成新生儿脑和其他器官损伤,或引起新生儿死亡。

呼吸窘迫综合征的诊断依靠临床症状、血氧水平和异常的胸片结果。

预防与治疗

如果分娩能安全地推迟到胎儿肺能产生足够的表面活性物质时,那么呼吸窘迫综合征的危险将显著降低。如果不能避免早产,产科医师可以给孕妇注射皮质类固醇药物(倍他米松)。皮质类固醇通过胎盘进入胎儿,可以加速表面活性物质的产生。注射 48 小时之内,胎儿肺即能成熟,分娩后很少发生呼吸窘迫综合征,即使发生,症状也轻。

出生后,有轻微呼吸窘迫综合征的新生儿仅仅需要供氧,可以面罩给氧或鼻导管给氧。患严重呼吸窘迫综合征的新生儿需要持续气道正压给氧(CPAP)——一种通过两侧鼻孔置导管给予轻度压力的氧而使患儿自己呼吸的技术。严重的患儿需要气管插管,用机械通气维持呼吸。

使用表面活性剂能挽救生命,减少并发症,如肺破裂(气胸)。表面活性剂能像自身产生的表面活性物质一样产生作用。出生后可以在产房马上通过气管插管给予表面活性剂来防止呼吸窘迫综合征,或者生后几小时用于有该病症状的早产儿。

生后几天可以重复使用表面活性剂治疗患儿,直至呼吸窘迫综合征缓解。

暂时性呼吸增快症

新生儿暂时性呼吸增快症(新生儿湿肺综合征)是由于出生后双肺内液体过多引起的暂时性呼吸困难以及低血氧水平。

- 本病通常发生于足月前几周或足月时出生的新生儿。
- 暂时性呼吸增快症的新生儿有呼吸窘迫,表现为呼吸加快、吸气时胸壁内陷以及呼气时有哮鸣声,如果血氧水平降低也可有皮肤青紫。
- 诊断基于症状以及胸片。
- 几乎所有的患儿在 2 到 3 天即可痊愈。
- 绝大多数患儿需要氧气治疗或者呼吸机辅助呼吸。

本病通常发生于足月前几周出生儿或足月儿。剖宫产儿更多见。如果母亲还没有开始分娩即行剖宫产(如择期剖宫产的孕妇),特别容易发生这种病。

出生前,肺泡内充满液体。出生后必须马上清除肺内的液体,让肺泡充满空气,新生儿才能建立正常的呼吸。阴道分娩时胸廓所受的压力能将肺内的部分液体挤出去。生产过程中激素的释放会使更多的液体被肺泡内的细胞直接快速地吸收。如果液体转移不能快速进行,肺泡仍部分被液体占据,新生儿就会出现呼吸困难。

暂时性呼吸增快症的新生儿有呼吸窘迫,表现为呼吸加快、吸气时胸壁内陷以及呼气时有哮鸣声,如果血氧水平降低也可有皮肤青紫(发绀)。胸片显示液体增多。

大多数患儿 2~3 天就可完全康复。通常需要氧疗,而部分新生儿还需要持续气道正压给氧(CPAP)或呼吸机辅助通气。

胎粪吸入综合征

胎粪吸入综合征是新生儿在出生前或出生时将胎粪吸进肺内引起的呼吸窘迫。

- 胎儿受到缺氧等刺激时,会排便(胎粪)。
- 窘迫也会导致胎儿喘气反射,从而导致吸入粪便到肺部。
- 患儿经常皮肤青紫,呼吸迅速,呼吸时喘息。
- 诊断是基于出生时羊水中有粪便、新生儿呼吸窘迫,以及胸片异常。

- 患儿需要额外供养,以及借助呼吸机辅助通气。
- 大部分患儿能存活,不过严重时也会死亡。

胎粪是出生前肠道内产生的深绿色排泄物质。正常情况下,新生儿生后开始喂养后才解胎便。然而,有窘迫时,如血氧不足,胎儿就会将胎便排到羊水中。窘迫还迫使胎儿喘息,含有胎粪的羊水就被吸入肺内。出生后,吸入的胎粪阻塞各个部分的气道,导致它们萎陷。当一些气道被部分阻塞时,空气可以到达到阻塞远端的肺组织,却不能被呼出。这样,受累的肺组织过度膨胀。肺组织进行性过度膨胀最终导致肺破裂以及肺萎陷。然后气体在肺周围的胸腔里聚集(气胸)。吸进肺部的胎粪还会造成肺的炎症(肺炎)并增加肺部感染的机会。

过期产儿的胎粪吸入综合征经常很严重,因为胎粪在少量的羊水中被浓缩,比足月儿羊水的刺激性更大。患胎粪吸入综合征的新生儿发生持续肺动脉高压的危险也增大了。

临床表现与诊断

患儿表现为呼吸窘迫、呼吸加快、吸气时下胸壁内陷、呼气时发出呻吟声。如果血氧水平降低新生儿会出现皮肤青紫,进而引起低血压。

医生根据出生时羊水中是否有黏稠的胎粪、新生儿有无呼吸窘迫以及异常的胸部 X 线作出诊断。

治疗

出生时,如果发现新生儿的皮肤污染胎粪,新生儿瘫软、不呼吸,医生会立即吸去口中、鼻腔和咽喉的胎粪,然后气管内插管来吸出呼吸道里的胎粪。

由于有感染的风险,新生儿需要应用抗生素,如果需要时,可以给新生儿氧疗或机械通气。有时需要反复吸引,去除更多的胎粪。要密切观察上呼吸机的新生儿有无并发症,如气胸或持续肺动脉高压。

大多数胎粪吸入综合征的患儿都能存活。然而,如果疾病严重,尤其是导致了持续肺动脉高压时,新生儿就会有生命危险。

持续性肺动脉高压

持续性肺动脉高压是一种严重的疾病,出生后新生儿的肺动脉持续变窄(收缩),限制了肺血流量,导致血中氧含量降低。

- 足月儿或过期产儿有严重的呼吸窘迫或者是母亲在生产前服用某些药物所致。
- 呼吸加速,皮肤变为浅蓝色。
- 临床诊断依据是超声心动图。
- 治疗包括开放(扩张)肺动脉使肺部增加供氧,甚至会给患儿提供呼吸机。
- 为了扩张肺动脉,有时候需要在供氧的同时加入一氧化氮吸入。

■ 体外膜氧合有时候也是需要的。

正常情况下，胎儿的肺血管紧紧收缩。出生前肺不需要太多血流，因为是胎盘而不是肺清除二氧化碳并供给胎儿氧气。刚一出生，脐带就被结扎，新生儿的肺必须承担起氧合以及排出二氧化碳的功能。为实现这一目的，婴儿不仅要将肺泡里的液体换成气体，而且肺动脉必须增宽（扩张），让足够的血流进肺里。

如果存在严重呼吸窘迫或出生前母亲服用过某些药物（如大剂量阿司匹林），肺血管不能正常扩张。结果肺动脉压太高（肺动脉高压）肺血流不足，导致血中氧浓度下降。

病因

持续性肺动脉高压更常见于足月儿或过期产儿以及妊娠期间长期使用大剂量阿司匹林或吲哚美辛的母亲所生的婴儿。有许多新生儿胎粪吸入综合征、气胸和肺炎可并发持续性肺动脉高压，但是没有这些肺疾病的新生儿也可能发生持续性肺动脉高压。

临床表现与诊断

有时，持续性肺动脉高压一出生就存在；有些生后一两天才出现。肺动脉高压通常有呼吸增快，如果新生儿有潜在的肺部疾患就可能表现出严重的呼吸窘迫。最突出的体征是低血氧造成的皮肤发绀。严重时会出现低血压，表现为脉搏减弱、皮肤苍白、青灰色。

如果妊娠期间服用了大剂量阿司匹林或长期口服吲哚美辛或生产过程中存在胎儿宫内窘迫，或者新生儿有严重的呼吸窘迫及血氧水平显著降低，医师就要怀疑新生儿存在持续性肺动脉高压。可行胸部 X 线片检查，但是确诊需要行超声心动图。

治疗

治疗包括给新生儿吸入 100% 纯氧。在一些病例中呼吸机提供 100% 纯氧。血中氧浓度高有助于扩张肺内的动脉。

在一些严重的病例，可以在新生儿吸入的氧气中混入极低浓度的一氧化氮（NO）气体。吸 NO 能扩张新生儿肺内的动脉，降低肺动脉高压。这种治疗需要持续几天。如果其他所有的治疗都不奏效，还可以用体外膜肺氧合（ECMO）。这种治疗是让新生儿的血液通过一个机器循环，加入氧气并清除二氧化碳后，又重新输入新生儿体内。当其他治疗方法无效时，ECMO 能拯救生命，让许多新生儿存活直至肺动脉高压解除。

气　　胸

气胸是空气在肺周围胸腔内聚集，当气体漏出肺时发生。

■ 这种疾病经常发生在患呼吸窘迫综合征或胎粪吸入综合征的新生儿，或是使用持续气道正压通气（CPAP）或呼吸机的并发症。

■ 肺功能失调，呼吸困难，血压降低。

■ 诊断是基于症状和胸片结果。

■ 患儿需要供氧，带有针头的注射器可以将空气从胸腔内排出。

气胸最常发生于肺较僵硬的新生儿，如患呼吸窘迫综合征或胎粪吸入综合征的新生儿。有时也可以是使用持续气道正压通气（CPAP）或呼吸机的并发症。如果气胸是由于 CPAP 或呼吸机压力造成的，可以导致肺的萎陷以及呼吸困难，还会将血流从静脉输送回心脏。结果，心脏各腔室的血流减少，心输出量降低，新生儿的血压下降。

气体从肺漏进心脏前的软组织中称作纵隔气肿。与气胸不同，这种情况通常不影响呼吸。

诊断与治疗

当一个患有潜在肺疾病或使用持续气道正压通气或呼吸机的新生儿呼吸困难加重或血压下降或两者同时出现时，就要怀疑是否合并气胸。医生查体时会发现气胸侧呼吸音降低。如果是早产儿，可以在一间黑暗的房间里用纤维光学灯来透照新生儿受损侧的胸壁（透视实验阳性），这种方法被用来发现胸膜腔内有无气体。胸部 X 线片能够确诊。

没有症状的新生儿不需处理。有轻微症状的足月儿可以给予面罩吸氧，这样他会吸到比室内更多的氧气。但是，如果新生儿呼吸困难，尤其是影响了血液循环，就必须快速将气体从胸膜腔里抽出，可以用针和注射器进行。如果新生儿呼吸窘迫明显，又在使用 CPAP 或呼吸机，医生就要进行胸腔插管持续引流，将气体排出胸腔。通常几天后就可以拔管。

胸片可以发现纵隔气肿，不需治疗。

支气管肺发育不良

支气管肺发育不良是反复肺损伤引起的一种慢性肺部疾病。

■ 该症状多发生于出生时患严重肺疾病的早产儿，如呼吸窘迫综合征，尤其是生后需要呼吸机治疗超过几周的早产儿。

■ 呼吸迅速吃力，皮肤浅蓝色。

■ 诊断基于症状、血氧水平以及胸片结果。

■ 绝大多数患儿可以生存。

■ 一旦允许离开医院，应该避免暴露于香烟及空间加热器或烧柴的火炉造成的烟雾中。在秋冬季可以注射一种针对呼吸道合胞病毒（RSV）感染（一种常见呼吸道传染病）的抗体，使他们对 RSV 产生部分免疫。

■ 提供足够的氧气，必要的话使用呼吸机。提供良好的营养。

支气管肺发育不良大多发生于出生时患严重肺疾病的早产儿,如呼吸窘迫综合征,尤其是生后需要呼吸机治疗超过几周的早产儿。机械通气使肺泡被过度充气或氧浓度太高会损伤脆弱的肺组织。结果,肺脏发生慢性炎症,额外的液体在肺内聚集。患肺疾病(如肺炎)的足月儿偶尔也会发生支气管肺发育不良。

临床表现与诊断

患儿通常呼吸增快,可有呼吸窘迫,吸气时下胸壁内陷,血氧水平低下,导致皮肤呈青紫色(发绀)。某些严重病例出现呼气缓慢,呼气相延长,产生“气体阻塞”,使胸部显得过度扩张。

对那些机械通气时间延长、有呼吸窘迫表现以及需氧时间延长的早产儿可以作出支气管肺发育不良的诊断。血氧水平低以及胸片结果可用以证实诊断。

预后

大多数的患儿能够存活,一些病情严重的新生儿经过几个月的治疗仍然会死亡。存活者数年之后,肺部损伤能够愈合。但是,这些婴儿发生哮喘及病毒性肺炎,如呼吸道合胞病毒(RSV)肺炎的危险性将增加。

预防与治疗

出院后,支气管肺发育不良患儿应该避免暴露于香烟及空间加热器或烧柴的火炉造成的烟雾中。避免接触有上呼吸道感染的人群。医生可以给一些患儿注射针对呼吸道合胞病毒的抗体使他们对 RSV 产生部分免疫。在秋、冬季,这种抗体必须每月注射一次。

掌握呼吸机使用指征,只有绝对需要时才使用呼吸机,尽可能轻柔以避免肺损伤。在保证安全的前提下,尽早撤去呼吸机。

支气管肺发育不良患儿可能一开始就需要通过鼻导管给氧来防治发绀。有些患儿需要长达几星期甚至更长时间的供氧。

良好的营养对于新生儿的肺发育以及保证新的肺组织健康很重要。只有这样,受损的肺部才会越来越小,而婴儿的肺的整体尺寸相对不太重要。

因为液体容易在有炎症的肺内积聚,必要时需要限制每天的液体入量,可使用利尿剂增加液体的排泄率。

早产儿呼吸暂停

早产儿呼吸暂停是指呼吸停止超过 20 秒。
- 早产儿呼吸暂停发生在呼吸中枢还没有完全发育成熟的早产儿。
- 呼吸暂停会导致血液中含氧量降低,进而导致心律减缓,皮肤浅蓝。
- 该症状的诊断是通过常规检测或者监护仪来判断的。
- 随着大脑呼吸中枢发育,呼吸暂停的发作会减缓直至停止。

- 如果简单的治疗对患儿无效,需要进行人工呼吸。
- 如果患儿症状严重,需要咖啡因来刺激婴儿呼吸。

早产儿呼吸暂停常见于早产的新生儿,越早产的新生儿该病的发生率越高,也越严重。这些新生儿呼吸中枢还没有完全发育成熟。结果,新生儿的正常呼吸就会和短暂的呼吸停止交替发生。极小的早产儿,咽部肌张力降低或颈部向前弯曲导致的暂时阻塞都会引起呼吸暂停,这称为阻塞性呼吸暂停。随着呼吸中枢的成熟,呼吸暂停发作将逐渐减少,当新生儿足月后,就不再发生。

临床表现与诊断

对早产儿要常规进行监测,如果他们呼吸停止超过 20 秒或心率减慢,监护仪就会报警。根据发作时间长短,呼吸停止可以降低血中氧的水平,导致青紫。血氧降低可以减慢心率。

呼吸暂停有时是其他疾病的一个表现,如血液的感染(败血症)、低血糖或低体温。因此,当发作频率突然意外增加时医生要检查新生儿以排除这些疾病。医生需要搜集患儿血液、尿液和脑脊液的样品来检测严重的传染病,通过血液样品来检测低血糖。

治疗

要去除病因,治疗原发病。精心护理,可以让新生儿平躺或侧身睡,使头部在中线位置,减少咽部阻塞引起的呼吸暂停次数。如果呼吸暂停发作频繁,特别是新生儿伴有发绀时,可以使用刺激呼吸中枢的药物,如咖啡因或氨茶碱。如果这些处理也不能防止频繁、严重的呼吸暂停发作,早产儿就需要用持续气道正压通气(CPAP)或呼吸机。

实际上,所有的早产儿到达足月前几周时呼吸暂停发作常停止。虽然有些患儿在呼吸暂停完全停止之前就出院了,在家里进行监护,但这种做法不标准,并未被普遍接受。早产儿呼吸暂停与婴儿猝死综合征(SIDS)之间的关系还未被证实,后者通常在生后几个月发生。同样,没有证据显示让一个婴儿带着呼吸暂停监测出院回家就能减少 SIDS 的发生。

早产儿视网膜病

早产儿视网膜病是眼睛后部(视网膜)小血管异常生长引起的一种疾病。
- 早产儿视网膜病多发生于早产儿,尤其是怀孕 26 周甚至更早的早产儿。
- 绝大多数严重的患儿,小血管的快速增长使其破裂流血,进而导致视网膜结痂,甚至失明。
- 由于患儿没有症状,诊断需要眼科医生的仔细检查。
- 该症状比较温和,但是需要眼科医生检查眼睛知道小血管成熟的程度。
- 如果症状严重,新生儿需要激光治疗以防失明。

新生儿早产后,视网膜的供血血管会在一段时间内停止生长。当他们继续生长时,会变得没有规律。在快速而混乱的生长过程中,小血管可能发生出血并最终导致瘢痕。在极其严重的病例,将造成视网膜从眼睛后部脱落,导致失明。

发生早产儿视网膜病的新生儿没有症状,诊断依赖于眼科专业人士(眼科医师)仔细检查眼底。所以,眼科医生常规需要在生后 4 周开始对出生体重少于 1500 克的早产儿进行眼底检查。每一两周复查一次,直到视网膜的血管生长完成为止。严重视网膜病的婴儿此后必须至少每年检查一次眼睛。早期检查,视网膜脱落偶尔也能治疗以避免累及眼睛完全失明。

预防与治疗

对需要氧疗的早产儿,必须密切监测氧的使用,防止血中氧的水平过高,以减少发生视网膜病的危险。另外,氧的水平可以间接地用脉搏血氧计监测,该装置可以测量流经手指或脚趾血氧的水平。

视网膜病通常轻微,会自动恢复,但是仍需要眼科医生定期检查直到血管生长成熟为止。对严重的早产儿视网膜病例,可以用激光治疗视网膜最外面的部分。该治疗可以阻止血管的异常生长,降低视网膜脱落及失明的危险。

坏死性小肠结肠炎

坏死性小肠结肠炎是肠内表面的受损。通常发生于早产儿。
- 可能有腹部肿胀、败血症,呕吐绿色黄色或者锈色的液体,病态,行动呆滞。
- 诊断需要腹部的 X 线片。
- 60% ~ 80% 的患儿可以生存。
- 停止喂食,将胃管插入胃部,注射抗体或者静脉注射。
- 重症患儿,可在腹腔插入引流管,手术切除坏死的肠管。

85% 坏死性小肠结肠炎通常发生于早产儿。原因不清。患儿肠道的血供减少可能导致肠壁的损伤,使正常存在于肠道的细菌侵袭受损的肠壁。如果损伤了肠壁全层,肠壁穿孔,肠道内容物漏进腹腔就会引起腹膜炎。坏死性小肠结肠炎还能导致败血症。最严重的病例,还会威胁生命。

症状与诊断

患坏死性小肠结肠炎的新生儿有腹胀、呕吐,呕吐物可含胆汁,大便有血。这些患儿很快就会出现病重、嗜睡、体温不升以及反复呼吸暂停发作。诊断依靠腹部 X 线证实。可做血培养明确感染的细菌。

预后

加强监护、治疗和必要的手术已经改善了坏死性小

肠结肠炎患儿的预后。60% ~ 80% 以上的患儿能够存活。

预防和治疗

给早产儿喂母乳而不是配方奶似乎有一些保护作用。对极小的或患病的早产儿,还可以通过推迟几天喂养而后逐渐增加奶量来降低发病危险。

如果怀疑坏死性小肠结肠炎就要停止喂养。放置胃管进行胃肠减压,减轻肠胀气,静脉输液维持水盐平衡,抽取血培养后就给予抗生素治疗。

大约 70% 坏死性小肠结肠炎患儿不需要手术。尽管积极治疗,但是如果患儿的情况进行性恶化时也需要手术。如果有肠穿孔也需要手术治疗。大一点的新生儿需要手术治疗,手术切除坏死的肠管,健康肠管的末端被拉出皮面形成暂时开口以排泄废物(造口术),最后当婴儿健康时,可以将肠末端重新接回,使完整的肠子放回腹部。

在极小且病情极重的新生儿,下腹部两侧可置入腹腔引流管,引流管将大便和腹腔内的液体引流出来,与抗生素一起治疗可以减轻症状。许多行引流处理的新生儿情况稳定,这样就可以在以后更安全的时候进行手术,有许多患儿不需要再进行手术就能完全康复。

高胆红素血症

高胆红素血症是指血中胆红素水平异常增高。
- 严重的高胆红素血症是与进食、败血症、红细胞迅速破裂分解等疾病相关的。
- 血液中的胆红素使皮肤和眼白发黄。
- 诊断是基于黄疸症和血液中胆红素的上升。
- 婴儿出生以后允许离开医院的第一天需要检测血液中的胆红素水平,出院后几天内应由家访的护士在家里或在医生的办公室里检查评估他们的胆红素水平。
- 有必要时要进行光线疗法,更严重时需要交换输血。

衰老的红细胞被脾脏清除,这些红细胞中的血红蛋白被分解并重新利用。血红蛋白中的血红素被转化成黄色的色素即胆红素,胆红素被运送到肝脏中进行处理,然后随着胆汁排入新生儿的消化道。当新生儿排便时胆红素就被排出体外。大便中的胆红素使大便呈黄色。

 你知道吗……
轻度高胆红素血症在健康的新生儿中非常普遍,无须担心。

大多数新生儿血中胆红素的水平在生后几天增加,使新生儿的皮肤和眼睛白色的部分呈现黄色(黄疸)。如果任何原因导致喂养延迟,例如新生儿患病或有消化道疾患时,血中胆红素水平就变得很高。此外,生后一两

周母乳喂养儿血中胆红素水平会显得更高。

当一个新生儿患严重疾病如血液感染（败血症）时，就可以出现高胆红素血症。溶血（红细胞的快速分解）也可以引起该病，如发生 Rh 或 ABO 血型不合溶血病时。

大多数患儿血中胆红素水平增加并不严重。但是，血中胆红素水平太高可以造成脑损伤（核黄疸）。极小的早产儿和病重的新生儿发生核黄疸的危险更高。母乳喂养引起的胆红素水平一般呈中度增加，不严重。但是，早产儿，且用母乳喂养的新生儿，尤其早期就出院了的，必须密切监测有无高胆红素血症，因为如果胆红素水平太高就可发生核黄疸。早产儿患病的风险较高，因为他们的母亲的乳汁还不充分。

临床表现与诊断

高胆红素血症患儿皮肤及眼白黄染（黄疸）。新生儿的皮肤是黑色时观察黄疸就困难。黄疸首先出现于新生儿的面部皮肤，然后随着胆红素水平的增高向下发展累及胸部、腹部，最后到达腿部及足部。但是黄疸的出现不能准确测量胆红素的水平。

高胆红素血症患儿发生核黄疸早期时可表现为嗜睡、喂养困难；医生必须立即检查这些新生儿。核黄疸晚期表现为激惹、肌肉强直或惊厥以及发热。

生后头几天评估所有新生儿的黄疸水平是很重要的。大多数医生会在新生儿出院前检查胆红素水平。因为生后头几天胆红素水平可能达到一个危险水平。生后第一天即出院的新生儿，以后他们的胆红素水平可能增高，甚至到一个危险的程度。因此，早期出院的新生儿在出院后几天内应由家访的护士在家里或在医师的办公室里检查评估他们的胆红素水平。这对早产儿周以及母乳喂养的新生儿来说尤其必要。

医生初次检查新生儿时光线要好，然后用一个特殊的仪器（胆红素测量仪）贴紧新生儿的皮肤或抽血来测量黄疸的程度。

治疗

轻度高胆红素血症不需特殊处理。频繁喂养可以加速排便，减少胆红素从肠道重吸收，降低胆红素水平。

中度高胆红素血症可予以光疗，将新生儿裸身放在胆红素荧光灯下。光照可以改变新生儿皮肤中胆红素的组成，将它转变成更容易被肝脏和肾脏排泄的形式。新生儿的眼睛用眼罩遮盖起来。新生儿还可以在家里接受治疗，让他们躺在光纤"胆红素治疗毯"上，使其皮肤暴露于光线中。需要反复测量这些新生儿血中的胆红素水平直到胆红素下降为止。

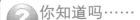

你知道吗……

母乳喂养的新生儿在出生后几星期胆红素水平会出现轻微升高。

很少见的情况下，母亲需要暂时停止母乳喂养改用配方奶 1~2 天，让新生儿每次喂养时饮入足够量的奶汁。当胆红素水平开始下降时母亲应该尽快继续母乳喂养。母乳喂养儿的中度高胆红素血症有时要持续几周，这是生理现象，不会给新生儿造成损害，通常不需要暂停母乳。

如果新生儿的胆红素水平达到了危险程度，可以通过换血快速降低其水平。换血过程中，无菌导管被插入切开的脐带表面的脐静脉中把新生儿含胆红素的血被换掉，用同体积的新鲜血液所代替。

新生儿贫血

贫血是血中红细胞减少导致的疾病。

■ 贫血是由于血液中血红细胞过少所致。

■ 当红细胞破坏太快、失血过多或骨髓不能产生足够多的血细胞时就会产生贫血。

■ 当红细胞破坏太快，胆红素水平升高，新生儿皮肤和眼白会发黄（黄疸）。

■ 如果大量血液快速流失，患儿就会出现苍白、心率快、低血压及呼吸浅快。

■ 如果血液流失缓慢，新生儿看起来正常或者脸色苍白。

■ 治疗包括静脉输液及输血或换血治疗。

正常情况下，新生儿的骨髓在出生至生后 3~4 周都不产生新的红细胞，在出生后 2~3 周红细胞数目会逐渐减少，早产儿会有更轻微严重的红细胞数目减少。严重的贫血会发生在以下几种情况：

■ 红细胞破坏太快

■ 为了检验，过多的血液从胎儿身上取走

■ 生产过程中失血过多

■ 骨髓不产生血细胞

■ 或这些过程中的几种情况同时发生

严重的红细胞破坏会导致贫血及高胆红素水平（高胆红素血症）。新生儿溶血病可以导致红细胞快速破坏。如果新生儿存在红细胞遗传异常，红细胞也会被快速破坏，如遗传性球形红细胞增多症时，红细胞的形状在显微镜下是小而圆的。另外一种罕见的情况是新生儿缺乏特异的红细胞酶[葡萄糖 6 磷酸脱氢酶（G6PD）]。如果在怀孕期间，母亲或者胎儿暴露在某种药物下（如含苯的染色剂、磺胺类药物或其他药物），婴儿会产生红细胞迅速破裂。

出生前的感染如弓形体、风疹、巨细胞病毒、单纯疱疹或梅毒也可快速破坏红细胞，出生时及出生后的细菌感染同样如此。

失血也是导致贫血的原因。失血的途径很多，例如，大量胎儿血通过胎盘（一种连接婴儿和子宫并给胎儿提供营养的器官)进入母亲血循环(胎儿-母体输血);或当脐带被夹闭时,出生时过多的血滞留在胎盘里,血液会流失。对于双胞胎来说,当血液从一个胎儿传到另一个胎儿时,一个胎儿会贫血,另一个胎儿会产生红细胞增多症。分娩前胎盘与子宫壁分离(胎盘剥离)会导致胎儿失血。

罕见的情况下,胎儿骨髓不能产生红细胞也可导致贫血,例如,遗传性疾病如 Fanconi 贫血(一种罕见的常染色体隐性遗传性疾病)或 Diamond-Blackfan 贫血(先天性纯红细胞再生障碍性贫血)。有些胎儿(巨细胞病毒感染或者 HIV 感染)会阻止骨髓产生红细胞。

临床表现与诊断

轻度或者中度贫血一般没有症状。中度贫血可出现嗜睡、喂养困难或者没有症状。如果在分娩或生产过程中丢失了大量血液,患儿就会出现苍白、心率快、低血压及呼吸浅快。当红细胞快速破坏导致贫血时,胆红素产生增多,新生儿的皮肤和眼白呈现黄色(黄疸)。

诊断基于症状和血液检测结果。

治疗

大部分轻度贫血的患儿不需要治疗。大量迅速失血的新生儿,需用静脉输液及输血治疗。溶血性疾病导致的严重贫血也需要输血,但是更常用换血治疗。换血还可以去掉循环中的胆红素,起到治疗高胆红素血症的作用。换血时,少部分的新生儿血液被逐渐除去(一次一个注射器的量)代替的是等体积的新鲜的捐赠者的血液。

新生儿溶血性疾病是什么?

新生儿溶血性疾病(也称作胎儿成红血细胞增多症)是指红细胞比正常时降解或破坏更快,导致高胆红素性贫血,这是一种严重的疾病甚至会导致死亡。如果 Rh 阴性的母亲曾经生过一个 Rh 阴性的孩子,那么第二个孩子很有可能就会出现新生儿溶血性疾病。新生儿的红细胞被母亲产生的抗体所破坏,抗体在出生前通过胎盘从母亲的血循环进入胎儿血液循环。血型为 Rh 阴性的母亲如果暴露于前一胎 Rh 阳性的血细胞就会产生抗 Rh 阳性的抗体。这种暴露可能发生在妊娠或分娩时,如果母亲以前曾经偶然输过 Rh 阳性的血液,也会产生相应的抗体。

母体通过产生抗体破坏外来的 Rh 阳性细胞对不相容的血作出反应。这些抗体在下一次妊娠时透过胎盘。如果她怀的胎儿是 Rh 阴性,就不会产生问题。但是,如果胎儿有 Rh 阳性红细胞,母亲的抗体就会黏附并且破坏胎儿的红细胞,导致不同程度的贫血。这种贫血在胎儿期就已经开始,并持续到出生以后。

新生儿溶血病导致的严重贫血跟其他任何贫血治疗一样。医生同样要观察新生儿黄疸,后者的形成是因为红细胞迅速破坏产生的血红蛋白被转变成黄色的胆红素,使新生儿的皮肤及眼睛白色的部分呈现出黄色(黄疸)。可以通过将出现黄疸的患儿暴露于强光中(光疗)或换血来治疗。血中过高的胆红素水平可以造成脑损伤(核黄疸)。这可以通过测量胆红素来预防。

Rh 血型不合溶血病的预防是在妊娠第 28 周时和出生后立即给 Rh 阴性的母亲注射 Rho(D)免疫球蛋白。注射这种免疫球蛋白可以防止母亲的免疫系统产生抗 Rh 抗体,它也迅速在已进入母亲的血液循环 Rh 阳性胎儿的红细胞上披上外衣,这样这些红细胞就不会被母亲的免疫系统识别了。这种治疗方法通常可以防止溶血病的发展。

有时其他血型不合也可以导致类似的溶血病。例如,如果母亲是 O 型血,胎儿是 A 或 B 型血,母亲就会产生能通过胎盘的抗 A 或抗 B 的抗体,这些抗体使胎儿红细胞黏附并发生破坏(溶血)。通常 Rh 血型不合比 ABO 血型不合导致的贫血更严重。

新生儿红细胞增多症

红细胞增多症是红细胞浓度异常增高的一种疾病。

- 该疾病产生于过期产儿或母亲有糖尿病或胎儿血中含氧量过低。
- 高浓度的血红细胞使血液黏稠(高黏滞血症),减缓血液流经小血管的速度。
- 大部分患儿没有症状,有些患儿肤色红润或者呈暗红色,反应迟钝、喂养困难以及少见一些患儿会出现惊厥。
- 通过测量血液中的红细胞含量来诊断。
- 一般不需要治疗,保持正常的水化治疗即可。
- 当患儿有症状时,需要进行局部交换输血来降低血红细胞浓度。

显著增高的红细胞浓度会造成血液黏稠,减缓血液流经小血管的速度,影响组织氧的供给。过期产儿或母亲有糖尿病、严重高血压、吸烟或生活在高海拔的新生儿更容易患红细胞增多症。如果新生儿出生时从胎盘接受了过多的血液或者脐带结扎前新生儿的位置低于胎盘水平一段时间,也可以导致红细胞增多症。其他原因包括低氧血症、母亲患糖尿病、子宫里增长受限、双胞胎互相输血。

红细胞增多症患儿显得红润或暗红色,他们表现出反应迟钝、喂养困难,甚至惊厥。如果新生儿有这些症状,血液检查提示红细胞过多(红细胞比容高),新生儿的一部分血液用等量的生理盐水代替,以稀释体内的红细胞并纠正红细胞增多症。

新生儿甲状腺疾病

如果甲状腺产生的甲状腺激素太少（甲状腺功能减退）或太多（甲状腺功能亢进）就会导致这类疾病。

甲状腺功能减退

甲状腺功能减退最常见的原因是新生儿没有甲状腺或者甲状腺发育不全。不常见的原因是甲状腺存在但是不能产生正常的甲状腺激素。

起初，患儿没有什么症状。而后会出现嗜睡、食欲减退、肌张力低、便秘、声音嘶哑、腹腔内容物在脐带处突出腹壁形成的肿块（脐疝）。如果不予治疗，甲状腺功能减退患儿会出现生长迟缓、智力发育迟滞，最终导致身材矮小。最后，患儿会出现粗陋的面容以及巨舌。

早期治疗可以防止智力低下。因此，医院出生的所有新生儿生后都要筛查血中甲状腺激素的水平。患儿中，血液检测会发现促甲状腺激素升高，而甲状腺激素下降。许多甲状腺功能低下的新生儿需要终身口服甲状腺激素治疗。治疗需要专业的儿童内分泌专家来进行。

甲状腺功能亢进

新生儿可能会出现甲状腺功能亢进或新生儿 Graves 病。如果母亲妊娠时患有 Graves 病或怀孕前就已经开始治疗该病，新生儿通常会发生甲状腺功能亢进。患 Graves 病时，母体产生刺激甲状腺产生高水平甲状腺激素的抗体。这些抗体通过胎盘，同样作用于胎儿。

受累的新生儿代谢率高，心率及呼吸增快，易激惹，并且食欲极好而体重不增。新生儿跟母亲一样，可以突眼（眼球突出症）。如果新生儿的甲状腺增大（甲状腺肿），腺体就会压迫气管而影响呼吸。心率太快会导致心力衰竭。如果未被发现和治疗，Graves 病有潜在生命危险。

新生儿出现典型症状时医生要怀疑甲状腺功能亢进，通过检测出高水平的甲状腺激素和血中来源于母亲的甲状腺刺激性抗体以确诊。在所有新生儿进行甲状腺功能的筛查可以发现甲状腺功能亢进。

甲状腺功能亢进患儿用药物治疗：如丙基硫尿嘧啶，以减少甲状腺激素的产生。治疗只需持续几个月，因为母体来源并通过胎盘的抗体在婴儿血中只持续这么长的时间。

新生儿败血症

败血症是血中的细菌感染。

■ 患败血症的新生儿通常显得倦怠，喂养困难，常有低体温
■ 诊断是基于临床症状和血液中检测到的细菌。
■ 恢复以后的新生儿没有长期预后问题。

■ 治疗方案包括应用抗生素，静脉补液，有时候需要呼吸机支持治疗和升压药物。

由于早产儿的免疫系统不成熟，他们比足月儿更容易患早发型和迟发型败血症。早产儿还缺乏某些抵抗特殊细菌的抗体；这些抗体通常在妊娠晚期从母体通过胎盘进入胎儿体内。

另一个败血症的危险因素和原因是败血症是否发生于出生的前几天（早发型败血症）还是出生 7 天甚至以后（迟发型败血症）。

早发性败血症：危险因素包括以下几点：
■ 早产儿拖延了包裹胎儿的羊水膜的破裂。
■ 母体感染
■ 母体中 B 型链球菌的存在

如果包裹胎儿的羊水破裂发生在生产 18 个小时之后，或者是母亲有传染病（尤其是尿路感染或者是子宫内膜感染），败血症发生的风险会显著增加。

出生时引起新生儿败血症最常见的细菌是大肠杆菌和 B 型链球菌，而这些细菌在经过产道时就会感染新生儿。B 型链球菌是产生的早发型败血症的原因，直到十年前，对怀孕母亲的 B 型链球菌扫描成为产前护理的基本项目。如果扫描到 B 型链球菌，母亲将会在分娩时接种抗体。婴儿如果从阴道生产，出生后立刻接种抗体。

迟发型败血症：重要的危险因素包括以下几点：
■ 在动脉静脉中长期使用导管
■ 在鼻子或嘴中插入呼吸管，使用呼吸机帮助呼吸。
■ 长期住院治疗。

迟发型败血症的发生往往是不干净的手或环境中获得，并且会由不同的微生物产生。

症状和诊断

患败血症的新生儿通常显得倦怠，喂养困难，常有低体温。其他症状包括呼吸暂停、发热、苍白、皮肤循环不好以及肢端冰凉、腹胀、呕吐、腹泻、抽搐、神经过敏和黄疸。诊断是由症状和全血细胞计数得到的。明确的诊断是由新生儿血培养中细菌的种类得到的。

败血症最严重的并发症之一是造成脑膜的感染（脑膜炎）。患脑膜炎的新生儿可表现为极度嗜睡、昏迷、惊厥或前囟隆起（颅骨间柔软的区域）。医生可以通过进行脑脊液检查（腰椎穿刺）并行培养来排除或诊断脑膜炎。

预后和治疗

败血症是早产儿生后第一周主要的致死原因。败血症治愈之后不应有长期问题。并发脑膜炎的患儿，以后可能发生脑发育迟缓、脑瘫、惊厥或听力丧失。

在等待血培养结果时，对疑诊败血症的患儿静脉输注抗生素。一旦明确了微生物的种类，就可以调整抗生素治疗。除抗生素治疗外，还需要其他治疗，如使用呼吸机、静脉补液以及维持血压和良好的循环。

新生儿的一些感染

感染	感染方式	症　状	治疗/预防
结膜炎	妊娠或生产时细菌(最常见为衣原体和淋球菌)在胎膜破裂后感染胎儿	致病菌为衣原体时,通常生后 5 至 12 天出现结膜炎,但有时 6 周后发病,眼睛有水样分泌物,含有越来越多的脓液;致病菌为淋球菌时,生后 2 至 3 天发病,有时 7 天后有症状,表现为眼睛脓性分泌物,如果不进行治疗,可能会导致失明	致病菌为衣原体时,用红霉素眼膏及口服红霉素治疗;致病菌为淋球菌时,用含多粘菌素、杆菌肽、红霉素或四环素的眼膏治疗。同时静脉给予抗生素如头孢曲松治疗
巨细胞病毒感染	该病毒被认为在妊娠或分娩时通过胎盘;生后通过含病毒的母乳或受污染的血液感染新生儿	大多数新生儿没有症状;约 10% 有出生早产、体重低、头围小、黄疸、皮肤小淤斑、肺和眼睛的炎症及肝脾肿大;新生儿出生后感染可有肝脾肿大、肝炎、血小板减低、白血细胞增高,或以上情况都存在。可能会出现听力下降,视力下降和智力减退	感染不能治愈;更昔洛韦可缓解症状;新生儿 1 岁内须反复进行听力检查
乙型肝炎	病毒通常在分娩或生产时胎膜破裂后感染胎儿	慢性肝脏感染(慢性肝炎或肝硬化),直到青少年时才出现症状	患病母亲所生的新生儿在生后 12h 同时给予乙肝疫苗及乙型肝炎免疫球蛋白
疱疹	病毒(单纯疱疹)通常在分娩或生产时胎膜破裂后感染胎儿	出现小的、包含有液体的水疱;感染可以播散,影响许多器官,如眼、肺、肝、脑及皮肤。其他症状包括呆滞、肌张力减退、呼吸困难、暂停呼吸(呼吸暂停)和癫痫发作	静脉给予抗病毒药物;眼部感染用三氟胸苷滴眼液治疗
人类免疫缺陷病毒(HIV)感染	该病毒是由母亲传染给胎儿的,在怀孕期间或分娩时或出生后通过母乳喂养	症状可以没有或特别严重(AIDS)。淋巴结可能肿大。感染可影响许多器官,如肝、脾、心、肾、脑和脊髓。症状也可以包括反复发作腹泻、体重不增加、侵入性细菌感染、病毒感染	使用抗逆转录病毒药物,建议专家会诊,加入临床路径。早期诊断和治疗很重要
人类乳突状瘤病毒	通常在分娩时感染新生儿	气道内生长的疣状物可以改变哭声;有时有呼吸困难,甚至产生明显气道梗阻;肺部感染也可能存在	手术切除疣状物;使用干扰素可减少感染复发。9 至 26 岁的女性应注射疫苗
风疹	病毒可在妊娠时通过胎盘(罕见,因为现已常规接种疫苗)感染;如果胎儿早期受累感染更严重	胎儿可在出生前就死亡或有出生缺陷或仅有听力丧失;新生儿出生体重低、颅内炎症、白内障、视网膜损害、心脏缺陷、肝脾肿大、淤斑、紫红色的皮肤损害、淋巴结肿大及肺炎	无特殊治疗;防止母亲妊娠前感染,所有孕妇妊娠前须接种疫苗;如果未接受免疫的孕妇妊娠早期密切接触感染者可注射免疫球蛋白以预防
梅毒	如果母亲妊娠时感染梅毒或以前未彻底治疗,细菌(苍白密螺旋体)就会在妊娠时通过胎盘	可发生死婴或早产。新生儿可能没有症状;生后头几个月婴儿手掌及足底可出现大量内有液体的水疱或扁平、赤褐色的皮疹,口鼻周围及尿布覆盖处出现肿块;新生儿生长欠佳,可能出现唇裂;鼻子流涕、流脓或流血;肝脾往往是肿大的,在极少数情况下,出现眼睛或脑部炎症、癫痫、脑膜炎,或智力低下,这些症状可能直到孩子 2 岁或以上才表现出来	出生前,母亲用青霉素治疗。生后如果仍然有感染,婴儿也应该用青霉素治疗
弓形虫	寄生虫(弓形虫)可穿过胎盘从母体中的胎儿在怀孕期间。如果在怀孕早期,感染更严重	胎儿可能生长迟缓和早产。新生儿可有一个小头、脑炎、黄疸、肝脾肿大,甚至累及心脏、肺或眼睛。皮疹可能发生	妊娠时妇女应避免接触猫;如果妊娠晚期服用乙胺嘧啶及磺胺药;有症状的新生儿用乙胺嘧啶、磺胺及甲酰四氢叶酸治疗;心肺或眼部炎症可用皮质类固醇治疗

出 生 缺 陷

出生缺陷也称先天异常,指孩子出生前就发生的身体异常,通常在出生时或 1 岁时就明显显现。

- 许多出生缺陷的原因不明,感染、基因遗传以及环境因素都会增加其发生风险。
- 诊断依据包括母亲的危险因素,以及超声、血常规、羊膜穿刺和绒毛样本等。
- 孕期好的营养支持,远离射线,避免使用酒精、特定药品可避免出生缺陷。
- 手术及药物治疗可纠正一些出生缺陷。

出生缺陷可累及身体任何部分、任何器官。某些出生缺陷比另一些更常见。在美国出生缺陷是导致婴儿死亡的首要原因。5 岁内所有婴儿中,约 7.5% 有明显的出生缺陷,虽然其中许多是轻微的。约 3% ~4% 的新生儿有明显的出生缺陷。在一个婴儿身上可以同时发生多种出生缺陷。

原因及危险因素

受精卵发育成人体中成百万种细胞的过程非常复杂,所以出生缺陷相当普遍。大多数引起出生缺陷的原因还不清楚,某些基因和环境因素造成的出生缺陷逐渐增多。这些因素包括放射线、某些药物(如用来治疗痤疮的异维 A 酸)、酒精、营养不足、母亲的某些感染、损伤和遗传疾患。有些危险因素是可以避免的,但即使孕妇遵守健康生活习惯,有些危险因素也不可避免。

暴露于有害物质(致畸剂):致畸剂是任何可以引起或增加出生缺陷的物质。射线(包括 X 线)、某些药物和毒素(包括酒精)是致畸剂。大多数曾暴露于这些致畸剂的孕妇娩出的新生儿没有畸形。出生缺陷是否发生与孕妇暴露于致畸剂的时间、量的多少及时间长短有关。暴露时致畸剂最常影响正在发育的胎儿器官。例如,当脑的某部分发育时暴露于致畸剂,就比之前或之后暴露更容易引起脑的缺陷。实际上,妇女在知道她怀孕前某些出生缺陷就已经发生了。

营养:胎儿健康与孕妇膳食营养有较大关系。例如,膳食中叶酸不足增加了胎儿发生脊柱裂、脑或脊髓畸形即神经管缺损的几率。母亲肥胖也增加了神经管缺损发生的危险。

遗传及染色体因素:染色体和基因可以异常。这些畸形是可以从父母遗传的,有些有症状,有些只是携带者。但是,许多出生缺陷似乎是由儿童基因随机、不能解释的改变引起的。大多数遗传因素引起的出生缺陷表现为身体多个部位的明显的畸形。

感染:孕妇的某些感染可以造成出生缺陷。感染是否引起出生缺陷与胎儿的年龄有关。最常引起的出生缺陷的有巨细胞病毒、疱疹病毒、细小病毒(第五病)、风疹(德国麻疹)、水痘、弓形虫(可在猫间传播)及梅毒。妇女可以有感染而自己不知道,因为这些感染在成人的症状很少或没有症状。

其他出生缺陷

主要系统	出生缺陷	表现	治疗
心脏	左心发育不全综合征	左心未发育,不能泵血来满足身体需要	分离手术重建左心室
消化道	脐膨出和腹裂	腹壁肌肉分离或软弱,使腹腔内器官突出体外	行手术关闭腹腔
肌肉骨骼	肢体缺如	肢体未形成或在子宫内"截肢"	假肢和功能康复
		腹壁肌肉缺如或薄弱,使腹腔内器官突出体外	
	切腹综合征		外科手术关闭腹腔
神经系统	脑积水	脑组织消失被液体囊代替	脑室分流可以降低压力
	假脑穿通畸形	严重的脑穿通畸形脑组织几乎无存	无法治疗
生殖系统	无睾畸形(双侧无睾丸;睾丸退化)	双侧睾丸出生缺如	青春期前开始补充男性激素(睾丸素)
眼睛	先天性青光眼	出生时就有青光眼,双侧眼压增高,眼球增大,外观扭曲	出生后尽早手术,手术前坚持用眼药水,如果不治疗可导致失明
	先天性白内障	出生时就有眼角膜白内障(雾状区域);通常视力受损	尽早手术去除白内障是恢复正常视力的最好方法

诊断

　　妊娠期间,医师需要评估一个妇女娩出出生缺陷儿的危险性大小。年龄超过 35 岁、曾娩出有染色体畸形、出生缺陷或死因不明婴儿的妇女危险较大。这些妇女需要进行特殊检查,了解胎儿是否正常。

　　出生前超声检查经常可以发现特殊的出生缺陷。有时血液检查也有用,例如,母亲血中 α-甲胎蛋白水平增高提示脑或脊髓的缺陷。羊水诊断或绒膜绒毛检查对证实诊断是必需的。越来越多的出生缺陷在胎儿娩出前就能诊断。

心　脏　缺　陷

■ 一些心脏缺陷是由心室壁或血管形成异常造成的。

胎儿正常循环

　　流经胎儿心脏的血流与儿童和成人不同。儿童和成人,血流从肺中汲取氧气。但胎儿进入心脏的血流已经富含氧气,是由母亲的胎盘供应的。只有少量的血液流经肺部(不含空气)。其余的血液通过两个结构流经肺:卵圆孔,左右心房之间的孔;动脉导管,即连接肺动脉和主动脉之间的血管。通常这两个结构会在出生后很快闭合。

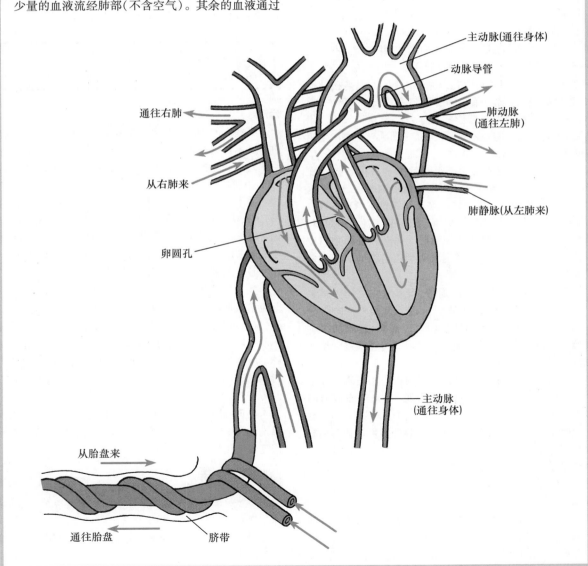

主动脉(通往身体)
动脉导管
肺动脉(通往左肺)
肺静脉(从左肺来)
通往右肺
从右肺来
卵圆孔
主动脉(通往身体)
从胎盘来
通往胎盘
脐带

- 缺陷症状包括呼吸困难、皮肤发绀、发育不良、活动时异常或心衰。
- 超声可以辅助诊断几乎所有的心脏缺陷。
- 治疗手段包括:严重缺陷者行心脏开放手术,使用球囊来扩张瓣膜或血管,或者使用前列腺素药物等。

约 120 个婴儿中有 1 个出生时即有心脏缺陷。有些很严重,但许多是轻微的。缺陷包括心脏壁或瓣膜结构异常,或出入心脏的血管异常。

胎儿与儿童和成人的血流循环不同,在儿童和成人,所有的回流入心脏的血流(静脉血)经右心房、右心室到肺动脉,然后到肺。在肺部,血液从肺泡内气体回收氧气并释放二氧化碳后流入左心房、左心室,血流(动脉血)经主动脉泵出到全身各部分。由于胎儿在出生前不会呼吸,胎儿会通过胎盘从母亲的血液中获得氧气,只有很少一部分血液通过肺。因此胎儿的心肺血循环通路是与成人和儿童不同的。

出生前,多数静脉血经肺流向右心,并在卵圆孔和动脉导管两处与动脉血混合。卵圆孔是左右心房(心脏上部接受血液的腔室)间的孔,动脉导管是一根连接肺动脉和主动脉的血管。胎儿的静脉血和动脉血都含有氧气,混合的动静脉血不会影响身体各部分获得氧气。出生后,混合血的氧含量不足,卵圆孔和动脉导管在出生后几天到几周内就正常关闭了。

异常的心脏构造改变了正常的肺和身体各处的血流,比如分流、心脏瓣膜病或者阻塞血流的血管。

分流可以造成乏氧血液与泵至组织的富氧血液混合(右向左分流)。流进体循环的乏氧血液(蓝色的)越多,身体就越青紫,尤其是皮肤和嘴唇。许多心脏缺陷以皮肤青紫(即发绀)为特征;发绀表明到达组织的血液含氧不足,而组织需氧。

分流还可以混合富氧的血液,富氧血在高压下被泵出,与乏氧血一道被泵进肺动脉进入肺脏(左向右分流)。这样就减少了体循环中的富氧血量,又增加了肺动脉的压力。高压会损害肺动脉和肺。分流最终导致体循环血量不足(心力衰竭)。

心力衰竭时,血流通常潴留在肺部,心力衰竭可发生于心肌收缩力弱时(如儿童先天心肌衰弱)或血液流向全身受阻时。

阻塞可以在心脏瓣膜或流出血管处发生。肺动脉瓣狭窄或肺动脉本身狭窄会阻碍血液流入肺。主动脉瓣狭窄或主动脉本身狭窄(主动脉缩窄)会阻碍血液流入主动脉至体循环。

临床表现与诊断

通常心脏缺陷症状少或没有症状,甚至小孩查体时都不能被检查出来。一些轻微缺损只在以后出现症状。许多心脏缺损在儿童时期就会出现症状。由于正常的生长、发育和活动需要富氧血液,有心脏缺损的婴儿和儿童可有生长落后或体重增加缓慢。剧烈活动受限。许多严重病例有发绀,呼吸或喂养困难。心脏内的异常血流通常会产生异常的声音(杂音),可以用听诊器听到;但是,儿童期发生的心脏杂音大多数并非是由心脏缺损引起的,也不提示任何问题。心力衰竭时心脏搏动快速,经常造成体液在肺或肝脏积聚。一些先天性心脏缺陷(如房缺、卵圆孔未闭),增加了血凝块形成的危险,会堵塞脑动脉,导致中风。

许多心脏缺损可以在出生前用超生诊断出来。出生后,当出现症状或听到特定的心脏杂音时就要怀疑有无心脏缺损。

诊断儿童心脏缺陷所使用的技术与成人一样。医师在询问了家长病史、查体、做心电图和胸片检查后能够做出诊断。超声心动图可用来诊断绝大多数缺损。心导管检查经常能显示超声心动图不能查出的小异常,或者能进一步显示异常的细节。

 你知道吗……
120 个孩子中有一个出生有心脏缺陷。

治疗

有些大的心脏缺损可以用开胸手术有效纠正。何时进行手术由缺损的类型、症状及严重程度决定。例如,将手术延迟到小孩大一点再做可能更好。但是,如果症状严重,可尽早手术以有效缓解症状。

手术可以经手臂或腿上的血管插入一根细的管子(导管)进入狭窄的部位,充盈导管上的球囊来扩张狭窄部位,通常用于瓣膜(称为球囊瓣膜成形术)或血管(称为球囊血管成形术)。这些球囊手术使小孩不必接受全麻和开胸手术。但是,球囊手术通常不像开胸手术一样有效。

如果主动脉和肺动脉被严重阻塞,需要行一个暂时分流术来保证足够的血流量。可以用导管球囊构建一个分流口(如在左右心房之间行球囊房隔造口术);或者给予前列腺素 E_1(前列地尔)使动脉导管保持开放,形成主肺动脉间的血流分流。在罕见病例,当无其他有效治疗时,可进行心脏移植,但是供体心脏缺乏限制了这一疗法的可行性。

严重心脏缺损的小儿发生威胁生命的心脏瓣膜细菌感染(心内膜炎)的危险增大。在某些手术或操作前他们需要使用抗生素。

动脉导管未闭

动脉导管未闭是指连接肺动脉和主动脉的血管(动脉导管)未能像正常一样生后短期内即闭合。

- 当出生时连接肺动脉和主动脉的血管未闭合即发生动脉导管未闭。
- 通常无症状。

- 心脏杂音利于诊断。
- 如果吲哚美辛不能使缺陷闭合,则需手术闭合。

左向右分流会造成肺额外增加的血流,肺内的压力会损伤肺组织。早产儿易发生动脉导管未闭及肺损伤。

该缺损临床症状不明显。当出现症状时,通常表现为呼吸困难或发绀,可以在出生时就表现出来或出生后

几周都没有症状。当婴儿缺乏症状时,医师听到心脏杂音会高度怀疑该缺损。

吲哚美辛,是一种可以抑制前列腺素产生的药物,可以使80%婴儿的动脉导管关闭。生后10天内给予吲哚美辛最有效,并且早产儿比足月儿作用更明显。如果给予几剂吲哚美辛之后缺损都未关闭,就需要手术结扎。

动脉导管未闭:关闭失败

动脉导管是连接肺动脉和主动脉的一根血管。在胎儿,它使血液分流绕过肺。胎儿不用呼吸空气,因此血液不必流经肺进行氧合。出生后,血液需要在肺内氧合,动脉导管正常时很快闭合,通常在生后

几天到2周完成。动脉导管未闭时连接存在,使一部分氧合过的、供应体循环的血液再回流进肺里。结果,肺内的血管负荷过重,而体循环内氧合血液不足。

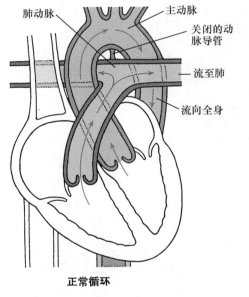

肺动脉 主动脉
关闭的动脉导管
流至肺
流向全身

正常循环

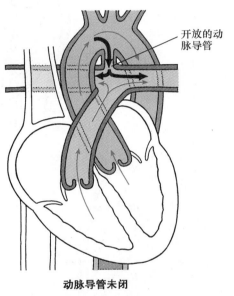

开放的动脉导管

动脉导管未闭

房间隔及室间隔缺损

房间隔及室间隔缺损是指心脏左右间隔的缺损。
- 婴儿出生前心脏缺损未闭合则形成间隔缺损。
- 许多缺损很小,无症状,不予治疗也可自行闭合。
- 诊断常基于缺损症状和超声心动图。
- 大的间隔缺损则需手术治疗。

房间隔缺损位于心脏上分接收血液的腔室(心房)间。室间隔缺损位于下分泵出血液的腔室(心室)间。这些开口通常引起左向右分流。许多房间隔缺损会自行关闭,尤其是在出生后第一年内;许多室间隔缺损会在出生后2年内关闭。

有房间隔缺损的多数婴儿及儿童缺乏症状,但无症状的间隔缺损患儿每年应做超声心动检查。严重

的病例会出现心脏杂音、倦怠及呼吸困难。极少数房间隔缺损病例首发症状为脑卒中。房间隔缺损引起的症状随着患儿年龄增长而增多。例如,中年时可发生心力衰竭。

室间隔缺损从较小的缺口到较大的缺口都有,前者有心脏杂音但是没有症状,并且通常能自行闭合,后者会使婴儿产生症状。通常显著的室间隔缺损比房间隔缺损造成的症状更严重,因为前者分流血量更大。肺感染和心衰复发可导致病情加重。由于肺发育的方式,生后6周内血流增加。杂音通常会变响,呼吸增快、多汗及喂养困难等症状恶化,而超声可确定诊断。室间隔缺损引起的轻微症状可以用利尿剂(如呋塞米)或降低体循环血流族里的药物(如卡托普利)治疗。如果房间隔和室间隔缺损较大或引起症状,通常用手术来关闭。

间隔缺损:心脏间隔上的缺口

间隔缺损是将心脏分为左右两半的心脏壁(间隔)上的缺口。房间隔缺损位于心脏上分腔室(心房)。室间隔缺损位于心脏下分腔室(心室)。两种

类型中,部分供应体循环的氧合血液循环短路;再次回流到肺里,而不是泵进身体的其他部分。

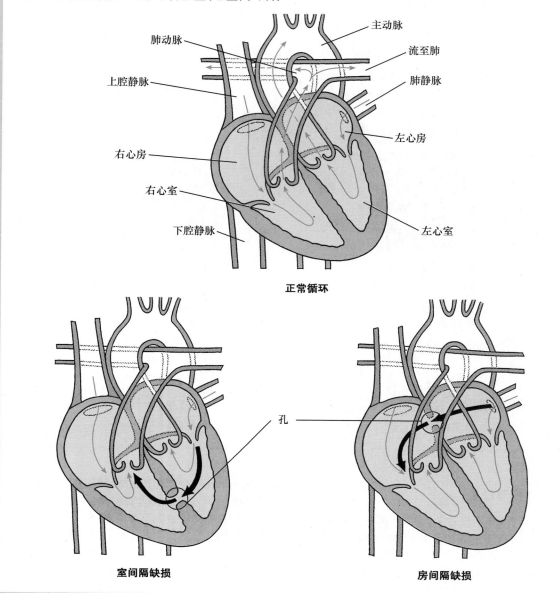

正常循环

室间隔缺损

房间隔缺损

法洛四联症

法洛四联症是四种特殊的心脏缺损的组合。

- 法洛四联症包括四种心脏缺陷,可导致循环血乏氧。
- 症状包括轻度到中度的发绀,生命危险,心脏杂音。
- 诊断基于超声心动图的结果。

- 需手术纠正缺陷。

这些心脏缺损包括大的室间隔缺损、让乏氧血液直接从右心室流入主动脉的主动脉骑跨(造成右向左分流)、肺动脉狭窄(右心流出道狭窄)以及右心室肥厚。

法洛四联症患儿的右室流出道狭窄限制了流入肺内

的血流。血流受限造成右心室里的乏氧血液通过室间隔缺损进入左心室,流入主动脉(右向左分流)。最主要的症状是轻到重度的发绀。一些婴儿可出现威胁生命的发作(重度发绀或脑缺氧发作出现昏厥、抽搐),此时随着活动如哭闹或肠道运动增加,发绀突然加重。婴儿呼吸非常急促,可能会意识丧失。法洛四联症患儿通常有心脏杂音。超声心动图可确诊。

当患儿重度发绀发作时,吸氧、吗啡和 β 阻滞剂(如普萘洛尔)可以缓解症状。当患儿的双膝贴近胸部(膝胸位),呼吸更顺畅。静脉补液或给药如去氧肾上腺素有帮助,这两者都增加了体循环阻力。可以使用普萘洛尔来防止矫正术前类似发作。法洛四联症患儿若合并完全的右心流出道(肺动脉)阻塞,依赖动脉导管生存,可以给予前列腺素类诸如前列地尔使其动脉导管开放来维持生命。

法洛四联症患儿最终需要手术治疗。如果患儿症状少,手术可延迟至婴儿后期进行。但是如症状经常发作或很严重,应尽快手术。为了在心脏手术前维持肺血流充盈,一些医生使用创伤性小的手段如球囊扩张器,即用尖端带套囊的长导管经静脉进入心脏。在瓣膜处进行球囊充气,以扩张开口。进行矫正手术时,关闭室缺,扩宽右室流出道及狭窄的肺动脉瓣,以及结扎主动脉间的任何异常连接。

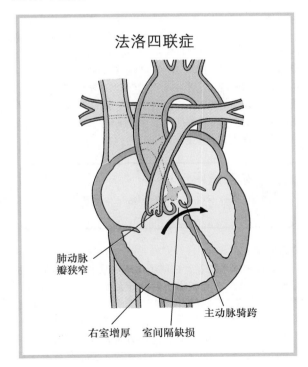

法洛四联症

肺动脉瓣狭窄

右室增厚　　室间隔缺损

主动脉骑跨

大动脉错位

大动脉错位即主动脉和肺动脉与心脏正常的连接颠倒。

- 肺动脉和主动脉颠倒,会引起乏氧血进入体循环,氧合血液在心脏和肺之间循环,而不进入体循环。
- 出生即症状明显,呼吸困难并发严重的发绀。
- 诊断基于体格检查、胸片检查、心电图和超声心动图。
- 出生几周内即行手术治疗。

体循环的乏氧血液回流入右心房进入右心室,然后流入主动脉至体循环,绕过了双肺。氧合血液在心脏和肺之间循环(从肺流入肺静脉,回流至左心房及左心室,再进入肺动脉),而不进入体循环。缺乏氧气,人不能存活。但是,有这种缺陷的婴儿生后能短暂存活,因为卵圆孔(左右心房间的开口)和动脉导管(连接肺动脉和主动脉的血管)出生时仍然是开放的。这些开口使富氧血液与乏氧血液混合在一起,有时能够给身体提供足够的氧气使患儿存活。大动脉转位经常伴有室间隔缺损。

大动脉转位通常一出生就会导致严重的发绀和呼吸困难。医师通过体格检查、X 线片、心电图和超声心动图来确诊。通常生后几天内就进行手术,将主动脉和肺动脉分别跟左、右心室连接起来,在主动脉的位置被纠正后在主动脉上重建心脏的冠状动脉。给予患儿前列地尔或行球囊房间隔造口术可以分流血液,使患儿存活直至手术进行。

主动脉瓣狭窄

主动脉瓣狭窄是指允许血液从左心室流入主动脉进入体循环的瓣膜狭窄。

- 这一缺陷使心脏很难将血液泵到身体其他部位。
- 许多儿童唯一的症状是心脏杂音,但也有儿童出现疲乏,胸痛和呼吸短促。
- 诊断基于心脏杂音和其他症状。
- 需要手术替换或扩张瓣膜。

为了迫使血液通过狭窄的主动脉瓣,左心室必须在很高的压力下泵血。有时,射出的氧合血液不足以满足身体的需要。

大多数有主动脉狭窄的患儿除了有心脏杂音以外,无其他症状。在一些年长的患儿,出现倦怠、胸痛、呼吸短促或晕厥。在青少年,严重的主动脉狭窄可以导致突然死亡,可能是由于心律不齐引起心脏冠状动脉供血减少所致。有些患主动脉瓣狭窄的婴儿表现为易激惹、苍白、低血压、出汗、心率快以及严重的呼吸短促。

如果发现特征性的杂音或小儿出现了症状,医师就会疑诊主动脉狭窄。心导管检查可了解狭窄的严重度。

对狭窄或症状严重的较大的患儿,必须更换或扩张主动脉瓣。通常手术打开瓣膜(即球囊瓣膜切开术)或用人造瓣膜替代。使用人造瓣膜的小儿必须服用抗凝药物,如华法林,以防止血液凝块形成。有心力衰竭的婴儿必须急诊处理,通常包括使用药物和急诊手术或行球囊瓣膜切开术。

肺动脉瓣狭窄

肺动脉瓣狭窄是肺动脉瓣开口的缩小,该瓣膜开放时让血液自右心室流入肺内。

- 右心室和肺动脉之间的瓣膜发生狭窄。
- 许多儿童唯一的症状是心脏杂音,但心衰和发绀也有可能发生。
- 诊断基于症状和超声心动图。
- 有时需要球囊扩张术来打开瓣膜或手术重建瓣膜。

大多数患肺动脉瓣狭窄的小儿,瓣膜为轻到中度狭窄,使右心室泵血困难,必须在较高的压力下才能迫使血液通过瓣膜。严重狭窄增加了右心室的压力,几乎阻止了血液流入肺内。当右心室内的压力变得极高时,乏氧血液被迫进入异常的通路(通常是心房壁的开口,即房间隔缺损)而不是进入肺动脉造成右向左分流。

大多数肺动脉瓣狭窄除了心脏杂音外,没有其他症状,但可能发生严重的发绀或心力衰竭。中度症状,如呼吸困难、倦怠会随着孩子的年龄增长表现出来,超声心动可以明确诊断,但有时需要进行心导管检查来评估狭窄的严重程度。如果瓣膜中度狭窄,可用球囊瓣膜形成术来扩张。如果瓣膜形状建立不好,可用手术重塑。

新生儿期有发绀的严重患儿可以用前列腺素(如前列地尔)治疗,后者能够使动脉导管开放,直至外科可以构建通路来开放肺动脉瓣。这些患儿中的一些长大后需要再次手术。

主动脉缩窄

主动脉缩窄是主动脉的缩小,位置通常在动脉导管与主动脉连接外之前。

- 主动脉狭窄会引起下半身的血流量减少。
- 许多婴儿无症状或有心脏杂音,或者出现上下肢的脉压。
- 诊断基于症状、胸片X线和超声心动图。
- 可予以手术治疗,必要时给予药物治疗。

缩窄减少了供应下半身的血流,所以腿部的血压低于正常,而手臂的血压却高于正常。主动脉狭窄会造成严重而难治的高血压。缩窄会产生心脏杂音。如果不治疗,缩窄最终过度劳损,使心脏长大,引起心力衰竭,还可发生高血压。容易发生主动脉破裂、细菌性心内膜炎及脑出血。患儿常伴有其他心脏缺损,如主动脉瓣狭窄或房间隔缺损或室间隔缺损。

大多数轻度或中度缩窄不会引起症状。缩窄患儿偶尔由于手臂高血压出现头痛或鼻衄,或者因为腿部血氧不足活动时出现腿部疼痛。

婴儿期就有严重缩窄时,血液通过主动脉与肺动脉的连接处,即动脉导管,流入主动脉下部(绕过狭窄处)。通常症状直到动脉导管关闭后才会产生,即新生儿出生后几天或2周以后。动脉导管关闭以后,通过动脉导管的血液供应消失,造成供应下半身的血液突然完全减少,可导致突然的、灾难性的心力衰竭和低血压。

体格检查时,当医师发现心脏杂音或上下肢脉搏、血压不一致后通常会怀疑是否存在缩窄。X线片、心电图和超声心动图可确诊。

尚未引起严重症状的缩窄应该在儿童早期手术治疗,通常是小孩3~5岁时。有严重缩窄症状的婴儿需要急诊处理,包括给予前列地尔使动脉导管重新开放、使用加强心脏泵血功能的其他药物以及急诊手术扩张狭窄的部位。有些接受过急诊手术的婴儿以后还需要再次手术治疗。有时医师用球囊血管成形术代替手术来缓解缩窄症状。

泌尿道缺陷

- 缺陷可发生于肾脏、输尿管、膀胱和尿道。
- 很多泌尿系统发育缺陷不出现症状。但还有一些会引起血尿、尿道感染或肾结石。
- 用于诊断泌尿道异常的技术包括体格检查、超声、计算机断层扫描(CT)、核素检查、静脉尿路造影术以及膀胱镜检查。
- 如果出现症状或导致双肾压力增高,则需手术治疗。

肾脏及泌尿系统比身体其他系统更常发生出生缺陷。缺陷可发生于双肾、输尿管、膀胱以及将尿液从膀胱出体外的导管(尿道)。任何可阻塞或减缓尿流的缺陷都会导致尿液滞留,后者可引起感染或导致肾脏结石形成。阻塞还引起尿压增高,会引起尿液从膀胱反流回肾脏(逆流),进一步将损害肾脏和输尿管。而反流和频发感染合并发生尤其会损伤肾脏。

你知道吗……

肾脏及泌尿系统比身体其他系统更常发生出生缺陷。

临床表现

很多泌尿系统发育缺陷不出现症状。而有些缺陷如肾脏发育异常,在轻微损伤后会导致血尿。缺陷引起的感染可以在泌尿系统的任何部位发生并引起症状。阻塞可造成肾脏损害,但是通常只有当肾脏功能损害严重时才出现症状。然后,可发生肾脏功能衰竭。肾脏结石可以在肋骨与臀部或腹股沟之间(腰部)造成严重的交通或者引起血尿。

诊断与治疗

用于诊断泌尿道异常的技术包括体格检查、超声、计算机断层扫描(CT)、核素检查、静脉尿路造影术以及较少用的膀胱镜检查。那些出现症状或导致双肾压力增高的缺陷通常需要手术治疗。

肾脏及输尿管缺陷

有一些缺陷可导致肾脏发育异常。肾脏可能在错误的地方(异位)、错误的位置(旋转不良)、双肾连在一起(马蹄肾)或缺如(发育不全)。Potter 综合征中双肾缺如,可以致死。肾脏组织也可能发育异常。例如,一个肾脏中含有许多囊(装满液体的囊),就像多囊肾病。如果畸形阻塞了尿流,受累肾脏就会肿大而被医生检查到。

许多累积肾脏的出生缺陷不表现出症状,甚至永远不会察觉。有一些缺陷影响了肾脏功能,导致肾脏衰竭,需要透析或行肾移植治疗。

连接肾脏和膀胱的导管(输尿管)的畸形包括额外输尿管的形成、输尿管异位、输尿管狭窄或扩张。狭窄的输尿管妨碍了尿液从肾脏正常地流入膀胱。

膀胱及尿道缺陷

膀胱发育上未完全闭合时,导致开口与腹壁表面(膀胱外翻)。膀胱壁可能向外生长(憩室),使尿液潴留,有时会导致尿道感染。膀胱的出口(膀胱至尿道的通路)狭窄,导致膀胱排空不完全;这样,尿流就可能细小。

尿道可以异常或完全缺如。后尿道瓣膜处的异常组织可阻塞尿流(通常是部分的)从膀胱流出。受累婴儿尿流细小,易患尿道感染,可能导致广泛的血行感染(败血症),体重不能正常增加或患贫血。不严重的缺陷可以直到儿童期才有症状。在这种情况下,出现的症状也是轻微的。必须在婴儿时期做手术解除阻塞。

男孩尿道的开口位置可能异常,如在阴茎下方(尿道下裂)。有尿道下裂的男孩,阴茎可以向下弯曲(阴茎痛性勃起)。尿道下裂的阴茎痛性勃起都可以手术治疗。有些男孩阴茎中的尿道可能开放而不是闭合管道,即尿道上裂。另外,无论男孩和女孩,狭窄的尿道都可以阻塞尿流。

生殖器缺陷

- 外生殖器官(阴茎、睾丸或阴蒂)的缺陷通常是出生前血中性激素水平异常导致的。
- 小孩出生时生殖器可能不能清楚判定是男性还是女性(模糊生殖器或雌雄间体状态)。
- 要对有模糊生殖器的小儿作出诊断需要进行体格检查,分析血中染色体,激素水平。
- 性别确定后,可采用手术治疗,激素治疗或联合治疗。

外生殖器官(阴茎、睾丸或阴蒂)的缺陷通常是出生前血中性激素水平异常导致的。先天性肾上腺增生(一种代谢性疾病)和染色体异常,常引起生殖系统缺陷。

小孩出生时,凭生殖器可能不能清楚判定是男性还是女性(模糊生殖器或雌雄间体状态)。大多数具有模糊生殖器的小孩是假两性畸形-即他们具有模糊的外生殖器,但是只有卵巢或睾丸(而不是两者都有)。假两性畸形在基因水平上是男性或女性。

要对有模糊生殖器的小儿作出诊断需要进行体格检查、分析血中染色体(XY 是男性,而 XX 是女性)、激素水平(垂体激素和男性性激素或雄激素,如睾酮)。盆腔 X 线片和超声检查有助于确认内生殖器官。用睾酮治疗可以使阴茎长大,使得男性性别的确定更现实。

大多数专家认为必须尽快给患儿确定性别,否则父母跟孩子的关系会变得更困难,孩子对性别的确认会产生疑惑。辨别模糊生殖器小儿的性别主要依据一些因素,包括胎儿睾酮含量、潜在性功能(如婴儿勃起组织含量)生殖的可能性。环境和心理因素,如父母对其性别的看法,也会影响性别的确定。以后可以做手术纠正模糊的生殖器,尤其是在缺陷复杂的时候,导致假两性畸形潜在的疾病也应该同时治疗。

男性生殖器缺陷

男性和女性的性器官来源于胚胎的同一组织。出生前,当高水平的睾酮作用于胚胎时(正常男性胎儿),生殖器如阴茎,阴囊,尿道即可产生。低水平睾酮或睾酮缺如会形成阴蒂、大阴唇、阴道和尿道。中等水平的睾酮就会形成模糊生殖器。

男性可以有异常小的阴茎(小阴茎)和停留在腹腔中未降入阴囊的睾丸(隐睾症)。女性则形成肥大的阴蒂和融合的阴唇。这两种生殖器的表型很相似。

男性假两性畸形(少于 46,XY 雌雄间性),导致基因学上的男性表现为女性外貌,但有隐睾。假两性畸形由于胎儿时雄性激素缺乏引起,或自身组织对雄激素无反应,或暴露于雌激素,或染色体异常。

患儿发育过程中,男性体内的雄激素大多由睾丸产生。睾丸缺如或发育不全可以致雄激素缺乏。儿童期雄激素缺乏引起性发育不全。受累的男孩声音音调高,跟同龄人相比肌肉发育欠佳。阴茎、睾丸和阴囊发育不全。趾骨和腋下的毛发稀疏,手臂和大腿异常的长。

雄激素缺乏可以用睾酮治疗。通常通过注射或经皮给予睾酮。注射和皮肤应用睾酮比口服引起的不良作用少。睾酮可以促进生长、性发育以及生育。

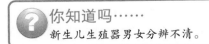

你知道吗……

新生儿生殖器男女分辨不清。

女性生殖器缺陷

女性假两性畸形（也称作男性化）是暴露于高水平的雄激素造成的。最常见的原因是肾上腺增大（先天性肾上腺增生），产生了过多的雄激素，而由于酶的缺乏，雄激素不能像在正常女性体内一样被转变成女性激素。有时，男性激素从母亲的血中进入胎盘，例如，母亲可能接受了诸如孕酮一类的药物来防止流产（一些孕酮由胎盘转化为男性睾酮），或者她有产生激素的肿瘤，虽然后者极其少见。

女性假两性畸形有女性内生殖器官，但是阴蒂肥大，很像一个小阴茎。

如果小儿被确定为女性性别，需要手术塑造女性生殖器。手术包括缩小阴蒂、重塑或修补阴道（阴道成形术）以及修复尿道。

先天性肾上腺增生可以威胁生命，因为它可能导致血中电解质（钠和钾）严重紊乱。血液化验可以诊断，治疗用皮质类固醇。

消化道缺陷

- 消化道器官未完全发育或位置异常，导致阻塞或消化道的肌肉神经缺陷。
- 症状包括腹部绞痛、腹胀和呕吐。
- 诊断通常基于 X 线摄片。
- 通常需要手术治疗。

出生缺陷可以在消化道任何地方发生——食管、胃、小肠、大肠、直肠或肛门。在许多病例，消化道器官未完全发育或位置异常经常导致狭窄或阻塞（梗阻）。围绕腹腔的内部或外部肌肉可以薄弱或产生开口。支配肠道的神经也可以未发育（Hirschsprung 病，先天性巨结肠）。

肠道、直肠或肛门发生的阻塞（梗阻）可能引起有规律的腹部绞痛、腹胀及呕吐。

大多数消化道畸形需要手术治疗，通过手术可以解除梗阻；腹腔肌肉的软弱或开口需缝合关闭。

食管闭锁及食管气管瘘

食管闭锁时，食管变窄或形成一个盲端。许多食管闭锁的新生儿在食管和气管之间存在异常的连接（食管气管瘘）。

正常情况下，食管是一个长的管状器官，连接口与胃。食管闭锁时，食管狭窄或形成盲端，食物被延缓或阻止从食管进入胃内。大多数有食管闭锁的新生儿还并发食管气管瘘，食管（狭窄以下）与气管间的一个异常通路。咽下的食物和唾液经过瘘管进入肺内，导致咳嗽、窒息、呼吸困难以及肺炎。肺内的食物或液体会影响血液氧合，使皮肤呈青紫。有食管闭锁的新生儿典型表现是吞咽以后出现咳嗽并流涎。许多食管闭锁及食管气管瘘患儿还有其他畸形，如心脏缺损。

探查食管阻塞，可以插一根管子进入食管并行 X 线片检查。

首要的治疗是限制经口喂养，并且插管进食管上分持续吸去唾液，使其不进入肺内。患儿用静脉营养。需要尽快做手术在食管与胃之间建立正常的通道，并且关闭食管和气管内的瘘管。

肛门闭锁

肛门闭锁是肛门的发育上的狭窄或阻塞。

大多数肛门闭锁患儿在肛门与尿道、肛门与尿道间的区域（会阴）、阴道或膀胱间会发生某种类型异常连接（瘘管）。

肛门闭锁患儿生后不能正常解大便，最终会发生肠道阻塞。但是，医师在婴儿出生后，在症状产生之前第一次检查肛门时经常可以发现异常的存在。

利用 X 线检查，放射科医师可以发现瘘管。肛门闭锁通常需要立即手术关闭瘘管，建立排便通道。有时，需要行暂时结肠造口术（在腹部造一个口并将结肠与之连接起来，使大便流进腹壁上的一个塑料袋内）。

肠旋转不良

肠旋转不良（肠道旋转异常）是一个有潜在生命危险的缺陷，此时肠道未发育完全或发育异常。

旋转不良可造成肠道以后扭曲（肠扭转），阻断他们自己的血液供应。肠旋转不良患儿可突然出现症状，如呕吐、腹泻以及腹胀，这些症状也可逐渐消失。如果肠道中段的血供被完全切断（中肠扭转），就可出现突然而严重的疼痛及呕吐。常呕吐胆汁，呕吐物呈黄色、绿色或铁锈色，最终出现腹胀。腹部 X 线片可以帮助作出诊断。但是，只有将钡剂（一种 X 线片上可以显示的物质）灌入直肠后行 X 线检查，才可以看见扭转（钡灌肠）。

治疗包括静脉补液，通常几小时内行急诊手术。如果没有及时治疗，可以导致肠道组织坏死或者死亡。

胆道闭锁

胆道闭锁时，胆管被破坏（部分或完全的），胆汁不能到达肠道。

- 这一缺陷引起胆汁在肝脏内聚积，可以引起肝脏不可逆的损伤。
- 典型症状包括皮肤呈黄色（黄疸）、小便颜色加深、大便颜色变浅、肝脏肿大。
- 诊断基于血化验、超声、手术检查肝脏和胆管。
- 需手术建立新的胆管。

胆汁是一种由肝脏分泌的液体，可以带走肝脏的代谢产物并帮助清除小肠内的脂肪。

闭锁及瘘管：食管缺陷

食管闭锁时，食管变狭窄或形成盲端。它跟正常时不同，没有连接到胃。食管气管瘘是食管和气管（进入肺内）之间存在的异常通路。

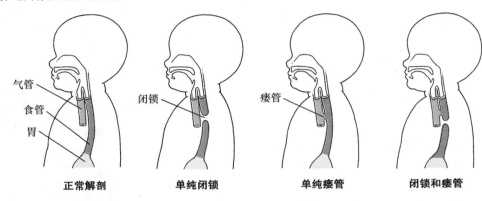

| 正常解剖 | 单纯闭锁 | 单纯瘘管 | 闭锁和瘘管 |

胆汁由肝脏内的胆管收集并将它送入肠道。胆道闭锁时，胆汁在肝脏内聚集，然后进入血液，使皮肤呈黄色（黄疸）。如果不治疗，在出生两个月时就开始发生进行性、不可逆转的肝脏瘢痕，被称作胆汁性肝硬化。

胆道闭锁患儿，小便颜色加深，大便颜色变浅，皮肤进行性黄染。这些症状和肿大的、坚硬的肝脏通常生后 2 周就会被首次发现。等婴儿 2 ~ 3 个月大时，出现生长迟缓、皮肤瘙痒、易激惹，腹壁静脉可见，脾脏肿大。

为了防止胆汁性肝硬化在生后 2 个月内就应该诊断出胆道闭锁。医师要进行一系列血液检查以作出诊断，超声检查也有帮助。如果检查后怀疑本病，就可行手术（包括对肝脏和胆道的检查及肝活检）进行诊断。

手术建立一条胆汁从肝脏流出的通路，最好是建立一条进入肠道的替代胆管，这类手术在 40% ~ 50% 的患儿是可行的。大多数有替代胆管的患儿可以过正常的生活。不能建立替代胆管的婴儿到 2 岁时通常需要进行肝移植。

膈疝

膈疝是膈肌有异常开口或软弱部位，使腹腔器官向胸腔内突出。

90% 的膈疝发生于身体左侧。胃肠曲甚至肝脏和脾脏都可以向疝内突出。如果疝很大，受累侧肺通常发育不完全，许多膈疝患儿还伴有心脏缺陷。

出生后，当新生儿啼哭及呼吸时，胸腔内的肠曲迅速充气，推挤心脏，压缩另一侧肺，造成严重的呼吸困难。胸片通常能够显示这个缺陷，出生前还可以用超声探查到缺陷。出生前诊断可使医师对该病治疗有所准备，需

要手术修复膈肌。有时需要给氧措施如气管插管和机械通气。

先天性巨结肠（Hirschsprung 病）

患 Hirschsprung 病时，结肠的一段缺乏控制肠道规律收缩的神经网络，会发生肠梗阻症状。

- 这一缺陷会影响大肠，因此不发生正常的肠蠕动。
- 典型症状包括新生儿胎便排出延迟和随后的呕吐、拒食、腹部肿块。
- 诊断基于直肠活检和直肠内测压。
- 需手术恢复食物通过肠道的正常通路。

结肠依赖于其肠壁中的神经网络协调进行有节律的收缩并将消化过的物质运送至肛门，废物经过肛门排出即为大便。患 Hirschsprung 病时，受累的一段结肠不能规律收缩。

出生时，胎儿应该排出深绿色的排泄物（胎便），胎便排出延迟要疑诊 Hirschsprung 病。

婴儿后期，Hirschsprung 病患儿可以有肠道梗阻的症状-呕吐胆汁、腹胀以及拒食。如果只有一小段肠道受累，患儿症状轻微，可能直到儿童期才被诊断。这些患儿大便可呈带状，伴腹胀，常有体重不增。少见病例仅有便秘。

Hirschsprung 病还可能导致危及生命的坏死性小肠结肠炎，表现为突然发热、腹胀、严重腹泻，有时甚至解血便。

行钡剂灌肠检查、直肠活检及直肠测压（测压法）是仅有的、可靠的诊断 Hirschsprung 病的方法。

严重 Hirschsprung 病必须尽快治疗，防止坏死性小肠结肠炎。通常手术切除异常的肠段并将正常的肠道跟

直肠和肛门连接起来。有些严重病例,外科将会把正常肠道的远端部分连接到腹壁的开口上(造口术),大便就可以通过开口流进收集袋,恢复食物在肠道中的正常运动。当患儿大一点,情况好一点,再次进行手术将肠道的正常部分与直肠和肛门再连接起来。

腹 壁 缺 陷

脐疝:脐疝是由于腹壁中间部位的脐部缺陷引起的。皮肤、肌肉和结缔组织均缺损。肠组织由此裂孔突出,并由细小的黏膜覆盖。脐带在缺陷的中心。脐疝常和其他缺陷伴随发生(如心脏缺陷)或遗传综合征。脐疝通常由产前超声诊断。

手术闭合是治疗的首选。腹壁的皮肤在手术前必须拉伸,这样才有足够的组织覆盖缺损。大的缺陷有时需要皮肤扩张。

腹裂:腹裂是腹壁异常的裂口,通常在脐右侧,使得未覆盖的肠疝出(疝气)。产前超声可诊断。

腹裂时,肠道可由于挤压或者暴露于羊水而损伤。手术闭合是治疗的首选。较大的疝可能需要一个"筒仓",将暴露的肠储存起来,保护性覆盖,悬吊几天到几周。逐渐压缩"筒仓",迫使肠回到腹内。

骨骼和肌肉缺陷

出生缺陷可在任何骨骼或肌肉发生,但是头颅、面部、脊柱、臀部、腿和脚是最常受累的部位。骨骼和肌肉可以发育不全。同时,正常连接在一起的结构可以分开或被错误地连接在一起,骨骼和肌肉缺陷会造成受累部位外观及功能异常。如果症状明显,这些缺陷部分要通过手术治疗。手术通常是复杂的,涉及重建异常或缺如的部位。

面部缺陷

头面部最常见的缺陷是唇裂和腭裂。唇裂是上嘴唇分裂,通常正好在鼻下面。腭裂是口腔顶部(腭部)分裂,造成口腔通往鼻有一个通路。唇裂和腭裂常同时发生。

唇裂可破坏容颜,使婴儿不能闭合嘴唇含住乳头。腭裂影响进食和说话。有一种口腔器械可以使口腔顶部短暂连接起来,让婴儿能够更好吸吮。唇裂和腭裂可手术永久矫正。如果孕妇在怀孕前以及妊娠前3个月服用叶酸,可以减少唇裂和腭裂的发生。

另一种面部缺陷是小下颌(下颌骨)。Pierre Robin 和 Treacher Collins 综合征,是以数种头面部缺陷为特征,也是引起小下颌的原因之一。如果下颌太小,婴儿进食或呼吸会出现困难。手术可以纠正或减轻这些

问题。

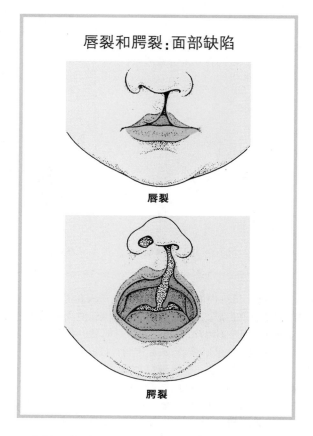

唇裂和腭裂:面部缺陷

唇裂

腭裂

四肢及关节缺陷

■ 四肢和关节缺陷可能由遗传异常,子宫内生长受限或机械外力引起。

■ 诊断基于体格检测,X 线,有时用超声协助诊断。

■ 通常需要手术矫正缺陷。

四肢或关节出生时可以缺如、畸形或发育不全。有肢体或关节畸形的小儿容易并发其他相关的畸形。肢体和关节可以形成畸形,例如由于基因缺陷手和前臂的骨骼可以缺如。肢体正常的发育还可能在子宫内被阻断,例如一根手指被纤维组织限制,它就可能停止生长。另一个引起肢体和关节畸形的原因是机械力量,例如压力可以导致臀部脱位。染色体异常能造成肢体和关节畸形,有时原因是不清楚的。沙利度胺是在 20 世纪 50 年代末到 60 年代初妊娠妇女服用的一种防止早孕反应的药物,它可以造成肢体一系列缺陷,通常在手和脚的位置形成短的、功能不良的肢体。

手臂和腿的畸形可以以一种水平的方式发生,例如手臂比正常时短,或者以纵向的方式发生,例如手臂在拇指的一侧异常(从肘部到拇指),而在小指的一侧正常。小儿常善于使用畸形的肢体,可以装一个人造的肢体

（假肢），使肢体更容易使用。

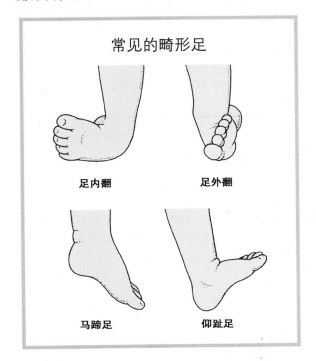

常见的畸形足

足内翻　　　足外翻

马蹄足　　　仰趾足

手缺陷常见。有时一只手没有完全形成，整只手或手的一部分缺如，例如患儿可能手指太少。有时手未发育，例如手指没有分开，形成像网一样的手。有些手的缺陷还包括多指形成，小指或拇指最容易重复。还可发生过度生长，使手或个别手指长得太大。通常可做手术纠正手的缺陷，并且尽可能更多地恢复功能。

先天性髋关节脱位。也称作髋关节发育不良，新生儿的髋关节窝与正常形成关节的大腿骨（股骨头）分离，经常是由于髋关节窝不够深，不能容纳股骨头造成的。髋关节脱位更常见于女孩、臀位娩出（屁股在前）的新生儿以及直系亲属中有患该病的新生儿。臀位出生的女孩出生后应用超声检查臀部。患儿的左右两条腿或臀部经常看上去不同。

医师检查新生儿时可以发现缺陷。年龄小于 4 个月的婴儿行臀部超声可以确诊；大于 4 个月的婴儿可行 X 线检查。不推荐使用三重尿布（一种老的治疗方法）。最好的治疗是使用 Pavlik 幼儿学步带。Pavlik 幼儿学步带是一个柔软的支架，能使婴儿的双膝向外、向上展开。但是，如果缺陷持续超过了 6 个月大时，通常需要做手术将髋关节固定至正常位置。

畸形足（马蹄内翻足）是脚和踝关节扭曲变形或位置改变的一种缺陷。常见的畸形足是后足跟和踝关节向下向内翻转，使前脚掌向内扭曲。有时脚仅仅因为在子宫处于一个异常位置而显得畸形（胎位性畸形足）。相反，真正的畸形足是结构上异常的脚。有真正畸形足时，

腿或脚的骨骼或者小腿的肌肉经常发育不良。

胎位性畸形足可以用石膏模子使关节制动以及物理治疗伸展脚和踝关节来纠正。早起制动治疗对真正的畸形足有益，但是还需要做手术，手术经常是复杂的。

在跖骨内收时，脚内向翻转。足和踝关节的动度受限。治疗与畸形的严重程度及脚制动的程度有关。大多数轻症患儿可自行恢复。严重病例需要矫正鞋或夹板。少数患儿需要动手术。

在先天性复合关节弯曲时，一些关节被"冻住"，结果不能弯曲。许多有这种缺陷的小孩肌肉软弱。可能由于宫内肌肉和关节运动的减少导致了生后关节运动的减少，原因还不清楚。有时正常支配受累关节骨骼的神经也有损害。患儿还可并发髋关节、膝关节或肘关节的脱位。将肢体置于模子中并进行物理治疗可以改善关节的运动，此时僵硬的关节被精心地治疗。行手术将骨骼从附着的组织中游离出来有时能带来更好的关节运动。

脑和脊髓缺陷

- 这些缺陷发生在胚胎发育的早期和晚期阶段。
- 典型症状包括智障、瘫痪、自制不能或身体某些部位感觉缺失。
- 诊断基于计算机断层扫描和磁共振成像。
- 一些缺陷可由手术修补，但脑和脊髓损伤是永久性的。

在许多脑和脊髓的缺陷中，神经管缺损在妊娠头几周发生。另一些，如脑穿通畸形和积水型无脑畸形，在妊娠晚期发生。很多脑和脊髓缺陷引起头或背部可见的畸形。

如果缺陷影响了脑和脊髓组织，会出现脑或脊髓损伤的症状。脑损伤可以导致死亡或者造成轻到重度残疾，包括脑发育迟缓、智力障碍、惊厥和瘫痪。脊髓损害可导致瘫痪、失禁以及损伤平面以下区域感觉丧失。计算机断层扫描（CT）和磁共振成像（MRI）能够用图像来显示脑和脊髓内部结构来揭示缺损。

一些缺损，如那些导致可见的开口或肿胀的缺陷，可以手术修补。虽然缺陷造成的脑和脊髓损通常是永久性的，手术可以避免远期并发症，并且可以改善功能。恰当的手术干预可以使一些儿童有接近正常的发育。

神经管缺损

- 神经管损伤可以导致神经损伤、学习能力障碍、瘫痪和死亡。
- 出生前可以根据血化验、羊水检查和超声得出诊断。
- 孕前或孕 3 个月时叶酸检测可避免此缺陷。
- 需要手术闭合神经管缺损。

脑和脊髓是由神经管发育而来。来源于神经管的各层组织正常应演变为脑和脊髓以及脑和脊髓的外层包括

部分的脑脊膜。有时神经管发育异常,可累及脑、脊髓和脑脊膜。在最严重的神经管缺损,脑组织未发生(无脑畸形),这种缺陷是致死性的。当神经管闭合不全时就会产生另一种缺陷,最轻的类型是一个开放的管道,仅仅只影响到骨髓,例如隐性脊柱裂,脊柱未闭合,但是脊髓和脑脊膜未受累。这种常见的畸形通常没有症状。有时当脑脊膜和其他组织,如脑组织(脑膜脑膨出)或脊髓组织(脊髓脊膜膨出)可以自开口膨出,即产生脑(脊)膜膨出。有时,当组织自脑(脑膨出)或脊髓(脊髓膨出)突出时,脑脊膜没有受累。有组织突出者比未突出者对脑或脊髓的损害更大。

 你知道吗……
怀孕前和怀孕期间服用叶酸可减少神经管缺陷风险 50%。

脊柱裂:一种脊柱缺陷

患脊柱裂时,脊髓的骨骼(椎骨)未能正常发育。脊柱裂的严重程度各不相同。不太严重的最常见的类型表现为,一个或几个椎骨发育异常,但是脊髓及围绕脊髓的各层组织(脑脊膜)并未受累。惟一的症状可能是在缺损处的皮肤形成簇生毛、小凹或色素沉着。脑膜膨出,是脊柱裂的一种较严重的类型,脑脊膜从未完全形成的椎骨中膨出,导致皮下形成一个充满液体的包块。最严重的类型是脊髓脊膜膨出,受累区域露出脊髓而呈红色,患儿容易发生严重残疾。

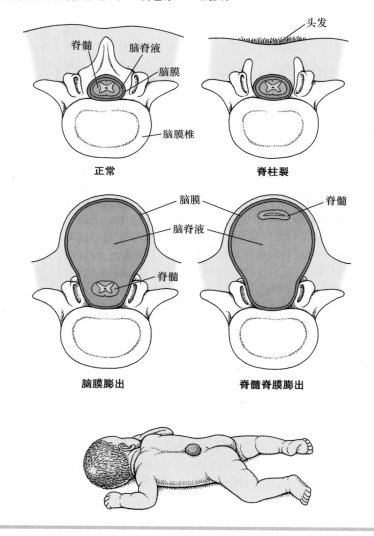

患隐性脊柱神经管闭合不全时,新生儿一出生就可发现背部下分异常,包括胎记、过多色素沉着的区域(血管瘤及火焰痣)、簇生毛发、皮肤开口(表皮窦)或小肿块(团块)。潜在的脊髓可能跟表面相通,暴露于细菌,大大增加了发生脑膜炎的几率。随着小儿的生长,脊髓的神经可能受损。或者,脊髓可发生脂肪瘤,也可导致神经损伤。因此,有这些缺陷的新生儿应该用超声或磁共振(MRI)检查潜在的软组织及脊髓。

基因因素更容易造成神经管缺损。缺陷常在母亲知道她自己怀孕前就发生了。大多数神经管缺损的症状是脑或脊髓损伤造成的。脑膜脑膨出和脊髓脊膜膨出可造成严重残疾,包括脑积水、学习障碍、骨骼关节畸形伴有瘫痪、皮肤感觉减退以及肠道和泌尿系统疾病。

许多神经管缺损出生前就可以检查出来。孕妇血中或羊水中的 α-甲胎蛋白水平增高提示胎儿有神经管缺损。妊娠后期超声检查可以显示缺陷或典型的畸形。妇女在怀孕前 3 个月至妊娠头 3 个月服用叶酸,神经管缺损的发生率可以降低 50%,因此,育龄妇女在孕前应常规服用叶酸。通常行手术治疗神经管缺损。

脑积水

脑积水是指多余的液体在脑室内聚积,通常表现为增大的头部并产生一系列问题。

- 当脑室内脑脊液流出受阻时,就会发生脑积水。
- 典型的症状包括异常大的头部和异常发育。
- 诊断基于 CT、超声、MRI。
- 需要手术将引流管插入脑内。

包围脑的液体(脑脊液)是由脑中被称作脑室的结构产生的。液体必须流向另外的部位,被吸收入血。当脑脊液流出受阻时,就会产生脑积水(脑中水过多)。脑积水经常会增加脑室的压力,压缩脑组织。许多情况下,如有脑缺损、脑出血或脑肿瘤可能阻塞脑脊液而导致脑积水。

脑积水的症状表现为异常大的脑袋。患儿通常不能正常发育。头部的 CT、超声或 MRI 可证实诊断并判断脑被压缩的程度。

治疗目的是维持正常的颅内压。一个永久性的脑脊液流出路径(分流)可降低颅内压并减少颅内液体的体积。医师将分流管置于脑室中,沿着皮下从头部进入另外的部位,通常是进入腹腔(脑室腹腔内分流)。分流管包含有一个瓣膜,允许液体在压力太高的时候从脑流出。分流管一般很少取出来,仅有极少数患儿长大以后最终会去掉分流管,大多数不能离开分流管。有时,在三、四脑室之间进行外科造孔也可以治疗脑积水。

如果需要,可以用药物(如乙酰唑胺或速尿)或反复腰椎穿刺来暂时降低颅内压直到置入分流管为止。

有些脑积水患儿智力发育正常,严重者患儿智力发育迟滞、智障或有学习障碍。

第 263 节

染色体和遗传疾病

人类染色体是细胞内含有基因的结构。一个基因是一个能够编码特定蛋白的 DNA 片段,这些蛋白在机体的一种或多种细胞中发挥功能。

每一个正常人体细胞,除外精子和卵细胞,具有 23 对即 46 个染色体。精子和卵细胞仅有每对中的一个染色体即共有 23 个。每个染色体包含有成百上千的基因。

性染色体是以 23 对染色体中的一对。正常人拥有的性染色体分为 X 染色体和 Y 染色体。正常女性具有 2 条 X 染色体(XX),正常男性具有一条 X 染色体和一条 Y 染色体(XY)。

染色体异常:染色体异常可以影响到包括性染色体在内的所有染色体。染色体异常包括染色体异常增加(增多或双染色体)、染色体缺失(丢失)和染色体的部分片段错配于另一染色体上。一些染色体异常可导致胚胎死亡或胎儿产前死亡。其他类型的异常可导致诸如智力发育迟缓/智力缺陷、身材矮小、癫痫、心脏疾病或腭裂。

高龄孕妇的胎儿发生染色体异常的几率较高。高龄男性并不能得出相同结论。随着男性的年龄增加,孕育的宝宝其发生染色体异常的几率仅略有上升。

基因异常:一些特定基因可能发生小的改变(突变),这些改变不会影响染色体的结构。一些突变引起很小的问题或者不引起任何问题。另一些基因改变会引起严重的紊乱,如镰状细胞贫血、细胞纤维化、肌营养不良,医学研究者正逐步发现引起儿童疾病的特定基因。

大多数遗传异常的机制仍不清楚。一些遗传异常是自发的,一些可能是由有毒物质引起的,如药物、放射物。近亲结婚会增加儿童异常的发生,因为可能父母会有相同的异常基因。得到相同的异常基因会导致严重的异常或疾病,如婴儿型家族性黑蒙性痴呆症(Tay-Sachs 症)。

染色体和遗传疾病的检测:通过检测血液样本评估染色体和遗传疾病。胎儿也可以进行染色体疾病的检查如通过羊膜腔穿刺或对绒毛膜进行检查。如果胎儿被发现有染色体疾病,将会行进一步的检查,以明确可能导致何种出生缺陷。

防治:虽然染色体疾病还不能被治愈,但某些缺陷在一定程度上是可以被预防或治疗的。例如,服用叶酸避免神经管缺陷或者检测父母是否是特定异常基因的携带者。

唐氏综合征

唐氏综合征(Down 综合征,21-三体综合征)是一种导致精神发育迟滞和身体畸形的染色体疾病。

- 许多唐氏综合征是由于多出一条 21 号染色体引起的。
- 唐氏综合征患儿通常体格和精神发育迟滞,有独特的头部和面部特征,身材矮小。
- 诊断基于儿童的生理表现,由血液样本中检测出多余的 21 号染色体可确诊。
- 许多有唐氏综合征的患儿可存活至成年。

一条多出的染色体,使三条染色体在同一组,称为三体。新生儿最常见的三体是 21-三体(第 21 号染色体上拥有三条相同的染色体)。唐氏综合征中有 95% 的病因都是 21-三体。这条额外的染色体可能来自父亲,但是年龄较大的母亲,特别是年龄大于 35 岁的母亲,比低龄的母亲更容易导致子女出现染色体增加一条的情况。但是,由于大多数出生儿都是年轻母亲的子女,只有 20% 的唐氏综合征患儿的母亲是年龄大于 35 岁的。患唐氏综合征的妇女的子女患唐氏综合征的概率为 50%。然而,许多受影响的患儿会自发流产,患唐氏综合征的男性通常没有生殖能力。

临床表现

唐氏综合征患儿的精神、体格发育都延迟,通常都较安静并且态度消极。他们极少哭闹,同时部分患儿可有跛行。唐氏综合征患儿通常为小头、宽脸、斜眼和短鼻。但是,有的新生儿出生时表现正常,然后在婴儿期发生独特的面部特征。舌体很大,颈背部环绕多余的皮肤,耳朵一般较小且在头部较低的位置。他们的手一般短而宽,掌心只有一条掌纹(通贯掌)。手指短,第五指通常只有向内弯曲的两个指节。第一和第二脚趾之间分隔较开。唐氏综合征的患儿通常身材矮小。

相对于正常儿童平均 100 的智商,唐氏综合征患儿的智商平均只有 50。唐氏综合征患儿与视觉运动相关的技能(如绘画等)的掌握程度好于与听觉相关的技能,因此,他们的语言能力的发展十分缓慢。在儿童时期可以出现注意力缺陷的行为(有时伴有多动)。唐氏综合征

患儿更易表现自闭行为,特别是对于那些严重智力障碍者。在儿童和成人中,抑郁也很常见。早期对唐氏综合征患儿进行教育和训练能使他们获得稍好的能力。

唐氏综合征患儿常有先天的心脏畸形。因为容易反复发生耳部感染和伴随的内耳液的积累增多(严重的耳炎),他们容易出现听力障碍。因为瞳孔和晶状体的问题,他们也容易发生视力障碍。他们颈部关节可能不稳定,会导致衰弱或瘫痪,许多患儿会发生甲状腺疾病。他们也是白血病的高发人群。

 你知道吗……
只有 20% 的唐氏综合征患儿的母亲年龄大于 35 岁。

诊断

在孕 15～16 周时即可通过超声观察胎儿生理缺陷或血液检测特异蛋白水平来诊断唐氏综合征。建议各年龄段的孕妇在孕 20 周前对唐氏综合征进行筛查。

根据患儿拥有的典型外观就可以提示该病的诊断。医师可以根据检验患儿第 21 位染色体来明确诊断。在诊断明确以后,医师和相关专家可以运用超声、血液检查或其他检查来搜寻相关的其他异常或畸形。治疗唐氏综合征的这些异常会有助于患者的健康。因此,患儿需筛查甲状腺疾病,以及视觉和听力问题。在他们参加残奥会或其他体育赛事前,需用 X 线检查其颈部关节的稳定性。

染色体部分缺失

缺失部分染色体的婴儿可导致一些综合征,被称为染色体缺失综合征。这可导致一些严重的先天缺陷,明显影响智力和身体发育。

少见的 cri du chat 综合征(猫叫综合征)是第 5 对染色体部分缺失导致的。本病患儿出生时通常都为低体重儿,小头、圆脸、小额、宽鼻梁、眼睛间距宽,斗鸡眼(斜视),耳位低,并且哭声高调如猫叫。患儿通常显得无力。高调哭声一般在出生后就显示出来,延续至生后数周才消失。蹼指/趾(并指/趾)、心脏缺陷很常见。智力及身体发育严重迟滞。很多患儿可活到成年,但有多种残疾。

Prader-Willi 综合征是另一种染色体缺失综合征,智力/智商发育迟滞在本病也很常见。很多症状在幼儿期时会发生变化。在新生儿期,患儿常有无力,进食少,体重增长缓慢。后来,这些情况可好转。通常在 1～6 岁,患儿食欲增加,常显得多食易饥,手和脚短小。强迫性行为很常见。生殖器官发育迟缓,功能异常低下。体重增加迅速,进而导致其他健康问题。严重的肥胖症甚至需要进行胃分流手术。

预后

随年龄增加,病程会有所加重,但大多数唐氏综合征患儿可以活到成年平均死亡年龄是 49 岁,但许多人可以活到 50～60 岁。类似老年痴呆的症状如失忆、智力低下、人格改变,在疾病早期即发生。相关的心脏疾病通常都可以运用药物或手术的方式得以治疗。然而,心脏疾病和白血病是唐氏综合征患者最常见的死亡原因。

近来发现患唐氏综合征的黑种人寿命短于白种人,这一结果可能是由较差的医疗、教育和其他支持措施所导致的。

脆性 X 综合征

脆性 X 综合征是一种 X 染色体上的基因疾病,导致发育延迟和其他的症状。

脆性 X 综合征的临床表现是由于 X 染色体上的 DNA 异常所导致的。通常,发病的男孩从其母亲处获得这条异常 X 染色体。

虽然许多患该病的患儿拥有正常的智力,但是脆性 X 综合征仍然是除唐氏综合征外,导致男童精神发育迟滞最常见的基因疾病。最严重的症状包括精神发育迟滞/智力缺陷,通常在男性患者的表现重于女性患者。女性的第 2 条 X 染色体通常有助于弥补脆弱 X 染色体。这些症状,通常比较精细,包括发育迟滞、大而突起的耳朵、突起的下颌及前额,以及在男孩青春期后容易出现的大睾丸。关节可以表现得异常柔韧,心脏疾病如二尖瓣脱垂等都可能发生。并可以产生自闭的表现。女性患者在 30 多岁就会到达绝经期。

在出生前后,通过检查都可以发现脆性 X 染色体上的异常 DNA。

对疾病早期进行干预,包括言语治疗及专业性的治疗,可有助于最大化地增加患儿的能力。兴奋剂、抗抑郁及抗焦虑药物等都可能对一些患儿有一定效果。

Turner 综合征

Turner 综合征(性腺发育障碍)的患儿是 X 性染色体一条或两条都缺失的女孩。

- Turner 综合征是由 X 性染色体一条或两条都缺失引起的。
- 此综合征的女孩通常个子较矮,颈背部皮肤松弛,无学习能力,没有青春期。
- 诊断基于染色体分析。
- 激素治疗可以促进生长并使其进入青春期。

每 4000 例女婴中会发生一例 Turner 综合征,它是女性中最常见的染色体异常疾病,但 99% 的胎儿会发生自发流产。

许多患本病的新生儿都有手背、足趾的水肿(淋巴肿胀)。在颈后部有明显的肿胀或皮下组织松软。并会逐渐出现其他的异常,包括蹼状颈(连接在肩和颈部之间宽阔的皮肤)和胸部宽阔伴两乳头相距较远。受累的女孩与家庭其他成员相比身材矮小。少见症状包括上眼睑下垂(睑下垂)、颈部发际低、痣和指甲发育不良。

Turner 综合征的女孩长大以后,不能形成正常的月经周期,乳房、阴唇、阴道如同幼儿,卵巢内的卵子不能发育。而且本病患者通常都矮胖。

常见的其他缺陷还有:心脏病包括主动脉狭窄,肾脏及眼睛缺陷,糖尿病以及甲状腺疾病也是很常见的。在一些病例中,由于肠道内的异常血管,还会出现消化道出血。失聪、内斜眼和远视眼也较常见。Turner 综合征女性与一般人群相比,其乳糜泻的发病率明显升高。

很多本病的女孩在处理视觉、空间相互关系时有困难,在设定计划、保持注意力等方面的能力较差。虽然在语言相关的测试中可以达到平均水平,但在数学及某些表演技能方面通常都只能获得较差的成绩。她们的精神/智力发育异常者少见。

医师可以通过新生儿异常的外貌初步考虑 Turner 综合征的诊断。但在青春期到来,患儿不能出现性成熟之前,从临床症状上不能获得更多的提示。通过染色体检查可以确诊本病。

本病给予生长激素治疗可以促进生长发育。雌激素替代治疗可以使患者进入青春期,一般在 12 到 13 岁时给予。通常在达到理想身高后,才给予停用雌激素。雌激素可以改善女性患者设定计划、保持注意力、处理视觉和空间关系等方面的能力,并可以促进性成熟。此患儿需要定期的听力检查、儿童眼科专家的视力检查、甲状腺功能检查以及腹腔疾病筛查。

Noonan 综合征

本病为一种基因缺陷疾病,可以导致一系列身体缺陷,包括身材矮小、心脏病以及特殊的外貌等。

Noonan 综合征可以由患病的父母遗传,也可以由拥有正常父母的孩子自身基因变异获得。在人群中的发病相当常见,发病率在 1/1000 到 1/2500 之间。本病曾被称为"男性的 Turner 综合征"因为他们有相似的临床表现。然而,导致疾病的基因缺陷是不同的。本病男女均可患病,其致病基因定位于第 12 对染色体上。

临床表现包括:颈部肿胀、眼睑下垂、低耳、矮小、第四指短、腭弓高,心脏病及血管异常等。可发生听力受损,以及智力受损。绝大多数患者都身材矮小。男孩可以出现睾丸不发育或者隐睾;女孩患者可以出现无功能卵巢、青春期延迟或者不孕等。

给予生长激素治疗可以促进体格生长。身高达到满意水平后,可以运用睾酮治疗睾丸未发育的男孩,同时,睾酮还可以促进男性第二性征的出现。同 Turner 综合征一样,需要雌激素治疗促进青年女性出现成年女性的特征。Noonan 综合征的患儿需筛查心脏和听力问题。

3X 体综合征

3X(X3 体)综合征是一种发生在女性婴儿的少见疾病。患儿出生时就拥有 3 条 X 染色体。

3X 体综合征女孩通常都有轻度的智力下降,特别语言能力较差。有时患者可以出现月经不调和不孕,但也有一些患者可能产出正常染色体的婴儿。

极为少见的病例还可能出现具有 4 条或 5 条 X 染色体的患儿。患者增加的 X 染色体数目越多,其出现精神/智力发育迟滞及身体发育异常的可能性就越大。

Klinefelter 综合征

Klinefelter 综合征是一种发生在男性婴儿,性染色体中多了一条 X 染色体(XXY)的疾病。

■ Klinefelter 是由于多出一条 X 染色体引起的。
■ 儿童通常学习能力差,上肢和下肢长,睾丸小,不育。
■ 青春期时,症状随发育出现后,可疑诊本病。
■ 使用雄激素治疗对一些患者有效。

Klinefelter 综合征相对比较普遍。大多数患儿智力都正常或只有轻度受损。许多患儿语言及阅读能力低下,计划能力不佳。患儿的语言技能较差,在幼儿早期出现语言能力差,将会导致患儿社交行为困难,并影响他们在学校的生活、学习。虽然他们的体格特征比较突出,大多数患儿都身高臂长,但普遍外貌都是正常的。

患者通常青春期开始的时间同常人无异,但睾丸不发育。在青春期时,患者面部毛发稀少,乳房可有一定程度长大(男性乳腺发育)。男性 Klinefelter 综合征患者一般都没有生育能力,并且患糖尿病、慢性肺部疾病、静脉曲张、甲状腺功能低下、乳腺癌等疾病的几率要大于正常人。

一些患者有 3 条、4 条甚至 5 条 X 染色体与 Y 染色体配伍,X 染色体的数目越多,精神迟滞、智力障碍以及生理缺陷越严重,每增加一条染色体,智商(IQ)就会下降 15 到 16 分,语言能力也会下降,尤其是语言表达能力。

当患者在青春期时出现上述表现后,可以疑诊本病,通过染色体检查可以明确诊断。

许多人在生育力评估时被诊断(可能由于大多数该病病患者是不育的)。

语言训练可以使患 Klinefelter 综合征男孩获得受益,并使他们可以在学校中有更好的表现。使用雄性激素如睾酮等可以使部分患者增加骨密度,减少骨折的发生,促进第二性征的发育。

XYY 综合征

XYY 综合征是男性患儿染色体中多一条 Y 染色体所致疾病。

本病患者通常身材高大却有语言障碍。与家庭中的其他成员相比,智商(IQ)常轻度降低。学习能力差,注意力难以集中,并可出现轻度行为障碍。XYY 综合征曾被认为有暴力及犯罪趋向,但此理论已经被认为错误。

长 QT 综合征

长 QT 综合征是一种心脏电活动异常的疾病。可以导致患者突然意识丧失或是猝死。
■ 长 QT 综合征可由遗传异常、药物滥用或其他疾病引起。
■ 此综合征可致心脏跳动加快,导致突然的意识丧失。
■ 负荷实验或心电图检查有利于诊断。
■ β-受体阻滞剂或起搏器是最佳治疗方法,但一些人手术更有效。

QT 间期是心电图上两点之间的间隔,长 QT 综合征患者 QT 间期延长。长 QT 综合征的发病率可达到 1/7000,在美国,每年可导致 3000～4000 儿童或青年人猝死。对于儿童,该病一般是由基因异常所致。目前大多数的常见致病基因都可通过特殊的检查以明确。该病患者家中通常有猝死的先例。本病在成人通常是由于药物或其他疾病所引起。

长 QT 综合征患者在情绪激动或是剧烈活动时容易出现心率增快。当心率达到过快时,大脑供血不足,继而出现意识丧失,甚至猝死。一些长 QT 综合征患者患有先天性耳聋。

对于出现突然意识丧失的患者医师应该建议行心电图检查。检查应在患者静息情况下或静脉输入药物后进行。患者有时也在跑步器上行走时或在骑自行车练习时进行心电图检查。以上一系列检查又称为"训练加压试验"。

β-受体阻滞剂对大多数的儿童和成人患者有效。对药物无效的儿童和成人可以试用起搏器或具有腔内除颤功能的起搏器。当患者心脏出现致死性心律失常时,腔内除颤器可以放电除颤。有时,可以通过颈胸交感神经切除术切断颈部的交感神经,切断此神经有助于预防快心率及由它所致的猝死。部分患儿应被建议禁止参加竞技运动。

第 264 节

婴儿和幼儿的问题

很少有儿童能够一点小问题也没有地度过他们的第一年。哭闹、喂养问题和偶尔发热比较常见。只有当这些问题极端化时才变得与健康有关，例如，儿童哭闹得太厉害，生长发育不好，或者是高烧一直不退。多数幼年时期的问题都不会太严重。许多儿童出过皮疹。只有极少数的家庭发生了婴儿猝死综合征（SIDS）的悲剧。

易激、过度哭闹和绞痛

易激是指婴儿无法安静或被安抚。过度哭闹是指基本需要得到满足的健康婴儿哭闹长达数小时。绞痛是婴儿长达数周的阵发性的大声、尖锐地、持续地过度哭闹，而在发作间期婴儿的表现正常。

■ 原因不明，但通常由于胃反流、感染或损伤。

■ 如果找不到诱因，儿童通常被诊断为过度哭闹或绞痛。

■ 除非找到特定的诱因，否则没有特定的治疗方式。

易激、过度哭闹和绞痛最常见于生后 2 周至 3 个月的婴儿。病因通常不明，但是过度哭闹有时与消化道气体过多有关（例如，吃奶以后没有打嗝或哭的时候吞咽了很多空气）。过度哭闹可以由感染引起，如耳部或尿路感染或脑膜炎，其他的原因包括目食管反流、牛奶过敏、长牙、头发缠绕手指或脚趾上（毛发止血带）或角膜擦伤等。

当儿童再度哭吵过度或绞痛而父母无法让儿童停止哭闹，或儿童出现其他的症状，如发热或喂养困难时，应当咨询医师。医师会作出诊断并根据已知的易怒和哭闹的病因进行治疗。如感染可能需要抗生素治疗，也可能不需要。胃食管反流可以通过一系列措施治愈。让儿童充分地打嗝可以减少消化道积气。改变配方奶的成分可以治愈牛奶过敏的症状，但是父母应在更换配方奶之前咨询医师。长牙引起的哭闹可以随时间逐渐好转。注意移除缠绕在手指或脚趾之间的毛发。角膜擦伤应该用抗生素软膏或眼液治疗以预防感染。

如果对儿童的哭闹没有医学的解释，医师可能诊断为过度哭闹或绞痛。对此没有特殊的治疗。如果母乳喂养的母亲已注意到一些特定的食物会让她们的儿童哭闹加剧，应该避免进食这些食物。很多儿童在被拖起、摇动、轻拍后，或者从风扇、洗衣机或乘车的声音即振动中得到安慰。橡皮奶头或者襁褓也可以起到安慰作用。喂奶有时也可以安慰儿童，但是应该避免在尝试让儿童停止哭闹时喂养过度。如果被单独留下，一些儿童会自己哭到入睡。

过度哭闹和绞痛会使父母感到筋疲力尽或紧张，父母应该利用夜间哭闹的间隙将儿童放在他的床上，鼓励他自我抚慰和睡觉。来自朋友、家庭、邻居和医师的感情支持是父母妥善处理问题的关键。父母可以向他们寻求任何需要的帮助，与他们分享自己的感觉和担心。尽管哭闹或绞痛的儿童看起来极度痛苦，但是一些现象通常在出生后 3～4 个月消失，而且不引起长期的问题。当被紧张控制的父母发现这一事实时，他们会安下心来。

出 牙

儿童的第一颗牙齿通常在 6 个月时萌出，全部 20 颗乳牙通常在 3 岁时出齐。在牙齿萌出以前，儿童可能有哭闹、变得易怒、睡眠不好和吃得少等现象。儿童在出牙的过程中可能会流涎、牙龈发红有触痛，以及不断嚼食物和东西。在长牙的时候，有些儿童可能会有轻度体温升高（约 37.8℃ 以下）。如果儿童的体温在 38℃ 以上，或者特别烦躁，应该咨询医师，因为长牙不会引起这些症状。

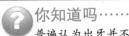
你知道吗……
普遍认为出牙并不引起发热。

通过咀嚼坚硬的、冷的食物如冷面包圈或香蕉，出牙期儿童的不适可以得到一定程度的缓解。父母应该避免让儿童咬掉大块的食物以避免被噎住。坚硬的橡皮环和出牙期吃的饼干对儿童是有益的。用冰块按摩儿童的牙龈也可以起作用。出牙用凝胶可以使疼痛得到短时间的缓解。如果儿童非常难受，可用对乙酰氨基酚或布洛芬止痛。

喂 养 问 题

■ 喂养问题包括胃食管反流、胃肠炎、喂养过度、喂养不足或脱水。

■ 适当的营养和喂养技巧会减少喂养问题。

■ 一些喂养问题可自愈,一些需要药物或住院治疗。

在婴儿和幼儿时期喂养的问题通常是小问题,但有时会引起严重后果。

吐奶(溢乳):是指在喂养后已吞下的配方奶或母乳从口腔和鼻腔里反流出来。几乎所有的婴儿都会吐奶,因为婴儿在吃奶的过程中和吃奶后不会直立而坐。而且,将食管和胃隔开的瓣(括约肌)发育不成熟,不能将所有的内容物都保留在胃里。当婴儿吸奶太快或者吞进很多空气时,吐奶会加重。吐奶通常在 7~12 个月龄的时候停止。

减少吐奶,可以在婴儿太饿之前喂奶;或者每隔 4~5 分钟让他打一次嗝;或者在喂奶时和喂奶后,将他放置于直立体位;喂奶时,奶流不要过快,挤压奶瓶或奶嘴向下的时候只有几滴奶流出。这些引起婴儿不适、影响喂养和发育,甚至可以持续至幼儿时期的吐奶被称为胃食管反流,有可能需要治疗。如果吐出物是绿色的(含有胆汁)、带血的或者引起了咳嗽或窒息,则必须就诊治疗。

呕吐:是指吐出食物,是不舒适和被迫的。呕吐绝对不是正常的现象。在婴儿,呕吐最常见的原因是病毒性胃肠炎,也可以由身体其他部位的感染引起。由严重的病症引起的呕吐相对少见一些。年龄在 2 周至 4 个月之间的婴儿,极少发生由于胃出口的阻塞(肥厚型幽门狭窄)引起的喂奶后剧烈(喷射性)呕吐。呕吐也可以由其他危及生命的病症引起,如脑膜炎、肠梗阻和阑尾炎。这些疾病常引起剧烈的疼痛、嗜睡和持续不减轻的呕吐。

由胃肠炎引起的呕吐多数可以自行停止。给儿童饮水和电解质(如钠和氯)液,可以预防或治疗脱水。大点的儿童可以给他吃冰棒或凝胶,尽管这些红色的食物在儿童再次呕吐的时候可能和血混淆。出现剧烈腹痛、无法进食及有脱水、嗜睡或行为极度不正常、呕吐超过 12 小时、呕吐血或绿色物质(胆汁)、不能排尿的儿童,提示可能是脱水或更严重疾病的信号。

喂养过度:是指给儿童提供了超出健康生长所需的营养供应。当喂养被机械地作为应对哭的反应,当给到儿童奶瓶以转移注意力或使他们活跃起来,并且可以一直拿着奶瓶的时候,喂养过度就会发生。当父母在儿童并不饥饿的时候,把食物当作对儿童好的行为的奖励或者希望儿童吃完食物,喂养过度也会发生。短期而言,喂养过度可引起吐奶和腹泻。长期之后,喂养过度的儿童会变得肥胖。

喂养不足:是指给儿童提供的营养供应低于健康生长的需要。喂养不足是儿童不能健康成长的原因之一,可能与儿童本身或照顾他的人有关。当一个烦躁或注意力不集中的婴儿没有坐好以利于喂养,或者有吸吮或吞咽困难的时候,可能导致喂养不足。也可能由于不当喂养技巧和错误的配方奶配制而引起喂养不足。贫穷和难以得到营养价值高的食物是喂养不足的主要原因。有时候,有家暴倾向的父母或有精神疾病的父母会故意不给儿童食物。

社区社会机构会帮助父母选择奶粉并教给他们正确配制配方奶和喂养的技巧。如果一个婴儿的体重远低于理想体重,即需要指导喂养,或让他住院以评估其营养状况。如果父母使暴或忽略儿童,儿童保护服务机构将给予干预。

脱水:由大量液体丢失引起,如呕吐和腹泻,或由液体、奶汁摄入不足引起。中度脱水的儿童精神不好不爱玩耍,哭时没有眼泪,口干,每天小便次数少于 2~3 次。重度脱水的儿童变得嗜睡。脱水引起血液中盐浓度不正常的降低或升高。盐浓度的改变使脱水的症状加重,并

脱水的治疗

引起呕吐和腹泻的小病即可导致儿童脱水。在婴儿,可通过鼓励饮入含电解质的溶液来治疗脱水。母乳包含了婴儿需要的所有液体和电解质,是最好的治疗措施。如果婴儿没有母乳喂养,则需要口服电解质溶液。电解质粉或电解质溶液可在药店或食品商店买到,这不需要处方。补充的液体量需要根据儿童的体重计算,但是一般每 24 小时按 100~165 毫升/千克体重来补充,因此 9 千克重的婴儿应该补充 900~1485 毫升液体。

1 岁以上的幼儿可试试小口地吸吮各种用水稀释了一半浓度的果汁、较清淡的汤、苏打水或冰棒。净水、果汁和可乐对于治疗脱水并不好,因为净水里的盐分太低,果汁和可乐里的糖分太高,而且其中的成分对消化道有刺激性。

对于任何年龄的儿童,首先每 10 分钟左右一次,给予少量、多次摄入液体,那么对脱水的治疗将更加有效。如果能吞下液体而没有呕吐或发生严重腹泻,补充的液体量可慢慢地增加,补充的次数也可逐渐减少。饮入液体已经超过 12~24 小时的婴儿可重新开始喝配方奶。大些的儿童可试着给予肉汁或汤或易消化的食物(如香蕉、面包或米饭)。不能耐受任何液体或出现精神萎靡和其他脱水严重症状的婴幼儿,需要加强治疗,通过静脉补液或从鼻胃管来补充电解质溶液。

且可以加重嗜睡的程度。在重症病例,儿童可能会发生惊厥、脑损伤、甚至死亡。

脱水可以通过补充液体和电解质来治疗,如氯化钠。在重症病例,必须要静脉补液。

肠道的问题

- 肠道问题有许多诱因,包括胃肠炎、感染、缺乏膳食纤维、抗生素使用或其他疾病。
- 肠道问题症状通常包括水样便(腹泻)或干硬粪便(便秘)。
- 治疗需根据诱因,包括停用抗生素、补充液体和电解质、添加膳食纤维或使用药物缓解慢性便秘。

健康儿童大便的次数和稀稠随年龄和饮食的变化而改变。例如,母乳喂养的婴儿通常排出的是芥末色的粪便,柔软,有很多籽粒。但是,持续、反复地排出水样便超过 12 小时则属不正常。

腹泻:是指频繁排出水样便。急性腹泻发生突然,在 1 天至数天内加重。最常由病毒性胃肠炎引起,当腹泻伴有呕吐时,尤其可能是病毒性胃肠炎。典型的表现是呕吐在疾病初始时发生,随后逐渐减少,腹泻则一直持续。急性腹泻也可以由细菌或寄生虫感染引起或由身体其他部位的感染引起,如耳部或呼吸道感染,还可能是使用抗生素的不良作用。急性腹泻值得关注,主要由于它导致脱水。因此,主要的治疗是补充液体和电解质。细菌感染采用抗生素治疗。停用引起腹泻的抗生素,但是只能在医师诊断以后才能决定。

慢性腹泻持续数周或数月。引起婴幼儿慢性腹泻最常见的病因是食物过敏和糖吸收不良(乳糖不耐受)。严重的病因如腹部疾病和囊性纤维化病。在不发达国家,营养不良和寄生虫是慢性腹泻最常见的病因。

便秘:是指排便次数少、大便干或硬。便秘有时可能难识别,因为有的婴幼儿每 3 ~ 4 天才解一次大便。一般来说,当儿童在超过 5 天的时间里没有大便,或者大便很硬或引起疼痛,在尿布或粪便里看到血滴,就可以认为儿童便秘了。

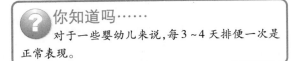

你知道吗……

对于一些婴幼儿来说,每 3 ~ 4 天排便一次是正常表现。

婴儿便秘通常由脱水、食物中纤维不足或喂养模式的改变引起。由疾病引起的便秘相对较少,如大肠的神经分布不足(先天性巨结肠症)、甲状腺素水平低下、钙或钾水平异常等。某些药物的应用(如抗组胺类药物、抗胆碱能药物和类罂粟碱)也可引起便秘。

对便秘的治疗随年龄而改变。对于饮入足够配方奶或母乳的 2 个月以内的婴儿,可以在早上和晚上的奶中加入 1 茶匙较淡的玉米糖浆。对于年龄在 2 个月至 4 个月之间的婴儿,苹果汁和洋李汁是很好的。高纤维的谷物、杏、李或梅子等,可以使 4 个月 ~ 1 岁的婴儿的便秘得到缓解。1 岁以上的儿童应该给予高纤维的食物,如水果、豌豆、谷物、全麦饼干、大豆和菠菜。在咨询医师以前,父母不能给儿童泻药、栓剂或灌肠。对于较大的、有明显便秘的儿童,医师可能会使用不同的药物。对于少见疾病的治疗包括手术治疗先天性巨结肠症,针对甲状腺素水平低下的甲状腺素替代治疗,针对钙水平不正常的补钙治疗等。

分 离 焦 虑

分离焦虑是指幼儿对父母离开他们的恐惧。

- 分离焦虑在婴儿 8 个月大时开始,在 10 ~ 18 个月时加重。
- 分离焦虑随儿童成长后可以记忆父母归来时得以解决。
- 2 岁后通常不会再有分离焦虑。

当父亲或母亲离开,即使只是走进另一个房间,有分离焦虑的儿童会感到恐慌,开始哭闹。对一个 8 个月左右大的婴儿来说,分离焦虑是正常的;在 10 个月至 18 个月之间,分离焦虑最强烈;在 2 岁左右,分离焦虑一般便消失了。分离焦虑的强度和持续时间在不同的儿童之间是有差别的,部分取决于儿童和父母的关系。例如,一个对父母有强烈而健康的依恋的儿童,分离焦虑的消失就比与父母的联系不那么强烈的儿童快。

当婴儿开始意识到他们的父母是独一无二的人时,分离焦虑也同时出现了。因为他们的记忆不完整,而且没有时间概念,这些幼小的儿童害怕他们的父母会永远地离开。当个幼儿形成了时间概念并且在父母离开时能够牢记他们的形象时,分离焦虑会消失。

父母不应该为了儿童的分离焦虑而限制或放弃和儿童分离,这会危害到儿童的成熟和发育。当父母离家或把儿童留在育儿中心时,他们应该鼓励和儿童待在一起的人创造机会让他们分散注意力,最后父母亲应该不理会他们的哭闹而离开。如果父母在家中另一个房间里,不要儿童一哭就立刻返回,而应该从另一个房间里呼唤他们。这样可以教会儿童知道即使看不见父母,他们也在屋里。当儿童饥饿或累的时候,分离焦虑可能会加重,所以,在离开前喂食或让他小睡一会儿可能会有所帮助。

分离焦虑在正常年龄段内不会对儿童造成长期的伤

害。持续到 2 岁以后的分离焦虑是否成为问题则依赖于它对儿童发育的影响的程度。对儿童来说，害怕上托儿所或幼儿园是正常的，这种感觉会随着时间而消失。有时过度害怕分离阻碍了儿童上育儿所或幼儿园，或者使他们不能和同龄人一起正常地玩耍。这种焦虑可能不正常（分离焦虑症）。父母应该咨询医师以帮助他们。

皮　疹

- 已知的皮疹诱因包括刺激物、细菌、真菌或病毒感染。
- 症状包括亮红色皮疹、红色或黄色的鳞屑、珍珠大的丘疹、肿块或囊肿。
- 清洗剂、湿化乳膏、抗生素软膏和抗瘙痒药物可以帮助治疗皮疹。

　　婴幼儿皮疹通常不严重，其病因有多种。

　　尿布疹（尿布皮炎）：是由于尿布下的皮肤长时间与尿或粪便接触，受到刺激而长出的亮红色皮疹。典型的表现是皮肤与尿布接触的区域受累最多。尿布皮疹也可以由念珠菌感染引起，典型的是在皮肤褶皱处出现亮红色皮疹和小红斑。由细菌引起的尿布皮疹不那么常见。尿布皮疹并不总是困扰着儿童，可以通过使用有吸收胶的尿布，避免使用会使水分滞留的约束性塑料尿布或裤子，以及勤换弄脏的尿布来预防或减轻尿布皮疹。母乳喂养的儿童发生尿布皮疹的要少些，因为他们的粪便里包含的会刺激皮肤的酶和其他物质要少一些。

　　尿布皮疹的主要治疗是经常取下或更换儿童的尿布。儿童的皮肤应该用温和的肥皂和水轻柔地清洗。一般采取上述措施常使皮疹得到改善。使用皮肤保湿剂和诸如锌、凡士林、维生素 A 和维生素 D 软膏之类的膏剂可能会有所帮助。如果医师诊断是念珠菌感染，需要使用抗真菌药膏。如果皮疹由细菌引起，可以使用抗生素软膏。

　　湿疹（特应性皮炎）：是一种红色、有鳞屑的、干燥的皮疹，有呈斑片状出现的倾向，易变。尽管病因不明，湿疹的发生有家族性倾向，在很多病例可能由过敏所致。大多数儿童长大后不再发湿疹，但对于有些人来说，湿疹可能是终身的疾病。在重症患儿的某些受损明显的区域，可能会断续发生感染。治疗包括使用皮肤保湿剂、温和的肥皂、湿化的空气皮质类固醇软膏和止痒药物。有效的控制尘螨和其他过敏原有时可能使疾病缓解。

　　乳痂（脂溢性皮炎）：是一种红黄色、有鳞屑的、有痂的皮疹，出现在婴儿的头部，偶尔会在皮肤皲裂时出现，其病因不明。乳痂是无害的，多在 6 个月左右。可以通过定期洗头和用液体石蜡按摩并揉进皮肤来治疗。用纤细的数字可能可以清除鳞屑。应用了以上方法而乳痂无好转，需要进一步的治疗，如使用含硒的洗发香波或皮质类固醇软膏。

　　癣：是一种皮肤的真菌感染。在儿童，头皮的感染（头癣）和身体皮肤的感染（体癣或"金钱癣"）是最常见的。儿童癣的诊断和治疗与成人是一样的。有些儿童对真菌感染会发生炎症反应，导致头皮扩散（脓癣），这就需要其他的治疗。

　　传染性软疣：是一串肉色似珍珠的丘疹或脓块，是由病毒引起的皮肤感染，不经治疗通常不会消失。

　　粟粒疹：是新生儿面部的小颗粒。珍珠似的囊肿，由皮脂腺最初的分泌物引起。和新生儿粉刺一样，粟粒疹不需要治疗，在出生后很快消失。

　　其他皮疹：在幼儿常常由病毒感染引起。玫瑰疹和传染性红斑（第五病）的皮疹是无害的，通常不需要治疗就可以好转。麻疹、风疹和水痘引起的皮疹已不常见或极少见，因为儿童们接受了预防接种。

睾丸未降和睾丸回缩

　　睾丸未降（隐睾）是指停留在腹部而没有在出生前降入阴囊的睾丸。

　　每 100 个男孩中大约有 3 个在出生时有未降的睾丸。大多数的睾丸在 6 个月内会自行降入阴囊。早产的男婴更容易发生隐睾；家族中有隐睾者的男孩也容易发生。大约 1/2 有隐睾的男孩为右侧隐睾，1/4 双侧均未降。

　　隐睾不会引起症状。但是没有下降的睾丸可能在腹部发生扭转（睾丸扭转），在以后影响精子的产生，以及增加发生疝气和睾丸癌的危险。如果 1 岁时睾丸还没有下降，常常行外科手术将睾丸带入阴囊。

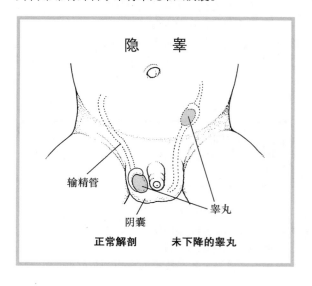

隐　睾

输精管

睾丸

阴囊

正常解剖　　未下降的睾丸

可回缩的(高可动性的)睾丸是已下降的睾丸,容易在阴囊和腹部之间来回移动。回缩的睾丸不会引发癌症和其他并发症。通常到青春期时睾丸停止回缩,不需要手术或其他的治疗。

发　热

发热是指作为对感染、损伤或炎症的反应而出现的体温升高。

- 发热通常是由病毒感染所致如感冒或胃肠炎。
- 典型的表现:儿童易怒,萎靡,不让喂养。
- 诊断则依据症状、体格检查,有时要进行一些检查以寻找发热病因。
- 对乙酰氨基酚或布洛芬可退热并让患儿感觉舒服些。

体温是变化的,而且对于健康的儿童来说,体温升高至约38℃可能是正常的。因此,没有引起儿童不适的轻微的体温升高不需要医疗。超过38℃或更高的温度被认为是异常的,一般需要注意,特别是小于3个月的婴儿。

病因与临床表现

发热常常是普通感染的结果,如感冒和"胃流感"(胃肠炎)。这些感染通常是病毒性的,不需要治疗就可以好转。不常见的发热可能由于耳部、肺、膀胱或肾的感染引起,这些通常是细菌感染,需要抗生素治疗。在婴儿极少数情况下,发热可能是血流感染(隐蔽的菌血症)的唯一表现,可能导致脑膜炎和爆发性感染(败血症),这两种病症可危及生命。这些儿童通常出现疾病的症状。除了感染,还有很多疾病引起儿童发热,但是都少见。与普通感染的发热不同,这些发热持续数天以上。

发热可以在常规疫苗接种后发生,但这不是进行推荐预防接种的原因。在预防接种时和接种后给予对乙酰氨基酚或布洛芬可以使发生发热的危险降到最低或使体温自行下降。

发热的婴儿通常烦躁、不安,可能睡不好也吃不好。有时高热的儿童看起来令人吃惊的好,但大点的儿童失去了玩的兴致。体温越高,由发热引起的烦躁、不安和精神差越严重。体温迅速增高的发热偶尔可以引起癫痫发作(热性惊厥发作);有时体温过高使儿童变得嗜睡和没有反应。

诊断与治疗

察觉发热并不难,但是找出发热的原因可能成为一项挑战。如果是低热(约38℃或以下),持续时间段短,那么不需要作检查或治疗。一般来说,任何体温在38℃及以下的婴儿都应该看医师,体温更高或发热反复的儿童也应该去看医师。对儿童的症状的了解和全面的检查可帮助医师找出病因。

怎样测量儿童的体温

可以从直肠、耳、口腔或腋窝测量儿童的体温。肛温可以用玻璃或数字温度计测量。

肛温:是最准确的,换句话说,肛温最接近儿童真实的内部体温。要测量肛温,应该让儿童俯卧,将水银球周围涂了液体石蜡的温度计轻柔地插入直肠约1.3~2.5厘米,保留2~3分钟取出温度计读数。

耳温:使用数字温度计测量,测量的是鼓膜的红外线辐射。在小于3个月的婴儿耳温是不可靠的。要测量耳温,测量者应该用温度计的探头封住耳道周围,然后按开始键。数字显示装置会显示出温度。

口温:是通过将玻璃或数字温度计放在儿童舌下2~3分钟来测量的。口温可以提供可靠的读数但是在幼儿很难测量,因为他们通常不能保持轻闭他们的嘴以获得准确的读数。

腋温:是通过将玻璃或数字温度计置于儿童腋下4~5分钟来测量的。腋温是最不准确的,因为腋窝温度比直肠、耳、口腔低。

对于2个月以下的发热的婴儿,医师可能要做血、尿的检查和脑脊液(腰椎穿刺)检查以发现隐蔽的菌血症和脑膜炎。做这些检查的原因是,在婴儿,发热的来源很难发现。与大些的儿童相比,他们不成熟的免疫系统也使他们处于严重感染的危险中。如果一个婴儿的呼吸不正常,医师可能会要求做X线检查。在2个月以后,可能不需要做检查,但是如果发热的原因不明显而儿童看起来不好,很多医师会要求做血、尿检查和腰椎穿刺。对3个月及以上的儿童,医师更多地依赖于儿童的行为和体格检查来决定需要做哪些检查。如果在检查了儿童以后,不能找出发热的来源,医师可能要求3岁以下的有高热的儿童做血、尿检查。

除了让儿童感到舒服一些外,大多数的发热不需要治疗。常使用对乙酰氨基酚和布洛芬。阿司匹林对低热的治疗不安全,因为它可以和特定的病毒感染相互影响,引起一种叫雷耶综合征的严重疾病。热水浴(不是冷水)有时候可以通过降低体温使较大些的儿童感到好一点。不推荐用酒精或北美金缕梅给儿童擦身体。它发出的气味是有害的;另外,还可能进入眼睛,儿童也可能会偶然地吞下它。

其他治疗需要根据儿童的年龄和发热的原因。少数情况下,发热一直持续而医师在全面检查之后也不能找出发热的原因,这就被称作原因不明的发热。

发 育 迟 滞

发育迟滞是身体生长和体重增加的延迟,可以导致发育和成熟的迟滞。

■ 药物紊乱或营养摄入不足会引起发育迟滞。

■ 诊断基于生长量表对比、全身检查、父母对特定的关于孩子健康和生存环境问题的回答。

■ 出生后第一年营养不良的孩子会发生发育迟滞。

■ 需根据病因治疗。

发育迟滞是对持续体重过轻或不明原因体重不增的儿童的诊断。原因很多。发育迟滞可能是环境和社会因素的相互作用进而妨碍儿童正常生长。有时,疾病妨碍了儿童的正常发育。

很多环境和社会因素是发育迟滞的原因。父母的忽视或辱骂、父母的精神疾病,以及不能有规律地提供足够营养的膳食的家庭环境,都可能阻碍儿童的生长,影响儿童的食欲和食物的摄入。一个家庭在食物上的支出和购买的食物的营养价值也会影响儿童的生长。食物摄入的不足可能反映了父母对儿童照顾和环境刺激的不足。

儿童生长迟滞有时是由疾病引起。而疾病有时可以小到咀嚼和吞咽困难(如唇裂或腭裂)。胃食管反流、食管狭窄或小肠吸收不良等疾病也可能影响儿童保留、吸收或排出食物的能力。感染、肿瘤、激素水平不正常或代谢疾病(如糖尿病或胆囊纤维化)、心脏病、肾脏病、基因异常以及人类免疫缺陷病毒(HIV)感染是引起发育迟滞的身体原因。

诊断

当一个儿童的体重或生长速度与过去测量的或与标准身高-体重表相比,远远低于理想的数值,医师会诊断生迟滞。如果生长的速度不够,儿童的个子可能比他或她的年龄应该达到的小,但是仍然正常生长。

为了找出儿童生长迟滞的原因,医师会询问父母一些特殊的有关喂养的问题,儿童的排便习惯,可能影响儿童得到食物的家庭的社会和经济稳定,以及儿童所患的或者在家庭中发生的疾病。进行体格检查,寻找可以解释儿童生长迟滞的疾病的原因。在此基础上,医师决定是否做血、尿和 X 线检查。当医师怀疑有潜在的疾病时,会作更进一步的检查。

治疗与预后

因为生后第 1 年对脑的发育非常重要,所以,在这期间营养不良的儿童可能永远落后于同龄人,即使他们的身体生长得到了改善。在这些儿童中,大约有一半的智力发育,尤其是言语技能,始终低于正常儿童,而且这些儿童在成年以后常常有社会和情感问题。

治疗依赖于根本的病因。如果找到是身体的原因,会给予特殊的治疗,否则,治疗会根据儿童的体重与正常体重的差距来进行。轻度至中度生长迟滞采用按时规律地给予富有营养、高热量的食物治疗。父母可能会受到有关正在伤害儿童的家庭行为的忠告和他们能得到的经济、社会援助的建议。严重生长迟滞的患儿需在医院里治疗,在那里,社会工作者、营养学家、喂养专家、心理学家和其他专家一起来评估引起生长迟滞最可能的原因并决定最佳的喂养方式。

明显危及生命的事件

明显危及生命的事件(ALTE)是指一岁以下的儿童突然发生危险的症状如较长时间的呼吸停止(呼吸困难)、肌肉纹理或颜色的改变、咳嗽、恶心等。

■ 已知的病因包括神经系统疾病和感染。

■ 诊断基于同看护者共同讨论、体格检查和特定的实验室检查结果。

■ 预后视病因而异。

■ 针对特定的病因给予相应治疗。

ALTE 不是特定的疾病,它是幼小儿童突然发生的一组症状。

病因

ALTE 最常见的病因包括胃食管反流病、神经系统疾病(如癫痫发作、脑膜炎或脑瘤)和感染。少见病因包括心脏功能异常、代谢紊乱、虐待儿童、呼吸道狭窄或完全阻塞。50% 的病例病因不明。

症状

ALTE 通常表现为婴儿出现难以预期的、突然的呼吸改变,这应引起父母和看护者警惕。特征包括下面的几项或全部:

■ 呼吸暂停 20 秒或 20 秒以上。

■ 肤色改变,变蓝或苍白,但有时会变红。

■ 肌肉改变,通常变得松弛。

■ 窒息或呕吐。

诊断

当 ALTE 发生时,医生通常要提出几个关键的问题:

■ 发生 ALTE 时看护者观察到了什么(包括描述呼吸、肤色、肌肉、眼睛的改变、发出的声音和持续时间的长短)?

■ 采取了何种干预措施(如温和的刺激、口对口呼吸或者心肺复苏)?

■ 母亲怀孕时是否滥用药品,是否有家庭成员最近滥用药品、吸烟或酗酒?

■ 孩子的妊娠周期是多久(受精后存活于子宫内的时

间）? 出生时是否有并发症?

- 喂养时,孩子是否存在作呕、咳嗽和呕吐? 是否存在体重增长不良?
- 孩子是否达到年龄相匹配的发育标准?
- 孩子是否有 ALTE 史或近期外伤史?
- 是否有 ALTE 家族史或其他家庭成员夭折?

医生进行体格检查寻找明显的缺陷,尤其是神经系统异常,如肌肉僵直、肌肉松弛(肌张力差)或创伤特征。

医生可进行实验室检查(如肝功能,血液、尿、便化验)、图像检查(胸片或头颅 CT)、心电图或联合检查,也可以进行检测其他可能原因的检查(如脑电图)。

诊断

诊断需依据病因。一些病因,如神经系统疾病,较其他病因更危险,如果 ALTE 不是由严重的紊乱引起的,孩子一般不会有远期影响。ALTE 与婴儿猝死综合征(SIDS)的关系不明,但许多医生不再认为发生 ALTE 的患儿发生 SIDS 危险率增加。

治疗

如果确定了病因,需根据病因治疗,行过 CPR 或体格检查、实验室检查存在异常的患者需住院治疗、监测和远期评价。

需训练家长和看护者对婴儿进行 CPR 和基本的婴儿安全护理(如使婴儿仰卧位睡眠和避免吸二手烟),医生有时会建议在一段时间内使用家庭呼吸监测装置。会记录婴儿的呼吸模式和心率的监测仪要好过只会发出警报的监护仪。记录型监护仪会帮助医生区别假警报和真的危险情况。

婴儿猝死综合征

婴儿猝死综合征(SIDS)是指一个看似健康的婴儿在睡眠中突然、没有预料的死亡。并且彻底的剖尸检查也无法查明病因。

- SIDS 的病因不明。
- 使婴儿仰卧位睡眠,移除摇篮里的枕头、保险杠、玩具;避免儿童发热、吸二手烟,可以防止 SIDS。
- 发生 SIDS 的家长应该进行心理咨询和支持。

虽然 SIDS(也叫做摇篮死)非常罕见(约 1/2000),但是它是 2 周至 1 岁的婴儿死亡最常见的原因。最常发生于 2～4 个月的婴儿。全世界都有这一综合征发生。SIDS在那些出生时很小、需要复苏或有上呼吸道感染的早产儿中更常见。在出生于低收入家庭,母亲单身,在孕期吸烟或使用违禁药品,有兄弟姐妹死于 SIDS 的婴儿中,SIDS更常见。

 你知道吗……

尽管发病率极低,但婴儿猝死综合征仍是 2 周～1 岁的婴儿死亡最常见的原因。

SIDS 的原因不清楚。可能是由于呼吸控制的异常。一些发生 SIDS 的婴儿显示血液中氧气水平低,并且呼吸已经停止了一段时间。让儿童俯卧着睡觉与 SIDS 的发生有关。

尽管已经知道 SIDS 的危险因素,仍然有可靠的预防方法。尽管如此,某些措施可能有益,如让儿童仰睡在稳固的床垫上可以避免很多 SIDS 的发生。随着更多的父母让儿童仰躺而睡,SIDS 死亡的数目已经显著降低。父母还应该拿走枕头、缓冲保护器、玩具等可能妨碍婴儿呼吸的东西。保护儿童避免过热可能会有帮助,但是没有得到证实。避免儿童被动吸烟可能有帮助,而且对这些儿童的健康还有其他的明确的好处。

大多数已经由于 SIDS 而失去了一个儿童的父母都极度悲伤,因为对这一悲剧毫无准备。他们通常有负罪感。他们可能由于警察、社会工作者或其他人的调查而受到进一步的精神伤害。来自受过专门训练的医师、护士,以及其他由于 SIDS 失去儿童的父母的劝告和支持是应付这一危机的关键。专家们可以推荐读物、网络和支持团体来帮助父母们。

仰卧睡眠:减少婴儿猝死综合征的风险

- **姿势:**无论是午睡还是晚上睡觉,总是让婴儿处于仰卧睡眠的姿势
- **平面:**将婴儿放置在一个稳固的睡眠平面上,如安全的婴儿床垫、盖上大小合适的被褥
- **寝具:**睡觉区域不要放置松软的物品、玩具、毛毯和其他不稳固的寝具
- **禁烟:**婴儿附近禁止吸烟,孕期禁烟同样很重要
- **位置:**婴儿睡觉区域应独立设置,但可临近父母和其他儿童睡觉区域
- **奶嘴:**婴儿入睡时应给予干燥、清洁的安抚奶嘴
- **温度:**婴儿睡眠时周围温度不宜过高

尽管家庭监控产品声称可预防婴儿猝死综合征,但实际作用并不明显。

为预防头部扁平斑,当婴儿醒着且有人看护的时候,应该让婴儿间断俯卧。每周改变婴儿头部在床上的方向,且不将婴儿长时间放置在车座椅、婴儿车和跳床上可能也有帮助。

摘自国家儿童健康及人类发展研究所。

学龄前和学龄儿童

在 1～13 岁之间，儿童的身体、智力和情感都有惊人的成长。儿童们经历了从只能步履蹒跚到跑、跳及进行有组织的体育活动的过程。在 1 岁时，大多数的小儿只能说出少数可辨认的词语；到 10 岁时，大多数的儿童已经能够写读书报告和使用电脑。但是，身体、智力和社交的发育是按照每一个体自己的步调来进行的。

身 体 发 育

身体发育在 1 岁左右开始减慢。随着发育减慢，儿童对热量的需求减少，这时父母可能注意到儿童食欲的减退。2 岁左右的小孩可出现异常的饮食习惯，这常常会让父母为之焦虑。看起来实际上没有吃多少东西的小孩却仍然不停的发育和生长。事实上他们在某一天吃得少了，则会在第二天吃很多东西以补偿。

开始学习走路的儿童有一副令人喜爱的体格，肚子向前挺，背是弯曲的。他们也可能看起来好像是罗圈腿。到 3 岁时，肌肉张力增高，身体脂肪的比例下降，使身体开始看起来更瘦、更强壮。大多数儿童在这一时期完全能够控制他们的大小便。

在学龄前期和学龄期，身高和体重的增长是稳定的。生长突增在青春期的早期出现。在稳定生长的时期，多数儿童遵循着一个可预测的模式。医师会指出与同龄的儿童相比，儿童的生长的情况，并监测与身高相比较儿童体重的增长。一些儿童在小时候可能变得肥胖。将儿童 24 个月时的身高乘以 2，可以相当准确的预测他成年后的身高。

智 力 发 育

在 2 岁时，多数儿童懂得粗略的时间概念。很多2～3 岁的儿童相信任何发生在过去的事情都发生在"昨天"，任何发生在未来的事情都将发生在"明天"。在这一年龄的儿童有活跃的想象，但是难以将幻想和现实区分开来。到 4 岁时，多数儿童对时间有了更复杂的理解。他们意识到一天被分为了上午、下午和晚上。他们甚至能够意识到季节的差异。

18 个月至 6 岁的里程碑

年龄	粗大运动技能	精细运动技能
18 个月	走得稳，拉着手可上楼梯	画垂直的笔画，搭 4 个立方体的塔
2 岁	协调地运动，攀爬家具	熟练地使用勺子，可翻过单独的书页，搭 7 个立方体的塔
2.5 岁	跳，独自上下楼	随意地画圈，开门
3 岁	走路有成熟的步态，骑三轮车	喜欢用一只手重叠另一只手照着画圆
4 岁	下楼，换脚跳，向前扔球	照着画十字形，自己穿衣
5 岁	跳跃，可抓住跳动的球	照着画正方形，画人时把人分作 6 部分
6 岁	沿直线前脚贴后脚地走	写名字

从 18 个月～5 岁，一个儿童的词汇量从大约 50 个迅速增加到几千个。儿童们开始能够给东西命名并主动地询问有关物体和事件的信息。到 2 岁时，他们开始把两个单词一起放在短语中，到 3 岁时发展到简单的句子。发音也逐渐改善，2 岁时说的话可以让陌生人部分理解，到 4 岁时已经可以完全理解了。一个 4 岁的儿童讲简单的故事，还可以加入到成人或其他儿童的交谈。

有些幼儿甚至在 18 个月之前，就能够听懂给他们讲的故事。到 5 岁时，儿童们能够背诵字母表和认出印刷的简单的词语。所有这些技能对于学习怎样读简单的单词、短语和句子都是基本的。依靠同书本的接触和自身的能力，大多数的儿童在 6 或 7 岁时开始阅读。

到 7 岁时，一个儿童思维已经变得更加复杂。到这个时候，逐渐能够将对一件事或处境的注意力同时集中到一个以上的方面。例如，一个学龄前儿童能够意识到一个又高又细的容器能够装下和一个又矮又胖的容器一样多的水。他能够意识到药物味道不好吃，但是能够使他疾病感到好些;或者他的母亲可能对他气极了，但是仍然爱他。儿童逐渐能够明白另一个人的观点，并因此学会在游戏和交谈中轮流进行的本质。另外，一个学龄儿童能够遵守一致达成的游戏规则，并且逐渐能够利用观察力和多角度的观察来推理。

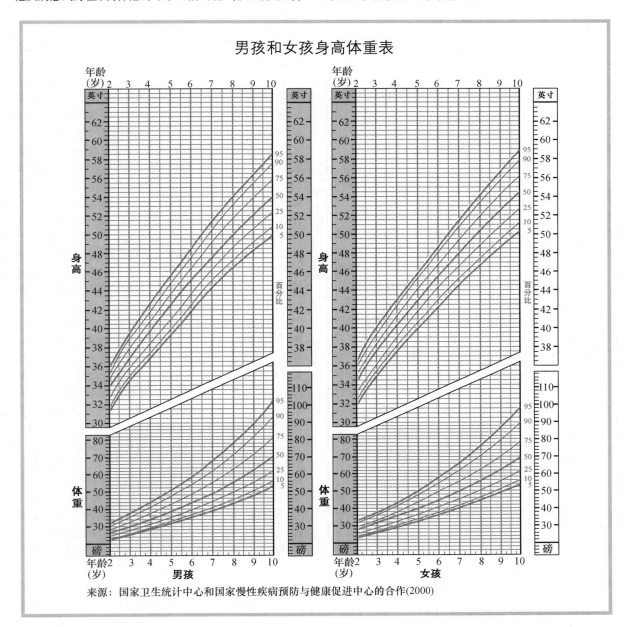

男孩和女孩身高体重表

来源：国家卫生统计中心和国家慢性疾病预防与健康促进中心的合作(2000)

教导上卫生间

大多数儿童在 2 岁至 3 岁的时候能够被教会使用卫生间。通常在卫生间里排便是最先学会的。到 5 岁时,一般儿童都能够单独去卫生间,独立解决穿衣、脱衣、擦拭和洗手等所有问题。然而,大约 30% 的 4 岁健康儿童和大约 10% 的 6 岁健康儿童仍然不能在夜间实现有规律的排尿控制。

识别儿童准备就绪的信号是教导使用卫生间的关键。当儿童有以下情况就是已经准备就绪的信号:

- 持续数小时未排尿、保持干燥
- 当尿布打湿后要求更换
- 对坐在便壶上或卫生间里显示出兴趣
- 能够服从简单的指挥

在 18 个月至 24 个月之间的儿童通常已经准备好开始接受上厕所的训练。尽管身体发育上已经准备好开始接受上厕所训练,但一些儿童在情绪上尚未准备就绪。当他准备好了,他会要求上厕所或自己去找他的便壶。

定时是在教导上厕所时最常使用的方法。将想上厕所的儿童带到便壶前,逐步一起衣着整齐时坐在上面,然后,鼓励其练习脱下裤子、坐在便壶上面 5 ~ 10 分钟后再穿上裤子。反复做出简单的解释并且把打湿或弄脏的尿布放在便壶里以作示意。当儿童成功后应该给予赞扬或奖励。对意外或儿童没有学会而生气或惩罚可能反而达不到目的。定时的方法对能预料排大小便时间的儿童很有效。要教会排大小便时间不固定的儿童,最好等到他们能够预期自己去厕所的时候进行。

对反抗坐在马桶上的儿童,可以允许他起来,在吃晚饭以后再尝试。如果反抗持续数天,把教育推迟几周是最好的策略。对儿童坐在马桶上的行为作出赞扬或奖励,结果是很有效的。一旦模式建立,可以对儿童每一次的其他成功给予奖励然后逐渐取消。激烈的斗争是徒然的,还可能使亲子关系紧张。

社交和情感发育

情绪和行为是以儿童的发育时期和他的气质为基础的。每一个儿童都有自己的气质和情绪。一些儿童可以是快乐的,适应性强的,容易形成规律的睡觉、苏醒、吃饭和其他日常行为的常规;这些儿童对新的情景容易产生积极的反应。有些儿童的适应性不那么强,他们的日常行为非常不规律;这些儿童对新的情景易于产生消极的反应。还有一些儿童是介于两者之间的。

在大约 9 个月的时候,婴儿通常会因为和父母分开而变得焦虑。在就寝时间和上幼儿园时,父母离开会很困难,而且以儿童发脾气为特征。这一行为可能持续数月。对很多大一点的儿童来说,在这个时候,一条特殊的毯子或填充的动物玩偶可以作为一个"过渡物"起作用,象征着离开的父母。

在 2 岁至 3 岁时,儿童开始测试他的极限,做一些禁止做的事情,只是看看会发生什么。儿童从父母那里频繁听到的"不"反映了在这一时期为争取独立所作的斗争。虽然父母和儿童都很苦恼,发脾气仍然是正常的,因为它可以帮助儿童在他们不能很好地用语言描述出他们的感觉的时候表达出他们的受挫感。父母可以通过不让儿童过度疲劳或受打击过度,预测儿童的行为并避免可能导致儿童发脾气的情形发生等方法,来帮助儿童减少发脾气的次数。在极少数情况下,暴躁的脾气需要医师的评估。一些幼儿尤其难以控制他们的冲动,需要父母设定更严格的限制,使他们的世界有了一定的安全性和规律性。

在 18 个月至 2 岁时,儿童开始有特色地建立性别的区别。在学龄前期,儿童获得了性别角色的概念,正如男孩和女孩所做的。在这一年龄,对生殖器的探索是被期盼着的,这也是儿童开始将性别和身体特征联系起来的信号。

在 2 岁至 3 岁之间,儿童开始更多地和其他儿童一起玩。虽然他们可能对玩具有极强的占有欲,但是他们开始分享甚至轮流玩耍。通过说"这是我的"来宣布对玩具的所有权帮助儿童树立自我的观念。虽然这一年龄段的儿童为争取独立而斗争,但是他们仍然需要父母在附近以保证安全和得到必要的支持。例如,当他们感到好奇时,他们可能离开他们的父母,想不到的是在不久以后,当他们害怕时,就躲到父母的身后了。

在 3 岁到 5 岁的时候,很多儿童开始对幻想的游戏和虚构的朋友感兴趣。幻想的游戏允许儿童安全地扮演不同的角色,并可以接受的方式将强烈的情感表达出来。幻想游戏也帮助儿童社会化地生长;他们学习以可以帮助他们发泄挫折感并保持自信心的方式来解决和父母或其他儿童的冲突。典型的儿童期恐惧,如"有怪物在房间里"等,也在这一时期出现了。这些恐惧是正常的。

在 7 岁至 12 岁,儿童们完成了很多任务:如自我概念,它的基础是由班级中的能力构成的;和同龄伙伴的关系,这取决于合群的能力和适应性;家庭关系,部分取决于儿童从父母和同胞那里得到的认可。虽然很多儿童看起来很重视同年龄的群体,他们仍然主要从父母那里寻求支持和指导。儿童的同胞可以起到榜样的作用,成为有力的支持,作为批评者提出什么可以做、什么不可以做。这一时期对儿童来说是非常活跃的,他们参与很多活动并且渴望探索新事物。在这个年龄,儿童是热切的学习者,常常对关于安全、健康的生活模式和避免充满危险的行为的建议反应良好。

促进最理想的健康和发育

有很多方法让父母帮助他们的儿童达到最好的健康状态。例如,健康的食物结构和经常的运动可以阻止肥胖的发生。儿童应该吃各种有益健康的食物,包括水果、蔬菜和蛋白质。规律的饮食和营养丰富的小点心甚至可以促使一个挑剔的学龄前儿童建立健康的食物结构。虽然儿童可能在一段时间内不吃一些有益健康的食物,如椰菜或大豆,但是继续提供有益健康的食物是很重要的。另外,父母应该限制果汁的摄入。如果喝了太多的果汁,一些儿童在就餐时可能失去对食物的胃口。用瓶子喝水的儿童应该在 1 岁左右改掉这一习惯,以防止过多的果汁和奶的摄入以及蛀牙。

如果用灵活的方式,并且牢记儿童个体的年龄、脾气、发育的时期和学习风格,促进儿童理想发育的效果最好。用包括父母、老师和儿童在内的互相配合的方式效果最好。在这几年的时间里,儿童需要一个能促使他们终生好奇和学习的环境。应该给儿童提供书籍和音乐。父母提问儿童回答的日常交互式阅读,可以帮助儿童专心、阅读理解,并且激发他们对学习的兴趣。看电视和玩电子游戏限制在 2 个小时以内,以鼓励更多的互动的活动。

托儿所和幼儿园对很多幼儿是有益的。儿童们可以学习重要的社交技能,如分享。另外,他们可以开始识字、辨别颜色。学会这些技能使到学校的过渡更平稳。重要的是,在一个结构完善的幼儿园里,潜在的发育问题能够被早起发现并指出。

需要托儿所的父母想知道什么是最好的环境,让其他人来照料会不会对儿童造成伤害。已有的信息提示,只要所处的环境是令人喜爱的、能够给予教育的,幼儿可以在家里或者外面的托儿所里都过得很好。通过仔细地观察儿童对育儿设施的反应,父母可以更好地为儿童选择一个最好的环境。一些儿童在有很多儿童的育儿环境里能够茁壮成长,另一些儿童则可能在自己家里或小一点的团体中才能长好。

当儿童开始接到家庭作业,父母可以通过各种方式来帮助他们,如对儿童的作业显示出兴趣,能够为儿童指出问题但是并不自己完成,在家中为儿童提供一个安静的学习环境,以及就任何关注的问题与老师交流。随着学年的进程,父母有必要在选择课外活动时考虑儿童的需要。很多儿童在得到参加团体运动和学习乐器的机会后茁壮成长。这些活动也可以提供一个提高社会技能的地点。另一方面,如果"安排过度"或被期待参加过多的活动,一些儿童会感到紧张。儿童参加课外活动需要得到鼓励和支持,而不是把不现实的希望放在他们的身上。

预防性卫生保健随访

定期去看医师可以为父母提供儿童生长发育的信息,也为父母提供了提问和寻求建议的机会。美国儿科学会推荐,在出生 1 年以后,儿童应该在 15、18 和 14 个月的时候去看医师以作预防性保健随访,以后每年一次直到 6 岁。同时还推荐在 8 岁和 10 岁时再去随访。看医师的次数可以根据医师的建议和家庭的需要增加。

在每一次随访里会做很多测量、筛查和预防接种。要测量身高和体重。生长良好是儿童健康的一项指标。儿童的身高体重是否处在或者接近表格上的百分位上并不是那么的重要。一直处在第 10 百分位的儿童可能状况良好,而一个从 35 百分位降到第 10 百分位的儿童也许会有些问题。从 3 岁开始,每次随访时要测量血压。

预防性随访可能包括检查视力和听力。一些儿童可能会因为贫血或血液铅含量增高而作血液检查。年龄和很多其他的因素决定了需要做哪些检查。一些医师也推荐作尿液检查,虽然这项检查的价值还没有被证实。

医师会问一些问题来看上次随访以后儿童的智力进展了多少。例如,医师可能要知道一个 18 个月的幼儿是否已经开始说话或者一个 6 岁的儿童是否已经开始阅读。同样的,医师就儿童的行为提出与年龄相符的问题。18 个月的幼儿有没有发脾气? 2 岁的幼儿能不能一觉睡到天亮? 6 岁的儿童在夜间会不会尿床? 父母和医师可以在随访的时候就这些类型的行为和发育的问题进行讨论,一起设计解决任何行为问题和发育问题的方法。

儿童安全在随访时也要讨论。所涉及的特殊的安全措施与儿童的年龄有关。对一个 6 个月的婴儿,医师可能希望谈论能够防护儿童的房屋以避免无意的中毒和损伤。对于一个 6 岁的儿童,讨论可能集中在自行车的安全性的问题上。医师也可以强调一些安全性话题,如安装和维护烟雾报警器的重要性、在家中持有枪支的危险。父母应该抓住机会提出与他们的家庭环境最相关的问题。当儿童长大后,他可以活跃地加入讨论。

最后,医师会做一次全面的体格检查。除了从头到脚,包括心脏、肺部、腹部、生殖器和头颈部的检查以外,医师会要求儿童完成一些与年龄相适应的任务。为了检查粗大运动功能(如走和跑),医师会要求一个 4 岁的儿童单脚跳。为了检查精细运动功能(用手操作一些小东西),儿童会被要求画一幅画或模仿画出某些形状。

第 266 节

幼儿的行为和发育问题

随着成长儿童获得了很多技能。一些能力,如控制大小便,主要依赖于儿童神经和大脑的成熟水平。其他的,如在家里和在学校里举止得体,则是儿童身体和智力(认知)发育、健康、性情、同父母、老师和照料者的关系之间复杂的相互作用的结果。

行为和发育问题可能变得非常讨厌以致威胁到儿童和其他人之间的正常关系。一些行为问题,如尿床,可能很轻微并且很快就解决了。其他的行为问题,如在儿童出现的注意力缺陷/多动症,可能需要持续进行的治疗。在这一节里所描述的大多数的问题都出自于儿童在发育中容易学会的正常的不良习惯。治疗的目标是通过让孩子改变他的行为来改掉坏习惯。这一目标常常通过父母带来持久的行为的改变,这随后导致孩子行为的改善。

进 食 问 题

一些进食问题实际上是行为的问题。父母们经常担心他们的孩子会吃不饱、吃太多、吃错东西、偏食或者养成不良的饮食习惯(如偷偷把食物喂宠物或故意丢掉食物)。生长曲线表可以帮助父母们判定孩子的生长速率是否需要担心。

一些进食问题,如神经性食欲缺乏和暴食症,都是典型的直到孩子进入青春期才会出现的问题。

进食不足:由缓慢的生长速率引起的食欲下降在 1 岁左右的儿童是常见的。但是,如果双亲之一或照料孩子的人试着强迫儿童吃,或者对儿童的食欲或进食习惯显得太过关注,进食问题可能会变严重。当父母哄孩子或威胁孩子吃饭,有进食问题的儿童可能会拒绝吃嘴里的食物。一些儿童可能以呕吐的方式对父母强制喂食的尝试作出反应。

减少围绕进餐时间的紧张和负面情绪可能对儿童进食有帮助。通过把食物放在儿童的面前并在 20 ~ 30 分钟内拿走而不作任何评论,可以避免情绪化的吵闹。应该允许儿童在进餐时提供的食物中挑选任何的食物,并且在上午和下午定时吃小点心。除了水以外的食物和液体,在全部其他时间里应该受到限制。幼儿在 1 天中应该提供 3 顿饭和 2 ~ 3 次的点心。进餐时间应该安排在家庭其他成员吃饭的时候;避免诸如电视等其他因素的干扰,鼓励孩子坐在餐桌旁进餐,通过这些技巧的运用使孩子的胃口、食量及营养需求达到平衡。

饮食过量:另一个问题就是饮食过量,它可以造成儿童肥胖,一旦脂肪细胞形成则难于消失。因为肥胖儿童较正常体重儿童更可能发生成年后的肥胖,所以应予以有效预防或治疗。

尿 床

- 引起尿床最常见的原因是膀胱的成熟缓慢。
- 睡前 2 ~ 3 小时限制饮水和严格限制咖啡因摄入量对于预防尿床有一定的作用。
- 正向的强化、尿床警报、经鼻吸入剂和丙咪嗪可以协助治疗。

儿童中大约有 30% 在 4 岁时,10% 在 6 岁时。3% 在 12 岁时,1% 在 18 岁时仍有尿床。男孩发生尿床比女孩更为常见,而且似有家族史的倾向。

尿床常是由于支配膀胱的神经成熟缓慢所致,所以当膀胱充盈并需要排空时,孩子不能适时地苏醒而发生尿床。尿床可伴发其他的睡眠疾病如梦游和梦魇等。在尿床孩子中仅有 1% ~ 2% 存在器质性疾病,常见的如泌尿道感染,而糖尿病等其他疾患则很少造成尿床。尿床有时是因为精神因素所致,可在孩子或其他家庭成员身上发生;偶尔也为综合征的部分表现,可提示存在性虐待的可能性。

有时尿床可在停止一段时间后又再度发生。其复发常是继发于精神情绪等应激因素,但一些器质性因素,特别是泌尿道感染等也可能是其原因。

治疗

父母和孩子都应知道尿床是非常常见并可以被纠正的,任何人都不必为此感到羞愧。有尿床问题的大龄儿童可通过以下的方法来减轻尿床症状:

- 咨询医生
- 限制餐后引入的液体量(特别是含咖啡因的饮料)
- 睡前排小便
- 记录无尿床及有尿床的夜晚情况
- 及时更换尿湿的衣服及被单等

对于没有发生尿床的夜晚,父母应给予孩子与其年龄相符的奖励(正向强化的作用)。

对于 6 岁以下的儿童,父母应避免在入睡前 2 ~ 3 小时给他们喝水,并鼓励孩子在上床前解小便。大多数这种年龄的孩子,随着其生理功能的日趋成熟,尿床问题可得以解决。

对于 6 ~ 7 岁的儿童,常需某些治疗措施。尿床警报是目前已有的最有效的治疗方法,一旦它检测到几滴流出的尿液就会立刻唤醒孩子,因此可治愈 70% 的尿床患儿,只有 10% ~ 15% 的孩子在停止使用警报后会再度发生尿床。尿床警报相对价廉而且易于设置,在使用的头几周,仅在完全尿床后孩子才被唤醒,而在随后的几周则是在解出少量尿液后即被唤醒,这样就可以介绍尿床的发生;最后过渡到在尿床前即产生尿意自发将孩子唤醒。大多数父母发现在孩子 3 周无尿床后警报即可被解除。

如果大龄儿童在尝试警报和年龄相符奖励的方法仍然尿床,则需要向医生寻求药物干预。用于治疗尿床越来越受欢迎的药物是去氨加压素片或经鼻喷雾剂。这种药物可通过减少尿液的产生而减少尿床的发生,该药在使用 1 ~ 2 个月后应尽快减停,也可以间断使用(如在孩子露营时)。如果年龄大的儿童在尝试过使用尿床警报和正向激励等方法之后仍然尿床,医师就可以尝试药物治疗。丙咪嗪是一种治疗尿床的抗抑郁剂,因为它能够使膀胱放松并使括约肌收缩从而阻断尿液,但是由于副作用已不常使用。医师会通过在给儿童使用米唑嗪之前做心电图和血常规来监测副作用。

父母养育问题引起的行为问题

一些相对较小的行为问题可能归咎于父母养育的问题。

亲子相互影响的问题是在孩子和双亲之间关系中的难题,这可能在生后最初几个月就开始了。由于艰难的妊娠或生产,母亲产后抑郁或没有从父亲、亲戚或朋友处得到足够的支持,亲子关系可能紧张。一个孩子不可预测的喂养和睡觉的时间表会加剧这一紧张。大多数的孩子直到 3 ~ 4 个月以后才能够一觉睡到天亮。不好的亲子关系可以减缓儿童和社会技能的发育,还可以引发发育停滞。

医师或护士能够讨论个别的孩子的性情并为父母提供婴儿发育的资料和妥善处理问题的有用的技巧。到那时父母才可能产生更现实的期望,接受他们的内疚和冲突是正常的事实,并尝试重新建立一个健康的亲子关系。如果关系没有得到修复,孩子可能在以后继续出现问题。

恶性循环模式是一种孩子的负面的(不听话)行为的循环,这种行为由来自父母或给予照料者的负面的(生气)反应引起,接着孩子的行为更为消极,导致来自父母的反应更消极。恶性循环通常在孩子好斗或抵抗的时候发生。父母或照料者以责骂、大叫或打屁股来响应。当父母对害怕的、依赖心很强的或者易受操纵的孩子的反应是过度保护和过分纵容,恶性循环也可以形成。

如果父母学会忽略不会影响其他人的权利的不良行为,如发脾气或拒绝进食,那么恶性循环可能被打破。对不能忽视的行为,可以尝试转移注意力或暂停的方法。父母也应该为好的行为表扬孩子。

惩罚问题是当惩罚无效时发生的不当的行为。如果有节制地利用责骂或者打屁股等体罚,控制一个儿童的行为的努力会起作用。但是,这些方法一般没有改变不良行为的倾向,并且可能减少儿童的安全感和自尊心。而且,在家长生气时,可能不只用手来打屁股。暂停的方法可能是有用的。但是,一旦被过度使用,惩罚会变得无效。此外,父母会离开或把孩子送走的威胁可能在心理上是有损害的。

表扬和奖励可以加强良好的行为。因为大多数儿童喜欢因为不良行为而得到的注意,而不喜欢根本不被注意,所以父母应该每天为和孩子愉快地互动创造特殊的机会。

大 便 失 禁

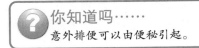

你知道吗……
意外排便可以由便秘引起。

大便失禁是肠道运动后的意外排便,而这种肠道运动并非是由于疾病或生理异常所致。

大约有 3% 的 4 岁儿童会有大便失禁的情况发生,并随着年龄的增长而越来越少见。大多数的大便失禁是因为对如厕习惯教育的抵触或者开始上学时发生。由于儿童努力控制排便,他们有时会阻止排泄太多的急迫性,这种抵制会导致慢性便秘,从而牵拉肠壁,降低儿童对充盈倡导的敏感性并影响肠壁肌肉的控制能力。当坚硬、干结的大便被推出或湿润的大便沿着干结的大便漏出时,则会发生粪便泄漏。

医师首先应判断大便失禁的原因所在。如果说便秘所致,那么可以通过使用泻药及其他能促使肠道规律性运动的方法(如改变孩子的如厕习惯、饮食、环境和行为)来解决。一旦恢复了规律性的肠道运动,便漏的情况就常能得以终止。如果以上这些方法都失败了,则可进行诊断性实验,如腹部 X 线平片,少数人还可做直肠壁的活检,采集组织样本后行显微镜检查。如果是身体原因,那么常是可以治疗的。在最严重的病例,则需要进行心理咨询,因为这些孩子的大便失禁常是由于情绪或行为问题所致。

睡 眠 障 碍

大多数孩子在 3 个月的时候要睡至少 5 个小时,但在 1 岁的剩下几个月里,会经历失眠,而且这种失眠常与疾病有关。随着他们年龄增长,眼球快速运动睡眠阶段发生频率增加。各个家庭对于孩子和家长一起睡或者其他的睡眠习惯有着不同的态度。父母之间应该相互坦诚彼此的态度以避免压力的产生以及给儿童混乱的信息。

大多数孩子睡眠问题多是间断性的或暂时性的,常无需治疗。

梦魇

梦魇是在眼快速运动睡眠阶段发生的令人惊恐的噩梦。发生梦魇的孩子能被完全惊醒并能绘声绘色地回忆噩梦的细节。梦魇并非是恐慌的理由,除非它经常发生。在孩子的紧张时期它可以更为频繁地出现,也可在孩子观看含有暴力或恐怖内容的影碟后发生。如果梦魇发生过于频繁,父母则应该进行记录,并寻找可能的原因。

夜惊和梦游

夜惊,是在短暂入睡后的不完全惊醒发作,并伴随极度焦虑不安。它们出现在非快速运动睡眠阶段并且在 3~8 岁的孩子最常见。孩子表现出大哭并十分恐慌同时心率和呼吸也明显增快,他似乎意识不到父母的存在,也不言不语。他可用力地四处捶打并对他人的安慰不起任何反应,几分钟后他就可以再度完全入睡。与梦魇不同的是,孩子不能回忆夜惊发作时的细节。在夜惊发作时,孩子的大声尖叫并不能安慰的特点使夜惊很具有戏剧性。大约 1/3 有夜惊的孩子也有梦游的问题(在明显睡眠状态时从床上起身并四处走动)。大约 15% 年龄在 5~12 岁之间的孩子至少都有一次梦游发作。

虽然少数情况下夜惊和梦游可能持续数年之久,但几乎都能够自发终止。一般是不需要任何治疗的,但如果这种疾病状态持续到青春期或成年期并很严重,那么则需要治疗。对于需要治疗的儿童,有时镇静剂或某些抗抑郁药可对夜惊有效,这些药物虽有效但存在不良作用。

拒绝上床睡觉

尤其是年龄在 1~2 岁之间的孩子常常因为分离焦虑而拒绝上床睡觉,但是大点的孩子则会试图去更多的适应他们所处的环境。幼儿在被独自放在摇篮里时经常会大哭大闹或者自己爬出来寻找父母。另外一个拒绝上床睡觉的原因是上床睡觉的时间太晚。有的孩子会经常被允许比平时玩的很晚才睡觉,这样的次数多了就会重新调整他们的生物钟从而使拒绝上床睡觉的情况更多的发生。将上床睡觉时间调早往往很难,但配合抗组胺剂或者褪黑素的简单治疗可以帮助孩子调整生物钟。

如果父母长时间地待在孩子的卧室来安慰他或者允许孩子不睡觉,对于解决其拒绝上床睡觉的问题是没有帮助的。有效地解决这个问题,父母必须安静地坐在过道中并注视孩子的一举一动以确保孩子是躺在床上的。这样孩子会逐渐认识到父母是不能被骗进房间来给自己讲更多的故事或陪自己玩,最后孩子就能逐渐安静下来入睡。给孩子提供一个可以怀抱的物品(如玩具熊等)常是有帮助的。小夜灯或者白噪音也可以使孩子感到舒适。

夜间苏醒

孩子在夜间多次苏醒,但一般他们自己能再度入睡。经常性的夜间苏醒会引起疾病或其他紧张情绪的产生。如果孩子在下午睡觉的时间过长或在夜间入睡前因玩耍而过度兴奋,则可加重其睡眠问题。有时睡眠会因为不宁腿综合征而被打断,有一小部分儿童,特别是会踢打和打鼾的孩子,有可能会发生阻塞性的呼吸暂停。

如果因为夜间苏醒的问题而允许孩子和父母同睡,这种做法似乎只会使问题长久化。同样,和孩子玩闹、在夜间喂其食物、打屁股或者责骂等做法都是事与愿违的,而用简单的保证把孩子劝回到床上常更为有效。在就寝前使用一些常规方法常常是有帮助的,包括读一个简单的故事、提供一个孩子喜爱的玩具或毛毯以及一个小夜灯(对于 3 岁以上的孩子)等。为了减少孩子夜间苏醒的可能性,应该尽量保证孩子入睡和醒来的环境相同。父母或其他监护者该尽量在每晚都遵守这些常规,以使孩子逐渐知道什么是大人期望他们做的事情。如果孩子是健康的,则可以允许他哭闹几分钟常常会让他明白自己必须安静下来的道理,这也可以减少夜间苏醒的发生。

暴怒发作(脾气暴发)

- 挫折、疲劳或饥饿是暴怒发作最常见原因。
- 儿童在暴怒发作时可表现为大声吼叫、哭闹、尖叫、跳脚等。
- 如果用分散注意力的方法无法阻止暴怒发作,那么必须让孩子立刻离开这个发作环境。

在儿童期暴怒发作时很常见的,它常在生后第一年末出现,2~4 岁期间更为多见,而 5 岁后则很少发生。如果暴怒发作在 5 岁后还很频繁,则很可能持续到整个儿童期。

发作的原因包括挫折、疲劳或饥饿。孩子也可能为了引起他人注意,或支配父母满足自己想要的东西,或逃避做什么事情而发作。父母常把整个责任归咎于自身(认为是自己对孩子的抚育很差所致),然而真正的原因常是多种综合因素的结果,包括孩子的个性、当时的环境以及生长发育中的一些行为。潜在性的心理、医学或社会问题很少是暴怒发作的病因,但如果暴怒发作持续长达 15 分钟以上或每天多次发作,则上述问题可能性很大。

暴怒发作的孩子可表现为大声吼叫、哭闹、尖叫、四处乱打、在地上打滚、跳脚和摔东西,他可能会满脸通红,又踢又打。有些孩子会自主的屏住呼吸几秒钟,然后恢复正常呼吸(不像呼吸闭止发作,这也是一种会在心理挫折引起的哭嚎之后发生的呼吸现象)。

虽然为孩子提供一个能够自我调节的安全的环境很有效,但是许多孩子无法自己停止暴怒发作。在大多数情况下,让孩子陈述发怒的原因只能拖延暴怒发作的时间。因此通过提供一种交替性的活动来转移和重定向孩子的注意力。这样孩子就可以不用被转移地点就能够慢慢好转。

隔离反省技术

这种方法应用起来很有效,当孩子们意识到他们的行为不正确或难以接受及看到忽视不理是一种惩戒时。通常来说,2 岁以后的孩子们才可以理解停止关注是与其不当行为相关的一种惩罚。当这种技术应用于如日托中心等群体性机构时应特别谨慎,因为可能会产生一种有害的耻辱感。

当孩子知道他们的一种错误行为会导致隔离反省时可以应用这种技术。在隔离反省技术应用之前,孩子通常会受到口头警告和提醒。

- 必要时可以把孩子带过来坐在隔离反省椅上,向其解释其不当的行为。
- 1 岁的孩子应坐在椅子上 1 分钟,每大 1 岁增加 1 分钟(最多 5 分钟)。
- 没有到达预定时间就离开座位的孩子应返回到座椅并重新计算时间,应避免谈话和眼神的接触
- 当孩子到达预定时间并离开座位时,照顾者应心平气和的询问隔离反省的原因。对于不能记起正确原因的孩子可给予简单的提示。孩子不必对错误行为表示悔过,只要清楚地知道隔离反省的原因。

隔离反省后,照顾者应尽力认同孩子的正确行为并及时表扬。如果孩子远离错误行为情境并重新确立新的行为方向,正确行为很容易确立。

屏 气 发 作

屏气发作是孩子在某一种恐惧或悲伤的事件后立即出现短时间的呼吸停止和意识丧失的过程。
- 屏气发作常在遭受疼痛刺激或情感悲伤所诱发。
- 典型的症状包括苍白、呼吸停止、意识丧失和惊厥。
- 分散孩子的注意力能够预防暴怒的发生从而避免诱发屏气发作。

屏气发作在 5% 的健康儿童中都可以出现。他们一般发病于 1 岁并在 2 岁时达到高峰,50% 的儿童在 4 岁前及 83% 的儿童在 8 岁前可自发消失。屏气发作有以下 2 种类型:

发绀型:是最常见的形式。年幼儿的下意识发作可为其暴怒发作的组成部分,也可为对所遭受的责骂或其他悲伤事件的一种反应。发作高峰年龄在 2 岁左右,5 岁以后则比较少见。典型的表现是:孩子大哭出声(当然他对自己的屏气毫无察觉),呼气,然后停止呼吸,之后很快孩子皮肤变紫并丧失意识,可出现惊厥。持续数秒后,呼吸重现并恢复正常的肤色及意识。在屏气发作时,在他的脸上放一块冷毛巾可能会阻断发作。因为屏气发作常让人感到很恐惧,所以父母要尽量避免诱导孩子发绀型发作的行为。当孩子恢复后,父母应把他安全的平放在床上。分散孩子的注意力并尽量避免可能导致暴怒发作的情况是比较好的策略。发绀型屏气发作对补铁治疗有反应,即使孩子没有缺铁性贫血,也可以进行补铁来治疗阻塞性睡眠呼吸停止。

苍白型:通常在遭受到疼痛刺激后发生,比如说跌倒、撞头或突然受到惊吓后,大脑通过迷走神经发出信号,显著地降低心率而使意识丧失。因此,在这种发作形式中,意识的丧失以及呼吸的停止(两者都是短暂的)是源于受到惊吓后心率减慢的一种神经反应。

患儿表现为孩子呼吸停止,迅速地丧失意识,然后变得苍白和软弱,并可出现惊厥,通常心跳会非常缓慢;在发作停止后,无需任何治疗,心率可再度增快,呼吸及意识也可恢复正常。虽然这种形式比较少见,但如果经常发作,需要进一步诊断和治疗。

学校恐惧症

- 一些心理因素和社会因素可以导致学校恐惧症
- 孩子可能会采取装病或其他借口来逃避上学
- 有规律的上学、在孩子、父母和学校之间开展交流和心理治疗都是治疗学校恐惧症的方法。

学校恐惧症可在 5% 的学龄前孩子中出现,男孩和女孩均可发生,最常见于 5～6 岁及 10～11 岁的孩子。

病因常不清楚,但可能与心理因素(如焦虑和抑郁)和社会因素(如没有朋友、受同伴排斥或受到欺辱等)有关。敏感的孩子可能对老师的严厉训斥过于恐惧而反应过度。年龄小的孩子试图采取装病或其他的借口来逃避上学。他可以假装腹痛、恶心或其他的症状以便名正言顺地待在家里,有的则直接拒绝上学。或者,孩子可能乖顺地去上学,但在学校期间却表现出非常焦虑或出现各种各样的症状,并经常光顾医务室。他们的这种行为和青春期的孩子不同,后者则会选择逃学。

什么是紧张性行为？

每个孩子处理压力的方式是不同的，某些行为可以帮助孩子缓解压力，包括吸吮拇指、咬指甲，甚至撞击头部等。

吸吮拇指（或吸吮安慰奶嘴）是儿童早期的正常现象，大多数孩子在 1 岁或 2 岁时可自行停止，但有的可持续到学龄期。在紧张时偶尔吸吮拇指是正常的行为，但在 5 岁后如果仍有习惯性地吸吮拇指可为潜在的情绪性疾病的症状之一。

所有的孩子最终都会停止吸吮，父母只有在有牙医建议或者他们觉得孩子吸吮拇指成为不健康的社会行为时才需要对其进行干涉。父母应温柔地鼓励孩子认识到为什么要停止吸吮的益处所在，一旦孩子显示出愿意停止的信号，那么先对他们以温柔的言语提醒作为良好的开端，随后可用一些标记直接放于拇指上，如有色绷带、指甲抛光剂或用无毒有色标记笔画上星星等。有必要的话可用其他方法：如将拇指用塑料包起来，或用小夹板固定防止孩子肘部弯曲或在拇指指甲上涂抹苦味的物质。但是用以上方法都要以不违

背孩子的意愿为前提。

咬指甲：是年幼儿常见的问题，这种习惯通常随年龄增长而消失，并通常与紧张和焦虑有关。可诱导孩子采取其他的习惯动作（如说旋转铅笔等）来克服咬指甲。

撞头和节奏性敲击：在健康的蹒跚学步的孩子中是很常见的。需要提醒父母的是，孩子并非是处于一种苦恼不安的状态，实际上他是从这种动作中获得了舒适的感觉。

孩子通常在 18 个月 ~2 岁之间对摇摆、旋转和撞头等动作逐渐丧失兴趣，但有时在年长儿和青春期孩子仍然可以反复出现。患有孤独症或其他发育性疾病的孩子也可能会撞击头部，但会伴随有其他的症状而使诊断更为明显。

虽然孩子几乎不会因为这些行为而损伤到自己，但要减少其发生的可能性及所造成的噪音强度，可通过把摇篮从墙壁旁边移开，或去掉摇篮下的轮子或铺设地毯，以及在摇篮内放置垫塞和减振器等方法。

学校恐惧症可造成：
■ 孩子学习成绩差
■ 家庭麻烦
■ 和同龄孩子之间的交往困难

大多数孩子可完全恢复，但有的在某次真正的疾病或假期后又可再度出现。

家教通常不是解决问题的办法。有学校恐惧症的孩子

应该立即返回到学校以使其功课不落后。如果病情非常严重以至于影响到孩子的正常活动，或者孩子对父母和老师的简单保证没有反应，则需要求助于心理学家的帮助。

治疗包括父母和老师之间的交流沟通，督促孩子按时上学，有时还需要家庭、孩子和心理学家共同参与的治疗。同时还要治疗孩子潜在性的疾病，并采用一些策略来缓解孩子在学校受到的各种压力。

第 267 节

正常青春期少年

在青春期（通常是在 10~21 岁之间），儿童逐渐变成青少年，在社会能力及生理发育上日趋成熟。尤为明显的是，他们的性发育成熟了，而且更为独立了。在这个时期青春期少年逐渐形成了自我意识，并学会如何与非家庭成员建立亲密的关系。对于父母来说在这个复杂的发展时期对孩子进行引导是一个很大的挑战。冒险行为（如参与打架斗殴和酗酒）在青少年中很常见而且容易引起急性的健康风险。不健康的行为如吸烟或吸毒，特别是在青春期开始的不健康行为，将在未来的生活中导

致严重的问题。

身体和性的发育

在青春期的正常发育包括体格的增长和性成熟（青春期）。这些变化发生的时间和速度各不相同，并受到遗传和环境因素的双重影响。在青春期，大多数的男孩和女孩达到成人的高度和体重，虽然每人出现的时间是各有差异的。男孩的生长高峰在 12~17 岁（青少年中

期)出现,最多每年身高可增加约 10 厘米;女孩的生长高峰在 9.5 ~ 14.5 岁(青少年早期)出现,最多每年身高可增加约 90 厘米。一般男孩比女孩更高更重。到 18 岁时,男孩还有约 20 厘米的剩余身高,而女孩则要少些。

青春期也发生在青少年期。对男孩而言,性发育的早期变化是阴囊和睾丸的增大,随后是阴茎的增长。体内的变化是精囊和前列腺的增大。之后,出现阴毛。阴毛出现后约 2 年胡须和腋毛也出现。初次射精常发生于 12.5 ~ 14 岁(青少年中期),也就是大约在阴茎开始增长后 1 年。但是直到成人期才能具有生育能力。在青春期少年出现一侧或双侧乳房的长大是常见的而且通常在 1 年内会消失。

在绝大多数女孩中,首先可以看到的性成熟表现是紧随生长高峰后出现的乳房隆起,很快阴毛和腋毛也出现了。月经初潮的发生常在乳房开始长大后约 2 年。多在月经初潮前身高就有了迅速增长。乳房发育之后不久,阴毛和腋毛也开始出现。初潮在一定范围的年龄段内发生(典型的发生在 10 ~ 16 岁)。初潮时间受遗传、种族、营养和其他因素的影响。现在,性发育比一个世纪前开始得要早。例如,初潮的平均年龄比 100 年前要小了将近 3 岁。原因可能是营养、健康状况和生活环境的改善。

即使在正常的青春期,也需要大量的情绪调节。如果发育的时间不是很典型,特别是男孩的体格发育延迟或者女孩的发育过早,都有可能造成额外的情绪上的压力。大多数长得慢的男生最终都能达到正常身高。然而,那些生长或性发育延迟的青少年应该做检查来排除疾病或者其他身体原因,如果结论是阴性的则应该给予安慰。

智力和行为的发育

在青春早期,儿童就开始形成抽象及逻辑思维的能力,这种精细思维的增长引起了自我意识的增加以及自身反省能力的提高。因为非常显著的青春期生理变化,使这种自我意识常常伴随一种难堪感。青春期孩子对外貌的吸引力也存在着不同的看法,对与同龄人之间的差别的敏感性也显著增加。

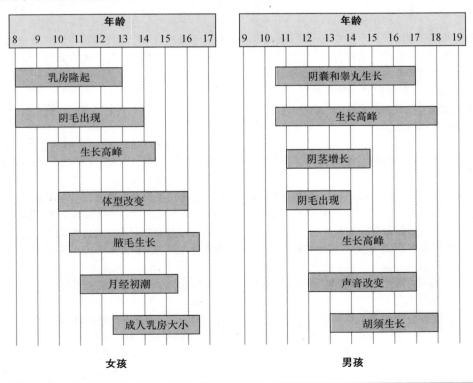

性发育的里程碑

在青少年中期,对未来事业作出决定的负担越来越重,大多数青少年没有一个清晰的目标,然而他们会渐渐地了解他们的兴趣所在和天赋。父母必须了解孩子的能力并帮助青少年设定现实一些的目标。父母还应该做好识别"路障"的准备,如学习障碍、注意力不集中、不良的学习环境,这些都是需要被纠正的问题。

青春期孩子也会用自己新的思维能力来看待道德问题。青春期前的孩子对于对错的理解是固定而绝对的,而青春期的孩子却会对行为标准质疑并经常反驳传统,这常常使父母非常恐慌。理想的结构是这种思维会在发育中达到顶峰并逐渐内化成其自己的道德标准。

很多青春期的孩子开始从事一些危险行为,如飙车、药物滥用、性尝试,有时还进行偷盗或其他一些违法活动。有些专家认为这种行为的出现部分归因于青春期孩子的自我力量感和无所不能感。近期关于神经系统的研究表明成人之前大脑抑制冲动的部分还没有完全发育成熟。

情感的发育

在青春期,大脑控制情绪的功能区逐渐发育和成熟。这个阶段因为自主性的冲击而具有明显的特征,这种自主性的冲击对于父母和老师来讲都是一种挑战。青少年逐渐学会抑制不恰当的思想和行动并用目的明确的行为来取代它们。

冲突的典型焦点是青少年正常的寻求更多自由的欲望与父母保护他们不受伤害的本能之间的矛盾。由于努力想要多方面发展而受到的挫折十分常见。由于父母和青少年重复协商他们之间的关系而使交流充满挑战。当家庭面临其他压力或者父母由于青少年需要继续教养而面临一些情绪困扰时,所有的挑战会被再次强调。医生可以通过为青少年和父母提供合理的、切实可行的、支持性的建议来打开交流之门。

社会能力的发育

在儿童时期,家庭是孩子生活的中心。但在青春期,同龄人则开始取代家庭的位置成为孩子最早的社交圈。正因为相对于圈外人或者显著不同或者无足轻重的穿着打扮、仪态外表、处事态度、兴趣爱好及其他特征,青春期的孩子形成了自己的同龄群体。在开始的时候,这个群体通常是由相同性别的人组成的,但在其后的青春期则多为男女混合。这些群体对青春期孩子是非常重要的,因为它对孩子的实验性行为给予了认可,并在其紧张的时候给予了支持帮助。

由于不同的原因,很多没有自己同龄群体的青春期孩子经常会产生紧张焦虑感,觉得自己与别人不同并被他人疏远。虽然这种感觉很少会产生永久性的不良作用,但却可以对任何潜在性的功能障碍或反社会的行为产生恶化作用。另一种极端情况是,同龄群体对青春期孩子产生过强的影响。当家庭和社会环境因素不能和同龄群体的一些不良需求抗衡时,就常常会出现拉帮结派或流氓行为。

医生应该筛查青少年是否有精神障碍,如抑郁、躁郁症和焦虑。精神障碍在这个年龄段的发病率会有所升高并且可能会导致自杀的想法或行为。一些精神疾病,如精神分裂症,虽然很少见,但经常在青春期后期出现。进食障碍,如厌食症和暴食症在女孩中相对常见,并且可能很难被发现,因为青少年肢体往往很长从而会掩盖这些行为和体重的改变。

药物滥用经常开始于青少年时期,在美国,超过70%的青少年尝试在高中毕业前喝酒。酗酒很常见并且可以导致急、慢性健康风险。有研究表明,在越小的年龄开始喝酒,就越有可能在成年时发展成为酒精依赖症。比如,在13岁就开始喝酒的青少年得酒精依赖症的几率比21岁开始喝酒的青少年要高5倍。在美国的高中,几乎有50%的青少年尝试吸烟,超过40%尝试吸大麻。其他药物的使用并不常见,然而处方药,包括止痛药和兴奋剂的使用都在上升。

父母可以通过树立良好的形象来对孩子产生强大的正面影响(如适量喝酒和避免使用非法药物),可以和孩子分享自己的价值观,高度期望孩子远离药物和毒品。父母还可以教导孩子处方药只有在医生指导下才可以使用。所有的青少年都应该被秘密的检查是否有药物滥用。恰当的建议应该成为例行健康检查的一部分,因为即使是来自医生或者保健师简单的干预都可以减少青少年的药物滥用。

性 发 育

在青春期早期,孩子对青春期性解剖生理及变化的兴趣会与日俱增,这些改变可能是对性期望的起源。当青春期孩子在情感和性发育都成熟时,他们就会开始尝试性行为。手淫在男孩非常普遍但在女孩则较为少见。和他人的性行为常以身体安抚开始,有时会发展为口交,经阴道性交或肛交。在青春后期,性行为会从试探性行为逐渐过渡为表达亲密感或与对方分享的事情。医生应在体检时,给予孩子正确的安全性行为的建议以及对有性行为的青少年筛查性传染病。

人类很少有像性行为一样彻底混合了体能、智能和情感等的活动。帮助青少年把性行为置于一个健康的环境(包括道德伦理问题和组成家庭)是非常重要。家长应和青春期的孩子开诚布公的分享他们的价值观和期望。

一些青少年在性别的认同方面存在苦恼。他们中不少尝试同性恋但最后不能继续对同性关系保持兴趣,而有的孩子却对异性不感兴趣。同性恋是人类性关系中一种正常的变化而非一种病态。虽然专家并不明确地知道同性恋是怎样产生的，但他们不认为这是青春期孩子从同龄人或媒体上学来的。

随着有同性恋倾向的青春期孩子的性发育，会面临一个情感负担。青春期孩子如果在表达了自己的同性恋意愿后就会被家人和同龄人所厌弃。这种压力（特别是在社会认同感显得非常重要的时候）常常造成严重的紧张情绪，并可因为孩子在学校遭受到的品头论足甚至是暴力威胁而恶化。有时，因恐惧被父母所遗弃可造成孩子的不诚实，至少会造成与同龄人或父母之间的交流不充分。这些青春期的孩子也可能受到同龄人的嘲讽和暴力威胁。如果有暴力威胁的情况发生，应予以重视并及时向学校领导报告。朋友和家庭成员应该对有同性恋的青春期孩子的情感发育给予支持和帮助。

预防保健访视

每年一次的保健访视可以让医师对青春期孩子的体格生长和性成熟度进行连续的检测。身高、体重和血压在每年保健访视的时候都应该检测。超重和肥胖在美国非常常见，并且与心脏疾病和 2 型糖尿病（以前称非胰岛素依赖型糖尿病）相关联。检查皮肤有无粉刺、评价性成熟度、检查背部有无脊柱侧突对于青春期孩子尤为重要。

例行的卫生保健还应当包括回顾免疫记录和对推荐疫苗的管理。筛查检测，例如针对肥胖或者有高胆固醇家族史的少年的血脂水平检测，也应该进行。对于有过结核接触史或者曾到肺结核流行的地区旅游过的青少年应该进行结核筛查。

大多数的保健访视还包括对精神心理的筛查访问和咨询。访问包括青春期孩子的家庭环境、学习成绩和学习目的、课外活动和兴趣、是否参与了危险活动及情感健康等问题。咨询包括对孩子的体格和心理发育、健康的生活方式以及外伤预防等。典型的咨询包括宽泛的话题：

- 要告诉孩子系安全带的重要性
- 酗酒和超速驾驶的危险性
- 对毒品或酒精潜在的依赖性
- 预防暴力

医生也可以鼓励青少年参与体育、艺术和社区义工这样的活动。尽管父母在访视的开始和结束时会被邀请分享其关心的问题，同时也接受父母的咨询并对其进行指导，但是大多数医生都会单独访视和检查青少年。

第 268 节

青少年的问题

青少年最常面临的是与生长和发育相关的问题，还有延续至青春期的童年疾病，心理健康问题，以及参与危险或非法活动所造成不良后果，包括受到伤害、法律责任、怀孕和传染病等。机动车意外伤害和人际间暴力事件是青春期致死或致残的主要原因。青春期是心理疾病的高发期，如情感障碍和精神分裂症可在青春期出现或表现明显，并可导致自杀的危险。饮食性疾病如神经性厌食症和食欲过盛，在青春期女孩中尤为突出。

性发育延迟

性发育延迟是指在预期时间内性器官没有发育成熟。

- 一些引起性发育延迟的原因包括：疾病，放疗或化疗，过度节食或过度锻炼，遗传缺陷，肿瘤和某些感染。
- 典型的症状包括：男孩没有睾丸的长大、没有阴毛的

生长；女孩没有乳房的发育，没有月经周期。
- 诊断依据：体格检查，各种实验室检查，骨扫描，必要时需进行染色体分析和影像学研究。
- 治疗取决于病因，需要的时候，可激素替代治疗，必要时手术治疗。

当大脑的下丘脑向垂体释放某种叫促性腺激素释放激素的化学信号时，性发育就开始了。这个信号告诉垂体开始释放性腺激素，以刺激性器官的生长（男孩的睾丸和女孩的卵巢）。生长中的性器官可分泌性激素（男孩是雄激素和女孩是雌激素），使第二性征得以出现，包括阴毛和腋毛的生长，男孩胡须和肌肉的发育，女孩乳房的发育以及性欲的增长。

有些青春期孩子并不在正常的年龄范围内开始他们的性发育，在大部分的案例，这种延迟可以是正常的变异，在某些家庭就存在性发育延迟的家族倾向。这些孩子的生长速度和健康状况是正常。虽然其生长高峰和性

发育延迟了,但最终会达到正常的水平。

各种不同的疾病,如糖尿病、炎性肠病、肾脏疾病、囊性纤维化和贫血都可延迟或阻止性发育的过程。接受化疗和放疗的儿童也可有性发育的延迟。那些因为过度运动或节食而变得很瘦弱的女孩,经常也会出现发育延迟的问题,包括不来月经。

性发育延迟也有很多不常见的原因:染色体的异常如女孩的 Turner 综合征和男孩的 Klinefelter 综合征,以及其他能影响激素分泌的遗传性疾病;损伤了下丘脑或垂体的肿瘤能降低促性腺激素的水平或停止所有激素的分泌;腮腺炎病毒感染也能损伤睾丸并阻止青春期的进入。

什么是性早熟

真性性早熟和假性性早熟是指女孩 7 ~ 8 岁前、男孩 9 岁前出现性成熟。

真性性早熟是由于脑垂体过早地释放某些性激素(促性腺激素)所致,这些激素使卵巢和睾丸得以发育并开始分泌其他性激素,如雌激素和睾酮促发性早熟。这种激素的过早释放可能是由于垂体或下丘脑(即控制垂体的大脑区域)的肿瘤或其他异常所造成的。多发性神经纤维瘤(神经纤维组织在皮下和身体其他部位过度生长的疾病)和其他少数罕见疾病也可能与真性性早熟相关。

假性性早熟,其高水平的睾酮和雌激素是由于肾上腺、睾丸或卵巢的肿瘤或其他异常所造成的。这些激素并不会使睾丸或卵巢本身发生成熟,只是促进第二性征的发育,如孩子的阴毛和腋毛都会生长,出现成年人的体味、粉刺、体型也发生改变等。男孩胡须生长,阴茎增大,外表更男性化;女孩乳房发育,月经来潮,特别是在那些真性性早熟者。无论男孩女孩,身高增长很快,但会很早就停止生长,因此其最终身高会比期望值矮。

在真性性早熟者,其性腺(睾丸或卵巢)会成熟并长大,然而在假性性早熟者,其性腺却保持在幼稚状态。

评估:当一个儿童出现早熟的征象,生长迅速,发育异常,医师可通过测试血中激素的水平并对手和腕部摄 X 线片来估计骨成熟度;如果孩子的骨龄提前,应进一步做全面检查。测量在垂体水平的促性腺激素释放激素的效应以助于发现病因,通过对骨盆和肾上腺做超声检查及头颅 CT 或 MRI 来明确是否有肾上腺、下丘脑或垂体的肿瘤。

治疗:对于仅出现阴毛、腋毛生长或乳房发育的孩子无需治疗。但必须定期检查是否出现真性性早熟的后期发育表现。

对于原因确定的真性性早熟,如切除肿瘤或囊肿后可能会抑制性早熟的发生。如果找不到可以治疗的病因,一些药物也可延缓真性性早熟的进展。注射合成的促性腺激素释放激素(如醋酸亮丙瑞林、德舍瑞林或组氨瑞林)抑制性激素释放而阻止真性性早熟的发生。一些抑制性激素活性的药物也可阻止假性性早熟的发生。

临床表现

性发育延迟在男孩更为常见,症状包括:在 14 岁之前没有睾丸的长大,到 15 岁没有阴毛的生长或者从阴茎开始增大到完成时间超过 5 年以上。女孩子的症状是在 13 岁前没有乳房的发育,从乳房开始发育到月经初潮的时间超过 5 年,到 16 岁还没有月经来潮。

虽然青春期孩子会对同龄人之间存在的不同感到很不舒服,特别是男孩可能会对自己的青春期延迟更感心理压抑和尴尬,但较同龄人个子小而且性成熟度不足的女孩则不会如此快地感受到自卑或难堪。

诊断

初步评估应该包括完整的家族史调查和体格检查,以及检测慢性病的基本实验室检查和激素水平检查。骨龄检测也有辅助作用。有一些不到 16 岁的男孩和不到 14 岁的女孩,虽然性发育延迟了,但看起来也是健康的,他们极可能是属于正常发育延迟。对于这些青少年,医生应该选择每隔 6 个月重新评定一次,以此来确定性发育已经开始并且发育进程正常。有时可以进行染色体分析。有严重发育延迟的女孩应该检查是否有原发闭经。可以通过做 CT 或者 MRI 来判定是否有大脑肿瘤。

治疗

对性发育延迟的治疗方法取决于其病因。对于体质性发育延迟的孩子不需要任何治疗,但是如果是这孩子对自己的发育缓慢感到非常焦虑不安或者是其发育确实是极度延迟,可以适当给予激素替代药物以促进其发育的进展。如果男孩在 15 岁之前睾丸或骨还没有成熟,他们应该被给予 4 ~ 8 个月疗程的睾酮。小剂量的睾酮能诱发发育,引起一些男性特征的出现,而且不会危及达到成人身高的潜力。只有在治疗了慢性潜在性疾病后,发育才能得以进行。虽然激素替代治疗可以帮助性发育,但是不能根治遗传性疾病。有肿瘤的孩子需要手术治疗。

身 材 矮 小

身材矮小就是根据年龄-身高标准曲线,其身高低于同龄孩子的正常身高的第 3 百分位数值。

大多数矮小的孩子是因为生长高峰出现延迟或是其父母身材也相对矮小的缘故。但有些孩子矮小是因为某些慢性疾病、基因缺陷和内分泌性疾病，此类疾病包括骨发育异常及影响心、肾脏或肠道的慢性疾病。

生长激素是决定升高的重要因素，由垂体来调节其分泌量。如果垂体产生过少的生长激素，那么就会造成不正常的生长速度和匀称性身材矮小（即垂体功能减退症或垂体性侏儒）。肿瘤引起的垂体功能减退症可以通过手术来治疗。其他导致垂体机能减退症的原因可以用生长激素治疗。有时生长激素也用于那些身材矮小但是垂体功能正常的孩子，但对这种用法存在争议。有些父母认为矮小是一种病，但大多数医师并不赞同对这些孩子用生长激素。不管身材矮小的原因如何，垂体激素只有在长骨骨骺板闭合前使用才有效，用 X 线可确定骨骺板是否已经闭合。

肥　胖

肥胖是指体重指数（BMI）超过同年龄性别儿童正常值的第 95 百分位数值。
- 虽然遗传和其他疾病可以导致肥胖，但大多数青春期孩子肥胖是由于缺乏体育锻炼和饮食过多引起。
- 诊断依据：体重指数超过同年龄性别儿童的儿童正常值的第 95 百分位数值
- 均衡饮食、增加锻炼、进行心理咨询能够帮助解决肥胖问题。

当今青春期孩子的肥胖是 30 年以前的 2 倍之多。尽管肥胖的并发症多发生于成人，但肥胖的青春期孩子较其他的孩子更容易患高血压和 2 型糖尿病。虽然不足 1/3 的肥胖成人在青春期也是肥胖，但大多数在青春期肥胖的孩子在成年后仍然保持肥胖。

影响青春期肥胖的因素和成人是相同的。父母总认为肥胖是由于一些内分泌疾病，如甲状腺功能减退或肾上腺皮质功能亢进所致，但实际上这些疾病是较少见的原因。如果是由于内分泌疾病所造成的青春期孩子体重增长，那么这些青春期孩子常常是身材矮小并有其他潜在性疾病。如果一个青春期孩子发育矮小且有高血压，那么需要检查是否患有 Cushing 综合征。尽管遗传的影响常见且责任基因已被鉴定，但大部分青春期肥胖症患者仅仅是由于饮食过多和锻炼过少所致。因为社会对肥胖存在偏见，很多肥胖的孩子就变得很自卑，而且越来越喜欢静坐和与社会隔绝。

对青春期肥胖的干预应着重在培养孩子健康的饮食和锻炼习惯，而不是单纯为了减掉一定的体重。通过以下方法来降低热卡的摄入量：
- 设定一个平衡的日常饮食食谱
- 永久性改变饮食习惯以减低热卡的摄入
- 增加活动量

夏令营常可帮助肥胖孩子减去相当的体重，但是若不能持之以恒，体重又常会反弹。针对孩子的自卑对其进行咨询并帮助其解决问题，可能有用。

考虑到安全性及药物滥用等问题，减肥药一般不用于青春期肥胖。但例外的是，对那些有 2 型糖尿病家族史的肥胖孩子，他们发展为糖尿病的危险性很高，因此治疗糖尿病的药物二甲双胍可帮助其减肥并降低发生糖尿病的危险。

学 校 问 题

学校构成了青春期孩子的大部分的生存环境，生活在其中出现的问题往往显示为学校问题。

学校问题包括：
- 惧怕上学
- 逃学
- 辍学
- 学习成绩不良

青春期校园问题的出现可能是由于以下原因：
- 青春期叛逆和对独立性的心理需要（最常见）
- 心理疾病，如焦虑症或抑郁症
- 滥用药物
- 家庭矛盾

有时一些不恰当的学业安排也可以造成学校问题，特别是对那些没有被早些发现的存在学习困难或轻度精神发育迟滞问题的孩子。

一些在青春期早期发生的问题，如多动症和学习障碍，都可能引起学校问题。

总的来说，对有显著性学校问题的青春期孩子应该进行教育学测试和精神健康状态的评估。对特殊的疾病进行相应的治疗，同时要提供支持和鼓励。

大约 1% ～5% 的青春期孩子会恐惧上学，这种恐惧可能与某个人（如老师或另一个同学）甚至是学校本身（如说体育课）有关。青春期孩子可能会出现一些身体症状，如腹痛，或仅仅就是表示拒绝上学。学校员工和家庭成员明确其原因并鼓励他们按时上学。

反复逃学或辍学的孩子已经形成了一种自我意识的决定来逃避学校。这些孩子往往学习成绩很差，而且他们从与学校相关的活动中得到的成功感或满足感很少，他们反而经常从事高危险性的行为，如没有保护的性行为、吸毒及暴力。而对那些有辍学危险性的孩子应采取诸如职业训练等其他的教育手段。有时学习环境的改变或药物治疗对于有学校问题的青少年也可能会有很大的帮助。

行 为 问 题

青春期是发展独立性的时期。通常青春期的孩子会通过对父母制定的规章制度进行质疑来展示自己的独立性，而这种质疑有时就会造成违规。因为对行为不端需要进行专业的干预，所以父母和医师必须依据孩子行为不端的程度来区分是否为偶然性的决断错误。违规的严重度和频度是判断的指南，例如酗酒、经常逃学和偷窃相比于单次行为就更为严重。其他一些警示信号还包括学习成绩的每况愈下和离家出走等。特别需要关注的是那些在争执中的孩子，他们可能会受到严重的创伤或动用武器。

孩子偶尔会参与到一些身体碰撞冲突之中。然而在青春期的时候，暴力的频度和严重度都会增加。因为在学校的暴力活动会被公布于众，所以青春期孩子更多在家里或校外参与暴力活动（或遭遇暴力威胁）。很多因素可增加青春期孩子的暴力危险性：

- 发育问题
- 流氓团伙
- 持枪
- 药物滥用
- 贫穷

现在还没有足够的证据证明暴力和遗传缺陷或者染色体异常之间有关联。

因为青春期孩子较其儿童期更为独立而且流动性更大，他们往往在成年人的直接管辖范围之外。在这种情况下，青春期孩子的行为是由他们自己的道义感和行为准则所决定的。父母最好是指导而不是直接控制其行动。从父母那里感受到温暖和支持的孩子往往不容易参与到危险行为之中。同样，那些清楚表达了对青春期孩子行为的期望以及表明一贯不变的规矩设定和监督的父母，他们的孩子也不容易参与到危险行为中去。父母的权威性教育比粗暴的或一味应允妥协的教育方式更容易促使孩子的行为走向成熟。

权威性的父母教育通常采取一种"等级奖励"的制度，先给青春期孩子少量的责任和自由（如照顾动物、做家务、收拾衣服或装饰自己的房间），如果在一段时间后孩子能很好地完成这些责任，那么自由度就予以提升。如果他滥用自由，那么就收回给予他的特权。对自由度的增加，父母必须密切地观察以确保知道孩子的控制力能够与相应的自由等级相匹配。

有些父母和青春期孩子之间事事都有争执。在这种情况下的核心问题就是"控制权的问题"——青春期孩子想控制自己的生活，而父母想让孩子知道仍然是由他们来制定规矩。这时，父母就应该尽量着眼于孩子的行为（如上学、遵守家庭责任等）而不是一味挑剔其外在的东西（如着装、发型、偏爱的娱乐方式等），这样双方都会受益。

如果父母在竭尽全力后，孩子的行为仍然有危险性或不被他人接受，那么则需要专业人士的干预。药物滥用往往是行为问题的导火线，并常需要特殊治疗。行为

问题可能是抑郁症或其他精神疾患的最初表现，这种疾病通常需要药物治疗以及专业咨询。在一些极端的情况下，如果父母不能够制止孩子的危险行为，他们可能需要法律监管部门和指定警官的帮助，他们有助于加强合理的家庭规则。

帮派成员和暴力

帮派成员与暴力行为相关。年轻人帮派多为3个或更多成员自发组成的组织，年龄在 13 ~24 岁之间。帮派通常有名称和特异性标志，如特别的服饰，应用特定的手势或涂鸦。一些帮派要求成员加入之前展示暴力行为。

青年人帮派中暴力行为增加至少有一部分原因要归咎于帮派成员滥用药物，尤其是麻黄碱和海洛因。帮派暴力常应用轻型武器。2005 年的美国，在高中学生参加年轻人风险学习之前，他们当中约 16% 的人至少每月携带一次武器。

应在童年早期就开始使用无暴力的法则防止日后的暴力行为。限制接触媒体暴力内容也会有所帮助，因为媒体中的暴力图像可增加学龄期儿童的暴力行为。学龄期儿童应有一个安全的校园环境。大龄儿童和青少年不应携带武器并且应被告知回避高危环境（例如其他人可能携带武器、饮酒或服用毒品）并应采取措施防御紧张局势。

应鼓励所有帮派暴力的受害者与父母、老师，甚至医生探讨他们遇到的问题。

药物和其他物质滥用

在青少年中的违禁物质滥用发生的程度从尝试性到成瘾等不尽相同，其后果从毫无危害到致死性也各不同，取决于物质本身、环境及使用的频度。然而，即便是偶尔的使用也可造成显著的危害，比如药物过量、机动车事故以及性行为的不良后果（如意外怀孕及性传播疾病等）。尽管尝试性饮酒和偶尔性吸食大麻很常见，但对其他违禁药品的使用却并不常见。有这些行为的青少年都有受伤害的高风险。父母对于饮酒、吸烟、处方药的态度和他们自身所作出的模范作用会对青少年产生很大的影响。

饮酒

饮酒在青少年中是最为常见的，有报道称大约72%的高中生尝试过饮酒，尽管只有 55% 的人曾经喝醉过。一方面，社会和媒体常常把饮酒标榜成可被接受的行为。尽管存在这样的影响，父母可通过向孩子清楚地表达他们关于饮酒的态度，设定一定的限制，并密切监督孩子的行为。另外一方面，那些兄弟姐妹中有过度饮酒的青少年会认为这种行为是可以被接受的。一些持续饮酒以至

于发展成酒精滥用或者酒精依赖等酒精相关疾患。发展为疾病的危险因素包括较小的年龄即开始饮酒和遗传学因素。所以有酗酒者的家庭应意识到其危险。

吸烟

大部分抽烟的成年人是在青春期开始抽烟的。甚至有 10 岁的孩子都有过吸烟的经历。将近 1/5 的九年级学生经常吸烟。在美国,每天有超过 2000 人开始吸烟。在这些人中,31% 年龄不超过 16 岁,50% 不超过 18 岁。如果青少年在 19 岁之前不尝试吸烟,他们在成人之后几乎不会吸烟。增加青少年吸烟可能性的因素包括:父母吸烟(为最有预测性的因素),同龄人和偶像(如某些名人)吸烟。经常与吸烟有关的危险因素包括:

- 学校表现差
- 高风险行为(如过度节食、打架斗殴、饮用酒精或其他药物)
- 较差的解决问题的能力
- 自卑心理

父母如果想阻止他们的孩子吸烟,可通过积极的示范作用(如自身戒烟),和孩子开诚布公的讨论吸烟的危害性,说服已经开始吸烟的孩子尽量戒烟,在戒烟过程中必要时可以寻求医师的帮助。

其他违禁物质

青少年使用烟酒外的违禁物质的现象,虽然在过去几年总的来说有所下降,但仍然是很常见的。在 2007 年,大约 47% 的 12 年级学生已经有使用过违禁物质的历史。只有大约 25% 的学生没有服用除大麻以外的违法药物。

大约有 2% 的高中毕业生曾使用过类固醇激素。虽然在运动员当中使用类固醇激素更为常见,但非运动员当中也不乏见。使用类固醇激素有很多副作用,其中比较特殊的问题是引起青少年骨端生长板的提前闭合,从而导致矮小身材。其他副作用对于青少年和成人则是相同的。

虽然大多数药物的使用量正在下降,但是处方药的不正确使用却有显著的增加,最明显的是麻醉性镇痛药,抗焦虑药和兴奋剂。非处方的感冒和咳嗽药也被青少年拿来使用。这些药到处都可以买得到,而且因为安全而被青少年当作入门毒品。有报道称,有最小年龄为 12 岁的青少年使用违法药物。许多尝试过非处方药,处方药和违法药物的青少年会发展一些物质应用性疾病。

如果父母发现下述任何异常,就需要和孩子及医师进行讨论:

- 行为怪异
- 抑郁或情绪不稳定
- 朋友圈发生改变
- 在校表现下降
- 对以前的爱好兴趣下降

如果父母发现药物或药物相关的器具时,需要和他们的孩子好好讨论一下所关心的问题。

在例行的健康访视中,父母应该请孩子的医生给他们的孩子做一个调查问卷来监测孩子有没有吸毒或喝酒。医生可帮助评估孩子是否有物质滥用的问题。有些父母仅仅是把孩子领到医师那里要求进行尿检。父母应该记着以下的事项:如果孩子拒绝,医师是不能强迫孩子进行药物测试的;尿检的结果也可能是假阴性的,并会受到药物代谢因素及最后一次用药时间的影响。鉴于这些限制,这个专业领域的医师应该决定在特定的情况下药物检测是否必要,而父母应该尊重医师的建议。更为重要的是,如果处在争执和冲突的气氛下,那么医师是很难从孩子那里获取准确的病史资料,而这对其正确诊断是至关重要的。

如果医师确实认为孩子是有问题的,他可以推荐孩子到药物滥用专家那里接受帮助,专家可以做出诊断和决定治疗方案。一般来说,对成年人因用药不当引起的行为学治疗对青少年也是可以用的。

但对青少年的治疗必须是适当的。青少年应该接受青少年项目的服务和专门针对有药物应用疾病的青少年的治疗措施。总之,青少年不应该接受和成人相同的治疗程序。

避孕和青少年怀孕

虽然青少年会进行性行为,但很多有活跃性行为的孩子并没有被充分告知避孕、怀孕、性传播疾病(包括艾滋病)等事情。性冲动、缺乏计划性以及饮酒抽烟等都降低了青少年自觉使用避孕措施和屏障保护的可能性。

成年人使用的任何避孕方法都可被青少年采用,但最难的是坚持。举例而言,很多采用口服药物避孕的女孩子会忘记定时服药或由于其他各种原因而停止服药,但又没有采用其他的替代避孕方式。尽管男用避孕套是最常见的避孕方法,但仍有些观念会妨碍其使用(如避孕套的使用减低愉悦感,并阻碍"爱的浪漫")。有些女孩子会羞于要求其性伴侣在性行为中采用避孕套。

怀孕可能会给青少年带来很严重的精神负担。怀孕的青少年及其伴侣会试图辍学或终止职业训练,这样会使他们的经济状况更每况愈下,加重自卑感,并使他们的人际关系更为紧张。

青少年孕妇(占美国孕妇比例的 13%)比起成年孕妇更加缺乏孕期照顾,常导致不良妊娠结果,如早产比例较高等。特别是那些非常年幼的和没有接受过怀孕关怀照顾的青春期孕妇,会比 20 多岁的妇女更容易出现一些诸如贫血、毒血症等医学问题。更年轻妈妈的孩子(特别是母亲年龄小于 15 岁的)更容易发生早产及低体重儿。然而,如果在怀孕期给予适当的照料关怀,年长的青少年和与他们相似的成年人相比,并不存在更多的怀孕危险性。

无论是对怀孕的女孩子还是其伴侣而言,用流产的方法来处理意外怀孕并不能解除他们心理上的问题。他们的情感危机可发生在以下的情况:确诊怀孕时、决定流产时、流产术后、孩子出生时以及以后每年的这个纪念日。家庭内部对女孩及其性伴侣进行避孕方法的咨询和教育是非常有益的。

当女儿说自己怀孕或男孩说女朋友怀孕时,他们的父母可能会有完全不同的反应,其情感可从淡漠、失望到生气各异。非常重要的是父母要表达出自己愿意给予孩子支持和帮助的态度来引导孩子自己寻求解决问题的办法。父母和孩子应对流产、收养和抚育等问题进行开诚布公的交流,因为这些问题对于青少年而言,他们是非常难于单独面对和处理的。

第 269 节

细 菌 感 染

细菌是一种单细胞的微生物。仅有少数细胞可引起人类疾病。儿童常见的细菌感染包括皮肤感染(如脓疱疮)、耳部感染以及咽喉部感染(如链球菌性咽峡炎)等。对上述细菌感染和其他少见细菌感染的治疗,儿童与成人相似并且在本书的其他章节进行讨论。但有些其他特发于儿童各年龄的感染的治疗则有所不同。几种严重的细菌感染可在儿童期常规免疫接种进行预防。

有些儿童对于细菌特别易感,如 2 个月以下小婴儿、脾切除后、免疫缺陷、镰状细胞病患儿等。

通过特殊的临床表现可对细菌感染性疾病做出诊断。一般,需通过体液(如血、尿、脓液、脑脊液等)检测病原菌。标本中的细菌可通过显微镜观察或是某些快速检测试验查出。

你知道吗……

并不是所有的细菌都会引起疾病或感染。

可由计划免疫防治的细菌感染

- 白喉
- B 型流感嗜血杆菌感染(脑膜炎、会厌炎、某些严重眼部感染、隐形菌血症)
- 肺炎链球菌感染(肺炎、脑膜炎、阴性菌血症、耳部感染)
- 百日咳
- 破伤风

注释:计划免疫也可以防治一些病毒感染性疾病

然而,有些细菌过小,必须先在实验室中进行增殖后再观察,这一过程往往需要 24 ~ 28 小时。除了帮助诊断外,细菌培养还可进行药物敏感试验,以协助临床医师选择治疗用药。在得到结果之前,医师可结合疾病和经验选择一定的抗生素,得到药敏试验结果后再换药。

隐形菌血症

隐形菌血症是指血液中有细菌存在,但患儿除了发热外,无其他中毒表现,亦无明确的其他部位感染来源。

- 引起隐性菌血症最常见的原因是肺炎链球菌。
- 典型情况是患儿除了发热以外没有任何症状。
- 诊断依据:血液培养。
- 抗生素可以治愈感染。

小于 3 岁的儿童常有发热。多数情况下患儿有咳嗽、流涕等其他不适症状,这要医生进一步查明病因。约 1/3 的情况,患儿除了发热外,并无其他症状。这些小儿多为病毒感染,大多无需治疗即可自行缓解;然而,大约 3% 的儿童却是菌血症。肺炎链球菌是引起隐形菌血症的最常见病原菌。菌血症在年长儿和成人并不常见。细菌随着血液流动,可侵袭全身多个重要器官导致严重疾病,如肺炎和脑膜炎,虽然发生以上严重问题的比率为 10% ~ 15%,为避免并发症发生应尽早行血培养检查以明确病原菌。若白细胞计数明显增高,往往提示细菌感染可能性大。在获得血培养结果之前即可对症选择相应抗生素治疗。

因为医生不能判断哪个发热患儿是菌血症,所以对于年龄小于 3 岁,体温超过 38.9℃,以及无明确发热原因的患儿,应常规进行血液细胞计数和血培养检查。年龄大于 3 岁的儿童发生隐形菌血症的几率较小,无需常规进行血培养检查。

对可疑患儿,在进行细菌培养的同时,需进行 24 ~ 48 小时的观察。有些患儿虽然培养结果为阳性,但感染中毒症状不重,可回家口服抗生素治疗。有严重感染中毒症状的患儿则需入院静滴抗生素治疗。对于白细胞数明显升高的患儿,在等待细菌培养的同时,可予单联抗生素(如头孢曲松)治疗。

在美国,给几乎所有的儿童进行 B 型流感嗜血杆菌联合疫苗免疫,几乎可以消除由 B 型流感嗜血杆菌所致的菌血症。新近研制出的主要针对婴儿的新型肺炎链球菌疫苗,注射后可明显减少肺炎链球菌所导致的菌血症的发病率。

较新的针对脑膜炎奈瑟菌的结合疫苗已经在儿童中试用,这些疫苗有希望能消灭儿童隐性菌血症。

细菌性脑膜炎

细菌性脑膜炎是指脑脊髓膜的细菌感染。

- 细菌性脑膜炎通常是由于血液的感染导致。
- 症状:年长儿常有颈阻、发热、头痛、昏迷,新生儿常有易激惹,拒奶,呕吐或其他症状。
- 诊断依据:脑脊液检查和血培养。
- 一些儿童即使接受正确的治疗也会死于脑膜炎。
- 接种疫苗对于预防某些导致脑膜炎的细菌感染有预防作用。
- 抗生素可以用来治疗感染。

脑膜炎可发生于任何年龄。年长儿、青少年和成人的脑膜炎表现相同,而婴儿和新生儿则有所不同。

脑膜炎的高度易感群体是脾切除后和镰状细胞病患儿。有先天性颅面部畸形的儿童,骨质存在缺陷,使得细菌易侵袭脑膜。免疫系统功能受损的儿童,如患 AIDS 者或是接受化疗者,也易患脑膜炎。

病因

新生儿脑膜炎的细菌常来源于菌血症。感染典型的原因是从产道而来的细菌:最常见者为 B 组链球菌、大肠杆菌、李斯特菌等。年长儿通常是与带菌者的呼吸道分泌物接触后而致病,致病菌包括肺炎链球菌和脑膜炎球菌。B 型流感嗜血杆菌以往是致脑膜炎的最常见细菌,但随着疫苗的推广,已不多见。目前一种新型的肺炎链球菌和奈瑟球脑膜炎菌联合疫苗亦有望大大减少儿童脑膜炎的发病。

临床表现与诊断

年长儿和青春期儿童常有发热、头痛、昏迷、颈阻等表现;病前可有上呼吸道感染。小婴儿和新生儿颈项强直不明显,这些患儿不会表达身体的不适,可仅表现为烦躁、易激惹和拒奶,这应引起家长的重视,提示可能出现严重问题。有时,还有发热、呕吐和皮疹。1/3 可出现惊厥。在婴儿和新生儿,调控眼球和面部的神经可受损,导致眼球内斜、外斜和面部歪向一侧。有 25% 的新生儿患儿,其颅内压增高,可导致前囟突起,张力增高。以上症状通常 1~2 天内发生;但有的患儿,尤其是 3~4 月大

的小婴儿,病情进展非常快,可在 24 小时内导致死亡。

由于病原菌的特性,脓肿很少在脑膜炎的患儿中形成。一旦形成脓肿,颅内压增高,则可导致呕吐、头围增大以及前囟隆起。

医生可通过体检和脑脊液培养可对细菌性脑膜炎做出诊断。同时还可进行血液检查以明确是否血液中有细菌。头颅超声和 CT 可用于探测有无脓肿形成。

预后

即使有了及时正确的治疗,仍有 25% 患脑膜炎的新生儿死亡;在较大的婴儿和儿童,死亡率与病原菌有关,B 型流感嗜血杆菌,脑膜炎球菌和肺炎链球菌的死亡率分别为 3%~5%、5%~10% 和 10%~20%。

15%~25% 的婴儿会遗留严重的大脑已经神经损伤,如脑室扩大(脑积水)、耳聋、脑性瘫痪、智力发育落后等,约 30% 以上遗留程度较轻的后遗症,如轻度听力丧失或偶发惊厥。大一些的婴幼儿很少会有这些并发症。

预防

保健医师和父母要确保所有的婴幼儿接种 B 型流感嗜血杆菌和肺炎链球菌联合疫苗以及大点的儿童和青少年接种奈瑟球脑膜炎菌多肽或联合疫苗,这样有助于预防细菌性脑膜炎。

治疗

对于可疑的脑膜炎患儿,医生应静脉给予大剂量的抗生素。对于病情严重的患儿可在脊髓穿刺前接受抗生素治疗。当脊髓穿刺培养结果明确时,如果需要,医生应根据致脑膜炎菌属进行抗生素的调整。大于 6 周龄的患儿可给予皮质类固醇激素有助于预防持续的神经症状。有时为了明确抗生素是否很快起效,要进行二次脊髓穿刺和培养。

白　喉

白喉是一种由白喉棒状杆菌所致的具传染性,甚至可致命的特殊上呼吸道感染。

- 白喉是由一种由细菌所致的感染,现在在发达国家已极为少见。
- 典型症状包括:咽喉痛,疲乏,高热,颈部淋巴结常有肿大,咽喉部形成灰白色假膜。
- 明确诊断依靠症状,尤其是咽喉痛和假膜。
- 接种疫苗能够预防感染。
- 住院儿童可以给予抗生素来消灭感染。

白喉曾是儿童的常见致死疾病。今天,由于疫苗的广泛普及,该病在发达国家已极为少见。在美国,每年仅有不足 5 例,纵然如此,还是不能对该病掉以轻心,因为其致病菌仍未完全消灭,如果免疫接种不足,随时可能引发大流行。

白喉棒状杆菌多通过飞沫传播。细菌可在口咽部黏膜上或附近繁殖,引起感染。有些类型的白喉杆菌还可释放出特殊的毒素,损害心脏、神经、肾脏和大脑等。有种温和型的白喉杆菌仅危及皮肤而且主要发生在成年人,这种类型在卫生条件差的人(如无家可归者)当中更为多见。

临床表现与诊断

通常于感染细菌后 1 ~ 4 天发病。发病初始即可出现症状,可有咽痛、疲乏、高热(体温超过 39.4℃)。患儿也可表现为心跳加快、恶心、呕吐、寒战以及头痛等症状。颈部淋巴结常有肿大。咽喉部感染可引起水肿,从而阻塞呼吸道,引起呼吸困难。

白喉的典型表现是在扁桃体附近或咽喉部其他部位形成假膜,由死亡的白细胞、细菌和其他物质所组成。假膜造成呼吸道狭窄,并且可能突然脱落,造成呼吸道完全阻塞,使患儿无法呼吸。此外,细菌释放的毒素会损害特定的神经,表现为吞咽困难、眼肌无力及四肢活动障碍等症状。毒素还可损害心脏,造成心肌炎,有时可致心力衰竭和死亡。

医生对没有进行白喉疫苗注射的儿童,出现咽痛,假膜形成,尤其是面部肌肉瘫痪等表现者应高度怀疑该病。通过咽喉部细菌培养可确诊。

预防与治疗

儿童应常规注射白喉疫苗。常用疫苗是白喉、破伤风和百日咳的三联疫苗。

一旦出现了白喉症状,患儿应立即送往重症监护室,并给予相应抗体中和细菌毒素。同时,医生还应给予抗生素,如青霉素和红霉素等,杀灭白喉细菌。抗生素需要连给 14 天。患儿应该被隔离(以防其他人被感染),直到停用抗生素后两次血培养确定细菌已经被杀灭。

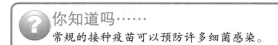

你知道吗……
常规的接种疫苗可以预防许多细菌感染。

咽后壁脓肿

咽后壁脓肿是指咽后部淋巴结脓肿形成。

■ 咽后壁脓肿是一种细菌引起的感染。

■ 症状包括:吞咽困难和吞咽痛,发热,颈部僵硬,声嘶。

■ 诊断依靠症状、X 线检查和颈部 CT。

■ 接受及时治疗的儿童恢复良好。

■ 脓肿可以手术引流,并给予抗生素来消灭感染。

咽后壁的淋巴结在成年后会消失,所以咽后壁脓肿仅发生于儿童期。脓肿形成是由于细菌感染,感染的途径很多,可通过扁桃体、咽喉、鼻窦、腺体、鼻腔、中耳等。

多数感染是由多重细菌感染引起。此外,咽喉部利器损伤,如鱼骨,也可引发脓肿形成。

临床表现与诊断

典型症状是吞咽痛、发热和颈部淋巴结肿大。还可有声嘶、流涎表现。脓肿还可能阻塞呼吸道,使得患儿呼吸困难,所以患儿常常仰卧位,头颈后仰,抬高胸部以利于呼吸。

并发症有出血、脓肿破裂和肺炎等。可发生喉痉挛,进一步影响呼吸。此外,颈静脉可有血栓形成,感染还可能进一步蔓延至胸腔。有时炎症扩散甚至发展成菌血症,导致器官功能不全(亦叫感染性休克)。

当患儿病情严重,不能解释的咽痛、颈部僵硬和阻塞性呼吸时,医生应怀疑本病。通过颈部 X 线检查和 CT,可对该病进行确诊。

治疗和预后

若治疗及时,大多数患儿预后良好。咽喉脓肿一般需要手术切开进行引流。可予以青霉素加上甲硝唑、林克霉素、头孢菌素类及其他抗生素等进行治疗,先静脉给药,后可口服。

会　厌　炎

会厌炎是指会厌部严重的细菌感染,可阻塞呼吸道。

■ 会厌炎是由细菌引起的感染。

■ 典型症状包括:咽痛,高热,烦躁,焦虑,吞咽困难,呼吸困难。

■ 诊断依靠症状和颈部的 X 线检查。

■ 接种疫苗可以预防感染。

■ 住院儿童应该保持呼吸通畅并同时给予抗生素来消灭感染。

会厌是在吞咽时可关闭喉和气道的小片状组织。过去,会厌炎多发于 2 ~ 5 岁儿童,大多数是由 B 型流感嗜血杆菌引起。如今由于 B 型流感嗜血杆菌疫苗的普及,该病较少见,同时在成人中更为常。在成人中,多是有肺炎链球菌及其他链球菌和葡萄球菌引起。会厌炎患儿通常合并有菌血症,细菌随血液可侵袭肺部、关节、脑膜、心包及皮肤软组织。

临床表现

该病起病急,进展快。常表现为平时健康的小孩出现咽痛、高热。患儿可能有烦躁和焦虑。吞咽困难和呼吸困难比较常见。患儿常有流涎,气促,吸气时喘鸣明显。由于呼吸困难,患儿取前倾位,颈部向后,以增加进入肺部的气流量。呼吸困难还可以导致血氧浓度降低,血二氧化碳浓度增高,引起激惹、意识模糊、嗜睡。会厌部水肿使分泌的黏液难以咳出。因为感染组织水肿可造成呼吸道阻塞甚至完全闭塞,进而会厌炎可迅速致命。

诊断

　　会厌是一种急症,当医生一旦疑诊本病,患儿即应立即入院观察治疗。若患儿临床表现不明显,可进行颈部X线检查,可看到肿大的会厌。在体检时禁忌使用压舌板,因为可能导致喉痉挛,造成呼吸道完全阻塞。

　　若X线上会厌肿大十分明显或患儿情况很危急,应在手术室内麻醉的情况下行喉镜检查。医生可用喉镜插入咽喉直接观察会厌。

预防

　　会厌炎的预防要比治疗重要。

　　而预防的重点在于确保所有儿童接种B型流感嗜血杆菌和肺炎链球菌联合疫苗。

治疗

　　如明确了会厌炎症或是检查过程中引起了喉痉挛,可使用气管插管保持气道通畅。更为危急的情况下,若气道过于水肿,使得不能进行气管插管,则需立即气管切开。气管插管要一直保持至炎症控制。同时,还要给予抗生素治疗,如头孢曲松或氨苄西林。只要患儿气道一直保持通畅,预后一般良好。

百 日 咳

　　百日咳是由百日咳鲍特杆菌所致的一种高度传染性疾病,其临床特征为阵发性痉挛性咳嗽伴有深长的高调吸气性喉鸣声。

- 百日咳是由细菌引起的感染。
- 前驱期症状之后往往出现严重的咳嗽发作然后逐步恢复正常。
- 诊断依靠特殊的高调喉鸣声和鼻腔、咽喉部的黏液检查。
- 大多数患病儿童恢复缓慢但可以痊愈。
- 接种疫苗可以预防感染。
- 病情极重的患儿通常收住入院并给予抗生素来治愈感染。

　　百日咳曾在美国流行,而如今虽未绝迹但已得到很好控制。在未接受免疫的人群中,每个2～4年就会发生一次大流行。该病至今仍然是发展中国家的主要问题。

　　人们可在任何年龄得百日咳,三分之一发生在10岁以下儿童,三分之一发生在11～18岁的青少年。2岁以下儿童症状一般较重,而且几乎所有的死亡病例都发生在年龄不超过6个月的婴幼儿。该病不是终身免疫,但二次感染后,症状往往很轻。实际上,有些患有"轻度肺炎"的成年患者都患有百日咳。

　　细菌通过感染者的飞沫传播,健康人吸入后即可感染。一般在感染后3周,患者的传染性消失。

临床表现

　　百日咳症状一般持续6～10周,病程分为三个时期:前驱期、痉咳期和恢复期。前驱期症状包括喷嚏、流涕、精神萎靡等。1～2周后,患儿出现典型的痉咳,表现为成串的、持续不断的痉挛性咳嗽后,伴一次深长的高调吸气性喉鸣声。痉咳之后,呼吸可短暂恢复正常,随后又发生一次痉咳。反复多次,咳出大量黏稠的痰液。在年幼儿,咳嗽后可出现呕吐。而在小婴儿,甚至可能出现呼吸暂停,皮肤发绀。

　　大约有1/4的患儿并发肺炎,造成呼吸困难,还可以并发中耳炎。少数情况下,该病可损害婴儿的大脑。脑部的出血、水肿或感染可引起惊厥、意识障碍、脑损伤和神经发育迟滞。

　　数周后,痉咳逐渐缓解,但咳嗽症状可维持至数周甚至数月以上。

诊断与预后

　　根据典型的痉咳或其他症状可疑诊为百日咳。咽喉部细菌培养可进一步明确诊断。病程几周后,细菌培养可能为阴性,这时就需要对从鼻腔和喉中的样本进行其他诊断性实验来明确诊断,如PCR或快速检测实验等。

　　虽然恢复很慢,大部分患儿可痊愈。1岁以下的婴儿死亡率为1%～2%。

预防与治疗

　　儿童应常规实施针对白喉的免疫接种。白喉疫苗一般和百日咳、破伤风组成三联疫苗。对于可能暴露于致病菌的儿童,可预防性给予红霉素等治疗。

　　病情极重的患儿可发生呼吸困难,以致需予以机械通气,故需立即入院治疗;可能还需吸氧和输液治疗。病情严重患儿需要隔离治疗至应用抗生素5天。症状轻的年长儿无需住院,可回家服用抗生素治疗。镇咳药物的治疗效果目前仍有争议,未广泛用于治疗。

　　红霉素、克拉霉素和阿奇霉素等抗生素可杀灭致病菌。如并发有其他疾病,如肺炎和中耳炎,亦需要抗生素治疗。

风 湿 热

　　风湿热是一种由咽部链球菌感染所引起的多器官(尤其是关节和心脏)炎性疾病。

- 风湿热是机体对咽部链球菌感染的一种炎症反应。
- 儿童可以有关节痛、发烧、胸痛、舞蹈症、皮疹和皮下结节等的联合表现。
- 依靠症状进行诊断。
- 迅速有效的运用抗生素对于任何咽部链球菌感染都是预防风湿热发生的最好方法。
- 给予阿司匹林来缓解疼痛,给予抗生素消灭感染。

　　虽然风湿热发生于链球菌感染之后,实际上并不是真正的感染。确切说它只是机体对感染的一种炎症反应。最常被感染的身体器官包括关节、心脏、皮肤和神经系统。大多数患者可完全治愈,少部分人可遗留心脏永久性损害。

在美国,风湿热少见于 3 岁以前和 40 岁以后;由于在细菌感染早期即开始抗生素治疗,其发病率低于发展中国家。在同一地区,该病的发病率也可能时高时低。居住环境过于拥挤可能使得风湿热发病率有所增高,此外遗传因素也可能有一定的关系。在美国,有咽喉部链球菌感染的患儿,未经治疗,仅有 0.4% ~1% 的几率发生风湿热。大约有一半既往患过风湿热的儿童在二次感染后仍可复发。风湿热仅继发于咽喉部的链球菌感染,而不会发生于身体其他部位(如皮肤)的感染之后,其中的原因目前仍不清楚。

临床表现

风湿热症状表现由受累部位的不同而各异。一般情况,症状出现于咽喉炎后数周,典型症状有关节疼痛、发热、胸痛、舞蹈症、皮疹及皮下结节等。患儿可仅有以上一种表现,也可同时有多种症状。

关节:关节疼痛和发热时最常见的首发症状。一个或多个关节突然出现疼痛和触痛,还可有红、肿、热及积液。踝、膝、肘、腕是最容易受累的部位,其次还有肩、髋以及手足小关节。一个关节疼痛稍微改善,随后又会出现另一个关节的疼痛,即称为游走性疼痛。关节疼痛可轻可重,一般持续 2~4 周。所幸的是,该病并不会造成长期的关节损害。

心脏:心脏受累时并没有特殊表现,有时是在数年后,患儿心脏出现了明显损害后,才得以发现。心脏受累可表现为心率增快,由于心包炎症,还可有胸痛。病情极重时可发生心力衰竭,表现为疲乏、呼吸短促、恶心、呕吐、心前区不适和干咳等。

心脏的炎症反应通常在 5 个月内逐渐恢复,但可能造成永久性的瓣膜受损,引起风湿性心脏病。风湿性心脏病的发生取决于心脏受累的程度,心脏未受累与轻度受累、严重受累三者相比,发生风心病的几率分别是 1%、30% 和 70%。二尖瓣是最常受累的瓣膜,可造成二尖瓣反流、二尖瓣狭窄或两者同时发生。瓣膜的病变可产生特殊的心脏杂音,有利于医师听诊以诊断风湿性心脏病。通常是中年以后,瓣膜损害可引发心力衰竭和心房纤颤(一种心律失常)。

皮肤:受累表现为环形红斑,可在其他症状消失之后出现,持续时间较短,最短可为 1 天。在心脏或关节炎的患儿,还可出现皮下结节(典型的出现在受累关节附近),常为无痛性的,无需治疗即可自行消散。

神经系统:舞蹈症在风湿热的患儿中逐渐发病,多发生于其他症状有所好转之后。或许病程 1 个月后,患儿才有明显的临床表现去就医。这时,典型的患儿表现为快速、无目的、幅度较大的身体运动而在眨眼时消失。几乎是除了眼部以外的全身所有部位,最常见的是扮怪相。程度较轻时,患儿往往很木讷,有一定的穿衣和进食困难。程度较重时,患儿有可能被自己四肢的不自主运动所伤及。舞蹈症可维持 4~8 个月。

诊断

医师一般是根据该病典型的临床症状做出诊断。血液中链球菌抗体水平增高有一定的诊断价值,但是在很多没有风湿热患儿中,也会有这种抗体的低水平表达。通过心电图可检查出心脏受累所致的心律异常。超声心动图可探测到心脏瓣膜的病变。

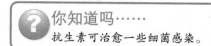

你知道吗……
抗生素可治愈一些细菌感染。

预防与治疗

预防风湿热最有效的方法是对于咽喉部链球菌感染迅速有效地应用抗生素治疗。此外,对于既往有风湿热病史的儿童,应每日口服青霉素,或者是每月肌肉注射青霉素,以预防链球菌的二次感染。这种预防措施要持续多久并不清楚。这要根据病情的严重程度,一般要持续至成年后。对于特定人群如有永久心脏损害,舞蹈症或与儿童亲密接触的患者,有些医师甚至认为其应终生预防。

风湿热的治疗主要有三个目标:①消除残余链球菌感染;②减轻炎症,尤其是关节、心脏等重要器官;③限制有可能加重炎性反应的活动。

长效青霉素可清除残余链球菌感染。大剂量阿司匹林有利于减轻炎症,在关节和心脏已受累时尤其有用,其他非甾体抗炎药如萘普生和阿司匹林疗效一样。若心脏炎症严重,肾上腺皮质激素如泼尼松,可进一步减轻炎症反应。

卧床休息有利于减轻疼痛的炎症关节的负担。在心脏炎症时,休息就更为必要。

若心脏瓣膜受累,则终生都有发生瓣膜感染、心内膜炎的危险。有心脏瓣膜受损的患者在进行任何手术前,即使是牙科手术,也必须常规服用抗生素。

泌尿系感染

泌尿系感染是指膀胱或是肾脏的细菌感染。

■ 泌尿系感染是细菌引起的感染。

■ 新生儿和婴儿除了发热以外可无症状,而大点的儿童在排尿时会有疼痛或烧灼感,以及膀胱区的疼痛和尿频。

■ 诊断依靠尿液检查。

■ 正确的卫生保健可以预防泌尿道感染的发生。

■ 使用抗生素可以治疗感染。

泌尿系感染在儿童中十分常见。几乎所有泌尿系感染是尿道口细菌上行所致的膀胱甚至肾脏感染。一些极罕见的严重感染则是由于细菌通过肾脏进入血液引起败血症或其他器官的感染。

在婴儿期，男性更易发生泌尿系感染；而在婴儿期后则女性多发于男性，因为女性尿道短，细菌更易上行进而引起泌尿系感染。未进行包皮环切的男孩和习惯性便秘的儿童泌尿系感染发病率较高。

年长儿的青春期泌尿系感染和成人差别不大。而在年幼儿，更有可能并发有先天性尿道畸形，使其易于发生泌尿系感染。常见的畸形有膀胱输尿管反流（连接肾脏和膀胱的管道即输尿管，发生畸形，从而使尿液能够从膀胱反流回肾脏）和其他类型的尿路梗阻。并发尿路畸形的几率在新生儿和婴儿中为50%，在学龄儿童中为20%～30%。

50%以上患有泌尿系感染的婴儿和学龄前儿童同时有膀胱和肾脏的感染，尤其是有发热表现者。若肾脏被感染，发生严重反流，5%～20%的患儿可遗留肾脏瘢痕；若没有反流或反流程度很轻，形成瘢痕的可能性则小。一旦肾脏瘢痕形成，最终可导致高血压和成年后肾功能损害。

临床表现与诊断

患有泌尿系感染的新生儿和小婴儿除了发热外，可无其他症状，有时有厌食、精神萎靡、呕吐、腹泻等表现。患有膀胱感染的年长儿可表现为尿痛、尿频和膀胱区疼痛。这些患儿有排尿困难或有尿失禁。小便发臭。肾脏感染的典型症状为患侧腰痛、发热、寒战和精神萎靡。

医生通过尿液检查可初步诊断泌尿道感染。清洁尿道口后，即可用尿杯接取少许尿液化验；对于婴幼儿，医生可运用一个消毒的细而富弹性的导管行尿道插管以获得清洁尿液标本。对于小婴儿，医生有时可在耻骨联合上进行膀胱穿刺以获得标本。不推荐用尿袋接取尿液，因为尿液极有可能被污染。

实验室可进行尿液白细胞计数和细菌检查以及特定的化学检测来明确诊断。还可进行尿液培养明确致病菌。在所有诊断性实验中，细菌培养意义最大。

一般来说，对于所有年龄段的男孩和2岁以下的女孩即使只有一次尿路感染，也应该常规进行尿路畸形的筛查。对于年龄较大的女孩也推荐筛查。筛查项目包括：超声，检查有无肾脏畸形和梗阻；膀胱尿道造影，可进一步通过检查有无尿液反流来明确肾脏、输尿管以及膀胱的畸形。进行膀胱尿道造影时，术前进行尿道插管，随后由导管注入显影剂，在排尿前后分别行X线检查。而另一种放射性对照膀胱尿道造影，与膀胱尿道造影近似，只不过将普通显影剂换为放射性物质，通过核素扫描仪检测，该方法的优点是接受的放射线更少。然而，由于放射性对照膀胱尿道造影对结构的显像不佳，对肾盂肾炎和肾脏瘢痕等诊断效果较差，更适用于了解反流是否好转。

预防与治疗

良好的卫生习惯有助于预防尿路感染，但该病的完全预防则十分困难。应教育女孩在排大便后由前向后擦拭会阴部，以此减少细菌进入尿道口的机会。经常坐浴会在一定程度上损伤尿道口周围的皮肤，从而增加感染的危险。婴儿期进行包皮环切术可使尿路感染的发病率减少10倍，但这并不能充分说明其预防作用。养成规律排大小便的习惯可能降低患尿路感染的几率。

泌尿系感染应使用抗生素治疗。病情较重的儿童或初步检查结果提示泌尿系感染者，在培养结果出来前即可给予抗生素治疗。其他情况，医生应等待培养结果以明确诊断。病情严重的儿童和所有新生儿需肌肉或静脉注射抗生素，而其他患儿则可口服。疗程一般为7～14天，要进一步检查有无先天畸形的患儿则需一直小剂量使用抗生素治疗，直至检查结束。

同时伴有先天性畸形的患儿，有的可通过手术纠正畸形，有的则需每日口服抗生素以预防感染。某些轻微的发育异常无需特殊治疗，随患儿的发育可自行消失。

第 270 节

病 毒 感 染

病毒感染在所有年龄的人群当中都经常发生，但是在婴儿和儿童中更为集中。大多数儿童期感染的症状并不严重，如感冒引起的咽喉肿痛和上吐下泻，发热引起的皮疹。有些病毒感染，如麻疹，能引起更重的疾病，但由于广泛的免疫接种并不是很常见。几种儿童易得的病毒感染将在成人病毒感染的章节中讨论。

大多数感染病毒的儿童并不需要治疗即可恢复，很多病毒感染临床表现特异，根据症状可诊断，一般不需要进行病原学的检查。

很多病毒感染引起发热、疼痛或不适感。医生治疗这些症状通常用对乙酰氨基酚或布洛芬。阿司匹林由于可能增加儿童患瑞氏综合征的几率，一般不用于儿童和青少年。通过细心观察，家长一般都能对孩子是否患上潜在的严重感染以及是否急需治疗做出判断，特别对于幼儿和较大儿童。

中枢神经系统感染

中枢神经系统感染是一种十分严重的感染，可分为脑膜炎和脑炎，前者是指脑脊膜的炎症，后者是指脑实质的炎症。

■ 由病毒引起的中枢神经系统感染可引起脑膜炎和脑炎。

■ 首发症状常是发热，并可进展为易激惹，拒食和惊厥。

■ 明确诊断要依靠脑脊液检查。

■ 许多类型的感染是轻微的，但有些感染可以导致死亡。

■ 抗病毒药对于中枢神经系统感染疗效并不明显，所以儿童需要接受支持治疗（例如保暖和提供足够的液体入量）

什么是雷耶综合征？

雷耶综合征是一种很少见但是能危及生命的疾病，它引起大脑炎症和水肿以及肝脏变性。

雷耶综合征的病因尚不清楚，尽管它典型地发生在某些特定病毒感染之后，例如流感或水痘，特别在服用阿司匹林的儿童中。由于可增加患雷耶综合征的危险，所以，除了治疗少数特殊的疾病，阿司匹林不推荐给儿童。随着阿司匹林的使用减少，每年患此病的儿童已经少于每年 20 个。这种情况只发生在 18 岁以前。

雷耶综合征开始表现为病毒感染的症状，如上呼吸道感染、流感或水痘。在 4～7 天以后，突然出现剧烈的恶心和呕吐。在 1 天之内，患儿出现意识障碍，继之以定向力障碍、焦虑，有时出现惊厥、昏迷甚至死亡。肝变性可以导致凝血功能异常和出血。疾病的严重程度差异很大。医生做血液检查和干细胞活检（去组织样本进行检查）来明确诊断和排除其他疾病。

患儿的预后取决于发生肿胀的脑组织的范围。总的病死率大约 20%，轻症患儿病死率低于 2%，而深度昏迷的患儿病死率超过 80%。

度过急性期的患儿通常可完全恢复。有严重症状的患儿远期可能出现脑损伤的证据，如智力迟钝、癫痫、肌肉运动异常或特定神经的损伤。雷耶综合征极少发生两次。

雷耶综合征没有特效的治疗。患儿应安排在重症监护室（ICU）。给予维生素 K 和新鲜冰冻血浆以帮助止血。深昏迷的患儿可能需要气管插管来辅助呼吸。为了减轻水肿和减低颅内压，医生会限制液体入量。抬高患儿床头，并应用一些药物使身体排除多余的水分（如甘露醇）。

常见病毒感染

疾病	潜伏期	传染期	皮疹部位	皮疹特征
麻疹	7～14 天	疹前 2～4 天到疹后 2～5 天	由耳后、颈面部严重病例可渐向躯干、四肢发展	不高于皮面的不规则红色皮疹；发病后 3～5 天出现，持续 3～5 天
风疹	14～21 天	症状出现前至皮疹消失；新生儿可携带病毒数月	由面颈部渐向躯干、四肢发展	不高于皮面的细小粉红色皮疹；发病后 1～2 天出现，持续 3～5 天
玫瑰疹（幼儿急疹或假风疹）	5～15 天	未知	多发于胸腹部，面部及四肢少发	多为不高于皮面的红色皮疹，可有局部突起；发病后第 4 天随着体温降至正常出现，持续几小时到 2 天都有
传染性红斑（第五病或细小病毒 B19 感染）	4～14 天	出疹前至出疹后数天	由颈部渐向四肢躯干发展	不高于皮面的红色皮疹，局部突起，多为斑块状；发病后不久出现，持续 5～10 天；数周内可复发
水痘	11～15 天	症状出现前数天至皮疹结痂	首先发于面部及躯干，渐向颈部及四肢发展，手足部少见	首先是不高于皮面的红色小皮疹，逐渐发展为基底发红的圆形水泡最后结痂，同时出现不同时期的皮疹；发病后不久出现，持续数天至 2 周

中枢神经系统（包括大脑和脊髓）病毒感染的病原体有疱疹病毒、虫媒病毒、柯萨奇病毒、埃可病毒及肠道病毒等。有的病毒主要影响脑膜（覆盖在大脑和脊髓表面的组织），导致脑膜炎；有的病毒主要影响脑实质，引起脑炎；还有一些病毒可同时累及脑膜和脑实质导致脑膜脑炎。在儿童期，脑膜炎比脑炎更为常见。

病毒通过两种方式影响中枢神经系统。急性期主要是直接感染和破坏细胞；感染控制后，机体对感染的免疫反应可导致脑细胞周围神经的继发损害，即感染后脑脊髓膜炎，通常在急性期恢复后数周出现症状。

该病有多种感染途径。在生产过程中，新生儿可通过接触产道分泌物而感染疱疹病毒。其余病毒可通过吸入带有病毒的飞沫而传播感染。虫媒病毒通过昆虫叮咬而传播。

病毒性脑膜炎和脑炎对于年长儿和青少年的症状和治疗与成人无异。而在新生儿和婴儿，由于其免疫系统还处于发育阶段，脑膜炎和脑炎的症状可与之不同，而由于年龄太小，往往不能明确他们的症状。以下内容会进一步阐述婴儿中枢神经系统感染的特殊表现。

临床表现

新生儿和小婴儿的中枢神经系统感染的首发症状常是发热。新生儿可能没有其他的表现，早起一般状态亦没有明显影响。满月的婴儿可有易激惹、烦躁、拒食等表现，呕吐常见。有时轻轻拍打新生儿的头部都会诱发颅内压升高。由于活动可加重脑膜刺激征，所以患儿在哭闹时，若家长将其抱起安抚，哭闹反而会加重。患有脑炎的小婴儿多有惊厥等表现。程度更重时，可导致患儿嗜睡、昏迷甚至死亡。单纯疱疹病毒的感染，往往仅局限于大脑的特定部位，可引起身体局部的小抽动或无力。

感染后脑脊髓膜炎可导致许多神经系统的损害，这取决于受累的部位。患儿可有单侧肢体的无力、视力或听力丧失、智力发育落后、反复惊厥等。若患儿年龄过小，则难于检查出以上表现。大多症状常会随时间自行消失，有的则可遗留终生损害。

诊断

一旦新生儿或婴儿有发热、易激惹及其他不正常表现时，即应高度警惕脑膜炎或脑炎的可能，可行腰穿获取脑脊液检查进一步明确诊断。若脑脊液中淋巴细胞增多，未见细菌，则提示病毒感染。还可进行脑脊液中相关病毒抗体的免疫学检查，但该项检查需要几天才能完成。PCP 技术可用于检测如疱疹病毒及肠道病毒等病原体。脑电图有助于诊断由疱疹病毒引起的脑炎。核磁共振（MRI）和计算机断层扫描（CT）能帮助诊断，在极少数情况下，需脑组织活检来检测有无疱疹病毒的感染。

肠道病毒感染：儿童期常见的感染

肠道病毒包括柯萨奇病毒、埃可病毒和其他多组病毒。在美国，这些病毒每年导致 1000~3000 万人患病，主要在夏季和秋季。这些疾病有高度传染性，以社区感染为特点，有时形成流行。肠道病毒感染在儿童是最常见的，特别是生活在卫生条件差的地区的儿童。

感染从吞下被污染的物质开始，随后病毒在消化道复制。机体的免疫防御在这一时期阻止了很多感染，因此很少出现症状或者没有症状。感冒和上呼吸道感染是病毒感染常见的结果。有时，病毒存活下来并扩散至血流里，导致发热、头痛、咽痛和呕吐。人们通常称这些为"夏季流感"，尽管他们不是流感。一些肠道病毒株也会引起全身性、无痒感的皮疹或者口腔溃疡，这类表现在肠道病毒感染中是最常见的。有时，某些肠道病毒感染迅速进展，影响特定的器官。肠道病毒可以攻击很多不同的器官，症状和严重程度取决于被感染的特定的器官。有几种病由肠道病毒引起：

- **手足口病**：累及皮肤和黏膜；疼痛的疱疹、溃疡出现在口腔黏膜、手部及足部，有时出现在臀部或生殖器。
- **疱疹性咽峡炎**：也累及皮肤和黏膜，在舌及咽后壁形成疼痛的疱疹和溃疡。
- **无菌性脑膜炎**：累及中枢神经系统，引起严重的头痛、颈强直和畏光。
- **脑炎**：引起精神错乱、无力、惊厥和昏迷。
- **瘫痪性疾病**：引起多种肌肉无力和瘫痪。
- **心肌炎**：累及心脏，引起无力和呼吸急促、困难。
- **流行性胸膜痛**：累及肌肉，引起间歇性肌肉疼痛发作，位于下胸壁（成人）或上腹部（儿童）。
- **急性出血性结膜炎**：累及双眼，引起疼痛、充血、流泪，结膜下出血和眼睑肿胀。

肠道病毒感染通常会完全消退，但是心脏和中枢神经系统的感染有时候是致命的。没有特殊的治疗方法，主要采取对症治疗。

治疗与预后

由于感染的病毒不同，预后也有所不同。许多类型的病毒性脑膜炎和脑炎症状往往较轻，患儿可较快自行恢复。而有些感染则很凶险，如单纯疱疹病毒感染，即使进行了治疗，仍有 15% 的新生儿患儿因为感染而死亡；若单纯疱疹病毒还引起了其他部位包括大脑的感染，致死率可高达 50%。大约有 2/3 的幸存者可遗留永久性神经系统损害。

治疗方面，大多数患儿仅需支持治疗，如保暖和提供

什么是川崎病?

川崎病可导致全身血管壁的炎症反应,其中的原因目前还不明确,但有研究表明,可能由于病毒或其他感染微生物所致。在全身病变中,心脏血管炎症常引起最严重的后果。

川崎病可发病于青少年,但其好发年龄为 1~8 岁,且男性多于女性,几乎是女性发病的两倍。发病区域亦有所差异,在亚种人种中高发,而每年美国的发生率仅几千例。

疾病最先以高热起病,可超过 38.9℃,体温可在 1~3 周内反复。发热后 1 天至 2 天内眼睛变为红色但没有分泌物。5 天内,躯干及尿布周围皮肤出现红色斑疹,皮疹可在几天内发展至黏膜,如唇周及阴道黏膜。患儿出现咽充血、口唇潮红、皲裂以及"杨梅舌",结膜充血但无分泌物。同时,手掌和足底潮红,伴有手足硬性水肿,10~20 天后出现指/趾端脱皮。病程中,颈淋巴结肿大伴有轻度压痛。病程可能持续 2~12 周甚至更长。

大约 50% 患儿在发病后 1~4 周出现心脏损害,如心动过速或心律不齐;约半数有心脏受损的患儿可发生冠状动脉瘤(即冠状动脉局部膨出)。动脉瘤有破裂及血栓形成危险,可导致心力衰竭及猝死。其他并发症包括有脑膜炎、关节炎、胆囊炎,这些并发症可随疾病治愈而消失,不导致永久性损害。冠状动脉瘤则需长期心脏超声随访监测。

如果冠状动脉未受累,患儿可在病程 8 周痊愈。若伴有冠脉受损,存活率因损害严重度而不同。在美国,即使经过治疗也可有少于 0.01% 的患儿死亡。如果不经过治疗,死亡率可能达到 1%。大多数死亡发生于发病头几个月,但不排除几十年后发生死亡的可能。约半数患儿在 1 年内动脉瘤可渐缓解,大的动脉瘤不容易治愈。即使缓解,成年后发生心脏疾病的危险也会增加。

起病 10 天内给予正规治疗可大大减少冠脉受损危险度,并且可尽快缓解发热、皮疹及全身不适。建议静脉使用大剂量丙种球蛋白 1~4 天,同时给予大剂量阿司匹林口服。热退后,阿司匹林减为小剂量,但仍需持续口服 8 周。如果患儿没有冠脉受累或炎症征象已消失,可以立即停口服阿司匹林。然而,如果患儿有冠脉受累就要继续长期口服阿司匹林治疗。每年应给长期口服阿司匹林的患儿(6 个月或大于 6 个月)注射流感疫苗。若在病程中患儿感染了流感或水痘,可短期以双嘧达莫代替阿司匹林以减轻发生雷耶综合征的危险。

并发巨大冠脉动脉瘤的患儿可予以抗凝药治疗如华法林或双嘧达莫,有些患儿甚至需要冠脉成形术,支架置入,极少数需要冠脉搭桥术治疗。

足够的液体入量。抗病毒药物对于中枢神经系统感染疗效并不明显。对于单纯疱疹病毒感染所致的感染,则可经静脉给予阿昔洛韦治疗。

水 痘

水痘是一种由水痘-带状疱疹病毒引起的有高度传染性的传染病,有特征性发痒的皮疹,由小的、高出皮面的水疱疹或结痂的斑疹构成。

- 水痘是由水痘-带状疱疹病毒引起的。
- 在皮疹出现前,患儿会出现轻微的头疼、中度发热、食欲减退和患病的一般不适感觉。
- 诊断基于症状,特别是皮疹。
- 大多数患儿完全治愈,而还有一些患儿发病严重甚至死亡。
- 常规的疫苗可以预防水痘。
- 通常,只需要对症治疗。

水痘是儿童期的一种有高度传染性的疾病。在 1995 年开始采用水痘疫苗以前,大约有 90% 的儿童在 15 岁以前患过水痘。疫苗的应用已经使患水痘的例数每年减少 70%。水痘由带有水痘-带状疱疹病毒的飞沫通过空气传播。水痘患者在出现症状之后的早期传染性最强,但是整个病程都具有传染性,直到最后一个水疱结痂。

多数水痘患者只有皮肤和口腔疱疹,但病毒有时候也会感染肺、脑、心脏或关节。这些严重的感染在新生儿、成人和免疫系统受损的人群中更多见。

患水痘后由于免疫力的产生而不会再感染。但是,水痘-带状疱疹病毒在最初感染水痘以后潜伏在体内,可以在以后再激活而引起带状疱疹。疫苗可以避免由水痘-带状疱疹病毒引起的成人患带状疱疹的危险。

临床表现与诊断

病毒感染后 11~15 天开始出现症状。包括轻微头痛、中度发热、食欲减退和全身不适。幼小儿童一般没有这些症状,但在成人症状往往很严重。

最初的症状出现 24~36 小时后,皮肤开始出现小的、平坦的红色斑疹。斑疹常首先在躯干和面部出现,然后手臂和腿部。有些患儿只有少量皮疹,有些皮疹遍布全身,包括头皮和口腔黏膜。在 6~8 小时以后,斑疹开始隆起,形成瘙痒明显的、圆的、充满液体的水疱,周围皮肤红晕,水疱,最后结痂。以后的数天里,皮疹继续出现并结痂。皮疹可能被细菌感染,引起丹毒、脓皮病、蜂窝织炎或大疱性脓疱病。通常到了第 5 天,新发皮疹停止出现,到第 6 天时多数已经结痂,大部分在 20 天以内消失。

口腔黏膜的疱疹很快破裂并形成疼痛的破损(溃疡),常引起吞咽疼痛。溃疡也可以发生在眼睑、上呼吸道、直肠和阴道。位于喉头和上呼吸道的疱疹偶尔可引起严重的呼吸困难。一侧颈部淋巴结可能肿大有触痛。水痘最严重的时期一般持续 4~7 天。

大约每 400 个人中有 1 个发生肺部感染,尤其是青少年和成人,引起咳嗽和呼吸困难。脑部感染(脑炎)比较少见,可引起走路不稳、头痛、头晕、意识错乱和癫痫发作。心脏的感染有时可听及心脏杂音。关节的炎症出现关节疼痛。肝炎和出血都有可能出现。

雷耶综合征,为少见的严重并发症,可多发生于 18 岁以下的儿童,在皮疹出现后 3~8 天发生。

该病皮疹和其他的症状典型,故不难诊断。一般不需要检测血中抗体水平和病毒的实验室鉴定。

预后

水痘预后良好,只有大约 2/100 000 的儿童死亡。然而,即使这样低的死亡率,在常规接种之前,美国每年有 100 个儿童因为水痘的并发症而死亡。水痘感染在成人更严重,死亡率约为 30/100 000。对于高达 15% 的免疫系统受损的人,水痘是致命的。

预防

在美国,儿童在年龄 12 个月时开始常规接种水痘-带状疱疹病毒疫苗。对水痘没有免疫力的人也应该接种。有发生并发症的高危人群,如免疫系统受损的人和孕妇,以及同水痘患者接触过的人,应该给予抗水痘病毒抗体(水痘-带状疱疹免疫球蛋白)。对感染者应予隔离,以阻止感染向未患过水痘的人传播。

治疗

轻症病人只需要对症处理。湿敷可以减轻强烈的瘙痒,防止抓伤而引起感染扩散和留下瘢痕。因为细菌感染的危险,要经常用肥皂和水冲洗皮肤,保持手的清洁,剪掉指甲以防止抓伤,保持衣物干燥清洁。有时可以口服止痒的药物,如抗组胺药物。如果细菌感染扩散,就需要应用抗生素。

医生可能对青少年、成人和易发生并发症的高危人群——早产儿和有免疫系统疾病的儿童——使用抗病毒药物,如阿昔洛韦、伐昔洛韦、泛昔洛韦。这些药物必须在发病后 24 小时以内使用才能有效。这些抗病毒药物不对孕妇使用。

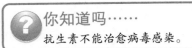

你知道吗……
抗生素不能治愈病毒感染。

传染性红斑

传染性红斑(第五病,细小病毒 B19 感染)是一种病毒性传染病,引起斑疹或红色丘疹,临床症状较轻。

- 传染性红斑由病毒感染引起。
- 症状包括轻微的发热、面颊部红疹,以及上肢、下肢和躯干部的花边疹。
- 诊断基于特征性的红疹。
- 治疗目标是缓解症状。

传染性红斑由人类细小病毒 B19 引起,最常在春季发生,常在幼儿和青少年中呈局域性暴发流行。本病主要通过吸入感染者的飞沫传播。在孕期可由母亲传播给胎儿,少数引起死产、胎儿严重贫血以及胎儿体内液体过多和水肿(胎儿水肿)。

在感染 4~14 天后出现症状。有些儿童可以没有症状。传染性红斑患儿可典型地表现出低热、轻度不适和双颊发红,这使他们看起来好像被打了耳光。在 1~2 天以内出现皮疹,主要在手臂、腿和躯干,手掌和足底少见。皮疹有瘙痒,由隆起的、红色斑状和花边状的斑块构成,手臂等没有被衣服遮盖的部位,因为暴露于阳光下可以使皮疹加重。

病程通常 5~10 天。在以后的几周内,由于阳光、运动、高温、发热或情绪紧张,皮疹可能一过性地再现。在青少年,轻度的关节疼痛和肿胀可能会在数周至数月内持续存在或反复发作。

传染性红斑可能以另外的方式表现出来,尤其在镰状细胞病患儿或者免疫缺陷患儿,如获得性免疫缺陷综合征。病毒可以感染骨髓引起严重贫血。

医师根据皮疹的特异性形态做出诊断。血液检查可以帮助鉴定病毒,但一般不需要。治疗主要是缓解发热和疼痛。

人类免疫缺陷病毒感染

人类免疫缺陷病毒(HIV)感染是一种病毒性传染病,进行性破坏白细胞并引起获得性免疫缺陷综合征(AIDS,艾滋病)。

- HIV 感染是由 HIV-1 型和 HIV-2 型病毒引起,幼儿则主要从母体感染。
- 感染特征包括生长减慢,发育延迟,反复病毒感染和肺炎。
- 诊断基于特殊的血化验。
- 接受抗 HIV 药物治疗的儿童可以存活至成年早期阶段。
- 感的孕妇可以通过服用抗 HIV 药物避免新生儿感染,用配方奶喂养,剖宫产生产。

■ 儿童与成人使用的抗 HIV 药物相同。

在全世界，HIV 感染在儿童十分常见。

两种人类免疫缺陷病毒（HIV-1 和 HIV-2）进行性地破坏淋巴细胞（白细胞的一种），这在机体的免疫防御中是很重要的一部分。当淋巴细胞被破坏，机体容易遭受其他传染性病原微生物的攻击。很多 HIV 感染的症状和并发症，包括死亡在内，都是其他感染而不是 HIV 感染自身造成的。HIV 感染可以导致各种很棘手的微生物感染，而这些微生物一般不会感染健康者。这被称作机会感染，可由病毒、寄生虫、细菌引起，这与成人不同。

获得性免疫缺陷综合征（AIDS）是 HIV 感染最严重的形式。一旦出现任何并发症或机体对感染的防御能力明显下降，HIV 感染的儿童就可以被诊断 AIDS。

感染的传播

在幼儿，HIV 感染几乎都是来自母亲。不到 7% 的 AIDS 患儿通过其他的途径被感染，包括血液传播（用于治疗血友病的血液制品）或性虐待。由于血液和血液制品安全措施的加强，故现在的感染很少通过以上途径获得。

在美国每年有多达 7000 名的 HIV 感染妇女分娩。如果没有预防措施，她们中的 1/4 ~ 1/3 会把感染传递给她们的婴儿。孕期感染、体内病毒较多或者病情很重的母亲的危险最大。传染常发生在产程中和分娩时。

病毒也可以通过母乳传播。如果 HIV 感染的母亲进行母乳喂养，出生时无感染的婴儿中有 12% ~ 14% 会被 HIV 感染。传染可能在哺乳的任何时期发生，但是最常见于出生后最初的几周或几个月。在哺乳期被感染的母亲和有乳腺炎的母亲，传播病毒的可能性更大。

青少年的传播与成人是一样的：通过性交（包括同性的和异性的）和注射毒品时共用被污染的针头。

病毒不通过食物、水、家庭用品传播，或在家里、工作场所和学校的社会接触传染。在极少见的情况下，HIV 通过接触皮肤上被感染的血液而感染。在这种病例中，多由于皮肤表面被擦伤或有开放性的伤口。尽管唾液中有病毒，但是通过接吻或咬伤传播的可能性仍未被证实。

临床表现

出生时已感染 HIV 的儿童在最初几个月很少出现症状。如果不治疗，只有大约 20% 的儿童在 1 年或 2 年内发病，余下的 80% 的儿童可能直到 3 岁或以后发病。使用了抗 HIV 有效药物的儿童不一定表现出 HIV 感染的症状。青春期被感染所出现的症状与成人相似。

在儿童 HIV 感染最早出现的症状通常是生长缓慢和发育延迟，以及反复发生的腹泻、肺部感染或口腔真菌感染（鹅口疮）。有时患儿反复发生细菌感染，如中耳炎、鼻窦炎或肺炎。

当儿童的免疫系统被损害后，可能出现多种症状和并发症。大约 1/3 HIV 感染的儿童患肺炎（淋巴细胞性间质性肺炎），伴有咳嗽和呼吸困难。

如果未经抗 HIV 药物的治疗，出生时即有 HIV 感染的儿童在生后最初的 15 个月内，一般至少发生 1 次卡氏肺囊虫肺炎。约半数以上未治疗的 HIV 感染儿童在以后发生这种肺炎。卡氏肺囊虫肺炎是引起艾滋病儿童和成人死亡的主要原因之一。

在相当数量的 HIV 感染儿童，进行性脑损伤影响或延迟了神经、运动的发育如走路和说话。这些儿童可能有智力损害和小头畸形。高达 20% 未治疗的受感染儿童的社交和语言技能以及肌肉控制能力出现进行性丧失表现出轻瘫、站立不稳或肌肉僵硬。

贫血（红细胞计数低）在 HIV 感染儿童中常见，表现为虚弱和容易疲劳。未治疗的儿童约 20% 发生心脏病，出现心动过缓、心律不齐或者心力衰竭。

少部分未治疗的儿童出现肝炎或肾炎。在 AIDS 患儿，癌症不常见，但是非霍奇金淋巴瘤和中枢神经系统淋巴瘤发生可能比未感染儿童多。卡波西肉瘤，一种侵犯皮肤和内部器官的与 AIDS 相关的癌症，在儿童极少见。

诊断

儿童 HIV 感染的诊断应从孕妇 HIV 感染的鉴定开始，通过常规的围生期筛查进行。HIV 感染母亲的新生儿或因为生活方式有 HIV 感染危险母亲的新生儿都应该被检查。新生儿检查间隔时间：典型的是在生后最初两天、2 周、1 个月之间和 4 ~ 6 个月之间。这样频繁的检查能在 6 个月时检查出大多数 HIV 感染的儿童。

标准的成人血清 HIV 抗体检测对婴儿是没有用的，因为如果母亲是 HIV 感染者（即使婴儿没有感染），婴儿的血液中几乎总是有 HIV 抗体。为了准确的诊断 18 个月以下儿童的 HIV 感染，采用检测血液中病毒的特殊的血清检查（DNA 聚合酶链检查）。标准的血清学检查应用于 18 个月以上的儿童和青少年。

一旦感染艾滋病毒已被诊断，医生通过频繁确定 CD4$^+$ 淋巴细胞的数量来监视感染过程（CD4$^+$ 计数降低是感染恶化的标志），另外医生还会在血液中确定病毒颗粒的数量（病毒负荷升高是感染恶化的标志）。

预后

随着现代药物的治疗，75% 的出生即有感染的 HIV 儿童存活至 5 岁，50% 存活至 10 岁。但是越来越多的患儿能存活至青少年或成年早期。预后更糟糕的是那些病毒被早期检测的患儿（在生命的第一周内）或症状出现在出生后第一年的患儿。

预防

对于 HIV 感染的妇女，预防她们的新生儿感染最有效的方法就是避免怀孕。如果被感染妇女怀孕，使用抗 HIV 药物可在最大限度上减少对胎儿的传播。没有服过药的妇女在孕期的 3 ~ 6 个月和 6 ~ 9 个月（即妊娠的后 6 个月）给予齐多夫定口服，在产程中和分娩时静脉给予齐多夫定。新生儿出生后每天注射齐多夫定,持续 6 周。这种治疗使传染率从大约 33% 降至 8% 左右。在接受三种抗 HIV 药物联合治疗的妇女,传染率可以低至 12%。剖宫产也可以降低婴儿获得 HIV 感染的危险。

在有稳定优质奶源和洁净水源的国家,HIV 感染母亲应该用配方奶喂养她们的婴儿。在有营养不良危险或由不洁净水源引起感染性腹泻发病率高的国家,母乳喂养的好处大大超越了 HIV 传播的危险。

由于儿童的 HIV 状况还处于未知状态,所有的学校和儿童日托中心都应该采用专门的程序来处理如鼻出血等意外事件,以及清洁和消毒被血污染的皮肤表面。在清洁过程中,工作人员应避免他们的皮肤与血液接触。常规使用乳胶手套,脱掉手套后应该洗手。被污染的皮肤表面应该用新鲜配制的次氯酸钙溶液来清洁和消毒,每 10 ~ 100 份水中含 1 份家用的漂白粉。

青少年的预防与成人一样。应该教育所有的青少年:HIV 是怎样传播的,以及如何避免,包括避免性行为或进行安全的性行为。

治疗

药物治疗:儿童的治疗大多数使用与成人同样的药物,典型的方法是应用两种或两种以上的反转录酶抑制剂和一种蛋白酶抑制剂的高效抗反转录酶病毒治疗(HAART)。但是,不是所有用于成人的药物都可以应用于小儿,部分是因为没有液体的剂型。对父母和儿童来说,遵从复杂的用药法服药可能会很困难,这可能限制治疗的有效性。一般来说,儿童可发生与成人相同的不良作用,但发生率较低。尽管如此,药物的不良作用也使治疗受到限制。医师通过定期检测血清中存在的病毒数量和儿童 CD4$^+$ 细胞计数来监测治疗的效果。血清中病毒数量的增加表示 HIV 病毒对药物产生耐药性或服用的药物量不足。在任一情况下,都需要调整用药。

预防机会性感染:为了预防卡氏肺囊虫肺炎,对 HIV 感染母亲生后 4 ~ 6 周的婴儿(持续到实验证明婴儿没有被感染)和有明显免疫系统损害的儿童使用复方磺胺甲噁唑。对于不能耐受该药的 5 岁或 5 岁以上的儿童可以给予喷他脒,小于 5 岁的儿童可以给予氨苯砜。

有显著免疫系统损害的儿童也可给予阿奇霉素或克拉霉素以预防播散性鸟分枝杆菌复合体感染。反复发生细菌感染的儿童可以每月 1 次静脉注射免疫球蛋白。

接种:HIV 感染儿童应该接受几乎所有的常规疫苗接种,包括白喉、破伤风及百日咳疫苗,除了脊髓灰质炎疫苗、流感疫苗、链球菌肺炎疫苗及乙型肝炎疫苗。脊髓灰质炎疫苗、水痘疫苗及麻疹-腮腺炎-风疹三联疫苗都含有活病毒,可以在大多数免疫力缺乏的 HIV 患儿引起严重的或致死性疾病,每年流感疫苗都推荐给 HIV 感染的患儿(大于 6 个月)。不管怎样,任何疫苗在 HIV 感染儿童的效果都会降低。

社会环境:对于需要看护、上托儿所和上学的儿童,医师可以评估他们暴露于感染性疾病的危险性。一般来说,HIV 感染儿童传染上水痘之类的传染病的危险比把 HIV 传染给其他人的危险大。有皮肤开放性伤口或有潜在危险行为(如咬人)的 HIV 感染幼儿不应该上托儿所。

只要身体条件允许,HIV 感染儿童应该尽可能多地参与儿童期的日常活动。和其他孩子的相互接触可以增进社交技能的发育和自尊心。由于该病对儿童的名声有影响,且传染给其他儿童的可能性极小,所以除了父母、医师和学校的护士以外,其他的人没有必要知道儿童的 HIV 状况。

当儿童的情况变糟时,在可能的限制最少的环境中治疗是最好的。如果有家庭卫生保健或社会服务可以提供,那么儿童可以花更多时间待在家中而不是医院里。

麻 疹

麻疹(九日麻疹)是一种传染性很强的病毒性传染病,产生多种症状和特征性皮疹。

- 麻疹由病毒引起。
- 症状包括发热、流鼻涕、咳嗽、眼睛发红和发痒的红斑。
- 诊断根据典型的症状和皮疹。
- 在健康儿童麻疹通常不严重,但有时会导致死亡或脑损伤。
- 常规接种疫苗可以避免感染。
- 治疗目标是缓解症状。

儿童通过吸入随空气播散的感染者咳出的飞沫或者接触被飞沫感染的物品而被感染。传染期从出疹前几天持续到皮疹消失。

在广泛进行计划免疫接种之前,麻疹每 2 ~ 3 年流行一次,尤其在学龄前和学龄儿童中,伴随有地区性小流行。患过麻疹或接种过的母亲可以把免疫力传给她的婴儿(以抗体的形式),这种免疫力差不多能维持 1 年。但是,此后儿童对麻疹高度易感,除非接受了疫苗接种。患一次麻疹后能产生终生免疫。

临床表现与诊断

在感染后大约 7 ~ 14 天,麻疹的症状开始出现。感染的儿童首先出现发热、流涕、咽喉痛、干咳和结膜炎。有时出现畏光。2 ~ 4 天后口腔内出现细小的白色斑点(Koplik 斑,麻疹黏膜斑),然后发展为喉咙痛。

在症状发作后 3 ~ 5 天出现有轻度痒感的皮疹。皮疹开始于耳前、耳下和颈侧,呈不规则的红色斑疹,很快转变成斑丘疹,1 ~ 2 天内蔓延至躯干和四肢,此时面部的皮疹开始消退。

在麻疹的极期,患儿感觉非常不适,皮疹广泛,体温可能超过 40℃。3 ~ 5 天以后体温下降,患儿自觉好转,皮疹迅速消退。诊断依靠典型的症状和特征性的皮疹。

脑部感染（脑炎）在麻疹患儿中的发生率约为 1/1000。如果发生脑炎，通常在皮疹消失 2 天至 1 周后，以高热、惊厥和昏迷开始。脑炎的病程可以很短，1 周左右即可恢复，也可以很长，最终导致脑损伤或死亡。

继发性的细菌感染，如肺炎（尤其在婴儿）或者中耳感染（中耳炎）很常见，而且麻疹患儿对链球菌尤其易感。很少见的情况下，血小板水平降低引起皮肤淤斑和出血。

预后

在健康的、营养良好的儿童，很少有严重的麻疹。然而继发细菌感染，尤其是肺炎，偶尔也会致命。在极少数病例，亚急性硬化性全脑炎（麻疹的一种严重并发症）在数月至数年后发生，导致脑损伤。

预防

麻疹疫苗为儿童期计划免疫的一项，在 12 ~ 15 个月之间接种，但只能在麻疹流行期间给 6 个月的孩子接种。对麻疹没有免疫力的儿童（包括成人），接触麻疹患儿后 3 日内接种麻疹疫苗可以得到保护，孕妇和 1 岁以内的婴儿不接种疫苗，而应该给予麻疹免疫球蛋白。

治疗

对麻疹无特殊的治疗。在美国，一些医师对住院的 6 个月至 2 岁的麻疹患儿使用维生素 A，因为在维生素 A 缺乏比较常见的国家里，维生素 A 可以降低麻疹的死亡率。麻疹患儿要保持温暖和舒适。可以用乙酰氨基酚和布洛芬退热。如果发生了继发性细菌感染，需要使用抗生素。

你知道吗……

常规疫苗可以预防许多病毒感染。

流行性腮腺炎

流行性腮腺炎是一种病毒性传染病，引起唾液腺疼痛、肿大，也可以累及睾丸、大脑和胰腺，尤其在成人。

- 流行性腮腺炎由病毒感染引起。
- 症状包括寒战、头疼、厌食、发热和其他发病时的不适感，接着出现腮腺肿大。
- 诊断基于典型的症状。
- 大多数儿童会完全康复，但感染会导致脑膜炎或脑炎。
- 常规的疫苗接种可以避免感染。
- 治疗的目标是缓解炎症。

儿童通过吸入感染者咳出的飞沫或者与被感染者唾液感染的物体直接接触而被感染。流行性腮腺炎的传染性低于麻疹和水痘。在人口稠密的地区，全年都有发生，但是冬末初春是发病的高峰时期。当没有免疫力的易感者大量集中时，有可能发生流行。腮腺炎可以发生于任

何年龄，大多数发生在 5 ~ 10 岁的儿童。2 岁以下儿童少见发病。1 次腮腺炎病毒感染通常可以产生终生免疫。

临床表现与诊断

感染后 14 ~ 24 天开始出现症状。大多数儿童出现畏寒、头痛、食欲不振、全身不适和低度至中度发热，其后 12 ~ 24 小时出现唾液腺的肿胀，到第 2 天最明显。一些儿童只有唾液腺肿胀而没有其他症状。肿大的唾液腺在咀嚼和吞咽时引起疼痛，尤其是吞咽酸性液体如橘子汁的时候。触摸时可有触痛。在这时期，体温常升高到约 39.5 ~ 40℃，并持续 1 ~ 3 天。

大约 20% 在青春期后感染的男性病人发生单侧或双侧睾丸炎。睾丸的炎症可以引起剧烈疼痛。治愈后，被累及的睾丸可能缩小。如果双侧睾丸都受累，可能导致不育。

腮腺炎可引起覆盖大脑表面组织的炎症（脑膜炎），发生率约为 10%。脑膜脑炎引起头痛、呕吐和颈强直。腮腺炎也可引起脑组织炎症（脑炎），发生率 1/1000 ~ 1/5000，脑炎会引起嗜睡、昏迷或惊厥。大多数可以痊愈，部分发生永久性神经或脑损伤，如神经性耳聋或面瘫，但通常只累及单侧。

胰腺炎可能在腮腺炎发病后第 1 周末发生，引起程度不同的腹痛、恶心、呕吐。这些症状大约在 1 周以内消失，可完全恢复。

医生根据典型的症状诊断腮腺炎，尤其是发生在腮腺炎爆发流行期间。实验室检查可以鉴定腮腺炎病毒及其抗体，但是诊断很少依靠这些检查。

预后

几乎所有的腮腺炎患儿都可以完全康复，极少数病例，在大约 2 周以后症状可以再度加重。

预防

腮腺炎疫苗接种是儿童期免疫的常规项目，从 12 ~ 15 个月开始接种，到目前每年发病的例数不足 300 例。然而在 2006 年腮腺炎爆发期间，美国中西部 4 个月间有多于 2500 个病例。青少年有很强的发病率，所以需要继续接种疫苗。

治疗

一旦被感染腮腺炎，就必须有个得病的过程。为了减少不适，避免吃咀嚼过多或酸性的食物可以减少不适。头痛和不适的患儿可以使用对乙酰氨基酚和布洛芬等镇痛药。并发睾丸炎的男孩或男性患者需要卧床休息。可以用阴囊托或绑在大腿之间的弹性绷带托住阴囊。或用冰袋冷敷以缓解疼痛。

并发胰腺炎引起严重恶心和呕吐时，应该禁食数天，并给予静脉补液。有脑膜脑炎的患儿需要静脉输液，使用对乙酰氨基酚或布洛芬退热或缓解头痛。如果发生惊厥，需要使用抗惊厥药物。

脊髓灰质炎

脊髓灰质炎是一种有高度传染性、可能致命的累及神经系统的病毒性传染病,能引起永久性肌无力、瘫痪和其他症状。

■ 脊髓灰质炎是由病毒引起的并通过被污染的食物传播。
■ 严重症状包括发热、头痛、颈部及背部僵硬,以及肌肉酸痛、无力或瘫痪。
■ 诊断根据症状和粪便培养结果。
■ 一些患儿可完全恢复,另一些遗留永久性肌肉无力。
■ 常规的疫苗接种可以预防感染。
■ 脊髓灰质炎没有治疗方法。

脊髓灰质炎由肠道病毒之一的脊髓灰质炎病毒引起,通过吞下被病毒污染的食物传播。病毒从小肠扩散至大脑各部分和脊髓,而脊髓是控制肌肉的。

在 20 世纪早期,脊髓灰质炎在美国广泛传播。现在由于广泛的疫苗接种,脊髓灰质炎的暴发流行大多已经消失,很多医师没有见到 1 例新发感染。美国最后 1 例野生型脊髓灰质炎病毒感染发生在 1979 年。在 1994 年已经证实西半球已经没有脊髓灰质炎。一个全球性消灭脊髓灰质炎的计划正在进行中。但在撒哈拉以南的非洲地区以及亚洲的南部仍有被感染的病例。

各年龄段没有被免疫的人群都对脊髓灰质炎易感。在过去,脊髓灰质炎的暴发主要发生在儿童和青少年,因为很多年龄大的人曾经接触过脊髓灰质炎病毒并且产生了免疫力。

临床表现与诊断

60 ~ 100 个感染者中有不足 1 个表现出症状。在有症状的人中,80% ~ 90% 的患者仅表现为发热、轻度头痛、咽痛和全身不适,这些症状常在病毒感染后 5 ~ 9 天出现。余下的 10% ~ 20% 的感染者表现出严重的症状(重型)。重型脊髓灰质炎更容易在年龄较大的儿童和成人中发生。症状通常在感染后 7 ~ 14 天出现,包括发热、严重的头痛、颈背僵硬和深部肌肉疼痛。有时皮肤部分区域感觉异常,如发麻或痛觉过敏。根据病毒侵袭大脑和脊髓的部位,疾病可能不再发展,或者特定肌群出现无力或瘫痪。有些患者可能在吞咽唾液、食物或液体时出现困难。有时液体可以反流至鼻腔,发音时带鼻音。有些患者大脑控制呼吸的部分如被累及,可引起胸壁肌肉无力或瘫痪,有些患者甚至完全不能呼吸。

医生可以根据症状来诊断脊髓灰质炎。确诊通过从粪便或咽拭子测出病毒和在血清中检测出高滴度的抗体。

预后

轻型脊髓灰质炎患者可完全恢复。约 2/3 的重型脊

髓灰质炎患者会遗留不同程度的永久性无力。部分患者,包括看起来完全康复的患者,在患脊髓灰质炎后数年或数十年后,再次出现肌无力或肌无力症状加重。这种情况(脊髓灰质炎后综合征)常常导致严重的残疾。

预防

脊髓灰质炎疫苗是儿童计划免疫接种的一部分。在世界范围内有两种疫苗可用:注射用脊髓灰质炎灭活疫苗(沙克疫苗)及口服的活疫苗(沙宾疫苗)。口服的活疫苗可以诱导出更强的免疫力,但是可能发生突变并引起脊髓灰质炎,发生率约为 1/2 400 000。虽然这种情况是非常罕见的,但是由于美国已经消灭了脊髓灰质炎,所以在该国医生只推荐注射用的灭活疫苗。口服的活疫苗用于世界以及其他有局部脊髓灰质炎暴发的地区,又没有抗体保护的人的迅速接种。

从未接受过免疫而准备去脊髓灰质炎仍然威胁着健康的地区的旅行者应该接受疫苗接种。当地和国家的卫生部门拥有那些地区有关脊髓灰质炎的信息。

治疗

脊髓灰质炎没有治疗方法,而且现有的抗病毒药物不能影响疾病的进程。如果呼吸肌麻痹,需要使用呼吸机,呼吸机的使用常是暂时性的。

呼吸道感染

呼吸道感染影响到鼻、咽喉和气道,可能由数种不同病毒中的一种引起。

■ 通常呼吸道感染包括普通的感冒和流行性感冒。
■ 典型症状包括鼻充血、流鼻涕、喉咙沙哑、咳嗽和敏感性增强。
■ 诊断主要依靠症状。
■ 良好的卫生习惯是预防感染的最好方法,常规疫苗接种可以预防流感。
■ 治疗的目的主要在于减轻症状。

儿童每年平均发生 6 次病毒性呼吸道感染。病毒性呼吸道感染包括普通感冒和流行性感冒,医师常常称之为上呼吸道感染,因为它们主要引起鼻和咽喉的症状。在幼儿,病毒也经常引起下呼吸道感染,包括气管、气道和肺。这类感染包括哮喘、毛细支气管炎和肺炎。儿童有时上下呼吸道都同时发生感染。

鼻病毒、流感病毒(每年冬季流行时)、副流感病毒、呼吸道合胞病毒、肠道病毒和某些毒株的腺病毒是引起儿童病毒性呼吸道感染的主要病因。

病毒性呼吸道感染最常通过儿童的手、被感染者鼻腔分泌物的接触传播。因为分泌物中含有病毒,当儿童摸嘴、鼻子或眼睛的时候,病毒得以入侵并造成新的感染。通过吸入感染者咳出或打喷嚏喷出的飞沫而感染的相对少见。在病毒流行的季节,病毒性呼吸道感染儿童

鼻腔或呼吸道的分泌物中所含的病毒量比成人多。增加的病毒排出量加上儿童对卫生习惯的不重视,使儿童更容易传染别人。当很多儿童聚集在一起的时候,例如在儿童看护中心和学校,传染的可能性进一步加大。与人们认为的相反,受凉、淋雨或劳累等其他因素不会引起感冒或者增加儿童的易患性。

临床表现与并发症

当病毒侵入呼吸道的细胞,出现炎症反应和黏液分泌,导致鼻充血、流鼻涕、喉沙哑和咳嗽,症状可能持续14天。发热症状常见,体温在约38~39℃,可能升至40℃。其他典型症状包括食欲减退、嗜睡和全身不适。可出现头痛和全身痛,特别是患流行性感冒后。婴幼儿常不能表达他们的特殊症状,表现为烦躁和不舒服。

由于新生儿和小婴儿用鼻呼吸,所以即使是中等程度的鼻充血、鼻堵塞也可引起呼吸困难。鼻堵塞还可以引起喂养困难,因为婴儿在吃母乳或牛奶时不能呼吸。由于婴儿不会吐出咳出来的黏液,常常把黏液留着嘴里而被噎住。

炎症和黏液可以使幼儿细小的呼吸道明显狭窄,导致呼吸苦难。由于呼吸急促,可能在呼气时发出高调的声音(哮鸣),或者在吸气时发出类似的声音(喉鸣)。严重的气道狭窄可以引起儿童喘气和青紫(发绀)。这些呼吸道症状在由副流感病毒和RSV引起的感染中最常见,这些儿童应该立即被送去看医师。

部分病毒性呼吸道感染的儿童还出现中耳炎和肺炎。中耳炎和肺炎可能由病毒自身引起,也可能是细菌感染,因为病毒引起的炎症反应使组织对其他微生物的入侵更加易感。呼吸道感染常引起有哮喘的儿童哮喘发作。

诊断

医生和父母可根据典型的症状认出呼吸道感染。一般来说,只有轻度上呼吸道症状的,而其他方面都健康的儿童不需要去看医师,除非他们有呼吸苦难或吞咽困难,或者持续发热1~2天以上。有呼吸困难、喘鸣或者肺充血的儿童要做颈部和胸部的X线检查。血液和呼吸道分泌物的检查很少有帮助。

预防与治疗

最后的预防措施是保持卫生习惯。患病的儿童和加重的成员应该勤洗手。一般来说,与患病儿童亲密的身体接触越多(如拥抱、偎依或睡在一起),疾病传染给其他成员的危险性越大。父母必须在患者危险和安抚孩子之间找到平衡。患儿应该待在家里,不去学校或托儿所,直到退烧,他们感觉已经恢复了。

流行性感冒是唯一可以通过接种疫苗来预防的病毒性呼吸道感染。所有6~59个月的婴幼儿都应该每年接种一次疫苗,同样患有某些疾病的年长儿也应进行预防接种。患有心脏病或肺部疾病(包括哮喘)、糖尿病、肾衰竭或镰状红细胞病的儿童,应该接受接种。另外,免疫系统被抑制的儿童(包括HIV感染和正在接受化疗者)也应该接种。

抗生素在病毒性呼吸道感染的治疗中不是必须的。患呼吸道感染的儿童需要更多的休息和水分。对乙酰氨基酚或布洛芬之类的非甾体类抗炎药可用以退热或止痛。学龄儿童可使用解除充血剂来减轻令人讨厌的鼻充血,虽然这种药物可能起作用不大。婴幼儿对解除充血剂的不良作用尤其敏感,可能出现激动、意识错乱、幻觉、嗜睡和心跳加速。婴幼儿可以通过用喷雾器湿润空气或用橡胶吸球吸出鼻子中的鼻涕来使鼻充血得到一定程度的缓解。

呼吸道合胞病毒

呼吸道合胞病毒可导致上下呼吸道的感染。

■ 呼吸道合胞病毒是导致儿童呼吸道感染的常见病毒。
■ 典型症状包括流鼻涕、发热、咳嗽和哮鸣音,严重的感染还能导致呼吸窘迫。
■ 诊断主要依靠症状和发病季节。
■ 帕利珠单抗可用于有发展成重症感染的病例。
■ 氧疗和药物治疗仅用于有呼吸问题的儿童。

呼吸道合胞病毒是导致呼吸道感染的常见病毒,尤其对于儿童。几乎所有的儿童在4岁前都会被感染过。有些在出生后的第1年就被感染。这种病毒感染并不会产生完全免疫,所以再次感染的情况较常见,而且通常并不严重。爆发流行常发生在冬季和初春季节。

初次感染常累及下呼吸道,而且多会导致细支气管炎。以后的感染常仅累及上呼吸道。有细支气管炎的儿童感染呼吸道合胞病毒后发生哮喘的风险会增加。有疾病如先天性心脏病、哮喘、囊性纤维化或免疫抑制等的儿童或是早产儿有一定的发展成严重病例的风险。成人也会感染呼吸道合胞病毒,而且老年人还有可能发展成肺炎。

症状和诊断

感染后3~5天出现发热和流涕症状。大约一半的初次感染的儿童还会出现咳嗽和哮鸣音,这说明下呼吸道也有累及。小于6个月的婴儿的首发症状可能是呼吸暂停。有些儿童,通常是年幼的婴儿,可能会发展成严重的呼吸窘迫,少数死亡。

医生诊断呼吸道合胞病毒感染常依靠典型的症状和发病季节或者是在暴发流行期间。通常不进行实验室检测,除非用于识别暴发流行。如有必要,鼻部分泌物可用于快速的抗原检测。

预防和治疗

对某些有发生严重呼吸道合胞病毒感染高度危险的儿童每月注射一次帕利珠,其中含有针对呼吸道合胞病毒的抗体。接受帕利珠注射的儿童减少了住院的需要,但是还不能确定这一治疗能否避免死亡或严重并发症的发生。

有呼吸困难的儿童被送入医院。根据他们的情况,医师会给予吸氧和药物治疗来使气道开放(支气管扩张药物),如沙丁胺醇和肾上腺素。对患严重呼吸道合胞病毒肺炎的儿童有时使用利巴韦林,但是这一药物好处尚不清楚。

幼儿急疹

幼儿急疹是一种有传染性的婴幼儿的病毒性传染病,引起高烧,热退后出现皮疹。

幼儿急疹全年都可发病,有时在局部地区流行。常由疹病毒中的一种——疱疹病毒 6 型引起。幼儿急疹最常见于 6 个月至 3 岁的幼儿。

在感染后 5～15 天开始出现症状。高热骤起,达 39.5～40.5℃,持续 3～5 天。5%～15% 的幼儿因为高热而发生惊厥,尤其是在开始发热,体温迅速升高的时候。尽管有高热,幼儿通常仍是灵敏而活跃的。少数幼儿出现轻微流涕、咽喉疼痛或腹泻。枕后、颈侧和耳后淋巴结可以肿大。发热通常在第 4 天消退。

大约 30% 的儿童在热退后数小时至多 1 天后会出疹。皮疹呈红色,扁平,周围可有红肿,大多位于前胸和腹部,少数位于脸、上肢和腿部。皮疹无痒感,可能持续数小时至 2 天。

医生根据症状做出诊断。几乎不需要做抗体检测和病毒培养。

可以使用对乙酰氨基酚或布洛芬退热。惊厥和皮疹不需要任何特殊的治疗。但是因为它们令人感到恐惧,所以大多数父母还是把他们的孩子带去看医师。对于免疫缺陷的患儿可使用膦甲酸钠或更昔洛韦来抗病毒治疗。

轮状病毒感染

轮状病毒是一类常见的具有传染性的病毒,感染后可导致呕吐和腹泻。

轮状病毒感染是儿童腹泻的最常见病因。在世界范围内每年有超过 600 000 的儿童因该病毒感染而死亡,其中大多数发生在发展中国家。其感染主要通过吞咽被病毒感染的食物。成人也可能被感染,但少有严重病例。

首发症状为发热和呕吐,继而水样腹泻。典型症状持续 5～7 天。如果液体不能及时补充,脱水就会加重。脱水会导致儿童虚弱、四肢无力、口干、脉速。

除非为了辨别流行,否则常规不进行轮状病毒的检测。如有必要可对粪便标本进行快速的抗原学检测。

保持良好的卫生习惯是预防的最好方式。患儿及其家人应该勤洗手。此外对 2、4、6 个月大的婴儿还推荐使用抗轮状病毒的疫苗。

没有特意的治疗措施。大多是患儿经口服补液后症状改善。严重的患儿需要静脉补液。

风　疹

风疹(德国麻疹,三日麻疹)是一种有传染性的病毒性传染病,引起轻微的症状,如关节疼痛和皮疹。
- 风疹由病毒感染引起。如果母亲在怀孕期间感染该病毒,胎儿可遭受严重的宫内感染。
- 典型症状包括淋巴结肿大、咽腭部红色斑疹,以及特意性的皮疹。
- 诊断主要依靠症状。
- 风疹疫苗可以预防风疹。
- 治疗的目的是去除症状。

风疹是一种典型的儿童期轻症传染病,但是对于宫内感染的婴儿可能产生破坏性的后果。妇女在怀孕最初 16 周(尤其在最初 8～10 周)发生的感染常传染给胎儿,引起流产、死亡或严重的出生缺陷。

风疹曾是流行于春季的常见疾病,约 6～9 年流行一次,使成百万人被感染。由于预防接种,该病在美国已少见。但是,某些年轻妇女从未感染过风疹或接种疫苗,如果她们在孕早期感染风疹,其胎儿即有发生出生缺陷的危险。

风疹通过患者呼吸道飞沫传播,与风疹患者亲密接触也可传播。出疹前 1 周至疹退后 2 周都具有传染性。但是传染性最强的时期是在出疹前数天至疹子消退这段时间。宫内被感染的婴儿出生后数月仍有传染性。

临床表现与诊断

潜伏期 14～21 天。有些病儿仅感轻微不适,如流涕、咳嗽、咽腭部无痛的红色小点,融合后在咽后部形成红色突起的疱疹。多数儿童,特别是年长儿,首发症状是颈部和头枕部淋巴结肿大,1 天后出现特征性的皮疹,并持续 3～5 天。皮疹从面部开始,逐渐蔓延至躯干、上肢和下肢。皮疹呈红色,尤其面部明显。

成人,特别是妇女,容易发生关节炎和关节疼痛,有时合并中耳炎。脑炎罕见,发生时,则为致命的并发症。

诊断根据临床典型的症状。该病确诊(尤其孕期)可通过测定中风疹特异性抗体。

预防与治疗

风疹疫苗是儿童计划免疫中的一种,1 岁开始注射。过去患过风疹者具有免疫力,不在罹患风疹。

多数风疹儿童可不经治疗而好转。中耳炎患儿需用抗生素。脑炎无特殊治疗,可使用对症、支持治疗。

亚急性硬化性全脑炎

亚急性硬化性全脑炎是一种进展性、致命性疾病。它是麻疹的一种少见并发症,通常在数月或数年后发生,可导致智力受损、肌肉痉挛及惊厥。
- 亚急性硬化性全脑炎是由麻疹病毒感染引起的。

- 首发症状通常是学习困难、记忆力减退、易怒、注意力不集中、失眠以及幻觉。
- 诊断主要依靠症状。
- 通常致命。
- 无治疗措施。

亚急性硬化性全脑炎由麻疹病毒感染所致慢性颅内感染引起。病毒在感染期间进入大脑,可导致急性颅内感染(脑炎)症状,也可长期潜伏而不引起症状。

一旦病毒再活化,即可发生亚急性硬化性全脑炎。在美国,每 100 万曾感染过麻疹的人群中可发生 65~110 例亚急性硬化性全脑炎。

随着麻疹在美国及西欧发病率的降低,亚急性硬化性全脑炎的发病也已经下降。男性患病多于女性。

临床表现与诊断

通常在 20 岁前发病,多在儿童期及青少年期。首发症状表现为学习困难、健忘、性格易变、注意力分散、不眠及幻觉,还可发生上肢、头部及躯干突发肌肉痉挛。最终发生惊厥,同时有异常的、无法控制的肌肉运动,智力及语言能力持续降低。随后,肌肉渐僵直,甚至不能吞咽;而吞咽困难有时会引起唾液呛入,导致肺炎。此外,还会致盲。疾病终期,体温持续上升,出现血压及脉搏异常。

诊断基于症状。若出现血中麻疹抗体水平增高、异常心电图,以及磁共振(MRI)及计算机断层成像扫描(CT)提示大脑异常则可确诊该病。

治疗与预后

亚急性硬化性全脑炎在 1~3 年内可致命。死亡原因多为肺炎,可引起极度虚弱及肌肉失控。目前尚无方法可阻断该病进展。抗惊厥药物可用于控制或减少惊厥的发生。

第 271 节

呼吸系统疾病

呼吸系统疾病是儿童的常见病,其中最严重且常见的是哮喘、毛细支气管炎和喉气管支气管炎。细菌性气管炎也是一种严重的呼吸系统疾病,但是不常见。

哮 喘

哮喘的发生是由于某种刺激原引起的气道炎症,使其暂时性狭窄,可反复发生,并导致呼吸困难。

- 哮喘的刺激原包括烟、香气、花粉、霉味、尘螨以及病毒感染。
- 哮喘症状包括哮鸣、咳嗽、呼吸急促、胸闷以及呼吸困难。
- 诊断基于儿童喘息发作的表现以及哮喘家族史。
- 多数哮喘患儿会有成长障碍。
- 避免接触刺激原可预防哮喘。
- 治疗包括支气管扩张剂以及糖皮质激素。

哮喘可发生于任何年龄,儿童多见,尤其是 5 岁以下的儿童。该病在有些患儿可延续至成年,有些则在成年后自行缓解。目前的儿童哮喘发病率高于以往,其中的原因尚未明确。在美国,有儿童 8.5% 患有哮喘,发病率较过去几十年增加了 100%。在一些城市中,儿童发病率更是高达 25%~40%。哮喘是儿童住院的首要原因,同时也是引起小学生病假的第一位慢性疾病。

大多数患儿在发作期以外可参加正常的日常活动。有少部分中重度患儿需要每日使用预防性药物才能参加体育活动和游戏。

哮喘患儿对特定刺激原的反应不同于正常儿童,其机制仍不明确。潜在的刺激原很多,大多数儿童仅对其中一些有反应。有些患儿发病并无明确的刺激原。

所有刺激原均会产生相同的机体反应,引起呼吸道特定细胞释放化学物质。在这些化学物质作用下,气道出现炎性反应并水肿。呼吸道平滑肌收缩。反复的化学刺激使得气道黏液分泌增加,细胞脱落,气管壁平滑肌细胞肥大。这些均可导致气道突发狭窄(即哮喘发作)。大多数患儿在发作间期,气道恢复正常。

危险因素

虽然目前哮喘的发病机制尚未完全明确,研究表明该病有许多危险因素。遗传有一定的影响:若父母双方有一方患有哮喘,子女有 25% 发病可能;若双方均为哮喘患者,子女患病可能性增至 50%。母孕期如有吸烟史,子女患病率也有所增高。哮喘同样与其他与母亲相关的因素有关,比如怀孕年龄过早,孕期营养差,以及缺乏母乳喂养等。早产儿以及出生体重低也是危险因素。

在美国,城市儿童更易患哮喘,尤其是来自社会经济低层者。尽管未被完全证实,但是可以确信贫困的生活环境,更严重的潜在刺激原,以及缺乏保健措施会增加这些人群哮喘的发病率。虽然黑人儿童患病率高于白种儿童,但由于黑人儿童多居于城区,故种族遗传性至今仍有争论。

经常接触过敏原(如尘螨、蟑螂粪便等)的儿童,更容易在幼年发病。幼年患过毛细支气管炎的儿童由于随后的病毒感染,可发生喘息。这种喘息起初容易被认为是哮喘,但这些患儿成年后哮喘的发病率并无增高。

常见哮喘刺激原

刺激原	举 例
过敏原	尘螨、花粉、动物皮屑或羽毛
锻炼	户外冷空气
感染	呼吸道病毒或普通感冒感染
刺激物	烟草、香水、清洁剂、香味蜡烛、户外空气污染、强烈的气味或刺激性的烟雾
其他	情绪(如焦虑、愤怒或兴奋)、阿司匹林及胃食管反流

临床表现

哮喘一旦发作,发生气道狭窄,患儿表现出呼吸困难、胸闷及咳嗽,常伴有哮鸣。哮鸣是一种呼气时的高调异常呼吸音。然而,并不是所有哮喘发作都伴有哮鸣。轻症哮喘,尤其是在年长患儿,可仅表现为咳嗽;有些轻症年长患儿仅在活动后或接触冷空气时才出现咳嗽。此外,极度重症患儿也不伴哮鸣,因发作时气道极度狭窄,气流量减少,不会产生异常呼吸音。重症发作时,出现明显的呼吸困难和哮鸣,患儿气促明显,吸气时肋骨突出。极重症发作时,患儿呈喘息样呼吸,身体直坐前倾,皮肤冷汗、苍白灰灰。频繁发作的患儿可生长迟缓,但在成年后可赶上其他儿童。

诊断

有学者指出,有确切哮喘或过敏家族史的患儿,尤其易反复喘息发作。医师常采用 X 线检查或过敏原测定来帮助明确病因。

频繁喘息发作的患儿可检查有无其他疾病,如囊性纤维化或胃食管反流。年长儿可进行肺功能测试,但大多数患儿在发作间期肺功能往往正常。

年长儿和青少年患儿可使用峰流速仪(一种用于记录呼出空气速度的仪器)来测定气道梗阻的程度。这种测量可作为对患儿情况的客观评价。

哮喘发作时无需行 X 线检查,除非医师怀疑其他疾病如肺炎或肺萎缩。

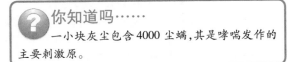

你知道吗……

一小块灰尘包含 4000 尘螨,其是哮喘发作的主要刺激原。

预后、预防

一半或以上患儿成年后哮喘可自行缓解,而重症患儿往往延续至成年以后。

避免接触刺激原可预防哮喘发作。医师建议有过敏史患儿的父母将诸如羽绒枕、地毯、床单、带皮家具、填充玩具、灰尘及过敏原清除出患儿房间。吸入香烟烟尘会加重患儿的症状,所以在患儿活动的地域消除烟尘是很重要的。在无法避免过敏原的情况下,医师可使用脱敏的方法,但是否对哮喘有效却不能肯定。适当的体育锻炼对儿童生长发育是重要的,所以推荐患儿参加运动,必要时需在运动前预防性使用抗哮喘药物。

治疗

急性哮喘发作治疗包括扩张气道和阻止炎症的发生。一系列的吸入性药物可扩张气道,其中经典药物是沙丁胺醇和异丙托胺。治疗时,不建议仅使用长效支气管扩张剂如沙美特罗和福莫特罗。年长患儿和青少年可通过计量吸入器用药。带有衬垫或附有握持装置的吸入器对 8 岁以下儿童用药更为方便。如果配有婴儿型面罩,婴儿及年幼患儿就可用吸入器用药。对于不能用吸入器的患儿,可在家中通过接有雾化器(一种通过压缩空气产生药雾的装置)的面罩吸入药物。吸入器和雾化器都同样有效。沙丁胺醇也可口服,这种用药途径虽没有吸入途径有效,但却可用于那些没有雾化器的婴儿。中重症患儿同时需口服皮质类固醇。

极重症患儿需住院治疗,至少每隔 20 分钟通过雾化器吸入支气管扩张剂。如果患儿不能充分吸入药雾,对重症患儿可予以肌肉注射肾上腺素,有时还可静脉用皮质类固醇。

轻症偶发患儿往往只需在发作期用药,若程度更重,发作更为频繁,则需在发作间期用药。医师根据不同的发作频率和程度用药。偶发轻症患儿可每天吸入小剂量皮质类固醇以预防发作。这些药物可减轻炎性化学物质的释放,从而减轻气道炎症。

哮喘发作更持久、更频繁或更严重的患儿可每天吸入中等到大剂量皮质类固醇以预防发作,加用或不加用白三烯受体拮抗剂(孟鲁司特或扎鲁司特)、长效支气管扩张剂或色甘酸钠。为有效控制症状或预防哮喘发作,剂量需适时增减。如果以上药物不能预防重症发作,则需口服皮质类固醇。运动后发作的患儿在运动前需吸入一剂支气管扩张剂。

由于哮喘是一种需多方面治疗的慢性疾病,医务人员应让患儿及其父母了解该病。患儿及其父母应该学会如何判断发作的严重程度,知道何时应该服药或使用峰流速仪,何时应该去看医师及住院治疗。

医师及患儿父母应让学校保育员、照顾者和其他人员了解患儿的疾病及所用的药物。如有必要,患儿需在学校使用吸入器,有的甚至需要学校保育员的特别照顾。

毛细支气管炎

毛细支气管炎是婴儿及小于 24 个月的年幼儿的下

呼吸道感染所致。

■ 毛细支气管炎通常由病毒引起。
■ 症状包括流涕、发热、咳嗽、哮鸣及呼吸困难。
■ 诊断基于临床表现以及体格检查。
■ 多数患儿几天后病情会好转，但有些需要入院。
■ 治疗主要包括输液支持治疗以及间断给氧。

　　毛细支气管炎常见病原体是呼吸道合胞病毒与副流感病毒 3 型，其他病毒也可引起该病，如流感病毒、其他类型副流感病毒、偏肺病毒以及腺病毒等。病毒感染引起呼吸道炎症，致呼吸道狭窄，阻塞气流进出肺部。

　　毛细支气管炎多发于小于 24 个月的儿童，尤其是 6 个月以下的婴儿。在生后 1 年内，毛细支气管炎发病率为 11%，大流行期间发病率更高。11 月至 4 月好发，1 月至 2 月是发病高峰。母亲吸烟，特别是在孕期吸烟，可使婴儿发病率增高；而母乳喂养则可降低发病率。父母及兄弟姐妹可被相同病毒感染，却仅表现为轻度感冒。

临床表现与诊断

　　毛细支气管炎以感冒症状起病，表现为流涕、喷嚏、低热及咳嗽。几天后，出现呼吸困难，同时咳嗽加重。患儿呼气时常有高调哮鸣。大多数婴儿症状较轻，即使有轻度气促、呼吸困难表现，一般情况尚可。重症患儿，可表现为呼吸急促、表浅、呼吸困难、鼻翼煽动，他们会显得不安、烦躁，同时可能因呕吐或饮水困难导致脱水。通常会伴发热，但不是所有患儿。一些患儿会同时患有耳部感染。早产儿或小于 2 个月的婴儿有时会出现呼吸暂停。一些非常严重的病患甚至会因缺氧而发绀。

　　诊断基于临床症状和体检结果。有时可通过呼吸道深部分泌物来鉴定病毒类型。可能需要其他的实验室检查或胸片。

治疗与预后

　　大多数患儿无需治疗即可在 3~5 天内恢复，病程中应频繁饮水。一旦出现进行性呼吸困难、发绀、疲乏、脱水等情况，应立即住院治疗。有先天性心脏及肺部疾病或免疫功能缺陷等基础疾病的患儿，病情往往会很重，应尽早住院治疗。经过正规的治疗和护理，即使是需要入院的患儿，死亡率也非常低。

　　一些患儿会在患毛细支气管炎后出现反复发作的喘鸣。

　　多数患儿可在家中通过休息及饮水治愈。住院治疗期间，为改善症状，可使用氧气帐或面罩吸氧，血氧浓度通过手指、脚趾以及耳垂的感应器来监测。有时甚至需要呼吸机来辅助呼吸。如果患儿饮水不足，应建立静脉通道。尽管支气管扩张剂对毛细支气管炎的疗效仍有争议，仍可以尝试性吸入支气管扩张剂治疗。严重基础疾病（如先天性心脏或肺部疾病、囊性纤维化、艾滋病等）可加重呼吸困难，这类婴儿可通过雾化器给予抗病毒药物，如利巴韦林。抗生素治疗该病无效。

？你知道吗……

使用普通肥皂洗手，仅花 20 秒或说一句（生日快乐）的时间就可以获得与抗菌肥皂相同的收益甚至更好。

喉气管支气管炎

　　喉气管支气管炎由呼吸道病毒感染所致，表现为咳嗽，喘鸣以及呼吸困难。

■ 该病由病毒引起。
■ 症状包括发热、流涕、犬吠样咳嗽。
■ 诊断基于其临床表现。
■ 多数患儿可在家自愈，但有些需要入院输液、吸氧及药物治疗。

　　喉气管支气管炎是由感染气道的病毒引起，尤其是感染靠近声带（喉部）以下的部位。病毒感染后引起呼吸道水肿，尤以喉部为甚。副流感病毒是最常见的病原，其他包括呼吸道合胞病毒、流感病毒等。任何季节均可发病，以秋冬季多见。好发年龄是 6 个月~3 岁儿童。由流感引起的喉气管支气管炎可能更加严重，且好发年龄也更广泛。该病主要由含有病毒的飞沫传播，方式可为吸入性或接触被污染的物体。少数患儿会反复发作，发作频率及严重程度会逐渐下降。

临床表现与诊断

　　喉气管支气管炎常以感冒症状起病，表现为流涕、喷嚏、低热、咳嗽等。随后，患儿出现频发的异样咳嗽，称作犬吠样咳嗽。病情严重程度变化广泛。呼吸道水肿有时可导致呼吸困难，尤其以吸气困难为甚。重症时，吸气时可闻及高调喉鸣。约 50% 的患儿会伴发热。症状以夜间为重，可打断患儿的正常睡眠。晨间稍有好转，夜间又有反复。

　　医师可根据典型临床表现（尤其是独特的咳嗽声音）来诊断该病。症状最严重时期约持续 3~5 天，咳嗽会持续，但是声音会变得较为低沉。这种改变会使家长以为感染转移到了胸部，然而这是该病的正常进展。

　　颈部及胸部的 X 线检查可帮助医师确诊。

治疗

　　如果儿童出现了喉气管支气管炎的呼吸方式，家长应当联系医师，因为该病可能进展迅速。轻症患儿无需特殊治疗，3~4 天可渐恢复。患病期间，应给患儿提供舒适的环境，充足的饮水；此外，由于疲乏和过度哭闹可加重症状，应尽量让患儿休息。家用型湿化装置（如冷雾蒸发器、湿化器等）可减轻上呼吸道干燥，利于呼吸。还可通过打开浴室的热水淋浴来快速提高空气湿度。呼吸室外夜间冷空气亦可明显扩张呼吸道，有时甚至可使患儿的呼吸在去医院前恢复正常。

对于病情严重的患儿,医师可推荐使用糖皮质激素以预防病情加重。喉气管支气管炎持续发作的患儿需要立即看医生,以及时给予糖皮质激素治疗及入院观察。一旦出现进行性、持续性呼吸困难,以及心率增快、疲乏、发绀等情况,则需给氧及静脉输液。除此之外的治疗包括雾化吸入肾上腺素和口服或肌肉注射皮质类固醇。这些药物有助于减轻呼吸道水肿。经治疗,症状明显好转者可予出院,而重症患儿则需继续治疗。在伴有细菌感染时,可同时予以抗生素治疗。呼吸机在该病治疗中少用。所幸的是,喉气管支气管炎的绝大多数患儿可痊愈。

> ❓ **你知道吗……**
> 吸入冰箱中的冷空气可帮助减轻喉气管支气管炎的症状。

细菌性气管炎

细菌性气管炎是细菌感染导致的气管炎症。

细菌性气管炎很少见,会影响各个年龄段的儿童。金黄色葡萄球菌及链球菌是最常见的病因。感染会突然发生,并出现特征性的吸气相喘鸣、高热及大量脓痰。细菌性气管炎可能是喉气管支气管炎的一个并发症,但是比较少见。

诊断基于临床表现及喉镜检查。常需要咽喉部的 X 线检查以鉴别细菌性气管炎及喉气管支气管炎。

经过治疗,多数患儿会痊愈。非常严重的患儿可经口或鼻将塑料气管导管插入气管。导管会避免气道堵塞。抗生素(如头孢呋辛和万古霉素)可用来治疗感染。

第 272 节

囊肿性纤维化

囊肿性纤维化是一种遗传性疾病,导致某些腺体异常分泌,造成组织和器官损伤,尤其是肺和消化道器官。

- 囊肿性纤维化是由特定的基因突变引起的腺体异常分泌而导致肺及其他器官堵塞的一种疾病。
- 典型的症状包括新生儿呕吐、腹胀,体重不增、咳嗽、喘鸣及反复的呼吸道感染。
- 汗液测试可诊断。
- 过半的患者病情会持续到 30 岁后。
- 治疗包括抗生素、支气管扩张剂,减少肺分泌物的药物,呼吸问题的胸部治疗,以及针对消化问题的胰腺酶支持治疗。
- 有些患者肺移植有效。

在美国,囊肿性纤维化是最常见的导致寿命缩短的遗传性疾病。其在白人婴儿中的发病率约为 1/3300,黑人婴儿约为 1/15 300,在亚洲非常少见。男孩女孩发病率无明显差异。

病因

基因异常:囊肿性纤维化源于患儿遗传了一个基因上的两个突变点。这个基因控制产生一种调节氯化物和钠在细胞膜转运的蛋白。全世界范围内,约 3% 的白人仅有一个这种基因突变点,他们是病原携带者但是并不发病。约 3/10 000 的白人会同时遗传到这个基因的两个突变,这就会发展为囊肿性纤维化。这种患者无法进行氯化物和钠盐的转运,而导致出现脱水、黏性分泌物增加。

异常分泌:囊肿性纤维化会影响多个器官以及几乎所有的腺体。最常见的受影响器官包括肺、胰腺、肠道、肝脏以及胆囊,以及生殖器官。

患儿出生时肺是正常的,但是当大量分泌物堵塞小气道时可随时发病(黏液栓塞)。栓塞会导致慢性细菌感染以及炎症,并引起气道永久性损伤(称为支气管扩张)。这些问题会导致渐进性呼吸困难并使肺换气能力下降。患者同样会出现反复发作的细菌性呼吸道感染。

胰管的堵塞会使消化酶无法进入肠道。缺乏这些消化酶会使脂肪、蛋白质和维生素难以吸收,而导致营养不良以及发育减缓。最终,胰腺受损而不再产生足够的胰岛素,所以很多人发展为糖尿病。

肠道也会被大量的浓厚分泌物堵塞,堵塞常在出生后立即出现(胎粪性肠梗阻),但也可能后期出现(远端肠梗阻综合征)。

汗腺分泌的液体会含有更多的盐,从而增加脱水的风险。

临床表现

约 15% ~ 20% 的患囊肿性纤维化的新生儿出生时会发生胎粪性肠梗阻,出现呕吐、腹胀、肠蠕动削弱。胎粪性肠梗阻有时会并发肠穿孔,很危险,会引起腹膜炎,如未及时治疗,会休克甚至死亡。一些新生儿会出现肠

囊肿性纤维化：不仅仅是一种肺部疾病

在肺里，浓厚的支气管分泌物会阻断小的气道，而导致炎症。随着疾病进展，支气管壁会增厚，气道会充满感染的分泌物，该部位肺会感染，淋巴结会增大。在肝脏，浓厚的分泌物会阻塞胆管，梗阻同样也会发生在胆囊。分泌物也会使胰腺中的管道完全受阻，而使消化液无法进入肠道。在小肠，也会造成肠梗阻（胎粪性肠梗阻），某些新生儿可能需手术。生殖器官也会受到各种影响，常会导致男性不育。皮肤汗腺分泌往往含有比正常更多的盐分。

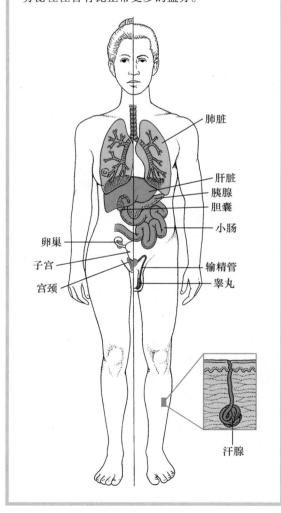

肺脏
肝脏
胰腺
胆囊
小肠
卵巢
子宫
宫颈
输精管
睾丸

汗腺

天内无排便。

无胎粪性肠梗阻的囊肿性纤维化患儿的首发症状常为恢复出生体重的延迟或 4~6 周后的低体重。体重难以增加的原因为胰腺酶的缺乏。新生儿会有频繁、大量、难闻及焦油般的大便，可能会有腹部膨胀及肌肉缩小，如无治疗，新生儿及年长儿童尽管食欲正常或比较好，其体重仍会增加缓慢。

除非新生儿筛选中被确诊，半数的囊肿性纤维化患儿因频繁的咳嗽、喘鸣以及呼吸道感染而被送去看医生。咳嗽，是最明显的症状，常伴随窒息、呕吐以及睡眠中断。患儿可有呼吸困难、喘鸣。随着病情进展，症状会出现得更加频繁，会出现桶状胸，杵状指，鼻上可能出现息肉。鼻窦可能充满浓厚分泌物，导致慢性、反复发作的鼻窦炎。

大龄儿童及成人肠梗阻发作会出现腹痛、恶性，有时会有呕吐。

患囊肿性纤维化的儿童或成人在天气热或发烧时出汗过多会因大量丢失盐和水而出现脱水。家长可能会注意到出现在患儿皮肤上的盐粒结晶，皮肤上也会有咸味。

青少年会出现发育缓慢、青春期延迟及体质下降。随着病情进展，肺部感染会成为突出问题。反复发作的支气管炎和肺炎会逐渐破坏肺。

并发症：维生素 A、E、D 和 K 缺乏会导致夜盲、佝偻病、贫血及出血性疾病。约 20% 未经治疗的新生儿及幼儿的直肠会经肛门突出，称为直肠脱垂。偶尔，被喂养大豆蛋白及低过敏性饮食的患儿会出现贫血以及四肢肿胀，因其无法吸收足够的蛋白。

青少年及成人患者并发症包括肺泡破裂，其会使气体进入胸腔，导致气胸，引起胸腔塌陷。其他并发症包括心力衰竭以及大量或反复的肺内出血。

约 17% 成人患者会发展为胰岛素依赖性糖尿病，因损伤的胰腺无法产生足够的胰岛素。约 5% 的患者会出现胆管堵塞，导致肝脏炎症，并最终损伤肝脏（可发展为肝硬化）。肝硬化会增加流经肝脏的静脉压力（门静脉高压症），导致食管下静脉扩张，可能会出现静脉破裂出血。几乎所有患者的胆囊都很小，充满浓厚胆汁，且功能也不好。约 10% 患者会发展为胆囊结石，但仅有小部分会出现症状。很少需要外科切除胆囊。

囊肿性纤维化患者常会有生殖系统损伤。几乎所有男性患者精子计数低，因为其中一个输精管发育不良并堵塞了精子的通过。女性患者宫颈分泌物非常浓厚，导致生育能力下降。性功能不受影响。女性患者在孕期并发症的风险会增高，但多数患者可完成生育。

其他并发症包括骨质疏松、关节炎、肾结石、贫血以及增加患胆管癌及肠癌风险。

诊断

如未做新生儿筛查，常在婴儿期及幼龄儿童时确诊。

扭转，或肠道发育不完全。出现胎粪性肠梗阻的患儿几乎都会在之后出现囊肿性纤维化其他的症状。某些囊肿性纤维化患儿，胎粪会暂时阻断大肠，而导致出生 1 到 2

但也有约 10% 患者直到青春期或成年期才被确诊。

诊断建议可通过体格检查及汗腺测试。汗腺测试可检测汗液中的盐分，匹鲁卡品可用于刺激汗腺分泌，滤纸或小导管可用来收集汗液，然后可分析汗液中的盐分。如汗液盐分较正常高，且有囊肿性纤维化症状的或有兄妹患该病，则可确诊。尽管该测试在出生 48 小时后均有效，但是对于小于 2 周的新生儿来说，收集足够的汗液是比较困难的。这个测试可在门诊进行，且可用于成人及年长儿童的确诊。

在新生儿患者中，血液中胰蛋白酶的水平很高，可经滴在滤纸上一小滴血测定。这种测试配合基因检测是囊肿性纤维化基本的筛查模式。如果筛查阳性，则需行汗液检查。

如患者出现一个或多个典型的症状或其兄弟姐妹有相关病史，囊肿性纤维化也可经基因检查确诊。找到两个突变点即可确诊。然而，因为基因测试不会发现全部突变（超过 1500 种），所以没有发现两种突变并不能完全排除患病风险。也可在产前通过羊膜穿刺术检查胎儿绒毛诊断。

因囊肿性纤维化会影响多个器官，也可使用其他检查方法。如果胰腺酶水平下降，患者粪便中的消化蛋白酶、胰蛋白酶及糜蛋白酶水平降低或检测不到，粪便中脂肪含量会增加。如果胰岛素分泌减少，血糖水平会升高。肺功能测试可检查呼吸功能，胸片及胸部 CT 可有助于检查肺部感染及评估肺损伤。

准父母们也行载波测试检查。亲属儿童患有囊肿性纤维化的家长可能希望了解他们的小孩是否也会患有该病，他们应该行基因检查及接受辅导。可通过血液标本检查发现是否有囊肿性纤维化基因突变。除非准父母双方都有至少一个这样的基因，他们的孩子不会患该病。如果父母双方都有基因突变，则每个新生儿会有 25% 的可能患病，50% 的可能会成为携带者，还有 25% 的可能不会有基因突变。

预后

无关于年龄，囊肿性纤维化的病情严重度个体差异很大，严重程度取决于被影响的肺的面积。在美国，过半的患者会生存至 37 岁甚至更长。在过去的 50 年中，患者的寿命呈稳定增长趋势，主要由于治疗可推迟肺部病变的发生。无胰腺问题的患者明显有更长久的生产率。

然而，恶化是必然的，导致肺功能衰竭并最终死亡。囊肿性纤维化患者通常死于多年肺功能损伤导致的呼吸衰竭，小部分会死于心力衰竭、肝脏疾病、气道出血，或者手术并发症。一般来说，囊肿性纤维化患者通常可以正常工作学习，直至死亡前很短的部分时间。

治疗

囊肿性纤维化患者需要一个经验丰富的医生（儿科医生或内科医生）制定一个全面完整的治疗计划，同时配合包含其他医生、护士、营养师、社工、遗传顾问、心理学家以及体格及呼吸功能锻炼治疗师的队伍。治疗的目的包括长久的预防和治疗肺及消化道问题及其他并发症，维持良好的营养状态，以及鼓励体格锻炼。

儿童患者需要心理学家及社会支持，因为他们可能无法参加正常的游戏而感到被孤立。治疗的多数负担应在患儿父母身上，他们应当了解该病的病因以及治疗方法的原因。

肺部问题的治疗应集中在预防气道梗阻及控制感染。患者应该接受常规免疫接种，尤其是会引起呼吸道感染的疫苗，如流感及肺炎链球菌。

呼吸系统理疗，包括体位引流，拍击胸壁，以及鼓励咳嗽，常在肺部问题刚出现时就开始。小孩的父母可学习这些方法，并每天带小孩出去走走。年长儿童和成人可独立完成呼吸系统理疗，通过锻炼特殊的呼吸方式及穿压缩背心。

通常，患者需要使用药物干预气道狭窄（支气管扩张剂）。严重肺疾患以及血氧浓度低的患者需要吸氧治疗。普遍来说，呼吸衰竭的患者无法通过使用呼吸机获益，然而，入院后短期的呼吸机治疗可对控制急性感染、手术后护理以及肺移植前的等待时期有所帮助。

雾化剂，如阿尔法链道酶（重组人脱氧核糖核酸Ⅰ）或高浓度的盐液，被广泛用于减少脓黏液。这种药物会使痰更易咳出，提高肺功能以及减少炎症呼吸道感染的发生频率。对于严重支气管炎症，支气管扩张剂无法扩张支气管的婴儿可使用糖皮质激素。有时，非甾体类抗炎药可用于减缓肺功能的损伤。

呼吸道感染应尽早使用抗生素治疗。一旦有呼吸道感染症状，需行痰液或咽喉部生物学检查，以确定感染的有机体并帮助医生更好地选择药物控制病情。金黄色葡萄球菌及假单胞菌属是最常见的。抗生素通常需口服，或经气雾剂给予如妥布霉素。然而，如果感染很严重，则需静脉给予抗生素。治疗常需住院，也可在家中进行。间断或连续口服或气雾剂吸入抗生素可有助于预防感染复发并减缓肺功能损伤。

有胰腺问题的患者需要每顿饭后服用胰腺酶，粉剂和胶囊都可以。特殊的配方奶粉可含有易于消化的蛋白质和脂肪，可帮助有胰腺功能问题及生长缓慢的患儿。

饮食需要为正常生长提供足够的能量及蛋白质，脂肪的比例应当从正常到高的水平，因为囊肿性纤维化患者需要更多的能量，为保证正常的生长需要，他们需要消耗更多的能量。囊肿性纤维化患者每天需应通过一种更容易吸收的形式摄入正常两倍的脂溶性维生素（维生素 A、D、E、K）。当患者锻炼，发热或在天气热时，需要增加盐分摄入。无法从食物中吸收足够营养物的患儿需通过插入胃或小肠的导管补充喂养。

有时,需要外科手术治疗气胸、慢性鼻窦炎、肺某个固定区域的严重慢性感染、食管静脉破裂出血、胆囊疾病或肠梗阻。大量或反复的肺出血可通过阻断出血动脉的方式止血。

严重肝脏损伤的患者可行肝移植。随着经验及技术的提高,双肺移植变得越来越常规及有效。约60%的双肺移植患者术后生存期超过5年,且他们的病情有很大改善。

基因治疗,通过直接向气道输入正常的囊肿性纤维化基因,疗效较可观,但仅限于研究试验。其他新药物,口服或气雾吸入,均在研究中。

第 273 节

消化道疾病

许多消化系统疾病可在儿童期发病,此类疾病表现为不同程度的疼痛、呕吐、食欲及肠道功能的改变。作为父母,应该为医师提供必要的信息,以判断疾病的严重程度;在某些情况下,父母还有责任帮助孩子适应需要长期治疗的慢性疾病。

胃 肠 炎

胃肠炎是一种消化道的炎症,可导致呕吐和腹泻,有时伴有发热和腹部绞痛。

- 胃肠炎通常由病毒、细菌或寄生虫感染引起。
- 感染会引起腹泻、呕吐、腹部绞痛、发热以及食欲下降,而导致脱水。
- 患儿的症状及病史可帮助医生明确诊断。
- 预防胃肠炎最好的方法是鼓励儿童洗手并教育他们避免食用储存不当的食物。
- 有时仅需补液治疗,但有时需看医生。

胃肠炎,有时也叫胃肠型感冒,常见于儿童期。全球每年约10亿例胃肠炎,多数发生在发展中国家的5岁以下儿童。呕吐和腹泻会丢失体液,所以严重的胃肠炎可引致脱水和电解质紊乱。经过适当的治疗,胃肠炎很快即可恢复;但是在一些发展中国家,该病却是一种严重疾病,数以百万的患儿可死于腹泻。

病因

在美国,病毒(如轮状病毒)是引起胃肠炎最常见的原因。在幼儿园,学校或其他人口密集的场所,正常儿童可通过与患儿或是感染了相关病毒的儿童接触而得病。病毒性胃肠炎多是以手-口途径传播,也可通过喷嚏和痰液传播。该病之所以能够迅速传播是与儿童玩耍的方式有关,他们总喜欢将手或手指放进嘴里吮吸,随之又去接触玩具等其他的东西。

细菌(如大肠杆菌、霍乱弧菌、沙门菌属及志贺菌属)以及寄生虫(如贾第鞭毛虫)也会引起胃肠炎,儿童可通过食用未放入冰箱保存的蛋黄酱、奶制品、肉类等食物感染细菌性胃肠炎。此外,不正确的烹饪方法,尤其是未煮熟的食物也可导致胃肠炎发生,这种感染方式也被称为"食物中毒"。不洁饮水史,如饮入井水、湖水和泳池水,或是近期曾到过发展中国家,也可使儿童感染细菌或寄生虫。

有时误食诸如植物、维生素片等也可导致胃肠炎发生。更为少见的情况是接触动物后引起的过敏性胃肠炎。

临床表现与诊断

症状表现为呕吐、腹泻、腹部绞痛、发热以及食欲不佳。早期以呕吐为主,后期腹泻更为明显,有的患儿可同时有两种表现。病毒感染的主要症状是水样腹泻。若为特殊细菌感染,可解血便。饮入充足水分的患儿症状会逐渐缓解。最严重的胃肠炎并发症是因呕吐及腹泻而丢失大量液体导致的脱水。轻度脱水的患儿可表现出口渴;重度脱水则精神差、昏睡,不愿饮水。小婴儿比年长儿更容易发生以上不良反应。脱水的小婴儿会有哭时无泪,大龄患儿会出现尿量减少、口干,以及过度口渴。

医师可根据症状和询问相关接触史诊断该病。大多数胃肠炎可在短期内自行缓解,故实验室诊断一般意义不大。若怀疑为细菌或寄生虫感染,有时则需粪便、血液以及白细胞计数等检查来明确。脱水的患儿需做血液检查,以协助治疗。

你知道吗……
每年数以百万的儿童死于胃肠炎导致的腹泻。

预防

预防胃肠炎的最好方法是教育小孩勤洗手以及不要

吃未正确烹饪或储存的食物。一种比较好的说法是保证冷冻的食物冷,热的食物热。外面购买的食物需要在一个小时内吃完。换尿布的地方需要加用漂白剂清洁。

可接种轮状病毒疫苗来预防胃肠炎的发生,以前的疫苗会发生肠套叠,现在的疫苗经过改进已很少见。新生儿需接受三次疫苗接种,分别在 2 个月、4 个月及 6 个月大时。

母乳喂养是另一种简单而有效的预防方式。腹泻的患儿不能回到儿童护理中心,除非症状完全消失。

父母应鼓励患儿多饮水,尽管是少量多次的饮水,以免发生脱水。

治疗

一旦出现胃肠炎,父母需监测患儿的脱水状态。当出现以下五种情况时,脱水的新生儿需立即采取医疗措施:

- 囟门凹陷
- 眼眶凹陷
- 哭时无泪
- 口干
- 无尿

对胃肠炎患儿,家长应鼓励其多喝水,如少量多次饮水。新生儿需继续母乳喂养或口服电解质溶液(一些药房或杂货店会出售粉剂或液体)。不能给予婴幼儿及幼龄儿童果汁、苏打水、碳酸饮料、茶、运动饮料以及含咖啡因的饮料,这样液体富含糖分,会加重腹泻,而含盐分较少,无法补充身体丢失的盐分。对于年长儿童,适量给予运动饮料比果汁或苏打水更合适,因为它含糖分比较少,但其含有的电解质仍比口服电解质溶液少。

对于呕吐患儿,少量多次饮水可预防脱水。如果饮水时未吐出,可每隔 10 ~ 15 分钟饮入少量水;剂量可在可耐受的基础上逐渐增加至 28.3 ~ 56.6 克。这样大量的水分可约 1 个小时补一次。液体在体内吸收的速度很快,所以如果患儿饮水后 10 多分钟才发生呕吐,那么大多数的液体已被吸收了,口服补液应该继续进行。口服补液量由患儿年龄决定,通常 24 小时内的补液量是 100 ~ 165ml/kg(体重)。若经过补充电解质,患儿呕吐及腹泻症状有所缓解,第二天则可进食少量果汁、汤菜以及软食,如香蕉或苹果酱。补液不能超过 24 小时,因为摄入营养物质不足会存在潜在风险。

对于以腹泻表现为主的患儿,应正常饮食,但需额外补充液体以弥补由腹泻所致的体液丢失。如果腹泻较明显,患儿乳制品的消耗可能会减少。严重的胃肠炎会减少乳糖的吸收,导致更严重的腹泻。

一旦出现饮水困难或是出现脱水征(如疲乏、口唇干燥、少泪、6 小时或 6 小时以上无尿),则提示病情危重,应该立即入院治疗。对于无以上表现的患儿,若症状持续超过 1 ~ 2 天,亦需住院治疗。脱水严重时,需要静脉补液治疗。

止泻药(如洛哌丁胺)在儿童中少用,因为这类药物可能抑制病毒、细菌或寄生虫从大便中排出,从而延缓感染的恢复。抗生素在病毒性胃肠炎中疗效不佳;往往只有在明确了病原菌后,才选用敏感的抗生素。寄生虫感染胃肠炎则需抗寄生虫药物治疗。

胃食管反流

胃食管反流是指胃中的食物和胃酸反流入食管,有时反流入口腔的情况。

- 反流的原因可能是喂养婴儿时位置不当,也可能是由于接触咖啡、香烟,或者因为食物过敏或不耐受,也可能是消化道异常。
- 症状包括呕吐,频繁溢乳,呼吸或喂养问题。
- 钡餐 X 线、食管 pH 测定、胃排空扫描以及内窥镜等检查可协助诊断。
- 治疗建议喂养黏稠的食物,喂养时采取特殊的姿势,H_2 受体拮抗剂,质子泵抑制剂,有些严重病患需要使用胃动力药或者外科手术。

几乎所有婴儿都有过胃食管反流的时期,其特征表现为打湿嗝及溢乳。婴儿吃奶后打嗝被人们认为是正常现象。如果胃食管反流严重影响了喂养及营养时,就是一种病理现象,可造成体重不增、食管黏膜受损、呼吸困难等情况,甚至可延续至儿童期。

病因

许多原因可引起健康婴儿的反流。正常情况下,食管下括约肌可防止胃内容物反流如食管,而在婴儿期,食管下括约肌未发育成熟,或会在不合适的时间松弛,使胃内容物易反流入食管。平卧位喂奶或喂奶后立即将婴儿平放等情况均可促使反流。吃奶量过多也可引起反流;接触烟雾或母乳中含有咖啡因亦可促发反流,因为这两种情况均可使食管下括约肌松弛并引起婴儿易激惹、少吃。咖啡因及香烟也会刺激胃酸分泌,故反流常是酸性的。而食物过敏或不耐受则是该病的少见病因。

患儿可能本身有解剖结构的异常,如食管狭窄、幽门狭窄或肠转位也会导致反流。这些结构异常造成的后果更严重且会发展为其他症状如呕吐、腹痛、精神萎靡及脱水。

临床表现

胃食管反流的婴儿,其典型症状是呕吐和频繁溢乳。通常在最初的几个月会加重,6、7 月份达到高峰,之后逐渐减轻。几乎所有婴儿反流的症状会在 18 个月左右消失。

某些小婴儿的反流会引起并发症并发展为胃食管反流病。并发症包括因胃部不适导致的易怒、喂养问题导致的发育缓慢,表现出身体扭曲等一些易被误认为是抽搐的姿势。有的则易将胃酸和食物吸入肺部。吸入胃内容物可引起肺炎、哮喘、呼吸暂停。许多患哮喘的儿童也会有反流。胃食管反流病也会引起耳痛、声嘶、打嗝以及鼻窦炎。如果食管受到明显的刺激,还会引起出血,而导致缺铁性贫血。青少年及成人胃食管反流病的常见症状胸骨后烧灼感,在儿童常表现为胸痛或腹痛。

诊断

如果症状不明显,无需行检查诊断胃食管反流。如果症状较复杂,则可行多种检查。

钡餐是最常用的方法。通过吞下钡剂行 X 线检查,可明确胃食管反流的诊断,也可协助鉴定一些可能的病因。

食管 pH 测定是利用顶端有一个可以测定 pH 的传感器的导管经鼻孔插入食管,来测定 pH。通常导管需放置 24 小时,正常情况下食管内是无酸的,如果检测到酸性,即提示存在反流。有时医师通过这个测试检查咳嗽或呼吸困难的患儿是否存在反流。

胃排空扫描是患儿喝下含有少量放射物质(对儿童无害)的饮料,利用对放射敏感的特殊的摄像机或扫描仪可明确患儿体内的放射物质的位置,并可以看出放射物质离开胃体的速度以明确是否存在反流、梗阻,或两者均有。

上消化道内窥镜检查时患儿需使用镇静剂,如医师希望明确是否有溃疡或需要采集组织标本可行内窥镜检查。支气管镜可用于检查喉部及气道,可协助诊断反流是否造成肺部毛病或呼吸问题。

治疗

治疗应根据患儿的年龄及症状。

对于仅有打嗝的婴幼儿,医师可推荐少量、多次喂较黏稠的食物,改变喂养姿势或多拍打。饮食配方可大约每 28 克添加 1~3 汤勺米汁,与母乳交叉喂养。喂养姿势可采取直立式或半直立式,且喂养后应保持直立位 30 分钟。

对于年长儿,床头应抬高约 15.25cm 以减少夜间反流。且应在睡前 2~3 小时禁止饮食,少喝碳酸饮料或含咖啡因的饮料,避免服用某些药物(如抗胆碱能药),避免某些食物(如巧克力)以及避免过量饮食。所有患儿需远离香烟。

药物:如果改变喂养方式及姿势无法改善症状,则需使用药物。抗酸药物、抑酸药物以及胃动力药均可用于治疗反流。

抗酸药物可抵消胃酸,起效快,可迅速减轻症状。

症状更严重的患者,可使用抑酸药物。通过减少胃酸分泌,可减轻症状并促进食管修复。抑酸药物有两种:H_2 受体拮抗剂及质子泵抑制剂,后者抑酸作用更加明显。

胃动力药会刺激食管、胃及肠内容物的蠕动,也可能增强食管下括约肌的收缩,并加速胃内容物的排空。胃内容物的排空加速可减轻胃内的压力,而减少反流的发生。以前这类药物被频繁使用,但现在认为仅对部分儿童有效。

外科手术:很少需要外科手术治疗,除非症状非常严重,最常用的方式是包扎胃体顶端,以使其与食管的连接更紧而减少反流。

消化性溃疡

消化性溃疡是由过度胃酸分泌以及消化道黏膜保护作用破坏而引起的胃肠黏膜的糜烂。

消化性溃疡在儿童中的发病率低于成人。服用非甾体类抗炎药,或幽门螺杆菌感染均可引起成人消化性溃疡的发生。若父母有消化性溃疡病史、吸烟史,后代更易患消化性溃疡。过早开始吸烟饮酒的青少年发病率往往也高。在应激状态下,如烧伤、外伤以及严重疾病后,任何年龄段的儿童均易发生溃疡。

消化性溃疡在小婴儿表现为喂奶时哭吵不安,在大龄患儿则表现为腹痛;溃疡引起的穿孔、出血和消化道梗阻可发生于任何年龄。儿童消化性溃疡及其并发症的治疗与成人相同。

疝

疝是一段肠壁通过腹壁开口处突出。

膈疝:一些新生儿出生就会有膈疝。膈疝是在膈肌有异常开口或软弱部位,使腹腔内小肠向胸腔内突出。有时肠段会发生嵌顿,有时嵌顿段肠壁的血供会被阻断而导致穿孔及腹膜炎,这种情况需急诊手术。食管裂孔疝是指疝经食管裂孔突出。

脐疝:脐疝是在脐或脐周部位的突出。患儿咳嗽或排便用力时,肠段会突出。肠段很少会发生嵌顿,且往往在 5 岁前可自行关闭。如果脐疝比较大,5 岁前未自行闭合,则建议手术治疗。民间的方法如在疝上放置物体是没有作用的且会刺激皮肤。

腹股沟疝:位于腹股沟的疝称作腹股沟疝。在男孩中常见,尤其是早产儿。约 10% 的腹股沟疝是双侧的,因为腹股沟疝可发生嵌顿,故建议手术治疗。

肥厚性幽门梗阻

肥厚性幽门梗阻是由于连接胃体与小肠的肌肉肥厚导致的胃排空障碍。

■ 由于各种原因,胃排空通道受阻,导致胃排空障碍。
■ 婴幼儿食欲较好但是喂养后会有剧烈呕吐。
■ 腹部超声检查可协助诊断。
■ 小手术即可解决问题。

幽门括约肌位于胃与十二指肠的连接处,正常情况下,幽门括约肌收缩以使食物在胃内被消化,松弛以使食物流入小肠。由于一些不明原因,幽门有时会关闭,导致胃内食物无法排出,这种情况通常出现在出生后 1~2 个月内,且男孩多见,尤其是第一胎的男婴。很少情况下,一些年长儿的幽门梗阻是由于消化性溃疡或类似于食物过敏(如嗜酸细胞性胃肠炎)引起的。

临床表现与诊断

幽门梗阻的婴幼儿会很饥饿,喂养也很好,但是喂养后会有剧烈的呕吐。除非脱水很明显或有明显的营养不良,患儿其他情况都比较好,不同于其他引起呕吐的疾病。几天后,患儿会出现脱水及体重下降,一些患儿会出现黄疸。

医师可在腹部触及一个小肿块,可行腹部超声检查明确诊断。

治疗

可建立静脉通道治疗脱水,然后可切除肥厚的括约肌,手术相对较小,且多数新生儿术后第一天即可进食。

肠 套 叠

肠套叠是指肠道的一段套入另一段中的情况,可引起肠道梗阻和血流阻断。

- 疾病原因不明。
- 症状包括急性腹痛及呕吐。
- 空气灌肠可协助诊断并可用于治疗。
- 有时需手术治疗。

肠套叠是 3 个月~3 岁儿童中肠梗阻最常见的病因。男孩患者明显多于女孩。该病发病的原因至今不很明确,其通常发生于肠壁出现息肉或肿瘤的大龄患儿。有时套叠的肠壁会自然恢复,如果无法恢复,套叠的肠壁的血供可能会被阻断,如果超过数小时,受影响的肠段会发生坏死,坏死后会出现很多小的穿孔,而使细菌进入腹腔,引起腹膜炎。

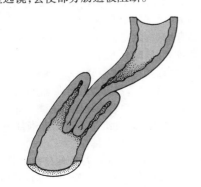

什么是肠套叠

一部分肠道套入另一段肠道,很像可折叠的望远镜,会使部分肠道被阻断。

临床表现

肠套叠常引起平时正常儿童的急性腹痛及呕吐,疼痛常持续 15~20 分钟;有的患儿在发作间期仅表现为烦躁、乏力和淡漠。随病情发展,疼痛变为持续性。除腹痛外,还可有解黏液血便,或发热的表现。穿孔的患者腹痛会有明显的触痛。

诊断与治疗

根据症状和体征可对肠套叠做出诊断。超声可明确诊断,如已明确诊断,则需准备空气灌肠。医师通过一个小导管将空气注入患儿直肠,后采取 X 线检查。空气造成的压力可将套叠的肠段推回正常的位置。X 线可协助观察治疗是否有效,如果治疗成功,患儿可留院观察一天后回家。但是由于该病可在 1~2 天内复发,要求家长密切观察小儿的情况。未行手术治疗的患儿约 5%~10% 会复发。

超声检查虽优于 X 线,但其意义仍不及钡餐检查,因为后者既可用于诊断,亦是治疗方法之一。医师通过直肠灌入钡剂和空气,同时摄片,两者的压力可使套入的肠段复位;单用空气灌肠也可有相同的效果。如果复位成功,患儿则可在短时间内出院继续观察。

出现肠穿孔、空气灌肠法失败以及复发的患者需外科治疗。对于复发者,手术不仅可复位,还可以在手术过程中探测是否有息肉、肿瘤以及其他不正常的因素造成复发。

阑 尾 炎

阑尾炎是指阑尾局部的感染或炎症。

- 阑尾炎的发生常由于硬结粪便或肠道其他部位感染导致的淋巴结肿大造成的阑尾阻塞。
- 疼痛多位于阑尾周围或遍及全腹,可导致患儿烦躁、精神萎靡。
- 诊断可能需要抽血检查、X 线、超声、CT 或者内镜检查。
- 可手术去除感染的阑尾。

阑尾是位于盲肠末端的形入手指长的器官,虽无特殊的功能,但一旦发炎,即需手术治疗。阑尾炎在小于 1 岁的婴儿中少见,随着年龄增长发病率逐渐增高,青少年及 20 岁左右的人群最多见。

局部或其他部位所引起的阑尾阻塞,粪石梗阻或其他部位肠道的各种感染导致的淋巴结肿大,均可导致阑尾炎的发生。阑尾肿大,其内的细菌增生。很少情况下,异物或蠕虫也会引起阑尾炎。若在炎症早期,未正确诊断及治疗该病,则可引起阑尾穿孔,发生阑尾周围脓肿或腹膜炎。约 25% 的阑尾炎患儿在送到医院前就已经发生阑尾破裂。

临床表现与诊断

阑尾炎最常见的症状是腹痛,疼痛常于中腹部、脐周首发,逐渐转至右下腹。然而婴儿及儿童阑尾炎的腹痛多遍及全腹。但是,幼龄儿童不会诉腹痛,往往表现为烦躁及精神差。出现疼痛后，很多患儿会有呕吐及拒食。低烧（37.7～38.3℃）也是常见的症状。这与胃肠炎的症状不同，胃肠炎多以呕吐为首发症状，之后出现疼痛及腹泻。

阑尾炎的诊断比较有挑战性，因为很多疾病也会有类似的症状，如胃肠炎、Meckel 憩室、肠套叠及克罗恩病。通常患儿症状及体征并不典型，尤其是那些阑尾并不位于右下腹的患儿。若未及时诊断，阑尾穿孔引起腹膜炎，则可导致部分或完全性意识丧失。年长儿腹痛有时可为弥漫性，并不局限于阑尾区。

一旦怀疑阑尾炎，在未得到血液检查结果前即可给予静脉补液和抗生素。此外，可通过腹部超声或 CT 协助诊断。反复体检有助于医师判断症状不典型的患儿是否存在阑尾炎。

治疗

阑尾炎最好的治疗方法是阑尾切除术，手术简单且安全，仅需住院 2～3 天。若有阑尾穿孔，除了切除阑尾外，还需要反复冲洗腹腔，术后几天给予抗生素，并密切观察有无感染、肠梗阻等并发症。约有 10%～20% 的病人，术中虽未发现阑尾发炎，仍需行阑尾切除。这是因为若高度怀疑阑尾炎未行手术，后果会非常严重。在这种情况下，需要进行腹部探查以明确是否有其他导致腹痛的疾病，同时切除阑尾以防日后发生阑尾炎。如无手术及抗生素治疗，约 50% 的阑尾炎患者会死亡。

梅克尔憩室

梅克尔憩室是指小肠壁的小段囊性突出，为先天性疾病。

■ 多数患儿无明显的症状，但有时会有无痛性直肠出血或憩室感染。

■ 医师可根据症状，放射学检查结果或超声做出诊断。

■ 憩室出血或引起症状的憩室需要手术切除。

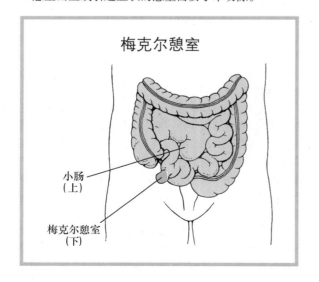

梅克尔憩室

小肠
（上）

梅克尔憩室
（下）

大约有 3% 的人出生即患有梅克尔憩室。大多数人终身都不发病，而在部分患者，则可能有临床表现。

超过半数的情况下，憩室包含胃或胰腺组织，或两者均有。如存在胃组织，则会分泌酸性物质，可引起附近肠段的溃疡及出血，梅克尔憩室也会发生感染或引起肠套叠。严重的梅克尔憩室可出现在任何年龄段，但更多见于年长儿童。

临床表现与诊断

大多数患儿无临床表现，许多成年人也是在进行其他外科手术时发现患有梅克尔憩室。5 岁以下患儿的典型症状是无痛性的直肠出血，出血来自憩室酸分泌而形成的溃疡。同时大便呈鲜红色、暗红色，还可能因为混有血液和黏膜而呈酱样大便，或是排黑便。出血往往不重，若有大量出血则需紧急处理。

若憩室发炎或感染，会引起憩室炎，可表现出难以忍受的腹痛、腹部压痛、呕吐等症状，临床上易与阑尾炎混淆。

诊断梅克尔憩室并不容易。血液检查 X 线 CT 及钡餐对诊断意义不大，最好的确诊方法是核素扫描，即静脉注入可被憩室吸收的显影物质，通过扫描仪使憩室显影。

治疗

无症状性憩室无需特殊治疗。一旦出血或出现其他症状，则需手术切除。如在进行其他手术过程中，发现同时有梅克尔憩室，主张切除憩室以预防今后并发症的发生。

便　秘

便秘是指排便延迟或排便困难，大便干燥。

■ 便秘多由于排便习惯改变或饮食中缺乏液体及纤维。

■ 坚硬且形状较大的粪便会引起腹部不适应会撕裂肛门。

■ 增加流体及纤维饮食，改变排便习惯可减轻腹部不适，有时需要灌肠剂缓泻剂治疗。

父母通常十分关注孩子的排便频率。然而，只要便秘没有引起疼痛、排便不畅，以及导致其他症状，并不会有特别严重的后果。

排便的频率计粪便的成分在儿童期间变化很大，没有那种排便的频率或类型是正常的。新生儿每天会有四次或更多的黄色稀松粪便，母乳喂养的新生儿较配方喂养的新生儿大便较多，且每次母乳喂养后均会大便。1～2 个月后，母乳喂养的新生儿排便频率会下降，但粪便仍较稀松。1 岁以后，多数儿童每天会有 1～2 次的软、成形便。

对于年长儿，便秘的意思是硬结的粪便导致的不适。主要是由于饮食中缺乏纤维。病情会逐渐加重，因为排便造成的不适会使儿童不愿排便。

便秘在儿童中比较常见。尽管便秘很少引起严重的问题，但每天排便逐渐减少、大便硬结且形状较大或排便时有不适的患儿需要看医生。慢性便秘会导致泌尿系统的问题如感染及尿床。

病因

　　大多数儿童都有便秘,最常见的原因是饮食中缺乏水果、蔬菜以及纤维物质。这些物质的缺乏会导致粪便变得坚硬,而难以通过肠道。这样的粪便会引起腹部不适,肛门疼痛。同时,硬结的粪便可能造成肛门撕裂,由于肛裂的形成而有少量的鲜血沾染。由于这些症状,患儿会不愿排便,而加重便秘,造成一种恶性循环。大量的粪便堆积会使直肠扩张,而降低排便的刺激感。有时父母会发现孩子内裤上有些粪质,父母会以为是腹泻,然而这是因为较稀的大便可从直肠中不自主流出。

治疗

　　轻度的便秘可通过增加饮食中的纤维以及保证饮食中含充足的水分来治疗。如患儿无法消化高纤维食物,可给予纤维补充剂(车前子)。

　　改变习惯也很重要。一般吃过饭之后,身体会有一个排便的反射,称为胃结肠反射。通常,儿童会忽略掉这个反射,推迟排便的时间,这会使粪便硬结并导致便秘。可以利用这个反射改变儿童的排便习惯,餐后如厕 5 ~ 10 分钟可协助锻炼消化道,养成良好的排便习惯。

　　如果以上方法无效,医师需要使用粪便软化剂及促消化道动力药,如塞纳、氢氧化镁与聚乙二醇。

　　对于粪便嵌顿的患儿建议使用灌肠。然而需在医师指导下进行。

慢性及复发性腹痛

　　慢性及复发性腹痛多持续 3 个月以上且会影响患儿一生。

- 原因可能是焦虑或其他心理压力,但也可能是器质性问题。
- 腹痛常为模糊不清的且多位于脐周或脐上部位。
- 症状及体格检查可做出诊断。
- 5 岁以下儿童,或体重下降,出血,剧烈呕吐或腹泻的腹痛可能是器质性问题。
- 治疗原发疾病及减轻心理压力。

　　慢性及反复性腹痛会影响 10% ~ 15% 的 5 ~ 16 岁儿童,尤其是 8 ~ 12 岁之间的儿童。5 岁以下较少见,且女孩多见。

病因

　　儿童慢性腹痛有超过 100 种的原因,但最常见的是功能性疼痛、乳糖不耐受、便秘及胃食管反流。

　　功能性腹痛:功能性腹痛是由焦虑及心理压力所引起的真实的疼痛,压力可来自学校、朋友、父母及家庭。与紧张性头痛较类似,其疼痛也是真实的,但是却无法发现器质性问题如肿瘤或中风,头痛仅仅是身体对紧张做出的反应。而儿童多以紧张性胃痛为主,疼痛可能会比

较严重且可能改变患儿生活。例如,因学习压力造成的腹痛患儿不得不经常请病假。功能性腹痛的具体原因未知,但很多学者认为消化道神经对正常人不会感到不适的刺激过度敏感时会出现疼痛。这些神经为何如此敏感仍未知但可能与感染及过敏有关。遗传因素、生活压力、儿童个人、社会环境以及任何消极的精神状态都可能引起功能性腹痛。

导致慢性复发性腹痛的几种病因
胃肠道疾病
■ 裂孔疝
■ 食管炎
■ 消化性溃疡
■ 肝脏疾病(如肝炎)
■ 胆囊疾病(如胆囊炎)
■ 胰腺疾病(如胰腺炎)
■ 炎症性肠病(如克罗恩病)
■ 梅克尔憩室
■ 阑尾炎
■ 肠套叠
■ 寄生虫感染(如贾第鞭毛虫)
■ 肠结核
■ 口炎性腹泻
■ 便秘
■ 乳糖不耐受症
■ 功能性腹痛
■ 胃食管反流
泌尿生殖系统疾病
■ 先天性畸形
■ 泌尿道感染
■ 肾脏疾病(如肾结石)
■ 月经(女性)
■ 痛经(女性)
■ 盆腔感染(女性)
■ 卵巢囊肿(女性)
■ 子宫内膜异位(女性)
其他
■ 重金属中毒
■ 过敏性紫癜
■ 镰状细胞病
■ 食物过敏
■ 骨骼系统疾病(如肋骨或腹部肌肉受伤)
■ 卟啉症
■ 家族型地中海热
■ 遗传性血管性水肿
■ 腹性偏头痛

乳糖不耐受:乳糖多见于牛奶及其他奶制品中。乳糖需要乳糖酶消化。缺乏乳糖酶的儿童无法消化及吸收乳糖,而导致腹泻及腹痛。

便秘:饮食缺乏流质及纤维的儿童常会发生便秘,会引起腹部不适,或排便疼痛,或两者均有。

胃食管反流:胃内食物或酸反流如食管或口腔的疾病称为胃食管反流,反流可引起腹痛、胸骨后烧灼感及恶心。

临床表现

临床表现主要取决于病因。

功能性腹痛:功能性腹痛的患儿疼痛多模糊不清,位于脐周或脐上水平,疼痛部位离脐越远,越不像是功能性腹痛。疼痛的程度从轻到重,持续时间从几分钟到几小时,但有约 10% 的患儿疼痛会持续一整天。除了精神压力及焦虑外一般没有其他明显与疼痛相关的因素,且疼痛很少会使婴儿从睡眠中惊醒。如果学习带来的压力是主要的原因,那么疼痛会在工作日加重,在周末及假期会好转。

功能性腹痛的患儿会表现出不成熟、过分依赖父母、焦虑或沮丧、顾虑重重、紧张或追求完美主义。通常,因为孩子的特殊地位(尤其是独生子女,最小的孩子或几个兄弟姐妹中唯一的男孩或女孩)父母会把孩子看得很特别。

乳糖不耐受:乳糖不难受的患儿腹痛类似于功能性腹痛,除了腹痛会与摄入乳制品相关。患儿会有过量排气,排气或排便后疼痛好转,然而,疼痛会在排便前加重。

便秘:慢性便秘造成的腹痛会自然而然的频繁发作,且位于下腹部,排便可减轻腹痛。

胃食管反流:胃食管反流的患儿腹痛多于就餐后加重。年长儿的腹痛为烧灼感,幼龄儿童的疼痛可能会比较模糊,多数非青春期的儿童感觉腹痛位于肋骨下,脐周或脐上位置。青春期少年则多表现为典型的胸骨后烧灼感。

诊断

临床表现与体格检查可提示病因及协助医师需进一步进行哪些检查。典型的功能性腹痛患儿无需行多余的检查。一些症状会提示非功能性腹痛,如体重下降,出血,明显的呕吐及腹泻,及年龄未到 5 岁。如存在以上因素,则病因不明,需检查血尿常规,很多医师也会行乳糖不耐受的检查,或行其他血液检查以查看腹腔疾病。如果需要,也可行 X 线、上消化道内窥镜 CT 或结肠镜。

治疗

若复发性腹痛是由其他疾病引起,需治疗原发病。有些患儿并无明确的原发病,需注意腹痛是由心理因素所致。

当病因是功能性腹痛时,父母常会怀疑是很严重的问题导致的腹痛,医师应当向患儿父母解释,这种疼痛是真实的,但是不严重。患儿的疼痛被父母及医生承认,可获得患儿的信任及建立患儿自信。有医生监护病程的进展是很重要的,可能需要频繁的随访。

疼痛可使用对乙酰氨基酚或其他轻度的止痛药缓解,高纤维饮食或纤维补充剂也会有效,解痉药、薄荷油、塞康啶及抑酸药物治疗也获得了成效。

应该鼓励患儿多参加日常活动,包括正常上学。如果疼痛与在学校的焦虑有关,那么请病假只会加重患儿的焦虑,而加重病情。如果是其他因素造成的压力及焦虑,同样需及时处理。如焦虑的原因无法消除,医生可以给予患儿抗抑郁药及抗焦虑药。如果患儿有严重的沮丧或有明显的心理及精神问题,则需联系心理保健医生协助治疗。

因患儿的腹痛带给患儿过多的压力只会加重病情。反之,患儿应该因为没有腹痛而受到关注和奖励。例如,患儿没有腹痛的每一天,他们都可与父母享受快乐的时光。

第 274 节

神经系统疾病

神经系统疾病会影响大脑、脊髓、神经。这类疾病包括脑性瘫痪、癫痫发作,引起身体其他部位的疾病如神经纤维瘤病、结节性硬化症、遗传性斑痣性错构瘤(Hippel-Lindau 病)及面脑血管瘤综合征(Sturge-Weber 综合征)。

癫 痫 发 作

癫痫发作是由于脑电活动的周期性波动造成的暂时性脑功能障碍。

癫痫发作是由于脑内神经细胞异常、不规律的脑电活动失控。这种失控会改变意识状态,引起感觉异常,不自主运动以及抽搐。抽搐是肌肉节律得收缩。新生儿癫痫发作可能难以察觉,可有不自主的咂嘴及咀嚼动作,眼睛凝视不同方向,跛行。大一些的婴儿及幼龄儿童会出现肢体部分震动及挺直,四肢会有不自主运动,凝视及困惑表情。

引起新生儿及婴幼儿癫痫发作的几种病因

类　型	疾　病
一般疾病	高热 缺氧
脑部疾病	大脑先天缺陷 颅内出血 大脑畸形或肿瘤 大脑损伤 感染,如脑炎 中风
代谢性疾病	遗传性代谢性疾病 临时出现的血糖、钙、镁、维生素 B_6 或钠异常
药物	儿童母亲孕期服用可卡因、海洛因、地西泮等药物

　　癫痫不是一种明确的疾病,但却会有可识别或不可识别病因造成的经常性发作倾向。

　　儿童的癫痫发作症状与成人类似,但几种癫痫类型如高热惊厥、婴儿痉挛症仅发生于儿童。由遗传代谢因素造成的癫痫常起于婴儿或儿童时期。儿童的一些诸如呼吸暂停、夜惊等的症状类似于癫痫发作,但是没有脑电活动改变,不是癫痫发作。

　　儿童时期,癫痫发作会影响他们的发育,短暂、频发的癫痫发作不会损失大脑。其他几种反复发作的癫痫是否会影响大脑尚无定论。持续数小时的癫痫发作会造成大脑损失,尤其是存在高热的情况。但癫痫发作极少持续数小时。

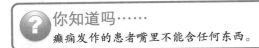

　　你知道吗⋯⋯
　　癫痫发作的患者嘴里不能含任何东西。

　　紧急处理:当儿童癫痫发作时,患儿父母及其他照料者应当注意以下几点,以防患儿因此受伤。
- 避免患儿独处。
- 应避免让患儿接触潜在危险的物品。
- 不能放任何东西到患儿嘴里,或尽力抓住患儿舌头。
　　癫痫发作结束后,可做以下处理:

- 和患儿呆在一起直至其苏醒。
- 检查患儿是否有呼吸,如没有,需要进行人工呼吸。
- 患儿完全苏醒前不能通过使其口服任何药物、食物及液体。
- 如果有发热,可通过直肠给予对乙酰氨基酚。

　　如果癫痫发作超过 5 分钟,癫痫发作造成患儿受伤,癫痫发作后出现呼吸困难或很快出现第二次癫痫发作需要叫救护车。所以一旦出现癫痫发作的儿童均应送往医院。对于已知患有癫痫的儿童,其父母应提前与医生讨论如果再次癫痫发作,何时、何地以及怎样紧急处理。

高热惊厥

　　高热惊厥是由于发热导致的癫痫发作。

　　小于 6 岁儿童的高热惊厥发病率约为 2%～5%,最常见于 6 个月至 3 岁儿童。高热惊厥有家族倾向性。多数高热惊厥患儿仅会有一次、最多 15 分钟的癫痫发作。

　　高热惊厥分为简单及复杂性两种。
- **简单型**:全身震颤(称全身性发作)短于 15 分钟。
- **复杂型**:全身震颤长于 15 分钟,或仅半身震颤或 24 小时内震颤至少发生 2 次。复杂型高热惊厥的患儿在以后发展为癫痫发作的概率明显增高。

　　高热惊厥通常源于发热本身。通常,发热是由于其他感染如呼吸道感染,有时,这些感染及癫痫发作是无害的,但是有些危及生命的大脑感染如脑膜炎或脑炎有时也会引起惊厥。但父母无法鉴别患儿是否存在这些严重的大脑感染,发热且首次癫痫发作的,或者病情严重的患儿需送医院进行紧急处理。医生会对这些患儿进行体检,有时需行检查以明确这些疾病。

　　你知道吗⋯⋯
　　多数高热惊厥患儿仅会发作一次。

治疗

　　通常,癫痫发作持续时间少于 15 分钟,且无需使用除降体温外的其他药物。如发作持续时间超过 15 分钟,可静脉给予镇静药如劳拉西泮,抗惊厥药如苯妥英钠。需密切监视患儿呼吸及血压情况。

　　单纯型高热惊厥患儿通常无需用药,严重的高热惊厥或惊厥持续时间较长的患儿则需使用药物。

婴儿痉挛症

　　婴儿痉挛症的患儿背会突然抬高、手臂弯曲、脖子弯曲、上身前倾以及伸腿。
- 很多婴儿痉挛症的婴儿会发展为智力障碍或异常。
- 脑电图、血尿样本分析、脑脊液检查及大脑影像学检查有助于诊断及明确疾病原因。

■ 肌肉注射肾上腺皮质激素或糖皮质激素可有助于控制症状发作。

婴儿痉挛症持续几秒钟但一天可能多次发作。多发于小于 3 岁的儿童,很多婴儿痉挛症的儿童以后会发展为其他形式的癫痫发作。

临床表现

痉挛发作通常包括突然的肌肉抽搐,接着出现肌肉僵硬。典型的发作多发生于婴儿醒来时,很少发生于婴儿睡眠时。大多数患儿,智力发育包括语言技巧的发育,比较缓慢,且会出现智力障碍。患儿可能丧失他们已经学习到的技能如坐下及翻滚。

诊断

医生可在临床表现的基础上做出诊断。EEG 可用于检查大脑的异常电活动。

血尿标本、脑脊液常可用于分析引起癫痫发作的病因。脑脊液可由脊髓穿刺获取。有时需行 MRI 检查。

治疗

因为早期控制痉挛发作与日后的智力发育相关,故早期诊断和治疗是非常必要的。有时需每日注射一次肾上腺皮质激素或糖皮质激素。

许多抗惊厥药对治疗痉挛发作无效,而氯硝西泮、硝西泮、丙戊酸钠、氨己烯酸、唑尼沙胺可能有效。

使用药物治疗儿童癫痫发作

儿童有癫痫发作时,父母常会关心是否需抗惊厥药治疗,并且担心药物的副作用,且他们觉得让患儿定期服用药物比较困难。

学习了解抗惊厥药可帮助患儿父母对自己孩子的治疗作出更好的决定。

积极方面

■ 多数仅有一次癫痫发作的患儿无需药物治疗
■ 医师可从多于 20 种的药物中选取针对患儿合适的药物
■ 抗惊厥药可控制约 80% 患儿的癫痫发作
■ 多数患儿仅需服用一种抗惊厥药
■ 多数患儿最终可停用抗惊厥药

消极方面

■ 多数抗惊厥药有副作用,如头晕、恶心、嗜睡、复视或皮疹
■ 一些抗惊厥药在服用时可能会影响患儿的注意力及其在学校的表现
■ 长时间服用抗惊厥药可能对一些儿童的记忆力或注意力产生影响
■ 使用某些抗惊厥药的儿童必须定期进行血液检查以观察剂量是否正确
■ 一些新的抗惊厥药从未在儿童身上使用

然而,患儿父母应该牢记,预防远期癫痫发作才是最重要的,为确保患儿定期服用药物,父母可从以下几点入手:

■ 使用药盒 (标注好一周的每一天或每天的不同时间)
■ 处方药物用完前续购
■ 鼓励儿童自己承诺服药
■ 预先与医生讨论清楚如果有一次未按规律服药应该怎么做

神经纤维瘤病

神经纤维瘤病是一种皮下或身体其他部位长出神经纤维瘤的遗传性疾病。

■ 患者会有身体各处的皮肤色素沉着点,皮肤上或皮下出现结节,身体虚弱,感觉异常,听力问题或视力问题。
■ 需进行体格检查,有时需要影像学技术检查肿块及增生。
■ 尚无治愈方法,但异常增生可手术切除。

神经纤维瘤是施旺细胞或其他支持周围神经的细胞的有色增生。神经纤维瘤多会因皮下出现小的肿块被发现,常在青春期后发病。

类型:有两种类型的神经纤维瘤病。
■ Ⅰ型:亦称作雷克林豪森病,发病率约 1/3000,该类型会沿着周围神经 (大脑及脊髓外) 发展。

■ Ⅱ型:发病率约 1/40 000。会引起听神经肿瘤,有时也会出现颅内或大脑周边的肿瘤。

病因

约半数的神经纤维瘤病患者是因为遗传因素。该病为常染色体显性遗传,受影响父母的每一个孩子都会有 50% 的可能患病,两种类型的突变基因都已确定。其他的患者源于自发的基因突变。这些患者不会有该病的家族史。

临床表现

Ⅰ型:约 1/3 的患者无明显症状,多于常规体检时发现神经周围的皮下结节。其他 1/3 患者不会有皮下结节,但患者会有神经系统症状如无力。超过 90% 的患者胸部、背部、骨盆、肘部及膝盖会出现褐色的斑点。这种斑点多在出生后或婴儿期出现。在 10 ~ 15 岁时会长出神经纤维瘤。这种增生可能不到十个,也可能数以千计。皮下的神经纤维瘤或神经纤维瘤下的骨质过度增生会引起结果的异常,如脊柱侧后凸、肋骨畸形、上下肢长骨扩

大或头骨缺如。如果眼眶周围的骨质受影响,那么眼球会凸出。

神经纤维瘤会累及身体上的神经但很少累及脊柱神经根,故通常不会引起什么毛病。但有时它们会挤压脊髓,而引起其他部位的瘫痪或感觉异常,受影响的部位取决于受压的脊髓部位。如果神经纤维瘤挤压到周围神经,则神经可能出现功能异常,会导致疼痛或无力。影响大脑的神经纤维瘤会引起失明、头晕、聋、耳鸣及身体不协调。

神经纤维瘤病通常进展缓慢,随着神经纤维瘤数量的增加,会出现更多的神经系统问题。

Ⅱ型:听神经瘤往往是身体两边均有。肿瘤会在早于 20 岁就出现听力下降甚至失聪。也可能会有类型的肿瘤,如神经胶质瘤或脑膜瘤,一些可很早就引起白内障。

诊断

检查中的发现可协助医生做出诊断。通常可通常 CT、MRI 等检查有神经系统症状患者的大脑及脊髓。

基因检查尚不可靠。

治疗

现无有效的治疗方法可阻止神经纤维瘤的进展或治愈它。单独的神经纤维瘤可手术切除或利用放射方法将其缩小。如瘤体临近神经时,手术通常同时切除神经。

因神经纤维瘤可遗传,故患者想要孩子时需要对其进行辅导,对于本身无该病,但有一个孩子患病的父母,其另一个孩子的患病风险非常小。

面脑血管瘤综合征

面脑血管瘤综合征(Sturge-Weber 综合征)一种影响小血管的少见病。特点是脸上有葡萄酒色的胎记,组织内包括脑,出现血管瘤。

- 该病会引起癫痫发作,无力,眼压增高,也可增加中风的风险。
- 如患儿出现典型的胎记,医生可怀疑此病并行影像学检查寻找血管肿瘤。
- 治疗主要减轻或阻止症状发作。

面脑血管瘤综合征出生时就会发病,但不会遗传。该病多影响血管,尤其是皮肤及覆盖于脑与眼的组织血管。葡萄酒色的胎记是由于皮下毛细血管的异常过度增生。出现在大脑的血管瘤会引起癫痫发作或半身无力,眼内的异常血管会引起青光眼及视力下降。动脉壁的异常会增加中风的风险。

面脑血管瘤综合征分三种类型:

- Ⅰ型:葡萄酒色的胎记及脑血管瘤。
- Ⅱ型:葡萄酒色的胎记无脑血管瘤。
- Ⅲ型:脑内血管瘤但无葡萄酒色的胎记。

临床表现

葡萄酒色的胎记会有各种的颜色及形状,颜色从浅粉红色至深紫色。常出现于前额及一侧眼皮上方,也可能包括下方。如双侧眼皮均有,那么提示很可能存在脑血管瘤。

患儿 1 岁前约 75% ~ 90% 会出现癫痫发作。通常发作仅限于身体一侧,胎记的相反一侧,但也可能影响全身。约 25% ~ 50% 的患儿身体胎记相反侧会出现瘫痪或无力。约 50% 的患儿会出现智力障碍。小于 2 岁出现癫痫发作及无法用药物控制症状的患儿更容易出现智力障碍。

眼内压力增高会影响胎记同侧的视神经,引起青光眼,青光眼可出生时即有,也可能以后发展为青光眼。眼球可扩大并凸出。

诊断

有特征性的胎记的儿童应当怀疑本病,可使用 CT 或 MRI 检查是否存在脑血管瘤,神经系统体检有助于检查癫痫发作或肌无力的存在。

治疗

治疗应着重于减轻症状。可使用抗惊厥药及治疗血管瘤的药物。可能需要手术切除血管瘤。

可使用阿司匹林降低中风发作的风险。

激光疗法可淡化或消除胎记。

结节性硬化症

结节性硬化症是一种可引起大脑异常、皮肤改变,有时会引起重要器官,如心脏和肺脏肿瘤的遗传性疾病。

- 患儿可有皮肤异常增生、癫痫发作、生长发育延迟、学习障碍、行为问题、智力损伤或孤独症。
- 一般不影响平均寿命。
- 因该病是终生伴随的,故患者多需终生监护。
- 医生可由患者的症状怀疑本病,可行影像学检查看是否存在肿瘤,也可行基因检查。
- 治疗主在减轻症状。

几种器官会出现肿瘤或其他形式的异常增生,如心脏、肺、肾、眼及皮肤。肿瘤常为良性。其命名是由于经典的脑内类似于根茎或管道的狭长肿瘤。

结节性硬化症通常出生时即出现,但症状可较轻微或经长时间发展后才出现,这使该病早期诊断比较困难。

目前已经确定了几种导致该病的基因。如父母一方患病,则子女患病的可能为 50%。然而,结节性硬化症的发病多是由于新的基因突变,而不是遗传而来的异常基因。

临床表现

　　结节性硬化症会引起癫痫发作、智力障碍、孤独症、生长发育延迟、学习语言能力延迟、学习障碍或行为问题（如多动症或侵略行为）。

　　初始症状可能是婴儿痉挛症，癫痫发作的一种类型。一些儿童会出现肾脏肿瘤，引起高血压、腹痛，以及血尿。也可能发展为肾癌。

　　皮肤经常会受到影响，有时会导致毁容：

- 婴儿及幼龄儿童会出现浅色的、灰色落叶状的片状斑。
- 通常，出生时背部可能出现粗大的橘皮样片状斑。
- 也可能出现中等褐色、类似于雀斑的斑点。
- 年长儿童脸上可能出现血管纤维瘤。
- 儿童时期及成年早期均可能会有趾甲及手指甲小的纤维瘤。

　　患者情况取决于症状的严重程度。如症状较轻微，婴儿一般没什么问题且生存期较长。如果症状比较重，患儿会有比较严重的残疾。尽管如此，多数患儿会继续发育，且不会影响到寿命。因为结节性硬化症是一种终生疾病，患者需要终生密切监护。

诊断

　　一些症状如癫痫发作，生长发育延迟，以及典型的皮肤增生可怀疑本病。眼底镜可用于检查眼睛的异常，MRI 或超声可用于检查各种器官的肿瘤。

　　以下原因可能需要基因检测：

- 症状提示该病时的确诊。
- 无症状但有家族史的人是否存在异常基因。
- 对于有家族史的胎儿进行出生前检查。

　　可利用超声检查胎儿是否存在心脏或脑部肿瘤。

治疗

　　治疗应注重于减轻症状。

- 癫痫发作：可使用抗惊厥药。如药物无效，可手术切除肿瘤或引起癫痫发作的部分脑组织。
- 高血压：可使用扩血管药物，或手术切除肾脏肿瘤。
- 行为问题：可利用行为管理技术，有时需使用药物。
- 生长发育延迟：建议上专门的学校，参加特殊的工作或行言语治疗。
- 皮肤增生：可由皮肤磨削术（用一种金属的磨皮材料摩擦皮肤）或激光消除。

　　受影响的患者或其家属成员想要小孩时，建议给予基因遗传学辅导。

遗传性斑痣性错构瘤

　　遗传性斑痣性错构瘤是一种引起几种器官发生肿瘤的少见的遗传性疾病。

- 患儿可有头痛、视力受损、高血压或感到眩晕、无力。
- 根据患者的家族史及体格检查结果，可怀疑本病，之后行影像学检查或其他方法检查是否存在肿瘤或其他问题。
- 可手术切除肿瘤，或使用激光、极端冷却的方法消除肿瘤。

　　肿瘤常以血管瘤的形式发生于大脑及视网膜。其他器官的其他肿瘤形式包括肾上腺嗜铬细胞瘤以及肾脏、肝脏或胰腺肿瘤。随着患病年龄的增加，患者发生肾癌的风险也会提高。

　　引发遗传性斑痣性错构瘤的基因已经确定，且为常染色体显性遗传，每个患者子女均有 50% 可能遗传该病，约 20% 的患者发病是由于新的基因突变。

临床表现

　　通常症状出现于 10～30 岁之间，也可能更早发病。

　　症状取决于肿瘤的大小及存在部位。患儿可能有头痛、头晕、视力下降、血压升高。

　　视网膜的肿瘤可能不会引起任何症状，但是如果肿瘤扩大，可能引起视力大幅度下降。当存在这样的肿瘤时，可发生视网膜脱离，液体会在黄斑上或黄斑下聚集，视神经可因眼内压的增高受损，导致青光眼。

　　如不进行治疗，患者会发展为失明，大脑损伤或死亡。死亡多由于大脑肿瘤或肾癌的并发症。

诊断

　　医生可通过体格检查判断患者的家庭成员是否患有该病。如发现异常，可使用 CT、MRI 检查大脑，眼底镜检查眼睛，CT 或超声检查腹部，同样需行听力测试及血液系统检查。

　　遗传性斑痣性错构瘤的诊断建立于以下几点：

- 大脑或眼内有多于一个肿瘤。
- 大脑或眼内存在一个肿瘤，加上身体其他部位一个肿瘤。
- 遗传性斑痣性错构瘤家族史加上发现一个肿瘤。

　　当医生发现一个遗传性斑痣性错构瘤的典型肿瘤时，应积极寻找是否存在其他肿瘤。

　　可通过基因测试检查家庭成员的异常基因。如果发现异常基因，家庭成员需在以后进行随访以寻找肿瘤。

治疗

　　如果可能，肿瘤可在引起永久性损伤前手术切除。有时可采用高剂量的放射治疗。

　　视网膜肿瘤可由射线疗法或极端冷却的方式消除，这两者方法可保存视力。

　　因为可能会出现新的肿瘤，患者需每 1～2 年进行一次肿瘤的筛查。

第 275 节

耳鼻喉疾病

耳鼻喉疾病尤其是感染是儿童期的常见疾病。

- 耳部感染几乎和普通感冒同样常见，发生部位既可在鼓膜之后（如中耳炎），也可发生于鼓膜前部（如外耳道炎症）。
- 咽喉部感染一般不重，却可使患儿感到不适，以致不能上学甚至需要经常去医院治疗。

除感染外，其他的一些少见疾病，如听力障碍、颈部包块，发病率低但后果往往严重。一般来说，任何耳鼻喉部的疾病若未在短期内自行缓解，应立即就诊。

中　耳　炎

中耳炎是鼓膜后部位的感染。

中耳炎可发生于年长儿或成人，但在 3 个月 ~ 3 岁儿童中最为常见，通常同时伴有感冒。年幼儿发病率高与以下几点相关：

- 咽鼓管结构差异
- 普遍的感染易患性
- 更易暴露于感染源
- 使用奶嘴

其他重要的危险因素包括：

- 暴露于香烟烟雾
- 中耳炎频繁发作家族史

咽鼓管的作用是连接中耳和鼻腔，平衡耳内压力。在年长儿和成人，咽鼓管较为直、宽，且十分柔韧，从鼻腔分泌入其中的分泌物易于快速引流。而在年幼儿，其咽鼓管则较平、窄，缺乏韧性，并且更短，以致更易将分泌物阻塞于中耳内或靠近中耳的部位，影响中耳的通气，这样分泌物中的病毒或细菌就易于繁殖，造成感染。在小婴儿，病毒和细菌可以由咽鼓管上行，引起中耳炎。

除了解剖结构因素以外，6 个月龄大的婴儿失去了出生前可以由胎盘从母体获得的母体抗体的保护，更易于感染。母乳中含有母体的抗体，所以母乳喂养在一定程度上可起到保护作用。随着孩子的长大，他们会参加越来越多的社会活动，可通过接触或是吮吸手指等方式感染病毒，导致中耳炎的发生。此外，儿童护理中心的儿童患感冒的几率增加，伴发的中耳炎也会增加。

暴露于香烟烟雾和使用镇静剂也会增加患病的几率，因为两者都可损害咽鼓管的功能并影响中耳的通气。

中耳炎可为急性，在短期内痊愈；也可发展为慢性而长时间存在。以下分别作详细介绍：

急性中耳炎

急性中耳炎是由于中耳的细菌或病毒感染所致，通常伴发感冒。

- 耳部感染的患儿会出现发热、睡眠问题、哭闹、易惊，以及拉耳朵。
- 医生可使用耳镜检查是否有红肿或突出。
- 对乙酰氨基酚或布洛芬可减轻发热及疼痛，当患儿无好转或病情恶化时可使用抗生素。

急性中耳炎通常可由造成普通感冒的病毒引起，也可由口鼻部细菌，如肺炎链球菌、流感嗜血杆菌、卡他莫拉菌等感染引起。在病毒感染的后期常并发细菌感染。

临床表现

急性中耳炎的小婴儿可表现为发热、烦躁、哭吵、易惊、流涕、呕吐、腹泻等。耳朵会很痛，听力可能下降。小婴儿和年幼儿常不断抓自己的耳朵，而年长儿则可清楚地表达耳部不适和听力障碍。

一般来说，鼓膜后积液可持续到急性感染被控制后（浆液性中耳炎）。

并发症

在少数患儿，急性期炎症可导致更为严重的并发症发生。比如鼓膜穿孔可导致耳内出血及流液。耳周骨质感染（如乳突炎）可有疼痛感；内耳感染（如迷路炎）可有头昏、耳聋表现；脑组织感染（脑膜炎）和脑脓肿可引起惊厥和其他神经系统的疾病。反复感染可导致鼓膜皮肤样组织的生成（胆脂瘤），从而破坏中耳骨质并导致听力丧失。

诊断

医师可通过耳镜检查鼓膜有无突出和红肿来诊断急性中耳炎，在检查之前最好清除耳道分泌物以看得更清楚。在检查过程中，通常通过橡胶球管向耳内吹气，以观察有无鼓膜的移动。若鼓膜没有或是仅轻微移动，则应考虑中耳炎诊断。

治疗

对乙酰氨基酚和布洛芬可有效减轻发热和疼痛。很多急性中耳炎可不使用抗生素即可痊愈，因此，许多医师仅在短期内症状或感染无明显好转的情况下使用抗生素如阿莫西林（加或不加用克拉维酸钾）、甲氧苄啶加磺胺甲噁唑。

排气管 (鼓膜造孔术) : 治疗复发性耳道感染

排气管是一种细小、空心的塑料或是金属管道，通过鼓膜切口而植入鼓膜，起到平衡外界和中耳气压的作用。在复发性耳道感染 (急性中耳炎) 患儿以及慢性中耳积液 (浆液性中耳炎) 患儿，医生常推荐此方法治疗。排气管植入过程是常规外科手术操作，可以在医院或是诊室进行，术后几小时即可回家。排气管通常情况下几个月后就自行从耳道中滑出，还有些可使用更长的时间。术后患儿可洗头和游泳，但是在没有耳塞时最好不要将头部完全埋入水中。如果有分泌物流出，则应警惕感染可能。

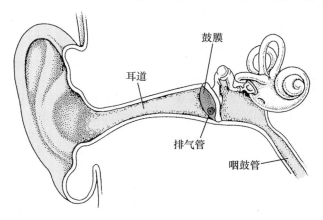

慢性中耳炎

在急性感染反复发生、鼓膜受损或是胆脂瘤形成等情况下，中耳炎可转化为慢性。

慢性中耳炎的患儿，应建议连续数月每日服用抗生素治疗。如果炎症仍持续存在或是反复发作，则应建议行鼓膜造孔术。如慢性炎症导致了鼓膜受损和胆脂瘤的形成，则需要鼓膜修整或手术切除胆脂瘤。

浆液性中耳炎

浆液性中耳炎是指中耳鼓膜后积液。

- 常见病因是先前存在耳部感染，也有些患者发病是由于胃食管反流病或咽鼓管阻塞。
- 患儿不会出现疼痛，但是积液会影响听力。
- 诊断方法包括鼓膜的检查，有时需要检查鼓室。
- 浆液性中耳炎通常可自愈，但有些可能需要行鼓膜造孔术。

浆液性中耳炎常在急性中耳炎之后发生，急性期发生的鼓膜后积液可在炎症消散后持续存在。此病发生前亦可无急性炎症，可由胃食管反流、感染或淋巴结肿大所致咽鼓管阻塞引起。过敏也会增加浆液性中耳炎的发病率。好发年龄为 3 个月 ~3 岁。

虽然浆液性中耳炎是无痛性的，但浆液可损害听力，从而影响语言理解能力、语言发展、学习能力以及儿童行为发育。

你知道吗……
耳部感染后，液体会在鼓膜后积聚，影响听力，但不会有疼痛。

诊断

通过观察鼓膜的颜色及外观，以及观察在耳道通气情况下鼓膜是否移动，可诊断该病。如果鼓膜没有移动，即使鼓膜局部没有发红及突出、患儿未表现特殊症状，也应警惕浆液性中耳炎可能。如果检查结果不是很明显，可行鼓室测验法。

治疗

抗生素、减轻水肿的药物、抗组胺药物以及鼻腔喷雾等对该病治疗疗效不佳。病情往往在几周或几个月内自行缓解。

如果 3 个月后病情未缓解，则需要外科手术治疗。美国的手术治疗方法是行鼓膜切开术，即在鼓膜上切一个小口，引流出积聚的浆液，并置入一小管至鼓膜造孔处提供继续引流的通道。有些医师仅行鼓膜切开，不进行鼓膜造孔，这种手术方法称作鼓膜穿刺术。

咽　炎

咽炎是指咽部以及扁桃体感染。

- 咽炎多由病毒感染引起,且多会自愈。
- 少数情况下,咽炎由细菌引起(尤其是链球菌)。
- 咽部会有疼痛、发红,吞咽疼痛,也会有扁桃体肿大及脓毒性咽喉炎。
- 一般根据症状可做出诊断,如怀疑脓毒性咽喉炎,可行咽拭子检查。
- 治疗可选用布洛芬或对乙酰氨基酚以及充分饮水,脓毒性咽喉炎可加用青霉素。

大多数咽炎由感冒病毒感染引起,和普通感冒一样,该病可自行缓解,但却可造成患儿不适,从而影响上学,其次是链球菌感染,症状往往更重,在 2 岁以下儿童少见。此外,咽炎还可由其他少见感染引起,如传染性单核细胞增多症或白喉。

患儿常伴有扁桃体感染,扁桃体肿大,称为扁桃体炎。在有的患儿,咽炎治愈后扁桃体可长期保持发炎、肿大,成为慢性扁桃体炎。细菌性扁桃体炎可引起持续性慢性扁桃体炎、扁桃体化脓、咽后部脓肿、咽前部脓肿或扁桃体周围脓肿。链球菌咽炎其他少见的并发症还有风湿热、肾小球肾炎,甚至威胁生命的组织感染(如坏死性筋膜炎)或血液感染(中毒性休克综合征)。

临床表现

所有咽炎患儿均有咽部不适及不同程度的吞咽疼痛;有时会有耳痛,因为耳和咽是由同一神经调节的。咽后壁和扁桃体会有充血,扁桃体上可有白色分泌物。

若咽炎由感冒引起,患儿还有流涕、咳嗽、低热等表现。

由链球菌引起的咽炎颈部淋巴结可轻度肿大,同时有高热;有时还可有猩红热的症状,出现"杨梅舌"、红色皮疹等表现。

伴有慢性扁桃体炎的患儿往往感觉咽部不适,甚至有吞咽疼痛。

诊断与治疗

若小儿有咽后壁充血、白色或脓性分泌物、颈淋巴结肿大表现,则应警惕咽炎。

如果怀疑病原菌是链球菌,医师往往会取咽拭子送检快速抗原检测和细菌培养。快速抗原检测可在几分钟内得出诊断,若该实验结果为阳性,则不需继续行细菌培养;相反,若为阴性结果,则进一步细菌培养,但耗时更长,需 1~2 天。

链球菌咽炎的治疗药物是青霉素,可选择单剂注射或是连续口服 10 天以上。如果患儿对青霉素过敏,可以选择红霉素或其他抗生素。对症治疗包括给予布洛芬或对乙酰氨基酚解热镇痛、加强液体摄入等。在吞咽疼痛明显、患儿食欲不佳的情况下,流质饮食有利于液体供给和营养支持。盐水漱口和麻醉剂喷雾在一定程度上也可缓解咽痛。

扁桃体和增殖腺肿大

- 扁桃体或增殖腺肿大可能是因为炎症,也可能是正常的肿大。
- 肿大可能无症状,也可能引起呼吸或吞咽困难、咽喉痛、反复发作的耳部或鼻窦感染以及阻塞性睡眠呼吸暂停。
- 如怀疑细菌感染可选用抗生素,有时需切除扁桃体或增值腺体。

扁桃体和增殖腺是体内淋巴组织的集合,协助机体抵抗感染。扁桃体位于双侧咽后部;与扁桃体相比,增殖腺的位置则更为隐秘,常常位于鼻腔和咽喉相接处,往往在口腔内不可见。

一些学龄前儿童及青少年在无任何原因下会出现相对的扁桃体及增殖腺肿大。而在某些情况下,如引起咽炎的细菌感染,扁桃体和增殖腺可肿大,此时扁桃体更为突显而影响呼吸及吞咽,增殖腺则可阻塞鼻腔。通常扁桃体和增殖腺可在感染控制后恢复正常大小,而在有频繁或慢性感染的患儿,肿大可维持较长时间。恶性肿瘤有时也会引起儿童扁桃体和增殖腺的肿大,但这是十分少见的情况。

临床表现

大多数情况不会引起特殊的症状,扁桃体一定程度的肿大在学龄前和青春期儿童是正常的。然而,在有些患儿则可有咽部不适和吞咽疼痛等表现。肿大的增殖腺常影响发音,长时间可导致腭部形状和牙齿位置的改变。

一旦造成了严重的影响,则需要对该病予以重视。

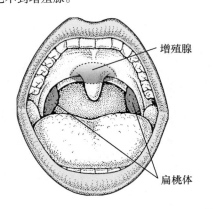

扁桃体和增殖腺部位

扁桃体位于双侧咽后部,是淋巴结的集聚区。咽喉部增殖腺的位置则更高更后一些,通常在软腭后,位于鼻腔和咽喉连接部。通过口腔见不到增殖腺。

增殖腺

扁桃体

如果扁桃体和增殖腺的肿大引起了咽鼓管梗阻和中耳积液，则会导致慢性耳部感染、听力丧失、鼻窦感染、鼻蛆等。在有些患儿会发生阻塞性睡眠呼吸暂停，伴有打鼾，可引起血氧浓度降低，频繁惊醒和白天疲惫，少数情况下，可有严重的并发症如肺动脉高压以及随后心功能的改变（肺源性心脏病）。患儿可由于吞咽疼痛或是持续性费力呼吸引起进食不佳，从而造成体重减轻或不增。

诊断

医师可由患儿过去 1～3 年内发生了多少次咽炎判断肿大是否是感染引起的。这个信息比单纯看扁桃体的大小对诊断更有帮助。频发咽炎的患儿可能会有扁桃体肿大。非常肿大的扁桃体可能是正常的，而慢性扁桃体感染的患者可能扁桃体并不肿大。医师往往是通过观察扁桃体是否充血、颌颈部淋巴结是否肿大以及呼吸是否受影响来做出诊断。

若父母提供了患儿夜间有频繁呼吸暂停，则应高度疑诊阻塞性睡眠呼吸暂停，为诊断该病，还可行多导睡眠图，在睡眠期间监测血氧浓度。

> **❓ 你知道吗……**
> 仅当肿大的扁桃体与增殖腺引起明显的不适，出现呼吸问题或反复感染时，手术切除才会有作用。

治疗

一旦怀疑为细菌感染，可给予抗生素治疗。若抗生素治疗无效或无需抗生素治疗，可切除肿大的扁桃体和增殖腺（即扁桃体切除术和增殖腺切除术）。

扁桃体切除术和增殖腺切除术过去是常规手术，但现在则大大减少，因为医师们更多地考虑到了扁桃体和增殖腺对人体的保护作用。而对于以下情况手术是有益的：有阻塞性睡眠呼吸暂停；严重影响说话和呼吸的患儿；医师怀疑肿瘤或是患儿频发咽喉耳部感染（即 1 年内发作 7 次以上；或持续 2 年以上，每年发作大于 5 次；或持续 3 年以上，每年发作大于 3 次）；癌症。

同时治疗耳道感染、复发鼻腔阻塞或是鼻窦感染，有时需切除相关的增殖腺。

扁桃体和增殖腺切除后并不会减少感冒咳嗽症状发生的频率和严重程度。

扁桃体和增殖腺切除术通常可在门诊进行。在感染控制至少 3 周后，才可行切除术。手术并发症较少见，但术后疼痛及吞咽困难会持续约一周。出血是更少见的一种并发症，但术后 1～10 天随时会有出血的可能。

听 力 缺 陷

- 新生儿听力丧失多由于基因缺陷，而年长儿多由于耳部感染或耳垢。

- 如儿童出现对言语无反应、交流困难，他们的听力可能有损伤。

- 新生儿听力测试可通过已知的手持设备或一种检查大脑对声音反应的测试来进行。年长儿也有各种听力检查技术。

- 如发现病因，则针对病因治疗。但有时需助听器。

听力缺陷相对来说在儿童中是比较常见的：出生时严重听力缺陷发病率约为 1/1000；中等程度的出生时听力缺陷约为 3/1000；出生时听力正常，成人前发展为听力缺陷的发病率约为 4/1000；0～19 岁儿童中，约 19% 有不同程度的听力困难；单耳听力丧失（轻、中、重度）约为 55/1000。

若未及时发现和治疗儿童听力障碍，往往会严重影响其语言表达和理解能力的形成，从而导致学习成绩差、被同龄人取笑、孤立、情感障碍等一系列社会问题。

病因

基因缺陷是引起新生儿听力缺陷的最常见原因；而在年长儿，耳部感染（如浆液性中耳炎）和分泌物阻塞则是最常导致听力缺陷的原因。其他病因包括有头部肿瘤、噪声、氨基糖苷类抗生素（如庆大霉素）和噻嗪（类）利尿剂、特殊病毒感染（如腮腺炎病毒）、损伤听神经的肿瘤、耳深部异物嵌入等，自身免疫性疾病在少数情况下也可导致听力障碍。

新生儿听力缺陷危险因素

新生儿
- 低出生体重儿（尤其是体重<1.5kg）
- 低 Apgar 评分（出生 1min<5 分，5min<7 分）
- 难产、低血氧浓度、惊厥
- 宫内感染（如风疹、梅毒、疱疹、巨细胞病毒、弓形体等）
- 颅面畸形，尤其是涉及外耳及耳道
- 高胆红素血症
- 细菌性脑膜炎
- 败血症
- 长期机械通气
- 特殊药物（如氨基糖苷类抗生素、噻嗪类利尿剂）
- 有阳性家族史

年长儿
除了以上原因外，还包括以下病因：
- 伴有颅骨骨折或是意识丧失的头部创伤
- 慢性中耳炎
- 神经系统疾病，如神经纤维化、神经变性疾病等
- 噪声
- 鼓膜穿孔

临床表现

若孩子出现对言语无反应或是表现出语言发育障碍，家长则应高度警惕听力缺陷。

程度较轻的听力缺陷无明显的特异表现，易被误诊，如下：有时患儿并非对所有言语均无反应；患儿若仅在学校表现出一定的听力障碍，则有可能是受到周围嘈杂环境的干扰。一般来说，对于那些在不同环境表现出显著社会、行为、语言或是学习障碍的孩子，均应常规进行听力筛查。

筛查与诊断

由于听力在孩子的生长发育中有着极其重要的作用，许多儿科医师主张在孩子出生 3 个月以内常规进行听力筛查，这种测试在美国的许多州已成为法定程序。

新生儿听力筛查包括两个部分。首先检测孩子的耳朵对测试工具产生的咔嗒音有无反应性的共鸣。若有问题，则需进一步检测其大脑对声音是否产生电信号（又称为脑干听力诱发试验）。脑干听力诱发试验是无痛性的，常在睡眠中进行，可用于所有年龄段的儿童。如若两次结果均为异常，提示患儿有听力缺陷，往往需要助听仪器或是特殊机构教育的帮助。

另有几种方法可用于诊断年长儿听力缺陷：通过一系列提问来判断患儿是否有语言发育迟缓或评定家长对语言表达能力的关注程度；需检查患儿有无耳部畸形；6 个月至 2 岁的小孩可进行对不同声音反应的测试；测定鼓膜对不同声频的反应（即鼓室测压法）可检查中耳是否有积液；2 岁以后，在简单的指示下，患儿可逐渐听见并理解语言，此时通过耳机可检测其对声音的反应。

> **？ 你知道吗……**
> 有时患儿会对言语无反应，但并非对所有言语均无反应，提示可能会有听力损失。

治疗

一旦明确了病因，患儿则有可能恢复听力，比如，耳部感染可通过抗生素或手术治愈，耳垢可人工或仪器去除，胆脂瘤可外科手术切除。

然而，在大多数情况下，听力缺陷的原因并不是十分明确，病因清除很困难，只能尽可能使用助听器等替代治疗。

助听器的年龄适用范围非常广。仅在教室环境中表现出轻中度听力障碍的患儿，通过扩音器、助听器、耳机等能清楚地听到老师的声音。重度听力障碍的患儿，可使用耳蜗植入片对外界声音产生电流从而刺激听神经。

近年来，有些聋哑人士为他们独特并蕴涵丰富文化的交流方式引以为豪，有些人甚至反对听力缺陷的治疗，他们认为治疗使得聋哑儿童失去了形成其独特交流方式的机会。这种说法褒贬不一，不过家长在考虑放弃治疗之前最好和医师讨论后再做决定。

耳 鼻 异 物

儿童耳鼻异物有棉花、铅笔屑、纸张等，昆虫亦可爬入耳朵，并产生剧烈疼痛。

耳内异物：可用无菌水或盐水冲洗，也可借助吸引器、镊子等取出。在取出昆虫等异物时，医师常局部使用麻醉剂，并向耳内注入矿物油，在杀灭昆虫的同时，亦可减轻疼痛，便于异物取出。若患儿年龄过小或是患儿感到十分害怕，则操作过程中往往需要镇静剂或是全身麻醉剂。

铅笔等尖锐的异物，有可能穿破患儿的鼓膜，此时需要专业医师进行相关检查，一般来说，大多数可逐渐自行愈合，不会损伤听力。

鼻腔异物：可造成孩子呼吸受阻、感染，并且难于取出，因此一旦发生需要特别重视。患儿通常不会主动承认将异物放入鼻腔，往往在孩子出现持续鼻出血、流涕、异常分泌物、单侧呼吸困难等表现后，才会引起家长的重视。

与耳部异物的取出过程一样，医师会先局部使用麻醉剂，借助吸引器、镊子等工具试图取出鼻腔异物；若无法取出，则需要使用镇静剂或全身麻醉剂，采取进一步措施取出异物。

颈 部 包 块

颈部包块是指影响颈部外形的颈部局部肿胀。

颈部包块在儿童中非常常见，最多见的病因是淋巴结肿大。肿大可由以下原因造成：淋巴结感染；或附近部位（如喉部）感染；全身普遍感染疾病如单核细胞增多症、肺结核以及 HIV。

有些包块是出生时即存在的囊肿，只是在感染后才被注意。其他病因包括颈部外伤、唾液腺感染、良性肿瘤等。少数情况下，淋巴瘤、甲状腺瘤等恶性肿瘤也可导致颈部包块形成。

大多数颈部包块是无症状性的，父母往往比患儿更为担心。然而感染的淋巴结及囊肿却可引起疼痛和触痛。

诊断与治疗

由于许多颈部包块是由病毒感染引起，可自行消失，所以一般不需要特殊检查，除非包块迁延不愈。常做的检查项目：咽拭子检测有无细菌感染，血液检查有无传染性单核细胞增多症、白血病、甲状腺功能亢进、出血性疾病等。此外，还可行 X 线或 CT 检查以明确包块是肿瘤还是脓肿,以及明确包块的性质、大小以及波及范围。皮试可用于检测有无结核感染,活检则可帮助医师明确有无恶性病变。

治疗取决于病因。抗生素可用于治疗淋巴结炎等细菌感染。由病毒感染和外伤引起的包块不需要特殊治疗,可自行消散。肿瘤和囊肿则需手术治疗。

喉乳头状瘤

喉乳头状瘤是一种少见的咽部良性肿瘤。

喉乳头状瘤由人乳头状病毒感染引起。可发生于任何年龄,但好发于 1~4 岁儿童。如小儿出现声嘶、哭声微弱、声音改变等,则应警惕。该病易于复发,有时还可扩散至气管和肺部,阻塞气道。少数情况下,可发展为恶性。

喉乳头状瘤可通过喉镜检查,并取活检明确诊断。手术是常规治疗方法。由于经常复发,许多患儿在儿童期需要多次手术。到了青春期,有些乳头状瘤可自行消失。

青年鼻咽血管纤维瘤

青年鼻咽血管纤维瘤是一种少见的发生于鼻后部(增殖腺部位)的良性肿瘤。

青年鼻咽血管纤维瘤常见于青少年男性。肿瘤包含很多血管,生长较缓慢,会侵入大脑周边及眼眶。

通常,肿瘤会引起鼻塞、头痛,有时伴鼻出血,且有时会很严重。患者面部可能肿胀,一侧眼球可凸出,鼻腔中可能突出肿物,鼻腔可被堵塞。如肿瘤生长缓慢,患者可能很少有症状。

医生可根据患者症状做出诊断。确诊需 CT 或血管造影。可能需要活检标本,但取活检可能导致大量的出血。

通常,肿瘤可手术切除。偶尔需要放射治疗,尤其是肿瘤复发时。

交 流 障 碍

交流障碍包括听力、发声、言语、语言或以上多种问题。

超过 10% 的儿童有交流障碍,有以下几种类型:

听力缺陷:见上。

发声障碍:超过 6% 的学龄期儿童有发声问题,如声音嘶哑。这些问题可能与在学校的学习以及社会化相关,可能是过度的发声导致声带上形成小的结节造成的。这些小结节一般无需手术,可由语音理疗消除。

言语障碍:这类患儿说话时发声可出现困难,导致其无法进行有意义的交流。约 5% 的入学儿童会出现言语障碍,包括几种情况:腭裂或其他面部缺损导致的发鼻音;口吃;发声肌肉的控制与协调障碍(构音障碍)。

言语治疗对很多患者有益。腭裂可手术修复,同时也需言语治疗。

特殊语言缺陷:正常理解或表达语言的能力相对于正常儿童降低,导致患儿无法进行正常的交流,而使其受教育、社会地位以及可选专业方面受到限制。这类疾病发病率约 5%,且男孩多于女孩。很多病例发现有异常基因在起作用。

一些患儿会自我恢复,其他患儿需进行语言锻炼,但效果并不明显。

诊断

医师可通过从鼻插入喉镜检查声匣、喉是否存在异常来诊断是否为发声或言语问题。

语言障碍的诊断需根据患儿与同龄儿童语言能力对比。

最重要的是父母或照顾者应为有交流问题的儿童做一些改变,且当怀疑患有疾病时应联系医生。列一个交流能力发展的标记单可有助于父母或照顾者判断儿童是否存在问题。如,一岁的儿童无法说出起码的两个词提示可能出现交流障碍。

第 276 节

眼 部 疾 病

先天性青光眼和白内障在新生儿期并不常见;大多数影响视力的眼部疾患,如近视、远视、散光等,在儿童时期起病,且需及时治疗以预防弱视。约 2%~3% 的儿童患弱视,且几乎都会在 2 岁前病情就有所发展。斜视的发病率约为 3%,也会因弱视导致失明。

此外,医生应在最早可导致斜视及屈光不正的年龄进行常规视力检查,因为两者可导致弱视。这种视力问题的筛查应该从 3 岁持续至学龄期。

弱　视

弱视是引起儿童失明的一种常见原因,由于大脑不能识别影像而导致的视力一定程度的缺失。如果 8 岁前未经诊断及治疗,则失明将会是不可逆的。

- 远视、散光、眼睛错位或白内障会引起弱视。
- 患者可无明显临床表现,也可有眯眼、一侧眼睛紧闭或双眼无法注视同一方向。
- 诊断基于视力检查结果。
- 如诊断与治疗及时,则弱视可被纠正。
- 治疗方法包括佩戴眼镜、使用眼罩及手术纠正白内障。

病因

儿童的视觉通路一般出生时未发育完全。视力系统及大脑需被清晰、集中、精准对齐的双眼获得的重叠影像刺激才能正常发育。这种发育主要发生于出生后前 3 年,直到 8 岁才可发育完全。如果在发育过程中大脑无法从其中一侧眼睛中获得合适的刺激,会使其逐渐忽略来自这只眼睛的影像(视觉抑制),而导致失明。如果这只眼睛视觉抑制存在时间较长,失明可能是永久性的。有几种原因可导致适当的视觉刺激缺失,其中任一种都会引起弱视。

儿童屈光不正

屈光障碍,如近视、远视、散光等,是由眼睛不能在视网膜上精确成像而导致的视物模糊。如果仅有单侧眼睛受累,则可能发生弱视。

儿童屈光障碍的表现与成人无异。年龄过小的患儿自己不能意识到自身的视力障碍,往往是老师或保育员最先发现孩子不能正确视物。

对疑诊的患儿应进行眼屈光检查,诊断标准同成人。3、4 岁的孩子虽不会识字,却可通过看图、人像等来进行检测。双侧眼睛应分别进行检查,未受检的眼睛可用布条等遮蔽。

屈光障碍可通过佩带眼镜纠正。儿童不推荐使用隐形眼镜,因为他们还不会正确的保养和清洁,可造成眼部感染。

屈光不正性弱视:不正确的或不平衡的屈光错误会导致弱视,通常包括远视或散光,尤其是双眼差距较大时。

斜视性弱视:斜视也会引起弱视。双眼可从不同角度获得各自外界图像,大脑随之将其整合为一个完整的三维画面。儿童期是大脑整合图像功能的唯一发育期。如果两个图像错位至无法被集中,大脑会选择性忽略来自患侧的图像。此时,即使患侧眼睛本身是正常的,大脑

也无法识别它所传来的图像。由于成人患者视觉通路已发育完善,故可表现为复视,而不是失明。

剥夺性弱视:第三种类型是白内障,角膜变薄或进入眼睛的光线扭曲。

临床表现与诊断

患儿常因为年龄过小而不会描述症状,这些儿童会有眯眼、一侧闭目或一只眼睛无法和另一只眼睛注视同一方向,这些都提示需要进行检查。然而,有时儿童不会表现出有视力问题。如一侧眼睛看得清楚而另一侧眼睛出现问题,儿童的视力会被健侧补偿,而看上去并不会和同伴有什么异常。因此,为在视力发育阶段诊断疾病,所以儿童的视力筛查应当持续至童年期结束。在一些地区,会有志愿者或地方、地区机构对学龄前儿童进行视力筛查。当儿童到达上学年龄时,学校内的保健医生可对儿童进行视力筛查。如果筛查中发现问题,儿童应当去看眼科医生或验光师。

> **你知道吗……**
> 有时会是老师或学校的护士首先发现儿童的眼部疾病。

治疗与预后

治疗弱视可通过强迫大脑捕获患侧眼睛获得的图像的方法。有时仅用眼镜纠正屈光不正即可。目前最有效的方法是阻碍正常眼睛的功能,采取的措施有蒙住正常眼睛或滴入阿托品等药物使正常眼睛视物模糊。如果弱视是斜视造成的,那么双眼之间的视线被精准对齐后即可纠正弱视。白内障等造成透光问题的眼睛可能需要手术治疗。

需及时采取治疗措施,最好在出生后 2 ~ 4 年内,治疗越早,起效就会越快。无论病因是什么,若在 8 岁前未能得到治疗,则失去了完全康复的机会。如果不能有效的治疗弱视,患侧眼睛有可能永久失明。

越早治疗,就越有可能预防和纠正弱视。因此,建议国家推行视力筛查项目。

斜　视

斜视是指单侧眼睛对光偏斜,导致与另一侧眼睛不能同时聚光于同一物体。如不治疗,斜视可导致弱视,甚至失明。治疗可通过纠正屈光不正、平衡视觉及手术治疗。

引起斜视的病因很多,其中包括控眼肌肉肌力不平衡及单侧眼睛弱视等。尽管不是普遍的医学或神经疾病,斜视是一个应当及时诊治且不应被忽视的严重疾病。

斜视

斜视有几种类型,常见为一侧眼球向内或向外斜视。下图为右眼受损。

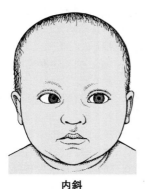

内斜

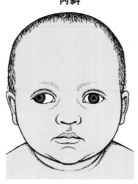

外斜

斜视有几种不同的类型,各自表现不同,可分为内斜、外斜、上斜及下斜。斜视可能持续存在,也可能时有时无。程度亦由轻至重。

隐性斜视是指眼球聚光失调的一种趋势,程度较轻,在一天中的大部分时间,控眼肌和大脑能完全纠正聚光障碍。隐性斜视通常不会引起临床症状,且一般无需治疗,除非程度继续加重,导致斜视和双视。

显性斜视是持续的、可见的眼球位置偏差。间歇性斜视是由于频繁发作的大脑难以控制的眼球位置偏差。

斜视在年长儿可引起双视,而在年幼儿可引起弱视。

家长有时会因儿童眯眼或者遮住一只眼睛注意到斜视。可根据观察儿童的眼睛是否有位置异常或存在不协调运动检测是否存在斜视。

儿童应在出生几个月后定期检测视力以及检测是否存在斜视。检查婴幼儿时,医生可检测双侧瞳孔是否可将光线反射至同一位置。

年长儿的检查可更全面些。可通过遮住一侧眼睛识别物体或字母,也可检测双眼位置是否平衡。所以斜视

的患儿都应当需要眼科医生的检查。

如果斜视较轻微或间歇存在,可无需治疗。然而,如比较严重且病情有所进展,则需进行治疗,治疗方法取决于斜视的类型。

婴儿内斜:发病于 6 个月以前,是指眼球位置向内侧偏斜,常有家庭发病倾向,程度较重。患儿眼球在 3 个月大时即可明显发生内斜,内斜往往是持续性的,易于被家长发现。

外科手术与控眼肌肌力调节联合应用可治疗婴儿内斜,有时甚至需要多次手术纠正,少数情况下斜视难于纠正。经积极治疗,也有部分患儿在 2 岁前可发生弱视。

调节性内斜:发病于 6 个月至 7 岁,大多在 2~3 岁,与眼球自身调节能力有关。

该病的聚光不准是由于眼球注视不同远近物体时移动的不同所致,患儿常同有远视。正常人的眼球在注视近处物体时向内转动,但远视患儿在注视远处物体时眼球还是向内转动。程度较轻时,眼球仅在视附近物体时明显内斜;程度重者,眼球始终保持内斜状态。经过治疗,调节性内斜多可纠正。首要的治疗方法是佩戴眼镜,有助于患儿眼球聚光,减轻视物时眼球的内斜。许多患儿在远视纠正后就不需要眼镜辅助。

有时,药物(如二乙氧膦酰硫胆碱滴眼液)有助于眼球聚光于近物。如果以上治疗方法失败,则需要手术治疗。该病患儿经常发展为弱视,婴儿内斜有时也会发展为弱视。

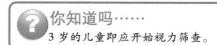
你知道吗……
3 岁的儿童即应开始视力筛查。

间歇性外斜视:是间歇发作的眼球外向移位,多出现于看远处物体或患儿疲劳、生病时。常在 6 个月后发现。

若斜视较轻微,发作不频繁或没有引起双视等症状,间歇性外斜无需治疗,弱视亦很少发生。如果视力疲劳导致无法纠正的屈光不正或其他严重影响视力的症状,可使用眼镜纠正。少数情况下,医师会采取眼部肌肉锻炼来治疗该病。在以上治疗失败后,则可选择手术。

麻痹性斜视:是由于控眼肌肉麻痹所致,引起控眼肌运动不平衡,肌肉的麻痹常是由影响相关神经的疾病造成。比如,脑外伤或肿瘤可增高颅内压,压迫控眼神经。

受累侧眼球的运动仅在向特定方向转动时发生,并非在所有方向均发生。病程中可并发弱视和双视,在向麻痹眼肌调控方向运动时,双视可加重。

麻痹性斜视可自愈。但也可能需要佩戴眼镜或遮住

健侧眼镜治疗。可用带有棱镜的眼镜来治疗,通过棱镜的折光,双侧眼睛均可获得几乎一样的图像。另外,还可通过外科手术治疗。如果麻痹性斜视是由其他疾病引起,如脑肿瘤,应同时积极治疗原发病。

骨骼系统疾病

- 骨骼系统疾病可由外伤或肿瘤引起,也可能是遗传问题,也可能在发育过程中出现,也可能原因不明。
- 一些骨骼系统疾病会引起疼痛及行走障碍,然而一些不会引起症状。
- 详细的病史、仔细的观察及体格检查有助于诊断,可选择性进行 X 线检查。
- 治疗方法取决于疾病本身。

　　儿童时期的骨骼持续生长并且能够自我重塑。骨骼的生长始发于生长盘,在重塑的过程中,旧骨组织逐渐被新生骨组织替代。许多骨骼系统疾病源于儿童肌肉骨骼系统发育过程中发生的变化。疾病可因儿童的生长发育而好转或加重。一些骨骼系统疾病可能是遗传因素或病因不明。

病因

　　儿童骨骼疾病可有多种病因,如外伤、肿瘤和感染等,主要影响儿童的是施加于儿童正处于发育的生长盘的外力造成的骨骼渐进性移位。血供不足可损害生长盘,导致与其他部位分离,甚至轻度移位。生长盘受累最终造成骨骼生长受抑、关节变形,以及长期关节损害(如关节炎)。

临床表现与诊断

　　骨骼疾病可引起无痛性畸形,有些畸形可影响患儿躯干四肢的活动。儿童骨骼疾病的诊断与成人相似,需要详细的病史、仔细地观察及体格检查以及选择性使用 X 线及实验室检查。

治疗

　　治疗取决于疾病情况。有时儿童骨骼系统疾病会自愈,有时只需矫正或外科介入。

　　如果生长板受累,则需要手术治疗,术后可恢复骨骼的正常生长。通过减轻移位,手术在一定程度上可阻止关节炎的发生。

　　一旦骨骼疾病导致了畸形的形成,则可能使患儿焦虑和抑郁。有些治疗在心理上难于接受。比如,青春期患儿也许会因为心理因素而不愿意应用治疗脊柱侧凸的绷带。向专业人士咨询有助于减轻焦虑,也可帮助患儿顺利渡过治疗。

脊 柱 侧 凸

　　脊柱侧凸是指脊柱的异常弯曲。

- 脊柱侧凸可出生时即出现,或青少年时期发展而来。
- 轻度的侧凸可仅导致轻度的不适,但重度的侧凸会导致慢性疼痛或影响内部器官。
- 体格检查及 X 线检查有助于诊断。
- 不是所有的脊柱侧凸都会加重,但是如果出现病情加重,则需尽早治疗与预防严重的畸形。
- 可采用矫形或手术方式加强脊柱。

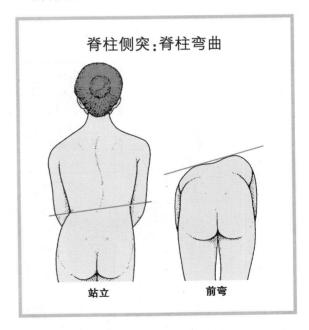

脊柱侧突:脊柱弯曲

站立　　　　前弯

　　脊柱侧凸在儿童中十分常见,尤其是女孩。该病可起源于出生缺陷或是在生后发展而成,多发于青春期。病因目前仍未完全明了。若弯曲发生于上段,脊柱向右侧突出;若发生于下段,则向左侧突出。最终使得一肩高于另一肩,一侧髋部可高于另一侧。另外,脊柱侧凸的患儿常同时有脊柱后凸,称作侧后凸。

临床表现与诊断

轻度脊柱侧凸可无症状,有时在长时间处于站位和坐位时,可有背部酸痛和僵直。最终可发展为严重的疼痛。

轻度脊柱侧凸可在一般的体检中发现。若孩子的一侧肩部高于另一侧,或是上衣不可穿直,则应怀疑该病。

一些因素可增加脊柱侧凸加重的可能性。弯曲的程度越重,加重的可能性越大。相同的,症状越多,加重的可能性越大。该病通常在患儿进入青春期后逐渐开始加重,起病越早,加重的时间越长。恶化的脊柱侧凸最终可导致永久性的损害,如明显的畸形和慢性疼痛等。严重的脊柱侧凸可影响内脏器官,如肺部。有时,在临床症状还没有出现时,即可加重。

诊断该病时,医师常要求患儿向前倾斜身体,从后面观察脊柱,这是观察脊柱弯曲的最好位置。X 线检查可准确显示出弯曲的角度。如医师怀疑病情已加重,则需要多次检查。为更进一步明确病情,有时需要一些特殊仪器来精确测定弯曲的角度。

预后与治疗

虽然大多数患儿脊柱弯曲的程度并不会持续进展,但仍需长期随诊。若出现症状或是不断加重,则需要立即治疗。越早治疗,就能越好地预防严重畸形的发生。

治疗中常使用矫形器使脊柱变直。治疗严重病例,则需通过外科手术,将金属支架置入以保持脊柱直立,直至椎骨永久性结合在一起。

脊柱侧凸常会对青少年的自我形象及自尊造成影响,可能需要心理治疗或心理辅导。

脊 柱 后 凸

脊柱后凸(休门氏病)是指椎骨的异常弯曲所致的驼背。

脊柱后凸在儿童期常见,多发于青春期,且男孩多于女孩,病因不十分清楚。椎骨多在上背部彼此前错,导致了驼背的形成。该病患儿常伴有脊柱侧凸。

脊柱后凸一般不会有特殊的临床表现,有时可有轻度、持续性的背部疼痛发生。后凸仅在严重影响了身体外观时,才被发现和重视,患儿肩部变得圆钝,脊柱上段弯曲,可出现明显的驼背。一些患者会出现四肢长于躯干,类似于马方综合征的症状。

轻度脊柱后凸仅在体检时才被发现。通过脊柱 X 线检查,了解椎骨的弯度和畸形程度可确诊该病。

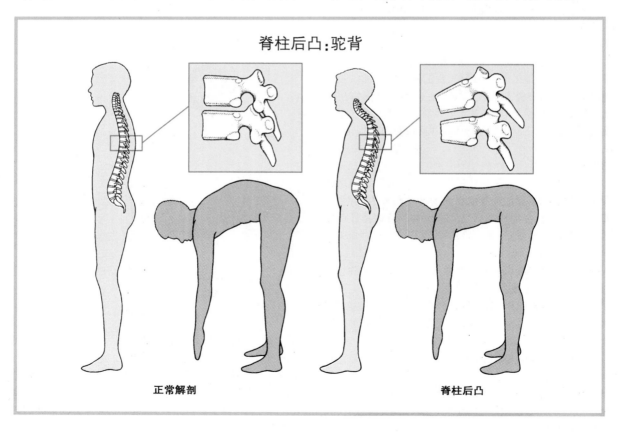

脊柱后凸:驼背

正常解剖　　　　　脊柱后凸

轻度的后凸可通过减少负重应力及避免剧烈运动治疗。经治疗，尽管症状未见减轻，不过脊柱可被逐渐加强。但能否阻断弯曲的加重仍不肯定。对于严重的脊柱后凸，治疗包括穿脊柱背带矫形或是睡硬床，可改善症状和防止弯曲程度的加重。在少数情况下，以上治疗失败，则需外科手术进行矫形。

股骨头脱位

股骨头脱位是指发生于髋关节股骨生长盘内的一种脱位。

股骨头脱位多见于体重过重的青少年，尤其是男性。脱位的原因不完全清楚，但研究表明，生长盘局部变厚或是血液激素水平升高等因素均可能导致脱位。一旦脱位后，最终会导致脱离的股骨上段失去血供、退化，甚至坏死。

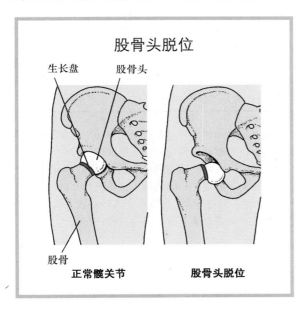

股骨头脱位

生长盘　　股骨头

股骨

正常髋关节　　　　股骨头脱位

该病最初出现的症状是局部关节的僵直，轻微疼痛。疼痛定位往往不明确，有时会让患儿觉得疼痛来自膝关节；疼痛在休息时明显减轻，而在运动髋关节时则加重。随着疾病的发展，逐渐出现跛行，以及放射至大腿内侧到膝部的疼痛。患侧肢体常向外弯曲。

早期对患侧进行 X 线检查即可看到股骨头的脱位。该病的早期诊断十分重要，因为一旦有所延误，治疗往往会更加困难，亦难以取得预期疗效。

确诊后，可进行手术以纠正脱位并用金属片将其固定。术后髋关节需制动数周至 2 个月。

幼年畸形性骨软骨炎

幼年畸形性骨软骨炎是指股骨生长盘的破坏。

- 该病是由股骨上端生长盘缺乏血供造成的。
- 典型的症状有髋关节疼痛及步行困难。
- 骨扫描或 MRI 及 X 线检查可协助诊断。
- 治疗包括髋关节制动及卧床休息。

幼年畸形性骨软骨炎多发于 5～10 岁的男孩，由股骨生长盘上段血供不足所致。然而究竟是何种原因导致血供不足仍不清楚。

该病初期可无明显临床症状，却可导致髋部严重受损，最终可导致永久性的髋关节炎。首发症状通常是髋关节疼痛或步行困难。疼痛发生及进展缓慢，在移动髋骨或是走路时疼痛加重。还可以有跛行发生，跛行有时可发生于剧烈疼痛之前。该病的最终结果是关节活动严重受限，大腿肌肉萎缩。

骨扫描或 MRI 扫描可确诊。X 线检查可发现生长盘周围的改变，如骨折及骨质破坏等。

治疗包括髋关节长期制动，卧床休息加部分制动疗效也很好。制动的时间不一，可长达 12～18 个月，方法是牵引、悬带、石膏夹、夹板等。以上治疗均需要保持大腿外展。治疗同时，还要进行物理治疗以防止肌肉痉挛和萎缩。若患儿年龄大于 6 岁，并且有中重度骨质破坏则需手术治疗。且无论治疗方式如何，该病治愈通常至少需 2～3 年时间。最近研究发现使用二磷酸盐治疗可减少手术的应用。

胫骨粗隆骨软骨病（奥-施氏病）

胫骨粗隆骨软骨病是指胫骨上端骨及软骨的炎症。

胫骨粗隆骨软骨病多发于 10～15 岁的男孩，但也常见于大量参加体育活动的女孩。病因认为是由髌骨在胫骨连接处对其长期反复、过度的牵拉引起的。该连接处称为胫骨结节。

该病的主要表现是胫骨结节处的疼痛，活动时加重，休息后则可减轻。最终局部会出现肿胀和触痛。

X 线检查可看到胫骨结节处肿大或分裂成碎片。然而除非疼痛超过胫骨关节的范围或出现疼痛伴发热红肿，需 X 线排除外伤及严重的炎症，其他情况可无需 X 线检查。

避免过度运动有助于减轻疼痛，避免屈膝也有一定帮助。然而，尽管会有疼痛，医生可允许患病儿童继续参加体育活动或锻炼。使用非甾体类抗炎药，进行伸展锻炼，或使用冰块减轻疼痛。往往经过数周到数月的治疗后症状会逐渐减轻。

科勒骨病（kohler 骨病）

科勒骨病是发生于足舟状骨的炎症。

科勒骨病常发生于 3～5 岁的儿童（男孩多见），且多发于单侧。足部会出现肿胀及疼痛,脚跟部会较脆弱。负重或行走会增加这种不适,且会出现跛行。最初 X 线会显示舟状骨变平,硬化,之后会出现分裂。患侧及健侧的 X 线对比检查可帮助观察病情进展。

科勒骨病很少持续超过 2 年,治疗需休息及缓解疼痛,且应禁止过度负重。疾病常可自愈且不会有远期影响。严重的患者可使用膝下步行石膏,一般几周即会有效果。

婴幼儿常见足、膝、腿部疾病

许多发生于婴儿幼儿的足、膝部疾病未经特殊治疗即可自行缓解。部分下肢疾患由宫内位置所致,生后即可逐渐纠正。少数疾病则需治疗。

正常人足部中应该有一生理弯曲,即足弓,若足弓消失,称为扁平足。足弓过于柔软,跗骨联合致局部僵直等原因均可引起扁平足。跗骨联合可以是先天性缺陷,也可由外伤或是长期肿胀引起。扁平足一般没有表现,有时可致足部疼痛或痉挛。跗骨联合也可致疼痛和痉挛,还可影响运动。扁平足一般无需治疗。若年长儿有疼痛和痉挛表现,则需穿矫正鞋。跗骨联合的治疗还包括夹板固定。还可通过外科手术分离局部异常结合的组织,从而恢复足部正常活动。

膝内翻是指双侧膝关节背向翻转,常由宫内位置所致。该病发生于婴儿期,可为正常现象。一般在孩子开始走路后一年内可自行纠正。

膝外翻是指双侧膝关节对向内翻转,常发生于 3 ~ 5 岁儿童。一般在 10 岁前可自行纠正。

骨扭转是指股骨扭转、弯曲。股骨向内弯曲为内扭转,双侧膝部、足尖相对;股骨外向弯曲则为外扭转,双侧膝部、足尖相背。股骨内扭转比外扭转多见,此外,股骨内扭转的患儿还可能同时并发有异常关节以及韧带。股骨扭转通常可随着年龄增长和走路自行纠正。确保患儿坐直对纠正内扭转有一定帮助,但孩子到了学龄期,做到这一点是很困难的。在少数情况下,若股骨内扭转持续到 10 岁以上,则需手术进行纠正。

胫骨扭转是指胫骨的扭转、弯曲,该病在宫内即形成,十分常见。胫骨向内弯曲为内扭转,足尖彼此相对;胫骨向外弯曲则为外扭转,足尖彼此向背。胫骨扭转常在生后第 2 年,即孩子开始走路时被发现。在走路后,胫骨弯曲可逐渐纠正。

跟骨骨骺炎

跟骨骨骺炎是脚跟骨的炎症。

跟骨的发育会持续至 15 岁,运动较活跃的儿童(尤其是 9 ~ 14 岁之间)如果小腿肌肉或肌腱(跟腱)过度牵拉附着于未成熟的跟骨上的附着点,会导致跟骨骨骺病。

疼痛会影响脚跟的边缘或一侧,在垫脚及奔跑时加剧。有些患儿会出现局部肿胀及发热。根据临床表现可诊断,X 线检查作用不大。

足跟垫可通过减少跟腱在脚跟上的拉力而减轻疼痛。夜间佩戴夹板可被动地伸展小腿肌肉,帮助其保持灵活性。严重的患者,必须使用铸型固定,可减轻疼痛并伸展小腿肌肉。症状可持续数月。

髌骨软骨软化症

髌骨软骨软化症是指髌骨软骨的破坏。

髌骨软骨软化症发生于青少年期,尤其是长期慢跑者。病因可能是髌骨轻度移位所致的长期慢性损伤。髌骨的移位则引起了髌骨下软骨在弯曲时与其他骨头相互摩擦。

主要临床表现是膝盖周围和膝盖后钝痛,上下楼、某些运动或久坐可加重疼痛。

通过症状和体检可对该病进行诊断,确诊后医师往往会推荐体育锻炼以强化股四头肌及改善膝关节功能。

伸展锻炼可增加膝盖的灵活性,对病情亦有所帮助。应尽量避免可加重疼痛的活动。止痛药和非甾体类抗炎药,如布洛芬、萘普生等,均有助于减轻症状。偶尔,医生需使用关节镜观察关节内情况,并进行润滑。

骨骼硬化症

骨骼硬化症是一种骨骼密度增加的少见病。

- 当身体无法回收旧的骨细胞时,就会出现这种疾病。
- 典型的症状包括骨骼生长抑制、增厚的骨骼更易于折断。
- 诊断基于临床表现与 X 线检查。
- 婴幼儿骨骼硬化症如不治疗会致命。
- 该病无法治愈,但有些治疗措施可帮助减轻疾病引起的问题。

骨骼硬化症的患者身体无法回收旧的骨细胞,导致骨密度或骨厚度增加,并造成骨骼形状改变,而使骨骼较正常骨更脆弱。致密的骨组织会排挤有造血功能的骨髓。

骨骼硬化症病情有轻有重,重者可危及生命。可于婴幼儿时发病,也可于晚年发病。

临床表现与诊断

虽然骨硬化病有很多类型,但其症状表现大多一样。

骨骼生长常受损,骨骼逐渐变厚且易脆。由于骨髓受抑,可影响骨细胞生成,还可导致贫血、感染或出血。颅骨过度增厚可压迫神经,造成面瘫或是听力、视力丧失,并使面部和牙齿变形。

医师可根据特殊症状和骨骼密度增高诊断该病。若患者并无明显症状表现,医师往往在发现其骨骼密度异常增高后才会考虑该病可能。

预后与治疗

早期发病的骨骼硬化症如未进行骨髓移植的患儿常会在婴幼儿或童年早期死亡。死因多为贫血、感染或出血。晚期发病的骨骼硬化症通常较轻。

骨硬化病无法治愈。肾上腺皮质激素,如泼尼松,有助于抑制新骨细胞形成和旧骨细胞的清除,可在一定程度上加强骨骼。骨骼移植在早发型的婴儿中可短期改善症状,但其长期治疗效果仍不确定。

骨折、贫血、出血以及感染等并发症需治疗。若有颅内神经受压,则需手术解除压迫。牙齿变形往往还需牙科治疗。

第 278 节

遗传性结缔组织病

肌肉、骨骼、软骨、韧带及肌腱都主要由结组织组成,在皮肤和内脏器官有结缔组织成分。该组织十分强韧,可支持重力和牵拉。

有超过 200 种疾病会影响结缔组织。其中一些病因不明,一些是遗传所致。某些遗传性疾病可造成全身结缔组织形成异常。一般来说,结缔组织疾病发病于儿童期,持续终身。肌肉萎缩是一组导致肌无力的遗传性肌病。

大多遗传性结缔组织可根据其特殊临床表现和体检诊断。血液基因检查也可协助医师对该病做出诊断。此外,局部麻醉后取组织活检也是诊断方法之一。X 线检查可提示与结缔组织相关的骨异常。

皮肤松弛症

皮肤松弛症是一种极少见的结缔组织疾病,可导致皮肤弹性消失。

皮肤松弛症,是指结缔组织中弹性纤维失去弹性,有时仅皮肤受累,严重时全身结缔组织均可受累。该病多为遗传性,在某些病例,异常基因并不引起结缔组织损害,而是造成智力发育落后。

皮肤松弛症有轻有重,轻者只影响患者的外观,而重者则会影响内脏。皮肤松弛可出生时即有,或是生后逐渐发展而来。皮肤松弛在面部表现最为明显,引起早老性面容。除此之外,肺部、心脏、肠道以及动脉等处也可能发生一系列损害。

症状可在生后即表现,亦可在儿童和青少年期逐渐起病,有时可伴有发热和皮疹。在有些患者,症状可在成年后逐渐发生。

皮肤检查一般可诊断该病,而有时则需进行皮肤组织活检。而心脏、肺部、动脉及肠道的严重损害往往是致命的。整形手术可暂时性改变皮肤的外观。

埃勒斯-当洛斯综合征

埃勒斯-当洛斯综合征(Ehlers-Danlos 综合征、皮肤弹性过度综合征)是一种少见的结缔组织疾病,可致关节、皮肤弹性过度,组织脆弱。

■ 疾病是由控制结缔组织产生的某种基因异常所致。
■ 典型的症状包括关节过度柔韧、驼背、扁平足以及皮肤弹性过度。
■ 诊断基于临床表现及体格检查结果。
■ 多数患者生活较正常。
■ 尚无法治愈埃勒斯-当洛斯综合征。

埃勒斯-当洛斯综合征是由控制结缔组织产生的某种基因异常所致,可分为几种,每种影响不同的基因,导致不同的改变。其结果是形成极度脆弱的结缔组织,造成关节、骨骼以及内脏器官受损。

患儿可表现为关节过度柔韧,有的可表现为皮肤上出现坚硬的圆形小肿块、脊柱后侧突、扁平足等。患儿的皮肤可被拉长至数英寸,松开后可恢复正常。

埃勒斯-当洛斯综合征可改变机体对损伤的反应。即使是轻度外伤也可造成范围很大的伤口,虽然不会过度流血,但最终可遗留宽大的瘢痕。除此之外,还极易造成扭伤和关节移位。

在少数患儿,凝血功能受影响,轻度外伤后也可流血不止。

在消化道,该病可导致腹疝和憩室形成。在少数情况下，极度脆弱的肠道可出血甚至穿孔。

患埃勒斯-当洛斯综合征的孕妇可发生早产。若胎儿也患该病，会发生胎膜早破。母亲或胎儿患者在分娩过程中均可有过度流血。

医师可通过该病特殊的临床表现和体检诊断。埃勒斯-当洛斯综合征的某些类型可通过皮肤活检进一步确诊。一些研究中心可提供可靠的基因和生物学检查。其他检查可用于检测是否存在并发症如心脏或血管问题。

治疗与预后

尽管埃勒斯-当洛斯综合征患者有多种及各式各样的并发症，他们的寿命并不会受到太大影响。但在少数患者，有一种并发症是致命的。建议对患者家庭成员进行基因学辅导。

对于该病的患儿，应极力预防外伤发生。比如，让患儿穿特制的保护衣裤。

没有特殊的治疗可治愈该病或是纠正结缔组织的异常。该病所导致的并发症可治疗，如外伤，但是由于组织过度脆弱，在缝合过程中极易撕裂组织；现在的方法是使用粘合带或是皮肤胶，疗效更好，而且几乎不会遗留瘢痕。

手术则需要尽量减少损伤以及保证充足血供的特殊设备。产科医生必须对怀孕期及产程进行监督。

马方综合征

马方综合征是一种少见的结缔组织疾病，可导致眼睛、骨骼、心脏和血管的异常。

- 马方综合征是由制造纤维蛋白的基因突变造成的。
- 其症状有轻有重。
- 诊断基于临床表现及家族史。
- 多数患者寿命超过 60 岁。
- 暂无法治愈该病，且无法纠正结缔组织异常。

马方综合征是由基因突变引起的，导致机体的纤维组织和部分结缔组织发生改变，最终造成组织脆弱、无力。可累及全身多个部位，如骨骼、关节、全身重要器官（心脏、血管、眼睛和肠道等），受累的组织可过度延伸、变形甚至撕裂，如大动脉，可发生收缩无力、动脉瘤、破裂等。连接性的结缔组织可无力或是崩解，造成正常连接的组织分离，如晶状体和视网膜可剥离。

该病的症状有轻有重，大多患者并无明显症状，有的在成年后才出现症状。患者身高往往异常的高，双上肢向外伸展时，指间距明显大于其身高，手指也是又细又长。胸骨常有畸形，向内或外突起。关节过度柔韧。扁平足、脊柱后突和疝十分常见。皮下脂肪很少，唇线位置往往高于正常。

该病最严重的并发症发生于心、肺。结缔组织无力可发生于全身大动脉壁，导致夹层动脉瘤和动脉瘤，最终动脉破裂。

怀孕可增加动脉破裂的几率，因此常推荐剖宫产。

如果大动脉持续增宽，可发生动脉瓣反流。位于左心房和左心室间的二尖瓣可出现反流或脱垂。

这些心脏瓣膜的损害可影响心脏的泵血功能，也可能引起严重感染，如感染性心内膜炎。还可能出现肺气肿，破裂可造成气胸。

患者的晶状体可发生移位，甚至视网膜脱落。以上病变可造成永久性视力丧失。

若体型高瘦的人出现了该病的某些特异性症状，或是其他的家族人员患该病，则应怀疑马方综合征。

在该病的诊断中，更为重要的是及时发现可能带来严重后果的并发症。最好是每年通过超声检查心脏和大动脉。也可利用 MRI 检查评估心脏和脑的问题。X 线可用于检查手、脊柱、骨盆、胸部、足及头骨异常。并应例行眼部检查。一旦症状有所进展，应行心脏彩超及眼科检查。

治疗与预后

以前，马方综合征的多数患者寿命小于 30 岁，20 世纪 90 年代末，多数马方综合征患者的寿命已经可以超过 60 岁，寿命的延长归功于大动脉剥离和破裂的有效预防。

马方综合征没有特效治疗，也无法纠正结缔组织发生的异常。治疗的目的在于控制症状以避免严重并发症发生。有的医师推荐使用 β-受体阻滞剂（如阿替洛尔及普萘洛尔），以降低大动脉压。然而，这些药物是否真的有效目前还存在争议。如果受累的大动脉直径增宽或有动脉瘤形成，可通过手术治疗。孕期妇女是动脉疾病发病的高危人群，故应提高警惕。可通过眼科手术使脱落的晶状体和视网膜复位。

骨软骨发育不良

骨软骨发育不良是一组累及骨及软骨，使骨架发生异常的疾病。

骨软骨发育不良的病因在于生长盘（主要由软骨组成）不能生成新的骨细胞。骨骼生长因此而受损。

不同类型的骨软骨发育不良，其症状也有所不同。骨软骨发育不良一般都会引起身材矮小，而有些类型主要是四肢短，称为短肢矮小；而另一些则主要是躯干短小。在有些患者，可有短肢、弓形腿、前额宽大、鞍形鼻、驼背等表现。有的患者关节活动受限。

医师一般通过特殊症状、体检和骨骼 X 线结果做出诊断。有时通过血液检查，可测定致病基因。基因分析在产前检查中尤为重要，除此之外，还有一些方法可进行产前筛查，如可通过胎儿镜直接检查胎儿，或是超声检查。若关节活动严重受限，可手术置换人工关节。

因多数类型的遗传模式已经确定，遗传咨询的方式比较有效。一些组织如"美国侏儒组织"可为患者提供信息资源并在社会上发表他们的主张。其他国家的类似组织也比较活跃。

成骨不全症

成骨不全症是指一种影响骨骼形成的疾病,可导致骨骼异常脆弱。

■ 其典型的症状即为骨骼异常脆弱。
■ 诊断基于 X 线检查。
■ 婴儿期发病的类型往往是致命的。
■ 一些药物及注射剂可帮助加强骨骼。

成骨不全症是最常见的影响骨骼生长的疾病,这一类疾病通常称为骨发育不良症。胶原是骨骼组成的重要部分,而在成骨不全症,该物质则不能正常合成,导致骨骼脆性增加,易于骨折。该病有几种类型。

成骨不全症有轻有重。大多数患者有骨质脆弱,50%有听力丧失。严重成骨不全的婴儿,出生时即可有多处骨折,其颅骨非常软而脆弱,产道挤压婴儿头部时,大脑可能在一定程度上受损。在轻度的成骨不全症,轻微外伤后即可引起骨折。更为严重时,患儿可有心肺疾病发生。

X 线检查出异常的骨骼结构应怀疑本病,可行皮肤标本镜检或成纤维组织培养进一步确诊。最严重及致命的成骨不全症患者可在孕期的超声检查中发现。患儿应定期进行听力测试以监测听力受损程度。

治疗

二碳磷酸盐化合物类药物(如帕米磷酸及阿伦磷酸钠)可用于加强骨骼。生长激素注射剂对成骨不全症的一些类型有效。骨折的处理与其他儿童无异,然而,在成骨不全的患儿,骨折处可出现畸形或不能愈合。因此,多处骨折的患儿可有身材矮小和骨骼畸形等表现。发生骨折,应予以钢针固定。物理疗法及职业疗法可预防骨折并改善骨骼功能,采取措施避免外伤对预防骨折也是很有效的。

弹性假黄色瘤

弹性假黄色瘤是一种可引起皮肤、眼睛及血管多处受累的结缔组织疾病。

弹性假黄色瘤的主要病理改变是使弹性纤维僵化,从而失去其保持弹性的作用。由于弹性纤维广泛分布于身体各处,该病的病变范围亦很广泛,如可导致血管壁僵化,血管失去正常的舒缩能力,影响血流。

颈部、腋下、腹股沟及脐周处皮肤逐渐变厚,形成沟回,最终变松弛,失去弹力。皮肤上形成黄色、鹅卵石样的包块,使得皮肤的外观好像是橙皮或是拔了毛的鸡皮。早期皮肤的改变往往不明显,随着年龄增长而越来越明显。

血管的僵化可引起高血压,导致鼻出血,甚至颅内、子宫以及肠道的出血;而血供不足又会导致胸痛以及行走时下肢疼痛。出血有时可持续很长时间。视网膜受损往往导致严重的视力丧失甚至失明。

治疗与预后

该病无特效治疗,治疗的主要目的在于积极预防并发症。患者需避免服用可导致胃肠道出血的药物,如阿司匹林、非甾体类消炎药及抗凝药物。还应避免剧烈运动,以预防眼部受伤。由于弹性假黄色瘤并发症多,往往会影响患者的寿命。

幼年性类风湿性关节炎

幼年性类风湿性关节炎与一般的风湿性关节炎相似,主要是关节持续或反复发生炎症,但发病往往早,多在 16 岁前。

■ 幼年性类风湿性关节炎可引起发热、皮疹以及淋巴结肿大,并可能会影响到心脏。
■ 无实验室检查可确诊该病,故诊断基于患儿的临床表现及体格检查。
■ 需用药物减轻疼痛及炎症。
■ 灵活性锻炼可提高关节的活动性。

幼年性类风湿性关节炎是一种少见的导致关节或结缔组织炎症的疾病,病因不明。虽然该病并不是遗传性疾病,但遗传性因素可导致其发病率增高。

临床表现

幼年性类风湿性关节炎有几种类型,各自特点不同,通常根据首发症状和关节受累的数目对该病分类。

少关节型幼年性类风湿性关节炎:是指少于四处关节受累。受累关节多为下肢关节,其中又以膝关节最早发病,髋关节和肩关节多可幸免。有时,可表现为单个脚趾、手指或是下颌关节僵硬和肿胀。

多关节型幼年性类风湿性关节炎:是指至少五处关

节受累,一般具对称性,即多发生于双侧同一关节,如双侧膝关节或髋关节。下颌、颈部以及腕部关节亦可受累。症状出现较晚,可伴有发热、脾脏及淋巴结肿大等表现。肌腱及关节周围的结缔组织也可发生炎症,引起局部疼痛、肿胀和灼热感。很少情况,可出现遍布肘部、手指或脚趾的小肿块,这种情况通常发生于青少年。

系统型幼年性类风湿关节炎:某些系统性疾病(如Still病)可影响全身多处关节,并且炎症面积往往更大。儿童系统性疾病患者在关节症状出现前,可有发热和皮疹出现。一般为非持续性发热,可维持至少 2 周,体温高峰在下午或晚上,而后迅速降至正常,患儿同时有疲倦易怒。皮疹多为不高出皮面的粉红色斑块,以躯干和大腿及手臂上段为多,出疹时间为数小时(多在夜间)。皮疹消退后,隔日可在另一部位再出现。肝脾和淋巴结可肿大,有时甚至影响心包,造成心包炎,影响肺,造成胸膜炎,导致胸痛。炎症可引起心脏与肺形成积液。

幼年性类风湿性关节炎均有晨僵表现。关节局部肿胀灼热,随后出现疼痛,疼痛往往较肿胀为轻,但活动可加重疼痛,所以患儿会拒绝活动关节。如未行治疗,关节疼痛可持续数年。

并发症:该病的各种类型均可影响体格发育,如未进行治疗,可导致关节畸形。如影响下颌发育,可导致小颌症。慢性炎症最终导致关节变形和永久性功能受损。

任何类型的幼年性类风湿性关节炎均有可能引起虹膜睫状体炎,但多见于少关节型和多关节型。虹膜睫状体炎可有眼红、眼痛,甚至是视力丧失,也可以是无症状性的。若未及时治疗,可导致永久性眼损害。

诊断

根据特殊临床表现和体检结果可诊断幼年性风湿性关节炎,目前还没有针对该病的实验室检查,但一些检查会有所帮助。在系统型中血沉一般比较异常,多关节型其次,少关节型一般正常。常用的检查方法是血液检查类风湿因子及抗核抗体,在某些患该病或是其他相关疾病(如狼疮、多发性肌炎、硬皮病)的患者也可能得到阳性结果;然而,在许多幼年性类风湿性关节炎的患儿,以上检查并不能得到阳性结果。多关节型幼年性类风湿性关节炎类风湿因子阳性的青少年患者,其关节炎形式与成人风湿性关节炎很像。

幼年性类风湿性关节炎抗核抗体阳性的患儿,患虹膜睫状体炎的风险会升高,最后 X 线检查可以显示骨和关节的特征性改变。不论有无症状,患儿必须定期接受眼科医师的检查,看是否有虹膜睫状体炎。如患有系统型幼年性类风湿性关节炎,则每年一次眼科检查即足以。

治疗与预后

多数幼年性类风湿性关节炎患儿的症状可在几年后自行消失。至少一半的少关节型幼年性类风湿性关节炎及略少用于一半的多关节型幼年性类风湿性关节炎及系统型幼年性类风湿性关节炎患儿症状会完全缓解。早期治疗可使多数患儿恢复正常。

各型幼年性类风湿病的治疗是相似的,用于减轻疼痛和炎症反应的药物是相同的。通常来说可使用非甾体类抗炎药,但是,严重的系统性疾病患儿常需要使用口服或静脉给予皮质类固醇。如需使用皮质类固醇激素时,可使用最低剂量减少长期并发症如生长延迟、骨质疏松及股骨头坏死等。如果仅少数关节受累,可直接向关节内注射皮质类固醇。

有时,需要使用更强效的药物如甲氨蝶呤,在多关节型及系统型幼年性类风湿性关节炎时常被使用。其副作用有骨髓抑制及肝脏毒性,故使用的患儿需进行常规的血液检查。依那西普及英夫利昔单抗,可阻断肿瘤坏死因子,对幼年性类风湿性关节炎患儿比较有效,且可明显改善患儿预后。白介素受体阻滞药阿那白滞素可用于治疗系统型幼年性类风湿性关节炎。

可以抑制炎症反应的皮质类固醇眼药水或眼膏治疗虹膜睫状体炎。如效果不明显,可加用甲氨蝶呤。扩瞳的眼药水可以减轻虹膜睫状体炎的疼痛。两种药物都可以预防青光眼和失明。对于不常见的严重的虹膜睫状体炎,可能需要眼科手术。

和成人类风湿性关节炎一样,非药物治疗也可以应用于儿童。例如,夹板疗法和屈曲性锻炼以防止关节的持久僵硬。

第 280 节

糖 尿 病

糖尿病是由于机体产生胰岛素不足,而引起血糖(葡萄糖)水平异常升高的疾病。

- 糖尿病是一种胰岛素数量不足的病症。
- 典型的症状包括多饮多尿以及易疲劳。

- 诊断基于症状及血尿检查。
- 治疗包括改变饮食、锻炼、减肥（如体重超标），以及注射胰岛素或口服药物。

儿童糖尿病的症状、诊断和治疗与成人是相似的。但是，儿童糖尿病的治疗可能更加复杂，而且必须与儿童的身体和情感的成熟水平相适应。

胰岛素由一种胰腺分泌的、控制血液中糖的含量的激素。糖尿病患儿高血糖可由以下两种原因之一引起：一是胰腺分泌胰岛素过少，甚至没有分泌胰岛素（1 型糖尿病，以前称为青少年期起病的糖尿病）；二是机体对产生的胰岛素不敏感（2 型糖尿病）。在两种病例中，均存在胰岛素的数量不足，难以满足机体的需求。

1 型糖尿病可发生在整个儿童时期甚至婴儿期，常见的发病年龄在 6～13 岁。2 型糖尿病主要在青少年时期发生，且在超重或肥胖儿童中越来越常见。

20 世纪 90 年代之前，95% 以上的糖尿病患儿是 1 型糖尿病，这通常是免疫系统攻击产生胰岛素的胰腺细胞（胰岛细胞）的结果，这种攻击可在基因结构易感性高的人群中因环境因素触发。近年来，患 2 型糖尿病的儿童，尤其是青少年患者的数量一直在稳定地增加，新近被诊断为糖尿病的患儿中有 10%～50%。2 型糖尿病在儿童时期发病率的增高在本土美国人、黑人和西班牙人中尤为显著。肥胖和 2 型糖尿病的家族史是发生 2 型糖尿病（不是 1 型糖尿病）的主要危险因素。

体重过轻的新生儿可能出现暂时性的血糖升高，通常是由于静脉输入葡萄糖速度过快。输液可能是为了增加新生儿的体重。这种情况通常无需特殊治疗。

哪些儿童有患 2 型糖尿病风险？

达到以下标准的儿童和青少年应该从 10 岁开始，每两年做一次空腹血糖检查：
- 超重（体重超过 85% 同年龄、同性别儿童的体重水平，身高或体重超过理想体重身高比的 120%）

加上任意两个以下因素：
- 有 1 个患 2 型糖尿病的近亲
- 是本土美国人、黑人、西班牙人、亚裔/太平洋岛居民
- 有高血压、高血脂或多囊性卵巢综合征

临床表现

高血糖可引起多种近期症状和远期并发症。

1 型糖尿病的症状出现很快，通常在 2～3 周内，甚至更早即很明显。高血糖引起儿童排尿过多，液体的丢失导致渴感增强和多饮。部分儿童出现脱水、乏力、嗜睡和脉搏加快。视觉可能变模糊。

糖尿病性酮症酸中毒大约发生于 1/3 的 1 型糖尿病患儿，多在糖尿病的初期发生。是由于缺乏胰岛素，细胞

不能利用血液中的糖，转而利用后备机制来获取能量，分解脂肪，在这一过程中会生成副产物称为酮体。酮体使血液过酸（酮症酸中毒），引起恶心、呕吐、疲劳和腹痛。酮体使患儿呼出的气味闻起来像去甲油。在机体试图纠正血液的酸性的过程中，呼吸变得深大而快速。血液中酮体的增加导致糖尿病性酮症酸中毒的发生。糖尿病性酮症酸中毒可能进展到昏迷，导致死亡，有时在几小时内就可以发生。酮症酸中毒的儿童常有血液中其他化学成分的失衡，如血钾异常和高血脂。

2 型糖尿病患儿的症状比 1 型轻，而且起病缓慢得多，超过数周甚至几个月。父母可能注意到孩子渴感和排尿的增加，或者仅有如疲劳等不明确的症状。典型的表现是 2 型糖尿病患儿不发生酮症酸中毒和严重脱水。

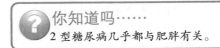

你知道吗……

2 型糖尿病几乎都与肥胖有关。

诊断

当儿童出现典型的症状或者在常规体检中尿液检查尿糖阳性时，应怀疑糖尿病的可能。检查血糖水平，主要是空腹血糖水平可以确诊。如果儿童的空腹血糖水平 ≥126mg/dl，即考虑患有糖尿病。有时，医师要求检测血中抗胰岛细胞抗体的水平来帮助鉴别 1 型和 2 型糖尿病，然而这一资料很少有用。

有些方法（如饮食调节、增加体育锻炼和控制体重）可预防或延缓 2 型糖尿病的发作，所以有危险的儿童应该通过血液检查来筛查。没有方法可以预防 1 型糖尿病。

糖　分　解

糖有很多种。其中一种白色颗粒状的称为蔗糖，甘蔗及甜菜中含有蔗糖。牛奶中含有另一种糖，乳糖。蔗糖含有两种单糖，葡萄糖及果糖。乳糖含有两种单糖为葡萄糖及半乳糖。蔗糖和乳糖必须在肠道中被分解为单糖才可被吸收。葡萄糖是体内主要的能量来源，故多数糖会被转化为葡萄糖。这样，医生常说的血糖即指血中的葡萄糖。

治疗

治疗的主要目标是尽可能使血糖水平安全地保持在接近正常的范围。控制血糖的方法，1 型糖尿病患者注射胰岛素，2 型糖尿病患儿可口服药物。无论哪种类型的糖尿病均应做饮食调整和经常锻炼，体重超重的儿童需要控制体重。

1 型糖尿病首次诊断后，患儿常需要住院治疗。糖尿病酮症酸中毒的患儿需在 ICU 内监护治疗，患儿需补液及胰岛素治疗。1 型糖尿病患儿应一直使用胰岛素，因为其

他的药物不起作用。每天接受 2 次以上的胰岛素注射,小部分患儿可接受皮下微量泵持续释放的胰岛素治疗。胰岛素治疗通常在医院开始,医师可以经常检测血糖水平并相应调整胰岛素的剂量。治疗很少在家中开始。

2 型糖尿病患儿通常不需住院治疗,但需要口服糖尿病药物治疗。虽然一些不良作用在儿童中常见,尤其是腹泻,但是用于成人 2 型糖尿病的药物对儿童仍然是安全的。部分 2 型糖尿病患儿需要胰岛治疗。少数患儿通过控制体重、改善饮食和加强运动后能够停药。

营养管理和教育对所有的糖尿病患儿都特别重要。食物中的碳水化合物在体内被转化为葡萄糖,所以摄入的碳水化合物可引起血糖水平的改变。因此,糖尿病患儿需要定时进餐,并且应该避免两餐之间间隔太长,否则血糖水平可能降得太低。但要避免大量糖的摄入,例如苏打水、糖果和糕点,防止血糖水平升得过高。父母和年长的儿童应该被教会如何估量食物中碳水化合物的含量和怎样根据需要调整病儿的食物,使每日摄入的碳水化合物的量维持在稳定的水平。坚持营养均衡的饮食(在不变的间隔时间内吃完)及拒绝甜点在各个年龄段的儿童都存在困难。由于担心发生频繁而严重的低血糖的危险,婴儿和学龄前儿童的营养管理对父母来说,是一项艰巨的任务。

青春期:青少年糖尿病患者的血糖控制比较麻烦,有以下因素:

■ **青春期激素水平变化**:会影响身体对胰岛素的反应,导致这段时间内身体常需更高剂量的胰岛素。

■ **青少年生活方式**:同龄人的压力、活动的增加、飘忽不定的时间表、在乎自我形象及进食障碍等问题会干扰制定好的治疗方案,尤其是饮食计划。

■ **喝酒吸烟及毒品**:有这些问题的青少年会疏忽制定好的治疗方案。

■ **与父母或其他权威人士产生冲突**:会导致青少年丧失遵循治疗方案的兴趣。

有以上问题的青少年需要父母或其他成人提醒他们注意这些情况并向他们提供与保健医生交流的机会。保健医生应确保青少年在控制血糖方面有适当的注意力。父母及保健医生应鼓励青少年患者多测血糖。

情绪问题影响着糖尿病患儿和他们的家庭。部分儿童可能对疾病感到悲伤、愤怒,甚至有时会否认他们患有疾病。医师需要注意这些情绪以保证患儿在遵守进餐计划、体育锻炼、血糖检查和服药等方面的合作。不能解决这些问题可能导致难以控制血糖。

糖尿病患儿夏令营可使儿童与其他人分享他们学习如何对自己的疾病负责的经验。

如果对糖尿病的治疗有困难时,医师可寻求其他专家的帮助,包括儿科内分泌学家、营养学家、糖尿病教育专家、社会工作者或心理学家。家庭支持团体也可能有帮助。医师可给家长提供患儿的疾病资料,并让学校的教师了解治疗的重要性。

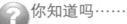

你知道吗……

无论 1 型糖尿病患者是否存在体重减轻及如何改变饮食,均需注射胰岛素。

监测治疗:让患儿和父母学会每天至少 4 次用刺血针采取指尖或前臂的血样来检测血糖水平。一旦有了经验,父母和很多儿童都能够根据需要调整胰岛素的剂量以达到对血糖的最佳控制。一般到 10 岁时,患儿开始对测量他们的血糖水平和自己注射胰岛素感兴趣。父母应该鼓励这种独立性,但是要确保患儿能够对自己负责。医师应教会大多数患儿根据他们在家中的血糖记录来调整胰岛素的剂量。

糖尿病患儿一般每年看 4 次医师。医师评估他们的生长和发育水平,检查家庭成员保留的血糖记录,就营养问题提供指导和建议,测量糖基化血红蛋白(血液中一种反映长期血糖水平的物质)水平。医师每年检查一次尿蛋白,评估甲状腺功能,并进行神经系统和眼科检查,以筛查远期并发症。

有些糖尿病患儿做得非常好,使疾病得到控制。在有些患儿,糖尿病则成为家庭中压力的持续来源,使疾病的控制越来越糟。尤其是青少年,常难以遵守治疗常规的日程安排,不能适应糖尿病对他们的自由带来的限制。如果医师能根据青少年的渴望安排一些活动并采取一种弹性的方法来解决问题——与青少年合作而不是强制解决,那么青少年患儿可能从中得益。

治疗和糖尿病本身的并发症:糖尿病治疗很少能够使血糖完全控制在正常水平,治疗的目标是避免血糖水平过高或过低。糖尿病的并发症包括心脏病、肾衰竭、失明、外周血管病和其他严重的疾患。虽然这些并发症的发生需要很多年,但是糖尿病控制得越好,发生并发症的可能性越小。

当胰岛素过量或者患儿在没有规律进食的时候服用糖尿病药物,可发生低血糖症。低血糖症可引起乏力、意识错乱,甚至昏迷。在成人、青少年和年长儿,低血糖发作很少引起长期的问题。但是,5 岁以下儿童,频繁发生的低血糖可以对智力发育造成永久性损害。幼儿低血糖症的前兆症状常不明显,为了尽可能降低低血糖症的发生,医师和父母应严密监测患糖尿病幼儿的血糖,并且使用一个略高的目标范围来控制他们的血糖水平。

没有注射胰岛素的 1 型糖尿病儿童和青少年,在数天以内可能发生糖尿病性酮症酸中毒。长期胰岛素不足或胰岛素使用不正确可导致发生发育迟缓、性晚熟和肝肿大综合征(Mauriac 综合征)。

第 281 节

遗传代谢性疾病

　　人们摄入的大多数食物和饮料都是复杂的物质,机体必须将之分解为更简单的物质,这一过程包括了很多步骤。这些更简单的物质又是随后作为机体组成维持生命所需要的物质的基本物质,这些基本物质主要包括糖、氨基酸和脂肪。机体这种分解和转化摄入物质的复杂过程称作新陈代谢。

　　代谢通过由机体产生的称作酶的化学物质来实现。如果一种遗传上的异常影响了酶的功能或者导致酶的数量不足甚至完全缺如,就会发生多种疾病。这类疾病通常由于物质分解障碍引起,以致有毒的中间产物堆积,或者由于不能生成某些必需的物质而引起。代谢疾病分类分为糖、氨基酸和脂肪代谢异常。分类主要是根据条代谢链受到影响。

　　一些遗传性代谢病(如苯丙酮尿症和脂质沉积)能够通过羊膜穿刺术或绒膜绒毛取样在胎儿期就能够诊断。通常使用血液或组织标本检查是否有某种酶的不足或缺如,以做出遗传代谢性疾病的诊断。

　　现在很多这类疾病可在出生时的常规筛查中发现。

糖类代谢疾病

　　碳水化合物是糖类。一些糖类很简单,另一些则很复杂。蔗糖由葡萄糖和果糖构成。乳糖由葡萄糖和半乳糖构成。蔗糖和乳糖在被机体吸收和利用之前必须被酶分解为单糖。在面包、面食、米饭和其他含有碳水化合物的食物中,糖以单糖分子的长链形式存在。这些长的分子也必须被机体分解。如果产生某种单糖的酶缺如,糖类可在身体内累积,引发各种问题。

糖原累积症

　　当糖原代谢的酶出现缺陷时,就会发生糖原累积症,导致发育障碍、无力及意识混乱。

■ 糖原累积症的病因是缺乏一种糖原合成和分解的酶。

■ 典型的症状包括无力、出汗、意识混乱、肾结石及生长发育迟缓。

■ 内镜取活组织检查可诊断。

■ 治疗需根据糖原累积症的类型,通常包括调节糖类物质的摄入量。

　　糖原由很多葡萄糖分子连接而构成。葡萄糖是肌肉(包括心脏)和脑的主要能量来源。没有利用的葡萄糖都以糖原的形式储存在肝脏、肌肉和肾内,在机体需要的时候释放出来。

　　糖原累积病有很多种,以罗马数字区分。这类疾病是由于遗传因素导致的在葡萄糖合成糖原和糖原分解为葡萄糖的过程中必需的酶缺乏引起。大约每 20 000 个婴儿中有 1 个糖原累积病。

糖原累积症的分型和特征

名　　称	受累部位	症　　状
O 型	肝、肌肉	肝大、肝细胞内脂肪堆积(脂肪肝);空腹发生低血糖症
Von Gierke 病(ⅠA 型)	肝、肾	肝肾肿大、生长缓慢、严重低血糖、酸中毒、高脂血症、高尿酸血症
ⅠB 型	肝、白细胞	同ⅠA 型,但较轻,中性粒细胞减少,复发性口腔和肠道感染,克罗恩病
Pompe 病(Ⅱ型)	所有器官	肝大、心脏扩大、肌无力
Forbes 病(Ⅲ型)	肝、肌肉、心脏、白细胞	肝大或肝硬化、低血糖症、部分有肌肉和心脏损害
Andersen 病(Ⅳ型)	肝、肌肉、多数组织	少年型有肝硬化,成人型(迟发型)有肌肉损害和心力衰竭
McArdle 病(Ⅴ型)	肌肉	运动时肌痉挛或肌无力
Hers 病(Ⅵ型)	肝	肝大、空腹低血糖症,常无症状
Tarui 病(Ⅶ型)	骨骼肌、红细胞	运动时肌痉挛、溶血

临床表现

该病临床症状差异较大,有些轻微,另一些则是致命的。在各类糖原累积病中,特定的症状、出现症状的年龄和疾病的严重程度相当多样化。Ⅱ、Ⅴ、Ⅶ型糖原积累病的主要症状通常是无力。Ⅰ、Ⅲ、Ⅵ型糖原积累病的症状是低血糖症和腹部膨隆(因为过多的或异常的糖原使肝脏肿大)。低血糖症表现为无力、出汗、意识模糊,有时引起惊厥和昏迷。对儿童其他的影响包括发育障碍、反复感染和口腔及肠道溃疡。

糖原累积病容易引起尿酸在关节和肾脏积累(引起痛风和肾结石)。在Ⅰ型糖原累积病,10岁以后常见肾衰竭。

诊断与治疗

内镜下取一块肌肉肝脏组织做化学检查,发现特定的酶缺如时,可以做出特定的诊断。

治疗根据糖原累积病的类型进行治疗。对很多人来说,每天少食多餐,多吃富含碳水化合物的食物,可以帮助避免血糖水平降低。对于发生低血糖症的糖原积累病的患者,一日中每4~6小时吃一次未煮过的玉米淀粉可以维持血糖水平。有时也可通过胃管整夜输入糖水以避免在夜间发生低血糖症。

半乳糖血症

半乳糖血症(血中半乳糖浓度升高)由一种半乳糖代谢必需的酶缺乏引起,半乳糖存在于乳糖中。有毒的代谢产物堆积在肝和肾。可引起晶状体损伤,导致白内障。

- 半乳糖血症是由于缺乏一种代谢牛奶中的糖的酶。
- 症状主要包括呕吐、黄疸、腹泻以及生长迟缓。
- 血液检查可做出诊断。
- 尽管给予适当的治疗,患病儿童依然会出现精神或身体上的问题。
- 可完全禁食牛奶及奶制品。

半乳糖是存在于牛奶及一些水果和蔬菜中的糖,酶缺陷或肝功能异常可影响其代谢,导致血中半乳糖水平升高。有几种不同类型的半乳糖血症,其中最常见且最严重的称为经典半乳糖血症。

临床表现

患半乳糖血症的新生儿早期表现正常,但是在数天或数周内出现食欲不振、呕吐,逐渐出现黄疸、腹泻和正常生长停滞。白细胞功能受影响,发生严重感染。如果治疗不及时,患儿出现身材矮小、智力低下,甚至死亡。

诊断

半乳糖血症可以通过血液筛查检出。在美国,此种检查几乎作为常规的新生儿筛查。怀孕前,有兄弟姐妹或一个孩子有这种疾病的父母可行检查查看是否有突变基因。如果双方都有这种基因,那么其后代有1/4的

可能得病。

预后

如果出生时半乳糖血症被及时诊断,并得到正确治疗,常不会出现肝和肾的问题,初期的智力发育也会正常。但是,半乳糖血症患儿即使接受了正确的治疗,其智商往往也比他的同胞低,而且常有语言的问题。女孩的卵巢缺乏功能,只有少数能够自然地受孕。而男孩的睾丸功能正常。

治疗

半乳糖血症患儿的饮食治疗是完全限制牛奶和奶制品——半乳糖的来源。半乳糖也存在于一些水果、蔬菜和海产品(如海藻)中。少量摄入这些食物是否可引起长期的问题不能确定。患半乳糖血症的人必须终生严格限制半乳糖的摄入。

遗传性果糖不耐受症

遗传性果糖不耐受症是由于缺乏果糖代谢的酶造成的。极少量的果糖就会引起低血糖症,并造成肾功能和肝功能损伤。

此病患者体内缺乏一种代谢蔗糖和果糖的酶,使果糖的代谢产物在体内蓄积,阻断了糖原的形成和糖原向葡萄糖的转化。摄入极少量果糖或蔗糖会引起低血糖症,伴有出汗、意识模糊,有时出现惊厥和昏迷。持续摄入含有果糖的食物可发生肾和肝损害,导致黄疸、呕吐、精神衰退、惊厥和死亡。慢性症状包括食欲不振、生长停滞、消化道症状、肝衰竭和肾损害。对这种疾病的多数类型而言,早期诊断及婴儿时即进行饮食限制可预防这些严重的问题的发生。

肝组织化学检查发现该种酶的缺乏,可以做出诊断。治疗包括从饮食中限制果糖(一般在甜的水果中存在)、蔗糖和山梨糖醇(一种糖的替代物)。低血糖症急性发作时静脉注射葡萄糖有效,较轻的低血糖症可以口服葡萄糖片剂治疗,任何患遗传性果糖不耐受症的人都应该随身携带葡萄糖片。

粘多糖病

粘多糖病是一种复杂糖分子无法被分解而使其在体内异常聚积的遗传性疾病,表现为特殊面容,全身多脏器受累(如骨骼、眼睛、脾脏等),有时伴结缔组织异常。

- 其发病是由于体内缺乏分解及存储粘多糖的酶。
- 症状通常包括身体矮小、多毛、指关节僵硬、面部皮肤粗糙。
- 临床表现及体格检查可协助诊断。
- 骨髓移植对病情有所帮助。

粘多糖是全身组织的重要组成部分,一旦机体缺乏分解粘多糖的酶,就可导致体内粘多糖贮积过多,进一步可进入血液,随血流在全身多处异常贮积。

婴儿期和儿童期该病的突出表现是矮身材、多毛、发育异常、面部皮肤粗糙。有些类型的粘多糖病可导致智力发育落后，而有些可导致视力或听力受损。大动脉或心脏瓣膜可受累。手指关节常变僵硬。

根据该病的症状和体检可得出诊断。若有该病的阳性家族史，也应警惕该病。尿液检查有助于诊断，但结果并不精确。X 线可检查出特异性的骨骼异常。另外，粘多糖病可通过羊膜穿刺或是绒毛膜进行产前检查。

治疗与预后

该病的预后取决于疾病的类型。大多数患者寿命正常，若严重影响了心脏，则可导致患儿在成年前死亡。

在某些类型的粘多糖病，目前在酶置换治疗法上已取得了初步而有限的成功。骨髓移植对骨骼受累的患者有一定帮助。然而，该病仍有相当高的死亡率和致残率，以上方法是否有效还有争议。

丙酮酸代谢障碍

丙酮酸代谢障碍是由于身体缺乏代谢丙酮酸的能力造成的。这种疾病会引起乳酸堆积及神经系统异常。
- 乳酸代谢中的任何一个酶出现问题都会导致一种疾病。
- 症状包括癫痫发作、智力障碍、肌无力及平衡功能问题。
- 有时该病会是致命的。
- 高脂低糖或高糖低蛋白饮食对某些患儿有效。

丙酮酸是糖类和蛋白质代谢过程中作为细胞能量来源的一种物质。丙酮酸代谢的异常可使细胞产生能量的能力受限，并使乳酸在体内堆积。丙酮酸代谢涉及很多种酶，这些酶的任意一种遗传性缺陷都可导致一种疾病，根据缺乏的酶的不同而不同。症状可以在婴儿早期和老年时期之间的任何时间出现。运动和感染使症状加重，导致严重的乳酸酸中毒。通过测定肝细胞或皮肤细胞内酶的活性可以诊断这类疾病。

丙酮酸脱氢酶复合体缺乏症：这是一组处理丙酮酸所需要的酶的缺乏。可出现一系列的症状，程度轻重不等。有些在新生儿期即出现大脑畸形。其他的儿童在出生时可正常，在婴儿期或幼儿时期出现症状，包括肌无力、惊厥、动作协调性差和严重的平衡功能障碍。智力低下常见。

此病不能治愈，但是高脂低糖的饮食对部分患儿有帮助。

丙酮酸羧化酶缺乏症：是一种罕见的疾病，由于影响或阻断了体内丙酮酸衍生为葡萄糖的过程，使乳酸和酮类在血液内蓄积。该病常常是致命的。虽然有报告发现症状较轻的患儿，但存活的儿童可出现惊厥和严重的智力低下。该病无满意的治疗方法，但是经常吃含糖丰富的食物并限制饮食中的蛋白质对有些患儿可能有帮助。

氨基酸代谢疾病

氨基酸是构成蛋白质的基本单位，在机体内起着多种作用。遗传性氨基酸代谢异常是氨基酸分解缺陷或者氨基酸转运至细胞内的能力缺陷的结果。因为这些异常在出生后很快出现症状，新生儿期应常规筛查其中一些较常见的疾病，主要筛查苯丙酮尿症、枫糖尿症、同型胱氨酸尿症、酪氨酸血症和很多其他的遗传性疾病。

苯丙酮尿症

苯丙酮尿症是指新生儿出生时缺乏正常分解苯丙氨酸的能力。苯丙氨酸在血中积聚会对大脑产生毒性。
- 苯丙酮尿症是由于缺乏将苯丙氨酸转化酪氨酸的酶造成的。
- 症状包括智力低下、癫痫发作、恶心呕吐、湿疹样皮疹及鼠尿样体味。
- 血液检查可进行诊断。

苯丙酮尿症（PKU）是由于苯丙氨酸累积所致的疾病。苯丙氨酸是一种人体不能合成的、存在于食物中的必需氨基酸。正常情况下，过量的苯丙氨酸被转化为另一种氨基酸——酪氨酸，然后被清除出体外。如果缺乏将之转化为酪氨酸的酶，苯丙氨酸会在血液中累积，对大脑产生毒性作用，引起智力低下。

临床表现

在新生儿期很少表现出症状，有时有嗜睡或摄入减少。未经治疗的患儿在出生后几年逐渐出现智力低下，并进展严重。其他的症状包括惊厥、恶心和呕吐、湿疹样皮疹，肤色和发色比家庭其他成员浅，有攻击性或自我伤害的行为，多动症，有时出现精神症状。由于苯丙氨酸的代谢产物（苯乙酸）出现在尿液和汗液中，未经治疗的儿童常常发出似鼠尿的体味和尿味。

诊断

大多数 PKU 患者在新生儿常规筛查中被检查出来。

PKU 在大多数种族中均有发生。如果家庭中有 PKU 患者而且可以得到其 DNA，即可以进行羊膜穿刺术获取绒毛膜羊膜标本做 DNA 分析，以判断胎儿是否患有此症。

预后

如果饮食治疗开始得早并坚持得好，可以使小儿正常发育。但是，如果不能坚持对饮食的严格控制，患儿可能在上学后出现学习困难。在 2~3 岁以后才开始饮食限制，可以控制极度的多动和惊厥，也可提高一定的智商，但是不能逆转已有的智力低下。最近的证据表明，进食 PKU 饮食使一些智力低下的患 PKU 的成人（在新生儿筛查方法建立之前出生者）的功能得到了改善。

PKU 患者应该终生坚持限制苯丙氨酸的饮食，否则智力减退及神经和精神问题可随之出现。

治疗与预防

为了预防智力低下，苯丙氨酸的摄入必须从出生后几周就开始严格限制（但不是完全去除，因为人存活需要一定量的苯丙氨酸）。对 PKU 患儿来讲，所有天然的蛋白质来源都含有过多的苯丙氨酸，所以患儿不可以进食肉、牛奶和其他含有蛋白质的普通食物。作为替代，他们必须吃特制的不含苯丙氨酸的加工过的食物，也可以吃低蛋白的天然食物，如水果、蔬菜和限量的谷物。一些特殊的营养产品，如不含苯丙氨酸的婴幼儿配方奶粉，也有效。未来的治疗方式可能包括细胞移植及基因治疗。

枫糖尿症

枫糖尿症是由于缺乏一种代谢氨基酸的酶导致的，这些氨基酸沉积会使尿闻起来似枫树糖浆的味道。

枫糖尿症患儿不能代谢某些特定的氨基酸。这些氨基酸的代谢产物在体内累积，引起神经系统的改变，包括惊厥和智力低下。这些代谢产物也使体液，如尿和汗，闻起来似枫树糖浆的气味。

枫糖尿症分为很多型，症状也轻重不同。最严重的类型，婴儿在出生后 1 周内出现神经系统异常，包括惊厥和昏迷，可在数天至数周内死亡。轻型患儿最初表现正常，但在身体处于应激情况时，如感染和手术，可出现呕吐、步态不稳、意识不清、昏迷。

自 2007 年起，几乎在美国的每个州，新生儿需要常规地做血液检查以筛查此病。

重症枫糖尿症患儿采用透析治疗。部分轻型枫糖尿症患儿接受维生素 B_1（硫胺）治疗后好转。在病情被控制以后，枫糖尿症患儿必须始终坚持特制的饮食，其中三种氨基酸的含量较低（亮氨酸、异亮氨酸、缬氨酸）。当有较多地体力活动或有疾病发作时，就要行血液检查及静脉补液。

同型胱氨酸尿症

同型胱氨酸尿症的发病是由于缺乏一种代谢同型氨酸的酶。病症会引起一系列的症状，包括视力下降和骨骼异常。

同型胱氨酸尿症患儿不能代谢同型半胱氨酸，同型半胱氨酸累积后同有毒的代谢产物一起，引起各种症状。根据特定酶缺陷的不同，症状可能有轻有重。

同型胱氨酸尿症婴儿出生时正常。首发症状通常在 3 岁以后出现，包括晶体脱位，可致严重视力减退。多数患儿有骨骼异常，如骨质疏松症。患儿通常高而瘦，有脊柱弯曲，细长的四肢和蜘蛛样的长指。精神、行为异常和智力低下常见。同型胱氨酸尿症使血液自发地凝集，导致休克、高血压和很多其他严重的问题。

2008 年以后，在美国的几乎所有州，儿童出生时需要做血液检查以筛查该病。通过测试肝和皮肤细胞内特定酶的功能可以确诊。

给予维生素 B_6（吡哆醇）或维生素 B_{12}（钴铵）治疗后，部分同型胱氨酸尿症患儿会有所好转。

酪氨酸血症

代谢酪氨酸酶的缺乏会导致酪氨酸血症，最常见的类型常影响肝脏和肾脏。

酪氨酸血症患儿不能完全代谢酪氨酸。酪氨酸的代谢产物堆积，引起一系列的症状。在美国的部分州，这一疾病是新生儿筛查的项目。

酪氨酸血症主要有 I 型和 II 型。

I 型酪氨酸血症：在法国、加拿大或者斯堪的纳维亚血统的儿童中最常见。通常在生后第 1 年内发病，表现为肝、肾、神经功能异常，出现神经兴奋性增高、佝偻病，甚至肝衰竭和死亡。限制饮食中的酪氨酸治疗效果不佳。目前一种试验性的、可以阻断毒性代谢产物生成的药物可能对患儿有帮助。I 型酪氨酸血症的患儿常常需要肝脏移植治疗。

II 型酪氨酸血症：比较少见。患儿可出现智力低下，常有皮肤和眼睛的溃疡。与 I 型酪氨酸血症不同的是，对饮食中酪氨酸的限制可以避免以上问题的发生。

脂代谢异常

脂肪（脂类）是机体重要的能量来源。体内存储的

其他罕见的遗传性脂类代谢异常

Wolman 病是某些特殊类型的胆固醇和甘油酯在组织内蓄积所引起的疾病。症状为肝脾肿大、钙在肾上腺的沉积使肾上腺变硬、脂肪性腹泻（脂肪泻）。该病患儿通常在 6 个月时死亡。

脑腱黄瘤病是胆固醇代谢产物之一的胆甾烷醇在组织内蓄积所引起的疾病。该病最终导致运动不协调、痴呆、白内障和肌腱脂肪瘤（黄瘤）。残疾常出现在 30 岁以后。如果治疗开始得早，鹅脱氧胆酸这一药物对阻止疾病的进展会有所帮助，但是不能逆转任何已经发生的损伤。

谷固醇血症是水果和蔬菜的脂肪在血液和组织内蓄积所致。脂肪的累积导致动脉粥样硬化、红细胞异常和肌腱脂肪沉积。治疗包括减少富含植物脂肪的食物的摄入，例如菜油，以及服用考来烯胺。

Refsum 病由于脂肪代谢产物之一的植烷酸在组织内蓄积所致。植烷酸的累积导致神经和视网膜损害、痉挛性运动以及骨和皮肤改变。治疗包括避免进食含有叶绿素的绿色水果和蔬菜。使植烷酸从血液中清除的血浆置换术可能会有所帮助。

脂肪经常被分解和重新积累，与食物一起使身体的能量需求得到平衡。体内有很多组专门的酶帮助分解和处理脂肪。这些酶的缺陷导致正常情况下应该被酶分解的脂质在体内堆积。这些物质随着时间的累积，会对身体的很多器官造成损害。由脂质累积所导致的疾病称为脂质沉积症。由酶异常引起机体不能将脂肪正常地转化为能量，这一类的异常称作脂肪酸氧化异常。

戈谢病

　　戈谢病是由于脂肪代谢产物之一的葡萄糖脑苷脂在组织内蓄积所致。戈谢病是脂质沉积症中最常见的疾病，最常见于德系犹太人（东欧），引起肝脾肿大和皮肤褐色色素沉着。眼内葡萄糖脑苷脂的蓄积导致眼黄色斑块出现，称为结膜黄斑。葡萄糖脑苷脂在骨髓内的蓄积可以引起疼痛和骨破坏。

　　多数人罹患 1 型戈谢病，为慢性型，引起肝脾肿大和骨髓异常。此型患者多数是成年人，会导致严重的肝脏疾病，该病患者胃食管出血及肝癌的患病风险升高。

　　2 型，即婴儿型，发生在婴儿期，患病婴儿有脾肿大和严重的神经系统异常，通常在 1 年以内死亡。

　　3 型，即幼年型，可在儿童期任何时候发生。此型患儿有肝脾肿大、骨异常和慢性进展的神经系统异常。存活到青春期的儿童可以活很多年。

　　治疗可以用酶的替代疗法，酶由静脉内给予，通常每 2 周一次。对没有神经系统并发症的患者，酶替代疗法是最有效的治疗。

家族性黑矇性痴呆

　　该病是由于神经节苷脂在体内聚积所致，会导致早期死亡。

　　此病由于脂肪代谢产物之一的神经节苷脂在组织内蓄积所致，在东欧犹太人裔家庭中最常见。患病儿童在早期就开始出现进行性智力衰退，肌张力减退，以后出现痉挛、瘫痪、痴呆和失明。患病儿童通常在 3 ~ 4 岁时死亡。此病无有效治疗方法，不能治愈。

　　该病可以在胎儿期通过绒毛膜采样或羊膜腔穿刺确定。

尼曼-匹克病（Niemann-Pick disease）

　　该病由于特殊酶的缺乏导致鞘磷脂（一种脂肪代谢产物）或胆固醇的蓄积。根据酶缺乏的严重程度和由此引起的鞘磷脂或胆固醇的蓄积，尼曼-匹克病有若干类型。较轻的类型见于所有种族中，最严重的类型主要发生在犹太人中。

　　最严重的类型是 A 型，患儿不能维持正常生长，有多发的神经系统问题。这类患儿通常在 3 岁以内死亡。B 型患儿出现皮肤脂肪瘤、区域性黑色素沉着和肝、脾、

淋巴结肿大，或有智力低下。C 型患儿在儿童时期出现惊厥和神经系统退化的症状。

　　一些类型的尼曼-匹克病可以在胎儿期通过绒毛膜标本和羊膜腔穿刺诊断。出生后，可以通过肝活检做出诊断。所有类型的尼曼-匹克病都不能治愈，患儿常死于感染和进行性中枢神经系统功能障碍。最近，有人正在研究可能减缓或制止 B 型和 C 型疾病症状的治疗方式。

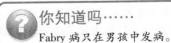

你知道吗……
Fabry 病只在男孩中发病。

Fabry 病

　　Fabry 病由于脂肪代谢产物之一的糖脂在组织内蓄积所致，罕见发病。缺陷基因位于 X 染色体，所以该病只发生于男性。由于糖脂的蓄积，在整个躯干的下半部分形成非癌性皮肤瘤〔血管角化瘤〕，角膜变混浊，导致视力下降。四肢可出现烧灼样疼痛，可有反复发热。虽然多数能够存活到成年，但是该病患者最终将发生肾衰竭和心脏病。肾衰竭可导致高血压和卒中。

　　Fabry 病可以在妊娠期通过检测绒毛标本和羊膜腔穿刺来确定胎儿是否受累。该病不能治愈，无特殊的治疗方法。目前有研究者正在进行研究输血替代有缺陷的酶的治疗方法。治疗包括使用镇痛药物缓解疼痛和发热。有肾衰竭的患者可能需要肾移植。

脂肪酸氧化异常

　　脂肪分解转变为能量的过程中有几种酶参与。其中任一种酶的缺陷或不足都使机体能量产生不足，分解产物蓄积，如脂酰辅酶 A，最常缺乏的酶是中链脂酰辅酶 A 脱氢酶（MCAD）。其他缺乏的酶包括短链脂酰辅酶 A 脱氢酶（SCAD）长链烯脂酰辅酶 A 脱氢酶及三功能蛋白缺乏（TFP）。

　　MCAD 缺乏是最常见的遗传性代谢疾病，尤其常见于有北欧血统的人中。

　　症状通常出现在出生后至 3 岁之间。症状最有可能出现在长时间不进食（耗尽了能量的其他来源），或由于运动和疾病使身体对热量的需求增加时，患儿表现为血糖水平显著降低，意识不清或昏迷，全身无力，可能出现呕吐或惊厥。长久以后，即出现智力障碍、体格发育延迟、肝肿大、心肌无力和心律不齐。可能发生猝死。

　　2007 年之后，美国的几乎所有地区都会检查新生儿的血样以筛查此病。紧急治疗是采取静脉输注葡萄糖。长期维持治疗是患儿必须多餐，不要错过任何一餐，并进食高热量低脂肪的饮食。补充肉碱可能有所帮助。远期的转归一般较好。

遗传周期发热综合征

遗传周期发热综合征是一种与常见的儿童期感染或其他常见疾病无关的引起周期性发热以及其他症状的遗传性疾病。这类综合征通常包括家族型地中海热、PFAPA 综合征(周期性发热、口腔溃疡、咽炎、颈淋巴结炎),以及其他一些不太常见的综合征包括:①冷吡啉相关性周期性综合征(包括家族性冷自身炎症综合征、穆克勒-韦尔斯综合征以及新生儿发病多系统炎性疾病,症状包括周期性发热,温度低时出现皮疹及关节痛);②超免疫球蛋白缺乏症(症状除了畏寒发热外,还包括腹痛、呕吐、腹泻、头痛、关节痛、皮疹、淋巴结肿大以及口腔及生殖器疱疹);③肿瘤坏死因子受体相关周期性综合征(症状包括周期性出现的肌肉疼痛及四肢肿胀、腹痛、关节痛、皮疹及发热);④PAPA 综合征(化脓性关节炎、坏疽性脓皮病及粉刺),该综合征会引起关节炎,皮肤溃疡及粉刺。

症状往往在儿童期就会出现,少于 10% 的患者症状出现于 18 岁后,患者会周期性出现发热及炎症,但平时无不适。

家族性地中海热

家族性地中海热是一种以间断高热合并腹痛或胸痛、关节痛、皮疹等为特点的一种遗传性疾病。
- 该病是由于来自父母双方的遗传基因突变。
- 典型的患者会出现剧烈腹痛及高热。
- 诊断基于临床表现。
- 如未充分治疗,会引起淀粉样变。
- 秋水仙碱可减轻或消除疼痛并避免淀粉样变导致的肾衰竭。

家族型地中海热多发生于地中海地区(塞法迪犹太地区、阿拉伯、亚美尼亚及土耳其)。该病患者多有家族史。

家族型地中海热是隐性遗传,即患者的两条基因都有突变才会患病。这种基因突变会导致一种调节炎症反应的蛋白发生异常。

如未充分治疗,部分家族型地中海热患者会发展为淀粉样变,一种异常形状的淀粉样蛋白会在肾脏及其他器官和组织内储存,而使它们的功能受损。

临床表现

症状多于 5 ~ 15 岁之间出现,95% 的患者会出现腹痛。腹痛的发生无规律且常合并高烧(40℃)。腹痛通常持续 24 ~ 72 小时,偶尔会持续一周,发病的频率由可

一周两次也可一年一次。发病的严重度和频率会随着年龄增加及妊娠期而减少减轻。有时会出现几年的时间完全不发病,而在后来又出现症状。一些患者在发病前会有前驱症状。

腹痛的原因是腹膜的炎症。腹痛常常区域出现而后逐渐蔓延至全腹,每次发病的严重度各不相同。

在美国,还会有少部分患者出现以下症状:
- **胸痛**:约 30% 患者会有胸痛。胸痛和呼吸相关,由胸膜炎引起,也可能由心包膜炎症引起,但非常少见。
- **关节炎**:仅约 10% 的美国患者会出现大关节如膝盖的炎症,其他国家和地区,如北非,其发病率较高。
- **皮疹**:通常在脚踝附近出现有痛感的红色皮疹,但是在美国的患者很少出现这种症状。

如果淀粉样变影响到肾脏,患者会出现水钠潴留,无力以及食欲下降。

约 1/3 的女性患者会出现不孕及流产。该病会导致腹部形成瘢痕组织,其会干扰受孕。

发病期的患者会迅速恢复,发病间期无明显异常。然而,如未治疗,淀粉样蛋白会对肾功能造成损坏,并最终导致肾衰竭。

诊断

诊断基于患者的临床表现。然而,家族型地中海热的腹痛症状与其他急腹症几乎没有区别,如阑尾破裂。这样,一些该病患者在得到正确的诊断之前常需行紧急手术。

常规实验室检查或影像学检查无法完成诊断,但这些检查可排除其他疾病。血液检查异常基因对诊断有所帮助。

预防及治疗

每天口服秋水仙碱可大幅度降低或消除约 85% 患者的腹痛症状。同样,其可完全消除淀粉样变导致的肾衰竭。如患者的发病的次数较少,可以在症状出现前及时服用秋水仙碱。

尽管一些轻度镇痛药,如非甾体类抗炎药可充分减轻疼痛,仍常需使用阿片类镇痛药如哌替啶。

PFAPA 综合征

PFAPA 综合征(周期性发热、口腔溃疡、咽炎、颈淋巴结炎)会引起持续 3 ~ 6 天的发热、口腔溃疡、咽炎,以及颈淋巴结炎。典型的症状通常在 2 ~ 5 岁之间出现。

PFAPA 综合征是儿童期比较常见的周期性发热疾病。尽管未发现确定的基因因素,学者仍将其规划为遗传性发热综合征。该病多发于 2~5 岁儿童,且男孩多见。

患儿常有持续 3~6 天的发热,约每月一次。该病会引起疲劳、畏寒、偶尔的腹痛及头痛,同时伴发热、咽痛、口腔溃疡以及颈淋巴结肿大。疾病发作间期患儿多表现正常,且发育也无明显异常。

该病的诊断多依据患儿表现的症状及发病的模式。血液检查可用于检测提示炎症的物质。

该病无需治疗,可使用皮质类固醇减轻症状。西咪替丁及扁桃体移除可完全缓解一些患儿的症状。

第 283 节

儿童期肿瘤

肿瘤是在儿童中少见的一种疾病,每年约每 5000 个儿童中发生 1 个。儿童时期最常见的肿瘤是白血病、淋巴瘤和脑肿瘤,白血病约占儿童期肿瘤的 33%,脑肿瘤约占 21%,淋巴瘤约占 8%。发生在儿童的较常见的肿瘤是肾母细胞瘤、神经母细胞瘤和视网膜母细胞瘤。

与很多成人肿瘤明显不同的是,儿童的肿瘤更容易治愈。大约 75% 肿瘤患儿至少存活 5 年。然而,在美国每年仍有 2000 名以上的儿童死于肿瘤。而且数量还在增加。

儿童肿瘤同成人一样,采取联合治疗的方式,包括手术、化疗和放疗。但是,儿童处于生长阶段,治疗可能引起成人没有的不良作用。如儿童接受放疗的手臂或腿可能长不到本应长到的大小,接受脑部放疗的儿童智力发育可能不正常。

存活的肿瘤患儿比成人更多的发生化疗和放疗的远期影响,包括不育症、发育不全、心脏损害,甚至出现第二种肿瘤(存活患儿中的 3%~12% 可能发生)。由于这些可能出现的严重后果和治疗的复杂性,患儿最好在治疗中心采用儿童期肿瘤的专门技术治疗。

患有肿瘤的打击和治疗的强度对于儿童和家庭来说,是巨大的压力。患儿可能经常需要住院和看医师。当患儿在距离很远的专门中心接受治疗的时候,父母会面临许多不方便和困难。治疗小组应该包括儿童肿瘤专家、其他专业的专家和儿童医师。还需要其他人员如社会工作者(能够提供情感支持并在护理的经济方面提供帮助)、老师(能够同患儿、学校和治疗小组合作,确保患儿的教育持续下去)和心理学家(能够在整个治疗过程中帮助患儿、同胞和父母)。很多中心还包括一名患肿瘤孩子的家长,能为家庭成员提供指导。

脑　肿　瘤

- 儿童期最常见的脑肿瘤是星形细胞瘤、髓母细胞瘤及室管膜瘤。
- 脑肿瘤会引起很多症状包括头痛、恶心呕吐,视力障碍、无力及平衡失调。
- 诊断多依据影像学检查及活检。
- 治疗包括手术、放疗及化疗或联合治疗。

脑肿瘤在 15 岁以下儿童常见肿瘤中排名第二,且是肿瘤引起死亡的第二位肿瘤。其病因不明。

临床表现

初始症状常由于肿瘤阻断了颅内液体的流动及肿瘤占用颅内空间导致颅内压升高。颅内压升高可引起婴幼儿及幼龄儿童头颅增大、头痛、恶心呕吐(尤其是刚睡醒时)、视力问题如复视、眼球无法向上转动、意识及情绪异常如易激惹、无精打采、焦虑及嗜睡。其他症状取决于肿瘤出现的部位。

诊断

医师可根据患儿症状怀疑是脑肿瘤,并采取影像学检查如 MRI。行 MRI 前常需注射造影剂,可使影像更加清晰。如影像学检查怀疑肿瘤,则需活检明确诊断。有时行活检术时即可切除肿瘤。

在诊断不明确及需评估脑部肿瘤是否入侵脑脊液时,行脊髓穿刺检查脑脊液。

治疗

通常,治疗方式为手术切除,辅以化疗或放疗,或联合。治疗方案需由一个专家团队制定。

如果肿瘤阻断了脑脊液的流动,手术切除肿瘤前有时需使用导管引流部分脑脊液。采用局麻或全麻之后,导管经头骨打开的小孔进入颅内,导出脑脊液以减轻颅内压。导管连接在一个仪器上以衡量颅内压力。几天后,可移除导管或转换为一种永久放置的导管。

　　脑肿瘤可经开颅手术切除。一些小的肿瘤可在微创手术切除。术后,需行 MRI 检查评估是否有肿瘤残留或残留多少。

　　如无法行手术治疗,则需其他治疗方案。小于 5 ~ 10 岁的儿童,根据肿瘤类型,首选化疗,因为放疗会影响生长发育及脑的发育。如需要,可在年龄稍大的儿童中采取化疗方案。化疗有时也会有严重的副作用。

　　由于肿瘤在儿童中比较少见,进行相关的临床试验需针对所有的脑肿瘤患儿。在这类的试验中,部分患儿会接受标准的治疗方案,部分患儿会接受试验性的治疗方案,后者可能包括新的药物、药物的新的使用方法或新的外科手术技术。然而,试验性治疗常不是特别有效,其副作用及并发症也是未知的。

星形细胞瘤

　　星形细胞瘤是由星形细胞发展而来,星形细胞是在脊柱或颅内辅助神经细胞的一种细胞,其可为恶性也可为良性。

　　星形细胞瘤在儿童期肿瘤中最常见的类型,占 50% 以上,常在 5 ~ 9 岁的儿童中发现。

临床表现及诊断

　　颅内压增高,引起头痛,呕吐及无精打采。患儿会出现平衡失调,难以步行。视力会受到影响甚至出现失明,眼球可能出现某个方向转向问题及眼球震颤。

　　脊髓内的星形细胞瘤会引起背痛,步行障碍及肌肉无力。

　　检查可采取 MRI 造影剂检查或 CT。CT 不是非常准确。医生常会采取活检,治疗方案取决于肿瘤细胞类型。其分为低分化(少年毛细胞型星形细胞瘤)、中分化及高分化(神经母细胞瘤)。

治疗

　　多数低分化星形细胞瘤可手术切除。有时,难以将肿瘤从正常的组织中分离,或肿瘤生长部位难以到达,这种病例需行放疗。如肿瘤损坏了正常的智力发育功能或肿瘤进展较迅速,同样需进行放疗。对于年龄小于 10 岁的儿童,可采用化疗代替放疗,以免伤及患儿正常的身体及大脑发育。多数低分化星形细胞瘤可治愈。

　　中分化星形细胞瘤是处于低分化及高分化之间的星形细胞瘤。如肿瘤形态更像是高分化的星形细胞瘤,则需更加积极的治疗(放疗加化疗)。如形态类似低分化,则仅需手术治疗,术后年长儿童行放疗,年幼儿童行化疗。

　　高分化星形细胞瘤需采取手术、放疗、化疗联合治疗,高分化星形细胞瘤预后较差,整体生存率仅20% ~ 30%。

室管膜瘤

　　室管膜瘤是脑室内膜细胞的一种缓慢生长的肿瘤。

　　室管膜瘤在儿童期肿瘤中位于第三位,约占 10%。多数患儿年龄小于 8 岁,约 1/3 的患儿年龄小于 3 岁。

　　多数室管膜瘤出现在头骨底部,即头颅窝处。该部位临近小脑(控制平衡及身体协调)及脑干(控制身体活动如呼吸)。室管膜瘤常侵袭脑干,有时也会在脊柱中出现。

临床表现及诊断

　　室管膜瘤初始症状多为颅内压增高导致的头痛、呕吐及乏力。婴幼儿可有易激惹及食欲下降,情绪及个人习惯改变,或患儿出现注意力不集中。患儿在平衡、身体协调或步行方面可能出现问题。一些患儿可出现癫痫发作。

　　脊髓中的室管膜瘤可有背痛、大小便失禁等。

　　诊断取决 MRI 与活检。

预后及治疗

　　患儿的预后如何部分取决于其年龄:小于等于 4 岁的患儿 5 年生产率约为 25% ~ 46%;大于 4 岁患儿的 5 年生产率大于 70%。

　　预后同样取决于手术可切除肿瘤的多少。存活儿童的智力水平可受到一定程度影响。

　　应首先考虑尽可能的切除肿瘤,同样需要放疗及化疗或联合治疗。

髓母细胞瘤

　　髓母细胞瘤是在小脑中的一种快速进展的肿瘤。

　　髓母细胞瘤约占儿童期脑肿瘤的 20%。发病的高峰年龄为 5 ~ 7 岁,但婴幼儿、幼龄儿童及整个青春期均有发病。男孩较常见。

　　髓母细胞瘤发于大脑后控制身体协调及平衡的小脑,其可转移至大脑的其他部位及脊髓。偶尔也会转移至身体其他部位。

　　其病因不明。有时会出现于患有某些遗传性疾病的患者(如 Gorlin 综合征或 Turcot 综合征)。

临床表现及诊断

　　多数患儿的初始症状为频繁呕吐。之后出现动作笨拙、走路不稳及难以保持平衡。可能会出现头痛、嗜睡及复视。

　　诊断基于 MRI 造影检查及活检。

预后

　　预后的情况取决于患儿疾病情况被分类为平均风险组或高风险组。平均风险组包括:肿瘤位于大脑很靠后的位置;所有或多数肿瘤组织可被手术切除;肿瘤未转移至其他部位。高风险组包括:肿瘤位置不在脑后;手术无法完全切除;肿瘤转移至大脑其他部位或脊髓或身体其他部位。

对于大于 3 岁的儿童，平均风险组的五年生存率约为 80%，高风险组五年生存率约为 50% ~60%。小于等于 3 岁的患儿预后较难统计，但整体生存率较差，约 40% 的患儿以及发生转移，对于年幼的患儿，智力发育易受影响，如出现学习、记忆障碍及无法辨别方向。

治疗

治疗髓母细胞瘤最好的方案是手术联合放疗化疗。仅用化疗对部分儿童(小于 3 岁患儿)也会有效。

神经母细胞瘤

神经母细胞瘤是一种儿童常见的肿瘤，生长在部分神经系统。

■ 病因不明。

■ 临床表现取决于神经母细胞瘤发展的部位，如腹部、胸部、骨、皮肤或脊髓。

■ 诊断通常依赖于影像学检查。

■ 未转移的肿瘤可手术切除，有时需化疗及放疗。

神经母细胞瘤在身体很多部位的特定神经组织内生长。通常起源于腹部或胸部的神经，最常起源于肾上腺(在两肾的上面)，起源于脑的神经母细胞瘤极少见。

神经母细胞瘤是婴儿最常见的肿瘤，也常见于儿童各年龄段。所有神经母细胞瘤中，约有 90% 发生在 5 岁以内的儿童。病因尚不明，有时可在家族中发生，但很少。

临床表现

症状取决于神经母细胞瘤起源的部位和是否已经扩散。腹部的神经母细胞瘤，首发症状包括腹部变大、腹胀和腹痛。在胸部的肿瘤可以引起咳嗽或呼吸困难。半数以上的患儿到就诊时，肿瘤已经扩散，这些儿童的症状则与肿瘤的扩散有关。例如，已经侵入骨的肿瘤引起骨疼痛；累及骨髓时使血细胞计数减少；红细胞下降(贫血)引起乏力和疲倦感；血小板数目减少出现皮下出血；白细胞数减少时身体对感染的抵抗力降低。肿瘤可以扩散至皮肤，形成肿块；也可以扩散至脊髓，引起四肢瘫痪。大约 90% ~95% 的神经母细胞瘤产生肾上腺素，可以使心率加快并引起焦虑。

诊断

对神经母细胞瘤很难做出早期诊断。肿瘤长到足够大时，可以在腹部触及肿块。怀疑是神经母细胞瘤，可做腹部超声检查和胸腹 CT 或 MRI 检查。可检测尿样中是否有过多肾上腺素类产物。可做骨 X 线检查、骨扫描了解肿瘤是否转移，或组织标本检查，如肝、肺、骨髓和骨。

治疗与预后

1 岁以内的患儿和肿瘤较小的患儿预后较好。1 岁以上、肿瘤已经转移的患儿治愈率低。

没有扩散的肿瘤，通常能够通过手术摘除。患儿可接受化疗，例如长春新碱、环磷酰胺、阿霉素、依托泊苷和顺铂。无法切除肿瘤时还可使用放疗。

视网膜母细胞瘤

视网膜母细胞瘤是一种眼球后部感光区的视网膜的肿瘤。

■ 病因是基因突变。

■ 患儿会有白色的瞳孔、交叉眼，偶尔会有视力问题。

■ 检眼镜间接检查法可明确诊断。

■ 治疗可采取手术或化疗，有时需采取放疗。

视网膜母细胞瘤在儿童期肿瘤中大约占 3%，几乎都在 4 岁以前发生。约 25% 的患儿同时发生在双眼。

视网膜母细胞瘤是由于控制眼睛发育的特定基因损伤而引起。可能是受损的基因从父母之一遗传给孩子，或者基因在胚胎发育早期受到损伤。有这类损伤的儿童可能把有缺陷的基因传给他们的下一代。如果基因在胚胎发育晚期受到损伤，并且只发生在眼的细胞内，这种类型的损伤不会传给下一代。视网膜母细胞瘤在所有双眼发病的患儿及 15% ~20% 单眼发病的患儿中是可遗传的。

视网膜母细胞瘤通常沿着视神经(把眼和脑联系起来的神经)向脑内扩散，也可以扩散到其他的器官，例如骨髓。

临床表现与诊断

视网膜母细胞瘤的症状包括白色瞳孔和斜视(内斜视)足够大的神经母细胞瘤可影响视力，但是几乎不出现其他症状。

如果怀疑为视网膜母细胞瘤，需行全身麻醉，透过晶体和虹膜观察视网膜，以检查双眼。全麻是必需的，因为检查过程需要仔细而耗时，小儿常不合作。

通过 CT 或 MRI 检查可帮助判断肿瘤是否已经扩散至脑内。通过腰椎穿刺寻找脑脊液中有无肿瘤细胞，找到肿瘤细胞是肿瘤已经扩散至脑内的进一步证据。

因为肿瘤可扩散到骨髓，所以还需要做骨髓检查。

治疗与预后

未经治疗的视网膜母细胞瘤儿童多在 2 年内死亡。接受治疗的患儿两年内 90% 以上可治愈。

单眼受累且该眼视力极差或已丧失时，通常要摘除整个眼球以及一部分视神经。如受累的单眼还有有效的视力，或肿瘤已累及双眼的时候，一般给予化疗，尽量避免手术，努力保住眼球。化疗药物包括依托泊苷、卡铂、长春新碱和环磷酰胺。化疗可以完全的清除肿瘤，使肿瘤残余病灶缩小到能被激光、冷冻(低温的)探针或者放射性物质清除。如果以上治疗无效,应摘除整个眼球或放疗。有的患者双侧眼球都必须被摘除。

化疗也应用在肿瘤已经扩散至眼外或者肿瘤在初次治疗后复发的时候。

眼睛放疗的后果很严重,例如白内障、视力减退、慢性干眼病和眼球周围组织破坏以及面部的骨骼不能正常生长而导致的外观畸形。

治疗后每 2~4 个月,应复查双眼以判断肿瘤是否复发。遗传性视网膜母细胞瘤患儿的复发率高,而且确诊后 30 年以内,有多达 70% 的此型患者会发生第二种肿瘤,如软组织肉瘤、黑素瘤和骨肉瘤。医师建议视网膜母细胞瘤患儿的直系亲属定期做眼科检查。家庭中的其他幼儿需要检查是否有视网膜母细胞瘤,成人则需要检查是否有视网膜细胞瘤——由同一基因引起的非癌性肿瘤。没有患病的家庭成员可以做 DNA 分析以了解他们是否携带了视网膜母细胞瘤基因。

横纹肌肉瘤

横纹肌肉瘤是在软组织中及身体各处均可发展而来的一种生长比较快速的肿瘤。

- 横纹肌肉瘤可在身体任何地方出现,但头颈部、生殖器、尿道及四肢最常见。
- 症状取决于横纹肌肉瘤出现的部位。
- 诊断基于影像学检查及活检。
- 治疗包括手术切除、化疗及放疗。

横纹肌肉瘤约占儿童期肿瘤的 3%~4%,约 2/3 的病例年龄小于 7 岁。男孩较女孩多见,白人较黑人多见,可能是因为黑人女孩发病较少。

这种肿瘤是由正常发展为肌细胞的细胞形成的,具体病因不明。

尽管横纹肌肉瘤可出现在很多部位,但有以下规律:头颈部肿瘤(35%~40%)在学龄期儿童中最常见;生殖器或尿道,通常在膀胱、前列腺或阴道(25%),通常出现在婴幼儿及幼儿;四肢部位(20%)通常出现在青春期患儿。

横纹肌肉瘤可转移至身体其他部位,但通常在转移前可被发现。

临床表现

多数患儿的首发症状为肿瘤受累的器官部位出现硬的肿块或其他相关问题,如:眼睛会有流泪、疼痛、眼胀;鼻子或咽喉会出现鼻塞、声音改变、鼻腔分泌物含黏液或脓液;前列腺或尿道会出现腹痛、腹部可触及肿块、排尿困难及血尿;四肢会出现硬结。

位于四肢的肿瘤转移的概率较高,尤其是转移至肺、骨髓及淋巴结。通常,转移不会引起症状。

诊断

如果检测到肺可能存在病灶,可通过 CT 或 MRI 检查核实。确诊需要进行活检。有时需整肺切除术。

为诊断是否发生转移,可选用 CT 或骨扫描,也可骨穿做骨髓活检。

治疗

治疗包括手术、放疗及化疗。如可能,则切除全部的肿瘤。所以患儿均应行化疗(最常用的药物包括长春新碱、放射菌素 D、环磷酰胺、阿霉素、异环磷酰胺及依托泊苷)。

术后残留部分肿瘤或患者情况被认定为高风险时应进行放疗,风险情况取决于以下情况:肿瘤部位、肿瘤可被切除的比例、是否发生转移、患儿年龄、肿瘤细胞及组织学特点。

肾母细胞瘤

肾母细胞瘤(Wilm 瘤)是肾特有的一种肿瘤。

- 其病因不明,但一些患儿可能有基因突变。
- 患儿常出现腹部膨隆、腹痛、发热、食欲不佳及恶心呕吐。
- 影像学检查可检测肿块的性质及形状。
- 治疗包括手术、化疗,有时需放疗。

肾母细胞瘤通常发生在 5 岁以内的儿童,有时见于较大儿童,成人少见。偶有在出生前发生,出生时即发现者,肾母细胞瘤约 4% 的病例发生在双侧肾脏。

肾母细胞瘤的病因仍然不明,部分病例有遗传学的异常。有某些出生缺陷的儿童患肾母细胞瘤的危险性增大,如虹膜缺如或单侧身体过度生长,这两种都可能由遗传异常导致。然而,多数的肾母细胞瘤患儿没有这些可识别的畸形。

临床表现

症状包括腹部膨隆(如小儿需要很快更换较大尺寸的尿布)、腹痛、发热、食欲不振、恶心和呕吐。15%~20% 的病例出现血尿。肾母细胞瘤可以引起高血压。这种肿瘤能够扩散到身体的其他部分,尤其是肺。肺被累及可导致咳嗽和呼吸急促。

诊断

作为肾母细胞瘤的首发症状,腹部无痛性肿块最常被患儿父母注意到。医师通常能够摸到儿童腹部的肿块。如果怀疑肾母细胞瘤,应进行腹部超声、CT、MRI 明确肿块的性质和大小。

预后

一般来说,肾母细胞瘤是容易治愈的。大约 60%~95% 的肾母细胞瘤患儿存活,这取决于疾病累及的范围。年龄较小、肿瘤较小或没有转移的肿瘤儿童预后较好。有些年龄较大的患儿和肿瘤广泛扩散的患儿的预后也较好。但是,有一种特殊类型的肾母细胞瘤对治疗有较强的抵抗力,需要通过显微镜下的检查来识别,预后较差。

治疗

治疗是切除有肿瘤的肾脏。手术过程中,要检查另一侧肾是否也有肿瘤。手术后,使用化疗药物,最常见的是放线菌素 D、长春新碱和阿霉素。肿瘤较大或广泛扩散的患儿可接受放射治疗。

有些患儿肿瘤无法被完全切除,患儿应首先接受化疗和放疗,在肿瘤变小后再切除。

第 284 节

学习障碍及发育问题

发育问题,包括注意力缺陷/多动症、孤独症、学习障碍及精神发育迟滞/智力低下等。包括在注意力、记忆力、领悟力、语言、解决问题及社会交流等方面有障碍。轻或中度的障碍可利用教育介入,情况比较重的需要其他的方式。

注意力缺陷/多动症

注意力缺陷多动症(ADHD)是指与儿童年龄不相符的注意力难以集中或注意力集中时间短暂以及易冲动性,有的可表现出多动的特征。

虽然对人的发病率存在着相当大的争议,但估计在学龄期儿童中的约 5%～15% 可发生,并且男孩是女孩的 10 倍以上。很多人 ADHD 的特征在 4 岁前即可出现,并在 7 岁前都是不变的,在上中学前不会对孩子的学习成绩和社会交往能力产生显著影响。ADHD 过去被称作"注意力缺陷症",然而在发病孩子中经常出现多动表现,也就是注意力缺陷所真正引起的躯体表现,使现在的术语得以改变。

ADHD 是可遗传的,现在的研究结果显示此病的发生归因于在大脑内传递神经冲动的神经介质的异常。ADHD 的症状可由轻度到重度不等,而在某些特定的环境下(比如在家庭或学校),它可能被夸大化。由于学校里纪律的约束及模式化的生活方式使得 ADHD 的学生成为一个让人头疼的问题。与前几代人相比,由于他们当时所受到的相似约束要少得多,所以 ADHD 对那时孩子的行为功能的影响不会非常明显。虽然有些症状在没有患 ADHD 的孩子也可能出现,但在患有 ADHD 的孩子身上则会表现得更加频繁和严重。

一些学者怀疑食物及糖是否会引起 ADHD。尽管一些儿童在食用含糖的食物后会表现得比较活泼、冲动,然而研究已确认 ADHD 是出生时就会出现的,环境及食物因素并不会引起 ADHD。

临床表现

ADHD 早期可表现为注意力难以保持与集中,不能完成所交付的任务,孩子也可以表现出异常多动及冲动性。很多学龄前期的孩子都是比较忧虑不安的,存在交

ADHD 症状

诊断 ADHD 并不需要以下所有的症状,但是注意力缺陷对于诊断是必需的。症状必须在 2 种以上环境下出现(比如说家庭和学校),而且必须影响了孩子的社会交往和学习能力。

注意力缺陷的表现:
- 常常不能对细节引起足够的注意
- 难于在工作和学习时保持注意力
- 在他人与其对话时,好像充耳不闻
- 经常不能按照指示办事,不能完成任务
- 难于有机地安排任务和活动
- 经常回避、厌恶或不愿参与需要长时间脑力活动的事情
- 经常丢三落四
- 容易对外界的干扰分心
- 健忘

多动的表现:
- 经常手足不安,蠢蠢欲动
- 在教室或其他地方经常离开自己的座位
- 经常四处乱跑乱爬
- 难于安静地参加一些休闲活动
- 像装有马达一样,常处于行进或活动状态之中
- 过度话多

易冲动的表现:
- 在别人问题还尚未说完之前就抢着报答案
- 难于耐心等候自己的轮次
- 经常打断或打扰别人

流和沟通的障碍并且行为表现很差。他们看起来注意力分散、坐立不安、蠢蠢欲动、缺乏耐心、所答非所问。在儿童后期,这些孩子会不安地四处移动双脚和双手、说话烦躁冲动、健忘,他们的行为显得毫无章法,但通常没有攻击性。

大约 20%~60% 的孩子有学习能力的丧失,80% 孩子有学习障碍。他们的功课一团乱麻,粗心大意,缺乏深思熟虑。他们的思维似乎在其他什么地方游走,根本没有听别人在讲些什么,不会听从他人的要求,不会去完成功课、家务活或其他的任务,他们会频繁地从一件尚未做完的事情跳到另一件去。

大约 40% 的患儿在进入青春期时会存在自卑、抑郁、焦虑或反对权威等问题,大约 60% 的孩子会有暴怒发作等障碍,并且大多数年长儿耐受挫折的能力都很差。

诊断

诊断是基于症状的数目、频率和严重性。其症状必须在至少 2 个独立的环境下出现(通常是在学校和家庭里),若仅在学校或仅在家庭里反复出现症状,但没有在其他的环境下出现则不能定义为 ADHD。

诊断常常是比较困难的,因为是取决于观察者的判断而没有 ADHD 相关的实验室检查,但通过对各种行为

ADHD:流行病学或诊断泛滥?

现在越来越多的孩子被诊断为 ADHS,使父母和医师的顾虑不断地增长:是否有很多孩子被误诊了?孩子较高的活动水平可能完全是正常的或者是对儿童期性格气质的简单夸大而已。同样,其发生可能是由于多种原因造成的,包括有情感上的疾病或脑功能的异常,比如说 ADHD。

通常 2 岁左右的孩子是比较活跃的而且难以安静下来,直到 4 岁,其高水平的活动才会逐渐变得正常,因此在这些年龄阶段的孩子有以上的行为是正常的。其活跃的行为可能会引发父母和孩子之间的冲突,增加父母的焦虑,也可能对孩子的其他监护人(如老师)带来麻烦。

决定一个孩子的活动水平是否异常过高,不能简单地根据躁动的他的耐受性的高低,有的孩子就是比平常人的活动度高。如果结合了高水平的活动、注意力分散以及易冲动性,那么就可定义为多动并考虑是 ADHD 的部分表现。

对高活动性在正常限度内的孩子进行批评或惩罚常常是事与愿违的,反而会增加孩子的活动水平。尽量避免让孩子长时间静坐,或找一个有经验的老师来处理这些情况或许有帮助。如果说简单的方法不能奏效,那么就需要进行医学的或精神心理的评估,以排除一些潜在性的疾病,比如 ADHD。

采取问卷调查的方式可以帮助医师的诊断。因为学习不能是比较常见的,很多孩子还要接受心理学的测试,以明确是否存在 ADHD 或特殊的学习不能。

治疗与预后

ADHD 患儿漫不经心的症状不会随着长大消失,然而好动的症状随着年龄的增长一定程度减轻。然而,多数青少年及成人已适应了这种漫不经心,其他可影响青少年及成人的问题包括学习成绩差、动作执行能力差、自信心低下、焦虑、沮丧及社交学习能力差等。重要的是,多数 ADHD 患者在工作上的表现比在学校好。然而,如儿童期 ADHD 未进行治疗,患者嗜酒、自杀及药物滥用的概率会增加。

要最大限度减少 ADHD 的影响,常常需要对组织结构、日常常规、学校干预计划和父母养育方法等进行调整。对那些行为没有攻击性或出自于平和家庭环境中的孩子可仅靠药物治疗就有效,有时药物治疗还可辅以儿童行为治疗师的行为治疗。精神兴奋剂则是最有效的治疗药物。

哌甲酯是最常用的精神兴奋剂,它与其他的精神兴奋剂(比如右苯丙胺)同样有效而且更为安全。现在除了常规的剂型外还有大量的缓释(长效)剂型,每天仅需用药一次。哌甲酯的不良作用包括睡眠障碍(如失眠)、食欲低下、抑郁或悲观、头痛、胃痛及高血压等。在撤药后,以上所有的不良作用都会消失。

不过大多数孩子除了有食欲下降外没有其他的不良作用。但是如果长期服用大剂量的哌甲酯,有时会抑制生长,所以在用药期间医师要监测孩子体重的增长情况。

其他很多药物可用来治疗注意力不集中和行为症状,包括可乐定、苯丙胺、抗抑郁药和抗焦虑药等,有时可采取联合用药。

孤独症障碍症候群

孤独症障碍症候群是一种患儿无法获得正常的社会关系,无法正常地使用语言或根本无法使用语言,有强迫行为或仪式性的行为方式,甚至影响正常的智力发育的疾病。

- 患儿难以与其他人交流,行为方式比较死板。
- 诊断建立于观察及父母或其他监护人者的汇报。
- 高度结构化的行为干预最有效。

孤独症是和大脑发育相关的几种疾病之一,发病率约 1/150,其被称为孤独症障碍症候群(ASD)或广泛性发育障碍。经典孤独症是这类疾病最常见的表现。阿斯伯格综合征、雷特综合征、童年瓦解性障碍及未分类的广泛性发育障碍(PDD-NOS)是 ASD 的其他类型。ASD 的症状可在 2 岁之前出现,但有些症状较轻的患儿可能直到学龄期才被发现。男孩发病率是女孩的 2~4 倍。尽管很多孤独症患儿同时患有智力低下,但孤独症与智力

低下不同。

尽管在生物学上可清晰地显示出异常,ASD 的特异性病因并不为人所理解。一些染色体异常,如脆性 X 综合征,会导致孤独症。产前感染可能也起到一些作用。然而,父母对孩子养育的不周、童年不幸或接种疫苗不会引起 ASD。

孤独症障碍症候群比较

疾 病	影 响	描 述
阿斯伯格综合征	通常,患者的语言及认知能力比孤独症患儿强	患儿常被社会孤立,常被认为很奇怪且偏心眼;患儿常用刻板动作;通常有狭隘兴趣的表现;患儿感觉常有异常,如可能对噪声、食物的气味或口味等特别敏感;患儿往往仅从字母上理解语言,使其难以理解讽刺及玩笑;患儿动作常比较笨拙
孤独症	3 岁前发病;很多患儿有不同程度的智力低下,约 25% 18~24 个月的患儿会有严重的语言及社交能力倒退	社交能力及交流能力受损;患儿难以进行眼神交流,理解别人的腔调或面部表情;有刻板动作
童年瓦解性精神障碍	2 年的正常发育后,以下至少两点出现倒退:社交能力;语言;大小便控制能力;运动技巧。最终,症状会被孤独症患儿表现得更为严重	某些症状类似于孤独症(如刻板动作)及儿童精神分裂症(如对情绪化的情况缺乏反应)
未分类的广泛性精神障碍	症状比孤独症患儿轻	这类疾病包括那些智力、行为、社交问题改变无法诊断为其他疾病的患者,称为未分类的广泛性精神障碍
雷特综合征	正常发育 6 个月后出现严重的智力低下。其由基因突变引起且几乎只有女孩患病	大脑和头部不如预期长得快;社交能力受损;患儿丧失说话的能力;患儿无法有目的地使用手且会不自主地挥动手臂;可能会有癫痫发作,身体协调感会丢失;一些症状(如身体摇动)可能类似于孤独症

临床表现

ASD 患儿在以下至少三个领域中出现症状:社会关系,语言,行为,智力。症状由轻至重,可使患儿独立于学校或社会之外。另外,约 20%~40% 的孤独症患儿,尤其是 IQ 低于 50 的患儿,在青春期前会出现癫痫发作。

社会关系:通常,ASD 的婴幼儿会有拒绝搂抱、避免眼神接触的行为。尽管患儿在和父母分开后会表现得沮丧,但他们不像其他儿童一样从父母那里寻找安全感。年长儿童多会自己玩游戏,不会形成亲密的私人关系,尤其是在家之外的地方。当和别的儿童接触时,他们不会运用目光接触和面部表情来建立社会联系,也不会理解对方的情绪或表情。

语言:约 50% 的孤独症患儿始终不愿意学习语言。学习的患儿也比正常儿童晚且其使用语言的方式也不正常。他们常重复对方话语(仿说)或错误地使用代词,如在说自己时,会用"你"代替"我"。患儿难以正常对话,他们的发音及声调有时也不正常。

行为:ASD 患儿对改变非常反感,如新的食物、玩具及衣服等,他们常对无生命的东西过分重视。患儿常重复某些动作,如摇摆、挥手等。一些动作甚至会伤害自己。如撞头或咬自己。

智力:约 70% ASD 患儿智力较低下(IQ 低于 70)。他们的表现是不平衡的。患儿常在运动及空间领域有较强的能力,但在语言表达能力上较差。部分患儿会有特殊或"分裂"的能力,如复杂心算、高级音乐技能。不幸的是,这些儿童通常不能以有产出性的或社会互动的方式运用这些技能。

诊断

通常在游戏室的环境中对儿童近距离的观察和对父母及老师仔细询问做出诊断。一些标准测试,如吉列姆孤独症评定量表等,对评估也有帮助。除了评定量表,医生还可行检查寻找相关可治愈的或遗传的疾病,如遗传代谢综合征及脆性 X 综合征。

治疗与预后

孤独症的症状多终生存在。患儿 7 岁前可掌握得词汇量对预后的情况影响较大。智力较低(IQ 低于 50)的患儿,很可能像成人一样需要公共机构全天照顾。

强化行为改正技术对 ASD 患儿常有效果。IQ 较高的患儿可从以纠正社交困难为目标的心理治疗中得到帮助。包括语言、职业、健康及行为的个性化的特殊教育对孤独症患儿非常关键。

药物治疗无法改变这类疾病。然而,选择性 5-羟色胺再摄取抑制剂如氟西汀、帕罗西汀及氟伏沙明可减轻孤独症患儿的刻板的行为方式。尽管会有副作用(如体重增加及运动障碍),抗精神病药如利培酮,可用于减少自伤行为。

一些家长尝试通过饮食、胃肠道治疗或免疫治疗改善症状,但没有证据表明这些方法对孤独症而有效。

阿斯伯格综合征及未分类的广泛性精神发育障碍

这类孤独症与典型的孤独症密切相关但较轻。

阿斯伯格综合征症状类似于孤独症,他们的也会有刻板行为。他们的语言及讲话技巧是正常的,但在社交语言方面较为薄弱。他们的智力正常,但常有兴趣狭隘的表现。

有明显的社交障碍及刻板行为,但无孤独症及阿斯伯格综合征表现得患儿称为未分类的广泛性精神发育障碍(PDD-NOS),阿斯伯格综合征及 PDD-NOS 患儿比典型的孤独症患儿情况较轻,并可以独立进行社会活动。心理治疗对阿斯伯格综合征患儿常有效。

雷特综合征

雷特综合征是非常少见的一种仅见于女孩的遗传性疾病,会影响儿童的社交能力、语言技巧,并出现反复的手的刻板运动。

患雷特综合征的女孩看起来发育多正常,到 5 个月至 4 岁时才出现症状。当起病时,头部发育减缓,已获得的社交及语言能力迅速丧失,并出现手部的刻板动作(洗手样动作或手指的刻板性扭动)。并常伴过度呼吸、步态不稳、躯干运动共济失调。常会出现智力障碍且较重。

在童年后期及青少年时期,症状会有轻度的自我改善,但语言和行为问题会加重。多数雷特综合征患儿需要全程的照料及特殊的教育计划。该病无法治愈。

童年瓦解性精神障碍

童年瓦解性精神障碍常表现为看起来正常的儿童 3 岁以后出现发育倒退。

多数儿童,智力与身体发育是同时进行的。有时有些倒退也是很普遍的。如上厕所的小孩常会弄湿自己。然而,童年瓦解性精神障碍是一种少见的严重的疾病,表现为 3 岁以上儿童发育停滞甚至倒退至低水平,常伴发严重的疾病如大脑和神经系统感染。

童年瓦解性精神障碍患儿在 3~4 岁前多不表现出异常,然而,在几周或几个月的易怒、急躁之后,就会出现明显的症状。患儿之前学习到的语言、动作或者社交能力会丧失,会出现大小便失禁。另外,患儿会出现类似于孤独症症状的表现。患儿智力也会出现严重衰退。诊断基于患儿的临床表现及对相关疾病的观察。如患儿出现发育倒退的症状,针对神经系统进行评估寻找可治愈的病因是非常必要的。

童年瓦解性精神障碍无法完全治愈,多数患儿,尤其是伴发严重疾病的儿童,需终生护理。

学 习 困 难

学习困难指获取、保留及广泛运用特殊技能或信息的能力不足,它是由于孩子的注意力、记忆力或推理能力的缺乏所造成的,并且可以影响其学习成绩。

学习困难和精神发育迟滞是完全不同的,在正常的甚至高智商的孩子也可以发生。学习困难只影响某些特定的功能,然而在有精神发育迟滞的孩子则可以广泛地影响其认知功能。学习困难有三种主要的类型,包括阅读困难、书面表达困难及数学计算困难。因此有学习困难的孩子可能对算术的理解和掌握有相当的困难,但却可以没有阅读和写作的困难,并且在其他的功课表现良好。难语症为学习困难中最广为人知的。学习困难并不包含原发于视觉、听觉、协调能力或情感问题等所致的学习障碍。

学习困难的原因至今并没被完全了解清楚,它包括一些基本的处理过程,如口头语、书面语或对数字的理解及使用、空间推理能力等的异常。

估计在美国有 3%~15% 的学龄期孩子需要特殊的教育来帮助他们克服学习困难的问题。有学习困难的男孩多于女孩,前者是后者的 5 倍,但女孩常不能被识别或诊断出患有学习困难。

很多有行为问题的孩子在学校表现很差,教育心理学家就对他们进行了是否存在学习困难的测试。然而某些有特殊类型学习困难的孩子能很好地掩藏起他的缺陷,在很长时间内避免被诊断出有学习困难的问题以及由此而必须进行的治疗。

临床表现

年幼儿可能对掌握一些早期学习技能显得比较缓慢,比如颜色、数字、对所熟悉的物品的正确命名、计算等;阅读及写作可能会延迟;其他还包括短时间的注意力集中和注意力容易分散、说话吞吞吐吐及记忆力短暂。另外还可能会有精细运动协调能力的障碍,比如绘画和誊写。

有学习困难的孩子可能会有交流的困难。有些孩子最初有挫折感,然后发展成为行为问题,比如很容易被分散注意力、过度活跃、害羞或爱寻衅闹事。

诊断与治疗

如果说孩子的阅读或学习能力不能达到其相应的语言或智力水平时,则应对其进行评估。需要做听力和视力的检查,因为这些感官的问题有时也能影响阅读和书写的技能。

医师应对孩子做全面的体检以了解有无器质性疾

病,还要作一系列的智测,包括语言的及非语言的,还有阅读、书写和计算技能的测试。

对有学习困难的孩子最有效的治疗是设置个体化的教育方法。有些措施已经在试用中但尚未证实一定有效,包括减少食品中的添加剂,用大剂量的维生素和分析微量矿物质等。对于改善学习成绩、智力水平及普通的学习能力,没有什么药物有可靠的疗效。一些有学习困难的孩子可能也有 ADHD。那么某些特定的药物比如哌甲酯可能对改善注意力,增强孩子学习能力有一定作用。

难语症

难语症是一种特殊的阅读障碍,指难于将单个的单词从一组词语中区分出来,以及不能识别一个单词中的部分字母。

难语症是一种特殊形式的学习困难,它可以影响大约 3% ~5% 的儿童,男孩发病多于女孩,但在女孩更容易被忽视而不被察觉,其发病有家族倾向。

难语症发生于当大脑难于将声音和字符(字母)联系起来的时候,是由于大脑中某些连接相关的理解力有问题所致。它可在出生时就出现,可造成以后的拼写和书写错误,并降低阅读的速度和准确性。有难语症的人并不存在对口头语言的理解困难。

临床表现与诊断

有难语症的学龄期儿童可能出现说话延迟,发音障碍,难于记住字母、数字及颜色的名称,难于混合声调、押韵字词、识别在字词中声调的位置、把字词中的声调拆分

开以及识别词语中声调的数目等问题。在选择用词时缓慢或犹豫不决,词语替代或自行对字母或图片命名是难语症出现的早期提示。对声音的记忆力短暂和不能把音调放在恰当的位置是比较常见的问题。

很多有难语症的孩子对相似的拼音或笔画容易混淆,在书写的时候随意颠倒。但很多没有难语症的孩子在幼儿园和一年级的时候也会有类似的情况出现。

在一年级中期或末期,若孩子在字词学习技能上仍难以进步,则需要进行有无难语症的相关检查。

治疗

对字词识别障碍最佳的治疗是用综合多种感官方法来直接指导,这种治疗形式包含了有各种暗示的语音教学,通常单独作为阅读计划的独立部分。

对字词识别的间接指导也是有帮助的,它包含对词语发音或阅读理解力的训练。通过教育孩子如何将音调混合起来组成词语,如何把字词拆开成音节以及如何识别词语中音调位置等方法来帮助他们更好地认识语音语调。

字词识别的部分技能训练也是有益的,包含了混合音调组成词语、拆分词语及辨认词语中音调位置等训练。

不针对字词识别的间接治疗方法可以使用,但不作为常规推荐,包括使用染色的镜片来使词语或字母更容易阅读,以及眼球运动训练或视觉训练。中枢神经系统药物如吡拉西坦也有试用。但大多数间接治疗方法的益处尚未被证实,还可能因其所造成不切实际的期待而延迟了必需的教育训练。

脑 性 瘫 痪

脑性瘫痪是指由于出生前、出生时或出生后不久大脑的损伤所引起的肌肉控制不良、痉挛、瘫痪和其他的神经系统问题。

脑性瘫痪的发病率为 2/1000 ~4/1000,早产儿的发病率为其 10 倍,在极低出生体重儿中尤为常见。

脑性瘫痪不是一种病,而是由于大脑控制肌肉运动的部分(运动区)损伤而引起的综合症状,有些脑性瘫痪的儿童还有大脑其他部分的损伤。导致脑性瘫痪的大脑损伤可能发生在孕期、出生时、出生后和幼童时期。一旦脑损伤已经发生,就不会再加重,尽管患儿的症状随着发育和成熟而有改变。5 岁以后发生的脑损伤不考虑为脑性瘫痪。

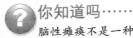
你知道吗……
脑性瘫痪不是一种病。

病因

很多不同类型的大脑损伤能够引起脑性瘫痪,但常不能找出一个明确的病因。15% ~20% 的病例由产伤和出生前、出生时及出生后即刻脑供氧不足引起。围生期感染有时也引起脑性瘫痪,如风疹、弓形虫病和巨细胞病毒感染。未成熟儿尤其易感,可能部分是由于脑血管发育不全,容易发生颅内出血。另外血中胆红素水平增高可导致一种称为核黄疸(胆红素脑病)的脑损伤。出生

后第 1 年内,严重的疾病可以引起脑损伤并导致脑性瘫痪,如脑膜炎、败血症、肿瘤和重度脱水。

临床表现

症状轻者仅有显著的笨拙,重者出现肢体扭曲的严重痉挛,需要支架、拐杖和轮椅等以帮助运动。

脑性瘫痪有四个主要类型:痉挛型、手足徐动型、共济失调型和混合型。由于不能控制发音的肌肉,脑性瘫痪患儿的语言难以听懂。大脑的非运动区也可能受影响,很多脑性瘫痪患儿可有其他的残疾,如智力低下、行为问题、听力和视力障碍及癫痫。

大约 70% 的脑性瘫痪患儿为痉挛型,表现为肌肉强直但是无力。强直可能影响到双上肢和双下肢(四肢瘫),主要影响双腿(双瘫),或者仅有单侧上肢和下肢受累(偏瘫)。受累的肢体发育不充分,肌肉强直但是肌力弱。四肢瘫痪的患儿受影响最严重,常有严重智力低下,伴有癫痫发作和吞咽困难。吞咽困难使这些患儿易于被口腔和胃内分泌物呛住(误吸)。误吸入肺部,导致呼吸困难;反复吸入会对肺造成永久性损伤。痉挛型双瘫的患儿通常智力发育正常,很少出现癫痫。大约 1/4 的痉挛型偏瘫患儿智力低下,1/3 有惊厥。

约 20% 的脑性瘫痪患儿为手足徐动型,此型中肌肉自发地、不受控制地缓慢运动。上肢、下肢和躯体的运动可以是扭动的、突然的、不平稳的。强烈的情绪波动会使运动加重,睡眠则使其消失。患儿通常智力正常,很少有惊厥发作。

约 5% 的脑性瘫痪患儿为共济失调型,此型中协调性差,运动是摇摆的。还有肌无力和震颤,做快速或精细动作时有困难,步态不稳,走路时两足间距加宽。

混合型则包括了两种以上的类型,最常见的是痉挛型和手足徐动型的混合。该型较多见。

诊断

脑性瘫痪在婴儿期早期很难诊断。随着小儿的生长和成熟,发育不良、肢体软弱、痉挛和协调性差逐渐被注意到。实验室检查不能鉴别脑性瘫痪,可做血液检查、肌电图、肌肉活检、脑部 CT 或 MRI 等以明确大脑损伤的性质并寻找病因。如果患儿的脑性瘫痪症状不典型,可能会建议做另外的医学检查,如神经传导检查、肌电图或肌肉活检。特殊类型的脑性瘫痪在患儿 2 岁以后才能被辨别出来。

你知道吗……
5 岁以后发生的脑损伤不考虑为脑性瘫痪。

治疗与预后

预后通常取决于脑性瘫痪的类型和严重程度。大多数的脑性瘫痪患儿存活到成年。生活完全不能自理,受影响最严重的患儿的预期寿命会明显缩短。

脑性瘫痪不能治愈,是终生的问题。尽管如此,可以通过有些治疗提高患儿的运动能力和独立性。物理治疗、职业疗法和矫形器可以改善对肌肉的控制和行走,尤其是在康复训练尽早开始的情况下。手术切除或延长制运动的痉挛肌肉的肌腱。切除发自脊髓的特定的神经根有时可以改善痉挛。语言治疗可以使发音更清楚,并对吞咽困难有所帮助。癫痫发作可以用抗惊厥药物。有时也可使用一些口服药物减轻痉挛,如丹曲林和巴氯芬,但是不良作用使其应用受到限制。新的治疗方法是把药物直接输送到受累的神经和肌肉,肉毒毒素可以直接注射进痉挛的肌肉。

如果没有严重的智力障碍和残疾,脑性瘫痪儿童可以正常地生长并上学。重症患儿则需要多方面的物理治疗和特殊的教育,日常生活的很多活动受到严重限制,需要一定种类的终生护理和协助。但是,即使是严重受累的儿童也能从教育和训练中得益。患儿父母可以获得相关知识和建议,以帮助他们了解孩子的病情和潜能,并帮助解决他们的问题。父母的照顾以及与公共和私人机构的协作,如社会保健机构和职业康复组织,可以帮助这些儿童实现他们最大的康复潜能。

第 286 节

精神发育迟滞/智力低下

精神发育迟滞/智力低下(MR/ID)是指从出生时或婴儿早期就表现出来的显著低于平均水平的智能,导致日常生活中进行正常活动的能力受到限制。

由于长期使用精神发育迟滞,引起不恰当的社会歧视,故改名为智力低下,因更改是最近才开始的,所以现在两种叫法均可。

智力低下不是一种像肺炎或者链球菌性扁桃体炎的特定的医学上的病症,也不是一种精神疾病。智力低下的人具有的智能明显低于平均水平,这限制了他应付两种或以上的日常生活的行为的能力(适应能力)。这些行为包括:交流,家庭生活,照顾自己(包括作决定),参加娱乐、社会、学校和工作的活动,以及对个人健康和安全的意识。

智力低下的儿童有不同程度的智力损伤。在对每个人进行判断的时候,进行功能分级会有所帮助。智能水平可以根据智商(IQ)测试结果或者一个人需要帮助的程度来判断。帮助被分为以下几类:间歇性的、有限的、多方面的和广泛的。间歇性的意味着偶尔的帮助;有限的意味着如在有保护的车间里帮助完成白天的工作之类的;多方面的是指每天进行的帮助;广泛的意味着对日常生活所有活动的高度的支持,可能包括全天的看护。

根据IQ测试的分数,全部人口中约有3%的人被认为有智力低下。如果分类是根据所需要的帮助多少来定,则只有大约1%的人有明显的智力低下。

智力低下分级

分级	智商(IQ)范围	学龄前期能力 (出生~5岁)	学龄期能力 (6~20岁)	成人期能力 (大于等于21岁)
轻度	52~68	能够发展社会和交流技巧;运动协调轻微受损;常常不能在年幼时被诊断出来	能够在十几岁时学习达到大约六年级的水平;能够期望学会适当的社会技巧	通常能够获得足够的社会和职业技能以自给,但是在异常的社会或经济压力下需要指导和帮助
中度	36~51	会说话或学会交流;社会意识差;运动协调中等;可从自助训练中得益	能够学会一些社会和职业技能;在学业上能够达到小学的水平;学会在熟悉的地方独自行走	可以在有保护的条件下从事非技巧性或半技巧性的工作以达到自给;在轻微社会或经济压力下需要监护和指导
重度	20~35	能说的话很少;能够学会一些自助技巧;会有限的语言技巧;运动协调性差	能说话或学会交流;能学习简单的卫生习惯;可以从习惯训练中得益	在完善的监护下可以部分自我护理;在有控制的环境中学会一些有效的自我保护技巧
极重度	≤19	极度迟钝,几乎没有运动协调性;可能需要看护	有一定的运动协调性;有限的交流技巧	可能达到非常有限的自我护理;通常需要看护

病因

有多种的医学因素和环境的情况能够导致智力低下,有遗传的,有在受孕前或受孕时就出现的;还有在孕期、出生时或出生后发生的。最常见的是某些因素影响了大脑的生长和发育。约1/3的轻度和2/3的中~重度智力低下的患儿能找到特定的病因。

 你知道吗……
仅1/3的智力低下患儿能找到特定的病因。

临床表现

有些智力低下的儿童在出生时或出生后很快就表现出异常。这些异常可能是身体的,也可能是神经系统的,还可能包括不寻常的面部特征、头过大或过小、发育畸形的手或足,以及其他各种畸形。有时智力低下的儿童外表看起来正常,但是有其他严重的表现,如惊厥、嗜睡、呕吐、尿味异常、喂养困难和发育异常。在生后第一年,很多有较严重智力低下的儿童出现运动技巧发育的延迟,翻身、坐和站都迟缓。

但是,大多数智力低下的儿童直到学龄前期才出现明显的症状。智力严重受损的儿童中,症状在年龄较小的时候就很明显了。通常父母们注意到的第一个问题是语言发育的延迟。智力低下的儿童在学会使用词语,把词语放在一起,说完整的句子等方面,比正常的儿童更晚。由于认知的损害和语言的缺陷,他们的社会适应发育往往也缓慢。智力低下的儿童在学会自己穿衣和自己进食上很缓慢。一些父母可能直到孩子在学校或幼儿园里不能跟上与年龄相适的预期的水平的时候,才考虑到智力低下的可能性。

智力低下的儿童在很大程度上比其他的儿童更容易出现行为问题,如感情大爆发、发脾气和身体上的攻击性行为,通常与特殊的令人感到挫折的情景以及交流和控制冲动的能力受损有关。年长一些的儿童可能会很容易受骗,轻易地被利用,或者容易引起轻微的品行不端。

大约10%~40%智力低下的人有精神疾病(双重诊断),抑郁症尤其常见,特别是在那些意识到他们与同龄人不同,或者意识到他们由于残疾而被人说坏话和虐待的儿童之中。

智力低下的部分病因

受孕前或受孕时
- 遗传性疾病（如苯丙酮尿症、甲状腺功能减退、脆性 X 综合征
- 染色体异常（例如唐氏综合征）

孕期中
- 严重母亲营养不良
- HIV、巨细胞病毒、单纯疱疹病毒感染，弓形虫病，风疹
- 毒素（酒精、铅、甲基汞）
- 药物（苯妥英钠、丙戊酸钠、异维A酸、肿瘤化疗药物）
- 脑发育异常（脊柱裂、脊髓脊膜膨出）

出生时
- 氧不足
- 早产

出生后
- 脑感染（脑膜炎、脑病）
- 严重头部损伤
- 儿童营养不良
- 严重情感忽视或虐待
- 毒素（铅、汞）
- 脑肿瘤及其治疗

诊断

智障儿童应接受专业医师的评估，包括儿科神经学家、儿童保健医师、心理学家、语言病理学家、职业治疗师或物理治疗师、特殊教育家、社会工作者和护士。

测试包括儿童的智力评估和病因评估。即使智力低下不可逆转，仍需鉴别出引起智力低下的疾病，有利于预知患儿未来的进程，安排提高患儿功能水平的干预措施，对父母提出忠告，他们的另外的孩子可能有患该种疾病的危险。

有身体畸形或其他提示与智力低下相关疾病症状的新生儿，需要实验室检查以帮助发现代谢和遗传性疾病。影像学检查如 CT 和 MRI，有助于寻找脑内结构的问题。

学习语言和掌握社会技能延迟的儿童有不同于智力低下的原因。由于听力问题影响语言和社交能力，所以应做听力评估。情绪问题和学习障碍也会被误认为智力低下。长期严重缺乏正常的爱和关注的儿童可以变得迟钝。坐和走路（粗大运动技巧）延迟或操作物体（精细运动技巧）延迟的儿童，可能患有与智力低下无关的神经系统疾病。

有些轻度发育问题常不被父母注意到，所以在健康儿童随访时应常规作发育筛查测验。一般使用简单的测试来快速评估儿童的认知、语言和运动能力，如丹佛（Denver）发育筛查测验。父母可以帮助医师判断儿童的能力水平。在筛查测试中表现得明显低于同年龄水平的儿童应做正式的检查。

正式的测验有三个部分：与父母的谈话、对儿童的观察和常模参照测验。测量智力能力，使用如 Wchsler 智力量表Ⅲ（WISC-Ⅲ）；其他的测验评价交流、日常生活技巧、社会能力和运动能力等方面，如 Vineland 适应性行为量表。一般来讲，这类正式测验把儿童的智力和社会能力与同年龄儿童作了精确的比较。但是，不同文化背景、社会经济地位很低的儿童更容易在这类测验中表现很差。鉴于此原因，对智力低下的诊断需要医师把测验的数据与来自父母的信息及对儿童的直接观察结合起来分析。只有在智力和适应能力都显著低于平均水平的时候，智力低下的诊断才是恰当的。

预防与预后

因为有时智力低下与严重的身体疾病共存，所以智力低下儿童的预期寿命可能会缩短，这取决于所患的特定的疾病。一般来说，智力低下越严重，所患的身体疾病越严重，患儿的预期寿命越短。尽管如此，轻度智力低下儿童的预期寿命相对正常。

预防主要应注重环境、遗传、感染性疾病以及意外伤害的防治。建议家庭成员或其他孩子已有患遗传性疾病的人做遗传学检查，如苯丙酮尿症、Tay-Sachs 病或脆性 X 综合征。对遗传性疾病进行基因鉴定，使遗传学顾问可以帮助父母评估生下另一个患病孩子的风险。计划怀孕的妇女应该接受必要的预防接种，尤其是针对风疹。患有可以对胎儿造成伤害的感染性疾病危险的妇女应该在怀孕以前接受关于这些疾病的检查，如风疹和艾滋病（HIV）。

适当的产前处理可以降低生出智力低下儿童的危险。在受孕前和怀孕早期服用叶酸，一种维生素，有助于预防某些大脑畸形。提前练习生产和分娩以及对早产儿的护理，已经帮助降低了与早产相关的智力低下的发生率。

一些检查，如超声波、羊膜腔穿刺、长期绒毛取样和多种血液检查，可以在孕期进行以找出经常导致智力低下的疾病。羊膜腔穿刺和长期绒毛取样经常被用于有高度危险生出患唐氏综合征孩子的妇女。少数疾病可能要在孕期治疗，如脑积水和严重的 Rh 血型不相容。但是，多数疾病是不能治疗的，早期识别只能让父母做好准备并允许他们考虑是否流产。

治疗

由初级护理医师、社会工作者、语言和物理治疗师、心理学家、教育专家和其他人构成的多学科治疗组使智力低下儿童得到最好的照顾。这些人和家庭一起为儿童制订一个综合的、个体化的计划，一旦怀疑为智力低下就开始实施。父母和患儿的同胞也需要情感上的支持，整

个家庭都应该成为计划的组成部分。

在决定患儿需要哪种类型的支持的时候必须整体考虑患儿的力量和弱点。身体残疾、人格问题、精神疾病和人与人之间的交往技能等因素可以帮助确定有多少支持是需要的。

所有智力低下的儿童都可以从教育中获益。提供的教育必须是限制最少的,包含了最多可能的环境,在那里患儿拥有机会和没有残疾的同龄人互动,并且拥有同等的机会获取社会资源。

智力低下的儿童在家里生活时通常可以做得最好。

但是,一些家庭不能在家中提供护理,特别是对有严重、复杂残疾的儿童。要决定将智力低下的儿童留在家里照顾是很困难的,这要求家庭和他们的整个支持小组进行深入广泛的讨论。让一个有重度残疾的儿童在家中可能会使家庭分裂,还需要很多父母所不能提供的一心一意的照顾。这种家庭需要心理上的支持。社会工作者能够组织一些服务来协助家庭。日间护理中心、管家、儿童护理者和间断护理设施可以提供帮助。多数智力低下的成年人生活在社会提供的住所内,那里提供满足他们需求的服务,提供工作和休养的机会。

<hr>

第 287 节

精 神 障 碍

一些重要的精神障碍,如抑郁症及饮食困难,常常在儿童期及青少年期出现。一些疾病只在儿童期发生,如孤独症。

除了少数例外,精神障碍的症状倾向于与每一个儿童经历的情感相似,如悲伤、愤怒、怀疑、兴奋、退缩和孤独。精神障碍与正常情感的不同在于程度,情感变得如此强大,以至于完全淹没并介入了正常生活的行为,使患儿遭受痛苦。由于这一点,医师必须用有明显等级的判断来确定什么时候特殊的想法和情绪不再是一个儿童期经历的正常组成部分,而是变成了一种疾病。

一些疾病主要影响行为,使患儿对其他人包括老师、同龄儿及家庭成员造成干扰,称为破坏性行为障碍,包括注意力缺陷、行为障碍、对立违抗障碍等。

对于儿童,有些疾病同时影响心理健康和儿童的全面发育。这些疾病被称作全面精神发育障碍,包括孤独症、阿斯伯格综合征、非特异性全面精神发育障碍、雷特综合征和童年瓦解性障碍。全面精神发育障碍包含了一组相关的情况,涉及受损的社会关系、有限的兴趣爱好、异常的语言发育及语言使用,在某些情况下还包括智力受损。

儿童期精神分裂症

儿童期精神分裂症是一种慢性疾病,包括异常的思维和社会行为。

- 精神分裂症可能是大脑发育过程中大脑中一些化学物质的异常导致的。
- 对于青少年而言,精神障碍多始于情感异常,且常有幻觉、妄想和偏执。

- 医生检查排除其他原因引起。
- 治疗精神疾病的药物可控制症状,专业辅导人员可帮助青少年和家庭成员学习如何控制症状。

精神分裂症在儿童期比较少见,主要发生在青春期后期和成年早期。当精神分裂症发生在儿童期,通常发生于 7 岁至青春期刚开始时。

精神分裂症可能由于脑内化学异常而发生。虽然已明确的是有遗传的易患病性以及此病不会由父母养育不周和童年的逆境引起,但是医师仍不知道是什么导致了这些化学异常。

临床表现与诊断

精神分裂症儿童典型地变得离群,对活动失去兴趣,出现变形的思维和感觉。这些症状在进展之前可能持续一段时间。精神分裂症儿童与患该病的成人一样,容易产生幻觉、妄想和偏执,经常害怕其他人计划伤害他们(被害妄想)或控制他们的思想(被控制妄想),还典型地出现情感迟钝——对于情感的刺激,声音和面部表情都没有改变,通常可以使人们笑或哭的事情在他们身上没有反应。青少年使用违禁药品可能出现酷似精神分裂症的症状。

诊断

对精神分裂症没有专门的诊断性检查。医师根据对症状的全面评估、心理测试和排除潜在内科疾病,如药物滥用、脑肿瘤或其他疾病来做出诊断。

 你知道吗……
精神障碍不会由父母养育不周和童年的逆境引起。

治疗

虽然幻觉和妄想可能用抗精神病药物控制,如氟哌啶醇、奥氮平、喹硫平和利培酮等,但是儿童期精神分裂症无法治愈。儿童对抗精神病药的不良作用尤其易感,如震颤、运动缓慢和运动障碍。对儿童的心理和教育支持以及对家庭成员的辅导,对于帮助每个人应付该病及其后果是必要的。

当症状加重时,精神分裂症儿童有时候需要住院,以便调整药物的剂量并保证他们的安全。

抑 郁 症

抑郁是一种强烈的悲伤的情感,可能发生在最近的损失或其他悲伤的事情之后,但是与事情的严重性不成比例,持续时间也超过正常的范围。

悲伤和不快是人类的普通情感,特别是在对令人心烦的情势做出反应时。对于儿童来说,这类情形包括双亲之一的死亡、离婚、朋友搬家、难以适应学校以及在交朋友上有困难。然而,有的时候悲伤的感觉超出了与事情之间的比例,或者持续时间大大超过了预期的可能。在这种情况下,尤其是负面的感觉导致了每日行使功能的困难,儿童可能会患抑郁症。一些儿童会与成人一样,即使没有不愉快的事情,也会变得抑郁。在有情感障碍史的家庭中这种情况更常见。约 2% 的儿童及 5% 的青少年发生抑郁症。

医师不知道引起抑郁症的确切病因,但是可能涉及脑内化学反应的异常。某些患抑郁症的倾向是可遗传的。多种因素的混合,包括生活经历和遗传的易患病性,都可以对抑郁症的发生产生影响。有时内科疾病是引起抑郁症的病因,例如甲状腺功能低下。

 你知道吗……
一些抑郁症患儿表现出过度活跃、易怒而不是悲伤。

临床表现

与成人抑郁症相同,儿童抑郁症的程度变化很大。

儿童抑郁症患者常有超越一切的悲伤、无价值感和负罪感。患儿对平常可以使他们愉快的活动失去兴趣,如体育运动、看电视、玩电子游戏或和朋友一起玩耍;患儿可能抱怨无聊;也会有很大部分的儿童抱怨身体不适,如头痛或胃痛。

食欲可增加或减退,常常引起显著的体重改变;睡眠通常不好,有失眠或睡眠过多。抑郁的儿童通常不积极或不爱活动。但是抑郁有时候被表面上相反的症状所掩盖,尤其是在较小的儿童,如过度活跃或攻击性的、反社会的行为。

这些症状影响了儿童思考和集中注意力的能力,作业常常使他们感到痛苦。自杀的想法、幻想和尝试常见。医师必须要一直评估抑郁症儿童自杀的危险。

儿童抑郁症症状
■ 情绪悲伤
■ 淡漠
■ 不愿意与朋友和社会接触
■ 感到愉快的能力降低
■ 感到被排斥和不受人喜爱
■ 睡眠障碍,做噩梦
■ 自责
■ 食欲较差,体重降低
■ 有自杀念头
■ 丢弃自己心爱的东西
■ 新的身体不适
■ 学习降级

诊断

医师依赖来自若干来源的信息来诊断抑郁症,包括与儿童或青少年的面谈和来自父母及老师的资料。有时结构性问卷调查可以帮助区分抑郁症和对不幸境遇的正常反应。医师应尝试找出家庭或社会压力是否促成了抑郁症。同时需特别注意自杀行为,检查患儿是否存在类似想法,观察谈及自杀时患儿的反应。

医师同样应检查躯体疾病是否抑郁症的病因,如甲状腺功能低下或药物滥用。

治疗

治疗取决于症状的严重程度。任何有自杀思维的患儿应有经验丰富的心理医生密切监督。如果自杀风险非常高,患儿需住院以保障安全。

对于多数青少年,心理治疗联合药物比单用其一更加有效。但对于幼龄儿童,需首先尝试心理治疗,如需要再使用药物。针对不同个体的心理治疗、团队治疗及家庭治疗均有益。

如抑郁症与季节相关,每日使用特殊的人工光源(采光疗法)可能会有效。在晚秋及冬天,日光的减少可对情绪造成负面影响导致抑郁症,故对在冬季有抑郁症的儿童及青少年可联合使用采光疗法治疗。

抗抑郁药物可纠正脑内化学的不平衡。选择性5-羟色胺再吸收抑制剂,如氟西汀、舍曲林和帕罗西汀,是最常见给予抑郁症儿童和青少年的药物。三环类抗抑郁药物,如丙咪嗪,对儿童的效果不如成人,而且不良作用更多,所以很少用于儿童。

抗抑郁药与自杀:最近有人担心抗抑郁药可增加患抑郁症的儿童及青少年自杀的想法及行为,尤其在初始用药的几周内。这种担心可能导致儿童抑郁症患者抗抑郁药使用的减少。然而,减少抗抑郁药的使用可能和自杀率增加相关,可能是因为未使用药物导致抑郁症未被充分治愈。一些专家认为抗抑郁药在减轻抑郁之前会引起激动及焦虑。在治疗早期,儿童及青少年更倾向于谈及他们对自杀的感受甚至亲身尝试。而当抑郁症减轻的时候,患儿就很少会有自杀想法或行为。有研究试图解决可能与药物使用相关的患儿的自杀倾向问题,但医生们普遍认为抑郁症患儿可从药物中获益,只要患者或家属警惕患儿的临床症状及自杀想法。

躁狂-抑郁症

躁狂-抑郁症是一种情感高涨和强烈兴奋与抑郁和绝望交替出现的情感障碍。

儿童通常有相当快速的情绪转变,从高兴、活跃迅速到闷闷不乐和离群。这些转换极少提示任一种精神疾病。躁狂-抑郁症(又称双相性精神障碍)比这些正常的情绪转换严重得多,在儿童少见,但是比以前认为的多;更有特点的是在青春期或成年早期开始。

病因不明,但是患此症的倾向是可以遗传的。病因可能包括脑内的化学因子异常。躁狂-抑郁症可能在一个应激性生活事件后出现,如乱伦,尽管事件本身不会引发躁狂-抑郁症。少见的是,有兴奋作用的药物在儿童可以引起类似躁狂-抑郁症的症状,如常用于注意缺陷/多动症(ADHD)的苯丙胺。同时,ADHD 及甲亢等一些其他疾病也会引起类似症状。

临床表现

很多躁狂-抑郁症儿童表现出躁狂——一种有情感高涨、兴奋、思维奔逸、易激惹和夸大观念(患儿感觉自己拥有某些伟大的才能或已经有了一项重大发现)的状态——和抑郁的混合状态,躁狂和抑郁同时发生或快速转换。在躁狂发作时,睡眠被打乱,患儿可能变得富有攻击性,在学校的表现常常变糟。

患儿抑郁发作时,躁狂-抑郁症患儿表现类似于抑郁症,患儿感觉沮丧并对平时的活动失去兴趣。他们思考及移动的速度变慢,感到没有希望,并有内疚感。

躁狂-抑郁症儿童在发作间期显得正常,这与 ADHD 患者持续过度活跃的表现不同。

诊断

因为 ADHD 可以出现一些类似的症状,两种疾病的鉴别非常重要。医师应当留意患儿是否在服用可引起躁狂-抑郁症的药物,以及进行检查判断患儿是否患有可引起类似症状的疾病,如进行血液检查排除甲亢可能。

治疗

躁狂-抑郁症用稳定情绪的药物治疗,如锂剂、卡马西平和丙戊酸钠。个性化的治疗和家庭心理治疗可帮助

患儿和他们的家庭应付这一疾病带来的后果。

自杀行为

自杀行为是一种想要伤害自己的行动,包括自杀姿态、企图自杀和完成自杀。

自杀在青春期以前的儿童中很少见,主要是在青春期(特别在 15~19 岁之间)和成年期的一个问题。但是,儿童自杀确有发生,而且在青春前期不能被忽视。

自杀是仅次于意外事故造成青少年死亡的主要原因,而且有可能很多归因于意外事故的死亡实际上是自杀,如车祸和枪伤。

企图自杀的年轻人比实际自杀成功的年轻人多得多。一项来自美国疾病控制与预防中心的调查发现,28% 的中学生有自杀的想法,8.3% 的人曾经企图自杀。这些企图自杀的人包括临时发生犹豫而停止自杀及呼救的。

在美国的青少年中,完成自杀的男孩与女孩的比例超过 4:1。但是女孩比男孩更容易企图自杀,是男孩的 2~3 倍。

自杀姿态是采用不足以致死的手段,做出一种自杀态势,以引人注意或达到其他目的,如服用过量的维生素。

危险因素

在自杀想法变成自杀行为之前有多方面的因素起作用。潜在的精神障碍和触发反应激的事件很常见。应激事件的例子包括:所爱的人的死亡,失去男朋友或女朋友,离开熟悉的环境(学校、邻居、朋友),被家庭或朋友羞辱,在学校成绩不及格,有法律纠纷,等等。在儿童中这些应激事件相当普遍,但是,如果没有其他的潜在的问题,很少导致自杀行为。最常见的两种潜在问题是抑郁症和酒精,或者药物滥用。抑郁症青少年感到绝望和无助,这限制了他们根据出现的问题找出解决方法的能力。酒精和药物降低了对危险行为的限制能力,以及对行为后果的预测能力。最后,对冲动的控制能力差是自杀行为的一个常见因素。企图自杀的青少年普遍是生家庭成员或朋友的气,他们不能控制愤怒,而把怒气转向自己。

有时候自杀行为是儿童模仿其他人的结果。例如,一个被广泛宣传的自杀,如名人的自杀,常常跟随了其他人的自杀或自杀企图。自杀可能在对情感障碍有遗传易患性的家庭中成群出现。

诊断

父母、医师、老师或朋友能够辨别出可能企图自杀的儿童,尤其是那些在近期有行为改变的人。儿童和青少年常常只向同龄人倾吐秘密,必须要鼓励他们不要为可能企图自杀的儿童保守秘密。明显表达出如"我希望我从未出生"或者"我想睡觉不再醒来"的自杀想法的儿童有自杀的危险,但是有更多其他细微的迹象的儿童也处于危险

之中,如社交回避、学校留级或与失去心爱的物品。保健专家起到两个关键作用:评估自杀儿童的安全性和是否需要住院,治疗潜在的疾病如抑郁症或药物滥用。

儿童及青少年自杀的危险因素及危险表现

精神及身体症状
- 对病态主题的偏见
- 抑郁
- 情绪戏剧性的变化
- 食欲改变
- 睡眠失调
- 紧张、焦虑不安
- 难以控制冲动

行为改变
- 健康情况及自我护理能力差(尤其是对于突然的改变)
- 从社交环境中脱离
- 降级
- 暴力行为增加
- 丢弃最喜爱的物品

谈话
- 会说自己感到内疚
- 会提及想死亡,如"我希望自己从未出生"或"我想睡下再不醒来"
- 直接或间接威胁要自杀

基本情况
- 接近枪械或处方药
- 自杀家族史
- 自杀未遂
- 爱人死亡,尤其是自杀死亡
- 酒精或药物滥用

预防

直接询问有危险的儿童关于自杀的想法和计划可以降低而不是增加企图自杀的危险,因为对自杀想法的辨别可以导致对这一想法的有意义的干涉。在很多社区都有提供 24 小时援助的危机热线,而且随时可以联系到能够立即给予建议和协助获得进一步护理的有同情心的人。虽然很难证明这些服务确实减少了自杀死亡的数目,但是在指导儿童和家庭采用适当的对策上是有用的。

治疗

企图自杀的儿童需要在医院急诊室里紧急评估。任何种类的自杀未遂都必须严肃对待,因为 1/3 完成自杀的人之前有过自杀的尝试,有时候表面上看很轻微,如在手腕制造一些浅的伤痕或者吞下少许药丸。当父母或照料者轻视或小看一次不成功的自杀企图,儿童就可能把这看作一项挑战,以后再次自杀的危险增加了。

一旦消除了对生命的直接威胁,医师就应该决定该儿童是否应该住院,这依赖于待在家中的危险程度和家庭提供照顾并保证儿童安全的能力。一次企图自杀的严重性可以通过很多因素来评估,包括是否是周密计划而不是一时冲动,是否采用了避免被发现的措施,使用方法的类型和是否的确受到伤害。把意图和实际后果区分开是很危险的。例如,一个吞下他(她)相信是致死的但是却无害的药丸的青少年应该被认为处于极度危险之中。

如果没有必要住院,那么其家庭必须确保枪支要全部从家里搬走,药物和尖锐的物体要移走或者安全地锁住。尽管如此,阻止自杀仍然是非常困难的。

如果自杀发生:自杀的儿童或青少年会有非常复杂的情绪,如悲伤、内疚或抑郁。他们可能会感到生活没有目的,也会从日常活动中分离。他们可能难以继续维持生存。精神医师可对患儿进行辅导,了解其自杀前的困惑及向其解释自杀的后果及影响。然后患儿可能会理解自杀并不是他们自己的错。

行 为 障 碍

行为障碍以重复的行为模式为特征,在这种行为中其他人的基本权利被侵犯。

虽然有一部分儿童表现得比其他人好,但是以与他们的年龄不相称的方式反复、持续地破坏他人的规则和权力的儿童具有行为障碍。这一问题通常开始于儿童晚期或青春期早期,男孩比女孩更常见。

环境及遗传都会引起行为障碍。患儿父母通常患有精神疾病,如药物滥用、精神分裂症,注意缺陷/多动症或是反社会人格障碍等。有些也可能出现在正常家庭。

临床表现

行为障碍儿童一般是自私的,与其他人关系不好,对犯罪没有正确的观念。他们容易把其他人的行为误解为对他们的威胁,然后以攻击回应。他们可能恃强凌弱、威胁别人、经常打架,还可能残酷对待动物。另一些行为障碍儿童破坏财物,尤其是以纵火的方式。他们可能不诚实或者加入偷窃。对规则的严重违反是普遍的,包括离家出走和经常逃学。有行为障碍的女孩可能不如男孩那么有身体攻击性,她们典型的表现是离家出走、撒谎、药物滥用,有时候参与卖淫。

大约一半的行为障碍儿童在成年后会停止这些行为。儿童行为障碍开始得越早,其行为就越可能持续下去。这些行为仍然持续的成人经常面临法律问题,他们长期地侵犯其他人的权利,并且经常被诊断为有反社会人格障碍。

诊断

诊断应基于患儿的行为。其行为足够麻烦以致破坏其正常的学校或工作生活。

在被战争分裂的地区、社会动荡的环境或其他高度紧张的环境中,作为对生活的适应,儿童的不当行为不是行为障碍。

治疗

治疗非常困难,因为行为障碍儿童很少认识到他们行为的错误。最成功的治疗是把患儿同混乱的环境隔离,并且提供一个严格组织的、在心理卫生方面适合于少年的、公平的环境中。

某些药物可能有效,尤其是针对有注意缺陷/多动症或抑郁症的患儿。治疗这些疾病可减轻行为障碍的症状。

对立违抗性障碍

对立违抗性障碍是一种反复发生的消极的、对抗的、不顺从的行为模式。

对立违抗性障碍的儿童是顽固、难以相处和不顺从的,没有身体上的攻击性或对其他人的权利做出实际的侵犯。很多学龄前期和青春期早期的儿童偶尔会表现出对抗的行为,但是只有当这些行为持续 6 个月以上或者严重到干扰社会和学校的时候,才被诊断为对立违抗性障碍。儿童出现这种行为障碍最常见于 8 岁以前。

对立违抗性障碍儿童的典型行为包括:与成人争辩,发脾气,向规则和指示挑战,故意惹别人发怒,因为自己的错误责怪别人,愤怒,怨恨,容易被激怒。这些儿童知道对与错的区别,如果犯了很严重的错误,他们会感到内疚。

对立违抗性障碍可以通过行为管理方法得到最好的治疗,包括始终如一的训练方法和对想要达到的行为的适当强化。父母和老师可以从儿童的顾问或治疗师那里学会这些方法。

很多时候,抑郁症患儿常被误诊为对立违抗性障碍,尤其当抑郁症的主要表现为易怒时。如此,所有诊断为对立违抗性障碍的患儿应仔细评估是否存在抑郁症表现,如睡眠及食欲紊乱。

焦 虑 障 碍

焦虑障碍会有与客观条件或环境失比例的恐惧及担忧等情绪,会严重影响正常生活。

■ 焦虑障碍有很多类型。主要表现为恐惧或担忧。

■ 通常,患儿不想去上学,常常以身体不适作为借口。

■ 诊断通常基于临床表现,但有时也需进行检查排除焦虑障碍引起的身体症状。

■ 行为疗法通常有效,但较严重时需药物治疗。

所有的儿童都会有焦虑的情绪。如 3~4 岁的儿童常害怕黑暗或怪物。年长儿童或青少年在同学面前做读书报告时会焦虑。这些恐惧或焦虑并不是疾病的表现。然而,如儿童的焦虑使其无法正常学习生活,并变得十分苦恼,就可能患有焦虑障碍。约 10%~15% 的儿童患有焦虑症。

焦虑障碍有遗传倾向,患焦虑障碍的父母其子女更易患焦虑症。

焦虑障碍包括急性应激障碍、广义的焦虑症、强迫症、恐慌障碍、创伤后应激、分离焦虑症、社交恐惧症和场所恐惧症等。急性应激性障碍与创伤后应激障碍类似,除了急性应激仅在事件发生一个月内有症状。场所恐惧症(在不方便逃脱的环境中)常伴发强迫症或由强迫症引起。

临床表现

很多焦虑障碍的患儿拒绝去上学。他们可能患有分离焦虑障碍、社交恐惧症、强迫症或多种并发。

一些患儿可能谈及他们的焦虑,如"我担心再也见不到你了"(分离焦虑障碍),或"我担心那些伙伴嘲笑我"(社交恐惧症)。然而,多数患儿会抱怨身体不适,如胃痛。这些儿童多在说实话,因为焦虑障碍多会引起胃部不适,恶心或头痛。

很多焦虑障碍患儿症状会持续至成年,然而,如早期治疗,很多儿童可以学会如何控制自己的焦虑。

诊断

当孩子或父母描述典型的症状时医生通常能够诊断疾病。然而,焦虑导致的躯体症状和实验室误差在焦虑症被明确前可能会导致医生误诊。

治疗

如焦虑症状较轻,治疗多仅需行为疗法。治疗师会制造使患儿产生焦虑的环境并让患儿习惯这种刺激。这样,患儿会逐渐习惯,焦虑的症状会减轻。适当时,同时治疗儿童父母的焦虑症也会有所帮助。

如焦虑症状较严重,则需药物治疗。通常首选抗抑郁药的一种——选择性 5-羟色胺再摄取抑制剂,如氟西汀。

广义焦虑症

广义焦虑症包括紧张、过度担心,以及对活动或其他事件恐惧。

患儿的焦虑较广泛,压力会增加焦虑。这些儿童常难以集中注意力,多动,睡眠较少,过度出汗,常感疲惫或抱怨身体不适如胃痛、肌肉痛及头痛。

诊断基于临床表现:无明显诱因下出现的过分担心害怕。症状持续 6 个月以上可诊断。

如果焦虑较轻,仅需行放松训练或其他形式的心理辅导。

如焦虑较重,需要可减轻焦虑的药物,通常选用 5-羟色胺再摄取抑制剂,有时则需要使用丁螺环酮。

强迫症

强迫症的症状特点是反复的、不情愿的侵入性强迫观念或行为，强迫症会引起巨大的精神压力而对患者学习或生活造成影响。

引起强迫症的病因不明。然而，一些患者有链球菌感染，这类病患称为链球菌相关性小儿自身免疫性精神疾病。

临床表现

通常，患儿的症状是逐渐进展的，多数儿童患病早期的症状常被掩盖。

患儿常过分担心或害怕自己被伤害。他们被迫做一些事情来平衡或抵消自己的不安，比如：再三检查门窗是否锁好；过分频繁洗手；经常数数（如台阶）；反复从椅子上坐下站起；反复更正作业；咀嚼食物的次数固定；难以接触某些食物；多次请求获得保证，有时甚至一天几百次。

一些行为举止或观念是有原因的，如洗手是为了避免某些疾病。然而，另一些则毫无关系。患儿可能反复数数到50来预防爷爷奶奶发心脏病。如果强迫持续下去，患儿的焦虑会很严重。

多数患儿了解自己的强迫观念或行为是不正常的，常感到尴尬，并会隐藏自己的行为。多数患儿的强迫症是慢性的。

诊断及治疗

诊断基于临床表现。

如果患儿的强迫症状是有目的的，那么仅需行为治疗即可。如需要，可联合使用选择性5-羟色胺再摄取抑制剂。

如存在链球菌感染，可使用抗生素。

恐惧症

恐惧症的特点是至少每周一次的恐惧发作，紧张焦虑的情绪持续约5~20分钟，常伴发身体不适，如心跳加速、出汗、胸痛或恶心。

恐惧症在青少年中较儿童多发。有时，患分离恐惧症或广义焦虑症的儿童会在青春期发展为恐惧症。

焦虑障碍也会有恐惧表现。如当患分离焦虑症的儿童的父母之一离开时，会有恐惧发作。场所恐惧症患儿在无法方便逃脱的环境中会有恐惧发作。

临床表现

恐惧发作时，患儿会感到极度焦虑，而引起身体不适，患儿会大量出汗、呼吸急促，可能会有胸痛、眩晕、恶心或麻木。他们看事物经常是不真实的，他们担心被攻击。恐惧症会影响患儿的社会关系及学习。

恐惧症的恐惧发作多是自发的。但随着时间推移，患儿会主动逃避会诱发恐惧发作的环境或条件。这种逃避会引起场所恐惧症，如患儿不想去上学、去剧院等。

恐惧发作常无故减轻或加重。症状可能自发出现，且几年后又反复出现。有时，恐惧症的青少年患儿会辍学，从社会中分离，变得深居简出，甚至自杀。

诊断及治疗

通常，医生会进行体格检查判断是否存在身体上的疾病引起身体不适。同时应当考虑是否存在焦虑障碍，因其也会引起恐惧发作。

通常，应联合使用药物及行为疗法。对儿童，在进行行为治疗前应使用药物。苯二氮䓬类是最有效的药物。但有时会用选择性5-羟色胺再摄取抑制剂替代因为苯二氮䓬类会引起睡意并对学习及记忆造成影响。行为疗法对场所恐惧症尤其有效，但是药物治疗很少有效，因为场所恐惧症患儿常会担忧遭到袭击，即使通过药物控制症状后很久仍会有这类担心。

创伤应激障碍

创伤应激障碍会反复引发对重大创伤事件的回忆，造成情绪紧张、过度警觉等。

创伤应激障碍可能在儿童目击或经历威胁他们自己或其他人的生命或健康事件后发病。这类事件通常使他们感到十分恐惧、绝望。这类事件包括暴力、交通事故、狗的袭击、战争、自然灾害或死亡等，在年轻人，国内的暴力事件是最常见的诱因。不是所有经历此类事件的儿童都会患病。

创伤应激障碍的症状出现可能在事件发生后几个月甚至几年。如症状在应激事件发生一个月内出现且持续时间少于一个月，称为急性应激障碍。急性应激障碍较创伤应激障碍轻，但早期治疗都是有好处的。

你知道吗……
在年轻人，国内的暴力事件是创伤应激障碍最常见的诱因。

临床表现

患儿会经常感到焦虑，他们常难以忘记引起焦虑的事件。患儿会在睡梦中或白天反复想起应激事件，当遇到和应激事件相关的物品时，思维会发生回闪，患儿会被惊吓，无法顾及周身环境。他们可能会隐藏自己或逃跑，好像自己处于危险境地似的。

情绪上出现麻木非常普遍，患儿可能对平常的活动失去兴趣，从人群中脱离，以及担心自己会早死。他们会感到极度紧张，以至于无法放松。通常患儿难以入睡。

有时患儿也会感到内疚，例如因为他们无法阻止事件发生，患儿幸免于难而其他人却没有。

诊断及治疗

根据患儿经历重大事件病史及之后出现的典型症状

可做出诊断。

心理辅导可能会有所帮助。治疗师应使患儿放心并鼓励他们面对自己的记忆。可通过行为治疗方式减轻患儿对创伤事件的敏感性。

选择性5-羟色胺再摄取抑制剂可减轻症状。

分离焦虑障碍

分离焦虑障碍以因为离家或者同依赖的人（如母亲）分离而持续过度焦虑为特征。

一定程度的分离焦虑是正常的，几乎在所有的儿童都可以发生，尤其是非常小的儿童。不同的是，分离焦虑障碍是超出与儿童发育水平对应的预期范围的过度焦虑。如果分离焦虑持续1个月以上并且引起了明显的不良应激或功能损伤，就认为是分离焦虑障碍。这一障碍的持续时间反映了它的严重程度。

一些生活中的应激可以触发这一障碍，如亲戚、朋友或宠物的死亡，以及搬家或转学。遗传易患性在焦虑的发生中也起到了重要的作用。

临床表现

分离焦虑障碍儿童在离开家或者他们所依恋的人的时候会经历极大的痛苦。他们常常需要知道这些人的行踪并且念念不忘地担心在他们或他们爱的人身上会发生可怕的事情。独自旅行会使他们不安，他们可能拒绝上学、露营、拜访朋友或在朋友家中休息。一些儿童不能单独待在房间里，而是缠着父母亲或者尾随着父母亲在屋子中到处走。

睡眠困难是常见的。分离焦虑障碍儿童可能坚持有人在房间里直到他们睡着。噩梦可以透露他们的害怕，如家被大火或其他的灾难毁坏，患儿可有躯体症状。

当父母出现时，患儿的症状可能消失，因此患儿的实际病情可能比表面上看起来要严重，且症状持续时间越长，病情越重。

治疗

因为分离焦虑障碍儿童常常不去学校，治疗的一个直接的目标就是使儿童重返学校。医师、父母和学校的职员必须作为一个团队合作以确保患儿迅速返回学校。个体和家庭心理治疗以及减轻焦虑药物可能起到重要的作用。

社交恐惧症

社交恐惧症是指惧怕在社会环境中引起尴尬、被嘲笑或受屈辱。

有时社交恐惧症由紧急事件引发。

儿童常因不想去上学而被留意到患病。他们的借口多为身体不适，如胃痛或头痛。

患儿多因担心自己在伙伴面前回答错误、说错话受到羞辱，而显得尴尬甚至呕吐。当症状严重时，患儿甚至拒绝打电话或离开家。

根据临床表现可做出诊断。

通常可采取行为治疗，包括不允许不去上学，如果不去，只会让他们更不愿去上学。

如行为治疗无效，可使用药物减轻焦虑症状，如选择性5-羟色胺再摄取抑制剂。这类药物可减轻患儿的焦虑使他们可以接受行为治疗。

抽 动 症

抽动症是漫无目的的反复、快速不自主运动。

约1/4儿童在儿童期会有不同类型的肢体抽动。男孩多于女孩。常见的抽动包括反复咳嗽、摇头、鬼脸、耸肩、咂嘴以及各种手势等。精神压力可加重抽动症状。通常，抽动仅在患儿清醒的时候出现，通常可被有意识的短期自我控制。

有时抽动症伴随其他疾病出现如强迫症，也可由药物引起，尤其是治疗注意缺陷/多动症的药物，如利他及安非他明。

多数抽动症可自愈。少于1%的儿童症状会持续存在。如症状持续存在并引起了其他问题，即可诊断抽动症。如抽动症状都有发声，则为发声抽动障碍。如抽动均为各种运动，则为运动抽动障碍。如同时又发声及运动抽动，则应怀疑抽动秽语综合征。

多数患者无需心理安慰之外的其他治疗。如果抽动的症状持续出现且让人困扰，则可能需要使用药物。通常，应用抗精神病药来控制抽动症状，如氟哌啶醇、利培酮会有效果。

躯体形式障碍

躯体形式障碍是一组障碍，是由一种潜在的心理问题引起的痛苦或残疾的躯体症状。

有躯体形式障碍的儿童可以有很多症状，包括疼痛、呼吸困难和乏力，但是没有躯体疾病的证据。当另一个家庭成员患重病的时候，这种儿童常常会出现由心理因素导致的躯体症状。这些躯体症状被认为是无意识地产生的，是对心理压力或问题的响应。很明显症状不是有意捏造的，而是患儿实际上经历着他所描述的症状。

躯体形式障碍被进一步划分为转换障碍、躯体化障碍、躯体异常障碍和疑病症。

在转换障碍，儿童似乎有上肢或下肢的瘫痪、变聋或失明或像癫痫发作的抖动的动作。这些症状突然开始，通常与突然发生的事情有关，可能会/不会突然消退。

躯体化障碍与转换障碍相似，但是可有很多更不明确的症状，如头痛、腹痛和恶心。这些症状可能长时间反复发生。

在躯体异常障碍方面，儿童总是认为在外貌上有缺陷，如鼻子或耳朵的大小，或者明显地过分关注于一个很小的缺陷，如一个肉赘。

在疑病症方面，儿童没有特定的正在发生的症状，但是却被身体的功能所困扰，如心跳、消化和出汗，坚信有严重的疾病,但是实际上什么事也没有。

躯体形式障碍在年幼的男孩和女孩中同样常见,但是在青春期少女中较青春期的男孩更常见。

诊断

在做出躯体形式障碍的诊断之前,医师必须确定患儿没有可能导致这些症状的躯体疾病。但是一般要避免大量的实验室检查,因为他们可能使患儿更加坚信有躯体疾病,而且不必要的诊断性检查本身也可能对儿童造成伤害。如果没有发现躯体疾病,医师会告知患儿及其家庭成员鉴定有无潜在的心理问题或困扰的家庭关系。

治疗

患儿可能回避进行心理治疗,因为在他看来,他的症状完全是躯体性的。然而,综合治疗包括个体、家庭心理治疗和躯体康复的方法在很多病例中是有效的。

心理治疗常配合康复计划以使患儿恢复正常。可包括躯体康复,有以下几点好处:可治疗真实的躯体问题,如躯体形式障碍引起的肌肉萎缩;可使患儿以为自己正在接受具体的治疗;可督促患儿积极参与治疗。

可使用药物减轻疾病引起的疼痛,焦虑或沮丧情绪。

第 288 节

影响儿童及家庭的社会问题

儿童在爱他、养育他的照料者的照顾下苗壮成长,不管照料者是父母还是其他人,都能够提供安全保障和支持,可以给儿童自信心和有效应付压力的能力。

要达到情绪上和社交上的成熟,儿童必须在家庭以外与其他人交流互动。主要是和亲密的亲属、朋友、邻居,以及育儿场所、学校、教堂、运动队或其他活动中的人进行交流互动。通过应付这些交流互动中细微的压力和冲突,儿童逐渐学会对付更大的压力和冲突的技巧。而且儿童在日常生活中也在学习成年人如何应付困境和烦恼。

然而,某些重大的事件可能对儿童的应付能力提出挑战,例如生病和父母离异。这些事件也可能干扰儿童的情感和社会发育。例如,一种慢性疾病可以使儿童不能参加各种活动,还可以影响其在学校的表现。

影响儿童的事件也可能对照顾儿童的人造成负面影响。每个照顾生病儿童的人都处在压力之中。这种压力导致的后果随着疾病的性质和严重程度以及家庭的情感来源和其他的安慰及支持的不同而不同。

婴儿的疾病和死亡

 你知道吗……
婴儿或儿童生病或死亡通常会让父母感到内疚,即使他们没有错。有时,孩子们需要一遍一遍地被告诚一些困难的事。

医疗上常需要这些生病或早产的新生儿和婴儿与他们父母分离。虽然有时候医师可能允许父母抱孩子,但是医疗护理常常严重限制了父母同孩子接触的机会。父母还常因为他们孩子的疾病而感到情感压抑。分离和父母的情感压抑妨碍了父母和孩子间的联系,尤其是对于已经长时间住院且病重的婴儿。一旦有机会,父母必须要探视、抱他们的孩子并与孩子交流。甚至病重的婴儿,父母也常常能够喂养,帮助洗澡、换尿布等。即使最初婴儿必须通过鼻饲,母乳喂养也是可能的。许多新出现的育儿室帮助父母为孩子存储和使用母乳。

你知道吗……
看到和触摸死去的婴儿会让家长非常悲伤。

如果婴儿有出生缺陷,父母会感到内疚、悲伤、气愤,甚至恐惧。看望和抚摸孩子能够帮助父母看到超乎出生缺陷以外的东西,把孩子看作一个完整的人,并且这种交流可增强父母对孩子的依恋。关于疾病的信息,可能的治疗方法和婴儿的预后能够帮助父母在心理上作出调整,并且为最好的医护护理作出安排。

婴儿死亡对父母来说始终是一种创伤。但是,如果新生儿在父母看望他并抚摸他之前死亡,父母可能感觉好像他们从来没有生过孩子。抱着或者看着死去的婴儿能使父母由伤心开始,直到逐步结束痛苦。空虚、失去希望和梦想以及恐惧控制着父母的情绪,使他们可能变得抑郁,常感到内疚、自责,即使他们对孩子的死亡没有责任。随后的痛苦和内疚可能使父母之间的关系变得紧张起来。而悲伤痛苦的过程常常意味着父母无法满足包括其他孩子在内的其他家庭成员的需要。

与儿童谈论敏感的话题

很多生活事件对儿童来说是令他们惊恐或不愉快的,例如生病或某个亲近的人死亡、父母离婚或被别人欺负。甚至没有直接影响到儿童的事件也可能引起焦虑,如自然灾害、战争或恐怖行动。所有这些事情都能使儿童陷于理性或非理性的害怕之中。与儿童谈论不愉快的话题常常很难。但是,经常讨论能够帮助儿童应付困难或令人为难的事情,才能驱走不合理的害怕。儿童需要知道那种焦虑是不必需的并且会消失的。父母应该选择一段安静的时间,在儿童感兴趣的时候私下和他们讨论关于困难的话题。父母应该保持冷静,提出真实的信息,并且对孩子表示出专注。通过说"我明白了"等话语或轻轻点头来表示听到了儿童说的话,这可以鼓励他们倾听,重复所说的话也可以鼓励他们,例如,如果儿童提到了对离婚的气愤,可以说"那么离婚使你生气"或"告诉我更多"。问儿童的感觉如何也能够鼓励他讨论敏感的情绪或害怕,例如,在父母离婚期间害怕被不是监护人的父亲或母亲抛弃,或对引起父母离婚而内疚。他们可以通过透露他们自己的感觉,鼓励儿童承认他们的害怕和担忧。例如,关于离婚,家长可以说:"我对离婚也感到伤心,但是我也知道对于爸爸和妈妈来说这样做是正确的。即使我们不能

生活在一起,我们都会一直爱你和照顾你。"通过这样做,父母可以谈论他们自己的感觉,让孩子放心,并且解释离婚对于他们是正确的选择。有的时候儿童必须要反复的听同样的话,尤其是较小的儿童。

有时候家长必须向孩子提出一个艰难的话题,例如告诉儿童一个亲戚或朋友得了重病,当悲伤的事影响了其他的人,如果儿童能够作出一些贡献——例如挑选鲜花,写或画一张卡片、包装礼物或收集衣物、食物、钱或玩具,那么他们会感到更有自信,不再那么绝望。当儿童看起来孤独或悲伤,拒绝参加平常的活动,或变得具有攻击性的时候,父母应该寻求专业人士的帮助。

一个家长可能也会不得不就儿童自己行为有困难的方面与儿童谈话。例如,一个怀疑儿童或青少年滥用药物或酒精的家长应该直接对儿童谈起这一问题。家长可以说:"我担心你在吃药,我这样感觉是因为……"家长应该冷静的列举出影响到儿童的行为,要限制在 3～4 个。如果儿童否认有问题,家长应该冷静的重申利害关系,并且说明正好有一个活动安排,例如已经约好了儿科医师或顾问,在任何讨论中,家长都应该向孩子保证他是被爱的,会得到支持。

该类婴儿有严重疾病或死亡的家庭能够从心理学或宗教神职人员的咨询中获得帮助。父母及家庭支持团体也可能对其进行支持和帮助。

儿 童 疾 病

严重的疾病可使儿童和家庭产生焦虑,即使这种病只是暂时的。慢性疾病,诸如哮喘、糖尿病、听力或视力障碍、脑瘫、致残性疾病通常导致更多情感上的痛苦。

应对疾病可能要经历痛苦,如进行各种检查、服药及调整饮食和生活方式。慢性疾病导致的频繁缺课经常影响儿童的教育。疾病和治疗的不良作用也可以损害儿童学习的能力。父母和老师对生病儿童的成绩的期望降低,但是对父母来说,重要的是要保持鞭策和鼓励儿童取得最好的成绩。

> **你知道吗……**
> 有时一个家长承担的医疗负担和随即带来的不满,而另一个家长没有这种感觉。

生病和住院剥夺了患儿和其他儿童玩耍的机会。其他的儿童可能会因为生理差异和不足拒绝或嘲弄患儿。由于患病,患儿可能变得扭捏和羞怯,尤其是当这些变化

发生在儿童期和青春期,而不是在出生的时候。父母和家庭成员可能对儿童过度保护,而不是鼓励儿童独立。

慢性儿童疾病给父母带来了巨大的心理、经济、情感和身体负担。通常这些负担使得父母的关系变得紧张,也有的时候父母在共同努力以摆脱这些负担的过程中变得更加亲密。父母可能对儿童的疾病感到内疚,尤其是遗传性疾病、孕期的并发症所导致的时候,或由于意外事故(如机动车碰撞事故)或父母的行为(如吸烟)引起的。医疗护理费用可能比较昂贵,也可能导致父母丢失工作。有时候双亲之一承担起照料的重担,这可能引起照料者怨恨的情绪和与其他人隔绝的感觉。父母可能对提供医疗护理的人、他们自己、相互之间和他们的孩子生气,父母也会对孩子的疾病严重程度讳莫如深。情绪上痛苦使得父母难以对残疾或病重的儿童形成较深的接触。

> **你知道吗……**
> 比起健康的孩子,父母可能会花更多的时间或是更宽松的心态对待生病的孩子,这就使那些健康的孩子感到不满并为他们的怨恨感到内疚。

父母常没有那么多时间照顾家庭中的其他儿童。患儿的同胞可能会怨恨患儿受到额外的关注,然后又因为这样想而感到内疚。患病的儿童可能会因为给家庭带来

了伤害和负担而感到内疚。父母对生病的儿童可能过于宽厚，或不能一贯地坚持管教，尤其是在症状反复发作的时候。

即使在最好的环境下，住院对儿童也是一件令人恐惧的事情，只要可能，应避免住院。如果需要住院，时间应该尽量短，使用医院专供儿童使用的病房。在很多医院里，父母能够和他们的孩子住在一起，甚至在痛苦或令人担心的治疗过程中。尽管有父母在场，儿童在住院时经常变得更加依赖父母。

虽然一个儿童的疾病总是对全家造成压力，但是有一些步骤父母可以采用以减轻压力。父母可通过可靠的资料来源尽可能了解关于他们孩子疾病的知识，例如从孩子的医师和值得信赖的医疗资源处。从一些互联网上得到的信息并不总是正确的，父母应该将他们读取的信息同医师进行核实。医师通常向父母推荐支援团体或另一个曾经面对相似问题的家庭，从而提供信息和情感的支持。

儿童需要的服务可能包括医学专家、护士、家庭保健人员、精神卫生人员及其他服务机构的医疗和护理。患复杂的慢性疾病的婴儿需要一名主管来帮助协调对患儿的护理。患儿的医师、护士、社会工作者或其他专家都可担任主管。主管还能确保儿童接受社会技巧方面的训练及家庭和儿童都能接受适当的咨询、教育、心理和社会的支持，例如定期的病人保健。无论是谁协调护理工作，家庭和儿童必须是这个过程中的合作伙伴。

离　婚

分居和离婚事件干扰了儿童需要的稳定性和可预测性。离婚是除了直系亲属死亡以外的，可以影响一个家庭的最具有压力的事件。因为儿童会认为他们的世界已经终结，所以会感到巨大的失落以及焦虑、气愤和悲伤，会担心被抛弃或失去父母的爱。因为很多原因，在离婚那段时间父母照料孩子的技巧变坏。父母通常专注于离婚，而且相互之间生气和怀有敌意。无论他们是否促成了父母的离婚，儿童会为父母的离婚而感到内疚。如果父母忽视儿童或只是偶然且不定期的去看望孩子，孩子会有被抛弃的感觉。

一旦父母决定分居和离婚，家庭成员要经历几个调整期。在急性期（父母决定要分居，包括离婚前期）家庭最混乱。这一期可以持续到 2 年。在过渡期（急性期几周后），儿童逐渐适应了父母之间的新关系和探视模式，适应了非抚养父母的关系。在离婚以后（离婚后期），需要发展不同以前的稳定的生活方式。

在离婚期间，作业对于儿童和青少年来说似乎已经不重要，他们在学校的成绩通常变差。儿童常幻想父母可以和解。2 ~ 5 岁的儿童可能有睡眠障碍、发脾气和分

离焦虑。上厕所的技能可能退化。5 ~ 12 岁的儿童可能感受到悲伤、忧愁、强烈的愤怒和非理性的恐惧（恐惧症）。青少年常常感到不安全、孤独和悲伤。一些儿童从事可带来危险的行为，如药物和酒精滥用、性行为、偷窃和暴力。其他的则可能出现进食障碍，变得目中无人、逃学或加入有危险行为的同龄人群体。

儿童需要对可以专注的、倾听的成人表达他们的感情。咨询可为儿童提供一个不同于他们父母的充满爱心的人，这些人亦不会扰乱他们的感情。

父母之间互相合作很好，并且集中精力满足儿童的需要，儿童才可以调整的最好。父母必须记住离婚只是他们所谓丈夫和妻子的关系的结束，而不是作为儿童父母的关系的结束。父母要尽可能生活在对方的附近，在孩子面前尽量不要相互生气，保证另一方加入儿童的生

什么是恃强凌弱？

恃强凌弱是为了统治或羞辱而再三做出身体和心理的攻击性行为。虽然一般只涉及两个人，但是恃强凌弱也是集体性的。欺凌弱小者常常不知不觉地厌恶他的朋友和同龄人，并伤害着他自己。

虽然受害者有时候会告诉家庭成员或朋友，但是多数由于太不安或者恐惧而不敢向成人揭露欺凌的行为。偶尔老师会告诉家长。受害者可能拒绝上学，显得悲伤或退缩，或变得喜怒无常。

需要让受害者明白欺凌弱小是不会被接受的。父母们应该示范受害者对欺凌者做出反应——例如，告诉一个成年人，走开，改变他们的惯例以避开欺凌者，或者接受咨询服务。通常不主张直接面对欺凌者，教育儿童学会不理睬和不被欺凌者烦扰会减少欺凌者的满足感，最后使欺凌行为减少。

如果恃强凌弱发生在学校，父母应该通知学校的官员。受害者的父母还应该通知欺凌者的父母，但是，应该避免当面对质，这可能是欺凌者的父母产生防御心理而达不到预期的目的。受害者害怕告诉欺凌者的父母后使欺凌行为加重，但是这常常可以制止欺凌行为，特别是双方的讨论是积极的而不是互相指责的，只是集中在有害的行为上的时候。

欺凌者的父母应该让他们的孩子明白恃强凌弱是不被接受的。他们应该坚持孩子向受害者道歉并给以赔偿。这样做能够帮助欺凌者从错误中学会什么是正确的，是恃强凌弱者更能够理解受害者的感受，也使其他人能够更同情的看待他。成人应该就近监视儿童以确保恃强凌弱行为已经停止。心理咨询往往能够帮助那些正在实施恃强凌弱的行为和需要没有被满足的儿童，以及正在模仿家长或较年长同胞的攻击性行为的儿童。

活,考虑儿童的愿望并尊重对方看望孩子。年长的儿童和青少年应该给予生活安排上更多的发言权。父母对孩子绝不偏袒,并应该努力避免对孩子表达出对另一方的负面情绪。父母应该和儿童一起公开、诚实和冷静的讨论问题,并且保持对他们的深厚的感情,继续一贯的管教他们,并且对家务事和学校的作业要保持以往的期望。如果家长为了满足儿童的需要做出了调整和努力,大多数儿童可在大约 1 年后重新获得安全感和有人支持的感觉。

对儿童来说,父母任何一方的再婚若双方适当处理后都能够使儿童恢复稳定和永久的感觉,但是也可以产生新的冲突。一些儿童会感到如果接受了父母一方的新的配偶,就是对另一方的背叛。

家庭结构的改变

多数人把传统的家庭描绘成为一对已婚的男女和他们生物学的孩子。然而,一个家庭可能是一对同性恋夫妇,单身父母亲,甚至是一群没有亲戚关系的成年人抚养的儿童和他们生活在一起。

在过去的几十年间,越来越多的家庭偏离了传统的模式。离婚迫使很多儿童进入单亲家庭或由再婚组成的混合家庭。大约33%的儿童出生于单身母亲,大约10%的儿童是由十余岁的少女所生。很多儿童由祖父母或其他亲戚抚养。大约有 100 万儿童和养父母生活在一起。

现在,即使是传统的家庭也发生了改变。通常父母双方都在外工作,这要求很多儿童在家庭环境之外的机构接受日常的照料。由于学校和职业的委托机构,很多夫妇把生孩子推迟到 30 岁以后甚至 40 岁以后。由于文化上的改变,父亲们把越来越多的时间花费在抚养孩子上面。

每个家庭都会出现冲突,但是健康的家庭都是坚固的,足以解决冲突或不论冲突如何而仍然稳固。无论他们的组成是怎么样,健康的家庭能够为儿童提供归属感,满足儿童的身体、情感、发育和精神上的需要。健康的家庭成员足以用他们的文化和家庭传统一致的方式相互表达出感情和支持。

育 儿

大约80%的儿童上学以前接受家庭以外的照料。很多 5～12 岁儿童在上学前或者放学后也在家庭外机构接受照料。提供照顾的人包括亲戚、邻居、得到许可或没有执照的私人家庭,以及育儿中心。亲戚或保姆也可以在家里照料儿童。育儿中心可以是得到许可的,被正式认可的,或者两者兼备的。正式认可通常要求育儿中心

达到比许可更高的要求。

家庭以外的照料在质量上各不相同,一些极好,一些很差。家庭外的照料也可以有好处。对于父母不能花很多时间与他们交流的儿童,尤其是单身父母的孩子,可以从质量好的育儿机构提供的社交和学术的刺激中受益。

> **? 你知道吗……**
>
> 大多数学龄前儿童会接受家庭以外的场所的照顾。家庭以外的儿童照顾场所可以提供如下好处:提供社会互动,更多的体育和其他活动,以及个人独立性的培养机会。

早期接触音乐、书籍、美术和语言可以刺激儿童智力和创造力的发育。集体游戏可以帮助其社会发展,户外运动和偶尔的剧烈运动有助于恢复被压抑的体力和促进肌肉的发育。创造机会开始他们自己的活动,有助于儿童培养独立性。饮食应该每隔几小时提供富有营养的膳食和点心。电视和录像对儿童的发育没有多少帮助,应尽可能不看。电视和录像的内容应该适合相应的年龄,并且有成年人在旁边监督。有众多来源于地方或国家组织的资源,可以帮助家长采取育儿措施。如美国儿科学会提供的美国健康照顾孩子的网站,包括很多良好的育儿机构的材料。

儿 童 看 护

看护中心是对家庭暂时不能照料的儿童提供的照顾。由当地政府决定寄养的过程。美国看护是非常常见的,每年大约有 750 000 个儿童在看护中心。

看护家长承担儿童的日常照料,但是儿童的亲生父母仍然有儿童的合法监护权。这意味着亲生父母仍然为子女做合法的决定。例如,如果儿童需要做手术,只有亲生父母才能有权同意。

大多数在看护系统里的儿童都来自贫困的家庭。大约 70% 的看护所里的儿童是由儿童保护机构托管的,因为那些儿童被虐待或被忽视。剩下 30% 的大多数是由青少年司法部门托管。极少数儿童是由父母自愿送到看护所里的。虽然很多青少年寄宿在群居家庭或住院治疗设施机构,但是大多数儿童寄宿在看护家庭里。

从自己的家庭中迁出对儿童是巨大的痛苦。在看护机构,儿童可以接受他们家庭的经常的探访或只是有限的受到监督的探访。在看护机构里的儿童离开了他们的邻居、社区、学校和他们的物品,很多儿童和青少年对他们的生活感到焦虑、不可靠和无助,会感到被抛弃、生气,由于分离而痛苦,或者产生极深的失落感。有些感到内疚,相信是他们导致了生育他们的家庭的分裂。同龄人

常常取笑即将去看护机构的儿童,后者增强了他们为何与众不同和毫无价值的感觉,在看护所里的儿童相较于其他儿童有更多的慢性疾病和行为,情感和发育的问题。但是,一旦看护家庭能满足儿童的情感需求,接受看护的儿童会适应得很好,多数看护的儿童可以从咨询中得到帮助。

大约一半的儿童最终会返回他们出生的家庭。约20%的看护儿童最终被收养,最常见的是看护他们的家庭收养。其他的儿童回到亲戚家中或一直长到超过适于看护的年龄,少数儿童被转运到另外一个看护机构。不幸的是,约18%的青少年超过看护的年龄还没有被任何家庭收养。

收 养

收养是指已经存在的家庭中增加一个成员的法律程序。与看护不同,收养是永久性的。收养的目标是为孩子和收养家庭提供终身的保证。那些是孤儿的儿童是显而易见收养的候选者。在美国,如果父母放弃了儿童的监护权,或者父母的监护权被法庭终止,儿童就可以被收养。国际间的收养也常常是可能的(收养来自其他国家的儿童,如从外国的孤儿院来的儿童)。

根据收养的类型,有时候收养会花费上万美元。无论收养的类型如何,富有经验的法律代理人能够帮助养父母。

有时候,养父母可与生父母有联系。当事人之间已经存在了某种形式的关系。例如,继父(母)可以收养一个配偶所生的儿童,或者祖父母可以收养他们的孙子(女)。在其他情况下,父母通过口头传达或报纸广告联系。

在某些个案中,亲生父母很感激有探访他们孩子的机会,而且,和亲生父母建立一种积极的关系可以使养父

母不担心他们要回孩子,对儿童也有好处。在作决定是否收养之前要同专家(如精神健康专业人士和法律专业人士)一起经常地充分讨论所有这些问题。

> **？ 你知道吗……**
>
> 最好在 7 岁或 7 岁以前告诉孩子,他们是被收养的。一些州甚至开设网站,如果生父母和养父母都同意的话,这个网站可以用来让亲生父母和被领养的孩子互相沟通。

许多被收养的儿童都适应良好,很少出现问题,包括曾在看护所和国外的孤儿院的儿童。然而,到了儿童期,他们可能出现被抛弃的感觉,认为他们亲生的家庭放弃了他们。在青春期和青年期,被收养的人可能对他们的亲父母尤其好奇,即使他们从没有问过有关亲生父母的问题。有些被收养的人搜寻有关亲生父母的信息,甚至找到了他们,有的亲生父母找到了他们的孩子。

隐瞒被收养的事实可能在以后会伤害到儿童。如果到 7 岁之前告诉他们,那么儿童会适应得很好。如果被问及,养父母应该以安慰的方式告诉儿童有关他们亲生父母的情况。例如,如果儿童曾被亲生父母虐待或忽视,养父母可以说因为亲生父母有困难或者生病了,不能提供适当的照料。或者,养父母可以对儿童说亲生父母没有能力照顾他,故将孩子送给养父母,方便照顾他们。儿童需要证实他们是被爱着,而且总是被爱着。如果儿童已经与他们出生的家庭取得了联系,那么告诉他们两边的父母都爱着他们会对养父母有帮助。

如果亲生父母要求隐姓埋名,那么儿童是否应该被允许找到关于他们的信息存在争议。美国一些州提供了一个网站让亲生父母和儿童公布他们的身份。如果双方都这么做了,且都同意联系,他们就可以相互联系。

第 289 节

儿童忽视和虐待儿童

- 导致儿童忽视和虐待儿童的因素有贫穷、滥用药物、嗜酒、精神健康问题和单亲家庭。
- 被虐待或者忽视的儿童表现为疲惫、穿着肮脏、身体受伤,或情绪、精神问题。
- 当身体有与外伤不相符的挫伤,监护人无法解释的创伤,或有新发、愈合创伤同时存在时,应该考虑儿童受

到虐待。
- 处理儿童忽视和虐待儿童的措施包括:保护儿童免受进一步受伤,给父母和儿童以咨询,有时采用住院方式,经常为家庭提供安全和合适的护理建议。

儿童会被扣留必需的生活品或被施以伤害性的行为而被虐待。忽视包括不能满足儿童的基本需要:肉体

的、医疗的、教育的和情感的。情感忽视是情感虐待的一部分。虐待可以是肉体的、性的或是精神的。不同形式的虐待有时会同时发生，儿童忽视和虐待常一起发生，同时还有其他形式的家庭暴力，如对配偶的虐待。除了直接的伤害，忽视和虐待会引发长期的问题，包括心理健康问题和药物滥用。儿童时期受到肉体和性虐待的成年人更容易虐待他们自己的孩子。

在美国，每年有超过 896 000 的儿童遭受忽视和虐待，而且其中大约 1400 名儿童死亡，忽视大约是虐待的 3 倍。

对儿童的忽视和虐待由个人家庭和社会等复杂因素所引起。单身、贫穷、药物或酒精滥用、精神问题（如人格障碍或自卑）会使家长更容易忽视和虐待儿童。忽视在贫穷的家庭中更常见，是普通儿童的 12 倍。

法律要求医师和护士按照法律规定一旦发现涉嫌忽视或虐待儿童，应迅速报告给当地的儿童保护机构。根据情况的不同，也可以报告当地执法机构。卫生专业人士应该（但不是必需的）通知家长他们根据法律他们要做一个报告，他们可能会被联络、采访，亦可能在家里参观。照顾 18 岁以下儿童机构的工作人员也要求迅速报告。这些人包括老师、育儿机构的工作者、警察和法律机构职员。其他任何指导或怀疑儿童忽视和虐待的人也鼓励报告，但不是必需的。

所有被报告儿童忽视级虐待的案例都要接受当地儿童保护机构代表的调查，由他们确定事实并提出建议。保护儿童机构的代表可以推荐社会服务、短期住院，暂时看护或永久终结父母的权利。医师和社会工作者根据儿童当时的医疗需要，伤害的严重程度和进一步被忽视和虐待的可能性，帮助儿童保护机构代表做出决定。

种类

对儿童忽视和虐待有很多种

肉体忽视：未满足儿童对食物，衣物和住所的基本需要，是忽视最基本的形式。但还有很多种其他形式，如父母没有为儿童获取预防性牙科治疗或医疗护理，如预防接种和定期体检。当儿童生病时，父母延迟就诊，增大儿童病情加重甚至死亡的危险。父母可能不确定孩子是否去上学或者私下教育。父母可能把儿童留给明知会虐待儿童的人来照料，或者留下一个幼儿无人照料。

肉体虐待：对儿童躯体上的虐待或伤害是肉体虐待，包括对儿童施加过度的体罚。任何年龄的儿童都可能受到肉体上的虐待，但是婴儿和初学走路的儿童尤其容易受到伤害。肉体虐待是婴儿严重头部外伤最常见原因，肉体虐待更容易导致初学走路的儿童受到可能致命性的腹部损伤。肉体虐待（包括杀人）占儿童死亡原因的前十位。一般说来，儿童遭受肉体虐待的危险在上学早期降低，在青春期时增加。

超过 3/4 的虐待实施者是儿童的父母。多数肉体虐待的实施者是男性，出生于贫穷的家庭，跟随单身家长的儿童危险性最大。家庭压力可导致一切肉体虐待。压力可能来源于事业、频繁搬家、同朋友或家庭成员社会隔离以及正在发生的家庭暴力。难相处的儿童（急躁易怒、要求过多、多动症）或者有特殊需求（发展或身体残疾）可能更容易被肉体虐待。肉体虐待经常由其他压力中的危机触发。危机可以是失业、家庭成员死亡，纪律问题等。

性虐待：成人或较大的儿童对儿童做出任何为满足性欲的行为被认为是性虐待，包括生殖器进入儿童阴道、肛门或口腔，没有进入但是有性意图的触摸，对儿童暴露生殖器或展示色情图片，以及对儿童使用情色产品。性虐待不包括性游戏。在性游戏中，儿童不到 4 岁的年龄差距，看或者互相触摸生殖器部位而不用暴力或威胁。

到 18 岁时，大约 12% ~ 15% 的女孩和 8% ~ 10% 的男孩受到过性虐待。大多是虐待者是儿童认识的人，通常是继父，叔叔或母亲的男朋友。女性虐待者比较少见。

某些情况会增加性虐待的危险。例如，有几个照料者或者几个性伴侣的人照顾儿童，被性虐待的危险性增加。与社会隔绝，自尊心低下，家庭成员有被性虐待者，与犯罪团伙有牵连等也使危险性增加。

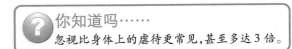

你知道吗……

忽视比身体上的虐待更常见，甚至多达 3 倍。

情感虐待：有语言或行为在心理上虐待儿童就是情感虐待。情感虐待使儿童感到他们是毫无价值的，有缺陷的，不被人爱，没有人要，处在危险之中的，只有在他们满足他人的要求后才是有价值的。

情感虐待包括蔑视、利用、威吓、孤立和忽视。蔑视意味着小看儿童的能力和成就。利用是指鼓励不正常的或犯罪的行为，例如犯罪，酒精或药物滥用。恐吓指恃强凌弱，威胁或吓唬儿童。孤立指不允许儿童与其他成人和儿童交流。情感上的忽视指忽视儿童，不与儿童交流。情感虐待倾向于长期发生。

代理人夸大：此为少见的儿童虐待，照料者通常是母亲，夸大、捏造或导致儿童生病。

临床表现

忽视和虐待的症状与忽视或虐待性质和持续时间有关，与儿童本身和特殊的环境有关。除了明显的身体损伤，症状还包括情感和精神问题，这些问题可能立刻出现或者后期出现，还可能持续存在。

肉体忽视：被肉体忽视的儿童可能看起来营养不良，

疲劳或者肮脏,缺少合适的衣物。他们可能经常逃学,在极端个例中,儿童可能被发现独自或与同胞生活而没有监护人监管。体格和情感发育可能缓慢。部分被漠视的儿童死于饥饿或暴力。

肉体虐待:挫伤、烧伤、鞭痕和擦伤都常见。伤痕印迹通常是施暴物体的形状,如皮带或灯绳。在手臂或腿上可以看到香烟的灼伤或烫伤。有些严重损伤可能存在于口腔、眼、大脑或其他看不见的脏器。儿童可能有旧伤的痕迹,例如已经愈合的骨折。有的时候伤害导致毁容。

初学走路的儿童被有意泡进滚烫的浴盆里会被烫伤。烫伤可位于臀部呈环状。溅起的热水可能在身体的其他部位造成小的烫伤。

被剧烈摇动的儿童可能出现惊吓婴儿综合征。该综合征由剧烈摇动婴儿引起,通常在摇晃后会把婴儿抛出。被剧烈摇动的婴儿可能没有可见的损伤,而且看起来睡得很熟。这种嗜睡是由于脑损伤和脑水肿,可能有大脑和颅骨硬膜下出血引起。婴儿可能出现眼底视网膜出血,肋骨和其他骨骼可能出现骨折。

长期被虐待的儿童经常是不安且容易发怒的。他们常有睡眠不足,抑郁或焦虑,更容易出现暴力行为,犯罪和自杀。

性虐待:被性虐待的儿童常见行为改变。这些改变可能突然发生,而且是极端的。儿童可变得具有攻击性,退缩,出现恐惧症或睡眠障碍。被性侵犯的儿童可能出现于年龄不相称的性行为。被家长或家庭其他成员性虐待的儿童可能产生矛盾的情绪,他们在情感上想亲近冒犯者,但又想背叛他。

性虐待可导致肉体伤害。儿童可能有挫伤、裂伤和生殖器、直肠及口腔周围区域的出血。阴道和直肠的损伤可能造成行走和坐位的困难。女孩可能出现阴道分泌物,还可能发生性传播疾病,如淋病,衣原体感染或有时会发生人类免疫缺陷病毒(HIV)感染。

情感虐待:一般说来,由于需求没有得到一贯的,可以期待的满足,被情感虐待的儿童同其他人接触时常感到不可靠或者焦虑不安。被情感忽视的婴儿看起来似乎没有感情,或者对周围的事物不感兴趣。他们的表现可被误认为是智力低下或有去躯体疾病。这些儿童可能缺乏社交技巧,或出现表达和语言发育迟缓。被蔑视的儿童会缺少自尊心,被利用的儿童可能犯罪或有酒精或药物滥用。被恐吓的儿童可能表现为恐惧和退缩,他们可能变得充满怀疑,拘谨,并且极度渴望取悦成人。与社会隔绝的儿童在社会环境中可能表现为笨拙,难以与他人形成正常的关系。大一些的儿童可能不会按时上学,或上学期间表现不佳。

诊断

忽视和虐待通常很难识别,除非儿童看起来严重营养不足,有明显的损伤或者忽视和虐待的行为被其他人

发现。忽视和虐待也可能很多年都被忽视。导致发现困难有很多原因,有些被虐待的儿童以为虐待是正常生活的一部分而不被注意。有些儿童感到羞耻或被威胁报复的恐吓或感觉他们应该承受虐待,而不愿意提供有关信息。如果被直接问及,被身体虐待的儿童常常会描述发生在他们身上的事情,但是被性虐待的儿童可能因为保证过要保密或者受创太重而不愿意这样做。

当医师怀疑存在忽视或虐待时,他们会寻找虐待的迹象,并全面评估受害儿童的身体,环境,情感和社会需求。

肉体忽视:被忽视的儿童通常是在卫生保健人员或社会工作者在评估其他问题的过程中被发现的,如损伤、疾病或行为障碍。医师可能发现儿童的身体和情感发育没有按正常的速度进展,或者错过了很多次预防接种和与医师的预约见面。情感忽视也可因频繁的缺课被老师发现。医师通常会对贫血、感染和铅中毒等在被情感漠视的儿童中常见的疾病做检查。

肉体虐待:当不会走路的婴儿出现挫伤或严重损伤时,应怀疑肉体虐待。当初学走路的幼儿和较大的儿童出现某些不可解释的瘀斑和伤痕时,也要怀疑虐待的可能,如在腿的后部、臀部和躯干的淤伤。在儿童学习走路的时候,经常出现擦伤,但部位主要在身体的前面、突出的、肌肉少的部位,如膝盖、皮肤、前额、下颌和肘部。

当父母不关心他们的孩子和健康,或对孩子身上明显的损伤毫不担心的时候,也要怀疑被虐待的可能。虐待儿童的父母一般不愿意对医师和朋友的描述损伤时如何发生的,其描述可能与年龄和损伤的性质不符合,也可能每次讲述的情况都不同。

如果怀疑肉体虐待,医师会获取有关损伤的精确的照片,必要时行 X 线检查以寻找以前的损伤。如有受虐待的儿童不足 2 岁,需做全身骨骼的 X 线检查以了解是否有骨折。

性虐待:一般根据儿童或目击者的叙述做出性虐待的诊断。然而,由于很多儿童不愿意谈论性虐待,所以有可能只有儿童的行为变得不正常时而怀疑其可能性。如果患儿在 72 小时以内被性虐待,必须检查儿童以收集性接触的法律上的证据,例如从生殖器部位用拭子采取体液样本和收集毛发样本,对任何可见的损伤都要拍照。在某些社区,由受过训练,专门评估儿童性虐待的卫生保健人员进行这种检查。

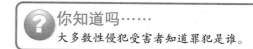

你知道吗……
大多数性侵犯受害者知道罪犯是谁。

情感虐待:通常是在评估其他问题时被发现,如在学校的成绩差或有行为障碍。被情感虐待的儿童同时要检

查有无肉体和性虐待的表现。

治疗

治疗小组由医师,卫生保健人员和社会工作者组成,负责寻找和处理忽视和虐待的原因和影响。治疗小组帮助家庭成员了解儿童的需要并帮助他们利用当地的资源。例如,父母不能承担儿童卫生保健费用时可以获得国家卫生援助。其他社会团体而和政府项目能够提供食物和居所的援助。有物质滥用或精神问题的父母可指导给予适当的治疗。在某些地区还开展了养育工程。

所有的躯体损伤和障碍都应该治疗。损伤、严重营养不良或其他障碍的儿童需要住院治疗。严重的创伤必要时行手术治疗。惊吓婴儿综合征通常需要入住儿科加强监护病房。有些正常的儿童也需要住院,以避免进一步虐待,直到能够确保适当的家庭照顾为止。

部分被性虐待的儿童需要给予药物以预防性传播疾病,有时包括 HIV 感染。情绪不稳定的儿童需要立刻进行咨询和支持。性虐待由于存在一些长期的问题,所以被性虐待的儿童,即时开始没有受到影响,都应介绍给心理保健人员,他们经常需要长期的心理咨询。如果已出现了行为和情感问题,应让这些儿童接受咨询。

治疗的目标是使儿童回到一个安全,健康的家庭环境。根据虐待的性质和虐待者的不同,儿童可以回家和家人在一起,或从他们的家里搬出,被安置在亲戚家中或看护所。这种安置是暂时性的,直到父母能够得到住宅,找到工作,或社会工作者定期随访发现情况稳定时为止。在严重的忽视和虐待案例中,父母的权利可能被终止,儿童一直在看护所直到他们被收养或者成年。

切割女性生殖器官

切割女性生殖器是指切除部分或全部阴蒂和阴唇的仪式。

切割女性生殖器官在部分非洲是常规实行的(通常是北部或中部非洲),是非洲文化的一部分,它是根深蒂固的。体验性乐趣的妇女被认为是无法控制的,是避之唯恐不及,是不能结婚的。

进行切割的女孩的平均年龄为 7 岁,没有麻醉下进行切割。可能会限于切割阴蒂的一部分,但最极端的形式包括切除阴蒂和阴唇(称为锁阴术),其次是关闭除了月经和排尿一个小口外缝合剩余的组织,之后双腿被束缚在一起数周。传统上,切开的女性在新婚之夜被放开。

切割女性生殖器官的后果包括出血、感染(包括破伤风),结疤和心理问题。切割的妇女增加对艾滋病的易感性,分娩时可能会导致致命的出血。

因为宗教领袖发言反对和越来越多社区反对这种做法,切割女性生殖器官比例可能会下降。

老年人的健康问题

机 体 年 龄

年龄是一个持续、渐进自发改变的过程,从出生开始,伴随人一生的各个阶段,包括从孩童成长为少年,再到青年。从中年开始,机体功能开始下降。所以,年龄有正反两方面的意义。

人并不在某一特定年龄变老。传统认为,从 65 岁开始,人们开始步入老年。但这并不是一个生物学意义上的定义。而是有一定的历史原因。德国是世界上第一个建立退休制度的国家,65 岁被定为退休的年龄。尽管目前退休年龄正在发生变化,但这一制度仍被其他发达国家广泛引用。

一个人什么时候变老了可以用多种方法进行评估

■ 时间年龄:时间年龄以时间为唯一参照。时间年龄对于评价健康意义有限。尽管如此,随着时间年龄的增长,出现健康问题的可能性也增加了。由于时间年龄有助于预测许多健康问题,它多被用于法律和经济方面的某些界定。

- 生理年龄:生理年龄主要针对随着时间年龄的增长机体所发生的变化。这些变化在不同人身上发生的快慢不同。所以有些人 40 岁就发生生理变化,而有些人在 60 岁或更老的时间年龄,生理年龄却很年轻。
- 心理年龄:心理年龄基于人们的行为和感受。举例来说,如果一个 80 岁的人仍在工作,对未来充满预期并制定计划,同时积极参加各种活动,那我们可以说这个人的心理年龄非常年轻。

正常衰老:人们常常弄不明白在衰老的过程中机体发生的变化是否正常。虽然不同的人其衰老过程不尽相同,但许多变化几乎在每个人身上都会发生。有些变化来自内部过程,即衰老本身引起的。所以,尽管它们并不受欢迎,但仍被认为是正常的。它们可以被预知且不可避免。例如,随着年龄增加,人眼中的晶状体会变厚,变硬,从而对近距离的物体失去对焦能力。这被称为"远视眼"或"老花眼"。这种变化几乎发生在每个老年人身上。这种变化似乎只能用衰老本身来解释。因此,"老花眼"被认为是正常的老化,其他用来描述这些改变的术语是"衰老"。

人类仍没有掌握正常衰老的完整过程。正常衰老带来的这些改变,常导致某些不适,但人们通常会找到一些应对的方法。比如老年人常发生牙齿脱落,但是规律而科学的牙齿保健可以改善这一过程,如长期看牙医、少吃甜食、规律用牙线或牙刷清理口腔。所以,牙齿脱落虽然在衰老过程中很常见,但仍然是有可能避免的。

另外,衰老引发的功能衰退有时候和疾病引发的功能衰退很相似。比如,随着年龄的增长,脑功能的衰退通常被认为是正常过程,这种衰退包括学习困难和加速遗忘。相比较而言,痴呆症也会引发类似的功能衰退,但程度更重一些。比如前者会忘了把东西放在哪,或想不起细节,而后者则可能将全部事件都遗忘了。痴呆症患者生活自理也有困难(例如驾驶、烹饪、算账),而且不能理解周围的环境,包括不知道日期和自己在哪。所以,痴呆症被认为是一种疾病,尽管在普通人的生命后期常常会出现。某种特殊类型的痴呆症,比如阿尔茨海默病和正常衰老也有区别,阿尔茨海默病人的脑组织(通过尸解获得)看上去和普通老年人是不同的。如上,正常衰老和痴呆症的区别是显而易见的。

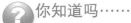
你知道吗……
人类平均预期寿命明显延长了,但是最长预期寿命却并无增长。

有时候衰老造成的功能衰退和疾病造成的功能衰退并不容易区别。比如,随着年龄增长,进食碳水化合物后血糖增长的幅度比年轻时大,这种变化被认为是衰老所致。但是,如果升高超过一定范围就能诊断糖尿病了。这里,区别仅仅是程度上的。

衰老研究

老年学是研究衰老过程的科学,包括生理、心理及社会等多方面的改变。根据这些信息制定的相关措施有助于提高老年人群的生活质量。有些老年学专家同时拥有医学学位,所以他们同时也是老年病学家。

老年医学是一个医学分支,是专门针对于老年人的学科,更多的专注于疾病处理。老年病学家对于衰老的研究,主要为了区分某些变化是衰老本身引起还是疾病引起的。

健康(成功)变老:健康变老指延缓或降低衰老过程中某些不良的影响。

健康变老的目标是维持生理和心理的健康,避免疾病,保持积极和独立。对于大多数人来说,随着年龄的增长要保持健康是有难度的,需要作出很多努力。养成某些健康的习惯可能会有所帮助,比如合理饮食、规律锻炼和保持积极心态。这些习惯越早养成越好,当然,什么时候开始都不算晚。只有这样,我们才会在衰老的过程中掌握一些"主动权"。

有证据表明,在美国,健康衰老的比例正在增加。
- 护理院中的老人比例正在减少(尽管普通人群中 65 岁和 85 岁以上的老人比例有所增加)。
- 75 到 84 岁之间报告损伤的老年人比例在减少。
- 某些虚弱性疾病在 65 岁以上老年人中的比例在减少。

预期寿命

美国人的平均预期寿命在过去的一个世纪里显著提高。一个 1900 年出生的男孩,预期存活 46 年,女孩 48 年。但是现在,生存年龄分别是 73 年和 80 年。虽然这种增长很大程度归功于儿童死亡率的下降,但事实上,超过 40 岁的每个年龄阶段其预期寿命都显著增加。比如一个 70 岁的男性有望超过 83 岁,而一个 70 岁的女性则会超过 85 岁。

尽管平均预期寿命增加了,但是寿命极值(人可以存活的最大年龄)自有记录以来变化却不大。就算有长寿基因和良好的健康管理,似乎也没有人能活过 125 岁。当然,也有些专家认为,这个极限正在逐步增长。目前,存活超过 120 岁的几率是十亿分之一到二。

某些因素会影响预期寿命
- 遗传:遗传因素会影响一个人是否会得某种疾病。比如,一个人携带某种基因致使出现高胆固醇水平的风险增加,他的寿命就有可能因此而缩短。反而,一个人携带了对抗心血管疾病和癌症的基因,就有可能获得较长的寿命。

- **生活方式**:不吸烟,避免药物滥用及酗酒,保持合理体重及饮食,规律锻炼等有助于维持机体良好功能,减少患病。
- **环境毒素暴露**:这种暴露对那些有良好基因的人来说都是致命的。
- **健康管理**:疾病预防以及患病后的积极治疗,尤其是当疾病可以被治愈时(比如感染性疾病和某些肿瘤),有助于提高预期寿命。

机体在衰老过程中的变化

在衰老过程中,机体的每一个细胞和器官都在发生变化。这些变化导致了功能和外观的变化。

细胞老化:随着细胞老化,其功能逐渐减退。最后,细胞死亡。这是机体运行的常态。

衰老细胞之所以会死亡,是因为有一个程序在控制它们的。这个程序是由细胞的遗传基因决定的,并由某种触发机制来引发。这种程序性的死亡,被称之为细胞凋亡,类似于细胞的"自杀"。细胞老化就是触发凋亡的诱因。衰老细胞必须死亡为新细胞空出位置。其他触发凋亡的诱因包括细胞数量异常或细胞受损。

有些衰老细胞死亡是由于它只能分裂有限的几次。这种限制是由基因决定的。当一个细胞不能再分裂,它们就越变越大,存在一定时间,最后凋亡。这种限制细胞分裂的机制在于一种叫做"端粒"的微小结构。在细胞分裂前期,端粒用来移动遗传物质,细胞每分裂一次,端粒就缩短一些。最后,端粒变得非常微小,细胞不能再继续分裂。

有时,细胞在受到损伤后直接死亡。这些损伤可能来自于辐射、光照以及化学药物,也可能来自于细胞本身正常活动的"副产品",比如细胞产生能量时所释放的自由基。

器官老化:器官功能状态取决于细胞的功能状态。老的细胞功能状态欠佳,在某些器官中,细胞死亡后不能再生,细胞数量就会不断减少。睾丸、卵巢、肝脏和肾脏的细胞随着年龄增长其数量明显减少。当细胞数少到一定程度,器官功能就会受到影响。所以,绝大多数器官的功能都很随着机体老化而衰退。然而,不是所有器官都丢失大量细胞。大脑就是典型的例子。健康的老年人脑细胞数量不会明显减少。但是脑中风、阿尔茨海默病和帕金森病患者则损失了大量脑细胞。

一个器官功能下降,不论是正常衰老还是疾病所致,均会影响另一个器官的功能。例如,肾动脉粥样硬化导致狭窄,肾脏的血供减少,继而影响肾功能。

衰老的最初征兆,常常出现在肌肉骨骼系统。眼和耳的功能也早在中年就开始出现变化。人体大多数功能

在 30 岁之前达到峰值,很快就出现逐渐而持续的下降。当然,大多数器官功能都还是非常"胜任"的,因为,器官功能的总容量从一开始就大于机体的需要,这叫做功能储备。举个例子,假如肝脏的一半受损,剩下的肝组织也完全可以维持正常的肝功能。所以,疾病会带来比正常衰老更多的功能丧失。

即便如此,功能下降意味着老年人不能更从容的应对各种应激,包括重体力劳动,环境温度剧烈变化和疾病等。同时也使老年人更容易发生药物副作用反应。

 你知道吗……
疾病比衰老更多带来功能缺失。

骨关节

骨组织变得疏松,脆性增加且易折断。对于女性,更年期后雌激素水平下降会加速骨密度的下降。在骨质形成,降解,重塑这一正常过程中,雌激素有助于防止过多的骨质降解。

骨质变得疏松,一部分原因是由于其中钙(使骨质坚硬)含量减少。钙总量减少说明机体从饮食中吸收的钙减少。同时,维生素 D(帮助机体提高钙的利用率)的水平也会轻度下降。这些变化多出现在髋部的大腿骨(股骨),腕部的前臂骨(桡骨、尺骨)和脊柱骨(椎骨)。

如果这些变化发生在脊椎骨上部,就会导致头部前倾,咽部受压,吞咽会变得困难,窒息也更容易发生。椎骨密度下降,其间的软垫组织(椎间盘)失去水分变薄,导致脊柱缩短。所以,许多老年人变矮了。

关节之间的软骨由于常年磨损和牵拉而变薄,关节面不如以前光滑,整个关节也更容易受伤。关节慢性劳损或反复损伤会导致关节炎,这是老年期极其常见的疾病。

韧带(把关节连在一起)和肌腱(把肌肉附着在骨上)失去弹性,关节变得紧或僵硬。肢体活动变得不灵活。韧带更容易撕裂,而且一旦发生,其愈合将会很困难。所有这些变化都是由于构成这些韧带和肌腱的细胞的活性降低了。

肌肉和脂肪

肌肉组织的总量(肌总量)及强度都会下降。这一过程被称作肌肉衰减。从字面意思就是肌肉减少。肌总量下降从 30 岁左右就开始了,并会持续一生。到 75 岁只剩下青年时期最高峰时的一半。这一现象可能是因为使用率下降,肌肉开始萎缩;同时生长激素及睾酮水平的下降也是原因(此二者可以促进肌肉发育)。肌肉失去快速收缩能力,因为快速收缩的肌纤维较慢速收缩的

肌纤维减少的更多。

　　绝大多数老年人都会保持足够的肌肉数量和力量来完成必要的生理功能。许多老年人仍然非常健壮。他们常常出现在竞技场上感受活力带来的愉悦。然而，即便是最强壮的人都会体会到衰老带来的变化。

你知道吗……
为了弥补严格卧床一天损失的肌量，老年人需要进行两周的锻炼。

　　规律的体育锻炼可以强化肌肉，同时部分克服或显著延缓肌量和肌肉力量的减少。在针对肌肉力量的锻炼中，肌肉对抗重力所产生的阻力（俯卧撑或仰卧起坐），重量或橡胶带的弹力而收缩。如果经常进行这种运动就会增加肌量和肌肉力量。相反，静息状态，尤其是疾病期间卧床休息可以大大加快肌量的减少。在静息状态下，老年人比年轻人更容易损伤肌量和肌肉力量。比如，为了弥补严格卧床一天损失的肌量，老年人需要进行两周的锻炼。

　　到了 75 岁，机体脂肪的含量是年轻时的两倍。大量脂肪增加了出现健康问题的风险，比如容易患糖尿病。脂肪分布也有所变化，从而改变了躯体的形态。老年人科学饮食和规律锻炼可以防止机体脂肪过快增加。

眼

　　在衰老过程中会发生以下变化。
- 晶状体变硬，对近距离物体对焦能力下降。
- 晶状体变浑浊，光线较暗时视物困难。
- 光线变化时，瞳孔的反应变慢。
- 晶状体黄染，影响对颜色的识别。
- 视神经细胞数量减少，影响视觉的深度感。
- 泪腺分泌减少，眼睛干涩。

　　视觉变化常被认为是衰老的最初征兆。

　　晶状体的变化会导致一些情况：
- 近距离视觉受损：从 40 岁开始，许多人发现，看清 60 厘米以内的物体变得越来越困难了。这种情况叫做老花眼，是由于晶状体变硬导致的。通常情况下，晶状体通过改变其形状来对焦。变硬的晶状体对近距离物体对焦变得困难。最终，几乎所有人都需要专业眼镜来帮助阅读。这种眼镜可能是双光眼镜（近视远视两用眼镜）或者是变焦镜（拥有可变焦的镜头）。
- 对光线亮度的要求更高：随着年龄的增长，晶状体的透光度下降，弱光下看清物体变得困难。晶状体浑浊意味着透过它投射到视网膜上的光线减少。同时，视网膜上感光细胞的敏感性也有所下降。一般来说，阅读时需要的光线亮度在 60 岁时是 20 岁的 3 倍。
- 颜色感知的变化：这种变化部分是由于晶状体黄染引起的。颜色不再明亮，而且不同颜色之间的区别也不太明显了。蓝色变得灰暗，就像被水洗掉色了一样。这种情况对大多数人不会造成大的影响。但老年人阅读蓝色纸上的黑色字体或阅读蓝字将会变得很困难。

你知道吗……
阅读时需要的光线亮度在 60 岁时是 20 岁的 3 倍。

　　瞳孔的光反应也变得迟钝。瞳孔通过扩大或缩小来调节射入光线的多少。瞳孔反应迟钝会使老年人在最初进入暗室时看不清事物。或者在突然进入明亮环境时暂时失明。老年人对强光非常敏感，但是这种敏感多数是由于晶状体浑浊和白内障造成的。

　　细节方面，包括阴影和色调变得更加难以分辨，这可能是由于视觉神经细胞的减少所致。这些细胞负责将视觉信号从眼部传入大脑。这种变化影响了对视觉深度的估计，从而影响了对距离的判断。老年人经常会在视野中看到小黑点飘来飘去。这些小黑点是眼中正常液体凝固而成的小碎屑。这种现象叫做"飞蚊症"。飞蚊症并不会严重影响视觉，除非碎屑的数量在短期内大量增加。

　　眼睛变得越来越干涩。这是因为那些能产生润滑液体的细胞数量在减少。泪液分泌也减少了。

　　眼睛的外观也出现了以下变化：
- 眼球的白色部分（巩膜）微微变黄，或者略显褐色。这是由于长年暴露在紫外线、风和灰尘中导致的。
- 巩膜上会出现散在的色素点，尤其好发于深色皮肤的人种。
- 眼球表面会出现一个灰白色的圆环，叫做"老年环"，这个圆环是钙质和脂质沉积导致的，一般不影响视力。
- 由于眼周肌肉松弛和肌腱延伸，导致下眼睑下垂并与眼球分离。这种情况（被称作睑外翻）影响了眼球的润滑，导致干眼症。
- 眼周脂肪减少导致眼球内陷。

耳

　　大多数听力改变取决于噪声暴露的严重程度，长期处在高分贝的噪音中可以明显损害听力。但是，有些听力改变是由于衰老引起的，与噪声暴露关系不大。

　　随着年龄增长，对高调的声音变得不敏感，这种由衰老引起的听力损失叫做老年性耳聋。比如，小提琴的声音就不再清晰了。

你知道吗……
对存在听力困难的老年人,吐字清晰的发音要比大声说话更有效。
高调音——老年人听起来更困难。

老年性耳聋的最终后果就是理解困难,老人们总是认为别人在喃喃自语,即使再大的声音也无济于事。之所以会出现上述情况,是因为许多辅音(比如 k,t,s,p 和 ch)都属于高调音,而辅音是人们辨别字词的重要环节。元音音节属于低调音,更容易被听到。所以,要想让老年人听得更清楚,清晰的发音比仅仅提高音量更有效。因为男性的声音更低沉,所以比女性和儿童的声音更容易被听到。慢慢地,即使是低调的声音,听起来也变得困难了。

许多老年人在嘈杂的环境中会出现听力障碍。同时,耳屎的增多也会影响听力。

口鼻

通常情况下,人们到 50 岁左右开始出现味觉和嗅觉的下降。这两种感觉可以让人充分体会食物的美味。舌头仅仅能够分辨 5 种基本的味道:甜,咸,酸,苦以及一种被认识不久的味觉——鲜味(一般被描述成"香的"或"可口的")。嗅觉可以分辨更细微的味道或混合的味道(比如樱桃的味道)

舌根部的味蕾数量和敏感度随着年龄的增加而降低。但相对于酸和苦,更影响对甜和咸的感受。嗅觉的下降是由于鼻黏膜变薄,变干导致的。而且,神经末梢的功能也退化了。当然,这种变化是轻微的,通常只会影响精细嗅觉。由于上述变化,许多食物似乎变苦了。具有清淡味道的食物也变得无味了。

口腔越来越经常地感到干燥,部分原因是因为唾液减少,口干进一步降低味觉。

牙龈逐渐萎缩,牙齿深部暴露在食物残渣和细菌中。牙釉质磨损明显。这些变化结合口腔干燥使牙齿更容易出现腐蚀。龋齿也更容易发生。牙齿脱落也变得更易发生。

鼻子变得瘦长,鼻尖下垂。

皮肤

皮肤逐渐变薄,变干,失去弹性而出现细小皱纹。长年暴露在阳光下大大增加了出现皱纹的可能,同时也使皮肤变得粗糙且出现斑点。较少接触阳光的人看上去更年轻。

皮肤出现上述变化部分因为老化的机体细胞产生的胶原(一种坚韧的纤维组织)和弹性蛋白(使皮肤有弹性)较以前减少,皮肤因此变得更容易出现皲裂。

皮下脂肪变薄。皮下脂肪就像皮肤的垫子,提供保护和支撑。皮下脂肪同时有助于维持体温。所以,当脂肪层变薄,皱纹就更容易出现,对寒冷的耐受程度也会降低。

皮肤上的神经末梢减少,对疼痛、温度和压力的敏感度降低,因此也更容易受伤。

汗腺及血管减少。皮肤深层的血流减少。致使机体不能有效地把深部的热量通过血流传送到体表。机体散热减少,对体温的调节功能下降。所以中暑更为常见。由于血流减少,皮肤的愈合能力下降。

黑色素细胞数量减少,皮肤对紫外线的抵抗力下降。较大的褐色斑点(老年斑)多出现在暴露部位,也许是因为皮肤对机体垃圾的移除能力下降导致的。

皮肤在阳光照射下产生维生素 D 的能力下降,从而使维生素 D 缺乏的风险增加。

神经系统

脑细胞的数量明显减少。但大脑可以通过以下方式代偿这种损失:
- 神经细胞数减少了,但神经细胞之间的连接增加了。
- 在大脑的一些区域,可能产生新的脑细胞。
- 即便是年老的人,大多脑力活动都由远远大于需要数量的脑细胞参与完成——一种被称为"多余"的特点。

神经递质(传递神经信息的化学物质)的水平发生了改变。大多数神经递质都减少了,但也有一些增加了。神经细胞接受神经信息的受体数量也在减少。脑部血流减少。上述这些年龄相关的变化导致脑功能降低,从而使老年人行动缓慢。但是如果给以充分的时间,老年人还是可以完成一些精细的工作。词汇量,短时记忆,学习新事物的能力以及复述能力在 70 岁以后都明显减弱了。

60 岁以后,脊索内细胞数量开始下降,通常这种改变不影响力量和感觉。

你知道吗……
大脑可以通过多种方式代偿因脑细胞减少带来的功能损失。

随着机体的衰老,神经传递信号的速度明显降低。通常这种变化很小且不易被感知。而且,神经可以进行缓慢的不完全的自我修复。所以,老年人如果发生神经损伤,感觉和力量都会受到影响。

循环系统

心脏和血管越来越僵硬。心脏充盈变得缓慢。当大量血液灌注时,僵硬的动脉血管不能有效扩张,这样就会导致高血压。

尽管有上述变化,一个健康老化的心脏仍然可以工作良好。年轻和老化心脏的区别仅仅在其需要强烈活动以泵出更多血液时才显现出来,比如在运动或生病时。老化的心脏不能像年轻心脏那样在短时间内加快心率,泵出更多的血液。所以老年运动员的表现要比年轻运动员差得多。但是规律的有氧训练可以提高老年运动员的成绩。

呼吸系统

呼吸肌(比如膈肌)的力量减弱。肺泡和肺毛细血管减少,氧的交换随着减少。肺弹性减低。上述变化对于一个不吸烟且没有肺部疾病的人来说并不影响其日常活动,但参加体育锻炼就有些困难了。在高海拔地区(那里氧气稀薄),呼吸会更加困难。

肺部对感染的抵抗力下降,部分是因为清理呼吸道微生物的细胞功能下降。咳嗽有助于清理肺部,但在老年人,咳嗽反射也减弱了。

消化系统

总体上说,消化系统相比机体其他部位更少受到衰老的影响。食道的肌肉收缩力减弱,但不影响食物通过。胃排空时间轻度延长,而且由于胃的弹性下降,不能像以前一样容纳更多的食物。但上述变化在大多数人身上并不明显。

某些变化也会给人带来麻烦。消化道产生乳糖酶(一种帮助消化乳类的酶)减少,使老年人不能耐受奶制品(乳糖不耐受)。当他们进食乳制品后会出现腹胀,腹泻和产气增多的现象。

食物残渣在大肠内的运动减慢,可能导致老年人便秘。

肝细胞数量减少使肝脏逐渐变小。流经肝脏的血流减少,帮助机体代谢药物及其他物质的酶的效力降低,导致肝脏的解毒功能下降。某些经由肝脏分解的药物,其作用时间延长了。

泌尿系统

肾细胞数量减少,肾脏体积变小。肾血流减少。从30岁开始,肾脏过滤机体垃圾的功能开始下降。随着时间推移,肾脏滤出水分过多,滤出盐分过少,使机体更容易发生脱水。即便如此,肾脏功能仍能充分满足人体正常需要。

尿路的某些改变使排尿控制变得更困难:
- 膀胱的最大容量减小,所以老年人排尿次数增加。
- 无论是否需要排尿,膀胱肌肉都过度收缩。
- 尿道括约肌力量减弱,不能有效地防止漏尿。所以老年人容易出现尿急症状。

以上这些变化是老年人容易出现尿失禁的一个原因。

女性尿道变短,尿道壁变薄。这与更年期雌激素水平下降有关。雌激素水平下降也会导致女性泌尿系统的其他变化。

男性前列腺肥大。有时增大的前列腺导致排尿困难和膀胱排空受阻。所以许多老年男性出现排尿费力,尿频和尿滴沥(不能形成完整尿流)。老年人更易出现排尿困难,导致尿潴留。

机体老化:正常变化

现　象	原　因
神经功能	
记忆困难,用词不准确难以集中精力,学习新事物困难	神经细胞释放不同量的神经递质,接受神经信号的受体减少。神经细胞发送和处理神经信息的能力变差,速度减慢
生理活动	
平衡能力下降	内耳控制平衡的结构变得僵硬,并逐渐退化。控制平衡的小脑可能退化
站立时感到头晕或眩晕	心脏不能适应体位变化,从而不能为大脑提供足够的血液。神经系统对心脏的调节减弱。血管不能充分收缩以维持站立时的正常血压
肌肉力量减弱	肌肉纤维的数量和体积变小。机体分泌生长激素和睾酮(对男性来说)减少,此二者有助于维持肌肉的力量
运动困难,灵活性降低	关节润滑液产生减少,关节软骨僵硬,磨损。肌腱和韧带变得僵硬,强度减低。肌肉组织减少,被脂肪和纤维组织代替,强度减弱且肌肉变得僵硬
高强度的运动困难	运动时,心脏不能提供足量的血供。它不能像以前那样快速跳动及泵出血液,部分是由于心脏和血管的弹性下降,变得僵硬。而且,心脏对控制它的生化信息反应减慢、变差。运动时,肺部不能提供足够的氧供。肺活量下降
进食问题	
吞咽困难	口干,吞咽肌肉群力量和协调性下降。牙齿缺失或义齿使食物不能充分被咀嚼,导致食物团块过大,不易被吞咽。脊柱上段变形,导致头部前移,压迫咽喉部

续表

现　　象	原　　因
进食兴趣下降	味觉下降,导致食物缺乏味道。嗅觉下降,导致食物缺乏味道。口干,味觉受损。牙齿缺失,义齿或咬肌力量减弱导致咀嚼困难。吞咽困难
性功能	
阴道干涩	雌激素水平降低
勃起等待时间长,不持久,硬度下降	睾酮水平降低。阴茎血供减少
感觉功能	
需要老花镜	晶状体变硬,对近距离物体对焦困难
弱光下视物困难	视网膜对光线的敏感性下降。晶状体透光度下降
对光线变化的适应性减弱	瞳孔对光线变化的反应变慢。晶状体的浑浊部分使得凝视增加
干眼症	产生润滑液体的细胞数量减少。泪液分泌减少
理解语言困难	老年性听力损失逐渐恶化,尤其是对高频声音(包括对理解语言有重要作用的辅音音节)的影响更大
听力下降	老年性听力损失恶化。耳屎沉积
味觉下降	味蕾数量减少,敏感度下降。鼻黏膜变薄,变干,嗅觉神经末梢老化。使老人感觉气味的能力下降
口干	唾液分泌减少
皮肤和头发	
皱纹	皮脂垫变薄
皮肤皲裂	使皮肤富有弹性和韧性的胶原和弹性蛋白产生减少
皮肤干燥	皮脂腺分泌减少
皮肤瘀斑	皮肤血管脆性增加
伤口愈合缓慢	皮肤毛细血管减少。促进愈合的细胞数量减少,功能下降
体温调节受损	有助于维持体温皮下脂肪层变薄。汗腺数量减少,分泌汗液减少。出汗有助于降低体温。皮肤血管数量减少,经由深部流向体表的血液减少,从而使机体散热功能下降
感知功能下降,痛觉敏感度下降	皮肤感觉神经末梢数量减少
头发变得灰白	头发的毛囊产生黑色素减少
头发变细,脱落	头发是周期性再生的,头发生长缓慢,有些毛囊不再有新发生长,导致头发变得稀疏

生殖系统

女性:衰老导致的性激素水平改变在女性更加明显。对女性来说,大多数更年期的症状都与之有关。随着女性性激素(尤其是雌激素)水平下降,月经停止了,怀孕也不再可能。卵巢和子宫萎缩。阴道组织变得薄弱,干涩,弹性下降(萎缩性阴道炎)。

乳房松弛、下垂及更多的纤维组织,乳房肿块变得不易被发现。

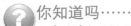
你知道吗……

乳房随着年龄增长发生变化,这些变化可能导致乳房肿块不易被发现。

有些变化(比如激素水平下降和阴道干涩)开始于更年期,可能会影响性活动。但对于大多数女性来说,衰老不会显著影响性快感。

男性:男性激素水平的变化较为缓慢。男性性激素睾酮水平下降导致精子数量减少和性欲减低,但这种变化是相对平缓的。尽管阴茎血供减少,但大多数男性终生都能保持勃起功能并能达到性高潮。但是勃起不再持久,硬度也会降低,而且需要更多的性刺激。二次勃起需要更长的时间。勃起功能障碍(阳痿)随着衰老越来越多见。

内分泌系统

内分泌系统产生的一些激素,其水平和活性都有所下降。生长激素水平下降,导致肌肉体积下降。

- 醛固酮水平下降使脱水更容易发生。这一激素有助于机体保持水钠。
- 胰岛素(有助于控制血糖水平)效力减低,生成减少。胰岛素可以使血糖向细胞内转移,并进一步转化为能量。胰岛素的变化是指大量进餐后血糖水平明显上升,恢复到正常的时间延长。

对大多数人来说,内分泌系统的变化对整体健康没有显著的影响。但有些时候,也会导致某些健康问题等风险增加。比如,胰岛素水平和功能变化会增加导致 2 型糖尿病的风险。

造血系统

活性骨髓(血细胞的来源)的总量减少,血细胞生成减少。尽管如此,骨髓的造血功能仍能维持正常所需。如果机体对血细胞的需求大量增加,问题就产生了。比如在贫血,感染和失血的情况下,骨髓的造血功能就无法满足机体的需要。

免疫系统

免疫系统的细胞活动缓慢。它们识别并攻击外来物质,比如细菌和其他微生物,甚至包括肿瘤细胞。免疫功能下降可以部分解释衰老带来的一些现象:

- 肿瘤在老年人群中更常见。
- 疫苗对老年人的保护作用减弱。
- 一些感染,如肺炎和流行性感冒常发生在老年人身上,且容易导致死亡。
- 过敏症状变得不太严重。

尽管免疫功能下降,但自身免疫性疾病变得常见。随着机体老化,免疫系统不能更好区分自身组织或外来物质,从而对自身细胞进行攻击,这就是自身免疫反应。

老年人的疾病

一些疾病几乎只发生在老人身上。通常被称作老年综合征(需要进行医学干预的老年疾病)。

一些疾病在任何年龄都会出现,但在老年人身上会出现不同的症状和并发症。下面是一些例子:

- 甲状腺功能减低(甲减):对于年轻人来说,会造成体重增加和感觉慵懒。而老年人最初和最主要的症状可能是谵妄。
- 甲状腺功能亢进(甲亢):年轻人会出现躁动和消瘦,老年人则会出现困倦,淡漠,抑郁和谵妄。
- 抑郁症:年轻人表现为哭泣,淡漠和显著的情绪低落。老年人有时候看上去并没有不愉快,多表现为神志混乱,健忘,倦怠,兴趣缺失或者看上去很孤独。
- 心脏病:年轻人通常表现为胸痛。老年人可能没有胸痛的感觉,取而代之的是呼吸困难或腹痛。有时候伴

有大汗,突发的疲惫感,意识丧失或谵妄。
- 消化道穿孔:消化系统器官,比如胃或肠道,偶尔会发生撕裂(穿孔),导致广泛而严重的腹腔感染。年轻人会出现腹部剧痛和发热,腹肌紧张。相反,老年人可能没有这些症状。有时候表现为谵妄或极度虚弱。

老年人由这些疾病导致的谵妄可能会被误诊为痴呆。

老年人经常同时患有多种疾病,并且相互影响。比如,抑郁会加重痴呆,感染会导致糖尿病加重。

当然,疾病已经不再像以前那样对老年人造成毁灭性的打击。以前可能导致老年人死亡的疾病,比如心脏病,髋骨骨折以及肺炎等目前都可以被有效控制或被治愈。经过治疗,许多患有慢性疾病(比如糖尿病,肾病和冠心病)的老年人可以得到功能康复,并实现生活自理。

影响健康的潜在因素

- 单独生活的人比生活在群体中更容易面临健康问题。
- 有限的收入使获得充分快捷的健康救助成为困难。
- 衰老带来的变化会导致或加重健康问题。

某些看上去对健康没有影响的环境或情况,都可能会影响老年人的健康。

人际关系:有良好人际交流或兴趣的老年人(不论是和配偶或朋友),都会较少发生健康问题。比如,已婚或与室友共处的老人其健康状况要好于单独生活的老人。住院率也低得多。

独处的老年人,当其发生状况时无人知晓。没有人指导用药。由于躯体疾病,孤僻或无法开车或步行到商店购物,所以他们无法得到平衡的膳食。独处的老年人更容易患抑郁症。

和亲戚或其他人共处有时也会出现一些问题。老年人有时候会隐瞒健康问题以便不给别人增加负担。一旦某个家庭成员对现状不满,老年人就会被忽视,甚至被虐待(心理上,甚至身体上)。

受教育程度:对于受教育程度较高的人,疾病会被及早发现,即使没有及早发现,预后也会较好。

经济状况:尽管会得到医疗保险,社会保障和医疗补助计划的帮助,老年人的经济状况和总体人群比较仍普遍较差。医疗保险 D 部分(处方药项目)虽然并不完善,但仍能解决低收入老年人的部分用药问题。虽然有多种帮扶政策,一些老人还是不能得到充分的健康保险,难以支付保险尚未覆盖的医疗项目,包括药费等。当支付药费困难的时候,许多可以治疗的疾病常常不能被施治,或治疗被延迟。

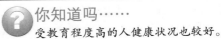
你知道吗…… 受教育程度高的人健康状况也较好。

一些主要影响老年人的疾病

疾 病	描 述
阿尔茨海默病和其他类型的痴呆	记忆和其他脑功能进行性缺失
主动脉瘤	主动脉壁膨出。如果不治疗主动脉会撕裂导致死亡
萎缩性尿道炎萎缩性阴道炎	尿道组织变薄,有时会导致排尿时烧灼感。阴道组织变薄,导致性交疼痛
良性前列腺增生	前列腺增大,导致膀胱排尿受阻
白内障	晶状体浑浊,导致视物困难
2 型糖尿病	机体对产生的胰岛素反应下降。常常在中年以后发生。可不用胰岛素治疗
青光眼	由于眼内压增加,导致视神经受损。可能导致失明。多在中年以后发生
骨关节炎	关节间软骨退化,导致疼痛。多在中年以后发生
骨质疏松	骨质不再致密,脆性增加。骨折容易发生
帕金森病	脑神经细胞进行性缓慢退化,导致震颤,肌肉僵直,运动和维持平衡变得困难
褥疮	皮肤表面长期受压迫,血流减少,导致皮肤破溃
前列腺癌	发生在前列腺的癌症,最终会影响排尿
带状疱疹	早期感染的水痘病毒再次复发,引起水疱,有时会导致长期的剧烈的疼痛
中风	脑部血管阻塞或破裂。导致瘫痪、身体一侧感觉丧失、一侧视觉异常、言语困难或理解困难、平衡性和协调性降低或突发严重的头疼
尿失禁	无法控制排尿,尿液溢出

　　机体对年龄增长的反应:老年人对年龄增长带来的许多问题难以应对,比如退休,丧偶以及疾病。他们会觉得孤独,无用及无力感,而且常常觉得悲伤。有时甚至会丧失自尊。他们开始害怕成为家庭的负担。他们变得越来越沮丧,尤其当他们患有某种疾病变得不能独立生活或者看到朋友或爱人的死亡。所有这些感受使老年人不愿去看医生,导致某些严重疾病被耽误。

　　老年人上述因年龄增长出现的反应使疾病治疗变得复杂。多学科综合治疗会给老年人带来好处。这一治疗团队由医生,护士,社会工作者,理疗师,心理治疗专家和药物学家组成,他们由家庭医生统一领导,对患者进行评估,并制定、协调和实施治疗策略,其中包括社会救助。所有团队成员都积极发现可能存在的问题,并采取措施加以预防和避免。

加速老化的疾病

　　某些疾病对机体的影响和衰老相似。科学家研究这些疾病试图找到衰老的原因。例如,他们识别导致某种疾病的基因缺陷,并和老年人的相同基因进行比较。

早衰综合征

　　早衰综合征是极罕见的疾病,导致未成年人衰老并缩短寿命。

　　早衰综合征,老化过程大大加速了。患儿会出现老年人所有的外部表征,包括脱发,驼背,皮肤干燥失去弹性和皱纹。然而,和正常衰老不同的是,卵巢和睾丸的功能加速失活,导致不孕不育。女性患儿没有月经现象。患儿明显矮小。所以,早衰综合征并不是严格意义上的老化加速。

　　早衰综合征有不同种类。在早老症和维尔纳综合征中,中枢神经系统几乎不受影响,所以日常活动不会受限,除非发生中风。

　　早老症:症状从儿童早期就开始了。是由于基因突变引起的,但很少遗传。就是说,基因突变是自发的。导致皮肤失去弹性,出现皱纹,脱发以及其他衰老可能导致的情况(比如心脏,肾脏和肺脏的疾病以及骨质疏松)。机体非正常生长,与头颅相比,身材显得过于矮小。大多数患儿在十几岁时就死亡了,多数由于心脏病发作或中风。目前没有办法逆转这一过程,但可以治疗其并发症。

　　维尔纳综合征:这一遗传性疾病在青春期或成年早期发病。皮肤失去弹性,出现皱纹,脱发及其他衰老症状,包括动脉粥样硬化,白内障,糖尿病,骨质疏松症,肌肉萎缩和癌症(包括一些在普通人中少见的癌症)。

唐氏综合征

　　唐氏综合征较早衰样综合征更为常见。也会在年轻患者身上出现典型的老年问题:

- 糖耐量减低
- 血管疾病
- 肿瘤
- 脱发
- 骨质退化性疾病
- 过早死亡

寻找长生不老的秘密

所有人都希望知道青春永驻的秘密。科学家们从基因、细胞、激素、饮食结构以及其他因素中寻找蛛丝马迹，试图延缓衰老的过程。现已证明有助于延长寿命的策略有以下三种：

- 锻炼
- 合理饮食
- 减少热卡摄入

经常锻炼的人更加健康。锻炼会带来许多益处：提高并维持生活质量，保持合理体重，预防或延迟疾病的发生，比如冠心病和糖尿病。

习惯低脂饮食且进食较多水果和蔬菜的人较食高脂和高淀粉的人更健康。生活在地中海一带且食用地中海食物的人寿命更长。地中海地区有特殊的饮食习惯，常被称作地中海饮食。这种饮食结构中包含更多的谷物、水果、蔬菜、豆类、坚果和鱼，红肉较少，所以被认为比北欧和美洲的饮食习惯更健康。此外，其主要的脂肪来源是橄榄油。橄榄油含有许多维生素，且单不饱和脂肪酸的含量更高。单不饱和脂肪酸升高胆固醇的作用较弱。而饱和脂肪酸升高胆固醇。

长期低热卡饮食可延长寿命，可能是由于减缓了新陈代谢，降低了有害代谢产物的数量。这些有害的代谢产物（自由基），是细胞活动的副产物。它们促进了机体老化，并导致动脉硬化或癌症等疾病。但低热卡饮食延长寿命尚未得到研究的充分验证。

对大多数人来说，以上三种策略要求个人生活方式的重大改变。所以许多人希望找到其他并不苛刻的要求来延缓衰老。例如，他们寻求其他方式来管理自由基，抗氧化剂可以抵消自由基的作用从而保护细胞。维生素 C 和 E 都属于抗氧化剂。所以许多人补充大量的维生素 C 和 E 以期延缓衰老的过程。有时会补充其他抗氧化剂比如 β-胡萝卜素（维生素 A 的一种形式）。这些抗氧化剂在理论上可以减缓衰老，但是并没有得到科学确证。尚无结论表明补充抗氧化剂可以对抗癌症、心脏病、中风等，而且大量补充可能有害。

随着衰老的发生，某些激素的水平开始下降。人们开始补充激素替代品以期延缓或减慢衰老。比如睾酮，雌激素，DHEA（脱氢表雄酮），生长激素以及褪黑素。但是否有助于延缓衰老尚未可知，反而确定会存在某些风险。科学家甚至认为，某些激素水平的下降可以通过降低新陈代谢而延长寿命。

有人认为，具有东方特点的一些运动，比如瑜伽，太极和气功可以延长寿命。这些运动基于一个原理，即健康是整体概念，包括生理，情绪，精神和心灵的和谐和平衡。强调在运动同时身心放松，呼吸调节，节食和冥想。这些运动对老年人是安全的，而且感觉良好。当然，上述运动是否真正有助于延长寿命也是难以证明的。

和早老症不同，唐氏综合征主要损害中枢神经系统。常常导致智力发育延迟，在生命后期导致阿尔茨海默病。

而且，通过尸解及显微镜检查，患者脑组织的变化和阿尔茨海默病患者的相同。

第 291 节

衰老和药物

药物是最常见的医学干预措施，也是老年人重要的治疗手段。如果没有药物，许多老年人都会生活质量受损或过早死亡。

> **？你知道吗……**
> 超过半数的老年人没有听从医生的建议而服药。
> 老年人对药物（包括其副作用）也更敏感。

老年人常患有慢性疾病，比如高血压，糖尿病和关节炎，所以也会比年轻人服用更多的药物，而且长期服用。有些治疗感染，疼痛或便秘的药物也会短期服用。平均来说，老年人每天服用的处方药 4、5 倍于年轻人，非处方药也是年轻人的 2 倍。许多非处方药对老年人来说也是有潜在风险的。

获益和风险

老年人在最后的数十年中，其健康和功能的改善，多数都要归功于药物。

- 疫苗有助于预防许多可能导致老年人死亡的感染性疾病（比如流感和肺炎）。
- 抗生素可有效地治疗肺炎（曾被认为是老人杀手的疾病）和其他多种严重感染。
- 降压药能够预防中风和心脏病发作。
- 降糖药使数以万计的糖尿病患者正常生活。同时降低了眼部和肾脏并发症的风险。
- 止疼药和其他对症药物使关节炎患者的生活质量提高。

　　但是，药物也会有我们并不期望的作用（副作用）。从中年后期开始，发生药物副作用的风险提高了。老年人对药物副作用的敏感性两倍于年轻人副作用有时候很严重，影响生活质量，甚至需要就医或住院。

　　老年人对药物副作用的敏感性增加可能有以下一些原因：

- 随着年龄增加，机体水分减少，脂肪比例增加。水溶性药物的浓度增加，脂溶性药物更多积聚。
- 随着年龄增加，肾脏排泄药物的功能减弱，肝脏的分解功能（代谢）下降。药物从机体排出减少。
- 老年人患有多种疾病，服用多种药物。
- 专门针对老年人的药物安全量的研究很少。

　　由于这些衰老带来的变化，药物在老年人体内发生作用的时间延长，发生副作用的风险也升高。所以，老年人的服药量应适当减少。比如，地高辛是治疗心脏病的常用药，水溶性高，从肾脏排泄。由于机体水分减少，肾排量下降，血液中地高辛浓度增加，通过肾脏的排泄减少，就会导致恶心和心律失常等副作用。为了避免发生这种情况，医生常常小剂量应用该药，或用其他药物替代。

　　老年人对许多药都很敏感。例如老年人应用抗焦虑药更容易思维混乱，应用助眠药则更容易出现困倦。通过扩张动脉降低血压以及减少心脏做功的药物在老年人身上可能引起更为显著的效果。熟知哪些药物在老年人身上可能出现问题有助于避免其副作用，比如眩晕和跌倒。服用这些药物的老年人应该咨询医生是否可更换成其他药物。

　　许多常用药物具有抗胆碱作用。这些药物包括一些抗抑郁药，许多抗组胺药（包括助眠非处方药，感冒药以及抗过敏药），以及苯海拉明（治疗失眠）。许多老年人对抗胆碱作用非常敏感，包括思维混乱，视物模糊，便秘，口干，头晕，排尿困难以及膀胱控制力减弱。一些抗胆碱作用会带来好处，比如减少震颤（治疗帕金森病）和治疗晕动病。

　　药物出现副作用可能是由于其相互作用于：

- 某种疾病，而不是针对这种疾病的某种药物（药物-疾病相互作用）

抗胆碱作用：什么意思？

　　药物引起的抗胆碱作用阻止了乙酰胆碱的功能。乙酰胆碱是一种神经递质（由神经细胞产生的化学信使，可以向邻近神经细胞或肌肉和腺体内的目标细胞传递神经信号）。或者说，乙酰胆碱帮助细胞之间实现"对话"。乙酰胆碱有助于记忆，学习和集中注意力。同时有助于控制心脏，血管，呼吸道，泌尿及消化器官的功能。乙酰胆碱作用于平滑肌细胞（比如心脏及呼吸道的某些细胞），促使它们收缩。所以抗胆碱药可以扰乱这些器官的功能。

　　许多常用药都具有抗胆碱作用，大多数药物设计之初并不是为了利用这些作用。所以被称作副作用。抗胆碱作用包括以下方面：

- 思维混乱
- 视物模糊
- 便秘
- 口干
- 眩晕
- 排尿困难
- 膀胱控制力减弱

　　当然，抗胆碱药物也有好的作用，比如治疗震颤和晕动病。

　　老年人常常遭受抗胆碱药的副作用，是因为乙酰胆碱的总量随年龄老化而减少，抗胆碱药对乙酰胆碱的阻滞比例增高。而且，机体细胞（消化道）的乙酰胆碱受体减少。所以，医生常常避免将抗胆碱药应用与老年人，尽管实施起来很困难。

- 其他药物（药物-药物相互作用）
- 某种草药（西药和草药相互作用）

　　由于老年人存在多种疾病，比年轻人服用更多的药物，所以也会更多的出现药物-疾病相互作用和药物-药物相互作用。患者，医生和药师可以采取措施降低这种风险。由于非处方药和草药可能和其他药物发生反应，患者在服用相关药物时也应该咨询医生或药师。

　　不按医生指导用药（不顺从或不依从）是有风险的。老年人看上去更容易按照医嘱用药，但事实上，超过半数的老年人并没有这样做。漏服，少服或多服均会带来问题。为了减少副作用减少药量看似合理，但做任何改变之前咨询医生才是正确的作法。

记住服药

　　为了达到最佳的治疗效果，患者不仅要记住服药，更应该记住服药时间和服用方法。如果同时服用多种药物，服药时间表就会相对复杂。比如，为了避免药物的相互作用，不同药物服用时间不同。有些药随餐服用，有些药则需要空腹。时间表越复杂，就越有可能出错。比如，二磷酸盐(例如阿仑膦酸钠和利塞膦酸钠)有助于增加骨密度，要求空腹服用，同时饮用不少于一杯的水。如果同时进食其他液体或食物，药物吸收会受到影响，效果也会下降。

如果老年人有记忆问题，执行复杂的时间表会更加困难，所以，他们常常需要家人的帮助。医生有义务简化服药时间表，一方面改善时间表使服药变得更方便，另一方面要尽可能减少每日服药的总量。

辅助记忆可以帮助老年人记住服药。例如，把服药和某种日常活动(比如进餐)联系起来。

药师可以提供有助于患者按医嘱服药的药盒。一周或两周之内的每日药量被分别放置在有日期或时间标记的塑料格子内，这样患者可通过注意到空格子而按顺序取服。有些药房提供药物泡罩包装服务，每日需要服用的药物被封在一个个小泡内，方便取用，但费用较高。

现在有电脑控制的更为复杂的药盒。到了服药时间可以发出声光提醒。也可选择传呼提醒，通过注册由无线通信公司提供相应服务。

扩大收益，降低风险

老年人及其照顾者可以做很多事来提高服药的收益，同时降低风险。任何与药物有关问题都要咨询医生或药师。按指导服药是预防风险，保持健康的关键。

了解疾病及其治疗药物：
- 给所有正在用的药物列一个清单，包括非处方药和保健药(包括维生素，微量元素和草药)。
- 知道服用每种药物的原因以及它们的作用。
- 知道每种药物的副作用，以及发生副作用后如何处理。
- 知道如何服用每种药物，包括服药时间，联合用药以及何时停用。
- 知道漏服后如何处理。
- 通过询问医生、护士、药剂师把服药方法记录下来(因为这些信息容易被遗忘)。
- 把所有现有疾病列个清单。

正确用药：
- 按指导服药
- 使用帮助记忆设备，比如一周药盒。
- 停药前咨询医生，包括是否出现了副作用，药效不理想还是购药困难。
- 对于以前的药方中不用的药要坚决丢弃，除非医生、护士或药剂师另有指示
- 药物丢弃之前，应根据说明书把它们混合在猫砂，咖

啡渣里或用塑料或类似物质紧紧包裹，放在密封防水的容器或袋子中，放入垃圾桶(大多数药房曾不负责任地处理过废弃药)。
- 不要服用他人药物，即使患有相似的疾病。
- 了解药物的有效期，不用过期药。

与医生或药师常联系：
- 所有的药物都从一家药房获得，最好是一家提供综合服务(包括检验可能存在的药物相互作用)且对每一个患者都有完整用药记录的药房。
- 如果有必要的话，约见医生时带上所有药物。
- 周期性地和医生、护士或药剂师讨论药物清单和疾病清单。
- 当药物有所变化时要和医生，护士或药师重新讨论药物清单，以发现可能存在的药物相互作用。
- 所有非处方药和保健药都要让医生或药师知道，包括维生素，微量元素和中药。
- 加用新药前要咨询医生。
- 出现可能与服药有关的症状时要通知医生。
- 如果服药清单过于复杂，要请医生给予简化。
- 如果在不止一个医生处就医，要确保每一个提供诊疗的医生知道正在服用的所有药物。
- 要求药师把药品说明书放大，确保可以认读。
- 要求药师把药物放在方便打开和关闭的容器内。

可能对老年人造成影响的某些药物

药 物	作 用	影 响
阿米替林	治疗抑郁	阿米替林具有强烈的抗胆碱作用，可能导致极度困倦
具有抗胆碱作用的抗组胺药(比如扑尔敏，赛庚啶，右氯苯那敏，苯海拉明，安泰乐，邻甲苯海明，异丙嗪和曲吡那敏)	缓解过敏症状，帮助睡眠，缓解感冒症状	所有处方或非处方的抗组胺药都具有强烈的抗胆碱作用。常常和其他药物联用治疗咳嗽或感冒

续表

药　　物	作　　用	影　　响
安定类药物（比如氯丙嗪，氟哌啶醇，美索达嗪，甲硫哒嗪和氨砜噻吨）	治疗现实脱节（精神错乱），或者治疗痴呆引起的行为混乱（尚有争议）	抗精神病类药物可能导致困倦或运动障碍类似帕金森症，以及无法自控的面部抽搐。这类药物也具有抗胆碱作用。某些副作用可能是致命的。抗精神病类药物一般只用在精神疾患出现的时候
巴比妥类药物（比如苯巴比妥和速可眠）	镇静，缓解焦虑，帮助睡眠	巴比妥类药物比其他治疗焦虑或失眠药物的副作用更大。也常常和其他药物发生相互反应。通常对于老人只用来治疗癫痫
具有持续作用的苯二氮平类药物（比如利眠宁，氯拉卓酸，地西泮，氟西泮，哈拉西泮，硝基安定和氟硫安定）	镇静，缓解焦虑，帮助睡眠	这类药物在老年人身上作用持久（常超过数天）。可能导致延长的困倦或行走时失去平衡。因此跌倒和骨折的风险提高
氯磺丙脲	治疗糖尿病	这类药物作用持久，对于老年人，该类药物可能在数小时内降低血糖。也能降低血钠水平（导致低钠血症）。持续低钠血症会导致性格改变，神志混乱和行动迟缓
西咪替丁	治疗烧心，消化不良或溃疡	治疗剂量的西咪替丁可能导致神志混乱
地高辛	治疗心衰或心律失常	随着年龄增长，肾脏排泄地高辛的能力下降。大剂量用药可能导致中毒。副作用包括食欲下降，恶心和神志混乱
潘生丁（速释）	降低血栓风险，提高血流速度	常造成老年人体位性低血压。和其他抗栓药联用增加出血的风险，比如阿司匹林或抗凝药华法林
丙吡胺	治疗心律失常	具有强烈的抗胆碱作用。可能导致老年人心衰
多虑平	治疗抑郁症	具有强烈的抗胆碱作用，可导致极度困乏
减轻或停止消化道肌肉痉挛的药物（解痉药。比如颠茄，利眠宁，双环维林，莨菪碱和普鲁本辛）	缓解腹部痉挛和疼痛	具有强烈的抗胆碱作用。对老年人具有毒性。它的应用（尤其是老年人可耐受的小剂量）尚有待考证
口服雌激素	缓解更年期症状，比如烦热，盗汗以及阴道干涩	增加乳腺和子宫内膜癌的风险。对老年女性来说，中风和心脏病的风险也增加了
法莫替丁	治疗食道反流，消化不良和溃疡	高剂量法莫替丁的副作用可能导致神志混乱
氟西汀	治疗抑郁症	作用时间持久。导致睡眠失调，躁动，易激惹。降低食欲
消炎痛	缓解疼痛	在所有的非甾体消炎药中，消炎痛对大脑的影响尤为显著，可能导致头晕或精神混乱
铁剂（比如硫酸亚铁）	补铁	每天超过 325 毫克并不能显著增加铁剂吸收的总量，但便秘的可能增加了
哌替啶	缓解疼痛	阿片类药物，常导致精神混乱，便秘，尿潴留，困倦。口服用药会降低药效
甲基多巴	降压	降低心率，并加重抑郁
肌松药（比如肌安宁，氯唑沙宗，环苯扎林，美他沙酮，美索巴莫和奥昔布宁）	缓解肌肉痉挛	多数肌松药都具有抗胆碱作用。导致困倦和乏力。老年人能耐受的小剂量肌松药的有效性尚有待考证

续表

药　物	作　用	影　响
尼扎替丁	治疗食道反流,消化不良和溃疡	某种程度上,大剂量的尼扎替丁,一种 H2 拮抗剂,可有一些副作用,尤其是神志混乱
非环氧化酶选择性非甾体类抗炎药(NSAIDs:比如萘普生,恶丙嗪和吡罗昔康)	缓解疼痛及炎症	长期大量应用可能影响肾功能。并导致胃肠道出血
镇痛新	缓解疼痛	镇痛新,阿片类药物,较其他阿片类药物更易导致神志混乱和幻觉。也常导致便秘,尿潴留,困倦
丙氧酚及含丙氧酚的复合制剂	缓解疼痛	阿片类药物,止痛效果类似对乙酰氨基酚。具有上述阿片类副作用
雷尼替丁	治疗食道反流,消化不良和溃疡	某种程度上,大剂量的雷尼替丁,一种 H2 拮抗剂,可有一些副作用,尤其是神志混乱
利血平	降压	导致体位性低血压,抑郁,困倦和勃起功能障碍
曲美苄胺	缓解头晕	可能导致躯体不自主运动。这是此类药物中有效性最小的一种药物

抗胆碱作用包括精神混乱,视物模糊,便秘,口干,头晕,排尿困难,尿失禁。

潘生丁可以和阿司匹林混合制成缓释剂型,这一产品被用来预防有卒中病史的病人再次卒中,不在该表讨论范围。

第 292 节

老 年 医 疗

给老年人提供医学照顾是一个复杂的工程。人们常常在不同地区有不同的医生。随着年龄增加,旅行和乘坐交通工具变得越来越困难。医保覆盖处方药物在不同保险公司也有所不同,而且经常改变。由初级保健医生或老年病专家领导,联合其他从业者组成医护团队是面对这些复杂性的最好方法。然而,现实中很难达到上述的理想状况。

医疗的连续性

连续医疗是一种理想境界。意味着即使涉及不同医疗机构的不同从业者,对患者的医学照顾仍处于和谐联动的状态从不间断。处于这一链条上的每一个人,包括患者自身,都要相互交流,协调工作,制定看护目标并尽力完成之。

连续医疗不易实现,尤其在美国,医疗体系复杂且相互分割,当失去了医疗的连续性,患者无法充分了解自己的医护计划,一旦遇到问题也不知道向何处咨询。

现存的问题

连续医疗对老年人尤其重要。老年人常常拥有多个医生(每一个针对不同的器官或疾病),所以经常从一个医疗机构转向另一个(被称作医疗转换)。他们从不同的诊室、医院、康复机构等获得帮助。

医疗人员复杂:在不同地区有太多医生导致老年人的医学看护出现断层。例如,一个医生具有及时更新和精确的医学信息,而另一个却没有。一个医生并不了解另一个医生所做的诊断和治疗建议,一个医生并不知道另一个参与治疗医生的名字,且不相互交流。患者信息被记错,被忽略,尤其当患者存在某种疾病影响了他们的交流能力时,这种情况更常见。患者可能对一个医生提及了某个重要的细节,对另一个却没有。

为了确保看护的连续性和有效性,所有从业者都应该具有完全的,及时更新的和精确的相关信息,尤其是某些检查结果和服药情况。否则当信息丢失或交流不畅时就会出现下列情况:

- 重复进行某种没有必要的诊断性检查。
- 采取某种不合适的药物或治疗。
- 每个参与治疗的医生都想当然的认为其他医生已经提供了该项治疗，没有采取相应预防措施。

不同医生对患者的医学措施都有不同的观点。例如，医院的医生可能不同意家庭医生关于是否手术的建议，或对患者出院后是否需要进入护理院有不同意见。患者和家属在不同意见面前变得不知所措。

服用多种处方药的老年人会到不同的药房取药。这样，每一个药房可能并不知道所有的药物。所以当服用一种新药时，可能不会考虑到与某种已有药物的相互作用。

机构复杂：从一家医疗机构转向另一家，比如从医院转到专业的护理机构，增加了出现错误的机会。某种新加的药物可能重复使用或减弱其他药物的作用，有时候一些必要的，一直在服用的药物被遗漏了。即便有些变化是合理的，但这种变化并没有和所有医疗参与人员进行沟通，比如初级家庭医生。

为了避免上述问题，美国最近通过了相关条例，要求相关组织不论何时进行医嘱调整、重新抄写医嘱或改换医疗场所都要重新进行药物整合。药物整合要比较患者的医嘱，了解以前服用的所有药物，以确定没有重复或遗漏。当改换医疗机构时，患者和医生应当询问以前的医疗团队成员，包括医生，护士，社工等，明确药物整合是否已经进行。患者自己也要对目前的用药方案留有备份，以便随时查漏补缺。一旦有什么问题，随时咨询家庭医生。患者出院后要及时约诊家庭医生，以便家庭医生对目前用药有所了解。

制度复杂：健康保障体系中有许多制度影响了诊疗的连续性。这些制度是有政府，保险公司或专业医护机构。比如，一些保险公司对参保人就诊的医院有所限制，如果患者的医生不在定点医院就职，就无法提供医疗服务。结果导致患者信息脱节。

医疗可及性缺失：当人们不可及某些医疗措施时，诊疗连续性被中断。比如，老年人因为没有交通工具而错过医疗随访，或者因为他们没有健康保险，个人不能承担得起医疗费用而不去就诊。

改善诊疗连续性的策略

改善诊疗连续性有赖于整个保健体系的努力，有赖于患者自身及家属的努力。

保健体系

医疗保健组织和一些政府规划相互协调有利于诊疗的连续性。保健体系本身也发展出一些对策，比如：

- 跨学科医护
- 老年看护经理

跨学科医护：由各种类型的从业者相互协调提供服务的一种方式。包括医生，护士，药师，营养师，理疗师及职业病专家，甚至包括社工。这些人员通力合作，共同制定医护方案。这种模式的目标是使患者在更换医疗机构及人员时方便快捷并确保安全。同时也确保让患者得到最专业最合理的医疗救治且不重复医疗。但目前，跨学科医护并不是任何地方都有。

当治疗复杂或需要更换医疗机构时，跨学科医护就显得非常重要。尤其那些非常虚弱、患有多种疾病需要约诊多个医生或者出现药物副作用的患者可从中获益。

所有的医疗参与者共同负责某一个病人的医疗服务，称作跨学科团队。这个治疗团队常常由家庭医生统筹协调。

有的团队成员平时并不一起工作，只有当患者需要时才进行组合。而有的团队却是长期固定，并为多人提供服务。在一些护理院，医院或收容机构会有长期固定的医疗团队。

团队成员讨论治疗方案，通知其他医疗人员注意患者健康状况的变化，治疗的变化以及检查结果。他们确保患者资料及时更新，并能在整个健康治疗体系中的不同时间和地点随时取用。这些做法使得医疗机构及从业人员更易方便、无伤害地制定变化。同时也避免了各种检查的重复，误诊和漏诊的风险也减少了。

跨学科团队也包括患者自己以及家人。他们必须积极主动的和团队其他成员沟通，交流，才能使诊疗计划有效进行。

老年看护经理：他们对老年人诊疗过程进行专业化运作，以确保患者得到最佳服务，多数由社工或护士来充当。也可能是团队成员之一。他们对需求及服务进行整体安排并监督执行情况。例如，他们可以安排家庭护士上门，或安排助手帮助家庭清洁或准备进餐。他们可以指定药房送药上门，甚至安排交通工具接送患者。老年看护经理目前还不普及。

患者自身

老年人及家属积极投入到对自己和家人的诊疗过程中对提高诊疗连续性大有裨益。例如，他们可以更多的知道什么情况可能干扰诊疗连续性。诊疗团队的工作是如何开展的。有什么方法是可行的以提高医疗连续性（比如看护经理或社工）。对自身疾病的了解，对健康保险的细节的熟悉都有益于提高医疗连续性。

积极的参与是从交流开始的。当老年人有一些特殊的健康问题和需求时，家属应该告知医护团队。比如，当他们搞不清楚某种药物是否在医疗保险范围之内。

若跨学科医护或看护经理这种方式不可行，患者或家属就应该更积极主动一些。比如，老年患者或监护人应该和至少一个医疗提供者保持长期联系来最大程度的减少麻烦。当治疗策略发生变化时，患者应当确保其家庭医生了解所有的改变包括病情及药物的改变，特别是专科医生有了新诊断及改变治疗方案的时候,同时还可以要求不同医疗提供者之间经常互相交流,确保治疗是恰当的。

积极参与也意味着定期约诊和严格按照医嘱用药。这就意味着要经常从疾病,治疗等各方面提出问题,甚至包括如何采取正确的方法预防疾病。

患者积极参与也包括自我监测。例如,高血压患者应该规律检测血压,糖尿病患者应该监测血糖等。

保存一份诊疗病历备份资料有助于患者参与到自身的医疗计划中来,患者可以从医生那里得到资料复印件。这些资料包含了患者所患疾病,服用的药物,治疗和检查结果以及支付状况等所有信息,有助于患者在面对医疗人员时更清楚的说明自身问题。诊疗资料的保存包括文件盒,文件夹,光盘或者联网储存。至少,患者应当存留一份所有用药(包括处方药和非处方药)清单,并标注服用剂量和原因。当多个医生参与诊疗时,每个医生可将其自己的诊治、检查方式、方法等逐一记录下来。每次就诊都应带上上述资料。当患者去一处新的医疗机构就诊时,要确保新的医疗机构已经收到他们的病历。

购买药物或邮购药物时对药师有所了解也相当重要。老年患者可以询问药师相关问题,并索要易于开关及标识清楚的药物容器。

医疗从业者

老年人常常需要到不同专科的医疗人员那里就诊。有时候相关的医疗人员形成一个医疗团队一起工作。这种模式称作跨学科医护

医生:老年患者可能需要接触不同学科的医生:家庭医生,普通内科医生,专科(比如心脏病或肿瘤)医生以及外科医生。有时候普通内科医生和专科医生形成治疗团队,相互间可以更容易的交流和彼此推荐,患者也省去了来回奔波的麻烦。

老年病学家:老年病学家常常同时是普通内科医生或家庭医生,他们经过学习和培训专门服务于老年人。老年病学家可以是私人医生,也可以只是临时做健康咨询,他们可以同时处理多种疾病,解决多种问题。他们知道衰老会给机体带来怎样的变化,所以也更容易区分疾病和衰老的不同。他们对老年人进行心理的、社会的和生理的全面评估,从而使老年人更自立的生活。下列人群都会从老年病学家那里获益:

- 非常虚弱
- 患有多种疾病
- 需要约诊多种专业的医疗人员
- 服用多种药物,易有药物副作用的老人

护士:护士可能就职于医生的诊所,医院,康复和长期看护机构,老年中心或患者家里。他们有效的协调团队中不同成员之间的沟通,包括患者及家属。而且可以更方便的解答患者对疾病及诊疗的疑问。护士指导老年患者如何进行日常保健,比如饮食,安全,压力控制,睡眠以及锻炼。其职责也包括监测生命体征(血压,心率,体温),取血化验,简单治疗以及训练患者自理。护士可以询问患者相关病史和家庭情况。

注册护士可以完成绝大多数的老年看护任务。他们监督实习护士或护士助理的工作。注册护士甚至可以完成一部分医生的工作,比如体格检查,也可以根据医生处方协助患者用药。实习护士也可以完成多种工作,但应在注册护士的监督之下。

护理从业者:护理从业者指经过额外的诊断和治疗方面培训的注册护士,比注册护士承担更多的职责。他们可以开处方,并预约检查。有一些护理从业者经过专门培训以服务于老年人,被称作老年护理。

助理医师:助理医师的工作职责和医生或护理从业者相似,接受医生的指导和监督。他们的职责包括:

- 采集病史
- 体格检查
- 预约诊断性检查
- 配合医生进行治疗
- 协助手术
- 常规操作,比如注射,缝合
- 给患者提供治疗后的诊疗计划信息,帮助患者改变生活方式(比如提供科学饮食及锻炼的信息)

助理医生可以任职于许多机构,包括长期看护机构。也可以在患者家里提供服务。有些助理医生经过培训专门服务于老年患者。

药师:除了发药,药师还要对医生处方进行评价,确保患者用药的正确性。尤其要注意药物对老年人有无潜在风险。同时药师对服药指南是否清晰明确进行监督,比如服药剂量,服药次数、服药间隔等信息是否完整。药师对患者的处方进行连续跟踪,以及早发现药物的相互作用。

一些药师专门针对老年人,有时被称作药物顾问。他们常常就职于护理院,给其他医疗从业者提供药物咨询。

营养师:营养师对机体摄取所需营养进行评价。一旦发现某种营养缺乏,他们就会提供饮食建议。大约六分之一的老年人存在营养不良,许多老年人可以从营养师那里得到帮助。

理疗师:理疗师根据患者疾病而有所不同。

功能康复理疗师对运动障碍的患者给以评价和治疗。例如行走困难,体位变化障碍(站立,坐下,躺下),从床到椅子移位困难,抬举或弯腰困难等。这些患者多数存在中风、截肢或髋部手术等情况。治疗方式包括锻炼,热疗和超声。

生活康复理疗师对生活不能自理的患者给予评价和治疗。比如穿衣,洗澡,工作以及其他日常活动。

语音理疗师对理解和使用语言有困难的老人提供帮助。

社工:社工协助患者出院并转移到其他机构。帮助填写保险和其他表格。帮助患者确定在家接受服务还是在社区接受服务并协助安排。他们对患者的反馈进行评价。

社工组织家庭成员共同讨论健康管理重大事务。很多社工指导患者应对疾病带来的焦虑,抑郁及各种困难。

绝大多数社工对老年人的需求非常熟悉。但仍有一些经过培训专门服务于老年人,以确定他们是否需要指导或额外的帮助。

助理护士:助理护士就职于医院,康复机构,护理院,救助社区或其他医疗机构,并接受医生,注册护士及其他从业人员的指导和监督。他们接受培训可以进行简单的健康评估。比如测量体温,脉搏,血压等。

助理护士对求助信号做出反应。帮助患者穿衣,脱衣,沐浴等。对进食困难的人员给予喂饭、收拾碗碟等服务。

家庭健康助理:家庭健康助理可以从事助理护士的大部分工作,但只在患者家里服务。多数由家庭健康护理代理机构雇佣。健康助理帮助患者日常生活,尤其是穿衣或仪容方面。他们可以帮助患者准备饭菜,协助患者使用轮椅,或搀扶患者行走。有时候也做一些简便的家务。他们在注册护士的监督下也可以进行简单的健康评估。

医学伦理专家:医学伦理专家帮助解决医护过程中出现的道德方面的冲突。比如从业者和家庭成员对某种治疗是否有效或是否应该停止存在不同意见。医学伦理专家可以是医生,或其他医疗机构从业者,律师或其他经过伦理学培训的人员。有些医院有医学伦理专家或者一个专业团队。

家属和朋友

有些老年人的家属,朋友,邻居等可以或愿意提供照顾。这些人被称作看护人。有时宗教人士或其他组织可以提供帮助,甚至可以以低廉的成本完全替代传统看护人。看护人可以提供最基本的帮助(比如进食,穿衣和沐浴)或简单家务(比如做饭,清洁,购物,付账,除草或按处方协助服药)。

在美国有大约 3600 万 65 岁以上的老人,其中大约 700 万需要日常照顾。超过 2200 万的看护人提供不间断的照顾工作。他们可以提供每周数小时的看护或钟点服务。

许多看护人是患者的配偶或子女,大多数是女性。

大约 2/3 的看护人员除看护外还要做全职或兼职的工作。

确定老年人是否需要看护有时是有困难的。大多数老年人对此都有抵抗情绪。对下述方面进行观察有助于家庭成员决定老年人是否需要看护:

- **进食**:衣服经常被食物弄脏吗?无法解释的体重减轻?
- **上下床或入离座**:起床时是否需要多次床上辗转才能起来?是否需要借助附近的家具或物体做支撑物?入座时是否存在跌坐情况?
- **入厕**:衣服是否会弄脏或弄湿?
- **沐浴**:皮肤和头发是否很脏?
- **仪容**:看上去是否不整洁?
- **行走**:是否行走不稳或经常跌倒?
- **服药**:药物作用时间延长或缩短?处方药是否在规定时间前就被用完?所有的药物是否被混放在同一个容器内?
- **使用电话**:能够有效的电话交流吗?在家的时候可以随时接听电话吗?
- **管理财务**:是否未及时偿还账单?是否经常被告知账户透支?
- **食物处理**:食物是否过期?锅和壶是否经常干烧?火炉经常忘了关上?
- **洗衣**:衣服洗了吗?

收益和挑战

尽管老年看护是复杂且困难的工作,却有明显的收益。许多人选择看护配偶,父母、伴侣是出自爱和尊敬以外的原因。也许有时候并不完全被人理解,他们还是以给其他人的生活带来了变化,而觉得找到自己生活的新的意义。然而,即便如此,也还是没有人充分准备好接受可能面临的挑战。

在面临以下情况时,看护者将面临身体上,精神上,经济上和情感上的巨大挑战:

- 看护者可能要处理所有的家务,给患者洗澡穿衣,确保患者按要求服药,甚至处理患者的经济事务,或者是上述工作的总和。
- 他们可能需要拿出所有的积蓄来照顾依赖于他们的父母或配偶,他们或者还不得不丢掉自己的工作来照顾他们的亲人。
- 他们需要不断地满足患者的精神需求。
- 他们有时需要放弃自己的爱好和各种活动。
- 家庭成员之间因经济或体力的付出而发生矛盾。

如果看护者本身比较脆弱,或者看护工作并不是出于自愿,尤其是面对不配合或具有攻击性的患者时,情况就更令人难堪。

复杂的工作职责以及照顾老年人要面对的冲突常常使看护者感觉孤立无援,影响他们的社交,甚至威胁到他们的工作。长此以往积累的恼火、挫败感、自责、焦虑、压力、抑郁等情绪使看护者感觉极其无助甚至精疲力竭,这种现象被称作看护枯竭。看护枯竭可能随时在任何人身上发生,但更容易发生在一整夜照顾毫无自理能力的不能被单独搁置的患者之后的几近崩溃的看护人身上。如果看护者没有及时意识到或寻求到帮助,这种枯竭现象很可能导致放弃,甚至是对看护对象的虐待。

为了确定怎样提供老年人需要的看护,并避免看护枯竭现象,看护者应该与其他医疗团队成员进行沟通,包括医生,护士,理疗师,职业治疗专家,社工以及看护经理。看护人也应当有相应的对策来使自己更好的提供服务,同时避免看护枯竭。

避免看护枯竭

以下方法有助于避免看护枯竭

- 了解老年患者疾病的病因,症状,以及对患者的长期影响。
- 改变自己对老年人及其需求的期望值。
- 尽可能地让老年人自己处理问题或做决定。
- 了解自身的弱点。
- 不要在意患者发火、挫折感、抑郁、行为困难等表现,也许那是疾病(比如痴呆)的症状。
- 避免争论。
- 与其他家庭成员或朋友讨论工作职责,并在需要的时候寻求帮助。
- 与其他有相似经历的朋友或支持团队成员交流感受。
- 注意科学规律的生活起居,规律的运动并保证充足的睡眠。
- 定期进行放松,休闲活动。
- 了解被看护人的经济状况。
- 避免自身经济出现困难。
- 与看护人相关组织保持联系。
- 如果需要则定期休息。
- 雇佣家庭看护助手,或其他从业者,比如实习护士或助理护士。
- 如果需要和心理辅导员,心理治疗师或牧师交流。
- 最后记住生活辅助机构或护理院可能是更好的选择。

远程看护

在现代交通高度发达的社会,有些家庭成员可能相隔数百或数千英里。距离因此也使得老年家庭成员获得照顾变得更为复杂。远程看护提供者(常常是成年子女)将面临许多挑战。

良好的交流常常不能维持。家庭成员常常感到他们不能全面的或准确的了解老年人的需要怎样的生活,从而不知如何下手。即使知道老人的需求,家庭成员也觉得能做的并不多,除非他们在老人的身边。

家庭成员可以根据以下步骤远程提供照顾,同时减少麻烦:

- 定期打电话,这使得电话双方的每个人都踏实、安心。
- 通过网络视频或邮件进行交流。
- 附近找一个能定期拜访,并且一旦出现情况可以立刻通知看护人的人。
- 如果购物,备餐和进食有困难,可以预约某种形式的专业服务(比如餐饮配送服务)。
- 安装家庭安全系统。
- 安装个人紧急呼救系统(比如医疗报警装置)。

另外,家庭成员应该留存各种预先约定的文件,比如生前遗嘱或长期有效的看护代理合约。一旦老年人出现紧急情况有所凭据。

在老年人居住的社区,有些人对各种医疗资源非常熟悉,家庭成员可以从他们那里得到帮助。老年患者的初级保健医生也可以帮助整合医疗资源。也可以安排老年看护经理从整体上协调看护工作。但是,家人有时候觉得,除了亲自去照顾没有其他选择。家庭照顾休假法案允许员工在保留工作的前提下获得最多 12 周的无薪假期,以便照顾不能独立的家人。但是只有大型雇主才被要求提供这种福利,而且需要评估申请人的资格。

相关看护机构

老年看护从业者在不同机构给患者提供照顾。

诊所:大多数老年人都作为门诊病人得到医治或护理。也就是说,他们去诊所就诊,然后回家。诊所可以在医政大楼,医务室,医院或其他可能得地方。诊断性的检查,包括验血,X 线等常常在诊所进行,或者在就近的医务室进行。有些诊所可以提供某些治疗,比如理疗。

医院:医院可以完成绝大多数复杂的医学诊疗任务,通常针对那些患有严重疾病的患者。老年人可能通过急诊室或者是经过了某个医生的预约才进入医院。

在医院中,某个医生(可能是患者的初级保健医生,专家或医院的医生)主管某位患者的诊疗。有时也包括其他一些医生。护士可以提供 24 小时的照顾,随叫随到,但医生的去留并无定时。

医院中的一些其他人员也可以提供照顾。包括药剂师,营养师,理疗师,职业治疗专家,社工,医技人员,助理护士和志愿者。

患者住院多久,部分是由患者疾病的诊断、严重程度以及出院后是否需要继续看护等决定的。健康看护从业者应该考虑患者是否需要或者需要何种类型的继续看护。这种继续看护可能由康复机构或长期看护机构承担。也可能由上门护士来完成。

外科中心:外科中心是处理当日手术的机构,这类手术都需要相对复杂的麻醉过程,在医生诊所难以完成,但不需要在医院过夜。例如内镜检查,结肠镜检查,白内障摘除等。外科中心可以隶属于医院,也可以是独立的。

许多社区都有外科中心。患者可以就近解决问题,不用到远处的医院。

康复机构:出院以后,遗留严重功能障碍的患者需要在康复机构进行持续的功能恢复。类似机构可能隶属于医院或护理院,提供专业的护理和理疗。

当患者准备出院并进入康复机构时,医生预先确定他们的康复时间。对于老年人,一般从数周到数月不等。预先制定康复目标,并每日评价计划完成的情况,以便随时按照需要调整总体治疗类型和量。

有些老年人需要到康复机构进行康复治疗,但并不需要住在那里。

长期看护机构:如果老年人需要比在家中更多的看护及帮助,或者他们的需求是没有时间界定的,那么长期看护机构可能更加合适。患者及家属可以从所提供的不同的生活照顾及不同程度的健康保健方案中进行选择:

- 托老所提供住宿,饮食以及日常活动的帮助。有些托老所提供基本的医学照顾。
- 生活辅助社区与托老所类似,但提供更多的医学看护,如果需要,大多数此类社区可以提供 24 小时医生诊疗服务。有些还可以提供随时的注册护士服务。
- 护理院提供护士看护服务,包括提供药物,日常活动协助等。护理院任何时候都应至少有一位当班注册护士。有时候也雇佣实习护士或助理护士。有些护理院提供理疗服务。
- 养老社区可以根据需要提供不同水平的看护服务。例如,痴呆早期的患者仅需要监督服药,并创造平和的环境以减少刺激。如果痴呆加重,养老社区可以提供全天候的全面照顾。养老院可以全面保障老年人(不论健康与否)的晚年生活。

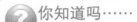

？你知道吗……

一些老人机构可以提供一周数次的护士服务以及物理或专业治疗。

家庭医学看护:出院以后,许多老年患者情况良好可以居家但仍需获得医学看护以协助他们的日常生活或管理他们的健康。家庭医学看护代理可以提供相应服务。代理机构雇佣注册护士,治疗专家,家庭健康助手或社工等提供服务。

有些患者出院后可能短期需要家庭医学看护。比如,护士进行伤口换药。而那些患有慢性疾病的患者则需要长期的看护。患有心肺疾病的患者需要护士定期上门评价病情恢复情况,并在需要时进行药量调整。糖尿病患者也需要护士定期评估治疗计划依从情况,并在需要时调整药物。理疗师有助于卒中患者恢复体力,恢复肢体的平衡及活动能力。家庭健康助手可以协助患者购物,备餐,利用轮椅外出,散步或沐浴。社工可以总体评价对患者服务的质量,并在需要时推荐进一步的照顾。社工也可以帮助安排约诊时的往返交通。

社区服务:在美国,社区中的老年中心可以提供生活支持或医学照顾。在社交,娱乐,继续教育以外,老年中心可以提供餐饮服务,这对许多不能自己做饭的老年人来说是相当重要的。许多全职照顾老年人的家庭成员可以通过老年中心的服务而得到暂时的休息。

许多老年中心也提供医学照顾。例如,在一周内可以提供数天的护士服务。护士可以测量血压,确保患者按要求服药,或者对患者进行疾病宣教。他们也帮助患者决定是否需要约诊医生。有时,护士要与患者的医生或家人联系,有些老年中心对轻微至中度痴呆患者提供日常生活照顾,有些也可以提供理疗。

社区亦可以提供包括餐饮服务,交通服务,日常照顾等服务。一些宗教团体也提供类似服务。此类服务多数都很便宜,甚至是免费的。

社区服务的相关信息(包括老年中心)可以从医院出院处,病例管理部门,家庭医学看护代理处,当地保健部门或宗教团体获得。从网络或当地的电话手册上也可以获得老年中心的相关信息。

日间医院:日间医院只提供白天的诊疗服务,常常设置在某家医院内。对那些不需要住院的患者提供相对复杂的治疗和检查。日间医院对于那些需要长期进行康复治疗的患者(比如中风或截肢等患者)尤其重要。日间医院也提供餐饮及交通服务。

家庭医生或医院有时把患者送到日间医院。他们一般提供 6 周到 6 个月的治疗。

临终关怀:有些患者的疾病不可治愈,或进行性加重,临终关怀可以改善症状,缓解疼痛,帮助患者及家属理性面对死亡。临终关怀可以在家实施,也可以在护理院等医疗机构。

临终关怀通常由医生,护士以及经过专门培训的社工进行。药剂师,心理辅导员,理疗专家,伦理学家和志愿者也常常涉入其中。上述所有人都需要确保患者已经得到了全面的生理和心理的治疗和照顾。绝大多数接受临终关怀的患者在死亡之前都不需要住院治疗,因此他们可以在一个舒适的,私密的环境中,在自己所爱的人身边走向死亡。临终关怀也包括对家庭成员的心理支持,帮助他们准备相关事宜,并知道当他们的亲人去世时,他们该做些什么。

第 293 节

老年人的医保政策

　　严重疾病或慢性疾病所带来的经济负担和疾病本身一样让人焦头烂额。医疗费用常常超出大多数人的支付能力。对老年人来说,大多数的医护费用有以下几种缴纳方式:

- 老人医保:覆盖年龄超过 65 岁的人群(含 65 岁),残疾人或需要肾透析的患者。
- 救济性医疗保险:针对穷人或残疾人的医疗保险。
- 其他政府保障项目,比如退伍军人事务部(VA):VA 对获得某种资格或称号而光荣退伍的军人提供健康救助。

　　这些政策是个人医疗保险或个人基金的有益补充。

　　完全弄懂老人医保,救济性医疗保险和其他政府保障项目的运行是非常困难的。哪些完全报销,哪些部分报销,各部分比例分别是多少,医保收入如何使用等问题常常难以理解。相关政策经常变化,而且对于救济性医疗保险来说,各州规定各不相同。政府及医保基金通过网络或邮寄小册子的方式向公众提供此类信息。但医保系统和医保费用支付系统的复杂性和片段性才是部分问题的所在。

　　医保费用一般通过两种方式支付:

- 按服务付费:医保对医疗从业人员或机构的每一次诊疗活动进行支付。
- 按人头付费:医保对某一特定群体定量的整体支付,不论他们的诊疗过程如何,多少次约诊,做过多少检查。

　　有些医保项目是定向管控实施的。定向医保意味着该项目或组织对从业者及医疗机构所提供的服务有细节上的限制。这种限制有助于患者获得高质量的一贯的服务,且有效控制了医保费用的支出。定向医保项目包括健康维护组织(HMOs),优先提供组织(PPOs),定向服务(POS)计划等,或者是它们某种方式的组合。

养 老 医 保

　　养老医保是帮助老年人支付医疗费用的医保政策,由联邦政府出资。大约 4500 万人被纳入其中。其中 3800 万是超过 65 岁(含 65 岁)的老人,另外 700 万低于 65 岁但是残疾人。虽然是政府出资,但通过私有保险公司运作(中介机构)。

　　老人医保有两部分:基础部分(分 A,B 两部分)和

C,D 部分。C 部分又被称作优先部分。优先部分提供可选择的医保项目,包括管控医保和按服务付费的医保。D 部分是针对处方药的相关项目。

养老医保的适用范围:

- 大于 65 岁(含 65 岁)
- 依赖肾透析或接受肾移植
- 小于 65 岁的残疾人

　　减免付费前的基本付费和共担费用:养老医保只涵盖某些特定的医疗服务,在指定服务范围内医保给予报销。但患者在第一次接受服务时,在养老保险支付任何费用之前仍需自付少量数额的资金,这叫做减免付费前的基本付费。超出规定时间再次接受相同服务时,仍需再次缴纳减免付费前的基本付费资金。支付减免付费前的基本付费资金后,患者仍需对之后的花费进行定比例支付,称作共担费用。例如在 2009 年,门诊患者需支付每年 135 美元的起付点,之后的大多数门诊服务费用,患者需自己承担 20%。这就是说,患者每年第一次就诊需支付 135 美元,当年发生的其他门诊费用,患者需每次自付 20%,医保报销 80%。第二年从新开始计算。

　　补充保险:有些患者利用补充保险支付养老医保的共担费用和其他养老医保未能覆盖的医疗花费。这部分费用有时由患者以前的雇主提供,作为退休福利的一部分。也有一些人从私人保险公司购买补充医疗保险。低收入人群还可以纳入政府提供的医疗救济计划。

养老医保基础部分

　　养老医保基础部分是在全国范围内实施的医保项目,是以按服务付费为运行基础的。包括两部分:

- A 部分(主要指医院保险)主要覆盖住院费用以及出院后短期的门诊费用。
- B 部分(主要指医生保险)主要覆盖门诊费用及医生收费。

　　基于上述补助项目,患者选择医生和医院不受限制。但是,有些医生会要求患者先期垫付并填写医保报销的申请。也有的医生自己填写申请,随后可以直接得到医保的费用返还。

　　有些医生在医保基础上额外收取 15% 的费用。这是医保允许的。支付这部分费用也是患者的义务。所以,患者应事先询问医生相关事宜。

　　A 部分:大多数年龄到达 65 岁的人会自动被纳入 A 部分。这些人在 65 岁生日前 3 个月就会收到医保卡。A 部分来源于从每个月工资单上扣除的联邦税收。所以,

什么人需要长期看护机构

随着人类寿命延长,许多人都需要长期看护。长期看护要更重视被看护人的生活质量。协助其日常活动,包括备餐,沐浴,更衣以及医学救护。长期看护可以在家中进行。包括护理院在内的相应机构也可以提供长期看护服务。

长期看护的花费比较昂贵,许多人靠自己的力量无法担负。有些人错误地认为,老年人医保可覆盖这部分的开销。

是否需要购买长期看护保险基于以下几种考虑:

需求:长期看护有必要吗?

不需要购买长期看护保险的人包括

- 资产有限,或靠社会救济生活的人
- 已经享受或马上可以享受补充性医疗保险的人
- 资金充裕,完全可以自费接受长期看护的人。

不贫穷也不富有而且具有以下特征的人应该考虑购买

- 为了保存自身或家庭成员积蓄的人
- 不想让家庭成员负担自己花费的人
- 为了确保使自己得到高品质服务的人
- 希望对长期看护有所掌控的人,比如何时,何地,如何接受服务等。

花费:购买长期看护保险是否对经济造成压力?

准备购买上述保险的人应该考虑自己是否可以完全负担相关费用,即使收入下降也不受影响。而且应该弄清保险给付的频率和数额以及保险给付之前,自己可以负担多久。

购买时机:是现在购买还是以后再说?

年龄越小,购买该保险的费用就越低。从另一个角度来说,购买的越早,给付的时间就越晚。但是,如果患者等待的时间太长,年龄太大,就可能失去购买的资格。

收益时限:确定购买该保险的人要事先确定自己的收益时限。护理院的收益时限平均是 2~3 年,所以大多数人都选择稍微长一些的时限,大概 4~6 年。

被看护者也需要确定每日最大的给付数额。这个数额要求接近护理院中平均的费用。

在许多重要的细节方面,条款经常是不同的。所以受益人应该仔细评估。例如,受益人应注意以下几方面:

- 是否考虑了通货膨胀
- 给付时间是否规定明确。例如受益人从什么时候开始被认为存在日常活动受限,不能穿衣还是不能洗澡。
- 居家看护和入住护理院有否有区别
- 给付金额是否计税

享受 A 部分的人群不用每月缴费。65 岁以后仍继续工作的人应该在其 65 岁生日前 3 个月开始算起的 6 个月内进行登记。超出这个期限会带来额外花费。不符合入选条件的人可以自行购买。

A 部分帮助支付下列费用:

- 住院费用
- 专业护理机构费用(至少因相关疾病住院 3 天以上)
- 临终关怀(只有当病人临终时才行)

如果选择临终关怀,相关机构从养老医保和医疗救济计划获取全额补助。

对于居家看护,且需要专业护理或康复服务的患者,A 部分可以支付。包括沐浴,穿衣等生活护理。但对于居家看护或长期看护不需要专业护理的患者,A 部分不予支付。

A 部分支付是以"获益周期"为基础的。一个获益周期是指,患者连续住院或接受专业护理服务不超过 60 天。超过 60 天要重新支付基本付费。但对周期的数量没有限制。

B 部分:该部分是自愿选择的。符合 A 部分的人群都有资格享受 B 部分。选择该部分的人要每月付费,通常是从社会安全费和退休金里扣除的。选择加入该部分的最佳时机是开放登记期,否则费用会增加。许多 65 岁的人或其配偶仍在工作,这些人可以由其雇主或其配偶的雇主提供健康保险。他们可以选择延期登记,但费用和开放登记期相同。在开放登记期缴纳的费用每年都在变化。2009 年是每人每月 96.4 美元,但对于个人年收入超过 8.5 万美元或家庭年收入超过 17 万美元且享受联合税费返还的人,这个费用是 134.9~308.3 美元不等(根据收入水平)。

B 部分适用于以下情况:

- 支付医生的费用
- 医生挂号费
- 急诊费用
- 门诊手术(在医院不过夜)
- 救护车服务(当其他类型交通被认为不安全时)
- 康复治疗
- 诊断性检查
- 门诊精神病治疗

医疗项目和医保支付对照

服务种类	服务范围	支付方
医院服务	住院治疗,包括精神病人看护,普通护理以及其他住院期间的服务 住院期间的药物 半私密病房 住院期间的饮食	养老医保 A 部分 养老医保 C 部分 医疗救济计划 退伍军人事务部*
护理院的短期服务	专业护理 社会服务 护理院期间用药 护理院期间使用的医疗设备和物资 饮食咨询 理疗,心理治疗和晤谈 救护车送到最近的有所需服务设备的医疗机构 (当所在医疗机构没有相应设施时) 半私有病房 期间伙食	养老医保 A 部分(如果出院后需要短期护理) 养老医保 C 部分(如果出院后需要短期护理) 医疗补助计划 退伍军人事务部*
门诊服务	医生,护士及助理医生的费用 急诊费用 救护车服务 门诊手术 康复治疗(理疗、心理治疗和晤谈) 诊断性检查,实验室检查 精神病患者门诊治疗 门诊透析 需要手术时进行的第二次医学评价,如果两次有不同意见,则进行第三次评价 对糖尿病患者的生活指导,自我管理训练,眼底检查,营养建议 戒烟 耐用医疗用品,比如轮椅,病床,氧气,助步车等	养老医保 B 部分 养老医保 C 部分 医疗救济计划 退伍军人事务部*
居家服务	生活辅助,包括协助进食,沐浴,穿衣等 兼职的专业护理服务 理疗,心理治疗和晤谈 家庭保健助理 社工服务 医学耗材,包括敷料,但不包括处方药	养老医保 A 部分(如果患者出院回家,且不能离家并需要专业护理或康复服务) 养老医保 B 部分 养老医保 C 部分 医疗救济计划 退伍军人事务部
预防性服务	前列腺癌和结肠癌筛查 乳腺成像 宫颈脱落细胞巴氏检测 骨密度检查 青光眼检查 接种流感、肺炎、乙肝疫苗 糖尿病筛查 血脂筛查	养老医保 B 部分 养老医保 C 部分 医疗救济计划 退伍军人事务所*

续表

服务种类	服务范围	支付方
额外福利	处方药 配眼镜 助听器	养老医保C部分 养老医保D部分（处方药项目） 某些州纳入医疗救济计划退伍军人事务所*
生活辅助社区长期 看护	不同社区区别很大 伙食 日常照顾 社交和娱乐活动 一些医学服务	一些州纳入医疗救济计划 退伍军人事务所（有限制的）*
护理院长期看护	不同护理院区别很大	医疗救济计划* 退伍军人事务所
临终关怀	理疗和咨询 住院期间提供短期的病房使用和伙食	养老医保A、C部分

* 对于退伍军人，政策是多变的。

■ 在家使用的耐用医疗用品，比如轮椅

B部分可以支付A部分不覆盖的居家看护服务。如果建议手术，B部分帮助支付第二次及第三次的手术评估费用。对于糖尿病患者，B部分支付监测血糖的费用。该部分还可以支付一些预防性治疗费用，比如每年的流感疫苗接种、一些筛查试验，如乳腺成像检查、宫颈脱落细胞检查、骨密度检查以及前列腺癌和直肠癌的筛查。对于某些高危人群，如超过50岁，尤其是有青光眼家族史的黑人，B部分可以支付青光眼筛查的费用。

A，B两部分均不覆盖的情况：

■ 私人护理服务
■ 医院里通讯和电视服务
■ 私人病房（除非是病情所需）
■ 大多数处方药和所有非处方药
■ 居家自行护理或护理院护理（对需要专科护理或理疗的患者除外）
■ 助听器费用
■ 眼科诊疗费用
■ 齿科诊疗费用
■ 国外诊疗费用（某些特殊情况除外）
■ 参加医学实验的费用
■ 某些防病措施的费用
■ 美容手术
■ 大多数按摩服务
■ 针灸治疗

养老医保C部分

老人医保C部分允许患者加入某种私人健康保险来代替传统（按服务付费）的政府医保项目（详细信息可以在医保相关网站上获得）。政府医保和其他社会组织，包括保险公司，医院系统，看护托管组织等进行合作，共同提供保障。美国许多地区都开展C部分，但具体条款州与州间差别很大。

该部分多数都是管控性质的。然而，有些是不受限制的。私人的按服务付费的患者可以自行选择医生或医院，并选择付费计划支付自付部分。在这些按服务付费的项目中，服务费是由私人公司决定的，而非政府。费用一般相对较高。

养老医保的管控是由健康维护组织（HMO）或优先保障组织（PPO）（由雇主或工会提供健康保障）来管理的。

■ 患者在HMO系统内选择家庭医生（该系统内包括指定的签约医生，医院，诊所等）。如果需要，这个家庭医生可建议患者到HMO范围内其他从业者那里接受进一步诊疗。只有急诊可以在HMO覆盖范围之外。
■ 在一定条件内，PPO项目允许患者选择范围之外的医疗服务。但费用比HMO要高。

一些地区的HMO项目提供点服务计划（pos），但每月需要额外付费。该计划与PPO项目类似，可以在范围之外选择医疗项目，并按比例报销一部分费用。

养老医保C部分可以提供A，B两部分所提供的所有服务，包括预防接种。一些计划可协调付费，如降低或免去基本付费及共同担负的付费。比如处方药，配眼镜，助听器以及对老年人的多学科评价等。选择C部分的患者，在每月持续缴纳B部分的相关费用后仍需为额外的福利缴费。总费用根据患者选择的项目而不同。但肯定比补充性医疗保险少得多。

在参保时，患者应综合评价自己的支付能力，最大获益，以及是否能获得最方便，质量最高的医疗服务。

养老医保D部分

D部分主要用于处方药的支付。需要主动申请，并每月支付保险费。可以通过保险公司或其他与政府合作的组织申请。该部分在全国范围内有大约 1600 中不同条款。申请的最佳时期是医保登记开放期（65 岁前后）。如果延迟登记并且没有其他覆盖处方药的保险项目，每延迟一个月，保险费会增加 1%。

覆盖的药物：不同保险计划对所覆盖的药物会有一个清单，不同保险计划对所覆盖的药物不同。但在某种药物类别中，必须包含至少两种最常被处方的有效药物，同一计划每年所覆盖的药物会有变化，患者今年完全被覆盖的药物，到了下一年，可能有一部分就不覆盖了。有时候医生也会处方覆盖范围之外的新的药物。所以，患者需要每年确认所选计划是否仍然满足自己的需要。

标准获益：养老医保会确定一个标准获益。保险公司制定的条款必须至少达到这个价值标准。许多公司提供更好的计划，它可以覆盖更大的范围，如减免基本付费，但这些计划意味着每月更多的收费。

医保并不覆盖所有的药物花费。2009 年标准 D 部分支付项目如下：

- 每年基本付费额：医保进行任何支付之前，患者需缴纳每年基本的药物花费 295 美元。
- 共担费用：药物花费在首个 2700 美元之内，患者除了自付 295 美元起付线外，每次处方仍需自付 25%。医保报销 75%。所以，首个 2700 美元之内，患者共担 601.25 美元（除 295 美元的基本付费之外）。

- 自付区间：药物费用超过首个 2700 美元以后，剩下的 3454 美元完全自付。也就是说，在 6154 美元之内，患者需要总共自付 4350 美元（包括基本费用及共担费用）。
- 减少的共担费用：一旦药物费用超过 6154 美元，一年当中剩下的药费，医保报销 95%。

2007 年，大约 14% 的患者药物达到自付区间，必须在一段时间内自己支付其全部药费。

保险费：每月缴纳的保险费根据患者住所在地是否拥有标准医保以及选择哪家保险公司而不同。收入水平也会对此有影响。平均来说，患者每月缴纳大约 30 美元的保险费，少的大概 10 元，多的可达 136 元。低收入人群这笔费用可能被减免，也可获得经济援助。但个人收入超过 8 万美元者，保险费会大幅增加。

上述报销政策每年进行循环，每年都需重新支付基本额度。

相关费用每年都不同。保险费、每年基本付费额、共担费用和自付费用限额每年都会增加，至少到 2013 年以前，情况不会变化。

医保全覆盖计划

养老医保全覆盖计划（PACE）是另一个可选的医保项目，它覆盖更广泛，条款更全面。其资金来源于养老医保和医疗救济计划。作为一个管控保险需要每月付费。在美国有 13 个州可以选择该项目。

PACE 是针对那些极其虚弱，必须在护理院生活的老人而设计。但其目标是尽可能让老年人尽可能长时间的居家养老。该项目对老年人进行多学科交叉评估，根据需要制定看护计划，并给予患者所有必需的照顾。包括内科诊疗，口腔科诊疗，成人日常照顾，交通，居家私人护理，处方药，社工服务，理疗，饮食，营养咨询以及必要时的医院诊疗和长期看护。

补 充 医 保

补充医保用来支付养老医保未覆盖的部分，包括每年基本付费额，共担费用以及某些医生（不接受医保付费）的费用。选择补充医保的患者必须选择养老医保 A 和 B 两部分，且不能选择 C 部分。补充医保内容与 A 和 B 两部分不重复。选择入保最佳时间是购买 B 部分医保的时间及其之后 6 个月。在这个时间段以外不允许选择该项目，或者费用会很高。许多保险公司提供补充医保。

补充医保有从 A 到 J 大概 10 种类型。每种类型获益不同。但同一种类型在不同保险公司的获益是相同的。补充医保对长期看护（不论是居家护理还是护理院），眼科和齿科诊疗，助听器，私人护理以及所有处方药均不覆盖。人们可以另外购买上述服务。

医疗救济计划

医疗救济计划是由联邦和州政府共同出资，面向所

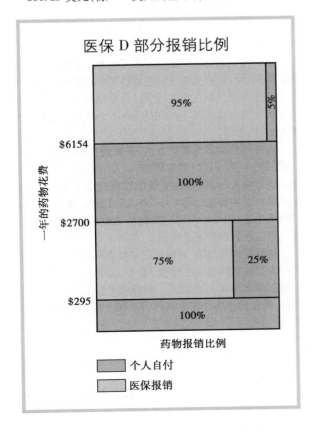

医保 D 部分报销比例

一年的药物花费

- 95%　5%（$6154 以上）
- $6154　100%
- $2700　75%　25%
- $295　100%

药物报销比例

图例：
- 个人自付
- 医保报销

有年龄段低收入无资产人群的医保项目。入保资格各地不同。适合入选老人医保的都适合该项目,可以支付老人医保不予报销的某些费用。

收入很少但有房产或股票投资的人无资格享用项目。如果想要入保,该类人群需要出卖其股票或房产以符合入保条件。为了保留资产,有些人可能会将其转让给其他家庭成员,但必须在转让 3 年以后才能入保。有些州允许参保人将其住房留给某个家庭成员居住,然而一旦这个家庭成员离开,政府有权出卖该房产以支付医保花费。如果有资格享用养老医保和医疗救济计划,大多医疗费用就都被覆盖了。

医疗救济计划是长期看护主要的主要付费项目,比如专业护理(包括在护理院的专业护理)。对于老年人,医疗补助计划报销护理院相关费用。对于大于 21 岁的合格参保人,该项目予以报销长期看护的费用。同时,该项目支付以下费用:

- 医院费用
- 实验室检查(比如血尿常规)
- 诊断性检查(比如 X 线检查)
- 就诊费用
- 疫苗接种
- 家庭健康看护

由于医疗救济计划是由各州自行制定的,所以各州之间有所不同。有些州对处方药,齿科诊疗,配眼镜以及中等水平的护理费用予以报销。所谓中等水平护理是指介于专业护理和私人护理之间的护理服务。其目标是维持患者现状,并尽可能改善之。

提供服务的医疗从业者必须接受医疗救济计划作为他们全部的补偿,不能额外收费。但是由于这一补偿比例非常低,许多医疗从业者拒绝给医疗救济项目的参保人提供医疗服务。有些护理院也不接受医疗救济医保条款。

第 294 节

长 期 看 护

许多老年人都关注长期需要看护这一问题。随着年龄增加,这种需求也随之增加。老年人更容易面临慢性疾病和功能异常的问题,对长期看护的类型有所了解有助于患者在合适的时间选择合适的机构。长期看护的时限从数周到数年不等。

长期看护的主要目标是帮助患者提高自主生活的能力,包括基本日常活动,进食,穿衣,沐浴,整理仪容,行走以及购物,算账,洗衣,清洁等。也包括专业的医学看护。大多数长期看护机构也可以提供社交和娱乐活动。

许多老年人第一次体验长期看护是从医院出院开始的。由于某种疾病或损伤,许多老年人部分或全部丧失了自理能力。因此,虽然他们的情况足以达到出院条件,但仍需进入长期看护机构进行康复。这种转变从生理上及心理上都对患者有很高的要求。他们不得不进行调整,以面对新的的面孔及规则。但往往是变化太快,根本来不及调整。

大多数人将长期看护与改换住所相联系起来,常去的地方有:

- 某个家庭成员的家
- 老年社区
- 生活辅助社区
- 寄养(托老)机构
- 关怀社区
- 护理院

然而仅仅三分之一的老年人在相对正规的机构中得到长期照顾。其他老年人则在自己家中或其他家庭成员家中接受照顾。在正规机构中接受照顾的老年人多数有更多的生理上或认知上的问题,同时也缺少来自家人或朋友的社会支持。

选择何种类型的看护方式,一方面取决于老年人本身情况的需要(医疗,功能康复,社交,情感),另一方面也取决于本人的喜好,经济情况以及社会支持(比如家庭成员的愿望和能力等)。一个人可以在家在其配偶的照顾下生活,而另一个情况类似的没有家庭支持的人可能就需要在护理院接受照顾了。

选好看护类型后,还应该仔细挑选具体的看护机构。同种类型的不同机构在环境,服务,活动,生活安排以及制度上都有非常大的差别。有时候区别仅仅在价格上,当然,即使价格在相同范畴内,不同机构的服务质量也是不同的。

居 家 看 护

居家看护的实施者多数是家庭成员或朋友。如果需要,出诊护士,治疗专家和家庭健康助理会上门提供额外的专业诊疗。居家看护常常开始于某一次危急的住院治疗之后,并由社区健康代理机构协助完成的。老人医保覆盖有时间限制的专业服务,比如伤口护理或疾病活动期的监测,比如心衰和糖尿病。当患者不再需要专业看护以后,所有花费都要自付。长期看护保险和医疗救济计划覆盖居家看护服务。退伍老兵也能根据自己的需要及残疾程度享受不同的居家养老。

有时候,家庭医生牵头组建不同从业者团队为慢性病或残疾患者提供更好的居家看护服务。这种形式被称作患者家庭中心。

PACE:养老医保全覆盖计划(PACE)是养老医保和医疗救济计划提供的福利政策。该项目在美国某些区域实施,几乎所有符合州际标准的年龄至少 55 岁的患者都可以申请居家看护,PACE 提供的服务使得所有参与者都可居家养老。如果需要,也提供护理院服务。

PACE 提供诊疗团队,包括医生,护士,理疗专家,社工,营养师,甚至司机等。团队提供服务多在成人日间健康中心,而且每天都有,这一项目来提供到健康中心的交通,有些服务可在家中完成。

长期看护的类型

类型	服务	居住场所	资金提供
生活辅助社区	餐饮(在公用的用餐室或患者居室) 社交和娱乐 日常生活辅助 需要时有些机构可提供紧急救助系统(比如对讲机和呼叫器),护士和理疗师服务及 24 小时监控	公寓或有时仅是一间带卫生间的居室	绝大多数是私人基金或由长期看护保险支付 一些地区由医疗救济计划提供少量帮助
托老机构	餐饮(在公用的用餐室或患者居室) 预约诊疗或外出购物的交通 社工 协助自理和提醒服药	有公用走廊的居室	绝大多数是私人基金
关怀社区	餐饮(在公用的用餐室或患者居室) 交通 社交和娱乐 尽可能的提供日常生活辅助和必要时的医学看护	根据需要而不同	绝大多数是私人基金。如果需要专业护理则由老人医保和医疗补助计划提供
护理院	餐饮 日常生活辅助 24 小时专业护理,康复(理疗,呼吸及语言训练) 临终关怀 现场医生督导	有公用走廊的居室	私人基金 医疗救济计划 住院超过 3 天以上,短期内需要在有资质的护理院每天进行专业护理的,由老人医保提供

推迟进入长期看护机构的需要

并不是所有人都愿意进入长期看护机构,尤其是护理院。以下这些情况常常是进入长期看护机构的原因,但是有时这些问题是可以解决的,从而可以推迟或避免进入长期看护机构。

尿失禁:尿失禁的患者很难居家护理,但尿失禁很可能由于某种可治愈的疾病引起。所以家属或看护者应及时与医生沟通,明确疾病是否可治。

日常活动障碍:一些装置可以很好的辅助患者活动。理疗专家或家庭护士可以提供上门服务,同时推荐合适的辅助装置,使患者在家得到功能恢复。

痴呆:照顾痴呆患者相对困难且令人沮丧。但是家庭成员可以学习应对患者行为的方法。例如对于经常走失的患者,家属可以为其佩戴确认身份的腕带和安装监控装置。积极学习照顾痴呆患者的方法可以有效推迟其进入长期看护机构的时间。

看护者耗竭:积极的家属对患者的照料精心而周到。但是长期如此可能耗竭他们精神和情感。与其他从业者交流可能会有所帮助,他们会提供相关的支持信息,甚至可以临时替代家属,让其得到休息。

老年社区

老年社区是为那些生活可以自理,但需要某些帮助(比如整理房间)的老人设计的。一些老人在自己需要更多帮助之前选择进入老年社区,因为他们不愿意或没有能力收拾自己的大房子和院子,或仅仅是为了避免孤单。

老年社区由一组公寓,复合房屋或独立屋构成,可以提供交通,娱乐,护理,餐饮,洗衣和房屋清洁维护等服务,从而使老年人独立生活。老年社区常组织一些群体活动,比如旅游,游戏之夜或讲座(外请演讲者)等。有些社区有娱乐设施,比如游泳池和高尔夫课程。居室也是专为老年人设计的。比如只有一层。老年社区有效的推迟了一些老年人进入其他长期看护机构的时间。

有些老年社区是某个关怀社区的一部分。关怀社区可以满足晚年生活的绝大部分需求。

老年社区之间有很大差别,申请者需要详细了解以下方面以确定是否适合自己。

■ 在每月缴费以外是否还要申请入住?月费包含哪些服务?
■ 生活方便与否?有没有银行、美容沙龙、邮局和杂货店?外出、购物或约诊医生时,交通方不方便?有什么社交活动?
■ 有没有最低年龄限制?
■ 设施维护如何?居室和周围环境怎样?车位够用吗?
■ 有可以提供帮助的服务员吗?
■ 是否提供餐饮?

经济问题:老年人可以通过共同出资的方式租用或购买社区内的住所,并可以像处理其他私人房产一样出售或转让权利而获得资金。一旦需要私人看护,他们常常自行付费或通过长期看护保险付费。

生活辅助社区

生活辅助社区是为那些经过一定帮助可以生活自理的老年人设计的。对那些存在记忆问题,思维混乱或存在一定身体缺陷的老人提供帮助。有些社区拥有严密监护的专门照顾痴呆患者的单元。生活辅助社区也可以对老年夫妇(希望生活在一起,但没有能力照顾对方)提供帮助。

生活辅助社区可以有大有小,也可非常精致。居民拥有自己的公寓或带有卫生间的卧室。社区提供餐饮,日常生活辅助以及社交和娱乐服务,居民可以根据情况选择。大多数生活辅助社区提供医学看护,包括24小时监护(必要时)。医生和护士定期上门进行体格检查。社区之间的服务存在差别,不同地区的相关制度条例也不同。

一旦需要进一步治疗,居民可能不得不转移到其他机构,比如医院或康复中心,情况允许时再转回社区。但是在离开期间,居民必须继续付费以保留社区内的住所。

进入社区的老年人常常因为某种健康问题丧失了一定的自理能力,从而需要日常生活辅助。但更希望患者能自行移动,比如自己从椅子移动到床上。即便患者相对功能受损,但因社区提供的帮助,他们仍可居住在社区。能在多大程度上提供帮助在不同社区间是不同的。通常情况下,生活辅助社区不可替代护理院,而是最终进入护理院之前的过渡阶段。

经济问题:生活辅助社区通常较护理院便宜,因为他们提供的服务较少,但也可能很贵。养老医保并不覆盖相关费用,但医疗救济计划在某些情况下提供一定支持。许多长期看护保险可以提供大部分在生活辅助社区的花费。

托老机构

典型的托老机构和生活辅助社区类似。适用人群是需要一定帮助的老年人,特别是个人照顾。托老机构也被称作"修养之家"、"成人看护之家"或"私人护理之家"。提供一间屋子,餐饮,日常生活辅助。偶尔也提供医学看护。在托老机构中,老人们更像是居住在大学的宿舍中,家的氛围更浓一些。

托老机构的管理不像护理院那么严格,也不像生活辅助社区。有些提供较好的服务,但有些较差。有些机构甚至将不同需求的人放在一起。较年轻的(大多患有精神疾病且未经治疗的)和年龄较大(没有精神疾病)的人可能被安排住在一起。所以,许多老年人可能会觉得不舒服或感到尴尬。

老年人及其家属必须仔细评估托老机构的水平,询问他们所能和不能提供的服务以及确保工作人员能够最大程度的满足患者的需要。而且对他们照顾有加。

经济问题:与护理院及生活辅助社区相比,托老机构比较便宜。但是差别可能很大,从几百美元一个月到几千美元不等。由私人基金或由医疗救济计划付费(符合救济资格的人)

> **?你知道吗……**
> 老年社区和生活辅助社区在服务和实施上差别巨大。

关 怀 社 区

关怀社区(也被称作持续照顾老年社区)是针对那

些希望一次性解决养老问题的人设立的。社区承诺不论老人的健康状况如何,都将得到最完善的看护。社区也可以对老年夫妇(希望生活在一起,但没有能力照顾对方)提供帮助。

老人一开始居住在公寓中或住宅内,一旦健康状况恶化则转入同一物业管理下的生活辅助社区或护理院。相互之间距离非常近。关怀社区确保连续的、在同一处的看护,而不必去很远的地方。

经济问题:许多关怀社区都非常昂贵。有些在月费和额外服务收费之前还要缴纳保证金。有时月费和额外收费是有上限的。但在多数社区,费用随着服务的升级而持续增加。

老人医保和医疗救济计划通常不覆盖关怀社区的费用,除非必要时的专业护理服务。长期看护保险可以补偿部分月费和私人护理费用(不管是独立生活,还是在同一关怀社区系统内的生活辅助社区或护理院中)。

护 理 院

护理院适合那些存在慢性疾病需要医学看护但不需要住院的老年人。一些情况的变化可能促使老人做出进入护理院的决定,病情突然恶化或是突发损伤,功能恶化突然加重或缓慢进行性变化,家庭环境变化使居家护理变得困难等。

护理院有时被用作长期看护机构的代名词。但是这里的护理院特指经过州政府认证的可以同时提供基础护理和专业护理的专业机构。"专业"是指从业人员经过专门的医学看护培训。"护理"指护士可以在该机构内提供几乎所有的看护服务。护士协助患者服药,监测疾病情况,督导治疗,和医生商讨看护计划以及安排所有的生活起居。护理人员包括注册护士(经过最高级别的培训),实习护士,助理护士以及一个护理主管。护理主管统筹安排护理事务。

每个护理院都有一个医学总监,从全局上督导医学诊疗。有些护理院医学总监是唯一的医生,但大多数护理院拥有医生团队,他们和护理从业者以及医生助理合作提供服务。有时一个医生在患者进入护理院前提供相关服务。否则需要患者挑选或指派一个医生。根据规定,医生,护士和助理医生应该至少每隔一个月对所有的患者进行一次诊疗活动。许多患者因为慢性病治疗的需要或出现新发情况(比如感染或精神混乱)而需要以上述频率频繁地接受医学诊疗。护士也可以随时呼叫医生对诊疗中出现的变化进行讨论。

许多护理院提供其他健康看护服务,比如氧疗,药物治疗,输液等。几乎所有的护理院都提供康复服务,包括理疗,呼吸训练和语言康复。许多患者专门到护理院进行康复,然后数周后回家。

牙科和其他医学专家,包括足病医生,眼科医生,精神病专家或心理医生会定期进行现场诊疗活动。但更多情况下,患者需要到不同机构解决相应的特殊问题。有些护理院设置专门护理痴呆患者的单元。这些单元安排了经过特殊培训的护士。许多护理院对病危的患者提供临终关怀。

几乎所有护理院都有一个全职社工。社工协助患者适应护理院的生活。他们确定哪些患者相对孤独且沉默寡言,并协助患者,职工以及家庭成员进行沟通和交流。他们也可以帮助患者和家属合理安排经济事务。例如,他们可以帮助患者和家属申请老年医保和医疗救济计划。

社工也可以协助整合护理院中不同从业者之间的工作。从而在最大程度上恢复患者的各种功能,并尽可能改善生活质量。

护理院看上去更像是医院而缺乏家的感觉。所以许多护理院开始逐渐从制度上进行适当转变,使其环境更人性化。有些护理院允许饲养宠物,鼓励患者继续原有的同时发展新的兴趣爱好。也会创造机会让患者接触护理院周边社区内各个年龄段的人。提供此类环境和氛围有时候相当困难,因为患者多数都患有疾病或相当虚弱。许多护理院提供食堂,娱乐室,美容沙龙,公共庭院和花园。所有护理院都提供社交和娱乐服务。

护理院有政府严格管理。各州卫生部门对护理院进行监督和评估,以确定其是否提供高质量的服务。患者和家属可以随时了解监督和评价的结果。除了政府部门以外,其他项目也可以对护理院进行监督,促使其提高服务质量。

尽管有上述政府监管机制,护理院的服务质量,收费等仍千差万别。所以,患者和家属应该尽可能多的获取相关信息。他们可以向护理院管理者索要政府评估报告。网上也可获取类似的信息。一种叫做"质量指示报告"的评估体系特别针对于护理院控制某些特殊问题的能力。这些问题在护理院中经常发生,但经过积极的预防完全可以避免。它们包括日常活动能力的下降,营养不良,体重降低,压疮,大小便失禁,便秘,感染,抑郁以及服药过量。尽管上述评价体系的有效性仍存在争议,但它在一定程度上有助于患者选择更好的护理院。

患者和家属可以向护理院管理者询问的另一些重要问题包括护理院是否接受老年医保和医疗救济计划,患者可以获得何种类型的医学看护,多久一次等。患者及家属是否都包括在评估范围之内,有些管理者会示意患者和家属和医学总监或护理主管讨论相关事宜。

和熟悉护理院的其他人员沟通可能是有帮助的。这些人包括长期看护监察员(他们经常拜访护理院并接受患者投诉),医生,牧师,患者家属,患者本人以及护理院的雇员。有些护理院成立了患者组织,由家属和患者的朋友组成,对护理院中出现的一些事物进行讨论。这些组织可以为家属提供更多的信息。未经提前安排对护理院进行拜访,并进行数小时的实地观察可能是确定其好坏并最终决定是否把自己的亲人送来的最佳方法。

经济问题:在美国,绝大多数的护理院花费需要自费或由医疗救济计划付费。住院超过 3 天以上,短期内需要在有资质的护理院每天进行专业护理的,由养老医保付费。在患者病情逐渐好转的 100 天内,养老医保报销

其中 20 天的费用,其余 80 天需要费用共担。超过 100 天需要自费或由医疗救济计划付费(符合条件者)。

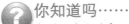

你知道吗……
各州卫生行政部门定期对护理院进行评估。护理院必须把评估结果告知患者和家属。

选择护理院

环境:
- 是否友好,有家的感觉,让人放松并具有吸引力
- 是否有异味,是否清洁? 保持的好吗?
- 食堂和其他公共场所是否明亮,令人愉快
- 居室周边是否有超过标准的噪声
- 有没有安全方便的行走通道
- 有没有花园和公共庭院
- 有没有适当的安全设备,比如火警。有没有突发事件预案,比如火灾。

患者:
- 护理院接收新患者吗
- 患者看上去是快乐和积极的还是漫无目的地闲逛或静静的呆着
- 患者个人卫生如何,穿戴合身吗
- 有没有限制患者行动的情况

员工:
- 员工对患者是否尊敬,耐心和友善
- 员工是否有资质和经验
- 员工流动大吗? 是否每日查看患者?
- 照顾患者的员工经常变动吗
- 员工对求助应答反应快吗
- 员工和患者的比例如何

居室:
- 是否有足够的储物空间和储衣空间?
- 患者居室是否干净,令人愉快
- 是否提供私人居室
- 室友是如何选择的
- 私人物品如何储存并保障安全
- 患者有自己的电话和电视吗
- 饮水是否方便
- 患者可以自行装饰他们的房间吗
- 有没有安全实施,比如把手和线控装置(用于求助)
- 患者可以在居室中放置食物吗

活动:
- 可提供什么活动
- 是否鼓励患者参与,如何通知患者参与这些活动?

- 有没有活动总监
- 需要另外收费吗
- 有没有相关场所,比如电视间或游戏间
- 有没有宗教设施

饮食:
- 就餐时间如何
- 饮食是热的吗
- 餐间有零食吗
- 从居室到食堂方便吗
- 如果需要,患者可以在居室叫餐吗
- 伙食的味道和营养如何
- 对特殊饮食习惯如何处理,伙食可选择吗
- 可以提供特殊饮食吗,是否另外收费
- 是否有工作人员协助进食
- 有没有全职营养师

健康照顾:
- 患者可以继续保留自己的医生吗,还是需要护理院指派
- 医生多长时间诊疗一次,在哪出诊
- 护理院和就近的医院有联系吗
- 如果患者必须住院,之前护理院的床位会保留吗
- 提供其他医疗从业者的服务吗(比如牙医,足病医生,理疗师,验光师,心理辅导员和社工)
- 是否提供理疗和语言治疗
- 护理院对诸如老年痴呆和艾滋病等特殊疾病有无看护计划
- 疾病晚期患者有何服务
- 患者怎样买和服用处方药,如何监测?
- 对患者保留非处方药有何制度
- 是否鼓励患者和家属参与看护计划的制定

其他服务:
- 是否提供日常牙齿保健
- 个人衣物如何清洗
- 有无阅读资料

探访:
- 护理院的地理位置是否方便家属和朋友探访

选择护理院（续）

- 可以随时探访吗
- 如果患者要求可以随意出入吗
- 有身体约束吗，为什么或什么时候
- 私人房间有门锁吗，工作人员进入前会敲门吗
- 已婚夫妇可以住在一起吗，如何保护隐私

花费：
- 所有患者需要的服务都包括在基础费用之内吗
- 什么服务需要另外收费，收费多少（比如美容沙龙或衣物清洗）

患者权利和隐私：

- 护理院有没有患者委员会或家属委员会或二者都有？
- 是否重视患者的性需求
- 患者多久洗澡一次，患者可以随时洗澡吗，洗澡空间足够温暖吗，私密性如何
- 允许饲养宠物吗，探访者是否可以携带宠物
- 患者是否可以在居室内存留食物或酒精饮品
- 对贵重物品遗失有何措施
- 出现紧急情况谁来通知家属
- 如果患者想要离开，发出通知并返还相关费用的制度是什么？

第 295 节

应对衰老带来的变化

随着年龄增加，人们会面对许多变化。日常活动的能力逐渐下降，而且老年人也会比年轻人更容易罹患各种疾病，以及比健康变化更多的随年龄变化而来的其他变化。老年人也常常需要面对各种戏剧性突发并改变他们生活的事件。比如从工作岗位上退休，亲人死亡等。

这种改变是福？是祸？取决于老年人的应对和适应能力。有效的应对技巧将意味着老年人更好地处理与家人，朋友，群体的关系，更好地调整自己的价值观和目标感。一般情况下，老年人都做得很好。充分的计划和准备以及来自外部的周到帮助可以使老年人轻松地过渡。

改变生活的事件

退休

当一个人永久地离开工作岗位，他将失去其最重要的一个社会定位，同时需要重新规划其今后的生活。许多老年人感觉从之前的毫无闲暇突然间变得无所事事。

退休到底是一个正面事件还是负面事件取决于退休的原因。许多人选择退休是因为想放弃一个并不喜欢的工作并希望继续寻找新的乐趣。而有些人退休是因为雇佣环境、家庭或健康问题而做出的无奈之举。

大约三分之一的退休人员难以适应退休后的生活。那些因为疾病、失业或之前长期超时工作，甚至把工作带回家的退休人员则更容易出现适应不良。配偶之间的矛盾可能因经常见面而增加。收入减少也是问题。有些人

因为社会位置减少而生气，他们觉得自己越来越没用，越来越无力，也没有什么可贡献了。但也有一些人重新培养各种兴趣，甚至去当志愿者，享受和亲人、朋友在一起的时光，他们能积极地面对变化。

通过计划可以减轻这种过渡带来的不适。退休数年前就应该开始这种计划。有些雇主及社区代理处也提供这种服务。退休计划的实施重点是安排退休后的经济及债务问题，通过提供兼职，志愿者服务，休闲活动或饲养宠物等填充退休者过多的空闲时间。心理咨询也有助于缓解退休者及其家属的心理困境。

 你知道吗……
许多雇主和社区代理提供退休计划服务

亲友死亡

亲友死亡会对老年人造成精神及心理上的严重打击。当配偶或某个挚爱的家庭成员死亡，老年人会体会到强烈的失落感，甚至联想到自己的死亡。另外，减少与家庭和朋友的联系，老年人也将体会到社会支持的减少。

丧偶可能是老年人面对的最大应激。有时候一方死亡后不久另一方也死亡了。如果先死亡的是女方，这种情况更为常见。老年丧子也是难以面对的严重事件。

老年人可能要面对几个亲友在短期内接连死亡的悲痛事实。在这种情况下，老年人会感到前所未有的无助及孤独。每一次失去都将重新揭开他们内心尚未愈合的

伤口。

面对亲友的死亡,老年人会表现的极度悲伤。悲伤是面对死亡的自然情感表达,它和抑郁情绪不同,因而也不需要进行专门的治疗。对悲伤的表达在不同人是不同的,有些人轰轰烈烈,有些人却默默无语。有些人独自疗伤,有些人寻求帮助。有些老年人通过加入某个专门的支持团队或通过和神职人员及咨询专家讨论他们的感受来获得心理上的帮助和支持。

当这种严重的悲伤情绪持续存在并出现了某种健康状况恶化的征兆时,应该考虑抑郁症的可能。如果悲伤情绪持续不缓解或程度加重,不能或不愿意进行基本的日常活动,甚至提到自杀时,有必要请医生进行评估和治疗。如果诊断抑郁症,应该考虑将患者送到专业机构进行抗抑郁治疗,抗抑郁药会有些帮助。有些老年人更愿意找神职人员倾诉,他们觉得神职人员不会像精神科医生那样给自己戴上某种疾病的帽子。但是,神职人员在精神心理治疗方面根本没有接受过正规的训练。

再婚

有些老年人因为精神或性的需求,在离婚或丧偶之后选择再婚。然而,老年人结婚要比年轻人面对更多的状况。例如,成年子女可能会表示反对,他们会觉得对方是为了寻求照顾或经济支持才再次组建家庭。另一些子女会因为遗产继承的问题反对老年人再婚。

有些老年人选择住在一起但不结婚。因为婚姻制度限制了某些福利和社会保障的获得。其他人可能会考虑自己要担负起照顾他人的角色。

老年人应当明确再婚会给自己的社会福利和经济带来怎样的影响。与律师咨询是相当重要的。在家庭中充分沟通会最大程度上减少矛盾和冲突的发生。

生活状态的变化

独自生活是许多老年人的生活现状。这种生活状态将面临许多挑战。

- 独自生活的老人一般较为贫困,而且独自生活的时间越长,贫穷的可能就越大。
- 许多老年人反映自己很孤独或很孤立。
- 对许多人来说,进食是一种社会活动,所以独处的老年人不能自己准备营养均衡的食品。
- 有健康问题或语言和听力有障碍的老人,其健康状况出现恶化的时候容易被忽视。
- 独处的老年人对疾病诊疗的依从性较差。

尽管存在许多的问题和挑战,大多数独处的老年人都表达了强烈的自立愿望。许多人害怕自己完全依赖别人,即使困难重重也坚持一个人生活。规律的进行体力和脑力活动,并维持与他人的联系有助于独处的老年人保持独立。

从医院出院回家的老年人(尤其是手术后)会获益于和社工或健康从业者讨论是否需要进一步的服务,包括家庭健康助理或上门护士在内的进一步服务有助于患者重新获得生活自理。

生活方式的转换是老年人不能独自生活时一个选择。有时候一些人自愿到逐渐失去自理能力的老人家里生活。多数是老人的子女,也有其他家庭成员或朋友。他们只是陪伴在老人身边,承担一部分看护责任。这种方式有助于患者延长在家的时间,从各个方面讲都是令人满意的。但是,参与生活方式的转换的每个人都应清楚地表明自己的期待,并获得大家的同意。

搬迁对退休或丧偶老人来说具有相当吸引力,有时甚至是必然的选择。当老年人的健康状况恶化需要有人帮助时,他们需要被重新安置。有时这种重新安置仅仅是因为老年人需要更好的天气,更多的友谊,或更强烈的安全感,甚至是离亲友更近。另一些老人要求重新安置可能是为了减少花费或追求简单的生活。这种重新安置常常是从一个较大的住处转移到一个较小的。例如,许多老年人从家里搬到老年公寓,并最终到了生活辅助社区或护理院。

对重新安置住处不感兴趣的老人不得不独自生活,他们孤独,孤立,贫困并且抑郁。男性较女性更不愿意搬迁。重新安置有时候会给老人带来很大压力。尤其是当他们感到这种安置自己不能掌控。对新环境不了解的情况下,对那些记忆力受损的老人来说,从熟悉的环境离开可能加重其精神混乱和对别人的依赖,最终加重其挫折感。

有时重新安置也包括转移到其他人家里。多数老年人可以搬到成年子女家居住,少数人搬到兄弟姐妹或其他亲戚甚至是朋友家里。即便老人可以自理或接近自理,生活在别人家里也会带来许多复杂的结果。问题常常在老年人感觉到自己增加了别人的负担时就悄悄酝酿了。有时候,并不是所有的家庭成员都愿意老人和自己住在一起。尤其是当子女出于责任和义务的考虑才同意与老人同住。当其他家庭成员情绪失控时,住在亲戚家的老年人也容易受到虐待。

从另一方面来讲,有时候重新安置也可以带来情感的相互支持和经济上互相帮助等积极的结果。这种积极的结果往往是以双方就期待及关注进行有效沟通和充分准备为前提的。

搬迁常常是突然的,但只要对可能发生的转变稍作准备,就会降低重新安置带来的压力。在决定接纳一个年老的新成员前,所有居住在一起的家庭成员应该对可能面临的变化和如何处理可能出现的问题进行讨论和沟通。这种沟通有助于减少冲突的产生。接受安置的老年人也应当事先对新环境有一个了解。找个机会到新居住地看看、转转,结识新邻居,对老年人也是有好处的。

一旦决定接受搬迁,采取某些行动可能有助于事态的发展。老年人应该保持并提高其体能来维持较好的健康状态。在新环境中积极参加社会活动可以很好地减轻压力。朋友和家人也可以在社交中给老人以支持和鼓励。

亲 密 关 系

亲密关系有多种形式,包括情感上的亲密关系、共享体验和身体上的亲密关系,比如抚摸、拥抱和性行为。对亲密关系的渴望并不随着年龄增加而减少。然而,衰老带来的健康和情感问题使人们发展并保持亲密关系的能力复杂化。另外,衰老也会改变亲密关系的表达方式。

性是亲密关系在身体上的表现方式,这对许多老年夫妇非常重要。在任何年龄段,性活动都是适当的。但是许多因素导致老年人将对性的重视转移到了其他亲密关系的表达方式上。很多老年夫妇在一起生活久了,失去了身体上的亲密关系。他们可以从其他方式体会亲密关系而非通过性交,这种现象往往连他们自己都没有意识到。他们通过这些方式表达亲密,相互扶持。他们之间的这种关系既从容自然也意味深长。当然,老年人的激素水平明显下降,随之而来的生理变化导致了性欲减弱,也使性交变得困难和不适。某些健康问题也会影响性交带来的乐趣。性需要私密机会,与家庭成员生活在一起的或生活辅助社区的老年人也没有更多的机会体会这种亲密关系。

有时候,各种类型的亲密关系都缺失了。有些夫妇的亲密关系在某些重大生活事件面前变得困难重重。

许多老年人从饲养的宠物身上寻找到了丧失已久的亲密感。所以,如果条件允许,让老人饲养宠物对改善其生活质量大有好处。

保持社会联系

研究表明,保持积极心态以及和其他人的交流和沟通可以使老年人获得更健康,更长久,更快乐的晚年。充当志愿者,进入老年课堂,参加社会团体,发展兴趣爱好

以及进行某种形式的宗教修习都是保持积极心态的有效方法。即使是卧病在床的人也可以邀请别人来家中探望或通过电话和邮件进行交流。

志愿活动:老年人可以利用自己的技术和经验回报社会。在美国有数百个组织欢迎老年志愿者的加入。例如老年志愿者组织(RSVP)和祖父母养育组织在许多社区都提供志愿者机会。志愿服务几乎没有限制,主要包括

- 陪伴儿童
- 陪伴老人
- 在非营利组织或政府组织(比如图书馆)提供帮助
- 协助某些小型商业活动

继续教育:持续不断的学习是一件非常有趣的事,也是保持精神活跃以及和有相同兴趣的人保持联系的有效方法。许多公立学校系统,学院,大学以及政府部门提供继续教育课程,有效是专门针对老年人的。这些课程有些很实用,比如学习如何填写报税单,个人理财,或者学习一种新的语言;而有些课程更具创新性和娱乐性,比如品酒和音乐鉴赏。

社会团体和兴趣爱好:对老年人来说,兴趣爱好有助于他们保持社会联系,对身体和精神的健康也有好处。他们可开发新的兴趣或重拾以前的兴趣爱好,虽然有些爱好可以独自进行,但和其他人或团队共同进行可能更为有趣和刺激。有些兴趣爱好需要运动,比如园艺和体育运动,对老年人的健康很有帮助。

精神和宗教修习:精神和宗教修习可以让老年人觉得有意义,舒适,并体验归属感。精神修习和宗教修习类似,但并不完全相同。宗教强调体系构架和传统惯例,但精神修习更多关注情感,思想和体验。在美国,许多老年人认为自己既是精神修习者,也是宗教修习者。

精神和宗教修习给老年人带来以下好处:

- 对生活积极向上,充满希望,改善健康状况
- 宗教的社会性使老年人感觉自己是和他人相联系的
- 宗教信仰传达某种价值观和世界观,而这种信仰对人的影响持久而且强烈,尤其是面临某种困难的时候。

宗教团体往往带给老年人除家庭以外最大的支持。加入某个宗教团体也是最常见的志愿活动,比其他形式志愿活动的总和还多。对于许多老年人来说,宗教带给他们某种力量,使他们坚强地面对健康问题和其他压力,比如配偶的离去。

第 296 节

老 年 驾 驶

驾驶带来自由,独立的感受。在年轻人来说也是理所当然的权利。但驾驶权利要首先建立在安全的基础上。70 岁以上的司机违规及出现交通事故的风险明显升高。所以,衰老造成的功能损害就像黄色交通指示灯一样,要求人们对驾驶权进行重新评估。

许多因素可能降低老年人的驾驶能力。其中衰老带来的反应能力下降是最主要的,还有一些其他特定的老年性疾病,某些药物也会对驾驶能力造成影响。当然,有些影响因素是可控的。

> **你知道吗……**
>
> 老年司机在左转弯时,更容易导致交通事故。

碰撞率及交通违规

总体来说,老年司机的年碰撞率较年轻司机低。主要是因为老年人驾驶总里程较低。如果比较每公里的碰撞率,老年司机将明显升高。超过 70 岁时,碰撞率开始升高,80 岁以上升高的速度越来越快。按照每公里计算,老年司机出现交通违规,发生碰撞事故或致命事故的比例较 25 岁以上各个年龄段的司机都高。应该注意到的是目前的老年人比上一代老年人的驾驶总里程要高得多,而且这种趋势会继续下去。

忽略对"路权"的让步是老年人最常见的交通违规行为。而且老年人完全融入交通存在很多困难,在交通路口,尤其是左转弯时会遇到很多问题。这些困难是由以下几点造成的:

- 同时评估多个路况信息存在困难
- 对来车速度的评估存在困难
- 视野范围下降

当然,老年司机比年轻司机更认真仔细。他们会避免在夜间、车流高峰或恶劣天气中驾驶。而且酒驾在老年人中更为少见。老年人在高速驾驶或曲折路段情况下发生碰撞的可能都较低。而且一旦发生碰撞,多见于多车相撞事故。

在机动车相撞事故中,老年人更容易受伤,而且伤势可能更为严重。如果驾驶老旧和没有气囊的汽车,老年司机在交通事故中极易造成伤亡。所以,随着现代交通工具的发展,老年司机的死亡率也在逐年下降。

问题所在

驾驶是一个复杂的且需要同时精确完成的多任务。

这一多任务的完成需要以下几方面的条件:

- 头脑清醒
- 注意力集中
- 反应敏锐
- 协调
- 力量
- 身体上部的良好柔韧性
- 良好的视力及听力
- 良好的判断力

上述能力的缺失会不同程度的影响驾驶效果。多种因素可能造成上述能力的缺失。事实上,随着年龄的增加,上述所有能力都逐渐下降了。

衰老:衰老本身导致了力量,协调性,反应力,注意力及听力的逐渐下降。老年人精力有限,容易疲乏,尤其在需要注意力集中的情况下。他们在某一时间只能专注在一个任务。但是,衰老导致的变化是逐渐且缓慢的,多数安全事故并不是由于上述因素导致的。

疾病:疾病常常困扰着老年人,尤其会给老年司机带来许多麻烦。比如,患有糖尿病的老年人司机,其血糖水平会波动很大。这种变化会影响思维能力,注意力以及对距离的判断。

患有老年痴呆的司机缺乏注意力及判断力,这对驾驶是非常危险的。即使在痴呆早期,拥堵的交通也会轻易让司机陷入混乱。另外,痴呆患者的反应力以及视野范围也会明显下降。

中风或所谓的小中风(短暂的脑缺血发作 TIA)可以降低反应力,导致肌肉力量下降,视野缺损、协调力下降等问题。癫痫发作导致司机在突然之间失去对环境的评价及掌控。心脏病发作会导致眩晕或突然意识丧失。

关节炎使关节疼痛,僵硬,使活动受限,从而降低了对汽车的控制。比如膝关节疼痛和僵硬影响对油门及刹车的控制。颈部关节的疼痛导致车辆转向及倒车困难。

青光眼和黄斑变性导致弱光下或夜间驾驶变得困难。青光眼还能使视野变窄,导致司机对周边的车辆和建筑物"视而不见"。白内障是老年人常见的眼部疾病。在来车前灯或路灯的照射下,白内障患者会感到极度目眩。

药物:许多老年人服用多种药物,但对药物的副作用了解甚少。药物副作用可能包括困倦,头晕,精神混乱以及其他干扰驾驶的症状。处方药和非处方药都会有副作用。影响驾驶的药物包括以下几类:

- 酒精
- 抗癫痫药
- 止吐药
- 抗精神病药
- 苯二氮䓬类及抗焦虑药
- 治疗青光眼的药物
- 肌松药
- 非处方抗组胺药
- 阿片类药物
- 睡眠辅助药物
- 三环类抗抑郁药

　　精神状况：在不熟悉的路段或高峰时段驾驶，使司机心理压力陡增，从而导致驾驶困难。疲劳和精神不集中也会降低驾驶能力。

　　对有些老年人来说，唯一的不足就是驾驶经验缺乏。比如有些老年人（尤其是女性）是在配偶死亡后才学习驾驶的。

相应对策

　　对老年司机来说，许多办法可以应对衰老带来的驾驶风险。

　　避免冒险：老年司机可以凭借多年的驾驶经验判别并规避驾驶中的危险状况。例如，随着年龄增加而更易感到疲惫，所以老年司机应尽量选择短程驾驶并在途中多休息。要避免高速公路以及其他可能出现拥堵或危险的路段。避免在弱光及夜间驾驶。避免高峰时段驾驶。

　　避免干扰：避免干扰对所有的司机来说都非常重要。手机在司机遇到困难时可以用来和外界联络。但在驾驶中使用手机（即使应用耳机）是非常危险的。事实上，在某些地区，这种做法甚至是违法的。同样的，在驾驶过程中使用调频收音机或其他车载系统（比如空调和可调座椅），进食，饮酒，吸烟，补妆，参阅地图或者和其他乘客聊天都会对司机造成干扰。司机应该将各种干扰降至最低。

　　应用新技术：某些新技术可能对老年人有帮助。例如，包括夜间驾驶曲线照明（弯曲路段的定向照明系统）的高级视觉系统和自动调节亮度的汽车前灯（根据来车情况自动调节远光灯和近光灯）。停车辅助系统可以通过摄像头或红外系统帮助倒车，停车或完成其他动作。对于那些转头又困难的老人来说相当有用。全球定位系统可以帮助老年人锁定目的地。

　　其他对老年人有帮助的系统包括巡航控制系统，防抱死装置以及电子稳定系统都会提高汽车的牵引力和可控性。有些汽车的后视镜在感知后车前灯的闪烁时可以自动变暗，减少了司机炫目的发生。有些汽车厂商尝试应用红外技术来提高夜间驾驶的安全性。有些厂家重新设计了某些手柄或把手的使用方式，使患有关节炎的老

年司机更容易操作。许多设计，包括更低的车门，腰部支撑结构，加长的遮阳板，可调座椅和方向盘等，都对司机尤其是老年司机有很大帮助。

　　一旦发生事故，自动呼救系统可以帮助救援队伍快速到达出事地点。更多的新技术正在逐步应用在汽车上。

　　司机培训：另一个有助于老年司机保持甚至提高驾驶技术的途径是接受司机再教育培训。有些组织（比如美国退休人员联盟 AARP 和美国汽车联盟 AAA）都提供此类培训项目。而且，参加此类培训可以减少保险费。

　　有些培训教会司机正确调节身体和方向盘的距离，正确调节座椅高度和反光镜，以便最大程度上减少盲点产生。

　　医疗干预：生活方式及医疗干预有助于老年司机改善驾驶能力。很多理由都需要老年人保持身体健康，保持驾驶能力就是其中之一。因为只有好的体力和精力才能胜任开车这项活动。医生应该定期评估老年人的健康状况，从视力，记忆力，思考能力以及肌肉力量等方面提高老人的驾驶能力。

　　对某些疾病进行治疗也有助于提高驾驶能力。例如，白内障摘除术。对关节炎进行药物治疗及理疗可以提高灵活性及柔韧度。对糖尿病的良好控制有助于避免血糖波动。老年司机应该反复和医生讨论自己的服药情况，最大程度上减少药物副作用带来的驾驶风险。

　　有些州立法暂停某些疾病患者在某段时间内进行驾驶活动。暂停的时间段多数用来对疾病进行治疗以使之稳定。比如，有些州要求中风或 TIA 患者在发病后 6 个月内暂停驾车。心脏病发作或心脏搭桥手术后 3~6 个月内暂停驾车。对于癫痫患者，有些州要求癫痫停止至少 6 个月以上才能重新开始驾驶。

驾驶的决定

　　事实上，对许多老年人来说都面临着是否继续拥有驾照的抉择。能力的下降使驾驶越来越危险。而且老年人的驾车需求也在减少。他们发现，继续拥有一辆汽车而只是偶尔使用它比使用公共交通工具带来更多的花费。但是放弃驾照意味着失去了自由和独立。

　　某些时候家庭医生或家庭成员会意识到，该到了老人交出车钥匙的时候了。但处理起来都非常困难。听之任之又怕带来更严重的后果。以下是一些实用的步骤有助于老年人更痛快的放弃他们的车钥匙：

- 和他们共同讨论减少或停止驾驶的问题
- 帮助他们找到其他方式到周边活动
- 研究代驾或运送服务
- 确保他们日常活动有可搭乘的车辆
- 邀请家庭医生或朋友参与讨论

　　许多出版物或在线资源可以帮助老人决定是否继续驾驶。有些资源对真正关心老人的家人和朋友也有帮

助。治疗专家和教授驾车技术的人(有时被称作驾驶培训专家)会从更专业的角度评价老人是否存在影响驾驶的因素。这些专家统称驾驶康复家。他们常常受雇于某家医院或大学,有些拥有私人门诊。他们可以评价司机的安全性,提供车辆维修或配件,提供交通资讯服务或其他可替代的交通方式。

绝大多数老人在医生和家人的劝告下能够决定何时停止驾驶活动。但对于有些老年司机,比如老年痴呆患者,缺乏对自身驾驶能力的认知,他们坚持驾驶,即使收到医生明确的建议后仍不放弃。这种情况下,可以建议老人接受驾驶康复家或州驾照监督代理机构的评估。评估申请可以由司机本人,近亲属或医生提出。评估包括笔试和"路考"两部分。有些州要求医生上报任何可能导致不安全驾驶的司机名单。

不同国家和地区对老年司机驾照的拥有和更新都有不同的法律条款。

危险驾驶的预警信号

老年司机和家属需要考虑多种因素来确定继续驾驶是否安全。

- 是否曾在驾驶中迷路
- 家人和朋友是否对老人驾驶担心或已不再搭乘他们的车
- 近期是否越来越多的出现小事故
- 是否有困难发现其他车辆及交通指示并作出相应反应
- 交通拥堵,繁忙路口或左转弯是否会让他们紧张
- 是否感到其他车辆开得太快
- 是否在驾驶时经常感到压力和疲劳

- 来车的前灯是否经常困扰他们
- 旋转方向盘,踩脚踏板是否有困难,倒车或泊车时转头是否有困难
- 过去一年当中是否出现过交通事故,并负有主要责任。或者在驾驶中被警察叫停
- 是否在驾驶中过分小心谨慎
- 是否有时忘了使用反光镜,或忘了给来车发出相应信号

如果老年司机出现上述任何一种现象,都应和医生或驾驶康复专家沟通,讨论提高驾驶安全性的方法。

第 297 节

跌　倒

- 大多数的跌倒都发生在某种疾病影响了身体的活动性或协调性的基础上,而且有某种环境诱因。
- 尽管大多数人在跌倒前并无明显的症状,但有少数人之前有头晕或其他不适。
- 跌倒后,可能会导致骨折或组织挫伤。
- 医生常需做检查以评估是否有潜在病因导致了此次跌倒。
- 在居所周围采用预防措施可预防跌倒发生。
- 伤害得到治疗后,患者需要进行理疗,有助于防止再次跌倒发生。

许多老人都害怕跌倒。而跌倒偏常常发生在老人身上。大约 1/3 的居家老人一年至少跌倒一次。住在护理院的老人跌倒的几率更大。

跌倒常常导致损伤。有些会非常严重(比如髋骨骨折)。老年人常常患有骨质疏松,跌倒更容易发生骨折。

对跌倒的恐惧也会带来问题。老人可能对日常活动显得过分谨慎从而逐渐丧失了自信和独立。老年人可以通过多种方式克服对跌倒的恐惧,并降低跌倒的风险。对导致跌倒的原因有所了解可能会有所帮助。

你知道吗……
虽然许多老年人会发生跌倒,但跌倒不是衰老过程中的正常组成部分

导致跌倒的原因

某种身体条件损害了移动性和协调性,在特定环境或潜在危险状况同时存在的情况下,常常会发生跌倒。多数跌倒都是多种因素共同作用的结果。比如,帕金森患者和视觉受损的患者(某种身体条件)可能在着急接听电话(潜在危险状况)时,被电话延长线(特定环境)绊倒。

身体条件受衰老本身,身体素质,疾病状况以及药物

等多种因素影响。而且它在老人跌倒过程中扮演的角色比特定环境和潜在危险状况更为重要。较差的身体条件不仅增加了跌倒的风险，也影响了老人对特定环境和潜在危险状况的有效应对。

导致跌倒风险升高的身体条件包括：

■ 活动及平衡能力下降
■ 视觉受损
■ 足部感觉异常
■ 肌肉力量下降
■ 认知能力下降

应用某些药物可能导致注意力下降或降低血压，从而增加跌倒的风险。

危险环境是许多跌倒的原因。当人们没有注意到环境的危险，或在发现危险后没能及时反应时，就会发生跌倒。

导致跌倒风险增高的危险环境包括：

■ 光线较暗
■ 不固定的地毯
■ 湿滑的地板
■ 延长的电线或绳索，通道上的物品
■ 不平坦的小路和断裂的路边防护栏

大多数跌倒发生在家中。有时在站立不动的情况下也会发生跌倒。但大多数跌倒发生在运动过程中。比如上下床、入座离座、使用坐便器、行走、上下楼。运动时可能会被磕绊而失去平衡，任何运动都有潜在的风险，如果运动突然变得剧烈或注意力被分散时，就更容易发生危险。例如，快速奔向浴室或去接听电话，或者使用无绳电话都会使运动变得危机重重。

先兆

大多数人在跌倒前没有任何先兆。在特定环境和潜在危险状况下发生的跌倒常常没有明显的预警信号。但是，身体条件变化导致的跌倒常常具有先兆症状，包括头昏，眩晕，快速而不规则的心脏跳动（心律失常）等。

跌倒后常常发生损伤，而且随着年龄增加，损伤也趋于严重。超过一半的跌倒事件至少会导致轻微损伤，比如淤青，扭伤或肌肉拉伤。严重损伤包括骨折，韧带断裂，深度割裂伤和器官损伤（比如肾脏和肝脏损伤）。大约2%的跌倒事件导致髋部骨折。其他骨折（上臂，手腕，背部和骨盆）大约占5%。有些跌倒事件会导致意识丧失或头部损伤。

如果老年人在跌倒后不能快速站起或寻求帮助，则会带来更多问题。这种情况令人恐惧并且感到无助。长时间躺在地板上可能导致诸多问题，比如脱水，体温降低和皮肤压疮。

跌倒带来的影响会持续很长时间。大约一半的髋部骨折患者不能像以前一样行走，即使得到治疗和康复训练也于事无补。曾经跌倒的老人也会对跌倒产生过分恐

惧，并因此失去自信，他们选择待在家里，放弃购物，访友甚至清洁等日常活动。一旦老人活动减少，关节会变得僵硬，肌肉力量也逐渐减弱，由此更增加了跌倒的风险，形成恶性循环。综上所述，跌倒能在很大程度上降低生活质量。跌倒也是很多老年人决定到护理院或其他生活辅助机构之前的一个重要考虑因素。

跌倒导致死亡很罕见，但死亡可能会在跌倒时立刻发生。比如头部碰到尖锐的物体，并导致无法控制的出血。跌倒后发生死亡多是由于严重损伤等并发症导致的。

诊断

老人摔倒后常常不情愿和别人（包括医生）谈起这件事，尤其是当他们没有因此而受伤的时候。甚至有一些老人在严重摔伤并因此就医时也会拒绝承认跌倒的发生。他们之所以这样做往往是因为拒绝承认衰老，他们不想别人认为自己已经变得没用了，该到去护理院的时候了。所以，医生必须仔细询问病史，了解患者是否近期发生过跌倒事件。

如果跌倒发生了，医生应该积极寻找导致跌倒的原因。医生要询问跌倒时的情况，包括跌倒前有什么症状，在进行什么活动等。医生也要询问患者用药情况，有些处方药和非处方药会成为跌倒的诱因。

医生应该首先进行全面的体格检查，了解受伤情况，从而判断跌倒的原因。相关检查包括：

■ 血压：如果患者站立时血压降低，跌倒可能是由于体位性低血压造成的。
■ 心音：利用听诊器，医生可以了解患者是否存在心跳缓慢、节律异常或心功能衰竭。
■ 肌肉力量和活动度的评估：医生应该评价背部及腿部肌肉以及足部的情况。
■ 视觉和神经系统评估，包括位置觉和平衡觉的测评。

有时候医生会让患者做一些简单的动作，比如站起和坐下，或者原地踏步。通过对这些运动的观察，医生可以发现导致跌倒的线索。

如果跌倒主要是由于环境因素导致的，且没有造成大的损伤，就没有必要进行进一步检查。但是，如果跌倒主要是由于患者自身原因引起的，就应该进行详细的检查。比如，如果初步体检发现了心脏问题，就应该进一步通过心电图进行心率及心律的监测。心电图检查一般在医生诊室完成，只需花费几分钟时间。有时候患者被要求佩戴24~48小时动态心电图（Holter）。对于在跌倒前出现头昏或眩晕的患者，全血细胞计数和电解质水平检查就显得相对重要。如果怀疑存在神经系统疾病，行头颅 CT 和磁共振（MRI）检查可能会有帮助。

预防

老年人如果能做到以下几方面，就会有效降低跌倒的风险：

- 规律锻炼：力量训练可以改善腿部肌肉的强度，进而提高行走时的稳定性。太极拳以及其他平衡性训练，比如单腿站立则有助于提高平衡能力。
- 选择合适的鞋子：坚固，防滑，低跟的鞋是合适的。
- 改变体位时要缓慢：这样做有助于减少头昏的发生，同时给身体充分的时间进行调整。
- 学习简单头部动作：该动作又被称作艾普雷动作，是一种特殊的转头姿势，当老人在移动时发生眩晕的时候，这种动作会有帮助，它包括用特殊的方式转动头部。这种动作多数情况下第一次是由医生来指导的，但老人也应该有所了解，一旦在需要时可以自己进行重复。
- 对正在服用的药物进行重新审核：患者应该询问医生或其他从业者，自己正在服用的处方药和非处方药是否会增加跌倒的风险。如果证实有类似药物，医生应该根据情况给予减量或停用。
- 定期进行视力检查：佩戴合适的眼镜可以有效防止跌倒。积极治疗青光眼和白内障。
- 向理疗专家征求防止跌倒的方法：有些老年人需要理疗专家指导进行行走训练，尤其是那些需要步行器和手杖的患者。

　　避免可能导致跌倒的环境因素

- 调节灯光强度、增加灯的数量或改换光源种类可以改善环境光照。
- 电源开关应放置在方便找到的位置。或改装触摸式或感应式开关。
- 充足的光照，尤其是夜间户外光照非常重要。楼梯应该加固，安装防护把手。
- 电线或延长线应尽可能避开行走通道（可安装更多插座或将线路掩藏在门边来达到这一目的）。
- 地板上的杂物应该尽可能放置在行走通道以外。
- 在坐便器，浴盆及其他需要的地方安装安全把手，以便老人在站起时利用。安全把手应安装牢固。
- 必要时可提高马桶圈的高度。
- 可活动的小块地毯应该拿开或固定。
- 厨房和卫生间应用防滑地砖。
- 常用的生活用品应放置在腰部以上及眼部以下的位置，老人可以方便取用而不用弯腰或伸臂。

　　减少环境中的危险因素仅仅是一方面，学习如何安全应对这些潜在的危险更为重要。有时，人们需要更多地注意潜在的危险并思考如何能安全的完成日常活动。比如，在每个房间内安装无绳电话就可以避免因着急接听电话带来的风险。

　　当然，跌倒也不能完全预防。所以，很有可能摔伤髋部的患者（比如骨质疏松患者）应该积极补充钙质和维生素 D，同时服用处方药以减缓骨质的流失。有些老人选择佩戴髋部保护器（一种由塑料和泡沫制成的内衬装置），可以有效防止髋部骨折。

　　当跌倒发生时，老年人应该学会正确应对以减少对跌倒的恐惧。一旦跌倒不能站起，应该采取俯卧的姿势，爬到家具（或其他可以支持身体的设施）旁，利用家具让自己站起来。

　　老年人也应该有良好的求救渠道。比如在离近地板的地方安装电话。也可以安装紧急呼救系统（医学警报装置），可以及时通知别人前来帮助。大多数该类装置都有一个安装在项链上的报警按钮，按下按钮就可以报警求助。

治疗

　　首先应该治疗损伤，比如骨折，韧带扭伤和肌肉拉伤。其次是预防再次跌倒。

　　治疗导致跌倒的身体疾病。比如心率缓慢合并眩晕的患者应该安装起搏器。在允许的情况下，停用某种具有潜在风险的药物，或减少剂量，或用其他药物替代之。

　　理疗以及职业保健专家可以帮助老年人提高行走及平衡能力，恢复跌倒发生后丧失的自信。他们也可以提供避免跌倒的小方法。治疗专家也会鼓励老人保持积极的心态。理疗以及指导下的平衡训练都会降低跌倒的风险。

家庭防跌倒清单	
所有房间	方便触及的电源开关
	清理通道上的电线和电话线
	清除可活动的小地毯
	安装无绳电话
厨房	方便拿取物品的橱柜（不必弯腰或拽拉身体）
	防滑地砖
卧室	方便触及的床头灯
	放置小夜灯
	放置大块的地毯
浴室	抬高坐便圈
	安装安全把手
	防滑地砖
	安装小夜灯
起居室（客厅）	固定的小块地毯或大块地毯
楼梯	充足光照
	加固扶手
	防滑脚踏

虐 待 老 人

虐待老人指其他人对老人的伤害及威胁,包括侮辱和怠慢。

老人可能被伤害,也可能是他们的权利被剥夺(怠慢)。随着老人人数的增多,虐待老人正成为一个社会问题。

在美国,每年有上千的老人遭受虐待。施虐方常常是家庭成员,以提供照顾的成年子女或配偶最为常见。有时候专业老年机构中的员工也会成为施虐者。

任何老年人,不论健康状况如何,都有可能遭受虐待。但是,存在以下状况的老人更容易被虐待:

- 患有某种慢性疾病,身体状况差。
- 缺乏其他社会支持。
- 痴呆或其他精神疾患

施虐者多在以下情况时对老人实施虐待:

- 经济上依赖老人或和老人生活在一起
- 酗酒或药物滥用
- 患有精神疾病,比如精神分裂症
- 存在暴力倾向
- 家庭出现变故,面对压力,比如经济困难或其他亲人的死亡
- 缺乏资源和技巧,出现看护者耗竭
- 患有某种疾病(比如痴呆),导致精神焦虑和暴力倾向

看护人常常不堪重负,没有充分的准备或资源不足,看不到希望,社会孤独感增加,逐渐增长的怨恨常常促使虐待的发生。其实多数看护人并不愿意虐待老人,甚至并没有意识到他们正在那样做。

受虐待的老人因为各种原因并不愿意寻求帮助。可能身体状况不允许,或者害怕遭受报复性虐待,也可能害怕因此被抛弃或被送往护理院。有时候受虐老人甚至会包庇施虐的子女,因为太依赖他们了。老人为有对他们施虐的子女感到羞愧。

老人遭受虐待有时候并不易被发现。比如,一个老人出现髋部骨折,医生很难区别是受虐造成的还是因为骨质疏松、跌倒或二者兼有造成的。有时候老年人自身比较糊涂,不能清楚地告知别人对自己做了什么,这也让许多虐待事件不能及时被发现。

由于以上的原因,医生,护士,社工,朋友以及家庭成员常常不承认存在老人虐待。

虐待的类型

老人可能被虐待、怠慢或二者兼有。

侮辱

侮辱包括身体,心理,性的侮辱,有时候也包括经济上的剥削。老年人可能经受以上一种或多种侮辱。

身体侮辱是指武力伤害和威胁。比如打,推,摇动,敲击,约束和强迫进食。遭受身体侮辱的迹象包括不能解释的伤害以及没有被充分治疗的伤害,绳索的勒痕,破碎的眼镜,皮肤抓痕,割伤和皮肤淤青。看护人不允许老人单独会见来访者或其他医疗人员时,应警惕身体侮辱的发生。

性侮辱指未经同意的性接触或受强迫和威胁的性接触。比如近身抚摸或强奸。乳房或外阴部位的擦伤和淤青,不明原因的阴道或肛门出血常常提示发生过性侮辱。然而,性侮辱不是总造成身体的伤害。

心理侮辱指通过语言或行动造成心理压力或痛苦,包括以下情况:

- 恐吓,辱骂,严厉的命令
- 忽视(比如不与之聊天,或对老人的话听而不闻)
- 像对待孩子一样对待老人,有时候是鼓励老人增强对施虐者的依赖

受到心理虐待的老人变得消极而孤僻,有时候变得焦虑或抑郁。

经济剥削是指不合理或过度利用老人的财产和资金,包括以下方面:

- 经济欺骗
- 强迫老人贡献资产
- 不负责任的安排老人资产

看护者可能利用大部分老人资产为自身牟利,只花费一小部分在老人身上。

限制老人对自身事务的决策有时候也被认为是一种变相的侮辱,比如老人不能决定和谁交往,如何安排自己的财产等。

怠慢

怠慢和忽视指不能及时提供食物,药物;不能提供清洁和其他必需品。这种怠慢有时是故意的,有时是被不负责任的看护者忘记了。有些看护者没有意识到,他们对待老人的方式已经超出了某种界限,达到了虐待的程度。这些看护者缺乏对良好看护的认知,或者干脆对某些行为合适与否存在极为不同观念。

有时怠慢完全是由于极端的环境因素造成的(比如经济困难),尽管此时看护者的意愿是良好的。有时候看护者不能提供良好的照顾是由于其自身的躯体疾病或精神疾病原因造成的,如看护者不能给老人洗澡或记住

何时给老人服药。

　　受到忽视的老人会因为营养不良出现体重降低,皮肤和口腔会因为脱水变得干燥。由于缺乏清洁而出现难闻的气味。长期卧床或处于一种姿势可能导致臀部或脚跟的压疮。有些生活必需品比如眼镜,助听器或义齿可能丢失。定期的医疗照顾也常常被忽视,甚至当病情恶化也不被重视。

虐待发生的迹象

　　如果出现以下问题或变化,家属,朋友和医生应该注意是否是由虐待造成的:

- 身体肮脏有异味
- 褥疮
- 体重下降和口腔干燥
- 眼镜,助听器和义齿丢失
- 多处淤青,不常见部位的淤青(比如臀部),某种特定形状的淤青(比如熨斗状或皮带状)
- 绳索勒痕
- 骨折
- 刮伤或割伤
- 焦虑,抑郁或消极和孤僻
- 短期内的经济状况改变(比如遗嘱变化,资产减少,或银行卡上增加了其他人的权限)

看护者的行为也会暴露虐待的存在

- 不让老人说话
- 对待老人像孩子
- 对老人的伤害进行不能让人相信的解释

避免老人遭受虐待

　　担心受到虐待的老人可以采取以下步骤来减少其发生的可能性:

- 不要和有暴力倾向的人生活在一起
- 和朋友和以前的邻居保持联系,尤其是当老人搬到看护者家里的时候
- 和社会组织或社区组织保持联系(降低虐待的发生,一旦发生也可以及时求助)
- 在签署某些文件(比如将要居住在何地,谁来处理自己财产等)的时候坚持依法办事(专业的老年代理机构可以提供法律援助)

　　家人和朋友也要和老人保持密切的联系并及时提供帮助。

应 对 虐 待

　　老人不要以为随着年龄增加受到虐待是不可避免

的。虐待损害了他们的尊严和良好的生活状况,甚至会付出生命的代价。

　　发现老人受虐是困难的。老人也不愿意向别人透露自己的生活状况,有时候看护者限制了老人与外界的接触及电话联系。

　　如果老人觉得自己有危险,拨打老人受辱热线就立刻可以得到帮助。类似热线可以在当地电话手册上找到,多数在蓝色页码上。查号服务也提供相应查询。国家老年受辱中心网站提供了详细的相关法律以及求助电话。如果老人并没有身处危险之中,但仍想要得到帮助时,他们可以和自己的医生或其他医疗从业者沟通。但是,由于医疗从业者缺乏处理相关事务的经验,他们有时也会感到无能为力。

　　由于虐待问题可能会造成非常大的影响,因此也必须因人而异的进行深度干预,包括:

- 医疗援助
- 相关培训,比如了解老人虐待的知识,避免的方法等,并协助制定安全计划
- 给予心理支持,比如心理治疗

注意自我忽视的发生

　　当老人不愿意为自己提供食物,药物和其他生活必需品,甚至不注意个人卫生的时候,称作自我忽视。

　　随着年龄的增大,自我忽视比虐待更常见。下述情况发生时,容易导致自我忽视:

- 独自生活,自我封闭
- 某种疾病损害了判断力和记忆力(比如阿尔采默病)
- 存在多种慢性疾病
- 严重抑郁

　　但是有些人并没有特殊的疾病,他们为何出现自我忽视目前尚不清楚。

　　自我忽视有多种表现,从不注意个人卫生,到不偿还账单,甚至对危及自身生命的疾病置之不理。自我忽视的人进食很少,容易出现脱水和营养不良。即使去看医生也会拒绝治疗,不遵医嘱、不复查。他们的居所肮脏,失修充斥着各种虫子,甚至对公共安全带来隐患(比如他们的行为可能会导致火灾)。

　　对于家人,朋友以及医生来说,区分自我忽视和个人隐私或自主是有困难的。老年人有时候可以轻易地选择自己的生活方式,即使那样做不受别人的欢迎。这种情况下护工的介入可能有所帮助。

　　如果认为干预和介入是有必要的,打个电话就会有所帮助。和其原来的私人医生沟通常常是一个好的开始。也可以联系成年人保护计划或州立老年事务部。

- 法律介入,比如拘留施虐者,保护受虐者
- 提供另外的可以进行安全防护的居所

　　亲属,朋友和熟人应该在发现或怀疑虐待存在的时候提供必要的帮助。直接对抗施虐者并不是一个被推荐的选择,因为可能使事态激化。正确的做法是尽快向相关部门报告。美国所有州都强制要求报告可疑的或被确认的发生在公共机构的老人虐待,有些州甚至要求报告发生在家中的老人虐待事件。每个州都制定了相关的法律保护那些弱势,丧失劳动能力的和残疾的群体。对虐待事件的报告人也提供保护。

创伤与中毒

第 299 节

急 救

急救的目的是挽救生命,防止损伤或疾病进一步恶化,有助于机体更快的康复。本节主要讨论心跳停止、窒息、出血、较小的创口和较小的软组织损伤的急救。淹溺、中暑、低体温损伤、严重过敏反应、脊髓损伤、低血糖、中毒、癫痫、叮咬伤、烧伤、眼部化学烧伤、骨折、冻伤、鼻出血、扭伤以及牙齿松动的急救,在其他相应章节中讨论。

急救的优先原则

急救时第一优先的是评估患者气道、呼吸和循环系统(即 ABC 步骤)。这些部位中任何一个部位出现问题,如果不能及时纠正都可能危及患者生命,气道(A)是空气进入肺的通道,有可能被堵塞;各种疾病和损伤都可能引起呼吸(B)停止;心搏停止(心跳停止),全身血液循环(C)就会停止。

接下来的急救通常是给急救中心打电话获取医疗救

急救的基本物品
医药箱或急救包的用品应经常保持完备。应包括下列基本物品:
■ 活性炭(使用前应先向中毒控制中心请求救援)
■ 黏性胶带
■ 抗组胺药物
■ 抗菌软膏(如杆菌肽软膏)
■ 对乙酰氨基酚或布洛芬
■ 咀嚼型小剂量型阿司匹林(心脏病发作时,使用前应先呼救医生)
■ 冷敷袋或冰袋
■ 棉签
■ 纱布绷带
■ 急救手册
■ 卷状绷带,5~7 厘米宽
■ 尖嘴剪刀
■ 肥皂或洗手液
■ 各种尺寸的无菌黏性绷带
■ 体温表
■ 薄塑料手套
■ 卫生纸
■ 镊子

助(窒息和某些心搏停止的病例,应在呼救前就开始处理)。在美国,多数人会拨打救护电话,呼救者应迅速将患者的病情、受伤或发病过程的详细情况告诉急救中心的调度员,在被告知下一步如何去做的指示后再挂电话。如果有几个施救者,应该一个人进行呼救,其他人应了解伤情并开始急救。

打过急救电话后,在其他治疗开始前,首先要纠正 ABC$_s$ 异常(气道、呼吸和循环),如有必要,应进行心肺复苏(CPR)。

如果是多人受伤,应首先治疗最严重者。确定谁是最需救治者可能有困难,有些因疼痛而大声呼叫的人,其受伤的程度可能不如那些因不能呼吸或陷入昏迷看起来安静的人严重。每例患者的检查时间不要超过 1 分钟。对每一名患者,施救者都要考虑其是否有生命危险,或是病情紧急但无生命危险,或是不太紧急。呼吸困难或大出血者有生命危险;手臂骨折尽管疼痛很剧烈,但可以稍候治疗。在有多名严重受伤者,而施救者人数有限的情况下,应该先急救那些有存活可能的伤者。

如果伤员不能叙述病情,应通过其他方法来获取有关的信息。例如,如果在一个昏迷者附近发现一个空药瓶,就应该把这个药瓶交给急救的医务人员,由旁观者、家属或施救人员叙述的患者受伤情况和其他信息,对于急救治疗十分重要。完成这些步骤后,还可以采取一些安抚患者的简单措施,比如给患者盖一条毯子,让伤者保持平静和温暖,感到舒适。

一些严重疾病可通过血液传播,如 HIV 和乙型肝炎。因此,在救助时,施救者应避免接触患者伤口血液,特别是对一些情况不详的陌生人。戴乳胶手套是最好的防护措施,如果没有这种手套,也可以用塑料制品,如施救者可把手放进塑料食品包装袋或任何防水的袋子内。如果不慎接触到伤者血液,应尽快将手部,尤其是甲下的部位,用大量肥皂水或低浓度的漂白剂溶液(每升水加入约 1 汤匙或 15ml 漂白剂)清洗。如果这两样都没有,可以应用含酒精的洗手液。接触伤者的唾液和尿液比起接触伤者血液,感染这类疾病的风险要小很多。

心 跳 停 止

人死亡时,心脏就会停止跳动。心跳、呼吸停止可使

体外自动除颤仪-心脏跳跃式启动

体外自动除颤仪(AED)是一种能探测和纠正心室纤颤(一种特殊的心脏节律异常)的设备。心室纤颤可引起心跳停止。发生心跳停止时,如有可能,应立即使用 AED。在呼叫救助和心肺复苏前,就可使用 AED,可更有效挽救生命。AED 探测到心室纤颤后,可提供电击(除颤),使心脏节律恢复正常,心脏恢复跳动。即使心脏恢复跳动,也应向医疗急救中心求助。如果用 AED 后心脏仍然无跳动,应实施心肺复苏。

AEDs 很容易使用,美国红十字会提供了学习使用 AEDs 的训练课程,大多培训课程只需几小时。不同的 AEDs 有不同的使用说明书,应严格按照说明书所写的要求使用。许多公共场所都备有可供使用的 AEDs,如体育场、音乐厅。医师认为可能发生心室纤颤而没有安装心脏除颤仪的人,可购买一台 AED 在家中备用。

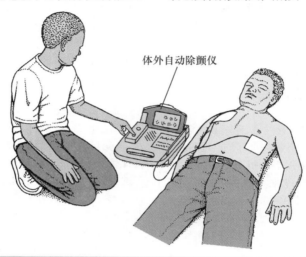

体外自动除颤仪

开放成人气道的方法

确定患者没有呼吸后,施救者应检查患者口中及喉部有无可能引起气道堵塞的物体,如果有异物就取出来。如果患者没有呼吸,可能是舌头堵塞气道。施救者

这时可轻压患者头部并上抬下颌,这样就可移动舌头并打开气道。如果患者仍无呼吸,救援者应开始进行人工呼吸。开放气道的操作是心肺复苏的一部分。

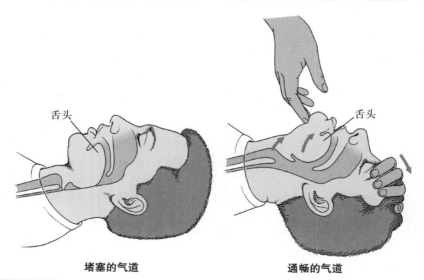

舌头 舌头

堵塞的气道 通畅的气道

身体缺氧。尽管有的人在心脏停止跳动几分钟后又可能会出现再次跳动，但心跳停止的时间越长，心脏复跳的可能性越小，即使心脏复跳也可能出现脑损伤。心跳停止5分钟以上就有可能会发生脑损伤，10分钟以上死亡率很高。在院外发生心跳停止的患者，被送到医院时的存活率小于5%，而且其中很多存活者已经发生脑死亡。

心跳停止的患者可能静卧不动，没有呼吸，对问话、刺激(如摇动他)无反应。施救人员遇到这类患者时，首先应明确患者是否有意识存在，可以大声问"你还好吗?"，如果没有反应，可使患者仰卧，用望、听、触的方法来确定他是否还有呼吸:

- 观察患者胸部有无上下起伏
- 倾听是否有呼吸音
- 感触患者口部有无空气移动

如果患者没有呼吸，施救人员应检查其口腔及喉部有无物体，确定是否有呼吸道阻塞。

急救处理

心跳停止时应尽快实施急救。如果有体外自动除颤仪(AED——一种可以使心脏复跳的仪器)，应立即应用。下一步是寻求专业的救助。如果患者心跳仍不能恢复，应开始心肺复苏。心肺复苏联合人工呼吸(口对口呼吸，人工呼吸)，可以给肺供氧，并通过按压胸部，从心脏流出的血液可以把氧气运送到脑和其他重要脏器。

最好是通过训练课程来获得心肺复苏技巧。美国心脏病学、美国红十字会、很多地方的消防队和医院都提供心肺复苏训练课程。随着时间的推移，这种技术的操作规程会有变化，重要的是取得最新的训练资料，并不断参加推荐的重新训练课程。

实施心肺复苏时，将患者置仰卧位，同时翻动他的头部、躯干和四肢，施救者首先检查并清除阻塞气道的物体，再将患者的头稍向后仰，托起下颌，这种姿势有时可使闭合的气道开放。如果患者呼吸仍未恢复，施救者可将自己的嘴罩在患者的嘴上开始人工呼吸，用较慢的速度将呼出的气体送入患者肺内(人工呼吸)。施救者将空气吹入患者口腔时，用手捏住其鼻孔，防止空气从鼻漏出。

对儿童的人工呼吸与成人类似。但在对婴儿进行人工呼吸时，施救者的嘴要同时罩住婴儿的嘴和鼻。为避免损伤婴儿弱小的肺部，施救者呼气的力量要比对成人的小得多。

在给予正确的人工呼吸后，胸部仍不能隆起者，常提示患者呼吸道有阻塞。如果胸部能隆起，施救者应给予两次深慢的人工呼吸。

接下来进行胸部按压。施救者跪在患者一侧，手臂伸直，倾斜于患者上方;两掌重叠放在患者的胸骨下端。按压的深度在成年人约4~5厘米，在儿童要浅一些。患者如为婴儿，施救者可用两根手指按压乳头下方的胸骨，

深度约1~2.5厘米。心肺复苏可以由一人完成(一个人交替做人工呼吸和胸部按压)，或由两个人完成(一人做人工呼吸，一人做胸部按压)。胸部按压应达到每分钟100次。完成30次按压后给予两次人工呼吸。进行胸部按压会很快感到疲惫，造成按压力量太弱达不到效果，所以，当有两个施救者时，每两分钟他们应交换一次位置(进行胸部按压的人改为进行人工呼吸，反之亦然)。心肺复苏应持续进行，直到医疗救援到达，除非已累到不能再继续坚持，或患者已经恢复。

实施对成年人的胸部按压

心肺复苏时进行胸部按压，施救者跪在患者一侧，手臂伸直，倾斜于患者上方;两掌重叠放在患者的胸骨最下端(称为剑突)上方(约两指宽)的位置。按压的深度在成年人约4~5厘米，胸部按压频率约每分钟100次。

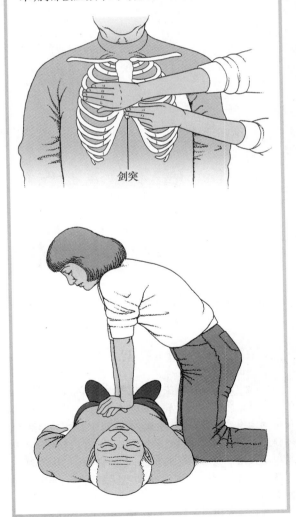

剑突

实施对儿童的胸部按压

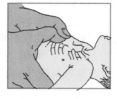

拇指交叠

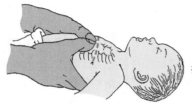

拇指并列

对于新生儿及较小的婴儿,施救者拇指应并排放在婴儿乳头连线下方的胸骨上(如图中虚线所示)。婴儿如果较小,他们的胸部就可被双手环绕。如果新生儿很小,拇指应交叠起来。

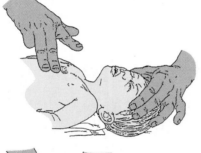

如果婴儿胸部不能被双手环绕,可用两根手指进行操作。按压时手指应朝上(几乎垂直于胸部)。按压胸部深度约 1 ~ 2.5 厘米。

8 岁以上儿童,一侧手掌根部放于胸骨最下端(称为剑突)上方(约两指宽)的位置。施救者应垂直按压胸部,深度约 2.5 厘米。

窒　息

解除窒息的一些方法常可以挽救生命。成人最常见的窒息常由一团食物(如一大块肉)引起。婴儿的吞咽反射尚未发育完善,如果进食小的、圆的食物,如豌豆、硬糖,容易引起窒息。儿童,特别是幼儿,常把气球、玩具、硬币和其他一些不能吃的东西,以及食物(尤其是圆的、光滑的食物,如热狗、圆形糖果、坚果和葡萄)放进嘴里而引起窒息。

窒息最先出现的症状是咳嗽,常常咳得很厉害,以致不能进行呼救。患者可双手用力握紧喉部附近,呼吸和说话可能变得很弱或停止,也可出现高调的声音或鼾声。患者可出现发绀、抽搐和晕厥。

急救处理

在打急救电话之前就应开始对窒息患者进行急救。用力咳嗽常可将气道内的异物咳出,能用力咳嗽的患者,应让其继续咳嗽。患者如能正常讲话,一般都能做到用力咳嗽。如果患者不能咳嗽,施救者可用力挤压患者腹部("海姆利奇"手法),用力挤压腹部可使胸部和胸腔内的压力增加,以利异物排除。

如果患者存在意识,施救者可贴近患者背后,双手环抱在患者的腹部,一手握拳并将拇指向内侧,放在胸骨和脐之间。另一手牢牢地放在拳的上面。然后双手用力向内、向上推,连续作 5 次。如果是儿童,用力要小些。这种动作可反复进行,直到异物被排出。如果患者失去知觉,应停止操作。

如果患者丧失意识,应该采取措施打开气道并进行人工呼吸。如在进行人工呼吸时胸部没有扩张,表明气道可能仍然有阻塞,应进一步检查气道,清除其内可见到的异物,继续人工呼吸。

实施腹部挤压法

施救者贴近患者背后,双手环抱在患者的腹部,将手放在胸骨和脐中间,一手握拳,另一手放在拳的上面,并将手向内向上挤压。

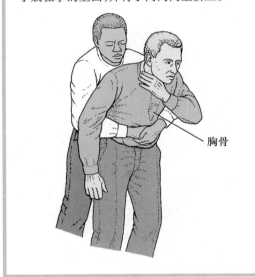

胸骨

婴儿不能进行"海姆利奇"法操作。可将婴儿的面部朝下,胸部放在救援者前臂上,头低于身体。然后用另一手的后掌在婴儿两肩胛骨之间拍打 5 次。拍打要用力,但不能用力过猛,以免引起损伤。随后应检查患儿的口腔,清除可见的异物。如果气道仍然有阻塞,救援者可将婴儿面部向上,头朝下,用食指和中指在胸骨上向内、向上推压 5 次,然后再检查口腔。

内 出 血

腹腔、胸腔、消化道和大型骨骨折(如大腿骨(股骨)和骨盆)的周围组织内都可能发生严重的内出血。

内出血本身早期没有症状,但损伤出血的器官常常会有疼痛;患者也可能因其他的损伤分散了对这种疼痛的注意;或者由于神智不清、嗜睡或意识丧失而不能表达出这种疼痛。患者后来才出现内出血的症状,如消化道的出血经呕吐或直肠排出。失血过多可引起血压降低,患者会感到乏力、头晕,患者站立甚至坐着时都可能发生晕厥。如果血压太低可能出现意识丧失。

解除婴儿气道阻塞

将婴儿面部朝下,胸部放在施救者前臂上。然后用另一手拍打婴儿后背两肩胛骨间的部位。

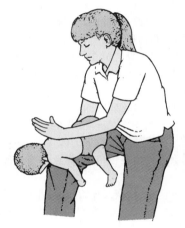

将婴儿面部朝上,头部位于身体下面。然后将食指和中指放在婴儿胸骨上,向内向上挤压

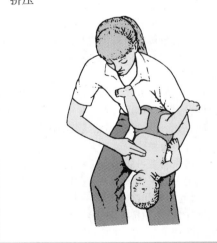

急救处理

非专业医学务人员无法控制内出血。如果出血量大,引起轻度头晕或有休克的症状时,应让患者躺下,将下肢抬高,尽快请求医疗专业救助。

创　伤

组织的切割、撕裂（撕裂伤）、刮伤（擦刮伤）和穿刺伤由咬伤和其他的损伤引起。非咬伤引起的较轻的创伤，常常很快就会愈合。但是，某些创伤可以引起大出血。一些创伤可合并深部组织结构如神经、肌腱和血管的损伤。一些创伤可引起感染。穿刺伤的伤口内可能残留异物（如木屑、玻璃碎片、衣服碎片等）。

大多数皮肤表浅的切割伤很少引起大出血，出血也常可以自行停止。手部和头皮的切割伤以及动脉或大静脉的切割伤常可能引起大出血。

伤口被污物或细菌污染就有可能发生感染。任何创伤都有可能发生感染，较深的组织擦刮伤容易把污物带入皮肤深部；穿刺伤也常会把污染源带到皮下较深的部位，特别容易引起感染。留在伤口内的异物几乎都会引起感染。污染物在伤口内存留的时间越长，就越容易引起感染。

创伤初期常会有疼痛感，但一天以后疼痛就会减轻。如果神经或肌腱被割伤，身体受伤的部位会完全不能活动。有些神经的损伤可导致无力或瘫痪、感觉丧失以及麻痹。如果有异物留在创口内，靠近异物的部位常常会有触痛。

受伤一些天后，疼痛又开始加重，可能是感染的第一个信号。接着，感染的伤口可有红肿、分泌脓液，还可能出现发热。

急救处理

切割伤的处理，第一步是止血。可见的出血可用手指或手掌紧紧的压住出血部位，至少 5 分钟，几乎都可以止血。应尽可能使出血部位处于高于心脏平面的位置，如把伤肢抬高。止血带可以阻断供应身体某一部分的全部血流，也会造成身体的这一部分缺氧，所以只用于严重的损伤（如战伤伤员）。

为防止感染，应清除伤口内的所有污物，并清洗创面。大的、可见的污物可以取出，看不见的污物可用肥皂水和自来水冲洗、清除。清洗后仍然残留的污物，可用高压温水冲洗。最好不要使用刺激性大的药物，如酒精、碘酒和双氧水等。这类溶液可能损伤组织，影响愈合功能。深的创伤需要擦洗。如果伤口很小，可用市售的创可贴包扎。较深、较大的切割伤常常需要手术缝合。

清创后，必要时可使用抗生素软膏涂敷，绷带包扎。

下列情况需要请求专业医疗救助：

■ 切割伤伤口长度大于 0.75 厘米、伤口在面部、伤口较深或伤口边缘裂开。

■ 伤口出血不能自行停止，或经压迫几分钟后仍不能止血。

■ 出现神经或肌腱损伤的症状，如出现感觉丧失、运动障碍或麻木。

■ 较深的擦刮伤，伤口内的污物很难清除。

■ 穿刺伤，特别是创口内可能有异物。

■ 受伤者在过去 5 年中未接种过破伤风疫苗。

常用类型的夹板

夹板用来防止肢体活动，避免进一步损伤和减轻疼痛。要达到固定的效果，必须将受伤部位的上下两个关节都进行固定，保持不动。

可以用一些容易找到的物件充当夹板，如一本杂志、一叠报纸等。但夹板通常是用坚硬、平直的物件做成，如一块木板，可用于固定肢体。手臂、手腕和锁骨受伤时可用吊带支撑夹板固定的前臂。

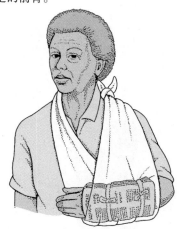

用吊带支撑的进行夹板固定的前臂

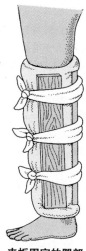

夹板固定的腿部

所有伤口，无论在家治疗还是由医师治疗，在最初几天都应观察伤口有无感染症状。如果出现感染的症状应在几小时内去就诊。小的伤口大多在几天内就可以愈合。

软组织损伤

软组织损伤包括肿胀、擦伤（挫伤）、肌肉的小撕裂伤（轻微拉伤），以及关节附近韧带或肌腱的小撕裂伤（轻微扭伤）。

挫伤、轻度拉伤和轻度扭伤都可以引起轻到中度的疼痛和肿胀。肿胀部位的颜色可能有变化，一天后可变为紫色；几天后可变为黄色和棕色。患者受伤的部位一般还能继续活动。如果出现更严重的症状，如畸形、不能行走或活动受伤部位、严重的疼痛等，可能是轻度的拉伤或扭伤；也可能是受伤部位关节内的骨骼的完全移位（脱臼）或受伤关节内骨部分移位（半脱位），骨折，严重拉伤或扭伤或其他严重创伤。有严重症状的患者往往需要专业医疗救治，以确定损伤性质。

急救处理

挫伤、轻度拉伤和扭伤都可以在家治疗，采用休息、冰敷、压迫和抬高的办法（RICE），可以加快恢复以及减轻疼痛和肿胀。如果发生了骨折、严重的拉伤、严重的扭伤、关节不完全（半脱位）或完全脱位，在专业医疗救助之前应用夹板固定。

肢体或指（趾）的断裂与绞榨伤

身体的某些部位，如手指或足趾有可能被切断；戒指或其他的束缚装置可以造成血液循环阻断而导致组织坏死。戒指周围组织肿胀引起戒指周围组织起血液循环阻断，或戒指直接阻断血流而引起组织损伤。

断肢如果能恰当的保存，有时可以重新接上。为了能延长断肢存活时间，应将它放入一个密封、干燥的塑料袋内，并将袋子放进装有冰块的容器内。不要用干冰。断肢不要放到水里。

受伤的手指常会肿胀。所以，手指上的戒指应该在肿胀发生之前尽早取下来。同样，其他任何套在肢体（如手指、脚趾、胳膊或腿）上的物品，在肢体发生肿胀之前必须取下来。可以用持续、轻柔的牵拉来取下戒指。肥皂和水可以减少摩擦，更容易取下。如果还不能取下，应及时寻求医疗救治。

第 300 节

烧　伤

烧伤是由高温、电流、放射线或化学物质引起的组织损伤。
■ 烧伤引起不同程度的疼痛、水疱、肿胀或皮肤缺损。
■ 深度、大面积烧伤可引起严重并发症，如休克和严重感染。
■ 表浅性的小面积烧伤只需要保持洁净和应用抗生素软膏即可。
■ 深度或大面积烧伤患者常需要在烧伤治疗中心接受静脉补液、手术或组织修复。

烧伤通常由高温引起（热烧伤），如火、蒸汽、焦油或高温液体等。化学物质引起的烧伤与热烧伤相似；而与由放射线、日光和电流引起的烧伤则有明显的区别。当烧伤与其他意外情况同时发生时，如从着火建筑上跳下、被燃烧的碎片击中或遭遇机动车撞击，可能会引起其他损伤。

热烧伤和化学性烧伤通常是由于体表部位（最常见的是皮肤）与高热或化学物质接触引起。因此，皮肤常是受损最重的部位，但严重体表损伤也能波及深部组织如脂肪、肌肉、骨骼等。

烧伤时，从血管渗出的体液进入组织，引起肿胀。另外，受损的皮肤和其他身体创面由于失去了防止细菌入侵的屏障，很容易发生感染。

在美国每年约有 200 万人因烧伤需要治疗，3000～4000 人因严重烧伤而死亡。老年人和幼儿特别容易烧伤，因此，我们要关注这两个年龄段的群体。

烧伤分类

医师是按照严格的、公认的标准来进行烧伤分类，这种分类是根据烧伤的深度和组织损伤面积来进行的。

烧伤深度：烧伤深度被分为Ⅰ度、Ⅱ度和Ⅲ度：

- Ⅰ度烧伤是最表浅的(表面的)烧伤,只影响到皮肤的最表层(表皮);
- Ⅱ度烧伤(通常称部分皮层烧伤)的范围波及皮肤的中层(真皮);Ⅱ度烧伤有时被进一步分为为浅Ⅱ度烧伤(主要为真皮浅层)和深Ⅱ度烧伤(包含了真皮的浅层和深层部分)
- Ⅲ度烧伤(也叫全层皮肤烧伤)包括皮肤全部的三层组织(表皮、真皮和脂肪层)。汗腺、毛囊和神经末梢也通常都受到破坏。

皮肤的化学烧伤

化学烧伤由腐蚀性化学物质接触皮肤引起。有时在家庭用品中也有腐蚀性物质,如碱液(排水管清洁剂、油漆清除剂中含有),酚(除臭剂、消毒剂、杀菌剂中含有),次氯酸钠(消毒剂和漂白剂中含有)和硫酸(便池清洁剂中含有)。工业和战争中使用的许多化学物质都可以引起烧伤。粘在皮肤上的湿水泥也可引起重度烧伤。

阻止化学烧伤可采取以下步骤

- 脱去受到污染的衣物
- 清除干燥的化学粉末或微粒
- 用大量清水冲洗沾染部位。

化学物质在初次接触皮肤后对皮肤的损害可以持续很长时间,因此,冲洗时间至少应持续 30 分钟以上。在少数情况下,由某些工业化学物质(如金属钠)引起的烧伤不能用水冲洗,因为这样会加重烧伤。另外,对某些化学物质的烧伤还应有进一步减少皮肤损伤的特殊治疗。化学烧伤后续的治疗与热烧伤相同。

如果需要更多关于特殊化学物质烧伤治疗方面的信息,请与当地的中毒控制中心联系。

烧伤程度:烧伤又分为轻度、中度和重度烧伤。这种分类可能与人们的理解不同。比如,尽管患者疼痛难忍,医生可能会将其烧伤类型归为轻度。烧伤的严重程度决定着烧伤的预后和是否出现并发症。医生根据烧伤的深度以及Ⅱ度烧伤和Ⅲ度烧伤占体表面积的百分比来进行分度。有专门的图表来显示身体不同部位占体表面积的比例。比如,成人的一侧手臂约占体表面积的 9%。因为儿童身体的比例与成人不同,儿童使用的是另外一种单独的图表。

- **轻度烧伤**:所有Ⅰ度烧伤和不到体表面积 10% 的Ⅱ度烧伤通常归为轻度烧伤。
- **中度和重度烧伤**:手部、足部、面部或会阴部的烧伤;Ⅱ度烧伤面积超过体表面积的 10%;以及Ⅲ度烧伤面积超过体表面积的 1%,归类到中度,或更常归为重度烧伤。

评估烧伤程度

为了确定烧伤的严重程度,医生要评估Ⅱ度及Ⅲ度烧伤面积占体表面积的百分比。成人用九分法来估计。该法几乎是将身体的各个部位,都按体表的 9% 或 9% 的两倍(18%)来划分。儿童是按可根据儿童年龄调整的图标(伦-白表)来估计,因为身体各部分的生长速度不同,所以需要调整。

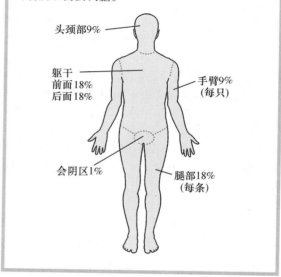

- 头颈部9%
- 躯干 前面18% 后面18%
- 手臂9%(每只)
- 会阴区1%
- 腿部18%(每条)

临床表现和诊断

烧伤的临床症状因烧伤深度不同而不同:

- **Ⅰ度烧伤**,皮肤发红、肿胀、疼痛。轻压烧伤部位时,皮肤变白(发白),但不出现水疱。
- **Ⅱ度烧伤**,皮肤呈粉红或红色、肿胀、疼痛,可以出现水疱,水疱可渗出清亮的液体。压迫烧伤部位时,皮肤发白。
- **Ⅲ度烧伤**,常因神经已被破坏,而没有疼痛感。皮肤呈皮革样,可能呈白色、黑色或亮红色。压迫烧伤部位,皮肤不变白,毛发很容易从根部拔出,且没有疼痛。

深度烧伤的临床表现与症状可能在烧伤后几小时甚至几天后会加重。

医生经常检查住院病人有无并发症,并评估烧伤的深度和广度。大面积烧伤的患者,监测其血压、心率和尿量,有助于评估患者脱水或休克程度以及是否需要静脉补液。医生通过检测血液,可以观察患者电解质和血细胞计数情况。心电图和 X 线胸片也需要做。进行血液和尿液检测,可以监测发生在一些Ⅲ度烧伤患者中,由于肌肉组织破坏(横纹肌溶解)而释放蛋白质的情况。

你知道吗……

由于痛觉神经被破坏，最深度的烧伤反而有可能只引起最轻微的疼痛。

烟雾吸入

很多在火灾中烧伤的患者，同时也有烟雾吸入。有时一些吸入了烟雾的患者并没有皮肤的烧伤。通常，烟雾吸入不会导致严重和持久的影响。但如果烟雾含有毒化学物质，或者烟雾很浓，或者吸入时间过长，都会带来严重问题。

高温烟雾能灼伤气管，引起水肿。水肿可引起局部变窄，导致空气进入肺的通道受阻。吸入高温蒸汽可灼伤肺和喉部，引起严重的呼吸问题。

释放到烟雾中的化学物质，如氯化氢、光气（碳酰氯）、二氧化硫和氨都可引起水肿并损害气管，甚至损害肺。最终，气管狭窄导致肺萎陷，使气流进一步受阻。烟雾中也可能含有对人体细胞有毒的化学物质，如一氧化碳和氰化物。

气管和肺的损害可以导致呼吸急促，多在烧伤后24小时内发生。由于气道水肿引起气道阻塞，可导致吸气困难、喘憋以及气促。患者的口和鼻腔中可能有烟尘，鼻毛烧焦，口周可能有烧伤。肺部损伤可引起胸痛、咳嗽和喘憋。烟雾可引起缺氧，导致患者晕倒。血中一氧化碳水平过高，可引起意识障碍和定向力下降，甚至危及生命。

医生常用灵活的可视管道（支气管镜）检查来评估吸入烟雾对气管的烧伤程度。用胸部X线检查和血氧浓度的测定来了解肺损害的程度。

烟雾吸入烧伤的患者应通过面罩给氧。如果怀疑有气管烧伤，应通过患者的口或鼻进行气管插管，以免随后产生气管水肿使通气受阻。如果患者有喘憋，可给予支气管扩张药物，如沙丁胺醇，通常可以在给氧的同时通过面罩雾化吸入给药。如果肺部损害引起呼吸困难，通过面罩给氧和沙丁胺醇，仍无法缓解，可使用呼吸机通气。呼吸困难缓解后，保存了患者的体能，常常可以更快恢复。

并发症

轻度烧伤比较表浅，通常不引起并发症。然而，深Ⅱ度烧伤和Ⅲ度烧伤时，皮肤肿胀并且需要很长时间才能痊愈。另外，较深的烧伤可能形成瘢痕组织。随着烧伤的愈合瘢痕组织发生挛缩（收缩）。如果瘢痕挛缩发生在四肢或手指就可能使其关节活动受限。

重度烧伤和一些中度烧伤由于大量体液丢失和广泛组织损伤，可引起严重的并发症。其并发症可在烧伤后几小时或几天后出现，烧伤深度越深、面积越广，引起的问题有可能越严重。并发症对婴幼儿和老年人的影响更严重。以下是一些中度和重度烧伤患者出现的并发症：

- 由于液体会从血管中渗入烧伤的组织，大面积烧伤患者可能发生脱水，如果烧伤较深而且面积大，全身各部位都会发生渗出。
- 如果脱水严重会导致休克发生。
- 大面积烧伤可引起体内化学物质失衡。
- 较深的Ⅲ度烧伤有时可引起肌肉组织破坏（横纹肌溶解）。破坏的肌肉组织会释放出肌红蛋白（一种肌肉蛋白）入血。如果肌红蛋白浓度过高，会引起肾脏损害。
- 烧伤可并发感染。有时，感染可随血流扩散而导致病情加重甚至死亡。
- 深Ⅲ度烧伤表面形成较厚的结痂（焦痂）。焦痂紧缩，可压迫阻断健康组织的血液供应，也影响正常呼吸。

治疗

治疗烧伤前，首先应消除火源以免引起更严重的损伤，如灭火。立即脱掉被烧伤沾染的衣物，特别是熏烧过的衣物（如已熔化的合成纤维衬衣）、黏附热的物质的衣物（如焦油）或化学物质浸泡过的衣物。

为了得到最好的治疗，有时需要住院。例如，将严重烧伤的手臂或下肢抬到高于心脏水平的位置，以防止水肿，这些只有住院治疗才能更容易做到。另外，那些基本日常活动如吃饭、行走等受到限制的烧伤患者，也要住院治疗。重度烧伤、深Ⅱ度烧伤和Ⅲ度烧伤、婴幼儿和老年人的烧伤以及涉及手、足、面部或生殖器的烧伤最好到烧伤中心接受治疗。医院烧伤中心常配备有治疗烧伤的专门设备和烧伤患者护理的专业医务人员。

浅表的小烧伤：浅表的小烧伤应立即浸泡在冷水中，仔细地清洁创面，以防感染。如果污物嵌入较深，可给予止痛药或局部麻醉后清洗创面。

通常只需要涂敷抗生素软膏治疗，如磺胺嘧啶银软膏。软膏可预防感染，并使创面封闭，防止细菌侵入。然后用消毒绷带包扎以免污染或再度损伤。如有必要，应接种破伤风疫苗。

家庭的护理包括：保持烧伤部位的清洁，防止感染。许多患者需要给予止痛药，通常是阿片类止痛剂，至少要服用几天。烧伤创面用没有粘胶的绷带或消毒纱布包扎。没有粘胶的纱布浸泡在水中就可以除掉。

小面积的深度烧伤：小面积的深度烧伤和浅表小面积烧伤一样都可以用抗生素软膏治疗。但在涂敷软膏前应首先清除坏死的皮肤和已破的水疱。此外，最初几天应将深度烧伤的手臂或腿的位置保持在高于心脏的水平，可以减少水肿和疼痛。需要经常到医院或诊所检查，最初几天尽可能每天一次。

小的、浅表的烧伤

很多发生小面积烧伤的人,都选择在家里自行处理,而不去医院。的确,对于小的、浅表的创面清洁的烧伤,采取简单的急救措施进行治疗就可以。一般来说,清洁的烧伤是指损伤了干净的皮肤,且没有任何脏的粉尘或食物污染的烧伤。用流动凉水冲洗烧伤的部位,可以缓解疼痛。用非处方抗生素软膏涂敷烧伤的部位,并用不粘无菌绷带包扎,可以防止感染。

如果需要注射破伤风疫苗,建议请医师检查和治疗。如果符合下列情况之一,应请医师检查:

- 烧伤面积大于手掌面积
- 有水疱
- 颜色变暗或有皮损
- 面部、手、足、生殖器或皮肤皱褶纹处烧伤
- 烧伤部位不完全干净
- 用对乙酰氨基酚不能缓解烧伤引起的疼痛
- 烧伤一天后疼痛不能缓解

有的烧伤需要进行植皮。对一些烧伤部位植皮并不能治愈烧伤,这些植皮是为了暂时覆盖创面,保护烧伤的皮肤,以便它自身愈合。植皮中需要的健康皮片可取自患者本人未烧伤的部位(自体植皮);也可取用尸体的皮肤(异体植皮);或用其他种类的动物皮(异种植皮),最常用的是猪皮,因为它与人皮很相似。在清除所有坏死组织,保证创面干净后再植皮覆盖烧伤区域。人造皮肤也可以用来代替烧伤皮肤。自体植皮是永久性植皮。异体植皮和异种植皮在术后10~14天,就会被患者的自身免疫系统所排斥。这些皮肤可暂时覆盖创面,保护烧伤的皮肤,以便它自身愈合。但最终仍需要进行自体植皮。在烧伤后几天内都可以进行烧伤皮肤的替换。

为了预防由关节周围瘢痕引起的关节活动受限以及帮助患者恢复受限的关节功能,通常需要采取物理治疗和康复训练。在烧伤后的前几天就应开始伸展练习。用夹板固定活动受限的关节,使之引起关节的挛缩最小,在关节活动时,夹板应保持不动。如果做了植皮手术,在植皮后的3~5天不能进行这些治疗,以保证植皮的愈合不受干扰。用大块敷料压迫烧伤部位,可预防瘢痕形成。

重度烧伤 危及生命的重度烧伤,必须立即治疗。静脉补充大量液体,治疗脱水。脱水导致休克的患者还要用面罩给氧。

对于脱水、休克和大面积烧伤的患者,应立即大量静脉补液。肌肉组织受损的患者也需要静脉补充大量液体,以稀释血中的肌红蛋白,避免造成严重肾损害。有时,静脉给予一种化学物质(碳酸氢钠),可以帮助溶解肌红蛋白,从而防止进一步损害肾脏。

焦痂可能导致肢体血液供应中断或呼吸损害,应予手术切除,称为焦痂切除术。切除焦痂常常会引起一些出血,因为烧伤产生的焦痂已经破坏了皮肤的神经末梢,可能仅有轻微疼痛。

皮肤护理极为十分重要。由于受伤的皮肤很容易感染,必须保持烧伤部位洁净。可以定期用清水轻轻地冲洗创面保持清洁。每天清洁创面和更换绷带1~3次。对于不能自愈的烧伤部位,需要进行植皮。

膳食中足够的热量、蛋白质和营养素对烧伤的愈合十分重要。不能进食足够热量的患者,可饮用营养补充剂或通过鼻胃管注入营养补充剂,也可通过静脉补充营养。此外,还应补充维生素和矿物质。

物理治疗和康复训练是必要的。

治疗抑郁。严重烧伤要花很长时间才能治愈,还可能引起毁容,患者容易产生抑郁的情绪。可采用药物或心理治疗,或者两者同时使用来治疗抑郁症。

预后

Ⅰ度和一些Ⅱ度烧伤可在几天到几周内治愈,不留瘢痕。深Ⅱ度烧伤和面积小的Ⅲ度烧伤需要几周才能治愈,常留有瘢痕。烧伤面积大于90%的患者或烧伤面积大于60%的老年患者常引起死亡。

第301节

骨　折

骨折是指骨骼的断裂或破坏,通常伴随周围组织的损伤。

- 骨折引起疼痛和肿胀。
- 并发症包括神经、血管、肌肉以及内脏损伤,可引起严重后果。
- 一般通过X线片即可诊断骨折,而有些骨折需要7~10天后复拍X线片或者进行CT或核磁检查。
- 治疗方法较多,从限制活动到外固定或手术治疗。

■ 康复锻炼常有助于恢复力量以及增大受伤部位的活动范围。

骨折在类型、严重程度以及治疗方法上差别很大。骨折可以为较小的、轻微的足骨裂缝骨折，也可以为较大的、威胁生命的骨盆骨折。严重创伤，包括皮肤、神经、血管、肌肉以及器官的损伤，常同时合并有骨折。这些损伤可使骨折治疗复杂化，并可引起临时或（和）永久性的并发症。

创伤是引起骨折最常见的原因。低能量创伤，比如跌倒在平地上，一般引起较轻微的骨折。高能量创伤，比如高速行驶的机动车撞击伤或高空坠落伤，可引起多处、严重骨折。

某些潜在疾病可损害骨骼，从而更容易发生骨折。比如，某些感染、良性骨肿瘤、癌症以及骨质疏松症。

症状

疼痛是骨折最显著的症状。患肢受到挤压，骨折可进一步加重，如患者使受伤肢体承受重力。骨折周围区域也比较脆弱拒触。骨折周围软组织在几小时内将会肿胀。受伤肢体会出现功能障碍，受伤的上肢或下肢、手、手指或脚趾可能会出现活动受限或异常活动。移动骨折部位，疼痛会很剧烈。不能讲话的患者（比如，幼儿、脑部受伤者或老年痴呆患者），拒绝移动受伤肢体，可能是骨折的唯一表现。然而，由于肢体可以活动并不意味着其没有骨折，所以一些骨折的患肢活动并不受限。

并发症

闭合性骨折（皮肤完整的骨折）可出现内出血。出血可来源于骨本身或周围软组织。出血最终将渗向皮肤表面，形成瘀肿（瘀斑）。起初瘀肿为紫黑色，随着淤血的逐渐降解和吸收，颜色逐渐变为青色和黄色。出血可从骨折周围渗到较远的部位，重吸收这些瘀血需几周时间。瘀血可引起周围组织的暂时性疼痛和僵硬。比如，肩部骨折可导致整条上肢瘀肿以及肘关节及腕关节疼痛。一些骨折，特别是骨盆骨折和股骨骨折，可导致大量失血渗入骨折周围软组织，从而引发低血压。

骨折也可引起动脉、静脉及神经受损。开放性骨折（皮肤不完整的骨折）可导致骨骼感染（骨髓炎），很难治愈。长管状骨骨折可释放脂肪（以及其他骨髓腔内物质）通过静脉进入肺部，阻塞局部血管，从而导致呼吸并发症。涉及关节的骨折常损伤软骨（一种光滑、结实、保护性的组织，关节活动时减少摩擦）。受损的关节软骨形成瘀痕，引起骨关节炎以及妨碍关节运动。

即使骨折已完全愈合，也可完全负重，但患者常常在活动时感到不适。比如，腕部骨折在两月后可恢复到足够结实并可以做一些工作，但骨骼仍在进行重建（重塑），腕部用力紧握，疼痛感在一年后才能消除。当天气潮湿、阴冷以及暴风雨时，患者也可能会感到疼痛和僵硬感加重。

多数骨折可顺利愈合。但有些骨折即使得到适当的诊断和治疗，仍不能愈合。这种不能愈合称为骨折不连接。骨折也可能愈合很慢（称延迟愈合）或不完全愈合（称畸形愈合）。特定类型的骨，比如手部的舟状骨和髋部的一些骨骼骨折时，血运受到破坏，愈合较难。

骨筋膜室综合征：骨筋膜室综合征是一种较少发生，但是一旦发生，肢体将受到严重威胁的并发症，其形成原因是，骨折或严重挤压伤使肢体肌肉受伤并继发过度肿胀。某些肌群，比如小腿肌群，被一层致密结缔组织膜包裹，形成一个密闭的空间（筋膜室），它不能够扩张以容纳受伤肿胀的骨骼或肌肉织。相反，肿胀引起肌肉组织内的压力增高，导致给肌肉供氧的血液减少。当肌肉缺氧时间过长，将会发生进一步的损伤，从而引起更严重的

骨折愈合

大多数组织（如皮肤、肌肉及内脏器官）出现损伤，常以瘀痕组织代替正常组织进行修复。瘀痕组织常在一定程度上影响组织的外观或功能。相反，骨折愈合是独特的，它以自身骨组织进行修复，而不是瘀痕组织。机体产生的修复骨折的新生骨称为骨痂，可通过X线观察其外观和愈合过程。这种不同寻常的再生能力使骨折可自行愈合，所以经常出现看不到骨折痕迹的情况。即使是粉碎性骨折，如治疗得当，也可恢复原来的功能。

骨折愈合分三个阶段：炎症期，修复期及重塑期。**炎症阶段**愈合已经开始。在这一阶段，损伤导致的受损软组织、骨折碎片以及血肿被免疫系统细胞所清除。随着细胞活力及血流量增加，骨折周围区域变得肿胀及疼痛。在两天后炎症阶段达到顶峰，但是需要数周才能消退。这一过程骨折患者早期疼痛的主要原因。

修复阶段在损伤后数天开始，持续数周或数月。新修复的骨，称为外骨痂，就是在这一阶段形成的。刚形成的时候，骨痂没有钙质，柔软而有弹性，且不能在X线上显示。这种新生骨既不结实也不牢固，所以在这一阶段骨折断端易于出现再次损伤和移位（即从正常位置移出）。3~6周后，骨痂钙化，变得更坚硬、强壮，在X线上能显示出来。

重塑阶段（这一阶段骨重建为原来的形态）持续数月。粗糙的外骨痂被缓慢地吸收，并且被结实的骨所取代。这一阶段，骨恢复原来的外形及结构。这一阶段不易出现再次骨折。但是，当正在重建的骨受压时，患者可感到轻微疼痛。

组织肿胀和受压。在几小时内，就可能发生不可逆转损伤和肌肉及其周围软组织坏死。当患肢被石膏不恰当固定限制，会发生类似前述的肌肉压力增加和组织损伤改变。骨筋膜室综合征在小腿骨折最常见。

当患者发生骨折时，医生应注意有无骨筋膜室综合征。

- 固定患肢出现进行性加重疼痛。
- 固定患肢被轻柔移动时出现手指或足趾的疼痛。
- 患肢出现麻木。

可以通过探测肌肉内压力的设备来帮助确诊骨筋膜室综合征。

肺栓塞：静脉内形成的血栓脱落（形成栓子）并移动到肺部，导致肺部血流突然中断，从而发生肺栓塞。大多数栓子来自下肢深静脉。在肺部，这些栓子引起很多问题，包括限制血流回到心脏，降低肺进行血液氧合的能力，并损害肺组织。肺栓塞是严重髋部及骨盆骨折的常见致命性并发症。由于合并腿部创伤引起患肢数小时甚至数天保持固定不动，而且骨折部位肿胀阻断了静脉血流，使髋部骨折患者发生肺栓塞的风险明显增加。髋部骨折死亡的患者中，约三分之一死于肺栓塞。肺栓塞在小腿骨折中很少见，在上肢骨折中罕见。

医生依据一系列症状的考虑肺栓塞，比如胸痛、咳嗽、呼吸困难、极其疲弱以及晕厥。心电图（ECG）、超声扫描、胸部 X 片或其他一些检查可以提示肺内的血栓。胸部或肺的计算机断层扫描（CT）可以确诊。

应用抗凝药物可以预防肺栓塞发生。这类药物包括肝素、低分子肝素、华法林以及新的抗凝药物如水蛭素、达那肝素以及磺达肝素（一种类似于肝素的新药）。这些药物在骨折合并有发生肺栓塞风险的患者中应用。但是，尽管采取预防措施，仍有可能形成血栓。

骨 折 类 型

类型	描 述
开放性骨折	覆盖骨的皮肤和软组织撕裂，可看到骨暴露于皮肤外面。污垢、碎屑或细菌易污染伤口
闭合性骨折	皮肤无破损
撕脱骨折	小的骨块从肌腱及韧带附着于骨的部位撕脱。这类骨折通常发生在手、足、踝关节、膝关节及肩关节
骨质疏松骨折	骨质疏松症使骨骼的某些区域变弱，导致容易损伤。这类骨折发生于老年人，通常在髋关节、腕关节、脊柱、肩关节及骨盆
压缩性骨折	骨自身出现塌陷，这类骨折发生于老年人，脊柱常见
关节骨折（关节内）	骨折伤及组成关节面（两块相接触的骨）的骨的一部分，关节骨折可导致不能运动以及逐渐发展成关节炎
病理性骨折	病理状态（如炎症、良性骨肿瘤或恶性肿瘤）造成骨脆弱，引起骨折
应力性骨折	重复多次进行特定的活动使骨变得疲劳，比如重负行走或跑步，应力性骨折常发生于足部和小腿
隐匿骨折（线性骨折）	医生在早期的 X 线平片中难以甚至不能发现这类骨折，它们经常在损伤后数天至数周，愈合期间新骨（骨痂）形成后，才可显出灰或白线
青枝骨折	骨出现部分断裂及弯曲，但是并没有完全断裂。青枝骨折只发生于儿童
骨骺骨折	可使骨增长的部分（骨骺）出现损伤。骨可能出现停止生长或弯曲生长，骨骺骨折只发生于儿童
横向骨折	骨折仅横向断裂
移位骨折	骨折断端分离
成角骨折	骨折断端弯曲成角
非移位性骨折	尽管整个骨发生撞击，骨的正常外形和长轴存在
螺旋骨折（扭转）	骨扭曲分离，形成尖锐、三角形骨断端
粉碎性骨折	骨折成许多片段，常由高能量损伤或骨质疏松症导致骨质变弱引起

诊断

X 线是诊断骨折最重要的方法。不同角度 X 线平片检查可以显示出各骨折断端的位置。但是，通过拍摄

X 线平片难以发现一些小的、无移位骨折（称隐匿骨折或线性骨折）。有时，增加特殊角度拍片可以发现骨折。在数天或数周后拍片，偶尔可发现一些小的骨折，这是因

为骨折开始愈合,形成骨痂(新生骨)。这种现象在肋骨骨折中尤其常见。压缩性骨折也可能在起初的拍片中发现不了,而在骨痂开始形成时就可被发现。一些疾病引起的骨折(病理性骨折),在 X 线平片诊断骨折时可显示出特定类型的异常,比如,出现由感染、良性骨肿瘤以及癌症引起的打孔样(溶解)破坏的部位。

X 线通常可以作为诊断骨折的唯一检查。但是,当高度怀疑骨折但 X 线未能发现异常时,医师可建议进行 CT 或 MRI 检查。或者,先用夹板固定患肢,数天后如果症状仍比较明显,再进行复查并重新拍 X 线片。CT 或 MRI 可以显示出普通 X 线平片不能显示的骨折情况。CT 可以显示关节骨折的详细情况或被其他骨骼覆盖部位的骨折。MRI 可以显示骨周围的软组织,从而帮助观察附近肌腱、韧带以及关节结构的损伤,也可以显示恶性肿瘤的征象。MRI 也显示骨内的损伤(水肿或淤血),因此可以在 X 线平片出现征象之前,就观察到隐藏或难以发现(隐匿)的骨折。

骨扫描通过扫描正在愈合的骨组织吸收的放射性物质(锝^{99m},焦磷酸盐)来完成。在创伤后 3~5 天进行骨扫描可发现隐匿性骨折。尽管如此,当怀疑存在隐匿性骨折时,医生往往选择 MRI 或 CT 检查,而非骨扫描。

治疗

骨折引起疼痛和功能丧失,因此需要迅速救助。初步急救后,骨折常需要进一步治疗,如通过石膏进行外固定或通过手术进行内固定。

儿童骨一般较小、柔韧性好且不易破碎,更为重要的是他们正在成长,因此儿童骨折的治疗方法和成人不同。儿童骨折的愈合较成人又快又好。儿童骨折几年后,拍摄平片可以观察到骨折恢复得几乎完全正常。另外,儿童骨折如通过石膏外固定治疗,较少发生僵化,在跨关节骨折,儿童常可恢复到正常活动。基于上述原因,以及关节附近的手术有损伤骨骼生长部位(骨骺)的风险,所以常选择石膏外固定治疗,而非手术。

初始治疗:当怀疑有骨折存在时,患者应该去医院急诊部就诊。不能行走或有多处创伤的患者,应由救护车转运。在医生到来之前,可以进行以下措施:

- 用临时夹板、吊带或垫子对患肢进行固定和支撑。
- 将患肢抬高到心脏水平以减轻水肿。
- 应用冰敷控制疼痛和肿胀。
- 应用对乙酰氨基酚减轻疼痛。

阿司匹林和其他非甾体类消炎药(NSAIDs)通常效果不如对乙酰氨基酚,而且在一些患者中可能会加重出血。

开放性骨折需要立即手术,进行仔细清创并关闭伤口。有大块皮肤、肌肉缺损和血供减少的严重开放性骨折,病情严重且治疗困难。

对于大多闭合性骨折,可延迟 1 周治疗,且不影响远期治疗效果。但是,由于治疗前患者要忍受疼痛和骨折部位功能丧失的痛苦,延迟治疗常没有益处。患者应将患肢抬高以控制疼痛和水肿。上肢骨折患者可用垫子抬高患肢,在下肢骨折,患者可平躺并将患肢放于垫子上。医生通过比较患肢与健侧肢体的水肿程度来确定抬高的时间及频次。愈合的后期,在白天需要穿弹力袜,以减轻患者站立或坐着时引起的水肿。

固定:骨折部位通常用夹板、吊带或石膏来固定,直到愈合。骨折断端活动会影响愈合以及导致骨不连接。应将移位的骨折部位复位后再进行固定。不需手术的复位方法称为闭合性复位,通过手术进行复位的方法称为开放性复位。轻微骨折(如手指或腕部)进行复位时,可以给患者注射局麻药物(如利多卡因)来止痛。当严重骨折(如上肢、肩部或小腿)复位时,需要静脉给予镇静剂和止痛剂或者进行全身麻醉或椎管麻醉。

夹板是一种由石膏、玻璃纤维或铝制成的窄长的平板,并用弹性绷带包裹。夹板不要将患肢完全包裹,这有利于肿胀组织的膨胀,因此,夹板常用于骨折的初始治疗。手指骨折时,经常以铝制夹板内衬泡沫剂进行治疗。

对于很多肩关节或肘关节骨折,吊带本身就可以提供足够的支持。上肢的重量拉向下方可以使很多肩关节骨折得以较好的复位。加用布带或皮带环绕后背固定上肢,可避免上肢向外摆动,尤其是在晚上。吊带可不限制手的部分功能。

石膏铸型是由石膏或玻璃纤维带包装成卷制成,浸水后变硬。对于有移位的骨折,经常选用石膏作为初始的固定。石膏铸型塑形较好,且在身体和石膏接触部位引起疼痛的可能性较小,而玻璃纤维有着更结实、轻便以及更耐用的优势。在这两种方法中,都要在模具内垫一层轻柔的棉垫,以保护皮肤避免受压及磨破。如果石膏变湿,内衬常不能完全干燥,因此,皮肤就会软化及受破坏(侵蚀)。在骨折部分愈合的患者,有时用一种特殊的比较昂贵的防水内衬来代替。

进行石膏固定后(特别是固定后 24~48 小时),需将患肢尽量抬高或抬高至高于心脏水平,以减轻水肿。规律地屈伸手指或活动脚趾可有助于患肢血液回流减轻水肿。感到持续性的疼痛、受压或麻木,或随时间推移上述不适加重,应立即告知医生。这些情况可见于压疮或骨筋膜室综合征。

休息、冰敷、压迫固定(比如用夹板、石膏或弹力绷带)以及抬高患肢的联合疗法常被称为 RICE 治疗。

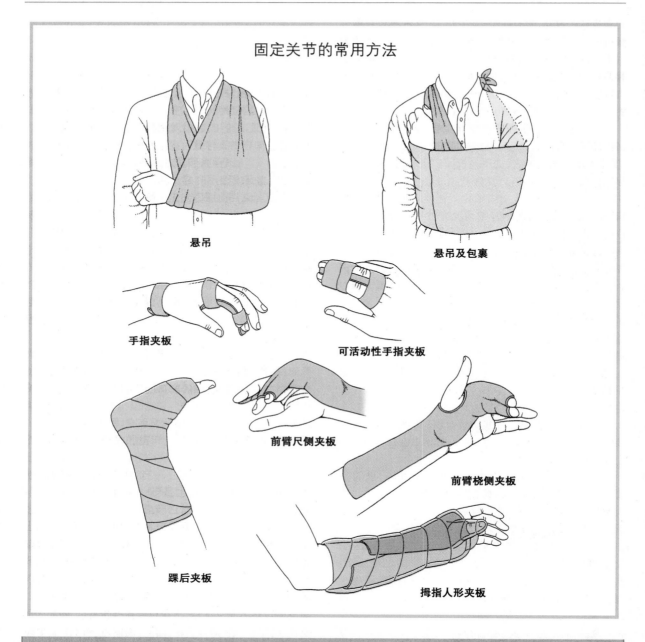

固定关节的常用方法

悬吊

悬吊及包裹

手指夹板

可活动性手指夹板

前臂尺侧夹板

前臂桡侧夹板

踝后夹板

拇指人形夹板

使用石膏的注意事项

- 洗澡时,应将石膏用塑料袋封套起来,并将上端用橡胶带仔细密封起来。市售的防水覆膜用起来更方便而且更安全。如果石膏变湿,内衬会受潮。使用吹风机可解除潮湿。另外,必须更换石膏,以防止损害皮肤。
- 不要在石膏里面推动尖锐或有角的东西(比如抓痒)。
- 每天都要检查石膏周围的皮肤,如有发红或破溃,使用洗液清洗。
- 休息时,小心放置石膏,可使用小的枕头或垫子,以防止石膏边缘夹挤或戳伤皮肤。摩擦性或压迫性皮肤破损可发生在皮肤与石膏边缘接触的部位。如果感觉石膏边缘不平整,可用软的粘性绷带、棉布、纸巾或布料垫在该部位。
- 按医生的指导方法经常上抬石膏,以防止水肿。
- 如果石膏引起持续性疼痛或异常紧迫,应迅速联系医生。压迫性破损或异常的肿胀可能需要立即移除石膏。
- 如果石膏里散发出异味或患者出现发热,应联系医生。这些症状提示感染可能。

外科治疗:骨折有时需要手术治疗,如下列情况:

- **开放性骨折**:医师必须探查以及仔细清创,清除伤口内所有可能污染骨折断端的异物。
- **有移位的骨折**,通过闭合复位不能复位或不能保持复位状态的:当有骨折碎片或肌腱组织嵌入骨折断端时,医生可能难以复位成功。有时骨折复位成功,但骨折断端肌肉的自然拉力会妨碍其保持在复位状态。
- **粉碎性骨折**:对其进行石膏固定后,由于肌肉牵拉,大量骨折碎片很不稳定而难以保持在复位状态。
- **关节骨折**:关节骨折要求达到近乎完美的复位,防止以后发展为关节炎。
- **病理性骨折**:如果可能,这类骨折应在其恶化及移位前,进行手术固定。此措施可防止疼痛、功能丧失,避免出现移位骨折时更复杂的手术。
- **股骨(大腿骨)和髋部骨折**:如果这类骨折不进行手术治疗,在恢复到能够承重前,患者需卧床几个月。相

聚焦老龄化

老年人易患骨折的原因有以下几点:

- 骨质疏松症
- 经常跌倒
- 跌倒时保护性反射机制差

年龄相关的骨折经常发生于长骨部分。前臂、上臂、下肢、大腿、骨盆及脊柱的骨折在老年人中比较常见。

老年人骨折愈合一般比年轻人慢。同时,老年人一般体质比年轻人差,对骨折引起的活动受限的代偿能力也更差。即便轻微骨折即可严重影响老年人日常活动的能力,比如进食、穿衣、洗澡,甚至行走,之前使用助步器者行走更加困难。由于力量、灵活性及平衡能力减弱,恢复日常生活更加困难。肌肉废用会使之变得僵硬和无力,进一步危害老年人。护士和护理员必须帮助老年人恢复正常日常生活的能力。

当受伤的肢体进行石膏固定后,循环差的老年人有发生压力性破损的危险。护士和护理员应在接触石膏的皮肤部位(接触点)垫些内衬,并经常仔细检查有无皮肤破损的迹象,尤其是脚跟部。护士和护理员应保证使老年人不时更换体位,防止僵硬。比如,久坐会造成髋关节和膝关节固定在屈曲的位置。为了防止肢体僵硬,患者应定期站立及行走,如果卧床,则应定期交替平躺伸腿和坐起屈腿的动作。卧床的老年人,血栓形成导致肺栓塞、肺炎及尿路感染的风险很高。卧床还会导致与石膏固定无关的压疮。

治疗老年人骨折时,老年人制动会引起很多问题,医生应避免或尽量减少制动(关节制动或卧床)。因此,老年人骨折的目标是使老年人早日恢复日常生活,不是追求完美地恢复患肢的角度和长度。

反,手术固定通常在数天内就可以使得患者借助拐杖或助步器走动。

手术也用于韧带、神经、肌腱或较大动脉损伤的修复。

手术固定包括,首先,将骨折精确复位,恢复骨的原始形状和长度。外科医生通过麻醉使肌肉松弛,在 X 线装置帮助下,暴露出骨折部位并利用专用工具将骨折复位。接着,通过联合使用金属线、克氏针、螺丝钉、髓内钉或连接板等材料将骨折片牢固地固定住。这一过程称为开放性复位、内固定术(ORIF)。将金属板塑形并以螺丝钉将其固定在骨的外面。金属髓内针从骨的一端置入髓内腔。这些植入物是用不锈钢、高强度合金或钛金属制成的。近 20 年内制造的这些植入物与强磁场兼容可进行 MRI 检查,在机场进行安检时大多不会引起不必要的麻烦。修复骨折的一些固定物永久性地留在体内,另外一些则当骨折愈合后被取出。

当骨折严重损伤股骨上端(髋关节的一部分)或肱骨远端(肩关节的一部分),需进行关节置换术(关节成形术)。

骨移植,是将从身体的其他部位如骨盆取出的骨片,用于骨折缺损过大时的初步骨折修复,或愈合过程中出现的骨折愈合缓慢(延迟愈合)或愈合停止(不愈合)。

骨筋膜室综合征的治疗:立即移除任何限制肢体的东西,如夹板或石膏。如果这样不能减轻肌肉筋膜室内的压力,必须进行一种称为筋膜室切开的急诊手术,进行筋膜室切开术时,医生全程切开围成筋膜室的致密纤维组织(筋膜)。这种切口减轻压力,并恢复肌肉的血流。否则,肌肉及神经因为缺氧会坏死,进而需行截肢。如果不予治疗,骨筋膜室综合征的并发症可导致死亡。

康复及预后

骨折愈合时间从数周至数月不等,其结果取决于骨折的性质和部位。大多数骨折最终都能达到完全康复,不留后遗症。一些骨折,特别是跨关节的骨折,可遗留疼痛或关节僵硬,或两者都有。

关节僵硬和力量减弱是制动的自然后果。患肢的关节通过石膏制动后,会逐渐变得僵硬,最后不能完全弯曲和伸展,可能出现严重的肌肉废用(肌肉萎缩)。比如,应用较长的腿部石膏固定数周后,大多数患者可将手部伸入石膏和大腿之间的间隙内,之前这个间隙很紧密。当石膏被移除,肌肉萎缩引起的无力会很明显。

通过日常全范围关节活动或肌力训练,可以帮助患者防止关节僵硬以及恢复肌力。骨折愈合时,石膏托固定外的关节可以进行锻炼,而在骨折完全愈合并移除石膏后,石膏托内的关节才能进行锻炼。进行锻炼时,患者应注意患肢的感觉,避免用力过度。当肌肉力量太弱不能进行有效活动,或强烈的肌肉收缩可能造成骨折移位时,需要治疗师运用外力对患者进行被动锻炼。最后,患

肢主动活动(患者运用自己的肌肉力量),对重获对抗重力或重量的足够肌力是必要的。

足部及踝关节骨折

足部骨折比较多见,常由坠落伤、扭伤或足部直接碰撞硬物引起。足部骨折可引起剧烈疼痛,如果患足继续行走或足部承重,足部骨折常会加重。

一般通过 X 线检查进行诊断,很少用到 CT 或 MRI。由于骨折部位及类型不同,治疗方法也不一样,但一般都需要对足部及踝关节进行石膏托固定。

足趾骨折:没有保护的足部与硬物撞击时可发生足趾(脚趾)骨折。如果大脚趾出现不正常弯曲,可能需要进行复位。四个小脚趾单纯骨折的愈合无需石膏固定。一些措施,如用胶带或尼龙带(维可牢)将用夹板固定的患趾与相邻的足趾缠绕固定在一起(并趾贴扎),持续数周,并穿宽松的鞋子,可使得足趾舒适并能提供保护。硬底鞋可支撑骨折部位,宽松的鞋子则减少对水肿足趾的压力。如果穿着鞋子行走感到很痛,医生建议制作专用的鞋子。

大脚趾(蹬趾)骨折一般比其他足趾骨折要严重,可引起更严重的疼痛、水肿以及皮下出血。患者不慎将重物砸到蹬趾上面或被人偶然不慎踩到上面时,可出现蹬趾断裂。骨折累及拇趾关节时可能需要手术治疗。

籽骨骨折:籽骨是两个小的圆形的骨头,位于蹬趾下方的屈肌肌腱内。籽骨骨折可见于奔跑、跳跃或脚趾肚落地时受力较大的运动(如篮球或网球运动)。鞋子内填充东西或特制的垫(鞋垫可帮助缓解疼痛。如果疼痛持续存在,可进行外科手术切除一块籽骨。

跖骨骨折:跖骨(足部中央的骨头)应力性骨折可在患者长距离行走或奔跑后出现。足部完全承重可使疼痛加剧。跖骨的受力部位可有触痛。如果骨折较小或较早(在早期阶段),在 X 线平片上可能发现不了应力性骨折。有时,CT、MRI 或骨扫描可发现 X 线检查未能发现的骨折。如果早期发现进展中的应力性骨折,停止损伤骨折的活动或许能完全解决问题。其他较严重的跖骨骨折,需要拄拐杖及石膏固定治疗。

患者坠落时引起足趾向足底屈曲或扭曲时,常出现第二跖骨基底部骨折及移位。这类损伤,称为利斯弗朗(Lisfranc)骨折-移位,常见于足球运动员。足部中央变得疼痛、肿胀以及脆弱。Lisfranc 骨折-移位比较严重,并可导致重体力活动问题、长期疼痛以及关节炎等。可能需要手术治疗,但不需将足部完全恢复到原来的形态。

第五跖骨(位于足部中央的最外缘)基底骨折常见于足部向内方扭伤或受到挤压。这类骨折有时称为舞者骨折。足部外缘变得脆弱,并出现肿胀性瘀斑。其受伤机制和症状类似于踝关节扭伤。石膏固定通常不是必需

的,但可使行走舒适些。伤后几天内可能需要拄拐杖和穿保护性鞋子。这类骨折愈合相当快。第五跖骨体的骨折(Jones 骨折)较舞者骨折少见,并且不易愈合。

跟骨骨折:跟骨骨折可见于患者高空坠落时足部先着地的情况。发生这种坠落伤时,有时出现膝关节或脊柱损伤,或两者都会损伤。跟骨骨折疼痛剧烈,足部不能承重,需要手术治疗。

踝关节骨折:坠落或奔跑、跳跃时,如果足部扭向内方或外方,可发生踝关节骨折。骨折常发生在踝部外方的骨性突起(外踝),即小腿较小的骨(腓骨)末端,较少发生在踝关节内方的骨性突起,即小腿较大的骨(胫骨)末端。有时,两者均受损伤,在这种情况下,通常伴有明显的韧带损伤。无移位的踝关节骨折可通过石膏固定来治疗,不能手法复位或复位后石膏固定不能维持原位的踝关节移位骨折,常需手术治疗。

踝关节韧带附着部位的较小的骨片骨折(撕脱骨折)与严重扭伤类似。这类骨折常以支具或石膏治疗 6 周,一般就能愈合良好。

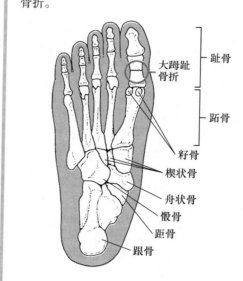

足 部 骨 折

足部骨折较常见。可发生在足趾,足部中间部位(跖骨骨折),大蹬趾下方的两块小的圆形骨(籽骨),或踝关节。大蹬趾在足趾里最常骨折。

下 肢 骨 折

胫骨骨折:胫骨干(位于膝关节和踝关节之间)的骨折,一般由高能量创伤引起,如机动车事故、碰撞、滑雪时

坠落以及行人被汽车撞伤。这类骨折损伤较重，特别合并有皮肤、肌肉、神经或血管损伤。这类损伤可导致骨筋膜室综合征。

闭合性胫骨骨折，愈合过程中常需要跨过膝关节的石膏固定，之后更换为不跨膝关节的石膏固定。患者需要进行石膏固定的总时间通常为 3 个月，但是愈合所需时间可能会更长。很多这类闭合性骨折需要用髓内针或钢板进行手术治疗。手术后，通常不需要石膏固定，而可恢复更快。如果皮肤损伤严重，出现骨外露，要用到外固定架（一种将不锈钢针穿过皮肤置入骨中并连接于金属棒进行固定而组成的框架）。

股骨骨折：股骨干（膝关节上方的大骨）的骨折是一种严重创伤，常由高处坠落或高速的机动车车祸引起。需要用特殊的牵引装置将患者运送到医院。在成人，这类骨折需要进行紧急手术，用髓内针或钢板进行复位、固定（该步骤称为切开复位及内固定术，即 ORIF）。手术后，大多患者可借助拐杖早期下地行走。

髋关节骨折

- 髋关节骨折，最常发生于老年人，可由轻微摔伤引起，特别是骨质疏松患者。
- 大多数髋关节骨折患者不能移动患肢、站立及行走。
- 髋关节骨折的诊断一般靠 X 线平片，或其他影像学检查。
- 通常需要手术治疗，有时需要进行关节置换。

在美国，每年有超过 27 万例发生髋关节骨折，其中约 90% 以上患者年龄超过 60 岁。由于骨质疏松且更易于摔倒，髋关节骨折常发生于老年人。服用一些药物也会增加老年人发生髋关节骨折的风险。年龄达到 90 岁的老年人中，有 1/3 的女性和 1/6 的男性会发生一侧髋关节骨折。老年人发生髋关节骨折可出现致命性并发症，如血栓及肺炎。髋关节骨折会可改变患者的生活方式，如髋关节骨折患者需要护理或者住进疗养院。

股骨（大腿骨）上端有较大的骨性隆起（粗隆），一些强健的肌肉附着于该部位，再往上是一个较短的颈，最后是一个球形的头部，它形成了髋关节外半部分。大多髋关节骨折发生部位在紧贴着球形头部的下方（股骨颈或头下型骨折），或者经过粗隆（粗隆间骨折）。

股骨颈骨折可破坏股骨头的血供病情严重。没有较好的血供，骨折不能愈合，并最终萎缩及坏死。这类骨折可由轻微外力引起，比如，有骨质疏松症的患者行走时，发生应力性骨折。

粗隆间骨折往往会形成较大的骨折面，导致内出血。这类骨折多由坠落或直接撞击引起。

症状和诊断

大多数髋关节骨折的老年人不能移动患肢，更不能站立和行走。医生查体时可发现患肢缩短及外展畸形，这是由肌肉拉力失衡引起的。血液从骨折部位渗出，可导致肿胀及瘀斑。髋关节骨折可导致膝关节疼痛，这被称为牵涉痛。

X 线平片通常显示明显的骨折，有助于医生明确诊断。但是，如果骨折线比较模糊，在 X 线平片上早期是看不出的。因此，当医生怀疑有髋关节骨折或患者摔伤后一天或更长时间后仍有持续性疼痛并且不能站立，可进行 MRI 或 CT 检查。

> **? 你知道吗……**
> 手术治疗老年人髋关节骨折是首选治疗方案，因为这可使患者较早下地行走并可避免长期卧床引发的严重并发症。

治疗

大多髋关节骨折患者采取手术治疗。如果髋关节骨折患者因伤被迫卧床，就会有患严重并发症的风险，比如褥疮、可导致肺栓塞的血栓、精神错乱以及肺炎。手术治疗的最大益处就是可使得患者尽快下床、活动。通常，手术结束后 1～2 天患者就可以借助助步器走上几步。物理康复应尽早开始。

手术方案取决于骨折类型。

股骨颈骨折可使用髓内针治疗或移除坏死的股骨头，以金属移植物取代（半髋置换术）。当股骨头血供遭到破坏时，需要进行置换术。

粗隆间骨折以滑动加压螺钉和侧面钢板治疗，骨折愈合时它将骨折断端固定在合适的位置。内固定一般都很结实，患者可以在术后短时间内承重。骨折断端一般两个月就可愈合，但大多数患者至少需要 6 个月才能恢复肌力和行走能力，康复如初。

半髋置换术：进行半髋置换术时，医生需要用到特殊的金属移植物。这些移植物有一个光滑的球形表面与髋臼匹配，并有一个结实的柄部以与股骨的中心髓腔相匹配。一些移植物假体可用快速塑形的塑胶将之固定于骨髓腔内。另外有一些移植物有专门的多孔设计或陶瓷涂层，周围的骨可长入其内并与之紧密结合。

髋关节置换术后，患者借助拐杖或助步器可较早地下地行走，六周后可借助手杖行走。然而，人工关节不可以无限期用。特别是活动较多或体重较重的患者，在 10～20 年后可能需要再次手术。对老年人来说，关节置换有优势，因为他们需要再次手术的可能性很低。另外，老年人在术后早期恢复行走方面也受益匪浅。

有时，需要进行全髋关节置换。这种治疗常用于治疗骨关节炎。全髋置换术很少用于治疗髋关节骨折。

髋关节骨折的修复

有两种常见类型的髋关节骨折。股骨颈或头下型髋关节骨折发生于股骨的颈部。粗隆间骨折发生于大骨隆起部位（粗隆），该部位有强健的臀部及下

肢肌肉附着。如果骨折不严重，可手术将金属钉打入并支撑股骨头。这种手术保留了患者自己的髋关节。

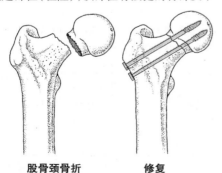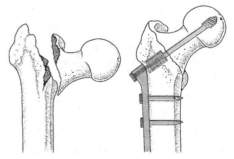

| 股骨颈骨折 | 修复 | 粗隆间骨折 | 修复 |

髋关节置换

当大腿骨（股骨）的上端（股骨头）损伤严重时，可进行金属（通常为摩尔假体）人工关节（假体）置换。这种手术称为半髋置换术。极少情况下，股骨头所在的臼（形成髋关节）也必须置换。用的是内衬耐磨塑料的金属壳。这类手术称为全髋置换术。

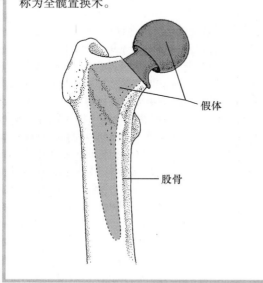

假体

股骨

骨 盆 骨 折

骨盆由后方的成对的宽大扁骨（髂骨）与前方的两块

较小的相连的骨性支撑（坐骨支）连接而成。年轻人骨盆的严重骨折常见于高速行驶的机动车车祸伤或高空坠落伤。这类骨折可引起致命性出血以及内脏损伤。老年人的坐骨支骨质疏松摔倒在地上的轻微外伤即可导致骨折。

症状

发生骨盆支的骨折，大多数患者会感到腹股沟区剧烈疼痛，躺下或坐下都不能缓解。有些患者可以行走，但当患者尝试行走时，疼痛会加剧。

骨盆骨折患者疼痛较重，不能行走。

诊断

医生通过症状推测骨盆骨折，并根据 X 线平片确诊。有时，需要进行 CT 或 MRI 检查。

预后及治疗

患者常需要住进医院或康复中心进行治疗。

骨盆支的稳定性骨折很少需要手术治疗，愈合后一般不遗留功能障碍。止痛剂以及非甾体类消炎药（NSAIDs）有助于减轻疼痛及炎症。为避免卧床引起无力、关节僵硬以及其他并发症，应尽早下地行走以及完全负重。坐骨支骨折患者可尝试行走，一般不会引起该部位的进一步损伤。大多数患者一周后可借助助步器短距离行走，在 1～2 个月后不适感逐渐减轻。

骨盆骨折一般不稳定，需要制动。医生有时给骨盆安装一个结实的金属支架，它通过将螺丝钉拧入骨内来固定。如果髋臼受损，可引起永久性功能障碍。因为巨大的暴力才能导致骨盆环骨折，内脏器官也常受伤。这类创伤的死亡率很高。

脊柱压缩性骨折

■ 有骨质疏松症的老年患者即使受到轻微创伤，也可发

生压缩骨折。

- 骨折周围区域疼痛，当行走、站立以及久坐时，疼痛加重。
- 医生通过 X 线平片诊断脊柱压缩性骨折。
- 治疗方法包括支具治疗、安慰治疗，有时对骨折部位进行注射骨水泥。

脊椎骨的圆柱形部分（椎骨体）形成脊柱的柱状结构并承受大部分的体重，在脊柱压缩性骨折时被压缩为楔形。这类骨折经常发生于老年人，特别是伴发骨质疏松症者。有时，癌症扩散至脊柱并破坏它，也可引起压缩性骨折。脊柱压缩性骨折可发生于轻微创伤甚至在提重物、弯腰或踩空时就可发生。有时患者甚至都不能想起引起骨折的原因。

其他类型的脊柱骨折在其他章节讨论。

症状

压缩骨折引起背部持续性钝痛，并在站立、行走或久坐时加重。医生轻敲脊柱时，患者感到不适。脊髓和神经根容纳在脊柱内，脊髓及神经根极少受到损伤，如发生损伤，将会导致瘫痪和感觉丧失。神经受损的其他症状包括向腿部的放射痛，腿部肌肉无力，不自主的排尿便弄脏衣服（便失禁）。

如果先后发生几个不同平面的脊柱压缩性骨折，患者可变矮几英寸，变成驼背畸形，不能站直。

诊断

医生通过 X 线平片确定诊断，检查脊柱的稳定性，并除外癌症的可能性。

治疗

支具在低位脊柱骨折的治疗最有效。可以减轻疼痛并使得患者较早恢复日常活动。最初患者需要卧床休息几天，但是，尽早坐起来以及进行短时间行走可有助于防止肢体功能丧失以及骨密度的进一步降低。

除了合并有不稳定、神经损伤或癌症的复杂骨折，老年人脊柱压缩性骨折可自行愈合，但会很缓慢。治疗措施往往只限于改善症状。

用以下两种微创治疗措施，有助于减轻疼痛以及可能有助于恢复身高及矫正外形：

- 椎骨成形术：一种称为聚甲基丙烯酸甲酯——一种丙烯酸骨水泥注入压缩的椎骨中。每个椎体的治疗过程大约需要一小时完成。
- 椎体后凸成形术：与椎骨成形术类似，将球囊置入椎体中，膨胀球囊使椎体恢复正常形态，然后注入骨水泥。

上述两种方法均不能降低相邻的脊椎和肋骨发生骨折的风险，甚至风险会加大，可能还有骨水泥外渗以及可能出现心肺并发症的风险。

肋 骨 骨 折

肋骨骨折通常是因为暴力，比如坠落、机动车事故或

棒球棍击伤，但是，老年人受到轻微外力（如摔倒）即可致肋骨骨折。肋骨骨折本身并不严重，但外力有时会导致内脏器官损伤（如肺脏、肝脏、脾脏）。但肋骨骨折部位越多，肺和其他器官出现损伤的机会就越大。

肋骨骨折可引起剧烈疼痛，在深呼吸时明显，疼痛可持续数周。

一些肋骨骨折可能在早期的 X 线平片上发现不了，特别是在骨折没有移位或同时患有骨质疏松症的情况下。

不管肋骨骨折能否通过影像学检查出来，都可以先开始治疗。通常使用阿片类止痛药止痛。同时，肋骨骨折的患者醒着的时候，必须每小时做一次咳嗽或深呼吸，如果不这样做，肺的一小部分区域可出现萎缩，可能导致发生肺炎。

锁 骨 骨 折

锁骨骨折常由坠落时手臂外展或直接撞击引起。因为锁骨直接位于皮下，没有肌肉组织覆盖，骨折后容易出现肿胀和畸形。这类骨折大部分位于锁骨中 1/3 段，患者以悬吊巾固定，偶尔需要手术治疗。

另一类锁骨骨折是与连接肩部的的锁骨外段部分或全部分离。这一连接是肩锁关节，所以这类创伤称为肩锁关节分离、扭伤或损伤，有时也被称为肩关节分离，常发生于肩关节外面先着地的坠落伤，创伤常会比较疼痛但不严重，除非比较严重，一般不需手术治疗。有时锁骨末端从连接点翘起，遗留的永久性隆起可以看到和触到。

肱 骨 骨 折

上臂骨（肱骨）骨折常发生在肩关节附近，这类骨折常由坠落时外展手臂或由直接撞击引起。症状包括疼痛以及不能举起手臂。中段肱骨骨折有时会损伤桡神经。桡神经损伤可导致不能伸腕。这类骨折常通过悬吊巾或绷带治疗。如果骨折断端分离较远，则需要手术治疗。如果骨折影响肩关节，可能需要进行假体植入术（肩关节部分置换术）。

肘 关 节 骨 折

肘关节骨折可由组成关节的三块骨（桡骨、尺骨及肱骨）中的任何一块骨折引起。桡骨头或颈（桡骨上端）骨折常发生在活跃的成年人在坠落时手臂外展的情况下。肘关节外半部分疼痛，而且患者不能完全伸直手臂。上臂骨折（肱骨）后果比较严重，常损伤神经。

X 线平片常可显示出骨折，但有时肘关节周围积液

有时是骨折的唯一征象。

大部分桡骨头骨折轻微,可通过夹板或悬吊带治疗,并可早期(几天内)进行轻柔的关节活动。早期活动有助于预防关节僵硬。比较严重的桡骨头骨折需要手术治疗。

腕关节骨折

腕关节骨折包括桡骨,有时也包括尺骨。特定类型的腕关节骨折被称为 Colles 骨折。这类骨折常发生于跌倒时手臂外展,尤其是老年人。患者感到疼痛、肿胀及压痛,而且腕关节常出现畸形。

对于大多此类骨折,进行手法复位后石膏固定就可以了。石膏固定需 3～6 周。其他类型的腕关节骨折需要手术治疗,特别是关节面有移位的,或是腕关节功能活动较多的成年人。术中,可用内固定钢板或外固定架(一种将不锈钢针穿过皮肤置入骨中并连接于金属棒进行固定而组成的框架)进行治疗。

每天都活动手指、肘关节(如没被固定)以及肩关节可预防关节僵硬。手部抬高有利于减轻水肿。骨折后 6～12 个月内腕关节的舒适度、灵活性以及力量逐步改善。

手 部 骨 折

手部骨折包括形成腕关节一部分的骨骼(腕骨),手掌的骨骼(掌骨)以及手指和拇指的骨骼(指骨)。正常的手部功能是由精确排列的肌肉、肌腱、韧带、关节以及骨骼之间复杂的相互作用而完成的。因此,看起来微小的骨折,可导致严重软组织损伤,如果得不到恰当的治

疗,可导致僵直、无力以及畸形影响功能。

腕骨骨折:舟状骨骨折是最常见的腕骨骨折,常由跌倒时手臂外展引起。症状包括手部旋转时的疼痛,特别是拇指基底凹陷部位的触痛或大拇指被推向腕关节时的疼痛。早期 X 线平片检查常显示正常,怀疑骨折的患者需夹板固定以及 7～10 天后复查,或进行较 X 线平片更敏感的 MRI 检查。骨折可用拇指人字形夹板治疗。舟状骨骨折常发生血运破坏而导致愈合不良。无论采取何种治疗方法,约 5% 会最终出现骨坏死(骨疽),这种情况可能需要进行骨移植治疗。

掌骨骨折:第 4 和 5 掌骨末端(连接到无名指以及小指)骨折常发生于用拳猛击硬物后,这种骨折被称为拳击手骨折,引起指关节肿胀及触痛。这类骨折常用夹板治疗。只有在骨折严重成角或旋转的情况下才进行复位。一般来讲,手指功能可恢复良好。

手指骨折:手指的肌腱和关节囊附着部位常发生撕裂骨折。当连接手指远端的肌腱断裂时,出现手指下垂成为槌状指损伤。常见原因是棒球击中指尖(棒球指)。对于简单槌状骨损伤,用夹板固定制动 6～10 周治疗有效,但是当撕裂骨折严重破坏关节面时,需要手术治疗。

指尖骨折通常由挤压伤引起,比如锤击伤。血液从甲床裂口聚于指甲下面(甲下出血),可导致剧烈疼痛以及颜色变为深黑色。大多数指尖骨折的治疗可采用保护物(比如商用铝质或泡沫性夹板材料)包绕指尖。医生可较容易地通过钢针或通电电线(电烙装置)在甲床上钻个小孔,进行甲下出血的引流。

较大、有移位的指骨骨折需要进行手术修复。常在骨折愈合后长时间存在异常的感觉(感觉过敏)。患者常需要采取治疗以减低感觉过敏(脱敏治疗)。

第 302 节

运 动 损 伤

运动损伤在运动员以及其他参加体育运动的人群中很常见。传统上认为的运动损伤也可发生于未参加体育运动的人群。比如,家庭主妇以及工人常发生"网球肘",尽管他们没有进行网球运动。

参加体育运动可增加损伤风险。当人们没有适当热身(剧烈活动前以放松、活动肌肉)时,可出现运动损伤。

当对抗强于自身力量的外力时,可导致肌肉及韧带

损伤。比如,参加运动时肌肉及韧带过于松弛或紧张,可出现损伤。当支撑关节的肌肉或韧带无力时,扭伤时容易出现关节损伤。

身体结构的个体差异可使得人们在身体受力不均时,易出现运动损伤。比如,当腿部不等长时,两侧髋关节及膝关节所受外力是不均等的,导致一侧下肢受到更多压力。

过度内旋-足部落地时弯向内侧,可引起足部及膝关

节疼痛。适度内旋是正常的，并可通过分散足部所受撞击力来防止损伤。过度内旋，足部易弯曲造成足长弓变平，使得行走或奔跑时足的内半部分接触地面更近，出现扁平足。足部过度足内旋的人长跑后可出现膝关节疼痛，这是因为足部向内时膝关节倾向于向外，而这种姿势使膝关节前部承受过多压力。

相反，内旋过小可在踝关节僵直人群中发生。这类人群，足部出现一个很高的足弓，不能很好地承受撞击，增加足部和腿部发生小的裂缝骨折（应力性骨折）的风险。

双下肢伸直时可出现疼痛，特别是宽臀的妇女，她们出现膝关节被从中线推向外方的倾向，这一作用于膝关节的力量可引起疼痛。

总之，运动损伤可分为以下四类：

■ 使用过度
■ 钝性创伤（比如，坠落或扭倒）
■ 骨折及脱臼
■ 扭伤（韧带损伤）及拉伤（肌肉损伤）

使用过度：运动损伤最常见的原因之一是使用过度（过度磨损或牵拉）。过度使用损伤常因错误的技巧引起。总沿着同一侧的有坡公路跑步是一个例子。用同一只脚重复踩踏缓慢升高的公路表面，会导致作用于两侧髋关节及膝关节的力量不一样，这种力量上的差别会增加踩在较高一侧路面的下肢损伤的风险，并改变作用于另一下肢的力量，同样有可能引发损伤。

一些运动员增加速度或训练强度过快，会增加肌肉的压力。比如，一些跑步运动员在训练时增加速度或距离过快，会给腿部、髋部及足部造成压力。这种额外的压力常导致肌肉扭伤及骨的应力性骨折。

一些运动员对一组肌肉训练锻炼过度，而没有相应地锻炼另一组与之对抗的肌肉，会导致不平衡，从而引发损伤。

导致过度使用的另一个因素是锻炼后不恰当的功能恢复。还有些人锻炼时出现疼痛也不终止（疼痛时仍锻炼）。感觉到疼痛仍继续锻炼会损伤更多肌肉或连接组织，会加重损伤及延迟恢复，尽管休息后可恢复。

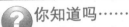

？你知道吗……
不休养受损的身体（疼痛时仍锻炼）会延长完全恢复康复时间。

钝性创伤：钝性运动性创伤可导致挫伤、震荡以及骨折。这类损伤一般包括与其他运动员或物体的猛烈撞击（比如，在足球运动中被拦截或曲棍球运动中撞到边墙上），坠落伤，以及直接打击（比如，拳击及武术）。

骨折和脱臼：骨折及关节脱臼是严重创伤，需要进行急救。此类创伤患者经常会有肢体畸形、剧烈疼痛以及肢体或关节的功能障碍，而且必须通过诊断性检查如 X 线平片进一步评估。当怀疑患者存在骨折或关节脱臼时，应用夹板固定使患肢保持原位、不能移动，然后送急救中心。

儿童和运动损伤

在美国，每年约有 350 万小于 14 岁的儿童发生运动相关损伤。随着儿童参加有组织的运动及开始参加运动的年龄提前，他们出现运动损伤的风险不断增加，特别是过度使用损伤。儿童整年只参加一种运动，没有休息就进入下一个赛季，或参加精英团队的情况下，损伤的风险特别高。一些儿童因为担心被团队开除，可能会受伤后还要尝试去运动。

一般来说，儿童预防损伤的指南与成年人相同。包括需要进行恰当的热身及拉伸技巧。一些专家认为小于 10 岁的儿童应参加多种运动而不是只进行一种运动。单一运动会导致儿童只训练一组肌肉，增加损伤风险。在运动中使用合适的装备，如头盔、眼罩、牙套以及护肘和护膝，可以帮助防止损伤。一些运动有关于儿童运动员参加时间的特定指南。比如篮球，已制定符合投篮者年龄的投篮次数的标准。

运动中出现疼痛或运动后疼痛加重，可能提示过度使用损伤。运动后需要冰敷及止痛药也提示过度损伤。如果疼痛不适感引起步态、身体结构或运动技巧方面的变化，过度使用损伤也许就是个问题。一些儿童没有抱怨疼痛，但是出现参加运动时成功或快乐减少，以及情绪或在校表现上出现变化。

在少女，应力性骨折史可能是女性运动员出现骨质疏松、月经不规律以及不合理膳食三联征的信号。尽管没有运动员可免受不合理膳食的影响，年轻女性参加耐力运动，或"（需要优美）外观"的运动，如花样滑冰、体操或舞蹈，有特别的风险。

扭伤及拉伤：扭伤及拉伤经常发生于突然、猛烈的发力，在奔跑，特别是突然变向时（比如，足球运动中躲避及避开对手时）最常发生。这类损伤在力量训练中也比较常见，可出现在人们快速下降或猛拉负荷，而不以稳定可控的张力缓慢、平稳地移动的时候。

症状

创伤总会引起疼痛，程度从轻度到严重不等。损伤组织可伴有以下特征：

■ 肿胀
■ 发热
■ 触痛
■ 挫伤
■ 活动范围受限

诊断

诊断运动损伤时,医生会问到何时以及如何受伤,患者最近或经常进行什么样的业余或职业性运动,以及最近是否有运动强度改变。医生也会检查受伤部位。患者可能需要找专家进一步检查。诊断性检查包括 X 线平片、CT、MRI、超声、骨扫描、双能 X 线吸收测定(DEXA 扫描)以及肌电图(EMG)。

预防

有助于提高运动安全性的一般方法在其他章节讨论。因为组织会变得更有弹性以应对剧烈活动的压力,运动本身有助于预防损伤。

应用恰当的装备有助于预防损伤。比如,戴上头盔及护口器可预防足球运动中的损伤。对于跑步运动员来说,高质量的跑鞋是必要的。跑鞋须有坚固的鞋跟(鞋子包裹脚后跟的后半部分)来控制足后部的运动,足背部的支持结构(鞍具)以防止过度内旋,以及一个垫状结构(鞋帮)以支持踝关节。

鞋内置入物(矫正器)有时可帮助改善如过度内旋等问题。置入物,可为柔韧、半硬式或硬式的,而且长度不同,应装入合适的跑鞋里。鞋内必须有足够空间以安装置入物,以替代鞋子时的原装置入物。

感觉到疼痛就停止运动,可以防止大多过度使用损伤,减轻肌肉和肌腱的损伤程度。

确定有运动损伤后,运动员想知道多长时间后可恢复活动。恢复时间取决于损伤的严重性。开始,以前损伤的部位应低强度锻炼,以恢复减弱的肌肉、肌腱以及韧带力量,并预防再次损伤。运动员经常需要调整技巧以避免再次损伤,比如,患有网球肘的墙球运动员需要调整使用球拍的技巧。

治疗

运动损伤的治疗与非运动损伤类似。

初期治疗:几乎所有损伤的即刻治疗包括休息、冰敷、固定以及抬高患肢(RICE)。损伤部位应立即休息以减轻内出血及肿胀,并防止进一步损伤。

受伤部位肿胀是因为体液自血管外渗。冰敷通过使血管收缩可减轻体液渗出倾向,因此可减轻肿胀。冰敷还可减轻疼痛及肌肉痉挛,并减轻组织损伤。

冰敷或冷敷包不能直接接触皮肤,这样会刺激或损伤皮肤。它们应被装起来(如装进塑料制品),并放置在毛巾或面巾上。损伤部位上抬时,可用弹力绷带包裹冰袋以使其固定不动。冰袋在 20 分钟后移走,间隔 20 分钟或更长时间,然后再冰敷 20 分钟。这一过程可在伤后 24 小时内重复进行几次。

无论冰袋是否位置合适,用弹力绷带包裹受损部位可以压迫损伤组织并减轻内出血及肿胀。绷带包裹应维持到损伤愈合。

损伤部位应抬高至心脏水平之上,这样重力作用可帮助引起肿胀和疼痛的体液回流。如果可能,引流体液应沿着整体向下的路径从损伤部位回流至心脏。比如,手部损伤,应将肘部以及手部抬高。

你知道吗……

受伤部位应保持在合适的位置,这样重力作用可将体液从受伤部位沿垂直向下的路径引流至心脏。

可应用镇痛药减轻疼痛。对乙酰氨基酚一般对疼痛有效,但不能减轻炎症。非甾体类消炎药(NSAIDs),如布洛芬或萘普生,可用于止痛及消炎,但和乙酰氨基酚比,有一定的副作用(大多为胃部不适)。如果疼痛较为严重或持续 3 天以上,建议进行医学检查。

除了 RICE,还可对受伤关节或周围组织注射激素来减轻疼痛和肿胀。但是,激素注射会导致愈合延迟,增加肌腱和软骨损伤的风险,并且受损关节完全愈合前就使用它会导致患者损伤加重,因此只有医生才可以使用。

聚焦老龄化

大多数老年人可以安全地进行锻炼。锻炼甚至可以改善一些功能紊乱,如高血压病和糖尿病。但是,老年人在进行锻炼之前应咨询医生。老年人的锻炼项目应包括促进柔韧性和灵活性,以及加强力量和有氧运动的锻炼。参加相同的活动,老年人比年轻人更容易受伤。合适的鞋子及装备很重要。

人们应逐步活动并缓慢提速。对于所有年龄段的人来说,仔细的热身过程是减少损伤的关键。老龄因为连接组织的改变,导致灵活性下降。老年人还容易患关节炎,这就使灵活性进一步下降。缺乏灵活性意味着关节在运动时要承受更大压力,而不是将压力分散到周围组织,比如临近的肌肉。这种压力可逐渐损伤关节。增加热身以及灵活性锻炼有助于防止损伤。

老年跑步者和年轻人一样,易出现相同的跑步相关的运动损伤。老年人跑步者还容易摔倒。老年人一般平衡能力差,所以,老年运动员可考虑在锻炼时增加平衡能力训练。脱水可导致一系列紊乱,这可引起老年人跌倒。

康复:初始的损伤康复后,应进行受伤部位的康复锻炼,以免活动引起损伤。康复包括康复师或运动教练指导指定的正规方案,或没有指导的不太正规的力量和调节训练。有时,康复师提供运动员可自己进行的锻炼项目。除治疗性的锻炼外,康复师还可结合热敷、冷敷、电疗、声波治疗、牵引治疗及水中锻炼制定治疗计划。理疗需要的时间取决于损伤的严重程度和复杂程度。

损伤愈合前,应避免或调整引起损伤的活动或运动。完全不动可导致肌肉萎缩、无力以及缺乏耐力。因此,在所有体育活动中,优先选择不压迫受伤部位的替代性活动。腿部或足部受伤时,替代性运动包括骑自行车、游泳以及划船。背部下方受伤时游泳及骑车是很好的替代运动。

肩关节损伤

肩袖损伤和盂唇撕裂是最常见的肩关节损伤。

肩袖损伤

将上臂保持在肩关节部位的肌肉(肩袖肌群)受到挤压(肩部挤压综合征),发炎(肌腱炎),或出现部分或完全撕裂。

- 当手臂向上向后移动,甚至不移动时,出现肩关节疼痛
- 锻炼帮助

肩袖挤压(撞击)及肌腱炎常发生于需要手臂在头部上方反复运动的活动,比如篮球的投篮,举重物过肩,球拍运动时发球,以及自由泳、蝶泳或仰泳。手臂在头部上方反复运动引起手臂骨的上端将肩袖肌肉挤压向肩胛骨上端,从而引起肌肉的炎症和肿胀。如果不顾炎症仍继续运动,肌腱会力量减弱和撕裂。

症状和诊断

肩部疼痛是主要症状。起初,将手臂举到头部上方时才会疼痛(挤压综合征)。将手臂举起 60 ~ 120 度时疼痛加重。除非得到有效治疗,肩部出现休息时疼痛(肌腱炎),特别是经常夜间疼痛,影响睡眠。如果肌腱撕裂,在肩部外展手臂将会感到无力,甚至无法完成。

医生在患者症状及检查结果的基础上作出诊断。有时需要进行 MRI 检查以发现肩袖肌群的撕裂伤。

治疗

如为中度或重度疼痛,可将肩部悬吊保护,休息数日。应避免将手臂抬到肩部以上水平,尤其是在有阻力的情况下。肩部如可在正常范围内活动,不感到疼痛,说明肩袖肌群力量得到加强。增强肌肉力量,恢复肩袖的平衡状态,并可减轻运动(包括头部上方的运动)中的挤压。如果疼痛严重,医生有时会在肩袖上方的空间(关节囊)注射激素。

当肩袖撕裂或治疗肌腱炎其他方法无效时,需要手术治疗。手术去除肩关节内的多余骨头,为肩袖创造个更大的空间,因此可防止手臂在头部上方运动时挤压肩袖。如果肩袖撕裂,通常推荐手术修复。

增强肩关节稳固性

肩袖的训练运动

- **外旋转**:左侧卧位,右手握较轻的哑铃,肘关节屈曲 90 度。每组均保持这种姿势,在腰上以右肘关节为中轴点,向上外展手臂直至尽可能直立。重复进行三组,每组进行 10 遍,每组中间休息 1 分钟。用对侧手臂做相同的训练。随着力量的增强,增加哑铃重量。

- **内旋转**:右侧卧位,右手握较轻的哑铃,右肘关节屈曲 90 度,每组均保持这种姿势,在腰上以右肘关节为中轴点,向内向上旋转手臂直至垂直于腹壁。重复进行三组,每组中间休息 1 分钟。用对侧手臂做相同的训练。随着力量的增强,增加哑铃重量。

锻炼三角肌

三角肌,是肩关节的组成部分,必须包含在加强肩关节训练的项目里。

- **前三角肌**:站立,右手握住较轻的哑铃,掌面朝下,肘关节伸直,向前举起手和手臂达到肩关节水平。重复进行三组,每组中间休息 1 分钟。用对侧手臂做相同的训练。

- **中三角肌**:站立,右手握住较轻的哑铃,掌面朝下,肘关节伸直,向外举起手和手臂达到肩关节水平。重复进行三组,每组中间休息 1 分钟。用对侧手臂做相同的训练。

盂唇撕裂伤

关节窝的盂唇,对肩关节起缓冲作用,受伤时可被撕裂。

肩关节是球-窝结构的关节,可允许手臂进行内收、外展以及向前、向后和侧方的运动。肩关节稳定性差。这就像一个高尔夫球放在球座上,因为与球(肱骨头)的大小相比,窝(关节盂)较浅和较小。为了提高稳定性,关节窝通过盂唇加深,盂唇是连接于关节盂边缘的一种坚韧的材料。运动时可撕裂盂唇,特别是进行投掷类运动时,或跌落时外展的手臂先着地的情况下。

盂唇撕裂后,运动员活动时会感到肩关节的深部痛,比如投篮。这种不适感可伴随一种弹性或钝性疼痛感或肩关节被抓握感。

MRI 有助于诊断。理疗是常用的初期治疗。如果症状不缓解,常需要手术修复。

肘关节损伤

损伤可发生于附着于肘关节的肌腱。

肱骨外上髁炎

肱骨外上髁炎（网球肘）是将手部向后牵拉的肌腱的炎症。

■ 疼痛发生于肘关节的外侧及前臂的后面。

■ 冰敷、休息、应用止痛剂以及锻炼通常是有效的。

附着于肘关节外半部分的前臂肌肉被反复牵拉时，可导致疼痛。肱骨外上髁炎可由网球运动时反复反手击球引起。其他运动（比如，划船以及举重时前臂弯曲，还有重复、用力拧螺丝刀）也可引起肱骨外上髁炎。

在网球运动员中，导致发生肱骨外上髁炎机会增大的因素包括肩关节及前臂肌肉无力，用过紧或过短的球拍比赛，击球时不在球拍中心（偏离最佳击球点）以及击打较重、潮湿的球。反手击球以及使腕关节屈曲增加患肱骨外上髁炎的机会。

症状和诊断

伸腕时会感到前臂外侧疼痛。疼痛可由肘关节附近扩展至前臂中段。持续挤压前臂肌肉可加重症状和导致疼痛，甚至休息时也会疼痛。

医生在症状和体格检查的基础上作出诊断。当患者将手臂及手掌放在桌子上，尝试对抗阻力向后屈腕时，会感到肘关节外侧疼痛。

治疗

肘关节外侧应用冰敷，避免引起疼痛的活动。起初，活动时不要使用伸腕的肌肉，如可用慢跑或骑车来保持体力。疼痛减轻时，可开始肘关节及腕关节的柔韧性及力量训练。使用网球肘支具（一般用数周）是有帮助的。当肱骨外上髁炎疼痛剧烈时，保健医生会在肘关节外侧注射激素。极少需手术治疗。

肱骨内上髁炎

肱骨内上髁炎（高尔夫球肘）是屈腕肌腱发生炎症所致，引起肘关节和前臂内侧疼痛。

■ 反复用力屈腕的活动是常见原因。

■ 休息、冰敷以及止痛剂可帮助减轻疼痛。

■ 疼痛消退后，可进行拉伸及增强力量的锻炼以防止复发。

这类损伤是由反复进行对抗阻力的屈腕运动引起的。这类活动包括网球发球力量过大，以过顶及顶部旋转方式发球，击打湿沉的球，使用过重或柄部过小或绷得过紧的球拍，投篮，以及投掷标枪。击打高尔夫球时不讲究技巧也可导致这类炎症，因此被称为高尔夫球肘。当"从顶部击球"时可发生损伤，用右臂（右手型高尔夫球员）用力将球杆从顶部挥下，将极大的压力释放到右肘的

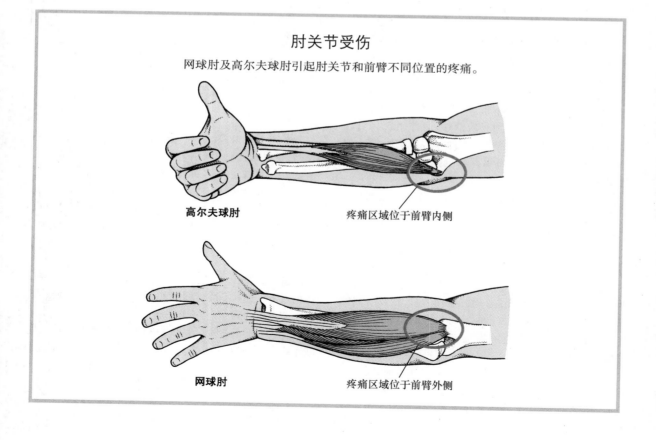

肘关节受伤

网球肘及高尔夫球肘引起肘关节和前臂不同位置的疼痛。

高尔夫球肘   疼痛区域位于前臂内侧

网球肘   疼痛区域位于前臂外侧

屈肌肌肉,而不是由左臂及身体拉住球杆。可导致肱骨内上髁炎的非运动性活动包括砌砖、锤敲以及打字。

肘关节及前臂内侧可感到疼痛,屈腕时疼痛加重。

诊断

医生在症状和检查结果的基础上作出判断。医生让患者坐在椅子上,将患肢放在桌子上,掌面朝上。医生固定患者腕部,并让他屈腕。有肱骨内上髁炎的患者会感到肘关节内侧疼痛。

治疗

初期治疗包括避免屈腕时引起疼痛的任何活动。疼痛部位冰敷以及非甾体消炎药(NSAIDS)有助于减轻疼痛。疼痛缓解后,可开始增强腕关节及肩关节肌肉力量的锻炼运动。极少需要手术治疗。

增强腕关节肌肉力量

以下是针对肱骨外上髁炎(网球肘)的训练。

- 坐在靠桌的椅子上,将受伤的前臂放在桌子上,掌面朝下,肘关节伸直,腕关节及手部放在桌子边缘。手握较轻的重量,通过屈伸腕部,缓慢向上及向下活动手腕。重复10次(1组)。进行康复治疗时,每组动作应持续约90~120秒;进行一般力量及适应性锻炼时,每组动作应持续约50~70秒。休息1分钟后,进行两组10次的锻炼。如果锻炼引起疼痛,立即停止,第二天再进行尝试。隔天进行锻炼。锻炼感到轻松时,增加重量。

- 手掌掌面朝下,手臂向前伸展,手握一个系于绳子上的木板,扫帚柄粗细,1磅(约0.5kg)重,通过旋转木柄卷起重量。重复其10次。如感到疼痛就停止。隔天进行锻炼。逐渐增加重量,但不要增加次数。

膝关节损伤

膝关节扭伤、半月板损伤以及跑步膝是常见的膝关节损伤。

膝关节韧带及半月板损伤

膝关节的外部韧带(内侧及外侧副韧带)或内部韧带(前交叉及后交叉韧带)的扭伤,通常是由负重时扭曲所致。

- 膝关节韧带损伤经常由站在地面上屈曲或扭转膝关节所致。
- 常见症状是疼痛和肿胀。
- 确定损伤严重程度,需要进行查体,有时还需要MRI或关节镜检查。
- 一般休息和制动就可以,但严重损伤时需要手术治疗。

站在地面上,有外力作用于膝关节外部时,如足球运动铲球(铲伤),膝关节出现负重、扭曲的动作,膝关节韧带常在这种情况下受伤。这种动作常损伤膝关节内的前交叉韧带。膝关节的过伸(膝关节的猛烈伸直),严重时常损伤关节内的后交叉韧带。损伤时负重及旋转也可导致关节内的弹性减震系统(半月板)损伤。

症状

症状取决于损伤严重的程度。严重韧带损伤后的前几个小时就可出现肿胀和疼痛,如果损伤较轻,可在24小时后发生。发生损伤时,运动员有时可听到或感到关节内"砰声"。这种"砰声"通常提示韧带或半月板撕裂。

严重损伤可在数小时内导致肌肉痉挛、肿胀以及僵硬。严重韧带损伤后,患者可感到膝关节不稳定,不愿负重,担心膝关节塌陷。有时,撕裂的半月板卡住膝关节,可出现关节绞锁,不能弯曲。

诊断

医生以特定方法检查膝关节以确定韧带有无撕裂。但有时肌肉僵直使得关节固定,妨碍膝关节正常活动的检查。有时,需进行MRI或关节镜(通过灵活的可视管道观察膝关节内部)检查,或两者均需进行。有时,2~3天后,肌肉痉挛缓解后,对患者进行再次查体就可以了。

治疗

如果膝关节内出现大量积液,医生可抽出积液,缓解患者疼痛。大多轻中度损伤初期可用休息、冰敷、固定以及抬高患肢(RICE)以及膝关节制动治疗。韧带或半月板的严重损伤通常需手术治疗。

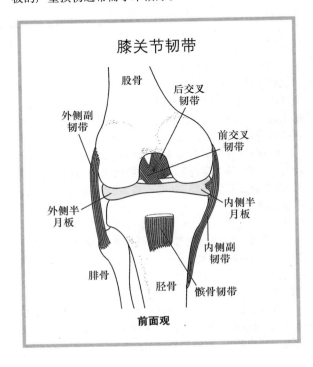

膝关节韧带

股骨 后交叉韧带 外侧副韧带 前交叉韧带 外侧半月板 内侧半月板 内侧副韧带 腓骨 胫骨 髌骨韧带

前面观

膝关节前部疼痛

- 一些因素,如大腿肌肉力量减弱、过度内旋/腿部肌肉和肌腱紧张可导致膝关节前部疼痛。
- 患者开始仅在跑下坡路时疼痛,最后可在行走时也感觉疼痛。
- 需要 MRI 或关节镜检查来进行诊断。
- 疼痛缓解前应停止跑步,然后进行锻炼来加强和平衡膝关节周围的肌肉。

- 如过度内旋引起疼痛,鞋内垫可帮助改善。

膝盖骨(髌骨)是一块圆状骨,附着于膝关节周围的韧带和肌腱,正常情况下,跑步时膝盖骨(髌骨)在股骨上下移动。

膝关节前部疼痛(前膝疼)可能由以下原因引起:

- 膝盖骨在膝关节前面的位置过高或过低
- 膝盖周围肌肉的偏斜插入
- 绷紧、缩短的股后肌群
- 绷紧的跟腱
- 大腿肌肉力量减弱-正常情况下帮助稳定膝关节

膝关节前部受伤

正常情况下,跑步时膝盖骨(髌骨)在股骨上下移动。大腿肌肉力量减弱或足部过于内转(内旋)时,患者可感觉膝盖疼痛。因此,膝盖骨在股骨上不正常摩擦,导致磨损加重。

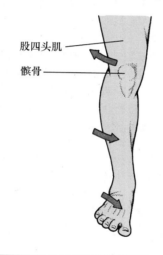

- 股四头肌
- 髌骨

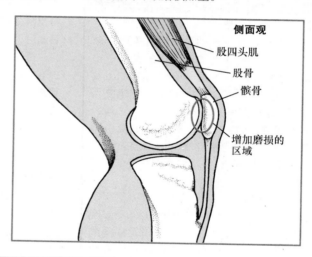

侧面观
- 股四头肌
- 股骨
- 髌骨
- 增加磨损的区域

跑步者膝:大腿肌肉力量减弱是跑步者膝的常见原因,也是前膝疼痛原因中一个可治疗的病因。大腿肌肉力量减弱使膝盖骨向侧方滑动,在股骨上的不正常摩擦。跑步者膝通常起初在跑下坡路时膝关节疼痛。后来,任何跑步或行走,特别是走下坡路,都会感到疼痛。

过度内旋:行走或跑步时足部过度内旋(足部向内旋转)可引起膝关节疼痛。内旋导致大腿肌肉(股四头肌)将膝盖骨拉向外方,并造成膝盖骨与股骨末端的不正常摩擦。

诊断

医生通过询问病史和对体格检查来诊断。有时,需要进行 MRI 或关节镜(通过灵活的可视管道观察膝关节内部)检查,或两者都要检查。

治疗

直到不感疼痛时,才可以开始跑步锻炼。受伤部位冰敷、非甾体消炎药以及临时使用护膝或弹性支撑均有帮助。其他锻炼,如骑锻炼车(坐在较高位置,次数少,强度低)或游泳,可用来保护膝关节并且在康复时保持体力。增强和平衡大腿后方肌肉(股后肌群)和前方肌肉(股四头肌)的锻炼是有帮助的。

跑步者膝患者,锻炼开始前伸直腿部有助于平衡绷

增强股后肌群

- 将 5 磅(2kg)重量绑在伤侧足部,趴在床上,身体下半部分(腰部以下)离开床,足趾着地。保持膝关节绷直,缓慢抬起和放下下肢。隔天进行,每次 3 组,每组 10 次。随着力量恢复,增加重量。这种锻炼主要增强股后肌群上半部分的力量。
- 将 5 磅(2kg)重量绑在伤侧足部。另一侧下肢站立。通过屈曲膝关节,缓慢向臀部方向抬腿,然后伸直膝关节降低腿部到地板上。隔天进行,每次 3 组,每组 10 次。随着力量恢复,增加重量。这种锻炼主要增强股后肌群下半部分的力量。

紧的肌肉引起的异常作用力,并且减轻损伤。

鞋内垫有助于纠正过度内旋。

股后肌损伤

大腿后方的肌群(股后肌群)在所有跑步活动中都可能出现拉伤(股后肌拉伤)。

股后肌群使髋关节及膝关节向后运动。股后肌受伤经常发生在股后肌群突然、猛烈收缩时,如冲刺跑。可引起大腿后部突然疼痛。股后肌群损伤也可缓慢出现,通常由不恰当的柔韧性训练引起。

医生在患者症状和查体的基础上作出诊断。有时需要进行 MRI 检查。

治疗

受伤后须立即应用冰敷和使用有压迫和支持作用的大腿套。非甾体类消炎药(NSAIDs)或其他止痛剂用于减轻疼痛。如果行走时疼痛,患者初始时需要拄拐。

疼痛一旦减轻,应轻轻拉伸股后肌群。疼痛完全缓解时,股四头肌和股后肌群逐渐恢复力量。在受伤肌肉力量和活动范围恢复正常前,患者不要奔跑或跳跃。几天或几周内开始恢复,但是严重的股后肌损伤经常需数月才能完全康复。

小 腿 损 伤

胫纤维炎、踝关节扭伤、跟腱炎、跟腱断裂以及足部应力性骨折是小腿的常见损伤。

胫纤维炎

胫纤维炎是指小腿疼痛,病因很多,但通常由跑步或暴走引起。

■ 疼痛可发生于小腿的前方或后方。

■ 冰敷、止痛剂、休息以及拉伸锻炼是有一定作用。

奔跑或暴走(如徒步旅行)时重复施加在下肢的力量可导致腿部的肌肉和肌腱超负荷,并引起胫骨疼痛。下肢的足部过度外旋的(旋后)也可导致或加重疼痛。

症状及诊断

疼痛可发生在小腿的外前方或内后方。胫纤维炎一般在活动初始时开始出现疼痛,但随着活动逐渐减轻。起初,只是在跑步或行走时脚后跟着地即刻感到疼痛。如患者继续跑步,每跑一步就会感到疼痛,最终变为持续性疼痛。休息后疼痛可缓解。

医生根据症状和体格检查结果诊断胫纤维炎。

治疗

疼痛缓解前必须停止跑步。应用冰敷及非甾体类消炎药(NSAIDs)可减轻疼痛。可通过其他锻炼保持体力,如游泳。

胫骨疼痛开始减轻时,就可以进行拉伸及增强腿部肌肉的锻炼,如桶柄锻炼。锻炼对于预防复发很重要。穿硬底带帮的鞋子,以及避免持续在坡面或硬路上跑步有助于防止胫纤维炎复发。

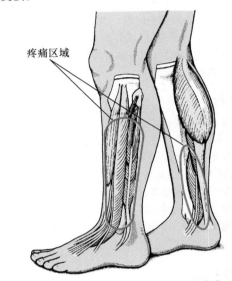

胫 纤 维 炎

胫纤维炎可发生于胫骨前方及外侧的肌肉(前外侧胫纤维炎)或胫骨后方及内侧肌肉(后内侧胫纤维炎)。疼痛部位取决于哪组肌肉受损。

疼痛区域

前外侧胫纤维炎　　　　**后内侧胫纤维炎**

增强小腿肌力

桶柄锻炼

在空水桶柄部缠一条毛巾。坐在桌子或其他足够高可使双足离地的地方。将桶柄放在一只脚的前半部分,通过缓慢地屈伸足部来升高及降低水桶。不要移动小腿,只用足部用力。重复 10 次,然后休息几秒钟。每组 10 次,再做 2 组。为了增加耐力,往桶里加水,但是不要过多,以免锻炼时疼痛。

脚尖踩地

站立,缓慢地做脚尖踩地的动作,然后缓慢放低脚跟着地。重复 10 次,然后休息 1 分钟。每组 10 次,再做 2 组。进行熟练后,可逐步增加重量。

外旋

站立,缓慢向外旋转踝关节使得脚底内半部分离地。缓慢放低脚底着地。每组 10 次,进行 3 组。

跟腱炎

跟腱炎是跟腱（从腓肠肌延伸至足跟的坚固韧带）的炎症反应。

跟腱炎在跑步者中很常见。跑步时，腓肠肌在步伐的上抬阶段起作用（使在地面上足部靠脚尖抬起离地）。如锻炼后休息不充足，跑步时的重复力量可造成跟腱出现炎症。

腓肠肌下段及脚跟后方疼痛是跟腱炎常见的首发症状。医生通过症状及检查结果诊断跟腱炎。

冰敷和非甾体消炎药可减轻疼痛和炎症。如疼痛持续存在，应避免进行跑步和骑自行车，这一点很重要。如果不引发疼痛，应尽早开始拉伸及增强股后肌群的锻炼。其他措施取决于跟腱炎病因。治疗措施包括穿松底鞋或跑步鞋里放入后跟垫，以减轻跟腱紧张以及稳定足跟。患者应逐渐恢复跑步，跑步前拉伸跟腱，早期阶段，跑步后应使用冰敷。

跟腱断裂

体育运动可导致跟腱（从腓肠肌延伸至足跟的坚固韧带）完全断裂。

和青年运动员相比，中年运动员更常出现跟腱完全断裂，在还没有充分热身或（和）拉伸活动就开始剧烈活动时尤其常见。跟腱常在做突然变相运动时出现断裂。

症状为腓肠肌剧烈疼痛以及不能用下肢正常走路。医生常通过检查作出诊断。有时需要进行 MRI 检查。通常推荐手术修复。

踝关节扭伤

踝关节扭伤是踝关节韧带（骨与骨之间相连的坚韧弹性组织）的损伤。

■ 踝关节扭伤通常发生于，在不平的路上行走或跑步时足部内旋，引起踝关节的韧带超范围拉伸。

■ 通常出现踝关节肿胀，行走时疼痛。

■ 通过查体做出诊断，有时需要 X 线检查。

■ 治疗包括休息、冰敷、绷带固定及抬高患肢（RICE），经常通过支撑或可移除的靴子保护踝关节。

在美国，每天有 25 000 例踝关节扭伤的报告。扭伤常发生于足部内旋时，引起足底朝向另一只脚。这种移动称为足部反向活动，有时也称为转出踝关节。这类损伤（有时称反向扭伤）通常损伤踝关节外侧韧带，常发生于行走在不平的路面上，尤其是踩在石头上或在路边踩空。下列引发踝关节转出的倾向，可增加扭伤风险：

■ 踝关节以前的扭伤造成韧带松弛

■ 腿部出现肌肉无力或神经损伤

■ 特殊类型的鞋子，如高跟鞋

其他踝关节韧带也可出现损伤，而且损伤多比常见的反向扭伤要严重。比如，踝关节内侧的粗大、结实的韧带可出现扭伤，或踝关节上方连接两根小腿骨的韧带也可出现扭伤（称为高位踝关节扭伤）。

症状

扭伤的严重程度取决于被牵拉或撕裂的韧带的多少。

■ 轻度：韧带被牵拉，但没有实质上的撕裂，除非在显微镜下可以看到。踝关节没有损伤或肿胀得不严重，但轻度扭伤增加再次受伤的风险。损伤恢复需要数小时到数天。

■ 中度：韧带部分撕裂。常可见明显肿胀和瘀血，而且走路通常会感到疼痛及困难。需数天到数周才能恢复。中度和重度扭伤可损伤本体感受觉（不通过眼睛看，大脑即可感受足和踝关节位置的能力）。

■ 重度：韧带完全断裂，引起严重肿胀及瘀血。踝关节变得不稳定以及不能负重。一般需 6～8 周才能愈合。如果完全康复前运动员就开始进行非限制性活

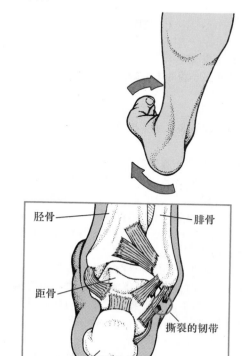

踝关节扭伤

踝关节扭伤可发生于踝关节向外旋转，而足部向内旋转（反向运动）时，踝关节外侧的韧带撕裂。

胫骨

腓骨

距骨

撕裂的韧带

跟骨

动,他们会面临骨折及在不平路面行走困难的风险。同时,严重踝关节扭伤时,对平滑的踝关节骨软骨面(关节软骨)的损伤可导致长期疼痛、肿胀以及偶尔抓住(卡住),失控(关节不自主屈曲),以及可能导致在年轻时就患关节炎。

诊断

踝关节查体可提示韧带损伤程度。X 线检查常用来确定有无骨折,但不能用作评估韧带。踝关节处于拉伸韧带位置的 X 线检查(应力 X 线检查)可提示韧带损伤程度,也可进行 MRI 检查,但是这些检查在大部分踝关节扭伤不是必需的。如果医生怀疑踝关节内骨末端的平滑表面受损,有时进行关节镜检查(用可视纤维管道观察关节内部)。

治疗

治疗包括非甾体类消炎药止痛及 RICE(休息、冰敷、固定及抬高)。其他治疗措施取决于扭伤严重程度。

通常,轻度扭伤通过局部冰敷,弹力绷带或胶带包裹踝关节及足部,抬高踝部,以及当扭伤愈合后,逐渐恢复行走及锻炼强度。大多数轻度扭伤的患者穿上有支持作用的鞋子,就可以立刻开始行走或锻炼。

对于中度扭伤来说,初期可应用带可拆装支具的靴子或护踝带。理疗有助于减轻肿胀、保持运动幅度、保持本体感受觉及逐渐增加踝关节周围肌肉力量,以防止加重踝关节不稳定和再次扭伤。

严重扭伤需要立即医疗处理。如不治疗,可导致长期性踝关节不稳定及疼痛。踝关节应使用护踝带及带可拆装支具的靴子进行固定。患者通常需要拄拐及找专家就诊。是否需要手术尚存在争议。大部分专家认为手术重建撕裂的韧带比非手术治疗没有明显优势。在患者恢复较剧烈活动前,进行理疗来恢复运动、增强肌力以及改善平衡是必要的,而且可促进恢复。

足部应力性骨折

应力性骨折是指较小的、不完全的骨折(中断),由重复性应力而不是明显外伤所致。

- 承重时疼痛,而且逐渐加重。
- 应进行 X 线或骨扫描检查。
- 骨折部位应 6 ~ 12 周内避免承重。

反复负重超过肌肉支撑力和肌腱应力所能吸收和缓冲的骨间压力时,可发生应力性骨折。应力性骨折包括股骨、骨盆及小腿骨折。一半以上应力性骨折发生在小腿,最常见于足中部(跖骨)。

应力性骨折不是由明显外伤(如跌落或撞击)引起,而是发生在重复应力及过度使用后。跖骨应力性骨折(行军骨折)常见于改变运动强度或距离过快的跑步者,以及负重行走过长距离而不适应者(如新入伍士兵)。其他风险因素包括足弓过高,减震效果欠佳的鞋子,以及骨头变薄(骨质疏松症)。

运动量大而进食不够的妇女和少女(比如,一些长

跑者及运动会中过于注重形体的运动员)可能存在应力性骨折的风险。她们可能停经(闭经)以及患上骨质疏松症。这种情况被称为女性运动员三联征(闭经、饮食失调及骨质疏松症)。

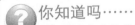

你知道吗……

足部骨的应力性骨折有时称为行军骨折,因为这经常发生于刚入伍就开始长跑的新入伍士兵。

症状

发生跖骨骨折时,较长距离或较大强度的行走后可出现足前部疼痛,停止锻炼后短时间内疼痛消失。如继续进行锻炼,则早期出现疼痛,而且疼痛加重妨碍锻炼,并且出现不负重时也有疼痛。

诊断

经常进行标准 X 线检查,但是可能显示正常。直到损伤后 2 ~ 3 周,X 线检查显示骨折正在愈合时才会发现骨折。早期诊断可能需要进行骨扫描。应力性骨折的妇女应咨询医生她们是否需要做骨质疏松症的检查。

治疗

治疗包括减少患足负重。患者可用一段时间拐杖及木质鞋或其他市售的支持性的鞋子或靴子。有时需石膏固定。需 12 周才能愈合。和其他损伤一样,在完全康复前,患者可通过进行不负重锻炼(如游泳)来保持有氧工作能力。

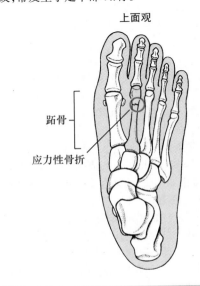

什么是应力性骨折?

应力性骨折是由重复性碰撞引起的骨的小裂纹,常发生于足中部-跖骨。

上面观

跖骨

应力性骨折

高 温 损 害

人是温血动物,不管外界环境温度波动多大,人都将体温保持在口部测温 37℃ 以及直肠测温 38℃ 左右,上下波动不超过 1～2 度。只有将体温维持在这个范围内,身体才能发挥正常的功能。体温过高或过低都会导致器官的严重损害,甚至死亡。

体温调节:身体通过平衡地产生热量和散发热量来调节体温。

化学反应(代谢)是人体产生热量的一种途径,主要是把食物转化为热量。在身体运动时肌肉活动也可产生热量。

人体通过散发热量来降温,主要是通过热辐射和出汗。热量通过辐射从温度高的地方流向温度低的地方。当人的体温高于周围环境的温度时,辐射就是人体散热的主要途径。出汗时,汗腺产生汗液,汗液蒸发,使皮肤降温。当周围环境的温度高于人体时,或在运动时,出汗就是人体散热的主要方式。但湿气(空气潮湿)可减缓水分的蒸发,降低了出汗散热的效率。因此,天气炎热潮湿时,身体散热就比较困难。

高温损害:高温损害有以下几种类型:
- 热痉挛
- 热衰竭
- 中暑(最严重)

这些不同类型的高温损害症状不同,取决于体温是否升高(或升高多少),以及体液和盐分丢失的严重程度。体液和盐分丢失主要是由于过度出汗,并可导致血压降低和痛性肌肉痉挛。如高体温持续时间过长,可损害内脏器官。

原因

高温损害是由产热过多,或散热减少,或两者同时出现引起的。

产热过多可由以下原因引起:
- 感染引起发热
- 甲亢,导致人体代谢加速
- 肌肉剧烈运动,可见于锻炼或体力劳动(特别是肥胖人群),或由如癫痫、情绪激动、酒精或药物戒断引发的功能紊乱引起。
- 特殊的兴奋剂,如可卡因、安非他命、甲二氧基甲基苯丙胺(MDMA,或摇头丸)、单胺氧化酶抑制剂(一种抗抑郁药)以及苯环己哌啶(天使粉)
- 过量服用含有阿司匹林的药物,因为高剂量阿司匹林会导致细胞产热过多

散热障碍最常见于湿热环境。以下几点也和散热减少关系密切:
- 厚重、紧身的衣服不透气(空气和潮气都不易通过)。穿这样的衣服妨碍了汗液蒸发,影响散热。
- 某些药物可使出汗减少,最常见的是抗精神病药物和抗胆碱能药物。
- 某些皮肤疾病,如囊性纤维化、系统性硬化病(硬皮病)、银屑病、湿疹和严重晒伤等都可以使出汗减少。
- 肥胖症患者散热减少,是因为较厚的脂肪层不利于散热。
- 精神状态可妨碍人体对温度反应的敏感性,比如,老年痴呆患者或醉汉受热时,就可能不会找一个比较凉爽的环境、脱掉厚重的衣服或打开空调。

突然暴露于高温环境时,出现高温损害的可能性增加,例如在炎热的夏天将小孩留在密闭的汽车里。炎热天气里,密闭的汽车里温度可在 15 分钟内由 27℃ 升温到 49℃。如果一个人逐渐接触长期炎热、潮湿的环境,身体可以进行调节,并能较好地维持正常的体温,这个过程称为气候适应。年轻人和体力活动多的人气候适应能力比老年人或体力活动少的人更快。

导致对大多数高温损害的影响的危险增加的常见原因如下:
- 年龄过大或过小
- 有某些疾病,比如心、肺、肾或肝功能障碍
- 应用利尿剂
- 血液化学物质(电解质)失衡

预防

一些常识是预防高温损害的最好办法。比如,决不能将儿童(还有宠物)置于密闭、通风差的地方,像闷热的汽车内,哪怕只是几分钟。过于炎热的天气里,老年人和小孩不应呆在没有空调不通风的场所。

在湿热的天气,最好穿轻薄、宽松、透气性好的布料(如棉布)做成的衣服;体液和盐分因出汗而流失,可通过补充水分或微咸的食物和饮料,如运动型饮料、含盐番茄汁或冷肉汁清汤。不推荐饮用含酒精的饮料。

炎热环境下的劳作:在非常炎热的环境里应避免过量劳作。如果不能避免炎热环境下的劳作,摄入大量液体以及经常用冷水湿润皮肤,使皮肤降温,有助于使体温接近正常。为了补充充足的液体,即使在止渴以后也还要继续饮水。锻炼或劳动后体重减轻程度可用来监测脱水程度。体重下降 2%～3%,建议补充额外的液体,而

且应在第二天劳作前补充到与初始体重差 1 公斤以内。体重下降 4%的人应限制活动 1 天。

从事户外活动的人,大量饮用不含盐分的水,可使血钠浓度稀释(这种情况称为低钠血症),可导致癫痫,甚至死亡。如在饮水的同时摄入盐分,即使是含盐的"垃圾食品"都可使这个问题得以改善。同样,许多市售的可饮用饮料含有额外的盐分。

慢慢地增加在炎热环境里的劳动强度可出现环境适应,可使得人们在原本有风险的温度下安全地工作。初期,每天在炎热天气进行中等强度劳动 15 分钟(能够出汗),在 10~14 天内逐步提高到高强度劳动 90 分钟,是比较恰当的。

预防高温损害的方法

- 在高温环境保证充足的通风或空气调节,特别是对老年人和儿童。
- 避免将儿童留在阳光暴晒下的汽车里,尤其是关闭车窗玻璃。
- 避免在高温、通风差的环境里过量劳作。
- 避免穿不恰当的厚重、不透气的衣服。
- 如果必须在高温环境下劳作,应穿宽松的衣服,使用风扇,不管渴不渴隔几小时就要间断饮水。
- 在锻炼或劳动时如体重下降 ≥2%,要补充额外的液体。
- 在锻炼或劳动时如体重下降 ≥4%,要限制活动 1 天。
- 如果饮入大量的水分,要进食含盐分的饮料或食物。
- 如果必须在炎热环境里继续劳作,开始的 10~14 天逐步增加至最大劳作量是必要的,开始时每天进行约 15 分钟中等量活动,以后慢慢增加活动强度和时间。

热 痉 挛

热痉挛是由长时间运动,大量出汗或在高温时过量补水所引起的肌肉剧烈痉挛。

出汗时,盐分(电解质)和体液都要丢失,饮用大量的淡水会导致盐分的稀释,引起痉挛。气候炎热,特别是在繁重的体力劳动时,会大量出汗。热痉挛常见于以下情况:

- 体力劳动者,如动力车间的工人、钢铁工人、房顶修理工和矿工。
- 运动员,特别是登山运动员或滑冰运动员。他们的衣服有很多层,常常注意不到在大量出汗。网球和赛跑运动员也较常见,因为他们顾不上补充出汗所丢失的盐分。
- 军训学员

热痉挛时手、小腿、足、大腿或手臂的肌肉强烈收缩,收缩时肌肉变硬、紧张和疼痛,可出现剧烈疼痛,不发热。

轻度热痉挛可饮用含盐的饮料或进食含盐的食品治疗,饮入 1~2 升运动型饮料或含 2 茶匙盐分的水一般就可以,严重热痉挛可静脉给予液体和盐。拉伸局部肌肉常可迅速缓解疼痛。

聚焦老龄化

在气温较高时,老年人体温调节差有以下一些原因。人们长时间处于高温湿热的环境时,他们的身体逐渐调整(气候适应),以更好地维持正常体温。但是老年人不能像年轻人一样适应高温和潮湿。老年人全身皮肤血液循环缓慢,因此他们的身体不能轻易地降温。

特定的药物,如抗精神病药及抗抑郁药,以及影响皮肤的一些疾病,如系统性硬化病及银屑病,影响出汗。其他一些疾病,如心衰可影响身体自身降温的能力。衰老也影响口渴程度,老年人不像年轻人那样容易出现口渴感。因此,老年人更容易脱水,这就意味着他们在高温环境中不易出汗。

热 衰 竭

热衰竭是由于高温引起盐(电解质)和体液的过度丢失,导致血容量减少而引起的多种症状,有时可出现晕厥或虚脱。

热衰竭比热痉挛更严重,丢失的液体和盐更多,症状也更严重。

症状和诊断

热衰竭时可出现眩晕、轻度头晕、疲倦、乏力、头痛、视物模糊、肌肉疼痛或恶心、呕吐等症状。偶尔出现肌肉痉挛。患者站起来时可能感到头晕甚至失去知觉。常常大汗淋漓;可出现轻度的意识障碍;心率和呼吸频率加快;血压降低;体温正常或偏高,但不会超过 40℃。

根据症状和暴露于高温环境的病史,通常可以诊断热衰竭。

治疗

热衰竭的治疗包括补充液体和盐分,一般经静脉输液补充,以及将患者移离高温环境。脱掉或松解衣服,用湿毛巾或冰袋冷敷皮肤也有助于降温。补充液体后,患者通常很快就可以完全恢复。如果不治疗,热衰竭可发展为中暑。

中 暑

中暑是一种可危及生命的疾病,可导致体温过高和许多器官系统的功能障碍。

■ 中暑可发生于持续进行数小时剧烈运动的年轻运动员,或在没有空调的室内高温环境中劳动数天的老年人。

■ 体温高于 40℃,并出现脑功能障碍。

■ 患者应迅速降温。

中暑是高温引起的最严重的疾病。中暑的患者比其他类型高温损害患者病情严重。中暑区别于其他高温损害有以下特征:

■ 体温通常高于 40℃。

■ 出现脑损害的症状。

人们在高温或封闭的热环境环境中从事高强度的工作,都可能发生中暑。比如,中暑可发生于年轻体壮的运动员,尤其是还没有适应环境,在高温、湿热的天气进行数小时高强度锻炼就可发生。中暑也可发生于在高温环境里待了数天的人们,尤其是久坐不动的老年人呆在通风差及没有空调的室内。患有某些疾病(比如心、肺、肾、肝功能不全)的老年人,以及幼儿最容易中暑。

温度很高时,如果身体不能很快地、充分地散热,就可能导致中暑。由于身体不能自动降温,体温可很快地升高到危险水平。导致散热减少的疾病也增加中暑的风险,包括某些皮肤疾病和某些药物导致出汗减少。

中暑可使一些重要器官发生暂时性或永久性的损害,如心脏、肺、肾脏、肝脏和脑。体温越高,特别是超过 41℃,产生的损害也越快,甚至导致死亡。

症状

眩晕、轻度头痛、虚弱、疲乏、头痛、视物模糊、肌肉疼痛或恶心、呕吐等症状(也是高温衰竭的症状)是常见的危险症状。使患者感觉不到体温已经很高。

中暑时皮肤变热、潮红、干燥,尽管温度很高,但不出汗。因为脑功能障碍,患者可出现意识模糊、定向力障碍,并可出现癫痫和昏迷。心率和呼吸频率加快,脉率加快,血压升高或降低。体温常超过 40℃,甚至可能高到超出普通温度计的刻度。

诊断

诊断通常比较明确。患者有高热、脑功能障碍的症状以及暴露于高热、潮湿环境的病史。如果诊断不明确,可进行相关检查除外引起类似症状的其他疾病,比如感染、休克以及甲状腺功能亢进(甲亢)。

治疗

必须立即给身体降温,并呼叫急救中心。在等待送往医院前,应用冷水打湿的床单或衣服包裹患者,或浸泡在湖泊、溪流或冷水浴缸里,或浸在冰水里降温。用水擦拭身体,然后用风扇吹风,也比较有效。使用本用于治疗感染引起的发热的药物(阿司匹林或对乙酰氨基酚)来降温是无效的,应予避免。

在医院,通过移除衣物以及用水或间断用冰擦拭裸露的皮肤,可迅速降低体温。可用风扇吹风,加快蒸发,加速降温。定时、多次地测量体温。可静脉输入经冷却的液体。为了避免过度降温,当体温降到约 39℃时,应停止降温。

患者出现抽搐、昏迷以及其他器官的功能障碍也需要救治,中暑最好在医院的重症监护室内治疗。

你知道吗……
劳累时喝大量的白开水会稀释血液中的钠浓度,有危险。

预后

中暑患者发生死亡的风险取决于以下因素:

■ 成年患者的年龄越大

■ 儿童患者的年龄越小

■ 伴随疾病(如心脏、肺、肾脏或肝脏疾病)严重程度

■ 最高体温达到多少

■ 最高体温时的持续时间

存活的患者中有约 20% 出现大脑功能不能完全恢复,会留下性格改变、笨拙、协调性差等后遗症。一些患者肾功能不能完全恢复。中暑恢复后,几周内体温可能会有异常波动。

第 304 节

冻 伤

皮肤及皮下组织的温度,通过血液循环和其他机制的作用保持在一个恒定的水平(约 37℃)。血液的热量主要来自食物燃烧(代谢)所产生的热量。这一过程需要稳定地供应食物和氧。正常的体温是人体所有细胞和

组织保持正常功能所必需的。体温过低的人,大多数器官,特别是心脏和大脑就变得迟钝,甚至停止活动。

当皮肤暴露于较冷的环境中时,体温会下降。身体可通过几种保护机制来产生额外的热量,来应对这种体温下降。例如:通过肌肉战栗可增加热量的产生;皮肤内的小血管变狭窄(收缩)使血液集中到更重要的器官如心脏、大脑。然而,随着更少的的热的血液流经皮肤,身体的一些部位,如手指、足趾、耳和鼻等会更快地变冷。如果体温下降到左右31℃,这些保护机制就停止发挥作用,身体也不能再自己变暖。如果体温下降到28℃左右,就可能导致死亡。

聚焦老龄化

衰老使人体适应寒冷的能力降低。随着衰老,机体出现防御性战栗以及从体表转运血液的能力降低。同时,皮下的脂肪层变薄,阻止热量流失的隔绝层变少。

老年人的一些常见疾病可使得机体产热的能力降低,比如甲状腺功能减低症。一些疾病可使得机体储存热量的能力降低,如糖尿病。遭受创伤或疾病(如中风或关节炎)而不能活动的人,同样也有罹患冻伤的风险,因为运动量减少使得可产热的肌肉活动减少。酒精和某些药物(如抗抑郁药)也有增加冻伤的风险。

低体温症几乎都可以避免。建议老年人采取以下预防措施:

- 保持温暖的环境。有时老年人为了省钱而将家里的温度设置到低于适合的温度,但应注意将调温器设置在20℃或以上。卧室保暖很重要。燃料援助项目及家庭防冻计划可帮助降低费用。
- 多穿几层衣服。棉质或合成材料如聚丙烯的衣服保温效果好,因为这些材料即使变潮也有保温作用。机体从头部散失大量的热量,所以带个帽子可以保温。手指和脚趾也必须保护起来以免冻伤。
- 摄取热的饮食。食物供给机体可以燃烧的燃料,热的液体可提供热量并防止脱水。
- 避免酒精性饮料。酒精可扩张皮肤的血管,使机体暂时感觉温暖,但实际上造成更多的热量流失。
- 经常锻炼。锻炼可增加机体产热。

如果皮肤、手指、足趾、耳和鼻都保护得很好,或暴露的时间很短暂,即使在非常冷的天气,通常也不会发生冻伤。血液流动不畅、摄入食物不足,或高海拔地区的空气中氧含量不够等都可以增加冻伤的危险性。在低温环境下保持温暖,需要穿多层衣服,最好是羊毛和合成纤维材

料的,如聚丙烯,因为这类材料隔湿的性能更好。因为身体大量的热量从头部散发,所以戴保暖的帽子很有必要。吃饱喝足(特别是热饮料)很重要,食物可提供燃料进行燃烧,热的饮料可以直接提供热量,还可以防止脱水。应当避免酒精饮料,因为酒精可以使皮肤内的血管变宽(扩张),虽然可以让身体感到短暂的温暖,但实际上丢失的热量更多。

冻伤包括:低体温、轻度冻伤、冻疮、浸泡足和冻伤。与寒冷有关的其他问题还有,雷诺综合征以及对寒冷的过敏反应。

> **? 你知道吗……**
> 饮入酒精性饮料实际上会使身体更冷,因为增宽的血管虽然使身体感到温暖,但会造成更多的热量流失。

低　体　温

低体温是指有危险的过低体温。

- 处于过于寒冷的环境,伴有某些病症,不能移动,或以上都有时,可引起体温过低。
- 患者出现战栗,但接着可出现意识障碍或失去知觉。
- 保持温暖干燥可促进恢复,除非体温过低。
- 如果体温过低,医生通过加温的氧气,经静脉给予加温的液体,经塑料管向腹腔或胸腔给予的加温的液体,来给患者取暖。医生也在体外提供热量。

身体散失的热量大于通过增加代谢(通过活动)所补充的热量,或从外部热源(如火或太阳等)获得的温暖时,就会出现低体温。风可以增加热量的散发,坐或躺在冰冷的地上,或浸泡在水中都会增加热量的散失。突然浸泡到非常冷的水中5～10分钟就可能引起致命的低体温,但是有的人,多数是婴儿和幼儿,即使在冰水中浸泡长达1小时也仍然能够存活。休克使全身各系统处于一种暂时关闭的状态,实际上起到了保护作用。虽然只是暴露在中等温度的冷水中,时间太长也可能引起低体温。

在寒冷环境中静卧不动的人,如脑卒中或癫痫,或中毒、低血糖或受伤而失去知觉的人,冻伤的危险最大。因为这类人不能活动,产生的热量会更少,自己也没有能力离开寒冷的环境。这些人甚至在环境温度只有13℃～16℃时就可能有低体温的危险。婴幼儿、高龄老年人的危险性特别大,这两个年龄组的人,对寒冷的代偿能力不如年轻人,而且他们需要依靠其他人关心并帮助保暖。高龄老年人常在寒冷的房子里坐几小时都不活动,容易发生低体温。婴幼儿身体散热很快,也特别容易发生低体温。有时一些疾病,比如大面积感染或甲状腺功能减

低,可引起或促进低体温的发生。

症状

初期症状包括剧烈寒战及牙齿打战。随着体温进一步下降,寒战停止,动作变得缓慢而笨拙;反应时间延长;思维模糊不清;判断力出现障碍。这些症状是逐步发生的,所以患者和患者的同伴,都意识不到这种情况。患者可能跌倒、迷路或躺下不动。患者在寒战停止后变得更加迟钝,并逐渐进入昏迷。心跳和呼吸频率变慢、强度变弱,最终心脏停止跳动。

体温越低,死亡的危险性越高。体温低于 31℃ 时就可能发生死亡;低于 28℃ 时死亡率极高。

诊断

医生通过测量体温,一般是肛温计,来诊断低体温。常规的温度计不能显示约 34℃ 以下的温度,因此在严重低体温时需要使用专用的体温计来测量体温。有时进行抽血及其他一些检查,确定是否有引起低体温的其他疾病。

治疗

在早期阶段,把身体擦干,换上暖和干燥的衣服,盖上温暖的毛毯,喝一些热的饮料,身体就可以逐渐地恢复。如果发现患者已经丧失意识,应该用温暖干燥的毯子包裹患者,以防热量进一步丢失,并应立即安排送医院治疗,在等待送往医院的期间如有可能应去除湿冷的衣服,并将患者转移到温暖的地方。基于以下原因,只有在经过很仔细的观察后,才建议进行院外的心肺复苏(CPR):

■ 未经培训的人很难观察到患者微弱的呼吸和心跳。
■ 即使触不到脉搏及听不到心音,心脏仍可能在跳动。对遭受冻伤的心脏实施胸部按压常引起心脏节律紊乱,可致死亡。
■ 严重低体温患者必须轻柔地搬动,因为突然地晃动可能引起致命的心脏节律紊乱(心律不齐),可致死亡。

在医院,给患者吸入加温的氧气,并通过静脉输入加温的液体,或通过腹腔或胸腔插入塑料管进行输入加温的液体。另外,可以通过血液透析的步骤将血液加温(将血液泵出体外,通过一个带有加热装置的过滤器,再输回体内),也可用心-肺机将血液加温(将血液泵出体外,加温、加氧后输回体内)。

某些低体温患者在到达医院时还没有恢复征象,医师应继续进行复苏,直到身体已经温暖,但仍无生命体征时才能停止。如果特定的抽血检查结果明显异常,提示患者已经死亡。

非冻结性组织损伤

非冻结性组织损伤是指部分皮肤组织受到寒冷损害,但尚未造成冻伤。

非冻结性组织损伤包括:冻伤、浸泡足和冻疮。

冻伤:是指受到寒冷刺激的皮肤出现麻木、红肿的一种冷伤。只需要将受累的部位暖和几分钟就可以好转。保暖时冻伤的部位可能有刺痛和剧烈的瘙痒。受伤的部位可能在以后的几个月或几年的时间内对寒冷十分敏感,但不会留下永久性损害。

浸泡足(战壕足):浸泡足(战壕足)是指足穿着潮湿、寒冷的袜子及靴子几天,引起的一种冷伤。受损的足部发白、湿冷、肿胀、冰凉,保暖后变红有触痛,有时会出现水疱,水疱破溃后可能会出现感染。皮肤可变得对温度变化极为敏感。治疗主要有以下一些措施:

■ 缓慢地加温,弄干和清洁足部。
■ 抬高足部。
■ 并保持足部干燥、温暖。

一些医生为预防感染,给予抗生素治疗。如果患者没有接种过破伤风疫苗,可给予破伤风抗毒素。手部很少发生这种类型的损伤。至少每天换一次袜子,并使双足保持干燥,可以预防浸泡足。

冻疮:冻疮是指皮肤反复在寒冷环境中暴露引起的一种少见的反应。症状有:局部瘙痒、疼痛、红肿,少数情况下受累部位可出现皮肤变色和水疱(常见于腿部或手指)。这些症状虽然不严重,但使人不舒服,并常反复出现。最好的治疗是避免寒冷暴露。口服硝苯地平有时可缓解症状。

冻　伤

冻伤是身体某部位的组织因冰冻而引起的冷伤。

■ 极度寒冷可冻伤组织,并破坏局部及其周围组织。
■ 冻伤部位可出现麻木、发白、肿胀、起水疱以及变黑和皮革化。
■ 冻伤部位应尽快在温水中回暖。
■ 大部分冻伤随时间推移痊愈,但有时需要进行手术去除坏死组织。

冻伤引起的损伤常是由多种因素共同作用产生的。冻伤可以使一些细胞死亡,但另一些细胞则可能存活。由于寒冷可以使血管收缩变窄,邻近冻伤部位的组织,虽然本身没有受到冻伤,但也可因血流减少而受到损害。有时寒冷也可引起这些组织内的小血管形成血栓。血栓阻碍了血液流动,甚至导致组织死亡。当血液再次流向受损部位时,损伤组织会释放出一些可以促进炎症反应的化学物质;炎症又加重寒冷引起的组织坏死。另外,随着冻伤的组织逐渐变暖,有毒物质释放进入血液。

身体的任何部位暴露在冰点以下的低温都可能有冻伤的危险。冻伤损害的危险程度取决于暴露于多冷的温度,以及低温作用时间的长短。血液循环差的人最容易发生冻伤,如糖尿病、动脉硬化症、血管痉挛(常由吸烟、某些神经系统疾病或某些药物引起)的患者,或手套、靴子太紧,阻碍血液流动的人,血液循环都可能较差。暴露的手、足和面部最容易冻伤。暴露部位与潮湿或金属的物品接触可加重冻结,冻伤风险很大。

症状

症状随冻伤组织的深度和面积大小而异。浅冻伤的部位皮肤变成白色、麻木,回暖后会脱皮。较轻的深度冻伤受累部位可出现水疱和肿胀。深度冻伤可出现肢端麻木、变冷、僵硬;受累部位苍白、冰冷;常有水疱,水疱内液体清亮者,损害程度比水疱内为血性者要轻。

肢端可呈灰色,变软(湿性坏疽)。如果发生湿性坏疽,多数患者需进行截肢。受累部位常常变黑,呈皮革状(干性坏疽)。

诊断

冻伤的诊断是根据典型的表现和暴露于寒冷的病史。有时初期的冻伤与非冻结性损害很类似,但是经过一段时间,冻伤组织就会表现出异于非冻结性组织损害的典型特征。

治疗

医院外处理:因为冻伤患者可能同时合并低体温,应给他们盖上温暖的毯子。如果可能,应尽快将冻伤区域保暖,如可能最好是浸泡在温水中,水温以护理人员感到舒适为宜,约40℃。摩擦受冻的部位(特别是用雪)可导致组织损害加重。因为受累的部位已经丧失知觉,患者不能辨别是否在发生烫伤,所以不要放在火炉前或用加热垫、电热毯加温。

组织解冻后如再次冻结比一直保持冻结损害更严重。因此,冻伤的人如果必须再次暴露于冰冷的环境中,尤其是还必须用冻伤的双脚行走,就不应该让冻伤的组织解冻,脚解冻后,行走时更易损伤。如果冻伤的人必须要用冻伤的脚行走才能获得帮助,就不应该先使脚解冻。同样,应该尽量保护受伤的组织不要受到摩擦、压迫和进一步的损伤。应进行脚部清洁、干燥和覆盖包裹保护,并予身体保暖,如可能可予镇痛剂。应尽快将他们送往医院。

医院内治疗:在医院,应开始并持续保暖,完全复温需要15~30分钟。复温时冻伤的部位可能非常疼痛,可能需要注射阿片类的镇痛剂。不要把水疱弄破,已破的水疱应用抗生素软膏涂敷。

一旦组织复温,应小心地清洗、干燥冻伤的部位,用消毒绷带包扎,保持清洁和干燥避免感染。可口服抗炎药物如布洛芬和使用其他一些外用凝胶剂来帮助缓解炎性反应。感染时才需要用抗生素治疗,但有的医生主张所有深度冻伤的患者都需要给予抗生素。有的医师也通过静脉给药以改善冻伤部位的血液循环。但这些治疗只在冻伤后的前几天有效。

出院后治疗:用温水(约37℃)进行每天三次的浴池洗澡,然后轻柔地擦干,休息,时间是最好的持续治疗方法。大多数患者几个月后可以慢慢好转,有时为了切除坏死组织需要进行截肢。刚冻伤时表现出来的损害面积和严重程度可能比几周或几月后要严重,因此常常要在几个月后,直到冻伤不能治愈时,才能做出截肢的决定。有时,一些影像学检查,如MRI、核素扫描、微波热成像或激光多普勒流量探测,有助于确定哪些部位可以恢复,哪些部位难以恢复。不能恢复的部位需要进行截肢。有些冻伤患者痊愈后会出现麻木或对冷感觉过敏。

第 305 节

放 射 损 伤

放射损伤是由于暴露于电离辐射引起的机体组织损伤。

- 大剂量电离辐射可导致急性发病,出现造血功能减低以及消化道损害。
- 大剂量电离辐射也可损伤心脏和血管(心血管系统),脑部以及皮肤。
- 电离辐射可增加患癌风险,损害精子和卵细胞,增加后代遗传缺陷的风险。
- 医生应从患者身上移除放射性物质,并治疗放射性损伤引起的症状和并发症。

一般来说,电离辐射与高能电磁波(X线及γ线)或高能粒子(α粒子、β粒子、中子)有关,这些物质可由原子发射出电子(电离作用)。电离作用改变了这些原子以及包含这些原子的分子的化学特性。通过改变细胞的有序环境内的分子,电离辐射可损伤及破坏细胞。细胞损伤可导致疾病,增加癌症发生风险,或两者都发生。

电离辐射由放射性物质(放射性核素)如铀、氡、钚发射,也可由人造放射源产生,如X线和放射线治疗机。

无线电波,如移动电话及调频调幅信号传送器,还有可见光都是电磁辐射的类型。但是,它们能量较低,这些放射线的形式不是电离,因此,公众对这些物质的暴露水平不足以损害细胞。在这章讨论中,"放射"专指的是电离辐射。

放射线的计量:放射线有几种不同的度量单位,伦琴(R)是射线在空气中电离能力的指标,经常用来表示暴露于放射线的强度。人们暴露于多少放射线以及多少被身体吸收可有很大差别。戈瑞(Gy)及希沃特(Sv)是放射线剂量的测量单位,是放射线在物质中被吸收的量,也是用于测量暴露于放射线后人体内剂量的单位。戈瑞(Gy)及希沃特(Sv)类似,但希沃特(Sv)考虑了不同类型的射线引发损伤的效应,以及人体不同组织对射线的敏感性。低水平暴露以毫戈瑞(mGy,1mGy = 1/1000Gy)及毫希沃特(mSv,1mSv = 1/1000Sv)来进行计量。

沾染及辐射:放射线暴露主要有两种形式:沾染和辐射。大多严重的放射事故是从这两个方面使人受到放射性暴露。

沾染 是指接触了并保留了放射性物质,通常是尘埃或液体。外部沾染是接触到皮肤或衣服上,然后可能掉下来或被擦下来,再污染其他人或物体。内部沾染是指通过消化道、呼吸道或破损的皮肤被人体吸收,放射性物质存留在体内。一旦进入体内,放射性物质可以传送到身体的各个部位,如骨髓,在那里继续释放射线,增加剂量,直到被清除或释放完它所有的能量(衰减)。去除内部沾染比外部沾染困难得多。

辐射 是指暴露于放射线,而不是放射性物质,因此不包括沾染。一个常见的例子就是诊断性 X 线,比如骨折时进行 X 线检查。辐射暴露可发生于没有直接接触的人和放射性物质之间(比如放射性物质或 X 线机)。当放射源被移除或关闭,辐射就会停止。只受到辐射而没有沾染的人没有放射性,即他们不发射射线,而且他们遭受放射性物质辐射的剂量并不增加。

> **？ 你知道吗……**
> 在美国,平均每个人接受的自然辐射大约等同于接受到人工放射源(几乎全部是用于诊断和治疗疾病的医用放射源)放射的剂量。

放射暴露源

人们经常暴露在低水平的自然射线(本底射线)中,也间断暴露于人工放射源的射线中。在美国,人们每年接受的自然射线约为 3mSv,人工放射源射线约为 3mSv,每年共约 6mSv。但是,在印度、伊朗、巴西以及中国的一些地区,接受的本底射线平均剂量较高,每年为 5 ~ 10mSv。

本底辐射:本底辐射源包括来自外太空的宇宙射线以及放射性元素的自然辐射。

宇宙辐射大部分都被地球大气层阻挡,但在地球的磁极——北极和南极辐射还是很强的。因此,居住地球两极越近、居住海拔越高以及乘坐飞机时,受到的宇宙辐射越强烈。

放射性元素,特别是铀以及它自然衰变的放射性产物(如氡气),存在于许多岩石和矿物质中。这些元素最终进入到各种物品中,包括食物、水和建筑材料。氡辐射一般占所有自然辐射的 2/3。本底辐射的剂量远不足以引起放射性损伤。

人工放射源辐射:很多人暴露于人工辐射源,包括医学影像学检查(特别是 CT 及心肌核素显像扫描)。医用诊断性检查如胸部 X 线平片、乳腺摄片以及牙齿平片检查散发的辐射不足以引起放射性损伤。接受放射治疗的癌症病人可能要接受大剂量辐射,但是,要尽量使射线投射于病变部位,减少对正常组织的辐射。

人们也可能暴露于其他放射源,如放射性事故和核武器试验的放射性尘埃,但是,这些辐射只占人们每年接受辐射量的一小部分。一般来说,放射性事故涉及参与放射性物质或 X 线源工作的人,比如食物辐照器或工业用 X 线机。这些人可能会接受到显著剂量的辐射。这些损伤大多因不遵守安全程序所致。辐射暴露也发生于含有大量放射性物质的医用或工业用放射源的丢失或被盗。

核电站事故泄漏出的放射性物质是极少见的情况,如 1979 年宾夕法尼亚州三里岛核电站和 1986 年乌克兰的切尔诺贝利核电站事故。三里岛事故没有造成重大的放射性暴露,居住在核电站 1.6 公里范围内的人只多受到了 0.08mSv 的放射剂量。然而,居住在切尔诺贝利核电站附近的人,却平均接受了约 300mSv 的射线。30 多个工人和救急队员死亡,很多人受伤,从核电站泄露的低浓度放射性物质影响到了欧洲、亚洲,甚至美国。事故发生 20 年后,受到沾染的地区(白俄罗斯、俄罗斯及乌克兰的广大区域)的人群平均受到的辐射总剂量约为 10 ~ 30mSv。应当注意,切尔诺贝利核泄漏造成的沾染区域居民平均每年接受的额外剂量(0.5 ~ 1.5mSv 每年),总体来说低于美国居民所接受的本底辐射。

核武器可以释放出巨大的能量和辐射。自 1945 年以后就再也没有使用核武器对付人类。然而,现在有些国家仍拥有核武器,一些恐怖组织也在力图获取它们,再次使用核武器的可能性正在上升。核武器爆炸造成的巨大伤亡主要是因为它的冲击波及高温灼伤,一小部分的伤亡(但数目也很高)源于核辐射引发的疾病。

恐怖分子策划的核辐射暴露包括应用可释放辐射物质的装置(用传统爆炸设备装备的释放核辐射的装置,称为"脏弹")沾染某区域。其他恐怖活动包括使用隐匿的放射源造成无察觉的人群的大剂量放射暴露,袭击核反应堆或放射性物质储存库,以及引爆核武器。

美国的年辐射暴露

辐射源	平均有效剂量(mSv)
自然辐射源	
氡气	2.00
其他陆地辐射源	0.28
外层宇宙射线	0.27
体内自然放射性元素	0.39
小计	3.0
人工辐射源	
诊断用医疗影像检查 *	3.0
消费品	0.10
核武器试验的放射性尘埃	小于 0.01
核工业	小于 0.01
小计	3.0
年总辐射暴露量	6.0
其他暴露源(平均每例)	
航空	0.005mSv/每小时飞行
牙科 X 线	0.005
胸部 X 线	0.02
乳腺平片	0.4
头部 CT	2
胸部或腹部 CT	7
钡剂灌肠造影	8

* 平均值。大多数人每年接受较低的剂量,如进行牙科 X 线或乳腺平片检查,但是少数患病或受伤的人需要进行很多影像学检查,因此受到的辐射剂量较大。

辐射的影响

辐射的损伤效果取决于以下因素:

- 数量(剂量)
- 接受特定剂量的快慢
- 身体暴露的范围大小
- 特定组织对射线的敏感性

单次射线快速进行全身照射可致死,但是,如果相同的总剂量,照射时间为几周或几个月,产生的影响可能就很小。辐射的影响也取决于身体暴露范围的大小。比如,如果全身都受到多于 6Gy 的辐射量一般就会致死,但是,如果只集中照射特定的小面积躯体,并将间隔时间延长至数周或数月,如进行癌症放疗,分 10 次或以上给予这个总剂量,就不会引起严重损害。

身体的一些部位对射线较敏感。细胞增殖较快的器官和组织如肠道和骨髓等,比细胞增殖较慢的器官和组织如肌肉和脑细胞,更容易受到射线损害。甲状腺暴露

于放射性碘后容易患癌症,这是因为放射性碘可在甲状腺聚集。

辐射与儿童:儿童的细胞分裂速度要显著快于成年人,因此对放射性损害更敏感。

胎儿对放射性损害极其敏感。怀孕后 8 ~ 25 周,胎儿如果受到多于 300mGy 的辐射,可导致出生后智力下降以及入学后表现较差。孕期子宫如受到大剂量辐射可引起出生缺陷。但是,低于 100mGy 的辐射剂量,特别是孕妇接受的平均较低剂量的影像学检查,比起正常发病率并没有明显增加出生缺陷的风险。

> **你知道吗……**
> 与人们想象的不同,辐射并不是引起癌症或出生缺陷的一个重要原因。

辐射与癌症:由于受到辐射仍存活的细胞发生了遗传物质(DNA)的损害,大剂量的辐射暴露增加患癌风险。尽管如此,并不像人们想象的那样,辐射是引起癌症的较弱因素。即使全身遭到 1Gy 辐射(是平均每年受到的本底辐射的 300 倍以上的剂量),一生中也只增加约 25% ~ 30% 的死于癌症的风险。

儿童遭到核辐射患癌症的风险较成年人高数倍。儿童可能更易患癌症的原因有,他们的细胞分裂更频繁,以及预期寿命更长,在生存期间可出现癌症。据估计,1 岁大的小孩进行腹部 CT 扫描,一生中患癌症的风险增加 0.18% 。

辐射与遗传缺陷:已证实,卵巢或睾丸遭到大剂量辐射的动物,容易出现有缺陷的后代(遗传作用)。但是,观察在日本核爆炸中存活者的后代,并没有增加出生缺陷的百分比,这可能是因为辐射暴露剂量不足以引起该比率显著增加。

症状

症状取决于全身还是身体的一小部分受到辐射暴露。高剂量、全身暴露可引起急性放射病,部分身体暴露引起局部放射损伤。

急性放射病:急性放射病一般发生于一次性或短时间内全身受到高剂量辐射的人。医生根据受影响的主要器官系统,将急性放射症状分为三组,这三组间有重叠:

- 造血系统综合征
- 胃肠道综合征
- 脑血管综合征

急性放射病的发展一般分三个阶段:

- 早期症状如恶心、食欲减退、呕吐、乏力以及受到很高剂量辐射后会出现腹泻(统称为前驱症状)。
- 无症状阶段(潜伏期)

- 多种症状（综合征），取决于受到的辐射量。

出现何种综合征、其严重程度及发展速度取决于放射剂量。剂量越高，症状出现得越早，进展越快（比如，从前驱症状进展到多器官系统综合征），病情更严重。

受到特定剂量辐射的人，早期症状的严重程度和病程进展相似。因此，医生可以从早期症状的时间、性质以及严重程度来估计辐射暴露的情况。

造血系统综合征 是血细胞的生成部位（造血）-骨髓、脾脏、淋巴结等受到辐射影响引起的综合征。受到 1～6Gy 的辐射 1～6 小时后可出现食欲减退（厌食症）、嗜睡以及呕吐。这些不适症状在暴露后 24～48 小时消退，经过一周或更长时间会感觉良好。在无症状期间，骨髓、脾脏及淋巴结内的造血细胞开始功能减退，并且没有替代功能细胞，导致白细胞的严重减少，接着是血小板减少以及红细胞减少。白细胞减少可导致严重感染。血小板减少可导致不易控制的出血。红细胞减少（贫血）导致疲劳、虚弱、苍白及进行体力活动时呼吸困难。4～5 周后，存活患者开始产生新的血细胞，但是几个月内患者都会感到虚弱和疲劳。

胃肠道综合征 是由辐射影响消化道内层细胞所引起的。暴露于 6Gy 或以上的放射剂量 1 小时内即可出现严重的恶心、呕吐和腹泻。这些症状可导致严重脱水，但常在 2 天后减轻。随后的 4～5 天（潜伏期）患者感觉良好，但这时正常情况下起保护屏障作用的消化道内壁细胞已经开始死亡和脱落。随后又开始出现严重的腹泻，常常带血，并反复发作，再一次导致脱水。细菌从消化道侵入人体，引起严重的感染。接受同样辐射剂量的患者也可出现造血系统综合征，引起出血和感染，增加死亡的风险。受到 6Gy 或以上辐射剂量，常导致死亡。但是，如果有先进的医疗支持，50% 的患者可存活。

脑血管综合征 当放射暴露的总剂量超过 20～30Gy 时可发生脑血管综合征。患者很快出现意识障碍、恶心、呕吐、腹泻、便血和休克。潜伏期很短或没有，几小时内，血压下降，伴有抽搐和昏迷。脑血管综合征患者常在数小时到 1～2 天内死亡。

局部放射损伤 癌症的放射治疗就是引起局部放射损伤的最常见原因之一。其他原因可产生类似症状。这些症状主要取决于辐射剂量和接受治疗的范围。

对脑和腹部的照射期间或照射后不久，可出现恶心、呕吐和食欲下降。大剂量的射线照射身体的某一部位，常会使该部位表面的皮肤受损，包括毛发脱落、发红、蜕皮、溃疡，最后皮肤变薄，皮下血管扩张（蜘蛛状静脉）。对口腔或颌部的照射可导致永久性的口腔干燥、龋齿数量增加、颌骨损伤。对肺部的照射，可引起肺部炎症（放射性肺炎），大剂量放射可使肺组织形成严重的瘢痕（纤维化），进而呼吸急促，甚至死亡。胸廓接受大范围照射后，可引起心脏和保护它的囊（心包）出现炎症，导致胸痛或呼吸急促的症状。脊髓受到大剂量的集中照射后，可引起严重的损伤，导致瘫痪、大小便失禁及感觉丧失。对腹部的大范围照射（照射淋巴结、睾丸肿瘤、卵巢癌）可导致慢性溃疡、瘢痕、肠道狭窄或穿孔，引起如腹痛、呕吐、呕血、黑便、柏油便等症状。

有时在放射治疗后很长一段时间才出现严重的损害。接受大剂量放射治疗的患者在治疗后 6 个月到 1 年可出现肾功能下降，导致贫血和高血压。肌肉接受了大剂量的集中照射可出现肌肉疼痛的情况，包括肌肉废用（萎缩）和受照射部位钙沉积。放射治疗偶尔会导致新发癌性（恶性）肿瘤。这些射线诱发的癌症，一般发生在暴露后 10 年或更长时间。

诊断

患者病史中一般有明确的射线暴露史。接受放射治疗或暴露于放射事故后，当出现发病症状或皮肤发红、溃疡时，应警惕放射性损伤的可能。症状出现的时间可帮助医生评估受到的放射剂量。没有特殊的检查可用于诊断放射暴露，但可以进行一些临床检查来检测感染、血细胞计数降低或器官功能障碍。测定血液中淋巴细胞（白细胞的一种类型）计数，有助于医生确定放射暴露的严重程度。一般来说，暴露后 48 小时内淋巴细胞计数越低，放射暴露就越严重。

放射性沾染不同于照射，可用一种测量射线的装置-盖格计数器，对人体进行测量来确定；也可用从鼻腔、咽喉和创面取得的拭子来进行放射性活性的检测。

急性放射病的早期症状，如恶心、呕吐及震颤，也可由焦虑导致。因为恐怖袭击和核事故后，经常会出现焦虑，当出现这些症状时不要恐慌，特别是不知道放射暴露剂量的情况下，或许放射暴露的剂量很小。

预防

核电站事故或蓄意泄漏放射性物质造成广泛的严重的环境沾染后，人们应遵循公共卫生机构的建议。这些信息在电视和广播上经常播报，建议人们撤离沾染区域或进入避难所。是否推荐撤离或进入避难所取决于多个因素，包括距离最初泄漏的时间、泄漏是否停止、天气状况、最近的可用避难所以及道路和交通状况。如果建议使用避难所，混凝土或金属结构的避难所，特别是地下的（比如地下室）是最好的。如果没有地下避难所，在高层建筑顶部与底部中间的楼层远离窗户的中心区域是最好的选择。

如果人们可能被放射性物质沾染,建议更换衣服并进行淋浴。可从当地药店或一些公共卫生机构获得碘化钾片(KI)。但是,只有发生放射性碘泄漏事故时,碘化钾才能起作用,碘化钾对其他放射性物质并不起保护作用。已知对碘过敏或有特定甲状腺疾病的人应避免服用碘化钾。如果怀疑对碘过敏,应咨询医生。

进行放射治疗操作时,包括电离辐射,特别是癌症放射治疗期间使用高剂量射线,身体最易感部位,如眼睛的晶状体、女性的乳腺及卵巢、睾丸以及甲状腺,尽可能进行遮蔽(比如,穿上铅衣)。

> **？你知道吗……**
>
> 住在核电站 16 千米以内的居民应有获得碘化钾片的渠道。
>
> 换衣服及温水淋浴,以及间断洗发,对消除大部分外部沾染非常有效。

预后

预后取决于放射剂量、剂量率(暴露发生的快慢)以及受照射的身体部位。其他因素包括受累者的健康状况和是否受到医疗护理。总体来说,没有医疗护理,受到大于 3Gy 的全身照射,半数人会立即死亡。受到大于 6Gy 放射剂量的人群几乎全部死亡。受到小于 2Gy 放射剂量的人群几乎全部在 1 个月之内完全康复,尽管可能会发生长期并发症,比如癌症。进行医疗护理,全身受到 6Gy 照射剂量的人群有一半可获得存活。一些人受到高达 10Gy 照射剂量仍获得存活。

因为医生不可能知道每个人受到的照射量,他们通常根据患者症状来预测结果。脑血管综合征患者在几小时到几天内死亡。尽管一些患者可存活几周,胃肠道综合征患者一般在 3~10 天内死亡。很多接受到正确医疗护理的造血系统综合征患者可获得存活,这取决于受到的放射剂量和他们的健康状况。没有存活的人一般在受到暴露后 4~8 周内死亡。

治疗

由于身体损伤会更快危及生命,治疗放射损伤前应先治疗身体损伤。辐射损伤不需要急诊处理,但医生要密切监测各种综合征的出现,并对其引起的症状进行治疗。

必须立即清除放射性沾染物质,以免它们继续对人体辐射以及被身体继续吸收。沾染创口应先于沾染皮肤进行处理。医生用盐水溶液冲洗创口以及外科用海绵擦拭伤口,来进行创口清创。清创后,应敷盖伤口,以免清洗其他部位时再次沾染。受沾染的皮肤要用大量肥皂和温水(不是热水)进行轻轻擦洗。皮肤褶皱及指甲部位应格外仔细清洗。刺激大的化学物质、剧烈的刷擦或擦洗可能会破坏皮肤表面,应予避免。如果受沾染的毛发不能用肥皂和水进行清理,可用剪刀剪掉,而不是刮掉。刮毛可损伤皮肤,造成沾染物进入体内。直到盖格计数器显示放射活性消失或基本消失,或冲洗不再减低测量到的放射活性数值,或直到进一步清洗可能损伤皮肤时,皮肤和创口的清创才能停止。烧伤应轻轻冲洗,而不是擦洗。

特定措施可减少内部沾染。如果患者刚吞服了大量放射性物质,应诱发呕吐。某些放射性物质有专门的化学治疗方法,吞服后可减少吸收,或加速从体内排出。在受到放射性碘内部沾染之前或之后的较短时间内,服用碘化钾可有效地防止甲状腺吸收放射性碘,进而减少患甲状腺癌和甲状腺损伤的风险。碘化钾只对放射性碘有效,对其他放射性元素无效。其他药物,如钙喷替酸锌、钙(DTPA-对放射性钚,钇,锔,镅)、磷酸钙或磷酸铝(放射性锶)以及普鲁士蓝(放射性铯、铷、铊)等,静脉输入可以清除一部分进入人体的某些放射性核素。但是,除了碘化钾很有效外,用来减少内部沾染的其他药物能只减少暴露量的 25%~75%。

通过应用防止呕吐的药物(止吐剂)可减轻恶心、呕吐。这类药物也常规用于接受放疗和化疗的患者。脱水时通过静脉补液来治疗。

对胃肠道综合征或造血系统综合征患者进行隔离,以减少他们接触感染性微生物。输血和注射能刺激血细胞生长的生长因子(如红细胞生成素和集落刺激因子),以增加血细胞数量。这种治疗可有助于减轻出血和贫血,以及抵抗感染。如果骨髓严重受损,这些生长因子就可能无效。有时可进行骨髓移植,但对于这种情况的治疗经验有限,而且成功率很低。

胃肠道综合征的患者需要使用止吐药、静脉输液和给予镇静剂。有些患者可以进清淡饮食。口服抗生素可以杀灭通过肠道侵入机体的细菌。必要时,可静脉输入抗生素、抗真菌药和抗病毒药。

脑血管综合征的治疗是通过缓解疼痛、抗焦虑和治疗呼吸困难,以使患者尽量保持舒适,用药物控制癫痫发作。

放射性溃疡引起的疼痛可通过止痛剂治疗。如果这些伤口愈合不满意,可通过手术皮肤移植或其他方法修复。

电和闪电击伤

大气层自发产生的电流(闪电击伤)或发电产生的电流,如家庭或工业用电(电击伤)都可引起损伤。电流通过人体能产生高热,引起组织烧伤和破坏。烧伤可累及身体的内部组织和皮肤。电流的冲击可导致身体自身的电系统短路,使神经停止传送脉冲信号或者使传递不规则的脉冲信号。异常的脉冲信号可影响以下方面:

- 肌肉,引起强烈收缩
- 心脏,导致停止跳动(心跳停止)
- 脑部,引起癫痫发作、意识丧失或其他异常

电击伤

电击伤是因电流通过人体引起的体内器官功能障碍或组织烧伤。

- 常见的主要症状是皮肤烧伤,但不是所有人都有体表的损伤。
- 医生应检查患者是否有心律失常、骨折、脱臼以及脊髓或其他损伤。
- 应予以监测异常心律,治疗烧伤,如果烧伤引起严重内部损伤,应给予静脉输液。

接触漏电的电器用具或机械;或不小心接触到家用电线或供电电线都可以引起电击伤。接触家里的电源插座或小型电器受到的电击一般很少引起严重后果,但是美国每年约 400 人死于意外接触高压电。损伤严重程度可从轻微到致命,主要由以下因素决定:

- 电流强度
- 电流类型
- 电流通过身体的路径
- 接触电流的时间
- 电流的电阻

电流强度:电流的强度以伏特和安培来计算。在美国一般家庭用电的电压为 110～220V。一般认为超过 500V 为高压电。高压电可通过空气产生电弧,电弧长度可从几厘米到几米以上不等,取决于电压高低。所以只要离高压线太近就可能会受到损害。高压电引起的损伤比低压电更严重,而且更容易引起内部组织和器官的损伤。

电流类型:电流分为直流电(DC)和交流电(AC)。直流电,如电池产生的电流,是按同一不变的方向流动的电流。交流电,如房屋墙壁插座供出的电流,它会每秒改变 50～60 次流动方向。交流电在美国和欧洲家庭中使用最多,它比直流电危险性更大。直流电可引起一次肌肉收缩,强烈的肌肉收缩常可迫使触电者脱离电源。交流电常引起肌肉持续收缩,使触电者的手紧握电源不能松开,这样,就延长了触电时间。即使很小的,只能让人感到轻微电击的交流电,就可以引起触电者紧握电源不放。稍强一点的交流点,就可以引起胸部肌肉收缩,导致不能呼吸。更强的交流电可引起致死性的心脏节律异常(心律失常)。

电流的路径:电流经过身体的路径,决定哪些组织受到损害。因为交流电不停地变化电流方向,常用的用语"入口"和"出口"是不恰当的。用"源头"和"接地"更确切。电击电流最常见的源头是手,其次是头,最常见的接地点是足。电流从一侧手臂流到另一侧手臂,或从一侧手臂流到腿部都要经过心脏,比电流从腿部流向地面要危险得多。电流通过头部可能影响大脑。

触电时间:一般来说,接触电流时间越长,损伤越严重。

电流的电阻:电阻是阻碍电流流动的能力。人体的电阻,大部分集中在皮肤。皮肤越厚,电阻越大,例如,较厚的、有胼胝的手掌或足底和皮肤较薄的部位,如手臂内侧相比,电阻就大得多。皮肤破损(如刺伤或擦伤)或潮湿时,电阻下降。如果皮肤的电阻很高,损伤多半是局部的,常只引起皮肤烧伤。如果皮肤电阻很低,损伤更容易累及体内的器官。因此,如果一个人在潮湿状态下触电,主要是引起内部损伤,如洗澡时电吹风掉进浴缸,或踏进有电线的水坑。

症状

通常,电击伤的症状主要是皮肤烧伤,但不是所有的电击伤都有体表的损伤。高压电击伤可引起严重的内部烧伤。如果肌肉有广泛的损伤,肢体可出现严重肿胀,致使动脉受压(筋膜室综合征),阻断了肢体的血液供应。如果电流通过眼睛的附近,可引起白内障。白内障可在电击伤后几天内或几年后出现。如果大量肌肉破坏(横纹肌溶解),会释放出一种化学物质-肌红蛋白,进入血液可引起肾脏损害。

幼童口咬或吮吸电线可引起口腔和嘴唇的烧伤。这种烧伤可使面部变形并引起牙、颌和面部的生长发育问题。另外,在损伤后 7～10 天,唇部的结痂脱落时可引起唇动脉严重出血。

微小的电击可引起肌肉疼痛、肌肉轻微的收缩,或使

人惊吓、跌倒。严重的电击伤可引起心律异常,损害的程度可从心律不齐到立刻致命。严重的电击可触发肌肉强烈收缩,使触电者摔倒在地,引起骨折、关节脱位和其他的钝性损伤。

各种不同方式导致的神经和脑的损伤,可引起抽搐、脑出血、短暂的记忆丧失、性格改变、易怒或睡眠障碍。机体的神经或脊髓损伤,可引起乏力、瘫痪、麻木刺痛、慢性疼痛和勃起障碍(阳痿)。

诊断

医生应检查患者有无烧伤、骨折、脱臼、脊髓和其他损伤。

大部分没有症状的人不需要进行检查和监测。一些伤者可用心电图(ECG)来监测心跳,有时需要进行血液和尿液检查。如果伤者意识丧失,可能需要进行影像学如 CT 或 MRI 检查。

预防

教育和重视用电安全对预防电击伤十分重要。家庭和工作场所的电器在设计、安装和维护方面都应精细,有助于预防电击伤。电线的安装和维护应由经过训练的人员完成。电源插座保护装置可减少婴儿和幼童在家里触电的风险。

任何接触和可能接触人体的电器设备都应有正确的接地,三脚电源插座是安全的。将三脚电源插座的接地一脚断开(以便适用于老式的两脚插头)是危险的,增加了电击伤的机会。在容易受潮的地方如厨房、浴室和室外,使用断路器有助于安全,断路器即便在漏电低到 5 毫安时也可使电路断开(跳闸)。

为了避免被电流产生的电弧击伤,靠近高压线处不要使用杆子和梯子。

治疗

首先要让触电者脱离电源。脱离电源最安全的办法是切断电流,如使用断电器跳闸,关掉开关,断开电器与电源插座的连接。在切断电流之前任何人都不要接触触电者,特别是高压电线的触电者。

但要区分高压线和低压线是有困难的,特别是在户外。切断高压电流应由当地电力公司完成。在试图解救触电者时,有很多好心的救助者可能被电击伤。

一旦救助者可安全地接触触电者时,首先应检查触电者是否有呼吸、脉搏。如果已无呼吸和脉搏,应立即开始心肺复苏(CPR)。稍重的电击伤应该请求急诊医疗救助。由于电烧伤的程度容易误诊,因此如果怀疑伤势较重应请求医疗救助。

横纹肌溶解的患者可给予大量静脉补液,必要时注射破伤风抗毒素。

皮肤烧伤可用烧伤软膏(如磺胺嘧啶银、杆菌肽或灭菌芦荟汁),并用消毒辅料包扎。仅仅是有轻度烧伤的患者可在家治疗。如果损伤较为严重应住院治疗,最好是在烧伤中心进行治疗。如患者有以下情况,应留院观察 6 ~ 24 小时:

■ 心电图结果有异常

■ 患者有过意识丧失

■ 患者出现心脏疾病的症状(如胸痛、气短、心悸等)

■ 患者合并其他严重损伤

■ 患者怀孕(多数人,但不是全部都需要观察)

■ 患者已知患有心脏病(多数人,但不是全部都需要观察)

因咬弄或吮吸电线受电击伤的幼童应送到儿童牙齿矫形医师、口腔外科医师处或对这类损伤有丰富经验的外科医师进一步治疗。

闪 电 击 伤

闪电击伤是遭受短暂的、强大的电流冲击引起的损伤。

■ 10% 闪电击伤的伤者中死亡死于心跳停止和呼吸停止。

■ 一些严重闪电击伤的存活者应进行心电图检查监测心跳,并需要进行血液或影像学检查。

■ 患者一旦复苏,应治疗烧伤和其他损伤。

闪电可在几分之一毫秒的时间内,传送一个强大的电脉冲。闪电击伤的时间非常短暂,损伤常常局限在皮肤外层。闪电不像发电产生的电流那样容易引起内部组织器官的烧伤。但闪电可以引起心脏或大脑的短路,使受害者立即死亡。在美国,与暴风雨有关导致死亡的常见原因中,闪电击伤占第二位,造成每年 30 ~ 50 人死亡,并造成近 10 倍于该数字的受伤人数,而且导致其中一些伤者永久性残疾。

闪电倾向于打击较高而孤立的物体,如树、塔、避雨棚、旗杆、阳台和围墙等。在开阔地上,站立的人就成了最高的物体。金属物和水虽不吸引闪电,但它们一旦被电击,就都容易导电。由闪电产生的电流可以从户外的电线或电话线传到室内的电器或电话线。

闪电有几种途径击伤人体:闪电直接击中人体;人接触或靠近被闪电击中的物体,电流传到人体;电流通过地面传到人体;电击还可以使人摔倒,引起钝性损伤。

症状

被闪电击伤后,伤者可出现心脏停止跳动(心跳骤停)或不规则跳动,常伴有呼吸停止。心脏跳动可自行恢复,但如果呼吸不能同时恢复,就会导致机体缺氧。氧缺乏,或合并神经系统损伤,可使心脏再次停止跳动。

脑部损伤常导致意识丧失。如果是严重的脑损伤,可出现昏迷。典型的脑损伤患者,清醒后常常不能记忆受伤前发生的事情(记忆缺失)。患者可能出现思维混乱、思考缓慢、注意力不集中、近记忆障碍。有的可出现性格改变。

伤者常出现鼓膜穿孔。可能出现多种眼部损伤,包括白内障。双下肢常有暂时性瘫痪、发蓝、麻木(闪电性瘫痪)。皮肤可完全没有受伤痕迹,也可有羽毛状或分支状的较小烧伤,由成簇的小点组成,像香烟头的烧伤或汗水蒸发后留下的条纹。因为从脊髓发出的神经支损伤(外周神经病变),可出现麻木、针刺感以及乏力。

诊断

闪电击伤常有目击者,但是在雷雨时间段或过后不久,在户外发现失去知觉或记忆缺失的人时,应警惕可能是闪电击伤。

在医院,如果伤势严重(比如,伤者昏倒并可能有暂时性心跳停止),可进行心电图检查。做心电图时,可确定心脏是否正常跳动。有时需要进行血液检查或影像检查,如 CT 或 MRI。

预防

在雷雨季节,应注意天气预报,尤其是户外活动的组织者要特别注意,有助于决定是否取消户外活动或对可能出现的紧急事件做好应急计划。

狂风、暴雨、乌云预示雷雨就要到来。听到打雷时,观察者已处于危险之中,应该寻找安全的庇护场所,比如较大的居民楼或完全封闭的金属车辆(如小汽车、厢车或卡车)。面积小没有封闭的场所(如露台)是不安全的。在最近一次听到打雷后 30 分钟内或发生闪电后,继续户外活动是不安全的。

为了防止室内闪电击伤,应避免接触金属管道或电线、用座机打电话、使用电脑、使用视频游戏操控台或使用与音响系统有线连接的耳机。远离窗户和门可提高安全性。在雷雨到来之前,应断开和拔下电器设备的插头。手机、个人数据处理器(PDAs)及 MP3 播放器可安全使用,因为上述设备不会招致闪电击伤。

预后

约有 10% 被闪电击伤的人会死亡。几乎所有的死亡都是由受伤时心跳停止和呼吸停止引起的。心跳和呼吸能够恢复的患者可存活下来。如果有近记忆损害或思维变慢,可能有永久性的脑损伤。闪电性瘫痪可能在几小时内缓解,偶有伤者遗留乏力或行动笨拙。有神经损害的伤者经常有远期症状,包括慢性疼痛、睡眠障碍以及勃起功能障碍(阳痿)。

治疗

被闪电击伤的人不带电,因此,在施救时没有危险。应对心跳、呼吸的伤者立即进行心肺复苏(CPR)。如果有体外自动除颤仪(AED),要用它进行心肺复苏。应请求急诊医疗救助。很多闪电击伤者,全身状况良好,如果能及时给予心肺复苏,恢复的可能性很大。

如果需要,也要进行烧伤和其他外伤的治疗。最初20 分钟内心肺复苏如不成功,则复苏成功的可能性就很小,可停止心肺复苏。

第 307 节

淹　溺

淹溺发生于淹没在液体中,引起窒息或影响呼吸活动。

- 淹溺时,机体缺氧,可导致器官损害,特别是肺和脑。
- 医生评估淹溺者缺氧状况以及淹溺常见的伴随问题(如跳水导致的脊髓损伤)。
- 治疗主要是纠正缺氧以及其他问题。

淹溺分为非致死性(以前称为溺水)及致死性。在美国淹溺是意外死亡的首要原因,也是 1 ~ 14 岁儿童意外死亡的第二位原因。住院治疗的非致命性淹溺患者的数量是淹溺死亡者的 4 倍。在以下情况时淹溺发生率较高:

- 4 岁或以下的儿童
- 非洲裔美国儿童及移民或贫穷家庭的儿童
- 男性

- 醉酒或使用镇静剂的人
- 有可引起暂时性不能自理的疾病,如癫痫、低血糖、中风、心脏病以及特定类型的心跳不规则(心律失常)的人。

淹溺常发生于水池、热水浴缸及自然的储水设施中。对于儿童和学步小孩来说,少量的水也是有危险的,如厕所、浴缸及盛水或其他液体的水桶,因为他们掉入后不能逃生。

特别是在浅水区,跳水可导致脊髓损伤以及瘫痪,增加淹溺风险。在水下故意屏气,时间过长,可引起昏迷,有时出现淹溺。

在轮船排气孔附近游泳可能会出现一氧化碳中毒,导致意识丧失和淹溺。

缺氧:人们淹没在水下时,水可能进入肺部。声带可出现严重痉挛,暂时可阻止水进入肺部,但同样妨碍呼吸,这种情况下,肺就不能把氧气转运到血液。血液中氧浓度下降导致脑损害和死亡。进入肺里的水,特别是细菌、藻类、沙子、污物、化学物质或呕吐物污染的水也可引起肺损伤。肺损伤可引起缺氧加重。纯净的水在肺部可被吸收入血。吸收大量的纯净水有时可导致电解质异常,如低钠血症。

冷水的影响:在冷水里浸泡,有好处,但也有坏处。肌肉受冷后使游泳更困难,危险性的体温过低(低体温)可导致判断力障碍。但寒冷也可以保护组织,避免缺氧带来的损害。另外,冷水可以刺激哺乳动物的潜水反射,使他们在冷水中存活的时间延长。潜水反射使心跳减慢,并让血液从手、足和消化道流向心脏和脑,有助于保护这些重要器官。儿童的潜水反射比成年人更明显,因此,长时间淹没在冷水中的孩子存活机会比成年人更大。

你知道吗……
遭遇长时间的淹没后,儿童比成年人更容易存活。

症状

淹溺及挣扎着维持呼吸的人无法呼救。不会游泳的儿童不到1分钟就会淹没,成年人可挣扎更长时间。

被营救起来的人可出现一系列症状和表现。有些人只是轻度焦虑,然而有些人会出现濒死状态。他们可出现易惊、嗜睡和昏迷。有的患者没有呼吸,有呼吸的人可能伴有喘息、呕吐、咳嗽或喘鸣。皮肤可呈蓝色(发绀),表明血液中氧浓度不足。有些病例,发生溺水后几小时内,出现的呼吸问题并不明显。

并发症:长时间淹没被救起的一些人会有因缺氧导致的永久性脑损伤。吸入异物颗粒的人可出现肺炎或急性呼吸窘迫综合征,引起长时间的呼吸困难。淹溺于冷水中的人会有低体温症状。

诊断

医生诊断淹溺依据病史和症状。血氧浓度检测和胸片检查有助于了解肺损伤的程度。其他检查如X片及CT扫描,可用来诊断头部或脊髓损伤。有时进行心电图(ECG)和血液检查来诊断引起淹溺的疾病。比如,某些原本不知道的心律失常可导致游泳时意识丧失。

预防

儿童:游泳池应有适当的护栏,因为它是淹溺事故最容易发生的场所之一。另外,通向游泳池的所有大门和旁门都应有门锁。儿童进入或靠近任何有水的地方,如水池和浴缸,不管是否使用漂浮器材,都要一直监护他们。由于婴儿和幼童在只有几英寸深的水中都有可能发生淹溺,所以一些盛满水的容器,如水桶、大冰盒等都可

能有危险。较小的儿童在水边玩耍时应穿上救生衣。

游泳:饮酒或服用镇静剂后,不应再进行游泳或划船。如果感到或看起来很冷,应停止游泳。控制得很好的癫痫病人,不用限制游泳,但在接近水时,无论是划船、淋浴或游泳,都要非常小心。

为减少淹溺的风险,不应独自一人去游泳,应在有救生员巡视的区域内游泳。在海里游泳要学会如何躲避激浪(强浪可把人带离海岸),游泳的方向应与海岸平行,而不是对着海岸。同时,要避免在轮船排气孔附近游泳。

你知道吗……
进食后等1小时再开始游泳是不必要的。

其他措施:在船上时,应鼓励每个人都穿上救生衣,不会游泳的人和幼儿必须要穿上。不要在浅水区跳水,防止脊柱损伤。

社区游泳区域应有经培训的救生员巡视。综合性社区应有如下预防措施:

- 区分高危人群
- 尽可能教更多的青少年和成年人学习心肺复苏技术(CPR)
- 教儿童准备好后尽快游泳(4岁左右)

但是,即使是学过游泳课程的幼童,也应在水区附近密切监测。没有证据证明教授婴儿及幼童游泳的课程可减低淹溺的风险。

预后

没有永久性脑和肺损伤的患者,提高存活机会的主要因素有:

- 淹没的时间较短
- 水温低
- 年龄小
- 迅速开始复苏(最重要)

即使淹没时间长达40分钟,也有存活机会。许多需要进行心肺复苏的人也可完全恢复,几乎所有到达医院时仍有知觉、意识清醒的人都能完全康复;溺水前饮酒的人,更容易发生死亡或脑和肺的损伤。

治疗

医院外处理:迅速、就地实施复苏术,是提高不合并脑损伤患者生存率的关键。即使患者溺水时间较长,也应反复尝试,尽量使其复苏。如有必要,应做人工呼吸和心肺复苏(CPR)。如可能有脊柱损伤,应尽可能减少颈部移动。没有意识或任何症状的溺水者,必须送往医院救治,如有可能尽量用救护车运送。如果溺水者只有轻微的症状,在急诊室观察几小时后就可以回家休息。如果数小时后仍有症状,或血氧水平仍较低,应住院治疗。

医院内治疗:大多数患者都需要给氧,有时还需要给

高浓度氧或通过使用呼吸机高压给氧,如果出现喘鸣,可使用气管扩张剂。如出现感染,可使用抗生素。

如果水温很低,可能有低温损害(低体温)的危险,需要给予保温。脊柱损伤需要特殊的治疗。

第 308 节

潜水和压缩气体损伤

深海作业或用潜水呼吸器潜水都有出现一些损伤的风险。在冷水中潜水可较快地引起低体温(危险性体温过低),导致反应迟钝和判断力下降。冷水也偶有诱发冠心病患者出现致命性心律不齐。潜水其他潜在危险有:

- 淹溺
- 各种海洋生物咬伤或蜇伤
- 晒伤和高温损伤
- 切割伤和碰撞伤
- 晕动病

药物(处方药、毒品和非处方药)和酒精都可能对深部潜水有估计不到的危险影响。

但是,大多数与潜水相关的疾病,都是与压力的改变有关。这类疾病也可影响在水下隧道和沉箱(用于水下建筑工作的防水密闭箱体)中工作的人。这样的结构中含有高压空气,可以防止进水。

水下高压是由它上面的水的重量产生的,正如地面上的大气压是由它上面空气的重量产生的一样。潜水时,水下的压力通常是用深度单位(米)或绝对大气压单位表示。绝对大气压应包括水的重量:在 10 米深时,约等于 1 个大气压 $72kg/m^2$,加上水面上的大气压,约为 1 个大气压。因此,在潜入 10 米深的水下时,潜水者受到的总压力约为 2 个绝对大气压;或者说是水面大气压的两倍。每增加下潜 10 米,就增加 1 个大气压。

潜水引起的疾病可有很多类型:一些是体内充气间隙中的气体被压缩或膨胀引起的(如气压伤);另一些是由溶解于血液中的氮气释放引起的(减压病)。这两个过程都可引起动脉内气泡形成,阻断器官的血流(动脉气体栓塞)。在很高的压力下呼吸时,在高压下呼吸,如潜入很深的水下,气体(如氧气和氮气)也可引起疾病。

潜水引起的疾病如引起以下情况,可导致淹溺:

- 思维减退或嗜睡
- 意识丧失
- 恐慌
- 平衡觉和定向力丧失

气压伤

气压伤是因气压变化,导致体内各种结构内的气体压缩或膨胀所引起的组织损伤。

- 肺、面罩、耳或鼻窦可受影响。
- 症状多样,可包括呼吸问题或胸痛(肺气压伤)、眼球充血(面罩气压伤)、眩晕或耳部疼痛(耳气压伤)以及面部疼痛或鼻出血(鼻窦气压伤)。
- 预防气压伤的措施包括上浮时呼吸(肺气压伤)、从鼻腔向面罩内呼气以及捏住鼻子做呵欠或吞咽动作(面罩气压伤)、使用鼻充血抑制剂(鼻窦和耳气压伤)。

体外压力增加时,同等的压力可以传递到全身的血液和组织,由于它们主要是由液体组成,因此不能被压缩。如人的下肢在水中时,随着水压增加,并没有受到压迫的感觉。然而气体(如肺、鼻窦、中耳内的空气或面罩、护目镜内的气体)就可以随着外界压力的增减而压缩和膨胀。这种压缩和膨胀可引起疼痛和组织损伤。气压伤最多发于耳部,但气压伤发生于肺部(肺气压伤)是最严重的。

肺气压伤:由于空气在高压下处于压缩状态,因此在深水下呼吸时,每次吸入气体所含分子的数量比在水面吸气时要多。比如,在水下 10 米(2 个绝对大气压),每次吸入气体所含的分子数量是在水面吸气时的两倍(气瓶内气体消耗的速度也是两倍)。随着压力减小,空气就会膨胀,体积增大。因此,如果潜水者的肺在水下 10 米时充满了压缩气体,上升时又没有充分排出,肺内气体的体积就会增加一倍,引起肺的过度膨胀。肺的过度膨胀可导致小肺泡破裂,造成空气逸出。从肺里逸出的空气积存于肺与胸腔间的空隙,并出现膨胀,导致肺压缩(气胸)。另外,从肺里挤出的空气可进入心脏周围的组织间隙(纵隔气肿),进入颈部和上胸部皮下(皮下气肿),或进入血管。进入血管的气体常循环到身体的其他部位(气体栓塞),并阻断血流。

肺气压伤最常见的原因是,用呼吸器潜水时,在水下空气耗尽,屏气上升。慌乱中,潜水者在上升时可能忘记随着上升,空气在肺里膨胀,应尽量把它呼出。如果潜水者在快速上升时吸入压缩空气并屏住呼吸,只要约 1 米水深产生的压力就可以引起气体栓塞。肺气压伤甚至可发生于水池里,在水池底部吸入空气(比如从一个倒扣的水桶中),并在上升时没有呼气。

症状

气压伤的症状常在到达水面前或露出水面后几分钟内开始出现,症状取决于哪些器官受损。潜水者常用"挤压"这个词来描述这类损伤,区别于由气压差引起的肺损伤。

肺气压伤:气胸和纵隔气肿导致胸痛及气短。肺组织损伤后,一些人出现咳血或从嘴里咳出血性泡沫。颈部组织内的气体可损害声带,导致发声异常或嘶哑。触摸皮下气肿累及的皮肤时可有小爆裂声。

面罩气压伤(面罩挤压伤):如果潜水者不能很好地平衡面罩内的压力和水的压力,面罩内的压力相对较低,就会使面罩像吸杯那样作用于眼睛和面部。面罩内外的压差,使靠近眼睛表面(或面部)的血管扩张、渗出、破裂和出血。虽然看上去眼睛发红、充血,但视力不受影响。极少情况下,可出现眼球后方出血,导致失明。面部血管出血常出现青肿。

耳气压伤(耳挤压伤):如果中耳内的压力低于水压,产生的压力可引起疼痛性鼓膜内陷。当压力差达到一定程度时,可导致鼓膜破裂,冷水冲入中耳,引起眩晕(严重头晕伴有旋转的感觉)、定向力障碍、恶心,有时还会出现呕吐。这些症状使潜水者有发生淹溺的危险。随着进入中耳水的温度慢慢接近体温,眩晕的症状可逐渐减轻。鼓膜破裂,可损害听力,导致几小时或几天后中耳感染,引起疼痛,产生的分泌物可从耳内流出。内耳也可能同时受损,引起听力突然丧失、耳鸣和眩晕。

鼻窦气压伤(鼻窦挤压伤):压力差对鼻窦(鼻骨内充满空气的小腔)也有类似于耳气压伤的影响,导致面部疼痛、头痛、面部和鼻部挤压感或鼻出血。

牙齿气压伤(牙齿挤压伤):压力差作用于牙齿根部或填充物附近,可导致牙疼或损伤牙齿。

眼气压伤(眼挤压伤):可形成小气泡并在硬质隐形眼镜后方积聚,这些气泡可损伤眼睛并引起酸痛、失明以及遇光出现光环影。

胃肠道气压伤(肠道挤压伤):潜水时用调节器进行不恰当呼吸,或使用耳及鼻窦压力平衡技巧时可导致潜水者咽下少量空气。这些空气在上升时膨胀,引起腹胀、肠痉挛、腹痛、嗳气及胀气。这些症状通常可自行缓解。极少情况下,出现胃或肠破裂,引起严重腹痛以及重症疾病。

诊断

医生辨别气压伤主要依据症状性质和与潜水的相关性。可根据症状、影像学检查进行诊断。比如,肺气压伤患者常需进行胸部 X 片检查。

预防

深水潜水时使用从潜水头盔或空气瓶的压缩空气可以使肺和气道内的压力与外界压力自动平衡。只要鼻窦的开口不狭窄,如出现过敏性炎症或上呼吸道感染,这种压缩空气也可使得鼻窦内压力平衡。

可通过鼻部向面罩里呼气来平衡面罩内的压力。潜水者可进行鼻孔夹闭时打呵欠或吞咽动作,这样可开放连接中耳和喉部后方的通道(咽鼓管),来平衡中耳内的压力。

戴耳塞或穿紧身潜水衣,就会在耳塞和鼓膜之间形成一个压力不能平衡的密闭间隙。护目镜内的压力也不能与外界平衡。因此,不应在潜水时佩戴耳塞和护目镜。紧身潜水衣罩应有恰当的开口,保证不堵塞外耳。

鼻充血阻塞鼻窦时,在潜水前应用充血抑制剂(如口服伪麻黄碱),可使充血缓解,并平衡耳与鼻窦之间的压力,帮助预防鼻窦及中耳气压伤。

为预防肺气压伤,潜水者上升过程中应尽力呼出在深水处吸入的空气,即使泳池潜水吸入的空气也应排出。

治疗

一些气胸患者需要进行治疗,如向胸腔置入塑料管使得空气排出以及肺重新膨隆。纵隔气肿和皮下气肿的治疗通常是卧床休息和吸氧。

耳和鼻窦气压伤通过鼻充血抑制剂(如羟甲唑啉鼻喷剂)或口腔充血抑制剂来治疗。恢复较慢时,可给予激素类药物如鼻喷剂或药丸。破裂的鼓膜常可自行愈合,但是,中耳感染需要通过口服或耳部滴入抗生素。中耳和内耳之间的破裂可能需要及早的手术修复,以预防永久性损伤。胃或小肠破裂需进行手术修复。

气 体 栓 塞

气体栓塞是指由动脉内的气泡阻断器官血供引起的。

■ 升出水面的几分钟内,潜水者可出现类似于中风的症状。

■ 给予氧气、仰卧位,并尽快送到再压舱进行治疗。

出现肺气压伤或减压病后,气泡可进入血液,可随血液进入体内的任何器官,堵塞小血管,最多见的是脑部,也见于心脏、皮肤及肾脏。严重的气体栓塞可阻断心腔或大血管的血流。

症状

气体栓塞是潜水者致死的首要原因。气体栓塞的症状通常在露出水面后的几分钟内出现。脑的气体栓塞常类似于脑中风,导致思维混乱及局部瘫痪,或出现意识丧失。一些人出现突发意识丧失或抽搐。严重的气体栓塞可导致休克和死亡。

诊断

上升过程或升出水面后短时间内出现意识丧失的潜水者,可能有气体栓塞。必须立即进行治疗。有时需要进行影像学检查,但结果并不完全可信。

治疗

应立即将患者置于仰卧位并给氧。必须立即将他们送到高压环境里,在那里气泡可压缩和溶于血液。很多医疗中心有进行这种治疗高压舱(再压舱)。

空中运送,即使飞行高度较低,气压降低也可导致气泡进一步膨胀,但只要能在治疗允许的时间内,空运到合适的高压舱治疗也是可行的。如果有可能应让飞机内的压力保持在相当于海平面的压力,或飞行高度不超过610 米。

减 压 病

减压病(减压性疾病、沉箱病、潜涵病)是由于在高压下溶解于血液和组织中的氮气,在压力减小时形成气泡所引起的疾病。

- 症状包括肌肉和关节的疲劳及疼痛。
- 病情严重者,可出现类似于中风的表现或出现呼吸困难和胸痛。
- 可用吸氧和高压(高压或高压氧)治疗。
- 控制潜水深度、时间和上升速度有预防作用。

空气主要由氮气和氧气组成。由于在高压下空气被压缩,因此,在深水下呼吸,吸入的分子数量比在水面要多。身体不断在消耗氧气,因此,在高压下吸入的多余氧分子通常不会在体内积聚。然而,过多的氮分子则会积聚在血液和组织中。当潜水上浮或从沉箱中出来时,随着外部的压力减小,不能及时排出体内积聚的氮气,可在血液和组织中形成气泡。这些气泡膨胀可以导致组织损伤,并可以栓塞很多器官的血管——可直接栓塞,也可以通过诱发小血栓形成引起栓塞。血管栓塞可引起疼痛和其他各种症状(比如,有时类似于中风症状,一侧躯体突发力量减弱、讲话困难、头晕甚至类似于流感的症状)。氮气泡也可引起炎症反应,引起肿胀,肌肉、关节和肌腱疼痛等症状。

发生减压病的风险随如下很多因素增加:

- 一些类型的心脏病
- 水温过低
- 脱水
- 潜水后飞行
- 过于劳累
- 疲劳
- 增加压力(即潜水深度增加)
- 在高压环境中的时间
- 肥胖

- 年龄较大
- 快速上升

由于潜水后溶于体内组织的多余氮气,至少可在体内保持 12 小时以上,因此,在一天内再次潜水,患减压病的危险更大。潜水后立即乘飞机(如假期结束时),身体处于压力较低的环境,更容易出现减压病。

氮气泡可在小血管或组织内形成。由于氮气很容易溶于脂肪,脑和脊髓内的脂肪含量高,特别容易受到影响。

减压病可以影响到各个器官,程度也从轻微到严重不等。

症状

减压病的症状通常比气体栓塞和肺气压伤出现的慢。减压病的患者中,仅有一半在浮出水面 1 小时内出现症状,但 90% 都会在 6 小时内出现症状。症状常逐渐出现,经过一段时间才能达到高峰。最初的症状表现为疲劳、食欲下降、头痛和思维模糊感。

I 型(轻型):减压病较轻的一种类型(骨骼肌型),常称为潜涵病,典型症状是出现疼痛。疼痛常发生于手臂和腿部的关节附近、背部或肌肉。有时很难找到准确位置。最初可能是轻微或间歇性疼痛,随后逐渐加重,变得疼痛剧烈。可能是刺骨的剧痛,或者被形容为痛得很"深",像"有东西往骨头里钻"那样,活动时疼痛加重。不常见的症状有:瘙痒、皮肤花斑、淋巴结肿大、皮疹和极度疲乏。这些症状不会危及生命,但可能预示更严重的病情。

II 型(重型):减压病的严重类型,最常见的是神经系统症状,可从轻微麻木到瘫痪甚至死亡。脊髓特别容易受累。影响到脊髓时,可产生麻木感、针刺感或上、下肢无力。轻度的无力感或针刺感可在几小时内发展为不可逆的瘫痪,可能发生尿潴留、大小便失禁。也常出现腹痛和背部疼痛。累及脑部时,出现的症状和脑部气体栓塞的症状相似:头痛、意识模糊、说话困难和复视。很少有意识丧失。

内耳神经受累,可引起严重的眩晕、耳鸣和听力丧失。气泡通过静脉到肺,可引起咳嗽、胸痛、进行性加重的呼吸困难(窒息)。严重的患者较少见,可引起休克和死亡。

远期影响:减压病的远期影响包括骨组织破坏(气压性骨坏死、无菌性骨坏死),特别是在肩部和髋部,可引起持续性疼痛和严重的残疾。这种损伤不发生于娱乐性潜水者,但在压缩空气环境或水下工作的潜水者中可出现这种损伤。这些工人长期暴露在高压环境中可能有潜在的潜涵病。经验丰富的潜水者,比娱乐性潜水者下潜深度要深,出现这类疾病的风险更大。骨和关节的损伤可在几个月或几年内逐渐加重,发展为可以致残的关节炎。这时关节已严重损害,唯一的治疗是关节置换。

永久性的神经损害,如局部瘫痪,常由脊髓损伤治疗延误或治疗不当引起。然而,有时损伤太严重,即使治疗恰当也可能无法挽救。用高压氧舱多次给氧,可能有助于某些脊髓损伤患者的恢复。

诊断

医生辨别潜水病主要依据症状性质和与潜水的相关性。一些检查如 CT 或核磁检查有时可显示脑部或脊髓异常,但并不完全可信。在 CT、MRI 结果出来之前,除诊断不明确,或潜水者情况稳定者外,都可以先开始高压治疗。诊断气压性骨坏死时需要进行 X 线平片检查。

> **❓ 你知道吗……**
> 潜水后 15 小时内乘坐飞机(通常发生在度假时)会增加患减压病的风险。

预防

通常可以通过限制潜水者吸入气体的总量来防止减压病。可以通过把潜水的深度和时间限制在一定范围,使得上升时不需进行停留减压(被潜水者称为无停留限制性潜水)或按照权威指导手册,如《美国海军潜水手册》的在上升时停留作分段减压来限制气体的总量。这个表格提供了一个上升的程序,按此操作通常可使过多的氮气安全排出,不引起损害。现在很多潜水者都带有一个便携式潜水计算机,可以连续跟踪潜水者所在的深度和在该处停留的时间,计算机可以计算出安全返回水面的减压计划,并提示何时需要作减压停留。

除按减压计划和计算机的指导上浮外,许多潜水者都在大约距离水面还有 4.5 米处做几分钟的安全停留。

但是,潜水者按照这些程序上浮并没有完全消除减压病的危险,无停留潜水之后,一小部分人会出现减压病。尽管潜水计算机已广泛应用,减压病的发生率并没有减少。减压病不能消除,可能是因为现行的减压计划表和计算机程序没有完全考虑到不同的潜水者中各种危险因素的变化,或由于某些潜水者未能遵照减压计划表和计算机程序的有关要求。

其他一些预防也是必要的:

- 进行几天的潜水活动后,建议先在地面休息 12～24 小时,再乘飞机或去高海拔地区。
- 轻度减压病患者康复后至少 2 周内不要再次潜水。
- 完全按照潜水减压计划表和计算机程序的要求操作,仍出现减压病的人,只有在对其潜在的危险因素(如心脏病)进行全面的医学评价之后,才能恢复潜水。

治疗

约 80% 的患者可获完全康复。

只有瘙痒、皮疹和疲劳不适的潜水者,常不需要高压气体治疗,但应进行监测,以后有可能出现更严重的问题。用封闭的面罩给予纯氧,可缓解症状。

高压舱治疗:减压病的其他任何症状都可能需要高压(高压气体或高压氧)舱治疗,因为高压可使受累组织恢复正常的血液循环和供氧。高压治疗后,压力按照设定的时间间隔逐渐减低,让过多的气体有时间安全地离开人体。在最初的 24 小时内症状可以再次出现或恶化,因此,即使只有轻微的、短暂的疼痛,或只有神经系统的症状,也需要治疗。

在潜水后 48 小时内进行高压气体治疗都是有益的,即使将患者送到最近的高压舱需要相当长的时间也应该送过去。在等待运送时和运送途中,可用密闭的面罩给氧,口服或静脉补液。延误治疗的时间越长,发生永久性损害的风险越大。

浸润性肺水肿

浸润性肺水肿是指深部潜水时肺部突然出现积液的现象。

在过去的 20 年里浸润性肺水肿变得更为多见,一个可能的原因是控制气体流动的调节器失灵,引起一些指向气道内的吸力。浸润性肺水肿与肺气压伤和减压病没有关联。危险因素是水温较低和有高血压病史。

潜水者通常上浮很快,并出现气短。典型表现是咳嗽并伴有泡沫痰。治疗包括使用利尿剂,可很快起效,如静脉给予速尿,可予吸氧,通常通过面罩加压给氧。必要时可予呼吸机治疗。不予高压气体治疗。

气 体 中 毒

气体(如氮气、氧气、二氧化碳、一氧化碳)的毒性作用可导致潜水时出现问题。

空气是一种混合气体,主要由氮气和氧气以及很少量的其他一些气体组成。每种气体都有一定的分压,取决于它在空气中的浓度以及大气压力。氧气和氮气分压过高可产生有害影响。

氧气中毒:当氧分压达到 1.4 个大气压,相当于下潜深度为 57 米呼吸空气,大多数人会出现氧气中毒。尽管氧气中毒在高压氧舱内很少发生,但是深部潜水时使用不恰当氧浓度仍有较高的风险。

症状包括针刺感、局灶性癫痫(如面部、唇、或一侧肢体抽搐)、眩晕、恶心、呕吐及视野狭窄等。约 10% 的患者有癫痫发作和晕厥,这样可能导致溺水。为预防深部潜水时氧气中毒,需要进行特制的混合气体及特殊培训。

氮气麻醉:氮气麻醉(深昏迷)是由氮分压过高引

起,症状与酒精中毒类似。患者变得欣快,定向力差,判断力也变差。他们不能按时游向水面,甚至还继续往深处游,而自认为是在游向水面。对于在水下约 30 米呼吸压缩空气的潜水者,这些影响会变得非常明显。在水下 90 米时,人就会丧失行动能力。

为了减少这种影响,必须进行深度潜水的人应呼吸特制的混合气体,而不是普通的空气,这种气体是用氦气或氢气稀释的低浓度氧气,而不是用氮气,因为氦气和氢气都不产生麻醉作用。但是,用氦气代替氮气增加了高压性神经系统综合征的风险。

> **？ 你知道吗……**
> 游向水下时尝试以过度通气的办法来增加屏气时间可能增加淹溺的风险。

二氧化碳蓄积:血液中二氧化碳蓄积是身体需要进行呼吸的信号。潜水者,如用通气管潜游的潜水者,他们潜水时采用屏住呼吸的方法,而不是用呼吸装置进行呼吸。潜水者常在潜水前强有力地大口呼吸(过度换气),呼出大量的二氧化碳,但血中只增加少量的氧气。这种方法使他们能在水下屏气潜游较长的时间,因为这时他们血中二氧化碳的水平较低。但这种方法是有危险的,因为,在二氧化碳水平增高到一定程度,潜水者意识到需返回地面进行呼吸时,就可能耗尽了氧气,失去知觉。在捕鱼比赛和其他屏气潜水的活动中,很多人莫名其妙地被淹死,可能就是这种原因引起的。

某些使用水下呼吸器潜水的人也可出现二氧化碳蓄积,因为他们在用力活动时,不能适当地增加呼吸幅度。由于深水下空气被压缩,余留二氧化碳的浓度增高,需要费更大的力气才能通过呼吸道和呼吸器排出。调控器失灵或供气里混有呼出的气体,潜水服过紧,和活动过度都是可能的原因。症状包括头痛、呼吸困难、恶心、呕吐以及面部潮红。二氧化碳水平过高,可导致黑矇;增加氧中毒引起癫痫的可能性;加重氮气麻醉的程度。潜水后经常头痛或自称耗气率低的潜水者,可能有二氧化碳蓄积。

一氧化碳中毒:一氧化碳是物质燃烧的一种产物。如过空气压缩机的进气阀门离机器排气口过近,或失控的压缩机变得足够高温使得润滑油部分燃烧,可产生一氧化碳,并可进入潜水者呼吸的空气中。

症状包括恶心、头痛、乏力、笨拙及意识不清。严重者可出现癫痫、意识丧失或昏迷。可通过血液检查明确诊断。随着时间推移,血液检查结果就会不太准确,因此应尽快进行血液检查。也可检查潜水者供应的空气有无一氧化碳。

可给予患者吸氧。血液中较高的氧含量可帮助消除血液中的一氧化碳,但是并不能保证所有的受损器官都可以恢复。严重中毒患者,一些专家建议在高压舱中给予高压氧,这可在一些医疗中心进行。专家们对这种治疗的益处一直有争议。

高压性神经系统综合征:当人们潜水超过 180 米,特别是下潜速度较快以及潜水者呼吸氦和氧混合气体时,可出现一组神经系统综合征,对这种情况的具体机制尚不太清楚。症状包括恶心、呕吐、震颤、笨拙、眩晕、疲劳、嗜睡、肌肉抽搐、胃痉挛以及意识不清等。潜水者采取上浮或降低下潜速度的方法,症状可自行缓解。

高 压 治 疗

高压治疗(高压氧治疗)是指在压力高于 1 个大气压的密闭舱里给予数小时纯氧的治疗方法。

高压治疗通过以下四个方面对血液的作用来治疗潜水病:

- 增加氧气比例
- 降低氮气比例
- 降低一氧化碳比例
- 减小气泡体积

在潜水者中,高压治疗最常用于治疗减压病和动脉气体栓塞,有时也用于治疗一氧化碳中毒。高压治疗主要给予患者高浓度氧气而不是治疗减压病和动脉气体栓塞,所以经常称为高压氧治疗。高压氧治疗也用于治疗和潜水无关的一些其他疾病。高压治疗是否对这些疾病都有效,目前仍在研究之中。

治疗越早,效果越好。一些舱具有容纳 1 人以上的空间,另一些则只能容纳 1 人。通常每天给予 1 或 2 次 45～300 分钟的治疗。最常见方法是,给予 2.5～3 个大气压的纯氧。

高压治疗是相对安全的,但医生尽量避免用于有下列情况的人:

- 慢性肺疾病
- 鼻窦疾病或感冒
- 癫痫疾病
- 幽闭恐惧症
- 近期胸部手术史
- 肺塌陷(气胸)
- 近期耳部手术或外伤史
- 发热

除非孕妇有生命危险,高压治疗一般要避免在怀孕期间进行,因为高浓度氧有可能对胎儿产生不利影响。高压治疗可产生类似于高气压的症状,还可引起暂时性近视、低血糖、或极少情况下出现肺的毒性作用和癫痫。

高压氧治疗的疾病

高压氧治疗对一些疾病可能有效,包括:

- 气体栓塞
- 梭状芽孢杆菌感染(软组织的一种严重细菌感染)
- 减压病
- 放射治疗引起的骨坏死(放射性骨坏死)
- 皮肤移植愈合较差
- 严重一氧化碳中毒

尚未确定高压氧治疗对其他疾病是否有效,高压氧治疗以下疾病的相关研究正在进行中:

- 供应眼睛视网膜的主要动脉或静脉阻塞
- 放线菌感染引起的脑脓肿
- "食肉性细菌"引起的感染(坏死性筋膜炎)
- 伴有低血压的严重贫血
- 严重骨感染(骨髓炎)
- 严重粉碎性损伤,通常为某个肢体
- 严重烧伤
- 放疗引起的软组织损伤
- 血供较差的肢体的创伤

潜水注意事项及潜水损伤的预防

潜水对经过恰当培训和指导的健康人群来说是相对安全的娱乐活动。国家潜水机构广泛开展了潜水安全课程。

安全注意事项:潜水者应采取措施将气压伤和减压病风险降至最低。

可通过平衡各种含气空间的压力来降低气压伤的风险,包括面罩(通过从鼻向面罩内吹气),以及中耳(比如,通过打哈欠或吞咽)。潜水者应避免屏气,上升时应正常呼吸,速度不应超过每秒 30 厘米,这样的速度可以使潜水者逐渐排出多余氮气和排空含气间隙(如肺和鼻窦)气体。目前的推荐指导也包括在水下 4.6 米处做 3～5 分钟的安全停留。同样,潜水者不应在结束潜水后 15～18 小时内乘坐飞机。

同样,潜水者应注意和避免特定的潜水状况(如能见度较差或需费力克服的水流)。温度低时特别有害,因为可较快出现低体温症和影响潜水者的判断力和敏捷性。低体温症也可引起易感人群潜在的致命性心律失常。不建议单独潜水。

任何剂量的毒品和镇静剂以及酒精对潜水有难以预知的影响,应绝对避免。非处方药对娱乐性潜水很少产生影响。

潜水的高危因素:因为潜水比较耗力,潜水者应有平均水平以上的有氧运动能力,也就是说,他们不应有心脏或肺部疾病。一些疾病可影响意识、机敏性或判断力,比如癫痫和用胰岛素治疗的糖尿病(因为可引起低血糖),一般禁止潜水。目前已开展糖尿病潜水者的特殊教程。如有任何问题,应咨询医生。尽管 10 岁以下的儿童不能潜水,但在儿童 8 岁时讲授潜水教程已取得成功。大多数潜水教练都熟悉教儿童潜水的指南。

想要成为潜水者,需由熟悉潜水的医生评估其健康状况,并评估潜水时会增加事故和损伤的风险。

专业潜水者可进行额外的医学检查,如心脏和肺功能、运动应激能力、听力和视力,还有骨的 X 线平片。另外,足够的潜水训练是很有必要的。

潜水的高危因素

- 滥用酒精和毒品
- 慢性或短时间的鼻和鼻窦充血
- 胰岛素治疗的 I 型或 II 型糖尿病
- 可能导致溺水的药物
- 间歇发作的晕厥
- 严重胃食管反流
- 习惯性的空气吞咽
- 心脏疾病,如冠心病、心衰、心律不齐、瓣膜疾病,以及先天性心脏病(使血液从静脉系统漏向动脉系统)。
- 未行修复的腹股沟疝
- 行为冲动,有事故倾向
- 肺部病变,如哮喘 *、肺囊肿、肺气肿、有气胸史等
- 肥胖症 #
- 年龄过大 #
- 恐慌症
- 身体有残疾
- 血管适应性差
- 妊娠
- 鼓膜破裂
- 癫痫

* 肺气压伤可能的高危因素
\# 减压病的高危因素

第 309 节

高 原 病

高原病是在高海拔地区因缺氧引起的疾病。

■ 症状包括头痛、乏力、烦躁不安,较严重病例可出现气短、思维混乱甚至昏迷。

■ 医生主要根据症状来诊断高原病。

■ 治疗包括休息、转送到低海拔地区以及有时进行药物治疗或吸氧,或两者均进行。

■ 可通过缓慢升高以及有时服用一些药物来预防这类疾病。

随着海拔增高,大气压力降低,空气稀薄,使可利用的氧气减少。例如,与地处海平面地区的空气相比,5800米海拔高度的空气中只有其一半的氧含量。丹佛,位于海平面以上 1615 米,空气中氧含量减少 20%。

大多数人一天内升高 1500～2000 米的高度,不会出现问题,但是约 20% 的人升高 2500 米以及 40% 的人升高 3000 米时会出现高原病的一些表现。

高原病最常见累及的器官有:

■ 脑(引起急性高山病,很少情况下出现高原性脑水肿)

■ 肺(引起高原性肺水肿)

在肺部,可出现最小的血管(毛细血管)压力升高。毛细血管可出现渗液。

危险因素:高海拔的影响在个体间差别很大。但总体来说,危险因素包括:

■ 上升过高过快

■ 过于劳累状态

以前患过高原病和平时居住于海平面地区或低海拔地区(低于 900 米)的人,更容易患高原病。幼儿和青年人也容易患高原病。

患有一些疾病如糖尿病、冠心病以及轻微的慢性阻塞性肺病的人不增加患高原病的风险,但是,这些人会因高海拔地区氧浓度低(低氧)而感到很不舒服。体能好对患高原病没有保护作用。哮喘在高海拔区域一般并不加重。同样,在较高海拔地区(但低于 3000 米)待上几周对孕妇或胎儿一般没有危险。

环境适应:机体通过增加呼吸和心脏活动,以及产生更多携带氧气进入组织的红细胞,最终对高海拔环境逐渐适应(环境适应)。大多数人可在几天内适应 10 000 英尺的海拔高度。适应更高的海拔需很多天或好几周,但一些人最终可以在约 5300 米以上的海拔地区进行近乎正常的活动。然而,没有人能在这个高度以上做到完全适应长期居住。

 你知道吗……

急性高山病的症状可被误认为是宿醉、体力不支、偏头痛或病毒性疾病。

症状

急性高山病:是高原病中较轻的一种常见类型。2000 米的较低海拔即可出现症状。症状一般在上升后 6～10 小时内出现,包括头痛和一种或多种其他症状,比如轻度头痛、食欲差、恶心及呕吐、疲劳、无力、烦躁不安或失眠。一些人将这些症状描述为类似于宿醉。症状一般持续 24～48 小时。急性高山病偶尔可进展为高原病的较严重类型。

高原性肺水肿(HAPE):HAPE 常在快速升高到 2500 米以上海拔 24～96 小时内出现。HAPE 是高原病致死的最常见原因。呼吸道感染,即使是轻微感染,会增加患 HAPE 病风险。夜间症状加重并可迅速恶化。轻度症状有:干咳、只要轻微活动就出现短促。中度症状有:休息时也有呼吸短促,意识模糊,有粉红色或带血的痰,低热,皮肤、嘴唇和指甲呈淡蓝色(发绀)。严重症状有:喘息和呼吸时出现湿啰音。

高原性脑水肿(HACE):是一种少见但有潜在致命风险的状态。高原性脑水肿患者可出现头痛、意识混乱、行走不稳和不协调(共济失调),以及昏迷。这些症状可在几小时内很快由轻度进展到危及生命。

其他症状:手、足及刚睡醒时的面部水肿较常见。水肿很少引起不适症状,并可在数天后消退。

升高到 2700 米的高度可发生视网膜出血(眼球后部的视网膜小范围出血),这类出血在 5000 米以上的高度经常出现。患者一般没有明显症状,除非出血发生于眼球的视觉中心(黄斑),这种情况下患者可出现一个小盲区。视网膜出血可很快吸收,不遗留远期并发症。

诊断

医生主要根据症状来诊断高原病。高原性肺水肿患者,医生可用听诊器听见湿啰音。胸部 X 线和血氧浓度测定可帮助确定诊断。

预防

升高速度:预防高原病的最佳方法是减缓升高速度。睡眠时的海拔高度比白天到达的最高高度的影响要大。第一天晚上,睡眠处的海拔不应超过 2500～3000 米),登山者应在这个高度睡眠 2～3 个晚上,再爬到更高处睡眠,从此往后,睡眠海拔高度可每天增加约 300 米,只要人们返回低海拔处睡眠休息,在白天爬到更高的海拔高度是可以接受的。

人们登山能力差别很大,也可以不伴有不适症状。因此,登山团队应与速度最慢的成员保持同步。如出现高原病的症状,登山速度应减慢。

环境适应可很快消退,因此,如果已经达到环境适应的人在低海拔区待了很多天,他们必须再次遵循逐级登高的原则。

药物:在开始登高时服用乙酰唑胺可预防高原病,如果在症状出现后服用也有效果也可以减轻症状,在到达高地后的几天内还应继续服用。有些医生认为地塞米松也可帮助预防和减轻高原病的症状。

曾发作过高原性肺水肿的人应警惕复发的任何症状,并且如出现复发应迅速降低高度。一些医生也推荐这些人在登山时口服硝苯地平或吸入支气管扩张剂,以预防高原性肺水肿。

一般措施:到达后 1 或 2 天内应避免过于劳累,可有助于预防高原病,可适当增多进食次数,进食易吸收的高碳水化合物(如水果、果酱及淀粉)的简单餐饮,取代次数少的大餐。应饮用大量非咖啡性饮料。酒精和镇静剂,可引起类似于急性高山病的症状,应予避免。

尽管体力充沛可允许在高海拔地区进行更多的活动,但并不能预防任何形式的高原病。

治疗

高山病患者应停止登高并进行休息,症状消失前他们不应爬到更高的地方。大多数急性高山病患者症状可在 1～2 天内有缓解。对乙酰氨基酚可减轻症状。对乙酰氨基酚或非甾体消炎药可缓解头痛。

如果出现更严重的症状,应给予面罩吸氧。如果给氧没有作用,或经过治疗症状仍然存在甚至继续加重,就应将患者转移到海拔低的地区,至少低于 760 米。

高原性肺水肿的患者应尽快转移到海拔低的地区。如有可能应给氧。硝苯地平可通过降低动脉血压来暂时减轻肺的症状。

如果出现高原性脑水肿,患者应尽快转运到海拔最低的地方。可给予吸氧和地塞米松。

如果不能迅速转运到较低海拔处,而且患者病情严重,可应用高压气袋来争取时间。这种装置是由轻质纺织材料制成的便携袋,有足够大的空间能容纳一个人,并带有手动气泵。将患者置于密闭的袋中,用泵使袋内压力增加。增加的气压等同于降低了一定的高度。患者需要在袋内停留 2～3 小时。高压袋与补充氧气同样有益,但在爬山时不便应用,不能替代转运下山。

<table>
<tr><td>**什么是慢性高山病?**</td></tr>
</table>

大多数高原病发生于快速到达较高海拔地区的人身上。但是一些人只有在高海拔地区居住较长时间才出现高度相关疾病。

慢性高山病(Monge 病)不是一种常见病,在海拔高于约 3600 米的地方居住好几个月或很多年后一些人才会出现。症状包括疲劳、气短、疼痛以及嘴唇和皮肤变蓝(紫绀)。这些患者,机体出现对缺氧的过度反应,产生过多的红细胞。过多的红细胞造成血液过于黏稠,可在腿部或肺形成血栓。心脏也很难泵出足够血液。

定期抽出 1.1 升血液(放血)可获得暂时好转,但唯一有效的治疗是去低海拔区域。需数月才能完全康复。

第 310 节

中　毒

中毒是因吞服、吸入有毒物质或皮肤、眼、黏膜(如口腔、鼻的黏膜)与有毒物质接触所产生的有害影响。

- 处方药和非处方药、非法药物、气体、化学物质、维生素和食物都可以成为有毒物质。
- 某些有毒物质无明显的损害,但是有些毒会造成严重的损害甚至导致死亡。

- 中毒的诊断主要依据症状、从中毒者本人及相关人员处收集到的信息以及对患者血、尿的检测。
- 药物应始终保存在原装的防止儿童开启的容器内,并置于儿童接触不到的地方。
- 治疗包括对患者的生命支持、防止毒物的继续吸收、增加毒物的排出。

中毒是家庭中非致命性事故中最常见的原因。在美国每年各种类型中毒的人数超过 200 万人。药物（包括处方药、非处方药和非法药物）是严重中毒和中毒相关死亡的最常见原因。其他常见的毒物还有：有毒气体、日用品、农用产品、植物、工业用化学物质、维生素和食物（特别是某些蘑菇和鱼类），实际上，任何物质摄入过量都可能引起中毒。

家庭中幼儿特别容易发生意外中毒，老年人常常弄不清服用的药物，也容易引起意外中毒。此外住院的人（用药错误）和工业工人（接触有毒化学品）容易因意外而中毒。中毒也可能是因蓄意谋杀或自杀。大部分试图服用有毒物质自杀的成年人常吞服不只一种毒物，并且通常会饮酒。

中毒引起的损害程度取决于毒物的种类、暴露的剂量、年龄和受累个体的基础健康状况等。有些毒物的毒性并不强，能引起中毒是由于长期暴露或多次、大量地摄入。另一些毒物的毒性很强，只要滴一滴在皮肤上就可以引起严重的损害。

急救

在救助中毒者时首先要避免自己中毒。任何暴露于有毒气体的人，都应尽快地脱离事故现场。最好能转移到外面空气新鲜的地方。但救援应该由专业人士完成。采取特殊的训练和预防措施，以避免在救援过程中被有毒气体或化学物质侵害。

化学制剂泄露的事故中，所有被沾染的衣物，包括鞋袜和首饰都应立即脱掉，用肥皂和水彻底清洗皮肤。如果眼睛受到沾染应该用清水或盐水冲洗。救援人员应当十分小心，避免自己受到沾染。

如果中毒者的症状严重，应呼叫紧急医疗救助。如果有必要，旁边的人应施行心肺复苏。如果症状不很重，旁边的人应与最近的医疗机构联系。如果呼救者知道毒物的种类和服用的剂量，中毒中心建议在家里就开始治疗。

导致患者中毒的毒物、药物（包括非处方药）及其容器均应妥善保存，以交给医师或急救者。到达医院前，中毒治疗中心可能建议给予活性炭。偶尔会建议给予吐根糖浆，诱发呕吐，特别是对离医院很远的患者。除非经特别指示，活性炭及糖浆不应在家里服用，首先发现者也不应给予中毒者这两种药物（包括急救车上的人员）。糖浆会导致持续性的呕吐等难以预料的后果，而且其从患者胃中催吐出的毒物量可能也是有限的。

诊断

明确中毒物质有助于治疗。从中毒者、家庭成员或同事得到的，装毒物瓶子的标签和其他的信息可以帮助医师或中毒中心的工作人员确定引起中毒的物质。实验室检测有时无法辨明毒性物质，而且许多药物和毒物在医院无法迅速的被检测出。尿和血液的检查也有助于确

无毒性家用产品 *

黏结剂

解酸药

沐浴油

漂浮浴缸玩具

漂白剂（次氯酸钠低于 5%）

美体护肤系列

泡沫沐浴皂（去垢剂）#

蜡烛

羧甲基纤维素（用于胶卷、书籍及其他产品包装的脱水材料）

粉笔（碳酸钙）

古龙香水

化妆品

蜡笔

香体剂

除臭剂，喷雾剂和制冷剂

纤维软化剂

洗手液和护肤霜

3% 的过氧化氢，医用

香

洗不掉的标记

墨水（黑色和蓝色）

"铅"笔（实际由石墨作成）

魔笔

火柴

矿物油#

模型陶土

报纸

香水

凡士林

腻子

香囊（精油、粉剂）

剃须膏和洗液

肥皂及肥皂类产品

防晒制剂

甜味剂（糖精，阿司帕坦）

牙膏（带或不带氟化物）

维生素（含或不含铁的儿童复合型）

水彩

蜡或石蜡

氧化锌

氧化锆

---

* 几乎所有物质摄入过量都可能中毒

\# 中等黏性（浓度）的物质，如油和清洁剂吞服无毒性作用，如果吸入肺部，可能会导致严重的肺损伤。

定毒物,血液检测有时提示中毒的严重程度,但这只是对少的几种毒物有效。

预防

限制使用单一容器内非处方止痛药的药量,以减轻中毒的严重程度。特别是对乙酰氨基酚,阿司匹林或布洛芬。厂家打印在药片及胶囊上的标识可防止患者、药师及保健医师混淆、发生错误。

治疗

有些中毒患者必须住院治疗,给予及时的医疗护理,直至完全恢复。

中毒的治疗原则基本是相同的:

- 呼吸支持及维持血压
- 防止毒物的继续吸收
- 增加毒物的排出
- 提供特殊解毒剂(使毒物清除,失活,或中和其效果的物质)
- 防止再暴露

住院治疗的一般目标是在毒物清除或是在体内完全失活前维持生命。最终大部分毒物会在肝脏失活或者通过尿液排出。但许多严重的中毒是没有特效解毒剂的。洗胃,通常只做一次,现在往往尽量不进行该项操作,因为它只消除了少量的毒药,且导致的并发症却比较严重,洗胃几乎不能改善患者的预后。但是当患者所中的毒物并不常见或者患者恶心较严重时可进行洗胃。进行该操作时,通过口腔或鼻腔置一导管入胃,通过导管注入水然后吸出(胃灌洗),重复多次。如果患者因中毒而昏迷,医生应先进行气管插管。气管插管可阻止洗胃的液体进入肺。在医院不应用吐根糖浆,因为其可导致不可预期的后果。

对于许多吞入性的毒药,医院急诊科可以给予活性炭治疗,活性炭与毒药结合,使其毒物处于消化道,无法被吸收入血。活性炭通常口服,但也可以通过鼻管入胃。通常每4~6小时服用一次活性炭,以清除体内的毒物。并不是所有的毒药都能被活性炭吸附,例如,酒精、铁,或许多日用化工品。

如果中毒严重,使用了活性炭和解毒剂后仍有生命危险,这时就需要更复杂的治疗手段。最常用的是直接从血液中过滤出毒物-血液透析(使用人工肾过滤毒物)或木炭血液灌流(使用碳来清除毒物)。对于这两种治疗方法均需要在血管中置入导管,一个置入动脉排出血液和另一个置入静脉回输血液。血液中的毒物通过特殊的过滤排出体外。有时可静脉输入碳酸氢钠(小苏打)碱化尿液(不是酸化),这样可以增加某些药物(如阿司匹林和巴比妥类药物)的排泄。

中毒往往需要综合性的治疗,被称为支持治疗,旨在稳定心率,维持血压、呼吸,直到毒素完全排出体外,或者彻底失活。例如,中毒者已昏睡或昏迷,可能需要气管插

管呼吸机辅助呼吸。气管插管呼吸机辅助呼吸可防止呕吐物误吸入肺,同时可以确保足够气体吸入量。抽搐、发热、呕吐等症状也应该给予纠正。

肾功能发生衰竭时,需应用血液透析治疗。如果发生严重的肝功能损害,必须积极地进行保肝治疗。如果肝脏或肾脏发生了严重的不可逆的损伤,便需要进行器官移植。

中毒的人中有自杀倾向者需要进行心理健康评估并给予适当的心理干预。

对乙酰氨基酚中毒

- 有时,人们摄入过量的含有对乙酰氨基酚的药品,而意外中毒。
- 症状取决于血液中对乙酰氨基酚的含量,可无症状,也可出现呕吐、腹痛、肝衰竭,甚至死亡。
- 依据血液中对乙酰氨基酚的含量和肝功能检测结果进行诊断。
- 乙酰半胱氨酸用于减轻对乙酰氨基酚的毒性。

对乙酰氨基酚是一种常见的非处方止痛药,有一百多种药品含有对乙酰氨基酚,许多种复合性处方药中也含有这一成分。如果同时服用了几种相似的药品,就可能在无意中摄入过多的对乙酰氨基酚。许多供儿童用的药物制剂有溶液、片剂和胶囊等剂型,父母可能为了治疗发热或疼痛同时或几个小时内给予孩子服用多种制剂,却没有意识到它们中都含有对乙酰氨基酚。

即使大剂量服用,对乙酰氨基酚也常常是一种非常安全的药物,但并不是无害的。服用相当于推荐剂量几倍的对乙酰氨基酚,才可以引起中毒。例如,对于一个体重68公斤的人,通常需要服用约30克对乙酰氨基酚片才可能出现单次药物过量而引起中毒。除非服药剂量超过40克,极少引起死亡。如果超时服用多种小剂量的对乙酰氨基酚也可能中毒。中毒剂量的对乙酰氨基酚可以损害肝脏,继之可引起肝衰竭。

症状和诊断

对乙酰氨基酚过量,大多数不会立即出现症状。服药2~4小时后测定血液中对乙酰氨基酚的水平,可有助于预测肝脏损害的严重程度。如果超量非常大,症状发展为4个阶段。第一阶段(服药后几个小时),可能出现呕吐,但不像是生病。很多人在第二阶段(服药后24小时到72小时)以前没有症状。第二阶段可出现恶心、呕吐和腹痛。这个阶段血液检查可显示肝功能异常。第三阶段(3~4天),呕吐加重,检查显示肝功能差,并出现黄疸(眼睛和皮肤发黄)和出血。有时出现肾衰竭和胰腺炎。第四阶段(5天后),患者可能康复,也可能出现肝脏和其他器官衰竭,危及生命。

治疗

在服用对乙酰氨基酚的前几个小时内,可给予活性炭。

如果血液中对乙酰氨基酚的水平高,可口服或静脉给予乙酰半胱氨酸,以减少对乙酰氨基酚的毒性。在一天到几天内,可多次给予乙酰半胱氨酸。这种解毒剂有助于防止肝脏损伤,但对于已经形成的肝损伤无逆转作用。因此,必须在发生肝损伤之前给予乙酰半胱氨酸。为了治疗肝衰竭,也可能需要进行肝移植。

阿司匹林中毒

- 服用高剂量阿司匹林可引起急性中毒,经常服用低剂量阿司匹林可逐渐出现中毒。
- 症状可有耳鸣、恶心、呕吐、嗜睡、意识错乱和呼吸急促。
- 诊断依据血液检测。
- 治疗方法包括经口或胃管给予活性炭,经静脉给予液体和碳酸氢盐,对于严重中毒,进行血液透析。

摄入过量的阿司匹林和类似药物(水杨酸盐)可引起急性中毒,但要相当大的剂量才能引起急性中毒。体重约 68 公斤的人摄入 30 克以上的阿司匹林片才引起轻度中毒。因此,阿司匹林过量引起的急性中毒是很少见的意外事件。

经常服用剂量很低的阿司匹林,可在无意中引起慢性阿司匹林中毒。儿童发热,如果给予的阿司匹林剂量稍大于处方剂量,只要服用几天就可能发生中毒。由于有发生 Reye 综合征的风险,儿童很少给予阿司匹林治疗发热。在美国,在售的治疗儿童咳嗽和感冒的药品都不含阿司匹林,大多数含有对乙酰氨基酚或布洛芬。成年人,常常是年纪大的老人,在服用几周后逐渐出现中毒。为了减少冠心病患者心脏病发作(一片儿童阿司匹林,半片成人剂量阿司匹林,或每天一片成人剂量阿司匹林)风险而服用阿司匹林的剂量很小,不会引起慢性中毒。

最常见的有毒水杨酸盐是冬绿油(水杨酸甲酯)。水杨酸甲酯是在热蒸发器中使用的膏剂或溶剂的一种成分。幼儿如果吞服不到一茶匙的纯水杨酸甲酯就可能导致死亡。含次水杨酸铋(用于治疗消化道感染)的非处方药毒性非常小,服用多剂后才能引起中毒。

 你知道吗……

幼儿如果吞服不到一茶匙的冬绿油就可能导致死亡。热蒸发器的溶剂中含有冬绿油。

症状

急性阿司匹林中毒最初的症状是恶心和呕吐,随后

出现呼吸加快、耳鸣、出汗。如果中毒严重,继之可出现轻度头晕、发热、嗜睡、活动过度、意识模糊、癫痫发作、横纹肌溶解、肾衰竭和呼吸困难。

慢性阿司匹林中毒的症状要在数天或数周后才出现。嗜睡、轻微的意识模糊和幻觉是最常见的症状。也可出现轻度头晕、呼吸加快、呼吸短促、发热、脱水、低血压、血氧减低(低氧血症)、血液中乳酸增多(乳酸中毒)、肺水肿、癫痫发作和脑水肿。

诊断和治疗

采取血样测定血液中阿司匹林的精确水平,测定血液的 PH 值(血液的酸碱度))和血中二氧化碳或碳酸氢盐的水平有助于确定中毒的严重程度。通常,为了解患者的恢复情况,在治疗期间要反复多次进行检测。

尽早给予活性炭,以减少阿司匹林的吸收。中度或重度的中毒,要静脉输入含碳酸氢钠的液体。除了有肾脏损害的患者,静脉补液中应加钾。这种混合液使阿司匹林从血液转入尿中。如果经过治疗,病情仍在继续恶化,应进行另外的治疗,可用血液透析(用人工肾过滤毒物)将阿司匹林、其他水杨酸盐和酸从血液中排出。必要时,对发热或癫痫发作等其他症状进行治疗。

一氧化碳中毒

- 一氧化碳中毒很常见。
- 症状可能有头痛、恶心、困倦、意识错乱。
- 诊断依靠血液检查。
- 一氧化碳检测仪,火炉和其他室内燃烧炉充分通风,有助于预防一氧化碳中毒。
- 治疗方法包括给予新鲜空气和高浓度氧。

一氧化碳是一种无色、无味的气体,吸入一氧化碳时,它可妨碍血液携带氧和组织有效利用氧。少量的一氧化碳通常无害,但如果血中一氧化碳水平太高就会引起中毒。数小时后一氧化碳从血液中消失。

火燃烧产生的烟雾通常含有一氧化碳,特别是燃料燃烧不完全时。如果通风不当,汽车、暖气炉、热水器、燃气加热器、煤油加热器和火炉(包括木柴火炉和煤炉)都可以引起一氧化碳中毒。吸入烟草的烟雾会在血中产生一氧化碳,但通常不足以引起中毒症状。

你知道吗……

一氧化碳是一种引起中毒死亡的最常见因素。

症状和诊断

轻度的一氧化碳中毒引起头痛、恶心、头晕、注意力不集中、呕吐、嗜睡和协调性差。大多数轻度一氧化碳中

毒者在转移到空气新鲜的地方后,都能很快恢复。中度或重度一氧化碳中毒,可引起判断力受损、意识模糊、意识丧失、癫痫发作、胸痛、呼吸短促、血压降低和昏迷。因此,大多数中毒者不能自己移动而需要得到救助。严重中毒常常有生命危险。极少数情况下,严重一氧化碳中毒者明显恢复后数周又出现记忆力下降、协调性差和视力障碍等症状(称之为延迟性神经精神症状)。

由于出现嗜睡症状时常常不能意识到是一氧化碳中毒,所以一氧化碳中毒很危险。因此,轻度中毒者可能入睡而继续吸入一氧化碳,直到严重中毒,甚至死亡。有些人长期处于由火炉或加热器引起的轻度一氧化碳中毒的状态,而把这些症状误认为其他疾病,如流感或其他病毒感染。

测定血中一氧化碳水平可诊断一氧化碳中毒。

预防和治疗

为了预防一氧化碳中毒,室内燃烧源,如煤气加热器和木柴火炉,应当适当安装和通风。如果安装通风设施不可行,可以打开窗户,让一氧化碳逸出室外,减少室内一氧化碳浓度。应该定期检查炉子和其他加热器的排气管,看是否有破裂或泄漏。可使用家庭用化学探测仪,监测空气中的一氧化碳,当空气中有一氧化碳时,可发出报警声。如果怀疑室内有一氧化碳,应该打开窗户,排空一氧化碳,并寻找其来源。用这种探测仪连续监测,可在中毒发生前就发现一氧化碳。像烟雾探测仪一样,建议所有家庭使用一氧化碳探测仪。

对于轻度一氧化碳中毒,仅需要新鲜空气就可以。治疗更加严重的一氧化碳中毒,通常经面罩给予高浓度氧。氧气促使一氧化碳从血液中消除,并缓解症状。高压氧治疗(高压氧舱)的价值尚不确定。

腐蚀性物质中毒

- 吞服腐蚀性物质可烧伤所有接触到的组织——从嘴唇到胃。
- 症状有疼痛(尤其是吞服时)、咳嗽、呼吸困难和呕吐。
- 医生将一个灵活的可视管道(内镜)置入食管来寻找烧伤的部位,并确定损伤的严重程度。
- 治疗方案是由损伤的程度决定的,可能需要手术治疗。

吞服腐蚀性物质(强酸和强碱)可以烧伤舌、口腔、食管和胃。这种烧伤可引起食管或胃穿孔。从穿孔处漏出的食物和唾液可以引起胸腔(纵隔炎或脓胸)或腹腔(腹膜炎)的严重感染,甚至危及生命。没有引起穿孔的烧伤可以使食管和胃形成瘢痕。

工业用的这类产品浓度很高,损伤性也最大。但是,某些家庭日常用品,如排污管道和便池清洁剂以及一些餐具去污剂都含有可引起损伤的腐蚀性物质,如氢氧化钠和硫酸。

腐蚀性物质可以是固态的,也可以是液态的。固体颗粒黏附在身体湿润的表面(如嘴唇)所引起的烧灼感可以避免摄入更多的这种物质。液体物质没有黏附性,很容易摄入更多,导致整个食管受到损伤。液体也可以吸入气道,导致上呼吸道损伤。

症状

通常在数分钟内迅速出现口腔和咽喉部疼痛,而且疼痛会很剧烈,特别是吞服腐蚀性物质的情况下。可能出现咳嗽、流涎、不能吞咽、呕吐、呕血和呼吸短促。强腐蚀性物质,严重者可引起重度低血压(休克)、呼吸困难、胸痛,可能导致死亡。呼吸道烧伤可引起咳嗽,快速呼吸,或呼吸短促。

食管和胃穿孔可发生于数小时内,也可发生于第一周内,或者几小时到一周之间的任意时间,通常发生于呕吐或剧烈咳嗽之后。食管可以穿孔于两肺之间的区域(纵隔),也可穿孔于肺周围的区域(胸膜腔)。两者都会引起剧烈胸痛、发热、心率加快、呼吸频率增快、重度低血压,需要外科手术治疗。腹膜炎引起严重的腹部疼痛。

食管瘢痕可导致食管狭窄,引起吞咽困难。狭窄通常在烧伤后几周发生,有时烧伤之初可能只有轻微的症状。有食管瘢痕和损伤的患者通常于烧伤后数年出现食管癌。

诊断和治疗

化学烧伤要进行口腔检查。在没有口腔烧伤的情况下,食管和胃也可能发生烧伤,所以医生有可能会用内镜检查食管是否有烧伤,尤其是对于有流涎或吞咽困难的患者。直接观察受损伤的部位,可使医生确定损伤的严重程度,预测继发狭窄的风险,并决定是否需要外科手术修复食管。

治疗方案取决于损伤的严重程度。严重烧伤的患者,有时需要立即手术,清除损伤严重的组织。可应用皮质激素和抗生素预防狭窄和感染,但这些药物是否有效尚不确定。

因为腐蚀性物质反流回食管引起的损伤与吞服时一样,所以对于已经吞服了腐蚀性物质的患者不应该进行催吐。不予吐根浆和木炭。

如果烧伤轻微,可鼓励患者尽早饮用牛奶或水,以稀释胃内的腐蚀性液体。可以在家中或来医院的路上开始饮用牛奶或水。如果患者不能饮水,在患者能自己饮水前给予静脉输液。有穿孔者可用抗生素和外科手术治疗。如果发生食管狭窄,可在狭窄的部位放置旁路管道(支架),防止食管闭塞,便于以后行食管扩张。有可能每隔几个月或几年需要反复进行食管扩张。对于严重的狭窄,需要外科手术以重建食管。

碳氢化合物（烃）中毒

- 嗅闻胶水或吞咽汽油、油漆稀料、某些清洁用品和煤油都可能引起碳氢化合物（烃）中毒。
- 吞咽或吸入碳氢化合物可引起肺部刺激症状，出现咳嗽、窒息、气短和神经系统不适。
- 嗅闻或吸入烟气，特别是劳累或应激之后可引起心律失常、心动过速或猝死。
- 根据病史描述及患者呼吸或衣服上特征性的汽油味进行诊断，有时依据胸部 X 线片检查。
- 治疗包括脱掉被污染的衣物，清洗皮肤，对呼吸系统损伤或肺炎的患者给予吸氧，以及应用抗生素。

石油制品、清洁用品和胶水含有碳氢化合物（主要由碳和氢元素结合而成的物质）。很多 5 岁以下的幼童因为吞服了石油制品，如汽油、煤油、油漆稀料而中毒，但多数可以康复。危险性更大的是青少年有意吸入这类制品的烟气而发生中毒。这是药物滥用的一种类型，称为嗅味癖、吸胶烟或挥发性物质滥用。

吞食碳氢化合物可能进入肺内对肺产生刺激，引起严重的肺炎（化学性肺炎）。这种稀薄的、容易流动的碳氢化合物，如用于家具抛光的矿物密封油，累及肺是一个特殊的情况。严重的中毒也可影响脑、心脏、骨髓和肾脏。稠的、流动性差的碳氢化合物，如灯油和矿物油，进入肺的可能性小，但是一旦它进入肺，就会对肺造成严重的、持久的刺激。

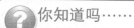

你知道吗……

通过吸入碳氢化合物烟气而获得快感的人可能猝死。

症状

吞食碳氢化合物的人常常会出现咳嗽和窒息。胃内会出现烧灼感，可出现呕吐。如果影响到肺，会出现持续性的剧烈咳嗽。呼吸变得急促，由于血氧水平低，皮肤可能成淡蓝色（发绀）。幼儿可出现发绀、憋气，持续咳嗽。

吞食碳氢化合物也可引起神经系统症状，包括嗜睡、协调性差、木僵或昏迷、癫痫发作。特别是在劳累或应激之后，吸入某些碳氢化合物可引起致命性的心律失常或心跳停止。

诊断和治疗

根据病史描述及患者呼吸或衣服上特性的汽油味，或者在患者附近找到盛放容器，可以诊断碳氢化合物中毒。手上或口周残留油漆提示近期有嗅闻过油漆。肺炎和化学性肺炎的诊断，要通过胸部 X 线检查和血氧水平测定。

治疗碳氢化合物中毒，应该脱掉被污染的衣物，并清洗皮肤。如果患者咳嗽和窒息缓解，尤其是偶然摄入少量的碳氢化合物，可以在家进行治疗。如果在家进行治疗，应该与中毒控制中心的人进行商讨。有呼吸系统症状的人应该住院治疗。如果出现肺炎或化学性肺炎，住院治疗需要吸氧，严重时要使用呼吸机。抗生素对治疗肺炎有帮助。一般情况下肺炎的恢复需要一周左右，如果肺内进入了稠厚的、糖浆似的碳氢化合物，如灯油或矿物油，恢复的时间可能更长。

杀虫剂中毒

- 很多种杀虫剂在吞咽、吸入或经皮肤吸收后都可以引起中毒。
- 中毒症状包括流泪、咳嗽和呼吸困难。
- 根据症状、血液检测和中毒的病史进行诊断。
- 一些药物对治疗严重中毒有效。

杀虫剂具有杀死昆虫的特性，有时也能引起人中毒。大多数严重的杀虫剂中毒是由有机磷酸盐和氨基甲酸酯类的杀虫剂引起，特别是自杀者服用这类药物。有机磷酸盐杀虫剂包括马拉硫磷、对硫磷、敌匹硫磷、敌敌畏、氯螨硫磷和沙林。这些化合物由神经性毒剂合成的。除虫菊酯和除虫菊酮都是常用的杀虫剂，是从除虫菊花提纯出来的，通常对人没有毒性。

很多种杀虫剂在吞咽、吸入或经皮肤吸收后都可以引起中毒。有些杀虫剂没有气味，使人暴露其中而浑然不知。有机磷酸盐和氨基甲酸酯类的杀虫剂使某些神经"冲动"变得不规律，引起许多器官功能过度活跃，结果引起功能衰竭。除虫菊酯偶尔引起过敏反应，除虫菊酮几乎未引起任何问题。

症状

有机磷酸盐和氨基甲酸酯引起流泪、视物模糊、流涎、出汗、咳嗽、呕吐和大小便次数增多。可出现呼吸困难、肌肉抽搐，并变得软弱无力。极少数情况下，呼吸短促和肌无力可危及生命。氨基甲酸酯中毒，症状可持续几小时到几天，而有机磷酸盐中毒，症状可持续数周。

除虫菊酯可引起喷嚏、流泪、咳嗽，偶有呼吸困难，但很少出现严重症状。

诊断与治疗

根据症状和中毒的病史可诊断杀虫剂中毒。血液检测可以确定是有机磷酸盐中毒，还是氨基甲酸酯中毒。

如果皮肤接触了杀虫剂，应脱去衣服，清洗皮肤。任何出现有机磷酸盐中毒症状的人都应该去医院治疗。静脉注射阿托品可以缓解中毒的大部分症状。静脉注射解磷定可以加快神经功能的恢复，消除症状的原因。氨基甲酸酯中毒也可用阿托品缓解症状，但通常不用解磷定。除虫菊酯中毒的症状不用治疗就会自行缓解。

铁 中 毒

- 症状分阶段出现,开始表现为呕吐、腹泻和腹痛。
- 随后数天可发生肝功能衰竭。
- 诊断依据患者的病史、症状和血液中的铁含量。
- 铁中毒的患者需要住院治疗。

含铁的药物通常用于治疗某种类型的贫血。在一些多种维生素补充剂中也含有铁。过量服用这些药物可引起铁中毒,尤其是幼儿。由于很多家庭都有成人用含铁多种维生素补充剂,所以铁过量很常见。但是,过量服用含铁维生素,尤其是儿童用的咀嚼片,由于铁含量不足,通常不会引起严重的铁中毒。然而,过量服用纯的铁补充剂可引起严重的铁中毒。产前维生素含铁量高,可能引起幼童中毒。

在小于 5 岁的儿童中,铁中毒是引起中毒死亡的最常见原因。它最先刺激胃和消化道,有时引起出血。数小时内,铁使细胞中毒,干扰细胞内的化学反应。数天内引起肝脏损害。胃、消化道和肝脏在康复后几周,因先前受到刺激可形成瘢痕。

症状

严重的铁中毒通常在铁摄入过量后 6 小时内出现症状。典型的铁中毒症状有 5 个阶段。

- 第一个阶段(铁摄入过量后 6 小时内),症状包括呕吐、呕血、腹泻、腹痛、应激、困倦、意识丧失和癫痫发作。如果中毒非常严重,还可能出现呼吸、心跳加快,昏迷和血压下降。
- 第二个阶段(铁摄入过量后 6~48 小时),患者的情况可有所改善。
- 第三个阶段(铁摄入过量后 12~48 小时),可出现血压非常低(休克)、发热、出血、黄疸、肝衰竭和癫痫发作。血糖水平可降低。
- 第四个阶段(铁摄入过量后 2~5 天),肝衰竭,患者可死于休克、出血和凝血功能异常。可出现意识错乱、嗜睡或昏迷。
- 第五个阶段(铁摄入过量后 2~5 周),由于瘢痕挛缩可出现胃或肠道梗阻。胃或肠道的瘢痕可引起腹部痉挛性疼痛和呕吐。随后肝脏可能出现严重瘢痕(肝硬化)。

诊断和治疗

根据病史、症状和血中铁含量可以诊断铁中毒。如果患者吞服了很多含铁药丸,有时可以通过胃肠道 X 线检查看到。

出现症状或血中铁含量水平高的患者需要住院治疗。即使是呕吐后,胃中仍可能残留大量的铁。可通过口服或从胃管注入一种特殊的聚乙二醇溶液来清洗胃肠道内容物(全肠道灌洗),但其疗效尚不明确。注射去铁胺,可结合血中的铁。

铅 中 毒

- 铅中毒的一些原因包括摄入了含铅的涂料,使用某些未经适当处理的进口铅釉陶瓷饮食而摄入铅。
- 血中铅水平非常高可能引起性格改变、头痛、丧失知觉、乏力、口腔内金属味、行走不协调、消化系疾病和贫血。
- 根据症状和血液检查得出诊断。
- 检测家庭用水、陶瓷和涂料的铅含量可有助于识别潜在的铅中毒来源。
- 治疗方面包括停止铅暴露,以及去除体内累积的铅。

自从 1978 年禁止使用含铅涂料以来,加之大多数汽油已不含铅,铅中毒已经很少见。但是在美国东海岸的城市中,铅中毒仍然是一个主要的公共卫生问题。

经常接触铅的工人有铅中毒的危险,居住在有铅涂料剥落和含铅管道的老房子中的儿童也有铅中毒的危险。在房屋翻新装修期间,为重新刷上涂料而对物体表面进行刮擦或打砂时,人们可能暴露于大量的含铅微粒中。尤其是在翻新装修期间,幼儿可能误食大量的油漆而出现铅中毒症状。有些陶瓷的釉含有铅。陶瓷器皿,如水罐、杯子和盘子,用这些釉(在美国以外的国家常见)制成,可浸出铅,尤其是当接触酸性物时(如水果、可乐饮料、番茄、酒和苹果汁)。铅的可能来源有铅污染的月光威士忌酒和民间验方,偶尔有胃内或组织内的外源性含铅物质(如子弹、窗帘或渔具上的重物)。在软组织内的子弹可能会增加血中铅的水平,但这个过程需要数年。某些民族的装饰品、进口的草本产品及草药中含有铅,在移民社区已经引起了铅中毒的群体暴发。

铅影响身体的很多部位,包括大脑、神经、肾、肝、血液、消化道和性器官。儿童对铅特别敏感,因为铅对正在发育中的神经系统危害最大。

如果血铅水平升高持续数天,通常会突然出现脑损害的症状(脑病)。如果血铅水平长期处于轻度增高的水平,有时会引起长期的智力缺陷。

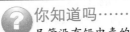

你知道吗……

尽管没有铅中毒的症状,儿童居住在有很多老旧房屋的社区里应进行铅中毒检测。

症状和诊断

许多轻度铅中毒的患者没有症状。症状通常在暴露几周后或更长时间才出现。有时症状会周期性发作。

铅中毒的典型症状有性格改变、头痛、感觉丧失、乏力、口中金属味、行走不协调、食欲减退、呕吐、便秘、痉挛性腹痛、骨关节疼痛、高血压和贫血。肾脏损害通常没有症状。

幼儿可在数周后变得易发脾气,他们的注意力集中时间变短,游戏活动减少。随后,脑病可突然开始出现,接下的数天后脑病加重,导致持续性剧烈呕吐、意识模糊、嗜睡,最后抽搐和昏迷。儿童慢性铅中毒可能引起智力障碍(智力发育迟缓)、抽搐、攻击行为、发育退化、慢性腹痛和贫血。

成人铅中毒常出现性欲减退、不育、男性勃起功能障碍(阳痿),很少发生脑病。

如果铅暴露停止,一些症状可以减轻,仅当再次暴露时加重。

根据症状和血液检查诊断铅中毒。从事接触铅工种的成人,需要经常进行血液检查。有很多老房子的社区经常有含铅的涂料剥落,居住在那里的儿童,也应该进行血铅含量检测。儿童的骨和腹部 X 线检查常可显示铅中毒的影像。

预防

市售的试剂盒可用来检测家用房屋涂料、陶瓷和供水的铅含量。减少家人中毒的方法有规律洗手,定期清洗儿童玩具和橡皮奶头,定期清洁家装表面。每周用湿布清洁窗台,清除可能有含铅涂料的灰尘。有缺损的含铅涂漆应该修复。清除含铅涂漆的大型维修项目会向屋内释放大量的铅尘,应该由专业人员进行。市售的水龙头过滤器可以清除饮用水中的大部分铅。

在工作中暴露于含铅灰尘的成人,应该采用适当的个人防护设备,回家前应该换衣服和鞋子,上床睡觉前应该洗澡。

治疗

治疗包括停止铅的暴露和清除体内累积的铅。如果腹部 X 线片显示铅碎片,可经口或胃管给予聚乙二醇来清洗胃肠内容物(称作全肠道灌洗)。

医生通过给予可以与铅结合的药物来清除体内的铅(螯合治疗),使其通过尿液排出。所有能清除铅的药物,作用都很慢,而且可以引起严重的不良反应。

轻度铅中毒者可给予琥珀酸口服。较严重的中毒者应住院治疗,注射螯合剂,如二巯基丙醇、琥珀酸、青霉胺和依地酸钠钙。由于螯合剂也能排除体内有益的矿物质,如锌、铜和铁,所以通常应给予这些矿物质的补充剂。

即使经过治疗,很多脑病患儿仍然有某种程度的永久性脑损害,有时也存在永久性的肾脏损害。

第 311 节

咬伤和螫伤

很多生物,包括人类,在受到惊吓或被激怒时都会发生撕咬。咬伤程度可以从轻的表皮擦伤到重的深大伤口,而且常常由来自咬人动物口腔中的细菌而感染。

某些动物可以通过口器或毒刺注射毒液。这些毒液的毒性从轻微到危及生命。即使毒性轻微的毒液也可能引起严重的过敏反应。

医生通过问诊和查体诊断大多数的咬伤和螫伤。如果伤口深,通常会应用 X 线或其他影像检查来寻找有无牙齿或其他隐藏着的异物。预防感染和瘢痕的最有效方法通常是尽可能早地彻底清创和适当伤口护理。

动 物 咬 伤

■ 在美国大多数动物咬伤来自狗和猫。
■ 伤口应该尽早清创和护理。

任何动物都可能咬伤人,但在美国的大多数咬伤是由狗和猫(占少部分)引起的。由于狗作为家庭宠物很受欢迎,所以咬伤大多数是由狗引起的,狗咬人是为了保护它们的主人和地盘。每年大约有 10 ~ 20 人死于狗咬伤,大多数是儿童。猫不会保卫自己的地盘,它咬人主要是因为主人约束它或干涉它打架。家畜,如马、牛和猪很少咬人,但它们个子大、力气大,一旦咬人就可能造成严重创伤。野生动物咬伤更少见。

典型的狗咬伤呈不规则的撕裂伤。猫咬伤呈较深的穿刺伤,常常引起感染。咬伤感染后出现疼痛和红肿。狂犬病可以通过病原体感染的动物(最常见的是蝙蝠、浣熊、狐狸和臭鼬)传播。在美国由于接种疫苗,狂犬病在宠物中很少发生。松鼠、仓鼠和啮齿动物咬伤很少传播狂犬病。

治疗

被动物咬伤的人,在接受常规的急救处理后,应该立即去看医生。如果可能,主人应把咬人的动物关起来。如果咬人的动物不能受到约束,被咬伤的人不要试图去捕获它,应通知警察,以便相关当局检查有无狂犬病征象。

用无菌盐水冲洗伤口,并用肥皂水清洁动物咬伤的创面。有时要修剪伤口边缘的组织,尤其是被挤压或破碎的组织。面部的咬伤应该手术缝合。但是,小伤口、刺伤和手部的咬伤不可以缝合。有时口服抗生素预防感染。有时感染的伤口需要手术引流,或静脉输入抗生素,或两者同时应用。

人 咬 伤

- 手部人咬伤伤口因长时间留存于口腔中常发生感染。
- 应该清洁伤口,并且应用抗生素。

由于人的牙齿不是特别尖利,大多数人咬伤只引起青肿,如果有创面也是较浅的撕裂伤。但有些肉质的附属器,如耳朵、鼻子和阴茎则是例外,如果被咬伤常可断裂。紧握拳头时被咬伤或打架时被咬伤,发生于挥拳打人时指关节打进对方口腔中,很可能发生感染。可能需要住院静脉输入抗生素。这种创伤常常引起跨关节的手指肌腱撕裂伤。有时,咬人者可将某些疾病传染给被咬者,如肝炎。但传染 HIV 几乎不可能,因为病毒在唾液中的浓度低于在血液中的浓度,而且唾液中的物质抑制病毒的活性。

症状

咬伤产生疼痛,常常在皮肤上留下齿痕。打架咬伤仅留下小的、越过指节的直切口。手指肌腱撕裂通常引起手指在某个方向活动困难。咬伤感染后出现疼痛、红肿。

你知道吗……
通过人咬伤口传播 HIV 基本不可能。

治疗

人咬的伤口用无菌盐水冲洗,并用肥皂水清洁。离断的部位有时可以重新连在一起。除了手部的和发生于数小时前的伤口,撕裂伤都应该手术缝合。所有因人咬伤而有皮肤破损者都应该口服抗生素预防感染。感染的伤口要用抗生素治疗,而且通常必须手术打开伤口,进行检查和清理。如果知道或怀疑咬人者有可以通过咬伤传播的疾病,则有必要进行预防性治疗。

蛇 咬 伤

- 美国的毒蛇有颊窝毒蛇(响尾蛇、铜斑蛇和噬鱼蝮蛇)和珊瑚蛇。
- 严重的螫刺毒可引起咬伤肢体的损害、出血和重要器官的损害。
- 严重的咬伤需要应用毒液解毒剂。

没有毒性的蛇咬伤很少引起严重的后果。美国本土有大约 25 种毒蛇,包括颊窝毒蛇(响尾蛇、铜斑蛇和噬鱼蝮蛇)和珊瑚蛇。美国每年大约有 45 000 例蛇咬伤,其中不到 8000 例是毒蛇咬伤,大约有 6 人死亡。致命的蛇咬伤在美国外的其他国家更常见。

在所有颊窝毒蛇咬伤中,大约有 25% 没有注射毒液。大多数死亡病例发生于儿童、老年人和未经治疗或治疗太迟或治疗不当的人。在美国大约 70% 的毒蛇咬伤由响尾蛇引起,几乎所有的死亡病例都是响尾蛇咬伤。其余的毒蛇咬伤大多数由铜斑蛇引起,小部分由噬鱼蝮蛇引起。珊瑚蛇和境外输入的蛇咬伤病例很少见。

响尾蛇和其他颊窝毒蛇的毒液损伤伤口周围的组织。毒液可以使血细胞发生改变,血液不能凝结,破坏血管而引起血管渗漏。这些改变可引起内出血和心脏、呼吸、肾衰竭。珊瑚蛇的毒液影响神经系统的活性,而对咬伤周围组织的损伤却很小。大多数咬伤发生于手和足。

你知道吗……
在美国,令人恐惧的蛇咬伤很少引起死亡。

症状

毒蛇咬伤的中毒症状差别很大,取决于以下方面:

- 毒蛇的大小和种类
- 射入毒液的量和毒性(与蛇的大小和种类有关)
- 蛇咬伤的部位(距离头部和躯干越远,危险性越小)
- 受伤者的年龄(年龄较大的和年龄较小的伤者危险性高)
- 受伤者潜在的疾病

颊窝毒蛇:大多数颊窝毒蛇咬伤会很快引起疼痛。随后的 20 ~ 30 分钟通常出现红肿,可在几个小时内影响到整个腿或胳膊。响尾蛇咬伤者可感觉到手指、足趾和口周的刺痛和麻木感,口腔内有金属味或橡胶味。其他的症状包括发热、寒战、全身乏力、衰弱、出汗、焦虑、意识错乱、恶心和呕吐。这些症状有些可能是由于恐惧引起的而不是毒液引起。尤其是莫哈维响尾蛇咬伤会出现呼吸困难。伤者还可能出现头痛、视物模糊、眼睑下垂和口干。

中度或重度的颊窝毒蛇中毒通常在 3 ~ 6 小时后出现皮肤青肿。伤口周围皮肤绷紧、变色。咬伤区域形成水疱,通常为血性水疱。不进行治疗,伤口周围组织可能坏死。伤者可出现牙龈出血,呕吐物、粪便和尿液中带血。

珊瑚蛇:珊瑚蛇咬伤通常仅有轻微的疼痛和肿胀,或不会立即出现疼痛和肿胀。几个小时后可能出现更严重的症状。伤口周围可有刺痛,附近的肌肉无力。随后可出现肌肉共济失调和全身虚弱无力。其他症状还有复视、视物模糊、意识错乱、困倦、流涎增多、说话和吞咽困难,最后可出现呼吸衰竭。

那是颊窝毒蛇吗?

颊窝毒蛇具有某些特征,有助于它们与无毒的蛇相鉴别:

- 三角形的头(像个箭头)
- 竖直的裂隙样瞳孔
- 眼睛和鼻子之间有颊窝
- 可缩回的毒牙
- 尾巴下有单排鳞片

无毒的蛇有如下特征:

- 圆形的头
- 圆的瞳孔
- 无颊窝
- 无毒牙
- 尾巴下有双排鳞片

如果看见蛇没有毒牙,并不能认为此蛇无毒,因为毒牙可能缩回去了。

颊窝毒蛇

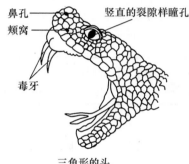

鼻孔
颊窝
毒牙
竖直的裂隙样瞳孔

无毒的蛇

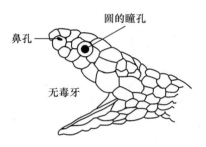

鼻孔
圆的瞳孔
无毒牙

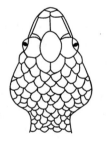

三角形的头

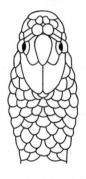

圆形的头

诊断

急诊医务人员必须尽力断定咬人的蛇是否是毒蛇,是哪种毒蛇,以及是否注入毒液。咬伤的痕迹有时可以提示是否是毒蛇。毒蛇的毒牙通常会产生一个或两个大的齿痕,而无毒的蛇牙通常留下几小排划痕。如果不能详细的描述咬人的蛇,医师很难判断是哪种毒蛇。只能通过特征性症状的发展来识别毒性。被毒蛇咬伤的人一般应住院观察 6~8 小时,观察是否出现任何症状。医师可进行多种检查来评估毒液的作用。

治疗

在医疗救援到达前进行急救有一定的作用。应将伤者转移到远离被咬伤的地方,使其尽可能保持平静,并立即送往最近的医疗机构。被咬伤的肢体应松松的固定,

位置保持在低于心脏的水平。除去咬伤部位的戒指、手表和紧身衣物。避免接触酒精和咖啡。建议不使用止血带和冰袋,不切开伤口,因为这些可能有害。

如果没有毒液射入,可按一般的刺伤治疗。

毒素解毒剂(抗蛇毒血清):如果有毒液射入,症状提示咬伤严重,最重要的一项治疗是应用抗蛇毒血清。应用越早,效果越好。抗蛇毒血清中和毒液的毒性作用。通过静脉注射,对所有本土的毒蛇咬伤都有效。颊窝毒蛇的抗蛇毒血清是由马血清制成,经常引起血清病(一种抗异体蛋白的免疫系统反应)。较新的抗蛇毒血清是从羊血清提纯的抗体片段制成,很少引起血清病。

重症监护室治疗:毒性反应严重的伤者需要进入重症监护室治疗。对伤者进行严密监护,并治疗毒性作用

的并发症。血压低的患者进行静脉输液。如果出现凝血障碍，应输入新鲜冰冻血浆、浓缩凝血因子（冷沉淀物）或血小板。

预后：预后取决于患者的年龄、全身健康状况、咬伤的部位和毒液的成分。几乎所有被毒蛇咬伤的人，如果早期使用适当剂量的抗蛇毒血清，都可以存活。

什么是血清病？

血清病是免疫系统对抗进入血流的大量异体蛋白质所引起的一种反应。常见的异体蛋白质是马血清，马血清是很多毒液解毒剂（抗蛇毒血清）的一种成分，用来治疗毒蛇、毒蜘蛛咬伤和毒蝎螯伤。血清病的症状包括：发热、皮疹和关节疼痛，少见的有肾脏损害和死亡。用抗组胺药物治疗血清病，如苯海拉明、皮质激素。不含马血清的抗蛇毒血清不引起血清病。

蜥蜴咬伤

已知的有毒蜥蜴仅有两种：一种是墨西哥念珠蜥，一种是在亚利桑那州和墨西哥索诺拉及相邻地区发现的希拉毒蜥。这类蜥蜴毒液的成分和作用与某些颊窝毒蛇有些类似，但引起的症状都不严重，咬伤后几乎不会有生命危险。与大多数蛇不一样，希拉毒蜥和念珠蜥牢牢咬住不放，在咀嚼时毒液进入人体，而不是通过毒牙射入。要将毒蜥从被咬住的人身上取下相当困难。

常见的症状有：伤口周围疼痛、肿胀、皮肤变色和淋巴结肿大。可能出现虚弱、出汗、口渴、头痛和耳鸣。严重时可出现血压下降。

从身上取下希拉毒蜥有多种方法，如下：

- 用钳子强制毒蜥开口
- 用火在毒蜥的颏下烘烤
- 将毒蜥的肢体浸泡在水中

毒蜥取下后，它的牙齿碎片常常仍残留在皮肤内，必须清除掉。血压下降和凝血功能障碍的治疗方法与颊窝毒蛇咬伤相同。尚无特异性抗毒血清。

蜘 蛛 咬 伤

- 蜘蛛咬伤引起的严重损伤包括褐色蜘蛛引起的严重伤口和寡妇蜘蛛引起的全身中毒。
- 那些怀疑由褐色蜘蛛咬伤的伤口通常由其他问题引起，有些可能更加严重。
- 通过减轻症状治疗寡妇蜘蛛咬伤，有时需要应用抗蛇毒血清。
- 治疗褐色蜘蛛咬伤需要处理伤口。

几乎所有蜘蛛都有毒。但大多数蜘蛛的毒牙不是太

短就是太脆弱，以致不能穿透人的皮肤。在美国至少有60种蜘蛛可能咬过人，然而引起严重损伤的蜘蛛仅有两种：

- 寡妇（黑寡妇）蜘蛛
- 褐色（褐色隐士、像小提琴的或小提琴）蜘蛛

褐色蜘蛛分布在美国的中西部和中南部，而不在沿海和加拿大边境的州，除非因趴在衣服或行李上而入境。寡妇蜘蛛遍布整个美国。虽然有人认为狼蛛很危险，但它们咬伤人并不引起严重的损害。在美国，每年因蜘蛛咬伤引起死亡的病例少于3个，通常都是儿童。

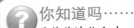

你知道吗……

虽然狼蛛体积大，看上去可怕，但它们咬伤只引起轻微的损害。

症状

寡妇蜘蛛咬伤通常引起锐痛，有点像针刺感，随后在咬伤周围区域出现钝痛，有时出现麻木感。腹部、肩部、背部和胸部出现痉挛性疼痛和肌肉强直，这些症状可能较严重。其他的症状包括恶心、呕吐、大汗、不安、焦虑、头痛、眼睑下垂和水肿、皮疹、瘙痒，严重的有呼吸困难、流涎增加和体弱无力。

褐隐士蜘蛛咬伤只有轻微疼痛或不会立即引起疼痛，大约一小时内，咬伤周围区域出现些许疼痛。疼痛加重可以影响整个受损部位，伤口周围发红、出现青肿、瘙痒，身体其他部位也可出现瘙痒。在伤口区形成一个水疱，周围为青肿区或明显发红，就像一个牛眼。随后水疱增大，疱内充满血，破裂后形成溃疡，可能会留下一个像火山口样的大伤疤。不常见的症状有恶心、呕吐、疼痛、疲倦、寒战、出汗、血液病和肾功能衰竭。

诊断

目前还不能根据咬伤痕迹来判断是哪种蜘蛛咬伤的。因此，只有识别出蜘蛛的种类才能作出特定的诊断。寡妇蜘蛛腹部有一个红色或橙色的沙漏状标记可供识别。褐色蜘蛛背部有一个小提琴状的标记。然而，这些识别性的标记辨认困难，而且蜘蛛很少被完整抓获。因此，通常诊断是不确定的，而且是根据症状作出诊断。很多人把蜘蛛咬伤误认为皮肤感染，有些可能是严重性感染（如耐甲氧西林金黄色葡萄球菌感染 MRSA）或其他疾病。

治疗

蜘蛛咬伤的急救措施包括清洁伤口，把冰块放在伤口上减轻疼痛，如果咬伤位于肢体，则抬高伤口。

寡妇蜘蛛咬伤可用肌肉松弛剂和止痛药来缓解肌肉的疼痛和痉挛。如果肌肉疼痛和痉挛严重，则需要静脉注入钙剂。洗热水澡可以缓解轻度的疼痛。严重中毒者

可给予抗蛇毒血清。对 16 岁以下或 60 岁以上、或有高血压、心脏病或症状严重的患者,通常应住院治疗。

> **你知道吗⋯⋯**
> 许多人错误地认为他们是被蜘蛛咬了,其实他们是患了另一种疾病,如皮肤感染。

大多数褐色蜘蛛咬伤愈合后无并发症。皮肤溃疡应该每天用聚维酮碘溶液清洗,并且每天用无菌生理盐水浸泡 3 次。中至重度的伤口可能需要外科处理。

蜜蜂、马蜂、大黄蜂和蚂蚁螫伤

- 蜜蜂、马蜂、大黄蜂和蚂蚁螫伤通常引起疼痛、红、肿、瘙痒。
- 过敏反应不常见,但可能很严重。
- 应该移除毒刺,一种软膏有助于减轻症状。

美国各地都常见蜜蜂、马蜂、大黄蜂螫伤,某些蚂蚁也螫人。人平均每磅体重可安全承受 10 次螫伤。这意味着成人平均能忍受 1000 次以上的螫伤,而儿童受 500 次螫伤就可能致死。但是对这种螫伤过敏的人,一次螫伤就可能因过敏反应(危及生命的过敏反应可导致血压下降和气道阻塞)而死亡。在美国每年因蜜蜂螫伤死亡的人数比因蛇咬伤死亡的人数多 3 或 4 倍。一种更具攻击性的蜜蜂,称作非洲杀人蜂,已从南美到达南部和某些西南部各州。这种蜂常以蜂群攻击受害者,引起的反应比其他蜂更严重。

在南方各州,特别是在海湾地区,居住在火蚁猖獗地区的人们,每年有多大 40% 的人被火蚁螫伤,至少引起 30 人死亡。

症状

蜜蜂、马蜂和大黄蜂螫伤即刻出现疼痛和红肿,有时出现直径约 1 约 1 厘米的瘙痒区。有些人,2～3 天后肿胀的范围扩大到直径 5 厘米或以上。有时这种肿胀被误认为是感染,而蜜蜂螫伤很少发生感染。过敏反应可引起皮疹、全身瘙痒、喘鸣、呼吸困难和休克。

火蚁螫伤通常会立即产生疼痛,并出现一个红肿区域,在 45 分钟内消失。随后水疱形成,2～3 天内破裂,常常会发生感染。某些病例出现红肿、瘙痒的斑,不出现水疱。孤立的神经发炎,可能发生癫痫发作。

治疗

蜜蜂可能把它的刺留在人的皮肤内。应该用薄的钝缘(如信用卡的边缘或薄的餐刀)刮擦尽快把刺取出。用冰块放在螫伤部位减轻疼痛。含抗组胺剂、麻醉剂、皮质激素的乳膏或三者的混合剂通常有效。严重的过敏反应需住院治疗,应用肾上腺素、静脉输液和其他药物。

对螫伤过敏的人,应该随身携带预先装有肾上腺素(可通过医生开处方获得)的注射器,肾上腺素能缓解过敏反应。其他的螫伤治疗与蜜蜂螫伤相似。有过敏史的人或已知对昆虫咬伤过敏的人应该带上标识,如医疗警告腕带。

对蜜蜂螫伤有过严重过敏反应的人,有时进行脱敏治疗(过敏原免疫治疗),可能有助于预防以后的过敏反应。

猫娥毛虫螫伤

有毒的猫娥毛虫出现在美国南部。形似泪滴,如丝般毛发,与一簇棉花或毛皮相似。当猫娥毛虫摩擦或被压在人的皮肤上时,毒毛嵌入皮肤,通常引起严重的烧伤和皮疹。疼痛通常大约在一个小时内消失。偶尔会引起更严重的反应,导致肿胀、恶心和呼吸困难。

把胶带粘在猫娥毛虫螫伤处,拉开胶带移除嵌入皮肤内的毛刺,从而缓解症状。用烘烤的苏打泥浆或炉甘石洗剂可以缓解症状,冰袋可以减轻疼痛。更严重的反应需要立即进行医疗救治。

昆 虫 咬 伤

在美国,会咬人有时还会吸血的昆虫有:白蛉、虻、鹿虻、黑蝇、厩螫蝇、蚊、蚤、虱、臭虫、猎蝽和某些蟑螂。

这些昆虫都是无毒的。因为它们唾液中的成分,它们咬伤具有刺激性。大多数昆虫咬伤只引起一个小而红的伴瘙痒的肿块。有时会发展成一个大溃疡,伴肿胀和疼痛。最严重的反应出现在对咬伤有过敏反应的人和咬伤后感染的人。跳蚤有时在不咬人的情况下也可以引起过敏反应。

应该清洁伤口,用含抗组胺剂、麻醉剂、皮质类固醇或混合剂的乳膏涂敷减轻瘙痒、疼痛和炎症。被多处咬伤的人可以口服抗组胺药。对昆虫咬伤过敏的人应立即寻求医疗救助或使用预装有肾上腺素的注射器进行急救抗过敏治疗。

蜱和螨咬伤

蜱携带有很多疾病。例如,鹿蜱可携带有引起莱姆病的细菌。其他种类的蜱可携带引起立克次体或埃利希体感染的细菌。皮革钝缘蜱出现在墨西哥和美国西南部,它们咬伤后可产生充满脓液的疱,破溃后形成开放的溃疡,进而结痂。

螨的侵袭很常见,可以引起恙虫病(由螨蚴引起的一种很痒的皮疹)、疥疮和其他一些疾病。咬伤周围组织的严重程度各不相同。

蜱 麻 痹

在北美，某些种类的蜱分泌毒素可引起蜱麻痹。蜱麻痹患者可出现烦躁不安、乏力和易怒。几天后，出现进行性麻痹，通常从下肢开始向上发展。控制呼吸的肌肉也可出现麻痹。

找到并且除掉咬人的蜱，麻痹可以很快治愈。如果呼吸受损，需要给予氧气或呼吸机辅助呼吸。

治疗

应该尽快将蜱除掉。最好是用弯镊子尽可能贴近皮肤将蜱夹住，直接拔出。蜱的头部可能未随体部一起拔出，也要设法移除，因为留在体内可引起长期的炎症。大多数民间使用的除掉蜱的方法，如涂酒精、用指甲磨、用凡士林或火烤都是无效的，还可导致蜱在咬伤的部位排出唾液，引起感染。

螨感染可用苄氯菊酯软膏或林丹溶液治疗。在用苄氯菊酯软膏或林丹溶液治疗前，有时可用几天含皮质类固醇的软膏，以减轻瘙痒。

蜈蚣和千足虫咬伤

某些较大蜈蚣的咬伤可引起疼痛和红肿。症状很少持续 48 小时以上。千足虫不咬人，但可分泌毒素，具有刺激性，尤其是意外将毒素擦进眼睛时，刺激性更强。

把冰块置于蜈蚣咬伤处通常可以减轻疼痛。用大量的肥皂水冲洗皮肤上沾染的千足虫有毒分泌物。如皮肤已出现反应，可用皮质类固醇软膏涂敷。眼睛受伤应立即用水冲洗。

蝎 子 螫 伤

北美蝎子螫伤很少引起严重的症状，通常只引起疼痛、轻微肿胀、触痛和螫伤处发热。然而，在亚利桑那、新墨西哥州和科罗拉多河的加利福尼亚侧发现的刺尾蝎有毒性很大的刺。螫伤后出现疼痛，有时在受伤周围出现麻木和刺痛感。严重的症状常发生于儿童，可出现以下症状

- 头、眼和颈部的异常活动；
- 流涎增多；
- 出汗；
- 烦躁不安。

有些患者可发生严重的肌肉不随意颤动和痉挛，可出现呼吸困难。

大多数北美蝎子螫伤不需要特殊治疗。在伤口处放置冰块可减轻疼痛。用含抗组胺剂、止痛剂和皮质类固醇的或混合的软膏涂敷患处也很有效。刺尾蝎螫伤可引起严重的症状，要使用镇静药，如静脉输入咪达唑仑。刺尾蝎抗毒血清可迅速缓解症状，但可能引起严重的过敏反应或血清病。这种血清只有美国亚利桑那州才有，只有当症状严重时才使用。

世界上某些地方的蝎子毒性更强，如土耳其、中东和印度，蝎子螫伤后应用药物或一些方法减轻症状和并发症。有时使用哌唑嗪，一种 α-肾上腺素能受体阻滞剂。对于特定的蝎毒可使用抗毒血清，但它的有效性尚未得到证实。

海洋动物螫伤和咬伤

多种海洋动物可造成螫伤或咬伤。

黄貂鱼

黄貂鱼尾背上的棘刺含有毒液。通常当人们在浅海中涉水时踩到黄貂鱼就会受伤。黄貂鱼将尾棘刺进人的足或腿部释放毒液。棘刺表面的碎片留在伤口内可增加感染的危险。

棘刺造成的伤口通常呈锯齿状，流血不止。刺伤后立即引起剧烈疼痛，持续 6～48 小时，逐渐减弱。常见的症状有晕厥、乏力、恶心和焦虑。少见的症状有呕吐、腹泻、出汗、全身痉挛、呼吸困难和死亡。

治疗

黄貂鱼螫伤胳膊或腿应该用盐水轻轻冲洗，以清除尾棘碎片。当棘刺位于皮肤表面或尚未穿透颈部、胸部或腹部时，应该予以清除。严重出血应该通过直接压迫止血。在急诊室，医生再次检查伤口确定有无棘刺碎片。需要注射破伤风抗毒素，并抬高患肢数天。有些伤者需要使用抗生素，可能需要手术缝合伤口。

水母

水母属于刺胞动物中的一种。其他的刺胞动物有

- 海葵
- 珊瑚
- 水螅体(如葡萄牙僧帽水母)。

刺胞动物的触须上有刺丝囊。一条触须可能有上千个刺丝囊。刺伤的严重程度取决于刺胞动物的种类。大多数这类动物螫伤引起疼痛和瘙痒的皮疹。皮疹可发展为充满脓液的水疱，随后破裂。其他的症状有乏力、恶性、头痛、肌肉疼痛和痉挛、流泪和流涕、大汗、呼吸时胸痛加重等。僧帽水母(来自北美)和箱形水母(来自印度洋和南太平洋的澳大利亚)螫伤已有引起死亡的病例。

治疗

北美海洋中的水母螫伤后首先要用海水冲洗，清除皮肤上的毒液。应该用镊子或戴上两副手套后用手指清除触须片段。不应该用醋冲洗葡萄牙僧帽水母螫伤处，

因为醋可以引起那些尚未螫人的刺丝囊额外释放毒液。相反,对于更加危险的箱形水母螫伤,应该用醋来阻止刺丝囊额外释放毒液。箱形水母螫伤后应该用海水冲洗,因为用淡水会引起毒液额外释放。

对于所有类型的螫伤,热水或冰袋,不论是哪个患者感觉良好,都有助于缓解疼痛。即使是最轻微的呼吸困难或意识改变(包括意识丧失),都应该立即寻求医疗救助。

软体动物

软体动物包括蜗牛、章鱼和双壳类(如蛤、牡蛎和扇贝),有些是有毒的。加州芋螺是在北美水域发现的唯一有危险的软体动物。被它们蜇伤会引起伤处疼痛、肿胀、发红和麻木。随后可出现说话困难、视物模糊、肌肉麻痹、呼吸衰竭和心跳停止。北美章鱼咬伤多不严重。然而,澳大利亚水域发现的蓝环章鱼咬伤,虽然没有疼痛,但可出现乏力和麻痹,可导致死亡。

在印度洋和太平洋,芋螺螫伤是潜水员和拾贝者受伤的少见原因。当握着芋螺时(例如,在清洗贝壳或将贝壳放在口袋时),它通过鱼叉样的牙齿注射毒液。毒液可导致暂时性麻痹,在少数情况下是致命的。

治疗

芋螺螫伤应该浸入温水中。加州芋螺螫伤和蓝环章鱼咬伤后急救措施似乎没什么作用。任何种类的软体动物螫伤后,如果出现呼吸困难,应该立即寻求医疗救助。

海胆

海胆的外壳带有又长又尖的毒刺。通常触摸或踩上这些棘刺会产生刺伤伴有疼痛。棘刺常常会碎裂在皮肤内,如果没有清除,会引起慢性疼痛和炎症。可能出现关节和肌肉疼痛及皮疹。

海胆刺应该立即清除。大多数海胆刺可被醋溶解,有几种醋浸泡液和敷料可用来清除各种刺得不深的海胆刺。嵌入的海胆刺需要手术清除。海胆毒受热后失去活性,所以将受伤的肢体浸泡在热水中通常可以缓解疼痛。

第 26 章

特 殊 问 题

第 312 节

医学科学和临床试验

人们希望医生使用具有良好效果的治疗方法,停用疗效差的方法。然而,这对于医师和其他科学家而言判断哪种方法有效常常感困难。作此鉴别是医学科学的一部分,通常涉及临床试验的指导。

医 学 科 学

几千年来,医生总是在治病救人。最早的医疗文献来源于古埃及,至今已逾 3500 年。甚至在更早的时间,巫医神汉习以草药和其他办法治疗病人和受伤者。几种疗法如用于简单骨折和轻微创伤的方法有效。不过,直到最近,许多药物治疗无效,有些甚至有害。200 年前,诊断各种疾病的一般治疗包括放血疗法,服用多种毒物催吐或导泻——这对于重病或伤者都有危险。100 年前,默克手册记载用卡因治疗酗酒,以砷和烟草治疗哮喘,硫磺酸吸入剂治疗感冒。医生认为自己在帮助患者。当然,希望以前医师了解现在的认识有失公正,但是,为什么医师曾经认为吸烟对哮喘有益?

有很多理由解释医生向患者推荐无效或有害的治疗,以及为什么病人接受。代表性的回答是人们别无选择。医患双方经常都更愿意采取某些措施,而不是无所作为,求助于权威人物使患者感到放心,医生常提供较多所需支持和保障。不过,最重要的是医生不能判定何种治疗有效。

原因和效果:如果一个事件在另一事件发生前即刻出现,则人们自然认为首次事件是第二次的原因。例如,一个人按动墙上一个无标示的按钮,附近电梯门打开,则此人自然推定此按钮控制该电梯。如此判断事件间关联的能力是人类智慧的一个关键部分,也是我们理解世界的主宰。不过,人们常观察到并不存在的关联。这就是运动员为什么一直穿着"幸运"短袜(此前赢得重大比赛时所穿),或一位学生坚持使用同一"幸运"钢笔参加考试。这种思考方式也是为什么一些无效疗法却被认为有效的原因。例如,如果一位发热患者在放血一品脱或巫医诵念咒语后好转,那么人们很自然地认为这些措施本应为发热中止的原因。对于一个极力寻求解脱者来说,

变得较好是全部必需。不幸地,早期医学中这些显然的因果关系罕见正确,然而,它们足以持续数世纪之久。这是怎么发生的?

自然恢复不像"患病"的无生命物体(如折断的斧子或撕裂的衬衫),除非修补,否则仍旧破损,如果机体自愈或疾病病程结束后恢复,患者常自我感觉良好(或不管医生保健)。感冒在一周内恢复,典型偏头痛持续一两天,食物中毒症状在 12 小时内缓解。许多患有严重疾病的病人甚至可不治而愈,如心脏病或肺炎等。慢性病症状(如哮喘或镰刀细胞病)可自然缓解。所以,如果给予足够时间,众多疗法看起来有效,在自然恢复时给予任何治疗似乎都能获得戏剧性效果。

安慰剂效应。对于治疗力度的信念常足以使人感觉更好。虽然信念不会引起基础疾病如骨折或残废消失,但是相信正在接受强力、有效治疗的个体感觉较好很常见。诸如疼痛、恶心、虚弱和许多其他症状可以减轻。即使服用不含活性成分的药物和不可能获益的药物也可出现这种效果(如使用糖丸——安慰剂一样)。起作用的是信念。一位自信医生为一名偏信有望的人处方无效或甚至有害治疗常常导致患者明显改善。这称为安慰剂效应。所以,这样患者也许看到来自治疗的实际信念(不是简单误解),而该治疗对疾病本身并无真正效果。

有人对下列命题提出质疑:唯一重要的事情为是否一种治疗使人感觉较好;一种治疗是否真正有效即影响基本病变无关紧要。正如许多日复一日的疼痛或像感冒等疾病总是自行缓解一样,这种争议是合理的。然而,当出现任何危险或潜在性严重病变时,或治疗本身存在副作用时,医生不要错失处方具有实效的疗法,这至关重要。

医生怎样努力了解真相

因为很久以前有些医生认识到患者能自行好转,他们试图比较患同一疾病的个体不管治疗与否是如何变化发展。然而,直到 19 世纪中叶,进行比较仍非常困难。那时对疾病了解甚少,以至于很难弄清多名(2 个以上)患者何时患上相同疾病。使用同一个约定术语的医生常在谈论完全不同的疾病。例如,在 18 世纪和 19 世纪,

"水肿"诊断指人的腿部肿胀。现在,我们知道水肿可由心衰、肾衰或严重肝病造成,相差很大的疾病对同样治疗不起作用。相似的情况还有,许多发热和呕吐患者被诊断为"胆性热"。现在,我们知道,很多不同疾病都能引起发热和呕吐。如伤寒、发热和肝炎。仅在准确有科学依据的诊断广为接受时,即在大约 100 年前,医生才能够有效评价治疗。

苹果与苹果比较(优中选优):甚至当医生能可靠地诊断疾病时,他们仍必须决定怎样最好评价一种治疗。

医生认识到他们必须观察多个患者。一个病例好转或恶化也许是一种巧合。在一种患者中获得良好结果则由偶然因素引起的可能很小。病例越多,观察结果越真实。所以,典型情况下,医生比较治疗组(研究性治疗)和对照组(较老治疗或不治疗)的干预结果。涉及对照组的研究称为对照性研究。

开始,医生简单地给予患同样疾病的患者一种新的治疗,然后,与相同或不同医生从前治疗的患者相比较。例如,如果医生发现接受新方法治疗后,有 80% 的疟疾患者生存,而先前治疗仅有 70% 能存活,则医生断定,新治疗更为有效。比较当前治疗与过去疗法结果的研究称为回顾性或历史性研究。

历史性研究的一个问题是治疗组也得益于其他医疗保健所取得的进展。比较分别在 2006 年和 1986 年接受治疗患者的结果并不公正。在干预期间医学进展可以改善预期效果。为了避免历史性研究的这个不足,医生努力同时设立对照组和治疗组。如此的研究称为前瞻性研究。

然而,对于所有类型医学研究包括历史性研究而言,最引人注目的是同一组别的个体也应比较。就前述示例来说,如果疟疾治疗组是由绝大多数病情轻的年轻人构成,而对照组则由老年重症患者组成,那么治疗组效果会更好,这仅因为该组患者年轻和相对健康。所以,一种新治疗显示出疗效较好的假象。除了年龄和疾病严重程度外,也必须考虑其他许多因素。诸如:

- 研究对象的个体总体健康状况(慢性病如糖尿病或肾衰比较健康人更易于恶化)
- 提供医疗保健的专科医师和专科医院(有些技术更熟练,设施条件更好)
- 研究组男性和女性比例(男女性对治疗反应可以不同)
- 研究对象的社会经济状态(较多资源支持的患者倾向于好转)

医生试用很多不同方法以确保研究各组尽可能相似。通过匹配各种特点而专门选择治疗组和对照组似乎是明智之举。例如,如果医生正在研究高血压新疗法,治疗组一位 42 岁患者,患糖尿病,医生应努力确保对照组安排一位年龄在 40 岁并有高血压和糖尿病的患者。这

些类型研究称为病例-对照研究。不管怎样,个体之间存在很大差异,包括医生甚至考虑不到的差异,几乎不可能进行意向性精确匹配。

也许奇怪,保证两组间匹配最好方式一点也不费劲。医生借助于概率法则随机分组(经典运用计算机程序)。如果对一个充分大的样本群进行随机化分组,则每组样本具有相同特征的概率。使用如此方法的研究称为随机化。前瞻性随机化研究是确保治疗或试验在相同组间比较的最好方式。

消除其他因素:一旦医生创造相等组别,就必须确保组间唯一差别是研究因素本身。这样,医生确信结果任何差异都是由于治疗原因而不是其他因素如随访质量或频度。

另一个因素与安慰剂效应有关。与未接受治疗者比较,知晓正在接受实际新治疗的患者常预期感觉较好。另一方面,预期接受新试验性治疗的某些人会出现较多副作用。在任一病例,这些预期能放大治疗效应,导致似乎干预更为有效或并发症更多。

为避免安慰剂效应,研究对象一定不能知晓是否正在接受新治疗。即他们处于盲态。通过给予对照组个体外观相同的物质(常为安慰剂,无药物效应)来实现盲法。但是,当一种疾病已存在有效治疗时,对照组给予安慰剂是不符合伦理的。如此情况下,给予对照组一种确立的治疗。但是否应用安慰剂或常规疗法,该制剂除活性成分外,其外观务必与研究药物相同。这是必须的,以使人们无法区分是否服研究药物。如果治疗组服用红色苦味的液体,则对照组也必须服用红色苦味液体。如果治疗组注射澄清溶液,则对照组应接受相似注射。

鉴于医护人员偶尔让患者知晓其正在接受何种治疗,因此如果全部有关的医疗保健人员都对实施治疗保持不知情则会更好些。这种类型的盲法叫做双盲。双盲通常一位人员从研究中脱离出来,如药剂师,以便准备外观相同的制剂,仅通过专门编码标记。数据编码仅在研究后开盲。

双盲的另一理由是安慰剂效应甚至能影响医生,后者下意识地以为接受治疗的个体优于未予治疗者。即使两者效果完全相同。并非所有医学研究为双盲。例如,外科医生研究两种不同外科术式,显然知晓正在进行哪种手术(尽管接受手术患者不知情)。在这样的情况下,医生确信,评估治疗结果的人事先不知情,这样避免评价结果的认为偏倚。

选择临床试验设计:最佳临床试验类型是前瞻性、随机、安慰剂对照和双盲试验。这种设计能够得出一种干预方式效果的最清晰判定。不过,在某些情况下,这种试验设计不大可能。例如,对于非常罕见疾病,常常很难找到足够病例进行随机化试验。鉴于此,常实施回顾性病例对照试验。

临床试验:参与者需要了解什么

临床试验旨在探明一种干预方式是否安全和有效。干预措施最常为一种药物,也可以是一种器具如起搏器或支架,或一项诊断性工具如血液检查。对许多存在严重疾病患者而言,参加临床试验是一种选择,特别是当时无可用好办法的情况下,不失为一种选择。每年都进行成千上万的临床试验,试验地点很多如大学、医院、诊所、医生私人办公室和职业临床研究基地。

实施临床试验的人员称为研究者。通常情况下,研究者由国家健康研究所或制药公司、生物技术公司或医疗器械公司支付报酬的医生。研究者遵循详细研究方案,明确符合入选标准的个体,采用何种干预方式,怎样评估研究对象,以及如何收集数据。每一种新干预方式在应用于公众之前,都需要进行数千样本量的临床试验进行研究。

临床试验类型:临床试验的设计可以繁杂化,但须遵照上述原则。

所有干预方式在处方或应用之前,必须经过美国食品药品管理局(FDA)批准。FDA 的目的在于:仅当干预方式经过仔细设计的临床试验确证安全有效之后,才准许用于公众。在批准之前,FDA 要求完成 3 期临床试验。

I 期临床试验是干预措施首次用于人体。试验在小样本健康人中进行,以了解干预怎样影响人体,包括副作用,并了解药物的安全剂量。由于 I 期临床试验涉及健康人,因此,参加者不能获得直接药物益处,但是他们对其他人健康的贡献很有益。

如果 I 期试验中干预方式较安全,则可进行 II 期试验。后者是在较大样本的患者中施行,并且治疗可能有效。II 期试验帮助研究者决定干预是否对患者安全和有效,并给出效果的早期判定。如果是药物干预,则 II 期试验帮助研究者决定合适的剂量是多少。

如果在 II 期临床试验中安全性仍满意,干预有效,那么再进行 III 期试验。后者是在大规模患者中开展。在 III 期试验中,通常将新干预方式与标准治疗方案和(或)安慰剂比较。

一种有希望药物通过临床试验的过程平均需要 7 年时间。许多药物、医疗器具和诊断工具从未完成过 3 期试验。其他干预方式确实经过 3 期试验,但鉴于无效或安全问题而未被批准。医生也应用已获批准的干预方法进行临床试验(有时称谓 IV 期临床试验)。这些试验用于比较两个以上干预方式或检验一种干预对不同疾病的作用。这种情况下,不必要进行 3 期试验,但是,临床试验设计相似。

参加临床试验前所提的关键问题

- 试验的主要目的是什么?
- 试验涉及安慰剂或已经上市的治疗方式吗?
- 治疗如何用于我?
- 试验将持续多长时间?
- 作为参加者要求我做什么?
- 有关该试验治疗目前已知多少? 有任何试验结果发表吗?
- 我必须为试验付费吗? 我的医疗保险覆盖这些花费吗?
- 对于交通花费、停车或照料孩子有补偿吗?
- 我能够见到我自己的医生吗?
- 如果治疗对我有用,我能在试验结束后继续使用吗?
- 任何人都能够查明我在参加一项临床实验吗?
- 试验结束后,我将接受任何随访关照吗?
- 如果我停止参加临床试验,这对我的医疗保健会有什么影响吗?
- 在试验中,试验医生和研究者有任何资金收益或特殊利益吗?
- 试验医生和工作人员的资格和研究经历怎样?

分享经验

人们参加临床试验的理由各种各样。一些人希望得到最新治疗,它或许比当前标准方案更有效。另一些人出于对科学贡献,渴望参与研究。还有人想获取免费药物和医疗保健。

仅仅想要参加临床试验还不够。只有符合试验的入选标准才能参加。每个试验都有专门标准,要求参与者必须具备的条件,比如癌症类型和阶段,最低胆固醇和血压水平,特定年龄阶段(如 40 ~ 65 岁),或未妊娠或无某疾病。要求参与者接受深入筛选过程,这包括血液检查和其他医学程序。

寻找临床试验:有时私人医生推荐参加一项临床试验。这特别常见于癌症患者。

试验招募广告常规发布在绝大多数报纸以及许多广播电台。现在,某些地方报纸和时事通信每周开辟专版公布临床试验列表。许多社区开设一个或多个研究中心,消费者能够直接打电话获取信息或邮件列表。几乎所有临床试验都列于如下网站:www. clinicaltrials. gov,该网站由国家健康研究所发起。有些网站协助选配适合专门试验的个体。

临床试验:有些人发现参加临床试验枯燥无味,特别是持续数月或要求频繁到研究基地随访或取血。某些试验方案要求受试者定期给试验护士打电话报告症状,或在家写医疗日记,这作为保持在试验中的一个条件。

信息内容记录要素

主导要素

- 书面陈述,以解释试验目的、遵循程序、试验时间和研究治疗或规程
- 对于参加者可预见性的危险和不适的介绍
- 说明参加者预期的理性获益
- 展示对参加者有益的其他治疗或程序选择
- 参加者保密的规定
- 补偿说明和损害发生时能否获取医疗的声明
- 回答试验有关问题和帮助研究相关损害文件
- 声明自愿参加,不会因拒绝参加而受到惩罚或利益受损

适宜的其他要素

- 声明如果妊娠或准备怀孕,对本人、胚胎或胎儿可能存在不可预见的危险
- 列出研究者中止参加者入选的情况
- 说明参加者额外花费情况
- 说明参加者决定撤出研究的后果和程序
- 出现影响参加意愿的有意义新发现的告知
- 参加者入选试验的合适数量

发起组织有时会延迟或取消某些试验,甚至早期终止正在进行的试验。这是由于某些受试者在接受试验干预时出现问题。延迟或取消试验极大地挫伤了那些因治疗带来信心的人们。而且,在临床试验结束后,受试者不再参加提供真正获益的试验性治疗。

危险和获益

决定是否参加临床试验成为一项重大和复杂的抉择。必须仔细考量危险性和获益。

危险性:首先,受试者应意识到自己并非被担保接受新治疗,可能接受安慰剂或老的治疗。

一种试验药物也许有副作用,引起不良反应。后者从头痛、失眠到呼吸困难,甚至极罕见情况下的死亡。

试验治疗也许达不到预想的效果,或甚至劣于标准治疗。

获益:对于受试者而言,也有一些非常确实获益。如果治疗达到预期效果,受试者效果比采用其他疗法更好。某些情况下,甚至受试者获得治愈。

典型例子是,自愿者接受极好保健,这或许花费数千美元。因为受试者获得良好监测,他们可了解大量自身整体健康和基本医学情况。有时,受试者之间获得建立友谊的机会,这特别得到罕见病受试者的欢迎。至少,临床试验的受试者能够确信自己正在帮助推进医学科学与公众健康。

存在问题和保护措施

极少情况下,研究者的做法不符合伦理要求。一个十分可耻的例子是臭名昭著的"Tuskegee 试验"。该研究是于 1932~1972 年间在阿拉巴马州 Tuskegee 周围进行,共入选约 400 名美籍非洲人佃农,大都是文盲,生活贫穷,并且患有梅毒。尽管当时青霉素作为有效治疗已经广泛使用,但是,Tuskegee 研究者不用青霉素,并隐瞒有关信息,而仅继续观察疾病怎样进展。同时,还阻止不识字受试者获取本地区用于其他人群的梅毒治疗计划。这种公认违背伦理和诚信的行为导致几项受试者保护措施的出台:设立伦理审查委员会和知情同意的设想。

伦理审查委员会是在医学机构内审查涉及人体临床试验的专门委员会,旨在确保试验符合伦理,避免有关试验设计的任何不合理风险。只有通过伦理审查委员会批准的试验才能开展。

知情同意指提供给个体所有必需信息,以作出知情决定,即是否参加临床试验。应说明试验的所有方面,包括试验目的,研究相关性损害的补偿等待。知情同意书很长(有时长达几十页),专业性强,很难读。不过,受试者有必要仔细阅读知情同意书。

受试者应将知情同意书带回家,反复阅读,并与私人医生和家人讨论。医生能够帮助澄清一些风险。如果提供到研究中心的交通费用,家人和朋友尤其需要参与。仔细阅读知情同意书后,受试者应再见研究者和试验协调员,进一步询问情况。

政府部门和伦理审查委员会分担临床试验参加者的安全保护和受试者权力,这是一项任务。但是,更大程度上是受试者在医生、家人和朋友的帮助下,必须积极主动参与自我保护中来。临床试验受试者权力法案能够帮助人们了解试验期间如何保护个人权利。

临床试验受试者权力法案

任何签署或要求签署知情同意书的受试者都享有以下权利:

- 告知临床试验目的
- 告知合理预期的所有危险、副作用或不适
- 告知合理预期的任何获益
- 告知试验期间可能发生的情况,以及任何程序、药物或器具是否与用作标准治疗的情况相同
- 告知现有选择,及与这些选择临床试验中研究方法比较优劣如何
- 在签署知情同意书之前,及在试验期间允许询问有关临床试验的任何问题
- 允许有足够时间自主决定是否签署知情同意书
- 试验启动前后,不管何种理由都可拒绝参加
- 接受具备签名和日期的知情同意书副本
- 告知在试验期间发生并发症时的任何医疗处理措施

如果感到参加试验不舒服或太不方便,受试者有随时退出试验的权利。另外,警觉的研究者和协调员将强调:试验干预期间,若健康发生变化如过敏反应或强烈负面反应,从而危险性太大而不能继续参加研究,则受试者可退出试验。如果与对照组比较,试验组显示出很大正性或负性结果,则研究者也可终止试验。例如,如果试验干预效果很好,可以中止试验以便所有受试者都接受干预治疗并获益。如果干预组无效或有害,可终止试验以避免更多的受试者出现损害。

第 313 节

医 疗 决 策

医生和患者共同参与做出医疗决定作为有效。当医生的医学知识和经验与患者知识、愿望和价值相结合会达到最好与最适合的决策。然而,现实的情况是存在许多干扰,面临众多挑战。

信 息 来 源

大多数医生依赖所受教育和经验:从来自训练、同事和存在相似诊治问题的患者中所学。医生也阅读医学书籍和杂志,咨询同事和参考其他来源如互联网上权威健康网站,以便获取较多专题信息,紧跟医学研究的最新步伐。他们也复习专家组发表的指南。

有健康信息的需求的人们依赖医生。但是很多人也转向日益增长大量出版物和互联网资源。

研究:当新研究发现公布时,医生评价该研究并且考虑如何最佳应用。不同类型研究提供不同类型的信息。

- 一项横断面研究比较不同组别个体在相同时点的情况。如此的研究比较有病或无病个体的试验结果,常用于评估试验怎样好地帮助诊断疾病。
- 在有或无被研究条件的个体(其他方面相似)中,一项病例对照试验比较其病史。这样的研究常用于了解少见疾病的病因。
- 在一项队列研究中,探讨相似时间段内(根据研究内容,时间从数小时到数十年不等)研究对象的变化状态。队列研究观察随时间推移发生共性情况(通常是一种疾病)的个体。该类型研究用于确定一种疾病随时间进展对人体的影响(预后)。

临床试验被认为是最精确的研究类型。在一项设对照的临床试验中,研究对象随机分为两组或以上。一组接受特定治疗或检查,另一组(称为对照组)接受不同治疗、检查或根本不予治疗或检查。随机分组保证不同组别尽可能相似。这样,结果的任何差异很可能由于治疗或检查所造成,而不是组间基线和潜在性未知差异所引起。

你知道吗……
医师采用的许多资源消费者都可得到。
在一项临床试验中,研究对象随机分至评价组,这被认为是最精确的研究类型。

有时,一些研究比较不同诊治方式的相对成本。这些研究称作成本-效益研究。该类研究帮助医师从社会学角度权衡决策效果,但这对于具体个体进行决策时作用很小。

鉴于研究计划和落实的差别,甚至意向评价同一事情的研究可以产生矛盾的结果。试图解决这些矛盾的一种方式是准备一份所有研究结果的总结,这些研究适于本题目,并经过严格比较与评价。本类型研究称为系统综述。另一方法为 Meta 分析,试图解决研究结果的冲突。从数学上讲,Meta 分析荟萃了许多研究结果。

医学检查决策

辅助检查用于筛查疾病、诊断疾病与分类和评定疾病严重程度或阶段,监测病程,特别是治疗反应。

筛查:筛查用于在个体尚无明显病变证据时探查疾病。例如,绝大多数医师推荐对于 40 岁以上妇女应每年或每 2 年进行一次乳房 X 线排查乳癌,即使没有乳腺肿块时也是如此。筛查基于这样的自然思想:如果早期识别和诊断疾病,预后会较好。虽然理论充分,但该观点并非一直正确。对于一些疾病如睾丸癌和卵巢癌而言,早期筛查发现与首次出现症状后确诊比较,其预后似乎没有差别。

伴随筛查而来的进一步潜在问题是通常需要更确定性的检查来证实。例如,乳腺 X 线照相发现异常,需要进行乳腺活检。如此的确诊检查常属于侵入性、不舒适、有时存在一点危险。又如，肺活检可引起肺萎陷。由于正常人有时出现筛查结果异常（这很常见，因为没有检查是 100% 精确），所以，有些人接受也许造成损伤性的不必要检查。

临床试验必须明确哪一项筛查有效，何人应接受筛查。此外，对于某些疾病如高血压和宫颈癌，筛查可以拯救生命，这是已经明确的信息。用于筛查的试验必须精确、相对便宜、危险性很小、几乎无不适和可改善预后。

> **？你知道吗……**
> 下列情况不适合筛查检测：早期治疗不能改变所筛检疾病的预后；罕见疾病

诊断、分类和监测试验：如果医师怀疑个体患病，诊断性检查可证实或排除疾病。例如，医师推荐可疑严重心脏病患者进行心导管检查。这一检查是很好诊断性检查，但不是好的筛查性试验，是因为其昂贵费用、严重副作用和不适感。然而，应权衡这些缺点与检查的必要性。

一些检查用于分类和衡量已确诊疾病的严重性。结果可导致更具针对性和有效的治疗选择。例如，确诊乳腺癌后，进行另外检查以确定癌症是否扩散或转移部位。

检查也用于检测疾病进程。例如，对于服用甲状腺素的甲亢患者定期血液学检测以决定适合需要的最佳激素剂量。根据个体化原则确定检查的频度。

检查与结果解释：在决定是否检查特别是进行诊断时，医师估测个体患病的可能性（检查前疾病概率）。为获得对具体病例的评估，医师应考虑如下情况：

- 该地区有关此病的信息，包括患病率和发病率
- 个体特点（危险因素，如疾病家族史）增加或降低患病的几率

由此，医师能够选择最佳检测筛查或确诊疾病。

医师必须准备判断检查结果的意义。不幸的是，检查并非完美无缺。有时病人结果正常，这是检查的假阴性。有时无病个体检查出现异常，这是假阳性。所以，检查重要特点是其敏感性（有病个体检测结果异常的概率），以及特异性（无病个体检测结果正常的概率）。医师能够将检查前患病概率与检测结果和检测敏感性与特异性信息相结合，以便比较准确地估计个体患病可能性（检查后概率）。

检查的另一个特点是可靠性。一项高度可靠检查指当个体多次接受该检查时结果都相同，除非疾病实际上已缓解或恶化。可靠性低的检查结果变化不定。

人人需要检查吗？

简言之，不。虽然许多人发现医学检查可消除顾虑，检查结果并非一直正确。医师必须综合考虑以下三个方面：有关疾病的内容，检查本身，个体情况。

例如，父母看到 4 岁女儿走路时双腿并在一起，担心也许出现泌尿道感染（UTI）。在诊室，医师发现女孩并无尿频或尿痛。体检正常。根据这些结果，医师认为 UTI 几率很低，大约 5%。告诉孩子父母不需要处理，除非出现其他症状。父母表示如果医师做点检查更放心。检查对医师有帮助吗？

对于这个病例而言，甚至相当精确检查或许得出令人困惑的结果。假设医师做一项检查，诊断 UTI 敏感性 90%，特异性 90%（许多医学检查都是如此），结果又会怎样？敏感性 90% 意味着对 100 例 UTI 个体进行检查，结果为阳性的有 90 例。特异性 90% 指对 100 例无 UTI 个体进行检查，结果为阴性的有 90%，假阳性为 10 例。这项检查似乎很准确。然而，它有助于小女孩的诊断吗？如果检查呈阳性，那么真有 UTI 吗？设想一下，医师对 1000 例患 UTI 风险为 5% 的儿童进行检查，结果会怎样。敏感性和特异性（加上一些简单算法）告诉医师将有 45 个孩子为真阳性结果，但是有 95 个孩子呈假阳性结果。这提示在这类特殊孩子中假阳性结果两倍于真阳性人数。所以，即使阳性结果也不能改变医师不处理的决定。由于医师未做任何处理，因此，首诊时进行检查没有意义。

检查前，医师要权衡检查潜在性危害与获益大小。医师也必须考虑如何应用结果。如果结果对推荐治疗无影响，则不必进行检查。例如，如果认为检查可以决定是否选择特殊性治疗，而患者已经决定不接受该治疗，那么不必进行检查。

治 疗 决 定

在做出处理推荐之前，医师应权衡治疗的潜在危险与获益比。

获益：有时，治疗益处在于减轻症状如疼痛，或者改善功能如步行更远。有时是治愈疾病，有时是降低未来不良事件如并发症等。

例如，医师推荐特殊药物以降低卒中风险。对一项入选 2000 人的临床对照试验的评估结果显示，服药组（1000 例）中有 20 例发生卒中，对照组（服安慰剂，1000 例）有 40 例出现卒中。这说明药物能够降低 50% 的卒中相对风险。但是，结果还提示每 1000 例服药者中仅有 20 例获益（绝对危险减少 2%）。所

以,卒中风险降低一半的表述比减少 2% 的表达听起来印象更深刻。

危险性:危险性指有害结果发生的可能性。当描述有害危险性时,应评估绝对和相对危险性。上述例子中,也许预防卒中的药物导致 3% 的患者严重出血。虽然 3% 比例看起来危险不大,但是这意味着每 1000 例服药者中有 30 例发生严重出血。

患者和医师必须慎重选择利用哪一种统计学帮助做出决定。很明显,"改善率 50%"对"严重损害比例 2%"做出治疗决定听起来像是好的选择。不过,同样数量也表明治疗 1000 例 20 人获益,30 人有害。这样看来,治疗看起来就不是好的选择。在本案例中,人们必须权衡治疗带来的损害严重性与疾病严重程度。例如,如果卒中严重,使人们失语或生活不能自理,则药物诱发的出血仅需输血而不需要手术止血或非致命性出血,则人们可以接受出血较高危险,以避免较低而更为严重的卒中风险。

> ❓ **你知道吗……**
>
> 在推荐某项治疗之前,医师应权衡其潜在危险性与获益比。
>
> 必须慎重评估研究结果以决定该结果能否应用至一个具体患者。

研究仅提供了获益和损害呈均等危险性的信息。但是,平均效应并非总是告知医师个体对治疗的反应怎样。因为这种不确定性,许多科学研究试图确定个体特点(如年龄、其他疾病和血液检查结果),这能较好地鉴别哪些更可能从治疗中获益或受损的人群。

参 与 决 策

为了充分参与医学决策的过程,人们需要与医师密切协作。在做出决定之前,人们希望获得有关检查或治疗推荐的额外信息。信息来源如下:

■ 医师提供的小册子、手册和其他材料
■ 为消费者设计阐释医学信息的出版物如书籍、新闻通信和杂志
■ 互联网

人们应该仔细阅读信息,牢记信息存在偏倚的可能。

例如,坊间信息提示治疗有益,但治疗并非对每人都有益。这些来源引发与医师讨论的额外问题。人们也想咨询其他医师,特别是专家(即第二份意见)。

人们也应清晰表达对医师的选择,特别是当他们存在疾病如终末期疾病,对他们而言,以后可能再也无法表达愿望了。

实 现 决 定

一旦作出诊治决定,就必须完成两项任务。首先,选择最适于帮助确定最佳疗程的信息来源;其次,将所学知识用于个体中。

这存在几个挑战。一个挑战是时间。许多决定必须迅速作出。医师和患者没有足够时间坐在一起评估所有可用信息。另一个挑战是信息的质量。并非所有来源于书籍、网站和甚至发表研究的信息或推荐都正确。其他信息也许是正确的,但仅适于某些人群而非别的人群。医师务必协助患者权衡信息质量。例如,医师认为个人经验比从互联网收集的信息更值得信赖。

医师必须判断任何诊断推荐的潜在效果,帮助人们权衡忽视严重疾病的后果(即使诊断不可能成立的情况下)。

同样理由可用于治疗决定。对于病情轻的患者,医师不可能推荐存在严重副作用的治疗。相反,如果病情严重,并有可能治愈,则值得冒发生潜在副作用的危险。

医师和患者不能分享同样的危险性观点。当个体听到药物有可能发生严重副作用时,即变得格外关切,而不管该不良反应多么罕见。如果副作用很罕见,医师并不如此关注。再者,医师并不理解这样的情况:对于绝大多数患者副作用相对微小的药物也可在特定个体造成严重问题。例如,当一个以开车谋生的人服用可致困倦的药物时,将更为人关注。

疾病危险性和治疗之间的平衡常无明确的切点。医师判断治疗风险和获益情况与接受治疗者不同。人们应与医师讨论这些判断上的差别。理解危险性也能帮助个体权衡选择。医师可以提出几种方案,要求患者帮助抉择。通过评估各种选择的相对和决定危险性,以及随后计入个人价值因素,个体能够对于医疗保健做出更多的知情选择。

常见影像学检查

影像学检查提供身体（整体或部分）内部的图像。绝大多数影像学检查具有无痛、相对安全和非创伤特点（即并不需要切开皮肤或将设备插入体内）。

影像学检查用于：

- 放射，如 X 线、计算机断层扫描（CT）、放射性核素扫描
- 声波，如超声波检查
- 磁场，如磁共振（MRI）
- 吞入、注射或插入物质以显示被检组织或器官

放射危险性

放射检查如 X 线是一项有价值的诊断工具。不同诊断检查需要不同的放射剂量，但是大多数为公认安全的低剂量。例如，一次胸部 X 线照射剂量低于每年来自环境辐射（宇宙辐射和天然核素）剂量的 100 倍以上。然而，如果人们接受许多高辐射剂量的诊断检查或高辐射剂量的数个试验，则暴露的辐射量相对大。不管检查间期长短，辐射暴露具有累积性。这些暴露增加患癌症危险性，有时可损伤组织。当计划行诊断性试验时，医生应考虑到患者总（终生）辐射暴露，即个体总辐射剂量。不过，诊断性检查的获益常常超过潜在风险。

影像学检查中大约 70% 的放射暴露来自 CT。CT 辐射剂量是大多数 X 线平片辐射量的数百倍。再者，即使进行 CT 检查，对于成年人危险也是低的，不大可能影响健康。然而，下列情况下危险性高：儿童早期、妊娠期（特别是早期）和特定组织（如年轻妇女乳腺组织、腹部组织和甲状腺）。

为使危险性最小化，医生应采取下列措施：

- 选用无需放射线的检查，如超声波或 MRI（可能情况下）。
- 仅在必须情况下才推荐使用放射性诊断检查，特别是高辐射剂量（如 CT）和儿童。
- 尽可能在检查期间注意限制放射线暴露（例如，屏蔽身体易损部位，如甲状腺或妊娠妇女腹部）。

儿童早期：由于儿童生存时间更长，因此儿时辐射暴露危险性更大，发展成癌症时间更充足。另外，儿童细胞分裂更快，而且对放射线损伤更易感。每 10 000 例接受腹部 CT 检查（使用最高放射剂量）的 1 岁大婴儿约有 18 个最后引起癌症。

当儿童需要诊断性检查时，父母应与医生谈论风险和无辐射性检查的选用。如果必须使用放射性检查，父母通过提出下述要求来帮助使风险达到最小：

- 使用可能的最小剂量做出诊断（例如，有时使用低分辨率扫描，放射剂量更少）。
- 身体辐射暴露区域尽可能限制到最小。
- 限制扫描数。

妊娠期：妊娠妇女应警惕影像学检查时放射线对胎儿的危险性。如果妇女需要行影像学检查，应告知医师是否妊娠或可能妊娠。然而，必要时妊娠妇女可以行 X 线检查。检查期间，操作人员通过给孕妇穿铅围裙应保护胎儿免受辐射。

不同检查辐射剂量比较 *		
影像学检查	达到同等剂量所需的胸部 X 线数	达到同等剂量来自环境所需的时间
胸部 X 线（从前到后）	1	2.4 天
腰椎 X 线	35	84 天
头颅 CT	100	243 天
腹部 CT	500	3.3 年
乳腺 X 光摄影检查术	15	30~60 天

* 这些剂量解释发出多少辐射，以及暴露于射线的人体有关部位对于辐射损伤的敏感性

对胎儿危险性取决于检查在妊娠期哪个阶段进行。胎儿器官发育时危险最大，即妊娠的第 5 周到第 10 周之间。此时，辐射可引起出生缺陷。妊娠早期，最可能出现的问题是流产。第 10 周后，流产和畸形可能减少。

胎儿危险性也取决于孕母身体暴露于 X 线的具体部位。与接触 X 线较近的部位如下背部比较，远离胎儿的部位如腕部和踝部 X 线暴露辐射较少。而且，较小身体部位如手指和脚趾需要 X 线能量比背部和骨盆等较大部位更少。鉴于这些事实，不管何时摄像，尤其是子宫部位放置铅屏保护，X 线平片（不涉及腹部）危险很小。所以，如果必须行 X 线检查（例如评估骨折），获益通常超过危险。

对比剂

在影像学检查期间，对比剂用于将一种组织或结构与其周围组织相区分，或提供更多细节内容。对比剂包括 X 线上可见物质（不透 X 线染料），以及用于磁共振现象物质（顺磁性造影剂）。

不透 X 线染料能吸收 X 线，所以呈现白色。典型用

于显示血管或胃肠道、胆道或泌尿道内部影像。通常情况下,染料经静脉注入(静脉对比剂)、口服(口服对比剂)或经肛门插入(直肠对比剂)。进行检查时,染料经导管注入动脉或经注射器注入关节。所用染料依据检查类型和待测部位而定。

注入静脉的绝大多数不透 X 线染料包含碘(碘化对比剂)。含钡染料仅用于胃肠道。

在使用染料检查之前,要求患者禁食数小时,禁水 1 小时。检查后,推荐多喝水。

当注射某些染料时,人们感到全身发热。另一些可引起注射部位发冷感觉。口服染料可有不舒服味道。

顺磁性对比剂改变粒子磁性,增加不同组织间的对比,使影像更清晰。这些试剂通常含有钆。

副作用:一般情况下,不透 X 线染料非常安全。然而,通常静脉使用造影剂时,少数人发生过敏反应或肾损伤。

过敏反应严重程度不同:

- 轻度,如恶心,脸红或瘙痒
- 中度,如皮疹,呕吐或寒冷
- 严重和威胁生命(过敏反应),如影响呼吸的喉头水肿,喘息,血压很低,或心率异常一定发生过敏反应,立即停用对比剂。对于轻或中度过敏反应,可静脉注射抗组胺药物盐酸苯海拉明。对于严重过敏反应,根据反应类型,可予吸氧、静脉补液,肾上腺素或其他药物。

过敏反应最可能发生于下列个体:对其他许多物质过敏;哮喘;有不透 X 线染料过敏史。如果过敏反应严重,应使用不需染剂的影像学检查。若必须用染剂,则检查前应采用药物(盐酸苯海拉明和皮质类固醇)预防过敏反应。既往有对比剂过敏史者检查前应告知相关医师。

下列情况下可发生肾损害(造影剂肾病):

- 肾功能不全
- 脱水
- 70 岁以上
- 糖尿病
- 心力衰竭
- 高血压
- 多发性骨髓瘤
- 损害肾脏药物

超过 99% 的肾损害患者没有症状,在一周左右恢复。发生持续肾损害者不到 1%,仅某些需要透析处理。

如果必须使用不透 X 线染剂,则术前和术后都应予以水化。可能时使用低剂量染剂。对于慢性肾功能不全者手术前后给予乙酰半胱氨酸。

通常,顺磁造影剂无副作用。然而,对于少数存在严重肾脏病或接受透析治疗的患者,造影剂可引起一种称为肾性系统性纤维化的危及生命的疾病。

血 管 造 影

对于血管造影而言,X 线用于显示血管细微图像。有时称为传统血管造影,以与 CT 血管造影和磁共振血管造影相区别。血管造影时,医生也可同时处理血管病变。

血管造影能提供静息或运动图像(血管荧光电影照相术)。该技术能够显示快速血流通过血管如何运动。

血管造影术虽属于有创检查,但是相对安全。

操作

在操作之前,通常要求被检者禁食水 12 小时。检查时,人躺在 X 线台上。由于检查台可以倾斜,因此,用带子固定胸部和下肢。需要时可以调整 X 线摄像机的位置。置于胸部的电极用来监测心脏电活动。同时也监测血压和血氧水平。

局部麻醉后,医师一般选取上臂或腹股沟处做一个小切口。然后将一根细小、柔韧的管子(导管)插进动脉内,通过血管放到需要评估位置。导管到位后,即注入不透过染剂(X 线可显影)。染剂随血流通过血管,从而显示血管情况。影像可投射于荧光屏上,并被记录下来。所以,医师可以评估血管结构,鉴别异常表现。

在血管造影前,常予以静脉镇静药物处理,以使患者放松和安静。但在整个操作过程中都保持清醒。检查中有时要求患者做深呼吸、屏气或咳嗽,出现任何不适都应报告。根据被检部位、检查类型或操作情况,血管造影时间可以不到一个小时或几个小时不等。这通常作为一个门诊检查。

如果经动脉插入导管,检查结束后必须紧压穿刺处20 分钟。压迫可减少出血和肿胀。随后患者需要平躺几个小时以避免出血。有时需要在医院观察一夜。观察期间,建议患者休息,充分饮水,以帮助造影剂排出体外。

应用

血管造影用于检查血管异常,包括动静脉闭塞、狭窄和异常扭曲(动静脉畸形),以及炎症(血管炎)、薄弱血管壁膨出(血管瘤)和血管壁撕裂(夹层)。

有时,血管造影期间可同时处理血管病变:

- 扩张狭窄血管
- 开通闭塞病变
- 植入支架
- 处理夹层或动脉瘤

血管造影分类

动脉造影:涉及动脉影像。它是血管造影的最常见类型。

静脉造影:涉及静脉影像。

数字减影血管造影:注射造影剂前后都拍照动脉 X 线影像。计算机从其他影像中减除一个影像。所以,除动脉影像外其他(如骨骼)都被消除。结果动脉影像更为清晰。

血管造影常见类型

类型	待检部位	用途
冠脉造影	心脏血管 心脏本身	诊断冠状动脉疾病和其他心脏病 决定血管成形术或冠脉旁路移植术的可行性 鉴别胸痛、气短或某一其他症状的原因 行心脏瓣膜置换术前明确患者心脏特殊结构
肺血管造影	肺血管	诊断肺动脉栓塞（从心脏到肺流向的血栓阻塞肺动脉）
主动脉造影	主动脉	检查下列病变： ■ 薄弱血管壁膨出（血管瘤） ■ 血管壁撕裂（夹层） ■ 在主动脉和左室之间瓣膜渗漏（主动脉瓣反流）
脑血管造影	脑血管	检查下列病变： ■ 血管狭窄或闭塞（可引起卒中） ■ 动脉瘤 ■ 动静脉异常扭曲（动静脉畸形） ■ 血管炎症（血管炎）
Fluorescein 血管造影	眼底血管	评价糖尿病（糖尿病视网膜病变）或 macular 变性引起的视网膜损害 激光治疗前评估视网膜
外周动脉造影	上肢、下肢躯干动脉，除了主动脉和心脏动脉外	检查下列病变： ■ 血管狭窄或闭塞 ■ 动脉瘤 ■ 动静脉之间异常通道（动静脉瘘） ■ 动静脉异常扭曲（动静脉畸形）

缺点

对于一些个体而言，该检查并不舒适。少数人会出现造影剂过敏反应。注射部位可发生出血、感染或疼痛。导管损伤血管罕见。严重并发症如休克、SEIZURE、肾损伤和心脏骤停极为罕见。有时在检查期间，出现心脏短暂跳动脱漏或减慢。尽管出现并发症的比例仍低，但老年人发生并发症危险性较高。

血管造影时使用射线剂量相差很大，相当于胸部 X 线平片的 77～263 倍。

血管造影并非总是很容易，必须由技术娴熟的医务人员操作。

计算机 X 线断层摄影（CT）

进行 CT 检查时，X 线源和 X 线探测器绕被检查者旋转。在现代扫描仪中，X 线探测器通常具备 4～64 个或以上排数的感受器，可以记录穿过人体的 X 线。来自感受器数据代表来自全身多个角度的系列 X 线图像。然而，图像不能直接看到，而是被传送至计算机。计算机再转化为类似机体横断面（二维层面）的图像。在希腊语中 Tomoy 意即 slice（薄片，层）。计算机也能构建三维图像。CT 过去称为 CAT（计算机轴向断层摄

影术）。

操作程序

就 CT 来说，受检者躺在机械驱动的活动平台上，通过打开圆形扫描仪操控体位。当仪器旋转时，受检者经由扫描仪持续转换投照体位。对一些 CT 扫描而言，拍摄每一层面时，是通过操控检查台的运动和停止实现的。而另一些 CT 扫描时，检查台持续移动。由于受检者是直线移动，探测器做环形移动，因此，系列图像看起来是以螺旋形方式拍摄，所以，称为螺旋 CT。

检查前受检者不能佩戴纽扣、按扣、拉链或其他金属（受检部位），应移去珠宝。这些装饰并不危险但可阻挡 X 线穿过，干扰图像。检查期间，应保持静止，间断屏气，以便获取并非模糊的图像。人们也许听到呼呼声响。根据受检部位和扫描仪现代化程度，操作时间从仅数秒钟到数分钟不等。胸部 CT 检查时间少于 1 分钟，需要一次屏气动作（仅几秒钟）。

根据需要 CT 检查也注射造影剂（见前述）。造影剂是在 X 线显影的物质（称为不透 X 线染剂），用来帮助区分不同组织。染剂可经静脉注射、口服或经肛门注入。这依检查类型和待评价部位而定。

CT 可作为门诊患者的检查。检查后人们能迅速恢复日常活动。

内部图像:CT

　　在 CT 检查时,随着扫描仪围绕躺于机械化平台的受检者旋转移动,它能生成并记录 X 线。扫描仪一侧是 X 线管,可发出 X 线,另一侧是 X 线探测器。

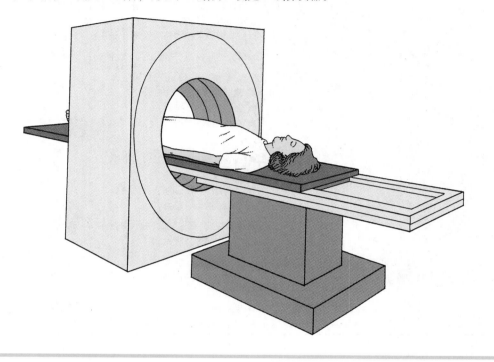

CT 检测的疾病

机体系统	疾　病	机体系统	疾　病
脑和脊髓	颅内出血	心脏和血管	主动脉瘤
	先天畸形		主动脉夹层
	脑脓肿	肾脏和泌尿道	肾内和肾周出血
	脑肿瘤		肾结石或泌尿道结石
	脑积水		肾内或肾周肿瘤
	卒中(缺血性)	肝脏	脂肪肝
	椎间盘突出或破裂		肝脏肿瘤
	脊椎骨折	肺	支气管扩张
胃肠道	阑尾炎		肺气肿
	肠道闭锁		肺肿瘤
	憩室炎		肺炎
	胰腺炎		肺栓塞
	肿瘤	肌肉和骨骼	骨折(有时)
眼	眼内异物		
	眼球感染和眶周感染		
	眶内或视神经肿瘤		

应用

　　与 X 线平片比较,CT 能提供更多有关组织密度和病变定位的高度细微图像。所以,医生能够精确地定位病变和结构。CT 常使检查者易于区别不同组织类型如肌肉、脂肪和结缔组织。因此,CT 可提供 X 线平片不可见的特殊组织的细微图像,对于大多数组织如脑、头颅颈部、胸部和腹部图像更为有用。

　　CT 能够检测和提供机体几乎各个部位疾病信息。例如,医师可以利用 CT 检测肿瘤,测量其大小,准确定位,并判定肿瘤转移到附近组织距离。还可以帮助医师监测治疗效果(如脑脓肿抗炎或肿瘤放疗的效果)。

变化

　　CT 血管造影:这项检查应用 CT 和造影剂生成二维和三维血管图像,包括给心脏供血的动脉(冠状动脉)。通常经上肢静脉注射造影剂(并不是像传统血管造影那样经过动脉)。快速定时拍摄图像,以便于显示造影剂流经待评价血管的情况。利用数字减影技术,计算机可移去除血管图像以外的所有其他组织信号。

　　CT 血管造影用于检测下列信息:

- 动脉狭窄或闭塞(如血栓)
- 大动脉膨出(动脉瘤)和撕裂(夹层)
- 供应肿瘤血液的异常血管

　　由于 CT 血管造影无创、安全(不需要插入动脉导管),所以普遍用来代替传统血管造影。它所显示血管病变与磁共振血管造影一样精确,但不如传统血管造影。CT 血管造影通常仅需 1～2 分钟。

> ❓ **你知道吗……**
> 医学上绝大多数辐射暴露源于 CT。在决定 CT 检查前,应与医生讨论危险和获益情况。

缺点

　　一般来说,腹部 CT 辐射量相当于胸片的 500 倍。在普通人群中,现在 CT 占据绝大部分人造辐射暴露,占有大约医学实践中 70% 的辐射暴露。所以,医师和患者应仔细权衡每一次 CT 操作的风险获益比(见前述)。总之,除非别无选择,妊娠妇女应避免行 CT 检查。尽可能限制 CT 在儿童中的使用。

　　CT 血管造影中所用造影剂含碘。少数人对此发生轻、中度过敏反应或肾损害(见前文)。对造影剂有反应者应在 CT 检查前告知医师。

　　在一些国家和美国的一些地区,CT 检查并非容易获得。

磁　共　振

　　磁共振利用强磁场和极高频率电波以产生高度精细图像。MRI 并不使用 X 线,通常非常安全。

操作过程

　　进行 MRI 检查时,受检者躺在机械化操控平台上,并移进一个大型管状扫描仪的狭小内空间内,扫描仪可产生极强磁场。正常情况下,组织内质子(原子带正电荷部分)排列并无特别。但是,当质子处于强磁场内(如在 MRI 扫描仪内),则呈线性排列。然后,扫描仪发射无线电脉冲,瞬间将所有质子驱除队列外。当质子再次于磁场内呈线性排列时,它们释放能量(称为信号)。信号强度随组织不同而不同。MRI 扫描仪记录这些信号。通过计算机分析信号并生成图像。

　　通过调节电脉冲、磁场强度和方向以及其他因素,检查者能改变各种组织信号表现。例如,对于一种类型扫描而言,脂肪组织显示为暗黑,而另一种扫描,则显明亮。不同扫描提供互补信息,远多于一种扫描所得。

　　可将钆对比剂(顺磁造影剂)注射入静脉或关节。这可以改变磁场,使图像更加清晰。

　　检查前,需要除去衣物,穿着不带纽扣、按扣、拉链或其他金属的外衣。所有金属物体(如钥匙和珠宝)不能带进 MRI 检查室,其他受磁场影响的物体(信用卡)也是如此。检查时,人们必须静躺,有时必须屏气。因为扫描仪噪音大,受检者需要戴上耳机或耳塞。扫描时间在 20～60 分钟。检查结束后,可以立即恢复日常活动。

应用

　　当医师需要了解更多软组织细节时,选择 MRI 优于 CT。例如,获取脑、脊柱、肌肉和肝脏的异常图像时。MRI 在鉴别这些组织的肿瘤时特别有用。MRI 可以测定颅内某些分子,从而区分脑肿瘤和脑脓肿。也可用于识别女性生殖器官病变和臀部、骨盆骨折。MRI 有助于医师评估关节病变(如韧带撕裂或关节软骨异常)和扭伤。磁共振有利于评价出血和感染。

　　当 CT 风险高时,还可以采用 MRI。比如,对于那些对不透光染剂存在反应和妊娠妇女(因为对胎儿危险性),应优先选择 MRI。

　　应用钆造影剂后行 MRI 检查,可以帮助评估炎症、肿瘤和血管。关节造影有利于医师获得关节病变的清晰图像,如果存在复合病变(韧带和膝关节软骨损伤或变性,或者椎间盘破裂或突出)更是如此。

MRI 分类

　　功能 MRI:该技术能够检测大脑活动时的代谢变化。所以,功能 MRI 可显示个体进行特殊任务(如读书、写字、记忆、计算或肢体移动)时的大脑活动区。

　　MRI 灌注成像:利用该技术,医师能够估测特殊区域的血流。这方面的信息在卒中时有助于判定大脑相关部位是否丧失了血供。

　　弥散加权图像:可检测不能正常工作的脑细胞内水移动的变化。主要用于鉴别早期卒中。

磁共振波普:该技术利用几乎持续发射的无线电波,而不是像传统 MRI 的脉冲。磁共振波普用于检查脑部疾病,如癫痫、阿尔茨海默病、脑肿瘤和脑脓肿。它可以区别脓肿内死亡碎片和肿瘤内增殖细胞。还可用于评价肌肉和神经系统的代谢紊乱。

磁共振血管造影(MRA):像传统血管造影和 CT 血管造影一样,MRA 能提供详细的血管图像。不过,它更为安全和便易。MRA 常常不用造影剂即能进行。

MRA 能够显示动脉和静脉内的血流,或者仅单向血流,所以仅能显示动脉或静脉其中之一。如 CT 血管造影时,应用计算机移去除血管影像外的所有其他图像。

有时将钆对比剂注入静脉以显示血管情况。当钆浓集于目标血管时,检查者仔细地定时扫描获取图像。

MRA 用于评价脑血管、心脏血管、肾血管和下肢血管。用于检查下列疾病:

- 主动脉瘤
- 主动脉夹层
- 四肢动脉狭窄
- 四肢和骨盆静脉血栓

磁共振静脉造影:该术语专门指静脉 MRA。它常用于探查脑静脉血栓,以及监测脑静脉血栓治疗效果。

回波平面成像:这一超速技术可在数秒内生成系列图像。它用于探查大脑、心脏和腹部。由于它快速,受检者移动并不会过多干扰图像。这项技术还能提供组织处于功能状态的信息。

缺点

通常来说,MRI 图像生成时间比 CT 图像长。因此,CT 在急诊时(例如严重损伤和卒中)更好些。MRI 也比 CT 花费更高。

MRI 扫描仪内空间小而密闭,使一些人感到幽闭恐怖,即使那些通常对限定空间并不焦虑的个体也是如此。一些肥胖者处在扫描仪内很难受。某些 MRI 扫描仪(称为开放 MRI 扫描仪)一边打开,内部空间更大些。这样人们幽闭感觉更少些,肥胖个体较容易适应。开放 MRI 生成图像质量也许不如依赖磁场强度的封闭扫描仪效果,但仍可用于做出诊断。对于那些进行 MRI 检查时感到焦虑的个体,应在检查前 15～30 分钟给予抗焦虑药物如阿普唑仑或劳拉西泮。

通常情况下,如果患者体内特殊部位残留某些物体(如弹片)或植入可受强磁场影响的装置,则不能行 MRI 检查。这些装置包括心脏起搏器、除颤器、人工耳蜗植入和治疗动脉瘤的磁性金属夹。MRI 所用磁场可引起植入装置移位、过热或功能紊乱。由于有助于固定装置的瘢痕组织尚未形成,所以,植入后 6 周内很可能受到影响。这些装置也可以干扰 MRI 图像。如一些常见牙科植入体、人工股骨头或校正脊柱的金属杆等器具并不受 MRI 影响。做 MRI 前,植入任何器具的患者应告知医师,由

医师决定检查是否安全可行。

MRI 磁场很强,并持续存在。所以,如果金属物体(如氧气筒或静脉输液架)接近扫描室入口,那么金属物体会被高速拉近扫描仪。受检者也许会受伤,从磁铁分离开是不可能的。

钆造影剂可引起头痛、呕吐、注射时发冷和疼痛、味觉异常和头晕。与传统 CT 血管造影所用的造影剂比较,这些对比剂引起严重反应较少。然而,对于存在严重肾脏病变或正在进行血液透析患者而言,钆剂可导致严重的威胁生命疾病(肾源性系统性硬化症)。这种疾病表现为皮肤、结缔组织和器官增厚。结果,皮肤可逐渐出现红或暗褐色斑,皮肤或许感到紧张,活动困难受限,器官功能失调。

X 线平片

X 线是高能辐射波,可穿透绝大多数物体(程度不同)。低剂量时,X 线用来拍摄图像,帮助医师诊断疾病。高剂量时,X 线(放射疗法)用于治疗癌症。X 线可单用于摄 X 线平片,或与其他技术联合如计算机断层扫描(CT)。

操作过程

拍摄 X 线图像时,要求受检者保持正确的体位,以便于待检的部位处于 X 线源和记录仪之间。检查者在 X 线防护屏后操作 X 线机仅仅几秒钟。拍摄时受检者保持安静,并从几个不同角度拍摄图像。

检查时,X 线束穿过身体待检部位。不同组织阻挡不同 X 线量,这取决于组织密度。透过的 X 线记录在 X 线片或探测屏上,由此生成的图像显示不同组织密度水平。组织密度越高,越多 X 线被遮挡,图像越白:

- 金属看起来完全呈白色(不透)。
- 骨骼几乎是白色。
- 脂肪、肌肉和液体呈灰色阴影。
- 空气和其他气体似乎为黑色(可透过)。

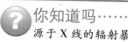
你知道吗……
源于 X 线的辐射暴露非常小。

应用

普通 X 线片是评估上肢、脊柱、下肢或胸部的经典的第一个影像学检查。这些机体部位包括密度不同的重要结构,易于在 X 线上鉴别。所以,X 线用于检测下列病变:

- 骨折:几乎骨骼白色与周围肌肉灰色形成鲜明对比。
- 肺炎:肺内发黑气体与白色感染组织(阻挡 X 线)形成鲜明对比。

■ 肠梗阻:梗阻肠道的黑色气体与灰色周围组织形成鲜明对比。

分类

应用对比剂的 X 线:在静脉、口服或经直肠使用对比剂后即拍摄普通 X 线片。

就传统血管造影而言,血管注射对比剂后即拍摄 X 线。

在胃肠道 X 线检查之前,要求人们吞服液体型或食物型钡剂、泛影葡胺。或者,检查人员通过管道将钡剂注入肛门(钡灌肠检查),然后细心泵入空气至结肠以使其扩张。钡剂易使溃疡、肿瘤、梗阻、息肉和憩室炎显像。钡灌肠检查可引起轻、中度痉挛性痛和促进排便。

荧光检查:该技术可显示动态图像,与摄像机相似。荧光检查能显示功能状态下的器官或结构:心脏跳动,肠道蠕动,或肺充气或排气。荧光检查一般用于电生理测验(心律失常)时判断导管在心脏内的位置是否正确。在评价胃肠道时,造影剂如钡剂常经口服。

缺点

对于 X 线平片,每次照射仅需要极小辐射量。对于胸部 X 线而言,单一图像辐射暴露量相当于大多数人在 2.4 天内从环境获得量(本底辐射暴露,见前有关章节)。然而,一些 X 线检查需要几种图像和(或)每一图像的高剂量辐射。结果,总辐射暴露较高。例如,下背部 X 线辐射量大约等于 3 个月背景暴露。荧光检查通常需要高剂量辐射,因此,可能情况下采用其他影像学检查。

检查者应注意将个体辐射暴露降至最低。妊娠妇女或育龄妇女应告知医师。然后,检查者采取一切可能措施以屏蔽胎儿暴露。为评估妊娠妇女腹部或骨盆,医生有时以不用辐射的检查如超声波扫描代替影像学检查。但是,不涉及腹部或骨盆的 X 线平片子宫的辐射量通常仅极其微小。

一些特别试验有其他危险。例如,吞钡或钡灌肠可引起便秘。

放射性核素扫描

该项检查中,核素用于生成影像。核素是不稳定原子,通过辐射释放能量变得较为稳定。绝大多数放射核素作为 γ 射线(与 X 线相似)释放光子。放射性核素也用于治疗特定疾病(如甲状腺疾病)。

操作过程

就扫描而言,一种核素与体内特定部位积聚的某种物质结合(或称为标记)。应用不同物质取决于待评估身体部位。因为身体利用(代谢),所以该物质可蓄积,如下列情况:

■ 碘用于制造甲状腺素,所以积聚于甲状腺。

■ 当骨骼修补或重建时,二磷酸盐积聚。

或一种物质可以异常积聚在特殊区域如下:

■ 当肠道快速出血时,红细胞积聚在肠道。

■ 白细胞积聚于炎症或感染区。

放射性核素与被标记物质统称为放射活性示踪子。特殊扫描仪或摄像机(如 γ 摄像机)可探测到其活动踪迹,借助于影像,医师能够看到示踪子浓集和发出射线的部位。摄像机生成示踪子聚集的平面影像。有时,计算机分析射线,从而生成似机体断面的系列二维图像。

由于机体代谢所用的许多物质,核素扫描有时能提供器官功能活动的信息,如视觉效果一样。

通常,示踪子注射如静脉,但是对于一些检查而言,示踪子经吞咽、吸入,或者注射入皮肤(皮下)或关节。在示踪子充分进入靶组织(几乎立即或花费几个小时)后,进行摄像。

进行某些检查之前(如胆囊扫描),要求个体禁食水几个小时。不需移除衣物。有时,受检者躺在可移动平台上,摄像机围绕机体转动。扫描期间,受检者必须静躺,通常花费 15 分钟。然而,有时,一次扫描需要间隔一段时间重复进行,这常常在几个小时后。检查完毕后,推荐饮额外液体帮助机体排出放射性核素。可很快恢复日常活动。

应用

放射性核素扫描用于评估机体许多部位:甲状腺,肝脏和胆囊,肺,泌尿道,骨骼,大脑,以及一定血管。各种放射性核素用于拍摄身体不同部位或不同疾病类型的影像,如下所述:

■ 回心血流:铊用于显示动脉血流。所以它能帮助医师评价冠状动脉疾病。为决定负荷状态下心脏如何工作,负荷试验中医师有时应用铊。通常该试验通过个体步行或踏车完成。这同时也提示心脏功能状态。心脏病发作后进行负荷试验有助于医师评价预后。

■ 骨骼:因为锝聚集于骨骼,常用于骨骼摄像。用来检查癌症骨转移和骨感染。

■ 炎症:锝或其他放射性核素用于标记白细胞,聚集于炎症或感染部位。该试验帮助医师鉴别炎症和感染。

■ 出血:锝用于标记红细胞。这益于医师定位肠道出血部位。

放射性核素扫描也用于检查某些癌症,如肺癌转移到肝、甲状腺和直肠癌。

分类

单光子发射计算机断层摄影(SPECT):SPECT 类似于 CT,但使用核素发射而不是 X 线。转动 γ 摄像机从多角度照相(X 线断层照片),一副机体切面,计算机构建成二维或三维图像。这帮助医师更精确地定位结构和异常。

依赖评价部位,检查前要求人们限制食水。该试验通常花费 30 ~ 90 分钟。

缺点

放射性核素扫描的射线暴露量取决于所用的核素以及用量。例如,肺部扫描剂量与 75 次 X 线胸透相似。其他扫描涉及更多射线暴露。

放射性核素扫描需要数小时之久,因为注射核素后到进行扫描需要等待。有时,影像并非很清晰。

由于可影响胎儿,所以怀孕妇女应告知医师。

正电子发射 X 线断层扫描(PET)

PET 属于放射性核素扫描的一种类型。检查时,以原子标记体内代谢的物质如葡萄糖或氧(放射性核素),释放阳性电荷放射性离子称为正电子。正电子积聚在体内特殊区域,组织代谢越活跃,正电子积聚和利用越多,释放放射活性越多。

PET 扫描器包括几个探测器环,记录释放放射性并产生区域性彩色断层图像。颜色密度指示组织活跃程度。结果显示不同颜色深浅显示不同水平的活跃程度。所以,PET 可以提供有关组织功能的信息,能鉴别比正常组织更多或更少活性的异常组织。但是,PET 不能像其他多数影像学检查一样显示组织器官解剖和结构细节。

检查程序

在检查前,要求患者禁用酒精、咖啡、烟草制品或其他影响精神活动的药物(如镇静剂)。检查时,患者平卧于检查台上,静脉注射标记物,经过 30 ~ 60 分钟后到达评估区域。然后,调整检查台于适当位置,以便待评估区处于 PET 扫描器的大环形开放区内。

检查期间要求患者平躺 45 ~ 60 分钟。根据待检身体部位不同,要求患者做一定活动如脑力活动以激发大脑活动。

应用

PET 用于评价心脏和大脑血流和活动。PET 可显示心脏功能状态,可帮助决定患者是否适合冠脉旁路移植或心脏移植术。大脑 PET 扫描也显示大脑哪一个区域在特定活动中最活跃,如在数学运算时。

PET 可显示癌症位置与其转移部位。PET 帮助医师评价肺癌、结直肠癌、食道癌、头颈部癌、淋巴瘤和黑色素瘤,帮助医师确定癌症患者肿大淋巴结是癌症转移或为其他异常。

在研究中,PET 用于提供痫性发作信息,帮助医师诊断阿尔茨海默病、帕金森氏病、TIA 和卒中。

分类

PET-CT:它提供精细二维图像,能展示解剖(经 CT)和功能(PET)。两种图像可分开显示,或一种图像叠于另一种上部。该技术尤其适用于体内众多组织紧密结合部位的癌症如颈部和骨盆。它协助精确定位癌症,探测早期复发。该检查通常费时不到 1 小时。

缺点

PET 放射暴露量相似于 CT。

因为 PET 中放射性核素发出射线仅很短时间,所以仅在下列条件下进行:在附近位置可能产生放射性核素,并能迅速获得。PET 相对昂贵,不能广泛使用。

超声波检查

超声波检查采用高频声波(超声)以生成内脏和其他组织的影像。换能器将电流转化成声波,发射进入机体组织。声波遇到组织结构受阻反射,返回换能器,后者将声波转换为电流。计算机将电信号转为图像,并于检测器上显示,可录制成电影、磁带或数字计算机图像。不使用 X 线。

超声波检查无痛苦,花费相对便宜,即使对于妊娠妇女,也认为非常安全。

检查步骤

如果检查腹部,之前要求人们禁食水数小时。

通常,检查者在相关区域涂布厚胶以确保声波传递良好,手持换能器置于待检区于皮肤,并来回移动。为评估身体某些部位,检查者将探头插入体内如肛门以显示前列腺,或插入引道以更好显示子宫和卵巢。为了评价心脏,检查者有时进行经食道检查。这称谓经食道超声心动图。

检查后,通常可立即恢复日常活动。

 你知道吗……
超声波检查和磁共振检查都没有辐射。

应用

超声图像获取迅速,能实时显示机体组织结构的活动(如电影一样)。例如,能够看到跳动的心脏,甚至胎儿心跳。可有效使用超声波检查探测生长发育和接近体表的异物,如在甲状腺内,乳腺,睾丸,四肢和淋巴结。因为气体(如肺或肠内)和骨骼能阻遏声波,所以利用超声波探测机体深部结构比较困难。仅在探头和待检区之间没有气体或骨骼时方能显示组织结构。

超声波检查一般用于评估如下组织:

- **心脏**:如探测心跳异常、心脏瓣膜结构异常和心腔与室壁异常(心脏超声波检查称为超声心动图)
- **胆囊和胆道**:如探测胆结石和胆道阻塞。
- **泌尿道**:如鉴别肾内良性囊肿与实体肿瘤(癌),或探测肾内、输尿管或膀胱内结石阻塞或其他结构异常。
- **女性生殖器官**:如探测卵巢、输卵管或子宫肿瘤和炎症。
- **妊娠**:如评估胎儿生长发育、探查胎盘异常(如胎盘异位,即前置胎盘)

超声波检查也用于指导医生切取组织标本做病检。超声波检查可显示活检器械的位置和活检区域(如肿块)。所以,医生能看到插入器械位置,并能直接引导至目标。

分类

多普勒超声波检查:该技术利用移动物体反射声波频率的变化(多普勒效应)。这种情况下,移动物体是血液内的红细胞。所以,多普勒超声波检查用于评估血流——流动快慢、流动方向和血液是否流经血管。还能探测血管阻塞,特别是腿部静脉和动脉狭窄,尤其是向大脑供血的颈动脉。

彩色多普勒超声波检查:对于该检查而言,色彩叠加于多普勒超声波生成的血流灰色阴影图像之上。色彩指示血流方向。红色表示朝向探头方向,蓝色提示背离探头方向。

彩色多普勒超声波检查可帮助评估卒中危险性,因为它帮助医生鉴别和评估头颈部动脉的狭窄或闭塞情况。该检查用于评价 TIA 或卒中患者,以及评价存在动脉粥样硬化危险因素的无症状患者。

缺点

探头插入机体可引起某些不适。罕见情况下,探头插入可引起组织损伤、出血或感染。

第 315 节

医　院　护　理

当人们发生严重或威胁生命的情况(如心脏病发作),或疾病恶化(如心力衰竭)时,会被安排住院。人们也可能在遇到不太严重问题(如脚踝扭伤)时去医院的急诊室接受紧急处理,还可能因需要行某项检查、强化治疗或手术而由医生安排择期入院。

医院有时是让人畏惧或困惑的地方,经常会突然而且毫无解释地实施某种护理,了解诊治计划可以帮助更好地应对并积极配合。更多地了解医疗程序,知道他们要干什么而且为什么要这么做,可以减轻患者对医院的恐惧感,并且在出院后对自己的健康更加有信心。

急诊:对许多人来说,都是从急诊室开始他们的医院医疗护理。什么时候去急诊室以及如何去急诊室是非常重要的。当人们确实需要去急诊室时,应该携带既往病历等信息。特别重要的是要带着以前的药物清单,如非处方药、处方药以及饮食添加剂(如维生素、矿物质、草药等)。最近的医疗记录和住院记录复印件对急诊治疗也是非常有帮助的。这样便于急诊室工作人员从初级保健医生或医院病案室得到信息。

住　院

当人们在其他地方(如家里或外科门诊)无法获取合适治疗的时候,就会安排住院。住院的最大目的是通过治疗使患者康复或健康得到改善,并可返回家中。因此,医院应在尽可能短的时间内使患者安全出院或转移到康复中心。医生(包括护理医生、专家和急诊室医生)决定人们是否需要住院。

住院的第一步是登记。有时候可以在到达医院之前完成登记。登记时需要填写以下信息:

- 基本信息(如姓名和住址)
- 医疗保险信息
- 家庭成员或朋友的电话,以便在急诊时联系
- 治疗同意书
- 同意给保险公司提供信息
- 同意缴费的协议

病人在住院期间要求佩戴识别腕带。病人需要检查识别腕带上的信息是否正确,并应一直佩戴。这样当做检查或操作时,可保证工作人员诊治正确的患者。

住院手续办好后,病人会被要求查血,做 X 光检查或被带到病房。病房可能是单人间,也可能是多人间。即使在单人间,隐私也受到限制。医院工作人员会频繁地出入病房,所以即使工作人员通常会敲门,但很多时候在病人回应之前已经进入病房。

患者入院须知

患者应携带正在服用的药物和剂量列表,以及医师的书面医嘱。院方建议携带预先嘱托。所有资料应交给责任护士。另外,患者还需带来如下物品:

- 化妆用具
- 一件制服
- 睡衣裤
- 眼镜、助听器和假牙(如在家即使用)
- 几件个人物品如亲人照片等,可以使人感到慰藉

如果孩子住院,父母应携带安慰性物品如毛毯或毛绒玩具。所有个人物品应有标识。

处方药物和贵重物品(如结婚戒指或其他珠宝,信用卡或巨款等)应留在家中。

专门监护室：人们需要特殊监护时

需要特殊医护的患者可进入专门监护室。

重症监护室（ICU）。重症监护室是为病情严重的患者而设立。这些病人包括脏器的突发衰竭如肝、肺（需要辅助呼吸）或肾脏（需透析治疗）。休克、严重感染或外科大手术后都应进入 ICU。大型医院会有儿童重症监护室（PICU）。

有些医院也有这样的一类重症监护室：患者病情很重不能住普通病房，但又轻于 ICU 患者。这些病房称为过渡病房或中间监护室。

冠心病监护室（CCU）。它接受心脏病或突发心脏病的患者。病人有心绞痛、心律失常或心力衰竭等，或 CCU 住满，可以住 ICU。

重症监护室和冠心病监护室配备生命支持仪器设备，并能持续监测生命指证功能：

- 监测心率、血压和呼吸的仪器，通过导线连接患者。
- 静脉导管，富有弹性的导管插入静脉，用于输注药物、液体或营养。
- 呼吸机和除颤仪，前者辅助呼吸，后者恢复正常心律。

监护室探视时间和规程更为严格。

隔离。目的是防止交叉感染。可以是完全隔离（当疾病通过空气传播时）或部分隔离（当疾病仅经过接触、血液或粪便传播时）。部分隔离需要的防护措施较少。

反相隔离（保护性隔离）。用于防止患者被他人感染。当个体免疫系统受损时（如骨髓移植后）需要逆向隔离。

两种隔离都涉及下述措施：

- 安排单间病室
- 任何进入病室的人必须穿戴口罩、外罩、帽子和手套，并在用后进行灭菌或焚烧。
- 所有接触患者的物品都须经过灭菌处理。
- 室内空气经滤过净化。
- 通常限于直系亲属探视。

很多检验如血检和尿检，可以检验病人有无其他问题。工作人员会问一些问题，以决定病人是否需要进一步治疗或在出院后需要额外帮助。医务人员可能会问一些诸如饮食习惯、心情、疫苗接种和服药情况等，也可能会按一套量表询问以评价精神心理是否正常。

住院期间，医生会至少检查一次病人，护士和其他工作人员每天也会来好多次，他们承担了大部分的护理工作。理疗师也经常帮助病人进行康复练习。如果患者需要额外帮助如喂饭或者上厕所，这些需要家属帮忙。家属也可以与社工商量，让他们帮忙照顾病人。孩子住院时需要家长或监护人的照顾。

住院引起的问题

住院期间可能会发生一些问题，如感染、褥疮、心情沮丧等。许多诸如此类的问题都是由于长期卧床所引起，其他问题也可能是因为对环境不熟悉、服用镇痛药或处理一种病变等引起。往往一个问题会引发另外一个问题。有些人（如心情不好的人、营养不良的人或者老人）在住院期间不能自理，这类人往往住院时间较长，而且出院后也可能需要住疗养院进行康复治疗。

如果人们提前想到了某些问题，应该与医护人员一起采取一定的预防措施。如当英语不是第一语言时，沟通会存在一定困难，或者听力受损等类似这样的情况，则都要提前告诉医护人员，以便通过找翻译等措施来更好地帮助病人。

医院获得性感染

人们住院期间存在受到感染的风险，这种感染称为院内感染。在美国，有大约 5% ～ 10% 的病人在住院期间感染，每年有大约 90 000 人死于院内感染。老人、儿童和免疫力低下的人更容易被感染。

这类感染可能是由于病菌或真菌引起，而且危险性大甚至可以致命。

抗生素往往对这类微生物无效，频繁的使用抗生素只会增加微生物的抗药性。

医院获得性感染包括肺炎、尿路感染、手术切口感染和血液感染。

肺部感染：躺在病床上的人不像往常呼吸那么多，时间长了以后控制呼吸的肌肉会变弱。因此，深呼吸会变得困难，所以当他们有痰时，不能很好地从气管里排出。当痰中细菌不能正常排出时，就会引发肺炎。

在下列情况下，肺部感染的风险会增大：

- 使用呼吸器的情况下风险会增大
- 之前接受过抗生素治疗
- 存在其他器官病变，如心脏、肺、肝、肾
- 70 岁以上
- 在疗养院
- 胸部或腹部做过手术

练习深呼吸和咳嗽可以帮助预防肺部感染，这些训练能保持肺部正常工作，而且呼吸肌也不会变弱。

尿路感染：有些病人在住院期间会被置入导尿管。医生为更好地监测病人尿量时需要使用导尿管。以前，医生会给大小便失禁的病人使用导尿管。置入导尿管导致病菌更容易进入尿道，从而引发尿路感染。因此，为了预防这类感染，医生尽可能减少导尿管的应用。当必须使用导尿管时，应该经常检查导尿管是否干净。对于大

小便失禁患者,常换尿布是比使用导尿管更好的选择。

预防:医务人员为预防医院获得性感染常采取的措施如下:

- 经常洗手
- 经常使用乙醇类消毒剂
- 佩戴保护手套或外罩

为了防止耐药菌的出现,许多医院限制使用抗生素。

卧床引发的问题

长时间卧床休息而不规律运动会带来很多问题。

血凝块:腿伤、腿部手术或长期卧床使得腿部的活动量很少。活动量少的时候,腿部静脉中的血液流向心脏的速度会减慢,从而导致血凝的发生。血块有时候会从静脉流向肺部,引起血管堵塞。这种现象称为肺栓塞,可能危及生命。

气动压缩筒可以预防这种血凝块的发生。通过电泵加压,这种筒反复挤压腿部的腓骨,使血液更顺畅的从静脉中通过。当人们面临血凝的高风险时会使用抗凝素(如肝素)以预防血栓形成。

便秘:当人们长期卧床或运动较少时,粪便从肠道排出体外的速度减慢,此时易发生便秘,有时一些药物也容易引起便秘。

为了预防便秘,医务人员会鼓励病人多喝水,多吃富含纤维的食品或营养品,有时会开一些大便软化剂或泻药。

情绪低落:长期卧床的人容易变得情绪低落。与别人交流较少以及无助感是导致情绪低落的主要原因。

褥疮:当人们长期卧床时,身体的压力会集中在与床接触的部位,导致这部分血液供应不足。如果长时间供血不足,组织会被破坏,导致褥疮。褥疮可以在挤压两小时后开始形成。营养不良和尿失禁患者更容易产生压疮。营养不良使皮肤更薄、更干燥,而且没有弹性,更容易被撕裂。尿失禁患者的部分皮肤经常接触尿液,使皮肤变软而且容易被撕开。压疮多发生在后腰、尾骨、脚跟、肘部以及髋关节。褥疮有时候很危险,可能导致败血症。

如果患者活动比较困难,应该帮助他们经常变换卧床姿势,以预防褥疮形成。应该经常检查皮肤有无瘀血。把垫子放在身体底下进行保护,这样不易形成褥疮。

骨质疏松:当骨头经常不承受重量时(如人们长时间不站立,也不走动),骨头会变得比较脆弱,更易于损伤。

肌肉退化和关节僵硬:经常不用力会使肌肉退化。长时间卧床会使关节周围的肌肉和组织变得僵硬。长时间后,会变成永久性关节僵硬,也称为挛缩。有时会形成恶性循环:由于手术等原因,长期卧床可能导致肌肉退化和关节僵硬,而肌肉退化和关节僵硬使活动更加困难。

预防:预防以上各种问题的措施可能看起来比较麻烦并且甚为费力。但是为了更快康复,这些措施还是很有必要。经常活动会避免出现很多问题,包括便秘等。医务人员鼓励患者多下床活动。如果不能下床,也应该坐起来活动活动,在床上做一些运动。弯曲或伸张肌肉可能预防肌肉退化。不能自己运动的人,应该在理疗师或其他人的帮助下多活动。浴室里的扶手、升起的马桶、矮床和地毯等都可以使活动变得容易。

对于儿童来讲,一些医院建有小型游乐场,可以使他们心情愉快,不至于情绪低落。

营养不良

病人有时进食很少,主要有以下几个原因:

- 疾病或药物导致病人没有食欲
- 饭菜不习惯或不合胃口
- 有些病人对饮食要求比较高,如不喜欢吃低脂肪或偏淡的食物
- 肉食定时供应,定时取走
- 不喜欢吃提供的食物或由于宗教信仰不能吃一些食物
- 有些人不能在病床上拿着托盘吃饭
- 有些人需要在别人的帮助下才能吃饭,而且进食时间比较长。当帮助他吃饭的人到来时,饭菜已经凉了,更没有食欲
- 未佩戴假牙或假牙不合适,咀嚼困难
- 在病床上喝不到水

营养不良是很严重的问题,尤其是对老人和慢性病患者。营养不良的人不能很好地预防感染,伤口愈合更慢,更不易康复。很多住院者缺少维生素 D,更容易发生摔伤等问题。

预防:医务人员应该确保经常更换饮食种类,检查患者每天可以吃多少东西。住院期间,病人及家属可以告诉医务人员喜欢吃什么,不能吃什么。医院里的饮食可以根据患者的要求而改换,家属也可以带病人喜欢吃的食物。病人吃饭的时候有病人家属陪伴很有益,因为一起进食可增加患者食欲。家属和医务人员应该确保有假牙的患者佩戴假牙。

应该在病床旁边放一瓶新鲜的水,除非病人不适合喝水。家属和医务人员应该鼓励病人多喝水。

当病人不能经口进食时,应该用管子将含有营养的流食输送到病人的胃里(可以通过鼻子或腹部小口),或者静脉注射。这种饮食方式在病人能经口进食之前很有必要性。当病人不能进食时,应该确保通过其他方式给病人提供充足营养。

精神紊乱

患病时尤其是服用镇静药的情况下,可能出现精神紊乱。医院里的氛围更加重了这种现象。在医院,病人

穿上标志患者身份的衣服,他们处在一个陌生的环境中,建筑物和道路都不熟悉。多数情况下,病房里也缺少刺激(如视觉,声音和交流),面对单调、空荡的白色墙壁,他们百无聊赖,无动于衷。病人可能会觉得孤独,而且是在枯燥的病房里和一个不善交流的病人在一起。很多时候是没有人可以交流,只有电视里的声音陪伴。

聚焦老龄化

住院患者中超过三分之一为老年人。不管何时,几乎一半住院患者年龄在 65 岁以上。急诊室就诊的老年人中几乎一半要收住院。

许多老年人出院时外表状态较生病之前恶化。部分原因是入院时老年人倾向具有严重疾病和虚弱状态。很多医院对老年人的生理需求处理不当。但是,部分理由在于住院可引发一些问题,而不管年龄大小。老年人更可能存在或发生这些问题,并且结果更为严重。这源于下述理由:

- **混乱**:随年龄发生的变化使人们更易于突然和明显错乱(精神错乱)。
- **脱水**:老年人渴感较年轻人缓慢和轻微。所以,他们喝水更少,在获取饮水较困难的环境条件下如住院等,尤其如此。
- **跌倒**:老年人易于跌倒,一旦摔倒,则更可能发生严重损伤如骨折等。
- **二便失禁**:老年人术后下床特别困难,存在重病或身体连接各种仪器的的老人也是如此。所以,他们不能及时上厕所。
- **失去独立性**:住院期间,由于医护人员提供各种帮助(如洗澡),这使老年人变得不能够照顾自己。
- **肌肉组织丢失**:当老年人长时间卧床或不动时,即易于丢失较快和更多地丧失肌肉组织。
- **褥疮**:由于老年人皮下脂肪较少、皮肤血流减少,所以易于发生褥疮。如果出现褥疮,应在出院后送到护理院而不是回家。
- **药物副作用**:入院前,许多老年人正在服用多种药物。在医院内,处方较多药物。患者服用越多,发生副反应和药物相互作用的机会越大。而且,老年人对某些药物更敏感。
- **营养不良**:年龄相关的生理变化可以减少人们食欲或营养吸收,这与某些疾病(包括牙病)和药物一样。

许多老年人很难从住院经历和疾病中达到心理和生理上的恢复。

预防策略

有些医院已经制定出有关老年人住院所致问题的策略。这些策略旨在帮助老年人保持未生病时的功能活动。

- **跨学科团队**:该团队由卫生保健人员组成,他们为老年人保健而共同工作。团队成员评估个体需求,协调病人的院内诊疗,并寻找可能问题从而予以处理或预防。
- **焦点团队**:该团队专注于预防和处理一个专门问题如营养不良或褥疮。这样的团队经常由护士引导,检查患者问题并制定一份保健计划。
- **老年病学家**:这些医生接受为老年人保健的专门培训,能够帮助防治老年人的常见问题。例如,老年病学家避免处方那些特别易于引发问题的药物。
- **指南**:医院也遵循老年人保健指南。
- **责任护士**:有时指派一个护士主要负责和监测患者保健。该护士确信其他工作人员理解患者的治疗计划。

老年病护理单元:这些单元为老年人设计,并用于医护人员培训老年人保健。在这些单元,鼓励老年人尽早和尽可能多下床活动。鼓励每天早晨穿衣,尽可能遵循日常活动规律,并且在餐厅就餐。如果老年人住院很长时间,则应鼓励患者以照片、枕头和其他熟悉物品装饰房间,以体现个性化。医护人员鼓励家庭成员和朋友参加医疗保健过程。

治疗

在医院内,如何积极地处理疾病并不取决于年龄。家人和老年人应与医师交谈,以便确信治疗选择是基于疾病严重程度而不是年龄。但是,根据患者愿望,有时少些积极治疗对老年人是合适的,有时根据患者意愿和意见即疾病预期怎样进展以及生存多长时间,少一点积极处理对于老年人也是适当的。预先嘱托记录了人们希望获得的医疗手段和治疗方法,这对于老年人特别重要。

医院的程序和时间表让人无所适从。例如,病人会频繁的在夜里被叫醒,得不到充足的休息。她们不能够在一个不熟悉的昏暗的屋子里生孩子。众多的检查和复杂的设备占据主导地位。

重症监护室更加使人困惑。那里的病人感到很孤独,有时候处在没有窗户和没有时钟的环境,他们无法辨别方位和时间。电子监测设备的嘟嘟声、时常出现的亮光、频繁抽血、更换注射管、或者定时吃药,所有这些都会打搅睡眠。疲乏的患者更容易意识混乱。有时候这种困惑的感觉太严重,以至于产生一种类型谵妄,称为重症监护精神病。

如果病人在住院期间出现意识混乱状态,病人家属应该及时告知医护人员。

预防:医护人员和病人家属可以通过以下措施来帮助病人更好地适应:

- 确保病房内光线充足
- 鼓励病人下床,规律步行,多做一些日常运动
- 告诉病人一些医院外面发生的事,使他们思维活跃
- 向患者解释需要做的检验和治疗,使他们更加理解
- 确保佩戴眼镜或助听器的患者随身携带这些物品
- 确保病人饮食充足(脱水可能导致精神错乱)

大小便失禁

医院内患者可能会出现大小便失禁。很多情况下,二便失禁来自周围环境,而不是病人的生理功能出现问题。易于发生二便失禁的情况如下:

- 严格要求卧床
- 服用利尿剂,使膀胱快速充满尿液
- 由于床太高或病得太严重,不能下床
- 由于手术或疾病等原因使行动困难或疼痛不能下床
- 正在使用一些设备,如输液、吸氧、心脏监护和导管

在这些情况下,如厕变得非常困难,而且比平时需要更多的时间。

二便失禁时可选择便盆,有时候不方便使用。需要帮助才能使用便盆或去厕所。痴呆患者、突然精神错乱患者和卒中患者都不能够通过按铃呼叫来获得帮助。按铃后,可能回应延迟。有时某些药物或功能紊乱也很容易导致二便失禁。

预防:医护人员可以定时帮助病人如厕,有时在病床旁边放一个便椅可方便患者。把床降低或者更好地安排监护时间也很有帮助。对男性患者来说,有便池通道也很便利。确保病人熟悉去厕所的道路,厕所位置更易于识别,这一点十分重要。

跌倒

医院的某些条件可增加人们尤其是老人跌倒的风险。长时间卧床,会使腿部肌肉退化,静脉血液也更不易流向心脏。因此,当病人起立时,血压降低,导致头晕(也称为体位性低血压)。有时病人服用一些药物也会导致头晕嗜睡。有时病床太高而且有床帮,患者不容易下床。加上光线暗淡,看不清障碍物,这使精神错乱的患者更易摔倒。

由于在医院经常受到打扰,一些在医院照顾婴儿或小孩的父母很可能会大意,而做出一些习惯性的动作,比如当婴儿在病床上的时候,仍然用力将婴儿床提得很高。

预防:当病人或病人家属发现一些容易导致跌倒的情况后,应该采取预防措施。例如,为了防止肌肉退化,应该经常下床多做一些运动。病人家属和医护人员应该陪着病人走楼梯,直到病人的肌肉可以重新用力。

多数情况下跌倒发生在起床时,所以病人家属和医护人员可以通过下列措施进行预防:

- 当病床太高或有护栏时,询问护栏是否必须,是否可以调低病床
- 确保病人了解病床的高度
- 提醒病人下床后要小心缓慢行走
- 要让病人穿拖鞋或防滑鞋
- 为病人指明厕所位置以及怎样到达(避免失足或碰到设备)
- 告知病人如何获取帮助
- 对婴儿和儿童来讲,应该确保婴儿床的护栏升起

医护人员常常识别出哪些患者容易跌倒,并相应提供帮助。如定时地观察病人或者将他们安排到离护士站比较近的病房。

病人家属也可以询问医护人员服用的药品是否会增加跌倒风险。倘若如此,家属可以询问医生是否可以换药或者减少用量。

出　　院

当病人完全康复或者可以到其他地方接受治疗时,病人即可出院。医护人员可能会问一些问题以决定病人在出院后是否需要帮助。医院出院计划人员或社工考虑到出院后可能发生的一些情况,从而告知病人,并提供建议和帮助。当然,病人和家属应该参与计划以确信其适宜和可行。

如果出院后病人需要暂时或长期的照料,常常会被送到其他的机构如康复中心或疗养院。有时也可以在家里进行一些治疗。

在离开医院之前,病人和病人家属应确定已收到后续治疗的详细说明,并且能够看懂理解。他们应该得到一份如何服用药物以及下次就诊的安排表。如果病人是被送到另一个医疗机构,住院小结和治疗计划应该一起送到该医疗机构,并传真过去。病历应包括:

- 住院原因
- 已经做过的主要检验项目或医疗程序
- 出院时的诊断书
- 随访治疗说明
- 正在服用的药物清单,以及服用时间

第 316 节

手 术

传统意义上讲,手术是指剪切或拼接组织的一种治疗方式。然而,随着手术技术的进步,手术的定义比以前要复杂得多。有时使用激光而非手术刀来切除组织,这种处理伤口的方式不用缝合。在现代医疗护理中,很难区分手术和医疗操作。如果实施操作的医生经过严格训练而且经验丰富,这种差别并不重要。

手术涉及治疗领域很广,包括很多不同的技术。一些手术中会切除某些组织,另一些手术则会解除梗死,还有些手术会将动脉和静脉重新连接组合,为缺血组织供血。有时采用移植技术,用人造材料代替受损的血管或者结缔组织。将钢板植入受损(骨折)的骨骼中。

有时手术也是一种诊断方式。活检指提取一部分组织用于显微镜检查,是一种最常见的诊断性手术类型。在某些急诊情况下,由于没有时间做诊断性检查,此时,手术既是一种诊断,也是一种治疗方式。例如,在识别和修复因枪伤流血的器官时,需要迅速进行手术处理。

手术的紧急程度分为三种:急诊手术,限期手术和择期手术。急诊手术如内脏大出血时的止血手术,必须争分夺秒,因为时间即是生命;限期手术如阑尾手术,最好是在数小时内进行;择期手术是指如膝关节置换手术,可以延后一段时间以充分进行术前准备,使患者达到最佳状态,保证手术顺利和术后良好恢复。

整形美容手术

整形手术涉及面很广,包括面颈部除皱术、腹壁成形术、隆胸或缩胸术、乳房成形术、毛发移植术、下颌角成形术、睑成形术、鼻成形术、吸脂术和静脉曲张硬化治疗。

整形手术受人欢迎,并具有诱惑力。但也存在下述缺点和需要警惕之处:

- 价格昂贵。
- 具有风险性,包括发生严重健康危险和外观变得比原来丑。
- 鉴于最佳效果需要严格遵守术后医嘱,整形手术仅推荐针对动机很强的人们。
- 个体应选择如下医生进行手术:达到医学专业标准,具有丰富手术经验。

麻醉

一般来说手术都是非常疼的,往往需要在麻醉剂的作用下才能进行。麻醉剂消除了人们的痛感。麻醉可分为局部麻醉、区域麻醉和全身麻醉。麻醉需要有经过专门培训并且获得证书的专业人员来实施。这些人员可以是医生(麻醉医师),也可以是护士麻醉师。护士麻醉师需要在麻醉医师的指导下进行工作。

局部麻醉和区域麻醉:是指在人体的特定部分注射麻醉剂,使之麻醉。局部麻醉是指只对切口下面的皮肤进行麻醉,麻醉切口。区域麻醉使身体相对较大的一块区域麻醉,在一条或多条神经周围注射麻醉剂使之麻木。例如,在某条特定的神经周围注射麻醉剂,可以使手指、舌头或四肢麻木。一种区域麻醉是进行静脉注射麻醉。弹性绷带或者测血压的带子会压迫四肢与躯体相连的关节,使麻醉剂存在于四肢的静脉中。静脉区域麻醉可以使整个肢体麻醉。

在局部麻醉和区域麻醉的过程中,人的意识清醒。不过,有时医生会给病人静脉注射一些镇静药。少见情况下,患者在手术之后的几天甚至几周内仍然有麻木的感觉,或者疼痛刺痛的感觉。脊柱麻醉和硬膜外麻醉是局部麻醉的典型例子,需要在后腰脊髓的位置注射麻醉剂。由于麻醉的位置比较特殊,身体很大一部分都会麻木。这种麻醉对人体下半身某些部分进行手术时的作用非常明显,如疝气手术,前列腺手术,腿部手术等。脊椎麻醉和硬膜外麻醉在分娩时也很有用。脊椎麻醉后有可能出现头疼,但这可以有效处理。

全身麻醉:全身麻醉时,麻醉剂深入到全身的血管中,人是无意识的。麻醉剂可以通过静脉注射或吸入。因为全身麻醉会使呼吸变弱,所以麻醉师对患者实行气管插管(手术时间长的情况下)。时间短的手术往往不需插管,而是使用一种手持简易呼吸器保证呼吸。

因为全身麻醉影响重要器官,所以麻醉师监测病人的心率,心律、呼吸、体温、血压等指标,直至麻醉作用消除。全麻罕见严重的副作用。

大手术和小手术

有时两者之间存在一些差别,虽然在很多手术中都可见到两者特点。

大手术:大手术往往需要打开人体的一些重要腔道,如腹腔(腹腔镜手术),胸腔(胸腔镜手术)或者头骨(开颅手术),而且会压迫重要器官。这种手术往往是在全身麻醉的状态下,由一组医生在手术室进行。大手术后往往需要在医院停留至少一个夜晚的时间。

锁孔手术

现在,由于技术进步使得外科切口和组织破坏越来越小。为进行锁孔手术,外科医师经锁孔大小的切口插入微灯、摄像机和外科设备。然后,通过电视监测屏显示手术视野以指引器械操作,外科医师进行手术。根据操作部位不同,锁孔手术有多种命名:腹部的腹腔镜检查,关节部位的关节镜检查,胸部的胸腔镜检查。

因为锁孔手术引起组织损伤更少,所以它有几个优点:

- 大多数患者住院时间较短
- 术后痛疼较少
- 较早返回工作岗位
- 切开瘢痕较小

然而,患者常低估锁孔手术的难度,有时外科医师也是如此。由于外科医师使用电视显示屏,因此他们仅能看到操作部位的二维图像。外科器械手柄长,需要从体外把控,所以外科医师也许感到不自然。鉴于此,锁孔手术具有潜在的缺点:

- 锁孔手术常常较费时
- 更重要的是,尤其进行新操作时更易出现失误,这是因为锁孔外科的复杂性所决定。

人们也应知道,虽然锁孔手术较少引起痛疼,但仍有痛疼,并且常常高于预期。

由于锁孔手术技术上存在难度,所以人们应遵循以下几点:

- 选择一位经验丰富的外科医师
- 确定必须进行外科手术
- 咨询医师如何处理痛疼

小手术:小手术中不需要打开人体的重要腔道。这种手术往往是在局部麻醉、区域麻醉或者全身麻醉的状态下于急诊室、急救外科中心或者诊室进行。人体重要的器官不会受到影响,而且可以由外科医生或非外科医生单独进行。通常在手术当天病人就可以回家。

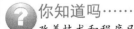

你知道吗……

改善技术和程序已经使全麻严重副作用非常罕见。

手术风险

手术的风险(即手术引起死亡或严重问题的几率大小)取决于手术类型和患者的体征。

高风险的手术包括:

- 心脏或肺部手术
- 前列腺腺体切除

- 对骨骼或关节的大手术(如髋关节置换手术)

一般来讲,患者体质越弱,手术风险越大。一些增大手术风险的特殊健康问题包括:

- 严重胸痛(心绞痛)
- 近期心脏病发作
- 严重的心衰
- 营养不良(常见于住在社会福利院中的老年人)
- 严重的肺功能或肝功能紊乱
- 慢性肾病
- 慢性肺部疾病(常与吸烟有关)
- 免疫系统功能低下(例如由于长期皮质类固醇治疗)
- 糖尿病(尤其是控制不良时)

老年人的手术风险比较高。然而,身体健康状况对手术风险的影响比年龄更明显。在手术之前尽可能处理那些增加手术风险的慢性病以及其他可纠正情况如脱水、感染、水电解质失衡等。

第二选择

选择手术治疗并非总是明确无误。还可能有非手术的治疗方法或者很多种手术方案。在这种情况下,病人可以进行多项选择,不要局限于某一个医生的治疗方案。有些健康保险计划要求进行第二选择。然而,专家可能在由谁给出第二选择的问题上存在分歧。

- 一些专家建议由非外科医生提供第二选择,以消除外科医生对手术的偏见,前提是非外科治疗方法可行
- 另外一些专家建议有其他外科医生提供第二选择,因为外科医生比内科医生对手术情况了解更多。
- 一些专家建议由不参与手术的外科医生提供第二选择,这样不会产生利益冲突。

选择手术日

在手术之前的几天或者几周需要做很多准备工作。建议在身体各项功能和营养充足的条件下开展手术,因为好的健康状况有助于手后更快恢复。贵重物品应该放在家里。

戒烟戒酒:可以增加手术的安全性,尤其是对那些需要全身麻醉的手术。手术前吸烟会导致全身麻醉后心律异常,进而损害肺功能。过度饮酒会损坏肝脏,导致手术期间大出血,而且还会降低麻醉效果。饮酒需要逐渐减少,因为手术前突然戒酒会产生一些不良影响,如发热、血压和心律异常等。

医生评价:外科医生会对患者进行体检并做治疗记录,包括患者最近的症状、既往治疗情况、既往对抗生素的反应、饮酒和吸烟情况、感染、血凝的危险因素、关于心脏和肺的问题(如咳嗽、胸痛)以及过敏史。患者还会被要求给出最近服用的药物清单,应该列出所有的处方药和非处方药清单,因为这可能会出现健康问题。比如,之前服用阿司匹林,患者可能觉得没必要说,但是阿司匹林可能会导致手术时大出血。另外,服用的营养品和草

（如银杏和贯叶连翘）也应该说明,因为这些同样会给手术带来影响。

麻醉师会在手术之前与病人谈话,并复习检查结果,并识别那些可能影响麻醉方式选择的医学情况。还要讨论选择最安全和最有效的麻醉类型。

化验:手术之前的化验(术前检查)包括血液检查、尿检、心电图、X 射线和肺功能检查。这些化验可以帮助确认主要器官的功能是否正常。如果器官功能不正常,手术或者麻醉应激会带来一些问题。术前检查偶尔还会发现一些暂时性病情如感染,这种情况下需要推迟进行手术。

血液存储:患者可能希望在手术过程中需要输血时使用自己存储的血液。使用自体血液(自体输血)可以消除感染风险和大多数输血反应。手术之前会从患者身上抽一品脱的血液,保存到手术时。抽血每周不得超过一次,而且手术之前的两周内不能献血。身体会在献血之后的数周内补充失掉的血液。

做决定:有时在手术之前,外科医生会征得病人同意对其进行手术,这个过程叫做知情同意。外科医生会把手术的风险、获益以及可选择的治疗方案都告诉病人,同时回答患者提出的问题。病人阅读并签署知情同意书。有时候在急诊的情况下无法进行告知程序,医生会联系病人家属。一般来讲,急诊手术在与病人家属取得联系之前已经开始。

在术前应该找一个医疗代理人,以防病人在手术后丧失交流能力或生活能力。

消化道准备:因为手术期间使用的药物会引起呕吐,所以手术之前 8 小时内不能进食和饮水。对于门诊手术,患者在午夜之后禁食水。应该根据手术的不同给出手术前的注意事项。患者应询问医生日常服药中在手术前哪种药可以服用。涉及肠道的手术于术前一天或两天,患者服用泻药清理肠道。

指甲:因为监测血液中氧含量的设备是粘在手指上,所以去医院之前应该把指甲油和假指甲等卸掉,以便更准确的监测氧含量。

手术日

在大多数手术之前,患者会脱掉全部衣服,摘掉随身珠宝、助听器、假牙、眼镜等物品,换上手术服。患者会被带到专门房间(等候区)或手术室,做手术前的准备工作。刀口附近的皮肤用会杀菌剂来擦洗,以减少细菌,防止感染。保健医生进行备皮。在患者手部或胳膊的某根静脉中植入一根导管,以便输注液体和药物。也可能通过静脉注射镇静药物。如果是对口腔、肠道、肺、呼吸道、尿道等部位进行手术,在手术之前 1 小时内会服用一种或几种抗生素来防止感染。这种做法在其他一些容易产生感染的手术中也会使用(比如关节或心脏瓣膜置换术)。

如果是在等候区进行术前最后准备工作,那么随后患者会被送到手术室。此时,患者的意识可能是清醒的,尽管有点糊里糊涂,也可能已经睡着了。患者被置于手术台上,打开手术灯。医生、护士和所有在手术部位附近或接触切开的人都必须用杀菌肥皂洗净双手,最大限度地减少手术室里病菌和细菌的数量。再者还应该穿着干净衣服,带上帽子、口罩、鞋套,穿无菌服,戴无菌手套。在手术之前,应该确认以下内容:

■ 患者身份
■ 程序和手术部位正确
■ 所需设备齐全
■ 预防感染或血凝措施(必要时)

手术中需要使用局部麻醉、区域麻醉或者全身麻醉。

手术之后

手术完成,麻醉失效之后,患者会被送到观察室观察 1~2 个小时。手术后,尤其是大手术之后会感觉糊里糊涂,有些人会在短时间内感觉恶心,也有些人发冷。根据手术性质和麻醉类型的不同,有些患者手术之后可以回家,有些则需要在医院继续观察,有些应送至重症监护室。

直接出院:需要满足以下条件:

■ 意识清醒
■ 呼吸正常
■ 能进饮
■ 能排尿
■ 可步行
■ 无严重疼痛感觉

如果手术中使用镇静剂的患者离院回家,需要有人陪伴,而且不允许自己开车。切口无出血和意外肿胀现象。

住院:住院患者手术麻醉苏醒后发现身上布满很多管子和仪器。例如,插入喉部的呼吸管,粘贴于胸部电极片以监测心跳,膀胱插管,指尖血氧监测,切口包扎,经鼻或口腔的胃管,一条或多条静脉输液管路。

疼痛。手术之后多数会感觉疼痛,但会逐渐缓解。止疼药可以通过静脉注射,也可以肌肉注射、口服或皮肤贴敷。如果使用硬膜外麻醉,注射麻醉剂的导管可能会留置于患者背部。阿片类镇痛药如吗啡可以通过导管注射。住院患者可配置一个持续向静脉注射阿片类镇痛药的设备,当患者启动按钮时,可以追加少量的镇痛药。如果持续疼痛,需要采取其他治疗方式。持续使用阿片类镇痛药会导致便秘。为了防止便秘,医生会处方一些泻药或大便软化剂。

在 手 术 室

手术室提供一种无菌环境,以便于手术团队进行手术。手术团队由以下人员组成:

■ 主刀外科医师,直接进行手术
■ 助理外科医师一名或多名,协助主刀医师
■ 麻醉师,掌控麻醉药物的使用,密切监测患者
■ 器械护士,为外科医师传递器械

■ 巡回护士,为手术团队提供额外器械

经典手术室包括一台检测仪(显示生命体征),一个手术台和一只手术灯。麻醉性气体由导管输送进入麻醉机。吸引器移除多余血液和其他液体,后者妨碍外科医生清晰看到组织。继续保留进入手术室前即已开始的静脉输液。

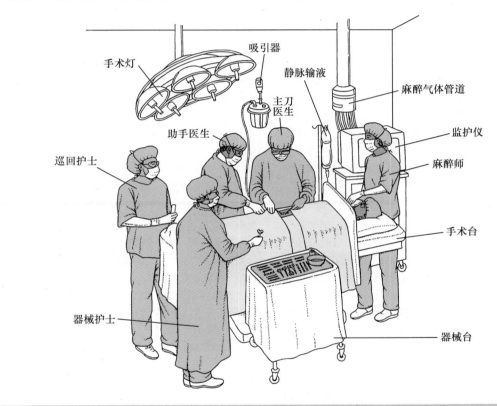

良好的营养:对快速康复和减少感染至关重要。大手术之后需要补充更多的营养。如果术后几天内不能进食,需要选择其他补充营养的方式来康复。消化道功能正常但不能进食者应该通过胃管喂饲,胃管可以从鼻孔、口腔或腹部切口放置入胃内。很少情况下,对于接受肠道手术的患者,长时间不能进食,此时需要通过大静脉途径补充营养(肠外营养)。

并发症:术后几天内可出现诸如发热、凝血、伤口感染、意识模糊、大小便困难和肌肉消耗等并发症。

发热:一般发热原因有几种,包括伤口炎症;手术应激导致的高代谢率,燃烧更多热卡,产生更多热量;感染,如肺炎、尿路感染或切口感染。肺炎可以通过手持设备的定时深吸和呼出(刺激性肺量测定法)或者咳嗽来预防。

凝血:腿部或骨盆静脉(深静脉)可发生血液凝固,尤其是如果患者术后卧床不活动,或接受腿部或(和)骨盆手术。血液凝块随着血液流向肺部,并堵塞肺部的血液循环(肺栓塞)。因此,供往身体其他地方的氧气减少,有时血压降低。对于可能产生凝血的手术,以及患者术后不能活动时,医生处方一些抗凝药物,如小分子量的肝素,或者在患者腿部使用加压袜,以促进血液循环。然而,手术时不推荐使用抗凝剂,这是由于抗凝剂明显增加出血的发生率。患者应该在允许情况下尽量多活动四肢和步行。

切口并发症:包括伤口感染和伤口开裂。为了降低伤口感染,医生会对伤口进行包扎。包扎时使用绷带和抗生素软膏。绷带可以防止细菌接触到伤口,而且还可以吸收伤口浸出的液体。因为伤口处浸出的液体能够滋

聚焦老龄化

20 世纪中叶,外科医师对于 50 岁以上患者即使进行简单手术也犹豫不决。不过,随着时代变迁,这种状况已经发生改变。现在,美国所有手术患者中超过三分之一年龄都在 65 岁以上。

无论如何,年龄确实增加术中和术后并发症的危险。例如,术后老年人更易出现精神错乱。术后发生由于卧床引起的严重并发症可能性较大。这包括凝血、肌肉丢失、肺炎和尿道感染。术中术后死亡风险也随年龄增长而增高。所有术后即刻死亡的四分之三以上发生在老年人。而且,在急诊手术或胸腹部手术时,所有年龄组患者死亡危险都增加,不过老年人这种增加幅度更大。

尽管年龄本身是一个危险因素,但是,与年龄因素比较,全身健康状态和存在某种疾病使外科手术风险增加更大。6 个月内心脏病发作极大增加了外科手术危险,这与心衰控制不良一样。严重胸痛(心绞痛)和营养不良(常见于居住在养老院内的老人)增加老年人手术风险。在决定手术风险时,应重视肺病如慢性阻塞性肺疾病,对于吸烟者尤其关注。肾功能不全和心理问题如痴呆也可增加手术危险性。

不同外科手术危险性存在差别。如涉及胸腹部手术、前列腺切除术和关节大手术(如髋关节置换术)属于高风险手术。许多常见于老年人的手术如白内障术和小关节术属于低危手术。如果一位老年人总体状态良好,绝大多数手术包括高危手术都能安全进行。

当外科手术风险高时,应权衡利弊。比如,有可能引起死亡风险的手术(像大的主动脉瘤修复术等),尚若预期患者存活 8~10 年,仍应考虑手术救治。因为如不行手术处理,如此的动脉瘤增加死亡危险。不过,假使存在另外疾病限制预期寿命仅为 1~2 年,则很可能应避免手术治疗。当手术风险较低和缺乏获益时,仍应权衡得失。例如,有些人相信,通常即使较多小手术(压疮的皮肤移植等)风险很低,对于高龄痴呆个体而言,仍认为危险很大,不宜接受这类手术。

生细菌生长,感染伤口,所以应该经常更换包扎,通常每天一换。每次换药时都需要对伤口进行检查。有时即使护理再好,伤口也会感染。感染的伤口在手术后 1 天或几天内越来越痛,以致伤口发红,温度升高,可见脓性分泌物或液体渗出,患者出现发热。此时,医生应该尽快处理。

精神错乱:术后患者可出现精神错乱,老人尤其易发生。以下药物可使血液中的氧含量减少,导致精神错乱:含有抗胆碱作用(如错乱,视物模糊和尿失禁)药物,阿片类、镇静剂或者组胺 H_2 阻滞剂。应该尽量避免给老人服用这些药物。

大小便困难:术后还有可能发生大小便困难的现象。影响因素主要是服用含抗胆碱或阿片药物、不运动或未进食水。尿路可能完全堵塞,膀胱胀大,从而导致尿路感染。有时在试图排尿时按压下腹部,可减轻堵塞,但最常用的还是插入导尿管。尿液排完后,可拔除或留置导尿管。经常坐起能预防尿路堵塞。未行肠道手术的便秘患者服用一些泻药刺激肠道,如比沙可啶(bisacodyl)、番泻叶(senna)或者鼠李制剂(cascara)。大便软化剂无效。

肌肉消耗:在床上休息时间长了都会感到四肢无力。长期卧床,年轻人每天的肌肉可以减少 1%,而老年人每天减少 5%,因为老年人的生长激素水平较低,该激素可以保持肌肉组织量。适宜肌肉数量对于康复很重要,因此,只要安全许可,患者应该尽可能早和尽可能多地坐、走、站和锻炼。

出院回家:回家之前,患者应该清楚以下几点:

- 安排好下一次会诊
- 知道应该服何种药物
- 知道避免或限制什么活动

暂时应该避免的活动如爬楼梯、开车、提重物和性交等等。患者应该清楚出现什么症状时应该及时联系医生。

在手术恢复期间,应逐渐启动一些正常的活动。有些人需要进行康复,这涉及专门训练和活动,以增加身体的力量和提高灵活性。比如,髋关节置换术后的康复包括了解进行步行、伸展和运动的方式。

补充和替代医学

补充和替代医学包括许多康复方法,和来自全球的治疗各种方法,但从历史观点上说还未包含传统的西方医学。许多补充和可选择的医术根植于远古保健体系,例如中国、印度、西藏、非洲、法国和美国。大部分治疗和康复实践都是受欢迎的,现在一些用于医院并且由保险公司偿还。针灸疗法和按摩治疗是特例。因为兴趣爱好和补充和替代医学应用的增加,越来越多的医学院校开设关于补充和替代医学的课程,例如针灸疗法、中医学、按摩和顺势疗法。

- 完整的医学:补充和替代医学实践用于传统的药物治疗
- 可选择性医学:不重合替代医学可单独应用

综合医学涉及在一个大的框架中用所有适当的治疗方法(传统和替代)。这个框架是以所有人为中心,并重申医生和病人间的关系。

传统医学和替代医学两者的区分并不总是容易的,但是它们之间存在着基本的哲学差异。传统医学通常以不存在疾病来定义健康。疾病的主要病因一般认为是一些孤立的因素,如细菌或病毒、生化失衡,老化,以及治疗方法一般是药物和外科手术。相对而言,替代医学经常以集体各系统的平衡来定义健康——身体的、情绪的、精神的——包括人体全部作为一个整体来看待。这些系统的不协调引起疾病。治疗包括巩固自身抵抗力以及恢复平衡。

接受和应用

在西方国家,越来越多的人在探索替代医学作为塔恩医疗保健的一部分。在1997年,美国有超过6.29亿人次去看过替代医学医师,比1990年增加47%。这一数字大大超过了同一年所有去看初级保健医生的3.86亿人次。2007年,18岁或再大些的美国人中有38%使用某种形式的替代医学。人们最有可能寻求替代医学的缘由有:

- 骨骼肌问题(如慢性腰痛、脖子痛、关节痛)
- 焦虑
- 高胆固醇血症
- 头或胸口冷
- 发热
- 睡眠问题

此外,许多人面对着危及生命的疾病,如癌症,为传统的救治的替代疗法提供一点希望,尤其是生命尽头的救治。

> **？你知道吗……**
> 现在在美国访问的替代医学从业者远比初级保健医生多。

有效性和安全性

在1992年,美国国家卫生研究院的成立替代医学办公室,研究替代医学治疗的安全性和有效性。在1999年,该办公室成为补充和替代医学国家中心(网址为:www.nccam.nih.gov)

有效性: 替代医学的有效性是重要的问题。这类治疗应用广泛,其中一些方法对一些特定的病症表现出疗效。替代医学的许多形式都没有进行彻底的评价。然而,缺乏证据并不意味治疗无效。很多替代疗法已经在实践中践行了数千年,这些包括针灸、经络、瑜伽、饮食治疗、按摩还有中药。然而,对于这些很难去做科学的探索研究。替代医学研究的瓶颈源于以下几个方面:

- 医学研究者之间缺乏兴趣
- 有限的可用性研究资金
- 传统的研究方法很难适用于替代疗法的研究

举一个针灸的例子。医学研究者通常对针灸有很少的科学兴趣,因为它的理论概念来源于生命力之类的非科学的理念。由于针灸无法申请专利,商业研究资金有限,因此没有利润动力。政府科研基金的受限是由于科学界对针灸理论和方法的有效性持怀疑的态度。

采用传统的科研方法研究补充和替代医学是困难的原因很多,包括如下:

- 传统的研究设计要求每个研究对予以相同的治疗方案。然而,许多补充和替代医学的疗法的一致性和个人独特性之间的不平衡产生矛盾。例如,针灸的针点放置是由一个人的独特需求决定的。或者相同的疾病完全被规定用完全不同的顺势疗法或中药治疗。
- 传统研究设计与积极的安慰剂比较(一种类似一种药物或治疗但不包括活跃药物或治疗的干预)。一些补充和替代医学的治疗,如顺势疗法、中医药,引导他们自己对安慰剂的设计。然而设计一种安慰剂针灸治疗和按摩治疗是比较困难的,设计安慰剂经络也是必要的。
- 传统的研究方法的设计采用双盲原则(一种预防研究课题和研究工作人员知道哪些人与其直接工作的一种新的治疗方法)。双盲减少了接受积极治疗或被动治疗者的偏见优于对照组。安慰剂是用于双盲组但其在补充和替代医学中应用具有局限性。例如,一个灵气疗法践行者会知道真正的治疗能源是否处于被管理状态。

如果替代疗法证明是无效的,那么它的使用不能进一步提倡科学。

安全性:安全性是另一个重要的重要问题。尽管补充和替代疗法有危险的副作用,最大的危险在于,一个人处理的是一个未经证实的补充和替代治疗而不是证明传统医学方法。对于补充和替代疗法的风险性,一些显然是安全的。示例中使用的是经络治疗疼痛针灸治疗恶心、瑜伽来改善平衡,或用姜茶助于消化。其他的或许确实是有害的。用于替代治疗的草药和其他膳食补充剂并没有受到药物食品和药物管理局的监管,因为他们的制造商不需要证明自己的安全。

一些常见的风险包括以下几个方面:

- 一些物质可能会与处方药相互作用引起危害。
- 虽然在美国和许多欧洲国家一样高纯度的膳食补充剂都是现成的,但在其他国家生产的产品可能含有危险的污染物,有毒成分,或其他药物。
- 替代疗法可引伤害,包括操纵身体或其他的综合干预措施(如一些操作伤害身体的脆弱部分)。

在许多情况下,替代医学虽既没有形成伤害,也不将此排除在外,但是在某些情况下,已经显示出潜在的危害。有时潜在的损害在提倡使用的替代产品或疗法中广泛轻视。

替代医学的类型

根据实际情况把替代医学分为五大类:替代医学系统、身心技术,生物基础疗法、生物基础治疗,以及能量疗法。类别名称只是他们部分组件的描述。其中有一些根据现代医学概念能够理解,而另一些则几乎完全不能理解,并且许多类型与其他部分重叠。

替代医学系统

替代医学系统包括全部的诊断和实践部分,如中国的传统医学、印度草医学和非传统的西方做法的自然愈合。

中国传统医学

起源于中国数千年以前,该系统的理论是,疾病因为生命力(气)在体内部适当地流动所致。气是靠阴阳两股相对应的力的平衡来运转,在体内,阴阳可表现为寒热、表里,和虚实。各种实践活动是用来保护和恢复气的,因此健康。这些实践包括饮食、药材、按摩、叫做气功的一种经络以及针灸。传统的中医用含有混合物的草药来治疗各种疾病。例如,中国的草本植物看起来很平常,但能有效地治疗关节炎且几乎无副作用。中药组合之

一,sho-saiko-to,可以减少肝脏中瘢痕的形成和防止肝硬化向肝癌的转化。中国传统医学的一个问题是其标准化和质量控制是不平衡的。例如,一些中国的传统药物已经查出掺有药物或有毒重金属污染。

针灸:针灸是西方世界广泛接受的选择治疗技术之一。虽然一些医师,常常是治疗疼痛的专家,在接受训练后,拿到了实施针灸的执业许可,但被允许执业者并不需要医学学位。针灸是刺激人身上的特定穴位。通常是用一根很细的银针刺进皮肤和穿过皮下组织。刺激这些特定的点(至少有 350 个学位点)被认为是疏通的气场沿着能量传递或穴位从而恢复阴阳之间的平衡。有时候刺激是增加了扭曲或变暖针。针灸点也可能刺激的压力(又叫做压针法)、激光、超声波、或一个非常的低压电流应用到针(又叫做电针刺激)。至于整个过程,是不会有痛苦,但可导致麻刺感。

研究表明,针灸可使大脑释放多种化学信息物质,充当天然的止痛剂,如内啡肽。针灸也用于在手术或牙科手术中减轻疼痛。除了它的潜在效果作为止痛药,针灸可以帮助缓解恶心和呕吐,通常发生在妊娠或术后或化疗。作为一个全面的治疗计划(有时是作为辅助治疗)。针灸对治疗成瘾可能有用,如癌症晚期的腕管综合征、纤维组织肌痛、头痛、背痛、骨关节炎、口干等。针灸也可帮助中风康复治疗,也可提高体外受精的成功率。目前尚不清楚针灸是否可以帮助改善类风湿患者的关节功能。针灸在帮助人们戒烟或者减肥上是无效的。

每天有数以百万计的人在应用针灸治疗。如果操作得当,针灸少有不良反应,但是应该注意下面几点:

- 临时恶化的症状可能发生。
- 感染是非常罕见的,因为大多数卫生保健专业人员使用一次性针。可重用的针必须正确消毒。
- 在任何涉及针灸医疗中,有些人可能会感到头晕并需要躺下。
- 针灸可能导致擦伤或出血,服用华法林这种抗凝剂的人可出现严重出血失调。
- 有心脏起搏器或者除颤器植入的患者不应该接受电针刺激。
- 针灸用于妊娠中控制恶心,反转,臀位表示,及劳动监管。然而,因为针灸可能刺激子宫收缩,它应该由一名受过专门培训的医生来完成。
- 深针植入很少引起肺和内部的损伤。

印度草医学

印度草医学是印度传统的医疗系统,它源于 4000 多年以前。它的理论基础是疾病源于机体生命力的失衡。机体内的三种气质(称为 doshas)的平衡决定生命力的平衡。它们是 vata, pitta 和 kapha。大多数人有一个显性 dosha,每一个人都有一个独一无二的特殊平衡。

卫生保健从业者通过询问一个人的症状、行为和生

活方式来评价他,通过观察他们的整体外观,包括眼睛、舌头,和皮肤;以及观察他们的脉搏和检查他们的尿液和粪便,来确定一些平衡,并设计一个明确适合每个人的方案。印度草医学使用饮食、草药、按摩,理疗,瑜伽和内部清洁(消除治疗)。清洗比较代表性的有注射流体进入直肠引起的肠道运动(灌肠)或冲洗鼻子水(鼻盥洗)使恢复身体内外的平衡。

一些有关印度草医学的精心设计的研究已经完成了。

在一些使用的被认为有治疗效果草药组合中,含有重金属(主要是铅、汞、砷),且重金属中毒也会发生在一些人群中。

同种疗法

同种疗法是基于"同种治愈同种"的原理从 17 世纪晚期的德国发展而来。换句话说,这种观点认为,一种物质如果它大剂量导致疾病,就可以用它的小剂量治愈该疾病。一分的剂量是认为可以刺激人体的自愈机制。治疗是基于一个人的独特的特性,包括个性和生活方式以及症状和一般健康。

补救办法用于同种疗法源于植物动物提取物和矿物质。这些物质是用来刺激人体天生的能力来治愈疾病。补救措施是以再三稀释并快速振荡这些物质作为解决方案的。许多的化学稀释顺势疗法药物是有说服力的,并且这也是公认的。许多顺势疗法药物是稀释,以至于没有原初物质的存在。然而,许多其他的顺势疗法药物保留一些药物的活动。

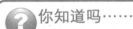

你知道吗……
一些顺势疗法药物可能包含所有的活性成分。

科学家们找不到为什么用于同种疗法吸收的药物可以治愈疾病的科学解释。同种疗法几乎无危险,但可发生过敏与毒性的不良作用。

在美国,顺势疗法药物是由食品药品部门作为柜台上的处方药物分类管理的。质量测试成分的一致性和效力是有限的。顺势疗法药物中含有用来稀释这些药物所用的酒精。标签具备以下几点:

- "顺势疗法"的字样
- 制造商的名字
- 至少提及一种这种药物的用法
- 安全使用的说明
- 活性成分和稀释倍数(除非特别豁免)

一些顺势疗法药物仅仅按照处方供应。

顺势疗法还没有对任何特定的疾病形成有效治疗方案。

自然医术

在许多国家都用过自然医术,作为一种正式的医疗保健体系,在美国开始于 19 世纪早期。

基于自然康复力的观念,自然医术强调疾病的预防与治疗,它通过健康的生活方式、机体整体治疗和机体自然康复能力的使用来达到目的。该系统也将重点放在找出疾病的原因,而不是仅仅治疗疾病的症状,是与传统的西方医学有所不同的。

它结合使用了物理疗法的治疗。例如:

- 饮食和营养支持
- 中草药
- 顺势疗法
- 物理治疗(如冷或热疗法、超声和按摩)
- 身心疗法
- 运动疗法
- 关于饮食、生活方式的咨询以及压力管理
- 自然分娩
- 水疗(温水或冷水震动设施)

已经进行了一些专门针对物理疗法的临床试验。

身 心 技 术

身心技术建立在精神和情绪因素可以影响身体健康的学说上。用行为的、心理上的、社会和精神上的方法来维持健康和预防、治疗疾病。

有大量的科学证据支持身心技术的好处,其中许多方法现在认为是主流。例如:

- 冥想
- 放松技巧
- 引导意念
- 催眠疗法(催眠)
- 生物反馈

身心技术应用于焦虑、恐慌异常、慢性疼痛、冠心病、抑郁、头痛、失眠以及小便失禁的治疗。这些方法同样应用于帮助分娩,应付疾病和肿瘤相关症状,以及准备外科手术病人。身心技术也用于高血压、哮喘、关节炎、疼痛以及耳鸣,但少有成功。

身心技术的使用很少有已知的危险。

冥想

冥想将注意力集中,使之达到更高的自我认识。它通常是安静地坐着或保持不动,常常闭上眼睛。有时,还要重复一些单调的声音(咒语),用来帮助集中精力。最高度研究形式的冥想时超觉冥想和正念禅修。

冥想已经被证实对心脏和血管(心血管)功能、免疫功能、大脑活动等有良好的作用。例如增加大脑部分区域活动增加大脑与心理的清晰度。冥想常常会使身体放松、精神放松,有利于情绪状态如仁慈,甚至使脾气温顺。

冥想能促进认知意识的能力,一种站在目睹这种意识内容之外的能力。元认知意识中断习惯性和反射性反应压力来提高的宽容和应对情感痛苦。

大多数冥想时在宗教或精神色背景下形成的,并把某些精神成长、个体的转换和幻想的体念作冥想的最终目的。当医疗保健时,冥想已经不管病人的文化与宗教背景均可能有效。冥想已经表现出许多治疗作用,包括缓解压力、焦虑、抑郁、失眠、痛苦和症状的慢性疾病如癌症和心血管病。冥想还被用来促进健康。

放松技术

放松技术是为解除紧张和过度疲劳设计的一种技术。这种特定的技术可能是为了减少活动的神经紧张,控制压力反应(交感神经系统)降低血压、松弛肌肉紧张、减慢代谢过程,或改变脑电波活动。放松技巧可以用于其他的技术,例如冥想,引导图像或催眠。

诱导意念

诱导意念是用一种想象的图像来促进放松和康复,或帮助治疗一些特殊疾病,如癌症或心理损伤。这些图像可以是任何一幅感官图像,图像可以由自我引导或由施治者引导产生,有时是一组图像。例如,对于癌症患者可以告诉他想象一支白细胞军队正在同肿瘤细胞作战。

引导意念一直没有得到充分的科学验证,但许多人宣称曾成功的应用过它。

催眠疗法

这种替代治疗起源于西方实践。催眠术治疗时,使人处于高度松弛状态,在这种情况下,被催眠者对周围环境相对不知,但又不是完全失去知觉。他变得对施术者给出的映象全神贯注,而对他正在经历的事情没有有意识的知晓。催眠可用于帮助人们改变他们的生活习性以提高生活质量。催眠可以用来治疗或帮助治疗纯粹的心理疾病。

催眠也可能有助于治疗许多心理因素引起的身体症状。例如:

- 恐惧症
- 某些疼痛综合征
- 戒烟
- 转换紊乱(这些明显的生理疾病实际上主要是由身体和精神压力造成的)
- 肠易激综合征
- 头痛
- 哮喘
- 一些皮肤疾病(例如疣和牛皮癣)
- 高血压
- 化疗造成的恶心和呕吐,尤其是恶心,有些人会在化疗前恶心(预期的恶心)
- 焦虑和生活质量降低的癌症患者

催眠已经成功地用在帮助戒烟和减肥。有些人有能力学习自我暗示。

催眠的机制从科学的角度理解是肤浅的。

生物反馈

生物反馈是一个将无意识的生物过程有意识的控制的方法。它是使用电子仪器去测定与报告有关的生物学功能信息,如心律、血压,以及肌肉紧张度,脑表面生物电活动。借助治疗师或通过训练,人们就可以理解为什么这些功能改变,以及可以学习如何调整。

典型的生物反馈用来治疗疼痛、压力、失眠、大小便失禁、多动症、轻度认知障碍、耳鸣和雷诺氏病综合征。

生物反馈已被证明是临床上治疗大小便失禁,注意缺陷/多动障碍等是有效的。

生 物 疗 法

生物疗法是使用天然物质,包括个人的生物疗法(使用鲨鱼软骨治疗癌症和葡萄糖胺治疗骨关节炎)、饮食疗法、草药、正分子医学、和螯合治疗。许多生物疗法的基本治疗并没有得到有效的疗效,例如鲨鱼软骨治疗癌症。

饮食治疗

饮食疗法使用专门的饮食方案(如格森疗法、长寿饮食法和普林逊金减肥法)来治疗和预防特定的疾病(如癌症、心血管疾病)或者普遍促进健康。一些饮食如地中海饮食被广泛的接受,并被传统的西方医学所鼓励。ornish 饮食,一种低脂饮食,可以帮助扭转,并可以防止或者减缓前列腺癌及其他癌症的进展。一些人对已报道的以缓解癌症的长寿饮食法一涌而至,但其严谨的临床研究尚未进行。

因为福利通常需要数月甚至数年才实现,如果早就开始了,饮食疗法更可能是有效的。在开始的饮食治疗,包括一个截然不同的饮食方式,人们应该得到一些专家的监督,这样可以避免营养不良。

草药

草药或草药医术是已知的最古老的医疗保健形式。它是使用植物来治疗疾病和促进健康。可以单用一味草药或不同的草药混在一起使用。在中草药的方剂中,这种混合的药物也包含一些矿物质和动物成分。草药通常用整个草药全部入药,不像常规药物,是用从植物中提取出来的活性成分。草药的制剂有:

- 大蒜
- 薄荷
- 洋甘菊
- 贯叶连翘
- 银杏叶
- 缬草
- 人参

草药可以作为提取物(通常用水来浸泡草药获得的溶液)、酊剂(通常是用酒精制备,酒也可作为一种天然防腐剂),浸渍(最常用的制备草药方法,通常称之为茶),煎煮(同浸渍有些类似)、药丸、粉剂,针剂,以及把药放在一块潮湿的布上,贴在皮肤上。

可能存在以下一些问题:

- **杂质**:在美国,政府很少关注草药产品,几乎没有制定草药工业的规章制度。(相反,在欧洲和澳大利亚政府像药物一样管理中草药)。
- **相互作用**:一些中草药与药物相互作用(例如:人参与华法林合用时会引起出血。)或者食物(例如:贯叶连翘与奶酪、基安蒂酒或者其他含高酪胺食物会引起高血压)。
- **副作用**:一些中草药是有副作用的(例如:人参会提高血压,大蒜降低血凝和增加血糖),这些副作用对某些人是有害的。

人们应该告诉他们的医生他们所用的草药。目前关于几种草药的临床研究表明它们可有效地治疗各种疾病。

你知道吗……
在中草药与药物食物之间有许多可能的、潜在的严重交互作用。

调整分子医学

调整分子医学应用在正常人体内发现的维生素、矿物质和氨基酸组合来治疗一些特定的病症以维持康复。在诊断和治疗中营养是首位的,有时称为营养药。调整分子治疗强调在膳食中补充大量维生素、矿物质、酶、荷尔蒙(如褪黑激素)和氨基酸。在日常饮食中摄入剂量远远超过正常数量。

一个常见的形式是大剂量维生素调整分子医学治疗,往往远远高于推荐的日摄取量(推荐的日摄取量)。调整分子医学从业者认为这些日摄取量不足以维持健康和疾病治疗。虽然大多数治疗缺乏科学证据,但常规使用一些微量营养素药物剂量却高度集中。例如,高剂量的抗氧化物质是一种推迟黄斑的退化的传统治疗方法,但最近的研究表明它们不是有效预防癌症。

有时调整分子医学包括减少体内的一种天然物质。在某些特定的紊乱状态下(如维生素的缺乏和新陈代谢紊乱),治疗可以看作是在科学上调整分子。然而,在对于其许多的用途,调整分子方法并没有证明它的效益性且在某些情况下其可能是有毒的。

螯合治疗

螯合治疗去除血液中多余或有毒的大量的金属或矿物(如铅、铜、铁、钙)并将治疗和药物结合起来。在西方的传统医学,螯合疗法在治疗铅中毒和其他重金属中毒中是被广泛接受的一种治疗方式。在调查中铜的螯合一直是作为癌症的治疗药物。螯合治疗与 EDTA 作为一种补充和替代医学疗法来清除钙,从而治疗动脉粥样硬化。目前正在科学的评估螯合治疗的安全性和有效性。其副作用可能严重,但很少是致命的。

机体基础治疗

机体基础治疗包括通过对机体处理来治疗不同的疾患的技术。这些疗法包括脊柱按摩疗法,按摩治疗,罗尔夫按摩治疗法,足反射疗法和姿势的再训练。

脊柱指压疗法

脊柱指压疗法认为,脊柱的结构与神经系统功能关系是维持与恢复健康的观念。完成两者之间平衡的主要方法是脊柱的调理。脊椎指压治疗师还可以提供物理治疗(例如:高温和寒冷,电刺激和康复策略),按摩,或者针压法,或锻炼,或改变生活方式。

研究已经证明,脊柱指压治疗腰骶部疼痛是有效的。另外,脊柱的指压也可以治疗多种头痛疾患(虽然效果并不是清楚),脖子痛和压缩神经造成的疼痛。

以往的临床试验显示按摩为缓解背痛提供短期有效治疗。传统医学实践指南将按摩作为治疗突发性下腰痛的治疗选择,并坚持所采取的治疗措施。超过 3 个月的不断按摩治疗可能并不能提供更多的好处。但是,还没有证实这种方法对治疗与肌肉系统无直接关系的疾患有效。

脊柱指压治疗导致严重并发症罕见,例如下腰疼痛,但是要注意脊柱末端神经根损伤导致的腰骶部疼痛和供应脑部的动脉血管损伤导致的脑供血障碍。其他不良作用包括局部不适、头痛和晕厥,晕厥一般在 24 小时内消失。脊柱指压治疗禁用于以下几项:

- 骨质疏松症
- 神经病变的症状(例如四肢或某一肢体失去感觉或张力)
- 曾做过脊柱手术
- 中风
- 血管疾病

按摩治疗

按摩治疗是作用于机体组织的一种手法操作,用以促进疾病好转,减少疼痛和压力。按摩治疗包括许多技术,从敲打、捏拿(就像瑞典按摩那样)到对特定的位点加压(如压按摩法、针压法,以及神经肌肉按摩法一样)。应用这些方法使我们集体的肌肉与骨骼、神经和循环系统恢复健康。按摩的其他治疗效果包括关心和人性接触,许多人的基本生活需求未得到满足。

按摩已被证实在以下的治疗中是有效的:

- 缓解疼痛,例如由背部损伤引起的疼痛、肌肉疼、肌腱痛以及焦虑。
- 治疗疲惫,恶心和癌症患者的呕吐。
- 帮助出生低体重婴儿大脑、神经核行为的正常发育。
- 保护孕妇免受伤害。
- 缓解慢性便秘

■ 控制哮喘。

按摩可以降低压力和焦虑。

预防按摩疗法和其他有力的操纵的疗法,不用于以下几种:

■ 感染或传染性皮肤病人的裸露皮肤、开放的创伤、烧伤、高烧、或肿瘤。

■ 按摩科引起低血小板或出血性疾病人的擦伤或流血。

■ 不应按摩受到骨质疏松的或癌症已经扩散到骨头的骨骼(转移性癌症)

罗尔夫按摩治疗法

罗尔夫按摩治疗法又称为结构一体化,它的理论建筑在健康身体是有赖于机体结构有序排列的基础之上,它是深部组织按摩的类型。典型的罗尔夫按摩治疗是通过一系列的手法完成的。靠处理和牵拉韧带对骨骼肌肉完成有序治疗,例如肌肉。罗尔夫按摩治疗法的有效性还得到科学验证。

足部反射疗法

足部反射疗法认为足的各个部位对应于人体不同的器官与系统。用手压迫和刺激这些区域,可以消除与之相应的身体各部由于气血运行障碍所致的疼痛。足部反射疗法可以帮助癌症患者缓解疼痛。

姿势再训练

姿势再训练通过运动和手法来帮助人们重新学习健康的姿势。这种治疗通过运动来寻求改善习惯的和有害的身体姿势。这种姿势再训练疗法的疗效并不确切。

能 量 疗 法

能量疗法关注存在于体内或围绕在人体周围的能量场(生物场)他们也包含了使用外在能源去影响健康和康复。所有能量疗法都基于相信宇宙生命力或寓于人体内和身体周围的一种精妙能量。能量疗法包括生物电磁、Reiki、治疗性接触、瑜伽、Ayurveda、针刺疗法,还有气功。

能量疗法的施术者在治疗时,将手放在或靠近被治疗者身体,用此影响后者的能量场。

生物电磁基础疗法

生物电磁基础疗法使用脉冲场、磁场、交流或直流场。特别是磁铁,已经成为多种肌肉骨骼疾患流行的治疗方法。虽然对磁的功效几乎没有科学的研究结果,但为了缓解疼痛,带磁的衣服、珠宝和床垫已在市场上销售。

静态磁铁疗法仍未经科学证实,特别是缓解疼痛的治疗中,但这也是最其常见的一种应用程序。静态磁铁的研究还没有定论。研究电磁疗法治疗骨关节炎和其他疼痛一直很有前途。利用脉冲电磁能能加速愈合,但对已愈合的骨折不再有效。磁力器件是运用在传统精神病学在颅骨上通过交付磁脉冲来治疗抑郁症。

电磁疗法对下面人群的治疗的安全性并不清晰:

■ 孕妇(对孕妇的作用尚未知晓)

■ 植入心脏装置的人

■ 应用胰岛素泵者

■ 吸毒者

Reiki

Reiki 是源于日本的技术,施术者通过能量隧道将能量经他的手进入被治疗人的身体,促进康复。施术者以用能量直接治愈别人为课程培训目的的。Reiki 是安全的。施术者要么不接触治疗者或只是很轻的指尖接触。这种疗法证明是有效性证明。

治疗性接触

施术者通常使用有"治疗能力"的手掌,甚至不需要实际接触,就可以用他的康复能量监测和修复病人失衡的生物场。与 Reiki 不同,治疗师通常不触及人。相反,治疗师通过移动他们的手使癌症患者减轻焦虑和提高幸福感,但是这些影响没有被严格研究过。治疗性触摸有许多整体的护理常规,并且治疗性触摸也是安全的。

第 318 节

中药和保健品

中药是长在地面,或提取出来的,或者精制的对于健康有好处的一些植物。保健品,最新近和更通用的术语,是一些天然物质,包括某些草药和一些天然物质,一些降低胆固醇的人造黄油,用作膳食补充剂和调剂的食物。

几个世纪以来这个词在传统医学体系的过程中一直使用。某些古老的系统,比如传统中药,阿育吠陀(印度的整体医学体系),和藏药,尤其是在它们的母国仍然广泛使用。在美国,特别是对于治疗慢性疾病方面,对于这种疗法的兴趣正在增长。这些疗法通常称为补充或替代医学,其包括草药、针灸和按摩。它们中的大部分都没有科学研究的,并且大多是不受监管的。

最常用的另类疗法是膳食补充,包括草药和营养食品。因为营养补充剂的使用的是普遍的,美国政府 1994 年通过了《膳食补充剂健康和教育法案》。它定义了膳食补充剂为除了烟草,含有维生素、矿物质、药草、或氨基酸的任何产品。法案要求,膳食补充剂需由标签来辨认,标签必须标明如下:

每一个组成部分也必须以姓名、质量和总重量作为标签一一列出,且必须从每个部分的来源中辨明出植物部分。

大多数用于替代医疗的膳食补充剂来源于植物,也有一些来自于动物。因为这样的膳食补充剂是天然的,一些人认为可以安全使用。然而,仅仅因为一种物质是天然的并不一定是安全的。比如,像毒芹,来源于植物,却具有剧毒;还有一些毒素,像蛇毒,来源于动物,同样具有剧毒。而且,几乎所有影响机体的物质,不论是膳食补充剂还是已经 FDA 批准作为医用的药物,可能都有与治疗用途无关的副作用。

一些可能有效的草药说明

有效草药	药物疗效	说　明
甘菊	抗凝(防止血液凝集的药物,如华法林)	甘菊具有抗凝作用,可以增加出血风险
	镇静(如巴比妥类药物和苯二氮䓬类药物)	甘菊可能增强或延长镇静剂作用
	补铁	甘菊可以减少铁剂的吸收
紫锥菊	可能损害肝功能的药物(促蛋白合成类固醇、胺碘酮、甲氨蝶呤和甲酮康唑)	连续应用紫锥菊超过 8 周可能损害肝脏。当紫锥菊与其他损害肝脏的药物同时应用时,肝脏损害程度将加大
	免疫抑制剂(特异抑制免疫系统的药物如皮质类固醇和环孢霉素)	通过刺激免疫系统,紫锥菊可能抵消免疫抑制反应
麻黄*	兴奋剂(如咖啡因、肾上腺素、苯丙醇胺及伪麻黄碱)	麻黄含有麻黄碱,麻黄碱是一种能增加其他药物兴奋功能的兴奋剂,能够增加心率不稳定或快速心率及高血压的风险
	单胺氧化酶抑制剂(即 MAOI,一种抗抑郁类药)	麻黄碱能增加这些药物的效用并能增加副作用的风险,如头痛、震颤、心率不稳或快速心率、高血压
小白菊	抗凝剂(如华法林)	与抗凝剂合用可能增加出血风险
	铁剂	小白菊可降低铁的吸收
	用于治疗偏头痛的药物(如麦角胺)	合用治疗偏头痛的药物时,小白菊可增加心率、升高血压
	非甾体类抗炎药(即 NSAIDs)	防止或治疗偏头痛中,非甾体类抗炎药可减轻小白菊的疗效
大蒜	抗凝剂(如华法林)	与抗凝剂合用可能增加出血风险
	降低血糖水平的药物(降糖类药物,如胰岛素、格列吡嗪)	大蒜能增加这些药物的疗效,引起血糖水平的严重下降(低血糖)
	蛋白酶抑制剂(如茚地那韦或沙奎那韦),用于治疗免疫缺陷病毒(HIV)感染	大蒜能降低蛋白酶抑制剂的血液中的水平,使之疗效减低
生姜	抗凝剂(如华法林)	与抗凝剂合用可能增加出血风险
银杏	抗凝剂(如华法林),阿司匹林及其他非甾体类抗炎药	银杏与华法林或阿司匹林或其他类非甾体抗炎药物合用会引起出血风险
	抗惊厥类药物(如苯妥英钠)	治疗痉挛发作时,银杏能减轻抗惊厥类药物效用
	单胺氧化酶抑制剂(即 MAOI,一种抗抑郁类药)	银杏能增加这些药物的效用及其副作用的风险,如头痛、震颤、躁狂发作
人参	抗凝剂(如华法林),阿司匹林及其他非甾体类抗炎药	与华法林或阿司匹林或其他类非甾体抗炎药物合用会引起出血风险
	降低血糖水平的药物(降糖类药物)	增加这些药物的疗效,引起血糖水平的严重下降(低血糖)
	皮质类固醇	人参能增加皮质类固醇副作用
	地高辛	人参能增加地高辛药物浓度
	雌激素制剂	人参能增加雌激素副作用
	MAOI(一种抗抑郁类药)	银杏与单胺氧化酶抑制剂合用时会引起头痛、震颤、躁狂发作
	类鸦片活性肽(麻醉药)	人参能减低类鸦片活性肽的功效
毛茛	抗凝剂(如华法林)	毛茛与抗凝剂作用相反,可增加血液凝集风险

续表

有效草药	药物疗效	说　明
绿茶	华法林	绿茶可使华法林药效减低
胡椒	镇静剂（如巴比妥及苯二氮䓬类药物）	胡椒能加强或延长镇静剂的效用
甘草（草珊瑚）†	抗高血压药物	甘草可增加钠水潴留而升高血压，这可降低抗高血压药物疗效
	抗心律失常药	甘草可增加心律失常的风险，这使得抗心律失常药物治疗疗效减低
	地高辛	因为甘草增加尿液形成，它能导致血钾水平偏低，这会使尿液排出。当甘草与地高辛合用时低血钾增加地高辛中毒危险
	利尿剂	甘草能加强大多数利尿剂的作用，引起过多的、快速的、血钾丢失。甘草可能干预保钾利尿剂如螺内酯的作用，可降低其作用
	单胺氧化酶抑制剂	甘草能增加这些药物的效用及其副作用的风险，如头痛、震颤、躁狂发作
乳蓟	能降低血糖水平的药物（如降糖类药物）	乳蓟可加强这些药物的作用，引起血糖水平过度降低
	蛋白酶抑制剂（如茚地那韦或沙奎那韦），用于治疗 HIV 感染	乳蓟可降低蛋白酶抑制剂在血液中的水平，并降低其疗效
锯叶棕	雌激素治疗及口服避孕药	锯叶棕能增加这些药物的作用
圣约翰的麦芽汁	苯二氮䓬类	圣约翰麦芽汁在治疗焦虑症时降低这些药物的疗效，并且增加像困倦的副作用的风险
	环孢霉素	圣约翰麦芽汁可降低环孢霉素的血液水平，使之药效减轻，具有潜在的危险结果（像器官移植的排斥反应）
	地高辛	圣约翰麦芽汁可降低地高辛的血药浓度，使之药效减低，具有潜在的危险结果
	铁剂	圣约翰麦芽汁可减少铁的吸收
	单胺氧化酶抑制剂	圣约翰麦芽汁可增强单胺氧化酶抑制剂的效用，可能引起需要紧急处理的非常高的血压
	非核苷类逆转录酶抑制剂	圣约翰麦芽汁增加这些药物的代谢，减少其药效
	口服避孕药	圣约翰麦芽汁增加这些药物的代谢，减少其药效
	光敏剂（如兰索拉唑、奥美拉唑、吡罗昔康、磺胺类抗生素）	与这些药物合用时，圣约翰麦芽汁可增加光敏性
	蛋白酶抑制剂（如茚地那韦或沙奎那韦），用于治疗 HIV 感染	圣约翰麦芽汁可降低蛋白酶抑制剂在血液中的水平，并降低其疗效
	选择性 5-羟色胺抽吸收抑制剂（如氟西汀、帕罗斯汀及舍曲林）	圣约翰麦芽汁能增加这些药物的疗效
	华法林	圣约翰麦芽汁可降低华法林血药浓度，使之药效减低，并很可能形成血凝块
缬草属植物	麻醉剂	缬草属植物能延长镇静时间
	镇静剂（如巴比妥及苯二氮䓬类）	缬草属植物可加强或延长镇静效果，引起过度镇静

* 包括麻黄在美国是禁止出售的
† 真正自然的甘草并不那么常见，经常是人工制成的含有甘草成分的受人喜爱的糖果

安全与功效

　　因为 FDA 不认为膳食补充剂是药物，因此不允许膳食补充剂生产商去证明补充剂是安全和有效的（尽管他们来源一定安全）。因此，极少有研究证明补充剂是安全有效的（尽管有一些最终表现潜在安全有效）。另外，因为评估人类补充剂的需要是近来才引起重视的，大多数有效信息不够系统、科学，所以是很难进行评估的。相反，处方药物及非处方药物均已由研究者得到广泛而持久的研究，且 FDA 已评审通过其安全有效性。这些研究包括那些在动物身上观察到的癌的发展及器官破坏和那

些在人类中发现的有毒的征象。大量可靠的证据证明补充剂的效用变化很大。对于一些补充剂，证据肯定了它们的功效。然而，对于大多数补充剂而言，还没有足够的科学的研究证明其清晰、可靠的结果。证明有些补充剂是有效的证据大多来自个人或者是从事于动物的研究。

纯度与标准化

相关其他领域是补充剂的纯度与标准化。补充剂不像药物，不必要求其纯度或包含声称包含的成分或活性成分的量。结果，补充剂可能含有其他物质，在某种程度上可能包括处方或非处方药物成分，甚至含有像水银这样的危险物质。

一剂补充剂含有的活性成分量可能会变化，尤其当大量药草用来制成提取物以便生产药片、胶囊或溶液时。购买者冒着在补充剂中得到活性成分过少、过多，在某些情况下，甚至得不到活性成分。所谓的标准化是指每一剂产品需包含精确的活性成分量或多种活性成分的量。然而，大多是甘草制剂是多种物质的混合物，而且哪种成分是主要的活性成分总是不确定的。因此，确定哪种或哪几种成分是有效成分并使之标准化是困难的。有些补充剂，特别是那些产于欧洲的补充剂，已得到标准化，标签上包括标准化指示。

专家与专家之间关于如何选择一种纯的、标准化产品的建议各持己见。多数专家建议购买知名生产商的产品，并有许多专家建议购买德国生产的产品。因为与美国相比，德国对生产补充剂的监管更严格。

尽管一种补充剂的成分不是标准化的，但是制造补充剂的方法已得到标准化。2007年，FDA制定了现在的药品生产质量管理规范（及GMP），这使得膳食补充剂的生产、打包、标签都标准化。这些药品生产质量管理规范保证了膳食补充剂的质量，并有助于保护大众的健康。

与药物的相互作用

补充剂与处方药及非处方药物能相互作用。这种相互作用能加强或降低药物疗效或引起严重的副作用。在服用补充剂之前，人们应该咨询一下自己的医生，以避免产生这些相互作用。目前几乎没有设计良好的研究投入到补充剂与药物之间的相互作用的研究中，因此大多数有关这些相互作用的研究来自于偶然的个案报道。

黑 升 麻

黑升麻是一种植物，这种植物的地下茎在播种、药片或流体形式中是有用的。

医用说明：人们在更年期时常服用黑升麻（像潮热、盗汗、情绪不稳、心动过速及阴道干涩）。有时，人们会服用黑升麻治疗关节炎、引产或治疗精神症状。

在祛除精神症状的有益方面的科学证据是存在争议的。在治疗其他紊乱及症状方面，黑升麻缺乏可靠的数据。

有可能出现的副作用：副作用不是很普遍的。最常见的副作用是头痛及胃部不适。没有证据证明黑升麻有其他药物产生相互作用。

黑升麻能引起头痛、眩晕、大汗、神经方面的问题及视觉干扰（如果大剂量服用时）。其他的副作用包括低血压、便秘、骨密度减少、肌肉损害、消化道不适、肝脏毒性、脉率降低、恶心、呕吐。

有些人对阿司匹林敏感或存在癫痫、肝脏疾病、激素敏感型癌（如某种乳腺癌）、中风或高血压，这些人不应该服用黑升麻。美国药典推荐黑升麻制剂应做一标签注明这些制剂可能存在肝毒性。

春 黄 菊

这种药草雏菊型的花是干的，可以泡茶或用于提取。

医用说明：人们经常用来当做缓和镇静剂。人们有时口服春黄菊减轻胃部痉挛或消化不良或应用春黄菊提取物缓和皮肤刺激。

有可能出现的副作用：人们认为春黄菊是安全的。最可能出现的副作用是过敏反应。过敏反应可能包括皮肤刺激、眼部瘙痒、打喷嚏及流鼻涕。人们几乎不会出现严重的有生命危险的过敏反应（过敏性反应）。大剂量服用时，春黄菊可能导致昏睡、镇静及呕吐。

春黄菊能减少口服药物的吸收。春黄菊也能增加抗凝药物（即抗凝剂）及镇静剂（包括酒精）的药效，但可减少铁剂的吸收。

硫酸软骨素

硫酸软骨素是软骨的一种天然组成部分。它是从鲨鱼或牛的软骨提取出来的或人工合成的。它多数与氨基葡萄糖结合。

医用说明：人们常口服治疗骨关节炎。治疗关节炎时，人们常常合用氨基葡萄糖。科学证明单独应用硫酸软骨素时是没有好处的。然而，证据表明与氨基葡萄糖连用时，它会减轻关节疼痛并能改善关节灵活性。

有可能出现的副作用：硫酸软骨素似乎没有什么副作用。最常见的副作用是胃痛、恶心及其他消化道症状。其他的副作用包括心率方面的问题及肿胀。

硫酸软骨素还可影响华法林等抗凝剂的活性。对于大多数而言，应用硫酸软骨素是安全的。但是，有哮喘、凝血障碍或前列腺癌的人应该慎用该药物。

铬

铬是一种机体所需的微量元素。它能加强胰岛素的功能。天然谷物是铬很好的来源。铬常与吡啶甲酸同时吸收。

医用说明:尽管铬减少胰岛素的功效,但是还没有发现补充剂可加强胰岛素的这种功能。目前既没有发现铬能促进体重减轻、增加肌肉、或减少机体脂肪。铬补充剂能降低胆固醇、低密度脂蛋白(及 LDL,一种坏的胆固醇),同时升高高密度脂蛋白(及 HDL,一种好的胆固醇)。铬影响铁的吸收。

有可能出现的副作用:铬吸收的最大安全水平不是很清楚。一些证据表明铬损害染色体,因此可能是有害的,或者说,可能引起癌症。

辅酶 Q10

辅酶 Q10(泛醌)是机体自然产生的一种酶。它参与细胞的能量产生过程,具有抗氧化剂作用。抗氧化剂能保护细胞免于受自由基的损害。自由基是正常细胞产生的具有很高的化学活性的产物。年龄比较大或有慢性病,如心脏病、癌症、帕金森病、感染 HIV 或患有 AIDS 病及肌营养不良的人中辅酶 Q10 含量比较低。然而,是否因为它含量低导致了这些障碍目前还不可而知。

医用说明:辅酶 Q10 正被研究用于治疗有心力衰竭、神经退行性病变如帕金森氏病、亨廷顿氏病、肌萎缩侧索硬化病(ALS)。它为由服用某种降低血脂水平的药物(抑制素)引起肌痛的人们带来安慰。辅酶 Q10 还能有助于保护心脏免于特定化疗药物的毒性作用(如链霉素及道诺霉素)。尽管一些先前的研究表明辅酶 Q10 在治疗这些疾病方面是有用的,但结果是不清晰的,还需更多的实验来证实。

有可能出现的副作用:辅酶 Q10 可降低阻止血液聚集作用的抗凝剂华法林的反应。副作用是不常见的,但是有些人会出现消化道症状,如腹痛、恶心、胸口烧灼感、腹泻及呕吐,有些人会出现中枢神经系统方面的症状,如眩晕、光敏、应激及头痛。其他的副作用包括皮肤瘙痒、皮疹、食欲下降、疲倦及流感症状。辅酶 Q10 不建议大量锻炼的人们应用。

蔓　越　莓

蔓越莓是一种水果,可以生吃,可以制成各种食品,比如果冻及果汁。

医用说明:成人经常使用蔓越莓阻止或减轻尿路感染。蔓越莓在治疗尿路感染方面的效果已得到证明。天然的未经加工的蔓越莓汁液中包括花青素,它可以阻止大肠菌(引起尿路感染的常见细菌)黏附于尿道壁上。

有些人使用蔓越莓退热并治疗某种疾病。然而,没有科学的证据证明这些效果是有效的。

有可能出现的副作用:据目前所知,还没有发现什么副作用。然而,因为蔓越莓的汁液非常甜,以致几乎尝不出酸味,因此有糖尿病的病人禁用蔓越莓,除非其甜味是经人工改处理过的。蔓越莓产品可能增加抗凝药物(如抗凝剂华法林)的效用。因此,服用华法林的病人同时不应该食用蔓越莓。

肌　　酸

肌酸是一种产生于肝脏储存于肌肉组织的一种氨基酸。当与磷酸结合时便形成真正意义上的机体能量来源。饮食上,牛奶、红肉及有些鱼都含有肌酸。

医用说明:人们食用肌酸补充剂以改善机体性能或运动性能以减少疲倦。它的使用与体重有关。一些研究表明肌酸能增加短而强效的工作运转量(如冲刺)。然而,另有一些研究显示肌酸并没有改善这种运动。

有可能出现的副作用:肌酸补充剂能增加尿液、血液中的肌酸水平,还可引起肾功能不良。有糖尿病或肾功能不全病史的病人或服用肾毒性药物的病人应该避免使用肌酸补充剂。

脱氢表雄酮

脱氢表雄酮(DHEA)是肾上腺产生的一种类固醇激素,可转变成性激素(雌激素、雄激素)。DHEA 的效用与睾丸激素的效用相似。DHEA 可从墨西哥山药中提取出。

医用说明:人们因改善情绪、提高精力、提升幸福感并在压力下保持良好的能力而食用脱氢表雄酮补充剂。其他的用途包括改善夜间睡眠,降低胆固醇水平,并降低体内脂肪。也有报道说脱氢表雄酮可延缓衰老、改善阿尔茨海默病病人的大脑功能。DHEA 的医用价值还没有得到证明。许多运动员声称 DHEA 能锻炼肌肉、增强运动能力。

有可能出现的副作用:从理论上讲,DHEA 可导致男性的乳腺增生、女性多毛,并可刺激前列腺癌、卵巢癌、乳腺癌及其他激素敏感型癌症。然而,这些作用还没有得到证实。儿童不可食用 DHEA。其他的知道的副作用是易激、失眠、神经紧张、精神异常。

紫　锥　菊

紫锥菊是一种多年生药草,含有松果菊苷和几种活性物质。植物的不同部分均可医用。

医用说明:食用紫锥菊的人大多想防止或治疗上呼吸道病毒感染,就像普通的感冒。有些人把紫锥菊用作乳剂或药膏来治疗皮肤功能紊乱并加快伤口愈合。

许多研究已评价出紫锥菊治疗感冒的效用,但没有一个评价是肯定的。一个问题是紫锥菊有许多不同的配置,没有标准剂量。然而,有几个设计较好的研究表明在防治感冒方面,紫锥菊是没有益处的。

有可能出现的副作用:目前还没有明确的副作用。儿童中,可能有增加皮疹风险。

紫锥菊可与引起肝损害的药物产生相互作用,因而具有增加肝损害的风险。紫锥菊可抵消免疫抑制反应,比如,阻止器官移植的排异反应。有 1 型糖尿病、自身免疫性疾病(风湿性关节炎、多发性硬化症)、或免疫系统缺陷病(如 AIDS、肺结核)的病人在食用紫锥菊之前需咨询自己的医生。

小 白 菊

甘菊是一种灌木丛多年生药草。干叶用于制作胶囊、片剂及流体提取物。研究者认为小白菊内酯及糖苷是小白菊的活性成分。

医用说明:人们应用小白菊治疗偏头痛。有四个样本小但设计良好的实验研究小白菊的作用,有 3 个研究支持上述说法。但是最大、最好的有关这方面的设计目前还没有。研究结果的不同反应小白菊的不同形式的用法。在有关有关节炎的人们的研究中,小白菊没有减轻症状的作用。小白菊还用于退热、牙痛、昆虫咬伤、不孕、牛皮癣、过敏、耳鸣、眩晕、恶心、呕吐及分娩中的问题。

有可能出现的副作用:口腔溃疡、皮炎可能出现。品尝起来可能会变化,可能增加心率。小白菊可与抗凝剂、治疗偏头痛的药物、非甾体抗炎药相互作用。它可减低正常有助于止血的血液成分(血小板)的聚集倾向,还可减少铁的吸收。不建议儿童及孕妇或哺乳期妇女服用小白菊。另外,小白菊可引起过敏反应。

鱼 油

鱼油可直接提取或浓缩或制成片剂形式。活性成分是 N-3 多不饱和脂肪酸(EPA、DHA)。西方饮食中 N-3 多不饱和脂肪酸一般含量很低。

医用说明:鱼油用于防治冠状动脉粥样硬化性心脏病。强有力的科学证据证明鱼油中的脂肪酸降低心脏病发作及由有冠状动脉疾病并规律口服药物的病人出现心律不齐引起的死亡率。这些脂肪酸也能减少甘油三酯,并能轻微降低血压。鱼油有助于防止环孢霉素引起的肾毒性。鱼油补充剂也用于治疗类风湿性关节炎。然而没有科学证据支持任何一种有效性。对于婴儿而言,N-3 多不饱和脂肪酸的吸收必须有助于大脑发育。因此,哺乳期妇女必须吸收足够的 N-3 多不饱和脂肪酸。

有可能出现的副作用:可能会出现鱼腥味呃逆、痤疮加重、恶心、腹泻。少量研究表明过多鱼油可引起出血。但另有一些研究并没有证明两者之间的关系。尽管一些鱼包含了过量的水银,但实验室测验鱼油补充剂时没有发现与之相一致的过量的水银。即使是这样,基于有文件记载的副作用,孕妇、哺乳期妇女不应该服用提取自鱼的 N-3 多不饱和脂肪酸补充剂,并应该限制食用鱼的种类及数量,因为鱼中有潜在的含有水银的风险。

大 蒜

大蒜很久以来一直用于烹饪和医学。当切割或捣碎蒜瓣时,会有一种叫大蒜素的氨基酸副产品释放出来。大蒜素是大蒜浓味及医用价值的主要成分。

医用说明:大蒜减少有助于阻止出血的血液成分(血小板)的正常凝血倾向。因为大蒜抑制微生物(像细菌)再生。可用做杀菌剂、抑菌剂。大剂量服用时,大蒜能轻微降低血压、肠痉挛及血糖水平。提倡服用大蒜者认为大蒜降低坏胆固醇-低密度脂蛋白。然而,没有一个设计良好的研究支持这一有益作用。大多数研究使用的是非新鲜大蒜的提取物。提取几乎没有蒜味的物质可能会失去活性或者需要研究。

有可能出现的副作用:除了呼吸、身体上及母乳中有蒜味外,大蒜通常没有有害影响。然而,吃大量的大蒜会出现恶心、口腔及食道和胃部的灼热感。

大蒜可与抗凝剂相互作用,增加出血风险,因此,手术前 1 周或牙科操作前不应该吃大蒜或其补充剂。

姜

像大蒜一样,姜一直以来用于烹饪及医学。这种药草的茎部包括叫做姜辣素的物质,这是姜的特性及姜味的来源。

医用说明:许多人吃姜减轻怀孕相关的恶心、呕吐。科学研究表明姜的这种用法是有效的,但结果是复杂的:到底是对运动、化疗引起的恶心,还是因为手术引起的恶心?不明确的是:姜是否对类风湿性关节炎、风湿性关节炎或关节及肌肉痛有效。

有可能出现的副作用:姜通常是无害的,尽管有些人在食用时感到明显的灼热感。它可引起消化系统不适感,还可引起口腔内异味。姜可增加出血风险。因此,需监测同时食用姜及抗凝剂的病人的出血倾向。

银 杏

银杏源自银杏树的叶子(通常为了装饰而种植)。树叶中包括大量的生物活性物质。银杏实最常见的用于药草补充剂之一。

银杏树的果实并不是用于制备银杏产品。在银杏树下可能会接触果肉,这可引起皮肤炎症反应。果实中的种子是有毒的,并能引起颤抖,大量食用时甚至可导致死亡。

医用说明:机体某部位出血时,通过形成血凝块协助止血;银杏通过减少血液中微粒的聚集而减缓止血过程,并能扩张血管(因而改善血流),并能减轻炎症反应。人们因多种原因而食用银杏,如:改善有下肢血管的动脉粥样硬化性疾病(外周血管性疾病)的人们的小腿的血液循环,治疗痴呆(阿尔茨海默病)。科学研究明确表明银杏使有外周血管疾病的人们获益。银杏延长了他们无疼痛行走的距离。基于大量的临床试验结果,痴呆患者得益似乎是不可能的。这项临床试验中,在较高年龄的人群中,银杏不能延缓阿尔茨海默病及痴呆者的进展。然而。先前大型的 US 临床试验表明银杏能暂时稳定轻、中度痴呆患者的精神及社交功能。

研究表明,银杏似乎不能减缓失忆、耳鸣或恐高症。银杏能阻止环孢霉素通过抑制免疫反应引起的肾损害。

有可能出现的副作用:尽管银杏叶提取物除了轻微的消化系统不适通常是无副作用的,但应用银杏时应由医生监管,因为银杏不适合自我药疗。银杏科与抗凝剂、阿司匹林及其他的非甾体类抗炎药相互作用。尽管一个大型的临床试验在应用银杏的人群中没发现有增加出血的证据,但银杏能增加出血风险。银杏能降低抗惊厥药的疗效。

人 参

人参通常来源于两种不同的植物:西洋参及亚洲人参。西洋参比亚洲人参轻一些。人参有多种形式的用途,如新鲜人参可直接用,干的根部、提取物、溶液、胶囊、片剂、化妆品、苏打、泡茶都是人参的应用形式。西洋参的活性成分是西洋人参皂苷,亚洲人参的活性成分是亚洲人参皂苷。

西伯利亚人参不是真正意义上的人参,它包含有不同的活性成分,但它含有甲戊炔醇所具有的作用,这与西洋参及亚洲人参类似。

不同人参制品质量差异相当大,这是因为许多制品含有极少量甚至没有可测出的人参的活性成分。在极少情况下,一些来自于亚洲的人参制品有意掺有曼德拉草的根部,以用于催吐,或与保泰松或氨基比林合用,但美国市场已禁用后两种药物,因为它们有不可接受的副作用。

医用说明:人们服用人参多是由于加强身体活动能力及心理作用,并加强能量及抵御压力与变老有害的影响。许多人服用它是为了加强性欲,包括治疗勃起功能障碍。人参似乎能降低血糖水平、增加 HDL-c 水平。它也可增加血红素与血浆蛋白。

对人参的某些效用做出评价是困难的,因为难于测量能量及其他生命质量方面的效用。在一项对糖尿病病人的小型研究中发现人参降低这些研究对象的血糖水平,根据一个非客观的报道,人参还可改善人的情绪及精力。在一项大型但短暂的研究中,非客观报道说人参提高了生命质量。

有可能出现的副作用:人参有一个合理的好的安全的报道。然而,有些著者建议限制人参应用超过 3 个月,因为服用时间超过 3 个月可能带来副作用。最常见的副作用是神经紧张、精神兴奋,通常在最初服用的几天内减少的。浓缩力可能会下降,血糖水平可降至非常低(低血糖)。其他的副作用包括头痛、过敏反应及睡眠和消化方面的问题、乳房胀痛及月经不调。因为人参具有雌激素类作用,孕妇及哺乳期妇女不应该服用人参,儿童也是不该食用人参的。偶然的,也有报道说食用人参有更严重的副作用,如哮喘发作、升高血压、心悸,在绝经后的妇女还可出现子宫出血。对于许多人而言,人参的味道难以让人们接受。

人参与抗凝剂、阿司匹林、其他类的非甾体类抗炎药、皮质醇类药物、地高辛、雌激素治疗、单胺氧化酶抑制剂(MAOIs,用于治疗抑郁症)及降糖药物(用于治疗糖尿病的药物)相互作用。

氨基葡萄糖

氨基葡萄糖提取自一种存在于螃蟹、牡蛎、虾的外壳,叫做甲壳素。氨基葡萄糖可制成片剂或胶囊,通常以硫酸盐的形式存在,但有时以盐酸形式存在。氨基葡萄糖常与硫酸软骨素配合吸收。

医用说明:人们食用氨基葡萄糖通常是想治疗膝盖部的骨关节炎。它在治疗其他部位的骨关节炎方面的作用较少有证明。证据具有争议性。有些证据认为氨基葡萄糖既能缓解疼痛又能改善疾病,而其他的大型的、设计良好的研究显示氨基葡萄糖没有效果。一项非常大的研究显示只有当与硫酸软骨素合用时,盐酸氨基葡萄糖才有效。

有可能出现的副作用:对于大多数人而言,氨基葡萄糖是安全的。常见的副作用是瘙痒、轻度的消化方面的问题,如:胸口烧灼感、腹泻、呕吐、恶心。对甲壳类食物过敏的人服用提取自甲壳动物的氨基葡萄糖可引起过敏反应。氨基葡萄糖可增加糖尿病病人的血糖水平。报道说氨基葡萄糖增加华法林(一种抗凝剂)的作用,因而增加出血风险。它还可以降低以下药物的功效:对乙酰氨基酚、治疗癌症及糖尿病的一些药物。

白毛茛

白毛茛，一种快要绝种的植物，指的是金凤花。它的活性成分是白茅根碱，后者具有防腐作用。黄连素治疗腹泻时也是有效的。

医用说明：白毛茛作为液体杀菌剂，可用于治疗口腔溃疡、眼睛发炎疼痛、外伤、皮炎；作为冲洗剂时治疗阴道炎。它与紫锥菊连用为感冒药，但白毛茛作为感冒药的效用还没有得到证明。白毛茛也可用于治疗消化不良、腹泻。在两个相关的设计良好到的研究中，黄连素独立于白毛茛减轻腹泻症状。

有可能出现的副作用：白毛茛有许多副作用，包括消化应激或消化道不适、子宫收缩、新生儿黄疸、加重高血压。如果大剂量服用，白毛茛可引起震颤、呼吸衰竭，还可影响心脏收缩。白毛茛可与抗凝剂（如华法林）相互作用。孕妇及哺乳期妇女、新生儿、具有心脏病、癫痫或具有凝血功能障碍的病人不应该应用白毛茛。

绿　茶

作为传统茶叶，绿茶来自于同种植物的干叶。然而，传统茶叶是经发酵酿制而成，而绿茶叶是经蒸熟而成，没有经过发酵。绿茶可经酿制而饮用，也可以片剂或胶囊形式服下。人们认为绿茶具有保护细胞不被氧化、突变、癌变的作用。绿茶包含咖啡因，但很多提取物不含咖啡因。它富含黄酮及儿茶素。

医用说明：人们说绿茶对健康有很多好处，但都没有有力的科学证明。人们因多种原因服用绿茶，包括防止癌症、冠状动脉性疾病及龋齿。其他原因还有：避免太阳直射、减低血脂水平、骨关节炎引起的疼痛、更年期综合征、减肥、增强记忆、延长寿命。

有可能出现的副作用：绿茶的副作用与咖啡因有关，包括：失眠、焦虑、尿频、恶心、腹泻、应激、胃部不适、心动过速、轻度震颤。孕妇应避免大量服用咖啡因。大剂量咖啡因可导致高血压、精神紊乱、震颤、心律不齐。

卡　瓦

卡瓦来自一种生长于南太平洋的灌木的根。它常被用于泡茶或制成胶囊的形式由人们服用。

医用说明：人们应用卡瓦多是因为它可减轻焦虑、缓解不安、减轻压力、改善睡眠。有些人应用卡瓦防治哮喘、更年期综合征、尿路感染。

有可能出现的副作用：在欧洲，约 20 人在服用卡瓦后患上肝毒性（包括肝衰竭）。因此，食品与药物管理局（FDA）要求在卡瓦产品上贴上警告标签，并持续监督其安全性。

当把卡瓦以传统形式泡茶饮用及大剂量服用或长期服用时，可能鳞状皮疹（一种卡瓦相关皮肤病）、视力问题、血液学变化（像红细胞增多）、运动反面的改变（如帕金森病加重）。而且，卡瓦可延长镇静剂（像巴比妥类）药效，并影响驾驶及其他需要保持警觉的活动。

甘　草

天然甘草味甜，提取自一种灌木的根，医学上常制成胶囊、片剂或流体提取物。大多是美国制造的甘草糖果是经人工制成不包含天然甘草成分。甘草酸是天然甘草的活性成分。对于对甘草酸效用特别敏感的人们，甘草制品中只需加入非常少的量（大约正常量的十分之一）就可以了。这些制品被称为解甘草甜素。

医用说明：人们常用甘草镇咳、缓解咽喉痛及改善胃部不适。外用制剂常用来缓解皮炎（如湿疹）。

有可能出现的副作用：甘草酸可致肾脏排盐、排尿减少，这可能造成高血压。它还可促进肾脏排钾，可能引起低血钾。过多的排钾对于有心脏病及服用地高辛或增加钾排出的利尿剂的人来说是一个严重的问题。这些人及那些有高血压的人来说，该避免应用甘草。

甘草可能增加早产的风险。因此，孕妇应避免服用甘草。

褪黑素

褪黑素形成觉醒周期，它是一种由松果体（位于大脑中部）产生的激素。用作补充剂的褪黑素来源于动物或是人工合成的。在某些国家，人们认为褪黑素是一种药物并如此进行调节。

医用说明：人们服用褪黑素多用于改善睡眠、调整时差及轮班工作产生的不良感觉。人们远征时区时可白天服用褪黑素或在离开的晚上服用，返回时连用 2 到 3 晚的褪黑素。需轮班的人们可在睡前口服褪黑素。

证据表明褪黑素补充剂可影响觉醒周期。然而，在一个大型、设计良好的实验中，褪黑素补充剂没有减轻因时差产生各种症状，只有少量小型的研究这些补充剂可改善睡眠。

有可能出现的副作用：服用褪黑素 30 分钟后可产生睡意，并可持续 1 小时。另外，褪黑素可能几乎不存在短期副作用，尽管有报道说可产生头痛和暂时的抑郁。长期服用褪黑素是否安全目前还不清楚。理论上，病毒或朊病毒感染可能是由于服用了来源于动物大脑而不是人工合成的褪黑素。在抑郁的人群中,褪黑素能加重抑郁症状。褪黑素最好在医生监管下服用。

乳 蓟

乳蓟主要活性成分是水飞蓟素,发现于多刺的有叶子的带紫色花的植物的种子。

医用说明:据说乳蓟具有保护肝脏免受病毒及有毒物(如酒精及死帽蘑菇的毒汁)、某种药物(如对乙酰氨基酚)的损害的作用。因此,人们应用乳蓟防治蘑菇中毒及其他肝功能紊乱,如:肝硬化、丙型肝炎。

设计良好的科学研究没有支持乳蓟使人们在改善肝功能紊乱方面获益的证据。在搜集到的关于毒蘑菇中毒的信息的报道中,乳蓟降低了死亡率。

有可能出现的副作用:有报道或可有短暂的胃部不适和轻微的过敏现象,但没有严重的副作用。乳蓟可加强降糖药物的作用。

有激素敏感病(如乳腺癌、子宫癌、卵巢癌,子宫内膜异位症,子宫肌瘤)的女性应避免应用乳蓟的地上部分。

腺苷蛋氨酸

腺苷蛋氨酸(SAMe)是人体产生的,可经人工合成为补充剂。

医用说明:有人说腺苷蛋氨酸有治疗抑郁症、骨关节炎、肝功能紊乱的作用,但至今还没有科学研究来证明这一说法。

有可能出现的副作用:目前还没有报道严重的副作用。有躁郁症的人不该应用腺苷蛋氨酸,因为它能引起躁狂发作。

锯 棕 榈

该植物的浆果可制成茶。锯棕榈也可制成片剂、胶囊、流体提取物。

医用说明:锯棕榈与睾酮的作用相反。人们服用锯棕榈主要治疗良性前列腺增生症。大量研究表明锯棕榈减轻前列腺增生的症状,如尿频、尿急。然而,一项大型的设计良好的研究没有证明这一点。

有关锯棕榈能促进精子产生、使乳房扩大或增加性活力的说法还没有得到证实。

有可能出现的副作用:偶尔会发生头痛、腹泻。因为锯棕榈可能具有激素作用,孕妇或想要孩子的女性不该服用锯棕榈。接受激素治疗的女性在服用锯棕榈之前应该咨询自己的医生。锯棕榈可与雌激素制剂及口服避孕药相互作用,还可影响华法林的抗凝作用。

圣约翰麦芽汁

植物花中微红的物质包含着大量的具有生物学活性的成分,包括金丝桃素及贯叶金丝桃素。

医用说明:人们应用圣约翰麦芽汁大多是减轻抑郁的症状。实验结果变化不一,但有可能具有治疗轻中度、短期的抑郁症的作用。然而,一项大型的、设计良好的研究发现圣约翰麦芽汁治疗严重的抑郁症方面无效。

圣约翰麦芽汁已用于治疗白癜风,但是其效果还没有得到证实。

有可能出现的副作用:圣约翰麦芽汁可致光敏性增加。其他的副作用包括消化道方面的症状、疲劳、头痛。孕妇不该服用这种补充剂,因为它增加子宫肌肉收缩,因而增加流产的风险。

服用圣约翰麦芽汁比较大的问题是它能减低人们所服药物的功效。这些相互作用可导致毒性反应或药物疗效减低。

缬 草

植物干根包含缬草三酯,后者可能具有镇静作用。

医用说明:人们常用缬草镇静、改善睡眠,尤其在欧洲地区使用较多。两个相关的设计良好的研究发现缬草具有提高睡眠质量、缩短入睡时间的作用。

有的人服用缬草治疗头痛、抑郁、心律不齐、震颤。通常是短期应用(4~6周)。没有足够的科学证据证明缬草是否能有效地改善这些症状。

有可能出现的副作用:有报道称发现服用缬草出现头痛、兴奋、不安、心乱。驾驶及做其他需要集中注意力的活动的人们不该服用该药草。其他的副作用包括胃部不适、眩晕、劳累。

与其他镇静剂(如巴比妥)合用时,缬草可延长它们的作用。

不推荐孕妇或哺乳期妇女服用该药草。

锌

锌是一种矿物质,是许多代谢过程所需要的少量物质。食物来源包括牡蛎、牛肉、强化麦片。

医用说明:人们多以糖果的形式服用以降低感冒症状的持续时间。科学研究没有一致的看法,但如果锌有效的话,也是比较小的,而且仅是感冒症状进展时快速服用才有效。

有些人服用锌帮助愈合伤口,因为缺锌的人伤口愈合慢。轻度的锌缺乏阻碍儿童生长,可以通过服用锌补充剂补锌。

有可能出现的副作用:一般来说,锌是安全的,但如果大剂量服用时可出现中毒表现。食用锌锭的常见副作用是恶心、呕吐、腹泻、口腔溃疡、口疮及恶臭。因为锌是一种微量金属,并能移除体内其他必须金属元素,因此食用锌锭不得超过 14 天。锌喷剂可引起鼻咽溃疡。锌补剂可降低某些抗生素的功效。

药物使用与滥用

服药时很多人每天生活的一部分,有合理的,也有不合理的,而且青少年中的药物使用率仍然很高。

法律规定及社会认可的某种药物的应用常常依赖于药物的用途、药物的功效及用药人群、比如说,许多滥用药物具有合理的医学用法:

- 安非他命:治疗注意力缺陷多动症。
- 巴比妥及苯二氮䓬类:治疗焦虑及失眠。
- 可卡因:可使皮肤表面麻醉(表面麻醉剂)。
- 氯胺酮:协助麻醉。
- 大麻:晚期癌症患者用于治疗恶心。
- 阿片样物质:减轻疼痛,协助麻醉。

然而,这些治疗不适症状的药物的使用是不合法的,并且是危险的。一种药物在法律及社会可接受程度上因社会与国家不同而变化。同一社会或国家中不同时期的法律及接受程度也是变化的,就像发生在美国的酒精一样。

许多药物,有合法的,也有不合法的,影响着人的情绪。一些另类心境药(影响心理状态的)在人们每次服用时影响他们的大脑功能,不论使用量的多少。另外一些药物只有当大剂量食用或持续使用时才会影响大脑功能。有的药物在人们因想要或某种感觉而反复应用时影响大脑功能。

提到药物滥用经常会想到麻醉剂。麻醉剂是指引起感觉缺失、产生麻木感及困倦的药物。麻醉剂尤其是指阿片类药物(与细胞阿片受体结合的物质)。然而,这种麻醉剂也应用广泛(及错误应用),因为它包含这不合法的药物或用法不合法。

 你知道吗……
滥用药物的人们并不依赖于药物。

定义

不同的术语用于说明由使用另类心境药物引起的问题。然而,医生和其他专家们有时不同意对这些术语断章取义。

耐受性:这个术语的意思是人们需服用更多的药物才能达到原先较小剂量所产生的作用。人们对阿片类药及酒精可产生巨大耐受性。

中毒:这个术语是指特定的药物产生的快速而持久的作用。人们中毒时,会出现精神功能及判断力障碍,情绪也会发生变化。药物可使人们产生如下感觉:兴奋、非常舒服或欣快或更平静、放松及困倦。许多药物影响身体功能,降低身体协调性,导致摔倒、撞车。有的药物触发攻击性行为,造成打架。随着药物应用剂量加大,副作用会表现得更为明显(成为超剂量),会产生并发症及死亡的危险。

药物依赖性:药物依赖性是指某种因素使人们很难停止应用某种药物。这些因素包括渴望及戒断症状。药物依赖性包括身体依赖及精神依赖。

心理依赖性:指的是强烈服用某种另类心境药的欲望(渴望),或不愿意停用这种药物(戒断)。服用这种药物的欲望可能是强迫用药的唯一明显的原因。引起心理依赖性的药物通常产生以下一种或更多的原因:

- 减轻焦虑及紧张
- 情绪高涨、欣快或其他使人情绪愉悦的情绪改变
- 感觉心理上及身体能力提高了
- 短暂脱离现实感
- 感知环境改变(如幻听、幻视)

强烈的欲望及强迫应用某种药物导致使用该药剂量过大,经常比前一次应用时间要长。对某种药物产生心理依赖性的人因使用该药而放弃了社交或其他活动。即使知道这种药物对身体有害后影响生活的其他方面,如家庭或工作,但他们仍会继续使用该药。

身体依赖性:指的是停止使用药物时导致不舒服的症状,有时会产生疼痛(戒断)。戒断症状产生的原因是患者身体已适应了该药物的存在。

经历过戒断症状的人们感觉病快快的,还可能产生依赖相关药物的严重的不适症状。有些药物(像酒精及巴比妥)的戒断症状可能非常严甚至危及生命。

有关药物依赖性是怎样发展的问题是很复杂的并且

不明确。它依赖于以下作用的相互影响：

- **药物**：药物的相互作用可能使人们产生依赖性。
- **使用者**：使用者个体情况、健康状况、身体素质（包括基因构成）及情绪环境是使用者是否产生依赖性的影响因素，比如：持续不缓解的疼痛可能导致患者不合理用药，就像心理上可以减轻疼痛似的。然而，有关研究并没有在不同的人身上发现任何清晰的不同的生化或物理反应，这就不能解释为什么有人产生依赖性，而有的人并不产生依赖性。
- **文化及社会因素**：同行或团体压力（如基于工作或家庭义务）可解释依赖性，大众传媒可宣传处方药能减轻所有压力。

药物滥用：依据社会反对及对个人社会及心理健康有效的药物可界定药物滥用。药物滥用包括以下情况：

- 娱乐性药物，通常是非法的（非医用药物）；
- 没有保健医师推荐的情况下使用另类心境药治疗医疗问题或症状；
- 因强烈的心理依赖性或身体强迫（依赖性）使用的药物。

人们常认为使用非法药物在很大程度上是滥用，因为这是违法的。但滥用药物不一定就是违法的药物，这些药物能或不能改变人的心情。这些药物包括处方药、酒精、非药物的产品中的物质（如胶水、漆）以及非法药物。

滥用药物的人使用足够的量级足够长的时间，这威胁着他们本身或其他人的生活质量、健康、安全。但是许多人会控制滥用药物以不致影响他们的健康或功能，这使得上述作用不那么明显。药物滥用不一定包括药物依赖性。

娱乐性药物的使用：娱乐性药物的使用包括偶然情况下服用量较小剂量的药物，因此之后经常没有危害的服用。也就是说，使用者不会产生耐受性或生理依赖性，并且该药物不会对身体造成损害（至少在短期内）。学者通常认为娱乐性药物包括鸦片、酒精、尼古丁、大麻、咖啡因、产生幻觉的蘑菇、可卡因。

娱乐性药物常口服或吸入。

药物成瘾：药物成瘾没有广泛的可接受的定义。它的特点是：尽管可能对使用者及他人造成危害，大麻使用者还是强烈的渴望甚至强迫性的、不可控制的使用某种药物。成瘾者花越来越多的时间去获得并使用这种药物以达到效果。因此，上瘾通常干涉工作、学习，或干扰家人、朋友。因为存在有害的危险，上瘾提示需要停止继续使用该药物，而不管上瘾者是否明白或同意。

上瘾相关药物有非法的也有合法的。然而，获得与使用一种非法药物同获得与使用合法药物是截然不同的，后者通过去看医生而得到处方，就可以去药房取药。得到非法药物（或者无医疗需要而使用的合法药物）可

能要通过欺骗及偷盗获得。举个例子，人们可向医生伪造症状获得处方，并以同样的症状向不同的医生获得多张处方。当晚期癌症患者因严重疼痛而具有阿片药物（如吗啡）依赖性（身体依赖及心理依赖）时，这种对此种药物不间断的需求通常不认为是上瘾。然而，当人们对海洛因产生依赖时，他会偷钱去买海洛因，并向家人及朋友撒谎，这时认为他们的行为为成瘾。

有时，家人、朋友会同意成瘾者继续使用药物或酒精。这些人被认为是促成者。我们认为促成者与成瘾者是相互依赖的，前者的需要与后者的令其上瘾物质的使用相互交融。对于上瘾者的行为的解释，促成者可打电话请病假或找其他的借口。促成者可能要求成瘾者停止使用药物或酒精，但几乎不会做什么事情帮助他们停止使用这些药物的。

有位孕妇成瘾者使胎儿同时吸收了她所使用的药物。通常，孕妇不会向医生承认自己在使用这些药物或酒精。由于母亲吸毒，胎儿会具有依赖性或形成严重的残疾。分娩不久后，婴儿可能出现严重的甚至是致命的停产，尤其是当医生并不知道这位母亲吸毒。

使用方法：药物可通过吞咽、雾化吸入、作为粉剂可通过鼻腔吸入、注射。药物注射产生的效应更快、更强。

药物可以静脉注射、肌肉注射或者皮下注射。静脉注射通常在上肢进行，但如果上肢扎针部位出现瘢痕时，可通过身体其他部位进行注射，包括大腿、颈部或腋下血管。

药物注射引起的并发症：药物注射比其他使用方法危险多。人们不仅出现副作用，还会有与注射本身产生的副作用，包括如下几点：

- **混杂物**：混杂物是药物中用于改变药物物理性质的物质。它们常常是降低成本或使药物易于吸收的附加物，而使用者并不知情。因此，使用者不知道自己所注射的药物。在一些街头毒品如海洛因及可卡因中，也可能应用了混杂物以加强另类心境药药效或药物替代品。奎宁作为一种常见的海洛因混杂物可引起复视、麻痹及其他神经损伤方面的症状，包括格林-巴列综合征。
- **充填剂**：有的人把片剂压碎，将其溶解，然后静脉注射该溶液。这些人注射了片剂通常包含的充填剂（如纤维素、滑石粉、玉米粉）。充填剂可在肺内聚集，引起炎症。充填剂也能破坏心脏瓣膜，增加炎症的可能（心内膜炎）。
- **细菌与病毒**：使用未经灭菌的注射器注射药物能把细菌和病毒引入体内，尤其使用别人使用过的注射器。结果，注射部位可能形成脓肿，或者细菌、病毒可通过血流到达身体的其他部位，如肺、心、脑、骨，并引起感染。心脏瓣膜的感染（心内膜炎）是注射受细菌污染的药物或应用脏注射器常见的严重的后果。共用注

其他药物滥用

药物滥用一般包括心境改变药,但也包括用于其他目的的药物,通常是一些减肥或增加运动耐力的药物。在没有医用价值或医学监督情况下使用这些药物可增加生命质量、健康或使用者的安全的危险。认为这种使用药物的方式为药物滥用。这些滥用药物中,类固醇是最常用的一种。

生长激素

生长激素是由下垂体分泌的协助机体利用蛋白质、碳水化合物和脂肪以刺激生长的激素。生长激素也可由人工合成,有时,可用于治疗因机体不能产生足够的激素而身材矮小的儿童。有的运动员认为生长激素能通过燃烧脂肪增加肌肉强度而滥用生长激素。

没有医疗情况下长期使用生长激素可增加血脂水平,造成糖尿病、心脏扩大,具有导致心力衰竭的危险。

实验证明,不是由自身机体产生的生长激素并不是通常认为的那样有用。

促红细胞生成素及阿法达贝汀

促红细胞生成素是一种由肾脏产生的激素。它刺激骨髓产生红细胞。促红细胞生成素也可由人工合成。阿法达贝汀是一种与促红细胞生成素有类似作用的药物。这两种药物皆可通过产生红细胞纠正各种贫血。运动员们认为体内红细胞增多有助于肌肉获得更多的氧,这使得他们表现得更好,所以他们会使用促红细胞生成素类药物。无医疗需要情况下使用促红细胞生成素或阿法达贝汀可改变机体正常产生红细胞的规律,结果,当停用这些药物时,体内的红细胞数量会突然降低。

利尿剂

利尿剂是加速肾脏排泄盐、水的药物。利尿剂也可用于治疗各种疾病,包括高血压及心力衰竭。然而,有些人却服用利尿剂快速减肥,他们往往是运动员,或是像得了神经性厌食症类饮食失调的人群。利尿剂的不合理应用可引起脱水及严重电解质紊乱,比如低血钾。这类紊乱会导致严重的疾病甚至死亡。

吐根糖浆

吐根糖浆是一种催吐剂。它有时用于治疗吞服化学品或毒物的儿童。然而,有饮食失调像神经性食欲缺乏的人群常常使用吐根糖浆减肥。不合理的使用吐根糖浆可引起腹泻、严重的电解质紊乱、虚弱、心律不齐及心力衰竭。

通便药

通便药是加速肠道物质排泄并可用于治疗便秘的药物。然而,人们错误地认为这种加速肠蠕动是有助健康的,因而他们常常滥用通便药。另外,患有饮食失调的人们,比如得了神经性食欲缺乏的人们经常使用通便药,他们以为这可有助于他们减肥。

在没有医疗需要的情况下经常使用通便药会引起脱水机严重的电解质紊乱。规律使用通便药也可干扰其他药物的吸收,或使之失效。长期不合理使用通便药可损害大肠肌肉层。严重的便秘及其他肠功能紊乱(如憩室病)可能就是其结果。

射器能传播严重的感染,如 B 型或 C 型肝炎及人类免疫缺陷病毒(HIV)感染。

- 使用注射器造成的损伤:药物滥用者胳膊肘骨化性肌炎是由反复不适当的注射引起的。胳膊肘周围肌肉组织由瘢痕组织替代。皮下注射(即经皮下注射的药品,也称为皮下注射毒品)能引起皮肤溃疡。静脉注射导致瘢痕静脉(径迹),这使得静脉注射越来越困难,并妨碍血流。

普查

普查包括在没有任何肯定的滥用药物的症状的人们中检查药物滥用。这是一项系统而随机的人群检查,有如下几点:

- 特定人群,如学生、运动员、囚犯。
- 申请某种职业或已在职的人群(如飞行员或商业卡车司机)。
- 曾有过机动车辆或轮船意外事故的人群或在工作中出现过意外事故的人群。
- 曾用不明手段自杀过的人群。

- 因药物滥用而行法院要求治疗项目的人群或处于缓释中的人群或要求戒毒而得到假释的人群,需监督遵守。
- 在接受毒品滥用治疗项目的人群,需检测后续的毒品滥用情况,并因此予以更优的治疗方案。

一般情况下,人们会同意普查,除非有特殊情况,比如发生车祸。普查不能得出药物使用频率,因而,那些存在严重问题但不经意使用药物的人群是不易被查出的。而且,药物监督的目标药物比较局限,这就忽视了很多药物。最常见的目标药物包含酒精、大麻、可卡因、阿片类药物、安非他命、苯环己哌啶、苯二氮草类及巴比妥类。

可以检测尿液标本、血液标本、呼气、唾液或头发。尿液检测是最常见的,因为它是一种非侵害性、快速、便宜且能检查出很多种药物的检查方法。它能检测近 1～4 天内使用的药物,有时会检测使用时间更长的药物,这主要取决于是否使用了药物。头发检测不是那么广泛实用的检查方法,但它能检测出近 100 天内使用过的药物。健康保健工作者可直接观察样本并将之密封,这样一来

诈骗技巧：体内包裹

为了把毒品成功通过边境或各检查点,商贩们可自愿吞服填满毒品的包。这种方式就称为体内包裹。

体内包裹通常包含具有高价的药物(如海洛因或可卡因)。这些药物可置于避孕套中,或有层层聚乙烯或乳胶包裹的小包中,有时覆盖一层蜡样外套。当携毒者吞下几袋包裹后,在包裹取出前,他们一般会服用减慢消化道蠕动的药物。

装有毒品的包裹破裂一旦破裂,携毒者就会发生药物过量反应,有时可引起严重的症状。这些症状有反复抽搐、高血压、体温异常升高、呼吸困难及昏迷。包裹可阻塞或破坏肠道。一旦发生肠破裂,肠内容物会进入腹腔引起感染——一种叫做腹膜炎的疾病。

体内填料与体内包裹相类似。携毒者为避免被警力抓捕而吞下藏毒包裹,这就称为体内填料。藏毒包裹有时藏于直肠内,有时藏于阴道内。与体内包裹相比,体内填料的量较少。但是体内填料往往包裹的不是那么严谨,因而携毒者仍有可能发生因毒品泄漏而造成的毒品过量反应。

他们就能确保样本不被掉包。

诊断

当人们想停用某种药物而求助于健康保健医师时,药物滥用是很容易做出诊断的。但另外一些人却努力掩盖他们使用药物的情况。

当从业医师注意到某人情绪或行为变化时会怀疑他使用了某种药物。他们会予以彻底的体格检查。滥用药物会产生明显的症状。比如说,频繁的静脉注射药物会在注射部位留下明显的痕迹。这些痕迹是一些在一片黑色的或变了色的皮肤周围的细小的线、黑色小点(针头注射所致)。皮下注射药物会产生环状皮肤伤痕或溃疡。药物上瘾者会声称是其他的原因造成的皮肤上的痕迹,他们或解释为是频繁输血,或虫咬伤,或是其他原因造成的损伤。

健康保健医师也使用其他方法(比如调查问卷)来鉴别某些药物及毒品的滥用以确定这些药物及毒品的使用范围及引起的影响。可以做尿液检测,有时也可以做血液检测来检测现用药物情况。

如果检测出一种药物使用的问题,尤其是注射药物时,可完全确定相关人群患有肝炎、HIV感染及其他使用该药物的人们共有的感染。

治疗

具体的治疗方法依赖于使用了何种药物,但一般情况下这是靠询问而得之,有时还需要知道其他药物使用情况。家人支持及支持团体可以帮助药物滥用者停止药物使用。

并发症的治疗同由其他原因引起的并发症的治疗。比如,可通过引流脓液治疗脓肿,同时需用抗生素治疗感染。

因为共用注射器常引起HIV感染,所以需开展降低危害运动。其目的是减少药物使用者继续服药带来的害处。因此,应提供给使用者无菌注射器的针头及针管,这可避免使用药物滥用者的针头。这项措施有助减少HIV感染及肝炎的传播,也减少了社会资金。

酒 精

- 遗传及个体差异在酒精滥用过程中可能是很重要的。
- 饮酒过多使人们困乏或具有攻击性、身体运动不协调、精神状态紊乱,并可干涉生活、家庭及其他的活动。
- 长时间过量饮酒可使人们对酒精产生依赖,并可损害肝脏、大脑及心脏。
- 医生可通过调查问卷或检测血液中酒精水平以助鉴别人们是否使用酒精过度。
- 急救措施可有:辅助呼吸、补液、维生素 B_1 及其他类型维生素,可用苯二氮草类药物脱瘾。
- 解毒与康复措施可帮助有严重酒精滥用的患者。

目前大约45%~50%的成人饮酒,有20%曾经饮酒,30%~50%是滴酒不沾者。大量饮酒(每天饮酒次数超过2~6次)一定时间后,多个器官可受到损害,尤其是肝脏、心脏及大脑。然而,适量饮酒可降低心血管疾病的死亡风险。尽管如此,也不建议出于这个目的去饮酒,尤其是当其他预防措施更安全、效果更好时。

酒精滥用: 大多数人不会饮用大量酒或经常饮酒以致危害健康或干涉他们的日常生活。然而,美国有7%~10%的成人存在酒精使用问题(酒精使用相关疾病)。这些问题包括出于危险中的饮酒(仅以饮用的量来定义)、酒精滥用、酒精依赖(使用酒精最严重的问题)。酒精中毒是一个不确切的用法。它一般指过量饮酒、未能成功戒酒及尽管带来社会生活上或职业上不良后果后仍继续饮酒。男性比女性更有可能(2~4倍)成为酗酒者。

一般来说,酗酒者总是长时间内规律性的大量饮酒,并对酒精产生依赖。饮酒者在产生酒精相关问题之前,平均每天的饮酒量是不同的。但是,对于男人来说,每天可能少于3杯,对于女人来说,每天可能少于2杯(一杯等于12盎司啤酒、5盎司白酒或1又1/2盎司烈酒,如威士忌)。许多有饮酒问题的人可能是酗酒者——也就是说,在一个场合中,男人可饮到5杯或更多酒,女人会饮4杯或更多酒。有些人可能连续几天酗酒,接下来的几天内可能只饮少量酒或不饮酒。对于年轻人来说,酗酒是一个特殊问题。

酒精滥用等级

级别	说　明
高危饮酒	以饮酒量及次数进行定义： 对于男性，一周内饮酒次数超过 14 杯* 或每个场合超过 4 杯 对于女性，一周内饮酒次数超过 7 杯或每个场合超过 3 杯
酒精滥用	有如下表现但无任何酒精依赖性的证据： 阻止人们完成工作 做一些使身体处于危险环境中的事情（比如开车） 产生法律、社会及人际间的问题
酒精依赖	频繁大量饮酒，引起以下 3 个问题以上者： 需要饮越来越多的酒才能达到刚开始饮酒达到的效果（耐受） 停用后会产生不愉快，有时是痛苦的身体上的症状（戒断） 饮酒量超过计划 想戒酒但未能成功 用大量时间买酒、饮酒，或用大量时间从酒精产生的不适中恢复 因饮酒而错过了重大事件或活动（比如工作、婚礼或毕业典礼） 尽管已经存在生理上及心理上诸多问题，但仍继续饮酒

* 一杯等于 12 盎司啤酒，5 盎司白酒或 11/2 盎司烈酒（如威士忌）。

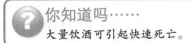

你知道吗……
大量饮酒可引起快速死亡。

酒精中毒造成许多破坏性行为。饮酒者可破坏家庭及社会关系。夫妻常常离婚。过度旷工会失去工作。酗酒者通常不能控制自己的行为，并倾向于酒后驾车，造成摔伤、打架或机动车事故。有些酗酒者变得很暴力。男人酒精中毒常常产生针对妇女的家庭暴力。

特殊人群：非常小的儿童饮酒（一般是偶尔的）会产生严重低血糖及昏迷的风险。女人可能比男人更容易对酒精作用敏感，即使基于每公斤体重来计算。年长者比年轻者更容易产生酒精带来的作用。怀孕期间饮酒增加胎儿乙醇综合征的发病风险。

尽管对酒精的敏感度不同，但是不同年龄阶段的人们都或多或少的受到饮酒带来的影响。青少年饮酒问题越来越多，尤其是产生灾难性的后果。那些年轻时（尤其是未成年人）开始饮酒的人更有可能像成人一样产生酒精依赖。

原因

从某种程度上来说，酗酒是遗传的。与普通大众相比，有血缘关系的饮酒者更有可能酗酒；而且，与领养的子女相比，酗酒者后代更容易酗酒。有研究表明，与非酗酒者相比，有酒精中毒危险的人们更不容易酒精中毒。也就是说，前者大脑对酒精比较不敏感，有血缘关系的人也有这个特点。

长期饮酒的后果

问题类别	后　果
营养方面	
低叶酸	贫血（疲乏，虚弱。头晕目眩） 天生缺陷
低铁	贫血
低烟酸	糙皮病（皮肤损害、腹泻、抑郁）
胃肠方面	
食管	癌症 炎症（食管炎）
胃	癌症 炎症（胃炎） 溃疡
肝脏	出血倾向（凝血障碍） 癌症 脂肪肝 炎症（肝炎） 严重的瘢痕（肝硬化）
胰腺	炎症（胰腺炎） 血糖偏低（低血糖）
心血管方面	
心脏	心脏节律不规整（心律不齐） 心力衰竭
血管	动脉粥样硬化 高血压 中风
神经系统方面	
大脑	紊乱 短期记忆力降低（对最近的事情回想困难） 精神紊乱（与现实生活脱轨） 协调性下降
神经	控制运动的四肢神经退化（运动功能下降）
泌尿生殖系统	
生殖器官	性功能下降 对于男性而言，胸部增大、皮肤光滑、睾丸缩小

有特定背景及某种特质的人们更容易酗酒。饮酒者多源于家庭破裂或与父母关系闹僵的人。饮酒者感觉孤独、寂寞、怕羞、沮丧或不友好。他们可表现为有自杀欲望或尚未性成熟。这些特点是否是酒精中毒的原因或结果还不确定。

症状

酒精引起三个基本问题：

- 人们在某时刻由于过度饮酒迅速产生的问题（中毒或过量）
- 人们规律过量饮酒后经过长期形成的问题
- 当人们过度、长期饮酒后突然戒酒引起的问题（戒断）

快速反应：酒精大多产生快速效应，这是因为与体内加工（新陈代谢）和处理相比，它吸收的更快。结果，血液中酒精水平迅速升高。饮酒几分钟内即可引起相应的效应。

酒精产生的效应因人而异。比如，与基本不饮酒或仅在社交场合中饮酒者相比，规律饮酒者（每天两杯以上者）更不容易受特定酒量的影响，这种现象叫做耐受。对酒精耐受的人也会对其他减慢大脑功能的药物（如巴比妥和苯二氮䓬类药物）耐受。

血流中酒精含量不同，它所产生的效应也会有所不同，通常每分升（1/10 升）血液中含有多少毫克来计算，缩写为 mg/dl。因耐受情况不同，产生特定症状的试剂血液水平变化很大，但没有产生耐受性的一般饮酒者可产生以下常见症状：

- 20～50mg/dl：安静，淡淡的睡意，有些人表现为骑摩托车不平稳，有些人表现为驾驶能力下降。
- 50～100mg/dl：判断力障碍，协调性进一步下降。
- 100～150mg/dl：步态不稳，语言含糊，行为不能自制，记忆缺失。
- 150～300mg/dl：精神紊乱，昏睡（有可能）
- 300～400mg/dl：常常是无意识的。
- ≥400mg/dl：可能是致命的。

中～重度中毒常见表现是呕吐。因为人们往往是昏昏欲睡的，呕吐物可能会进入肺（被吸进去的），有时可导致肺炎甚至死亡。因大量酒也可引起低血压、低血糖。

在美国大部分地区，法律规定的中毒剂量为血液酒精含量大于等于 80mg/dl。

长期饮酒者的特殊的血液水平产生的效果是不同的。许多人在一个相对高水平上似乎没受到什么影响或者说看上去功能是正常的（比如 300～400mg/dl）。

长期效应：长期大量饮酒损害机体多个器官，尤其是肝脏（酒精性肝病）。由于人们不适当饮食，他们也会出现严重的维生素及其他营养物质的缺乏。

酒精性肝病包括肝脏炎症（肝炎）、脂肪肝及肝硬化。由酒精引起的肝脏损害会使肝脏清除机体产生的毒素、废物的能力降低，这可引起脑部功能障碍（肝

性脑病）。得肝性脑病的人表现为木讷、困倦、昏睡、迷糊，甚至昏迷。通常的，他们也会出现扑翼样震颤：手臂伸展时，双手突然落下，然后恢复到原先的位置。扑翼样震颤类似于震颤但并不是震颤。肝性脑病是威胁生命的并急需处理的疾病。有肝硬化的病人，肝脏相关血管血压会升高（门脉高压症）。这些血管出血很快，可引起呕血。这种出血比较特殊，这是因为此时肝脏不能产生足够的凝血物质促进凝血块的形成。

过量饮酒可引起胰腺炎。人们会出现严重腹痛及呕吐。

过量饮酒可损害神经及部分大脑。人们可患慢性震颤。掌管协调运动的部分大脑（小脑）受到损害时，四肢将不能很好的控制运动。它还会损害脑神经的内部结构（髓鞘），导致一种叫做原发性胼胝体变性的罕见疾病。该病患者会变得有攻击性、困惑、精神错乱。有些病人或进展为震颤或昏迷，随后死亡。

严重的酒精中毒可引起严重的维生素 B_1 的缺乏。该病可导致韦尼克脑病，如果治疗不当，会发展为健忘综合征、昏迷，甚至死亡。

饮酒会加重抑郁，并且，饮酒者比不饮酒的人更可能变得抑郁。这是因为酒精中毒常常为不喝酒时的事情感到深深的懊悔，即使在不喝酒时，饮酒者也有自杀倾向，这在酗酒者身上更明显。

孕妇饮酒可引起严重问题影响胎儿发育，包括低出生体重、短体长、头小、心脏损害、肌肉损害、低智商或智力障碍（精神发育迟钝）。这些影响成为胎儿乙醇综合征。因此，建议孕妇避免饮酒。

戒断症状：如果长期持续饮酒者突然戒酒，很可能出现戒断症状。比如，戒断症状可能发生在住院期间（如择期手术），因为这段时间他们不能饮酒。

戒断症状有轻重之分。严重的不能治疗的戒断症状是致命的。

轻微的戒断症状出现在停止饮酒后的 12～24 小时出现。轻微的戒断症状包括震颤、头痛、虚弱、出汗、恶心。有些人出现震颤（称为酒精相关性癫痫）。

重度饮酒者突然戒酒可发生酒精性精神病。他们听到的声音是控告或恐吓的，引起惊吓与恐怖。酒精性精神病会持续数日，可服用抗精神病药如氯丙嗪或硫利达嗪治疗。

震颤性谵妄（DTs）是最严重的一种戒断症状。一般情况下，震颤性谵妄不会立刻出现。而且，它会出现在停止饮酒后 48～72 小时。开始，人们会感到焦虑。然后，他们会越来越迷惑，睡眠差，做噩梦，过度出汗，并且变得非常抑郁。脉率会增加。体温一般会上升。短暂的幻觉会慢慢上升至唤起恐惧与不安的假象，最后发展为恐怖的可见的精神错乱——迷惑。在昏暗灯光下看到的物体

可能尤其可怕,人们变得极其模糊他们平衡失调,有时会认为屋顶在移动,墙壁在下沉,或者认为屋子在飘动。随着谵妄状态的进展手会不停地抖动,有时会扩展到头或身体。多数人会变得不协调。震颤性谵妄可能是致命的,尤其是在未接受治疗的情况下。

诊断

急性酒精中毒一般情况下是明显的,可以在人们或其朋友将情况告诉医生及一些体格检查之后做出诊断。如果不能很好的解释一个人表现不正常的原因,医生可以做一些测试以排除症状的其他可能的原因,比如低血糖或头部损伤。测验可包括测量血液中酒精含量及血糖水平、尿液检查特定的毒性物质,并行 CT 检查脑部。医生不能认为仅仅因为呼吸中有酒精就断定不会出错。

出于法律原因(比如,人们发生交通事故后工作表现不正常),可以测量血液中酒精含量或估测呼气样本的酒精含量。

长期饮酒的人们可以通过血液测试他们的肝功能的不正常情况及其他器官损害情况。如果症状比较明显,像 CT 类的成像检查可以排除脑部损伤或感染。

筛查酒精滥用:有的人不能不知道自己的饮酒量可能存在问题。另外一些人知道这种情况但不愿承认自己存在相关问题。因此,健康保健工作者不要等待人们寻求帮助。当一个人的行为改变难以理解时或表现为自我破坏时,医生们可能认为这些人滥用酒精。当人们出现医疗方面的问题,如高血压或胃部炎症(胃炎),医生们也应当考虑酒精滥用情况,不要予以一般治疗。

许多健康保健医师通过询问人们的饮酒史来了解他们有关饮酒方面的问题。包括以下问题:

■ 你认为平均每周多少天在饮酒?

■ 在你饮酒这天,你会饮多少杯?

■ 在过去的一个月中,你在特定场合中最多能饮多少杯?

如果医生怀疑某人酒精中毒,他们会问更多有关饮酒后果的更详细的问题,有如下几点:

■ 曾经想过戒酒吗?

■ 对酒的苛求有没有使你恼火?

■ 曾经为饮酒感到过内疚吗?

■ 有没有晓晨之饮(早上第一件事是饮一杯酒)来稳定紧张的情绪或消除宿醉的经历?

以上这些问题中,如果有两个以上肯定的答案,那么这个人就可能存在饮酒问题。

治疗

以下情况需要治疗:

■ 就诊者不想继续饮酒。

■ 血液中酒精水平过高而表现出症状的人群。

■ 就诊者具有不可忍受的戒断症状。然而,有戒断症状的人群通常是建议他们继续饮酒。

急救:当极大量饮酒或戒断症状引起严重问题时需要急救。

对于急性中毒,没有特殊解毒药。咖啡或其他的家庭疗法不会抵消酒精效果。然而,如果人们陷入昏迷,就需要在其呼吸道内插管以防他们被呕吐物或分泌物呛到。如果他们呼吸受到抑制,就需要予以呼吸机辅助呼吸。

如果需要治疗或防止脱水或低血压,可予以静脉补液,并予以维生素 B_1 防治韦尼克脑病。医生们还常常在液体中加入镁离子(协助机体处理维生素 B_1)及复合维生素(防治维生素缺乏症)。

针对戒断症状,医生常予以应用几天苯二氮䓬类药物(轻度镇静剂)。它可平息患者的攻击性,并可阻止一些戒断症状、震颤及震颤性谵妄的发生。因为人们可对苯二氮䓬类药物产生依赖性,所以这些药物只能短期应用。有时可予有精神紊乱患者安定。

震颤性谵妄可能是威胁生命的,需积极控制高烧及严重的攻击性。如果可能的话,需予以加强看护。通常的治疗措施包括以下几点:

■ 静脉注射高剂量苯二氮䓬类药物

■ 高剂量维生素(尤其是维生素 B_1)

■ 静脉补液

■ 退烧药(如对乙酰氨基酚)

■ 控制心率计血压的药物

■ 治疗并发症(如胰腺炎、肺炎及震颤)

有了这些治疗,震颤性谵妄常出现于饮酒症状开始出现的 12~24 小时,但严重的危险事件可能持续 5~7 天。当人们恢复意识时,他们并不记得自己出现异常戒断症状过程中发生的事情。

每项急救措施都采取之后,下一步诊疗依赖酗酒者的饮酒程度。入门人们没有到对酒精依赖的底部,医生可以与之讨论酒精中毒的严重后果,可提供减少饮酒次数或停止饮酒的方式,并制定探访计划以检查他们戒酒的实施情况。

有严重疾病的人需开始脱毒及复原疗法。

脱毒及复原疗法:在第一阶段,患者完全处于戒断阶段,需要治疗每一个戒断症状。然后,酗酒者需学习改善自己行为的种种方式。许多酗酒者在没有帮助的情况下只能持续几天或几周后就放弃了。复原计划联合医学观察方面的心理疗法是有帮助的。我们警告人们戒酒是很困难的。我们也会教他们增加动力戒酒并避免再次饮酒的可能的方法。治疗方法需个体化。这些计划也需要家人与朋友的参与。像戒酒无名会这样的自助团体也是有帮助的。

匿名戒酒互助社

没有一项像匿名戒酒互助社（AA）那样使那么多酗酒者有效获益。酗酒者戒酒互助社是戒酒者结成的国际间的伙伴关系。这里不需要任何费用。戒酒计划的实施根据"12 步"，这给酗酒者提供了一种没有酒精的新的生活方式。戒酒会的成员一般与提供保护与支持的赞助者——戒酒成员共事。匿名戒酒互助社以精神背景为支撑，与具体的理论体系或宗教或教义没什么联系。然而，像重获救生圈（非宗教而使人冷静的组织）这样的替代组织是为那些寻求更为冷静的方法而设的组织。匿名戒酒互助社也以其他方式帮助其会员。它提供一个地方，在这里醒酒者可以远离酒馆，与不饮酒的朋友及总是在饮酒的欲望变得非常强烈时提供有效的帮助的朋友待在一起。在会议中，酗酒者听他人向与会者叙述自己每天是如何挣扎着不饮酒的。通过提供各种方式帮助他人，匿名戒酒互助社建立了一个仅在在饮酒方面正式发现的自重与自信。多数大都市地区有很多有帮助的匿名戒酒互助社会议，一周 7 天，一天 24 小时都有。我们鼓励酗酒者多参加几个不同的会议，并去那些让他们感觉最舒服的会议。

有时某些药物（像戒酒硫、纳曲酮及阿坎酸）可有助戒酒。然而，药物一般帮助那些想戒酒或比较配合的人，并且药物仅是戒酒者间断的强化咨询方案。效果是不同的。

戒酒硫可以打消饮酒念头，因为它能干扰酒精的新陈代谢，使血流中乙醛（降低酒精的物质）增多。在饮酒前 5～15 分钟，乙醛使人们感觉病态。它可是脸红、搏动性头痛、心动过速、呼吸频速及出汗。恶心、呕吐会在 30～60 分钟内出现。这些不舒服的症状及潜在的危险反应会持续 1～3 小时。这些服用戒酒硫后饮酒引起的不舒服非常强烈，以致几乎没有人会冒险喝酒——甚至不会有人服用哪怕小剂量的非处方类止咳或感冒药或一些事物。必须每天服用戒酒硫。如果人们停止服用戒酒硫，在治疗酒精依赖性方面的效果是有限的。孕妇、有严重疾病的人们及较年长者不应该应用戒酒硫。

纳曲酮改变大脑产生的某种化学物质（内啡肽）的作用，这种物质使人产生饮酒欲望进而饮酒。连续使用该药对多数人而言是有效的。一月注射一次可达到长期效果。不像戒酒硫，纳曲酮不会让人处于病态。因此，服用纳曲酮的人可以继续饮酒。有肝炎或其他肝功能疾病的人不应该使用该药。

韦尼克脑病

韦尼克氏脑病引起迷惑、眼部疾病、失衡，是缺乏维生素 B_1 所致。

韦尼克氏脑病是由于严重缺乏维生素 B_1 所致。体内维生素 B_1 含量很少的人们可由消耗碳水化合物而引发。

严重酗酒的人们常可发生韦尼克氏脑病，因为长期过量饮酒会导致维生素 B_1 吸收不良。而且，酗酒者常常饮食不足因而导致维生素 B_1 缺乏。长期营养不良或严重维生素缺乏的人们也常发生韦尼克氏脑病。这些情况包括透析、严重呕吐、饥饿、癌症及 AIDS。

症状

韦尼克氏脑病引起迷糊、困倦、眼球不自主运动（眼球震颤）、眼球局部麻痹（眼肌瘫痪）及失衡。为了保持平衡，人们两脚距离较远，步态缓慢，常迈碎步。

机体内部过程可发生障碍，引起震颤、具有攻击性、体温低、站立时血压突然严重降低（体位性低血压）及晕厥。如果不进行治疗，韦尼克氏脑病可导致健忘综合征，昏迷或死亡。其联系称为韦尼克-科尔萨科夫综合征。

诊断

人们具有相应特征及营养缺乏或维生素 B_1 缺乏时医生可怀疑本病，尤其是酗酒者。

可通过检测排除其他疾病，这些检测有血液检测血糖水平、全血细胞计数、肝功能检测及成像学检查。维生素 B_1 检测不是常规检查方法。

预后

预后情况依赖于疾病得到诊治的快慢程度。快速治疗可纠正所有正在。然而，失衡或迷糊可持续数日至数月。如果不进行治疗，死亡率达 10%～20%。

治疗

迅速静脉注射或肌肉注射维生素 B_1。每日 1 次，至少持续 3～5 日。同时需每月予以静脉注射镁离子以协助机体吸收维生素 B_1。予以补液及复合维生素，如果电解质紊乱（如钾异常），需要纠正。有些人需要住院治疗。

有韦尼克氏脑病的人需立即停止饮酒。在主要处理措施之后还需继续口服维生素 B_1 补充剂进行治疗。

柯尔萨可夫综合征

柯尔萨可夫综合征（柯尔萨可夫健忘综合征）引起对近期发生的事情记忆缺失、迷糊及冷漠。

未经治疗的韦尼克氏脑病患者有 80% 发展为柯尔萨可夫综合征。柯尔萨可夫综合征有时由一次严重发作的震颤性谵妄引起，而不论韦尼克氏脑病是否存在。其他的病因包括脑部受伤、中风、脑内出血及罕见的脑部肿瘤。

柯尔萨可夫综合征患者丧失了对近期事件的记忆。他们记忆障碍，经常编故事，有时非常可信，努力掩盖记忆力障碍（称为虚构症）。他们没有时间观念。这些人变得迷糊、冷漠,对发生的事情没什么反应甚至使别人感到害怕。大约有五分之一的柯尔萨可夫综合征患者不能完全恢复健康。有些人需要在特殊条件下得到治疗。

医生可根据症状,尤其是虚构症——发生在有可能得柯尔萨可夫综合征的人们做出诊断。

治疗方法有补充维生素 B_1 及静脉补液。首要治疗措施之后要继续口服维生素 B_1 补充剂继续治疗。

恢复情况依赖于病因。如果病因是脑部受伤或脑内出血,得到治疗的人们往往得到改善。如果病因是韦尼克氏脑病,复原的可能性几乎更小:只有 20% 完全康复,约有 25% 需要医疗机构照顾。改善可能需要数月或持续到 2 年或更长时间。

安 非 他 命

- 安非他命增加警觉感,加强身体活动能力,可产生欣快感并感觉自己身体状况良好。
- 过量可引起极度烦乱、震颤及危及生命的心脏病或中风。
- 大部分安非他命可经尿液检查测出。
- 对于大多数人而言,治疗方面包括安慰并需要一个安静的环境,但可能需要像苯二氮䓬类药物的镇静剂。

安非他命包括安非他命本身及其许多衍生物,像苯丙胺(速效甲安非他明或冰毒)及摇头丸(MDMA,迷幻药或大麻)。在美国,苯丙胺是最常用的安非他命。摇头丸的使用越来越多。安非他命通常可以口服,但也可以喷、吸或注射。

由于安非他命广泛用于注意力不集中、肥胖症及发作性睡病,所以这成为许多非法使用的稳定来源。许多安非他命衍生物是不建议医用或生产或非法使用的。

有的安非他命使用者是郁闷的,他们寻找这些具有提升情绪的药物来暂时缓解抑郁。另有一些人在高能量活动期间使用该药物。安非他命引起脑部释放更多多巴胺。(多巴胺是一种神经递质,它能帮助细胞间信息传导。)这方面的效应是安非他命提升情绪的可能原因。摇头丸不同于其他安非他命类药物的方面在于它同时也干预大脑中 5-羟色胺(另一种神经递质)的再摄取。安非他命使用者多发展为依赖性。

你知道吗……
大量安非他命可是体温升高至危险水平。

症状

即刻效应:安非他命增加警觉,减少恐怖感,更加集中注意力,食欲下降,并增加机体活动能力。它会使人产生身体状况良好的感觉、欣快感且不能自制。而且,使用者会大量出汗,瞳孔扩大。大剂量(超量)使用会升高血压和心率。血压升高、心率增快可能具有生命危险。使用者可变得极度多疑、暴力及失控。

猛用该药(有可能连用几天)最终导致极度消耗及困倦。

并发症:使用者可变得精神错乱。可有心脏病发作,尤其多见于年轻运动员。血压非常高,可引起脑部血管破裂而引起中风。其他方面的后果包括眩晕、恶心、呕吐、腹泻、震颤及危及生命的高体温(高热)。

以下情况更有可能发生并发症:
- 在通风不良、温度又高的室内使用摇头丸的药物
- 剧烈活动时(如快速舞蹈)
- 大量出汗而又没有饮水补足体内丢失的液体导致脱水

长期效应:习惯快速应用安非他命的人群可产生耐受性——依赖性的一部分。他们需要越来越多的安非他命才能达到相同的效果。最终的剂量有可能比最初剂量的好几倍还要多。使用非常大的剂量的人们变得迷糊及精神失常,这是因为安非他命可引起严重的焦虑、偏执、扭曲现实。精神失常可表现为幻听、幻视(听觉掩蔽、视觉掩蔽)及错误的信念(幻想),例如,感觉有无穷的力量(全能)或受到迫害(偏执狂)。记忆力也可受到影响。迷糊、记忆缺失及幻想可持续数月。尽管这些效应可发生在任何一个使用者身上,有精神病患者(如精神分裂症患者)更容易出现上述并发症。

该药使用者牙齿腐蚀率较高也累及许多牙齿。原因包括唾液分泌减少、烟雾中的物质腐蚀及口腔卫生较差——称为冰毒嘴。

戒断症状:当突然停用安非他命时,表现会有所不同。依赖安非他命的人变得困倦——该效应可在停用安非他命后持续 2~3 天。结果,他们更有可能受到伤害。有的人会感到极度焦虑及不安;有些人,尤其是有抑郁倾向的人群在停药后会变得抑郁。他们会变得想要自杀但可能缺乏尝试自杀的能力,这种现象会持续数日。

诊断

医生可根据患者安非他命使用史及其正在做出诊断,可行尿液检查,但该项检测不能检测摇头丸。可行其他的检测像心电图、计算机断层成像及血液检查诊断是否合并并发症。

治疗

对于多数人而言,治疗方法是安慰并予以安静环境。

存在比较严重症状的人群,如有高血压、极度激动或震颤,医生常常予以静脉注射苯二氮䓬类药物(镇静剂),如静注劳拉西泮。如果血压居高不下,可予以静脉注射硝酸盐及其他类降压药物。

需要纠正脱水、高热及其他并发症。

在药物戒断阶段,长期使用者需要住院治疗,以便监

管病人以防自杀。如果抑郁症状持续不缓解,可予以抗抑郁药对症治疗。此外,不是所有出于戒断时期的人们都需要药物治疗。

类 固 醇

- 运动员常常使用类固醇促进肌肉生长并增加肌力及能量。
- 类固醇可增加肌肉尺寸,但使用类固醇也有许多副作用,比如情绪不稳、行为具有攻击性、过敏及痤疮。
- 多达 6 个月以后行尿液检查亦可检查出这些物质。
- 治疗方法是停止使用该药。

类固醇激素包括睾酮及相关药物。类固醇有许多物理效应:促进肌肉生长、增加肌力和能量。因此,许多人为了在运动中取得竞争优势而非法使用该药物。使用者往往是运动员,一般足球运动员、摔跤及举重运动员多见,而且大部分是男性。医用类固醇常用于治疗睾酮激素偏低患者(性腺功能减退症),有时用于防治长期卧床或者严重烧伤、癌症或 AIDS 患者的肌肉萎缩。

类固醇类药物可以口服、肌肉注射或皮下注射。

运动员在特定时期会服用类固醇,且在一年中会停用数次。这一过程称为循环使用。运动员可同时使用多种类固醇药物(这种服用方法叫做堆积使用),并且,他们以多种途径(口服、注射、皮下注射)使用该药。他们也可在一个循环中增加剂量(金字塔效应)。金字塔效应会导致使用过量。循环使用、堆积使用及金字塔效应都倾向于增加欲求效应并使有害作用降到最低,但几乎没有证据表明其收益。

在治疗量内,类固醇几乎不会引起副作用。然而,运动员往往使用治疗量 10 ~ 50 倍。

症状

类固醇激素增加肌肉尺寸。肌肉增加的程度直接依赖于药物使用量。

类固醇激素可产生几个心理方面的作用(往往仅在大剂量使用时出现):

- 情绪极不稳定
- 非理性行为
- 攻击性增加(类固醇会固醇狂怒)
- 应激
- 男性性欲望(性欲)增加,偶尔也会发生在女性身上
- 抑郁

男性及女性使用者都常发现痤疮增多。性欲多增强,很少降低。兴奋性及食欲往往增强。男性胸腺组织会扩大(男性乳房发育症),睾丸会缩小,射精能力下降。女性会表现为男性化,常见的有脱发、体毛增多(多毛症)、阴蒂扩大、声音粗重。而且,乳房缩小,阴道组织变薄、弹性降低(萎缩症)。还表现为月经改变或停经。男

性乳房发育症及女性男性化可能是不可逆的。

年龄比较小的青少年使用类固醇可能会干扰四肢骨的发育。

长期使用类固醇激素引起红细胞增多血脂水平异常。低密度脂蛋白——坏蛋白水平增加,高密度脂蛋白——好蛋白水平下降。

诊断

类固醇激素的分解产物可经尿液检查测出。这些产物在停药后 6 个月可被测出。

预防

应该教育中学青少年或年龄较小的成人服用类固醇激素的危险。并且需开展有效措施引导他们以不同、健康的方式增加肌肉尺寸、提高活动能力。这样的措施强调加强营养与体育锻炼同时并举。

可能滥用的处方药物分级

可引起依赖性的药物受美国政府管理的限制。所有的《管制物质法》规定的处方药物都有明确分级:

- 1 级:认为药物具有高的潜在滥用可能,不用于医疗,没有课接受的安全数据,海洛因就是一个例子。
- 2 级:药物滥用潜在可能高,但有某些医用价值,例如吗啡。
- 3、4、5 级:药物几乎没有潜在滥用可能,可用于医学。5 级药物潜在滥用可能最小。

治疗

主要治疗措施是停止使用该药。尽管不会发生生理依赖性,但心理依赖性可能存在,尤其在具有竞争力的健美运动者中可能性大。男性乳腺发育症可能需要外科手术治疗。

抗焦虑及镇静药

- 使用处方药以减轻焦虑状态或帮助睡眠可引起依赖性。
- 过量使用可引起困倦、迷糊、呼吸减慢。
- 长时间使用后停药可引起焦虑、易怒及睡眠障碍。
- 如果人们对某种药物产生依赖性,需慢慢减量,最后停用该药。

处方药用于治疗焦虑(抗焦虑类药)并引导睡眠(镇静催眠药)。这些药物包括苯二氮䓬类(如地西泮及劳拉西泮)及巴比妥类。每一种药物都以不同的方式起作用,每种药物也都有不同的潜在的依赖性及耐受性。

使用苯二氮䓬类药物比使用巴比妥类药物发生严重或威胁生命的可能要小,这是因为对于苯二氮䓬类药物而言,处方剂量及危险剂量(称为最大安全剂量)的差别

很大。应用相当大量的苯二氮䓬类药物并不会引起死亡。

使用抗焦虑药及镇静药的多数人出于医用。

症状

即刻效应:抗焦虑药及镇静剂可增加警觉性,能导致语言含糊不清、身体失衡、迷糊及呼吸变慢。饮酒可放大该效应。该药可使使用者抑郁、焦虑状态交替出现。有的人会出现记忆缺失、错误判断、不能长时间集中注意力及情绪上出现可怕的变化。使用者可有语速慢难于思考或理解他人。使用者还可出现眼球不自主运动(眼球震颤)。

年龄较大人群可能会出现比较严重的症状,可表现为眩晕、定向障碍、谵妄及失衡。可发生摔跤,导致骨折,尤其是髋关节骨折。

较高剂量引起更严重的症状,包括昏迷(仅能暂时叫醒或难以叫醒)、慢而浅的呼吸,尤其是使用巴比妥的人,可能会导致死亡。

戒断症状:戒断症状发生的时间及程度,不同的药物有不同的表现,且依赖于药物剂量。症状可在服药 12 ~ 24 小时内出现。

连续使用几天镇静剂常使使用者感到没有该药时入睡困难。停药后会出现轻微戒断症状。

- 睡眠时间会出现焦虑及神经紧张
- 睡眠差
- 多梦
- 醒后易怒

服用高剂量时,突然出现的戒断症状会产生严重的、可怕的及可能危及生命的反应,这与酒精戒断症状很类似。戒断症状出现后可出现震颤。

其他效应包括脱水、精神紊乱、失眠、谵妄可怕的幻视、幻听(看到的及听到的都不是现实存在的)。服用巴比妥及苯二氮䓬类药物者可出现严重的戒断表现。由于戒断症状可能比较严重,所以使用者常常需要住院治疗。

治疗

紧急处理:服用大剂量该药者需急性危险评估。服用巴比妥的危险性要大于苯二氮䓬类。如果使用者使用了危险的大剂量的抗焦虑药及镇静剂,他们会出现严重的呼吸困难、心脏及血压方面的问题,这时需住院治疗,且需要严密看护病房或其他可以观察他们的地方。

苯二氮䓬类药物有解毒剂——氟马西尼,它能逆转高剂量使用引起的反应。

支持治疗有静脉补液、升压、保持通风。

解毒及恢复:有轻微戒断症状的人们可有强烈的欲望想再次服药以消除他们的焦虑情绪,这时就需要社会及精神支持来帮助他们度过这段时间。

有严重戒断症状的人们常常需要住院治疗,有时需在重症监护病房并密切观察。常予以静脉注射小剂量药物。在数日或数周内减量直到停药。有时可用比较容易逐渐撤药的类似药物进行替代治疗。即使得到最好的治疗,使用者也会感到不适,这至少要持续 1 个月。

可 卡 因

- 可卡因是一种强效兴奋剂,可增加警觉性,引起欣快感,使用后会感觉精力充沛。
- 大剂量可引起严重的、威胁生命的疾病,如心脏病发作或中风。
- 尿液检查可帮助确定诊断。
- 静脉注射镇静剂如劳拉西泮可缓解许多症状。
- 停止使用该药时需密切观察患者症状变化,因为他们有倾向或需要更多的帮助来保持他们没有药物时的状态。

可卡因有许多效应与苯丙胺类似。可喷用、直接注射至血管或蒸发或吸入。当与碳酸氢钠一同煮沸时,可卡因变成叫做霹雳可卡因的毒品形式。加热霹雳可卡因释放可被吸入的可卡因蒸汽。吸入蒸汽通常指吸烟。但是霹雳可卡因实际上并不能燃烧。霹雳可卡因几乎与静脉注射可卡因起效时间相同。

严重的常规使用者及静脉注射使用者或吸"烟"者很可能产生依赖性。轻微的偶尔使用者及喷用该药者产生依赖性的可能往往比较小。可卡因包括许多添加剂、掺杂物及杂质,注射使用可引起多种并发症,如感染。

症状

即刻效应:静脉注射或吸入可卡因产生高度警觉感、欣快感及精力充沛。喷入时效果会差些。因为可卡因紧可持续很短的时间,使用者可每隔 15 ~ 30 分钟注射或物化或喷一次。超过数日狂服该药可导致精疲力竭并需要睡觉。

并发症:急性可卡因中毒可能是致命的。可卡因升高血压、心率并收缩血管。心律可受到扰乱(称为心律不齐)。可卡因引起的心脏方面的效应可能是胸痛、心脏病发作(即使是身体健康的年轻运动员也可发作心脏病),或猝死。可卡因也可引起肾衰竭、中风及肺部疾病。

高剂量(超量)可干扰判断,引起震颤、极度神经紧张、癫痫发作、精神紊乱、失眠、妄想症、谵妄及暴力行为。还可引起大量出汗、瞳孔扩大。非常大的使用量可引起威胁生命的高体温(高热症)。

长期效应:长期使用者会发展为耐受性——需要越来越多的药物达到相同的效果。长期使用会损害分隔鼻腔的那部分组织(鼻中隔),引起疼痛(溃疡),这可能需要手术治疗。重度使用者可干扰精神功能,包括注意力和记忆力。

女性在怀孕期间使用可卡因,胎儿可能会出现各种各样的问题。然而,这样的女性往往存在其他的危险因素影响胎儿正常发育,如抽烟、饮酒、营养不良,并缺乏孕期保健。医生现在认为这些其他因素比可卡因造成的胎儿问题更严重。

戒断症状:戒断症状包括极度疲乏及抑郁——与该药作用相反。食欲增加也是其表现之一,还可表现为注意力集中困难。停用药物时可出现自杀的强烈想法。几天以后,当使用者恢复与精神及体力时,他们可能尝试自杀。

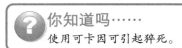

你知道吗······
使用可卡因可引起猝死。

诊断

医生可根据患者服用可卡因情况及症状做出诊断。尿液检查可测出使用后 2~3 天的代谢产物。

治疗

紧急处理:可卡因是短效药。所以不适症状的处理是没必要的。那些兴奋性较高或精神紊乱的人或存在震颤或高血压的人可予以苯二氮䓬类药物(镇静剂),如静脉注射劳拉西泮。可予以静脉注射硝酸盐及其他类降压药或心率。高热也需要处理。

脱毒及恢复:长期使用可卡因后停用需密切观察患者症状变化,因为使用者很可能会变得抑郁,且有自杀倾向。到医院或药物治疗中心寻求治疗是有必要的。治疗可卡因上瘾者最有效的方法是心理疏导。许多自助团体及可卡因热线有助使用者远离药物。

有时可卡因上瘾者常可见精神健康障碍,如抑郁,可予以合适的药物来治疗这些疾病。

羟 基 丁 酸

羟基丁酸(GHB 或 G)是一种口服药。它与氯胺酮或酒精效果相似,但羟基丁酸效果持续时间长,也有很多危险性。

症状

GHB 产生放松及安静的情绪。它也会引起疲乏及不自主睡眠。

稍高剂量下,GHB 可引起眩晕、身体失衡、恶心、呕吐。GHB 也减慢呼吸、引起震颤和昏迷,有时导致呼吸衰竭并死亡。GHB 与任何一种镇静剂合用,尤其是与酒精合用时是非常危险的。许多死亡事件发生于 GHB 与酒精合用。

戒断症状发生于频繁使用该药之后几天内。

诊断与治疗

没有特定检查确定使用 GHB。

超量使用时需治疗。呼吸受到影响时可使用呼吸机辅助呼吸。多数人可快速恢复。

致 幻 剂

■ 致幻剂可扭曲感觉或是感觉加强,但实际的作用依赖于使用者的情绪及期望。
■ 最主要的危险是该药引起的心理效应及干扰判断。
■ 当使用者出于烦恼中时,黑暗、安静的房间及平静与无威胁性的谈话可以帮助使用者度过这段时期。

致幻剂包括 LSD(麦角酸二乙基酰胺)、裸盖菇素(蘑菇)、麦司卡林(仙人掌的一种)、二甲基色胺(DMT)及 2,5-二甲氧基-4-甲基苯丙胺(DOM 或 STP),一种安非他命的衍生物。一种的新的化合物正处于合成中,而且,致幻剂的种类正不断增长。

这些药物使用方式有多种。LSD 以片剂形式口服,也可以放在吸墨纸上吸入。DMT 可以像烟草一样吸入。

致幻剂使用者可变得心理上成依赖性,但是像停药时出现的导致不适症状(戒断症状)这样的身体依赖性并不典型。

症状

致幻剂扭曲或加强听觉、视觉。如使用者的感觉就像看到了声音和听到了颜色。使用者感觉仿佛自己不是真实的(称为人格解体)或感觉自己从其环境中分离出来(分裂症)。许多致幻剂引起恶心、呕吐。LSD 引起视觉模糊、出汗、心悸及身体失衡。

实际效应依赖于使用者服药时情绪及想要达到的效果,还依赖于服药时的情境。例如,使用者服药时出于抑郁状态,药物起效时他很可能会感到更加悲伤。服用这类药产生的最危险的作用是心理上的效应及该药引起的判断力障碍,这可使之产生危险的决定或事情。例如,使用者可认为自己能飞,甚至跳出窗户去证明。

使用者应对视觉、听觉障碍的能力也干扰这一过程——或"旅程"。没有经验的、惧怕的使用者与比较有经验或不惧怕这一过程的人来说不太会处理这方面的情况。使用者受到致幻剂——常是 LSD——影响后可变得极度焦虑,并开始恐慌,可导致不好的结果。他们可能想停用该药,但这是不可能的。

有些使用者在药效失效后仍然与现实生活脱轨(心理上)数日或更长的时间。服药前就有精神健康疾患的人使用该药后更有可能出现更长的心理疾患。

有些人——尤其是长期反复用药的人,尤其是使用 LSD 患者——停药后可能出现重现现象。重现可与原先的经历类似,但一般比原先的经历程度要轻一些。一般情况下,重现现象可在 6~12 个月消失,但可在最后一次服用 LSD 后 5 年复现,尤其是那些仍处于焦虑状态或存在其他的精神健康疾病的使用者。

诊断与治疗

医生往往可根据症状做出诊断。没有相关检查可以确定该类药物的使用。

多数使用者不会需求治疗。一个安静的、黑暗的房间及安静、没有威胁性的谈话可以帮助有不好的表现的使用者度过这段时期。他们需要安慰，你可以告诉他们这些由药物引起的反应会消失的。如果焦虑情况比较严重，可使用劳拉西泮等苯二氮䓬类药物（镇静剂）改善症状。有较长时间的心理疾患的人需精神健康治疗。

氯　胺　酮

氯胺酮是用于麻醉的一种药物。非法使用者通常喷入或静脉注射或肌肉注射或皮下注射该药。

症状

氯胺酮可减轻疼痛并引起眼花及精神紊乱，常伴随焦虑出现。大剂量（超量）使用者可扭曲对本体、周围环境及时间的感觉。他们感到自己被分离出来了，或者感觉仿佛不是真实的（称为人格解体），而且，他们感觉自己与周围环境脱轨（称为分裂症）。

更高剂量使用时，可出现精神紊乱及被害妄想，并且与世界分离的感觉会更强烈。氯胺酮使用者通常把这些经历称为 k 洞。使用者可变得好事。使用者可丧失平衡、肌肉震颤及肌肉痉挛。

如果剂量非常大，可出现危及生命的高体温（高热）、快速心率、血压异常升高、震颤及昏迷。氯胺酮也可干扰记忆数小时。

诊断与治疗

没有检查可快速确定体内存在氯胺酮。

通常情况下，安慰剂安静、没有威胁性的环境可帮助患者恢复健康。发生震颤时可使用苯二氮䓬类药物（镇静剂）治疗。氯胺酮效应常在 30 分钟内失效。

大　麻

- 大麻可产生梦一样的状态，自我感觉身体健康状况良好，常出现错觉。
- 停用该药后仅引起轻微的症状。
- 使用大麻后数日甚至数周内都可行尿液检查了解大麻使用情况。
- 治疗包括咨询，这仅在患者愿意停用大麻时有效。

大麻（印度大麻）使用是很普遍的。一项有关高校学生的调查显示大麻的使用具有周期性。

在美国，大麻常以雪茄（接头）的形式由使用者吸食，雪茄中的大麻来源于已炮制好的植物的茎、叶及花头（亚麻或美人蕉）。大麻也用于制作大麻制剂、植物的模压树脂（煤焦油材料）。大麻的活性成分是四氢大麻酚（THC），它以多种形式存在。活性最强的是 δ-9-THC，它可用于治疗化疗药物引起的恶心、呕吐症状，并可增加 AIDS 患者的食欲。

多数人间断使用大麻，且并不引起可见的社会的、心理上的功能紊乱或依赖性。然而，有的人会对大麻产生依赖性。

症状

大麻减慢大脑活动，产生睡意，此时患者思想缺乏联系、自由散漫。它具有轻度的迷幻剂作用，可引起时间错觉、颜色错觉及空间错觉并得到加强。在使用者眼中，颜色变得更加鲜亮，声音似乎更响亮，食欲也得到加强。大麻一般可减轻紧张情绪，给人一种身体健康状况良好的感觉。欣喜感、兴奋剂内心愉快感（快感）与服药时的环境有关——比如看抽烟者是单独的还是有许多人及主导情绪是什么样的。平衡性、反应时间、深度感及注意力集中情况可在使用大麻期间受到影响，所以开车及操作重要仪器是危险的。其他的效应包括心率增快、双眼充血、口腔干燥。效应一般在吸入该药后持续 4 ~ 6 小时。

有些人，尤其是未使用过大麻的人，可有焦虑或恐慌或多疑。如果使用者存在心理问题（丧失与现实生活接触的能力）——如精神分裂症，这类人使用吗啡可使症状加重或促发新的症状。

并发症：大剂量、长时间使用大麻会出现呼吸方面的问题，如支气管炎、哮喘、咳嗽及咳痰。然而，即使是每日吸烟者也不会出现阻塞性呼吸道疾病。没有证据表明使用烟草的人头颈癌或呼吸道癌症的危险性增高。

使用大麻的孕妇，其胎儿较未使用者小，但影响比较小。早餐奶中含有 δ-9-THC，但没有发现有害的作用。尽管如此，还是建议孕妇及哺乳期妇女不要使用大麻。

戒断症状：大麻在体内的排泄过程很慢，要经过数周以上，所以戒断症状相对较轻。严重、频繁使用大麻数周后突然停用可在开始使用 12 小时并持续 7 天后引起出现症状。主要症状有失眠、易怒、抑郁、恶心及食欲减退。

诊断与治疗

在使用大麻数日或数周后可通过尿液检测明确大麻使用情况，即使是在不经意使用者身上也可以检测出。在规律使用大麻的人中，尿液检查可检测更长时间的大麻使用情况，因为该药从人体脂肪中清除很慢。尿液检查是检查大麻使用情况的有效措施，但阳性结果仅说明使用者用过大麻。它并不能证明使用者是近期出现损害情况（中毒）的。

想停止使用大麻的人，可予以劝告、改善行为，并予以一系列治疗措施，这可能会有帮助。然而，成功与否很大程度上依赖停止使用大麻者的动力，对于某些使用者而言，还需要意志脱离规律吸烟者的圈子。

尼 古 丁

- 停止使用尼古丁的人们可变得易怒、焦虑及不安。
- 吸烟几乎对身体各器官均有害。
- 劝告、改善行为方式、尼古丁替代物质及特定的药物有助于戒烟。

尼古丁是一种存在于烟草（存在于香烟、雪茄、管烟及嚼烟中）中的物质，这就是使使用者产生依赖性的物质。它也是某些用于帮助使用者戒烟的药物产品的有效成分。

多数尼古丁多源于香烟，尽管儿童可意外食用（常常是剩在烟灰缸里的香烟或烟头，有时是尼古丁口腔糖或尼古丁片）。在美国，大约有 4500 万成人吸烟，并且吸烟是最主要的死亡原因。现在吸烟者中约有一半在由吸烟引起疾病以前死亡。抽烟是致命的，因为吸烟者同时吸入了无数种其他物质，包括引起癌症的物质。

大约 70% 的吸烟者成人他们想戒烟，但戒不了。戒烟人群中，90% 想戒烟的，但仅有约 3% ～4% 的人在某一年成功戒烟。

症状

即刻效应：当以香烟的形式吸入时，尼古丁常常几乎没有明显的效应。有的人表现为脸红。处理大量烟草叶的人们可通过皮肤吸收尼古丁并有恶心、呕吐、腹泻、出汗及虚弱。这种疾病被称为绿烟病。食用烟草产品的儿童可出现相似的症状，还可并发烦乱、迷惑，有时仅吸食一支香烟便可出现如上症状。然而，儿童中并不常见严重的或致命的中毒情况，这可能是因为呕吐之后清空了胃部。

长期效应：因为吸烟时吸入了许多有害的物质，所以它可引起许多严重的结果。它几乎可以损害体内每个器官。吸烟可增加冠心病、肺癌、慢性肺功能紊乱、中风及其他癌症（如膀胱癌、食管癌、肾癌、喉癌及胃癌）及肺炎的风险。孕期吸烟可引起许多异常，如早产、低出生体重及婴儿猝死综合征。

戒断症状：尼古丁戒断症状包括许多不是症状，有强烈的需求尼古丁、易怒、焦虑、难于集中注意力、不安、震颤、抑郁、头痛、困倦及胃部不适。许多试图戒烟的人往往表现为体重增加。在严重的产生尼古丁依赖的人们中，戒断症状常常是最令人苦恼的。

治疗

一般很少需要紧急处理的病人，但食用含有尼古丁产品的儿童常需紧急处理。医生常予以口服活性炭以吸收残留在胃肠道的物质。有时食用地西泮进行抢救。

吸烟中断症状：许多有关尼古丁使用的议题建议戒烟。多数戒烟者为了身体健康及出于经济原因。想戒烟者可于健康保健医师那里得到帮助，他们可提供建议及

支持，并推荐改善行为方式的途径。其他帮助戒烟的资源有互联网及使用尼古丁替补物。

突然停药（立刻完全停止吸烟）普遍倾向于递减氏戒烟。选择一个戒烟日期是很有帮助的。戒烟日期可以是随意的，也可以是特殊的日子（如某一假日或纪念日）。有压力时不是试图戒烟的好日子，比如遇到最后期限（如纳税期限），这时是不利于戒烟的。

改善行为方式可帮助人们改变日常活动中暗示抽烟的习惯。这些暗示可以使电话聊天、喝咖啡时、进餐时、性交时、心烦时、遇到交通问题时，或其他令人心烦的事情。意识到这些吸烟的暗示的人们可以改掉这些暗示（如咖啡时刻散步）或换成其他的口腔运动（如吮糖果、刁一根牙签或嚼口香糖）。

在一段时间内换一种无烟的尼古丁替代物可帮助人们打断吸烟的习惯。许多非处方类药及处方类尼古丁替代物很实用。这些替代物有尼古丁口香糖、尼古丁贴片及尼古丁吸入剂。使用口香糖及喷雾剂的效果要比单用尼古丁产品要好。使用这些产品有一些注意事项：

- 有颌（颞下颌）疾病的人不该使用口香糖。
- 皮肤严重过敏的人不该使用贴剂。
- 该类产品可能对孕妇或哺乳期妇女及青少年有害。
- 近期有心脏病的人在使用该产品前需向医生说明情况。

安非他酮可与尼古丁替代品合用。而且，比单用任何一种产品的的成功率都高。在改善行为习惯方面而者达到最好的疗效。

瓦伦尼克林是一种相对较新的药物，它可以减轻抽烟的欲望，减轻戒断症状，帮助一部分人戒烟。

抑郁的人戒烟时需予以劝告。安非他酮是一种抗抑郁药，尤其用于治疗那些抑郁或有抑郁倾向的人。去甲替林是另一种抗抑郁药，可以替代安非他酮。

尼古丁抑制食欲，轻度增加燃烧的热量、因此，戒烟的人们常常体重增加，这在女性人群中表现比较明显。体育锻炼可防止体重增加，并且可以降低对尼古丁的欲望。

来自家庭成员及朋友的支持是有帮助的。美国许多地方都有戒烟热线，这给尝试戒烟者提供了另一种渠道。

在美国，每年约 2 千万人尝试戒烟。90% 以上的人群在数日内、数周内或数月内再次吸烟。予以劝告或服用药物可以提高成功率。约有 20% ～30% 的人得到这样的帮助后成功戒烟了。人们戒烟的尝试越多，最终成功的机会就越大。许多人成功戒烟前也失败过几次。

阿片类物质

- 阿片类物质用于缓解疼痛，但也引起强烈的欣快感，

而且,使用过多可引起依赖性及上瘾。

- 使用太多阿片类物质可能是致命的,常导致呼吸停止。
- 可行尿液检查了解阿片类物质使用情况。
- 治疗方案是立即停用药物,换用其他药物,并慢慢减量至停药,或换用可以无限期使用的药物。
- 治疗阿片类物质上瘾者时,不间断的劝告及支持是必不可少的。

　　阿片类物质用于在医学上治疗强烈疼痛时是合法的。这些药物有可待因(产生依赖性的可能较小)、羟可酮(单用或与多种制剂混合,如羟可酮家对乙酰氨基酚)、哌替啶、吗啡、苯二氮䓬类及羟吗啡酮。治疗慢性严重疼痛时刻口服美沙酮、应用芬太尼贴剂。海洛因是一种强效阿片类药物,它在美国是非法药物,但在其他国家作为医学用药方面范围非常局限。

　　阿片类物质是比较常见的滥用药物,因为它们用途广泛,并可引起强大的欣快感。人们对任一种阿片类药物都可产生依赖性。

　　尽管许多使用阿片类物质减轻疼痛的人,数日后停药可产生戒断症状,但在医学观察下几乎不会产生严重的依赖性或上瘾。

　　耐受性可在连续使用阿片类物质 2 ~ 3 天后产生。也就是说,使用者需要越来越多的阿片类药物产生原先较小剂量才能产生同样的效应。使用者可对某些效应更有耐受性。只要得到药物,产生耐受性的使用者可能不会出现药物使用的症状,其日常活动还是正常的。

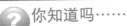

❓ **你知道吗……**
　　阿片类药物治疗由于突然受伤产生疼痛时,如果由医生监管,很少上瘾。
　　怀孕期间使用阿片类物质可使婴儿上瘾,新生儿可出现戒断症状。

症状

　　即刻效应:阿片类药物属于强效镇静剂,使人们感觉困倦、安静,也引起欣快感、减轻疼痛、增加性欲。其他的效应有便秘、恶心、呕吐、瘙痒,都是不良的反应。该药还可引起迷糊,在年长者中更明显。较大剂量时可引起嗜睡,减慢心率及呼吸。

　　哌替啶的降解产物(新陈代谢)可制成许多产品。服用某种其他药物时,有些阿片类药可引起称为 5-羟色胺综合征的严重疾病。这种综合整个特点为迷糊、震颤、不随意肌震颤或抽搐、烦躁、过度出汗、高热。

　　一次服用过多(超量)阿片类药物具有生命危险。呼吸变得异常慢而浅,肺内充满液体。血压、心率、体温可降低,瞳孔缩小(针尖样缩小)。患者潜意识里感觉到了死亡,这是因为患者呼吸停止了。

　　长期效应:除可引起依赖性外,阿片类受体本身不引起很多长期并发症。然而,许多并发症是由于使用者共用注射器,并注射了阿片中不可知的其他物质。

　　戒断症状:戒断症状大都不舒服,但没有生命危险。停用阿片类物质 4 小时后即可出现戒断症状,一般在 48 ~ 72 小时内达高峰。尽管平息时间依赖使用的阿片种类并且变化很大,但通常在一周后平息。阿片类药物在体内的清除率是不同的,这决定戒断症状经过及停止的速度。戒断症状在长期大量应用阿片类药物的患者中更严重。

　　开始时,使用者感到焦虑,并渴望使用该药。呼吸变得急促,常伴瞌睡、出汗、流眼泪、流鼻涕、瞳孔扩大、胃痉挛。随后,使用者变得亢奋、激动及高度警觉。心率增快。其他症状包括起鸡皮疙瘩、震颤、肌肉抽搐、高热、寒战、肌肉酸痛、无食欲、腹泻。

　　怀孕期间应用阿片类物质尤其严重,因为海洛因及美沙酮容易通过胎盘进入胎儿体内。由于婴儿生于上瘾的母亲,他们受到了其母亲用过的药物的影响,所以他们会很快出现戒断症状,包括震颤、尖声哭闹、神经过敏、震颤、呼吸频速。如果孕妇临产及分娩时服用阿片类药物,婴儿的呼吸会非常微弱。

诊断

　　医生可根据症状及尿液检查确定诊断。可行其他方面的检查确定其并发症。

治疗

　　超量服用阿片类药物需紧急处理。治疗的最终及最难的目标是帮助上瘾者控制住毒瘾。脱毒治疗可以帮助使用者度过药物戒断症状的前期阶段,但进一步的帮助需要阻止他们再次使用该药。那些反复用药戒毒者可能需要维持治疗。

　　紧急处理:阿片类药物使用过量属于医疗紧急事故,须臾紧急处理防止死亡。如果呼吸受到抑制时,可能需要呼吸支持,有时需要呼吸机辅助呼吸。一种叫做纳洛酮的药物可作为解毒剂静脉使用,可迅速缓解毒性作用。因为有些人短时间内在完全恢复意识前会表现为激动易惹、精神错乱,可短时予以限制身体活动。由于纳洛酮有促成对阿片类药物依赖的患者产生戒断症状的作用,所以仅可在具有明显症状时使用(如当呼吸微弱时)。

　　慢慢的到恢复的人们,还需观察几小时,直至纳洛酮代谢完毕、阿片类药物产生的效应消失。使用长效药物者(如美沙酮或缓慢释放的其他阿片类药物),观察时间需延长。

　　如果正在复现,可再次予以美沙酮,或建议住院治疗,或住院应用美沙酮。

脱毒治疗:有两种基本的方法:

- 停用阿片类药物,任戒断症状发展(突然完全解读法)。
- 使用类似但效用相当较低的替代品治疗,但需逐渐减量至停用该药。

使用解毒剂后,还常常需要其他治疗方法减轻戒断症状。可乐定可引起低血压、困倦。停用可乐定会引起不安、失眠、烦躁、心率增快及头痛。有时需要纳曲酮类药物阻止阿片类药物产生的不良效应的发生。完全戒毒后,纳曲酮可保证患者原理该药物。

可以使用替代品帮助停用包括美沙酮及丁丙诺啡在内的药物。美沙酮是一种口服阿片类药物。它可阻止戒断症状的发生,并减轻对其他类阿片类药物的欲望,尤其是海洛因。由于美沙酮的效应持续时间比其他阿片类药物长,因此服用频次少,常常一日一次。剂量可能需要慢慢减少。医生可在戒断症状出现时予以替代品,但美沙酮的应用需在持牌美沙酮治疗单位,通常是诊所。丁丙诺啡具有部分阿片兴奋作用。也就是说,它有部分阿片效应但也阻止阿片类药物的一部分作用。它在特殊治疗计划中不需要监管,因此,在该项使用中受过训练的医生可以申请在他们办公室里进行治疗。在许多国家,丁丙诺啡在脱毒治疗计划中已经替代了美沙酮。

维持效应:对于戒毒后再次吸毒(称为慢性复发阿片瘾)的人来说,另外一种方法——称为维持治疗——通常效果接好。该法包括予使用者以长期使用药物的替代药物。可用美沙酮、丁丙诺啡及纳曲酮。

使用常规剂量的该药物中的一种数月或数年的长期瘾君子可见成效,因为他们不在把时间用于使用阿片类药物,而且使用这些药物不像阿片类药物似的产生不良反应。对于有的瘾君子而言,这种方法是有效的。对于多数瘾君子而言,终身维持治疗是必要的。

美沙酮可拮抗戒断症状并降低对阿片的渴望而不致瘾君子过度困倦或产生欣快感。然而,瘾君子必须规律复诊,每日一次,这样就可以通过调整美沙酮的剂量以防止严重戒断症状的产生,并使对阿片的渴望降到最低,以及支持日常功能。

丁丙诺啡已得到越来越多的瘾君子使用,因为医生在办公室中就可以开药。因此,瘾君子不必到特定诊所取药。

纳曲酮是一种阻断阿片药物作用的药物(阿片受体拮抗剂)。在使用纳曲酮前,瘾君子必须完全不接触阿片类药物,否则会产生严重的戒断症状。由于具有剂量依赖性,纳曲酮可维持 24 ~ 72 小时的效应。因此,该药可每天服用一次,或一周 3 次。因为该药物阿片效应,某些瘾君子不愿使用该药。该药对强烈要求戒毒的或阿片依赖性不是很强的瘾君子十分有效。

康复:无论使用哪种方法,不间断的劝告及支持是必不可少的。支持力量源自经过特殊训练的医生、护士、咨询家、阿片维持治疗项目、家庭成员、朋友及其他有同样情况的瘾君子(支持团体)。

该治疗团体概念最早是 25 年前治疗海洛因上瘾时提出的。日顶村及凤凰屋开拓了这种非药物治疗方法。瘾君子长期居住在一个公共社区中心。这些措施帮助瘾君子通过训练、教育及改造建立新的生活。这项措施已帮助了许多人,但初期有很多退出者。关于这项措施具体是怎么实施的及应用的范围目前还没有准确答案。因为该措施需要许多资源共同配合,所以许多瘾君子不可能承担得起。

苯环己哌啶

苯环己哌啶(PCP 或天使粉)常于喷洒在种植物料上后形成烟雾,如喷洒在欧芹、薄荷叶、烟草或大麻上。有时,PCP 可口服或注射应用。

症状

PCP 使大脑功能减退,使用者服药后短时间内变得迷糊、失向。他们可能不知道自己在哪,自己是谁,也不知道今天的日期。他们迷糊的就像被催眠一样。PCP 使用者可变得好斗,并且,因为他们感觉不到疼痛,所以即使伤得很重,他们也会继续打架。服用该药后还会出现流涎、出汗、血压及心率增快。常见的是肌肉震颤(抖动)。

超量可引起精神紊乱、震颤、危及生命的高温、昏迷,并可能出现死亡。长期使用 PCP 会损害大脑、肾脏及肌肉功能。

治疗

当 PCP 使用者变得易激惹时(当建议他们进行治疗时,多数人会有此表现),让他们待在一个安静的房间让他们放松。需频繁检测他们的血压、心率及呼吸情况。安慰的话语起不了什么作用。事实上,他们可能变得更加激怒易惹。如果安静的环境不能使他们平静,医生可予以镇静剂劳拉西泮。

包含吸入剂的常见产品
黏合剂
航模黏合胶、橡胶胶水、聚乙烯化合物
气溶胶
喷漆、发胶
溶剂和气体
指甲油、脱漆剂、涂料稀释剂、打字修正液及稀释剂、燃气、香烟打火机液、汽油
清洁剂
干洗液、去污剂、脱脂剂

滥用医用吸入剂

亚硝酸戊酯:该吸入剂扩张心脏动脉,使心肌摄取更多的氧气。因此,它可用于缓解由冠状动脉性疾病引起的胸痛。亚硝酸戊酯属于处方药。

亚硝酸异丁酯及单亚硝酸异丁酯者两种密切相关的药物不在医疗上使用。两者用于空气清新剂时是合法的,但禁用于他用。

这三种亚硝酸盐可暂时降低血压,产生眩晕感,引起脸红、心跳增快。这些作用联合起来会出现一种兴奋剂欣快感。人们也使用这些药物提高性欲。当与西地那非(用于治疗勃起功能障碍)合用时,这些亚硝酸盐药物可很大程度上降低血压,这可导致晕厥、突发心脏病,或中风。

一氧化亚氮:该气体(笑气)用于麻醉。也可用作易拉罐或分发鲜奶油的推进剂。因为一氧化亚氮可产生欣快感并产生梦一样的快乐,所以有人滥用该药物。长期受一氧化亚氮影响可引起四肢麻木、无力感,而且这可能是永久的。

溶剂吸入剂

青少年使用吸入剂比使用可卡因或 LSD 常见,吸食大麻或酒精者更少见。在美国,10% 的青少年吸食溶剂。12 岁以下儿童使用吸入剂是特别严重的事情。有很多常见的家用物品包含有吸入剂成分。因而,儿童及青少年很容易得到吸入剂。

该成分可喷入塑料袋中而被吸收(喷或鼻吸),或将一块浸满产品的衣料置于鼻腔中或放到嘴中(吹气)。

症状

使用者很快出现中毒症状。他们会出现头晕、困倦及迷糊。还会出现语言含糊。他们将难以站立或行走,导致步态不稳。使用者也会变得兴奋——但并不是因为这些溶剂刺激的。最后,认知及现实感会出现混乱,导致假想、精神紊乱及错觉。使用者可有欣快感、精神恍惚,最后会出现短期的睡眠。他们可变得神志恍惚、谵妄,情绪不稳。思想及平衡性受到干扰。中毒情况随时可出现,持续数分钟至数小时不等。

可能突发猝死,即使是第一次直接吸入吸入剂的其中一种也会发生猝死,因为呼吸会变得异常浅而慢或因为心律受到紊乱(称为心律不齐)。

慢性使用时会使人变得不同程度上的耐受。使用者会变得心理上依赖溶剂,并产生强烈的再次服药的欲望。但不会产生生理依赖性。也就是说,停药后不会引起不适症状(戒断症状)。

旅游与健康

做好旅游准备是很关键的,即使对于健康者,也该认真对待旅游准备。与离家在外生病或受伤的花费相比,合适的准备是低成本的。

旅行套装

旅行套装包括急救物品及止痛药(如对乙酰氨基酚、非甾体类抗炎药)、减充血剂、抑酸剂、抗生素、治疗腹泻的洛哌丁胺,这些药物可用于治疗小的创伤及疾病。而且,可以考虑带上外用药如 1% 的氢化可的松乳膏(一种抗真菌的非处方类乳膏)及抗生素乳膏。旅行者应该带上旅行套装、处方药、备用眼镜及其他的相关证件(把最近用的手写的处方也带上),助听电池可放在手提袋中,以防托运的行李延误、丢失或被盗。常识性预防措施常常可防止许多大问题的发生。

健康与旅游保险

健康保险对于旅行者而言是很重要的。即使是国内旅游,但离家在外,某些计划限制了健康保健的范围。因此,旅行者应该知道自己计划的局限性。

国际旅游时,范围更是一个问题。一些国内旅游保险限制带疫苗及预防性药物行国际旅游,即使进入某一国家时需接种一些疫苗。同样的,医疗保险与多数商业健康保险不包括美国境外治疗费用。而且,提供保险之前,在国际医院内需要有现金存款或全额付款。

为避免高费用或得不到保险这种情况的发生,旅行者应提前决定国际保险场所的范围以及如何找到国际保险优先场所、受伤后该如何呼救。包括旅游撤离保险在内,旅游健康保险可以通过许多商业机构、旅游服务、信用卡公司实现。游客可能想购买保险服务,如急救护理、国外运输服务、回到美国的运输服务、运输过程中的医疗设备及人员、牙科护理、产前护理及产后护理、处方药物丢失或被盗、医学翻译。

非福利组织国际旅行医疗紧急救助定点门诊（IAMAT）在世界各城市中有很多讲英语的医生（www.iamat.org）。其他的有在国外讲英语的医生的医院可以在各机构或网站上查找。美国顾问可帮助游客查找并获得急救医疗服务。

接种疫苗

到发展中国家旅行，接种疫苗是很重要的；而且，进入某些国家也需要接种疫苗。理想情况下，游客应该在旅行前至少 6～8 周拜访一下自己的健康保健医师。国际预防接种证书是记录接种名称与日期最好的形式。证书容易携带，并且容易从许多旅游诊所及美国政府印刷处的文件部主任那里得到。

带着躯体疾病的旅行

存在躯体疾病旅行时需做特殊准备。有带病旅行者在出行前需拜访自己的医生以确保身体状况良好，并确

国际旅游相关疫苗注射情况 * + −

感染疾病	注射疫苗的地点	备　注
A 型肝炎	发展中国家	至少间隔 6 个月注射一次，连续注射两次。第一次注射可以维持 6～12 个月，第二次注射终身有效
B 型肝炎	发展中国家（尤其是中国）	建议长期居住及所有健康保健的工人注射该疫苗
流感	热带地区全年，北半球的十月份及四月份，南半球的四月份及 9 月份	建议成年游客在去往这些地方或团体去往某地时注射疫苗
日本乙型脑炎	大部分亚洲国家的农村，尤其是种植水稻、养猪的地区	28 天内注射三次
脑膜炎	撒哈拉以南非洲以北，从马里到埃塞俄比亚（脑膜炎地带）	在干燥的季节危险性较高（12 月到翌年 6 月）。在沙特阿拉伯小朝期间进入者需注射该疫苗
狂犬病	所有国家，包括美国	有被动物咬伤的旅客建议注射该疫苗，包括在农村露营者、兽医及田地工作者。但在被动物咬伤之后仍需注射疫苗（额外保护）
伤寒	发展中国家，尤其是亚洲南部地区（包括印度）	有两种可用形式。单独注射形式：保护 2 年，对孕妇是安全的。药丸形式：总共 4 片，隔日服用；这种形式的疫苗保护 5 年啊，对孕妇是不安全的
黄热病	热带地区南美洲及热带地区非洲	这种疾病比较少见，但很多国家要求入境者注射该疫苗。该疫苗对孕妇不安全

* 见第 173 节免疫。

[＋] 除了表格里列出的疫苗外，游客还需根据当时情况注射麻风疫苗、流行性腮腺炎疫苗、风疹疫苗、破伤风疫苗、白喉疫苗、小儿麻痹症疫苗、肺炎链球菌疫苗及水痘疫苗。

[−] 所有建议都有可能改变。对于最新的建议，请咨询疾病控制与预防中心（www.cdc.gov）。

定是否需要调整药物。详尽的的书面形式的医疗信息可能是该类游客在紧急医疗事故中所拥有的最有价值的事情，这些信息包括包括疫苗接种信息、药物使用信息、主要诊断结果及治疗的类型及日期。该类人群可以要求自己的医生以书信形式准备一份这样的信息。医疗警觉识别腕带或项带对于有快速的、危及生命的症状、谵妄或意识丧失等症状（如糖尿病、震颤及严重的过敏反应）是必不可少的。旅客还应携带医疗保险的证据。有心脏病的游客还需携带最近一次的心电图（ECG）。

药物应该装在原装瓶中，这样的话，紧急情况下可以根据精确的药名及说明书进行服药。药物的通用名比商品名更有用，因为商品名在不同的国家是不相同的。

旅客还需备一份药在手提包中，以防托运行李在运输过程中丢失、被盗或延误或返程时间延迟。因为阿片类药物、注射器及任何一种大剂量药物都可引起安全质疑或海关官员质疑，所以游客应该持有医师写得注释来解释所持药品的医疗用途。除此之外，注射器应与需要注射的药物放在一起。旅客还应检查机舱、航线及大使馆以决定所带的药物还需备哪些补充资料来平稳通过检查。

旅行中的问题

旅途中会出现一些常见的问题，即使身体健康的人也会出现。

晕动病

乘飞机、轮船、火车、公共汽车、小汽车时大脑接收到关于运动的冲突信号，这时就会发生晕动病。晕动病

常由骚动或震动引发,可因热、焦虑、饥饿或过饱加重。主要的症状有胃部不适、恶心、呕吐、出汗、头晕(眩晕)。

晕动病可通过以下措施降到最低:

- 适当饮食、水、酒(旅行前或旅行期间)
- 眼睛盯在固定物体上看或盯着地平线
- 躺平或闭着眼睛
- 找一个感觉运动最轻的座位(如机舱中部,机翼位置)
- 不要读书
- 坐在靠窗位置或可能通风的地方。

有些人感觉在仅贴着水平线的船舱不容易发生晕动病。可使用莨菪碱贴剂(处方药或非处方药)或处方药抗组胺剂,尤其该在旅行前服用。然而,这些药常使老年人困倦、头晕、口唇发干,可导致谵妄、摔倒及其他问题。

血栓形成

在飞机、火车、公共汽车或小车上时间太久可导致血栓形成。血栓形成(深静脉血栓形成)在以下人群中比较常见:

- 年龄较大
- 超体重
- 抽烟
- 筋脉曲张
- 服用雌激素
- 怀孕
- 近期手术史
- 曾经有血栓形成病史
- 运动少

在下肢或盆腔静脉形成的血栓有时会脱到肺中(称为肺栓塞)。有的血凝块在下肢不会引起症状,而其他的人可出现跛行、肿胀、小腿及足部颜色改变。肺栓塞比血凝块在下肢要危险的多。患者常先感觉不适,接着呼吸次数减少、胸痛、晕厥。肺栓塞有时是致命的。

时时改变坐姿、动动腿、喝足水、起身走走,每1~2小时伸展一下四肢可降低血凝块形成的危险。长时间跷二郎腿会减少腿部血液循环,应该避免。避免使用咖啡因及酒精,穿弹力袜也可降低发生血栓的风险。

耳内及鼻窦内压力

飞机飞行时飞机舱内的压力(机舱内压力)的变化产生耳内及鼻窦内压力。正常情况下,当飞机起飞上升时,机舱内压力下降,少量气体团聚在鼻窦内及中耳扩大,产生耳内压力、耳内爆破感,或两者同时产生,或产生轻度的压力及不适感。当飞机下降时,机舱压力升高,会产生同样的症状。当耳内及鼻窦内气压和机舱内气压平衡时,这些不适症状会随之消失。未处理的牙齿问题或近期有牙科手术,当气压改变时也会出现疼痛。

飞机升降时频繁做吞咽动作(尤其是捏住鼻子)或打哈欠有助平衡气压。有的人在飞机下降时吃很多糖果。这些措施足够减少耳内及鼻窦内的不适。然而,过敏、鼻窦问题及感冒时,因其联系耳部、鼻窦到鼻腔和口腔中间的通道发炎,有时被黏液阻塞,这阻止气压平衡。存在这些问题的乘客在飞机起飞或降落时可出现严重的不适感。他们可在飞机起飞前或吹气,捏鼻困难时使用减充血剂以平衡气压。

儿童尤其容易感受到气压不平衡时带来的疼痛感。可以在飞机起飞或降落时让其嚼口香糖、吃糖果或给予一些喝的东西来帮助他们做吞咽动作。婴儿坐飞机时可喂奶或给予一橡皮奶头。

睡眠障碍

当人们穿行3个时区以上时旅行后常出现睡眠障碍(高速时滞反应)。乘船、火车或小车旅行时不会出现睡眠障碍,这是因为人们有时间调整时区变化。最明显的变化是返程时的疲倦。其他的症状有易怒、睡眠困难(失眠)、头痛、难以集中注意力。离开目的时区之前,通过调整与之相符合的睡眠、睡醒时间1~2天可使高速时滞反应降到最低。在飞机上,游客可尽兴饮水,但避免抽烟、咖啡因及过量酒精。乘飞机时反应较小也有助于调整时差。

西方旅行:向西方旅行的人们要早醒,比他们该感到累的时间要提前。比如,人们正常在早上7点醒来,晚上11点睡觉,向西走3个时区后,他们要在当地时间早上4点起床、晚上8点睡觉。为了调整时差问题,游客该接受足够午后的阳光,晚上支持到睡觉时间在睡觉。

东方旅行:向东旅行的人们按照当地时间倾向于醒得晚些,保持醒着的时间较长。比如,人们正常在早上7点醒来,晚上11点睡觉,向东走3个时区后,他们要在当地时间早上10点起床、早上2点睡觉。为了调整时差问题,游客该接受足够清晨的阳光。那些坐一整夜飞机的游客要在当地睡觉时间之前保持身体上的兴奋性,也不要困的直点头。

短效镇静剂可使向东旅行的人到达当地时区后睡一会。然而,镇静剂会有副作用,如白天困倦、健忘、晚上失眠。长效镇静剂如地西泮可引起谵妄、摔跤,这在老年人中常见,应该避免使用。

褪黑素使人的睡眠周期走向正常。有些医生建议向东旅行者到达目的地之后使用褪黑素增补剂重新调整生物钟。尽管旅行者认为褪黑素是有益的,但其作用及安全性没有得到全面的证明。

脱水

飞行期间脱水是很常见的，因为机舱中湿度很低。脱水对老年人及有特殊疾病的人影响比较大，像有糖尿病或使用药物促进钠水排泄的人（利尿剂）。主要症状是头晕、困倦、谵妄，偶尔地，还可出现晕厥。

脱水可通过补液、避免使用咖啡喝酒精进行防治。皮肤干燥可通过增加水分治疗。

感染速度

感染速度发生在飞机及旅游船上常受到媒体注意，但相对比较少见。最让人关心的是流行性感冒、病毒性腹泻及细菌性脑膜炎。如果游客确保注射了最流行的流感疫苗，那么他们换流行性感冒的可能性会降到最低。游客可通过频繁洗手使腹泻可能降到最低。没有可靠的方法预防细菌性脑膜炎。一些游船向与已患细菌性脑膜炎的游客有密切接触的游客提供抗生素。

轻伤

轻伤是很常见的。突然提沉重的行李是肩部受伤常见原因。从头顶上的箱子中滑落出的行李会引起其他严重的伤害。乘船旅游期间，穿防滑鞋、使用扶手、在进入楼梯间时缓慢行走，并在不熟悉的环境中保持警惕，这些措施可以预防伤害。夜晚，闪电对预防伤害有好处。

焦虑

焦虑可影响许多游客的心情。害怕乘飞机、害怕密闭空间、担心飞行期间医疗条件较差是常见的焦虑原因。焦虑可引起失眠、更难适应时差问题。该类人群可出现呼吸过度，经常有胸痛、呼吸方面问题、肌痉挛及上肢、双手和口周震颤等症状。经验丰富的旅游公司或看护着会帮助他们缓解这种焦虑情绪。认知理论及脱敏措施或催眠也会有帮助。镇静剂或抗焦虑药（如安眠药、阿普唑仑）可能有益。

具体的身体状况与旅行

有特殊身体状况的人们旅途中会遭遇特殊问题。

心脏病

如果人们在休息或短时行走时出现心绞痛、心力衰竭或心律不齐，他们不应该旅行。如果人们在过去的 4 周发作心脏病或 6 周内心脏病发作引起休克或心力衰竭，建议他们不要旅行。如果人们有严重心绞痛或心绞痛加重应避免乘飞机旅行。因为在高海拔地区缺氧会加重上述疾病的症状。

所有有心脏病的人应该随身携带一份最近心电图的复印件。安装起搏器、植入式除颤器或冠状动脉支架植入术者应携带记录有植入设备的目前情况、类型、位置及规格的卡片或医生写的字条。当该类人群过安检时，体内金属设备会触发报警。安检设备一般不会影响植入式除颤器的功能，但建议游客避免在金属探头处停留 15 秒钟以上。手提式金属探头对植入除颤器的人群是安全的，但应避免长时间接触，如：不应该在安装除颤器的位置停留超过 5 秒钟。

如果给予 24 小时的时间进行观察，大多数主要航线上提供规律饮食的航班可提供低钠低脂饮食。如果提前留意一下，许多海上航线者也提供这类餐饮。

 你知道吗…… 在高海拔地区，某些心肺疾病及镰状红细胞贫血的症状可加重，这是缺氧造成的。

肺部疾病

有肺囊肿、肺气肿、肺周大量液体积聚（胸腔积液）、近期肺萎缩或近期有胸部手术的游客可发生许多由机内压力改变引起各种各样的并发症。如果没有医生同意，他们是不该乘飞机的。

有其他肺部疾病的游客在登机前需服用先行补充氧气。医生可通过测定病人血中氧合水平决定是否需要机内吸氧。如果有医生的申请并在 48 小时内通告，飞机上提供机内吸氧。不允许乘客以任何形式携带氧气登机。需要吸氧的乘客在飞机中途停留时要做好准备，尽管多数氧气供应商在约定的城市免费提供服务。其他呼吸设备如持续正压呼吸机可与飞机提供的不超过允许携带行李的设备相适应。然而，需要这种设备的旅游者应该允许多余的时间进行检查。

陆地高海拔旅行可出现特殊问题，因为与海平面相比，可利用的氧气相对较少。一般情况下，有轻、中度肺疾病的人在 1524 米以下的海拔高度不会出现问题，但海拔越高，出现问题的可能性就越大。有肺疾患的人群到该地旅游或经过该地时应该与飞行时需要注意的情况一样。

乘公共汽车、火车、小车或乘船旅行对于有肺疾患者来说是安全的，但需要确保氧供。商业服务可在世界各地为游客提供氧气设备。

有哮喘、肺气肿及支气管炎的人们可能会发现在空气污染严重的城市中其症状会加重。他们可能需要额外的吸入器或药物治疗以充分控制症状，如使用类固醇激素。

糖尿病

旅行中需通过反复检测严格控制血糖水平，方法有：调整饮食量及需要的药物剂量。有糖尿病的旅行者需在行李袋中预备好补糖品（葡萄糖），或带一些果汁、饼干以备低血糖时用。如果旅游计划遭遇数小时以上变化时，糖尿病患者应该咨询一下医生有关最佳服药时间的问题,尤其是那些使用胰岛素的患者。在没有冰箱的情况下,胰岛素可储备多日,但应远离高热。

如果提前 24 小时告知,大多数主要的航道为糖尿病患者提供特殊饮食。飞机中预防脱水是很重要的。

❓ **你知道吗……**
糖尿病患者旅游时,目标血糖水平可比不履行时稍高一些。

旅行时应频繁检测血糖水平,因为活动与饮食情况与在家时不同。因为旅行时精确的控制血糖水平比较困难,血糖值倾向于稍高于平时水平。努力将血糖水平控制在接近正常水平因而增加风险——血糖值常会降得太低。鉴于这一原因,旅行时,目标血糖水平在某种程度上可略高于理想水平。糖尿病游客应坚持规律饮食,尽管有新鲜食物及多次进餐或打破饮食习惯的诱惑存在。他们该穿宽松舒适的鞋袜,每日检查一下脚,避免徒步行走,这样可预防发生轻伤以诱发感染或难愈合。

怀孕

孕妇一般不受旅行约束。然而,接近预产期(36 周以上)的妇女和那些有流产、早产、胎盘早剥危险的人应避免乘飞机或长途旅行。大多数航线有关于孕妇旅行的策略,但在机票售出前应进行相应的检查。孕妇长期旅行时应当时时小心防止血凝(如经常乘飞机旅行或乘轿车旅行时活动偏少)和脱水。安全带置于腹部以下并跨过臀部以保护胎儿不受伤害。

所种疫苗包括灭毒活疫苗——如黄热病及麻疹及腮腺炎——对孕妇而言是不安全的。孕妇应避免长期使用包含有碘酒的净水药片,因为碘酒影响胎儿甲状腺的发育。

不能延期到疟疾盛行的地区旅行的孕妇应权衡使用防护药的风险,这些防护药对于没有做好充分防护的孕妇产生的效应不是很明确。与未怀孕女性相比,孕妇感染疟疾通常是比较严重的,有可能危及生命,尤其是使用防护药物的孕妇。

孕妇也有感染戊型肝炎的风险——一种病毒性肝炎,在美国极少见,但在亚洲、中东、北非及墨西哥(加纳)。该病可导致流产、肝功能衰竭或死亡。该病没有相应治疗措施,所以到戊型肝炎盛行的地区旅行的孕妇可考虑延期旅行。

其他情况

旅行及与运输也身体素质造成其他方面的影响。

在湿度及氧气均偏低的机舱中,镰刀型红细胞性贫血患者存在疼痛可能(镰状细胞危象)。如果氢与氧气准备充分,这种危险还是可以降到最低的。

用于治疗人类免疫缺陷病毒(HIV)感染或艾滋病的药物可与国际旅行者多次用于治疗疟疾及腹泻的药物发生相互作用。所以,有该疾病的人群需与医生及药剂师探讨一下这种相互作用的危害。

行结肠造瘘术的游客应带一个大袋或多带几个备用品,因为飞行期间排泄物会加重肠道气味。由于肠道气味会在飞机上扩散,所以,在充满空气的袖口或气球装备中的气体可有水替代,如鼻饲管及尿管。戴隐形眼镜的乘客在飞行途中可能想尝试换成普通眼镜后用人造泪液频繁湿润其隐形眼镜以抵消机舱中湿度较低造成的影响。人造泪液对于眼镜干涩的游客而言是有帮助的。一般说来,多带一副普通眼镜或隐形眼镜或药方以备不时之需是一个好主意。为助听器多带几节电池也是有用的。有严重精神疾病的游客对自己及他们具有危险性,应由富于责任心的人来照顾,如症状控制不佳的精神分裂症患者。同时建议应用镇静药物治疗。

多数飞机提供给残疾人专用轮椅,民航飞机还提供担架。有些飞机还设有为需要特殊设备的游客准备的仪器,如静脉通道或呼吸机,只要经专业培训的人员跟随他们并且提前准备好这些设备,使用起来是不会有问题的。

关于带有诸多医疗状况的游客旅行的一般建议可从主要航线的医疗部门获得,可从联邦航空管理局(www. faa. gov)那儿获得,可通过网络旅游信息资源或旅行诊所获得相应信息。

在目的地出现的问题

旅游归来后进行预防和避免国际环境中的问题尤其重要。尽管许多人最关心海外旅游时的感染问题,但国际旅游中最常见的死亡原因是心脏病。同时,心脏病也是非旅游者中最常见的死亡原因,所以我们建议在旅游前关注健康是防止疾病发生的最有效措施。

损伤

损伤是年轻人际中年人游客中最常见的死亡原因。最常见的是机动车辆事故及水上事故。增加意识是阻止许多这类事故的有效措施。比如,对于不熟悉的交通环境感到不舒服的人们可以乘坐大众运输方式(如在英国是靠左边行驶车辆,在美国时则在右侧行驶)或雇佣当地熟悉路段及规章制度的司机。游客应该避免乘坐拥挤的出租车、渡轮或其他运输工具,并避免夜晚乘车或在照明不好的水池游泳。游客乘车时应该使用安全带,骑脚踏车时应戴头盔。游客应躲开摩托车及机动车辆,不要坐在公车顶部或坐在未关门的车厢内。而且,在骑车或游泳前不要饮酒,即使该地形式上未禁止喝酒或确实有这样的法律但未强制执行,也不要去尝试酒后驾车或游泳。

许多城市在黑夜中是不安全的,有些城市甚至在白天也不安全。游客单独一人不要在这样的城市中在光线昏暗的荒凉的大街上行走,尤其是在那些游客一看上去就是陌生人的国家。

你知道吗……
青年人及中年人中最常见的死亡原因是受伤。

旅行性腹泻

旅行性腹泻在国际旅游中是最常见的感染性疾病。

以下措施可降低旅行性腹泻的危险:

- 饮用时或刷牙时使用瓶装的、过滤过的、煮沸过的或氯水消毒过的水。
- 远离冰块。
- 仅在加热至热气腾腾时方可食用新鲜的已备食物。
- 仅食用经过自己剥皮或去壳的水果或蔬菜。
- 不要使用从大街小贩那里买的食物。
- 经常洗手。
- 不要食用任何被飞虫叮过的食物。

使用某种抗生素也可阻止旅行性腹泻的发生。然而,如此使用存在产生副作用的风险,并可增加细菌产生耐药性的机会。因此,许多医生只建议由免疫缺陷性疾病的人群预防性使用抗生素。

多数情况下,旅行性腹泻可自行痊愈,并只需补充液体以防脱水多数人需要。普通清水(无咖啡因或酒精)。小孩或老年人可从补充能量或口服补液中获益。其他措施尽管不常用但也有帮助。

有轻到重度症状(3 次以上不成形大便、超过 8 小时)的人应考虑服用抗生素,尤其是如果他们同时出现呕吐、发烧腹部痉挛或便中带血时更应服用抗生素。对于大多数目的地而言,环丙沙星或氧氟沙星是合理的抗生素。阿奇霉素是东南亚及印度次大陆地区的常用药物。在旅行前,游客应该与医生联系以备好药方。如果腹泻者大于 6 岁,且便中带血、发烧或腹痛,也可以使用洛哌丁胺(无药方时有效药)治疗腹泻。

对于较年长者及小孩,旅行中补充强力液体是很有效的。如果液体无效,可在液体中添加少许食盐、小苏打、糖或蜂蜜。然而,溶液需小心准备,因为如果过量补充不正确的液体(如未完全稀释的复水混合液),小孩病情可能会加重甚至死亡。

疟疾

疟疾在热带地区是很常见的疾病。避免被蚊虫叮咬或使用抗疟疾药物可以预防疟疾。以下措施可防蚊虫叮咬。

- 穿长袖及长裤衣服(尤其是在黎明及黄昏,此时蚊虫最活跃)。
- 在蚊帐内睡觉。
- 穿的布料使用氯菊酯浸泡过。
- 使用包含避蚊胺(DEET)的防虫剂。

防虫剂也可阻止其他蚊虫传播的疾病,像登革热及黄热病。尽管有了这些措施,仍有必要使用抗疟疾药(如甲氟喹、氯喹或阿托伐醌/氯胍)。

血吸虫病

血吸虫病是一种常见的由存在于非洲、东南亚、中国、美国东南部生水中的寄生虫传播的潜在感染性非常严重的疾病。在血吸虫病比较常见的国家,可以通过不饮生水避免该病发生。

虱和疥疮

在拥挤的住宿房间内、不发达地区及卫生事业不健全的地区,虱和疥疮是很常见的。氯菊酯、马拉硫磷或林丹杀虫剂可用于治疗虱和疥疮。然而,这些洗液不该用于防止感染。

性病

由性交传播的感染包括人类免疫缺陷病毒(HIV)感染、淋病、梅毒、滴虫病及乙型肝炎,这在发展中国家比较常见。通过节欲或使用正确的、坚持使用避孕套可以防止上述疾病传播。因为 HIV 及乙型肝炎病毒也通过血液、针头传播,国际旅游者在没有确保血液检测之前不应该接受输血。同时,注射时需使用一次性注射针头。

旅游后的问题

旅游时出现的症状或问题不会再回家后就平息的,仍需要医学上的观察。

旅游相关问题也可能在旅游后出现,如氮醉(减压病)发生于乘飞机回家后。有些症状会在旅行回家后数周或数月内发生。国际旅行回来后发烧尤其常见。比如,疟疾常于发现后发烧数日。尽管旅游与新症状之间的联系往往不明显,但有关近期旅游的信息是做出正确诊断的关键信息。因此,人们在出现不适求助医生使应该告诉他们有关自己近期的旅游情况。

不管是国际旅游药品协会(www. istm. org)还是美国社会的热带医学(www. astmh. org)都在自己的网站上列出了旅行诊所。许多该类诊所专业帮助回家后发病的那些游客。

淀粉样变性病

淀粉样变性病是一种罕见的疾病,由一种叫做淀粉样蛋白质的物质在不同组织及器官中聚集并破坏其功能所导致。

■ 淀粉样变性病的症状及严重性由受侵袭器官决定。

■ 电镜下观察小片组织可对该病做出诊断。

■ 几乎没有药物可减少症状的发生。

■ 器官移植可治疗部分类型的淀粉样变性病。

有些患者可不表现出任何症状,但在其他人可有严重的症状及致命的并发症。疾病的严重程度与受淀粉样蛋白质积聚的器官有关。淀粉样变性病患者中,男性发病率是女性的 2 倍,且在较年长者中发病率更高。

淀粉样变性病有许多存在形式,分为四种:初级淀粉样变性病、继发性淀粉样变性病、遗传性淀粉样变性病、衰老相关性淀粉样变性病。

初级淀粉样变性病(原发性淀粉样变性病)发生于浆细胞不正常发育,有些原发性淀粉样变性病患者同时患有多发性骨髓瘤(血癌)。原发性淀粉样变性病的淀粉体通常存在于心脏、肺、皮肤、舌、甲状腺、肠、肝、肾、血管。

引起持续感染或炎症(如肺结核、风湿性关节炎、地中海热)各种疾病及某种类型的癌症的都可继发淀粉样变性病。继发性淀粉样变性病中的淀粉小体常见的积聚部位有脾、肝、肾、肾上腺及淋巴结。

遗传性淀粉样变性病已发现存在一些家族中,尤其是来自葡萄牙、瑞典和日本。由于血液中特殊蛋白质的突变导致产生淀粉样蛋白质缺乏。遗传性淀粉样变性病中淀粉小体积聚的部位通常有神经、心脏、血管及肾。

衰老相关性淀粉样变性病常影响心脏。淀粉样物质积聚于心脏会引起什么样的变化通常是不可知的,它对年龄并没有什么影响的。淀粉样物质还积聚于阿尔茨海默病患者的脑中,并认为淀粉样物质积聚于脑中对阿尔茨海默病的发生发展起重要作用。

症状与诊断

大量的淀粉样物质的积聚会破坏许多器官的功能。有许多人不表现出任何症状,而有些人会有严重的、危及生命的表现。常见的症状有疲乏、体重减轻。其他症状与淀粉样小体积聚的器官不同而不同。

有时医生难以鉴别淀粉样变性疾病,因为它引起的问题太多了。然而,当出现以下表现时,医生可以考虑本病:

■ 多器官衰竭

■ 液体积聚于组织中,引起肿胀(水肿)

■ 无法解释的出血倾向,尤其是皮肤流血。

如果一个家庭中发现有遗传性的周围神经紊乱,那么可以考虑遗传性淀粉样变性病。

淀粉积聚的影响	
积聚的器官或系统	可能出现的后果
血液及血管	容易受伤
大脑	阿尔茨海默病
消化系统	舌体肥大 肠梗阻 营养吸收困难
心脏	心律节奏不正常(心律不齐) 心脏扩大 心力衰竭
肾	组织积水引起肿胀(水肿) 肾衰竭
肝脏	肝脏扩大
肺	呼吸困难
淋巴结	淋巴结增大
肌肉骨骼系统	腕管综合征
神经系统	麻痹 刺痛 虚弱
皮肤	青肿 皮疹
甲状腺	甲状腺肥大

在肚脐周围抽取少量脂肪进行检查一般可确诊。或者,医生可予以行活组织检查进行确诊,组织样本可来源于皮肤、直肠、牙龈、肾脏或肝脏,留取样本后使用特殊染色剂在显微镜下观察。

治疗与预后

对于淀粉样变性病无任何治疗措施。然而,在继发性淀粉样变性病中,治疗潜在的疾病通常会延缓或逆转淀粉样变性病的进展。合并或不合并多发性骨髓瘤的原发性淀粉样变性病预后都不好。合并多发性骨髓瘤的人在 1～2 年内死亡。有淀粉样变性病及发展为心力衰竭的病人预后都不好。

减少或控制症状及淀粉样变性病并发症的治疗对于多数人而言成功率很有限。化疗（泼尼松、美法仑，有时合用秋水仙碱）及干细胞移植可减轻某些病人的痛苦。单用秋水仙碱可治疗地中海热引发的淀粉样变性病。淀粉样物质积聚于机体的某一特殊部位时有时可因手术而移位。

器官移植（如肾脏移植及心脏移植）可使少数因淀粉样变性病导致器官衰竭的人的生命。然而，疾病通常会继续进展，最终，移植器官也会积聚着淀粉样小体。但肝脏移植是个例外，它通常会停止遗传性淀粉样变性病的进展。

第 322 节

原因不明的失调

许多人会有不明原因的疾病。一些医生把这些原因不明的失调归为心理因素。也有一些人认为这些失调是有感染（如病毒感染）、化学药物中毒或免疫系统失调引起的。尽管还没有证实这些失调的任何一个原因，但许多人做了相当多的检查，并尝试了各种未经证实的治疗方法，这些尝试诊断与之改善症状的治疗是浪费时间和金钱。有些人认为，不明原因的失调实际上在早期阶段（典型症状出现之前）或具有一般症状的就有共同的表现。

慢性疲劳综合征

慢性疲劳综合征是指长期存在的严重的无明显生理或心理原因的疲劳。

- 无法解释的疲劳持续 6 个月以上。
- 有时症状始于着凉性疾病。
- 没有治疗措施起效，但随时间延长，症状会减轻。

在美国，每 100 000 人有 38 人会有慢性疲劳综合征。然而，最近的电话调查发现该病发病率成倍升高。慢性疲劳综合征主要发生于 20～50 岁之间，而且女性发病率是男性的 1.5 倍。

病因

尽管进行了相当多的研究，但慢性疲劳综合征的原因还是未知。争论的焦点是病因只有一个还是多个，是生理上的原因还是心理因素。

有些研究认为 EB 病毒、风疹病毒、肝炎病毒或人类免疫缺陷病毒（HIV）是慢性疲劳综合征可能的病因。然而，最近研究表明，这些病毒感染可能不会引起该病。其他病毒感染是否与本症有关还未知。

有些证据表明免疫系统功能异常是可能的病因。其他可能原因有过敏（报道的 65% 的慢性疲劳综合征患者有过敏史）、激素分泌异常、大脑血流缓慢、饮食中缺乏某种营养素。

慢性疲劳综合征似乎是家族遗传的，有可能是致病原。或者，有同样疾病的家庭成员对生理上或物理上的压力有相似的反应。

一些研究者认为疾病恢复期在加长的床上休息对引起这种疾病起重要作用。

有些学者认为这些症状最终会找到原因的，包括遗传体质及微生物、毒素及其他生理及情感上的因素。

症状与诊断

主要症状是疲劳，通常持续 6 个月以上，且症状严重以致影响日常活动。严重的疲劳甚至在醒着时也会出现，并持续一整天。这种疲劳通常会因消耗体力或精神压力而加重。然而，肌无力的证据或关节或神经功能方面的证据很罕见。症状发作前常表现为包括寒战或淋巴结疼痛等表现。在这些人中，极度疲劳症状始于发烧或流鼻水。然而，许多人出现疲劳症状前无任何像受凉一样的症状。其他可能发生的症状有集中注意力及睡眠困难、咽喉疼痛、头痛、关节痛、肌痛及腹痛。

无有效实验可以确诊慢性疲劳综合征。因此，医生必须排除引起类似症状的其他疾病，如甲状腺疾病、心理疾病、酒精性疾病或肝炎早期或肾功能紊乱。只有当其他原因不能解释的疲劳时，可考虑慢性疲劳综合征的诊断。

治疗

多数情况下，慢性疲劳综合征的症状会随时间的延长而减轻。

休息时间延长的过渡时期引起去适应作用并加重慢性疲劳综合征的症状。逐步进行有氧运动可减轻疲劳、增加机体功能，这些运动包括：漫步、游泳、骑车或慢跑，但须在严密的医学观察下进行。例如，有条理的生理康复计划是最好的。心理疗法如个人及集体行为疗法也是有效的。

慢性疲劳综合征的诊断

根据疾病预防与控制中心有关规定,慢性疲劳综合征的诊断需符合以下几点:

1. 医学上有无法解释的长期存在的或反复发作的持续 6 个月以上的包括以下全部:
   - 新发还是有明确的开始时间
   - 并不是由运动引起
   - 实际上不因休息而缓解
   - 实际上干扰工作相关的、教育方面的、社会或个人方面的活动
2. 以下症状中至少有 4 项持续 6 个月以上。
   - 短时记忆困难或注意力降低,表现严重以致影响工作相关、教育上、社会或个人方面的活动
   - 咽喉痛
   - 低烧
   - 颈部淋巴结或腋窝淋巴结轻度肿大
   - 肌痛
   - 腹痛
   - 至少 1 个关节痛,而不是因风湿性关节炎或过敏引起的疼痛
   - 在类型、模式或程度上与之前的疼痛不同的头痛
   - 不能恢复的睡眠
   - 运动后至少 24 小时感觉持续性的病态感

这些症状必须持续或反复出现在疲劳阶段,而且以前没有出现过。

然而,不是所有医生都同意这些标准,他们认为这些条件对于有些人而言太过严格。这些标准在研究中更适用于下定义。

许多不同的药物及各种替代疗法已经开始试用。尽管许多治疗方法如抗抑郁及类固醇似乎不会使人感到有效,但没有完全有效的药物。对于病人与医生而言,说清疗效情况是很难的,因为不同的人有不同的症状,而且症状变化也不同。

临床对照试验是探测疗法最有效的方式,但在对照试验中没有发现有效地药物治疗该病。包括使用干扰素、静脉注射球蛋白及抗病毒类药物在内的大量的针对可能病因的治疗都没有收到很好的疗效。月见草油、鱼油补充剂及高剂量维生素是常见的膳食补充剂,但其效用不十分明确。其他的替代治疗(如必需脂肪酸、动物肝脏、节食、取出假牙)效果也不佳。

海湾战争综合征

海湾战争综合征由一组经历过由 100 000 名美国、英国和加拿大人参与的 1992 年的波斯湾战争的老兵表现的症状。

- 有的海湾战争退伍老兵已表现出多种症状。
- 尽管老兵受各种不同的有害的影响,但原因不明确。
- 许多症状有神经系统的表现。
- 症状似乎不会增加住院的需求或导致早期死亡。

海湾战争综合征难于理解。从波斯湾战争归来的几个月内,来自美国、英国及加拿大的不同地区的老兵开始出现各种症状,包括头痛、疲劳、睡眠障碍、关节痛、胸痛、皮疹及腹泻。然而,大多数情况下,这样的头痛、恶心不会引起医生的注意。即使当出现皮疹这类表现时,医生也不能找出其具体的原因。

海湾战争综合征的原因是不可而知的。退伍军人常受大量潜在毒性物质的影响,如化学武器、核武器、杀虫剂及井油燃烧释放出的烟雾。退伍军人也会受刺激性的石油产物及去污溶液及各种引起过敏的空降物质的影响。为卷入海湾战争中的士兵注射抵抗生物战争影响的炭疽菌疫苗也被认为是一个原因,尽管其他接种疫苗的人并没有出现症状。服用吡斯的明片防止化学武器的致命影响也可能是一个原因。然而,没有一个原因与海湾综合征有完全确定的联系。许多暴露人群还有出现症状,也有许多有症状的人没有明确的暴露史。

症状

症状主要涉及神经系统方面。它包括记忆、推理、集中注意力、睡眠障碍、抑郁、疲劳及头痛等方面的问题。其他症状可表现为定向障碍、眩晕、勃起功能障碍(性无能)、肌痛、肌无力、虚弱、焦躁不安、腹泻、皮疹、咳嗽及胸痛。

诊断、预后及治疗

目前尚无诊断及治疗。因此,医生都致力于改善症状。

有海湾战争综合征的退伍军人与其他同龄人相比没有明显高的住院率及死亡率。

化学物质过敏综合征

化学物质过敏综合征似乎由普遍存在于环境中的各种各样的确定的或不确定的物质引起。

- 症状有心率过快、胸痛、出汗、呼吸短促、疲劳、面部充血、眩晕。
- 可行相关检查排除过敏性疾病。
- 治疗包括类固醇激素、避免接触某种物质等。

化学物质过敏综合征在女性中发病率较在男性中高。而且,40% 慢性疲劳综合征的人群及 16% 纤维组织性肌痛的人群同时合并化学物质过敏综合征。

已报道过的触发化学物质过敏综合征的因素
■ 酒精及药物
■ 咖啡因及食物添加剂
■ 地毯及家具的气味
■ 燃料气味及汽车尾气
■ 油漆
■ 香水及其他相关产品
■ 杀虫剂及除草剂

有些医生认为这种疾病与心理有关，可能是一种与广场恐惧症（害怕出现在公共场合）类似的焦虑症或是一种恐慌发作。另有医生认为该综合征是一种过敏反应。免疫系统的各种改变都可发生该综合征，这支持过敏反应的说法。然而，这样的改变在该综合征患者中没有固定不变的模式，病因仍然未知。

症状与诊断

有些人因各种不同物质中毒而发烧后开始出现症状。人们把症状归因于这些物质，可缺乏相关证据。

症状有心动过速、胸痛、出汗、呼吸短促、疲劳、面部充血、眩晕、恶心、窒息、震颤、麻木、咳嗽、声音嘶哑及难于集中注意力。

医生根据患者化学物质过敏情况作出诊断。如出现以下症状可支持诊断：

■ 重复应用某种化学物质后症状复发。
■ 使用一般人使用的可耐受剂量或低于之前使用过的剂量时症状复发。
■ 如果远离上述环境，症状消失。
■ 广泛应用不相关的药物可使症状继续发展。

相关检查包括血液检查及皮肤测试可诊断过敏性疾病。

治疗

治疗措施有尽量远离可能引起症状的有毒物质。然而，做到远离是比较困难的，因为这些物质广泛存在。人们做不到社交隔离。类固醇激素有时是有帮助的，但不是因为该综合征是由心理因素导致的，而是因为它确实有用。

附　　录

常规医学检查

目前有很多种可以应用的检查技术。很多检查专门用于检测某种疾病或相关疾病(详见本书相关疾病的检查内容)。还有些检查广泛用于各种疾病。

在临床中出于很多原因需要做相关检查,其中包括:

- 筛查
- 疾病诊断
- 评估疾病的严重程度以便指导治疗
- 监测治疗效果

有时,一种检查可用于一个以上的目的。血液检查可以显示患者红细胞过少(贫血)。在治疗后需要复查血液检查来判断是否红细胞已经恢复正常范围。有时进行一种检查来筛查和诊断一种疾病时,也可以同时对此疾病进行治疗。如结肠镜检查(用纤维内镜检查大肠内情况)发现增生(息肉)时,可以在结束结肠镜检查前将病变切除。

检查类型

有很多种不同的医学检查类型,但并没有一个明确的分类。如胃的内镜检查,术者可以在观察胃内病变的同时获取组织标本来进行实验室检查。医学检查通常可分为以下六大类。

体液检查　通常包括:

- 血液
- 尿液
- 脑脊液
- 关节腔内液体

不常见的体液包括汗液、唾液和消化道内液体(如胃液)。有时,只有存在某种疾病时才能收集相关的体液进行检查,如腹腔内的积液会引起腹腔积液,壁层胸膜和脏层胸膜之间的积液会引起胸腔积液。

影像检查　可提供身体内部的影像,包括全身或者局部。常规 X 线检查是最常用的影像检查技术。其他包括超声扫描、放射性核素扫描、计算机断层扫描(CT)、磁共振成像扫描(MRI)、正电子发射断层扫描(PET)和造影。

内镜检查　使用光纤内镜直接观察器官内部或者体腔内情况。通常内镜是可弯曲的,但也有些是刚性的。内镜的前端通常带有灯和摄像头,这样术者不仅仅从内镜中直接观察,还可以从电视监视器上观察到影像。从内镜的管路中通常可以通过一些工具。其中就包括可以切割并取出组织标本的工具。

在内镜检查中,通常将光纤管通过已有的身体开口插入,如:

- 鼻腔:检查发音器官(喉镜)或肺(气管镜)
- 口腔:检查食管(食管镜)、胃(胃镜)或小肠(上消化道窥镜)
- 肛门:检查大肠、直肠和肛门(肠镜)
- 尿道:检查膀胱(膀胱镜)
- 阴道:检查子宫(子宫镜检查)

但有时候,需要在身体的某个位置做一个开口。穿过皮肤和皮下组织做一个小的切口,以便内镜导管能够进入到体内。这种切口用于以下情况:

- 关节(关节镜)
- 腹腔(腹腔镜)
- 纵隔(纵隔镜)
- 肺和胸膜(胸腔镜)

身体功能测定　通常通过记录和测定不同器官的功能来反映身体功能。如描记心电图(ECG)来反映心脏电活动,描记脑电图(EEG)来反映脑电活动,通过呼气、吸气和屏气的能力,以及交换氧气和二氧化碳的能力来反映肺功能。

活检　通常用显微镜检查切除的组织样本。检查通常着重于发现一些可能为炎症或其他疾病如肿瘤提供证据的异常细胞。通常用于活检的组织包括皮肤、乳房、肺、肝、肾和骨。

遗传物质分析(遗传检测)　通常包括对皮肤、血液或骨髓细胞的检查。遗传检测用于检查细胞的染色体和/或基因(包括 DNA)的异常。基因检测通常包括以下内容:

- 胎儿:确定是否有遗传疾病
- 儿童和青少年:确定是否患有某种疾病或者有罹患某种疾病的危险
- 成人:有时有助于诊断其亲属如子女或孙子/女是否会出现某些疾病

风险与结果

每个检查都有一定的风险。可能是在检查过程中损伤的可能性,也可能是当出现异常结果后需要进行进一步检查的风险。进一步的检查通常更加昂贵或风险高,或者二者兼有。医生需要在检查风险及其可提供信息的有用性之间进行权衡。

检查的正常值通常用一个范围来表示,这个范围来自于健康人群中测定的平均值。也就是说,95% 的健康人都在这个范围之内。但平均值在女性和男性之间稍有不同,随着年龄不同可能也有不同。某些检查的数值在不同的实验室之间也会有一些差异。因此实验室在提供检查结果的时候,还需要提供一份本实验室这项检查的正常值范围。下表列举了一些检查的正常结果。但由于不同实验室之间的数值不同,在参考此表的同时,需要向医生咨询具体检查结果的意义。

血液检查 *

检查项目	参考值(沿用旧单位†)
酸度(pH)	7. 35 ~ 7. 45
酒精(乙醇)	0mg/dl(>0.1mg/dl 通常提示酒精中毒)
氨	15 ~ 50U/L
淀粉酶	53 ~ 123U/L
抗核抗体(ANA)‡	0(阴性结果)
抗坏血酸	0. 4 ~ 1. 5mg/dl
碳酸氢盐(二氧化碳含量)	18 ~ 23mEq/L
胆红素	直接胆红素:<0.4mg/dl 总胆红素:<1.0mg/dl
血容量	体重的 8. 5% ~ 9. 1%
钙	8. 5 ~ 10. 5mg/dl(儿童稍高)
二氧化碳分压§	35 ~ 45mmHg
碳氧血红蛋白(血红蛋白中的一氧化碳)	<5% 血红蛋白总量
CD4 细胞计数	500 ~ 1500 细胞/μl
血浆铜蓝蛋白	15 ~ 60mg/dl
氯化物	98 ~ 106mEq/L
全血细胞计数(CBC)	参看各分项检查:血红蛋白定量,红细胞比容,平均红细胞血红蛋白量,平均红细胞血红蛋白浓度,平均红细胞比容,血小板计数,白细胞计数
铜	70 ~ 150μg/dl
肌酸激酶(CK),也被称为肌酸磷酸激酶(CPK)	男:38 ~ 174U/L 女:96 ~ 140U/L
肌酸激酶同工酶	≤5% CK-MB(主要存在于心肌的一种 CK)
肌酐	0. 6 ~ 1. 2mg/dl
电解质	参看各分项检查:常规检查包括钙、氯、镁、钾、钠
红细胞沉降率(ESR)	男:1 ~ 13mm/h 女:1 ~ 20mm/h
葡萄糖	空腹:70 ~ 110mg/dl
红细胞比容	男:45% ~ 52% 女:37% ~ 48%
血红蛋白	男:13 ~ 18g/dl 女:12 ~ 16g/dl
铁	60 ~ 160μg/dl(男性较高)
铁结合容积	250 ~ 460μg/dl
乳酸盐(乳酸)	静脉血:4. 5 ~ 19. 8mg/dl 动脉血:4. 5 ~ 14. 5mg/dl
乳酸脱氢酶	50 ~ 150U/L
铅	≤20μg/dl(儿童更少)
脂酶	10 ~ 150U/L

续表

检查项目	参考值(沿用旧单位†)
脂质	
总胆固醇	40～49 岁<225mg/dl(随年龄增加而增大)
高密度脂蛋白(HDL)	30～70mg/dl
低密度脂蛋白(LDL)	60mg/dl
甘油三酯	40～200mg/dl(男性较高)
肝功检查	包括总胆红素、碱性磷酸酶、蛋白质(总蛋白和白蛋白)、转氨酶(丙氨酸和天门冬氨酸)、凝血酶原
镁	1.5～2.0mg/dl
平均红细胞血红蛋白量(MCH)	27～32pg/细胞
平均红细胞血红蛋白浓度(MCHC)	32%～36%血红蛋白/细胞
平均红细胞容积(MCV)	76～100μm^3
摩尔渗透压重量浓度	280～296mOsm/kg 血浆
氧分压 §	83～100mmHg
氧饱和度(动脉血)	96%～100%
部分凝血酶原时间(PTT)	30～45s
碱性磷酸酶	50～160U/L(婴儿与青春期较高,女性较低)
磷	3.0～4.5mg/dl
血小板计数	150 000～350 000/ml
钾	3.5～5mEq/L
前列腺特异性抗原(PSA)	0～4ng/ml(随年龄增加而增加)
蛋白质:	
总蛋白	6.0～8.4g/dl
白蛋白	3.5～5.0g/dl
球蛋白	2.3～3.5g/dl
凝血酶原时间(PT)	10～13s
红细胞(RBC)计数	4.2～5.9×10^9/L
钠	135～145mEq/L
促甲状腺激素(TSH)	0.5～5.0μU/ml
转氨酶(肝酶):	
丙氨酸(ALT)	1～21U/L
天门冬氨酸(AST)	7～27U/L
不同的肌钙蛋白	
I	<1.6ng/ml
T	<0.1ng/ml
尿素氮(BUN)	7～18mg/dl
尿酸	3.0～7.0mg/dl
维生素 A[II]	30～65μg/dl
白细胞(WBC)计数	4300～10 800/ml

　*:可检测血液中多种物质

　†:通过转换公式可将旧单位转换成国际制单位。国际单位制(IU)是一种不同的单位系统,在一些实验室中采用。

　‡:可区别于其他抗体

　§:用与汞柱(Hg)相比较的水平表示,来源于海平面大气压下。

　[II]:还可检测其他维生素

诊断性检查

检查名称	检查部位或检测样本	检 查 说 明
羊膜穿刺	羊膜囊中的羊水	分析羊水,通过腹壁穿刺进针抽取样本,检查胎儿有无异常
动脉造影(血管造影)	身体任何动脉,常在脑、心脏肾、主动脉或下肢	用 X 线检查,通过导管注射造影剂到拟检查的动脉,显示动脉的狭窄或缺损
听力测定	耳	用专用的音调(频率)和响度测评听力和辨别声音的能力
听诊	心脏	用听诊器听是否异常的心脏听诊音
X 线钡餐检查	食管、胃、十二指肠、肠	用 X 线检查是否有溃疡、肿瘤或其他异常
活体组织检查	身体任何部位的组织	切除并在显微镜下检查组织样本,看是否有肿瘤或其他异常
测血压	通常在手臂	检查高血压和低血压,通常应用上臂的可充气的袖带
血液检查	通常在手臂抽取血样	检测血液中的各种物质,以评估器官功能,帮助诊断和监测各种疾病
骨髓穿刺	髋骨或胸骨	用穿刺针获取骨髓样本,在显微镜下看血细胞是否异常
支气管镜检查	双肺的气道	通过可视性管路直接观察是否有肿瘤或其他异常
心导管术	心脏	通过穿刺血管并进入心脏的导管检查心脏功能和结构
绒毛膜取样	胎盘	获取样本在显微镜下检查以诊断胎儿异常
染色体分析	血	用显微镜检查标本,以诊断胎儿是否有遗传病或确定胎儿性别
结肠镜检查	结肠	可视性管路直接观察是否有肿瘤或其他异常
阴道镜检查	子宫颈	用放大透镜直接观察子宫颈
计算机断层成像(CT)	身体任何部位	用计算机断层扫描检查组织结构的异常
宫颈锥形活检	子宫颈	切一块锥形组织用于活检,通常使用加热线圈或激光
培养	任一部位取样(常用体液如血样或尿样)	根据样本微生物培养和检查结果鉴别感染的微生物是细菌还是真菌
子宫扩张和刮宫术(D&C)	子宫颈和子宫	用一种小的尖器械(刮匙)获取样本,用显微镜观察子宫内膜是否异常
双能 X 线吸收测量法(DEXA)	骨骼肌,尤其是一些特殊部位如髋、脊柱和腕	低剂量 X 线测定骨密度
超声心动图	心脏	用超声波检查心脏结构和功能
心电图(ECG)	心脏	将电极连接于手臂、下肢和胸部,检查心脏电活动
脑电图(EEG)	脑	将电极连接于头皮,检查脑的电活动
肌电图	肌肉	用细针穿刺进肌肉,记录肌肉的电活动
电生理试验	心脏	用穿刺进血管并进入心脏的导管,检查心脏节律与电传导异常
内镜逆行胰胆管造影(ERCP)	胆道	注射造影剂后用可弯曲的光纤管在 X 线下观察胆道
内镜检查	消化道	用可弯曲的光纤镜直接观察内部结构
酶联免疫吸附法(ELISA)	通常是血液	检测混有带某些能触发过敏(过敏原)的物质或微生物的血液样本,检查特异性抗体的存在
X 线透视检查	消化系统、心脏或肺	用 X 线连续在荧光屏观察器官活动时的内部情况
宫腔镜检查	子宫	用可弯曲的光纤镜直接观察子宫内部情况
静脉尿路造影	肾、尿道	静脉注射造影剂后,在 X 线透视下观察肾和尿道
关节抽吸术	关节,尤其是肩、肘、指、髋、膝、踝和趾	从关节腔间隙中抽取液体,检查其中是否有血细胞、矿物质结晶和微生物
腹腔镜检查	腹腔	通过腹壁切口插入可视性导管,直接观察以诊断和治疗腹部病变

续表

检查名称	检查部位或检测样本	检查说明
磁共振(MRI)	身体任何部位	应用强的磁场进行影像检查,发现结构性病变
乳房 X 线摄影	乳房	用 X 线检查乳腺癌
纵隔镜检查	胸部	从胸部小的切口进入导管,直接观察两肺之间是否有病变
椎管造影	脊柱	注射造影剂后,用 X 线或计算机增强的 X 线检查脊柱
神经传导检查	神经	沿神经通路插入电极或针,测定神经脉冲传导的速度
潜血检查	大便	检查大便内是否有血
眼底镜检查	双眼	应用手持器械,光照进眼内,直接观察眼底是否有病变
阴道细胞学检查(Pap 检查)	子宫颈	在显微镜下检查子宫颈脱落细胞是否有癌变
腹腔穿刺术	腹腔	用针穿刺进入腹腔抽取腹水检查
经皮肝穿刺胆管造影	肝、胆道	注射造影剂到肝内,用 X 线检查肝和胆道
正电子发射断层扫描(PET)	脑和心脏	放射性核素检查功能异常
肺功能试验	肺	向测定装置内吹气,测定肺容量、吸气和呼气量、氧和二氧化碳交换功能
放射性核素显影	很多器官	用放射性核素检查血流、结构或功能异常
反射试验	肌腱	用物理刺激(如叩诊锤)检查神经功能有无异常
逆行尿道造影	膀胱、尿道	直接注入造影剂后用 X 线检查膀胱和尿道
乙状结肠镜检查	直肠和大肠下段	用可视性导管直接观察是否有肿瘤或其他病变
皮肤过敏试验	通常在手臂背部	在皮肤上放置含有可能的过敏原的溶液,然后用针刺皮肤,检查各种过敏反应
腰椎穿刺	椎管	从腰椎间隙进针,抽取脑脊液,检查脑脊液有无异常
肺容量测定	肺	向一个测量装置吹气检查肺功能
负荷试验	心脏	用踏板或其他运动器械,监测心电图,检查心脏功能(若患者不能耐受运动,可应用药物产生相似的负荷效果)
胸腔穿刺术	胸腔(脏层胸膜和壁层胸膜间的腔隙)	用针抽出胸腔积液检查病变情况
胸腔镜检查	肺	通过观察导管检查肺表面、胸膜和胸膜腔的情况
鼓膜检查	双耳	用进入耳的装置测量中耳的阻抗和声波,帮助判断听力丧失的原因
超声波扫描	身体各部位	用超声波探查结构与功能病变
尿液分析	肾和尿道	对尿样进行化学分析,检测蛋白质、糖、酮体和血细胞
静脉造影	静脉	注射造影剂后用 X 线检查静脉病变

索　引

彩图1 上皮：身体的表面

类型

位置

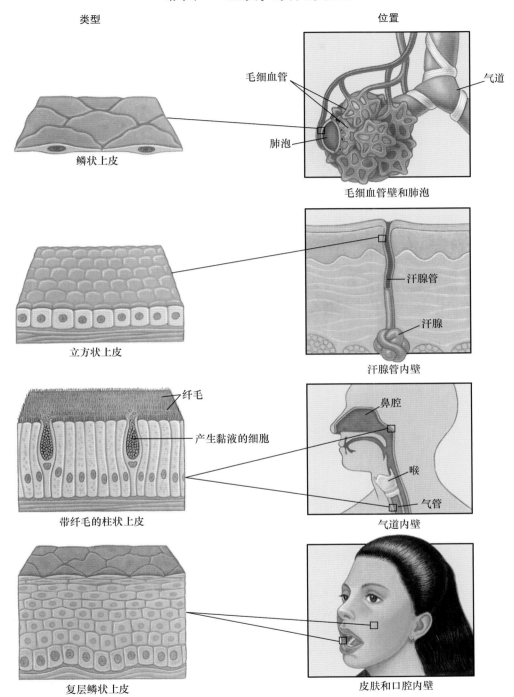

鳞状上皮

毛细血管

气道

肺泡

毛细血管壁和肺泡

立方状上皮

汗腺管

汗腺

汗腺管内壁

纤毛

产生黏液的细胞

带纤毛的柱状上皮

鼻腔

喉

气管

气道内壁

复层鳞状上皮

皮肤和口腔内壁

彩图 2　血管和淋巴结

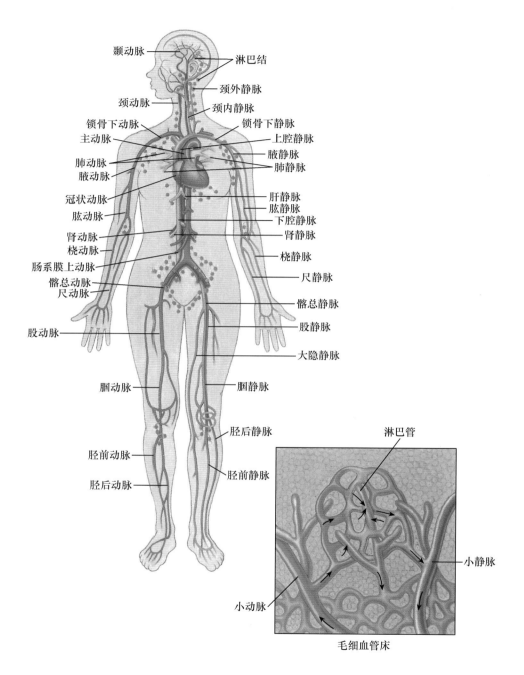

颞动脉

淋巴结

颈外静脉

颈动脉

颈内静脉

锁骨下动脉

锁骨下静脉

主动脉

上腔静脉

肺动脉

腋静脉

腋动脉

肺静脉

冠状动脉

肝静脉

肱动脉

肱静脉

下腔静脉

肾动脉

肾静脉

桡动脉

桡静脉

肠系膜上动脉

尺静脉

髂总动脉

尺动脉

髂总静脉

股动脉

股静脉

大隐静脉

腘动脉

腘静脉

胫后静脉

胫前动脉

胫前静脉

胫后动脉

淋巴管

小静脉

小动脉

毛细血管床

彩图3 心-肺连接

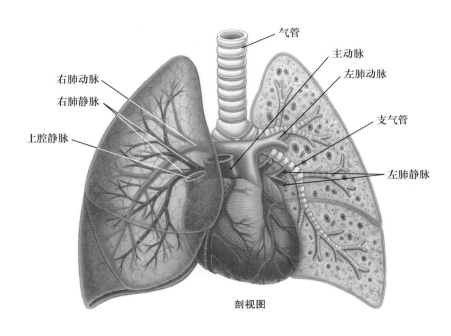

右肺动脉
右肺静脉
上腔静脉
气管
主动脉
左肺动脉
支气管
左肺静脉

剖视图

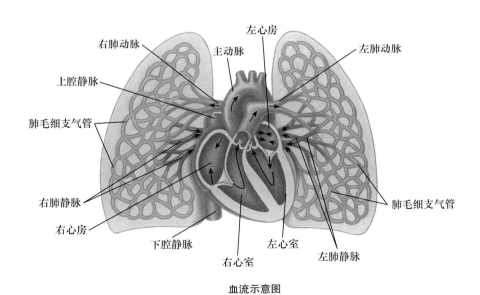

右肺动脉
左心房
主动脉
左肺动脉
上腔静脉
肺毛细支气管
右肺静脉
右心房
下腔静脉
右心室
左心室
左肺静脉
肺毛细支气管

血流示意图

彩图 4 脑和脊髓

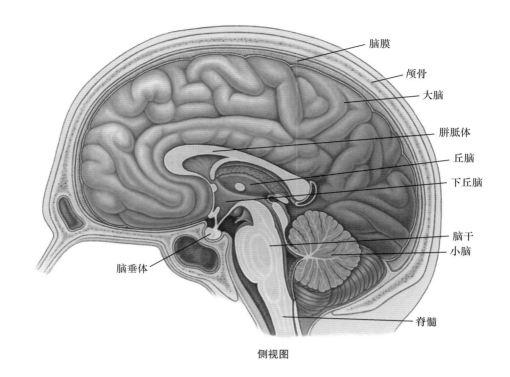

脑膜
颅骨
大脑
胼胝体
丘脑
下丘脑
脑干
小脑
脑垂体
脊髓

侧视图

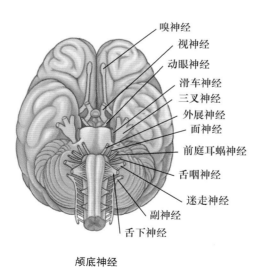

嗅神经
视神经
动眼神经
滑车神经
三叉神经
外展神经
面神经
前庭耳蜗神经
舌咽神经
迷走神经
副神经
舌下神经

颅底神经

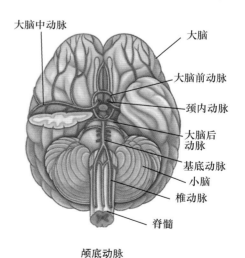

大脑中动脉
大脑
大脑前动脉
颈内动脉
大脑后动脉
基底动脉
小脑
椎动脉
脊髓

颅底动脉

〔4〕

彩图5　头颈部

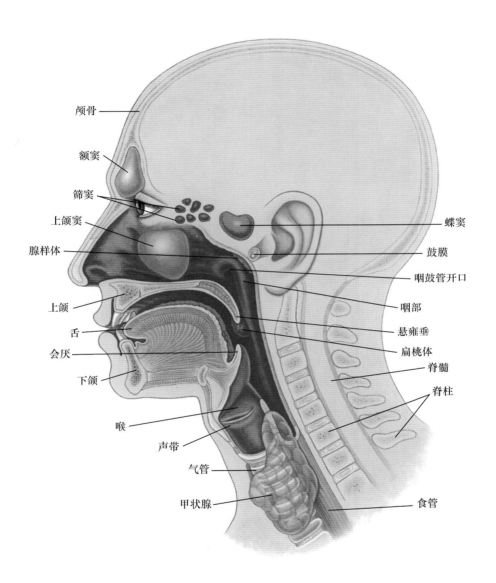

颅骨

额窦

筛窦

上颌窦

腺样体

上颌

舌

会厌

下颌

喉

声带

气管

甲状腺

蝶窦

鼓膜

咽鼓管开口

咽部

悬雍垂

扁桃体

脊髓

脊柱

食管

彩图6　肌肉和骨连接

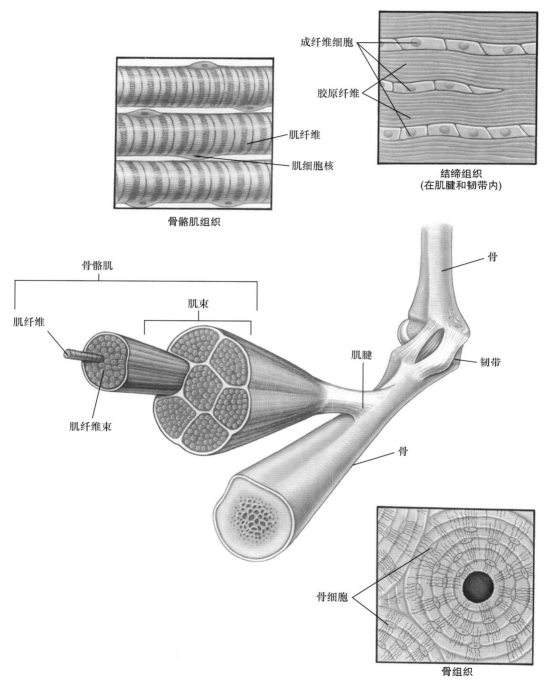

成纤维细胞

胶原纤维

肌纤维

肌细胞核

结缔组织
(在肌腱和韧带内)

骨骼肌组织

骨骼肌

肌束

肌纤维

骨

肌腱

韧带

肌纤维束

骨

骨细胞

骨组织

彩图7　消化系统

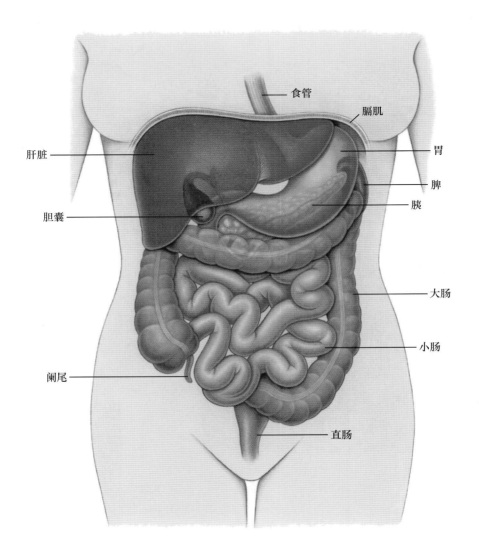

食管

膈肌

肝脏

胃

脾

胰

胆囊

大肠

小肠

阑尾

直肠

彩图 8　泌尿系统

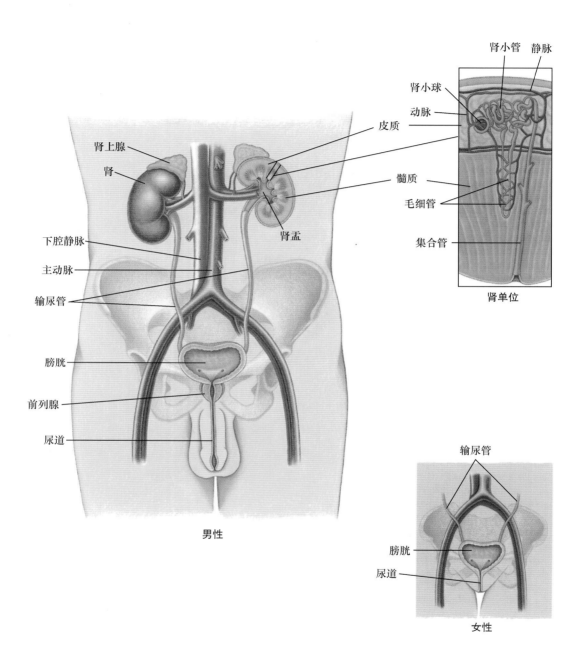

肾小管　静脉

肾小球

动脉

皮质

髓质

毛细管

集合管

肾单位

肾上腺

肾

下腔静脉

主动脉

输尿管

膀胱

前列腺

尿道

男性

输尿管

膀胱

尿道

女性

肾盂